LUCIANA **ROSSI** &
FABIANA **POLTRONIERI**

TRATADO DE NUTRIÇÃO e DIETOTERAPIA

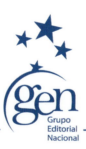

O GEN | Grupo Editorial Nacional – maior plataforma editorial brasileira no segmento científico, técnico e profissional – publica conteúdos nas áreas de ciências da saúde, exatas, humanas, jurídicas e sociais aplicadas, além de prover serviços direcionados à educação continuada e à preparação para concursos.

As editoras que integram o GEN, das mais respeitadas no mercado editorial, construíram catálogos inigualáveis, com obras decisivas para a formação acadêmica e o aperfeiçoamento de várias gerações de profissionais e estudantes, tendo se tornado sinônimo de qualidade e seriedade.

A missão do GEN e dos núcleos de conteúdo que o compõem é prover a melhor informação científica e distribuí-la de maneira flexível e conveniente, a preços justos, gerando benefícios e servindo a autores, docentes, livreiros, funcionários, colaboradores e acionistas.

Nosso comportamento ético incondicional e nossa responsabilidade social e ambiental são reforçados pela natureza educacional de nossa atividade e dão sustentabilidade ao crescimento contínuo e à rentabilidade do grupo.

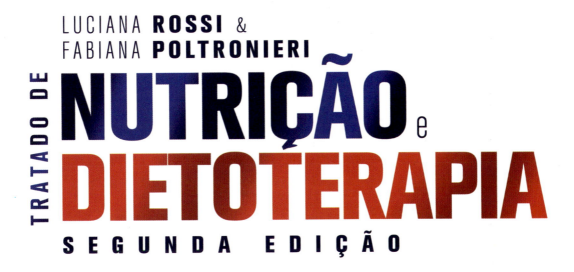

Luciana Rossi

Professora de Instituição de Ensino Superior (IES) do curso de Nutrição há quase duas décadas. Pós-doutoranda pela Faculdade de Ciências Farmacêuticas da Universidade de São Paulo (FCF-USP). Doutora em Nutrição Humana Aplicada pela Faculdade de Saúde Pública, pela Faculdade de Ciências Farmacêuticas e pela Faculdade de Economia e Administração da USP (FSP/FCF/FEA-USP). Mestre em Ciências dos Alimentos pela FCF-USP. Especialista em Nutrição em Esporte pela Associação Brasileira de Nutrição (Asbran). Ganhadora do Prêmio Destaque Profissional CRN3 em Nutrição Esportiva. Nutricionista pela FSP-USP.

Fabiana Poltronieri

Professora de Curso de Nutrição em Instituição de Ensino Superior (IES). Doutora em Ciência dos Alimentos pela Faculdade de Ciências Farmacêuticas da Universidade de São Paulo (FCF-USP). Mestre em Ciência dos Alimentos pela FCF-USP. Nutricionista pela Universidade Federal de Santa Catarina (UFSC).

2ª edição

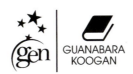

- As autoras deste livro e a editora empenharam seus melhores esforços para assegurar que as informações e os procedimentos apresentados no texto estejam em acordo com os padrões aceitos à época da publicação, *e todos os dados foram atualizados pelas autoras até a data do fechamento do livro*. Entretanto, tendo em conta a evolução das ciências, as atualizações legislativas, as mudanças regulamentares governamentais e o constante fluxo de novas informações sobre os temas que constam do livro, recomendamos enfaticamente que os leitores consultem sempre outras fontes fidedignas, de modo a se certificarem de que as informações contidas no texto estão corretas e de que não houve alterações nas recomendações ou na legislação regulamentadora.

- Data do fechamento do livro: 30/10/2023.

- As autoras e a editora se empenharam para citar adequadamente e dar o devido crédito a todos os detentores de direitos autorais de qualquer material utilizado neste livro, dispondo-se a possíveis acertos posteriores caso, inadvertida e involuntariamente, a identificação de algum deles tenha sido omitida.

- **Atendimento ao cliente: (11) 5080-0751 | faleconosco@grupogen.com.br**

- Direitos exclusivos para a língua portuguesa
  Copyright © 2024 by
  EDITORA GUANABARA KOOGAN LTDA.
  Uma editora integrante do GEN | Grupo Editorial Nacional
  Travessa do Ouvidor, 11
  Rio de Janeiro – RJ – 20040-040
  www.grupogen.com.br

- Reservados todos os direitos. É proibida a duplicação ou reprodução deste volume, no todo ou em parte, em quaisquer formas ou por quaisquer meios (eletrônico, mecânico, gravação, fotocópia, distribuição pela Internet ou outros), sem permissão, por escrito, da EDITORA GUANABARA KOOGAN LTDA.

- Capa: Bruno Sales

- Editoração eletrônica: Anthares

- Ficha catalográfica

R742t
2. ed.

　　Rossi, Luciana
　Tratado de nutrição e dietoterapia / Luciana Rossi, Fabiana Poltronieri. - 2. ed. - Rio de Janeiro : Guanabara Koogan, 2024.
　　28 cm.

　Inclui bibliografia e índice
　ISBN 978-85-277-3976-4

　　1. Nutrição. 2. Dietoterapia. 3. Alimentos. I. Poltronieri, Fabiana. II. Título.

23-85800　　　　　　　　　　　　　　　　　CDD: 615.854
　　　　　　　　　　　　　　　　　　　　　CDU: 615.874.2

Gabriela Faray Ferreira Lopes - Bibliotecária - CRB-7/6643

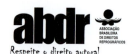

incenso fosse música
isso de querer
ser exatamente aquilo
que a gente é
ainda vai
nos levar além

Paulo Leminski

Dedicamos esta obra a

Paulo e Lucas Rossi Marques, minhas estrelas-guias; Clara e Dálcio (*in memoriam*), amados pais; Sueli, Carlos, Fernanda e Guilherme Rossi Siqueto, amada família; Dárcio Rossi, irmão de mente inquieta, espinha ereta e coração tranquilo; e Elaine Golubics Zito, irmã do meu coração.

Luciana Rossi

Alex, amor de todas as minhas vidas; a meus amados pais, Alda e Angelo Poltronieri (*in memoriam*); a meu irmão Marco, luz que ilumina meu coração.

Fabiana Poltronieri

Colaboradores

Acsa de Castro Santos
Nutricionista pela Pontifícia Universidade Católica de Goiás (PUC-Goiás). Mestre em Nutrição e Saúde pela Universidade Federal de Goiás (UFG). Doutoranda em Nutrição e Saúde da UFG.

Adriana Divina de Souza Campos
Nutricionista pela Universidade Federal de Goiás (UFG). Mestre em Nutrição em Saúde pela UFG. Doutora em Ciências Nutricionais pela Universidade Federal do Rio de Janeiro (UFRJ).

Adriana Fanaro
Nutricionista pelo Centro Universitário São Camilo. Especialista em Nutrição Clínica pela Universidade Gama Filho (UGF).

Adriana Gisele Hertzog da Silva Leme
Farmacêutica pela Faculdade de Ciências Farmacêuticas da Universidade de São Paulo (FCF-USP). Nutricionista pela New York University. Doutora em Ciências dos Alimentos pela FCF-USP. Membro da USP. Atua em consultoria particular e leciona em cursos de pós-graduação de medicina integrativa.

Adriana Trejger Kachani
Nutricionista pelo Centro Universitário São Camilo. Especialista em Nutrição Funcional pela Faculdade de Ciências Médicas da Santa Casa de São Paulo. Mestre e Doutora em Ciências pela Faculdade de Medicina da Universidade de São Paulo (FMUSP).

Alessandra Coelho
Nutricionista pelo Centro Universitário São Camilo. Especialista em Nutrição Clínica pelo GANEP. Especialista em Nutrição Enteral e Parenteral pela Sociedade Brasileira de Nutrição Parenteral e Enteral (SBNPE/Braspen). Especialista associada na Sociedade Brasileira de Cirurgia Bariátrica e Metabólica (SBCBM). Coordenadora da Equipe Multidisciplinar da Clínica Franco e Rizzi. Diretora da Empresa Núcleo Especializado em Nutrição Ltda. Nutricionista do Centro de Obesidade Infantil do Hospital Infantil Sabará. Vice-presidente das Comissões de Especialidades Associadas (Coesas) da SBCBM (2013-2014). Presidente das Coesas da SBCBM (2015-2016).

Alessandra Finardi Dastoli
Bióloga pela Universidade São Judas Tadeu (USJT). Especialista em Engenharia Genética pelo Instituto Butantan. Mestre em Biotecnologia pela Universidade de São Paulo (USP). Professora adjunta da USJT.

Alexsandro Macedo Silva
Farmacêutico pela Universidade Federal de Juiz de Fora (UFJF). Mestre em Ciências dos Alimentos pela Faculdade de Ciências Farmacêuticas da Universidade de São Paulo (FCF-USP). Doutor em Ciências pela Faculdade de Saúde Pública da Universidade de São Paulo (FSP-USP). Pós-doutor em Ciências pela FSP-USP.

Membro do Grupo de Estudos Epidemiológicos e Inovação em Alimentação e Saúde.

Alfredo Gragnani
Médico pela Faculdade de Ciências Médicas da Santa Casa de São Paulo (FCMSCSP). Especialista em Cirurgia Geral e Cirurgia Plástica pela FCMSCSP. Mestre em Cirurgia Plástica Reparadora pela Escola Paulista de Medicina da Universidade Federal de São Paulo (EPM/Unifesp). Doutor em Cirurgia Plástica Reparadora pela EPM/Unifesp. Professor associado Livre-docente da EPM/Unifesp. Membro da Sociedade Brasileira de Cirurgia Plástica (SBCP), Sociedade Brasileira de Queimaduras (SBQ) e da International Society for Burn Injury.

Aline Alves Ferreira
Nutricionista pela Universidade do Estado do Rio de Janeiro (UERJ). Especialista em Sistema de Vigilância Alimentar e Nutricional Indígena (SISVAN-I) pela Fundação Oswaldo Cruz (Fiocruz). Mestre em Saúde Pública pela Escola Nacional de Saúde Pública (ENSP)/Fiocruz. Doutora em Epidemiologia pela ENSP/Fiocruz. Professora adjunta do Instituto de Nutrição Josué de Castro da Universidade Federal do Rio de Janeiro (INJC/UFRJ). Membro do Grupo Temático de Saúde Indígena da Associação Brasileira de Saúde Coletiva (GTSI/Abrasco).

Aline Cavalcante
Nutricionista pela Faculdade de Saúde Pública da Universidade de São Paulo (FSP-USP). Mestre em Nutrição em Saúde Pública pela FSP-USP.

Aline Martins de Carvalho
Nutricionista pela Faculdade de Saúde Pública da Universidade de São Paulo (FSP-USP). Mestre e Doutora em Nutrição em Saúde Pública pela FSP-USP. Professora Doutora da FSP-USP.

Aline Rissatto Teixeira
Nutricionista e Tecnóloga em Gastronomia pelo Centro Universitário São Camilo. Especialista em Cozinha Brasileira pelo Centro Universitário Senac. Doutora em Ciências pela Faculdade de Saúde Pública da Universidade de São Paulo (FSP-USP). Professora titular da Universidade São Judas Tadeu (USJT). Membro do Comitê Executivo do SIG Dietética, Grupo especial de interesse vinculado à rede latino-americana de ensino, pesquisa e extensão em soberania e segurança alimentar e nutricional (Rede LASSAN).

Amanda Bagolin do Nascimento
Nutricionista pela Universidade Franciscana (UFN). Mestre em Nutrição pela Universidade Federal de Santa Catarina (UFSC). Doutora em Ciência dos Alimentos pela UFSC. Professora adjunta da UFSC.

Amanda Batista da Rocha Romero
Nutricionista pela Universidade Federal do Piauí (UFPI). Especialista em Nutrição Clínica pelo Instituto Brasileiro de

Pós-graduação e Extensão (IBPEX). Mestre em Alimentos e Nutrição pela Universidade Federal do Piauí (UFPI). Doutora em Ciência de Alimentos pela Universidade de São Paulo (USP).

Ana Beatriz Ramos de Oliveira Pinn
Farmacêutica-Bioquímica pela Universidade de São Paulo (USP). Mestre em Ciência dos Alimentos pela USP. Professora assistente do Centro Universitário Faculdade de Medicina do ABC.

Ana Carolina Almada Colucci Paternez
Nutricionista pela Faculdade de Saúde Pública da Universidade de São Paulo (FSP-USP). Especialista em Padrões Gastronômicos pela Universidade Anhembi Morumbi (UAM). Mestre em Saúde Pública pela Faculdade de Saúde Pública da Universidade de São Paulo (FSP-USP). Professora Doutora assistente da Universidade Presbiteriana Mackenzie. Membro da Universidade Presbiteriana Mackenzie.

Ana Lúcia Chalhoub Chediac Rodrigues
Nutricionista pelo Centro Universitário São Camilo. Especialista em Gestão da Atenção em Saúde pela Fundação Dom Cabral e pelo Instituto de Ensino e Pesquisa do Hospital Sírio-Libanês. Mestre em Gestão para Competitividade – Gestão da Saúde – pela Fundação Getúlio Vargas (FGV).

Ana Paula Noronha Barrére
Nutricionista pela Pontifícia Universidade Católica de Campinas (PUC-Campinas). Especialista em Nutrição Parenteral e Enteral pela Sociedade Brasileira de Nutrição Parenteral e Enteral (SBNPE/Braspen). Pós-graduada em Nutrição Clínica Funcional pela Universidade Cruzeiro do Sul (UniCSul). Mestre em Ciências da Saúde pela Faculdade Israelita de Ciências da Saúde Albert Einstein (FICSAE). Aprimoramento em Nutrição Clínica pelo Instituto Central do Hospital das Clínicas da Faculdade de Medicina de São Paulo (ICHC-FMUSP).

Ana Raquel Soares de Oliveira
Nutricionista pela Universidade Federal do Piauí (UFPI). Mestre e Doutora em Alimentos e Nutrição pela UFPI.

Andressa Silva
Fisioterapeuta pela Universidade Federal de São Carlos (UFSCar). Especialista em Musculoesquelética pela Universidade de São Marcos (Unimarco) e pelo Instituto Cohen. Mestre em Ciências pela Universidade Federal de São Paulo (Unifesp). Doutora em Fisioterapia pela UFSCar. Professora adjunta da Escola de Educação Física, Fisioterapia e Terapia Ocupacional da Universidade Federal de Minas Gerais (EEFFTO/UFMG).

Angela de Oliveira Godoy Ilha
Nutricionista pela Universidade Federal de Santa Catarina (UFSC). Especialista em Nutrição nas Doenças Crônicas Não Transmissíveis pelo Instituto Israelita de Pesquisa Albert Einstein. Mestre em Ciências pela Faculdade de Medicina da Universidade do Estado de São Paulo. Professora e Coordenadora do curso de Graduação um Nutrição da Universidade Santa Cecília (Unisanta). Doutoranda do Programa de Pós-Graduação em Nutrição da Escola Paulista de Medicina da Universidade Federal de São Paulo (EPM/Unifesp).

Anna Flavia Ferreira Passos
Nutricionista pela Universidade Federal de Goiás (UFG). Mestre em Nutrição e Saúde pela UFG. Doutoranda em Nutrição e Saúde pelo Programa de Pós-Graduação em Nutrição e Saúde (PPGNUT) de UFG.

Anna Paula Oliveira Gomes
Nutricionista pela Universidade Federal de Goiás (UFG). Especialista em Terapia Nutricional Enteral e Parenteral pela FAVENI. Mestre em Nutrição e Saúde pela UFG. Professora adjunta do Centro Universitário Araguaia. Membro do Grupo de Pesquisa Genômica Nutricional e Alterações Metabólicas Relacionadas às Doenças Crônicas Não Transmissíveis.

Antonio Augusto Ferreira Carioca
Nutricionista pela Universidade Estadual do Ceará (UECE). Doutor em Nutrição em Saúde Pública pela Faculdade de Saúde Pública da Universidade de São Paulo (FSP-USP). Professor de Nutrição da Universidade de Fortaleza (Unifor).

Aylene Bousquat
Médica pela Universidade Federal do Rio de Janeiro (UFRJ). Mestre em Medicina Preventiva pela Universidade de São Paulo (USP). Doutora em Ciências – Medicina Preventiva – pela USP. Professora associada da Faculdade de Saúde Pública da USP (FSP-USP).

Bárbara Cátia Martins da Silva
Nutricionista pela Universidade de Brasília (UnB). Especialista em Diagnóstico e Tratamento em Erros Inatos do Metabolismo pela Universidade de Chile. Membro do Departamento de Nutrição da Sociedade Brasileira de Triagem Neonatal e Erros Inatos do Metabolismo (SBTEIM).

Barbara Rita Cardoso
Nutricionista pela Universidade Federal de Santa Catarina (UFSC). Especialista em Nutrição Funcional pela Universidade Cruzeiro do Sul (Unicsul). Mestre em Nutrição Humana Aplicada pela Faculdade de Ciências Farmacêuticas da Universidade de São Paulo (FCF-USP). Doutora em Nutrição Experimental pela (FCF-USP). Senior Lecturer da Monash University.

Barbara Santarosa Emo Peters
Nutricionista pela Universidade Federal de Ouro Preto (UFOP). Especialista em Nutrição Clínica pelo GANEP. Mestre e Doutora em Saúde Pública pela Faculdade de Saúde Pública da Universidade de São Paulo (FSP-USP). Membro da American Society for Nutrition, da Aliança Latino-Americana para a Nutrição Responsável e do International Life Science Institute do Brasil.

Bartira Gorgulho
Nutricionista pela Faculdade de Saúde Pública da Universidade de São Paulo (FSP-USP). Mestre e Doutora em Nutrição em Saúde Pública pela FSP-USP. Professora adjunta da Universidade Federal de Mato Grosso (UFMT). Membro dos Programas de Pós-graduação em Nutrição, Alimentos e Metabolismo e Saúde Coletiva da UFMT.

Betzabeth Slater
Nutricionista pela Universidade Nacional Maior de San Marcos (UNMSM). Mestre em Nutrição Humana Aplicada pela Pronutri. Doutora em Saúde Pública pela Faculdade de Saúde

Pública da Universidade de São Paulo (FSP-USP). Professora associada da FSP-USP. Membro do Conselho do Departamento de Nutrição da FSP-USP.

Bruna Vidal Dias
Nutricionista pela Universidade Federal de Ouro Preto (UFOP). Especialista em Genômica Nutricional pela Plenitude Educação. Mestre em Saúde e Nutrição com ênfase em Bioquímica Metabólica e Fisiológica pela UFOP. Doutora em Ciências Biológicas com ênfase em Bioquímica Metabólica e Fisiológica pela UFOP.

Bruna Zavarize Reis
Nutricionista pela Universidade Federal de Sergipe (UFS). Mestre em Nutrição Humana Aplicada pela Universidade de São Paulo (USP). Doutora em Ciência dos Alimentos pela USP. Professora adjunta da Universidade Federal do Rio Grande do Norte (UFRN).

Camila Carvalho Menezes
Nutricionista pela Universidade Federal de Ouro Preto (UFOP). Mestre e Doutora em Ciência dos Alimentos pela Universidade Federal de Lavras (UFLA). Professora adjunta da UFOP.

Carlos M. Donado-Pestana
Engenheiro Agroindustrial pela Universidad Pontificia Bolivariana. Mestre em Ciência e Tecnologia de Alimentos pela Universidade de São Paulo (USP). Doutor em Ciência dos Alimentos pela USP.

Carlos Rocha Oliveira
Farmacêutico-Bioquímico pela Universidade de Mogi das Cruzes (UMC). Mestre em Farmacologia pela Universidade Estadual de Campinas (Unicamp). Doutor em Tecnologia pela Universidade de São Paulo (USP). Professor da Universidade Anhembi Morumbi (UAM).

Caroline Castro de Araújo
Nutricionista pela Faculdade de Nutrição da Universidade Federal de Goiás (UFG). Mestre em Nutrição e Saúde pela Faculdade de Nutrição da UFG. Professora adjunta da Universidade Paulista. Doutoranda em Ciências da Saúde da Faculdade de Medicina da UFG.

Caroline Filla Rosaneli
Nutricionista pela Universidade Federal de Santa Catarina (UFSC). Especialista em Saúde Coletiva pela Associação Brasileira de Nutrição (Asbran). Mestre em Alimentos e Nutrição pela Universidade Estadual de Campinas (Unicamp). Doutor em Ciências da Saúde pela Pontifícia Universidade Católica do Paraná (PUC-PR). Professora adjunta da PUC-PR. Membro da Sociedade Brasileira de Bioética (SBB).

Célia Colli
Farmacêutica-Bioquímica pela Universidade de São Paulo (USP). Mestre em Análises Clínicas pela USP. Doutora em Nutrição Experimental pela USP. Professora Doutora da Faculdade de Ciências Farmacêuticas da Universidade de São Paulo (FCF-USP).

Celina de Azevedo Dias
Nutricionista pela Universidade Federal de Alagoas (UFAL). Especialista em Nutrição pelo Hospital das Clínicas da Universidade Federal de Pernambuco (HC-UFPE). Mestre em Nutrição pela UFPE. Membro do Hospital Universitário Professor Alberto Antunes da Universidade Federal de Alagoas (HUPAA-UFAL).

Cid Yazigi Sabbag
Médico Dermatologista pela Universidade Estadual Paulista (Unesp). Especialista em Dermatologia pela Sociedade Brasileira de Dermatologia (SBD). Doutor em Ciências da Saúde pela Faculdade de Medicina da Universidade de São Paulo (FMUSP). Membro da SBD, do Group for Research and Assessment of Psoriasis and Psoriatic Arthritis (GRAPPA) e do International Psoriasis Council (IPC).

Claudia Becker
Nutricionista pela Universidade Anhembi Morumbi (UAM). Farmacêutica-Bioquímica pela Universidade de São Paulo (USP). Especialista em Nutrição Hospitalar com ênfase em Oncologia pelo Hospital das Clínicas da Faculdade de Medicina da Universidade de São Paulo (HC-FMUSP). Mestre em Farmacologia pela USP. Doutora em Biologia Molecular pela Universidade Federal de São Paulo (Unifesp). Professora associada do Centro Universitário São Camilo.

Claudia Ridel Juzwiak
Nutricionista pela Faculdade Don Domênico. Especialista em Nutrição Clínica pela Universidade Católica de Santos (Unisantos) e pela Associação Brasileira de Nutrição (Asbran). Especialista em Nutrição e Esporte pela Asbran. Mestre em Ciências Aplicadas à Pediatria pela Universidade Federal de São Paulo (Unifesp). Doutora em Ciências pela Unifesp. Professora associada da Unifesp.

Crésio de Aragão Dantas Alves
Médico pela Universidade Federal da Bahia (UFBA). Especialista em Endocrinologia Pediátrica pela University of Miami School of Medicine. Doutor em Medicina e Saúde pela UFBA. Membro da Sociedade Brasileira de Pediatria (SBP). Chefe do Serviço de Endocrinologia Pediátrica do Hospital Universitário Prof. Edgard Santos da Faculdade de Medicina da Universidade Federal da Bahia (HUPES-UFBA). Presidente do Departamento Científico de Endocrinologia da SBP.

Cristiane Cominetti
Nutricionista pela Universidade Estadual do Centro-Oeste (Unicentro). Mestre e Doutora em Ciência dos Alimentos pela Universidade de São Paulo (USP). Professora associada da Faculdade de Nutrição da Universidade Federal de Goiás (UFG). Membro do Grupo de Pesquisa em Genômica Nutricional.

Cristiane Hermes Sales
Nutricionista pela Universidade Federal do Rio Grande do Norte (UFRN). Especialista em Fitoterapia pela Faculdade do Centro-Oeste Paulista (FACOP). Mestre e Doutora em Ciência dos Alimentos pela Faculdade de Ciências Farmacêuticas da Universidade de São Paulo (FCF-USP). Duplo pós-doutorado em Nutrição em Saúde Pública pela Faculdade de Saúde Pública da Universidade de São Paulo (FSP-USP).

Cristiane Tavares Matias
Nutricionista pela Universidade Guarulhos. Especialista em Saúde e Bem-Estar pelo Centro Universitário Internacional (Uninter). Mestre em Ciências pela Universidade de São Paulo

(USP). Doutoranda em Nutrição pela Universidade Federal de São Paulo (Unifesp).

Daila Leite Chaves Bezerra
Nutricionista pela Universidade Federal do Piauí (UFPI). Especialista em Nutrição Clínica pelo Instituto Brasileiro de Pós-graduação e Extensão (IBPEX). Mestre em Alimentos e Nutrição pela UFPI.

Daniel Henrique Bandoni
Nutricionista pelo Centro Universitário São Camilo. Mestre em Saúde Pública pela Faculdade de Saúde Pública da Universidade de São Paulo (FSP-USP). Doutor em Nutrição em Saúde Pública pela FSP-USP. Professor associado da Universidade Federal de São Paulo (Unifesp). Membro do Centro de Pesquisas e Práticas em Nutrição e Alimentação Coletiva (CPPNAC).

Daniel Paduan Joaquim
Nutricionista pela Universidade Católica de Santos (Unisantos). Especialista em Fisiologia do Exercício pela Universidade Federal de São Paulo (Unifesp). Mestre em Ciências da Saúde pela Unifesp.

Daniella dos Santos Galego
Nutricionista pelo Centro Universitário São Camilo. Especialista em Nutrição Clínica pelo Centro Universitário São Camilo. Especialista em Nutrição Clínica Funcional da Concepção à Adolescência pela Universidade Cruzeiro do Sul (Unicsul). Especialista em Nutrição Pediátrica pela Boston University. Especialista em Nutrição do Prematuro pela Western of Australia University. Mestre em Nutrição do Nascimento à Adolescência pelo Centro Universitário São Camilo. Professora adjunta da Universidade Federal do Rio de Janeiro (UFRJ). Membro e Coordenadora do Grupo de Estudos em Nutrição Enteral e Lactário (GENELAC).

Danielle Aparecida da Silva
Engenheira de Alimentos pela Universidade Salgado de Oliveira (Universo). Especialista em Gestão em Saúde pelo Instituto Fernandes Figueira da Fundação Oswaldo Cruz (IFF/Fiocruz). Mestre em Microbiologia Agrícola pela Universidade Federal de Viçosa (UFV). Doutora em Saúde da Mulher e da Criança pelo IFF/Fiocruz. Membro da Rede Brasileira de Bancos de Leite Humano.

Denise Mafra
Nutricionista pela Universidade Federal de Santa Catarina (UFSC). Mestre e Doutora em Nutrição Experimental pela Universidade de São Paulo (USP). Professora titular da Universidade Federal Fluminense (UFF). Membro da International Society of Renal Nutrition and Metabolism (ISNMR).

Dilina Marreiro
Nutricionista pela Universidade Federal do Piauí (UFPI). Mestre e Doutora em Alimentos e Nutrição pela Universidade de São Paulo (USP). Professora titular da UFPI.

Diogo Oliveira Toledo
Médico pela Faculdade de Medicina de Itajubá (FMIT). Mestre em Ciências da Saúde pelo Instituto de Assistência Médica ao Servidor Público Estadual (Iamspe). Doutor em Ciência da Saúde pela Faculdade de Medicina da Universidade de São Paulo (FMUSP). Coordenador da Pós-Graduação em Nutrologia do Hospital Israelita Albert Einstein.

Diogo Thimoteo da Cunha
Nutricionista pela Universidade Católica de Santos (Unisantos). Especialista em Alimentação Coletiva pela Associação Brasileira de Nutrição (Asbran). Mestre e Doutor em Ciências da Saúde pela Universidade Federal de São Paulo (Unifesp). Professor associado da Universidade Estadual de Campinas (Unicamp). Livre-docente em Nutrição.

Dirce Maria Lobo Marchioni
Nutricionista pela Faculdade de Saúde Pública da Universidade de São Paulo (FSP-USP). Mestre e Doutora em Saúde Pública pela FSP-USP. Professora titular da USP. Membro do Instituto Nacional de Ciência e Tecnologia (INCT) "Combate à Fome".

Diva Aliete dos Santos Vieira
Nutricionista pela Universidade Federal de Sergipe (UFS). Doutora em Nutrição em Saúde Pública pela Faculdade de Saúde Pública da Universidade de São Paulo (FSP-USP). Professora adjunta do Departamento de Nutrição da UFS.

Dyaiane Marques dos Santos
Nutricionista pela Universidade Guarulhos. Especialista em Nutrição Enteral e Parenteral pela Sociedade Brasileira de Nutrição Parenteral e Enteral (SBNPE/Braspen).

Eduardo De Carli
Nutricionista pela Universidade Federal de Pelotas (UFPel). Doutor em Ciências pela Universidade de São Paulo (USP). Professor colaborador da USP.

Eduardo Stieler
Educador Físico pela Horus Faculdades. Mestre em Ciências do Esporte pela Universidade Federal de Minas Gerais (UFMG). Membro do Comitê Paralímpico Brasileiro da Academia Paralímpica Brasileira (CPB/APB).

Elaine de Azevedo
Nutricionista pela Universidade Federal do Paraná (UFPR). Especialista em Medicina Antroposófica pela Sociedade Brasileira de Medicina Antroposófica (SBMA). Mestre em Agroecossistemas pela Universidade Federal de Santa Catarina (UFSC). Doutora em Sociologia Política pela Universidade Federal de Santa Catarina (UFSC). Professora adjunta da Universidade Federal do Espírito Santo (UFES).

Eliana Bistriche Giuntini
Nutricionista pela Faculdade de Saúde Pública da Universidade de São Paulo (FSP-USP). Mestre e Doutora em Nutrição Humana Aplicada pela Universidade de São Paulo (USP). Professora pesquisadora. Membro do Food Research Center (FoRC/Cepid/Fapesp).

Elizabete Wenzel de Menezes
Nutricionista pela Faculdade de Saúde Pública da Universidade de São Paulo (FSP-USP). Doutora e Mestre em Ciência dos Alimentos pela USP. Pesquisadora do Food Research Center (FoRC/Cepid/Fapesp). Professora associada aposentada da Faculdade de Ciências Farmacêuticas da Universidade de

São Paulo (FCF-USP). Coordenadora da Tabela Brasileira de Composição de Alimentos (TBCA).

Elke Stedefeldt
Nutricionista pela Faculdade de Saúde Pública da Universidade de São Paulo (FSP-USP). Especialista em Alimentação Coletiva pela Associação Brasileira de Nutrição (Asbran). Mestre e Doutora em Alimentos e Nutrição pela Universidade Estadual de Campinas (Unicamp). Professora adjunta da Universidade Federal de São Paulo (Unifesp). Membro do Grupo Consultivo para a Estratégia Global em Segurança dos Alimentos da Organização Mundial da Saúde (OMS).

Erasmo Trindade
Nutricionista pela Universidade Federal do Piauí (UFPI). Mestre em Nutrição Humana Aplicada pela Universidade de São Paulo (USP). Doutor em Doenças Tropicais pela Faculdade de Medicina da Universidade Estadual Paulista de Botucatu (Unesp). Professor titular da Universidade Federal de Santa Catarina (UFSC). Membro da UFSC.

Fabiana A. Hoffmann Sarda
Farmacêutica-Bioquímica pela Faculdade de Ciências Farmacêuticas da Universidade de São Paulo (FCF-USP). Especialista em Administração Industrial pela Escola Politécnica da USP. Mestre em Análise de Alimentos pela FCF-USP. Doutora em Nutrição Experimental pela FCF-USP. Professora assistente da Universidade de Limerick, na República da Irlanda.

Fabiana Ruotolo
Nutricionista pela Universidade São Judas Tadeu (USJT). Especialista em Nutrição Parenteral e Enteral pela Sociedade Brasileira de Nutrição Parenteral e Enteral (SBNPE/Braspen). Especialista em Nutrição Clínica pela Associação Brasileira de Nutrição (Asbran). Mestre em Ciências pela Universidade Federal de São Paulo (Unifesp).

Fernanda Baeza Scagliusi
Nutricionista pela Faculdade de Saúde Pública da Universidade de São Paulo (FSP-USP). Doutora em Educação Física pela Escola de Educação Física e Esporte da Universidade de São Paulo (USP). Professora associada da FSP-USP.

Fernanda Sabatini
Nutricionista pela Universidade Federal de São Paulo (Unifesp). Mestre em Ciência pela Faculdade de Saúde Pública da Universidade de São Paulo (FSP-USP). Membro do Grupo de Pesquisa em Alimentação e Cultura (GPAC).

Francisco de Assis Guedes de Vasconcelos
Nutricionista pela Universidade Federal da Paraíba (UFPB). Especialista em Planejamento de Saúde pela Escola Nacional de Saúde Pública da Fundação Oswaldo Cruz (ENSP/Fiocruz). Mestre em Serviço Social (Política Social) pela UFPB. Doutor em Ciências (Saúde Pública) pela ENSP/Fiocruz. Professor titular da Universidade Federal de Santa Catarina (UFSC). Membro da Associação Brasileira de Nutrição (Asbran) e da Associação Brasileira de Saúde Coletiva (Abrasco).

Gilmara Péres Rodrigues
Nutricionista pela Universidade Federal do Piauí (UFPI). Especialista em Saúde Materno-Infantil pela Universidade Federal do Maranhão (UFMA). Mestre tbm Ciências e Saúde pela UFPI.

Doutora em Biotecnologia pela Rede Nordeste de Biotecnologia (Renorbio). Professora adjunta da UFPI. Membro da UFPI.

Giovanna Faillace
Especialista em Hemoterapia pela Universidade Federal do Rio de Janeiro (UFRJ). Especialista em Emergências Pediátricas pela Albert Einstein. Especialista em Medicina da Família e Comunidade pela Fundação Oswaldo Cruz (Fiocruz). Especialista em Nutrologia pela Faculdade Unimed. Mestre em Ensino de Ciências da Saúde e do Ambiente pelo Centro Universitário Plínio Leite (Unipli).

Glaucivan Gomes Gurgel
Nutricionista pela Universidade Estadual do Ceará (UECE).

Graziela Biude Silva Duarte
Nutricionista pelo Centro Universitário São Camilo. Mestre e Doutora em Ciências pela Faculdade de Ciências Farmacêuticas da Universidade de São Paulo (FCF-USP).

Gustavo Bernardes Fanaro
Nutricionista pelo Centro Universitário São Camilo. Especialista em Nutrição Esportiva e Estética com ênfase em Wellness pelo Centro Universitário São Camilo. Mestre e Doutor em Ciências pela Universidade de São Paulo (USP). Professor adjunto da Universidade Federal do Amazonas (UFAM).

Helen Dutra Leite Polidori
Farmacêutica pela Universidade Federal do Espírito Santo (UFES). Mestre em Fármacos e Medicamentos pela Universidade de São Paulo (USP). Doutora em Ciências pela USP. Professora titular da Universidade Paulista (UNIP).

Helen Mara dos Santos
Nutricionista pela Universidade de Uberaba (Uniube). Especialista em Nutrição Hospitalar pelo Instituto de Ensino e Pesquisa da Santa Casa de Belo Horizonte. Especialista em Formação Pedagógica para Profissionais da Saúde pela Universidade Federal de Minas Gerais (UFMG). Mestre em Ciências e Tecnologia de Alimentos pelo Instituto Federal de Educação, Ciência e Tecnologia do Triângulo Mineiro (IFTM). Pesquisadora do Observatório de Rotulagem de Alimentos da Universidade Federal de São Paulo (ORA-Unifesp). Doutoranda em Nutrição da Universidade Federal de São Paulo (Unifesp).

Helena Maria de Albuquerque Ximenes
Nutricionista pela Universidade Estadual do Ceará (UECE). Especialista em Terapia Nutricional em Cuidados Intensivos pelo GANEP. Mestre e Doutora em Fisiologia Humana pela Universidade de São Paulo (USP). Nutricionista do Hospital Universitário da Universidade de São Paulo (HU-USP).

Helena Maria Pinheiro Sant'Ana
Nutricionista pela Universidade Federal de Viçosa (UFV). Mestre em Ciência e Tecnologia de Alimentos pela UFV. Doutora em Ciência dos Alimentos pela Universidade de São Paulo (USP). Professora titular da UFV. Pós-doutora em Ciência dos Alimentos/Análise de Carotenoides em Frutas por HPLC-MS pela Università degli Estudi di Messina, na Itália.

Hélio Martins do Nascimento Filho
Enfermeiro pela Universidade Presidente Antônio Carlos (Unipac). Especialista em Estomaterapia pela Universidade

Federal de Minas Gerais (UFMG). Mestre em Ciência, Tecnologia e Gestão Aplicadas à Regeneração Tecidual pela Universidade Federal de São Paulo (Unifesp).

Illana Louise Pereira de Melo
Nutricionista pela Universidade Federal do Rio Grande do Norte (UFRN). Mestre em Ciência dos Alimentos pela Faculdade de Ciências Farmacêuticas da Universidade de São Paulo (FCF-USP). Doutora em Ciências pela FCF-USP.

Irene Coutinho de Macedo
Nutricionista pela Faculdade de Saúde Pública da Universidade de São Paulo (FSP-USP). Especialista em Educação em Saúde pela Universidade de São Paulo (USP). Mestre em Nutrição Humana Aplicada pela USP. Professora do Centro Universitário Senac.

Isabele Rejane de Oliveira Maranhão Pureza
Nutricionista pelo Centro Universitário Cesmac. Especialista em Nutrição Clínica, Metabolismo e Terapia Nutricional pela Universidade Estácio de Sá. Mestre em Nutrição Humana pela Universidade Federal de Alagoas (UFAL). Doutora em Ciências pela Universidade Federal de São Paulo (Unifesp). Professora titular do Centro Universitário Cesmac.

Jaqueline Lopes Pereira
Nutricionista pela Faculdade de Saúde Pública da Universidade de São Paulo (FSP-USP). Mestre e Doutora em Ciências pela FSP-USP.

Jennifer Beatriz Silva Morais
Nutricionista pela Universidade Federal do Piauí (UFPI). Mestre em Alimentos e Nutrição pela UFPI.

Jéssica Batista Beserra
Nutricionista pela Universidade Federal do Piauí (UFPI). Especialista em Nutrição Clínica, Funcional e Estética pela UNINOVAFAPI. Mestre em Ciências e Saúde pela UFPI. Doutora em Alimentos e Nutrição pela UFPI.

Jéssica Levy
Nutricionista pela Faculdade de Saúde Pública da Universidade de São Paulo (FSP-USP). Doutora em Ciências pela FSP-USP.

Jéssica Maria Muniz Moraes
Nutricionista pela Universidade Federal do Maranhão (UFMA). Especialista em Transtornos Alimentares pelo Instituto de Psiquiatria da Faculdade de Medicina da Universidade de São Paulo (FMUSP). Mestre em Ciências pela Faculdade de Saúde Pública da Universidade de São Paulo (FSP-USP). Doutoranda da FSP-USP.

João Aprigio
Graduado em Engenharia de Alimentos pela Universidade Federal de Viçosa (UFV). Especialista em Controle de Qualidade. Mestre em Microbiologia pela UFV. Doutor em Saúde da Mulher e da Criança pelo Instituto Nacional de Saúde da Mulher, da Criança e do Adolescente Fernandes Figueira (IFF/Fiocruz). Coordenador das Redes Brasileira, Global e da CPLP de Bancos de Leite Humano. Coordenador da Cooperação Técnica Internacional Brasileira em Bancos de Leite Humano.

João Carlos Bouzas Marins
Educador Físico pela Universidade Federal do Rio de Janeiro (UFRJ). Especialista em Atletismo pela Universidade do Estado do Rio de Janeiro (UERJ). Mestre em Ciências da Atividade Física pela UFRJ. Doutor em Biologia pela Universidade de Murcia, na Espanha. Professor titular da Universidade Federal de Viçosa (UFV). Membro do Colégio Brasileiro de Ciências do Esporte (CBCE).

Jonas Borges da Silva
Tecnólogo pela Universidade Federal Fluminense (UFF). Especialista em Gestão Tecnológica pela Universidade Federal do Rio de Janeiro (UFRJ). Mestre em Medicina Veterinária Preventiva pela Universidade Federal Rural do Rio de Janeiro (UFRRJ). Membro da Rede Global de Bancos de Leite Humano.

Jorge Alves de Lima
Profissional de Letras pela Universidade de São Paulo (USP). Especialista em Docência para Ensino Superior pela Universidade Nove de Julho (Uninove). Professor efetivo da Prefeitura Municipal de Itanhaém. Membro da JORALIMATEXTO.

José Augusto Gasparotto Sattler
Nutricionista pela Pontifícia Universidade Católica do Rio Grande do Sul (PUC-RS). Especialista em Nutrição Esportiva e Treinamento Físico pela Universidade do Vale do Rio dos Sinos (Unisinos). Mestre em Ciência dos Alimentos pela Universidade de São Paulo (USP). Professor de Nutrição do Centro Universitário Ritter dos Reis (UniRitter).

José Donato Júnior
Educador Físico pela Universidade de São Paulo (USP). Mestre em Nutrição Experimental pela USP. Doutor em Ciências pela USP. Professor associado da USP.

Josiane Steluti
Nutricionista pela Faculdade de Saúde Pública da Universidade de São Paulo (FSP-USP). Mestre e Doutora em Nutrição em Saúde Pública pela FSP-USP. Professora adjunta da Universidade Federal de São Paulo (Unifesp).

Júlia Galbiati
Nutricionista pela Universidade Federal de Alfenas (Unifal). Especialista em Cardiologia pela Universidade Federal de São Paulo (Unifesp).

Júlia Pessini
Nutricionista pela Universidade da Amazônia (Unama). Especialista em Atenção em Alta Complexidade – Residência Multiprofissional – pela Universidade Federal de Santa Catarina (UFSC). Mestre em Nutrição pela UFSC.

Juliana Bergamo Vega
Nutricionista pelo Centro Universitário São Camilo. Especialista em Saúde, Nutrição e Alimentação infantil pela Universidade Federal de São Paulo (Unifesp). Mestre em Ciências Aplicadas à Pediatria pela Unifesp. Professora convidada do curso do Programa de Transtornos Alimentares – Ambulim do Instituto de Psiquiatria do Hospital das Clínicas da Faculdade de Medicina da Universidade de São Paulo (IPq HC-FMUSP). Aprimoramento e experiência clínica no atendimento de pacientes com transtornos alimentares pelo Ambulim do IPq HC-FMUSP.

Juliana Gonçalves

Nutricionista pelo Centro Universitário Metodista IPA. Especialista em Nutrição Clínica pela Associação Brasileira de Nutrição (Asbran). Mestre em Ciências da Saúde pelo Instituto de Cardiologia do Rio Grande do Sul. Professora e Coordenadora do Curso de Nutrição da Faculdade Estácio de Sá do Rio Grande do Sul. Membro da Associação Brasileira de Fitoterapia (ABFIT).

Juliana Lopez de Oliveira

Nutricionista pelo Centro Universitário São Camilo. Especialista em Nutrição Clínica pelo GANEP. Especialista em Fitoterapia pelo VP Centro de Nutrição Funcional. Mestre e Doutora em Ciências pela Universidade Federal de São Paulo (Unifesp). Professora adjunta da Universidade São Judas Tadeu (USJT). Membro da Ânima Educação (diretora acadêmica).

Juliana Severo

Nutricionista pela Universidade Federal do Piauí (UFPI). Especialista em Fitoterapia Aplicada à Nutrição pela Faculdade Única de Ipatinga. Mestre e Doutora em Alimentos e Nutrição pela UFPI.

Julicristie Machado de Oliveira

Nutricionista pela Faculdade de Saúde Pública da Universidade de São Paulo (FSP-USP). Mestre em Saúde Pública pela FSP-USP. Doutora em Nutrição em Saúde Pública pela FSP-USP. Professora Doutora da Universidade Estadual de Campinas (Unicamp).

Julio Tirapegui

Bioquímico pela Universidade de Chile. Mestre em Fisiologia pela Universidade de São Paulo (USP). Doutor em Ciências pela USP. Professor associado da USP. Membro do American College of Sports Medicine (ACSM).

Karina Lavínia Pitta do C. R. de Souza

Nutricionista pela Universidade do Estado da Bahia (UNEB). Especialista em Saúde Coletiva pelo Instituto Brasileiro de Pós-graduação e Extensão (IBPEX). Mestre em Ciência dos Alimentos pela Universidade Federal da Bahia (UFBA). Doutor em Processos Interativos dos Órgãos e Sistemas pela UFBA. Professor de Nutrição, Gestão da Qualidade e Segurança dos Alimentos do Instituto Federal Baiano.

Karine Andrea Albiero Simiano

Nutricionista pela Universidade Federal de Santa Catarina (UFSC). Especialista em Nutrição Clínica Funcional pelo CVP/Unicsul; em Farmacologia Básica e Clínica pela Universidade do Oeste de Santa Catarina (Unoesc); e em Fitoterapia Funcional pelo CVP/Unicsul. Mestre em Nutrição pela UFSC. Doutoranda em Nutrição da UFSC.

Karoline Ottoline Marins

Médica pela Universidade Federal de Juiz de Fora (UFJF).

Kátia Cansanção

Nutricionista pela Faculdade Bezerra de Araújo (FABA). Especialista em Terapia Nutricional pela Universidade Federal do Estado do Rio de Janeiro (UFRJ). Mestre em Nutrição Humana pela UFRJ. Doutora em Ciências Nutricionais pela UFRJ. Professora substituta da Universidade Federal Rural do Rio de Janeiro (UFRRJ).

Kyria Jayanne Clímaco Cruz

Nutricionista pela Universidade Federal do Piauí (UFPI). Especialista em Fitoterapia Aplicada à Nutrição pela Faculdade Única. Mestre em Alimentos e Nutrição pela UFPI. Professora substituta da UFPI.

Larissa Cristina Fontenelle

Nutricionista pela Universidade Federal do Piauí (UFPI). Mestre e Doutora em Alimentos e Nutrição pela UFPI.

Leandro de Morais Cardoso

Nutricionista pela Universidade Federal dos Vales do Jequitinhonha e Mucuri (UFVJM). Mestre e Doutor em Ciência da Nutrição pela Universidade Federal de Viçosa (UFV). Professor adjunto da Universidade Federal de Juiz de Fora (UFJF).

Lenita Gonçalves de Borba

Nutricionista pela Universidade São Judas Tadeu (USJT). Especialista em Nutrição Clínica pelo GANEP. Mestre em Ciências da Saúde pela Universidade Federal de São Paulo (Unifesp). Professora adjunta do Centro Universitário Estácio de Sá. Membro da Equipe Multiprofissional em Terapia Nutricional do Instituto Dante Pazzanese en Cardiologia.

Lenycia de Cassya Lopes Neri

Nutricionista pela Faculdade de Saúde Pública da Universidade de São Paulo (FSP-USP). Especialista em Nutrição Clínica pela Associação Brasileira de Nutrição (Asbran). Mestre em Ciências pela Faculdade de Medicina da Universidade de São Paulo (FMUSP). Doutora em Pediatria pela FMUSP. Professora convidada do GANEP. Membro da Università di Pavia e da Società Italiana di Nutrizione Umana.

Leonardo Santos Hoff

Médico pela Universidade Federal do Rio Grande do Sul (UFRGS). Especialista em Reumatologia pela Universidade de São Paulo (USP). Doutor em Ciências do Sistema Musculoesquelético pela USP. Membro da Sociedade Brasileira de Reumatologia (SBR).

Liane Brescovici Nunes de Matos

Médica pela Universidade Estadual de Londrina (UEL). Especialista em Nutrologia pela Associação Brasileira de Nutrologia (ABRAN). Doutora em Ciências pela Faculdade de Medicina da Universidade de São Paulo (FMUSP). Especialista em Terapia Intensiva pela FMUSP. Especialista em Terapia Nutricional Enteral e Parenteral pela Sociedade Brasileira de Nutrição Parenteral e Enteral (SBNPE/Braspen).

Liane Murari Rocha

Nutricionista pelo Centro Universitário de Votuporanga (UNIFEV). Mestre em Alimentos e Nutrição pela Universidade Estadual de Campinas (Unicamp). Doutora em Clínica Médica pela Unicamp. Professora adjunta nível II do curso de Nutrição da Universidade Federal da Grande Dourados (UFGD).

Lígia A. Martini Cavalheiro

Nutricionista pelo Centro Universitário São Camilo. Mestre e Doutora em Nutrição pela Universidade Federal de São Paulo (Unifesp). Professora associada da Faculdade de Saúde Pública da Universidade de São Paulo (FSP-USP). Membro

da Universidade de São Paulo (USP). Pesquisadora associada Mineral Bioavailability Laboratory do JMHN Research Center on Aging at Tufts University.

Ligia Bicudo de Almeida-Muradian
Farmacêutica-Bioquímica pela Faculdade de Ciências Farmacêuticas da Universidade de São Paulo (FCF-USP). Especialista, Mestre e Doutora em Ciência dos Alimentos pela FCF-USP. Professora aposentada da FCF-USP. Membro da International Honey Commission.

Lígia Cardoso dos Reis
Nutricionista pela Faculdade de Saúde Pública da Universidade de São Paulo (FSP-USP). Especialista em Nutrição em Saúde Pública pela FSP-USP. Mestre em Saúde Pública pela FSP-USP. Doutora em Ciências pela FSP-USP. Nutricionista na Secretaria Municipal de Educação de São Paulo.

Ligiana Pires Corona
Nutricionista pelo Centro Universitário São Camilo. Especialista em Gerontologia pela Sociedade Brasileira de Geriatria e Gerontologia. Mestre em Nutrição em Saúde Pública pela Faculdade de Saúde Pública da Universidade de São Paulo (FSP-USP). Doutora em Saúde Pública pela FSP-USP. Professora adjunta da Universidade Estadual de Campinas (Unicamp). Membro do Grupo de Estudos em Nutrição e Envelhecimento (GENUTE).

Lilian Barros de Sousa Moreira Reis
Nutricionista pela Universidade de Brasília (UnB). Especialista em Clínica e Terapêutica Nutricional pelo Instituto de Pesquisa Capacitação e Especialização (IPCE). Mestre em Ginecologia, Obstetrícia e Mastologia, área de concentração em Nutrição pela Universidade Estadual Paulista (Unesp). Professora tutora da Fundação de Ensino e Pesquisa em Ciências da Saúde (FEPECS). Membro da Secretaria de Saúde do Distrito Federal.

Liliana Paula Bricarello
Nutricionista pela Universidade Anhembi Morumbi (UAM). Especialista em Nutrição em Cardiologia pela Sociedade de Cardiologia do Estado de São Paulo (SOCESP). Mestre em Ciências Aplicadas à Cardiologia pela Universidade Federal de São Paulo (Unifesp). Doutora em Nutrição na linha de pesquisa de Diagnóstico e Intervenção Nutricional em Coletividades pela Universidade Federal de Santa Catarina (UFSC). Membro do Conselho Federal de Nutricionistas (CFN).

Liliana Perazzini Furtado Mistura
Nutricionista pelo Centro Universitário São Camilo. Especialista em Nutrição Clínica pelo Centro Universitário São Camilo. Mestre e Doutora em Ciências dos Alimentos pela Universidade de São Paulo (USP). Professora associada do Centro Universitário Faculdade de Medicina do ABC (FMABC).

Luana Faria Carvalho
Nutricionista pela Universidade Federal de Ouro Preto (UFOP). Especialista em Nutrição Clínica e Nutrição Esportiva pela Almanaque Nutrição. Mestre e Doutora em Imunobiologia pela UFOP.

Luana Pucci de Lima
Nutricionista pela Universidade Federal de Mato Grosso (UFMT). Especialista em Alta Complexidade – Modalidade Residência Multiprofissional em Saúde – pelo Hospital Universitário Polydoro Ernani de São Tiago da Universidade Federal de Santa Catarina (HU-UFSC). Mestre em Nutrição pela Universidade Federal de Santa Catarina (UFSC). Professora da Universidade Avantis. Doutoranda em Nutrição pela UFSC.

Luciana Carla Holzbach
Nutricionista pela Universidade Federal do Paraná (UFPR). Especialista em Terapia Nutricional com treinamento em serviço pela UFPR. Mestre em Ciências da Saúde pela UFPR. Doutora em Ciências da Saúde pela Universidade Federal do Tocantins (UFT). Professora adjunta da UFT.

Luciana Tedesco Yoshime
Nutricionista pela Universidade Católica de Santos (Unisantos). Especialista em Saúde, Nutrição e Alimentação Infantil pela Universidade Federal de São Paulo (Unifesp). Mestre e Doutora em Ciência dos Alimentos pela Universidade de São Paulo (USP).

Luciana Zuolo Coppini
Nutricionista pela Centro Universitário São Camilo. Especialista em Terapia Nutricional Enteral e Parenteral pela Sociedade Brasileira de Nutrição Parenteral e Enteral (SBNPE/Braspen). Mestre em Ciências pela Universidade de São Paulo (USP). Diretora do Centro Integrado de Nutrição (CIN).

Luisa Amábile Wolpe
Nutricionista pela Faculdades Integradas Espírita (FIES). Especialista em Nutrição Clínica pela Universidade Federal do Paraná (UFPR). Mestre em Ciências da Saúde e Medicina Interna pela UFPR.

Lydia Masako Ferreira
Médica pela Universidade de Mogi das Cruzes (UMC). Doutora em Cirurgia Plástica pela Universidade Federal de São Paulo (Unifesp). Professora titular da Unifesp. Membro da Academia de Medicina de São Paulo (AMSP). Presidente Sociedade Brasileira de Cirurgia Plástica (SBCP).

Maísa Miranda Araújo
Nutricionista pela Universidade de Brasília (UnB). Mestre em Nutrição Humana pela UnB.

Marcelo Macedo Rogero
Nutricionista pela Faculdade de Saúde Pública da Universidade de São Paulo (FSP-USP). Especialista em Nutrição em Esporte pela Associação Brasileira de Nutrição (Asbran). Mestre e Doutor em Ciência dos Alimentos pela Faculdade de Ciências Farmacêuticas da Universidade de São Paulo (FCF-USP). Professor associado III da FSP-USP. Coordenador do Laboratório de Genômica Nutricional e Inflamação (Genuin) da FSP-USP.

Marcia Samia Pinheiro Fidelix
Nutricionista pela Universidade Federal de Alagoas (Ufal). Especialista em Nutrição em Cardiologia pelo Instituto do Coração da Faculdade de Medicina da Universidade de São Paulo (InCor-FMUSP), em Nutrição Enteral e Parenteral pela Sociedade Brasileira de Nutrição Parenteral e Enteral (SBNPE/Braspen) e em Nutrição Clínica pela Associação Brasileira de Nutrição (Asbran). Mestre em Nutrição Aplicada pela Universidade de São Paulo (USP). Professora titular II pelo Centro Universitário Cesmac. Conselheira da Asbran. Presidente da Aliança Ibero-americana de Nutrição (Aiban).

Marco Túlio de Mello
Educador Físico pela Universidade Federal de Uberlândia (UFU). Especialista em Educação Física para Pessoas com Deficiências pela UFU. Doutor em Ciências – Psicobiologia – pela Universidade Federal de São Paulo (Unifesp). Professor titular pela Universidade Federal de Minas Gerais (UFMG). Membro do American College of Sports Medicine (ACSM), da Academia Paralímpica Brasileira (APB), do European College of Sport Science (ECSS), da Sociedade Brasileira para o Progresso da Ciência (SBPC) e da Sociedade Brasileira de Neurociências e Comportamento (SBNeC).

Maria Aderuza Horst
Nutricionista pela Universidade Estadual do Centro-Oeste do Paraná (Unicentro-PR). Doutora em Ciência dos Alimentos pela Universidade de São Paulo (USP). Professora adjunta da Universidade Federal de Goiás (UFG).

Maria Camila Buarraj Gomes
Nutricionista pela Pontifícia Universidade Católica de Campinas (PUC-Campinas). Especialista em Saúde, Nutrição e Alimentação Infantil pela Universidade Federal de São Paulo (Unifesp). Mestre em Ciências da Saúde pela PUC-Campinas. Professora titular da PUC-Campinas.

Maria Claudia H. Gomes dos Santos
Nutricionista pela Universidade Bandeirantes (Uniban). Especialista em Transtornos Alimentares pelo Instituto de Psiquiatria do Hospital das Clínicas da Faculdade de Medicina da Universidade de São Paulo (IPq/HC-FMUSP). Mestre em Saúde Ambiental pela FMUSP. Nutricionista voluntária do grupo de Anorexia Nervosa, Ambulatório de Transtornos Alimentares, Hospital das Clínicas e Ambulim do IPq/HC-FMUSP.

Maria Eugênia Gutheil
Nutricionista pelo Centro Universitário Metodista IPA. Especialista em Nutrição Clínica pela Universidade do Vale do Rio dos Sinos (Unisinos). Mestre em Pediatria e Saúde da Criança pela Pontifícia Universidade Católica do Rio Grande do Sul (PUC-RS).

Maria Goretti Pessoa de Araújo Burgos
Nutricionista pela Universidade Federal de Pernambuco (UFPE). Especialista em Nutrição Clínica pela Associação Brasileira de Nutrição (Asbran). Mestre e Doutora em Nutrição pela UFPE. Professora associada da UFPE. Membro da Associação Brasileira de Diabetes (SBD), da Sociedade Brasileira de Cirurgia Bariátrica e Metabolismo (SBCBM) e da Asbran.

Maria Inés Genovese
Farmacêutica-Bioquímica pela Universidade de São Paulo (USP).

Maria Izabel Lamounier de Vasconcelos
Nutricionista pelo Centro Universitário São Camilo. Mestre em Ciência dos Alimentos pela Universidade de São Paulo (USP).

Maria Lucia Cocato
Farmacêutica-Bioquímica pela Universidade de São Paulo (USP). Mestre e Doutora em Alimentos e Nutrição Experimental pela USP.

Mariana Batista
Nutricionista pela Universidade Federal de São Paulo (Unifesp). Especialista em Nutrição Comportamental pelo Centro Educacional Claretiano. Mestre em Ciências pela Unifesp. Membro do Observatório de Rotulagem de Alimentos da Universidade Federal de São Paulo (ORA/Unifesp).

Mariana de Rezende Gomes
Nutricionista pela Faculdade de Saúde Pública da Universidade de São Paulo (FSP-USP). Mestre e Doutora em Ciência dos Alimentos pela FSP-USP. Professora associada do Centro Universitário Faculdade de Medicina do ABC (FMABC). Membro do Centro Universitário FMABC. Coordenadora do curso de Nutrição do Centro Universitário FMABC.

Mariana Dimitrov Ulian
Nutricionista pela Universidade Federal de São Paulo (Unifesp). Mestre e Doutora em Ciências pela Unifesp.

Mariana Lindenberg Alvarenga
Nutricionista pela Universidade Anhembi Morumbi (UAM). Especialista em Bases Nutricionais na Atividade Física e Nutrição Clínica pela FMU e pela Universidade Gama Filho (UGF). Mestre em Ciências pela Universidade de São Paulo (USP). Professora coordenadora do Centro Universitário das Américas (CAM). Membro da Associação Brasileira de Nutrição Esportiva (ABNE).

Mariana Piton Hakim
Nutricionista pela Universidade Estadual de Campinas (Unicamp). Mestre em Ciências da Nutrição e do Esporte e Metabolismo pela Unicamp.

Mariana Simões Barros
Nutricionista pelo Centro Universitário Metodista Bennett. Mestre em Saúde da Criança e da Mulher pelo Instituto Nacional de Saúde da Mulher, da Criança e do Adolescente Fernandes Figueira da Fundação Oswaldo Cruz (IFF/Fiocruz). Doutora em Informação e Comunicação em Saúde pelo Instituto de Comunicação e Informação Científica e Tecnológica em Saúde da Fundação Oswaldo Cruz (ICICT/Fiocruz).

Mariane de Mello Fontanelli
Nutricionista pela Universidade Estadual Paulista (Unesp). Mestre e Doutora em Ciências pela Faculdade de Saúde Pública da Universidade de São Paulo (FSP-USP).

Marilene De Vuono Camargo Penteado
Farmacêutica-Bioquímica pela Faculdade de Ciências Farmacêuticas da Universidade de São Paulo (FCF-USP). Doutora em Bioquímica dos Alimentos pela FCF-USP. Professora do Departamento de Alimentos e Nutrição Experimental da FCF-USP. Foi Coordenadora da Pós-graduação em Ciência dos Alimentos, Chefe do Departamento de Alimentos e Nutrição Experimental, Vice-diretora da FCF-USP e Assessora do Gabinete da Reitoria da USP para assuntos relacionados a Recursos Humanos.

Marina Alves Pinheiro
Nutricionista pela Universidade Federal de Goiás (UFG).

Marina Borelli Barbosa
Nutricionista pela Pontifícia Universidade Católica de Campinas (PUC-Campinas). Especialista em Saúde, Nutrição e Alimentação Infantil pela Universidade Federal de São Paulo (Unifesp). Mestre em Nutrição pela Unifesp. Doutora em Ciências da Saúde pela Unifesp. Tutora e preceptora do

Programa de Residência Multiprofissional em Saúde da Família/ Secretaria de Saúde do município de Sorocaba.

Marina Yazigi Solis
Nutricionista pelo Centro Universitário São Camilo. Doutora em Ciências da Saúde pela Universidade de São Paulo (USP). Membro da Unidade de Vigilância Epidemiológica do município de São Paulo.

Marle S. Alvarenga
Nutricionista pela Faculdade de Saúde Pública da Universidade de São Paulo (FSP-USP). Especialista em Nutrição Clínica pela Associação Brasileira de Nutrição (Asbran). Mestre e Doutora em Nutrição Humana Aplicada pela USP. Professora convidada do mestrado profissional São Camilo.

Marselle Bevilacqua Amadio
Nutricionista pelo Centro Universitário São Camilo. Especialista em Nutrição Desportiva e Qualidade de Vida pela Faculdade de Educação Física de Santo André (Fefisa). Mestre em Ciências (Epidemiologia) pela Universidade Federal de São Paulo (Unifesp). Doutora em Saúde Coletiva pela Unifesp. Professora mensalista do Centro Universitário Senac.

Mayara Sanay da Silva Oliveira
Nutricionista pela Universidade Federal do Rio Grande do Norte (UFRN). Mestre em Nutrição, Alimentos e Saúde pela Universidade Federal da Bahia. Doutora em Nutrição em Saúde Pública pela Faculdade de Saúde Pública da Universidade de São Paulo (FSP-USP).

Mayara Storel Beserra de Moura
Nutricionista pela Universidade Federal do Piauí (UFPI). Especialista em Nutrição Clínica pela Faculdade de Tecnologia Internacional (FATEC Internacional). Mestre em Ciências e Saúde pela UFPI.

Mayumi Shima
Nutricionista pela Centro Universitário São Camilo. Especialista em Nutrição Clínica Hospitalar pelo Instituto Central do Hospital das Clínicas da Faculdade de Medicina da Universidade de São Paulo (ICHC-FMUSP). Mestre em Ciências da Saúde pelo Instituto Israelita de Ensino e Pesquisa Albert Einstein (IIEP). Membro do Departamento de Nutrição da Associação de Medicina Intensiva Brasileira (AMIB). Nutricionista clínica sênior do Departamento de Pacientes Graves do Hospital Israelita Albert Einstein (HIAE). Especialista em Nutrição Parenteral e Enteral pela Sociedade Brasileira de Nutrição Parenteral e Enteral (SBNPE/Braspen). Especialista em Nutrição Clínica pela Associação Brasileira de Nutrição (Asbran).

Michelle Alessandra de Castro
Nutricionista pela Faculdade de Saúde Pública da Universidade de São Paulo (FSP-USP). Mestre e Doutora em Nutrição em Saúde Pública pela FSP-USP. Membro do Grupo de Avaliação do Consumo Alimentar (GAC) da FSP-USP.

Monica Benarroz
Nutricionista pela Universidade do Estado do Rio de Janeiro (UERJ). Especialista em Educação pela Universidade Federal do Rio de Janeiro (UFRJ). Mestre em Ciências da Saúde pela Universidade Federal do Rio Grande do Norte (UFRN). Professora convidada da Escola Nacional de Saúde Pública da Fundação Oswaldo Cruz (ENSP/Fiocruz). Membro do Grupo de Estudo e Pesquisa em Cuidados Paliativos da Escola Nacional de Saúde Pública da Fundação Oswaldo Cruz (GEPCP/ENSP/ Fiocruz). Doutoranda em Bioética pela UFRJ.

Monique Poubel
Nutricionista pela Universidade do Estado da Bahia (UNEB). Especialista em Nutrição Enteral e Parenteral pelo GANEP. Mestre em Ciências da Saúde pela Escola Superior de Ciências da Saúde (ESCS).

Nadir do Nascimento Nogueira
Nutricionista pela Universidade Federal do Piauí (UFPI). Mestre em Ciência dos Alimentos pela Faculdade de Ciências Farmacêuticas da Universidade de São Paulo (FCF-USP). Doutora em Ciência dos Alimentos pela FCF-USP. Professora titular da UFPI.

Nágila Raquel Teixeira Damasceno
Nutricionista pela Universidade Estadual do Ceará (UECE). Mestre e Doutora em Nutrição Experimental pela Universidade de São Paulo (USP). Professora associada da USP. Membro da Sociedade de Cardiologia do Estado de São Paulo (Socesp).

Natália Alvarenga Borges
Nutricionista pela Universidade Federal Fluminense (UFF). Especialista em Terapia Intensiva pela UFF. Mestre e Doutora em Ciências Médicas pela UFF. Professora adjunta da Universidade do Estado do Rio de Janeiro (UERJ).

Natália Bisconti
Nutricionista pelo Centro Universitário São Camilo. Especialista em Nutrição nas Doenças Crônicas Não Transmissíveis pelo Hospital Israelita Albert Einstein (HIAE).

Natália Utikava
Nutricionista pela Faculdade de Saúde Pública da Universidade de São Paulo (FSP-USP). Especialista em Fitoterapia pela Universidade Federal do Rio de Janeiro (UFRJ). Mestre em Nutrição em Saúde Pública pela FSP-USP. Professora visitante do Centro Universitário Adventista de São Paulo.

Natália Vilela Silva Daniel
Nutricionista pela Universidade Federal de São Paulo (Unifesp). Mestre em Ciências da Saúde pela Unifesp. Professora adjunta da Universidade Paulista (Unip). Doutoranda em Ciências da Nutrição e do Esporte e Metabolismo pela Universidade Estadual de Campinas (Unicamp).

Natasha A. Grande de França
Nutricionista pela Universidade Estadual Paulista (Unesp). Especialista em Medicina Multiprofissional e do Esporte pela Unesp. Mestre e Doutora em Nutrição em Saúde Pública pela Faculdade de Saúde Pública da Universidade de São Paulo (FSP-USP).

Nathália Tarossi Locatelli
Nutricionista pela Universidade Federal de São Paulo (Unifesp). Especialista em Residência Multiprofissional em Saúde pelo Hospital Municipal Dr. Mário Gatti. Mestre em Alimentos, Nutrição e Saúde pela Unifesp. Membro do Observatório de Rotulagem de Alimentos da Universidade Federal de São Paulo (ORA/Unifesp). Doutoranda em Nutrição pela Unifesp.

Pamela Cristina de Sousa Guardiano Reis Oliveira
Nutricionista pela Universidade Federal de Goiás (UFG). Mestre em Ciência e Tecnologia de Alimentos pela UFG. Doutora em Ciências da Saúde pela UFG. Professora adjunta da Universidade Estadual de Goiás (UEG).

Pamella Cristine Anunciação
Nutricionista pela Universidade Federal de Ouro Preto (UFOP). Especialista em Nutrição Materno-Infantil pelo Instituto de Pesquisa, Ensino e Gestão em Saúde (IPGS). Especialista em Nutrição Clínica pela Universidade Gama Filho (UGF). Mestre e Doutora em Ciência da Nutrição pela Universidade Federal de Viçosa (UFV).

Patrícia Borges Botelho
Nutricionista pela Universidade Federal de Alfenas (Unifal). Mestre e Doutora em Ciências pela Universidade de São Paulo (USP). Professora adjunta II do Departamento de Nutrição da Faculdade de Ciências da Saúde da Universidade de Brasília (UnB).

Patricia Constante Jaime
Nutricionista pela Universidade Federal de Goiás (UFG). Especialista em Nutrição Hospitalar pelo Hospital das Clínicas da Faculdade de Medicina da Universidade de São Paulo (HC-FMUSP). Mestre e Doutora em Saúde Pública pela Faculdade de Saúde Pública da Universidade de São Paulo (FSP-USP). Professora titular do Departamento de Nutrição da FSP-USP.

Patrícia Speridião
Nutricionista pela Universidade do Sagrado Coração (USC). Especialista em Nutrição Clínica pela Universidade Federal de São Paulo (Unifesp). Doutora em Ciências pela Unifesp. Professora associada da Unifesp.

Paulo Henrique dos Santos Mota
Fisioterapeuta pela Universidade de São Paulo (USP). Mestre em Saúde Pública pela Faculdade de Medicina da Universidade de São Paulo (FMUSP). Doutor em Saúde Pública pela Faculdade de Saúde Pública da Universidade de São Paulo (FSP-USP).

Priscila de Morais Sato
Nutricionista pela Faculdade de Saúde Pública da Universidade de São Paulo (FSP-USP). Mestre e Doutora em Ciências da Saúde pela Universidade Federal de São Paulo (Unifesp). Professora adjunta da Universidade Federal da Bahia (UFBA).

Priscila Koritar
Nutricionista pela Faculdade de Saúde Pública da Universidade de São Paulo (FSP-USP). Mestre e Doutora em Nutrição pela Universidade de São Paulo (USP). Doutora em Nutrição pela USP. Membro do Grupo Especializado em Nutrição e Transtornos Alimentares e Obesidade (Genta). Nutricionista da Saúde Mental na Prefeitura de Barueri.

Priscila Maximino
Nutricionista pelo Centro Universitário São Camilo. Especialista em Atendimento Multidisciplinar na Adolescência pela Universidade Federal de São Paulo (Unifesp). Mestre em Ciências pela Unifesp. Pós-graduação em Pesquisa Clínica e Mealtime Miseries: Management of Complex Feeding Issues e Pediatric Feeding Disorders – USA. Pesquisadora do Centro de Excelência em Nutrição e Dificuldades Alimentares do Instituto Pensi (CENDA).

Priscila Sala Kobal
Nutricionista pelo Centro Universitário São Camilo. Doutora em Ciências pela Faculdade de Medicina da Universidade de São Paulo (FMUSP). Professora do Centro Universitário São Camilo.

Rachel H. V. Machado
Nutricionista pelo Centro Universitário São Camilo. Especialista em Nutrição na Infância e Adolescência pela Universidade Federal de São Paulo (Unifesp). Mestre em Ciências da Saúde pela Unifesp. Professora convidada do Hospital Israelita Albert Einstein (HIAE). Membro do Instituto de Pesquisa do Hospital do Coração (HCor). Doutoranda em Saúde Coletiva pela Faculdade de Medicina da Universidade de São Paulo (FMUSP).

Ramiro Fernandez Unsain
Antropólogo pela Universidade de Buenos Aires. Mestre em Antropologia pela Universidade de Buenos Aires. Doutor em Ciências da Saúde pela Universidade Federal de São Paulo (Unifesp).

Raquel de Andrade Cardoso Santiago
Nutricionista pela Universidade Federal de Goiás (UFG). Mestre em Ciência dos Alimentos pela Universidade de São Paulo (USP). Doutora em Nutrição pela USP. Professora associada IV da UFG.

Regina Mara Fisberg
Nutricionista pelo Centro Universitário São Camilo. Mestre e Doutora em Biologia Molecular pela Universidade Federal de São Paulo (Unifesp). Professora associada III da Faculdade de Saúde Pública da Universidade de São Paulo (FSP-USP).

Regina Márcia Soares Cavalcante
Nutricionista pela Universidade Federal do Piauí (UFPI). Especialista em Saúde Pública pela UFPI. Mestre em Ciências e Saúde pela UFPI. Doutora em Alimentos e Nutrição pela UFPI. Professora adjunta da UFPI. Membro da UFPI.

Renata Antunes Estaiano de Rezende
Farmacêutica pela Universidade São Judas Tadeu (USJT). Mestre e Doutora em Ciência dos Alimentos pela Universidade Estadual de Campinas (Unicamp). Professora adjunta II da USJT.

Renata Maria Galvão Cintra
Nutricionista pela Pontifícia Universidade Católica de Campinas (PUC-Campinas). Mestre e Doutora em Ciência dos Alimentos pela Universidade de São Paulo (USP). Professora Doutora assistente da Universidade Estadual Paulista (Unesp).

Renata Rebello Mendes
Nutricionista pelo Centro Universitário São Camilo. Mestre e Doutora em Ciências dos Alimentos pela Universidade de São Paulo (USP). Professora adjunta da Universidade Federal de Sergipe (UFS).

Renato Heidor
Farmacêutico-Bioquímico pela Universidade de São Paulo (USP). Mestre e Doutor em Ciência dos Alimentos pela USP.

Ricardo Fernandes

Nutricionista pela Universidade Federal de Santa Catarina (UFSC). Especialista em Alta Complexidade pelo Hospital Universitário Polydoro Ernani de São Thiago (HU-UFSC). Mestre e Doutor em Nutrição pela UFSC. Professor adjunto da Universidade Federal da Grande Dourados (UFGD).

Rodrigo Granzoti

Biólogo pela Pontifícia Universidade Católica do Paraná (PUC-PR). Nutricionista pela Faculdade Paranaense (FAPAR). Especialista em Nutrição Estética e Saúde da Mulher pelo Instituto de Pesquisa, Ensino e Gestão em Saúde (IPGS) e pela Estácio. Mestre em Biologia Animal pela Universidade Estadual Paulista (Unesp).

Rosângela Mendes Moura

Nutricionista pela Universidade Augusto Motta (Unisuam). Especialista em Nutrição Clínica pela Universidade Federal do Rio de Janeiro (UFRJ). Mestre em Clínica Médica pela UFRJ.

Rosilene de Lima Pinheiro

Nutricionista pela Universidade do Estado do Rio de Janeiro (UERJ). Especialista em Nutrição Oncológica pelo Instituto Nacional de Câncer da Universidade do Estado do Rio de Janeiro (INCA/UERJ). Mestre em Ciências Biomédicas pela Universidade Estadual de Campinas (Unicamp). Doutora em Saúde Pública e Meio Ambiente pela Escola Nacional de Saúde Pública da Fundação Oswaldo Cruz (ENSP/Fiocruz). Professora do INCA. Chefe da Divisão Lato Sensu e Técnico da Coordenação de Ensino do INCA.

Sandra Soares Melo

Nutricionista pela Universidade Federal de Santa Catarina (UFSC). Especialista em Fitoterapia pela Associação Brasileira de Nutrição (Asbran). Mestre e Doutora em Ciência dos Alimentos pela Universidade de São Paulo (USP). Professora da Pós-graduação em Nutrição Clínica, Nutrição Pediátrica e Escolar, Nutrição Clínica e Nutrigenômica da Universidade do Extremo Sul Catarinense (UNESC), da Universidade Estácio de Sá e da Unimetrocamp. Nutricionista e CEO da Clínica de Nutrigenômica (Nutrigene).

Silmara Rodrigues Machado

Nutricionista pela Universidade Federal de Alfenas (Unifal). Mestre em Ciências pela Universidade Federal de São Paulo (Unifesp).

Silvia M. F. Cozzolino

Nutricionista pela Faculdade de Saúde Pública da Universidade de São Paulo (FSP-USP). Especialista em Nutrição Experimental pela FSP-USP. Mestre e Doutora em Ciência dos Alimentos (Nutrição Experimental) pela FSP-USP. Professora titular da FCF-USP (2000).

Silvia Maria Custódio das Dores

Nutricionista pela Universidade do Estado do Rio de Janeiro (UERJ). Especialista em Nutrição Clínica pelo Instituto de Pós-graduação Médica Carlos Chagas (IPGMCC). Doutora em Fisiopatologia em Clínica Médica – Metabolismo e Nutrição – pela Universidade Estadual de São Paulo (Unesp). Professora associada da Universidade Federal Fluminense (UFF).

Silvia Maria Fraga Piovacari

Nutricionista pelo Centro Universitário São Camilo. Especialista em Nutrição Clínica pela Associação Brasileira de Nutrição (Asbran). Mestre em Ensino em Saúde pela Faculdade Israelita de Ciências da Saúde Albert Einstein (FICSAE). Coordenadora de Nutrição Clínica do Hospital Israelita Albert Einstein (HIAE) e do curso de Pós-graduação em Nutrição Hospitalar da FICSAE.

Sonia Mara M. de Carvalho Patriarca

Nutricionista pela Pontifícia Universidade Católica de Goiás (PUC-Goiás). Mestre em Nutrição e Saúde pela Universidade Federal de Goiás (UFG).

Sula de Camargo

Nutricionista pela Universidade São Judas Tadeu (USJT). Especialista em Nutrição Clínica pelo GANEP. Mestre em Ciências pela Coordenadoria de Controle de Doenças (CCD) da Secretaria Estadual da Saúde de São Paulo. Professora de diversas instituições de ensino. Comissão Especial e Transitória em Práticas Integrativas e Complementares em Saúde (CETPICS) do Conselho Federal de Nutricionistas (CFN).

Táki Cordás

Médico pela Faculdade de Medicina do ABC (FMABC). Especialista, Mestre e Doutor em Psiquiatria pela Faculdade de Medicina da Universidade de São Paulo (FMUSP). Professor colaborador do Instituto de Psiquiatria do Hospital das Clínicas da Faculdade de Medicina da Universidade de São Paulo (IPq HC-FMUSP).

Tatiana Pereira de Paula

Nutricionista pela Universidade Federal do Rio de Janeiro (UFRJ). Especialista em Terapia Nutricional em Cuidados Intensivos pelo GANEP. Mestre e Doutora em Ciências pela UFRJ. Professora colaboradora do Programa de Pós-graduação em Nutrição Clínica do Instituto de Nutrição Josué de Castro da Universidade Federal do Rio de Janeiro (INJC/UFRJ). Chefe da Seção de Ensino e Pesquisa do Serviço de Nutrição e Dietética do Hospital Universitário Clementino Fraga Filho da Universidade Federal do Rio de Janeiro (HUCFF-UFRJ). Vice-coordenadora do curso de especialização em Terapia Nutricional do Adulto da Universidade Federal do Rio de Janeiro (CeTNut-UFRJ). Coordenadora do Ambulatório de Nutrição integrante do Ambulatório Multidisciplinar em Hepatologia do HUCFF-UFRJ.

Tatiane V. de Oliveira

Nutricionista pela Universidade Federal de Alfenas (Unifal). Especialista em Nutrição Clínica pela Universidade Gama Filho (UGF). Doutora em Ciências pelo Instituto do Coração da Faculdade de Medicina da Universidade de São Paulo (InCor-FMUSP). Professora do Centro Universitário Senac.

Thaís Lima Dias Borges

Nutricionista pela Universidade Estadual do Ceará (UECE). Mestre em Nutrição pela Universidade Federal do Rio Grande do Norte (UFRN). Professora da Pós-graduação de Nutrição Clínica Integrativa – Nutrição Inclusiva – pelo Instituto de Pesquisa, Ensino e Gestão em Saúde (IPGS). Membro do Grupo de Estudos sobre Diversidade e Inclusão em Saúde (GEDINS). Doutoranda em Ciências da Saúde da UFRN.

Thaís R. Moreira

Nutricionista pelo Centro Universitário Franciscano (Unifra). Especialista em Nutrição Clínica pela Universidade Gama Filho (UGF). Mestre e Doutora em Medicina pela Universidade Federal do Rio Grande do Sul (UFRGS). Professora adjunta da Universidade Federal de Ciências da Saúde de Porto Alegre (UFCSPA).

Thiago Durand Mussoi

Nutricionista pela Universidade Federal de Santa Catarina (UFSC). Especialista em Nutrição Parenteral e Enteral pela Sociedade Brasileira de Nutrição Parenteral e Enteral (SBNPE/Braspen). Especialista em Nutrição Clínica pela Associação Brasileira de Nutrição (Asbran). Mestre em Distúrbios da Comunicação Humana pela Universidade Federal de Santa Maria (UFSM). Doutor em Nanociências pela Universidade Franciscana (UFN). Professor dos cursos de Nutrição, Enfermagem e Medicina da UFN.

Ursula Viana Bagni

Nutricionista pela Universidade do Estado do Rio de Janeiro (UERJ). Especialista em Terapia Nutricional Enteral e Parenteral pela Santa Casa de Misericórdia do Rio de Janeiro. Mestre em Nutrição pela Universidade Federal do Rio de Janeiro (UFRJ). Doutora em Ciências Nutricionais pela UFRJ. Professora associada da Universidade Federal Fluminense (UFF).

Vanessa Coutinho

Nutricionista pelo Instituto Metodista de Educação e Cultura (IMEC). Especialista em Genética e Genômica Nutricional pelo Instituto Plenitude. Mestre e Doutora em Ciência dos Alimentos pela Universidade de São Paulo (USP). Professora do Centro Universitário de Jaguariúna. Especialista em perfil comportamental, *master coach*, *expert* em psicologia positiva e também em neurociência e comportamento humano.

Vanessa Dias Capriles

Nutricionista pela Faculdade de Saúde Pública da Universidade de São Paulo (FSP-USP). Doutora em Ciências pela Universidade de São Paulo (USP). Professora associada e livre-docente da Universidade Federal de São Paulo (Unifesp).

Vanessa Yuri Suzuki

Nutricionista pela Universidade Nove de Julho (Uninove). Especialista em Nutrição Clínica e Estética pela Instituto de Pesquisa, Ensino e Gestão em Saúde (IPGS). Mestre e Doutora em Ciências pela Universidade Federal de São Paulo (Unifesp). Professora colaboradora do mestrado profissional em Ciência, Tecnologia e Gestão Aplicadas à Regeneração Tecidual.

Veridiana Vera de Rosso

Engenheira de Alimentos pela Universidade Federal do Rio Grande (UFRN). Doutora em Ciência dos Alimentos pela Universidade Estadual de Campinas (Unicamp). Professora associada da Universidade Federal de São Paulo (Unifesp).

Virginia Cielo Rech

Química pela Universidade Federal de Santa Maria (UFSM). Mestre e Doutora em Bioquímica pela Universidade Federal do Rio Grande do Sul (UFRGS). Professora adjunta da Universidade Franciscana (UFN).

Wilza Arantes Ferreira Peres

Nutricionista pela Universidade Federal do Rio de Janeiro (UFRJ). Especialista em Terapia Nutricional pelo GANEP. Mestre em Nutrição Humana pela Universidade Federal do Rio de Janeiro (UFRJ). Doutora em Ciências pelo Programa de Pós-Graduação em Clínica Médica da UFRJ. Professora associada da UFRJ. Membro da Sociedade Brasileira de Nutrição Oncológica (SBNO).

Wysllenny Nascimento de Souza

Nutricionista pela Uninassau. Mestre em Ciências dos Alimentos pela Faculdade de Ciências Farmacêuticas (FCF-USP). Doutora em Nutrição em Saúde Pública pela Faculdade de Saúde Pública da Universidade de São Paulo (FSP-USP).

Prefácio

Assim como na primeira publicação de *Tratado de Nutrição e Dietoterapia*, em 2019, esta segunda edição mantém o compromisso das autoras-organizadoras da obra, as professoras doutoras Fabiana Poltronieri e Luciana Rossi, de unir diferentes áreas com o propósito de contribuir para uma compreensão mais aprofundada da Nutrição em seus diversos contextos de estudo. Os capítulos que compõem a obra são resultado de aprofundada pesquisa interdisciplinar, a qual foi realizada por especialistas e pesquisadores da área de Nutrição.

As autoras-organizadoras do *Tratado de Nutrição e Dietoterapia* apresentam uma trajetória sólida e de grande sucesso no estudo da alimentação e nutrição, a qual, sem dúvida, reflete a excelência deste compêndio.

Esta segunda edição é composta de 12 partes, totalizando 109 capítulos. Na primeira parte, são apresentados os conteúdos sobre macronutrientes, micronutrientes e componentes alimentares, com destaque para o capítulo intitulado "História da Nutrição no Brasil", o qual foi incorporado nesta edição. Na Parte 2, os capítulos abarcam os aspectos bioquímicos e fisiológicos envolvidos na biodisponibilidade de nutrientes. Na Parte 3, encontram-se informações atualizadas referentes à recomendação de ingestão de nutrientes. Cabe mencionar que nessa parte há três novos capítulos: "Aspectos Biopsicossociais da Alimentação", "Estratégias e Desafios do Cuidado Nutricional de Grupos Populacionais Socialmente Vulneráveis" e "Metodologias Ativas". As Partes 4 e 5 proporcionarão ao leitor o aprofundamento de seu conhecimento sobre avaliação nutricional e nutrição nos diferentes ciclos da vida. A Parte 6 aborda um tema de grande relevância para as diferentes áreas de atuação do nutricionista: "Nutrição Esportiva". Nessa parte, destaca-se a inclusão do capítulo intitulado "Deficiência de Energia Relativa no Esporte". A Parte 7 manteve a estrutura da primeira edição, na qual é possível ampliar os conhecimentos relativos à Nutrição e Estética. Na Parte 8, "Saúde Coletiva e Epidemiologia", foi inserido o novo tema – atual e relevante – "Sustentabilidade e Sistemas Alimentares". A Parte 9 destaca-se pela abrangência de temas ligados à Nutrição Clínica, totalizando 35 capítulos. Nessa parte, é possível encontrar seis novos assuntos: "Comer Transtornado e Transtornos Alimentares não Especificados", "Psoríase", "Dietas Vegetarianas e Baseadas em Vegetais", "Síndrome do Ovário Policístico", "Nutrição em Psiquiatria" e "Habilidades Culinárias Aplicadas à Nutrição". As Partes 10 e 11 contemplam os tópicos "Genômica Nutricional e Ciências Ômicas" e "Alimentos", respectivamente. Já a Parte 12, que discute assuntos que envolvem ética, foi amplamente reformulada e ampliada, contando com três novos capítulos: "Aspectos Éticos na Contemporaneidade", "Nutrição Baseada em Evidências" e "Empreendedorismo em Consultório de Nutrição".

O *Tratado de Nutrição e Dietoterapia* é uma obra fundamental para estudantes de graduação e pós-graduação, devido a sua vasta compilação de temas, bem como pela clareza e profundidade em cada assunto apresentado ao leitor.

Prof. Dr. Marcelo Macedo Rogero

Apresentação

A história da Ciência da Nutrição no Brasil, em uma de suas vertentes, aponta como marco zero a publicação, em 1908, do livro *Higiene Alimentar*, de Eduardo Magalhães. Outra vertente sugere que os primeiros estudos sobre a alimentação da população brasileira começaram a ser realizados mais detalhadamente a partir da segunda metade do século XIX (1837-1899), quando foram defendidas as primeiras teses sobre esse tema nas duas faculdades de Medicina existentes até então no país (Salvador e Rio de Janeiro). O processo de consolidação desse campo científico no Brasil só começou a ocorrer de fato a partir dos primeiros anos da década de 1930, quando médicos como Franklin de Moura Campos, Heitor Annes Dias, Josué de Castro, Dante Costa, Geraldo Horácio de Paula Souza, Francisco Pompêo do Amaral, Nelson Chaves, influenciados por correntes científicas estrangeiras (europeia, norte-americana e argentina), se interessaram sobre estudos a respeito de alimentação e nutrição.

Sob a liderança dessa primeira geração dos chamados "médicos nutrólogos brasileiros", foram desenvolvidos estudos e pesquisas, estabelecidas as primeiras políticas públicas na área de Alimentação e Nutrição (como o Serviço de Alimentação da Previdência Social [SAPS], instituído em 1940) e implantados os primeiros cursos para formação profissional de nutricionistas. Assim, em 1939, foi criado o atual curso de graduação em Nutrição da Universidade de São Paulo (USP), considerado o primeiro a formar nutricionistas no Brasil. Com esse marco, a história de formação e atuação do nutricionista no Brasil completa seus 84 anos neste ano de 2023.

Ao longo dessas oito décadas, torna-se relevante ressaltar as profundas alterações econômicas, políticas, sociais e culturais ocorridas, tanto no contexto específico da sociedade brasileira como no âmbito da sociedade humana como um todo. No âmbito da Ciência da Nutrição, dentre essas mudanças destacam-se aquelas relacionadas com o perfil epidemiológico nutricional, o qual, nos anos 1930, era constituído, sobretudo, pelas doenças associadas às carências nutricionais (desnutrição proteico-energética, anemia ferropriva, hipovitaminoses, bócio endêmico etc.). Atualmente se sobrepuseram as doenças nutricionais crônicas não transmissíveis (obesidade, diabetes melito tipo 2, dislipidemias etc.), impondo a necessidade de se construírem novos paradigmas e meios de intervenção em alimentação e nutrição.

Em relação ao processo de formação profissional do nutricionista no Brasil, nas duas últimas décadas, principalmente a partir de 1996, com os estímulos promovidos pela Lei de Diretrizes e Bases da Educação (LDB), observou-se vertiginosa expansão da quantidade de cursos de graduação em Nutrição. No atual cenário (abril de 2023), os dados do portal do Ministério da Educação (https://emec.mec.gov.br/) indicam a existência de 821 cursos presenciais de graduação em Nutrição no Brasil, dos quais cerca de 90% estão vinculados ao setor privado do ensino superior. A partir de 2014, verificou-se a implementação da modalidade de ensino a distância (EAD) à graduação em Nutrição, que, em abril de 2023, já totalizava 5.595 cursos na área, tornando preocupante o cenário da formação de nutricionistas no país.

Ao mesmo tempo – ou em decorrência disso – cresce anualmente, e de forma muito rápida, a quantidade desses profissionais no país. Se nos primeiros anos da década de 1940 havia poucas dezenas de Firmina Sant'Anna, Lieselotte Ornellas e Sônia Moreira Alves, em 1989 já existiam 11.898 Maria de Fátima Gil, Maria do Carmo de Freitas e Ruth Benda Lemos. Até 31 de março de 2023, quando se completam 84 anos de história dessa formação profissional, havia cerca de 169.940 mil nutricionistas registrados no Conselho Federal de Nutricionistas/Conselhos Regionais de Nutricionistas (CFN/CRN).

Nesses 84 anos, a Ciência da Nutrição esteve em trânsito, do paradigma da *Nutrição e Dietética* aos paradigmas da *Nutrigenômica e Nutrigenética* e da *Sindemia Global da Obesidade, Desnutrição e Mudanças Climáticas*. Do paradigma da *eugenia* a partir da *alimentação racional* aos paradigmas de garantia do *direito humano à alimentação saudável e sustentável*. Inicialmente se consolidou como ciência direcionada ao estudo dos nutrientes, mas atualmente ampliou seus objetivos, incluindo o resgate e a valorização da "comida de verdade" e sua relação com o indivíduo.

A publicação da segunda edição do *Tratado de Nutrição e Dietoterapia*, organizado com técnica e competência por Luciana Rossi e Fabiana Poltronieri, torna-se oportuna e relevante nesse cenário de luta pela união e reconstrução do Brasil. No início de 2019, quando foi lançada a primeira edição da obra, vivenciamos um momento crítico no contexto da nutrição no país: a extinção do Conselho Nacional de Segurança Alimentar e Nutricional (CONSEA), entidade defensora da luta em prol da promoção da segurança alimentar e nutricional, e da garantia do direito humano à alimentação saudável e sustentável, em virtude de uma das primeiras medidas implementadas pela gestão do governo da época (Medida Provisória nº 870/2019). No período de 2019-2022, houve um intenso desmantelamento das políticas públicas e das instâncias de controle social no país. Com a crise sanitária provocada pela pandemia do coronavírus (covid-19), a partir de 2020, ampliaram-se as taxas de desemprego, pobreza e miséria e, consequentemente, os índices de insegurança alimentar e de fome. Essa situação provocou o retorno do Brasil ao Mapa da Fome da Organização das Nações Unidas para a Alimentação e a Agricultura (FAO), no período de 2018-2022.

As experiências acadêmico-profissionais das organizadoras do livro conferem identidade e qualidade ao material publicado. Docentes que atuam há mais de 20 anos em cursos de graduação, especialização e mestrado profissional na área de Nutrição, são respeitadas e admiradas por seu trabalho ético e ímpar. Luciana Rossi tem Pós-Doutorado pela Faculdade de Ciências Farmacêuticas da Universidade de São Paulo (USP) e consagrou-se na área de Nutrição Esportiva, acumulando experiência com atletas infantis e juvenis de basquetebol, futsal, futebol, natação, judô, entre outras modalidades. É coordenadora, autora e colaboradora de diversos livros de Nutrição. Além disso, assina 84 artigos publicados em periódicos nacionais e internacionais. Fabiana Poltronieri é Doutora em Ciência dos Alimentos pela USP e docente em cursos de graduação, com ênfase em estudo da composição dos alimentos, alimentos orgânicos e alimentos com alegações de propriedades funcionais e/ou de saúde, além de ética profissional e comunicação. É autora de mais de uma dezena de artigos científicos publicados em periódicos nacionais e internacionais, cinco capítulos de livros e mais de 60 trabalhos em eventos. Ressaltamos sua relevante contribuição no fortalecimento das entidades de classe do nutricionista, a partir de sua efetiva participação no Conselho Regional de Nutricionistas da 3ª Região (CRN3), desde 2008, e na coordenação do Grupo de Trabalho sobre Casos Éticos Comentados no Conselho Federal de Nutricionistas (CFN).

Em mais de 1.200 páginas e 109 capítulos de autoria de cerca de 200 especialistas dos mais distintos campos do conhecimento da Nutrição e de ciências afins, o *Tratado de Nutrição e Dietoterapia* aborda amplos e diversificados aspectos técnico-científicos de interesse de múltiplas áreas de atuação: Nutrição Básica e Experimental; Nutrição Clínica e Dietoterapia; Nutrição em Saúde Coletiva e Epidemiologia; Nutrição Esportiva; Nutrição e Estética; Ciência dos Alimentos; Ética da Pesquisa e Prática Profissional. Ressaltamos a escolha cuidadosa de assuntos inovadores, atuais e emergentes, como nutrigenômica e nutrigenética, ciências ômicas, alimentos transgênicos, irradiados e orgânicos, rotulagem de alimentos, aditivos alimentares, saúde dos povos indígenas, habilidades culinárias, empreendedorismo e aspectos éticos na contemporaneidade.

A obra oferece, portanto, material primoroso para atualização continuada de nutricionistas, estudantes e pesquisadores da área de Alimentação e Nutrição, constituindo importante instrumento didático-pedagógico para auxiliar os seus leitores a compreenderem os desafios da atualidade e a lidarem com eles, como o combate à fome e à obesidade – essa paradoxal dupla carga de morbidade nutricional que afeta significativamente o contingente populacional; o controle da liberação de agrotóxicos em larga escala; a necessidade de aumentar o incentivo ao sistema agroecológico de produção de alimentos; e a luta constante pela garantia da segurança alimentar e nutricional e pelo direito humano à alimentação adequada no Brasil.

Prof. Dr. Francisco de Assis Guedes de Vasconcelos
Dra. Liliana Paula Bricarello

Material Suplementar

Este livro conta com o seguinte material suplementar:

- Referências bibliográficas por capítulo.

O acesso ao material suplementar é gratuito. Basta que o leitor se cadastre, faça seu *login* em nosso *site* (www.grupogen.com.br) e, após, clique em Ambiente de aprendizagem.

O acesso ao material suplementar online fica disponível até seis meses após a edição do livro ser retirada do mercado.

Caso haja alguma mudança no sistema ou dificuldade de acesso, entre em contato conosco (gendigital@grupogen.com.br).

Sumário

Parte 1
Nutrição nos Diferentes Ciclos da Vida, 1

1 História da Nutrição no Brasil, 3
Francisco de Assis Guedes de Vasconcelos • Liliana Paula Bricarello

2 Definição e Classificação dos Nutrientes, 10
Sandra Soares Melo

3 Digestão, Absorção, Transporte e Excreção de Nutrientes, 16
Renato Heidor

4 Metabolismo Energético, 37
Thiago Durand Mussoi • Virginia Cielo Rech

5 Carboidratos, 56
Mariana de Rezende Gomes • Ana Beatriz Ramos de Oliveira Pinn

6 Lipídios, 80
Renata Maria Galvão Cintra

7 Aminoácidos e Proteínas, 96
Luciana Rossi • Julio Tirapegui • Marcelo Macedo Rogero

8 Minerais, 112
Ferro, 112
Eduardo De Carli • Célia Colli

Cálcio, 123
Anna Flavia Ferreira Passos • Acsa de Castro Santos • Luciana Carla Holzbach • Sonia Mara M. de Carvalho Patriarca • Cristiane Cominetti

Magnésio, 134
Dilina Marreiro • Ana Raquel Soares de Oliveira • Jennifer Beatriz Silva Morais • Juliana Severo

Selênio, 140
Bárbara Rita Cardoso

Cobre, 144
Caroline Castro de Araújo • Marina Alves Pinheiro • Maria Aderuza Horst • Cristiane Cominetti

Zinco, 149
Dilina Marreiro • Jennifer Beatriz Silva Morais • Jéssica Batista Beserra • Juliana Severo

9 Vitaminas Hidrossolúveis, 155
Wysllenny Nascimento de Souza • Marilene De Vuono Camargo Penteado

10 Vitaminas Lipossolúveis, 169
Vitamina A, 169
José Augusto Gasparotto Sattler • Luciana Tedesco Yoshime • Illana Louise Pereira de Melo • Lígia A. Martini Cavalheiro

Vitamina D, 175
Barbara Santarosa Emo Peters • Liane Murari Rocha • Natasha A. Grande de França • Lígia A. Martini Cavalheiro

Vitamina E, 184
Pamella Cristine Anunciação • Leandro de Morais Cardoso • Helena Maria Pinheiro Sant'Ana

Vitamina K, 190
Silvia Maria Custódio das Dores

11 Fibra Alimentar, 204
Eliana Bistriche Giuntini • Fabiana A. Hoffmann Sarda • Elizabete Wenzel de Menezes

12 Água, 214
Raquel de Andrade Cardoso Santiago • Pamela Cristina de Sousa Guardiano Reis Oliveira

13 Eletrólitos e Equilíbrio Ácido-básico, 218
Ana Paula Noronha Barrére • Mayumi Shima • Silvia Maria Fraga Piovacari

Parte 2
Biodisponibilidade de Nutrientes, 229

14 Biomarcadores: Conceitos e Aspectos Gerais, 231
Graziela Biude Silva Duarte • Bruna Zavarize Reis • Silvia M. F. Cozzolino

15 Biodisponibilidade de Vitaminas, 235
Graziela Biude Silva Duarte • Bruna Zavarize Reis

16 Biodisponibilidade de Minerais, 241
Graziela Biude Silva Duarte • Amanda Batista da Rocha Romero • Bruna Zavarize Reis

17 Interação Fármaco-Nutrientes, 248
Claudia Becker • Helen Dutra Leite Polidori • Maria Lucia Cocato

Parte 3
Recomendações Nutricionais, 255

18 Recomendação de Macronutrientes, 257
Glaucivan Gomes Gurgel • Júlia Galbiati • Nágila Raquel Teixeira Damasceno

19 Micronutrientes, 263
Gilmara Péres Rodrigues • Daila Leite Chaves Bezerra • Larissa Cristina Fontenelle • Dilina Marreiro • Nadir do Nascimento Nogueira

20 Guias Alimentares: Conceitos, Finalidades e Panorama Global, 302
Patricia Constante Jaime • Lígia Cardoso dos Reis

21 Guias Alimentares no Brasil, 306
Patricia Constante Jaime • Lígia Cardoso dos Reis

22 Aspectos Biopsicossociais da Alimentação, 312
Fernanda Baeza Scagliusi • Mariana Dimitrov Ulian • Fernanda Sabatini • Priscila de Morais Sato • Mayara Sanay da Silva Oliveira • Ramiro Fernandez Unsain

23 Panorama da Saúde dos Povos Indígenas no Brasil, 321
Karina Lavínia Pitta do C. R. de Souza • Crésio de Aragão Dantas Alves

24 Estratégias e Desafios do Cuidado Nutricional de Grupos Populacionais Socialmente Vulneráveis, 325
Ursula Viana Bagni • Aline Alves Ferreira • Thaís Lima Dias Borges

25 Educação Alimentar e Nutricional, 335
Irene Coutinho de Macedo

26 Metodologias Ativas, 344
Aline Rissatto Teixeira • Alessandra Finardi Dastoli • Renata Antunes Estaiano de Rezende

27 Prescrição em Fitoterapia, 352
Sula de Camargo

28 Prescrição de Vitamínicos e Minerais, 362
Juliana Severo

Parte 4
Avaliação Nutricional, 371

29 Antropometria, 373
Luciana Rossi

30 Regulação do Peso Corporal, 406
José Donato Júnior

31 Exames Laboratoriais: Prescrição e Interpretação, 420
Tatiane V. de Oliveira

32 Inquéritos Alimentares, 428
Regina Mara Fisberg • Cristiane Hermes Sales • Diva Aliete dos Santos Vieira • Jaqueline Lopes Pereira • Mariane de Mello Fontanelli • Michelle Alessandra de Castro

33 Imagem Corporal, 441
Marle S. Alvarenga • Aline Cavalcante

Parte 5
Nutrição nos Diferentes Ciclos da Vida, 447

34 Nutrição na Gravidez e na Lactação de Baixo Risco, 449
Priscila Maximino • Rachel H. V. Machado

35 Nutrição do Recém-Nascido e do Lactente, 460
Daniella dos Santos Galego

36 Nutrição para Recém-Nascidos com Baixo Peso, 471
Marina Borelli Barbosa • Maria Camila Buarraj Gomes

37 Nutrição na Infância, 475
Lenycia de Cassya Lopes Neri

38 Nutrição na Adolescência, 482
Lenycia de Cassya Lopes Neri

39 Nutrição na Vida Adulta, 486
Ana Carolina Almada Colucci Paternez

40 Diabetes Melito Gestacional, 505
Lilian Barros de Sousa Moreira Reis

Parte 6
Nutrição Esportiva, 509

41 Hidratação, 511
Luciana Rossi

42 Estratégias de Hidratação na Atividade Física e no Esporte, 523
João Carlos Bouzas Marins • Karoline Ottoline Marins

43 Gasto Energético e Recomendações de Macronutrientes no Exercício e no Esporte, 538
Marselle Bevilacqua Amadio • Renata Rebello Mendes • Luciana Rossi

44 Recomendações de Vitaminas e Minerais, 547
Mariana Lindenberg Alvarenga

45 Recomendações Nutricionais para Crianças e Adolescentes Atletas, 558
Claudia Ridel Juzwiak • Natália Vilela Silva Daniel

46 Esporte Adaptado, 570
Claudia Ridel Juzwiak • Daniel Paduan Joaquim • Eduardo Stieler • Marco Túlio de Mello • Andressa Silva

47 Suplementação Ergogênica, 580
Marina Yazigi Solis • Luciana Rossi

48 Deficiência de Energia Relativa no Esporte, 594
Renata Rebello Mendes • Marselle Bevilacqua Amadio • Luciana Rossi

Parte 7
Estética, 609

49 Cabelos, 611
Luisa Amábile Wolpe • Rodrigo Granzoti

50 Pele, 616
Vanessa Yuri Suzuki • Juliana Gonçalves • Bruna Vidal Dias • Luana Faria Carvalho • Hélio Martins do Nascimento Filho • Carlos Rocha Oliveira • Alfredo Gragnani • Lydia Masako Ferreira

51 Unha, 629
Vanessa Yuri Suzuki • Juliana Gonçalves • Luana Faria Carvalho • Hélio Martins do Nascimento Filho • Carlos Rocha Oliveira • Lydia Masako Ferreira

Parte 8
Saúde Coletiva e Epidemiologia, 635

52 Sustentabilidade e Sistemas Alimentares, 637
Dirce Maria Lobo Marchioni • Aline Martins de Carvalho

53 Programas de Alimentação e Nutrição, 642
Julicristie Machado de Oliveira • Ligiana Pires Corona • Diogo Thimoteo da Cunha

54 Sistema Único de Saúde Brasileiro, 651
Aylene Bousquat • Paulo Henrique dos Santos Mota

55 Epidemiologia Nutricional, 659
Dirce Maria Lobo Marchioni • Josiane Steluti • Bartira Gorgulho

56 Programas em Alimentação Coletiva, 665
Diogo Thimoteo da Cunha • Mariana Piton Hakim • Cristiane Tavares Matias • Elke Stedefeldt

57 Segurança Alimentar e Nutricional, 675
Patricia Constante Jaime • Betzabeth Slater

58 Bancos de Leite Humano, 679
Danielle Aparecida da Silva • Mariana Simões Barros • Jonas Borges da Silva • João Aprigio

59 Boas Práticas em Lactário, 686
Daniella dos Santos Galego

Parte 9
Dietoterapia, 697

60 Doenças Inflamatórias Intestinais, 699
Nadir do Nascimento Nogueira • Mayara Storel Beserra de Moura • Regina Márcia Soares Cavalcante

61 Doenças do Sistema Digestório, 711
Helena Maria de Albuquerque Ximenes

62 Doenças Tireoidianas, 729
Juliana Lopez de Oliveira

63 Doenças Cardiovasculares, 736
Liliana Paula Bricarello

64 Doença Pulmonar Obstrutiva Crônica, 748
Helena Maria de Albuquerque Ximenes

65 Doenças Hepáticas, Biliares e Pancreáticas, 757
Tatiana Pereira de Paula • Wilza Arantes Ferreira Peres •
Rosângela Mendes Moura • Kátia Cansanção

66 Doenças Renais, 774
Denise Mafra • Natália Alvarenga Borges

67 Doenças Neoplásicas, 781
Maria Izabel Lamounier de Vasconcelos

68 Densidade Mineral Óssea e Qualidade de Vida, 788
Marcia Samia Pinheiro Fidelix • Isabele Rejane de Oliveira Maranhão Pureza

69 Doenças Reumáticas, 797
Leonardo Santos Hoff • Graziela Biude Silva Duarte • Bruna Zavarize Reis

70 Doenças do Metabolismo: Doenças Inatas do Metabolismo, 806
Maria Eugênia Gutheil • Monique Poubel •
Bárbara Cátia Martins da Silva

71 Estresse Metabólico, 841
Dyaiane Marques dos Santos • Liane Brescovici Nunes de Matos •
Diogo Oliveira Toledo • Silvia Maria Fraga Piovacari

72 Síndrome Metabólica, 849
Maísa Miranda Araújo • Anna Paula Oliveira Gomes • Patrícia Borges Botelho

73 Diabetes Melito, 863
Dilina Marreiro • Juliana Severo • Jennifer Beatriz Silva Morais •
Jéssica Batista Beserra

74 Anemias, 875
Thaís R. Moreira • Vanessa Coutinho

75 Obesidade, 879
Ana Raquel Soares de Oliveira • Kyria Jayanne Clímaco Cruz •
Larissa Cristina Fontenelle • Dilina Marreiro

76 Cirurgia Metabólica e Bariátrica, 891
Luciana Zuolo Coppini • Priscila Sala Kobal

77 Fibrose Cística, 898
Lenycia de Cassya Lopes Neri

78 Doença Celíaca, 903
Amanda Bagolin do Nascimento

79 Hipertensão, 916
Liliana Paula Bricarello

80 Síndrome da Imunodeficiência Adquirida (AIDS), 924
Maria Goretti Pessoa de Araújo Burgos • Celina de Azevedo Dias

81 Alergias e Intolerâncias Alimentares, 937
Patrícia Speridião

82 Transtornos Alimentares, 943
Marle S. Alvarenga • Priscila Koritar • Jéssica Maria Muniz Moraes

83 Comer Transtornado e Transtornos Alimentares Não Especificados, 952
Maria Claudia H. Gomes dos Santos • Juliana Bergamo Vega

84 Doença de Alzheimer, 960
Bárbara Rita Cardoso • Adriana Gisele Hertzog da Silva Leme

85 Microbiota Intestinal, Prebióticos, Probióticos e Simbióticos, 966
Erasmo Trindade • Ricardo Fernandes • Júlia Pessini •
Luana Pucci de Lima • Karine Andrea Albiero Simiano

86 Atuação em Equipe Multiprofissional de Terapia Nutricional, 974
Lenita Gonçalves de Borba

87 Terapia Nutricional Oral, Enteral e Parenteral, 981
Ana Lúcia Chalhoub Chediác Rodrigues • Fabiana Ruotolo •
Silmara Rodrigues Machado

88 Cuidados Paliativos: Assistência Nutricional ao Paciente com Câncer, 998
Monica Benarroz • Giovanna Faillace •
Rosilene de Lima Pinheiro

89 Pré e Pós-Operatório, 1006
Alessandra Coelho • Natália Bisconti

90 Psoríase, 1012
Marina Yazigi Solis • Cid Yazigi Sabbag

91 Dietas Vegetarianas e Baseadas em Vegetais, 1024
Natália Utikava

92 Síndrome do Ovário Policístico, 1032
Luisa Amábile Wolpe

93 Nutrição em Psiquiatria, 1036
Adriana Trejger Kachani • Táki Cordás

94 Habilidades Culinárias Aplicadas à Nutrição, 1041
Aline Rissatto Teixeira • Betzabeth Slater

Parte 10
Genômica Nutricional e Ciências Ômicas, 1065

95 Nutrigenômica e Nutrigenética, 1067
Cristiane Cominetti • Marcelo Macedo Rogero • Maria Aderuza Horst

96 Metabolômica, 1074
Dirce Maria Lobo Marchioni • Alexsandro Macedo Silva • Jéssica
Levy • Antonio Augusto Ferreira Carioca

97 Epigenômica Nutricional, 1086
Maria Aderuza Horst • Marcelo Macedo Rogero • Cristiane Cominetti

Parte 11
Alimentos, 1093

98 Alimentos Orgânicos, 1095
Elaine de Azevedo

99 Alimentos e Preparações Regionais Tradicionais, 1106
Irene Coutinho de Macedo

100 Compostos Bioativos de Alimentos, 1112
Maria Aderuza Horst • Adriana Divina de Souza Campos •
Carlos M. Donado-Pestana • Maria Inés Genovese

101 Alimentos para Fins Especiais, 1122
Camila Carvalho Menezes

102 Irradiação de Alimentos, 1129
Gustavo Bernardes Fanaro

103 Rotulagem de Alimentos, 1137
Mariana Batista • Helen Mara dos Santos • Nathália Tarossi
Locatelli • Angela de Oliveira Godoy Ilha • Daniel Henrique Bandoni •
Vanessa Dias Capriles • Veridiana Vera de Rosso

104 Aditivos Alimentares, 1149
Liliana Perazzini Furtado Mistura

Parte 12
Ética, 1157

105 Aspectos Éticos na Contemporaneidade, 1159
Fabiana Poltronieri • Liliana Paula Bricarello

106 Alimentação, Bioética e Direitos Humanos, 1164
Caroline Filla Rosaneli

107 Comitê de Ética em Pesquisa, 1168
Jorge Alves de Lima

108 Nutrição Baseada em Evidências, 1172
Leonardo Santos Hoff • Graziela Biude Silva Duarte • Bruna Zavarize Reis

109 Empreendedorismo em Consultório de Nutrição, 1177
Adriana Fanaro

Índice Alfabético, 1181

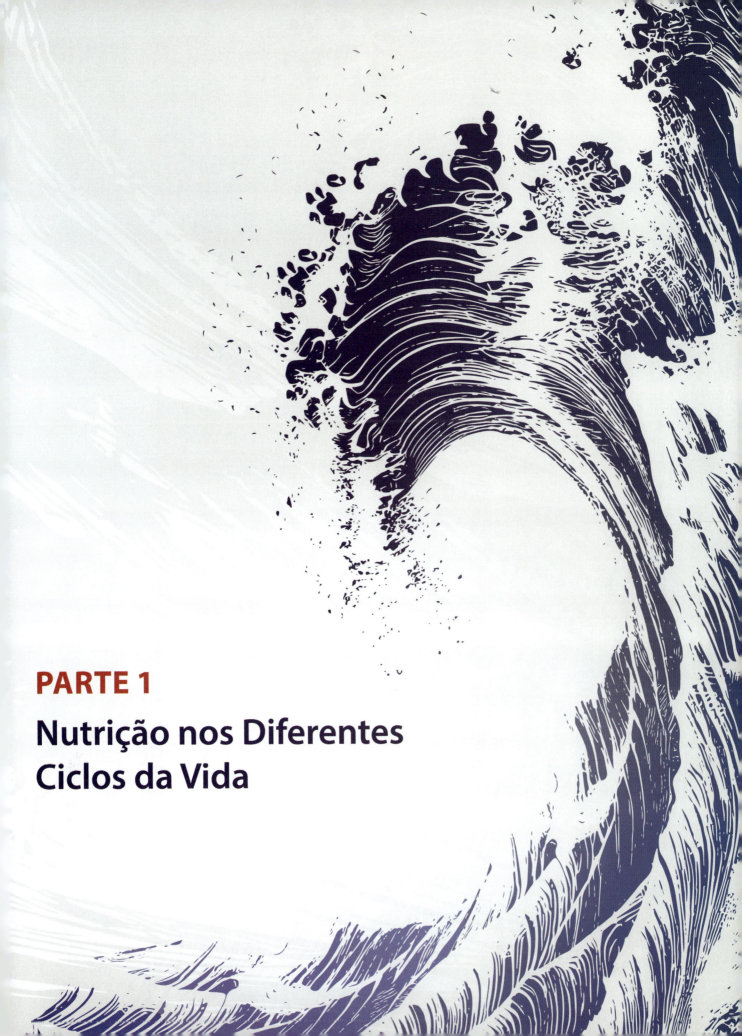

PARTE 1

Nutrição nos Diferentes Ciclos da Vida

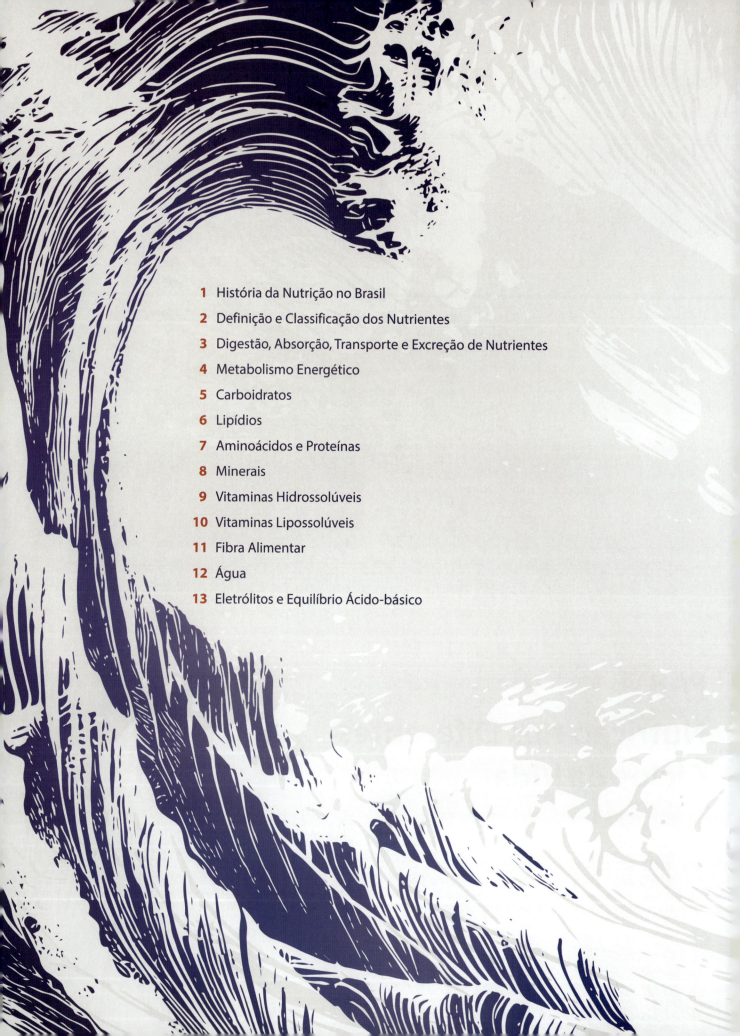

1 História da Nutrição no Brasil
2 Definição e Classificação dos Nutrientes
3 Digestão, Absorção, Transporte e Excreção de Nutrientes
4 Metabolismo Energético
5 Carboidratos
6 Lipídios
7 Aminoácidos e Proteínas
8 Minerais
9 Vitaminas Hidrossolúveis
10 Vitaminas Lipossolúveis
11 Fibra Alimentar
12 Água
13 Eletrólitos e Equilíbrio Ácido-básico

CAPÍTULO **1**

História da Nutrição no Brasil

Francisco de Assis Guedes de Vasconcelos • Liliana Paula Bricarello

INTRODUÇÃO

Evidências encontradas na literatura apontam que, no cenário mundial, a relação entre alimentação e saúde ou, em sentido mais amplo, a concepção de dieta ligada à saúde foi delineada pela primeira vez no campo da medicina hipocrática. A dieta, em seu caráter normativo e prescritivo, tal qual se apresenta atualmente, como um ato de intervenção profissional de nutricionistas[a] e de médicos visando a promoção, manutenção, tratamento ou recuperação da saúde, teve sua origem em Hipócrates (460 a 377 a.C.) – considerado o pai da medicina ocidental.[1-5]

Entretanto, ressalta-se que a dieta no contexto da medicina hipocrática não se restringia apenas à prescrição de princípios, regras e normativas relacionadas à alimentação; envolvia a adoção de comportamentos e práticas diárias referentes à atividade física, ao trabalho ou atividade profissional, ao meio ambiente (entorno geográfico e climático das moradias), à atividade política e a outras condições individuais, tais como idade, sexo, biotipo corporal, hábitos de sono, hábitos de higiene corporal (banhos), vômito, purgação e atividade sexual. Em síntese, a dieta na perspectiva hipocrática era composta por um complexo conjunto de práticas cotidianas que cumpriam um papel tanto preventivo como terapêutico, tanto biológico como sociocultural, cujo objetivo final era a preservação da saúde humana. Portanto, a dietética hipocrática não se limitava apenas à mera regulamentação dos alimentos que deveriam ser consumidos visando à cura de doenças; revestia-se de um caráter mais abrangente, voltava-se à adoção de um modo/estilo de vida pautado na consciência da importância do equilíbrio e da restrição dos excessos, fatores causais dos desequilíbrios corporais e, por consequência, das enfermidades humanas.[1-5]

A dietética hipocrática (cura pelos alimentos) se constituía na primeira etapa da terapêutica exercida pelos médicos na Antiguidade, seguida pela etapa farmacológica (cura por remédios ou medicamentos) e, por último, pela etapa cirúrgica (cura pelas mãos). Os escritos hipocráticos destacam a necessidade de o médico conhecer as propriedades e funções dos alimentos e bebidas para que a prescrição da dieta ou do regime alimentar fosse a mais adequada, eficaz e específica para cada paciente.[1-5] Portanto, é preciso realçar a relevância que a alimentação desempenhava no processo de intervenção profissional

voltado à cura das doenças e à preservação da saúde no contexto histórico e sociocultural das práticas médicas na Antiguidade. Vale ressaltar que o aforismo atribuído a Hipócrates – "Que o teu alimento seja o teu remédio e que o teu remédio seja o teu alimento" – continua sendo difundido com frequência na literatura do campo da Nutrição.[7-9]

Conforme a literatura sobre a periodização da história de constituição da ciência da Nutrição no contexto mundial, o período de vigência da chamada dietética hipocrática correspondeu à fase ou era naturalística, circunscrito entre os anos 400 a.C. até 1750 d.C., o qual teria sido caracterizado pelo predomínio do empirismo ou da observação popular. A partir de então, entre 1750 e 1900, teria ocorrido o período pré-científico ou era químico-analítica, identificado por grandes descobertas científicas, sobretudo aquelas atribuídas ao químico francês Antoine Laurent Lavoisier (1743-1794) – considerado o pai da ciência da Nutrição. Por sua vez, no início do século XX, emerge a era científica ou biológica da Nutrição, caracterizada por novas descobertas científicas sobre os nutrientes, o metabolismo e a fisiopatologia nutricional. Assim, entre 1900 e 1950, o período conhecido como a era das vitaminas e minerais, caracterizou-se pela identificação de vitaminas e minerais essenciais e de suas funções na prevenção e no tratamento de doenças relacionadas às deficiências nutricionais prevalentes naquele contexto, incluindo escorbuto, beribéri, pelagra, bócio endêmico, raquitismo, xeroftalmia e anemias nutricionais. Na sequência, os anos de 1950 a 1970 podem ser considerados como a era das proteínas, quando predominaram as investigações visando à identificação de fontes alimentares mais eficazes e eficientes para o combate da desnutrição proteico-calórica. Nos anos de 1970 a 1990, novos paradigmas emergiram no campo da Nutrição, destacando-se a teoria da transição alimentar e nutricional, que alertava para a associação entre alimentação (dieta) e determinadas doenças crônicas não transmissíveis (DCNT), tais como: obesidade, diabetes melito tipo 2, dislipidemias, hipertensão arterial sistêmica e certos tipos de câncer. A partir das duas últimas décadas do século XX e durante as duas primeiras do século XXI, a Nutrição tem vivenciado a chamada era ou fase pós-genômica, constituindo-se uma ciência multidisciplinar, caracterizada pela integração de três dimensões: biológica, social e ambiental.[10-18]

No Brasil, a história da Nutrição, dentro de três grandes dimensões (ciência, profissão e política pública), teve sua emergência no fim da década de 1930, no decorrer do primeiro Governo Vargas. Como ciência, a origem do campo da Nutrição encontra-se associada à disciplina "Higiene Alimentar", área de estudo constituída a partir de meados do século XIX nas faculdades de Medicina e que, na década de 1930, possibilitou a institucionalização acadêmica desse novo campo de pesquisa e investigação científicas. Como profissão, a partir de 1939, identifica-se a criação dos primeiros cursos para formação de profissionais de Nutrição (nutrólogos, nutricionistas/dietistas, auxiliares de alimentação, economistas domésticos, entre outros). Como política pública, o campo profissional da Nutrição materializou-se a partir de ações e programas de assistência alimentar e nutricional voltados aos trabalhadores vinculados à previdência social, às gestantes, às nutrizes, às crianças menores de 5 anos e aos escolares, a exemplo da criação do Serviço de Alimentação da Previdência Social (SAPS), em 1940; da Comissão Nacional de Alimentação (CNA), em 1945; e da Campanha Nacional de Merenda Escolar, em 1955.[16,19-22]

---

[a]Conforme artigo terceiro, inciso oitavo, da Lei nº 8.234, de 17 de setembro de 1991, que regulamenta a profissão de Nutricionista e determina outras providências, a "assistência dietoterápica hospitalar, ambulatorial e a nível de consultórios de nutrição e dietética, prescrevendo, planejando, analisando, supervisionando e avaliando dietas para enfermos" constitui umas das atividades privativas dos nutricionistas.[6]

O objetivo deste capítulo é traçar a história da Nutrição no Brasil, procurando descrever os distintos contextos e eventos que possibilitaram a sua gênese, consolidação e ressignificação ao longo do período de 1939 a 2022. Na primeira seção, busca-se identificar os eventos que caracterizaram a trajetória no contexto 1939-1999, sintetizando os 60 anos da Nutrição brasileira. Na segunda seção, procura-se abordar a emergência de novos paradigmas e os desafios profissionais do campo da Nutrição ao longo dos primeiros 22 anos do século XXI. Por último, como síntese conclusiva, elencamos os desafios e as perspectivas para a Nutrição brasileira nas próximas décadas.

TRAJETÓRIA DA NUTRIÇÃO NO BRASIL NO SÉCULO XX: 1939 A 1999

No ano 2022, a institucionalização da profissão de nutricionista completou 83 anos de história no Brasil. Uma história que teve seu início em 1939, ano em que foram criados os primeiros cursos para formação de nutricionistas-dietistas. A literatura registra a criação de três cursos técnicos (nível de Ensino Médio) no ano de 1939: (1) o atual "Curso Técnico em Nutrição e Dietética"[b] da Escola Técnica (ETEC) Carlos de Campos, São Paulo, criado em março, sob a coordenação do médico Francisco Pompêo do Amaral (1907-1990); (2) o atual Curso de Nutrição da Faculdade de Saúde Pública da Universidade de São Paulo (USP), criado em outubro, sob a coordenação do médico Geraldo Horácio Paula Souza (1889-1951); e (3) o atual Curso de Nutrição da Universidade Federal do Estado do Rio de Janeiro (Unirio), criado sob a coordenação do médico Dante do Nascimento Costa (1912-1968) e vinculado ao Serviço de Alimentação da Previdência Social (SAPS). Ao longo da década de 1940, foram criados mais dois cursos técnicos: (1) o atual Curso de Nutrição da Universidade do Estado do Rio de Janeiro (UERJ), criado em 1944, vinculado à Escola Técnica de Assistência Social Cecy Dodsworth; e (2) o atual Curso de Nutrição da Universidade Federal do Rio de Janeiro (UFRJ), criado em 1948, sob a coordenação do médico Josué de Castro (1908-1973). Ressalta-se que esses primeiros cinco cursos tinham duração de 1 ano, formando profissionais de nível médio para atuação prioritária nos programas e ações do SAPS e na gestão dos serviços de nutrição e dietética de hospitais públicos.[23-25]

Após 10 anos do início do processo de formação e atuação profissional dos nutricionistas-dietistas brasileiros, em 31 de agosto de 1949, na cidade do Rio de Janeiro, foi criada a Associação Brasileira de Nutricionistas (ABN) – a primeira entidade da categoria profissional, à época, com a finalidade de tanto representar e defender os interesses profissionais como promover o desenvolvimento de estudos e pesquisas no campo da Nutrição. Em função desse fato histórico, comemora-se em 31 de agosto o Dia do Nutricionista no Brasil.[20,23,24,26]

Na década de 1950, foram criados mais dois cursos para formação profissional de nutricionistas-dietistas: (1) em 1956, foi criado o atual Curso de Nutrição da Universidade Federal da Bahia, sob a coordenação do médico Adriano de Azevedo Pondé (1901-1987); e (2) em 1957, foi criado o atual Curso de Nutrição da Universidade Federal de Pernambuco, sob a direção do médico Nelson Chaves (1906-1982).[20,23,24]

A luta pela transformação em curso de nível superior e pela regulamentação da profissão e das condições de mercado de trabalho desenvolveu-se ao longo das duas primeiras décadas, sendo orientada principalmente pela ABN, pelos coordenadores, docentes e estudantes dos sete cursos e pelo efetivo de profissionais existentes. Destaca-se que, em 19 de outubro de 1962, ocorreram o processo de transformação em curso superior, o estabelecimento do primeiro currículo mínimo e a fixação de 3 anos de duração dos cursos. Já em 24 de abril de 1967 foi sancionada a primeira lei dispondo sobre a profissão de nutricionista, regulamentando o seu exercício e dando outras providências.[20,23,24,26]

Em 1968, foi criado o atual Curso de Nutrição da Universidade Federal Fluminense, Niterói (RJ), sob a coordenação da nutricionista Emília de Jesus Ferreiro (1925-2015). Ressalta-se que Emília de Jesus Ferreiro, formada pelo Curso de Nutrição do SAPS, fez parte da primeira diretoria da ABN e foi Responsável Técnica (RT) dos Restaurantes do SAPS do Rio de Janeiro e Niterói. Esse evento parece sinalizar a chegada de novos protagonistas no processo de construção da história da formação profissional em Nutrição no Brasil. De fato, com a ditadura militar implantada em 31 de março de 1964 e o exílio do país sofrido por Josué de Castro, novos protagonistas passaram a liderar a Nutrição dentro de suas três principais dimensões: Ciência, Política e Profissão. No caso do processo de formação profissional, verificou-se a primeira ruptura da hegemonia dos médicos nutrólogos que, até então, haviam sido os criadores e coordenadores dos cursos de nutricionistas-dietistas. Em relação ao campo científico, a partir de então, surgiram novos paradigmas nutricionais, tornando ainda mais complexo o perfil epidemiológico e nutricional traçado por Josué de Castro e seus pares no contexto 1930-1969. Esse perfil foi caracterizado pela predominância das doenças nutricionais associadas às condições de miséria e fome, tais como desnutrição proteico-calórica, anemia ferropriva, bócio endêmico, beribéri, arriboflavinose, escorbuto, xeroftalmia e raquitismo, mapeadas por Josué de Castro em sua obra *Geografia da Fome*.[20,24,27]

Na década de 1970, observou-se um primeiro movimento de expansão dos cursos para formação de nutricionistas (agora em nível de Ensino Superior). Essa expansão foi estimulada a partir de 1976, com a instituição do II Programa Nacional de Alimentação e Nutrição (II Pronan), coordenado pelo então Instituto Nacional de Alimentação e Nutrição (INAN), autarquia do Ministério da Saúde. Em suas diretrizes de ação, além dos distintos programas assistenciais de alimentação e nutrição (Programa de Nutrição em Saúde; Programa Nacional de Alimentação Escolar; Programa de Alimentação do Trabalhador; Programa de Complementação e Apoio; Programa de Abastecimento de Alimentos Básicos, entre outros), que possibilitaram a ampliação de mercado de trabalho dos nutricionistas, uma outra linha de fomento do II Pronan consistiu no estímulo ao processo de formação e capacitação de recursos humanos em Nutrição. Sendo assim, no período de 1970 a 1981, expandiu-se de sete para 30 o número de cursos de Nutrição no Brasil (Tabela 1.1). Além disso, a partir desse período, iniciou-se o processo de criação dos cursos do setor privado, os quais, em 1980, correspondiam a 30% do total existente e eram responsáveis por 48% do total de vagas oferecidas no país.[20,24,28,29]

Com a expansão do número de cursos e, por consequência, do número de nutricionistas no Brasil, a partir do fim da década de 1970 observou-se importante movimento de mobilização, organização e luta da categoria profissional em torno da garantia de direitos e em busca de melhoria das condições de trabalho. Ressalta-se que, em 1972, ocorreu a extinção da ABN para

---

[b]Registra-se que os profissionais formados por esse curso entre 1939-1962/1967, com a transformação em curso superior (1962) e a lei de regulamentação da profissão (1967), foram, à época, contemplados/equiparados com o título de nutricionista emitido pelos cursos de Nutrição existentes.[25]

Tabela 1.1 Distribuição do número de cursos e de vagas nos cursos presenciais de graduação em Nutrição no Brasil no período de 1970 a outubro de 2022.

Ano	Cursos de graduação em Nutrição			Número de vagas
	Público	Privado	Total	
1970	7	–	7	540
1980	21	9	30	1.592
1996	22	23	45	3.643
2000	22	84	106	8.000
2009	67	324	391	49.195
2016	78	514	592	83.150
2020	77	724	801	115.876
2021	77	729	806	116.084
2022	77	726	803	113.549

Adaptada de Vasconcelos[20] (2002); Vasconcelos e Batista-Filho[22] (2011); Neves et al.[30] (2019); Calado[6,31,32] (2020, 2021, 2022).

possibilitar a criação da Federação Brasileira das Associações de Nutricionistas (Febran), entidade de caráter técnico-científico e cultural, que deveria congregar as associações estaduais de nutricionistas nas distintas unidades federativas do Brasil. Por sua vez, em outubro de 1978, com a aprovação da Lei nº 6.583, foram criados o Conselho Federal de Nutricionista (CFN) e os Conselhos Regionais de Nutricionistas (CRN).[33] Portanto, com a criação do sistema CFN/CRN,[c] os nutricionistas brasileiros passaram a dispor de um órgão específico com a finalidade de fiscalizar, orientar, disciplinar e normatizar o exercício da profissão em todo o território nacional. Registra-se que, ainda no final da década de 1970, iniciou-se o processo de criação das associações profissionais (ou entidades pré-sindicais), as quais deram origem aos Sindicatos de Nutricionistas em vários estados brasileiros nos primeiros anos da década de 1980.[20,23,24,26]

Na década de 1980, a categoria profissional participou de modo relevante do movimento da sociedade civil pela redemocratização do Brasil, seja na difusão de pautas científicas, tais como aquelas que constituíram as temáticas centrais dos Congressos Brasileiros de Nutrição (Conbran); seja na defesa de reivindicações corporativas, tais como a definição de piso salarial e jornada de trabalho debatidas pelos Encontros Nacionais das Entidades de Nutricionistas (Enen); ou, ainda, no engajamento em movimentos políticos mais amplos, tais como o movimento pela Reforma Sanitária, que deu origem à criação do Sistema Único de Saúde (SUS). De modo geral, pode-se afirmar que as três modalidades de entidades da categoria profissional – Febran, Sistema CFN/CRN e Sindicatos/Federação Nacional dos Nutricionistas – atuaram de maneira unificada, promovendo o engajamento dos nutricionistas nesses movimentos que caracterizaram os anos 1980 no Brasil.[20,23,24,26]

Na década de 1990, importantes eventos destacam-se na história da Nutrição brasileira, entre os quais apontamos: (1) a mudança, em 1990, da denominação Febran para Associação Brasileira de Nutrição (Asbran), para adequar-se ao seu papel de entidade acadêmico-científica. Por conta das exigências legais de entidades da sociedade civil, o termo Federação foi alterado,

uma vez que desde 1989 havia sido fundada a Federação Nacional dos Nutricionistas (FNN), entidade de caráter sindical; (2) a promulgação da Lei nº 8.234, de 17 de setembro de 1991,[d] em vigor, que regulamenta a profissão de nutricionista e determina outras providências, inclusive lista as atividades privativas desse profissional;[34] e (3) a promulgação da Lei de Diretrizes e Bases da Educação Nacional (LDB), em 20 de dezembro de 1996, que promoveu a redefinição do sistema educacional brasileiro e a instituição das diretrizes para reformulação curricular. A partir desse evento, observou-se a ampliação do debate em torno da formação profissional do nutricionista no Brasil, o que gerou a instituição, em 7 de novembro de 2001, das Diretrizes Curriculares Nacionais (DCN) dos Cursos de Graduação em Nutrição. Desde então, além da intensa ampliação do número de cursos de graduação em Nutrição no Brasil, as instituições formadoras passaram a criar os mecanismos de reformulação curricular exigidos pelas DCN, particularmente, aqueles centrados em práticas de ensino voltadas para o fortalecimento do SUS. Portanto, para atender às DCN, os projetos pedagógicos deveriam ter por objetivo a formação de profissionais capazes de prestar atendimento integral e humanizado, de trabalhar em equipes multiprofissionais e de atuar em busca da transformação das condições de vida da população. Nesse sentido, a formação profissional deveria propiciar habilidades e competências necessárias à compreensão e atuação nos diferentes níveis de complexidade da atenção à saúde, e, por consequência, o desenvolvimento de ações visando à promoção, à proteção e à recuperação da saúde em níveis individual e coletivo.[26,35-37]

Conforme Tabela 1.1, no período entre 1980 e 1996 (ano de instituição da LDB), o número de cursos passou de 30 para 45 (22 públicos e 23 privados), sendo esse aumento quase que exclusivamente determinado pela criação de 14 novos cursos privados. A partir de 1996 iniciou-se um segundo movimento de expansão acelerada de novos cursos, caracterizado pela predominância da privatização do Ensino Superior em todos os campos de conhecimento, inclusive na Nutrição. Observou-se que, entre 1996 e 2000, o número de cursos de Nutrição passou de 45 para 106, sendo esse aumento concentrado exclusivamente na criação de 61 novos cursos no setor privado.

Como consequência da expansão acelerada do número de cursos e vagas no ensino de graduação em Nutrição, também se observou uma ampliação do efetivo de nutricionistas existentes no Brasil, conforme as estatísticas registradas pelo Sistema CFN/CRN. De acordo com a Figura 1.1, entre 1989 e 2000, o número de nutricionistas com registro definitivo no Sistema CFN/CRN mais que duplicou, passando de 11.898 para 24.731 profissionais.

Conforme dados do Sistema CFN/CRN, oriundos de pesquisa realizada em 2005 com uma amostra composta por 2.492 nutricionistas inscritos nos distintos conselhos regionais, à época, os nutricionistas brasileiros apresentavam o seguinte perfil: 96,5% pertenciam ao sexo feminino; 79,4% tinham entre 20 e 40 anos; 53,6% eram solteiros; 79,1% de cor branca; 66,7% com atuação profissional nas capitais dos estados brasileiros e tinham renda média mensal de R$1.616,00. De acordo com as seis grandes áreas de atuação profissional investigadas, 41,7% atuavam em Nutrição Clínica, 32,2% em Alimentação Coletiva, 9,4% em Ensino (docência), 8,8% em Saúde Coletiva, 4,1% em Nutrição Esportiva e 3,7% em Indústria de Alimentos.[38,39]

---

[c]O Decreto nº 84.444 de janeiro de 1980 regulamentou a lei de criação do Sistema CFN/CRN e definiu sua estrutura de funcionamento.

[d]Revoga a Lei nº 5.276/1967.

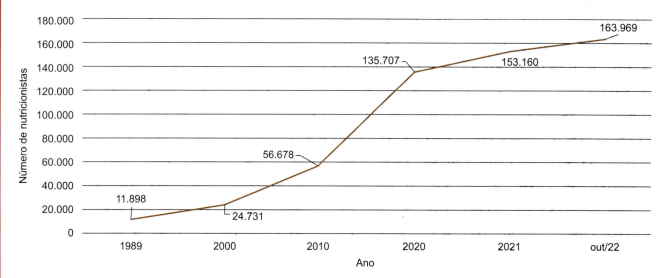

Figura 1.1 Evolução no número de nutricionistas no período de 1989 a outubro/2022, segundo estatísticas do Sistema CFN/CRN.

TRAJETÓRIA DA NUTRIÇÃO NO BRASIL NO SÉCULO XXI: 2000 A 2022

O exercício da profissão do nutricionista no Brasil está sob a responsabilidade do Sistema CFN e 11 CRNs, que procuram estabelecer uma unidade de procedimentos normativos, respeitando as peculiaridades das diversas regiões do país. O Sistema registrou, em outubro de 2022, um contingente de mais de 163.969 nutricionistas e mais de 20 mil técnicos em nutrição e dietética, distribuídos em todo o território nacional.[40]

O primeiro Código de Ética do Nutricionista brasileiro foi criado em 1981 pelo CFN; contudo, ao longo dos anos sofreu reformulações e a sua última versão, agora denominada Código de Ética e de Conduta do Nutricionista (CECN), Resolução CFN nº 599/2018, estabelece os princípios, as responsabilidades, os direitos e os deveres que devem ser reconhecidos como o cerne da prática diária em todas as áreas da Nutrição, com inovações que consideram os avanços e as novas nuances da prática profissional do nutricionista no século XXI.[41] Outra legislação importante da profissão foi publicada em 2018, quando o CFN instituiu a Resolução CFN nº 600/18, que estabelece sete áreas de atuação denominadas: Nutrição em Alimentação Coletiva; Nutrição Clínica; Nutrição em Esportes e Exercício Físico; Nutrição em Saúde Coletiva; Nutrição na Cadeia de Produção, na Indústria e no Comércio de Alimentos; e Nutrição no Ensino, na Pesquisa e na Extensão.[42]

A Asbran, considerada pessoa jurídica de direito privado, sem fins lucrativos, é responsável por congregar nutricionistas, técnicos e estudantes de Nutrição, visando à atualização e ao aprimoramento profissional por meio da promoção de eventos, cursos, publicações, criação de grupos de trabalho, entre outros. Sua base de atuação compõe-se de sócios filiados às associações de nutrição nos estados, contando com nove entidades estaduais filiadas. A Asbran promove o Conbran, a cada 2 anos, visando à discussão e à atualização de questões técnico-científicas, além de debates sobre as tendências em alimentação e nutrição no Brasil.[23,26,43,44]

A partir dos anos 2000, o perfil de saúde no Brasil mostra mudanças, caracterizadas por transição epidemiológica (doenças crônicas superam as infectocontagiosas), transição nutricional (declínio da prevalência de desnutrição e elevação da prevalência de sobrepeso/obesidade) e transição demográfica (aumento de DCNT por conta do envelhecimento populacional). Apesar da importante redução da desnutrição em crianças, as deficiências de micronutrientes e a desnutrição crônica ainda prevaleciam em grupos vulneráveis da população, como em indígenas, quilombolas e crianças e mulheres que viviam em áreas vulneráveis. A prevalência de obesidade no Brasil se intensificou, relacionada às mudanças no padrão alimentar da população e no estilo de vida. Alimentos tradicionais como arroz, feijão, salada e carne deram lugar aos alimentos ultraprocessados, rápidos de serem consumidos, palatáveis, com açúcares, gorduras e sódio em excesso.[45]

Nessa mesma época, a Organização Mundial da Saúde (OMS) publicou um relatório com as estratégias e recomendações para a implementação de uma abordagem sistemática para a prevenção e gestão da obesidade em diferentes sistemas de serviços de saúde no mundo. Esse documento, publicado em 2000, destacou: a gravidade e os riscos da obesidade, considerada como uma epidemia global; que a obesidade não era um problema individual e, sim, coletivo; que a prevenção e o manejo efetivos da obesidade exigiriam uma abordagem integrada, envolvendo ações em todos os setores da sociedade; que a obesidade já afetava todas as faixas etárias; que a epidemia global de obesidade era um reflexo dos problemas sociais, econômicos e culturais enfrentados na maioria dos países; e que, em países com economias em desenvolvimento (como o Brasil), o problema da obesidade estava surgindo em um momento em que a desnutrição continuava sendo um problema significativo. O documento da OMS concluiu que estratégias voltadas para esses dois importantes problemas nutricionais (desnutrição e obesidade) precisavam ser desenvolvidas, principalmente quando se tratava de crianças cujo crescimento poderia ser afetado.[46]

O Brasil entrou no século XXI com um contingente elevado de 23 milhões de pessoas que ainda não tinham renda suficiente para garantir uma alimentação adequada e saudável. O então presidente Luiz Inácio Lula da Silva assumiu o compromisso com a erradicação da fome e apresentou como prioridades de governo o programa Fome Zero e a reconstituição do Conselho Nacional de Segurança Alimentar e Nutricional (Consea). Entre as metas do programa Fome Zero, em 2003, foram definidas: a implantação de restaurantes populares; a realização de sacolões e investimentos em hortas e cozinhas comunitárias; a implantação do repasse de merenda na pré-escola, nas creches e nas escolas indígenas; a distribuição de cestas básicas a grupos específicos, acampados sem-terra, quilombolas e indígenas;

a instituição, em parcerias com órgãos nacionais e locais, do serviço do registro civil gratuito; a criação do programa de aquisição de alimentos da agricultura familiar; a realização de convênios para implantação do programa de aquisição e incentivo à distribuição de leite; a realização de convênios para construção de cisternas; e a criação de banco de alimentos, uma iniciativa para redução do desperdício dos alimentos. Todo esse arcabouço deu consistência para consolidação da política de Segurança Alimentar e Nutricional, visto que um dos principais desafios para as políticas públicas de combate à fome nesse período foi enfrentar as principais causas da insegurança alimentar das famílias em situação de pobreza e vulnerabilidade social; e proteger os agricultores familiares e tradicionais dos efeitos negativos da formação de preços pelo mercado e da perda da colheita devido a acidentes naturais, como secas, enchentes e pragas.[47]

Resumidamente as ações do Fome Zero se dividem em quatro eixos articuladores, apresentados a seguir.

- Ampliação do acesso aos alimentos: programas de distribuição de renda (Bolsa Família); programas de alimentação (Programa Nacional de Alimentação Escolar – PNAE); distribuição de vitamina A e ferro; alimentos aos grupos populacionais específicos; educação alimentar e nutricional; instituição do Sistema de Vigilância Alimentar e Nutricional – Sisvan; instituição do Programa de Alimentação dos Trabalhadores – PAT; Redes de Segurança Alimentar e Nutricional – SAN - locais e regionais, como restaurantes populares, cozinhas comunitárias, feiras, agricultura urbana, bancos de alimentos e cisternas
- Fortalecimento da agricultura familiar: financiamento (Programa Nacional de Fortalecimento da Agricultura Familiar – Pronaf); sistemas de seguro (Seguro Agrícola e Seguro Safra); e facilitação de acesso a alimentos (Programa de Aquisição de Alimentos – PAA)
- Promoção de processos de inserção produtiva e articulação: qualificação social e profissional (Próximo Passo), economia solidária e inclusão produtiva (Microcrédito Produtivo Orientado – MPO), arranjos regionais de SAN (Consórcios de Desenvolvimento Local e Segurança Alimentar – Consad - e Território da Cidadania)
- Mobilização e controle social: instalação de Centros de Referência em Assistência Social (CRAS), Programa de Atenção Integral às Famílias (PAIF), conselhos e comitês de controle social, educação cidadã e mobilização social, doações e parcerias com empresas e entidades.[47]

Como estratégia importante para implementação da diretriz de promoção da alimentação adequada e saudável, que integra a Política Nacional de Alimentação e Nutrição (PNAN),[48] a primeira edição do Guia Alimentar para a População Brasileira, publicada em 2006, apresentou as primeiras diretrizes alimentares oficiais para a população. Os guias alimentares devem, em última instância, orientar e estimular as pessoas a adotarem estilos de vida mais saudáveis e a fazerem escolhas alimentares mais adequadas. Diante das transformações sociais vivenciadas pela sociedade brasileira, que impactaram suas condições de saúde e nutrição, fez-se necessária a apresentação de novas recomendações. Sendo assim, a segunda edição do guia passou por um processo de consulta pública, que permitiu amplo debate por diversos setores da sociedade e orientou a construção da versão final, publicada em 2014. Tendo por pressupostos os direitos à saúde e à alimentação adequada e saudável, o guia é um documento oficial que aborda os princípios e as recomendações de uma alimentação adequada e saudável para a população brasileira, configurando-se como instrumento de apoio às ações de educação alimentar e nutricional no âmbito do SUS e em outros setores.[49]

Ao longo do período 2003-2014, uma multiplicidade de fatores, tanto econômicos como socioculturais e políticos, aliados às políticas estruturantes e assistenciais dos governos Lula e Dilma Rousseff, impactaram de maneira positiva a redução dos índices de pobreza e melhoria das condições de vida da população brasileira. Assim, de acordo com o relatório da Organização das Nações Unidas para a Alimentação e a Agricultura (FAO), o Brasil saiu do mapa da fome em 2014, no governo da presidenta Dilma Rousseff. Os resultados desses esforços expressaram a dedicação do Brasil no cumprimento das metas estabelecidas internacionalmente pela FAO. Conforme o referido relatório, a pobreza geral caiu de 24,3% para 8,4% da população entre 2001 e 2012, enquanto a pobreza extrema caiu de 14,0% para 3,5%. De 2001 a 2012, a renda dos 20% mais pobres da população cresceu três vezes mais, tanto quanto a dos 20% mais ricos. A proporção de pessoas desnutridas caiu de 10,7% da população em 2000 para menos de 5% em 2004.[50] Ainda de acordo com dados da FAO, a prevalência de déficit de estatura em crianças menores de 5 anos caiu quase pela metade, de 13,4% em 1996 para 6,7% em 2006, enquanto a desnutrição infantil caiu de 4,2% para 1,8%. Por sua vez, a pesquisa revelou que houve diminuição de 25% na insegurança alimentar grave de 2004 a 2009. A diminuição da insegurança alimentar foi maior entre as pessoas que viviam em extrema pobreza.[50]

No contexto do processo de formação profissional dos nutricionistas, no período 2003-2016 observou-se novo movimento de intensa proliferação do número de cursos presenciais. Conforme Tabela 1.1, entre 2000 e 2016 o número de cursos aumentou de 106 para 592, sendo que, no setor público, o aumento foi de 22 para 78, enquanto no setor privado foi de 84 para 514. Ou seja, os estímulos do governo federal propiciaram tanto a expansão do setor público como a privatização do Ensino Superior em Nutrição. A partir de 2014 chama a atenção a expansão dos Cursos de Educação a Distância (EAD) na graduação em Nutrição.[30] No fim de 2018, existiam 709 cursos de Nutrição presenciais e 1.094 da modalidade EAD no país. No período, ocorreu aumento de 181,5% no número de cursos presenciais, sendo de 195,1% no setor privado, responsável por 89,1% do total de cursos do país. Essa ampliação da oferta de cursos de graduação em Nutrição não corrigiu assimetrias regionais.[30]

Enfatiza-se que o uso de Tecnologias de Informação e Comunicação (TICs) para o Ensino a Distância, como tem sido vivenciado para cursos de formação continuada, poderia trazer uma perspectiva promissora para profissionais que atuam em locais distantes ou de difícil acesso. Entretanto, fica evidente a incompatibilidade da formação em EAD para as profissões da área da saúde, já que o Projeto Pedagógico de Curso (PPC) deve seguir as DCN e oferecer avaliações presenciais, atividades supervisionadas de extensão, descrever atividades em sala de aula, além da necessidade de entrega de trabalho de conclusão de curso.[36]

A partir de maio de 2016, com o *impeachment* da presidenta Dilma Rousseff e o início do governo Michel Temer, observaram-se rupturas institucionais e programáticas e cortes orçamentários que impactaram de maneira direta as políticas de alimentação e nutrição, indicando mudanças de paradigmas e retrocessos nos princípios e direitos adquiridos pelos trabalhadores. Uma das primeiras medidas do governo Temer, à época, foi a extinção do Ministério do Desenvolvimento Agrário (MDA), que se somou à aprovação de legislações que flexibilizaram o uso dos pesticidas. Houve também a aprovação do novo regime fiscal instituído pela Emenda Constitucional nº 95, que estabeleceu que os valores reais dos pisos de gastos do governo em Saúde e Educação fossem congelados por 20 anos. O corte de orçamento na Segurança Alimentar e Nutricional do Plano Plurianual em 2017 em relação a 2014 foi de cerca de 76%, caracterizando enfraquecimento do Plano Nacional de Segurança Alimentar e Nutricional (51%).[51]

Em 2016/2017, o Sistema CFN/CRN realizou nova pesquisa com o objetivo de identificar o perfil do nutricionista brasileiro e sua inserção no mercado de trabalho, por áreas de atuação, as atribuições por segmentos, bem como sua distribuição geográfica no território nacional. Foi investigada amostra probabilística de 1.104 nutricionistas, representativa proporcionalmente dos distintos conselhos regionais, com 95% de nível de confiança e margem de erro de 3 pontos percentuais. Portanto, em 2017 os nutricionistas brasileiros apresentavam o seguinte perfil: 94,1% pertenciam ao sexo feminino; 60,4% tinham entre 25 e 34 anos; 43,6% eram solteiros; 68,6% de cor branca; 62,5% haviam se graduado em instituições privadas; e 20,9% tinham pós-graduação *stricto sensu* (mestrado e/ou doutorado). De acordo com as sete grandes áreas de atuação profissional investigadas, 30,8% atuavam em Alimentação Coletiva, 30,4% em Nutrição Clínica, 17,7% em Saúde Coletiva, 11,4% em Ensino (docência), 2,6% em Indústria de Alimentos, 2,5% em Nutrição Esportiva, 1,3% em Marketing e 3,3% em outras áreas.[52]

Em maio de 2018, a proposta de Medidas Provisórias para viabilizar um acordo firmado com movimento de transporte de cargas resultou no cancelamento de programas orçamentários, que já haviam sofrido cortes anteriores, como reforma agrária, assistência técnica e programas de extensão rural, focados em preservação da biodiversidade, combate à violência de gênero, serviços de saneamento básico, desenvolvimento sustentável, habitação, além de diversos programas de Saúde e Educação.[51] Todos esses fatos contribuíram para o retorno de insegurança alimentar, fome e pobreza no país.

No contexto mundial, em 2019, foi publicado importante documento para a área de Nutrição, o Relatório da Comissão de Obesidade *The Lancet*, que demonstrou que as pandemias de obesidade, desnutrição e mudanças climáticas representam o principal desafio para os seres humanos, o meio ambiente, o planeta e, consequentemente, o nutricionista. Isso porque as três pandemias – obesidade, desnutrição e mudanças climáticas – representam a Sindemia Global, que afeta a maioria das pessoas em todas as regiões do mundo. Ressalta-se que sindemia é definida como uma sinergia de pandemias que coexistem no tempo e no espaço, interagem entre si e compartilham fatores sociais fundamentais comuns. O documento exemplifica que os sistemas alimentares não apenas impulsionam as pandemias de obesidade e desnutrição, mas também geram de 25 a 30% das emissões de gases do efeito estufa (GEEs) – sendo que a produção de gado é responsável por mais da metade dessas emissões. Por sua vez, sistemas de transporte dependentes de automóveis apoiam estilos de vida sedentários e geram entre 14 e 25% dos GEEs.[53] Os fatores comuns da Sindemia Global surgem a partir dos alimentos, do desenho urbano, do transporte e dos sistemas de uso do solo que, por sua vez, derivam dos sistemas naturais e são moldados pelas políticas, incentivos e desincentivos econômicos e normas estabelecidas por meio de mecanismos de governança.[53] Conforme o referido documento, ações que reorientem os sistemas fundamentais (políticas agrícolas para a saúde e a sustentabilidade) ou as alavancas de governança (redirecionamento de impostos e subsídios) serão as atuações de trabalho duplo e triplo necessárias para enfrentar a Sindemia Global. O documento sugere ações para todos, para as nações e os municípios, para a sociedade civil, para os financiadores e para as agências internacionais, demonstrando a importância de cada ator no enfrentamento desta sindemia.[53]

No fim de 2019, mostrando a relação do ambiente com o homem e o animal dentro dos contextos sociais, econômicos e políticos, surgiu a pandemia de coronavírus, doença denominada covid-19. No Brasil, o primeiro caso foi documentado em 25 de fevereiro de 2020. A pandemia afetou a vida e a rotina de milhares de pessoas em todo o mundo e, no Brasil, causou a morte de quase 700 mil pessoas e deixou sequelas em mais de 65% dos infectados, até outubro de 2022.[54] Embora o impacto da pandemia ainda não tenha sido totalmente mapeado, o relatório sobre o Estado da Insegurança Alimentar e Nutricional no Mundo (SOFI), de 2021, construído por meio do esforço de várias agências das Nações Unidas, estimou que cerca de um décimo da população global – até 811 milhões de pessoas – estava subalimentada.[55] No Brasil, a situação de insegurança alimentar se mostra crítica: dados da Rede Brasileira de Pesquisa em Soberania e Segurança Alimentar e Nutricional (Penssan) de 2022 mostram que 33,1 milhões de brasileiros passam fome, porém são vários os fatores que afetaram a situação nutricional dos brasileiros para além da pandemia, que consistiu em mais um elemento potencializador do aumento da fome no Brasil, ocorrendo simultaneamente ao desmonte dos programas de Segurança Alimentar e Nutricional e à ampliação de medidas de austeridade fiscal iniciadas com a crise político-econômica em 2015.[56]

Com a pandemia de covid-19, a assistência nutricional por meio da teleconsulta foi excepcionalmente autorizada pelo CFN pela Resolução CFN nº 646 de 18 de março de 2020, que suspendeu até o dia 31/08/2020 o disposto no artigo 36 do CECN. Depois disso, o CFN suspendeu até o dia 28 de fevereiro de 2021 o disposto no mesmo artigo, por meio da Resolução CFN nº 660 de 21 de agosto de 2020. Em 2 de outubro de 2020 o CFN publicou a Resolução CFN nº 666, a fim de definir e disciplinar a teleconsulta como forma de realização da consulta de Nutrição por meio de TICs durante a pandemia da covid-19 e instituir o Cadastro Nacional de Nutricionistas para teleconsulta (e-Nutricionista). O e-Nutricionista consiste em um sistema *online* de Cadastro Nacional de Nutricionistas para Teleconsulta, com o objetivo de permitir ao cidadão verificar se o profissional está devidamente cadastrado. Em 11 de fevereiro de 2021, o CFN publicou a Resolução CFN nº 684, que deixou facultada aos nutricionistas a assistência nutricional por meio não presencial até a declaração do fim da pandemia pela OMS.[57-60] Após consulta pública à categoria, realizada de 29 de junho a 08 de julho de 2022 com participação de 17.392 nutricionistas, mostrou-se que 97,3% referiram ser a favor da continuidade da teleconsulta de nutrição quando for decretado o fim da pandemia. Diante disso, o CFN criou um Grupo de Trabalho (GT) sobre o assunto em tela que emitiu parecer favorável à continuidade dessa modalidade de atendimento no território nacional, desde que sejam respeitadas as normativas técnicas, legais e éticas que serão elaboradas e revisadas no âmbito do Sistema CFN.[61]

A modalidade de EAD tem mostrado uma taxa de crescimento muito acelerada nos últimos anos[39] e agravou-se principalmente após a pandemia de covid-19. O cenário atual da educação em Nutrição no Brasil, com 5.368 cursos de graduação, dos quais 4.565 são cursos de Ensino a Distância, talvez seja o período mais preocupante da história da Nutrição no país.[32]

Entre 2000 e 2022, como consequência da expansão do número de cursos e vagas no ensino de graduação em Nutrição, porém mais efetivamente por conta dos cursos na modalidade EAD e também por conta da ampliação de campos e mercado de trabalho no país, observa-se aumento importante do número de nutricionistas existentes. Conforme as estatísticas registradas pelo Sistema CFN/CRN (ver Figura 1.1), o efetivo de profissionais com registro definitivo no Sistema CFN/CRN passou de 24.731 para 163.969, quintuplicando os nutricionistas inscritos.

A fim de zelar pela adequada formação do nutricionista, o CFN redigiu proposta de revisão/atualização das DCN do Curso de Graduação em Nutrição, construída coletivamente pelas entidades representativas da categoria profissional e encaminhada ao Conselho Nacional de Saúde (CNS), para que ele se manifestasse e propusesse contribuições de acordo com a legislação vigente. A proposta foi lida e aprovada em 20 de outubro de 2022 (Resolução nº 703/2022) pelo CNS e encaminhada para apreciação do Conselho Nacional de Educação (CNE). As DCN estão estruturadas da seguinte maneira: Perfil do Graduado; Competências; Organização e Estrutura do Curso; Organização das Atividades do Curso; Avaliação; Corpo Docente e Projeto Pedagógico do Curso.[62]

DESAFIOS E PERSPECTIVAS PARA A NUTRIÇÃO BRASILEIRA

O cenário da formação do nutricionista se mostra desafiador e preocupante, com 803 cursos presenciais de graduação em Nutrição no Brasil (90,4% sob a responsabilidade do setor privado) e 4.565 polos privados na modalidade de Ensino a Distância. Será necessário zelar para que a formação seja adequada e de qualidade, com oportunidades de aprendizagem junto à sociedade, voltada para as necessidades de atendimento do SUS e com caráter interprofissional, humanista, técnico e científico dentro da diversidade dos cenários de práticas.

Ainda, o nutricionista deverá estar preparado para atuar dentro do contexto de Sindemia Global, que reúne as pandemias de obesidade, desnutrição, mudanças climáticas e outras pandemias. Ele deve auxiliar na promoção da sustentabilidade ecológica do planeta e na redução da fome utilizando todo o conhecimento adquirido, cuja formação deverá partir da interação do ser humano e da sociedade com o alimento e seus nutrientes. A atuação profissional, no contexto da segurança alimentar e nutricional e da promoção da alimentação adequada e saudável, deve ser alicerçada nos princípios do SUS e das políticas públicas do campo da alimentação e nutrição.

Por sua vez, a atuação na assistência nutricional e dietoterápica a indivíduos e coletividades deve contemplar o diagnóstico nutricional, a prescrição dietética e a educação alimentar e nutricional. A atuação pode ocorrer na produção e comercialização de alimentos e de refeições e no desenvolvimento de novos produtos e serviços em todos os espaços de atuação públicos e privados em que a alimentação e a nutrição contribuam para promoção, manutenção e recuperação da saúde de acordo com a proposta das novas DCN do curso de graduação em Nutrição.

Outra questão importante que merece reflexão é a atuação junto às mídias sociais, que têm sido cada vez mais utilizadas para fins profissionais. Ressalta-se que, apesar de as mídias sociais serem ótimas ferramentas para conectar pessoas, propagar conhecimentos, divulgar serviços e produtos na área da saúde, é essencial ter cuidado e profissionalismo na sua utilização. No ambiente virtual também é necessária a adoção de postura formal e responsável alinhada com os princípios éticos contidos no CECN.

Além disso, a teleconsulta de Nutrição pode ser efetiva para o paciente e garantir o acesso ao atendimento nutricional especializado para aqueles que necessitem, porém é fundamental que o nutricionista garanta a confiabilidade das informações, que tenha um local apropriado para estabelecer contato com o paciente, sem interferência de outras pessoas e por meio de uma conexão segura com a internet. O profissional deve ser criativo e empático para obter sucesso nas teleconsultas, devendo comunicar-se com clareza, objetividade e espírito científico, inclusive alertando o paciente quanto a possíveis dificuldades na coleta de dados. É essencial que o nutricionista domine as TICs escolhidas para que a consulta transcorra sem interrupções e garanta a inclusão digital do paciente, permitindo a qualificação da teleconsulta, respeitando os princípios éticos e técnicos da profissão.

REFERÊNCIAS BIBLIOGRÁFICAS

As referências consultadas para a elaboração deste capítulo estão disponíveis *online* no Ambiente de apredizagem do GEN.

COMO CITAR ESTE CAPÍTULO

ABNT
VASCONCELOS, F. A. G.; BRICARELLO, L. P. História da nutrição no Brasil. In: ROSSI, L.; POLTRONIERI, F. (org.). *Tratado de Nutrição e Dietoterapia*. 2. ed. Rio de Janeiro: Guanabara Koogan, 2023. p. 3-9.

VANCOUVER
Vasconcelos FAG, Bricarello LP. História da nutrição no Brasil. In: Rossi L, Poltronieri F (Orgs.). Tratado de nutrição e dietoterapia. 2. ed. Rio de Janeiro: Guanabara Koogan; 2023. p. 3-9.

CAPÍTULO

2

Definição e Classificação dos Nutrientes

Sandra Soares Melo

INTRODUÇÃO

As escolhas alimentares influenciam a saúde, independentemente da motivação. Quando o assunto é alimentação, cada pessoa tem a sua preferência com relação a comidas e sabores. Em 2017, o Ministério da Saúde revelou que, em 10 anos, o índice de obesidade na população brasileira aumentou em 60%.[1] Segundo o levantamento, uma em cada cinco pessoas no país está acima do peso. A prevalência da doença passou de 11,8% em 2006 para 18,9% em 2016.

Os números fazem parte da Pesquisa de Vigilância de Fatores de Risco e Proteção para Doenças Crônicas por Inquérito Telefônico (Vigitel), realizada em todas as capitais brasileiras. O resultado é composto por respostas de entrevistas com 53,2 mil pessoas maiores de 18 anos realizadas entre fevereiro e dezembro de 2016. O crescimento da obesidade também pode ter colaborado para o aumento da prevalência de diabetes (de 5,5%, em 2006, para 8,9%, em 2016) e hipertensão (de 22,5%, em 2006, para 25,7%, em 2016). Doenças crônicas não transmissíveis, como essas, pioram a condição de vida e podem levar ao óbito.

A pesquisa também mostra a mudança nos hábitos alimentares da população. Os brasileiros estão consumindo menos ingredientes considerados básicos e tradicionais. O consumo regular de feijão diminuiu de 67,5%, em 2012, para 61,3%, em 2016. Apenas um entre três adultos consome frutas e hortaliças em 5 dias da semana.[1]

Quem come de tudo um pouco consegue enviar para o seu organismo todos os tipos de nutrientes encontrados nos alimentos, sejam eles de origem animal ou vegetal, pois nenhum alimento isoladamente consegue reunir todos os nutrientes necessários ao bom funcionamento do organismo. Por outro lado, existem alimentos capazes de oferecer ao corpo nutrientes em excesso, contribuindo para o risco aumentado de desenvolvimento de várias doenças. O ideal é manter uma dieta equilibrada, composta por uma variedade de alimentos no dia em menor ou maior quantidade, dependendo dos nutrientes encontrados em cada um deles.

NUTRIENTES E ALIMENTAÇÃO

A alimentação não se resume à ingestão de nutrientes. A ingestão apropriada de nutrientes promove o crescimento e o desenvolvimento adequados do indivíduo, incluindo o desenvolvimento neurológico; reduz o declínio cognitivo com a idade e o risco de desenvolvimento de doenças, chegando a silenciar a expressão de genes relacionados com o risco aumentado de doenças poligênicas (que envolvem múltiplos genes), principalmente as doenças crônicas.[2-4]

O conhecimento sobre a nutrição evoluiu bastante nos últimos 50 anos e, nos países desenvolvidos, a alimentação já não é vista exclusivamente como uma necessidade primária de sobrevivência, sendo responsável, também, por promover aptidão física e mental. Desde a Antiguidade, os seres humanos sabem que o ambiente e a alimentação podem interferir no estado de saúde de um indivíduo e têm utilizado alimentos e plantas como medicamentos. Com o avanço da ciência, especialmente após a conclusão do Projeto Genoma Humano, em 2003, os cientistas começaram a questionar se as interações de genes e alimentos, nutrientes e compostos bioativos poderiam influenciar positiva ou negativamente a saúde de um indivíduo. A descoberta dessas interações (gene-nutriente) e de mecanismos epigenéticos que regulam a transcrição de muitos genes tem viabilizado a atenuação dos sintomas de doenças existentes e a prevenção de doenças futuras, especialmente as crônicas não transmissíveis, atualmente consideradas um importante problema de saúde pública mundial.[3,5-9]

A alimentação diz respeito à ingestão de nutrientes e, também, aos alimentos que contêm e fornecem os nutrientes, a possíveis combinações e preparos dos alimentos, às características do modo de comer e às dimensões culturais e sociais das práticas alimentares. Todos esses aspectos influenciam a saúde e o bem-estar do indivíduo. Entretanto, estudos indicam que o efeito benéfico sobre a prevenção de doenças advém do alimento em si e das combinações de nutrientes e outros compostos químicos que integram a matriz do alimento, mais do que de nutrientes isolados. Dos mecanismos de defesa antioxidante, participam enzimas endógenas e algumas vitaminas e minerais, como vitamina E (protege lipídios da oxidação), vitamina C (participa do sistema de regeneração da vitamina E, mantendo o potencial antioxidante plasmático), carotenoides (responsáveis, em parte, por seu papel protetor contra doenças cardiovasculares e cânceres), zinco e selênio (participam na defesa antioxidante). Estudos observacionais mostram associação inversa entre a ingestão dessas vitaminas e minerais e o risco cardiometabólico. Entretanto, ensaios clínicos não comprovaram a eficácia da suplementação desses nutrientes nos desfechos cardiometabólicos. De modo geral, há muita controvérsia sobre o papel desses micronutrientes isolados, sugerindo que se deva priorizar o consumo dessas substâncias antioxidantes provenientes de dietas ricas em frutas e hortaliças. Mais estudos são necessários antes de se recomendar o uso de antioxidantes isolados como suplementos para tal finalidade.[10,11]

Por outro lado, o aumento do consumo de peixes tem sido fortemente atrelado à redução do risco de doenças cardiovasculares, especialmente os eventos ligados a aterosclerose e reincidências pós-infarto. No entanto, a maioria dos trabalhos trata do consumo de óleo de peixe e atribui ao peixe, na forma de alimento, os benefícios encontrados. Vale frisar, entretanto, que é escasso e ainda divergente o conhecimento atual sobre o efeito do consumo de peixe em comparação à suplementação de cápsulas contendo óleo de peixe no risco de tromboembolismo venoso. Em um estudo de coorte, realizado com 23.621 pessoas, com idade entre 25 e 97 anos, os participantes que comeram peixe 3 ou mais vezes/semana tiveram risco 22% menor de eventos tromboembólicos do que aqueles que consumiram peixe 1 a 1,9 vez/semana. A adição de suplementos de óleo de peixe fortaleceu a associação inversa com o risco de tromboembolismo venoso.[12]

Na presença de doenças, a suplementação de nutrientes, como as vitaminas K e D, é importante e deve ser considerada. As concentrações séricas suficientes de vitamina K combinadas com o estado suficiente de vitamina D foram associadas a melhor função da extremidade inferior em duas coortes de pacientes com osteoartrite. Essas descobertas confirmam o mérito da cossuplementação de vitaminas K e D.[13]

Numerosos estudos ao longo de várias décadas sugerem que a dieta mediterrânea possa reduzir o risco de doenças cardiovasculares e câncer, além de melhorar a saúde cognitiva. No entanto, nos estudos publicados existem inconsistências entre os métodos empregados para avaliar e definir um padrão de dieta mediterrânea. Por meio de uma revisão da literatura, pesquisadores buscaram definir quantitativamente a dieta mediterrânea por grupos de alimentos e nutrientes. Essa dieta prevê o consumo de três a nove porções de vegetais, meia a duas porções de frutas, uma a treze porções de cereais e até oito porções de azeite de oliva diariamente, perfazendo 37% de gordura total, 18% de gordura monoinsaturada, 9% de gordura saturada e 33 g de fibra por dia. Os efeitos positivos sobre a saúde de padrões tradicionais de alimentação, como a chamada dieta mediterrânea, devem ser atribuídos menos a alimentos individuais e mais ao conjunto de alimentos que integram esses padrões e ao modo como são preparados e consumidos.[11,14,15]

A existência humana depende claramente da disponibilidade de água e nutrientes, bem como de outros componentes obtidos de alimentos e bebidas, como fibra, compostos bioativos e não bioativos. A água é considerada essencial, pois a sua falta pode levar a estados de desidratação irreversível, causando a morte em menos de 1 semana na maioria das vezes. Diversos processos reguladores participam da homeostase do corpo. O líquido corporal é dividido, basicamente, em dois compartimentos principais, separados pelas membranas celulares: o intracelular e o extracelular. Embora ambos os compartimentos tenham a mesma osmolaridade total, sua composição é muito diferente. Tanto o volume quanto as propriedades físico-químicas de ambos os compartimentos devem ser mantidos em equilíbrio para se garantir o bom funcionamento das células do corpo. Fatores como a ingestão de líquido (água) e/ou sua eliminação, ingestão e excreção de eletrólitos e a adição de produtos usados metabolicamente pelas células podem modificar a composição osmolar dos líquidos corporais.[15]

Os processos reguladores da ingestão de alimentos tanto em quantidade quanto em qualidade dependem de sinais internos e fatores ambientais, incluindo hábitos, características sociais e organolépticas e segurança, além de circunstâncias relacionadas com o consumo de alimentos – por exemplo, comer sozinho, sentado no sofá e diante da televisão ou compartilhar uma refeição, sentado à mesa com familiares ou amigos. Esses fatores são importantes para determinar quais alimentos serão consumidos e, sobretudo, em que quantidade.[11]

A qualidade dos alimentos pode ser consideravelmente alterada se o método de preparo não for adequado, resultando na perda de nutrientes. Cocção demasiada, exposições prolongadas do alimento ao ar e ao calor e armazenamento inapropriado podem causar perdas de vitaminas, oxidação e alterações irreversíveis nos constituintes dos alimentos. Alimentos específicos, preparações culinárias que resultem de combinação e de preparo desses alimentos e modos de comer particulares constituem parte importante da cultura de uma sociedade e, como tal, estão fortemente relacionados com a identidade e o sentimento de pertencimento social das pessoas, com a sensação de autonomia, com o prazer propiciado pela alimentação e, consequentemente, com o seu estado de bem-estar.[11,16,17]

Dessa maneira, para uma alimentação saudável devem-se considerar os objetivos propostos para cada indivíduo, os fatores genéticos, socioeconômicos e culturais, tendo sempre como base diretrizes nutricionais cientificamente fundamentadas, incluindo nutrientes, alimentos, combinações de alimentos e preparações culinárias.[17]

DEFINIÇÃO DOS NUTRIENTES

Os nutrientes são substâncias químicas presentes nos alimentos e necessárias ao corpo humano para obtenção de energia e de material para a manutenção e síntese dos novos tecidos do organismo, além de acrescentar propriedades funcionais, com impacto na saúde e no desempenho físico e mental do indivíduo. Esses nutrientes são carboidratos, lipídios e proteínas, minerais, vitaminas, fibras e água, além de pigmentos, fitoquímicos e antioxidantes, relacionados com a propriedade de manter a saúde e reduzir o risco de doenças. A palavra nutriente tem origem no latim *nutriens*, de *nutrire*, que significa "alimentar".[18,19]

CLASSIFICAÇÃO DOS NUTRIENTES

Nutrientes essenciais e não essenciais

O conceito de nutriente essencial surgiu há mais de 100 anos, derivado da observação de que certas doenças, verificadas em populações com dietas pobres em nutrientes, poderiam ser prevenidas pela inclusão de alimentos na dieta. Os nutrientes são essenciais ou indispensáveis quando o organismo humano não pode produzi-los ou os produz em quantidade insuficiente para suprir suas necessidades fisiológicas. Por isso, esses nutrientes devem ser obtidos dos alimentos. Atualmente, cerca de 40 nutrientes são considerados essenciais para os seres humanos.[18,20]

Os nutrientes que podem ser eliminados da dieta sem causar a interrupção do crescimento e do desenvolvimento do indivíduo ou sinais específicos de doenças são considerados não essenciais.[20]

Tal classificação de nutrientes foi útil ao longo da década de 1950, com base nas recomendações para o tratamento de doenças causadas por deficiências nutricionais. Entretanto, à medida que mais estudos científicos foram realizados, verificou-se que alguns dos nutrientes essenciais eram sintetizados a partir de precursores e que as interações de alguns nutrientes da dieta influenciavam a necessidade de outros; posteriormente, em algumas condições como prematuridade e em algumas doenças e defeitos genéticos, a capacidade de o organismo sintetizar vários nutrientes normalmente não necessários estava prejudicada. Como resultado, o sistema que classificava os nutrientes simplesmente como indispensáveis ou dispensáveis foi modificado para incluir a categoria de essencialidade condicional.[20]

As associações observadas entre o risco de desenvolvimento de certas doenças crônicas não transmissíveis e o consumo de alguns nutrientes dispensáveis e de componentes dos alimentos que não são nutrientes, bem como os efeitos benéficos algumas vezes observados com a ingestão elevada de alguns nutrientes essenciais levantaram questões a respeito dessa classificação dos constituintes alimentares.[20,21]

Nutrientes energéticos, plásticos ou construtores e reguladores

Do ponto de vista biológico, ou seja, de acordo com suas funções no organismo, os nutrientes foram classificados em nutrientes energéticos, plásticos ou construtores e reguladores. A classificação dos nutrientes depende do desempenho de uma, de duas ou das três funções. Não há nutrientes exclusivamente energéticos, plásticos ou reguladores. Os carboidratos que desempenham funções predominantemente energéticas, por exemplo, têm alguma função plástica, pois a ribose integra a molécula do ácido desoxirribonucleico, constituinte do gene. As proteínas são os elementos básicos da estrutura celular, mas podem exercer função energética na via de neoglicogênese. Os elementos minerais são predominantemente plásticos, mas integram substâncias catalisadoras, reguladoras de funções do organismo. Nesse sentido, o alimento é constituído por diversos nutrientes necessários à saúde e ao crescimento e desenvolvimento; cada um deles de uso específico no organismo. A maioria deles realiza melhor seu trabalho quando associado a outros.[22–24]

Nutrientes energéticos

Os nutrientes energéticos decompõem-se para fornecer energia ao organismo. São vitais para que o ser humano possa manter-se vivo e desempenhar suas atividades do cotidiano. Pertencem a esse grupo os carboidratos, os lipídios e as proteínas.

Por definição, quilocaloria (kcal) é a quantidade de calor necessária para elevar em 1°C a temperatura de 1 quilograma (kg) de água de 15 para 16°C. O calorímetro é um aparelho usado para medir a quantidade de calorias fornecida por uma matéria ao se queimar. A energia liberada pela queima total do alimento ou nutriente em um calorímetro é definida como energia bruta. Entretanto, os valores encontrados na queima dos nutrientes energéticos por calorimetria direta são mais elevados do que quando metabolizados no organismo. Deve-se considerar a energia metabolizável, ou seja, usada pelo organismo, como resultado da influência de alguns fatores, incluindo a eficiência do processo digestivo. O coeficiente de digestibilidade refere-se à proporção de alimento ingerido realmente digerida e absorvida e que atende às necessidades metabólicas do organismo. O restante, não absorvido pelo organismo, é eliminado pelo sistema digestório. Desse modo, a energia metabolizável do lipídio é de 9 kcal/g do nutriente, e a do carboidrato e a da proteína é de 4 kcal/g.[19,22,23] Os valores de energia bruta e energia metabolizável para lipídios, carboidratos e proteínas podem ser visualizados na Tabela 2.1.

Nutrientes plásticos ou construtores

São aqueles que servem de matéria-prima para a produção e o crescimento de células e tecidos. Eles participam da constituição de enzimas, anticorpos e hormônios, defendem o organismo de doenças e atuam na formação e no reparo dos tecidos e na promoção do crescimento. Alguns desses alimentos ajudam na formação de ossos e dentes, na contração muscular e na renovação das células, entre outras funções. Estão nesse grupo as proteínas (que também têm função energética), a água e alguns minerais.[19,22,23]

Nutrientes reguladores

Os nutrientes reguladores controlam e exercem um importante papel no funcionamento adequado do organismo e de atividades vitais, participando da queima de gorduras, da síntese de proteínas e da formação dos ossos, entre outras atividades. Estão incluídos nessa classificação as vitaminas, os sais minerais, as fibras e a água.

Cada nutriente tem um papel específico, mas todos têm a função de regular o bom funcionamento do organismo.

Os minerais, as fibras e a água não produzem energia no corpo humano, e as vitaminas produzem tão pouca energia que não podem ser consideradas energéticas.[19,22,23]

Macronutrientes, micronutrientes, água e outros componentes alimentares

Cada alimento apresenta nutrientes importantes para o metabolismo humano, que podem ser classificados de acordo com a quantidade necessária para o organismo em macronutrientes (proteína, carboidrato, lipídio ou gordura) e micronutrientes (minerais, vitaminas, fibras), além da água e de outros componentes alimentares presentes nos alimentos, como os fitoquímicos.[11,25,26]

Os macronutrientes são nutrientes extremamente necessários ao organismo e devem ser incluídos em maior quantidade na alimentação diária. Apesar de serem necessários em menor quantidade, os micronutrientes também desempenham um papel importante no funcionamento do metabolismo humano.[11,25,26]

Vale ressaltar que o mesmo alimento pode ser fonte de mais de um nutriente. O feijão, por exemplo, é excelente fonte de proteína de origem vegetal, mas apresenta na sua composição quantidades significativas de micronutrientes, incluindo fibras, minerais e vitaminas. A Tabela 2.2 apresenta exemplos de fontes alimentares dos nutrientes descritos. Dessa maneira, o importante é combinar os alimentos para obter uma alimentação saudável, a fim de garantir todos os nutrientes necessários ao bom funcionamento do organismo.[11,25,26]

Macronutrientes

Carboidratos

Os carboidratos são produzidos principalmente pelos vegetais e constituem importante fonte de energia na dieta, compondo aproximadamente metade do total de calorias. Os carboidratos são moléculas orgânicas compostas de carbono, hidrogênio e oxigênio $(CH_2O)n$. Os carboidratos dietéticos podem ser categorizados de acordo com o número de unidades de açúcar presentes em: (1) monossacarídios, (2) oligossacarídios e (3) polissacarídios. Monossacarídios consistem em uma unidade de açúcar, como glicose ou frutose. Oligossacarídios, contendo 2 a 10 unidades de açúcar, são frequentemente quebras de produtos de polissacarídios, os quais contêm mais de 10 unidades de açúcar. Entre os oligossacarídios, encontram-se os dissacarídios, formados por 2 unidades de açúcar, como sacarose, lactose e maltose. Oligossacarídios como rafinose

Tabela 2.1 Energia bruta e energia metabolizável dos nutrientes constituintes dos alimentos.

Nutriente	Energia bruta (kcal/g do nutriente)	Coeficiente de digestibilidade (%)	Energia metabolizável (kcal/g do nutriente)
Lipídio	9,40	95	9
Carboidrato	4,15	97	4
Proteína	5,65	92	4

Tabela 2.2 Principais fontes alimentares de macronutrientes e micronutrientes que compõem a alimentação humana.

Tipos de nutrientes	Fontes alimentares
Macronutrientes	
Carboidratos	Simples: açúcar; mel; xarope de milho; melado; frutose; produtos feitos com açúcar (balas, pirulitos e outras guloseimas) Complexos: cereais, incluindo os integrais (arroz, trigo, centeio, cevada, milho); massas e produtos de panificação feitos com farinhas obtidas de cereais; legumes; leguminosas; frutas
Lipídios ou gorduras	Gorduras derivadas de alimentos de origem animal: gordura presente nas carnes em geral ou em produtos específicos, como banha de porco, *bacon*, linguiça, salsicha, salame, presunto, *blanquet*; leites, principalmente os integrais, e derivados, como creme de leite, nata e queijos; ovos Gorduras de origem vegetal: óleo de milho; óleo de soja; óleo de algodão; óleo de canola; óleo de macadâmia; óleo de gergelim; gordura de coco; gordura de palma; azeite de oliva; gorduras vegetais hidrogenadas; abacate; coco; oleaginosas, como amêndoas, nozes, avelã, macadâmia, castanha-de-caju, castanha-do-pará, castanha-de-baru
Proteínas	Proteínas de origem animal: peixe; frango; carne vermelha; ovos; leite e derivados (queijo, iogurte) Proteínas de origem vegetal: feijão; ervilha; grão-de-bico; lentilha; chia; quinoa; amaranto; castanha-do-pará; castanha-de-caju; castanha-de-baru; amêndoas; nozes; sementes de girassol; sementes de abóbora; macadâmia; avelãs Proteína derivada de fungos: cogumelos comestíveis
Micronutrientes	
Minerais	Estão presentes em vegetais, alimentos de origem animal e cereais
Vitaminas	Estão presentes em alimentos vegetais e alimentos de origem animal, sendo as maiores fontes encontradas em alimentos *in natura* (os quais não sofrem processamento)
Fibras	Solúveis (gomas e mucilagens, pectinas, algumas hemiceluloses) e insolúveis (celulose, ligninas, amido resistente, várias hemiceluloses): produtos à base de cereais integrais, como aveia, cevada, farelo de aveia, centeio; frutas com casca e bagaço, como pera, maçã, laranja, manga, ameixa; hortaliças, como repolho, cenoura, couve-de-bruxelas; leguminosas, como feijão, lentilha, ervilha, grão-de-bico, fava, soja; sementes, como chia, quinoa, linhaça, amaranto, psílio

e estaquiose são encontrados em pequenas quantidades em legumes. Exemplos de polissacarídios incluem amido e glicogênio, os quais são formas de armazenamento de carboidratos em plantas e animais, respectivamente. Os açúcares de alcoóis, como sorbitol e manitol, estão na forma de glicose e frutose, respectivamente.[25,27,28]

Lipídios

Os lipídios constituem aproximadamente 30% da energia na dieta dos seres humanos. A capacidade de armazenar e usar grande quantidade de gordura torna os seres humanos capazes de sobreviver mesmo quando privados de alimentos, por semanas e, algumas vezes, por meses. O termo lipídio refere-se a diversos compostos químicos extraídos dos tecidos animais e vegetais, que têm como característica comum o fato de serem insolúveis em água. Podem ser classificados segundo suas características estruturais em simples, compostos e derivados.

Os compostos lipídicos presentes nos alimentos em maiores percentuais são os triacilgliceróis e, em menor proporção, os fosfolipídios. Os triacilgliceróis são constituídos por uma estrutura de três moléculas de ácidos graxos, e os fosfolipídios, de duas moléculas. Desse modo, os ácidos graxos podem ser considerados os constituintes mais importantes da fração lipídica do alimento. Os ácidos graxos são classificados em saturados e insaturados (monoinsaturados, poli-insaturados), dependendo da ausência ou da presença de duplas ligações em sua estrutura química. Os lipídios desempenham diversas funções, dentre elas, manter os órgãos e nervos corporais em posição e protegê-los de lesões traumáticas e choques, e atuar como isolamento térmico, preservando o calor e mantendo a temperatura do corpo. São também essenciais para a digestão, a absorção e o transporte de vitaminas lipossolúveis e fitoquímicos; além de reduzir as secreções gástricas, tornando mais lento o esvaziamento gástrico e estimulando o fluxo biliar e pancreático, o que facilita o processo digestivo.

Ademais, os lipídios conferem propriedades de textura importantes para os alimentos, como a cremosidade de sorvetes e a maciez de produtos assados.[25,28]

Proteínas e aminoácidos

Enquanto as estruturas vegetais são primariamente compostas de carboidratos, a estrutura corporal dos seres humanos e dos animais é constituída por proteínas. Diferentemente dos carboidratos e dos lipídios, as proteínas apresentam nitrogênio, enxofre e alguns outros minerais, como fósforo, ferro e cobalto; além de carbono, hidrogênio e oxigênio. As proteínas são moléculas formadas a partir de ligações peptídicas entre aminoácidos, em diversas proporções. Sob o aspecto nutricional, podem ser classificadas em proteínas completas, parcialmente completas e incompletas, em virtude de sua composição em aminoácidos essenciais, isto é, aminoácidos não sintetizados pelo organismo humano. A sequência dos aminoácidos determina a estrutura final e a função da proteína. Os papéis primários das proteínas no organismo incluem funções estruturais, como enzimas, hormônios, transporte e imunoproteínas. De acordo com a ingestão dietética recomendada (RDA, do inglês *recommended dietary allowance*), um adulto saudável necessita de 0,8 g/kg de peso corporal por dia.[27] Para obter essa quantidade de proteína, as proteínas dietéticas devem corresponder a 10 a 15% das calorias totais. As necessidades de proteína aumentam em períodos de estresse, atividade física e doença. Na prática, a RDA para proteínas estima a quantidade mínima de proteína a ser consumida para se evitar a perda de nitrogênio corporal. O intervalo de distribuição aceitável de macronutrientes (AMDR, do inglês *acceptable macronutrient distribution range*), de 10 a 35% de calorias como proteína, foi desenvolvido para expressar recomendações dietéticas no contexto de uma dieta completa. Vale ressaltar que as menores quantidades de ingestão de proteínas sugeridas no AMDR são maiores que as da RDA. Além disso, estudos recentes, particularmente em indivíduos de idade mais avançada, sugerem benefícios específicos para a saúde com a ingestão de quantidades de proteínas que excedam significativamente a RDA. Para atender às necessidades funcionais, como a promoção de proteínas musculares esqueléticas e a força física, alguns estudos recomendam a ingestão dietética de 1,0, 1,3 e 1,6 g de proteína por kg de peso corporal por dia para indivíduos com atividade física mínima, moderada e intensa, respectivamente. O consumo prolongado de proteína até 2 g por kg de peso corporal por dia é seguro para adultos saudáveis, e o limite superior tolerável é de 3,5 g por kg de peso corporal por dia para indivíduos bem adaptados. A alta ingestão crônica de proteína (> 2 g por kg de peso corporal por dia para adultos) pode resultar em anormalidades digestivas, renais e vasculares, devendo ser evitada. A quantidade e a qualidade das proteínas são os determinantes dos seus valores nutricionais. Os alimentos ricos em proteínas são obtidos principalmente da carne ou de produtos de origem animal, tais como ovo e leite. A maioria dos alimentos vegetais é fonte relativamente pobre em proteína, com exceção das leguminosas e algumas sementes, como a chia e a quinoa.[24,27-29]

Fibras alimentares, funcionais e totais

Fibra dietética refere-se aos componentes vegetais intactos não digeridos pelas enzimas gastrintestinais, enquanto a fibra funcional consiste em carboidratos não digeridos extraídos ou produzidos a partir de vegetais, cujos efeitos fisiológicos são benéficos em humanos. Fibra total é o somatório das fibras dietética e funcional. As fibras têm propriedades distintas que resultam em diferentes efeitos fisiológicos, incluindo diminuição do trânsito intestinal e aumento do volume fecal; fermentação pela microbiota colônica; redução das concentrações sanguíneas de colesterol total ou de colesterol da lipoproteína de baixa densidade (LDL-colesterol); e redução das concentrações pós-prandiais de glicose e insulina. A AI para fibra total nos alimentos é de 38 e 25 g por dia para mulheres e homens, respectivamente. Essas quantidades foram baseadas em estudos, visando à proteção contra doença cardiovascular.[20,25,27,30]

Água

O principal indicador de hidratação é a osmolaridade plasmática. A água corporal compreende o líquido intra e extracelular e corresponde a 60% do peso corporal, podendo variar de 45 a 75%. Os líquidos (água e bebidas) representam 81% da ingestão total de água. O conteúdo de água dos alimentos corresponde a 19% da água total ingerida. A recomendação de água refere-se à água total, ou seja, à soma da água pura, da água contida nas bebidas e da água presente nos alimentos. A ingestão adequada de água foi estabelecida considerando-se as anormalidades funcionais da desidratação. A AI de água total foi baseada na mediana de ingestão de dados americanos e é de 3,7 e 2,7 ℓ por dia, respectivamente, para homens e mulheres jovens (19 a 30 anos). Essa recomendação representa a necessidade de água total para indivíduos em clima temperado. Todas as fontes de água podem contribuir para a necessidade total de água (chás, cafés, sucos, água e a umidade dos alimentos). Os estudos clínicos que comprovaram a menor ocorrência de cálculos renais usaram a proposta de ingestão de água total em torno de 2,5 ℓ diários.[15,31]

Micronutrientes

Vitaminas

A descoberta das vitaminas deu origem ao campo da nutrição, e os primeiros relatos são de 3.500 anos, pelos antigos egípcios.

O termo vitamina descreve um grupo de micronutrientes essenciais que geralmente satisfazem os seguintes critérios:

- Compostos orgânicos (ou classe de compostos) diferentes de gorduras, carboidratos e proteínas
- Componentes naturais de alimentos, normalmente presentes em quantidades diminutas
- Componentes não sintetizados pelo organismo em quantidades adequadas para satisfazer as necessidades fisiológicas normais
- Componentes em quantidades diminutas essenciais para a função fisiológica normal (ou seja, manutenção, crescimento, desenvolvimento e reprodução)
- Componentes cuja deficiência específica cause uma síndrome em decorrência de ausência ou insuficiência.

Apesar de as vitaminas terem algumas similaridades químicas importantes, suas funções metabólicas foram classicamente descritas em uma das quatro categorias gerais: estabilizadores de membrana, doadores e receptores de hidrogênio (H^+) e de elétrons, hormônios e coenzimas. As suas funções na saúde humana são muito mais amplas e frequentemente incluem papéis na expressão gênica. Concentrações subclínicas ou até mesmo aquelas abaixo das concentrações ótimas de algumas vitaminas podem contribuir para as doenças que não costumam estar associadas ao estado das vitaminas. As vitaminas denominadas lipossolúveis (A, D, E, K) são absorvidas passivamente e devem ser transportadas com os lipídios dietéticos. Tiamina, riboflavina, niacina, vitamina B_6, ácido pantotênico, biotina, ácido fólico, vitamina B_{12} e vitamina C são normalmente chamados de vitaminas hidrossolúveis. A solubilidade na água é uma das poucas características que essas vitaminas compartilham. Por serem hidrossolúveis, tendem a ser absorvidas pela difusão simples quando ingeridas em grandes quantidades e por processos mediados por carreador quando ingeridas em quantidades menores. Uma ingestão adequada de vitaminas na dieta é essencial, em conjunto com uma variedade de macronutrientes e fitoquímicos.[10,20,25,28]

Minerais

Os nutrientes minerais são mais tradicionalmente divididos em macrominerais (estão presentes e são necessários em maiores quantidades no organismo) e microminerais ou elementos-traço (são necessários em quantidades mínimas no organismo). A distinção entre os macro e os microminerais não sugere que um grupo seja mais importante que o outro. Os nutrientes minerais são reconhecidos como essenciais para a função humana, mesmo que as necessidades específicas não tenham sido estabelecidas para alguns deles. As funções e os sintomas de deficiências produzidas pelos elementos-traço são sutis e difíceis de serem identificados, parcialmente porque muitos desses efeitos ocorrem em concentração celular ou subcelular. As ingestões diárias de referência (DRI, do inglês *dietary reference intakes*) para indivíduos saudáveis e o limite superior de ingestão tolerável (UL, do inglês *tolerable upper intake level*) foram estabelecidos para seis macrominerais (magnésio, sódio, potássio, cloro, cálcio e fósforo) e para os microminerais ou elementos-traço (ferro, zinco, iodo, selênio, manganês, flúor, molibdênio, cobre e cromo). Não foram estabelecidas RDA, necessidade média estimada (EAR, do inglês *estimated average requirement*) ou ingestão adequada (AI, do inglês *adequate intake*) para os cinco elementos-traço potencialmente essenciais (arsênico, boro, níquel, silício ou vanádio), somente o UL. Não existe DRI para o cobalto, apenas para a vitamina B_{12}, que contém cobalto (cobalamina).[20,25,28]

Outros componentes alimentares

Evidências científicas indicam que mudanças nos hábitos alimentares, com o aumento do consumo de frutas, hortaliças e grãos, constituem uma estratégia importante para reduzir a incidência de doenças crônicas. Além de conter macro e micronutrientes, esses alimentos são fontes de outros componentes alimentares, como compostos biologicamente ativos, necessários para a promoção da saúde e redução do risco de doenças. Entre os compostos biologicamente ativos, destacam-se carotenoides (licopeno, luteína e zeaxantina, bixina e norbixina); clorofilas; polifenóis; ácidos fenólicos; flavonoides (antocianinas); cúrcuma e curcumina; carmim; betalaínas; pigmentos de *Monascus purpureus* e compostos bioativos do café.[26,28]

REFERÊNCIAS BIBLIOGRÁFICAS

As referências consultadas para a elaboração deste capítulo estão disponíveis *online* no Ambiente de aprendizagem do GEN.

COMO CITAR ESTE CAPÍTULO

ABNT

MELO, S. S. Definição e classificação dos nutrientes. *In*: ROSSI, L.; POLTRONIERI, F. (org.). *Tratado de Nutrição e Dietoterapia*. 2. ed. Rio de Janeiro: Guanabara Koogan, 2023. pp. 10-15.

VANCOUVER

Melo SS. Definição e classificação dos nutrientes. In: Rossi L, Poltronieri F (Orgs.). Tratado de nutrição e dietoterapia. 2. ed. Rio de Janeiro: Guanabara Koogan; 2023. p. 10-5.

CAPÍTULO **3**

Digestão, Absorção, Transporte e Excreção de Nutrientes

Renato Heidor

INTRODUÇÃO

Relatos referentes à digestão dos alimentos existem desde a Antiguidade Clássica. Os gregos tinham interesse especial em desvendar de que maneira os nutrientes eram absorvidos e afirmaram que o alimento era transformado em quimo no estômago e, em seguida, em quatro fluidos sistêmicos básicos: sangue, fleuma, bile e bile negra. Erasístrato (310 a 250 a.C.) acreditava que o sangue transportava nutrientes para o coração e este órgão, em um primeiro momento, os distribuía para os pulmões. Em seguida, outros tecidos recebiam os nutrientes por meio da circulação sanguínea. Galeno (130 a 200 d.C.) tinha por certo que o alimento era triturado no estômago antes de ser decomposto no intestino e transportado para o fígado, onde os nutrientes seriam convertidos em sangue. Assim, Galeno imaginava que o volume de sangue de um indivíduo estava diretamente relacionado com a quantidade de alimento que ele consumia.[1]

A quebra de paradigmas a respeito da fisiologia da digestão teve início no Renascimento, com Vesalius (1514-1564), a partir de observações realizadas por ocasião da dissecção de cadáveres. A partir de então, muito se avançou no conhecimento a respeito do processo de digestão, absorção, transporte e excreção de nutrientes, graças, principalmente, ao uso de modelos experimentais com animais de laboratório ou com culturas de células.[1] Uma ferramenta importante para esses estudos foi a biologia molecular, com aplicação da técnica de hibridização *in situ*, que consiste no uso de sondas de nucleotídios para identificação de sequências de DNA ou RNA em cortes histológicos e que foi essencial para a compreensão da secreção ecbólica do pâncreas. Com o sequenciamento completo do genoma humano, divulgado em 2001, foram desenvolvidas novas abordagens para estudo do estado de saúde e doença do ser humano, como a proteômica, a metabolômica e o microbioma, que ainda estão sendo aplicadas para compreensão de processos fisiológicos, inclusive aqueles relacionados com o sistema digestório. A proposta deste capítulo é revisar aspectos relacionados com a fisiologia da digestão e absorção de nutrientes. Mecanismos relacionados com o controle da fome e do apetite também são discutidos.

ESTRUTURA DO SISTEMA DIGESTÓRIO

O sistema digestório pode ser considerado um tubo muscular composto por quatro segmentos contínuos: esôfago, estômago, intestino delgado e cólon (Figura 3.1). Cada segmento apresenta quatro camadas distintas: mucosa, submucosa, muscular e serosa (Figura 3.2). Enquanto a disposição dos componentes musculares pode ser considerada constante no sistema digestório, a mucosa apresenta variações: ocorrem transições em sua forma, principalmente nas junções gastresofágica, gastroduodenal, ileocecal e retoanal. A mucosa ainda é constituída por três componentes: epitélio, lâmina própria e camada muscular da mucosa (Figura 3.3).[2]

Mucosa

O epitélio constitui uma barreira entre o lúmen do sistema digestório e as demais células da mucosa. Na região basal do epitélio encontram-se fibroblastos que secretam componentes da matriz extracelular necessários para o processo de proliferação e diferenciação de células. O epitélio também apresenta células enteroendócrinas, responsáveis pela secreção de peptídios envolvidos no controle da fome e apetite, assim como de processos digestivos.[2,3]

A lâmina própria consiste em tecido conjuntivo frouxo entre o epitélio e a camada muscular e apresenta, ainda, células do sistema imunológico, como linfócitos, macrófagos, plasmócitos e eosinófilos. Observa-se também a presença de capilares sanguíneos e linfáticos, envolvidos no processo de secreção e absorção das células epiteliais da mucosa.[2,3]

A camada muscular da mucosa é constituída pela musculatura lisa. Sua função é movimentar discretamente a superfície da mucosa para favorecer a secreção de compostos pelas células enteroendócrinas e facilitar o contato de células absortivas com o conteúdo do lúmen do sistema digestório.[2]

Submucosa

A submucosa, constituída por tecido conjuntivo, apresenta também vasos sanguíneos e linfáticos de diâmetro variável e maiores que aqueles encontrados na lâmina própria da mucosa. Nessa região encontram-se também gânglios parassimpáticos e células nervosas autônomas que formam o plexo submucoso, ou plexo de Meissner, que controla as secreções e o fluxo sanguíneo no sistema digestório (Figura 3.4).[2]

Camada muscular e motilidade do sistema digestório

A camada muscular, constituída principalmente pela musculatura lisa, apresenta duas disposições distintas de fibras. Nesse sentido, há células musculares que circulam a submucosa e a mucosa, principalmente na região do intestino, e outras que seguem paralelamente, ou seja, no sentido longitudinal às demais camadas do sistema digestório. Em cada feixe muscular, as fibras apresentam diversas junções comunicantes, que facilitam a movimentação de íons entre as células e, em consequência, a contração muscular. Na junção das camadas musculares longitudinal e muscular, existem também grupos de células ganglionares parassimpáticas, que constituem o plexo mioentérico, ou plexo de Auerbach (ver Figura 3.4). Junto às fibras do plexo de Meissner, as fibras do plexo de Auerbach formam o sistema nervoso entérico (SNE), envolvido principalmente na motilidade do sistema digestório. O SNE se estende por todos os segmentos do sistema digestório e também por pâncreas e vesícula biliar. Tanto o plexo de Meissner como o de Auerbach

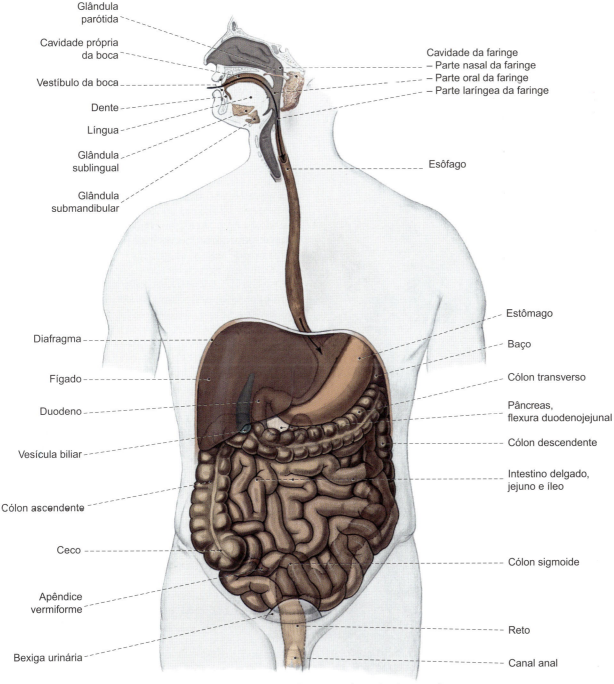

Figura 3.1 Representação do sistema digestório humano.[2]

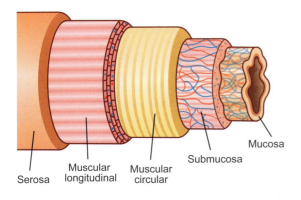

Figura 3.2 Camadas do sistema digestório.

apresentam fibras do sistema nervoso simpático e parassimpático, mas o controle da atividade peristáltica, do fluxo sanguíneo e da secreção de enzimas digestivas é atribuição de uma rede intrínseca de neurônios entéricos, que exercem suas funções de maneira independente daquela do restante do sistema nervoso.[3] Axônios permitem a comunicação do plexo mioentérico com o submucoso, de tal modo que a atividade neural de um plexo influi na atividade do outro. Além disso, os axônios de ambos os plexos são extremamente ramificados, permitindo que a estimulação de uma região do sistema digestório (p. ex., o intestino delgado) tenha influência na atividade gástrica. Axônios também permitem a comunicação do SNE com o sistema nervoso central (SNC). As conexões entre SNE e SNC se dão principalmente pelo nervo vago e por neurônios medulares.

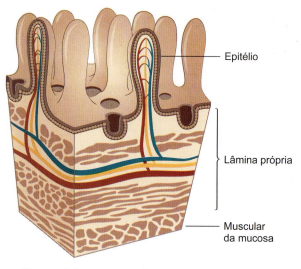

Figura 3.3 Componentes da mucosa do sistema digestório.

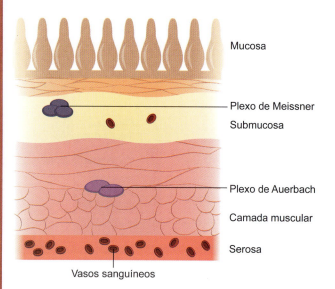

Figura 3.4 Plexos de Meissner e Auerbach.

As fibras do nervo vago são essencialmente aferentes e interagem com o mesencéfalo. Desse modo, as fibras vagais podem iniciar as atividades neurais do SNE. Os neurônios medulares, por outro lado, processam os sinais eferentes do SNE.[2]

A motilidade do sistema digestório ocorre por interações de sinais estimulatórios e inibitórios, mediados por neurotransmissores, o que possibilita movimentos como o peristaltismo e o de mistura. O peristaltismo consiste na propulsão do conteúdo do sistema digestório para que seja digerido, absorvido e excretado. Esse movimento tem como início a distensão da camada muscular circular provocada pelo bolo alimentar, que estimula o plexo mioentérico. Em seguida, ocorre contração dessa camada, seguida de dilatação das fibras musculares longitudinais. Além do peristaltismo, o sistema digestório também executa o movimento de mistura, que possibilita o contato do bolo alimentar com enzimas digestivas. O próprio peristaltismo pode ser responsável pela mistura do alimento ingerido. Isso ocorre quando a propulsão do bolo alimentar é bloqueada por um esfíncter, que funciona como uma válvula que separa os segmentos do sistema digestório. O movimento de mistura ocorre por contrações estáticas e alternantes da musculatura lisa do sistema digestório.[2,3]

Células enteroendócrinas

As células enteroendócrinas constituem menos de 1% da população celular do epitélio do sistema digestório e são responsáveis pela secreção de peptídios envolvidos no controle da fome e do apetite e na digestão dos alimentos. Essas células podem apresentar grandes vesículas secretoras (GVS), ou pequenas vesículas semelhantes àquelas encontradas em neurônios (PVS). O conteúdo dessas vesículas pode ser utilizado como marcador imuno-histoquímico para identificação das células enteroendócrinas. Assim, glicoproteínas, como a cromogranina A, estão presentes nas membranas das GVS, enquanto a sinaptofina é encontrada nas membranas das PVS. Proteínas transportadoras de aminas biogênicas possibilitam o transporte desses compostos pela membrana das vesículas. Além disso, a cromogranina A pode estar envolvida no transporte de catecolaminas – que são neurotransmissores derivados da tiramina – e também no transporte de aminas biogênicas.[2-4]

As células enteroendócrinas mais abundantes são as enterocromafins (EC), encontradas no epitélio de estômago, duodeno, jejuno, íleo, apêndice, cólon e reto. O principal produto de secreção dessas células é a serotonina (5-HT), que é sintetizada por hidroxilação e descarboxilação do triptofano. No intestino delgado, principalmente no jejuno, essas células produzem, além de 5-HT, motilina. Outros tipos de células enteroendócrinas estão presentes no sistema digestório, tais como as células G, células semelhantes às enterocromafins (ECL), células I e células S, entre outras.[2-4] Esses tipos celulares produzem peptídios que atuam como mensageiros químicos no sistema digestório, regulando diversas funções biológicas, conforme se mostra na Tabela 3.1.

FOME E APETITE

A ingestão de alimentos é controlada por vários mecanismos. Fome é a necessidade da alimentação, ao passo que apetite é a preferência por ingerir tipos específicos de alimentos. Já a sensação de término do desejo por alimentos é a saciedade. Enquanto o apetite está relacionado com uma procura por satisfazer uma sensação emocional, a fome está diretamente envolvida na necessidade de energia.[5,6] O apetite pode ser estimulado pelo olfato, pela visão ou pelo sabor do alimento. Nesse sentido, experimentos realizados por Ivan Pavlov (1849-1936) com cães demonstraram que o apetite pode ser condicionado. Assim, quando o alimento era apresentado a um cão, este aumentava a salivação. Quando o mesmo cão ouvia uma campainha, observava-se apenas um movimento de orientação. Se fosse submetido repetidas vezes ao som da campainha e ao alimento, o cão apresentava aumento da salivação. Depois de algum tempo, bastava o som da campainha para provocar salivação. Ou seja, apenas um estímulo sonoro promovia alterações no sistema digestório do animal para receber o alimento.[6]

A diferenciação entre fome e apetite envolve vários aspectos. A sensação prazerosa proporcionada pela busca por alimento parece envolver o sistema límbico, principalmente a amígdala. Para que ocorra o estímulo desse sistema, o *pool* de aminoácidos do indivíduo deve apresentar-se em níveis considerados normais. Isso se deve ao fato de que indivíduos com desnutrição proteica grave (p. ex., indivíduos com *kwashiorkor*) não têm apetite. Por outro lado, o apetite pode estar envolvido no restabelecimento dos níveis normais de determinado nutriente, como se observou em animais de laboratório tratados com dietas pobres em micronutrientes durante determinado tempo. Quando esses animais tiveram opção entre a dieta deficiente e a dieta com suplemento, preferiram a última.[5]

Tabela 3.1 Principais células enteroendócrinas: localização no sistema digestório, peptídios secretados e funções fisiológicas.

Célula, localização e peptídio secretado	Funções fisiológicas
Célula I Localização: duodeno e jejuno Peptídio secretado: colecistoquinina (CCK)	Estimula a contração da vesícula biliar, a secreção ecbólica pancreática, a atividade motora intestinal, a secreção de pepsina e a secreção das glândulas de Brunner Inibe a secreção ácida das células parietais, a atividade motora e o esvaziamento gástrico, além da absorção de líquidos e eletrólitos no jejuno e no íleo. Também atua no mecanismo de regulação da fome e do apetite
Célula G Localização: estômago e duodeno Peptídio secretado: gastrina	Estimula a secreção da solução ácida pelas células parietais, a secreção de pepsinogênio e a motilidade gástrica Inibe o esvaziamento gástrico
Célula S Localização: duodeno e jejuno Peptídio secretado: secretina	Estimula a secreção de pepsinogênio no estômago, a secreção de muco duodenal e a secreção hidrolática pancreática Inibe a secreção da solução ácida no estômago e o relaxamento do piloro
Célula K Localização: duodeno e jejuno Peptídio secretado: polipeptídio inibidor gástrico (GIP)	Estimula a secreção de insulina pelo pâncreas Inibe a secreção da solução ácida, a secreção de pepsina e a motilidade gástrica
Célula EC2 Localização: todo o sistema digestório Peptídio secretado: substância P	Estimula a musculatura lisa do intestino, a secreção de pepsinogênio e a secreção salivar Inibe a secreção da solução ácida do estômago
Célula N Localização: íleo Peptídio secretado: neurotensina	Estimula a motilidade do cólon e a secreção de muco intestinal Inibe a secreção ácida do estômago e a motilidade intestinal
Célula D Localização: estômago, duodeno, jejuno e pâncreas Peptídio secretado: somatostatina	Inibe a secreção de CCK, gastrina, secretina, GIP e motilina. Inibe a motilidade gástrica e intestinal e a secreção da solução ácida do estômago
Célula M Localização: intestino delgado Peptídio secretado: motilina	Estimula a motilidade intestinal e a secreção de pepsina Inibe o esvaziamento gástrico
Célula EC Localização: todo o sistema digestório Peptídio secretado: serotonina	Estimula a contração da musculatura lisa do sistema digestório e a secreção de diversos peptídios, além de estimular os neurônios mioentéricos, que promovem vasodilatação da submucosa
Célula ECL Localização: estômago Peptídio secretado: histamina	Estimula a secreção ácida pelas células parietais
Célula P Localização: estômago e duodeno Peptídio secretado: bombesina	Estimula as secreções ecbólica e hidrolática pancreáticas, a contração da vesícula biliar e a liberação de CCK Inibe a motilidade intestinal
Célula L Localização: íleo e cólon ascendente Peptídio secretado: peptídio YY (PYY)	Diminui a motilidade intestinal e aumenta a saciedade

Por que sentimos fome?

Existem diversas hipóteses a respeito da sensação de fome. A mais antiga relacionava a sensação de fome com as contrações do estômago vazio. Para provar essa teoria, em 1911, Anton Washburn, pesquisador do laboratório de fisiologia da Escola de Medicina de Harvard, EUA, engoliu um balão vazio conectado a um tubo pelo qual o balão podia ser insuflado. Washburn relatava que, estando o balão cheio de ar, ele não sentia fome.[6] Posteriormente, essa teoria foi contestada, uma vez que pessoas que tiveram o estômago removido cirurgicamente ainda sentiam fome.

Outra hipótese para explicar a sensação de fome seria a concentração de glicose no sangue. Assim, a sensação de fome seria resultado da glicemia reduzida no sangue. Para provar essa hipótese, pesquisadores realizaram uma transfusão do sangue de um cão saciado para um cão que estava com fome. A transfusão de sangue cessou a contração do estômago do cão faminto. Porém, em condições normais os níveis de glicose no sangue não se alteravam de maneira significativa. Surgiu então outra hipótese, que relacionava os níveis de insulina com a sensação de fome. Assim, a fome poderia ser resultado de aumento súbito dos níveis desse polipeptídio no organismo. Entretanto, para que ocorra esse aumento, é necessária a ingestão de alimentos, o que parece contradizer a tese.[5]

A teoria dos ácidos graxos parte do pressuposto de que o organismo apresenta receptores que detectam aumentos nos níveis de ácidos graxos. A ativação desses receptores poderia desencadear a sensação de fome. A teoria da produção de calor sugere que a sensação de fome esteja relacionada com a temperatura corporal. Assim, sentimos fome quando a temperatura corporal é reduzida. Talvez esta seja uma explicação plausível para o fato de diversas pessoas sentirem mais fome durante o inverno.[5]

Controle neural da fome e do apetite

Observações realizadas em pacientes portadores de doenças que levavam à obesidade por hiperfagia sugeriram que a ingestão de alimentos poderia estar relacionada com a hipófise. Porém, o hipotálamo também poderia estar relacionado com o mecanismo de fome e apetite, uma vez que lesões nos núcleos ventromediais dessa glândula em ratos resultavam em hiperfagia. O estímulo elétrico dessa mesma região lesionada do hipotálamo resultava em hipofagia nos animais. Lesões no núcleo arqueado do hipotálamo, que podem ser induzidas experimentalmente por glutamato monossódico, resultam em hiperfagia e obesidade.[4,5]

Assim, os núcleos ventromediais do hipotálamo estão relacionados com a saciedade, enquanto os núcleos laterais do hipotálamo estão associados à sensação de fome (Figura 3.5). O centro da fome é, pois, inibido pelo centro da saciedade. Lesões na região extrema dos núcleos laterais do hipotálamo de roedores fazem cessar a procura por alimento nesses animais. Ou seja, nessa região poderia estar localizado o centro de impulso da fome, suprimido pela saciedade. Lesões provocadas na região mediolateral do hipotálamo impossibilitam os roedores de ingerir o alimento, mas eles ainda conservam a capacidade de procurá-lo. Assim, essa região seria responsável pelo impulso básico para ingestão de alimentos, que é distinto da sensação de fome.[5]

Áreas do hipotálamo relacionadas com a ingestão de alimentos teriam relação com reflexos de alimentação, ou seja, aqueles envolvidos na busca e na ingestão de alimentos. Tais reflexos podem ser produzidos por estímulos visuais, olfatórios, táteis, auditivos e gustativos. Além disso, estímulos provenientes da boca e do estômago, assim como aqueles relacionados com alterações na temperatura corpórea, níveis de glicose e de ácidos graxos no sangue também estão relacionados com os reflexos de alimentação. Quando há estímulo do centro da saciedade, os reflexos alimentares são inibidos.[5]

Os impulsos relacionados com a fome parecem chegar ao hipotálamo pelos núcleos ventromediais, ou seja, pelo centro da saciedade, uma vez que essa região controla o centro da fome, localizado na região lateral. Os estímulos aferentes na região ventromedial do hipotálamo podem ser originados antes ou depois da absorção dos alimentos e têm origem no sistema digestório.[5]

O processo de mastigação é uma fonte de estímulos para os núcleos ventromediais. Esses estímulos ocorrem por excitação de mecanorreceptores localizados na mucosa oral e também por proprioceptores musculares de estruturas responsáveis pela mastigação. Parece também que estímulos originados na articulação temporomandibular e nos receptores das fibras periodontais estão relacionados com estímulos no centro da saciedade.[5]

A presença do alimento no estômago estimula receptores de distensão gástrica. Esse estímulo é propagado por fibras aferentes vagais até o centro da saciedade, no hipotálamo. Assim, a ingestão do alimento provocaria estímulos provenientes da boca e do estômago, que atuariam para a sensação de saciedade. Todavia, a hipoglicemia resultante de jejum prolongado pode estimular centros vagais e ocasionar contrações gástricas, relacionadas com a fome.[5]

Controle hormonal da ingestão alimentar

O hipotálamo contém neuropeptídios orexígenos, envolvidos com a fome, e anorexígenos, relacionados com a saciedade. O principal representante dos neuropeptídios anorexígenos seria a pró-opiomelanocortina (POMC), que é expressa por neurônios localizados no núcleo arqueado do hipotálamo em resposta a estímulos hormonais. A expressão de POMC estimula a síntese do hormônio estimulante de melanócito alfa (α-MSH), que se liga aos receptores melanocortina 4 e, desse modo, promove redução da ingestão de alimentos.[5]

Entre os peptídios orexígenos destacam-se o neuropeptídio Y (NPY) e o peptídio relacionado com o agouti (AgRP), que são expressos no hipotálamo em resposta a hormônios que estimulam a fome e o apetite. Tanto o NPY como o AgRP atuam como antagonistas da POMC, inibindo a expressão de corticotrofina por neurônios localizados na região paraventricular. Durante a ingestão do alimento, observa-se aumento da expressão de NPY e AgRP, o qual pode estar relacionado com elevação dos níveis de grelina, um polipeptídio secretado principalmente pela mucosa gástrica, pelo hipotálamo e por outros tecidos. Aventa-se que o estímulo para secreção de grelina seria o estômago vazio. Nesse sentido, observa-se que os picos de secreção de grelina são observados antes de cada refeição e apresentam redução significativa no período pós-prandial. Esse polipeptídio teria ação direta no hipotálamo, deprimindo regiões relacionadas com a sensação de saciedade, ou seja, estimulando a ingestão de alimentos. Assim, a grelina liga-se a seus receptores no núcleo arqueado do hipotálamo, aumenta a atividade dos neurônios que secretam os peptídios orexígenos NPY e AgRP e inibe a secreção de POMC a partir da liberação do ácido gama-aminobutírico (GABA) (Figura 3.6).[4,5]

A grelina também estimula a secreção, pelo hipotálamo, do peptídio YY (PYY), que promove a sensação de saciedade. O PYY liga-se ao receptor Y2, que aumenta a atividade dos neurônios secretores de POMC e inibe a secreção de NPY e AgRP no hipotálamo. Observam-se níveis plasmáticos elevados de PYY no período pós-prandial, mantendo-se em concentrações significativas até 6 horas após as refeições. Esse peptídio também é secretado por células L do sistema digestório, regulando a motilidade e aumentando a saciedade. A grelina pode interagir com o receptor do hormônio do crescimento (GH), estimulando a secreção de GH e, dessa maneira, potencializando o estímulo da fome. Além do efeito na ingestão de alimentos, o GH aumentaria os níveis de insulina. Esse polipeptídio, secretado pelas células beta pancreáticas localizadas nas ilhotas de Langerhans, tem diversos efeitos fisiológicos, desde os envolvidos na captação de glicose até aqueles envolvidos na fosforilação de enzimas e na modulação da expressão gênica. Esse hormônio induz a expressão de genes reguladores da saciedade, tem receptores no hipotálamo e suas ações no mecanismo da fome podem envolver a secreção de POMC e a inibição da liberação de AgRP.[4,5]

A leptina é um peptídio secretado principalmente pelas células do tecido adiposo branco. Assim, seus níveis plasmáticos estão diretamente relacionados com o conteúdo de gordura corporal do indivíduo. O pico de secreção da leptina ocorre

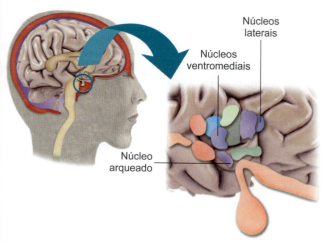

Figura 3.5 Localização do hipotálamo e de suas estruturas envolvidas na regulação da fome.

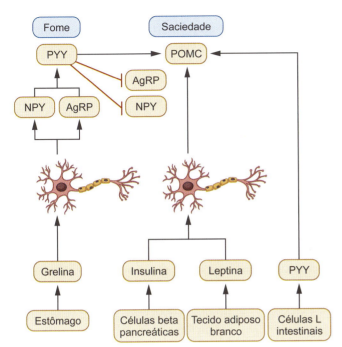

Figura 3.6 Papel dos peptídios grelina, insulina, leptina e YY nos neurônios do núcleo arqueado do hipotálamo na regulação da fome. As setas indicam que determinada molécula estimula a produção da outra, enquanto os fios vermelhos indicam inibição. *AgRP*, peptídio relacionado com o agouti; *NPY*, neuropeptídio Y; *POMC*, pró-opiomelanocortina; *PYY*, peptídio YY.

durante a noite e as concentrações no sangue são pouco influenciadas pelas refeições. O transporte da leptina pela corrente sanguínea ocorre, provavelmente, pela sua ligação ao receptor solúvel Ob-Rb, que também é encontrado em concentrações elevadas no hipotálamo. A leptina atua em três peptídios produzidos em neurônios do núcleo arqueado: NPY, AgRP e POMC. Acredita-se que a leptina suprima a atividade dos neurônios que produzem NPY/AGRP, ou seja, efeito orexígeno, e que ela estimule a atividade de neurônios produtores de POMC (efeito anorexígeno) (ver Figura 3.6).[5]

As incretinas, o peptídio 1 semelhante ao glucagon (GLP-1) e o polipeptídio insulinotrópico dependente de glicose (conhecido também como polipeptídio inibidor gástrico – GIP) estão envolvidos na estimulação pós-prandial da secreção de insulina e na regulação da homeostase da glicose. Tanto o GLP-1 como o GIP são secretados por células endócrinas intestinais. No contexto do controle da ingestão alimentar, merece destaque o GLP-1, que aumenta a síntese e a liberação de insulina das células beta pancreáticas. O GLP-1 também regula a expressão gênica e inibe a apoptose dessas células. Além disso, o GLP-1 também reduz a secreção de glucagon pelas células alfa pancreáticas. Como consequência dessas atividades nas células pancreáticas e também pela regulação do metabolismo hepático de carboidratos, os níveis de glicose no sangue são reduzidos. As atividades da GLP-1 ocorrem pela ativação do seu receptor (GLP-1R). O GLP-1 também é secretado por neurônios do núcleo do trato solitário como resultado da expressão do gene *GCG* ou *proglucagon*. Nesse sentido, a inibição do gene *GCG* em ratos resultou em hiperfagia e ganho de peso. Observou-se também que o uso de antagonistas do GLP-1R em roedores durante 1 semana resultou também em hiperfagia e aumento de peso. Mecanisticamente, a ativação do GLP-1R em neurônios produtores de POMC resulta em efeito anorexígeno. Quando a ativação do GLP-1R ocorre em neurônios que secretam GABA, há a inibição dos neurônios que produzem NPY/AGRP, que são orexígenos, resultando na supressão do apetite. Fármacos que são agonistas do GLP-1 têm se tornado uma importante ferramenta terapêutica para o tratamento farmacológico da obesidade.[7]

FISIOLOGIA DO SISTEMA DIGESTÓRIO

Boca

A boca apresenta uma complexidade anatômica e funcional compatível com sua importância fisiológica. Constitui a via de acesso ao sistema digestório e desempenha a função mastigatória com o auxílio dos dentes e dos músculos do sistema estomatognático. Também desempenha a função de sucção, que se dá sem o auxílio dos dentes, e a função secretória de saliva. Ademais, está envolvida no controle da sensação de sede e de fome. Por fim, é responsável pela rejeição ou não de alimentos, função que depende dos receptores de sabor, presentes nas papilas gustativas da língua. Como funções não relacionadas com a ingestão de alimentos, a boca é meio de acesso das vias respiratórias, permitindo a ventilação pulmonar, e também desempenha importante papel na fonoarticulação, modificando sons produzidos nas cordas vocais presentes na laringe.[4,5]

As células presentes na boca apresentam características distintas; assim, podem impedir a passagem de microrganismos e resistir ao atrito com o alimento devido à queratinização do epitélio, além de modular a função imunológica, uma vez que contém células do tecido linfoide associado à mucosa (MALT). Podem ainda secretar fluido seroso e mucoso graças às glândulas salivares. Devido à presença de uma extensa rede de neurônios sensitivos, é possível a percepção de sabores.[4,5]

A boca, como primeiro compartimento do sistema digestório, transforma o alimento em bolo alimentar por meio de um processo exercido por mastigação e secreção de saliva. A mastigação envolve músculos controlados por núcleos no tronco encefálico e que são inervados pelo ramo motor do 5º nervo craniano. O estímulo de determinadas regiões do hipotálamo, da amígdala e do córtex cerebral pode também ensejar a mastigação. Entretanto, o reflexo de mastigação é o principal fator envolvido na formação do bolo alimentar. Assim, a presença do alimento na cavidade bucal, em uma primeira instância, inibe os músculos da mastigação, ocorrendo relaxamento da mandíbula inferior. Como consequência desse relaxamento, o reflexo de estiramento dos músculos da mandíbula inferior faz com que esta se eleve, ocasionando o cerramento dos dentes. A compressão do alimento na boca provoca novamente relaxamento da mandíbula inferior e, desse modo, o processo se repete continuamente.[5]

Os dentes, que são estruturas mineralizadas, podem ter função de corte, como a exercida pelos dentes incisivos e caninos, ou ainda de trituração, como ocorre com os pré-molares e molares. A mastigação tem a função de reduzir o tamanho das partículas do alimento, aumentando a área superficial para ação das enzimas digestivas. Com a redução do tamanho das partículas do alimento, minimiza-se a ocorrência de possíveis escoriações na parede do sistema digestório. Os dentes pré-molares e molares, com sua função trituradora, desempenham importante papel no rompimento da parede de celulose presente em células vegetais, comuns em hortaliças cruas e grãos integrais.[4]

A saliva é uma solução que apresenta enzimas, glicoproteínas, eletrólitos e imunoglobulinas. A quantidade diária de saliva secretada pelo ser humano é de cerca de 1 ℓ. Na boca existem diversas glândulas salivares espalhadas pelo tecido conjuntivo da cavidade oral e pela língua, mas somente três glândulas produzem 95% da saliva secretada diariamente. As glândulas parótidas, localizadas abaixo e na frente da orelha, apresentam ductos que secretam cerca de 30% da produção diária de saliva na região do 2º molar superior. As glândulas submandibulares localizam-se no assoalho da cavidade bucal e secretam aproximadamente 60% da saliva em ductos situados ao lado do frênulo da língua. Também localizadas na mesma região das submandibulares, as glândulas sublinguais secretam em torno de 5% da saliva.[4,5]

As glândulas salivares apresentam células serosas, mucosas e mioepiteliais presentes em estruturas complexas constituídas por ácinos, ductos e túbulos. As células serosas produzem uma solução aquosa constituída por diversos íons, como potássio, bicarbonato, sódio e cloreto, além de enzimas como amilase, lipase e lisozima. Também secretam lactoferrina e imunoglobulina secretora A (IgAS). A amilase e a lipase estão envolvidas com o início da digestão de carboidratos e lipídios, respectivamente. Tanto a lisozima como a lactoferrina têm ação bactericida, enquanto a IgAS inativa antígenos. As células mucosas são responsáveis pela produção de muco, cujo principal componente é a mucina, que lubrifica o bolo alimentar.[4,5]

A produção de saliva envolve a secreção de amilase salivar e de mucina em uma solução iônica. À medida que a secreção iônica passa pelos ductos, íons potássio são secretados e íons sódio são reabsorvidos por mecanismo que implica consumo de energia. Por ser a absorção de íons sódio maior que a secreção de íons potássio, ocorre também absorção passiva de cloreto. Uma vez que íons cloreto são absorvidos, ocorre secreção de íons bicarbonato. O controle da salivação é realizado pelos núcleos salivares, localizados na junção do bulbo com a ponte e excitados por estímulos gustativos e táteis. Centros superiores do sistema nervoso central (SNC) também podem estimular os núcleos salivares por estímulos olfatórios ou visuais. Reflexos originários do estômago ou do intestino podem induzir a salivação, principalmente nos casos de ingestão de alimentos que irritem o sistema digestório, além da liberação de peptídios por esse sistema, como a substância P.[5]

A língua participa de diversos processos que ocorrem na boca, incluindo mastigação, percepção de sabores, deglutição e fala. É dotada de papilas, que podem ser filiformes, fungiformes, foliadas ou circunvaladas. As papilas filiformes cobrem a porção anterior da língua e têm a função mecânica de raspar o alimento e aumentar a fricção durante a mastigação. Já as papilas fungiformes estão localizadas entre as papilas filiformes e apresentam corpúsculos gustativos que detectam os sabores doce, salgado, azedo, amargo e umami. As papilas foliadas estão presentes nas laterais da língua e apresentam corpúsculos gustativos que se mantêm ativos até o 3º ano de vida. Por fim, as papilas circunvaladas também detectam os diferentes sabores e estão localizadas no "V lingual". Os corpúsculos gustativos são constituídos por 50 a 100 células, algumas das quais fazem sinapses com fibras nervosas sensoriais aferentes dos nervos facial, glossofaríngeo e vago. Essas células podem ser de quatro tipos, com diferenças eletrofisiológicas e de expressão de receptores (Figura 3.7). Os receptores presentes nessas células estão acoplados à proteína G e denominam-se *G-protein-coupled taste receptors* (GCCR).[8]

As células de tipo I dos corpúsculos gustativos apresentam pequenos canais de transporte de Na^+ e K^+ e ausência de canais de Ca^{2+} modulados por diferenças de potencial elétrico. A subunidade do canal epitelial de sódio (α-ENaC) está expressa nas células neuroepiteliais de tipo I e é considerada a principal

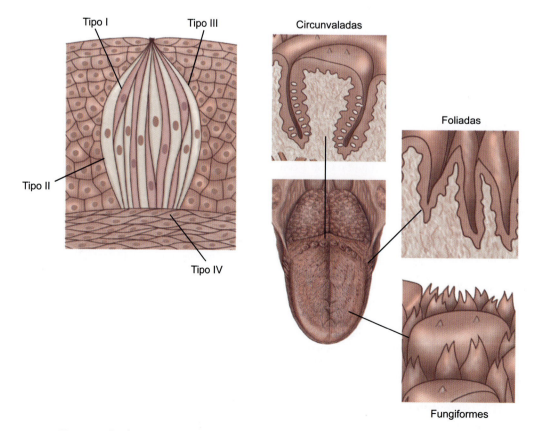

Figura 3.7 Papilas presentes na língua e composição celular dos corpúsculos gustativos.[2]

mediadora para a percepção do sabor salgado. Nas células de tipo I também ocorre a expressão do receptor da grelina (GHRP) e da ocitocina.[8]

As células de tipo II dos corpúsculos gustativos expressam receptores para os sabores doce, umami e amargo. Os sabores doce e umami são identificados por GCCR em forma de heterodímeros constituídos pela família de receptores TASR1 (do inglês *taste receptor 1*), cujos membros são TAS1R1 (do inglês *taste receptor type 1 member 1*), TAS1R2 e TAS1R3. GCCR constituídos por heterodímeros de TAS1R1 e TAS1R3 são ativados pelo sabor umami, enquanto os que apresentam heterodímeros TAS1R2 e TAS1R3 são sensíveis ao sabor doce (p. ex., de sacarose, frutose, glicose e também dos adoçantes artificiais, como a sucralose). O sabor amargo (p. ex., de cafeína e de quinina) é identificado por GCCR, que contém a família de receptores TASR2, formada por mais de 30 membros. Assim, cada célula neuroepitelial de tipo II pode expressar receptores TAS1R1 e TAS1R2 e, desse modo, ser sensível aos sabores doce, umami e amargo. As células de tipo II também expressam proteínas sensíveis a ácidos graxos, como o receptor de ácidos graxos livres 4 (GPR120) e glicoproteína plaquetária 4 (CD36) que detectam ácidos graxos de cadeia longa.[8]

As sinapses são realizadas pelas células de tipo III dos corpúsculos gustativos. Apresentam, tal como os neurônios, canais de Ca^{2+} modulados por diferença de potencial e secretam vesículas de serotonina, acetilcolina, norepinefrina e ácido gama-aminobutírico quando despolarizadas. Essas células expressam também canais PKD2 L1 (do inglês *polycystic kidney disease 2-like 1 protein*) e PKD2 L3, que em conjunto são responsáveis pela percepção do sabor amargo.[8]

O último tipo de célula é o tipo IV, constituído por um grupo celular heterogêneo localizado na base do corpúsculo gustativo. Essas células podem ter função progenitora, dando origem a células dos tipos I, II ou III.[8]

Uma vez que somente as células de tipo III são capazes de realizar sinapses, as células de tipos II e III apresentam diversas junções comunicantes (*gap junctions*). Todavia, observou-se que as células de tipo II podem comunicar-se diretamente com as fibras nervosas do corpúsculo gustativo por um mecanismo que envolve a produção e a liberação de trifosfato de adenosina (ATP). Além da liberação de ATP, as células de tipo II também produzem e liberam hormônios que têm atuação parácrina, ou seja, nas células da vizinhança. Esses hormônios podem modificar a percepção de sabor ao mudarem a sinalização celular nos corpúsculos gustativos. Além disso, fibras nervosas aferentes nos corpúsculos gustativos apresentam receptores para peptídios produzidos localmente, como o peptídio semelhante a glucagon 1 (GLP-1, do inglês *glucagon-like peptide-1*) e NPY.[8]

Receptores TAS1R1 (sabores umami e doce) e TAS1R2 (sabor amargo) e receptores para ácidos graxos compartilham vias de sinalização celulares que liberam peptídios e ATP. Assim, quando uma molécula associada a determinado sabor (doce, amargo, umami ou ácido graxo) se liga ao seu receptor específico, ocorre a liberação de Ca^{2+}, resultando em despolarização da célula. Essa despolarização celular leva à liberação de ATP por canais moduladores da homeostase do cálcio (CALMH1, do inglês *calcium homeostasis modulator 1*), que recruta receptores nas fibras nervosas, como nas células de tipos II e III. Nas células de tipo II, ocorre ativação de receptores que liberam ATP; já nas células de tipo III, ocorrem ativação de canais de Ca^{2+} e liberação de neurotransmissores. O ATP liberado pelas células de tipo II é degradado por enzimas ATPases localizadas nas células de tipo I em difosfato de adenosina (ADP). O ADP formado evita a dessensibilização de receptores nas fibras nervosas aferentes. O sabor azedo é identificado quando prótons são transportados para as células de tipo III, resultando em acidificação do meio intracelular. Como consequência, ocorrem bloqueio de canais de K^+, despolarização da membrana e liberação de neurotransmissores.[8]

Faringe e esôfago

A deglutição, ou seja, a passagem do bolo alimentar para o estômago, é um mecanismo complexo que ocorre em duas etapas: uma voluntária e a outra, involuntária. A primeira é exercida pela língua e pelos músculos da boca que empurram o alimento em direção à faringe. Para isso, ocorre projeção do ápice da língua em direção tanto ao palato duro como ao palato mole, formando uma concavidade em resposta à contração da musculatura lingual. Em seguida, ocorre um processo ondulatório da língua em direção à sua base posterior, contribuindo para o deslocamento do bolo alimentar para a faringe. Essa fase encerra-se com a abertura do esfíncter glossopalatino, sob ação dos músculos supra-hióideos, principalmente do músculo genioglosso, que possibilita a passagem do bolo alimentar suficientemente mastigado para a faringe. Ao mesmo tempo, o palato mole se eleva, impedindo a entrada de bolo alimentar nas fossas nasais.[4,5]

A faringe, que é comum aos sistemas digestório e respiratório, é revestida de células epiteliais estratificadas, que a protegem de atrito com o bolo alimentar. No tecido conjuntivo existem glândulas salivares que produzem muco, o qual favorece o transporte do bolo alimentar pelo esôfago até o estômago.[4]

A presença de bolo alimentar na faringe estimula os receptores epiteliais da deglutição, que consistem em núcleos motores de diversos nervos cranianos (p. ex., trigêmeo, hipoglosso, glossofaríngeo, vago e acessórios, além da participação de nervos cervicais C3-C5). O impulso nervoso é transmitido para o bulbo, em uma região específica denominada centro da deglutição. O resultado desse estímulo é a ação de diversos músculos que induzem o deslocamento da epiglote que obstrui, em parte, o orifício superior da laringe, um segmento exclusivo das vias respiratórias. O deslocamento da epiglote também impede que o bolo alimentar alcance as cordas vocais, localizadas na laringe, que ficam justapostas durante a deglutição.[4,5]

A laringe, embora não seja órgão do sistema digestório, exerce papel importante na deglutição. A fim de que o bolo alimentar seja direcionado para o estômago, a laringe, por ação de diversos músculos, é movimentada para cima, bloqueando a traqueia e permitindo a dilatação do esôfago. Nesse sentido, a camada muscular da porção inicial do esôfago, denominada esfíncter faringoesofágico, é relaxada. Durante esse processo ocorre também a contração da camada muscular da faringe, que favorece o movimento peristáltico e, dessa maneira, facilita a passagem do bolo alimentar para o esôfago.[4,5]

O esôfago é um órgão tubular de aproximadamente 25 cm de comprimento, que serve como conexão entre a faringe e o estômago. Constituído por células epiteliais pavimentosas, em sua submucosa encontram-se diversas glândulas produtoras de muco; este reduz o atrito do bolo alimentar no interior do esôfago. Na porção distal, ou seja, próximo ao estômago, existem diversas glândulas cárdicas esofágicas, que secretam muco que protege o epitélio do esôfago contra um eventual refluxo de suco gástrico. A musculatura do esôfago varia de acordo com a localização. Assim, na porção proximal encontra-se a musculatura estriada esquelética, enquanto na distal a musculatura é lisa. Na região média do esôfago, ocorre uma mistura de músculo esquelético e músculo liso.[5]

Impulsos em fibras nervosas provenientes dos nervos vago e glossofaríngeo controlam o movimento peristáltico promovido pela musculatura esquelética na porção superior do esôfago. Na musculatura lisa, o peristaltismo é mediado por nervos vagos por meio de conexões com o sistema nervoso mioentérico esofágico. O movimento do bolo alimentar pelo esôfago pode ser resultado da onda peristáltica iniciada na faringe e que se prolonga por toda a extensão do esôfago. Esse movimento peristáltico permite o transporte do alimento da faringe até o estômago em cerca de 10 segundos. Caso o bolo alimentar fique retido no esôfago, têm início ondas peristálticas resultantes da distensão da parede esofágica, por circuitos neurais intrínsecos ao sistema nervoso mioentérico.[5]

O esfíncter esofágico inferior, ou gastresofágico, está localizado a aproximadamente 3 cm do estômago. Apresenta diversos músculos circulares com limiares de excitabilidade muito baixos. Assim, pequenos estímulos podem provocar intensa contração do esfíncter que o faz permanecer contraído em condições normais. Porém, devido ao movimento peristáltico esofágico, ocorre relaxamento do esfíncter que permite a entrada de bolo alimentar no estômago. A manutenção da contração do esfíncter esofágico inferior é modulada por fibras vagais colinérgicas e também pela liberação de norepinefrina, que interage com receptores alfa-adrenérgicos. A liberação de acetilcolina induz a contração do esfíncter esofágico inferior, principalmente se ocorrer estímulo no nervo vago por elevação da pressão intra-abdominal. Tal situação ocorre quando o indivíduo realiza algum esforço, como a atividade física ou o ato de tossir, por exemplo.[5]

O relaxamento do esfíncter esofágico inferior pode ainda ser mediado pela atividade de neurônios secretores de óxido nítrico (NO) e do peptídio intestinal vasoativo (VIP), de tal modo que ambos atuariam como neurotransmissores. Assim, ocorreria inibição das fibras vagais de ação estimuladora colinérgica, favorecendo o relaxamento do esfíncter. Durante os primeiros meses de vida, as fibras musculares lisas ainda não desempenham plenamente suas atividades contráteis – ocorrendo, assim, refluxo gastresofágico nos lactentes.[5]

Estômago

O estômago é uma porção dilatada do tubo digestório, onde o bolo alimentar é transformado em quimo. Esse órgão está limitado por dois esfíncteres, o esofágico inferior e o piloro, e apresenta quatro regiões distintas: cárdia, fundo, corpo e antro (Figura 3.8). Em toda a extensão do estômago, a mucosa e a submucosa formam pregas longitudinais denominadas rugas que se distendem quando o órgão está cheio. A distensão gástrica é possível devido ao relaxamento receptivo, decorrente do reflexo vasovagal, que sinaliza ao tronco encefálico e retorna ao estômago, reduzindo seu tônus muscular e permitindo o aumento da quantidade de bolo alimentar no interior do órgão. O estômago completamente relaxado pode apresentar em seu interior até 1,5 ℓ de bolo alimentar, desempenhando, assim, função armazenadora. Desse modo, pode fornecer periodicamente quimo para o duodeno para que ocorram digestão e absorção dos nutrientes.[4]

Quimo é o produto da transformação do bolo alimentar pelo estômago, mas é possível encontrar em sua composição fragmentos de alimentos ainda não digeridos. É formado pelo

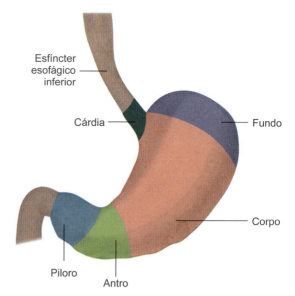

Figura 3.8 Regiões do estômago.

movimento de mistura decorrente do estímulo vagal gástrico que desencadeia ondas de ritmo elétrico lento pela musculatura lisa do estômago. À medida que o quimo se desloca, no sentido do corpo do estômago para o antro, ocorre a formação de anéis constritores peristálticos que aumentam a intensidade da contração à proporção que se aproximam do piloro. Em diversas ocasiões, porém, o piloro está contraído, não permitindo a passagem do quimo para o duodeno. Dessa maneira, o conteúdo gástrico que chega ao piloro é lançado de volta para o antro, em um movimento de retropulsão, ensejando a mistura do quimo com as secreções gástricas e sua fragmentação em partículas de tamanho menor.[5]

O piloro permite a passagem de água e de outros líquidos para o duodeno. Todavia, somente partículas com diâmetro inferior a 1 mm podem ser transportadas para a porção inicial do intestino delgado, ou seja, o quimo deve apresentar-se praticamente como um líquido. A velocidade da passagem do conteúdo gástrico para o duodeno – ou seja, o esvaziamento do estômago – depende do tipo de macronutriente ingerido. Assim, uma refeição com elevada quantidade de carboidratos levaria menor tempo de esvaziamento gástrico em comparação a uma refeição hiperproteica ou hiperlipídica. Uma refeição hiperlipídica implica maior tempo de esvaziamento gástrico.[5]

Durante 20% do tempo de permanência do quimo no estômago, as ondas peristálticas tornam-se mais intensas e induzem o esvaziamento gástrico. Nesse período, o piloro fica relaxado e permite a passagem do quimo para o duodeno. Trata-se de um processo cíclico, no qual a propulsão do quimo para o duodeno ocorre por 5 a 10 minutos e segue-se um período de reduzida contração da musculatura lisa, que dura, em média, 60 a 90 minutos, seguindo-se novamente outro período de abertura do piloro. A presença de quimo no duodeno pode constituir um mecanismo de controle do esvaziamento gástrico, uma vez que desencadeia reflexos nervosos que inibem o relaxamento do piloro. Assim, o quimo no duodeno pode estimular o SNE intestinal e diretamente inibir o esvaziamento gástrico. Além disso, pode ocorrer ativação de núcleos nervosos presentes no duodeno. Estes podem estimular gânglios simpáticos pré-vertebrais que, por sua vez, excitam fibras nervosas simpáticas que inibem o piloro.[5]

Provavelmente, o fator mais importante de controle do relaxamento do piloro seja a liberação de CCK pelas células I do duodeno e do jejuno, estimulada pelos lipídios e proteínas presentes no quimo. Outros peptídios, como a secretina, liberada pelas células S do duodeno e do jejuno em resposta à alteração do pH duodenal, e o GIP, também controlam o relaxamento do piloro. A gastrina, secretada na corrente sanguínea pelas células G localizadas nas glândulas pilóricas do estômago, atua aumentando a contração do piloro e o tempo de permanência do bolo alimentar no estômago.[4,5]

Como também ocorre na boca e no esôfago, o estômago apresenta células produtoras de muco. Essas células, distribuídas em glândulas oxínticas e também nas glândulas pilóricas, podem distribuir-se isoladamente na mucosa. O muco gástrico apresenta características específicas, pois, além de abrigar grande quantidade de células mucosas, é também produzido por células caliciformes. Sendo assim, o epitélio gástrico apresenta uma camada coloidal de muco, com alguns milímetros de espessura e que tem as funções de lubrificar o interior do estômago e retardar a difusão de íons H^+. Forma-se, pois, uma barreira entre o epitélio e o lúmen do estômago, que é extremamente ácido. A secreção de muco parece estar envolvida no estímulo do nervo vago.[5]

As células epiteliais da mucosa gástrica também secretam íons bicarbonato, que é formado por catálise da anidrase carbônica. O bicarbonato formado difunde-se pela camada de muco e neutraliza os íons H^+, mantendo o pH nas proximidades da camada de muco em aproximadamente 7. O mecanismo de controle da secreção de bicarbonato envolveria um sistema de contratransporte com íons cloreto com estímulo vagal. A prostaglandina PGE2 também estimula a secreção de íons bicarbonato.[4]

A glândula oxíntica apresenta, basicamente, três tipos de células: mucosas, parietais e principais. As células parietais secretam o fator intrínseco de Castle, uma glicoproteína que permite a absorção da vitamina B_{12} pelo intestino. As células parietais também são responsáveis pela secreção de uma solução ácida, que teria as funções de degradar o tecido conjuntivo e de fibras alimentares de alimentos de origem animal e ativar enzimas (p. ex., o pepsinogênio e a pepsina), além de ter uma ação bactericida. Como o pH dessa solução ácida é de cerca de 1, ocorre também a difusão de íons bicarbonato para a circulação venosa, de tal modo que o pH do sangue venoso seja mais elevado que o pH do sangue arterial. O processo de secreção da solução ácida pelas células parietais depende de energia e utiliza uma bomba de hidrogênio-potássio (H^+-K^+-ATPase).[5]

A solução ácida secretada pelas células parietais envolve a dissociação da água em íons H^+ e OH^-. O transporte de H^+ da célula pela H^+-K^+-ATPase favorece o acúmulo de OH^- e a formação de HCO^- a partir do CO_2 proveniente do metabolismo celular ou da circulação sanguínea, em uma reação catalisada pela anidrase carbônica. Os íons bicarbonato assim formados são transportados para o líquido extracelular por troca com íons cloreto, os quais, após a entrada na célula, são secretados no lúmen gástrico. Os íons K^+ são transportados para o interior das células parietais pela bomba de Na^+-K^+-ATPase. A secreção final da célula parietal contém água, ácido clorídrico, cloreto de potássio e cloreto de sódio. Como essa secreção apresenta concentração elevada, principalmente de ácido clorídrico e de cloreto de potássio, existe a tendência de que ocorra reabsorção desses compostos pelas células da mucosa gástrica. Isso é evitado pela barreira formada pelo muco e também pelas junções aderentes (*tight junctions*) das células da mucosa gástrica, que fazem com que permaneçam aderidas, impedindo a passagem de compostos entre os espaços intercelulares.[5]

As células parietais apresentam receptores H_2 para histamina que é secretada por células ECL, localizadas na submucosa, especificamente na vizinhança das glândulas oxínticas. Verificou-se que a produção da solução ácida pelas células parietais está diretamente relacionada com a quantidade de histamina secretada pelas células ECL. A histamina interage com seu receptor na célula parietal, que ativa uma via de sinalização celular; isso resulta em aumento de monofosfato cíclico de adenosina (cAMP) e de trifosfato de fosfatidilinositol (IP_3), que redunda em elevação das concentrações de Ca^{2+} intracelular. Este, por sua vez, ativa a proteinoquinase 1, permitindo a liberação da solução ácida. A CCK, secretada na corrente sanguínea pelas células I do duodeno e do jejuno, tem um discreto efeito estimulatório da secreção gástrica, interagindo com o receptor CCKB e, em consequência, aumentando os níveis de IP_3 e de Ca^{2+}. Efeito semelhante tem a gastrina, que atua como um hormônio que estimula as células ECL a produzirem histamina. A gastrina também pode atuar diretamente nas células parietais, interagindo com o receptor de CCKB, e aumentar os níveis de Ca^{2+}. Aminoácidos como a fenilalanina e a tirosina, além do neuropeptídio liberador de gastrina (GRP), estimulam a liberação desse polipeptídio.[5]

Apesar de a CCK apresentar discreto efeito estimulador da secreção gástrica, também pode inibi-la. Isso ocorre graças à interação da CCK com receptores CCKA das células oxínticas secretoras de somatostatina e das células D que também secretam esse peptídio. Assim, a somatostatina secretada inibe a secreção ácida das glândulas oxínticas e a secreção de gastrina. Prostaglandinas podem interagir com seus receptores nas células parietais e inibir a formação de cAMP e, dessa maneira, também inibir a secreção da solução ácida. A secretina, liberada pelas células S do duodeno e jejuno em resposta às alterações do pH intestinal, também inibe a secreção da solução ácida, assim como a substância P, secretada pelas células EC2 do sistema digestório e a neurotensina, secretada pelas células N do íleo.[5]

As glândulas oxínticas também secretam pepsinogênio, que é sintetizado e armazenado como grânulos zimogênios nas células principais. O pepsinogênio é produzido também pelas células da mucosa gástrica. Esse peptídio é produzido como uma proenzima; assim, o ambiente ácido do estômago favorece a clivagem do pepsinogênio em pepsina, que atua como uma enzima proteolítica. A pepsina é ativa em ambiente ácido, sendo inativada em condições de pH acima de 7. Além do controle pelo nervo vago, a secreção de pepsinogênio pode ser estimulada por prostaglandinas, secretina e VIP, e pela motilina secretada pelas células M do intestino delgado sob estímulo da acetilcolina. A inibição da secreção de pepsinogênio pode ocorrer devido à atuação do GIP. A lipase gástrica também é secretada pelas células principais. Apresenta resistência ao ambiente ácido do estômago e sua secreção é estimulada pela gastrina.[4,5]

A secreção gástrica pode ocorrer em fases, denominadas cefálica, gástrica e intestinal. A fase cefálica inicia-se antes de o bolo alimentar chegar ao estômago. Estímulos como visão, cheiro, gosto ou até mesmo lembranças do alimento estão envolvidos nessa fase. Assim, sinais originários do córtex cerebral e dos centros do apetite no hipotálamo e na amígdala são transmitidos pelo nervo vago até o estômago.[5]

A fase gástrica ocorre quando o bolo alimentar chega ao estômago. Nesse caso, são estimulados núcleos entéricos gástricos envolvidos com o reflexo vasovagal, além de reflexos entéricos locais. Nessa fase ocorre também a liberação de gastrina como mais um fator envolvido no estímulo da secreção gástrica.[5]

A fase intestinal ocorre quando o quimo é liberado para o duodeno. Também, nesse caso, ocorre a liberação de gastrina pelas células G da mucosa duodenal, a qual estimula a secreção gástrica. Alguns fatores dietéticos estimulam a secreção de gastrina pelo duodeno e pela porção proximal do jejuno, tais como proteínas, café e bebidas alcoólicas (p. ex., vinho e cerveja).[5]

Intestino delgado

O intestino delgado é um órgão tubular que tem início na junção do piloro com o duodeno e termina na válvula ileocecal. Compreende o duodeno, com cerca de 25 cm de comprimento; o jejuno, que mede 2,5 m; e o íleo, com 3,5 m. Nesse órgão ocorre a absorção de nutrientes, eletrólitos e água.[2] Apresenta diversas adaptações que permitem o aumento da superfície de absorção, como a formação de estruturas, denominadas válvulas coniventes ou pregas de Kerckring (Figura 3.9), pelas camadas mucosa e submucosa com 8 mm de altura e até 5 cm de comprimento. O epitélio e o tecido conjuntivo projetam-se em vilosidades que medem de 0,5 a 1,5 mm. Neles, ocorre também a formação de depressões que são denominadas criptas de Lieberkühn.[2] As células epiteliais apresentam microvilos de 1 a 3 mm de comprimento e estão presentes tanto nas vilosidades como nas criptas (Figura 3.10).[4,5] As criptas de Lieberkühn apresentam células caliciformes que secretam glicoproteínas que constituem o muco intestinal. Nessas criptas ainda são encontradas células epiteliais com microvilosidades, caracterizadas por borda em escova, que recebem o nome de enterócitos.[5] Estes apresentam diversas enzimas (p. ex., peptidases, lipases, lactase, sacarase, maltase, isomaltase e fosfatase alcalina) e são responsáveis pela etapa final da digestão dos alimentos e absorção dos nutrientes. As células de Paneth estão dispostas na porção basal das criptas de Lieberkühn e secretam eosinófilos, que atuam na membrana de microrganismos patogênicos e são responsáveis pelo controle da microbiota intestinal. Também na base da cripta existem células progenitoras que podem sofrer diferenciação e recompor a população das demais células da cripta (ver Figura 3.10).[2]

Os enterócitos secretam uma solução aquosa com eletrólitos, cujo pH é discretamente alcalino, entre 7,5 e 8. Essa solução tem a função de ser um veículo aquoso para absorção dos nutrientes presentes no quimo.[5]

As vilosidades também abrigam enterócitos, além de células enteroendócrinas. Além destes, apresentam células de Globet que produzem muco e células M envolvidas na resposta imunológica a antígenos. Células de Tufts também foram observadas nas vilosidades intestinais. Suas funções não estão plenamente esclarecidas, mas aventa-se que esse tipo de célula esteja relacionado com a percepção de sabores, tal como se observa com os corpúsculos gustativos. Finalmente, um tipo celular em forma de cálice (cup cells) também foi observado nas vilosidades intestinais, mas a sua função ainda não foi elucidada por completo.[2,5]

Na porção inicial do intestino e duodeno encontram-se as glândulas de Brünner, que secretam muco com pH em torno de 8,5. Esse muco alcalino tem a função de proteger a mucosa do duodeno contra o quimo ácido. O estímulo à secreção de muco é proveniente do nervo vago, mas parece que a secretina e a CCK também estão envolvidas na liberação de muco por essas glândulas. Entretanto, estímulos simpáticos podem inibir a atividade das glândulas de Brünner.[5]

Quando o quimo alcança algum segmento do intestino delgado, ocorre a formação de contrações rítmicas da camada muscular circular. Essas contrações formam depressões anulares que, de certa maneira, comprimem o quimo a uma frequência de duas a três vezes por minuto. Ocorrem em ciclos e em porções diferentes do trato intestinal e têm a função de misturar o quimo com as enzimas digestivas.[5]

O movimento peristáltico do intestino consiste em ondas que contraem a camada muscular com maior amplitude do que as ondas envolvidas com as contrações de mistura. O peristaltismo intestinal apresenta a característica de contrair a camada muscular circular e relaxar as fibras musculares distais. Como a onda de contração produz um estímulo contrátil maior do que aquele produzido pela onda de relaxamento, o movimento do

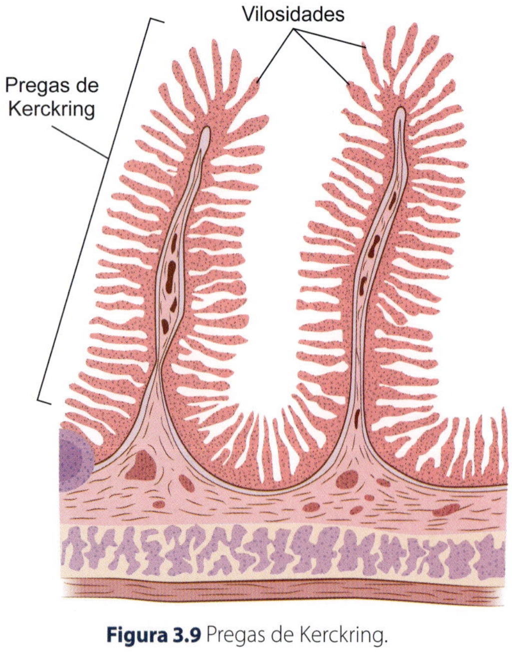

Figura 3.9 Pregas de Kerckring.

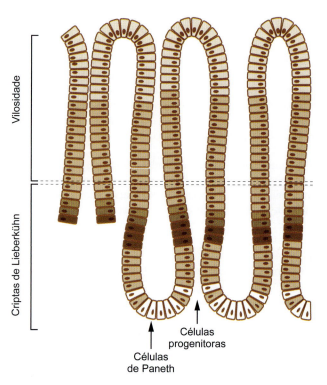

Figura 3.10 Estrutura do epitélio do intestino delgado.

quimo é realizado no sentido do local da contração da camada muscular intestinal para a região relaxada. Assim, esse movimento tem sido explicado como a "lei do intestino", segundo a qual um estímulo em qualquer região do intestino resulta em contração proximal e relaxamento da sua região distal. O estímulo aos movimentos do intestino delgado está relacionado com distensão da camada muscular intestinal, que estimula o plexo mioentérico, e também com a liberação de serotonina. A liberação de gastrina, motilina, substância P e CCK também estimula a atividade muscular do intestino delgado; todavia, a secreção de somatostatina, secretina e neurotensina parece inibir a motilidade intestinal.[4]

Neurônios que controlam a camada muscular da mucosa também são estimulados pelo quimo intestinal. Assim, fibras musculares da mucosa presentes nas vilosidades são estimuladas a se contraírem, aumentando a área em contato com o quimo e facilitando a absorção dos nutrientes.[4,5]

O esfíncter ileocecal apresenta camadas musculares espessas e tem a função de evitar refluxo do conteúdo do intestino grosso, mais precisamente do ceco para o íleo. Em geral o esfíncter permanece contraído e retém o quimo durante algumas horas. Contudo, quando ocorre outra refeição, a presença de alimento no sistema digestório intensifica o movimento peristáltico no íleo, empurrando o quimo armazenado pelo esfíncter ileocecal. Quando o quimo alcança o ceco, porém, ocorre a estimulação dos plexos mioentéricos do sistema digestório e o peristaltismo é inibido. Sendo assim, o controle do esfíncter ileocecal ocorre por mecanismo de *feedback*.[4]

O nervo vago e fibras provenientes dos nervos pélvicos enviam sinais que controlam a motilidade do sistema digestório. Esse controle é exercido pelo sistema nervoso parassimpático. Todavia, fibras nervosas provenientes do sistema nervoso simpático também inibem a atividade motora do intestino delgado, mas de modo discreto. O estado emocional, que está relacionado com o sistema nervoso simpático, parece influir na motilidade do sistema digestório, assim como as secreções gástricas e intestinais.[5]

O duodeno recebe secreções provenientes do pâncreas e das vias biliares pela ampola de Vater, que está envolta pelo esfíncter de Oddi. Tanto o canal de Wirsung, proveniente do pâncreas, como o colédoco, originário das vias biliares, liberam suas secreções na ampola de Vater. As secreções provenientes do pâncreas podem ser classificadas como hidrolática ou ecbólica, e a bile é o produto proveniente das vias biliares. A solução hidrolática apresenta elevada concentração de íons bicarbonato e, desse modo, neutraliza a acidez do quimo. A solução ecbólica apresenta diversas enzimas capazes de digerir carboidratos, proteínas e lipídios. A bile tem a função de emulsificar e facilitar a absorção das gorduras presentes no quimo. Assim, a etapa mais importante do processo digestivo dos nutrientes ocorre no duodeno.[5]

Pâncreas

O pâncreas desempenha funções secretórias endócrinas e exócrinas. Para o contexto da digestão dos nutrientes, as funções exócrinas têm maior relevância, mas ocorre também a participação dos hormônios pancreáticos. As funções endócrinas são realizadas pelas ilhotas de Langerhans, em que células específicas produzem insulina, glucagon e somatostatina, as quais, sendo liberadas na corrente sanguínea, atuam em regiões distintas do organismo. As ilhotas de Langerhans constituem apenas 1 a 2% do total do pâncreas.

A porção exócrina é constituída por células acinares, produtoras das enzimas utilizadas no processo digestivo, e também por vários canais e ductos que transportam as secreções para o duodeno e produzem a solução ecbólica.[2]

O ácino apresenta estrutura piramidal e é drenado por um microducto. Este transporta a secreção acinar para ductos intercalados que se unem e dão origem ao ducto de Wirsung. Os ácinos secretam a solução ecbólica sob estímulo, principalmente, da CCK e do nervo vago, mas aventa-se o papel da bombesina produzida pelas células P do estômago, duodeno e da substância P na secreção ecbólica. A somatostatina e o polipeptídio pancreático (PP), secretado pelas células F do pâncreas, inibem a secreção enzimática do pâncreas.[4,5]

A secreção ecbólica do pâncreas contém enzimas com função catalítica, que podem ser classificadas como amiolíticas, proteolíticas ou lipolíticas. A enzima amiolítica do pâncreas é a amilase, que apresenta atividade máxima em condições de pH em torno de 8,2, diferentemente da amilase salivar, para cuja atividade o pH ótimo é cerca de 6,8. A amilase pancreática atua em polissacarídios, produzindo dextrinas, trissacarídios e dissacarídios.[4,5]

As enzimas proteolíticas do pâncreas constituem um grupo numeroso de compostos que hidrolisam proteínas. Podem atuar como endopeptidases – ou seja, clivam ligações peptídicas específicas – ou como exopeptidases, clivando o grupo carboxila terminal da proteína. Entre as endopeptidases, destaca-se a tripsina, secretada em forma de tripsinogênio, que constitui seu precursor sem atividade catalítica. O tripsinogênio é clivado pela enzima enteroquinase, que é secretada pela mucosa duodenal, produzindo tripsina. A própria tripsina formada pode atuar como autocatalisador para conversão do tripsinogênio em forma ativa. Porém, se a ativação ocorrer no interior da glândula, a tripsina pode digerir o próprio pâncreas, resultando em necrose do pâncreas ou pancreatite aguda. Para que essa situação não ocorra, o pâncreas secreta também uma proteína denominada antitripsina, que atua inibindo a atividade da tripsina nos ductos pancreáticos. Assim que a secreção ecbólica alcança o duodeno, a antitripsina é diluída e permite a ativação do quimiotripsinogênio pela enteroquinase.[4]

Outra endopeptidase secretada pelo pâncreas é a quimiotripsina. Esta está presente na secreção ecbólica em forma inativa, denominada quimiotripsinogênio. Assim, o quimiotripsinogênio é clivado pela tripsina, resultando em quimiotripsina. O mesmo ocorre com as enzimas da família das carboxipolipeptidases, que são secretadas como procarboxipeptidases e necessitam de ativação pela tripsina.[4]

Enzimas como colagenase e elastase também são secretadas pelo pâncreas. A colagenase atua na clivagem do colágeno, mas sua atividade enzimática é limitada, uma vez que a maior parte dessa proteína, quando ingerida, é eliminada com as fezes. A elastase atua na clivagem da elastina; mas, assim como a colagenase, apresenta atividade enzimática reduzida. As enzimas lipolíticas secretadas pelo pâncreas compreendem lipase pancreática, carboxiesterase e fosfolipase A. A lipase pancreática é secretada como pró-colipase, que é clivada pela tripsina, resultando em duas moléculas: a colipase e a enterostatina. A colipase é novamente clivada pela tripsina, ativando a lipase. Por sua vez, a enterostatina é absorvida pela corrente sanguínea e transportada para o hipotálamo, estimulando a região ventromedial – ou seja, o centro da saciedade. A lipase pancreática atua em triacilgliceróis e em diacilgliceróis, produzindo monoacilgliceróis e ácidos graxos livres. A carboxiesterase hidrolisa ésteres de colesterol e as formas esterificadas das vitaminas lipossolúveis. A fosfolipase A2 atua em fosfolipídios, principalmente na fosfatidilcolina ou lecitina, liberando liso-fosfatidilcolina e ácido graxo livre.[4,5]

A secreção hidrolática do pâncreas apresenta a mesma osmolaridade do plasma e pH entre 7,6 e 8,2 devido à elevada concentração de bicarbonato. Apresenta também íons sódio, cloreto e potássio. As funções da secreção hidrolática são neutralizar o quimo ácido proveniente do estômago e servir como meio para a secreção ecbólica alcançar o duodeno. Essa solução é secretada pelas células epiteliais dos ductos pancreáticos sob, principalmente, estímulo da secretina.[5]

A secretina liga-se ao seu receptor na célula epitelial do ducto pancreático, o que resulta em aumento dos níveis de cAMP intracelulares. Desse modo, a entrada de cloreto na célula é facilitada. Porém, com a entrada de cloreto, ocorre a exportação de bicarbonato no ducto pancreático por um mecanismo de antiporte. Outra via de liberação de bicarbonato para o ducto pancreático é a sua exportação em conjunto com o sódio, ou seja, por um mecanismo de simporte. O bicarbonato é formado pela dissociação do ácido carbônico, produzido pela reação entre gás carbônico e água sob catálise da anidrase carbônica.[5]

Assim como ocorre com o estômago, a secreção das soluções ecbólica e hidrolática pelo pâncreas se dá em fases, como a cefálica, a gástrica e a intestinal. A fase cefálica consiste na liberação de acetilcolina pelas terminações nervosas do nervo vago e de outros nervos colinérgicos para o SNE. O estímulo à liberação de acetilcolina pelas fibras nervosas é o mesmo que provoca a secreção gástrica, ou seja, visão, cheiro, gosto e lembrança do alimento. Contudo, apenas uma pequena quantidade da secreção ecbólica é liberada durante essa fase, devido ao papel limitante da solução hidrolática, cujas produção e secreção ainda não estão sendo devidamente estimuladas. O mesmo ocorre na fase gástrica, em que atuam os mesmos estímulos nervosos e durante a qual apenas uma pequena quantidade das secreções ecbólicas e hidroláticas alcança o duodeno. A fase intestinal ocorre quando o quimo é liberado para o duodeno. Nesse caso, ocorre também liberação de CCK, que estimula a secreção ecbólica, e de secretina, que estimula a secreção hidrolática. Fatores dietéticos, como os lipídios e as proteínas presentes no quimo, favorecem a secreção no pâncreas.[4,5]

Secreção da bile

O fígado, a maior glândula do organismo, pesa cerca de 1,5 kg. O suplemento sanguíneo hepático ocorre principalmente pela veia porta (70%), que drena os intestinos delgado e grosso, estômago, pâncreas e baço. O restante é suprido pela artéria hepática. O fígado divide-se em lóbulos hexagonais que são orientados ao redor das veias hepáticas terminais. Ramificações de veia e artéria hepáticas, além do ducto hepático, estão localizadas na periferia do lóbulo e constituem a tríade hepática. O fígado é constituído principalmente por hepatócitos que desempenham diversas funções (p. ex., as relacionadas com o metabolismo de nutrientes, do etanol, de hormônios e de fármacos) e também é responsável pela produção de bile.[4]

A bile é constituída por ácidos e pigmentos biliares, como a bilirrubina. Também estão presentes na bile: colesterol, lecitina, produtos insolúveis do metabolismo de xenobióticos e eletrólitos. O volume diário de bile produzida no ser humano é de cerca de 1 ℓ, mas essa quantidade é reduzida por um processo de concentração que ocorre na vesícula biliar, órgão responsável por seu armazenamento.[4,5]

Os ácidos biliares são derivados do colesterol e são formados por uma sequência de reações enzimáticas. A primeira reação é a conversão do colesterol em 7α-hidroxicolesterol, sob catálise da 7α-hidroxilase. Os produtos primários são os ácidos quênico e cólico. Esses ácidos podem ainda conjugar-se com a glicina ou com a taurina, formando quenilglicina e queniltaurina, ou ainda colilglicina e colitaurina. Quando secretados no duodeno e absorvidos no intestino delgado, retornam ao fígado pela veia porta, ligados à albumina. Porém, parte dos ácidos biliares não é absorvida em um primeiro momento, sofrendo modificações estruturais por atividade das bactérias intestinais. Assim, têm origem os ácidos biliares secundários, como o desoxicólico e o litocólico. Parte deste é reabsorvida e transportada até o fígado e o restante é eliminado com as fezes.[4,5]

A absorção dos ácidos biliares pode ocorrer por difusão ao longo do intestino ou por transportador específico, como o transportador de sal biliar dependente de sódio apical (ASBT, do inglês *apical sodium-dependent bile salt transporter*), presente no íleo. No fígado, o transporte de ácidos biliares para o hepatócito se dá por meio de transportadores de taurocolato dependentes de sódio (NTCP, do inglês *sodium-dependent taurocholate transporter*) e de proteína de transporte aniônico orgânico (OATP, do inglês *organic anion transport protein*).[5]

Os ácidos biliares absorvidos e transportados para o fígado são novamente submetidos a reações de conjugação com glicina e taurina, formando, por exemplo, desoxicolilglicina, desoxicoliltaurina, sulfolitocolilglicina e sulfolitocoliltaurina. Outro ácido biliar importante é o ursodesoxicólico, derivado do ácido 7-cetolitocólico. Quando ocorre redução da quantidade de ácidos biliares transportados para o fígado, observa-se incremento da atividade da enzima 7α-hidrolase, aumentando a síntese de ácidos biliares e, em consequência, reduzindo os níveis de colesterol no fígado.[5]

Por serem moléculas anfipáticas, apresentando uma região hidrofóbica e outra hidrofílica, os ácidos biliares e a lecitina tendem, quando presentes em solução, a formar micelas. Assim, os ácidos biliares e a lecitina promovem a emulsificação e a absorção de lipídios, em um processo dependente da formação de micelas. Além da absorção de lipídios, os ácidos biliares estão envolvidos também na solubilização do colesterol na vesícula biliar, prevenindo a formação de cálculos (litíase) biliares. A bile é produzida pelos hepatócitos, que a secretam em canalículos biliares com o auxílio de proteínas exportadoras de ácidos biliares, como a proteína de exportação de sal biliar (BSEP, do inglês *bile salt export protein*). Os canalículos biliares alcançam os ductos biliares terminais, que se conectam a ductos biliares maiores e, finalmente, ao ducto hepático e ao ducto biliar comum. A bile é secretada diretamente no duodeno ou armazenada na vesícula biliar. Células dos ductos biliares secretam, sob estímulo da secretina, uma solução que contém íons sódio e bicarbonato que dobra o volume de bile secretado.[5]

Quando a bile está presente na vesícula biliar, parte da solução iônica secretada pelas células dos ductos biliares é reabsorvida. Assim, a bile armazenada é concentrada. O esvaziamento da vesícula biliar ocorre por contrações da sua parede e relaxamento do esfíncter de Oddi. Os estímulos para esvaziamento da vesícula biliar consistem em liberação de acetilcolina secretada pelo nervo vago e pelo SNE e atuação da CCK.[5]

Intestino grosso

Trata-se da última porção do sistema digestório, que mede, em média, 1,5 m, e é formado por ceco, cólon (ascendente, transverso, descendente e sigmoide), reto e canal anal. Ao contrário do intestino delgado, não tem vilosidades, mas apresenta invaginações, denominadas criptas, que são constituídas por células caliciformes, enteroendócrinas, de Paneth e progenitoras. A secreção do muco produzido pelas células colônicas tem como função proteger as células do intestino grosso e agregar os resíduos de alimentos não digeridos para a formação das fezes. A produção de muco é regulada por reflexos locais e pela inervação parassimpática.[5]

O intestino grosso tem as funções de armazenar água e eletrólitos do quimo e de formar e armazenar as fezes. Assim, metade do intestino grosso, que consiste basicamente no ceco e no cólon ascendente, está envolvida na função absortiva, enquanto o restante está relacionado com o armazenamento das fezes.[5]

O intestino grosso apresenta padrões de movimentos que são chamados de haustrações. Estas consistem em uma intensa contração da camada muscular circular que chega a obstruir o lúmen colônico. Simultaneamente, a camada muscular longitudinal, que no intestino grosso é constituída por três feixes musculares denominados tênias cólicas, também se contrai. A parte do intestino grosso não contraída forma bolsas, que também recebem o nome de haustrações. O propósito desse movimento seria a mistura do quimo para promover absorção de água e eletrólitos e a propulsão lenta do conteúdo colônico em direção ao ânus.[5]

O cólon também executa movimentos propulsivos, denominados movimentos de massa. Estes consistem em um tipo de peristaltismo, com a formação de um anel constritivo em resposta à distensão do cólon. Em seguida, ocorre relaxamento das camadas musculares em um segmento de cerca de 20 cm em direção ao ânus; dessa maneira, as haustrações desaparecem, facilitando o transporte das fezes. As contrações duram 30 segundos, enquanto o relaxamento se dá por 3 minutos. Os movimentos de massa ocorrem por 10 a 20 minutos e depois cessam. Após 12 horas, esses movimentos voltam a ocorrer.[5]

A absorção de água no cólon se dá por meio de canais específicos, denominados aquaporinas. Trata-se de canais constituídos por aminoácidos que formam poros que apenas moléculas de água conseguem atravessar, impossibilitando a passagem de íons, que se encontram hidratados. A absorção de água também pode ocorrer por diferença de osmolaridade, uma vez que íons sódio e cloreto são absorvidos no cólon por mecanismo antiporte, ou seja, entrada de sódio no colonócito e saída de H^+ ou absorção de cloreto e saída de bicarbonato. Os colonócitos também absorvem ácidos graxos de cadeia curta, como os ácidos propílico e butírico. A absorção pode realizar-se por difusão ou por mecanismo antiporte com troca com bicarbonato.[5]

Microbiota intestinal

A microbiota intestinal consiste em diversos microrganismos que estão localizados do estômago até o cólon. Estima-se que existam 10^{14} células de microrganismos no sistema digestório, montante que é 10 vezes maior que a quantidade de células em todo o corpo humano. A microbiota é composta de 500 a 1.000 diferentes espécies de microrganismos e é específica do hospedeiro – ou seja, indivíduos com estilos de vida diferentes apresentam microbiotas distintas.[9]

A colonização do sistema digestório pela microbiota tem início no nascimento e continua durante a lactação. Crianças que nasceram de parto normal apresentam maior diversidade de microbiota, com predominância de bactérias dos gêneros *Lactobacillus*, *Prevotella* e *Sneathia*. Crianças nascidas por cesariana apresentam microbiota com menor diversidade em termos de gênero, com predominância de *Staphylococcus*, *Corynebacterium* e *Propionibacterium*. Durante a infância, a microbiota sofre modificações, assumindo ao longo do tempo a composição encontrada em adultos. A microbiota adulta é constituída por 7 a 9 filos diferentes, sendo 90% pertencentes aos filos Firmicutes e Bacteroidetes.[9]

A microbiota intestinal exerce papel importante para o desenvolvimento do sistema imunológico. O sistema imunológico, que está em constante contato com a microbiota, tem a capacidade de distinguir bactérias patogênicas ou não. Isso ocorre pela expressão de proteínas receptoras identificadoras de padrão (TLR, do inglês *Toll-like receptors*) e pelas células do sistema imunológico, que reconhecem padrões moleculares associados à microbiota (MAMP, do inglês *microbial-associated molecular patterns*). Dependendo do tipo de interação de TLR e MAMP, inicia-se a ativação de vias moleculares, que resultam em tolerância do sistema imunológico a bactérias não patogênicas. Células de Paneth produzem peptídios antimicrobianos e imunoglobulina A, que podem se ligar à membrana de bactérias patogênicas. A microbiota intestinal também conserva a integridade da barreira mucosa por inibir a adesão de bactérias patogênicas.[9]

O equilíbrio entre a microbiota e o sistema imunológico é essencial para manutenção do estado de saúde do indivíduo. Uma vez que esse equilíbrio seja rompido, podem sobrevir diversas condições patológicas, muitas das quais relacionadas com o sistema digestório (p. ex., colite ulcerativa, doença de Crohn, cânceres de cólon e estômago), além de outras doenças, como síndrome metabólica, diabetes, alergias, artrite reumatoide e autismo. A presença de certas linhagens de bactérias dos gêneros *Lactobacillus* e *Bifidobacterium* no sistema digestório humano promove aumento da absorção de minerais e vitaminas, reduz a intolerância à lactose, a glicemia e os níveis de colesterol. Há evidências de que a modificação da microbiota possa estar associada à obesidade.[9]

MECANISMO DA EXCREÇÃO DE MATERIAL NÃO DIGERIDO

As fezes apresentam uma porção líquida, constituída por água, que representa 76% do volume total, e uma porção sólida, constituída por material inorgânico, compostos nitrogenados, lipídios, fibras alimentares, células descamadas e microrganismos provenientes da microbiota intestinal. O material nitrogenado encontrado nas fezes de indivíduos saudáveis é derivado da microbiota intestinal e também das células descamadas, não sendo, portanto, de origem alimentar. A quantidade de lipídios encontrada nas fezes depende do conteúdo de gordura da alimentação.[5]

A coloração marrom observada nas fezes de indivíduos saudáveis ocorre devido à ação da microbiota intestinal nos pigmentos biliares, que converte o estercobilinogênio em estercobilina. A ocorrência de fezes escuras pode estar relacionada à presença de sangue, enquanto as fezes esbranquiçadas são comuns em indivíduos com doenças hepáticas ou biliares.[5]

As fezes são armazenadas principalmente no cólon sigmoide. Essa porção do intestino grosso tem a capacidade de estocar as fezes de modo eficiente, devido à capacidade de distensão de suas paredes. Quando as fezes passam para o reto, ocorre pressão do material fecal contra suas paredes; essa pressão desencadeia o estímulo de tensorreceptores fecais, ativando o plexo mioentérico, o que resulta em contração dos cólons descendente e sigmoide, que empurram mais fezes para o reto.[5]

A passagem das fezes pelo ânus é controlada pelo esfíncter anal interno, composto por musculatura lisa, e pelo esfíncter anal externo, composto por músculo estriado. O esfíncter externo é controlado por fibras nervosas do nervo pudendo, do sistema nervoso somático e está, desse modo, sob controle voluntário. Ocorre, ainda, o estímulo de fibras nervosas parassimpáticas do nervo pélvico, que intensificam as ondas peristálticas do cólon e relaxam o esfíncter anal interno, permitindo a passagem das fezes.[4,5]

DIGESTÃO, ABSORÇÃO E TRANSPORTE DE NUTRIENTES

A digestão dos macronutrientes ocorre principalmente por reações enzimáticas catalisadas por enzimas específicas presentes na saliva (no caso dos carboidratos e lipídios), na secreção gástrica (no caso das proteínas e lipídios) e na secreção pancreática (para todos os macronutrientes). A absorção ocorre principalmente no intestino delgado, que apresenta adaptações para otimizar a entrada de nutrientes na célula, como as pregas de Kerckring, vilosidades e microvilosidades.[4]

Após a absorção pelo enterócito, os nutrientes são transportados por proteínas específicas para o líquido intersticial presente na lâmina própria. Esse líquido é derivado das secreções dos líquidos do tubo digestório e também do exsudato do plasma dos capilares, tanto sanguíneos como linfáticos, localizados na mucosa. O volume do líquido intersticial é aumentado pela presença do quimo no intestino delgado, que promove hiperemia localizada, com dilatação arteriolar e abertura de novos leitos capilares.[4]

As paredes dos capilares sanguíneos são formadas por uma camada de células endoteliais circundada pela lâmina basal e apresentam pequenas aberturas denominadas fenestrações, que facilitam a absorção de água e de nutrientes hidrossolúveis. Ao contrário dos capilares sanguíneos, os linfáticos estão localizados em regiões internas da membrana basal, não apresentam fenestrações e não são circundados pela lâmina basal. São constituídos por uma só camada de células endoteliais que são menos volumosas do que as observadas nos capilares sanguíneos e apresentam regiões com aberturas maiores do que as fenestrações. Essas características conferem aos capilares linfáticos a capacidade de serem permeáveis a moléculas derivadas de lipídios.[4,5]

Tanto os capilares sanguíneos como os linfáticos transportam os nutrientes para a circulação sistêmica, embora utilizem rotas diferentes. Os capilares sanguíneos de estômago, intestino delgado e cólon coalescem em vasos que são derivados da veia porta hepática (Figura 3.11). O fluxo sanguíneo flui pelos sinusoides do fígado, favorecendo a absorção de nutrientes e demais compostos presentes no sangue pelos hepatócitos. Essas células hepáticas contêm enzimas que podem biotransformar nutrientes e outros compostos, convertendo-os em derivados mais ou menos ativos. Desse modo, ocorre a redução da concentração sanguínea do nutriente ingerido. O fenômeno, pelo qual o nutriente é absorvido no tubo digestório, obrigatoriamente alcança o fígado e é submetido ao metabolismo hepático, é denominado efeito de primeira passagem. Os produtos da biotransformação hepática são transportados pelos sinusoides para a veia centrolobular, que é o ramo inicial da veia hepática (Figura 3.12). Esta drena o fluxo sanguíneo para a veia cava inferior em direção ao coração. Assim, nutrientes absorvidos pelos capilares sanguíneos do estômago, intestino delgado e cólon são primeiro transportados para o fígado e depois alcançam a circulação sistêmica (ver Figura 3.11).[4,5]

Os capilares linfáticos transportam nutrientes lipofílicos para tubos coletores linfáticos que drenam o seu conteúdo para os troncos lombares direito e esquerdo e também para o tronco intestinal. Essas estruturas se unem para formar a cisterna do quilo, localizada próximo à artéria renal direita e ao diafragma.

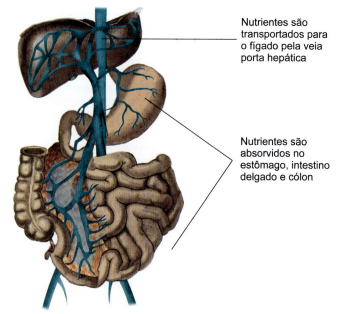

Figura 3.11 Transporte de nutrientes para a corrente sanguínea.

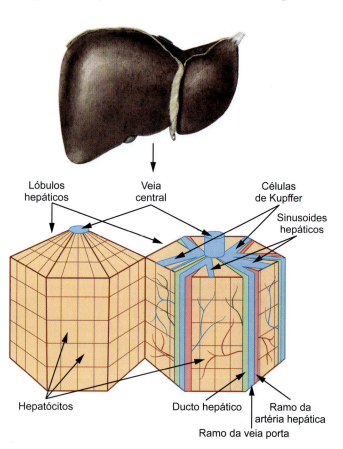

Figura 3.12 Estrutura de um lobo hepático.

Os nutrientes lipofílicos são então transportados para o ducto linfático torácico, originado na cisterna do quilo até a região do pescoço, onde o ducto forma um arco entre as veias jugular interna e subclávia esquerda. A partir dessa região, os nutrientes transportados pela linfa alcançam a circulação venosa e, consequentemente, o coração. Os nutrientes transportados por essa via não são metabolizados pelas enzimas hepáticas.[5]

Carboidratos

A digestão de carboidratos tem início na boca, por atividade da amilase salivar. Essa enzima não atua na camada de celulose que recobre os grãos de amido crus, mas atua no amido cozido. Sua atividade ocorre em uma ampla faixa de pH (4 a 11), com pH ótimo de 6,9 e fica inativada em condições de pH menor que 4. A amilase salivar hidrolisa as ligações glicosídicas α(1→4) produzindo maltose e outros polímeros de glicose. Na boca, é responsável pela digestão de apenas 3 a 5% do amido ingerido, devido ao reduzido tempo de permanência na cavidade bucal. A digestão do amido continua ainda por aproximadamente 1 hora no estômago, antes de o bolo alimentar ser misturado com a secreção gástrica. Assim, ocorre hidrólise de até 40% do amido ingerido, com a produção de maltose, maltotriose e dextrinas-limite, que apresentam ligações α(1→6), com 6 a 9 moléculas de glicose.[4,5]

A amilase pancreática é secretada no duodeno e responsável pela hidrólise final do amido. Apresenta atividade enzimática maior que a da amilase salivar, promovendo hidrólise de todo o amido presente no quimo em até 30 minutos. Os produtos da digestão do amido no duodeno são dextrinas-limite, trissacarídios e dissacarídios.[4,5]

No epitélio intestinal, principalmente no duodeno distal e no jejuno proximal, existem enzimas (p. ex., galactase, sacarase, maltase e isomaltase) capazes de hidrolisar os produtos da digestão do amido em monossacarídios, galactose, glicose e frutose. Essas enzimas podem apresentar especificidades para vários substratos. Assim, nesse sentido, a isomaltase, que atua somente nas ligações α(1→6), hidrolisa as dextrinas-limite, que também podem ser clivadas pela maltase. No mesmo sentido, a maltotriose e a maltose podem ser hidrolisadas tanto pela isomaltase como pela maltase ou pela sacarase (Figura 3.13). Alguns indivíduos podem apresentar redução ou até mesmo ausência de atividade da enzima lactase, o que ocasiona uma condição patológica denominada intolerância à lactose.[4,5]

Os monossacarídios são absorvidos pelas células do intestino delgado, principalmente no duodeno, e do jejuno, por transportadores específicos. Na membrana apical do enterócito localiza-se a proteína transportadora de glicose e sódio (SGLT1, do inglês *sodium-glucose transporter protein 1*), que importa glicose e galactose para o interior da célula. Esse transporte é do tipo simporte, ou seja, ocorre também a entrada na célula de sódio. O sódio no interior do enterócito é transportado pela membrana basolateral para o sangue por transportador dependente de energia (bomba de Na^+-K^+-ATPase). Assim, quando o meio intracelular apresenta menor concentração de sódio, ocorre entrada de glicose ou galactose na célula. Dessa maneira, a absorção desses monossacarídios depende da bomba

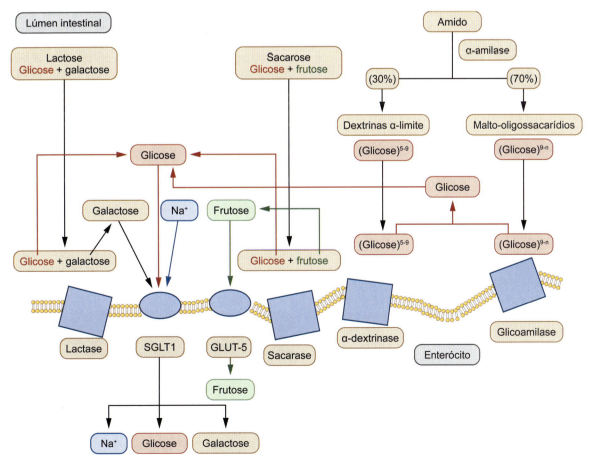

Figura 3.13 Enzimas e proteínas de transporte envolvidas na clivagem e no transporte de monossacarídios para o enterócito. *GLUT-5*, transportador de glicose 5; *SGLT1*, proteína transportadora de glicose e sódio 1.

de Na^+-K^+-ATPase e das concentrações de sódio intracelulares. A inibição da bomba de Na^+-K^+-ATPase impede o transporte de glicose e de galactose para o enterócito. No mesmo sentido, a redução das concentrações de sódio no lúmen intestinal também diminui a absorção de glicose e de galactose. Estima-se que cada molécula de glicose ou galactose transporte dois íons sódio para o interior do enterócito. Cada molécula de monossacarídio transportada está hidratada, com aproximadamente 260 moléculas de água. Desse modo, tem-se a base teórica para a terapia de reidratação oral com soro caseiro (1 colher [sopa] de açúcar e 1 colher [sobremesa] de sal em 1 copo com água), eficaz para o controle da perda de água e eletrólitos causada pela diarreia. Tanto a glicose como a galactose são transportadas para o líquido intersticial e para os capilares sanguíneos através da membrana basolateral pela proteína transportadora GLUT-2, por difusão facilitada.[5]

A frutose é transportada pela membrana apical por difusão, mediada pelo transportador GLUT-5, sem envolver consumo energético. Grande parte da frutose é convertida em glicose no interior da célula e transportada para os capilares sanguíneos por GLUT-2. Cerca de 95% dos monossacarídios produzidos no processo digestivo são absorvidos pelo enterócito. O restante é utilizado como substrato energético pela microbiota.[5]

Proteínas

A digestão de proteínas tem início no estômago, onde o ambiente ácido favorece a conversão de pepsinogênio em pepsina. Essa enzima tem a capacidade de hidrolisar os polipeptídios entre aminoácidos aromáticos (p. ex., fenilalanina, tirosina e triptofano) e atividade máxima em condições de pH entre 2 e 3. O colágeno é digerido pela pepsina, o que permite a ação de outras enzimas na digestão das demais proteínas encontradas em alimentos de origem animal. A pepsina é responsável pela hidrólise de aproximadamente 10 a 20% das proteínas presentes na alimentação.[4,5]

A maior parte da digestão proteica ocorre no duodeno e no jejuno, devido à ação das enzimas pancreáticas presentes na secreção ecbólica. Após a ativação pela enteroquinase e pela tripsina, as enzimas hidrolisam ligações peptídicas específicas. Assim, a tripsina atua na ligação peptídica entre lisina e arginina, enquanto a quimiotripsina hidrolisa ligações derivadas dos aminoácidos fenilalanina, tirosina, triptofano e metionina. As carboxipeptidases hidrolisam aminoácidos das terminações carboxila. A elastase atua nas ligações peptídicas da elastina, presente no tecido conjuntivo.[5]

Os produtos finais da digestão de proteínas são aminoácidos (cerca de 30%), dipeptídios, tripeptídios e oligopeptídios com até 8 aminoácidos. Esses aminoácidos são hidrolisados por peptidases presentes nos enterócitos.[5]

As aminopolipeptidases são enzimas presentes na membrana apical dos enterócitos que hidrolisam os oligopeptídios com até 8 aminoácidos, produzindo aminoácidos, dipeptídios, tripeptídios e oligopeptídios com 4 a 7 aminoácidos. Essas enzimas apresentam especificidades diferentes para cada sequência de aminoácidos. Assim, os oligopeptídios produzidos são novamente clivados por aminopolipeptidases, que podem ser diferentes, dependendo das sequências de aminoácidos remanescentes. As aminopeptidases atuam nos dipeptídios e tripeptídios, produzindo aminoácidos ou dipeptídios que novamente são hidrolisados. Também apresentam especificidades para determinadas sequências de aminoácidos. Os dipeptídios e tripeptídios que apresentam prolina e alanina são clivados pela dipeptilaminopeptidase.[5]

Os dipeptídios e os tripeptídios são absorvidos por transportadores específicos localizados na membrana apical do enterócito. O transporte é do tipo simporte – ou seja, com a entrada de dipeptídios ou tripeptídios na célula –, e também ocorre a entrada de H^+. Os íons H^+ são transportados para o meio extracelular por um sistema de transporte antiporte – ou seja, com entrada de sódio na célula. Assim, há no interior do enterócito um gradiente de potencial eletroquímico que favorece a absorção de dipeptídios e tripeptídios. Estes, quando presentes no interior da célula, são hidrolisados por peptidases citosólicas em aminoácidos. Os aminoácidos, por sua vez, são transportados para os capilares sanguíneos por difusão facilitada ou por sistema de transporte antiporte, com importação de sódio.[10]

A absorção de aminoácidos pode ocorrer por via transcelular ou paracelular. Para o transporte por via transcelular, são necessárias proteínas específicas localizadas na membrana apical da célula, que constituem sistemas que têm características em comum, mas, em geral, não apresentam especificidade para determinados aminoácidos e, sim, apenas para grupos desses compostos.[10] Esses transportadores estão descritos na Tabela 3.2.

A via paracelular não envolve transportadores, uma vez que os aminoácidos são absorvidos a atingem os capilares sanguíneos por difusão simples. Essa via pode ser utilizada por aminoácidos hidrofóbicos ou de reduzido peso molecular, como a glicina.

Os aminoácidos também podem ser transportados da corrente sanguínea para o interior do enterócito pela membrana basolateral. Nesse caso, a importação dos aminoácidos ocorre por dois sistemas, ambos envolvendo o transporte simporte com sódio. A diferença entre esses sistemas é a especificidade. Um deles transporta aminoácidos neutros, iminoácidos e glutamina; e o outro importa aminoácidos neutros, alanina, serina e cisteína.[5,10]

Proteínas intactas também podem ser absorvidas em determinas situações. Os recém-nascidos absorvem imunoglobulinas presentes no colostro por endocitose até os 6 meses de vida. Após esse período, a absorção cessa, provavelmente devido à regulação hormonal. Adultos também são capazes de absorver determinados oligopeptídios, provavelmente por endocitose.[5,10]

A cinética da absorção de aminoácidos, peptídios e proteínas intactas é distinta. Assim, dipeptídios e tripeptídios são absorvidos mais rapidamente do que aminoácidos livres e estes, por sua vez, apresentam maior velocidade de absorção do que as proteínas intactas. A absorção de proteínas intactas por endocitose é um processo cineticamente lento, pois exige modificações na membrana celular com alterações de importantes vias de sinalização, além da formação de vesículas com a posterior digestão por lisossomos. A absorção de aminoácidos está sujeita

Tabela 3.2 Sistemas de transporte de aminoácidos localizados na membrana apical do enterócito.

Sistema	Aminoácidos	Características
Sistema Y^+	Básicos	Difusão facilitada
Sistema $b^{o,+}$	Neutros, básicos e cisteína	Difusão facilitada
Sistema B	Neutros	Simporte com Na^+
Sistema $B^{o,+}$	Neutros, básicos e cisteína	Simporte com Na^+
Sistema imino	Prolina e hidroxiprolina	Simporte com Na^+ e Cl^-
Sistema X^{-AG}	Ácidos	Simporte com Na^+ Antiporte com K^+

à competição destes por proteínas transportadoras, fato que não ocorre com os peptídios. Além disso, a absorção de dipeptídios e tripeptídios é energeticamente mais vantajosa do que a entrada de aminoácidos para o enterócito (Figura 3.14).[10]

Lipídios

Os principais lipídios presentes na alimentação são os triacilgliceróis, os esteróis e os fosfolipídios. Os triacilgliceróis apresentam três ácidos graxos esterificados em posições específicas na molécula de glicerol. Essas posições são denominadas sn-1, sn-2 e sn-3 (do inglês *stereospecific number 1, 2 or 3*). As posições sn-1 e sn-3 encontram-se nas extremidades da molécula de triacilglicerol, ao passo que a sn-2 ocupa o centro da molécula.

Os principais esteróis presentes na alimentação são o colesterol e os fitosteróis. Em geral o colesterol está esterificado com ácidos graxos saturados, como os ácidos palmítico e esteárico, e é encontrado em produtos de origem animal. Os fitosteróis também formam ésteres com ácidos graxos e são encontrados, principalmente, em óleos vegetais.

Os fosfolipídios apresentam dois ácidos graxos que estão ligados ao ácido fosfórico. Assim, são moléculas anfipáticas, que apresentam regiões hidrofílicas e hidrofóbicas.

Apesar de a lipase lingual ser secretada pelas glândulas de Ebner presentes nas papilas foliadas e circunvaladas da língua, a hidrólise de triacilgliceróis por essa enzima não ocorre na boca. O pH necessário para sua atividade é de 4,5 a 5,5; é, portanto, ativa no estômago. Apresenta especificidade para hidrólise de ácidos graxos presentes na posição sn-3, produzindo ácidos graxos livres e 1,2-diacilgliceróis, atuando preferencialmente em ácidos graxos de cadeia curta (com até 4 átomos de carbono) e de cadeia média (6 a 10 átomos de carbono).[5]

Ainda no estômago, a lipase gástrica secretada pelas células principais das glândulas oxínticas também hidrolisa a posição sn-3 dos triacilgliceróis. Assim, tal como a lipase lingual, os produtos da hidrólise são ácidos graxos livres e 1,2-diacilgliceróis, que apresentam pH ótimo entre 4,5 e 5,5 e atuam preferencialmente em triacilgliceróis de cadeias curta e média. A lipase gástrica pode ainda se manter ativa no duodeno por até 2 horas após o esvaziamento gástrico. Uma vez que o estômago apresenta movimentos de contração, que favorecem a mistura do bolo alimentar com os produtos da secreção gástrica, tem-se o início do processo de emulsificação das gorduras.[5]

Quando o quimo atinge o duodeno, o processo de emulsificação das gorduras se intensifica devido à secreção de bile. Nesse caso, as porções polares da lecitina e dos sais biliares são solúveis em água, enquanto as porções apolares são miscíveis com os lipídios da alimentação, constituindo, assim, a micela. Nesse sentido, a micela apresenta um interior hidrofóbico, constituído pelos lipídios da alimentação, digeridos ou não pelas lipases lingual e gástrica, e uma projeção hidrofílica. As projeções hidrofílicas da micela são solúveis ao ambiente aquoso do duodeno e do restante do intestino delgado. Assim, a tensão superficial da micela é constantemente reduzida, o que permite o acesso das lipases ao seu conteúdo hidrofóbico. Apenas a superfície das gorduras a serem hidrolisadas é exposta. As micelas também atuam como meio de transporte dos lipídios para serem absorvidas pelo enterócito.[4,5]

A lipase pancreática, presente na secreção ecbólica, tem reduzida especificidade. Sendo assim, atua tanto na posição sn-1 como na posição sn-3 dos triacilgliceróis, produzindo ácidos graxos livres e 2-monoacilglicerol. Hidrolisa também 1,2-diacilgliceróis, produzindo ácidos graxos livres e 2-monoacilgliceróis. À medida que a reação de hidrólise avança, os ácidos graxos livres e os 2-monoacilgliceróis são atraídos para o núcleo da micela, que contém moléculas de colesterol. Isso permite que a micela apresente relativa estabilidade. Quando as projeções hidrofílicas da superfície da micela entram em contato com a camada estacionária de água que envolve os enterócitos, o interior hidrofóbico é exposto, liberando os lipídios para serem absorvidos.[5]

Ácidos graxos livres de cadeia curta, bem como os de cadeia média, são absorvidos pelo enterócito por difusão pela membrana celular ou por transporte simporte com íons bicarbonato (Figura 3.15). Após a absorção, esses ácidos graxos se difundem pela membrana basolateral e alcançam os capilares que irrigam as células endoteliais. Os ácidos graxos de cadeia longa e os 2-monoacilgliceróis podem ser absorvidos por meio de diferentes mecanismos. Um mecanismo envolve as proteínas transportadoras da família FABP (do inglês *fatty acid binding protein*), que facilitam a difusão desses ácidos graxos para o interior dos enterócitos. Outras proteínas que também estão

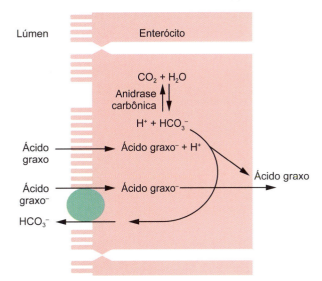

Figura 3.15 Absorção de ácidos graxos de cadeias curta e média. O ácido graxo pode ser transportado para o enterócito por difusão ou por transportador. Quando o ácido graxo está na forma não ionizada, ele é transportado por difusão pela membrana do enterócito. Após alcançar o citoplasma, ele é ionizado. O hidrogênio liberado pelo ácido graxo é utilizado na reação de síntese do íon bicarbonato, catalisado pela enzima anidrase carbônica. O bicarbonato é transportado para o lúmen intestinal, permitindo a entrada de um ácido graxo ionizado, já que desse modo ele não pode ser difundido pela membrana do enterócito.

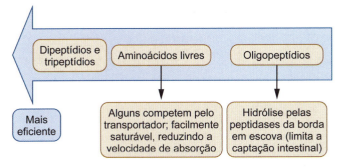

Figura 3.14 Eficiência da absorção de peptídios, aminoácidos e oligopeptídios.

envolvidas na entrada de ácidos graxos nos enterócitos são a FATP4 (do inglês *fatty acid transport protein 4*) e a FAT/CD36 (do inglês *fatty acid translocase cluster determinant 36*). Após a absorção, os ácidos graxos e os 2-monoacilgliceróis são utilizados para síntese de triacilgliceróis por atuação da I-FABP (do inglês *intestinal fatty acid binding protein*). Parte dos ácidos graxos e dos 2-monoacilgliceróis pode ainda ser direcionada para a síntese de fosfolipídios, aferida pela L-FABP (do inglês *liver fatty acid binding protein*).[5,10]

Os fosfolipídios são hidrolisados pela fosfolipase A, presente na secreção ecbólica. O produto da hidrólise é constituído por ácido graxo livre e lisofosfolipídio. Este é absorvido pelo enterócito por um mecanismo denominado *flip-flop*. Esse processo consiste em difusão facilitada de lisofosfolipídio pela membrana celular do enterócito, com mudança de orientação da molécula a ser absorvida por atuação de uma enzima flipase.[11]

Os ésteres de colesterol são hidrolisados pelo conjunto de enzimas constituído por colesterol-esterase, carboxil-éster-lipase e hidrolase de ésteres de colesterol. Os produtos da reação são o ácido graxo livre e o colesterol. A absorção de esteróis se dá por meio da proteína transportadora NPC1L1 (do inglês *Niemann Pick C1-like 1*). Porém, uma vez no interior do enterócito, o colesterol pode ser esterificado por ação da enzima acilcoenzima-A-colesterol-aciltransferase (ACAT). Parte do colesterol não esterificado é exportada para o lúmen intestinal por intermédio das proteínas da família AGC (do inglês *ATP-binding cassette*), como a ABCG5 e a ABCG8 (Figura 3.16).[10]

Os triacilgliceróis, o colesterol e os ésteres de colesterol se associam, no retículo endoplasmático do enterócito, a fosfolipídios e apolipoproteínas, formando quilomicra ou lipoproteínas de muito baixa densidade (VLDL). Essas lipoproteínas diferem no tamanho e na composição de seus componentes (Tabela 3.3). As lipoproteínas são transportadas por um sistema de microtúbulos que liga o retículo endoplasmático ao complexo de Golgi. O acúmulo de lipoproteínas nessa organela induz a formação de vesículas que migram para a membrana basolateral do enterócito. As vesículas são incorporadas à membrana celular e, por um processo de exocitose, liberam as lipoproteínas (quilomicra e VLDL) para os capilares linfáticos, sendo transportadas para a circulação sistêmica.[5]

Tabela 3.3 Composição das lipoproteínas secretadas pelo enterócito.

Composição	Quilomicra	VLDL
Densidade (g/cm³)	0,93	0,98
Proteínas (%)	2	8
Fosfolipídios (%)	3 a 9	10 a 20
Triacilgliceróis (%)	80 a 95	55 a 80
Colesterol esterificado ou não (%)	2 a 7	5 a 15

VLDL, lipoproteína de muito baixa densidade.

Vitaminas lipossolúveis

As diversas vitaminas lipossolúveis são digeridas e absorvidas de modo semelhante. No caso dos carotenoides e da vitamina A, a primeira etapa é a dissolução desses compostos na porção lipídica do alimento. Assim, tem-se o início da formação de micelas, como ocorre no processo de digestão de lipídios. Os ésteres de retinila, assim como os carotenoides, são hidrolisados principalmente no duodeno, sob atuação da lipase pancreática e da fosfolipase B presentes na secreção ecbólica.[12]

O retinol livre é absorvido pelo enterócito por difusão simples, que ocorre quando esse composto está presente em elevadas concentrações no lúmen intestinal. A absorção pode ocorrer também com o auxílio de proteínas transportadoras, como a STRA6 (do inglês *stimulated by retinoic acid 6*) e a RBPR2 (do inglês *retinoid binding protein receptor 2*). Os carotenoides também podem ser absorvidos por difusão simples ou com o auxílio de proteínas transportadoras. Nesse caso, a SR-BI (do inglês *scavenger receptor class B type I*), proteína que também pode estar envolvida no transporte de ácidos graxos, colesterol esterificado e fosfolipídios, exerce importante papel

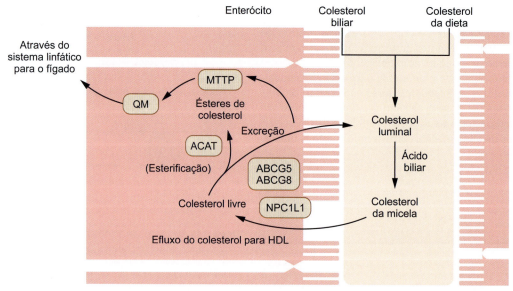

Figura 3.16 Absorção de esteróis. A proteína transportadora NPC1L1 (do inglês *Niemann Pick C1-like 1*) é responsável pela absorção do colesterol. Porém, uma vez no interior do enterócito, o colesterol pode ser esterificado por ação da enzima acilcoenzima-A-colesterol-aciltransferase (ACAT). Parte do colesterol não esterificado é exportada para o lúmen intestinal por intermédio das proteínas da família AGC (do inglês *ATP-binding cassette*), como a ABCG5 e a ABCG8. A proteína de transferência de triacilgliceróis microssomal (MTTP) associa os triacilgliceróis, o colesterol e os ésteres de colesterol a fosfolipídios e apolipoproteínas, formando quilomicra (QM). HDL, lipoproteína de alta densidade.

na absorção de carotenoides pelos enterócitos. As proteínas FAT/CD36 e NPC1L1 também estão envolvidas na absorção dos carotenoides.[12]

No interior do enterócito, o retinol é submetido a uma reação de esterificação catalisada pelas enzimas LRAT (do inglês *lecithin retinol acyl transferase*) e ACAT (do inglês *acyl-CoA acyl transferase*) produzindo, principalmente, palmitato de retinila. Concentrações significativas de oleato, linolenato e estearato de retinila também foram detectadas no interior dos enterócitos. Estudos com camundongos sugerem que a principal enzima envolvida na esterificação do retinol seja a LRAT.[12]

Após a absorção pelo enterócito, uma fração dos carotenoides não é metabolizada (cerca de 50%). Os carotenoides com atividade de provitamina A – ou seja, que apresentam pelo menos um anel betaionona – são clivados em retinal pela enzima BCMO1 (betacaroteno-15,15'-mono-oxigenase). O retinal pode ser convertido em retinol e em ésteres de retinila. Os carotenoides que não apresentam atividade de provitamina A também podem ser clivados em apocarotenoides pela enzima mitocondrial BCDO2 (betacaroteno-9',10'-dioxigenase).[12]

O transporte intracelular do retinol e de seus metabólitos retinal e ácido retinoico envolve proteínas ligantes ao retinoide, como a CRBPII (do inglês *cellular retinol-binding protein II*). Esta está presente nos enterócitos, principalmente naqueles localizados no jejuno, e representa uma das proteínas citoplasmáticas mais abundantes nessas células. Observou-se, em camundongos alimentados com rações deficientes em vitamina A, aumento dos níveis de expressão do gene que codifica a CRBPII. É provável que a proteína CRBPI presente nos enterócitos também esteja envolvida no transporte intracelular do retinol, mas o seu mecanismo ainda não foi descrito por completo. A proteína STRA6 pode se ligar tanto à CRBPI como à CRBPII. No caso da exportação de retinol do meio intracelular para o exterior da célula, observa-se a ligação do STRA6 com a CRBPII.[12]

Em se tratando de carotenoides, supõe-se que o transporte intracelular possa ser realizado por proteínas ligadoras, como CBP (do inglês *carotenoid binding protein*), LBP (do inglês *lutein binding protein*), NPC1L1, CD-36 e SR-BI. Essas proteínas podem realizar o transporte de carotenoides da membrana apical do enterócito até determinadas organelas celulares, como o complexo de Golgi. As proteínas da família FABP também parecem estar envolvidas no transporte intracelular de carotenoides.[12]

No período pós-prandial, a maior parcela da vitamina A e dos carotenoides é incorporada a quilomícra e secretada na linfa. Enquanto os carotenoides estão presentes em forma livre, os retinoides se apresentam nessas lipoproteínas em forma esterificada, o que sugere que a síntese de ésteres de retinila esteja acoplada à formação de quilomícra. Foi demonstrado que, no estado de jejum, células Caco-2, que apresentam morfologia e características funcionais de enterócitos humanos, secretam retinoides independentemente da formação de quilomícra. Nesse mesmo sentido, a deficiência de retinoides observada em indivíduos que apresentam abetalipoproteinemia – condição em que não ocorrem formação e secreção de quilomícra – pode ser revertida por meio de suplementação desse nutriente. Os retinoides são transportados para o fígado e armazenados nas células estreladas. Também os carotenoides podem ser armazenados no tecido hepático, já que foram observados aumentos significativos nas concentrações desses compostos em animais que receberam suplementação de betacaroteno.[12]

A digestão e a absorção da vitamina D são semelhantes às da vitamina A e dos carotenoides. A vitamina D está presente nos alimentos em forma de ergocalciferol (vitamina D_2) ou colecalciferol (vitamina D_3). Apesar da limitada solubilidade em água, a vitamina D_3 pode estar agregada a estruturas semelhantes a micelas. Em concentrações reduzidas, tanto a vitamina D_2 como a D_3 podem ser absorvidas pelos enterócitos na ausência de bile, desde que estejam presentes no lúmen intestinal pequenas quantidades de ácidos graxos ou de 2-monoacilgliceróis. No período pós-prandial, em que ocorrem elevadas concentrações de lipídios no interior do duodeno, a absorção das vitaminas D_2 e D_3 depende da bile, necessária para solubilizar a vitamina D. Nesse sentido, pacientes com colestase apresentam deficiência na absorção de vitamina D.[12]

A absorção da vitamina D ocorre nas porções iniciais do intestino delgado. Quando a vitamina está presente em concentrações elevadas ou farmacológicas, a absorção ocorre por difusão simples e, quando presente em concentrações reduzidas, são necessárias proteínas transportadoras, como SR-BI, CD36 e NPC1L1. O transporte intracelular da vitamina D ainda não é plenamente conhecido. Aventa-se que seja necessária uma proteína ligadora citoplasmática, tal como ocorre no metabolismo dos retinoides e dos carotenoides, para o transporte da vitamina D absorvida até o complexo de Golgi. Nesse local, ocorreria a incorporação dessa vitamina a lipoproteínas para sua exportação para o fígado.[12]

No caso do tocoferol, ou seja, a vitamina E, e também da vitamina K, aventa-se que a absorção ocorra por difusão simples quando essas vitaminas estejam presentes em concentrações elevadas. No caso de concentrações reduzidas, a absorção do tocoferol e da vitamina K pode envolver as mesmas proteínas transportadoras responsáveis pela importação de vitaminas lipossolúveis para o enterócito, como a SR-BI e NPC1L1. Ainda não está esclarecida a participação da CD-36 na absorção do tocoferol e da vitamina K pelo enterócito. O transporte intracelular para incorporação em lipoproteínas também seria mediado por uma proteína ligadora, mas acredita-se que esta seja específica para cada vitamina.[12]

Vitaminas hidrossolúveis

As vitaminas hidrossolúveis constituem um grupo heterogêneo de compostos que apresentam características específicas, principalmente referentes à absorção. Com relação à vitamina C, esta pode assumir a forma reduzida, o ácido ascórbico (AA), ou oxidada, deidroascorbato (DLAA). Apesar de muitos mamíferos serem aptos a sintetizar a vitamina C a partir da glicose, o ser humano necessita obtê-la por meio da alimentação. A absorção do AA ocorre no intestino delgado e sugere-se que haja o envolvimento de proteínas transportadoras dependentes de sódio. Nesse sentido, carreadores SVCT (do inglês *sodium-dependent vitamin C transporter*) de tipos 1 e 2 estão presentes nas células endoteliais e apresentam elevada seletividade para o AA. No caso do DLAA, sua absorção ocorre por mecanismo independente dos carreadores SVCT. Assim, sugere-se que o DLAA talvez seja transportado para o interior do enterócito por transportadores de glicose, como GLUT-1, GLUT-3 e GLUT-4.[13]

A biotina, ou vitamina B_7, pode ser sintetizada pela microbiota intestinal no intestino grosso ou ser obtida por meio da alimentação. Todavia, ainda não está plenamente esclarecida a contribuição de bactérias para o estado de biotina no ser humano. A vitamina B_7 presente nos alimentos pode estar em forma livre ou ligada a proteína. Nesse caso, para a sua digestão, é necessária a ação de proteases e peptidases que convertem a biotina ligada à proteína em biocitina. A enzima biotinidase, presente na secreção no pâncreas e também na mucosa do intestino delgado, converte a biocitina em biotina livre. A absorção da biotina pelo enterócito pode ocorrer por mediação de uma proteína transportadora dependente de sódio. Essa proteína também está relacionada com o transporte do ácido pantotênico e do lipoato. Por essa razão, a proteína envolvida no transporte de vitamina B₇ é denominada transportador multivitamínico dependente de sódio (SMVT, do inglês *sodium-dependent multivitamin transporter*).[13]

A absorção de biotina pelo enterócito é regulada pela concentração dessa vitamina na alimentação, conforme se observou em ratos tratados com rações deficientes em biotina ou suplementadas com biotina. No caso de deficiência da vitamina, constatou-se aumento da expressão das proteínas SMVT; e, no caso da suplementação, observou-se redução da expressão da proteína transportadora. De modo semelhante ao que ocorre com a biotina, o folato também pode ser sintetizado pela microbiota intestinal ou ser obtido por meio da alimentação. Os colonócitos apresentam sistemas eficientes de transporte de folato, o que sugere a importância da síntese dessa vitamina pela microbiota colônica.[13]

O folato pode ser encontrado nos alimentos em forma de mono ou poliglutamatos. Os poliglutamatos são hidrolisados em monoglutamatos antes da absorção pela enzima folilpoli-gamaglutamato-carboxipeptidase. O processo de digestão ocorre principalmente na porção proximal do intestino delgado. A microbiota intestinal sintetiza o folato em forma de monoglutamato, ou seja, já na forma disponível para absorção. As proteínas transportadoras RFC (do inglês *reduced folate carrier*) e PCFT (do inglês *proton-coupled folate transporter*) estão envolvidas na absorção de folato no intestino. A proteína RFC está expressa na membrana apical dos enterócitos e transporta o folato em pH neutro, enquanto a PCFT está expressa na membrana apical das células epiteliais do intestino polarizadas. Moléculas de folato com carga negativa são transportadas pela PCFT em um mecanismo dependente de pH e eletrogênico, ou seja, simporte com exportação de H⁺. A energia despendida nesse tipo de transporte é gerada pelo movimento de H⁺ pela membrana apical devido ao microambiente ácido na camada estacionária de água ao redor das criptas intestinais. Assim, sugere-se que talvez ocorra maior expressão da PCFT nas porções iniciais do intestino delgado, onde ainda predomina o microambiente ácido. A expressão da RFC ocorreria nas porções distais do intestino delgado e no cólon, onde o microambiente é neutro. Assim como ocorre com a biotina, a absorção de folato pode ser regulada pela concentração dessa vitamina na alimentação.[13]

A tiamina (vitamina B₁) também pode ser obtida por meio da alimentação ou ser sintetizada por bactérias. Nos alimentos, a vitamina B₁ encontra-se em forma fosforilada, que é convertida em tiamina livre por atuação de enzimas fosfatases. Sua absorção se dá por proteínas transportadoras THTR (do inglês *thiamine transporter*) dos tipos 1 e 2. Tanto a THTR-1 como a THTR-2 são expressas no intestino delgado e no intestino grosso, e o mecanismo de transporte da tiamina por essas proteínas parece depender do pH, mas não do Na⁺. Apesar de apresentarem semelhanças com as proteínas RFC, os transportadores THTR-1 e THTR-2 são exclusivos para a absorção da tiamina.[13]

Com relação à niacina (vitamina B₃), alguns trabalhos sugerem que sua absorção ocorreria por difusão simples, enquanto outros aventam a participação de proteínas transportadoras dependentes do pH e de Na⁺. Outros trabalhos também sugerem a participação da proteína SLC5A8 (do inglês *sodium-coupled monocarboxylate transporter family 5 member 8*), que pode estar envolvida na absorção de doses farmacológicas de vitamina B₃.[13]

CONSIDERAÇÕES FINAIS

Atualmente, a Nutrição procura estabelecer estratégias para manutenção do estado de saúde de um indivíduo, prevenção de doenças crônicas não transmissíveis e melhora do desempenho na atividade física. Para tanto, é necessário conhecimento a respeito da biodisponibilidade dos nutrientes e de suas interações (p. ex., com a matriz dos alimentos ou com medicamentos). O alcance desse objetivo só será possível se o processo de absorção e digestão dos nutrientes for plenamente elucidado.

REFERÊNCIAS BIBLIOGRÁFICAS

As referências e a bibliografia consultadas para a elaboração deste capítulo estão disponíveis *online* no Ambiente de aprendizagem do GEN.

COMO CITAR ESTE CAPÍTULO

ABNT
HEIDOR, R. Digestão, absorção, transporte e excreção de nutrientes. *In*: ROSSI, L.; POLTRONIERI, F. (org.). *Tratado de Nutrição e Dietoterapia*. 2. ed. Rio de Janeiro: Guanabara Koogan, 2023. pp. 16-36.

Vancouver
Heidor R. Digestão, absorção, transporte e excreção de nutrientes. In: Rossi L, Poltronieri F (Orgs.). Tratado de nutrição e dietoterapia. 2. ed. Rio de Janeiro: Guanabara Koogan; 2023. p. 16-36.

CAPÍTULO 4

Metabolismo Energético

Thiago Durand Mussoi • Virginia Cielo Rech

INTRODUÇÃO

O corpo humano precisa de energia para realizar suas funções basais, como respiração, circulação sanguínea, batimento cardíaco, síntese proteica, bem como para as atividades físicas, implícitas nas atividades diárias. O balanço energético depende da ingestão e do gasto energético individual diário. São muitas as equações para estimativa do gasto energético, algumas mais atuais e outras já desenvolvidas há mais tempo. A proposta deste capítulo é apresentar a fundamentação bioquímica do metabolismo energético e os diferentes métodos usados tanto no meio acadêmico quanto na prática do nutricionista para determinar o gasto energético do indivíduo nos diferentes ciclos da vida, incluindo indivíduos enfermos.

METABOLISMO E NECESSIDADE ENERGÉTICA

As principais fontes energéticas do organismo humano são carboidratos, lipídios e proteínas presentes na dieta e nas reservas corporais. Apesar de cada grama de carboidrato gerar aproximadamente 4 kcal, assim como 1 g de proteína,[1] em condições fisiológicas, as proteínas não são o substrato preferencial das vias metabólicas energéticas. Lipídios (que geram cerca de 9 kcal/g) e glicídios são os nutrientes por excelência com função energética.[2] Porém, de que maneira o organismo humano transforma as biomoléculas em energia? Por meio das vias metabólicas, constituídas de um conjunto de transformações químicas catalisadas por enzimas. O metabolismo energético compreende uma série de vias interconectadas que geram trifosfato de adenosina (ATP) a partir dos nutrientes.[2]

As células usam a energia das ligações químicas dos substratos energéticos (carboidratos, lipídios e proteínas) para suas respostas fisiológicas. Ao serem degradados e oxidados, os substratos energéticos transferem a maior parte da energia de suas ligações químicas para coenzimas, como nicotinamida adenina dinucleotídio (NADH) e dinucleotídio de flavina e adenina – FAD(2H).[1] Essas coenzimas transferem elétrons para a cadeia de transporte de elétrons (que ocorre na membrana mitocondrial interna) e resultam em redução final do oxigênio molecular em água. A transferência de elétrons por meio da cadeia controla o bombeamento de prótons (H^+) da matriz para o espaço intermembranas, criando uma força cuja energia é empregada pela ATP-sintase para a fosforilação do difosfato de adenosina (ADP) em ATP. A principal função das mitocôndrias é a produção de ATP.[3]

Nos processos metabólicos em que o ATP é degradado, a energia liberada pode ser destinada a trabalhos bioquímicos (reações químicas com gasto energético), mecânicos (como a contração muscular) e de transporte (p. ex., um gradiente de Na^+ gerado pela Na^+-K^+-ATPase). Essa energia corresponde a aproximadamente 70% do consumo diário para o funcionamento de grandes órgãos de uma pessoa em repouso. Para a contração cardíaca, cada grama do tecido faz uso de 16 g de ATP. O músculo esquelético em repouso consome 0,3 g de ATP/g de tecido; já durante o exercício físico aumenta o consumo em aproximadamente 80 vezes, ou seja, 23,6 g de ATP/g de tecido. O cérebro e o fígado consomem 6 g de ATP/g de tecido, e os rins, especialmente para as suas funções de transporte, usam 24 g de ATP/g de tecido.[1]

O organismo humano constantemente consome energia e sofre flutuações na demanda energética conforme as necessidades fisiológicas, porém, manter a homeostase energética é fundamental para a sobrevivência das espécies.[4] Múltiplos e complexos mecanismos participam do processo da homeostase do ATP, como as enzimas creatinoquinase, piruvatoquinase e adenilatoquinase, as quais fazem parte de uma rede celular de fosfotransferência. Essa rede está presente em praticamente todos os tecidos de mamíferos e trabalha utilizando mecanismos compensatórios: quando a atividade de uma das enzimas é reduzida, outra pode ter sua atividade aumentada para compensar a queda na produção de ATP.[5]

Na maioria das vezes, a oxidação completa dos substratos energéticos ocorre no compartimento mitocondrial, o que faz das mitocôndrias os principais reguladores do metabolismo energético celular. Alterações na funcionalidade mitocondrial têm sido, portanto, associadas à patogênese de alguns distúrbios metabólicos, incluindo obesidade e diabetes melito tipo II.[3] Na doença de Alzheimer, por exemplo, o metabolismo da glicose é drasticamente diminuído, provavelmente devido, pelo menos em parte, ao dano oxidativo às enzimas envolvidas na glicólise, no ciclo de Krebs e na biossíntese de ATP. Processos que requerem ATP, como a função cognitiva, ficam prejudicados, resultando em disfunção sináptica, morte neuronal e, consequentemente, afinamento de importantes áreas cerebrais.[6]

COMPONENTES DO GASTO ENERGÉTICO

A necessidade energética corresponde à quantidade mínima de energia necessária para o funcionamento fisiológico satisfatório. As necessidades energéticas são supridas unicamente por meio da alimentação. Fatores como idade, nível de atividade física e estado de saúde afetam a necessidade energética de um indivíduo.

Os vários componentes que fazem parte do gasto energético são resumidamente descritos a seguir.[7]

- Gasto energético basal (GEB) ou taxa metabólica basal (TMB). Energia necessária para manter ativo o metabolismo de células e tecidos, para manter a circulação, a respiração e os processos gastrintestinal e renal. Consideram-se ainda os repousos físico e mental e a temperatura de aproximadamente 20°C após 12 horas de jejum. Caso uma dessas condições para aferição do GEB não seja respeitada, será classificado como gasto energético de repouso (GER) ou taxa metabólica de repouso
- Gasto energético de repouso (GER). Representa a maior fração do gasto energético total (GET) de um indivíduo (aproximadamente 60 a 75% do total). Pode ser definido como a quantidade de energia necessária para a manutenção das atividades fisiológicas. O tecido muscular é considerado o de maior atividade metabólica. O GER está intimamente

relacionado com a quantidade de massa muscular e, nesse sentido, esse gasto sofre influência da idade, do estado nutricional, da composição corporal, do sexo, da atividade física e dos fatores genéticos

- Efeito térmico dos alimentos (ETA). Energia gasta durante os processos de digestão, absorção, transporte e metabolismo dos nutrientes. Após o consumo de alimentos, a ETA corresponde aproximadamente a 5 a 10% do GET de indivíduos saudáveis
- Termorregulação. Energia gasta para manter a temperatura corporal
- Atividade física (AF). Energia gasta para realizar as várias atividades no dia a dia
- Nível de atividade física (NAF). Razão entre o GET e o GEB (GET/GEB)
- Fator estresse metabólico. É atribuído ao acréscimo energético necessário em diversas situações fisiopatológicas. Esse fator também é conhecido no meio acadêmico como fator lesão e fator traumatismo, que serão apresentados no decorrer deste capítulo
- Gasto energético total (GET). O estado nutricional, as condições fisiológicas ou fisiopatológicas interferem nas recomendações de energia dos indivíduos. Define-se balanço energético como o equilíbrio entre o consumo e o gasto energéticos diários de um indivíduo. Para manter esse equilíbrio, o consumo total de calorias, ou seja, a necessidade energética deve ser igual ao GET, resultando em manutenção do estado nutricional do indivíduo. O desequilíbrio, ou seja, consumo abaixo ou acima das necessidades energéticas resulta em balanço energético negativo ou positivo, o que interfere no estado nutricional do indivíduo. O GET é a soma de GEB, ETA, AF, termorregulação e energia gasta para manutenção do estado nutricional. Se o indivíduo estiver doente, o fator de estresse metabólico também deve ser considerado no GET. Além desses componentes, o GET sofre influência da idade e gênero.[8] A Figura 4.1 ilustra os componentes do GET.

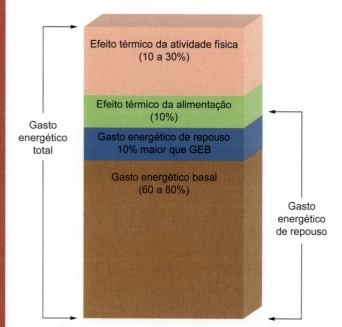

Figura 4.1 Componentes do gasto energético total. *GEB,* gasto energético basal.

MÉTODOS DE ESTIMATIVA DO GASTO ENERGÉTICO

Calorimetria direta

A calorimetria direta é o único método que mensura o GET, a partir de uma câmara altamente sofisticada, chamada câmara calorimétrica (Figura 4.2). O calor liberado pelo corpo e o vapor liberado pela respiração e pela pele também são mensurados. Essa aferição pode ser feita com o indivíduo em repouso ou realizando AF. A aferição do GET pela calorimetria direta é altamente precisa, mas esse método é oneroso, o que inviabiliza seu uso em estudos epidemiológicos.[7]

Calorimetria indireta

Trata-se de uma técnica não invasiva de grande reprodutibilidade e custo aceitável no meio científico. É usada para medir o gasto energético diário por meio da determinação das trocas gasosas pulmonares, ou seja, do volume de oxigênio consumido (V_{O_2}) e do volume de gás carbônico produzido (V_{CO_2}) durante o ciclo respiratório (Figura 4.3). A partir da determinação dos volumes expiratórios, do oxigênio e do gás carbônico, também é possível calcular a taxa de oxidação dos substratos energéticos glicídicos e lipídicos. Essa energia medida refere-se à conversão da energia química dos nutrientes em energia química armazenada na forma de ligações de fósforo pelo ATP e à energia liberada na forma de calor durante o processo de oxidação. A relação entre o V_{CO_2} e o V_{O_2} é conhecida como quociente respiratório (QR) e pode ser usada para indicar o tipo de substrato preferencialmente oxidado por uma pessoa em determinado momento. Os diferentes substratos energéticos, glicídios e lipídios, além da proteína, consomem diferentes quantidades de oxigênio e produzem diferentes quantidades de gás carbônico no seu metabolismo (a glicose tem QR de 1; lipídios, de 0,7; e a proteína, de 0,8). Os carboidratos e lipídios são oxidados completamente até se reduzirem a CO_2 e H_2O. As proteínas, por sua vez, também produzem CO_2 e H_2O, porém liberam N_2 (nitrogênio), excretado na urina na forma de ureia (CON_2H_4). Sabe-se, portanto, que é necessário mais oxigênio para metabolizar os lipídios para CO_2 e mais água do que é necessário para metabolizar os carboidratos.[3]

O aparelho de calorimetria indireta mede o V_{O_2} e o V_{CO_2}, analisando o ar inspirado e expirado pelo paciente em determinado período. Esses equipamentos podem ser de circuito fechado e circuito aberto, conforme descrito a seguir:

- Circuito fechado. Nesses equipamentos, o V_{O_2} e o V_{CO_2} são medidos por alterações no volume em um reservatório fechado contendo oxigênio. Embora sejam considerados o padrão-ouro, não são muito usados hoje em dia
- Circuito aberto. Ambos os extremos do equipamento se comunicam com o ambiente. A análise dos gases é realizada por meio de sensores ligados a um computador.

Realização do teste

Para realizar o exame, o paciente deve estar em ambiente silencioso, com pouca iluminação e temperatura em torno de 20°C, para evitar alterações por frio ou ansiedade. Além disso, o paciente deve estar em repouso por pelo menos 30 minutos e em jejum prévio de 2 a 3 horas. O monitor deve ser ligado, no mínimo, 30 minutos antes do exame, para aquecimento e estabilização adequados. Os analisadores de O_2 e de CO_2 devem ser

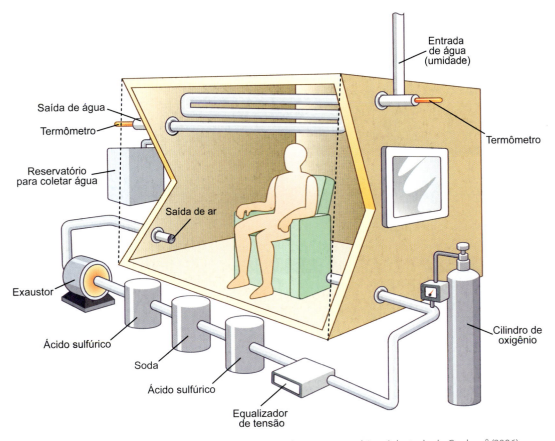

Figura 4.2 Câmara calorimétrica para a mensuração do gasto energético. Adaptada de Cardoso[9] (2006).

calibrados com gás de concentração conhecida antes de cada determinação e periodicamente validados conforme as especificações do fabricante. O teste pode ser realizado com o indivíduo em repouso (ver Figura 4.3) ou realizando AF, cicloergômetro ou esteira ergométrica acoplada a um sistema computadorizado que monitora a respiração (Figura 4.4).

Objetivos da calorimetria indireta

Os objetivos da medida do dispêndio energético pela calorimetria indireta são:[3]

- Medir o V_{O_2} e o V_{CO_2}
- Calcular o GER
- Calcular a taxa de oxidação de lipídios e hidratos de carbono
- Determinar com acurácia o GER/GET de pacientes em ventilação mecânica, para guiar a terapia nutricional mais adequada
- Determinar com acurácia o QR, para promover uma terapia nutricional mais adequada para cada paciente
- Determinar com acurácia o GER e o QR, para monitorar a adequação e a apropriação da terapia nutricional
- Determinar o O_2 usado durante a respiração como guia para selecionar o tipo de ventilação mecânica a ser usado, configurações específicas de cada paciente, bem como estratégias de desmame da nutrição enteral e/ou parenteral
- Monitorar o V_{O_2} como guia para atingir a quantidade certa de oxigênio a ser oferecida
- Avaliar a contribuição do metabolismo para a ventilação.

Água duplamente marcada

Esse é o atual método de referência para a determinação do gasto energético, pelo qual se determina o CO_2 eliminado a partir da análise da urina à procura de dois isótopos ($_{18}O$ e $_2H$), após a ingestão de uma quantidade de água duplamente marcada com determinada quantidade de isótopos. O $_2H$ marcado com deutério é eliminado do corpo somente como água, e o $_{18}O$, como água e CO_2. A diferença entre a eliminação desses

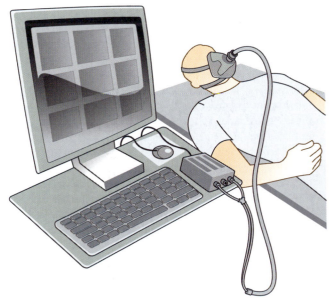

Figura 4.3 Coleta de dados de trocas gasosas no repouso. Adaptada de Rossi e Poltrenieri[3] (2019).

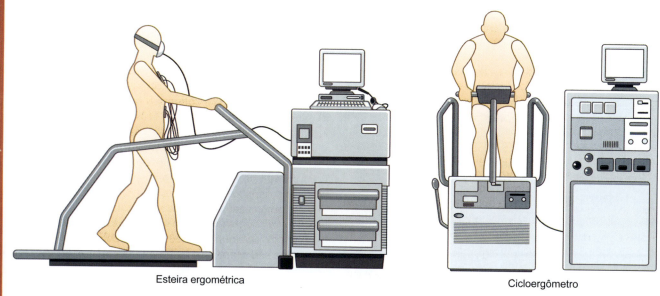

Figura 4.4 Ergoespirometria para a mensuração do gasto energético. Adaptada de Cardoso[9] (2006).

dois isótopos é proporcional à produção de CO_2; a partir disso calcula-se o QR.[9] A determinação do gasto energético por meio da água duplamente marcada é relativamente recente, tendo sido usada em humanos pela primeira vez em 1982.[10] Esse método foi empregado pelo Institute of Medicine (IOM) para determinar as equações estabelecidas pelas ingestões diárias de referência (DRI, do inglês *dietary reference intakes*), que serão abordadas neste capítulo.

Frequência cardíaca

Existe uma relação linear entre a frequência cardíaca e o consumo de oxigênio. Nesse sentido, também se pode usar esse método para determinação do QR e do gasto energético. É o método mais acessível para determinar o gasto energético, podendo ser realizado em diferentes locais (academias, clínicas e hospitais). A determinação do gasto energético considera o consumo de oxigênio com base na frequência cardíaca em determinado período de avaliação. É considerado um método complementar, pois a frequência cardíaca pode ser influenciada por diversos fatores, como composição corporal, estado emocional, fatores fisiopatológicos e condições ambientais.[3]

EQUAÇÕES PREDITIVAS DO GASTO ENERGÉTICO

Como descrito anteriormente, existem vários métodos para determinação do gasto energético de um indivíduo; entretanto, a maioria desses métodos é cara e, por isso, acaba não sendo usada na prática clínica do dia a dia. As equações de predição são métodos rápidos, fáceis e de baixo custo. No entanto, é imprescindível um olhar crítico do acadêmico de Nutrição ou do nutricionista sobre as recomendações energéticas estabelecidas por essas equações, que são uma estimativa de necessidade energética do indivíduo nos diferentes ciclos da vida. Nesse sentido, além da determinação da necessidade energética pelas equações, é necessária uma sensibilidade clínica para se adaptar (ou ajustar) à demanda energética, principalmente quando há aspectos fisiopatológicos envolvidos. É preciso considerar não só o resultado do GET definido pelas equações, como também o estado nutricional e a condição clínica do paciente hospitalizado, que pode oscilar durante a internação. Por isso, deve-se estar atento a essas oscilações e adaptar as recomendações nutricionais às condições clínicas do dia a dia do paciente.

Neste capítulo, serão discutidas diversas equações para determinar o gasto energético nos diferentes ciclos da vida, bem como equações para determinar o gasto energético em pacientes hospitalizados.[7]

Equações estabelecidas pela ingestão diária de referência

As atuais DRIs estabeleceram equações para o cálculo da necessidade energética com fórmulas específicas para diferentes estágios de vida, para cada gênero e considerando o excesso de peso. Como já mencionado, essas equações propostas pelo IOM são consideradas as melhores e mais atuais até o momento, por terem sido desenvolvidas de acordo com estudos fundamentados no método da água duplamente marcada.

As atuais equações mensuram a necessidade estimada de energia (EER, do inglês *estimated energy requirement*) e contemplam o GET (Tabela 4.1). Para crianças, gestantes e nutrizes, a EER considera a necessidade energética associada à energia de depósito para formação de tecidos ou produção e secreção do leite materno. A EER será estimada com base no NAF, recomendado para manter a saúde e diminuir o risco de doenças crônicas e obesidade.

Em crianças de 1 a 2 anos, as equações são independentes do gênero, porém, a partir dos 3 anos, as equações foram estabelecidas separadamente para cada gênero, em função das variações existentes na taxa de crescimento, no metabolismo, na composição corporal e no NAF, entre outros aspectos.[7,11]

O NAF é usado para descrever os hábitos de AF e foi estimado a partir de estudos com água duplamente marcada, monitoramento da frequência cardíaca e a técnica tempo de movimentação/atividade diária. No relatório do IOM,[8] foram determinadas quatro categorias de NAF e o respectivo coeficiente de AF, condizente com o índice de massa corporal (IMC), que deve ser usado nas equações propostas de EER descritas nas Tabelas 4.1 e 4.2.

- AF = 1 quando o NAF estimado ≥ 1 < 1,4: sedentário
- AF = 1,12 quando o NAF estimado ≥ 1,4 < 1,6: pouco ativo
- AF = 1,27 quando o NAF estimado ≥ 1,6 < 1,9: ativo
- AF = 1,45 quando o NAF estimado ≥ 1,9 < 2,5: muito ativo.

A Tabela 4.3 descreve o coeficiente de AF para cada gênero e estágio de vida para indivíduos com IMC dentro da faixa de normalidade.

A DRI foi estabelecida para uso em indivíduos aparentemente saudáveis, por isso a EER é definida como valor adequado para a manutenção da saúde a longo prazo. Dessa maneira, os valores de EER mostrados na Tabela 4.1 não são destinados a indivíduos com sobrepeso ou obesidade ou àqueles que desejam perder peso. Em vez disso, a manutenção de peso é discutida com base nos valores de GET, associados a informações sobre a relação entre a redução no consumo de energia e as alterações na composição corporal. Equações para predição do GET de adultos conforme idade, altura, peso, sexo e NAF foram geradas a partir de bancos de dados combinando indivíduos normais, com sobrepeso e obesidade.[8]

O banco de dados de indivíduos com sobrepeso e obesidade foi usado para gerar equações para estimar o GET de

Tabela 4.1 Necessidade estimada de energia para indivíduos eutróficos, de acordo com o sexo e os estágios de vida.

Estágio de vida	Necessidade estimada de energia
Neonatos e lactentes	**EER (kcal/dia) = GET + energia de depósito**
0 a 3 meses	EER = (89 × peso [kg] − 100) + 175 kcal
4 a 6 meses	EER = (89 × peso [kg] − 100) + 56 kcal
7 a 12 meses	EER = (89 × peso [kg] − 100) + 22 kcal
13 a 36 meses	EER = (89 × peso [kg] − 100) + 20 kcal
Crianças e adolescentes (meninos)	**EER (kcal/dia) = GET + energia de depósito**
3 a 8 anos	EER = 88,5 − (61,9 × idade [anos]) + AF × {(26,7 × peso [kg]) + (903 × altura [m])} + 20 kcal
9 a 18 anos	EER = 88,5 − (61,9 × idade [anos]) + AF × {(26,7 × peso [kg]) + (903 × altura [m])} + 25 kcal
Crianças e adolescentes (meninas)	**EER (kcal/dia) = GET + energia de depósito**
3 a 8 anos	EER = 135,3 − (30,8 × idade [anos]) + AF × {(10 × peso [kg]) + (934 × altura [m])} + 20 kcal
9 a 18 anos	EER = 135,3 − (30,8 × idade [anos]) + AF × {(10 × peso [kg]) + (934 × altura [m])} + 25 kcal
Adultos (≥ 19 anos)	**EER (kcal/dia) = GET**
Homens	EER = 662 − (9,53 × idade [anos]) + AF × {(15,91 × peso [kg]) + (539,6 × altura [m])}
Mulheres	EER = 354 − (6,91 × idade [anos]) + AF × {(9,36 × peso [kg]) + (726 × altura [m])}
Gestantes	EER (kcal/dia) = EER de mulheres não grávidas[a] + adicional energético gasto durante a gravidez + energia de depósito
1º trimestre	EER = EER não grávida + 0 + 0
2º trimestre	EER = EER não grávida + 160 kcal[b] + 180 kcal
3º trimestre	EER = EER não grávida + 272 kcal[c] + 180 kcal
Lactantes	EER (kcal/dia) = EER para mulheres[a] + energia para produção do leite − perda de peso
1º semestre	EER = EER mulheres + 500 a 170
2º semestre	EER = EER mulheres + 400 a 0

[a]Observar a idade da mulher e usar as equações da EER de mulheres adolescentes ou adultas. [b]160 kcal (**8 kcal/semana** × 20 semanas). [c]272 kcal (**8 kcal/semana** × 24 semanas). *AF*, atividade física; *EER*, necessidade estimada de energia; *GET*, gasto energético total. Adaptada de Institute of Medicine[8] (2001).

Tabela 4.2 Gasto energético total (GET) para indivíduos em condições especiais.

Estágio de vida	Gasto energético total
Manutenção do peso em crianças com sobrepeso e obesidade	
Crianças (3 a 18 anos)	**EER (kcal/dia) = GET**
Meninos	GET = 114 − (50,9 × idade [anos]) + AF × {(19,5 × peso [kg]) + 1.161,4 × altura [m]}
Meninas	GET = 389 − (41,2 × idade [anos]) + AF × {(15 × peso [kg]) + 701,6 × altura [m]}
Manutenção do peso em adultos com sobrepeso e obesidade	
Adultos (≥ 19 anos)	**GET (kcal/dia)**
Homens	GET = 1.086 − (10,1 × idade [anos]) + AF × {(13,7 × peso [kg]) + (416 × altura [m])}
Mulheres	GET = 448 − (7,95 × idade [anos]) + AF × {(11,4 × peso [kg]) + (619 × altura[m])}
Manutenção do peso em adultos com peso normal, sobrepeso e obesidade	
Adultos (≥ 19 anos)	**GET (kcal/dia)**
Homens	GET = 864 − (9,72 × idade [anos]) + AF × {(14,2 × peso [kg] + 503 × altura [m])}
Mulheres	GET = 387 − (7,31 × idade [anos]) + AF × {(10,9 × peso [kg] + 660,7 × altura [m])}

AF, atividade física; *EER*, necessidade estimada de energia. Adaptada de Institute of Medicine[8] (2001).

homens e mulheres adultos com excesso de peso e obesidade (IMC $\geq$ 25 kg/m²) segundo idade, altura, peso e categoria de AF por meio de regressão não linear. Nesse caso, essas equações são mais indicadas por considerarem a condição atual dos indivíduos. A Tabela 4.2 mostra as equações para estimativa do GET de indivíduos em condições especiais e tem como propósito promover a perda lenta e gradual de gordura corporal em razão dos riscos da rápida perda de peso, tanto em crianças e adolescentes como em adultos. As equações para GET recomendadas para crianças com risco de sobrepeso e sobrepeso são para a manutenção do peso, e não incluem o crescimento.[8]

A Tabela 4.4 descreve o coeficiente de AF para cada gênero e estágio de vida de indivíduos com excesso de peso (sobrepeso e obesidade) de acordo com o IMC.

O Comitê da DRI também desenvolveu equações para estimativa do GEB para crianças, adolescentes e adultos em diferentes situações, conforme mostra a Tabela 4.5.

Tabela 4.3 Coeficiente de atividade física em cada nível de atividade física, segundo sexo e estágio de vida para indivíduos eutróficos.

Estágio de vida	Nível de atividade física			
	Sedentário	Pouco ativo[a]	Ativo[b]	Muito ativo[c]
Coeficiente de AF para crianças e adolescentes (3 a 18 anos)				
Meninos	1	1,13	1,26	1,42
Meninas	1	1,16	1,31	1,56
Coeficiente de AF para adultos ($\geq$ 19 anos)				
Homens	1	1,11	1,25	1,48
Mulheres	1	1,12	1,27	1,45

AF, atividade física. [a]30 a 60 min diários de atividade moderada. [b]Pelo menos 60 min diários de atividade moderada. [c]60 min de atividade intensa ou 120 min de atividade moderada. Adaptada de Institute of Medicine[8] (2001).

Tabela 4.4 Coeficiente de atividade física segundo sexo e estágio de vida para indivíduos em condições especiais.

Estágio de vida	Nível de atividade física			
	Sedentário	Pouco ativo[a]	Ativo[b]	Muito ativo[c]
Coeficiente de AF para crianças e adolescentes (3 a 18 anos) para manutenção do peso em crianças com risco de sobrepeso e sobrepeso				
Meninos	1	1,12	1,24	1,45
Meninas	1	1,18	1,35	1,60
Coeficiente de AF para adultos ($\geq$ 19 anos) para manutenção do peso em adultos com sobrepeso e obesidade				
Homens	1	1,12	1,29	1,59
Mulheres	1	1,16	1,27	1,44
Coeficiente de AF para adultos ($\geq$ 19 anos) para manutenção do peso em adultos com peso normal, sobrepeso e obesidade				
Homens	1	1,12	1,27	1,54
Mulheres	1	1,14	1,27	1,45

AF, atividade física. [a]30 a 60 min diários de atividade moderada. [b]Pelo menos 60 min diários de atividade moderada. [c]60 min de atividade intensa ou 120 min de atividade moderada. Adaptada de Institute of Medicine[8] (2001).

Tabela 4.5 Equações de gasto energético basal (GEB).

Estágio de vida/sexo	Equações
Crianças com peso normal	
Meninos	GEB (kcal/dia) = 68 − (43,3 × idade [anos]) + (712 × altura [m]) + (19,2 × peso [kg])
Meninas	GEB (kcal/dia) = 189 − (17,6 × idade [anos]) + (625 × altura [m]) + (7,9 × peso [kg])
Adultos com peso normal	
Homens	GEB (kcal/dia) = 204 − (4 × idade [anos]) + (450,5 × altura [m]) + (11,69 × peso [kg])
Mulheres	GEB (kcal/dia) = 255 − (2,35 × idade [anos]) + (361,6 × altura [m]) + (9,39 × peso [kg])
Adolescentes com sobrepeso ou obesidade	
Meninos	GEB (kcal/dia) = 419,9 − (33,5 × idade [anos]) + (418,9 × altura [m]) + (16,7 × peso [kg])
Meninas	GEB (kcal/dia) = 515,8 − (26,8 × idade [anos]) + (347 × altura [m]) + (12,4 × peso [kg])
Adolescentes com peso normal, sobrepeso e obesidade	
Meninos	GEB (kcal/dia) = 79 − (934,2 × idade [anos]) + (730 × altura [m]) + (15,3 peso [kg])
Meninas	GEB (kcal/dia) = 322 − (926 × idade [anos]) + (504 × altura [m]) + (11,6 peso [kg])
Adultos com peso normal, sobrepeso e obesidade	
Homens	GEB (kcal/dia) = 293 − (3,8 × idade [anos]) + (456,4 × altura [m]) + 10,12 × peso [kg])
Mulheres	GEB (kcal/dia) = 247 − (2,67 × idade [anos]) + (401,5 × altura [m]) + 8,60 × peso [kg])

GEB, gasto energético basal. Adaptada de Institute of Medicine[8] (2001).

Equações do GEB estabelecidas pelo método da FAO/WHO/UNU (2001)

As equações da Food and Agriculture Organization of the United Nations/World Health Organization/United Nations University (FAO/WHO/UNU) (Tabela 4.6) consideram o gênero, os intervalos de faixa etária e o peso corporal para determinar o GEB, que deve ser multiplicado pelo fator atividade para determinar o GET. Pode ser usado o peso atual ou ideal, dependendo do estado nutricional do indivíduo.

Além de peso, intervalo de idade e gênero, outras equações para determinar o GEB consideram a estatura (Tabela 4.7). O GEB deve ser multiplicado pelo fator atividade para determinar o GET.

Equações do gasto energético basal estabelecidas por Schofield (1985)

Essas equações são muito empregadas nas diferentes faixas etárias e usam como variáveis preditoras o peso corporal e a estatura, de acordo com a faixa etária e o sexo (Tabela 4.8).

Após determinado o GEB, dois métodos podem ser usados para determinar o GET a partir das equações mostradas nas Tabelas 4.5 a 4.8, conforme detalhado a seguir.

Um baseia-se na classificação do padrão da AF e ocupacional do indivíduo em 24 horas. É um método rápido e fácil, e podem ser utilizados os valores propostos pela FAO/WHO/UNU[12] ou ingestão dietética recomendada (RDA, do inglês *recommended dietary allowance*).[14] Para realizar o cálculo, deve-se:

- Determinar, inicialmente, o GEB de acordo com sexo e idade
- Determinar, em seguida, o tipo de AF que a pessoa exerce
- Multiplicar, por último, o GEB pelo fator atividade (Tabelas 4.9 e 4.10) que melhor caracterize o NAF do indivíduo, obtendo, assim, o GET.

O outro método, denominado método dos múltiplos do GEB (ou método fatorial), proposto pela FAO/WHO/UNU[12] baseia-se no conhecimento de todas as atividades exercidas pelo

Tabela 4.6 Equações da FAO/WHO/UNU para calcular o gasto energético basal segundo sexo, faixa etária e peso.

Idade (anos)	GEB (kcal/dia)	
	Feminino	Masculino
0 a 3	$(58,31 \times P) - 31,1$	$(59,512 \times P) - 30,4$
4 a 10	$(20,315 \times P) + 485,9$	$(22,706 \times P) + 504,6$
11 a 18	$(13,384 \times P) + 692,6$	$(17,686 \times P) + 658,2$
19 a 30	$(14,818 \times P) + 486,6$	$(15,057 \times P) + 692,2$
31 a 60	$(8,126 \times P) + 845,6$	$(11,472 \times P) + 873,1$
≥ 60	$(9,082 \times P) + 658,5$	$(11,711 \times P) + 587,7$
Gestantes		
1º trimestre	+ 150 kcal/dia	–
2º e 3º trimestres	+ 350 kcal/dia	–
Lactantes		
1º semestre	+ 500 kcal/dia	–
2º semestre	+ 500 kcal/dia	–

GEB, gasto energético basal; *P*, peso corporal em kg. Adaptada de FAO/WHO/UNU[12] (2001).

Tabela 4.7 Equações da FAO/WHO/UNU para calcular o gasto energético basal segundo sexo, faixa etária, peso e estatura.

Idade (anos)	GEB (kcal/dia)	
	Feminino	Masculino
10 a 17	$(7,4 \times P) + (482 \times E) + 217$	$(16,6 \times P) + (77 \times E) + 572$
18 a 29	$(13,3 \times P) + (334 \times E) + 35$	$(15,4 \times P) - (27 \times E) + 717$
30 a 59	$(8,7 \times P) - (25 \times E) + 865$	$(11,3 \times P) + (16 \times E) + 901$
≥ 60	$(9,2 \times P) + (637 \times E) + 302$	$(8,8 \times P) + (1.128 \times E) - 1.071$

E, estatura em metros; *GEB*, gasto energético basal; *P*, peso corporal em kg. Adaptada de FAO/WHO/UNU[12] (2001).

Tabela 4.8 Equações preditivas do gasto energético basal estabelecidas por Schofield para ambos os sexos, conforme a faixa etária.

Idade (anos)	Equação
Masculino	
< 3	$(0,167 \times P) + (15,17 \times E) - 617,6$
3 a 10	$(19,6 \times P) + (1,033 \times E) + 414,9$
10 a 18	$(16,25 \times P) + (1,372 \times E) + 515,5$
18 a 30	$(0,063 \times P + 2,896) \times 239$
30 a 60	$(0,048 \times P + 3,653) \times 239$
> 60	$(0,049 \times P + 2,459) \times 239$
Feminino	
< 3	$(16,252 \times P) + (10,232 \times E) - 413,5$
3 a 10	$(16,97 \times P) + (1,618 \times E) + 371,2$
10 a 18	$(8,365 \times P) + (4,65 \times E) + 200$
18 a 30	$(0,062 \times P + 2,036) \times 239$
30 a 60	$(0,034 \times P + 3,538) \times 239$
> 60	$(0,038 \times P + 2,755) \times 239$

E, estatura real (cm); *P*, peso real (kg). Adaptada de Schofield[13] (1985).

Tabela 4.9 Média das necessidades energéticas diárias de adultos expressa como múltiplos do gasto energético basal.

Sexo	Atividade física		
	Leve	Moderada	Intensa
Masculino	1,56	1,78	2,10
Feminino	1,56	1,64	1,82

Leve: atividade realizada geralmente sentada, em local fechado e temperatura ambiente, como ocorre com professores, profissionais liberais, empregados no comércio, donas de casa com eletrodomésticos e bancários. *Moderada*: atividade realizada normalmente em pé, na qual a pessoa passa a maior parte do tempo em movimento, como ocorre com estudantes, donas de casa sem eletrodomésticos, balconistas de loja, trabalhadores em indústrias leves e empregados em restaurantes. *Intensa*: atividades em que a pessoa passa a maior parte do tempo em movimento e com grande dispêndio de energia, como ocorre com mineiros, atletas, bailarinos, metalúrgicos, soldados em atividade, agricultores não mecanizados e alpinistas. Adaptada de FAO/WHO/UNU[12] (2001).

Tabela 4.10 Fatores de atividade física para estimar o gasto energético total em diferentes níveis de atividade física.

Atividade	Fator atividade	
	Homens	Mulheres
Muito leve	1,3	1,3
Leve	1,6	1,5
Moderada	1,7	1,6
Pesada	2,1	1,9
Muito pesada	2,4	2,2

Adaptada de National Research Council[14] (1989).

indivíduo em 24 horas, bem como na distribuição do tempo gasto em cada atividade. Para calcular o GET a partir desse método, deve-se:

- Calcular o GEB de acordo com o gênero e a idade
- Fazer um registro das atividades diárias em horas, discriminando-as em: período de sono, atividades ocupacionais (listar todas as atividades), atividades não ocupacionais (descrever todas), atividade de manutenção (deve ser computada para todos os indivíduos; compreende o período de tempo gasto durante o dia para realizar atividades como trocar roupas, tomar banho, entre outras)
- Determinar o fator, ou seja, o gasto energético bruto para cada atividade; esses valores estão disponíveis na Tabela 4.11
- Determinar o tempo, em horas, para cada atividade
- Multiplicar o fator de cada atividade registrada pelo tempo (horas) (fator × tempo) e dividir o resultado por 24; esse resultado é o fator atividade que pode ser multiplicado pelo GEB para se obter o GET, ou confrontado com os valores da Tabela 4.9 para verificar em qual atividade o indivíduo está classificado e usar o fator disponível nesta tabela
- Dividir o resultado do GEB por 24 para obter o GEB/h

- Multiplicar o valor do fator × tempo de cada atividade pelo GEB/h, determinando as calorias gastas em cada atividade
- Somar as calorias correspondentes a cada AF para determinar o GEB.

A Tabela 4.12 apresenta um exemplo de como proceder para determinar o GET segundo o método dos múltiplos do GEB. Para crianças e adolescentes, a determinação do GET pode ser feita utilizando o método simplificado ou detalhado.

- Método simplificado:
  - Multiplicar o GEB por 20% (1,2) ou 30% (1,3) para crianças sedentárias
  - Multiplicar o GEB por 40% (1,4) ou 50% (1,5) para crianças ativas
- Método detalhado:
  - Determinar, para cada atividade da Tabela 4.13, a duração em horas (até somar 24 horas) e multiplicá-las pelo fator atividade; somar e dividir por 24
  - Multiplicar o GEB por esse fator atividade, encontrando o GET.

Tabela 4.11 Gasto energético bruto de diferentes atividades.

Masculino	Fator	Feminino	Fator
Manutenção	1,4	Manutenção	1,4
Dormindo	1	Dormindo	1
Deitado	1,2	Deitada	1,2
Sentado	1,2	Sentada	1,2
Atividades em pé		**Atividades em pé**	**1,5**
Cortar lenha	4,1	–	–
Cantar e dançar	3,2	–	–
Lavar roupa	2,2	–	–
Caminhar		**Caminhar**	
Passear	2,5	Passear	2,4
Lentamente	2,8	Lentamente	3
Velocidade normal	3,2	Velocidade normal	3,4
Carregando 10 kg	3,5	Carregando 10 kg	4
Caminhar ladeira acima		Caminhar ladeira acima	
Lentamente	4,7	Lentamente	4,6
Passo normal	5,7	–	–
Rapidamente	7,5	Rapidamente	6,6
Passo normal com 10 kg de carga	6,7	Passo normal com 10 kg de carga	6
Caminhar ladeira abaixo		**Caminhar ladeira abaixo**	
Lentamente	2,8	Lentamente	2,3
Passo normal	3,1	Passo normal	3
Rapidamente	3,6	Rapidamente	3,4
Atividades na posição sentada		**Atividades na posição sentada**	
Jogar cartas	1,4	Costurar	1,4
Costurar	1,5	–	–
Tecer	2,1	–	–
Tarefas domésticas		**Tarefas domésticas**	
Cozinhar	1,8	Cozinhar	1,8
Limpeza leve	2,7	Limpeza leve	2,7

(continua)

Tabela 4.11 Gasto energético bruto de diferentes atividades. (*Continuação*)

Masculino	Fator	Feminino	Fator
Limpeza moderada	3,7	Limpeza moderada	3,7
–	–	Varrer casa	3
–	–	Varrer jardim	3,5
–	–	Lavar roupas	3
–	–	Passar roupas	1,4
–	–	Lavar louças	1,7
–	–	Limpar a casa	2,2
–	–	Cuidar de criança	2,2
–	–	Carregar água	4,1
–	–	Cortar lenha com machado	4,3
–	–	Coletar folhas	1,9
–	–	Pesca manual	3,9
–	–	Pesca de caranguejos	4,5
–	–	Triturar grãos em pedra	3,8
Trabalho de escritório		**Trabalho de escritório**	**1,7**
Sentado na cadeira	1,3	–	–
Levantando e movendo-se ao redor	1,6	–	–
Indústria leve		**Indústria leve**	
Gráfica	2	Padaria	2,5
Alfaiataria	2,5	Cervejaria	2,9
Sapatos	2,6	Ferramentas	2,7
Mecânica	3,6	Química	2,9
Carpintaria	3,5	Elétrica	2
Eletricidade	3,1	Móveis	3,3
Ferramentas	3,1	Lavanderia	3,4
Química	3,5	–	–
Trabalho de laboratório	2	–	–
Agricultura (mecanizada)		**Agricultura**	
Dirigir trator	2,1	Limpar o solo	3,8
Carregar fardos	4,7	Cavar	4,6
Alimentar animais	3,6	Plantar	3,9
Consertar cercas	5	Trabalhos com enxada	4,4
–	–	Coletar frutas	3,4
–	–	Cortar grama	5
–	–	Semear	4,0
Agricultura (tropical)			
Ordenha manual	2,9	–	–
Recolher e espalhar esterco	5,2	–	–
Carregar esterco	6,4	–	–
Colher espigas	2,1	–	–
Colher raízes	3,5	–	–
Trabalho ajoelhado	1,6	–	–
Cortar cana	6,5	–	–
Levantar fardos	3,7	–	–
Carregar fardos	7,4	–	–
Desmatar	2,9 a 7,9	–	–

(*continua*)

Tabela 4.11 Gasto energético bruto de diferentes atividades. (*Continuação*)

Masculino	Fator	Feminino	Fator
Capinar	2,5 a 5	–	–
Cortar árvores	4,8	–	–
Plantar árvores	4,1	–	–
Podar árvores	7,3	–	–
Cultivar plantas em viveiros	3,6	–	–
Fazer cerca	3,6	–	–
Amarrar estacas	2,7	–	–
Cortar madeira para estacas	4,2	–	–
Plantar	2,9	–	–
Alimentar animais	3,6	–	–
Escavar canais	5,5	–	–
Caça e pesca			
Remar	3,4	–	–
Pescar em canoa	2,2	–	–
Pescar com linha	2,1	–	–
Caçar aves	3,4	–	–
Cortar árvores com machado	7,5	–	–
Serrar com serra manual	7,5	–	–
Serrar com serra motor	4,2	–	–
Transporte (dirigir caminhão)	1,4	–	–
Indústria de construção			
Trabalho de "peão"	5,2	–	–
Colocação de tijolo e cerâmica	3,3	–	–
Carpintaria	3,2	–	–
Pintura	2,8	–	–
Fabricação de tijolos			
Fazer tijolos	3	–	–
Amassar argila	2,7	–	–
Escavar	5,7	–	–
Revolver a argila	4,4	–	–
Carregar terra	6,2	–	–
Edificação			
Construir paredes de bambu	2,9	–	–
Colocar telhas	2,9	–	–
Cortar bambu	3,2	–	–
Cortar troncos	4,1	–	–
Veículos de pedal			
Pedalar com passageiros	8,5	–	–
Pedalar sem passageiros	7,2	–	–
Arrastar carretas			
Com carga	5,9	–	–
Sem carga	5,3	–	–
Mineração			
Trabalho com picareta	6	–	–
Trabalho com pá	5,7	–	–
Erguer suportes de paredes	4,9	–	–

(*continua*)

Tabela 4.11 Gasto energético bruto de diferentes atividades. (*Continuação*)

Masculino	Fator	Feminino	Fator
Forças armadas			
Limpeza de material	2,4	–	–
Instrução	3,2	–	–
Marcha na selva	5,7	–	–
Marcha em estradas	4,4	–	–
Patrulha na selva	3,5	–	–
Pilotar helicóptero			
Voo normal	1,5	–	–
Voo estacionário	1,6	–	–
Verificações antes de voo	1,8	–	–
Atividades recreativas		**Atividades recreativas**	
Sedentárias (jogar cartas etc.)	2,2	Sedentárias (jogar cartas etc.)	2,1
Leves[a]	2,2 a 4,4	Leves[a]	2,1 a 4,2
Moderadas[a]	4,4 a 6,6	Moderadas[a]	4,2 a 6,3
Pesadas[a]	6,6 ou +	Pesadas[a]	6,3 ou +

[a]Leves: bilhar, golfe, navegação à vela etc.; moderadas: dança, tênis, natação etc.; pesadas: futebol, atletismo, remo etc. Adaptada de FAO/WHO/UNU[12] (2001).

Tabela 4.12 Método dos múltiplos do gasto energético basal ou método fatorial.

Exemplo: mulher, Idade: 45 anos; Peso: 56 kg; Estatura: 1,63 m
GEB = $(8,7 \times 56) - (25 \times 1,63) + 865$
GEB = 1.311,45 kcal/dia ÷ 24
GEB/h = 54,6 kcal/h

Atividades	Fator	Tempo (h)	Fator × tempo
Sono	1	8	8
Atividade ocupacional	1,7	8	13,6
Atividade doméstica	2,7	4	10,8
Atividade de manutenção	1,4	4	5,6
Total	–	–	38

38 ÷ 24 = 1,58 ≤ **atividade leve**
GET = GEB × fator (encontrado ou da Tabela 4.10)
GET = 1.311,45 × 1,58
GET = 2.072 kcal/dia

Atividades	Fator × tempo	GEB/h	kcal
Sono	8	54,6	436,8
Atividade ocupacional	13,6	54,6	742,5
Atividade doméstica	10,8	54,6	589,6
Atividade de manutenção	5,6	54,6	305,7
Gasto energético total	–	–	*2.074,6 kcal/dia*

GEB, gasto energético basal; *GET*, gasto energético total. Adaptada de FAO/WHO/UNU[12] (2001).

Tabela 4.13 Método detalhado para cálculo de gasto energético total.

Atividades	Fator atividade
Dormindo ou deitado	1
Atividades muito leves	1,3 a 1,5
Atividades leves	1,6 a 2,5
Atividades moderadas e intensas	2,5 a 5

Adaptada de Samour e King[15] (2005).

Método da FAO/WHO/UNU para determinação do gasto energético total

O GET é determinado a partir de taxas calóricas, com base no método da FAO/WHO/UNU.[12] Para crianças e adolescentes, as taxas são multiplicadas pelo peso corporal ou comprimento e para adultos e idosos, pelo peso corporal (Tabelas 4.14 a 4.16).

Tabela 4.14 Método da FAO para calcular o gasto energético total (kcal/dia) com base em taxas calóricas e peso corporal para lactentes.

Idade (meses)	Lactentes	
	kcal/kg (meninos)	kcal/kg (meninas)
0 a 1	113	107
1 a 2	104	101
2 a 3	95	94
3 a 4	82	84
4 a 5	81	83
5 a 6	81	82
6 a 7	79	78
7 a 8	79	78
8 a 9	79	78
9 a 10	80	79
10 a 11	80	79
11 a 12	81	79

Adaptada de FAO/WHO/UNU[12] (2001); National Research Council[14] (1989).

MÉTODOS DE ESTIMATIVA DO GASTO ENERGÉTICO PARA ENFERMOS

Crianças e adolescentes enfermos

Segundo Mussoi,[7] as necessidades energéticas de crianças devem ser estimadas com equações-padrão, utilizando-se EERs ajustadas de acordo com a evolução clínica da criança.

Em crianças gravemente doentes, os estudos de gasto energético não demonstraram hipermetabolismo e sugerem que as

Tabela 4.16 Método da FAO para calcular o gasto energético total (kcal/dia) com base em taxas calóricas e peso corporal para adultos e idosos.

Idade (anos)	Adultos	
	Feminino	Masculino
19 a 24	38 kcal/kg/dia	40 kcal/kg/dia
25 a 50	36 kcal/kg/dia	37 kcal/kg/dia
≥ 51	30 kcal/kg/dia	30 kcal/kg/dia
Gestantes		
1º trimestre	+ 0	–
2º trimestre	+ 300	–
3º trimestre	+ 300	–

Adaptada de FAO/WHO/UNU[12] (2001); National Research Council[14] (1989).

equações usadas para cálculo das necessidades superestimam o gasto energético.[16,17] Quando adicionados fatores de correção de estresse metabólico, as equações superestimaram a energia despendida e, por isso, não devem ser usadas.[18,19] Algumas equações são sugeridas para o cálculo do GEB (ver Tabelas 4.5 a 4.8), e os fatores de correção do GEB para situações de estresse são indicados na Tabela 4.17.

Crianças e adolescentes queimados

Na impossibilidade de usar a calorimetria indireta em crianças e adolescentes queimados, da faixa etária entre 3 e 18 anos, a European Society for Clinical Nutrition and Metabolism (ESPEN)[7,20] recomenda o uso das equações de Schofield[13] para cálculo do GEB (ver Tabela 4.8). Após o cálculo do GEB de crianças e adolescentes entre 3 e 18 anos, o GET é determinado pelos fatores lesão e atividade, como se descreve a seguir.

Tabela 4.15 Método da FAO para calcular o gasto energético total (kcal/dia) com base em taxas calóricas e peso corporal para crianças e adolescentes.

Idade (anos)	Crianças e adolescentes					
	kcal/kg (meninos)			kcal/kg (meninas)		
	Leve	Moderada	Intensa	Leve	Moderada	Intensa
1 a 2	–	82	–	–	80	–
2 a 3	–	84	–	–	81	–
3 a 4	–	80	–	–	77	–
4 a 5	–	77	–	–	74	–
5 a 6	–	75	–	–	72	–
6 a 7	62	73	84	59	69	80
7 a 8	60	71	81	57	67	77
8 a 9	59	69	79	54	64	73
9 a 10	56	67	76	52	61	70
10 a 11	55	65	74	49	58	66
11 a 12	53	62	72	47	55	63
12 a 13	51	60	69	44	52	60
13 a 14	49	58	66	42	49	57
14 a 15	48	56	65	40	47	54
15 a 16	45	53	62	39	45	52
16 a 17	44	52	59	38	44	51
17 a 18	43	50	57	37	44	51

Adaptada de FAO/WHO/UNU[12] (2001); National Research Council[14] (1989).

Tabela 4.17 Fatores de correção do gasto energético basal para situações de estresse em crianças e adolescentes.

Situação de estresse	Fator de correção
Ausente	1
Pós-operatório	1,1 a 1,3
Sepse	1,3
Traumatismo	1,2 a 1,6
Queimadura	1,2 a 2
0 a 20%	1,2 a 2
> 20 a 40%	1,5 a 1,85
> 40%	1,85 a 2

Adaptada de Chwals et al.[16] (1988); Koletzko et al.[17] (2005).

- Fator lesão (FI, do inglês *injury*)[21]
  - < 10% da área de superfície corporal queimada (ASCQ): 1 a 1,1
  - 10 a 25% da ASCQ: 1,1 a 1,3
  - 25 a 90% da ASCQ: 1,2 a 1,7
- Fator atividade (FA)[21]
  - Acamado: 1,1
  - Acamado/móvel: 1,15 a 1,2
  - Deambulando: 1,25.

$$GET = GEB^* \times FI \times FA$$

*Equações de Schofield[13]

Em crianças queimadas com menos de 3 anos, usa-se a equação de Mayes (meninos e meninas)[22] descrita a seguir.

$$GET = 108 + (68 \times peso) + (3,9 \times ASCQ)$$

Para estimar o gasto energético de pacientes em unidade de terapia intensiva sob ventilação mecânica foi sugerida a equação apresentada na Tabela 4.18, que não deve ser usada em crianças com menos de 2 anos e em queimados.[23]

Adultos e idosos enfermos

O objetivo da terapia nutricional é suprir as necessidades nutricionais de um indivíduo. Quando essas necessidades não são supridas, o organismo usa suas reservas, como o tecido muscular, o que aumenta o risco da desnutrição. Por outro lado, o excesso de aporte calórico pode sobrecarregar órgãos e sistemas, sendo, também, prejudicial ao organismo.[7]

A necessidade energética de um indivíduo varia de acordo com seu estado nutricional atual e/ou pregresso, idade, sexo, peso, estatura, AF, composição corporal e condição fisiológica.

Muitas das equações preditivas usadas para estimar a necessidade energética requerem a avaliação do peso corporal atual. Portanto, essas estimativas podem ser problemáticas em situações de difícil aferição do peso corporal ou quando o indivíduo apresenta próteses ou edema.[24] Nesse caso, deve-se avaliar

Tabela 4.18 Gasto energético basal para crianças em unidade de terapia intensiva.

Usar em crianças com mais de 2 anos e não queimadas
GEB = [(17 × idade [meses]) + (48 × peso [kg]) + (292 × temperatura [º Celsius]) − 9.677] × 0,239

GEB, gasto energético basal. Adaptada de White et al.[19] (2000).

e descontar a parte amputada e a retenção hídrica do paciente. É importante avaliar se a equação preditiva de gasto energético é adequada à situação ou ao estado nutricional de cada indivíduo, antes da sua aplicação.[7]

Para pessoas estáveis e saudáveis, o ideal é usar as equações propostas pelas DRIs mostradas na Tabela 4.1, ou outras conforme apresentado nas Tabelas 4.6 a 4.8 e 4.14 a 4.16. Para pessoas saudáveis e enfermas, o padrão-ouro é a calorimetria indireta. Na impossibilidade de uso desse método, podem ser usadas as equações preditivas descritas a seguir para indivíduos enfermos.

Equação de Harris e Benedict (1919)

A equação apresentada na Tabela 4.19 é a mais usada para pacientes não obesos. Entretanto, quando aplicada em obesos, são necessários ajustes no peso corporal para reduzir o risco de superestimação do GEB.

Para determinar o GET a partir dessa equação, é preciso determinar o GEB a ser multiplicado pelo fator atividade/fator térmico (Tabela 4.20) e, de acordo com a condição fisiopatológica do indivíduo, pelo fator lesão (Tabela 4.21). É uma equação também empregada em indivíduos não enfermos; nesse caso, multiplica-se somente pelo fator atividade descrito anteriormente nas Tabelas 4.9 e 4.10.

Em recente publicação sobre a equação de Harris e Benedict, os autores consideraram que, apesar de uma baixa exatidão, por se tratar de um método duplamente indireto, essa equação ainda é considerada um modo adequado de estimar o gasto energético, principalmente tratando-se de indivíduos saudáveis. Entretanto, a recomendação dos autores, sempre que possível, deve-se utilizar a calorimetria indireta, sobretudo, em indivíduos enfermos.[26]

$$GET\ (kcal/dia) = GEB \times FA \times FI \times FT$$

Tabela 4.19 Equação de Harris e Benedict para estimar o gasto energético basal (GEB) de adultos, segundo o sexo.

Homens GEB = 66,47 + (13,75 × peso [kg][a]) + (5 × estatura [cm]) − (6,76 × idade [anos])
Mulheres GEB = 655,1 + (9,56 × peso [kg][a]) + (1,85 × estatura [cm]) − (4,68 × idade [anos])

[a]Peso atual quando o índice de massa corporal (IMC) for entre 18 e 25 kg/m² e peso ajustado quando IMC for > 25 kg/m² e < 18 kg/m². Adaptada de Harris e Benedict[25] (1919).

Tabela 4.20 Fator atividade e fator térmico para indivíduos hospitalizados.

Fator atividade	
Situação	Fator
Acamado	1,2
Acamado + móvel	1,25
Deambulando	1,3
Fator térmico	
Temperatura corporal	Fator
38°C	1,1
39°C	1,2
40°C	1,3
41°C	1,4

Adaptada de Mussoi[7] (2023).

Tabela 4.21 Fator lesão de acordo com a condição fisiopatológica.

Situação fisiopatológica	Fator lesão
Paciente não complicado	1
Jejum leve	0,85 a 1
Diabetes melito	1,1
Transplante de medula óssea	1,2 a 1,3
Transplante	1,4
Fatores neurológicos (coma)	1,15 a 1,2
Pequena cirurgia	1,2
Cirurgia eletiva	1 a 1,1
Politraumatismo em reabilitação	1,5
Politraumatismo com sepse	1,6
Traumatismo cranioencefálico (TCE)	1,2 a 1,4
Pós-operatório leve	1 a 1,05
Pós-operatório moderado	1,05 a 1,1
Pós-operatório grande	1,1 a 1,25
Pós-operatório de câncer	1,1 a 1,4
Doença cardiopulmonar	0,8 a 1
Doença cardiopulmonar com cirurgia	1,3 a 1,55
Retocolite ulcerativa/doença de Crohn	1,3 a 1,75
Síndrome do intestino irritável	1,3
Doença pulmonar obstrutiva crônica	1,2
Pancreatite	1,3 a 1,6
Hepatopatias	1,2
Pós-operatório de cirurgia torácica	1,2 a 1,5
Câncer	1,1 a 1,45
AIDS	1,4
Peritonite	1,4
Doença renal (sem diálise)	1,15
Doença renal (com diálise)	1,2
Desnutrição	1,5
Fratura	1,2
Pós-operatório de cirurgia geral	1 a 1,5
Infecção	1,1 a 1,4
• Leve	1,1 a 1,2
• Moderada	1,2 a 1,4
• Grave	1,4 a 1,8
Sepse	1,4
Síndrome de resposta inflamatória sistêmica	1,5
Cirurgia cardíaca	1,2
Transplante de fígado	1,2 a 1,5
Traumatismo esquelético	1,35
Insuficiência renal aguda	1,3
Insuficiência cardíaca	1,3 a 1,5
Insuficiência hepática	1,3 a 1,55
Queimadura – ASCQ[27]	
< 20%	1 a 1,5
20 a 30%	1,6
30 a 50%	1,7
50 a 70%	1,8
70 a 90%	2
90 a 100%	2,1

ASCQ, área de superfície corporal queimada. O fator lesão na queimadura depende da ASCQ. Adaptada de Mussoi[7] (2023); Williamson[27] (1989).

Equação de Mifflin et al. (1990)

A equação proposta por Mifflin et al.,[28] mostrada na Tabela 4.22, é recomendada para estimar o GEB de indivíduos não obesos e obesos;[29] sua acurácia é de 82% em indivíduos não obesos e de 70% em obesos.[30,31] Essa equação é recomendada pela SBNPE.[32]

Equação de Ireton-Jones (2005)

As equações validadas de estimativa de GET propostas por Ireton-Jones para pacientes graves consideram, entre outras variáveis, o uso ou não de ventilação mecânica e a presença ou não de obesidade, traumatismo e queimadura (Tabela 4.23).

Equação de Penn State (2003)

Em um estudo com 202 pacientes graves, no qual se compararam a calorimetria indireta e 17 diferentes equações preditoras, verificou-se que a equação de Penn State foi a mais acurada, com 67% das previsões dentro de 10% de variação do gasto energético medido.[34] É uma equação recomendada pelas diretrizes da American Dietetic Association (ADA) para uso em pacientes não obesos; para obesos, recomenda-se a equação de Penn State modificada,[35] ambas mostradas na Tabela 4.24.

Método VENTA

O método VENTA (valor energético do tecido adiposo) é usado para determinar o gasto energético em pacientes obesos a partir das equações para a determinação da TMB preconizadas pela FAO/WHO/UNU,[12] descritas na Tabela 4.6. Esse cálculo é feito com base no peso atual e no fator atividade do indivíduo (ver Tabela 4.9). Após a multiplicação da TMB e o FA, obtém-se o GET. Após a determinação do GET, subtrai-se a quantidade calórica que se deseja reduzir em 1 mês (Tabela 4.25). Segundo a "I Diretriz brasileira de diagnóstico e tratamento de síndrome metabólica",[36] aconselha-se reduzir no máximo 1 kg/semana.

Tabela 4.22 Equações para estimativa do gasto energético basal propostas por Mifflin et al.

Homens
GEB = (10 × peso [kg]) + (6,25 × altura [cm]) − (5 × idade) + 5
Mulheres
GEB = (10 × peso [kg]) + (6,25 × altura [cm]) − (5 × idade) − 161

Adaptada de Mifflin et al.[28] (1990).

Tabela 4.23 Equações para estimativa do gasto energético total propostas por Ireton-Jones.

Pacientes com respiração espontânea
GET = 629 − (11 × I) + (25 × peso atual) − (609 × O)
Pacientes dependentes de ventilação mecânica
GET = 1.784 − (11 × I) + (5 × peso atual) + (244 × S) + (239 × T) + (804 × Q)

I, idade (anos); *O*, obesidade (ausente = 0, presente = 1); *S*, sexo (masculino = 1, feminino = 0); *Q*, queimadura (ausente = 0, presente = 1); *T*, traumatismo (ausente = 0, presente = 1). Adaptada de Ireton-Jones[33] (2005).

Tabela 4.24 Equações para estimativa do gasto energético propostas por Penn State.

Equação de Penn State (2003) para não obesos
GEB = (Mifflin[a] × 0,96) + ($T_{máx}$ × 167) + (VE × 31) − 6,212
Equação de Penn State modificada (2010) para obesos
GEB = (Mifflin[a] × 0,71) + ($T_{máx}$ × 85) + (VE × 64) − 3,085

[a]Ver Tabela 4.22. *GEB*, gasto energético basal; $T_{máx}$, temperatura corporal máxima em 24 h; *VE*, minuto de ventilação do respirador no momento da medida. Adaptada de Frankenfield et al.[35] (2004).

Tabela 4.25 Redução calórica do gasto energético total pelo método VENTA.

Método VENTA	Redução calórica do GET[a]
1 kg/mês	– 256 kcal
1,5 kg/mês	– 384 kcal
2 kg/mês	– 513 kcal
2,5 kg/mês	– 641 kcal
3 kg/mês	– 770 kcal
3,5 kg/mês	– 898 kcal
4 kg/mês	– 1.026 kcal

VENTA, valor energético do tecido adiposo. [a]Para determinar o GET, usa-se o cálculo da taxa metabólica basal × fator atividade (TMB × FA) segundo as equações da FAO/OMS (ver Tabela 4.6). Adaptada de Sociedade Brasileira de Cardiologia[36] (2005); Leão e Gomes[37] (2010).

Tabela 4.26 Equações para estimativa do gasto energético total para pacientes queimados.

Equação proposta por Curreri et al., 1974[38]
16 a 59 anos: GET = (25 kcal × kg) + (40 kcal × % área queimada)
> 60 anos: GET = (20 kcal × kg) + (65 kcal × % área queimada)

Equação proposta por Xie et al., 1993[39]
GET = (1.000 kcal/m² de ASC) + (25 × ASCQ)

Equação de Toronto[20]
GET = – 4.343 + (10,5 × % ASCQ) + (0,23 × kcal) + (0,84 × GEB por Harris e Benedict) + (114 × T) – (4,5 × dias pós-queimadura)

ASC, área de superfície corporal; *ASCQ*, área de superfície corporal queimada; *kcal*, ingestão de calorias nas últimas 24 h; *GEB*, gasto energético basal; GEB por *Harris e Benedict*, gasto energético basal calculado pela equação de Harris e Benedict[25] (1919); *T*, temperatura corporal em graus Celsius; *dias pós-queimadura*, dia do evento considera-se dia zero.

Método de estimativa do gasto energético para pacientes queimados

Para pacientes adultos queimados, as equações mais referendadas na literatura são as de Curreri et al.[38] e Xie et al.;[39] entretanto, a ASPEN recomenda a equação de Toronto para grandes queimados.[40] Todas as equações estão demonstradas na Tabela 4.26.

Método quilocaloria por quilograma de peso corporal (kcal/kg)

Esse método considera apenas o peso do indivíduo multiplicado por uma taxa calórica com base na sua condição nutricional ou patológica (peso corporal × kcal/kg). Pela sua praticidade e rapidez, é conhecida como "fórmula de bolso". A seguir são apresentadas as tabelas para cálculo de gasto energético pelo método quilocaloria por quilograma de peso (kcal/kg) para adultos segundo as condições fisiopatológicas (Tabela 4.27).[7]

Na pediatria, além das equações já descritas para determinação energética, em algumas situações descritas no meio científico pode-se também usar o método quilocaloria por quilograma de peso corporal (kcal/kg), também usado pela FAO/WHO/UNU,[12] descrito nas Tabelas 4.14 e 4.15. As Tabelas 4.28 a 4.30, respectivamente, apresentam o método de kcal/kg para crianças de acordo com a doença, idade e peso. Convém ressaltar que, na Tabela 4.28, além do peso corporal também se usam, em algumas situações, a altura em centímetros e a porcentagem da EER para idade, sexo e estatura na determinação do GET (ver Tabela 4.1).

Tabela 4.27 Gasto energético com base em taxas calóricas (kcal/kg) conforme a condição fisiopatológica para adultos/idosos.

Lesão/condição fisiopatológica	kcal/kg
Perda de peso	20 a 25
Manutenção de peso	25 a 30
Ganho de peso	30 a 35
Politraumatismo	35 a 40
Queimadura	40 a 45
Sepse	22 a 25
Sepse (fase inicial)	10 a 20 kcal/h ou 500 kcal/dia Evoluir gradativamente conforme tolerância para > 80% das necessidades energéticas-alvo na primeira semana
SARS-COV-2 (paciente crítico) Fase inicial da doença (1ª semana de internação)	15 a 20 kcal/kg/dia, progredindo para 25 kcal/kg/dia
SARS-COV-2 (paciente crítico – obeso) IMC 30 a 50 kg/m²	11 a 14 kcal/kg peso atual
SARS-COV-2 (paciente crítico – obeso) IMC > 50	22 a 25 kcal/kg peso ideal
SARS-COV-2 (após 1ª semana de internação)	30 a 35 kcal/kg/dia (paciente estável em reabilitação)
SARS-COV-2 (após 1ª semana de internação – obeso)	30 kcal/kg (peso ideal)
Traumatismo (depende da fase do traumatismo)	20 a 35
Cirurgia eletiva em geral	32
Cirurgia bariátrica	15 a 20
Paciente crítico (fase aguda e/ou sepse)	20 a 25
Paciente crítico (fase de recuperação)	25 a 30

(continua)

Tabela 4.27 Gasto energético com base em taxas calóricas (kcal/kg) conforme a condição fisiopatológica para adultos/idosos. (*Continuação*)

Lesão/condição fisiopatológica	kcal/kg
Paciente crítico obeso com IMC entre 30 e 50 kg/m² (peso atual)	11 a 14
Paciente crítico obeso com IMC > 50 kg/m² (peso ideal)	22 a 25
Paciente crítico gravemente desnutrido iniciando nutrição parenteral	≤ 20
Acidente vascular encefálico (AVE)	Oferta calórica inicial deve ser de 50 a 70% do gasto energético aferido pela calorimetria indireta. Na impossibilidade da utilização de calorimetria indireta recomenda-se: **IMC eutrófico:** 15 a 20 kcal/kg/dia (a ser progredida para 25 a 30 kcal/kg/dia após o 4º dia nos pacientes em recuperação) **IMC 30 a 50 kg/m²:** 11 a 14 kcal/kg/dia do peso real **IMC > 50 kg/m²:** 22 a 25 kcal/kg/dia do peso ideal **Fase de reabilitação** no pós-AVE, recomenda-se a oferta calórica de 30 a 35 kcal/kg/dia
Traumatismo cranioencefálico (TCE)	Oferta calórica inicial, 70% do valor de kcal da calorimetria indireta, ou 15 a 20 kcal/kg/dia. Ao longo da fase de recuperação, os valores podem alcançar até 40 kcal/kg/dia
Esclerose lateral amiotrófica (ELA)	Na ELA, a recomendação energética deve ser determinada por calorimetria indireta, ou então estimada de acordo com as seguintes situações clínicas: **Pacientes não ventilados:** 30 kcal/kg/dia **Ventilação não invasiva:** 25 a 30 kcal/kg/dia
Doença renal em tratamento conservador (manutenção)	30 a 35
Doença renal em tratamento conservador (repleção)	35 a 45
Doença renal em tratamento conservador (obesidade)	25 a 30
Doença renal crônica (sem diálise)	30 a 35
Doença renal crônica em hemodiálise (manutenção)	30 a 35
Doença renal crônica em hemodiálise (repleção)	> 35
Doença renal crônica em hemodiálise (obesidade)	20 a 30
Doença renal em diálise peritoneal (manutenção)	25 a 35
Doença renal em diálise peritoneal (repleção)	35 a 40
Doença renal em diálise peritoneal (obesidade)	20 a 25
Transplante renal imediato ou na rejeição aguda	30 a 35
Transplante renal tardio (considera-se tardio após 6 semanas do transplante)	25 a 30
Doença renal em tratamento intensivo (UTI)	25 a 30
Gestante (eutrofia)[a]	30
Gestante (obesa)[a]	25
Gestante (baixo peso)[a]	35
Gestante com doença renal	30 de peso pré-gestacional + 100 a 300 kcal/dia
Gestante com doença renal crônica em	25 a 35
Câncer (realimentação)	20
Câncer (paciente obeso)	21 a 25
Câncer (fase de manutenção)	25 a 30
Câncer (ganho de peso)	30 a 35
Câncer (fase de repleção)	35 a 45
Pancreatite aguda grave	25 a 35
Pancreatite crônica	25 a 35
Transplante hepático tardio (eutrofia)	30 a 35
Transplante hepático imediato (desnutrido)	35 a 45
Transplante hepático imediato (eutrofia)	35
Hepatite crônica	30
Cirrose compensada	25 a 35
Cirrose descompensada (usar peso seco)[b]	40 a 45
Doença hepática crônica (manutenção) (usar peso seco)[b]	25 a 35
Doença hepática crônica (repleção)	40
Encefalopatia hepática grau 1 ou 2	25 a 40
Encefalopatia hepática grau 3 ou 4	25 a 40
Doença hepática gordurosa não alcoólica	20 a 25

(*continua*)

Tabela 4.27 Gasto energético com base em taxas calóricas (kcal/kg) conforme a condição fisiopatológica para adultos/idosos. (*Continuação*)

Lesão/condição fisiopatológica	kcal/kg
Insuficiência respiratória	até 30
Doença pulmonar obstrutiva crônica (manutenção)	25 a 35
Doença pulmonar obstrutiva crônica (repleção ou doença pulmonar obstrutiva crônica exacerbada com infecção)	40 a 45
Diabetes melito (descompensação glicêmica)	25 a 35
Diabetes melito (paciente em uso de nutrição enteral)	25 a 35
Diabetes melito (paciente em tratamento dialítico)	30 a 35
Infarto agudo do miocárdio	20 a 30
Insuficiência cardíaca	25 a 30
Lesão por pressão	30 a 35
Fístula de alto débito (> 500 mℓ/dia) e doenças correlatas	30 a 35
Fístula de baixo débito (< 500 mℓ/dia) e doenças correlatas	25 a 30
Doença inflamatória intestinal (peso ideal)	30 a 45
Anorexia (fase inicial)	30 a 40
Anorexia (ganho de peso)	Progressivamente até 60
Oferta calórica na desnutrição para evitar síndrome de realimentação	
Desnutrição (1 a 3 dias)	10 a 15
Desnutrição (4 a 6 dias)	15 a 20
Desnutrição (7 a 10 dias)	20 a 30
Desnutrição (estabilizada)	35 a 40
Atividade física	
Atividade física generalizada, 30 a 40 min/dia (3 vezes/semana)	25 a 30
Nível moderado de treinamento intenso, 2 a 3 h/dia, 5 a 6 vezes/semana	50 a 80[c]
Alto volume de treinamento, 3 a 6 h/dia, 1 a 2 sessões/dia, 5 a 6 vezes/semana	50 a 80[c]
Atletas de elite	150 a 200[d]

HD, hemodiálise; *IMC*, índice de massa corporal; *UTI*, unidade de terapia intensiva. [a]Devem-se adicionar 300 kcal/dia no 2º e no 3º trimestre ao valor energético calculado. [b]Descontar edema e/ou ascite. [c]Para níveis moderados de treinamento intenso, use menor valor e alto volume; para treinamento intenso, o maior valor. [d]Depende da periodização, do volume e da intensidade dos treinos. Adaptada de McClave et al.[40] (2016); SBNPE/ABN[41] (2011); ISSN[42] (2013); Mussoi[7] (2023); Mussoi[11] (2017); SBEM[43] (2006); SBD[44] (2016); Barazzoni et al.[45] (2020); Campos et al.[46] (2021); Thibault et al.[47] (2020); SBNPE[48] (2022); SBNPE[49] (2021).

Tabela 4.28 Gasto energético com base em taxas calóricas (kcal/kg), kcal/cm e porcentagem em relação à necessidade estimada de energia das condições fisiopatológicas em pediatria.

Lesão/condição fisiopatológica	kcal/kg
Desnutrição grave (fase inicial, reinicie a oferta calórica com cautela, monitore a evolução clínica e laboratorial da criança)	80 a 100
Desnutrição grave (2ª até 6ª semana de tratamento)	150 a 220
RNPT	110 a 135
Criança em uso de nutrição parenteral (< 10 kg)	100
Criança em uso de nutrição parenteral (11 a 20 kg)	90
Criança em uso de nutrição parenteral (> 20 kg)	80
Cardiopatias congênitas	120 a 150
Paralisia cerebral (sem disfunção motora)	14,7 kcal/cm[a]
Paralisia cerebral (com disfunção motora, mas caminha)	13,9 kcal/cm[a]
Paralisia cerebral (não caminha)	11 kcal/cm[a]
Doença renal	Pelo menos 100% da EER para idade, sexo e estatura
Doença renal em diálise peritoneal	Pelo menos 100% da EER para idade, sexo e estatura; deve-se descontar do total das calorias as provenientes da absorção da glicose do dialisato, em torno de 8 a 12 kcal/kg
Fibrose cística	120 a 150% da EER para idade, sexo e estatura
Disfunção hepática	120 a 150% das EER para idade, sexo e estatura
HIV	150% das EER para idade, sexo e estatura

EER, necessidade estimada de energia; *RNPT*, recém-nascido pré-termo. [a]Método com base na altura em centímetros da criança com paralisia cerebral. Adaptada de SBNPE[41] (2011); Ministério da Saúde[50] (2005); Nydegger e Bines[51] (2006); KDOQI[52] (2009); Leonis e Belistreri[53] (2008); Borowitz et al.[54] (2002); van Goudoever et al.[55] (2014); Culley e Middleton[56] (1969); ASPEN[57] (2017); Mussoi[7] (2023).

Tabela 4.29 Estimativa de necessidade energética em kcal/kg de peso com base na idade.

Idade (anos)	kcal/kg de peso
0 a 1	90 a 120
1 a 7	75 a 90
7 a 12	60 a 75
12 a 18	30 a 60

Adaptada de Section VII[58] (2002).

Tabela 4.30 Estimativa de necessidade energética em kcal/kg de peso em pediatria.

Peso	kcal/kg/dia
Pré-termo < 1.000 g	150 (90 a 130)
Pré-termo > 1.000 g	100 a 150
1 a 10 kg	100
11 a 20 kg	1.000 kcal + 50 kcal/kg para cada kg > 10 kg
> 20 kg	1.500 kcal + 20 kcal/kg para cada kg > 20 kg

Adaptada de Mussoi[7] (2023); Holliday e Segar[59] (1957).

Método de estimativa do gasto energético para pacientes oncológicos

O Instituto Nacional de Câncer (Inca), associado a representações nacionais de instituições e classes que promovem a assistência nutricional ao indivíduo com câncer, publicou o segundo Consenso Nacional de Nutrição Oncológica em 2016.[60] A Sociedade Brasileira de Nutrição Oncológica (SBNO),[61] em 2021, também trouxe algumas recomendações de caloria para paciente oncológico.

A seguir, são resumidas as recomendações energéticas para pacientes oncológicos adultos, idosos e pediátricos, em tratamento cirúrgico, clínico (quimioterapia e/ou radioterapia), transplante de célula-tronco hematopoética, cuidados paliativos e cuidados ao fim da vida.

Pacientes adultos oncológicos

A Tabela 4.31 apresenta a recomendação energética apregoada pelo Inca e pela SBNO para pacientes adultos oncológicos de acordo com o tipo de tratamento (clínico ou cirúrgico), estado crítico ou transplante de células-tronco hematopoéticas.

Pacientes idosos oncológicos

A recomendação energética para pacientes oncológicos idosos depende da condição fisiopatológica e do objetivo da terapêutica nutricional.

Cuidados paliativos[60]

- Fase avançada
  - 25 a 35 kcal/kg/dia
  - Se necessário, ajustar o peso do paciente (edema, obesidade, massa tumoral)
- Fase terminal
  - 25 a 35 kcal/kg/dia
  - Usar o peso teórico ou usual, ou, ainda, peso mais recente.

Cuidados ao fim da vida

As necessidades calóricas para o paciente oncológico no fim da vida são estabelecidas de acordo com a aceitação e a tolerância do paciente.[60]

Pacientes pediátricos oncológicos

Existem três métodos para a estimativa das necessidades calóricas de pacientes oncológicos pediátricos, em tratamento cirúrgico (pré- e pós-operatório), tratamento clínico (quimioterapia e radioterapia), transplante de células-tronco hematopoéticas (pré- e pós-transplante) e cuidados paliativos (doença avançada

Tabela 4.31 Recomendação energética para pacientes oncológicos adultos e idosos.

Situação	kcal/kg/dia
Tratamento cirúrgico (pré- e pós-operatório) e tratamento clínico (quimioterapia e radioterapia)	
Manutenção de peso	25 a 30
Ganho de peso	30 a 35
Repleção	35 a 45
Pós-operatório e ocorrência de sepse	20 a 25
Pacientes com risco de síndrome da realimentação	Atenção especial aos pacientes desnutridos graves e os com caquexia, para evitar a síndrome de realimentação, causada pela oferta elevada e rápida de calorias; para esses pacientes, a oferta inicial varia entre 5 e 10 e 15 a 20 kcal/kg, administradas lentamente na primeira semana com controle diário de fósforo, magnésio, potássio, tiamina e da glicemia
Paciente oncológico em estado crítico	
Fase aguda do tratamento ou ocorrência de sepse	20 a 25
Fase de recuperação	25 a 30
Obeso crítico com IMC de 30 a 50 kg/m^2	11 a 14
Obeso crítico com IMC > 50 kg/m^2 (usar peso ideal)	22 a 25
Transplante de células-tronco hematopoéticas (pré- e pós-transplante)	
Pré- e pós-transplante	30 a 35
Manutenção de peso	25 a 30
Ganho de peso	30 a 35
Repleção	35 a 45

IMC, índice de massa corporal. Adaptada de INCA[60] (2016); SBNO[61] (2021).

e terminal). Os métodos sugeridos pelo Inca[60] e pela SBNO[61] são as equações de estimativa de gasto energético propostas pela DRI[8] e/ou o método de Holliday e Segar,[59] bem como as recomendações da ASPEN,[62] demonstradas nas Tabelas 4.32 e 4.33, respectivamente.

Em relação ao primeiro método – DRI –,[8] as equações estão descritas na Tabela 4.1, mas pode ser necessário fazer alguns ajustes no peso corporal, conforme descrito a seguir.

- 0 a 5 anos:
  - Crianças com baixo peso: usar o peso corporal do percentil 50 ou do escore Z = 0 (peso para estatura [P/E])[8]
  - Crianças eutróficas: usar peso atual

Tabela 4.32 Recomendação energética para pacientes oncológicos pediátricos proposta por Holliday e Segar.

Situação nutricional da criança	Recomendação energética (kcal/dia)
Crianças de 0 a 10 kg	100 kcal/kg
Crianças de 10 a 20 kg	1.000 kcal + 50 kcal/kg para cada kg acima de 10 kg
Crianças com mais de 20 kg	1.500 kcal + 20 kcal/kg para cada kg acima de 20 kg

Adaptada de Holliday e Segar[59] (1957).

Tabela 4.33 Recomendação energética para pacientes pediátricos proposta pela ASPEN.

Idade (anos)	kcal/kg de peso
0 a 1	90 a 120
1 a 7	75 a 90
7 a 12	60 a 75
12 a 18	30 a 60

Adaptada de ASPEN[62] (2002); Verger[63] (2014).

- Crianças com sobrepeso ou obesas: usar o peso corporal do percentil 95 ou o escore Z = + 2 (P/E)
- 5 a 19 anos:
  - Crianças e adolescentes com baixo peso: usar o peso corporal com base no IMC por idade (IMC/I) do percentil 50 ou do escore Z = 0
  - Crianças e adolescentes eutróficos: usar peso atual
  - Crianças e adolescentes com sobrepeso ou obesas: usar o peso corporal com base no IMC/I no percentil 95 ou o escore Z = + 2.

Esses ajustes em relação ao peso atual não devem ultrapassar 20%. Em casos de pacientes oncológicos pediátricos em estado crítico, podem-se usar também as equações de predição de Holliday e Segar[59] e/ou de Schofield.[13] É preciso verificar a condição clínica, como febre e ventilação mecânica, considerando nesses casos um acréscimo de calorias de 12 a 30%, respectivamente. Em casos de infecção grave, esse acréscimo pode variar de 40 a 60% de calorias.

REFERÊNCIAS BIBLIOGRÁFICAS

As referências consultadas para a elaboração deste capítulo estão disponíveis *online* no Ambiente de aprendizagem do GEN.

COMO CITAR ESTE CAPÍTULO

ABNT
MUSSOI, T. D.; RECH, V. C. Metabolismo energético. *In*: ROSSI, L.; POLTRONIERI, F. (org.). *Tratado de Nutrição e Dietoterapia*. 2. ed. Rio de Janeiro: Guanabara Koogan, 2023. p. 37-55.

Vancouver
Mussoi TD, Rech VC. Metabolismo energético. In: Rossi L, Poltronieri F (Orgs.). Tratado de nutrição e dietoterapia. 2. ed. Rio de Janeiro: Guanabara Koogan; 2023. p. 37-55.

5

CAPÍTULO

Carboidratos

Mariana de Rezende Gomes • Ana Beatriz Ramos de Oliveira Pinn

INTRODUÇÃO

O desenvolvimento dos estudos sobre carboidratos está diretamente associado ao histórico da cana-de-açúcar, pois as primeiras investigações sobre essas moléculas foram motivadas pela adoração da humanidade ao gosto doce dos alimentos, o que remonta à Antiguidade (apesar de atualmente se saber que nem todos os açúcares desempenham ação edulcorante). Contudo, a dificuldade do cultivo da cana-de-açúcar no clima europeu fez com que o açúcar para consumo humano fosse obtido a partir da beterraba, processo cristalizado somente em meados do século XVIII. Em virtude da perfeita adaptação da cana-de-açúcar às condições climáticas brasileiras e do alto valor comercial de seu produto em nível internacional, o Brasil passou por um período denominado ciclo da cana-de-açúcar, de grande avanço econômico, tanto do ponto de vista de aumento de divisas quanto de colonização do vasto território nacional.

Somente a partir da década de 1970, com o surgimento de técnicas avançadas de cromatografia, eletroforese e espectrometria, ampliaram-se os estudos sobre fibras alimentares, respostas glicêmicas e fermentação bacteriana no intestino grosso, aumentando a compreensão sobre o papel dos carboidratos no organismo humano e sobre suas diversas ações biológicas essenciais à vida.

Os carboidratos são compostos formados a partir de CO_2 e H_2O durante a fotossíntese, por meio da exposição à radiação solar, e representam os compostos orgânicos mais abundantes na natureza, presentes em tecidos vegetais e animais. Considerados macronutrientes, os carboidratos devem representar ao menos 45% da ingestão energética diária quando não houver doenças ou distúrbios metabólicos no ser humano. Dentre os carboidratos mais consumidos, podem-se citar os polissacarídeos, como amido e celulose, e os açúcares simples, como sacarose, lactose e, em menor grau, glicose e frutose.

FONTES

As principais fontes de carboidratos para o ser humano são: mel; cereais, como arroz, milho, aveia, centeio e cevada; leguminosas, como feijão, lentilha, grão-de-bico e ervilha; tubérculos, como batata, inhame, cará e mandioca; frutas, como banana, caqui, manga, maçã, melancia etc.; produtos de panificação, como pães, bolos e biscoitos; além de balas, bombons, bebidas licorosas, entre outras. A Tabela 5.1 apresenta uma relação de alimentos com os seus respectivos teores de carboidratos.[1]

FUNÇÕES

Uma das principais funções dos carboidratos é o armazenamento energético, por constituírem a principal fonte de energia

Tabela 5.1 Teor de carboidratos totais em alimentos.

Alimento	Teor de carboidrato (%)	Alimento	Teor de carboidrato (%)
Arroz tipo 1 cozido	28,1	Cereal matinal à base de milho com açúcar	88,8
Arroz tipo 1 cru	78,8	Chocolate ao leite	59,6
Banana-nanica	23,8	Farinha de mandioca crua	87,9
Batata-baroa cozida	18,9	Farinha de mandioca torrada	89,2
Batata-baroa crua	24	Feijão-carioca cozido	13,6
Batata-doce cozida	18,4	Feijão-carioca cru	61,2
Batata-doce crua	28,2	Grão-de-bico cru	57,9
Batata-inglesa cozida	11,9	Lentilha cozida	16,3
Batata-inglesa crua	14,7	Lentilha crua	62
Batata-inglesa frita	35,6	Maçã Fuji crua com casca	15,2
Beterraba cozida	7,2	Mandioca cozida	30,1
Beterraba crua	11,1	Mandioca frita	50,3
Biscoito doce recheado sabor chocolate	70,5	Manga palmer crua	19,4
Biscoito salgado tipo *cream cracker*	68,7	Melancia	8,1
Caqui-chocolate cru	19,3	Milho-verde enlatado drenado	17,1
Cenoura cozida	6,7	Pão de fôrma com glúten	44,1
Cenoura crua	7,7	Pão de trigo do tipo francês	58,6

Adaptada de Taco[1] (2011).

para o corpo humano (1 g de carboidrato fornece 4 kcal). Amido e glicogênio são os carboidratos responsáveis pelo armazenamento de energia em vegetais e animais, respectivamente. Além de suas funções energéticas, os carboidratos são a base estrutural das células, constituindo glicoproteínas, glicolipídios e proteoglicanos. Esses três atuam como agentes estruturais e também como sinalizadores celulares, estando envolvidos no controle glicêmico, no mecanismo de saciedade, na fermentação bacteriana e nas respostas imunológicas.[2,3] Com o avançar dos estudos em biologia molecular, mais funções são atribuídas aos diversos tipos de carboidratos.

ESTRUTURA E CLASSIFICAÇÃO

Conforme já mencionado, os carboidratos recebem essa denominação porque a maioria deles é encontrada sob a fórmula empírica de $[C_x(H_2O)_y]$, ou seja, são hidratos de carbono. Entretanto, existem na natureza carboidratos com nitrogênio, enxofre ou fósforo em sua estrutura.[4]

De acordo com o número de ligações glicosídicas ou unidades monoméricas, os carboidratos podem ser divididos em três classes principais: monossacarídeos, oligossacarídeos e polissacarídeos. Os oligossacarídeos apresentam 2 a 10 unidades de açúcares simples, e os polissacarídeos são constituídos por mais de 10 unidades monoméricas.[4]

A ligação glicosídica consiste em uma ligação covalente entre dois monossacarídeos para a formação de açúcares de maior peso molecular. Durante a interação, uma molécula de água é removida. A denominação desse tipo de ligação vem acompanhada de uma letra grega. Adiciona-se α quando a hidroxila do carbono 1 do primeiro monossacarídeo estiver para baixo do plano do anel ou β quando estiver para cima (Figura 5.1). O tipo de ligação glicosídica é muito importante para o processo de digestão de carboidratos, pois as enzimas são específicas para o tipo de ligação existente.[5]

Monossacarídeos

Monossacarídeos são compostos simples que não sofrem hidrólise. Do ponto de vista químico, podem ser classificados por sua função orgânica em poli-hidroxialdeídos, como a glicose e a galactose, ou em poli-hidroxicetonas, como a frutose e a ribulose (Figura 5.2). Os monossacarídeos com função aldeído são comumente denominados aldoses, enquanto aqueles com função cetona são designados cetoses.[6]

A classificação desses compostos também pode ser realizada de acordo com o número de carbonos em sua estrutura. Apresentam, em geral, de 3 a 7 carbonos; no entanto, os mais importantes são as pentoses, constituídas por 5 carbonos, e as hexoses, com 6 carbonos (Figura 5.3).[5-7]

Quando em solução aquosa, os monossacarídeos tendem a se apresentar em sua forma cíclica de anel hemiacetal contendo 5 ou 6 elementos. Quando o anel contém 5 vértices, ele é denominado furanose e o açúcar encontra-se em sua forma furanosídica. Já quando é formado por 6 elementos, recebe a denominação piranose, e o açúcar apresenta-se na forma piranosídica (Figura 5.4). As hidroxilas que estão para a direita na forma linear ficam para baixo na forma cíclica, e as hidroxilas que estão para a esquerda ficam para cima.[5,6]

Isomeria óptica

Outra característica importante dos monossacarídeos é a sua capacidade de desviar o plano de vibração da luz polarizada

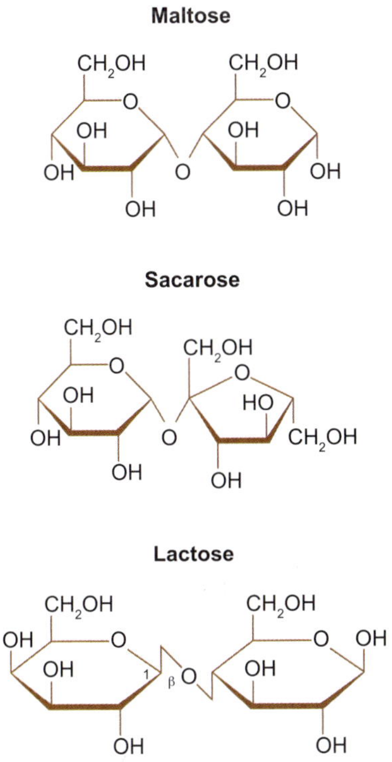

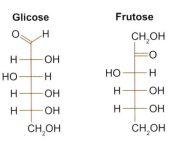

Figura 5.2 Estruturas químicas da glicose (poli-hidroxialdeído) e da frutose (poli-hidroxicetona).

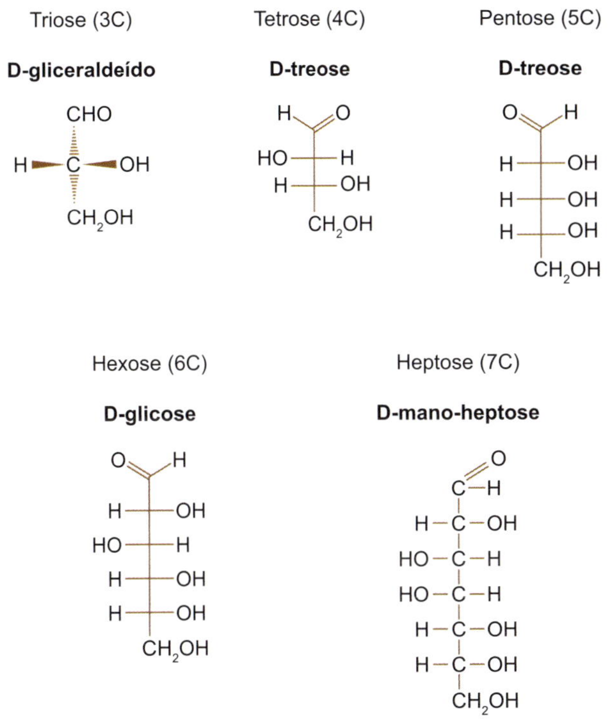

Figura 5.3 Classificação de monossacarídeos de acordo com o número de carbonos.

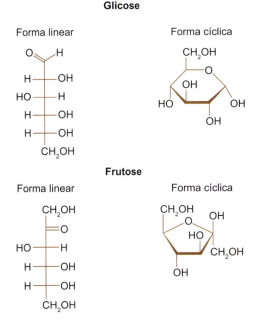

Figura 5.4 Formas linear e cíclica da glicose (forma piranosídica) e da frutose (forma furanosídica).

Figura 5.1 Ligações glicosídicas α (maltose e sacarose) e β (lactose).

para o sentido horário (direita), chamados açúcares dextrogiros, ou para o sentido anti-horário (esquerda), chamados açúcares levogiros (Figura 5.5).

O D-gliceraldeído é dextrogiro, enquanto o L-gliceraldeído é levogiro. Em função da isomeria óptica do gliceraldeído, considera-se um D-monossacarídeo aquele que apresente a mesma configuração do D-gliceraldeído em seu carbono quiral (carbono com quatro ligantes diferentes) de maior numeração, ou seja, hidroxila para a direita. Já o monossacarídeo com a mesma configuração do L-gliceraldeído é considerado um L-monossacarídeo; nesse caso, a hidroxila está para a esquerda (Figura 5.6). Na Figura 5.7 estão apresentadas as estruturas da D-glicose e da L-glicose.[5,6]

Epímeros

Existem monossacarídeos denominados epímeros que se diferenciam apenas pela posição de uma hidroxila. São exemplos de epímeros a glicose, a manose e a galactose (Figura 5.8).[5,6]

Principais monossacarídeos encontrados em alimentos

Glicose

A glicose (ver Figura 5.4), também denominada glucose ou dextrose (por se tratar de um açúcar dextrogiro), é naturalmente encontrada sob a forma de D-glicose. Constitui a principal fonte de energia para as células e fornece 4 kcal/g. De fórmula molecular $C_6H_{12}O_6$, é encontrada na natureza na forma livre, em frutas e no mel, e sob as formas combinadas dissacarídeo, oligossacarídeo e polissacarídeo, tais como o amido, o glicogênio e a celulose. A glicose é um açúcar menos doce (dulçor 61 a 74) que a sacarose (dulçor 100), que é considerada um padrão de referência nesse parâmetro (Tabela 5.2).[3,8] Em geral, os edulcorantes artificiais, com exceção do ciclamato (dulçor 30), apresentam um padrão de dulçor superior ao encontrado em açúcares naturais (Tabela 5.3).[3,8]

Frutose

A frutose (ver Figura 5.4), também chamada de levulose (açúcar levogiro), é constituinte da sacarose (dissacarídeo constituído por glicose e frutose) e de polissacarídeos denominados frutanas ou inulinas. Também pode ser encontrada na natureza em sua forma livre. Normalmente é encontrada em frutas, mel e xarope de milho. A frutose também é um dos monossacarídeos presentes em alguns oligossacarídeos da família da rafinose (rafinose, estaquiose e verbascose). É considerada o açúcar natural mais doce, com intensidade de dulçor variando de 130 a 180, sendo bem mais doce que a sacarose (ver Tabela 5.2).[3,8]

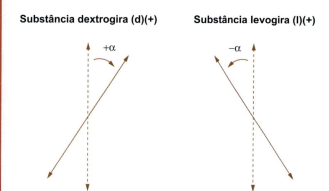

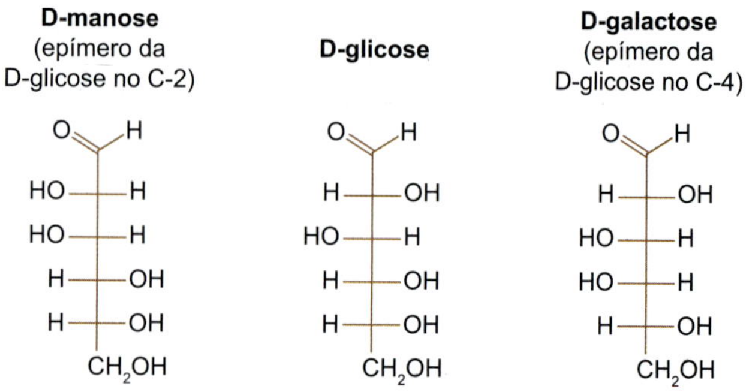

Figura 5.8 Monossacarídeos epímeros.

Tabela 5.2 Dulçor de açúcares.

Açúcar ou derivado	Dulçor
Frutose ou levulose	130 a 180
Açúcar invertido*	130
Sacarose	100
Glicose	61 a 74
Sorbitol	60
Manitol	50
Galactose	32
Maltose	32 a 50
Lactose	15 a 40

*Produto da hidrólise da sacarose. Adaptada de Cardoso[3] (2006); Mahan e Escott-Stump[8] (2010).

Tabela 5.3 Dulçor de edulcorantes artificiais.

Edulcorantes artificiais	Dulçor
Ciclamato	30
Aspartame	180
Acessulfamo potássico	200
Sacarina	300

Adaptada de Mahan e Escott-Stump[8] (2010).

Figura 5.5 Isomeria óptica: isômeros dextrogiros e levogiros.

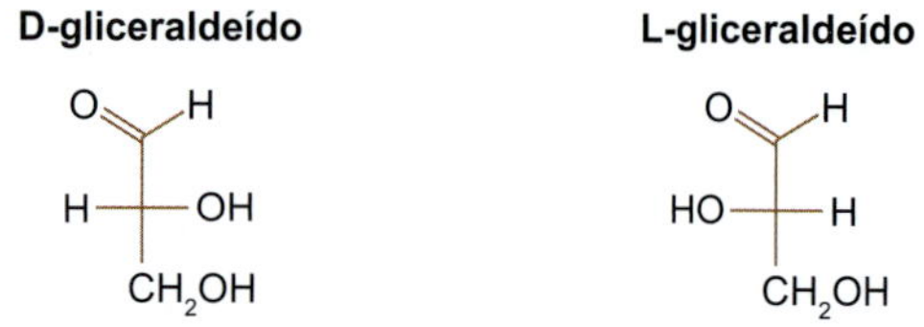

Figura 5.6 D-gliceraldeído e L-gliceraldeído.

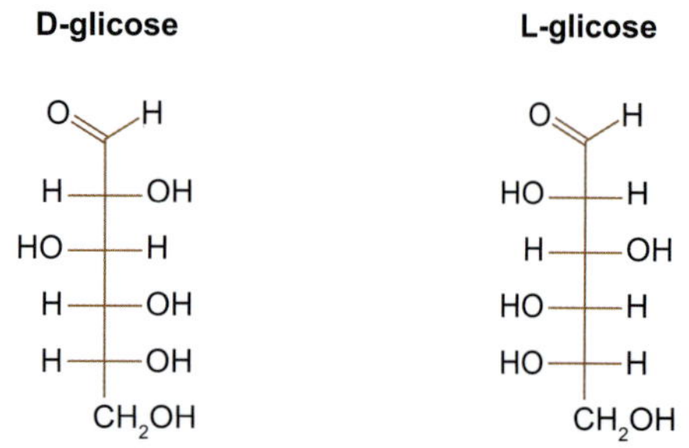

Figura 5.7 Configuração D e L da glicose. Carbono 5 é o carbono quiral de maior numeração.

Galactose

A galactose (Figura 5.9), também conhecida como cerebrose, é encontrada naturalmente sob a forma de D-galactose. É um dos monossacarídeos constituintes da lactose, e não é encontrada livre nos alimentos. Na pectina, é encontrada na forma oxidada como ácido galacturônico (ver Figura 5.9). É um monossacarídeo de baixo poder adoçante (ver Tabela 5.2).[3,8]

Oligossacarídeos

Os oligossacarídeos são compostos formados por 2 a 10 unidades de monossacarídeos unidos por ligações glicosídicas. São poucos os oligossacarídeos encontrados na natureza, sendo a maior parte obtida por hidrólise ácida e em alta temperatura de polissacarídeos. Os de maior relevância são os dissacarídeos constituídos por duas unidades monoméricas iguais ou diferentes. Dentre os dissacarídeos mais importantes podem-se citar a maltose, a lactose e a sacarose. Outro importante grupo de oligossacarídeos é o constituído por produtores de flatulência, ou seja, os oligossacarídeos da família da rafinose (rafinose, estaquiose e verbascose, respectivamente um trissacarídeo, um tetrassacarídeo e um pentassacarídeo).[3,8]

Maltose

A maltose é um dissacarídeo formado por duas unidades de glicose unidas por ligação glicosídica do tipo α-1,4 (ver Figura 5.1). Não costuma ser encontrada em alimentos, mas pode ser obtida a partir da hidrólise do amido. É um açúcar redutor, ou seja, capaz de reduzir íons ferro ou cobre e oxidar-se em ácido carboxílico. Açúcares redutores apresentam extremidade da cadeia carbônica com carbonos anoméricos – carbonos não envolvidos em ligações glicosídicas, ou seja, livres.[3,5,6]

Celobiose

A celobiose é um dissacarídeo constituído por duas moléculas de glicose unidas por ligação glicosídica do tipo β-1,4. Não é encontrada na forma livre, sendo resultante da hidrólise incompleta da celulose (Figura 5.10).[4,6]

Lactose

A lactose é constituída por uma unidade de galactose e uma de frutose unidas por ligação β-1,4 (ver Figura 5.1). Esse açúcar redutor é encontrado em laticínios, como leites, iogurtes e queijos (Tabela 5.4).[6] A intolerância a carboidratos como a lactose representa uma das mais relevantes reações adversas a alimentos.[9]

Sacarose

A sacarose é formada por uma molécula de glicose e uma de frutose unidas por ligação glicosídica do tipo α-1,2 (ver Figura 5.1). É um açúcar não redutor, pois o grupo aldeído da glicose e o grupo cetona da frutose não estão livres. Pode ser encontrada naturalmente em frutas e no mel, mas suas principais fontes são a cana-de-açúcar e a beterraba, vegetais dos quais se extrai o açúcar de mesa. A sacarose é considerada como padrão 100 de dulçor. O consumo excessivo de açúcares de adição, como a sacarose, está relacionado com maior incidência de cáries dentárias, além de obesidade e comorbidades associadas, como diabetes tipo 2, câncer, dislipidemias e doenças cardiovasculares.[10]

Açúcar invertido

O açúcar invertido é o produto da hidrólise da sacarose em altas temperaturas (> 120°C), em meio ácido e quente ou, ainda, por ação da invertase.[11]

Invertase ou β-frutofuranosidases são enzimas capazes de hidrolisar a sacarose em seus monômeros glicose e frutose. O nome da enzima ou de seu produto, isto é, açúcar invertido, está relacionado com a inversão da rotação óptica do meio reacional, ou seja, a sacarose é dextrogira e a mistura resultante de sua hidrólise é levogira, como observado na Figura 5.11.[11,12]

A inversão química da sacarose por ácidos ou por resinas trocadoras de íons fortemente ácidas é fácil, mas o produto obtido é de pior qualidade, pois se apresenta mais escuro, em decorrência da reação de Maillard, além de apresentar maior concentração de hidroximetilfurfural (HMF), produto da desidratação de açúcares como a glicose e a frutose com potencial tóxico. Já o produto resultante da ação da invertase é de melhor qualidade, por não escurecer nem apresentar HMF; no entanto, é mais caro. Para reduzir os custos de produção da invertase, facilitar o processo e aumentar a estabilidade da enzima, tem-se

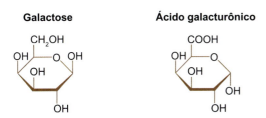

Figura 5.9 Estruturas cíclicas da galactose e do ácido galacturônico.

Figura 5.10 Estrutura química da celobiose.

Tabela 5.4 Teor de lactose em produtos lácteos.

Produtos lácteos	Teor de lactose (%)
Leite de vaca desnatado	4,7
Leite de vaca com baixo teor de gordura	4,6
Leite de vaca integral	4,5
Leite em pó integral	35,1
Leite em pó desnatado	50,5
Leite de cabra	4,2
Leite de búfala	4,9
Iogurte	3,2
Manteiga	4,0
Queijo *cottage*	2,6
Queijo muçarela	1,5 a 2,0
Queijo de cabra	1,5 a 2,0
Ricota	4,0
Queijo tipo Parmigiano Reggiano	0 a 0,9
Queijo provolone	0

Adaptada de Canani et al.[9] (2016).

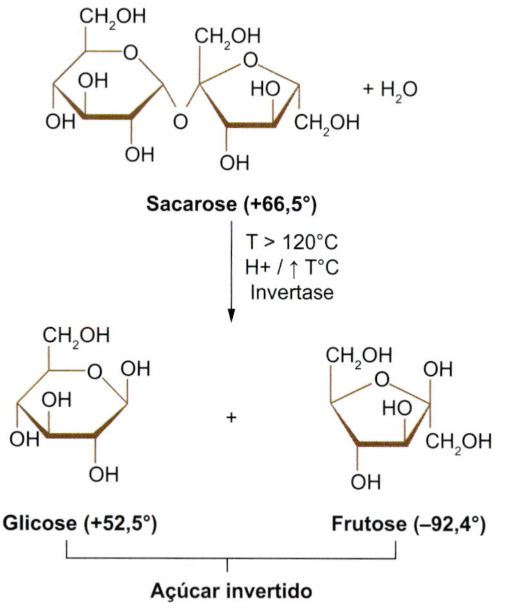

Figura 5.11

Figura 5.11 Reação de hidrólise da sacarose e obtenção de açúcar invertido.

Sacarose (+66,5°)

T > 120°C
H+ / ↑ T°C
Invertase

Glicose (+52,5°)   +   Frutose (−92,4°)

Açúcar invertido

usado um processo de imobilização de enzimas em resinas de troca iônica. A redução de custo ocorre em virtude da possibilidade de reutilização da enzima.[11,12]

O xarope de açúcar invertido apresenta uma série de características muito vantajosas para a indústria de alimentos, pois é altamente solúvel e de difícil cristalização, o que aumenta o seu poder edulcorante (ver Tabela 5.2) e diminui os riscos de cristalização. Essas propriedades contribuem para aumentar o valor desses xaropes para uso em vários produtos alimentícios, sobretudo na indústria de bebidas e doces (chocolates, bolos, sorvetes, produtos com alta concentração de açúcar). O produto de maior interesse comercial é aquele com nível de inversão próximo a 55%, porque a solubilidade é máxima nessa faixa, o que viabiliza o trabalho com concentrações em torno de 76,5% de sólidos solúveis, diminuindo a suscetibilidade a crescimento microbiano, sem riscos de cristalização. Dessa maneira, diminui-se a sensação de arenosidade em chocolates, leites condensados e doce de leite, promovida pela cristalização do açúcar. O açúcar invertido tem ponto de ebulição mais alto, o que facilita a concentração de produtos, como leite condensado e doce de leite.[13]

O açúcar invertido é usado em produtos congelados, como o sorvete, com a função crioprotetora, visto que apresenta um ponto de congelamento mais baixo, em decorrência de sua maior pressão osmótica.[13]

Por ter maior solubilidade, em bolos é mais facilmente incorporado à massa, promovendo maiores crescimento e uniformidade desta. Além disso, por ser uma fonte de açúcares redutores, é suscetível à reação de Maillard com formação de pigmentos escuros que promovem, quando bem controlados, um escurecimento desejável desse tipo de produto.[13]

Entretanto, o uso de açúcar invertido está diretamente relacionado à produção de acrilamida, substância com potencial carcinogenicidade, que é formada em produtos aquecidos em temperaturas superiores a 120°C e que contém em sua composição D-glicose e L-asparagina. Em estudo realizado por Aarabi e Seyedain Ardebili,[14] menor teor de acrilamida pode ser obtido por meio da redução da temperatura média de forneamento por um longo tempo e, também, substituindo o xarope de açúcar invertido por sacarose.

Oligossacarídeos produtores de flatulência

Os oligossacarídeos produtores de flatulência, também conhecidos como oligossacarídeos da família da rafinose, estão amplamente distribuídos na natureza em concentrações que variam de acordo com as características genéticas dos vegetais, condições ambientais e época de coleta.[15]

Quando em situação de estresse, as plantas superiores induzem a expressão de genes responsáveis pela síntese de oligossacarídeos da família da rafinose, a partir da ação da galactinol-sintase.[16] São fontes de rafinose as leguminosas, como soja e feijão, o repolho, o brócolis, o aspargo e o melaço. A estaquiose e a verbascose são mais encontradas em leguminosas.[16]

Esses oligossacarídeos são responsáveis por proteger o embrião da desidratação que ocorre durante o amadurecimento e constituem importante reserva de carbono para o metabolismo energético, a transdução de sinais e o transporte de solutos pela membrana celular, além de atuarem como antioxidantes ao controlar espécies reativas de oxigênio. Desempenham também a função de sinalizadores ao ataque de patógenos ou em resposta ao estresse abiótico (falta ou excesso de radiação ultravioleta, temperaturas muito altas ou muito baixas, salinidade, falta ou excesso de água, deficiência ou excesso de minerais, presença de metais pesados, excesso de vento etc.).[16-22]

Os oligossacarídeos da série da rafinose (rafinose, estaquiose e verbascose) são formados pela adição de moléculas galactosil à sacarose, doadas por uma molécula de galactinol.[16] Rafinose, estaquiose e verbascose (Figura 5.12) são α-galacto-oligossacarídeos que consistem em um, dois ou três resíduos de galactose, respectivamente, ligados a moléculas de sacarose por ligações do tipo α-1,6. Devido à ausência de α-1,6 D-galactopiranosidase entre as enzimas digestivas, esses α-galacto-oligossacarídeos não são digeríveis, sendo fermentados pela microbiota intestinal.[23]

Nas leguminosas, oligossacarídeos da série da rafinose podem estar presentes na casca e no embrião e, especialmente, nos cotilédones. A concentração desses oligossacarídeos depende das condições de cultivo, como solo e temperatura, da variedade genética e do grau de maturação.[16]

Os fatores de flatulência são causadores de distúrbios gastrintestinais em humanos devido à ausência de enzimas capazes de hidrolisar a ligação α-1,6 dos oligossacarídeos, que passam intactos pelo intestino delgado. No intestino grosso, eles são metabolizados por bactérias anaeróbias, principalmente aquelas do gênero *Clostridium*, com produção de CO_2, H_2 e metano, além de ácidos graxos de cadeia curta, que promovem diminuição no pH, o que, consequentemente, interfere no processo de absorção de outros compostos.[24]

A produção de gases pelas bactérias causa sintomas característicos de flatulência, como: desconforto abdominal, cólica, dor, náuseas, diarreia, distensão abdominal etc. Alguns fatores como tipo de dieta, estado físico e psicológico, etnia, idade e perfil da microbiota podem interferir na produção de flatos – indivíduos em disbiose, ou seja, em desequilíbrio da microbiota intestinal, são mais suscetíveis a esse tipo de desconforto.[22]

Para melhorar a aceitabilidade de alguns produtos, tem-se buscado eliminar e/ou reduzir os níveis desses oligossacarídeos por meio de processamento industrial ou caseiro, melhoramento genético e uso de antibióticos bacteriostáticos. Além dos benefícios relacionados à minimização do desconforto abdominal, essa redução também apresenta vantagens nutricionais, pois a

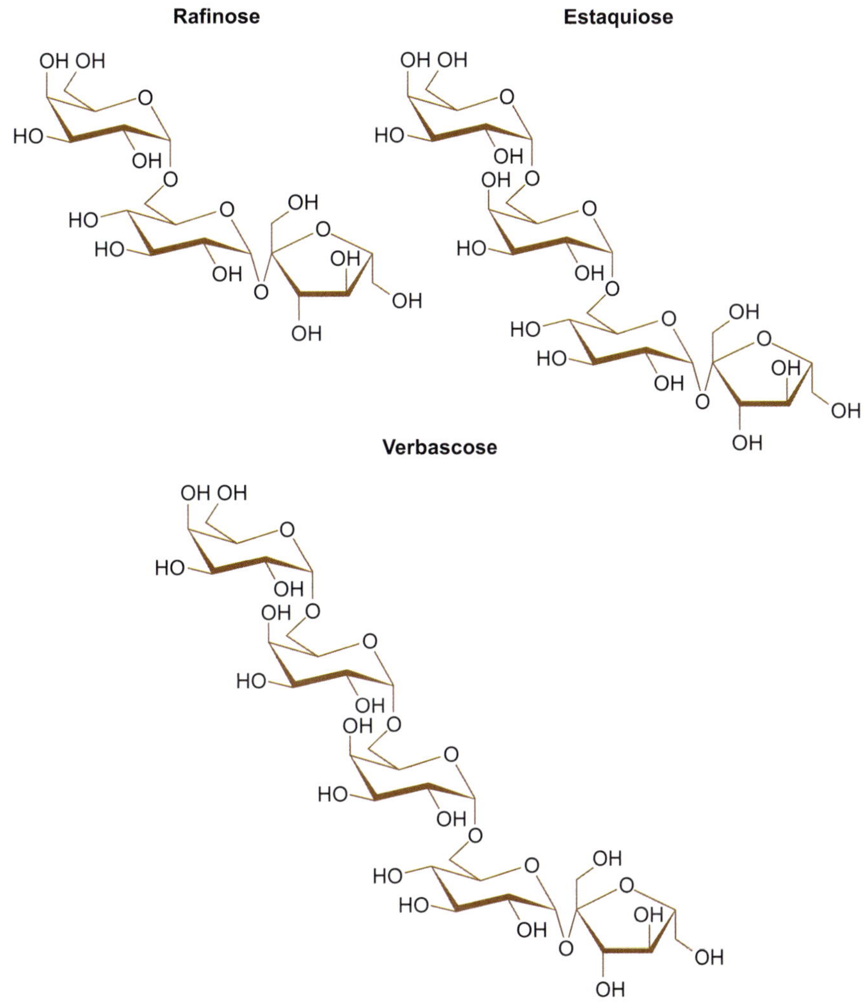

Figura 5.12 Estruturas da rafinose, da estaquiose e da verbascose.

hidrólise dos oligossacarídeos libera galactose, glicose e frutose, metabolizados no sistema digestório humano.[22,25]

Um dos procedimentos para redução dos fatores de flatulência consiste em deixar o vegetal macerando por várias horas, o que diminui significativamente os níveis de oligossacarídeos. Nesse sentido, as enzimas endógenas presentes no tecido vegetal capazes de romper a ligação α-1,6 galactosídica podem provocar a autólise dos fatores de flatulência. Entretanto, é difícil determinar se a redução da concentração desses oligossacarídeos ocorre devido à lixiviação ou à ação enzimática.[22,25] O *Bifidobacterium longum* é capaz de produzir α-galactosidases e β-galactosidases que podem reduzir os níveis de flatulência.[26]

A germinação pode acentuar a atividade das enzimas que hidrolisam os oligossacarídeos produtores de flatulência, aumentando o teor de sacarose.[24]

O uso de α-galactosidases obtidas a partir de microrganismos como o *Penicillium griseoroseum* é bastante vantajoso; entretanto, como o custo da purificação de enzimas é muito alto, estas devem ser imobilizadas para poderem ser reutilizadas.[25]

A fermentação da mistura de extratos hidrossolúveis de soja e arroz com *Lactobacillus bulgaricus* e *Streptococcus thermophillus* resulta em um produto com excelentes propriedades nutricionais, além de melhoria das características organolépticas, pela redução da concentração de fatores de flatulência, como a rafinose e a estaquiose.[27]

Os oligossacarídeos da família da rafinose também estão relacionados a efeitos benéficos, visto que podem ser convertidos em moléculas com ação prebiótica ao serem metabolizados por enzimas como a levansucrase, que converte rafinose em melibiose, e estaquiose em manotriose e por promover o crescimento e/ou a atividade de bactérias colônicas benéficas, como os lactobacilos e as bifidobactérias, o que resulta na inibição do crescimento de bactérias patogênicas e aumento da produção de ácidos graxos de cadeia curta. Além disso, também estão associados com a redução da constipação intestinal e de doenças cardiovasculares, inibição da formação de compostos de putrefação a partir de proteínas, bem como da prevenção de alergias e da esteatose hepática não alcoólica.[28]

Ciclodextrinas

As ciclodextrinas (CD) são oligossacarídeos cíclicos constituídos por unidades de α-D-glicopiranosil unidas por ligação α-1,4.[29,30] A hidrólise enzimática do amido resulta em glicose, maltose, maltotrioses ou dextrinas com ou sem ramificações. O termo dextrina-limite é usado para designar aquelas constituídas por cadeias ramificadas.

A degradação do amido pela enzima ciclomaltodextrina-glucanotransferase (CGT) ocorre na ausência de água e dá origem a produtos cíclicos, denominados ciclodextrinas.[29] A reação consiste na ciclização intramolecular de cadeias glicosil, originando oligossacarídeos cíclicos de seis, sete ou oito unidades de glicose (α, β e γ, respectivamente) (Figura 5.13).[30]

A enzima CGT-ase é produzida por diversas linhagens de bactérias, sendo as mais importantes as do gênero *Bacillus*, tais

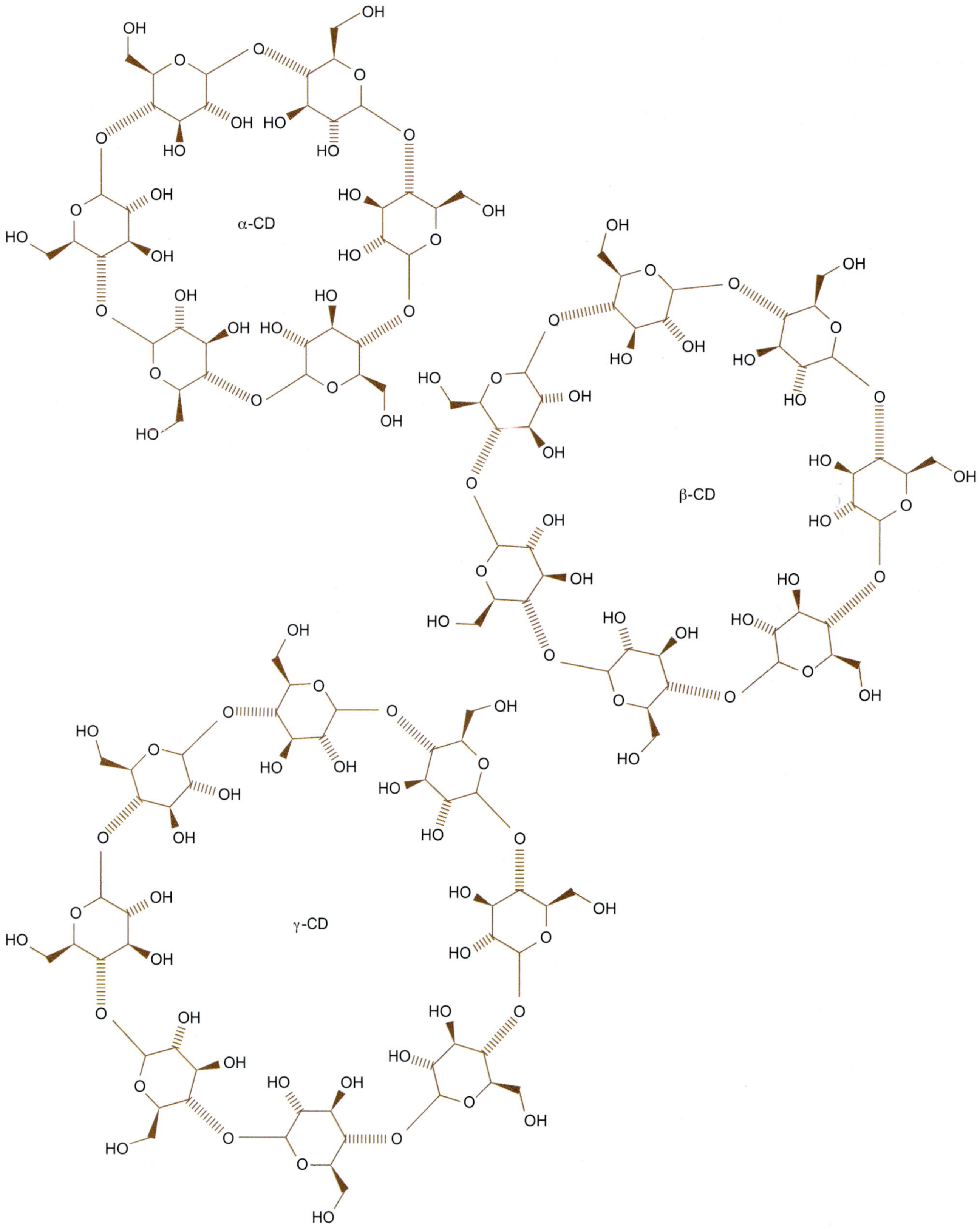

Figura 5.13 Estruturas das α-CD (seis monômeros), β-CD (sete monômeros) e γ-CD (oito monômeros). *CD*, ciclodextrina.

como *B. macerans*, *B. circulans*, *B. firmus*. Em geral, as CGT-ases são capazes de produzir os três tipos de CD e a proporção entre elas varia de acordo com a enzima e o amido usados, assim como as condições de reação (temperatura, pH etc.).[30,31]

O uso de CD está associado à sua estrutura de superfície hidrofílica, relacionada com a projeção para fora do anel das hidroxilas da glicose e um núcleo hidrofóbico capaz de formar complexos de inclusão com diversos compostos, tais como aromas, pigmentos, vitaminas lipossolúveis, compostos bioativos, fármacos etc. As CD também podem ser empregadas para complexar constituintes indesejáveis, tais como substâncias que conferem sabor desagradável e ácidos graxos livres, para minimizar reações de oxidação lipídica e de compostos fenólicos e para evitar escurecimento enzimático, entre outras funções.[13,30]

Polissacarídeos

São carboidratos de alto peso molecular, formados por mais de 10 unidades de monossacarídeos, também denominados glicanos. O grau de polimerização (GP) de um polissacarídeo, ou seja, seu número de monômeros, é bastante variável. A maioria dos polissacarídeos apresenta um grau de polimerização entre 200 e 3.000 unidades. São exemplos de polissacarídeos importantes a celulose (GP = 7.000 a 15.000); o amido, constituído por uma cadeia linear denominada amilose (GP = 500 a 5.000) e uma cadeia ramificada, a amilopectina (GP > 60.000); o glicogênio (GP $\times 10^6$); as pectinas, entre outros.[7,13]

Se os monômeros constituintes do polissacarídeo forem iguais, ele é denominado homopolissacarídeo (p. ex., celulose, amilose, amilopectina, glicogênio); no entanto, quando formado por dois ou mais tipos de monossacarídeos, tem-se um heteropolissacarídeo (p. ex., hemiceluloses alginatos, gomas).[13]

As propriedades desses compostos de alto peso molecular diferem consideravelmente dos carboidratos de tamanho reduzido. Os polissacarídeos são muito mais difíceis de dissolver em água que os monossacarídeos e os oligossacarídeos, não têm sabor doce e reagem muito lentamente.[3,7] Costumam ser designados pelo sufixo -ana; assim, a glicose dá origem a glicanas; a manose, a mananas; a frutose, a frutanas etc.[7,13]

Funções

Os polissacarídeos fazem parte da estrutura das paredes celulares de plantas superiores (celulose, hemicelulose, pectina), algas marinhas ou animais (quitina, mucopolissacarídeos). Constituem importante reserva metabólica de plantas (amido, dextrinas e frutanas) e de animais (glicogênio), além de atuarem como substâncias protetoras em vegetais, dada a sua capacidade de reter grandes quantidades de água, o que impede a interrupção de processos enzimáticos mesmo em condições de desidratação. Em alimentos com alta capacidade de retenção de água, os polissacarídeos formam soluções coloidais, controlando a atividade de água de um sistema.[7]

Solubilidade

As hidroxilas presentes nos monossacarídeos e o oxigênio do anel e da ligação glicosídica são capazes de interagir com a água por meio de ligações de hidrogênio. Sendo assim, essas moléculas têm uma alta capacidade de retenção de água, o que promove o intumescimento destas com dissolução parcial ou total. Dessa maneira, esses polímeros controlam a mobilidade da água, influenciando as propriedades funcionais dos alimentos que os contêm, podendo atuar como agentes espessantes, gelificantes e crioestabilizantes. Entretanto, alguns polissacarídeos (como a celulose) são insolúveis em água por apresentarem uma estrutura fibrosa e cristalina.[7,13]

Principais polissacarídeos encontrados em alimentos

Celulose

A celulose é um polímero linear de unidades de β-D-glicopiranosil unidas por ligação β-1,4. É o principal constituinte da parede celular dos vegetais, em associação com hemicelulose e lignina na maioria dos casos. Na parede celular, a celulose é encontrada na forma de miofibrilas, que consistem em várias cadeias de celulose unidas lateralmente por ligações de hidrogênio. É responsável pela rigidez e sustentação dos vegetais. Não é usada como forma de energia pelos seres humanos, pois estes não sintetizam enzimas capazes de hidrolisá-la, sendo, portanto, considerada um exemplo de fibra dietética.[32]

As cadeias de celulose (Figura 5.14) unem-se paralelamente por meio de ligações de hidrogênio originando regiões amorfas, que podem ser afetadas por reagentes químicos, e regiões cristalinas, que não o são. Essa característica é responsável por insolubilidade em água, baixa reatividade e alta resistência desse polissacarídeo.[13,32]

Celuloses modificadas

■ **Celulose microcristalina.** É obtida a partir da ação de ácidos nas regiões amorfas da estrutura da celulose. Os ácidos clivam a molécula liberando porções microcristalinas, estáveis ao calor e a ácidos. A celulose microcristalina em pó atua como transportador de aromas e agente antiendurecimento. Já a celulose microcristalina coloidal é empregada na estabilização de emulsões, como substituto de gorduras e no controle da formação de cristais de gelo, da sinérese e da viscosidade, além de formar géis termoestáveis. Atualmente a celulose microcristalina é particularmente útil como substituta de gordura em queijos, molhos e temperos para saladas, sorvetes e sobremesas geladas, além de substituir a manteiga de cacau em coberturas de chocolate.[33]

■ **Carboximetilcelulose.** Produto obtido a partir do tratamento da celulose com hidróxido de sódio e ácido cloroacético, o que resulta na substituição de algumas hidroxilas por -CH_2COOH. Essa modificação química resulta em solubilidade em água e aumento da viscosidade. Suas principais aplicações em alimentos são como: agentes ligantes, espessantes e de estabilização em recheios, flans, pudins, sorvetes, entre outros (Figura 5.15).[34]

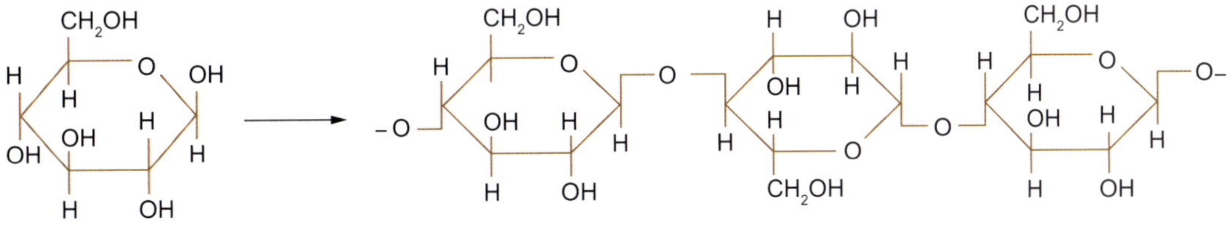

Figura 5.14 Estrutura da celulose.

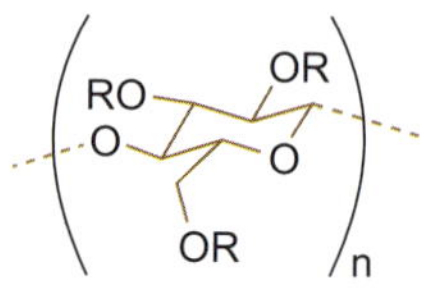

Figura 5.15 Estrutura da carboximetilcelulose.

■ Metilcelulose (MC) e hidroxipropilmetilcelulose (HPMC). A MC é

formada a partir do tratamento da celulose alcalina com cloreto de metila para a introdução de grupos éter metílicos (celulose-O-CH$_3$). Já as HPMC são obtidas a partir do tratamento da celulose alcalina com óxido de propileno e cloreto de metila (celulose-O-CH$_2$-CHOH-CH$_3$). Esses produtos são solúveis em água fria, pois a introdução dos grupos éter metílicos e hidroxipropílicos evita a interação das cadeias. São adicionados poucos grupos, caso contrário, a capacidade de retenção de água ficaria prejudicada. A formação de gel sob aquecimento é reversível, ou seja, ao se aquecer uma solução de MC ou HPMC, a hidratação diminui o suficiente para viabilizar interações moleculares que formam gel. Entretanto, quando a temperatura diminui, as moléculas voltam a se hidratar e dissolver novamente.[34]

Glicogênio

O glicogênio (Figura 5.16) é um polissacarídeo formado por unidades de glicose unidas por ligações α-1,4 e α-1,6. Em comparação com a amilopectina, apresenta maior peso molecular e maior número de ramificações, ou seja, ligações α-1,6. Representa a principal reserva energética nas células animais e pode ser encontrado principalmente no fígado (2 a 8% do total) e nos músculos (0,5 a 1%). O glicogênio também pode ser encontrado em fungos e em cianobactérias.[6]

Amido

O amido é a principal fonte de armazenamento de energia nas plantas e, por isso, pode ser encontrado em raízes, frutos em estado imaturo (40 a 70% em base seca), tubérculos (65 a 85% em base seca), grãos de cereais (40 a 90% em base seca) e leguminosas (30 a 50% em base seca). Entre as principais fontes de amido na alimentação estão batatas, ervilhas, feijões, arroz, milho e farinha.[35]

O amido é um homopolissacarídeo constituído por uma cadeia essencialmente linear, a amilose (Figura 5.17), formada por unidades de glicose unidas por ligação α-1,4. A amilose pode conter algumas ramificações do tipo α-1,6, que variam de 0,1 a 2,2% do total de ligações glicosídicas. A amilopectina (Figura 5.18) é uma cadeia ramificada formada por unidades

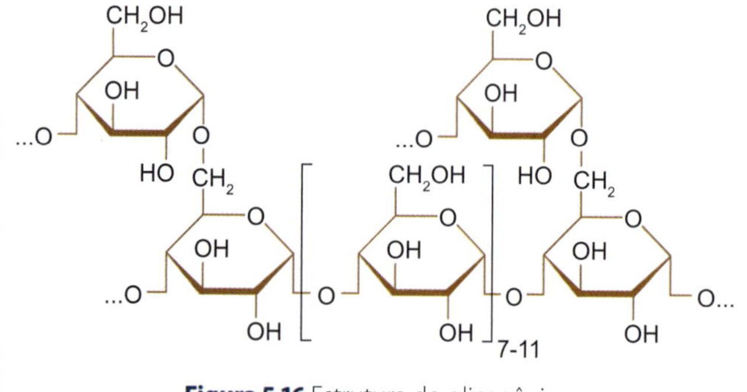

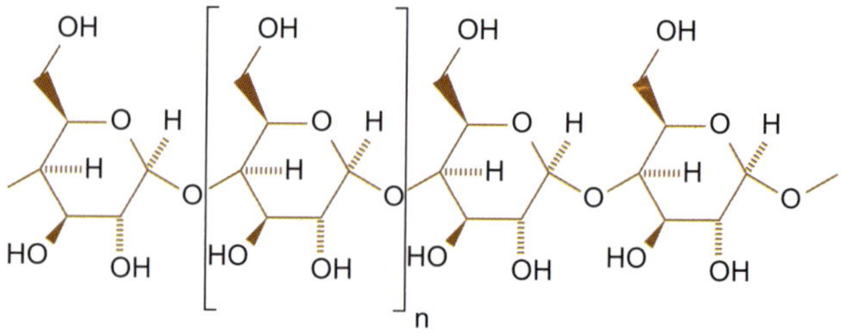

Figura 5.17 Estrutura da amilose.

de glicose unidas por ligação α-1,4 e α-1,6.[36] Em geral, a cada 24 a 30 ligações do tipo α-1,4, pode-se visualizar uma ligação α-1,6.[37]

Os grânulos de amido costumam conter cerca de 20% de amilose e 80% de amilopectina. Entretanto, as proporções entre amilose e amilopectina podem variar de acordo com a espécie vegetal, com as variedades, ou ainda com os diferentes graus de maturação.[38] É possível obter plantas com diferentes teores de amilose e amilopectina por modificação genética.

Comparando-se as moléculas de amilose e amilopectina totalmente hidratadas e com o mesmo peso molecular, verifica-se que, ao se moverem, as duas moléculas cobrem áreas cuja superfície é muitas vezes maior para a amilose. Com isso, a viscosidade da solução de amilose é muito maior do que a da amilopectina. Por isso, em geral, géis de amido com maior concentração de amilose são mais viscosos que géis de amido contendo maior teor de amilopectina.[36,38]

As moléculas de amilose e amilopectina estão agrupadas em grânulos que tenham forma, tamanho e zonas cristalinas (visíveis à luz polarizada) suficientemente diferenciados para promover a identificação de sua origem.[36,38]

Os grânulos de amido dispõem-se em uma organização molecular com certa cristalinidade e, em decorrência disso, o amido apresenta birrefringência quando observado em um polarímetro. As regiões cristalinas do amido são representadas pela porção linear da amilopectina, a qual se apresenta como duplas-hélices empacotadas, estabilizadas por ligações de hidrogênio, formando lamelas cristalinas. As cadeias de amilose são responsáveis pela porção amorfa do amido.[39]

A amilose é capaz de interferir na organização das moléculas de amilopectina e no grau de cristalinidade dos grânulos. Essa interferência é importante para se determinar a capacidade de retenção de água do amido, bem como a capacidade de gelatinização. Dessa maneira, a estrutura dos grânulos determinada por fatores genéticos e ambientais, bem como o tipo e a intensidade do processamento ao qual o material é submetido, interferem nas propriedades do amido.[40]

Os amidos são utilizados em produtos alimentícios com função espessante, estabilizante de coloides, agente de gelificação, adesiva e agente umectante.[39]

Segundo Tako et al.,[41] o amido é usado na produção de alimentos, medicamentos, cosméticos, papel, produtos têxteis e em outras indústrias, como agente adesivo, espessante, estabilizador, endurecedor e gelificante.

Solubilidade em água

Os grãos de amido intactos são praticamente insolúveis em água fria, podendo absorver pequenas quantidades de água de modo reversível. No entanto, quando suspensões de amido são aquecidas, a quantidade de água adsorvida aumenta gradativamente, assim como sua solubilidade. Com isso, o volume dos grânulos aumenta, passando a ocupar todo o espaço possível.[36]

Figura 5.16 Estrutura do glicogênio.

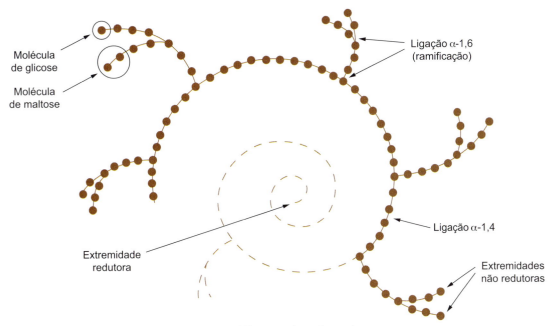

Figura 5.18 Estrutura da amilopectina.

Gelatinização

A estrutura complexa do amido está diretamente associada à sua capacidade de interagir com as moléculas de água existentes em sistemas alimentares, a qual sofre interferência de suas condições de processamento e armazenamento.[42] Ao processo que ocorre durante o processamento de matérias-primas amiláceas dá-se o nome de gelatinização, que resulta em alterações importantes nas propriedades do amido, tais como em sua viscoelasticidade, textura, capacidade de retenção de água e absorção de óleo, perda de umidade e escurecimento superficial.[43]

Ao se aquecer uma suspensão de amido, tem início uma série de modificações irreversíveis a partir de uma temperatura ou, mais exatamente, um intervalo de temperatura, denominado temperatura de gelatinização. Esse intervalo de temperatura é característico de cada amido (Tabela 5.5). O principal fator que interfere na temperatura de gelatinização do amido é a concentração de água do sistema, pois a água atua como agente de plasticidade nos cristais de amido e, também como condutora de energia térmica.[36] Nesse sentido, vale ressaltar que alimentos com baixa concentração de umidade requerem altas temperaturas para gelatinizar.[42]

Durante o aquecimento, os grânulos de amido adsorvem de 20 a 40 g de água/g de amido, e a viscosidade da dissolução aumenta gradativamente. A energia térmica promove a difusão de água para o interior do grânulo com saída de parte da amilose, que passa para a dissolução.[41]

Se a temperatura continua a aumentar, as moléculas de amido vibram vigorosamente e rompem as ligações intermoleculares, dissociando as duplas-hélices cristalinas existentes no interior do grânulo (ligações de hidrogênio entre as cadeias de amilose-amilose, amilose-amilopectina e amilopectina-amilopectina). Ocorre uma fusão na zona cristalina, que favorece a formação de ligações de hidrogênio com a água (o grânulo satura-se de água e intumesce rapidamente). As regiões cristalinas do grânulo diminuem em número e tamanho até que ocorra perda completa de cristalinidade com o aquecimento contínuo em presença de água abundante (temperatura de gelatinização [ver Tabela 5.5] e de birrefringência [perda de organização molecular]). Os cristais de amido fundidos formam uma rede polimérica. Chega-se, então, a um sistema com pouca água livre, pois a maior parte dela estará ligada às cadeias de amilose e amilopectina, ou presa nos espaços intersticiais, formando uma solução com a amilose. A viscosidade do sistema aumenta até o máximo, assim como a transparência.[41-46]

Se o aquecimento persistir além da temperatura de gelatinização e se houver excesso de água, o intumescimento e a saída de compostos solúveis (principalmente amilose) continuam até a ruptura dos grânulos com liberação da amilose e amilopectina, as quais formam ligações de hidrogênio com a água e permanecem em solução. Isso diminui a viscosidade do gel.[41,46]

A gelatinização aumenta a suscetibilidade do amido à digestão enzimática, pois o cozimento interrompe a estrutura ordenada dos grânulos de amido.[47-49] Com o resfriamento até a temperatura ambiente, formam-se novas ligações de hidrogênio com a água, o que faz a viscosidade aumentar consideravelmente, dando origem a um gel, que, diferentemente da pasta de amido formada durante a gelatinização, não apresenta fluidez.[42,50]

A gelatinização, bem como as propriedades reológicas do amido, depende não apenas da temperatura, mas também do tipo de amido e do tipo e das concentrações de outras substâncias presentes.[50]

A origem botânica do amido resulta em diferentes proporções de amilose e amilopectina. Graças à sua linearidade, a amilose é capaz de formar um número maior de ligações de hidrogênio com a água. Por isso, amidos com maior teor de amilose tendem a formar géis mais viscosos.[38]

Compostos que afetam a quantidade de água disponível para a gelatinização e a gelificação do amido (tais como sais, açúcares e proteínas) são considerados interferentes na formação e viscosidade do gel.[50]

Os sais, especialmente o cloreto de sódio, apresentam alta capacidade de retenção de água, porque se ionizam quando em solução. Consequentemente, quando presentes em altas concentrações, os sais podem competir com o amido pela ligação com a água, resultando em géis menos viscosos, ou podem interagir com os grupos hidroxila do amido, liberando calor, o que desestabiliza a estrutura cristalina do amido e diminui a temperatura

Tabela 5.5 Características de diferentes amidos.

Fonte de amido	Amilose (%)	Amilopectina (%)	Tamanho dos grânulos (eixo principal)	Temperatura de gelatinização	Tendência a gelificar/retrogradar
Milho comum	28	72	2 a 30 mm	62 a 80°C	Alta
Milho *extender**	50 a 70	30 a 50**	2 a 24 mm	66 a 170°C***	Muito alta
Batata	21	79	5 a 100 mm	58 a 65°C	Média a baixa
Mandioca	17	83	4 a 35 mm	52 a 65°C	Média
Trigo	28	72	2 a 55 mm	52 a 85°C	Alta
Arroz	19	81	1 a 9 mm	65 a 73°C	Média

*Milho com alto teor de amilose. **Encontra-se valor de 71% em Weber et al.[47] (2009). ***O gel não se forma até que a temperatura atinja 160 a 170°C. Adaptada de Cereda[48] (2001); Damodaran et al.[13] (2010).

de gelatinização. Entretanto, em geral, o cloreto de sódio pouco influencia a formação e a viscosidade de géis amiláceos, porque a maior parte dos amidos presentes nos alimentos não apresenta carga, e a presença desse sal em alimentos é limitada pela interferência na palatabilidade do produto final.[41,50,51]

Os açúcares retardam a hidratação dos grânulos de amido, competindo com eles pela interação com água, além de elevarem a temperatura de gelatinização. Desse modo, açúcares como a sacarose enfraquecem o gel quando em altas concentrações (30% ou mais), mas podem até melhorar a aparência do gel quando em proporções baixas (5 a 10%), pois nessas condições tornam os grãos intumescidos mais resistentes à ruptura mecânica, uma vez que estes estejam gelatinizados.[41,50,51]

Com relação ao efeito do pH, a maior parte dos alimentos apresenta pH entre 4 e 7, o que tem pouco efeito sobre a viscosidade do gel. No entanto, ao se acidificar o meio durante a gelatinização, o calor hidrolisa o amido a dextrinas, que são menos espessantes, reduzindo a capacidade de formação de gel. A alcalinização do meio, fato raro em alimentos, promove a quebra da cadeia do amido por um mecanismo de β-eliminação, semelhante ao da adição de ácidos.[41,50,51]

Lipídios, principalmente na forma de monoglicerídeos, aumentam a temperatura de gelatinização do amido e diminuem a viscosidade do gel formado, pois a gordura pode formar complexos de inclusão com a amilose, dificultando a entrada de água no grânulo. Esse mesmo mecanismo pode explicar por que a adição de gorduras pode dificultar a retrogradação de amidos.[41,50,51] Vale ainda destacar que a gelatinização incompleta do amido está associada a maior concentração de amido resistente em alimentos processados.[43]

Retrogradação

É um fenômeno observado quando, ao perder energia, as moléculas de amido gelatinizado reassociam-se por meio de ligações de hidrogênio, originando uma estrutura mais ordenada.[41,52] O processo de retrogradação divide-se em três etapas: a migração das cadeias do amido do sistema amido-água, a redistribuição das moléculas de água bem como a dinâmica de recristalização do amido previamente gelatinizado.[53]

A retrogradação é um processo contínuo que envolve, em um primeiro momento, a rápida recristalização das frações lineares das moléculas de amilose, que estão envolvidas no aumento da viscosidade e da resistência das pastas de amido. As forças dessas associações são diretamente proporcionais ao grau de linearidade das moléculas; portanto, inicialmente estão menos frequentes para cadeias intensamente ramificadas. As ramificações da amilopectina retardam a aproximação dessas cadeias, mantendo a amilopectina em solução por mais tempo. Em outras palavras, os precipitados microcristalinos

são formados inicialmente pela tendência da amilose em formar ligações intermoleculares da fração linear, o que acontece muito lentamente com a amilopectina.[52,54]

É importante, então, distinguir as retrogradações de curto e longo prazos. A de curto prazo é rápida porque envolve a reaproximação das cadeias de amilose, que são lineares e estão, em geral, em menor proporção. A menor disponibilidade da amilose para a formação das ligações de hidrogênio resulta em menor coesividade da estrutura.[42,52,54] Já a retrogradação a longo prazo envolve a reassociação das moléculas de amilopectina, o que é bastante prejudicado em função das ramificações existentes. Além disso, a proporção de amilopectina na maior parte dos amidos é muito superior à de amilose. Essa reaproximação das cadeias do amido está associada a alterações reológicas dos sistemas, principalmente quando o armazenamento é prolongado.[52]

Várias são as alterações resultantes da retrogradação do amido. Dentre elas, podem-se citar o aumento da viscosidade, a diminuição da transparência, a lixiviação de água e o aumento da cristalinidade, com formação de precipitados microcristalinos e consequente insolubilização espontânea do amido.[55]

A taxa e a extensão da retrogradação são influenciadas pelo teor de água, pela fonte de amido (tamanho, forma, proporção entre amilose e amilopectina), pela temperatura, pelo tempo de armazenamento, pelo pH, bem como pela presença e concentração de outros ingredientes.[54]

A retrogradação a longo prazo está diretamente associada ao processo de envelhecimento natural que ocorre com os produtos à base de amido, como o endurecimento de pães e bolos[56] e a perda de líquidos de sobremesas geladas expostas ao armazenamento.

Muitas substâncias são usadas para retardar a retrogradação do amido, independentemente do tempo e da temperatura de armazenamento. São exemplos desses compostos os sais minerais, os aminoácidos, os peptídios e as proteínas, os lipídios, outros carboidratos, além de compostos fenólicos, polióis, emulsificantes, ácido cítrico e amilase.[54]

Como as regiões cristalinas em amidos retrogradados não são suscetíveis à hidrólise enzimática, a retrogradação diminui a digestibilidade do amido. A digestibilidade do amido retrogradado depende, em grande parte, do tempo e da temperatura de armazenamento. A recristalização das moléculas de amilose parece exercer um papel mais significativo na redução da digestibilidade do que a reaproximação das moléculas de amilopectina.[57]

Os efeitos da retrogradação podem ser parcialmente revertidos pelo aquecimento. A agitação das moléculas decorrente do aquecimento restaura parcialmente a estrutura amorfa do amido, resultando em um amolecimento temporário. Um exemplo dessa situação ocorre com pães envelhecidos que perdem umidade e readquirem o frescor momentâneo quando aquecidos. Esse fato está associado à reaproximação das cadeias de amilopectina e não às de amilose.[55]

Enzimas amilolíticas

As amilases são carboidrases que atuam na hidrólise de ligações glicosídicas do tipo α-1,4 e α-1,6 do amido, do glicogênio e de outros carboidratos. As enzimas amilolíticas são classificadas em quatro grandes grupos: endoamilases, exoamilases, enzimas desramificantes e transferases.[30] As enzimas amilolíticas são muito empregadas na produção de xaropes e de bebidas fermentadas e na panificação.[30,58]

■ **Endoamilases.** As α-amilases são endoamilases encontradas na saliva, no pâncreas, em plantas e microrganismos (bactérias e fungos filamentosos). São capazes de hidrolisar ligações do tipo α-1,4 de modo aleatório no interior do carboidrato (amido, glicogênio ou outro oligossacarídeo ou polissacarídeo que as contenha). Os principais produtos formados são dextrinas e oligossacarídeos, com ou sem ramificações, e de tamanhos variados.[30,58]

■ **Exoamilases.** As β-amilases são exoamilases encontradas em plantas e microrganismos com boa estabilidade térmica e ampla faixa de pH. São capazes de hidrolisar ligações do tipo α-1,4, de modo alternado, a partir da extremidade não redutora, liberando como produto principal a maltose, se o substrato for a amilose, e maltose e β-dextrinas-limite, se o substrato for a amilopectina.[30,58]

As glicoamilases também são exoenzimas que liberam moléculas de glicose a partir da extremidade não redutora da amilose e da amilopectina. São capazes de hidrolisar, preferencialmente, ligações α-1,4 a partir da extremidade não redutora, liberando β-glicose, mas também podem hidrolisar ligações do tipo α-1,6 e α-1,3 mais lentamente. Em geral, as glicoamilases são usadas em conjunto com as α-amilases, e, dessa maneira, é possível hidrolisar completamente o amido. São muito empregadas na indústria cervejeira.[30]

■ **Enzimas desramificantes.** São enzimas capazes de hidrolisar, preferencialmente, ligações α-1,6. São divididas em isoamilases e pululanases. As isoamilases estão presentes em leguminosas, como feijões, e também são produzidas por bactérias. Desempenham ação catalítica sobre β-dextrinas de cadeia média, glicogênio e amilopectina. Já as pululanases são produzidas por bactérias dos gêneros *Klebsiella* e *Aerobacter* e atuam sobre polímeros de maltotrioses.[30]

■ **Transferases.** São enzimas que catalisam reações de transferência de grupos. Um exemplo importante de transferase é a ciclodextrina-glicosiltransferase, capaz de converter amido ou derivados em ciclodextrinas por meio de uma reação de transglicosilação intramolecular. Normalmente, é produzida por microrganismos, como os das espécies de *Bacillus* (*B. macerans, B. firmus, B. circulans, B. lentus*), *Klebsiella oxytoca*, entre outros.[58]

Amidos modificados

A necessidade industrial por amidos com propriedades especiais levou à produção de amidos modificados.[59] Além de modificações genéticas, como é o caso do amido de milho com alto teor de amilose ou amidos cerosos, com alto teor de amilopectina, a estrutura química do amido pode ser modificada por métodos físicos, químicos ou enzimáticos, ou por uma combinação entre eles, com formação de produtos com propriedades diferentes do amido nativo.[13]

Essas modificações afetam as propriedades físico-químicas, morfológicas, térmicas e reológicas de amidos de diferentes fontes. Dentre os objetivos das modificações do amido nativo, podem-se citar a alteração na solubilidade, as modificações na capacidade de gelatinização e nas características do gel formado, como melhoria da transparência e textura, a minimização da tendência à retrogradação e à sinérese, a capacidade de formação de filmes, a adesividade e o aumento da estabilidade a condições adversas de processamento e armazenamento.[60,61]

■ Modificação física

Os amidos modificados fisicamente são mais seguros por serem obtidos sem o uso de produtos químicos ou agentes biológicos, além de dispensarem o tratamento de resíduos e apresentarem menor custo de produção.[62]

A modificação física pode ser obtida por alteração da temperatura, com tratamento hidrotérmico, tratamento com elevada pressão osmótica ou hidrostática, emprego de radiação, ultrassom, campo e descargas elétricas, forças de cisalhamento, exposição à luz ultravioleta ou polarizada, entre outros.[59,63]

Dentre as modificações físicas mais empregadas estão a aplicação de calor, de altas pressões hidrostáticas, assim como o emprego de radiações e de forças de cisalhamento.[59]

A modificação hidrotérmica do amido (*annealing*) resulta na produção de amidos com maior temperatura de gelatinização, menor capacidade de intumescimento, além de maior estabilidade ao calor e cisalhamento. Essas alterações devem-se à reorganização física das zonas amorfas e cristalinas dos grânulos de amido.[59]

Outro tipo de tratamento hidrotérmico consiste no aquecimento do amido em temperaturas entre 100 e 130°C com umidade inferior a 35%. Dessa maneira, são obtidos amidos que produzem géis de baixo poder de intumescimento, baixa viscosidade e alta estabilidade térmica.[64]

A aplicação de alta pressão hidrostática está relacionada a um efeito mínimo no valor nutricional da matéria-prima amilácea e a modificações nas propriedades do amido, tais como gelatinização parcial ou total do amido, redução da solubilidade e do intumescimento dos grânulos, aumento da temperatura de gelatinização e do teor de amido resistente e retardo da retrogradação, alterações estas influenciadas pelo tipo de amido, pressão utilizada, tempo e temperatura empregada.[65]

Amidos fisicamente modificados também podem ser obtidos em moinhos de bolas. Nesse caso, ocorre o cisalhamento das cadeias de amido em função do atrito deste com as bolas e as paredes do moinho. Esse amido apresenta grânulos e cadeias menores.[59,60,66]

A desidratação em tambor, o cozimento por extrusão e a atomização ou *spray dryer* também representam processos físicos para a obtenção de amidos modificados.[59,60,66]

A desidratação, ou secagem, por tambor é realizada pelo contato entre a mistura amilácea e o tambor giratório aquecido em temperaturas entre 120 e 150°C. O cozimento por extrusão é um tratamento que emprega altas temperaturas e pressões associadas a forças de cisalhamento, de maneira que o material rico em amido é cozido e pressionado a passar por um molde. Já na atomização, uma mistura de amido e água é seca e pulverizada em uma única operação. A mistura é subdividida em gotículas de dimensões muito reduzidas, e a desidratação ocorre em alguns segundos. Com o aquecimento, seja na desidratação por tambor, no cozimento por extrusão ou na atomização, os grânulos perdem sua integridade, as cadeias de amido são parcialmente despolimerizadas, e ocorre a gelatinização.[59,60,66]

O mais importante amido modificado obtido por modificação física é o amido pré-gelatinizado. Nesse tipo de produto, o amido nativo é hidratado, gelatinizado, parcialmente seco e pulverizado. O produto resultante é dispersável em água fria, forma géis com baixo consumo de energia e de maneira rápida, pois a secagem não elimina totalmente a água ligada, e a água que permanece é suficiente para manter as cadeias de amilose e amilopectina mais afastadas, o que facilita o acesso de mais moléculas de água, resultando em solubilização mais fácil e gelatinização mais rápida. Esse tipo de amido modificado é usado em produtos instantâneos, como sopas, cremes, flans, pudins, entre outros.[60]

■ Modificação química

Segundo Zhu,[66] a modificação química de amidos pode ser obtida quando amidos nativos são tratados com reagentes químicos capazes de realizar reações de hidrólise, oxidação, substituição, acetilação e rearranjos, além de modificações por ligações cruzadas. Os principais amidos modificados são produzidos a partir da reação de substâncias químicas com grupos hidroxila do amido para a formação de éteres ou ésteres. Uma das vantagens das alterações químicas citadas diz respeito à redução da hidrofobicidade dos amidos nativos, tornando o amido modificado muito mais interessante para aplicações na indústria de alimentos.[67]

São exemplos de amidos quimicamente modificados os amidos esterificados com anidrido acético, anidrido succínico, mistura de anidrido acético e succínico, anidrido 1-octenil-succínico, cloreto de fosforil, trimetafosfato de sódio e ortofosfato monossódico, além de esterificação com óxido de propileno, modificação ácida com ácido clorídrico ou sulfúrico, branqueamento com hidrogênio, ácido peracético, permanganato de potássio e hipoclorito de sódio, oxidação com hipoclorito de sódio e combinações.[13]

Os amidos esterificados com anidrido 1-octenil-succínico têm caráter anfifílico, ou seja, os monômeros de glicose constituintes do amido são hidrofílicos e ficam voltados para a fase aquosa, enquanto as cadeias de succinato de n-octenil, hidrofóbicas, orientam-se para o ar. Essa característica é importante para a estabilização de emulsões, reduzindo a tensão superficial na interface ar/água, além de possibilitar seu uso na encapsulação de substâncias hidrofóbicas, tais como óleos essenciais, óleos de peixes e de frutos.[68]

A oxidação branda de amidos resulta na formação de compostos nos quais algumas hidroxilas são oxidadas primeiramente em grupos carbonila e, em seguida, em grupos carboxila. O teor de grupos carbonila e carboxila está diretamente associado ao grau de oxidação do amido. Por serem mais volumosos que os grupos hidroxílicos, os grupos carbonílicos e carboxílicos tendem a manter as cadeias de amido separadas, evitando a retrogradação e a sinérese do amido. Essa separação é auxiliada pela migração dos grupos carboxílicos que, além do efeito estérico, têm efeito eletrostático. Com a perda do H do grupo COOH, as cargas negativas provocam repulsão entre as cadeias, criando a tendência do afastamento destas.[69,70]

A oxidação pode ser realizada por diferentes agentes, tais como hipoclorito de sódio, peróxido de hidrogênio, ozônio e periodato de sódio.[69,70]

Os amidos oxidados são usados em produtos alimentícios de baixa viscosidade, como molhos para saladas. A baixa viscosidade está associada à hidrólise parcial decorrente da ação de agentes oxidantes, como o hipoclorito de sódio.[69,70]

Os mecanismos de oxidação do amido com diferentes agentes (incluindo hipoclorito de sódio, peróxido de hidrogênio, ozônio e periodato de sódio) estão descritos neste capítulo.[69,70]

Os amidos fosfatados podem ser obtidos por aquecimento a seco do amido com ortofosfatos ou tripolifosfatos alcalinos a 120 a 175°C. Nesse caso, as cadeias de amido também são mantidas separadas, evitando a retrogradação, não só pela eliminação de algumas hidroxilas, mas também pela introdução nas cadeias de radicais carregados negativamente que geram repulsão, mantendo as cadeias afastadas. Esses produtos têm capacidade espessante maior que a do amido nativo e boa estabilidade ao congelamento. São usados como espessantes e estabilizantes de alimentos, como produtos de padaria, sopas, molhos, margarinas, produtos congelados e conservas. Os amidos fosfatados também estão indicados para recobrir e proteger frutas secas ou para o encapsulamento de aromas.[71]

Existem compostos, como metafosfato trissódico, oxicloreto de fósforo, epicloridrina, anidrido succínico e anidrido adípico, capazes de unir duas cadeias de amilose, reagindo com as hidroxilas e formando ligações cruzadas (cross linkage). Ocorrem a saída do H do grupo OH das cadeias de amido e o encaixe da molécula do composto.[69]

As ligações cruzadas conferem ao amido várias propriedades importantes, tais como estabilidade à agitação mecânica, resistência a temperaturas altas e à ação de ácidos, menor intumescimento e estabilidade ao resfriamento e congelamento. A alta resistência à hidrólise é extremamente importante na preparação de géis de frutas. Os amidos com ligações cruzadas são usados em todos os produtos que necessitam de muita estabilidade.[69]

O amido dextrinizado ou levemente hidrolisado pode ser obtido por modificação física, química ou enzimática. A obtenção de produto com estrutura química semelhante à do amido, porém de menor peso molecular, pode ser realizada mediante tratamento hidrotérmico em temperaturas entre 80 e 220°C, hidrólise ácida com ácido clorídrico concentrado, hidrólise alcalina ou ação enzimática (amilases). A hidrólise parcial do amido resulta em aumento de solubilidade, capacidade de gelatinização em temperaturas mais baixas, géis de baixa viscosidade e de boa estabilidade a baixas temperaturas, isto é, menor tendência à retrogradação e à sinérese. Em meio ácido ocorre hidrólise preferencial das regiões amorfas, o que aumenta a cristalinidade do amido.[51]

Esse tipo de amido pode ser usado em alimentos pouco viscosos, como achocolatados, molhos e balas moles. Também podem ser empregados como substitutos de gordura.[51]

Amidos resistentes

Segundo Englyst et al.,[72] a partir da taxa e extensão de digestão e absorção no intestino delgado, o amido pode ser classificado em: amido rapidamente digerível (ARD), quando digerido em até 20 min; amido lentamente digerível (ALD), quando digerido entre 20 e 120 min; e amido resistente (AR), quando resiste à ação das enzimas digestivas após 120 min. Neste capítulo abordaremos com maior profundidade os amidos resistentes devido à sua importância como substrato para a microbiota anaeróbia colônica, ou seja, por apresentarem ação prebiótica. Por isso, esse tipo de amido compartilha dos benefícios das fibras alimentares.

O AR consiste, principalmente, em amilose retrogradada. Em geral, quanto maior o teor de amilose em um amido, maior o teor de AR. No entanto, existem exceções, como é o caso do amido de ervilha.

Vale ressaltar que o teor de AR em alimentos é influenciado por vários fatores, tais como a dimensão dos grânulos e a sua morfologia, a proporção entre o teor de amilose e amilopectina, assim como os tratamentos físicos e químicos realizados durante o processamento.[73,74]

De acordo com Polesi[73] e Raigond et al.,[74] os AR são classificados a partir de sua natureza em AR1, AR2, AR3, AR4 e AR5.

O AR1 não sofre digestão, pois está aprisionado dentro de grãos inteiros ou moídos com paredes celulares intactas. Pode ser encontrado em grãos, sementes e tubérculos. É bastante estável ao calor e não sofre hidrólise durante o cozimento.[73,74]

O AR2 consiste em grânulos de amido nativos que não sofrem digestão em decorrência de sua estrutura cristalina compacta, pois as enzimas amilolíticas hidrolisam preferencialmente regiões amorfas do amido. São fontes de AR2 as batatas cruas e as bananas imaturas. No amido de batata, as regiões cristalinas são do tipo B, ou seja, são constituídas por duplas-hélices que formam grandes blocos, os quais são incorporados em camadas cristalinas muito resistentes.[73,74]

Já o AR3 é um amido fisicamente modificado submetido a um processo de gelatinização, seguido de resfriamento lento em baixas temperaturas ou temperatura ambiente. Nesse caso, a amilose sofre retrogradação e recristalização. Esse amido apresenta grande estabilidade térmica e capacidade de retenção de água maior que o amido nativo. No AR3 as regiões cristalinas são do tipo B. Regiões cristalinas do tipo A são formadas quando o armazenamento do amido ocorre em altas temperaturas, e regiões cristalinas do tipo B são formadas quando o armazenamento ocorre em temperatura ambiente ou baixas temperaturas. Os amidos AR3 podem ser reidratados em temperaturas acima de 150°C. A retrogradação da amilopectina é muito lenta em decorrência das ramificações presentes e pode ser acelerada com aquecimentos e resfriamentos repetidos das pastas de amido. Um exemplo desse tipo de AR é o amido de batata e milho cozidos e resfriados.[73,74]

O AR4 pode ser obtido por modificações químicas, como esterificação e ligações cruzadas. Essas substituições dificultam a ação de enzimas amilolíticas.[73,74]

Finalmente, o AR5 é um amido obtido a partir da formação de complexos amilose-lipídios. Em geral, amidos com maior teor de amilose formam complexos mais resistentes à hidrólise enzimática. O principal complexo formado é o de amilose com ácido butírico.[73,74]

A ingestão de AR está relacionada à diminuição do índice glicêmico de alimentos, resultando em menor resposta glicêmica, isso se deve a um retardo no esvaziamento gástrico, à semelhança do que acontece com a ingestão de fibras solúveis. Como consequência disso, o acesso às enzimas amilolíticas aos alimentos ricos em AR está desfavorecido. Nesse sentido, vale ressaltar que a amilopectina é rapidamente digerida, enquanto a digestão da amilose é bastante lenta, o que implica melhor resposta glicêmica quando ocorre a ingestão de alimentos que contêm amido resistente com maior teor de amilose. Também tem se observado aumento da saciedade com a ingestão de AR em virtude do aumento da produção do peptídio semelhante ao glucagon 1 (GLP-1) e dos níveis de hormônio anorexígeno peptídio YY (PYY) bem como redução dos níveis do hormônio orexígeno grelina. Esses efeitos são mais perceptíveis quanto maior a concentração de AR na dieta.[75]

Também tem sido estudado o potencial prebiótico de AR. Para serem considerados prebióticos os AR devem resistir à digestão e devem beneficiar o hospedeiro pelo estímulo ao crescimento e/ou atividade de um número de bactérias benéficas colônicas em decorrência de serem fermentados e terem a capacidade de produzir ácidos graxos de cadeia curta, como os ácidos acético, propiônico e butírico. Nesse sentido, um estudo realizado por Wang et al.,[76] que analisaram a atividade prebiótica de nanopartículas de AR sobre o probiótico *Lactiplatibacillus plantarum* subsp., *Plantarum*, antigo *Lactobacillus plantarum*, concluiu que os AR podem ser continuamente fermentados pelo *L. plantarum*, o que resultou na produção de altas concentrações de ácido butírico, o qual apresenta benefícios à saúde do hospedeiro. A atividade prebiótica de AR sobre lactobacilos e bifidobactérias também foi comprovada em estudo realizado com cinco variedades de feijão-fradinho.[77]

ASPECTOS FISIOLÓGICOS E BIOQUÍMICOS DOS CARBOIDRATOS

Digestão

A digestão enzimática dos carboidratos acontece em etapas diferentes, a depender do tipo de molécula. O amido, por exemplo, tem sua hidrólise iniciada na boca, enquanto os dissacarídeos, somente no duodeno. No primeiro contato do alimento com a saliva da cavidade oral, estimula-se a secreção da enzima α-amilase salivar, principalmente pelas glândulas parótidas, e então se inicia a hidrólise dos grânulos de amido presentes nesses alimentos. Devido ao curto tempo de permanência dos alimentos na boca, essa hidrólise não consegue se completar, representando até 5% na digestão de todo o amido, e, então, a mistura segue em direção ao estômago. A α-amilase salivar atua em meio alcalino e logo é inativada no meio ácido do estômago; contudo, a chegada dos alimentos tampona temporariamente a acidez gástrica, tornando possível que a α-amilase salivar atue por mais tempo. Estima-se que cerca de 30 a 40% do amido consiga ser reduzido a maltose e a outros pequenos polímeros de glicose no fim dessas etapas.[78,79]

Quando o bolo alimentar atinge o duodeno, o pH volta a aumentar devido à secreção de bicarbonato de sódio pelo pâncreas, de onde também partem as secreções enzimáticas que trazem a α-amilase pancreática. Em meio alcalino, a α-amilase pancreática atua sobre o restante do amido não hidrolisado, finalizando a redução de todo este, principalmente em maltose. Há, ainda, a liberação de pequenos polímeros de glicose, contendo 3 a 9 moléculas de glicose, porque a α-amilase não tem afinidade pelas ligações α-1,6, somente pelas ligações α-1,4 do amido; por isso, esses polímeros são chamados de maltotrioses e α-dextrinas-limite.[78,80]

Nesse momento, os resíduos da digestão do amido e os dissacarídeos presentes nos alimentos ingeridos seguem para a hidrólise enzimática nas microvilosidades dos enterócitos (borda em escova). Existem quatro enzimas na borda em escova responsáveis por clivagens específicas: lactase, sacarase, maltase e α-dextrinase (glicoamilase).

A lactase catalisa a clivagem da ligação glicosídica entre glicose e galactose da lactose. A sacarase, por sua vez, da ligação entre glicose e frutose da sacarose, e a maltase separa as duas moléculas de glicose da maltose. A α-dextrinase remove uma molécula de glicose da extremidade não redutora da α-dextrina-limite, liberando maltose e glicose. Dessa maneira, os produtos finais da digestão dos carboidratos são os monossacarídeos glicose, frutose e galactose, que se tornam disponíveis para a absorção.[80]

Absorção

Existem duas classes de transportadores de monossacarídeos envolvidas na homeostase da glicose no organismo humano. A primeira é conhecida como a família dos GLUT (do inglês *glucose transporters*), que conta com 14 proteínas e promove o transporte por difusão facilitada. A outra é a família dos SGLT (do inglês *sodium glucose transporters*), que realiza transporte ativo sódio-dependente (cotransporte de sódio) e é composta por 12 proteínas. Esses transportadores são expressos em diversos tecidos no organismo humano; porém, no contexto da absorção de monossacarídeos, destaca-se o GLUT-5 para o transporte da frutose e o SGLT-1 para o transporte de glicose e galactose, ambos expressos pelos enterócitos e localizados em sua membrana apical.[81,82]

O SGLT-1 apresenta afinidade pelo transporte das moléculas de glicose e galactose com cotransporte de sódio de modo que sua afinidade é menor quando a razão Na:glicose ou galactose está em 1:1, e maior quando a proporção está em 2:1.[81] Por conta do cotransporte de sódio, esse sistema trabalha acoplado à função da bomba de sódio/potássio ATP-ase, caracterizando um transporte ativo (contra o gradiente de concentração). A bomba de sódio/potássio é responsável por impedir o acúmulo de sódio no interior da célula intestinal.[80,82,83]

O SGLT-1 é o transportador mais extensamente estudado dessa família, seguido do SGLT-2. Contudo, este último é expresso somente nos rins e desempenha papel importante na reabsorção de glicose para o sangue. Os demais transportadores sódio-dependentes ainda carecem de mais estudos para melhor descrição de suas funções.[81]

O GLUT-5 é o transportador com afinidade pela frutose, expresso principalmente no jejuno, e o transporte mediado por ele ocorre por difusão facilitada não dependendo do sódio.[82] Os demais membros da família dos GLUT são expressos cada qual em tecidos diferentes e são responsáveis, em sua maior parte, pelo controle do fluxo de glicose em todas as células humanas. Entretanto, nem todas as isoformas dos GLUT foram descritas com precisão quanto às funções e localizações, estando apenas alguns mais detalhados, conforme se observa na Tabela 5.6.

Depois de ultrapassarem a membrana apical por meio de seus transportadores específicos, os monossacarídeos atravessam o citoplasma do enterócito e são transportados pelo GLUT-2 da membrana basolateral para a corrente sanguínea.[82,84] O GLUT-2 é o principal transportador de glicose nos hepatócitos e no intestino e exibe significativas diferenças em relação aos demais GLUT, inclusive a de ser o único a catalisar o fluxo de glicose bidirecional dependendo do estado em jejum ou alimentado do organismo.[82]

Um resumo da digestão e da absorção dos monossacarídeos é apresentado na Figura 5.19.

Intolerância aos carboidratos

A intolerância aos carboidratos está inserida em um grupo de reações denominado reações adversas a alimentos. Essas reações, por sua vez, dividem-se em dois tipos: imunomediadas e não imunomediadas. As imunomediadas são exemplificadas pelas alergias alimentares e pela doença celíaca, enquanto as não imunomediadas são representadas por deficiências enzimáticas ou farmacológicas, defeitos de transportadores, ou desencadeadas por toxinas microbianas e por outros fatores ainda desconhecidos. A intolerância aos carboidratos é o tipo mais comum das reações adversas a alimentos não imunomediadas, e os seus sintomas devem-se principalmente a deficiências enzimáticas ou de transportadores ou à sobrecarga do sistema de transporte localizado na borda em escova.[9,85]

Monossacarídeos

A galactose absorvida normalmente chega ao fígado e é convertida em galactose-1-fosfato pela enzima galactoquinase e, posteriormente, em glicose-1-fosfato, em duas etapas de reações enzimáticas dependentes das enzimas UDP-glicose: galactose-1-fosfato-uridililtransferase e UDP-glicose-4-epimerase. A glicose-1-fosfato é direcionada à síntese das cadeias de glicogênio hepático. A galactose não convertida em glicogênio é empregada em elementos estruturais celulares como glicoproteínas e mucopolissacarídeos, o que também pode ocorrer em outros tecidos além do fígado. Na falha completa da absorção de galactose, a glicose pode ser convertida em galactose para suprir as necessidades celulares de galactose.[80,83]

Defeitos genéticos que ocasionem deficiência de enzimas que participam da via de Leloir e que metabolizam a galactose em

Tabela 5.6 Transportadores de glicose da família GLUT no ser humano.

Transportador	Onde são expressos	Função
GLUT-1	Placenta, cérebro, rins, cólon	Captação basal de glicose
GLUT-2	Fígado, ilhotas pancreáticas, intestino delgado	Fígado: remoção da glicose em excesso no sangue Pâncreas: regulação da liberação da insulina Intestino: transporte da glicose da membrana basolateral do enterócito para os capilares sanguíneos
GLUT-3	Cérebro, testículos	Captação basal de glicose
GLUT-4	Músculos esquelético e cardíaco, tecido adiposo	Captação de glicose dependente de insulina (músculo esquelético e tecido adiposo) e independente (músculo cardíaco)
GLUT-5	Intestino, testículos, rins, cérebro, esperma	Transporte de frutose quando no intestino
GLUT-7	Microssomos hepáticos	Transporte de glicose e frutose (sequência cerca de 50% idêntica ao GLUT-5)
GLUT-8	Testículos, blastocistos, cérebro	–
GLUT-9	Fígado, rins	Transporte de urato (papel crucial na deposição de ácido úrico nas articulações)
GLUT-11	Músculos esquelético e cardíaco	Transporte de glicose e frutose (sequência cerca de 50% idêntica ao GLUT-5)
GLUT-12	Músculo esquelético, tecido adiposo, intestino delgado	–
GLUT-13	–	–

Adaptada de Ross et al.[80] (2016); Deng e Yan[82] (2016); Nelson e Cox[83] (2014).

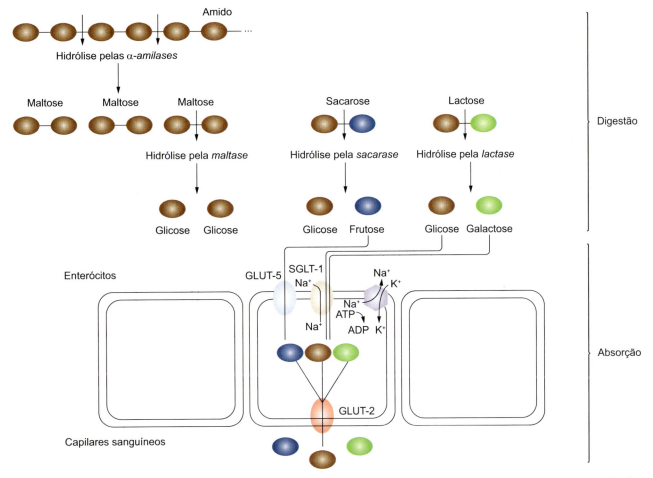

Figura 5.19 Digestão e absorção dos carboidratos. *ADP*, difosfato de adenosina; *ATP*, trifosfato de adenosina; *GLUT-2*, transportador de glicose tipo 2; *GLUT-5*, transportador de glicose tipo 5; *SGLT-1*, transportador de sódio-glicose tipo 1.

glicose resultam em uma doença denominada galactosemia, que é considerada um erro inato do metabolismo de carboidratos, caracterizado pelo acúmulo de galactose no sangue e na urina. A galactosemia é classificada em tipos I, II, III e IV. A galactosemia do tipo I, que é considerada a forma clássica da doença, resulta da deficiência da enzima galactose-1 fosfato-uridil-transferase (GALT) que catalisa a reação de conversão de galactose-1-fosfato em glicose-1-fosfato, a do tipo II está relacionada à deficiência de galactoquinase (GALK), enzima responsável por fosforilar a galactose em galactose-1-fosfato. Já a do tipo III é rara e deve-se à deficiência da enzima uridil-difosfato-galactose 4-epimerase (GALE), que catalisa a reação reversível de conversão de UDP-galactose em UDP-glicose. Esse tipo divide-se em duas formas, inicial ou assintomática, na qual apenas os eritrócitos estão deficientes nessa enzima e a forma grave, cuja deficiência enzimática é apresentada por vários tecidos, como o fígado e a pele. E, por fim, a galactosemia do tipo IV deve-se à deficiência da enzima galactose mutatotase (GALM) que catalisa a interconversão reversível de β-D-galactose em α-D-galactose.[86,87]

Os sintomas relacionados à galactosemia são vômito, irritabilidade, convulsões, letargia, hepatomegalia, icterícia na pele e olhos em decorrência da ruptura de hemácias, retardo no crescimento e intelectual, insuficiência renal, esplenomegalia, cirrose hepática, catarata, ascite, entre outros. Os sintomas estão relacionados ao acúmulo de galactose e galactose-1-fosfato, que, por uma via alternativa, originam galactitol e galactonato, os quais são tóxicos ao organismo.[87,88]

A frutose segue para o fígado após a absorção intestinal e é imediatamente fosforilada pela frutoquinase, convertendo-se em frutose-1-fosfato; em seguida, é rompida pela frutose-1-fosfato-aldolase para gerar gliceraldeído + di-hidroxiacetona, substratos da via glicolítica.[83] Em caso de deficiência enzimática da frutoquinase no fígado, instalam-se os quadros de frutosemia (altas concentrações de frutose no sangue) e frutosúria (perda de frutose pela urina), porém essa deficiência não causa quadros patológicos, como no caso da galactosemia.[80]

A intolerância à glicose, por sua vez, leva ao quadro de diabetes melito, doença que se manifesta por deficiência na produção de insulina pelo pâncreas ou alterações de recepção e sinalização da insulina em células periféricas, causando hiperglicemia. Esses quadros são discutidos mais adiante neste capítulo.

Dissacarídeos

Os dissacarídeos não digeridos seguem intactos para o intestino grosso, onde são fermentados pela microbiota intestinal, causando distúrbios como diarreia osmótica, excesso de flatulência, distensão abdominal, cólicas e também efeitos extraintestinais como cefaleia, vertigem, problemas de memória e letargia. Estes últimos podem ser causados pela produção de metabólitos tóxicos a partir da fermentação bacteriana dos açúcares não digeridos que alteram as sinalizações celulares.[9]

Dos casos mais comuns de intolerância aos dissacarídeos destaca-se a intolerância à lactose presente nos alimentos lácteos. Não há relatos significativos relacionados com os demais.

Exemplos de deficiência congênita de sacarase ou maltase são muito raros e, quando ocorrem, tendem a ser decorrentes de alterações primárias, como doenças do sistema digestório.[80]

Intolerância à lactose

A intolerância à lactose pode ser ocasionada pela deficiência da produção na enzima lactase (alactasia) ou β-D-galactosidade por herança genética (intolerância à lactose congênita) ou por diminuição da atividade da enzima lactase (hipolactasia primária ou secundária).[13,80,89,90]

A intolerância à lactose congênita é uma doença autossômica recessiva rara, na qual a atividade da enzima lactase está ausente ou reduzida a partir do nascimento. A hipolactasia primária é também denominada deficiência de lactase típica do adulto, ou seja, trata-se de uma herança autossômica recessiva caracterizada por hipolactasia após o desmame. É uma condição normal que afeta a maior parte dos indivíduos. A hipolactasia secundária de lactase é uma condição derivada de danos secundários à mucosa do intestino delgado, tais como infecções intestinais, colite ulcerativa, doença celíaca e doença de Crohn.[9]

Os três casos comprometem o desdobramento da lactose em glicose e galactose e, consequentemente, a absorção desses monossacarídeos, causando os distúrbios citados anteriormente.

Recém-nascidos apresentam elevada atividade da enzima lactase. Entretanto, após o desmame, os indivíduos dividem-se em dois grandes grupos, um com declínio gradativo da atividade da lactase, situação conhecida como hipolactasia ou lactase não persistente (intolerância primária de lactase); e um segundo grupo com atividade de lactase persistente. No primeiro caso é comum o desenvolvimento de intolerância à lactose associado a sintomas gastrintestinais. Já a resposta apresentada pelo segundo grupo pode ser considerada um fenótipo mutante dominante.[91]

Cerca de 70% da população adulta mundial apresentam deficiência da enzima lactase após o desmame, especialmente as populações afro-americana, indígena-americana e asiática.[8,32] No Brasil, a deficiência ontogenética de lactase varia de 46 a 67%.[92]

Fisiopatologia

Quando o indivíduo produz pouca ou nenhuma lactase, a hidrólise da lactose não ocorre ou ocorre parcialmente. A lactose não digerida promove um acúmulo de líquidos em decorrência da osmose. Essa retenção de líquidos está relacionada com distensão abdominal e cólicas intestinais. A lactose passa, então, do intestino delgado para o intestino grosso, mais especificamente para o cólon, local no qual sofre ação da microbiota intestinal, produzindo gases como CO_2, H_2 e metano (CH_4), além de ácidos graxos de cadeia curta (acético, propiônico e butírico) e ácido láctico.[93]

A sintomatologia característica da intolerância à lactose está associada a diarreia ácida, dor abdominal, flatulência e distensão abdominal. A diarreia ácida deve-se ao aumento da pressão osmótica, com consequente retenção de água, bem como da produção de ácidos orgânicos, que também estão associados à cólica abdominal, por promoverem contração da musculatura colônica. Já a flatulência e a distensão abdominal ocorrem principalmente como resultado da produção de gases.[94] Na Figura 5.20 está apresentado um esquema da fisiopatologia da intolerância à lactose.

Dentre os fatores que influenciam o desenvolvimento da sintomatologia em indivíduos com lactase não persistente, podem-se citar: a concentração de lactose ingerida, a velocidade de trânsito orocecal, a capacidade de síntese de lactase, a capacidade fermentativa da microbiota intestinal e a

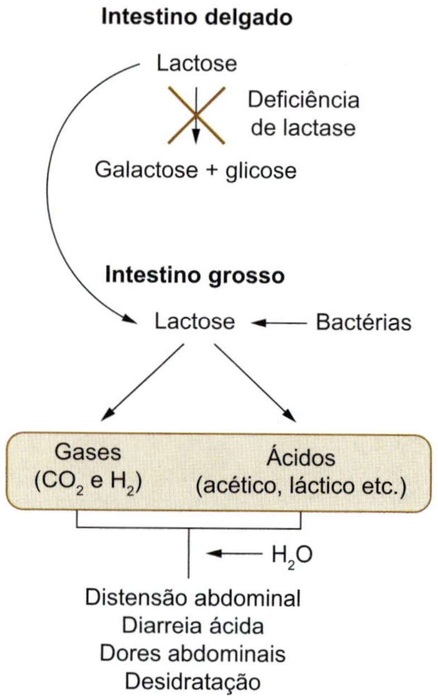

Figura 5.20 Fisiopatologia da intolerância à lactose. Adaptada de Harvey e Ferrier[5] (2012).

estimulação química e mecânica do intestino, além de fatores de ordem emocional. A ingestão de probióticos ou de alimentos contendo prebióticos pode reduzir os sintomas da intolerância à lactose, uma vez que há um aumento da atividade da enzima β-galactosidase de origem bacteriana.[95]

Diagnóstico

Vários são os métodos diagnósticos de hipolactasia. Dentre esses, podem-se citar: teste glicêmico de tolerância à lactose, teste respiratório do hidrogênio expirado, teste genético, teste rápido de lactose, entre outros.[93]

O teste do hidrogênio expirado é considerado o padrão-ouro no diagnóstico da intolerância à lactose.[96] O hidrogênio produzido a partir da fermentação da lactose pela microbiota intestinal é absorvido e eliminado pela respiração; dessa maneira, ao se determinar a concentração desse gás, é possível verificar se o indivíduo é intolerante a esse açúcar.

No entanto, alguns cuidados são necessários no preparo do paciente para esse exame, tais como dieta não fermentativa no dia anterior, exclusão de carboidratos no jantar, jejum de 12 horas, não fumar, não realizar exercícios físicos por pelo menos 30 minutos antes do exame (uma vez que o tabagismo e o exercício aumentam a concentração de H_2 expirado) e não usar antibióticos por pelo menos 1 mês antes do exame, pois reduzem significativamente o número de microrganismos da microbiota intestinal fermentativa. Além disso, o paciente é submetido a uma lavagem bucal com 20 mℓ de clorexidina a 0,05%. Amostras alveolares são coletadas antes da ingestão de 25 g de lactose em adultos e de 1 mg de lactose/kg de peso corpóreo em crianças. Este é o valor considerado como basal. As demais amostras são coletadas a cada 30 minutos por 4 horas. O teste é considerado positivo, ou seja, o indivíduo é intolerante à lactose, quando um aumento da ordem de 20 ppm (partes por milhão) é observado em relação ao valor basal. Esses preparos muitas vezes são difíceis para o paciente, resultando em perda da confiabilidade nos resultados obtidos.[97]

Outra forma de diagnóstico é o teste de tolerância à lactose, no qual se determina a concentração de glicose plasmática de um indivíduo após o consumo de cerca de 50 g de lactose dissolvida em água. Se houver um aumento da glicose plasmática da ordem de 1,4 mmol/ℓ, considera-se o indivíduo tolerante à lactose; entretanto, se esse aumento for inferior a esse valor, o indivíduo é intolerante à lactose.[90]

Outro método de determinação desse tipo de intolerância é um teste genético que identifica o polimorfismo associado à persistência ou não da lactase. Com esse teste, é possível identificar a mutação no gene lactase-florizina hidrolase (*LFH*) por meio da análise do polimorfismo C/T – 13910 e G/A – 22018 do gene *LFH*. Entretanto, a identificação de não persistência não está automaticamente associada ao desenvolvimento de sintomas, que podem ocorrer futuramente, caso o indivíduo continue exposto à lactose.[98,99]

Dentre os métodos mais novos para a identificação da hipolactasia, podem-se citar o teste rápido para lactose e o teste da gaxilose.[100,101]

O teste rápido para lactose consiste em um método colorimétrico, no qual o material retirado por biopsia de intestino delgado em um exame endoscópico é incubado com lactose em uma placa de ensaio. Se a lactose for hidrolisada (indivíduos normolactásicos), haverá formação de composto colorido, o que não ocorrerá em material obtido a partir de indivíduos com hipolactasia grave.[100]

O teste da gaxilose não é invasivo e se realiza com um análogo sintético da lactose denominado 4-galactosilxilose ou gaxilose, um substrato adequado à lactase. A gaxilose é administrada por via oral (VO) e, quando o paciente é capaz de hidrolisá-la, liberam-se galactose e D-xilose, absorvidas por difusão passiva no intestino delgado. Os níveis de xilose são facilmente determinados por um teste colorimétrico em amostras de sangue ou de urina.[101]

Tratamento

O tratamento da intolerância à lactose consiste em restringir a ingestão desse açúcar, retirando leite e derivados da dieta, o que pode resultar em prejuízo nutricional, principalmente com relação a cálcio e vitaminas. Outra maneira de reduzir a ingestão de lactose e evitar a sintomatologia dessa intolerância é introduzir na dieta alimentos com lactose pré-digerida pela adição de lactase. Os produtos com lactose pré-digerida são mais doces, pois o dulçor da glicose e da galactose é superior ao da lactose.[102,103]

Na hipolactasia primária é comum indicar-se a restrição a ingestão de lactose por 2 a 4 semanas, até a remissão dos sintomas. Após esse período, deve-se reintroduzir gradualmente alimentos com baixo teor de lactose, para se observar qual é o limite de tolerância do paciente. No caso de hipolactasia secundária, pode-se manter a retirada de lactose até ser resolvida a condição desencadeante da falha na absorção de lactose.[102,103]

Além disso, é possível administrar VO a enzima lactase (β-galactosidase), encontrada em formas farmacêuticas, antes da ingestão de alimentos contendo lactose.[102,103]

Metabolismo

Uma vez na corrente sanguínea, os monossacarídeos atingem o fígado pela circulação êntero-hepática. Parte da frutose é aproveitada na via glicolítica, e a galactose convertida em glicogênio hepático torna-se disponível para síntese de elementos estruturais, conforme já mencionado. Pequena parte desses monossacarídeos é devolvida ao sangue, mantendo concentrações muito baixas, disponíveis para a captação de tecidos extra-hepáticos, onde serão metabolizados. A glicose, por sua vez, é fosforilada no carbono 6 pela glicoquinase, convertendo-se em glicose-6-fosfato ainda no fígado. Essa conversão é importante para que a glicose-6-fosfato se mantenha no interior do hepatócito. A fosforilação impede que a glicose-6-fosfato seja reconhecida pelo transportador GLUT-2 e alcance a corrente sanguínea a todo o momento, principalmente em situações de hiperglicemia. Além disso, o tecido hepático é o único capaz de expressar a enzima glicose-6-fosfatase que retira o grupo fosfato do carbono 6, retornando a glicose na sua forma livre. O balanço entre a fosforilação da glicose pela glicoquinase e a desfosforilação pela glicose-6-fosfatase controla o fluxo de glicose para o sangue, colocando o fígado no patamar de mantenedor da glicemia.[84]

A glicose disponível no sangue passa a ser captada pelas células que dela necessitam como fonte de energia, e essa captação é dependente de insulina nos tecidos periféricos e independente nos demais tecidos. O maior consumidor de glicose é o músculo esquelético, seguido pelo tecido adiposo, e estes, em conjunto com o fígado, regulam predominantemente as concentrações de glicose sanguínea. Ao longo do dia os tecidos periféricos, por exemplo, consomem predominantemente a glicose, o que causa declínio na glicemia, a qual é restabelecida pelo fígado por meio da glicogenólise hepática. Outros tecidos também captam glicose de maneira significativa, como o cerebral; contudo, a manutenção da glicemia é dependente majoritariamente da captação periférica.[79,80,104]

A captação periférica, por sua vez, é dependente de insulina, a qual promove a translocação do transportador GLUT-4 para a membrana da célula muscular ou adiposa. Ao ligar-se ao seu receptor de membrana, a insulina promove a fosforilação do primeiro substrato do receptor de insulina (IRS-1), e este ativa a enzima fosfatidilinositol-3-quinase (PI3K), que catalisa a transferência de um grupo fosfato para a posição 3 do 4,5-bifosfato de fosfatidilinositol (PIP$_2$), ligado à membrana celular, tornando-se 3,4,5-trifosfato de fosfatidilinositol (PIP$_3$), e recruta duas quinases adicionais: Akt e PDK-1.[104-106] Dessas quinases, a Akt é a responsável pela translocação do GLUT-4 para a membrana. Os transportadores de glicose residem no interior celular em vesículas dotadas de membranas até serem estimulados à translocação pela Akt. Uma vez estimuladas, as vesículas movem-se para a superfície da célula e fundem-se com a membrana plasmática, liberando os transportadores GLUT-4, que lá permanecem até o término do estímulo. Após cessar o sinal dado pela insulina, os GLUT-4 são removidos da membrana por endocitose e armazenados novamente em vesículas intracelulares.[83,107-109] O esquema da captação de glicose mediado pela insulina pode ser observado na Figura 5.21.

No interior das células periféricas, a glicose pode se destinar ao restabelecimento dos estoques de glicogênio ou à sua degradação para geração de trifosfato de adenosina (ATP) a depender do estado energético da célula no momento. A síntese de glicogênio (glicogênese) é catalisada pela glicogênio-sintase quando esta não está sofrendo a inibição pela glicogênio-sintase-quinase-3β (GSK-3β) e será responsável pela ligação das moléculas de glicose de modo linear enquanto a enzima amilo-1,4-1,6-transglicosidase responde pela formação das ramificações encontradas na cadeia do glicogênio.[80]

Quando há a necessidade de energia, as células musculares podem recrutar a glicose sanguínea ou obtê-la por meio da degradação de seus estoques de glicogênio, enquanto o tecido adiposo e demais tecidos dependem quase exclusivamente da captação sanguínea.[80]

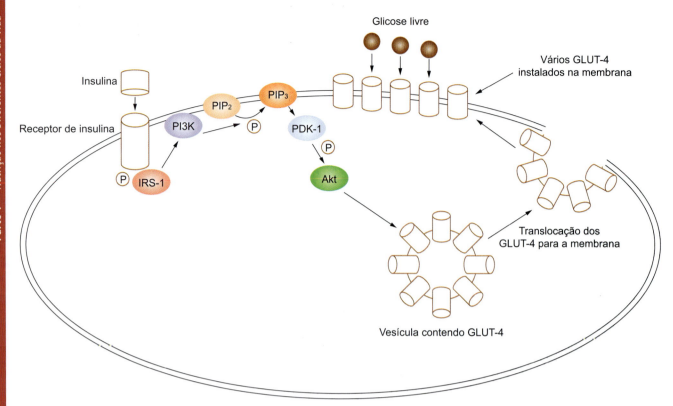

Figura 5.21 Captação de glicose pelas células periféricas. *GLUT-4*, transportador de glicose tipo 4; *IRS-1*, primeiro substrato do receptor de insulina; *P*, fosfato; *PDK-1*, quinase dependente de fosfoinositídio tipo 1; *PI3K*, enzima fosfatidilinositol-3-quinase; *PIP₂*, 4,5-bifosfato de fosfatidilinositol; *PIP₃*, 3,4,5-trifosfato de fosfatidilinositol.

A glicose que entra nas células extra-hepáticas é imediatamente fosforilada pela hexoquinase, dando origem a glicose-6-fosfato, com consumo do primeiro ATP da via. O papel da hexoquinase e da glicoquinase é o mesmo, pois a glicoquinase é uma isoforma da hexoquinase, diferindo desta última por ser expressa apenas no fígado e no pâncreas. No pâncreas, além de realizar fosforilação da glicose, a glicoquinase serve de sensor no controle da homeostase da glicose sanguínea, aumentando a secreção de insulina pelas células beta pancreáticas.[84]

A glicose proveniente do glicogênio é liberada a partir do processo de glicogenólise, que se trata da hidrólise do glicogênio em resíduos de glicose-1-fosfato, posteriormente convertidos em glicose-6-fosfato.[83]

A formação da glicose-6-fosfato é a primeira etapa da glicólise, uma via metabólica constituída por 10 etapas que geram como produto duas moléculas de piruvato ao fim. A primeira fase da glicólise (preparatória) segue com a isomerização da glicose-6-fosfato em frutose-6-fosfato catalisada pela fosfohexose-isomerase seguida de mais uma fosforilação no carbono 1 para gerar frutose-1,6-bifosfato pela enzima-chave da via, a fosfofrutoquinase. Nesse momento, há consumo de outro ATP para a doação de grupo fosfato. A frutose-1,6-bifosfato, contendo seis carbonos (hexose), é então clivada para formar duas novas moléculas com três carbonos cada, o gliceraldeído-3-fosfato e a di-hidroxiacetona fosfato pela enzima aldolase. Esse passo é o responsável pelo sufixo -lise no nome da via. Contudo, a di-hidroxiacetona é isomerizada em gliceraldeído-3-fosfato pela triose-fosfato-isomerase.[83,84]

Nesse momento encerra-se a primeira fase da glicólise com duas moléculas de gliceraldeído-3-fosfato como produto e inicia-se a segunda fase com reações duplicadas. Cada molécula de gliceraldeído-3-fosfato é fosforilada por fosfato inorgânico (não proveniente de ATP) para originar duas moléculas de 1,3-bifosfoglicerato catalisadas pela enzima gliceraldeído-3-fosfato-desidrogenase e convertidas em 3-fosfoglicerato pela fosfoglicerato-quinase, momento em que ocorre a formação de duas moléculas de ATP. As moléculas de 3-fosfoglicerato convertem-se em 2-fosfoglicerato, fosfoenolpiruvato e, finalmente, em piruvato pelas ações das enzimas fosfoglicerato-mutase, enolase e piruvatoquinase, respectivamente. A última etapa de fosfoenolpiruvato para piruvato é irreversível e responsável pela geração de mais duas moléculas de 2 ATP. O saldo da glicólise são 2 moléculas de piruvato e 2 de ATP, pois, dos 4 ATP gerados na segunda fase, 2 são consumidos na primeira.[83,84] A via glicolítica está esquematizada na Figura 5.22.

As moléculas de piruvato formadas podem seguir duas rotas metabólicas no organismo humano: (1) oxidação do piruvato com perda do grupo carboxila para formação de acetil-CoA, o qual segue para a participação no ciclo de Krebs e geração de ATP posteriormente pela cadeia respiratória; (2) redução do piruvato a ácido láctico em condições anaeróbicas, como exercícios de alta intensidade e curta duração (Figura 5.23).[83]

Para se conhecer o total de energia na forma de ATP liberada pela oxidação completa da glicose, é preciso considerar o saldo de ATP da fase anaeróbica (glicose a piruvato), do ciclo de Krebs e o total de coenzimas reduzidas (NADH e FADH$_2$) produzido ao longo da via inteira. Sabe-se que cada NADH é capaz de gerar 2,5 ATP pela cadeia respiratória e cada FADH$_2$, 1,5 ATP; logo, a conversão do total de NADH e FADH$_2$ em ATP somada àqueles produzidos pela glicólise e ciclo de Krebs totalizam o saldo de 32 ATP, conforme demonstrado na Tabela 5.7.[83,84]

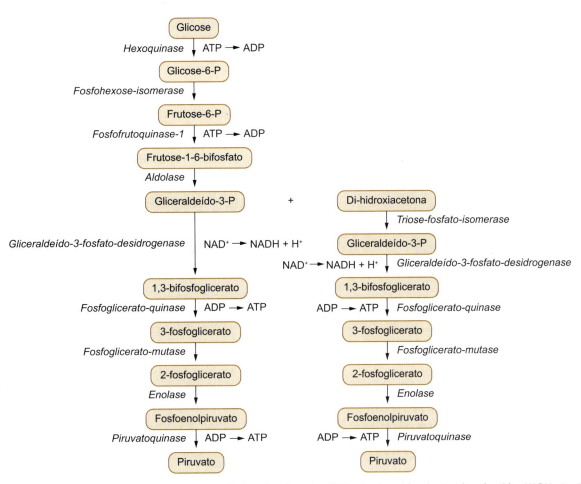

Figura 5.22 Glicólise. *ADP*, difosfato de adenosina; *ATP*, trifosfato de adenosina; *NAD*, nicotinamida adenina dinucleotídio; *NADH*, nicotinamida adenina dinucleotídio reduzida. Adaptada de Nelson e Cox[83] (2014).

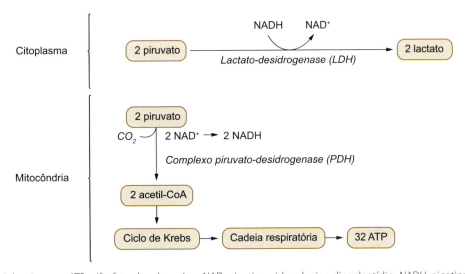

Figura 5.23 Destinos do piruvato. *ATP*, trifosfato de adenosina; *NAD*, nicotinamida adenina dinucleotídio; *NADH*, nicotinamida adenina dinucleotídio reduzida. Adaptada de Nelson e Cox[83] (2014).

Homeostase da glicose

A glicemia é minuciosamente regulada pelo organismo, pois dela depende a vida humana. O cérebro usa a glicose continuamente como nutriente principal e, na sua ausência, adapta-se a outros substratos, como os corpos cetônicos, embora acarrete prejuízos em algum momento. O consumo de glicose pelo cérebro é de cerca de 120 g/dia e também há outras células dependentes exclusivamente de glicose como as hemácias.[110]

A faixa glicêmica considerada normal está compreendida entre 70 e 99 mg/dℓ de sangue. Quando as concentrações de glicose começam a baixar de 70 mg/dℓ, o organismo adentra o estado de hipoglicemia, porém com significância clínica quando chega a menos de 54 mg/dℓ.[111] Para se evitar comprometimento à vida, logo ocorre a secreção de hormônios capazes de restabelecer a glicemia por meio do estímulo à gliconeogênese e à glicogenólise hepática como o glucagon, secretado principalmente pelas células alfa pancreáticas.[79] De modo geral, a hipoglicemia pode

Tabela 5.7 Produção de trifosfato de adenosina (ATP) pela oxidação completa de uma molécula de glicose.

Reação	ATP	Coenzimas reduzidas	
		NADH	FADH$_2$
Glicose → glicose-6-P	−1 ATP	–	–
Frutose-P → frutose-1,6-bifosfato	−1 ATP	–	–
2 gliceraldeído-3-P → 2 1,3-bifosfoglicerato	–	2 NADH	–
2 1,3-bifosfoglicerato → 2 3-fosfoglicerato	2 ATP	–	–
2 fosfoenolpiruvato → 2 piruvato	2 ATP	–	–
2 piruvato → 2 acetil-CoA	–	2 NADH	–
2 isocitrato → 2 alfacetoglutarato	–	2 NADH	–
2 alfacetoglutarato → 2 succinil-CoA	–	2 NADH	–
2 succinil-CoA → 2 succinato	2 ATP	–	–
2 succinato → 2 fumarato	–	–	2 FADH$_2$
2 malato → 2 oxalacetato	–	2 NADH	–
Total	**4 ATP**	**10 NADH**	**2 FADH$_2$**
Total ATP	4 ATP	10 NADH × 2,5 = **25 ATP**	2 FADH$_2$ × 1,5 = **3 ATP**

ATP, trifosfato de adenosina; FADH$_2$, flavina adenina dinucleotídio; NADH, nicotinamida adenina dinucleotídio reduzida. Adaptada de Nelson e Cox[83] (2014).

acontecer em duas situações: resultante de jejum prolongado e reativa. A segunda surge em resposta a uma refeição hiperglicídica no prazo entre 2 e 4 h pós-refeição.[110]

Por outro lado, quando os valores ultrapassam os 99 mg/dℓ, caminha-se em direção à hiperglicemia com risco de glicação de proteínas como HbA1 e alterações metabólicas importantes. Para reduzir a glicemia, o organismo conta com a secreção de insulina das células beta pancreáticas que, por sua vez, medeia a captação periférica da glicose, ajustando as concentrações plasmáticas.[111]

Outros hormônios estão envolvidos no controle glicêmico em momentos diferentes, como o cortisol, a epinefrina, o hormônio do crescimento (GH) e os hormônios tireoidianos. A epinefrina é secretada pela medula suprarrenal em situações de luta ou fuga, estresse e exercício físico, por exemplo, e age no músculo e no fígado estimulando a glicogenólise para maior oferta de glicose no sangue e energia às células dos tecidos extra-hepáticos. Os hormônios tireoidianos têm duas fases de ação: quando em doses baixas, aumentam a síntese de glicogênio na presença de insulina; e, quando em doses mais altas, estimulam a glicogenólise.

O cortisol, por sua vez, é secretado pelo córtex suprarrenal e aumenta a gliconeogênese a partir do catabolismo proteico nos tecidos extra-hepáticos, aumentando a captação de aminoácidos pelo fígado e a atividade das transaminases e outras enzimas envolvidas na gliconeogênese. Por último, o GH secretado pela hipófise anterior é estimulado em caso de hipoglicemia, diminuindo a captação de glicose por tecidos específicos como o músculo, favorecendo o restabelecimento da glicemia. Se administrado cronicamente, o GH pode levar a quadros de hiperglicemia constante e, consequentemente, a diabetes.[80,112]

Quando existem falhas pancreáticas ou na cascata de sinalização celular periférica da insulina, estabelece-se o diagnóstico de diabetes melito 1 e 2. O diabetes tipo 1 é atribuído à destruição autoimune das células beta pancreáticas, normalmente resultante da absoluta deficiência de insulina, enquanto no diabetes tipo 2 ocorre resistência periférica à insulina dada por

alterações na sua sinalização intracelular, que progressivamente leva também à menor secreção de insulina pelas células beta pancreáticas.[113] O estado permanente de glicemia elevada causa graves complicações sistêmicas com o passar do tempo e traz como principais sinais: polifagia (aumento de apetite), poliúria (aumento de diurese), polidipsia (aumento de sede), perda de peso, hálito de acetona e fraqueza muscular.[114] O desencadeamento do diabetes pode estar associado à herança genética (principalmente o do tipo 1) com surgimento na infância ou adolescência ou a maus hábitos alimentares, sedentarismo e obesidade na idade adulta (tipo 2), mas isso não é um padrão, pois podem ser observados casos em contextos contrários.[113] Como terapia, recomendam-se a administração de insulina de curta e longa duração, a ingestão de medicamentos hipoglicemiantes, o controle alimentar e a atividade física.[114]

A atividade física é o único recurso natural para abrandar a resistência periférica à insulina, pois além de agir diretamente sobre a sensibilidade celular à insulina, promove a translocação do transportador GLUT-4 independentemente da ligação da insulina em seu receptor de membrana. Esse mecanismo é disparado pelo próprio processo de contração muscular durante o exercício físico; contudo, para efeitos duradouros, a atividade física deve ser praticada com regularidade.[115]

As recomendações de prática de atividade física ditadas pela American Diabetes Association[116] estão apresentadas a seguir:

- Crianças e adolescentes com diabetes tipo 1 ou 2: 60 min/dia ou mais de exercícios aeróbicos moderados ou intensos com contrações musculares e trações ósseas vigorosas pelo menos três vezes na semana
- Adultos com diabetes tipo 1 ou 2: 150 min ou mais de exercícios aeróbicos moderados a intensos por semana distribuídos em pelo menos 3 dias por semana, com não mais de 2 dias consecutivos sem atividade. Durações curtas (mínimo 75 min/semana de intensidade vigorosa) ou treinos intervalados são suficientes para indivíduos jovens ou condicionados fisicamente. Os portadores de diabetes tipo 2, em particular, devem diminuir o tempo dedicado ao comportamento sedentário, movimentando-se a cada 30 min de período sentado. Exercícios de força, equilíbrio e flexibilidade devem ser incluídos na frequência de duas a três vezes na semana para indivíduos idosos com diabetes.

Em caso de restrição voluntária de carboidratos na dieta, tem-se uma escassez de glicose dentro das células porque a glicose chega em quantidade insuficiente. Dessa maneira, ocorre um desvio metabólico favorecendo a gliconeogênese a partir de aminoácidos no fígado e a degradação parcial de ácidos graxos, o que aumenta a produção de corpos cetônicos no fígado e nos músculos. Esse aumento gera um estado temporário de cetose com sintomas como hálito de acetona e acúmulo de corpos cetônicos na urina. A maior mobilização de aminoácidos para o fluxo de gliconeogênese aumenta a geração de produtos do metabolismo proteico como ureia e amônia livre. Esse desvio metabólico de modo crônico não é interessante para o organismo, pois aumenta a produção de metabólitos, exigindo mais da função hepática e renal.[83]

Indicadores de resposta glicêmica

O índice glicêmico (IG) é uma variável que diz respeito à resposta glicêmica de um alimento quando ingerido. Esse índice, proposto pela Food and Agriculture Organization of the United Nations (FAO), é determinado pela relação entre o valor da área abaixo da curva de resposta glicêmica 2 horas após a ingestão de um alimento-teste e o valor da área abaixo da curva dado por um alimento-referência, ambos com a mesma concentração de carboidratos (50 g). O resultado dessa relação é multiplicado por 100 para que o IG seja expresso em porcentagem, conforme se segue:[117]

IG = ASC alimento-teste/ASC alimento-referência × 100

em que IG = índice glicêmico e ASC = área sob a curva.

O alimento-referência, também chamado de alimento-controle, pode ser a própria glicose ou uma porção de pão branco; contudo, é preferível a referência da glicose, pois o pão branco tem composição química variável, dependendo de como seja produzido.[118]

O IG então extraído desse cálculo pode se localizar em um dos três níveis de classificação: baixo, moderado ou alto, determinados por faixas percentuais que variam de acordo com o alimento-referência escolhido, que representará 100%. Tomando como referência a glicose, tem-se: IG baixo (≤ 55%), IG moderado (56 a 69%) e IG alto (≥ 70%). Tendo-se o pão branco como referência: IG baixo (≤ 75%), IG moderado (76 a 94%) e IG alto (≥ 95%).[119]

Os fatores que podem interferir nos valores de IG são bastante variados, mas incluem a concentração e o tipo de carboidratos contidos nos alimentos, a presença/ausência de outros nutrientes ou a preparação como fibras, gordura e proteína, bem como a forma de processamento desses alimentos. Alguns dos fatores que favorecem a redução do IG nos alimentos são: razão amilose/amilopectina elevada, presença de lipídios e proteínas que retardam a digestão, presença de inibidores da α-amilase, menor grau de amadurecimento do alimento (p. ex., banana verde) aprisionamento físico (revestimento fibroso de grãos e sementes), menor gelatinização do amido e maior conteúdo de fibras. Dentre os fatores capazes de aumentar o IG, podem-se citar os métodos de processamento que afetam a integridade e o tamanho dos grânulos de amido, facilitando o acesso da α-amilase (longo cozimento, trituração, moagem etc.), o fracionamento e a diminuição de porções ou refeições, a mastigação rápida, o esvaziamento gástrico acelerado, a menor consistência dos alimentos e o maior conteúdo de açúcares.[118,120]

Ainda há discussão sobre o impacto na glicemia pós-prandial após o consumo de açúcares e bebidas açucaradas, por exemplo, em relação a alimentos ricos em amido como pães e batatas. Muitos profissionais acreditam que os açúcares apresentam maior impacto sobre a glicemia pós-prandial em comparação aos alimentos ricos em amido, mas isso é bastante controverso, ainda mais se for considerado que os indivíduos consomem, normalmente, mais porções de alimentos ricos em amido do que em açúcares por dia.[121]

Nesse sentido, a predição da resposta glicêmica somente pelo IG é relativa e limitada, devendo-se considerar outros parâmetros como a carga glicêmica (CG), por exemplo. Quando se usa somente o IG, considera-se apenas a qualidade dos carboidratos e não sua quantidade, porque para a investigação do IG são fixadas quantidades de carboidratos em 50 g na porção do alimento-teste e do alimento-referência. Logo, os diferentes valores de IG encontrados respondem apenas aos diferentes tipos de carboidratos presentes nesses alimentos.

O conceito de CG foi introduzido em 1997 por pesquisadores da Harvard University para se conhecer a resposta glicêmica total em uma porção de alimento. Quando se avalia a CG, considera-se simultaneamente o efeito da quantidade e da qualidade dos carboidratos presentes na porção do alimento consumido sobre a glicose plasmática. Um alimento pode, por exemplo, apresentar um IG alto, como é o caso da melancia, porém a quantidade de carboidratos presentes em uma porção de 120 g desse alimento é de apenas 6 g, o que não tem grande impacto na resposta glicêmica como efeito final. Considerando esse fator, a melancia é classificada como um alimento de baixa CG.[118,120] Também se pode ter a situação inversa. O arroz integral, por exemplo, apresenta IG baixo; contudo, devido à maior quantidade de carboidratos na porção é considerado um alimento de CG alta. Exemplos dessas relações podem ser observados na Tabela 5.8.

A CG é extraída a partir da multiplicação do IG do alimento pela quantidade de carboidrato (em gramas) disponível na porção do alimento. O produto final deve ser dividido por 100 da seguinte maneira:

CG = (IG × quantidade de carboidratos na porção)/100.[117]

Tabela 5.8 Valores de índice glicêmico (IG), carga glicêmica (CG) e quantidade de carboidratos em gramas por porção de alimentos com suas respectivas classificações, considerando a glicose como alimento-referência.

Alimento	Porção (g)	Carboidratos por porção (g)	IG	Classificação do IG	CG	Classificação da CG
Arroz branco	150	40	75	Alto	30	Alta
Arroz integral	150	42	48	Baixo	20	Alta
Banana	120	25	62	Moderado	16	Alta
Feijão	150	15	40	Baixo	6	Baixa
Leite de vaca integral	250	12	34	Baixo	4	Baixa
Maçã	120	16	40	Baixo	6	Baixa
Mel	25	21	58	Moderado	12	Moderada
Melancia	120	6	72	Alto	4	Baixa
Melão-cantalupo	120	6	70	Alto	4	Baixa
Pão branco	30	14	70	Alto	10	Moderada
Pão integral	30	13	59	Moderado	7	Baixa
Uva	120	17	43	Baixo	7	Baixa

Adaptada de www.glycemicindex.com.

A classificação dos alimentos quanto à CG sempre considera a glicose como alimento-referência para o IG e as faixas são definidas da seguinte maneira:

- Baixa CG: ≥ 10
- Moderada CG: 11 a 19
- Alta CG: ≥ 20.[122]

É possível calcular a CG de um alimento, como de uma refeição, e a CG diária pela soma das CG isoladas; contudo, só há referências de comparação para a análise do alimento em separado nos três níveis citados ou da CG diária em dois níveis (baixo e alto). Uma CG diária considerada baixa apresenta valores inferiores a 80%, enquanto a CG alta, valores superiores a 120%.[122]

A University of Sidney, na Austrália, desenvolveu o programa *Glycemic Index* em conjunto com a Diabetes Australia Foundation, a Juvenile Diabetes Research Foundation e em parcerias com indústrias alimentícias. Nesse programa, os valores de IG, bem como sua classificação, são incluídos em diversos rótulos de produtos alimentícios e a universidade ainda mantém uma página na internet com diversas informações sobre IG e CG dos alimentos, promovendo o acesso da população a uma base de dados para consulta desses parâmetros em mais de 2.500 alimentos (www.glycemicindex.com). Alguns exemplos de valores de IG e CG extraídos do banco de dados da *Glycemic Index* estão descritos na Tabela 5.8.

Há também o compêndio de índice glicêmico de alimentos não ocidentais,[123] que contribui com essa fonte de dados, uma vez que as dietas das populações de países não ocidentais apresentam cerca de 60% da energia total em carboidratos proveniente de cereais em comparação às populações caucasianas, que apresentam a ingestão média de 45% da energia total provenientes das mesmas fontes.

Em 2021 foi publicada a atualização da revisão sobre as Tabelas Internacionais de Índice Glicêmico e Carga Glicêmica trazendo um aumento em 61% dos alimentos analisados em relação à versão anterior publicada em 2008. Os produtos lácteos, carnes, frutas e hortaliças se mantiveram no grupo dos alimentos com baixo índice glicêmico e carga glicêmica, ao passo que os alimentos à base de cereais, inclusive nas versões integral e não integral apresentaram significativas variações, provavelmente em função das variadas formas de processamento.[124]

Uma forma de auxiliar as prescrições dietéticas e a conscientização da população seria a inclusão das informações de índice glicêmico nos rótulos de alimentos industrializados, conforme orienta a FAO.[125] No Brasil, atualmente é obrigatória apenas a discriminação de carboidratos totais, açúcares totais, açúcares adicionados e fibras nos rótulos dos alimentos industrializados (Brasil, 2020;[a] Brasil, 2020).[b]

De qualquer modo, a partir dos dados disponíveis é possível ter direcionamento para orientações nutricionais principalmente para pacientes portadores de diabetes, sobrepeso e obesidade. A American Diabetes Association (ADA) considera importante a adoção do IG e da CG no manejo dietético para pacientes diabéticos. Intervenções dietéticas inserindo alimentos de baixo IG e baixa CG têm demonstrado redução na glicemia de jejum e glicemia pós-prandial em indivíduos com resistência periférica à insulina e melhora na sensibilidade à insulina em indivíduos não diabéticos, como aqueles com sobrepeso e obesidade. A redução do IG e da CG na dieta também beneficia o perfil lipídico, a redução da concentração de proteínas glicadas e de proteína C reativa, e está associada a menor risco de desenvolvimento de doenças crônicas não transmissíveis.[120,126]

Os indivíduos que mais se beneficiam com as dietas de baixo IG e de baixa CG são aqueles com resistência periférica à insulina (apontada por elevadas concentrações de insulina pós-prandial), valores elevados de índice de massa corporal ou de circunferência abdominal, especialmente na presença de diabetes. Os benefícios encontrados dizem respeito a redução de peso corporal, controle do diabetes e redução do risco de doenças cardiovasculares. Entretanto, a redução de peso parece ser mais eficaz quando associada à restrição de alimentos de alto IG com o controle de ingestão energética.[126]

Uma dieta privilegiando alimentos de baixo IG e baixa CG também pode prevenir o surgimento de diabetes tipo 2, doenças cardiovasculares, patologias nos olhos como degeneração macular e catarata, e ganho excessivo de peso. O consumo excessivo de alimentos de alto IG por muitos anos da vida pode causar danos nas células beta pancreáticas devido à superestimulação. Como consequência, pode haver diminuição da secreção de insulina, levando o indivíduo ao estado de resistência periférica à insulina ou diabetes tipo 2.[126,127]

Carboidratos e exercício físico

Os carboidratos são a principal fonte de energia tanto em exercícios anaeróbicos quanto aeróbicos. Os exercícios anaeróbicos são de curta duração e alta intensidade, e usam como via energética o sistema trifosfato de adenosina-fosfato de creatina (ATP-CP) dependente de creatina como substrato e a glicólise até a etapa de produção de piruvato, que, por sua vez, deriva para a formação de ácido láctico. A partir de 10 segundos de atividade, o uso da glicose como substrato energético torna-se predominante, porém como a atividade é anaeróbica teria capacidade de duração máxima de apenas 2 minutos. Para estender a sessão de exercício, esta teria que ser dividida em séries com intervalos, caracterizando-a como atividade intermitente. Quanto maior o número de repetições, maior o consumo de glicose e, consequentemente, de glicogênio muscular.[128]

Já as atividades aeróbicas, caracterizadas por elementos como resistência (atividades de *endurance*), são prolongadas e de intensidade menor que as anaeróbicas e o uso de glicogênio é proporcional ao tempo de duração contínua da atividade. Outros substratos entram para contribuir com a questão energética nas atividades de *endurance* como os ácidos graxos (predominantemente) e alguns aminoácidos que devem contribuir minimamente para manter o equilíbrio do ciclo de Krebs. Contudo, apesar da contribuição de outros nutrientes, a glicose é limitante do processo, ou seja, a escassez de glicose predispõe rapidamente o indivíduo à fadiga.[128]

Os estoques de glicogênio muscular e hepático são limitados e podem durar cerca de 1,5 a 3 horas, a depender da intensidade da atividade. Por isso, a ingestão diária de carboidratos de esportistas e atletas deve ser maior em relação ao proposto para a população sedentária ou pouco ativa, devendo-se considerar, também, acréscimos de carboidratos nas refeições prévias ao exercício, durante atividades com mais de 1 hora de duração e em momentos de recuperação pós-treino/competição.

---

[a] Brasil. Resolução nº 429, de 08 de outubro de 2020. Regulamento Técnico sobre rotulagem nutricional dos alimentos embalados. Brasília. 2020.

[b] Brasil. Instrução Normativa nº 75 de 08 de outubro de 2020. Regulamento que estabelece os requisitos técnicos para declaração da rotulagem nutricional nos alimentos embalados.

Os objetivos do maior consumo de carboidratos são: manter o fluxo contínuo de glicose para o músculo durante toda a atividade, restaurar e manter os estoques de glicogênio elevados para as próximas sessões de treino e competições. Dietas pobres em carboidratos são correlacionadas a baixo desempenho, fadiga precoce e má recuperação muscular.[129]

A depleção de glicogênio pode ocorrer em treinamentos que exijam movimentos repetitivos e intensos, como as séries anaeróbicas, bem como no treinamento de *endurance*. Um sinal do desbalanceamento entre gasto e reposição de glicogênio pode ser observado quando o atleta apresenta dificuldade em manter a intensidade habitual do exercício, podendo apresentar, ainda, perda de peso corporal. Atletas que não consomem quantidades suficientes de carboidrato ou energia e/ou não descansam adequadamente são os primeiros a sofrer essas consequências e comprometer seus resultados esportivos e sua saúde.[130]

Recomendações

As recomendações nutricionais são regularmente revisadas e publicadas pelo Institute of Medicine (IOM) em conjunto com a agência Health Canada, sob o nome de *Dietary Reference Intakes*. As publicações referentes às recomendações de macro e micronutrientes ocorreram no intervalo entre 1997 e 2005, e as quantidades de carboidratos a serem ingeridas diariamente são de 45 a 65% do valor energético total da dieta. Esses valores são estimados considerando indivíduos saudáveis e sem prática de atividade física mais intensa e regular. Quando o indivíduo se vê engajado em práticas de exercícios significativas, esses valores são substituídos por recomendações na ordem de gramas por quilograma de peso corporal, de acordo com a intensidade e a duração de atividade nas sessões semanais.

Essas recomendações são propostas por diversos pesquisadores da área e reunidas em consensos de publicação periódica. O último consenso publicado com recomendações nutricionais para esportistas é de 2016, preconizado pelo American College of Sports Medicine em conjunto com a Academy of Nutrition and Dietetics e a Dietitians of Canada. Em resumo, nesse consenso estão detalhadas as recomendações diárias de carboidratos distribuídas em faixas de acordo com a intensidade e duração do exercício compreendidas entre o mínimo de 3 g/kg e o máximo de 12 g/kg de peso corporal de carboidratos por dia e também são descritas recomendações específicas para momentos pré-exercício, durante o exercício, recuperação, pré-competição, competição e pós-competição. São abordados também os tipos de carboidratos para cada momento, concentração de soluções e índice glicêmico.[131]

Considerações finais

Os carboidratos desempenham papel essencial para a manutenção das funções vitais do organismo humano e devem ser priorizados no momento da escolha dos alimentos para compor as refeições diárias. Não é por acaso que os carboidratos representam a maior parte da ingestão dos nutrientes recomendados pelos comitês oficiais. Entretanto, deve-se considerar os diversos tipos de carboidratos distribuídos nos alimentos, que devem ser ponderados no momento da escolha alimentar.

De acordo com o último *Guia Alimentar* publicado pelo Ministério da Saúde, em 2014,[132] deve ser priorizado o consumo de alimentos minimamente processados, ou seja, o mais naturais possível.

Os carboidratos simples presentes em alimentos altamente refinados apresentam índice glicêmico alto e são acompanhados de diversas substâncias químicas necessárias ao aumento do tempo de prateleira do alimento. Essa combinação é extremamente prejudicial à saúde, estando associada ao aumento das doenças crônicas não transmissíveis, como a obesidade, a síndrome metabólica e alguns tipos de câncer. Sob essa perspectiva, a ingestão de açúcares diária deve ser mínima e proveniente de produtos menos refinados. É priorizada a obtenção de carboidratos em alimentos naturais, como frutas, tubérculos e cereais com menor grau de refinamento possível.

Restrições de carboidratos devem ser orientadas apenas em quadros de intolerâncias bem diagnosticadas e conduzidas com substituições alimentares de modo balanceado para evitar maiores prejuízos à saúde dos indivíduos. As restrições impostas sem necessidade causam desvios metabólicos importantes e distúrbios fisiológicos, ou causarão intolerâncias alimentares futuras. Os carboidratos são necessários e devem ser consumidos de maneira consciente e equilibrada para uma vida longa e saudável.

REFERÊNCIAS BIBLIOGRÁFICAS

As referências consultadas para a elaboração deste capítulo estão disponíveis *online* no Ambiente de aprendizagem do GEN.

COMO CITAR ESTE CAPÍTULO

ABNT
GOMES, M. R.; PINN, A. B. R. O. Carboidratos. *In*: ROSSI, L.; POLTRONIERI, F. (org.). *Tratado de Nutrição e Dietoterapia*. 2. ed. Rio de Janeiro: Guanabara Koogan, 2023. p. 56-79.

VANCOUVER
Gomes MR, Pinn ABRO. Carboidratos. In: Rossi L, Poltronieri F (Orgs.). Tratado de nutrição e dietoterapia. 2. ed. Rio de Janeiro: Guanabara Koogan; 2023. p. 56-79.

CAPÍTULO

6

Lipídios

Renata Maria Galvão Cintra

INTRODUÇÃO

Os lipídios presentes na natureza devem ser compreendidos como uma classe de compostos orgânicos bastante diversificada quanto à estrutura química, com a característica comum de não solubilidade em solventes orgânicos, ou seja, de serem compostos apolares.

Esses compostos são considerados nutrientes essenciais com funções diversas no organismo, porém têm sido alvo de atenção devido aos possíveis danos à saúde causados pelo alto consumo, talvez mais evidenciados que seus benefícios e essencialidade nutricional. A elevada incidência de enfermidades cardiovasculares tem sido, ao menos em parte, atribuída a determinados lipídios presentes na alimentação, e também a outros fatores vinculados ao estilo de vida, como sedentarismo e baixo consumo de vegetais.[1] Por isso, é frequente a associação entre consumo de lipídios e aspectos não saudáveis; no entanto, deve-se ressaltar sua importância na alimentação, seja como nutriente para a manutenção das funções orgânicas normais, ou mesmo como composto funcional para a redução do risco de enfermidades.

Neste capítulo serão apresentadas as características químicas e fisiológicas dos lipídios, bem como o papel da alimentação na possível modificação de uso desses lipídios no organismo.

Lipídios na alimentação brasileira

Os lipídios têm sido ingeridos em quantidades adequadas, mas as fontes e a qualidade também devem ser reconhecidas para a compreensão do papel desses nutrientes no organismo.

Segundo pesquisas sobre o consumo de alimentos pela população brasileira,[2,3] a média de consumo energético é de 1.866 kcal, sendo 26,9% provenientes de lipídios totais e 9,4% correspondentes ao consumo daquelas fontes de lipídios saturados. Os valores obtidos para a participação de lipídios totais e ácidos graxos saturados no valor energético total atendem às recomendações do Guia Alimentar para a População Brasileira,[4]

o qual estabelece valores de 15 a 30% para lipídios totais e menores que 10% para os saturados.

Para os ácidos graxos *trans*, no entanto, o consumo foi acima da proporção considerada adequada em uma alimentação saudável (Ministério da Saúde, 2006), ou seja, maior que 1% do valor energético total diário.[2,3]

A Tabela 6.1 apresenta o consumo pela população em diferentes faixas etárias, indicando valores adequados para os ácidos graxos saturados, monoinsaturados, poli-insaturados totais, e inadequados para *trans*, de acordo com os dados demográficos.

Na era pós-moderna, há uma tendência ao aumento no consumo de lipídios saturados e *trans*, mudanças atribuídas ao aumento na oferta e no consumo de alimentos ultraprocessados,[3] diretamente associados a maior risco de enfermidades cardiovasculares.[5]

Neste capítulo serão abordados os aspectos estruturais dos lipídios relevantes na alimentação, sua digestão, absorção, metabolismo, seu uso e importância ao organismo humano.

CARACTERÍSTICAS QUÍMICAS DOS LIPÍDIOS

Segundo seus componentes bioquímicos, os lipídios são classificados em simples, compostos e derivados. As diversas classes e subclasses são expostas na Tabela 6.2. A classe predominante em alimentos são os lipídios simples (triglicerídeos), e em menor quantidade os lipídios compostos (fosfolipídios) e os derivados (esteróis, em especial o colesterol).

A descrição sobre os compostos lipídicos apresentada a seguir incluirá a estrutura química e a função biológica somente daqueles compostos e alimentos relevantes sob o ponto de vista dietético e nutricional.

Lipídios predominantes nos alimentos são os triglicerídeos (lipídios simples) e os ácidos graxos (lipídios derivados).

Lipídios simples

Os triglicerídeos ou triacilgliceróis constituem mais de 95% dos lipídios na alimentação. Os glicerídeos são constituídos de glicerol, álcool contendo três carbonos, que se liga por ligação éster a ácidos graxos, ácidos constituídos de um grupamento carboxílico terminal e uma cadeia hidrocarbonada (Figura 6.1). Tais glicerídeos podem estar na forma de monoglicerídeos, diglicerídeos ou triglicerídeos, também denominados monoacilglicerol, diacilglicerol ou triacilglicerol, quando houver a esterificação do glicerol a um, dois ou três ácidos graxos, respectivamente.

Os ácidos graxos esterificados nas posições sn-1, sn-2 e sn-3 do glicerol podem apresentar diferentes características. Frequentemente sn-1 e sn-3 são semelhantes e responsáveis

Tabela 6.1 Percentual do consumo de energia obtida de lipídios totais e ácidos graxos pela população brasileira de acordo com sexo e faixa etária.

	Masculino				Feminino			
	10 a 13 anos	14 a 18 anos	19 a 59 anos	≥ 60 anos	10 a 13 anos	14 a 18 anos	19 a 59 anos	≥ 60 anos
Lipídios totais	27,9	28	27,2	26,8	27,7	28,2	27,5	27
Saturados	9,9	9,7	9,2	9,2	9,9	9,8	9,7	9,6
Monoinsaturados	9,3	9,5	9,2	8,8	9,2	9,5	9,2	8,9
Poli-insaturados	5,7	5,9	6	5,8	5,8	5,9	5,7	5,6
Trans	1,09	1,22	1,08	1,05	1,05	1,21	1,16	1,15

Adaptada de Instituto Brasileiro de Geografia e Estatística[2] (2010).

Tabela 6.2 Classificação e características dos lipídios presentes da natureza.

Classe	Subclasse	Componentes
Lipídios simples	Glicerídeos ou acilgliceróis	**Álcool de 3 C (glicerol) + ácido graxo:** Glicerol + 1 ácido graxo (monoacilglicerol) Glicerol + 2 ácidos graxos (diacilglicerol) Glicerol + 3 ácidos graxos (triacilglicerol)
	Ceras	**Álcool de cadeia longa + ácido graxo de cadeia longa**
Lipídios compostos	Fosfolipídios	**Fosfato + ácido graxo:** Fosfoacilgliceróis: fosfato + glicerol + ácido graxo **Importantes fosfolipídios na natureza:** Fosfato + glicerol + 2 ácidos graxos + álcool aminado (etanolina): **cefalina** Fosfato + glicerol + 2 ácidos graxos + álcool aminado (colina): **lecitina**
	Esfingolipídios	Esfingosina + ácido graxo **Importantes esfingolipídios na natureza:** Esfingosina + ácido graxo + álcool aminado (colina ou etanolina): **esfingomielinas**
	Glicolipídios	Carboidrato simples + ácido graxo **Importantes glicolipídios na natureza:** Galactose + ácido graxo de cadeia longa + esfingosina: **cerebrosídios** Oligossacarídio + ácido graxo de cadeia longa + esfingosina: **gangliosídios**
	Lipoproteínas	Proteína + ácido graxo
Lipídios derivados	Ácidos graxos	Cadeia hidrocarbonada e grupamento carboxílico terminal
	Esteroides	Compostos com 4 anéis e cadeia lateral núcleo ciclo pentanoperidrofenatreno **Importantes esteroides na natureza:** Colesterol Vitamina D
	Outros compostos não solúveis em água	Vitaminas lipossolúveis A, E e K Outros compostos com diferentes estruturas apolares

pelas características físico-químicas atribuídas ao próprio triglicerídeo. Tais características serão discutidas aqui a partir das propriedades e da estrutura dos ácidos graxos.

Lipídios derivados

Ácidos graxos são estruturas constituídas de uma cadeia hidrocarbonada (R) e ácido carboxílico terminal. Essa cadeia pode apresentar apenas ligações simples (cadeia saturada), ou apresentar uma (cadeia monoinsaturada) ou mais (cadeia poli-insaturada) duplas ligações; e número de carbonos variado de 4 a 6 (cadeia curta) ou 8 a 10 (cadeia média) ou mais que 12 (cadeia longa ou, ainda, muito longa) (Figura 6.2).

Para a nomenclatura dos ácidos graxos, são consideradas as características da cadeia de carbonos: número de carbonos e grau de saturação. Conforme preconizado pela International Union of Pure and Applied Chemistry (IUPAC), os ácidos graxos saturados são denominados de acordo com o número de carbonos e o sufixo -oico (p. ex., com 4 carbonos, ácido tetranoico); e para os insaturados inclui-se número de duplas ligações e sufixo -enoico (p. ex., com 18 carbonos e 1 dupla, ácido octadecamonoenoico). No entanto, o nome desses ácidos graxos costuma relacionar-se com alguma característica do ácido, como a sua origem. Além disso, os ácidos graxos podem ser representados como número de carbonos: número de duplas ligações. Na natureza, as duplas não são conjugadas e geralmente são isômeros de *cis*, e sua posição é indicada pela numeração da cadeia a partir do grupo carboxílico (Tabela 6.3 e Figura 6.3).

As propriedades físico-químicas dos ácidos graxos são determinadas pelas características do radical R, ou seja, da cadeia hidrocarbonada, saturada ou insaturada, de cadeia curta, média ou longa.

A temperatura de fusão de uma cadeia saturada é alta, conferindo estado físico sólido ao ácido graxo; já para os insaturados e os de cadeia curta são líquidos à temperatura ambiente, e a temperatura de fusão é baixa. E ainda, quanto maiores o tamanho da cadeia hidrocarbonada e o grau de insaturação, menor a temperatura de fusão.

A solubilidade dos ácidos graxos de cadeia curta em solventes polares é determinada pela interação do grupo carboxílico com solventes polares, ou seja, ácidos de 4 e 6 carbonos são considerados polares, solúveis em água. Quanto maior o tamanho da cadeia, menor a significância da ligação com grupo polar e, consequentemente, maior a insolubilidade em água.

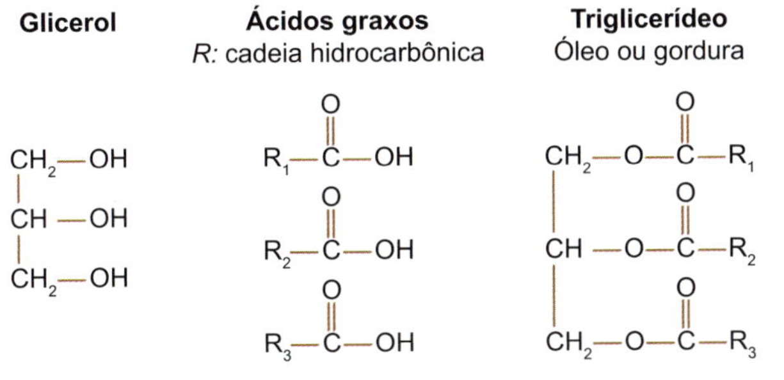

Figura 6.1 Estrutura dos componentes dos triglicerídeos, os principais lipídios nos alimentos.

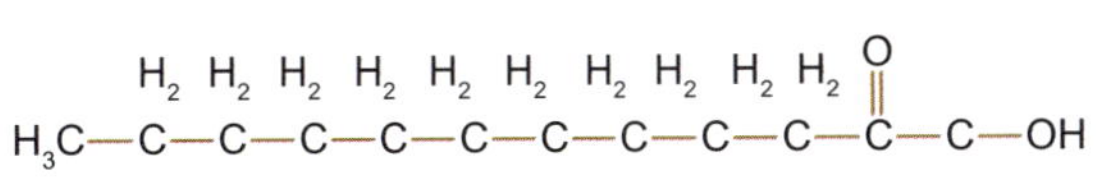

Figura 6.2 Exemplo de ácido graxo saturado de cadeia longa.

Tabela 6.3 Classificação, fórmula química e nomenclatura dos ácidos graxos de acordo com a estrutura.

Tipo de cadeia	Fórmula	Código	Nomenclatura IUPAC	Nomenclatura
Ácidos graxos saturados				
Cadeia curta	$CH_3(CH_2)_2COOH$	4:0	Ácido tetranoico	Ácido butírico
	$CH_3(CH_2)_4COOH$	6:0	Ácido hexanoico	Ácido caproico
Cadeia média	$CH_3(CH_2)_6COOH$	8:0	Ácido octanoico	Ácido caprílico
	$CH_3(CH_2)_8COOH$	10:0	Ácido decanoico	Ácido cáprico
Cadeia longa	$CH_3(CH_2)_{10}COOH$	12:0	Ácido dodecanoico	Ácido láurico
	$CH_3(CH_2)_{12}COOH$	14:0	Ácido tetradecanoico	Ácido mirístico
	$CH_3(CH_2)_{14}COOH$	16:0	Ácido hexadecanoico	Ácido palmítico
	$CH_3(CH_2)_{16}COOH$	18:0	Ácido octadecanoico	Ácido esteárico
Ácidos graxos insaturados				
Cadeia longa	$CH_3(CH_2)_5CH=CH(CH_2)_7COOH$	16:1 ω-7 cis	Ácido 9-hexadecamonoenoico	Ácido palmitoleico
	$CH_3(CH_2)_7CH=CH(CH_2)_7COOH$	18:1 ω-9 cis	Ácido 9-octadecamonoenoico	Ácido oleico
	$CH_3(CH_2)_4CH=CH\,CH_2CH=CH(CH_2)_7COOH$	18:2 ω-6 cis	Ácido 9,12-octadecadienoico	Ácido linoleico
	$CH_3CH_2CH=CH\,CH_2CH=CHCH_2CH=CH(CH_2)_7COOH$	18:3 ω-3 cis	Ácido 9,12,15-octadecatrienoico	Ácido alfalinolênico
	$CH_3(CH_2)_4CH=CHCH_2CH=CHCH_2CH=CH(CH_2)_4COOH$	18:3 ω-6 cis	Ácido 6,9,12-octadecatrienoico	Ácido gamalinolênico
	$CH_3(CH_2)_4CH=CHCH_2CH=CHCH_2CH=CHCH_2CH=CH(CH_2)_3COOH$	20:4 ω-6 cis	Ácido 5,8,11,14-eicosatetraenoico	Ácido araquidônico n6
	$CH_3CH_2CH=CHCH_2CH=CHCH_2CH=CHCH_2CH=CH(CH_2)_6COOH$	20:4 ω-3 cis	Ácido 11,14,17-eicosatetraenoico	Ácido araquidônico n3

IUPAC, International Union of Pure and Applied Chemistry; ω-3 e ω-6 referem-se à família de ácidos graxos cuja primeira dupla ligação encontra-se no carbono ω (ômega), ou seja, em ômega-3 ou ω-3, a dupla posiciona-se no terceiro carbono, iniciando a numeração da cadeia hidrocarbonada, ou no antepenúltimo carbono, iniciando a contagem do grupo carboxílico.

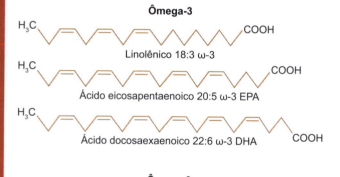

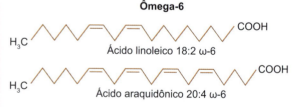

Figura 6.3 Família de ácidos graxos ω-3 e ω-6.

■ **Óleos e gorduras são triacilgliceróis.** Triglicerídeos apresentam as propriedades de seus constituintes, sendo os óleos caracterizados pela predominância de ácidos graxos insaturados, e as gorduras, de saturados. Os ácidos graxos encontrados com maior frequência em alimentos apresentam cadeia longa. Os ácidos palmíticos (16:0) e esteáricos (18:0) são encontrados predominantemente em alimentos de origem animal, e o ácido linoleico (18:2), em alimentos de origem vegetal. A composição de ácidos graxos em alimentos está disponível na tabela de composição de alimentos brasileiros (TACO) e é exemplificada na Tabela 6.4.

PROCESSO DE DIGESTÃO DOS LIPÍDIOS DIETÉTICOS

As classes de lipídios na alimentação compreendem 90 a 98% de triglicerídeos, 2 a 10% de fosfolipídios, e menos de 1% de lipídios derivados esteroides, como o colesterol, encontrado livre ou esterificado a ácidos graxos de cadeia longa saturados. A digestão é eficiente, mas depende de compostos capazes de facilitar a interação dos lipídios hidrofóbicos no meio aquoso com as enzimas hidrolíticas. Compostos dietéticos e medicamentos podem, no entanto, alterar a digestibilidade desses nutrientes.

Locais e enzimas hidrolíticas na digestão dos triglicerídeos

Na alimentação, os lipídios são digeridos em maior eficiência na porção intestinal; no entanto, o processo de digestão também ocorre na boca e no estômago.

A digestão dos triglicerídeos na boca ocorre pela ação da lipase lingual, liberada pelas glândulas serosas, com ação sobre triglicerídeos, em especial na hidrólise do ácido graxo sn-3 do glicerol. A eficiência é reduzida devido à insolubilidade em água dos ácidos graxos e à ausência de emulsificantes, tornando a hidrólise efetiva em situações com lipídios menos apolares, como é o caso de triglicerídeos constituídos de ácidos graxos de cadeia curta, presentes no leite, por exemplo.

No estômago, a lipase gástrica, liberada a partir das células principais das glândulas gástricas e estimulada pela ação do hormônio gastrina, também apresenta ação limitada. Como os lipídios dietéticos necessitam da ação emulsificante, a digestão só será efetiva para os triglicerídeos constituídos de ácidos graxos de cadeia curta, presentes em produtos lácteos, particularmente importantes para crianças lactentes.

Tabela 6.4 Teores de ácidos graxos saturados, mono e poli-insaturados (g/100 g).

	Saturados	Monoinsaturados	Poli-insaturados	Ácido linoleico	Ácido linolênico
Óleo de soja	15,2	23,3	60,0	53,8	5,7
Óleo de milho	15,2	33,4	50,9	49,9	0,96
Óleo de girassol	10,8	25,5	62,6	62,2	0,39
Óleo de palma	43,1	40,1	16,6	15,7	0,83
Óleo de canola	7,9	62,9	28,4	20,8	6,78
Óleo de coco	87	6,0	1,8	–	–
Azeite de oliva	14,9	75,5	9,5	8,7	0,75
Leite de vaca	1,4	0,7	0,1	0,04	0,02
Ovo de galinha	2,6	3,6	1,2	0,88	0,02
Carne bovina crua	2,7	2,4	0,1	0,12	0,01
Filé de merluza	0,9	0,5	0,4	0,03	0,05

Adaptada de Núcleo de Estudos e Pesquisas em Alimentação (2011).

Já no intestino, principalmente no duodeno inferior e jejuno, os aminoácidos e ácidos graxos do quimo estimulam células secretoras de colecistoquinina (CCK). Esse hormônio apresenta, entre suas ações, o estímulo da liberação de secreção exócrina, de enzimas digestivas proteases, amilase e também daquelas com ação sobre os lipídios dietéticos: lipase pancreática, fosfolipase e esterase de colesterol.

A lipase pancreática atua na hidrólise dos triglicerídeos nas ligações éster das posições sn-1 e sn-3, preferencialmente, liberando monoglicerídeo e dois ácidos graxos livres como produtos (Figura 6.4). Apenas uma pequena porcentagem dos triglicerídeos sofre hidrólise total, liberando glicerol e 3 ácidos graxos livres.

Locais e enzimas hidrolíticas na digestão dos fosfolipídios e do colesterol esterificado

Os fosfolipídios mais comuns na alimentação são formados por 1 ácido fosfatídico ligado a um composto nitrogenado e 2 ácidos graxos, como o fosfolipídio lecitina. No intestino, fosfolipídios sofrem ação da enzima fosfolipase A_2, secretada como proenzima e ativada pela tripsina. A fosfolipase A_2 age na liberação do ácido graxo na posição sn-2 e tem como produto lisofosfolipídios (Figura 6.5), sendo produto da hidrólise da lecitina, da lisofosfolecitina e de 1 ácido graxo livre.

A enzima digestiva colesterol esterase ou esterase de colesterol proveniente do pâncreas atua sobre colesterol esterificado e libera colesterol e ácido graxo livre.

Além dessas enzimas, esterases menos específicas hidrolisam lipídios presentes em menor proporção na alimentação, as quais atuam em monoacilgliceróis ou ésteres de vitamina A, e são liberadas a partir do pâncreas exócrino.

Função da bile no processo de digestão dos lipídios

A insolubilidade dos lipídios dietéticos em meio aquoso provoca coalescência, ou seja, eles agregam-se em grandes complexos, dificultando o acesso da enzima digestiva. Os emulsificantes da bile promovem a ação das enzimas, pois atuam na estabilização de agregados menores de lipídios. A emulsificação é possível graças à natureza anfipática dos sais biliares e do fosfolipídio lecitina, conforme ilustrado na Figura 6.6. Os grupamentos polares do emulsificante interagem com água, e os grupamentos não polares interagem com os lipídios dietéticos no intestino, estabilizando-os como pequenas micelas, aumentando a interface dos lipídios dispersos no meio aquoso e promovendo a ação das enzimas digestivas.

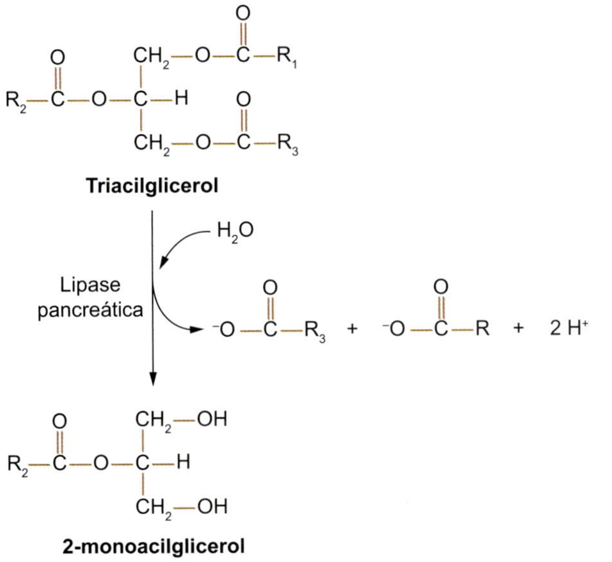

Figura 6.4 Atuação da lipase pancreática na hidrólise dos triglicerídeos.

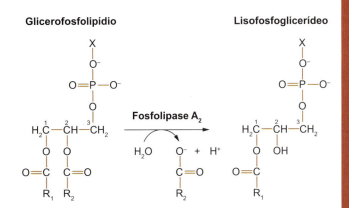

Figura 6.5 Atuação da fosfolipase pancreática na hidrólise dos fosfolipídios.

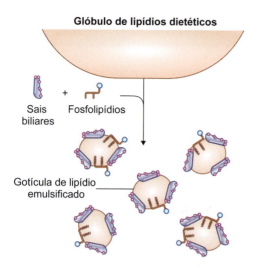

Figura 6.6 Emulsificação dos lipídios dietéticos com ação dos sais biliares e fosfolipídios (colina).

Os sais biliares, a lecitina e os demais componentes da bile (colesterol, pigmentos bilirrubina e biliverdina e metabólitos de compostos orgânicos diversos) são produzidos no fígado.

Formação da micela mista

Os produtos da lipólise formados no processo de digestão: monoacilgliceróis, lisofosfolipídios, colesterol, ácidos graxos livres e compostos apolares presentes em menor proporção como vitaminas lipossolúveis A, D, E, K são incorporados com sais biliares formando micelas mistas, o que permite o movimento dos compostos hidrofóbicos em direção à superfície da mucosa intestinal e permite, consequentemente, a absorção desses compostos.

Biossíntese dos sais biliares

A biossíntese hepática dos sais biliares ocorre a partir da interação dos aminoácidos taurina ou glicina com ácidos biliares, como ácido cólico, tendo como produtos ácido taurocólico ou glicocólico, respectivamente (Figura 6.7). Ácidos biliares são produzidos a partir do colesterol, sob ação da 7-hidroxilase. Além do ácido cólico, há outros produtos também provenientes do colesterol que atuam como ácidos biliares quando ligados aos aminoácidos. Os ácidos quenocólico e deoxiquenocólico são constituintes dos sais biliares glicoquenocólico ou tauroquenocólico, e glicodeoxiquenocólico ou taurodeoxiquenocólico, quando ligados a glicina ou taurina, respectivamente. A formação dos sais biliares ácido glicocólico e taurocólico está ilustrada a seguir.

O mecanismo de biossíntese é regulado por retroalimentação ou *feedback*, processo pelo qual a 7-hidroxilase é inibida na presença de ácidos biliares.

Função da colipase

Colipase é uma proteína com ação cofatora da lipase pancreática para a eficiente hidrólise dos lipídios da dieta. Esse cofator, produzido no pâncreas, composto por 100 aminoácidos, liga-se ao C-terminal do domínio não catalítico da lipase e apresenta áreas hidrofóbicas que se ligam aos lipídios e facilitam a ação enzimática e a ação dos emulsificantes.

Fatores interferentes na digestão e absorção de lipídios dietéticos

A eficiência da digestão desses nutrientes é elevada, alcançando, em condições fisiológicas, mais de 90%. No entanto, tal processo depende dos emulsificantes liberados, sob a ação da colecistoquinina, da vesícula biliar para o intestino delgado via ducto colédoco.

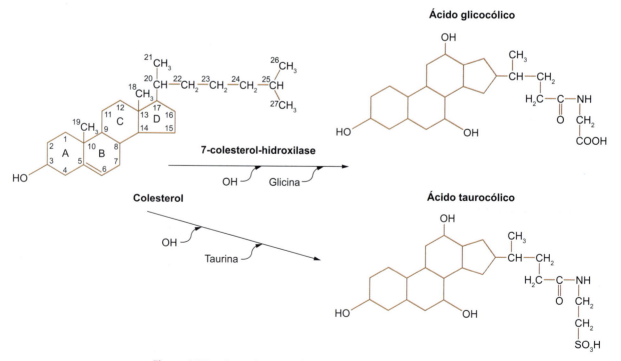

Figura 6.7 Biossíntese hepática de sais biliares a partir do colesterol.

A ausência ou diminuição de sais biliares, ou a deficiência da lipase pancreática ou defeitos na absorção por alterações na mucosa intestinal, diminuem drasticamente o processo de digestão e absorção e resulta em esteatorreia (presença de lipídios nas fezes).

A interação de compostos dietéticos e sais biliares leva ao comprometimento da sua ação emulsificante e, dessa maneira, à menor ação das enzimas digestivas lipolíticas e absorção dos lipídios no intestino.

- **Fibras interferem na ação dos lipídios.** Componentes da fibra alimentar solúveis, como hemiceluloses, betaglucanas, pectina e fruto-oligossacarídios (FOS) dos grãos de cereais, frutas e leguminosas, retêm água em sua estrutura não digerível e formam um quimo de consistência viscosa a partir de componentes dietéticos, água e sucos digestórios. Desse modo, alguns componentes vegetais reduzem a acessibilidade das enzimas digestivas e a digestibilidade de nutrientes, inclusive dos lipídios.

Além dessa ação, pectina e betaglucana solúveis e lignina insolúvel podem interagir com sais biliares, limitando a formação das micelas e o processo de digestão dos lipídios.

A interação de fibra e sais biliares reduz o colesterol endógeno, devido à excreção fecal desses sais biliares e à menor reabsorção na circulação êntero-hepática, de maneira que níveis menores de sais biliares retornam ao fígado. Essa redução faz com que seja necessário mais colesterol hepático para a biossíntese de sais biliares, reduzindo a disponibilidade e a liberação do colesterol para o plasma na forma de lipoproteínas.

- **Fitoesterol interfere na absorção do colesterol.** Os fitoesteróis atuam na absorção do colesterol no lúmen intestinal. Esses compostos, presentes em óleos vegetais, oleaginosas, grãos e abacate, são estruturalmente relacionados com o colesterol, com um grupo etil ou grupo metil adicional na cadeia lateral. O mecanismo envolve a incorporação dos fitoesteróis nas micelas em substituição ao colesterol e, desse modo, o colesterol é excretado por via fecal. Já os fitoesteróis incorporados às micelas têm baixa capacidade de absorção intestinal. Os efeitos hipocolesterolêmicos também parecem ocorrer no tecido hepático, por meio da inibição da biossíntese do colesterol. Quillez et al.[6] relataram que a dose efetiva é de 1,5 a 3 g/dia, levando a uma redução de 8 a 10% do colesterol no plasma transportado pelo seu principal carreador, a lipoproteína de baixa densidade (LDL).

- **Orlistate interfere na digestão dos triglicerídeos.** Embora não dietético, o orlistate tem sido empregado com a finalidade de reduzir a digestão e a absorção de triglicerídeos e, consequentemente, diminuir os lipídios e o fornecimento de energia ao organismo. Derivado da lipstatina, o orlistate age sobre as lipases gástrica e pancreática, ligando-se a resíduos de aminoácidos (serina) do sítio ativo das enzimas e reduzindo em cerca de um terço o processo de digestão.

ABSORÇÃO DOS LIPÍDIOS NO INTESTINO

As micelas mistas interagem com as membranas do enterócito, e os compostos lipídicos (monoacilgliceróis, colesterol, ácidos graxos livres, lisolecitina e compostos apolares outros) são absorvidos por difusão simples, principalmente no duodeno e no jejuno distal. Os sais biliares, por sua vez, são absorvidos no íleo, e com cerca de 90% alcançam o fígado pela circulação êntero-hepática, sendo usados novamente como componente da bile.

FORMAÇÃO DE LIPOPROTEÍNAS E TRANSPORTE DE LIPÍDIOS NO SANGUE

No enterócito, lipídios dietéticos e compostos endógenos formam agregados lipoproteicos denominados quilomícrons (QM).

Outras lipoproteínas além dos QM serão formadas no intestino ou no fígado para transportar os lipídios de um tecido para o outro e distribuir esses nutrientes para as células.

Após a absorção intestinal, ácidos graxos, colesterol e lisofosfolipídios serão esterificados para formar triacilgliceróis, colesterol esterificado e fosfolipídios, pela ação da acil-CoA sintetase. No retículo endoplasmático, os lipídios reesterificados são organizados como glóbulo e interagem com proteínas endógenas formando uma lipoproteína.

As lipoproteínas, inclusive o QM formado no enterócito, são constituídas de um núcleo central com número variado de moléculas de triglicerídeos (500 a 2.000 moléculas), envolvido por uma monocamada de fosfolipídios (Figura 6.8). O caráter anfipático dos fosfolipídios delimita a lipoproteína; sua porção polar (fosfato) está direcionada para a parte externa, enquanto a porção apolar (ácidos graxos) está localizada mais internamente, promovendo a interação dos triglicerídeos da parte interna com o meio polar, na parte externa.

O colesterol esterificado com ácidos graxos, acompanhando os triglicerídeos, está presente no núcleo central, enquanto o colesterol livre encontra-se na camada mais externa da lipoproteína. O colesterol não esterificado também apresenta caráter anfipático e, portanto, acomoda-se com os fosfolipídios na monocamada das lipoproteínas.

A porção proteica encontra-se submersa na monocamada de fosfolipídios e colesterol não esterificado, porém parte de sua estrutura está voltada para o exterior da lipoproteína, exercendo importantes funções no metabolismo das lipoproteínas e dos lipídios. Essa porção proteica é denominada apolipoproteína, sendo a apolipoproteína B48, sintetizada no enterócito, o componente proteico do QM. Outras apolipoproteínas são agregadas ao QM na circulação sanguínea, a partir de lipoproteínas plasmáticas.

Ressalta-se, no entanto, que a reesterificação no enterócito não ocorre com os ácidos graxos com cadeia menor que 10 a

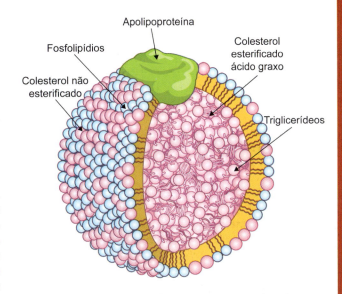

Figura 6.8 Modelo da estrutura de lipoproteínas plasmáticas.

12 carbonos (mais hidrossolúveis que os de cadeia longa). Eles passam diretamente do enterócito para veia porta ligados à albumina, e são transportados para o fígado.

Transporte de lipídios na circulação

As lipoproteínas diferem entre si de acordo com a relação lipídio/proteína da partícula e pela proporção dos tipos de lipídios constituintes: triglicerídeos, colesterol, colesterol esterificado, fosfolipídios. As proporções dos componentes das lipoproteínas são descritas na Tabela 6.5. Essas diferenças de composição interferem na densidade da partícula e classificam as lipoproteínas. Lipoproteínas menos densas (alta proporção de lipídios) são aquelas de muito baixa densidade, as VLDL; seguida das lipoproteínas de densidade intermediária, as IDL; e das lipoproteínas de baixa densidade, as LDL. As HDL são lipoproteínas com menor proporção de lipídios e, portanto, de alta densidade (Figura 6.9).

Destino dos quilomícrons e ação de suas apolipoproteínas

Os QM transportam os lipídios dietéticos digeridos, absorvidos e reesterificados nas células intestinais, apresentando-se com diâmetro elevado, de 0,8 a 3 μm. Em sua composição, há grande quantidade de triglicerídeos, conteúdo variável de colesterol (o qual depende do conteúdo da dieta e da eficiência da absorção intestinal), cerca 9% de fosfolipídios e, ainda, as apolipoproteínas apo B48 e apo A.

QM são liberados para a circulação linfática por meio de exocitose e a seguir, a partir do ducto torácico, passam para as grandes veias da circulação sistêmica. Já no plasma, a apo C (I, II e III) e a apo E são adquiridas pelo QM, transferidas da HDL.

A apo C-II estimula a atividade da enzima lipoproteína-lipase (LPL), que se encontra na parede luminal do endotélio dos capilares sanguíneos que irrigam os tecidos adiposo e muscular esquelético. A LPL atua na hidrólise dos triglicerídeos do QM, e seus ácidos graxos liberados são incorporados nos adipócitos e miócitos. O elevado diâmetro do QM promove a atuação simultânea de cerca de 40 moléculas da enzima no processo hidrolítico. Devido à ação da LPL, o QM reduz seu conteúdo em triglicerídeos e diminui seu diâmetro. No processo hidrolítico, há perda de apolipoproteínas de modo contínuo, resultando nos QM remanescentes, mas a apo E é mantida em sua estrutura. Os QM remanescentes, por meio da apo E, interagem com receptores dos hepatócitos, e são então internalizados por endocitose juntamente a seus receptores. Esses últimos são reciclados enquanto os remanescentes de QM são desintegrados pelas enzimas lisossomais, concluindo o processo de fornecimento dos lipídios dietéticos. Em suma, a função dos QM é transportar compostos lipídicos dietéticos para os tecidos musculares e tecido adiposo (80%), além do fígado (20%).

Biossíntese de VLDL, IDL e LDL

A VLDL é produzida no fígado a partir dos lipídios dietéticos dos QM remanescentes e dos lipídios endógenos. A biossíntese hepática de ácidos graxos ocorre constantemente a partir do acetil-CoA proveniente da glicólise ou do catabolismo de aminoácidos que se convertem em piruvato ou acetil. Os principais produtos dessa biossíntese são os ácidos palmítico e oleico, os quais são incorporados ao glicerol para transformarem-se em triglicerídeos no retículo endoplasmático liso dos hepatócitos.

A biossíntese de fosfolipídios e triglicerídeos ocorre com os mesmos precursores: ácidos graxos ativados e glicerol, sendo que, para fosfolipídios, o componente é o glicerol 3-fosfato produzido pela fosforilação do glicerol ou pela redução do fosfato de di-hidroxicetona.

A biossíntese do colesterol ocorre no fígado (20%) e também na maioria dos tecidos (80%), incluindo as células do intestino, sendo moléculas de acetil-CoA o substrato inicial. O colesterol dos remanescentes de QM e o colesterol endógeno, produzido pelo fígado, serão incorporados na VLDL.

Lipídios endógenos e os dietéticos, provenientes dos remanescentes de QM, arranjam-se com as apolipoproteínas B-100, E e C e são secretados na circulação na forma da lipoproteína de densidade muito baixa, a VLDL. A VLDL segue um caminho semelhante aos do QM, atinge os tecidos via circulação sanguínea e é hidrolisada pela ação da LPL dos capilares dos tecidos, liberando ácidos graxos. No entanto, sua meia-vida na circulação é maior que a dos QM. Devido à ação da LPL, a VLDL reduz seu conteúdo em triglicerídeos e diminui seu diâmetro até formar IDL. Embora uma pequena porção da IDL possa ser

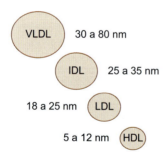

Figura 6.9 Dimensão das lipoproteínas plasmáticas. *VLDL*, lipoproteínas de muito baixa densidade; *HDL*, lipoproteínas de alta densidade; *IDL*, lipoproteínas de densidade intermediária; *LDL*, lipoproteínas de baixa densidade.

Tabela 6.5 Composição das lipoproteínas plasmáticas.

	QM	VLDL	LDL	HDL
Tamanho	1 μm (0,8 a 3 μm)	0,3 a 0,7 μm	< 0,3 μm	0,1 a 0,02 μm
Triglicerídeo	84%	50 a 60%	10%	4%
Fosfolipídio	9%	18%	20%	24%
Colesterol	4% 1% esterificado	20% 10% esterificado	45% 8% esterificado	17% 2% esterificado
Proteína	2%	10%	23%	55%
Apolipoproteínas	B48, CII, E, A	B100, C II, E	B100, E	AI, A IV, C e E

HDL, lipoproteínas de alta densidade; *LDL*, lipoproteínas de baixa densidade; *QM*, quilomícrons; *VLDL*, lipoproteínas de muito baixa densidade. Adaptada de Nelson, Cox, Hoskins (2022).

incorporada no tecido hepático pela interação de sua apo E com os receptores hepáticos, elas também podem se converter em LDL pela ação da LPL.

LDL são as lipoproteínas mais ricas em colesterol, com 50% do seu conteúdo, e com triglicerídeos em menor proporção do que as demais lipoproteínas QM, VLDL e IDL, após a retirada desses triglicerídeos pela ação da LPL. As LDL e seus componentes são incorporados pelos tecidos por meio da interação da sua apo B-100 com os receptores nos diferentes tecidos. Esses receptores são responsáveis pela regulação do colesterol captado pela célula e, assim, do colesterol circulante, e estão ilustrados na Figura 6.10.

Portanto, a LDL tem como função o transporte de colesterol e dos demais lipídios presentes nesta lipoproteína para as células periféricas com receptores B-100, como fígado, endotélios e maioria das células. O colesterol poderá desenvolver suas funções na membrana ou ser substrato para a síntese de compostos orgânicos, discutida adiante.

No entanto, deve-se ressaltar que altas concentrações plasmáticas da LDL podem causar elevada captação pelas células, inclusive aquelas do epitélio vascular, e o excesso tem sido implicado na etiologia de doenças cardiovasculares.

Biossíntese da HDL

A HDL está envolvida no transporte reverso do colesterol. Apresenta os componentes lipídicos: fosfolipídios, triglicerídeos, colesterol em menor proporção e maior conteúdo proteico que as demais lipoproteínas, o que lhe confere a alta densidade. Sua biossíntese ocorre nas células hepáticas e intestinais, e é liberada desses tecidos na forma discoide denominada HDL 2. As apo A-I e A-II são os componentes proteicos; a apo A-I exerce um papel fundamental na função da HDL. A apo A-I é capaz de ativar a enzima plasmática lecitina:colesterol aciltransferase (LCAT ou ACAT), a qual catalisa a reação de esterificação do colesterol livre presente nas membranas das células, e nas lipoproteínas plasmáticas, transferindo um ácido graxo (na forma de acil) da posição sn-2 dos fosfolipídios da HDL para o colesterol. O éster de colesterol resultante da ação da LCAT é mais apolar e aloca-se na posição interna da HDL, resultando em partículas mais esféricas de HDL, as HDL 3, as quais são removidas do plasma pelo fígado. Essa remoção caracteriza o transporte reverso do colesterol e já foi descrita entre as décadas de 1960 e 1970 por Glomset[7] (1968).

Outra via é a transferência do éster de colesterol pela ação de uma proteína específica, a proteína de transferência de colesterol esterificado (CETP), para lipoproteínas como a LDL, que será removida pelos receptores hepáticos dessa LDL. Essa transferência para LDL, no entanto, pode alterar favorável ou desfavoravelmente, dependendo do tecido de captação dessa LDL, se fígado ou tecidos periféricos. A ação dos QM no transporte de lipídios dietéticos, VLDL, IDL, LDL e endógenos é apresentada na Figura 6.11.

Assim, as lipoproteínas plasmáticas têm como função promover a mobilidade dos lipídios na circulação, sendo função dos QM o transporte dos compostos lipídicos, principalmente triglicerídeos, da alimentação do lúmen intestinal para os tecidos periféricos e para o fígado. Já as VLDL, IDL e LDL viabilizam o suprimento de lipídios endógenos e exógenos (dietéticos) aos tecidos, suprindo as necessidades do organismo mesmo quando não há ingestão de alimentos. E, no sentido oposto, a função da HDL é remover o colesterol não esterificado das células e das demais lipoproteínas plasmáticas e carregá-lo de volta ao fígado para a excreção por via biliar.

Fatores interferentes no transporte e na composição das lipoproteínas plasmáticas

Fatores fisiológicos e dietéticos podem interferir no processo de transporte via lipoproteínas e assim modificar a problemática dos elevados lipídios plasmáticos e o risco cardiovascular associado às dislipidemias. Entre esses fatores, incluem-se tipos de lipídios presentes na alimentação, compostos dietéticos não lipídicos e as situações genéticas ou desequilíbrios orgânicos nos quais a biossíntese ou captação das lipoproteínas estão alteradas.

Carboidratos

A presença de grandes quantidades de carboidratos na alimentação e maior disponibilidade da glicose no fígado podem

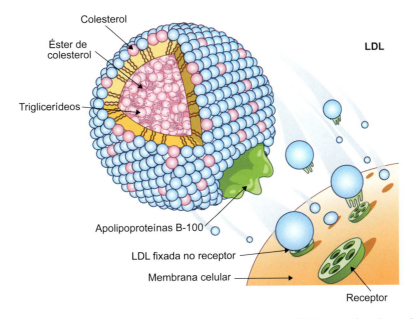

Figura 6.10 Ilustração dos receptores de lipoproteína de baixa densidade (LDL) no tecido e da apo B-100 da LDL.

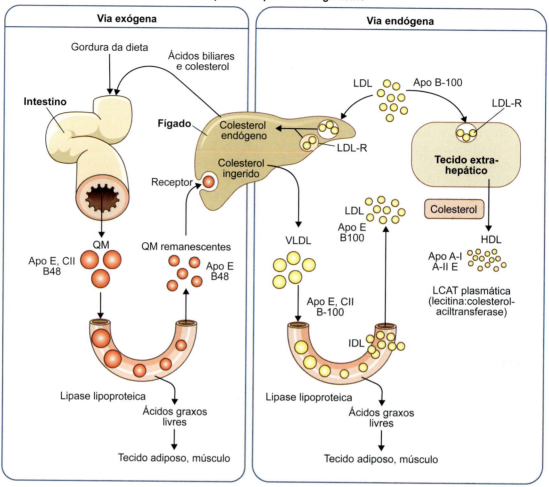

Figura 6.11 Transporte de lipídios no organismo. *HDL*, lipoproteínas de alta densidade; *IDL*, lipoproteínas de densidade intermediária; *LDL*, lipoproteínas de baixa densidade; *LDL-R*, receptor de lipoproteínas de baixa densidade; *QM*, quilomícrons; *VLDL*, lipoproteínas de muito baixa densidade.

estimular a sua oxidação e elevar a produção de acetil-CoA, substrato para biossíntese de ácidos graxos e de colesterol, os quais podem ser incorporados à VLDL.

Componentes hidrossolúveis da fibra alimentar sequestram os sais biliares no lúmen intestinal, impedindo sua reabsorção êntero-hepática. Os sais biliares nos hepatócitos regulam sua biossíntese a partir do ácido cólico e de seu precursor colesterol. Assim, o colesterol hepático induzido para produção dos ácidos biliares reduz sua disponibilidade para as partículas de VLDL.

As fibras fermentáveis pelas bactérias intestinais também podem exercer efeito hipocolesterolêmico. Essas fibras podem levar à produção de ácidos graxos de cadeia curta que são absorvidos na circulação êntero-hepática e inibem a biossíntese do colesterol.

Ácidos graxos

A cadeia saturada dos ácidos graxos confere a eles estrutura retilínea e promove um empacotamento mais coeso que na presença de ácidos graxos insaturados. Esse modo de empacotamento aumenta a capacidade de transporte do colesterol nas LDL, conforme já descrito por Spritz e Mishkel[8] em 1969.

Além desse mecanismo, os ácidos graxos saturados também diminuem a atividade dos receptores de LDL nos tecidos e, em consequência à não internalização, há aumento da lipoproteína plasmática. A regulação dos receptores de LDL ocorre de acordo com o nível de colesterol livre e esterificado na célula, e a forma livre suprime a atividade dos receptores. Na presença de ácidos graxos saturados, especialmente dos 14:0 e 16:0, a forma livre de colesterol é aumentada no interior da célula, interferindo nos receptores da LDL.

Os ácidos graxos tipo *trans* podem alterar o perfil das lipoproteínas plasmáticas, com efeitos associados à maior atividade da proteína que transfere éster de colesterol, a CETP, e o catabolismo da apo I da HDL, interferindo negativamente no transporte reverso de colesterol e favorecendo a elevação da LDL circulante. Além dessas duas ações sobre as lipoproteínas, a estrutura mais retilínea na configuração *trans* em relação à *cis* confere empacotamento mais coeso, semelhante ao comportamento dos ácidos graxos saturados.

Ácidos graxos poli-insaturados apresentam efeitos na menor secreção de VLDL, pois há maior catabolismo e menor disponibilidade para a formação de VLDL e LDL. Os poli-insaturados modulam genes que agem no processo da oxidação (PPAR, do inglês *peroxisome-proliferator-activated receptor*), reduzindo a expressão de genes para a síntese de ácidos graxos (SREBP, do inglês *sterol regulatory element-binding proteins*). Dessa maneira, há maior oxidação dos ácidos graxos nas organelas peroxissomos em presença de poli-insaturados e menor lipogênese no fígado. Outro importante mecanismo envolve a alta afinidade dos poli-insaturados com a enzima LCAT e, assim, a maior ação no transporte reverso de colesterol.

Por outro lado, estudos observaram efeitos não benéficos dos poli-insaturados quando consumidos em grande quantidade, devido à maior suscetibilidade à oxidação das lipoproteínas, sugerindo-se cuidado nas quantidades desses ácidos graxos na alimentação e destacando-se a importância dos monoinsaturados, com menor risco de oxidação nas lipoproteínas.

O consumo de ácidos graxos poli-insaturados ω-6 e ω-3 e de monoinsaturados tem sido associado a menores níveis de colesterol plasmático, relacionando-o com efeitos de redução de risco cardiovascular em inúmeros estudos. No entanto, estudos longitudinais propõem os saturados e *trans* como determinantes mais significativos para a elevação do colesterol plasmático e risco cardiovascular que os efeitos protetores dos poli-insaturados.

Considerando que a qualidade dos lipídios da alimentação pode agir como proteção ou como fator de risco para doenças cardiovasculares, a Sociedade Brasileira de Cardiologia recomenda que a menor proporção da energia seja proveniente de ácidos graxos saturados (< 7%) e a maior, de monoinsaturados (10 a 20%), e para os poli-insaturados, ≤20%.[9]

FUNÇÕES DOS LIPÍDIOS NO ORGANISMO

Os lipídios da alimentação alcançam as células via lipoproteínas plasmáticas e são empregados tanto para função estrutural quanto como compostos com diferentes atividades biológicas (como biossíntese de hormônios), como componente da membrana celular ou, ainda, como substrato ou reserva energética ao organismo.

Função dos fosfolipídios

Os fosfolipídios são ingeridos em pequena quantidade, seus componentes são separados no processo digestivo e há ressíntese nos tecidos, sendo empregados, então, como importantes componentes estruturais de membranas das células. A função dos fosfolipídios relaciona-se também com a função dos ácidos graxos constituintes desses lipídios classificados como lipídios compostos.

Funções do colesterol

O colesterol presente em quantidades variadas na alimentação (100 a 600 mg) apresenta várias funções no organismo, como a biossíntese de sais biliares e de hormônios esteroides, a de precursor da vitamina D e de componente estrutural de membranas celulares.

Os sais biliares sintetizados nas células hepáticas são produtos da condensação dos aminoácidos taurina ou glicina e dos ácidos cólico ou desoxicólico, tendo como produtos os ácidos taurocólico, desoxitaurocólico, glicocólico ou glicodesoxicólico, como exposto anteriormente. Os ácidos cólico ou desoxicólico têm como precursor o colesterol, e o mecanismo de retroalimentação regula a conversão a esses ácidos biliares. Esse mecanismo explica por que há maior mobilização de colesterol para a biossíntese de sais biliares e para a redução do colesterol disponível para lipoproteínas plasmáticas, quando há ação dos sequestrantes de sais biliares no lúmen intestinal. A secreção biliar é a mais importante forma de excreção do colesterol do organismo.

Hormônios esteroides também têm como precursor o colesterol, convertido a cortisol ou aldosterona na glândula suprarrenal, e aos hormônios sexuais testosterona, progesterona e estrógeno, nas gônadas. Portanto, funções indiretas como anti-inflamatória, controle de glicemia (atribuídas ao cortisol), reabsorção e excreção de eletrólitos (atribuídas à aldosterona), ou ajuda no desenvolvimento de caracteres sexuais masculinos e femininos são atribuídas ao colesterol.

A vitamina D, um esteroide, também tem como precursor o colesterol. A partir da incidência de luz solar, o anel B do 7-deidrocolesterol localizado na epiderme forma a pró-vitamina D_3, que sofre uma isomerização dependente da temperatura e transforma-se em vitamina D_3.

A Figura 6.12 ilustra a biossíntese a partir do colesterol.

Também é função do colesterol atuar como componente estrutural de todas as membranas celulares, ao alocar-se entre os fosfolipídios e conferir-lhes fluidez juntamente com os diferentes ácidos graxos dos triglicerídeos e fosfolipídios de membrana.

Biossíntese do colesterol

A maioria das células animais realiza a síntese de colesterol, o que ocorre a partir de moléculas de acetil-CoA, seja no fígado (20%), seja em tecidos extra-hepáticos (80%). Embora com as inúmeras reações envolvidas (26 ao todo), a biossíntese pode ser descrita em três etapas: a primeira é a condensação de três moléculas de acetil-CoA no citoplasma com formação do 3-hidroximetil-glutaril-CoA (HMG-CoA), que é reduzido pela HMG-CoA-redutase em ácido mevalônico. A terceira etapa envolve reações de transformação do esqualeno em colesterol.

A regulação da biossíntese ocorre por mecanismo de retroalimentação negativa sobre a enzima HMG-CoA-redutase, ou seja, à medida que a quantidade de colesterol aumenta a síntese tende a decrescer. No entanto, a regulação pode estar alterada por diferentes causas, e a inibição enzimática pode ser insuficiente quando o consumo dietético for muito elevado.

Funções dos ácidos graxos e glicerol

Função energética

O uso de lipídios como fonte de energia envolve a discussão da via catabólica dos ácidos graxos e do glicerol, bem como o armazenamento e o uso dos triglicerídeos no tecido adiposo.

A hidrólise completa dos triglicerídeos e a produção de glicerol e ácidos graxos pela ação da LPL libera compostos usados como energia no organismo.

A porção glicerol pode ser um substrato energético para fígado e rins, nos quais se encontra a enzima gliceroquinase, convertendo-o em glicerol-fosfato, um substrato oxidado por via glicolítica ou incorporado na gliconeogênese.

Os ácidos graxos, por sua vez, podem ser oxidados, gerando número de trifosfato de adenosina (ATP) significativamente maior que os demais substratos energéticos, ou seja, são maiores fornecedores de energia ao organismo que carboidratos e proteínas.

O catabolismo total e a obtenção de energia podem ocorrer na maioria dos tecidos, exceto no sistema nervoso, nas células sanguíneas e na retina. A obtenção de energia a partir de ácidos graxos depende do estado metabólico do organismo, se pós-prandial, em jejum prolongado, inanição, exercício ou repouso. No jejum, os ácidos graxos podem ser os substratos energéticos mais importantes, para a maioria dos tecidos; e em situações extremas, como diabetes descompensado ou jejum prolongado, os substratos são os ácidos graxos, e seus subprodutos, os corpos cetônicos.

O catabolismo dos ácidos graxos pode ser compreendido em etapas como: entrada na mitocôndria, betaoxidação com formação de acetil-CoA, oxidação de acetil-CoA no ciclo do ácido cítrico e, finalmente, formação de ATP na cadeia respiratória. Essas duas últimas etapas são comuns aos demais substratos energéticos, carboidratos e proteína.

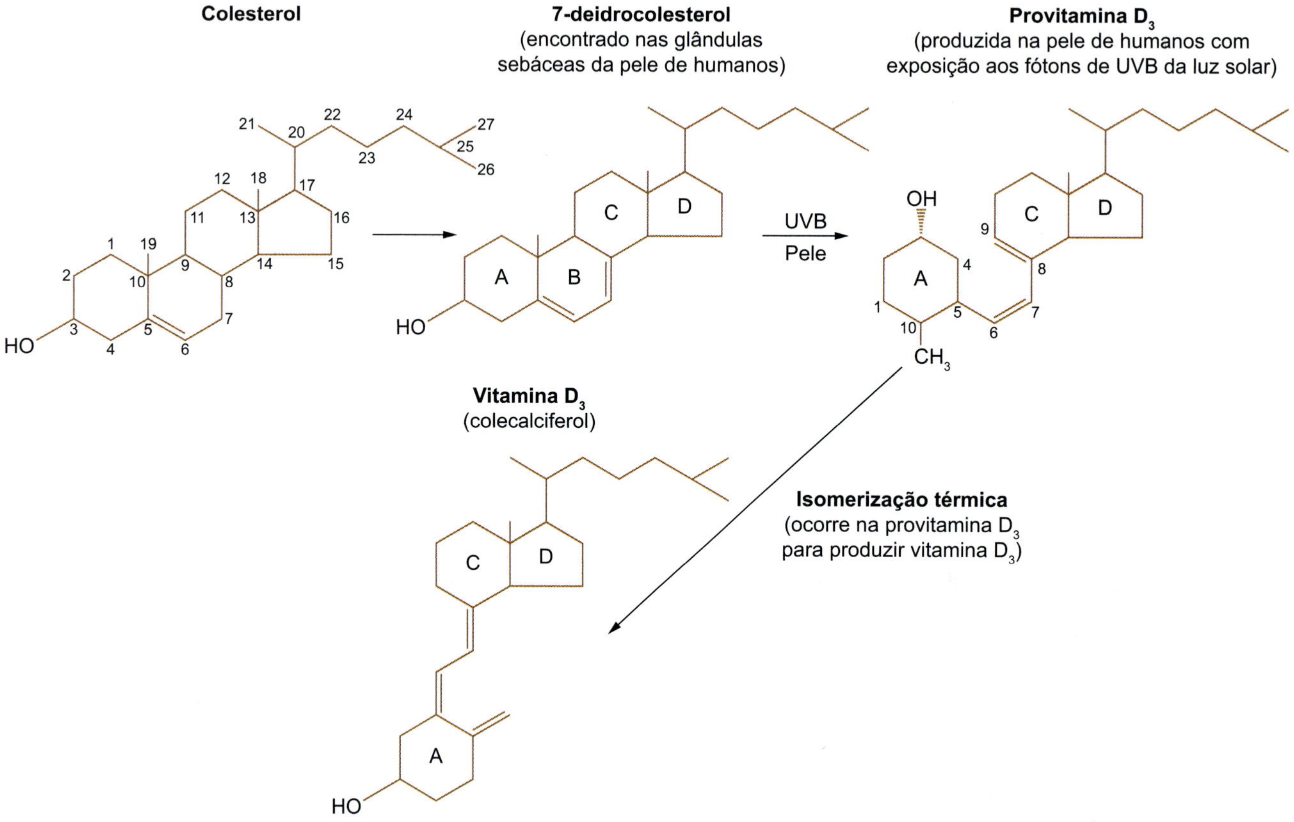

Figura 6.12 Biossíntese da vitamina D a partir do colesterol. *UVB*, ultravioleta B.

A carnitina (4-trimetilamino-3-hidroxibutirato) presente na membrana mitocondrial externa é responsável pelo transporte do ácido graxo. A ligação ácido graxo-carnitina depende da enzima carnitina-aciltransferase-I, e, uma vez internalizado, o acil será liberado na matriz mitocondrial de seu carreador pela ação da enzima carnitina-aciltransferase-II, presente na porção interna da organela.

A Figura 6.13 indica a estrutura da carnitina e sua ação na entrada do acil na matriz mitocondrial.

Oxidação dos ácidos graxos na mitocôndria

A oxidação completa dos ácidos graxos a CO_2 e H_2O envolve ciclos repetitivos que liberam, a cada 4 reações sequenciais, dois carbonos na forma de uma molécula de acetil-CoA. O conjunto dessas reações é denominado betaoxidação, cujas etapas são descritas a seguir (Figura 6.14).

1. O ácido graxo na forma de acil-CoA sofre oxidação nos carbonos α e β, com a perda de dois H, formando uma dupla ligação *trans* e produzindo um $FADH_2$. A enzima é a acil-CoA-desidrogenase e o produto, *trans*-enoil-CoA.
2. Hidratação do *trans*-enoil-CoA na dupla ligação *trans*. A enzima é a enoil-CoA-hidratase e o produto, um beta-hidroacil-CoA.
3. Oxidação do beta-hidroacil-CoA, com perda de H para produção de NADH + H^+. A reação é catalisada pela beta-hidroxiacil-desidrogenase dependente de NAD^+ com produção do beta-cetoacil-CoA.
4. Clivagem do fragmento dos dois carbonos finais do beta-cetoacil-CoA, com produção de uma molécula de acetil-CoA e um acil-CoA contendo dois carbonos a menos que o acil-CoA original. Essa reação final é catalisada pela tiolase ou acil-CoA-acetil-transferase.

Produtos da betaoxidação

As coenzimas na forma reduzida, $FADH_2$ e $NADH^+ + H$, produzidas na primeira e na terceira reação da betaoxidação, transferem um par de elétrons para cadeia de transporte de elétrons mitocondrial com produção de ATP. O acetil-CoA obtido da reação final é convertido em CO_2 e H_2O via ciclo do ácido cítrico.

O acil-CoA original, encurtado em 2 carbonos, sofre novo ciclo de oxidação, e novos ciclos ocorrem sucessivamente até a degradação completa de ácido graxo com número par de carbonos.

Catabolismo de ácidos graxos insaturados e de cadeia ímpar de carbonos

Ácidos graxos insaturados e de cadeia ímpar exigem reações adicionais no processo oxidativo. O ácido graxo propiônico (5 carbonos) será o produto final das reações cíclicas de betaoxidação para ácidos graxos ímpares e, após reações de carboxilação (dependente de biotina) e isomerizações (pela mutase dependente de vitamina B_{12}), é convertido a succinil-CoA e incorporado ao ciclo do ácido cítrico. Já os ácidos graxos insaturados também exigem reações adicionais para permitir sua betaoxidação. Para esses, ocorre isomerização das ligações *cis*, promovendo a ação da enoil-hidratase, que age apenas no substrato *trans*, e ainda uma reação adicional de hidratação, a qual elimina a ligação dupla desses ácidos graxos, viabilizando a sequência da betaoxidação.

Regulação da betaoxidação

A regulação do catabolismo dos ácidos graxos na mitocôndria ocorre pela ação da insulina sobre a carnitina-aciltransferase-I. Maiores níveis de insulina inibem a atividade da enzima e, consequentemente, a internalização na mitocôndria e a reação de betaoxidação.

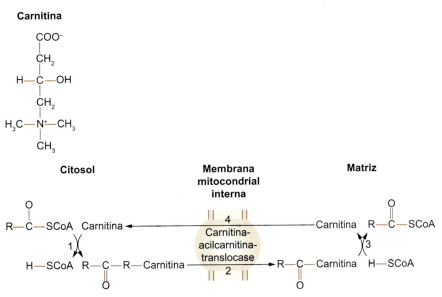

Figura 6.13 Transporte de ácidos graxos: (1) o grupo acil do acil-CoA é transferido para a carnitina; (2) o acilcarnitina é transportado para a matriz; (3) a seguir, o acil é transferido para a molécula de CoA intramitocondrial; e (4) a carnitina retorna ao citosol.

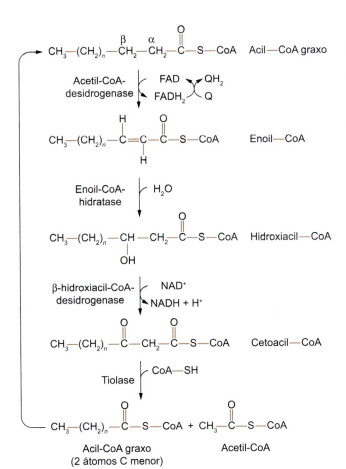

Figura 6.14 Ácido graxo palmítico: será incorporado na mitocôndria como o acil denominado palmitoil (16:0), e a betaoxidação promoverá a liberação de uma molécula de acetil-CoA e uma molécula de ácido mirístico (14:0). O miristoil (acil do ácido mirístico) resultante sofrerá novas reações da betaoxidação e serão formadas uma nova molécula de acetil-CoA e uma molécula de ácido láurico (12:0). A sequência de reações formará, então, 8 moléculas de acetil-CoA em 7 ciclos oxidativos, com formação de FADH e NADH.

As moléculas de acetil-CoA produzidas na betaoxidação são empregadas para o ciclo ácido cítrico e para a síntese de compostos orgânicos, também sob regulação hormonal.

Corpos cetônicos

Além da via do ciclo ácido cítrico, as moléculas de acetil-CoA produzidas no fígado podem ser convertidas em corpos cetônicos, processo denominado cetogênese. A cetogênese é uma forma adicional de uso do acetil-CoA como energia, a partir do fígado para as células periféricas. Os corpos cetônicos acetoacetil-CoA, ácido butírico e acetona formados são distribuídos aos tecidos periféricos e então reconvertidos a acetil-CoA (no caso do acetoacetil-CoA e do ácido butírico) ou eliminados por via pulmonar (acetona). A reconversão do acetil-CoA a partir do acetoacetil-CoA está ilustrada na Figura 6.15.

Os níveis de corpos cetônicos no plasma são baixos; no entanto, em condições metabólicas especiais que demandam energia sem possibilidade de uso de glicose, como diabetes não compensado, jejum prolongado ou inanição, ocorre uma oxidação acelerada de ácidos graxos que excede a capacidade do ciclo do ácido cítrico na captação de acetil-CoA, levando ao seu acúmulo e elevada cetogênese.

A presença aumentada de corpos cetônicos no sangue e na urina e de cetona na expiração é denominada cetose. A cetose é uma condição que ocorre quando a velocidade de produção de corpos cetônicos excede a capacidade de uso pelos tecidos periféricos, resultando em acúmulo no sangue. Nessa situação de excesso e

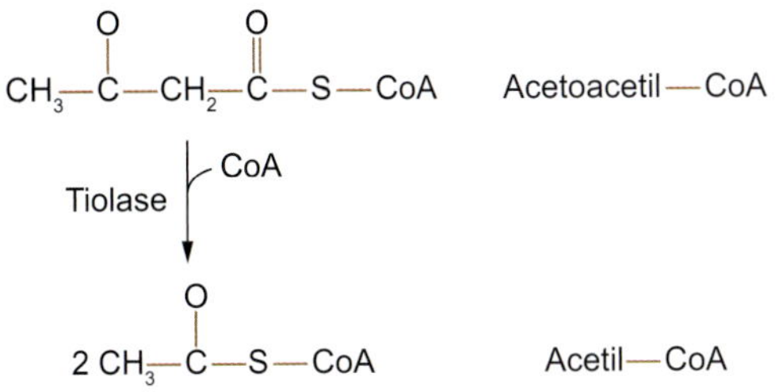

Figura 6.15 Catabolismo do acetoacetil-CoA em acetil-CoA.

incapacidade de neutralizar os ácidos por meio dos tampões fisiológicos, ocorre a acidose metabólica, um desequilíbrio no balanço ácido-básico no meio extracelular e nas reações orgânicas.

Armazenamento e liberação dos ácidos graxos no tecido adiposo

Ácidos graxos no interior dos adipócitos são reconvertidos em triacilglicerol e armazenados na forma de gotículas, seja no tecido adiposo subcutâneo (50%), na cavidade abdominal (45%) ou intramuscular (5%).

Além dos ácidos graxos de origem dietética ou os sintetizados, a glicose também é um substrato para a formação dos triacilgliceróis no tecido adiposo. A hiperglicemia estimula a liberação da insulina, que promove a absorção de glicose nos adipócitos, onde será metabolizada a acetil-CoA e convertida a ácido graxo no processo de biossíntese discutido a seguir.

O uso do triacilglicerol armazenado depende do nível de hormônios, os quais ativam a enzima lipase hormônio-sensível do adipócito a liberar os ácidos graxos para serem transportados, ligados à albumina plasmática, e usados como energia pelos tecidos. A lipólise é estimulada pelos hormônios epinefrina, norepinefrina, hormônio adrenocorticotrófico (ACTH), hormônio tireoestimulante (TSH), tiroxina (T4), hormônio do crescimento e glucagon. Já a insulina age de maneira antagônica, inibindo a atividade da lipase dos adipócitos.

Assim, a lipólise é favorecida quando há baixo fornecimento de glicose enquanto a lipogênese, na situação de hiperglicemia.

Biossíntese de ácidos graxos

Ácidos graxos são sintetizados nos tecidos hepático e adiposo e nas glândulas mamárias a partir de moléculas de acetil-CoA provenientes de substratos como glicose e aminoácidos, metabolizados no complexo enzimático ácido graxo-sintase.

A biossíntese envolve ciclos repetitivos de 4 reações sequenciais cada, produzindo inicialmente ácido graxo de 4 carbonos (4:0) e, após novo ciclo, o ácido graxo com 6 carbonos (6:0) e sucessivamente, até surgirem ácidos graxos de cadeia longa de 16 e 18 carbonos.

Inicialmente se forma o malonil-CoA; o acetil-CoA é carboxilado, produzindo uma molécula de malonil-CoA. A carboxila é proveniente de HCO_3 e liga-se ao substrato em uma reação dependente de ATP. A reação é catalisada pela acetil-CoA-carboxilase, cujo cofator é a biotina.

Esse malonil-CoA formado é o doador das moléculas de acetil de 2 carbonos no processo de biossíntese de ácidos graxos. Nas etapas seguintes, os substratos ligam-se à proteína ACP (do inglês, *acil carrier protein*), carreadora de acil do complexo ácido graxo-sintase, no retículo endoplasmático de adipócitos, hepatócitos e das células glândulas mamárias. Uma molécula de acetil liga-se ao complexo enzimático pela enzima acil-transacilase, e o malonil, pela enzima malonil-transacilase. As reações subsequentes são brevemente descritas a seguir.

- **Condensação de acetil e malonil.** Ocorre pela ação da 3-cetoacil-ACP-sintase para formar acetoacetil ligado à proteína ACP, com liberação de CO_2, uma reação irreversível, como pode ser observado na Figura 6.16.
- **Redução do acetoacetil-ACP.** O grupo carbonila é reduzido pelo NADPH com a formação de hidroxibutiril ainda ligado à ACP. A reação é catalisada pela 3-ceto-acil-ACP-redutase.
- **Desidratação do hidroxibutiril-ACP.** Ocorre a formação de enoil-ACP com uma dupla ligação *trans*, após a perda de uma molécula de água. A enzima é a 3-hidroxiacil-ACP-desidratase do complexo enzimático.

- **Redução da dupla ligação do enoil-ACP.** O NADPH é o cofator para redução e perda da dupla ligação e, dessa maneira, forma-se o butiril-ACP. A reação é catalisada pela enoil-ACP redutase. O butiril é deslocado na ACP, liberando espaço para a incorporação de uma de nova molécula de malonil. O novo ciclo de quatro reações prolongará o butiril em 2 carbonos, e assim sucessivamente, até a produção de acil de cadeia longa ligado à ACP. São necessários 7 ciclos para a formação do palmitoil-ACP, posteriormente transformado em palmitato pela enzima palmitoil-tioesterase, a qual hidrolisa a ligação tioéster que mantinha o acil ligado à ACP. A Figura 6.17 demonstra as 4 reações de biossíntese dos ácidos graxos saturados no organismo.

Mecanismo de regulação da biossíntese

A biossíntese dos ácidos graxos tem seu ponto de regulação na acetil-CoA-carboxilase, que catalisa a reação inicial de formação de malonil, é uma enzima alostérica ativada pelo citrato e isocitrato e inibida pelo acil-CoA de cadeia longa como palmitoil-CoA. O organismo de mamíferos tem como produto final da ácido graxo-sintase os ácidos graxos de 16 e 18 carbonos, ácidos palmítico e esteárico, respectivamente.

Formação de ácidos graxos de cadeia mais longa e de ácidos graxos insaturados

O prolongamento dos ácidos graxos e a formação de duplas ligações (denominada dessaturação) ocorrem no retículo endoplasmático e na mitocôndria, a fim de suprir a função de constituinte de membranas. Tais reações ocorrem tanto com os ácidos graxos sintetizados bem como com os dietéticos, e são ativadas caso não haja suprimento de ácidos graxos de cadeia longa e insaturados pela alimentação.

O prolongamento ocorre pela incorporação de unidades de acetil, fornecendo 2 carbonos para produção de ácidos graxos de cadeia longa com 18 a 24 carbonos. Já as duplas ligações são introduzidas a partir da oxidação do ácido graxo pela enzima acil-dessaturase, na presença de NADH. As dessaturações mais frequentes ocorrem no nono carbono a partir do grupo carboxílico terminal, formando ácidos palmitoleico (16:1 *cis* Δ9) e oleico (18:1 *cis* Δ9).

No entanto, células do organismo humano não são capazes de catalisar reações de dessaturação em posições da cadeia de ácidos graxos acima da posição do carbono 9 e produzir ácidos graxos com duas e três duplas nas posições 12 ou 15, importantes substratos para a formação de membranas e hormônios. Ácidos graxos linoleico 18:2 Δ9,12 e linolênico 18:3 Δ9,12,15 devem ser obtidos por via exógena para o cumprimento das funções metabólicas e, desse modo, são considerados essenciais e devem ser obtidos pela alimentação.

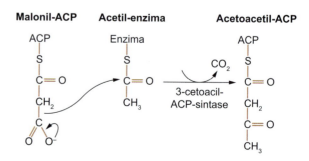

Figura 6.16 Reação de condensação do acetil e malonil da biossíntese dos ácidos graxos.

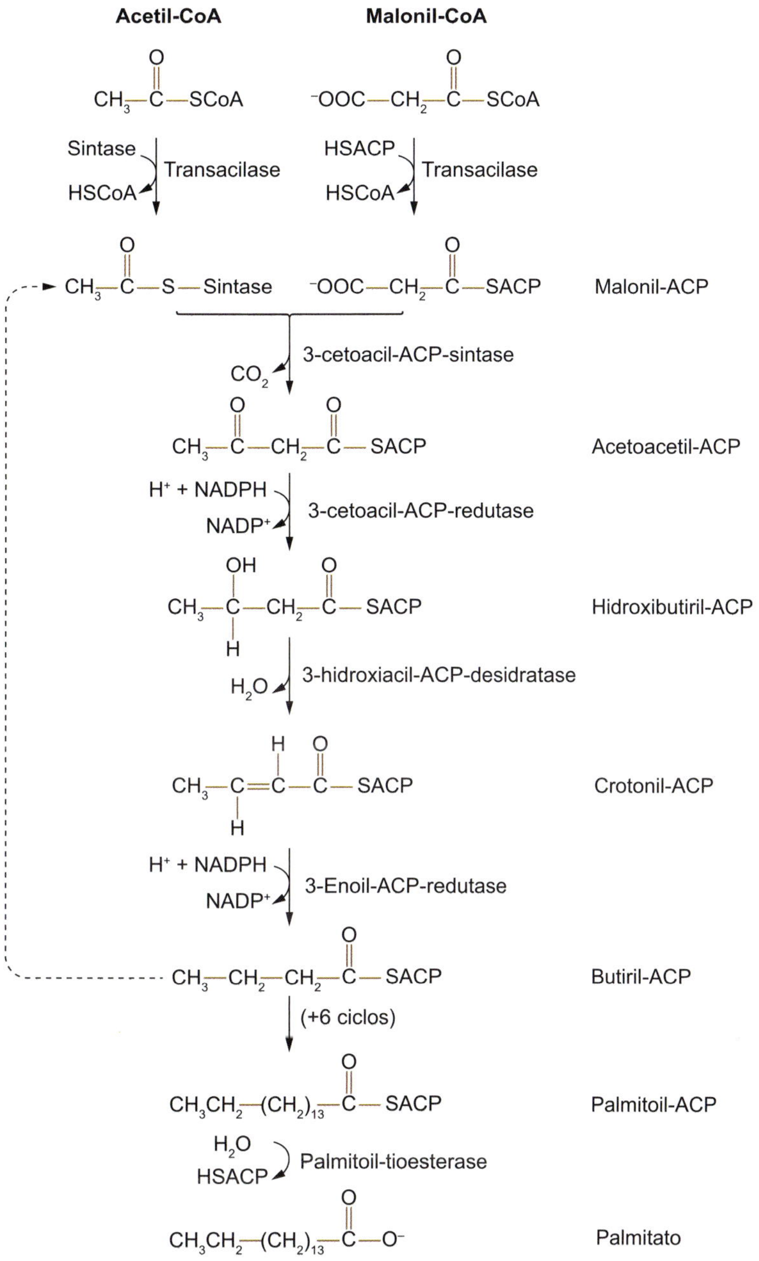

Figura 6.17 Reações de biossíntese de ácidos graxos saturados no complexo enzimático ácido graxo-sintase.

Função dos ácidos graxos na formação de membranas celulares

Ácidos graxos atuam como elementos fundamentais na composição e integridade da membrana plasmática e das organelas, com ação importante como sinalizadores e na permeabilidade celular.

Ácidos graxos dietéticos e biossintetizados são incorporados às membranas do organismo animal e podem determinar sua estrutura e função. No entanto, essa função estrutural ocorre principalmente na forma de lipídios compostos, como fosfolipídios, esfingolipídios e glicolipídios.

Fosfolipídios são os principais constituintes da bicamada, conferem a sustentação da membrana e fornecem compostos fisiologicamente ativos. A presença de ácidos graxos insaturados (na posição 2 do fosfolipídio na forma de glicerofosfolipídio) confere a função adicional de fornecer substrato para síntese de hormônios eicosanoides.

Já os esfingolipídios (compostos por esfingosina, fosfato e ácido graxo de cadeia longa insaturado) estão presentes nas membranas animais e em grandes proporções na bainha de mielina, sendo importantes para o sistema nervoso.

Glicolipídios (com sacarídeos e ácidos graxos de cadeia longa) e suas subclasses (cerebrosídios e gangliosídios) também são particularmente importantes na formação de membranas do tecido cerebral.

Formação de hormônios eicosanoides

Os eicosanoides são caracterizados como hormônios de meia-vida curta com ações diversas e potentes em concentrações baixas (10^{-9} g/g), ativando receptores específicos locais. São sintetizados em inúmeras células do organismo a partir de ácidos graxos de 20 carbonos insaturados presentes nos fosfolipídios de membranas celulares.

Ácidos linoleico e linolênico são ácidos graxos essenciais (AGE) porque agem como precursores dos ácidos graxos mais longos e de nível de insaturação maior, como o araquidônico (20:4), necessários para síntese de membranas e formação dos eicosanoides. O prolongamento e a dessaturação dos AGE (18:2 e 18:3), assim como dos 16:0 e 18:0, ocorrem via enzimas elongases e dessaturases, que são altamente específicas com relação à posição da dupla. A ação das enzimas ocorre de modo alternado, como observado na Figura 6.18.

Substratos para síntese dos hormônios eicosanoides são o ácido diomo-γ-linolênico (20:3 ω-6), o ácido araquidônico (20:4 ω-6) e o ácido eicosapentaenoico (20:5 ω-3). Tais ácidos graxos podem ser obtidos a partir da metabolização dos AGE ou diretamente da alimentação e são incorporados nos fosfolipídios da membrana. Os ácidos graxos precursores são liberados da membrana por uma enzima hidrolítica específica, a fosfolipase A_2, a qual é influenciada por estímulos fisiológicos e patológicos. Epinefrina, angiotensina II e complexo antígeno-anticorpo são estímulos fisiológicos, enquanto o processo isquêmico ou o dano mecânico constituem estímulos patológicos.

Os hormônios prostaglandinas, tromboxanos e leucotrienos são formados pela incorporação de oxigênio na cadeia do ácido graxo liberado para a célula, seguindo uma das vias:

- Ação da enzima ciclo-oxigenase, com produção de prostaglandinas (PG), prostaciclinas (PGI) e tromboxanos (TX)
- Ação da enzima lipo-oxigenase, com produção dos leucotrienos (LT).

Embora reconhecidos como hormônios, os eicosanoides não são secretados de glândulas específicas nem desempenham as mesmas ações nas células-alvo e, ao contrário de outros hormônios, PG, PGI, TX e LT, atuam somente nas células onde foram produzidos, são amplamente distribuídos nos tecidos e apresentam efeitos diversos. A síntese ocorre em células como plaquetas, células endoteliais ou do sistema imunológico; e dentre os efeitos fisiológicos está o controle da agregação plaquetária, do processo inflamatório e da contração muscular. O local de síntese e as principais ações das prostaglandinas, da prostaciclina, dos tromboxanos e dos leucotrienos são descritos na Tabela 6.6.

As diferentes classes atuam, por vezes, de modo antagônico, como observado para PG-E e PG-F. Além disso, os metabólitos

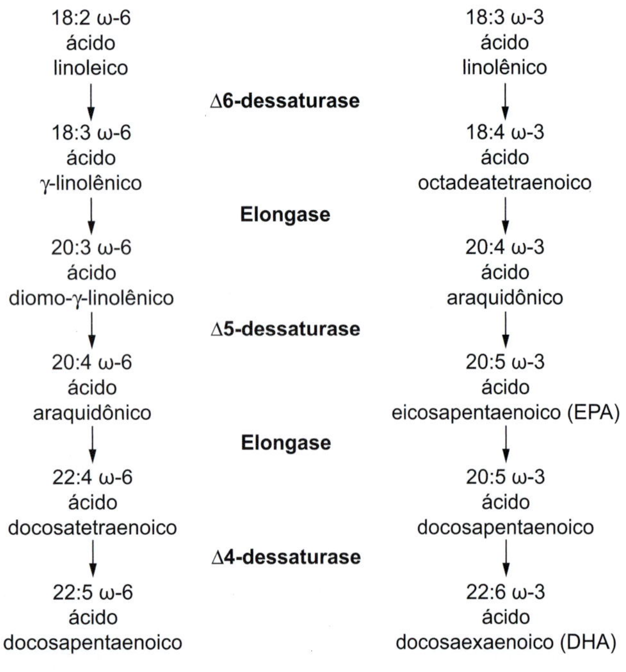

ativos são ainda identificados em séries numéricas diferentes, as quais indicam número de duplas ligações, como por exemplo leucotrieno B3 e leucotrieno B4. Séries diferentes são obtidas de acordo com precursor, ω-6 ou ω-3, conforme a Figura 6.19.

Eicosanoides ω-6 e eicosanoides ω-3

Os ácidos graxos 20:4 ω-6 são os principais substratos na biossíntese de prostaglandinas, prostaciclina, tromboxanos e leucotrienos. Já os eicosanoides derivados do ω-3 são homólogos daqueles derivados do 20:4 ω-6, e estão associados a respostas menos ativas do que aos eicosanoides ω-6 quando ligados a receptores específicos. A PG formada a partir de AGE ω-3, por exemplo, tem menos efeito inflamatório que PG de AGE ω-6.

A presença de ω-3 pode inibir competitivamente as enzimas Δ6-dessaturase e elongase que agem no 18:2 ω-6 para formar 20:4 ω-6, com o surgimento de eicosanoides formados a partir de ω-3. Portanto, uma alimentação rica em ω-3 resulta na substituição de 20:4 ω-6 por 20:4 ω-3 nos fosfolipídios de membrana, o que pode suprimir a resposta de eicosanoides derivados de 20:4 ω-6 e favorecer efeitos fisiológicos atenuados desses hormônios.

ESSENCIALIDADE DOS ÁCIDOS GRAXOS

Historicamente, a importância nutricional dos lipídios, então denominados *vitaminas* F, foi demonstrada pela primeira vez em 1927, quando a deficiência foi relacionada com baixo crescimento e alteração na reprodução, em estudos com animais experimentais. Os sintomas e sinais de deficiência dos ácidos graxos em mamíferos são extensos, pois esses nutrientes essenciais são

Tabela 6.6 Efeitos e tecidos onde são sintetizados os diferentes eicosanoides no organismo.

Classe do eicosanoide	Local de produção	Efeito
Prostaglandinas	Inicialmente detectadas na próstata, mas atualmente identificadas na maioria dos tecidos	Vasodilatação Secreção de HCl Controle do fluxo sanguíneo Controle da temperatura do organismo (febre) Estímulo da contração muscular Atuação nos processos inflamatórios
Prostaglandinas da série E		Vasodilatação Relaxamento da musculatura lisa
Prostaglandinas da série F		Vasoconstrição Contração da musculatura lisa
Prostaciclinas	Endotélio dos vasos	Vasodilatação Inibição da agregação plaquetária
Tromboxanos	Plaquetas	Vasoconstrição Contração da musculatura lisa Estímulo à agregação plaquetária Estímulo à formação do coágulo
Leucotrienos Série B	Leucócitos	Mediação pró-inflamatória Mediação em várias respostas imunológicas: – aumento da quimiotaxia e da permeabilidade vascular – estímulo à adesão dos leucócitos
Leucotrienos Séries C, D, E	Células pulmonares Células cardíacas Plaquetas	Broncoconstrição = estímulo à contração muscular das vias respiratórias do pulmão Contração da musculatura lisa Vasoconstrição Agregação plaquetária

Adaptada de Champe, Harvey, Ferrier (2005).

18:2 ω-6
ácido
linoleico

18:3 ω-3
ácido
linolênico

Δ6-dessaturase

18:3 ω-6
ácido
γ-linolênico

18:4 ω-3
ácido
octadeatetraenoico

Elongase

20:3 ω-6
ácido
diomo-γ-linolênico

20:4 ω-3
ácido
araquidônico

Δ5-dessaturase

20:4 ω-6
ácido
araquidônico

20:5 ω-3
ácido
eicosapentaenoico (EPA)

Elongase

22:4 ω-6
ácido
docosatetraenoico

20:5 ω-3
ácido
docosapentaenoico

Δ4-dessaturase

22:5 ω-6
ácido
docosapentaenoico

22:6 ω-3
ácido
docosaexaenoico (DHA)

Figura 6.18 Elongação e dessaturação dos ácidos graxos essenciais.

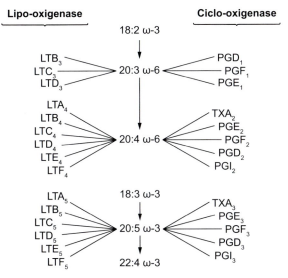

Figura 6.19 Leucotrienos (LT), prostaglandinas (PG) e tromboxanos (TX) de diferentes classes e séries sintetizados a partir dos ácidos graxos ω-3 e ω-6.

necessários para manutenção de níveis ótimos de insaturação das membranas e para a composição de lipídios específicos, como esfingomielina ou precursores dos eicosanoides.

As observações descritas sobre a deficiência em animais incluem, ainda, menor crescimento, dermatite escamosa, infertilidade em machos e fêmeas, menor resposta inflamatória, menor contração do miocárdio, alterações renais e hepáticas e menor resistência capilar e dos eritrócitos.

Apenas em 1958 a deficiência foi observada em humanos, quando lactentes com fórmulas isentas de AGE apresentaram sintomas graves na pele, aliviados pela administração de 18:2 ω-6. Em adultos, por sua vez, foram observadas erupções na pele em pacientes sob nutrição parenteral total (NPT), revertidas com a adição de 18:2 ω-6 à dieta.

A identificação da essencialidade do 18:3 ω-3 em humanos data dos anos 1980, quando crianças apresentaram neuropatia e visão turva, e pacientes adultos, alteração dermatológica.

Alguns desses sintomas estão diretamente associados à função dos AGE na biossíntese dos hormônios eicosanoides. Eicosanoides atuam na liberação de hormônios hipotalâmico e pituitário e, consequentemente, agem no crescimento e no desenvolvimento animal. A menor produção de eicosanoides com função de mediador inflamatório e de resposta imunológica resulta em alterações dermatológicas, como a dermatite com escamações. A função dos ácidos graxos 22:6 ω-3, metabólitos do AGE 18:3 ω-3, na formação da retina e no tecido cerebral está associada a alteração na visão e neuropatia periférica em crianças deficientes em AGE.

Se por um lado a essencialidade dos AG linoleico e linolênico foi definida há décadas, por outro, o caminhar da história da essencialidade não é definitivo, e a essencialidade do ácido araquidônico e do DHA tem sido sugerida. Estudos observaram que sintomas clínicos da deficiência de AGE, como retardo no crescimento e dermatite, não foram observados quando óleo rico em AA e DHA foram adicionados a pacientes em nutrição parenteral,[10] sugerindo esses ácidos graxos como potencialmente essenciais na alimentação humana.

RECOMENDAÇÕES NUTRICIONAIS

As quantidades para ingestão de AGE foram inicialmente estabelecidas como percentual de energia da dieta, sendo 1 a 4% de ácido linoleico, e 0,2 a 1% de linolênico. Atualmente, as recomendações para alcançar suas funções orgânicas estabelecidas como ingestão adequada (AI) pela Dietary Reference Intake[11] são de 17 e 12 g/dia para o ácido linoleico e de 1,6 e 1,1 g/dia para o ácido linolênico, para adultos do sexo masculino e feminino, respectivamente. A Tabela 6.7 demonstra as recomendações de AGE de acordo com os estágios de vida e sexo.[11] Uma preocupação adicional tem sido a proporção entre os AGE, devido à competição pela produção das diferentes séries de eicosanoides. A razão ótima de AGE ω-6:AGE ω-3 sugerida por especialistas está na faixa de 4:1 e 10:1, mas ainda não está completamente estabelecida.

Tabela 6.7 Recomendações dietéticas (DRI, do inglês *Dietary Reference Intake*) para gordura: gordura total e ácidos graxos essenciais de acordo com ciclo de vida.

	Valores DRI (g/dia)		
	Gordura total (AI)*	Ácido linoleico/ (AI)	Ácido linolênico/(AI)
Homens e mulheres			
0 a 6 meses	31	4,4	0,5
7 a 12 meses	30	4,6	0,5
1 a 3 anos	ND**	7	0,7
4 a 8 anos	ND	10	0,9
Homens			
9 a 13 anos	ND	12	1,2
14 a 18 anos	ND	16	1,6
19 a 30 anos	ND	17	1,6
31 a 50 anos	ND	17	1,6
51 a 70 anos	ND	14	1,6
> 70 anos	ND	14	1,6
Mulheres			
9 a 13 anos	ND	10	1,0
14 a 18 anos	ND	11	1,1
19 a 30 anos	ND	12	1,1
31 a 50 anos	ND	12	1,1
51 a 70 anos	ND	11	1,1
> 70 anos	ND	11	1,1
Gestação			
Todas as idades	ND	13	1,4
Lactação			
Todas as idades	ND	13	1,3

Se evidências científicas não estiverem disponíveis para estabelecer uma RDA (do inglês, *Recommended Dietary Allowance*), a AI geralmente é desenvolvida e empregada. *AI**, ingestão adequada; *ND***, não determinado. Adaptada de Institute of Medicine (2002).

REFERÊNCIAS BIBLIOGRÁFICAS

As referências consultadas para a elaboração deste capítulo estão disponíveis *online* no Ambiente de aprendizagem do GEN.

COMO CITAR ESTE CAPÍTULO

ABNT
CINTRA, R. M. G. Lipídios *In*: ROSSI, L.; POLTRONIERI, F. (org.). *Tratado de Nutrição e Dietoterapia*. 2. ed. Rio de Janeiro: Guanabara Koogan, 2023. p. 80-95.

VANCOUVER
Cintra RMG. Lipídios. In: Rossi L, Poltronieri F (Orgs.). Tratado de nutrição e dietoterapia. 2. ed. Rio de Janeiro: Guanabara Koogan; 2023. p. 80-95.

CAPÍTULO 7

Aminoácidos e Proteínas

Luciana Rossi • Julio Tirapegui • Marcelo Macedo Rogero

HISTÓRIA

Com relação aos macronutrientes, observa-se que existem bases históricas para o consumo das proteínas. Segundo relatos históricos, acreditava-se, em tempos antigos, que, ao se ingerir a carne de certo animal ou guerreiro, se incorporava sua alma, destreza ou coragem. Alguns dados históricos relevantes são elencados a seguir:

- Século V a.C.: Milo de Cróton, atleta de luta greco-romana conhecido por sua grande força e seu alto desempenho, teria ingerido em 1 dia 9 kg de carne, 9 kg de pão e 8,5 ℓ de vinho, com o intuito de aumentar sua força muscular
- 1700: o nitrogênio do ar foi designado como substância azota, incapaz de sustentar a vida na ausência de oxigênio
- 1715: a proteína foi identificada como um composto químico, e demonstrou-se que cães podiam viver apenas algumas semanas quando alimentados com dietas aproteicas
- 1820: H. Braconnot isolou o primeiro aminoácido, a glicina, a partir de um hidrolisado proteico (gelatina)
- 1842: o fisiologista alemão Von Liebig afirmou que o principal combustível para a contração muscular era derivado da proteína, e sugeriu o consumo de grande quantidade de carne para reposição do suprimento proteico
- 1866: os cientistas Fick e Wislecenus, entre outros, tomaram uma posição oposta em relação ao consumo proteico e desprezaram a importância dos aminoácidos e da proteína como fontes significativas para o metabolismo energético durante a atividade física
- Década de 1910: o *pool* de aminoácidos e a musculatura esquelética passaram a ser considerados reservatórios inertes de aminoácidos usados apenas para a síntese proteica
- 1935: a partir da hidrólise da fibrina, W.C. Rose isolou a treonina, o aminoácido mais recentemente descoberto, e dentre os 20 aminoácidos comumente encontrados no organismo humano, é o mais comumente encontrado nas proteínas
- 1970: Felig et al.[1,2] propuseram o ciclo alanina-glicose, o qual mostrava ser possível a síntese de glicose a partir de alguns aminoácidos e vice-versa
- 1971: Felig e Wahren, entre outros, mostraram que o ciclo alanina-glicose também era ativo durante a atividade física, reacendendo a discussão a respeito da importância da proteína durante o jejum e o exercício
- 1987: Newsholme et al.[3] propuseram a hipótese da fadiga central, que seria retomada no século XXI
- Década de 1990: publicação de inúmeros estudos sobre o impacto positivo do consumo proteico (quantidade, tempo e qualidade) na hipertrofia muscular
- Fim do século XX: estudos direcionados à área de Nutrigenômica e exercício físico
- Início do século XXI: diretrizes internacionais sobre o consumo de proteínas e aminoácidos, notadamente os aminoácidos de cadeia ramificada (ACR), com destaque para a leucina, no estímulo da hipertrofia muscular.

Portanto, as proteínas foram as primeiras substâncias reconhecidas como parte estrutural dos tecidos e há mais de um século receberam do grego a designação ainda hoje usada: proteína = primeiro lugar + ina, por serem o principal constituinte da matéria viva. No entanto, seu papel no metabolismo intermediário durante a atividade física em suas diversas modalidades ainda está longe de ser completamente entendido.

AMINOÁCIDOS

Embora mais de 300 aminoácidos diferentes tenham sido descritos na natureza, somente 20 são comumente encontrados como constituintes das proteínas de mamíferos, por serem os únicos codificados pelo DNA celular. Os aminoácidos incorporados nas proteínas de mamíferos são os α-aminoácidos, com exceção da prolina, que é um α-iminoácido. Portanto, cada aminoácido, com exceção da prolina, é composto por um grupo carboxila, um grupo amino e uma cadeia lateral distinta (grupo R) ligados a um átomo de carbono. Em pH fisiológico (7,4), o grupo carboxila é dissociado, formando o íon carboxilato ($-COO^-$), carregado negativamente, e o grupo amino é protonado ($-NH_3^+$). Em proteínas, quase todos esses grupos carboxila e amino combinam-se por ligação peptídica e não estão disponíveis para reação química (exceto para a formação de pontes de hidrogênio). Desse modo, é a natureza das cadeias laterais que fundamentalmente estabelece o papel de um aminoácido em determinada proteína. Portanto, é útil classificar os aminoácidos de acordo com as propriedades de suas cadeias laterais, como descrito a seguir.

■ **Aminoácidos com cadeias laterais apolares.** Glicina, alanina, valina, leucina, isoleucina, fenilalanina, triptofano, metionina e prolina. Cada um apresenta uma cadeia lateral apolar que não faz ligações, não doa prótons nem participa de pontes de hidrogênio ou ligações iônicas. Nas proteínas encontradas em soluções aquosas, as cadeias laterais desses aminoácidos apolares tendem a se agrupar no interior da proteína devido à hidrofobicidade dos grupos R apolares, os quais preenchem o interior da proteína enovelada, ao mesmo tempo que auxiliam a conferir a forma tridimensional proteica.

■ **Aminoácidos com cadeias laterais polares neutras.** Serina, treonina, tirosina, asparagina, cisteína, glutamina. Esses aminoácidos apresentam carga líquida zero em pH neutro, embora as cadeias laterais de cisteína e tirosina possam perder um próton em pH alcalino. Serina, treonina e tirosina contêm um grupo hidroxila polar que pode participar da formação de pontes de hidrogênio. As cadeias laterais de asparagina e glutamina contêm um grupo carbolina e um grupo amida, que também podem participar das pontes de hidrogênio.

■ **Aminoácidos com cadeias laterais ácidas.** Ácido aspártico e ácido glutâmico. São doadores de prótons e, em pH neutro, as cadeias laterais desses aminoácidos estão completamente ionizadas, contendo um grupo carboxilato negativamente carregado ($-COO-$). Por isso, são denominados aspartato ou glutamato, para enfatizar o fato de serem negativamente carregados em pH fisiológico.

■ **Aminoácidos com cadeias laterais básicas.** Histidina, lisina, arginina. As cadeias laterais dos aminoácidos básicos aceitam prótons. Em pH fisiológico, as cadeias laterais de lisina e arginina estão completamente ionizadas e positivamente carregadas, enquanto a histidina é fracamente básica e o aminoácido livre não apresenta carga. Entretanto, quando a histidina é incorporada a uma proteína, sua cadeia lateral pode ser positivamente carregada ou neutra, dependendo do ambiente iônico fornecido pelas cadeias polipeptídicas da proteína. Essa é uma importante propriedade da histidina, que contribui para o funcionamento de proteínas como a mioglobina.

Classificação metabólica e nutricional

A classificação nutricional de aminoácidos categorizava-os em dois grupos: indispensáveis (essenciais) e dispensáveis (não essenciais). Os nove aminoácidos indispensáveis (histidina, isoleucina, leucina, lisina, metionina, fenilalanina, treonina, triptofano e valina) são aqueles cujos esqueletos de carbono não podem ser sintetizados pelo organismo, necessitando ser obtidos pela dieta. Todavia, a definição de aminoácidos dispensáveis tem se tornado controversa, pois há muita informação sobre o metabolismo intermediário e as características nutricionais desses compostos.

Laidlaw e Kopple[4] dividiram os aminoácidos dispensáveis em duas classes: verdadeiramente dispensáveis e condicionalmente indispensáveis. Cinco aminoácidos (alanina, ácido aspártico, asparagina, ácido glutâmico e serina) são denominados dispensáveis, uma vez que podem ser sintetizados no organismo a partir de outros aminoácidos ou outros metabólitos de complexos nitrogenados. Além disso, seis aminoácidos (arginina, cisteína, glutamina, glicina, prolina e tirosina) são considerados condicionalmente indispensáveis, uma vez que são sintetizados a partir de outros aminoácidos e/ou sua síntese é limitada sob condições fisiopatológicas especiais. Portanto, aminoácidos condicionalmente indispensáveis são aqueles passíveis de síntese em condições normais pelo organismo para alcançar a necessidade metabólica. Contudo, em determinadas condições fisiológicas ou fisiopatológicas, é necessário ingerir esses aminoácidos.

Catabolismo

Estima-se que 11 a 15 g de nitrogênio sejam excretados diariamente na urina de um indivíduo adulto saudável, que consome de 70 a 100 g de proteína por dia. A ureia é a principal forma de excreção de nitrogênio, com menores contribuições na forma de amônia, ácido úrico, creatinina e alguns aminoácidos livres. Ureia e amônia surgem da oxidação parcial de aminoácidos, enquanto o ácido úrico e a creatinina são indiretamente derivados de aminoácidos.

A remoção do nitrogênio a partir de aminoácidos e sua conversão para uma das formas passíveis de excreção pelos rins, inicialmente, envolve dois tipos de reações enzimáticas: transaminação e deaminação.

As reações de transaminação também são importantes no anabolismo de aminoácidos, porém se deve considerar que as rotas anabólicas e catabólicas não são exatamente o inverso uma da outra, e que não são as mesmas enzimas envolvidas. Essas reações são realizadas por transaminases, também chamadas aminotransferases, enzimas presentes no citosol e na mitocôndria e que têm como coenzima a piridoxal-fosfato, derivada da vitamina B_6, encontrada na natureza sob três formas: piridoxina, piridoxal e piridoxamina. Em tecidos de mamíferos, o nitrogênio amínico dos aminoácidos é transferido para o α-cetoglutarato (aceptor) para produzir glutamato, restando

os esqueletos de carbono. O destino dos esqueletos carbonados e do nitrogênio dos aminoácidos pode ser considerado separadamente. O nome da transaminase deriva do aminoácido doador do grupo amino para o α-cetoglutarato, como alanina-transaminase (ou alanina-aminotransferase – AAT):

$$\text{alanina} + \alpha\text{-cetoglutarato} \xrightleftharpoons{AAT} \text{piruvato} + \text{glutamato}$$

O glutamato é, portanto, um produto comum às reações de transaminação, constituindo um reservatório temporário de grupos amino provenientes de diferentes aminoácidos.

O nitrogênio é também removido a partir dos aminoácidos por reações de deaminação, que resultam na formação de amônia. Determinado número de aminoácidos pode ser deaminado diretamente (histidina), por desidratação (serina, treonina), pelo ciclo da purina nucleotídio (aspartato), e por deaminação oxidativa (glutamato). Esses dois últimos processos são relevantes, pois o aspartato e o glutamato são aminoácidos formados em reações de transaminação a partir de outros aminoácidos. O glutamato é também formado em vias específicas de degradação de arginina e lisina. Desse modo, o nitrogênio de qualquer aminoácido pode ser transferido em um dos dois precursores da síntese de ureia, ou seja, amônia e aspartato.

Metabolismo dos esqueletos de carbono

A remoção do nitrogênio a partir de aminoácidos acarreta a formação de seus respectivos análogos cetoácidos. Muitos desses apresentam uma forma que lhes viabiliza entrar diretamente em vias do metabolismo oxidativo. Tanto o piruvato (a partir da alanina) quanto o α-cetoglutarato (a partir do glutamato), por exemplo, são intermediários da via glicólise/ciclo de Krebs na oxidação de glicose. Portanto, a proteína pode contribuir para o fornecimento de energia do organismo, contribuição essa que pode ser significativa durante períodos de restrição energética ou após o uso dos estoques endógenos corporais de carboidratos.

O catabolismo do esqueleto de carbono dos aminoácidos segue duas rotas gerais, que se diferenciam pelo tipo de produto final obtido. O esqueleto de carbonos dos aminoácidos origina sete intermediários metabólicos: piruvato, acetil-CoA, acetoacetil-CoA, α-cetoglutarato, succinil-CoA, fumarato e oxaloacetato. Esses produtos entram nas rotas do metabolismo intermediário, resultando na síntese de glicose ou lipídio ou na produção de energia por meio de sua oxidação a CO_2 e água pelo ciclo de Krebs.

A classificação dos aminoácidos de acordo com a natureza de seus produtos metabólicos é descrita a seguir:

- **Glicogênicos.** Alanina, asparagina, aspartato, cisteína, glutamato, glutamina, glicina, prolina, serina, arginina, histidina, metionina, treonina e valina.
- **Cetogênicos.** Leucina e lisina.
- **Glicogênicos e cetogênicos.** Tirosina, isoleucina, fenilalanina e triptofano.

Os aminoácidos cujo catabolismo origina piruvato ou um dos intermediários do ciclo de Krebs são denominados glicogênicos. Esses intermediários são substratos para a gliconeogênese e, desse modo, podem provocar a formação de glicogênio no fígado e músculo.

Os aminoácidos cujo catabolismo origina acetoacetato ou um de seus precursores, acetil-CoA ou acetoacetil-CoA, são denominados cetogênicos. O acetoacetato representa um dos corpos cetônicos, que também inclui o 3-hidroxibutirato e a acetona. Cabe ressaltar que os mamíferos não sintetizam glicose a partir de acetil-CoA. Esse fato é a base da distinção entre aminoácidos glicogênicos e cetogênicos (Figura 7.1).

Ciclo da ureia

O excesso de nitrogênio é excretado em uma das três formas: amônia (como íon amônio), ureia e ácido úrico. Os animais aquáticos, como os peixes, excretam nitrogênio como amônia. Esses animais estão protegidos dos efeitos tóxicos de altas concentrações de amônia não só pela remoção desse composto de seus corpos, mas também pela rápida diluição da amônia excretada na água do ambiente. Por outro lado, o principal produto de excreção do metabolismo do nitrogênio em animais terrestres é a ureia, um composto hidrossolúvel, e uma pequena fração é excretada como íons amônio livres.

A síntese de ureia é realizada no fígado, por meio do ciclo da ureia ou ciclo de Krebs-Henseleit. Os dois átomos de nitrogênio presentes na molécula de ureia são provenientes de NH_4^+ e aspartato, ambos derivados de glutamato, enquanto o átomo de carbono origina-se do bicarbonato.

A síntese inicia-se na matriz mitocondrial, com a formação de carbamoil-fosfato a partir de íons bicarbonato e amônio, com gasto de duas moléculas de trifosfato de adenosina (ATP). O carbamoil-fosfato condensa-se com ornitina, formando citrulina, que é transportada para o citosol, onde reage com o aspartato, formando arginino-succinato, que se decompõe em arginina e fumarato. A arginina é hidrolisada, regenerando ornitina e produzindo ureia, transportada para o rim e eliminada na urina.

A quantidade de ureia excretada por um indivíduo adulto é de cerca de 30 g/dia, mas esse valor varia proporcionalmente à quantidade de proteína ingerida. A excreção de ureia representa 90% dos compostos nitrogenados excretados; o restante aparece sob a forma de NH_4^+, creatinina e ácido úrico.

A conversão da maior parte do NH_4^+ em ureia é fundamental para manter baixas concentrações desse íon nos tecidos. O aumento da concentração sanguínea desse íon afeta principalmente o cérebro, uma vez que o NH_4^+ em alta concentração pode aumentar o consumo de α-cetoglutarato para a síntese de glutamato na reação catalisada pela enzima glutamato-desidrogenase, acarretando depleção de intermediários do ciclo de Krebs e consequente redução da velocidade de oxidação de glicose, que representa a principal fonte de ATP para o cérebro.

Transportadores no músculo esquelético

As características dos sistemas de transporte de aminoácidos presentes no sarcolema podem explicar, em parte, a manutenção do gradiente de concentração de aminoácidos entre músculo e sangue, e podem explicar a influência sobre a troca interórgãos e o metabolismo muscular de aminoácidos. A membrana plasmática do tecido muscular apresenta cinco sistemas de transporte de aminoácidos, descritos a seguir.

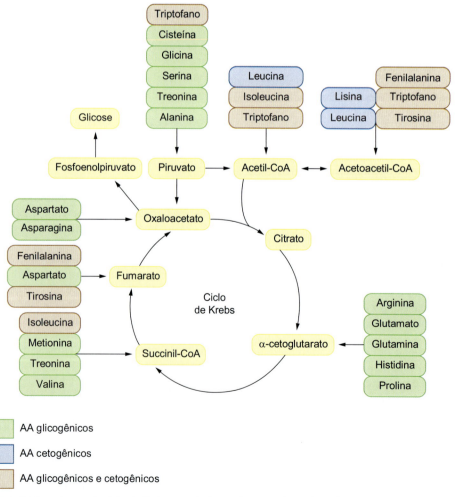

Figura 7.1 Anaplerose do ciclo de Krebs: metabolismo dos esqueletos de carbono e aminoácidos (AA).

■ **Sistema A.** Esse sistema foi o primeiro a ser descoberto e identificado. Transporta aminoácidos neutros e pequenos, particularmente alanina e glicina. É caracterizado como um sistema de alta afinidade, baixa capacidade, sódio-dependente e responsivo à estimulação por insulina. Além disso, uma substancial parte do efluxo de alanina a partir do tecido muscular também ocorre pelos sistemas ASC e L.

■ **Sistema ASC.** Caracteriza-se como sódio-dependente, não responsivo à estimulação por insulina, capacidade média e afinidade média. Alanina, serina e cisteína são os principais substratos desse sistema de transporte.

■ **Sistema L.** Caracteriza-se como um sistema de baixa afinidade, alta capacidade, sódio-dependente e não responsivo à ação da insulina. Esse sistema transporta principalmente ACR e aminoácidos aromáticos, sendo a razão de distribuição entre o espaço intramuscular e extracelular para ACR ou aminoácidos aromáticos de aproximadamente 1,2:1. Esse valor está relacionado com o acoplamento desse sistema ao gradiente de alanina, ou seja, influxo de ACR e efluxo de alanina.

■ **Sistema N^m.** Caracteriza-se por alta capacidade, baixa afinidade, ser sódio-dependente e responsivo à ação da insulina. Esse sistema transporta basicamente os aminoácidos glutamina, asparagina e histidina. É responsável pela elevada diferença de concentração (30 a 40 vezes) de glutamina entre o tecido muscular e o sangue, pois controla a liberação de glutamina a partir do músculo para o sangue. A atividade do sistema N^m é aumentada sob determinadas situações, tais como acidose, tratamento com corticosteroides, traumatismo, queimaduras e sepse, as quais aumentam a concentração intracelular de sódio, o que favorece o efluxo de glutamina do músculo para o sangue.

■ **Sistema X^-_{AG}.** Os aminoácidos glutamato e aspartato são transportados por esse sistema, que se caracteriza por ter alta afinidade, baixa capacidade e por ser sódio-independente, porém dependente de H^+. Contudo, as características desse transportador não são totalmente esclarecidas, pois um gradiente de concentração > 50 vezes é mantido entre o músculo e o sangue, apesar de a captação significativa de glutamato a partir do sangue pelo tecido muscular ocorrer durante as 24 h do dia.

Metabolismo da glutamina

Trata-se de um L-α-aminoácido de 5 carbonos, com peso molecular de 146,15 e composição elementar de carbono (41,09%), hidrogênio (6,90%), oxigênio (32,84%) e nitrogênio (19,17%), sendo classificada como um aminoácido de pH fisiológico neutro e como um aminoácido não essencial em termos nutricionais. A glutamina apresenta dois grupos amino: um grupo α-amino e um grupo amida terminal facilmente hidrolisável. Essas características ressaltam as funções da glutamina como veículo de transporte de nitrogênio e carreadora de amônia.

A glutamina é o aminoácido livre mais abundante no músculo e no plasma humanos e é encontrada também em concentrações relativamente altas em muitos tecidos. Quanto à concentração plasmática, a glutamina constitui aproximadamente 20% do total de aminoácidos livres, e, após jejum de 12 h, a concentração plasmática encontra-se entre 500 e 750 mmol/ℓ, dependendo do balanço entre a liberação e a captação de glutamina pelos vários órgãos e tecidos do organismo.

A glutamina está presente na composição de proteínas vegetais e animais. Considerando a porcentagem da proteína pelo seu número de aminoácidos, por exemplo, verifica-se que a glutamina representa 35,1% da gliadina presente no trigo; 24,2% da proteína do feijão; 9,6% da glicinina na soja; 8,9 % da β-caseína no leite de vaca; 3,8% da ovalbumina no ovo de galinha; e 2,9% da actina no músculo esquelético.

A glutamina desempenha diversas funções no organismo, o que reforça o papel relevante desse aminoácido tanto em estados normais como fisiopatológicos. A diminuição da concentração plasmática de glutamina aliada ao aumento do metabolismo desse aminoácido ocorre, de modo marcante, em muitas doenças catabólicas. Essas situações sugerem que a classificação da glutamina como aminoácido não essencial, para um nutriente condicionalmente essencial, deva ser considerada.

Dentre os órgãos envolvidos na síntese de glutamina, incluem-se músculo esquelético, pulmões, fígado, cérebro e, possivelmente, o tecido adiposo, os quais contêm atividade da enzima glutamina-sintetase. Por outro lado, tecidos primariamente consumidores de glutamina – células da mucosa intestinal, leucócitos e células do túbulo renal – contêm elevada atividade da enzima glutaminase. Sob certas condições, como reduzido aporte de carboidratos, o fígado pode tornar-se consumidor de glutamina.

As duas principais enzimas intracelulares envolvidas no metabolismo da glutamina são a glutamina-sintetase e a glutaminase. A primeira é responsável pela reação de síntese de glutamina a partir de amônia e glutamato, na presença de ATP, enquanto a segunda é responsável pela hidrólise da glutamina, convertendo-a em glutamato e amônia. Quanto à localização intracelular, verifica-se que a glutamina-sintetase é encontrada primariamente no citosol, enquanto a glutaminase, na sua forma ativa, apresenta-se principalmente no interior mitocondrial. Essas localizações são compatíveis com as funções dessas enzimas: glutamina-sintetase produzindo glutamina para síntese de proteínas citoplasmáticas e nucleotídios, e glutaminase catalisando o uso de glutamina como fonte de energia.

No músculo esquelético

O estudo do metabolismo da glutamina está diretamente ligado ao músculo esquelético, quantitativamente o mais relevante local de armazenamento, síntese e liberação de glutamina, apesar de a atividade da enzima glutamina-sintetase ser relativamente baixa por unidade de massa no tecido muscular. O conteúdo intramuscular de glutamina corresponde 50 a 60% do total de aminoácidos livres nesse tecido. Aproximadamente 80% da glutamina corporal encontram-se no músculo esquelético, e essa concentração é 30 vezes superior à do plasma.

As concentrações de aminoácidos livres no tecido muscular são dependentes do tipo de fibra muscular. Estudos realizados com músculo esquelético de ratos têm demonstrado que os estoques de glutamina são três vezes maiores em fibras musculares de contração lenta (fibras do tipo 1) do que em fibras musculares de contração rápida (fibras do tipo 2). Uma possível causa da maior concentração de glutamina em fibras de contração lenta pode ser decorrente da elevada atividade da enzima glutamina-sintetase e da maior disponibilidade de ATP para a síntese de glutamina.

O gradiente transmembrana pela célula muscular é elevado para a glutamina. Esse gradiente de concentração restringe a difusão livre pela membrana celular. A glutamina é ativamente transportada para dentro das células por um sistema dependente de sódio, resultando em gasto de energia. O transporte de glutamina pela membrana da célula muscular é rápido, mais veloz que o de todos os outros aminoácidos. A estabilização da concentração de glutamina observada no líquido intracelular e o gradiente de concentração pela membrana devem ser o efeito combinado da afinidade do sistema de transporte, a influência de outros aminoácidos competindo por moléculas carreadoras, a razão intracelular de síntese e utilização, o fornecimento extracelular, a taxa de fluxo pela membrana celular e as quantidades intra e extracelulares de sódio.

Durante o estado pós-absortivo, aproximadamente 50% da síntese de glutamina no músculo esquelético ocorrem por meio da captação de glutamato a partir da circulação sanguínea, caracterizando parte do ciclo glutamina-glutamato. O papel relevante do glutamato pode ser observado por meio da administração de um inibidor da enzima glutamina-sintetase (sulfoximina de metionina), que, segundo Koyama et al.,[5] elevou em 10 vezes a concentração de glutamato no plasma 4 h após o tratamento, além de diminuir a concentração plasmática de glutamina e aumentar a concentração de amônia no plasma. Além disso, o catabolismo proteico muscular produz glutamina diretamente, mas também libera ACR, glutamato, aspartato e asparagina. Os esqueletos de carbono desses aminoácidos são usados para a síntese *de novo* de glutamina.

Estudos em ratos demonstram que ACR são transaminados, quase exclusivamente, com α-cetoglutarato para formar glutamato, o qual pode fornecer seu grupo amino para o piruvato, formando alanina ou incorporando amônia livre para formar glutamina. ACR não são completamente metabolizados, porque a 2-oxoisovalerato-desidrogenase (enzima-chave no controle da taxa de oxidação de ACR) apresenta-se quase totalmente em sua forma inativa no músculo esquelético. Músculos de rato captam ACR inicialmente para usá-los como fornecedores de nitrogênio na formação de glutamina e alanina.

No estado pós-absortivo, glutamina e alanina correspondem a, respectivamente, 48 e 32% dos aminoácidos liberados pelo músculo esquelético, sendo a glutamina (com dois átomos de nitrogênio por molécula) a principal fonte de liberação de nitrogênio a partir do músculo. As taxas de troca de glutamina e alanina excedem os seus estoques corporais, e sua ocorrência na proteína muscular é de apenas 10 a 15%, indicando que há uma constante necessidade da síntese *de novo* desses aminoácidos no músculo. A taxa de síntese de glutamina no músculo esquelético – aproximadamente 50 mmol/h – é mais alta do que a de qualquer outro aminoácido. Desse modo, glutamina e alanina devem ser formadas como produtos da interconversão de aminoácidos dentro da célula, em um processo dependente das condições metabólicas desta, as quais são afetadas pelo estado nutricional, hormonal e também pelo exercício físico. Segundo Hood e Terjung,[6] as contrações musculares aumentam a taxa de metabolismo do piruvato, a produção de lactato, a transaminação de aminoácidos e a amoniagênese, determinantes da formação de alanina e glutamina durante o exercício físico.

Cabe destacar que a liberação de alanina pelo músculo esquelético favorece a ocorrência do ciclo glicose-alanina, uma relevante fonte de glicose em situações de redução significativa da ingestão de carboidratos. É também um método de transportar nitrogênio do músculo ao fígado sem a formação de amônia. O ciclo glicose-alanina funciona com uma dupla finalidade: transportar grupos amino do músculo esquelético ao fígado para serem convertidos em ureia e fornecer ao músculo, em trabalho, a glicose sanguínea sintetizada pelo fígado a partir do esqueleto carbônico de alanina (Figura 7.2).

A glutamina desempenha um papel relevante na regulação da síntese e da concentração de proteína no tecido muscular, pois o aumento significativo da concentração intramuscular de glutamina eleva a taxa de síntese proteica, sendo esse fato relacionado com o aumento do volume celular, que atua como um sinal anabólico intracelular. Desse modo, o conhecimento do metabolismo muscular da glutamina é fundamental em diversos estados clínicos e catabólicos e durante o período de recuperação após exercício exaustivo, por estarem relacionados com a diminuição da concentração intramuscular de glutamina.

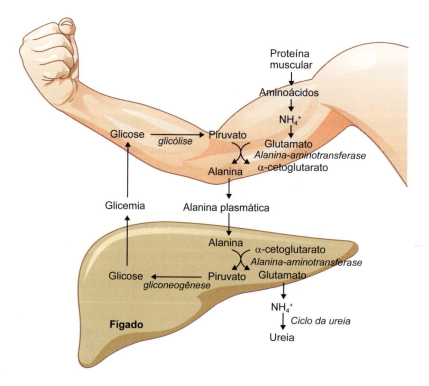

Figura 7.2 Ciclo glicose-alanina.

No intestino

O intestino delgado é o principal consumidor de glutamina no organismo. Esse aminoácido é quantitativamente mais relevante do que a glicose como substrato energético em enterócitos. Nessas células, o carbono da glutamina pode ser metabolizado por meio de duas vias principais: (i) formando D^1-pirrolina-5-carboxilato; (ii) ou via α-cetoglutarato, como um intermediário do ciclo de Krebs. A primeira via promove a formação de prolina, ornitina e citrulina, liberadas a partir do intestino delgado, respondendo por 10% do carbono usado da glutamina. Outros 10 a 15% do carbono da glutamina são incorporados dentro da proteína tecidual. Desse modo, a principal proporção (75%) é metabolizada no ciclo de Krebs.

A hidrólise da glutamina em glutamato – catalisada pela enzima glutaminase – corresponde à primeira reação no seu uso. O intestino apresenta elevada atividade da enzima glutaminase (3 a 6 mmol/h/mg de proteína), a qual tem alta afinidade pelo substrato, o que é consistente com a baixa concentração de glutamina nesse tecido, ou seja, há uma correlação entre a presença de glutaminase e o uso de glutamina por determinado tipo celular.

Na célula intestinal, praticamente toda a glutaminase está ligada à membrana mitocondrial. A modulação da atividade dessa enzima no intestino é relevante para a manutenção da integridade desse tecido, a adequada absorção de nutrientes e a prevenção de septicemia. Estados de jejum prolongado e desnutrição estão associados à redução da atividade da glutaminase no intestino; por outro lado, a atividade dessa enzima é aumentada no período pós-prandial, após administração de alimentação enteral, de ACR e de L-alanil-L-glutamina.

Em células do sistema imunológico

Linfócitos e macrófagos têm a capacidade de usar glicose e glutamina para obter energia e precursores para a biossíntese de macromoléculas. A glicose é convertida principalmente em lactato (glicólise), enquanto a glutamina segue a sua conversão para glutamato e aspartato, sofrendo oxidação parcial para CO_2, por um processo denominado glutaminólise, essencial para o efetivo funcionamento dessas células do sistema imunológico. A glicólise fornece ribose-5-fosfato, precursora da síntese de RNA e DNA, e glicerol 3-fosfato para a síntese de fosfolipídios. A glutaminólise fornece glutamina, amônia e aspartato, usados na síntese de purinas e pirimidinas, sendo estes fundamentais para a formação de DNA e RNA. Cabe ressaltar que o processo de proliferação de linfócitos T e B, assim como as taxas de síntese proteica, produção de interleucina 2 e síntese de anticorpos dessas células, são dependentes de glutamina. Em macrófagos, a síntese e a secreção de citocinas pró-inflamatórias como fator de necrose tumoral alfa (TNF-α) e interleucinas 1 e 6 (IL-1 e IL-6) e citocinas quantitativamente relevantes sintetizadas por macrófagos representam um processo dependente da concentração de glutamina extracelular.

Neutrófilos apresentam aumento do consumo de glicose relacionado com o processo de endocitose e com a geração de espécies reativas de oxigênio. Porém, a glicose não é o único metabólito energético usado por essas células. Estudos recentes demonstram que neutrófilos também consomem glutamina ativamente, sendo a taxa de uso de glutamina por neutrófilos, assim como por linfócitos e macrófagos, similar ou até mesmo superior quando comparada à glicose.

Os linfócitos apresentam alta atividade da enzima glutaminase dependente de fosfato e, sendo esta uma enzima

mitocondrial, é provável que o caminho metabólico da glutamina na mitocôndria seja: glutamina → glutamato → oxoglutarato → succinil-CoA → succinato → fumarato → malato.

Parte do malato poderia ser convertida para oxaloacetato, o qual poderia ser transaminado com o glutamato para produzir oxoglutarato e aspartato. O restante do malato poderia ser transportado dentro do citosol, onde poderia sofrer o seguinte destino: conversão para oxaloacetato, que poderia ser transaminado com glutamato pela enzima aspartato-aminotransferase citosólica, ou convertido para fosfoenolpiruvato por meio da enzima carboxiquinase para a formação de piruvato e, consequentemente, lactato pelas enzimas piruvatoquinase e lactato-desidrogenase, respectivamente.

Metabolismo de aminoácidos de cadeia ramificada

Dentre os aminoácidos essenciais, incluem-se os três ACR, ou seja, leucina, valina e isoleucina, que apresentam, respectivamente, concentração plasmática média de 120, 220 e 63 mmol/ℓ; concentração intramuscular na forma livre média de 133, 253 e 68 mmol/ℓ de água intracelular; e concentração na proteína muscular humana de 59,5, 43,5 e 41,9 mmol/100 g de proteína. A concentração de ACR também difere com relação ao tipo de fibra muscular, sendo 20 a 30% maior em fibras de contração lenta em comparação àquelas de contração rápida. Os ACR correspondem a cerca de 35% dos aminoácidos essenciais em proteínas musculares e, uma vez que a massa muscular de humanos é de cerca de 40 a 45% da massa corporal total, verifica-se que grande quantidade de ACR está presente em proteínas musculares.

Em indivíduos adultos, ACR são relevantes para a manutenção da proteína corporal, além de serem fonte de nitrogênio para a síntese de alanina e glutamina. Existem evidências demonstrando o papel fundamental dos ACR – especialmente a leucina – na regulação de processos anabólicos envolvendo tanto a síntese quanto a degradação proteica muscular. Além disso, ACR apresentam potenciais efeitos terapêuticos, por poderem atenuar a perda de massa magra durante a redução de massa corporal, favorecer o processo de cicatrização, melhorar o balanço proteico muscular em indivíduos idosos e propiciar efeitos benéficos no tratamento de patologias hepáticas e renais.

No tocante ao metabolismo dos ACR, é válido ressaltar as vias bioquímicas envolvidas no catabolismo desses aminoácidos. Diferentemente de outros aminoácidos, oxidados primariamente no tecido hepático, o sistema enzimático mais ativo para a oxidação dos ACR está localizado no músculo esquelético. Apesar de o fígado não poder diretamente catabolizar os ACR, ele apresenta um sistema muito ativo para a degradação dos cetoácidos de cadeia ramificada oriundos dos correspondentes ACR. Essa distribuição tecidual específica do catabolismo dos ACR decorre da distribuição única das duas primeiras enzimas envolvidas no catabolismo dos ACR, ou seja, aminotransferase de aminoácidos de cadeia ramificada (ATACR) – que catalisa a transaminação dos ACR, em uma reação reversível – e o complexo enzimático desidrogenase de cetoácidos de cadeia ramificada (DCCR) – que catalisa a descarboxilação oxidativa dos cetoácidos de cadeia ramificada, em uma reação irreversível.

A primeira reação envolvida no catabolismo dos ACR é a transaminação pelas isoenzimas ATACR, dependentes de piridoxal-fosfato (vitamina B_6) e que aceitam os três ACR como substratos. No que concerne à atividade tecidual da enzima ATACR (atividade por grama de tecido úmido), verifica-se elevada atividade no coração e nos rins, atividade intermediária no músculo esquelético e baixa atividade no fígado. Em células de mamíferos, duas ATACR estão presentes, sendo uma mitocondrial e outra citosólica. A partir da reação catalisada pela ATACR, os ACR são convertidos em seus respectivos cetoácidos, ou seja, a leucina é convertida em α-cetoisocaproato (KIC); a isoleucina em α-ceto-β-metilvalerato (KMV); e a valina em α-cetoisovalerato (KIV). Concomitantemente, verifica-se que, na reação catalisada pela ATACR, há a conversão de α-cetoglutarato – aceptor de nitrogênio oriundo dos ACR – em glutamato. A partir do glutamato pode ocorrer a síntese de outros aminoácidos, como alanina e glutamina. Desse modo, a transaminação dos ACR fornece mecanismos para transferir o nitrogênio dos ACR de acordo com a necessidade do tecido por glutamato e outros aminoácidos não essenciais. Além disso, cabe ressaltar que as isoenzimas ATACR em mamíferos são muito específicas para ACR e glutamato, sendo a preferência de substratos a seguinte: isoleucina ≥ leucina > valina > glutamato.

Posteriormente à reação catalisada pela enzima ATACR e à consequente formação dos cetoácidos de cadeia ramificada, estes podem sofrer descarboxilação oxidativa mediada pelo complexo enzimático DCCR, presente na superfície interna da membrana interna mitocondrial. Por meio da reação catalisada pelo complexo DCCR, os cetoácidos de cadeia ramificada KIC, KMV e KIV são convertidos em isovaleril-CoA, 3-metilbutiril-CoA e isobutiril-CoA, respectivamente. A atividade da DCCR é maior no fígado, intermediária nos rins e no coração, e comparativamente baixa no músculo, no tecido adiposo e no cérebro.

A DCCR é a principal enzima regulatória na via catabólica dos ACR, sendo considerada a etapa controladora do fluxo do catabolismo dos ACR. A atividade do complexo DCCR – diferentemente da atividade da ATACR – é altamente regulada por um ciclo de fosforilação/desfosforilação. A enzima DCCR-quinase (DCCRQ) promove a inativação da DCCR por meio da fosforilação da subunidade E1α desse complexo, enquanto a DCCR-fosfatase (DCCRF) é responsável pela ativação do complexo por meio da desfosforilação da subunidade E1α (Figura 7.3).

A ativação do complexo DCCR pode ser obtida a curto prazo pela inibição da atividade da enzima DCCRQ por meio do KIC – produto resultante da transaminação da leucina. Análogos estruturais do KIC, incluindo octanoato, α-cloro-isocaproato e ácido clofíbrico, também promovem a ativação do complexo DCCR por meio da inibição direta da DCCRQ. Os mecanismos de controle a longo prazo incluem: (i) diminuição da expressão gênica das subunidades da DCCR por meio da baixa ingestão de proteínas; (ii) aumento da expressão da DCCRQ induzida pela dieta com baixo teor de proteínas e por hormônios da tireoide; e (iii) diminuição da expressão da DCCRQ decorrente da alta ingestão de proteínas, jejum, glicocorticoides e clofibrato. A partir desses fatos, verifica-se que a atividade da DCCR é significativamente diminuída em animais alimentados com dietas hipoproteicas ou tratados com hormônios da tireoide, porém a atividade da DCCR aumenta em animais submetidos ao jejum, com diabetes, sepse, câncer, uremia, infecções e doenças inflamatórias causadas por endotoxemia e citocinas.

Posteriormente à segunda etapa do catabolismo dos ACR mediada pela DCCR, os produtos dessa reação – derivados de acil-CoA de cadeia ramificada – sofrem oxidação por meio de duas desidrogenases diferentes. Após essa etapa, as vias catabólicas de cada um dos ACR passam a divergir.

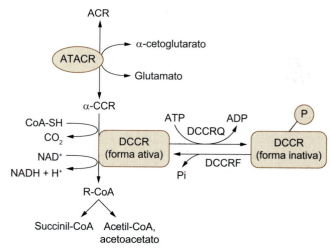

Figura 7.3 Regulação do complexo enzimático desidrogenase de α-cetoácidos de cadeia ramificada (DCCR). A atividade do complexo DCCR é altamente regulada por um ciclo de fosforilação/desfosforilação. A enzima DCCR-quinase (DCCRQ) promove a inativação da DCCR por meio da fosforilação (P) da subunidade E1α desse complexo, enquanto a DCCR-fosfatase (DCCRF) é responsável pela ativação do complexo por meio da desfosforilação da subunidade E1α. *ACR*, aminoácidos de cadeia ramificada; *ADP*, difosfato de adenosina; *ATACR*, aminotransferase de aminoácidos de cadeia ramificada; *ATP*, trifosfato de adenosina; α-*CCR*, α-cetoácidos de cadeia ramificada; *R-CoA*, acil-CoA. Adaptada de Shimomura et al.[7] (2006).

A leucina é cetogênica, uma vez que forma acetil-CoA e acetoacetato, enquanto a valina é glicogênica, por ser convertida em succinil-CoA – intermediário do ciclo de Krebs. Tanto a isoleucina quanto a valina são metabolizadas para succinato via metilmalonil-CoA. O outro produto do metabolismo da isoleucina é o acetoacetato e, desse modo, a isoleucina pode ser considerada um aminoácido glicogênico e cetogênico (Figura 7.4).

Aminoácidos de cadeia ramificada e regulação da síntese proteica muscular

ACR são essenciais na dieta e, portanto, relevantes na regulação da síntese proteica muscular. A administração intravenosa de glicose e de várias misturas de aminoácidos pelo período de 1 h em ratos previamente privados de alimentação demonstrou que a infusão de ACR e glicose aumenta a síntese proteica no músculo esquelético tão eficientemente quanto uma mistura contendo glicose e todos os aminoácidos. Esse fato sugere que o efeito anabólico de uma mistura completa de aminoácidos pode ser reproduzido pelo fornecimento de uma mistura contendo apenas os três ACR. Contudo, o efeito da mistura dos três ACR sobre a síntese proteica muscular pode ser atribuído ao aminoácido leucina, pois em um estudo com músculo esquelético perfundido foi verificado que o fornecimento de leucina isoladamente estimula a síntese proteica muscular tão efetivamente quanto a mistura dos três ACR.

A leucina exerce os seus efeitos em nível pós-transcricional e mais comumente durante a fase de início da tradução do RNA mensageiro em proteína. O mecanismo pelo qual a leucina estimula a tradução de proteínas está relacionado com o fato de o aumento da concentração intracelular desse aminoácido promover a ativação de uma proteinoquinase denominada alvo da rapamicina em mamíferos (mTOR, do inglês *mammalian target of rapamycin*). O mTOR estimula a síntese proteica principalmente por meio de três proteínas regulatórias-chave:

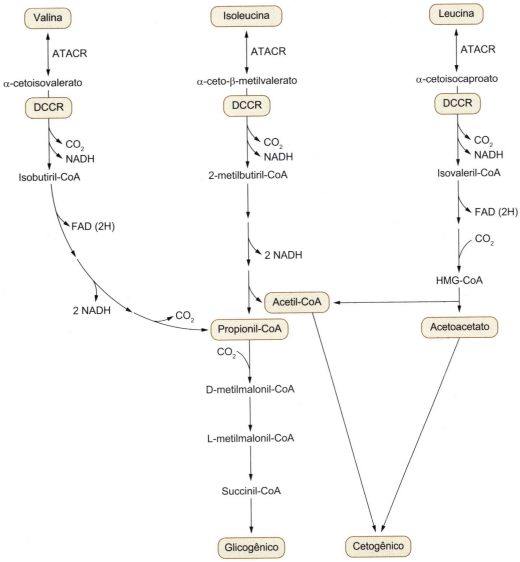

Figura 7.4 Catabolismo dos aminoácidos de cadeia ramificada. Os aminoácidos valina e isoleucina formam propionil-CoA, que pode ser convertido em succinil-CoA. Os aminoácidos leucina e isoleucina formam acetil-CoA. O aminoácido leucina pode formar acetoacetato. *ATACR*, aminotransferase de aminoácidos de cadeia ramificada; *DCCR*, desidrogenase de cetoácidos de cadeia ramificada; *FAD*, flavina adenina dinucleotídio; *HMG-CoA*, 3-hidroxi-3-metilglutaril-CoA; *NADH*, forma reduzida de nicotinamida adenina dinucleotídio. Adaptada de Brody[8] (1999).

a proteinoquinase ribossômica S6 de 70 kDA (p70^{S6k}), a proteína 1 ligante do fator de iniciação eucariótico 4E (4E-BP1), e o fator de iniciação eucariótico 4G (eIF4G).

A 4E-BP1 é uma inibidora do fator de iniciação da tradução proteica conhecido como eIF4E. Quando a 4E-BP1 é fosforilada, o eIF4E é liberado e pode unir-se ao eIF4G – também sob o controle do mTOR – e ao eIF4A, formando o complexo eIF4F. A montagem desse complexo é necessária para se continuar a iniciação da tradução do RNA mensageiro em proteína. O mTOR também ativa a p70^{S6k}, que estimula a iniciação da tradução bem como a elongação da síntese proteica por diferentes mecanismos. A p70^{S6k}, quando ativada, fosforila e inativa a enzima quinase do fator de elongação 2 (eEF2K), o que viabiliza a ativação do eEF2 e, consequentemente, a elongação. Consistente com esses fatos, a administração de leucina para ratos induz hiperfosforilação da 4E-BP1, promove formação do complexo eIF4F, causa hiperfosforilação da p70^{S6k} e estimula a síntese proteica. Da mesma maneira, rações para ratos contendo 20% de proteína estimulam a síntese proteica hepática e muscular, associada ao aumento da fosforilação da 4E-BP1 e à consequente redução da ligação do eIF4E para a 4E-BP1,

e também ao aumento da formação do complexo eIF4F. Esses fatos evidenciam o aumento da síntese proteica muscular induzida pela ingestão de proteínas, por meio da capacidade do mTOR de detectar alterações na concentração intracelular de leucina (Figura 7.5).

Leucina, insulina e síntese proteica muscular

A leucina influencia o controle a curto prazo da etapa de tradução da síntese proteica e esse efeito é sinérgico com a insulina, um hormônio anabólico de papel crítico na manutenção da síntese proteica muscular. Contudo, a insulina de modo isolado não é suficiente para estimular a síntese proteica muscular no estado pós-absortivo, sendo necessária a ingestão de proteínas ou de aminoácidos para restaurar completamente as taxas de síntese proteica. Acredita-se que o efeito da insulina na síntese proteica muscular esteja relacionado com o papel desse hormônio em potencializar o sistema de tradução de proteínas, em vez de regular diretamente tal processo, ou seja, a insulina exerce um efeito permissivo sobre a síntese proteica na presença de aminoácidos.[9] Além disso, cabe ressaltar que a administração oral de leucina produz um ligeiro e transitório aumento

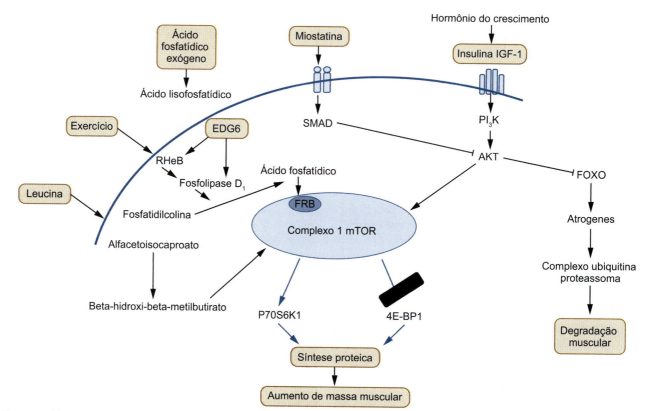

Figura 7.5 Mecanismos pelos quais o exercício físico, a leucina, a insulina e o hormônio do crescimento estimulam o complexo 1 do mTOR 1 induzindo síntese proteica e hipertrofia muscular. *AKT*, proteinoquinase B; *4E-BP1*, proteína 1 ligante do fator de iniciação eucariótico 4E; *EDG6*, receptor acoplado de proteína G-ácido lisofosfatídico; *FOXO*, classe O de fatores de transcrição forkhead; *FRB*, ligante de rapamicina-FKBP12; *IGF-1*, fator de crescimento semelhante à insulina 1; *P70S6K1*, proteína ribossômica S6 quinase beta-1; *PI$_3$K*, fasfatidilinositol-3-quinase; *RHeB*, homólogo Ras enriquecido em cérebro; *SMAD*, transdutor de sinal do fator transformador do crescimento beta.

na concentração de insulina sérica, agindo também de modo permissivo para a estimulação da síntese proteica induzida por esse aminoácido.

Em estudos sobre a interação dos efeitos estimulatórios da leucina e da insulina sobre a síntese proteica no músculo esquelético, verifica-se que a administração de somatostatina – a qual inibe a secreção de insulina – atenua o aumento induzido pela leucina sobre a fosforilação da 4E-BP1 e da p70^{S6k}. No entanto, a somatostatina não tem efeito sobre a associação de eIF4E e eIF4G. Ademais, estudos em ratos diabéticos demonstram que parte da resposta da leucina sobre a síntese proteica no músculo esquelético ocorre tanto por meio de mecanismos independentes de insulina quanto dependentes de insulina.[10] Portanto, conclui-se que os efeitos estimulatórios da leucina sobre a síntese proteica muscular ocorram por mecanismos dependentes de insulina, que incluem a sinalização mediada pelo mTOR para a 4E-BP1 e a p70^{S6k}, enquanto os efeitos independentes de insulina são mediados por um mecanismo ainda não totalmente esclarecido, que envolve a fosforilação do eIF4G e/ou sua associação com o eIF4E.

PROTEÍNAS

As proteínas representam o principal componente estrutural e funcional de todas as células do organismo, como enzimas, carreadores de membrana, moléculas de transporte sanguíneo, hormônios etc. Apesar da enorme diversidade de enzimas e proteínas no organismo, quase 50% do conteúdo proteico total do ser humano está presente em apenas quatro proteínas (miosina, actina, colágeno e hemoglobina). O colágeno, em particular, representa cerca de 25% do total.

As diversas proteínas orgânicas são formadas por seus monômeros, os aminoácidos, ou a unidade mais simples de um polímero. Apesar de suas várias funções, as proteínas são sintetizadas a partir de apenas 20 α-aminoácidos, também designados de aminoácidos-padrão. Os aminoácidos podem ser representados por símbolos de uma ou três letras para facilitar a apresentação de sua sequência na estrutura proteica (Tabela 7.1).

Os aminoácidos unem-se por ligações peptídicas para gerar os diversos peptídeos. Dessa maneira, o produto da ligação entre 2 aminoácidos é denominado dipeptídio; entre 3, tripeptídio; entre 4, tetrapeptídio; entre 5, pentapeptídio; entre poucos aminoácidos, oligopeptídio; e entre muitos, polipeptídio. Os diversos peptídeos formados apresentam o que se denomina resíduo de aminoácidos, pois o aminoácido que participa da ligação peptídica foi modificado em sua estrutura original com perda de uma hidroxila ou hidrogênio, resultando em um aminoácido modificado ou residual da ligação. O resíduo de um amino grupo terminal livre é denominado aminoterminal, ou N-terminal, e o resíduo de aminoácido com carboxila livre é chamado carboxiterminal ou C-terminal. A sequência de aminoácidos ligados peptidicamente na proteína tem convencionada uma identificação desta, e os resíduos de aminoácidos são lidos no seguinte sentido:

Amino ou N-terminal → carboxila ou C-terminal

NH$_2$ – Leu – Gly – Thr – Val – COOH

As proteínas podem ser classificadas de diferentes maneiras, de acordo com a função, a forma e a composição, como se descreve a seguir.

Tabela 7.1 Símbolos dos aminoácidos.

Aminoácido	Símbolo de três letras	Letra
Alanina	Ala	A
Arginina	Arg	R
Asparagina	Asn	N
Ácido aspártico	Asp	D
Asn e/ou Asp	Asx	B
Cisteína	Cys	C
Glutamina	Gln	Q
Ácido glutâmico	Glu	E
Gln e/ou Glu	Glx	Z
Glicina	Gly	G
Histidina	His	H
Isoleucina	Ile	I
Leucina	Leu	L
Lisina	Lys	K
Metionina	Met	M
Fenilalanina	Phe	F
Prolina	Pro	P
Serina	Ser	S
Treonina	Thr	T
Triptofano	Trp	W
Tirosina	Tyr	Y
Valina	Val	V

Adaptada de Lehninger et al.[11] (1993).

■ Função. As proteínas são as moléculas orgânicas mais abundantes nas células e perfazem cerca de 50% ou mais do seu peso seco. São encontradas em todas as partes e em todas as células, uma vez que são fundamentais sob todos os aspectos da estrutura e também na adequada função celular. A classificação funcional das proteínas mostra as diversas facetas e a complexidade adquirida pelo arranjo espacial das diferentes combinações aminoacídicas (Tabela 7.2).

■ Forma. Cada molécula proteica tem em seu estado nativo (ou sequência aminoacídica) uma configuração tridimensional peculiar, que é a sua conformação. Os níveis de organização proteica são descritos a seguir:

- Estrutura primária: é a sequência de aminoácidos ligados peptidicamente, específica para cada proteína
- Estrutura secundária: é o arranjo espacial dos átomos da cadeia da estrutura peptídica no qual dois padrões de repetição são possíveis, α-hélice ou folha pregueada (ou conformação β). Essas estruturas são estabilizadas por inúmeras pontes de hidrogênio, e o percentual da cadeia polipeptídica que assume cada uma das estruturas possíveis é característico. Exemplo: mioglobina tem 80% da sua cadeia polipeptídica em α-hélice
- Estrutura terciária: é o dobramento final da cadeia polipeptídica por interação de regiões com estrutura regular (α-hélice ou folha pregueada). É o enovelamento da cadeia peptídica, sem um padrão de repetição, tendo cada proteína estrutura terciária única
- Estrutura quaternária: descreve a associação de duas ou mais cadeias polipeptídicas (subunidades) para compor uma

Tabela 7.2 Classificação das proteínas por sua função biológica.

Função	Exemplo
Hormônio	Glucagon e insulina
Antibiótico	Gramicina
Agente redutor	Glutationa
Edulcorante	L-aspartifenilalanil metil éster
Enzima	Amilase, lipase, tripsina, pepsina
Proteína de reserva/nutritiva	Ovoalbumina (ovo), caseína (leite)
Proteína estrutural	Colágeno, elastina, queratina
Proteína de defesa	Imunoglobulinas, fibrina e fibrinogênio
Proteína de transporte	Hemoglobina, lipoproteínas, albumina

Adaptada de Lehninger et al.[11] (1993).

proteína funcional. As subunidades que constituem uma proteína podem ser iguais ou diferentes. A molécula de hemoglobina é um exemplo.

As proteínas podem, segundo sua conformação (forma), ser classificadas em globulares ou fibrosas. As globulares apresentam uma ou mais cadeias polipeptídicas organizadas em forma esférica ou globular e tendem a ser solúveis em água. Graças a essa propriedade, desempenham várias funções dinâmicas no organismo, como transporte, função hormonal, função enzimática etc., e constituem a maioria das enzimas intracelulares. São exemplos as albuminas e globulinas do sangue. Já as fibrosas apresentam cadeias polipeptídicas alongadas, nas quais predomina a estrutura secundária α-hélice ou folha pregueada e tendem a ser insolúveis em água, pois em sua cadeia há grande quantidade de aminoácidos hidrofóbicos ou apolares. Ao contrário das proteínas globulares, formam módulos repetitivos, possibilitando a construção de grandes estruturas com alta resistência mecânica, em forma de fibras, e, por isso mesmo, sua principal função nos sistemas biológicos é estrutural. Um exemplo é o colágeno.

■ Composição. As proteínas podem ser classificadas a partir do produto de sua hidrólise enzimática em simples ou conjugadas. As simples são aquelas que, por hidrólise, liberam somente aminoácidos e nenhum outro produto orgânico ou inorgânico. Geralmente contêm a seguinte composição: 50% de carbono, 23% de oxigênio, 16% de nitrogênio, 7% de hidrogênio e de 0 a 3% de enxofre. Já as conjugadas são aquelas que, também por hidrólise, liberam não somente aminoácidos, mas outros componentes orgânicos e inorgânicos. A porção não formada por aminoácidos é chamada de grupo prostético. Além disso, as proteínas podem ser classificadas de acordo com a natureza química do grupo prostético (Tabela 7.3).

Digestão

O processo de digestão das proteínas tem início no estômago, onde o pH ácido auxilia na desnaturação das proteínas, facilitando o acesso enzimático às ligações peptídicas e ativando a proenzima pepsinogênio em pepsina. A pepsina, então, desencadeia a hidrólise pelos aminoácidos leucina, fenilalanina, tirosina e triptofano, liberando alguns aminoácidos livres e produzindo peptídios (Figura 7.6).

Dado o pH básico do intestino delgado, a enzima pepsina perde sua atividade nesse local, e a digestão das proteínas continua pela ação das enzimas proteolíticas provenientes do pâncreas e da mucosa do intestino delgado. Essas enzimas não são

Tabela 7.3 Proteínas conjugadas e seus grupos prostéticos.

Classe das proteínas	Componente do grupo prostético
Sistema das nucleoproteínas	
Ribossomos	RNA
Lipoproteínas	
β_1-lipoproteínas plasmáticas	Fosfolipídios, colesterol, lipídios neutros
Glicoproteínas	
Gamaglobulina	Hexosamina, galactose, manose, ácido siálico
Fosfoproteínas	
Caseína (leite)	Fosfato esterificando os resíduos de serina
Hemeproteínas	
Hemoglobina	Ferroprotoporfirina
Citocromo C	Ferroprotoporfirina
Catalase	Ferroprotoporfirina
Flavoproteínas	
Succinato-desidrogenase	Flavina adenina dinucleotídio
D-aminoácido-oxidase	Flavina adenina dinucleotídio
Metaloproteínas	
Ferritina	$Fe(OH)_3$
Citocromo-oxidase	Fe e Cu
Álcool-desidrogenase	Zn
Xantina-oxidase	Mo e Fe

Adaptada de Lehninger et al.[11] (1993).

secretadas na forma ativa, mas como proenzimas ou zimogênios; posteriormente, pela ação de outros compostos, são ativadas pela perda de uma pequena parte da cadeia polipeptídica por meio de uma hidrólise parcial. Como no caso do ácido clorídrico do estômago que desnatura as proteínas e transforma o pepsinogênio em pepsina, as proenzimas pancreáticas são ativadas pela enteroquinase do suco intestinal, que transforma o tripsinogênio em tripsina por meio de hidrólise. Esse processo é continuado por ativação em cascata das outras proenzimas pancreáticas pela ação da tripsina (Figura 7.7). A secreção de enzimas proteolíticas parece ser regulada pela presença de proteína da dieta no intestino delgado.

Algumas plantas, como feijão e soja crus, dispõem de inibidores de tripsina que estimulam a secreção de mais enzimas pelo pâncreas, produzindo alterações metabólicas que resultam até mesmo em redução do crescimento. Esses fatores antinutricionais devem ser inativados termicamente e sua presença deve ser controlada, sobretudo em produtos industrializados.

Os eventos que ocorrem no intestino durante a digestão de proteínas estão bem estabelecidos. As enzimas do suco pancreático mostram grande especificidade, especialmente nas ligações adjacentes à lisina ou à arginina (tripsina) ou em aminoácidos aromáticos (quimotripsina) e, ainda, em aminoácidos alifáticos neutros (elastase).

Entre as exopeptidases, ou enzimas que liberam aminoácidos da cadeia polipeptídica, incluem-se as carboxipeptidases, que liberam o aminoácido com a carboxila livre, e as aminopeptidases, que liberam aqueles com os grupos NH_2 livres. Junto

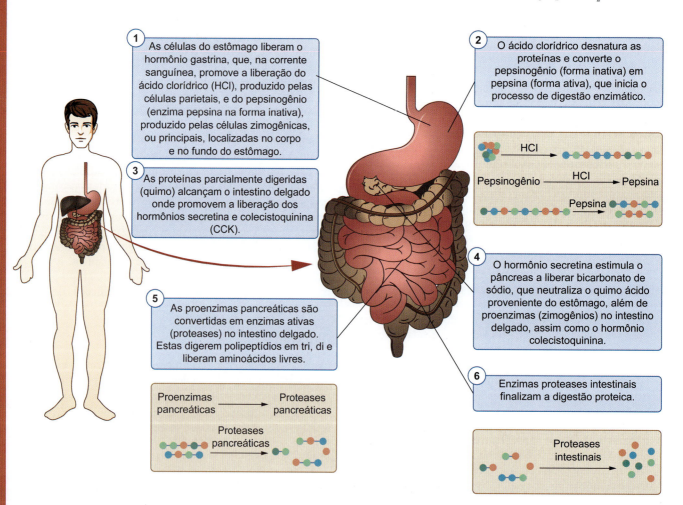

Figura 7.6 Digestão proteica. Adaptada de Loveday (2022).

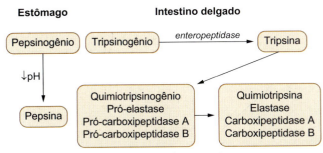

Figura 7.7 Esquema de ativação dos zimogênios em proteases.

com as dipeptidases, as aminopeptidases são produzidas nas microvilosidades da mucosa intestinal e completam a digestão dos peptídios em aminoácidos. Também ocorre absorção direta de dipeptídios nas células da mucosa intestinal. Todo esse processo é controlado primeiro pela chegada do alimento no sistema digestório e pela presença dos diferentes hormônios gastrintestinais responsáveis por estimular as secreções do suco gástrico, pancreático e intestinal. Entre esses hormônios, é necessário ressaltar a gastrina do estômago, a secretina e a colecistoquinina-pancreozimina secretadas pelas células da mucosa intestinal, junto com outros hormônios gastrintestinais locais.

Assim como os aminoácidos livres, os dipeptídios e tripeptídios resultantes da digestão podem ser absorvidos intactos por processos mediados por carreadores. Entretanto, tetrapeptídios, pentapeptídios e hexapeptídios são pouco absorvidos e, em vez disso, são hidrolisados pelas peptidases da borda em escova do enterócito em aminoácidos livres ou em peptídios menores por peptidases intracelulares, e movem-se pela membrana basolateral para o sangue. O transporte de aminoácidos da digestão envolve carreadores específicos, com gasto indireto de energia (ATP), e derivado do gradiente eletroquímico de sódio (Figura 7.8).

Turnover proteico

Após as reservas corporais de gordura, a proteína é o segundo maior estoque de energia potencial no organismo humano. Considerando os combustíveis energéticos de um homem de aproximadamente 70 kg, no estado pós-absortivo, têm-se aproximadamente 110.000 kcal provenientes de gorduras e 24.000 kcal de proteínas musculares (Tabela 7.4). Em termos percentuais, 40% do peso corporal correspondem ao tecido muscular, e as proteínas da musculatura correspondem a cerca de 60% da proteína corporal total. Apesar do papel de destaque da musculatura esquelética, esta não representa um depósito inerte de aminoácidos, pois nesse tecido a proteína apresenta fundamentalmente um papel estrutural. Existe, portanto, um *pool* aminoacídico ou um estado de equilíbrio dinâmico, entre catabolismo e anabolismo proteico, também denominado *turnover* (Figura 7.9).

Os tecidos de maior resposta ou atividade quanto ao *turnover* proteico são plasma, mucosa intestinal, pâncreas, fígado e rins, enquanto os menos ativos são tecido muscular, pele e cérebro.

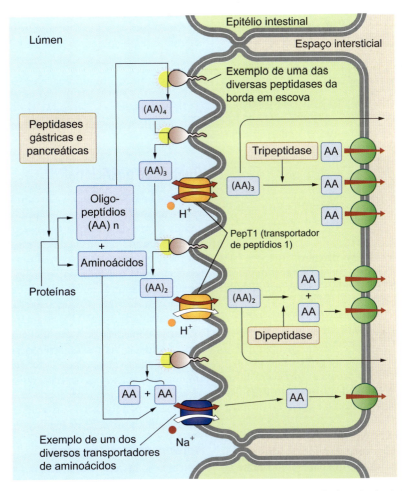

Figura 7.8 Absorção de peptídios e aminoácidos (AA) na borda em escova do enterócito. Redesenhado de Boron, Boulpaep[12] (2016).

Tabela 7.4 Combustíveis energéticos corporais de um homem de 70 kg.

Combustíveis corporais	kg	kcal
Gordura (triacilglicerídeos)	12,000	110.000
Proteínas	6,000	24.000
Glicogênio		
Fígado	0,700	280
Músculo	0,400	1.600
Glicose (líquidos corporais)	0,020	80
Ácidos graxos livres (líquidos corporais)	0,004	4
Total		135.964

Adaptada de Lehninger et al.[11] (1993).

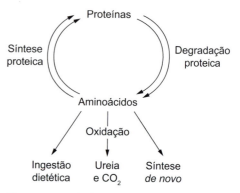

Figura 7.10 Anabolismo e catabolismo proteico.

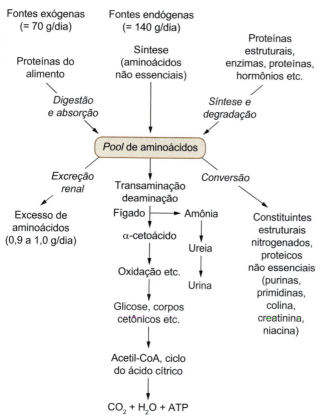

Figura 7.9 Metabolismo de proteínas e aminoácidos. *ATP*, trifosfato de adenosina.

Esse equilíbrio pode ser alterado em diversas situações para suprir os aminoácidos necessários para satisfazer a demanda de aminoácidos de várias células e tecidos, quando estimuladas a sintetizar as proteínas necessárias.

Anabolismo e catabolismo

Os processos de anabolismo (síntese de proteínas e polipeptídios) e catabolismo (degradação proteica) fornecem informações importantes sobre o balanço nitrogenado orgânico, definido como a diferença entre consumo e excreção de nitrogênio corporal (Figura 7.10).

O *pool* de aminoácidos livres, embora muito menor do que a porcentagem de aminoácidos corporais localizados principalmente na proteína tecidual, exerce um papel importante no reservatório dinâmico de aminoácidos corporais, sendo este representado centralmente na Figura 7.11.

Fisiologicamente, há três caminhos pelos quais os aminoácidos podem participar deste *pool* corporal:

1. Das proteínas dietéticas obtidas pela digestão por meio das peptidases
2. Da quebra de proteínas teciduais
3. Na síntese de aminoácidos não essenciais a partir de NH_3 e uma fonte de esqueletos de carbono.

Há algumas proteínas dietéticas que não são absorvidas e são excretadas nas fezes. Com relação à rota 3, esta é eliminada do esquema ao se considerarem os aminoácidos essenciais, que não podem ser produzidos pelo organismo humano. Uma quarta possibilidade de entrada de aminoácidos no *pool* corporal é uma das técnicas laboratoriais mais usadas para estudo do metabolismo proteico: a infusão intravenosa de aminoácidos (rota 4).

Ainda com relação ao *pool* de aminoácidos, podem ser consideradas também quatro rotas de saída dos aminoácidos:

a. Secreção intestinal
b. Incorporação dos aminoácidos nas proteínas corporais
c. Oxidação, com perda de nitrogênio via suor e urina
d. Via carbono na respiração ou incorporação nos estoques energéticos por meio dos carboidratos ou das gorduras, sendo o nitrogênio excretado na urina.

Qualidade nutricional

Tem sido bem aceito que o valor nutricional das proteínas pode variar consideravelmente em função de sua digestibilidade, composição e da quantidade dos seus aminoácidos indispensáveis. Segundo o Comitê da Organização das Nações Unidas para a Alimentação e a Agricultura (FAO), a necessidade de proteína pode ser definida como "o menor nível de ingestão que irá equilibrar as perdas de nitrogênio pelo organismo em pessoas que mantêm o balanço energético com níveis moderados de atividade física".[13] No estabelecimento das necessidades proteicas, considera-se a qualidade nutricional das proteínas, e, para tanto, o padrão ou referência são as proteínas de alta digestibilidade e que proporcionam quantidades suficientes de aminoácidos essenciais, observando-se que, no caso de crianças, gestantes e lactantes, a necessidade de proteína inclui o gasto adicional com a formação de tecidos para o crescimento fetal e pós-natal e a secreção de leite.

Proteínas animais e vegetais

Proteínas de origem animal são, em sua maioria, consideradas completas e usadas como referência em termos de composição de aminoácidos. Os alimentos de origem animal, como carnes, aves,

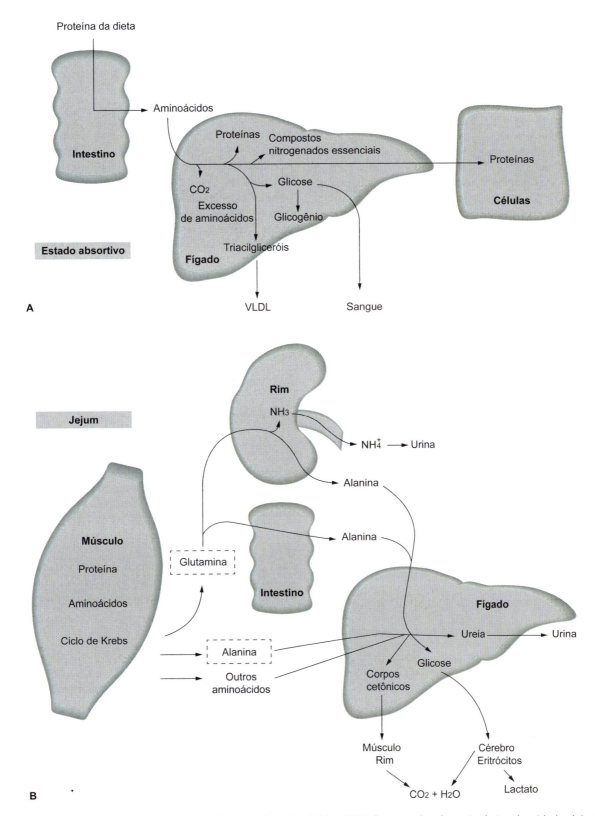

Figura 7.11 Papel de diferentes tecidos no metabolismo de aminoácidos. *VLDL*, lipoproteína de muito baixa densidade. Adaptada de Lehninger et al.[11] (1993).

peixes, leite, queijo e ovos, apresentam proteínas consideradas de boa qualidade, suficientes para serem consideradas as melhores fontes de aminoácidos essenciais para o organismo humano.

Alimentos de origem vegetal também constituem uma fonte significativa de proteínas, sendo classificados, em sua maioria, como parcial ou totalmente incompletos. As leguminosas são as mais adequadas, contendo de 10 a 30% de proteínas, eventualmente apresentando alguma deficiência em aminoácidos sulfurados, como metionina e cisteína. Os cereais apresentam menor teor proteico que as leguminosas, de 6 a 15% em média, e costumam ser deficientes em lisina. Entretanto, apesar dessa deficiência em aminoácidos essenciais específicos, as proteínas vegetais contribuem consideravelmente para a ingestão proteica total da população, por representarem as fontes proteicas de menor custo e, portanto, de maior consumo, sobretudo em países de menor nível socioeconômico. Frutas e hortaliças são fontes pobres de proteína, representando cerca de 1 a 2% do peso total.

Apesar das limitações nutricionais das proteínas vegetais, deve-se enfatizar que, na dieta normal de um indivíduo, vários tipos de alimentos são consumidos simultaneamente, podendo ocorrer um efeito complementar em termos de aminoácidos essenciais. Desse modo, uma mistura adequada de cereais (arroz, trigo, milho) com leguminosas (feijão, soja, ervilha), consumida em uma mesma refeição em proporções balanceadas, poderia, do ponto de vista proteico, apresentar valor nutricional equivalente àquele apresentado pelas proteínas de origem animal. Um bom exemplo desse tipo de complementação seria a mistura consumida tipicamente no Brasil, de arroz com feijão, representando o sinergismo de qualidade proteica entre cereais e leguminosas.

Métodos de avaliação da qualidade proteica

O estado nitrogenado de um indivíduo foi tradicionalmente avaliado pela técnica conhecida como balanço nitrogenado. Nessa técnica, emprega-se a medida de duplicata da dieta, na qual, via análise química da dieta, quantifica-se o consumo de proteína e indiretamente de nitrogênio de um indivíduo, considerando-se que 6,25 g de proteína correspondem a 1 g de nitrogênio. Quanto à excreção nitrogenada, medidas do nitrogênio na urina e nas fezes, e outras estimadas indiretamente (perda via pele, respiração) são totalizadas. O balanço nitrogenado é dado pela diferença do consumo e da excreção total. Quando a ingestão de nitrogênio excede o total excretado, diz-se que o indivíduo está em balanço nitrogenado positivo, e, se a excreção excede a ingestão, negativo. Esse último estado não pode ser sustentado pelo organismo por muito tempo, pois implica necessariamente a perda de componentes essenciais do organismo, já que a proteína não dispõe de um reservatório, como o glicogênio para os carboidratos e o tecido adiposo para as gorduras. Toda proteína corporal tem ação estrutural e funcional para o organismo.

Apesar de esse método ter sido empregado por vários comitês científicos, inclusive para delinear as recomendações de ingestão proteica, outras metodologias tiveram de ser empregadas, em decorrência de suas inúmeras limitações de uso, como: demandar muito tempo de trabalho para sua realização; exigir alto grau de cooperação do indivíduo; tender a superestimar o nitrogênio retido; e sua natureza de "caixa-preta", sendo incapaz de fornecer informações específicas sobre o metabolismo proteico. Também é de se observar que o balanço nitrogenado é afetado pelo balanço energético, que pode ser um fator de confusão para se interpretarem os resultados, quando não é estreitamente controlado.

Por isso, a partir de 1991, a FAO recomendou como metodologia para avaliação da qualidade proteica de alimentos o método conhecido como *protein digestibility-corrected amino acid score* (PDCAAS), que sugere como padrão de referência (exceto para alimentos substitutos do leite materno) as necessidades de aminoácidos essenciais para crianças de 2 a 5 anos. O método considera a capacidade da proteína de fornecer aminoácidos essenciais nas quantidades necessárias ao organismo humano para crescimento e manutenção. A qualidade proteica pelo PDCAAS é mensurada com a seguinte fórmula:

$$\text{PDCAAS} = \frac{\text{mg de aminoácidos essenciais em 1g de proteína teste*}}{\text{mg de aminoácidos essenciais em 1g de proteína de referência**}} \times \text{TD}.$$

Considerando:
* Aminoácidos essenciais para humanos.
**Padrão para crianças de 2 a 5 anos.

$$\text{TD (}\textit{true digestibility}\text{)} = \frac{\text{Ni} - (\text{Nf} - \text{Nfe})}{\text{Ni x 100)}} \times \text{TD}.$$

Em que: Ni = nitrogêncio ingerido
Nf = nitrogênio fecal
Nfe = nitrogênio fecal endógeno

Na Tabela 7.5 constam valores de PDCAAS de proteínas selecionadas, observando-se que, no planejamento de dietas, pode-se considerar a mistura de diferentes alimentos fontes de proteína para melhor aproveitamento pelo corpo humano. Vale lembrar que a complementação entre alimentos de origens vegetal e animal durante a refeição potencializa a qualidade nutricional da proteína da dieta.

No entanto, após mais de 10 anos de experiência com o método do PDCAAS, alguns pontos críticos foram destacados pela comunidade científica, principalmente no que tange à validade do padrão do escore aminoacídico para crianças pré-escolares; à validade da correção da digestibilidade fecal e não ileal; ao truncamento dos valores das proteínas de alto valor biológico até 100%; e à importância de avaliar isoladamente

Tabela 7.5 Valores de PDCAAS para alimentos fontes de proteínas determinados em modelo animal.

Alimento	DIAAS	PDCAAS
Proteína do leite concentrada	1,18	1,0
Soro do leite[a] isolado	1,09	1,0
Soro do leite[a] concentrado	0,973	1,0
Proteína da soja isolada[b]	0,902	0,9895
Proteína de ervilha concentrada	0,822	0,893
Ervilhas cozidas	0,579	0,597
Grão-de-bico cozido	0,588	0,648
Arroz cozido	0,595	0,616
Aveia laminada cozida	0,542	0,670
Farelo de trigo	0,411	0,525
Amendoim torrado	0,434	0,509
Proteína de arroz concentrada	0,371	0,419
Café da manhã à base de cereais de milho	0,012	0,078

[a]Soro do leite = *whey protein*. [b]Média de duas fontes diferentes. DIAAS, do inglês *digestible indispensable amino acid score*; PDCAAS, do inglês *protein digestibility-corrected amino acid score*. Adaptada de Rutherfurd et al.[14] (2015).

determinados aminoácidos de destaque em algumas doenças, processos de síntese proteica, entre outros.

Por todas essas considerações, o painel de especialistas consultores da FAO, em 2013, propôs a adoção do *digestible indispensable amino acid score* (DIAAS) para avaliação da qualidade da proteína da dieta para nutrição humana. O DIAAS teria três aplicações distintas:

- Em dietas mistas para satisfazer as necessidades de qualidade proteica, considerando que os humanos consomem proteínas de fontes alimentares variadas na sua dieta
- Para documentar os benefícios adicionais de fontes de proteínas individuais com escores mais altos para complementação daquelas com escores menores
- Para propósitos de regulamentação, classificação e monitoramento da adequação proteica de alimentos e produtos alimentícios vendidos ao consumidor.

Como fatores de atenção ao uso desse novo método, podem-se destacar sua possibilidade de superestimar a qualidade de proteínas com fatores antinutricionais, como inibidores da tripsina, quimiotripsina e fitatos, entre outros; e a modificação do aminoácido lisina pela reação de Maillard (ver Tabela 7.5).

REFERÊNCIAS BIBLIOGRÁFICAS

As referências e a bibliografia consultadas para a elaboração deste capítulo estão disponíveis *online* no Ambiente de aprendizagem do GEN.

COMO CITAR ESTE CAPÍTULO

ABNT
ROSSI, L.; TIRAPEGUI, J.; ROGERO, M. M. Aminoácidos e proteínas. *In*: ROSSI, L.; POLTRONIERI, F. (org.). *Tratado de Nutrição e Dietoterapia*. 2. ed. Rio de Janeiro: Guanabara Koogan, 2023. p. 96-111

Vancouver
Rossi L, Tirapegui J, Rogero MM. Aminoácidos e proteínas. In: Rossi L, Poltronieri F (Orgs.). Tratado de nutrição e dietoterapia. 2. ed. Rio de Janeiro: Guanabara Koogan; 2023. p. 96-111.

CAPÍTULO 8
Minerais

Ferro

Eduardo De Carli • Célia Colli

INTRODUÇÃO

O ferro, elemento de número atômico 26 da tabela periódica, é um mineral abundante na natureza, representando 5 a 6% da massa total da crosta terrestre. Distribuído em rochas, solo e água, esse metal pode existir em oito estados de oxidação (Fe^{2-} a Fe^{6+}). Grande fração do ferro ambiental é insolúvel em meio aquoso, o que limita sua disponibilidade aos sistemas biológicos. Em microrganismos, plantas e animais, predominam, portanto, os estados de valência Fe^{3+} (férrico) e Fe^{2+} (ferroso). A interconversão entre esses dois estados de oxidação, bem como a facilidade do metal em ligar-se reversivelmente ao oxigênio, ao enxofre e ao nitrogênio, tornam possível sua atuação em inúmeros processos celulares essenciais à vida, como a respiração celular, a produção de energia e a síntese e o reparo do DNA.[1,2]

Por outro lado, a alta reatividade do ferro livre o faz potencialmente tóxico, pois favorece o estresse oxidativo ao catalisar a produção de espécies reativas de oxigênio (ERO) e nitrogênio, via reações de Fenton e de Haber-Weiss (conversão de peróxido de hidrogênio em radicais livres). A fim de garantir sua sobrevivência e evitar a toxicidade, todos os seres vivos, eucariotos e procariotos, desenvolveram finos mecanismos de regulação da homeostase do ferro.[3] Em mamíferos e outros organismos superiores, uma série de proteínas funciona em harmonia, tanto em nível celular quanto sistêmico, para que o conteúdo corporal de ferro seja conservado de maneira segura. Como não há qualquer mecanismo ativo para a excreção fecal ou urinária de ferro, a manutenção de sua homeostase depende essencialmente de ajustes fisiológicos na eficiência da sua absorção intestinal.[3,4]

Neste capítulo, será abordado o papel do ferro na saúde e na doença a partir da descrição dos mecanismos de ajustes homeostáticos, das recomendações de ingestão dietética e das manifestações clínicas decorrentes da sua deficiência ou sobrecarga corporal.

FERRO EM MEDICINA E NUTRIÇÃO

O conhecimento de técnicas de metalurgia, que viabilizaram a extração do ferro de seus minérios, começou na Ásia por volta de 1300 a.C. e na Europa por volta de 1000 a.C. Antes disso, aproximadamente em 4000 a.C., houve raros sinais do uso de siderita, um tipo de meteorito de ferro e níquel que caía sobre a Terra e era usado para manufatura de utensílios e adereços.

Gregos, romanos e indianos da Antiguidade, possivelmente motivados pela familiaridade com a mineração e a forja do metal, já faziam uso empírico de ferrugem, ferro calcinado e água de ferrarias como elixir para restituir a força e a vitalidade de soldados. No entanto, somente no século XVII, a aplicabilidade clínica de compostos de ferro foi reconhecida, quando médicos passaram a prescrever doses de aço ou limalha de ferro como terapêutica da clorose, doença prevalente entre meninas jovens da época, cujos sinais e sintomas incluíam palidez, palpitações e transtorno emocional.

Anos mais tarde, após o advento de técnicas sensíveis de quantificação de minerais, o ferro pôde ser identificado como elemento essencial à saúde humana. Em 1713, Lemmery e Geofgroy demonstraram sua presença em amostras de sangue e, em 1800, Lecanu o identificou como constituinte da hemoglobina. A deficiência de ferro foi, então, relacionada com menor número de eritrócitos no sangue e baixa concentração de hemoglobina, revelando a importância do mineral para as funções de transporte de O_2.[2]

Com o desenvolvimento da Medicina nos últimos dois séculos, houve progressos consideráveis no entendimento da distribuição compartimental, do metabolismo e das funções do ferro no organismo. Dados levantados por estudos de arqueologia e antropologia sugerem, por exemplo, que a transição entre as práticas de caça-coleta e de agricultura, ocorrida há cerca de 10 mil anos, promoveu mudanças profundas na dieta e no estilo de vida dos seres humanos, favorecendo o aumento na prevalência da deficiência de ferro na espécie humana.[5] Atualmente, estima-se que uma a cada oito pessoas no mundo apresente anemia por deficiência de ferro (anemia ferropriva), enquanto um número maior, ainda não bem estimado, é acometido pela deficiência de ferro na ausência de concentrações anormais de hemoglobina (depleção das reservas corporais de ferro).[6]

No extremo oposto desse cenário, há registros de prevalência progressivamente maior de sobrecarga de ferro adquirida. Por muitos anos essa condição foi considerada restrita a doenças genéticas relativamente raras, como por exemplo:

- Anemias carregadoras de ferro (talassemia maior, anemias sideroblástica e aplásica, síndrome mielodisplásica)
- Transferrinemia (mutações no gene *TF*)
- Hemocromatoses hereditárias (mutações nos genes *HFE*, *HJV*, *TRF2*, *HAMP* ou *FPN1*).

No entanto, uma forma adquirida de sobrecarga de ferro tem ganhado destaque – a sobrecarga de ferro dismetabólica, que supostamente acompanha 15 a 30% dos casos de síndrome metabólica (conjunto de complicações nutricionais e cardiometabólicas incluindo obesidade central, hiperglicemia, dislipidemia e hipertensão). A siderose leve a moderada desses pacientes pode contribuir para um prognóstico clínico pior, além de aumentar o risco para o desenvolvimento de diabetes, câncer e doenças cardiovasculares.[7,8]

De acordo com esse panorama, esforços contínuos nas ciências médica e nutricional têm-se direcionado à compreensão dos fatores que determinam a adequação do estado nutricional relativo ao ferro.

DISTRIBUIÇÃO COMPARTIMENTAL

Na infância e na adolescência é esperado um acúmulo progressivo do conteúdo de ferro no organismo humano, como reflexo do crescimento. Já no adulto, quando o crescimento chega a um equilíbrio estacionário, a quantidade total de ferro no organismo é relativamente constante, sendo maior em homens

(3,8 a 4 g) do que mulheres (2,2 a 2,6 g). Diferenças interindividuais e intrapessoais ocorrem, principalmente, em função de variações no volume vascular, na concentração de hemoglobina circulante e no tamanho do compartimento de reservas teciduais.[9] A distribuição compartimental do ferro no organismo humano é a seguinte:

- 60 a 70% na hemoglobina, em eritrócitos e seus precursores
- 15 a 35% em moléculas de ferritina e hemossiderina, mantidas como reserva de ferro em hepatócitos e células de Kupffer do fígado e em macrófagos do baço e da medula óssea
- 3 a 10% na mioglobina, em músculos esqueléticos e cardíacos
- 1 a 3% em enzimas, como a catalase, a aconitase e os citocromos mitocondriais.

Uma fração menor (0,08%), mas altamente dinâmica, corresponde ao ferro plasmático, que circula no sangue ligado à proteína de transporte sistêmico do mineral, a transferrina (Tf), o que o torna indisponível às reações pró-oxidativas, ao contrário do ferro livre. A Tf é estruturalmente capaz de acomodar dois átomos de ferro por molécula. A captação tecidual do ferro ligado à Tf ocorre após a interação dessa proteína com seu receptor de membrana (receptor de transferrina – TfR1), expresso em todas as células do corpo humano, mas com maior abundância nos precursores eritroides.[4]

A síntese de hemoglobina na medula óssea é o processo fisiológico que mais demanda ferro no organismo. Para atender à eritropoese normal, diariamente são sintetizados 6 g de hemoglobina (30 pg/eritrócito), o que equivale a uma produção total de 2×10^{11} novas células, exigindo que 20 a 25 mg de ferro sejam entregues aos precursores eritroides, via Tf. Para tanto, o ferro e a Tf na circulação são mantidos em concentrações e razões molares suficientemente adequadas, de modo que 20 a 50% dos locais de ligação da proteína sejam saturados com o mineral. A quantidade de ferro diariamente absorvida da dieta (1 a 3 mg) representa apenas uma pequena parte do *pool* de ferro da Tf.[4,10] Depois de uma média de 120 dias na circulação, eritrócitos senescentes são fagocitados por macrófagos do sistema mononuclear fagocitário (no baço, no fígado e na medula óssea) para que o ferro seja reciclado, devolvido à circulação e usado na produção de novos eritrócitos. O mineral é conservado no organismo em um sistema relativamente fechado.[10]

Desse modo, para se alcançar um balanço neutro ou positivo de ferro corporal, é necessário que a quantidade de ferro diariamente absorvida no intestino seja, no mínimo, equivalente às suas perdas basais. Entre homens adultos, perdas fisiológicas de ferro ocorrem principalmente pela descamação de células epiteliais junto às fezes (0,6 mg/dia), à urina (0,08 mg/dia) e ao suor (0,25 mg/dia), totalizando cerca de 1 mg/dia. Entre as mulheres, além dessas perdas basais, 40 a 60 mg do mineral acompanham o sangue da menstruação, a cada ciclo reprodutivo, perfazendo um adicional de até 2 mg/dia.[9,11] Esse fato explica, em grande parte, as diferenças no conteúdo corporal do mineral entre os sexos e o risco consideravelmente maior para a anemia ferropriva e menor para sobrecarga de ferro entre as mulheres.

Pequenas quantidades excedentes de ferro, eventualmente absorvidas e não aproveitadas pelos tecidos, são armazenadas, e não eliminadas, como já comentado. No citosol de todas as células, mas principalmente em hepatócitos e macrófagos, o ferro é mantido como reserva na molécula de ferritina. Essa é uma proteína capsular formada por 24 subunidades de cadeias leves e pesadas, capazes de oxidar e quelar até 4.500 átomos de ferro, conservando-os inertes, não reativos. Pequenas quantidades de ferritina também são encontradas no sangue, embora sejam moléculas relativamente pobres em ferro e constituídas predominantemente por subunidades de ferritina de cadeia leve.

A hemossiderina, um produto insolúvel da degradação da ferritina, também contém ferro de reservas intracelulares. Frente ao aumento das necessidades fisiológicas ou mesmo em períodos de privação dietética do mineral, a mobilização das reservas pode ser crucial para atender às demandas, principalmente da medula óssea, prevenindo o desenvolvimento da anemia.[4,10]

É notável que a manutenção da homeostase de ferro dependa do equilíbrio entre a sua absorção, seu uso e suas reservas corporais. Maior estímulo à absorção intestinal de ferro sucede situações em que o mineral é depletado e/ou necessidades do organismo para a eritropoese e expansão de tecidos são aumentadas (infância e adolescência, gestação, grandes perdas de sangue). Por outro lado, em resposta à expansão das reservas corporais de ferro ou à exposição intestinal à suplementação e/ou à dieta rica em ferro, espera-se uma redução de sua assimilação intestinal. Em estados patológicos que cursam com inflamação e/ou infecção, ocorrem redistribuição tecidual de ferro e redução da sua absorção intestinal, com o propósito de diminuir sua disponibilidade sistêmica e limitar a proliferação de microrganismos invasores.[2,10]

A descoberta do hormônio hepcidina por volta dos anos 2000 facilitou o entendimento de como o estado nutricional relativo ao ferro, a eritropoese e a inflamação interagem para regular a absorção e a distribuição compartimental de ferro. Além disso, ajudou a elucidar o mecanismo fisiopatológico das hemocromatoses hereditárias, das anemias carregadoras de ferro, da anemia da inflamação e de alguns tipos de anemias refratárias ao ferro,[10] como será abordado adiante.

HOMEOSTASE

A absorção de ferro (*i. e.*, a quantidade de ferro transferida do lúmen intestinal para a corrente sanguínea) pode variar entre menos de 1% e mais de 45% do conteúdo total ingerido. O valor dessa fração depende do tipo de compostos de ferro contidos nos alimentos ou suplementos ingeridos, da natureza da refeição/dieta em que estão contidos, e da regulação homeostática que reflete a necessidade fisiológica pelo mineral.[12] Durante a digestão, a acidez do estômago e a atividade de enzimas gástricas e pancreáticas facilitam a dissolução do ferro da matriz alimentar. Parte do conteúdo disponível no lúmen intestinal, quando em alta concentração, pode escapar à circulação por uma via paracelular, não regulável. Entretanto, a via transcelular funciona como o principal mecanismo de absorção de ferro, a partir de um conjunto de carreadores altamente reguláveis, expressos, majoritariamente, nos enterócitos maduros do duodeno e do jejuno proximal.[3,4]

Na dieta, são reconhecidos dois *pools* de ferro distintos, classificados quanto à natureza química dos seus átomos:

- Ferro heme, referente ao ferro covalentemente ligado ao anel de protoporfirina, como parte estrutural da mioglobina (músculos) e da hemoglobina (sangue), encontrado exclusivamente em tecidos animais (carnes vermelhas, frango, peixe e frutos do mar)
- Ferro não heme, presente nos diversos produtos de origem animal e vegetal, bem como em compostos usados na fortificação e na suplementação alimentar, seja como complexos de alto peso molecular (a exemplo da ferritina e da lactoferrina) ou de baixo peso molecular (na forma de sais e quelatos).[3,13]

Estima-se que aproximadamente 60% do ferro em carnes de gado, 40% em carnes de porco e 30% em aves, peixes e frutos do mar se apresente como ferro heme.[14] Não obstante, o ferro não heme é predominante, geralmente representando mais de 85% do ferro dietético em populações ocidentais.[9]

Apesar de presente em menor proporção, o ferro heme dos alimentos pode ter contribuição importante para o conteúdo total do mineral aproveitado pelo organismo. Adultos saudáveis normalmente absorvem entre 15 e 35% do ferro heme e de 2 a 20% do ferro não heme dietético. Enquanto a disponibilidade do último é fortemente influenciada por inibidores e facilitadores de absorção, a influência da composição da dieta na absorção do ferro heme no intestino delgado é menor.[9,12] Além disso, mecanismos distintos são acionados para captação do ferro heme e do não heme na membrana apical das células intestinais (Figura 8.1), com o envolvimento de carreadores especializados e diferencialmente sensíveis aos estímulos locais e sistêmicos que regulam a homeostase do mineral.[3,4,12]

Após ser removida da hemoglobina ou mioglobina, a molécula de heme é internalizada intacta, via seu transportador, a proteína carreadora de heme (HCP-1, do inglês *heme carrier protein*), conhecida também como um canal de captação do folato dietético.[13] Os átomos de ferro são então liberados do anel protoporfirínico pela ação das enzimas heme-oxigenase 1 e 2 (HO-1 e HO-2), passando a compor o *pool* de ferro intracelular.[3] Alternativamente, uma fração de moléculas de heme pode atingir a circulação antes de ser hidrolisada pelas HO, via transportador de membrana basolateral FLVCR1 (do inglês *feline leukemia virus, subgroup C, cellular receptor 1*).[16]

A depender da maneira como se apresenta disponível às células intestinais, o ferro não heme pode ser assimilado por, no mínimo, três diferentes vias (ver Figura 8.1). O mecanismo exato de absorção do ferro ligado a moléculas de ferritina ainda não está totalmente esclarecido. Acredita-se que parte da ferritina de grãos como feijões, lentilhas e soja resista à desnaturação induzida pelo processamento culinário e pela digestão gástrica, chegando íntegra ao lúmen intestinal.[13] Por endocitose, as moléculas de ferritina são captadas pelos enterócitos e, uma vez no citosol, os átomos de ferro são liberados, após hidrólise de suas subunidades proteicas.[17] Do mesmo modo, a lactoferrina, proteína ligante de ferro e abundante no leite humano, parece não sofrer completa digestão no sistema digestório de lactentes, alcançando o ambiente intestinal com alta afinidade por seu receptor de membrana apical (LfR). O complexo lactoferrina-LfR é supostamente internalizado e, por um mecanismo ainda pouco compreendido, o ferro ligado à proteína é disponibilizado no meio intracelular.[13,18]

Por outro lado, é bem mais conhecido o mecanismo de absorção do ferro não heme dissociado de hidróxidos, citratos e fosfatos férricos (Fe^{3+}). Ainda que represente a forma mais abundante de ferro nos alimentos, o Fe^{3+} é pouco disponível para absorção, pois tende a formar complexos insolúveis no meio alcalinizado pelo suco pancreático durante o processo digestivo. Além disso, o Fe^{3+} precisa ser reduzido a Fe^{2+} para ser internalizado pelos enterócitos. O transportador de metal divalente (DMT-1, do inglês *divalent metal transporter 1*) é a proteína que desempenha essa função, enquanto o citocromo B duodenal (DcytB, do inglês *duodenal cytochrome B*) é uma importante redutase férrica intestinal.[4] Para se obter uma atividade ótima do DMT-1, é necessário um baixo pH, pois é um canal dependente de prótons. Em função disso, a acloridria induzida por gastrites ou medicamentos antiácidos pode afetar negativamente a absorção de ferro não heme e elevar o risco de anemia.[19]

Uma variedade de elementos dietéticos pode modificar a absorção do ferro não heme. O ácido ascórbico e outros ácidos orgânicos, assim como peptídios ricos em cisteínas derivados da digestão de carnes, reagem com átomos de Fe^{3+}, reduzindo-os a Fe^{2+}, o que facilita sua interação com o DMT-1. O álcool pode estimular a produção de ácido estomacal e favorecer esse

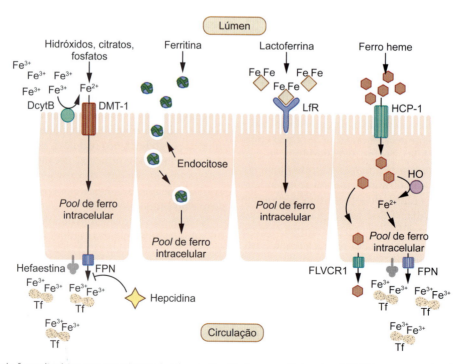

Figura 8.1 Captação do ferro dietético por enterócitos duodenais. *DcytB*, citocromo B duodenal; *DMT-1*, transportador de metal divalente; *FPN*, ferroportina; *FVLCR1*, do inglês *feline leukemia virus, subgroup C, cellular receptor 1*; *HCP-1*, proteína carreadora de heme; *HO*, heme-oxigenase; *LfR*, receptor de lactoferrina; *Tf*, transferrina. Adaptada de De Carli et al.[15] (2016).

processo.[12] Além disso, a atividade redutase do DcytB depende do ácido ascórbico intracelular, o que estende seu papel promotor da absorção de ferro para além da ação direta no lúmen intestinal.[20] Por outro lado, o ácido fítico (principais fontes são cereais, raízes e tubérculos) e os polifenóis (principais fontes são café e chá) formam complexos insolúveis com Fe^{2+} e Fe^{3+}, respectivamente.[12] Minerais divalentes, como zinco, manganês e cálcio, competem com o Fe^{2+} pela ligação ao DMT-1.[21] Exclusivamente, o cálcio também reduz a eficiência de absorção do heme dietético.[9,12]

Depois de importado para o enterócito, independentemente da via de captação, o ferro combinado ao *pool* intracelular pode ser empregado em funções metabólicas locais ou ser ali armazenado como ferritina em um compartimento de reserva transitória. Se não remobilizado, esse reservatório de ferro é perdido nas fezes à medida que as vilosidades intestinais são descamadas, com o amadurecimento de novos enterócitos.[3,4] Por outro lado, se o seu efluxo celular não estiver bloqueado, o ferro recém-captado da dieta é prontamente transferido para a circulação portal, por meio da membrana basolateral. Essa passagem é mediada pela ferroportina (FPN), também conhecida como *iron regulated transporter 1* (IREG1), *metal transporter protein 1* (MTP1) e *solute-linked carrier family 40 (iron-regulated transporter) member 1* (SLC40A1). A FPN constitui o único canal identificado, até o momento, como responsável pelo efluxo celular de ferro, não só de enterócitos, mas também de macrófagos, hepatócitos e sinciciotrofoblastos placentários.[4]

Entretanto, para deixar o meio intracelular, o Fe^{2+} precisa ser reoxidado a Fe^{3+}, de maneira a promover sua adequada ligação à Tf da circulação (ver Figura 8.1). No intestino, esse processo é parcialmente mediado pela hefaestina, uma ferroxidase cobre-dependente, presente na membrana basolateral dos enterócitos.[3,4] Além disso, a ceruloplasmina, outra ferroxidase ligante de cobre, é produzida no fígado e existe na circulação, auxiliando o efluxo do ferro do intestino e demais tecidos periféricos.[4,7]

Uma vez combinado ao *pool* da Tf, o Fe^{3+} é transportado aos tecidos, e pode ser reconhecido e captado pelas células a partir da interação Tf-TfR1. Precursores eritroides, hepatócitos e células placentárias apresentam altas demandas por ferro e produzem TfR1 em abundância, sendo os principais contribuintes para o *clearance* do ferro ligado à Tf.[2]

A importação do ferro para as células inicia-se com a internalização do complexo Tf-TfR1 por endocitose, resultando na formação de vesículas endossomais, que se acidificam no meio intracelular.[4] O baixo pH dessas vesículas promove a dissociação do ferro da Tf, enquanto estabiliza a ligação Tf-TfR1. Em seguida, já pobre em ferro, o complexo Tf-TfR1 é devolvido à superfície da membrana celular, onde a Tf é dissociada do TfR1 pelo pH neutro do plasma, de maneira que ambas as proteínas são recicladas.[3,4,10] Ainda não está claro como o Fe^{3+} liberado no lúmen das vesículas endossomais é transferido ao citosol. Há evidências de que a ferrorredutase STEAP3 (do inglês *transmembrane epithelial antigen of prostate 3*) e o transportador DMT-1 sejam importantes nessa etapa.[4]

A abundância de TfR1 na membrana celular, embora dependente da reciclagem endossomal, pode variar profundamente em função das demandas metabólicas pelo mineral. Quando a célula está repleta de ferro, espera-se que a produção do TfR1 diminua e a síntese das subunidades de ferritina seja estimulada. O oposto deve ocorrer, obviamente, em situação de carência do mineral.[3,4,10] Um importante mecanismo que coordena a captação, o uso e o armazenamento do ferro, em nível celular, envolve a regulação pós-transcricional da expressão de TfR1 e de ferritina. Os mRNA que codificam essas proteínas apresentam elementos de resposta ao ferro (IRE, do inglês *iron responsive elements*) nas regiões não traduzidas (UTR, do inglês *untranslated region*) 5' ou 3', conferindo-lhes a propriedade de modificar sua transcrição ou sua estabilidade, respectivamente, ao interagirem com proteínas citosólicas reguladoras do ferro (IRP, do inglês *iron regulatory proteins*),[15] como será detalhado a seguir.

Regulação da homeostase celular de ferro

O sistema IRP-IRE modula a expressão de genes relacionados com funções diversas da célula, incluindo o metabolismo do citrato, o ciclo celular e a resposta adaptativa à hipoxia. Ainda assim, esse sistema é o principal mecanismo regulador da homeostase celular de ferro, uma vez que muitos dos mRNA que contêm IRE são transcritos de genes importantes para a captação (TfR1 e DMT1), o armazenamento (ferritina), o uso (succinato-desidrogenase, aconitase mitocondrial, delta-aminolevulinato-sintase [δ-ALAS-2]) e o transporte celular de ferro (FPN).[15] Os IRE são sequências específicas de nucleotídios, estruturadas como *hairpin loops* nas URT 5' ou 3' dos mRNA, que servem como locais de reconhecimento e ligação das IRP.[4]

Dois tipos de IRP (IRP-1 e IRP-2) são conhecidos. A IRP-1 é estruturalmente semelhante à aconitase mitocondrial, que converte citrato a isocitrato no ciclo de Krebs. Quando o conteúdo de ferro intracelular é adequado, essa proteína é mantida repleta com o mineral, em uma conformação que lhe impossibilita ligar-se aos mRNA, mas a torna enzimaticamente ativa, como aconitase citoplasmática. Por outro lado, quando há deficiência de ferro, átomos do mineral são deslocados da IRP-1, tornando-a enzimaticamente inativa, mas com alta afinidade pelos IRE.[2] A IRP-2 é menos abundante que a IRP-1, não apresenta local de ligação para o ferro e seu conteúdo na célula é controlado por síntese *de novo*, acionada quando as concentrações de ferro do citosol estão baixas.

Em contrapartida, a IRP-2 sofre degradação proteossomal frente às altas concentrações do mineral.[3,4,10]

Os mRNA da ferritina e da FPN apresentam IRE na URT 5', enquanto sequências similares estão presentes na UTR 3' dos mRNA do TfR1 e do DMT-1. Quando o IRE está na UTR 5', a ligação de IRP suprime a interação do transcrito com os ribossomos e, consequentemente, reduz a tradução da proteína. Já a ligação das IRP ao IRE da UTR 3' protege o mRNA de ser degradado, o que resulta em sua estabilização e regulação positiva da expressão.[2]

Desse modo, em condições de carência de ferro, a ligação das IRP aos IRE é favorecida, promovendo a redução na síntese de proteínas de armazenamento (ferritina) e efluxo de ferro (FPN), enquanto favorece a estabilidade dos mRNA que codificam os seus canais de influxo celular (TfR1 e DMT-1). Inversamente, quando a ligação IRP-IRE é prejudicada por excesso de ferro, a produção de ferritina e FPN é favorecida, enquanto se espera redução de TfR1 e DMT-1.[22] Vale ressaltar que, paralelamente à regulação pós-transcricional do sistema IRP-IRE, uma variedade de outros mecanismos de regulação transcricional, traducional e pós-traducional também é acionada pelo *pool* de ferro intracelular, o que torna mais complexo o processo aqui descrito.[15]

Regulação da homeostase sistêmica de ferro

A FPN desempenha papel exclusivo no efluxo de ferro de todos os tipos celulares, sendo essencial, portanto, à absorção e à distribuição do mineral pelos tecidos. Há cerca de 20 anos, a hepcidina (gene *HAMP*), um peptídio hepático com possível atividade antimicrobiana, foi identificado como o hormônio regulador central da absorção e do uso do ferro.[23] Sua forma bioativa, estruturada por 25 aminoácidos, interage com a FPN presente nas superfícies celulares, promovendo sua fosforilação, internalização, ubiquitinação e degradação lisossomal. Desse modo, a função básica da hepcidina é reduzir a taxa de transferência do ferro contido no interior de enterócitos, macrófagos e hepatócitos para a circulação e limitar a disponibilidade sistêmica do mineral.[3,4,10]

A síntese de hepcidina é controlada predominantemente em nível transcricional e responde à inflamação, à saturação da Tf com ferro, à abundância das reservas hepáticas do mineral e à sua demanda pela eritropoese.[4] Múltiplos mediadores e moduladores são ativados na resposta da hepcidina à inflamação e aos estímulos eritroides (Tabela 8.1). No entanto, a regulação do hormônio por ambos os *pools* de ferro intracelular e extracelular converge para uma única via de sinalização celular, conhecida como BMP-SMAD (BMP, do inglês *bone morphogenetic proteins*; SMAD, do inglês *son of mothers against decapentaplegic homologs*).[24] Na ausência de infecção e/ou lesão tecidual e em condições de eritropoese normal, o bom funcionamento hepático da via BMP-SMAD garante uma produção adequada de hepcidina em resposta às variações normais do estado nutricional relativo ao ferro, em um mecanismo que se retroalimenta (Figura 8.2).[25]

BMP são citocinas da família dos fatores de crescimento tumoral beta. A BMP6 parece ser uma mediadora particularmente importante da expressão de hepcidina em resposta ao estado intracelular de ferro, posto que sua produção no fígado é fortemente correlacionada com a concentração do mineral no órgão.[25] Como ilustrado na Figura 8.2, receptores de BMP (rBMP) estão na membrana plasmática dos hepatócitos e formam complexos com um correceptor, a hemojuvelina (HJV). Após a ligação da BMP6 ao complexo rBMP-HJV, ocorrem fosforilação e ativação das proteínas intracelulares SMAD, que são translocadas ao núcleo e ligam-se a elementos de resposta da região promotora do gene *HAMP*, favorecendo sua transcrição.[15]

Em paralelo ao TfR1, o receptor de transferrina 2 (TfR2) e a proteína HFE funcionam no fígado como sensores do ferro extracelular (Tf) e, assim como a BMP6, ativam a expressão de hepcidina via fosforilação de SMAD intracelulares (ver Figura 8.2). O TfR2 é produzido em abundância no fígado, mas tem capacidade de ligação à Tf relativamente menor que o TfR1. À medida que a saturação da Tf com ferro é aumentada, o TfR1 dá espaço à formação de complexos Tf-TfR2. Nesse momento, a proteína HFE, por afinidade química, desloca-se do TfR1 ao TfR2, facilitando a interação dos complexos HFE-Tf-TfR2 e rBMP-HJV. Como resultado, a fosforilação intracelular das SMAD é reforçada, aumentando a produção de hepcidina (ver Figura 8.2). As ações autócrina, parácrina e endócrina do hormônio, por conseguinte, normalizam a disponibilidade de ferro no plasma, assegurando que não ocorra o aparecimento de ferro livre (não ligado à Tf) na circulação.[3]

Em contrapartida, nos estados de deficiência de ferro, não só há queda na saturação da Tf com ferro e na produção de BMP6, como também é estimulada a produção hepática de

Tabela 8.1 Mediadores e moduladores moleculares da produção de hepcidina.

Reguladores	Ligantes e moduladores	Sinalização intracelular
Homeostase de ferro		
BMP-SMAD	BMP6, TfR1, TfR2, HFE, TMPRSS6	SMAD1/5/8
Inflamação		
STAT	IL-6	STAT-3
Eritropoese		
?	ERFE, GDF15, TWSG-1	?
Outros		
Hormônios sexuais	Testosterona, 17β-estradiol, progesterona	?
Fatores de crescimento	HGF, EGF, PDGF-BB	CREB/H

BMP, do inglês *bone morphogenetic proteins*; *CREB/H*, proteína de ligação a elemento de resposta ao AMP cíclico; *EGF*, fator de crescimento epidermal; *ERFE*, eritroferrone; *GDF15*, fator de diferenciação de crescimento 15; *HGF*, fator de crescimento de hepatócitos; *HFE*, proteína reguladora da homeostase de ferro; *IL-6*, interleucina 6; *TfR1*, receptor de transferrina 1; *TfR2*, receptor de transferrina 2; *SMAD*, do inglês *son of mothers against decapentaplegic homologs*; *STAT*, do inglês *signal transducer and activator of transcription*; *TMPRSS6*, protease transmembrana em serina 6; *PDGF-BB*, fator de crescimento derivado de plaquetas BB; *TWSG-1*, fator de gastrulação torcida 1. Adaptada de Sangkhae e Nemeth[25] (2017).

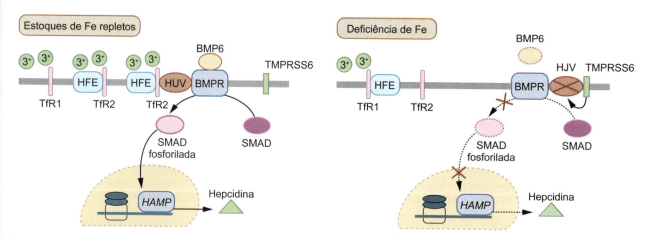

Figura 8.2 Via de sinalização celular BMP-SMAD. *BMP*, do inglês *bone morphogenetic proteins*; *BMPR*, receptor de BMP; *HAMP*, gene que codifica a hepcidina; *HFE*, proteína reguladora da homeostase de ferro; *HJV*, hemojuvelina; *SMAD*, fatores de transcrição da família SMAD (do inglês *son of mothers against decapentaplegic homologs*); *TfR1*, receptor de transferrina 1; *TfR2*, receptor de transferrina 2; *TMPRSS6*, protease transmembrana em serina 6. Adaptada de De Carli et al.[15] (2016).

um importante regulador negativo da via BMP-SMAD, a protease transmembrana em serina 6 (*TMPRSS6*), conhecida como matriptase-2 (MT-2) (ver Figura 8.2). Supostamente devido à sua atividade proteolítica sobre o *HJV*, na membrana plasmática dos hepatócitos, a MT-2 bloqueia os efeitos estimulatórios do ferro intracelular e extracelular sobre a produção da hepcidina.[4] Polimorfismos e mutações de perda de função no gene *TMPRSS6* associam-se à reduzida disponibilidade de ferro na circulação, evidenciando o importante papel da MT-2 na apropriada resposta fisiológica às situações de restrição dietética de ferro ou de aumento das suas demandas corporais.[26]

Outro tipo de regulação transcricional do *HAMP* é exercido por mediadores inflamatórios. A interleucina 6 (IL-6) e possivelmente outras citocinas induzem a produção de hepcidina em situações de infecção e/ou inflamação, como parte da resposta imune inata dos mamíferos.[3] A ligação da IL-6 ao seu receptor desencadeia a ativação do fator de transcrição STAT-3 (do inglês *signal transducer and activator of transcription-3*), que busca locais de ligação na região promotora do gene da hepcidina.[25] A anemia associada a doenças inflamatórias e infecções é, em parte, decorrente da queda na saturação da Tf induzida pela hepcidina, o que limita a disponibilidade de ferro para a eritropoese.[27]

Enquanto os mecanismos descritos regulam positivamente a produção de hepcidina, prevenindo a sobrecarga de ferro, estímulos inibitórios são necessários no contexto de aumentadas demandas por ferro, como na eritropoese acelerada e durante o crescimento ou a gestação.[25] O aumento na atividade eritropoética é especialmente associado à redução na expressão de hepcidina, mesmo quando as reservas hepáticas de ferro são elevadas.[28] Nas anemias congênitas associadas a hemólise e/ou eritropoese ineficaz, como talassemias e anemias sideroblásticas, a produção cronicamente aumentada de eritrócitos promove aumento inapropriado da absorção do ferro, com acúmulo secundário do mineral no fígado, no coração e em outros tecidos.[29] Acredita-se que sinais emitidos pela hipoxia, pela eritropoetina e/ou por mediadores humorais derivados dos precursores eritroides em diferenciação (eritroferrone, fator de diferenciação de crescimento 15 e fator de gastrulação torcida 1) estejam envolvidos nesse processo.[25]

A ação inibitória de hormônios sexuais (testosterona, 17β-estradiol e progesterona) e de fatores de crescimento (de hepatócitos e epidermal) sobre a produção hepática de hepcidina também explica, em parte, as adaptações do metabolismo do ferro que acompanham o crescimento e a gestação.[25] Na doença hepática crônica é observado aumento na produção dos fatores de crescimento epidermal e de hepatócitos, o que pode contribuir para acúmulo excessivo de ferro e consequente retroalimentação das lesões no tecido.[8,25,30]

Funções

Operando como um sinalizador do estado celular de ferro, um dinâmico *pool* lábil do mineral (LIP, do inglês *labile iron pool*) é mantido no citosol, em concentrações micromolares, sob regulação do sistema IRP-IRE, como já apresentado (ver "Regulação da homeostase celular de ferro"). O LIP é fonte imediata de átomos de ferro para os diversos compartimentos celulares. No entanto, praticamente todo o conteúdo do mineral internalizado pelas células é deslocado à mitocôndria, onde ocorre a síntese dos grupamentos prostéticos heme e ferro-enxofre (Fe-S).[31] Conjuntamente aos átomos de ferro não heme, os grupamentos de heme e de Fe-S, sejam ligados a enzimas ou a

globinas não enzimáticas, medeiam as inúmeras reações químicas dependentes de ferro no organismo. Algumas delas são discutidas na sequência.

Transporte e armazenamento de oxigênio

Juntas, a hemoglobina (no sangue) e a mioglobina (nos músculos) podem conter mais de três quartos do ferro corporal total, como ferro heme. Os átomos de Fe^{2+} dessas moléculas são capazes de se ligar rápida e reversivelmente ao oxigênio, tornando possível que essas proteínas participem do seu transporte no sangue, do pulmão aos tecidos periféricos, e de seu armazenamento, a curto prazo, no interior das células musculares.[9] A exposição a grandes altitudes, a perda de volumes consideráveis de sangue ou a produção insuficiente e/ou deficiente de eritrócitos podem resultar em oxigenação inadequada dos tecidos.[4] Nessas situações, espera-se o aumento da síntese de heme na medula óssea e no tecido muscular como uma das principais respostas adaptativas do organismo.[32]

Não é surpresa, portanto, que uma variedade de proteínas relacionadas com o metabolismo do ferro (DcytB, DMT-1, FPN, MT-2 e HAMP) tenha sua produção estimulada por fatores de transcrição induzidos pela hipoxia (HIF, do inglês *hypoxia inducible factors*).[15] Em contrapartida, em estados de normoxia, a regulação negativa dos HIF opera por mecanismos dependentes de ferro, evidenciado uma relação bidirecional com o mineral. Enzimas prolil-hidroxilases, dependentes de ferro não heme, promovem a degradação de HIF na presença de oxigênio com o intuito de contrapor a síntese exagerada de genes responsivos à hipoxia, como a eritropoetina, estimulante humoral da eritropoese, e a δ-ALAS-2, enzima limitante da síntese de heme.[4,33] Nos enterócitos, em particular, o aumento da atividade das HIF durante a deficiência de ferro e/ou anemia promove a produção de DcytB e DMT-1, favorecendo os estímulos homeostáticos diretamente acionados pela carência do mineral.[34]

Metabolismo energético

Nas mitocôndrias, moléculas recém-formadas de heme e de Fe-S são incorporadas como cofatores de algumas enzimas importantes do ciclo de Krebs (aconitase e succinato-desidrogenase) e do transporte de elétrons (complexos I e II do sistema de fosforilação oxidativa e citocromo C).[9,35] Além disso, o ferro é requisitado por algumas enzimas intermediárias na síntese de carnitina, uma facilitadora da internalização de ácidos graxos de cadeia longa na mitocôndria, sendo essencial às reações de betaoxidação.[30] Na carência de ferro, quando a atividade desses complexos enzimáticos é comprometida, a glicólise e a formação de lactato são aumentadas, enquanto é reduzida a produção de energia a partir da fosforilação oxidativa.[30,35] Como efeito, favorece-se um estado de desempenhos físico e mental subótimos, potencialmente agravado pela inadequada oxigenação celular, característica da anemia por deficiência de ferro.[36] Em casos graves, pode ocorrer acidose metabólica.[34]

Outro achado comum na deficiência de ferro, com ou sem anemia, é a dificuldade de termorregulação em ambientes frios, atribuível à reduzida atividade da peroxidase tireoidiana, que é uma heme-proteína.[34,36] A baixa produção dos hormônios tireoidianos, desse modo, contribui indiretamente para a precariedade do metabolismo energético que cursa com a condição.[36]

Síntese e reparo de DNA e regulação do ciclo celular

Seja como cofator ou como estabilizante estrutural, o ferro é encontrado em uma variedade de enzimas que participam da síntese e do reparo do DNA. As ribonucleotídio-redutases, dependentes de ferro não heme, promovem as reações de conversão dos ribonucleotídios (adenina, guanina, citosina e timina) em desoxirribonucleotídios, viabilizando seu uso na síntese e no reparo das fitas de DNA.[37] Outras enzimas-chave dependentes de ferro incluem as DNA-polimerases e as DNA-primases, mediadoras da replicação do DNA, e as RNA-helicases, envolvidas na remodelagem das moléculas de RNA durante os processos de transcrição, *splicing* e tradução gênica.[36]

O estado de ferro celular também tem efeitos complexos sobre a síntese e a atividade de diversas ciclinas que regulam as fases do ciclo celular e a apoptose.[36,37] Células com rápido *turnover*, como as epiteliais, podem ser especialmente perturbadas com o estacionamento do ciclo celular e com o acúmulo de danos no DNA decorrentes da baixa disponibilidade de ferro. Alguns sinais clínicos que podem acompanhar a deficiência de ferro (como descamação e aspereza da pele, desgaste de papilas gustativas, coiloníquia e alopecia) são, em parte, atribuídos à inibição da síntese de DNA e da divisão celular nesses tecidos.[6,36]

A expansão de tecidos que ocorre nos períodos da gestação, da infância e da adolescência também pode ser comprometida pela deficiência de ferro, sobretudo nos estágios avançados de anemia. Desfechos associados incluem restrição do crescimento intrauterino, prematuridade e aumento do risco de mortalidade materna e infantil.[38] Déficit de estatura/comprimento para a idade pode ser particularmente problemático entre lactentes e crianças deficientes em ferro.[34]

Desenvolvimento cerebral e neurotransmissão

Do período neonatal até o fim da adolescência, quando novas estruturas e funções neuronais diferenciam-se, a carência de ferro pode acarretar uma variedade de anormalidades no cérebro, com consequências na cognição, na atividade motora e no equilíbrio emocional do indivíduo. Ainda que o déficit nutricional seja corrigido, muitas dessas consequências podem persistir ao longo da vida,[39] pois o ferro é essencial não só para a homeostase energética dos neurônios, mas também para os processos de mielinização e de metabolização de neurotransmissores como o ácido gama-aminobutírico (GABA), a serotonina, a norepinefrina e, em especial, a dopamina.[40]

De fato, o ferro não heme é cofator das enzimas tirosina-hidroxilase e triptofano-hidroxilase, responsáveis pela síntese de dopamina e serotonina, respectivamente.[39,40] A atividade da monoaminoxidase, por outro lado, não é dependente de ferro, mas é reduzida pelas baixas concentrações do mineral. Além disso, são induzidas alterações na disponibilidade e na atividade do GABA em fendas sinápticas.[39] Em conjunto, explicam-se, assim, muitas das alterações emocionais e psicopatológicas que evoluem com a deficiência de ferro, como ansiedade, depressão e esquizofrenia, inerentes à disfunção de monoaminas e GABA.[39,40] A síndrome das pernas inquietas, por exemplo, também conhecida como doença de Willis-Ekbom, é uma condição decorrente da disfunção dopaminérgica observada em quase um quarto dos casos de anemia ferropriva.[6]

Os prejuízos na capacidade auditiva e na velocidade de processamento que se manifestam imediata ou tardiamente em crianças com deficiência de ferro são supostamente decorrentes da hipomielinização neuronal.[34,40] Nos oligodendrócitos, o ferro é essencial à atividade das enzimas dessaturases, determinantes do perfil de ácidos graxos na mielina.[40] O impacto da baixa disponibilidade do mineral pode ser especialmente alto entre os 8 e 15 meses de vida, quando ocorre o pico de mielinização cerebral em humanos.[36]

Defesa imunológica e antioxidante

Ainda que a expansão anormal do LIP possa favorecer o estresse oxidativo, como já comentado, a carência do mineral, por outro lado, compromete a atividade desejável de várias enzimas pró-oxidantes, responsáveis pela manutenção de um estado redox equilibrado e da resposta imune adequada. Dentre elas estão a mieloperoxidase, a fosfato de dinucleotídio de adenina e nicotinamida (NADPH)-oxidase e a óxido nítrico-sintase, três enzimas dependentes de heme recrutadas por leucócitos no ataque oxidativo a patógenos intracelulares.[36,41] O impacto do mineral na função imunológica estende-se, ainda, ao fato de linfócitos e neutrófilos terem sua diferenciação, proliferação e maturação prejudicadas na deficiência de ferro, como observado em diversos modelos animais.[36] Em humanos, maior suscetibilidade a infecções é associada à deficiência de ferro, especialmente entre pacientes hospitalizados e em estágios avançados de anemia ferropriva.[42]

Paradoxalmente, o estresse oxidativo e a redução na capacidade antioxidante celular podem estar aumentados na deficiência de ferro.[43] Um prejuízo na neutralização de peróxido de hidrogênio (H_2O_2) é implicado nesse contexto, uma vez que a catalase, uma peroxidase dependente de heme, é a principal responsável pela destoxificação dessa importante espécie reativa de oxigênio.[41]

Biotransformação de compostos extracelulares

O metabolismo de vários compostos endógenos e exógenos, como ácidos orgânicos, lipídios, vitaminas lipossolúveis, hormônios esteroides, fármacos e poluentes ambientais, requer a atividade enzimática dos citocromos P450 (CYP450). Tal qual os citocromos da cadeia respiratória, a família CYP450 depende de ferro heme. Estima-se que mais da metade da produção hepática de heme seja destinada a essa classe de proteínas.[44] Ainda assim, há carência de estudos clínicos que evidenciem o impacto da deficiência de ferro na atividade das CYP450.[36]

RECOMENDAÇÕES DIETÉTICAS

Comitês científicos que propõem valores dietéticos de referência, como a Food and Agriculture Organization of the United Nations (FAO) e o Institute of Medicine dos EUA (IOM), definem as necessidades fisiológicas de ferro como o somatório de suas perdas corporais fisiológicas (descamação de tecidos, urina, suor e menstruação) e das eventuais demandas para sua retenção em tecidos (crescimento e gestação), assumindo a manutenção de mínimas reservas de ferro e de concentrações adequadas de hemoglobina para a idade, o gênero e o estado fisiológico.[9,11]

Os valores de necessidades fisiológicas são convertidos em recomendações dietéticas tomando-se como base valores de biodisponibilidade média de ferro na dieta das populações.[9,11] A FAO considera que 15% do ferro dietético sejam biodisponíveis na dieta de populações ocidentais onívoras, enquanto apenas 5 ou 10% sejam utilizáveis a partir de dietas pobres em carnes e peixes e/ou com pouca variedade de frutas e vegetais.[11] O IOM assume uma biodisponibilidade de ferro de 18% na dieta de indivíduos saudáveis e com hábitos alimentares típicos dos EUA e Canadá, com exceção de gestantes (25%) e crianças entre 7 e 12 meses de idade (10%), por apresentarem particularidades na eficiência de absorção do ferro e nos padrões de consumo alimentar.[9]

Não há recomendações brasileiras para a ingestão de ferro e, na literatura, descreve-se que as propostas do IOM são as mais frequentemente usadas. Na Tabela 8.2 são apresentados

Tabela 8.2 Ingestões diárias de referência (DRI) para o ferro (mg/dia).

Estágio de vida	EAR				RDA				AI	UL
	Masculino	Feminino	Gestação	Lactação	Masculino	Feminino	Gestação	Lactação		
0 a 6 meses	–	–	–	–	–	–	–	–	0,27	40,0
7 a 12 meses	6,9	6,9	–	–	11,0	11,0	–	–	–	40,0
1 a 3 anos	3,0	3,0	–	–	7,0	7,0	–	–	–	40,0
4 a 8 anos	4,1	4,1	–	–	10,0	10,0	–	–	–	40,0
9 a 13 anos	5,9	5,7	–	–	8,0	8,0	–	–	–	40,0
14 a 18 anos	7,7	7,9	23,0	7,0	11,0	15,0	27,0	10,0	–	40,0
19 a 30 anos	6,0	8,1	22,0	6,5	8,0	18,0	27,0	9,0	–	45,0
31 a 50 anos	6,0	8,1	22,0	6,5	8,0	18,0	27,0	9,0	–	45,0
51 a 70 anos	6,0	5,0	–	–	8,0	8,0	–	–	–	45,0
> 70 anos	6,0	5,0	–	–	8,0	8,0	–	–	–	45,0

AI, ingestão adequada; *EAR*, necessidade média estimada; *RDA*, ingestão dietética recomendada; *UL*, limite superior de ingestão tolerável. Adaptada de FNB e IOM[9] (2001).

os valores de referência para indivíduos (RDA, ingestão dietética recomendada) e grupos populacionais (EAR, necessidade média estimada) nos diferentes estágios de vida. Neonatos a termo apresentam reservas corporais de ferro suficientes para o crescimento e desenvolvimento até os 4 ou 6 meses de vida e, para esse grupo etário, uma ingestão adequada (AI) foi estabelecida a partir da estimativa do ferro fornecido com o aleitamento materno exclusivo.[9]

Como se pode notar, as metas de consumo de ferro são altamente contrastantes entre homens adultos (8 mg/dia) e mulheres em idade reprodutiva (18 mg/dia), principalmente durante a gestação (27 mg/dia), quando a suplementação de ferro pode se fazer necessária (ver Tabela 8.2). No Brasil, o Programa Nacional de Suplementação de Ferro tem como objetivo garantir a suplementação profilática a todas as mulheres após a 20ª semana de gestação e às crianças entre 6 e 24 meses de idade.[45] Além disso, como ação complementar do governo brasileiro no combate à deficiência de ferro, desde 2004, farinhas de trigo e milho produzidas e comercializadas no país são fortificadas com ferro.[46] Estima-se que homens e mulheres brasileiros consumam diariamente, em média, respectivamente, 10,8 e 9,6 mg de ferro, sendo cerca de 30% desse total proveniente das farinhas fortificadas.[47,48] Ainda assim, entre 2017 e 2018, quase um terço (30,4%) das mulheres entre 19 e 59 anos estava em risco de inadequação no consumo dietético do mineral.[48]

Estratégias para aumentar a oferta e a biodisponibilidade de ferro em refeições incluem o estímulo ao consumo de alimentos-fonte de ferro, principalmente heme (tecidos musculares, vísceras e derivados de sangue), e de frutas e vegetais ricos em vitamina C (cítricos e hortaliças cruas). Além disso, é preferível que o consumo de alimentos e bebidas fontes de polifenóis (cafés, chás e vinho), cálcio (laticínios) e proteínas da soja e do ovo ocorra em ocasiões à parte das refeições com grande aporte de ferro, como tendem a ser o almoço e o jantar.[12] Processos como remolho ou fermentação de leguminosas e cereais antes da cocção são recomendados para reduzir a concentração de fitatos nesses alimentos.

Além de gestantes, de lactentes e de indivíduos com deficiência de ferro diagnosticada, mulheres com perdas menstruais excessivas (menorragia) e doadores regulares de sangue também podem beneficiar-se da suplementação/fortificação com ferro.[27,34] Precauções especiais devem ser tomadas com a suplementação medicamentosa com ferro em regiões com casos registrados de malária endêmica, porque essa medida pode aumentar a suscetibilidade a coinfecções e mortalidade, por favorecer a sobrevivência e a proliferação do *Plasmodium falciparum* em eritrócitos repletos com ferro.[27,49] Ademais, é crescente a discussão sobre os eventuais riscos da fortificação de ferro para indivíduos não anêmicos. Os possíveis efeitos dos excessos de ingestão oral de ferro sobre o perfil da microbiota intestinal e a proliferação de bactérias patogênicas são o foco de muitos estudos nessa área.[50]

Cabe ressaltar que os valores de RDA e EAR apresentados na Tabela 8.2 devem ser especificamente ajustados nos seguintes casos:

- Adolescentes com estirão do crescimento acelerado
- Meninas com menarca antes dos 14 anos
- Mulheres usuárias de anticoncepcionais orais ou terapia de reposição hormonal
- Vegetarianos
- Doadores regulares de sangue
- Atletas de alto rendimento.[9]

Os valores de limite superior de ingestão tolerável (UL, *upper limit*) foram estimados a partir do monitoramento de efeitos gastrintestinais associados ao consumo excessivo de ferro e situam-se entre 40 e 45 mg/dia (ver Tabela 8.2). Esses valores devem ser usados para identificar a inadequação no consumo de ferro de crianças, adolescentes e adultos aparentemente saudáveis, exceto quando prescrita a suplementação profilática ou terapêutica com ferro. Além disso, os valores de UL apresentados não são apropriados à avaliação de pacientes com hemocromatose hereditária, alcoolismo crônico, doenças hepáticas e anemias carregadoras de ferro.[9]

MANIFESTAÇÕES DE DEFICIÊNCIA E SOBRECARGA

Por terem evolução lenta e assintomática na maioria dos casos, ambas a deficiência e a sobrecarga de ferro costumam ser notificadas em estágios clínicos avançados. Sinais e sintomas inespecíficos como fadiga, fraqueza e dificuldade de concentração justificam a necessidade de exames laboratoriais para o diagnóstico definitivo dessas condições. Como descrito a seguir, indicadores da produção de eritrócitos e do estado inflamatório são, muitas vezes, essenciais à adequada interpretação do perfil de biomarcadores do ferro.[49]

Os principais testes empregados na prática clínica e em estudos epidemiológicos incluem:

- Hemoglobina, marcador do uso do ferro corporal
- Ferritina sérica, reflexo do compartimento de reserva
- Saturação da Tf, indicador da disponibilidade de ferro na circulação (calculada como a razão entre ferro sérico e capacidade total de ligação do ferro – CTLF ou TIBC, do inglês *total iron binding capacity*) ou Tf sérica; alternativamente, como o somatório do ferro sérico com a capacidade não saturada de ligação do ferro (CILF ou UIBC, do inglês *unsaturated iron binding capacity*).[49]

Embora a coloração de Perls em esfregaço de medula óssea seja a técnica padrão-ouro para o diagnóstico da deficiência de ferro, seu uso não é rotineiro, por se tratar de um método invasivo, oneroso e desconfortável ao paciente.[6,49] Por outro lado, a determinação de ferro hepático por ressonância magnética ou por espectroscopia de absorção atômica em biopsias de fígado constitui o meio definitivo para descartar a hipótese de sobrecarga de ferro.[8,51] Visando à melhora da acurácia diagnóstica, recomenda-se o uso combinado de múltiplos indicadores.[27,49]

Deficiência franca e anemia ferropriva

Os fatores de risco mais comuns para o déficit de ferro são apresentados na Tabela 8.3. Isoladamente ou em combinação, o aumento nas demandas por ferro, as perdas sanguíneas excessivas, os hábitos alimentares quantitativa e qualitativamente

inadequados e/ou as alterações inatas e adquiridas na absorção do mineral favorecem seu equilíbrio corporal negativo (absorção máxima menor do que a necessidade corporal). Cirurgias bariátricas, gastrites infecciosas ou autoimunes e doença celíaca estão associadas a elevado risco de deficiência de ferro.[18,27] A infecção por parasitas como *Ancylostoma duodenale*, *Necator americanus* (ancilostomídeos) e *Trichuris trichiura* (nematoide) é responsável por cerca de um terço dos casos de anemia ferropriva nos países em desenvolvimento.[6] Nas doenças inflamatórias intestinais, além da má absorção, a perda de sangue nas fezes pode contribuir para o desenvolvimento da deficiência de ferro.[27] Como em qualquer outra condição inflamatória, é muito complexa a avaliação do estado nutricional relativo ao ferro nessas doenças (ver adiante em "Deficiência funcional").

A anemia é o quadro em que a concentração de hemoglobina está abaixo de 11 a 13 g/dℓ, dependendo do estágio de vida e do gênero. Em geral, instala-se no estágio avançado da deficiência franca de ferro, normalmente quando a disponibilidade do mineral na circulação está insuficiente (saturação da Tf < 16%) para a incorporação da hemoglobina nos precursores eritroides. Como resultado, surgem hemácias de tamanhos variados (índice de anisocitose – RDW > 15%) que, em geral, são pequenas ou microcíticas (volume corpuscular médio – VCM < 80 fℓ) e pouco pigmentadas ou hipocrômicas (hemoglobina corpuscular média – HCM < 28 pg).[49,52] Na ausência de inflamação, o esgotamento das reservas corporais de ferro pode ser precocemente identificado pelos valores anormalmente baixos de ferritina no soro (< 12 mg/ℓ) (Tabela 8.4).[49] Alguns autores sugerem pontos de corte de 20 ou 30 mg/ℓ de ferritina sérica para o diagnóstico de deficiência de ferro.[27,34]

Muitas das consequências funcionais da carência de ferro são manifestadas antes do aparecimento da anemia, muito embora os prejuízos na cognição, na resposta imunológica, na capacidade de trabalho e na morbimortalidade gestacional e perinatal sejam intensificados pela má oxigenação dos tecidos.[6] Valores de hemoglobina < 7 a 8 g/dℓ sinalizam casos graves de anemia.[6,49] Antes desse estágio, alguns sinais e sintomas clínicos podem estar manifestados, incluindo enxaqueca (63%), palidez (45 a 50%) e fadiga (44%). Dispneia, taquicardia, alopecia, secura de pele e cabelos, glossite atrófica e coiloníquia também são comuns.[6] Vale salientar que, clinicamente, a anemia ferropriva pode não diferir de outras anemias, incluindo as decorrentes da deficiência de folato, vitamina B$_{12}$, vitamina A e/ou riboflavina, a anemia da inflamação ou das doenças crônicas, e as hemoglobinopatias (ver Capítulo 70, *Anemias*). Pobreza, desnutrição e idade avançada definem grupos populacionais particularmente vulneráveis que coexistem com múltiplas causas de anemia. Nessas condições, o diagnóstico diferencial requer a interpretação combinada de parâmetros hematimétricos, bioquímicos, clínicos e, por vezes, genéticos.[6,27]

Segundo a Organização Mundial da Saúde (OMS), em 2019 foram consideradas anêmicas: 39,8% das crianças com menos de 5 anos; 36,5% das gestantes; e 29,6% das mulheres não grávidas em idade reprodutiva, totalizando 769 milhões de casos, 42 a 50% dos quais seriam atribuíveis à deficiência de ferro.[52-54] A prevalência global de deficiência de ferro na ausência da anemia permanece incerta, ainda que projeções sugiram ser no mínimo o dobro da estimada para a anemia ferropriva.[6] No Brasil, em 2019, 10,1% das crianças menores de 5 anos apresentavam baixos valores de hemoglobina, sendo 35% dos casos relacionados à deficiência de ferro.[55]

Causas genéticas da deficiência de ferro são extremamente raras e, até o momento, a única doença congênita conhecida por

Tabela 8.3 Fatores etiológicos da deficiência de ferro.

Fatores	Exemplos
Ingestão/biodisponibilidade dietética insuficiente	
Pobreza	Baixo consumo de alimentos-fonte, desnutrição
Estilo de vida	Vegetarianismo/veganismo, dietas para emagrecimento
Condições fisiológicas	
Alta demanda tecidual	Infância, adolescência, gestação
Alta perda corporal	Menarca, doação regular de sangue, atletismo de elite
Condições patológicas	
Alta perda corporal	Lesões benignas ou malignas do sistema digestório (esofagite, úlceras gástricas e intestinais, infestação parasitária, diverticulite, hemorroidas, câncer, doença inflamatória intestinal, uso crônico de salicilatos, corticosteroides e anti-inflamatórios não esteroides), menorragia (perda menstrual excessiva), hemólise intravascular (hemoglobinúria paroxística noturna), disfunções na coagulação (telangiectasia hereditária, hemofilia), hemodiálise
Baixa absorção	Cirurgia bariátrica, gastrectomia, infecção por *Helicobacter pylori*, uso crônico de inibidores da bomba de prótons e anti-histamínicos H$_2$, gastrite atrófica, ressecção intestinal, doença celíaca, doença inflamatória intestinal (doença de Crohn e colite ulcerativa)
Doença genética	Anemia ferropriva refratária ao ferro, anemia por deficiência de transportador de metal divalente-1, anemia de Fanconi, deficiência de piruvatoquinase
Doença crônica	Obesidade, insuficiência cardíaca, doença renal crônica, artrite reumatoide, doença inflamatória intestinal

Adaptada de Camaschella[6] (2019); Camaschella[27] (2015).

Tabela 8.4 Indicadores da avaliação do estado nutricional relativo ao ferro.

Estágio de vida	Hb (g/dℓ)		ST (%)[a]		FS (mg/ℓ)[a]	
	Anemia	Anemia grave	Deficiência	Sobrecarga	Deficiência	Sobrecarga
6 a 59 meses (M e F)	< 11,0	< 7,0	< 16	–	< 12,0	–
5 a 11 anos (M e F)	< 11,5	< 8,0	< 16	–	< 15,0	–
12 a 14 anos (M e F)	< 12,0	< 8,0	< 16	–	< 15,0	–
15 a 18 anos (M)	< 13,0	< 8,0	< 16	–	< 15,0	> 200,0
15 a 18 anos (F)	< 12,0	< 8,0	< 16	–	< 15,0	> 150,0
15 a 18 anos (gestantes)	< 11,0	< 7,0	< 16	–	< 15,0[b]	–
> 18 anos (M)	< 13,0	< 8,0	< 16	> 45	< 15,0	> 200,0
> 18 anos (F)	< 12,0	< 8,0	< 16	> 45	< 15,0	> 150,0
> 18 anos (gestantes)	< 11,0	< 8,0	< 16	–	< 15,0[b]	–

[a]Pontos de corte que são modificados na inflamação. Ver "Deficiência funcional". [b]Ponto de corte proposto para o primeiro trimestre gestacional. Variações fisiológicas dificultam o diagnóstico da deficiência de ferro nos últimos trimestres da gestação. F, feminino; FS, ferritina sérica; Hb, hemoglobina; M, masculino; ST, saturação de transferrina. Adaptada de WHO[49] (2007); WHO[53] (2020); Bacon et al.[51] (2011).

cursar com produção inadequadamente alta de hepcidina é a anemia ferropriva refratária ao ferro.[27] O diagnóstico de anemia refratária é definido quando há hipoferremia inexplicável, com exclusão de outras causas de deficiência de ferro (ver Tabela 8.3), acompanhada por microcitose e hipocromia não responsiva à terapia oral com ferro (aumento de hemoglobina < 1 g/ℓ após 4 a 6 semanas). Na anemia ferropriva refratária ao ferro, são detectadas mutações que levam à perda de função do gene *TMPRSS6*.[56] Essa condição aparentemente representa menos de 1% dos casos de anemia observados na prática clínica.[27]

Em indivíduos saudáveis, há uma forte correlação entre a ferritina da circulação e as reservas corporais de ferro, de modo que para cada 1 mg/ℓ de ferritina sérica estima-se um conteúdo de 8 a 10 mg de ferro não heme distribuídos no fígado, no baço e na medula óssea.[57] Entretanto, conforme já mencionado, em condições inflamatórias ou infecciosas, não só ocorre a redução na disponibilidade de ferro no soro (baixa saturação da Tf), como também a elevação inespecífica dos valores de ferritina, por ser uma proteína de fase aguda.[3,4] Desse modo, ferritina sérica normal ou mesmo alta pode ser encontrada na deficiência de ferro quando associada a processos infecciosos ou inflamatórios.[6,27]

Aconselha-se, portanto, que os biomarcadores do ferro sejam avaliados em paralelo ao estado inflamatório, a partir da determinação de outras proteínas de fase aguda, como a α-1-antiquimotripsina, a proteína C reativa (PC-R), a α-1-glicoproteína ácida (AGP), a amiloide A, o fibrinogênio e a haptoglobina.[49] A PC-R, por se elevar rapidamente após inflamação, infecção ou lesão tecidual, funciona como um sinalizador de processos agudos, enquanto a AGP, por ter resposta lenta, facilita a identificação dos estágios de convalescença, em que a PC-R pode estar normalizada, mas os valores de ferritina permanecem altos.[58] A anemia das doenças crônicas ou da inflamação, bastante comum no ambiente hospitalar, decorre do padrão de descompartimentalização do ferro corporal induzido por concentrações inapropriadamente altas de hepcidina, o que caracteriza um estado de deficiência funcional de ferro, como descrito a seguir.

Deficiência funcional

Na deficiência funcional de ferro, as reservas corporais do mineral podem estar normais ou aumentadas, mas há oferta insuficiente de ferro aos precursores eritroides, com consequente desenvolvimento de anemia. Essa condição acompanha os estados inflamatórios agudos ou crônicos (infecções, insuficiência cardíaca crônica, câncer, doença renal crônica, artrite reumatoide, obesidade, dentre outras) e pode coexistir com um verdadeiro déficit corporal de ferro.[6]

Altas concentrações de PC-R (> 0,5 mg/dℓ) e/ou AGP (> 100 mg/dℓ) são frequentemente identificadas nesses pacientes.[58] Na ausência de deficiência de ferro, os valores de ferritina podem estar acima da média populacional (> 100 mg/ℓ), no entanto, caem para faixas entre 30 e 100 mg/ℓ à medida que reservas corporais de ferro são esgotadas. Em caso de infecção ou inflamação, uma ferritina sérica < 30 mg/ℓ entre crianças menores de 5 anos e < 70 mg/ℓ nos demais ciclos da vida indica deficiência de ferro.[53] Nesse mesmo contexto, a saturação de Tf < 20% pode ser tomada como preditor de eritropoese deficiente em ferro.[6,27,34] Com esse nível de ferro na circulação, pacientes com insuficiência cardíaca ou doença renal crônica são considerados deficientes em ferro mesmo com valores de ferritina sérica entre 100 e 299 mg/ℓ, dada a precária atividade eritropoética dessas condições.[27,59]

Diferentemente da ferritina, o receptor solúvel de transferrina (rsTf) não sofre forte influência da inflamação e índices obtidos a partir dos dois biomarcadores podem ser úteis no diagnóstico diferencial das anemias microcíticas.[60] O rsTf sérico é proporcional à quantidade de TfR1 nas superfícies celulares e, por ser abundante nos precursores eritroides, sua elevação ocorre não só na deficiência tecidual de ferro, mas também em condições de eritropoese aumentada, como nas anemias congênitas associadas com hemólise e/ou eritropoese ineficaz.[29,60] Valores da razão entre rsTf e o logaritmo de ferritina > 2 sinalizam anemia das doenças crônicas ou inflamação combinada à depleção das reservas de ferro.[34] Embora atrativa, a determinação de rsTf é pouco comum na prática clínica, muito devido à falta de padronização analítica.[27]

Assim como o rsTf, a produção de zinco-protoporfirina eritrocitária (ZPP), um produto alternativo da síntese do heme (ferro-protoporfirina), eleva-se nos estados de deficiência de ferro e eritropoese aumentada.[59] Há muitos anos a ZPP tem sido usada como indicador de deficiência de ferro. No entanto, seu valor diagnóstico isolado é questionável, devido a limitada especificidade e algumas variações técnicas associadas, e seu emprego é recomendável no monitoramento da resposta a intervenções terapêuticas.[27,59] Biomarcadores da deficiência funcional de ferro com perspectiva promissora para os próximos anos são a hepcidina sérica, a hemoglobina de reticulócitos e a contagem de hemácias hipocrômicas.[34]

A deficiência funcional de ferro também pode estar associada a inflamação crônica de baixo grau, característica da obesidade. Em obesos mórbidos, altas concentrações de hepcidina podem originar-se, em parte, da produção extra-hepática do hormônio pelo tecido adiposo expandido.[61] Muitos estudos epidemiológicos apontam a obesidade como importante fator de risco para a anemia ferropriva.[62] Paradoxalmente, entre pacientes complicados pela síndrome metabólica, é comum o achado da hiperferritinemia dismetabólica, caracterizada por altas concentrações de ferritina sérica acompanhadas por valores normais ou levemente aumentados de saturação da Tf.[63] Pacientes nos estágios avançados dessa condição podem apresentar sobrecarga hepática de ferro leve a moderada.[64] Nesse contexto, há importantes indagações sobre o impacto da epidemia de obesidade na prevalência da anemia no mundo e sobre as repercussões possivelmente deletérias da suplementação e da fortificação de ferro na dieta de populações ocidentalizadas.

Sobrecarga de ferro

Embora a intoxicação aguda com ferro possa ocorrer por sobredosagens não intencionais, especialmente entre crianças, as síndromes de sobrecarga de ferro, tanto primária como secundária, são comumente observadas na vida adulta ou à idade avançada, dada a natureza crônica e intermitente do acúmulo de ferro corporal.[2,8,65] Megadoses de ferro (10 a 60 mg/kg) causam dano intestinal com diarreia sanguinolenta, dor abdominal, vômito, acidose e falência hepática aguda.[65] O diagnóstico laboratorial é estabelecido por concentração de ferro sérico > 300 mg/dℓ dentro de 12 h de sobredosagem.[65,66] Nos EUA, entre as décadas de 1980 e 1990, mais de 30% das mortes por intoxicação farmacológica entre crianças foram atribuídas à ingestão acidental de suplementos de ferro.[66]

As síndromes de sobrecarga de ferro podem ter causas primárias, secundárias ou mistas (Tabela 8.5). As hemocromatoses hereditárias (HH) resultam da herança recessiva de mutações em genes reguladores da hepcidina (*HFE, HJV, HAMP, TRF2*) ou da herança dominante de mutações na ferroportina (*FPN1*), podendo cursar com deficiência do hormônio ou resistência à sua ação, respectivamente.[7] A mais comum das HH, a do tipo I (*HFE*), acomete principalmente homens, entre 30 e 50 anos, descentes de europeus (prevalência de 0,5% no norte da Europa), carreadores da variante HFE[282Y] em homozigose ou em heterozigose composta com a HFE[63D] ou HFE[65C].[67] Essas mutações afetam o funcionamento da via BMP-SMAD, favorecendo, em última instância, a absorção excessiva de ferro dietético.[68]

Causas secundárias de sobrecarga de ferro incluem anemias carregadoras de ferro (talassemia *major*, deficiência de piruvatoquinase e anemias falciforme, sideroblástica e aplásica), aceruloplasminemia, atransferrinemia, ataxia de Friedreich e porfiria cutânea tarda.[34,51,67] Além de cursarem com aumentada absorção e/ou má distribuição compartimental do ferro, algumas dessas condições são frequentemente tratadas com transfusões de sangue, resultando em rápido acúmulo do mineral no organismo (1 mℓ de eritrócito contém aproximadamente 1 mg de ferro).[2,67] Causas secundárias de sobrecarga de ferro incluem, ainda, a sobredosagem parenteral e a contaminação hemodialítica.[34] Nas doenças hepáticas crônicas e na síndrome metabólica, alterações na integridade do sistema IRP-IRE e/ou no eixo hepcidina-ferroportina mediadas por disfunção dos hepatócitos, resistência à insulina, estresse oxidativo, lipotoxicidade e inflamação elevam o risco para o acúmulo tecidual de ferro.[8,69]

Quando as capacidades corporais de armazenamento e de transporte do ferro são excedidas, seu acúmulo ocorre em múltiplos órgãos, particularmente fígado, coração, tecidos conectivos e endócrinos (pâncreas e hipófise, por exemplo).[67] Como resultado, são induzidas manifestações clínicas da sobrecarga de ferro como fadiga, hepatomegalia, esplenomegalia, dor abdominal no quadrante direito superior, pele com pigmentação de bronze, condrocalcinose, artralgia, impotência sexual e perda da libido. Frequentemente, desenvolvem-se fibrose, cirrose e carcinoma hepatocelular, insuficiência cardíaca e diabetes.[51,67] A penetrância e a expressividade da HH tipo I podem ser altamente variáveis entre grupos populacionais, indo desde ausência de sinais e sintomas durante a vida toda, até a cirrose hepática no início da vida adulta. A interação de fatores de risco genéticos e ambientais, principalmente o consumo de álcool, pode contribuir nesse sentido.[7]

Na ausência de inflamação, os indicadores imediatos da sobrecarga de ferro são concentrações de ferritina > 150 mg/ℓ e > 200 mg/ℓ acompanhadas por saturação da Tf > 50% e > 60% entre mulheres e homens aparentemente saudáveis, respectivamente.[52,53] Todavia, valores de saturação da Tf > 45% são preditivos de HH nos seus estágios iniciais.[34] O aumento da ferritina geralmente ocorre após a elevação da saturação da Tf. no entanto, na presença de doença ou enfermidades, valores > 500 mg/ℓ são tomados como referência para investigações adicionais, incluindo biopsia de fígado ou determinação de ferro por ressonância magnética e triagem para mutações genéticas.[34,51,53] Valores de ferritina entre 1.000 e 1.200 mg/ℓ podem não ser acompanhados por sobrecarga de ferro em condições inflamatórias como as doenças renais crônicas.[59]

Sendo o fígado o reservatório primário de ferro, a avaliação da siderose do tecido é necessária ao diagnóstico definitivo da sobrecarga de ferro.[34] O conteúdo de ferro hepático normal é menor do que 35 mmol/g de peso seco, enquanto pacientes com HH ou politransfusão podem apresentar concentrações

Tabela 8.5 Classificação e causas da sobrecarga de ferro.

Classificação	Causas
Causas primárias	
HH tipo I	Mutações *HFE* (HFE)
HH tipo IIA	Mutações *HJV* (hemojuvelina)
HH tipo IIB	Mutações *HAMP* (hepcidina)
HH tipo III	Mutações *TFR2* (receptor de transferrina 2)
HH tipo IV	Mutações *SLC40A1* (ferroportina)
Causas secundárias	
Anemias carregadoras de ferro	Talassemia *major*, anemia falciforme, anemia sideroblástica, anemia aplásica, deficiência de piruvatoquinase
Sobredosagem	Politransfusão de sangue, sobredosagem parenteral, hemodiálise
Doença hepática crônica	Porfiria cutânea tarda, hepatites C e B, doença hepática alcoólica, esteato-hepatite não alcoólica, *shunt* porto-cava
Sobrecarga de ferro dismetabólica	Hiperferritinemia dismetabólica
Causas mistas	
Sobrecarga de ferro neonatal, aceruloplasmia hereditária, atransferrinemia hereditária	

HH, hemocromatose hereditária. Adaptada de Yun et al.[67] (2015); Bacon et al.[51] (2011).

na ordem de 200 a 250 mmol/g de peso seco.[8] No momento do diagnóstico, 60% dos pacientes com HH apresentam elevação de enzimas hepáticas.[67] Na sobrecarga de ferro dismetabólica, a concentração de ferro hepático é > 35 mmol/g, mas frequentemente < 200 mmol/g de peso seco. Fibrose hepática pode ser identificada em aproximadamente 33% dos pacientes com HH e em mais de 60% daqueles com sobrecarga de ferro dismetabólica, sugerindo variada distribuição compartimental e/ou toxicidade do ferro tecidual entre as duas condições.[8]

Tratamentos tradicionalmente usados para alívio da sobrecarga de ferro e aumento da sobrevida dos pacientes incluem a flebotomia e a quelação de ferro (desferroxamina, deferiprona ou deferasirox).[34,51] Além disso, modificações no estilo de vida, passando pela redução na disponibilidade de ferro dietético (padrão alimentar vegetariano e mediterrâneo, por exemplo), parecem importantes auxiliares na terapêutica da sobrecarga de ferro dismetabólica.[8] Vale ressaltar que, na ausência de genótipos de risco para HH e de disfunção eritropoética ou metabólica, a ingestão de ferro alimentar não é considerada um fator de risco isolado de sobrecarga de ferro corporal.[51]

COMO CITAR ESTA SEÇÃO

ABNT
DE CARLI, E.; COLLI, C. Ferro. *In*: ROSSI, L.; POLTRONIERI, F. (org.). *Tratado de Nutrição e Dietoterapia*. 2. ed. Rio de Janeiro: Guanabara Koogan, 2023. p. 112-123.

Vancouver
De Carli E, Colli C. In: Rossi L, Poltronieri F (Orgs.). Tratado de nutrição e dietoterapia. 2. ed. Rio de Janeiro: Guanabara Koogan; 2023. p. 112-23.

Cálcio

Anna Flavia Ferreira Passos • Acsa de Castro Santos • Luciana Carla Holzbach • Sonia Mara M. de Carvalho Patriarca • Cristiane Cominetti

INTRODUÇÃO

O cálcio é um metal alcalino-terroso que, com o oxigênio, o silício, o alumínio, o ferro, o sódio, o potássio e o magnésio, é responsável por 99% da composição da crosta terrestre e é o quinto elemento mais abundante no corpo humano.[1] Identificado pelo número atômico 20, com massa molar de 40,078 g/mol e ponto de fusão a 842°C, o cálcio foi isolado, ainda que de forma impura, pela primeira vez em 1808 por Humphry Davy, a partir da redução de uma mistura de cal úmida com óxido de mercúrio.[2]

O cálcio é um cátion divalente que não é encontrado de forma isolada na natureza. Reage facilmente com oxigênio do ar e com a água, tem cor prateada e bastante dureza.[1,3] É considerado o agente de ligação mais rápido entre os íons divalentes, o que confere a habilidade ímpar de promover interações no meio ambiente e em organismos. Além disso, a insolubilidade dos sais que forma com ânions orgânicos e inorgânicos e a seletividade da sua interação com moléculas orgânicas aumentam sua importância nos ecossistemas.[3]

Essencial para os seres vivos, o cálcio pode ser encontrado em folhas, ossos, dentes, conchas, cascas e carapaças. A concentração e a função nos tecidos duros do corpo humano tornam o cálcio um dos principais constituintes do esqueleto, respondendo por 1,5% da massa corporal total.[1,4] A diversidade de funções do cálcio modula a vida celular desde a divisão até a apoptose, com importância no metabolismo energético, reações de fosforilação e desfosforilação, contração e relaxamento dos músculos, embriogênese, crescimento, desenvolvimento e diferenciação celular; expressão gênica, excitabilidade de membranas, entre outras.[5]

Apesar de atuar em diversos tecidos do corpo humano, 99% do cálcio encontram-se depositados nos ossos, de onde pode ser retirado a fim de equilibrar as concentrações intra e extracelulares.[6] Nos tecidos e fluidos extracelulares, o cálcio apresenta-se ligado a pequenas moléculas inorgânicas, complexado a compostos orgânicos ou ionizado[7] e a concentração varia estritamente entre 2,1 e 2,6 mM.[8] No citosol de uma célula em repouso, a concentração de cálcio livre é muito menor (100 a 300 nM) que a quantidade complexada a compostos inorgânicos e moléculas orgânicas de baixo peso molecular. Nos fluidos, esse equilíbrio entre cálcio ionizado e complexado é bastante próximo.[5,7] A diferença de concentração de Ca^{2+} entre os meios intra e extracelulares resulta em um gradiente acentuado entre as membranas celulares, o que exige regulação por uma variedade de canais, bombas, trocadores e outros sistemas de transporte e controle do fluxo de Ca^{2+}.[5]

As funções biológicas exercidas pelo Ca^{2+} são possíveis graças ao gradiente de concentração finamente controlado e sua interação altamente específica com dois tipos de proteínas: (1) solúveis no citoplasma, que são responsáveis por apreender o Ca^{2+} sem modificar seu conteúdo total nas células e processar informações; (2) proteínas de membrana que transportam o Ca^{2+} para dentro ou para fora das células ou entre o citosol e o lúmen de organelas.[7] Uma das proteínas que se ligam ao cálcio e permitem seu transporte pelos fluidos extracelulares é a albumina, que se liga a uma taxa de 1 g/dℓ para 0,8 mg/dℓ (albumina:cálcio), a depender do pH. Em pH mais ácido, a albumina apresenta menos sítios de ligação, o que resulta em aumento da concentração de cálcio livre.[9]

O consumo adequado de cálcio a partir da alimentação garante a disponibilidade para manutenção das concentrações corporais e execução de todas as funções às quais está relacionado. A biodisponibilidade do cálcio é afetada pela composição de macro e micronutrientes da alimentação, sendo o ácido oxálico seu inibidor mais potente; já a absorção é influenciada pelo tipo de sais de cálcio consumido e pelo pH do estômago e do intestino.[10,11] As principais fontes de cálcio alimentar são leite e derivados e folhas verdes, mas pode ser encontrado também em frutas, grãos e, em menor quantidade, em carnes, aves e peixes.[11]

A complexidade e a variedade de funções do cálcio em diversos processos metabólicos e de homeostase corporal o tornam objeto constante de estudos envolvendo sua atuação nas diferentes fases da vida e em diversos processos regulatórios e patológicos.

PRINCIPAIS FUNÇÕES METABÓLICAS

O cálcio é um elemento vital para os seres humanos por desempenhar importantes funções e ser um dos principais nutrientes que contribuem para a proliferação, o crescimento e a renovação celulares. Além da sua combinação com o fósforo fazer parte da estrutura óssea e dos dentes, o cálcio também está presente no plasma e no líquido extravascular, onde, em conjunto aos fosfolipídios e às proteínas, participa de atividades de manutenção da integridade das membranas e atua na permeabilidade de vários íons e na estabilização de proteínas.[12,13]

O Ca^{2+} está envolvido em processos metabólicos distintos, como na morfogênese, na coagulação sanguínea, na contração muscular, na excitabilidade neuronal, nas sinapses entre os neurônios, na fertilização, nas reações enzimáticas, nas ações de muitos hormônios e na transcrição de alguns genes.[14–16] A atuação anormal do cálcio no sistema de sinalização pode aumentar o risco de desenvolvimento de doenças, como as cardiovasculares, o diabetes, alguns transtornos mentais e as neuropatias.[17]

Considerando suas funcionalidades e especificidades, pode-se dizer que o cálcio atua de formas estrutural e regulatória. De modo simplista, as funções do cálcio também podem ser divididas em esqueléticas e não esqueléticas. O cálcio atua em diversas vias de sinalização intracelular e, assim, pode regular diferentes funções celulares.[17] Algumas das características moleculares que atribuem ao cálcio essa multivalência devem-se à sua capacidade de se ligar e precipitar ânions orgânicos e inorgânicos, ao tamanho da molécula, à presença de duas cargas positivas do Ca^{2+}, que o torna mais flexível na interação com os polipeptídios, e ao grau variável de hidratação que faz com que sua interação seja mais rápida do que a de outros minerais.[3,18,19]

Quando a concentração de Ca^{2+} no citosol de uma célula em repouso aumenta de ± 100 nM para ± 1.000 nM ocorre ativação celular como resposta à versatilidade do mecanismo de sinalização em termos de velocidade, amplitude e padronização espaço-temporal. No entanto, o sistema de sinalização do Ca^{2+} requer a combinação com variados componentes de acordo com as funções, os quais também interagem com outras vias de sinalização, ampliando a atuação nos processos metabólicos. O próprio Ca^{2+} pode regular suas vias de sinalização.[14,17,20]

Na Tabela 8.6 estão listados os componentes que participam do sistema de sinalização do cálcio, conforme suas especificidades.

A variação das respostas celulares é alcançada de acordo com as interações do cálcio com outras vias de sinalização.[14] Para exercer suas funções, o cálcio também é dependente de alguns fatores dietéticos e não dietéticos, como vitamina D, proteínas, fósforo, magnésio, alguns hormônios e mecanotransdução.[12]

Em mamíferos, o cálcio é armazenado como tecido ósseo, desempenhando funções estruturais, de proteção dos tecidos moles, de sustentação e de locomoção. O tecido ósseo, como importante reservatório de cálcio, está em constante remodelação (formação e reabsorção) para modular e desenvolver a estrutura óssea, manter a qualidade óssea, além de equilibrar a concentração plasmática desse íon.[21]

Durante o início da vida até o alcance da idade adulta, a formação óssea, que transfere cálcio do sangue para os ossos, deve exceder a reabsorção para que o pico de massa óssea seja atingido adequadamente e, assim, a densidade mineral óssea (DMO) não fique prejudicada ao longo da vida. O consumo adequado de alimentos-fonte de cálcio na infância e adolescência colabora para essa sobreposição da formação em relação à reabsorção. Porém, há um limite no aumento da densidade óssea relacionado aos fatores que a influenciam, como hereditariedade, ambiente, alimentação e hormônios. No entanto, o aumento da DMO acima da normalidade, por causa de algum distúrbio hereditário, pode resultar em osteopetrose, condição caracterizada por deficiência na reabsorção óssea.[22]

Uma vez que o tecido ósseo tem como função primordial ser um reservatório de cálcio, a baixa ingestão desse micronutriente durante longo período aumenta a taxa de remodelação óssea, com predominância da reabsorção em relação à formação. Isso faz com que ocorra a diminuição da DMO, a fim de adequar a concentração plasmática de Ca^{2+}, para que vários processos metabólicos vitais à vida dependentes do cálcio não sejam prejudicados.[21,23]

Tabela 8.6 Componentes dos conjuntos de sinalização de cálcio.

Receptores
Acoplados à proteína G: muscarínicos (M1-3), de angiotensina (AT_1), adrenérgicos (α_{1A-C}), de bombesina, de bradicinina, de colecistoquinina (CCK_1, CCK_2), de endotelina (ET_A, ET_B), metabotrópicos de glutamato (mGlu1 e mGlu5), do hormônio luteinizante (LSH), de histamina, de 5-hidroxitriptamina ($5-HT_{2A}$, $5-HT_{2B}$, $5-HT_{2C}$), de leucotrienos (BLT, $CysLT_1$, $CysLT_2$), da neurotensina (NTS1), de ocitocina, extracelular sensível ao Ca^{2+} (CaR), de prostaglandina (PGF2α), de trombina (PAR1), das substâncias P (NK1), K (NK2) e B (NK3), do hormônio liberador de tireotropina (TRHR) e de vasopressina. **Receptores ligados à tirosinoquinase**: do fator de crescimento derivado de plaquetas (PDGFRα, PDGFRβ) e do fator de crescimento epidérmico (ERBB1-4).

Transdutores
Proteínas G, reguladores da sinalização de proteína G (RGS1, RGS2, RGS4, RGS16), fosfolipases C e ADP-ribosil ciclase.

Canais
Iônicos dependentes de voltagem (VOCs); operados por receptor (ROC); operados por segundo mensageiro (SMOCs); iônicos de potenciais receptores transitórios (TRPC1-7, TRPV1-6, TRPM1-8, TRPML, TRPNI), inositol-1,4,5-trisfosfato (Ins(1,4,5)P3Rs); receptores de rianodina (RYRs), policistinas e reguladores de canais.

Tampões de cálcio
Tampões citosólicos (calbindina D-28, calretinina e parvalbumina), tampões dos retículos endo/sarcoplasmático (calnexina, calreticulina, calsequestrina e proteínas reguladas pela glicose GRP78 e GRP94).

Efetores de cálcio
Proteínas de ligação ao Ca^{2+} (calmodulina, troponina C, sinaptotagmina, S100A1-12, S100B, S100C, S100 P e anexina I – X), sensores neuronais de Ca^{2+}, proteínas do tipo visinina, hipocalcina, proteínas que interagem com o canal Kv e proteínas ativadoras de guanilato-ciclase.

Enzimas e processos sensíveis ao cálcio
Proteinoquinases dependentes de Ca^{2+}/calmodulina (CaMKI-IV), quinase de miosina de cadeia leve (MLCK), fosforilase quinase, Ins(1,4,5)P_3 3-quinase, PYK2, proteinoquinases C, AMP cíclico, fosfodiesterase (PDE1A-C), adenilil ciclase, óxido nítrico sintases (NOS endotelial [eNOS], NOS neuronal [nNOS]), calcineurina e proteases ativadas por Ca^{2+}. Canais de potássio, canal de cloro ativado por Ca^{2+} (HCLCA1). Fatores de transcrição: fator nuclear ativado por células T (NFATc1-4), proteína de ligação ao elemento de resposta de AMP cíclico (CREB), modulador antagonista de elemento regulador *downstream*. Canais sensíveis ao Ca^{2+}.

Bombas e trocadores de cálcio
Trocadores de Na^+/Ca^{2+}, canais e trocadores mitocondriais, trocador de H^+/Ca^{2+}, Ca^{2+}-ATPase de membrana plasmática, Ca^{2+}-ATPase de retículo endo/sarcoplasmático, bombas de Golgi.

AMP, monofosfato de adenosina cíclico; *ATPase*, adenosina trifosfatase. Adaptada de Berridge et al.[17] (2003).

Nos hepatócitos, o influxo e a variação do volume do Ca^{2+} livre do citoplasma ($[Ca^{2+}]_{cit}$), na matriz mitocondrial ($[Ca^{2+}]_m$) e no lúmen do retículo endoplasmático ($[Ca^{2+}]_{ER}$) tem papel central como mensageiro intracelular por indução de hormônios, neurotransmissores e fatores de crescimento.[24–27] Pelas importantes funções de sinalização do Ca^{2+} em diferentes tempo-espaço, localização celular, duração e oscilações da concentração nos hepatócitos, as mudanças na sinalização podem resultar em estados de doenças e/ou danos hepáticos.[28]

A hemostasia, que consiste na resposta fisiológica para manter o fluxo sanguíneo normal dentro dos vasos sem que haja extravasamento ou coagulação, requer a participação de Ca^{2+} livre para a formação do tampão plaquetário e de eventos do processo de coagulação. O processo de coagulação é dependente de substâncias conhecidas como fatores de coagulação (alguns identificados por numerais romanos conforme a ordem de descoberta), dentre os quais o Ca^{2+} faz parte, correspondendo ao fator IV.[29,30]

Na coagulação as funções do cálcio, em geral, estão relacionadas à composição química das plaquetas, à aderência plaquetária, à conformação de proteínas, à formação de complexos de protease e à ativação enzimática. O aumento do volume intracelular de Ca^{2+} ativa uma série de enzimas que regulam o metabolismo das plaquetas e a secreção de substâncias ativas. A vitamina K participa como cofator no processo de coagulação; porém, as enzimas dela dependentes interagem com os fosfolipídios apenas quando estão estabilizadas com o cálcio.[29]

Quando ocorre uma lesão tecidual, as reações químicas convertem proenzimas (zimogênios) em enzimas ativadas (proteases). Isso dá início ao processo de coagulação, com a conversão da protrombina (fator II) em trombina, a qual atua como uma enzima e converte o fibrinogênio (fator I) em monômero de fibrina.[29] A coagulação sanguínea não ocorre na ausência de Ca^{2+}; todavia, raramente são observadas concentrações de cálcio inferiores ao mínimo necessário para esse processo.[30,31]

O Ca^{2+} desempenha papel importante como segundo mensageiro no processo de contração muscular como elemento-chave no estímulo-resposta/excitação-contração. Para que isso ocorra, deve haver a liberação de Ca^{2+} intracelular armazenado no retículo sarcoplasmático. Esse processo requer o envolvimento de canais de liberação de cálcio, como os receptores de rianodina (RYRs) e o inositol-1,4,5-trifosfato (Ins(1,4,5)P3Rs) listados na Tabela 8.6. Para cada um desses dois canais de liberação de cálcio, há subtipos com papéis específicos.[32]

Durante o evento de contração muscular, os receptores de canais de Ca^{2+} RYR e seus subtipos de 1 a 3 são expressos de formas distintas nos músculos lisos vasculares, esqueléticos de contração lenta (diafragma) e de contração rápida (abdominal), bem como nos miócitos cardíacos, intestinais, ureterais e miometriais. No entanto, os canais Ins(1,4,5)P3Rs e seus subtipos estão envolvidos, predominantemente, nos processos de contração dos músculos lisos.[32,33]

Basicamente, os eventos da contração muscular se iniciam após potenciais de ação disparados na fibra muscular pelo sistema nervoso cursarem até a terminação do nervo motor que secreta acetilcolina para agir na membrana da fibra muscular. Isso resulta na abertura de múltiplos canais de cátions, o que permite a difusão de íons sódio para o lado interno da membrana das fibras musculares. Esses íons se propagam desencadeando potenciais de ação que despolarizam a membrana da célula muscular e fazem com que o retículo sarcoplasmático libere Ca^{2+}. O Ca^{2+} estimula a atração dos filamentos de miosina e actina que deslizam entre si e promovem a contração muscular.[32]

Está claro que cada reação celular sensível ao Ca^{2+} induzida por sinais externos e pelo próprio Ca^{2+} mobiliza os sistemas de sinalização, com influxo no citosol e liberação de cálcio dos retículos endo/sarcoplasmáticos, os quais são formados por conjuntos de elementos específicos, ajustados de acordo com cada objetivo.[17,34] Assim, esse nutriente apresenta funcionalidades diversas que são efetivadas por meio da combinação de vários elementos e características de atuação, como frequência, intensidade, duração, localização e espaço-tempo.

HOMEOSTASE, ABSORÇÃO, TRANSPORTE E EXCREÇÃO

A homeostase do cálcio é resultado de um controle fino das concentrações intra e extracelulares.[35] Em indivíduos saudáveis, a concentração sérica total de cálcio deve variar entre 8,8 mg e 10,4 mg/dℓ, enquanto a quantidade de Ca^{2+} deve estar entre 4,6 mg e 5,3 mg/dℓ. Quando a concentração de Ca^{2+} for inferior a 3 mg/dℓ, sintomas como formigamento dos dedos, sensibilidades muscular e nervosa e parestesia perioral podem se desenvolver, caracterizando a hipocalcemia. Já concentrações acima de 5,3 mg/dℓ caracterizam hipercalcemia, a qual pode causar apatia, mal-estar e falta de concentração.[10]

O consumo alimentar de cálcio é fundamental para a homeostase corpórea. As recomendações de ingestão variam de acordo com a fase da vida, sendo maiores na infância e adolescência, gestação e lactação, e em indivíduos idosos. De acordo com as *Dietary Reference Intakes* (DRIs), a recomendação de ingestão para adultos de 30 a 51 anos é de 1.000 mg/dia, com manutenção dessa quantidade para homens a partir dos 51 anos e aumento para 1.200 mg/dia para mulheres de 51 a 70 anos.[36]

O balanço total de Ca^{2+} deve se adaptar às necessidades das variadas fases de crescimento, gestação, lactação, menopausa e envelhecimento.[37] Consumo, biodisponibilidade, absorção intestinal, capacidade de retenção e reabsorção óssea, excreção urinária e equilíbrio entre cálcio complexado e livre são os principais determinantes da homeostase do cálcio no corpo humano.[38] Os processos de absorção, utilização e excreção do cálcio são controlados por fatores endócrinos e não endócrinos, envolvendo o hormônio da paratireoide (PTH), a vitamina D na sua forma ativa de 1,25 di-hidroxivitamina D_3 [1,25(OH)$_2D_3$] ou calcitriol, o fator de crescimento de fibroblastos 23 (FGF-23), entre outros.[37]

Para poder ser absorvido, o cálcio precisa ser solubilizado e ionizado. Esses processos ocorrem no estômago (pH ácido). A mudança rápida de pH que acontece na passagem do quimo do estômago para o duodeno, com posterior alcalinização no íleo terminal, nova acidificação no ceco e, por fim, neutralização no reto (pH 7), permite que os íons sejam dissociados nos ambientes mais ácidos e sejam precipitados novamente nos mais alcalinos, ainda que parte deles se mantenha na forma livre, permitindo sua absorção.[39–41]

A absorção do cálcio alimentar varia de 25 a 35% do total ingerido,[36,42] ocorre de modo mais eficiente no duodeno e jejuno, mas é no íleo que a maior parte é, de fato, absorvida em razão do tempo de trânsito nessa porção intestinal.[40,43] Dois diferentes mecanismos absortivos são acionados de acordo com a concentração de cálcio no lúmen intestinal. Quando esta é maior que a do plasma, o Ca^{2+} é absorvido via difusão passiva (paracelular) e, quando é menor, via transporte ativo (transcelular).[36,43]

A difusão passiva ocorre principalmente no jejuno e no íleo, por meio das *tight junctions*, a favor de um gradiente químico através do epitélio intestinal, não é saturável e independe da vitamina D. Esse mecanismo de absorção predomina à medida que aumenta o consumo de cálcio e pode corresponder a 60% do total absorvido em refeições que ofertem em torno de 400 a 500 mg desse mineral. A fração de Ca^{2+} absorvido é determinada pela quantidade de Ca^{2+} solubilizado no lúmen intestinal.[11,40,42,44] O Ca^{2+} também adentra o espaço paracelular com outros íons e água via ativação do cotransportador de glicose dependente de sódio 1 (SGLT-1, do inglês *sodium-glucose cotransporter-1*) e da bomba Na^+/K^+-ATPase. Nesse caso, a presença de glicose e galactose no lúmen, que são substratos do SGLT-1, aumenta a absorção do Ca^{2+} por difusão passiva.[45] O epitélio duodenal é mais seletivo a pequenos cátions, como o Na^+ e o Ca^{2+}, o que é regulado por proteínas presentes nas *tight junctions*, como as ocludinas e as claudinas (CLDNs). As CLDNs 2, 12, e 15 facilitam a entrada do cálcio no intestino e as CLDNs 1 e 5 parecem selar as *tight junctions*, o que diminui a absorção.[10,43,46-48]

O transporte ativo ocorre essencialmente no duodeno e no jejuno proximal e, por ocorrer contra um gradiente de concentração, envolve o consumo de energia. É uma via saturável, dependente de calcitriol e seu receptor, e é responsável pela maior parte da absorção do cálcio quando a ingestão alimentar é moderada ou baixa.[11,35,42] Três processos são necessários para que a absorção ocorra por essa via: (1) entrada passiva do cálcio pela membrana apical dos enterócitos; (2) ligação com proteínas citoplasmáticas, que o transferem para a membrana basolateral; (3) conjugação a proteínas transportadoras na membrana plasmática, que o retiram da célula por transporte ativo.[43]

A entrada do Ca^{2+} nos enterócitos envolve o canal de cálcio TRPV6 (do inglês *transient receptor potential cation channel subfamily V member 6*), anteriormente nomeado de ECaC2 (do inglês *epithelial calcium channel 2*), e CaT1 (do inglês *calcium-selective ion channel 1*), e o canal de cálcio TRVP5 (do inglês *transient receptor potential cation channel subfamily V member 5*), também conhecido como ECaC1 (do inglês *epithelial calcium channel 1*), e CaT2 (do inglês *calcium-selective ion channel 2*). Esses dois canais de cálcio são codificados por dois genes justapostos no cromossomo 7, região q33-35, e são 75% homólogos, diferenciando-se em seus N e C terminais. Ambos são regulados por calcitriol, estrogênio e cálcio alimentar.[44] Depois de o cálcio entrar na célula, seu deslocamento para a membrana basolateral depende da calbindina-D9K (CaBP-9K – proteína ligadora de cálcio induzida pela $1,25(OH)_2D_3$) e, em menor quantidade, da calmodulina. A saída de cálcio da célula para o espaço intersticial ocorre por ação da uma bomba de Na^+/Ca^{2+}-ATPase (PMCA$_{1b}$, do inglês *plasma membrane calcium transporting ATPase 1b*) e de um trocador de sódio-cálcio (NCX1), localizados na membrana basolateral (Figura 8.3).[43,44]

Os canais TRVP diferem em sua distribuição corporal: o TRPV5 é amplamente expresso nos rins e atua na excreção urinária do Ca^{2+}, enquanto o TRPV6 tem sua maior expressão em nível intestinal, atuando de modo mais marcante na absorção do Ca^{2+}, mas também está presente nos rins, na placenta, no epidídimo e em glândulas exócrinas.[51] A entrada de Ca^{2+} no enterócito por meio do TRPV6 é justificada por um gradiente eletroquímico favorável, geralmente com baixas concentrações intracelulares.

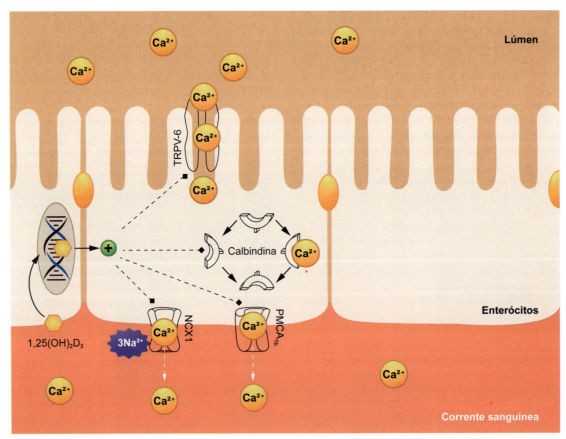

Figura 8.3 Transporte do cálcio do lúmen intestinal para o interior do enterócito e saída para o meio extracelular. Entrada do cálcio na célula pelo canal TRPV6, seguido do seu acoplamento à proteína calbindina, responsável pelo deslocamento no meio intracelular, e alcance da membrana basolateral, de onde atingirá o meio extracelular com auxílio de um trocador Na^+/Ca^{2+} (NCX1) e/ou de uma Ca^{2+}-ATPase (PMCA$_{1b}$). A vitamina D, na sua forma ativa de $1,25(OH)_2D_3$, estimula o transporte transcelular por regular positivamente a expressão do TRPV6, da calbindina e dos sistemas de deslocamento (efeito indicado pelas *setas tracejadas*). Adaptada de Bronner[49] (2009) e Van de Graaf et al.[50] (2006).

Estudos sobre a absorção do Ca^{2+} em ratos com TRPV6 não funcionais mostraram melhora de desempenho do TRPV5 e sugerem que outras moléculas participam do processo de passagem do Ca^{2+} pela membrana apical, como o canal de cálcio dependente de voltagem, tipo L, subunidade alfa 1D ($Ca_v1.3$).[52–54]

O $Ca_v1.3$ é um canal em forma de L que se localiza na membrana apical dos enterócitos e parece ter papel complementar àquele desempenhado pelo TRVP6. O TRVP6 predomina em condições polarizadas entre as refeições, enquanto o $Ca_v1.3$ tem papel dominante em situações de despolarização, como as que ocorrem durante a digestão. Esses canais podem ser ativados pela presença de glicose, aminoácidos e peptídios.[44,55]

Após adentrar o enterócito, o Ca^{2+} se liga às calbindinas e é transferido para a membrana basolateral sem alterações nas concentrações citosólicas. A $1,25(OH)_2D_3$ se liga ao seu receptor (VDR, do inglês *vitamin D receptor*) na região promotora dos genes que codificam o TRPV6, a $PMCA_{1b}$ e o NCX1, regulando a expressão. A síntese das calbindinas também é regulada pela $1,25(OH)_2D_3$.[4,56] O Ca^{2+} também é transportado no interior das células incorporado em vesículas, com influxo extremamente rápido por via não genômica (transcaltaquia), envolvendo o VDR ou a MARRS (do inglês *membrane associated rapid response steroid binding protein*). Porém, esses mecanismos ainda não estão claramente elucidados.[42]

O processo de absorção por transporte ativo é finalizado com a saída do Ca^{2+} do enterócito, com o sistema $PMCA_{1b}$ sendo responsável por 80% dessa etapa. O NCX1 é um transportador ativo secundário, acoplado a uma Na^+/Ca^{2+}-ATPase que cria um gradiente de Na^+ para o efluxo de Ca^{2+} mediado por esse transportador; esse sistema retira os 20% de Ca^{2+} restantes no enterócito.[57,58]

Em nível muscular, a entrada de Ca^{2+} no retículo sarcoplasmático pode acontecer associada a processos de excitação (ECCE, do inglês *excitation-coupled calcium entry*) e de armazenamento (SOCE, do inglês *store-operated calcium entry*). O sistema ECCE predomina em períodos prolongados de despolarização da membrana por um canal do tipo L (LTCC, do inglês *L-type calcium channel*) e canais do receptor de rianodina 1 (RYR1). Já o SOCE acontece quando há depleção intracelular de Ca^{2+}. Em ambos os casos, a entrada do Ca^{2+} no retículo sarcoplasmático é mediada pela ATPase SERCA (do inglês, *sarco-endoplasmic reticulum Ca^{2+} ATPase*).[59,60]

A absorção intestinal do Ca^{2+} e a regulação de suas concentrações e excreção são influenciadas por polimorfismos em alguns genes, como *VDR, CASR, CLDN14, AHSG, CYP24A1, NMU, ORAI1, GCKR, LPH, GNAS1* e *CALCR*.[61] Polimorfismos no gene *VDR* parecem influenciar a quantidade de cálcio absorvido em resposta à presença da $1,25(OH)_2D_3$, como é o caso dos SNPs *Bsm1* (rs1455510), *Fok1* (rs2228570) e *VDR* rs4516035.[62–65] Já em relação ao gene *CASR*, que codifica proteínas responsáveis por detectar modificações e disparar a regulação hormonal nas concentrações plasmáticas e extracelulares de Ca^{2+}, os polimorfismos mais estudados são os rs1801725, rs1042636, rs1801726 e rs17251221.[61] Em relação ao SNP *CASR* rs1801725, estudos demonstram menores concentrações séricas de cálcio corrigidas para albumina em mulheres saudáveis e de Ca^{2+} em homens e mulheres com genótipo GG comparados àqueles com genótipos GT ou TT.[66–68] Os genótipos AA do SNP rs1042636, GC do SNP s1801726 e GG do SNP rs17251221 foram associados a maiores concentrações de Ca^{2+} em adultos saudáveis.[66,69]

A vitamina D, o PTH, os hormônios tireoidianos (T3 e T4), o hormônio do crescimento (GH, do inglês *growth hormone*), os estrógenos, o FGF-23, os glicocorticoides e a calcitonina (CT)

participam da regulação da absorção intestinal do cálcio.[43] As concentrações plasmáticas de cálcio também são reguladas pelo pH: em pH mais alcalinos são reduzidas, pois há aumento da ligação com a albumina; já em pH mais ácidos, as concentrações se elevam, pois há menos ligação com a albumina.[37]

A $1,25(OH)_2D_3$ é o principal regulador da absorção de cálcio. Uma vez ligada ao *VDR*, regula a expressão de genes que codificam proteínas participantes do metabolismo do cálcio e da própria vitamina D, como o *CYP24A1* e *CYP27B1*. Para além disso, parece regular também a permeabilidade e a seletividade das *tight junctions*, otimizando a absorção por difusão passiva.[43,70–72]

Para a regulação adequada do cálcio, órgãos como intestino, ossos e rins interagem continuamente. A redução ou aumento das concentrações extracelulares de cálcio são percebidas pelos receptores sensíveis ao cálcio (CaSR, do inglês *calcium-sensing receptors*) nas células das glândulas paratireoides. Em baixas concentrações de cálcio ocorre rápida liberação de PTH e, quando essas concentrações estão aumentadas, há a supressão desse hormônio.[37] Em situações de baixa ingestão/baixas concentrações intestinais também ocorre a secreção de PTH, o qual estimula a desmineralização óssea, o aumento da absorção intestinal e a reabsorção renal, bem como aumenta as concentrações séricas de $1,25(OH)_2D_3$ e as atividades intestinais da $PMCA_{1b}$ e do NCX1.[43,73,74]

Os hormônios tireoidianos T3 e T4 parecem agir de modo divergente sobre as concentrações de cálcio. Quando aumentados, podem resultar em desmineralização excessiva, em razão de seus papeis no *turnover* ósseo. Entretanto, podem aumentar as ações genômicas da $1,25(OH)_2D_3$ em nível intestinal e a entrada de Na^+ via difusão passiva nos enterócitos, o que resulta em maior permeabilidade paracelular e favorece a entrada de Ca^{2+}.[75–77]

O GH estimula o crescimento ósseo e a deposição de Ca^{2+} nos ossos na infância e adolescência, atua na proliferação do epitélio intestinal e pode, de maneira indireta, aumentar a absorção intestinal de Ca^{2+} mediada pelo aumento das concentrações de $1,25(OH)_2D_3$.[78] O GH é um dos principais promotores da produção do fator de crescimento semelhante à insulina 1 (IGF-1), cuja concentração se mostrou positivamente correlacionada com a absorção de Ca^{2+} em homens adultos. O declínio normal das concentrações de IGF-1 com o avançar da idade tem impacto negativo sobre a absorção de cálcio independente das concentrações séricas de $1,25(OH)_2D_3$.[79,80]

A calcitonina, produzida pelas células C (parafoliculares) da tireoide, estimula a excreção renal do Ca^{2+} e inibe a atividade dos osteoclastos, o que diminui a liberação de cálcio da matriz óssea e, consequentemente, a concentração desse mineral no sangue. Os estrógenos desempenham papel oposto.[10,81] O FGF-23 prejudica a absorção intestinal do cálcio por promover o catabolismo da $1,25(OH)_2D_3$ e por agir diretamente em receptores localizados nas membranas apical e basolateral dos enterócitos, o que inibe ambas as vias paracelular e transcelular de absorção.[10,82,83]

Conforme demonstrado, a homeostase corporal do cálcio se adapta às diversas fases e estágios de vida. Por esse motivo, durante a gestação e a lactação ocorre regulação diferenciada, a fim de fornecer quantidades adequadas de cálcio para a formação óssea do feto e para o leite materno.[42,43] O crescimento, o déficit de cálcio de origem alimentar e a prática de atividade física de alto impacto também demandam absorção intestinal otimizada do cálcio.[44] Doenças como diabetes melito tipo 1, obesidade, doença celíaca, pancreatite crônica e aquelas que cursam com hipocloridria gástrica podem alterar de maneira significativa os processos metabólicos associados ao cálcio.[10]

A excreção do cálcio ocorre pela via urinária, fecal e, minoritariamente, pelo suor. O cálcio fecal inclui as quantidades não absorvidas a partir da alimentação juntamente àquele proveniente de células descamadas da mucosa e de secreções do sistema digestório (saliva, sucos gástricos, sucos pancreáticos e bile). Desse modo, as perdas endógenas representam cerca de 1,4 mg/kg/dia em crianças e 2,1 mg/kg/dia em adultos.[4]

RECOMENDAÇÕES DE INGESTÃO E FONTES ALIMENTARES

A homeostase do corpo humano necessita do cálcio como um dos micronutrientes essenciais em sua manutenção. O cálcio tem sido associado à redução do risco de fraturas, de obesidade e de hipertensão arterial em adultos, o que ressalta a importância de consumi-lo em quantidades adequadas.[84] As recomendações de ingestão diária são estabelecidas pela Food and Agriculture Organization of the United Nations (FAO)/Organização Mundial da Saúde (OMS) e pelo Institute of Medicine (IOM), havendo pequenas variações em alguns países, mas ambas com quantidades fundamentadas na necessidade de manutenção das funções exercidas pelo cálcio no organismo.[85,86]

As recomendações de ingestão de cálcio e de vitamina D mais atuais do IOM foram estabelecidas, em 2011, como EAR e RDA para as diferentes idades e estágios de vida, exceto para recém-nascidos e pré-adolescentes (0 a 12 anos), que ainda têm recomendação como ingestão adequada (AI, do inglês *adequate intake*).[36] Os valores recomendados de ingestão diária de cálcio encontram-se na Tabela 8.7. No Brasil, as recomendações do IOM ou da FAO/OMS são normalmente utilizadas como referência. Outros países, como Reino Unido e África do Sul, utilizam recomendações diferentes.[87,88] Artigo de revisão demonstrou que as diretrizes em diversos países podem ter variações nas recomendações de ingestão de cálcio entre 700 e 1.200 mg/dia para indivíduos com mais de 19 anos.[89]

Apesar de as recomendações de cálcio já serem bem estabelecidas, existem fatores que influenciam as necessidades de um indivíduo, como ingestão de vitamina D e presença de ácidos oxálico e fítico, os quais podem interferir na disponibilidade do cálcio proveniente da alimentação.[89,90] Outro fator que também pode influenciar as necessidades de cálcio é a atividade física, visto que exercícios contribuem para a saúde óssea.[89,91]

Vale destacar que, frequentemente, a alimentação não tem fornecido as quantidades adequadas de cálcio, principalmente em razão do consumo elevado de alimentos industrializados, que substituem as fontes alimentares naturais de cálcio. De modo geral, as principais fontes alimentares de cálcio são os produtos lácteos (leites e derivados).[92,93] Atualmente é também possível encontrar diversos alimentos fortificados com cálcio, principalmente bebidas e alguns cereais.[36]

Além das fontes alimentares de cálcio, os suplementos, principalmente nas formas de carbonato de cálcio e de fosfato tribásico de cálcio, são as duas formas mais utilizadas em razão da melhor biodisponibilidade. Outras formas incluem o citrato e o malato de cálcio ou o cálcio quelado com glicina, também comuns comercialmente. Entretanto, o carbonato de cálcio ainda é a escolha principal de suplementação em razão de seu relativo baixo peso molecular, o que faz com que as cápsulas de suplemento apresentem tamanho menor.[94,95] O consumo de suplementos de cálcio vem crescendo significativamente, principalmente por mulheres na pós-menopausa, em função, na maioria das vezes, do risco aumentado para osteoporose. Entretanto, vale ressaltar que o papel da suplementação de cálcio na redução do risco de osteopenia e osteoporose é associado ao consumo concomitante de suplementos de vitamina D.[36,94,96] A Pesquisa de Orçamento Familiar (POF), realizada entre 2017 e 2018, mostrou que mulheres, particularmente as idosas, apresentaram o maior uso de suplemento de cálcio em comparação às outras faixas etárias (21,3%).[97]

INGESTÃO INADEQUADA E DEFICIÊNCIA

A deficiência na ingestão de cálcio é um problema global, com estimativas que sugerem que mais de 50% da população mundial apresente ingestão inferior às recomendações.[89] Além disso, apesar de indivíduos residentes em países de renda alta apresentarem ingestão de cálcio abaixo do recomendado, esta é ainda maior em indivíduos que vivem em países de rendas baixa ou média.[98]

Em estudo realizado com mulheres estadunidenses (n = 83.779) observou-se consumo médio de cálcio de 867 mg/dia ao longo de 20 anos de acompanhamento.[99] Em indivíduos japoneses (n = 59.796) esse consumo foi ainda menor (404 mg/dia em homens e 546 mg/dia em mulheres) ao longo de 5 anos.[100] Em gestantes holandesas (n = 2.477) observou-se consumo médio de 886 mg/dia.[101]

Na população brasileira, há destaque para a alta prevalência de inadequação do consumo de cálcio. Ao avaliar o consumo de minerais de indivíduos brasileiros, foi verificado que a ingestão média do cálcio foi de aproximadamente 300 a 500 mg/dia.[102] Dados da POF relatam que, em comparação ao período de 2008-2009, em 2017-2018 a prevalência de inadequação do consumo de cálcio em homens de 10 a 18 anos e de 19 a 59 anos diminuiu de 97,4% e 98,1% para 91,0% e 92,4%, respectivamente; e aumentou naqueles de 60 anos ou mais (de 89,1% para 94,4%). Para mulheres desses mesmos grupos etários foram observadas mudanças similares nos percentuais.[97] Em outros estágios de vida, estudo demonstrou que a prevalência

Tabela 8.7 Recomendações diárias e limite superior tolerável de ingestão de cálcio.

Estágio de vida	EAR (mg/dia)	RDA (mg/dia)	UL (mg/dia)
0 a 6 meses	200 (AI)	–	1.000
6 a 12 meses	260 (AI)	–	1.500
1 a 3 anos	500	700	2.500
4 a 8 anos	800	1.000	2.500
9 a 18 anos	1.100	1.300	3.000
Homens			
19 a 50 anos	800	1.000	2.500
51 a 70 anos	800	1.000	2.000
> 70 anos	1.000	1.200	2.000
Mulheres			
19 a 50 anos	800	1.000	2.500
51 a > 70 anos	1.000	1.200	2.000
Gestantes e lactantes			
14 a 18 anos	1.100	1.300	3.000
19 a 50 anos	800	1.000	2.500

AI, ingestão adequada; *EAR*, necessidade média estimada; *RDA*, ingestão dietética recomendada; *UL*, limite superior tolerável de ingestão. Adaptada de Institute of Medicine[36] (2011).

da ingestão alimentar de cálcio inadequada em gestantes, por exemplo, foi de 68,1 a 89,2%.[103] Outros estudos, que avaliaram adolescentes, verificaram que apenas um número muito pequeno consumia quantidades adequadas de cálcio.[104,105]

A deficiência de cálcio, representada por concentrações séricas de Ca^{2+} abaixo dos valores normais de referência, é a mais relatada e acontece apenas em casos patológicos ou de extrema gravidade, pois o controle das concentrações séricas e teciduais de cálcio ocorre de maneira rigorosa. Hormônios calciotrópicos atuam na manutenção das concentrações séricas dentro da normalidade, regulando a entrada de cálcio nos tecidos mineralizados. Dentre os nutrientes responsáveis pela manutenção da saúde óssea, o cálcio é o que costuma apresentar as maiores prevalências de inadequação de ingestão alimentar.[92,106]

Os sintomas mais comuns relacionados com a deficiência de cálcio, mesmo que de diferentes etiologias, são aumento de incidência de cáries dentais, espasmos e dores musculares, cólicas menstruais, insônia, intolerância ao frio, cabelos e pele opacos, unhas quebradiças, formigamento em boca, mãos e pés, hipertensão e convulsões.[4]

O cálcio, em sua maior parte, é encontrado em tecidos mineralizados, como ossos e dentes, com função de fornecer rigidez e forma estrutural. Em consequência, a deficiência de cálcio pode acarretar alteração da saúde óssea, sendo os desfechos principais o raquitismo, a osteopenia, a osteomalacia e a osteoporose.[107]

Para entender os efeitos de uma possível deficiência de cálcio, é importante compreender como ocorre a formação óssea no feto. Inicialmente, os pré-condrócitos induzem a agregação das células mesenquimais no momento da ossificação endocondral na placa de crescimento. Posteriormente, ocorre a formação de condroblastos, condrócitos e matriz cartilaginosa. Em seguida, há o processo de ossificação do tecido cartilaginoso, quando os condrócitos diferenciam-se em células morfológicas sequenciais com margens definidas na placa de crescimento epifisária. Os condrócitos hipertróficos podem ser calcificados na matriz adjacente e formar o centro de ossificação primário antes que ocorra apoptose. Após a formação do centro de ossificação, inicia-se a vascularização com a chegada dos osteoclastos e osteoblastos, com formação do molde do tecido ósseo e crescimento ósseo saudável. As epífises são fechadas (processo de ossificação do tecido cartilaginoso) e, em caso de suprimento adequado de cálcio e fósforo, a formação óssea está completa.[108]

O raquitismo pode ocorrer em casos de deficiência de nutrientes nos primeiros anos de vida, ou até mesmo em decorrência da desnutrição intrauterina. A falha é justamente no processo de formação óssea, mais especificamente, na apoptose dos condrócitos hipertróficos, a qual não ocorre adequadamente, resultando em expansão irregular na placa de crescimento do tecido cartilaginoso. Dessa maneira, no raquitismo é favorecida a formação de um tecido osteoide não mineralizado e alargado. Outro possível desfecho decorrente da deficiência de cálcio e que pode promover deformidades ósseas é a osteomalacia, que acontece quando o osteoide não é mineralizado, podendo, popularmente, ser chamado de amolecimento ósseo. Vale ressaltar que o raquitismo ocorre somente antes da fusão das epífises; já a osteomalacia pode ser encontrada em adultos, como resultado da deficiência de cálcio, vitamina D ou fósforo.[108,109] Existe certo equilíbrio entre acúmulo e perda de cálcio no esqueleto humano durante quase toda a vida adulta, mas normalmente a partir dos 50 anos homens e mulheres (principalmente na pós-menopausa) têm balanço ósseo negativo, o que acarreta perda óssea em todos os locais do esqueleto. Essa perda pode resultar em osteoporose que, consequentemente, aumenta o risco de fraturas.[106]

A osteoporose é uma doença de grande impacto, principalmente na sociedade ocidental, com carga significativa na morbimortalidade de idosos.[110] Caracteriza-se pela redução da DMO, com comprometimento da microarquitetura dos ossos, os quais apresentam-se mais porosos, frágeis e suscetíveis a fraturas. A causa da doença não está relacionada apenas com o balanço negativo do cálcio, mas também com o declínio das concentrações de estrógenos e andrógenos ao longo da vida. Fatores genéticos podem contribuir em cerca de 46 a 62% dos casos, mas aspectos como alimentação e outros fatores associados ao estilo de vida também são determinantes das alterações ósseas.[111] Outras características, como idade avançada, massa óssea reduzida, uso de glicocorticoides, sexo feminino e menopausa precoce não tratada podem também aumentar o risco de desenvolvimento da osteoporose. Já o baixo consumo alimentar de cálcio, apesar de também ser fator de risco, é considerado de menor importância.[111]

TOXICIDADE

Os possíveis efeitos adversos da ingestão excessiva de cálcio costumam ser associados à ingestão de altas doses de suplementos. A toxicidade aguda pode resultar em hipercalcemia e hipercalciúria. Todavia, o IOM não considerou o início da hipercalcemia na determinação dos valores do nível superior tolerável de ingestão (UL, do inglês *upper level*) para cálcio, pois na maioria dos casos essa condição ocorre em situações patológicas.[36]

A *milk-alkali syndrome* ou *calcium-alkaly syndrome* é caracterizada por hipercalcemia, insuficiência renal e alcalose metabólica. Os sintomas incluem dores de cabeça, náuseas, vômitos, aversão ao leite, confusão e até mesmo falência renal. Essa síndrome ocorre, na maioria das vezes, em indivíduos que ingerem 2 a 8 g de cálcio elementar, como é o caso de algumas mulheres na pós-menopausa, ou em indivíduos com ingestões mais baixas e condições clínicas associadas, como insuficiência renal prévia e hiperparatireoidismo.[4,112,113] Existem, ainda, algumas evidências que relacionam o excesso de ingestão de cálcio com o maior risco de câncer de próstata, mas não foram consideradas na determinação dos valores UL do cálcio.[36]

Além disso, outro ponto importante em relação à toxicidade da suplementação de cálcio refere-se ao uso prolongado, que parece exercer efeito adverso em desfechos cardiovasculares e renais.[114] Portanto, mais estudos prospectivos com maior poder amostral serão importantes para realmente obter-se ampla visão sobre os efeitos a longo prazo da alta ingestão de cálcio nas doenças cardiovasculares e mortalidade relacionada.[114]

BIODISPONIBILIDADE

A biodisponibilidade de micronutrientes pode ser definida como o processo pelo qual os micronutrientes ingeridos são, de fato, absorvidos e utilizados pelo organismo. Esse conceito, apesar de complexo e abrangente, considera os diversos fatores biológicos e ambientais que podem influenciar as taxas de utilização dos micronutrientes pelo corpo humano. Com relação ao cálcio, vale ressaltar que a quantidade ingerida é fator primário na determinação da biodisponibilidade, e a fonte usada é considerada fator secundário.[95,115]

O cálcio de origem alimentar apresenta absorção média aproximada de 30%, podendo haver variações de acordo com o tipo de alimento consumido. A solubilização do mineral também potencializa sua biodisponibilidade, enquanto a presença de quelantes ou sais insolúveis de cálcio a reduz. Ao se ligarem ao cálcio, alguns compostos, como os ácidos oxálico e fítico, podem interferir negativamente na sua absorção. Alguns exemplos de alimentos que apresentam altas concentrações de ácido oxálico incluem ruibarbo, espinafre, feijão, couve-manteiga e batata-doce. Alimentos como feijão, nozes, grãos integrais ricos em fibras, isolados de soja e farelo de trigo apresentam quantidades relativamente altas de ácido fítico. Vale destacar que a taxa de absorção das frações de cálcio procedentes de determinados alimentos de origem vegetal, como brócolis e couve, é de aproximadamente 60%. Contudo, o teor de cálcio presente nesses alimentos é inferior e, para se obter quantidade significativa do mineral, é necessária a ingestão muito elevada desses alimentos. Além disso, os compostos inibitórios da absorção interferem negativamente na biodisponibilidade final. Já em alimentos lácteos e em produtos fortificados, a biodisponibilidade é de aproximadamente 30% e a quantidade de cálcio encontrada nesses alimentos é maior, de modo que são necessárias porções menores para se obter o consumo adequado do mineral (Tabela 8.8). É preciso ter atenção em relação à grande quantidade de ácido oxálico contido no espinafre cru, o que é capaz de reduzir a taxa de absorção fracional do cálcio para cerca de 5%.[36,92,95,116]

Algumas vitaminas são responsáveis por favorecer a biodisponibilidade do cálcio, como é o caso da $1,25(OH)_2D_3$, uma vez que estimula a absorção do mineral no duodeno e, com menor eficiência, em outros segmentos do intestino delgado. Além disso, o dissacarídeo lactose, presente em muitos alimentos lácteos, parece exercer efeito positivo na biodisponibilidade do cálcio apenas em crianças. A ingestão de hidróxido de alumínio também parece aumentar a absorção de cálcio; porém, pode promover hipercalciúria quando em excesso, por se ligar ao fosfato de origem alimentar. Vale ressaltar que algumas doenças ou condições patológicas do intestino delgado, como espru e síndrome do intestino curto, podem reduzir a absorção de cálcio.[36,116,117]

A maior parte dos sais de cálcio apresenta taxa de absorção similar, com variação de 25 a 40% para acetato, lactato, citrato, carbonato e gliconato de cálcio. O carbonato de cálcio apresenta taxa de absorção de cerca de 30% e, por seu baixo peso molecular, é uma das formas de suplemento de cálcio mais consumidas, apesar de não ser absorvido tão rapidamente quanto o citrato de cálcio. Há alguns indícios, ainda controversos, de que a biodisponibilidade das duas formas seja comparável quando ingeridas com alimentos. O oxalato de cálcio apresenta baixa absorção, de aproximadamente 10%. Todos os sais de cálcio são mais solúveis em pH ácido e, independentemente da forma do sal, os suplementos de cálcio têm sua absorção otimizada quando consumidos com alimentos, o que pode variar de 20% com estômago vazio a 35% na presença de alimentos.[36,95]

Polimorfismos genéticos também podem influenciar a absorção e a homeostase do cálcio.[118] Variações no gene *VDR*, que codifica o receptor de vitamina D, têm sido investigadas por se associarem com diferenças nas taxas de absorção de cálcio. Foi demonstrado que indivíduos com polimorfismos localizados na região promotora desse gene apresentam maior risco de desenvolvimento de fraturas ósseas.[119] Além disso, o polimorfismo *FOK1* rs2228570 (C/T), localizado no sítio de iniciação da tradução do gene *VDR*, pode influenciar a absorção de cálcio. Estudo realizado com crianças e adolescentes apontou que carreadores do genótipo CC apresentavam absorção de cálcio 41,5% maior comparada à daqueles com genótipo de risco (TT), e 17% maior comparada à dos com genótipo CT.[120] Dessa maneira, sugere-se que variações genéticas no gene *VDR* resultam em alteração na função do receptor, o que pode contribuir para mudanças na absorção do cálcio.

AVALIAÇÃO DO ESTADO NUTRICIONAL

O estado nutricional do indivíduo em relação ao cálcio pode ser determinado em frações sanguíneas, como soro ou sangue total, por meio de medidas do conteúdo mineral ósseo e de estudos de balanço. Estes se referem à diferença entre a ingestão total e a soma das excreções urinária e fecal endógena. Em relação ao sangue, por mais que a ingestão, a absorção e a excreção variem consideravelmente, as concentrações séricas, na maioria das vezes, permanecem constantes em razão dos mecanismos de controle. O cálcio circula em três formas: ligado a proteínas; complexado com citrato, fosfato ou bicarbonato; e como Ca^{2+}, sendo o último o mais comum.[121] O valor de referência para concentrações séricas de Ca^{2+} no Brasil é sugerido em 1,11 a 1,15 mmol/ℓ para indivíduos com mais de 15 anos.[121] Quando a concentração sérica de cálcio é baixa, o calcitriol e o PTH atuam para normalizar os valores e estabelecer a homeostase, mobilizando cálcio dos ossos (reabsorção) e estimulando o aumento da absorção intestinal e da reabsorção renal. Já quando os valores séricos são altos, a calcitonina age para que o cálcio volte para os ossos ou seja excretado pela urina.[92,122]

Em relação aos estudos de balanço entre ingestão total e excreção total (urinária e fecal endógena) de cálcio, balanço positivo sugere deposição de cálcio; balanço neutro indica manutenção óssea; e balanço negativo relaciona-se a perda óssea. Esses resultados também podem variar de acordo com a faixa etária, sendo normalmente positivos na infância e adolescência; já em adultos, especificamente em mulheres, existem oscilações em razão das alterações de hormônios sexuais e fatores associados.[36] O *status* de cálcio depende de muitos fatores, incluindo os tipos de alimento e de suplementos consumidos, a biodisponibilidade do cálcio ingerido, bem como idade, aspectos genéticos, sexo, *status* de vitamina D e condições que possam interferir em sua retenção e absorção.[123]

Tabela 8.8 Biodisponibilidade de cálcio em alguns alimentos e número de porções necessárias para igualar a quantidade de cálcio presente em um copo de leite.

Alimentos	Porção (g)	Ca (mg)	Absorção (%)	Absorção estimada (mg)	Porções necessárias para equivalência ao leite
Leite	260	300	32,1	96,3	1,0
Feijão	177	50	15,6	7,8	12,3
Brócolis	71	35	61,3	21,5	4,5
Couve	65	47	58,8	27,6	3,5
Espinafre	90	122	5,1	6,2	15,5

Adaptada de Weaver e Heaney[12] (2005).

A ausência de um indicador padrão para a avaliação do estado nutricional do indivíduo em relação ao cálcio torna essa avaliação mais difícil. Além da avaliação da alimentação, de marcadores isotópicos que são usados para medir absorção e retenção de cálcio e da coleta de sangue e urina, a avaliação do conteúdo mineral ósseo (CMO) também é importante medida para uma avaliação do *status* desse mineral. O CMO pode ser determinado pelo método de absorciometria de dupla energia de raios X (DXA), que avalia a quantidade de mineral no esqueleto em locais específicos, como espinha lombar, cabeça do fêmur e corpo total. Outra medida calculada é a DMO, representada pela divisão do CMO pela área analisada e fundamental na predição do risco de fraturas ósseas. Alterações no CMO de crianças indicam retenção de cálcio; já alterações na DMO relacionam-se com a superestimação do conteúdo mineral em decorrência de modificações no tamanho do esqueleto resultantes do crescimento. Em indivíduos adultos, como o tamanho do esqueleto geralmente está estável, as alterações em ambos CMO e DMO são consideradas importantes. A interpretação dos resultados fornecidos pelo exame de DXA deve ser cautelosa, pois não há diferenciação entre cálcio do interior dos ossos daquele presente em outras partes do organismo, o que pode resultar em interpretação falso-positiva.[124]

A DXA constitui o principal método de densitometria óssea para uso de diagnóstico de osteoporose, monitoramento de tratamento e avaliação de risco de fraturas.[125] CMO e DMO derivados do resultado de DXA são descritos em escore-Z e escore-T, que são baseados em uma população de referência e, dessa maneira, os escores-T são usados apenas para população adulta com mais de 50 anos, e os escores-Z são pareados por idade, sexo e raça. Então, os resultados advindos da DXA diferem por sexo, idade e etnia, pois os dados de referência de uma população são usados como base de comparação para o indivíduo.[126] Para avaliação da DMO, a International Society for Clinical Densitometry (ISCD) recomenda a utilização do escore-Z, com ajustes étnicos para crianças, adolescentes, mulheres na pré-menopausa e homens com menos de 50 anos. Escore-Z > −2,0 é classificado como "dentro da faixa esperada para idade", e escore Z < −2,0 é classificado como "baixa DMO para a idade cronológica" ou "abaixo da faixa esperada para a idade". Para a avaliação do risco de fraturas são considerados alguns aspectos clínicos, como marcadores da remodelação óssea, avaliação das causas de perda óssea primária e secundária, além dos valores estimados pela DXA.[127] O diagnóstico de osteoporose estabelecido pelo protocolo preliminar do Ministério da Saúde é:

- Fraturas por fragilidade (mesmo sem a presença de doenças ósseas metabólicas e DMO normal)
- Escore-T ≤ −2,5 na coluna lombar, colo femoral, quadril total ou 1/3 do rádio (33%), mesmo sem a presença de uma fratura. Vale ressaltar, que quando esse critério é utilizado, mesmo que as densitometrias ósseas realizadas posteriormente resultem em escore-T ≥ −2,5, o diagnóstico de osteoporose permanece
- Escore-T entre −1,0 e −2,49 (osteopenia) associado a risco aumentado de fratura utilizando a Ferramenta de Avaliação de Risco de Fratura (FRAX®, do inglês *Fracture Risk Assessment Tool*).[128]

DOENÇAS ASSOCIADAS

O cálcio é conhecido como um componente primordial para a saúde dos ossos. Contudo, sua importância pode ser extrapolada para diversas funções essenciais relacionadas à manutenção de processos bioquímicos e celulares do corpo humano, incluindo regulação da secreção hormonal, transmissão de impulsos nervosos e atividades vasculares. Em razão de sua relevância para o organismo e, em virtude de sua excreção obrigatória pela urina, pelas fezes e pelo suor, o consumo insuficiente de cálcio por períodos prolongados pode interferir negativamente em processos fisiológicos essenciais. As principais condições abordadas a seguir incluem doenças neurodegenerativas, cardiovasculares, ósseas e intestinais.

Doenças neurodegenerativas

O sistema nervoso central (SNC) é um dos sistemas vitais que dependem da homeostase de cálcio. Situações de desregulação da homeostase podem favorecer o surgimento de algumas doenças neurodegenerativas, como a doença de Parkinson (DP), a doença de Alzheimer (DA), a doença de Huntington (DH) e a esclerose lateral amiotrófica (ELA).[129] De acordo com Bartheld et al.,[130] (2016), o fato mais notável de um processo mediado pelo cálcio no SNC é sua importância na liberação de neurotransmissores, como os neurônios e células da glia (subdivididas principalmente em oligodendrócitos e astrócitos).

Além de exercer papel essencial na função e sobrevivência de neurônios, o principal propósito dos oligodendrócitos é a formação da bainha de mielina e é o cálcio que atua como nutriente primordial no amadurecimento das células precursoras de oligodendrócitos e na indução e alongamento da mielina.[131] Já os astrócitos fazem parte da barreira hematencefálica e são caracterizados por fornecer importante suporte estrutural aos neurônios, bem como são reconhecidos por participar fortemente da regulação das funções cerebrais. Há relatos de que o aumento das concentrações intracelulares de cálcio atue na liberação de gliotransmissores, como trifosfato de adenosina (ATP), glutamato, D-serina e ácido gama-aminobutírico (GABA).[132]

A DA tem como principal causa o acúmulo do peptídio amiloide Aβ42, o qual forma as placas amiloides que se depositam nos tecidos neuronais.[133] Já a principal causa da DH é a expressão da proteína huntingtina mutante.[134] Em relação à DA, as pesquisas têm sido focadas em formas de evitar o acúmulo do peptídio amiloide, por meio do bloqueio de sua produção ou do favorecimento de sua excreção. Na DH, o principal objetivo tem sido reduzir a expressão da proteína mutante huntingtina por meio de terapia inovadora com RNA de interferência (RNAi), que tem como objetivo induzir o silenciamento ou dificultar a transcrição de genes.[135]

Em virtude da complexidade das intervenções disponíveis atualmente, pesquisadores têm considerado abordagens com potencial para atrasar o início dos sintomas e, até mesmo, a progressão dessas doenças neurodegenerativas. Diante disso, há crescente interesse em desvendar os mecanismos envolvidos na sinalização do cálcio no cérebro. O papel do cálcio como segundo mensageiro tem sido explorado há anos, bem como tem sido crescente o empenho em desvendar uma dualidade ainda intrigante: a sinalização do cálcio intracelular é necessária para a saúde das células; contudo, também pode provocar disfunção e morte celulares.[136] Essa dualidade se manifesta principalmente em neurônios dopaminérgicos, que, nos casos em que há degeneração, são responsáveis pelos sintomas motores presentes na maior parte das doenças neurodegenerativas.[137] Um dos conceitos gerais de morte celular induzida por cálcio é a excitotoxicidade, termo que descreve a morte celular induzida por sobrecarga de agentes estimulantes com posterior aumento da concentração intracelular de cálcio. Esse aumento pode induzir a formação de superóxido, a diminuição da produção de ATP, a ativação de espécies reativas de oxigênio e de calmodulina, bem como a produção de óxido nítrico.[138]

A ELA é uma doença neurodegenerativa ocasionada pela perda progressiva e seletiva de neurônios motores do cérebro e medula espinal, que acarreta paralisia dos músculos corporais e, em casos graves, a morte. A doença ocorre em razão de mutações no gene que codifica a superoxidase dismutase dependente de zinco e cobre (SOD1), bem como por processos autoimunes e de excitotoxicidade. Os mecanismos pelos quais essas mutações ocorrem ainda não foram totalmente elucidados. Contudo, acredita-se que fenômenos como disfunção mitocondrial, produção exacerbada de espécies radicalares, enovelamento incorreto de proteínas e excitotoxicidade do glutamato estejam envolvidos.[139]

Em um estudo de base populacional, pesquisadores analisaram 1.224 idosos chineses sem DA (413 cognitivamente saudáveis e 811 com leves prejuízos de cognição) e demonstraram que a concentração sérica de cálcio é biomarcador promissor na previsão da progressão clínica da doença.[140] Além disso, os pesquisadores apontaram que o grupo com alta concentração sérica de cálcio apresentava risco 1,33 vez maior de desenvolver demência do que o grupo com baixa concentração sérica de cálcio.[140]

A perturbação na homeostase do cálcio é uma peculiaridade presente em diversas doenças neurodegenerativas. Contudo, a investigação sobre as consequências da deficiência desse e dos demais minerais ainda permanece obscura, fazendo com que essa descoberta seja alvo de interesse para novas abordagens de tratamento.

Doenças cardiovasculares e fatores de risco cardiovascular

O cálcio atua nas células musculares do coração como responsável por equilibrar o potencial de membrana. Porém, seu papel na redução do risco de desenvolvimento de doenças cardiovasculares (DCV) ainda é controverso, pois há pesquisas apontando que o maior consumo de cálcio está associado a maior mortalidade, enquanto outras demonstram o oposto.[141,142] Algumas evidências sugerem que o aumento da ingestão de cálcio esteja associado ao melhor perfil sanguíneo de lipídios e à redução da pressão arterial. Em contraste, outros estudos demonstram aumento da calcificação arterial, da doença arterial coronariana (DAC) e de infarto agudo do miocárdio.[143–146]

Em um estudo de coorte prospectiva e metanálise, foram acompanhados 17.968 indivíduos britânicos com idade entre 40 e 79 anos, demonstrando que, em comparação com uma ingestão alimentar de cálcio < 770 mg/dia, consumos entre 771 e 926 mg/dia e 1.074 a 1.254 mg/dia apresentaram efeito protetor contra todas as causas de doenças e mortalidade cardiovascular. Além disso, o efeito protetor contra o acidente vascular cerebral (AVC) também foi encontrado para as faixas de consumo de 770 a 1.255 mg de cálcio por dia.[147]

As divergências sobre os possíveis benefícios do cálcio para a saúde cardiovascular permanecem principalmente em relação ao cálcio de origem alimentar e aos suplementos. Em revisão sistemática e metanálise de 13 ensaios randomizados, duplos-cegos, controlados por placebo ($n = 28.935$ participantes submetidos a intervenção e 14.243 em grupo-controle), observou-se que os suplementos de cálcio (700 a 1.000 mg/dia) aumentaram de maneira significativa o risco de desenvolvimento de DCV e DAC.[148]

Existem diversos processos fisiológicos que podem esclarecer o aumento do risco de DCV a partir do uso de suplementos de cálcio. Em um estudo controlado randomizado realizado com 16 homens e 29 mulheres neozelandesas, foi observado que as concentrações séricas de cálcio aumentaram mais a partir do consumo de leite em pó desnatado enriquecido com carbonato de cálcio, quando comparado ao enriquecimento com cálcio do próprio leite.[149] Concentrações séricas elevadas de cálcio após suplementação também podem favorecer a calcificação vascular, a qual é considerada um processo sistêmico e que envolve inúmeros inibidores da formação de cristais, como o pirofosfato.[150] Há relatos de que a regulação reduzida do CaSR propicie aumento da mineralização das células musculares lisas vasculares, que é outro meio pelo qual ocorre a calcificação vascular induzida por cálcio.[151]

Diante do exposto, constata-se que as evidências atuais em relação ao cálcio (principalmente na forma de suplementos) e DCV permanecem controversas e, até que novos estudos sejam realizados, a conduta nutricional deve ser embasada na cautela de sua prescrição, respeitando as margens de segurança. Apenas indivíduos que apresentem extrema necessidade por não conseguirem atingir a recomendação nutricional e que tenham outros fatores de risco associados devem receber suplementação. Além disso, é preciso avaliar potenciais benefícios e danos em pacientes que fazem uso de medicamentos que podem ter efeitos colaterais, como é o caso das estatinas.[152]

Já quando consumido por meio da alimentação e em quantidades adequadas, o cálcio pode se ligar aos ácidos graxos e biliares no intestino, formando um complexo insolúvel, que, posteriormente, auxiliará na redução da absorção desses ácidos graxos e colesterol no sangue. Além disso, o cálcio alimentar também apresenta potencial de regular a atividade do sistema renina-angiotensina, o que resulta na melhora do balanço entre sódio e potássio, com diminuição do tônus muscular liso vascular e, consequentemente, em otimização da regulação da pressão arterial.[153] Vale destacar, ainda, que em quantidades adequadas o cálcio pode atuar nos adipócitos, com redução da síntese de ácidos graxos e ativação da lipólise e consequente redução de peso.[154] A secreção pancreática de insulina, bem como as atividades mediadas por esse hormônio no fígado, no músculo esquelético e no tecido adiposo são processos dependentes de concentrações adequadas de cálcio.[155]

O consumo inadequado de nutrientes impacta diretamente o desenvolvimento de doenças. A obesidade é uma doença de origem multifatorial em que, na maior parte dos casos, observa-se deficiência no consumo de diversas vitaminas e minerais. Em relação aos micronutrientes, a obesidade tem sido associada à deficiência de vitamina D e às baixas concentrações de cálcio.[156] Evidências demonstram que, em quantidades adequadas, o cálcio intracelular atua nos adipócitos induzindo a produção de hormônios, citocinas e outras proteínas, como a proteína de ligação de ácidos graxos (FABP, do inglês *fatty acid binding protein*), bem como parece ser capaz de regular a termogênese dos adipócitos marrons.[157]

Em estudo realizado com modelo de camundongos com obesidade, a suplementação de cálcio foi capaz de exercer efeito prebiótico na microbiota intestinal, diminuindo a expressão do marcador de estresse do tecido adiposo bem como a inflamação hepática.[158] Em um ensaio clínico randomizado, 171 adultos estadunidenses com sobrepeso e obesidade foram acompanhados durante 16 semanas e foi demonstrado que o consumo diário de uma porção de 350 mg de cálcio juntamente com 100 UI de vitamina D em 240 mℓ de suco de laranja foi capaz de reduzir de forma significativa o tecido adiposo visceral.[159]

O consumo insuficiente de cálcio por meio da alimentação e a dificuldade de acesso à suplementação em casos necessários podem ser considerados problemas de saúde pública, especialmente em países de baixa renda. Embora ainda sejam necessárias mais evidências sobre o papel do cálcio na obesidade, a literatura existente sustenta seu potencial efeito na redução de gordura corporal e, consequentemente, em fatores de risco cardiovascular.

Doenças ósseas

A mineralização óssea demanda o fornecimento suficiente de minerais essenciais, como o cálcio e, também, da forma ativa da vitamina D (calcitriol), que é primordial para absorção intestinal desse mineral. Em casos de consumo insuficiente, as células das glândulas paratireoides passam a liberar maiores quantidades de PTH, na tentativa de normalizar as concentrações séricas de cálcio.[160] Doenças como raquitismo e osteomalacia podem ser desenvolver a partir de quantidades elevadas de PTH (hiperparatireoidismo secundário).[161] Em ambas as doenças, as deficiências de cálcio e de vitamina D são fatores-chave, e não resultam apenas na mineralização óssea reduzida (raquitismo e osteomalacia), mas podem resultar em consequências mais graves, como convulsões hipocalcêmicas, tetania, insuficiência cardíaca e morte.[162,163] Em crianças, o raquitismo nutricional não diagnosticado implica maiores índices de mortalidade infantil.

Prevenir quadros de raquitismo e osteomalacia é amplamente possível e tem representado grande auxílio na redução dos gastos públicos com saúde. Diretrizes recomendam a suplementação universal de bebês e gestantes e a fortificação de alimentos com vitamina D e cálcio para evitar o desenvolvimento da doença em crianças e adultos e reduzir o risco de fraturas em idosos.[163]

Evidências atuais enfatizam que otimizar o acúmulo, bem como retardar a perda de massa óssea, constitui dois fatores indispensáveis na prevenção da osteoporose. Como o cálcio é um dos mais importantes constituintes dos ossos, pesquisas consideram que a ingestão adequada desse nutriente possa favorecer substancialmente a maior DMO.[164] O consumo e/ou suplementação adequados de cálcio exercem atividade protetora para a saúde óssea, com melhora da DMO e redução da morbidade ocasionada pela osteoporose e fraturas nas diferentes faixas etárias.[164] Considerando as evidências, a literatura sugere que a suplementação de cálcio, bem como a ingestão alimentar adequada, são capazes de desempenhar papel benéfico em indivíduos de diferentes faixas etárias.[165]

Contudo, vale destacar que, assim como nas DCV, a necessidade de suplementação de cálcio em indivíduos com risco de perda de massa óssea e de osteoporose não é unanimidade. Em metanálise de sete coortes prospectivas foram analisadas 170.991 mulheres e observou-se que a suplementação diária de 300 mg de cálcio não reduziu o risco de fraturas de quadril.[166] Diante disso, os efeitos positivos da suplementação sobre a saúde e, principalmente, na prevenção de doenças ósseas ainda permanecem incertos. Portanto, faz-se necessário que profissionais da saúde sejam prudentes ao avaliar riscos e benefícios no momento da prescrição de suplementação de cálcio, observando se há possível janela terapêutica para que as doses sejam baseadas em evidências científicas robustas e considerando o histórico de cada indivíduo.

Doenças intestinais

A quantidade de cálcio absorvida pelo intestino delgado é influenciada essencialmente pelas concentrações de cálcio e de $1,25(OH)_2D_3$. Ainda, fatores ambientais como idade, sexo, raça e comorbidades também podem afetar a absorção. No intestino, o cálcio se liga aos ácidos biliares e ácidos graxos a fim de formar complexos insolúveis que têm a função de proteger o revestimento celular dos ácidos e seus metabólitos.[167] O cálcio também apresenta potencial para otimizar a sinalização intracelular, reduzindo a proliferação das células e contribuindo para que estas sejam submetidas a diferenciação ou apoptose.[167] Embora divergentes no que se refere à relação com as doenças intestinais, estudos sugerem que o cálcio pode desempenhar papel protetor em relação ao câncer colorretal, sendo considerado um potencial agente quimiopreventivo.[168]

Em estudo de coorte no qual 88.506 mulheres e 47.733 homens estadunidenses foram acompanhados durante 30 anos, foi demonstrado que a maior ingestão alimentar de cálcio esteve associada a menor risco de câncer de cólon.[169] Em metanálise de 60 estudos epidemiológicos, demonstrou-se que a alta ingestão de cálcio (alimentar ou de suplementos) teve efeito protetor contra o desenvolvimento de tumores de cólon distal e do reto.[170] Estudo retrospectivo realizado na Coreia avaliou 420 indivíduos com câncer colorretal e 815 indivíduos sem a doença e observou que aqueles com baixa ingestão de cálcio e com o genótipo CC referente ao polimorfismo *CARS* rs2270916 apresentaram maior risco de desenvolver câncer colorretal em comparação àqueles com alta ingestão de cálcio e genótipo TT.[171]

Indivíduos com intolerância à lactose e outras condições intestinais podem apresentar risco elevado de deficiência de vitaminas e minerais, além de distúrbios de mineralização óssea. Sugere-se que a presença de lactose em produtos lácteos seja fundamental para a otimização da absorção de cálcio no intestino. Em ensaio clínico, 103 indivíduos adultos jovens com má absorção/intolerância à lactose foram analisados e observou-se que aqueles com intolerância consumiam menos cálcio alimentar do que os indivíduos sem intolerância.[172] Por outro lado, em estudo transversal realizado com 76 crianças e adolescentes brasileiros verificou-se que a ingestão diária de cálcio não foi diferente entre aqueles que apresentavam ou não intolerância à lactose.[173]

Obermayer-Pietsch et al.[174] avaliaram 73 mulheres na pós-menopausa e com hipolactasia em relação ao polimorfismo *LCT* rs4988235 (-13910 T/C) e apontaram que a diferença de absorção de cálcio sem e com lactose (50 g) naquelas que carreavam o genótipo CC foi de 56% em relação àquelas com genótipo TT. Diante disso, o efeito de absorção de cálcio em indivíduos com intolerância à lactose parece depender de fatores genéticos, do tipo de alimentos consumidos e da quantidade de lactose contida nesses alimentos.

Outras condições

A litíase renal é uma doença que acomete o sistema urinário por meio da formação de cristais de fosfato e de oxalato de cálcio nos rins. Aproximadamente 80% dos cristais formados contêm cálcio.[175] Todavia, o consumo alimentar de cálcio não parece estar associado à formação desses cristais. Em estudo transversal que avaliou 3.348 adultos estadunidenses com e sem histórico de litíase renal, observou-se que a ingestão de cálcio alimentar ou de suplementos superior a 500 mg/dia estaria relacionada à redução das concentrações de oxalato urinário e, consequentemente, do risco de formação de cálculos renais.[176] Além disso, em estudo prospectivo que acompanhou 91.731 mulheres sem histórico de litíase renal por 12 anos verificou-se que o alto consumo de cálcio alimentar reduziu o risco de desenvolvimento de cálculos renais sintomáticos; já o consumo de suplementos de cálcio foi associado a risco aumentado.[177]

Em relação ao câncer de mama, estudo caso-controle realizado com mulheres chinesas não encontrou associações significativas entre consumo de lácteos e risco de desenvolvimento da doença.[178] Contudo, foi observado que as mulheres que consumiam cálcio alimentar no quartil mais alto apresentaram risco de desenvolvimento de câncer de mama 64% menor em comparação com aquelas no quartil mais baixo.[178] Fortalecendo esses resultados, metanálise de seis estudos caso-controle e oito coortes demonstrou que mulheres com maior ingestão de cálcio apresentaram redução de 19% no risco de desenvolvimento câncer de mama em comparação àquelas com menor ingestão.[179] Diante disso, há evidências de que o cálcio possa exercer efeito protetor contra o câncer de mama.

Aproximadamente 10 a 15% das mortes maternas estão relacionadas à pré-eclâmpsia, caracterizada por pressão alta, seguida de proteinúria elevada após a 20ª semana de gestação.[180] Com o desenvolvimento da doença, há também o risco de ocorrer parto prematuro, síndrome de plaquetas baixas, elevação de enzimas hepáticas e baixo peso ao nascer. Resultados de uma revisão sistemática sugerem que a suplementação de cálcio poderia reduzir o risco de desenvolvimento de pré-eclâmpsia. O risco médio de pressão alta nas gestantes foi reduzido com suplementação de cálcio em comparação ao placebo (12 estudos, n = 15.470 mulheres), bem como houve redução do risco médio de pré-eclâmpsia associada à suplementação de cálcio (13 estudos, n = 15.730 mulheres).[181] Diante disso, a OMS recomendou a complementação de cálcio na dieta de mulheres grávidas.[182]

COMO CITAR ESTA SEÇÃO

ABNT
PASSOS, A. F. F.; SANTOS, A. C.; HOLZBACH, L. C. *et al*. Cálcio. *In*: ROSSI, L.; POLTRONIERI, F. (org.). *Tratado de Nutrição e Dietoterapia*. 2. ed. Rio de Janeiro: Guanabara Koogan, 2023. p. 123-134.

Vancouver
Passos AFF, Santos AC, Holzbach LC *et al*. In: Rossi L, Poltronieri F (Orgs.). Tratado de nutrição e dietoterapia. 2. ed. Rio de Janeiro: Guanabara Koogan; 2023. p. 123-34.

Magnésio

Dilina Marreiro • Ana Raquel Soares de Oliveira • Jennifer Beatriz Silva Morais • Juliana Severo

INTRODUÇÃO

O magnésio é o quarto mineral mais abundante no corpo e o segundo cátion divalente intracelular, desempenhando papel importante como cofator na síntese proteica, na produção e no armazenamento de energia celular, na síntese de DNA e RNA, na estabilização das membranas mitocondriais e no metabolismo da glicose e insulina. Além disso, esse mineral atua na transmissão nervosa, na excitabilidade cardíaca, na condução neuromuscular, na contração muscular, no tônus vasomotor e na pressão arterial.[1,2]

O organismo de um adulto saudável tem aproximadamente 21 a 28 g de magnésio, distribuídos em quatro compartimentos principais: ósseo (50 a 60%), muscular (25 a 30%), outros tecidos (20 a 25%) e plasmático e fluido intersticial (1%) (Figura 8.4). No interior das células, esse mineral é encontrado no núcleo, nas mitocôndrias, nos retículos endoplasmático e sarcoplasmático, ligado aos ácidos nucleicos, às proteínas intermembranas e ribonucleares e aos fosfolipídios.[3]

FONTES E RECOMENDAÇÕES

As principais fontes alimentares de magnésio são: cereais integrais, vegetais folhosos verdes, espinafre, nozes, frutas, legumes e tubérculos (como a batata). A ingestão diária recomendada de magnésio é de 310 a 320 mg e 400 a 420 mg para mulheres e homens adultos, respectivamente (Tabela 8.9).[4]

É importante ressaltar que nos últimos anos tem-se observado redução na ingestão dietética de magnésio, principalmente em países ocidentais, nos quais o consumo de alimentos processados é crescente. Esses alimentos contêm menor quantidade do mineral. Como cerca de 80 a 90% do magnésio são perdidos nesse processo, quando comparados com grãos integrais (Tabela 8.10), sua ingestão adequada é comprometida e os indivíduos se tornam mais expostos ao risco de desenvolvimento de doenças crônicas.[6]

ABSORÇÃO, TRANSPORTE E EXCREÇÃO

Cerca de 30 a 50% do magnésio proveniente da alimentação são absorvidos ao longo de todo o intestino em um processo que depende das reservas do organismo e do seu aporte na dieta. A absorção intestinal ocorre, principalmente, no intestino delgado distal, na porção entre o duodeno distal e o íleo, por transporte ativo transcelular ou passivo paracelular.[8]

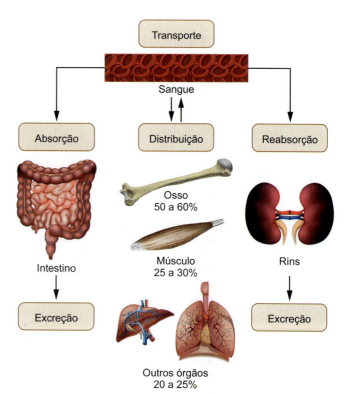

Figura 8.4 Distribuição de magnésio no corpo humano. Adaptada de De Baaij et al.[3] (2015).

O transporte passivo predomina quando a ingestão de magnésio é elevada, sendo desencadeado quando a sua concentração ultrapassa 20 mEq/ℓ no lúmen intestinal. Essa via é caracterizada por um mecanismo de transporte paracelular em que o íon é conduzido a favor de um gradiente eletroquímico, sendo o íleo e as partes distais do jejuno os principais locais de absorção passiva do mineral, por apresentarem menor expressão das proteínas claudinas 1, 3, 4 e 5 do tipo *tight junction*, pouco permeáveis a esse micronutriente.[9]

A absorção ativa do magnésio ocorre principalmente no cólon, embora parte desse processo ocorra também no jejuno e íleo quando a ingestão de magnésio é baixa ou adequada, sendo controlada pela absorção ativa do íon sódio, seguida pela água. Esse tipo de transporte é fortemente regulado, visto que os íons têm de atravessar duas membranas, e depende de receptores específicos.[10]

Os receptores de potencial transitório do tipo melastatina, especificamente os tipos 6 e 7 (TRPM6 e TRPM7), foram os primeiros canais de magnésio a serem descritos em células de mamíferos. O TRPM7 encontra-se distribuído por todo o organismo; portanto, controla mais fortemente a homeostase desse mineral em células individuais, enquanto o TRPM6 é especificamente localizado no cólon e no túbulo contorcido distal dos néfrons, o que evidencia seu papel na distribuição do magnésio via absorção intestinal e reabsorção renal.[11]

Desse modo, a deficiência de magnésio pode decorrer tanto da ingestão inadequada quanto da excreção aumentada, sendo a homeostase desse nutriente regulada principalmente pelos rins no organismo humano. O limiar máximo da sua concentração no plasma é próximo dos valores de referência, sendo o excesso de magnésio, proveniente da dieta ou administrado por via parenteral, quase totalmente excretado. Aproximadamente 2 g de magnésio são filtrados diariamente nos rins e apenas 100 mg são excretados na urina, o que mostra que 95% do filtrado são reabsorvidos.[12]

Nos rins, a maior parte da reabsorção de magnésio ocorre no ramo ascendente espesso da alça de Henle por meio de vias paracelulares. Esse segmento é responsável por cerca de 65% da reabsorção de todo o filtrado do mineral, enquanto 20 a 30% são reabsorvidos no túbulo proximal e 10% no túbulo contorcido distal.[11,13]

Os mecanismos de reabsorção do magnésio variam para os diferentes locais de absorção. Para o túbulo contorcido proximal e para a alça de Henle, a força motriz para a reabsorção do íon é a tensão epitelial transluminal positiva gerada pela reciclagem de potássio através da membrana apical e está ligada ao sódio e à água, bem como ao transporte de cálcio. As claudinas 16 e 19 estão localizadas nos túbulos renais e são responsáveis pelo fluxo de cálcio e magnésio nesse segmento. Essas proteínas parecem ser fortemente reguladas pelos receptores de cálcio extracelular.[14]

Por outro lado, a reabsorção de magnésio no túbulo contorcido distal é feita por meio do transporte ativo transcelular, caracterizada por tensão negativa luminal e de alta resistência. Esse transporte ocorre por canais específicos como o TRPM6. A função desse canal transportador de magnésio está associada ao cotransporte dos íons sódio e cloreto e à bomba de sódio e potássio. As proteínas claudinas atuam nesse transporte facilitando a reabsorção de sódio e a excreção de potássio.[10]

Tabela 8.9 Recomendações para ingestão de magnésio.

Estágio de vida (anos)	RDA (mg)	UL[a] (mg)
Crianças		
1 a 3	80	350
4 a 8	130	350
Homens		
9 a 13	240	350
14 a 18	410	350
19 a 30	400	350
31 a 70 ou mais	420	350
Mulheres		
9 a 13	240	350
14 a 18	360	350
19 a 30	310	350
31 a 70 ou mais	320	350
Gestantes		
< 18	335	350
19 a 30	290	350
31 a 50	300	350
Lactantes		
< 18	360	350
19 a 30	310	350
31 a 50	320	350

[a]UL para magnésio representa a ingestão apenas na forma de suplemento; não inclui a ingestão do nutriente a partir do alimento e de água. *RDA*, ingestão dietética recomendada; *UL*, limite superior de ingestão tolerável. Adaptada de Institute of Medicine[5] (1997).

Tabela 8.10 Alimentos que apresentam maior percentual de contribuição na ingestão dietética de magnésio.

Alimentos	Quantidade de magnésio (mg) em 100 g	Alimentos	Quantidade de magnésio (mg) em 100 g
Castanha-do-brasil	365	Pão integral	85,7
Gergelim	361	Espinafre cru	82
Linhaça	347	Leite em pó integral	77
Amêndoa	305,12	Beterraba cozida	68,05
Amendoim	172,61	Tamarindo	59
Nozes	168,33	Feijão-carioca	42
Aveia em flocos crua	119	Feijão-preto	40
Leite em pó desnatado	109	Biscoito *cream cracker*	40
Pipoca com óleo desnatado	91	Brócolis	30

Adaptada de Unicamp[7] (2011).

Em situação de baixa ingestão oral de magnésio, os rins são capazes de reduzir sua excreção. As demais vias de excreção do magnésio são as fezes e o suor. A concentração fecal do mineral está em torno de 150 a 200 mg/dia e o suor contribui com uma perda diária aproximada de 15 mg.[15]

Além do sistema digestório e dos rins, o tecido ósseo também está envolvido na regulação da disponibilidade celular do magnésio, bem como a vitamina D, o PTH, os hormônios calcitonina, glucagon, antidiurético, aldosterona e esteroides sexuais, os quais influenciam direta ou indiretamente a regulação homeostática desse mineral.[16]

BIODISPONIBILIDADE

Existem fatores inibidores do processo de absorção do magnésio, como dieta de alimentos ricos em fitatos, oxalatos, fosfatos e fibras alimentares; e promotores, tais como lactose e carboidratos. As proteínas podem alterar o processo absortivo de magnésio, sendo reduzido quando a ingestão proteica é inferior a 30 g/dia. Além disso, as proteínas e outros fatores dietéticos, como teor elevado de sódio, cálcio, cafeína e álcool, também podem aumentar a excreção renal desse mineral.[12]

Os fitatos são derivados dos ácidos fítico ou hexafosforicomioinositol, com habilidade de quelar o magnésio, formando complexos solúveis resistentes à ação do trato intestinal que diminui a disponibilidade do mineral. As fibras alimentares também diminuem a absorção do magnésio por estarem geralmente associadas aos fitatos.[17]

A lactose, por sua vez, parece favorecer a absorção do magnésio, apesar de estudos sobre o assunto ainda serem escassos, divergentes e limitados.[18] Alguns frutanos, como a inulina, também podem aumentar a absorção do magnésio e de outros minerais, pois favorecem a atividade de bactérias produtoras de ácidos graxos de cadeia curta, o que resulta em redução do pH luminal; aumento da solubilidade do mineral e do fluxo sanguíneo; e vasodilatação das artérias intestinais, contribuindo para o aumento da absorção do magnésio.[19]

O consumo de bebidas alcoólicas também afeta a absorção e o metabolismo de certos nutrientes, entre eles o magnésio. Estudos mostram que indivíduos alcoólicos crônicos desnutridos têm concentrações séricas de magnésio reduzidas, mas estudos experimentais não constataram a existência desse efeito após administração aguda de etanol.[20,21] Os dados encontrados na literatura sobre os efeitos do álcool na magnesemia ainda são bastante controvertidos, variando desde uma discreta redução sérica desse íon, até seu aumento considerável.[21,22]

PRINCIPAIS FUNÇÕES

- É cofator essencial de várias enzimas envolvidas no metabolismo de carboidratos, atuando como parte do complexo Mg^{2+}-ATP, necessário para a ação de enzimas que participam da glicólise[23]
- É relevante para a atividade tirosinoquinase do receptor de insulina[24]
- Bloqueia o influxo de cálcio para a célula por meio dos canais de cálcio tipo L, reduzindo a inflamação e a resistência à insulina[25]
- Contribui para o fechamento dos canais de potássio sensíveis ao trifosfato de adenosina (ATP), com consequente despolarização da membrana celular e abertura dos canais de cálcio sensíveis à voltagem, o que desencadeia o processo

exocitótico de insulina. Além disso, ativa a proteinoquinase C, a qual estimula a exocitose de grânulos secretórios de insulina[26]
- Ativa a adenilato-ciclase, aumentando o conteúdo intracelular de monofosfato de adenosina cíclico (cAMP), responsável por ativar a proteinoquinase A, enzima importante no processo de secreção de insulina pelas células beta pancreáticas[23,27]
- É necessário para estabilizar estrutura e função do DNA e RNA-polimerase[28]
- Contribui para manutenção da atividade e expressão de enzimas antioxidantes, como glutationa-peroxidase (GPx), superóxido-dismutase (SOD) e catalase, e concentrações de antioxidantes celulares e teciduais[28,29]
- Tem efeito protetor na peroxidação lipídica catalisada pelo ferro, reduzindo a formação de produtos de peroxidação lipídica[30]
- Aumenta a síntese de óxido nítrico e melhora a regulação hepática da enzima óxido nítrico-sintase endotelial, reduzindo a disfunção endotelial[25]
- Inibe o receptor N-metil-D-aspartato (NMDA) em células neuronais, responsável pelo fluxo de cálcio para o meio intracelular, o que reduz a hiperexcitabilidade neuronal.[25]

DEFICIÊNCIA

Os principais sintomas associados a deficiência ou distúrbios no equilíbrio do magnésio são náuseas, vômitos, anorexia, fraqueza muscular, espasmos e tremores, mudanças de personalidade e alucinações.[28] A piora da deficiência inclui tremores, agitação e fasciculação, câimbras, convulsões, arritmia cardíaca, taquicardia ventricular, mudanças de personalidade ou depressão. Além disso, os sintomas clínicos de hipomagnesemia são frequentemente correlacionados com redução das concentrações de magnésio comparada a uma mudança gradual. Entre as condições que levam à hipomagnesemia, destacam-se ingestão dietética insuficiente, má absorção, causas endócrinas, doença renal, redistribuição e deslocamento intracelular de Mg, uso de medicamentos ou outros fatores como alcoolismo ou estresse (Tabela 8.11).[31] É importante mencionar que a deficiência desse micronutriente constitui um problema nutricional de relevância em âmbito mundial, e tem sido associada a algumas doenças crônicas, como obesidade, diabetes melito, doenças cardiovasculares, síndrome metabólica, entre outras.

Obesidade

A deficiência em magnésio parece exercer influência sobre a manifestação de distúrbios metabólicos em indivíduos obesos, como inflamação crônica de baixo grau, resistência à insulina e estresse oxidativo. Nesse sentido, diversas pesquisas têm mostrado que a ingestão reduzida de magnésio e sua concentração sérica baixa estão fortemente relacionadas com o aumento da concentração plasmática de biomarcadores inflamatórios.[32-34] Oliveira et al.[35] verificaram correlação positiva entre a concentração de magnésio urinário e a PC-R em mulheres obesas.

Sobre as repercussões decorrentes da deficiência de magnésio, destaca-se o aumento da produção de radicais livres e a sensibilidade celular ao ataque de ERO.[36,37] Diversas vias metabólicas parecem estar envolvidas nesse processo, como a redução na expressão e atividade de enzimas antioxidantes, e nas concentrações de antioxidantes celulares e teciduais, favorecendo a manifestação do estresse oxidativo, com consequente aumento de marcadores de peroxidação lipídica.[25]

Tabela 8.11 Condições que levam à hipomagnesemia.

Má absorção	Doença de Crohn, colite ulcerativa, doença celíaca, síndrome do intestino curto, doença de Whipple, diarreia crônica, insuficiência pancreática, doenças inflamatórias intestinais
Distúrbios endócrinos	Aldosteronismo, hiperparatireoidismo, hipertireoidismo, diabetes mal controlado
Doenças renais	Insuficiência renal crônica, diálise, necrose tubular aguda, diurese pós-obstrutiva, pós-transplante renal, expansão excessiva de volume, acidose metabólica crônica
Redistribuição e deslocamento intracelular	Síndrome de realimentação, gravidez, lactação, cirurgias cardiopulmonares
Uso de medicação	Diuréticos de alça, aminoglicosídeos, anfotericina B, ciclosporina e tacrolimo, cisplatina, cetuximabe
Outras causas	Dieta inadequada, alcoolismo crônico, estresse, queimaduras graves

Adaptada de Pelczynska et al.[31] (2022).

Morais et al.[29] demonstraram a existência de correlação negativa entre a concentração de magnésio no eritrócito e as concentrações de substâncias reativas ao ácido tiobarbitúrico em mulheres obesas, sugerindo a influência do estado nutricional relativo a esse mineral em marcadores de estresse oxidativo na obesidade.

A hipomagnesemia pode contribuir, ainda, para a resistência à insulina presente na obesidade, pois concentrações adequadas de magnésio são relevantes para a atividade tirosinoquinase do receptor de insulina e, consequentemente, para a autofosforilação da subunidade beta desse receptor e fosforilação dos seus substratos.[23] Associado a isso, ressalta-se a ação do magnésio sobre a secreção de insulina. Cruz et al.[38] verificaram correlação negativa entre magnésio eritrocitário e parâmetros do controle glicêmico em mulheres com obesidade. Dessa maneira, a hipomagnesemia parece constituir um evento importante para o desenvolvimento da resistência à insulina associada à obesidade.[39]

Diabetes

A literatura demonstra que a hipomagnesemia tem sido associada a diabetes melito, rápida progressão e risco de complicações da doença. A ingestão reduzida de magnésio e o aumento da sua excreção urinária contribuem para depleção desse nutriente, o que prejudica a secreção de insulina pelas células beta pancreáticas em pacientes diabéticos tipo 2.[23,26]

O magnésio atua no interior das células regulando a glicoquinase, os canais de potássio e os canais de cálcio tipo L nas células beta pancreáticas, aspectos importantes envolvidos na secreção de insulina. Além disso, destaca-se a importância do magnésio na proteção contra a resistência à insulina. A autofosforilação do receptor de insulina depende da concentração intracelular desse mineral, o que explica o papel importante da deficiência em magnésio na manifestação da resistência à insulina.[40]

Nesse sentido, a revisão sistemática e a metanálise conduzidas por Veronese et al.[27] mostraram que a suplementação oral com magnésio reduz a glicose plasmática de jejum em indivíduos com diabetes e também melhora os parâmetros de sensibilidade à insulina naqueles com alto risco dessa doença. Dessa maneira, a suplementação dietética com magnésio tem ação benéfica sobre o metabolismo da glicose e a sensibilidade à insulina em pacientes diabéticos.

Hipertensão arterial sistêmica

O magnésio está envolvido na regulação da pressão arterial, por meio do seu papel no tônus vascular. A deficiência desse mineral aumenta a produção de aldosterona mediada pela angiotensina II e a produção de tromboxano e prostaglandinas vasoconstritoras.[41]

Em metanálise com ensaios clínicos, o efeito da suplementação com magnésio na pressão arterial foi avaliado a partir de 23 ensaios, totalizando 1.173 participantes, com intervalo de suplementação de magnésio elementar de 120 a 973 mg (dose média 410 mg).[42] A magnitude do efeito foi de acordo com aumento da dosagem, e a combinação de todos os ensaios mostrou uma redução da pressão arterial sistólica (PAS) de 3 a 4 mmHg e da pressão arterial distólica (PAD) de 2 a 3 mmHg.

Em quadros hipertensivos, a exemplo da eclâmpsia, o magnésio tem sido empregado no tratamento de mulheres com eclâmpsia e pré-eclâmpsia, pois atua como vasodilatador, anticonvulsivante, por meio do bloqueio dos receptores NMDA, além de reduzir o edema cerebral.[43]

Síndrome metabólica

A literatura tem mostrado que a deficiência de magnésio pode contribuir para redução nas concentrações de colesterol em lipoproteínas de alta densidade, aumento dos níveis de triglicerídeos e glicose, distúrbios na homeostase da insulina, bem como aumento da pressão arterial, o que evidencia o quanto esse mineral pode influenciar a síndrome metabólica.[24] A Tabela 8.12 mostra estudos que avaliaram a ingestão dietética de magnésio e desfechos metabólicos.

Em revisão sistemática e metanálise, Sarrafzadegan et al.[65] identificaram associação inversa entre a ingestão de magnésio e a síndrome metabólica. Guerrero-Romero et al.[24] verificaram, em revisão sistemática de ensaios clínicos randomizados duplamente cegos e controlados, que a suplementação com magnésio em indivíduos com hipomagnesemia pode ser eficaz no tratamento da síndrome metabólica.

TOXICIDADE

A ingestão de magnésio a partir de alimentos não causa efeitos adversos, exceto quando há comprometimento da função renal. No entanto, casos de toxicidade com magnésio ocorrem principalmente em situações de uso de suplementos farmacológicos. O UL estabelecido para o magnésio é de 350 mg/dia, considerando exclusivamente o uso de suplemento, e não inclui a ingestão do nutriente a partir do alimento e água.[66]

A manifestação inicial do consumo excessivo de magnésio por meio de fontes não alimentares é a diarreia. Além disso, pode ocorrer paralisia cardíaca e muscular, bem como falha respiratória em casos extremos nos quais os níveis séricos de magnésio chegam a ser 5 vezes maiores do que os valores de referência.[5,66]

Tabela 8.12 Ingestão dietética de magnésio e desfechos metabólicos.

Distúrbio metabólico	Autor/Ano	Tipo de estudo	População	Efeitos
Obesidade	Guerrero-Romero et al.,[44] 2022	Estudo transversal	Indivíduo com obesidade metabolicamente saudável: n = 124 Indivíduo com obesidade metabolicamente não saudável: n = 123	A análise de regressão logística ajustada por sexo e idade mostrou que a ingestão de Mg é significativamente associada ao fenótipo obesidade metabolicamente saudável (OR = 1,17; IC 95%; 1,07 a 1,25; p = 0,005)
	Naseeb et al.,[45] 2021	Randomizado, *design* de *cluster*, Estudo HEALTHY	Estudantes de etnias diversas (10 a 14 anos): n = 2.181	Ingestão de Mg foi associada ao percentil do IMC no início e ao fim do estudo ($\beta = -0{,}05$, 95%; IC = −0,02 a 0; p = 0,04; $\beta = -0{,}06$; IC 95% = −0,02 a −0,003; p = 0,004; $R^2 = 0{,}03$; $R^2 = 0{,}06$)
	Jiang et al.,[46] 2020	Estudo transversal, National Health and Nutrition Examination Survey – NHANES (2007-2014)	Indivíduos adultos ($\geq$ 20 anos): n = 19.952	A ingestão de Mg foi correlacionada negativamente com IMC (p < 0,05 nos quartis de 0,1 a 0,9) e CC (p < 0,05 nos quartis de 0,1 a 0,9) após ajuste para idade e sexo
	Lu et al.,[47] 2020	Estudo de coorte longitudinal multicêntrico (30 anos de acompanhamento), Estudo CARDIA	Jovens americanos adultos (18 a 30 anos): n = 5.115	Em comparação com o quintil mais baixo (Q1) de ingestão de Mg, a incidência de obesidade foi reduzida em 51% entre os participantes do quintil mais alto (Q5) [HR = 0,49; IC 95% = (0,40, 0,60), p para tendência < 0,01]
	Castellanos-Gutiérrez et al.,[48] 2018	Estudo probabilístico multiestágio de base populacional, Mexican National Health and Nutrition Survey (2012)	Indivíduos adultos (20 a 65 anos): n = 1.573	Aumento em 10 mg por 1.000 kcal/dia de Mg foi associado a uma diminuição média do IMC de 0,72% (IC 95%: −1,36, − 0,08) e 0,49 cm (IC 95%: −0,92, − 0,07) de CC Um aumento na ingestão de Mg foi associado com uma diminuição média da glicose sérica em 0,59% (IC 95%: −1,08, − 0,09)
Hipertensão	Dominguez et al.,[49] 2020	Estudo prospectivo, Estudo SUN	População mediterrânea: n = 14.057	A ingestão dietética de Mg < 200 mg/dia foi associada independentemente a maior risco de desenvolver pressão alta, especialmente em participantes com sobrepeso/obesidade
	Choi et al.,[50] 2015	Estudo transversal, National Health and Nutritional Examination Survey Data (2007-2009)	Indivíduos adultos (20 anos e mais): n = 11.685	Não houve associação significativa entre a ingestão dietética de Mg e o risco de hipertensão em mulheres obesas após ajuste, a *odds ratio* ajustada da prevalência de PAD no mais alto quartil de ingestão Mg foi de 0,40 em comparação com o quartil mais baixo de ingestão de Mg (IC 95% = 0,25 a 0,63, p para tendência = 0,0014)
	Huitrón-Bravo et al.,[51] 2015	Estudo de coorte, Health Workers Cohort Study	Adultos mexicanos: n = 1.378	Tendência de diminuição da PAD com aumento da ingestão de Mg por tercis (os coeficientes foram −0,75 mmHg [IC 95%: −1,77, 0,27], −1,27 mmHg [IC 95%: −2,73, −0,02]; p para tendência = 0,01) foi encontrada No modelo totalmente ajustado, a ingestão de Mg foi inversamente associada, embora não significativamente, com o risco de desenvolver hipertensão; indivíduos no tercil mais alto da ingestão de Mg tiveram um risco reduzido para hipertensão (*odds ratio* 0,83, IC 95%: 0,49 a 1,39, p para tendência = 0,48)
	Chacko et al.,[52] 2010	Estudo transversal, Women's Health Initiative Observational Study	Mulheres pós-menopáusicas (50 a 79 anos): n = 3.713	Uma relação inversa entre a ingestão de Mg e concentrações plasmáticas de sVCAM-1 e E-selectina Um aumento de 100 mg de Mg/dia foi inversamente associado com sVCAM-1 (−0,04 ± 0,02 ng/mℓ; p = 0,07) e outros marcadores de inflamação, como PC-R, IL-6 ou TNF-α
Diabetes tipo 2	Huang et al.,[53] 2021	Estudo transversal, National Health and Nutrition Examination Survey – NHANES (2007-2014)	Indivíduos adultos: n = 10.249	A associação entre vitamina D sérica e a incidência de DM2 pareceu diferir entre o grupo de baixa ingestão de Mg e de alta ingestão de Mg (OR = 0,968, 95% IC = 0,919 a 1,02 *versus* OR = 0,925; IC 95% = 0,883 a 0,97) Houve evidência de interação de concentrações de vitamina D com ingestão de Mg em diminuir a incidência de DM2 (valor de p para interação = 0,001)
	Gant et al.,[54] 2017	Estudo transversal, Diabetes and Lifestyle Cohort Twente-1	Indivíduos com idade média de 63 (± 9 anos) com DM2 (com duração de em média 11 anos [7 a 8 anos]): n = 450	Taxas de prevalência de DAC para os mais altos quartis comparados com os mais baixos foram 0,40 (0,20; 0,79) para ingestão de Mg; 0,63 (0,32; 1,26) para excreção urinária de Mg de 24 h; e 0,62 (0,32; 1,20) para concentração plasmática de Mg Para cada aumento de 10 mg na ingestão de Mg a partir de vegetais, a prevalência de DAC foi, estatisticamente não significativa, inferior (0,75 [0,52; 1,08])

(continua)

Tabela 8.12 Ingestão dietética de magnésio e desfechos metabólicos. (*Continuação*)

Distúrbio metabólico	Autor/Ano	Tipo de estudo	População	Efeitos
Diabetes tipo 2	Hruby et al.,[55] 2017	Estudo de coorte prospectivo, Resultado de três estudos: The Nurses' Health Study (1984-2012), NHS2 (1991-2013) and the Health Professionals' Follow-Up Study (1986-2012)	Casos incidentes de DM2 ao longo de 28 anos de acompanhamento: n = 17.130	Em análises agrupadas nas três coortes, aqueles com a maior ingestão de magnésio tinham 15% menos risco de DM2 comparados com os de menor ingestão (FC multivariada agrupada em quintil 5 *versus* 1: 0,85 [IC 95% 0,80 a 0,91], p < 0,0001)
	Konishi et al.,[56] 2017	Estudo de coorte de base populacional	Indivíduos adultos: n = 13.525	Em comparação com as mulheres no quartil baixo de ingestão de Mg, as mulheres no quartil alto tiveram um risco significativamente reduzido de diabetes (HR 0,50; IC 95% 0,30 a 0,84; tendência de p 0,005) após ajustes para covariáveis. Nos homens, não houve associação entre ingestão de magnésio e risco de diabetes
	Huang et al.,[57] 2012	Estudo transversal	Pacientes com DM2 (65 anos e acima): n = 210	Entre os pacientes com DM2, 88,6% tiveram ingestão de Mg inferior à RDA, enquanto 37,1% apresentaram hipomagnesemia. A ingestão de Mg foi associada com componentes da síndrome metabólica, positivamente com HDL (p = 0,005) e negativamente com TG, CC, % GC e IMC (p < 0,005)
	Kim et al.,[58] 2010	Estudo de coorte prospectivo	Adultos americanos (18 a 30 anos): n = 4.497	A taxa de risco ajustada multivariável de diabetes para participantes no quintil mais alto de ingestão de Mg foi de 0,53 (IC 95%, 0,32 a 0,86; tendência de p < 0,01) em comparação com aqueles no quintil mais baixo. A ingestão de Mg foi associada inversamente a PC-R, IL-6, fibrinogênio e HOMA-IR; e Mg sérico foi inversamente correlacionado com PC-R e HOMA-IR
Dislipidemia	Jin et al.,[59] 2018	Retrospectivo, National Health and Nutrition Examination Study – NHANES (2001-2013)	Indivíduos adultos: n = 12.284	Mg dietético foi positivamente correlacionado com concentração de HDL, mas negativamente com a razão CT/HDL-C em mulheres
	Bain et al.,[60] 2015	Estudo transversal, European Prospective Investigation into Cancer – EPIC, Norfolk	Indivíduos adultos (40 a 75 anos): n = 4.443	Relação inversa entre ingestão dietética de Mg (média 456 mg/d) e CT sérico (tendência de p = 0,02 em homens e 0,04 em mulheres)
	Yamori et al.,[61] 2015	Análise transversal, World Health Organization-coordinated Cardiovascular Diseases and Alimentary Comparison – CARDIAC Study (1985-1994)	Indivíduos adultos (48 a 56 anos): n = 4.211	A relação Mg/creatinina foi inversamente associada a IMC, PAS, PAD e CT (p para tendência linear < 0,001 para cada)
	Mirmiran et al.,[62] 2012	Estudo transversal, Tehran Lipid and Glucose Study (2006-2008)	Adultos saudáveis do Teerã (18 a 74 anos): n = 2.504	Mg dietético foi inversamente correlacionado com as concentrações de TG (p = 0,009), mas não houve associação com HDL (p = 0,44). A ingestão dietética de Mg foi inversamente associada a glicemia de jejum (p = 0,006) e CC (0,006)
	Ohira et al.,[63] 2009	Estudo transversal, Atherosclerosis Risk in Communities Study Cohort	Indivíduos adultos (45 a 64 anos): n = 14.221	Ingestão de Mg dietético foi inversamente associada ao LDL (p = 0,01) e positivamente correlacionada com HDL (p = 0,001)
	Ma et al.,[64] 1995	Estudo transversal, Atherosclerosis Risk in Communities – ARIC Study	Indivíduos adultos (45 a 64 anos): n = 15.248	A ingestão dietética de Mg foi inversamente associada com insulina sérica em jejum, HDL, PAS e PAD

CC, circunferência da cintura; *CT*, colesterol total; *DAC*, doença cardíaca coronária; *DM2*, diabetes melito tipo 2; *% GC*, percentual de gordura corporal; *HDL*, lipoproteína de alta densidade; *HOMA-IR*, modelo homeostático de avaliação da resistência à insulina; *HR*, razão de risco; *IC*, intervalo de confiança; *IMC*, índice de massa corporal; *LDL*, lipoproteína de baixa densidade; *Mg*, magnésio; *OR*, razão de chances; *PAD*, pressão arterial diastólica; *PAS*; pressão arterial sistólica; *PC-R*, proteína C reativa; *RDA*, ingestão dietética recomendada; *sVCAM-1*, molécula de adesão celular vascular solúvel 1; *TG*, triglicerídeos; *TNF-α*, fator de necrose tumoral alfa. Adaptada de Pelczynska et al.[31] (2022).

AVALIAÇÃO DO ESTADO NUTRICIONAL

A avaliação do estado nutricional relativo ao magnésio pode ser realizada determinando-se a concentração do mineral ionizado no plasma, nos eritrócitos e na urina e a carga de magnésio. A determinação das concentrações de magnésio ionizado e o teste de carga de magnésio têm se mostrado mais precisos. O teste de carga de magnésio é considerado o padrão-ouro, no entanto, não pode ser usado em indivíduos com doença renal.[66] A Tabela 8.13 traz os métodos de avaliação do estado nutricional do magnésio e o *turnover* desse mineral no organismo.

Tabela 8.13 Métodos utilizados para avaliar o estado nutricional do magnésio.

Métodos de avaliação do Mg no corpo humano	Concentração de Mg no plasma
	Concentração de Mg no eritrócito
	Concentração de Mg na urina
	Testes de carga intravenosa ou oral de Mg
	Análise mineral-eletrolítica intracelular não invasiva
	Teste de análise mineral do cabelo
	Rótulos isotópicos de Mg
	Concentração de Mg sérico ionizado
	Razão Mg/Ca sérico

Ca, cálcio; *Mg*, magnésio. Adaptada de Pelczynska et al.[31] (2022).

A determinação do magnésio plasmático é um método que reflete alterações agudas da concentração do mineral.[66] Embora existam limitações, como a concentração constante por um longo período mesmo com a ingestão reduzida, a determinação de magnésio plasmático ainda é o método padrão para avaliar o estado nutricional, por ser viável, barata e útil na detecção de mudanças extracelulares rápidas.[13] O valor de referência nesse compartimento é de 0,75 mmol/ℓ.[67]

Já para a concentração de magnésio nos eritrócitos, os valores de referência encontram-se entre 1,65 e 2,65 mmol/ℓ, sendo superiores àqueles definidos para o plasma. Esse marcador, por ter meia-vida de 120 dias, reflete mudanças no estoque de magnésio em médio e longo prazos.[67]

A urina é considerada um bom indicador para alterações recentes na concentração de magnésio na dieta e a excreção diária é cerca de 3 a 5 mmol/24 h em indivíduos saudáveis. Em situações de deficiência, sua excreção é reduzida por mecanismos de conservação renal e a eliminação de magnésio na urina superior a 1 mmol/24 h pode indicar insuficiência renal.[67,68]

COMO CITAR ESTA SEÇÃO

ABNT
MARREIRO, D.; OLIVEIRA, A. R. S.; MORAIS, J. B. S. *et al.* Magnésio. *In*: ROSSI, L.; POLTRONIERI, F. (org.). *Tratado de Nutrição e Dietoterapia*. 2. ed. Rio de Janeiro: Guanabara Koogan, 2023. p. 134-140.

Vancouver
Marreiro D, Oliveira ARS, Morais JBS et al. Magnésio. In: Rossi L, Poltronieri F (Orgs.). Tratado de nutrição e dietoterapia. 2. ed. Rio de Janeiro: Guanabara Koogan; 2023. p. 134-40.

Selênio

Bárbara Rita Cardoso

INTRODUÇÃO

O selênio foi descoberto há cerca de 200 anos pelo químico sueco Jons Jacob Berzelius, porém sua essencialidade na nutrição humana só foi reconhecida na década de 1950 por Schwarz e Foltz, e somente nos anos 1970 esse nutriente foi identificado como cofator indispensável para o funcionamento da enzima GPx.[1,2] O selênio tem expressivo papel antioxidante e, ademais, participa da conversão do hormônio tireoidiano T4 em T3 e na destoxificação de metais pesados, além de modular o sistema imunológico e colaborar para a manutenção das funções do sistema nervoso central.[3]

O selênio é encontrado na natureza em rochas, minerais, combustíveis fósseis e resíduos vulcânicos. A concentração de selênio no solo depende do intemperismo, da sua composição e de certos fertilizantes fosfatados. De modo geral, solos com origem em rochas sedimentares apresentam maiores concentrações do mineral, enquanto as rochas ígneas e metamórficas apresentam baixas concentrações. Solos denominados seleníferos, ou seja, que apresentam altas concentrações de selênio (> 5 mg kg^{-1}), foram encontrados na Irlanda, na China e na Índia. Uma vez que o teor de selênio no solo influencia diretamente sua concentração nos alimentos, essas áreas relacionam-se com maior risco de intoxicação do mineral. Por outro lado, em áreas com baixa concentração de selênio no solo, como em parte da China, há grande risco de deficiência, que pode resultar em doença de Keshan, um tipo de cardiomiopatia, e em doença de Kashin-Beck, um tipo de osteocondropatia.

No Brasil, a região amazônica e o Nordeste apresentam solo com concentração alta do mineral, embora não haja relatos relevantes de intoxicação, enquanto nas regiões Centro-Sul e Sudeste o teor de selênio é baixo, repercutindo em alta prevalência de deficiência do mineral na população. No solo, o selênio é encontrado nas formas inorgânicas selenito (SeO_3^{-2}), selenato (SeO_4^{-2}) e seleneto (Se^{-2}), e também na forma de selênio elementar (Se^0), que, assim como seleneto, não é biodisponível para as plantas. Nos animais e vegetais, o selênio é predominantemente encontrado nas formas orgânicas, principalmente selenometionina e selenocisteína. A selenocisteína, análoga à cisteína, é reconhecida como o 21º aminoácido (Sec ou U). Esta é incorporada às selenoproteínas na forma de selenol (SeH), que, por ser largamente ionizável e por isso mais reativo em pH fisiológico, confere maior atividade catalítica às selenoenzimas.[4,5]

SELENOPROTEÍNAS

O selênio desempenha suas funções no organismo por meio das selenoproteínas, que apresentam pelo menos um resíduo de selenocisteína. Até o momento, 25 selenoproteínas foram identificadas, embora outras ainda possam ser caracterizadas no futuro.

A família de GPx, cuja principal função consiste na manutenção dos baixos níveis de peróxido de hidrogênio dentro da célula, compreende oito enzimas, das quais cinco contêm o resíduo de selenocisteína e três apresentam o aminoácido cisteína em seu lugar, e por isso não são consideradas selenoproteínas. Essas selenoenzimas obtêm elétrons via glutationa, porém diferem entre si quanto à especificidade para os diferentes substratos de hidroperóxido e à distribuição nos tecidos:

- GPx1 (citosólica) é encontrada em todas as células, com expressão mais elevada em tecidos de alta produção de peróxidos, como rins, fígado e eritrócitos
- GPx2 (gastrintestinal) apresenta a mesma estrutura e o mesmo substrato da GPx1, sendo encontrada principalmente em órgãos do aparelho digestivo, como estômago e intestino
- GPx3 (GPx extracelular), por ser secretada em fluidos extracelulares, como o plasma, tem maior expressão nos rins, nas vilosidades intestinais e no tecido adiposo
- GPx4 é encontrada principalmente nos testículos, nos espermatozoides, no coração, no fígado, nos rins e no cérebro, nas isoformas mitocondrial, citosólica e nuclear. Diferentemente das demais, esta é capaz de reduzir hidroperóxidos de fosfolipídios e colesterol diretamente, sendo sua isoforma mitocondrial quem medeia a resposta apoptótica frente ao estresse oxidativo

- GPx6 é encontrada principalmente no epitélio olfatorial; parece ter menor capacidade em reduzir substratos, quando comparada às outras enzimas da mesma família.

Outra família de selenoproteínas com papel antioxidante importante é a tiorredoxina-redutase (TrxR), que juntamente à tiorredoxina e ao NADPH constitui o maior sistema *redox* celular de organismos vivos. Esse sistema, caracterizado pela redução da tiorredoxina pela TrxR usando o NADPH, e subsequente transferência de elétrons para o flavina-adenina-dinucleotídio (FAD), modula a síntese do DNA e as atividades celulares como proliferação, apoptose e ativação da resposta imune pela regulação da expressão gênica por meio do controle *redox* de fatores de transcrição. Além disso, atua no sistema antioxidante por meio da redução de dissulfidos proteicos. A família da TrxR é constituída pelas isoformas TrxR1, encontrada no citosol ou núcleo; TrxR2, nas mitocôndrias; e TrxR3, também conhecida como tiorredoxina-glutationa-redutase, encontrada nos testículos.

As iodotironinas-deiodinases constituem outra família de selenoproteínas, cujas funções são indispensáveis para o metabolismo da tireoide. As isoformas I e II ativam o hormônio tireoidiano T4 por meio de uma deiodinação na posição 5' em sua estrutura, enquanto as deiodinases I e III participam da etapa de inativação desse hormônio pela deiodinação na posição 5'.

A selenoproteína P é o principal transportador de selênio, uma vez que contém até 10 resíduos de selenocisteína em sua estrutura. Essa selenoproteína também apresenta papel antioxidante, pois é capaz de reduzir peroxinitritos e hidroperóxidos de fosfolipídios, além de formar complexos com mercúrio e cádmio, minimizando a toxicidade desses metais pesados.

A selenoproteína R, também conhecida como metionina-R-sulfóxido-redutase 1, atua no reparo de proteínas oxidadas por catalisar a redução de resíduos de metionina oxidados, além de possivelmente exercer papel estrutural.

As selenoproteínas M (SeM) e 15 (Se15) caracterizam-se por serem oxidorredutases tiol-dissulfido, e suas funções ainda não estão bem elucidadas, assim como as funções das selenoproteínas H, I, K, O, S, T, V e W.[6]

A síntese de selenoproteínas depende da disponibilidade de selênio, e um mecanismo de hierarquia é observado. Nesse sentido, em casos de consumo insuficiente do mineral, a síntese de determinadas selenoproteínas é mantida em detrimento de outras, como resultado de um processo de competição entre elas. A iodotironina-deiodinase 1 está no topo da hierarquia, por ser mais estável diante da deficiência de selênio; as GPx2 e 4 são menos vulneráveis à deficiência que GPx 1 e 3, e a selenoproteína P encontra-se em posição intermediária. O sistema hierárquico de síntese de selenoproteínas também é observado entre os diferentes órgãos. Desse modo, o cérebro e os sistemas endócrino e reprodutor têm a maior prioridade por captação e retenção de selênio durante a deficiência do mineral, indicando o quanto são essenciais para esses órgãos.[7]

A síntese de selenoproteínas inicia-se com a conversão de selenido a selenofosfato pela enzima selenofosfato-sintase com uso de ATP. O selenofosfato será usado juntamente a uma molécula de serina para a síntese de selenocisteína em um processo que emprega seu próprio RNA transportador, denominado RNAt[Ser]Sec, caracterizando a peculiaridade da síntese de selenoproteínas em comparação às outras proteínas. Para tanto, esse RNA específico lê o códon UGA para inserção da selenocisteína na sequência de aminoácidos que formarão as selenoproteínas. Em geral, o códon UGA é reconhecido como *stop codon*, e para que seja reconhecido como códon que codifica para selenocisteína, há uma estrutura denominada sequência de inserção da Sec (SECIS), localizada na região 3'UTR (do inglês *untranslated region* – região não traduzida de um mRNA).

A estrutura SECIS é composta pelo fator de elongação eucariótico específico de Sec (eEFSec), pela proteína de ligação de SECIS 2 (SBP2) e suas subunidades. A SECIS é responsável pelo recrutamento do RNAt[Ser]Sec e por facilitar a incorporação da selenocisteína na cadeia proteica (Figura 8.5).[8] Além disso, a proteína ribossômica L30, o fator de iniciação de tradução eucariótica 4a3 (eIF4a3) e a nucleolina, proteínas ligadoras de SECIS, contribuem com a hierarquia das selenoproteínas regulando a síntese dessas proteínas.

RECOMENDAÇÕES NUTRICIONAIS

Uma vez que o selênio desempenha funções importantes por compor estruturalmente enzimas essenciais ao organismo, o IOM[9] determinou a ingestão recomendada para esse mineral conforme o estágio de vida (Tabela 8.14), baseando-se na quantidade necessária para maximizar a atividade da GPx, avaliada a partir do platô da atividade dessa enzima no plasma.

As informações quanto às necessidades de selênio para bebês de até 1 ano ainda são insuficientes e, por isso, estabeleceu-se a AI com base na concentração consumida por bebês saudáveis amamentados exclusivamente com leite materno. Uma vez que já são conhecidos os efeitos adversos da intoxicação por selênio em indivíduos com concentrações séricas desse mineral maiores que 12,7 mmol/ℓ, foi também estabelecido o UL para esse nutriente, considerando-se o consumo de selênio a partir de alimentos e suplementos.

A literatura recente elenca características específicas que podem alterar a resposta frente ao consumo de selênio, assim

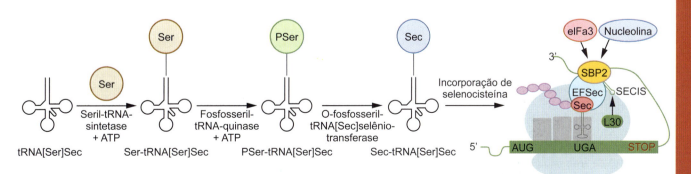

Figura 8.5 Incorporação de selenocisteína para síntese de selenoproteínas. Adaptada de Cardoso et al.[7] (2015).

Tabela 8.14 Ingestões diárias de referência (DRI) relativas ao selênio em μg/dia.

Estágio de vida	AI	EAR	RDA	UL
0 a 6 meses	15	–	–	45
7 a 12 meses	20	–	–	60
1 a 3 anos	–	17	20	90
4 a 8 anos	–	23	30	150
9 a 13 anos	–	35	40	280
≥ 13 anos	–	45	55	400

AI, ingestão adequada; *EAR*, necessidade média estimada; *RDA*, ingestão dietética recomendada; *UL*, limite superior de ingestão tolerável. Adaptada de Institute of Medicine[9] (2000).

como suas necessidades nutricionais. Nesse sentido, acredita-se que a resposta biológica possa ser influenciada por: sexo, certos polimorfismos genéticos, estado nutricional relativo ao selênio e doenças. Foi sugerido, então, que uma curva em U represente a relação entre o consumo de selênio e as consequências para o organismo, sugerindo que o consumo adicional desse mineral, seja ele por meio de alimentos fortificados ou de suplementos alimentares, possa beneficiar indivíduos com deficiência nutricional, enquanto aqueles com estado nutricional adequado poderiam ser afetados de maneira adversa. Para cada situação, as particularidades devem ser avaliadas, e os novos estudos devem ser considerados na atualização das recomendações nutricionais.

O selênio pode ser captado pelas plantas, e aquelas denominadas acumuladoras secundárias de selênio (até 1.000 mg Se/g de peso seco) dispõem de ampla capacidade de assimilação, caracterizando-se como boas fontes alimentares do mineral. Como exemplo, tem-se os vegetais do gênero *Brassica*, como couve, brócolis e repolho, bem como do gênero *Allium*, incluindo alho, cebola e alho-poró. Ainda, destaca-se a árvore *Bertholletia excelsa*, produtora da castanha-do-brasil, como hiperacumuladora de selênio. Por isso essa oleaginosa é a principal fonte alimentar do mineral, com concentrações que variam de 3 a 300 mg/g. Os animais também podem captar e assimilar selênio e, dessa maneira, carnes, aves e peixes também têm concentrações significativas do mineral. Entretanto, é importante ressaltar que as concentrações de selênio no solo influenciam diretamente seu teor nos alimentos, de modo que um mesmo alimento cultivado em áreas distintas pode apresentar concentrações diferentes do mineral. Destaca-se também que o tratamento térmico dos alimentos, especialmente acima dos 200°C, contribui para perdas significativas do mineral.

O consumo insuficiente de selênio pode causar a deficiência grave desse mineral, o que pode causar doença de Keshan, caracterizada por cardiomiopatia congestiva. Outra consequência da deficiência grave de selênio é a doença de Kashin-Beck, uma enfermidade multifatorial que resulta em osteoartropatia e necrose das articulações. Já o consumo excessivo de selênio por períodos prolongados, por sua vez, pode causar selenose, condição caracterizada por alterações gastrintestinais, queda de cabelo, unhas manchadas e enfraquecidas, fadiga, irritabilidade e hálito com odor de alho (decorrente da presença de dimetilselenido).[10–12]

METABOLISMO

A absorção de selênio, cuja taxa é de aproximadamente 80%, ocorre principalmente no duodeno, ceco e cólon, e os mecanismos envolvidos diferem quanto às formas químicas: o selenito é absorvido por difusão simples; o selenato, de maneira dependente do gradiente de concentração do sódio (Na^+) e mantido pela Na^+/K^+-ATPase; já as formas orgânicas são metabolizadas inicialmente como os aminoácidos sulfurados análogos. Todas as formas químicas de selênio são posteriormente transformadas a selenido para a subsequente inserção da selenocisteína nas selenoproteínas ou excreção.

O transporte de selênio ocorre por meio da ligação com proteínas corpóreas, sendo a selenoproteína P a mais importante nesse aspecto. Entretanto, o mineral também pode se ligar de maneira inespecífica a outras proteínas, como a albumina. Tal situação ocorre de maneira mais relevante em situações de consumo elevado e estado nutricional suficiente em relação ao selênio, em que a albumina serve de transportador para o mineral.

Cerca de 50% do selênio corporal são armazenados no músculo esquelético, embora órgãos como rins, testículos e fígado apresentem altas concentrações desse mineral. A excreção de selênio ocorre predominantemente por via renal. A urina costuma apresentar 1β-metilseleno-*N*-acetil-D-galactosamina (selenoaçúcar 1), porém, em situações de consumo excessivo de selênio, também se observa o íon trimetilselenônio. O selênio também pode ser excretado pelas fezes e pelo suor, embora essas vias sejam menos representativas em situações de estado nutricional adequado, e mais ativas quando há consumo alimentar em concentrações muito elevadas. O metabolismo de selênio está esquematizado na Figura 8.6.

A biodisponibilidade de selênio depende de sua forma química, sendo as formas orgânicas selenometionina e selenocisteína mais facilmente absorvidas que as formas inorgânicas. O teor proteico e de lipídios das refeições, assim como o nível de exposição a metais pesados, também interfere na biodisponibilidade de selênio. Carnes e castanha-do-brasil, que apresentam selênio predominantemente na forma de selenometionina, exibem boa disponibilidade do mineral, enquanto a biodisponibilidade em peixes pode ser negativamente afetada por metais como o mercúrio.[3,11,13,14]

AVALIAÇÃO DO ESTADO NUTRICIONAL

O estado nutricional relativo ao selênio pode ser avaliado com o intuito de determinar o risco para deficiência nutricional e para monitorar o risco adverso associado ao consumo excessivo. Além disso, os biomarcadores auxiliam na elaboração de medidas públicas de saúde que visam à manutenção do estado nutricional adequado do nutriente em diferentes populações.

O plasma, mais usado pela facilidade em coleta e manuseio, é considerado um biomarcador a curto prazo, pois responde muito rapidamente a mudanças no consumo alimentar ou no tratamento com suplementos, especialmente em indivíduos com deficiência do mineral. Esse compartimento sanguíneo é composto especialmente por selenoproteína P (20 a 70%) e GPx3 (10 a 25%), além de pequenos compostos de selênio (cerca de 2%) e selenometionina, que pode estar incorporada de maneira inespecífica a proteínas, especialmente a albumina. A proporção do *pool* de selênio incorporado de maneira não específica na concentração plasmática total aumenta conforme cresce a concentração sérica de selênio, uma vez que é insaturável.

O eritrócito corresponde a um biomarcador de médio prazo, pois está relacionado com o selênio incorporado nesse tipo celular cuja meia-vida é de 120 dias. Esse compartimento sanguíneo é representado predominantemente pela GPx1, embora selenocompostos de baixo peso molecular também possam ser encontrados.

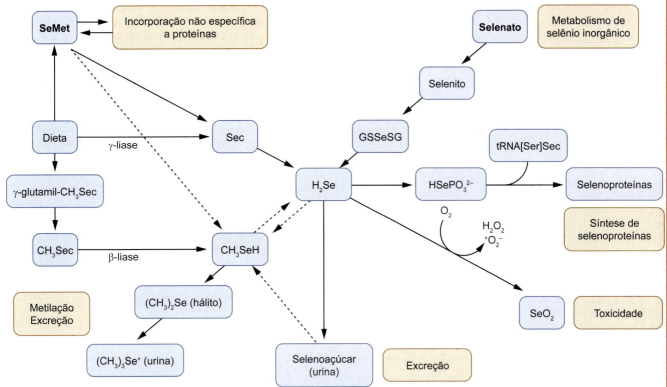

Figura 8.6 Metabolismo do selênio em mamíferos. *(CH₃)₂Se*, dimetilselenido; *(CH₃)₃Se⁺*, íon trimetilselenônio; *CH₃Sec*, Se-metilselenocisteína; *CH₃SeH*, metilselenol; *GSSeSG*, selenodiglutationa; *H₂Se*, selenido de hidrogênio; *HSePO₃²⁻*, selenofosfato; *Sec*, selenocisteína; *SeMet*, selenometionina; *SeO₂*, dióxido de selênio; *γ-glutamil-CH₃Sec*, gama-glutamil-Se-metilselenocisteína. Adaptada de Navarro-Alarcon e Cabrera-Vique[13] (2008).

As unhas e o cabelo são usados como marcadores de longo prazo, e podem não estar em equilíbrio com outros marcadores circulantes em caso de mudanças no consumo alimentar. Poucos estudos analisam esses biomarcadores, o que dificulta a comparação com valores de referência. Tais amostras são mais vulneráveis à contaminação com produtos externos, como xampus anticaspa e esmalte, e por isso requerem cuidado adicional no preparo para análise.

A urina é o marcador de excreção mais empregado, e correlaciona-se com os níveis séricos. Cerca de 15 a 20% do selênio absorvido são excretados pela urina, o que justifica a preferência por esse marcador para estimar a retenção de selênio juntamente à concentração de selênio nas fezes. Para tanto, amostras de urina de 24 h, preferencialmente de vários dias, devem ser usadas, e a correção pela concentração de creatinina é recomendada. Acredita-se que o sexo interfira na capacidade de retenção de selênio, uma vez que um estudo demonstrou excreção até 74% maior em mulheres. Desse modo, sugere-se que essa variável seja considerada ao analisar tal biomarcador.

A concentração de selenoproteína P no plasma, assim como a avaliação da atividade da GPx no plasma (GPx3) ou nos eritrócitos (GPx1), também pode ser um biomarcador útil do estado nutricional de selênio, por refletir a funcionalidade do mineral. Entretanto, é importante ressaltar que a atividade da GPx alcança um platô, e por isso esse marcador é mais fidedigno em situações de deficiência nutricional.

Não há valores de referência para os biomarcadores de selênio aceitos mundialmente, devido à dispersão de dados encontrados entre as diversas populações. Thomson estabeleceu, porém, alguns pontos de corte para os níveis plasmáticos: < 21 µg/ℓ para risco de doença de Keshan; > 65 µg/ℓ são necessários para otimização da atividade das enzimas iodotironina-deiodinases; 80 a 95 µg/ℓ viabilizam otimização da GPx e maximização da expressão de selenoproteína P; > 120 µg/ℓ relacionam-se com redução do risco para alguns tipos de câncer.[15] Tais valores são discutidos na literatura, sem que haja consenso quanto às concentrações mínimas necessárias para otimização de cada selenoproteína.[11,15-17]

CONSIDERAÇÕES FINAIS

O selênio é um nutriente essencial cujo metabolismo dispõe de mecanismos refinados para seu uso pelo organismo. Ainda que tais processos já estejam elucidados na literatura, acredita-se que outras selenoproteínas ainda não identificadas também colaborem para todo o rol de funções desse mineral. Os estudos atuais também buscam identificar o papel dos diferentes genótipos em genes que codificam selenoproteínas no metabolismo do mineral, e as implicações nas necessidades nutricionais.

COMO CITAR ESTA SEÇÃO

ABNT
CARDOSO, B. R. Selênio. *In*: ROSSI, L.; POLTRONIERI, F. (org.). *Tratado de Nutrição e Dietoterapia*. 2. ed. Rio de Janeiro: Guanabara Koogan, 2023. p. 140-143.

Vancouver
Cardoso BR. Selênio. In: Rossi L, Poltronieri F (Orgs.). Tratado de nutrição e dietoterapia. 2. ed. Rio de Janeiro: Guanabara Koogan; 2023. p. 140-3.

Cobre

Caroline Castro de Araújo • Marina Alves Pinheiro • Maria Aderuza Horst • Cristiane Cominetti

ASPECTOS BIOQUÍMICOS

O emprego do cobre na produção de objetos de alto valor comercial data de 5.000 antes de Cristo, na região do mar Egeu. O nome da República do Chipre, localizada ao sul da Turquia e a oeste da Síria e do Líbano, no Mar Mediterrâneo, faz referência à palavra latina *cuprum* (cobre), em razão da abundância do mineral na península da Anatólia. O preparo da liga metálica de cobre e estanho na proporção de 9:1, usada na fabricação de bronze, foi um marco histórico entre o fim da Idade da Pedra e o início da Idade do Bronze. No decorrer dos anos, o cobre passou a ser extensamente empregado na produção de fios elétricos, de estruturas microeletrônicas, em processos de galvanização e como catalisador nas indústrias químicas.[1]

O cobre é um elemento classificado como metal de transição da primeira série, com número atômico 29 e peso atômico de 63,546. Quanto aos aspectos físico-químicos, há dois isótopos estáveis, o ^{65}Cu e o ^{63}Cu. A abundância natural de cada isótopo é de 69,2 e 30,8%, respectivamente, e ambos são amplamente usados como marcadores da homeostase do cobre. Existem também dois isótopos radioativos, o ^{64}Cu e o ^{67}Cu, os quais têm meias-vidas de 12,7 h e 61,9 h, respectivamente.

Os estados de oxidação comuns do cobre são listados a seguir

- Cobre (0) ou Cu^0: cobre metálico
- Cobre (I) ou Cu^+: íon cuproso, instável em pH neutro e oxidado a Cu^{2+} pelo ar
- Cobre (II) ou Cu^{2+}: íon cúprico, estável e que forma hidróxido de cobre $[Cu(OH_2)]$ em água com pH alcalino.

O cobre também pode existir como Cu (III) ou Cu^{3+} ou trivalente; no entanto, essa forma é rara.[1]

O cobre tem papel fundamental como doador ou aceptor de elétrons no processo de respiração celular nas mitocôndrias, na síntese de melanina e nas ligações cruzadas entre as moléculas de colágeno.[2] Atua também na composição de enzimas como lisil-oxidase, citocromo-c-oxidase, ceruloplasmina e metalotioneínas (MT), bem como da superóxido dismutase (SOD) e da dopamina beta-hidroxilase, enzima fundamental na via de síntese das catecolaminas. Diante da importância biológica do cobre, disfunções inerentes às enzimas e às proteínas ligadas a esse metal podem favorecer o surgimento de distúrbios hepáticos, neurológicos e metabólicos.[3]

IMPORTÂNCIA BIOLÓGICA

O cobre desempenha atividade biológica importante nos sistemas imunológico, nervoso e cardiovascular; no metabolismo ósseo e do ferro; e na eritropoese. Atua também na regulação das concentrações séricas de colesterol e de glicose, na coagulação sanguínea e na composição de cuproenzimas.[4] As oxidases e proteínas associadas ao cobre encontradas em mamíferos são descritas na Tabela 8.15.[4-8]

O aumento da concentração de ceruloplasmina pode ser um bom marcador do estado pró-inflamatório em algumas condições, como no envelhecimento, no processo de aterosclerose e na doença de Alzheimer. O envolvimento da ceruloplasmina na inflamação é sugerido porque sua síntese e secreção pelo fígado são reguladas por citocinas pró-inflamatórias, como as interleucinas (IL)-1 e IL-6 e o fator de necrose tumoral alfa (TNF-α). A necessidade de remoção de radicais livres liberados por células imunes em locais de inflamação parece ser a responsável pelo aumento das concentrações de ceruloplasmina em estados pró-inflamatórios exacerbados.[9]

Aigner et al.[10] verificaram que as concentrações de cobre no fígado de pacientes com doença hepática gordurosa não alcoólica (DHGNA) foram mais baixas (17,9 ± 8,4 mg/g) quando comparadas com as de indivíduos sem a doença (31,4 ± 8,2 mg/g) e

Tabela 8.15 Atuação biológica de enzimas e proteínas dependentes de cobre.

Cuproenzimas e proteínas	Funções
Citocromo-c-oxidase	Enzima envolvida na cadeia de transporte de elétrons, em que catalisa a redução de O_2 para H_2O, o que promove a formação de trifosfato de adenosina (ATP) e a fosforilação oxidativa nos tecidos corporais. Tem alta atividade no fígado, no cérebro e nos rins
Diamina-oxidases	Inativam histamina liberada em reações alérgicas e poliaminas relacionadas com a proliferação celular. Atuam principalmente no intestino delgado, mas também nos rins e na placenta
Lisil-oxidase	Tem atividade na lisina e na hidroxilisina durante a formação de colágeno e elastina. Essencial para a integridade dos ossos e de tecidos vasculares
Dopamina beta-hidroxilase	Catalisa a conversão de dopamina em norepinefrina. É encontrada no cérebro e nas glândulas suprarrenais
Cobre-zinco superóxido-dismutase (Cu/Zn SOD – SOD1)	Age principalmente no citosol das células. Indispensável para proteção contra radicais livres por meio da conversão do íon superóxido $(O_2^{\cdot-})$ em peróxido de hidrogênio (H_2O_2)
Superóxido-dismutase 3 (SOD3, extracelular)	Confere proteção contra radicais livres por catalisar a conversão de radicais $O_2^{\cdot-}$ em H_2O_2. É encontrada em grande quantidade nos pulmões, na tireoide e no útero
Tirosinase	Enzima essencial na síntese de melanina; sua deficiência é associada ao albinismo. Catalisa a conversão de tirosina em dopamina e a oxidação de dopamina em dopaquinona. Presente nos olhos, na pele e nos cabelos
Metalotioneína	Proteína rica em cisteína que se liga aos metais zinco, cádmio e cobre. Primordial para excreção de íons metálicos do organismo, o que previne a toxicidade
Albumina	Atua como transportadora de cobre no plasma e nos fluidos intersticiais. Cerca de 10 a 15% do cobre plasmático estão ligados a essa proteína
Transcupreína	Transporta o cobre no plasma
Fatores de coagulação V e VIII	Pró-coagulantes que se expressam na superfície das plaquetas, onde se unem em complexos proteolíticos multiproteicos envolvidos na coagulação do sangue

com as de pacientes acometidos por outras doenças hepáticas (hepatite crônica, hemocromatose, doença hepática alcoólica e hepatite autoimune) ($p < 0,05$). As baixas concentrações hepáticas de cobre associaram-se à gravidade da doença, à resistência à insulina e a outros componentes da síndrome metabólica, como obesidade visceral, hipertensão e dislipidemia. No mesmo estudo, foram avaliados os efeitos da dieta deficiente em cobre (0,05 mg/dia), de dieta enriquecida com cobre (2,5 mg/dia) e de dieta padrão (12 mg/dia) em ratos *Sprague-Dawley* durante 8 semanas. Os ratos cuja dieta era deficiente em cobre desenvolveram resistência à insulina e esteatose hepática, o que sugeriu a relação entre as baixas concentrações de cobre e o desenvolvimento de DHGNA.[10]

Sugere-se também que a alimentação rica em frutose possa induzir a DHGNA, visto que o metabolismo da frutose aumenta as concentrações de ácido úrico em resposta à rápida depleção intracelular de fosfato e de trifosfato de adenosina (ATP). O ácido úrico pode atuar como indutor do estresse oxidativo intracelular e estar associado ao aumento das concentrações intracelulares de citrato, o que favorece a via de síntese de ácidos graxos. Em resposta a esse metabolismo, a lipotoxicidade e, de modo coadjuvante, o estresse oxidativo induzido pelo ácido úrico podem desencadear processo inflamatório e fibrose, enquanto o acúmulo de lipídios pode promover a deficiência de cobre.[11]

ASPECTOS FISIOLÓGICOS

Absorção

Informações sobre a absorção de cobre em humanos têm sido obtidas por meio da avaliação da quantidade excretada nas fezes e na urina após determinação da quantidade ingerida via alimentação. Quando isótopos estáveis são empregados nessa avaliação, os resultados são mais precisos. A absorção de cobre ocorre principalmente nas partes proximais do intestino delgado. O pH intestinal é considerado um dos fatores mais importantes na absorção do metal. Para que o cobre esteja mais disponível para absorção, é preciso que o lúmen intestinal seja mais ácido. Além disso, há inibidores de absorção, como a frutose, a sacarose e os cátions bivalentes. Alguns nutrientes, particularmente quando ingeridos em altas quantidades, influenciam a biodisponibilidade de cobre, como carboidratos, ácido ascórbico, alguns aminoácidos, zinco, ferro e molibdênio. Altas doses de zinco provenientes de suplementos podem induzir deficiência sistêmica grave de cobre.[12] Outros metais, como zinco, ferro, molibdênio e cádmio influenciam negativamente a absorção do cobre por competirem por transportadores celulares. Em um padrão alimentar tradicional, considera-se que cerca de 50 a 75% do cobre ingerido sejam absorvidos. A absorção desse mineral aumenta conforme as quantidades ingeridas diminuem e vice-versa.[4,13-15]

Transporte

No duodeno, o cobre de origem alimentar é internalizado pelo transportador de cobre 1 (CTR1, do inglês *copper transport protein*) por meio das microvilosidades da membrana apical das células intestinais. Sugere-se que, quando há altas concentrações de cobre, o CTR1 se desloca para vesículas endocíticas para degradação, o que indica um mecanismo de prevenção de toxicidade. Esse transportador é expresso também nas células endoteliais da barreira hematencefálica, o que sugere o seu envolvimento no transporte de cobre no sistema nervoso central.

Outro transportador importante, homólogo do CTR1, o transportador de cobre 2 (CTR2), foi identificado como facilitador na disponibilidade de cobre para as chaperonas ATOX1 (do inglês *antioxidant 1 copper chaperone*) e CCS (do inglês *copper-delivering chaperone required for SOD*) quando hiperexpresso. Além disso, o CTR2 atua como mobilizador de cobre armazenado em vacúolos no citosol das células.[5] Algumas chaperonas desempenham papel ativo na homeostase do cobre. A chaperona ATOX1 entrega cobre para o ATP7A (do inglês *ATPase copper transporting alpha*, ou proteína da síndrome de Menkes) e para o ATP7B (do inglês *ATPase copper transporting beta*), transportadores que viabilizam o efluxo de cobre intracelular dos enterócitos e hepatócitos, respectivamente. Por outro lado, a chaperona CCS é capaz de doar cobre para a enzima SOD, ativando-a.[16]

O transportador de metal divalente 1 (DMT1, do inglês *divalent metal transporter 1*) também atua no transporte apical de cobre e na captação de ferro, com competição entre esses dois minerais pela ligação ao transportador. A captação de cobre via DMT1 também é sensível ao pH intestinal, com maior ligação quando o pH da região apical é mais baixo.[14]

A segunda etapa no transporte intestinal de cobre é a passagem pelo citoplasma dos enterócitos, mediada pelas MT. A incorporação do cobre nas MT é fundamental para proteção das estruturas celulares contra sua toxicidade e para a prevenção de danos oxidativos. Essas proteínas são os principais transportadores de cobre até a membrana basolateral das células intestinais. Após esse transporte, os íons cobre ligam-se ao transportador de membrana ATP7A, cuja função é liberá-los na circulação portal. Já no espaço portal, o cobre é captado principalmente pelo fígado, sendo incorporado ao *pool* das cuproenzimas, ou é excretado na bile. O fígado desempenha a função de controle da homeostase do cobre extra-hepático (Figuras 8.7 e 8.8).[1,14,16]

Armazenamento

O principal órgão de armazenamento de cobre em mamíferos é o fígado. Estima-se que o total de cobre no organismo de um indivíduo adulto saudável com 70 kg corresponda a cerca de 110 mg.[14]

Excreção

O cobre é excretado principalmente pela bile e seu excesso é transportado até a membrana dos canalículos dos ductos biliares por meio do transportador ATP7B. Nesse processo, o cobre é complexado aos sais biliares, de forma que não haja reabsorção intestinal.[17]

O conteúdo de cobre nas fezes provém da excreção biliar, da fração alimentar não absorvida e da descamação celular. Há também excreção urinária de cobre; entretanto, esta corresponde a 1 a 2% do cobre consumido, não contribuindo para a regulação dos estoques necessários para a homeostase.[1]

ASPECTOS NUTRICIONAIS

Fontes alimentares

O conteúdo de cobre nos alimentos varia conforme algumas condições locais, como a qualidade dos solos, as estações do ano, o uso de fertilizantes e o tipo de água. Os melhores alimentos-fonte de cobre são mariscos, sementes, nozes,

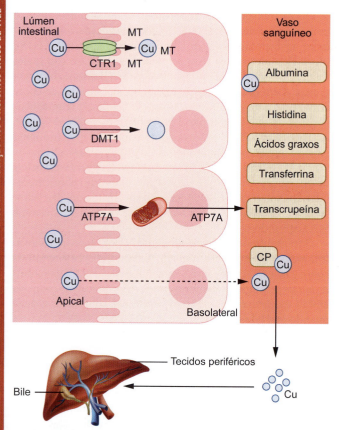

Figura 8.7 Modelo de absorção intestinal e distribuição periférica de cobre. Nos vasos sanguíneos, o cobre é transportado por meio da veia porta ao fígado, órgão central na homeostase desse mineral. O cobre é distribuído aos tecidos periféricos pela circulação sistêmica e o seu excesso é excretado na bile. *ATP7A*, do inglês *ATPase copper transporting alpha*; *CTR1*, transportador de cobre 1; *CP*, ceruloplasmina; *Cu*, cobre; *DMT1*, transportador bivalente de metais 1; *MT*, metalotioneína. Adaptada de Kim et al.[5] (2008); Crisponi et al.[14] (2010).

vísceras, cereais de farelo de trigo, grãos e aqueles contendo chocolate. A concentração de cobre nos alimentos-fonte varia de 20 a 50 mg/kg de alimento (Tabela 8.16). Por outro lado, leite, produtos lácteos, frutas e hortaliças *in natura*, frango e peixes contêm baixas concentrações desse mineral, inferiores a 1 mg/kg de alimento.[20] Dietas que não incluem alimentos de origem animal podem ser adequadas em relação ao cobre; porém, a biodisponibilidade pode ser reduzida. O cobre é também encontrado em suplementos vitamínicos e minerais; no entanto, frequentemente está na forma de óxido cúprico, que tem menor solubilidade e baixa biodisponibilidade.[18]

Avaliação da ingestão e recomendações

A ingestão alimentar pode ser avaliada em amostras representativas de populações saudáveis por meio de inquéritos nacionais. No Brasil, a última Pesquisa de Orçamentos Familiares, realizada entre 2017 e 2018, incluiu a avaliação do consumo alimentar individual, nomeada como Inquérito Nacional de Alimentação. Nos EUA e na Europa (Tabela 8.17), esses inquéritos fornecem informações necessárias para a elaboração de documentos importantes na área de Nutrição, como as ingestões diárias de referência (DRI, *Dietary Reference Intakes*), do Institute of Medicine (IOM) (Tabela 8.18).

Há poucos estudos brasileiros na literatura sobre a ingestão de cobre. De acordo com dados do Inquérito Nacional de Alimentação, a prevalência de inadequação de ingestão de cobre em adultos (19 a 59 anos) no Brasil esteve em torno de 2,4 e 10,6% para homens e mulheres, respectivamente. Em estudos realizados na Finlândia e no Reino Unido, a inadequação na ingestão alimentar de cobre foi maior quando comparada com os dados brasileiros, sendo de 9,9% para homens e de 15,9% para mulheres.[7,21,22]

Deficiência

A deficiência de cobre é mais prevalente no início da vida, especialmente em crianças prematuras, que têm necessidades aumentadas em razão do crescimento rápido e, também, têm estoque hepático escasso de cobre. Na prática clínica, a deficiência de cobre é relatada em crianças alimentadas com nutrição parenteral total sem suplementação adequada de micronutrientes; com síndromes de má absorção (como doença de Crohn, doença celíaca, fibrose cística e síndrome do intestino curto); e com síndrome nefrótica persistente, doenças nas quais

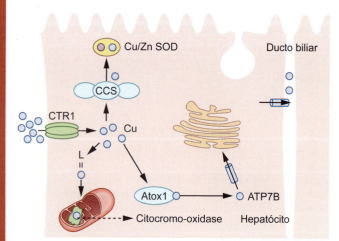

Figura 8.8 Modelo para importação e uso de cobre nos hepatócitos. O Cu$^+$ é importado na membrana plasmática pelo transportador Ctr1 e direcionado a Cu/Zn SOD1 pela CCS e ao transportador ATP7B para a excreção via canalículos biliares. O cobre é direcionado às mitocôndrias por um ou mais ligantes ainda não completamente elucidados. *Atox1*, do inglês *antioxidant 1 copper chaperone*; *ATP7B*, do inglês *ATPase copper transporting beta*; *CCS*, do inglês *copper-delivering chaperone required for SOD*; *CTR1*, transportador de cobre 1; *Cu*, cobre; *Cu/Zn SOD*, cobre/zinco superóxido-dismutase; *L*, ligante. Adaptada de Kim et al.[5] (2008).

Tabela 8.16 Conteúdo mineral de cobre em alimentos.

Alimentos	Peso (g)	Cobre (mg)
Fígado de boi grelhado[21]	100	14,28
Caranguejo cozido[20]	100	0,72
Castanha-de-caju[21]	100	2,22
Castanha-do-brasil[20]	100	1,79
Amendoim[21]	100	1,14
Gergelim[21]	100	1,40
Mamão formosa[20]	100	1,36
Ameixa seca[20]	100	0,16
Abacate[21]	100	0,31
Goiaba[21]	100	0,23

Adaptada de NEPA[20] (2011); IBGE[21] (2010).

Tabela 8.17 Consumo alimentar de cobre (mg/dia) de indivíduos adultos participantes de estudos que avaliaram inquéritos alimentares.

País	Estudo e período	Método de avaliação	Faixa etária (anos)	n	Homens Ingestão média (mg/dia)	Mulheres Ingestão média (mg/dia)
EUA	NHANES III 1988-1994	R24 h	19 a 30	3.803	1,7 ± 0,05	1,17 ± 0,1
			31 a 50	5.472	1,67 ± 0,03	1,18 ± 0,02
Brasil	INA 2017-2018	2 × R24 h	> 10	46.164	0,65	0,65
Finlândia	FINDIET 2007	R48 h	19 a 64	1.576	1,6 ± 0,7	1,3 ± 0,5
Itália	INN-CA 1994-1996	R7 dias	19 a 64	1.461	1,6 ± 0,7	1,3 ± 0,5
Reino Unido	Health Survey for England 2000-2001	R7 dias	19 a 64	429	1,4 ± 0,9	1,0 ± 0,4

Os dados estão apresentados como média ± desvio padrão. *FINDIET*, National FINDIET Survey; *INA*, Inquérito Nacional de Alimentação; *INN-CA*, Nationwide Nutritional Survey of Food Behaviour of the Italian population; *NHANES III*, Third National Health and Nutrition Examination Survey; *R24 h*, recordatório alimentar de 24 h; *R48 h*, recordatório alimentar de 48 h; *R7 dias*, recordatório alimentar de 7 dias.

Tabela 8.18 Valores de referência de ingestão de cobre nas fases da vida.

Estágio de vida	EAR (μg)	AI/RDA (μg)	UL (μg)
0 a 6 meses	–	200	ND
7 a 12 meses	–	220	ND
1 a 3 anos	260	340	1.000
4 a 8 anos	340	440	3.000
9 a 13 anos	540	700	5.000
14 a 18 anos	685	890	8.000
19 a > 70 anos	700	900	10.000
Gestantes			
≤ 18 anos	785	1.000	8.000
19 a 50 anos	800	1.000	10.000
Lactantes			
≤ 18 anos	985	1.300	8.000
19 a 50 anos	1.000	1.300	10.000

AI, ingestão adequada; *EAR*, necessidade média estimada; *ND*, não determinado; *RDA*, ingestão dietética recomendada; *UL*, limite superior de ingestão tolerável. Adaptada de IOM[23] (2001).

o processo fisiopatológico favorece a perda de cobre. Baixas concentrações séricas de cobre são associadas à malformação óssea do feto durante a gestação, ao risco de desenvolvimento de osteoporose na senescência, ao comprometimento na síntese de melanina, a problemas na resposta imunológica, a alterações no metabolismo do colesterol e ao aumento do risco de desenvolvimento de doenças cardiovasculares.[23]

A deficiência de cobre também pode contribuir para a evolução de anemia resistente ao tratamento com suplementação de ferro. A anemia causada pela deficiência de cobre resulta da limitação na atividade da ceruloplasmina e da hefaestina, duas proteínas que necessitam do cobre para a absorção de ferro e para o efluxo de ferro para os tecidos de armazenamento, respectivamente. No entanto, os mecanismos moleculares não estão bem elucidados.[24,25]

Toxicidade

A intoxicação por cobre é rara, com exceção de algumas situações, como em casos de ingestão de água com concentração superior a 5 mg de cobre/ℓ, uso de suplementos, consumo de fórmulas infantis com concentração maior que 2 mg de cobre/ℓ e variações genéticas ou interações genes-nutrientes que possam predispor grupos populacionais ao acúmulo de cobre no organismo.

As concentrações tóxicas são, por definição, causadas pelo consumo crônico acima do limite superior tolerável de ingestão (UL, do inglês *tolerable upper intake level*). Os efeitos tóxicos costumam ser observados a partir de manifestações clínicas, como cirrose hepática sem causa aparente.[26] Já nos casos de intoxicação aguda causada pelo consumo de bebidas ou água com excesso de cobre, podem ocorrer dor epigástrica, cólicas, náuseas, diarreia e vômitos.[22]

Alguns mecanismos de intoxicação crônica por cobre podem resultar em alterações no metabolismo lipídico, aumento de danos oxidativos pela formação de espécies reativas de oxigênio (EROs), modificações no metabolismo de outros minerais, como zinco e ferro; alterações nas defesas antimicrobianas, na atividade neuronal e na transdução de sinais mediados por quinases; e em problemas em outros mecanismos celulares básicos.[27]

O dano oxidativo parece desempenhar papel essencial na toxicidade do cobre. A alteração oxidativa causada em lipoproteínas de baixa densidade (LDL, do inglês *low-density lipoproteins*) favorece a aterogênese por induzir a formação de células espumosas e por estimular propriedades pró-trombóticas e vasoconstritoras.[3] Além disso, o excesso de cobre reduz a atividade da enzima citocromo-c-oxidase, o que prejudica o funcionamento mitocondrial das células hepáticas. Em nível metabólico, a redução da atividade antioxidante favorece o surgimento de danos no DNA, a peroxidação lipídica e as alterações na função de proteínas, o que pode resultar na progressão de doenças degenerativas e cardiovasculares, de distúrbios neurológicos e de inflamação crônica.[28–30]

ASPECTOS MOLECULARES

Distúrbios genéticos do metabolismo do cobre

Algumas mutações em genes relacionados à absorção e ao metabolismo do cobre resultam em doenças autossômicas com desfechos clínicos graves. Um exemplo é a síndrome de Menkes, doença recessiva ligada ao cromossomo X, caracterizada por mutações no gene *ATP7A*, que resultam na tradução de uma proteína defeituosa, ocasionando prejuízos na absorção intestinal e consequente deficiência sistêmica grave de cobre.[18] Na literatura são descritas mais de 200 mutações no gene *ATP7A*, associadas à fisiopatologia dessa síndrome.[31,32] Algumas características da síndrome de Menkes incluem baixas concentrações de cobre no plasma, fígado e cérebro, decorrentes da má absorção intestinal; atividade reduzida das enzimas cobre-dependentes e, de maneira incongruente, acúmulo de cobre em tecidos como duodeno, rins, baço, pâncreas e músculo esquelético.[31] Estima-se que a incidência dessa síndrome seja de 1 a 40.000 a 350.000 indivíduos. As manifestações clínicas típicas são comprometimento neurológico, como retardo mental grave, neurodegeneração e convulsões, déficit no crescimento, hipotermia, hipotonia e hipopigmentação da pele. O curso natural da síndrome é caracterizado pela degeneração progressiva das funções do sistema neurológico, que resultam em morte nos primeiros anos de vida.[33] Se detectada precocemente, os indivíduos afetados podem ser tratados com cobre, o que pode diminuir a gravidade da doença.[18]

Outro exemplo de distúrbio genético relacionado com o cobre é a doença de Wilson, resultante de uma alteração autossômica recessiva associada a modificações na excreção de cobre, com incidência estimada de 1 a 30.000 a 100.000 indivíduos. São descritas cerca de 300 mutações no gene *ATP7B* que podem resultar no desenvolvimento dessa doença. Essa doença é causada por prejuízos na excreção biliar de cobre. Como resultado, o metal se acumula no fígado e em outros tecidos que requerem *ATP7B* para exportá-lo. As manifestações clínicas são decorrentes da toxicidade causada pelo acúmulo de cobre no fígado e no cérebro, podendo ocorrer cirrose e hepatite crônicas, sintomas parkinsonianos, convulsões, alterações de personalidade, depressão, psicose, bem como formação de anéis de Kayser-Fleisher em razão da deposição de cobre na córnea.[4,32,34] A doença de Wilson pode ser tratada com quelantes ou com altas doses de zinco, para reduzir a absorção intestinal de cobre.[18]

Genômica nutricional e cobre

A genômica nutricional abrange as subáreas de estudo nutrigenética, nutrigenômica e epigenômica nutricional, que se referem ao modo como os nutrientes e os genes interagem para determinar fenótipos específicos. A nutrigenética estuda a influência da variabilidade genética no estado de saúde e no risco do desenvolvimento de doenças em resposta ao consumo alimentar. A nutrigenômica avalia como as interações da alimentação com o genoma influenciam o padrão de expressão gênica. Já a epigenômica nutricional investiga a influência da alimentação na estrutura e na expressão de genes, mediadas por eventos epigenéticos, ou seja, sem que ocorram alterações na sequência de nucleotídios do DNA.[35]

Estudos de genômica nutricional auxiliam na compreensão dos mecanismos de ação do cobre no organismo humano, bem como das necessidades individuais do mineral, com base em variações genéticas. Dentre as variações que podem ocorrer no genoma humano, estão os polimorfismos de nucleotídio único (SNP, do inglês *single nucleotide polymorphisms*), caracterizados pela troca de um nucleotídio em uma posição específica no DNA, que pode ou não resultar em alterações fenotípicas. As variações em genes que codificam enzimas antioxidantes, como as SOD, podem influenciar a expressão e a atividade destas e podem resultar tanto em redução quanto em aumento da capacidade antioxidante do organismo.

O estresse oxidativo causado pelo excesso de ERO favorece a progressão de doenças crônicas não transmissíveis, como câncer, diabetes, doenças cardiovasculares, insuficiência renal crônica e doença de Alzheimer. Em contrapartida, o corpo humano dispõe de um sistema antioxidante complexo, que inclui as SOD e enzimas com atividade importante no processo de neutralização de ERO. As isoformas SOD1 (Cu/Zn SOD) e SOD3, que necessitam de cobre e zinco como cofatores, atuam no citoplasma e no meio extracelular, respectivamente. Outra isoforma é a SOD2 (MnSOD), dependente de manganês, com atividade nas mitocôndrias. Todas as isoformas da SOD têm por função catalisar a dismutação de duas moléculas do radical superóxido em peróxido de hidrogênio e oxigênio.[36]

Nesse contexto, um SNP no gene *SOD1*, o rs1041740 (T>C, intrônico), tem sido relacionado com o aumento do risco de desenvolvimento de nefropatia em indivíduos com diabetes tipo 1. Em estudo com 1.285 indivíduos caucasianos franceses com diabetes tipo 1, o alelo T foi associado (*odds ratio* [OR] 5,75; intervalo de confiança [IC] 95% 1,78 a 19,39; $p = 0,004$) à nefropatia diabética incipiente e à nefropatia estabelecida/avançada (OR 8,95; IC 95% 1,51 a 58,42; $p = 0,02$). Os autores concluíram que os resultados são consistentes com a implicação do estresse oxidativo na fisiopatologia da nefropatia diabética e atribuem a enzimas antioxidantes, como a SOD1, papel importante na proteção renal.[37]

O SNP mais estudado no gene *SOD3* (rs1799895 – C691G) resulta na troca de uma arginina por uma glicina no códon 213 da proteína (Arg213Gly). Indivíduos carreadores do genótipo heterozigoto apresentam altas concentrações circulantes de SOD3, mas menor atividade da enzima nos tecidos.[38] Em estudo realizado com 205 pacientes japoneses com diabetes tipo 2 e 220 indivíduos sem diabetes, foram analisadas as relações entre os polimorfismos *SOD3* rs1799895, rs2536512 (G>A – Ala40Thr) e rs8192291 (C>T – Leu53Leu) e o processo fisiopatológico da doença. Carreadores do alelo A do SNP *SOD3* rs2536512 foram diagnosticados com diabetes em idade inferior aos indivíduos com genótipo GG (42,2 ± 7,8 anos × 44,4 ± 6,9 anos, $p = 0,037$) e apresentaram maior prevalência de hipertensão (53,5% × 38,5%, $p = 0,032$). Na avaliação da sensibilidade à insulina, os indivíduos carreadores do alelo A também apresentaram piores resultados em comparação aos não carreadores desse alelo.[39] Em estudo semelhante, realizado com chineses, indivíduos carreadores do alelo A do SNP *SOD3* rs2536512 também apresentaram maior risco para o desenvolvimento de diabetes do que os carreadores do genótipo GG. Não houve associações significativas entre os SNPs rs8192291 e rs1799895 e o risco de diabetes tipo 2 nos indivíduos avaliados.[40] Sugere-se, então, que o polimorfismo *SOD3* rs2536512 possa ser um marcador genético para a suscetibilidade ao desenvolvimento de diabetes melito tipo 2.

A artrite reumatoide é uma doença autoimune sistêmica, em que a fisiopatologia envolve processo inflamatório crônico, com recrutamento de neutrófilos, citocinas pró-inflamatórias e consequente formação de ERO, o que contribui para o estresse oxidativo. Polimorfismos em genes que codificam enzimas envolvidas na redução do estresse oxidativo, como a SOD2 e a catalase, podem influenciar a capacidade antioxidante dessas enzimas e contribuir para piores quadros clínicos na artrite reumatoide. O polimorfismo *CAT* rs1001179 (−262C/T) foi associado a maior índice de atividade da artrite reumatoide em estudo com indivíduos caucasianos eslovenos, mas não foram encontrados resultados em relação ao SNP *SOD2* rs4880 (Ala9Val).[41]

O estresse oxidativo também atua na patogênese do vitiligo, resultando na destruição dos melanócitos. Em estudo realizado com 950 pacientes com vitiligo residentes em Gujarat, Índia, foram analisados polimorfismos nos genes que codificam as isoformas da SOD. Os SNP *SOD2* rs1141718 (C>T – Ile82Thr) e rs11575993 (C>T – Leu84Phe) foram associados à fisiopatologia do vitiligo. Outro resultado interessante foi a maior expressão dos genes *SOD2* e *SOD3* nos indivíduos com vitiligo, 2,3 e 2 vezes maior quando comparada à expressão em indivíduos do grupo-controle, respectivamente. Esse resultado indica o alto grau de estresse oxidativo nesses pacientes como fator importante na progressão da doença.[42]

Apesar da observação de algumas associações entre polimorfismos em genes que codificam as SOD cobre-dependentes e o risco de doenças nas quais o processo fisiopatológico esteja relacionado com o estresse oxidativo, ainda não há consenso na literatura quanto ao uso desses polimorfismos para classificação do risco de desenvolvimento de tais doenças, sendo necessários mais estudos.

Assim como diversos fatores ambientais, as modificações epigenéticas e consequentes alterações no padrão de expressão gênica podem ser induzidas ou reguladas por metais pesados, como o cobre, por exemplo. De modo geral, o cobre tem sido implicado na regulação das modificações em histonas e, indiretamente, no padrão de metilação do DNA. Em relação a esses mecanismos de regulação epigenética, um estudo realizado com ratos *Sprague-Dawley* alimentados com ração padronizada contendo < 1 ou cerca de 6 mg de cobre/kg evidenciou que, após 4 semanas de tratamento, a dieta pobre em cobre reduziu as concentrações plasmáticas de homocisteína para valores abaixo das concentrações consideradas normais.[43] Apesar de concentrações elevadas de homocisteína serem marcadores para o risco de doenças cardiovasculares, valores abaixo da normalidade comprometem o metabolismo do um carbono, prejudicando as reações de doação de grupos metil, fundamentais para metilação de histonas e manutenção do padrão de metilação do DNA.[44]

A exposição ao excesso de cobre está relacionada com danos em DNA, principalmente pela ocorrência de mutações que alterem a estrutura dos cromossomos. Todavia, o metal também parece estar envolvido na regulação da expressão gênica em nível epigenético. Os estudos que avaliam o papel do cobre em mecanismos epigenéticos são basicamente realizados em cultura de células. Verificou-se, por exemplo, que o tratamento de cultura de células de hepatócitos humanos (Hep3B) com Cu^{2+} reduziu o padrão global de acetilação de histonas. Entretanto, o tratamento dessas células com Cu^{2+} não alterou a atividade das desacetilases de histonas, apenas reduziu a atividade das acetilases de histonas, o que sugere que essas enzimas sejam os principais alvos moleculares do cobre.[45,46]

Alterações epigenéticas mediadas por diversos fatores ambientais, incluindo micronutrientes essenciais ao ser humano, relacionam-se tanto com a manutenção da saúde, como com o risco de desenvolvimento de doenças. Especificamente em relação aos metais pesados, como o cobre, verificam-se evidências que sugerem seu papel na regulação epigenética, sendo necessários novos estudos para melhor compreensão das relações. Além disso, o papel de variações em genes que codificam enzimas e proteínas dependentes de cobre e o consequente resultado no padrão de expressão gênica e nas respostas à alimentação também precisam ser mais explorados, uma vez que existe importante interconexão entre aspectos de nutrigenômica, nutrigenética e epigenômica nutricional.

COMO CITAR ESTA SEÇÃO

ABNT
ARAÚJO, C. C.; PINHEIRO, M. A.; HORST, M. A. et al. Cobre. *In*: ROSSI, L.; POLTRONIERI, F. (org.). *Tratado de Nutrição e Dietoterapia*. 2. ed. Rio de Janeiro: Guanabara Koogan, 2023. p. 144-149.

Vancouver
Araújo CC, Pinheiro MA, Horst MA et al. Cobre. In: Rossi L, Poltronieri F (Orgs.). Tratado de nutrição e dietoterapia. 2. ed. Rio de Janeiro: Guanabara Koogan; 2023. p. 144-9.

Zinco

Dilina Marreiro • Jennifer Beatriz Silva Morais • Jéssica Batista Beserra • Juliana Severo

INTRODUÇÃO

O zinco é o segundo metal de transição mais abundante nos organismos vivos, sendo o 24º elemento químico metálico com maiores concentrações na crosta terrestre e um dos elementos-traço de maior importância para o metabolismo.[1] Esse micronutriente de propriedades antioxidantes e anti-inflamatórias confere estabilidade estrutural às membranas celulares e é um importante regulador da expressão gênica e do sistema endócrino, em particular, na secreção e ação da insulina.[2,3]

Um indivíduo adulto saudável dispõe de 2 a 3 g de zinco distribuídos em todos os tecidos, líquidos e secreções, sendo aproximadamente 60% desse elemento armazenado no músculo esquelético; 30%, no osso; 5%, no fígado e na pele; e os 2 a 3% restantes, em outros tecidos (Figura 8.9). Apenas uma pequena parte, cerca de 0,5%, do conteúdo total de zinco no organismo encontra-se no sangue, com concentrações plasmáticas adequadas variando entre 75 e 110 µmol/ℓ e eritrocitárias, entre 40 e 44 µg/g Hb.[4,5]

FONTES E RECOMENDAÇÕES

A recomendação da ingestão diária do zinco baseia-se na estimativa da quantidade necessária para repor a porção desse

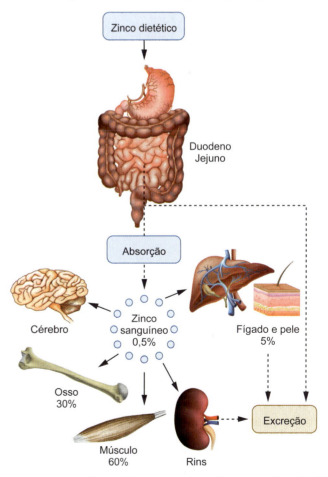

Figura 8.9 Distribuição do zinco no corpo humano. Adaptada de Kambe et al.[5] (2015).

mineral excretada diariamente do organismo.[6] São de 9,4 e 6,8 mg/dia as EAR de zinco para homens e mulheres, respectivamente (Tabela 8.19). Já a RDA desse mineral é de 11 mg/dia para homens e 8 mg/dia para mulheres.[7]

As fontes alimentares mais importantes desse micronutriente consistem em alimentos de origem animal, nos quais o zinco encontra-se ligado às proteínas, principalmente carnes, aves, peixes, fígado e mariscos. Cereais integrais, feijões e derivados da soja também são boas fontes alimentares desse mineral (Tabela 8.20).[8,9]

ABSORÇÃO, TRANSPORTE E EXCREÇÃO

A homeostase do zinco no organismo é regulada por mecanismos adaptativos, que controlam tanto a absorção quanto a excreção desse mineral. É importante mencionar que o organismo não dispõe de estoque funcional para esse micronutriente, de maneira que a ingestão adequada de zinco na dieta deve ser garantida a fim de manter suas concentrações plasmáticas adequadas.[9,11]

Após a ingestão, o zinco pode ser absorvido por meio de proteínas transportadoras e por difusão simples, dependendo da concentração do mineral na alimentação. Regulada por

Tabela 8.20 Alimentos que apresentam maior percentual de contribuição na ingestão dietética de zinco.

Alimentos	Quantidade de zinco (mg) em 100 g
Ostra	86
Carne bovina	6,7
Soja	5,8
Gergelim	5,2
Castanha-de-caju	4,7
Linhaça	4,4
Farinha de soja	4,5
Queijo parmesão	4,4
Carne de frango	3,8
Fígado bovino	3,5
Queijo muçarela	3,5
Amendoim	3,2
Flocos de aveia	2,6

Adaptada de Unicamp[10] (2011).

Tabela 8.19 Recomendações para ingestão de zinco (mg/dia).

Estágio de vida (anos)	EAR (mg/dia)	RDA (mg/dia)	UL[a] (mg/dia)
Crianças			
1 a 3	2,5	3	7
4 a 8	4	5	12
Homens			
9 a 13	7	8	23
14 a 18	8,5	11	34
19 a 30	9,4	11	40
31 a 50	9,4	11	40
51 a 70	9,4	11	40
> 70	9,4	11	40
Mulheres			
9 a 13	7	8	23
14 a 18	7,3	9	34
19 a 30	6,8	8	40
31 a 50	6,8	8	40
51 a 70	6,8	8	40
> 70	6,8	8	40
Gestantes			
≤ 18	10,5	12	34
19 a 30	9,5	11	40
31 a 50	9,5	11	40
Lactantes			
≤ 18	10,9	13	34
19 a 30	10,4	12	40
31 a 50	10,4	12	40

[a]UL para zinco representa a ingestão apenas na forma de suplemento; não inclui a ingestão do nutriente a partir do alimento e água. *EAR*, necessidade média estimada; *RDA*, ingestão dietética recomendada; *UL*, limite superior de ingestão tolerável. Adaptada de Institute of Medicine[7] (2001).

transportadores nos enterócitos, a absorção ocorre principalmente na porção proximal do intestino delgado e depende da concentração luminal desse mineral, sendo mais eficiente quando a quantidade de zinco na dieta é baixa. Vale destacar que todo o intestino delgado tem a capacidade de absorver zinco e estudos recentes também evidenciam a participação do cólon nesse processo.[12,13]

Nas células intestinais, a metalotioneína (MT) é responsável pela regulação homeostática da absorção de zinco. Alguns fatores podem influenciar a expressão gênica dessa proteína, incluindo os glicocorticoides e a ingestão elevada de zinco na dieta. A proteína intestinal rica em cisteína, presente na mucosa, age como um transportador intracelular desse mineral, aumentando sua taxa de absorção em situações de deficiência. A MT também regula a ligação do zinco à proteína intestinal rica em cisteína, reduzindo sua absorção em situações de teor dietético elevado desse micronutriente.[14,15]

Após o processo de absorção, no qual o zinco entra no enterócito pela membrana apical e é liberado na circulação pela membrana basolateral dessa célula, o mineral é transportado ligado à albumina e a outras proteínas e aminoácidos pela corrente sanguínea até o fígado para, então, ser distribuído para os diversos tecidos nos quais exerce sua função biológica. A excreção desse mineral ocorre pelos rins e pele, pela descamação das células epidérmicas, e, principalmente, pelas fezes.[16]

Vale ressaltar que alguns fatores interferem no metabolismo do zinco, desde o processo de absorção até a sua excreção e, consequentemente, alteram suas funções fisiológicas. Sobre os fatores que interferem na biodisponibilidade de zinco na dieta, estudos demonstram efeitos negativos de fitatos e fibras alimentares sobre a absorção desse mineral.[12,17] Nesse sentido, os fitatos apresentam a habilidade de quelar esse micronutriente e formar complexos resistentes à ação do trato intestinal que diminuem a sua disponibilidade. As fibras alimentares geralmente estão associadas ao fitato nos alimentos, contribuindo também para reduzida absorção de zinco.[17–19]

Por outro lado, pesquisas têm evidenciado que o cálcio, o ferro e as proteínas favorecem a absorção de zinco por se ligarem ao fitato, eliminando sua disponibilidade para ligar-se ao zinco. As proteínas parecem, ainda, aumentar a disponibilidade para que o zinco se ligue ao seu transportador por um mecanismo não específico, aumentando a solubilidade desse micronutriente no intestino.[17]

REGULAÇÃO POR PROTEÍNAS

Os avanços no conhecimento da biologia molecular e na identificação das proteínas envolvidas no transporte de zinco têm contribuído para melhor entendimento sobre a regulação do metabolismo e a manutenção desse oligoelemento em nível molecular.[5] A homeostase celular do zinco é mantida sob forte regulação dos processos de absorção e distribuição no organismo por meio da ação de diversas proteínas. Elas armazenam e liberam esse mineral, ligam-se a ele em situações de excesso para evitar reações inespecíficas, o transportam pelas membranas e por compartimentos celulares e ainda são capazes de detectar suas concentrações pelo corpo.[20]

A família SLC39, também conhecida como ZIP (do inglês *Zrt-and Irt-like proteins*), aumenta a concentração de zinco no citoplasma por promover sua captação do ambiente extracelular ou sua liberação das vesículas para o citoplasma. A família SLC30 de transportadores iônicos, ou ZnT (do inglês *zinc transporter*), controla o efluxo de zinco do citoplasma para as vesículas intracelulares ou para o espaço extracelular, o que contribui para sua disponibilidade no plasma, tornando possível que esse mineral exerça suas funções fisiológicas. Os seres humanos contam com 14 membros da família ZIP e 10 membros da família ZnT.[5,21]

O fator de transcrição metal responsivo 1 (MTF-1) também participa da homeostase desse mineral, atuando como o único sensor de íons zinco conhecido nos eucariotos. Em situações de excesso de zinco no organismo, esse micronutriente liga-se ao MTF-1, que induz a transcrição de genes envolvidos na redução da toxicidade a altas concentrações de zinco, como a ZnT1, a ZnT2 e a MT. Quando elevado, o MTF-1 também inibe a expressão de genes envolvidos na captação de zinco, como a ZIP-10. Entretanto, esses mecanismos ainda não estão claramente elucidados.[22]

As proteínas transportadoras de zinco têm papel importante na secreção e ação da insulina.[23] A proteína ZnT-8 transporta o zinco do citoplasma das células beta pancreáticas para os grânulos secretórios de insulina, favorecendo a formação dos hexâmeros de insulina-zinco, essenciais para a secreção desse hormônio. Estudos mostram que SNP no gene *SLC30A8* estão associados a risco elevado de diabetes melito tipo 2. Sob condições de deficiência em zinco, há redução na expressão do gene codificante para ZnT-8 nas ilhotas pancreáticas de humanos e na secreção de insulina estimulada pela glicose. O aumento na expressão dessa proteína restaura a secreção desse hormônio.[24–26]

A proteína ZnT-6, por sua vez, transporta o zinco citoplasmático para o complexo de Golgi e outros compartimentos vesiculares, e parece que essa proteína está envolvida no metabolismo da proinsulina e na secreção da insulina. No entanto, o mecanismo de ação da ZnT-6 nesse processo ainda é desconhecido.[21,27]

Outra proteína importante para a homeostase glicêmica é o ZnT-7, responsável pelo transporte desse mineral do citoplasma para o complexo de Golgi das células beta pancreáticas. A superexpressão de ZnT-7 nessas células promove aumento na expressão do mRNA da insulina por modular a atividade do MTF-1, além de estimular a síntese e secreção desse hormônio.[28] A proteína ZnT-7 também atua nos tecidos periféricos,

estimulando a via de sinalização da ação da insulina. Esse transportador de zinco é expresso em células musculares de camundongos. A deleção do gene *ZnT-7* (ZnT-7-/-) favorece redução da expressão do mRNA do receptor de insulina, do substrato do receptor de insulina 2 e da proteína Akt.[29]

A proteína ZnT-3 também é expressa nas células beta pancreáticas, e sob condições de hiperglicemia e deficiência desse mineral ocorre aumento na sua expressão. A deleção do gene *ZnT-3* (ZnT-3-/-) favorece a redução da expressão do gene codificante para insulina, o comprometimento na secreção desse hormônio e o aumento na glicemia de jejum.[30]

A proteína transportadora ZIP-10 é expressa na membrana plasmática das células alfa e beta pancreáticas e, sob condições de deficiência de zinco, é translocada para membrana de vesículas intracelulares, onde promove efluxo do mineral dessas vesículas para o citoplasma dessas células.[31–33] Além disso, a proteína transportadora ZIP-7 está envolvida no controle glicêmico em células musculares de camundongos, pois a inibição da sua expressão compromete a fosforilação da proteína Akt e a síntese de glicogênio nessas células.[23]

Sobre a influência do zinco no metabolismo dos lipídios, é importante mencionar que esse mineral parece influenciar a transcrição da proteína ligadora do elemento regulatório de esterol 1c, que ajuda a mediar a transcrição de genes que regulam a síntese de lipídios no fígado, como acetil-CoA-carboxilase 1, ácido graxo-sintase e estearoil-CoA-dessaturase-1. A deficiência de zinco pode, portanto, prejudicar o metabolismo lipídico no fígado e ativar vias de estresse, resultando em distúrbios metabólicos, como hiperlipidemia e obesidade central.[34]

Além disso, o zinco também parece atuar na sinalização do receptor nuclear ativado por proliferador de peroxissoma (PPAR), que controla a expressão de genes envolvidos na adipogênese, no metabolismo de lipídios e na inflamação. O domínio de ligação ao DNA do PPAR tem dois locais de proteínas *zinc fingers*, o que parece influenciar a especificidade e a polarização dessa ligação.[35,36]

As *zinc fingers*, ou proteínas dedos de zinco, são a maior família de fatores de transcrição conhecida, que apresentam locais de ligação para o zinco e são codificadas por cerca de 2% do genoma humano. Até o momento, são conhecidas oito classes de proteínas *zinc fingers*, incluindo: MT, *Cys2 His2 (C2H2) like, Gag knuckle, Treble clef, zinc ribbon, Zn2/Cys6, TAZ2 domain like* e *zinc binding loops*. Essas proteínas apresentam uma diversidade de funções biológicas e têm capacidade de interagir com proteínas, lipídios e RNA.[37] Vale ressaltar que o receptor de retinoide X, parceiro de ligação do PPAR ao DNA, também contém duas *zinc fingers* no seu domínio. A deficiência de zinco pode, portanto, comprometer a função desse complexo de fatores de transcrição.[36]

A proteína A20, em particular, referida como proteína induzida pelo fator de necrose tumoral (TNFAIP3), consiste em uma *zinc finger* e também influencia o metabolismo dos lipídios por participar do mecanismo de *feedback* negativo do fator nuclear kappa B que, por sua vez, promove a expressão de genes inibidores da adipogênese pelo estímulo do fator de necrose tumoral alfa (TNF-α).[38,39]

Outra *zinc finger*, denominada linfoma de célula B-6, parece favorecer a adipogênese precoce por estimular fatores de transcrição como o C/EBPδ, C/EBPα, PPARγ e o STAT1.[40] Sánchez-Solana et al.[41] demonstraram que a *Microchidia family CW-type zinc finger 2* promove ativação da enzima ATP-citratoliase, catalisadora da formação de acetil-CoA, aumentando a lipogênese e a diferenciação de adipócitos.

Nesse cenário, vale ressaltar a importância metabólica, molecular e fisiológica do zinco, em particular na regulação do metabolismo energético, participando da estrutura e função da zinco-α2-glicoproteína, que apresenta a habilidade de precipitar-se com o mineral na migração eletroforética para a região α2-globulina e exerce papel relevante no controle do peso corporal.[42,43] A zinco-α2-glicoproteína é uma adipocina envolvida na mobilização de lipídios e estimula a lipólise ao regular a expressão da enzima lipase hormônio-sensível e de proteínas envolvidas na termogênese, como a proteína desacopladora mitocondrial 1.[44–46]

No estudo de Kumar et al.[42] foi identificado um local de ligação forte de zinco na estrutura da zinco-α2-glicoproteína, próximo às hélices α1 e α2, bem como a presença de mais 15 locais de ligação fracos para esse mineral, o que contribui para a precipitação da adipocina na presença desse elemento-traço em concentrações elevadas. Zahid et al.[47] verificaram que o zinco, mas não outros metais divalentes, induz a oligomerização da zinco-α2-glicoproteína, observando-se a formação de dímeros e trímeros dessa proteína em concentrações de zinco acima de 1 mmol.

PRINCIPAIS FUNÇÕES

- Atua como cofator de enzimas envolvidas em diversos processos celulares, incluindo síntese de DNA, crescimento, desenvolvimento cerebral, reprodução, desenvolvimento fetal, estabilidade da membrana celular, formação óssea e cicatrização[4]
- Desempenha papel importante no sistema imunológico, participando da homeostase e da função de células imunes inatas e adaptativas, tais como monócitos, macrófagos e células *natural killer*[11]
- Atua na modulação de processos de transdução do sinal celular e como modulador da neurotransmissão sináptica neuronal[1]
- Desempenha papel fundamental na formação e cristalização da insulina, processo essencial para a atividade desse hormônio[48]
- Estimula a fosforilação da subunidade beta do receptor de insulina e promove ativação das proteínas fosfatidilisonitol-3-quinase e Akt, o que resulta no aumento do GLUT-4, potencializando o transporte de glicose para o interior das células[49]
- Atua de modo importante no sistema de defesa antioxidante, por ser componente estrutural das principais enzimas antioxidantes, como SOD e GPx[50]
- Compete com ferro e cobre nos locais de ligação da membrana da célula, reduzindo a peroxidação lipídica[51]
- Inibe os receptores NMDA, envolvidos no transporte de cálcio do meio extracelular para o citosol, favorecendo a redução de ERO e de nitrogênio[52]
- Atua como nutriente anti-inflamatório regulando a transcrição do fator nuclear kappa B por meio da proteína anti-inflamatória A20 e da via de sinalização do PPAR-α[53]
- Atua na homeostase da testosterona e de parâmetros de fertilidade masculina, como na contagem, densidade, motilidade, morfologia e viabilidade dos espermatozoides, pH e volume do sêmen[54]
- Exerce papel importante na manutenção do volume e da estrutura da glândula tireoide. Além disso, atua na síntese dos hormônios tireoidianos, como o hormônio liberador da tireotropina no hipotálamo e o hormônio tireoestimulante (TSH) na hipófise anterior[54]
- Atua tanto na ligação de tri-iodotironina (T3) ao seu receptor nuclear quanto na ligação desse receptor ao DNA. Participa como cofator das deiodinases tipo 1 e 2, contribuindo para regulação da síntese e concentração corporal dos hormônios T3 e T4.[55]

DEFICIÊNCIA

Desde 1963 há pesquisas que indicam a importância do zinco para os seres humanos; no entanto, por quase uma década se duvidou da possibilidade de deficiência desse mineral. Apenas em 1974 o National Research Council dos EUA declarou o zinco como essencial para os seres humanos, estabelecendo uma RDA do mineral.[56–58]

A deficiência de zinco pode ocorrer como resultado de ingestão inadequada, absorção reduzida, aumento das perdas ou aumento da demanda desse mineral. A causa mundial mais comum é a ingestão inadequada como resultado de uma dieta pobre em zinco ou rica em fitato. Os grupos populacionais com maior risco de desenvolver deficiência de zinco são aqueles com exigências fisiológicas mais significativas, como mulheres grávidas e lactentes. Alguns grupos têm maior risco de deficiência de zinco devido à ingestão diminuída desse mineral, como indivíduos alcoólicos, com anorexia nervosa, vegetarianos, dependentes de nutrição parenteral total e idosos.[17,59]

As manifestações da deficiência grave de zinco em seres humanos incluem dermatite pustular bolhosa, alopecia, diarreia, transtornos emocionais, perda de peso, infecções intercorrentes, hipogonadismo em homens, distúrbios neurossensoriais e problemas com cicatrização de úlceras. Os sintomas da deficiência moderada de zinco incluem retardo de crescimento, hipogonadismo masculino em adolescentes, pele áspera, falta de apetite, letargia mental, cicatrização retardada, disfunções imunológicas e alterações neurossensoriais.[58]

Até mesmo uma ligeira deficiência de zinco em seres humanos afeta negativamente suas funções clínicas, bioquímicas e imunológicas, podendo resultar em diminuição do nível sérico de testosterona, oligospermia, diminuição da atividade da timulina sérica, hiperamonemia, hipogeusia, comprometimento da adaptação à escuridão e redução da massa corporal magra.[60]

TOXICIDADE

O zinco costuma ser considerado não tóxico; no entanto, alguns sintomas têm sido descritos em indivíduos expostos a altas doses desse mineral. Nesse sentido, é importante mencionar que há três rotas principais para entrada do zinco no corpo humano: inalação, pele ou ingestão. Cada tipo de exposição afeta partes específicas do corpo e promove a absorção de diferentes quantidades de zinco.

Os efeitos adversos ao excesso desse mineral incluem letargia, déficits neuronais focais, distúrbios respiratórios, náuseas, vômito, dor epigástrica, diarreia e função linfocitária alterada.[61]

Concentrações elevadas desse micronutriente também podem causar deficiência de cobre. Estudos têm demonstrado que o excesso de zinco aumenta a expressão de MT no intestino. No entanto, o cobre tem maior afinidade pela MT quando comparado ao zinco, de maneira que o excesso de zinco aumenta o número de MT disponíveis e, consequentemente, aumenta a quantidade de cobre ligado dentro dos enterócitos. O cobre não é absorvido na corrente sanguínea e é excretado, o que resulta na sua deficiência.[62]

Em um estudo com adolescentes do sexo masculino, por exemplo, não foi encontrada evidência de efeitos adversos em uma ampla gama de indicadores do estado nutricional relacionado ao cobre após 4 meses de suplementação diária com 5 ou 10 mg de zinco, além de ingestões dietéticas desse mineral que excediam o UL.[17,63]

AVALIAÇÃO DO ESTADO NUTRICIONAL

A avaliação do estado nutricional relativo ao zinco pode ser obtida por meio da combinação de dados dietéticos, bioquímicos, antropométricos e clínicos. Sobre a avaliação bioquímica, o zinco plasmático é um biomarcador largamente usado em escala populacional, evidenciando alterações recentes na sua homeostase, visto que esse indicador bioquímico responde a mudanças hormonais e à ingestão dietética desse micronutriente.[64]

As concentrações eritrocitárias de zinco, no entanto, não refletem alterações recentes no organismo, devido à longa meia-vida dos eritrócitos (120 dias), e têm sido usadas como parâmetro na avaliação do estado nutricional relacionado a esse mineral. É oportuno ressaltar que muitos fatores podem influenciar os valores de zinco plasmático, como infecção, inflamação, hemólise, estresse e controle homeostático, indicando uma falsa deficiência do mineral. Entretanto, a quantidade de zinco nos eritrócitos tem se mostrado instável em populações de indivíduos similares por esses fatores, o que pode confundir a interpretação dos resultados.

Atualmente, não há um método acurado, sensível e universalmente aceito para a avaliação do estado nutricional relativo ao zinco capaz de ampliar o limitado entendimento das possíveis associações entre esse oligoelemento e as doenças crônicas. Dessa maneira, o crescente avanço técnico nas investigações do genoma e proteoma pode ser útil para o conhecimento da homeostase celular do zinco, contribuindo com novos marcadores para a avaliação do mineral.[65]

DOENÇAS RELACIONADAS

Obesidade

Pesquisas têm demonstrado alterações no estado nutricional relativo ao zinco em indivíduos obesos, destacando-se suas concentrações plasmáticas reduzidas.[66,67] No estudo de Vivek et al.,[68] foram verificados níveis séricos reduzidos de zinco em crianças obesas em comparação com as não obesas. Resultados semelhantes foram encontrados por Rios-Lugo et al.,[69] que observaram diminuição dos níveis séricos de zinco em indivíduos com sobrepeso e obesidade e uma correlação negativa entre IMC e níveis séricos do mineral.

Estudos realizados em animais e humanos obesos mostram que, em ambos os grupos, as concentrações séricas, plasmáticas e eritrocitárias de zinco apresentavam-se reduzidas, enquanto em tecidos como adiposo, hepático e entérico as concentrações desse mineral estavam elevadas, sugerindo uma redistribuição do zinco em obesos.[14,70–72]

Vale ressaltar que, apesar dos baixos valores séricos de zinco observados em indivíduos obesos, a literatura mostra que esses pacientes apresentam ingestão adequada do mineral, como evidenciado no estudo de Martins et al.,[14] o que pode ser explicado pelo consumo habitual de proteínas, principalmente carne vermelha e outros alimentos de origem animal, fontes alimentares desse mineral que fazem parte do hábito alimentar dessa população.[9,73]

Diversos mecanismos têm sido propostos para explicar a redistribuição do zinco. A inflamação crônica de baixo grau e o aumento na concentração sérica de glicocorticoides parecem induzir a expressão gênica da MT e da proteína transportadora de zinco ZIP-14, proteínas que sequestram o zinco plasmático para diversos tecidos, como hepático e adiposo, favorecendo a manifestação de hipozincemia na obesidade.[74,75]

As alterações na compartimentalização do zinco na obesidade são, portanto, bem estabelecidas, e a presença de grande quantidade desse mineral no tecido adiposo deve-se, principalmente, à superexpressão de suas proteínas transportadoras, a exemplo da ZIP-14, o que parece favorecer a adipogênese.[72,76,77] No estudo de Tominaga et al.[77] foi verificado aumento da expressão da ZIP-14 no estágio inicial da diferenciação dos pré-adipócitos em adipócitos maduros. Da mesma maneira, Maxel et al.[78] observaram aumento da expressão gênica de ZIP-14 no início da adipogênese, o que foi correlacionado com a expressão de PPARγ. Os autores concluíram que a ZIP-14 medeia o influxo de zinco, influenciando diretamente a atividade do PPARγ e a expansão e a função do tecido adiposo.

Diabetes

Estudos têm mostrado diversos efeitos benéficos do zinco sobre o diabetes melito tipo 1 e 2. Esse mineral parece atuar de maneira importante na função das células beta, na ação e secreção da insulina e na homeostase da glicose, influenciando a patogênese dessa doença e suas complicações.[48]

O zinco reduz a absorção e a síntese da glicose, enquanto promove o seu metabolismo e armazenamento. Isso acontece principalmente porque esse mineral influencia o aumento da atividade de enzimas importantes para tais processos metabólicos, como α-glicosidase, glicogênio-sintase, fosfofrutoquinase e piruvatoquinase. Além disso, a insulina é armazenada em uma forma cristalina como um complexo de zinco, de maneira que a concentração desse mineral nas células beta pancreáticas está entre as mais altas do corpo.[49]

Vale ressaltar que a proteína ZnT8 parece estar intimamente relacionada com a regulação da secreção de insulina, estando quase exclusivamente confinada às ilhotas pancreáticas. Acredita-se que a ZnT8 seja crucial tanto para o transporte de zinco nos grânulos de insulina quanto para a cristalização desse hormônio, o que ocorre apenas com a presença de zinco.[79]

O zinco tem ação insulinomimética, que parece ser mediada pela enzima zinco-α2-glicoproteína, o que aumenta os níveis de GLUT-4 celular nos músculos esqueléticos e tecido adiposo, facilitando a absorção de glicose. Os complexos de zinco ativam a cascata de sinalização de insulina via Akt/PKB, o que resulta no aumento do GLUT-4 celular e da captação de glicose celular.[49]

Em estudo de Ranasinghe et al.,[80] a suplementação com 20 mg de zinco durante 12 meses reduziu a glicemia e a resistência à insulina de indivíduos com pré-diabetes, melhorando a função das células beta. Além disso, a intervenção reduziu a progressão da doença para diabetes. De modo semelhante, em pesquisa realizada por Nazem et al.,[81] a suplementação de adultos com diabetes tipo 2 e sobrepeso com 50 mg de gliconato de zinco durante 8 semanas aumentou os níveis de insulina e reduziu os níveis de glicemia de jejum, hemoglobina glicada e valor de HOMA-IR, em comparação com o grupo-controle.

Câncer

Por ser essencial para o crescimento celular, ter papel estrutural e catalítico em aproximadamente 3.000 proteínas e em um número semelhante de fatores de transcrição no proteoma humano, além de participar dos processos de apoptose e estresse oxidativo, o zinco parece estar envolvido na progressão do câncer.[4,53]

Vale ressaltar que as *zinc fingers* são a maior família de fatores de transcrição no genoma humano. As diversas combinações e funções dessas proteínas as tornam importantes para numerosos processos biológicos, incluindo desenvolvimento, diferenciação, metabolismo e autofagia. Nas últimas décadas, têm-se evidenciado potenciais papéis das *zinc fingers* na progressão do câncer. Contudo, os mecanismos envolvidos nesses processos variam entre os diferentes tipos de câncer e entre tumores do mesmo tipo sob diferentes níveis de estresse.[37]

Estudos mostram que a maioria dos tumores epiteliais está associada a níveis reduzidos de zinco intratumoral ou plasmático. Em metanálise realizada por Gumulec et al.,[82] foram analisados 114 estudos científicos somando um total de 22.737 participantes. A redução do nível sérico de zinco foi encontrada em pacientes com câncer de pulmão, cabeça e pescoço, mama, fígado e próstata. Níveis reduzidos de zinco no soro e plasma em pacientes com câncer parecem resultar da maior necessidade do mineral durante o crescimento descontrolado das células cancerígenas.[83]

Em estudo realizado por Ribeiro et al.,[84] a suplementação com 70 mg de zinco em pacientes com câncer colorretal em tratamento quimioterápico resultou em aumento da atividade da SOD, favorecendo a produção de radicais livres estáveis, o que pode ter um efeito positivo no tratamento da doença.

Distúrbios da tireoide

O zinco atua no sistema endócrino e está relacionado tanto com a síntese quanto com a ação dos hormônios tireoidianos. Nesse contexto, a literatura tem mostrado uma relação inversa entre as concentrações plasmáticas de zinco e disfunções na tireoide.[54,55,85]

Esse mineral participa da conversão periférica de T4 em T3 pelas deiodinases, atua na síntese do hormônio liberador de tireotrofina no hipotálamo e do TSH na hipófise. Outra ligação potencial entre o zinco e o metabolismo da tireoide baseia-se na hipótese de que, tal como outros receptores nucleares, receptores de T3 contêm proteínas ligadoras desse mineral.[55,86]

Estudo conduzido por Ertek et al.[87] mostrou correlação positiva significativa entre as concentrações séricas de zinco e T3 em indivíduos eutireóideos. Associado a isso, os autores também encontraram correlação positiva entre as concentrações séricas desse oligoelemento e de TSH em mulheres com função tireoidiana normal, bócio nodular e doença autoimune da tireoide.

Esse mineral parece, também, atuar na manutenção do volume e da estrutura da tireoide. Błazewicz et al.[88] analisaram o conteúdo de zinco na glândula de pacientes com bócio nodular e observaram redução na quantidade do micronutriente quando comparados com o grupo-controle. A deficiência de zinco pode, portanto, contribuir para a disfunção nessa glândula e no metabolismo dos hormônios tireoidianos.

Covid-19

O zinco desempenha papel importante na modulação da resposta inflamatória por meio da regulação de proliferação, diferenciação, maturação e função de leucócitos e linfócitos, o que demonstra a importância desse mineral em prevenção e tratamento de doenças infecciosas como a covid-19.[89–91]

A literatura deixa claro que alterações na homeostase do zinco podem comprometer a resposta imunológica, pois favorecem a formação anormal de linfócitos, prejuízo na comunicação intercelular de citocinas, bem como leva à redução da fagocitose, o que, consequentemente, aumenta a sensibilidade do indivíduo à manifestação de doenças, a exemplo das infecções virais.[92]

A suplementação com zinco em adultos e crianças tem efeito benéfico na redução de sintomas induzidos por vírus e tempo de doença, como resfriados e gripes. Associado a isso, a ingestão adequada desse mineral também parece reduzir o risco de coinfecção por pneumonia bacteriana, uma vez que otimiza o comprimento e o movimento ciliar, melhorando a depuração mucociliar, o que melhora a remoção de partículas virais, reduzindo o risco de infecções bacterianas secundárias.[93,94]

Metanálise realizada por Tabatabaeizadeh,[95] que incluiu cinco estudos com 1.506 participantes em grupos caso e controle, mostrou que a suplementação com zinco reduziu significativamente o risco de mortalidade por covid-19 quando comparada com o grupo-controle. No entanto, até o momento, não há consenso definitivo sobre a quantidade de zinco que pode ser necessária para que haja efeito terapêutico em pacientes com covid-19. Ressalta-se que fatores como a deficiência de zinco preexistente, a variação na biodisponibilidade do mineral devido a diferentes formulações, doses e métodos de administração utilizados nos ensaios clínicos podem influenciar os resultados dos estudos.[96]

REFERÊNCIAS BIBLIOGRÁFICAS

As referências consultadas para a elaboração deste capítulo estão disponíveis *online* no Ambiente de aprendizagem do GEN.

COMO CITAR ESTA SEÇÃO

ABNT
MARREIRO, D.; MORAIS, J. B. S.; BESERRA, J. B. *et al.* Zinco. *In:* ROSSI, L.; POLTRONIERI, F. (org.). *Tratado de Nutrição e Dietoterapia.* 2. ed. Rio de Janeiro: Guanabara Koogan, 2023. p. 149-154.

Vancouver
Marreiro D, Morais JBS, Beserra JB et al. Zinco. In: Rossi L, Poltronieri F (Orgs.). Tratado de nutrição e dietoterapia. 2. ed. Rio de Janeiro: Guanabara Koogan; 2023. p. 149-54.

CAPÍTULO

9

Vitaminas Hidrossolúveis

Wysllenny Nascimento de Souza • Marilene De Vuono Camargo Penteado

INTRODUÇÃO

O estado nutricional de populações e o aproveitamento adequado de fontes naturais de alimentos são preocupações de vários pesquisadores, que têm se dedicado ao estudo do efeito nutricional de vitaminas, seus metabolismos, suas influências sobre as doenças, seus efeitos de acordo com a idade dos usuários, e suas interações com outros nutrientes, álcool, tabaco e medicamentos.[1]

O processamento e o tempo de armazenamento de alimentos têm sido objeto de estudos, pois podem levar à perda das vitaminas mais instáveis, e muitas vezes a biodisponibilidade destas também é reduzida.[1]

Em circunstâncias normais, uma alimentação adequada pode fornecer ao ser humano todos os nutrientes necessários à manutenção da saúde. Entretanto, esta situação nem sempre é alcançada devido aos diferentes estilos de vida ou às diferentes condições socioeconômicas, fazendo com que os consumidores optem por suplementos alimentares. Adicionalmente, existem características imunológicas distintas que estão presentes durante as diferentes fases da vida e este fator podem afetar tipo, prevalência e gravidade das deficiências, e assim a má nutrição pode comprometer também a função imunológica.[2]

As vitaminas são micronutrientes essenciais a diversas reações metabólicas do organismo e estão presentes em pequenas quantidades nos alimentos. A maioria delas chega ao organismo apenas por via alimentar. Por esse motivo, é importante assegurar uma dieta variada para suprir as necessidades diárias e evitar deficiências vitamínicas.

Algumas vitaminas podem chegar ao organismo por outras vias, como a vitamina B_{12}, o folato e a biotina, que podem ser sintetizadas pelas bactérias intestinais; e a niacina, que pode ser produzida a partir do triptofano (aminoácido essencial presente no código genético). Entretanto, essas vitaminas podem não ser sintetizadas em quantidades suficientes, sendo necessária a complementação com ingestão dietética.[3]

Quanto à solubilidade, são classificadas como hidrossolúveis as vitaminas B_1 (tiamina), B_2 (riboflavina), B_3 (niacina), B_5 (ácido pantotênico), B_6 (piridoxina), B_8 (biotina), B_9 (ácido fólico), B_{12} (cobalamina) e vitamina C (ácido ascórbico).

TIAMINA (VITAMINA B_1)

A vitamina B_1, também conhecida como tiamina, está amplamente distribuída nos alimentos, mas na sua maioria em pequenas quantidades. É instável quando exposta a calor, oxigênio, radiação e meios alcalinos. Por ser hidrossolúvel, é parcialmente perdida durante o cozimento.[1] A vitamina B_1 também é um fator antiberibéri, doença do sistema nervoso periférico. Sua termolabilidade ainda é tema de pesquisa.

Estudos têm sido realizados tentando identificar as reais consequências da interferência de substâncias antagonistas já identificadas na natureza e capazes de interferir na absorção da tiamina, dependendo dos hábitos alimentares. Sua carência pode causar hipovitaminose B_1.[1]

Beribéri seco e beribéri úmido também estão relacionados com a deficiência de tiamina, sendo a primeira referente ao sistema nervoso e a segunda, ao cardiovascular. Além disso, alguns medicamentos usados no tratamento de indivíduos com doenças cardíacas podem prejudicar o aproveitamento da tiamina, podendo ser necessário instituir suplementação dessa vitamina nesses casos.[4]

Estrutura e propriedades físico-químicas

A vitamina B_1 é formada por duas moléculas: uma pirimidina substituída e um anel tiazol, ligados por um metileno (Figura 9.1). Em tecidos animais, 95 a 98% da tiamina estão presentes na forma fosforilada.[1]

A forma comercial de tiamina é um pó branco ou quase branco, cristalino. É muito solúvel em água (1:1), solúvel em glicerol, pouco solúvel em álcool (1:70) e insolúvel em solventes orgânicos como éter e clorofórmio.

O aquecimento em solução com pH ≤ 6 quebra as ligações entre as moléculas de tiazol e pirimidina. O aquecimento a pH ≥ 7 forma produtos de degradação.

Em solução, a tiamina pode degradar-se na presença de tiossulfato, cuja concentração não deve ultrapassar 0,05% a fim de prevenir a degradação da tiamina. A tiamina pode sofrer oxidação na presença da riboflavina, formando o tiocromo, além de decompor o ácido fólico em solução a pH 5,9 a 6,9 e degradar a cianocobalamina na presença da niacinamida.[1]

Efeitos benéficos

A tiamina tem papel importante na transformação de energia e na condição nervosa, sendo necessária para o bom funcionamento do cérebro, das células nervosas e do coração. É uma coenzima vital para a respiração celular e fundamental para a metabolização de lipídios, proteínas e ácidos nucleicos, porém sua função mais marcante é no metabolismo dos glicídios.[5]

Efeitos da ingestão em excesso

A tiamina é tolerada em pessoas saudáveis, mesmo em doses orais muito elevadas. A única reação encontrada em seres humanos é do tipo alérgico, em pacientes com histórico de reações alérgicas.[6]

A absorção da tiamina é limitada, não podendo ser absorvidos mais que 10 µmol (2,5 mg) em uma dose única.[7]

A tiamina livre é rapidamente filtrada e excretada pelos rins. Doses suplementares de tiamina podem ser usadas em caso de

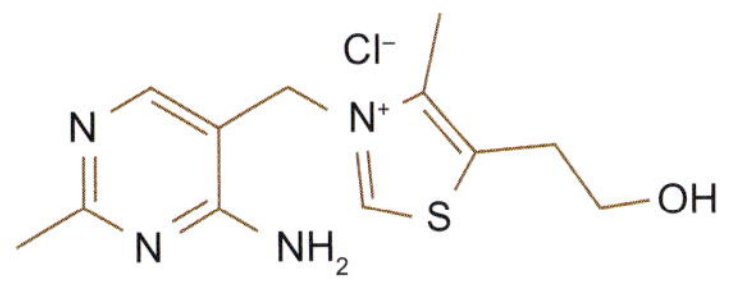

Figura 9.1 Estrutura molecular da tiamina (vitamina B_1).

vômitos persistentes e náuseas graves em gestantes ou capazes de provocar desidratação, cetose e perda de peso, entre outros distúrbios.

A reversão dos efeitos da deficiência da vitamina B$_1$ por antioxidantes e a melhora de algumas formas de estresse oxidativo com doses suplementares de tiamina sugerem que essa vitamina possa ser um antioxidante de atuação específica e que a interação de processos dependentes de tiamina com estresse oxidativo possa ser crítica em processos neurovegetativos.

Recomendações de ingestão dietética e teor em alimentos

As recomendações de ingestão dietética para tiamina estão apresentadas na Tabela 9.1, e a Tabela 9.2 informa o teor de tiamina em alguns alimentos.

Efeitos do processamento e armazenamento

A tiamina é uma das vitaminas mais termolábeis. Grandes perdas podem ser observadas tanto no cozimento caseiro como no industrial. Em 2000, Villanueva et al.[9] observaram que as perdas de tiamina em acelga e feijão-verde foram menores após cozimento em forno de micro-ondas do que em forno convencional. As perdas na acelga chegaram a 91% após o cozimento convencional e a 60% em micro-ondas. Para o feijão-verde as perdas foram de 60% no convencional e 20% em micro-ondas.[9]

BIOTINA (VITAMINA B$_8$)

A biotina é uma vitamina hidrossolúvel que atua com várias enzimas na degradação de lipídios e proteínas. Funciona como coenzima na síntese e oxidação de ácidos graxos e participa da degradação de aminoácidos e da síntese de purinas.[5]

A biotina pode ser sintetizada pela microbiota intestinal, sendo a excreção total pela urina e pelas fezes 3 a 6 vezes maior que a ingestão, o que confirma a síntese bacteriana.

A maior fonte alimentar de biotina é o fígado bovino, e pequenas quantidades são encontradas em outras carnes e frutas. O leite de vaca e a gema do ovo também são boas fontes.[5]

Estrutura e propriedades físico-químicas

A determinação estrutural completa mostra que a biotina é o ácido 2-ceto-3,4-dimidazolida-2-tetra-hidrotiofenil-valérico (Figura 9.2).

Em tecidos animais e vegetais, apenas uma pequena parte da biotina ocorre na forma livre. A maioria é covalente e ligada à estrutura proteica (apoenzima) de enzima dependente da biotina por uma ligação amida entre o grupo carboxila da biotina e o grupo E-amino do resíduo da lisina.[1,7]

Tabela 9.2 Teor de tiamina em alguns alimentos.

Alimentos	Peso	Tiamina (mg)
Carne de porco	100	0,90
Presunto	100	0,70
Castanha-do-brasil	70	0,70
Pistache	64	0,50
Avelã	68	0,30
Caju	65	0,30
Aveia cozida	234	0,26
Suco de laranja	248	0,25
Ervilhas-verdes cozidas	86	0,23
Bife de fígado cozido	100	0,21
Feijão-preto cozido	86	0,21
Amendoim	72	0,20
Uva	160	0,15
Pão branco	30	0,14
Batata assada com casca	122	0,14
Arroz branco cozido	79	0,13
Melancia	207	0,12
Carne bovina cozida	100	0,12
Abacate	100	0,11
Suco de tomate	243	0,11
Arroz integral cozido	98	0,09
Frango cozido	100	0,09
Leite	245	0,09
Beterraba cozida	72	0,08
Vagem cozida	80	0,08
Semente de girassol	68	0,07
Cenoura crua	72	0,07

Adaptada de Hands[4] (2000).

Tabela 9.1 Valores de ingestão de referência para tiamina por sexo e estágio de vida.

Estágio de vida	EAR (mg/dia)		RDA (mg/dia)		AI (mg/dia)
	Homens	Mulheres	Homens	Mulheres	
0 a 6 meses	–	–	–	–	0,2
7 a 12 meses	–	–	–	–	0,3
1 a 3 anos	0,4	0,4	0,5	0,5	–
4 a 8 anos	0,5	0,5	0,6	0,6	–
9 a 13 anos	0,7	0,7	0,9	0,9	–
14 a 18 anos	1,0	0,9	1,2	1,0	–
19 a 70 anos ou mais	1,0	0,9	1,2	1,1	–
Gestantes	–	1,2	–	1,4	–
Lactantes	–	1,2	–	1,4	–

AI, ingestão adequada; *EAR*, necessidade média estimada; *RDA*, ingestão dietética recomendada. Adaptada de IOM[8] (1998).

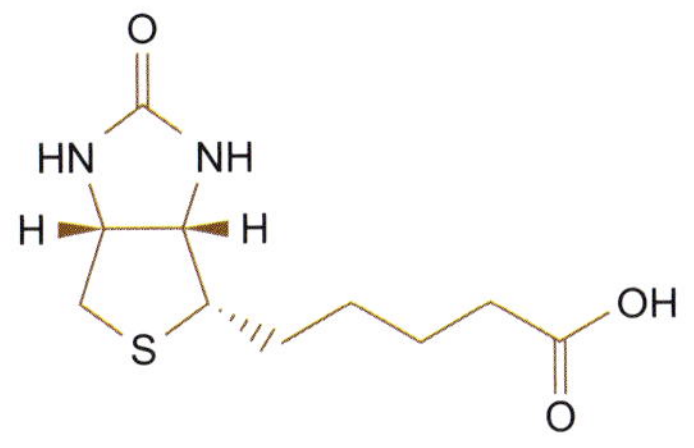

Figura 9.2 Estrutura molecular da biotina (vitamina B$_8$).

A biotina é solúvel em água até aproximadamente 200 µg/mℓ a 25°C, apresentando maior solubilidade em água quente com álcali diluído e insolúvel em outros solventes.

A D-biotina cristalina é bastante estável ao ar, à luz e ao calor, e é gradualmente destruída pela radiação ultravioleta. Soluções aquosas são estáveis por vários meses quando fracamente ácidas ou alcalinas. Em soluções fortemente ácidas e alcalinas, a atividade biológica é destruída pela ação do calor. Soluções moderadamente ácidas podem ser aquecidas à temperatura de esterilização sem destruir a biotina.[10]

Recomendações de ingestão dietética e teor em alimentos

Há poucos dados na literatura sobre a biotina, porém o suficiente para estimar sua recomendação de ingestão diária (Tabela 9.3). O entendimento sobre o seu processo nutricional é rudimentar se comparado com o de outras vitaminas.

Apesar de não existirem grandes motivos de preocupação sobre a ingestão adequada de biotina por pessoas saudáveis, informações sobre as necessidades humanas de ingestão, biodisponibilidade, toxicidade e efeitos metabólicos dessa vitamina ainda são necessárias. Até o momento, não foi relatada toxicidade dessa vitamina em seres humanos.[5]

Tabela 9.3 Valores de ingestão de biotina recomendados por sexo e estágio de vida.

Estágio de vida	AI (mg/dia)
0 a 6 meses	5
7 a 12 meses	6
1 a 3 anos	8
4 a 8 anos	12
Homens	
9 a 13 anos	20
14 a 18 anos	25
19 a 70 anos ou mais	30
Mulheres	
9 a 13 anos	20
14 a 18 anos	25
19 a 70 anos ou mais	30
Gestantes	
< 18 a 50 anos	30
Lactantes	
< 18 a 50 anos	35

AI, ingestão adequada. Adaptada de IOM[8] (1998).

A biotina está amplamente distribuída na maioria dos alimentos; entretanto, seu conteúdo absoluto é mais baixo que o das demais vitaminas hidrossolúveis (Tabela 9.4). Fígado, amêndoas, gema de ovo, carnes, peixes e laticínios apresentam menores concentrações dessa vitamina.[11]

RIBOFLAVINA (VITAMINA B$_2$)

A riboflavina foi inicialmente isolada no soro do leite em 1879, quando era conhecida como *lactochrome*. É caracterizada como uma vitamina hidrossolúvel, encontrada em uma ampla variedade de alimentos. Há duas principais formas biologicamente ativas da riboflavina: dinucleotídio de flavina e adenina (FAD) e mononucleotídio de flavina (FMN). Diversas flavinas naturais atuam em importantes processos metabólicos no organismo humano.[1,7]

Considerada uma das vitaminas mais resistentes a altas temperaturas, a vitamina B$_2$ tem levado diversos pesquisadores a explorar sua retenção após diferentes tratamentos térmicos.

Tabela 9.4 Teor de biotina em alguns alimentos.

Alimentos	Peso (g)	Biotina (mg)
Amendoim	72	73
Avelã	68	51
Amêndoa	78	34
Noz picada	60	11
Ovo cozido	48 a 50	8,1
Batata-doce	128	5,5
Acelga cozida	88	5,3
Salmão cozido	100	5,0
Alcachofra cozida	120	4,9
Leite desnatado	245	4,9
Leite integral	244	4,6
Cenoura fatiada cozida	76	3,9
Abacate	100	3,6
Tomates frescos picados	90	3,6
Cogumelo cozido	39	3,3
Mamão papaia	140	3,1
Banana	118	3,1
Carne de porco cozida	100	3,0
Atum enlatado no óleo	100	3,0
Suco de uva	253	2,5
Cebola cozida	53	2,0
Suco de maçã	244	2,0
Suco de laranja	249	1,9
Maçã com casca	138	1,7
Morango fresco	152	1,7
Melancia	153	1,5
Alface	56	1,1
Laranja	96	1,0
Repolho cozido	75	0,8
Couve-flor cozida	62	0,8
Arroz branco cozido	79	0,8

Adaptada de Hands[4] (2000).

A deficiência alimentar de riboflavina é relativamente comum, apesar de aparentemente não ser fatal, pois ela pode ser sintetizada nos intestinos.[7,9]

Estrutura e propriedades físico-químicas

A riboflavina é caracterizada quimicamente como 7,8-dimetil-10-ribitol-isoaloxazina (Figura 9.3). Essa vitamina é estável quando seca, porém em soluções aquosas é facilmente degradada, e sua taxa de degradação é aumentada de acordo com a elevação da temperatura e do pH. As formas ativas da riboflavina FAD e FMN, encontradas no organismo humano, podem ser visualizadas na Figura 9.4.[9]

A riboflavina é estável ao calor e por isso não é facilmente destruída durante o cozimento, exceto se os alimentos estiverem expostos à luz, situação em que pode haver até 50% de perda da vitamina. Por ser solúvel em água, a vitamina B_2 pode ser perdida também através da água de cozimento.[6,7] Em função de sua alta sensibilidade à luz, a riboflavina também se degrada rapidamente em embalagens de vidro. No caso de leites, as perdas podem chegar a 85%.

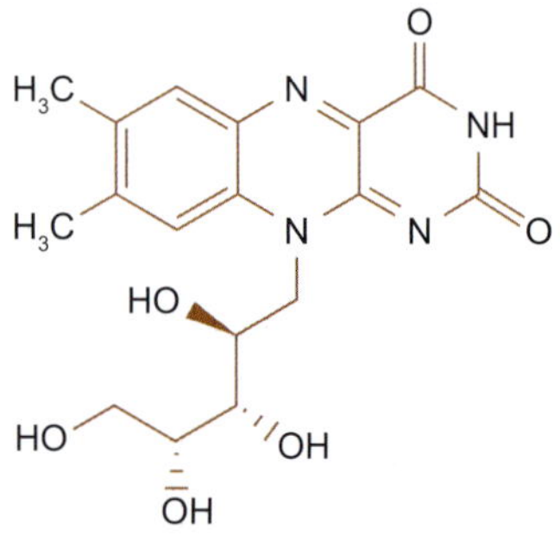

Figura 9.3 Estrutura molecular da riboflavina (vitamina B_2).

Recomendações de ingestão dietética e teor em alimentos

Segundo o Institute of Medicine, as recomendações de ingestão dessa vitamina podem variar de acordo com o estágio de vida e o sexo (Tabela 9.5).

Leite e produtos lácteos contribuem para a maior ingestão de riboflavina em dietas ocidentais.[7,11] As melhores fontes naturais de riboflavina são os extratos de levedura. Farelo de trigo, carnes, peixes e ovos também são boas fontes de riboflavina, e certas frutas e vegetais, especialmente os vegetais verde-escuros, contêm concentrações razoavelmente altas (Tabela 9.6).[5-7,11] Pode haver perda de aproximadamente 60% da riboflavina no processo de descascamento dos cereais.[7]

Importância biológica e metabolismo

As coenzimas FMN e FAD são essenciais para vários processos de oxirredução no organismo humano. Essas coenzimas são fundamentais para síntese, conversão e reciclagem de niacina, folato e vitamina B_6,[12] assim como para a síntese de todas as proteínas do grupo heme, incluindo hemoglobina, óxido nítrico, sintases, enzimas P450 e proteínas envolvidas na transferência, no transporte e na armazenagem de elétrons e oxigênio.[1,10]

O FAD também participa da via metabólica do ácido cítrico, como cofator da succinato-desidrogenase, fazendo o transporte de elétrons para a formação de fumarato e trifosfato de adenosina (ATP). Ainda no ciclo do ácido cítrico, FMN participa da ligação de dinucleotídio de nicotinamida e adenina reduzido (NADH) (Figura 9.5).[13,14] Essas coenzimas participam como cofatores do metabolismo dos ácidos graxos essenciais nos lipídios cerebrais, na absorção e no uso do ferro e na regulação dos hormônios tireoidianos.[15,16]

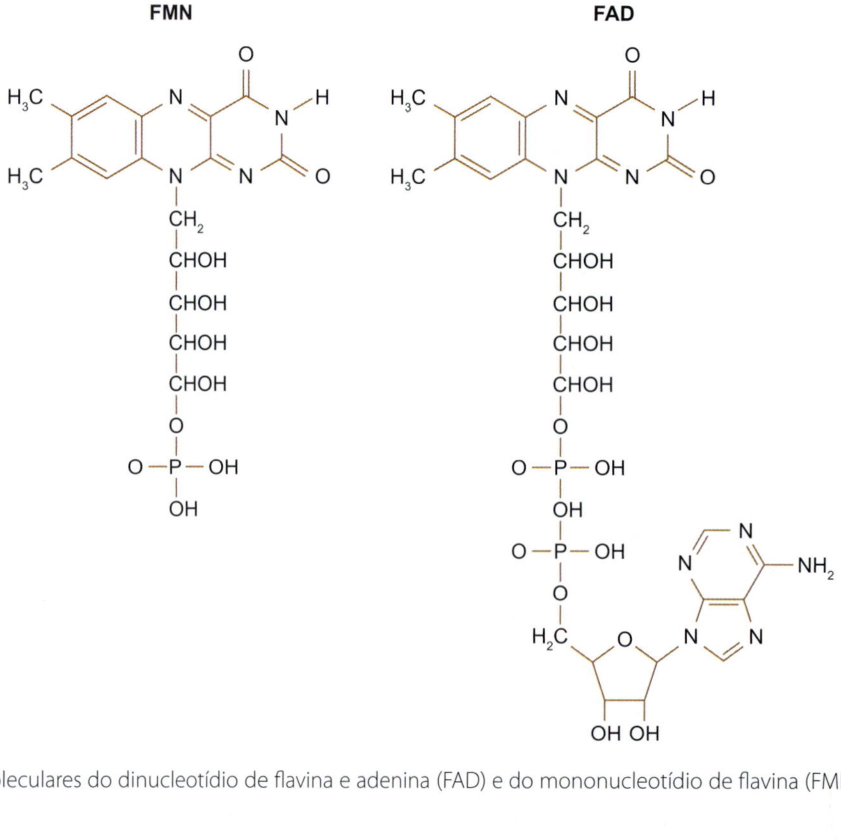

Figura 9.4 Estruturas moleculares do dinucleotídio de flavina e adenina (FAD) e do mononucleotídio de flavina (FMN), formas ativas da riboflavina.

Tabela 9.5 Valores de ingestão de referência para riboflavina por sexo e estágio de vida.

Estágio de vida	EAR (mg/dia) Homens	EAR (mg/dia) Mulheres	RDA (mg/dia) Homens	RDA (mg/dia) Mulheres	AI (mg/dia)
0 a 6 meses	–	–	–	–	0,3
7 a 12 meses	–	–	–	–	0,4
1 a 3 anos	0,4	0,4	0,5	0,5	–
4 a 8 anos	0,5	0,5	0,6	0,6	–
9 a 13 anos	0,8	0,8	0,9	0,9	–
14 a 18 anos	1,1	0,9	1,3	1,0	–
19 a 70 anos ou mais	1,1	0,8	1,3	1,1	–
Gestantes	–	1,2	–	1,4	–
Lactantes	–	1,3	–	1,6	–

AI: ingestão adequada; *EAR*, necessidade média estimada; *RDA*, ingestão dietética recomendada. Adaptada de IOM[8] (1998).

Tabela 9.6 Teor de riboflavina em alguns alimentos.

Alimentos	Peso (g)	Riboflavina (mg)
Fígado de boi cozido	100	4,14
Fígado de galinha cozido	100	1,75
Fígado de peru cozido	100	1,40
Amêndoa	78	0,78
Levedo de cerveja	16	0,69
Soja assada	86	0,65
Cavala cozida	100	0,64
Leite sem gordura	245	0,34
Lombo de porco cozido	100	0,31
Boi magro cozido	100	0,28
Arenque cozido	100	0,28
Ovo cozido	48 a 50	0,26
Carne de frango/peru cozida	100	0,25
Carne de boi moída	100	0,23
Queijo *cottage*	28,4	0,21
Espinafre cozido	95	0,16
Ameixa seca	85	0,14
Abacate	100	0,12
Manga	207	0,12
Banana	118	0,12
Cogumelo cozido	39	0,12
Morangos frescos	152	0,11
Brócolis cozidos	85	0,09
Alcachofra cozida	120	0,08
Lentilha cozida	99	0,08
Farelo de aveia	6	0,07
Acelga-suíça cozida	88	0,07
Farinha de aveia	234	0,05

Adaptada de Hands[4] (2000).

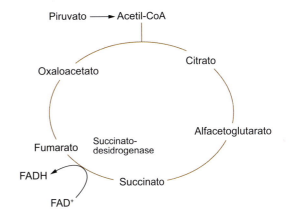

Figura 9.5 Ciclo do ácido cítrico tendo como cofator o dinucleotídio de flavina e adenina (FAD).

Os derivados da riboflavina também apresentam propriedades antioxidantes diretas e aumentam a concentração de antioxidantes endógenos como cofatores essenciais no ciclo redox da glutationa.[17] Além disso, a riboflavina é essencial para o metabolismo da homocisteína como cofator da metilenotetra-hidrofolato-redutase (MTHFR) e da metionina-sintase-redutase (MTRR).[18]

As concentrações séricas de riboflavina podem ser determinadas pela quantificação da apoproteína ligante da riboflavina ou, ainda, pela dosagem urinária de 24 horas, por coeficiente de atividade da glutationa-redutase eritrocitária ou dosagem de riboflavina eritrocitária.[19,20]

Deficiência e toxicidade

A deficiência de riboflavina ocorre, principalmente, por déficit na ingestão dietética. Má absorção por mulheres e crianças é comum em países subdesenvolvidos.

Os sintomas dessa deficiência são muito comuns em outras doenças, sendo os principais fraqueza, sensibilidade, dermatite e anemia. Estudos recentes têm demonstrado que a deficiência da riboflavina também está associada a problemas na função cerebral.[17,20]

ÁCIDO PANTOTÊNICO (VITAMINA B$_5$)

O ácido pantotênico ou vitamina B$_5$ é uma vitamina hidrossolúvel presente em tecidos animais e vegetais e é essencial para várias reações envolvendo liberação de energia a partir de carboidratos, gorduras e aminoácidos.

Suas fontes alimentares estão amplamente distribuídas, especialmente em carnes de vaca e de frango, batata, aveia e outros cereais integrais, além de tomate, brócolis, gema de ovo, fermento, fígado e vísceras.[1]

Estrutura e propriedades físico-químicas

O ácido pantotênico livre existe como um óleo viscoso amarelo-claro extremamente higroscópico, facilmente destruído por álcalis e ácidos. É instável ao calor em soluções ácidas ou alcalinas, e estável em soluções neutras (por isso, pode ser armazenado por longo tempo). É solúvel em água (0,4 g/100 mℓ) e outros solventes, como acetato de etila, ácido acético, acetona e álcool.

É composto por um derivado do ácido butírico (ácido pantoico) de ligação peptídica com o aminoácido beta-alanina. Seu nome sistemático é d(+)-N-(2,4-di-hidroxi-3,3-dimetil-1-oxibutil)-beta-alanina, cuja fórmula estrutural é $C_9H_{17}O_5N$, de peso molecular 219,23.[1] A estrutura do ácido pantotênico pode ser visualizada na Figura 9.6.

O ácido pantotênico é amplamente distribuído em todos os alimentos. É absorvido no intestino delgado, e é possível que a síntese bacteriana contribua para o estado nutricional adequado dessa vitamina em seres humanos.

Apesar de rara, a deficiência de ácido pantotênico somente pode ser observada em casos de desnutrição grave ou intoxicação etílica. Dados da literatura mostram que os principais efeitos da deficiência do ácido pantotênico são diminuição no consumo alimentar, redução da taxa de crescimento, lesões na pele, problemas gastrintestinais, dores de cabeça, cansaço e náuseas. Os sinais mais graves dessa deficiência são distúrbios no sistema nervoso, desidratação, problemas com a reprodução, diminuição da produção de anticorpos, entre outros.[1,21]

Recomendações de ingestão dietética e teor em alimentos

As recomendações de ingestão dietética para o ácido pantotênico estão apresentadas na Tabela 9.7, e a Tabela 9.8 informa o teor dessa vitamina em alguns alimentos.

Na forma de CoA, o ácido pantotênico é encontrado em alimentos como amendoim, fava, gema de ovo e em pequenas quantidades em carnes, leite, batatas e legumes.[7] Não há dados na literatura que demonstrem a toxicidade na ingestão de altas doses de ácido pantotênico.

ÁCIDO FÓLICO (VITAMINA B_9)

Hidrossolúvel, a vitamina B_9 também é conhecida como folato, folacina ou ácido pteroil-L-glutâmico. Embora esteja amplamente distribuído nos alimentos, sua deficiência é comum. Além disso, muitos medicamentos de uso comum podem causar depleção dessa vitamina.[1]

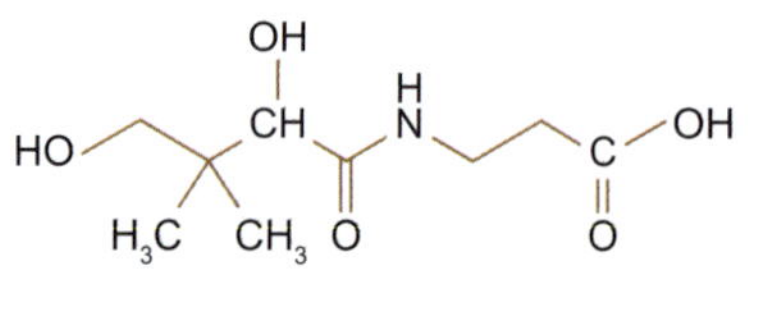

Figura 9.6 Estrutura molecular do ácido pantotênico (vitamina B_5).

Tabela 9.7 Valores de ingestão de ácido pantotênico recomendados por sexo e estágio de vida.

Estágio de vida	AI (mg/dia)
0 a 6 meses	1,7
7 a 12 meses	1,8
1 a 3 anos	2,0
4 a 8 anos	3,0
Homens	
9 a 13 anos	4,0
14 a 70 anos	5,0
Mulheres	
9 a 13 anos	4,0
14 a 70 ou mais	5,0
Gestantes	6,0
Lactantes	7,0

AI, ingestão adequada. Adaptada de IOM[8] (1998).

Tabela 9.8 Teor de ácido pantotênico em alguns alimentos.

Alimentos	Teores (mg/100 g)
Fígado de vaca	5,91
Fígado de frango	6,10
Rim bovino	3,11
Miolo de vaca	2,50
Coração de vaca	2,78
Coração de frango	2,56
Leite em pó integral	2,00
Arroz integral	1,49
Ovo de galinha	1,20
Queijo *camembert*	1,30
Salmão	0,75
Atum	1,05
Costela de porco	0,56
Batata	0,38
Leite de vaca	0,31
Creme de leite	0,26
Cenoura	0,20
Leite humano	0,22
Bacalhau fresco	0,15

Adaptada de Philippi[22] (2001).

Estrutura e propriedades físico-químicas

A estrutura química do ácido fólico está apresentada na Figura 9.7. De peso molecular 441,4, o ácido fólico é amarelo, levemente solúvel em água na forma ácida, mas bastante solúvel quando presente na forma de sal. É facilmente degradado na presença de oxigênio ou em temperaturas elevadas durante o cozimento dos alimentos.[1]

Biodisponibilidade e fontes alimentares

As principais fontes de ácido fólico são os vegetais de folhas verde-escuras, como brócolis, espinafre e aspargos. Outros

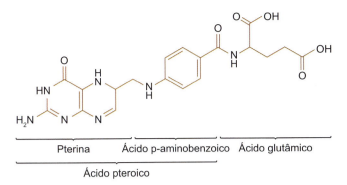

Figura 9.7 Estrutura molecular do ácido fólico (vitamina B$_9$).

Tabela 9.9 Ingestão dietética de referência para folato.

Estágio de vida	Folato (mg/dia)
0 a 6 meses	65
7 a 12 meses	80
1 a 3 anos	150
4 a 8 anos	200
9 a 13 anos	300
14 anos ou mais	400
Grávidas	600
Lactantes	500

Adaptada de IOM[8] (1998).

alimentos, como couve-flor, laranjas, fígado, fungos etc., também são fontes de folatos. No entanto, algumas frutas e carne, exceto vísceras, são fontes pobres dessa vitamina. Apesar de essas fontes serem reconhecidas, ainda é preciso maior conhecimento sobre a biodisponibilidade dos folatos.[7]

O consumo de ácido fólico é muito importante nas fases de crescimento e desenvolvimento do corpo humano, pois essa vitamina participa da formação e multiplicação de todas as células, incluindo as sanguíneas e as de defesa e de formação de proteínas.[7]

Causas da deficiência no organismo

As principais causas de deficiência de ácido fólico no organismo são:

- Ingestão inadequada
- Gravidez, anemias, doenças renais
- Uso prolongado de medicamentos como anticoncepcionais, antiácidos, diuréticos
- Etilismo e tabagismo.

O ácido fólico é uma vitamina fundamental durante a gravidez, e importante para a fertilidade masculina, pois reduz o risco de alterações cromossômicas nos espermatozoides, capazes de causar problemas nos embriões, dificultando a gravidez; provocar aborto espontâneo; ou, ainda, ocasionar o nascimento de bebês com alguma alteração cromossômica, como síndrome de Down.

Entre as principais consequências da deficiência de ácido fólico estão as malformações fetais, como defeitos de fechamento do tubo neural e distúrbios do crescimento, entre outros.[7]

Recomendações de ingestão dietética e teor em alimentos

A avaliação do conhecimento científico disponível sobre ácido fólico levou o Food and Nutrition Board do Institute of Medicine e a National Academy of Sciences a sugerirem as ingestões dietéticas de referência apresentadas na Tabela 9.9.

Embora já esteja aprovada a normativa de obrigatoriedade de adição de ácido fólico nas farinhas de trigo e milho comercializadas no Brasil, ainda são necessários estudos visando ao consumo desse nutriente na dieta dos brasileiros, para reduzir o risco de defeitos do tubo neural e melhorar a saúde da população.[1,7]

A Tabela 9.10 apresenta o teor de folato em alguns alimentos.

NIACINA (VITAMINA B$_3$)

Hidrossolúvel, a vitamina B$_3$ também é conhecida como niacina. O ácido nicotínico e a nicotinamida são as suas principais formas existentes nos alimentos. O ácido nicotínico está presente na maioria das plantas, e a nicotinamida, nos tecidos animais. A niacina é uma vitamina imprescindível para o desenvolvimento e a manutenção corporal, pois desempenha papel importante nas reações de oxirredução envolvidas no catabolismo de glicose, ácidos graxos, cetonas e aminoácidos.[10,21]

A niacina pode ser sintetizada no organismo a partir do triptofano, e a necessidade desse nutriente depende da quantidade desse aminoácido na dieta.

A carne vermelha é uma das melhores fontes tanto de niacina pré-formada quanto de triptofano. Entretanto, quantidades significativas dessa vitamina também são encontradas em alimentos como fígado, leite, ovos, legumes, grãos de cereais, peixes e milho.[1,21]

Estrutura e propriedades físico-químicas

A estrutura química da niacina está representada na Figura 9.8.

O ácido nicotínico é uma substância cristalina em forma de agulhas brancas, sem cheiro, não higroscópica, e com leve sabor de tártaro. É solúvel em água, etanol, glicerol, ácidos diluídos e soluções alcalinas. É insolúvel em acetona e éter etílico.

Os cristais de nicotinamida são similares aos de ácido nicotínico, mas apresentam sabor amargo.[1]

Funções bioquímicas e fisiológicas

A niacina está presente nos tecidos e nos alimentos, principalmente como nucleotídio de nicotinamida. Nos cereais, essa vitamina presumivelmente se apresenta na forma de niacitina, com baixa biodisponibilidade.[21]

O metabolismo da niacina é extremamente complexo. As duas formas da niacina, quando ingeridas pela dieta, têm diferentes caminhos para transformação nas formas enzimáticas. Na maioria dos alimentos de origem animal, as formas predominantes da niacina, NAD e NADP, parecem ser digeridas para liberar nicotinamida, a forma da vitamina absorvida.[21,23]

A niacina é encontrada em muitos alimentos em formas não liberadas pela digestão. Em grãos, a niacina apresenta-se em complexos covalentes ligados a pequenos peptídios e carboidratos e, quando esterificada nesses complexos, não costuma estar disponível. Entretanto, sua disponibilidade pode ser melhorada pela hidrólise alcalina.[1,21]

Tabela 9.10 Teor de folato em alguns alimentos.

Alimentos	Peso (g)	Folato (mg)	Alimentos	Peso (g)	Folato (mg)
Fígado de galinha cozido	100	770	Nozes cortadas	60	40
Fígado de peru cozido	100	666	Pistache	64	37
Levedo de cerveja	16	626	Quiabo cozido	92	36
Fígado de boi cozido	100	220	Banana	118	35
Lentilha	99	179	Salmão cozido	100	34
Quiabo cozido	92	134	Semente de abóbora	57	33
Feijão-preto cozido	86	128	Folhas de brócolis picadas	44	31
Espinafre cozido	95	103	Laranja pequena	96	29
Soja verde cozida	90	100	Manga média	207	29
Macarrão branco cozido	140	98	Kiwi	76	29
Rim de boi cozido	100	98	Marisco no vapor	100	30
Amendoim	72	90	Pão branco	30	29
Folhas de couve cozidas	90	88	Couve-flor crua (50 g) ou cozida	62	28
Aspargos (hastes)	60	84	Iogurte light	245	28
Semente de girassol	68	77	Melão-cantalupo	160	27
Alface-romana	56	76	Morango fresco	152	27
Suco de laranja fresco	248	75	Ostras cozidas	100	27
Beterraba cozida	85	68	Vagem de ervilha cozida	80	26
Couve-de-bruxelas cozida	78	67	Flores de brócolis cruas	36	25
Ervilha seca	98	64	Milho cozido	75	25
Abacate	100	62	Amora-preta	72	25
Espinafre picado	30	58	Truta cozida	100	24
Mamão papaia	140	53	Noz-pecã cortada	60	23
Brócolis picados cozidos	85	52	Ovo cozido	48 a 50	20
Caranguejo cozido	100	51	Ostras cruas	100	16
Mostarda cozida	70	51	Framboesa-vermelha	62	16
Suco de tomate	242	51	Repolho-verde cru ou cozido	75	15
Amêndoa	78	50	Batata-doce assada	158	14
Castanha assada	72	50	Batata assada com casca	122	13
Gérmen de trigo	14	50	Suco de abacaxi	125	13
Arroz branco cozido	79	48	Queijo cheddar	28,4	12
Avelã	68	48	Leite	245	12
Ervilha-verde cozida	80	47	Chá-verde	237	12
Suco de laranja refrigerado	249	45	Chá-preto	237	10
Feijão cozido	127	45	Cenoura crua	72	10
Caju	65	44	Purê de batata	105	8
Coração de alcachofra cozido	84	43			

Adaptada de Hands[4] (2000).

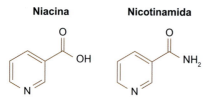

Figura 9.8 Estruturas moleculares da niacina (vitamina B_3) e da nicotinamida.

Uma quantidade substancial de niacina pode ser sintetizada a partir do aminoácido triptofano, embora a eficiência do processo seja relativamente baixa para a maioria das espécies. Portanto, a adequação nutricional das dietas com relação à niacina envolve não somente o conteúdo da vitamina, mas também o conteúdo de triptofano dos alimentos.[23]

A deficiência em niacina resulta em pelagra, doença nutricional endêmica entre comunidades pobres que sobrevivem com dietas à base de cereais, como milho e sorgo (consequentemente, pobres em triptofano e com altos níveis de leucina). Em países desenvolvidos, a pelagra é encontrada apenas em etilistas.[21,23]

Recomendações de ingestão dietética e teor em alimentos

As recomendações de ingestão dietética para niacina estão apresentadas na Tabela 9.11, e as Tabelas 9.12 e 9.13 informam o teor de tiamina em alguns alimentos.

As melhores fontes de niacina são carnes, vísceras e pescados. Extratos de levedura são excepcionalmente ricos em niacina, enquanto farelo de trigo, fígado, coração, rins, peixes e grãos de cereais integrais constituem fontes ricas. Frutas e vegetais fornecem quantidades úteis, dependendo da quantidade de alimento ingerida.

ÁCIDO ASCÓRBICO (VITAMINA C)

A vitamina C, ou ácido ascórbico, é um micronutriente hidrossolúvel presente na forma livre em todas as células animais e vegetais. No reino vegetal estão as principais fontes do ácido ascórbico, constituídas por vegetais folhosos, frutas e legumes. No fim da Idade Média, o escorbuto, caracterizado pela deficiência de vitamina C, tornou-se epidêmico no norte e no centro da Europa. Entretanto, com o advento das longas viagens marítimas, tornou-se evidente a importância da vitamina C, pois os marinheiros e tripulantes que permaneciam a bordo por extensos períodos sem renovarem seus suprimentos alimentares morriam de escorbuto.[25]

Um médico da marinha britânica, James Lind, foi o primeiro a correlacionar a alta morbimortalidade dos marinheiros ingleses com a deficiência da vitamina C, tendo documentado em 1747 a recomendação da ingestão de sucos cítricos para o tratamento do escorbuto. Em 1933, registrou-se a estrutura da vitamina C, e no mesmo ano foi descoberta a síntese do ácido D-ascórbico e do ácido L-ascórbico. Pouco depois o químico Linus Pauling popularizou o uso de megadoses da vitamina para o combate de resfriados, gripes e outras viroses, bem como para a prevenção do câncer e de outras doenças degenerativas.[25,26]

Estrutura e propriedades físico-químicas

A vitamina C está disponível na natureza sob duas formas: reduzida ou oxidada, sendo esta última conhecida como ácido deidroascórbico. Essas duas formas são igualmente ativas;

entretanto, a transformação do ácido ascórbico em ácido deidroascórbico no organismo humano ocorre de modo natural e reversível (Figura 9.9).

Importância biológica e biodisponibilidade

O ácido ascórbico é cofator de numerosas reações que requerem cobre e ferro reduzidos como antioxidantes de atuação em ambientes intra e extracelulares. Também é capaz de doar elétrons a enzimas humanas, participa da hidroxilação do colágeno, da biossíntese de hormônios e aminoácidos, e da biossíntese da carnitina.

No tecido conjuntivo, por meio da hidroxilação do colágeno, o ácido ascórbico desempenha um papel importante no processo de cicatrização.[25] Todavia, estudos sugerem que a vitamina C também seja fundamental na secreção celular de procolágeno e na biossíntese de outras substâncias do tecido conjuntivo, como elastina, fibronectina, proteoglicanos e elastina associada à fibrilina.[26]

Além disso, o ácido ascórbico participa da síntese e modulação de alguns componentes hormonais do sistema nervoso, como a hidroxilação de dopamina e norepinefrina. A vitamina C pode aumentar a biodisponibilidade do ferro, pois o mantém na forma reduzida (ferroso, Fe^{2+}), estimulando sua absorção.[27]

A biodisponibilidade da vitamina C não é alterada de modo significativo independentemente do alimento consumido. Entretanto, Levine et al.[28] demonstraram que ocorre redução da biodisponibilidade em doses elevadas, sendo aproximadamente 87% para cada 30 mg de vitamina C e menos de 50% para 1.250 mg de vitamina C. Também não há diferença na eficiência de absorção do ácido ascórbico sintético ou natural.[29]

Recomendações de ingestão dietética e teor em alimentos

De acordo com a Organização das Nações Unidas para Alimentação e Agricultura/Organização Mundial da Saúde (FAO/WHO), a necessidade dietética diária de vitamina C é estimada entre 25 e 39 mg por 1.000 kcal, e aumenta em idosos e durante a gestação e lactação.[30] Entretanto, o IOM estabelece outros valores apresentados na Tabela 9.14.

A concentração estimada de vitamina C nos alimentos é afetada por diversos fatores: estação do ano, transporte, estágio

Tabela 9.11 Valores de ingestão de referência para niacina por sexo e estágio de vida.

Estágio de vida	EAR (mg/dia)		RDA (mg/dia)		AI (mg/dia)
	Homens	Mulheres	Homens	Mulheres	
0 a 6 meses	–	–	–	–	2
7 a 12 meses	–	–	–	–	4
1 a 3 anos	5	5	6	6	–
4 a 8 anos	6	6	8	8	–
9 a 13 anos	9	9	12	12	–
14 a 18 anos	12	11	16	14	–
19 a 50 anos	12	11	16	14	–
51 a 70 anos ou mais	12	11	16	14	–
Gestantes > 19 anos	–	14	–	18	–
Lactantes > 19 anos	–	13	–	17	–

AI, ingestão adequada; *EAR*, necessidade média estimada; *RDA*, ingestão dietética recomendada. Adaptada de IOM[8] (1998).

Tabela 9.12 Teor de niacina em alimentos crus (base úmida).

Alimentos	Niacina (mg/100 g)
Carne bovina	4,6
Carne de frango	4,7 a 14,7
Carne de carneiro	4,5
Carne suína	0,8 a 5,6
Carne de peru	8,0
Coração bovino	7,5
Rim bovino	6,4
Fígado bovino	13,4
Arenque	3,6
Bacalhau	2,2
Atum	13,3
Leite	0,2
Iogurte	0,1
Queijo	1,2
Cevada	3,1
Arroz polido	1,6
Arroz integral	4,7
Farelo de trigo	8,6 a 33,4
Ovos	0,1
Cogumelo	4,2
Extrato de levedura	58,0
Feijão	0,5 a 2,4
Brócolis	0,9
Repolho	0,3
Cenoura	0,6
Couve-flor	0,7
Milho	1,7
Couve	2,1
Lentilha	2,0
Pimenta	1,7 a 4,4
Ervilha	0,9 a 25,0
Soja	1,4
Espinafre	0,6
Tomate	0,7
Amendoim	17,2
Maçã	0,6
Banana	0,7
Laranja	0,4
Pêssego	1,0
Morango	0,6

Adaptada de Combs[21] (1988).

de maturação, tempo de armazenamento e modo de cocção. Produtos animais contêm pouca vitamina C, e os grãos não a apresentam. As fontes usuais de ácido ascórbico são vegetais, frutas e legumes.[1,7]

Toxicidade

Doses de 1 g têm sido consumidas sem efeito adverso conhecido, porém doses de 2 g ou mais podem causar gastrenterite

Tabela 9.13 Teor de niacina (mg/100 g, base seca) em carnes preparadas em serviço de alimentação.

Preparação	Forno combinado	Equipamento convencional
Coxão mole grelhado	10,13	10,21
Coxão mole frito	7,73	7,76
Peixinho assado	8,22	8,19
Acém refogado	7,78	7,68
Pernil, bife grelhado	9,81	10,13
Pernil, bife frito	10,65	10,48
Pernil, pedaço assado	8,22	8,19
Pernil, isca refogada	8,79	7,56
Peito de frango, bife grelhado	23,85	24,44
Coxa e sobrecoxa fritas	13,88	12,89
Coxa e sobrecoxa assadas	14,83	13,16
Peito inteiro cozido	22,40	20,21

Adaptada de Pinheiro-Sant'Ana et al.[24] (1999).

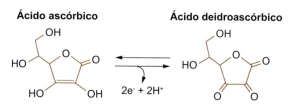

Figura 9.9 Estruturas moleculares do ácido ascórbico (vitamina C) e do ácido deidroascórbico.

ou diarreia osmótica. Megadoses também são capazes de afetar adversamente a disponibilidade da vitamina B_{12} dos alimentos e, em indivíduos que tomam doses de 1 g ou mais, podem causar deficiência de vitamina B_{12}. Efeitos adversos relacionados com o consumo excessivo são: distúrbios gastrintestinais, cálculos renais e absorção excessiva de ferro.[31]

Deficiência

Os sinais de deficiência em indivíduos bem nutridos só se desenvolvem após 4 a 6 meses de baixa ingestão (valores menores que 10 mg/dia), quando as concentrações plasmáticas e dos tecidos diminuem consideravelmente. Os primeiros sintomas de deficiência são equimoses e petéquias. As equimoses tornam-se mais proeminentes, desenvolvendo hiperqueratose folicular, seguida de hemorragia ocular. Sintomas proeminentes são anormalidades psicológicas, como histeria e depressão. A deficiência de vitamina C geralmente está associada a doenças específicas, sendo o escorbuto a principal delas. Este é raramente encontrado em países desenvolvidos, embora possa ocorrer em etilistas.[28,29]

A diarreia crônica aumenta a perda fecal, e a acloridria diminui a quantidade absorvida. A anemia também costuma estar associada ao escorbuto e pode ser tanto macrocítica, induzida pela deficiência de folato, como microcítica, induzida pela deficiência de ferro. As deficiências de ascorbato e de folato são associadas, pois ambos estão presentes nas mesmas fontes alimentares, e a deficiência de ferro pode ser secundária à menor absorção deste, que seria facilitada pela presença do ascorbato.[7,28,29]

Tabela 9.14 Valores de ingestão de referência para ácido ascórbico por sexo e estágio de vida.

Estágio de vida	EAR (mg/dia)		RDA (mg/dia)		AI (mg/dia)
	Homens	Mulheres	Homens	Mulheres	
0 a 6 meses	–	–	–	–	40
7 a 12 meses	–	–	–	–	50
1 a 3 anos	13	13	15	15	–
4 a 8 anos	22	22	25	25	–
9 a 13 anos	39	39	45	45	–
14 a 18 anos	63	56	75	65	–
19 a 50 anos	75	60	90	75	–
51 a 70 anos ou mais	75	60	90	75	–
Gestantes > 19 anos	–	70	–	85	–
Lactantes > 19 anos	–	100	–	120	–

AI, ingestão adequada; *EAR*, necessidade média estimada; *RDA*, ingestão dietética recomendada. Adaptada de IOM[8] (1998).

PIRIDOXINA (VITAMINA B₆)

A piridoxina ou vitamina B_6 foi inicialmente isolada em 1930, ao se tentar isolar a vitamina B_1 no arroz polido. Tradicionalmente, há três formas dessa vitamina (piridoxina, piridoxal e piridoxamina), sendo a natureza do grupo funcional a principal diferença entre elas.[32]

A forma ativa, fosfato de piridoxal-5 (PLP), é originada pela fosforilação da piridoxina; entretanto, as três formas de piridoxina podem servir como precursores para o PLP. Essa vitamina pode ser encontrada em alimentos de origens animal e vegetal e fazer uso das vitaminas B_2 e B_3 para a conversão da sua forma ativa.[32]

Estrutura e propriedades físico-químicas

A piridoxina é solúvel em água, estável ao calor, porém sensível à luz. É formada por cristais incolores e excretada na urina como ácido piridóxico. A Figura 9.10 demonstra as três formas não fosforiladas da vitamina B_6.

A piridoxina atua como coenzima de reações enzimáticas importantes para o organismo humano, desde o metabolismo da metionina, sendo essencial na formação do tubo neural, até o acúmulo da homocisteína (composto altamente inflamatório envolvido na gênese da aterosclerose). Além disso, é fundamental para o metabolismo do triptofano e do glutamato.[32,33]

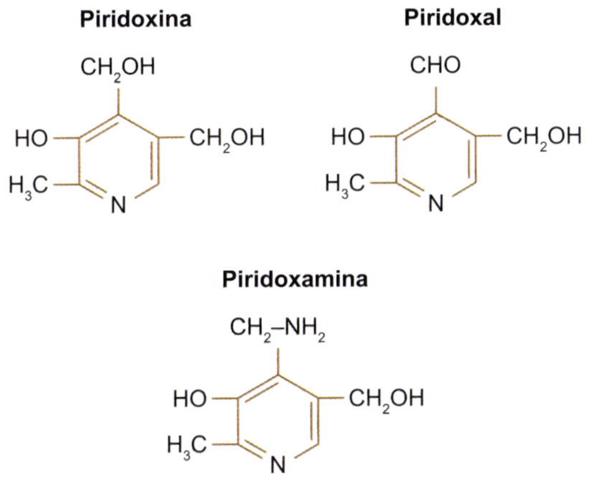

A forma ativa da vitamina B_6 (PLP) é um cofator essencial em vias de transaminação, descarboxilação e síntese envolvendo carboidratos, esfingolipídios, aminoácidos contendo enxofre, heme e neurotransmissores. Os neurotransmissores dopamina, serotonina, epinefrina, norepinefrina, glicina, glutamato e o ácido gama-aminobutírico também são produzidos com o PLP.[33]

Em relação ao metabolismo dos carboidratos, o PLP, quando ligado à enzima glicogênio-fosforilase no tecido muscular, representa uma forma de reserva de vitamina B_6 no tecido animal. Além de participar da síntese de esfingolipídios, essa vitamina também está envolvida na biossíntese do ácido araquidônico a partir do ácido linolênico.[33]

Recomendações de ingestão dietética e teor em alimentos

As recomendações de ingestão dietética para piridoxina estão apresentadas na Tabela 9.15, e a Tabela 9.16 informa o seu teor em alguns alimentos.

O piridoxal e a piridoxamina são encontrados em alimentos de origem animal, enquanto a piridoxina, em produtos de origem vegetal principalmente. Dentre os vegetais com maiores concentrações de piridoxina na forma glicosídica, com biodisponibilidade reduzida, encontram-se o feijão-verde cru, o suco de laranja e a cenoura crua, com 58 a 70% do total de vitamina B_6 glicosilada. Nos cereais, cerca de 75 a 90% da piridoxina são perdidos no processo de moagem.[7,33]

Concentrações séricas de PLP foram usadas como biomarcadores para a definição da ingestão dietética recomendada da vitamina B_6. Sugere-se que o consumo aproximado de 1 mg/dia seja suficiente para a maioria dos adultos.

O cozimento na água, o armazenamento prolongado e o aquecimento podem alterar o teor de vitamina B_6 em alguns alimentos. Nos alimentos fortificados, utiliza-se o hidrocloreto de piridoxina, por ser a forma mais estável.[1,4]

Toxicidade e deficiência

Na literatura, a piridoxina proveniente de fontes alimentares não está associada a efeitos colaterais. Entretanto, ela pode ser usada como suplemento em condições fisiológicas específicas (hiperêmese na gestação, síndrome do túnel do carpo e

Figura 9.10 Estruturas moleculares da piridoxina (vitamina B_6).

Tabela 9.15 Valores de ingestão de referência para piridoxina por sexo e estágio de vida.

Estágio de vida	EAR (mg/dia)		RDA (mg/dia)		AI (mg/dia)
	Homens	Mulheres	Homens	Mulheres	
0 a 6 meses	–	–	–	–	0,1
7 a 12 meses	–	–	–	–	0,3
1 a 3 anos	0,4	0,4	0,5	0,5	–
4 a 8 anos	0,5	0,5	0,6	0,6	–
9 a 13 anos	0,8	0,8	1,0	1,0	–
14 a 18 anos	1,1	1,0	1,3	1,2	–
19 a 50 anos	1,1	1,1	1,3	1,3	–
51 a 70 anos ou mais	1,4	1,3	1,7	1,5	–
Gestantes	–	1,6	–	1,9	–
Lactantes	–	1,7	–	2,0	–

AI, ingestão adequada; EAR, necessidade média estimada; RDA, ingestão dietética recomendada. Adaptada de IOM[8] (1998).

Tabela 9.16 Teor de piridoxina em alguns alimentos.

Alimentos	Peso (g)	Piridoxina (mg)	Alimentos	Peso (g)	Piridoxina (mg)
Bife de fígado	100	1,43	Caju	65	0,18
Banana	118	0,70	Suco de uva	253	0,16
Salmão cozido	100	0,65	Arroz integral cozido	98	0,14
Frango cozido	100	0,63	Espinafre cozido	95	0,14
Fígado cozido	100	0,60	Suco de laranja	248	0,13
Batata assada com casca	122	0,42	Alcachofra inteira cozida	120	0,13
Suco de ameixa	192	0,42	Vagem cozida	80	0,12
Avelã	68	0,41	Brócolis cozidos	85	0,11
Camarão cozido	100	0,40	Couve-flor cozida	62	0,11
Carne de boi cozida	100	0,40	Cenoura crua	72	0,11
Castanhas	72	0,36	Milho cozido	75	0,11
Suco de tomate	242	0,34	Repolho-roxo cozido	75	0,11
Noz picada	60	0,34	Leite	245	0,10
Abacate	100	0,28	Couve cozida	90	0,10
Manga	207	0,28	Suco de abacaxi	125	0,09
Couve-de-bruxelas	78	0,23	Repolho-crespo cozido	65	0,09
Ameixa seca	85	0,22	Morango fresco	152	0,09
Melancia	152	0,22	Arroz branco cozido	79	0,07
Molho de tomate enlatado	123	0,19	Ovo cozido	48 a 50	0,07
Amendoim	72	0,18	Feijão-preto cozido	86	0,06
Lentilha	99	0,18	Aveia cozida	234	0,05
Uva	160	0,18	Quiabo cozido	92	0,04
Castanha-do-brasil	70	0,18	Cacau	28,4	0,03
Cenoura cozida	78	0,18	Canela	6,8	0,02

Adaptada de Hands[4] (2000).

neuropatias) e, nesse caso, há relatos de neurotoxicidade. Os sintomas comuns são fraqueza muscular e ausência de potencial de ação em nervos sensoriais.[4,32]

A deficiência por essa vitamina é rara, geralmente associada à deficiência de outros nutrientes. Os sintomas clássicos são alterações na pele, queilose, glossite, além de alterações neurológicas decorrentes da alteração na síntese de neurotransmissores, tais como irritabilidade, depressão e confusão.[4,32]

COBALAMINA (VITAMINA B$_{12}$)

A cobalamina, também chamada de vitamina B$_{12}$, foi isolada em 1948 por Smith, mas apenas em 1964 Hodgkin descobriu sua estrutura química. É uma substância avermelhada, por apresentar cobalto em sua estrutura, além de ser cristalina e solúvel em água. Contudo, é sensível a ácidos, álcalis, luz e agentes oxidantes ou redutores.[1,34]

A cianocobalamina é a forma mais estável de vitamina B_{12}. Essa vitamina está envolvida na reparação e na síntese da mielina, pois é cofator para duas enzimas importantes nessa síntese: metionina-sintase e L-metilmalonil-CoA-mutase. Portanto, é essencial para regeneração e formação de eritrócitos e para o metabolismo energético.[1,4,7]

Estrutura e propriedades físico-químicas

A estrutura química da vitamina B_{12} é complexa, constituída por um átomo de cobalto cercado por um anel tetrapirrólico, uma ribose fosforilada e um grupo nucleotídico. A vitamina B_{12} abrange a cianocobalamina e a hidroxicobalamina. A Figura 9.11 demonstra sua estrutura molecular.

Uma vez metabolizada, a cobalamina é cofator e coenzima em muitas reações bioquímicas, incluindo síntese de DNA, síntese de metionina por meio da homocisteína e conversão de propionil em succinil-CoA proveniente do metilmalonato.[12]

Na síntese do DNA, na reação de metionina-sintase, a homocisteína é convertida em metionina, promovendo a reciclagem de 5-metil-tetrahidrofolato (THF) para N5,10-metileno-THF, necessário para a síntese *de novo* de ácido timidílico e, em última instância, para a formação de DNA. Também é necessária para a redução de RNA e DNA na promoção do crescimento e na maturação dos eritrócitos.[4,34]

É essencial na conversão de propionil em succinil-CoA, pois, na deficiência dessa vitamina, a síntese de succinil-CoA é interrompida, e a reação é desviada para a formação de ácido metilmalônico (MMA), o que aumenta as concentrações de MMA e ocasiona acidose metabólica. Além disso, atua na formação de mielina.[34]

Recomendações de ingestão dietética e teor em alimentos

Os alimentos de origem animal, tais como fígado, carne, peixes, produtos lácteos e ovos, são as principais fontes dessa vitamina. A única fonte no reino vegetal, embora com biodisponibilidade ainda questionável, são as algas.[4,29]

A cobalamina é produzida por algumas bactérias, como as do cólon humano, que sintetizam essa vitamina; contudo, por ser esse um local de baixa absorção, a cobalamina é excretada em altas concentrações nas fezes.[1,4,7]

A ingestão dietética recomendada para a manutenção do estado hematológico e das concentrações séricas normais de B_{12} pode ser visualizada na Tabela 9.17.

A vitamina B_{12} é uma substância instável, apresentando perda de aproximadamente 70% durante o cozimento. Por ser a forma mais estável, a cianocobalamina é produzida por meio da fermentação bacteriana e está disponível comercialmente.[4,29]

A Tabela 9.18 mostra o teor de vitamina B_{12} em alimentos.

Toxicidade e deficiência

A vitamina B_{12} geralmente não apresenta toxicidade, mesmo em grandes doses. No entanto, já foram relatados diarreia transitória leve, trombose vascular periférica, prurido, exantema transitório, urticária e sensação de inchaço em todo o corpo.

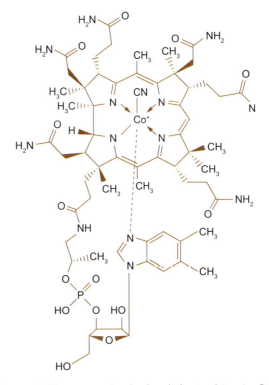

Figura 9.11 Estrutura molecular da cobalamina (vitamina B_{12}).

Tabela 9.17 Valores de ingestão de referência para cobalamina por sexo e estágio de vida.

Estágio de vida	EAR (mg/dia) Homens	EAR (mg/dia) Mulheres	RDA (mg/dia) Homens	RDA (mg/dia) Mulheres	AI (mg/dia)
0 a 6 meses	–	–	–	–	0,4
7 a 12 meses	–	–	–	–	0,5
1 a 3 anos	0,7	0,4	0,9	0,9	–
4 a 8 anos	1,0	0,5	1,2	1,2	–
9 a 13 anos	1,5	1,5	1,8	1,8	–
14 a 18 anos	2,0	2,0	2,4	2,4	–
19 a 50 anos	2,0	2,0	2,4	2,4	–
51 a 70 anos ou mais	2,0	2,0	2,4	2,4	–
Gestantes	–	2,2	–	2,6	–
Lactantes	–	2,4	–	2,8	–

AI, ingestão adequada; *EAR*, necessidade média estimada; *RDA*, ingestão dietética recomendada. Adaptada de IOM[8] (1998).

Tabela 9.18 Teor de cobalamina em alguns alimentos.

Alimentos	Peso (g)	Vitamina B_{12} (mg)
Bife de fígado cozido	100	112
Marisco no vapor	100	99
Ostras cozidas	100	27
Fígado de frango cozido	100	19
Ostras cruas	100	16
Coração cozido	100	14
Arenque cozido	100	10
Caranguejo cozido	100	9
Truta cozida	100	5
Salmão cozido	100	2,8
Carne bovina cozida	100	2,5
Carneiro cozido	100	2,4
Atum cozido	100	1,8
Camarão cozido	100	1,5
Leite desnatado	245	0,93
Leite integral	245	0,87
Carne de porco cozida	100	0,6
Ovo cozido	50	0,49
Frango cozido (carne clara)	100	0,36
Frango cozido (carne escura)	100	0,32

Adaptada de Hands[4] (2000).

A deficiência dessa vitamina pode ocorrer por ausência do fator intrínseco (FI) na secreção gástrica, por insuficiência pancreática, e por ressecção cirúrgica do estômago nas porções do fundo e da cárdia ou da superfície de absorção do íleo. Síndromes de má absorção e vegetarianismo também são causas dessa deficiência. Os sintomas associados à deficiência de vitamina B_{12} são anemia megaloblástica – produção de células grandes (macrocíticas) e imaturas (megaloblástica) por deficiência de síntese proteica – e neuropatia (desmineralização das fibras nervosas).[35]

REFERÊNCIAS BIBLIOGRÁFICAS

As referências consultadas para a elaboração deste capítulo estão disponíveis *online* no Ambiente de aprendizagem do GEN.

COMO CITAR ESTE CAPÍTULO

ABNT
SOUZA, W. N.; PENTEADO, M. V. C. Vitaminas hidrossolúveis. *In*: ROSSI, L.; POLTRONIERI, F. (org.). *Tratado de Nutrição e Dietoterapia*. 2. ed. Rio de Janeiro: Guanabara Koogan, 2023. p. 155-168.

VANCOUVER
Souza WN, Penteado MVC. Vitaminas hidrossolúveis. In: Rossi L, Poltronieri F (Orgs.). Tratado de nutrição e dietoterapia. 2. ed. Rio de Janeiro: Guanabara Koogan; 2023. p. 155-68.

CAPÍTULO

10
Vitaminas Lipossolúveis

Vitamina A

José Augusto Gasparotto Sattler • Luciana Tedesco Yoshime •
Illana Louise Pereira de Melo • Lígia A. Martini Cavalheiro

INTRODUÇÃO

A vitamina A é reconhecida como a vitamina com maior potencial multifuncional presente no corpo humano, devido à sua atuação em diversos processos fisiológicos, como visão, reprodução, crescimento embriogênico e desenvolvimento, competência imunológica, diferenciação celular e apoptose, manutenção do tecido epitelial e função cerebral.[1]

A história da vitamina A está intimamente ligada às suas implicações clínicas, que inicialmente foram identificadas e relacionadas com cegueira noturna. Os primeiros relatos sobre essa condição clínica foram descritos no Egito em 1500 a.C., mas naquela época não foi associada a nenhuma deficiência dietética.[2]

No século XX, E.V. McCollum e Thomas Osborne iniciaram estudos para identificar componentes da dieta que seriam necessários para a saúde e sobrevivência de mamíferos. Utilizando diferentes suplementos em dietas, chegaram à conclusão prévia de que um simples fator presente em lipídios foi essencial para o crescimento e a sobrevivência, e o denominaram fator lipossolúvel "A". Em 1914, McCollum relacionou essa deficiência à xeroftalmia e, com isso, proporcionou a primeira indicação da funcionalidade dessa vitamina.[3] A xeroftalmia, um espectro de manifestações oculares produzidas por deficiência de vitamina A, é reconhecida há mais de 3.500 anos e foi tratada antigamente na Síria, na Grécia e no Egito com um grupo de alimentos hoje reconhecidos como fontes alimentares de vitamina A.[4]

A denominação vitamina A foi usada pela primeira vez em 1920 como demonstração da descoberta desse fator de crescimento e para diferenciá-lo das vitaminas hidrossolúveis, então chamadas de vitamina B.[5] Nos últimos 100 anos, a vitamina A foi quimicamente identificada, purificada e sintetizada, tendo sido elucidadas a sua relevância clínica e a sua importância molecular. Esses achados tiveram importantes implicações nos esforços globais para combater a cegueira noturna e o risco de mortalidade por meio de suplementação em larga escala.[6]

Atualmente, observa-se uma transição nutricional que ocorre em âmbito mundial e que se caracteriza por aumento da obesidade e, ao mesmo tempo, desnutrição, aumentando as evidências da deficiência crônica de micronutrientes na dieta da população. Além de condições socioeconômicas que podem afetar diretamente a dieta da população brasileira, o alto consumo de alimentos ultraprocessados contribuiu para menor ingestão de vitamina A na dieta, visto que as quantidades encontradas são menores que as de alimentos *in natura*.[7,8] A última Pesquisa de Orçamentos Familiares (2017-2018) mostrou a prevalência de ingestão inadequada de vitamina A em 83,5% dos adolescentes, 89,3% dos adultos e 87,5% dos idosos, de ambos os sexos.[9]

A deficiência de vitamina A (DVA) atinge cerca de 190 milhões de crianças em idade pré-escolar e 19,1 milhões de gestantes no mundo.[10] No Brasil, apesar de não haver dados oficiais disponíveis para avaliação da DVA, o Ministério da Saúde adota desde 1983 a suplementação de vitamina A para crianças abaixo de 5 anos como medida principal para o combate à DVA, mas hoje pouco se sabe sobre o impacto desses programas.[11,12] Em paralelo, alguns estudos demonstram que a utilização de alimentos fortificados com várias vitaminas e minerais em pó, administrados no ambiente domiciliar (atenção primária), diminui a prevalência de deficiência de vitamina A e aumenta os níveis de vitamina A em crianças, independentemente de programas governamentais de suplementação.[13,14]

Além de condições de deficiência bem estabelecidas pela literatura, tais como perda de função do ciclo visual (cegueira noturna) e déficit imunológico, a vitamina A tem sido amplamente estudada, em vista de sua relação direta com obesidade, reprodução, expressão gênica e diferenciação tecidual. Nesse contexto, o aporte necessário dessa vitamina na dieta deve ser adequado, especialmente em populações específicas como idosos, gestantes e crianças, que podem estar mais suscetíveis à deficiência de vitamina A.[15]

Nesse sentido, faz-se necessário o desenvolvimento de ferramentas que possibilitem a verificação da presença da vitamina A e de carotenoides na dieta, a avaliação do impacto do processamento e a interação dos componentes dos alimentos, que podem ser medidas válidas para a elaboração de soluções eficazes em termos de aumento do consumo e diminuição das deficiências.

DEFINIÇÃO E ESTRUTURA QUÍMICA

A vitamina A está presente nos alimentos de diferentes formas. Pode ser encontrada como retinoides pré-formados, geralmente estocados em tecidos de animais, e como carotenoides pró-vitamínicos A, que são amplamente distribuídos na natureza em forma de pigmentos sintetizados pelas plantas.[15] A denominação "vitamina A" pode ser compreendida como qualquer composto com atividade biológica da vitamina, tal como carotenoides provitamínicos A, retinol, retinal, ácido retinoico, acetato de retinol, palmitato de retinol. Em termos químicos, são considerados substâncias com atividade de vitamina A aquelas que têm um anel cíclico e hidrofóbico de β-ionona, com cinco insaturações, sendo a primeira no carbono 5. No carbono 15 estão localizadas as substituições que caracterizam bioquimicamente as diversas formas biológicas com atividade de vitamina A (Figura 10.1).[16,17]

Além dos retinoides de ocorrência biológica, atualmente, são amplamente utilizados os retinoides sintéticos, devido ao seu potencial ativo. Atualmente há mais de 4.000 análogos desenvolvidos com o propósito de obterem-se moléculas mais potentes, seletivas e seguras em aplicações terapêuticas.[1]

Os carotenoides geralmente são tetraterpenoides (C_{40}) constituídos a partir de unidades de cinco carbonos (C_5, isopreno). Apresentam uma estrutura básica, simétrica e linear (como é o caso do licopeno) que pode sofrer, entre outras reações, ciclização em suas pontas, permitindo, assim, grande diversidade de estruturas que formam os diferentes carotenoides.[19,20]

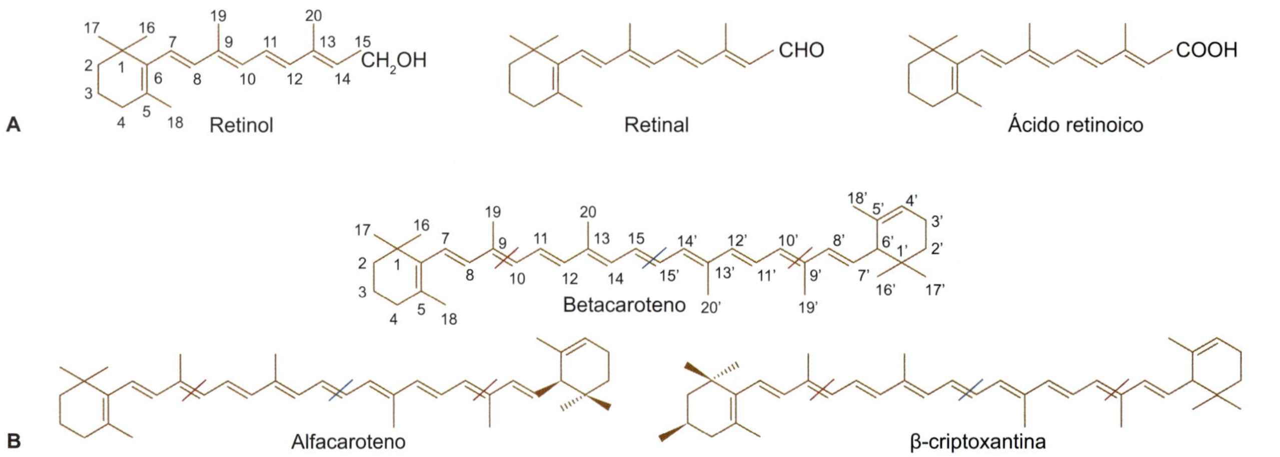

Figura 10.1 Estruturas químicas de retinol, retinal e ácido retinoico e dos principais carotenoides. **A.** Estrutura dos retinoides e suas principais características: a presença do anel β-ionona, uma cadeia lateral poliênica conjugada e um grupo funcional terminal. **B.** Estrutura química dos carotenoides com atividade provitamínica A (betacaroteno, alfacaroteno e β-criptoxantina). Essas moléculas são clivadas simetricamente na dupla ligação 15,15′ pela BCO1 (betacaroteno-15,15′-dioxigenase 1), que produz uma ou duas moléculas de retinal que podem ser oxidadas a ácido retinoico ou reduzidas a retinol. Elas também podem ser clivadas pela BCO2 (betacaroteno-9,10-oxigenase), dando origem aos apocarotenos que podem ser precursores da vitamina A ou podem ser oxidados em seu ácido apo-betacaroteno correspondente, que podem sofrer um processo semelhante à β-oxidação de ácidos graxos, para produzir o ácido retinoico. *Barra vermelha* representa a clivagem por BCO2 e *barra azul*, pela BCO1. Adaptada de Harisson[18] (2022).

Existem na natureza aproximadamente 700 carotenoides identificados, cerca de 10% estão presentes na dieta humana e poucos exercem atividade de vitamina A. Embora o termo vitamina A esteja associado ao retinol, e este seja de fato a forma predominante de retinoide no corpo humano, as principais moléculas biologicamente ativas são os derivados oxidados de 11-*cis*-retiniano e ácido *trans*-retinoico. Os carotenoides mais comuns nos alimentos são: betacaroteno, alfacaroteno, gamacaroteno, β-criptoxantina, luteína, licopeno e xantofilas. Mesmo com suas inúmeras formas químicas, pode-se dividi-los em dois grandes grupos: os carotenos e as xantofilas. Esses grupos se diferenciam pela presença de oxigênio nas xantofilas e ausência nos carotenos.[21-23]

No plasma e em tecidos humanos, já foram identificados 20 carotenoides, dos quais os principais são: betacaroteno, alfacaroteno, licopeno, luteína e criptoxantina.[15] Como mencionado anteriormente, nem todos os carotenoides apresentam características estruturais para serem convertidos em vitamina A. Apenas os carotenoides que apresentam pelo menos um anel de β-ionona, ausência de grupo funcional oxigenado e uma cadeia poliênica com pelo menos 11 átomos de carbono podem ser considerados precursores de vitamina A (Tabela 10.1).[21]

Todos esses compostos são lipossolúveis e são facilmente acumulados pelo organismo, especialmente no fígado e no tecido adiposo.[24] Atualmente, sabe-se que as concentrações de carotenoides no soro e nos tecidos podem ser utilizadas com segurança como biomarcadores de exposição recente ou não à ingestão de carotenoides provenientes da dieta. Por exemplo, os carotenoides ingeridos na dieta estão diretamente relacionados com as concentrações de betacaroteno, alfacaroteno, *cis*-licopeno e carotenoides totais encontrados no tecido adiposo, enquanto carotenoides contidos na dieta, como alfacaroteno, betacaroteno e gamacaroteno, licopeno, luteína, zeaxantina e seus isômeros, podem ser encontrados na pele.[25]

FONTES E NECESSIDADES

A vitamina A é fornecida ao organismo sob a forma de retinol ou carotenoides com atividade provitamínica A, que serão absorvidos e convertidos pelo organismo em sua forma ativa.

Na dieta, a vitamina A (retinol) é obtida em alimentos de origem animal como leite, carne, peixe e ovos. Nos alimentos de origem vegetal, o betacaroteno é o mais abundante e está presente em vegetais de coloração vermelha e laranja; a β-criptoxantina, assim como os outros carotenoides, que podem estar livres ou esterificados com ácidos graxos (láurico, mirístico, palmítico) e, pode ser encontrada em frutas cítricas, caqui, pimenta, pimentão vermelho, mamão, manga e damasco.[26,27] A quantidade necessária de frutas e vegetais (Tabela 10.2) a serem ingeridos para atender aos requisitos diários de vitamina A (Tabela 10.3) deve ser considerada quanto à composição desses alimentos, uma vez que os carotenos têm baixa absorção, devido à sua clivagem incompleta para gerar retinol (Tabela 10.4).

Tabela 10.1 Carotenoides com atividade provitamínica A (relativa à atividade do betacaroteno).

Carotenoides	Porcentagem de atividade
Trans-β-caroteno	100
9-*cis*-β-caroteno	38
13-*cis*-β-caroteno	53
Trans-α-caroteno	53
9-*cis*-α-caroteno	13
13-*cis*-α-caroteno	16
Trans-β-criptoxantina	57
9-*cis*-β-criptoxantina	27
15-*cis*-β-criptoxantina	42
β-caroteno-5,6-epóxido	21
Mutatocromo	50
Gamacaroteno	42 a 50
Betacaroteno	20 a 40

Adaptada de Fernández-García et al.[21] (2012).

Tabela 10.2 Quantidade de vitamina A fornecida por alimentos em geral consumidos pela população brasileira.

Alimentos	Descrição	Porção	Vitamina A (RE)
Origem animal			
Fígado bovino cozido	1 bife médio	100 g	10.318.764
Leite de vaca integral	1 copo	250 mℓ	77,5
Ovo cozido	1 unidade pequena	50 g	95,5
Origem vegetal			
Abóbora cozida	2 colheres (sopa) cheias	72 g	178,56
Acerola	10 unidades	120 g	278,4
Agrião	4 folhas médias	20 g	45,8
Alface lisa	3 folhas médias	30 g	55,2
Brócolis cozidos	3 ramos médios	60 g	78,6
Cenoura cozida	1 colher (sopa) cheia	25 g	55,75
Cenoura crua	2 colheres (sopa) cheias	24 g	675,12
Couve refogada	2 colheres (sopa) cheias	40 g	76,8
Espinafre cozido	2 colheres (sopa)	50 g	94,0
Goiaba	1 unidade média	170 g	59,5
Mamão papaia	½ unidade média	155 g	68,2
Manga	1 unidade média	140 g	301,0
Melão	1 fatia média	90 g	165,6
Pitanga	10 unidades	100 g	78
Rúcula	4 folhas	20 g	63,4
Tomate	4 fatias médias	60 g	27

RE, equivalente de retinol. Adaptada de Ministério da Saúde[28] (2013).

Tabela 10.3 Recomendações da Organização Mundial da Saúde (OMS) quanto à ingestão diária de vitamina A, por sexo e faixa etária e limites superiores de ingestão toleráveis (UL).

Faixa etária	EAR (mg/dia)	RDA (mg/dia)	UL (mg/dia)
Lactentes			
0 a 6 meses	–	400 (AI)	600
7 a 12 meses	–	500 (AI)	600
Crianças			
1 a 3 anos	210	300	600
4 a 8 anos	275	400	900
Homens			
9 a 13 anos	445	600	1.700
14 a 18 anos	630	900	2.800
> 19 anos	625	900	3.000
Mulheres			
9 a 13 anos	420	600	1.700
14 a 18 anos	485	700	2.800
> 19 anos	500	700	3.000
Gestantes			
≤ 18 anos	530	750	2.800
19 a 50 anos	550	770	3.000
Lactentes			
≤ 18 anos	880	1.200	2.800
19 a 50 anos	900	1.300	3.000

AI, ingestão adequada; *EAR*, necessidade média estimada; *RDA*, ingestão dietética recomendada; *UL*, limite superior de ingestão tolerável. Adaptada de Institute of Medicine[26] (2001).

Tabela 10.4 Fator de conversão em equivalente de retinol.

1 atividade de equivalente de retinol (mg AER)[21]
= 1 mg de retinol todo-*trans*
= 2 mg de betacaroteno todo-*trans* (suplemento)
= 12 mg de betacaroteno todo-*trans* (alimento)
= 24 mg de outras provitaminas A

1 unidade internacional (UI) de vitamina A[16]
= 0,3 mg de retinol todo-*trans*
= 3,6 mg de betacaroteno todo-*trans*
= 7,2 mg de outras provitaminas A

Carotenoides com atividade provitamínica A têm valor de conversão de 50% (ver Tabela 10.1) em relação ao betacaroteno

1 UI de retinol = 3 UI de betacaroteno

Equivalência em relação ao betacaroteno de alimentos
1 equivalente de retinol (ER) = 2 mg de betacaroteno puro em óleo
Uma alternativa da razão de equivalência pode ser 1 ER = 14 mg de betacaroteno ou 28 mg de outros carotenoides com atividade provitamínica A

1 AER = 3,33 UI de retinol

Adaptada de Fernández-García et al.[21] (2012); Institute of Medicine[26] (2001).

ABSORÇÃO, BIODISPONIBILIDADE, TRANSPORTE E METABOLISMO

A vitamina A está presente em produtos de origem animal e vegetal; porém, nos produtos de origem animal a ocorrência dessa vitamina se deve à ingestão de componentes dietéticos, uma vez que animais não podem sintetizar a vitamina endogenamente.[6] A Figura 10.2 mostra todas as etapas de ingestão, digestão, absorção e metabolismo da vitamina A tanto na forma de carotenoides (fontes vegetais) como na forma de retinol (fontes animais e suplementos).

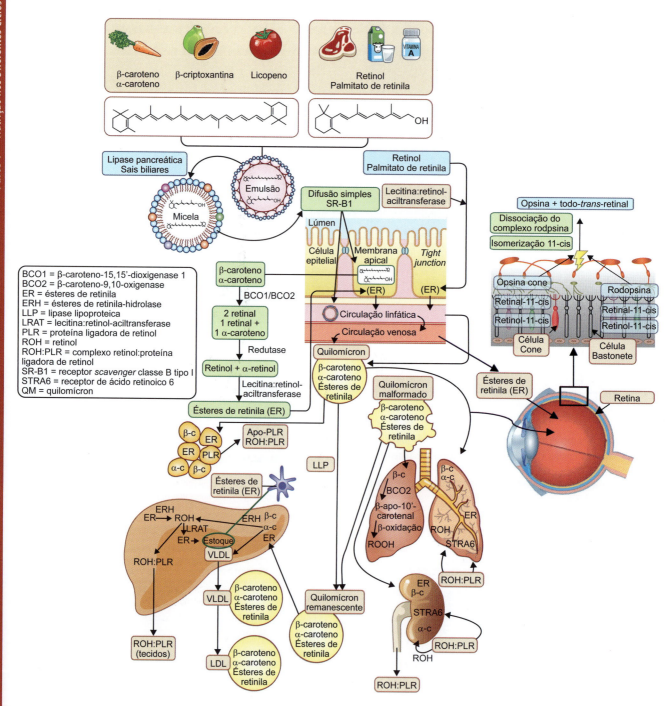

Figura 10.2 Ingestão de alimentos fontes de carotenoides (vegetais) e retinol (origem animal) e a disponibilização após a digestão (atuação da lipase pancreática e sais biliares) tanto na forma de micelas com na forma de retinol livre no intestino delgado. As micelas entram em contato com as células dos enterócitos, onde são absorvidas por difusão passiva (retinol) ou difusão simples e/ou ação de SR-B1, captando então a micela para o interior do enterócito. Os carotenoides são clivados por BCO1 e BCO2, e os subprodutos (retinal) sofrem ação da redutase, gerando retinol que, pela ação da LRAT, forma ésteres de retinila (ER). Os ERs entram na circulação linfática incorporados a quilomícrons, sendo distribuídos para órgãos e tecidos. Os quilomícrons com estrutura malformada são rapidamente captados pelos rins, pulmões e fígado. Os quilomícrons sofrem ação da LLP, em que se tornam QM remanescentes, sendo então captados pelo fígado. Nesse órgão os ER e carotenoides podem ser metabolizados a retinol e estocados nas células estreladas ou incorporados às lipoproteínas, entrando novamente no sistema circulatório. Tanto nos rins como nos pulmões, o complexo retinol:proteína ligadora de retinol é captado pelo STRA6, liberando retinol livre no tecido, enquanto os carotenoides sofrem ação do β-apo-10'-carotenal, formando ácido retinoico por β-oxidação.

Os carotenoides e retinoides ingeridos na dieta são primariamente ligados a proteínas e, após o contato com o conteúdo gástrico, são liberados por meio de proteólise enzimática em sua forma livre. Chegam ao intestino delgado proximal ligados a lipídios dietéticos, e aí sofrem clivagem oxidativa por sais biliares e lipase pancreática. Essa clivagem tem como subproduto o retinol, que vai ser incorporado a micelas em forma de quilomícrons, que serão então absorvidos pelos enterócitos localizados na borda em escova do intestino delgado.[1,29] O fígado armazena retinol como ER nas células hepáticas estreladas (CHE) por meio da ação de lecitina:retinol-aciltransferase (LRAT). Quando necessário, as CHE hidrolisam ésteres de retinila e secretam retinol ligado à proteína de ligação ao retinol 4 (RBP4) em associação com transtirretina (TTR) na circulação.[30] Tanto os ésteres de retinila como os carotenoides são hidrofóbicos; sendo assim, devem ser solubilizados em micelas para se dispersarem no ambiente aquoso do intestino delgado. Por essa razão, dietas pobres em gordura tendem a absorver menor quantidade de vitamina A. A partir de sua liberação na circulação linfática, esses quilomícrons sofrem quebra em quilomícrons remanescentes, nos quais se mantém a maior parte do conteúdo de ésteres de retinila e retinol intactos. Com a distribuição linfática dos quilomícrons remanescentes, o conteúdo de retinol e ésteres de retinila é liberado no fígado, pulmões e tecidos periféricos. Nos locais de ligação dos órgãos e tecidos, são convertidos em ácido retinoico, forma pela qual podem regular a expressão gênica de moléculas e processos e atuar como promotores de diferenciação celular.[6,29]

O fígado é o principal receptor do conteúdo de vitamina A ingerido na dieta; estima-se que cerca de 50% do que foi absorvido no intestino seja estocado nesse órgão. Sendo assim, o fígado tem papel essencial na utilização e distribuição para outros tecidos e órgãos. Os ésteres de retinila incorporados aos quilomícrons remanescentes chegam até o fígado, onde são metabolizados pelas células parenquimais (hepatócitos). Nessa etapa, os ésteres são hidrolisados e, após serem processados pelos endossomos, liberam moléculas de retinol que são transferidas para o retículo endoplasmático. Nesse local, a proteína ligadora de retinol (PLR) se liga às moléculas de retinol produzidas, as quais, ao passarem pelo complexo de Golgi, são secretadas pelas células.[29]

Quando as moléculas de carotenoides provitamínicos são convertidas em retinol, não acontece conversão com 100% de eficiência, ou seja, a atividade de vitamina A dos carotenoides é menor do que quando são ingeridos em forma de retinol. Tal fato ocorre devido aos fatores de biodisponibilidade (p. ex., a matriz alimentar), às características fisiológicas dos indivíduos (p. ex., o estado nutricional e o genótipo), e à eficiência na conversão enzimática desses carotenoides em retinol.[31]

FUNÇÕES METABÓLICAS E INTERAÇÕES

A partir da ingestão de alimentos que são fontes de vitamina A pré-formada, ésteres retinílicos ou betacaroteno, os retinoides são convertidos e passam a circular no sangue. Em resposta à demanda de tecido, o retinol é liberado pelo fígado na proporção de 1:1 por meio da sua proteína transportadora PLR. Os receptores específicos de células-alvo ligam esse complexo ou seus metabólitos ativos, regulando funções que incluem visão, integridade do tecido epitelial, expressão de genes, processos fisiológicos da reprodução humana (espermatogênese, fertilização, manutenção da gravidez, morfogênese, organogênese e crescimento fetal), imunidade, medula óssea e sistema neural, entre outras.[10,32]

Além dessas funções fisiológicas, estão associados aos carotenoides efeitos benéficos em circunstâncias de doenças degenerativas como câncer, aterosclerose e degeneração macular relacionada com a idade, devido ao seu potencial de conter lesões oxidativas por meio da eliminação de radicais peroxila e oxigênio singleto. Além disso, há evidências científicas da atuação dos carotenoides em outras atividades biológicas, como o seu papel no sistema imunológico e sua ação contra inflamação e obesidade.[33]

A vitamina A é um dos principais componentes envolvidos na função visual. O retinal-11-*cis*, um metabólito da vitamina A, é o agente cromóforo responsável pela visão, em que se liga às opsinas (pigmentos visuais essenciais para os receptores retinais responsáveis pela adaptação visual ao escuro, dentro da célula fotorreceptora). A partir dessa ligação ocorrida nos fotorreceptores ocorre a transmissão dos sinais pelo nervo óptico até o cérebro. No início do ciclo visual, o retinol-todo-*trans* entra no epitélio retinal pigmentado (ERP) por meio do transporte facilitado pelo STRA6, onde chega metabolizado em um éster de retinol pela ação da LRAT, que então se converte em retinol-11-*cis* e posteriormente em retinal-11-*cis* por meio de ação catalítica da enzima proteína de epitélio retinal pigmentado (RPE65) e retinol desidrogenase 5 (RDH5), respectivamente. O retinal-11-*cis* é transportado do ERP para os fotorreceptores pelo interfotorreceptor RBP (IRBP) e se liga à opsina nos bastonetes ou cones (formando rodopsina ou opsina cone, respectivamente). O complexo opsina-retinal-11-*cis* é isomerizado pela presença de luz em opsina-retinal-todo-*trans*, causando um processo de fotobranqueamento, em que a rodopsina forma diferentes estados intermediários que desencadeiam uma via de sinalização da proteína G. Depois do fotobranqueamento, o retinal-todo-*trans* é hidrolisado da opsina e convertido novamente em retinol-todo-*trans* pela retinol desidrogenase 8 (RDH8), antes de volta ao ERP pela ação do IRBP para assim repetir o ciclo visual.[34]

Os seres humanos exigem a regeneração cíclica e contínua do retinal-11-*cis* para que haja continuidade na formação de rodopsina, pigmento visual essencial para os receptores retinais responsáveis pela adaptação visual ao escuro, dentro da célula fotorreceptora. A xeroftalmia é o sinal clínico característico de DVA, principal causa de cegueira na infância; além disso, é o início de uma demonstração clássica de distúrbio e manifestação de cegueira noturna e incapacidade de ver sob níveis baixos de iluminação.[35]

Estudos recentes mostram que a suplementação com derivados de vitamina A atua no ciclo visual regenerando pigmentos necessários para a visão em modelos animais de doenças degenerativas da retina,[36,37] e que programas de suplementação com vitamina A têm efeitos positivos sobre a saúde ocular e a mortalidade infantil.[38]

No que diz respeito à resposta imunológica, a vitamina A atua tanto no sistema imunológico inato quanto no adaptativo; dessa forma, é possível associar a desnutrição e a deficiência de vitamina A ao aumento da suscetibilidade a doenças infecciosas e afirmar que constituem grave risco à saúde.[36,39] O mesmo ocorre com os carotenoides (ácido *trans*-retinoico), que atuam na célula ativando seu receptor nuclear, ou seja, os receptores α, β e γ do ácido retinoico; assim, seus efeitos são ativar ou inibir diferentes genes que influem em várias vias, incluindo o metabolismo celular e a biossíntese.[40]

DEFICIÊNCIAS

Embora a vitamina A tenha sido descoberta há mais de 100 anos, a avaliação bioquímica no caso de deficiência nutricional ainda não está estabelecida. As concentrações séricas de retinol são controladas homeostaticamente devido, em parte, ao uso de vitamina A no organismo para crescimento e diferenciação celular, e devido às suas propriedades tóxicas em altas concentrações. As alterações nas concentrações séricas de retinol encontram-se depletadas em circunstâncias de infecção e inflamação, devido à PLR, que é um marcador negativo da fase aguda, o que torna a avaliação do estado nutricional um desafio.

Ultimamente, observa-se que alguns indicadores clínicos e funcionais estão relacionados com a saúde ocular e com biomarcadores bioquímicos do estado de vitamina A (ou seja, retinol sérico, PLR, retinol no leite materno, testes de dose-resposta relativa, metodologia de diluição de isótopos e ésteres retinílicos séricos). Esses biomarcadores são relacionados com as concentrações da vitamina A do fígado, que geralmente são consideradas padrão-ouro para o estudo de vitamina A. No que diz respeito aos biomarcadores, porém, são descritas lacunas e limitações dos métodos.[6]

Os níveis séricos de retinol refletem as reservas de vitamina A do fígado apenas quando estão gravemente esgotadas (< 0,07 mmol/g de fígado) ou extremamente altas (> 1,05 mmol/g de fígado). Entre esses extremos, o retinol sérico é controlado homeostaticamente e, portanto, nem sempre está relacionado com a ingestão de vitamina A ou sinais clínicos de deficiência. Portanto, o retinol sérico não é útil para se avaliar o estado de vitamina A dos indivíduos e pode não responder às intervenções. Em vez disso, a distribuição dos valores séricos de retinol em uma população e a prevalência de indivíduos com valores séricos de retinol abaixo de uma coorte determinada podem fornecer informações importantes sobre o estado de vitamina A de uma população e podem refletir a gravidade da deficiência de vitamina A como um problema de saúde pública, especialmente quando se leva em consideração o grau de infecção subjacente ou de inflamação (Tabela 10.5). Os valores séricos de retinol são mais frequentemente aferidos em crianças pequenas, um grupo altamente vulnerável à deficiência.[10]

A DVA é considerada a deficiência que mais prevalece no mundo, afetando as crianças em países em desenvolvimento.[10] Trata-se de uma das principais causas de cegueira evitável na infância, uma vez que a vitamina A é veiculada pelo leite materno; portanto, diretamente relacionada com populações que consumem dietas pobres em carotenoides e/ou populações propensas a infecções, o que leva à redução na ingestão de vitamina A.[41] Além disso, a vitamina A também pode interferir no metabolismo do ferro e sua deficiência tem impacto no metabolismo e síntese desse mineral; dessa forma, a DVA pode causar anemia, especialmente em crianças e gestantes.[42]

Tabela 10.5 Prevalência de baixo nível de retinol sérico (≤ 0,70 mmol/mℓ) e estágio para ser considerado um problema de saúde pública em crianças de 6 a 71 meses de vida.

Prevalência de retinol sérico ≤ 0,70 mmol/mℓ	Estágio
2 a 9%	Brando
10 a 19%	Moderado
≥ 20%	Grave

Adaptada de World Health Organization[10] (2009).

No Brasil, apesar das ações de prevenção e controle da DVA, a hipovitaminose A ainda é um problema de saúde pública preocupante em crianças menores de 5 anos, uma vez que as medidas de suplementação e educação alimentar e nutricional sofrem interrupções, ou ocorrem de forma temporária, além da ausência de uma avaliação de sua efetividade.[42,43]

NÍVEIS MÁXIMOS DE INGESTÃO E TOXICIDADE

O excesso de vitamina A leva à desregulação das funções metabólicas do fígado e promove vários efeitos tóxicos. A absorção excessiva de vitamina A pode levar a grave toxicidade em humanos, uma vez que o retinol, quando miscível em água, emulsionado ou sólido é muito mais tóxico que as preparações de retinol à base de óleo. Além disso, o ácido retinoico em excesso é ainda mais tóxico que o retinol, pelo fato de que o ácido retinoico é biologicamente mais ativo. A suplementação de retinoide no tratamento de doenças é frequentemente associada a efeitos colaterais, como a teratogenicidade. A exposição crônica a doses de ácido retinoico-13-*cis* suprime a neurogênese do hipocampo e interrompe a memória dependente do hipocampo. Além disso, a ingestão de ácido retinoico-13-*cis* provoca cegueira noturna.[39,44]

A toxicidade aguda por hipervitaminose A ocorre quando adultos e crianças ingerem doses de recomendação diária > 100 vezes e > 20 vezes, respectivamente, por um período de horas ou alguns dias. Ingestões diárias > 25.000 UI por > 6 anos e > 100.000 UI por > 6 meses são consideradas tóxicas, mas há uma variação individual quanto à afirmativa de que menor ingestão possa provocar toxicidade. A ingestão prolongada de grandes quantidades de vitamina A pode causar efeitos colaterais: fadiga, irritabilidade, alterações mentais, anorexia, desconforto no estômago, náuseas, vômitos, leve febre, transpiração excessiva, aumento do risco de osteoporose e fratura do quadril, e muitos outros efeitos relatados na literatura.[45]

A hepatotoxicidade por hipervitaminose A foi descrita há anos e inclui alterações hepáticas, colestase, hipertensão portal não cirrótica, hepatite crônica e cirrose, porém já foi descrita hepatotoxicidade em doses terapêuticas. Além disso, a tolerância à vitamina A pode ser reduzida em pacientes com consumo regular de álcool, e foram descritos outros fatores de risco individuais, como doença hepática preexistente e interação medicamentosa com outros fármacos potencialmente hepatotóxicos.[45]

Atualmente, a OMS não recomenda que mulheres grávidas ou em pós-parto recebam suplementos de vitamina A, devido à falta de evidência de diminuição das taxas de mortalidade infantil e materna, ou para prevenir a transmissão do vírus HIV de mãe para filho. No entanto, em áreas em que a deficiência de vitamina A é um problema de saúde pública, os suplementos devem ser administrados para prevenir cegueira noturna.[6]

SUPLEMENTAÇÃO

A deficiência de vitamina A afeta cerca de 190 milhões de crianças em idade pré-escolar na África e no Sudeste Asiático. A ingestão inadequada de vitamina A conduz a DVA, comprometimento visual em decorrência de cegueira noturna e aumento do risco de doenças e morte por infecções em crianças. A suplementação de vitamina A pode ser um aporte em lactentes e crianças, uma vez que essa vitamina é essencial para o crescimento e o desenvolvimento, além de combater infecções.[46] A Tabela 10.6 apresenta as sugestões da OMS para suplementação intermitente de vitamina A em crianças de 6 a 59 meses de vida.

Tabela 10.6 Esquema sugerido para suplementação intermitente de vitamina A em crianças de 6 a 59 meses de vida.

Grupo-alvo	Crianças de 6 a 11 meses de vida (inclusive HIV+)	Crianças de 12 a 59 meses de vida (inclusive HIV+)
Dose	100.000 UI (30 mg RE) de vitamina A	200.000 UI (60 mg RE) de vitamina A
Frequência	Uma vez	A cada 4 a 6 meses
Cenário	População na qual a prevalência de cegueira noturna seja ≥ 1% em crianças de 24 a 59 meses de vida ou na qual a prevalência de deficiência de vitamina A (retinol no sangue ≤ 0,70 mmol/ℓ) seja ≥ 20% em bebês e crianças de 6 a 59 meses de vida	

RE, equivalente de retinol; *UI*, unidades internacionais. Adaptada de Organização Mundial da Saúde[46] (2013).

COMO CITAR ESTA SEÇÃO

ABNT
SATTLER, J. A. G.; YOSHIME, L. T.; MELO, I. L. P. *et al.* Vitamina A. *In*: ROSSI, L.; POLTRONIERI, F. (org.). *Tratado de Nutrição e Dietoterapia*. 2. ed. Rio de Janeiro: Guanabara Koogan, 2023. p. 169-175.

Vancouver
Sattler JAG, Yoshime LT, Melo ILP *et al*. Vitamina A. In: Rossi L, Poltronieri F (Orgs.). Tratado de nutrição e dietoterapia. 2. ed. Rio de Janeiro: Guanabara Koogan; 2023. p. 169-75.

Vitamina D

Barbara Santarosa Emo Peters • Liane Murari Rocha •
Natasha A. Grande de França • Lígia A. Martini Cavalheiro

METABOLISMO

A vitamina D é classificada quimicamente como secoesteroide, pois sua molécula é composta por anéis (A, B, C e D) com diferentes cadeias laterais, derivados do colesterol que têm a estrutura básica dos esteroides com um desses anéis clivados. Trata-se de uma vitamina lipossolúvel, derivada do 7-deidrocolesterol (7-DHC) interligado por várias reações fotolíticas e enzimáticas que ocorrem em células de diferentes tecidos. A vitamina D pode ser encontrada em duas formas: como ergocalciferol (vitamina D_2), produzido pelas plantas; e como colecalciferol (vitamina D_3), produzido na pele humana por ação da luz ultravioleta no 7-deidrocolesterol. A maior parte da vitamina D necessária aos humanos é fornecida pela síntese na pele, por meio da luz solar, e por pequena quantidade complementar (10 a 20%) proveniente de fontes dietéticas.[1]

Síntese, absorção e transporte

A vitamina D (calciferol) é considerada um pró-hormônio e, para realizar a sua função, precisa ser transformada em seu metabólito ativo $1,25(OH)_2D$ (1,25-di-hidroxivitamina D_3) ou calcitriol. Ambas as formas, vitaminas D_2 e D_3, são capazes de gerar o metabólito ativo (calcitriol). Quando obtida por meio da alimentação, a vitamina D_2 ou D_3 é incorporada aos quilomícrons e absorvida pelo sistema linfático; sua maior absorção ocorre no intestino delgado, e em geral apresenta boa biodisponibilidade. Pode ocorrer prejuízo na absorção somente na presença de doenças que alteram o metabolismo lipídico.[1]

A maior parte da produção de vitamina D ocorre na epiderme; porém, para que ocorra a síntese na pele, a luz solar deve ser direta e a radiação ultravioleta B (UVB) deverá ter comprimento de 290 a 315 nanômetros. A quantidade de raios UVB pode variar de acordo com as estações do ano e a latitude; no inverno, e quanto maior a distância da linha do equador, as quantidades de raios são menores. Existem ainda outros fatores que podem comprometer a síntese cutânea de vitamina D, como altas quantidades de melanina e envelhecimento. A produção da vitamina D_3 (colecalciferol) por síntese cutânea ocorre por atuação da radiação solar nas duplas ligações do 7-deidrocolesterol, resultando em abertura do anel B para formar a pré-vitamina D que, por ação da temperatura da pele, sofre um rápido rearranjo, formando a vitamina D_3. Em casos de exposição excessiva aos raios solares, essa pré-vitamina é transformada em produtos inativos luminesterol e taquisterol.[2]

Após a ingestão ou a síntese cutânea, a vitamina D (colecalciferol ou ergocalciferol) entra na circulação unida à proteína ligante da vitamina D (DBP), sendo transportada para o fígado para ser metabolizada ou para o tecido adiposo para ser armazenada. No fígado, ocorre a primeira hidroxilação na posição 25 pela 25-hidroxilase, enzima microssômica da família do citocromo P450 (CYP450) denominada CYP2R1, resultando em 25-hidroxivitamina D (25D), o calcidiol, forma circulante mais abundante da vitamina no organismo. Ressalte-se que este é o metabólito utilizado para avaliação das concentrações sanguíneas para diagnóstico. Por fim, para que o metabólito se torne ativo, há necessidade de mais uma hidroxilação pela 1α-hidroxilase, enzima mitocondrial da família CYP450 denominada CYP27B1 e expressa em diversos tecidos, como pâncreas, pele, próstata, mama, células do sistema imunológico, mas principalmente nos rins. O calcidiol é metabolizado e forma a $1,25(OH)_2D$, calcitriol (metabólito ativo),[3] conforme mostra a Figura 10.3.

A expressão da 1α-hidroxilase nos rins é estimulada pela concentração sérica de paratormônio (PTH) e suprimida pelas concentrações de fósforo, fator de crescimento do fibroblasto 23 (FGF-23) e pela proteína Klotho. Quando a concentração plasmática de cálcio diminui, ocorre aumento da secreção de PTH e, em resposta, a atividade da 1α-hidroxilase também se eleva nos rins. Quando a concentração de cálcio no plasma aumenta, ocorre supressão da síntese de PTH, e a $1,25(OH)_2D$ induz a redução da sua própria síntese ao diminuir a síntese da enzima 1α-hidroxilase nos rins. Nos demais tecidos, a regulação da $1,25(OH)_2D$ independe das concentrações de PTH e é regulada por citocinas e por fatores específicos de cada célula, como interferona gama e interleucina 1 (IL-1). A função da $1,25(OH)_2D$ nesses tecidos pode ser autócrina ou parácrina.[2,3]

No organismo, a $1,25(OH)_2D$ circula no plasma ligada à DBP para exercer suas funções. Nas células-alvo, associa-se ao receptor de vitamina D (VDR), que é um fator de transcrição nuclear, formando um complexo que, ligado ao receptor de ácido retinoico (RXR), forma heterodímeros que reconhecem o elemento de resposta da vitamina D (VDRE) na sequência de DNA, ocorrendo uma cascata de interações moleculares que modulam a transcrição de genes específicos (Figura 10.4). Portanto, as ações da $1,25(OH)_2D$ estão ligadas à modulação da expressão gênica nas células-alvo que têm receptores para essa substância.[5]

Quase todas as células humanas expressam o VDR. Foram identificados milhares de locais para sua ligação e centenas de genes expressos por mudanças nas concentrações de vitamina D, sugerindo, inclusive, a sua participação, direta ou indireta, na regulação de 3% do genoma humano. Células como hemácias,

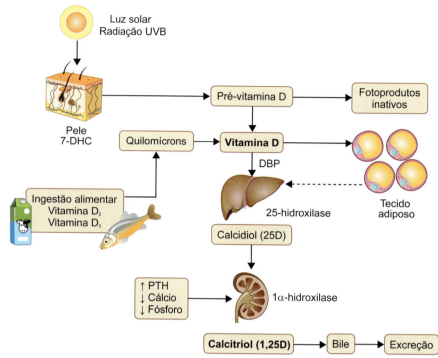

Figura 10.3 Síntese e metabolismo da vitamina D. *DBP*, proteína ligante da vitamina D; *DHC*, deidrocolesterol; *PTH*, paratormônio; *UVB*, ultravioleta B. Adaptada de Holick[4] (2008).

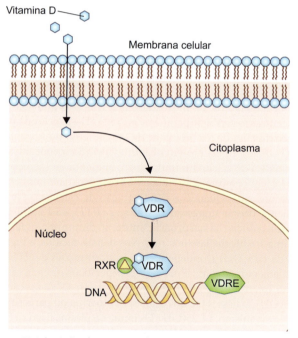

Figura 10.4 Atuação do receptor de vitamina D (VDR). *RXR*, receptor de ácido retinoico; *VDRE*, elemento de resposta da vitamina D.

células musculares estriadas maduras e algumas células altamente diferenciadas do sistema nervoso central, como as células de Purkinje e os neurônios do setor CH4 do prosencéfalo basal, não apresentam receptores de vitamina D.[2,3]

Armazenamento e excreção

Quando a vitamina D é obtida por síntese cutânea, em casos de excessiva exposição ao sol, ocorre um importante mecanismo endógeno de proteção contra a produção excessiva dessa vitamina e consequente intoxicação. A pré-vitamina D_3, que também é capaz de absorver fótons UVB, é isomerizada a dois produtos fotolíticos inertes: o lumisterol e o taquisterol, metabólitos inativos. Já o excesso de vitamina D provinda da alimentação, de alimentos fortificados ou de suplementos pode resultar em hipercalcemia, apesar da possibilidade de ser estocada no tecido adiposo. Por ser uma vitamina lipossolúvel, é facilmente armazenada no tecido adiposo, o que não implica necessariamente a utilização desse estoque.[2]

A excreção de vitamina D ocorre principalmente na bile e pode ser reabsorvida. A inativação da 25D e da 1,25(OH)$_2$D é catalisada pela 24-hidroxilase, enzima mitocondrial também da família CYP450 denominada CYP24A1, que hidroxila os carbonos 23 ou 24. A expressão da 24-hidroxilase é regulada pela 1,25(OH)$_2$D e pelo PTH, que podem atuar sinergicamente. A enzima é encontrada em maiores quantidades nos rins e no intestino, e em menor quantidade em outras células como fibroblastos, linfócitos, queratinócitos e macrófagos. Entre os metabólitos intermediários mais importantes estão 24,25(OH)$_2$D, 1,24,25(OH)$_3$D, que tem como produtos finais o ácido calcitroico (após 24-hidroxilação) e a 1,25(OH)$_2$D-lactona (após 23-hidroxilação), que são os principais metabólitos eliminados pela bile.[2,3]

Algumas moléculas intermediárias do processo de inativação da 1,25(OH)$_2$D pela 24-hidroxilase mantêm atividade metabólica, atuando na expressão do próprio gene da enzima e na inibição da proliferação celular. A 24,25(OH)$_2$D, produto da 24-hidroxilase, merece destaque por manter atividade metabólica e ser essencial à integridade da estrutura óssea e ao processo de reparo de fraturas.[2]

FUNÇÕES

Uma vez que há presença de receptor nuclear de vitamina D em diferentes tecidos, a manutenção das concentrações sanguíneas desse pró-hormônio em níveis suficientes tem se revelado fundamental para um adequado funcionamento do organismo. O papel mais bem estabelecido do calcitriol é controlar a homeostase dos minerais cálcio e fósforo, fundamentais à saúde óssea (função esquelética), mas outras funções que vão além do esqueleto (funções extraesqueléticas) têm sido apontadas e serão também abordadas.

Função esquelética: papel clássico

O cálcio e o fósforo são os principais componentes da fração inorgânica do osso (fração associada à rigidez), no qual se encontram em forma de cristais de hidroxiapatita $[Ca_{10}(PO_4)_6(OH)_2]$. Contudo, além da formação e manutenção ósseas, ambos os minerais são fundamentais em diversos processos fisiológicos e bioquímicos, e é indispensável que se mantenham em relativa estabilidade no sangue.

Quando há deficiência de ingestão ou a absorção intestinal está comprometida, as glândulas paratireoides são estimuladas a aumentar a secreção de PTH, o qual atua de modo a garantir que o cálcio e o fósforo séricos sejam mantidos em concentrações suficientes. Além de elevar a reabsorção renal de cálcio e estimular a formação de osteoclastos maduros (células que reabsorvem osso, liberando Ca^{2+} e HPO_4^{2-} para a circulação), o PTH aumenta a atividade da enzima 1α-hidroxilase (CYP27B1), o que leva a maior formação do metabólito ativo da vitamina D (calcitriol).

O calcitriol, por sua vez, também estimula a remoção de íons cálcio e fósforo diretamente do esqueleto e a reabsorção nos túbulos renais, além de promover maior absorção desses minerais pelo intestino. Em todos os locais de atuação, a presença de VDR é fundamental para que haja sensibilização e ação necessária (Figura 10.5).

Mecanismo de ação do calcitriol no osso

Ao se ligar ao receptor presente nos osteoblastos (células formadoras), o calcitriol estimula a ativação do ligante do receptor do fator nuclear *kappa* B (RANKL), o qual interage com o receptor ativador do fator nuclear *kappa* B (RANK), presente em células precursoras de osteoclastos (pré-osteoclastos imaturos), desencadeando o processo de formação de osteoclastos maduros que levarão à liberação de Ca^{2+} e HPO_4^{2-} para manutenção da homeostase.[1]

Mecanismo de ação do calcitriol no intestino e nos rins

Estima-se que, quando o calcitriol se liga ao seu receptor no núcleo dos enterócitos, a absorção intestinal de cálcio e fósforo seja de 35 a 80%, respectivamente, percentuais que decrescem para 12,5 e 60% na ausência desse hormônio.[1] Ao promoverem elevação das concentrações de 25(OH)D em mulheres na pós-menopausa para valores superiores a 30 ng/mℓ, Hansen et al.[6] observaram aumento de 1% (10 mg/dia) na absorção de cálcio (aumento que não foi observado no grupo que não atingiu a suficiência).

A ação do calcitriol no intestino e nos rins ocorre de maneira muito semelhante, com diferença apenas quanto aos mediadores. De modo geral, o calcitriol induz uma rede de genes envolvidos na absorção do cálcio, desde sua captação transepitelial (também participa na captação paracelular) até o metabolismo intracelular.[7] Na borda em escova, o calcitriol aumenta a permeabilidade para entrada do cálcio via canal TRPV6 (nos rins, TRPV5). Uma vez no meio intracelular, o Ca^{2+} se liga à calbindina D (proteína ligante de cálcio dependente de vitamina D), a qual transporta o Ca^{2+} até a membrana basolateral, onde é lançado na circulação por meio da bomba de cálcio dependente de ATP (Ca^{2+}-ATPase) e também pelo trocador Na^+/Ca^{2+}.[8]

Vitamina D na saúde óssea

A deficiência de vitamina D é associada às doenças ósseas em todas as etapas da vida. No período intrauterino e durante a infância, tal deficiência reduz o depósito de cálcio na matriz do osso, levando a inadequada formação do esqueleto (raquitismo). Quando o osso já está formado, a deficiência prolongada também pode acarretar ineficiente mineralização (osteomalacia) ou maior reabsorção de Ca^{2+} e HPO_4^{2-} (osteopenia ou osteoporose). Deficiências acentuadas e prolongadas podem levar a um estado de hiperparatireoidismo secundário e, em consequência, potencializar os efeitos deletérios.

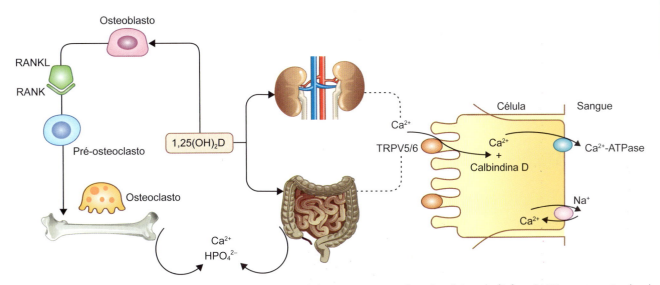

Figura 10.5 Ações do calcitriol – 1,25(OH)$_2$D – para manutenção da homeostase sanguínea do cálcio e do fósforo. *RANK*, receptor ativador do fator nuclear *kappa* B; *RANKL*, ligante do receptor do fator nuclear *kappa* B; *TRPV5/6*, canal de cátion de potencial receptor transitório, subfamília vaniloide, membros 5/6.

Raquitismo e osteomalacia

O raquitismo e a osteomalacia são doenças menos frequentes nos dias de hoje; contudo, quando presentes levam a um importante comprometimento da qualidade de vida do indivíduo. Sinais clínicos clássicos de raquitismo começam a surgir logo nos primeiros 6 meses de vida e incluem rosário raquítico (alteração das cartilagens de crescimento), placas epifisárias alargadas no fim dos ossos longos, deformidades ósseas (p. ex., pernas em arco), sudorese excessiva (decorrente de irritabilidade neuromuscular) e dores nas costas. A demora no tratamento do raquitismo leva a retardo do crescimento e do fechamento das fontanelas ("moleira"). Já a osteomalacia (o raquitismo dos adultos) caracteriza-se por dor óssea, fraqueza muscular, tórax de pombo, curvatura da coluna e pseudofraturas, que dificultam a realização das tarefas diárias.[1]

Ambas as doenças resultam de inadequada mineralização da matriz óssea (osteoide), que compromete a rigidez do esqueleto. Entre os fatores que podem desencadear raquitismo e osteomalacia encontram-se a hipofosfatemia e a hipocalcemia decorrentes da deficiência de vitamina D. O uso de medicamentos que alteram o metabolismo da vitamina D (p. ex., o antibiótico rifampicina) e mutações no gene da enzima CYP27B1 ou do VDR têm sido relatados como desencadeadores.[9]

Osteopenia e osteoporose

A osteopenia e a osteoporose são distúrbios esqueléticos caracterizados por redução da densidade mineral óssea (DMO) e deterioração da microarquitetura do osso, cuja principal consequência é aumento do risco de fraturas. As fraturas decorrentes de osteoporose podem implicar considerável impacto na qualidade de vida, uma vez que provocam dificuldades diante das tarefas cotidianas e pelo fato de que apenas 1/3 dos indivíduos acometidos é capaz de retornar ao estado funcional pré-fratura. Além disso, há maior risco de morte devido aos longos períodos de hospitalização, o que também gera importante impacto financeiro ao Sistema Único de Saúde (SUS).

A fim de determinar os efeitos da suplementação de vitamina D (com ou sem cálcio) para prevenção de fraturas em mulheres na pós-menopausa e em homens idosos, Avenell et al.[10] conduziram uma revisão sistemática que incluiu 53 ensaios clínicos aleatorizados, ou semialeatorizados, totalizando 91.791 participantes, e concluíram que a vitamina D isoladamente não é capaz de prevenir a ocorrência de fraturas nas doses avaliadas (nenhum dos trabalhos incluídos testou doses superiores a 800 UI/dia). Em contrapartida, o fornecimento concomitante de vitamina D e cálcio foi eficaz em reduzir o risco de fraturas de quadril (risco relativo [RR]: 0,84; intervalo de confiança de 95% [IC95%]: 0,74 a 0,96), com efeito mais proeminente entre idosos institucionalizados e com histórico de fraturas anteriores. Pontua-se, contudo, que tais achados não nos permitem distinguir se o efeito observado se deu graças à suplementação conjunta com vitamina D ou se foi consequência apenas do uso de cálcio.

Uma vez que a DMO pode ser utilizada como desfecho primário para detectar efeitos biologicamente significativos em coortes menores – e, assim, melhor elucidar a relação com a prevenção de fraturas –, conduziu-se uma revisão sistemática seguida de metanálise com 4.082 indivíduos, de ambos os sexos, a partir de 20 anos, a fim de se avaliar o efeito de diferentes doses de suplementação com vitamina D (ergocalciferol ou colecalciferol) sobre tal parâmetro. Dos 23 estudos incluídos, apenas 6 mostraram efeito positivo sobre a DMO, o qual, combinado, mostrou-se na ordem de 0,8%. O efeito só foi observado no colo do fêmur, e os estudos apresentaram elevada heterogeneidade entre si (67%).[11]

Os autores trazem uma importante discussão sobre os resultados encontrados (e que vai ao encontro dos achados sobre fraturas, descritos anteriormente), em que refletem sobre a real função da vitamina D, que é manter a homeostase do cálcio e do fósforo, e não manter esses minerais no esqueleto. A vitamina D desempenha papel ambíguo, visto que um estado de deficiência é associado a hiperparatireoidismo secundário e maior osteoclastogênese, mas, na ausência de cálcio, promove maior reabsorção desse mineral a partir do tecido ósseo. Apesar disso, a suplementação de vitamina D, visando principalmente à saúde do esqueleto, vem sendo amplamente empregada na prática clínica, muitas vezes com doses que garantam a manutenção de concentrações séricas superiores a 75 nmol/ℓ (30 ng/mℓ); todavia, tal benefício não tem sido sustentado por evidências científicas.[11]

O que se pode extrair dos ensaios clínicos e revisões conduzidos até o momento é que o efeito da vitamina D depende de adequado suprimento de cálcio e que se deve procurar manter as concentrações séricas desse pró-hormônio em valores mínimos de 50 nmol/ℓ (20 ng/mℓ). A suplementação só parece ser efetiva em indivíduos com deficiência ou sob maior risco para tal (idosos institucionalizados, por exemplo), e mais estudos devem ser conduzidos para avaliar o real impacto (ou necessidade) de maiores dosagens de suplementação sobre a saúde óssea.

Funções extraesqueléticas

Grande parte dos tecidos que compõem nosso organismo apresenta receptores de vitamina D em suas células, o que os torna responsivos às ações dessa vitamina. A expressão da enzima conversora (1α-hidroxilase), ao contrário do que se propunha inicialmente, também é observada em outros tecidos além do renal, regulando a ação do calcitriol em diversas esferas. Direta ou indiretamente, o calcitriol é capaz de controlar mais de 200 genes, incluindo aqueles responsáveis por proliferação, diferenciação, apoptose e angiogênese celulares.

Assim, não surpreende que haja vários estudos observacionais que apontam para redução no risco de inúmeras doenças (cânceres, diabetes, doenças autoimunes etc.) mediante manutenção de níveis suficientes de 25(OH)D. Sugere-se que seriam necessárias concentrações mínimas de 28 a 32 ng/mℓ para que tal efeito preventivo fosse possível, com concentrações ótimas entre 28 e 40 ng/mℓ.[1]

Vitamina D e músculo esquelético

Observa-se na prática clínica uma perda progressiva de força e massa musculares entre pessoas com osteomalacia e raquitismo. Além disso, biopsias do músculo esquelético de indivíduos com deficiência grave de vitamina D revelam atrofia de fibras musculares do tipo II, as quais são recrutadas em movimentos rápidos, como os que antecedem uma queda. Assim, um estado de hipovitaminose D é frequentemente associado a fraqueza, hipotonia e retardo no tempo de pico de contração, levando a dificuldade de caminhar, sentar-se, permanecer em pé e subir escadas e a maior risco de quedas.

Acredita-se que o calcitriol atue diretamente sobre as células musculares (possivelmente, células satélites: mioblastos adultos indiferenciados). Ao se ligar ao VDR no núcleo, o complexo $1,25(OH)_2D/VDR/RXR$ ativa a transcrição de genes responsáveis por promover maior captação de cálcio, principalmente por estímulo da atividade da proteína ligante de cálcio, a calbindina-D9K, no sarcoplasma, modulando a contração muscular. Adicionalmente, estudos com modelos animais mostraram que o calcitriol seria capaz de suprarregular (*up-regulate*) a expressão de fator de crescimento semelhante à insulina tipo 2 (IGF-2), o qual, por sua vez, estimula a diferenciação miogênica. Ambos os processos resultam em hipertrofia da fibra muscular preexistente e restauração do tecido (regeneração muscular mediante microlesões).

Outro mecanismo proposto envolve vias rápidas não transcricionais. Sugere-se que haja também um receptor não nuclear nas células musculares, o qual induziria a fosforilação de proteínas responsáveis pela ativação da cascata da proteinoquinase ativada por mitógenos (MAPK) e da fosfatidilinositol-3-quinase ou proteinoquinase B (PI3K/Akt), promovendo influxo de cálcio para o meio intracelular, controle do metabolismo das células musculares e estímulo da via de síntese proteica (mTORMC1). Entretanto, ainda não há consenso acerca de qual seria a possível natureza desse receptor de membrana: (1) um novo receptor; (2) uma proteína de ligação do cálcio associada à membrana; (3) o próprio VDR translocado do núcleo para a membrana.[12]

Força muscular

Dados provenientes de ensaios clínicos aleatorizados apontam para um efeito positivo da suplementação de vitamina D sobre a função muscular, especialmente entre idosos com insuficiência ou deficiência. Resultados de metanálise de 30 ensaios clínicos controlados que buscaram avaliar o efeito da suplementação sobre a força, a massa magra e o poder muscular (força gerada por intervalo de tempo) indicam um modesto, porém significativo aumento da força. Mais precisamente, os autores conseguiram identificar que esse ganho ocorreu sobretudo nos membros inferiores, o que sugere uma possível relação entre deficiência de vitamina D e maior risco de quedas.[13]

Os efeitos da suplementação parecem ser mais expressivos em idosos, principalmente entre aqueles com maior fragilidade, e em indivíduos (adultos e idosos) com concentrações de 25(OH)D inferiores a 30 nmol/ℓ. Dada a elevada heterogeneidade entre os protocolos de suplementação utilizados nos estudos, a inferência de dose-resposta fica comprometida. Entretanto, sugere-se que 800 a 1.000 UI diárias sejam suficientes para efeito positivo sobre a força e o equilíbrio em idosos, de modo dependente das concentrações basais. A administração de doses elevadas e intermitentes de vitamina D parece não ser eficiente para melhorar a força muscular, e a combinação com suplementação de cálcio não implica diferenças significativas.

Embora não pareça haver relação direta da vitamina D com a massa muscular em aspectos quantitativos, sua associação positiva com a manutenção ou incremento da força é de grande interesse para a saúde pública, uma vez que há uma correlação bem conhecida entre força e deficiências funcionais, qualidade de vida e mortalidade.

Prevenção de quedas

A incidência de quedas aumenta com o envelhecimento, trazendo restrições à execução das atividades da vida diária e reduzindo a independência. A maioria dos casos leva a fraturas de quadril, a mais complicada das fraturas. Por ser a vitamina D positivamente associada à força muscular, sugere-se efeito protetor sobre o risco de quedas. Entretanto, evidências atuais não sustentam a indicação de suplementação de vitamina D a idosos para esse fim. A agência canadense que regula medicamentos e tecnologias em saúde conduziu uma revisão sistemática com metanálises que buscou investigar o efeito da suplementação de vitamina D (com ou sem cálcio) sobre a prevenção de quedas. Apenas uma das cinco metanálises avaliadas apresentou resultado positivo, mas o efeito só ocorreu quando tal suplementação foi feita em concomitância a suplementação com cálcio.[14]

Uma vez que a maioria dos ensaios clínicos geralmente utiliza doses intermediárias de vitamina D (cerca de 800 UI/dia), presume-se que seriam necessárias doses mais elevadas para que o efeito sobre o risco de quedas fosse perceptível. Contudo, surpreendentemente, estudos que avaliaram o efeito da administração de *bolus* (mensais ou anuais) com altas dosagens revelaram associação inversa. Gallagher[15] cita um recente ensaio clínico duplo-cego e aleatorizado, conduzido com idosos de ambos os sexos (e de cerca de 78 anos) que receberam doses mensais de 24.000 UI, 60.000 UI ou 24.000 UI + 300 mg de 25(OH)D e apresentaram, ao fim da intervenção, taxas de quedas equivalentes a 48%, 67% e 66%, respectivamente. Ao avaliarem as concentrações séricas, os autores observaram que aqueles que se enquadravam no maior quartil (25OHD: 112 a 247 nmol/ℓ) apresentaram chance 5 vezes maior de quedas frequentes do que aqueles que mantiveram concentrações entre 52 e 75 nmol/ℓ (21 a 30 ng/mℓ). Outros estudos chegaram a resultados similares, o que faz crer que concentrações de 25(OH)D superiores a 100 nmol/ℓ (40 ng/mℓ), valores que em geral são atingidos com doses a partir de 2.000 UI/dia, podem levar a efeito inverso ao desejado.

Apesar de os achados ainda serem preliminares e inconclusivos, devemos considerar um potencial efeito adverso de elevadas concentrações de 25(OH)D sobre a ocorrência de quedas, por mecanismos ainda não bem elucidados (sugere-se possível ação neurológica). Dessa forma, acredita-se que a suplementação profilática com vitamina D, principalmente em altas dosagens, não seja indicada para idosos com o objetivo de prevenir quedas. Assim, a American Geriatrics Society (AGS) recomenda suplementação de 800 UI de vitamina D (acompanhada de adequada ingestão de cálcio) para os indivíduos em risco de deficiência.[14]

Vitamina D e risco cardiometabólico

Estudos têm apontado para correlação inversa entre as concentrações de 25(OH)D e risco de doenças cardiovasculares e condições associadas, como obesidade, resistência à insulina e hipertensão arterial. Sabe-se que doenças que levam a comprometimento da função cardiovascular são cada vez mais frequentes em todo o mundo, sendo responsáveis por um crescente número de mortes. Especula-se que a deficiência de vitamina D possa aumentar o risco de doenças cardiovasculares por estimular a ativação da cascata inflamatória, resultando em disfunção endotelial e aumento da espessura das artérias.

Obesidade

A vitamina D parece atuar de maneira tanto autócrina quanto parácrina. A ligação do calcitriol ao seu receptor no núcleo das células adiposas inibe a adipogênese (de modo independente do PTH) e a diferenciação de pré-adipócitos em adipócitos maduros, os quais não expressam VDR e, portanto, não sofreriam a ação inibitória do calcitriol. Estudos também apontam para correlação inversa entre a 25(OH)D e os hormônios leptina e resistina (resistência à insulina) e para correlação positiva com a adiponectina (sensibilidade à insulina). A vitamina D também parece modular a resposta inflamatória no tecido adiposo.

Tanto a obesidade quanto a hipovitaminose D têm se mostrado situações pandêmicas, o que sugere uma possível ligação entre ambas. O estilo de vida moderno, caracterizado por mudanças alimentares e maior sedentarismo, pode ser considerado um dos fatores etiológicos do maior acúmulo de gordura corporal, bem como da redução das concentrações de 25(OH)D. Há vários estudos observacionais que mostram menores concentrações de 25(OH)D quanto maiores forem o índice de massa corporal (IMC), o peso ou o percentual de gordura. Estima-se que cada aumento em uma unidade de IMC reduza em 1,15% a vitamina D sérica. Contudo, a relação de causa e efeito e os mecanismos envolvidos ainda não estão bem elucidados.

Apesar de obesos apresentarem maior área corporal (o que possibilitaria maior síntese cutânea), a quantidade de vitamina D_3 formada 24 horas após exposição aos raios solares é aproximadamente metade da quantidade sintetizada por indivíduos eutróficos (não há diferença quanto à quantidade de 7-deidrocolesterol presente na pele). Diante dessa observação, Wortsman et al.[16] criaram a hipótese do "sequestro de vitamina D". Segundo essa hipótese, a vitamina D_3 ficaria "presa" no tecido adiposo (reservatório corporal), o que reduziria sua biodisponibilidade para hidroxilação a 25(OH)D no fígado. Entretanto, mais recentemente Drincic et al.[17] refutaram tal teoria ao demonstrar que o peso seria melhor preditor de deficiência do que apenas a gordura. Os autores explicam que, se ajustarmos a obesidade pela área corporal, não há diferenças significativas nas concentrações de 25(OH)D entre obesos e eutróficos. Assim, propõem que haveria uma "diluição volumétrica", sem qualquer evidência de aprisionamento da vitamina D_3. Ou seja, a ingestão de vitamina D entre obesos precisaria ser ajustada pelo peso a fim de que fossem atingidas as concentrações desejáveis de 25(OH)D.

Ajustando-se a recomendação para o peso corporal, observa-se que são necessárias cerca de 2,5 UI/kg para aumentar em uma unidade de 25(OH)D. Assim, doses duas a três vezes mais elevadas (6.000 a 10.000 UI/dia) de vitamina D_3, seguidas de terapia de manutenção com 3.000 a 6.000 UI/dia, garantiriam concentrações acima de 30 ng/mℓ. Sugere-se que também possa haver aumento das concentrações de 25(OH)D mediante intervenção para perda de peso. Contudo, os estudos conduzidos até hoje ainda são controversos, pelo menos no que se refere à perda de 10% do peso corporal (especula-se que sejam necessárias perdas mais acentuadas).[18]

Resistência à insulina e diabetes melito tipo 2

Estudos epidemiológicos revelam prevalência 5 vezes maior de diabetes em países mais afastados da linha do equador, o que coincide com menor exposição aos raios solares e, em consequência, maiores índices de hipovitaminose D. Adicionalmente, observa-se risco 20 a 50% menor de diabetes melito tipo 2 (DM2) quando as concentrações de 25(OH)D são superiores a 30 ng/mℓ, além de menor velocidade de progressão de um estado pré-diabético (glicemia de jejum alterada ou intolerância à glicose) para diabético.[19]

A expressão de VDR ocorre tanto nas células beta pancreáticas quanto em tecidos-alvo de insulina, como o músculo esquelético e o tecido adiposo. Ao se ligar ao VDR, o calcitriol favorece a síntese e a secreção de insulina: de maneira direta, ao induzir a transcrição de genes insulinêmicos; e de maneira indireta, aumentando o influxo de cálcio ionizado para o interior da célula. Além disso, a vitamina D é conhecida por seu caráter anti-inflamatório, o que também exerce impacto positivo sobre a resistência à insulina, o funcionamento e a sobrevivência das células beta e, em consequência, sobre o controle glicêmico.

Embora haja vários estudos em modelos com animais ou epidemiológicos que apontam para um efeito positivo da suplementação com vitamina D sobre o risco de DM2, ensaios clínicos aleatorizados ainda não forneceram evidências convincentes. Efeitos de confusão, como o uso de medicamentos, causalidade reversa, metabólito da vitamina D avaliado e técnica de mensuração, presença de polimorfismos e baixas doses suplementadas (cerca de 800 UI), podem ser alguns dos fatores que explicam os achados inconclusivos. Em geral, muitos estudos também não levam em consideração parâmetros glicêmicos como desfecho primário.

Recente metanálise de 23 ensaios clínicos (1.797 indivíduos de 44 a 67 anos) também não observou efeito da suplementação de vitamina D sobre a hemoglobina glicada (HbA1c), a glicemia de jejum e a resistência à insulina (HOMA-IR) em indivíduos com DM2. Os resultados permaneceram os mesmos após análise por subgrupo com deficientes em 25(OH)D (< 50 nmol/ℓ ou < 30 nmol/ℓ). Entretanto, quando foram incluídos apenas estudos com HbA1c média basal $\geq$ 8%, observou-se efeito significativo da suplementação sobre a glicemia de jejum (mas não sobre a HbA1c). Os autores salientam que a patogênese do DM2 consiste em progressiva resistência à insulina, inicialmente compensada por aumento da secreção, que evolui para estresse de retículo das células beta e redução na quantidade dessas células. Assim, sugere-se que o efeito do calcitriol seria irrisório no momento em que o DM2 já está instalado.[20]

Acredita-se que a suplementação com vitamina D possa apresentar efeito protetor em pacientes com deficiência de 25(OH)D e com inadequado controle glicêmico. Porém, para indivíduos com DM2, a American Diabetes Association (ADA, 2013) não recomenda o uso rotineiro de vitamina D com propósito de melhorar o controle dos níveis de glicose, dada a insuficiência de evidências científicas. Além disso, postula-se que o efeito da metformina e de mudanças no estilo de vida como um todo seja muito superior ao alcançado com a suplementação de vitamina D.[20]

Pressão arterial

Há mais de três décadas surgiram os primeiros trabalhos observacionais associando a vitamina D à pressão arterial. Dados de 7.561 participantes da *National Health and Nutrition Examination Survey* (NHANES) mostraram pressão sistólica 3,5 mmHg mais alta entre os participantes com deficiência de vitamina D (< 13,2 ng/mℓ). Outro estudo de base populacional, *Cardiovascular Health Study*, realizado com 2.314 indivíduos, relatou menor prevalência de hipertensão quando 25(OH)D $\geq$ 20 ng/mℓ. A análise combinada de duas grandes coortes, *Health Professionals' Follow-Up Study* e *Nurses' Health Study*, com 1.811 pacientes acompanhados por 8 anos, revelou um aumento de 2,67 vezes no risco relativo para hipertensão (IC95%: 1,05 a 6,79) entre aqueles com 25(OH)D abaixo de 15 ng/mℓ. Já na coorte *Women's Health Initiative* (4.863 participantes) não houve associação entre as concentrações de 25(OH)D e mudanças na pressão arterial em 7 anos de seguimento, mas o risco de desenvolver hipertensão foi 50% maior quando 25(OH)D < 14 ng/mℓ.[21]

Alguns ensaios clínicos que investigaram o efeito da suplementação corroboraram as associações verificadas nos estudos observacionais, mas, de modo geral, os achados são controversos. Efeito positivo da suplementação de vitamina D sobre a redução da pressão arterial foi observado em metanálise com 6 estudos envolvendo pessoas com doença cardiometabólica preexistente. Entretanto, tal efeito somente aconteceu entre os indivíduos que apresentavam deficiência de vitamina D.[21] Já a metanálise de Beveridge et al.[22] concluiu, após avaliação de 27 estudos, não haver evidência real de redução dos níveis pressóricos com suplementação de vitamina D.

Dada a presença de VDR em células endoteliais, do músculo liso e miócitos, foram propostos vários mecanismos que corroboram a existência de associação entre vitamina D e pressão arterial. Estudos recentes com artérias renais de indivíduos hipertensos demonstraram que o calcitriol tem o potencial de reduzir a expressão do receptor de angiotensina 1 (AT1R), atenuando a atividade do sistema renina-angiotensina-aldosterona (RAA). O calcitriol também pode melhorar a função endotelial por alterar a proliferação celular e reduzir a produção de citocinas pró-inflamatórias.[22]

Além da dificuldade de se isolar o efeito da vitamina D sobre o desfecho, deve-se considerar ainda a presença de intercorrências via polimorfismos de genes envolvidos na síntese (DHCR7 – gene do 7-deidrocolesterol, CYP2R1 – enzima da hidroxilação hepática) e no metabolismo da vitamina D [GC – gene do VDR, CYP24A1 – enzima do estágio inicial do catabolismo de 25(OH)D].

Há na literatura, por exemplo, descrição de associação do polimorfismo rs6013897 no cromossomo 20q13 na CYP24A1 com a pressão arterial sistólica e diastólica.[23] Dessa forma, é necessário que sejam conduzidos mais ensaios clínicos bem controlados, a fim de se confirmarem ou refutarem os achados de estudos transversais e longitudinais.

Vitamina D e doenças autoimunes

A vitamina D é considerada um imunomodulador natural, sendo frequentemente associada à patogênese de doenças autoimunes. Sua ação se daria principalmente via receptores do tipo *Toll-like* e sistema imunológico adaptativo. Além disso, o calcitriol inibe a atividade da aromatase (estrógeno-sintetase, complexo enzimático da família do citocromo P-450), contrarregulando a produção de citocinas pró-inflamatórias (IL-6, fator de necrose tumoral alfa [TNF-α], IL-1β) em macrófagos ativados. A partir disso, têm sido conduzidos muitos estudos com o propósito de investigar o efeito da suplementação com vitamina D sobre doenças imunomediadas, mas ainda não há consenso quanto à responsividade do sistema imunológico na presença de vitamina D.

Esclerose múltipla: função cognitiva

A esclerose múltipla (EM) é uma doença autoimune e inflamatória de causa multifatorial caracterizada por dano axonal e desmielinização na medula e no cérebro, capaz de afetar o sistema nervoso central. Manifesta-se com maior frequência em adultos jovens, e está associada a incapacidade funcional precoce. Entre os fatores ambientais etiológicos encontra-se o estado de vitamina D.[24]

A associação entre deficiência de vitamina D e EM emerge de estudos ecológicos que demonstraram haver maior incidência em regiões de maior latitude, com considerável aumento de recidivas durante períodos mais frios (menor exposição aos raios solares). Há ainda evidências de que a migração para locais de menor latitude reduza o risco de EM, bem como de que o consumo de alimentos fontes de vitamina D possa reduzir a prevalência de esclerose em países afastados da linha do equador.[25]

Uma investigação prospectiva que abrangeu cerca de 200.000 mulheres estadunidenses revelou, após 30 anos de seguimento, incidência 33% menor de EM entre aquelas encaixadas no maior quintil de ingestão [suficiente para manter a 25(OH)D em 75 nmol/ℓ]. Outro estudo do tipo caso-controle observou menor chance de manifestar EM entre indivíduos que consomem peixe (fonte de vitamina D_3) três ou mais vezes/semana (*odds ratio* [OR]: 0,57; IC95%: 0,33 a 0,93). Estima-se que 70% dos casos de EM poderiam ser prevenidos nos EUA e na Europa com aumento das concentrações de 25(OH)D para 100 nmol/ℓ.[25]

Para explicar a relação entre estado de vitamina D e esclerose, foram propostos alguns mecanismos:

- O VDR é amplamente expresso no cérebro, promovendo a transcrição de genes associados ao desenvolvimento cerebral, à prevenção de ansiedade e à indução do fator neurotrófico derivado de glia e da síntese do fator de crescimento nervoso
- Ação anti-inflamatória da vitamina D
- Estudos experimentais sugerem que a vitamina D possa afetar diretamente o processo de remielinização (de modo independente de seu efeito anti-inflamatório)
- A vitamina D também apresenta efeito antiviral. Pode, assim, influir na resposta imunológica mediante exposição ao vírus Epstein-Barr (amplamente associado à etiologia da EM).

Até o momento, concentrações de 25(OH)D entre 100 e 150 nmol/ℓ têm sido associadas a redução de recidivas sintomatológicas em indivíduos com EM, principalmente nos estágios iniciais da doença e entre os mais jovens. Destaca-se que tais concentrações exigem suplementação diária em torno de 4.000 a 10.000 UI. Kimball et al.[26] mostraram não haver hipercalcemia nem hipercalciúria ou qualquer outro sinal de intoxicação mediante tais dosagens (combinadas a 1.200 mg de cálcio), com significativo impacto positivo sobre a redução do número de lesões.[25]

Entretanto, é importante salientar que o efeito da suplementação com altas dosagens não implica resultados unânimes. Fragoso[27] observou piora na condição neurológica, com novas recidivas e lesões, mediante suplementação com 8.000 a 150.000 UI/dia, durante 1 ano e 3 meses. Também foram descritos outros sintomas entre os pacientes submetidos a tal protocolo: alterações gástricas graves, pseudotumor cerebral e convulsões, hipercalcemia grave, insuficiência renal, nefrolitíase e nefrocalcinose.[24]

Alguns pontos devem ser levantados quanto aos achados (ainda inconclusivos) sobre o efeito da suplementação com vitamina D no cuidado do paciente com EM:

- Não é possível apontar uma relação de causa e efeito
- O efeito pode sofrer influência de polimorfismos em genes envolvidos na síntese e no metabolismo da vitamina D
- Há necessidade de estudos que avaliem o efeito da suplementação por tempo mais longo
- O estado de vitamina D raramente é mensurado previamente à definição das doses a serem administradas
- Em geral, a existência de duas formas de vitamina D, bem como de outros metabólitos, é ignorada.[24]

Assim, apesar de haver evidências de melhora dos sintomas mediante maiores concentrações de 25(OH)D, e de essa também ser associada a menor risco de desenvolver EM, deve-se ter cautela quanto à divulgação descontrolada desses resultados parciais, uma vez que a opção por um tratamento "natural", quase milagroso, pode levar alguns pacientes a abandonarem a terapia convencional.[24]

Vitamina D e câncer

Nos últimos anos, é notório o aumento na incidência e na taxa de morte em decorrência de cânceres. Em 2012, houve 14 milhões de novos casos, com maiores taxas de câncer de mama, colorretal, de pulmão e de próstata. Assim, estudos têm buscado alternativas, com vistas a prevenção e tratamento eficaz. Entre tais alternativas, a vitamina D e análogos emergem como possível e potente terapêutica contra o câncer.[28]

O efeito anticarcinogênico atribuído ao calcitriol provém de seu papel sobre a manutenção de uma adequada atividade celular: retardo na proliferação e no crescimento do tumor, bloqueio de fatores de crescimento e da angiogênese do endotélio, promoção de autofagia e regulação da apoptose e modulação da inflamação, a qual é associada à aceleração da progressão do desenvolvimento tumoral.[28]

Estudos podem apontar significativa relação inversa entre as concentrações de 25(OH)D e o câncer; porém, em algumas variações, como o câncer de mama, há possibilidade de existir causalidade reversa, uma vez que o próprio câncer pode desencadear deficiência de vitamina D. Também é importante especular sobre um possível efeito independente da radiação UVB, indicado em estudos com animais, que observaram efeito atenuador sobre a progressão de tumores intestinais.[28]

Quanto à suplementação, trabalho realizado com 2.064 mulheres (≥ 55 anos) revelou redução marginal do risco de desenvolver qualquer tipo de câncer mediante suplementação com 2.000 UI de vitamina D_3 combinada a 1.500 mg de cálcio (*hazard ratio* [HR]: 0,68; IC95%: 0,46 a 0,99), mesmo diante de concentrações basais de 25(OH)D suficientes (> 75 nmol/ℓ). Ao compilarem dados de 18 ensaios clínicos aleatorizados (n = 50.623), Bjelakovic et al.[29] concluíram que não há evidências concretas de que a suplementação com vitamina D possa reduzir o risco de câncer, pelo menos entre mulheres acima dos 50 anos (principal população incluída nos estudos). Além disso, se tal efeito fosse de fato significativo, não chegaria nem a 5%. Contudo, observou-se que a suplementação reduziu a mortalidade entre pacientes com câncer (o que sugere papel terapêutico conjunto ao tratamento tradicional). Apesar disso, ressalte-se que se trata de um achado frágil, dado o elevado risco de erro do tipo I (rejeita-se a hipótese nula, de que a vitamina D não tenha associação com a mortalidade, mas essa hipótese é verdadeira).

Sugere-se também que o calcitriol possa atuar sinergicamente com agentes quimioterápicos, como taxanos e análogos de platina, potencializando o combate às células cancerígenas. O benefício parece ocorrer quando a administração de 1,25(OH)$_2$D se dá antes ou em concomitância à quimioterapia. Após a finalização do tratamento, também pode haver redução do risco de remissão via amenização da inflamação e do estado de estresse oxidativo, efeitos indiretos da vitamina D.[28]

Entretanto, é necessário que sejam conduzidos estudos clínicos controlados que visem: (1) confirmar o papel da vitamina D; (2) definir doses ótimas, considerando-se segurança e eficácia; (3) delimitar concentrações desejáveis de 25(OH)D e/ou 1,25(OH)$_2$D; (4) avaliar o efeito em diferentes populações e dos diferentes metabólitos.

RECOMENDAÇÕES NUTRICIONAIS

Discutiu-se até aqui a grande importância da vitamina D para manutenção da saúde do nosso organismo. Para que esse nutriente desempenhe corretamente suas funções, é indispensável que tanto a síntese na pele quanto a ingestão alimentar sejam adequadas.

Fontes

A principal fonte de vitamina D é exposição aos raios solares. Com exposição diária da pele à luz solar, a quantidade de vitamina D produzida é adequada para a maioria dos indivíduos. Entretanto, como discutimos no início deste capítulo, a produção na pele depende de diversos fatores, como estação do ano, uso de protetor solar, cor da pele e idade, entre outros. Esse nutriente também pode ser obtido por meio de alimentos e suplementos.[30]

A vitamina D não é largamente distribuída na natureza; não há, portanto, grande variedade de alimentos fontes dessa vitamina. Peixes gordurosos como salmão, sardinha e atum são considerados boas fontes. Entretanto, a quantidade de vitamina D encontrada pode variar de acordo com a procedência do peixe (selvagem ou de cativeiro) e com a alimentação do animal. Outros alimentos de origem animal, como carne vermelha, gema de ovos, leite integral e manteiga, apresentam quantidades bem inferiores da vitamina, mas assim mesmo podem contribuir para adequada ingestão por meio da dieta. Entre os alimentos de origem vegetal, os cogumelos contêm boa quantidade de vitamina D quando comparados aos demais alimentos.[4] Damos a seguir alguns exemplos de alimentos que têm vitamina D em sua composição e a quantidade aproximada em que está presente (Tabela 10.7).

Ingestão recomendada

Em 2010, com base nas ações da vitamina D apenas em prol da saúde óssea, as quantidades recomendadas para ingestão dessa vitamina foram atualizadas pelo Conselho de Alimentação e

Tabela 10.7 Conteúdo aproximado de vitamina D em alguns alimentos.

Alimento	Porção	UI	µg
Óleo de fígado de peixe[a]	1 colher (sopa)	924	23,1
Salmão selvagem	100 g	600 a 1.000	15 a 25
Salmão criado em cativeiro	100 g	100 a 250	2,5 a 6,25
Sardinhas enlatadas	100 g	300 a 600	7,5 a 15
Atum enlatado	100 g	236	5,9
Cogumelo *shiitake* fresco	100 g	100	2,5
Cogumelo *shiitake* seco ao sol	100 g	1.600	40
Bife de fígado	100 g	36	0,9
Gema de ovo	1 unidade	20	0,5

[a]Os óleos de fígado de peixe, como o de bacalhau, apresentam grande quantidade de vitamina A e, se consumidos em excesso, podem ser tóxicos. *UI*, unidades internacionais. Adaptada de International Osteoporosis Foundation[30] (2015).

Nutrição (Food and Nutrition Board – FNB) do Institute of Medicine dos EUA (IOM).[31] A ingestão dietética recomendada (RDA) de vitamina D, para as diferentes faixas etárias, consta na Tabela 10.8. Mesmo sendo a luz solar a principal fonte de vitamina D, a RDA foi definida levando-se em consideração uma exposição mínima ao sol.

Sob outra perspectiva, com o objetivo de fazer recomendações para prevenir e tratar a deficiência ou insuficiência de vitamina D, a Endocrine Society dos EUA acredita que, em vez de se fixar um valor a ser recomendado de ingestão de vitamina D, algo irreal na prática clínica, deve-se recomendar uma faixa de ingestão. Dessa forma, recomenda para crianças de 0 a 1 ano a ingestão diária de 400 a 1.000 UI (10 a 25 mg/dia) de vitamina D. Para crianças acima de 1 ano, a recomendação é de 600 a 1.000 UI (15 a 25 mg/dia) e, para adultos e idosos, de 1.500 a 2.000 UI (37,5 a 50 mg/dia).[32,33]

No Brasil, porém, mesmo havendo diversos estudos mostrando que a ingestão de vitamina D fica muito aquém do recomendado e que a prevalência de insuficiência e deficiência desse nutriente é alta em nossa população, a Agência Nacional de Vigilância Sanitária (Anvisa) mantém a recomendação de ingestão de apenas 200 UI (5 mg) de vitamina D por dia.[34,35]

Adequação das concentrações séricas

Ao longo deste capítulo vimos que, além de ser muito importante para todas as etapas da vida, a concentração, no soro, de 25(OH)D é também o melhor indicador de suficiência de vitamina D.

Ainda há na literatura discussão sobre quais seriam os valores que definem deficiência, insuficiência ou normalidade das concentrações de 25(OH)D. Os pontos de corte geralmente mais utilizados são os propostos pela Endocrine Society e apoiados pela Sociedade Brasileira de Endocrinologia e Metabologia (SBEM), mas ainda não há consenso quanto a tais pontos.[34] Esses valores estão listados na Tabela 10.9.

Para o IOM, o valor de 20 ng/mℓ (50 nmol/ℓ) corresponde à quantidade de 25(OH)D presente na maioria das pessoas e é o valor mínimo que atende às necessidades do organismo. Segundo esse instituto, apenas 3% da população precisariam de valores acima de 20 ng/mℓ, e 97% estão adequados com o valor de 20 ng/mℓ. Sendo assim, para muitos especialistas, valores acima de 20 ng/mℓ já seriam considerados suficientes para a maioria da população.[31]

Vale destacar que, mesmo utilizando pontos de corte menos restritos para classificar a adequação de vitamina D no organismo, estudos populacionais têm mostrado alta prevalência de deficiência ou insuficiência de vitamina D em todo o mundo, inclusive no Brasil, e essa prevalência é hoje considerada problema de saúde pública.

Tabela 10.9 Indicadores de saúde para diferentes concentrações séricas de 25(OH)D segundo a Endocrine Society.

Indicador de saúde	Concentração sérica de 25(OH)D	
	ng/mℓ	nmol/ℓ
Deficiência	< 20	< 50
Insuficiência	20 a 29,9	50 a 74,9
Suficiência	30 a 100	75 a 250
Excesso	> 100	> 250
Risco de toxicidade	> 150	> 375

Adaptada de Peters e Martini[33] (2014).

Suplementação

A deficiência de vitamina D pode ocorrer quando a ingestão alimentar é inferior por longo tempo à quantidade recomendada, quando a exposição à luz solar é insuficiente, quando os rins não são capazes de converter a 25(OH)D em 1,25(OH)$_2$D e/ou quando a absorção da vitamina pelo intestino está inadequada.

Obter aporte suficiente de vitamina D por meio de fontes alimentares naturais é muito difícil, devido à limitação de alimentos fontes. Dessa forma, consumir alimentos fortificados com vitamina D e se expor à luz solar são essenciais para manter concentrações suficientes de 25(OH)D. Porém, além de haver poucos alimentos fortificados com vitamina D disponíveis nas prateleiras dos supermercados, a exposição direta aos raios solares vem se tornando cada vez menos praticada, e com isso a insuficiência e/ou deficiência de vitamina D têm aumentado.

Assim sendo, em alguns grupos podem ser necessários suplementos dietéticos para atender a necessidade diária de vitamina D. Segundo o FNB/IOM, os grupos que podem necessitar de tais suplementos são: lactentes, idosos, indivíduos com limitada exposição aos raios solares, indivíduos de pele escura, indivíduos com doença inflamatória intestinal ou outras condições que levem a má absorção de gordura, obesos ou indivíduos submetidos a cirurgia de redução de estômago.[36]

Já segundo a SBEM, os grupos que podem necessitar de suplementação são aqueles listados na Tabela 10.10. Para a SBEM, esses grupos constituem populações de risco, e merecem receber suplemento quando as concentrações séricas de 25(OH)D se apresentarem abaixo de 30 ng/mℓ. Quando a insuficiência ou deficiência for detectada, a suplementação terá como objetivo melhorar a saúde óssea, e as doses devem ser individualizadas, tendo em vista idade e doenças associadas.[34]

As formas de vitamina D mais utilizadas para suplementação em nosso meio são o colecalciferol, ou vitamina D$_3$, e o ergocalciferol, ou vitamina D$_2$. A forma mais utilizada para

Tabela 10.8 Recomendações de ingestão de vitamina D por sexo e faixa etária.

Idade	Homens e mulheres	Gestantes	Lactantes
0 a 12 meses[a]	400 UI (10 mg)	–	–
1 a 13 anos	600 UI (15 mg)	–	–
14 a 18 anos	600 UI (15 mg)	600 UI (15 mg)	600 UI (15 mg)
19 a 50 anos	600 UI (15 mg)	600 UI (15 mg)	600 UI (15 mg)
51 a 70 anos	600 UI (15 mg)		
> 70 anos	800 UI (20 mg)		

[a]Ingestão adequada (AI). Adaptada de Institute of Medicine[31] (2010).

Tabela 10.10 Casos com indicação para rastreamento e tratamento da deficiência de vitamina D, segundo a Sociedade Brasileira de Endocrinologia e Metabologia.

Raquitismo ou osteomalacia
Osteoporose
Insuficiência renal crônica ou hepática
Síndromes de má absorção (fibrose cística, doença inflamatória intestinal, doença de Crohn, cirurgia bariátrica, enterite pós-radiação)
Hiperparatireoidismo
Uso de medicamentos que interfiram no metabolismo da vitamina D (anticonvulsivantes, glicocorticoides, antifúngicos, antirretrovirais, colestiramina, orlistate)
Doenças granulomatosas
Linfomas
Gestantes e lactantes
Idosos com histórico de quedas e fraturas
Obesos (IMC > 30 kg/m²)
Pacientes com orientações de restrição à exposição aos raios solares

IMC, índice de massa corporal. Adaptada de Maeda et al.[34] (2014).

tratamento e suplementação, e que se tem mostrado mais efetiva, é o colecalciferol; a posologia deve ser preferencialmente diária ou semanal.

Segundo a SBEM, as doses para tratamento devem variar de acordo com o grau de deficiência e com a meta a ser alcançada. De maneira geral, quando o nível de 25(OH)D está muito abaixo do desejado (abaixo de 20 ng/mℓ), é necessário, para repor os estoques corporais, um esquema de ataque que consiste em 50.000 UI/semana (ou 7.000 UI/dia) de vitamina D, por 6 a 8 semanas. Após o tempo de tratamento, faz-se necessária uma reavaliação das concentrações de 25(OH)D, principalmente nos casos de deficiências mais graves. Após esse período, deve ser instituída uma dose de manutenção, a qual pode variar de acordo com a faixa etária e com as condições concomitantes. Para adultos, doses de manutenção variam entre 400 e 2.000 UI/dia, dependendo da exposição aos raios solares e da cor da pele. Para idosos, as doses recomendadas variam de 1.000 a 2.000 UI/dia (7.000 a 14.000 UI/semana). Indivíduos obesos, portadores de síndrome de má absorção ou em uso de anticonvulsivantes necessitam de doses duas a três vezes maiores.[32,34]

Toxicidade

É raro ocorrer intoxicação por vitamina D. Quando ocorre, as possíveis causas são: erro na manipulação da vitamina em apresentações não comerciais, dose inadequada por falta de entendimento da prescrição, ou prescrição excessiva. Vale salientar que excessiva exposição ao sol não provoca intoxicação por vitamina D. Quando a pele é superaquecida pelos raios solares, a pré-vitamina D_3 e a vitamina D_3 formada são prontamente degradadas. Dessa forma, é muito mais provável que ocorra toxicidade a partir de altas ingestões de suplementos dietéticos que contenham vitamina D.[36]

Os principais sintomas de intoxicação por vitamina D estão relacionados com hipercalcemia provocada pela própria intoxicação, e são anorexia, perda de peso, dor abdominal, vômitos, constipação intestinal, arritmia cardíaca, poliúria e polidipsia. Casos graves podem levar a calcificação vascular, causando eventuais danos ao coração, a vasos sanguíneos e aos rins.[32]

O diagnóstico é feito a partir da anamnese e da avaliação de concentrações séricas elevadas de 25(OH)D associadas a hipercalcemia, hipercalciúria e supressão do PTH.[34] Assim que for diagnosticada intoxicação, deve-se suspender imediatamente o uso da fonte de vitamina D.

Tabela 10.11 Limite superior de ingestão tolerável (UL) para vitamina D.

Idade	Homens e mulheres	Gestantes	Lactantes
0 a 6 meses	1.000 UI (25 mg)	–	–
7 a 12 meses	1.500 UI (38 mg)	–	–
1 a 3 anos	2.500 UI (63 mg)	–	–
4 a 8 anos	3.000 UI (75 mg)	–	–
≥ 9 anos	4.000 UI (100 mg)	4.000 UI (100 mg)	4.000 UI (100 mg)

UI, unidades internacionais. Adaptada de Institute of Medicine[31] (2010).

Diversas pesquisas apontam um limiar de toxicidade para ingestão de vitamina D entre 10.000 e 40.000 UI/dia (250 a 1.000 mg/dia) e concentrações séricas de 25(OH)D entre 500 e 600 nmol/ℓ (200 a 240 ng/mℓ). Mesmo sendo improváveis os sintomas de toxicidade com ingestão diária inferior a 10.000 UI/dia, o FNB/IOM estabeleceu, em 2010, pontos de corte inferiores a esses valores para o limite superior de ingestão tolerável (UL) para indivíduos de diferentes faixas etárias (Tabela 10.11). Além disso, esse instituto concluiu que concentrações séricas de 25(OH)D acima de 125 a 150 nmol/ℓ (50 a 60 ng/mℓ) devem ser evitadas, pois alguns estudos mostraram que níveis séricos ainda mais baixos (120 nmol/ℓ ou 48 ng/mℓ) podem estar associados a aumento na mortalidade por diferentes causas.[36]

COMO CITAR ESTA SEÇÃO

ABNT
PETERS, B. S. E.; ROCHA, L. M.; FRANÇA, N. A. G. *et al*. Vitamina D. *In*: ROSSI, L.; POLTRONIERI, F. (org.). *Tratado de Nutrição e Dietoterapia*. 2. ed. Rio de Janeiro: Guanabara Koogan, 2023. p. 175-184.

Vancouver
Peters BSE, Rocha LM, França NAG *et al*. Vitamina D. In: Rossi L, Poltronieri F (Orgs.). Tratado de nutrição e dietoterapia. 2. ed. Rio de Janeiro: Guanabara Koogan; 2023. p. 175-84.

Vitamina E

Pamella Cristine Anunciação • Leandro de Morais Cardoso • Helena Maria Pinheiro Sant'Ana

INTRODUÇÃO

A denominação "vitamina E" foi introduzida por Evans e Bishop em 1922,[1] quando pesquisaram a relação entre fertilidade e nutrição. Nesse estudo, observou-se que ratas alimentadas com dieta à base de gordura rançosa e deficiente em um fator lipossolúvel eram incapazes de suportar o desenvolvimento pleno de um feto. Porém, quando eram incluídos na dieta germe de trigo, alface fresca ou folhas de alfafa secas, não se observava síndrome de reabsorção fetal. Essa síndrome foi então atribuída à deficiência de um componente ativo, que foi denominado vitamina E e, posteriormente, tornou-se conhecido como tocoferol (do grego *tókos*, parto, *phereiu*, nascer, e *ol*, o álcool na sua estrutura). Em 1936, a vitamina E foi isolada por Evans, e sua estrutura química foi identificada e sintetizada em 1938.

O nome "tocotrienol", para designar um tocoferol com uma verdadeira cadeia lateral isoprenoide, foi sugerido pela primeira vez por Bunyan et al.[2] Os tocotrienóis foram descritos quando isolados do látex da planta *Hevea brasiliensis*, com o qual se fabrica a borracha. O interesse pelo estudo dos tocotrienóis surgiu nas décadas de 1980 e 1990, quando foram descritos seu potencial de redução do colesterol e seus efeitos anticancerígenos.[3]

PROPRIEDADES QUÍMICAS E FÍSICO-QUÍMICAS

Vitamina E é uma denominação geral empregada para designar oito compostos lipossolúveis, quatro tocoferóis (α, β, γ e δ) e quatro tocotrienóis (α, β, γ e δ) (Figura 10.6), cada qual com atividades biológicas específicas. A estrutura comum a todas as formas da vitamina E consiste em um anel cromanol ao qual está ligada a cauda hidrofóbica isoprenoide com 16 átomos de carbono, o que confere característica lipossolúvel à vitamina.[4] As formas α, β, γ e δ diferem em relação ao número e à posição dos grupos metil no anel cromanol. Os tocotrienóis apresentam uma cauda não saturada que contém três ligações duplas, enquanto os quatro tocoferóis têm uma cauda fitil.[5]

A cauda do tocoferol apresenta três centros quirais que ocorrem naturalmente na configuração R em C-2, C-4' e C-8', tornando possíveis oito estereocompostos.[6] Na natureza, os tocoferóis ocorrem como estereocompostos RRR- (ou *d*-α-tocoferol, para composto α). A síntese química de α-tocoferol resulta na produção de uma mistura de igual quantidade dos seus oito estereocompostos, conhecida como *all-rac*-α-tocoferol. Os tocotrienóis têm apenas o estereocentro quiral em C-2 e configuração (2R, 3'E, 7'E). A quiralidade dessas moléculas deve ser levada em consideração quando se avalia a atividade de um composto em estudos biológicos ou em ensaios clínicos. Receptores e enzimas no organismo são altamente estereosseletivos, e só interagem com um dos enantiômeros de uma molécula quiral em um processo chamado reconhecimento quiral. Como resultado, um enantiômero tem o efeito desejado sobre o corpo, enquanto o outro pode não ter efeito algum ou ter um efeito adverso.[6]

Os tocoferóis e tocotrienóis apresentam cor amarelo-clara e aspecto oleoso; são insolúveis em água, mas solúveis em óleos, acetona, álcool, éter e outros solventes orgânicos. A absorção desses compostos na região ultravioleta (UV) é fraca, e a absorção máxima é obtida em comprimentos de onda de 292 a 298 nm.[7] As formas não esterificadas apresentam forte fluorescência natural, o que permite a aplicação de técnicas sensíveis de análise para detecção de pequenas concentrações séricas e em outros tecidos animais e vegetais. Os valores empregados para emissão e excitação são, respectivamente, 295 e 330 nm.

A vitamina E é sensível à oxidação na presença de oxigênio, luz ultravioleta, álcalis, íons metálicos (Fe e Cu) e peróxidos lipídicos.[7] Assim, durante o processamento e o armazenamento de alimentos fontes de vitamina E, podem ocorrer perdas consideráveis, resultando em diminuição do seu valor nutricional. Em suplementos alimentares e produtos cosméticos, o acetato da vitamina E é o análogo mais utilizado, por ser a forma mais estável devido a sua esterificação e consequente proteção contra oxidação.[8]

METABOLISMO

Cada um dos tocoferóis e tocotrienóis pode apresentar atividades biológicas similares ou diferentes. Há uma diferenciação no metabolismo desses compostos, apesar de o processo de absorção intestinal ser idêntico.[9]

Digestão, absorção e transporte

A vitamina E dietética é hidrolisada a tocoferóis e tocotrienóis livres por meio da ação de enzimas digestivas, como lipase pancreática, tripsina e α-amilase, que podem facilitar sua

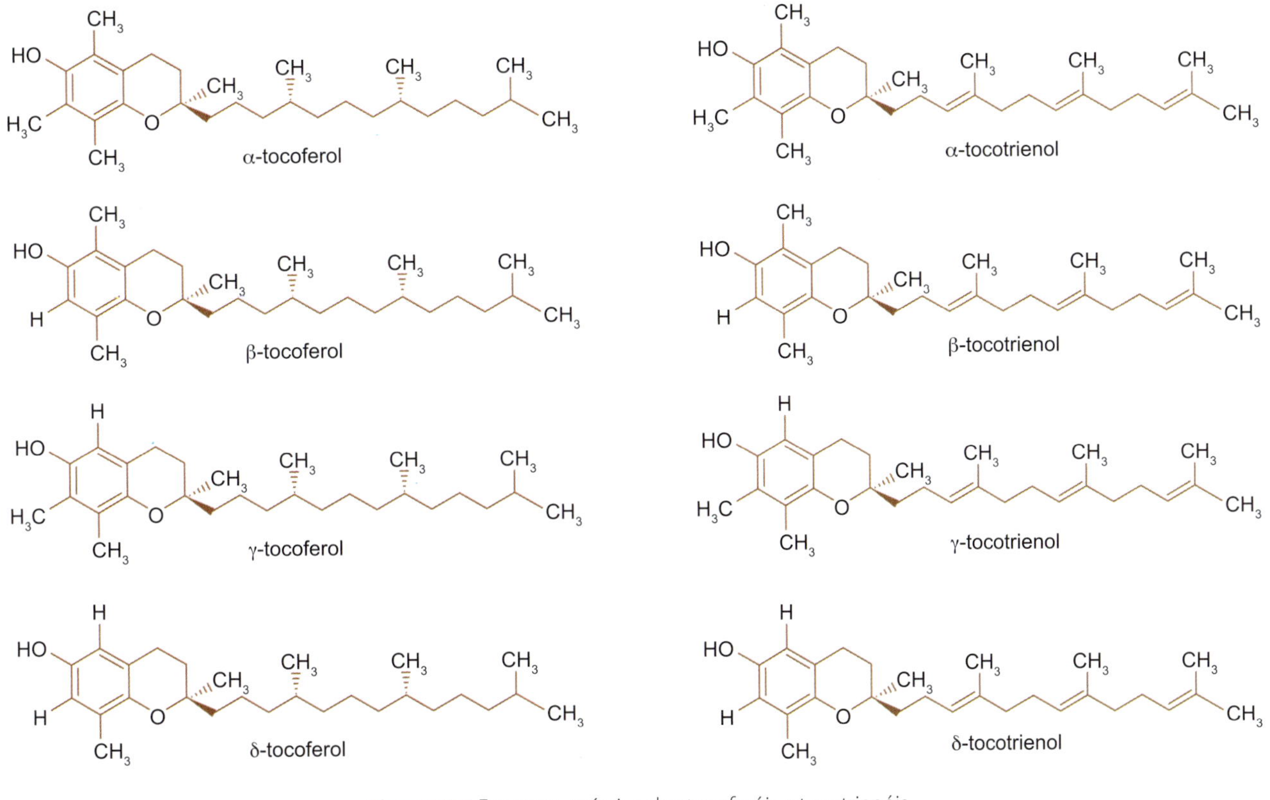

Figura 10.6 Estrutura química dos tocoferóis e tocotrienóis.

liberação da matriz alimentar e, assim, promover sua micelização e, portanto, sua absorção.[10] Após sua liberação da matriz alimentar (geralmente gordura dietética ou matriz vegetal), a vitamina E é incorporada às micelas mistas no ambiente aquoso do lúmen intestinal.[9]

No intestino, os tocoferóis e os tocotrienóis dietéticos são absorvidos de modo semelhante ao da maioria dos lipídios da dieta.[9] Após emulsificada pelos sais biliares, a vitamina é absorvida, de maneira passiva, na porção superior do intestino delgado. A absorção da vitamina E varia bastante (eficiência de 20 a 70 %);[7] pode ser aumentada pelo consumo concomitante de gordura na dieta e depende de funções biliar e pancreática adequadas. Todas as formas de vitamina E são igualmente absorvidas, o que sugere ausência de seletividade nesse nível.[8] Uma vez absorvidos, os tocoferóis e os tocotrienóis são secretados em partículas de quilomícron juntamente com triacilglicerol, fosfolipídios e colesterol.[9] As formas de vitamina E ligadas aos quilomícrons são transportadas por meio do sistema linfático. Após passarem pela via linfática, os quilomícrons atingem a circulação sistêmica e são progressivamente hidrolisados sob ação da lipoproteína-lipase endotelial presente nos tecidos-alvo, incluindo músculo, medula óssea, tecido adiposo, pele e, possivelmente, cérebro. Nesses tecidos, as formas de vitamina E são recolhidas por um processo mediado pelo receptor de lipoproteína.[8,9,11] Durante esse processo, parte da vitamina E é liberada no plasma e absorvida pelas células.[8]

No fígado, os tocoferóis são capturados a partir de remanescentes de quilomícrons, principalmente por meio do receptor lipoproteína de baixa densidade (LDL), e a proteína transportadora de α-tocoferol (α-TTP) canaliza especificamente o α-tocoferol para organelas em que são sintetizadas lipoproteínas de muito baixa densidade (VLDL). A proteína α-TTP é expressa em níveis elevados apenas nos hepatócitos. A estereoespecificidade da α-TTP permite uma incorporação exclusiva de RRR-α-tocoferol às partículas de VLDL. Como consequência, a maior parte dos análogos de tocoferol e compostos sintéticos não reconhecidos pela α-TTP é metabolizada e eliminada por meio da bile e da urina. A afinidade relativa dos tocoferóis para a α-TTP, quando comparada à forma α, é: 100% RRR-α-tocoferol, 38% β-tocoferol, 9% γ-tocoferol, 2% δ-tocoferol.[12] No plasma, os tocoferóis são também distribuídos entre a LDL e as lipoproteínas de alta densidade (HDL), protegendo as lipoproteínas contra oxidação.[9]

A α-TTP é considerada o principal elemento necessário para manter níveis plasmáticos adequados de α-tocoferol. Mutações do gene α-TTP induzem significativa queda das concentrações de α-tocoferol no plasma e nos tecidos, o que pode levar a uma doença neurodegenerativa grave chamada ataxia com deficiência de vitamina E.[10]

Excreção

A excreção de vitamina E e seus metabólitos são outro fator que influi na retenção desses compostos nos tecidos. Os carboxicromanóis de cadeia curta e seus homólogos sulfatados ou glicuronidados são excretados com a urina, enquanto os carboxicromanóis não conjugados são principalmente encontrados nas fezes.[11] Bardowell et al.[13] estimaram que até 80% dos metabólitos totais foram excretados com as fezes, em contraste com a suposição de que os metabólitos da vitamina E são primariamente excretados na urina. A excreção fecal de γ-tocoferol e δ-tocoferol é aumentada em resposta à sua suplementação, o que provavelmente evita o acúmulo excessivo desses tocoferóis nos tecidos. No entanto, não está claro se a excreção aumentada é causada, em parte, pela diminuição da absorção.[11]

Os tocoferóis e tocotrienóis não metabolizados também são descartados por excreção biliar. O fígado parece excretar preferencialmente γ-tocoferol em comparação com α-tocoferol.[14]

Biodisponibilidade

O α-tocoferol é a forma predominante no organismo, compreendendo mais de 90% da vitamina E. A biodisponibilidade do α-tocoferol é definida como a proporção entre absorção e liberação para a circulação geral. Em geral, o tempo para que sejam atingidas as concentrações plasmáticas máximas de α-tocoferol a partir de uma dose por via oral (VO) é de 9 a 12 horas após a administração. A avaliação da biodisponibilidade real requer comparações de concentrações após administração por vias intravenosa e oral. A dose intravenosa permite a avaliação da disponibilidade de 100% da dose introduzida na circulação. Em contraste, a biodisponibilidade aparente ou relativa de α-tocoferol pode ser estimada com o uso de uma dose VO de vitamina E marcada e comparando-se às respostas em diferentes grupos ou tratamentos.[15]

A avaliação da biodisponibilidade dos demais tocoferóis e dos tocotrienóis em humanos ainda é escassa. Existem evidências de que os tocotrienóis sejam detectáveis a níveis apreciáveis no plasma após suplementações a curto e a longo prazo. No entanto, não existem dados suficientes sobre as concentrações plasmáticas de referência de tocotrienóis que sejam adequadas para demonstrar efeitos fisiológicos significativos.[16]

FUNÇÕES

A vitamina E tem potencial de exercer diferentes atividades biológicas em células vegetais, animais e humanas, mas os papéis fisiológico e/ou farmacológico na célula ainda não estão totalmente elucidados.[3] Existe grande interesse pelas formas naturais de vitamina E, por serem consideradas compostos promissores capazes de manter saudáveis o sistema cardiovascular e níveis de lipídios séricos, mas a potência dos efeitos antioxidantes pode diferir entre a fonte natural ou sintética de vitamina E.[6]

As formas da vitamina E diferem quanto à sua atividade biológica, e a vitamina E natural é a que apresenta maior atividade (Tabela 10.12). O α-tocoferol é a forma mais ativa, sendo os valores de atividade para os outros compostos estabelecidos em relação a esse composto principal. Para fins dietéticos, a atividade vitamínica é expressa como equivalentes de α-tocoferol.[17] A unidade de 1 α-tocoferol é definida como sendo a atividade de 1 mg da forma natural de α-tocoferol. Assim, para se estimar a concentração total de α-tocoferol em alimentos utilizam-se fatores de conversão baseados em sua atividade biológica, conforme apresentado na Tabela 10.12.

Cada uma das diferentes formas de vitamina E desempenha atividades biológicas específicas. O γ-tocoferol tem cerca de metade da capacidade antioxidante do α-tocoferol, avaliado pela remoção de radicais de oxigênio, e apenas 10% da sua atividade biológica. Em contraste, o γ-tocoferol tem até 6 vezes mais atividade contra espécies reativas de nitrogênio que o α-tocoferol, o que pode ser explicado pela posição 5 livre no anel cromanol, que permite a nitração.[18]

Tabela 10.12 Atividade biológica da vitamina E.

Composto	Atividade de α-tocoferol (mg de α-tocoferol/mg de composto)[a]
RRR-α-tocoferol	1,0
RRR-β-tocoferol	0,5
RRR-γ-tocoferol	0,1
RRR-δ-tocoferol	0,03
RRR-α-tocotrienol	0,3
RRR-β-tocotrienol	0,05
Acetato de RRR-α-tocoferila (sintético)	0,74

[a]Fatores de conversão. Adaptada de NRC[17] (1989).

Antioxidante

A propriedade antioxidante da vitamina E tem sido reconhecida desde o início da década de 1930. Com a identificação de sua capacidade antioxidante, a vitamina E foi classificada como o principal antioxidante biológico lipossolúvel que protege as membranas contra danos oxidativos. Além disso, é um componente do sistema de defesa antioxidante celular, que também inclui enzimas (p. ex., a superóxido-dismutase, glutationa-peroxidase e catalase, entre outras) e fatores não enzimáticos (como a glutationa, por exemplo), que dependem dos outros nutrientes essenciais.

Os antioxidantes protegem componentes-chave da célula, neutralizando os radicais livres antes que eles possam oxidar lipídios ou causar danos ao DNA. Ao reduzir os ataques de radicais livres, os antioxidantes quebram a reação em cadeia da peroxidação lipídica e protegem as membranas celulares por reparo ou substituição de lipídios.[6]

A maior parte da vitamina E no corpo está localizada na porção lipídica das membranas celulares e protege os fosfolipídios insaturados da membrana contra a degeneração oxidativa das espécies reativas de oxigênio e outros radicais livres. A vitamina E tem o potencial de reduzir tais radicais em metabólitos não prejudiciais pela doação de um hidrogênio.[6]

A oxidação dos lipídios por espécies reativas de oxigênio ou nitrogênio pode ser dividida em três etapas: iniciação, propagação e terminação (Tabela 10.13). A reação de iniciação depende de um iniciador, que pode ser luz, calor, metais ou certas enzimas. Na propagação da lipoperoxidação, podem ser formados hidrocarbonetos, alcoóis, ésteres, peróxidos, epóxidos e aldeídos. Entre esses produtos, alguns exercem efeitos deletérios adicionais que inativam fosfolipídios, proteínas e DNA, promovendo ligações cruzadas entre essas moléculas. Os antioxidantes minimizam a ocorrência de oxidação.

Um mecanismo de ação do α-tocoferol é sua reação com o radical alquilperoxila, em que o α-tocoferol (α-T) interrompe a reação em cadeia da lipoperoxidação por sequestrar os radicais alquilperoxila pela seguinte reação:

$$\alpha\text{-TH} + \text{ROO}\bullet \rightarrow \alpha\text{-T}\bullet + \text{ROOH}$$

Tabela 10.13 Etapas da lipoperoxidação.

Iniciação	PUFA $\rightarrow$ R$\bullet$
Propagação	R$\bullet$ + O$_2$ $\rightarrow$ ROO$\bullet$ ROO$\bullet$ + PUFA $\rightarrow$ R$\bullet$ + ROOH
Terminação	R$\bullet$ + VE $\rightarrow$ VE$\bullet$ + ROOH

PUFA, ácido graxo poli-insaturado; *R*$\bullet$, radical; *ROO*$\bullet$, radical peroxil; *VE*, vitamina E.

Quando a vitamina E está ausente, ocorre propagação da lipoperoxidação:

$$\text{ROO}\bullet + \text{RH} \rightarrow \text{ROOH} + \text{R}\bullet$$
$$\text{R}\bullet + \text{O}_2 \rightarrow \text{ROO}\bullet$$

Acredita-se que os tocotrienóis tenham propriedades antioxidantes mais potentes do que o α-tocoferol. A cadeia lateral insaturada dos tocotrienóis permite uma penetração mais eficiente em tecidos que têm camadas lipídicas saturadas, como o cérebro e o fígado.[19] Pesquisas experimentais que avaliaram os efeitos antioxidante e de eliminação de radicais livres dos tocoferóis e tocotrienóis descobriram que os tocotrienóis parecem superiores devido à sua melhor distribuição nas camadas lipídicas da membrana celular.[19]

Vitamina E e doenças

A maior parte da investigação sobre a vitamina E centrou-se principalmente no α-tocoferol por ser a forma predominante de vitamina E nos tecidos. No entanto, estudos em humanos e animais sobre a suplementação de α-tocoferol chegaram a resultados conflitantes em relação ao seu papel protetor na prevenção ou no tratamento de doenças crônicas, incluindo doenças cardiovasculares e câncer.[20,21] Por outro lado, estudos em modelos animais indicaram que outras formas de vitamina E parecem ter propriedades biológicas diferentes e superiores, que podem ser úteis em prevenção e terapia contra doenças crônicas. Além disso, evidências sugerem que alguns metabólitos de cadeia longa da vitamina E têm ainda mais propriedades anti-inflamatórias.[3] Estudos *in vitro* mostraram que, em doses elevadas, o α-tocoferol pode atuar como pró-oxidante, caso não haja concentrações equivalentes de outros antioxidantes para regenerar o radical α-tocoferila a α-tocoferol.[8]

Outras funções atribuídas ao α-tocoferol incluem a regulação de genes em níveis transcricional e pós-traducional, inibindo a atividade de proteinoquinase C, fosfolipase 2A e 5-lipo-oxigenase, ativando a fosfatase 2A e a enzima diacilglicerol quinase. A regulação de genes a partir da vitamina E pode prevenir o surgimento de placas de ateroma, diminuir a agregação plaquetária e colaborar para modulação da estrutura da matriz extracelular do sistema vascular.[22,23]

Estudos em laboratório e em animais apontam interesse potencial pela vitamina E (α-tocoferol) como tratamento para pessoas com doença de Alzheimer. No entanto, estudos clínicos apontam que ainda não está claro se os níveis de vitamina E estão geneticamente associados ao risco de doença de Alzheimer ou se a suplementação com essa vitamina pode ser benéfica em retardar a progressão da demência. Em alguns estudos, a vitamina E como tratamento teve resultados positivos na cognição, mas em outros, não. A perda de redes neuronais e sua reposição, o estado nutricional muito diferente dos pacientes no início do estudo, o intervalo de tempo de compensação cerebral em cada pessoa, o efeito antioxidante da vitamina E em cada pessoa, entre outros, podem ser algumas razões da falha no tratamento.[24]

Funções não antioxidantes

Alguns compostos da vitamina E têm atividades biológicas independentes de suas propriedades antioxidantes. Por exemplo, α-tocoferol e γ-tocoferol podem modificar a expressão de genes: o γ-tocoferol pode inibir a proliferação celular e o α-tocoferol pode modular a agregação plaquetária e a atividade enzimática, por se ligarem ao local de ligação do cofator enzimático.[10]

Os tocotrienóis, além da atividade antioxidante, têm propriedades neuroprotetoras, anticancerígenas e redutoras de colesterol, que muitas vezes diferem das propriedades dos tocoferóis.[25] Quantidades micromolares de tocotrienol suprimiram a atividade da HMG-CoA-redutase, a enzima hepática responsável pela síntese do colesterol.[26]

FONTES ALIMENTARES

Como vitamina essencial, a vitamina E não pode ser produzida pelo corpo humano e precisa ser obtida a partir de alimentos. A vitamina E ocorre naturalmente em alimentos de origem vegetal, principalmente nas hortaliças verde-escuras, nos óleos vegetais e no germe de trigo (Tabela 10.14). Além de presente em alimentos vegetais, a vitamina E também é encontrada em alimentos de origem animal, como gema de ovo e fígado.

Sementes oleaginosas são ricas fontes de α-tocoferol e γ-tocoferol. Por exemplo, α-tocoferol é predominantemente encontrado em amendoim, amêndoas e sementes de girassol, enquanto o γ-tocoferol é a principal forma de vitamina E em nozes, noz-pecã, pistache e sementes de gergelim.[11] Como resultado, α-tocoferol e γ-tocoferol são encontrados em muitos óleos alimentares, como os óleos de milho, soja e amendoim.

Já os tocotrienóis são encontrados em óleos vegetais, alguns cereais e outros vegetais, tais como óleo de palma, óleo de farelo de arroz, óleo de coco, germe de cevada e germe de trigo.[3]

A concentração de vitamina E nos alimentos pode sofrer interferência de diversos fatores, como condições de cultivo e coleta, característica do solo, clima, condições de estocagem, processamento e refinamento, o que pode explicar a variabilidade das informações sobre a concentração de vitamina E encontradas na literatura.

RECOMENDAÇÕES NUTRICIONAIS

A ingestão adequada de vitaminas, em conformidade com os valores recomendados, além de ser importante para manutenção da saúde e bem-estar dos indivíduos, previne doenças ocasionadas por deficiências.

Tabela 10.14 Concentração de α-tocoferol em alimentos de origens vegetal e animal.

Alimentos	α-tocoferol (mg/100 g)
Óleo de germe de trigo	149,40
Óleo de girassol	41,08
Óleo de oliva	14,35
Óleo de soja	8,18
Margarina	3,10
Amêndoas	25,63
Amendoim	8,33
Chia	0,50
Farinha de trigo integral	0,71
Sorgo	0,50
Aveia em flocos	0,42
Espinafre	2,03
Brócolis	0,78
Couve	0,15

Adaptada de United States Department of Agriculture[27] (2017).

A recomendação de consumo de vitamina E de acordo com as ingestões diárias de referência (DRI), estabelecidas em 2000, preconiza que a ingestão dietética recomendada leve em conta exclusivamente o α-tocoferol, com a finalidade de manter sua concentração plasmática. Portanto, as recomendações relativas à vitamina E são expressas em equivalentes de α-tocoferol, em que 1 mg de α-tocoferol é igual a 1 mg do composto RRR-α-tocoferol.[28] Para converter os demais compostos, multiplicam-se os miligramas de cada composto pelo fator de atividade relativo (RRR-β-tocoferol por 0,5 e RRR-δ-tocoferol por 0,1).[28]

As recomendações estabelecidas para as diferentes fases do ciclo de vida estão descritas na Tabela 10.15. A recomendação de vitamina E não difere para mulheres gestantes e não gestantes; no entanto, para as lactantes, essa recomendação aumenta em razão da alta demanda proveniente da produção de leite materno.

INDICADORES DO ESTADO NUTRICIONAL E DEFICIÊNCIA

A manutenção de uma concentração adequada de α-tocoferol no plasma é necessária durante toda a vida. A demanda dessa vitamina aumenta nos períodos gestacional e puerperal, sendo necessária a ingestão satisfatória de alimentos fontes de vitamina E ou alimentos fortificados e/ou suplementos, de maneira a cumprir o requerimento nutricional.

Tabela 10.15 Ingestão dietética de referência de vitamina E por sexo e estágio de vida.

Faixa etária	Vitamina E (mg/dia de α-tocoferol)
Lactentes	
0 a 6 meses	4
7 a 12 meses	5
Crianças	
1 a 3 anos	6
4 a 8 anos	7
Mulheres	
9 a 13 anos	11
14 a 18 anos	15
19 a 50 anos	15
51 a 70 anos	15
> 70 anos	15
Gestantes	
≤ 18 anos	15
19 a 50 anos	15
Lactantes	
≤ 18 anos	19
19 a 50 anos	19
Homens	
9 a 13 anos	11
14 a 18 anos	15
19 a 50 anos	15
51 a 70 anos	15
> 70 anos	15

Adaptada de Institute of Medicine[28] (2000).

A dosagem do α-tocoferol sérico é o indicador mais utilizado para avaliar o estado nutricional de vitamina E. Para adultos, independentemente da faixa etária ou do gênero, uma concentração abaixo de 517 µg/dℓ (inferior a 12 µmol/ℓ) é representativa de deficiência de vitamina E.[28] Para recém-nascido pré-termo (idade gestacional inferior a 37 semanas) e de baixo peso ao nascer, concentração de α-tocoferol sérico abaixo de 500 µg/dℓ (inferior a 11,6 µmol/ℓ) no sangue do cordão umbilical resulta em maior exposição à oxidação lipídica.

A avaliação do consumo alimentar e dietético de vitamina E também pode ser um método para avaliar o estado nutricional, uma vez que a ingestão inadequada e prolongada da vitamina também está associada ao desenvolvimento da deficiência de vitamina E.[28] A Organização Mundial da Saúde recomenda a avaliação das concentrações de vitaminas no leite materno como o único indicador do estado nutricional da lactante e do recém-nascido. No entanto, essa avaliação como parâmetro de diagnóstico nutricional ainda é escassa.

A manifestação de deficiência de vitamina E é rara em humanos, provavelmente devido à ampla distribuição dessa vitamina em alimentos de origem vegetal e alguns tecidos animais. A prevalência de deficiência de vitamina E (concentrações iguais ou inferiores a 12 µmol/ℓ) na população varia de 8 a 27%. A maioria dos adultos e idosos apresenta concentrações séricas entre 12 e 30 µmol/ℓ.[29] No entanto, essa deficiência pode ocorrer em recém-nascidos pré-termo e em indivíduos com absorção alterada dessa vitamina ou em indivíduos com anomalias que comprometam a manutenção dos níveis corporais, como má absorção crônica de gorduras, anemia leve, ataxia e alterações pigmentares na retina.[6,28] Assim, os compostos de vitamina E precisam ser mais bem avaliados e caracterizados, para que se tenha melhor compreensão das suas propriedades. Deve-se enfatizar que qualquer distúrbio que cause má absorção crônica de gordura, incluindo diarreia crônica em crianças, fibrose cística e colestase, pode levar à deficiência de vitamina E. Assim, uma ingestão deficiente de nutrientes em geral pode levar à deficiência de vitamina E se a má absorção de gordura for suficientemente grave e a criança apresentar baixos estoques da vitamina no organismo.[9]

A deficiência de vitamina E pode causar disfunções neurológicas, miopatias e atividade plaquetária anormal. Em recém-nascidos pré-termo, causa anemia hemolítica devido ao aumento da sensibilidade de membranas celulares e ao estresse oxidativo.[6]

TOXICIDADE

A vitamina E é uma das vitaminas menos tóxicas. Os seres humanos e os animais parecem tolerar ingestões relativamente altas. O UL para vitamina E em adultos é 1.000 mg/dia de α-tocoferol. Entretanto, em altas doses, a vitamina E pode reduzir a biodisponibilidade de outras vitaminas lipossolúveis.

MÉTODOS DE ANÁLISE

A análise de vitamina E implica separação e quantificação de seus diferentes compostos para se conhecer o seu real valor. O conhecimento da concentração de vitamina E nos alimentos é de grande importância para se garantir a ingestão diária ideal como fator essencial na saúde humana. A complexidade estrutural e o diferente potencial antioxidante dos compostos com atividade de vitamina E requerem técnicas analíticas confiáveis para extração, separação, identificação e quantificação dos componentes individuais em vários tipos de matrizes alimentares.

Para extração dos compostos da vitamina E, são descritos diferentes métodos na literatura.[3,30] A saponificação, procedimento para desesterificar as vitaminas lipossolúveis e transformá-las em forma livre, pode ser realizada antes da extração, com diferentes combinações de tempo, temperatura e concentração de hidróxido de potássio. No entanto, foram desenvolvidos alguns procedimentos para extração direta, sem o uso de saponificação, o que significa economia de tempo e de reagentes. A análise de vitamina E em óleos, por exemplo, pode ser feita diretamente após diluição da amostra em um solvente.[30] A etapa de extração envolve a extração dos compostos, evaporação de solventes e dissolução em um volume conhecido (Figura 10.7).

Entre as técnicas disponíveis para a determinação de vitamina E, a cromatografia líquida de alta eficiência (CLAE) tem sido utilizada com sucesso na análise de compostos presentes em pequenas quantidades em matrizes complexas.[30,31] Os tocoferóis e os tocotrienóis podem ser detectados por fluorescência ou raios ultravioleta, sendo o detector de fluorescência mais sensível, seletivo e específico,[4] permitindo menor interferência de outros compostos que possam eluir juntamente à substância de interesse. A identificação dos compostos é feita por comparação dos tempos de retenção obtidos para os padrões analíticos e as amostras, analisados sob as mesmas condições. Para a quantificação, são utilizadas curvas analíticas construídas a partir da injeção, em duplicata ou triplicata, de soluções padrões com diferentes concentrações. A Figura 10.8 apresenta cromatogramas típicos de uma mistura que contenha padrões analíticos dos oito compostos da vitamina E e de amostra de óleo de girassol.

Além de ser determinada nos alimentos, a vitamina E pode ser analisada nas plaquetas, nos eritrócitos e no tecido adiposo, mesmo que seja por métodos mais demorados e com dados de referência limitados. Sendo assim, a determinação dos níveis

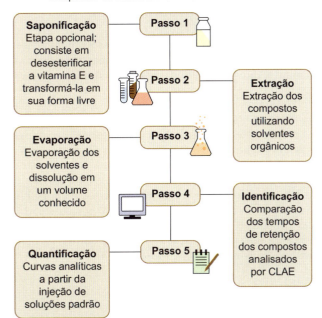

Figura 10.7 Etapas da análise de vitamina E por cromatografia líquida de alta eficiência (CLAE).

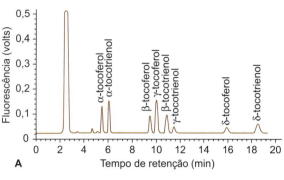
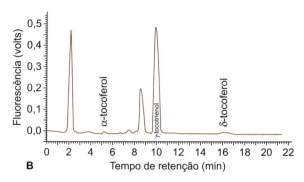

Figura 10.8 Cromatograma obtido para uma mistura de padrões de vitamina E (α- tocoferóis, β- tocoferóis, γ- tocoferóis e δ-tocoferóis e tocotrienóis) (**A**) e em amostra de linhaça (**B**) por cromatografia líquida de alta eficiência (CLAE), com detecção por fluorescência.

plasmáticos de vitamina E é o método mais comum para avaliação dos níveis de vitamina E. Uma das técnicas para extração do α-tocoferol no soro foi proposta por Ortega et al.,[32] sendo a determinação realizada por CLAE, com detecção por UV visível. Também é possível quantificar todos os tocoferóis (α, β, γ e δ) em amostras de soro, por meio de CLAE de fase normal com detecção por fluorescência ou por cromatografia gasosa acoplada a espectrometria de massa.[31]

COMO CITAR ESTA SEÇÃO

ABNT
ANUNCIAÇÃO, P. C.; CARDOSO, L. M.; SANT'ANA, H. M. P. Vitamina E. *In*: ROSSI, L.; POLTRONIERI, F. (org.). *Tratado de Nutrição e Dietoterapia*. 2. ed. Rio de Janeiro: Guanabara Koogan, 2023. p. 184-90.

Vancouver
Anunciação PC, Cardoso LM, Sant'Ana HMP. Vitamina E. In: Rossi L, Poltronieri F (Orgs.). Tratado de nutrição e dietoterapia. 2. ed. Rio de Janeiro: Guanabara Koogan; 2023. p. 184-90.

Vitamina K

Silvia Maria Custódio das Dores

INTRODUÇÃO

Atualmente, sabe-se que a ação da vitamina K vai muito além do escopo da coagulação sanguínea. Proteínas dependentes de vitamina K foram identificadas em vários tecidos, como cartilagem, osso e tecidos vascular, pulmonar e cerebral, evidenciando que essa vitamina interfere em vários aspectos da saúde humana. A vitamina K não é um composto único; a diversidade e as propriedades biológicas das variadas formas de vitamina K podem explicar potenciais dificuldades da pesquisa até o momento para se estabelecerem claramente novos papéis da vitamina e o benefício da suplementação. Embora vários estudos disponíveis confirmem o papel protetor da vitamina K no envelhecimento, nas doenças cardiovasculares, na osteoartrite e na osteoporose, novas pesquisas buscam verificar o potencial dessa vitamina para prevenção e tratamento de diversas outras doenças, inclusive a recente covid-19.

QUÍMICA E NOMENCLATURA

O bioquímico dinamarquês Carl Peter Henrik Dam, da Universidade de Copenhague, descobriu, em 1929, uma substância com propriedades anti-hemorrágicas a qual denominou vitamina K, em razão da palavra germânica *Koagulation*. Edward Doisky, codescobridor, e Henrik Dam isolaram a vitamina K em 1939 e, graças a essa descoberta, foram contemplados com o Prêmio Nobel em 1943.[1]

A vitamina K consiste em vários compostos químicos lipossolúveis que compartilham a estrutura 2-metil-1,4-naftoquinona, mas que diferem uns dos outros em estrutura na posição 3.[2]

Cada forma de vitamina K, com suas correspondentes fontes e estruturas químicas, é apresentada na Tabela 10.16.

As formas naturais de vitamina K são a filoquinona e as menaquinonas. A filoquinona é sintetizada em plantas e encontrada em hortaliças e óleos vegetais, os quais representam a fonte predominante dessa vitamina. As menaquinonas são sintetizadas pelas bactérias intestinais e foram subsequentemente caracterizadas.[4] As menaquinonas constituem uma série de vitaminas designadas MK-n, em que o "n" representa o número de resíduos isoprenoides na cadeia lateral. As principais menaquinonas são a menaquinona-4 (MK-4) e a menaquinona-7 (MK-7), que contêm, respectivamente, 4 e 7 unidades isoprenoides na cadeia lateral. O intestino humano contém grande quantidade de bactérias produtoras de menaquinonas, mas sua contribuição para a manutenção do estado nutricional de vitamina K tem sido difícil de avaliar.[5] Cada tipo de menaquinona tem origem, distribuição em alimentos e função distintos. A MK-4, a única entre as menaquinonas que não é sintetizada por bactérias, é produzida em seres humanos e animais por conversão da filoquinona ou da menadiona.[6] Recentemente, a enzima UBIAD1, uma preniltransferase, foi identificada como a enzima responsável pela conversão da vitamina K em MK-4.[7] A menaquinona-7 é encontrada em grandes quantidades em leguminosas, especificamente na soja fermentada (conhecida como *natto*), alimento tradicional no Japão.[8] A menadiona representada pelo anel 2-metil-1,4-naftoquinona, comum a todas as formas de vitamina K, é uma forma sintética, usada como medicamento e, como já citado, pode ser transformada em MK-4 em tecidos animais. A menadiona também pode funcionar como intermediária na conversão de filoquinona em MK-4, encontrando-se preferencialmente no cérebro.[9]

ABSORÇÃO, TRANSPORTE E METABOLISMO

Um aspecto importante a se considerar sobre o metabolismo da vitamina K é que suas várias formas moleculares se comportam diferentemente em processos como absorção, transporte, captação celular, distribuição aos tecidos e *turnover*.[10] Sabe-se, entretanto, que a absorção intestinal da vitamina K segue a mesma via que se aplica à maioria dos lipídios na dieta: inclui

Tabela 10.16 Nomenclatura e estrutura química das formas de vitamina K.

Nomenclatura química	Nomenclatura atual	Fonte	Estrutura química
2-metil-1,4-naftoquinona	Menadiona	Forma sintética	
2-metil-3-fitil-1,4-naftoquinona	Filoquinona	Hortaliças Óleos vegetais	
2-metil-3-multiprenil-1,4-naftoquinona	Menaquinona-n (MK-n)	Bactérias Fermentação	
2-metil-3-farnesilgeranil-geranil-1,4-naftoquinona	Menaquinona-7 (MK-7)	Bactérias Fermentação	
2-metil-3-geranil-geranil-1,4-naftoquinona	Menaquinona-4 (MK-4)	Bactérias Fermentação	

Adaptada de IUPAC-IUB Subcommittee on Nomenclature of Quinones with Side-Chains[3] (1974).

a solubilização dependente das secreções pancreática e biliar, incorporação aos quilomícrons e transporte pelas vias linfáticas. A vitamina chega ao fígado e posteriormente é transportada para tecidos extra-hepáticos, entre eles o tecido ósseo.[11] A partir de experimentos com animais, sabe-se que o fígado é órgão de captação e acúmulo de filoquinona. Esta é armazenada no fígado, assim como a maioria das menaquinonas de cadeia longa, MK-7 até MK-13. Tipicamente, a proporção é de cerca de 90% de menaquinonas e 10% de filoquinona.[12] A maioria dos tecidos extra-hepáticos (p. ex., parede de vaso, osso, testículo, pâncreas, rim e pulmão) acumula tanto menaquinonas como filoquinona. Em estudos pós-morte em animais, as concentrações de filoquinona no coração e no pâncreas foram comparáveis às do fígado, enquanto as de pulmão, rim e cérebro foram bem menores. A MK-4 é amplamente distribuída e está presente em grandes concentrações no fígado e no cérebro; já no pâncreas, as concentrações de MK-4 são comparáveis às de filoquinona. No osso, a filoquinona predomina sobre as menaquinonas (MK-4 a MK-8).[10]

Depois da absorção, a vitamina K é transportada aos tecidos-alvo por meio de lipoproteínas. No sangue, a forma circulante predominante de vitamina K é a filoquinona e está presente nas frações das lipoproteínas de muito baixa densidade (VLDL) ricas em triacilgliceróis e quilomícrons.[13,14] A filoquinona plasmática está fortemente correlacionada aos triacilgliceróis do plasma.[15] Os valores de filoquinona sérica são mais altos em indivíduos com hipertrigliceridemia. Tanto os triglicerídeos quanto a filoquinona plasmática de jejum são mais elevados em indivíduos idosos em comparação aos adultos jovens.[16] Quando a filoquinona plasmática é ajustada pelos triacilgliceróis, observa-se que os valores se tornam menores para os mais idosos, sugerindo menores reservas nesse grupo em particular. Enquanto todas as formas de vitamina K inicialmente parecem estar associadas aos triglicerídeos, as menaquinonas de cadeias longas, MK-7 e MK-9, estão também associadas a LDL. Tem sido relatado que a MK-4 é encontrada em triglicerídeos, LDL e HDL. Esses dados sugerem que as menaquinonas têm diferentes vias de transporte e distribuição, o que implica o transporte extra-hepático para tecidos como o ósseo.[17]

A eficiência na absorção foi mensurada em 40 a 80%, dependendo do veículo no qual a vitamina é administrada e da circulação êntero-hepática. Quando consumida em doses fisiológicas, as concentrações plasmáticas de filoquinona aumentam, com pico em 6 horas, e em seguida declinam exponencialmente a níveis de jejum em 24 horas.[18] Em contraste, as menaquinonas de cadeia longa parecem permanecer na circulação por períodos bem mais longos, até 72 horas no caso de MK-7.[19]

Os mecanismos envolvidos no catabolismo e na excreção da vitamina K permanecem mal compreendidos. A excreção da vitamina K é extensa e representa o motivo dos baixos níveis circulantes e da baixa concentração tecidual se comparada às vitaminas A, D e E. Estudos anteriores descrevem que a vitamina é rapidamente catabolizada no fígado e excretada principalmente na bile. Uma quantidade menor aparece na urina.[10] A excreção dos produtos de degradação não tem sido caracterizada, mas sabe-se que ocorre via degradação oxidativa da cadeia lateral fitil da filoquinona, seguida de conjugação com glicuronídio. O *turnover* no fígado é rápido e as reservas hepáticas esgotam-se rapidamente quando a ingestão de vitamina K é limitada.[20]

Biodisponibilidade

Embora a maioria dos estudos que comprovam os benefícios da vitamina K para a saúde seja conduzida por meio de avaliação da filoquinona, as menaquinonas podem ter bioatividade semelhante à da filoquinona, sendo também admitidas funções fisiológicas exclusivas.[10] A filoquinona é obtida principalmente a partir de folhas verdes, onde está firmemente ligada às membranas de cloroplastos de plantas, sendo assim menos biodisponível do que quando obtida a partir de óleos vegetais e/ou suplementos dietéticos.[21] As menaquinonas de origem animal são consumidas associadas a mais gordura, o que pode melhorar a absorção e a biodisponibilidade em comparação à filoquinona, mas pouco se sabe sobre a biodisponibilidade de menaquinonas.[22] Em outro estudo, a diferença entre a biodisponibilidade de filoquinona de uma matriz de vegetais (brócolis crus) e a biodisponibilidade do óleo fortificado foi significativamente menor.[23]

Gijsbers et al.[21] observaram que a biodisponibilidade da vitamina K é menor do que se imagina e depende da forma pela qual a vitamina é consumida. Em seu estudo, observaram que a filoquinona é prontamente absorvida a partir de um concentrado farmacêutico de vitamina K (Kanakion®), atingindo o pico sanguíneo em 4 horas. Para a filoquinona do alimento, o pico é atingido mais lentamente, indicando que a absorção da vitamina nos vegetais é um processo mais demorado, influenciado por fatores digestivos. Ocorre, ainda, variação interindividual com respeito às quantidades de vitamina K que podem ser extraídas dos vários alimentos, e a secreção de bile pode ter papel importante nessa diferença. O autor observou, no mesmo estudo, que a biodisponibilidade de 1 mg de filoquinona no espinafre, em seres humanos, foi de apenas 4%, quando comparada à filoquinona pura (Kanakion®). Com adição de gordura (manteiga) ao espinafre, houve aumento de absorção para 13%. O efeito da gordura dá-se provavelmente por estimulação da secreção de bile, que se sabe ser importante para absorção de compostos hidrofóbicos.[24]

Quanto à questão da biodisponibilidade de menaquinonas produzidas pela microbiota intestinal, é consensual a ideia de que elas podem contribuir para o estado nutricional relacionado com a vitamina K, porém em grau menor do que foi considerado até a década de 1980.[11] Evidências sobre a deficiência de vitamina K em seres humanos normais por restrição dietética da vitamina também sugerem que as menaquinonas não sejam utilizadas em quantidades suficientes para manter a máxima gamacarboxilação das proteínas dependentes de vitamina K. Alguns fatores podem interferir no estado nutricional relacionado com a vitamina K, como doenças que afetam a absorção gastrintestinal (p. ex., atresia biliar, fibrose cística, doença celíaca e síndrome do intestino curto),[25] ingestão insuficiente das fontes dessa vitamina, uso de anticoagulantes cumarínicos, nutrição parenteral total (NPT) e ingestão de megadoses de vitaminas A e E. O uso de tecnologia de isótopos estáveis tem sido primordial para entendermos o metabolismo da filoquinona. São necessários estudos com essa tecnologia para que se determinem a

biodisponibilidade das menaquinonas e sua contribuição para a saúde humana.[10] Uma revisão detalhada sobre o metabolismo da vitamina K foi publicada por Card et al. em 2014.[9]

Determinantes genéticos

Há grande interesse pelo papel da genética como determinante da variação interindividual no estado nutricional relacionado com a vitamina K. Estudos têm mostrado ampla variação da resposta à suplementação dietética da vitamina entre indivíduos saudáveis.[18] Há forte interferência do polimorfismo genético da apolipoproteína E (ApoE) sobre o estado nutricional de vitamina K.[2,26] A influência é maior em indivíduos portadores da variante genética ApoE2, intermediária no caso da ApoE3, e menor com a variante ApoE4. Esse fato está associado ao ritmo de clareamento hepático dos quilomícrons remanescentes da circulação, que é menor para ApoE2, mais rápido no caso da ApoE3 e ainda mais intenso para ApoE4;[2] o ritmo de clareamento variado deve-se ao fato de que as diferentes apolipoproteínas apresentam distintas afinidades pelos receptores.[27] Dessa maneira, indivíduos com genótipo ApoE2 apresentam um clareamento hepático reduzido em quilomícrons e, portanto, nível mais alto de filoquinona. Evidências diretas de que a ApoE tenha papel importante na captação de vitamina K em osteoblastos foram indicadas por Newman et al.[28] Em 2007, Pilkey et al.,[29] em estudo com pacientes em hemodiálise (HD), mostraram a relação entre determinantes genéticos de ApoE e vitamina K. Pacientes em HD, que apresentavam o genótipo ApoE4, tiveram concentrações significativamente maiores de osteocalcina pouco carboxilada (ucOC). Isso pode ocorrer devido ao curto tempo em que a filoquinona permanece em circulação nesses indivíduos. Ainda há controvérsia em torno do papel da genética de ApoE no fornecimento periférico de vitamina K; assim, são necessários estudos adicionais.

Ciclo da vitamina K

Para que ocorra a gamacarboxilação do ácido glutâmico (Glu), possibilitando assim a atividade biológica das proteínas dependentes de vitamina K, esta é reduzida a hidroquinona (KH_2) e é oxidada por ação da enzima carboxilase, dando origem à forma 2,3-epóxi (KO).[13] Esse metabólito é convertido novamente em sua forma ativa por ação da vitamina K epóxido-redutase, completando o ciclo da vitamina K. A ação da epóxido-redutase é inibida por cumarínicos como a varfarina, diminuindo a quantidade de hidroquinona (KH_2) disponível e limitando o processo de carboxilação (Figura 10.9).[1] A redução da vitamina K para a forma hidroquinona é realizada pela enzima vitamina K epóxido-redutase e uma vitamina K-redutase ainda não identificada.[30]

Devido à hidrofobicidade da vitamina K, essas enzimas parecem ser proteínas integrantes da membrana no retículo endoplasmático.[30] Em essência, o ciclo de vitamina K pode ser considerado uma via de recuperação da vitamina. Os requerimentos diários da vitamina são pequenos; portanto, é razoável supor que, em média, uma molécula de vitamina K seja reciclada várias centenas de vezes.[13] O resultado líquido do ciclo é a conversão do epóxido de vitamina K em hidroquinona, que se torna disponível para novos processos de carboxilação.[31] Atualmente, vários ensaios *in vitro* estudam as enzimas do ciclo da vitamina K em busca de compreensão da resistência de alguns pacientes aos anticoagulantes orais.[32]

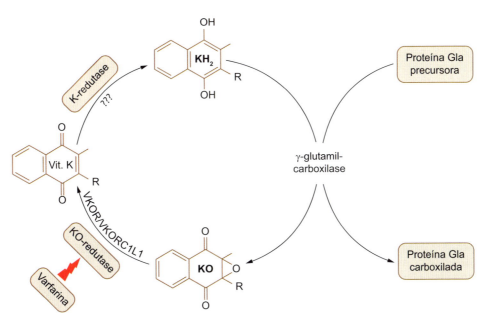

Figura 10.9 Ciclo da vitamina K. Durante a reação de carboxilação, dependente de vitamina K, a forma reduzida de vitamina K (KH$_2$) é oxidada a epóxido de vitamina K (KO) pela gamaglutamil-carboxilase. KO é reduzida a vitamina K pela enzima vitamina K oxidorredutase (VKOR). Essa reação é inibida pela varfarina. A redução para KH$_2$ é realizada por uma enzima ainda não identificada. *Gla*, ácido carboxiglutâmico. Adaptada de Tie et al.[33] (2013).

FUNÇÕES

A vitamina K tem importantes ações biológicas, mediadas pela ativação de proteínas dependentes de vitamina K (uma classe de proteínas conhecidas como PDVK), pertencentes à família das proteínas Gla (ácido gamacarboxiglutâmico). Aos membros dessa família pertencem quatro fatores de coagulação (fatores II, VII, IX e X), a osteocalcina (OC), as proteínas Gla da matriz (MGP) e Gas-6, que desempenham funções-chave em termos de manutenção da resistência óssea, inibição da calcificação e regulação do crescimento celular, respectivamente. No total, já foram descobertas 17 proteínas Gla, algumas com funções ainda desconhecidas.[34,35] Uma visão geral das várias proteínas Gla e suas funções é dada na Tabela 10.17.

A vitamina K é um cofator para a enzima gamaglutamil-carboxilase (GGCX), responsável pela formação de resíduos do ácido gamacarboxiglutâmico (Gla) a partir de resíduos de ácido glutâmico (Glu). Esses resíduos específicos

Tabela 10.17 Proteínas dependentes de vitamina K.

	Designação	Função
Hepática	Fator II (Protrombina)	Pró-coagulante
	Fator VII	Pró-coagulante
	Fator IX	Pró-coagulante
	Fator X (Fator de Stuart)	Pró-coagulante
	Proteína C	Anticoagulante, anti-inflamatória, antiapoptótica
	Proteína S	Cofator para proteína C ativada, anticoagulante, remodelação óssea, anti-inflamatória
	Proteína Z	Regulação da coagulação, antitrombótica
Extra-hepática	OC	Regulador negativo da formação óssea, regulador da taxa de maturação mineral, estabilizador da matriz óssea, regulador do metabolismo da glicose
	MGP	Inibidor de calcificação de tecidos moles, modulador de angiogênese e tumorigênese
	GAS6	Transdução de sinal, regulador de proliferação, migração, diferenciação, adesão e apoptose, anti-inflamatório, ativação plaquetária, estabilização de trombos
	GRP	Inibidor da calcificação dos tecidos moles, inibidor da maturação e crescimento de cristais minerais no sangue, anti-inflamatório
	Periostatin	Regulador de interações célula-matriz, processos de adesão, proliferação e diferenciação, remodelação tecidual e reparo de feridas, angiogênese
	PRGP1/PRGP2	Transdução de sinal
	TGM3/TGM4	Transdução de sinal

Proteínas dependentes de vitamina K: *OC*, osteocalcina; *MGP*, proteína Gla da matriz; *Gas6*, proteína específica de parada de crescimento; *GRP*, proteína rica em Gla; *PRGP*, proteínas Gla ricas em prolina 1 e 2; *TGM*, proteínas Gla transmembrana 3 e 4; *GGCX*, do inglês *glutamyl carboxylase*. Adaptada de Adaptado de Simes et al.[35] (2020).

de ácido glutâmico servem como pontos de união aos íons cálcio necessários para transformar os fatores dependentes de vitamina K em seus estados enzimaticamente ativos (Figura 10.10).

Na presença de vitamina K, vários resíduos de glutamato ganham um novo grupo carboxilato, o que possibilita sua ligação a íons cálcio. A partir da formação desse complexo, as proteínas dependentes de vitamina K tornam-se ativas.

Recentemente, descobriu-se outro mecanismo de ação da vitamina K, além do seu papel como cofator da GGCX. A vitamina K pode mediar a ativação de receptores nucleares SXR/PXR (receptor de esteroide e xenobiótico/SXR e receptor pregnano X/PXR) envolvidos na regulação transcricional de enzimas relacionadas com o metabolismo de fármacos e também de proteínas transportadoras. A vitamina K pode exercer efeitos funcionais em muitos órgãos e tecidos nos quais SXR/PXR é expressa, além daqueles já conhecidos em que as proteínas Gla estão presentes. Essa descoberta pode abrir novas possibilidades de que a vitamina K venha a ser útil para prevenção ou tratamento de várias doenças que afetam a população idosa.[36]

Coagulação

O sistema hemostático é um sofisticado conjunto de processos que inclui a parede vascular, os agentes envolvidos na vasoconstrição e na vasodilatação, os fatores que levam a adesão e agregação das plaquetas circulantes (formando o tampão hemostático), e ativação dos fatores da cascata de coagulação, responsáveis pela formação de coágulos de fibrina. Após a ocorrência de uma lesão vascular, alguns processos evitam a perda sanguínea: a vasoconstrição, que limita o aporte de sangue para o local da lesão; a agregação plaquetária, que, por adesão, ativação e agregação das plaquetas circulantes, forma o primeiro tampão no local da lesão; e a coagulação sanguínea, que, por ativação sequencial de fatores presentes no plasma, forma o coágulo de fibrina responsável pela sustentação e forma do coágulo final. Foi proposta, em 2001, uma revisão do modelo clássico da coagulação, o modelo de hemostasia baseado em células que enfatiza a interação de fatores plasmáticos da coagulação com superfícies celulares específicas.[37]

A reação de carboxilação, realizada por meio da vitamina K, capacita as proteínas de coagulação a ligarem-se ao cálcio, permitindo assim a interação com os fosfolipídios das membranas de plaquetas e células endoteliais, o que, por sua vez, possibilita o processo de coagulação sanguínea normal.

Existem 7 proteínas (fatores II, VII, IX e X e proteínas C, S e Z) envolvidas no processo de coagulação do sangue que requerem ativação pela vitamina K. No início da década de 1990, foi isolada e caracterizada a enzima hepática carboxilase, envolvida na ativação dessas proteínas.[38] O mecanismo de ação foi mais claramente delineado para a protrombina. Os resíduos de Gla permitem que a protrombina se ligue ao cálcio, e o complexo protrombina-cálcio liga-se a fosfolipídios de superfície carregados negativamente de plaquetas e de células endoteliais no local da lesão em que ocorre a conversão proteolítica de protrombina em trombina. Atualmente se aceita que mecanismos hemostáticos fisiologicamente relevantes estejam associados a três complexos enzimáticos pró-coagulantes, os quais envolvem serino-proteases dependentes de vitamina K (fatores II, VII, IX e X) associadas a cofatores (V e VIII), todos localizados em uma superfície de membrana contendo fosfolipídios.[39]

Metabolismo ósseo

O inadequado estado nutricional relacionado com a vitamina K está associado a reduzida massa óssea, osteoporose e risco de fraturas.[34] A vitamina K é necessária para a carboxilação da OC, uma das proteínas não colagenosas mais abundantes no osso.[40] Essa proteína, que compreende 49 aminoácidos em humanos (46 em ratos), é produzida principalmente por osteoblastos durante a formação óssea, sob controle da vitamina D. A concentração sérica da OC é considerada um marcador bioquímico para a formação óssea. A OC é carboxilada em três resíduos específicos de glutamato, nas posições 17, 21 e 24, pela enzima GGCX com a utilização da vitamina K como cofator (Figura 10.11). Dado que a gamacarboxilação da OC aumenta sua afinidade pelos cristais de hidroxiapatita, a OC se fixa na matriz óssea.[40] O ambiente ácido gerado durante os processos de reabsorção óssea promove a descarboxilação da osteocalcina gamacarboxilada (GlaOC) na matriz óssea para osteocalcina não carboxilada (GluOC), diminuindo sua afinidade com hidroxiapatita e, portanto, promovendo sua liberação na circulação. Portanto, a OC circulante existe em duas formas: GlaOC (também denominada cOC) e GluOC (também denominada ucOC). Sabe-se atualmente que até 40% da osteocalcina sérica podem permanecer subcarboxilados (GluOC ou ucOC), funcionando dessa forma como um hormônio. Recente revisão resume a compreensão atual da GluOC como um hormônio que regula a glicose e o metabolismo energético.[41]

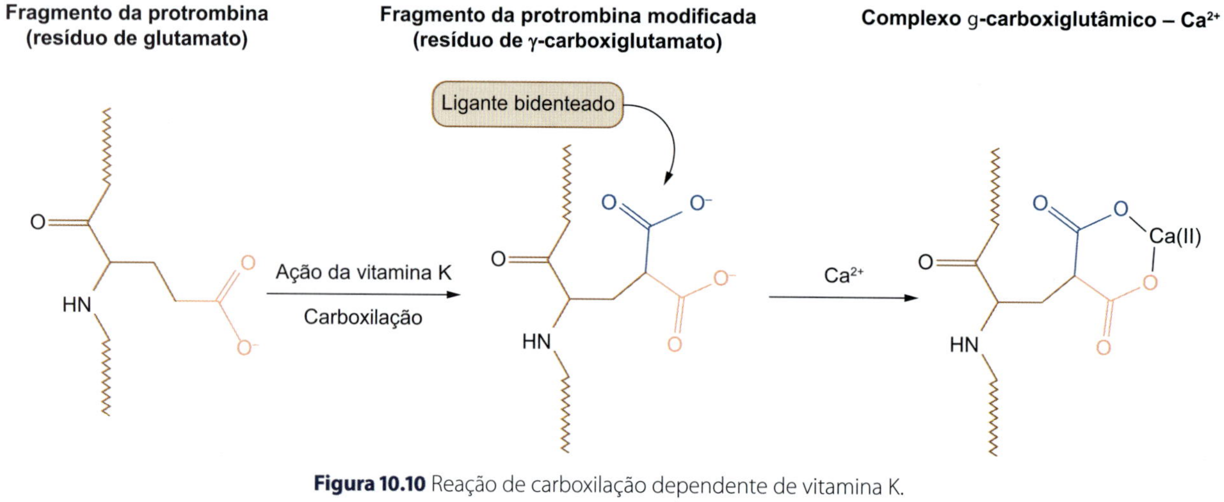

Fragmento da protrombina
(resíduo de glutamato)

Fragmento da protrombina modificada
(resíduo de γ-carboxiglutamato)

Complexo g-carboxiglutâmico – Ca²⁺

Ligante bidenteado

Ação da vitamina K
Carboxilação

Ca²⁺

Figura 10.10 Reação de carboxilação dependente de vitamina K.

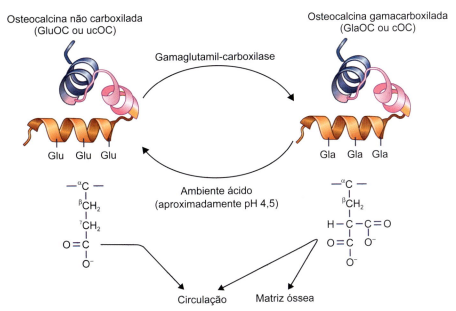

Figura 10.11 Carboxilação pós-translacional em três resíduos de ácido glutâmico da osteocalcina pela gamaglutamil-carboxilase (GGCX) no retículo endoplasmático. A conversão da osteocalcina não carboxilada (GluOC) em osteocalcina gamacarboxilada (GlaOC) aumenta a afinidade da osteocalcina pelos componentes minerais da matriz óssea. Adaptada de Mizokami et al.[41] (2017).

No osso, além da OC, foram isoladas outras PDVK: a proteína S e a MGP. A proteína anticoagulante S é sintetizada pelos osteoblastos, mas seu papel no metabolismo ósseo não é claro. A MGP foi encontrada em osso, dentina, cartilagem e tecidos moles, incluindo vasos sanguíneos, e está associada à matriz orgânica e à mobilização de cálcio do osso. Os resultados de estudos em animais sugerem que a MGP previna calcificação do tecido mole e da cartilagem, enquanto facilita o crescimento e desenvolvimento normais dos ossos.[42]

A osteoporose é um dos principais fatores que contribuem para fraturas em todo o mundo, causando mais de 8,9 milhões de fraturas anualmente. As projeções até 2050 revelam que a incidência de fraturas aumentará em 310% em homens e 240% em mulheres.[43] A vitamina K assume grande importância, considerando-se os efeitos deletérios relacionados com excessiva ingestão de cálcio. A suplementação de cálcio promove melhora da densidade mineral óssea e pode prevenir osteoporose, particularmente em idosos e mulheres na pós-menopausa. Entretanto, evidências científicas sugerem que o consumo elevado de cálcio pode aumentar o risco de doenças cardíacas e pode estar ligado ao depósito acelerado de cálcio nas paredes dos vasos sanguíneos e tecidos moles.[44,45] Sendo assim, são necessários mais estudos para se considerar a associação de vitamina K aos suplementos de cálcio em razão de a vitamina K melhorar a elasticidade das artérias. A vitamina K pode otimizar o uso do cálcio no organismo ao reduzir os riscos à saúde associados a excesso de cálcio.[46]

Há mais de duas décadas, alguns estudos descreviam o papel biológico da vitamina K na prevenção de fraturas osteoporóticas. Vermeer et al. concluíram que a suplementação com vitamina K pode reduzir a taxa de perda óssea em mulheres na pós-menopausa.[47] Várias revisões mantêm essa questão em debate.[48-50] Surgem conclusões divergentes a respeito da eficácia da suplementação de vitamina K em termos de redução da perda óssea relativa à idade. A gamacarboxilação da OC parece ser o principal mecanismo no qual a vitamina K correlaciona-se a proteção ao osso. Foram sugeridos outros mecanismos pelos quais a vitamina K reduziria a perda óssea. Estudos *in vitro* indicam que a MK-4 pode aumentar a mineralização óssea e diminuir a reabsorção óssea mais eficazmente do que a filoquinona.[51-53] A MK-4 difere estruturalmente da filoquinona na configuração da sua cadeia lateral, mas apresenta o mesmo anel naftoquinona que é o local ativo para a reação de gamacarboxilação. Isso sugere que a MK-4 possa ter influência na renovação óssea por meio de um mecanismo diferente daquele da reação de gamacarboxilação.[51] A vitamina K pode modular algumas citocinas envolvidas na remodelação óssea, tais como osteoprotegerina e interleucina 6 (IL-6),[51,56] que pode ser um mecanismo adicional pelo qual a vitamina K influi no *turnover* ósseo. Um estado nutricional inadequado de vitamina K foi associado a altas concentrações de citocinas envolvidas na remodelação óssea, mas a suplementação com vitamina K não conferia diminuição das concentrações dessas citocinas.[54] Além da gamacarboxilação da OC, a vitamina K pode afetar a transcrição de genes necessários para expressão de marcadores osteoblásticos e aqueles envolvidos na síntese de colágeno.[57] Além disso, a vitamina K também pode suprimir reabsorção óssea e osteoclastogênese.[58,59] Sugere-se que, em animais e *in vitro*, a MK-4 possa estar envolvida na regulação de inflamação, estresse oxidativo e apoptose,[60] o que, por sua vez, pode diminuir a reabsorção óssea.

Ainda com relação às menaquinonas, em estudo de base populacional realizado no Japão sobre osteoporose, do qual participaram 944 mulheres no período pós-menopausa, observou-se que essas mulheres tinham ingestão significativamente maior de *natto* – portanto, maior ingestão de MK-7 – do que as mulheres na pré-menopausa.[61] Entre as mulheres na pós-menopausa com maior ingestão de *natto*, houve menor perda de densidade mineral óssea no fêmur. No Japão, país que apresenta inúmeros estudos sobre osteoporose em sua publicação "Diretrizes Japonesas sobre tratamento e prevenção de osteoporose – 2011", recomenda-se a ingestão diária de 200 a 300 μg de vitamina K em forma de *natto* e hortaliças.

A primeira metanálise a avaliar se a suplementação oral de vitamina K poderia reduzir a perda óssea e prevenir fraturas foi publicada em 2006.[62] Com base em análise de 13 ensaios randomizados e controlados com dados sobre perda óssea, os autores concluíram que a suplementação com MK-4 e filoquinona pode reduzir a perda óssea porque todos os estudos, exceto um, relataram benefícios na densidade mineral óssea em resposta à suplementação com vitamina K. Ainda não se sabe quais são a melhor dose e a melhor forma de vitamina K para se obter esse efeito protetor contra o risco de fratura. Todos os estudos foram limitados ao Japão, o que pode representar uma única dieta e fatores genéticos ou ambientais que favoreçam os efeitos positivos da suplementação com MK-4. Diante dessas limitações, os autores apropriadamente concluíram que, embora se deva incentivar o consumo de uma dieta rica em vitamina K por pessoas em risco de fraturas, que são principalmente os idosos, as evidências para se justificar a suplementação com vitamina K nessa faixa etária precisam ser estabelecidas por novos ensaios clínicos.

Em um estudo observacional realizado com 387 pacientes sob hemodiálise, a deficiência de filoquinona se mostrou forte preditor de fraturas vertebrais, em comparação à deficiência de menaquinonas.[63] Metanálise de 19 ensaios clínicos randomizados mostrou que a vitamina K_2 era eficaz em manter a DMO em mulheres pós-menopáusicas com osteoporose, e nenhum efeito foi observado naquelas sem osteoporose.[64] Nesse estudo, verificou-se que a vitamina K_2 reduziu a incidência de fraturas e a concentração de ucOC, e aumentou a cOC, o que sugere um efeito positivo no metabolismo ósseo.

Cosso e Falchetti[65] destacam que os benefícios potenciais da vitamina K, estudada por mais de 30 anos, estão bem estabelecidos em mulheres na pós-menopausa com saúde óssea, em risco de fraturas e nos marcadores de formação e reabsorção óssea; e que os estudos de intervenção mostraram que a vitamina K melhora os níveis de ucOC em mulheres na pós-menopausa com DMO normal, mas os dados são inconsistentes quando a DMO é baixa. Perspectivas que tragam novas evidências relativas ao papel da suplementação de vitamina K em portadores de doenças ósseas, como a osteoporose, devem considerar o estudo isolado das moléculas de vitamina K nos parâmetros ósseos e o estudo do papel dos probióticos e do estresse oxidativo na massa óssea. Esses novos conhecimentos possibilitarão o uso mais seguro de agentes protetores como a vitamina K por meio da dieta ou da suplementação.

Calcificação vascular e doença cardiovascular

A calcificação vascular, causa de morbidade e mortalidade cardiovasculares, é um processo ativamente regulado por proteínas dependentes de vitamina K. Identificou-se que essas PDVK têm papel ativo na migração de células vasculares, angiogênese e calcificação vascular. Uma dessas proteínas é a proteína Gla da matriz (MGP) que, quando ativada, inibe fatores osteogênicos e, assim, a calcificação vascular e de tecidos moles.[66] O papel da vitamina K na aterosclerose foi levantado quando proteínas que contêm resíduos de Gla foram isoladas a partir de placas ateroscleróticas endurecidas.[67]

O conhecimento sobre o papel da MGP na prevenção de calcificação ectópica tem sido consolidado e ampliado. Um dos mecanismos de ação propostos da MGP considera que, uma vez ativada, essa proteína é atraída para os cristais de hidroxiapatita e forma na superfície dos cristais um revestimento que impede sua agregação e, consequentemente, inibe seu crescimento.[68] Outro mecanismo de ação proposto se dá por meio de ligação e inibição de proteínas morfogenéticas ósseas 2 e 4 (BMP-2, BMP-4), membros da família dos fatores de transformação do crescimento beta (TGF-β).[69] BMP-2 promove o processo de calcificação por indução de apoptose, e a transdiferenciação de células musculares lisas (VSMC) em células semelhantes a osteoblastos (capazes de expressar proteínas que regulam a mineralização), aumentando a calcificação vascular.[70]

Quando a MGP está inativa ou ausente dos tecidos, a ação da BMP torna-se pronunciada, causando calcificação extensa, estimulando as VSMC a expressarem células osteogênicas, mineralizando tecidos circundantes.[66]

Em estudos que realizam a supressão do gene responsável pela codificação da MGP[71] e pela menor utilização da vitamina K como cofator na produção de proteínas contendo Gla na parede dos vasos,[72] observa-se enorme calcificação do sistema arterial em roedores, levando a trombose e morte; isso sugere, pela primeira vez, que a vitamina K seja um importante fator na prevenção de calcificação arterial.[73]

Outros efeitos foram observados em estudo no qual a menaquinona reduziu o avanço de aterosclerose em coelhos hipercolesterêmicos.[74]

Em estudo prospectivo em andamento desde 1990 na cidade de Rotterdam, Holanda, foram avaliados 4.807 homens e mulheres (com idade superior a 55 anos), e foi investigado o efeito das vitaminas K_1 e K_2 da dieta durante um período de 10 anos (1990 a 2000) com relação ao risco de insuficiência coronariana, calcificação arterial e mortalidade global. Observou-se que a vitamina K_1 (ingestão acima de 250 mg/dia) não teve efeito protetor sobre o sistema cardiovascular nem sobre mortalidade global. Já a ingestão de menaquinonas (superior a 25 mg/dia) reduziu em 57% o risco relativo à morte por doença cardíaca. A vitamina K_2 também reduziu em 41% a ocorrência de doença coronariana, e em 36% a ocorrência de mortalidade global. A vitamina K_2 reduziu até mesmo o risco de calcificação em 52%.[75]

Dados das *National Health and Nutrition Examination Surveys* de 2007-2008, 2009-2010 relativos a idosos mostraram que a ingestão inadequada de filoquinona foi preditora de alta rigidez arterial, ressalvando-se que essa associação pode ser, em parte, relacionada com consumo de dieta não saudável.[76]

Em situações de deficiência de vitamina K, a forma subcarboxilada da MGP (ucMGP) pode ser usada como um biomarcador para identificação dos indivíduos em risco de desenvolver calcificação vascular.[77] Também o composto MGP desfosforilado não carboxilado ([dp]ucMGP) responde a mudanças na ingestão de vitamina K[78] e é considerado um indicador funcional do estado de vitamina K nos tecidos que utilizam a MGP. Valores plasmáticos mais altos de (dp)ucMGP refletem um estado nutricional de vitamina K inadequado. (Dp)ucMGP tem sido avaliada em relação a doença cardiovascular em estudos observacionais clínicos.

Em estudo de 3 anos de seguimento, randomizado, duplo-cego e controlado, com 452 pacientes (229 pacientes recebendo filoquinona e 223 doentes no grupo de controle), comprovou-se que a vitamina K atrasa significativamente o desenvolvimento de calcificação das artérias coronárias (CAC) no grupo que recebeu suplemento.[79]

Em um estudo randomizado controlado, a suplementação de filoquinona reduziu a progressão de CAC em homens e mulheres mais idosos, a (dp)ucMGP foi reduzida com a suplementação de filoquinona, mas não se correlacionou a mudança no CAC.[77] No estudo prospectivo *Dutch European Prospective Investigation into Cancer and Nutrition* (EPIC), realizado na Europa, cada aumento do desvio-padrão em relação à ucMGP foi associado a risco 21% maior de doença cardiovascular (DCV) ao longo de 11 anos de seguimento.[80]

Existem duas revisões sistemáticas que examinaram a associação entre o estado de vitamina K e DCV. O primeiro, publicado em 2010, sugeriu um efeito benéfico da ingestão de menaquinona – e não filoquinona – na diminuição do risco de DCV.[81] A ingestão de menaquinona foi avaliada por meio de questionários de frequência alimentar que apresentam limitações inerentes.[82] No momento em que esses estudos foram conduzidos, os bancos de dados existentes para se observar a composição alimentar de menaquinonas eram limitados (atualmente estão sendo expandidos). Outra revisão sistemática acerca de vitamina K e DCV, publicada em 2015, procurou incluir apenas suplementos de vitamina K. Um ensaio clínico que testou o efeito da suplementação com menaquinona-7 sobre a pressão arterial e sobre os níveis de lipídios ao longo de 12 semanas, em 60 homens e mulheres de 45 a 60 anos, foi incluído na revisão. De modo geral, os autores concluíram que não há evidência suficiente para se concluir que a vitamina K afete a DCV.[83]

Das três formas de vitamina K, comprovou-se que a VK_2 (menaquinonas) exibe maiores efeitos em termos de redução da calcificação vascular.[66] Diferentes grupos de investigação confirmam que a forma nutricional essencial de vitamina K, a vitamina K_1, derivada de plantas, é, em diferentes graus, convertida para MK-4 em vários tecidos extra-hepáticos.[84-86] No cérebro, a conversão é quase de 100%.[87] Spronk et al.[86] demonstraram significativa conversão na parede aórtica. Estudos realizados pelos mesmos autores mostraram que a MK-4, e não a vitamina K_1, pode evitar calcificação arterial em ratos quando administrada em combinação com varfarina. A suplementação com MK-7 melhorou alguns parâmetros da rigidez arterial de mulheres na pós-menopausa (n = 244).[88]

Embora alguns estudos observacionais sugiram que o estado adequado de vitamina K possa reduzir a DCV subclínica e clínica, os dados são conflitantes. São necessários outros estudos prospectivos para se determinar se o aumento da ingestão de vitamina K diminui o risco de eventos cardiovasculares e DCV subclínica e se isso pode ser modulado por (dp)ucMGP.[89]

Inflamação

A inflamação é reconhecida como componente crucial em muitas doenças crônicas associadas ao envelhecimento, e evidências sugerem que a ação anti-inflamatória da vitamina K não dependa do seu papel como coenzima.

No estudo *Framingham Offspring* (FOS), a filoquinona plasmática e o consumo de filoquinona foram inversamente associados a citocinas inflamatórias (incluindo IL-6).[48]

Em pesquisa realizada no Japão, todos os análogos da vitamina K testados exibiram variados graus de ação anti-inflamatória. Os resultados sugerem que a estrutura do anel 2-metil-1,4-naftoquinona contribua para expressar a atividade anti-inflamatória, que independe da atividade de formação de Gla da vitamina K. Além disso, a menaquinona-4 reduziu a ativação do fator nuclear *kappa* beta (NFκB). Esses resultados mostram claramente que a atividade anti-inflamatória da vitamina K é mediada pela inativação da via de sinalização do NFκB.[90]

Para testar a hipótese de que um bom estado nutricional relativo à vitamina K esteja associado a menor ativação de inflamação em adultos, foi analisada a associação transversal entre filoquinona sérica e biomarcadores hemostáticos e inflamatórios em 662 participantes do estudo MESA (estudo multiétnico sobre aterosclerose). Os indivíduos situados no maior quartil de valores de filoquinona sérica apresentaram níveis circulantes de IL-6 significativamente mais baixos. Esses achados condizem com os de outros estudos que sugerem um possível papel anti-inflamatório da vitamina K.[91]

O mecanismo subjacente ao papel da vitamina K na produção de citocinas não está claro. Novos estudos que levem à compreensão da influência potencial de diferentes doses e formas de vitamina K na produção de citocinas inflamatórias são essenciais.

Metabolismo da glicose

Em nosso corpo, os micronutrientes, geralmente coenzimas e/ou cofatores para várias reações metabólicas, são necessários para funções muito específicas. No entanto, mesmo deficiências moderadas podem levar a graves problemas de saúde.[92] A vitamina K está emergindo como um micronutriente importante para melhora da sensibilidade à insulina, metabolismo da glicose e, em consequência, redução do risco de diabetes tipo 2.[93-95]

Estudos com animais e humanos sugeriram que a OC possa ter função benéfica em termos de sensibilidade à insulina e tolerância à glicose por meio de efeitos na regulação dos níveis de adipocinas, propriedades anti-inflamatórias e de efeitos hipolipemiantes. Recente revisão fornece evidências pré-clínicas e clínicas atualmente disponíveis sobre o efeito da suplementação de vitamina K no controle da sensibilidade à insulina e da tolerância à glicose, que podem levar ao desenvolvimento de nova terapia adjuvante para se alcançar melhor controle da glicemia e melhorar a vida dos pacientes diabéticos.[96]

Yoshida et al.[97] relataram que maior ingestão de filoquinona apresentou efeito benéfico sobre a resistência à insulina. Como as grandes fontes de filoquinona na dieta são vegetais verdes folhosos, a maior ingestão de filoquinona geralmente é associada a estilo de vida saudável e bons hábitos alimentares,[98] o que pode contribuir para redução da resistência à insulina. Todavia, a suplementação com 500 mg/dia de filoquinona durante 3 anos resultou em menor progressão da resistência à insulina entre homens mais idosos, como indicou o método HOMA-IR em comparação a um grupo-controle.[93] Nas mulheres não houve esse efeito benéfico da suplementação com filoquinona. Os mecanismos subjacentes a esse possível papel da vitamina K na resistência à insulina podem dizer respeito à carboxilação de OC e/ou inflamação. Mais recentemente, tem sido sugerido que a OC possa funcionar como um hormônio na regulação do metabolismo energético. Em uma série de estudos *in vitro* e com animais, observou-se influência da OC na função de células beta, na sensibilidade à insulina, na produção de adiponectina, no gasto energético e na adiposidade.[99,100] A OC regula a sensibilidade à insulina por meio de um efeito sobre a adiponectina, e não por efeito direto sobre a insulina.[99] Na circulação, a OC é detectável tanto em forma carboxilada como descarboxilada, mas foi proposto que a forma descarboxilada (ucOC) possa atuar sozinha pela regulação da homeostase da glicose e pelo metabolismo energético,[99,100] diferentemente do papel da OC no osso, em que a forma carboxilada é que confere funcionalidade à proteína.

Um estudo de base populacional[101] examinou potenciais associações entre ingestão de filoquinona e menaquinona e o risco de desenvolver diabetes tipo 2 em 38.094 homens e mulheres holandeses com idade entre 20 e 70 anos. Beulens et al.[101] descobriram que os vegetais contribuíram para um total de 78% de ingestão de filoquinona, enquanto o queijo contribuiu para um total de 53% de ingestão de menaquinonas. Além disso, durante um estudo de seguimento de 10,3 anos, foram confirmados 918 casos de diabetes tipo 2 em toda a coorte. Após ajuste para os fatores de risco dietéticos e de diabetes, observou-se que o quartil mais alto de ingestão de filoquinona era inversamente associado ao risco de diabetes. Além disso, no modelo multivariado, para cada 10 µg de aumento de ingestão de menaquinonas, o risco de diabetes tipo 2 diminuiu proporcionalmente.

Na revisão de Manna e Kalita,[96] concluiu-se que a maioria dos estudos aponta para maior eficácia das menaquinonas em relação à filoquinona em termos de redução dos riscos de diabetes tipo 2, por ser mais efetiva na ativação de proteínas extra-hepáticas dependentes de vitamina K. Entretanto, ainda não há estudos que descrevam em detalhes o mecanismo molecular subjacente à atividade da vitamina K no tocante a sensibilidade à insulina e metabolismo da glicose. São necessárias novas investigações sobre a função da vitamina K no controle do diabetes.

Cognição

O papel da vitamina K no sistema nervoso tem sido negligenciado em relação a outros sistemas fisiológicos, ainda que esse nutriente tenha sido identificado há cerca de 40 anos como essencial para a síntese de esfingolipídios. Presentes em altas concentrações nas membranas das células cerebrais, os esfingolipídios desempenham, além de seu papel estrutural, importantes funções de sinalização celular. Além disso, pesquisas realizadas nos últimos anos relacionaram o metabolismo do esfingolipídio aos processos de envelhecimento e neurodegenerativo, característicos das doença de Alzheimer (DA) e de Parkinson.[102] A vitamina K modula o metabolismo do esfingolipídio cerebral estimulando atividade de enzimas envolvidas em sua biossíntese.[103]

Nos últimos 20 anos, foi dada maior ênfase às funções da vitamina K no sistema nervoso em razão da descoberta e da caracterização das proteínas dependentes da vitamina K que desempenham papéis fundamentais no sistema nervoso central e periférico. Comprovou-se que a proteína Gas-6 está ativamente envolvida em sobrevivência celular, quimiotaxia, mitogênese e crescimento celular de neurônios e células gliais.[101] A vitamina K parece ter um papel na cognição, especialmente no envelhecimento. Pesquisa que utilizou dados do Estudo Longitudinal sobre Nutrição e Envelhecimento Bem-Sucedidos de Québec (NuAge) examinou as associações entre concentrações de filoquinona e desempenho da memória episódica verbal e não verbal, das funções executivas e da velocidade de processamento. A amostra incluiu 320 homens e mulheres de 70 a 85 anos sem comprometimento cognitivo. Após ajuste para covariáveis, maiores concentrações de filoquinona sérica foram associadas a melhor *performance* de memória verbal episódica. Não foram encontradas associações com memória episódica, funções executivas e velocidade de processamento. Esse estudo mostrou ação positiva da vitamina K na cognição durante o envelhecimento, especificamente na consolidação do traço de memória.[104]

Relata-se que as concentrações plasmáticas de vitamina K são diminuídas em pessoas que sofrem de DA. Esse possível papel da vitamina K na patogênese da doença é dado pela descoberta de correlação positiva entre o nível sérico de vitamina K e as funções cognitivas de pacientes com DA.[105] Além disso, o uso dos antagonistas da vitamina K (p. ex., os anticoagulantes) está associado a aumento do comprometimento cognitivo nos pacientes idosos.[106]

A osteocalcina favorece a cognição e o desenvolvimento do cérebro. A forma ativa da OC atravessa a barreira hematencefálica e funciona no tronco encefálico, mesencéfalo e hipocampo para favorecer a síntese de serotonina e catecolamina, enquanto inibe a síntese de ácido gama-aminobutírico (GABA). A OC materna atravessa a placenta e regula a neurogênese fetal, favorecendo a sobrevivência dos neurônios. Por meio desses dois níveis de regulação, a OC favorece a aprendizagem espacial e a memória, e reduz a ansiedade e a depressão.[107]

Considera-se a possibilidade de que variações no gene que codifica o complexo vitamina K epóxido-redutase (*VKORC1*) possam desempenhar papel etiológico no desenvolvimento do autismo.[108]

Câncer

Estudos sobre deficiência de vitamina K associada ao câncer são poucos, mas sugestivos. A atividade anticarcinogênica da vitamina K foi observada em estudos com animais e células.[109]

A vitamina K pode exercer efeitos inibidores sobre o crescimento celular em várias linhagens celulares de câncer. Pesquisas recentes têm mostrado que a ação anticancerígena da vitamina K pode ocorrer via tirosinoquinases e fosfatases, modulando vários fatores de transcrição.[110]

O primeiro estudo a abordar a associação entre ingestão de vitamina K na dieta e incidência e mortalidade global por câncer foi um estudo prospectivo de coorte, o EPIC-Heidelberg. Nesse estudo, a incidência e a mortalidade por câncer diminuíram com ingestão de menaquinonas, mas não se observou redução do risco de câncer associada à ingestão de filoquinona. A ingestão de menaquinonas esteve relacionada, nesse estudo, com consumo de queijos.[111] Já o estudo Prevenção com Dieta Mediterrânea (PREDIMED) observou associação inversa entre ingestão de filoquinona e mortalidade por câncer.[112] Zwakenberg et al.[113] não encontraram qualquer associação entre filoquinona ou consumo de menaquinona e mortalidade por câncer.

Certamente, antes de se postularem recomendações dietéticas relacionadas com a vitamina K para prevenção de câncer, são necessários mais estudos em seres humanos.

Covid-19

A pandemia provocada pelo novo coronavírus 2, que causa a síndrome respiratória aguda grave (SARS-CoV-2), levou, em todo o mundo, a um súbito e substancial aumento das hospitalizações por pneumonia com doença multiorgânica. Muitos pacientes apresentam sintomas leves, enquanto outros desenvolvem doença grave, incluindo insuficiência respiratória com alto risco de morte. A trombose é outra manifestação frequente que contribui para um prognóstico ruim. Eventos tromboembólicos venosos e arteriais atingem de 10 a 25% dos pacientes hospitalizados com covid-19 e de 31 a 59% dos pacientes tratados em unidades de terapia intensiva.[114]

Várias descobertas sobre o papel da vitamina K na covid-19 vêm sendo feitas, considerando seu potencial benéfico para atenuar o impacto negativo desse vírus assolador. Janssen et al.[115] levantaram a hipótese de que a vitamina K pode estar implicada na doença do coronavírus ligando as doenças pulmonares e tromboembólicas. Um estudo feito no segundo semestre de 2020, na Holanda, corrobora essa hipótese pela descoberta de níveis plasmáticos elevados da proteína Gla da matriz desfosforilada, não carboxilada no plasma ([dp]ucMGP), um marcador de baixo *status* extra-hepático de vitamina K, em pacientes hospitalizados com covid-19 em comparação com controles saudáveis. A MGP é um inibidor da calcificação das paredes arteriais e seu papel no pulmão parece ser comparável. As fibras elásticas são componentes essenciais da matriz nos pulmões e têm alta afinidade com o cálcio. Os autores sugerem que a ativação insuficiente de MGP deixa as fibras elásticas desprotegidas contra a proteólise induzida por SARS-CoV-2. Ao contrário da MGP, os pacientes com covid-19 têm níveis normais de fator II ativado, já que a vitamina K é preferencialmente transportada para o fígado para ativação de fatores pró-coagulantes. Portanto, a ativação da proteína S (anticoagulante) endotelial dependente de vitamina K é também comprometida, o que seria compatível com trombogenicidade aumentada na covid-19. Os autores, então, investigam o mecanismo da pneumonia induzindo a depleção de vitamina K, que leva a uma diminuição da MGP ativada e da proteína S, agravando o dano pulmonar e a coagulopatia, respectivamente. A concentração da vitamina K extra-hepática pode estar baixa em pacientes com covid-19 (mensurada por níveis elevados de [dp]ucMGP), o que pode ser atribuído a baixos níveis da vitamina antes do aparecimento da doença e à utilização acelerada durante a infecção. Estudos de intervenção devem ser conduzidos para avaliar se a administração de vitamina K desempenha um papel na prevenção e no tratamento de covid-19 grave.[116]

Linneberg et al.,[117] em uma coorte de 138 pacientes com covid-19 e 138 controles populacionais, mensuraram a (dp)ucMGP. Quarenta e três pacientes morreram em 90 dias de admissão. Os níveis de (dp)ucMGP (pmol/ℓ) foram menores nos sobreviventes (média 877) do que nos não sobreviventes (média 1.445). Foram consideravelmente maiores nos doentes (média 1.022) em comparação com os controles (média 509). Em análise de regressão foi visto que o baixo *status* de vitamina K foi associado à mortalidade em pacientes com covid-19 em análises ajustadas por sexo e idade, mas não em análises ajustadas adicionalmente para comorbidades.[117] Goddek,[118] em 2020, afirmou que avaliação recente de dados relacionados à covid-19 mostra que alto nível sérico de vitamina D no sangue pode ter um impacto na taxa de mortalidade de pacientes com coronavírus. Entretanto, a suplementação oral de D_3 pode provocar a hipervitaminose D, causando hipercalcemia e, consequentemente, calcificação vascular. Sendo assim, ressalta-se a importância da vitamina K_2 para evitar efeitos colaterais indesejados a longo prazo com suplementação de vitamina D.[118] Visser et al.[119] avaliaram o *status* das vitaminas D e K medindo a 25-hidroxivitamina D circulante e a proteína dependente de vitamina K, (dp)ucMGP, respectivamente, em 135 pacientes hospitalizados com covid-19 em relação à resposta inflamatória, à degradação das fibras elásticas e aos desfechos clínicos. Um dos resultados apresentados foi uma correlação altamente significativa entre níveis elevados de IL-6 e baixo nível de vitamina K, enquanto a associação com a vitamina D foi apenas significativa. A (dp)ucMGP se associou à IL-6 como componente central dos processos inflamatórios intensos na covid-19. Uma associação significativa também foi encontrada entre IL-6 e a degradação de fibras elásticas e ainda entre o *status* de vitamina K e a degradação das fibras elásticas. Serão necessários estudos de intervenção clínica para estabelecer se a suplementação de vitamina K, possivelmente em combinação com vitamina D, tem um efeito positivo na evolução da covid-19. Devido à prevalência extremamente alta de deficiência de vitamina K em pacientes graves com covid-19 e sua forte associação ao aumento da inflamação, à degradação das fibras elásticas e ao desfecho clínico, tais estudos devem ser priorizados.[119]

Recentemente, estudo com testagem genética avaliou se os níveis circulantes de zinco, selênio, cobre ou vitamina K_1, micronutrientes que apresentam propriedades antivirais e imunomoduladoras, têm um efeito causal nos resultados relacionados ao covid-19, incluindo risco de infecção, hospitalização e doença crítica. Os resultados indicam que as evidências são limitadas sobre a associação entre os níveis de micronutrientes circulantes e a infecção por covid-19. O estudo, portanto, não fornece evidências de que a suplementação com zinco, selênio, cobre ou vitamina K_1 possa prevenir a infecção por SARS-CoV-2, a doença crítica ou a hospitalização por covid-19.[120] Ensaios clínicos testando a administração de vitamina K em populações hospitalizadas são necessários para avaliar sua segurança e eficácia.

Analisando dados do estudo de coorte francês NutriNet-Santé (2009-2020), Deschasaux-Tanguy et al.[121] estudaram as associações entre a dieta e o risco de infecção por SARS-CoV-2 em 7.766 adultos, dos quais 311 eram positivos para anticorpos anti-SARS-CoV-2. A ingestão alimentar foi obtida por registros alimentares repetidos de 24 horas (pelo menos 6 registros) nos 2 anos anteriores ao início da pandemia de covid-19 na França (fevereiro de 2020). Modelos de regressão logística multiajustados foram calculados. A ingestão dietética de vitamina C, vitamina B_9, vitamina K, fibras, frutas e legumes foram associados a uma probabilidade diminuída de infecção por SARS-CoV-2, enquanto a ingestão dietética de cálcio e de produtos lácteos foram associadas ao aumento das chances. Os autores apontam que, além de seu papel estabelecido na prevenção de doenças não transmissíveis, a dieta pode, portanto, também contribuir para prevenir algumas doenças infecciosas como a covid-19.[121]

AVALIAÇÃO NUTRICIONAL

Ingestão

Uma abordagem aparentemente simples para se estimar o estado nutricional de determinado nutriente é estimar quanto do nutriente está sendo consumido. De todas as vitaminas lipossolúveis, a filoquinona apresenta a maior variação intra e interindividual para a dieta e para as concentrações plasmáticas de jejum. O tipo de inquérito dietético utilizado para avaliação da dieta e da fonte de dados da composição química dos alimentos (tabela de composição) pode resultar em erros na quantificação da ingestão de vitamina K que contribuem para a grande variação observada na ingestão da vitamina.[122] Embora no passado a ingestão dietética tenha sido considerada a maior determinante do estado nutricional de vitamina K,[123] os fatores bioquímicos são preferidos, pelo fato de melhor retratarem os determinantes dietéticos e não dietéticos que possam influir no estado nutricional de vitamina K.

Medidas bioquímicas

Os biomarcadores nutricionais são medidas bioquímicas dosadas no sangue, na urina, nas fezes, no tecido adiposo ou em outros tecidos, as quais refletem o estado nutricional específico de um nutriente. Os biomarcadores refletem a ingestão, a absorção e o metabolismo;[124] no entanto, é necessária uma compreensão completa da biologia do biomarcador a fim de se considerarem todos os fatores fisiológicos que possam ter influência sobre sua relação com a ingestão de nutrientes.[125] Os biomarcadores podem fornecer estimativas valiosas do estado nutricional de um nutriente, desde que os estudos interpretem os resultados no contexto da força e das limitações do biomarcador aferido. É importante enfatizar que os biomarcadores representam o estado nutricional em determinado ponto no tempo e a extrapolação para longo prazo pode ser limitada, a menos que sejam tomadas medidas repetidas. Toda dosagem de biomarcadores requer rigorosos procedimentos de padronização e controle de qualidade para reduzir erro de aferição e de classificação.[126]

Filoquinona sérica

A filoquinona é a principal forma circulante da vitamina K e foi aferida com sucesso em diversos estudos. Shea e Booth,[125] em artigo publicado em 2016, reuniram estudos de base populacional e clínicos em todo o mundo, comparando as concentrações circulantes de filoquinona. Os valores demonstram grande variabilidade na circulação dessa vitamina. A exemplo disso, adultos de 19 a 64 anos na Grã-Bretanha apresentaram valores de 1,13 nmol/ℓ, os quais variaram de 0,20 a 8,8.[125] Em 2001, no Brasil, Dores[127] encontrou valores relativos a concentrações plasmáticas de filoquinona de 2,21 nmol/ℓ (com variação de 0 nmol/ℓ a 17,89 nmol/ℓ) em pacientes anticoagulados, com doença vascular. Pilkey et al.[29] relataram estado nutricional inadequado, relacionado com a vitamina K, indicando valores subótimos de filoquinona (< 0,4 nmol/ℓ) em 29% dos pacientes em hemodiálise.

As concentrações circulantes de filoquinona que são aferidas no plasma por cromatografia líquida de alta eficiência (CLAE) e espectrometria de massa são 50 a 25.000 vezes mais baixas quando comparadas às de outras vitaminas lipossolúveis. As concentrações plasmáticas de filoquinona refletem a ingestão dietética recente da vitamina K (24 horas).

Tempos de coagulação

O tempo de protrombina (TP), também expresso pela razão normalizada internacional (RNI), e o tempo de tromboplastina ativada são testes de coagulação de uso rotineiro que podem refletir deficiência de vitamina K, embora não sejam sensíveis, pois podem também mostrar resultados alterados quando há doença hepática ou doenças hematológicas ou outras condições crônicas. O TP torna-se maior apenas quando as concentrações de protrombina já caíram 50% abaixo do normal, demonstrando a baixa sensibilidade para detectar deficiência de vitamina K.[1]

Proteínas subcarboxiladas dependentes de vitamina K

Quando não há vitamina K suficiente devido a baixa ingestão ou antagonismo à sua ação (uso de anticoagulantes orais), a carboxilação das PDVK é incompleta, o que significa que as frações subcarboxiladas (funcionalmente inativas) dessas proteínas aumentam. A mensuração dessas proteínas é considerada um indicador mais sensível do estado nutricional relativo à vitamina K. As principais proteínas encontradas em forma subcarboxilada são a protrombina, a osteocalcina e a proteína Gla da matriz.

A protrombina descarboxilada, também conhecida como PIVKA-II (proteína induzida pela ausência ou antagonismo da vitamina K fator II), apresenta vantagens, pois detecta anormalidades na protrombina antes mesmo do prolongamento do tempo de protrombina. Crianças com deficiência de vitamina K apresentam elevadas concentrações de PIVKA-II, mas esta não é preditora de hemorragia. A PIVKA-II também se eleva em resposta a baixas doses de varfarina (1 mg)[128] e à restrição de vitamina K na dieta.

A capacidade da osteocalcina de ligar-se ao cálcio depende da gamacarboxilação dos três resíduos de glutamato de sua estrutura, sendo que a inadequada carboxilação dessa proteína leva a menor capacidade de ligação do mineral ao osso. A proporção de OC sérica subcarboxilada (expressa como %ucOC) é usada como marcador sensível do estado nutricional de vitamina K. Alta proporção de ucOC é indício de estado nutricional inadequado relacionado com vitamina K. Estudos sugerem que os determinantes da concentração de %ucOC diferam daqueles de filoquinona sérica,[129] o que indica que o uso de apenas um indicador para determinação do estado nutricional de vitamina K pode levar a conclusões limitadas. Pilkey et al.[29] relataram concentrações elevadas de %ucOC em 93% dos pacientes sob hemodiálise. É necessária uma padronização da metodologia para mensuração da ucOC. Mais recentemente, foi desenvolvido um imunoensaio espectrométrico de massa para fornecer informações qualitativas e relativas sobre as variantes moleculares de OC presentes no soro.[130]

A proteína Gla da matriz (MGP) é proteína dependente da vitamina K que funciona como um inibidor da calcificação no tecido vascular e na cartilagem. Estão disponíveis ensaios que aferem diferentes formas de MGP no plasma,[131] e as diferentes espécies circulantes parecem estar diferencialmente associadas aos resultados de saúde relacionados com calcificação. Além de ser carboxilada, a MGP também é fosforilada. Somente a forma desfosforilada e subcarboxilada ([dp]ucMGP) responde à suplementação com vitamina K. A (dp)ucMGP é um indicador funcional do estado de vitamina K em tecidos que utilizam a MGP,[131] de tal maneira que maiores quantidades de (dp)ucMGP refletem pior estado nutricional relacionado com a vitamina K. Alguns estudos populacionais mostraram que maiores valores de (dp)ucMGP estavam associados a mais calcificação arterial e rigidez arterial e a DCV.[132-134]

Excreção urinária de Gla

O Gla é normalmente excretado na urina, por adultos, à taxa de 40 mmol/dia. Essa substância é liberada durante o catabolismo das proteínas dependentes de vitamina K e aparece na urina sem alterações.[32] Na vigência de deficiência vitamínica, as proteínas dependentes de vitamina K são sintetizadas com um número reduzido de resíduos de Gla, o que condiciona menor excreção urinária de Gla nesse período. Portanto, a excreção de Gla pode ser aferida como um índice do catabolismo dessas proteínas. Em estudos metabólicos, a excreção de Gla diminui ou aumenta conforme a restrição ou suplementação de vitamina K.[135] Novos metabólitos da filoquinona e das menaquinonas estão sendo dosados e parecem refletir a ingestão por meio da dieta; tais metabólitos poderão ser considerados novos marcadores do estado nutricional relacionado com a vitamina K.[136]

Considerando-se que todos os métodos de aferição do estado nutricional de vitamina K hoje disponíveis apresentam vantagens e limitações, a conduta apropriada para uma avaliação mais precisa do estado nutricional desse nutriente é a utilização de vários biomarcadores ou de biomarcadores em combinação com ingestão por meio da dieta.[137]

RECOMENDAÇÕES

A partir de dados representativos sobre o consumo dietético de filoquinona em indivíduos sadios (NHANES III – *National Health and Nutrition Examination Survey*/1988–1994), estimaram-se os valores de ingestão adequada (AI) em 120 e 90 mg/dia para homens e mulheres, respectivamente, na idade adulta (Tabela 10.18). Revisão de 2013 sobre requerimentos dietéticos específicos de menaquinonas, encomendada pelo

Tabela 10.18 Ingestão adequada de vitamina K por sexo e estágio de vida.

Idade	Mulheres (mg/dia)	Homens (mg/dia)
0 a 6 meses	2,0	2,0
7 a 12 meses	2,5	2,5
1 a 3 anos	30	30
4 a 8 anos	55	55
9 a 13 anos	60	60
14 a 18 anos	75	75
19 a 30 anos	90	120
31 a 50 anos	90	120
50 a 70 anos	90	120
> 70 anos	90	120
Gestantes		
≤ 18 anos	75	–
19 a 30 anos	90	–
31 a 50 anos	90	–
Lactantes		
≤ 18 anos	75	–
19 a 30 anos	90	–

Adaptada de National Academy of Sciences[141] (2001).

International Life Sciences Institute da Europa, concluiu que, atualmente, os conhecimentos não permitem estabelecer um valor de referência para a ingestão de MK. Alguns grupos sugerem ingestão diária de 45 mg (a quantidade presente em 100 g de alguns queijos ou 4 g de *natto*).[138] No entanto, na ausência de estudos mais robustos que avaliem a contribuição das menaquinonas à saúde humana, recomendações dietéticas específicas como essa citada não devem ser amplamente adotadas em um futuro próximo. Pode-se, todavia, recomendar o consumo de grande variedade de alimentos que contenham uma combinação de filoquinonas e menaquinonas.[139]

Os requerimentos de vitamina K parecem variar de acordo com as funções hepáticas ou extra-hepáticas; entretanto, as atuais recomendações visam apenas à função ligada à coagulação sanguínea. A importância da determinação de valores de ingestão adequada dessa vitamina com vistas à prevenção de doenças crônicas é notória, pois especula-se que possa ser maior que as atuais recomendações nutricionais, ou seja, para a realização completa da carboxilação de todas as proteínas dependentes de vitamina K.[140,141] No entanto, a compreensão ainda limitada das implicações fisiológicas dos biomarcadores de vitamina K ainda impede uma determinação mais precisa de recomendações alimentares.

FONTES

A filoquinona é amplamente distribuída em óleos vegetais e hortaliças. Vegetais de folhas verdes contêm o maior teor de filoquinona e contribuem com 40 a 50% da ingestão total da vitamina.[142] As menaquinonas existem preferencialmente em carnes (MK-4), ovos (MK-4), requeijão (MK-7), queijo (MK-7) e soja fermentada (MK-7). A forma predominante na dieta e no plasma de pessoas nos EUA, na Europa e em outras partes do mundo é a filoquinona (K_1).[22] No entanto, outra importante fonte de vitamina K na dieta da população japonesa, tante fonte de vitamina K na dieta da população japonesa, especialmente de indivíduos que vivem na região leste do Japão, é a MK-7, essencialmente derivada de soja fermentada por *Bacillus natto* (referidos como *natto*). A distribuição de filoquinona nas plantas não é uniforme; maiores concentrações da vitamina são encontradas nas folhas externas quando comparadas às folhas mais internas. A casca das frutas e dos vegetais parece conter maiores concentrações da vitamina do que a polpa. Fatores como a estação do ano, o clima, o local geográfico e a fertilização do solo afetam as concentrações de vitamina K_1 nos alimentos.[143]

Entre os alimentos de origem animal, destaca-se o fígado com quantidades mais elevadas de vitamina K, provavelmente por ser o local em que esta é armazenada. Raízes, bulbos, tubérculos, cereais são fontes pobres em filoquinona.[22] As frutas cítricas também contêm baixos teores, sendo exceções o *kiwi*, o abacate, a ameixa seca, o figo, a amora-silvestre, o mirtilo (*blueberry*) e as uvas, que contêm 15,6 mg K_1/100 g a 59,5 mg K_1/100 g. Dores et al.[144] destacaram o feijão como importante alimento na dieta brasileira, uma vez que contribui significativamente para suprir as necessidades de vitamina K.

Outra fonte importante de filoquinona é representada pelos óleos e pelas gorduras. As manteigas contêm aproximadamente 10 mg por 100 g; já nos óleos vegetais, há grande variação, sendo que os mais ricos são os óleos de soja e oliva.[22] Ferland e Sadowski[145] mostraram que a vitamina K_1 contida nos óleos vegetais é estável ao calor e ao processamento, mas é rapidamente destruída pela luz fluorescente e natural. O óleo de canola perde 87% da vitamina após 2 dias de exposição à luz do dia. Esses autores sugerem que a estocagem de tais óleos em embalagem opaca preserve a vitamina, enquanto a embalagem transparente permite que a iluminação ambiente reduza sua presença.[145] Óleos vegetais hidrogenados, ricos em filoquinona, são amplamente utilizados na indústria graças a suas características físicas e sua estabilidade oxidativa. Durante a hidrogenação, há conversão da filoquinona a 2-3-di-hidrofiloquinona (dK).[146] Alimentos preparados com alto conteúdo de gordura hidrogenada contêm 30 a 60 mg dK/100 g.[147] A importância fisiológica da dK depende de sua atividade biológica, que ainda não é conhecida; portanto, ainda não se sabe qual é a influência da ingestão de alimentos com elevadas concentrações de óleos hidrogenados no estado nutricional relacionado com a vitamina K; é necessário que tal influência seja confirmada por novos estudos.[22]

Os teores de vitamina K de alguns alimentos consumidos na Inglaterra estão listados na Tabela 10.19.

Pesquisa realizada na Faculdade de Ciências Farmacêuticas (FCF) da Universidade de São Paulo mensurou o teor de filoquinona nas hortaliças consumidas no município de São Paulo. A autora quantificou a vitamina K nos alimentos em diversas épocas do ano, por meio de CLAE. O estudo também comparou as quantidades dessa vitamina encontradas em hortaliças cultivadas em São Paulo e nos EUA. Trata-se de uma tese de doutorado que faz parte do projeto da FCF para elaboração de uma tabela brasileira de composição de alimentos. Os resultados mostraram que as hortaliças de cor verde-escura apresentaram os maiores teores de vitamina K quando comparadas às amostras verde-claras. Dos valores encontrados, destacam-se o espinafre cru (404,57 mg/100 g), o repolho verde cru (336,05 mg/100 g) e a rúcula (319,20 mg/100 g). Quanto à comparação com alimentos cultivados nos EUA, observou-se que, enquanto a alface-americana do Brasil apontou 77,79 mg/100 g de vitamina K, nos EUA a quantidade foi de 102,30 mg/100 g. A couve cultivada no Brasil tem 245,52 mg/100 g, e a cultivada nos EUA,

Tabela 10.19 Teor de filoquinona em alimentos, determinado por meio de cromatografia líquida de alta eficiência.

Faixa de concentração	Alimento	Teor de filoquinona (mg por 100 g de alimento)
0,1 a 1,0	Chá (infusão)	0,27
	Leite semidesnatado	0,2
	Laranja	0,05
	Café (infusão)	0,06
1 a 10	Uva sem caroço	8,6
	Manteiga	7,4
	Atum enlatado em óleo	6,4
	Tomate	6,0
	Maçã	5,6
	Queijo *cheddar*	4,7
	Chocolate	2,3
10 a 100	Óleo de oliva	54,8
	Maionese	43,3
	Margarina	43,0
	Couve-flor crua	31,0
	Kiwi	25,0
100 a 1.000	Espinafre cozido	575,0
	Salsa	548,0
	Brócolis cozidos	131,0
	Óleo de soja	131,0
	Alface	129,0
	Óleo de canola	112,5

817,00 mg/100 g. Já a rúcula brasileira é mais rica nessa vitamina: são 259,11 mg/100 g contra 108,60 mg/100 g da rúcula americana. Em relação à análise em diferentes épocas do ano, verificaram-se em algumas amostras variações significativas nos teores de vitamina K. Em geral, as hortaliças apresentaram maiores teores nos períodos de inverno e primavera. Essa variação deve-se principalmente às chuvas: quanto mais chuva, menor o teor da vitamina nas hortaliças estudadas. Quanto ao processamento por cocção, os resultados mostraram que houve perda quando o alimento é preparado por esse método; essas perdas foram, em média, de cerca de 14,95% para o repolho verde, 20,9% para o espinafre e cerca de 15% para os brócolis.[148]

A utilização de uma tabela nacional de composição dos alimentos facilitará cálculos sobre o consumo de vitamina K, permitindo melhor orientação clínica e dietética para os indivíduos em terapia medicamentosa com anticoagulantes orais e para pesquisa de modo geral.

DEFICIÊNCIA E TOXICIDADE

Do ponto de vista clínico, a deficiência primária de vitamina K é extremamente rara na população em geral, sendo observada em indivíduos com má absorção ou naqueles tratados com fármacos que afetam o metabolismo dessa vitamina.[141]

Diversos fatores protegem os adultos contra a deficiência de vitamina K, como: a distribuição ampla de vitamina K nos alimentos, o ciclo endógeno da vitamina e a própria microbiota intestinal. As principais manifestações de deficiência são: hemorragia, osteoporose e doença hemorrágica do recém-nato. As possíveis causas de deficiência incluem: inadequação dietética, medicamentos, NPT, alterações da absorção intestinal e megadoses de vitaminas A e E.

Deficiência subclínica

Em geral se aceita ser necessária a ingestão diária de 1 mg/kg de peso corporal para garantir a carboxilação dos vários fatores de coagulação. Porém, a definição de deficiência de vitamina K depende fortemente do marcador a ser utilizado na avaliação. Vermeer e Hamulyák[149] consideram ser um estado de deficiência aquele em que pelo menos uma proteína Gla se encontra descarboxilada, podendo ser revertida por administração extra de vitamina K. A partir daí, e considerando-se que a carboxilação completa das proteínas Gla ósseas requer maiores quantidades de vitamina K, pode-se considerar que parte substancial da população apresenta bioquimicamente deficiência de vitamina K.

O Institute of Medicine da National Academy of Sciences dos EUA indica que não há registro de casos de toxicidade em seres humanos ou animais associados ao consumo de filoquinona ou menaquinona de alimentos ou suplementos.[141]

INTERAÇÃO COM ANTICOAGULANTES ORAIS

Até pouco tempo, os antagonistas da vitamina K (AVK) eram os únicos anticoagulantes orais disponíveis, e a varfarina continua a ser um dos anticoagulantes orais mais comumente prescritos no mundo.[150] Os agentes AVK atuam de maneira indireta, prejudicando a síntese de fatores de coagulação funcionais por meio da inibição da vitamina K epóxido-redutase (VKOR). Os novos anticoagulantes orais, chamados anticoagulantes orais diretos (DOAC), têm ação direta em locais específicos da cascata de coagulação, como o fator Xa (rivaroxabana, apixabana e edoxabana) e o fator IIa (dabigatrana). Devido ao estreito índice terapêutico e à ampla variabilidade individual nos requisitos de dosagem, a varfarina está entre os dez fármacos que podem causar eventos adversos graves.[31] Os antagonistas da vitamina K apresentam um padrão de resposta variável, pois polimorfismos genéticos, alimentação, medicamentos, idade e comorbidades influem em sua farmacocinética. A dosagem de varfarina está relacionada com os polimorfismos genéticos da vitamina K epóxido-redutase complexo 1 (*VKORC1*) e do citocromo P450 2C9 (*CYP2C9*). O gene *VKORC1* codifica para a enzima-alvo da varfarina e o gene *CYP2C9* codifica para a principal enzima responsável pela metabolização da varfarina no organismo. Variantes genéticas desses genes conferem maior ou menor sensibilidade à varfarina e são responsáveis por aproximadamente 50% da variabilidade individual na resposta ao tratamento quando associados a fatores clínicos como medicação concomitante, peso e idade. Ambos os genes têm sido bastante estudados quanto ao seu papel na dosagem dos cumarínicos.[151] Considerando as evidências de que as variações genéticas afetam a dosagem de varfarina e a resposta à terapia, a FDA passou, em 2007, a indicar que devem-se cogitar doses menores de varfarina no início da terapia para pacientes com variações genéticas em *VKORC1* e *CYP2C9*. O conhecimento da farmacogenética dos cumarínicos pode ser útil para os médicos predizerem a dose terapêutica para cada paciente, diminuindo assim o risco de hemorragia durante o início do tratamento.[152]

O monitoramento do tratamento anticoagulante é realizado pela aferição do TP, expresso pela RNI (escala universal de controle da anticoagulação), demonstrando a eficácia do tratamento anticoagulante. O manejo da ação da varfarina, baseado na RNI, é de difícil controle devido às frequentes variações nos níveis de anticoagulação, causadas por fatores já citados, como carga genética relacionada com metabolismo do fármaco, idade e capacidade de absorção da vitamina K, e de fatores extrínsecos como dieta, interação medicamentosa, estilo de vida e presença de comorbidades.[153,154]

Embora oscilações na RNI sejam às vezes atribuídas a variações na ingestão dietética de vitamina K, as evidências práticas são inconclusivas. Existem poucos estudos disponíveis sobre a influência da dieta no sentido de provocar instabilidade na anticoagulação; além disso, não se sabe qual é a quantidade habitualmente ingerida de vitamina K que pode induzir resistência à varfarina não.[135] No Brasil, poucos estudos dedicam-se a esse tópico. Dores[127] constatou que a vitamina K afetou a resposta anticoagulante oral em cerca de 9,5 a 26% dos pacientes, quando se analisou a ingestão recente da vitamina, e em 18% dos pacientes, quando foi avaliada a ingestão habitual, em um grupo de 115 pacientes sob anticoagulação oral. Nesse estudo, observou-se tanto elevada ingestão de vitamina K associada a insuficiente anticoagulação quanto baixa ingestão associada a excessiva anticoagulação. Acerca da concentração plasmática de filoquinona e dos resultados relacionados com a resposta anticoagulante oral, não se verificou tal associação; entretanto, após a correção das concentrações de filoquinona plasmática pelos triglicerídeos do soro, observou-se associação com dados relacionados com anticoagulação oral.

Em ensaio clínico randomizado que recrutou pacientes ambulatoriais, foram comparadas duas estratégias para otimizar a anticoagulação oral a longo prazo: (1) a abordagem convencional baseada em mudanças na prescrição de anticoagulantes; e (2) uma estratégia de orientação dietética baseada em modificações simples da quantidade de alimentos ricos em vitamina K ingerida por semana. A população estudada (n = 132) foi predominantemente de homens com próteses cardíacas mecânicas (58%) ou fibrilação atrial (35%). Como resultado, os pacientes alocados à estratégia dietética atingiram os valores de RNI determinados mais frequentemente do que os convencionalmente controlados (74% comparados a 58% dos pacientes). O estudo concluiu que a estratégia de controle da dieta para ajustar a anticoagulação oral a longo prazo é viável e segura, e pode resultar em maior chance de se atingirem os níveis terapêuticos da RNI.[155]

Revisão sistemática de 2016 ressalta que, frente às atuais evidências, não se deve aconselhar modificação dos hábitos alimentares ao iniciar a terapia com anticoagulantes. O controle da ingestão de vitamina K não parece ser estratégia válida para melhor controle da anticoagulação com fármacos antivitamina K. É relevante manter hábito alimentar estável, evitando-se grandes flutuações na ingestão de vitamina K.[156] Aconselhamento educacional deve ser dado frequentemente aos pacientes que iniciam o tratamento com antagonistas da vitamina K, com grande ênfase à informação nutricional.

REFERÊNCIAS BIBLIOGRÁFICAS

As referências consultadas para a elaboração deste capítulo estão disponíveis *online* no Ambiente de aprendizagem do GEN.

COMO CITAR ESTE CAPÍTULO

ABNT
DORES, S. M. C. Vitamina K. *In*: ROSSI, L.; POLTRONIERI, F. (org.). *Tratado de Nutrição e Dietoterapia*. 2. ed. Rio de Janeiro: Guanabara Koogan, 2023. p. 190-203.

VANCOUVER
Dores SMC. Vitamina K. In: Rossi L, Poltronieri F (Orgs.). Tratado de nutrição e dietoterapia. 2. ed. Rio de Janeiro: Guanabara Koogan; 2023. p. 190-203.

CAPÍTULO 11

Fibra Alimentar

Eliana Bistriche Giuntini • Fabiana A. Hoffmann Sarda •
Elizabete Wenzel de Menezes

INTRODUÇÃO

O conceito de fibra, intrinsicamente ligado aos métodos analíticos, sofreu evoluções desde sua primeira concepção no século XIX, e está estabilizado desde a última grande avaliação e discussão promovida pela Codex Alimentarius em 2008/2009, a partir do termo "fibra alimentar" cunhado em 1953 por Hipsley.

"Fibra bruta" era o termo utilizado para a matéria vegetal que não poderia ser digerida pelas enzimas do trato digestório de mamíferos por ser constituída basicamente de celulose, hemicelulose e lignina, compostos insolúveis em água, e foi aceito por quase dois séculos em relação à alimentação humana. A alteração do nome para fibra alimentar (FA) foi para incluir outros componentes da parede celular, não contemplados pela fibra bruta, mas igualmente importantes em relação ao funcionamento intestinal, que posteriormente mostrou não ser o único benefício promovido pela ingestão desse componente. Essa definição começou a ser modificada somente a partir da década de 1970, quando se passou a considerar tanto atributos fisiológicos como químicos, além de incluir outros componentes presentes nos vegetais.[1]

Os avanços nas pesquisas sobre as propriedades dos diversos componentes da FA e de seus efeitos fisiológicos promoveram muitas discussões sobre atualização do conceito e metodologia analítica, até que, em 2008/2009, a Codex Alimentarius Commission (CAC) recomendou uma definição considerando os efeitos fisiológicos e também a natureza química, em função da interdependência entre definição e métodos analíticos que quantificassem todos os componentes da FA.[1] Essa definição está no guia oficial de rotulagem da CAC:[2]

Fibra alimentar é constituída de polímeros de carboidratos (mas pode incluir frações de lignina e/ou outros compostos associados aos polissacarídios na parede celular, desde que derivadas de plantas), com 10 ou mais unidades monoméricas, que não são hidrolisados pelas enzimas endógenas no intestino delgado, e que podem pertencer a três categorias:

1. Polímeros de carboidratos comestíveis que ocorrem naturalmente nos alimentos na forma como são consumidos
2. Polímeros de carboidratos obtidos de material cru por meio físico, químico ou enzimático e que tenham efeito fisiológico benéfico comprovado sobre a saúde humana, de acordo com evidências científicas propostas e aceitas por autoridades competentes
3. Polímeros de carboidratos sintéticos que tenham efeito fisiológico benéfico comprovado sobre a saúde humana, de acordo com evidências científicas propostas e aceitas por autoridades competentes.

No entanto, a CAC não inclui nessa definição os compostos com menos de 10 unidades monoméricas, deixando a decisão da inclusão desses componentes às autoridades sanitárias de cada país. Isso pode comprometer o entendimento e a escolha dos consumidores em busca de uma alimentação saudável e, também, afetar relações comerciais no mundo globalizado, pois não haveria harmonização da informação nutricional dos produtos de importação/exportação. Em função disso, de Menezes et al.,[1] em 2013, elaboraram uma revisão de publicações científicas de 2009 a 2011, com a finalidade de demonstrar a importância de incluir os carboidratos com três a nove unidades monoméricas na definição, uma vez que apresentam os mesmos benefícios fisiológicos dos polímeros maiores, como será visto a seguir.

COMPONENTES

A FA engloba um grande número de componentes: celulose; hemicelulose; betaglicanos; pectinas; gomas e mucilagens; inulina; fruto-oligossacarídios (FOS); amido resistente (AR); polidextrose; lignina; compostos bioativos associados à FA, entre outros.

Esses diferentes componentes apresentam características diversas e, consequentemente, efeitos distintos no sistema digestório e respostas sistêmicas, por meio de efeitos metabólicos. Entre as principais características da FA estão retenção de água, adsorção de componentes, viscosidade e fermentação. Em 2013, Slavin propôs a seguinte distribuição da FA,[3] de acordo com algumas de suas características:

- Solubilidade
  - Insolúveis: celulose, lignina, algumas pectinas, algumas hemiceluloses e AR
  - Solúveis: betaglicanos, gomas, dextrinas do trigo, psílio, pectina e inulina
- Fermentabilidade
  - Fermentáveis: AR, pectina, betaglicanos, goma guar, inulina e dextrina do trigo
  - Não fermentáveis: celulose e lignina
- Viscosidade
  - Viscosas: pectinas, betaglicanos, algumas gomas (p. ex., goma guar) e psílio
  - Não viscosas: polidextrose e lignina.

As fibras podem apresentar mais de uma característica. As viscosas são as que têm a propriedade de formar géis no trato digestório, e as fermentáveis são as que podem ser metabolizadas pela microbiota intestinal. Em geral, as fibras solúveis são mais completamente fermentadas e têm maior viscosidade que as insolúveis. Entretanto, nem todas FA solúveis são viscosas, e algumas fibras insolúveis podem ser bem fermentadas.

Os principais grupos e componentes da FA estão apresentados na Tabela 11.1, e alguns deles serão mais detalhados a seguir.

Celulose

A celulose é um polissacarídio linear composto por até 10 mil unidades de glicose por molécula, com ligação β-1,4, insolúvel tanto em meio alcalino quanto em água em função de sua estrutura cristalina. É o principal componente da parede celular dos vegetais, por isso é considerada um componente estrutural; várias moléculas compactadas formam longas fibras resistentes à digestão pelas enzimas do sistema digestório. Uma das

Tabela 11.1 Componentes da fibra alimentar e suas principais fontes.

Classe	Principais grupos	Componentes e principais fontes
Polissacarídios não amido	Celulose	Parede celular de plantas: vegetais; farelos e resíduos de beterraba obtidos na produção de açúcar
	Hemicelulose	Arabinogalactanos, betaglicanos, arabinoxilanos, glicuronoxilanos, xiloglicanos, galactomananos: parede celular de vegetais; aveia; cevada
	Gomas e mucilagens	Galactomananos, goma guar e goma locusta: extratos de sementes Goma acácia, goma karaya, goma tragacanto: exsudatos de plantas Alginatos, ágar, carragenanas, goma psílio: polissacarídios de algas
	Betaglicanos	Aveia, farelo de aveia, cevada, psílio, levedo de cerveja
	Pectinas	Frutas, vegetais, leguminosas, batata, resíduo de beterraba obtido na produção de açúcar
Oligossacarídios resistentes	Frutanos	Inulina, fruto-oligossacarídios (FOS): chicória; *yacón*; alho; cebola
Carboidratos análogos	Amido resistente e maltodextrinas resistentes	Várias plantas: leguminosas; milho; batata crua; banana-verde Fontes de amido gelatinizado e resfriado/congelado
	Sínteses químicas	Polidextrose, lactulose, derivativos de celulose (metilcelulose, hidroxipropilmetilcelulose)
	Sínteses enzimáticas	FOS, levano, goma xantana, galacto-oligossacarídios, xilo-oligossacarídios, goma guar hidrolisada
Lignina	Lignina	Plantas lenhosas
Substâncias associadas aos polissacarídios não amido	Compostos fenólicos, proteína de parede celular, oxalatos, fitatos, ceras, cutina, suberina	Fibras de plantas
Fibras de origem animal	Quitina, quitosana, colágeno e condroitina	Fungos, leveduras, invertebrados

Adaptada de Tungland e Meyer[4] (2002); Fuller et al.[5] (2016).

propriedades da celulose é a capacidade de retenção de água; cada grama pode reter 0,4 g de água no intestino grosso, o que contribui para tornar o bolo fecal mais pastoso, facilitando a evacuação, embora essa quantidade seja considerada modesta em relação a outros componentes mais viscosos.

A celulose está naturalmente presente principalmente em cereais, hortaliças e frutas, mas também pode ser isolada e modificada para utilização como ingrediente alimentar; essas modificações podem ser físicas (p. ex., celulose em pó e celulose microcristalina) ou químicas (p. ex., hidroxipropilmetilcelulose, metil ou carboximetilcelulose). Diferente da celulose natural, a modificada tem alta solubilidade e forma soluções viscosas decorrentes de alterações na estrutura cristalina. Forma, tamanho de partícula e capacidade de retenção de água são fatores determinantes das propriedades e da função tecnológica dessas celuloses, as quais podem ser utilizadas como agentes de textura, suspensão e estabilização, formadores de volume, no controle de umidade, inibidores na formação de cristais de gelo e no aumento de viscosidade. São utilizados em hambúrguer de soja, produtos à base de queijo, bebidas, entre outros.[6]

Hemicelulose

A hemicelulose está associada à celulose na parede celular, e existem mais de 250 tipos desses polissacarídios, que podem estar na forma solúvel ou insolúvel. Hemiceluloses são moléculas lineares ou ramificadas com 50 a 200 unidades de pentoses, além de unidades de hexoses, entre elas a glicose. Assim como a celulose, é uma fibra de característica estrutural e tem a capacidade de retenção de água e cátions. É possível encontrá-la em frutas, hortaliças, leguminosas e castanhas, podendo ser utilizada como estabilizante, emulsificante, espessante e agente antiaglomerante em iogurtes, molhos, alimentos congelados e produtos de confeitaria, entre outros.[6,7]

Gomas e mucilagens

Gomas e mucilagens são polissacarídios hidrocoloides viscosos, solúveis em água, provenientes de exsudatos de plantas, sementes e extratos de algas, mas não fazem parte da parede celular. As gomas consumidas na dieta são decorrentes, principalmente, de aditivos alimentares presentes nos alimentos industrializados. As mucilagens estão presentes nas células externas de alguns tipos de sementes. Gomas e mucilagens são utilizadas como espessantes, geleificantes, estabilizantes e emulsificantes; no intestino, podem reter ácidos biliares e outros materiais orgânicos.[6,7]

Betaglicanos

Os betaglicanos são polímeros de unidades de glicose (β-D-glicopiranosil) unidas por ligações glicosídicas β-1,4 e β-1,3, que apresentam estrutura linear e são menores que a celulose. Trata-se de componentes estruturais da parede celular, encontrados em alguns cereais e outros vegetais consumidos por animais (gramíneas), fungos e leveduras. Na alimentação humana, estão presentes principalmente em aveia, cevada, psílio e levedo de cerveja. Dos produtos elaborados com aveia no Brasil, o farelo de aveia apresenta maior concentração de betaglicanos.[8]

Os betaglicanos são solúveis em água e bases diluídas e formam soluções viscosas e géis durante o resfriamento; essas propriedades possibilitam que eles sejam utilizados na elaboração de produtos industrializados, como espessantes em bebidas lácteas, sopas, molhos e sorvetes, e também como substitutos de gorduras. Dessa maneira, têm grande aplicação do ponto de vista industrial.[6]

Pectinas

Pectinas são polissacarídios estruturais de cadeias de ácido galacturônico e unidades de ramnose, pentose e hexose. Estão presentes, principalmente, nas paredes celulares de frutas e hortaliças, mas também podem ser encontradas em leguminosas e castanhas.[7] São quase completamente fermentadas no cólon, restando menos de 5% nas fezes; têm capacidade de retenção de água, cátions e material orgânico como a bile. Diferentes tipos de pectinas são obtidos de frutas (p. ex., maçã, casca de cítricos); são solúveis em água quente e formam géis depois do resfriamento, por isso são usadas como espessantes em alimentos.[6]

Frutanos

Frutanos são polímeros formados por 2 a 70 unidades monoméricas (UM) de frutose, unidas por ligações β-2,1, sendo que os FOS, ou oligofrutose, têm de 2 a 9 UM, enquanto a inulina, mistura de oligômeros e polímeros, tem geralmente mais de 10 UM. A inulina tem moderada solubilidade em água e baixa viscosidade, e é extraída industrialmente da raiz da chicória (*Cichorium untybus*). Os FOS são produzidos por hidrólise enzimática parcial da inulina.[9]

Os frutanos resistem à digestão no intestino delgado e são amplamente fermentados no intestino grosso; sendo que os FOS, com poucas UM, têm o dobro da velocidade de fermentação que moléculas maiores.[10]

Os frutanos são carboidratos de reserva, naturalmente presentes em inúmeras espécies vegetais, como cereais (trigo, centeio, cevada e aveia), raízes tuberosas (*yacón* e chicória), bulbos (alho, alho-poró e cebola), frutas (banana, maçã, pera e ameixa) e hortaliças (tomate, almeirão, aspargos, alcachofra e cebolinha).

Inulina e FOS podem ser utilizados como substitutos de gordura e açúcar. A inulina, quando combinada com água, produz a mesma textura que a gordura, por isso é usada na produção de laticínios, margarinas, cremes vegetais, patês e geleias. O gel de inulina serve como agente formador de volume, substituindo a farinha, além de favorecer uma aparência brilhante e equilíbrio de sabor. Pode ser usado em vários produtos em função de seus efeitos sinérgicos e por ser um gel mais estável que outros do mercado.

O FOS tem propriedades tecnológicas comparáveis às dos xaropes de glicose e açúcar, mas tem baixo poder adoçante e precisa ser usado em combinação com outros adoçantes em produtos lácteos e de panificação.[11]

Amido resistente

O AR foi definido por Asp, em 1992, como "a soma de amido e produtos da degradação de amido que não são absorvidos no intestino delgado de indivíduos saudáveis". O termo "amido resistente" considera basicamente quatro tipos de amido, segundo Champ et al.[12]

- AR tipo 1: amido fisicamente inacessível, presente em grãos e sementes (leguminosas) parcialmente triturados devido à presença de parede celular rígida e intacta
- AR tipo 2: grânulos de amido resistente nativo presentes em batata crua, banana-verde e amido de milho rico em amilose
- AR tipo 3: amilose e amilopectina retrogradadas formadas nos alimentos processados (pão e *corn flakes*), e também em alimentos cozidos e resfriados (batata cozida). O amido é insolúvel em água fria, mas se gelatiniza na presença de água e calor. Durante o resfriamento, ocorre a retrogradação do amido, tornando-o resistente à ação da alfa-amilase
- AR tipo 4: amido quimicamente modificado, incluindo éteres e ésteres de amido, amidos com ligação cruzada e amidos pirodextrinizados.

Ao longo dos últimos anos, vêm surgindo propostas de definições para o AR do tipo 5 (AR5). A proposta mais frequente classifica o complexo amilose-lipídio como AR5,[13] no qual tanto a amilose quanto as longas cadeias de amilopectina formam complexos helicoidais com os ácidos graxos.[14] Essas estruturas dificultam a ação da alfa-amilase, e o complexo amilose-lipídio também englobaria moléculas de amilopectina, restringindo o intumescimento dos grânulos de amido e a hidrólise enzimática. Além disso, tais estruturas apresentam capacidade de se "recomplexarem" após o aquecimento. Outros pesquisadores propuseram que as maltodextrinas resistentes fossem classificadas como AR5.[15]

Alimentos como cereais integrais e leguminosas apresentam naturalmente alto conteúdo de AR; porém, esse conteúdo é bastante variável em alimentos ou refeições, uma vez que é afetado pelos diferentes tipos de processamento, pelas condições de armazenamento e pelas diferenças genéticas das fontes de amido, que é o caso do feijão, do grão-de-bico, do pão, das massas e do arroz.

O AR apresenta ainda alta fermentabilidade e efeitos positivos sobre a saciedade, o funcionamento intestinal e a resposta glicêmica.[13,15,16]

Polidextrose

A polidextrose (PDX) é um polímero de unidades de D-glicose e sorbitol, com traços de ácido cítrico ou ácido fosfórico ligados ao polímero por ligações mono e diéster. As moléculas de D-glicose estão ligadas de maneira aleatória, com predominância de ligação β-1,6. O número médio de UM é de 12, mas a maior parte tem menos de 30 UM, seguida de menos de 4 UM. Em função das ligações aleatórias (gli-gli e gli-sorbitol), a PDX é mais resistente à hidrólise enzimática ou ácida do que polímeros de amido insolúvel. É parcialmente fermentada pela microbiota colônica (50%) e solúvel em água (70%). Em função de seus efeitos fisiológicos e atributos tecnológicos, vem sendo aplicada em alimentos.[7,17]

Lignina e compostos associados

A lignina é uma fibra estrutural que está ligada à hemicelulose na parede celular, mas não é um polissacarídio; é um polímero de fenilpropano, sintetizado a partir de alguns alcoóis, insolúvel em meios ácido e alcalino. Não pode ser digerida ou absorvida no intestino, e pode reter sais biliares e outros materiais orgânicos, bem como retardar ou reduzir a absorção de nutrientes; é encontrada na camada externa dos cereais integrais e no aipo.[7]

Compostos bioativos associados à fibra alimentar

Alguns componentes dos alimentos vegetais não são digeridos ou absorvidos no intestino delgado e chegam ao cólon, onde são utilizados como substrato de fermentação pela microbiota. Esses compostos integram a fração indigerível, a qual engloba: carboidratos (fibras, AR, açúcares, álcool e oligossacarídios); compostos nitrogenados (proteínas resistentes, enzimas e ureia) e FA associada a compostos antioxidantes e de importância nutricional, como vitaminas (C, E e A), polifenóis (PP) (flavonoides, ácido fenólico, estilbenos e taninos) e carotenoides (carotenos e xantofilas). Cerca de 50% do total de antioxidantes da dieta, principalmente os polifenóis, passam pelo intestino delgado, associados à FA e sua liberação da FA por ação das bactérias da microbiota, produzindo metabólitos e proporcionando um ambiente antioxidante. Assim, a FA tem a função essencial de transportar compostos antioxidantes até o intestino grosso.[18]

Estudos epidemiológicos mostram claramente que o consumo diário de cereais integrais está relacionado com a diminuição do risco de desenvolvimento de doenças crônicas não transmissíveis (DCNT), e muitos de seus efeitos são decorrentes da presença da FA e, em particular, dos PP associados à FA, que os transporta até o cólon.[19]

QUANTIFICAÇÃO

A natureza diversificada de todos os componentes da FA sempre foi um desafio analítico para sua quantificação. Na Tabela 11.2 estão apresentados os métodos que a CAC (2021) recomendou como métodos analíticos aceitáveis da Association of Official Analytical Chemists (AOAC) para a determinação de FA como um todo e de seus componentes específicos analisados individualmente, devendo ser consideradas as particularidades de cada método. Na publicação da CAC, há ainda a indicação de três outros métodos disponíveis, que não são da AOAC.

Os métodos enzímicos-gravimétricos (AOAC 985.29 e AOAC 991.43 para FA total) são de uso generalizado, mas não quantificam alguns componentes. Os FOS precisam ser analisados separadamente pelos métodos AOAC 997.08 ou 999.03. O método AOAC 991.43 só quantifica AR tipo 3; assim, o AR deve ser determinado pelo AOAC 2002.02; a PDX também deve ser analisada por metodologia específica (AOAC 2000). Desse modo, os métodos mais utilizados na rotulagem nutricional para FA total podem não quantificar totalmente seus componentes.

Para a análise de FA total, existem pelo menos 15 métodos diferentes utilizados em tabelas e bancos de dados de composição de alimentos (métodos enzímico-químicos, gravimétricos e enzímico-gravimétricos); eles quantificam diferentes componentes, por isso pode haver diferença de valores. Isso impede a comparação de resultados entre os distintos bancos de dados, que só pode ser feita a partir da adoção da mesma metodologia analítica. Cabe lembrar que muitas tabelas de composição de alimentos não consideram a energia proveniente da fermentação da FA (8 kJ/g ou 2 kcal/g), recomendada pela Food and Agriculture Organization (FAO),[20] o que também ocorre na rotulagem nutricional. Na legislação do Mercosul são só considerados 4 kJ/g (1 kcal/g) para as PDX.

Tabela 11.2 Resumo dos métodos de fibra alimentar (FA) da Association of Official Analytical Chemists (AOAC) recomendados pela Codex Alimentarius Commission (CAC).

Descrição	Métodos
Métodos gerais que quantificam a FA sem incluir a fração de baixo peso molecular (unidades monoméricas ≤ 9)[a]	AOAC 985.29; AOAC 991.43; AOAC 992.16; AOAC 993.21; AOAC 994.13
Métodos gerais que quantificam as frações de alto (unidades monoméricas > 9) e de baixo peso molecular (unidades monoméricas ≤ 9)	AOAC 2001.03[b]; AOAC 2009.01[c]
Métodos que quantificam individualmente os diferentes componentes da FA	AOAC 991.42; AOAC 992.28; AOAC 993.19; AOAC 995.16; AOAC 997.08; AOAC 999.03; AOAC 2000.11; AOAC 2001.02; AOAC 2002.02

[a]Ocorre perda de inulina, amido resistente (AR), polidextrose (PDX) e maltodextrinas resistentes. [b]Inclui polissacarídios solúveis e insolúveis resistentes, maltodextrinas resistentes, lignina e parede celular de plantas, com perda de AR. [c]Inclui polissacarídios solúveis e insolúveis, lignina, AR e oligossacarídios. Adaptada de de Menezes et al.[1] (2013).

Os métodos AOAC 2009.01 e AOAC 2011.25 estão de acordo com a definição de FA proposta pela CAC[2] (2021) e quantificam as frações solúveis e insolúveis, de alto e baixo pesos moleculares da FA, incluindo AR e oligossacarídios não disponíveis com UM ≥ 3, e só apresentam diferença significativa em matrizes alimentares com alto conteúdo de componentes que não são determinados pelos métodos enzimáticos. Em 2014, McCleary[21] propôs a modificação desses métodos para viabilizar menor sobre-estimação de FA solúvel de baixo peso molecular em amostras contendo amido.

Além disso, trata-se de método complexo e demorado, que depende de grande investimento, necessitando de equipamento específico (cromatografia líquida de alta *performance* com detector por índice de refração), *kit* enzimático, padrões de referência diversos, além de profissional capacitado para sua determinação, o que o torna de difícil aplicação.[22]

Estudo comparando o conteúdo de FA, utilizando os métodos AOAC 2011.25 e AOAC 991.43, em quatro frutas, demonstrou diferença somente para as três frutas com alto conteúdo de frutanos, com o conteúdo total de FA sendo em média 5 a 10% maior.[23] Um estudo mais amplo avaliando 45 alimentos, de seis grupos diferentes, verificou que o método AOAC 2911.25 quantifica significativamente maiores teores de FA em 12 de 15 vegetais analisados (variando de 0,2% a 5,5% a mais). Foram avaliados nove frutas e sucos de frutas, e sete apresentaram maiores resultados de FA (0,5% a 3,2%) pelo método AOAC 2011.25.[24]

PREBIÓTICOS

Gibson e Roberfroid, em 1995, definiram prebióticos como componentes da FA capazes de modular a microbiota intestinal, que não são digeridos e que afetariam de maneira "benéfica" o hospedeiro por estimularem seletivamente o crescimento e/ou a atividade de uma ou de um número limitado de bactérias do cólon[25] – caso dos frutanos. O conceito de prebiótico vem sendo atualizado desde a sua criação, quando se considerava que bactérias "benéficas" eram especialmente bifidobactérias e lactobacilos.

Na Tabela 11.3 estão apresentadas as diferentes definições propostas ao longo dos anos e os compostos considerados prebióticos de acordo com cada definição. A proposta de seletividade específica da microbiota e do crescimento, a composição e/ou a atividade de bactérias eram condições recorrentes até 2007, e o substrato ideal se restringia a alguns tipos de carboidratos.

Em 2008, a FAO divulgou uma nova definição, mais abrangente, excluindo tanto a seletividade das bactérias quanto a necessidade de fermentação de compostos pela microbiota do intestino.[30] Bindels et al.[25] apresentaram uma revisão para justificar a exclusão das exigências de fermentabilidade do substrato e seletividade das bactérias, com uma definição ampla que possibilitou a inclusão de inúmeros compostos além dos prebióticos tradicionais.

Em 2017, outra definição foi proposta pela International Scientific Association for Probiotics and Prebiotics (ISAPP), envolvendo a utilização seletiva de microrganismos vivos do hospedeiro e a dependência do metabolismo microbiano para a manutenção, melhora ou restauração da sua saúde. Nessa nova definição se reconhece que os benefícios para a saúde são decorrentes do equilíbrio entre diferentes microrganismos, não apenas da modulação de bifidobactérias e lactobacilos. Além dos carboidratos não disponíveis, outros compostos podem ser considerados prebióticos e podem ser administrados por via oral ou diretamente em outros locais do corpo, desde que estes sejam colonizados por microrganismos,

Tabela 11.3 Evolução do conceito de prebiótico.

Referência	Características principais	Definição	Ingredientes considerados prebióticos
Gibson e Roberfroid[26] (1995)	Seletividade da microbiota Crescimento e/ou atividade de bactérias Ação no cólon Ação na saúde do hospedeiro	Ingrediente não digerível que afeta a saúde do hospedeiro pela estimulação seletiva do crescimento e/ou atividade de uma ou de um número limitado de bactérias do cólon	FOS
Reid et al.[27] (2003)	Seletividade da microbiota Crescimento ou atividade de bactérias Inclui outros locais de ação Efeitos fisiológicos benéficos	Substâncias não digeríveis que proporcionam efeitos fisiológicos benéficos no hospedeiro pela estimulação seletiva do crescimento ou atividade de limitado número de bactérias nativas	FOS GOS Lactulose
Gibson et al.[28] (2004)	Seletividade da microbiota Composição e/ou atividade de bactérias Ação em todo o sistema digestório Ação na saúde e no bem-estar do hospedeiro	Ingrediente seletivamente fermentado que possibilita específicas mudanças na composição e/ou atividade da microbiota intestinal, o que confere bem-estar e saúde ao hospedeiro	Inulina FOS GOS Lactulose
Roberfroid[29] (2007)	Igual ao anterior, mas apenas dois oligossacarídios cumprem os critérios de classificação de prebióticos	Ingredientes seletivamente fermentados que possibilitam específicas mudanças na composição e/ou atividade da microbiota intestinal, o que confere bem-estar e saúde ao hospedeiro	Inulina GOS
FAO[2] (2008) Pineiro et al.[30] (2008)	Exclui seletividade da microbiota Exclui limite de ação, não restringindo ao sistema digestório Substitui a casualidade pela associação Exclui a necessidade de fermentação ou metabolização pela microbiota do intestino, não fazendo distinção de compostos que modulam a microbiota intestinal unicamente por ação inibitória	Composto não disponível do alimento que confere benefício para a saúde do hospedeiro associado com a modulação da microbiota	Inulina FOS GOS SOS XOS IMO Lactulose Pirodextrinas FA AR Outros oligossacarídios não disponíveis
Gibson et al.[31] (2010)	Especifica que é do alimento Seletividade da microbiota Composição e/ou atividade da microbiota intestinal Ação na saúde do hospedeiro	Ingrediente alimentar seletivamente fermentado que altera a composição e/ou atividade da microbiota gastrintestinal, conferindo benefícios para a saúde do hospedeiro	Inulina FOS GOS Lactulose Inclui lista de candidatos
Bindels et al.[25] (2015)	Exclui seletividade da microbiota Exclui necessidade de fermentação Inclui a metabolização pela microbiota Não se restringe aos carboidratos Modulação e/ou atividade da microbiota gastrintestinal Efeitos fisiológicos benéficos	Composto não digerível que, por sua metabolização pelos microrganismos do intestino, modula a composição e/ou a atividade da microbiota intestinal, conferindo, assim, um efeito fisiológico benéfico sobre o hospedeiro	FOS GOS Oligossacarídios do leite humano Candidatos: AR Pectina Arabinoxilano Grãos integrais Outras FA não carboidratos capazes de modular a microbiota
Gibson et al.[32] (2017)	Mantém a seletividade da microbiota (mas não se restringe a lactobacilos e bifidobactérias) Considera a metabolização pela microbiota Modulação e/ou atividade da microbiota gastrintestinal Não se restringe aos carboidratos Efeitos fisiológicos benéficos Não se restringe ao uso oral Pode ser usado para animais	Substrato que é seletivamente utilizado pelos microrganismos do hospedeiro, proporcionando benefícios para a saúde	FOS GOS Oligossacarídios do leite humano Candidatos: MOS XOS Polifenóis Ácido linoleico conjugado Ácidos graxos poli-insaturados

AR, amido resistente; *FA*, fibra alimentar; *FOS*, fruto-oligossacarídios; *GOS*, galacto-oligossacarídios; *IMO*, isomalto-oligossacarídios; *MOS*, manano-oligossacarídios; *SOS*, oligossacarídios da soja; *XOS*, xilo-oligossacarídios. Adaptada de Bindels et al.[25] (2015).

como trato vaginal e pele. Essa definição pode ser aplicada tanto para humanos como para animais.[32]

O conceito de prebiótico ainda não está totalmente estabelecido em bases internacionais e ainda deve ser amplamente discutido, uma vez que os prebióticos têm potencial para melhorar a saúde humana e reduzir o risco de doenças mediadas pelo desequilíbrio da microbiota.

INGREDIENTE FUNCIONAL

A FA tem a propriedade de atuar de modo benéfico em uma ou mais funções no corpo humano; assim, ela está incluída na categoria dos alimentos funcionais. Segundo Roberfroid,[33] um alimento pode ser considerado funcional se for demonstrado de maneira satisfatória que ele pode beneficiar uma ou mais funções do corpo, além de se adequar à nutrição e, de certo modo, melhorar a saúde e o bem-estar ou reduzir o risco de doenças.

A Agência Nacional de Vigilância Sanitária (Anvisa) atualizou as exigências para Alimentos com Alegações de Propriedades Funcionais e/ou de Saúde em 2016, e publicou um guia em 2021 com instruções para avaliação de alegação de propriedade funcional e de saúde para substâncias bioativas presentes em alimentos e suplementos alimentares.[34] Essas alegações podem ser utilizadas desde que sejam comprovadas cientificamente, não induzam o consumidor ao engano e atendam à legislação em vigor (Resolução nº 18, de 30 de abril de 1999). As alegações podem envolver o papel fisiológico do nutriente ou não nutriente no crescimento, no desenvolvimento e nas funções normais do organismo, e podem fazer referência à manutenção geral da saúde e à redução do risco de doenças.

A Anvisa permite alegações de propriedades funcionais padronizadas e os respectivos requisitos específicos tanto para FA per se quanto para nove de seus componentes (betaglicanos [em farelo de aveia, aveia em flocos e farinha de aveia], dextrina resistente, FOS, goma guar parcialmente hidrolisada, inulina, lactulose, PDX, psílio e quitosana). A alegação padronizada para a FA é "as fibras alimentares auxiliam o funcionamento do intestino. Seu consumo deve estar associado a uma alimentação equilibrada e hábitos de vida saudáveis". Cabe ressaltar que as alegações de propriedade funcional das fibras estão condicionadas a outras exigências que variam conforme o tipo de FA.

Para FA, dextrina resistente, goma guar e PDX, a porção do produto pronto para consumo deve fornecer no mínimo 2,5 g de FA ou do composto; nesse caso, o nome do composto deve estar citado na tabela de informação nutricional logo abaixo da FA, que precisa conter também a quantidade, em gramas, de FA ou do seu componente. Para dextrina resistente, há ainda a exigência de consumo diário, que não deve ultrapassar 30 g do produto pronto para consumo, conforme indicação do fabricante.

DOENÇAS CRÔNICAS NÃO TRANSMISSÍVEIS

A FA produz inúmeros efeitos fisiológicos, e alguns de seus componentes podem ser classificados como prebióticos. Esses efeitos podem contribuir de maneira significativa para a diminuição do risco de DCNT e/ou auxiliar no tratamento delas. De modo geral, a FA está relacionada com a redução do risco de diabetes tipo 2 (DT2), doenças cardiovasculares (DCV), síndrome do cólon irritável, obesidade, diverticulose e câncer de cólon retal, uma vez que tem propriedades para atuar na retenção de água no cólon distal e adsorver compostos carcinogênicos e ácidos biliares. Também contribui para reduzir o pH do ceco, pode auxiliar na perda de peso, aumenta a saciedade, reduz a resposta glicêmica pós-prandial, promove a redução de colesterol e triacilglicerol plasmáticos, evita constipação intestinal, modula a microbiota intestinal, entre outros benefícios.[35]

Desde 2003, a Organização Mundial da Saúde (OMS) e a FAO enfatizam a importância de se manter uma ingestão adequada de FA, quando propuseram metas de ingestão desse componente para a redução do risco de DCNT.[36]

Os carboidratos totais devem corresponder a 55 a 75% da energia total, e uma alimentação saudável de conter pelo menos 400 g (cinco porções) de frutas e vegetais por dia (exceto batata, batata-doce, mandioca e outras raízes com alto conteúdo de amido – carboidratos fontes de energia). A alimentação equilibrada deve conter também leguminosas, como feijões e lentilhas; nozes e castanhas; cereais integrais (p. ex., milho não processado, aveia, trigo, arroz). A ingestão de fibra alimentar total deve ser maior que 25 g/dia ou mais de 20 g no caso de polissacarídios não amido. No caso do Brasil, as leguminosas (feijão, grão-de-bico, lentilha, ervilha) são a mais importante fonte de FA.

A seguir, estão destacadas algumas atuações da FA e seus componentes sobre o metabolismo humano, além de sua relação com as DCNT.

Fibra alimentar total

Alimentos com elevada concentração de carboidratos não disponíveis ou FA proporcionam reduzido aumento da resposta glicêmica pós-prandial (alimentos de baixo índice glicêmico [IG] ou baixa carga glicêmica [CG]), que é um indicativo do tipo e da quantidade do carboidrato ingerido após o consumo de determinado alimento. O IG é um biomarcador da qualidade desse carboidrato e é calculado como a área sob a curva, tendo o valor em jejum como referência. A CG relaciona a quantidade dos carboidratos de um alimento/dieta à qualidade dos carboidratos.[37] Dados de IG e CG de alimentos brasileiros podem ser encontrados na Tabela Brasileira de Composição de Alimentos.[38]

O ideal é consumir preferencialmente alimentos de baixa e média CG; porém, ao ingerir um alimento de alta CG, deve-se fazê-lo em combinação com outro de baixa CG, caso do arroz polido com feijão. Como se observa na Figura 11.1, com a mistura desses dois alimentos (com porções contendo 25 g de carboidratos disponíveis cada uma), apresenta-se uma curva intermediária entre eles, reduzindo a alta resposta glicêmica do arroz polido.

As informações da Tabela 11.4 mostram como a combinação de alimentos pode impactar a CG da dieta pois, apesar de se manter a mesma classificação (CG = média) do arroz polido

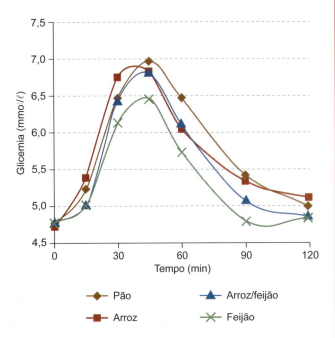

Figura 11.1 Resposta glicêmica (mmol/ℓ em 120 minutos) do pão francês (alimento-referência) e de arroz e feijão.

quanto à CG, o arroz com feijão combinados apresentam valor bem menor que o arroz de forma isolada. O ideal é que na somatória das CG das refeições de um dia, a CG da dieta de 24 horas fique abaixo de 100.[37]

O consumo de alimentos com elevado conteúdo de FA e baixo IG pode aumentar a saciedade, regular a ingestão energética da refeição seguinte e/ou promover a oxidação lipídica.

Há estudos que comprovam que a adequada ingestão de FA aliada à atividade física regular diminui o risco de obesidade. Recentes publicações evidenciaram que a inclusão desse componente, acompanhada de uma alimentação saudável e em quantidades adequadas, estimula a perda de peso.

O consumo de FA pode reduzir o risco de DT2, principalmente pelo maior controle na liberação de insulina. Em estudo prospectivo, que durou mais de 6 anos, com a participação de 65.000 enfermeiras saudáveis norte-americanas, concluiu-se que dietas com alta CG e restritas em FA aumentam em 2,5 vezes o risco de desenvolvimento de DT2. Estudo de metanálise avaliando 37 estudos observacionais confirmou a hipótese de que a hiperglicemia pós-prandial, em pessoas não diabéticas, é um mecanismo universal para a progressão de DCNT.[39]

Quanto maior a capacidade de retenção de água de uma fibra, maior será o peso das fezes e menor será o tempo de trânsito intestinal. Com a fermentação, há produção de gases e aumento de volume fecal, o que distende a parede da região e estimula a propulsão; a produção de ácidos graxos de cadeia curta (AGCC) também estimula a contração do cólon. Outros fatores estariam relacionados à superfície de partículas sólidas, que estimulariam receptores da submucosa, levando a maior propulsão.[40]

O aumento do volume fecal é uma consequência da retenção de água e da proliferação da microbiota decorrentes da fermentação da FA; a capacidade de retenção de água modifica a consistência das fezes e aumenta a frequência das evacuações. Já a FA pouco fermentável e com menor capacidade de retenção de água participa da manutenção da estrutura do bolo fecal no cólon.[40]

Com a redução do tempo de trânsito intestinal e o aumento do volume fecal há também menor contato de substâncias tóxicas com a mucosa, em função da velocidade e da diluição, o que poderia contribuir para a redução do risco de desenvolvimento de câncer de cólon.

Frutanos

A ingestão de frutanos pela dieta aumenta o bolo fecal e estimula o peristaltismo e o trânsito intestinal em decorrência da fermentação no cólon. A fermentação produz AGCC, que, por sua vez, provoca a redução do pH local, favorecendo o aumento de absorção de minerais. Estudos em ratos e humanos comprovam

que a suplementação diária de inulina e FOS favorece a absorção de cálcio e a mineralização óssea, o que pode auxiliar na redução do risco de osteoporose. Os produtos da fermentação modulam a microbiota intestinal, favorecendo o crescimento de determinados microrganismos e, ao mesmo tempo, inibindo o desenvolvimento das bactérias patogênicas. Todos esses fatores levam à diminuição da síntese de carcinógenos, do risco de câncer de cólon e de infecções bacterianas, além de prevenir e tratar diarreias.

Os frutanos podem também contribuir para a redução de ingestão de energia. A adição de inulina (8 g) a refeições, 3 vezes/semana por 6 semanas, provocou mudanças nos parâmetros relacionados à saciedade/fome, que foram acompanhadas de alterações positivas de hormônios relacionados à fome/saciedade (grelina, insulina e peptídio YY). Essas alterações foram acompanhadas de redução de ingestão de energia em duas refeições subsequentes.[41] A viscosidade das FA reduz a taxa de absorção de nutrientes, aumenta a interação dos nutrientes com a mucosa intestinal e estimula a liberação de peptídios envolvidos na regulação do apetite.

Os efeitos dos frutanos sobre a glicemia e a insulinemia são contraditórios, indicando que são dependentes das condições fisiológicas do indivíduo ou da doença; entretanto, favorecem o aumento da relação colesterol de lipoproteínas de alta densidade (HDL)/colesterol de lipoproteínas de baixa densidade (LDL) e a redução do colesterol sérico.

Estudos indicam que a ingestão de até 20 g de frutanos/dia pode ser bem tolerada, mas há sintomas gastrintestinais (dor ou desconforto abdominal, flatulência e diarreia) que são dose-dependentes e variam segundo a tolerância individual. Entretanto, é bem documentada a ocorrência de diarreia com ingestão acima de 30 g de frutanos por dia. A ingestão média recomendada para não ter os sintomas gastrintestinais citados deve ser de 15 g/dia.

Betaglicanos

O consumo de betaglicanos propicia vários benefícios fisiológicos, em especial ação hipocolesterolêmica, possivelmente decorrente da alteração do metabolismo e da secreção de ácidos biliares, aumentando sua excreção e dificultando sua reabsorção. Promove também: alteração na concentração de AGCC, resultado da fermentação; diminuição na digestão de lipídios, provocada pela viscosidade do conteúdo gástrico; alteração nos níveis de hormônios pancreáticos e gastrintestinais, aumentando a sensibilidade à insulina e a tolerância à glicose, e reduzindo a síntese hepática do colesterol. Além disso, pode contribuir para a diminuição da absorção da glicose e para evitar o desenvolvimento de câncer de cólon. Estudos sugerem que pode também produzir efeitos imunorregulatórios, protegendo contra infecções bacterianas, virais, fúngicas e parasitárias; acelerar processos de cicatrização; aumentar a regressão de tumores e favorecer a imunidade das mucosas.[8]

Amido resistente

O conhecimento de que a digestão do amido no organismo humano pode variar em extensão e em velocidade foi uma importante evolução na área de carboidratos dos últimos 30 anos, uma vez que tem implicações na resposta glicêmica produzida pelos alimentos, na fermentação dos carboidratos que ocorre no intestino grosso e, consequentemente, em doenças como o diabetes e a obesidade.

Tabela 11.4 Índice glicêmico (IG) e carga glicêmica (CG) do alimento-referência (pão francês) e de arroz e feijão.

Alimento	IG (glicose média)		Porção (g)	Carboidratos disponíveis (g)	CG	
Pão, trigo, francês	70	A	50	20,5	14	M
Arroz	57	M	150	31,7	18	M
Feijão	38	B	200	14,1	5	B
Arroz/feijão	52	B	150	25,4	13	M

CG = IG × (carboidratos disponíveis/porção)/100. Valores de referência IG: baixo ≤ 55; 56 ≤ médio ≤ 69; alto ≥ 70. Valores de referência CG alimento: baixa ≤ 10; 11 ≤ média ≤ 19; alta ≥ 20.[37] Adaptada de TBCA[38] (2022).

A resposta glicêmica de alimentos fontes de AR é reduzida quando comparada com o consumo de carboidratos disponíveis (açúcares e amido disponível). Isso levou à aprovação de uma reivindicação de saúde referente à glicemia pós-prandial pela União Europeia, em alimentos com pelo menos 14% de AR. Assim, considera-se que esses alimentos possam ser utilizados no controle do diabetes.

A produção de AGCC pela fermentação colônica do AR deve ser responsável por parte de seus efeitos biológicos, como o aumento da saciedade em função da maior liberação de hormônios intestinais estimulada pela presença de AGCC (butirato, propionato e acetato). Alguns estudos demonstraram que o propionato estimula a liberação de peptídio YY (PYY) e *glucagon-like peptide* 1 (GLP-1) de células intestinais *in vitro*, enquanto o butirato tem papel importante como combustível para os colonócitos e pode influenciar a microbiota, promovendo efeitos sobre a saúde intestinal e também sistêmicos.[13]

Há algumas evidências de que o AR possa diminuir o apetite e a ingestão de alimentos a curto prazo; no entanto, a ingestão desse componente da FA em alguns estudos a longo prazo não levou a mudanças significativas no peso corporal. Há também poucas evidências de que o AR possa diminuir a adiposidade em seres humanos.[13]

A farinha de banana-verde, fonte de AR2, adicionada a refeições (5 g) e consumida 3 vezes/semana por 6 semanas, aumentou a saciedade, promoveu redução no aporte energético de refeições subsequentes, melhorou o funcionamento intestinal e proporcionou maior sensibilidade à insulina.[16]

Alguns tipos de FA, como amido resistente ou frutanos, podem causar desconforto intestinal, com presença de cólicas e/ou aumento de flatulência, em pessoas sensíveis ou com ingestão de doses elevadas. No entanto, estudos não relatam problemas com toxicidade, porque é rara a ingestão excessiva de FA. Os diferentes tipos de AR exercem modulações específicas na microbiota, favorecendo diferentes microrganismos, conforme a capacidade de metabolização e acesso às cadeias poliméricas.[42]

Cereais integrais

A diminuição do risco de DCNT decorrente do consumo de cereais integrais (CI) tem sido evidenciada em diferentes estudos. Os CI geralmente representam uma rica fonte de FA, vitaminas, minerais e uma série de outras substâncias bioativas protetoras. Como exemplo, o grão de trigo integral contém de 9 a 17% de FA de alta fermentabilidade e mais de 2% de compostos bioativos. Embora essa quantidade pareça ser pequena, acredita-se que a combinação dessas substâncias bioativas com a FA é que resulte em efeitos positivos na saúde.[20,36]

Estudos de metanálise envolvendo dezenas ou centenas de participantes, em estudos observacionais, prospectivos e/ou dose-resposta, mostraram resultados importantes:

- A ingestão de 45 g/dia de CI pode induzir a uma redução relativa de 20% no risco de DT2 em uma população que consumia apenas 7,5 g/dia de CI[43]
- Com o aumento de 30 g/dia na ingestão de CI, houve redução do risco de mortalidade: 8% para doença cardíaca coronariana, 5% para DCV e 7% para todas as causas, quando aliada a outros fatores, como atividade física regular, consumo de frutas e vegetais e controle de ingestão lipídica.[44] No entanto, os autores consideram que ainda é difícil estabelecer quais componentes exatamente exercem tais efeitos protetores, uma vez que fibras isoladas apresentam ações controversas

- O consumo de 90 g/dia de grãos integrais (ou três porções) reduziu em 19% a incidência de doença cardíaca coronariana, 22% a de DCV, 15% a de câncer total e 17% a de todas as causas. Houve também diminuição de risco para mortalidade em 22% por doenças respiratórias, 51% por diabetes, 26% por doenças infecciosas e 22% para todas as causas não DCV e não cancerígenas.[45]

Esses resultados envolvendo o efeito dose-resposta de CI e risco de DCNT justificam a recomendação de aumento da ingestão de CI nas guias alimentares para a população em geral.

MODULAÇÃO DA MICROBIOTA INTESTINAL

Estudos têm avaliado o tipo de dieta consumida e a prevalência de determinados gêneros e filos de microrganismos. Os Actinobacteria e Bacteroidetes (principalmente gênero *Prevotella*) têm sido associados ao consumo de FA, enquanto o gênero *Bacteroides* está mais relacionado às dietas ricas em proteína e gordura animal.

Populações com dieta rica em carboidratos e FA, como caçadores de determinadas regiões da África, têm elevada biodiversidade da microbiota intestinal em comparação com italianos de centros urbanos, por exemplo. Em contraste, consumidores de dieta rica em gordura e sacarose por longo período de tempo têm grande redução na biodiversidade da microbiota. Dietas com baixa quantidade de FA pode provocar efeito deletério sobre a microbiota intestinal, incluindo a possibilidade de extinção de componentes da microbiota nas gerações futuras. Como muitas doenças são associadas à dieta ocidental, que contém pouca FA, já foi levantada a hipótese de se fazer uma reprogramação da microbiota, o que envolve tanto o consumo de dieta rica em FA como a reposição dos gêneros microbianos perdidos, os quais não estão mais presentes em pessoas com dieta ocidental.[46]

A fermentação colônica, provocada por bactérias microbianas, é a degradação anaeróbica de componentes da dieta – como a FA – que não são digeridos por enzimas intestinais nem absorvidos no trato gastrintestinal superior. Esse processo fermentativo é modulado pela quantidade e estrutura de substrato disponível, pela composição da microbiota intestinal (quantidade e espécies de microrganismos) e, também, pelo tempo de contato entre esses microrganismos e o substrato.

O substrato para a fermentação não é apenas de FA, mas também é constituído da chamada fração indigerível e de uma porção considerável de mucina, células epiteliais, enzimas e outros produtos de origem endógena. A fermentação colônica pode ser sacarolítica ou proteolítica. Esta última produz ácidos graxos de cadeia ramificada, especialmente isobutírico, 2-metil-butírico e isovalérico. Os produtos finais da fermentação sacarolítica são os AGCC, principalmente acetato, propionato e butirato; gases (hidrogênio, dióxido de carbono, oxigênio, amônia, metano) e ácido láctico.

Diversas condições afetam a microbiota intestinal do hospedeiro desde o nascimento, incluindo o tipo de parto. No adulto, ela é influenciada por alimentação, código genético, meio em que se vive, uso de antibióticos, estresse, infecções, idade, clima, trânsito intestinal e doenças em outros órgãos, como fígado ou rim.[46]

Os microrganismos proporcionam ao hospedeiro uma série de processos, como digestão de macronutrientes da dieta com estrutura complexa, produção de nutrientes e vitaminas, defesa contra patógenos e manutenção do sistema imune. Há dados demonstrando que a disbiose – desequilíbrio da microbiota – está associada a diferentes doenças, incluindo metabólicas e inflamatórias do intestino. Um dos mecanismos pelos quais a microbiota afeta a saúde humana é a capacidade de produzir tanto metabólitos associados ao desenvolvimento de doenças como benéficos, que protegem contra doenças.

Os AGCC, principais metabólitos produzidos pela fermentação de algumas FA, atuam como moléculas sinalizadoras (ativando diretamente receptores acoplados à proteína G e alterando o padrão de acetilação de histonas) e fornecedoras de energia. Os AGCC afetam vários processos fisiológicos e podem contribuir para a saúde e para a redução de risco de doenças.[47]

Revisão sistemática englobando 42 ensaios clínicos randomizados avaliou os efeitos de intervenções nutricionais com diferentes tipos de FA e os efeitos na produção de AGCC, em população saudável, entre 18 e 60 anos, e com índice de massa corporal considerado saudável. Entre as FA mais estudadas está a inulina (n = 11), e foi verificado aumento no conteúdo de AGCC em sete desses estudos. No total de estudos, em 26 deles não foram verificados aumentos significativos nos AGCC produzidos. Há indicações de que a dose, o tipo e a estrutura da FA sejam determinantes nos efeitos observados. Outros fatores que podem explicar as divergências são as diferenças nos protocolos de estudo e os métodos analíticos utilizados.[48]

O acetato ou propionato no lúmen são reconhecidos pelos receptores acoplados à proteína G (GPR41 e GPR43), proporcionando a liberação de PYY e GLP-1, os quais afetam a saciedade e o trânsito intestinal. O butirato luminal exerce efeitos anti-inflamatórios via GPR109A e inibição de histonas-deacetilases (HDAC), enzimas essenciais em processos biológicos. O propionato pode ser convertido em glicose pela gliconeogênese intestinal, proporcionando saciedade e diminuição da produção de glicose hepática. Os AGCC também podem atuar em outros locais do intestino, como o sistema nervoso entérico, estimulando a motilidade e a atividade secretora, ou nas células imunes na lâmina própria, reduzindo inflamação e tumorgênese.[47] Wallace et al.[49] ressaltam a importância da modulação da microbiota pelas fibras prebióticas. A produção dos AGCC promove aumento da absorção e da retenção de cálcio, além de melhoria dos indicadores de saúde óssea em diferentes idades. Os autores sinalizam que esses carboidratos podem ser uma alternativa para o controle da osteoporose, que está se tornando um problema de saúde pública pelo aumento da longevidade.

FONTES DE FIBRA ALIMENTAR

A FA está presente em diferentes quantidades e em vários grupos da pirâmide dos alimentos, principalmente nos de origem vegetal, como leguminosas, cereais integrais, frutas e hortaliças. No entanto, devido ao baixo consumo de hortaliças e vegetais pela população brasileira, observado em vários estudos e nas Pesquisas de Orçamentos Familiares (POF), as fontes mais significativas de FA no país são o feijão e o arroz, embora o consumo desses alimentos venha caindo sistematicamente nas últimas décadas.

A seguir, estão exemplificadas concentrações de fibra alimentar e carboidratos (totais e disponíveis) em alimentos consumidos pela população brasileira (Tabela 11.5).

Tabela 11.5 Concentração de fibra alimentar, carboidrato total e carboidrato disponível em alguns alimentos consumidos pela população brasileira (em medida usual).

Alimento	Medida usual	Peso (g)	Carboidrato total (g)	Carboidrato disponível (g)	Fibra alimentar total (g)
Alface crua, *Lactuca sativa* L.	1 xícara de chá	40	0,85	0,17	0,68
Almeirão refogado, *Chichorium intybus*	2 colheres de sopa	40	2,48	0,44	2,03
Arroz polido, cozido, *Orysa sativa* L.	6 colheres de sopa	80	23,97	23,04	0,96
Aveia, farelo, *Avena sativa*	2 ½ colheres de sopa	30	17,22	12,43	4,79
Aveia, flocos grossos, *Avena sativa*	2 colheres de sopa	25	16,40	13,95	2,46
Banana-nanica, *Musa* ssp.	1 unidade média	110	24,00	22,13	1,87
Biscoito doce, maisena	6 unidades	30	22,87	22,05	0,82
Brócolis cozidos/10 min, *Brassica oleracea* L., Hamanore	4 colheres de sopa (picado)	50	2,22	0,59	1,64
Cenoura crua, *Daucus carota* L., Beta 3	4 colheres de sopa (ralada)	28	2,11	1,28	0,83
Feijão-carioca cozido/45 min, *Phaseolus vulgaris* L.	3 colheres de sopa (sem caldo)	50	7,63	4,10	3,53
Feijão-preto cozido, *Phaseolus vulgaris* L.	3 colheres de sopa (sem caldo)	50	7,00	2,80	4,20
Goiaba branca com casca e caroço, *Psidium guajava*	1 unidade grande	189	25,38	14,46	10,92
Grão-de-bico cozido/30 min, *Cicer arietinum* L.	3 colheres de sopa (sem caldo)	42	8,93	5,97	2,96
Laranja-lima com bagaço, *Citrus aurantium* L.	1 unidade média	109	11,28	9,13	2,16
Laranja-pera com bagaço, *Citrus aurantium* L.	1 unidade média	137	11,82	9,95	1,86
Maçã-fuji com casca, *Malus sylvestris* Mill	1 unidade grande	130	19,70	17,94	1,76
Pão de trigo, fôrma, integral	2 fatias	50	24,62	22,25	2,37
Pão de trigo, pão francês	1 unidade	50	31,10	30,00	1,09
Repolho cru, *Brassica oleracea* L.	4 colheres de sopa (picado)	25	1,11	0,63	0,48
Tomate cru, *Lycopersicum esculentum* M.	1 unidade	109	4,16	2,42	1,74

Adaptada de TBCA[38] (2022).

CONSIDERAÇÕES FINAIS

Ainda hoje, alguns profissionais da saúde utilizam a terminologia "carboidratos simples e complexos", com a intenção de incluir a fibra alimentar nesse contexto. De acordo com a FAO e a OMS, o termo "complexo" foi utilizado pela primeira vez em 1977, para distinguir os carboidratos presentes em vegetais em geral, principalmente nos cereais integrais, dos açúcares (glicose, frutose e sacarose), e passou a ser associado ao amido e outros polissacarídios não amido. No entanto, as frutas e hortaliças apresentam baixo conteúdo de amido e, paralelamente, descobriu-se que há diferentes tipos de amido, com diversas velocidades de digestão e absorção. Os que são rapidamente absorvidos produzem elevada resposta glicêmica, assim como os açúcares, enquanto outros podem ser resistentes à digestão. Desse modo, o termo "complexo" pode não refletir a digestibilidade do carboidrato e, portanto, não deve ser utilizado.[40]

Em 2003, a FAO recomendou a denominação de carboidrato disponível para aquele que pode ser digerido pelas enzimas humanas, absorvido no intestino e que participa do metabolismo energético, o que inclui os açúcares solúveis e o amido disponível. Os carboidratos que não sofrem essas ações são chamados de não disponíveis e compõem a fibra alimentar.[20]

Em virtude dos efeitos positivos da FA no funcionamento intestinal, na resposta glicêmica pós-prandial, no colesterol plasmático, na saciedade, na absorção de minerais e na modulação da microbiota intestinal e do seu papel na redução de risco e no tratamento das DCNT, é de suma importância estimular a sua ingestão.

Com a transição nutricional, a população brasileira, de modo geral, está consumindo cada vez menos alimentos fontes de FA, exatamente quando as diretrizes para a diminuição do risco de DCNT preconizam ingestão significativa desse componente (> 25 g/dia). Diante disso, deve haver um esforço dos profissionais da área da saúde, assim como de órgãos governamentais, para divulgar e estimular o consumo de alimentos fontes de FA, como leguminosas, cereais integrais, frutas e hortaliças, com ênfase para os produtos sazonais e locais.

REFERÊNCIAS BIBLIOGRÁFICAS

As referências consultadas para a elaboração deste capítulo estão disponíveis *online* no Ambiente de aprendizagem do GEN.

COMO CITAR ESTE CAPÍTULO

ABNT
GIUNTINI, E. B.; HOFFMANN-SARDA, F. A.; MENEZES, E. W. Fibra alimentar. *In*: ROSSI, L.; POLTRONIERI, F. (org.). *Tratado de Nutrição e Dietoterapia*. 2. ed. Rio de Janeiro: Guanabara Koogan, 2023. p. 204-213.

VANCOUVER
Giuntini EB, Hoffmann-Sarda, FA, Menezes EW. Fibra alimentar. In: Rossi L, Poltronieri F (Orgs.). Tratado de nutrição e dietoterapia. 2. ed. Rio de Janeiro: Guanabara Koogan; 2023. p. 204-13.

CAPÍTULO 12
Água

Raquel de Andrade Cardoso Santiago • Pamela Cristina de Sousa
Guardiano Reis Oliveira

INTRODUÇÃO

A água, essencial para processos vitais, é um hidratante, solvente ou meio de dispersão adequado para reações químicas, para transferência de calor e para mobilidade, além de atuar nas tensões superficial ou interfacial.

A molécula de água é pequena, constituída de dois átomos de hidrogênio (H) e um de oxigênio (O), unidos por uma forte ligação covalente entre oxigênio e hidrogênio, em uma estrutura hidrogênio-oxigênio-hidrogênio. Essa conformação lhe confere diferença de eletronegatividade entre os átomos de hidrogênio e oxigênio, e a estrutura angular em forma de V, que a caracteriza como uma molécula polar. A polaridade da água e sua capacidade de estabelecer pontes de hidrogênio são responsáveis pelas propriedades da água como solvente, ou seja, ela é capaz de dissolver solutos mantendo seus íons ou moléculas separados uns dos outros por moléculas do solvente, formando a solução. Além disso, uma pequena proporção da água é capaz de se ionizar, produzindo os íons: H^+, o próton, e OH^-, a hidroxila.

Assim, na água pura ou em soluções, a proporção de íons do solvente e soluto é responsável por: sua condição de neutralidade, quantidades iguais; acidez, a maior concentração de hidrogênio; ou alcalinidade, maior concentração de hidroxila.

Essa habilidade da molécula em se ionizar lhe confere extrema importância em sistemas biológicos, a exemplo da participação em reações e influência nas estruturas, interações e propriedades dos componentes celulares, incluindo enzimas e outras proteínas, ácidos nucleicos e lipídios.

A água é o principal componente do corpo humano e dos alimentos, representa aproximadamente 60% do peso corporal e participa de uma série de reações para manutenção da homeostase. Em razão de suas características, pode ligar-se a substâncias hidrofílicas por meio de ligações iônicas, dipolo-dipolo ou covalentes. Esse aspecto interfere na estrutura e na mobilidade da água, bem como na estrutura e reatividade de substâncias hidrofílicas. As substâncias hidrofóbicas, por sua vez, apesar de interagirem fracamente com a água presente, podem causar importantes consequências estruturais.

Assim, a água, com sua molécula pequena e com mobilidade contínua, é capaz de levar a cada célula do corpo o ingrediente essencial à sua sobrevivência, além de transportar os produtos metabólicos das suas reações.

AÇÃO NO CORPO HUMANO

No organismo, a água é fundamental para o metabolismo, o transporte do substrato através de membranas e de produtos de degradação metabólica; além disso, participa da estrutura química dos componentes das células, dos tecidos e dos órgãos,

e é essencial para a manutenção do volume vascular. A água dos fluidos corporais tem capacidade de dissolver e transportar substâncias necessárias para as células, tais como aminoácidos, glicose e minerais, além de se ligar em componentes hidrofóbicos, como os lipídios, por meio de proteínas hidrossolúveis. As moléculas de água apresentam resistência à agregação, o que auxilia na lubrificação de articulações, na proteção de tecidos sensíveis como olhos e espinha dorsal, no sistema digestivo e nos tecidos umedecidos com muco. A água é essencial no controle da temperatura corporal e ainda é responsável pela remoção de produtos de degradação nitrogenados antes que se acumulem em concentrações tóxicas (Tabela 12.1).

CONTEÚDO E REGULAÇÃO HÍDRICA

A água representa a maior parte do peso corporal em indivíduos adultos, variando de 50 a 55% em mulheres e 60% em homens, 70% em bebês e 45% em adultos obesos. Os valores médios apresentam variabilidade individual, que pode ser afetada por gênero, idade, estado de saúde e composição corporal. A água do corpo está distribuída em fluidos intra e extracelulares.

Os fluidos intracelulares compõem cerca de dois terços da água. O extracelular, por sua vez, representa um terço dos fluidos do corpo e pode ser dividido em plasma (20% fluido extracelular), fluido intersticial (80% fluido extracelular), e o fluido transcelular, que normalmente é ignorado nos cálculos da água, incluindo o gastrintestinal, cerebrospinal, peritoneal, e fluido ocular.[1,2] Quando se trata de tecidos e outras estruturas, as células de gordura apresentam apenas 10% de água, quantidade pequena quando comparada a ossos (20%), músculos (75%) e sangue (92%). O volume desses fluidos não é estático, é indicativo das trocas dinâmicas de fluidos com taxas de rotação variáveis entre compartimentos onde capilares e paredes celulares permitem a circulação na maior parte do corpo, facilitando o equilíbrio. Todavia, o controle da ingestão e o da excreção são essenciais para a regulação do balanço hídrico. Em situações de grandes concentrações de sais (solutos), a pressão osmótica interfere na transferência de água entre os diferentes compartimentos. Líquidos hipertônicos e hipotônicos podem alterar a relação entre o volume extracelular e o intracelular, além de atividades como exercício, exposição ao calor, diarreia, febre, traumatismo e queimaduras na pele que modificam extremamente os volumes de líquido e as taxas de *turnover* entre eles.[2]

O balanço hídrico pode ser definido como o equilíbrio entre entrada e saída de água no organismo. A entrada refere-se à água total, que inclui a água potável, a contida em bebidas e nos alimentos; a segunda abrange as perdas por diferentes mecanismos corporais.

Tabela 12.1 Ingestão e excreção médias de líquidos em um homem de 70 kg.

Ingestão	$m\ell$	Excreção	$m\ell$
Comida	750	Evaporação por pele e respiração	900
Bebida	1.500	Fezes	100
Proveniente do metabolismo	250	Urina	1.500
Total	2.500	Total	2.500

No organismo, o equilíbrio entre a ingestão e as perdas de água é controlado, em parte, por sede e saciedade e pode refletir-se diretamente no peso corporal. Nesse caso, a relação entre conteúdo de água e peso corporal apresenta grande relevância clínica e pode indicar alterações no estado de saúde. Para manutenção do equilíbrio hídrico, o hormônio antidiurético (ADH) é liberado na hipófise a partir de sinais identificados por quimiorreceptores e controlados por neurônios supraópticos (Figura 12.1).

Assim, uma ingestão adequada de água é essencial para manter o equilíbrio hidreletrolítico do organismo. Em indivíduos adultos jovens, o consumo médio é de 3,7 e 2,2 ℓ/dia para homens e mulheres,[3] respectivamente; água potável e outras bebidas são os principais líquidos, responsáveis por aproximadamente 81% desse volume.[4] A água sintetizada pela oxidação de carboidratos também contribui para o aporte diário, totalizando cerca de 200 mℓ/dia. As perdas, por sua vez, dependem de idade, saúde, dieta, nível de atividade e exposição ambiental; podem ser estimadas por diferentes métodos fisiológicos e biofísicos, como respiração, perdas urinárias e fecais, gastrintestinais e pela pele (de forma não percebida e suor).

Devido aos mecanismos precisos de regulação do equilíbrio hídrico, seu controle não se baseia em um mínimo consumo que possa conduzir a um déficit, mas, ao contrário, em níveis de ingestão derivados, experimentalmente, do que se espera encontrar para adequação nutricional em diferentes grupos de uma população saudável. Vale ressaltar que inúmeros fatores, como temperatura ambiente elevada e níveis de umidade, exercícios, além do estresse, também influenciam as necessidades de água, sendo necessária, portanto, a adequação em relação a essas condições.

Desse modo, o balanço hídrico, que é associado positivamente ao desempenho físico e cognitivo, é alcançado quando o consumo de água de alimentos sólidos e líquidos e de água potável se equipara às perdas:

- Não percebidas: corresponde a aproximadamente 700 mℓ/dia, independentemente da sudorese, e ocorre pelo mecanismo de transpiração ou pela respiração
- No suor: equivale a 100 mℓ/dia e pode variar dependendo do exercício e da temperatura ambiente
- Nas fezes: variável – em casos de diarreia, em média 100 mℓ/dia
- Renais: ocorre pela urina e depende do estado físico da pessoa. As perdas podem ser muito baixas em caso de desidratação ou muito elevadas em pessoas com grande ingestão de líquidos. O mecanismo de controle é relacionado com a regulação de água e eletrólitos a fim de manter o equilíbrio.[1]

ABSORÇÃO E TRANSPORTE

A água ingerida é absorvida ao longo da parede do intestino, principalmente nas vilosidades do intestino delgado. Via sistema nervoso central é conduzida pelos capilares até a veia porta, purificada no fígado e bombeada para a artéria pulmonar e coração, de onde é distribuída para todo o corpo.

Para que essa dinâmica ocorra, são necessárias trocas entre fluidos intra e extracelulares a depender dos gradientes osmóticos. As membranas celulares são permeáveis à água, porém seletivas a solutos; com isso, a água é transportada através das membranas de regiões de menor concentração de solutos, por osmose, a fim de equilibrar as diferentes concentrações. Ainda que os dois compartimentos contenham diferentes concentrações de solutos, quando ocorre a concentração de equilíbrio total de cátions e ânions nos diferentes compartimentos, tem-se o equilíbrio de Gibbs-Donnan.

No fluido extracelular, o sódio é o cátion mais abundante, já o cloreto e o bicarbonato são os principais ânions. No fluido intracelular, os cátions mais abundantes são potássio e magnésio, e as proteínas são ânions primários. Assim, a manutenção das concentrações de sódio e potássio entre os dois compartimentos é mantida por transporte ativo, mediado por bombas de íons dentro das membranas celulares.

A troca de água entre espaços intravascular e intersticial ocorre por capilares, os quais têm diferentes estruturas anatômicas, a depender do tecido, e diferente permeabilidade a água e solutos. As forças transcapilares responsáveis pela filtração para entrada e saída da água do espaço vascular são hidrostáticas e pressões oncóticas. Essa última é descrita como a pressão osmótica atribuída à concentração de proteínas séricas. Geralmente a filtração (saída do espaço vascular) ocorre na extremidade arterial do capilar, e a absorção (entrada no espaço vascular) na extremidade venosa.[5]

No processo de balanço hídrico, a permeabilidade das membranas e o mecanismo de difusão são considerados os responsáveis pelo transporte entre os compartimentos corporais. Entretanto, mais recentemente, com a descoberta das aquaporinas, observou-se uma mudança no que diz respeito à compreensão do transporte de água em membranas biológicas.[5,6]

Aquaporinas são uma família de proteínas de membrana integral que facilitam o transporte rápido e altamente seletivo de moléculas de água através das membranas de plasma celular. Todas têm uma estrutura molecular comum, e mutações em seus genes levam a processos fisiopatológicos conhecidos.

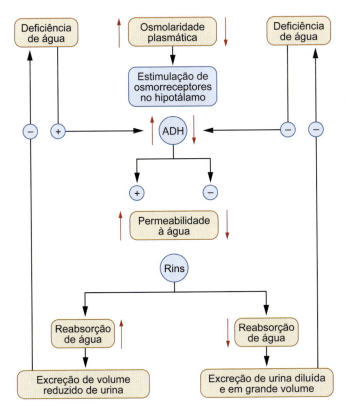

Figura 12.1 Esquema do mecanismo de regulação hídrica. *ADH*, hormônio antidiurético.

Existem 14 tipos, dos quais oito transportam exclusivamente água e o restante, as aquagliceroporinas, também transporta glicerol e outros pequenos solutos polares.[6,7]

RECOMENDAÇÕES PARA INGESTÃO DE ÁGUA

As fases da vida apresentam respostas diferentes, de pessoas mais velhas, à sede, à ingestão de líquidos e a uma série de estímulos quando comparadas às de pessoas mais jovens. Após a privação de água, as pessoas mais velhas têm menos sede e bebem menos líquidos em comparação a pessoas mais jovens.

Classicamente, os dados de água são examinados em termos de mililitros (ou alguma outra medida do volume de água consumido *per capita* por dia, por faixa etária). Essa medida de mililitros de água assume algum tamanho médio do corpo (ou área superficial) e um nível médio de atividade física – ambos determinantes não apenas do gasto de energia, mas também do equilíbrio hídrico.[2]

Satisfazer e atentar-se para os sinais de sede é crucial para o funcionamento correto do organismo, em todas as fases da vida. Do ponto de vista fisiológico, crianças apresentam diferenças importantes quando comparadas aos adultos, tais como sua maior área de superfície em relação à massa corpórea, menor habilidade para produzir suor e maior metabolismo da água. Além disso, quando recém-nascidos, 75% do peso corporal é composto de água, sendo essa a maior proporção de água em toda a vida do indivíduo.

A recomendação do *Guia Alimentar para Crianças Brasileiras Menores de Dois Anos*[8] é de que as crianças sejam amamentadas até 2 anos ou mais. E, enquanto a criança estiver em amamentação exclusiva, ou seja, até os 6 meses de vida, é dispensada a oferta de qualquer outro tipo de alimento, incluindo líquidos, como a água. Tal recomendação é mantida em regiões secas e quentes. Nesse períodos, a estratégia a ser tomada é o aumento da frequência de mamadas.[9]

Apesar das poucas informações disponíveis, é provável que mulheres necessitem em torno de 0,5 ℓ menos água que os homens. Em virtude da falta de evidências, o Institute of Medicine (IOM) não pode estabelecer seus níveis de recomendação (necessidade média estimada [EAR, do inglês *estimated average requirement*] e ingestão dietética recomendada [RDA, do inglês *recommended dietary allowance*]) para a ingestão de água, tendo sido proposto o valor da ingestão adequada para a água total, com o objetivo de prevenir os efeitos deletérios da desidratação (Tabela 12.2). Entretanto, é sabido que as mulheres necessitam de maior aporte de fluidos em situações específicas, como gestação e lactação. O IOM recomenda que haja um aumento no consumo em torno de 0,3 ℓ por dia para gestantes e 1,1 ℓ por dia para mulheres em amamentação; por sua vez, a European Food Safety Authority (EFSA) recomenda um aumento de 0,7 ℓ por dia para lactantes. Os valores estabelecidos para a ingestão adequada de água pelo IOM e pela EFSA não são um requisito específico; ademais, não foram definidos por essas instituições valores máximos

Tabela 12.2 Recomendação diária para ingestão adequada de água.

Idade	Valores de referência EFSA (2008)	Ingestão adequada IOM (2005)	Necessidades OMS (2003; 2005)
Bebês			
0 a 4 meses			750 mℓ/dia
0 a 6 meses	100 a 190 mℓ/kg/dia	700 mℓ/dia	
6 a 12 meses	800 a 1.000 mℓ/dia		
7 a 12 meses		800 mℓ/dia	
8 a 12 meses			1 ℓ/dia
12 a 24 meses	1,1 a 1,2 ℓ/di		
Crianças			
1 a 3 anos		1,3 ℓ/dia	1 ℓ/dia
2 a 3 anos	1,3 ℓ/dia		
4 a 8 anos	1,6 ℓ/dia	1,7 ℓ/dia	
9 a 13 anos (meninos)	2,1 ℓ/dia	2,4 ℓ/dia	
9 a 13 anos (meninas)	1,9 ℓ/dia	2,1 ℓ/dia	
Adolescentes			
14 a 18 anos (meninos)		3,3 ℓ/dia	
14 a 18 anos (meninas)		2,3 ℓ/dia	
Adultos			
19 a 30 anos (homens)		3,7 ℓ/dia	
19 a 30 anos (mulheres)		2,7 ℓ/dia	
> 19 anos (homens)		3,7 ℓ/dia	2,9 ℓ/dia
> 19 anos (mulheres)		2,7 ℓ/dia	2,2 ℓ/dia
Adolescentes (>14 anos) e adultos (homens)	2,5 ℓ/dia		
Adolescentes (>14 anos) e adultas (mulheres)	2 ℓ/dia		
Gestantes	2,3 ℓ/dia	3,0 ℓ/dia	4,8 ℓ/dia
Mulheres lactantes	2,7 ℓ/dia	3,8 ℓ/dia	5,5 ℓ/dia

EFSA, European Food Safety Authority; *IOM*, Institute of Medicine; *OMS*, Organização Mundial da Saúde. Adaptada de Benelam e Wyness[10] (2010).

para ingestão, tendo em vista a alta capacidade de excreção urinária atribuída aos indivíduos saudáveis, de modo a garantir o balanço hídrico.

De modo geral, o consumo diário de água total (água dos alimentos + água pura ou outro líquido) para indivíduos saudáveis adultos é maior em homens. A diferença de necessidade de água entre homens e mulheres é decorrente do maior volume corporal característico do sexo masculino. Uma queda de proporção de água é verificada com o envelhecimento, visto que os idosos percebem menos a sensação de sede e apresentam maiores chances de perder água e eletrólitos, em razão do comprometimento dos sistemas que regulam a homeostase, como a diminuição da função renal e o uso de medicações, como diuréticos.

Na prática de exercício físico, quando realizado em temperaturas elevadas, ocorre aumento significativo na taxa de sudorese (considerando a intensidade, duração do exercício e o tipo de roupa usada), o que acarreta aumento da necessidade de reposição de água. Situação semelhante ocorre em casos de doenças, que requerem uma avaliação especial para o consumo de água.[1]

No caso de dietas com o consumo maior de fibras, existe a necessidade de maior consumo de água, a fim de evitar complicações associadas à obstipação intestinal. Em termos ambientais, nos dias quentes, há uma demanda exigente do aumento de hidratação, sobretudo para quem trabalha exposto ao sol, sendo recomendado em torno de 9,5 ℓ/dia.

REFERÊNCIAS BIBLIOGRÁFICAS

As referências consultadas para a elaboração deste capítulo estão disponíveis *online* no Ambiente de aprendizagem do GEN.

COMO CITAR ESTE CAPÍTULO

ABNT
SANTIAGO, R. A. C.; OLIVEIRA, P. C. S. G. R. Água. *In*: ROSSI, L.; POLTRONIERI, F. (org.). *Tratado de Nutrição e Dietoterapia*. 2. ed. Rio de Janeiro: Guanabara Koogan, 2023. p. 214-217.

VANCOUVER
Santiago RAC, Oliveira PCSGR. Água. In: Rossi L, Poltronieri F (Orgs.). Tratado de nutrição e dietoterapia. 2. ed. Rio de Janeiro: Guanabara Koogan; 2023. p. 214-7.

CAPÍTULO 13

Eletrólitos e Equilíbrio Ácido-básico

Ana Paula Noronha Barrére • Mayumi Shima • Silvia Maria Fraga Piovacari

ELETRÓLITOS

Os eletrólitos estão envolvidos em muitos processos essenciais no equilíbrio hidreletrolítico do organismo. São substâncias que, quando dissolvidas em água, dissociam-se em íons (cátions e ânions). São micronutrientes e apresentam importante papel na distribuição e na retenção de água, na condução de impulsos nervosos, na regulação do metabolismo enzimático e na contração muscular. Em sistemas biológicos, os eletrólitos principais são: sódio (Na), potássio (K), magnésio (Mg), cálcio (Ca), cloreto (Cl), fosfato e bicarbonato. Existem diferenças na concentração de eletrólitos nos meios intra e extracelular; eles variam de acordo com líquidos e tecidos.

A seguir serão apresentados alguns eletrólitos:

Cálcio

É um mineral importante, íon essencial e o mais abundante no corpo humano, representa 1 a 2% do peso corporal. Aproximadamente 99% são encontrados na forma de hidroxiapatita, em dentes e ossos, e o restante, em sangue, líquidos extracelulares, músculos e outros tecidos.

Apresenta importante função no metabolismo ósseo, e para que esse processo ocorra normalmente, sua concentração plasmática deve ser mantida dentro dos limites de normalidade, assim como a de outros elementos (p. ex., o fosfato). O osso, que é um tecido dinâmico, além de seu papel estrutural e protetor de órgãos, também atua como reservatório desse eletrólito.

O cálcio também participa de processos de coagulação sanguínea, excitabilidade neuromuscular, transmissão nervosa e contração muscular (atua na contratilidade da actina e da miosina). Encontra-se associado a proteínas ligadoras de cálcio, participando da sinalização celular. É responsável pelo transporte de vitamina B_{12}, por meio do sistema digestório, e é essencial à manutenção e à função das membranas celulares.

Além disso, ele é necessário à ativação das enzimas que hidrolisam polissacarídios, proteínas e fosfolipídios; assim, para que os carboidratos, as proteínas e os lipídios atuem no organismo, são necessárias várias enzimas, tais como alfa-amilase e lipase, sendo o cálcio importante para o funcionamento delas.

Metabolismo

A absorção de cálcio pode ocorrer por transporte ativo (transcelular) ou passivo (paracelular). O transporte ativo de cálcio, nos enterócitos e na serosa, depende da ação de 1,25-di-hidroxivitamina D_3 (1,25 [OH]$_2$D$_3$), a forma ativa da vitamina D, e de receptores intestinais. Esse mecanismo ocorre em níveis de ingestão moderada ou baixa deste mineral e acontece principalmente no duodeno. A velocidade do transporte transcelular varia de acordo com a proteína ligadora de cálcio, a calbidina, presente na célula. Ela modula a entrada de cálcio na célula assim como a sua saída. A difusão passiva é dependente, no lúmen intestinal, de concentrações no gradiente do cálcio e torna-se importante em ingestões adequadas ou elevadas; está presente em duodeno (e menor concentração), jejuno e íleo.

O cálcio sérico encontra-se na forma ionizada, ligado a proteínas (principalmente a albumina) ou associado a outros ânions. O controle da concentração sérica é feito por hormônios da paratireoide (paratormônio) e da tireoide (calcitonina), e pela vitamina D. Essa última modula não somente a entrada de cálcio na célula, mas também a sua extrusão (a sua saída).

Quando as concentrações de cálcio estão abaixo da normalidade, o paratormônio e/ou calcitriol normalizam as concentrações por meio da mobilização de cálcio do osso e do aumento da absorção intestinal. E, quando as concentrações estão muito elevadas, a calcitonina promove o deslocamento do cálcio para o osso ou excreção urinária.

A reabsorção pode ser de até 99%, e a excreção ocorre por via urinária (150 a 250 mg/dia), pelas fezes (100 a 150 mg/dia), pelo suor (15 mg/dia), pela bile, pelo suco pancreático e pela saliva (menos de 1%). O cálcio das fezes inclui o mineral proveniente da alimentação que não foi absorvido, células da mucosa, saliva, sucos gástricos, sucos pancreáticos e bile.

Fontes dietéticas

Presente em: vegetais verde-escuros, como brócolis e couve, e outros vegetais, como repolho; leite e derivados; tofu e feijões. Geralmente, produtos lácteos contribuem com cerca de dois terços de cálcio alimentar.

Biodisponibilidade

Os seres humanos absorvem 30% do cálcio nos alimentos. A eficiência nesse processo é praticamente similar na maioria dos alimentos, incluindo leite e seus derivados. Entretanto, pode apresentar menor absorção naqueles ricos em ácido oxálico (espinafre, batata-doce e feijões) ou ácido fítico (feijões crus, sementes, castanhas, cereais e isolados de soja). As fibras solúveis também podem impactar na absorção de cálcio, em proporção menor que as fibras insolúveis.

Sabe-se que, em indivíduos normais, a presença de alimentos pode contribuir para maior absorção do cálcio existente em suplementos (tanto nas formas solúveis quanto insolúveis). Aparentemente, o alimento colabora para entrada mais gradual do mineral, promovendo absorção mais completa, 20% com o estômago vazio e 30 a 35% na presença de outros alimentos.

No que se refere à solubilidade, o citrato de cálcio mais rapidamente absorvido, o carbonato de cálcio é absorvido aproximadamente 30% e o oxalato de cálcio é menos absorvido (10%).

Interação com alimentos e/ou nutrientes

Ingestão proteica estimula liberação de secreção ácida no estômago, e isso contribui para absorção de cálcio. Entretanto, sabe-se também que maiores quantidades de proteína aumentam a excreção urinária. O efeito da proteína na retenção de cálcio é controverso; cada grama de proteína (animal e vegetal) eleva a excreção urinária de cálcio de 1 a 1,75 mg.

A cafeína pode ter impacto negativo na retenção de cálcio, pois induz ao aumento da excreção renal e à diminuição de sua absorção. A associação do consumo de cafeína com perda óssea acelerada tem sido limitada a mulheres na menopausa e com baixa ingestão de cálcio.

Cálcio e sódio utilizam o mesmo sistema de transporte no túbulo renal proximal. Desse modo, alto consumo de sódio leva a sua maior absorção e, consequentemente, aumento de sódio urinário e elevação da perda de cálcio na urina.

Deficiência e toxicidade

No caso de deficiência de cálcio, os sintomas clínicos que podem ocorrer são hipotensão com alterações cardiovasculares, neuromusculares com parestesia de extremidades, diarreia, perda de peso e edema papilar.

Além disso, existem três doenças esqueléticas resultantes da carência de cálcio: raquitismo, doença infantil decorrente da deficiência do mineral, que promove malformação óssea; osteomalacia, quando a deficiência acomete adultos; e osteoporose, que, além do déficit de cálcio, também está associada à deficiência de vitamina D, o que leva à redução de absorção do mineral.

Outras condições, como baixo consumo de alimentos ricos em magnésio, alta ingestão de alimentos ricos em fósforo e condições inflamatórias intestinais, podem contribuir para a deficiência de cálcio, seja pela diminuição de absorção ou por perda urinária.

Outros fatores também podem interferir na deficiência, como cafeína, excesso de gordura e/ou fibra na dieta e inatividade física.

Dados referentes à toxicidade, ao consumo excessivo de cálcio, consideram principalmente ingestão de suplementos, intoxicação por vitamina D ou vitamina A, imobilização e uso de algumas medicações.

Dos muitos efeitos adversos possíveis, os mais importantes são: nefrolitíase, síndrome de hipercalcemia, formação de pedra nos rins e insuficiência renal com ou sem alcalose; interação de cálcio com outros minerais, principalmente ferro e zinco. Os sintomas clínicos podem ser: fadiga, náuseas, vômitos, anorexia, arritmias cardíacas, coma e morte em casos graves. As recomendações de ingestão de cálcio encontram-se na Tabela 13.1.

Magnésio

É um dos principais cátions intracelulares no organismo, sendo que, nos vegetais, é o íon dominante na clorofila, e nos vertebrados, o segundo mais comum no meio intracelular (depois do potássio). Está envolvido em muitas reações enzimáticas (mais de 100 reações) e funções, como transporte de íons potássio e cálcio, modulação de sinais de transdução, metabolismo de energia e proliferação celular. As reações mais importantes estão relacionadas aos nucleotídios como cofator ou substrato, como as ATPases. Do total de magnésio, 99% estão localizados nos ossos e músculos.

A presença de magnésio no organismo é importante para manter um suprimento adequado de nucleotídios de purina e pirimidina, necessários para o aumento da síntese de ácido desoxirribonucleico (DNA) e ácido ribonucleico (RNA) que ocorre durante a proliferação celular. Além disso, o mineral contribui na fosforilação de glicose e seus metabólitos pela via glicolítica, na descarboxilação oxidativa do citrato, na formação de monofosfato de adenosina (AMP) cíclico em 100 reações, no transporte de íons potássio e cálcio e na estabilização da estrutura de trifosfato de adenosina (ATP)

Tabela 13.1 Recomendações diárias de ingestão de cálcio de acordo com as ingestões diárias de referência (DRI).

Estágio de vida	AI (mg)	EAR (mg)	RDA (mg)	UL (mg)
Crianças				
0 a 6 meses	200	–	–	1.000
6 a 12 meses	260	–	–	1.500
1 a 3 anos	–	500	700	2.500
4 a 8 anos	–	800	1.000	2.500
Homens				
9 a 13 anos	–	1.100	1.300	3.000
14 a 18 anos	–	1.100	1.300	3.000
19 a 30 anos	–	800	1.000	2.500
31 a 50 anos	–	800	1.000	2.500
51 a 70 anos	–	800	1.000	2.000
> 70 anos	–	1.000	1.200	2.000
Mulheres				
9 a 13 anos	–	1.100	1.300	3.000
14 a 18 anos	–	1.100	1.300	3.000
19 a 30 anos	–	800	1.000	2.500
31 a 50 anos	–	800	1.000	2.500
51 a 70 anos	–	1.000	1.200	2.000
> 70 anos	–	1.000	1.200	2.000
Gestantes				
14 a 18 anos	–	1.000	1.300	3.000
19 a 30 anos	–	800	1.000	2.500
31 a 50 anos	–	800	1.000	2.500
Lactantes				
14 a 18 anos	–	1.000	1.300	3.000
19 a 30 anos	–	800	1.000	2.500
31 a 50 anos	–	800	1.000	2.500

AI, ingestão adequada; *EAR*, necessidade média estimada; *RDA*, ingestão dietética recomendada; *UL*, limite superior de ingestão tolerável. Adaptada de Institute of Medicine (2011).

no músculo e nos tecidos moles. É relevante no metabolismo de cálcio, potássio, zinco, cobre, ferro, ácido clorídrico, óxido nítrico, homeostasia intracelular, várias enzimas, dentre outras funções.

O magnésio contribui no controle de excitabilidade cardíaca, tônus vasomotor, pressão sanguínea, transmissão neuromuscular. Também pode atuar na secreção de insulina. Ele é utilizado em várias técnicas e medicamentos. Tradicionalmente, sais de magnésio são consumidos como antiácidos ou laxantes na forma de hidróxido de magnésio, citrato de magnésio e sulfato de magnésio.

Metabolismo

Forma o complexo ATP-Mg, que é um substrato para enzimas que utilizam o ATP dependente da bomba sódio/potássio (Na/K), como ATPases. A principal função do magnésio é estabilizar a estrutura de ATP no músculo e em outros tecidos moles. Vale ressaltar que o metabolismo de ATP, a contração/relaxamento muscular e a função neurológica normal são dependentes de magnésio.

A concentração intracelular do magnésio varia e 1 a 5% são ionizados, ligados a proteínas, a íons negativos e ao ATP. A concentração extracelular representa 1% do total do corpo de magnésio, que é primariamente encontrado em meio sérico. Pode ser categorizado em três frações: livre/ionizado, ligado a proteínas ou complexo com ânions como fosfato, bicarbonato, citrato ou sulfato. No plasma, a maior fração encontra-se ionizada, com maior atividade biológica.

Em sua deficiência ocorre aumento da irritabilidade muscular, arritmias cardíacas e tetania. Promove relaxamento do músculo vascular liso e, portanto, apresenta efeito oposto àquele dos íons cálcio na pressão sanguínea.

O magnésio é absorvido ao longo de todo o sistema digestório, mas os locais de máxima absorção parecem ser jejuno distal e íleo, sendo 30 a 50% por meio do mecanismo paracelular passivo. A proporção absorvida diminui com o aumento da ingestão desse eletrólito. Aproximadamente 25% da quantidade absorvida são secretados novamente para o lúmen intestinal na forma de secreções digestivas. Fração significativa desse elemento pode ser reabsorvida. Não há competição com o cálcio para a absorção do magnésio. A reabsorção renal é ativa (no néfron) e passiva (no túbulo proximal), e o excesso é excretado através dos rins (3 a 5% na urina) e nas fezes.

Ação de hormônios da tireoide, acidose, aldosterona e depleção de fosfato e potássio aumentam a excreção do magnésio. Calcitonina, glucagon e hormônio da paratireoide aumentam sua reabsorção.

Seu conteúdo corporal total é de cerca de 1 mmol (25 g), sendo que 50 a 60% encontram-se no tecido ósseo; 27%, no tecido muscular; e 6% nos outros tecidos. Cerca de 20 a 30% do magnésio do osso são livremente intercambiáveis com o do plasma; nesse caso, eles agem como tampão, mantendo as concentrações plasmáticas. Cerca de 1% encontra-se no líquido extracelular.

O magnésio sérico encontra-se ligado à albumina (33%), na forma ionizada metabolicamente ativa (61%), e ligado a outros componentes (5%). É armazenado nos ossos (60 a 65%), músculos (27%) e em outros tecidos, e está presente no líquido extracelular em pequenas porcentagens (2% magnésio corporal total).

Concentrações intra e extracelulares do magnésio são controladas por ingestão alimentar, absorção intestinal e excreção renal.

Fontes dietéticas

Está presente nas fontes alimentares vegetais e animais, mas em diferentes quantidades. Melhores fontes são os vegetais folhosos, seguidos por legumes, produtos marinhos, nozes, cereais e derivados do leite. O magnésio é integrante da clorofila, por isso os vegetais de folhas verdes são as maiores fontes do mineral da dieta.

Biodisponibilidade

Presença de fitato, fibras (altas quantidades), álcool ou excesso de fosfato e cálcio diminuem a absorção do magnésio. Em contrapartida, a lactose e outros carboidratos podem aumentá-la.

A ingestão proteica também pode influenciar a absorção intestinal, que apresenta menores taxas quando o consumo proteico é menor que 30 g/dia. Entretanto, alta ingestão proteica (94 g/dia) pode aumentar a excreção urinária de magnésio. Isso se deve, provavelmente, à elevação de níveis ácidos, o que aumenta a excreção urinária. Além disso, álcool e cafeína aumentam sua excreção pelas vias urinárias.

Deficiência e toxicidade

A depleção de magnésio ocorre em diversas doenças, como cardiovasculares, neuromusculares, síndromes de má absorção, diabetes melito, síndromes renais e alcoolismo. Sua deficiência está relacionada a hipopotassemia, hiperexcitabilidade neuromuscular, perda óssea e hipertensão. A hipomagnesemia pode estar presente em pacientes hospitalizados, principalmente naqueles em unidades de terapia intensiva (10%).

A toxicidade por magnésio geralmente não ocorre pela ingestão alimentar, somente por meio de suplementos ou infusões. Com o aumento do magnésio no plasma, os sintomas mais frequentes são náuseas, vômitos, hipotensão, bradicardia, sonolência, dupla visão e fraqueza. O excesso de sal de magnésio causa diarreia, pois ocorre aumento do peristaltismo, porém sem retenção de água. A diarreia é prejudicial, pois não permite adequada absorção de nutrientes.

A toxicidade pode ocorrer em pacientes com falência renal tratados com magnésio, os quais podem ter hipotensão, depressão do sistema nervoso central, diminuição dos reflexos do tendão e mesmo paralisia. As recomendações de ingestão de magnésio encontram-se na Tabela 13.2.

Sódio

É o principal cátion no líquido do meio extracelular do corpo humano, determinando a pressão osmótica do sangue, do plasma e dos líquidos intercelulares. É muito importante para o equilíbrio ácido-básico e para o transporte ativo de moléculas através das membranas celulares. Aproximadamente 95% do sódio estão no meio extracelular; ele age com outros eletrólitos, em especial o potássio, no líquido intracelular para regular a pressão osmótica e manter o equilíbrio hídrico.

O sódio é necessário para transmitir os impulsos nervosos e estimular a ação muscular. O organismo apresenta capacidade em manter o sódio em níveis corporais normais; é importante para o transporte ativo de substâncias através das membranas celulares.

Metabolismo

O sódio é rapidamente absorvido no sistema digestório, principalmente no intestino delgado. Noventa e oito por cento da quantidade consumida permanecem nos compartimentos extracelulares (plasma, líquido intersticial e água do plasma) e pequenas quantidades, nos compartimentos intracelulares (como nos músculos). O sódio é mantido no meio extracelular via bomba Na^+/K^+-ATPase.

O organismo apresenta grande capacidade em manter seus níveis corporais normais. Há muitos mecanismos de regulação do sódio, assim como de cloro, que influenciam o balanço de sódio e cloro, dentre eles: renina-angiotensina-aldosterona, sistema nervoso simpático, peptídio atrial natriurético, sistema calicreína-quinina e outros fatores que regulam o fluxo sanguíneo renal e medular.

Em condições de ingestão mínima, há redução nas perdas pela urina e pelo suor. A capacidade de reabsorção renal de sódio é de 99%, sendo diretamente proporcional à sua ingestão. Modificações no líquido extracelular afetam a excreção de sódio por vários mecanismos envolvendo a atuação de hormônios (aldosterona e hormônio antidiurético) e de outros sistemas como o sistema nervoso simpático.

Toda a quantidade ingerida é praticamente excretada pela urina, o que se deve à capacidade de o rim filtrar 25.000 mmol de sódio/dia e reabsorver 99% da carga filtrada. Perdas podem

Tabela 13.2 Recomendações diárias de ingestão de magnésio (mg/dia) de acordo com as ingestões diárias de referência (DRI).

	EAR		RDA		AI		
Estágio de vida	Homens	Mulheres	Homens	Mulheres	Homens	Mulheres	UL[a]
0 a 6 meses	–	–	–	–	30	30	ND
7 a 12 meses	–	–	–	–	75	75	ND
1 a 3 anos	65	65	80	80	–	–	65
4 a 8 anos	110	110	130	130	–	–	110
9 a 13 anos	200	200	240	240	–	–	350
14 a 18 anos	340	300	410	360	–	–	350
19 a 30 anos	330	255	400	310	–	–	350
31 a 50 anos	350	265	420	320	–	–	350
51 a 70 anos	350	265	420	320	–	–	350
> 70 anos	350	265	420	320	–	–	350
Gestantes							
≤ 18 anos	–	335	–	400	–	–	350
19 a 30 anos	–	290	–	350	–	–	350
31 a 50 anos	–	300	–	360	–	–	350
Lactantes							
≤ 18 anos	–	300	–	360	–	–	350
19 a 30 anos	–	255	–	310	–	–	350
31 a 50 anos	–	265	–	320	–	–	350

[a]Salvo disposição em contrário, o UL representa a ingestão total de alimentos, água e suplementos. O UL para magnésio representa a ingestão apenas de agentes farmacológicos e não inclui a ingestão de alimentos e água. *AI*, ingestão adequada; *EAR*, necessidade média estimada; *ND*, não determinado (esse valor não é determinável devido à ausência de informação sobre os efeitos adversos nessa faixa etária e à preocupação sobre a falta de habilidade para lidar com quantidades excessivas. As fontes devem vir apenas de alimentos para prevenir níveis elevados de ingestão); *RDA*, ingestão dietética recomendada; *UL*, limite superior de ingestão tolerável. Adaptada de Institute of Medicine (1997).

acontecer por meio de suor, fezes e secreções gastrintestinais. No caso de vômitos e diarreia, as perdas podem ser significativas. Em condições normais, de equilíbrio e que apresentam perdas mínimas no suor, a quantidade excretada na urina é praticamente igual à ingerida. Isso acontece devido à capacidade de filtração renal.

Alguns minerais, como o potássio e o cálcio, podem interferir na excreção de sódio. A administração de sais de potássio parece aumentar a excreção urinária de sódio, além de inibir a sua reabsorção no túbulo distal do rim, por reduzir o volume extracelular e do plasma. Segundo as evidências, alto consumo de sódio parece aumentar a excreção urinária de cálcio.

Fontes dietéticas

O sódio é amplamente encontrado nos alimentos e as principais fontes são: sal de cozinha, leite, carnes, frutos do mar, ovos e vegetais (cenoura, beterraba, aspargos, espinafre), consumido como cloreto de sódio (NaCl), bicarbonato de sódio, alimentos processados (p. ex., glutamato monossódico) e enlatados.

Deficiência e toxicidade

Sua deficiência é rara por ser amplamente encontrado nos alimentos e as necessidades diárias serem baixas. Entretanto, pode ocorrer em indivíduos com suor profuso e em atletas que praticam exercícios físicos extenuantes. A hiponatremia, definida quando a concentração de sódio é menor que 135 mEq/ℓ, pode ou não ser aguda. Em condições agudas, ocorrem letargia e fraqueza, progredindo rapidamente para convulsões e morte. Em condições menos agudas, a pessoa pode apresentar anorexia, diarreia, oligúria, hipotensão e fadiga.

A hiponatremia hipotônica ou dilucional pode ser ocasionada por perdas excessivas (diarreia, líquidos pelo sistema digestório, fístulas, jejunostomias), síndrome de produção inapropriada do hormônio antidiurético e síndrome nefrótica. Alguns medicamentos aumentam a excreção, como: diuréticos, vincristina, ciclofosfamida, agentes hipoglicemiantes orais e clorpropamida.

O diurético também apresenta papel importante na excreção urinária de sódio, de água e de cloreto, o que resulta, em alguns casos, em hiponatremia e hipocloremia.

A hiponatremia hipertônica resulta da perda de água do meio intracelular para o extracelular, e a hiperglicemia pode ser uma das causas.

A hipernatremia pode ser definida quando a concentração de sódio é maior do que 145 mEq/ℓ. Pode ocorrer em idosos e crianças, por redução do reflexo de sede e em situações clínicas diversas, como na presença de intubação orotraqueal e em pacientes com distúrbios neurológicos.

A pressão arterial se eleva à medida que a ingestão de sódio aumenta; porém, é necessário reconhecer que há heterogeneidade na resposta da pressão arterial em relação ao consumo de cloreto de sódio. Essa variação dependerá da presença de hipertensão, diabetes melito, doença renal, idade, fator genético, ingestão de potássio, dentre outros fatores. Os indivíduos que apresentam relevante redução na pressão arterial quando submetidos à diminuição na ingestão de sódio são denominados "sal-sensíveis". Já aqueles que não obtêm essa redução são considerados "sal-resistentes". As recomendações de ingestão de sódio e cloreto encontram-se na Tabela 13.3.

Tabela 13.3 Recomendações diárias de ingestão de sódio e cloreto de acordo com as ingestões diárias de referência (DRI).

Estágio de vida[a]	Sódio		Cloreto	
	AI (g/dia)	UL (g/dia)	AI (g/dia)	UL (g/dia)
0 a 6 meses	0,12	ND	0,18	ND
7 a 12 meses	0,37	ND	0,57	ND
1 a 3 anos	1,0	1,5	1,5	2,3
4 a 8 anos	1,2	1,9	1,9	2,9
9 a 13 anos	1,5	2,2	2,3	3,4
14 a 18 anos	1,5	2,3	2,3	3,6
19 a 30 anos	1,5	2,3	2,3	3,6
31 a 50 anos	1,5	2,3	2,3	3,6
51 a 70 anos	1,3	2,3	2,0	3,6
> 70 anos	1,2	2,3	1,8	3,6
Gestantes				
≤ 18 anos	1,5	2,3	2,3	3,6
19 a 50 anos	1,5	2,3	2,3	3,6
Lactantes				
≤ 18 anos	1,5	2,3	2,3	3,6
19 a 50 anos	1,5	2,3	2,3	3,6

[a]Todos os grupos, exceto Gestantes e Lactantes, representam ambos os sexos. *AI*, ingestão adequada; *ND*, não determinado (esse valor não é determinável devido à ausência de informação sobre os efeitos adversos nesta faixa etária e à preocupação sobre a falta de habilidade para lidar com quantidades excessivas. As fontes devem vir apenas de alimentos para prevenir níveis elevados de ingestão); *UL*, limite superior de ingestão tolerável. Adaptada de Institute of Medicine (2004).

Potássio

É o mais abundante cátion intracelular (98%), essencial para o equilíbrio ácido-básico e o metabolismo celular, participando da síntese de proteínas e do glicogênio. É um dos principais eletrólitos que auxiliam no controle do pH, que é mediado por hormônios do córtex suprarrenal e da glândula pituitária anterior.

Atua também na transmissão nervosa, na contratilidade muscular cardíaca e no tônus vascular. Pequenas alterações em sua concentração podem afetar a relação potássio extra e intracelular e, portanto, afetar a transmissão neural, a contração muscular e o tônus vascular. Está envolvido na tonicidade intracelular, determinando o potencial da membrana celular. Sofre regulação pela concentração de potássio plasmático e pela bomba de sódio-potássio.

Metabolismo

Aproximadamente 85 a 90% do potássio ingerido são absorvidos pelo sistema digestório. Ele é transportado pelo plasma ligado a proteínas (10 a 20%) e armazenado em maior concentração no músculo esquelético. Alta concentração de potássio intracelular é mantida por meio da bomba Na^+/K^+-ATPase. Por essa enzima ser estimulada pela insulina, concentrações plasmáticas alteradas de insulina podem afetar o fluxo do eletrólito no plasma.

O potássio proveniente da dieta é principalmente excretado na urina (77 a 90%) e, em menor quantidade, por meio do suor e das fezes. Sua reabsorção ocorre nos rins, e grande parte que é filtrada pelo glomérulo renal é reabsorvida no túbulo proximal.

Concentrações plasmáticas aumentadas do potássio estimulam o córtex suprarrenal a liberar aldosterona, que aumenta a secreção de potássio no ducto coletor cortical e na urina.

Dietas ricas em potássio, com frutas e vegetais, afetam favoravelmente o metabolismo ácido-básico, uma vez que esses alimentos são precursores de bicarbonato, que atua como tampão, neutralizando ácidos induzidos pela dieta.

Os ânions que acompanham o potássio apresentam propriedades metabólicas e fisiológicas que influenciam a saúde. Alimentos de origem vegetal ricos em potássio, como frutas, legumes e verduras, também são ricos em precursores de bicarbonato como o citrato. O potássio também é consumido como cloreto de potássio como aditivo alimentar, substituto do sal, ou como comprimidos usados terapeuticamente para tratar a hipopotassemia induzida por diuréticos. Enquanto o cloreto de potássio pode auxiliar em hipopotassemia, na redução da pressão arterial, não pode corrigir a acidose metabólica de baixo grau induzida por dietas modernas porque cloreto, em contraste com os precursores de bicarbonato, não apresenta os ácidos derivados da dieta.

Fontes dietéticas

Está presente em frutas (como banana, laranja, maçã, melão), vegetais (espinafre, brócolis, tomate), batatas e carnes frescas.

Deficiência e toxicidade

Sua deficiência está associada a condições de perdas excessivas na urina e nas fezes. É difícil ocorrer por consumo inadequado de alimentos, mas pode ser resultado da migração do potássio extracelular para o interior das células (alcalose metabólica). Sintomas difusos podem incluir dor de cabeça, fraqueza e constipação intestinal; sintomas mais agudos também podem aparecer, como paralisia, parestesia, confusão mental, arritmia cardíaca e morte.

Deficiências moderadas podem ser caracterizadas pelo aumento da pressão sanguínea, da sensibilidade ao sal e do risco de cálculos renais.

Outros fatores que podem contribuir para a depleção de potássio incluem: álcool, cafeína, uso excessivo de sal, açúcar e estresse crônico. Excesso de vômitos e diarreia, falência renal, acidose diabética e má nutrição prolongada também podem levar à deficiência.

As causas podem ser hipoaldosteronismo, síndrome de Bartter, síndrome de Cushing, acidose diabética, desnutrição, diarreia, fístulas, vômitos, diurese osmótica, hipomagnesemia, uso de diuréticos ou medicações anti-hipertensivas.

Em condições de hiperpotassemia, os sintomas são parestesias, paralisia, dores musculares, confusão mental, arritmia e parada cardíaca. É mais comum em insuficiência renal, acidose metabólica, destruição tecidual, situações em que o potássio intracelular migra para o meio extracelular.

Ingestão inadequada de potássio pode elevar o risco para doenças cardiovasculares, como acidente vascular cerebral (AVC). Considera-se hipopotassemia quando valores de potássio sérico se encontram abaixo de 3,6 mEq/ℓ, e hiperpotassemia quando valores estão acima de 5,0 mEq/ℓ. As recomendações de ingestão de potássio encontram-se na Tabela 13.4.

Cloro

É um eletrólito e o principal ânion do líquido extracelular (em associação com sódio), essencial para a manutenção do equilíbrio ácido-básico do organismo, juntamente ao bicarbonato e ao hidrogênio. Influencia a osmolaridade sanguínea e urinária, o balanço hídrico e o volume extracelular; é o ânion que pode se combinar com o sódio, no líquido extracelular, e com

Tabela 13.4 Recomendações diárias de ingestão de potássio de acordo com as ingestões diárias de referência (DRI).

Estágio de vida[a]	AI (g/dia)	UL (g/dia)
0 a 6 meses	0,4	–
7 a 12 meses	0,7	–
1 a 3 anos	3,0	–
4 a 8 anos	3,8	–
9 a 13 anos	4,5	–
14 a 18 anos	4,7	–
19 a 30 anos	4,7	–
31 a 50 anos	4,7	–
51 a 70 anos	4,7	–
> 70 anos	4,7	–
Gestantes		
≤ 18 anos	4,7	–
19 a 50 anos	4,7	–
Lactantes		
≤ 18 anos	5,1	–
19 a 50 anos	5,1	–

[a]Todos os grupos, exceto Gestantes e Lactantes, representam ambos os sexos. *AI*, ingestão adequada; *UL*, limite superior de ingestão tolerável. Adaptada de Institute of Medicine (2004).

o potássio no meio intracelular. Na digestão, parte do cloreto sanguíneo é utilizada para a formação de ácido clorídrico (HCl) nas glândulas gástricas, sendo secretado no estômago, onde atua com as enzimas digestivas, e depois é reabsorvido na corrente sanguínea com outros nutrientes.

Metabolismo

Ele é rapidamente absorvido no sistema digestório, principalmente no intestino delgado (98% do que é consumido). É ânion que se combina com sódio no meio extracelular e com potássio no meio intracelular, sendo responsável também por manter a pressão osmótica e o equilíbrio ácido-básico do organismo. Além disso, o cloro apresenta importante função na digestão, uma vez que é necessário para a formação de HCl secretado no suco gástrico.

Permanece nos compartimentos extracelulares (plasma, líquido intersticial, água do plasma), e pequenas quantidades, nos compartimentos intracelulares (como nos músculos). A excreção ocorre por meio da urina, e a reabsorção, por via renal.

Fontes dietéticas

É encontrado no sal de cozinha, em frutos do mar, leite, carnes e ovos.

Deficiência e toxicidade

A deficiência de cloro não ocorre em condições normais; geralmente acompanha as deficiências de sódio. Seu déficit acarreta alcalose metabólica, que pode ser decorrente de insuficiência renal crônica, falência renal aguda, diarreia, vômitos, acidose respiratória crônica, suor excessivo e perdas por sonda nasogástrica. O aumento da excreção de cloro pode acontecer também devido ao uso de esteroides suprarrenais e diuréticos. A intoxicação resulta em cefaleia, confusão mental, arritmia cardíaca, hiperventilação e acidose metabólica.

EQUILÍBRIO ÁCIDO-BÁSICO

A homeostase e o equilíbrio ácido-básico são fundamentais para o funcionamento adequado de inúmeros processos metabólicos e órgãos do corpo humano.

O pH (unidade de medida da concentração dos íons H^+ nos líquidos do organismo) do líquido extracelular é uma das variáveis mais rigorosamente reguladas do organismo. Os limites vitais da variação do pH estão geralmente entre 7,0 e 7,8. A faixa normal varia no sangue arterial entre 7,36 e 7,44, e o pH médio é de 7,4. A redução do pH é denominada acidose (mais íons), e seu aumento é chamado de alcalose (menos íons).

Em condições normais, os ácidos ou bases são adicionados continuamente aos líquidos corporais, seja por ingestão ou como resultado de sua produção no metabolismo celular. Os ácidos produzidos pelo metabolismo celular são liberados continuamente na corrente sanguínea e necessitam ser neutralizados para impedir alteração do pH. O ácido carbônico (H_2CO_3) é instável e transforma-se facilmente em dióxido de carbono (CO_2) e água.

O CO_2 é transportado e eliminado pelos pulmões, e o excesso da água é eliminado pela urina. Os demais ácidos do organismo são fixos, permanecem em estado líquido e são, principalmente, o ácido láctico e os cetoácidos. Alguns ácidos inorgânicos também são produzidos pelo metabolismo das proteínas. O bicarbonato é a principal base, produzido a partir do metabolismo celular pela combinação do CO_2 com a água. As demais bases são os fosfatos, numerosas proteínas e a hemoglobina. As bases do organismo atuam em associação com ácidos, formando pares ou duplas de substâncias denominadas tampão, com objetivo de impedir variações bruscas do pH.

A regulação do equilíbrio entre ácidos e bases do organismo depende de um mecanismo imediato (pulmões), que elimina ou retém o CO_2, ou o mecanismo mais lento (renal), que elimina íon hidrogênio e retém ou elimina o bicarbonato.

Quando o pH se desvia de sua faixa normal, as enzimas dependentes do pH e as proteínas de transporte de membrana podem não funcionar adequadamente e as vias metabólicas podem ser afetadas negativamente. Na doença, condições como ventilação respiratória insuficiente, vômitos, diarreia ou insuficiência renal podem causar perda ou ganho incomuns de ácidos ou bases. Para combater esses distúrbios, o organismo utiliza três mecanismos: tamponamento químico, ajuste respiratório da concentração sanguínea de CO_2 e excreção de íons H^+ e bicarbonato pelos rins, os quais que foram citados anteriormente.

Acidose e alcalose são os termos utilizados para definir as alterações do equilíbrio ácido-básico dos líquidos orgânicos. O valor do pH deve ser o primeiro a ser considerado nas avaliações dos distúrbios ácido-básicos. Valores abaixo de 7,35 determinam acidemia e caracterizam aumento da concentração de H^+ no sangue; pode causar uma variedade de distúrbios, incluindo vasodilatação arterial, resistência à insulina, comprometimento da função imune e redução da excitabilidade neuronal. Valores acima de 7,45 caracterizam alcalemia ou redução da concentração de H^+, que pode causar muitos distúrbios, incluindo redução do fluxo sanguíneo do miocárdico e convulsões. Os componentes da gasometria arterial, além do pH, estão descritos a seguir:

- Pa_{CO_2} ou P_{CO_2}. Fornece informações relacionadas à capacidade pulmonar de excretar CO_2. O valor normal encontra-se entre 35 e 45 mmHg.

- Pa_{O_2} ou P_{O_2}. Fornece informações relacionadas à oxigenação do sangue arterial. O valor normal varia de 80 a 100 mmHg.

- **HCO_3^-.** O bicarbonato é calculado a partir de Pa_{CO_2} e pH. O valor normal varia de 22 a 26 mEq/ℓ.

- **CO_2 total.** Esse valor representa a forma básica do sistema tampão ácido carbônico/bicarbonato; 95% do CO_2 total são gerados da conversão do bicarbonato. Sistema tampão é caracterizado por substâncias que impedem que ácidos ou bases, quando adicionados a uma solução, alterem significativamente seu pH.

- **Excesso de bases (BE).** Medida que reflete a porção não respiratória do equilíbrio ácido-básico. Trata-se do desvio padrão do bicarbonato. O cálculo do excesso de base é feito a partir da medida de pH e P_{CO_2} e da concentração do hematócrito. Um valor positivo indica que houve ganho de base ou perda de ácido; um valor negativo (deficiência de base) indica que ácido foi adicionado ou a base foi removida.

A interpretação do equilíbrio ácido-básico pode ser feita por diferentes técnicas, mas que, de maneiras pouco distintas, revelam as mesmas alterações. A técnica físico-química possibilita a quantificação da influência dos componentes orgânicos e não orgânicos no pH. Nessa metodologia, os íons fortes (sódio, potássio, magnésio, cálcio e cloro), os ânions não mensuráveis, o lactato, a albumina e o fosfato regulam o controle metabólico do pH, e a pressão parcial do CO_2 modula o controle respiratório dele.

Alterações

A manutenção das concentrações adequadas de água e eletrólitos e a preservação da concentração de íons H^+ dentro de uma faixa estreita garantem o melhor funcionamento celular. Equilíbrio ácido-básico (EAB) é a quantidade ideal de íons H^+ nos líquidos intracelular e extracelular que dependem do equilíbrio químico entre ácidos e bases existentes no organismo. Quando a concentração dos íons H^+ se eleva ou se reduz, alteram-se a permeabilidade das membranas e as funções enzimáticas celulares, com consequente deterioração das funções de diversos órgãos e sistemas. Os pacientes com disfunção de órgãos frequentemente exibem alterações do EAB, as quais estão presentes e, na maioria dos casos, assumem a prioridade das manifestações clínicas nos pacientes graves. Acidose e alcalose são termos utilizados para definir as alterações do EAB dos líquidos orgânicos.

Acidose

A acidose ocorre quando a concentração dos íons H^+ encontra-se elevada nos líquidos corporais, causando redução do pH do sangue abaixo de 7,35. A acidose pode ser classificada em respiratória ou metabólica.

Acidose respiratória

É um distúrbio clínico caracterizado por redução do pH arterial, elevação da P_{CO_2} (hipercapnia) e aumento da concentração de HCO_3^-. A acidose respiratória é consequência de alterações da ventilação pulmonar, caracterizada por hipoventilação pulmonar e insuficiência respiratória. A redução da eliminação do CO_2 pelos pulmões promove a elevação do seu nível no sangue; consequentemente, eleva-se o nível do ácido carbônico, condição denominada hipercapnia. A hipoventilação pode ser ocasionada por dois mecanismos diferentes:

- Alteração do sistema nervoso central: pode ocorrer depressão da função respiratória em traumatismos cranioencefálicos, intoxicações exógenas, comas, resíduo de substâncias depressoras, lesão medular, lesão do nervo frênico e uso de bloqueadores neuromusculares

- Alteração da caixa torácica ou parênquima pulmonar por obstrução das vias respiratórias altas, atelectasias, pneumonias extensas, derrame pleural, pneumotórax extenso ou hipertensivo, afogamento, traumatismo torácico e hipercapnia permissiva.

O pH cai quando o CO_2 acumulado no sangue mantém elevada a quantidade de ácido carbônico e de íons H^+ livres. O hidrogênio tende a penetrar nas células em troca de potássio, que aumenta seu valor no plasma nas primeiras horas do início da alteração. Os rins eliminam o máximo de íons H^+, tornando a urina excessivamente ácida. Os rins necessitam de 6 a 12 horas para iniciar a compensação da acidose e de 3 a 5 dias para compensação completa.

Em geral, a acidose respiratória é um distúrbio agudo que pode ser grave e rapidamente fatal. Enfisema pulmonar e outras doenças crônicas do parênquima pulmonar podem desenvolver graus leves de acidose respiratória crônica, cuja duração permite compensação relativamente eficaz. Os rins eliminam íons H^+ e retêm os íons bicarbonato, aumentando a reserva de bases e mantendo o pH nos limites normais. O CO_2 existente no sangue é medido pela sua pressão parcial, sendo representado pelo símbolo Pa_{CO_2}. Infecções respiratórias podem gerar descompensação com grande aumento da Pa_{CO_2} e queda do pH, que resulta em acidose respiratória crônica.

O tratamento da acidose respiratória consiste em diagnosticar e interferir no fator desencadeante, além de determinar a gravidade do distúrbio. As medidas para estimular a ventilação pulmonar incluem tosse, eliminação de secreções broncopulmonares, intubação traqueal e ventilação mecânica. No entanto, se a ventilação mecânica estiver inadequada, pode causar hipoventilação e retenção de CO_2, com produção de acidose respiratória. Deve-se evitar a administração de bicarbonato de sódio com base apenas no valor do pH; e em pacientes sob terapia nutricional, recomenda-se evitar a hiperalimentação.

Acidose metabólica

É um distúrbio clínico caracterizado por pH arterial baixo, redução da concentração plasmática de bicarbonato (HCO_3^-) e hiperventilação compensatória, resultando em redução da P_{CO_2}. O pH arterial deve ser menor que 7,35, e o bicarbonato, menor que 24 mEq/ℓ.

A acidose metabólica pode ser induzida por dois mecanismos:

- Aumento de H^+ ingerido e perda de HCO_3^- (renal ou gastrintestinal)
- Aumento da produção endógena de H^+ e falha da excreção renal de ácidos.

O cálculo da diferença de ânions (DA) ou *anion gap* é útil para distinguir os dois tipos possíveis de acidose. *Anion gap* é a diferença entre o cátion (sódio) e os ânions (cloro e bicarbonato) rotineiramente medidos, conforme a fórmula:

$$DA = (Na^+) - [(Cl^-) + (HCO_3^-)]$$

O valor normal da DA é de cerca de 9 mEq/ℓ.

A acidose pode ter *anion gap* normal (acidose hiperclorêmica, diarreia, fístula digestiva) ou elevado (cetoacidose diabética, acidose láctica, insuficiência renal). A acidose metabólica caracteriza-se pelo excesso de ácido não excretado pelos rins ou pela perda exagerada de base pelo organismo, podendo ocorrer compensação respiratória. É um distúrbio comum na prática médica, com inúmeras causas; entretanto, as consequências não são graves como as que ocorrem na acidose respiratória aguda.

A acidose metabólica grave cursa com bicarbonato menor que 10 mEq/ℓ e diferença de bases menor que 10 mEq/ℓ, que podem determinar pH em níveis inferiores a 7,10, com complicações importantes. A acidose metabólica surge nas situações em que existe excesso de H^+ não derivado do CO_2, ou quando há perda de HCO_3 para o meio externo, como na perda gastrintestinal e/ou urinária. O pH arterial deve ser menor que 7,35, e o bicarbonato, menor que 24 mEq/ℓ.

A capacidade para a excreção de ácidos é prejudicada nos idosos, aumentando a suscetibilidade para o desenvolvimento de acidose metabólica aguda. Os rins tornam-se menos efetivos em excretar íon H^+ rapidamente no envelhecimento, como ocorre no adulto. A acidose metabólica ocorre nas seguintes situações:

Produção de ácidos não voláteis é maior que a capacidade de neutralização ou eliminação do organismo (*anion gap* elevado): é a principal causa do aumento da produção de ácido láctico em unidade de terapia intensiva (UTI) (hipoxia dos tecidos, choque, baixo débito cardíaco) e pirúvico. A entrada de glicose e sua combustão na célula requerem a presença de insulina; porém, na ausência ou redução, como ocorre no diabetes, a glicose não é utilizada corretamente. A via metabólica alternativa produz corpos cetônicos que têm caráter ácido (cetoacidose diabética).

- Ingestão de substâncias ácidas (*anion gap* elevado): pode ocorrer, por exemplo, com a ingestão acidental de grande quantidade de ácido acetilsalicílico
- Perdas exageradas de bases do organismo (*anion gap* normal): as causas de perda excessiva de bases podem ocorrer em situações como diarreias, perda por fístulas pancreáticas ou gastrintestinais intensas
- Dificuldade de eliminação de ácidos fixos (*anion gap* elevado): em situações de redução da função tubular renal ou do número de néfrons funcionantes (insuficiência renal), ocorre limitação na capacidade de eliminar ácidos originários do metabolismo.

Em situações de excesso de ácido, os íons H^+ liberados reduzem o pH. Os radicais dos ácidos fixos em excesso nos líquidos do organismo e no sangue reagem com o bicarbonato do tampão, resultando em maior produção de sais de sódio, como o lactato, e ácido carbônico que, na forma de CO_2, é eliminado pelos pulmões. O bicarbonato é consumido pelo excesso de ácido, diminuindo com a deficiência de bases. O pH baixo estimula o centro respiratório e aumenta a frequência respiratória, promovendo taquipneia compensatória e redução da Pa_{CO_2}. Nas situações em que ocorre perda exagerada de bases, o bicarbonato total está diminuído, enquanto ácido e íons H^+ aumentam.

A reversão da acidose metabólica depende da correção das causas básicas da acidose. O cálculo do *anion gap* auxilia a diferenciar o tipo de acidose metabólica e orienta o tratamento adequado. Nas acidoses metabólicas com *anion gap* elevado, o tratamento da causa faz com que os ânions acumulados (lactato, hidroxibutirato, acetoacetato) sejam metabolizados em bicarbonato, ocorrendo a reversão da acidose sem a necessidade da administração de bicarbonato de sódio, exceto em acidemias e hiperpotassemias graves. De maneira geral, o tratamento da acidose metabólica com bicarbonato de sódio deve ser feito quando o pH < 7,10 e o bicarbonato de sódio é < 10,0 mEq/ℓ.

Indica-se a reposição de bases para quase todas as acidoses metabólicas com *anion gap* normal, pois, nessas situações, os ânions acumulados não são metabolizáveis.

A administração de bicarbonato de sódio pode corrigir a acidose do sangue e minimizar seus efeitos nos níveis interstcial e intracelular. A dose para a correção da acidose metabólica pode ser estimada a partir da deficiência de bases (DB). Nos casos de insuficiência renal, podem ser indicados os métodos de depuração extrarrenal (diálise peritoneal ou hemodiálise). A fórmula a seguir permite o cálculo do volume de bicarbonato intravenoso necessário para corrigir a acidose metabólica:

$$mEq = peso\ (kg) \times 0,3 \times DB$$

em que: 1 mℓ = 1 mEq se usado bicarbonato de sódio a 8,4%.

$$V\ (m\ell) = peso\ (kg) \times 0,3 \times DB$$

em que: V = volume de bicarbonato de sódio a 8,4% a ser administrado; peso = peso do indivíduo em kg; 0,3 = constante para o líquido extracelular (30% do peso corporal); DB = deficiência de bases obtida na gasometria arterial.

O produto do cálculo inicial é dividido por dois para administrar apenas a metade da dose, a fim de evitar sobrecarga de sódio e alcalose metabólica. Recomenda-se administrar inicialmente um terço até metade do produto do cálculo em, no mínimo, uma hora, geralmente para evitar sobrecarga de sódio e alcalose metabólica. Sugere-se repetir a gasometria em tempo oportuno e realizar uma nova correção se ainda houver acidose.

O *anion gap* está elevado por hipoperfusão tecidual na acidose láctica, uma situação clínica em que o uso do bicarbonato de sódio é muito controverso e sujeito aos efeitos negativos do bicarbonato. Como efeitos negativos, podem ser citados: piora da hipoxia tecidual, hipervolemia hipernatrêmica, hipocalcemia sintomática, redução do pH intracelular e retenção de CO_2, hipopotassemia e alcalose metabólica de rebote. O tratamento tem como objetivo principal a correção da hipoperfusão tecidual, com reanimação volêmica e antibióticos, se houver infecção.

Acidose metabólica e nutrição parenteral

As funções renal e respiratória normais, em geral, garantem a excreção adequada da produção metabólica de ácidos e/ou da infusão de ácido pela nutrição parenteral. No entanto, pode ocorrer acidose metabólica com a administração de nutrição parenteral, devido à perda gastrintestinal de bicarbonato, à diminuição da excreção renal de ácido ou ao aumento da produção de ácido. As principais causas envolvidas no uso da nutrição parenteral são: metabolismo de aminoácidos catiônicos e aminoácidos sulfurados (adição exógena), acidez da solução, adição de agentes acidificantes (ácidos clorídrico e acético), deficiência de tiamina, interrupção da via metabólica de carboidratos e lipídios e administração de D-frutose. A acidose láctica pode ocorrer com a administração de nutrição parenteral sem acréscimo de vitaminas envolvidas no metabolismo da glicose, como as do complexo B: tiamina e biotina.

A associação do antifúngico anfotericina B à nutrição parenteral pode levar à acidose tubular distal, acompanhada de hipopotassemia, hipomagnesemia e acidose metabólica. Na terapia nutricional, recomenda-se:

- Manter o potássio em níveis normais
- Corrigir a acidose para prevenir catabolismo proteico e perda óssea
- Reduzir o Cl^- de líquidos intravenosos ou nutrição parenteral
- Adicionar acetato na nutrição parenteral, na ocorrência de perda aumentada de bicarbonato (HCO_3^-).

Acidose metabólica e catabolismo proteico

Os estudos experimentais têm mostrado que a acidose metabólica é um forte estímulo para o catabolismo proteico. Ela exerce, em indivíduos normais, o mesmo efeito adverso que ocorre em indivíduos com insuficiência renal crônica, sob hemodiálise ou diálise peritoneal ambulatorial crônica. O índice de síntese e degradação proteica diária é alto, representando cerca de 3,5 a 4,5 g de proteína/kg/dia. A acidose metabólica interfere no metabolismo proteico porque diminui a síntese de proteína e acelera a proteólise e a oxidação de aminoácidos. Assim, ocorrem oxidação de aminoácidos de cadeia ramificada, redução da síntese de albumina e balanço nitrogenado negativo.

A acidose pode, também, ser o fator mais importante na síndrome catabólica que acompanha muitas doenças, como uremia, sepse, traumatismo, infecção pelo vírus da imunodeficiência humana (HIV) e diarreia crônica, podendo afetar o prognóstico dos indivíduos nessas condições. Parte dos efeitos da acidose no metabolismo proteico é dependente de corticosteroide. O mecanismo de alteração no metabolismo proteico não é totalmente entendido, mas a ação do sistema proteolítico ubiquitina-proteassoma no músculo é um fator importante para a degradação proteica. Então, acredita-se que o tratamento deva impedir a interferência deste sistema de proteólise ou bloquear a degradação de tipos específicos de proteínas. A acidose metabólica é um dos três fatores, ao lado da insulina e do glicocorticoide, que determina a perda muscular em pacientes catabólicos.

Alcalose

A alcalose ocorre quando a concentração dos íons H^+ encontra-se reduzida nos líquidos corporais, com aumento do pH do sangue acima de 7,45. Pode ser classificada em alcalose respiratória ou metabólica.

Alcalose respiratória

Ocorre devido à diminuição de P_{CO_2} no ar alveolar devido à hiperventilação, com aumento do volume corrente e da ventilação alveolar, e o pH encontra-se elevado. Os distúrbios de origem respiratória são causados por alterações da eliminação do CO_2 do sangue, no nível das membranas alveolocapilares. A eliminação respiratória regula a quantidade de CO_2 no sangue, balanceando o nível de ácido carbônico. No caso de hiperventilação, a eliminação do CO_2 pelos pulmões é elevada, o nível sanguíneo de ácido carbônico se reduz (hipocapnia), e há menor quantidade de íons H^+ livres. A alcalose respiratória é consequência da hiperventilação pulmonar e pode ser resultado de causas agudas ou crônicas:

- Causas agudas
  - Doença pulmonar: pode ser hipoxemia, causada por tromboembolismo pulmonar
  - Agitação psicomotora, ansiedade, histeria (síndrome de hiperventilação)
  - Dor, febre elevada com calafrios
  - Insuficiência hepática, sepse, AVC e hipertireoidismo, que podem ocasionar tontura ou desmaio
  - Ventilação mecânica para promover respiração artificial: a alcalose respiratória discreta (Pa_{CO_2} de 30 a 34 mmHg) contribui para reduzir o estímulo respiratório e manter o paciente ligeiramente sedado com menores doses de tranquilizantes. Alcalose mais importante (Pa_{CO_2} de 28 a 30 mmHg) é utilizada clinicamente com o intuito de reduzir a pressão intracraniana
- Causas crônicas
  - Doença hepática crônica
  - Intoxicação crônica por salicilatos
  - Anemia grave

- Alta altitude
- Gravidez
- Traumatismo, tumores, infecção do sistema nervoso central.

A eliminação excessiva de CO_2 no nível das membranas alveolocapilares dos pulmões determina sua queda no sangue e a quantidade de íons H^+ livre. Os íons H^+ deslocam-se do interior das células para o interstício em troca do potássio, sendo que o seu teor no sangue se reduz. Quando a alcalose respiratória se prolonga, os rins diminuem a absorção de íon bicarbonato do filtrado glomerular, promovendo sua maior eliminação pela urina, que se torna muito alcalina.

O tratamento em todos os casos baseia-se em remover a causa da hiperventilação. Em raras situações, como na ventilação mecânica prolongada, pode ocorrer hipopotassemia, causando arritmias cardíacas pela entrada rápida de potássio nas células em troca dos íons H^+. Nessa situação, devem-se ajustar os controles do aparelho e adequar a ventilação às necessidades do paciente.

Em pacientes com terapia nutricional, deve-se evitar tratar a causa primária e usar acetato ou outros precursores de bicarbonato.

Alcalose metabólica

É o resultado do excesso de base ou de perda de íons H^+ no organismo. Caracteriza-se por pH maior que 7,45 e bicarbonato acima de 24 mEq/ℓ, além de elevação arterial do pH, aumento da concentração de HCO_3^- e hipoventilação compensatória, resultando no aumento da P_{CO_2}. É um distúrbio que não ocorre com frequência na prática clínica, mas duas situações devem ser consideradas:

- Oferta excessiva de bases: administração exagerada de bicarbonato de sódio usado para tamponamento da acidose pre-existente
- Perda exagerada de ácidos ou íons H^+: vômitos frequentes, como na estenose pilórica, que eliminam grande quantidade de ácido clorídrico. O uso excessivo de diuréticos também aumenta a eliminação de íons H^+ pela urina, podendo produzir alcalose metabólica.

Na alcalose, os íons H^+ e potássio são trocados pelos íons sódio, podendo, então, causar hipopotassemia associada na alcalose metabólica. Quando há excesso de bases, estas captam os íons hidrogênio, e o pH se eleva. As bases em excesso reagem com o gás carbônico e produzem bicarbonato, entre outros. Desse modo, o bicarbonato total e o bicarbonato padrão elevam-se. Os rins diminuem a produção de amônia e trocam menos íon H^+ por sódio para permitir sua maior eliminação. A reabsorção tubular do íon bicarbonato também fica diminuída, e a urina torna-se mais alcalina. O mecanismo de compensação respiratória é pouco expressivo.

De modo geral, a alcalose metabólica não é grave e não requer tratamento quando for leve; porém, se possível, a eliminação da sua causa deve ser feita. A hidratação, em casos de perda excessiva por vômitos ou redução dos diuréticos, normaliza o total das bases.

O pH elevado aumenta a avidez do cálcio pela albumina e pode resultar em quadros de tetanias e excitação neuromuscular, enquanto o pH baixo promove o inverso.

Se a função renal for normal, será útil repor cloro, potássio e cloreto de sódio, para favorecer a eliminação renal do excesso de bicarbonato, que ocorre em 3 a 5 dias.

Em situações em que o cloro urinário for inferior a 10 mEq/ℓ e o paciente tiver depleção de volume, deve-se realizar reposição de solução salina a 0,9%. Contudo, sem depleção de volume, deve-se calcular o déficit de cloro:

$$\text{Déficit de cloro} = 0,2 \times \text{peso (kg)} \times \text{aumento desejado do cloro (mEq/}\ell\text{)}$$

Nessa situação, também se deve repor potássio.

O tratamento deve ser realizado prontamente se houver alcalose grave (pH > 7,6) ou sintomática. A alcalose metabólica geralmente é cloreto-responsiva, e outras medidas devem ser associadas à reposição de cloreto:

- Suspender diuréticos
- Suspender antieméticos e bloqueadores da secreção gástrica
- Garantir euvolemia
- Manter o fósforo normal.

Deve-se evitar a reposição desses íons em casos de hiperaldosteronismo primário, hipertensão renovascular, insuficiência cardíaca congestiva após uso de diuréticos e com alcalose iatrogênica (excesso de infusão de bicarbonato de sódio).

A Tabela 13.5 cita os principais sintomas em acidose e alcalose metabólicas.

Alcalose metabólica e nutrição parenteral

A alcalose metabólica pode ocorrer após a realimentação de pacientes que recebem glicose após um período de jejum. Os fatores responsáveis são:

- Aumento da capacidade de reabsorção do bicarbonato renal secundário ao jejum
- Aumento na reabsorção do bicarbonato renal devido à infusão de glicose
- Geração de novo bicarbonato como resultado do metabolismo de corpos cetônicos a bicarbonato e excreção de ácido pelo rim.

As perdas por sonda nasogástrica devem ser minimizadas em paciente em terapia nutricional. A reposição adequada de Cl^- associada à redução da secreção de ácido gástrico (bloqueador de H_2) e à redução da administração de HCO_3^- ou seus precursores deve ser observada.

Um desequilíbrio ácido-básico misto também pode ocorrer; desse modo, o diagnóstico adequado depende do conhecimento dos mecanismos de compensação renal e respiratória para cada uma das alterações do equilíbrio ácido-básico. Assim, sistematizar a forma de diagnóstico e tratamento é importante, e, para isso, sugerem-se os seguintes pontos:

- Avaliar o pH arterial para determinar o estado de acidemia ou alcalemia
- Identificar o distúrbio primário
- Verificar a extensão da compensação. Na presença de alteração respiratória, definir se aguda ou crônica. Se houver alteração metabólica, avaliar se compensada ou não
- Calcular o *anion gap* se houver acidose metabólica, pois o tratamento varia de acordo com o seu valor alto ou normal.

Tabela 13.5 Principais sintomas em acidose e alcalose metabólicas.

Sintomas da acidose metabólica
• Sistema nervoso central: dor de cabeça, sonolência, confusão, perda de consciência, coma
• Respiratórios: respiração curta, tosse seca
• Cardiovasculares: taquicardia, arritmia, hipotensão
• Musculoesqueléticos: fraqueza, espasmos
• Gastrintestinais: náuseas e vômitos, diarreia

Sintomas da alcalose metabólica
• Sistema nervoso central: confusão, estupor, coma
• Sistema nervoso periférico: tremor nas mãos, intumescimento e formigamento de face e extremidades
• Cardiovasculares: arritmia, diminuição da contratilidade
• Musculoesqueléticos: espasmos musculares
• Gastrintestinais: náuseas e vômitos

Adaptada de Dhondup e Qian (2017).

BIBLIOGRAFIA

A bibliografia consultada para a elaboração deste capítulo estão disponível *online* no Ambiente de aprendizagem do GEN.

COMO CITAR ESTE CAPÍTULO

ABNT
BARRÉRE, A. P. N.; SHIMA, M.; PIOVACARI, S. M. F. Eletrólitos e equilíbrio ácido-básico. *In*: ROSSI, L.; POLTRONIERI, F. (org.). *Tratado de Nutrição e Dietoterapia*. 2. ed. Rio de Janeiro: Guanabara Koogan, 2023. p. 218-227.

VANCOUVER
Barrére APN, Shima M, Piovacari SMF. Eletrólitos e equilíbrio ácido-básico. In: Rossi L, Poltronieri F (Orgs.). Tratado de nutrição e dietoterapia. 2. ed. Rio de Janeiro: Guanabara Koogan; 2023. p. 218-27.

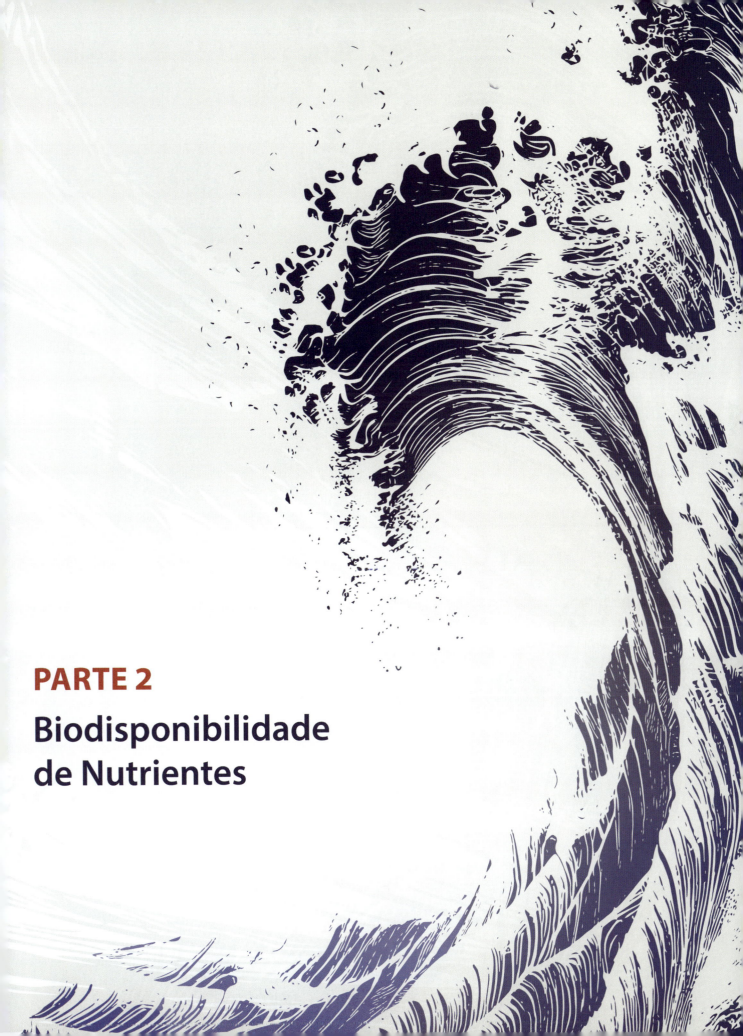

PARTE 2

Biodisponibilidade de Nutrientes

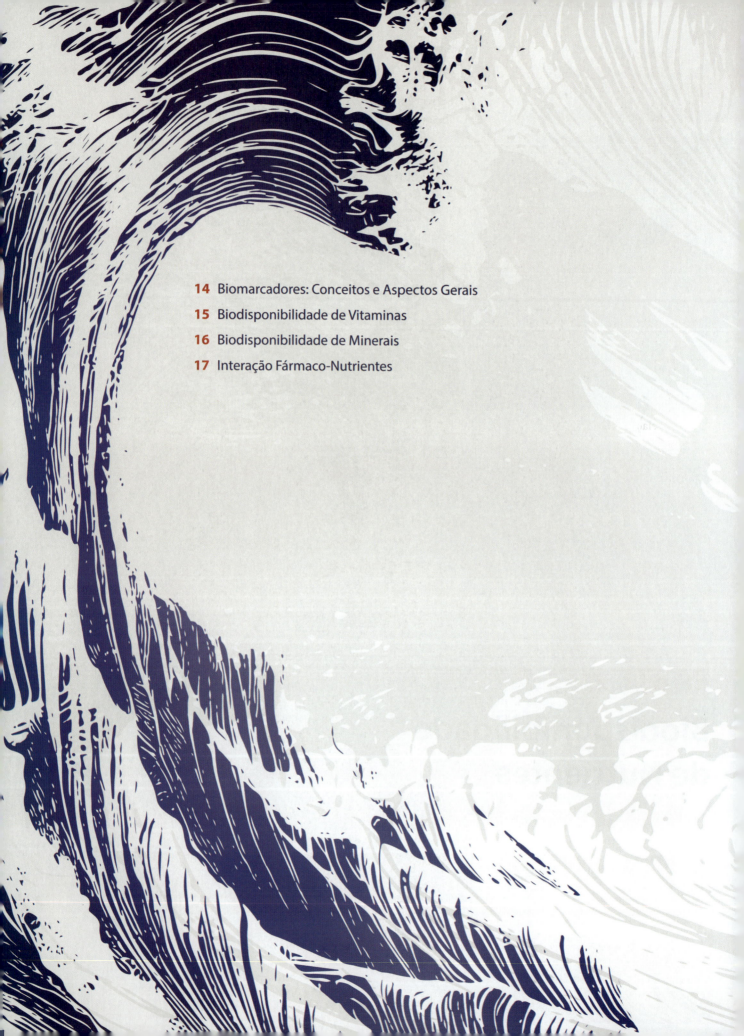

14 Biomarcadores: Conceitos e Aspectos Gerais
15 Biodisponibilidade de Vitaminas
16 Biodisponibilidade de Minerais
17 Interação Fármaco-Nutrientes

CAPÍTULO

14

Biomarcadores: Conceitos e Aspectos Gerais

Graziela Biude Silva Duarte • Bruna Zavarize Reis •
Silvia M. F. Cozzolino

CONCEITOS

A dieta desempenha um importante papel na manutenção da saúde e na prevenção de doenças crônicas.[1] Entre os métodos utilizados para determinar o estado nutricional de indivíduos em relação aos nutrientes estão a avaliação da ingestão alimentar e o uso de biomarcadores relacionados a indicadores biológicos, como amostras de sangue, urina, cabelo ou saliva.[2] A avaliação do consumo alimentar, no entanto, exige uma interpretação cautelosa, pois apesar dos avanços tecnológicos para obtenção de dados cada vez mais fidedignos, os métodos utilizados ainda apresentam algumas limitações.[2,3] Entre elas está a natureza subjetiva das ferramentas de coleta (dados autorrelatados e o viés de memória) e a falta de dados de determinados nutrientes, em especial os micronutrientes nas tabelas de composição de alimentos, o que pode resultar em informações imprecisas dessa ingestão.[4,5] Nesse sentido, a busca por determinantes analíticos precisos e confiáveis que possam refletir de maneira acurada o estado nutricional do indivíduo, a exposição e os efeitos biológicos (biodisponibilidade) de nutrientes é tema atual de muitas pesquisas e cada vez mais essencial quando consideramos as diferenças do indivíduo em relação ao seu metabolismo influenciado pela genética e por outros fatores, por exemplo, relacionados com a microbiota intestinal.[6] A importância de estabelecer um biomarcador está relacionada ao fato de que os dados obtidos a partir de mensurações mais precisas estão menos suscetíveis a viés e erros associados, como os observados nos métodos de avaliação dietética.[5]

De acordo com o Biomarkers Definitions Working Group, propõe-se que um biomarcador pode ser definido como "toda característica que pode ser objetivamente mensurada e avaliada como um indicador de processos biológicos normais, processos patogênicos ou respostas farmacológicas a intervenções terapêuticas".[7] A validação de um biomarcador deve considerar fatores importantes: plausibilidade, avaliação da dose-resposta, tempo de resposta e sua cinética, robustez, confiabilidade, estabilidade, *performance* analítica e reprodutibilidade.[8]

Um biomarcador nutricional, apesar de não haver um consenso, pode ser definido como um indicador bioquímico do estado nutricional e/ou da ingestão dietética, de curto ou longo prazo, relacionado com constituintes do metabolismo de nutrientes ou determinando os efeitos biológicos da ingestão dietética.[5] Para ser considerado um biomarcador ideal, deve refletir de maneira precisa a ingestão dietética, além de ser específico, sensível e aplicável a diferentes populações. Ao utilizar um biomarcador, é possível refletir variações na concentração de nutrientes, especialmente dos micronutrientes, nos compartimentos corporais e nos processos metabólicos (absorção e excreção). Desse modo, um biomarcador dietético pode ser também utilizado para validar ou mensurar a acurácia de um método de avaliação dietética, mas nem sempre pode ser considerado padrão-ouro. No caso de validação de um instrumento dietético, o biomarcador deve ter uma forte relação e uma avaliação independente da ingestão dietética do nutriente em questão.[9-11]

Nos estudos de nutrição são utilizados de modo amplo biomarcadores avaliados por meio de amostras biológicas como sangue (plasma, soro e eritrócitos), urina, fezes, unhas e cabelo. No caso das amostras de sangue, a obtenção desse material é considerada minimamente invasiva e deve-se avaliar a escolha do anticoagulante a ser utilizado, pois, a depender da análise, pode ser considerado um fator de interferência, bem como atentar-se à correta separação do plasma, do soro e dos eritrócitos do sangue total, a fim de evitar contaminações. Amostras de plasma e soro são biomarcadores utilizados na avaliação do estado nutricional recente de indivíduos e dos efeitos de determinada intervenção nutricional. Já a avaliação dos eritrócitos reflete um estado nutricional a longo prazo, visto que a meia-vida dessas células é de 120 dias. Nesse contexto, a técnica do "*dry blood spot*", que consiste na coleta de uma gota de sangue que é depositada e absorvida em um papel específico, pode ser utilizada para analisar metabólitos, por exemplo, os ácidos graxos, e, com o avançar dos estudos, avaliar biomarcadores de exposição de nutrientes e risco para doenças. As amostras de urina são utilizadas em biomarcadores que buscam avaliar a excreção de metabólitos associados com distúrbios metabólicos e renais, e ainda refletir a quantidade de alimento ingerido (*food metabolome*), enquanto as fezes são utilizadas na avaliação de nutrientes não absorvidos e/ou não metabolizados e na análise do microbioma intestinal e/ou seus produtos. Unhas e cabelo são utilizados para avaliações de exposições a longo prazo, por exemplo, a exposição a metais tóxicos ou, ainda, a avaliação do estado nutricional relativo a minerais. Além destes, células mononucleares do sangue periférico (PBMC, do inglês *peripheral blood mononuclear cells*), compostas de linfócitos e monócitos, têm sido utilizadas nos estudos de transcriptômica (RNA mensageiro), visto que essas células se encontram na circulação sanguínea e podem se infiltrar em uma variedade de tecidos (adiposo, hepático) e refletir respostas imunes e metabólicas, bem como respostas a intervenções dietética e medicamentosa em nível de expressão gênica.[5,12]

Os diferentes tipos de biomarcadores podem ser classificados em quatro grupos, de acordo com a natureza da sua aplicação: de recuperação, preditivos, de concentração e de repleção.[9,13,14]

■ **Biomarcadores de recuperação.** São aqueles que se baseiam no conceito do balanço entre a ingestão e a excreção em determinado período e fornecem informações estimadas dos níveis de ingestão apenas desse período. Nesse caso, utilizam-se métodos como o do nitrogênio urinário total (avaliação do consumo de proteínas e potássio) e o da água duplamente marcada (avaliação do gasto energético total e da taxa metabólica). Esse tipo de biomarcador pode ser utilizado nos casos de validação de métodos dietéticos, por exemplo. Uma das limitações do uso dos biomarcadores de recuperação é o alto custo das técnicas utilizadas.

■ **Biomarcadores preditivos.** São utilizados na avaliação de possíveis graus de erros nas medições em métodos de avaliação dietética. São considerados sensíveis e apresentam uma relação dose-resposta com os níveis de ingestão, mas sua recuperação é baixa. Um exemplo dessa classe de biomarcador seria a coleta de urina de 24 horas.

■ **Biomarcadores de concentração.** Estão relacionados com as dosagens séricas e são os mais comuns e utilizados, principalmente em termos de custos. Nesse caso, esses biomarcadores não podem ser traduzidos em níveis absolutos, mas há uma correlação entre a concentração do nutriente e a sua ingestão alimentar.

■ **Biomarcadores de repleção.** Referem-se especificamente a compostos cujas informações nas tabelas de composição de alimentos não existem ou não são confiáveis. São exemplos as concentrações de alguns compostos bioativos (fitoestrógenos, xantinas, tipos de carotenoides) e aflatoxinas.

Ao realizar a análise bioquímica de um metabólito que reflete a biodisponibilidade de determinado nutriente, considerando uma metodologia adequada e validada, pode-se utilizar esse resultado como um dado objetivo e mais preciso para avaliar o estado nutricional. Tais indicadores podem ser úteis para identificar populações e subgrupos específicos que apresentem deficiências e, assim, ser usados para o direcionamento de políticas públicas. Eles podem indicar gravidade e extensão da deficiência, embora sejam necessárias informações adicionais para investigar a causa desta.[5] No caso dos micronutrientes, a necessidade de biomarcadores específicos é ainda mais relevante, pois, assim, poderão auxiliar no diagnóstico e contribuir para a identificação de uma eventual deficiência nutricional. A avaliação de novos testes diagnósticos para a identificação de biomarcadores para micronutrientes geralmente é feita comparando-os com o padrão-ouro. No entanto, a ausência de métodos que sejam referidos como padrão-ouro para a maioria dos micronutrientes dificulta essa validação.

Atualmente, o programa internacional Biomarkers of Nutrition for Development (BOND), que é composto por cientistas de diversos países, tem como objetivo reunir e atualizar as pesquisas sobre biomarcadores nutricionais, fornecendo informações sobre a seleção, o uso e a interpretação de biomarcadores de exposição, *status*, função e efeitos de nutrientes.[15] A Tabela 14.1 mostra os principais biomarcadores utilizados para a avaliação do estado nutricional relativo a alguns micronutrientes.

PERSPECTIVAS ATUAIS NA ERA DAS ÔMICAS

As ciências ômicas trouxeram grandes avanços para a nutrição personalizada. Nos últimos anos, os avanços das pesquisas e tecnologias inovadoras na área da biologia molecular, da espectrometria de massa de alta resolução e da bioinformática possibilitaram o uso de novas ferramentas para a avaliação do estado nutricional de indivíduos e para a identificação de biomarcadores mais sensíveis às variações na ingestão alimentar.[5,16]

A genômica nutricional é a área da nutrição que investiga a interação gene/nutriente, podendo tanto o nutriente

Tabela 14.1 Principais biomarcadores utilizados para a avaliação do estado nutricional de ferro, iodo, cálcio, zinco, selênio, cobre, magnésio e manganês.

Micronutrientes	Biomarcadores
Ferro	Ferritina sérica, saturação da transferrina sérica, hemoglobina e hematócrito[13]
Iodo	Excreção urinária de iodo, níveis de hormônio tireoestimulante (TSH) e tiroglobulina séricos, taxa de bócio[14]
Cálcio	Concentrações séricas de cálcio ionizado, balanço de cálcio (diferença da ingestão total e soma da excreção urinária e fecal endógena), absorciometria de dupla energia de raios X (DEXA) (acúmulo e níveis de massa óssea)[8]
Zinco	Zinco plasmático, atividade de enzimas dependentes de zinco (superóxido-dismutase, anidrase carbônica), zinco urinário, metalotioneínas[8,13]
Selênio	Selênio plasmático ou sérico, selenoproteína P, glutationa-peroxidases (GPx1, GPx3)[15]
Cobre	Atividade enzimática da ceruloplasmina[16]
Magnésio	Magnésio sérico[8]
Manganês	Manganês eritrocitário[17]

influenciar o funcionamento do genoma quanto a variação no genoma influenciar a resposta individual à alimentação.[17,18] Nesse contexto, nutrientes e compostos bioativos funcionam como sinais da dieta, que, ao serem detectados por sensores celulares, desencadearão alterações na expressão gênica, ou seja, aumento e/ou redução da síntese de proteínas, de modo que ocorram adaptações às mudanças metabólicas e a homeostase seja mantida.[19] Os polimorfismos de nucleotídio único (SNPs, do inglês *single nucleotide polymorphisms*) podem ser possíveis biomarcadores, visto que essas variações genéticas são encontradas em genes que codificam proteínas importantes tanto no metabolismo de nutrientes quanto aquelas que apresentam papel hierárquico nas cascatas biológicas. A identificação de SNPs responsivos a intervenções nutricionais e que podem afetar a concentração de biomarcadores de ingestão é essencial para auxiliar no estabelecimento de recomendações nutricionais adequadas de acordo com o genótipo.[20] Alguns pesquisadores têm buscado técnicas moleculares para avaliar a expressão gênica (RNA mensageiro – mRNA) e proteica de metabólitos envolvidos na homeostase de micronutrientes.[21,22] Dessa maneira, será possível investigar a relação existente entre o consumo alimentar e/ou o estado nutricional e o padrão de expressão das diversas proteínas envolvidas em captação e compartimentalização celular dos micronutrientes, bem como entender quais etapas são mais afetadas durante a deficiência.[19]

No entanto, alguns cuidados devem ser considerados na avaliação dos estudos de expressão gênica que não quantificam a proteína traduzida. A expressão do gene não representa necessariamente a síntese de determinada proteína, existindo diferenças na avaliação de ambas. Alguns autores observaram diferenças significativas entre a expressão do gene e a síntese de proteínas envolvidas com a homeostase de micronutrientes, atribuindo tal diferença a mecanismos envolvidos com a tradução da proteína ou até mesmo com a sua degradação.[23,24] Desse modo, os resultados de expressão gênica são apenas sugestivos de mudanças adaptativas de acordo com as necessidades individuais, não sendo evidência conclusiva como potencial biomarcador. Ainda assim, os estudos de genômica nutricional são promissores para elucidar mecanismos e identificar potenciais biomarcadores a serem considerados padrão-ouro.

A nutrimirômica estuda a influência da alimentação na modificação da expressão gênica devido a processos epigenéticos relacionados com microRNAs (miRNA), os quais podem afetar o risco para o desenvolvimento de doenças crônicas. Os miRNA são pequenas sequências de RNA não codificantes (entre 18 e 25 nucleotídios) que podem regular a expressão gênica, principalmente, por meio da interação com o mRNA, podendo tanto inibir a etapa de tradução proteica quanto regular a degradação do mRNA. Diversos estudos já demonstraram que os miRNA podem ser regulados pela alimentação ou mesmo por nutrientes e compostos bioativos de alimentos (CBA) isolados, apresentando resultados promissores na investigação do papel da alimentação na modulação do risco de doenças crônicas não transmissíveis (DCNT). Os miRNA estão envolvidos na regulação de diversas funções biológicas, como crescimento, diferenciação celular, apoptose, metabolismo de macronutrientes e resposta inflamatória. Além da sua função intracelular, evidências mostram que os miRNA também estão presentes em fluidos extracelulares no organismo humano, como plasma, soro, saliva e urina. Desse modo, essas moléculas podem ser consideradas potenciais biomarcadores não invasivos para o diagnóstico ou prognóstico de diversas doenças, e até mesmo para o estado nutricional.[25]

A metabolômica consiste em análises ou *screening* que identificam vários metabólitos em biofluidos (soro, plasma ou urina), permitindo um avanço no entendimento de vias metabólicas e o quão dinâmicos e diversificados são esses compostos entre os indivíduos.[5] Na ciência da nutrição, a metabolômica visa identificar biomarcadores de exposição e consumo, que refletem a exposição a dietas e componentes alimentares nutrientes e não nutrientes; de efeito, considerando o estado de saúde ao caracterizar a resposta do organismo a uma exposição; e de suscetibilidade ou fator intrínseco, cujo objetivo é caracterizar a resposta individual à exposição. Além disso, a metabolômica nutricional permite avaliar como cada indivíduo pode metabolizar diferentes alimentos e nutrientes de maneira distinta, como diferentes vias do metabolismo intermediário podem ser influenciadas por uma intervenção ou desafio dietético (fenótipo metabólico).[26] Essa ferramenta permite identificar novos biomarcadores de maior precisão e qualidade para uma nutrição prognóstica e individualizada. As duas abordagens da metabolômica, a dirigida ou *target* e a não dirigida ou *untarget*, contribuíram de modo significativo para a descoberta de novos biomarcadores nutricionais, tornando-se uma ferramenta essencial para as pesquisas na área de nutrição. Ainda nesse contexto, outras subáreas dessa ômica contribuem para essa busca de novos biomarcadores: a lipidômica, que tem auxiliado na identificação e no diagnóstico de erros inatos do metabolismo de lipídios, e a proteômica, que visa analisar o proteoma tanto pela perspectiva da ciência básica como da clínica.[5,27] A análise da composição da microbiota intestinal também consiste em uma importante ferramenta para avaliação dos possíveis desfechos de eventuais doenças crônicas, e sua integração com as análises de metabolômica resultam em uma visão mais ampla e detalhada na relação entre as funcionalidades do organismo e a manutenção da saúde.[5]

Uma das principais dificuldades em se mensurarem os desfechos em saúde encontra-se na própria definição do termo "saúde", que, atualmente, envolve a habilidade em se adaptar, adotando o conceito de resiliência.[28] Dessa maneira, o conceito de saúde abrange a capacidade dos processos fisiológicos (metabolismo, inflamação, estresse oxidativo) em retornar ao seu estado de homeostase após um estado de estresse. Essa capacidade torna-se menos flexível dependendo da idade, do estilo de vida e da presença de doenças.[29] Essa resiliência, em termos de saúde metabólica, pode ser chamada de "flexibilidade fenotípica", na qual a saúde pode ser mensurada pela capacidade de se adaptar a condições de estresse temporário, como exercício físico, infecções ou estresse mental, de maneira saudável. Isso pode fornecer uma maneira mais sensível de avaliar mudanças no estado de saúde de indivíduos saudáveis.[30]

Tendo em vista o conceito de resiliência aplicado à saúde, a quantificação da reação de resposta ao estresse deve ser informativa sobre o estado de saúde. Isso é possível por meio de "testes de desafio" (*challenge tests*), que visam avaliar e quantificar a resposta fisiológica ao estresse. O teste de desafio mais amplamente utilizado é o teste de tolerância oral à glicose (TTOG), que visa especificamente estabelecer a flexibilidade funcional do sistema de metabolismo da glicose. Entretanto, esse teste não avalia os efeitos nos demais sistemas fisiológicos representativos para a flexibilidade fenotípica.[31]

Dessa maneira, surgem novas abordagens científicas que buscam desenvolver e padronizar métodos de pesquisa que possam mensurar efeitos sutis da alimentação e da nutrição na saúde. Essas abordagens priorizam a mensuração da saúde em vez da doença, baseadas no novo conceito de saúde, em diversos biomarcadores preditos pela biologia de sistemas e em testes de desafio para determinar a resiliência.[31]

O primeiro passo dessa abordagem inclui a padronização da refeição-teste e a identificação de qual processo fisiológico poderá ser afetado por ela. Stroeve et al.[30] realizaram uma revisão sistemática de 61 estudos que aplicaram diferentes testes de estresse nutricional para quantificar os efeitos na saúde, com o objetivo de definir um teste de estresse nutricional ótimo que possa ser adotado como o padrão-ouro na pesquisa nutricional. Assim, os autores propuseram um teste de estresse nutricional composto de uma bebida com alto teor calórico, hiperlipídica, contendo 60 g de óleo de palma, 75 g de glicose e 20 g de proteína láctea, em um volume total de 400 ml. O uso de um teste de desafio nutricional padronizado em estudos de intervenção demonstra melhorias sutis na avaliação da flexibilidade fenotípica, permitindo a fundamentação de efeitos nutricionais na saúde.

Recomenda-se que a avaliação da saúde seja baseada em três pilares: resiliência, biologia de sistemas e genética. Desse modo, além da escolha correta do teste de desafio, a escolha dos biomarcadores de resposta associada à avaliação genética individualizada também consiste em parte fundamental na avaliação das intervenções. Tendo em vista a grande variabilidade de resposta individual frente a um mesmo teste, a interpretação cautelosa dos resultados, com auxílio das ferramentas de biologia de sistemas, pode ajudar a compreender os diferentes padrões de resposta.[30]

Sendo assim, os próximos estudos no âmbito da alimentação e da nutrição podem utilizar como estratégia a avaliação da "idade metabólica" e/ou do "estresse metabólico" por meio dos testes de desafio, cujos componentes envolvem a avaliação da flexibilidade fenotípica, considerada um potencial biomarcador para a próxima geração.[30]

CONSIDERAÇÕES FINAIS

Os biomarcadores são ferramentas de grande importância para a nutrição tanto em termos de diagnóstico nutricional quanto no auxílio para a validação de métodos de avaliação da ingestão alimentar. Além disso, com os avanços dos estudos das ciências ômicas, novos biomarcadores promissores poderão contribuir ainda mais com essa área, utilizando o conceito de flexibilidade fenotípica. No entanto, mais pesquisas são necessárias não só para a implementação de novos biomarcadores, mas também para que a aplicação e a interpretação desses resultados em diferentes populações ou condições de saúde sejam feitas de maneira adequada.

REFERÊNCIAS BIBLIOGRÁFICAS

As referências consultadas para a elaboração deste capítulo estão disponíveis *online* no Ambiente de aprendizagem do GEN.

COMO CITAR ESTE CAPÍTULO

ABNT

DUARTE, G. B. S.; REIS, B. Z.; COZZOLINO, S. M. F. Biomarcadores: conceitos e aspectos gerais. *In*: ROSSI, L.; POLTRONIERI, F. (org.). *Tratado de Nutrição e Dietoterapia*. 2. ed. Rio de Janeiro: Guanabara Koogan, 2023. p. 231-234.

VANCOUVER

Duarte GBS, Reis BZ, Cozzolino SMF. Biomarcadores: conceitos e aspectos gerais. In: Rossi L, Poltronieri F (Orgs.). Tratado de nutrição e dietoterapia. 2. ed. Rio de Janeiro: Guanabara Koogan; 2023. p. 231-4.

CAPÍTULO 15
Biodisponibilidade de Vitaminas

Graziela Biude Silva Duarte • Bruna Zavarize Reis

INTRODUÇÃO AO CONCEITO DE BIODISPONIBILIDADE

A biodisponibilidade é definida como a eficiência com que um componente dietético é usado sistemicamente por meio de vias metabólicas normais. É expressa como uma porcentagem da ingestão que tem o potencial para suprir demandas fisiológicas em tecidos-alvo. A biodisponibilidade pode ser influenciada por fatores dietéticos e do hospedeiro, o que inclui: liberação do nutriente da matriz físico-química da dieta; efeitos da digestão luminal e mucosa; ligação e absorção pela mucosa intestinal; transferência através da mucosa intestinal (vias transcelular e/ou paracelular); distribuição e deposição sistêmicas; usos metabólico e funcional; e excreção (renal, hepatobiliar ou intestinal).[1] Os estudos de biodisponibilidade devem considerar, portanto, três aspectos principais:

- Bioconversão: proporção do nutriente ingerido que estará disponível para conversão em sua forma ativa
- Bioeficácia: eficiência com a qual os nutrientes ingeridos são absorvidos e convertidos em sua forma ativa
- Bioeficiência: proporção da forma ativa convertida que atingirá o tecido-alvo.

Resumidamente, o conceito de biodisponibilidade pode ser visualizado na Figura 15.1.

A biodisponibilidade dos nutrientes é influenciada por diversos fatores. Existe um termo mnemônico (técnica de memorização), proposto em 1996 por De Pee e West,[2] que representa esses fatores: SLAMANGHI. A descrição desse termo é apresentada na Figura 15.2.

VITAMINAS

Vitaminas são moléculas orgânicas que participam de diversos processos metabólicos no organismo. Elas geralmente não podem ser sintetizadas pelas células de mamíferos; portanto, devem ser fornecidas pela dieta. São classificadas em: lipossolúveis (A, D, E, K); e hidrossolúveis – ácido ascórbico (vitamina C), tiamina (B_1), riboflavina (B_2), niacina (B_3), ácido pantotênico (B_5), piridoxina (B_6), ácido fólico (B_9), cianocobalamina (B_{12}), colina e biotina (B_7).

Vitamina A (retinol) e carotenoides

A ingestão dietética de vitamina A ocorre por meio do retinol ou de ésteres retinílicos (alimentos de origem animal), bem como de carotenoides com atividade provitamina A (como o betacaroteno). O retinol está sempre ligado a um ácido graxo do alimento, formando uma substância conhecida como éster de retinila. Desse modo, sua absorção ocorre de maneira semelhante às gorduras. Portanto, quando há anormalidades na absorção ou na ingestão de gorduras, há também redução da absorção do retinol. Quando a absorção/ingestão ocorre normalmente, ela é praticamente integral (70 a 90%).[3]

Uma vez absorvido, o retinol se liga aos quilomícrons e é transportado até o fígado pela circulação êntero-hepática, onde é armazenado ou conjugado à proteína ligadora de retinol (RBP, do inglês *retinol binding protein*). Após se ligar à RBP, esse complexo (RBP + retinol) entra na circulação sistêmica para ser levado aos tecidos, principalmente olhos, medula óssea e pulmão.

O retinol é a forma de transporte e armazenamento no organismo. Nos olhos, ele precisa ser transformado em retinal, pois somente essa forma é utilizada como coenzima para transformar os bastonetes (proteínas responsáveis pela capacidade de enxergar no escuro). Na medula e no pulmão, o retinol é transformado em ácido retinoico, pois somente ele é capaz de agir diretamente no DNA para exercer sua ação molecular.[3,4] Já os carotenoides têm absorção bem menos eficiente, pois dependem da ingestão concomitante de lipídios para seu transporte adequado. Eles são absorvidos por difusão simples ou por meio de receptores do tipo *scavenger* (SR-BI), sendo hidrolisados ainda na célula intestinal, pela betacaroteno 15,15'-mono-oxigenase (BCMO1), e posteriormente convertidos a retinol (formando o complexo RBP + retinol) para seguir todo o metabolismo descrito.[4]

De maneira geral, sabe-se que o retinol apresenta alta biodisponibilidade (entre 70 e 90%) por ser ligado a lipídios, conseguindo atravessar com facilidade as membranas celulares. Já os carotenoides provitamina A têm baixa biodisponibilidade (cerca de 9 a 22%).[5,6]

Existem muitas investigações e discussões sobre a biodisponibilidade dos carotenoides, especialmente sobre os provitamínicos A. Por biodisponibilidade, entende-se aquela quantidade de carotenoide absorvida pelo intestino capaz de chegar a ser disponibilizada aos tecidos-alvo. A conversão da provitamina A absorvida para retinol é denominada bioconversão.[6] A Figura 15.3 resume as etapas envolvidas na avaliação da biodisponibilidade da vitamina A.

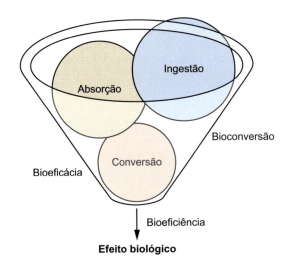

Figura 15.1 Representação gráfica do conceito de biodisponibilidade envolvendo as principais etapas de estudo.

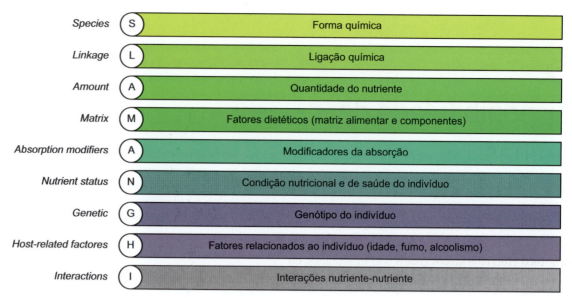

Figura 15.2 Descrição do termo mnemônico SLAMANGHI, com suas respectivas correspondências em inglês e português.

A biodisponibilidade dos carotenoides e a sua bioconversão em retinol são influenciadas por diversos fatores. Os fatores relacionados com o alimento são: quantidade e natureza do carotenoide, natureza da matriz e estado físico do carotenoide, método de preparo ou processamento, competição/interação com outros carotenoides e presença de outros componentes na dieta – modificadores da absorção (p. ex., a gordura aumenta, ao passo que a fibra diminui a biodisponibilidade dos carotenoides).[6]

Os fatores relacionados com o indivíduo incluem a idade, a presença de doenças metabólicas e os hábitos de vida (tabagismo, etilismo etc.). O estado nutricional do indivíduo também interfere na absorção dos carotenoides, uma vez que carências nutricionais, como deficiência de zinco, podem comprometer a absorção de vitamina A. Isso acontece porque o zinco é essencial para a síntese da proteína RBP e da enzima retinal-redutase, que participa da conversão do betacaroteno a retinol.[5,7] Os fatores genéticos também comprometem a absorção de carotenoides, como é o caso do polimorfismo no receptor SR-BI.[8]

As principais interações conhecidas da vitamina A com outros componentes da dieta são com os minerais ferro e zinco, havendo uma sinergia positiva entre eles. Por exemplo, ao adicionar cenoura no arroz cozido, observa-se um aumento na biodisponibilidade do zinco e do ferro em até 40% quando comparado ao arroz puro.[7] Além disso, conforme descrito anteriormente, a gordura dietética pode aumentar a absorção da vitamina A (retinol e carotenoides).[5]

Vitamina D (calciferol)

Vitamina D, ou calciferol, é um nome genérico e indica uma molécula composta de quatro anéis (A, B, C e D) com diferentes cadeias laterais. Os anéis são derivados do colesterol, que forma a estrutura básica dos esteroides.[9]

A vitamina D é encontrada em duas formas: como ergocalciferol (vitamina D_2), produzida pelas plantas, e como colecalciferol (vitamina D_3), produzida no tecido animal pela ação da luz ultravioleta no 7-deidrocolesterol na pele. Estima-se que 80 a 90% da vitamina D corpórea sejam adquiridos pela síntese cutânea, e o restante, pela ingestão de alimentos que contenham essa vitamina.[9]

O ergocalciferol (vitamina D_2), tipo mais utilizado em suplementos e fortificação de alimentos, apresenta eficiência de absorção semelhante à do colecalciferol (vitamina D_3), que é a principal forma alimentar. O metabólito hepático 25-hidroxivitamina D (25OHD), que pode ser encontrado nos alimentos de origem animal, apresenta melhor absorção que as formas não hidroxiladas.[10]

Apenas a baixa ingestão de gorduras e o uso de medicamentos que reduzem a absorção da vitamina estão relacionados com a redução da sua biodisponibilidade. Considera-se, portanto, que não há problema de biodisponibilidade dessa vitamina em indivíduos saudáveis sem impedimentos relacionados com a ingestão de lipídios.[11]

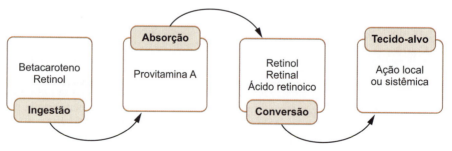

Figura 15.3 Etapas envolvidas na avaliação da biodisponibilidade da vitamina A.

Vitamina E (tocoferol)

O termo "vitamina E" é usado para uma família de oito moléculas de estrutura semelhante. São quatro tocoferóis e quatro tocotrienóis (designados como alfa-, beta-, gama- e sigma-); entretanto, apenas o alfatocoferol supre as necessidades humanas de vitamina E.[12]

Por ser um nutriente lipossolúvel, a absorção da vitamina E é maior quando ela é consumida em uma refeição que contenha gordura. Contudo, sua eficiência depende de inúmeros fatores, como: matriz alimentar (se é óleo vegetal ou suplemento); quantidade de vitamina E ingerida na refeição; atividade de enzimas digestivas; fatores genéticos etc.[13]

A absorção dessa vitamina é maior na presença de triacilgliceróis de cadeia média, mas é inibida por ácidos graxos poli-insaturados. A inibição pode ser resultado de interações químicas de tocoferóis com ácidos graxos poli-insaturados, ou seus produtos de peroxidação no lúmen intestinal ou, ainda, devido ao fato de os ácidos graxos poli-insaturados ocuparem relativamente mais espaço nas lipoproteínas e, desse modo, deslocarem o tocoferol ou inibirem sua ligação.[13,14]

Quantidades elevadas de ácidos graxos poli-insaturados na dieta aumentam a necessidade de vitamina E; afinal, quanto maior o número de ligações insaturadas, maior a possibilidade de peroxidação de ácidos graxos decorrentes da ação de radicais livres sobre eles. Considera-se que seja necessário de 0,4 a 0,5 mg de vitamina E/g de ácido graxo poli-insaturado na dieta.[14]

Vitamina K

A vitamina K existe naturalmente em duas formas dietéticas: filoquinona (vitamina K_1) e menaquinona (vitamina K_2 [MK]). A filoquinona é mais comumente encontrada nos alimentos de origem vegetal, e as MKs são as formas mais presentes em alimentos de origem animal. Existe ainda um composto sintético denominado menadiona (2-metil-1,4-naftoquinona), ou vitamina K_3, que não é encontrado na natureza, sendo, em geral, utilizado como fonte de vitamina K em rações animais. A menadiona converte-se facilmente a MK nos tecidos animais, tornando-se biologicamente ativa.[5]

A filoquinona, principal forma de vitamina K na dieta, é absorvida no jejuno e no íleo em um processo que depende do fluxo normal de bile e suco pancreático, e é potencializada pela gordura da dieta. Ela circula na corrente sanguínea ligada às frações das lipoproteínas de muito baixa densidade (VLDL, do inglês *very low density lipoprotein*), uma vez que não existe proteína ligadora de vitamina K específica no plasma.[5,15]

Em indivíduos adultos saudáveis, cerca de 80% da filoquinona livre são absorvidos. A MK e a menadiona são absorvidas por difusão na porção distal do intestino delgado e no cólon. É importante enfatizar que a MK não compete com a filoquinona para absorção.[16]

A ingestão dietética de MK é responsável por até 25% do consumo total de vitamina K e contribui para as funções biológicas. No entanto, ela tem estrutura química diferente da filoquinona, repercutindo na sua biodisponibilidade, no metabolismo e até sobre os efeitos na saúde. As isoformas de MK mais abundantes na dieta humana são MK-4 e MK-7.[15,16]

As MKs são geralmente denotadas como MK-**n**, em que **n** significa o número de resíduos de isopreno, podendo variar de MK-4 a MK-13. Com exceção da MK-4, as demais MKs podem ser sintetizadas pelas bactérias intestinais.[16]

As MKs são derivadas principalmente de fontes animais, sendo consumidas em matrizes de alimentos que contêm mais gordura, o que pode melhorar a absorção e levar a maior biodisponibilidade quando comparada à filoquinona.[5]

A filoquinona é obtida sobretudo a partir de vegetais verdes folhosos e se encontra fortemente ligada às membranas dos cloroplastos; sendo assim, é menos biodisponível quando comparada à filoquinona obtida a partir de óleos vegetais. Entretanto, nos alimentos em que a vitamina não esteja tão fortemente ligada, como nos óleos de soja e de canola, a biodisponibilidade pode ser maior, embora esses alimentos tenham menor quantidade dessa vitamina. Por outro lado, os lipídios da dieta também tenderiam a melhorar a biodisponibilidade, embora o trabalho de alguns autores não tenha constatado esse efeito.[16]

Vitamina C (ácido ascórbico)

A vitamina C, ou ácido ascórbico, é um composto hidrossolúvel caracterizado por uma lactona de seis carbonos sintetizada a partir da glicose no fígado por algumas espécies de mamíferos, exceto humanos e primatas, que não têm uma enzima denominada gulonolactona-oxidase.

O ácido ascórbico ingerido na alimentação tem absorção rápida e fácil no sistema digestório (cerca de 80 a 90%) por meio de transporte ativo dependente de sódio. É um processo saturável e que depende da dose presente no lúmen intestinal. O transporte do ácido ascórbico é feito na forma de ascorbato e não necessita de transportador para circular no meio extracelular.

Em situações de baixas concentrações, a sua absorção é rápida e eficiente por meio de um mecanismo proposto e ainda não esclarecido de transporte ativo mediado por carreadores. Já em altas concentrações, a absorção diminui proporcionalmente à dose.[17] A biodisponibilidade da vitamina C foi estimada indiretamente por alguns pesquisadores, em razão da dificuldade de se obterem dados fidedignos. Desse modo, a estimativa é feita por meio da comparação da absorção oral com a excreção urinária ou da absorção entre as formas da vitamina C.[18] Ao avaliar a ingestão de diferentes doses de vitamina C, observou-se que a biodisponibilidade em 15 mg foi de 89%; em 100 mg, de 80%; em 200 mg, de 72%; em 500 mg, de 63%; e em 1.250 mg, de 46%.[19]

Vitamina B_2 (riboflavina)

As principais formas biologicamente ativas da riboflavina são o mononucleotídio de flavina (FMN, do inglês *flavin mononucleotide*) e o dinucleotídio de flavina e adenina (FAD, do inglês *flavin-adenine dinucleotide*), que atuam no metabolismo como coenzimas para uma variedade de flavoproteínas respiratórias. O FAD está presente em maior quantidade nos tecidos biológicos, já o FMN encontra-se em menor quantidade. Apenas plantas e microrganismos são capazes de sintetizar riboflavina; os animais devem adquiri-la por meio da alimentação.[20-22]

A riboflavina nos alimentos pode estar presente na sua forma livre, em pequenas quantidades, ou como FAD e FMN, ligada a enzimas de uma forma não covalente. No caso de alimentos que apresentam altas concentrações de riboflavina livre, como leite e ovos, é ligada a proteínas específicas. Uma etapa importante na absorção de riboflavina é a hidrólise tanto de FAD como de FMN em riboflavina por meio de um processo catalisado por fosfatases não específicas na borda em escova da membrana dos enterócitos. Esse processo é caracterizado por ser saturável, mediado por carreadores no intestino delgado. O organismo é capaz de absorver aproximadamente 30 mg de riboflavina em uma refeição; sendo assim, quantidades maiores não são tão bem absorvidas.[20]

Vitamina B$_6$ (piridoxina)

A vitamina B$_6$ pode ser encontrada nas formas de piridoxina, piridoxal, piridoxamina e seus derivados fosforilados – piridoxina 5'-fosfato (PNP), piridoxamina 5'-fosfato (PMP) e piridoxal 5'-fosfato (PLP). Ela é encontrada em alimentos de origem animal, principalmente nas formas de piridoxamina e piridoxal, e de origem vegetal, na forma de piridoxina. No entanto, as fontes alimentares com maiores concentrações de vitamina B$_6$ são a levedura de cerveja, o fígado e outras vísceras, além de carne de galinha, soja, castanhas e cereais integrais.[23]

A absorção de vitamina B$_6$ ocorre no intestino delgado (cerca de 75%), principalmente no jejuno, por difusão passiva. As formas piridoxina, piridoxal e piridoxamina podem ser hidrolisadas pela glicosidase na mucosa ou por outros tecidos. Já os derivados fosforilados são hidrolisados pela fosfatase alcalina na borda em escova dos enterócitos.

Em uma dieta mista, a biodisponibilidade de vitamina B$_6$ pode ser de aproximadamente 75%. As formas não glicosiladas apresentam maior biodisponibilidade quando comparadas às glicosiladas, encontradas em alimentos de origem vegetal. Alimentos como carnes e vegetais podem ter perdas significativas de vitamina B$_6$ por meio do cozimento e do processamento (enlatados). Em casos de congelamento, essas perdas podem chegar a até 35%. Em processos como a moagem de cereais, a biodisponibilidade pode diminuir cerca de 70 a 90%.[5,23,24]

Vitamina B$_{12}$ (cobalamina)

A ingestão de vitamina B$_{12}$ em humanos é proveniente dos alimentos, especialmente os de origem animal. Apenas os microrganismos sintetizam vitamina B$_{12}$, a qual, por sua vez, se insere na cadeia alimentar dos seres humanos por meio da sua incorporação nos alimentos de origem animal. Os alimentos fontes dessa vitamina são os produtos lácteos, os ovos, as carnes, o fígado e os peixes.

As principais formas da vitamina B$_{12}$ presentes nos alimentos são a adenosilcobalamina e a hidroxicobalamina, sobretudo nas carnes e nos peixes.[5,25] Nos alimentos, essa vitamina encontra-se ligada a proteínas e é liberada após a ação do ácido gástrico e da pepsina no estômago, para, em seguida, ligar-se a outras proteínas, como as proteínas R ou haptocorrinas, provenientes da saliva e do suco gástrico. Essas glicoproteínas protegem a vitamina B$_{12}$ da desnaturação química no estômago. No intestino delgado, proteases pancreáticas degradam parcialmente as proteínas R e liberam a vitamina B$_{12}$ para se ligar ao fator intrínseco. Ao alcançar o íleo, ela interage com receptores específicos da mucosa ileal e entra no enterócito, sendo então absorvida.

A secreção de bicarbonato pelo pâncreas contribui para a absorção da vitamina B$_{12}$. O processo de absorção ocorre por difusão passiva e não saturável. Nesse caso, depende do bom funcionamento do estômago, do pâncreas e do íleo. Ao se desligar do fator intrínseco, o transporte da vitamina B$_{12}$ é feito por transcobalaminas I, II e III. A transcobalamina II é a responsável pelo transporte da cobalamina para os tecidos por meio de receptores específicos. Já a transcobalamina I transporta a cobalamina metilada. O armazenamento da vitamina B$_{12}$ ocorre após a degradação por proteases e transformação em suas formas ativas. A excreção de vitamina B$_{12}$ é proporcional ao estoque e é feita pelo sistema digestório, pelos rins e pela pele. A excreção fecal ocorre com frações da vitamina B$_{12}$ que não foram absorvidas.[3,5,26]

Os estudos que avaliam a biodisponibilidade da vitamina B$_{12}$ são escassos e indicam que a absorção fracionária diminui à medida que a ingestão aumenta. Estudos com cianocobalamina radiomarcada mostraram que, em uma dose de 1 μg, aproximadamente 50% da vitamina foram retidos. No caso das doses de 5 e 25 μg, essa porcentagem foi de 20 e 5%, respectivamente. Uma refeição contendo de 1,5 a 2,5 μg de vitamina B$_{12}$ pode limitar a sua absorção por causa da saturação de receptores localizados no íleo. Em 100 g de leite, há aproximadamente 0,3 a 0,4 μg de vitamina B$_{12}$, e sua biodisponibilidade é de cerca de 65%. Quando esse alimento é aquecido, pode haver perdas de até 50% da vitamina. No caso da pasteurização, a perda está entre 5 e 10%. Em ovos, a biodisponibilidade pode variar entre 4 e 9%.[5,27]

Vitamina B$_9$ (ácido fólico)

O folato é um termo genérico utilizado para determinados compostos bioquímicos da vitamina B, do ácido pteroilglutâmico ou do ácido fólico, cuja função está relacionada com reações de transferência de um único carbono. O ácido fólico, ou ácido pteroilmonoglutâmico, é a versão sintética da vitamina comumente utilizada em suplementos vitamínicos e fortificação de alimentos, sendo considerada a forma mais oxidada e estável do folato, mas não a metabolicamente ativa. É importante destacar que o ácido fólico é adquirido exclusivamente por meio da dieta.

A forma ativa do ácido fólico é o tetraidrofolato, que é formado a partir de uma reação de redução do ácido pteroilglutâmico no fígado. É a principal versão presente no plasma humano, e, nos alimentos, é encontrada principalmente como L-5-metil-tetra-hidrofolato.[5,28,29]

Nos alimentos, grande parte do folato está presente na forma de poliglutamatos reduzidos. Após a ingestão, esses compostos são hidrolisados a monoglutamato na borda em escova do intestino por meio de uma hidrolase e, em seguida, absorvidos no intestino delgado. O transporte do folato na forma de monoglutamato no intestino delgado é feito por um processo saturável dependente de pH; porém, no caso de doses farmacológicas, esse processo é feito por difusão passiva e independe do pH. Nos enterócitos, o ácido fólico é reduzido a di-hidrofolato (DHF) e, consequentemente, a tetraidrofolato (THF) pela DHF-redutase, que, por sua vez, é metabolizada via serina hidroximetiltransferase e 5,10-metilenotetraidrofolato-redutase (MTHFR) a 5-metil-tetraidrofolato (5-metil-THF). Grande parte do folato na forma de monoglutamato, principalmente 5-metil-THF, é captada pelo fígado e metabolizada a derivados de poliglutamato, que podem ser armazenados ou liberados para a circulação sanguínea ou bile. O armazenamento dessa vitamina é feito na forma de poliglutamato e em grandes quantidades no fígado. A excreção pode ser realizada por vias urinária, fecal e pela bile, tanto nas formas ativas quanto inativas.[5,29,30]

A biodisponibilidade da 5-metil-THF e do ácido fólico ocorre em doses equimolares. A de folato é dependente de alguns fatores, como a matriz alimentar. Nos alimentos, os folatos encontram-se ligados a macromoléculas e, nesse caso, podem ficar retidos na matriz no alimento, dificultando sua difusão para a superfície absorvente durante a digestão. Outro fator importante é o processo de cocção, que leva a perdas significativas de folato nos alimentos. Além disso, podem influenciar a biodisponibilidade de folato a desconjugação de folatos poliglutamil no intestino e os compostos dietéticos que podem aumentar a estabilidade do folato durante a digestão.[31]

O consumo de folato proveniente de alimentos ou de suplementos alimentares, bem como a sua forma, também pode influenciar a biodisponibilidade dessa vitamina. A biodisponibilidade do ácido fólico, versão utilizada em suplementos vitamínicos e fortificação de alimentos, é maior quando comparada a compostos reduzidos de folato. Um polimorfismo genético *C677T* (rs1801133) no gene da MTHFR, enzima que catalisa a redução irreversível de 5,10-metilenotetraidrofolato a 5-metil-THF, pode também afetar a biodisponibilidade de folato.[31,32]

Vitamina B$_3$ (niacina)

Niacina é um termo que se refere aos compostos nicotinamida, ácido nicotínico e derivados que têm atividade biológica da nicotinamida. Nos alimentos, ela é encontrada nas formas de nicotinamida-adenina-dinucleotídio (NAD) e nicotinamida-adenina-dinucleotídio-fosfato (NADP), e predominantemente na forma de nicotinamida livre. A absorção tanto da nicotinamida quanto do ácido nicotínico é rápida e ocorre no estômago e no intestino delgado. Em baixas concentrações, é feita por um processo de difusão facilitada dependente de sódio; diante de altas concentrações, por difusão passiva. O transporte de niacina no plasma é realizado nas formas de ácido nicotínico e nicotinamida, sendo essa última a predominante. No fígado, essa vitamina é convertida a NAD(H) – forma reduzida da NAD – e NADP(H) – forma reduzida da NADP – com auxílio da vitamina B$_6$. Nos tecidos, a nicotinamida extracelular regula a concentração de NAD. O triptofano também é capaz de sintetizar niacina; o excesso da vitamina é metabolizado no fígado, e a excreção ocorre pela urina e na forma dos seguintes metabólitos: N-metilnicotinamida, N-metil-2-piridona-5-carboxamida e N-metil-4-piridona-5-carboxamida.[5,22]

Em doses de aproximadamente 3 a 4 g, a niacina é quase completamente absorvida. Nos alimentos de origem vegetal, a biodisponibilidade da vitamina é menor, pois grande parte está na forma complexada, com carboidratos e peptídios, conhecida como niacitina e niacinogênio, respectivamente. Já nos alimentos de origem animal, encontra-se complexada a dinucleotídios, nas formas de NAD(H) e NADP(H), que apresentam maior biodisponibilidade. A síntese de niacina a partir do triptofano depende de vários fatores dietéticos e metabólicos, como a ingestão de triptofano, vitamina B$_6$, ferro e riboflavina, o uso de contraceptivos orais com altas doses de estrógeno e a presença da síndrome carcinoide, na qual o triptofano é oxidado a 5-hidroxitriptofano e serotonina.[5,33]

Vitamina B$_1$ (tiamina)

A tiamina ou vitamina B$_1$ é caracterizada por um anel pirimídico com um grupamento amina ligado a um anel tiazol por uma ponte metileno. Existem três formas dessa vitamina: tiamina trifosfato (TPP), tiamina difosfato ou tiamina pirofosfato (TDP) e tiamina monofosfato (TMP).

A absorção da tiamina proveniente dos alimentos é feita principalmente no intestino delgado. Em casos de ingestão de baixas quantidades, a vitamina é absorvida por um transporte ativo saturável; diante de altas concentrações, por difusão passiva. Em seguida, a tiamina é transportada para a circulação sanguínea, tanto para o plasma como para os eritrócitos. No organismo, pode ser armazenada no coração, no cérebro, nos rins e no fígado. Uma pequena parcela é absorvida, e o restante é excretado pela urina em aproximadamente 2 horas.[5,22]

A tiamina não pode ser sintetizada pelo organismo humano; diante disso, a oferta é feita exclusivamente pela dieta. As concentrações dessa vitamina nos alimentos são baixas e estão presentes em uma variedade deles. Entre as fontes com as maiores quantidades, estão os cereais integrais, o farelo de trigo, as leveduras e as castanhas.[22]

A biodisponibilidade da tiamina pode ser prejudicada pela ingestão de etanol, fibras dietéticas e compostos fenólicos. Outro fator importante é o processo de cocção dos alimentos, que pode levar a uma perda de até 80% da vitamina. Ainda são necessários mais estudos para a avaliação de outros fatores que possam interferir na sua biodisponibilidade.[5,22]

Vitamina B$_5$ (ácido pantotênico)

O ácido pantotênico, em mamíferos, é adquirido exclusivamente pela dieta. Nos alimentos, encontra-se na forma de coenzima A (CoA) ou fosfopanteína. Após a ingestão, a CoA é hidrolisada no lúmen intestinal por fosfatases e forma a panteteína, que, em seguida, forma o ácido pantotênico com a ação de panteteinases secretadas pela mucosa intestinal. Em situações de baixas concentrações de ácido pantotênico, a absorção é feita por transporte ativo; no caso de altas concentrações, por transporte passivo. Já na circulação sanguínea, ele se encontra ligado aos eritrócitos. Nos tecidos, essa vitamina é captada principalmente pelo fígado, pelo músculo e pelo coração, por mecanismos ativos dependentes de sódio. No caso do cérebro, esse processo ocorre de maneira diferente, por difusão facilitada, para manter a demanda da vitamina nos tecidos cerebrais, visto que o líquido cerebroespinal está em constante renovação e pela participação da CoA na síntese do neurotransmissor acetilcolina. A principal via de excreção do ácido pantotênico é a urinária, na forma de pantotenato, composto formado a partir do catabolismo da CoA. Em situações de altas concentrações da vitamina, a excreção pode ocorrer pelos túbulos renais.[5,22,34]

Nos alimentos, a CoA está presente em amendoim, fava, gema do ovo, brócolis, tomate, carnes de vaca e frango, fígado e vísceras.[22] Não existem muitos dados disponíveis na literatura sobre a biodisponibilidade do ácido pantotênico. No entanto, alguns dados sugerem que a absorção dessa vitamina proveniente dos alimentos seja de aproximadamente 50%. O processo de cocção pode influenciar as concentrações nos alimentos: no caso dos produtos de origem animal, a perda é em torno de 15 a 50%, já nos de origem vegetal, pode chegar a 78%.[5,22]

Colina

A colina é uma amina quaternária e pode ser encontrada na forma de fosfolipídios como esfingomielina e fosfatidilcolina (lecitina), sendo essa última responsável por 95% do *pool* total de colina nos tecidos em mamíferos. Nos alimentos, a colina pode estar presente na sua forma livre ou esterificada como fosfocolina, glicerofosfocolina, fosfatidilcolina e esfingomielina. Os alimentos que mais contribuem para a ingestão de colina são os ovos, a soja e as carnes suína e bovina. Em suplementos alimentares, as formas de colina mais utilizadas são o cloreto de colina, o bitartarato de colina ou a lecitina.[35]

A colina pode ser metabolizada a partir de duas vias: exógena, proveniente da dieta, e endógena, a partir da síntese *de novo*. Após a ingestão a partir de fontes alimentares, uma parte é metabolizada por bactérias intestinais antes de ser absorvida pelos enterócitos, que irão degradá-la para formar betaína e produzir metilaminas. A parte remanescente é absorvida ao longo do intestino delgado, por meio de transporte mediado por carreadores. Em seguida, a colina é convertida em fosfatidilcolina, forma encontrada na maioria das células nucleadas.

Nas células, a colina pode ser fosforilada em fosfocolina ou oxidada em betaína. Esse último processo ocorre no fígado e é irreversível. No caso da biossíntese *de novo*, a colina pode ser sintetizada por metilação da fosfatidiletanolamina em fosfatidilcolina, por intermédio de duas isoformas da enzima fosfatidiletanolamina-N-metiltransferase (PEMT) dependente de magnésio. O armazenamento da colina pelos tecidos é feito por difusão e transporte mediado. A colina livre é transportada por um mecanismo de carreador específico através da barreira hematencefálica, a uma taxa proporcional à concentração de colina sérica.[36]

Os dados sobre a biodisponibilidade dos diferentes metabólitos da colina são escassos. Sua absorção ocorre inicialmente nos enterócitos e, posteriormente, ao longo do intestino delgado. Desse modo, a biodisponibilidade depende fundamentalmente da eficiência desses processos.[5]

Vitamina B₇ (biotina)

A biotina pode ser derivada da alimentação, na sua forma livre ou ligada a proteínas, ou da microflora bacteriana. Após a ingestão, a biotina dos alimentos, presente na forma de biocitina, ligada a proteínas, é hidrolisada pela biotinidase para formar a biotina livre e ser absorvida no intestino delgado. Esse processo de absorção ocorre na membrana da borda em escova dos enterócitos por meio de um mecanismo sódio-dependente saturável mediante baixas concentrações de biotina. Em casos de altas quantidades dessa vitamina, o transporte no lúmen intestinal é feito principalmente por difusão passiva não saturável.

A biotina é transportada do enterócito por um transportador não dependente de sódio para o fígado. Evidências sugerem que grande parte circula livre no plasma, e o restante encontra-se ligado covalentemente ou de maneira reversível a proteínas plasmáticas. Já nos tecidos, a biotina é incorporada às enzimas carboxilases ou pode ser ressintetizada pela ação da biotinidase. A biotina na sua forma livre pode ser excretada pelos rins, e o restante que não foi incorporado às carboxilases, na urina. Uma pequena parcela pode ser excretada pelas fezes em decorrência da síntese de bactérias colônicas.[5,22,37]

Os dados sobre a biodisponibilidade da biotina são escassos na literatura. Alguns estudos mostram que tanto a biotina livre como a administrada em doses farmacológicas são absorvidas de modo eficaz. Mais estudos ainda são necessários para compreender melhor a biodisponibilidade dessa vitamina.[37,38]

REFERÊNCIAS BIBLIOGRÁFICAS

As referências consultadas para a elaboração deste capítulo estão disponíveis *online* no Ambiente de aprendizagem do GEN.

COMO CITAR ESTE CAPÍTULO

ABNT
DUARTE, G. B. S.; REIS B. Z. Biodisponibilidade de vitaminas. *In*: ROSSI, L.; POLTRONIERI, F. (org.). *Tratado de Nutrição e Dietoterapia*. 2. ed. Rio de Janeiro: Guanabara Koogan, 2023. p. 235-240.

VANCOUVER
Duarte GBS, Reis BZ. Biodisponibilidade de vitaminas. In: Rossi L, Poltronieri F (Orgs.). Tratado de nutrição e dietoterapia. 2. ed. Rio de Janeiro: Guanabara Koogan; 2023. p. 235-40.

CAPÍTULO 16

Biodisponibilidade de Minerais

Graziela Biude Silva Duarte • Amanda Batista da Rocha Romero • Bruna Zavarize Reis

INTRODUÇÃO

A biodisponibilidade dos minerais em indivíduos saudáveis pode ser influenciada por vários fatores, desde o estado nutricional, a microbiota intestinal, a forma química do mineral e a quantidade disponível nos alimentos da dieta até a presença de inibidores e promotores de absorção (Figura 16.1). Este capítulo aborda a biodisponibilidade dos principais minerais na saúde humana, cuja deficiência ou excesso de ingestão pode ocasionar problemas de saúde pública.

ZINCO

O zinco (Zn) é um dos elementos-traço mais abundantes no corpo humano e exerce papel fundamental no processo de síntese proteica, divisão, crescimento e imunidade celular, principalmente por participar da estrutura, dos sítios catalíticos ou das funções regulatórias de diversas enzimas.[1]

Suas fontes alimentares estão amplamente distribuídas, com maiores concentrações na carne vermelha, em alguns frutos do mar, grãos integrais e cereais fortificados. Tendo em vista que o Zn é encontrado principalmente no gérmen e nas camadas externas dos grãos, cerca de 80% do mineral são perdidos durante o processamento e o refinamento. Desse modo, os grãos integrais tendem a ser mais ricos em Zn que os refinados não fortificados.[2]

O Zn é absorvido principalmente no segmento proximal do intestino delgado, sendo esse processo dependente da sua concentração no lúmen. A captação desse elemento pela borda em escova do enterócito é homeosticamente regulada por meio de dois mecanismos de transporte, ativo ou passivo, ambos podendo envolver transportadores que variam de acordo com a concentração do mineral proveniente da dieta (Figura 16.2). O transporte ativo é saturável mediante altas concentrações de Zn no lúmen intestinal e prevalece em condições de baixas quantidades do mineral. Já o transporte passivo caracteriza-se por um mecanismo de difusão facilitada, e sua eficiência é proporcional às concentrações de Zn no lúmen.[3,4] Após o processo de digestão, uma variedade de espécies de Zn está presente no intestino e, a depender da solubilidade e da estabilidade, pode influenciar a acessibilidade e a disponibilidade do mineral. Fatores fisiológicos como a camada de muco e o fluido intestinal podem alterar a especiação do íon Zn, bem como sua concentração no lúmen intestinal, e afetar o processo absortivo.[5]

A absorção do Zn dietético tem sido estimada em 16 a 50% e é mais eficiente em dietas com baixa quantidade do mineral. Esse processo pode ser afetado pela presença de fatores dietéticos que inibem sua absorção, sendo o fitato o principal deles. A homeostase de Zn pode ser prejudicada pelo fitato por meio da sua ligação com o Zn endógeno que é excretado no lúmen, inibindo sua reabsorção (Figura 16.3). Portanto, dietas com base em cereais integrais ou tubérculos e mínimas quantidades de alimentos de origem animal podem aumentar o risco de deficiência. A biodisponibilidade de Zn em dietas vegetarianas ou mistas que tenham como base grãos integrais é cerca de 26 a 34%.[5,6]

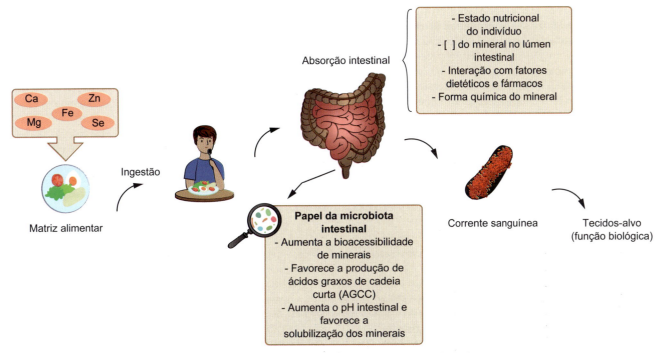

Figura 16.1 Principais fatores que influenciam na biodisponibilidade de minerais.

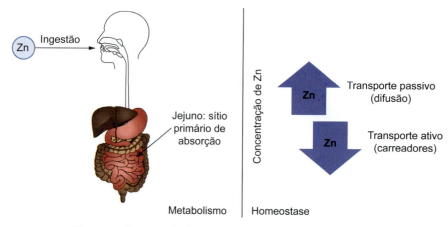

Figura 16.2 Processo de absorção do zinco no organismo humano.

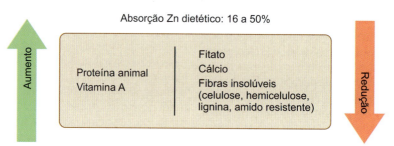

Figura 16.3 Fatores dietéticos que influenciam a absorção de zinco.

Em vista disso, o Institute of Medicine (IOM)[2] e o International Zinc Nutrition Consultative Group (IZiNCG)[7] propõem a avaliação qualitativa da biodisponibilidade do Zn na dieta baseada na razão molar fitato/zinco dela. Essa razão é calculada por meio da divisão do total de fitato pelo total de Zn da dieta (ambos expressos em mmol). A absorção de Zn é reduzida de 21% para 11 a 16% na presença de fitato em uma razão molar de 5 a 15.[5] Dietas baseadas em cereais integrais são classificadas como de média ou baixa biodisponibilidade de Zn (Tabela 16.1).

As ingestões diárias de referência (DRI) propostas pelo IOM[2] não levam em consideração a biodisponibilidade do Zn na dieta para a recomendação de ingestão. Já o IZiNCG recomenda utilizar a necessidade média estimada (EAR) baseada na biodisponibilidade dietética do mineral (Tabela 16.2).

Para o IOM, a ingestão dietética recomendada (RDA) para homens adultos é de 11 mg/dia, e para mulheres, 8 mg/dia.[2]

Apesar de não haver uma recomendação específica de acordo com a biodisponibilidade do mineral, o IOM sugere que indivíduos que seguem dietas vegetarianas podem ter uma necessidade de Zn até 50% maior, particularmente para vegetarianos estritos, cujos principais alimentos são grãos e leguminosas e cuja razão molar fitato/zinco seja superior a 15/1.

A ingestão de proteína animal é um fator que aumenta a biodisponibilidade de Zn. Peptídios e aminoácidos que têm baixo peso molecular formam complexos com o Zn, aumentando a sua solubilidade no lúmen intestinal e, consequentemente, a sua biodisponibilidade. Além disso, evidências sugerem que esse benefício se deva ao fato de a ingestão de proteína animal atuar contrabalanceando os efeitos prejudiciais do fitato, melhorando a absorção de Zn.[5]

Em relação à interação com micronutrientes, sabe-se que o cobre não tem impacto na absorção de Zn. No entanto, altas

Tabela 16.1 Avaliação qualitativa da biodisponibilidade de zinco na dieta de acordo com as suas características e a razão molar fitato/zinco.

| Biodisponibilidade | Pontos de corte e características da dieta ||
	IOM[2]	IZiNCG[7]
Alta	Dietas com base em cereais refinados, pobres em fibras e ácido fítico, com quantidade adequada de proteína animal. Razão molar fitato/zinco < 5	Dietas com base em cereais refinados. Razão molar fitato/zinco ≤ 18
Média	Dietas mistas que contêm proteína animal e dietas vegetarianas não baseadas em cereais integrais. Razão molar fitato/zinco 5 a 15	O IZiNCG não considera dietas com média biodisponibilidade de zinco
Baixa	Dietas baseadas em cereais integrais (mais de 50% da energia proveniente de cereais integrais) e baixa ingestão de proteína animal. Alta ingestão de cálcio inorgânico (mais de 1 g/dia). Razão molar fitato/zinco > 15	Dietas baseadas em cereais integrais (mais de 50% da energia proveniente de cereais integrais ou legumes) e baixa ingestão de proteína animal. Razão molar fitato/zinco > 18

IOM, Institute of Medicine; *IZiNCG*, International Zinc Nutrition Consultative Group. Adaptada de De Benoist et al.[7] (2007).

Tabela 16.2 Recomendações de ingestão dietética de zinco de acordo com os valores propostos pelo International Zinc Nutrition Consultative Group, segundo a idade, o sexo e a biodisponibilidade de zinco na dieta.

Idade	Sexo	EAR (mg/dia) segundo a biodisponibilidade de zinco na dieta	
		Adequada	Baixa
6 a 11 meses	M + F	3	4
1 a 3 anos	M + F	2	2
4 a 8 anos	M + F	3	4
9 a 13 anos	M + F	5	7
14 a 18 anos	M	8	11
14 a 18 anos	F	7	9
> 19 anos	M	10	15
> 19 anos	F	6	7
Gestantes (< 18 anos)	F	9	12
Gestantes (> 19 anos)	F	8	10
Lactantes (< 18 anos)	F	8	9
Lactantes (> 19 anos)	F	7	8

A EAR (necessidade média estimada) corresponde ao valor de ingestão diária que se estima que supra a necessidade de metade (50%) dos indivíduos saudáveis de determinado grupo. F, feminino; M, masculino. Adaptada de De Benoist et al.[7] (2007).

concentrações de Zn prejudicam a absorção intestinal de cobre. O cádmio pode inibir a absorção de Zn, enquanto o ácido ascórbico não exerce nenhum efeito na biodisponibilidade de Zn.[5]

FERRO

O ferro (Fe) desempenha um papel importante no metabolismo, sobrevivência e proliferação celular, atuando em diversos processos biológicos fundamentais, como transporte de oxigênio, biossíntese de DNA, cofator de enzimas da cadeia respiratória, entre outros.[8,9]

O Fe dietético apresenta-se nas formas heme e não heme, predominantemente em alimentos de origens animal e vegetal, respectivamente. O Fe heme corresponde à fração ligada à hemoglobina e à mioglobina, apresentando boa biodisponibilidade (15 a 35%) por ser transportado intacto para o interior do enterócito. Vale destacar que os produtos lácteos e os ovos, apesar de serem de origem animal, contêm apenas ferro não heme.[2,8]

São melhores fontes de Fe as carnes vermelhas, principalmente fígado de qualquer animal e outras vísceras (miúdos), como rim e coração, além de carnes de aves e de peixes e mariscos crus. Entre os alimentos de origem vegetal, destacam-se como fonte de Fe os folhosos verde-escuros (exceto espinafre); as leguminosas (feijões, fava, grão-de-bico, ervilha, lentilha); os grãos integrais ou enriquecidos; as nozes e as castanhas; o melado de cana-de-açúcar; a rapadura; e o açúcar mascavo. Também se encontram disponíveis no mercado alimentos fortificados com Fe, como farinhas de trigo e de milho, cereais matinais, entre outros.[2]

A forma não heme do Fe apresenta baixa biodisponibilidade e necessita de fatores dietéticos que promovam aumento da sua absorção. A presença de ácido ascórbico (vitamina C), disponível em frutas cítricas, e de alimentos ricos em proteínas na refeição melhora a sua absorção. O ácido ascórbico forma um quelato com o Fe em um pH baixo no estômago (ambiente ácido), o qual é mantido no intestino, prevenindo a ligação com outros ligantes como o fitato.[10] Por outro lado, há alguns componentes dos alimentos, como fitatos, polifenóis, taninos e cálcio, presentes em café, chás, erva-mate, cereais integrais, leite e derivados, que podem inibir a absorção do Fe (Figura 16.4).[2,11]

Considera-se que o Fe apresente uma biodisponibilidade de 15 a 18% em dietas mistas, em que há um equilíbrio entre os fatores promotores e inibidores da absorção. Por outro lado, em dietas vegetarianas esse percentual é de aproximadamente 10%. Assim, de acordo com a proposta do IOM, a necessidade de Fe para os vegetarianos é 1,8 vez maior, devendo haver um incremento de 80% das recomendações nesses casos.[2]

Ainda de acordo com a biodisponibilidade do Fe na dieta, a Organização das Nações Unidas para a Alimentação e Agricultura (FAO, do inglês Food and Agriculture Organization) e a Organização Mundial da Saúde (OMS) propuseram, em 2001, uma tabela de recomendações de ingestão baseadas em quatro diferentes proporções de absorção do Fe dietético (Tabela 16.3). O percentual máximo adotado por essa recomendação foi de 15%, valor considerado de absorção máxima entre indivíduos com deficiência de Fe (ferritina sérica < 15 mg/ℓ) e alimentação com base em dieta mista.[11]

O mesmo comitê propõe que, para os países em desenvolvimento, a biodisponibilidade do Fe deve ser calculada entre 5 e 10%. Já para populações que consomem dietas mais diversificadas e com maior ingestão de carnes, poderia ficar entre 12 e 15%.[11] Em casos diferentes e mais específicos, as definições para estabelecer os percentuais de biodisponibilidade estão descritas na Tabela 16.4. Deve-se ressaltar que esses valores foram estabelecidos com base em uma ingestão média de 15 mg/dia de Fe por mulheres com deficiência do mineral. Portanto, é apenas uma estimativa da absorção máxima em situações nas quais a necessidade é aumentada.

Em relação à homeostase de Fe, o hormônio hepcidina desempenha um papel crucial atuando como um controle negativo por meio da inibição da absorção desse mineral e mobilização dos estoques teciduais. Além disso, estudos mostram

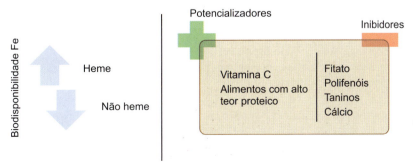

Figura 16.4 Fatores dietéticos que influenciam a absorção de ferro.

Tabela 16.3 Recomendações de ingestão dietética de ferro de acordo com os valores propostos pela FAO/OMS, segundo idade, peso corporal e biodisponibilidade de ferro na dieta.

Grupo	Idade (anos)	Peso corporal médio (kg)	RNI (mg/dia) segundo a biodisponibilidade de ferro na dieta			
			5%	10%	12%	15%
Crianças	0,5 a 1	9	18,6	9,3	7,7	6,2
	1 a 3	13,3	11,6	5,8	4,8	3,9
	4 a 6	19,2	12,6	6,3	5,3	4,2
	7 a 10	28,1	17,8	8,9	7,4	5,9
Homens	11 a 14	45	29,2	14,6	12,2	9,7
	15 a 17	64,4	37,6	18,8	15,7	12,5
	≥ 18	75	27,4	13,7	11,4	9,1
Mulheres	11 a 14[a]	46,1	28	14	11,7	9,3
	11 a 14	46,1	65,4	32,7	27,7	21,8
	15 a 17	56,4	62	31	25,8	20,7
	≥ 18	62	58,8	29,4	24,5	19,6
Pós-menopausa	–	62	22,6	11,3	9,4	7,5
Lactantes	–	62	30	15	12,5	10

[a]Meninas de 11 a 14 anos que ainda não menstruaram. RNI (*recommended nutrient intakes*) é a ingestão recomendada de nutrientes, ou seja, o nível de ingestão suficiente para atender às necessidades diárias de nutrientes da maioria dos indivíduos em determinado estágio de vida e sexo. É equivalente à RDA proposta pelo Institute of Medicine (IOM). Adaptada de WHO[11] (2004).

Tabela 16.4 Exemplos de dieta com diferentes biodisponibilidades de ferro baseada em uma ingestão média de 15 mg/dia de ferro por mulheres com deficiência do mineral.

Padrão dietético	Biodisponibilidade do ferro (%)
Ingestão muito alta de carne e ácido ascórbico ao longo do dia	55
Ingestão muito alta de carne e ácido ascórbico distribuída em duas refeições ao dia	27,5
Alta ingestão de carne/peixe distribuída em duas refeições ao dia	24,5
Ingestão moderada de carne/peixe distribuída em duas refeições ao dia	19,5
Ingestão moderada de carne/peixe distribuída em duas refeições ao dia, com baixa ingestão de fitato e cálcio	15,5
Ingestão moderada de carne/peixe distribuída em duas refeições ao dia, com alta ingestão de fitato e cálcio	11,5
Baixa ingestão de carne/peixe e alta ingestão de fitato, geralmente em apenas uma refeição ao dia	9,2
Muito baixa ou nenhuma ingestão de carne/peixe e alta ingestão de fitato e taninos. Baixa ingestão de ácido ascórbico	5,5

Adaptada de WHO[11] (2004).

que a hepcidina pode também regular a absorção corporal de Fe por meio da diminuição da expressão de genes envolvidos nesse processo.[10]

Homens adultos saudáveis apresentam pequenas perdas fisiológicas do mineral (0,9 a 1 mg/dia) e são capazes de manter a homeostase mesmo com baixa ingestão de Fe biodisponível. Por outro lado, mulheres em idade reprodutiva apresentam perdas maiores (1,3 a 2,8 mg/dia), principalmente por menstruação, gravidez e lactação.[11]

CÁLCIO

O cálcio (Ca) é o mineral mais abundante no corpo humano. Além do seu papel fundamental na saúde óssea, está envolvido nas funções vascular, muscular, de transmissão nervosa, sinalização intracelular e secreção hormonal.[12]

A absorção do Ca ocorre na parte proximal do duodeno em virtude de sua maior acidez (pH < 7) por meio da secreção de ácido clorídrico no estômago. Nesse sentido, o uso de inibidores da bomba de prótons pode prejudicar a absorção desse mineral e o uso crônico pode levar a um quadro de hipocalcemia. No entanto, cerca de 70 a 80% desse mineral são absorvidos nos segmentos inferiores do intestino delgado, principalmente no íleo.[13,14]

As principais fontes alimentares de Ca são leite e seus derivados, que contribuem de modo significativo para a ingestão total de Ca na dieta.[2,15] As folhas de verduras verde-escuras, como a couve, alguns frutos do mar e peixes são considerados fontes alternativas, mas que, em geral, necessitam de grandes porções, algumas vezes não factíveis, para que a necessidade seja alcançada (Tabela 16.5).[15,16]

A biodisponibilidade do Ca das dietas é variável e depende, entre outros fatores, da presença de componentes como o oxalato e o fitato, que podem interferir negativamente na sua absorção. Em alimentos ricos em oxalato, como o espinafre, a absorção é de apenas 5,1%, comparada a 32,1% no leite. Por outro lado, evidências indicam que fibras solúveis como a inulina e os fruto-oligossacarídeos podem melhorar a absorção de Ca (Figura 16.5).[13,15]

Tabela 16.5 Comparação da absorção de cálcio em várias fontes nutricionais.

Alimentos	Teor de cálcio (mg/g de alimento)	Absorção fracional (%)	Tamanho da porção (g) necessária para substituir 240 g de leite
Leite	1,25	32,1	240
Espinafre	1,35	5,1	1.375,7
Feijão-branco	1,03	21,8	437,7
Couve	0,72	49,3	275,1
Brócolis	0,49	61,3	321

Adaptada de Buzinaro et al.[15] (2006).

A absorção de Ca é dependente, ainda, do estado nutricional adequado de vitamina D, pois o calcitriol estimula a captação intestinal de cálcio via receptor da vitamina D (VDR). Em casos de deficiência dessa vitamina, o metabolismo ósseo é significativamente afetado como resultado da redução da absorção ativa de Ca.[12]

A saúde óssea é o indicador utilizado para estabelecer as recomendações de ingestão de Ca, que variam conforme a idade e o estado fisiológico – em períodos de rápido crescimento, como fim da infância e adolescência, a necessidade de Ca é superior. Nessas fases ocorre, além do crescimento ósseo, um aumento no depósito mineral até que o pico de massa óssea (por volta da segunda década de vida) seja alcançado.[16]

Na idade adulta, a formação e a reabsorção óssea estão estáveis; assim, a ingestão de Ca deve ser mantida ao redor de 1.000 mg/dia para ambos os sexos. Nos períodos em que a absorção intestinal desse nutriente está diminuída e a taxa de reabsorção óssea está aumentada, como nos indivíduos idosos, as recomendações de Ca novamente se elevam (Figura 16.6).[12]

Nos casos em que há necessidade de suplementação, alguns fatores em relação às formas químicas disponíveis devem ser considerados. O carbonato de cálcio tem boa biodisponibilidade (cerca de 40%) e precisa do ambiente ácido para ser absorvido. Já o citrato de cálcio tem boa absorção e não depende de ambiente ácido, sendo vantajoso para situações de hipo/acloridria. No caso do cloreto, o lactato e o gliconato de cálcio são indicados apenas para uso intravenoso em situações graves de hipocalcemia.[17]

MAGNÉSIO

O magnésio (Mg) é um dos cátions mais abundantes no corpo humano, sendo o segundo em maior concentração no meio intracelular. É um mineral essencial para uma ampla variedade de reações metabólicas, sendo cofator para centenas de reações enzimáticas, principalmente aquelas relacionadas com a síntese de DNA, RNA e proteínas. Participa também de reações de fosforilação oxidativa e excitabilidade neuromuscular.[18]

Cerca de 60% do Mg no organismo encontram-se nos tecidos mineralizados (ossos e dentes), e os 40% restantes estão distribuídos no músculo esquelético e em outros tecidos.[19] A concentração sérica representa apenas 1% do conteúdo total no organismo e é mantida entre 0,7 e 1,1 mmol/ℓ por meio do equilíbrio entre absorção intestinal (principalmente no jejuno proximal e íleo), excreção e reabsorção urinária, retenção e mobilização ósseas.[20]

A absorção intestinal de Mg ocorre por transporte passivo quando a concentração do mineral é elevada no lúmen intestinal, e por transporte ativo em concentrações mais baixas, sendo este o principal mecanismo de absorção em casos de redução da ingestão dietética. O transporte ativo é feito por meio dos canais iônicos TRPM6 e TRPM7 (receptor de potencial transiente, subfamília melastatina 6 e 7).[21]

O canal TRPM6 é abundante no intestino (principalmente no íleo, no ceco e no cólon) e está presente na membrana apical do túbulo contorcido distal do rim, sendo responsável pela reabsorção do mineral.[22,23] Já o TRPM7 está presente em todos

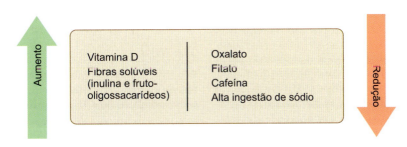

Figura 16.5 Fatores dietéticos que influenciam na absorção de cálcio.

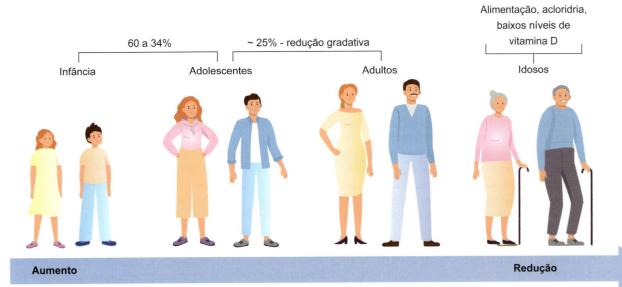

Figura 16.6 Absorção de cálcio nos diferentes estágios de vida.

os tipos celulares e pode ser um importante sensor da homeostase de Mg.[21,24]

Desse modo, os rins são fundamentais para a homeostase do Mg, uma vez que a concentração sérica é controlada principalmente pela modulação da sua excreção na urina. Em condições fisiológicas, aproximadamente 2.400 mg do mineral plasmático são filtrados pelos glomérulos; destes, cerca de 95% são imediatamente reabsorvidos, ou seja, de 3 a 5% são excretados na urina.[25]

Como já mencionado, o maior compartimento corporal de Mg é o osso, o qual funciona como um tampão para manter a concentração extracelular do mineral constante (quando há redução da concentração plasmática, ocorre rápida liberação do Mg ligado à superfície do osso para o compartimento sanguíneo).[26] Assim, a determinação da concentração de Mg no plasma não reflete o estoque total do corpo, já que a redução dos níveis dos seus compartimentos de estoque pode coexistir com níveis normais no sangue, caracterizando um quadro de deficiência crônica latente, cuja principal causa é a inadequação dietética do mineral.[27,28]

As principais fontes dietéticas de Mg são cereais integrais, vegetais folhosos verde-escuros, legumes e nozes, enquanto chocolates, frutas, carnes e peixes têm teor intermediário, e produtos lácteos, baixo teor.[29] Tratamentos térmicos, como fervura, fritura, cozimento a pressão, vaporização e esterilização, podem reduzir significativamente a quantidade de Mg nos alimentos.[30] Alimentos processados, farinha branca, gorduras e açúcares não têm teores consideráveis de Mg, e o consumo desses alimentos pode contribuir para a sua inadequação dietética, situação relativamente comum nas populações do Ocidente.[31]

Em uma refeição típica, a taxa de absorção de Mg é em torno de 20 a 60% e pode ser influenciada por fatores endógenos e exógenos.[32] Entre as condições endógenas, considera-se o estado nutricional relativo ao Mg no organismo, a idade do indivíduo e algumas patologias. Quando há baixa concentração do mineral no organismo, os mecanismos absortivos são intensificados e favorecem sua captação intestinal.[33] Já as modificações fisiológicas decorrentes do aumento da idade e algumas doenças estão relacionadas com o comprometimento das funções intestinal e renal, que prejudicam a absorção.[34]

Os fatores exógenos incluem os aspectos relacionados à matriz alimentar e aos componentes da refeição. Estudos mostram que níveis elevados de fibras não fermentáveis, como celulose e lignina, fibras parcialmente fermentáveis (hemicelulose), fitato, oxalato e cálcio têm efeito negativo na absorção de Mg, enquanto proteínas, triglicerídeos de cadeia média e carboidratos pouco digeríveis, como amido resistente, oligossacarídeos, inulina, manitol e lactulose, podem melhorar a sua absorção (Figura 16.7).[31,35] Os efeitos com os quais os carboidratos pouco digeríveis contribuem para a absorção de Mg incluem a acidificação do conteúdo luminal pela produção de ácidos graxos de cadeia curta e o aumento da solubilização do Mg, tornando-o disponível para o transporte por meio do epitélio intestinal.[36]

Pesquisas sugerem que a ingestão adequada de Mg possa modular positivamente a microbiota intestinal, e esta, por sua vez, exerce um papel importante na biodisponibilidade do Mg. No entanto, situações de excesso na ingestão do mineral por meio da suplementação podem levar à disbiose.[37,38]

Além das fontes alimentares, águas minerais ricas em Mg podem contribuir de maneira significativa para a ingestão desse micronutriente, especialmente quando consumidas durante ou imediatamente após as refeições. Esse fato pode ser atribuído ao maior tempo de trânsito gastrintestinal e à interação com os componentes da refeição.[39]

A suplementação medicamentosa de Mg é recomendada para o tratamento da sua deficiência ou em condições de risco de deficiência de Mg em determinadas situações de saúde, principalmente na forma orgânica (citrato, gliconato, orotato ou aspartato), que tem maior solubilidade em água e, portanto, maior biodisponibilidade.[40] Porém, é importante considerar que a biodisponibilidade relativa do Mg é maior quando o mineral é absorvido em doses baixas ao longo do dia, em comparação com a ingestão única de uma quantidade elevada, possivelmente pela saturação do canal TRPM6, que pode limitar a absorção desse elemento.[35,41]

SELÊNIO

O selênio (Se) é um micronutriente importante para a saúde humana e exerce suas funções biológicas na forma do aminoácido selenocisteína (Sec), inserido em selenoproteínas. Entre as principais funções desse micronutriente, estão a capacidade antioxidante, o aumento da resistência do sistema imunológico, o papel na fertilidade e no sistema de reprodução, a participação na conversão da tiroxina (T4) em tri-iodotironina (T3), a proteção contra a ação nociva de metais pesados e xenobióticos, a redução do risco de doenças crônicas não transmissíveis, a ação neuroprotetora e a estabilidade genômica.[42,43]

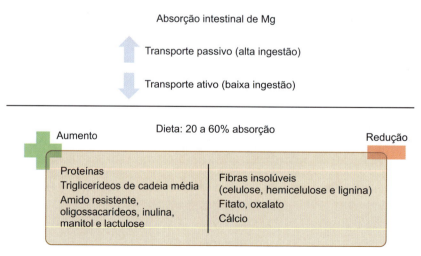

Figura 16.7 Fatores que influenciam a absorção do magnésio no organismo humano.

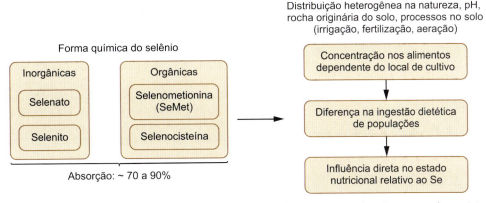

Figura 16.8 Fatores que influenciam a biodisponibilidade de selênio e suas implicações no estado nutricional.

Ao constatar sua importância biológica, inúmeros estudos vêm buscando monitorar a ingestão de Se em diversas populações de diferentes países. As variações de ingestão encontradas em países como Venezuela, Brasil, EUA e da Europa podem ser atribuídas às diferentes concentrações de Se no solo, que, por sua vez, influenciam as concentrações dos alimentos cultivados nessas regiões e o estado nutricional dos indivíduos. No Brasil, as concentrações de Se no solo podem variar entre os estados. As menores foram observadas em São Paulo, Minas Gerais e Goiás, enquanto as mais elevadas foram encontradas no Ceará, no Pará e no Amazonas.[44-46]

Nos alimentos, o Se está presente em diferentes formas químicas, fator essencial a ser considerado em termos de biodisponibilidade. A absorção das formas orgânicas (selenometionina, selenocisteína e selênio-metilselenocisteína) e inorgânicas (selenito e selenato) ocorre principalmente na parte inferior do intestino delgado por meio de diferentes rotas e mecanismos, com eficiência de aproximadamente 70 a 90% em condições fisiológicas e de ingestão consideradas normais (Figura 16.8). A castanha-do-brasil é um alimento que apresenta altas concentrações de Se, as quais podem variar de 8 a 250 µg/g, dependendo da região em que é cultivada. A principal forma de Se encontrada nessa noz é a selenometionina (74%), forma orgânica e altamente biodisponível do mineral para o organismo humano. Por essa razão, a castanha-do-brasil é considerada a melhor fonte alimentar de Se. As castanhas-do-brasil provenientes da região Amazônica têm altas concentrações de Se, visto que o solo dessa região apresenta concentração mais elevada do mineral. No entanto, essas concentrações podem apresentar variações: por exemplo, nos estados do Acre e do Mato Grosso, as castanhas cultivadas nesses solos apresentam menores concentrações de Se quando comparadas com as de outras regiões da Amazônia.[47]

As carnes são consideradas fontes alimentares de alta biodisponibilidade desse mineral, sendo a selenometionina e a selenocisteína as formas químicas presentes em maior quantidade. No entanto, para os peixes, algumas considerações devem ser ressaltadas. A interação do Se com metais pesados, como o mercúrio, pode formar complexos insolúveis, reduzindo a sua absorção (20 a 50%) e, consequentemente, a sua biodisponibilidade. Também é importante, no caso dos peixes, considerar a espécie do animal. Dados mostram que o salmão, por exemplo, apresenta boa biodisponibilidade de Se.[47]

No caso dos produtos lácteos (leite, iogurte, coalhada, leite condensado), o Se presente é bem absorvido pelo organismo; logo, tais alimentos podem ser considerados fontes com boa biodisponibilidade desse mineral. Já os alimentos de origem vegetal (frutas e hortaliças) são considerados fontes pobres em Se, pelo fato de apresentarem menor fração proteica, com exceção de vegetais que são considerados "acumuladores" desse mineral, como o brócolis e a cebola. Nesse último exemplo, a forma química de Se predominante é a Se-metilselenocisteína. Os compostos inorgânicos estão presentes em pequenas quantidades nos alimentos e são encontrados, principalmente, em suplementos alimentares.[48,49]

Os efeitos do processamento dos alimentos (cozinhar, assar ou grelhar) ainda são controversos. Evidências mostram que, durante esses processos, o Se pode ser perdido por volatilização. Outros estudos não observaram diminuição da concentração de Se nos alimentos após processos de cozimento, liofilização ou aeração.[47,50]

A ingestão de altas doses de Se pode causar toxicidade ao organismo, quadro clínico denominado selenose. O diagnóstico de selenose é feito a partir da perda de unhas, que se tornam quebradiças e com pontos brancos, e de cabelos, que ficam sem brilho e quebram facilmente na raiz. Outros sintomas que podem aparecer são manchas nos dentes, lesões na pele e odor de alho pela respiração. Esse quadro de intoxicação crônica ocorre com a ingestão de Se superior a 800 µg/dia.[2,47,51,52]

REFERÊNCIAS BIBLIOGRÁFICAS

As referências consultadas para a elaboração deste capítulo estão disponíveis *online* no Ambiente de aprendizagem do GEN.

COMO CITAR ESTE CAPÍTULO

ABNT
DUARTE, G. B. S.; ROMERO, A. B. R; REIS, B. Z. Biodisponibilidade de minerais. *In:* ROSSI, L.; POLTRONIERI, F. (org.). *Tratado de Nutrição e Dietoterapia.* 2. ed. Rio de Janeiro: Guanabara Koogan, 2023. p. 241-247.

Vancouver
Duarte GBS, Romero ABR, Reis BZ. Biodisponibilidade de minerais. In: Rossi L, Poltronieri F (Orgs.). Tratado de nutrição e dietoterapia. 2. ed. Rio de Janeiro: Guanabara Koogan; 2023. p. 241-7.

CAPÍTULO 17

Interação Fármaco-Nutrientes

Claudia Becker • Helen Dutra Leite Polidori • Maria Lucia Cocato

INTRODUÇÃO

Neste capítulo, abordaremos os fatores que influenciam a interação de possíveis componentes presentes na dieta e fármacos, responsáveis por alterar a biodisponibilidade de um ou de ambos. As interações fármaco-nutrientes podem ocorrer por modificações nos efeitos deles durante ou após a sua administração.[1] Há ainda a possibilidade de a interação de fármacos e nutrientes estar relacionada apenas à velocidade de absorção das substâncias e/ou nutrientes, sem interferir no mecanismo de ação. Essa diminuição na velocidade de absorção/distribuição do fármaco pode ser observada por meio do retardo no surgimento dos efeitos terapêuticos, ou seja, um aumento do seu período de latência, ou, até mesmo, comprometer o seu efeito, à medida que a concentração do fármaco no sítio de ação estiver em nível subterapêutico.

A definição de biodisponibilidade, proposta pela Food and Drug Administration (FDA),[2] para fármacos e nutrientes é essencialmente a mesma. Sendo assim, a concentração do fármaco e a do nutriente, disponíveis na corrente sanguínea, dependem do tamanho da partícula, da estereoquímica e da proporção entre as formas ionizadas e não ionizadas da molécula; poderão ocorrer interações fármaco-nutrientes nas diferentes etapas que envolvem a cinética ou dinâmica de um ou de outro no organismo; e, em algumas situações específicas, poderá haver um comprometimento do estado nutricional como resultado da administração concomitante de medicamentos e alimentos. O objetivo deste capítulo é abordar algumas dessas interações, além de conceitos básicos que compreendem o que o organismo faz com essas substâncias químicas.[3]

ABSORÇÃO E TRANSPORTE DE NUTRIENTES E FÁRMACOS

Membrana celular

A membrana plasmática das células animais é a principal barreira fisiológica envolvida na absorção/distribuição de nutrientes e fármacos no organismo. Segundo o modelo do mosaico fluido, proposto por Singer e Nicolson (Figura 17.1),[4] as membranas são formadas por bicamadas de fosfolipídios e por proteínas, e a maior parte dos fármacos e nutrientes deverá atravessar membranas plasmáticas de várias células até chegar ao sítio de ação para exercer os seus efeitos.

A bicamada fosfolipídica está organizada de tal maneira que a porção hidrofóbica dos ácidos graxos está orientada para a porção interna da estrutura, enquanto a porção hidrofílica está orientada para a sua porção externa (ver Figura 17.1). Essa bicamada fosfolipídica é interrompida por proteínas integrais intercaladas que, apesar de seu caráter anfipático, são geralmente insolúveis em água em virtude da grande quantidade de resíduos hidrofóbicos que as compõem. Estima-se que entre 30 e 40% de todas as proteínas celulares sejam proteínas associadas à membrana,[5,6] e que mais de 50% de todos os alvos de fármacos estejam relacionados a elas.[7] Além das proteínas integrais, há proteínas de membrana, que se associam a ela de modo transiente. São denominadas periféricas e interagem com a membrana por meio de mecanismos baseados ou em equilíbrio dinâmico (interação de superfície) ou em modificações pós-translacionais. As proteínas periféricas estão relacionadas a importantes funções biológicas, tais como transmissão de sinal através da membrana biológica e limitação da difusão dos seus componentes.[4] A utilização de técnicas combinadas, como espectroscopia de fluorescência associada a espectroscopia de dicroísmo circular de radiação sincrotron, demonstrou, em experimentos *in vitro*, que a proteína periférica calgranulina C, expressa em macrófagos e linfócitos e altamente regulada em várias doenças inflamatórias humanas, é capaz de interagir tanto com lipídios quanto com íons em solução. Verificou-se que, para essa proteína, a presença de íons Ca^{2+} e Zn^{2+} é capaz de modificar a ligação, a conformação e a estabilidade térmica na presença de lipídios.[8]

Resumidamente, enquanto a bicamada fosfolipídica da membrana plasmática é responsável pela sua fluidez, flexibilidade e organização, as proteínas integrais atuam na manutenção da sua estrutura e, ao mesmo tempo, desempenham funções de transportadores, canais iônicos ou receptores, funções relacionadas ao transporte de fármacos e nutrientes através da membrana. Adicionalmente, as proteínas periféricas exercem funções relacionadas à adesão celular, à exocitose e à endocitose de substâncias através da membrana, e a muitos outros fatores importantes para a atividade celular.[9]

Tipos de transporte pelas barreiras celulares

A passagem através da bicamada fosfolipídica que forma as membranas celulares é a primeira barreira que deve ser ultrapassada, tanto por nutrientes quanto por fármacos, para serem absorvidos e atingirem a circulação sistêmica, para, então, serem

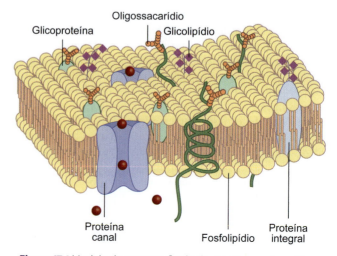

Figura 17.1 Modelo do mosaico fluido de membrana plasmática.

capazes de exercer seus efeitos no organismo. A membrana celular tem permeabilidade seletiva, permitindo a passagem de pequenas moléculas lipofílicas e dificultando a de moléculas menos lipofílicas, que podem ser transportadas por proteínas de membrana específicas. Se a molécula a ser transportada for muito grande ou tiver baixa lipofilicidade, somente entrará ou sairá da célula por meio de vesículas, por mecanismos de endocitose e exocitose, respectivamente.[10] Essa permeabilidade celular pode ser modificada dependendo da composição química da célula, que, por sua vez, é influenciada pela composição em lipídios e proteínas da dieta.[11,12]

Os mecanismos envolvidos no transporte através das membranas celulares podem ser subdivididos em passivos (quando a passagem da molécula através da membrana celular se faz sem gasto de energia, utilizando apenas a energia potencial ou cinética existente no sistema) e especializados (que podem ou não envolver gasto energético). Para esse último propósito, é utilizada a energia armazenada nas ligações químicas das moléculas de trifosfato de adenosina (ATP) (Figura 17.2).

Transporte passivo

O transporte passivo ocorre, primordialmente, em função da capacidade de pequenas moléculas lipofílicas de baixo peso molecular atravessarem a membrana celular sem gasto de energia, utilizando apenas o gradiente de concentração entre os dois lados da membrana. Esse tipo de transporte é denominado difusão, e sua extensão depende da espessura e da área superficial da membrana, da lipossolubilidade da molécula, do seu tamanho e do seu coeficiente de partição óleo/água. O coeficiente de partição óleo/água é um parâmetro utilizado na avaliação da lipossolubilidade de um composto químico e possibilita avaliar quanto da molécula é solúvel em óleo e quanto é solúvel em água. Do ponto de vista farmacológico, o coeficiente de partição óleo/água informa a tendência de determinada substância distribuir-se entre as estruturas apolares do organismo, como as membranas celulares, e entre as soluções aquosas, como o plasma sanguíneo, a linfa e os fluidos extracelulares.[13,14] A difusão pode ser simples – quando a molécula a ser transportada atravessa a bicamada fosfolipídica, difundindo-se através dela – ou facilitada, quando o transporte ocorre por meio de proteínas da membrana (ver Figura 17.2).

A filtração, ou difusão, pelos canais aquosos da membrana é outro processo envolvido no transporte passivo de moléculas através das membranas celulares. Nesse processo, a passagem de uma solução de um lado ao outro da célula ocorre através de pequenos poros existentes nas membranas (diâmetro menor que 0,4 nm) e depende do gradiente de pressão entre os dois lados dela.[13]

Transporte especializado

O transporte especializado através das membranas celulares pode ocorrer sem gasto de energia ou com gasto de energia na forma de ATP (ver Figura 17.2), utilizado por moléculas muito grandes ou de baixa lipossolubilidade, as quais, de outro modo, não conseguiriam atravessá-las.[15] Esse tipo de transporte se vale de transportadores de membrana, que, fisiologicamente, são proteínas cujas conformações são alteradas durante esse processo. A alteração na conformação ocorre porque tais proteínas nunca formam, ao mesmo tempo, um canal aberto para os dois lados da membrana celular, e a abertura para um lado ou outro depende da afinidade da ligação entre a molécula a ser transportada e a proteína transportadora.[10] Essas proteínas podem ser classificadas como: transportadoras uniporte, quando o transporte ocorre na presença apenas da molécula a ser transportada (p. ex., *glucose transporter* – GLUT, famílias de proteínas de membrana que transportam glicose; bomba de sódio/potássio); transportadoras simporte, quando ocorre a necessidade de ligação simultânea e de duas diferentes moléculas ao transportador para que o transporte aconteça na mesma direção (p. ex., família *symport glucose transporters* – SGLT, cotransporte de glicose dependente de sódio); e transportadoras antiporte, quando a movimentação de substratos ocorre em direções opostas (p. ex., família proteínas transmembrana – NHE, que medeia o transporte de hidrogênio e sódio em direções opostas) (Figura 17.3).[10,16,17]

Quando o transporte especializado ocorre sem gasto de energia e a favor de um gradiente de concentração, é denominado difusão facilitada. Nele, a taxa de difusão da molécula a ser transportada depende tanto da capacidade de ligação da molécula ao transportador quanto da saturação dele. A saturação ocorre quando todos os sítios de ligação do transportador já estão ocupados e, mesmo que a molécula a ser transportada esteja em grande concentração, isso não aumenta sua velocidade de transporte. Além da saturação, a taxa de difusão de determinada molécula também pode ser influenciada pela competição entre a molécula a ser transportada e outras que tenham similaridade estrutural a ela, levando à competição de ambas pelos sítios de ligação do transportador. Um exemplo digno de nota nesse contexto é a competição por proteína transportadora durante a absorção intestinal entre a levodopa, fármaco frequentemente utilizado no mal de Parkinson, e os aminoácidos presentes em uma dieta hiperproteica, com a perda conduzindo a flutuações de sintomas parkinsonianos.[18]

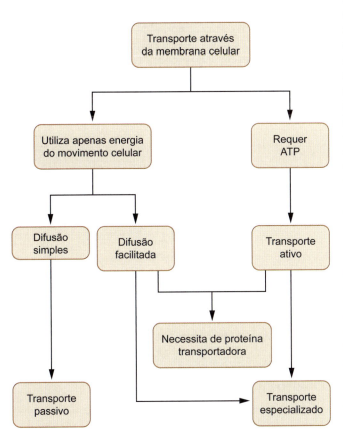

Figura 17.2 Transporte através da membrana celular. O movimento das moléculas pode ocorrer com ou sem gasto de energia e com a necessidade ou não de uma proteína transportadora. *ATP*, trifosfato de adenosina.

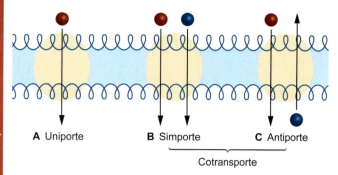

Figura 17.3 Sistemas de transporte na membrana. **A.** Uniporte: envolve o transporte de uma molécula por vez (p. ex., transportadores GLUT de glicose). **B.** Simporte: envolve o transporte concomitante de duas moléculas na mesma direção (p. ex., transportador SGLT de sódio e glicose). **C.** Antiporte: envolve o transporte concomitante de moléculas em direções contrárias (p. ex., família de transportador NHE de hidrogênio e sódio).

Na difusão facilitada, o transporte tem fim quando as concentrações dentro e fora da célula alcançam o equilíbrio. Por outro lado, o transporte ativo ocorre quando a molécula é transportada contra o seu gradiente de concentração (de um local onde esteja em menor concentração para um local onde esteja em maior concentração). Esse tipo de transporte só será possível a partir da liberação de energia proveniente da quebra da molécula de ATP ou de outra fonte externa de energia. Diferentemente do que acontece na difusão facilitada, no transporte ativo as concentrações dentro e fora da célula não alcançam o equilíbrio.[10]

O transporte ativo é subdividido em transporte ativo primário, quando a energia necessária é obtida a partir do ATP (p. ex., bomba de sódio/potássio), e transporte ativo secundário, cuja energia provém do potencial eletroquímico gerado no transporte ativo primário (p. ex., transportadores simporte e antiporte).

Aspectos gerais da absorção de nutrientes

A maior parte dos alimentos deverá ser convertida em partículas menores para que seja absorvida e exerça seus efeitos no organismo, com exceção de alguns minerais, vitaminas e água, que são absorvidos sem sofrer modificações.

Em geral, a absorção de nutrientes terá lugar no intestino delgado, sendo apenas uma pequena parcela absorvida em outros locais do sistema digestório, como o que ocorre, por exemplo, com os minerais cálcio e magnésio, cuja absorção também pode ocorrer no intestino grosso (ceco e cólon), principalmente sob influência de componentes da dieta, como os fruto-oligossacarídios.[19,20]

Nutrientes podem ser absorvidos pelos mesmos mecanismos, vistos anteriormente. Um mesmo nutriente pode ser absorvido por transporte passivo ou por transporte ativo, como é o caso da glicose, que pode ser absorvida nos enterócitos via transportador de membrana GLUT na membrana basolateral, sem gasto de energia, ou via transportador de membrana SGLT, na membrana luminal, um cotransporte dependente da presença de sódio e de gasto de energia.[21] Lipídios pequenos, como ácidos graxos de cadeia curta e de cadeia média, por sua característica intrínseca, são absorvidos por difusão passiva. Entretanto, lipídios grandes devem passar pela etapa micelar dos sais biliares antes de serem absorvidos, uma vez que apresentam dificuldade em transpor a camada de água que recobre a membrana luminar dos enterócitos. Proteínas, em geral, após a etapa de digestão que as hidrolisa em aminoácidos ou di e tripeptídios, podem ser transportadas por três diferentes mecanismos: transferência passiva por difusão simples, transferência passiva por difusão facilitada ou sistema de cotransporte de sódio e de cotransporte dependente de hidrogênio.[22]

CINÉTICA DE FÁRMACOS

A velocidade de absorção de um fármaco, contido em diferentes formas farmacêuticas, cumpre a seguinte ordem: solução > suspensão > cápsula > comprimido > comprimido revestido. Os fatores biológicos e físico-químicos, inerentes à molécula do fármaco, exercem também um papel importante nessa etapa da farmacocinética.

Durante o processo de desenvolvimento de um fármaco, o coeficiente de partição óleo/água, ou lipossolubilidade, é uma propriedade fundamental e determinante para a sua absorção no organismo.[23] Embora a biodisponibilidade oral de um fármaco dependa da sua solubilidade aquosa, outros aspectos, tais como permeabilidade, taxa de dissolução, metabolismo de primeira passagem, suscetibilidade aos mecanismos de efluxo e permeabilidade, são outros parâmetros importantes que influenciam a transferência do fármaco do seu local de administração para o compartimento central.[24] A Figura 17.4 ilustra as principais etapas envolvidas na farmacocinética de fármacos após administração oral.

Desintegração

O conceito de desintegração se baseia na determinação do intervalo de tempo em que um comprimido se desfaz em meio aquoso aquecido a 37°C, em um sistema em movimento (ascendente e descendente), pretendendo produzir os mesmos efeitos sofridos após ser ingerido e no trajeto boca, estômago e intestino.[26]

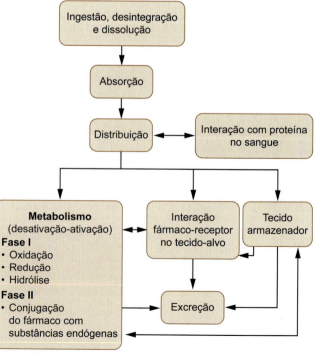

Figura 17.4 Farmacocinética de fármacos após administração oral. Adaptada de Moura e Reyes[25] (2002).

No caso de preparações sólidas, a absorção depende inicialmente da desintegração do comprimido, cápsula ou drágea, que então libera o princípio ativo do medicamento. Além da desintegração, a solubilidade e a permeabilidade gastrintestinal são parâmetros fundamentais que controlam a taxa de extensão da absorção do fármaco e a sua biodisponibilidade, que descreve a porcentagem na qual uma dose do fármaco chega à circulação sistêmica.[27]

Na descoberta de fármacos, o número de substâncias insolúveis aumentou nos últimos anos, com quase 70% dos novos fármacos mostrando fraca solubilidade em água. Para esses, uma fraca solubilidade em água e uma fraca dissolução nos fluidos gastrintestinais são fatores limitantes para a biodisponibilidade *in vivo* após administração oral.

Dissolução

Dissolução é descrita como a porcentagem mínima de princípio ativo presente no medicamento que se deve solubilizar para posteriormente ser absorvido. Os princípios ativos contidos nos medicamentos consistem em ácidos ou bases fracas. Há vários parâmetros que influenciam a dissolução, por exemplo, polimorfismo, tamanho e constante de dissociação ácida do fármaco (pKa) da molécula. A relação entre as formas não ionizada e ionizada do fármaco em determinado pH é calculada facilmente pela equação de Henderson-Hasselbalch:[28]

$$pH = pK_a + log_a \left\{ \frac{[A^-]}{[HA]} \right\}$$

Essa equação correlaciona o pH do meio ao redor do fármaco e a pKa. Os gradientes de concentração dos eletrólitos fracos através das membranas com gradiente de pH são processos físicos e não dependem de transporte ativo de eletrólitos. A absorção será facilitada quando o fármaco estiver na sua forma não ionizada e, portanto, mais lipofílica. De acordo com esse conceito de pH e porcentagem de ionização, pode-se afirmar que fármacos ácidos são preferencialmente absorvidos no estômago (pH 1 a 2) em relação aos segmentos proximais do intestino (pH 3 a 6). Após uma refeição e dependendo das características da dieta, poderá ocorrer modificação no pH do estômago, possivelmente afetando a velocidade da desintegração das formas farmacêuticas sólidas, bem como a velocidade de dissolução, o que promoverá uma alteração na biodisponibilidade e no período de latência de alguns fármacos.

Os fármacos que são altamente instáveis no pH do estômago algumas vezes são administrados em preparações de revestimento entérico, o que impede a desintegração do medicamento na presença das secreções gástricas.[29] O uso de revestimento entérico é útil para fármacos como o ácido acetilsalicílico, que é associado às irritações gástricas em muitos pacientes. Nessa situação, a absorção do medicamento será propiciada pelas vilosidades do intestino proximal, que oferecem uma superfície bastante ampla para tal. Sendo assim, a taxa de absorção de um fármaco no intestino é quantitativamente maior, independentemente da forma ionizada ou não ionizada no seu lúmen. Sendo assim, qualquer fator que altere o tempo de esvaziamento gástrico provavelmente afetará a taxa de absorção de fármacos. Assim, a composição da dieta influencia o tempo de permanência dos fármacos no estômago e, consequentemente, aumenta ou diminui o esvaziamento gástrico.

Absorção

Após administração oral, medicamentos passam por transformações físicas e químicas para serem absorvidos. Para formas farmacêuticas sólidas, essas transformações envolvem a desintegração, com diminuição mecânica e enzimática do tamanho de suas partículas, e a dissolução, cuja intensidade depende do pH do meio.

Após a liberação e a dissolução do fármaco contido nas preparações sólidas (comprimido, cápsula, drágea), a etapa seguinte é a sua transferência para o compartimento central do organismo, ou seja, para o sangue.

A absorção do fármaco administrado por via oral ocorre no estômago e, sobretudo, no intestino. Entretanto, antes de chegar ao compartimento central, ele passa pelo fígado por meio do sistema porta-hepático, no qual sofre metabolismo hepático e/ou excreção biliar, o que diminui consideravelmente a dose administrada. Há, portanto, uma fração do fármaco que é inativada ou desviada antes que chegue à circulação sistêmica.

Os fármacos são absorvidos por meio de transporte passivo, enquanto os nutrientes são absorvidos, preferencialmente, por mecanismo de transporte ativo.

Distribuição

Após as etapas de absorção do fármaco, ocorre, sequencialmente, a distribuição para os líquidos intersticial e intracelular. Esse processo dependerá novamente da passagem do fármaco através da membrana e de suas propriedades físico-químicas e de outros fatores ligados ao organismo, por exemplo, débito cardíaco, fluxo sanguíneo regional, permeabilidade capilar e volume tecidual. Fígado, rins, cérebro e outros órgãos bem irrigados recebem boa parte dos fármacos, enquanto em músculos e tecidos adiposos, a distribuição é mais lenta. A concentração de equilíbrio com o sangue pode demorar de alguns minutos a várias horas depois da administração do medicamento. O sequestro iônico associado aos gradientes de pH transmembrana não é demasiadamente importante, na medida em que o pH dos tecidos é 7 e o do sangue é 7,4.

O fator mais importante para a distribuição dos fármacos para os tecidos é a ligação deles às proteínas plasmáticas. Ácidos fracos e fármacos neutros ligam-se, particularmente, à albumina, enquanto fármacos básicos tendem a ligar-se à alfa-1 glicoproteína ácida. Alguns ainda se ligam a proteínas da superfície das hemácias. Considerando que apenas a fração livre do fármaco exercerá efeito farmacológico, pacientes que apresentem elevados graus de desnutrição proteica devem ser monitorados em relação à dose administrada e à resposta farmacológica esperada, uma vez que, se a concentração das proteínas plasmáticas diminuir, haverá aumento na fração livre do fármaco, podendo alcançar níveis tóxicos.

Efeitos da ligação do fármaco a proteínas plasmáticas

■ **Na distribuição de fármacos.** Apenas a fração da concentração plasmática de fármaco que é livremente circulante (*i.e.*, não ligada) pode penetrar nas membranas celulares, o que diminui a transferência líquida através das membranas. A ligação do fármaco a proteínas plasmáticas é geralmente fraca e rapidamente reversível – o fármaco ligado à proteína pode ser armazenado temporariamente.[30]

A concentração de proteína de fluidos extravasculares (p. ex., linfa, líquido sinovial) é muito baixa. Desse modo, no equilíbrio, quando as concentrações de fármaco livre são iguais nos compartimentos intra e extracelular, a concentração total no plasma é geralmente mais elevada do que aquela no líquido extravascular. A extensão da ligação dos fármacos a proteínas deve ser considerada na interpretação de níveis sanguíneos de fármacos.

■ **Na eliminação de fármacos.** Os efeitos da ligação dos fármacos às proteínas plasmáticas na eliminação de fármacos são complexos. Para fármacos excretados apenas por filtração glomerular renal, a taxa de eliminação é reduzida, uma vez que apenas o fármaco livre é filtrado. As taxas de excreção renal da tetraciclina, por exemplo, são inversamente relacionadas com a extensão da ligação às proteínas plasmáticas. Inversamente, porém, se a ligação às proteínas plasmáticas puder promover a eliminação do fármaco, este será eliminado pelo metabolismo hepático ou pela secreção tubular renal.[31]

Biotransformação

Após alcançar a corrente sanguínea, os fármacos serão biotransformados, principalmente no fígado, por meio de uma série de reações enzimáticas denominadas reações de fase I e reações de fase II. Nas reações de fase I, grupos funcionais como $-OH-$, $COOH-$, $SH-$, $O-$ ou $-NH_2$ podem ser introduzidos às moléculas do fármaco, resultando, em geral, na inativação dele por alterações em suas propriedades biológicas.

Eventualmente, em vez da inativação, pode ocorrer a bioativação de um fármaco. Essa etapa envolve um sistema de enzimas das quais fazem parte a hemeproteína oxidativa citocromo P450, a flavoproteína NADPH citocromo-c-redutase e as epóxido-hidrolases.[32] Indivíduos com diferentes genótipos para as isoenzimas que compõem a superfamília CYP450 (p. ex., CYP1A, CYP2A, CYP2C etc.) podem apresentar diferentes respostas ao metabolismo de fármacos, configurando-se como pobres, extensivos ou ultrarrápidos metabolizadores. Como consequência, a mesma dose de um fármaco que resulta em efeito clínico para alguns pacientes não mostrará efeito algum para outros, ou poderá causar reações indesejáveis ou tóxicas.[33]

As reações de fase II são, em geral, de conjugação com moléculas endógenas, tais como glutationa e glicina, além de reações de glicuronidação, formando conjugados de elevada hidrossolubilidade que poderão ser excretados pela urina ou pela bile.[32]

Ação terapêutica

A ação terapêutica dos fármacos dependerá de quanto do fármaco absorvido chegou a seus locais de ação após passar pelas etapas anteriores. Fatores como os alimentos, que modificam as secreções gastrintestinais, o fluxo sanguíneo local e o tempo de esvaziamento gástrico podem alterar tanto a desintegração quanto a dissolução dos fármacos, atrasando, acelerando, aumentando ou diminuindo sua absorção e, consequentemente, seu efeito no organismo.

TIPOS DE INTERAÇÃO DE NUTRIENTES E FÁRMACOS

A ingestão de alimentos concomitante à ingestão de fármacos pode não ter nenhum efeito, mas pode causar aumento, redução ou demora na absorção. Isso porque alimentos podem afetar a fisiologia do sistema digestório, levando a alterações na secreção biliar e na secreção de enzimas, ao aumento ou à diminuição do tempo de esvaziamento gástrico e da secreção de ácido clorídrico, e a alterações na motilidade intestinal e no fluxo sanguíneo local.[34-36]

As interações de medicamentos e alimentos podem levar a dois resultados clínicos principais: diminuição da biodisponibilidade de um medicamento, que ocasiona falha no tratamento, ou biodisponibilidade aumentada, que eleva o risco de eventos adversos e pode até mesmo levar à toxicidade.[37] Pacientes idosos, em geral, têm elevado risco para essas interações por necessitarem, muitas vezes, de tratamentos com vários medicamentos simultaneamente. Desse modo, a não identificação das possíveis interações com os alimentos pode levar a sérias consequências, por exemplo, redução na absorção de antibióticos, levando à falha terapêutica.[25,37,38]

Fármacos de baixa solubilidade e alta permeabilidade, isto é, sistema de classificação biofarmacêutica classe II,[39] têm maior extensão de absorção com alimentos (p. ex., carbamazepina), enquanto a absorção de fármacos com baixa permeabilidade é frequentemente prejudicada pelos alimentos (indinavir). Assim, conhecer as características de solubilidade e permeabilidade de um fármaco pode ajudar a prever a sua interação com os alimentos.[40]

Adicionalmente, a taxa e a extensão da absorção oral do fármaco são determinadas por uma interação complexa de suas propriedades físico-químicas, por fatores fisiológicos gastrintestinais e pela natureza da formulação administrada. O pH gastrintestinal é um fator importante que pode afetar de maneira marcante a absorção e a biodisponibilidade oral do medicamento, pois pode ter influência significativa na sua dissolução, solubilidade, liberação e estabilidade, bem como na permeabilidade intestinal. Diferentes regiões do sistema digestório têm distintas propriedades de absorção de fármacos. Assim, o tempo de trânsito em cada região do sistema digestório e sua variabilidade entre sujeitos podem contribuir para a variabilidade na taxa e/ou extensão da absorção.

Diante disso, com base na natureza e nos mecanismos envolvidos, há quatro tipos de interações de fármacos e nutrientes, descritos a seguir.

■ **Interações do tipo I.** Relacionam-se a bioinativações fora do organismo entre o fármaco e o nutriente ou por meio de reações, como hidrólise, oxidação, neutralização, precipitação ou complexação.[37] Estão mais relacionadas à preparação de infusão de uma formulação de medicamentos e nutrientes em pacientes que recebem nutrição enteral ou parenteral.[41]

■ **Interações do tipo II.** Estão limitadas às apresentações enterais e orais. Um exemplo de interações do tipo II é a influência de absorção oral de um fármaco pela ingestão simultânea de refeições.[37] Embora nem sempre seja o caso, muitas interações de tipo II podem ser minimizadas separando os horários de administração entre o nutriente e a substância.[41] Alimentos ricos em ferro (p. ex., alimentos fortificados com ferro) ou aqueles ricos em cálcio, como os lácteos e seus derivados, e outros, como amêndoa, canela moída e sardinhas em conserva, podem, potencialmente, promover quelação em antibióticos, diminuindo sua biodisponibilidade e afetando sua eficácia terapêutica.[13,42]

Entretanto, deve-se mencionar que a absorção adiada de um fármaco por alimentos não leva necessariamente a uma redução na sua absorção, e que as alterações farmacocinéticas, não necessariamente, têm efeitos clinicamente relevantes.

■ **Interações do tipo III.** Ocorrem após a absorção do fármaco ou do elemento nutricional pelo sistema digestório e a sua entrada no sistema circulatório. Podem ocorrer mudanças na distribuição celular ou tecidual do transporte sistêmico ou na entrada em órgãos específicos.[37] Nesse tipo de interação não se aguarda que o intervalo de administração resolva a interação. O ajuste da dose é necessário para tornar a terapia mais viável ou evitar eventos adversos.[41]

■ **Interações do tipo IV.** Referem-se à eliminação ou à depuração de fármacos ou nutrientes, o que pode envolver antagonismo, comprometimento ou insuficiência renal e/ou eliminação êntero-hepática.[37]

A Tabela 17.1 exemplifica os tipos de interações envolvidos entre fármacos e nutrientes e/ou alimentos.

EFEITO DO ETANOL NO METABOLISMO DE FÁRMACOS

O consumo crônico de etanol é reconhecido como uma das causas de doenças hepáticas graves.[61,62] Sendo o fígado o principal local envolvido na biotransformação de xenobióticos, isso pode resultar em alterações no metabolismo de vários fármacos. Essas alterações incluem aumento ou diminuição no tempo de meia-vida, modificações no volume de distribuição e na ligação às proteínas plasmáticas.[63]

Entretanto, o etanol, por si só, independentemente da doença hepática, também é capaz de influenciar a biotransformação de fármacos, podendo aumentar ou diminuir sua biodisponibilidade.[63] O álcool, por meio de interações farmacocinéticas e farmacodinâmicas, interfere na absorção, no metabolismo e na excreção de fármacos, e pode ter efeito aditivo ou antagônico, principalmente naqueles cujo alvo é o sistema nervoso central.[64] As interações farmacodinâmicas são comuns, particularmente aquelas relacionadas ao aumento do efeito sedativo quando usado concomitantemente aos benzodiazepínicos e a alguns fármacos anti-histamínicos.[62]

O consumo agudo dessa substância também leva à competição pelas enzimas que metabolizam os fármacos, via sistema CYP4502E1, aumentando sua disponibilidade e o risco de efeitos colaterais, enquanto o consumo crônico, em função de ser um indutor do sistema CYP450, ativa as enzimas responsáveis pelo seu metabolismo, diminuindo tanto a biodisponibilidade quanto o seu efeito. Além disso, o etanol pode alterar a ligação dos fármacos às proteínas plasmáticas, modificando a quantidade e/ou afinidade da ligação do fármaco aos sítios de ligação na proteína.[65]

EFEITOS DOS FÁRMACOS NO ESTADO NUTRICIONAL

A farmacoterapia aplicada aos pacientes pode afetar seu estado nutricional de diferentes modos. Pacientes recebendo nutrição parenteral, por exemplo, podem ter desequilíbrio eletrolítico,[66] e

Tabela 17.1 Fármacos que têm absorção diminuída ou aumentada por alimentos.

Fármaco	Efeito	Tipo de interação	Autor (ano)
Albendazol	Aumento da biodisponibilidade por dietas hiperlipídicas	II	Romo et al.[43] (2014)
Alendronato de sódio	Diminuição da absorção quando administrado com alimentos ricos em cálcio, ferro e/ou magnésio	II	Chen et al.[44] (2022)
Anlodipino	Bloqueio do metabolismo hepático quando administrado com toranja	III	Araújo et al.[38] (2013)
Anticoagulantes orais	Alimentos ricos em vitamina K (couve, repolho, chá-preto) diminuem o efeito anticoagulante	IV	Chan et al.[45] (2020)
Atenolol	Baixa dissolução do fármaco na presença de sais biliares	II	Silchenko et al.[46] (2020)
Azitromicina	Diminuição da absorção e da biodisponibilidade do fármaco por alimentos em geral	II	Curatolo et al.[47] (2011)
Captopril	Alimentos em geral diminuem a absorção e a biodisponibilidade	II	Kircheva et al.[48] (2021)
Carbonato de cálcio	Alimentos que contenham ácido fítico (cereais, cascas de castanhas, sementes e grãos), ácido oxálico (espinafre, ruibarbo, nabo, amendoim, cacau, feijão) diminuem a absorção	II	Araújo et al.[38] (2013)
Ciclosporina	Aumento da absorção por alimentos em geral	II	Bennani et al.[49] (2021)
Ciprofloxacino	Aumento no tempo de desintegração e redução da solubilidade do fármaco	II	Radwan et al.[50] (2017)
Clonazepam	Aumento das concentrações plasmáticas do fármaco com suco de toranja e diminuição dos efeitos sedativos e ansiolíticos com cafeína	III	Araújo et al.[38] (2013)
Diazepam	Aumento da biodisponibilidade por alimentos em geral	III	Araújo et al.[38] (2013)
Digoxina	Absorção diminuída por alimentos ricos em fibra dietética	II	Li et al.[51] (2017)
Fenitoína	Diminuição nos níveis plasmáticos quando administrada em dietas enterais	I	Urashima et al.[52] (2019)
Fluoroquinolonas	Diminuição da absorção por quelação com cálcio, ferro e zinco	II	Butler et al.[53] (2019)
Griseofulvina	Aumento da absorção por alimentos ricos em gorduras	II	Jamil et al.[54] (2022)
Hidralazina	Alho potencializa os efeitos da hidralazina e alimentos/nutrientes como gengibre, ginseng e dietas enterais diminuem os efeitos do fármaco	II e III	Araújo et al.[38] (2013); Semple et al.[55] (1991)
Isoniazida	Diminuição da biodisponibilidade em dietas ricas em carboidratos e lipídios	II	Requena-Méndez et al.[56] (2019)
Lovastatina	Aumento da absorção por alimentos em geral	II	Butler et al.[53] (2019)
Metformina	Diminuição da biodisponibilidade quando administrada com alimentos	II	Bruin et al.[57] (2016)
Paracetamol	Diminuição da absorção por dieta vegetariana	II	Moore et al.[58] (2015)
Penicilinas orais	Diminuição da absorção por alimentos lácteos	II	Welling[59] (1984)
Propranolol	Diminuição da absorção por pectina	II	Fritzsch et al.[60] (2000)
Rifampicina	Diminuição da biodisponibilidade em dietas ricas em carboidratos	II	Requena-Méndez et al.[56] (2019)

Tabela 17.2 Fármacos que afetam o balanço eletrolítico.

Fármacos	Nutrientes	Resultado	Tratamento
Carbamazepina Diuréticos tiazídicos	Sódio	Hiponatremia secundária à síndrome da secreção inapropriada do hormônio antidiurético	Restringir a água Trocar o fármaco
Anfotericina B Diuréticos Corticosteroides Penicilinas antispseudômonas	Potássio	Hipopotassemia secundária à perda renal de potássio	Suplementar com potássio intravenoso ou oral Aumentar a dose de potássio na dieta parenteral ou adicionar à dieta enteral
Insulina regular β_2-agonistas	Potássio	Hipopotassemia secundária à alteração de potássio intracelular	Suplementar com potássio intravenoso ou oral Aumentar a dose de potássio na dieta parenteral ou adicionar potássio à dieta enteral
Antiácidos	Fósforo	Hipofosfatemia secundária à complexação gastrintestinal de fósforo	Suplementar com fósforo Trocar o fármaco
Diuréticos Anfotericina Ciclosporina Aminoglicosídios	Magnésio	Hipomagnesemia secundária à perda renal de magnésio	Suplementar com magnésio intravenoso Suplementar com gliconato de magnésio ou com óxido de magnésio oral Trocar o fármaco

Adaptada de Brown e Dickerson[66] (1999).

em alguns pacientes medicados cronicamente com furosemida, foi relatada deficiência de tiamina.[67] Muitos fármacos provocam distúrbios gastrintestinais como esofagites ou diarreia, prejudicando a adesão ao tratamento, como classicamente ocorre com pacientes anêmicos em tratamento com sulfato ferroso.[68] Na esofagite por comprimidos, por exemplo, a lesão é frequentemente relacionada ao contato direto do comprimido com a mucosa do esôfago, resultando em pequena úlcera superficial no esôfago. Anti-inflamatórios não esteroides podem causar úlceras no sistema digestório. Vários fármacos podem também lesionar os vasos hepáticos, resultando em síndrome de obstrução sinusoidal, também conhecida como doença veno-oclusiva hepática.[69]

Dessa maneira, atenção especial deve ser dada aos pacientes recebendo diversas medicações que, potencialmente, possam resultar em desequilíbrio eletrolítico ou em lesões no sistema digestório, uma vez que, ambos, podem prejudicar o seu estado nutricional (Tabela 17.2).

REFERÊNCIAS BIBLIOGRÁFICAS

As referências consultadas para a elaboração deste capítulo estão disponíveis *online* no Ambiente de aprendizagem do GEN.

COMO CITAR ESTE CAPÍTULO

ABNT
BECKER, C.; POLIDORI, H. D. L.; COCATO, M. L. Interação fármaco-nutrientes. *In*: ROSSI, L.; POLTRONIERI, F. (org.). *Tratado de Nutrição e Dietoterapia*. 2. ed. Rio de Janeiro: Guanabara Koogan, 2023. p. 248-254.

VANCOUVER
Becker C, Polidori HDL, Cocato ML. Interação fármaco-nutrientes. In: Rossi L, Poltronieri F (Orgs.). Tratado de nutrição e dietoterapia. 2. ed. Rio de Janeiro: Guanabara Koogan; 2023. p. 248-54.

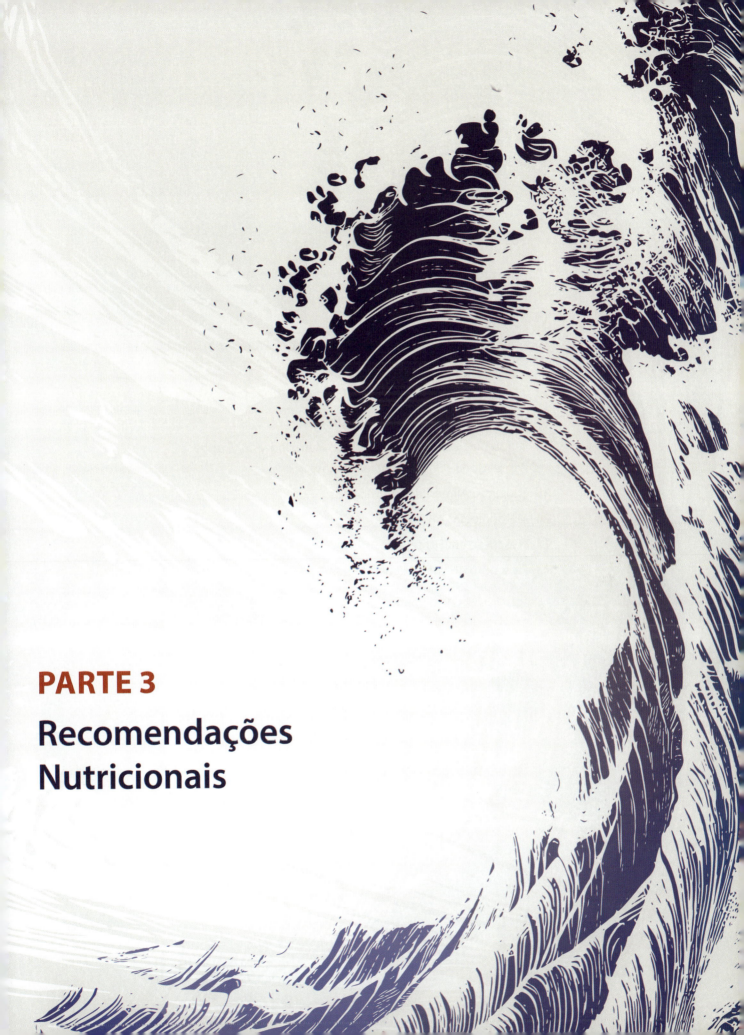

PARTE 3

Recomendações Nutricionais

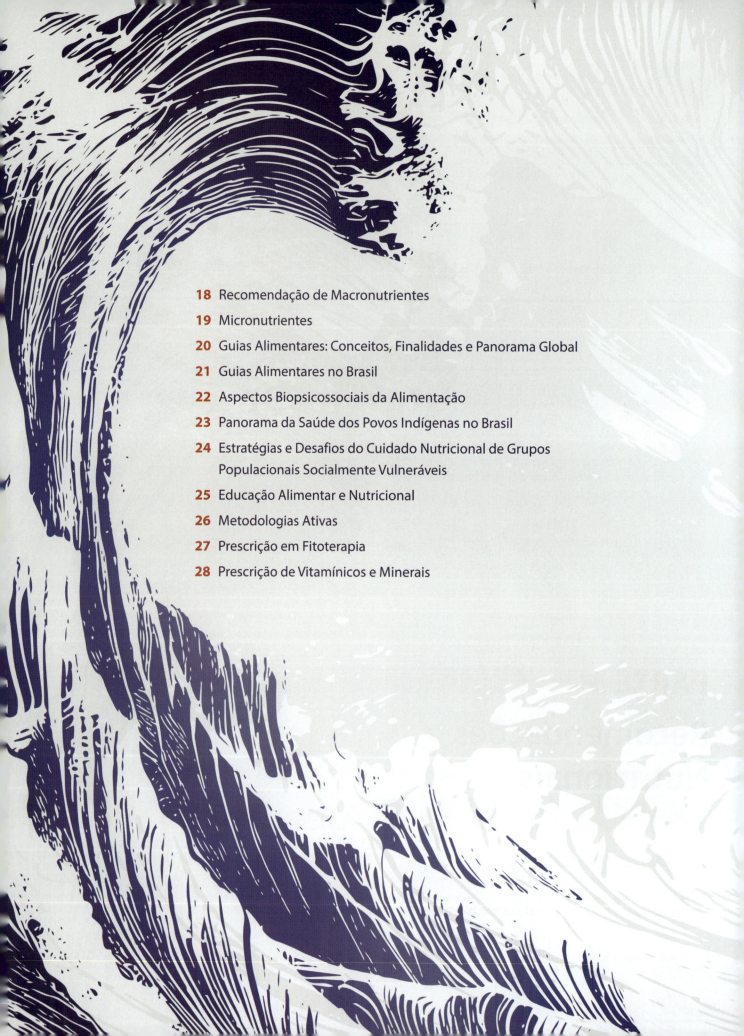

- **18** Recomendação de Macronutrientes
- **19** Micronutrientes
- **20** Guias Alimentares: Conceitos, Finalidades e Panorama Global
- **21** Guias Alimentares no Brasil
- **22** Aspectos Biopsicossociais da Alimentação
- **23** Panorama da Saúde dos Povos Indígenas no Brasil
- **24** Estratégias e Desafios do Cuidado Nutricional de Grupos Populacionais Socialmente Vulneráveis
- **25** Educação Alimentar e Nutricional
- **26** Metodologias Ativas
- **27** Prescrição em Fitoterapia
- **28** Prescrição de Vitamínicos e Minerais

CAPÍTULO

18

Recomendação de Macronutrientes

Glaucivan Gomes Gurgel • Júlia Galbiati •
Nágila Raquel Teixeira Damasceno

INTRODUÇÃO

Os macronutrientes (carboidratos, proteínas e lipídios) desempenham funções fisiológicas importantes à saúde humana em todas as etapas da vida, sendo responsáveis pelo fornecimento de energia, mas também como componentes estruturais de células, tecidos e órgãos vitais. Com base nessas evidências, diversas instituições de pesquisa nacionais e internacionais têm proposto recomendações para o consumo seguro de macronutrientes, de modo a garantir a saúde em todas as etapas da vida. Em 1989, o Institute of Medicine (IOM) atualizou as recomendações para os principais macronutrientes com base na definição da Ingestão Diária de Referência (DRI), que é composta da RDA (nível de ingestão dietética diária que é suficiente para atender às necessidades de um nutriente em praticamente todos – 97 a 98% – os indivíduos saudáveis), da AI (ingestão adequada de um nutriente, cujas evidências científicas ainda não permitem estabelecer a RDA), da EAR (quantidade de nutriente capaz de atender às necessidades de 50% da população) e do UL (limite máximo de ingestão tolerável sem risco de efeitos adversos), cujas recomendações podem variar, segundo sexo e idade, a depender do nutriente recomendado.

Além das recomendações do IOM, nos últimos anos outras instituições baseadas em evidências científicas mais recentes passaram a recomendar o consumo de macronutrientes específicos como estratégia para a manutenção da saúde e da prevenção de doenças crônicas.

Este capítulo convida o leitor a conhecer as principais recomendações de macronutrientes, auxiliando no planejamento de padrões alimentares nutricionalmente mais adequados.

PROTEÍNAS

No corpo humano, as proteínas advindas da dieta unem-se àquelas que são metabolizadas a partir do catabolismo proteico para formar o *pool* de aminoácidos que ficam à disposição para, sob a orientação das informações armazenadas no nosso DNA, a síntese de novas proteínas ou proteoformas que compõem o nosso proteoma. O proteoma humano pode ser definido como a expressão funcional do genoma,[1] uma vez que as proteínas são efetoras primárias da função na biologia. O conhecimento completo de sua estrutura e comportamento é fundamental para decifrar sua função na pesquisa básica e translacional.[2] Em seu projeto de proteoforma humano, Smith et al.[3] definiram proteoma como o conjunto de proteínas expressas por um organismo. Afirmam ainda que essa ideia depende claramente do que se entende por "proteína". Proteínas de um único gene podem variar amplamente em sua sequência de aminoácidos e modificações pós-translacionais (PTMs), dando origem a uma variedade de proteoformas. Assim, o proteoma é necessariamente o conjunto de todas as proteoformas expressas por um organismo.

Entendido o conceito e a importância do proteoma humano, podemos definir as proteínas como um grupo de aminoácidos ligados um ao outro por ligações peptídicas. A proteína dietética é hidrolisada por proteases e peptidases para gerar aminoácidos, dipeptídios e tripeptídios no lúmen do sistema gastrintestinal. Esses produtos da digestão são utilizados por bactérias no intestino delgado ou absorvidos pelos enterócitos. Os aminoácidos não degradados pelo intestino delgado entram na circulação via veia porta e são conduzidos para compor o *pool* de aminoácidos destinados à síntese de proteínas no músculo esquelético e em outros tecidos. Os aminoácidos também são usados para a produção específica de metabólitos celulares de baixo peso molecular com enorme importância fisiológica.[4] Parte desses aminoácidos resultantes das proteínas ingeridas pode ainda ser destinada à produção de energia ou à formação de glicose via neoglicogênese de acordo com as demandas do organismo, seja por ingestão insuficiente de substratos energéticos, seja por sua ingestão acima das necessidades do proteoma.

Valor biológico – PDCAAS – DIAAS

O valor nutricional de uma proteína depende de seu conteúdo em aminoácidos essenciais.[4] O conceito de aminoácidos essenciais ou não dispensáveis, não sintetizados no organismo em quantidade suficiente para suprir sua necessidade, e não essenciais ou dispensáveis, sintetizados no organismo, foi proposto na primeira metade do século XX e veio se consolidando ao longo das décadas.[5-7] Para atender à demanda metabólica, a dieta deve conter quantidades adequadas e digeríveis dos aminoácidos essenciais e dos aminoácidos condicionalmente essenciais, além de uma quantidade suficiente de nitrogênio que pode ser fornecida a partir de qualquer um desses aminoácidos, ou dos aminoácidos não essenciais ou, ainda, de outras fontes de nitrogênio.[8] A Tabela 18.1 traz a classificação dos aminoácidos.

A digestibilidade e a biodisponibilidade das proteínas e aminoácidos obtidos a partir dos alimentos influenciam fortemente o conceito de qualidade ou valor biológico das proteínas. Com base nesses pressupostos, um comitê de especialistas[9] estabeleceu o conceito da digestibilidade proteica corrigida pelo escore de aminoácidos (PDCAAS) para avaliar a qualidade das proteínas. Proteínas de origem animal (carne, frango, peixe, ovos, leite, queijo, iogurte) capazes de fornecer todos os nove aminoácidos essenciais em quantidades ideais são consideradas "proteínas

Tabela 18.1 Classificação dos aminoácidos.

Aminoácidos essenciais ou indispensáveis	Aminoácidos condicionalmente essenciais	Aminoácidos não essenciais ou dispensáveis
Histidina, isoleucina, leucina, lisina, metionina, fenilalanina, treonina, triptofano e valina	Cisteína, tirosina, taurina, glicina, arginina, glutamina e prolina	Ácido aspártico, asparagina, ácido glutâmico, alanina e serina

completas"; enquanto as proteínas vegetais, as leguminosas, os grãos, as nozes, as sementes e os legumes, que tendem a ser deficientes em um ou mais dos aminoácidos essenciais, são considerados "proteínas incompletas".[10] Para exemplificar essa diferença, Wu[4] afirmou que, para atingirmos a RDI de metionina mais cisteína proposta pelo IOM para seres humanos adultos de 70 kg, a ingestão diária de carne, farinha de trigo ou arroz seria de, respectivamente, 45, 285 ou 493 g de matéria seca. Entretanto, é possível combinar, por exemplo, cereais e leguminosas na mesma refeição para que suas proteínas se complementem e adquiram maior valor biológico, combinando seus conteúdos em aminoácidos essenciais.

Após o uso da PDCAAS por cerca de mais de 20 anos, uma nova medida de qualidade de proteínas, o Escore de Aminoácidos Indispensáveis Digeríveis (DIAAS), foi recomendada em substituição a ela, com a seguinte fórmula:[11]

DIAAS % = 100 × [(mg de aminoácido essencial na dieta digestível em 1 g de proteína dietética)/(mg do mesmo aminoácido essencial na dieta em 1 g da proteína de referência)]

Esse mesmo comitê analisou também as tendências atuais de pesquisa para examinar proteínas dietéticas e níveis de aminoácidos que otimizam certos resultados de saúde ou funções de órgão/corpo em pessoas de diferentes idades e estados fisiológicos, em vez do foco anterior na determinação das necessidades de proteínas e aminoácidos para atingir o balanço de nitrogênio do corpo.[11]

Recomendações

A recomendação dietética de proteínas será a ingestão mínima que satisfaça às demandas metabólicas e que mantenha taxas adequadas de composição corporal e crescimento, levando em conta qualquer ineficiência do processo digestivo, bem como o consumo metabólico.[8]

Com base nos estudos de balanço de nitrogênio, a ingestão dietética recomendada de proteínas para um adulto saudável com atividade física mínima atualmente é de 0,8 g de proteínas por quilo de peso corporal por dia. Quando se consideram a atividade física e o tipo de atividade física que cada um desempenha, observamos, na posição do American College of Sports Medicine (ACSM),[12] que há uma sugestão de incremento do consumo proteico, que vai de 1,2 a 1,4 g de proteínas por quilo de peso corporal por dia para atletas de *endurance* (provas de resistência), ou até levemente acima para atletas de *ultra-endurance*. Já para atletas em treinamento de força, há uma necessidade de incremento que varia de 1,2 a 1,7 g de proteínas por quilo de peso corporal por dia. É importante observar que há uma tendência à melhor eficiência do uso das proteínas para a manutenção da massa muscular em indivíduos que praticam o treinamento resistido de maneira crônica.[12] Em 2016, o ACSM atualizou a recomendação para uma faixa mais ampla: 1,2 a 2 g de proteínas por quilo de peso corporal por dia, ressaltando que as necessidades podem flutuar com base no *status* de treinamento, como dito anteriormente, além do tipo de treinamento (frequência, intensidade e estímulos, disponibilidade de carboidratos e de energia.[13]

De maneira geral, para atender às necessidades funcionais, como promover aumento de massa muscular e força física, recomenda-se a ingestão dietética de 1, 1,3 e 1,6 g de proteínas por quilo de peso corporal por dia, respectivamente, para indivíduos com atividade física leve, moderada e intensa. O consumo prolongado de proteínas (2 g/kg de peso corporal por dia) é seguro para adultos saudáveis e o limite superior tolerável é de 3,5 g/kg de peso corporal por dia para indivíduos bem adaptados. A ingestão crônica alta de proteínas (acima de 2 g/kg de peso corporal por dia para adultos) pode resultar em anormalidades digestivas, renais e vasculares, devendo ser evitada. A quantidade e a qualidade das proteínas são os determinantes de seus valores nutricionais. Portanto, o consumo adequado de proteínas de alta qualidade de produtos animais (p. ex., carne magra e leite) é essencial para um ótimo crescimento, desenvolvimento e saúde dos seres humanos.[4]

A Tabela 18.2 sumariza as necessidades de ingestão proteica atualmente estabelecidas para as diferentes faixas etárias e níveis de atividade.

Ainda em 2010, alguns autores, preocupados com as limitações metodológicas da técnica de balanço nitrogenado, propuseram reanalisar os dados de balanço nitrogenado, além de aplicar o método de oxidação de aminoácidos indicada por isótopos (IAAO), e encontraram valores maiores de recomendações, de 0,91 a 1 g/kg de peso corporal por dia na análise de regressão linear de duas fases, e ainda maiores, de 0,93 a 1,2 g/kg de peso corporal por dia, no método IAAO.[15] Entretanto, enquanto não se fazem estudos mais aprofundados e não se tem uma nova recomendação nos principais guias, é necessário prudência e atenção a uma prescrição que se adéque individualmente de maneira segura e eficaz.

Alimentos-fonte

Atualmente, uma importante discussão sobre os alimentos-fonte de proteínas e seu uso na alimentação vem atraindo o interesse científico. Embora a recomendação básica de proteínas não tenha mudado significativamente ao longo do tempo em relação à quantidade de proteínas, ou em valores percentuais, é muito comum que, na tentativa de redução de gordura corporal e melhora em parâmetros bioquímicos, sejam recomendadas dietas pobres em carboidratos e ricas em proteínas. Além disso, até a última recomendação da Food and Agriculture Organization of the United Nations (FAO), de 2007, sugeria-se consumir preferencialmente esses alimentos-fontes de proteínas de mais alto valor biológico, melhor representados por fontes animais. No caso das dietas pobres em carboidratos, há uma tendência a se voltar mais para fontes vegetais, uma vez que alguns estudos demonstram que um consumo aumentado de alimentos-fontes de proteínas animais se relaciona positivamente com o aumento

Tabela 18.2 Recomendação de ingestão diária de proteínas.

	Recomendação ou nível seguro de ingestão diária de proteínas (g/kg/dia)		
	IOM[14]	WHO/FAO/UN[8]	ACSM[13]
Recém-nascidos a 6 meses	1,52	1,31	
Crianças de 1 ano	1,50	1,14	
Crianças de 1 a 3 anos	1,10	1,02*	
Crianças de 4 a 8 anos	0,95	0,92*	
Adolescentes de 9 a 13 anos	0,95	0,90*	
Adolescentes (sexo M) de 14 a 18 anos	0,85	0,87*	
Adolescentes (sexo F) de 14 a 18 anos	0,85	0,85*	
Adultos acima de 18 anos	0,80	0,83	
Atletas			1,2 a 2

*Valores médios adaptados a partir da tabela da WHO/FAO/UN[8] para efeito de comparação com as recomendações do IOM. *M*, masculino; *F*, feminino.

da mortalidade por doenças cardiovasculares.[16] O raciocínio parece procedente, uma vez que é muito provável que, supridas as necessidades de crescimento, renovação tecidual, formação de metabólitos ativos, o excedente de aminoácidos seja oxidado para garantir o fornecimento energético, que não seria suprido pela baixa ingestão de carboidratos. Assim, matrizes alimentares menos ricas em gorduras aterogênicas como as fontes vegetais teriam vantagens sobre as fontes animais em fornecer essa complementação energética sem que os outros nutrientes presentes nesse padrão alimentar aumentem o risco cardiovascular. Acrescenta-se que padrões alimentares vegetarianos ou veganos podem fornecer um adequado aporte proteico e de aminoácidos quando bem planejados.[17,18]

CARBOIDRATOS

O termo "carboidratos" constitui uma nomenclatura genérica atribuída a um conjunto complexo de macronutrientes formado por unidades de monossacarídios (glicose, frutose e galactose etc.), cuja estrutura química varia amplamente em termos de unidades monoméricas que a compõem, distribuição na natureza e funções em sistemas biológicos. Portanto, devido às diferenças estruturais dos carboidratos, esses podem apresentar variações em suas propriedades físicas, na digestibilidade e na biodisponibilidade.[19] A Figura 18.1 sumariza os principais carboidratos dietéticos ingeridos. Os monossacarídios, também denominados açúcar simples, têm a glicose como a principal fonte energética humana.[20] Os carboidratos podem ser divididos em complexos e simples, assim como em fibras, amidos e açúcares.[21]

Em termos gerais, os carboidratos são considerados importantes fontes energéticas e, embora não sejam essenciais, devem fazer parte de um padrão alimentar saudável adotado em todos os ciclos da vida. De acordo com as recomendações do IOM, o consumo diário de carboidratos deve variar de 55 a 65% das calorias totais consumidas.[14] Entretanto, outros importantes documentos oficiais propõem pequenas variações nessas recomendações, ou seja, a FAO/World Health Organization (WHO) recomenda um consumo diário de 55% da energia na forma de carboidratos.[9] A Tabela 18.3 sumariza as principais recomendações de carboidratos. É importante observar que nenhuma das recomendações de carboidratos destaca aspectos qualitativos dessa matriz alimentar, desconsiderando a ampla variação dos carboidratos em termos de digestibilidade, capacidade de fermentação, biotransformação e metabolismo. Portanto, neste tópico, incluiremos as recomendações de carboidratos considerando também os seus aspectos qualitativos.

Tabela 18.3 Recomendações de consumo diário de carboidratos.

RDA, 1989	> 250 g/dia ou > 50% do VCT/dia
SBAN, 1990	60 a 70% do VCT/dia
FAO/WHO, 1998	55% do VCT/dia
OMS, 2003	55 a 75% do VCT/dia
IOM, 2005	100 g/dia (EAR) ou 130 g/dia (RDA) ou 45 a 65% do VCT/dia

EAR, necessidade média estimada; *RDA*, ingestão diária recomendada; *VCT*, valor calórico total.

Fibras alimentares – Prebióticos – Amido resistente

Conceitualmente, fibras alimentares, prebióticos e amido resistente constituem grupos de carboidratos diferentes, mas todos com funções positivas na saúde, a saber:

- Fibras alimentares – constituem um conjunto de carboidratos heterogêneos, em termos estruturais, formado por polissacarídios e ligninas, não digeridos pelas enzimas digestivas dos seres humanos[22]
  - Solúveis – componentes alimentares que não sofrem hidrólise pelas enzimas digestivas, ou seja, chegam ao intestino grosso intactas. Além disso, são facilmente dissolvidas em água, isto é, têm capacidade de viscosidade, como a formação de géis. Tais fibras estão presentes em leguminosas, frutas ricas em pectina e cereais integrais[23]
  - Insolúveis – componentes não solúveis em água e de difícil digestão pelas bactérias do intestino. São capazes de acelerar o trânsito intestinal, ou seja, contribuem para a prevenção e o manejo da constipação intestinal. São fibras encontradas em frutas, verduras, legumes e cereais integrais[24]
- Prebióticos – substratos alimentares não digeríveis, utilizados por microrganismos seletivos capazes de otimizar a microbiota intestinal. Destacam-se como prebióticos os fruto-oligossacarídios (FOS), a inulina e os xilo-oligossacarídios (XOS)[25]

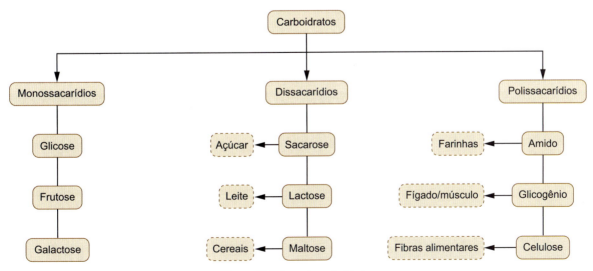

Figura 18.1 Tipos de carboidratos.

- Amido resistente – porção do amido natural ou produzido por seu processamento que não é digerida pelas enzimas digestivas, mas é substrato para a fermentação colônica pela microbiota.[26]

Apesar das diferenças conceituais, esse conjunto de carboidratos tem como característica comum o fato de não serem acessíveis às enzimas digestivas humanas; por isso, a modificação de sua matriz é diretamente dependente do perfil da microbiota humana. O processo de fermentação desses carboidratos leva à geração de ácidos graxos de cadeia curta (butirato, propionato e acetato), que são utilizados como substratos energéticos para manter o metabolismo da microbiota, mas que também são capazes de ser absorvidos pelos colonócitos e desempenhar funções sistêmicas, tais como modulação da síntese de colesterol.[27]

O consumo diário de fibras, amido resistente e prebióticos tem sido associado com inúmeros benefícios à saúde, tais como menor incidência de câncer de cólon, obesidade, dislipidemias,[28] menor acúmulo de toxinas urêmicas[29] e, mais recentemente, como menor conteúdo de metabólicos associados às doenças neurológicas e neurodegenerativas.[30] De acordo com o IOM,[14] recomenda-se o consumo diário de fibras totais de 25 g para ambos os sexos, independentemente da faixa etária. Mais recentemente, a American Heart Association e a Sociedade Brasileira de Cardiologia (SBC) validaram a recomendação do IOM e destacaram que o consumo de, pelo menos, 6 g de fibras solúveis é importante na prevenção e no manejo das dislipidemias.[31] Até a presente data, não há evidências científicas convincentes que sustentem recomendações específicas para prebióticos e amido resistente. A Tabela 18.4 sumariza os benefícios das fibras alimentares, do amido resistente e dos prebióticos.

Açúcar ou sacarose

Os açúcares dietéticos ou simples incluem os monossacarídios (glicose, frutose e galactose) e os dissacarídios (sacarose, maltose e lactose). Já o termo "açúcares totais" pode ser encontrado em rótulos alimentícios, os quais correspondem aos açúcares obtidos naturalmente nos alimentos/bebidas mais os açúcares que foram adicionados ao longo das etapas de processamento e preparo culinário. No que diz respeito ao termo "açúcares livres", há a exclusão dos açúcares contidos em frutas, vegetais, assim como os produtos lácteos que contêm a lactose.[33]

O açúcar de adição, também conhecido como "açúcar de mesa", é formado pela sacarose, um dissacarídio composto de uma unidade de glicose e uma unidade de frutose. No Brasil, sua principal fonte é a cana-de-açúcar, embora possam ser encontrados o açúcar de beterraba, de coco, entre outros comercializados no país. O açúcar de adição apresenta uma ampla variedade comercial de produtos, independentemente de marcas. Os açúcares cristal, refinado, de confeiteiro, orgânico, demerara e mascavo são obtidos por diferentes graus de processamento mecânico e interação com produtos químicos, fato que torna esses produtos com diferentes perfis nutricionais, aplicações culinárias e apelos comerciais. Do ponto de vista nutricional, os açúcares mascavo e demerara têm maior conteúdo de micronutrientes e menor interação com substâncias químicas durante o seu processamento. Já o açúcar orgânico, para receber essa denominação, deve atender a critérios específicos, desde a plantação da cana-de-açúcar até a sua obtenção. É importante lembrar que, independentemente da fonte alimentar usada na produção do açúcar ou tipo de processamento tecnológico usado para a sua obtenção, todo açúcar gera 4 unidades de calorias por grama de produto consumido.

Segundo a recomendação mais recente da Organização Mundial da Saúde (OMS), a ingestão de "açúcares livres" ou "açúcares de adição" não deve exceder 10% da energia fornecida pela alimentação, isto é, 50 g por dia, tendo como referência um consumo energético diário de 2.000 calorias. No entanto, na presença de alterações metabólicas crônicas, tais como obesidade, hipertensão, dislipidemias etc., essa recomendação deve ser mais restritiva, não excedendo 5% do valor calórico total (VCT) diário.[34]

Adoçantes naturais calóricos e não calóricos

Os açúcares simples apresentam níveis diferentes de dulçor em nível de paladar, diretamente dependente da capacidade ligante que os açúcares apresentam em relação aos receptores acoplados à proteína G, o qual é expresso na superfície das células gustativas presentes na língua.

Nos últimos anos, os polióis – derivados alcoólicos do açúcar formados por monossacarídios (eritritol, manitol, sorbitol e xilitol) e dissacarídios (lactitol, maltitol e isomalte) – têm aumentado.[35,36] Os polióis são carboidratos menos calóricos (2,4 calorias/grama), porém seu potencial dulçor é menor, fato que exige o consumo de maiores quantidades para produzir sabor semelhante ao da sacarose.

Apesar do crescente uso pela população, não há recomendações específicas para o uso desses carboidratos, sobretudo porque o consumo regular dessas substâncias está associado a efeitos adversos, tais como cólicas, distensão abdominal e aumento no peristaltismo intestinal;[37] portanto, esses adoçantes fazem parte do grupo dos FOODMAPS (oligossacarídios fermentáveis, dissacarídios, monossacarídios e polióis

Tabela 18.4 Funções fisiológicas das fibras alimentares, do amido resistente e dos prebióticos.

Propriedades nutricionais	Amido resistente	Fibras solúveis	Fibras insolúveis	Prebióticos
Insolúvel em água	+	-	+	+
Fermentabilidade	+++	+++	-	+++
Produção de AGCC	+++	+++	-	++
Produção de butirato	+++	++	-	++
Redução de pH fecal	+++	+++	-	-
Aumento da umidade fecal	++	++	+	-
Aumento da massa fecal seca	+++	+	+++	-
Redução do tempo de trânsito fecal	++	-	+++	-

AGCC, ácidos graxos de cadeia curta. Adaptada de Pereira[32] (2007).

são carboidratos de cadeia curta que são mal absorvidos no intestino delgado e são propensos a absorver água e fermentar no cólon).[37]

Frutose

A frutose é um açúcar simples com dulçor superior à glicose amplamente difundido na indústria de alimentos em nível mundial.[38] Metabolicamente, ambas, glicose e frutose, geram 4 calorias; entretanto, quando consumida em excesso, a frutose apresenta um potencial superior para gerar ácidos graxos e, consequentemente, estimular a hipertrigliceridemia, a resistência à insulina e a obesidade.[39-41]

Comercialmente, o excesso de frutose está associado ao consumo de alimentos industrializados, tais como refrigerantes, sucos artificiais e concentrados de frutas e produtos de panificação, além de ser ingrediente em alguns alimentos tradicionalmente não doces, nos quais são utilizados como realçadores de sabor, tais como hambúrgueres, almôndegas etc. As formas mais comuns de frutose presentes nesses alimentos são o xarope de milho rico em frutose (HFCS) e xaropes de cana-de-açúcar concentrados, além de alimentos com alto teor de sacarose (glicose e frutose).[42]

É importante destacar que não há recomendação para o consumo de frutose, mas a falta de limite seguro para seu consumo impede que haja a regulamentação do seu uso pela indústria de alimentos.

De modo contrário aos malefícios que o excesso de frutose, sobretudo em alimentos industrializados, pode trazer à saúde, a OMS recomenda o consumo diário de 400 g de frutas por dia como parte de uma alimentação saudável, exceto suco de frutas, ainda que natural, pois sabe-se que o consumo de fruta integral favorece alcançar também o consumo diário de fibras alimentares, além de frutose, vitaminas e outros compostos bioativos com propriedades benéficas à saúde. Essa recomendação é válida para adultos e idosos de ambos os sexos. Não há uma recomendação específica para o consumo diário de frutas pelo público pediátrico, embora a American Society of Pediatrics (ASP) e a Sociedade Brasileira de Pediatria (SBP) não recomendem o consumo de sucos naturais, concentrados e artificiais por crianças, sobretudo menores de 2 anos.[43]

LIPÍDIOS OU GORDURAS

As gorduras dietéticas representam um capítulo extremamente importante da Ciência dos Alimentos e da Nutrição, pois contêm nutrientes essenciais, são os macronutrientes com maior potencial calórico, são constituintes das membranas celulares de todo o corpo humano, assim como são base para a síntese de inúmeras substâncias essenciais à saúde (vitamina D, hormônios sexuais etc.).[44] Além de seus benefícios à saúde, quando consumidas em excesso passam a fazer parte da fisiopatologia de diversas doenças, tais como obesidade, dislipidemias, diabetes etc.[45] O IOM recomenda que o consumo diário de gorduras seja entre 20 e 35% das calorias totais diárias.[14] Percentual semelhante (20 a 25% do VCT/dia) também foi recomendado pela Sociedade Brasileira de Alimentação e Nutrição (SBAN),[46] pelo Guia Alimentar Americano (2015-2020) (≤ 35% do VCT/dia),[47] pela European Society of Cardiology/European Atherosclerosis Society (ESC/EAS, 2019) (< 35% do VCT/dia),[48] pela OMS (< 30% do VCT/dia)[49] e pela SBC (< 35% do VCT/dia).[45]

COLESTEROL

De acordo com a American Heart Association (AHA), o colesterol dietético impacta em até 30% da colesterolemia; desse modo, a recomendação para limitar o consumo de colesterol a 300 mg por dia para indivíduos saudáveis e 200 mg por dia na presença de dislipidemias e comorbidades deixou de ser válida.[50] Apesar disso, a Atualização da Diretriz Brasileira de Gorduras (2021) ainda recomenda que indivíduos com dislipidemias façam o controle da ingestão de colesterol dietético, uma vez que a resposta metabólica mediada pela atividade da enzima HMG-CoA redutase pode não ser sensível à ingestão de colesterol dietético, levando à inibição na síntese de colesterol endógeno.[44] Diversos alimentos de origem animal são fontes de colesterol; entretanto, o ovo é o que tem maior concentração (315 mg por unidade). Apesar disso, tem sido descrito que o consumo de ovo dentro de um plano alimentar hipogorduroso não se associou ao aumento da colesterolemia em indivíduos hiper e hiporresponsivos ao colesterol dietético.[51] Devido ao elevado valor biológico do ovo, outros estudos têm buscado identificar o consumo saudável, mesmo considerando o elevado teor de colesterol;[52,53] entretanto, de acordo com a SBC (2021), não há evidências que suportem a causalidade positiva ou negativa entre o consumo de ovos e o aumento do risco cardiovascular (RCV), do diabetes melito do tipo 2 (DM2) e da mortalidade.[45]

ÁCIDOS GRAXOS SATURADOS

Embora haja evidências científicas que mostrem diferentes funções metabólicas dos ácidos graxos, não há recomendação para o consumo de quantidades específicas de ácidos graxos isolados. Sobretudo com base no impacto dos ácidos graxos no metabolismo lipídico e na consequente relevância nas doenças cardiovasculares, tem sido recomendado considerar os aspectos qualitativos das gorduras inseridas em um plano alimentar saudável. Desse modo, os ácidos graxos passaram a ser agrupados segundo grau de saturação em ácidos graxos saturados (SAFAS), ácidos graxos monoinsaturados (MUFAS) e ácidos graxos poli-insaturados (PUFAS), sendo esse último grupo estratificado em ácidos graxos da série ômega 6 e ácidos graxos da série ômega 3, devido à sua essencialidade em todas as etapas da vida para ambos os sexos.[54]

De acordo com a SBC, o consumo diário de SAFAS deve ser < 10% para indivíduos saudáveis, ficar abaixo de 7% para aqueles com doenças metabólicas moderadas e, quando houver diagnósticos de dislipidemia mista (hipercolesterolemia associada à hipertrigliceridemia), o consumo diário deverá ser < 5%.[45]

ÁCIDOS GRAXOS MONOINSATURADOS

De modo semelhante, recomenda-se também que o consumo de MUFAS seja de 15%, tendo como principal fonte, mas não exclusiva, o consumo de azeite de oliva extravirgem. Para indivíduos com dislipidemias, esse percentual pode variar entre 10 e 20% das calorias consumidas diariamente.[45] As gorduras monoinsaturadas estão presentes em diversos alimentos de origens vegetal e animal, sendo a carne uma das principais fontes de ácido oleico na dieta do brasileiro. Apesar disso, a presença de elevado teor de colesterol e ácidos graxos nas carnes não permite recomendar o consumo de carnes como estratégia para obtenção de MUFAS.

ÁCIDOS GRAXOS POLI-INSATURADOS

Os PUFAS constituem um grupo com diversas particularidades em termos estruturais e metabólicos e de essencialidade. A recomendação geral para o consumo diário de PUFAS é de 5 a 10% das calorias totais consumidas no dia, podendo ser elevada para 20% quando houver diagnóstico de hipertrigliceridemia.[31]

Devido à sua essencialidade, os ácidos graxos da série ômega 3 e do tipo ácido alfalinolênico (soja, canola, linhaça) devem ser consumidos diariamente entre 1,1 e 1,6 g. Essa recomendação é válida para adultos e idosos de ambos os sexos.[31] Durante a gestação e a lactação, a Associação Brasileira de Alimentação e Nutrição (ASBRAN) recomenda o consumo materno do ácido graxo docosaexaenoico (DHA) (200 mg/dia). Para recém-nascidos impossibilitados de receber aleitamento materno por orientação médica ou nutricional, a recomendação é o uso de fórmulas infantis enriquecidas com DHA (0,2 a 0,5% das gorduras totais).[55] Evidências científicas têm mostrado que o consumo adequado de DHA durante a gestação se associa a maior incidência de partos a termo, recém-nascidos com peso adequado, menor depressão pós-parto e melhor desenvolvimento cognitivo nos primeiros anos de vida.[55]

O uso de eicosapentaenoico (EPA) e DHA também tem sido recomendado no manejo clínico da hipertrigliceridemia (0,05 a > 2 g por dia) a depender do conteúdo de triglicerídeos plasmáticos.[31] De fato, as evidências científicas a favor do consumo regular de EPA e DHA na otimização da hipertrigliceridemia mostram que o consumo regular de alimentos-fontes (≥ 2 porções) (peixes, crustáceos e algas), suplementos (1,8 g de EPA/DHA por dia) (cápsulas de ômega 3, EPA e/ou DHA) e fármacos (eicosapentaetil) promove ativação da lipase lipoproteica, além de inibir a síntese de ácidos graxos, levando à redução dos triglicerídeos.[45]

ÁCIDOS GRAXOS *TRANS*

A recomendação é sua exclusão da dieta.[31]

GORDURAS INTERESTERIFICADAS

De modo semelhante às gorduras *trans*, as gorduras interesterificadas foram desenvolvidas para atender demandas da indústria de alimentos.[56] As gorduras interesterificadas não contêm gorduras *trans* em sua composição, mas apresentam elevado conteúdo de gorduras saturadas, destacando a presença de ácido palmítico e ácido esteárico. Embora essas gorduras sejam amplamente usadas na indústria de alimentos, não há recomendações específicas para seu consumo, nem limites de segurança quanto ao seu uso, pois é considerado um ingrediente alimentício. À luz das atuais evidências, as recomendações para gorduras saturadas devem incluir as interesterificadas.[45]

A Tabela 18.5 resume as principais recomendações de gorduras.

CONSIDERAÇÕES FINAIS

Os macronutrientes e seus derivados exercem funções importantes à saúde humana ao longo dos ciclos da vida; portanto,

Tabela 18.5 Recomendações de gorduras.

	OMS, 2020	SBC, 2021	SBC, 2017	Guia Alimentar Americano
Gorduras totais (VCT/dia)	30%	30%	25 a 35%	–
Colesterol (mg/dia)		≤ 300	Não definido	≤ 300
SAFAS (VCT/dia)	< 10%	–	< 10%	< 10%
PUFAS (VCT/dia)	–	–	5 a 10%	Substituto dos SAFAS
MUFAS (VCT/dia)	–	–	15%	Substituto dos SAFAS
Trans (VCT/dia)	< 1%	Excluir da dieta	Excluir da dieta	Limitar o consumo
Gorduras interesterificadas	–	Excluir da dieta	–	–
Ácido linolênico (g/dia)	–	–	1,1 a 1,6	–
EPA e DHA (mg/dia)	–	–	–	–

DHA, ácido graxo docosaexaenoico; *EPA*, eicosapentaenoico; *MUFAS*, ácidos graxos monoinsaturados; *PUFAS*, ácidos graxos poli-insaturados; *SAFAS*, ácidos graxos saturados; *VCT*, valor calórico total.

devem fazer parte de um padrão alimentar saudável. Excessos ou déficits têm sido associados não só a problemas nutricionais, mas também à incidência e ao agravamento de diversas doenças.

É importante destacar que avanços significativos têm sido obtidos sobre o papel de macronutrientes específicos na saúde humana, fato que permitiu que algumas diretrizes passassem a recomendar a exclusão dos ácidos graxos *trans* da dieta e o limite para o consumo de açúcar. Embora o uso industrial das gorduras interesterificadas seja crescente e sua composição rica em gorduras saturadas, até o presente momento, não há recomendações para seu uso seguro à saúde.

As recomendações de proteínas permanecem relativamente estáveis. Atualmente, além das fontes animais ricas em aminoácidos essenciais, padrões alimentares baseados em plantas são considerados capazes de fornecer adequado aporte de aminoácidos, desde que bem planejados.

REFERÊNCIAS BIBLIOGRÁFICAS

As referências e a bibliografia consultadas para a elaboração deste capítulo estão disponíveis *online* no Ambiente de aprendizagem do GEN.

COMO CITAR ESTE CAPÍTULO

ABNT
GURGEL, G. G.; SOUZA, J. G.; DAMASCENO, N. R. T. Recomendação de macronutrientes. *In*: ROSSI, L.; POLTRONIERI, F. (org.). *Tratado de Nutrição e Dietoterapia*. 2. ed. Rio de Janeiro: Guanabara Koogan, 2023. p. 257-262.

VANCOUVER
Gurgel GG, Souza JG, Damasceno NRT. Recomendação de macronutrientes. In: Rossi L, Poltronieri F (Orgs.). Tratado de nutrição e dietoterapia. 2. ed. Rio de Janeiro: Guanabara Koogan; 2023. p. 257-62.

CAPÍTULO 19

Micronutrientes

Gilmara Péres Rodrigues • Daila Leite Chaves Bezerra • Larissa Cristina Fontenelle • Dilina Marreiro • Nadir do Nascimento Nogueira

INTRODUÇÃO

Compreender as necessidades nutricionais da população e dos indivíduos, objetivando promover a saúde humana por meio de recomendações nutricionais, bem como garantir a ingestão adequada e segura de nutrientes, tem sido o foco de interesse de estudiosos e comitês científicos há várias décadas.

A análise da ingestão de nutrientes é parte importante da avaliação nutricional e é usada para a tomada de decisões quanto à adequação do consumo alimentar dos indivíduos, bem como para o estabelecimento de uma conduta dietoterápica, em conjunto com outros parâmetros. Essa avaliação é feita a partir de valores de referência, que constituem estimativas das necessidades fisiológicas e metas de ingestão de nutrientes.[1]

Neste capítulo, serão revisados a evolução conceitual, o uso e as aplicações das recomendações nutricionais, bem como serão abordados aspectos relacionados aos micronutrientes, aos minerais e às vitaminas, do ponto de vista metabólico e das recomendações nutricionais, conforme elaboradas pelo Food and Nutrition Board (FNB) do Institute of Medicine (IOM), pela National Academy of Sciences (NAS) e pelo Health Canada, para a população dos EUA e do Canadá.

EVOLUÇÃO CONCEITUAL

As ingestões dietéticas recomendadas (RDA, do inglês *recommended dietary allowances*) foram concebidas, desde a primeira edição, em 1941, para prover "um padrão que servisse como meta para uma boa nutrição", refletindo o melhor julgamento científico quanto às necessidades nutricionais para a manutenção de uma boa saúde, além de servir de base para a avaliação da adequação da dieta de grupos de indivíduos.[2]

A primeira edição das RDA foi publicada em 1943, nos EUA, pelo FNB, que incluía energia e oito nutrientes, entre os quais vitaminas e proteínas. Essa publicação resultou de investigações científicas realizadas por Lydia J. Roberts, Stiebeling Hazel e S. Helen Mitchell, membros de uma comissão criada pela NAS para investigar problemas de nutrição com potencial de afetar a defesa nacional.[3]

Inicialmente, as RDA foram baseadas em seis tipos de evidências que refletiam a existência de dados limitados para a determinação das necessidades nutricionais: (1) estudos científicos realizados com indivíduos mantidos em dietas contendo níveis baixos ou deficientes de determinado nutriente, seguidas de correção do déficit com quantidades medidas do nutriente em análise; (2) estudos do balanço do nutriente que afere o *status* de tal nutriente em relação à ingestão; (3) medidas bioquímicas de saturação tecidual ou adequação da função molecular em relação à ingestão do nutriente; (4) ingestão de determinado nutriente por bebês em amamentação exclusiva e por pessoas aparentemente saudáveis, levando-se em conta os alimentos de sua dieta; (5) observações epidemiológicas relativas ao estado nutricional de populações em relação à ingestão alimentar; e (6) para alguns nutrientes, extrapolação de dados de experiências com animais.

Os valores das RDA foram revisados a intervalos regulares até a 10ª edição, publicada em 1989, na qual as RDA são definidas como "níveis de ingestão de nutrientes essenciais que, com base no conhecimento científico, são considerados pelo FNB como adequados para atender às necessidades conhecidas de nutrientes de praticamente todas as pessoas saudáveis". Esse conceito permaneceu essencialmente inalterado desde a 8ª edição, publicada em 1974.

Com os avanços científicos, na 10ª edição das RDA havia dados suficientes para se estabelecerem recomendações dos nutrientes selênio e vitamina K, e estes passaram a integrar a categoria RDA. Em contraponto, a dificuldade no estabelecimento de valores para os eletrólitos sódio, potássio e cloreto fez com que fosse integrada uma nova categoria, denominada necessidade mínima estimada (EMR, do inglês *estimated minimum requirements*).[2]

Após a publicação da 10ª edição, o FNB, considerando a importância das revisões periódicas das RDA, reconheceu a necessidade de aumentar o processo de participação da comunidade científica e promoveu debates com pesquisadores convidados de diversas organizações. As informações recolhidas foram analisadas e serviram de base para o desenvolvimento de três conclusões gerais a respeito do futuro das recomendações dietéticas de referência:

- Novos conhecimentos científicos foram acumulados e são suficientes para se revisarem os valores relativos de RDA de determinados nutrientes, especialmente energia e várias vitaminas e minerais, que sustentam uma revisão das RDA vigentes
- A redução do risco de doença crônica é um conceito que deve ser incluído na formulação de futuras RDA, pois existem dados suficientes quanto à eficácia e à segurança
- Devem ser feitas considerações com vistas ao desenvolvimento de um novo formato para as futuras RDA.

Essa nova abordagem foi previamente proposta no Canadá acerca da ingestão recomendada de nutrientes (RNI, do inglês *recommended nutrient intakes*) quando, ao fim da década de 1980, surgiu a preocupação de incorporar aos valores de referência o risco de doenças crônicas não transmissíveis, e em 1990 foi publicado *The Report of the Scientific Review Committee* (Relatório do Comitê de Revisão Científica) com os valores de referência revisados para a população canadense.

Nesse contexto, sendo as RDA e as RNI amplamente usadas para avaliação e planejamento de dietas, como guia nutricional e referência para rotulagem nutricional, fortificação de alimentos, bem como para o desenvolvimento de políticas de Saúde e Nutrição,[4,5] e considerando que o propósito básico das RDA de "fornecer padrões para servirem como meta de boa nutrição"[6] permanecia válido, o FNB organizou um comitê de pesquisadores norte-americanos e canadenses para estabelecer referências de ingestão de nutrientes que expandissem e substituíssem as RDA e as RNI.

Com base nesse breve histórico, verifica-se que, de 1941 até os anos 1990, as RDA foram consideradas "padrão-ouro" para as recomendações nutricionais, com foco primário em adequação da ingestão dos nutrientes. Por cerca de 50 anos, o modelo RDA para determinação de nutrientes permaneceu inalterado.[4] Entretanto, a mudança no panorama mundial de morbidade e mortalidade, caracterizada por redução na prevalência de doenças carenciais, impulsionou os estudos sobre nutrição; o resultado foi um avanço no conhecimento sobre o papel dos nutrientes na fisiopatologia das doenças crônicas não transmissíveis e o surgimento de um novo modelo para recomendação nutricional.

Os novos parâmetros de referência deveriam ser apresentados com orientações sobre os modos apropriados de uso para avaliação das necessidades nutricionais de indivíduos e grupos populacionais. A determinação desses novos parâmetros foi realizada com base em análises estatísticas de estimativa, probabilidade e avaliação de risco, resultando em um conjunto de valores denominado ingestões diárias de referência (DRI, do inglês *dietary reference intakes*), válidos para as populações dos EUA e do Canadá.

Desse modo, a introdução do conceito de DRI em 1994 mudou o paradigma na definição de valores de referência baseados em nutrientes; os novos valores foram formalizados com a publicação, em 1997, das primeiras DRI para os nutrientes cálcio, fósforo, magnésio, vitamina D e flúor, acompanhada da publicação subsequente de seis relatórios no período de 1997 a 2005; em 2002, com o acréscimo dos valores referenciais para energia e macronutrientes e, em 2011, com a complementação dos valores de referência para cálcio e vitamina D.[7,8]

A partir desses novos referenciais, avanços conceituais foram observados ao se compararem os critérios de determinação das DRI em relação às recomendações anteriores. Assim, enquanto RDA e RNI consideravam apenas a ausência dos sinais de deficiência dos nutrientes, as DRI também levavam em conta valores de recomendação que contribuíssem para a diminuição do risco de doenças crônicas não transmissíveis. Esses valores eram determinados quando dados específicos de segurança e eficácia para os nutrientes estavam disponíveis para avaliação. As DRI também são caracterizadas por estabelecerem níveis superiores de ingestão de nutrientes sobre os quais havia dados de risco de efeitos adversos à saúde.

Além disso, foi considerada a necessidade de ampliar e incorporar novos conhecimentos científicos sobre os compostos bioativos e seus possíveis benefícios à saúde, quando integram a dieta habitual, de modo a viabilizar o estabelecimento de recomendações de ingestão desses componentes dos alimentos, que ainda não satisfazem os conceitos convencionais de nutrientes.

É importante ressaltar que as DRI, para cada nutriente, referem-se à ingestão por indivíduos aparentemente saudáveis ao longo do tempo, e que seus valores de recomendação não foram estabelecidos com o propósito de recuperar o indivíduo de um estado de malnutrição ou de ser suficiente para indivíduos portadores de doenças, pois estas aumentam as necessidades. Em síntese, os valores foram estabelecidos com base em informações sobre o balanço do nutriente no organismo, a biodisponibilidade do nutriente, a diminuição do risco de doenças influenciadas pela variabilidade pessoal quanto à necessidade de cada nutriente, o metabolismo do nutriente nos diferentes estágios de vida e em ambos os sexos, bem como sobre os erros associados aos diferentes métodos de avaliação do consumo alimentar. Essas informações progridem à medida que avança o conhecimento científico na área de Nutrição, o que exigirá constante revisão dos valores de referência ao longo do tempo.

Uma vez que, para o estabelecimento dos valores, foram levadas em consideração as populações norte-americana e canadense, o uso das DRI na avaliação e no planejamento de dietas requer uma análise crítica pelo profissional ou pesquisador ao interpretar os dados para a população brasileira. É essencial combinar os dados obtidos por meio da anamnese alimentar com aqueles encontrados mediante avaliação clínica, antropométrica e bioquímica.

INGESTÕES DIÁRIAS DE REFERÊNCIA

A expressão "ingestões diárias de referência" (DRI) refere-se a um conjunto de quatro valores de referência para avaliação e planejamento da ingestão de nutrientes por indivíduos saudáveis ao longo do tempo, cada um com aplicabilidade distinta e específica:

- Necessidade média estimada (EAR, do inglês *estimated average requirement*)
- Ingestão dietética recomendada (RDA, do inglês *recommended dietary allowance*)
- Ingestão adequada (AI, do inglês *adequate intake*)
- Limite superior de ingestão tolerável (UL, do inglês *tolerable upper intake level*).

De maneira abrangente, as DRI podem ser usadas para avaliação e planejamento de dietas, definição de rotulagem de alimentos, programas de avaliação alimentar e desenvolvimento de novos produtos. Nesse sentido, é importante mencionar que se entende por necessidade de um nutriente "o nível mais baixo de ingestão contínua que mantém o estado nutricional de um indivíduo em determinado nível, avaliado segundo um dado critério de adequação nutricional".[9]

Necessidade média estimada

■ **Definição.** A EAR corresponde ao valor médio estimado de ingestão diária de determinado nutriente capaz de suprir as necessidades de 50% dos indivíduos saudáveis de uma população de mesmo estágio de vida e sexo. Por estágio de vida entendam-se faixa etária e condição fisiológica (gestação e lactação), quando necessário.

■ **Estabelecimento.** A EAR é estabelecida com base em um critério específico de adequação, formulada a partir de cuidadosa revisão da literatura e considerando-se a redução do risco de doenças por deficiência e excesso, junto a outros parâmetros de saúde. Esse valor de referência corresponde à mediana da distribuição de necessidades de determinado nutriente para um grupo de indivíduos de mesmo estágio de vida e sexo, coincidindo com a média quando a distribuição dos dados é simétrica ou normal.

■ **Utilização.** Tendo em vista que a EAR corresponde ao valor médio estimado que atende às necessidades de 50% dos indivíduos de determinado grupo populacional, é correto afirmar que metade dessa população com valor de ingestão igual à EAR não irá satisfazer suas necessidades de determinado nutriente.

Em consequência, para se estabelecer um valor que contemple as necessidades de uma parcela mais abrangente da população (97 a 98%), utiliza-se a EAR para determinar o valor de referência RDA. Além disso, a EAR é usada, junto à estimativa da variabilidade da necessidade do nutriente, para avaliação da dieta tanto de indivíduos quanto de grupos de indivíduos, e para o planejamento de dietas para grupos de indivíduos de mesmo estágio de vida e sexo.

Ingestão dietética recomendada

■ **Definição.** A RDA, como um dos quatro valores de referência das DRI, refere-se ao nível de ingestão diária de determinado nutriente suficiente para atender às necessidades de aproximadamente todos (97 a 98%) os indivíduos saudáveis de uma população de mesmo estágio de vida e sexo.

■ **Estabelecimento.** A RDA é estabelecida por derivação matemática a partir do valor de EAR e do desvio-padrão (DP) da necessidade de determinado nutriente, sob a premissa de normalidade da necessidade do nutriente. Em termos matemáticos, isso significa que a distribuição dos dados é simétrica em torno da média, de modo que a média e a mediana são iguais.

Assim, considerando-se a curva normal de distribuição das necessidades de determinado nutriente, a RDA é situada a dois DP positivos da EAR (Figura 19.1), segundo a fórmula:

$$RDA = EAR + 2DP \qquad (19.1)$$

Para os nutrientes acerca dos quais não há dados suficientes sobre a variabilidade das necessidades ou os dados disponíveis são inconsistentes, não sendo possível calcular o DP, a RDA será estabelecida na pressuposição de um coeficiente de variação (CV) teórico de 10% para a maioria dos nutrientes:

$$CV = 100 \times DP/EAR \qquad (19.2)$$

A partir desse resultado, desenvolvendo-se a fórmula 19.2, percebe-se que:

$$10 = 100 \times DP/EAR$$
$$10 \times EAR = 100 \times DP$$
$$DP = 10/100 \times EAR$$
$$DP = 0,1 \times EAR$$

Nessas condições, a RDA é estabelecida pela substituição do valor de DP (= 0,1 × EAR) na fórmula 19.1:

$$RDA = EAR + 2DP$$
$$RDA = EAR + 2 \times (0,1 \times EAR)$$
$$RDA = EAR + 0,2 \ EAR$$
$$RDA = 1,2 \ EAR$$

É oportuno mencionar, portanto, que o processo de estabelecimento da RDA depende da possibilidade de se estabelecer um valor de EAR para o nutriente. Para nutrientes cujas necessidades tenham distribuição com elevada variabilidade, a exemplo do ferro, a RDA situa-se entre os percentis 97 e 98 da distribuição das necessidades.

■ **Utilização.** A RDA é essencialmente um valor de referência para recomendação de ingestão de nutrientes por indivíduos, e não deve ser utilizada para planejamento de dietas e avaliação da prevalência de inadequação da ingestão do nutriente para grupos de indivíduos. O uso indevido da RDA para grupos resultaria em grave superestimativa da inadequação da ingestão do nutriente.[10]

Conforme observou anteriormente o IOM,[11] essa superestimativa ocorreria por ser a RDA um nível de ingestão que atende às necessidades de 97 a 98% de todos os indivíduos de mesmo estágio de vida e sexo, excedendo as necessidades de um percentual desconhecido do grupo cuja ingestão suficiente deveria ser inferior à proposta pela RDA.

Considerando indivíduos, a RDA deve ser utilizada para o planejamento de dietas dos membros de um grupo de mesmo estágio de vida e sexo, mas não deve ser usada para avaliação das dietas dos membros do grupo.

Ingestão adequada

■ **Definição.** A AI é um valor de referência que se baseia em níveis de ingestão derivados experimentalmente ou por aproximações da ingestão média do nutriente por um grupo (ou grupos) de indivíduos aparentemente saudáveis, que mantenham determinado critério de adequação ou estado nutricional definido. Por estado nutricional definido entende-se: crescimento normal para faixa etária e sexo, manutenção de níveis de nutrientes no plasma e outros compartimentos celulares, bem como aspectos gerais da manutenção de saúde e fisiologia normais. Quando se determina um valor de AI para o nutriente, espera-se alcançar ou exceder a quantidade necessária para manter um estado nutricional saudável.

■ **Estabelecimento.** Os valores de AI são obtidos por derivação das ingestões médias de grupos de indivíduos. Para a AI,

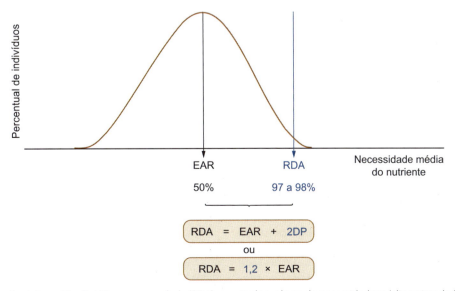

Figura 19.1 Determinação da ingestão dietética recomendada (RDA) a partir dos valores de necessidade média estimada (EAR) de determinado nutriente cujas necessidades tenham distribuição simétrica. *DP*, desvio-padrão.

diferentemente do que ocorre na determinação da EAR de um nutriente, as unidades de observação são grupos, não indivíduos. Para se obter o valor referente à ingestão adequada, consideram-se o indicador de adequação nutricional escolhido para o nutriente, as características dietéticas dos grupos observados e as características do banco de dados dos métodos empregados para estimá-los.

Em geral, os pesquisadores escolhem marcadores influenciáveis pelos níveis dietéticos do nutriente em estudo e que estão associados ao conjunto de sintomas clínicos de determinada doença crônica. Desse modo, destaca-se que o conceito de redução do risco de doenças crônicas está incorporado ao cálculo do estabelecimento da AI, e que esta, por derivar das observações de grupos, tem valores mais elevados do que teriam a EAR e a RDA se tais valores pudessem ser determinados para o nutriente em estudo.

■ **Utilização.** A AI é usada em situações nas quais não estão disponíveis dados suficientes para estabelecimento da EAR e, consequentemente, da RDA. É, portanto, considerado um valor que antecede a RDA do nutriente.

Assim, na ausência de EAR, utiliza-se a AI no planejamento de dietas para grupos e na avaliação de dietas para indivíduos. Esse valor de referência também pode ser usado como substituto da RDA no planejamento de dietas para indivíduos.

Limite superior de ingestão tolerável

■ **Definição.** O UL refere-se ao nível mais elevado de ingestão habitual de determinado nutriente que provavelmente pode ser tolerado pelo organismo, sem ocasionar efeitos adversos à saúde da maior parcela de indivíduos de um grupo de mesmo estágio de vida e sexo.

Não se pode considerar um nível de recomendação do nutriente; isso explica a escolha do termo "tolerável" para a sua nomenclatura, indicando que a ingestão crônica de quantidades elevadas do nutriente tem alta probabilidade de ser suportada biologicamente, mas não está relacionada com benefícios à saúde em indivíduos saudáveis. Nesse aspecto, à medida que a ingestão aumentar acima do valor de referência estabelecido pelo UL, maior será o potencial de efeito prejudicial à saúde.

■ **Estabelecimento.** O UL foi estabelecido em decorrência do aumento de alimentos fortificados disponível para consumo e do uso de suplementos alimentares. Para nutrientes cujos efeitos adversos à saúde foram relacionados com a ingestão total do nutriente, considerou-se a quantidade consumida a partir de todas as fontes: alimentos, fortificados ou não, água e suplementos. Todavia, para os nutrientes cujos efeitos adversos estiveram relacionados apenas com o consumo de alimentos fortificados e suplementos, a ingestão total do nutriente não foi considerada.

O cálculo para determinação do UL foi obtido a partir de um modelo matemático de derivação que consiste no estabelecimento de fatores científicos que sempre devem ser considerados explicitamente e que são organizados em uma estrutura de avaliação de risco. Nesses casos, risco medido é um meio sistemático de avaliação da probabilidade de ocorrência de efeitos adversos à saúde em seres humanos decorrentes do excesso de exposição a um agente do meio ambiente (p. ex., um nutriente ou componente do alimento).[9]

A caracterização do risco sempre contém informações qualitativas e quantitativas e inclui uma discussão sobre as incertezas científicas relacionadas. Avaliar o risco, além disso, requer a organização das informações disponíveis geradas por estudos epidemiológicos e toxicológicos, bem como a definição das incertezas relacionadas com os dados e com as inferências feitas (a exemplo do que ocorre quando se extrapolam para seres humanos resultados de estudos realizados em animais de experimentação).

Assim, partiu-se do pressuposto de que a principal característica do processo de avaliação do risco é a aceitação de que não se espera nenhum risco de efeito adverso, a menos que os limiares de ingestão sejam excedidos.[9] Por meio desse modelo de avaliação, foram propostos dois principais limiares para a determinação do UL, descritos a seguir:

- Nenhum efeito adverso observado (NOAEL, do inglês *no observed adverse effect level*): refere-se ao maior nível de ingestão (ou dose oral experimental) de um nutriente que não resultou em nenhum efeito adverso observado nos indivíduos estudados
- Menor efeito adverso observado (LOAEL, do inglês *lowest observed adverse effect level*): usado quando não há dados adequados demonstrando o NOAEL; refere-se à ingestão mais baixa (ou dose oral experimental) com a qual foi identificado um efeito adverso nos indivíduos observados.

Além do uso dos limiares NOAEL e LOAEL, para obtenção do UL consideram-se várias escolhas sobre quais fatores de incerteza (UF, do inglês *uncertainty factors*) são empregados no modelo matemático de derivação do UL:

$$UL = \frac{NOAEL \ (ou \ LOAEL)}{UF}$$

Os UF representam uma maneira de se considerarem as falhas nos dados e no conhecimento incompleto sobre as inferências necessárias, presentes em todos os passos do processo de avaliação do risco. Seu valor não é fixo, sendo maior quanto menor for o conhecimento a respeito do nutriente em estudo. Em geral, utiliza-se UF = 10, supondo-se que há: (1) variabilidade na ingestão do nutriente entre os indivíduos; (2) necessidade de extrapolação de dados obtidos em animais de experimentação e em estudos subcrônicos para exposição crônica; (3) incerteza na razão LOAEL para NOAEL; (4) informações limitadas das respostas funcionais e homeostáticas a ingestões elevadas ou crônicas; e (5) ausência de um modelo ideal por meio do qual se avaliem as interações de micronutrientes.

■ **Utilização.** O UL deve ser utilizado para avaliação de suspeita de ingestão excessiva do nutriente. Portanto, tem aplicabilidade na avaliação de dietas de grupos e indivíduos, e pode ser também usado para o planejamento de dietas de indivíduos. Entretanto, são necessários cuidados pelos profissionais e pesquisadores, que devem evitar o uso rígido desse valor de referência e priorizar a avaliação clínica do indivíduo ou grupo, averiguando as fontes de ingestão do nutriente, se a ingestão é total ou apenas de alimentos fortificados e suplementos, o estado fisiológico e o período de ingestão elevada do nutriente.

Quanto a sua aplicação, ainda não existem dados suficientes para se determinar o UL de muitos nutrientes, o que requer atenção especial ao consumo elevado destes. Isso porque dados extremamente limitados sobre efeitos adversos não significam inexistência de efeitos prejudiciais à saúde resultantes de ingestão elevada; significam, sim, que não foram realizados estudos científicos suficientes para que tal avaliação possa ser realizada.

Parâmetros de determinação das DRI

As DRI (EAR, RDA, AI e UL) foram determinadas com base em alguns parâmetros, que devem ser levados em conta pelo profissional ao aplicá-las para avaliar e planejar dietas:

- Os valores de recomendação não são aplicáveis a indivíduos portadores de enfermidades, pois foram desenvolvidos com base em populações saudáveis
- Os valores médios de ingestão diária foram estimados a partir dos dados de consumo registrados durante uma ou mais semanas, a fim de se determinar uma ingestão mais próxima da habitual e com impacto na saúde dos indivíduos avaliados
- Os estágios de vida foram determinados de acordo com as alterações fisiológicas específicas de cada faixa etária, incluindo as categorias de 0 a 6 meses, 7 a 12 meses, 1 a 3 anos, 4 a 8 anos, 9 a 13 anos (puberdade), 14 a 18 anos (adolescência), 19 a 30 anos (adulto jovem), 31 a 50 anos (meia-idade), 51 a 70 anos (idoso) e maiores de 70 anos (idoso mais velho). Além desses, gestantes e lactantes foram incluídas como categorias distintas, uma vez que há variação nas necessidades nutricionais nesses períodos, independentemente da faixa etária. Ressalte-se que as recomendações são separadas para homens e mulheres apenas quando o período influi nas necessidades nutricionais, a exemplo do que se observa entre meninas e meninos na puberdade e na adolescência
- Os padrões antropométricos de referência para o peso foram os dados da Terceira Pesquisa Nacional em Saúde e Nutrição, dos EUA; no que se refere à estatura, foram identificadas apenas para crianças a partir de 4 anos, adolescentes e adultos jovens, com pesos médios determinados de acordo com os valores médios do índice de massa corporal para os sexos feminino e masculino. Vale mencionar que pesos e estaturas médias podem ser úteis na avaliação crítica que o profissional precisa realizar ao avaliar e/ou planejar dietas para indivíduos ou grupos populacionais específicos.

Nesse sentido, o planejamento e a avaliação de dietas podem ser aplicados para indivíduos e grupos populacionais, mas deve-se escolher o valor de referência mais adequado para cada finalidade. Um modelo conceitual do uso das DRI, adaptado de Beaton,[12] está esquematizado na Figura 19.2.

AVALIAÇÃO DA INGESTÃO DE NUTRIENTES PARA GRUPOS

Estimar a prevalência de inadequação da ingestão de determinado nutriente por grupos populacionais de interesse é importante porque nos permite conhecer a proporção de indivíduos com ingestão excessiva ou inferior a um valor de referência e que podem estar em risco de sofrer efeitos prejudiciais à saúde. Portanto, essa informação é relevante para o planejamento de ações de saúde e políticas públicas, para melhor compreensão da relação entre dieta e saúde ou morbidade, mas também para regulamentações de atividades comerciais.

Para avaliarmos a ingestão de nutrientes para grupos, portanto, é necessário, primeiramente, estimar o consumo do nutriente pelo grupo populacional de interesse e comparar o consumo estimado a padrões de referência. Essa avaliação poderá ser realizada pelos valores de EAR e UL.

Uso da EAR

Conforme se vê na Figura 19.2, a EAR é o valor de referência apropriado para avaliação da prevalência de ingestão inadequada do nutriente por um grupo de indivíduos saudáveis. Para tal finalidade, podem ser adotados dois métodos: aproximação probabilística e EAR como ponto de corte.

Aproximação probabilística

A aproximação probabilística para avaliação de dietas de grupos é uma maneira de estimarmos a proporção esperada de indivíduos em risco de ingestão inadequada de determinado nutriente. Trata-se de um método estatístico que compara a distribuição das necessidades do nutriente em um grupo similar ao grupo de interesse com a distribuição das ingestões habituais do nutriente pelo grupo de indivíduos em estudo.

Para que esse método seja aplicado, é necessário que toda a distribuição das necessidades do nutriente seja conhecida e que exista pouca ou nenhuma correlação entre os valores de ingestão habitual e as necessidades do nutriente no grupo. Em geral, pressupõe-se que a distribuição das necessidades seja simétrica, mas isso não é válido para todos os nutrientes, a exemplo do ferro no grupo de mulheres em idade fértil. Assim, uma probabilidade de inadequação pode ser calculada para qualquer nível de ingestão usual.

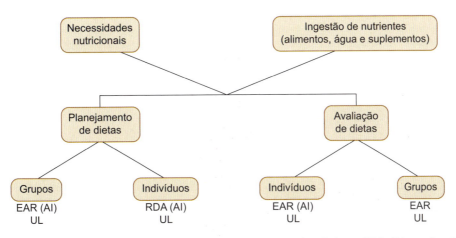

Figura 19.2 Modelo conceitual do uso dos valores de referência das ingestões diárias de referência (DRI). *AI*, ingestão adequada; *EAR*, necessidade média estimada; *RDA*, ingestão dietética recomendada; *UL*, limite superior de ingestão tolerável. Adaptada de Beaton[12] (1994).

O cálculo da aproximação probabilística envolve a construção da curva de risco do nutriente específico para que esta seja comparada à distribuição da ingestão habitual pelo grupo de indivíduos em estudo, determinando-se, dessa maneira, a proporção da população que tem ingestão inadequada. Quando a ingestão do nutriente pela população é muito elevada, o risco de inadequação é reduzido. Na ilustração da Figura 19.3, o consumo aumentado do nutriente é observado pelo fato de a maior parte das ingestões na curva (em *sépia*) estar posicionada à direita do valor de RDA. Nesse exemplo hipotético, a proporção de indivíduos no grupo com ingestão abaixo da EAR é nula, sendo elevado o percentual de indivíduos com probabilidade de ingestão adequada.

Ainda considerando o exemplo hipotético mostrado na Figura 19.3, um deslocamento da curva de ingestão do nutriente para a direita, aproximando-se do valor de UL, significaria risco mínimo de inadequação, mas elevado risco de toxicidade.

Portanto, o método de aproximação probabilística avalia o risco de inadequação associado à ingestão habitual de cada membro do grupo, e a prevalência de inadequação no grupo é estimada como a média dos riscos para cada indivíduo.

EAR como ponto de corte

O uso da EAR como ponto de corte foi proposto por Beaton em 1994 para simplificar o método de abordagem probabilística de determinação da proporção de indivíduos com ingestão inadequada no grupo em estudo.

Da mesma maneira que na abordagem probabilística, sua aplicação exige que não haja correlação entre a ingestão habitual e as necessidades do nutriente. Entretanto, para uso da EAR como ponto de corte, não é necessário conhecer a distribuição das necessidades, exigindo-se apenas que se conheça a variância da ingestão habitual do nutriente pela população em estudo. Outra exigência do método é que a distribuição das necessidades seja simétrica em torno do valor de EAR, que, nesses casos, tem média e medianas iguais. Esses requisitos se aplicam à maioria dos nutrientes, com exceção do ferro.

Portanto, para sua aplicabilidade, foram adotadas algumas premissas: (1) deve haver independência entre os valores relativos a necessidades e ingestão do nutriente pelo grupo de indivíduos em estudo; (2) a curva da distribuição das necessidades do nutriente em torno da EAR deve ser simétrica, mas não necessariamente normal; (3) a variância da distribuição das necessidades deve ser relativamente inferior à variância da ingestão do nutriente pelo grupo de indivíduos; (4) é necessário conhecer a ingestão média do grupo de indivíduos em estudo, bem como (5) é necessário conhecer as variâncias intrapessoal e interpessoal da ingestão do nutriente pela população avaliada.

É oportuno considerar que, em situações em que uma ou mais das premissas mencionadas anteriormente não sejam plenamente atendidas, observa-se pequeno efeito na *performance* do método da EAR como ponto de corte. Entretanto, quando há forte correlação entre a ingestão e a necessidade do nutriente (contrariando a premissa 1), como se verificou para as avaliações da ingestão dietética de energia e ferro em mulheres em idade fértil, não se recomenda a avaliação de dietas por esse método. Segundo as DRI, os nutrientes que satisfazem todos os critérios para aplicação desse método são: magnésio, fósforo, selênio, tiamina, riboflavina, niacina, piridoxina, ácido fólico, cianocobalamina, ácido ascórbico e o alfatocoferol.

O primeiro passo para avaliação da probabilidade de inadequação da ingestão do nutriente refere-se a conhecer a dieta habitual, por meio da aplicação de métodos quantitativos de estimativa do consumo alimentar, como o recordatório de 24 horas e o registro alimentar. Esses inquéritos são os mais usados para avaliação da adequação da ingestão de nutrientes porque fornecem estimativas mais acuradas, baseiam-se na memória recente e permitem respostas abertas e, consequentemente, maior detalhamento do consumo alimentar. Apesar dessas vantagens, é reconhecido que não existem métodos capazes de mensurar com precisão a ingestão dietética. Os dados sempre irão incorporar erros, relacionados com mensuração, memória do sujeito investigado ou o próprio entrevistador.

Além disso, é necessário reconhecer que parte importante da dificuldade de se avaliar com precisão e acurácia a dieta deve-se à sua natureza aleatória. Os indivíduos frequentemente variam o tipo e a quantidade de alimentos que consomem no dia a dia. Cada indivíduo apresenta características peculiares, que o impulsionam a preferir alimentos distintos em quantidades igualmente distintas. Fatores como sazonalidade, dias da semana, sequência e modo de aplicação do inquérito alimentar, estações do ano, disponibilidade e acesso ao alimento podem explicar em certa proporção a variabilidade do consumo pelo mesmo indivíduo.

Portanto, na análise da ingestão alimentar de um grupo de indivíduos, deve-se levar em conta a existência de elevada variabilidade no consumo dos nutrientes pela mesma pessoa (variância intrapessoal) e entre diferentes pessoas (variância

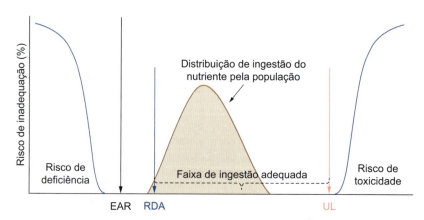

Figura 19.3 Curva de risco hipotética da distribuição de ingestão de vitamina C por determinado grupo em estudo. *EAR*, necessidade média estimada; *RDA*, ingestão dietética recomendada; *UL*, limite superior de ingestão tolerável.

interpessoal). A importância de se conhecerem uma e outra variabilidade decorre do fato de que a variância intrapessoal superestima a proporção total de indivíduos com ingestão inadequada, o que torna a curva de distribuição mais larga e achatada. Essa variabilidade intrapessoal da ingestão dietética pode ser corrigida por meio de métodos estatísticos, ajustando-se a distribuição dos nutrientes para que esta represente apenas a variação interpessoal, que é a variabilidade do consumo alimentar entre os indivíduos de um grupo de mesmo estágio de vida e sexo. Após a remoção da variância intrapessoal, a curva de distribuição da ingestão fica mais estreita e alongada, refletindo a diminuição da variação total. A Figura 19.4 ilustra o modelo de curvas de distribuição da ingestão de um dia, antes e após o ajuste pela remoção da variância intrapessoal.

O ajuste da distribuição da ingestão do nutriente por remoção da variância intrapessoal é realizado por aplicação de métodos estatísticos que exigem, em uma amostra mínima de 20% da população em estudo, que tenham sido realizadas pelo menos duas medidas independentes da dieta de cada indivíduo, obtidas em dias não consecutivos. É importante que a amostra dos dois ou mais dias repetidos corresponda ao consumo em todas as estações do ano e todos os dias da semana. Outro aspecto a ser atendido refere-se ao intervalo de dias entre a aplicação dos inquéritos alimentares, pois este varia de acordo com o nutriente de interesse. Para análise da vitamina A, por exemplo, são necessários 3 ou 4 dias entre as coletas; mas, para energia, um intervalo de 1 ou 2 dias é suficiente.

Na sequência, após se conhecer a dieta habitual, é necessário avaliar se a distribuição dos dados de ingestão do nutriente pela população é simétrica, o que pode ser feito por aplicação do teste de Kolmogorov-Smirnov. Em situações nas quais se verifica que a distribuição não é normal, antes de dar continuidade à análise, é necessário eliminar a assimetria, o que pode ser realizado por transformação logarítmica dos dados. Assim, ao certificar-se da simetria na distribuição dos dados, deve-se calcular a variância intrapessoal, representada por Sw^2, e a variância interpessoal, representada por Sb^2, por aplicação do teste de análise de variância (Anova). Os resultados obtidos por aplicação da Anova preenchem as informações apresentadas na Tabela 19.1.

As relações das médias quadráticas esperadas para as fontes intrapessoal e interpessoal, apresentadas na Tabela 19.1, determinam as fórmulas utilizadas para o cálculo das estimativas de variâncias intra e interpessoal. Assim, a variância intrapessoal é igual à média quadrática esperada intrapessoal (Sw^2 = MQw), e a variância interpessoal é igual à média quadrática esperada interpessoal (Sb^2 = MQb – Sw^2/k).

Tabela 19.1 Informações obtidas por aplicação da análise de variância (Anova).

Fonte	Graus de liberdade	Média quadrática (MQ)	Média quadrática esperada (MQE)
Interpessoal	n – 1	MQb	$Sw^2 + k \times Sb^2$
Intrapessoal	n (k – 1)	MQw	Sw^2

n, número de indivíduos; k, número de repetições; MQb, média quadrática interpessoal; MQw, média quadrática intrapessoal. Adaptada de Slater et al.[13] (2004).

Considerando-se que a variação total de uma distribuição observada ($Sobs^2$) corresponde à soma das variâncias intra e interpessoal em relação ao número de repetições, tem-se que:

$$Sobs^2 = Sw^2 + (Sb^2)/k \quad (19.3)$$

Para se obter a relação entre a variação da população total e a variação entre os indivíduos desse grupo populacional (Sobs/Sb), reorganiza-se a fórmula 19.3, obtendo-se:

$$\frac{Sobs^2}{Sb^2} = \frac{Sb^2 + (Sw^2/k)}{Sb^2} = 1 + Sw^2/k\,(Sb^2) \quad (19.4)$$

Após extrair a raiz quadrada, temos:

$$\frac{Sobs}{Sb} = [1 + Sw^2/k\,(Sb^2)]^{1/2} \quad (19.5)$$

Dessa maneira, para remoção da variância intrapessoal, utiliza-se a fórmula 19.6, proposta pelo US National Academy of Science Subcommittee on Criteria for Dietary Evaluation:

$$\text{Valor ajustado do nutriente} = \text{média} + (xi - \text{média}) \times Sb/Sobs \quad (19.6)$$

em que:

média = valor médio total de ingestão do nutriente pelo grupo de indivíduos
xi = valor médio de ingestão para cada indivíduo
Sb/Sobs = inverso da fórmula 19.5.

Após esses cálculos, realiza-se nova distribuição utilizando-se os valores ajustados do nutriente. Observa-se que a média não é alterada pela remoção da variância intrapessoal, permanecendo a mesma nas distribuições de ingestão inicial e ajustada do nutriente, mas o DP entre os valores diminui (Figura 19.5).

Na Figura 19.5, o ajuste dos dados pela variância intrapessoal reduziu o DP de 2,22 mg de zinco para 1,28 mg e estimou a prevalência de inadequação da ingestão de zinco pela população de interesse em 92,65%. Se o ajuste dos dados não fosse realizado, cerca de 20% dos indivíduos estariam erroneamente classificados.

A prevalência de inadequação da ingestão do nutriente pelo grupo de interesse é o último passo na avaliação pelo método da EAR como ponte de corte. Esse valor corresponde ao percentual de indivíduos cuja ingestão habitual é inferior à EAR. Para esse cálculo, utiliza-se a fórmula 19.7, que corresponde a uma distribuição normal reduzida:

$$z = (EAR - \text{média})/dp \quad (19.7)$$

em que:

z = escore de determinação da prevalência de inadequação da ingestão
dp = desvio-padrão da distribuição ajustada.

Para finalizar, na Tabela 19.2 o valor obtido para o escore z deve ser comparado aos valores referentes a uma distribuição normal padrão. Nesse padrão de distribuição, cada valor de z

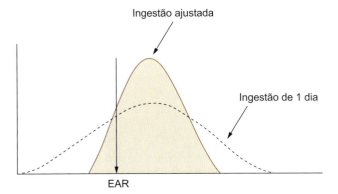

Figura 19.4 Modelo de curvas de distribuição da ingestão de um dia, antes e depois do ajuste pela remoção da variância intrapessoal. EAR, necessidade média estimada. Adaptada de Slater et al.,[13] (2004).

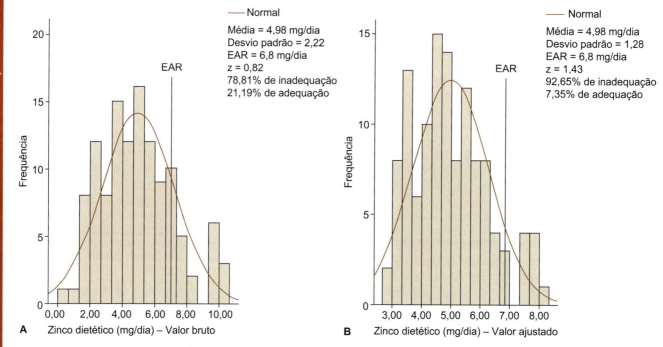

Figura 19.5 Estimativa da prevalência de inadequação da ingestão de zinco por mulheres com câncer de mama em tratamento quimioterápico. Dados brutos (**A**) e ajustados (**B**), conforme correção pela variância intrapessoal. *EAR*, necessidade média estimada. Adaptada de Primo et al.,[14] (2017).

Tabela 19.2 Distribuição normal padrão.

z	P	z	P	z	P	z	P	z	P	z	P
−4,00	0,00003	−2,05	0,0202	−1,00	0,1587	0,00	0,5000	1,05	0,8531	2,10	0,9821
−3,50	0,00023	−2,00	0,0228	−0,95	0,1711	0,05	0,5199	1,10	0,8643	2,15	0,9842
−3,00	0,0013	−1,95	0,0256	−0,90	0,1841	0,10	0,5398	1,15	0,8749	2,20	0,9861
−2,95	0,0016	−1,90	0,0287	−0,85	0,1977	0,15	0,5596	1,20	0,8849	2,25	0,9878
−2,90	0,0019	−1,85	0,0322	−0,80	0,2119	0,20	0,5793	1,25	0,8944	2,30	0,9893
−2,85	0,0022	−1,80	0,0359	−0,75	0,2266	0,25	0,5987	1,30	0,9032	2,35	0,9906
−2,80	0,0026	−1,75	0,0401	−0,70	0,2420	0,30	0,6179	1,35	0,9115	2,40	0,9918
−2,75	0,0030	−1,70	0,0446	−0,65	0,2578	0,35	0,6368	1,40	0,9192	2,45	0,9929
−2,70	0,0035	−1,65	0,0495	−0,60	0,2743	0,40	0,6554	**1,45**	**0,9265**	2,50	0,9938
−2,65	0,0040	−1,60	0,0548	−0,55	0,2912	0,45	0,6736	1,50	0,9332	2,55	0,9946
−2,60	0,0047	−1,55	0,0606	−0,50	0,3085	0,50	0,6915	1,55	0,9394	2,60	0,9953
−2,55	0,0054	−1,50	0,0668	−0,45	0,3264	0,55	0,7088	1,60	0,9452	2,65	0,9960
−2,50	0,0062	−1,45	0,0735	−0,40	0,3446	0,60	0,7257	1,65	0,9505	2,70	0,9965
−2,45	0,0071	−1,40	0,0808	−0,35	0,3632	0,65	0,7422	1,70	0,9554	2,75	0,9970
−2,40	0,0082	−1,35	0,0885	−0,30	0,3821	0,70	0,7580	1,75	0,9599	2,80	0,9974
−2,35	0,0094	−1,30	0,0968	−0,25	0,4013	0,75	0,7734	1,80	0,9641	2,85	0,9978
−2,30	0,0107	−1,25	0,1056	−0,20	0,4207	0,80	0,7881	1,85	0,9678	2,90	0,9981
−2,25	0,0122	−1,20	0,1151	−0,15	0,4404	0,85	0,8023	1,90	0,9713	2,95	0,9984
−2,20	0,0139	−1,15	0,1251	−0,10	0,4602	0,90	0,8159	1,95	0,9744	3,00	0,9987
−2,15	0,0158	−1,10	0,1357	−0,05	0,4801	0,95	0,8289	2,00	0,9772	3,50	0,99977
−2,10	0,0179	−1,05	0,1469	0,00	0,5000	1,00	0,8413	2,05	0,9798	4,00	0,99997

Adaptada de Cominetti e Cozzolino[15] (2012).

tem um valor P correspondente, o qual, ao ser multiplicado por 100, determina o percentual de inadequação da ingestão do nutriente pelo grupo de indivíduos.

Uso da AI

O uso da AI para avaliação da adequação de dietas em grupos de indivíduos é limitado, em virtude de sua derivação ser realizada por meio de diferentes procedimentos, sejam observacionais, sejam experimentais, bem como por ser desconhecida a sua relação com as necessidades nutricionais para as quais foi estimada.

Se um grupo apresenta uma ingestão média ou mediana do nutriente superior ao valor de AI, é provável que seja baixa a prevalência de inadequação da ingestão do nutriente, embora não seja possível estimar seu valor. Nos casos em que a média ou mediana da ingestão do nutriente é inferior ao valor de AI, não é possível fazer qualquer inferência sobre a prevalência de inadequação. Portanto, embora exista um percentual da população com ingestão inferior à AI, isso não significa que tais indivíduos tenham ingestão inadequada do nutriente.

Além disso, é importante considerar que a confiabilidade nesse critério de avaliação varia de acordo com a fonte de obtenção dos dados para determinação da AI do nutriente de interesse. Assim, ao utilizarmos a AI para avaliar a ingestão de dietas por grupos de indivíduos, é necessário sabermos se aquele valor foi obtido a partir da média ou mediana da ingestão de um grupo de indivíduos saudáveis ou de animais de experimentação.

É necessário ter cautela ao interpretar a estatística descritiva (média, mediana, percentil). Ressalte-se que, se a ingestão média do nutriente for superior à AI, espera-se que seja baixa a prevalência de indivíduos com ingestão inadequada, embora não se possa definir numericamente essa proporção. Entretanto, se a ingestão média do nutriente pelo grupo for inferior à AI, não será possível fazer inferência com a prevalência de inadequação.

Uso do UL

O UL é usado para avaliação do risco potencial de ingestão crônica excessiva do nutriente, uma vez que esta pode resultar em efeitos adversos à saúde. Assim, esse valor de referência foi estabelecido para informar a possibilidade de riscos associados ao excesso de ingestão do nutriente, não sendo considerado um nível recomendado de ingestão.

Para alguns nutrientes, esse valor de referência das DRI foi estabelecido com base na ingestão dietética habitual a partir de todas as fontes alimentares, inclusive água (p. ex., flúor, cálcio, ácido ascórbico), enquanto para outros nutrientes foi considerada apenas a ingestão usual do nutriente por meio do consumo de suplementos, alimentos fortificados e medicamentos (p. ex., magnésio, folato, niacina, alfatocoferol). Essa modalidade de obtenção influi na avaliação e na interpretação dos resultados, pois é necessário que as fontes do nutriente referentes à ingestão habitual excessiva pela população de interesse sejam comparáveis às fontes dos dados utilizados para obtenção do valor indicado pelo UL.

A avaliação da proporção de indivíduos potencialmente em risco de efeitos adversos à saúde em decorrência de ingestão habitual excessiva do nutriente é semelhante à avaliação pelo método da EAR como ponto de corte para se avaliar inadequação da ingestão por uma população. A diferença é que, para ingestão excessiva, determina-se a proporção de indivíduos do grupo com ingestão acima do UL e que provavelmente tem risco potencial de efeitos adversos.

Por meio dessa avaliação, na maioria das vezes é possível reconhecer que a atual prevalência de efeitos adversos à saúde em um grupo raramente é igual à proporção de indivíduos com ingestão superior ao UL. Isso ocorre devido aos fatores de incerteza que representam uma maneira de se considerar o conhecimento incompleto sobre o processo de avaliação do risco necessário à determinação do limite de ingestão máxima tolerável, entre os quais podem ser citados o nível de toxicidade do nutriente, a gravidade dos efeitos adversos, a suscetibilidade individual, os limites de doses do nutriente e as falhas nos dados utilizados para obtenção do UL. O objetivo atual é que haja na população uma pequena proporção de indivíduos com ingestão superior ao UL.

Além disso, ao avaliar-se a proporção de indivíduos com risco potencial de efeitos adversos à saúde por meio do UL, deve-se considerar a acurácia da medida da ingestão dietética, a proporção da população com ingestão constante do nutriente superior ao UL, a gravidade dos efeitos adversos e a reversibilidade dos efeitos adversos quando a ingestão do nutriente é reduzida para níveis inferiores ao UL.

AVALIAÇÃO DA INGESTÃO DE NUTRIENTES PARA INDIVÍDUOS

Avaliar a adequação da ingestão individual de nutrientes é essencial para o êxito das ações de planejamento de dietas, orientação e educação nutricional. Entretanto, é necessário reconhecer que se trata de um desafio em decorrência dos erros de aferição e métodos de coleta de dados alimentares. As dificuldades na obtenção dos dados alimentares individuais – e, consequentemente, populacionais – resultam em subestimações e superestimações da ingestão dos nutrientes.

Assim, as avaliações quantitativas da ingestão individual de determinado nutriente exigem não apenas acurácia na coleta de dados referentes à ingestão habitual, mas também a escolha certa do valor de referência das DRI a ser utilizado e a interpretação apropriada de seus resultados.

Estimativa da ingestão habitual do indivíduo

Definida como a ingestão média do nutriente por um longo período, a ingestão habitual do indivíduo não é determinável na prática clínica. Sua avaliação exigiria um grande número de dias para aplicação e análise acurada de registros alimentares ou recordatórios de 24 horas, que representassem as variações próprias de todos os dias da semana e estações do ano. Portanto, a ingestão dietética obtida por meio da coleta de dados alimentares de poucos dias da semana provavelmente não reflete a ingestão habitual do indivíduo.

Apesar disso, é possível estimar corretamente a dieta habitual quando se conhece a variabilidade intrapessoal da ingestão do nutriente. Considerar a variação do consumo alimentar individual diminui a magnitude das subestimações ou superestimações dos resultados. Nesse sentido, o Subcommittee for Use and Interpretation of DRIs (Subcomitê para Uso e Interpretação das DRI) recomenda que seja utilizada a estimativa de variabilidade intrapessoal obtida por meio de estudos epidemiológicos de consumo alimentar (Tabela 19.3). É oportuno destacar que ainda não existem dados disponíveis de base populacional sobre a variabilidade intrapessoal de brasileiros.

Tabela 19.3 Estimativas de variabilidade intrapessoal para vitaminas e minerais em homens e mulheres de diferentes idades, obtidas pela Continuing Survey of Food Intakes by Individuals, entre 1994 e 1996.

	Mulheres				Homens			
	4 a 8 anos	9 a 18 anos	19 a 50 anos	> 51 anos	4 a 8 anos	9 a 18 anos	19 a 50 anos	> 51 anos
Vitamina A (µg)[a]	808	852	1.300	1.255	723	898	1.160	1.619
Caroteno (RE)[a]	452	549	799	796	454	681	875	919
Vitamina E (mg)[a]	3	4	5	6	3	5	7	9
Vitamina C (mg)[a]	61	81	73	61	74	93	93	72
Tiamina (mg)[b]	0,5	0,6	0,6	0,5	0,5	0,8	0,9	0,7
Riboflavina (mg)[b]	0,6	0,7	0,6	0,6	0,7	1	1	0,8
Niacina (mg)[c]	6	8	9	7	7	11	12	9
Vitamina B$_6$ (mg)[b]	0,6	0,7	0,8	0,6	0,7	1	1	0,8
Ácido fólico (µg)[b]	99	128	131	12	117	176	180	150
Cianocobalamina (µg)[a]	9,6	5,5	12	10	4,7	5	13	14
Cálcio (mg)[b]	313	374	325	256	353	505	492	339
Fósforo (mg)[b]	321	410	395	313	352	542	573	408
Magnésio (mg)[b]	61	86	86	74	71	109	122	94
Ferro (mg)[b]	5	6	7	5	6	9	9	7
Zinco (mg)[b]	3	5	6	5	4	8	9	8
Cobre (mg)[b]	0,4	0,5	0,6	0,5	0,4	0,6	0,7	0,7
Sódio (mg)[b]	930	1.313	1.839	1.016	957	1.630	1.819	1.323
Potássio (mg)[b]	631	866	851	723	750	1.130	1.147	922

[a]CV (DP$_{nec}$) > 60 a 70% da EAR; [b]nutrientes com CV (DP$_{nec}$) = 10% da EAR; [c]CV (DP$_{nec}$) = 15% da EAR. *CV*, coeficiente de variação; *DPnec*, desvio-padrão da necessidade; *EAR*, necessidade média estimada. Adaptada de IOM[11] (2000).

Escolha do valor de referência apropriado

Necessidade nutricional é uma expressão definida como o menor valor de ingestão contínua do nutriente que irá manter um nível definido de nutrição em um indivíduo para um dado critério de adequação nutricional. A precisão necessária para determinação desse valor só poderia ser garantida se o indivíduo fosse avaliado em um ambiente totalmente controlado, no qual as alterações nos dados bioquímicos, fisiológicos, antropométricos e clínicos fossem comparadas à ingestão do nutriente, em análises de dose-resposta, por determinado período.

Diante dessa impossibilidade, o valor de referência das DRI que provê a melhor estimativa das necessidades do indivíduo é a EAR, pois esta representa a mediana da necessidade do nutriente para indivíduos de determinado estágio de vida e sexo. Da mesma maneira como ocorre para a estimativa da ingestão habitual, em relação à necessidade do nutriente, é importante que seja conhecida a variação da necessidade entre os indivíduos.

Para a maioria dos nutrientes, pressupôs-se uma variação interpessoal de 10%, definida pelo coeficiente de variação (CV), com exceção da niacina, cujo CV foi de 15%, e das vitaminas A, alfatocoferol, ácido ascórbico, cianocobalamina e do caroteno, cujos CV foram de 60 a 70% (ver Tabela 19.3). Para esses nutrientes com elevada variabilidade na distribuição dos dados – ou seja, com curva assimétrica –, a abordagem matemática da adequação aparente não pode ser empregada. Em tais situações, nenhuma alternativa estatística pode ser oferecida.

Assim, ao utilizar-se a EAR como parâmetro da necessidade nutricional individual, considerando-se o CV em 10%, tem-se que:

CV = (desvio-padrão da necessidade/necessidade média) × 100

Em uma distribuição normal, cerca de 95% dos indivíduos terão as necessidades atendidas com 80 a 120% da EAR (± 2 DP).

Adequação aparente

Entende-se por adequação aparente a avaliação aproximada da ingestão habitual do indivíduo em relação às suas necessidades. O uso da EAR permite o cálculo estatístico da adequação aparente da ingestão individual do nutriente, estimando-se o grau de confiança com o qual a ingestão do nutriente se aproxima da necessidade do indivíduo.

Antes de calcular a adequação aparente é necessário ter realizado o inquérito alimentar (registro alimentar ou recordatório de 24 horas) do indivíduo, durante três ou mais dias alternados e abrangendo 1 dia no fim de semana, para que se tenha a melhor estimativa da ingestão habitual do nutriente e se conheçam a EAR do nutriente e os DP da necessidade (variância interpessoal) e da ingestão individual (variância intrapessoal), definida por estudos epidemiológicos para indivíduos de mesmos estágio de vida e sexo. Os valores podem ser consultados na Tabela 19.3.

As informações são aplicadas na fórmula 19.8:

$$z = D/DPd$$

$$z = Mi - EAR / \sqrt{Vnec + (Vint/n)} \qquad (19.8)$$

em que:

D = Mi − EAR

DPd = $Vnec + (Vint/n)$

Mi = ingestão média do nutriente pelo indivíduo avaliado, obtida por aplicação de "n" inquéritos alimentares

EAR = necessidade média estimada

Vnec = (desvio-padrão da necessidade ou DP$_{nec}$)^2

Vint = (desvio-padrão da ingestão individual ou DP_{ing})^2

n = número de dias em que o indivíduo teve sua ingestão avaliada.

Como exemplo, consideremos uma paciente vegetariana que procura o nutricionista para que avalie a adequação da sua dieta em relação a zinco: T. Z. C., 32 anos, sexo feminino, ingestão média de zinco igual a 10,2 mg/dia, obtida por registro alimentar de 3 dias.

Considerando-se que a EAR para o zinco é de 6,8 µg/dia, a adequação aparente da ingestão será obtida pela identificação dos componentes da fórmula 19.8.

Lembramos que Vnec = $(DP_{nec})^2$ e Vint = $(DP_{ing})^2$, ambos os valores obtidos na Tabela 19.3:

$$z = Mi - EAR / \sqrt{DP_{nec}^2 + (DP_{ing}^2/3)}$$

$$z = 10,2 - 6,8 / \sqrt{0,68^2 + (6^2/3)}$$

$$z = 3,4 / \sqrt{0,46 + (36/3)}$$

$$z = 3,4 / \sqrt{0,46 + 12}$$

$$z = 3,4 / \sqrt{12,46}$$

$$z = 3,4 / 3,53$$

$$z = 0,96$$

O valor do escore z pode ser interpretado conforme indica a Tabela 19.4.

Portanto, como o valor de z foi 0,96 e está mais próximo de 1, conclui-se que a dieta da paciente T. Z. C. está com aporte adequado de zinco, com 85% de probabilidade de que essa afirmação esteja correta.

No exemplo, a ingestão de zinco pela mulher avaliada é superior ao valor proposto pela RDA para a faixa etária na qual ela se enquadra (8 mg/dia) e, apesar disso, a confiabilidade de que a ingestão desse nutriente esteja adequada é de apenas 85%. Isso se deve ao número de dias avaliados por aplicação do registro alimentar e ao valor do DP da ingestão habitual individual

(variância intrapessoal). Mantendo-se o mesmo valor observado pela avaliação do inquérito alimentar aplicado, à medida que aumenta o número de dias avaliados, aumenta o valor de z e, portanto, a probabilidade de se concluir acertadamente que a ingestão esteja adequada.

Na prática clínica, o profissional poderá realizar essa abordagem matemática sempre que o valor obtido para ingestão do nutriente for inferior ao recomendado pela EAR. Entretanto, se o valor estiver entre os valores da EAR e da RDA para o nutriente, deve-se considerar que há risco de inadequação e que, provavelmente, a ingestão deve ser aumentada no planejamento alimentar. Além disso, se o valor obtido for superior ao da RDA e, ao mesmo tempo, a avaliação tiver sido feita em um número expressivo de dias, a probabilidade de a ingestão do nutriente estar inadequada é baixa.

Uso da AI

Como mencionado anteriormente, o valor da AI do nutriente é utilizado apenas quando o valor da EAR não está disponível. Enquanto a EAR representa a mediana da necessidade do nutriente, a AI representa a ingestão que provavelmente excede a necessidade verdadeira, porém desconhecida, da maioria dos indivíduos de determinada população de mesmos estágio de vida e sexo.

Assim, para os nutrientes que não dispõem de EAR, usa-se a AI, em comparação ao valor da ingestão habitual do indivíduo, conforme estabelecido na fórmula 19.9.

$$z = (Mi - AI) / (DP_{ing} / \sqrt{n}) \qquad (19.9)$$

em que:

Mi = ingestão média do nutriente, obtida por aplicação dos "n" inquéritos alimentares

AI = ingestão adequada do nutriente

DP_{ing} = desvio-padrão da ingestão individual do nutriente (obtido em estudos populacionais dos EUA, corresponde à variância intrapessoal – disponível na Tabela 19.3)

n = número de dias em que o indivíduo teve sua ingestão avaliada.

A interpretação do resultado, entretanto, só poderá definir se a ingestão é superior ou não à AI, pois, nesse caso, estará certamente adequada. Se a ingestão habitual do indivíduo for inferior ao valor de AI, não será possível chegar a uma conclusão quantitativa. Os valores de z e o nível de probabilidade de se concluir acertadamente estão mostrados na Tabela 19.5.

Não será possível realizar esse cálculo matemático para os nutrientes cuja ingestão apresente distribuição assimétrica, segundo dados obtidos dos estudos populacionais dos quais se obteve o valor de AI. Nessa situação, estão os nutrientes com coeficiente de variação maior que 60 ou 70%. Além disso, tal como se observa para o cálculo da adequação aparente, o resultado dessa abordagem pela AI sofre influência do número de dias de aplicação dos inquéritos alimentares.

Na prática clínica, quando a ingestão individual for avaliada durante um grande número de dias pela aplicação de vários inquéritos alimentares, a comparação entre a ingestão habitual do indivíduo e o valor de ingestão proposto pela AI pode ser concluída qualitativamente, conforme indica a Tabela 19.6.

Uso do UL

O uso do UL permite-nos avaliar a probabilidade de risco de efeitos adversos por indivíduos que consomem quantidades

Tabela 19.4 Valores de z (razão entre D e DPd), segundo a probabilidade de concluir-se acertadamente que a ingestão habitual esteja adequada ou inadequada.

Critério z = D/DPd	Interpretação	Probabilidade de concluir-se acertadamente
> 2	Ingestão habitual adequada	0,98
> 1,65	Ingestão habitual adequada	0,95
> 1,5	Ingestão habitual adequada	0,93
> 1	Ingestão habitual adequada	0,85
> 0,5	Ingestão habitual adequada	0,7
> 0	Ingestão habitual adequada ou inadequada	0,5
> −0,5	Ingestão habitual inadequada	0,7
> −1	Ingestão habitual inadequada	0,85
> −1,5	Ingestão habitual inadequada	0,93
> −1,65	Ingestão habitual inadequada	0,95
> −2	Ingestão habitual inadequada	0,98

Adaptada de Snedecor e Cochran[16] (1980).

Tabela 19.5 Valores de z, segundo a probabilidade de se concluir acertadamente que a ingestão habitual seja maior que a ingestão adequada e menor que o limite superior de ingestão tolerável.

Critério z	Interpretação	Probabilidade de concluir-se acertadamente
> 2	Ingestão habitual adequada (excessiva)	0,98
> 1,65	Ingestão habitual adequada (excessiva)	0,95
> 1,5	Ingestão habitual adequada (excessiva)	0,93
> 1,25	Ingestão habitual adequada (excessiva)	0,9
> 1	Ingestão habitual adequada (excessiva)	0,85
> 0,85	Ingestão habitual adequada (excessiva)	0,8
> 0,68	Ingestão habitual adequada (excessiva)	0,75
> 0,5	Ingestão habitual adequada (excessiva)	0,7
> 0	Ingestão habitual adequada (excessiva)/segura	0,5
> −0,5	Ingestão habitual adequada (excessiva)	0,3 (0,7 de probabilidade de a ingestão habitual ser segura)
> −0,85	Ingestão habitual adequada (excessiva)	0,2 (0,8 de probabilidade de a ingestão habitual ser segura)
> −1	Ingestão habitual adequada (excessiva)	0,15 (0,85 de probabilidade de a ingestão habitual ser segura)

Adaptada de Snedecor e Cochran[16] (1980).

Tabela 19.6 Conclusão qualitativa da comparação entre ingestão do nutriente pelo indivíduo e ingestão adequada.

Análise comparativa	Conclusão qualitativa
Ingestão ≥ AI	A ingestão média do indivíduo provavelmente está adequada
Ingestão < AI	Não há conclusão possível

AI, ingestão adequada. Adaptada de ILSI Brasil[9] (2001).

excessivas do nutriente. Nessa avaliação, é importante verificar quais fontes do nutriente foram levadas em conta na determinação do valor de referência para que se possa compará-las às fontes do nutriente utilizadas pelo indivíduo avaliado. Além disso, ingestões excessivas só aumentam o risco de efeitos adversos à saúde quando acontecem em um período longo de tempo. Ingestões eventuais não constituem motivo de preocupação.

O cálculo de determinação da probabilidade de risco é similar ao realizado com o uso da AI. Pela fórmula 19.10, pretende-se determinar se o valor da ingestão habitual do nutriente é superior ao UL:

$$z = (Mi - UL)/(DP_{ing}/\sqrt{n}) \qquad (19.10)$$

em que:

Mi = ingestão média do nutriente, obtida por aplicação dos "n" inquéritos alimentares

UL = limite superior de ingestão tolerável

DP_{ing} = desvio-padrão da ingestão individual do nutriente (obtido em estudos populacionais dos EUA, corresponde à variância intrapessoal – disponível na Tabela 19.3)

n = número de dias em que o indivíduo teve sua ingestão avaliada.

A interpretação quantitativa do valor do escore (z) pode ser obtida mediante consulta à Tabela 19.6. Nos casos em que a ingestão do nutriente foi observada durante um grande número de dias, a conclusão qualitativa pode ser realizada, de maneira simplificada, conforme demonstrado na Tabela 19.7.

Tabela 19.7 Conclusão qualitativa da comparação entre ingestão do nutriente pelo indivíduo e limite superior de ingestão tolerável.

Análise comparativa	Conclusão qualitativa
Ingestão ≥ UL	Há risco potencial de efeitos adversos à saúde
Ingestão < UL	Provavelmente a ingestão é segura

UL, limite superior de ingestão tolerável. Adaptada de ILSI Brasil[9] (2001).

Como mencionado a respeito do uso dos valores de referência das DRI (EAR e AI), essa abordagem matemática de avaliação do risco de efeitos adversos pelo UL não poderá ser realizada para os nutrientes cuja ingestão apresente distribuição assimétrica (CV > 60 ou 70%).

INGESTÃO DIÁRIA RECOMENDADA DE MINERAIS

Cálcio

Os valores de referência de ingestão de cálcio são apresentados na Tabela 19.8.

O cálcio é um mineral que atua sobre a saúde óssea e os sistemas vascular, neuromuscular e glandular.[5,17,18] As principais fontes desse mineral incluem laticínios, como leites, queijos e iogurtes, além de alimentos como sardinha, espinafre, repolho e brócolis. Após a ingestão, aproximadamente 20 a 60% do cálcio dietético são absorvidos no intestino, estimulado pelo calcitriol, a forma biologicamente ativa da vitamina D.[19] Assim como a

Tabela 19.8 Valores de referência de ingestão de cálcio.

Estágio de vida	Recomendações nutricionais (mg/dia)			
	EAR	RDA	AI	UL
Crianças e adolescentes				
0 a 6 meses	–	–	200	1.000
7 a 12 meses	–	–	260	1.500
1 a 3 anos	500	700	–	2.500
4 a 8 anos	800	1.000	–	2.500
9 a 18 anos	1.100	1.300	–	3.000
Homens				
19 a 50 anos	800	1.000	–	2.500
51 a 70 anos	800	1.000	–	2.000
≥ 70 anos	1.000	1.200	–	2.000
Mulheres				
19 a 50 anos	800	1.000	–	2.500
51 a 70 anos	1.000	1.200	–	2.000
≥ 70 anos	1.000	1.200	–	2.000
Gestantes				
≤ 18 anos	1.100	1.300	–	3.000
19 a 50 anos	800	1.000	–	2.500
Lactantes				
≤ 18 anos	1.100	1.300	–	3.000
19 a 50 anos	800	1.000	–	2.500

AI, ingestão adequada; *EAR*, necessidade média estimada; *RDA*, ingestão dietética recomendada; *UL*, limite superior de ingestão tolerável. Adaptada de IOM[17] (2011).

vitamina D, as recomendações nutricionais de cálcio foram estabelecidas na primeira reunião do comitê do IOM dos EUA para elaboração das DRI, em 1997.

Naquela época, devido à falta de evidências suficientes para sustentar a determinação da EAR e da RDA, a AI foi utilizada como valor de referência para o consumo de cálcio, para o qual se levavam em conta as taxas desejáveis de retenção do mineral, cálculos fatoriais de necessidade nutricional, bem como estudos sobre densidade e conteúdo mineral ósseo. Para lactentes, foi utilizado o teor de cálcio no leite humano e em alimentos sólidos. Os valores de UL tiveram como base o desenvolvimento de uma condição clínica conhecida como "síndrome do leite alcalino", caracterizada por hipercalcemia e insuficiência renal.[5,17,20]

A revisão da DRI em 2011 possibilitou que os valores de EAR e RDA fossem determinados, e estes objetivaram a saúde óssea do indivíduo, no que diz respeito a manutenção e perda óssea, de acordo com a necessidade específica para cada estágio de vida. Verificou-se ainda que a relação entre dose e resposta do cálcio é afetada pelo crescimento ósseo até a puberdade, bem como pelo envelhecimento, embora haja preocupação quanto à determinação de valores que não se aproximem do UL do mineral.[17]

Para lactentes, não há embasamento científico suficiente para determinação de valores de EAR e RDA, como ocorre para a maioria dos micronutrientes; para isso, utiliza-se a AI. Nessa fase da vida, recomenda-se o leite humano como alimento-fonte do nutriente, visto que não existem estudos que apontem que lactentes alimentados exclusivamente com leite materno tenham qualquer tipo de deficiência por cálcio. Consideram-se, portanto, para bebês de até 6 meses de vida, dados sobre a ingestão média de leite nessa população, o teor do mineral no leite humano e sua biodisponibilidade. Entre 6 e 12 meses, no entanto, devido à introdução da alimentação complementar, a AI é ligeiramente maior, pois o cálcio passa a ser obtido também por meio do consumo de alimentos sólidos.[17]

Para determinação dos valores de referência para crianças e adolescentes, ponderou-se o consumo de cálcio capaz de suprir o crescimento ósseo e de manter um balanço positivo do mineral no organismo. O volume significativo de estudos sobre essa população possibilitou o estabelecimento de EAR e RDA para o nutriente, que foram baseadas principalmente nas medidas que permitiram a avaliação do acúmulo de cálcio no osso a partir de cálculos fatoriais, como a densitometria óssea e a retenção média do mineral.[17] No Brasil, a Sociedade Brasileira de Pediatria define a ingestão diária recomendada de cálcio de 500 a 700 mg/dia para crianças de 1 a 3 anos e de 800 a 1.000 mg/dia para crianças de 4 a 8 anos.[21]

Essas recomendações, no entanto, sofrem variação nas crianças e nos adolescentes, devido ao crescimento pré-puberal. Assim, à medida que aumenta a idade do indivíduo, há maior demanda de cálcio pelo organismo e, consequentemente, aumento dos seus valores de referência. Todavia, esse incremento na ingestão recomendada do mineral só ocorre até os 18 anos, quando ainda há necessidade de manter o balanço nutricional positivo.[17]

Para adultos de 19 a 50 anos, a recomendação de cálcio foi estabelecida tendo como objetivos a manutenção óssea e o equilíbrio do nutriente, utilizando-se como base o relatório de Hunt e Johnson.[22] Nesse estudo, o consumo de cálcio avaliado possibilitou a determinação de valores que favoreçam a manutenção de um balanço de cálcio neutro no organismo.[17]

Entre 51 e 70 anos, a recomendação de cálcio obtida de estudos que avaliaram densidade mineral óssea é influenciada pelo sexo, o que não ocorre em nenhuma das outras faixas etárias.

Essa diferença deve-se ao fato de que as mulheres têm perda óssea relacionada com o envelhecimento mais precocemente que os homens, devido ao início da menopausa, tendo, portanto, valores de referência superiores. Ressalte-se, entretanto, que a grande variabilidade da população feminina quanto à época de início da menopausa, bem como a incerteza quanto aos efeitos positivos da suplementação com cálcio sobre a redução do risco de fratura óssea, é fator limitador da determinação da DRI para esse grupo.[17]

A partir dos 70 anos, tanto homens quanto mulheres têm perda óssea relevante, e a recomendação de consumo de cálcio é direcionada para redução no grau de perda óssea e de fraturas decorrentes da osteoporose. Os estudos utilizam o risco de fratura como principal marcador para o estabelecimento das DRI, mas existem poucas evidências científicas que sustentem esses dados, pois na maioria das vezes a fratura é relatada pelo próprio indivíduo. O comitê da DRI considerou, portanto, a proteção da saúde pública como prioridade e recomendou na EAR um acréscimo de 200 mg/dia aos níveis de ingestão da população adulta.[17]

No que diz respeito a gestantes e lactantes, não há diferença entre os valores de consumo de cálcio recomendados para esses grupos, sendo a variação relacionada com a puberdade; isso resulta na utilização dos mesmos valores de referência adotados para mulheres das faixas etárias que não constam nesses estágios de vida. Além de o consumo adicional do nutriente não trazer qualquer benefício para a gestante ou lactante nem para o bebê, as evidências científicas mostram que a gestação e a lactação exercem efeito protetor fisiológico sobre a densidade mineral óssea, alterando inclusive a reabsorção óssea na gestante para manter os valores adequados no bebê sem prejudicar o acúmulo do mineral no seu organismo.[17]

Após a revisão da DRI para cálcio, o UL passou a utilizar estudos que avaliavam não apenas a "síndrome do leite alcalino", a qual representa um estado crônico de excesso de consumo do mineral no organismo, mas também sinais e sintomas detectados previamente à sua manifestação, como hipercalcemia e hipercalciúria. Para determinação do UL, foram consideradas: em indivíduos mais jovens, a excreção do cálcio; e, em mais idosos, a formação de cálculos renais.[17]

Ressalte-se que a toxicidade do cálcio dificilmente pode ser alcançada por meio do consumo de alimentos-fonte do nutriente. A maioria dos relatos relacionados com a toxicidade do mineral envolve o uso de suplementos nutricionais pela população, embora inúmeras variáveis interfiram nesse processo, como a ocorrência de doenças preexistentes, de cálculos renais, o início da menopausa e a ingestão de vitamina D.[17]

O UL de cálcio atinge valor máximo de 3.000 mg/dia entre a população adolescente, devido às maiores necessidades advindas do estirão de crescimento puberal e ósseo dessa população. Em lactentes, os valores de referência foram baseados no NOAEL, e consideram-se os níveis de ingestão que não alteram os valores de ferro nem a excreção de cálcio no organismo. Com o aumento da idade, há maior tolerância ao mineral e, consequentemente, os valores de UL do cálcio são superiores, sendo usado como referência o LOAEL. Essa condição não é adotada para lactentes de 6 a 12 meses, em vista da falta de estudos com essa população específica, o que requer mais cautela na determinação do UL.[17]

Com relação às gestantes, pesquisas mostram que a hipercalciúria pode ser comum nessa população, decorrente do aumento da absorção do mineral pelo intestino; no entanto, faltam evidências suficientes para que o UL estabelecido seja diferente daquele para mulheres não gestantes na mesma faixa etária. Em lactantes, é possível a ocorrência de hipercalcemia devido ao alto consumo do mineral e à menor excreção na urina, mas a literatura carece de dados que sustentem alterações no UL dessa população em comparação às mulheres que não estejam amamentando.[17]

Desse modo, destaca-se a necessidade de novos estudos que possibilitem melhor embasamento para o estabelecimento dos valores de referência para o consumo de cálcio, ao englobar crianças e idosos, além de melhor estratificação acerca do período da menopausa em mulheres, da insuficiência de estudos de intervenção que investiguem a relação entre dose e resposta do cálcio, bem como do uso combinado do mineral com vitamina D, o que dificulta a mensuração dos efeitos dos nutrientes isolados.[17]

Cobre

Os valores de referência de ingestão de cobre são apresentados na Tabela 19.9.

O cobre é um elemento-traço essencial ao ser humano, pois participa como cofator de enzimas que catalisam reações de oxidorredução importantes para a produção de energia, defesa antioxidante, maturação do tecido conjuntivo, metabolismo do ferro, neurotransmissão e função imunológica. Esse nutriente tem como fontes alimentares fígado, mariscos e crustáceos, carne vermelha, batatas, nozes, grãos integrais e sementes.[24]

É importante destacar que o teor de cobre nos alimentos depende das suas quantidades no solo e nos lençóis freáticos, práticas de agricultura, tipo de sistema de encanamento e poluição industrial. Associado a isso, as baixas especificidade e sensibilidade dos atuais biomarcadores de cobre limitam o entendimento sobre a relação entre a ingestão desse mineral e seus efeitos na saúde, o que, por sua vez, dificulta a definição do valor recomendado para a ingestão diária.[25]

Tabela 19.9 Valores de referência de ingestão de cobre.

Estágio de vida	Recomendações nutricionais (μg/dia)			
	EAR	RDA	AI	UL
Crianças e adolescentes				
0 a 6 meses	–	–	200	–
7 a 12 meses	–	–	220	–
1 a 3 anos	260	340	–	1.000
4 a 8 anos	340	440	–	3.000
9 a 13 anos	540	700	–	5.000
14 a 18 anos	685	890	–	8.000
Adultos e idosos				
19 a 70 anos	700	900	–	10.000
≥ 70 anos	700	900	–	10.000
Gestantes				
≤ 18 anos	785	1.000	–	8.000
19 a 50 anos	800	1.000	–	10.000
Lactantes				
≤ 18 anos	985	1.300	–	8.000
19 a 50 anos	1.000	1.300	–	10.000

AI, ingestão adequada; *EAR*, necessidade média estimada; *RDA*, ingestão dietética recomendada; *UL*, limite superior de ingestão tolerável. Adaptada de IOM[23] (2001).

Nesse cenário, o estabelecimento dos valores de EAR para o cobre foi baseado em estudos de depleção e repleção que avaliaram a relação entre a ingestão desse micronutriente e mudanças nos seus respectivos biomarcadores, inclusive cobre plasmático, cobre plaquetário, ceruloplasmina sérica e atividade da enzima superóxido-dismutase eritrocitária.[23] Assim, foram propostas três situações:

- Ingestão deficiente: quando, durante dieta experimental, observava-se redução das concentrações séricas de cobre e ceruloplasmina, e na atividade da superóxido-dismutase. Tal situação era revertida pelo acréscimo do mineral à dieta
- Ingestão marginal: quando, durante dieta experimental, as concentrações de cobre plasmático e ceruloplasmina sérica mantinham-se constantes, mas verificava-se redução na concentração plaquetária do mineral
- Ingestão adequada: quando a quantidade oferecida de cobre na dieta experimental era suficiente para manutenção da homeostase do mineral, não sendo observadas mudanças nos seus biomarcadores.

Devido à existência de poucos estudos que investigaram a relação entre a ingestão de cobre e seu estado nutricional na perspectiva citada anteriormente, não há diferenciação dos valores de ingestão dietética por homens e mulheres. Pelo mesmo motivo, as DRI de cobre para crianças a partir de 1 ano e adolescentes foram estimadas com base nos valores da faixa etária adulta.[23]

Para estimativa das necessidades de cobre na gestação, considerou-se, adicionalmente ao valor de EAR para adultos, a quantidade do nutriente destinada aos tecidos fetais e maternos, e ao líquido amniótico. De modo semelhante, para lactantes considerou-se a ingestão de cobre necessária para repor a quantidade do mineral secretada diariamente no leite materno.[23] Em relação ao cálculo da RDA para o cobre, adotou-se coeficiente de variação de 15% em relação aos valores de EAR, devido à limitação de estudos para determinar o DP da necessidade desse micronutriente nos diferentes estágios de vida.[23]

No caso de crianças menores de 1 ano, foram estabelecidos apenas os valores de AI devido à ausência de critérios funcionais do estado nutricional relativo ao cobre nesse grupo etário. Assim, para crianças de 0 a 6 meses de vida, a AI foi estimada com base na ingestão média de cobre em situação de aleitamento materno exclusivo; para crianças de 7 a 12 meses, foi acrescida a esse valor a quantidade média de ingestão de cobre na fase da alimentação complementar, tendo como referência os dados da *Third National Health and Nutrition Examination Survey* (III NHANES), realizada nos EUA.[23]

Os valores de UL estimados para o cobre consideraram a possibilidade de dano hepático decorrente da ingestão desse mineral em quantidades elevadas, particularmente, sob uso de forma crônica. Todavia, ressalta-se que sintomas gastrintestinais podem ocorrer com a ingestão de cobre em quantidades inferiores ao UL, caracterizando o quadro de toxicidade aguda.[23,26]

Cromo

Os valores de referência de ingestão de cromo são apresentados na Tabela 19.10.

O cromo, na sua forma trivalente, tem sido considerado um elemento importante para a saúde humana, pois parece exercer efeitos benéficos ao atuar na via de sinalização da insulina, participar da síntese de citocinas e contribuir para a manutenção dos valores adequados de colesterol.[27,28] No entanto, ressalta-se

Tabela 19.10 Valores de referência de ingestão de cromo.

Estágio de vida	Recomendações nutricionais (μg/dia)			
	EAR	RDA	AI	UL
Crianças				
0 a 6 meses	–	–	0,2	–
7 a 12 meses	–	–	5,5	–
1 a 3 anos	–	–	11	–
4 a 8 anos	–	–	15	–
Meninos				
9 a 13 anos	–	–	25	–
14 a 18 anos	–	–	35	–
Meninas				
9 a 13 anos	–	–	21	–
14 a 18 anos	–	–	24	–
Homens				
19 a 50 anos	–	–	35	–
≥ 51 anos	–	–	30	–
Mulheres				
19 a 50 anos	–	–	25	–
≥ 51 anos	–	–	20	–
Gestantes				
≤ 18 anos	–	–	29	–
19 a 50 anos	–	–	30	–
Lactantes				
≤ 18 anos	–	–	44	–
19 a 50 anos	–	–	45	

AI, ingestão adequada; *EAR*, necessidade média estimada; *RDA*, ingestão dietética recomendada, *UL*, limite superior de ingestão tolerável. Adaptada de IOM[23] (2001).

que ainda existem controvérsias sobre a essencialidade desse mineral em função da limitação dos estudos que evidenciaram tanto as funções quanto as consequências de sua deficiência e ainda os efeitos da suplementação. Assim, o cromo tem sido considerado mais recentemente como um elemento com propriedades farmacológicas em vez de nutricionais. Todavia, segundo as recomendações do IOM, atualizadas apenas em 2001, o cromo ainda é considerado um nutriente.[27] Nos alimentos, o cromo pode ser encontrado no salmão, nos ovos, no brócolis, nos grãos integrais e em alguns crustáceos.[28]

Nesse cenário, foram estabelecidos apenas valores de AI para o cromo tendo em vista a insuficiência de dados sobre sua homeostase no organismo e seu teor nos alimentos, o que dificulta o estudo da relação entre a ingestão desse mineral e seus efeitos em prol da saúde, o que contribuiu para o estabelecimento de apenas valores de AI.[23] Para adultos, os valores de AI têm como base estudo realizado por Anderson et al.,[29] no qual foram elaboradas estimativas da ingestão de cromo em função da ingestão calórica recomendada considerando-se uma dieta balanceada – ou seja, levou-se em conta que as necessidades do mineral variam conforme o gasto energético total de um indivíduo (13,4 μg/1.000 kcal).[23]

Os valores de AI para crianças acima de 1 ano, adolescentes e idosos foram extrapolados a partir da recomendação para adultos. No caso de gestantes e lactantes, a estimativa da AI também levou em consideração, respectivamente, um ganho

de peso gestacional médio de 16 kg e a ingestão necessária de cromo para repor a quantidade do mineral secretada no leite materno.[23]

Para crianças de 0 a 6 meses de vida, os valores de AI foram estabelecidos com base na ingestão média de cromo em situação de aleitamento materno exclusivo. E para crianças de 7 a 12 meses de vida, foi acrescida a esse valor a estimativa da ingestão de cromo, considerando-se uma contribuição energética média de 400 kcal oriunda dos alimentos complementares.[23]

Em relação à toxicidade do cromo, foram analisados estudos que avaliaram apenas os efeitos adversos da ingestão excessiva de cromo trivalente, forma química encontrada nos alimentos. Devido à sua biodisponibilidade reduzida, o cromo trivalente tem nível de toxicidade baixo; todavia, a insuficiência de dados não permitiu o estabelecimento de valores de UL, sendo necessário cautela no uso regular de suplementos com esse mineral.[23] Ao contrário, o cromo na sua forma hexavalente, utilizado em vários segmentos industriais, apresenta efeitos tóxicos graves para seres humanos, de modo que a exposição ocupacional ou a ingestão de alimentos e água contaminados podem causar problemas dermatológicos, respiratórios e hepáticos, além de aumentar o risco de carcinogênese.[28]

Ferro

Os valores de referência de ingestão de ferro são apresentados na Tabela 19.11.

Tabela 19.11 Valores de referência de ingestão de ferro.

Estágio de vida	Recomendações nutricionais (μg/dia)			
	EAR	RDA	AI	UL
Crianças				
0 a 6 meses	–	–	0,27	40
7 a 12 meses	6,9	11	–	40
1 a 3 anos	3	7	–	40
4 a 8 anos	4,1	10	–	40
Meninos				
9 a 13 anos	5,9	8	–	40
14 a 18 anos	7,7	11	–	45
Meninas				
9 a 13 anos	5,7	8	–	40
14 a 18 anos	7,9	15	–	45
Homens				
19 a 70 anos	6	8	–	45
> 70 anos	6	8	–	45
Mulheres				
19 a 50 anos	8,1	18	–	45
≥ 51 anos	5	8	–	45
Gestantes				
≤ 18 anos	23	27	–	45
19 a 50 anos	22	27	–	45
Lactantes				
≤ 18 anos	7	10	–	45
19 a 50 anos	6,5	9	–	45

AI, ingestão adequada; *EAR*, necessidade média estimada; *RDA*, ingestão dietética recomendada; *UL*, limite superior de ingestão tolerável. Adaptada de IOM[23] (2001).

O ferro é encontrado nos alimentos nas formas químicas heme (Fe^{2+}) e não heme (Fe^{3+}). O ferro heme está presente nas moléculas de hemoglobina e mioglobina, tendo, portanto, como fontes alimentares as carnes e as vísceras. Já o ferro não heme constitui outros tipos de proteínas e está presente em vegetais, leite e ovos. Vale ressaltar que o ferro do tipo heme tem taxa de absorção superior ao ferro não heme, sendo esse um fator importante que influencia o estabelecimento das recomendações dietéticas desse elemento.[30]

No organismo humano, o ferro compõe o grupo prostético de proteínas, participando, por meio de suas propriedades de oxirredução, de processos bioquímicos importantes, a exemplo da respiração celular. Uma das funções mais conhecidas e estudadas desse mineral refere-se ao seu papel no transporte de oxigênio aos tecidos por meio da molécula de hemoglobina, a qual contém cerca de dois terços do total de ferro presente no organismo. Assim, a manutenção adequada da eritropoese é um dos principais parâmetros considerados para o cálculo dos valores de DRI de ferro em todas as faixas etárias.[23,31]

Nesse contexto, para a estimativa das necessidades de ferro, utiliza-se o método fatorial, o qual considera as perdas diárias do mineral em vários compartimentos corporais, bem como as quantidades necessárias para o crescimento e o desenvolvimento. O valor obtido reflete a quantidade de ferro que deve ser absorvida, sendo ainda necessário ajustá-lo por um fator de biodisponibilidade para estimar a quantidade recomendada de ingestão dietética.[30,31]

Esse fator de biodisponibilidade, por sua vez, depende da forma química do ferro e da presença de compostos facilitadores ou inibidores da absorção desse nutriente na alimentação. Assim, verificam-se variações no valor de biodisponibilidade do ferro entre populações de diferentes regiões, cultura e hábitos alimentares, o que tem um impacto direto na estimativa das recomendações dietéticas.[32] Nessa perspectiva, os valores de DRI para o ferro foram estimados considerando a taxa de biodisponibilidade de 18% do mineral em dietas canadenses e americanas, conforme sugerido pela Organização Mundial da Saúde (OMS)[33] e por Hallberg e Rossander-Hultén.[34] Entretanto, no Brasil, é proposto o uso do valor de 10% para o cálculo da ingestão diária recomendada.[35]

No que diz respeito ao estabelecimento das DRI para o ferro conforme os ciclos de vida, em adultos, a EAR foi estimada com o propósito de assegurar o suprimento adequado do mineral para a eritropoese na medula óssea, mantendo-se uma reserva mínima desse micronutriente no organismo (avaliada pelas concentrações séricas de ferritina). Para o estabelecimento desses valores, foram levadas em conta as perdas basais de ferro pelas fezes, pela urina e pela pele. Especificamente para mulheres em idade reprodutiva, observa-se aumento das necessidades de ferro devido às perdas desse mineral no período da menstruação, o que resulta em valores superiores de EAR em comparação aos homens.[23]

Durante a gestação, a necessidade de ferro é aumentada devido à expansão do volume plasmático e da massa de hemoglobina, e por causa da quantidade do mineral destinada ao feto e à placenta. A influência desses fatores na quantidade de ferro necessária ao organismo da gestante varia e depende do período da gravidez. Assim, é oportuno destacar que o valor da EAR para esse grupo se baseou no terceiro trimestre de gestação, período de maior demanda desse micronutriente. Para mulheres lactantes, o valor da EAR foi estimado a partir das perdas basais acrescido da quantidade de ferro secretada no leite materno e com atenção à ausência de perdas de ferro pela menstruação nesse período.[23]

Para crianças na faixa etária de 0 a 6 meses, não há indicadores que permitam a estimativa de valores de EAR; portanto, estão estabelecidos apenas valores de AI, os quais foram calculados com base na quantidade de ferro secretada no leite materno. Em relação às crianças de até 8 anos, o crescimento é um dos principais componentes que determinam a necessidade de ferro, refletida por aumento do volume sanguíneo e da concentração de hemoglobina, e por deposição de ferro nos tecidos. Para crianças de 7 a 12 meses, além dos fatores citados anteriormente, foi levada em consideração a biodisponibilidade reduzida do ferro presente nos cereais fortificados, que constituem a base da alimentação nessa faixa etária, o que resultou em acréscimo de 10% nos valores de EAR.[23]

Na faixa de 9 a 18 anos, o crescimento permanece como um dos determinantes das necessidades de ferro; entretanto, devido ao processo de maturação sexual, os valores de EAR distinguem-se entre os sexos. Particularmente, em adolescentes a partir dos 14 anos, pressupõe-se o início da menstruação, o que influencia diretamente a necessidade desse micronutriente nesse grupo. Vale ressaltar que, no caso de adolescentes que menstruaram antes dos 14 anos, recomenda-se acréscimo de 2,5 mg/dia ao valor de EAR proposto para sua faixa etária.[23]

O excesso de ingestão de ferro está associado a riscos à saúde, pois, nessas situações, parte do mineral encontra-se em forma não ligada a proteínas específicas de armazenamento e transporte, a exemplo da ferritina e da transferrina. O ferro em sua forma livre participa de reações de oxirredução, causando danos oxidativos às moléculas e estruturas orgânicas. Entre os possíveis efeitos adversos oriundos da ingestão de quantidades elevadas de ferro, apenas as alterações gastrintestinais (náuseas, vômitos e diarreia), por apresentarem evidências científicas suficientes, foram utilizadas para a determinação dos valores de UL.[23]

Nesse cenário, destaca-se a necessidade da realização de pesquisas que contribuam para o aprimoramento das recomendações dietéticas de ferro, particularmente, tendo em vista que a deficiência desse mineral constitui a carência nutricional mais comum no mundo. Assim, o desenvolvimento de modelos para avaliar a biodisponibilidade desse nutriente em diferentes tipos de dieta e grupos populacionais associado à investigação da relação dose-resposta entre o ferro e desfechos de saúde, bem como à identificação de fatores genéticos que influenciam o estado nutricional e o metabolismo desse nutriente, representa temática importante de pesquisa na perspectiva da atualização dos valores de DRI para o ferro.[31]

Fósforo

Os valores de referência de ingestão de fósforo são apresentados na Tabela 19.12.

O fósforo, um mineral importante para corpo humano, é encontrado nos ossos, nos dentes, nas membranas celulares como fosfolipídios e ainda em estruturas como nucleotídios e ácidos nucleicos, com papel relevante na regulação do pH e na produção de energia.[5,18,20] As recomendações nutricionais de fósforo foram estabelecidas na primeira reunião do comitê do IOM dos EUA para elaboração das DRI, em 1997.

As principais fontes alimentares do fósforo incluem leite e derivados, além de carnes e aves. Esse nutriente pode ser encontrado em forma natural (orgânica) ou adicionado nos alimentos durante o seu processamento (inorgânica), sendo a primeira absorvida de forma lenta e menos eficiente (40 a 60%), enquanto os sais de fósforo inorgânicos são absorvidos de forma rápida e eficiente (80 a 100%). O conteúdo total de fósforo e as

Tabela 19.12 Valores de referência de ingestão de fósforo.

Estágio de vida	Recomendações nutricionais (mg/dia)			
	EAR	RDA	AI	UL
Crianças e adolescentes				
0 a 6 meses	–	–	100	–
7 a 12 meses	–	–	275	–
1 a 3 anos	380	460	–	3.000
4 a 8 anos	405	500	–	3.000
9 a 18 anos	1.055	1.250	–	4.000
Adultos e idosos				
19 a 70 anos	580	700	–	4.000
≥ 70 anos	580	700	–	3.000
Gestantes				
≤ 18 anos	1.055	1.250	–	3.500
19 a 50 anos	580	700	–	3.500
Lactantes				
≤ 18 anos	1.055	1.250	–	4.000
19 a 50 anos	580	700	–	4.000

AI, ingestão adequada; *EAR*, necessidade média estimada; *RDA*, ingestão dietética recomendada; *UL*, limite superior de ingestão tolerável. Adaptada de IOM[20] (1997).

características relacionadas à sua absorção têm papel relevante sobre a regulação hormonal do nutriente no organismo.[36]

Os valores de referência de fósforo propostos nas DRI foram baseados nos estudos sobre a concentração de fosfato inorgânico presente no soro de indivíduos adultos, cálculos fatoriais de necessidade nutricional, bem como no teor do nutriente no líquido extracelular e no leite humano. A determinação do UL foi feita a fim de evitar o desenvolvimento de hiperfosfatemia, causada pelo consumo excessivo de fósforo, condição que pode ter impacto negativo sobre o sistema renal, ao promover a calcificação de tecidos moles, além de reduzir a absorção de cálcio no organismo.[5,20]

Nesse sentido, não há valores de EAR e RDA determinados para o fósforo em lactentes; é utilizada, portanto, a AI, que, assim como outros nutrientes, foi baseada no consumo médio do mineral obtido do leite humano para bebês de 0 a 6 meses de vida. No entanto, para lactentes de 7 a 12 meses, as DRI foram elaboradas a partir do teor de fósforo de fórmulas infantis e alimentos sólidos, pois não existem estudos com base na ingestão de leite humano para essa faixa etária. O aumento nos valores de AI para esse último grupo ocorre devido à introdução da alimentação complementar nesse estágio de vida.[5,20]

Destaca-se que, apesar das pequenas quantidades de fósforo encontradas no leite humano, não há qualquer evidência de deficiência do nutriente em lactentes alimentados exclusivamente com leite materno até os 6 meses de vida. Ao contrário, essa característica tem efeito protetor no organismo, pois promove redução das concentrações intestinais do mineral e, consequentemente, do pH das fezes, o que reduz o risco de proliferação de bactérias patogênicas no lactente, contribuindo para a função imunológica.[5,20]

Para crianças e adolescentes, a determinação dos valores de referência de fósforo, estabelecida a partir de cálculos fatoriais, levou em conta composição do mineral nos tecidos moles e no tecido ósseo, crescimento corporal, absorção no intestino e excreção do nutriente na urina. Esses valores aumentam com a idade, atingindo as maiores faixas de recomendação de EAR e RDA de fósforo na população adolescente. Isso se deve ao estirão de crescimento associado ao início da puberdade e à constante variação da absorção no intestino e do teor de fósforo presente no líquido extracelular.[5,20]

Contudo, os valores recomendados de consumo de fósforo para adolescentes de 14 a 18 anos são limitados, visto que, na época da elaboração das DRI, não existiam estudos clínicos com essa população, e o que se utilizava como base para o cálculo fatorial eram apenas os dados de composição corporal de indivíduos de menos de 14 anos.[20]

Para adultos de 19 a 50 anos, a recomendação de fósforo foi estabelecida com base nas concentrações de fosfato inorgânico sérico. O fósforo dietético analisado estava presente em dietas diversificadas, com fontes alimentares como cereais e bebidas gaseificadas, e observou-se que os adultos apresentam pouca variação na absorção do nutriente, o que permitiu o estabelecimento dos valores de ingestão de fósforo de 580 e 700 mg/dia para EAR e RDA, respectivamente.[5,20] O Brasil utiliza a RDA como recomendação de consumo desse nutriente.[35]

Para adultos com idade superior a 50 anos e idosos, EAR e RDA foram determinadas a partir da extrapolação dos dados de pesquisas realizadas com adultos com menos de 50 anos. As evidências científicas disponíveis para elaboração das DRI de fósforo não foram suficientes para determinar se o envelhecimento pode reduzir a absorção do mineral e, consequentemente, ter influência nos valores de referência. Por outro lado, as mudanças decorrentes da idade sobre a depuração renal não influíram nas concentrações séricas do fosfato inorgânico, nem mesmo nas DRI.[5,20]

É válido ressaltar que os estudos utilizados para o estabelecimento das DRI não mostraram diferença significativa nas necessidades nutricionais de fósforo entre homens e mulheres, o que resultou em valores iguais para esses grupos, da mesma faixa etária.[20]

No que diz respeito a gestantes e lactantes, não há diferença entre os valores de recomendação de consumo de fósforo para esses grupos; são utilizados como referência os cálculos fatoriais para adolescentes e estudos que avaliaram as concentrações séricas de fosfato inorgânico para indivíduos adultos. A diferença nos valores de EAR e RDA está relacionada apenas com a puberdade, e não há mudança na recomendação para gestantes e lactantes e mulheres da mesma faixa etária que não estejam nessas circunstâncias de vida.[5,20]

Sobre esse tema, é oportuno mencionar que as demandas nutricionais elevadas de gestantes e lactantes para promover o crescimento do bebê são supridas por adaptações fisiológicas próprias desses períodos. Durante a gestação, por exemplo, há aumento de 10 a 15% na absorção de fósforo materno, devido a alterações no metabolismo da vitamina D e do cálcio. Em lactantes, independentemente do consumo do nutriente, as concentrações séricas de fósforo apresentam-se elevadas, o que se deve ao aumento da reabsorção óssea, à redução do paratormônio no soro e à redução da excreção urinária do mineral.[20]

Associado a isso, as DRI destacam a necessidade de atenção especial à dieta de gestantes ou lactantes multíparas e adolescentes. Nesse sentido, orienta-se que o consumo adequado de cálcio tem papel relevante, pois dietas pobres nesse nutriente podem aumentar as concentrações de paratormônio no soro e, assim, reduzir a reabsorção de fósforo nos túbulos renais, aumentando a excreção na urina pela gestante, o que pode prejudicar o crescimento do bebê.[20]

Com relação ao UL, os valores para o fósforo foram determinados com o objetivo de não prejudicar a saúde óssea de crianças e adolescentes e ainda estabelecer relação entre o consumo do mineral e sua concentração sérica em crianças e adultos. Nesse sentido, quando há excesso na ingestão do nutriente, ocorre aumento do fósforo inorgânico no líquido extracelular, causando hiperfosfatemia. Esta pode alterar o metabolismo do cálcio e da vitamina D, por contribuir para desequilíbrio no controle homeostático do cálcio, promover calcificação em tecidos moles, bem como comprometer a estabilidade do esqueleto, aumentando sua porosidade.[20]

Para determinação dos valores de referência do UL, foram utilizados dados do consumo total de alimentos, água e suplementos de indivíduos adultos que não representam risco à saúde e sua associação com os níveis séricos de fosfato inorgânico. A maioria das pesquisas que avaliaram os efeitos adversos do alto consumo de fósforo usou modelos animais, nos quais a densidade do mineral é extremamente elevada quando se compara com aquela observada com base na dieta humana. Assim, a extrapolação desses dados para seres humanos configura margem de segurança para a ingestão do nutriente, embora constitua uma limitação à determinação das DRI.[20]

Os valores de UL para fósforo em lactentes não foram estabelecidos, devido à falta de evidências científicas dos efeitos adversos do consumo elevado do mineral nessa população. Além disso, o tipo de dieta pode ter relação com a determinação do UL, devido ao elevado teor do nutriente presente nas fórmulas infantis, quando comparadas ao leite humano. Outro aspecto que deve ser analisado diz respeito à imaturidade renal das crianças, que pode aumentar o risco de hipocalcemia por ingestão excessiva do nutriente e promover impacto negativo na saúde óssea, dadas as necessidades de crescimento próprias desse estágio de vida.[5,20]

Para definição do UL de 3.000 mg/dia para crianças de 1 a 8 anos, adaptou-se o valor de referência dos adultos, pois o menor tamanho corporal da população infantil confere maior suscetibilidade a possíveis efeitos adversos da ingestão excessiva de fósforo. Em adolescentes, não há evidências dessa característica, o que possibilitou que os valores estabelecidos para UL fossem iguais aos de adultos e idosos de até 70 anos – ou seja, de 4.000 mg/dia.[20]

Em idosos acima de 70 anos, foi estabelecido UL inferior aos valores recomendados para adultos, em virtude da elevada prevalência, nesse grupo, de insuficiência renal, que pode comprometer a excreção de fósforo e cursar precocemente com efeito adverso à saúde. Entretanto, essa medida de cautela dificilmente é alcançada, pois o hábito da população idosa de utilizar suplementos com cálcio para tratar osteoporose pode reduzir a absorção de fósforo no organismo, provocando deficiência desse elemento.[20]

Em gestantes, o UL para fósforo é menor que em mulheres não gestantes da mesma faixa etária. Essa recomendação está associada ao aumento da absorção de fósforo próprio da gestação, que possibilita que seja feita uma espécie de "desconto" proporcional ao incremento absortivo sobre o valor do UL. Durante a lactação, não há indícios de alterações detectáveis que sustentem recomendações de UL divergentes daquelas para mulheres não lactantes.[5,20]

Assim, tendo em vista a escassez de estudos que avaliem as concentrações séricas de fosfato inorgânico em todas as populações que não a população adulta, faz-se necessário o desenvolvimento de pesquisas que sustentem com maior acurácia as recomendações de ingestão de fósforo por lactentes, crianças,

adolescentes e idosas, bem como seu efeito sobre o metabolismo do cálcio. Além disso, deve-se investigar se o consumo de alimentos com alto teor do nutriente (p. ex., bebidas gaseificadas de sabor cola e aditivos alimentares que tenham fosfato em sua composição) pode interferir na recomendação de fósforo ou provocar efeitos adversos à saúde da população.[20]

Iodo

Os valores de referência de ingestão de iodo são apresentados na Tabela 19.13.

O iodo destaca-se por ser essencial para a síntese dos hormônios tireoidianos, e a glândula tireoide é o principal órgão de captação e utilização desse mineral. Esse nutriente é encontrado principalmente em peixes, crustáceos e algas de origem marinha, porém laticínios e ovos também podem representar uma fonte importante de iodo na alimentação.[37] Além disso, em alguns países, a exemplo do Brasil, existe a obrigatoriedade da fortificação do sal com iodo a fim de minimizar a ocorrência de distúrbios por deficiência desse elemento.[37,38]

Ressalta-se que a deficiência de iodo representa um problema de saúde pública mundial, pois os principais alimentos-fonte desse mineral são, em geral, pouco consumidos por diversas populações. Associado a isso, a ingestão insuficiente de iodo está intimamente relacionada ao comprometimento da função tireoidiana, resultando em hipotireoidismo, déficit cognitivo, retardo no crescimento e no desenvolvimento, e desfechos obstétricos e neonatais desfavoráveis.[39] O excesso de iodo, embora seja menos frequente que a deficiência, também apresenta consequências negativas à saúde, tais como a manifestação de hiper ou hipotireoidismo e de doenças autoimunes da tireoide.[37]

Nesse cenário, para o estabelecimento dos valores de referência de ingestão desse nutriente, considerou-se, principalmente, a relação entre o iodo e parâmetros relativos à

Tabela 19.13 Valores de referência de ingestão de iodo.

Estágio de vida	Recomendações nutricionais (μg/dia)			
	EAR	RDA	AI	UL
Crianças e adolescentes				
0 a 6 meses	–	–	110	–
7 a 12 meses	–	–	130	–
1 a 3 anos	65	90	–	200
4 a 8 anos	65	90	–	300
9 a 13 anos	73	120	–	600
14 a 18 anos	95	150	–	900
Adultos e idosos				
19 a 70 anos	95	150	–	1.100
≥ 70 anos	95	150	–	1.100
Gestantes				
≤ 18 anos	160	220	–	900
19 a 50 anos	160	220	–	1.100
Lactantes				
≤ 18 anos	209	290	–	900
19 a 50 anos	209	290	–	1.100

AI, ingestão adequada; *EAR*, necessidade média estimada; *RDA*, ingestão dietética recomendada; *UL*, limite superior de ingestão tolerável. Adaptada de IOM[23] (2001).

tireoide, bem como as possíveis alterações no metabolismo do mineral nos diversos ciclos de vida. Sendo assim, as recomendações nutricionais para adultos foram estabelecidas a partir de pesquisas que investigaram captação, armazenamento e *turnover* do mineral na glândula tireoide em indivíduos eutireoidianos. Vale mencionar que não há evidências que apontem diferenças nas necessidades de iodo entre os sexos e a idade.[23]

Para gestantes, os valores recomendados de ingestão são superiores devido ao aumento das necessidades de iodo com o fim de manter a taxa de produção do hormônio tiroxina em valores adequados para o eutireoidismo na gestante e no feto, além de maior *clearance* renal constatado nesse período.[40] Com a atenção voltada para essas alterações fisiológicas, as recomendações nutricionais para mulheres na gestação foram baseadas em estudos que avaliaram o conteúdo de iodo na tireoide e o balanço do mineral em recém-nascidos e investigaram o efeito da suplementação de iodo no volume dessa glândula em gestantes.[23]

Em relação às lactantes, as recomendações nutricionais foram determinadas com base nas necessidades da mulher adolescente ou adulta com acréscimo da quantidade média de iodo presente no leite materno. A quantidade desse nutriente no leite materno também foi utilizada para o estabelecimento da AI de crianças no primeiro ano de vida.[23]

Para crianças de até 8 anos, foram utilizados dados de estudos de balanço do mineral no organismo. Para a faixa etária de 9 a 13 anos, a RDA foi estabelecida com base em resultados de estudo que avaliou as concentrações de iodo na urina e a prevalência de bócio, enquanto a EAR foi estimada a partir da recomendação para a idade adulta. A falta de estudos sobre o metabolismo do iodo em adolescentes levou à estimativa da EAR e da RDA para a faixa etária de 14 a 18 anos com base nas recomendações nutricionais para adultos.[23]

No que diz respeito aos valores de UL, foram estabelecidos com base no efeito da suplementação de iodo sobre as concentrações do hormônio tireotropina em adultos. Esses mesmos valores foram utilizados para determinação do UL para mulheres em gestação e lactação e para as demais faixas etárias, com exceção do grupo de crianças de 0 a 12 meses de vida, para quem a inconsistência de informações sobre os efeitos adversos e o metabolismo do excesso de iodo não permite o cálculo desse valor de referência.[23]

Importa mencionar que a estimativa de ingestão de iodo apresenta algumas limitações, entre as quais se destacam as diferenças geográficas quanto aos teores de iodo na água e nos alimentos, as variações na quantidade presente no sal iodado e a imprecisão do uso de sal fortificado com iodo em alimentos processados.[41,42] Dessa maneira, recomenda-se que a estimativa e a avaliação da ingestão de iodo sejam realizadas com base nas concentrações de iodo na urina, uma vez que cerca de 90% do iodo ingerido são excretados na urina.[23]

Magnésio

Os valores de referência de ingestão de magnésio são apresentados na Tabela 19.14.

O magnésio atua como cofator em mais de 300 reações enzimáticas no organismo, participando do metabolismo energético, da glicólise, da síntese de RNA e DNA, além de estar envolvido na saúde óssea e na regulação das concentrações de potássio e cálcio.[5,20] As principais fontes alimentares de magnésio são a água (cerca de 10% da ingestão diária do nutriente), além de

Tabela 19.14 Valores de referência de ingestão de magnésio.

Estágio de vida	Recomendações nutricionais (μg/dia)			
	EAR	RDA	AI	UL
Crianças				
0 a 6 meses	–	–	30	–
7 a 12 meses	–	–	75	–
1 a 3 anos	65	80	–	65
4 a 8 anos	110	130	–	110
Meninos				
9 a 13 anos	200	240	–	350
14 a 18 anos	340	410	–	350
Meninas				
9 a 13 anos	200	240	–	350
14 a 18 anos	300	360	–	350
Homens				
19 a 30 anos	330	400	–	350
$\geq$ 31 anos	350	420	–	350
Mulheres				
19 a 30 anos	255	310	–	350
$\geq$ 31 anos	265	320	–	350
Gestantes				
$\leq$ 18 anos	335	400	–	350
19 a 30 anos	290	350	–	350
31 a 50 anos	300	360	–	350
Lactantes				
$\leq$ 18 anos	300	360	–	350
19 a 30 anos	255	310	–	350
31 a 50 anos	265	320	–	350

AI, ingestão adequada; *EAR*, necessidade média estimada; *RDA*, ingestão dietética recomendada; *UL*, limite superior de ingestão tolerável. Adaptada de IOM[20] (1997).

hortaliças verdes (p. ex., espinafre), frutas, nozes, sementes e cereais não processados, leguminosas, peixes e carnes.[21,43] As DRI para o consumo do mineral foram estabelecidas pelo IOM dos EUA em 1997.

Os valores estabelecidos para ingestão de magnésio foram baseados nos estudos de balanço do nutriente no organismo de crianças, adolescentes, adultos e idosos, além do teor de magnésio no leite humano e em alimentos sólidos para lactentes. A hipermagnesemia decorrente do alto consumo de magnésio por fonte alimentar é rara, sendo mais comum quando a população faz uso de doses farmacológicas do mineral oriundo de fontes não alimentares. Nesse sentido, o UL foi determinado a fim de evitar seus efeitos adversos, que podem cursar com diarreia, alcalose metabólica, hipopotassemia, íleo paralítico e até parada cardiorrespiratória.[5,20]

Em lactantes, devido à escassez de estudos populacionais, a AI é utilizada como valor de referência para o magnésio. A AI foi definida pela quantidade média do nutriente presente no leite humano e em alimentos sólidos consumidos pelos lactentes, embora não se conheçam os efeitos da ingestão desses alimentos sobre a absorção do magnésio. A alimentação complementar é responsável pela maior recomendação no grupo de 7 a 12 meses de vida. Além disso, fórmulas infantis, as quais comumente apresentam maior teor do mineral que o leite humano, aparentemente não trazem prejuízos à saúde dos lactentes no que diz respeito ao balanço de magnésio.[5,20]

Em crianças de 1 a 8 anos, a recomendação de EAR e RDA para magnésio foi baseada em estudos populacionais realizados com adolescentes e crianças de 7 a 9 anos. Nesse sentido, os dados foram extrapolados a partir do peso corporal, e devem ser realizadas novas pesquisas que representem essa população. Para crianças de 10 a 15 anos, as recomendações consideraram o crescimento dos tecidos muscular e ósseo nessa faixa etária que possibilitasse o balanço positivo do nutriente no organismo.[20]

A partir dos 14 anos, há maior necessidade nutricional de magnésio para o sexo masculino em comparação ao feminino, excetuando-se apenas gestantes adolescentes, cuja demanda é ainda maior que a dos adolescentes do sexo masculino. Os valores de referência superiores estabelecidos para o sexo masculino devem-se ao maior peso corporal médio dessa população, o que aumenta a demanda de magnésio para que seja mantido balanço positivo no organismo, quando comparados às mulheres.[20]

Para adultos de 19 a 30 anos, estudos sobre equilíbrio do magnésio foram utilizados para determinação de EAR e RDA, sendo a necessidade do mineral maior em homens do que em mulheres. Em indivíduos acima de 31 anos, observou-se que o consumo deveria ser ligeiramente superior para manter um balanço positivo de magnésio, visto que estudos com ingestão de quantidades inferiores do nutriente resultaram em balanço negativo. Além disso, foi relatado que dietas com alta quantidade de fibra e oxalato em homens influíram negativamente no balanço do mineral, enquanto a perda na função renal relacionada com o envelhecimento em mulheres poderia prejudicar a homeostase do magnésio, aumentando a necessidade desse elemento nessas populações.[20]

Os valores de referência de ingestão de magnésio por idosos são iguais aos dos adultos com mais de 31 anos, apesar das mudanças fisiológicas próprias do envelhecimento, como a perda na função renal decorrente do avanço da idade. Um aspecto que pode explicar esse fato diz respeito ao menor peso corporal da população idosa, quando comparada à população adulta. Associada a isso, a falta de pesquisas com indivíduos nessa faixa etária que não sejam portadores de doenças crônicas é um fator que limita a avaliação da absorção do magnésio sem interferência de outros aspectos que não apenas o envelhecimento.[20]

No que diz respeito à gestação e à lactação, há diferença entre os valores de recomendação de EAR e RDA de magnésio para esses grupos – em lactantes são utilizadas como referência as recomendações para mulheres adultas, enquanto para gestantes há recomendação específica. Essa diferença ocorre devido ao aumento no peso corporal advindo do ganho de massa magra na gravidez, o que leva a maior necessidade de magnésio pelo organismo. Por outro lado, não há evidências científicas que sustentem maior recomendação do mineral para lactantes, visto que a dieta da gestante parece não ter influência significativa no conteúdo do nutriente presente no leite materno.[20]

Com relação específica à gestação, diversos outros fatores parecem contribuir para o aumento da demanda desse mineral, a exemplo da hemodiluição, que promove redução nas concentrações séricas de magnésio, da possível relação entre o baixo consumo de magnésio e casos de hipertensão induzida pela gestação, pré-eclâmpsia, parto prematuro e retardo mental, bem como do relato de efeitos benéficos da suplementação com o mineral sobre desfechos negativos da gravidez; todavia,

são necessários mais estudos para elucidar se esses aspectos podem ser suficientes para influir na recomendação nutricional de magnésio para gestantes.[20]

Para determinação dos valores de referência do UL de magnésio, as pesquisas mostraram que a toxicidade do mineral foi observada apenas quando este foi consumido a partir de fontes não alimentares, ou seja, quando foram utilizadas doses farmacológicas. Para tanto, à exceção de crianças, para quem é feito o ajuste da recomendação para o peso corporal, o UL de 350 mg/dia é o mesmo estabelecido para todos os outros grupos etários e estágios de vida. Esse valor tem como objetivo evitar desidratação, diarreia e outros desconfortos gastrintestinais (p. ex., náuseas e dores abdominais). Também se pode observar hipermagnesemia quando há prejuízo na função renal, o que acarreta o descontrole homeostático do mineral no organismo.[20]

Por outro lado, é oportuno mencionar que estudos recentes, entre eles a pesquisa populacional NHANES 2005-2006, realizada nos EUA, mostraram que quase metade de todos os adultos americanos têm ingestão inadequada de magnésio. Ressalta-se que alguns tipos de processamento de alimentos, como o refinamento de grãos, reduzem substancialmente o seu valor nutricional. A literatura aponta ainda que o aumento da idade parece estar relacionado com menor consumo do nutriente. Tal situação merece destaque, pois sabe-se que a hipomagnesemia, definida por concentrações séricas de magnésio inferiores a 0,75 mmol/ℓ, está associada a um risco aumentado de vários desfechos pré-clínicos e clínicos, como aterosclerose, hipertensão, arritmias cardíacas, acidente vascular cerebral, alterações no metabolismo lipídico, resistência à insulina, síndrome metabólica, diabetes melito, osteoporose, depressão e outros distúrbios neuropsiquiátricos. Formas de minimizar e/ou corrigir essa deficiência devem ser, então, repensadas pela comunidade científica. A avaliação de uma Ingestão de Redução de Risco de Doença Crônica (CDRR) para o mineral também pode contribuir para prevenir tal deficiência.[43]

A partir do exposto, destaca-se a necessidade de novos estudos que possibilitem melhor embasamento para o estabelecimento dos valores de referência para o consumo de magnésio, em vista da necessidade de se realizarem pesquisas com grupos populacionais específicos (p. ex., crianças de menos de 9 anos), além de se avaliarem os efeitos da suplementação com magnésio e de outros nutrientes sobre a absorção do mineral, bem como os efeitos do impacto da perda de função renal advinda do envelhecimento.[20]

Manganês

Os valores de referência de ingestão de manganês são apresentados na Tabela 19.15.

O manganês atua no organismo como cofator de enzimas importantes que participam do metabolismo de macronutrientes, proteção antioxidante, formação de ossos e cartilagens, função imunológica, cicatrização de feridas e reprodução. As principais fontes alimentares desse micronutriente são cereais integrais, nozes, leguminosas, vegetais folhosos verde-escuros e algumas frutas como abacaxi, açaí e banana.[44,45]

As recomendações dietéticas desse micronutriente consistem apenas nos valores de AI e UL, devido ao fato de seus biomarcadores (p. ex., as concentrações no sangue e na urina) não terem relação bem definida com a ingestão de quantidades variadas do mineral. Além disso, os resultados de estudos de balanço apresentam grande variabilidade devido à rápida excreção de manganês na bile.[23]

Tabela 19.15 Valores de referência de ingestão de manganês.

Estágio de vida	Recomendações nutricionais (μg/dia)			
	EAR	RDA	AI	UL
Crianças				
0 a 6 meses	–	–	0,003	–
7 a 12 meses	–	–	0,6	–
1 a 3 anos	–	–	1,2	2
4 a 8 anos	–	–	1,5	3
Meninos				
9 a 13 anos	–	–	1,9	6
14 a 18 anos	–	–	2,2	9
Meninas				
9 a 13 anos	–	–	1,6	6
14 a 18 anos	–	–	1,6	9
Homens				
19 a 70 anos	–	–	2,3	11
> 70 anos	–	–	2,3	11
Mulheres				
19 a 50 anos	–	–	1,8	11
≥ 51 anos	–	–	1,8	11
Gestantes				
≤ 18 anos	–	–	2	9
19 a 50 anos	–	–	2	11
Lactantes				
≤ 18 anos	–	–	2,6	9
19 a 50 anos	–	–	2,6	11

AI, ingestão adequada; *EAR*, necessidade média estimada; *RDA*, ingestão dietética recomendada; *III*, limite superior de ingestão tolerável. Adaptada de IOM[23] (2001).

Assim, os valores de AI foram estimados a partir da ingestão média da população norte-americana, a qual não apresenta sinais clínicos de deficiência de manganês, considerando-se cada grupo etário. Para estimativa dessa DRI para gestantes e lactantes, também foram levados em consideração, respectivamente, um ganho de peso gestacional médio de 16 kg e a ingestão necessária de manganês para repor a quantidade do mineral secretada no leite.[23]

Para crianças de 0 a 6 meses de vida, os valores de AI foram estabelecidos com base na ingestão média de manganês em situação de aleitamento materno exclusivo. Para crianças de 7 a 12 meses de vida, a AI foi estimada com atenção à ingestão média do mineral nessa faixa etária e ao peso corporal.[23]

A exposição crônica ao manganês leva ao acúmulo desse mineral no encéfalo, particularmente nas regiões do corpo estriado e globo pálido, contribuindo para distúrbios motores e cognitivos, que se assemelham à doença de Parkinson.[44] Nesse sentido, a principal situação de risco associada a esse quadro clínico é a inalação ocupacional de manganês por meio de fumaça ou poeira; entretanto, a ingestão de água contaminada com esse mineral, o uso de suplementos e o consumo frequente de bebidas de decocção de ervas e raízes também têm sido associados à ocorrência de efeitos tóxicos.[45,46]

Assim, os valores de UL para o manganês foram estimados a partir de pesquisas que quantificaram o teor desse micronutriente em dietas ocidentais e vegetarianas. Além disso, foram consideradas as alterações nas concentrações sanguíneas de manganês e na atividade da enzima superóxido-dismutase mediante a suplementação com esse mineral.[23] Vale ressaltar que os dados utilizados para estimar a UL não são robustos e baseiam-se na presunção de segurança, isto é, assumem que nenhuma toxicidade induzida por manganês ocorra na população em geral exposta a uma dieta normal.[45]

Nessa abordagem, verifica-se que, devido às diferenças de hábitos alimentares, a ingestão de manganês apresenta grande variabilidade entre as diversas regiões geográficas; portanto, a adoção desse parâmetro para o estabelecimento da AI e do UL representa uma limitação importante. Associada a isso, a baixa ingestão desse mineral tem sido relacionada com a patogênese de doenças crônicas, por exemplo, síndrome metabólica, diabetes e câncer.[46]

Por outro lado, a ingestão elevada de manganês, mesmo em níveis inferiores àqueles associados aos sintomas clássicos de neurotoxicidade, parece comprometer o metabolismo do ferro e do cálcio e contribuir para o déficit cognitivo e para a patogênese de doenças neurodegenerativas. Nesse sentido, é necessária a realização de estudos que busquem estabelecer novas recomendações dietéticas de manganês com base nas necessidades biológicas e nos efeitos à saúde.[44-46]

Potássio

Os valores de referência de ingestão de potássio são apresentados na Tabela 19.16.

Tabela 19.16 Valores de referência de ingestão de potássio.

Estágio de vida	Recomendações nutricionais (μg/dia)				
	EAR	RDA	AI	UL	CDRR
Crianças					
0 a 6 meses	–	–	0,40	–	–
7 a 12 meses	–	–	0,86	–	–
1 a 3 anos	–	–	2	–	–
4 a 8 anos	–	–	2,3	–	–
Meninos					
9 a 13 anos	–	–	2,5	–	–
14 a 18 anos	–	–	3	–	–
Meninas					
9 a 13 anos	–	–	2,3	–	–
14 a 18 anos	–	–	2,3	–	–
Homens					
≥ 19 anos	–	–	3,4	–	–
Mulheres					
≥ 19 anos	–	–	2,6	–	–
Gestantes					
≤ 18 anos	–	–	2,6	–	–
19 a 50 anos	–	–	2,9	–	–
Lactantes					
≤ 18 anos	–	–	2,5	–	–
19 a 50 anos	–	–	2,8	–	–

AI, ingestão adequada; *CDRR*, ingestão de redução de risco de doença crônica; *EAR*, necessidade média estimada; *RDA*, ingestão dietética recomendada; *UL*, limite superior de ingestão tolerável. Adaptada de NASEM[48] (2019).

O potássio é um micronutriente que tem atuação relevante sobre a função celular normal, ao participar dos mecanismos de transmissão nervosa, contração muscular e manutenção do tônus vascular.[5,47] As DRI para o consumo de potássio foram estabelecidas inicialmente em 2005, pelo IOM dos EUA,[47] e revisadas e atualizadas em 2019, pela National Academies of Sciences, Engineering, and Medicine.[48]

A escassez de estudos clínicos de dose-resposta com potássio impossibilitou que fossem determinados valores de EAR e RDA para esse nutriente, sendo utilizada, portanto, a AI para todas as faixas etárias e estágios de vida. Esse valor foi estabelecido com o objetivo de que o consumo adequado promova a manutenção de baixos níveis pressóricos, reduza os efeitos adversos da ingestão de cloreto de sódio sobre a pressão arterial, bem como diminua o risco de desenvolver cálculos renais e possibilite o decréscimo da perda óssea. Não há valores de UL estabelecidos para esse micronutriente. Para definição da AI, o comitê das DRI baseou-se em dados coletados de duas grandes pesquisas: CCHS Nutrition 2015 e NHANES 2009-2014, desenvolvidas com população saudável americana e canadense, as quais não estavam disponíveis em 2005. Adicionalmente, foram usados também dados do FITS 2016, que investigou a alimentação de bebês e crianças.[5,47,48]

As necessidades nutricionais de potássio aumentam com o avançar da idade. Para lactentes de 0 a 6 meses, a AI foi determinada a partir do teor médio de potássio presente no leite humano, e para bebês de 7 a 12 meses, foi incluído o teor presente em alimentos sólidos que fazem parte da alimentação complementar dos lactentes. Assim, para crianças de 7 a 12 meses de vida, a recomendação de ingestão é maior, quando são comparadas àquelas de 0 a 6 meses, para quem o aleitamento materno deve ser exclusivo.[5,47,48]

Para crianças e adolescentes de 1 a 18 anos, a recomendação de AI de potássio foi baseada nas pesquisas populacionais citadas, diferentemente do que ocorreu em 2005, quando o comitê das DRI extrapolou dados de adultos para essa definição. Nesse sentido, notou-se que a AI estabelecida na época apresentava valores superiores ao consumo médio usual de potássio observado nas pesquisas com crianças e adolescentes; portanto, a atualização da AI trouxe valores inferiores aos definidos anteriormente.[47,48]

Com relação à recomendação de consumo de potássio para adultos e idosos acima de 19 anos, foi utilizada como população referência aquela recomendação que não relatava ter pressão alta, na pesquisa CCHS Nutrition 2015, e a de adultos normotensos após três aferições de pressão arterial, no estudo NHANES 2009-2014. Foi identificada diferença para sexo, sendo o masculino aquele com valores superiores definidos para AI.[48] Tal característica pode estar relacionada à influência de ingestão calórica, tamanho e composição corporal sobre as necessidades de potássio. No que diz respeito ao envelhecimento, a redução no peso corporal por perda de massa magra, aliada ao maior risco de se desenvolverem doenças cardiovasculares, sustenta o fato de que não existe diferença na recomendação de consumo de potássio para adultos e idosos.[47] Mulheres gestantes saudáveis em geral não desenvolvem hipopotassemia; sendo assim, a maior ingestão mediana usual de potássio das duas pesquisas foi utilizada para definição dos valores de AI. Esses valores são inferiores para lactantes e superiores àqueles recomendados para mulheres não grávidas, provavelmente em função das necessidades energéticas aumentadas por ocasião da gravidez e da amamentação.[47,48]

Assim como ocorre para o magnésio, o consumo elevado de potássio oriundo de fontes alimentares não resulta em efeitos adversos à saúde. Desse modo, não foram estabelecidos UL para esse nutriente. Deve-se ter cautela, portanto, com a quantidade de potássio presente em fórmulas farmacológicas, que, usadas em excesso, podem causar hiperpotassemia, mesmo na população saudável. Essa condição pode promover efeitos cardíacos adversos, como arritmias. Pessoas com diabetes tipo 1, insuficiência renal crônica, insuficiência suprarrenal e insuficiência cardíaca grave devem ter especial cuidado com o consumo de potássio, para evitar hiperpotassemia. Apesar de não existir valor definido para UL, acredita-se que a suplementação de potássio a curto prazo, quando necessária, em dose de 2,5 g/dia, parece ser segura para indivíduos saudáveis.[47,48] As principais fontes alimentares de potássio incluem frutas e legumes, especialmente arroz, batatas e grãos integrais, além de laticínios, carnes e aves, sendo sua deficiência alimentar rara na população saudável.

A atualização da DRI trouxe não apenas valores revisados de AI para potássio, pois incluiu a avaliação de um indicador de DRI para esse nutriente: a CDRR. No caso do potássio, esse indicador foi determinado a partir da relação ingestão-resposta do nutriente – o comitê utilizou como principal fonte de referência uma revisão sistemática da Agency for Healthcare Research and Quality (AHRQ), produzida com a finalidade de contribuir para revisão das DRI, publicada em 2018, que fez um levantamento do efeito do potássio na mortalidade por todas as causas, por doença cardiovascular e por doença coronariana em adultos saudáveis.[48,49] Destaca-se a necessidade de novos estudos que possibilitem melhor embasamento para o estabelecimento de valores de referência para o consumo de potássio que permitam a definição das EAR e RDA, necessárias para melhor nortear a recomendação desse nutriente a todas as faixas etárias e estágios de vida.[48]

As evidências disponíveis na literatura sobre o tema mostram limitações para estabelecer a relação entre o uso de suplementos de potássio e a redução do risco de mortalidade por doenças cardiovasculares, diabetes melito, doença renal crônica e por doença coronariana, especialmente em desfechos como infarto do miocárdio e acidente vascular cerebral.[48,49]

Selênio

Os valores de referência de ingestão de selênio são apresentados na Tabela 19.17.

O selênio exerce funções no corpo humano na forma do aminoácido selenocisteína, sendo componente essencial de 25 selenoproteínas codificadas pelo genoma humano. Assim, esse mineral é importante para proteção antioxidante, regulação da sinalização redox intracelular, estabilidade genômica, síntese de proteínas, metabolismo da insulina e dos hormônios tireoidianos, e para os processos celulares de diferenciação, proliferação e apoptose.[51]

As principais fontes alimentares de selênio são alimentos com teor elevado de proteína, tais como carnes, peixes, miúdos, ovos e leite. Além disso, esse mineral também está presente em fungos comestíveis, cereais, castanha-do-pará e vegetais dos gêneros *Brassica* e *Allium*. É oportuno mencionar que o conteúdo de selênio nos alimentos é influenciado por diversos fatores, a exemplo das variações geográficas do teor desse elemento no solo, o que torna a quantidade de selênio no corpo humano bastante variável.[52,53]

Tabela 19.17 Valores de referência de ingestão de selênio.

Estágio de vida	Recomendações nutricionais (µg/dia)			
	EAR	RDA	AI	UL
Crianças e adolescentes				
0 a 6 meses	–	–	15	45
7 a 12 meses	–	–	20	60
1 a 3 anos	17	20	–	90
4 a 8 anos	23	30	–	150
9 a 13 anos	35	40	–	280
14 a 18 anos	45	55	–	400
Adultos e idosos				
19 a 70 anos	45	55	–	400
≥ 70 anos	45	55	–	400
Gestantes				
≤ 18 anos	49	60	–	400
19 a 50 anos	49	60	–	400
Lactantes				
≤ 18 anos	59	70	–	400
19 a 50 anos	59	70	–	400

AI, ingestão adequada; *EAR*, necessidade média estimada; *RDA*, ingestão dietética recomendada; *UL*, limite superior de ingestão tolerável. Adaptada de IOM[50] (2000).

Nesse contexto, os valores de EAR de selênio para adultos, levou-se em consideração a quantidade necessária para maximizar a atividade da selenoproteína glutationa-peroxidase no plasma. Para tanto, tomaram-se como base resultados de dois estudos que avaliaram as alterações na atividade dessa enzima em função da suplementação de diferentes quantidades do mineral.[50,51,55] Para definição dos valores de RDA, adotou-se o coeficiente de variação de 10%, devido à inexistência de dados a respeito do DP da necessidade de selênio. É válido mencionar que não foram identificadas diferenças na necessidade desse micronutriente entre os sexos, nem entre adultos e idosos, tendo sido formuladas recomendações específicas apenas para crianças, adolescentes, gestantes e lactantes.[50]

Durante a gestação e a lactação, observa-se aumento da necessidade de selênio pelo organismo da mulher, devido, respectivamente, ao desenvolvimento e ao crescimento do feto e à produção de leite. Assim, para gestantes foi feito acréscimo de 4 µg/dia aos valores de EAR para adultos, que corresponde à estimativa da deposição de selênio em forma de selenoproteínas em um feto de 4 kg. Para lactantes, estabeleceu-se aumento de 14 µg/dia, que corresponde à quantidade média diária do mineral secretada no leite de mulheres canadenses e norte-americanas. É importante destacar que a concentração desse micronutriente no leite humano varia entre os grupos populacionais, pois depende da ingestão pela gestante, o que implica imprecisão para se definir a real necessidade de selênio para mulheres que estejam amamentando.[50]

Para crianças de 0 a 12 meses, não há indicadores que permitam a estimativa de valores de EAR; portanto, foram estabelecidos apenas valores de AI, calculados com base na quantidade do mineral secretada no leite materno. As recomendações dietéticas de selênio para crianças acima de 1 ano e adolescentes foram estimadas a partir dos valores estabelecidos para adultos, devido à ausência de estudos sobre metabolismo e ingestão do mineral nesse grupo.[50]

Os valores de UL foram estimados a partir de resultados de estudos observacionais realizados em regiões seleníferas, os quais mostraram associação entre a ingestão crônica de quantidades elevadas de selênio e o surgimento de sinais clínicos, especialmente aqueles relacionados com fragilidade e queda de cabelo e fragilidade das unhas.[50] Entretanto, é importante ressaltar que a quantidade de selênio necessária para causar selenose crônica varia, pois depende de fatores como a espécie química do mineral, interações com componentes da dieta, genótipo, modo e tempo de exposição, e estado fisiológico. Além disso, estudos têm evidenciado que uma ingestão de selênio superior aos valores recomendados pode estar relacionada com o desenvolvimento de distúrbios metabólicos e doenças crônicas (p. ex., resistência à insulina e diabetes melito tipo 2).[56,57] Assim, é necessário ter cautela quanto à ingestão desse micronutriente acima dos valores da RDA, especialmente em forma de suplementos.

É importante lembrar que os avanços nos métodos de avaliação do estado nutricional relativo ao selênio, bem como de pesquisas sobre selenoproteínas e saúde, levaram ao questionamento das atuais recomendações dietéticas desse mineral. Nesse cenário, a Sociedade de Nutrição da Alemanha, Áustria e Suíça propôs recentemente alterações nos valores de referência, sugerindo a adoção do biomarcador selenoproteína P em vez da glutationa-peroxidase para o estabelecimento dos valores de EAR.[58]

Sódio e cloreto

Os valores de referência de ingestão de sódio são apresentados na Tabela 19.18.

O sódio e o cloreto são micronutrientes importantes para a manutenção do volume extracelular e da osmolalidade plasmática; encontram-se combinados na maioria dos alimentos, formando o conhecido "sal de cozinha", ou cloreto de sódio. Por esse motivo, as DRI, estabelecidas pelo IOM dos EUA em 2005, abordam esses nutrientes em conjunto. Entretanto, a revisão de 2019, feita pela National Academies of Sciences, Engineering, and Medicine, trouxe dados apenas para o sódio.[5,47,48]

Tabela 19.18 Valores de referência de ingestão de sódio.

Estágio de vida	Recomendações nutricionais (µg/dia)		
	AI	UL	CDRR
Crianças e adolescentes			
0 a 6 meses	0,11	–	–
7 a 12 meses	0,37	–	–
1 a 3 anos	0,8	–	Reduza a ingestão se estiver acima de 1,2 g/dia
4 a 8 anos	1	–	Reduza a ingestão se estiver acima de 1,5 g/dia
9 a 13 anos	1,2	–	Reduza a ingestão se estiver acima de 1,8 g/dia
14 a 18 anos	1,5	–	Reduza a ingestão se estiver acima de 2,3 g/dia
Adultos e idosos			
19 a 70 anos	1,5	–	Reduza a ingestão se estiver acima de 2,3 g/dia
> 70 anos	1,5	–	Reduza a ingestão se estiver acima de 2,3 g/dia
Gestantes e lactantes			Reduza a ingestão se estiver acima de 2,3 g/dia
≤ 18 anos	1,5	–	–
19 a 50 anos	1,5	–	–

AI, ingestão adequada; *CDRR*, ingestão de redução de risco de doença crônica; *UL*, limite superior de ingestão tolerável. Adaptada de NASEM[48] (2019).

É válido destacar que os valores de AI e UL recomendados para o cloreto pelo IOM dos EUA foram definidos a partir do princípio de que estão adequados quando corrigidos para quantidades equimolares de sódio, ou seja, seus valores de ingestão adequada são ajustados com base no cloreto de sódio, visto que a maior parte de cloreto da dieta é acrescida de sódio no processamento ou durante o consumo do alimento. Naquela época, foi determinado como valor de AI para população adulta a quantidade de 2,3 g/dia de cloreto.[47] Considerando, no entanto, que a National Academies of Sciences, Engineering, and Medicine estabeleceu novos valores de DRI para o sódio,[48] esta publicação optou por não apresentar os valores definidos para o cloreto em 2005, por estarem desatualizados.

A escassez de estudos clínicos de dose-resposta com sódio, bem como a falta de indicadores das necessidades do nutriente, impossibilitaram que fossem determinados valores de EAR e RDA, sendo utilizada, portanto, a AI para todas as faixas etárias e estágios de vida. Esse valor foi estabelecido com o objetivo de que o consumo adequado promova a manutenção de baixos níveis pressóricos, reduza os efeitos adversos da ingestão de cloreto de sódio sobre a pressão arterial, bem como diminua o risco de desenvolver cálculos renais e possibilite o decréscimo da perda óssea.[47,48] Não há valores de UL estabelecidos para esse micronutriente. Para definição da AI, o comitê das DRI descartou o uso da ingestão mediana de sódio pela população, pois esta excede as recomendações definidas de CDRR para o nutriente. Foram analisados dados coletados do estudo Dietary Approaches to Stop Hypertension (DASH), da revisão sistemática da AHRQ, além de outras pesquisas relacionadas, priorizando aquelas em que baixas ingestões de sódio não relataram deficiência do nutriente entre seus participantes.[48] Além disso, a recomendação de consumo de sódio foi feita com o objetivo de permitir que os outros nutrientes sejam ingeridos em quantidade adequada e para cobrir perdas do cátion decorrentes de sudorese, exposição a altas temperaturas ou prática esportiva.[47]

Para lactentes, a AI foi estabelecida a partir do conteúdo médio de sódio consumido diariamente apenas no leite humano, ou em leite humano acrescido de alimentos sólidos, para crianças de 0 a 6 meses e de 7 a 12 meses, respectivamente.[48] Com o intuito de prevenir distúrbios relacionados com o consumo desses nutrientes nas fórmulas infantis, seja por deficiência, seja por excesso, a Food and Drug Administration (FDA)[59] recomenda, para uma dieta de 676 kcal, 20 a 60 mg/100 kcal (aproximadamente 0,14 a 0,40 g/ℓ) de sódio e 55 a 150 mg/100 kcal (cerca de 0,37 a 1,0 g/ℓ) de cloreto.

Quanto aos valores de referência de sódio para crianças e adolescentes de 1 a 18 anos, foram extrapolados da AI recomendada para adultos, fazendo-se ajuste para energia, usando-se necessidades energéticas médias estimadas para crianças e adolescentes sedentários. Para adultos, a recomendação de consumo desses nutrientes é de 1,5 g/dia de sódio. No que diz respeito ao envelhecimento, apesar de a literatura apontar que a redução do consumo de sódio beneficia a pressão arterial da população idosa, não há evidência suficiente para que os valores de AI para sódio sejam superiores aos definidos para adultos.[47,48]

As recomendações nutricionais para gestantes e lactantes são iguais às da população feminina de mesma faixa etária e que não esteja gestando ou amamentando. Durante a gestação, em virtude de alterações nas concentrações de hormônios natriuréticos e da hemodiluição fisiológica dessa fase, o organismo da gestante parece ter maior necessidade de sódio, o qual é retido no rim devido ao aumento na taxa de filtração glomerular, o que reduz a sua eliminação na urina, suprindo a demanda da gravidez. O acúmulo de sódio nessa fase varia de 2,1 a 2,3 g/dia. Por outro lado, também não há evidências científicas que apontem maior demanda de sódio por ocasião da lactação.[47,48]

Ressalte-se que as DRI para sódio foram estabelecidas para a população em geral, e não devem ser aplicadas a indivíduos que pratiquem atividade física intensa (como atletas) ou que trabalhem em condições de temperaturas elevadas (p. ex., bombeiros), pois há perda relevante de eletrólitos pela transpiração. Em tais situações, pode ser necessário fazer uso adicional de sódio para prevenir distúrbios hidreletrolíticos.[47]

A atualização da DRI não definiu valores de UL para esse nutriente devido à falta de indicador apropriado para determinar o risco de toxicidade do consumo de sódio em uma população aparentemente saudável, diferentemente do que foi feito em 2005, quando esses valores foram estabelecidos a partir da relação entre a ingestão de sódio e a pressão arterial.[48]

A fim de se definir a faixa de CDRR para sódio, o comitê das DRI fez uma revisão aprofundada da literatura científica. A CDRR de sódio foi definida como o nível de ingestão mais baixo do nutriente para o qual havia evidências suficientes para caracterizar a redução no risco da doença crônica. Assim, a CDRR é o indicador acima do qual se espera que a redução no consumo reduza o risco de doenças cardiovasculares, hipertensão e de pressão arterial sistólica e diastólica elevadas em uma população aparentemente saudável. Foram definidos valores de 2,3 g/dia para adultos, não havendo evidência suficiente de que fatores como sexo, idade, etnia/raça, presença de diabetes, doença renal ou obesidade e sobrepeso tenham efeito sobre a redução do risco das doenças crônicas citadas e a ingestão de sódio. Dessa maneira, os dados dos adultos foram extrapolados para idosos e para crianças e adolescentes. Nesta população, houve ajuste de acordo com as médias das necessidades energéticas estimadas para indivíduos sedentários para cada faixa etária. As pesquisas mostram ainda que não há evidência para que seja necessário estabelecer CDRR para sódio em gestantes e lactantes.[48]

É válido destacar que as recomendações nutricionais de sódio e cloreto devem ser aplicadas com cautela quando se avaliam grupos específicos, como indivíduos de idade avançada e afro-americanos, ou ainda portadores de doenças crônicas como hipertensão arterial, diabetes e doença renal crônica, nos quais a pressão arterial responde de modo mais sensível ao consumo de cloreto de sódio.[47] Além disso, é importante que sejam atualizados os valores recomendados para cloreto, bem como faz-se necessário mencionar que a falta de evidência suficiente para estabelecer relação entre nutrientes e doenças não indica ausência de efeito, apenas a necessidade de novos estudos clínicos, especialmente de dose-resposta, em todos os estágios de vida, que permitam o estabelecimento da EAR de sódio e cloreto. A escassez de pesquisas nessa área é fator que restringe a utilização das recomendações de consumo desses nutrientes; embora se tenha avançado com a definição de CDRR para sódio, há limitação quando são considerados os efeitos toxicológicos que a ingestão elevada pode causar sobre o organismo.[48]

Zinco

Os valores de referência de ingestão de zinco são apresentados na Tabela 19.19.

O zinco exerce diversas funções bioquímicas e estruturais no organismo, desempenhando papel importante na regulação do metabolismo dos ácidos nucleicos, na expressão gênica e na síntese proteica, na diferenciação e crescimento celulares, e na

Tabela 19.19 Valores de referência de ingestão de zinco.

Estágio de vida	Recomendações nutricionais (µg/dia)			
	EAR	RDA	AI	UL
Crianças				
0 a 6 meses	–	–	2	4
7 a 12 meses	2,5	3	–	5
1 a 3 anos	2,5	3	–	7
4 a 8 anos	4	5	–	12
Meninos				
9 a 13 anos	7	8	–	23
14 a 18 anos	8,5	11	–	34
Meninas				
9 a 13 anos	7	8	–	23
14 a 18 anos	7,3	9	–	34
Homens				
19 a 70 anos	9,4	11	–	40
> 70 anos	9,4	11	–	40
Mulheres				
19 a 50 anos	6,8	8	–	40
≥ 51 anos	6,8	8	–	40
Gestantes				
≤ 18 anos	10	12	–	34
19 a 50 anos	9,5	11	–	40
Lactantes				
≤ 18 anos	10,9	13	–	34
19 a 50 anos	10,4	12	–	40

AI, ingestão adequada; *EAR*, necessidade média estimada; *RDA*, ingestão dietética recomendada; *UL*, limite superior de ingestão tolerável. Adaptada de IOM[23] (2001).

imunidade mediada por célula.[60] Nos alimentos, esse nutriente é encontrado principalmente em grãos integrais, carne vermelha e em alguns frutos do mar.[23]

As necessidades de zinco para adultos foram estabelecidas com atenção às perdas endógenas do mineral. Nesse sentido, verifica-se que a quantidade de zinco excretada por meio dos rins, da pele, do sêmen e da menstruação é constante em resposta à ingestão de quantidades variadas desse nutriente. Por outro lado, a excreção de zinco nas fezes está intimamente relacionada com a quantidade absorvida, sendo considerada a principal variável na manutenção de sua homeostase. Assim, a EAR corresponde à quantidade mínima necessária a ser ingerida para repor as perdas endógenas de zinco.[23] É oportuno mencionar que os dados utilizados pelo IOM para calcular as perdas endógenas de zinco oriundas da menstruação foram considerados incorretos, superestimando os requerimentos fisiológicos desse nutriente em mulheres em idade reprodutiva.[61]

No que diz respeito a gestantes, outra variável que influi na necessidade de zinco se refere ao acúmulo desse mineral nos tecidos da mulher e do feto ao longo da gestação, e para cálculo da EAR é considerado o requerimento fisiológico do quarto período (30ª a 40ª semana de gestação). Quanto a lactantes, as necessidades de zinco são influenciadas pela quantidade secretada no leite e por alterações na homeostase do mineral relacionadas com a involução uterina e a redução do volume plasmático, as quais aumentam a biodisponibilidade de zinco endógeno.[23]

Em relação às fases de infância e adolescência, os fatores utilizados para o cálculo da EAR foram as perdas endógenas de zinco estimadas a partir dos valores de adultos e a quantidade de zinco necessária para o crescimento corporal. É importante ressaltar que, a partir dos 14 anos, os valores das recomendações dietéticas de zinco distinguem-se entre os sexos, fato que está relacionado com as diferenças fisiológicas que se desenvolvem na puberdade e na adolescência.[23]

Não foram estabelecidos valores de EAR para crianças de 0 a 6 meses de vida, devido à ausência de critérios funcionais sobre a relação entre ingestão por meio da dieta e estado nutricional relativo ao mineral. Assim, para essa faixa etária, há apenas os valores de AI baseados na ingestão média de zinco por crianças em aleitamento materno exclusivo.[23]

Além das necessidades fisiológicas de zinco em cada ciclo de vida, o IOM também ajustou os valores de EAR considerando a quantidade absorvida do mineral – esse fator de absorção foi estimado a partir de estudos que investigaram a biodisponibilidade do zinco em homens mediante a ingestão de dietas formuladas norte-americanas e europeias, resultando em um valor aproximado de 40%.[23,61]

Ressalta-se que a estimativa da fração absorvida de zinco pelo IOM não considerou o conteúdo de fitato na dieta, o qual é o principal inibidor da absorção desse mineral, particularmente quando a alimentação tem como fonte predominante de zinco cereais integrais e feijões.[62] De acordo com esse critério, a biodisponibilidade do zinco proposta para a alimentação brasileira é moderada, o que corresponde a um fator de absorção de 30%.[35,45]

A RDA de zinco foi estimada usando coeficiente de variação de 10% em relação aos valores de EAR, pois não há dados disponíveis sobre o DP da necessidade desse micronutriente em grupos populacionais. Os valores de UL, por sua vez, foram estimados considerando-se o comprometimento do estado nutricional relativo ao cobre devido à ingestão excessiva de zinco, tendo como biomarcador a redução na atividade da enzima superóxido-dismutase eritrocitária.[23]

É importante mencionar que alguns fatores que interferem diretamente na absorção e no metabolismo do zinco não foram levados em conta na determinação dos valores das DRI, a exemplo da influência de polimorfismos nas proteínas transportadoras desse mineral. Além disso, a maioria dos estudos sobre a homeostase desse nutriente incluiu apenas homens. Sendo assim, sugere-se a realização de pesquisas sobre o metabolismo do zinco em mulheres e nos demais ciclos de vida, especialmente utilizando-se, nas dietas experimentais, isótopos estáveis do mineral. Ademais, a investigação da relação entre o teor dietético de zinco, seu estado nutricional e desfechos em saúde pode contribuir para o estabelecimento de recomendações dietéticas mais precisas para esse nutriente.[60,61]

INGESTÃO DIÁRIA RECOMENDADA DE VITAMINAS

Ácido pantotênico

Os valores de referência de ingestão de ácido pantotênico são apresentados na Tabela 19.20.

O ácido pantotênico está presente na coenzima A e na fosfopanteteína, e tem papel relevante no metabolismo dos ácidos graxos, dos aminoácidos e das vitaminas A e D. A deficiência dessa vitamina é muito rara, pois está disponível em uma variedade de plantas e produtos animais, como vísceras, carnes

Tabela 19.20 Valores de referência de ingestão de ácido pantotênico.

Estágio de vida	Recomendações nutricionais (μg/dia)			
	EAR	RDA	AI	UL
Crianças e adolescentes				
0 a 6 meses	–	–	1,7	–
7 a 12 meses	–	–	1,8	–
1 a 3 anos	–	–	2	–
4 a 8 anos	–	–	3	–
9 a 13 anos	–	–	4	–
14 a 18 anos	–	–	5	–
Adultos e idosos				
19 a 70 anos	–	–	5	–
> 70 anos	–	–	5	–
Gestantes				
≤ 18 anos	–	–	6	–
19 a 50 anos	–	–	6	–
Lactantes				
≤ 18 anos	–	–	7	–
19 a 50 anos	–	–	7	–

AI, ingestão adequada; *EAR*, necessidade média estimada; *RDA*, ingestão dietética recomendada; *UL*, limite superior de ingestão tolerável. Adaptada de IOM[63] (1998).

vermelhas, peixes, batata, tomate, germe de trigo, brócolis, couve-flor e leveduras.[21] As DRI para esse nutriente foram estabelecidas pelo IOM dos EUA, em 1998.[5,63]

As recomendações nutricionais de ácido pantotênico foram definidas a partir da quantidade suficiente desse nutriente para repor a excreção na urina, embora a falta de estudos clínicos tenha impossibilitado a determinação de EAR e RDA, estabelecendo-se apenas valores de AI para todas as faixas etárias e estágios de vida.[5,63]

Quanto ao estabelecimento de consumo de ácido pantotênico para lactentes, foi baseado no conteúdo da vitamina presente no leite materno e em dados do consumo médio de lactentes com 0 a 6 meses de vida. Para crianças de 7 a 12 meses, a AI foi definida como a média entre os valores de referência de adultos, ajustados com base no peso corporal e no fator de crescimento dos bebês, e a quantidade média ingerida do nutriente no leite materno e em alimentos sólidos.[63]

Em crianças e adolescentes de 1 a 18 anos, a recomendação nutricional para consumo de ácido pantotênico foi extrapolada da AI estabelecida para adultos, fazendo-se o ajuste para peso corporal e fator de crescimento, específico de cada faixa etária. É válido destacar que estudos clínicos com crianças de 4 a 13 anos e que avaliaram conteúdo de ácido pantotênico na dieta e sua excreção na urina foram consistentes com os valores definidos a partir do ajuste para adultos.[63]

A recomendação nutricional de ácido pantotênico para adultos foi definida a partir de poucos estudos clínicos que investigaram a sua concentração no sangue total, no soro e na urina, e a ingestão usual observada nessa população, tendo-se alcançado o valor de referência de 5 mg/dia. No entanto, são necessárias mais pesquisas que possibilitem a determinação de EAR para esse grupo, bem como a elucidação dos efeitos do consumo do nutriente sobre a eficiência em sua absorção e seu armazenamento. Em indivíduos de mais de 51 anos,

não há evidência de alterações na excreção urinária do ácido pantotênico, e sua recomendação é a mesma de adultos com idade inferior.[63]

Com relação à gestação, um consumo médio de ácido pantotênico observado nos estudos clínicos com gestantes foi utilizado para definição da AI, que é de 6 mg/dia. Por outro lado, a lactação é o estágio de vida em que o valor de referência de ácido pantotênico atinge seu pico, e esse adicional é atribuído à demanda relacionada com a secreção da vitamina no leite materno e a manutenção de suas concentrações sanguíneas.[5,63]

Não há evidências suficientes para se determinar um UL para ácido pantotênico, pois não há relatos de efeitos adversos relacionados com o consumo dessa vitamina. Dessa maneira, ressalta-se a necessidade de se desenvolverem estudos clínicos com indivíduos de todas as faixas etárias, para possibilitar o estabelecimento de sua EAR, bem como de se utilizarem métodos mais recentes para se avaliar a composição nutricional do ácido pantotênico nos alimentos, a fim de facilitar sua mensuração nas pesquisas populacionais.[5]

Biotina

Os valores de referência de ingestão de biotina são apresentados na Tabela 19.21.

A biotina atua como cofator de cinco enzimas que catalisam reações de carboxilação importantes para o metabolismo de carboidratos, lipídios e proteínas. Além disso, essa vitamina regula a expressão de genes envolvidos na fisiopatologia de doenças metabólicas e neurológicas.[64] Nos alimentos, a biotina é encontrada principalmente em ovos, fígado, soja, aveia e oleaginosas.[65]

Em relação às recomendações dietéticas para a biotina, a inconsistência de estudos a respeito das necessidades de ingestão em seres humanos, associada à raridade de situações de deficiência e intoxicação, não possibilitou o estabelecimento de valores de EAR, RDA e UL, havendo, portanto, apenas valores de AI para esse nutriente.[63]

Tabela 19.21 Valores de referência de ingestão de biotina.

Estágio de vida	Recomendações nutricionais (μg/dia)			
	EAR	RDA	AI	UL
Crianças e adolescentes				
0 a 6 meses	–	–	5	–
7 a 12 meses	–	–	6	–
1 a 3 anos	–	–	8	–
4 a 8 anos	–	–	12	–
9 a 13 anos	–	–	20	–
14 a 18 anos	–	–	25	–
Adultos				
19 a 50 anos	–	–	30	–
> 50 anos	–	–	30	–
Gestantes				
≤ 18 anos	–	–	30	–
19 a 50 anos	–	–	30	–
Lactantes				
≤ 18 anos	–	–	35	–
19 a 50 anos	–	–	35	–

AI, ingestão adequada; *EAR*, necessidade média estimada; *RDA*, ingestão dietética recomendada; *UL*, limite superior de ingestão tolerável. Adaptada de IOM[63] (1998).

Nesse contexto, essa DRI foi estimada para adultos a partir da ingestão dietética média pela população nessa faixa etária, e não se verificaram diferenças nas recomendações quanto a sexo, envelhecimento e gestação. Para mulheres lactantes, foi considerada também a quantidade média de biotina secretada no leite.[63]

Em relação às crianças de 0 a 6 meses de vida, a ingestão de biotina por crianças alimentadas principalmente com leite materno foi a referência utilizada para a determinação da AI. Vale mencionar que os valores de AI desse grupo etário foram utilizados para elaboração das recomendações para as crianças com mais de 6 meses de vida e adolescentes.[63]

Colina

Os valores de referência de ingestão de colina são apresentados na Tabela 19.22.

A colina é um nutriente essencial para os seres humanos, sendo importante para a formação e a integridade de membranas celulares, o metabolismo lipídico e a neurotransmissão. Além disso, a colina atua em mecanismos de regulação epigenética por participar do metabolismo de grupos metílicos. As principais fontes desse nutriente são alimentos de origem animal, tais como fígado, carne bovina, peixe, porco, frango e ovos.[66,67]

As recomendações de ingestão desse composto correspondem apenas a valores de AI e UL, devido à escassez de estudos de dose-resposta em seres humanos e à ausência de informações a respeito de sua ingestão dietética.[63] Além disso, o *status* da colina no organismo é influenciado criticamente pelo genótipo, particularmente pela ocorrência de polimorfismos de nucleotídio único em genes que codificam para enzimas-chave no metabolismo dessa vitamina, o que dificulta o estudo da relação entre a ingestão de colina e seus efeitos biológicos.[68]

Assim, a AI para adultos foi estabelecida com base na quantidade necessária de colina para evitar aumento das concentrações da enzima alanina-aminotransferase, alteração associada ao dano hepático, em indivíduos do sexo masculino. Para mulheres, foi definido valor de AI inferior ao dos homens, pois estudos em animais sugeriram que a síntese *de novo* de colina é mais eficiente entre as fêmeas, reduzindo as necessidades dietéticas nesse grupo.[63] Tal fato foi confirmado posteriormente em seres humanos e se deve à ação indutora do estrogênio sobre a expressão gênica de uma enzima-chave na síntese endógena de colina. Todavia, as concentrações desse hormônio são reduzidas na pós-menopausa, o que altera o requerimento fisiológico desse nutriente e torna necessária a elaboração de recomendações específicas para mulheres nessa faixa etária.[69]

O valor de AI para gestantes foi acrescido da quantidade de colina acumulada no feto e na placenta, conforme dados de estudos em modelo animal. Para as lactantes, adicionou-se a quantidade do micronutriente secretada no leite materno.[42] Ressalta-se que a gestação e a lactação são períodos de requerimento elevado de colina, de modo que as reservas maternas desse nutriente podem ser depletadas mesmo diante de concentrações aumentadas de estrogênio.[66]

Associado a isso, a existência de polimorfismos genéticos que aumentam a necessidade fisiológica de colina torna gestantes e lactantes um grupo de risco importante para a deficiência desse micronutriente, o que pode repercutir diretamente na saúde da criança, particularmente na formação do tubo neural, no desenvolvimento do sistema nervoso e na função cognitiva.[66,68]

Quanto à determinação das DRI para crianças de 0 a 6 meses de vida, considerou-se a quantidade de colina secretada no leite materno. Esses valores também foram usados para estimativa da AI para crianças de 7 a 12 meses de vida, sendo ajustados pelo peso corporal. Já para crianças com mais de 1 ano e adolescentes, a AI foi estabelecida a partir dos valores para adultos.[63]

Para o estabelecimento dos valores de UL, considerou-se a ocorrência de hipotensão como o efeito crítico. Vale ressaltar que os efeitos adversos da colina ocorrem principalmente em situações de ingestão crônica de quantidades excessivas desse composto; todavia, alguns grupos podem apresentar maior sensibilidade, por exemplo, indivíduos com trimetilaminúria, doença renal ou hepática, depressão e doença de Parkinson, sendo necessária cautela na suplementação de colina para esses pacientes.[63]

Diante das limitações no estabelecimento dos valores de DRI para a colina, particularmente considerando o critério de promoção da saúde e proteção contra doenças crônicas, verifica-se a necessidade da realização de estudos com delineamento de dose-resposta que considerem variações genéticas e marcadores das funções biológicas desse nutriente. Além disso, é importante o mapeamento de polimorfismos genéticos associados ao metabolismo da colina em grupos populacionais distintos, bem como a investigação do seu impacto sobre os requerimentos fisiológicos dessa vitamina e em desfechos de saúde. Ademais, a análise do teor de colina em alimentos de diferentes regiões e a determinação de suas concentrações no leite materno de mulheres de diferentes nacionalidades representam dados relevantes para a futura definição de valores de EAR e RDA para esse micronutriente.[66-68]

Tabela 19.22 Valores de referência de ingestão de colina.

Estágio de vida	Recomendações nutricionais (μg/dia)			
	EAR	RDA	AI	UL
Crianças				
0 a 6 meses	–	–	125	–
7 a 12 meses	–	–	150	–
1 a 3 anos	–	–	200	1.000
4 a 8 anos	–	–	250	1.000
Meninos				
9 a 13 anos	–	–	375	2.000
14 a 18 anos	–	–	550	3.000
Meninas				
9 a 13 anos	–	–	375	2.000
14 a 18 anos	–	–	400	3.000
Homens				
19 a 50 anos	–	–	550	3.500
> 50 anos	–	–	550	3.500
Mulheres				
19 a 50 anos	–	–	425	3.500
> 50 anos	–	–	425	3.500
Gestantes				
≤ 18 anos	–	–	450	3.000
19 a 50 anos	–	–	450	3.500
Lactantes				
≤ 18 anos	–	–	550	3.000
19 a 50 anos	–	–	550	3.500

AI, ingestão adequada; *EAR*, necessidade média estimada; *RDA*, ingestão dietética recomendada; *UL*, limite superior de ingestão tolerável. Adaptada de IOM[63] (1998).

Folato

Os valores de referência de ingestão de folato são apresentados na Tabela 19.23.

O termo "folato" refere-se a dois compostos: o folato alimentar, sua forma natural presente nos alimentos; e o ácido fólico, componente dos suplementos vitamínicos e de alimentos fortificados. Essa vitamina do complexo B funciona como uma coenzima em reações de transferências de carbono simples no organismo, envolvidas na síntese de ácidos nucleicos, bem como no metabolismo dos aminoácidos, participando também da conversão de homocisteína em metionina. As DRI para esse nutriente foram estabelecidas pelo IOM dos EUA em 1998.[5,63]

Para determinar os valores de referência das DRI para o folato, foram definidas as quantidades de equivalentes de folato dietético (DFE) necessárias à manutenção do seu principal marcador bioquímico, o folato eritrocitário, que reflete seus estoques nos tecidos. Foram avaliados também indicadores plasmáticos e séricos de homocisteína e folato, a fim de possibilitar melhor avaliação do estado nutricional dessa vitamina.[5,63]

Ressalte-se que os DFE foram estabelecidos com o objetivo de fazer o ajuste entre as duas fontes de consumo de folato, o folato alimentar e o ácido fólico, tendo em vista as diferenças de absorção existentes entre os compostos, ponderando-se que o primeiro tem biodisponibilidade quase 50% inferior à do segundo. A necessidade de fazer essa correção surgiu devido à política de fortificação de alimentos com essa vitamina, o que ampliou o consumo de ácido fólico.[5,63]

Os EUA adotaram a fortificação de cereais em 1998, na mesma época em que o Canadá deu início a essa conduta, por ocasião da publicação das DRI, quando se esperava aumentar o consumo médio de folato pela população adulta em cerca de 80 a 100 µg/dia.[5,63] Seguindo a recomendação da OMS e da Organização Pan-Americana da Saúde, o Brasil passou a adotar essa prática em 2002,[70] quando o Ministério da Saúde determinou a fortificação das farinhas de trigo e milho de modo que cada 100 g de farinha contivesse 150 µg de ácido fólico, a fim de reduzir o risco de doenças do tubo neural e de mielomeningocele. Em 2022, esse valor foi modificado pela Resolução RDC nº 604 da Agência Nacional de Vigilância Sanitária (Anvisa),[38] que define que cada 100 g de farinha deve conter teor igual ou superior a 140 µg de ácido fólico, observando-se o limite máximo de 220 µg do nutriente por 100 g de farinha, devendo-se utilizar como fonte o composto ácido N-pteroil-L-glutâmico.

Os valores de AI de folato por lactentes de 0 a 6 meses de vida foram estabelecidos a partir de dados do teor dessa vitamina no leite materno (85 µg/ℓ) e do volume médio consumido pelas crianças (0,78 ℓ/dia). A quantidade de 65 µg/dia de folato alimentar é suficiente para manter concentrações sanguíneas adequadas do nutriente em bebês alimentados exclusivamente com leite materno. Para crianças de 7 a 12 meses, tanto o uso do método de ajuste do peso corporal de lactentes de 0 a 6 meses quanto o da correção da EAR de adultos possibilitaram a definição de uma AI de 80 µg/dia de DFE para essa faixa etária.[5,63]

Para crianças e adolescentes de 1 a 18 anos, não há evidências científicas suficientes para se definir a EAR de folato a partir dos dados dos marcadores bioquímicos que avaliam o estado nutricional dessa vitamina; é utilizado, portanto, o ajuste da EAR estabelecida para adultos com a correção do peso corporal e o fator de crescimento, sem distinção de sexo.[63]

Os valores de requisitos de consumo de folato por adultos foram baseados em estudos metabólicos que avaliaram o efeito do uso de folato alimentar ou do ácido fólico sobre os indicadores bioquímicos dessa vitamina, de modo que seus valores fossem mantidos em conformidade com os padrões de referência. Além disso, o organismo da população adulta e idosa com mais de 51 anos parece não ter maior necessidade de folato na dieta para manter estoques adequados, sendo recomendados os mesmos valores de EAR estabelecidos para a faixa etária abaixo dessa.[63]

É válido destacar que existem orientações nutricionais específicas quanto à ingestão de folato por mulheres em idade fértil que estejam tentando engravidar, com o objetivo de reduzir o risco de defeitos do tubo neural na formação do bebê. Nesse caso, recomenda-se o consumo de 400 µg/dia de ácido fólico, obtido de alimentos fortificados, suplementos ou de ambos, além de uma dieta variada com fontes naturais de folato alimentar.[63]

No que diz respeito à gestação, ocorre aumento significativo da necessidade nutricional de folato nesse estágio de vida, pois há incremento nas reações de transferência de carbono, por ocasião da síntese de nucleotídios essenciais à divisão celular, necessária para promoção do crescimento do útero e do feto, do desenvolvimento da placenta e, ainda, da expansão no número de eritrócitos da gestante. Assim, estudos metabólicos com gestantes contribuíram para a definição do conteúdo de folato a ser recomendado e que, além de manter na faixa de normalidade as concentrações eritrocitárias, não cause anemia megaloblástica; isso motivou um adicional de 200 µg/dia de DFE em relação à EAR de mulheres não gestantes.[5,63]

Tabela 19.23 Valores de referência de ingestão de folato.[a]

Estágio de vida	Recomendações nutricionais (µg/dia)			
	EAR	RDA	AI	UL
Crianças e adolescentes				
0 a 6 meses	–	–	65	–
7 a 12 meses	–	–	80	–
1 a 3 anos	120	150	–	300
4 a 8 anos	160	200	–	400
9 a 13 anos	250	300	–	600
14 a 18 anos	330	400[b]	–	800
Adultos e idosos				
19 a 50 anos	320	400[b]	–	1.000
51 a 70 anos	320	400[b]	–	1.000
> 70 anos	320	400	–	1.000
Gestantes				
≤ 18 anos	520	600[c]	–	800
19 a 50 anos	520	600[c]	–	1.000
Lactantes				
≤ 18 anos	450	500	–	800
19 a 50 anos	450	500	–	1.000

[a]Equivalentes de folato dietético (DFE), em que 1 DFE = 1 µg de folato alimentar = 0,6 µg de ácido fólico de alimentos fortificados ou suplementos consumidos durante a refeição = 0,5 µg de ácido fólico de suplemento, tomado com o estômago vazio. [b]Para reduzir o risco de defeitos do tubo neural, mulheres aptas a engravidar devem consumir 400 µg/dia de ácido fólico a partir de alimentos fortificados, suplementos ou ambos, além de consumir folato alimentar em uma dieta variada. [c]Pressupõe-se que as mulheres continuarão a consumir 400 µg/dia de suplementos ou alimentos fortificados até que a gravidez seja confirmada e iniciem-se os cuidados pré-natais, que normalmente ocorrem após o fim do período periconcepcional – o momento crítico para a formação do tubo neural. AI, ingestão adequada; EAR, necessidade média estimada; RDA, ingestão dietética recomendada; UL, limite superior de ingestão tolerável. Adaptada de IOM[63] (1998).

Para lactantes, há uma recomendação de consumo adicional de folato em relação à EAR de mulheres não lactantes, devido ao aumento da necessidade nutricional de folato relacionado com a secreção dessa vitamina no leite materno, com correção para sua biodisponibilidade. Mulheres que não amamentam exclusivamente podem requerer menor conteúdo desse nutriente na dieta, enquanto multíparas devem consumir quantidades superiores à RDA.[63]

Outro ponto a ser destacado trata da ausência de estudos que mostrem efeitos adversos à saúde causados pelo consumo de folato por meio do alimento, e o UL para folato é aplicado especificamente para o uso de alimentos fortificados ou suplementos alimentares. Sobre esse aspecto, foram observados sinais de neuropatia e outras complicações neurológicas relacionadas com o consumo excessivo de folato em indivíduos com deficiência de vitamina B_{12}, e esse fato foi utilizado como ponto crítico para o estabelecimento do UL de 1.000 µg/dia para adultos, idosos, gestantes e lactantes. Para crianças e adolescentes, o UL de adultos foi ajustado com base no peso corporal, e não foi possível determinar valores de referência para lactantes.[5,63]

Em vista do importante papel do folato no organismo, ganha importância a necessidade de que sejam realizados novos estudos com esse nutriente, especialmente nos grupos populacionais de alto risco de deficiência (p. ex., crianças, adolescentes, idosos e mulheres em idade reprodutiva), tendo em vista a possibilidade de desenvolvimento de defeitos no tubo neural e de doenças vasculares. Além disso, é oportuno definir novos indicadores de depleção e biodisponibilidade de folato e os efeitos adversos relacionados com consumo elevado, a fim de apurar o estabelecimento das DRI dessa vitamina.[5]

Niacina

Os valores de referência de ingestão de niacina são apresentados na Tabela 19.24.

A niacina refere-se à nicotinamida e seus derivados, e ao ácido nicotínico, os quais integram a estrutura das coenzimas dinucleotídio de nicotinamida e adenina (NAD) e fosfato de dinucleotídio de nicotinamida e adenina (NADP), desempenhando papel importante em reações de oxidação e redução, além de participarem dos metabolismos glicídico e lipídico, da replicação e do reparo do DNA. As DRI dessa vitamina foram estabelecidas pelo IOM dos EUA, em 1998, e são baseadas no equivalente de niacina, considerando-se a conversão do aminoácido triptofano nessa vitamina.[5,63]

A niacina está presente em carnes vermelhas, vísceras, peixes, crustáceos, aves, levedo de cerveja, grãos de cereais, leguminosas e castanha-do-pará.[21] Seus requisitos de consumo foram determinados a partir do conteúdo da vitamina suficiente para manter uma excreção adequada na urina e não refletir sinais clínicos de deficiência, que cursam com a doença conhecida como pelagra,[63] caracterizada por causar dermatite, diarreia, demência e até a morte.[71,72] Para definição do estado nutricional de niacina, especialmente em adultos, foram utilizados como marcadores as concentrações dos metabólitos da niacina no plasma, nos eritrócitos e na urina, e testes de absorção de dose oral do nutriente.[63]

Para lactantes, as evidências científicas permitiram o estabelecimento apenas da AI para niacina. Para bebês de 0 a 6 meses de vida, utilizam-se dados do volume médio de leite materno consumido e a concentração da vitamina nesse alimento. Para crianças de 7 a 12 meses, usam-se como referência os valores extrapolados e ajustados das pesquisas com adultos,

Tabela 19.24 Valores de referência de ingestão de niacina.

Estágio de vida	Recomendações nutricionais (µg/dia)			
	EAR[a]	RDA[a]	AI[a]	UL[b]
Crianças				
0 a 6 meses	–	–	2[b]	–
7 a 12 meses	–	–	4	–
1 a 3 anos	5	6	–	10
4 a 8 anos	6	8	–	15
9 a 13 anos	9	12	–	20
Meninos				
14 a 18 anos	12	16	–	30
Meninas				
14 a 18 anos	11	14	–	30
Homens				
19 a 70 anos	12	16	–	35
> 70 anos	12	16	–	35
Mulheres				
19 a 70 anos	11	14	–	35
> 70 anos	11	14	–	35
Gestantes				
≤ 18 anos	14	18	–	30
19 a 50 anos	14	18	–	35
Lactantes				
≤ 18 anos	13	17	–	30
19 a 50 anos	13	17	–	35

[a]Expresso como equivalente de niacina (NE): 1 mg de niacina = 60 mg de triptofano. [b]Expresso como niacina pré-formada (não NE). *AI*, ingestão adequada; *EAR*, necessidade média estimada; *RDA*, ingestão dietética recomendada; *UL*, limite superior de ingestão tolerável. Adaptada de IOM[63] (1998).

fazendo-se a correção para fator de crescimento e peso corporal; esse método também é aplicado para determinação da EAR da população de 1 a 18 anos, devido à escassez de estudos clínicos com esse grupo.[5,63]

No que diz respeito à recomendação nutricional do consumo de niacina para adultos e idosos, estudos que avaliaram a excreção dos metabólitos dessa vitamina foram utilizados para o estabelecimento dos valores de referência. Sobre esse aspecto, destaca-se que a excreção dos metabólitos só ocorre quando há triptofano suficiente para atender às necessidades do organismo, o que reflete a boa sensibilidade desses marcadores.[5,63]

É oportuno mencionar que há diferença entre os valores de referência de EAR e RDA de niacina estabelecidos para homens e mulheres, o que se deve à variação no tamanho corporal e na utilização média de energia, que são menores na população feminina. Além disso, não existem evidências sobre a influência do envelhecimento na necessidade nutricional dessa vitamina.[63]

No que diz respeito à gestação, há um adicional de cerca de 3 mg/dia de niacina devido ao aumento na utilização de energia e no crescimento da gestante e do feto, próprio da gravidez. Para lactantes, o incremento de 2,4 mg/dia na recomendação de consumo dessa vitamina está relacionado com a demanda de energia necessária para a produção de leite (1 mg) e com o conteúdo da vitamina pré-formada secretada no leite (1,4 mg), os quais são adicionados à recomendação de niacina para não lactantes.[63]

Ressalte-se que indivíduos em tratamento dialítico, com síndrome de má absorção, mulheres multíparas, indivíduos portadores de doença de Hartnup, cirrose hepática, síndrome carcinoide, ou ainda em tratamento com isoniazida a longo prazo, podem ter a necessidade de niacina elevada, mas não há recomendações específicas para esses grupos.[5,63]

Outro ponto a ser destacado trata da ausência de evidências de efeitos adversos à saúde causados pelo consumo de niacina obtida de fontes alimentares. No entanto, o uso de suplementos, alimentos fortificados ou ainda agentes farmacológicos contendo niacina pode estar relacionado com o aparecimento de sinais de toxicidade, tais como *flushing*, condição caracterizada por rubor no corpo, dor de cabeça, prurido, queimação, formigamento e coceira, e que serviu de base para o estabelecimento do UL dessa vitamina.[5,63]

Nesse sentido, o LOAEL de 50 mg estipulado foi corrigido por um fator de incerteza, o que possibilitou a determinação de um UL de 35 mg/dia de niacina para adultos. Essa determinação também foi estendida a gestantes e lactantes, e foi feito um ajuste pelo peso corporal para definição do UL para crianças e adolescentes. Não foi possível estabelecer os valores do UL para lactentes; deve-se, pois, optar pelo consumo apenas de leite materno, fórmulas infantis ou ainda alimentos sólidos, a fim de evitar sintomas adversos à saúde.[5,63]

A esse respeito, indivíduos com disfunção ou doença hepática, diabetes melito, úlcera péptica ativa, gota, arritmia cardíaca, doença inflamatória intestinal, enxaqueca e alcoolismo devem ter cuidado quando fizerem uso de fontes não alimentares de niacina, pois são mais suscetíveis a efeitos adversos do excesso de consumo.[5,63]

Desse modo, fica evidente a necessidade de realização de novos estudos com crianças, adolescentes, gestantes e lactantes, tendo em vista a escassez de pesquisas com essas populações, bem como de utilização de marcadores plasmáticos – e não apenas urinários – para refletir de modo mais completo o estado nutricional de niacina nas diversas populações, o que pode contribuir para aprimorar o estabelecimento das DRI dessa vitamina.[5]

Riboflavina

Os valores de referência de ingestão de riboflavina são apresentados na Tabela 19.25.

A riboflavina, ou vitamina B_2, desempenha papel relevante no organismo, pois integra a estrutura das coenzimas mononucleotídio de flavina (FMN) e dinucleotídio de flavina e adenina (FAD), as quais participam de inúmeras reações de oxirredução e da produção de energia.[5,63] Suas principais fontes alimentares incluem leite e derivados, fígado, vegetais folhosos (p. ex., alface, brócolis, almeirão, repolho, espinafre, couve), carnes, frutas, ovos, leguminosas e cereais integrais.[21] As DRI dessa vitamina foram estabelecidas pelo IOM dos EUA em 1998.[5,63]

As recomendações nutricionais de riboflavina para adultos foram baseadas no teor dietético suficiente para manter ou restaurar o estado nutricional da vitamina no organismo. A avaliação do estado nutricional de riboflavina é determinada por uma combinação de marcadores bioquímicos, como o coeficiente de atividade eritrocitária da glutationa-redutase, a concentração eritrocitária de flavina, a excreção de riboflavina e seus metabólitos, bem como testes de sobrecarga de riboflavina.[5,63]

Para lactentes, foram estabelecidos apenas valores de AI para riboflavina, devido à escassez de estudos com essa população.

Tabela 19.25 Valores de referência de ingestão de riboflavina.

Estágio de vida	Recomendações nutricionais (µg/dia)			
	EAR	RDA	AI	UL
Crianças				
0 a 6 meses	–	–	0,3	–
7 a 12 meses	–	–	0,4	–
1 a 3 anos	0,4	0,5	–	–
4 a 8 anos	0,5	0,6	–	–
9 a 13 anos	0,8	0,9	–	–
Meninos				
14 a 18 anos	1,1	1,3	–	–
Meninas				
14 a 18 anos	0,9	1	–	–
Homens				
19 a 70 anos	1,1	1,3	–	–
> 70 anos	1,1	1,3	–	–
Mulheres				
19 a 70 anos	0,9	1,1	–	–
> 70 anos	0,9	1,1	–	–
Gestantes				
≤ 18 anos	1,2	1,4	–	–
19 a 50 anos	1,2	1,4	–	–
Lactantes				
≤ 18 anos	1,3	1,6	–	–
19 a 50 anos	1,3	1,6	–	–

AI, ingestão adequada; *EAR*, necessidade média estimada; *RDA*, ingestão dietética recomendada; *UL*, limite superior de ingestão tolerável. Adaptada de IOM[63] (1998).

Em crianças de 0 a 6 meses, é utilizado o conteúdo da vitamina no leite de mães que não fazem uso de suplemento com riboflavina e dados do consumo médio dos lactentes. Em crianças de 7 a 12 meses, são usados valores de referência extrapolados e ajustados de lactentes mais jovens e de adultos, para evitar que a AI recomendada seja elevada.[63]

Tal como ocorre com a tiamina, devido à carência de estudos clínicos nessa população, os valores de referência de consumo de riboflavina para crianças e adolescentes de 1 a 18 anos foram extrapolados da EAR recomendada para adultos, fazendo-se o ajuste relativo a peso corporal e fator de crescimento, específico para cada faixa etária.[63]

Os requisitos de consumo de riboflavina por adultos e idosos de 19 a 70 anos foram determinados a partir de estudos clínicos que avaliaram o teor dietético da vitamina necessário para evitar sinais de deficiência clínica, alteração nos indicadores bioquímicos e aumento da excreção de riboflavina na urina, os quais podem cursar com arriboflavinose. Essa doença caracteriza-se por dor de garganta, glossite, hiperemia e edema das mucosas faríngeas e orais, queilose, estomatite angular, dermatite seborreica e anemia normocítica.[5,63]

Ressalte-se que a diferença entre homens e mulheres quanto à recomendação de riboflavina está relacionada com a especificidade de cada sexo sobre tamanho corporal e utilização de energia, sendo esses valores extrapolados para idosos com mais de 70 anos, visto que não há evidências de que haja aumento da necessidade nutricional com o envelhecimento. Destaque-se ainda que indivíduos em tratamento dialítico, com síndrome de má absorção, ou mulheres multíparas podem ter sua necessidade da vitamina aumentada.[5,63]

Com relação a gestação e lactação, as recomendações nutricionais de riboflavina recebem adicionais, em vista das características próprias desses estágios de vida. Em gestantes, há maior valor de referência da vitamina quando comparadas a mulheres não gestantes, em virtude do aumento na utilização de energia e do crescimento dos compartimentos materno e fetal, aliados à menor excreção de riboflavina na urina, o que reflete a necessidade elevada desse nutriente. Em lactantes, há demanda energética para a produção do leite e, considerando-se a biodisponibilidade da vitamina, foi recomendado um adicional na EAR de 0,4 mg/dia de riboflavina para prover lactação.[63]

Não há evidências suficientes para se determinar um UL para riboflavina, pois os estudos não demonstraram toxicidade associada a consumo elevado dessa vitamina. Uma possível justificativa para esse fato diz respeito à limitada capacidade de absorção gastrintestinal dessa vitamina, sua rápida excreção na urina e, ainda, escassez de estudos de dose-resposta com riboflavina.[5,63]

Importa mencionar a necessidade de estudos clínicos para o estabelecimento de EAR para crianças, adolescentes, gestantes, lactantes e idosos, devido à pequena quantidade disponível para sua determinação. Além disso, testes de dose-resposta com essa vitamina podem vir a apontar efeitos adversos à saúde e servir de embasamento para elaboração do UL.[5]

Tiamina

Os valores de referência de ingestão de tiamina são apresentados na Tabela 19.26.

Tabela 19.26 Valores de referência de ingestão de tiamina.

Estágio de vida	Recomendações nutricionais (μg/dia)			
	EAR	RDA	AI	UL
Crianças				
0 a 6 meses	–	–	0,2	–
7 a 12 meses	–	–	0,3	–
1 a 3 anos	0,4	0,5	–	–
4 a 8 anos	0,5	0,6	–	–
9 a 13 anos	0,7	0,9	–	–
Meninos				
14 a 18 anos	1	1,2	–	–
Meninas				
14 a 18 anos	0,9	1	–	–
Homens				
19 a 70 anos	1	1,2	–	–
> 70 anos	1	1,2	–	–
Mulheres				
19 a 70 anos	0,9	1,1	–	–
> 70 anos	0,9	1,1	–	–
Gestantes e lactantes				
≤ 18 anos	1,2	1,4	–	–
19 a 50 anos	1,2	1,4	–	–

AI, ingestão adequada; *EAR*, necessidade média estimada; *RDA*, ingestão dietética recomendada; *UL*, limite superior de ingestão tolerável. Adaptada de IOM[63] (1998).

A tiamina, ou vitamina B_1, desempenha papel importante no metabolismo glicídico e proteico, atuando como coenzima. Sua forma fosforilada, o pirofosfato de tiamina (TPP), participa da descarboxilação oxidativa de piruvato, no ciclo de Krebs, e da transcetolação, na via das pentoses fosfato. A tiamina pode ser encontrada em carnes, vísceras e farinhas integrais, além de estar presente no levedo de cerveja e no germe de trigo.[21] As DRI para esse nutriente foram estabelecidas pelo IOM dos EUA em 1998.[5,63]

Para determinação do estado nutricional de tiamina no organismo, faz-se necessário utilizar diversos marcadores bioquímicos, visto que refletem melhor os estoques do nutriente quando analisados em conjunto. Nesse sentido, para estabelecimento das DRI, foram usadas como biomarcadores a transcetolase dos eritrócitos, por meio da mensuração da concentração da vitamina e seus ésteres fosforilados no sangue total ou nas frações do soro, e a excreção urinária de tiamina.[63]

Para lactentes, as evidências científicas permitiram a determinação apenas da AI para tiamina. Para bebês de 0 a 6 meses, utilizam-se dados do consumo médio de leite materno e o teor da vitamina nesse alimento, como ocorre com outros nutrientes. Entretanto, para crianças de 7 a 12 meses, são usados como base valores de referência extrapolados das pesquisas com adultos. Essa particularidade deve-se ao fato de que, quando se considera o teor de tiamina do leite materno e seu consumo pelo bebê acrescido da vitamina presente nos alimentos sólidos, o valor obtido é duas a três vezes superior àquele recomendado para a faixa etária inferior, e assim opta-se pelo ajuste do valor estabelecido para adultos, considerado mais adequado.[5,63]

Com relação aos valores de referência para crianças e adolescentes de 1 a 18 anos, foram extrapolados da EAR recomendada para adultos, fazendo-se o ajuste para peso corporal e fator de crescimento, específico de cada faixa etária; por isso, os valores estabelecidos aumentam progressivamente com o aumento da idade, e são inferiores aos de adultos.[63]

Os requisitos de consumo de tiamina para adultos de 19 a 50 anos foram determinados a partir de estudos clínicos em que foi avaliado o teor dietético de vitamina necessário para manter a atividade normal da transcetolase eritrocitária sem comprometer a excreção de tiamina na urina, o que poderia refletir-se em deficiência de tiamina. O baixo consumo de vitamina B_1 pode causar beribéri, doença caracterizada pela ocorrência de anorexia, fraqueza muscular, irritabilidade, transtornos mentais e cardiovasculares. Além disso, tem sido relatado que a deficiência de tiamina pode resultar em morte dos neurônios cerebrais, condição comum na doença de Alzheimer.[72] Nesse sentido, a EAR de tiamina é de 0,9 mg/dia para mulheres e 1 mg/dia para homens.[5,63]

Apesar da ampla variedade de estudos que investigaram o estado nutricional de tiamina em adultos acima de 50 anos e idosos, não foram suficientes para servir de suporte para a determinação da EAR nesse grupo etário. Dessa maneira, a DRI dessa vitamina é a mesma utilizada para adultos com idade inferior a 50 anos. Associada a isso, a pequena diferença existente no valor de referência entre os sexos masculino e feminino é atribuída a alterações na composição corporal e utilização de energia.[63]

No que diz respeito a gestantes e lactantes, as recomendações nutricionais de tiamina são iguais para ambos os grupos, atingindo o valor máximo do nutriente (1,2 mg/dia) quando se observam todas as faixas etárias e estágios de vida. Na gestação, essa especificidade pode se justificar pelo adicional energético e pela necessidade de crescimento da gestante e do feto, próprios da gravidez, o que tem como impacto um aumento de cerca de

30% da EAR de mulheres não gestantes. Por outro lado, o valor de referência aumentado de tiamina para lactantes está relacionado com a demanda de energia necessária para a produção de leite (0,1 mg/dia), considerando-se ainda o teor da vitamina presente no leite materno (0,16 mg), o qual é adicionado à recomendação de vitamina para não lactantes.[63]

Sobre o UL de tiamina, não há valor estabelecido na DRI, devido à inexistência de estudos científicos que relatem efeitos adversos por ocasião do consumo elevado da vitamina. A esse respeito, o organismo parece responder ao aumento de doses superiores a 5 mg/dia de tiamina com redução na absorção e no mecanismo fisiológico de controle homeostático da tiamina, ao viabilizar sua rápida excreção na urina. O efeito da administração de suplementos com 50 mg da vitamina não foi controlado por meio de estudos clínicos e verificou-se choque anafilático apenas quando esse nutriente foi administrado em dieta parenteral.[5,63]

É válido ressaltar que indivíduos em tratamento dialítico, com síndrome de má absorção, ou mulheres multíparas podem ter necessidade aumentada de tiamina, mas não há recomendações específicas para esses grupos. Além disso, são necessários novos estudos com crianças, adolescentes, gestantes, lactantes e idosos, devido à pequena quantidade disponível para determinação da EAR. Em relação ao UL, pesquisas de dose-resposta com essa vitamina poderiam servir de embasamento para elaboração de possível NOAEL ou LOAEL.[5,63]

Vitamina A

Os valores de referência de ingestão de vitamina A são apresentados na Tabela 19.27.

A expressão "vitamina A" é utilizada para denominar de maneira genérica um grupo de compostos lipossolúveis derivados da betaionona com atividade biológica de *trans*-retinol. Esse micronutriente desempenha funções importantes no organismo, participando de processos relacionados com a visão, diferenciação celular, reprodução, desenvolvimento embrionário e imunidade.[73,74]

Alimentos de origem animal, tais como fígado, leite e gema, são boas fontes de vitamina A na forma de ésteres de retinil. Já os alimentos de origem vegetal com colorações laranja e amarela e folhosos verde-escuros têm vitamina A na forma de carotenoides que são bioconvertidos em retinol no organismo humano.[74]

No que diz respeito ao estabelecimento dos valores de DRI para a vitamina A, as recomendações para a faixa etária adulta foram elaboradas utilizando um modelo matemático que considera os seguintes fatores, propostos por Olson:[23,75]

- Percentual de vitamina A perdido por dia, quando se ingere uma dieta que não contemple esse micronutriente
- Reserva mínima aceitável de vitamina A no fígado, em cuja quantidade não é observado comprometimento da adaptação à visão noturna durante 4 meses, em condições em que o indivíduo siga uma dieta deficiente desse micronutriente e as concentrações plasmáticas de retinol permaneçam adequadas
- Razão entre peso do fígado e peso corporal
- Peso de referência para cada faixa etária e sexo
- Razão entre reservas de vitamina A em todo o corpo e reserva hepática
- Eficiência no armazenamento da vitamina A ingerida.

Todavia, é importante ressaltar que os dados utilizados para o cálculo das recomendações da vitamina A foram oriundos de

Tabela 19.27 Valores de referência de ingestão de vitamina A.

Estágio de vida	Recomendações nutricionais (µg RAE/dia)			
	EAR	RDA	AI	UL[a]
Crianças				
0 a 6 meses	–	–	400	600
7 a 12 meses	–	–	500	600
1 a 3 anos	210	300	–	600
4 a 8 anos	275	400	–	900
Meninos				
9 a 13 anos	445	600	–	1.700
14 a 18 anos	630	900	–	2.800
Meninas				
9 a 13 anos	420	600	–	1.700
14 a 18 anos	485	700	–	2.800
Homens				
19 a 50 anos	625	900	–	3.000
> 50 anos	625	900	–	3.000
Mulheres				
19 a 50 anos	500	700	–	3.000
> 50 anos	500	700	–	3.000
Gestantes				
≤ 18 anos	530	750	–	2.800
19 a 50 anos	550	770	–	3.000
Lactantes				
≤ 18 anos	885	1.200	–	2.800
19 a 50 anos	900	1.300	–	3.000

[a]A unidade de medida de UL consiste em µg/dia de vitamina A pré-formada. *AI*, ingestão adequada; *EAR*, necessidade média estimada; *RAE*, equivalentes de atividade de retinol; *RDA*, ingestão dietética recomendada; *UL*, limite superior de ingestão tolerável. Adaptada de IOM[23] (2001).

poucos estudos, cujas amostras envolviam número pequeno de participantes, o que representa uma limitação importante. Assim, é necessária a atualização dos valores de DRI desse micronutriente considerando resultados de estudos mais recentes desenvolvidos com metodologia robusta, a exemplo do uso de isótopos estáveis, que possibilitam estimar as necessidades de vitamina A a partir do seu balanço no organismo.[76]

Tal atualização é particularmente importante para o grupo populacional materno-infantil, pois corresponde aos indivíduos mais vulneráveis à deficiência de vitamina A e suas consequências.[76] Nesse sentido, o cálculo da EAR para mulheres gestantes levou em consideração a necessidade de suprir a vitamina A em quantidades adequadas para a formação das reservas hepáticas do feto durante a gestação. E para as mulheres lactantes, considerou-se a quantidade de equivalentes de atividade de retinol presente no leite materno.[23]

Em relação às crianças e aos adolescentes, a EAR foi extrapolada a partir dos valores dos adultos, com correção para o peso metabólico. Nos casos de crianças menores de 1 ano, essa estimativa não é adequada devido às diferenças metabólicas e, portanto, foi estabelecida apenas a recomendação de AI. As concentrações de retinol presentes no leite materno foram a referência adotada para o cálculo da AI de crianças com até 6 meses de vida. Esses valores associados a estimativas de ingestão desse nutriente na fase de alimentação complementar serviram de base para estimar a AI das crianças de 7 a 12 meses de vida.[23]

Nesse cenário, pesquisadores sobre a temática sugerem que tais recomendações sejam reformuladas a partir de dados de estudos atuais que investigaram a relação entre o teor de vitamina A presente na dieta e a adaptação visual ao escuro em gestantes e crianças. Além disso, atualmente, as concentrações de vitamina A e carotenoides no leite materno foram avaliadas em diversos países e em estágios diferentes de lactação, o que permite elaborar recomendações mais precisas para as crianças menores de 1 ano.[76]

No que diz respeito à RDA, o cálculo foi realizado adotando-se coeficiente de variação de 20% em relação aos valores de EAR, devido à limitação de estudos para se determinar o DP da necessidade de vitamina A nos diferentes estágios de vida. Para o estabelecimento dos valores de UL, levou-se em consideração a ocorrência de anormalidades histopatológicas no fígado, uma das principais características de intoxicação crônica por vitamina A. É importante mencionar que, especificamente para mulheres em idade fértil, o efeito adverso crítico selecionado para determinação de UL foi o risco de teratogênese.[23]

Outro ponto importante a ser destacado refere-se à existência de polimorfismos genéticos que influenciam o metabolismo da vitamina A e, consequentemente, modificam a relação entre a ingestão dietética desse micronutriente, particularmente na forma de carotenoides, e suas concentrações sanguíneas e teciduais. Nessa perspectiva, o mapeamento dessas variações genéticas e a compreensão do seu impacto no estado nutricional e na funcionalidade da vitamina A poderão, no futuro, contribuir para a estimativa de recomendações dietéticas para esse nutriente em diferentes grupos étnicos.[73,76]

Vitamina B$_6$

Os valores de referência de ingestão de vitamina B$_6$ são apresentados na Tabela 19.28.

A vitamina B$_6$ consiste em um grupo de seis compostos: piridoxal (PL), piridoxina (PN), piridoxamina (PM) e seus respectivos 5'-fosfatos (PLP, PNP e PMP), os quais atuam como coenzimas no metabolismo dos aminoácidos e do glicogênio, bem como na conversão da homocisteína em cisteína. As DRI dessa vitamina foram estabelecidas pelo IOM dos EUA em 1998.[5,63]

As principais fontes alimentares da vitamina B$_6$ são o milho, o gérmen de trigo, a soja, o melão, as batatas, a carne e os miúdos (p. ex., fígado, rim e coração).[21] Para avaliação do estado nutricional dessa vitamina, podem ser utilizados diversos indicadores, visto que nenhum deles está diretamente associado ao aparecimento de sinais clínicos de deficiência do nutriente. Todavia, o piridoxal 5'-fosfato (PLP) parece ser o melhor marcador a refletir os estoques dessa vitamina no organismo; como ponto de corte de inadequação de consumo de B$_6$ são adotadas concentrações no plasma inferiores a 20 nmol/ℓ, valores que foram usados para a elaboração das DRI.[5,63]

Para lactentes, a AI é utilizada como recomendação nutricional de vitamina B$_6$; os requisitos de consumo para bebês de 0 a 6 meses de vida foram estabelecidos a partir de dados do teor da vitamina no leite de mães bem nutridas e do volume médio de leite consumido pelas crianças, visto que não há consenso sobre os valores de referência das concentrações de PLP para essa população. Para crianças de 7 a 12 meses, a AI foi definida como a média entre os dados extrapolados de lactentes de 0 a 6 meses e os valores ajustados da EAR de adultos.[5,63]

Na perspectiva de estabelecer valores de EAR de vitamina B$_6$, foi utilizado como método "ouro" de avaliação o

Tabela 19.28 Valores de referência de ingestão de vitamina B$_6$.

Estágio de vida	Recomendações nutricionais (μg/dia)			
	EAR	RDA	AI	UL
Crianças				
0 a 6 meses	–	–	0,1	–
7 a 12 meses	–	–	0,3	–
1 a 3 anos	0,4	0,5	–	30
4 a 8 anos	0,5	0,6	–	40
9 a 13 anos	0,8	1	–	60
Meninos				
14 a 18 anos	1,1	1,3	–	80
Meninas				
14 a 18 anos	1	1,2	–	80
Homens				
19 a 50 anos	1,1	1,3	–	100
51 a 70 anos	1,4	1,7	–	100
> 70 anos	1,4	1,7	–	100
Mulheres				
19 a 50 anos	1,1	1,3	–	100
51 a 70 anos	1,3	1,5	–	100
> 70 anos	1,3	1,5	–	100
Gestantes				
≤ 18 anos	1,6	1,9	–	80
19 a 50 anos	1,6	1,9	–	100
Lactantes				
≤ 18 anos	1,7	2	–	80
19 a 50 anos	1,7	2	–	100

AI, ingestão adequada; *EAR*, necessidade média estimada; *RDA*, ingestão dietética recomendada; *UL*, limite superior de ingestão tolerável. Adaptada de IOM[63] (1998).

consumo de dietas com fórmulas líquidas contendo algum alimento-fonte da vitamina e suplementadas com piridoxina sintética, considerando-se sua resposta sobre a quantidade de PLP plasmático. Em crianças e adolescentes de 1 a 18 anos, não há evidências científicas suficientes para se definir a EAR por esse método; esta é determinada, portanto, pela correção do peso corporal e do fator de crescimento a partir de dados extrapolados de adultos.[63]

Para adultos de 19 a 50 anos foi aplicado como critério para a determinação da EAR o uso das concentrações plasmáticas de PLP como indicativas de consumo deficiente de vitamina B$_6$. Além disso, a população adulta e idosa com mais de 51 anos parece ter maior necessidade de ingestão dessa vitamina para manter uma quantidade adequada no organismo; isso proporcionou o estabelecimento de valores de referência com acréscimo de 0,2 mg de vitamina B$_6$ para o sexo feminino e 0,3 mg para o sexo masculino na recomendação diária em relação à faixa etária inferior.[63]

No que diz respeito a gestantes, há um adicional de 0,5 mg/dia na EAR da vitamina B$_6$ quando comparadas a mulheres não gestantes, em função da depleção do conteúdo de PLP no plasma da gestante; isso provavelmente ocorre devido à transferência desse composto para o feto, pois suas concentrações no sangue fetal, especialmente no 2º e 3º trimestres gestacionais, são superiores às da mãe. Além disso, a gestação cursa com aumento na utilização de energia e no crescimento materno, próprios desse estágio de vida.[63]

Para lactantes, considerando-se que o teor de vitamina B_6, oriunda da dieta, no leite humano sofre influência do consumo pela lactante, bem como da necessidade nutricional relacionada com a produção e secreção do leite, foi possível definir um adicional diário de ingestão de 0,6 mg de vitamina sobre a EAR de mulheres não lactantes; com isso, atingem-se os maiores valores de recomendação do nutriente entre todas as faixas etárias e estágios de vida.[63]

Outro ponto a ser destacado trata da ausência de efeitos adversos à saúde causados pelo consumo de vitamina B_6 obtida de fontes alimentares. No entanto, o uso de suplementos de piridoxina foi associado ao desenvolvimento de neuropatia sensorial e serviu de base para o estabelecimento do UL dessa vitamina.[5,63]

Nesse sentido, para adultos foi definido UL de 100 mg/dia, o qual foi extraído de pesquisas que detectaram um NOAEL de 200 mg/dia, aplicando-se um fator de incerteza para correção desse valor. Esse UL foi estendido para gestantes e lactantes adultas, sendo feito ajuste pelo peso corporal para definição dos valores para crianças e adolescentes. Não foi determinado UL para lactentes; essa população deve consumir apenas leite materno, fórmulas infantis ou, ainda, alimentos sólidos como fontes de vitamina B_6.[5,63]

Assim, é nítida a necessidade de realização de novos estudos com lactentes, crianças, adolescentes, gestantes, lactantes e idosos, tendo em vista a escassez de pesquisas com essas populações, bem como de definição de indicadores de depleção da vitamina B_6 no organismo para todos os estágios de vida, a fim de se aprimorar o estabelecimento das DRI dessa vitamina.[5]

Vitamina B_{12}

Os valores de referência de ingestão de vitamina B_{12} são apresentados na Tabela 19.29.

A vitamina B_{12}, também conhecida como cobalamina, atua como coenzima nas conversões de homocisteína em metionina e de L-metilmalonilcoenzima A em succinilcoenzima A, além de participar do metabolismo dos ácidos graxos e aminoácidos. A deficiência dessa vitamina está relacionada com alterações no funcionamento do folato, o que prejudica a formação das hemácias e causa danos neurológicos no organismo. As DRI dessa vitamina foram estabelecidas pelo IOM dos EUA em 1998.[5,63]

Os requisitos de consumo de vitamina B_{12} foram definidos com o objetivo de fornecer teor dietético suficiente para manter adequado o estado hematológico e normais as concentrações séricas do nutriente no organismo, o que foi avaliado por indicadores bioquímicos, tais como contagem de eritrócitos, volume celular médio, concentrações de hemoglobina e hematócrito ou, ainda, do seu metabólito, o ácido metilmalônico. Além disso, foi considerado na determinação da EAR o percentual de absorção de 50% da vitamina B_{12}.[5,63] Os alimentos-fonte dessa vitamina são predominantemente de origem animal, a saber: carnes bovina, suína, de aves e de peixes; vísceras, especialmente fígado, rins e coração; gema de ovo; frutos do mar e levedo de cerveja; e, em menor quantidade, leite e seus derivados.[21]

Para lactentes, a AI é utilizada como recomendação nutricional de vitamina B_{12}; os valores de referência para bebês de 0 a 6 meses foram estabelecidos a partir de dados do conteúdo da vitamina no leite de mães com estado nutricional adequado

Tabela 19.29 Valores de referência de ingestão de vitamina B_{12}.[a]

Estágio de vida	Recomendações nutricionais (μg/dia)			
	EAR	RDA	AI	UL
Crianças e adolescentes				
0 a 6 meses	–	–	0,4	–
7 a 12 meses	–	–	0,5	–
1 a 3 anos	0,7	0,9	–	–
4 a 8 anos	1	1,2	–	–
9 a 13 anos	1,5	1,8	–	–
14 a 18 anos	2	2,4	–	–
Adultos e idosos				
19 a 50 anos	2	2,4	–	–
51 a 70 anos	2	2,4[a]	–	–
> 70 anos	2	2,4[a]	–	–
Gestantes				
≤ 18 anos	2,2	2,6	–	–
19 a 50 anos	2,2	2,6	–	–
Lactantes				
≤ 18 anos	2,4	2,8	–	–
19 a 50 anos	2,4	2,8	–	–

[a]Para maiores de 50 anos, recomenda-se que a maior parte do consumo de vitamina B_{12} seja obtida de alimentos fortificados ou de suplementos que contenham a vitamina, pois 10 a 30% das pessoas mais idosas podem ter absorção reduzida de B_{12} ligada a alimentos. *AI*, ingestão adequada; *EAR*, necessidade média estimada; *RDA*, ingestão dietética recomendada; *UL*, limite superior de ingestão tolerável. Adaptada de IOM[63] (1998).

dessa vitamina e do volume médio de leite consumido pelas crianças. Para crianças de 7 a 12 meses, a AI foi definida como a média entre os dados extrapolados de lactentes de 0 a 6 meses com ajuste para peso corporal.[5,63]

Ressalte-se que o uso, pelas gestantes, de dieta vegana, a qual não é fonte de alimentos ricos em vitamina B_{12}, pode refletir-se em estoques reduzidos desse nutriente nos bebês; por isso, recomenda-se que estes recebam suplemento do nutriente desde o nascimento, para evitar efeitos adversos à saúde relacionados com deficiência. No entanto, não há recomendações específicas de consumo para essas gestantes.[5,63] A suplementação da cobalamina recomendada pela Sociedade Brasileira de Pediatria[77] é de 5 μg/dia para crianças vegetarianas estritas até 5 anos e de 50 μg/dia para gestantes e lactantes vegetarianas estritas.

Para crianças e adolescentes de 1 a 18 anos, em virtude da escassez de estudos clínicos que tenham avaliado indicadores bioquímicos da vitamina B_{12} nesses grupos, as EAR foram definidas pela correção do peso corporal e fator de crescimento a partir de dados extrapolados de adultos. Na população adulta de 19 a 50 anos, diante da falta de marcadores mais específicos, a EAR foi determinada a partir do consumo da vitamina que mantivesse níveis séricos normais e estado hematológico adequado.[63]

Um ponto importante a ser mencionado diz respeito às orientações de ingestão de vitamina B_{12} por adultos e idosos com mais de 51 anos. Nesse grupo, ponderando-se os efeitos do envelhecimento sobre o funcionamento gastrintestinal, em que 10 a 30% dos indivíduos apresentam gastrite atrófica com baixa secreção de ácido estomacal e, portanto, menor absorção dessa vitamina, recomenda-se preferência pelo uso de B_{12} em forma cristalina, presente em alimentos fortificados e suplementos nutricionais, pois a biodisponibilidade desse composto não é alterada em pessoas com gastrite atrófica, o que resulta em melhor absorção e reduz o risco de deficiência.[63]

No que diz respeito a gestantes, há um adicional na necessidade de vitamina B_{12} em comparação a mulheres não gestantes, pois ocorre transferência de 0,1 a 0,2 μg/dia da vitamina para o feto ao longo da gestação; os estoques do bebê são superiores aos da mãe, e há aumento na eficiência da absorção pela gestante nesse período. Quanto a lactantes, o incremento no consumo de B_{12} é associado ao teor da vitamina secretado no leite.[63]

Por outro lado, devem ser feitas considerações específicas para indivíduos com síndrome de má absorção, anemia perniciosa, doença de Crohn, pessoas que sofreram alguma ressecção ou apresentam função comprometida de alguns segmentos do sistema digestório (p. ex., íleo terminal), portadores de AIDS com diarreia crônica, pacientes com gastrite atrófica, insuficiência pancreática, os quais podem ter suas necessidades aumentadas.[63]

As pesquisas científicas com vitamina B_{12} não mostraram efeitos adversos à saúde causados por consumo elevado dessa vitamina na alimentação, o que parece estar relacionado com menor absorção quando são administradas altas doses de B_{12}, não sendo possível estabelecer valores de UL. Ressalte-se a necessidade de se realizarem novos estudos com lactentes, idosos e vegetarianos, tendo em vista a escassez de pesquisas com essas populações, bem como de se definirem indicadores de má absorção da vitamina no organismo associados a sinais de deficiência clínica, a fim de se aprimorar o estabelecimento das DRI desse nutriente.[5]

Vitamina C (ácido ascórbico)

Os valores de referência de ingestão de vitamina C são apresentados na Tabela 19.30.

Devido à ausência da enzima gulonolactona-oxidase, os seres humanos não sintetizam o ácido ascórbico; por isso, esse nutriente é considerado essencial, sendo obtido na alimentação principalmente pelo consumo de frutas e vegetais. No organismo, devido à sua elevada capacidade redutora, a vitamina C participa de importantes reações enzimáticas, relacionadas, por exemplo, com a síntese de colágeno, carnitina e norepinefrina, além de favorecer a absorção de ferro não heme e atuar como antioxidante direto nos compartimentos aquosos do corpo.[78]

As recomendações de ingestão para a vitamina C têm sido estabelecidas com base na quantidade necessária para prevenir o escorbuto, saturar parcialmente as células do sistema imunológico, manter concentrações plasmáticas adequadas desse micronutriente ou otimizar a saúde.[79] No caso das DRI, em adultos, considerou-se a quantidade de vitamina C necessária para manter suas concentrações nos neutrófilos próximas ao valor máximo com perda urinária mínima, visando à proteção antioxidante dessas células. Essas células foram escolhidas como referência pelo fato de refletirem com mais acurácia os estoques de ácido ascórbico no fígado e no corpo, quando comparados às concentrações plasmáticas e eritrocitárias.[50]

No que diz respeito à influência do sexo, a recomendação para mulheres foi estabelecida como sendo inferior à dos homens, devido a menores massa e conteúdo de água corporal. Para as gestantes, adicionou-se ao valor de EAR a quantidade de 10 mg, que corresponde à estimativa da quantidade de vitamina C transferida ao feto; e, para lactantes, considerou-se a média desse micronutriente secretada no leite materno. Já para a população idosa, utilizaram-se os mesmos valores de EAR para

Tabela 19.30 Valores de referência de ingestão de vitamina C.

Estágio de vida	Recomendações nutricionais (μg/dia)			
	EAR	RDA	AI	UL
Crianças				
0 a 6 meses	–	–	40	–
7 a 12 meses	–	–	50	–
1 a 3 anos	13	15	–	400
4 a 8 anos	22	25	–	650
Meninos				
9 a 13 anos	39	45	–	1.200
14 a 18 anos	63	75	–	1.800
Meninas				
9 a 13 anos	39	45	–	1.200
14 a 18 anos	56	65	–	1.800
Homens				
19 a 50 anos	75	90	–	2.000
> 50 anos	75	90	–	2.000
Mulheres				
19 a 50 anos	60	75	–	2.000
> 50 anos	60	75	–	2.000
Gestantes				
≤ 18 anos	66	80	–	1.800
19 a 50 anos	70	85	–	2.000
Lactantes				
≤ 18 anos	96	115	–	1.800
19 a 50 anos	100	120	–	2.000

AI, ingestão adequada; *EAR*, necessidade média estimada; *RDA*, ingestão dietética recomendada; *UL*, limite superior de ingestão tolerável. Adaptada de IOM[50] (2000).

adultos por não serem conhecidas diferenças na absorção e no metabolismo da vitamina C durante o envelhecimento na época em que foram elaboradas essas recomendações.[50]

Para crianças de mais de 1 ano e adolescentes, a EAR foi estabelecida a partir dos valores estimados para adultos, levando-se em conta o peso corporal. Já para crianças de 0 a 12 meses de vida, foram determinados apenas os valores de AI, considerando-se a quantidade de vitamina C secretada no leite materno e a quantidade média de ingestão na fase de alimentação complementar (estimada com base na ingestão desse nutriente por crianças alimentadas com fórmula infantil).[50]

Em relação ao cálculo da RDA, adotou-se coeficiente de variação de 10% em relação aos valores de EAR, devido à escassez de dados para determinar o DP da necessidade desse micronutriente nos diferentes estágios de vida.[50] Nesse cenário, é importante ter em mente que a metodologia adotada pelo IOM para estabelecer os valores de EAR e, por sua vez, a RDA para a vitamina C tem algumas limitações, o que pode ter subestimado os valores de recomendação dietética para esse micronutriente.[79]

Sobre esse aspecto, uma das limitações diz respeito ao fato de os dados terem sido obtidos de um estudo realizado com pequeno número de participantes jovens e saudáveis do sexo masculino, possivelmente não representando as necessidades da população em geral. Além disso, a excreção urinária mínima de vitamina C não corresponde ao platô das concentrações plasmáticas desse micronutriente, assim como não indica que seus estoques corporais estejam repletos. Por fim, a proteção antioxidante da vitamina C nos neutrófilos foi avaliada em experimento *in vitro* realizado com número de células inferior ao que é normalmente encontrado no sangue humano.[79]

Nesse contexto, com base em resultados de estudos realizados após a publicação dessa DRI, alguns pesquisadores propõem o valor de 200 mg/dia como sendo a ingestão ótima de vitamina C, para saturar os tecidos e potencializar os benefícios à saúde oriundos da ação antioxidante desse nutriente.[78] Ainda assim, ressalta-se a necessidade da realização de mais pesquisas na perspectiva de definir biomarcadores que reflitam a homeostase da vitamina C, bem como tenham relação com desfechos funcionais e clínicos considerando as doenças crônicas não transmissíveis.[79]

Em relação aos valores de UL, estes foram estabelecidos com base na ocorrência de diarreia osmótica e outros distúrbios gastrintestinais, os quais são os efeitos adversos mais comuns e com evidência científica mais robusta. Nesse sentido, destaca-se que o ácido ascórbico apresenta baixa toxicidade devido à saturação da absorção intestinal e ao processo de reabsorção renal, que garante a eliminação de quantidades excessivas.[50] É oportuno mencionar ainda que, para alguns grupos em risco de toxicidade, os valores de UL devem ser observados com cautela, por exemplo, para os indivíduos com hemocromatose, talassemia ou história prévia de cálculo renal.[78]

Vitamina D

Os valores de referência de ingestão de vitamina D são apresentados na Tabela 19.31.

A vitamina D, também conhecida como calciferol, tem papel relevante na saúde óssea e está relacionada com a manutenção dos níveis séricos de cálcio e fósforo, além de atuar como pró-hormônio na proliferação e diferenciação celulares. Suas duas principais formas são vitamina D_2 (ergocalciferol) e vitamina D_3 (colecalciferol). Esse nutriente pode ser sintetizado a partir da exposição aos raios solares ultravioleta ou ser obtido por meio da dieta.[5,17,18,80]

As recomendações nutricionais de vitamina D foram estabelecidas na primeira reunião do comitê do IOM dos EUA para elaboração das DRI, em 1997. Para estabelecimento dessas diretrizes, considerou-se a associação entre as concentrações circulantes de 25-hidroxivitamina D (25OHD), sua forma de armazenamento no organismo, e resultados da saúde óssea em todos os estágios de vida, seu efeito sobre a densidade mineral óssea e risco de fratura ou queda, bem como o efeito da ingestão dietética de vitamina D e da exposição aos raios solares sobre os níveis séricos de 25OHD.[17]

No entanto, devido à escassez de estudos na época, não houve possibilidade de estabelecimento de valores para EAR e RDA de ingestão de vitamina D. Desse modo, foi determinada a AI desse nutriente para indivíduos em todos os estágios de vida, com base nas concentrações séricas de 25OHD presentes no organismo, os quais estavam mais relacionados com a ingestão da vitamina do que com a exposição aos raios solares – que propicia sua síntese –, pois a literatura carecia de evidências científicas sobre esse aspecto. Além disso, o UL foi obtido a partir da análise de estudos que investigaram o efeito da ingestão de vitamina D sobre a prevenção de hipercalcemia em seres humanos.[17,20]

Posteriormente, em 2011, na perspectiva de investigar a possível relação entre vitamina D e outros desfechos além da saúde óssea (p. ex., crescimento, doenças cardiovasculares, peso corporal, câncer, imunidade, mortalidade por todas as causas e ainda pressão arterial), as recomendações desse nutriente foram revisadas, o que possibilitou, também, o estabelecimento de valores de EAR e RDA da vitamina D, os quais não estavam determinados nas recomendações então existentes.[17]

Assim, para indivíduos em todos os estágios de vida, exceto crianças com menos de 1 ano, os valores recomendados de ingestão de vitamina D para EAR e RDA foram determinados com base na manutenção da saúde óssea, no que diz respeito a secreção, manutenção ou perda óssea. Verificou-se ainda que a relação entre dose e resposta da vitamina não é significativamente afetada pela idade, e quando esse critério é considerado, observa-se pouca ou nenhuma alteração na recomendação.[17]

Para lactentes, devido à escassez de dados, bem como ao baixo aporte dietético de vitamina D no leite humano, o que inviabiliza que essa fonte alimentar seja utilizada na elaboração da DRI, só existe determinação de valores de AI, e ainda não dispomos de valores de ingestão de referência de vitamina D de EAR e RDA. Essa recomendação é feita com base nas evidências disponíveis sobre os níveis de ingestão de vitamina D na faixa de 400 UI/dia, o que parece ser condizente com a manutenção das concentrações desejáveis de 25OHD no soro, observadas como possivelmente adequadas nessa população.[17,18] A Sociedade Brasileira de Pediatria,[77] a fim de garantir o aporte adequado dessa vitamina e evitar sua deficiência, recomenda sua suplementação, mesmo para crianças em aleitamento materno exclusivo, da seguinte maneira: 400 UI/dia a partir da primeira semana de vida até 1 ano e 600 UI/dia de 1 ano até os 2 anos.

Para crianças e adolescentes, a determinação dos valores de referência foi feita a partir da possibilidade de prevenção de raquitismo, bem como maximização da absorção do cálcio para promover a manutenção da saúde óssea e do conteúdo mineral dos ossos. Essas recomendações foram baseadas principalmente nas concentrações de 25OHD, devido à falta de dados sobre ingestão de vitamina D por essa faixa etária.[17]

Tabela 19.31 Valores de referência de ingestão de vitamina D.

Estágio de vida	Recomendações nutricionais (UI/dia)			
	EAR	RDA	AI	UL
Crianças e adolescentes				
0 a 6 meses	–	–	400	1.000
7 a 12 meses	–	–	400	1.500
1 a 3 anos	400	600	–	2.500
4 a 8 anos	400	600	–	3.000
9 a 13 anos	400	600	–	4.000
14 a 18 anos	400	600	–	–
Adultos e idosos				
19 a 70 anos	400	600	–	4.000
≥ 70 anos	400	800	–	4.000
Gestantes				
≤ 18 anos	400	600	–	4.000
19 a 50 anos	400	600	–	4.000
Lactantes				
≤ 18 anos	400	600	–	4.000
19 a 50 anos	400	600	–	4.000

AI, ingestão adequada; *EAR*, necessidade média estimada; *RDA*, ingestão dietética recomendada; *UL*, limite superior de ingestão tolerável. Adaptada de IOM[17] (2011).

Para adultos, a recomendação de vitamina D foi estabelecida tendo como objetivo a manutenção da saúde óssea. Nesse sentido, a ausência de estudos da relação entre dose e resposta dificultou a determinação dos valores de referência – a absorção de cálcio foi um marcador importante utilizado para o estabelecimento desses dados. As concentrações séricas de 30 a 50 nmol/ℓ de 25-hidroxivitamina D possibilitaram que fossem estabelecidos valores de EAR e RDA para essa população.[17]

No que diz respeito às recomendações de ingestão de vitamina D para adultos acima de 50 anos e idosos, tem-se como foco a capacidade de manutenção da massa óssea, bem como prevenção de osteomalacia e redução do risco de fraturas. Sobre esse aspecto, até os 70 anos os valores de referência mantêm-se iguais aos dos adultos com menos de 50 anos, sem prejuízo para a integridade óssea. No entanto, a partir dos 70 anos, o processo de envelhecimento passa a ser uma variável com peso relevante no estabelecimento da DRI. Dessa maneira, o estado funcional do idoso e seus determinantes neurológicos, metabólicos e físicos podem modificar a necessidade diária da vitamina, o que serviu como base para que essa recomendação fosse superior àquela para os outros grupos etários.[17]

Com relação a gestantes e lactantes, não há evidências científicas que justifiquem recomendação nutricional de vitamina D específica para esses grupos, o que resulta na utilização dos mesmos valores de referência adotados para mulheres nas faixas etárias que não estejam nesses estágios de vida.[17]

Outro ponto a ser mencionado diz respeito à particularidade no estabelecimento dos valores de referência, os quais pressupõem ingestão dietética adequada de cálcio, e vice-versa. Esse fato baseia-se na relação existente entre esses nutrientes, em que a deficiência de um afeta o metabolismo do outro, comprometendo assim suas atuações fisiológicas, o que implicaria também suas recomendações nutricionais.[17]

Adicionalmente, Hayes e Cashman,[81] em um artigo de revisão publicado em 2017, expuseram sua preocupação em relação às recomendações dietéticas de vitamina D: a maioria da população não consome a quantidade recomendada, seja na Europa, em que outros valores de referência são utilizados, seja nos EUA e no Canadá, onde preconiza-se o uso das DRI. Além disso, os autores observaram, dada a ampla deficiência no consumo da vitamina, que apenas uma pequena parcela desses indivíduos (15 a 21%) faz uso de suplementação, e, mesmo assim, a maioria não consegue alcançar os valores recomendados de ingestão do nutriente. Desse modo, sugerem a utilização de duas estratégias como alternativas de maior impacto na saúde pública: a fortificação de alimentos, em leites e seus derivados, margarinas, amido de trigo e pães; e a biofortificação, na qual os produtos de origem animal (p. ex., peixes, carne bovina, suína, cordeiro, frango e ovos) poderiam ter teores aumentados de vitamina D e/ou 25OHD em virtude da sua adição na alimentação dos animais.

No sentido oposto, a ingestão excessiva de vitamina D pode ser responsável por um quadro de hipervitaminose D, que resulta principalmente em hipercalcemia, devido ao aumento dos níveis séricos de 25OHD. Essa condição pode favorecer o desenvolvimento de câncer, doenças cardiovasculares, fraturas e mortalidade por outras causas. Assim, a hipercalcemia é utilizada como base para determinação dos valores de referência de UL do nutriente. No entanto, para determinação desses valores, consideram-se também níveis de consumo que não trazem prejuízos à saúde. Em lactentes, os valores de referência são menores e aumentam com a idade, levando-se em conta o peso corporal, a maturação dos órgãos e, ainda, as necessidades do crescimento, de modo que não sejam consumidas quantidades da vitamina que provoquem toxicidade nessa população.[17]

Apesar de a revisão nas recomendações de vitamina D ter possibilitado o estabelecimento de novos valores de ingestão de referência desse nutriente, destaca-se a existência de algumas limitações que dificultam a elaboração dessas diretrizes, tais como falta de estudos de intervenção que investiguem a relação entre dose e resposta da vitamina D; ausência de informações sobre a dieta habitualmente consumida; e utilização de doses altas nos estudos de intervenção. O uso combinado de cálcio com vitamina D também dificulta a mensuração dos efeitos dos nutrientes isolados, o que cria viés em pesquisas que visem ao estabelecimento de um valor de referência para o nutriente.[17]

Vitamina E

Os valores de referência de ingestão de vitamina E são apresentados na Tabela 19.32.

O termo "vitamina E" engloba um grupo de compostos lipossolúveis, cuja função mais reconhecida diz respeito à proteção contra a peroxidação lipídica, auxiliando na estabilização e fluidez de membranas. Associado a isso, esse nutriente também está envolvido na regulação da expressão de genes relacionados ao metabolismo de lipídios, sinalização celular e progressão do ciclo celular. As principais fontes de vitamina E são os alimentos de origem vegetal, a exemplo dos óleos vegetais, oleaginosas, sementes e vegetais de folhas verdes.[82,83]

As recomendações de ingestão desse micronutriente apresentam certas limitações devido às dificuldades para se estimar o consumo alimentar e para avaliar seu estado nutricional no organismo.[34] Nesse cenário, os valores de EAR foram estabelecidos utilizando dados de estudos de depleção e repleção de vitamina E em indivíduos do sexo masculino, tendo como referência a análise da relação entre as concentrações plasmáticas de alfatocoferol e a ocorrência de hemólise *in vitro* induzida por peróxido de hidrogênio.[50,84]

Tabela 19.32 Valores de referência de ingestão de vitamina E.

Estágio de vida	Recomendações nutricionais (μg/dia)			
	EAR	RDA	AI	UL
Crianças e adolescentes				
0 a 6 meses	–	–	4	–
7 a 12 meses	–	–	5	–
1 a 3 anos	5	6	–	200
4 a 8 anos	6	7	–	300
9 a 13 anos	9	11	–	600
14 a 18 anos	12	15	–	800
Adultos e idosos				
19 a 70 anos	12	15	–	1.000
≥ 70 anos	12	15	–	1.000
Gestantes				
≤ 18 anos	12	15	–	800
19 a 50 anos	12	15	–	1.000
Lactantes				
≤ 18 anos	16	19	–	800
19 a 50 anos	16	19	–	1.000

AI, ingestão adequada; *EAR*, necessidade média estimada; *RDA*, ingestão dietética recomendada; *UL*, limite superior de ingestão tolerável. Adaptada de IOM[50] (2000).

Atualmente, esse método adotado pelo IOM para estimar as recomendações dietéticas de vitamina E tem sido questionado. Nesse sentido, ressalta-se que a correlação entre as concentrações plasmáticas de alfatocoferol e a fragilidade de eritrócitos não está bem definida, sendo importante a utilização de métodos de análise mais robustos para avaliação do estado redox em resposta à deficiência desse nutriente.[84,85]

Além disso, a proteção contra a hemólise não é um parâmetro que reflita as necessidades de vitamina E nos diversos tipos de células e tecidos.[84] Dessa maneira, para estimar as necessidades desse nutriente, tem sido proposta a investigação da sua homeostase utilizando, por exemplo, isótopos para avaliar a cinética de alfatocoferol no plasma e a determinação das concentrações urinárias de alfa-CEHC, substância derivada do catabolismo de alfatocoferol.[83] Destaca-se também o fato das funções não antioxidantes desse nutriente não terem sido consideradas para o estabelecimento das DRI.[84]

Ainda é oportuno mencionar que não foram formuladas recomendações diferenciadas por sexo e faixa etária idosa diante das evidências existentes no período de elaboração dessa DRI.[50] Sobre esse aspecto, dados mais recentes indicam que indivíduos idosos podem ter necessidades de vitamina E mais elevadas devido à disfunção da resposta imunológica e inflamatória associada ao envelhecimento e ao aumento do risco de morbimortalidade.[84]

Em relação às mulheres grávidas, os valores de EAR correspondem, excepcionalmente, à recomendação dos adultos, pois durante a gestação as concentrações sanguíneas de alfatocoferol aumentam e o suprimento para o feto permanece constante, não sendo evidenciada maior necessidade desse micronutriente nesse estágio de vida. Em relação às mulheres lactantes, considerou-se adicionalmente a quantidade de vitamina E secretada no leite materno.[50]

Para crianças de 0 a 6 meses de vida, foram determinados apenas os valores de AI, levando-se em consideração a quantidade de vitamina E secretada no leite materno; esses valores foram usados para estimativa da AI de crianças de 7 a 12 meses de vida. Já para crianças com mais de 1 ano e adolescentes, a EAR foi estabelecida a partir dos valores para adultos, considerando-se as diferenças na massa magra e o crescimento corporal.[50]

Em relação ao cálculo da RDA, adotou-se coeficiente de variação de 10% em relação aos valores de EAR, devido à limitação de estudos para se determinar o DP da necessidade desse micronutriente nos diferentes estágios de vida. Os valores de UL para a vitamina E foram estimados com base no aumento do risco de eventos hemorrágicos. Ressalta-se que a ocorrência de efeitos adversos pela ingestão de quantidades excessivas desse micronutriente por meio da alimentação é rara; portanto, deve-se ter atenção voltada principalmente aos casos de suplementação.[50]

Vitamina K

Os valores de referência de ingestão de vitamina K são apresentados na Tabela 19.33.

"Vitamina K" é uma expressão genérica utilizada para designar dois grupos de compostos lipossolúveis: as filoquinonas e as menaquinonas, os quais atuam como cofatores de enzimas envolvidas nos processos de coagulação sanguínea, calcificação vascular, metabolismo ósseo e proliferação celular. Embora exerçam funções semelhantes, esses grupos de compostos diferem entre si quanto à absorção, ao metabolismo, à distribuição tecidual e à atividade biológica.[86,87]

Tabela 19.33 Valores de referência de ingestão de vitamina K.

Estágio de vida	Recomendações nutricionais (μg/dia)			
	EAR	RDA	AI	UL
Crianças e adolescentes				
0 a 6 meses	–	–	2	–
7 a 12 meses	–	–	2,5	–
1 a 3 anos	–	–	30	–
4 a 8 anos	–	–	55	–
9 a 13 anos	–	–	60	–
14 a 18 anos	–	–	75	–
Homens				
19 a 50 anos	–	–	120	–
> 50 anos	–	–	120	–
Mulheres				
19 a 50 anos	–	–	90	–
> 50 anos	–	–	90	–
Gestantes				
≤ 18 anos	–	–	75	–
19 a 50 anos	–	–	90	–
Lactantes				
≤ 18 anos	–	–	75	–
19 a 50 anos	–	–	90	–

AI, ingestão adequada; *EAR*, necessidade média estimada; *RDA*, ingestão dietética recomendada; *UL*, limite superior de ingestão tolerável. Adaptada de IOM[23] (2001).

Além disso, filoquinonas e menaquinonas têm fontes alimentares distintas. As filoquinonas são mais abundantes na alimentação, sendo encontradas principalmente em vegetais verde-escuros, enquanto as menaquinonas são produzidas por bactérias e estão presentes em alimentos fermentados. Ressalta-se que as menaquinonas apresentam biodisponibilidade superior às filoquinonas, bem como têm sido associadas a alguns efeitos benéficos à saúde, a exemplo da proteção contra osteoporose e doenças cardiovasculares.[87,88]

Diante de tais diferenças, alguns autores sugerem que as recomendações dietéticas da vitamina K sejam elaboradas de maneira específica para cada classe de compostos.[88] Porém, o entendimento limitado acerca do metabolismo desse micronutriente associado às dificuldades para determinação de biomarcadores do estado nutricional relativo a essa vitamina dificulta o estabelecimento de recomendações de ingestão mais específicas.[86]

Nesse cenário, o IOM estabeleceu apenas valores de AI para a vitamina K considerando a estimativa da ingestão de filoquinonas por indivíduos aparentemente saudáveis de cada grupo etário com base nos dados da pesquisa americana III NHANES, realizada nos EUA.[23] Vale ressaltar que, durante a gestação, não há evidências de aumento das necessidades de vitamina K; assim, as gestantes apresentam valores de AI similares aos de mulheres adultas. No caso de mulheres lactantes, também permanecem as mesmas recomendações, pois se verifica pouca influência da ingestão desse nutriente sobre as quantidades presentes no leite materno.[23]

No caso de crianças com até 6 meses de vida, os valores de AI foram baseados nas concentrações médias de filoquinonas presentes no leite materno, sendo também considerado o fato de que esse grupo etário recebe vitamina K profilaticamente conforme recomendado pelas sociedades pediátricas americana e canadense. Para crianças de 7 a 12 meses de vida, a AI foi estimada a partir dos dados sobre a ingestão de filoquinonas por crianças com idade superior a 1 ano.[23]

PERSPECTIVAS DE AVANÇOS NO ESTABELECIMENTO DAS DRI

Nos dias recentes, a atualização das recomendações nutricionais assume o desafio de determinar "*endpoints*" para a redução do risco de doenças crônicas, a exemplo de doenças cardiovasculares, hipertensão arterial sistêmica, diabetes melito tipo 2 e câncer, que se tornaram cada vez mais prevalentes nas populações ocidentais. No entanto, estabelecer a relação causal entre um nutriente ou substância alimentar e determinado resultado de saúde representa um conjunto de desafios, devido à natureza multifatorial das doenças crônicas, ao tempo de exposição ao resultado e à dificuldade de usar biomarcadores ou desfechos substitutos para determinar essa causalidade.[89]

Nesse sentido, é importante considerar que, embora as primeiras revisões de DRI incluíssem considerar o risco de doença crônica na definição dos valores de referência, até o momento, excetuando-se cálcio e vitamina D na saúde óssea, não houve RDA derivada de nenhum outro nutriente ou substância alimentar associada a um desfecho de doença crônica. Além disso, existem desafios adicionais para definir "*endpoints*" para o nível máximo tolerável de ingestão (UL) associado ao desenvolvimento de doenças crônicas. Esses desafios incluem a identificação e/ou quantificação de um limiar de toxicidade entre uma população grande e diversificada, a variabilidade individual, dentro da população, relativa à sensibilidade à alta exposição a determinado nutriente, a biodisponibilidade do nutriente e possíveis interações nutriente-nutriente.[24,89,90]

Em resposta a esses desafios, em 2017 um comitê multidisciplinar, convocado pelas Academias Nacionais de Ciências, Engenharia e Medicina dos governos canadense e norte-americano, assumiu a tarefa de considerar uma série de opções para estabelecer as DRI de doenças crônicas. Suas recomendações já foram publicadas como orientação para futuras revisões de DRI, embora ainda não haja decisão sobre como essas opções serão aplicadas. As recomendações incluem: (1) Quais desafios comprobatórios servirão para estabelecer a relação causal nos desfechos de doenças crônicas?; (2) Quais modelos de ingestão-resposta podem ser considerados ao usar desfechos de doenças crônicas?; e (3) Quais os argumentos favoráveis e contrários à continuidade da inclusão de desfechos de doenças crônicas nessas futuras revisões? O relatório de recomendações proposto pelo Comitê definiu também uma série de opções para responder a essas perguntas, incluindo a avaliação dos pontos fortes e das limitações de cada opção.[91,92]

Um desafio subsequente, igualmente importante, refere-se à determinação de valores de referência de ingestão diária de bioativos dietéticos que resultarão em benefícios à saúde humana, a exemplo dos ácidos graxos ômega 3 e flavonoides. Nesse sentido, na quantificação das recomendações dietéticas de compostos bioativos dos alimentos consumidos pelo público em geral, deve-se considerar possíveis efeitos colaterais e o manejo adequado para o alcance dos benefícios à saúde. Assim, em 2021, um grupo de pesquisadores dos EUA propôs quatro etapas de tomada de decisão: (1) caracterizar o bioativo, determinar quantidades em fontes alimentares específicas e quantificar a ingestão; (2) avaliar a segurança; (3) quantificar a relação causal entre os marcadores bioativos específicos e os efeitos aceitos para a saúde ou função normal; e (4) traduzir as evidências científicas no estabelecimento da ingestão quantificada de compostos bioativos.[93]

REFERÊNCIAS BIBLIOGRÁFICAS

As referências consultadas para a elaboração deste capítulo estão disponíveis *online* no Ambiente de aprendizagem do GEN.

COMO CITAR ESTE CAPÍTULO

ABNT
RODRIGUES, G. P.; BEZERRA, D. L. C.; FONTENELLE, L. C. *et al.* Micronutrientes. *In*: ROSSI, L.; POLTRONIERI, F. (org.). *Tratado de Nutrição e Dietoterapia*. 2. ed. Rio de Janeiro: Guanabara Koogan, 2023. p. 263-301.

VANCOUVER
Rodrigues GP, Bezerra DLC, Fontenelle LC et al. Micronutrientes. In: Rossi L, Poltronieri F (Orgs.). Tratado de nutrição e dietoterapia. 2. ed. Rio de Janeiro: Guanabara Koogan; 2023. p. 263-301.

CAPÍTULO **20**

Guias Alimentares: Conceitos, Finalidades e Panorama Global

Patricia Constante Jaime • Lígia Cardoso dos Reis

CONCEITOS

Os guias alimentares são definidos pela Organização das Nações Unidas para Agricultura e Alimentação (FAO, Food and Agriculture Organization) como a expressão dos princípios da educação alimentar e nutricional (EAN) na forma de alimentos para orientar a população, as políticas nacionais de alimentação e nutrição e as ações envolvidas na cadeia produtiva de alimentos.[1] Trata-se de conjuntos de recomendações baseadas em mensagens positivas, sucintas e referenciadas pela ciência sobre como adotar padrões alimentares e de estilo de vida saudáveis. Esses instrumentos são destinados à prevenção de doenças relacionadas a alimentação e nutrição, auxiliando na promoção da saúde e do estado nutricional adequado da população.[2–4]

Guias alimentares, portanto, traduzem as recomendações nutricionais estabelecidas para a população e orientam os princípios da EAN.[1,4,5] Para a FAO e a Organização Mundial da Saúde (OMS),[2] esses guias devem ser empregados no processo de comunicação com o público em geral, por meio tanto da mídia quanto do uso de materiais educativos em diversos cenários (sistema de saúde, escolas e outros locais).

Dessa maneira, os guias alimentares são fontes de informação à disposição dos governos para a elaboração de estratégias de promoção da alimentação saudável.[3] Por isso, devem ser redigidos com linguagem acessível para o público em geral, além dos profissionais da saúde,[3] e se basear em evidências.[6]

A disseminação de informação por meio de guias alimentares tem por objetivo fazer a população pensar em alimentos mais do que em nutrientes.[5] Desse modo, as mensagens divulgadas passam a ter aplicabilidade no cotidiano de diversos grupos populacionais, como profissionais de saúde e educação, crianças, pais e responsáveis de crianças, entre outros.[1]

Esses instrumentos de educação em saúde são componentes-chave para políticas de alimentação e nutrição, uma vez que não apenas fornecem, de maneira acessível e compreensível, direção clara e apropriadamente contextualizada sobre como a população deve se alimentar para manter um bom estado de saúde nutricional, como também estipulam a base para o desenvolvimento de políticas que encaminhem os padrões alimentares para direções mais saudáveis.[6] Guias alimentares devem, portanto, contemplar diretrizes alinhadas às condições nutricionais, geográficas, sociais, econômicas e culturais específicas das regiões a que se referem,[6] além de considerar o ambiente físico e biológico.[1]

Além disso, devem corroborar o desenvolvimento de políticas públicas e intervenções, incluindo a oferta da alimentação escolar e a regulação da publicidade e da comercialização de alimentos, sem se limitar a essas estratégias.[6]

Pode-se afirmar que o desenvolvimento e o emprego de guias alimentares visam alcançar metas em âmbito individual, governamental e do sistema alimentar, conforme ilustra a Tabela 20.1.

Em 1998, a FAO/OMS publicou um relatório técnico fornecendo instruções para a elaboração de guias alimentares,[7] permanecendo como referência-chave no assunto até hoje. São 10 os passos considerados pela FAO para o desenvolvimento de guias alimentares:[1,3]

1. Planejamento
2. Caracterização do público-alvo
3. Definição dos objetivos
4. Elaboração das diretrizes técnicas
5. Teste da viabilidade das recomendações
6. Elaboração do guia
7. Validação
8. Correções e ajustes
9. Implementação
10. Avaliação.

Vale ressaltar que, em muitos casos, os guias alimentares são complementados e acompanhados por representações visuais, como pirâmides, pratos e outros diagramas que recomendam contribuições relacionadas com cada grupo alimentar na dieta[6] e transmitem os conceitos de variedade, agrupamento dos alimentos e proporcionalidade.[1] Esses ícones constituem uma maneira ilustrativa e visual de transmitir as informações preconizadas pelas diretrizes (Figura 20.1).

GUIAS ALIMENTARES COMO INSTRUMENTOS DE EDUCAÇÃO EM SAÚDE

Alimentação e nutrição adequadas constituem requisitos básicos para a promoção e a proteção da saúde e para o desenvolvimento

Tabela 20.1 Alcance e abrangência do emprego de guias alimentares como instrumentos de educação em saúde e norteadores das políticas públicas.

Âmbito individual
- Promover a alimentação saudável e culturalmente apropriada
- Corrigir hábitos alimentares inadequados e reforçar os saudáveis
- Orientar a população na seleção de uma alimentação saudável, adequada à sua renda e composta por alimentos da estação e produzidos localmente

Âmbito governamental
- Servir de base para o planejamento e a avaliação de programas sociais de alimentação e nutrição
- Nortear o desenvolvimento de políticas públicas que envolvam alimentação e nutrição
- Unificar o conteúdo das mensagens sobre alimentação e nutrição de distintas organizações e instituições
- Proporcionar informação básica a ser considerada pelos programas de educação formal e não formal
- Promover a oferta de alimentos saudáveis em todos os programas governamentais de alimentação

Âmbito do sistema alimentar
- Nortear a produção de alimentos (desde *in natura* até ultraprocessados), distribuição, abastecimento e comercialização, com vistas à promoção da segurança alimentar e nutricional da população
- Orientar a rotulagem de alimentos pela indústria

Adaptada de FAO[1] (2014).

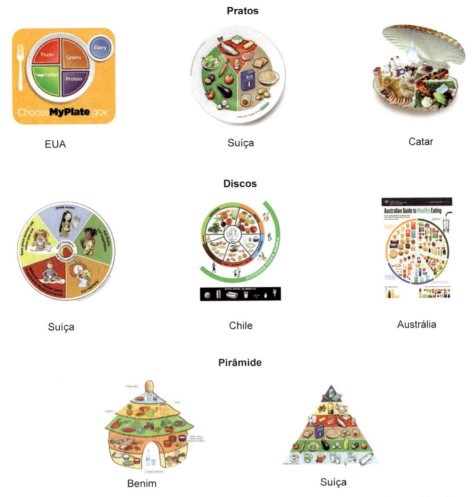

Figura 20.1 Ícones usados em guias alimentares de alguns países. Adaptada de FAO[4] (2017).

sustentável. A OMS destaca a necessidade de melhorias nos padrões mundiais de alimentação para prevenção, em especial, de doenças crônicas não transmissíveis (DCNT).[8]

O envelhecimento populacional concomitante ao processo globalmente acelerado de transição epidemiológica, evidenciado pelo declínio das mortes associadas às doenças infecciosas e materno-infantis e pelo aumento da mortalidade atribuída às DCNT, tem imposto desafios para os sistemas de saúde.[9] A crescente substituição de padrões alimentares tradicionais por novos padrões caracterizados pelo consumo excessivo de alimentos ultraprocessados[10–15] tornou-se um dos principais fatores de risco modificáveis para as DCNT.[8,16]

Ademais, a coexistência das pandemias da obesidade, desnutrição e mudanças climáticas, interagindo entre si e com determinantes em comum (sindemia global), traz importantes desafios para as políticas públicas de alimentação e nutrição[17]. Conforme se afirma na Política Nacional de Alimentação e Nutrição do Brasil,[18] implementar as ações de promoção da alimentação adequada e saudável demanda necessariamente a adoção de mecanismos que apoiem os sujeitos a assumir modos de vidas saudáveis e enfrentar hábitos e práticas não promotoras da saúde.

Sabe-se que as mudanças geradas pelos processos de globalização e urbanização alteraram os hábitos alimentares das populações, levando à perda de culturas alimentares tradicionais.[4] O impacto do processo de industrialização, especialmente no que diz respeito aos métodos e ingredientes desenvolvidos pela ciência e tecnologia dos alimentos, sobre o estado de saúde dos indivíduos é pouco relatado pelos estudos epidemiológicos, por documentos que traçam recomendações dietéticas, além de políticas e estratégias direcionadas à promoção da saúde e à nutrição da população.[19]

No entanto, estudos têm comprovado cada vez mais a influência do consumo de alimentos ultraprocessados sobre a qualidade nutricional da dieta[10–12,15,20] e sobre o estado nutricional da população.[13,14]

Soma-se a esses fatores, a emergência de um sistema global que tem feito do alimento, assim como o dinheiro, uma *commodity* que interfere negativamente nos sistemas alimentares.[21]

Para a FAO, essas mudanças nas práticas alimentares, aliadas à maior exposição à publicidade de alimentos com baixo valor nutricional, tornam necessárias recomendações dietéticas consistentes, simples e práticas que viabilizem a adoção de padrões alimentares mais saudáveis pelas populações, a prevenção de doenças e a orientação de países no desenvolvimento de políticas públicas envolvendo alimentação, saúde e agricultura.[4]

A Organização das Nações Unidas (ONU) e os governos do mundo todo declararam que todas as pessoas têm direito a uma alimentação nutricionalmente adequada.[3] Em 1992, na Conferência Internacional sobre Nutrição promovida pela FAO e pela OMS, foi produzido um relatório sugerindo a articulação dos ministérios da saúde, agricultura, educação e desenvolvimento social a fim de incorporar em seus planos e programas objetivos relacionados com a nutrição.[22] Esse documento destacou a importância da disseminação de recomendações alimentares qualitativas e quantitativas, apropriadas aos diversos grupos etários e populações, pelas mídias de massa e outros meios.

O plano de ação proposto nesse documento foi um marco para o deslocamento das políticas públicas centradas em requerimentos nutricionais para aquelas direcionadas ao enfrentamento do atual cenário epidemiológico. Para a FAO, enquanto os guias alimentares definem metas que possam ser alcançadas pela população, as recomendações de ingestão de nutrientes indicam apenas o que deve ser consumido em média diariamente.[5]

Dessa maneira, um passo importante para os governos cumprirem o compromisso com a garantia de um futuro mais saudável e sustentável é desenvolver e disseminar guias alimentares direcionados à promoção da saúde e sustentabilidade que apoiem políticas públicas.[6] A FAO passou, então, a recomendar às nações o desenvolvimento de guias alimentares como ferramentas para auxiliar os governos na garantia do direito humano à alimentação adequada.[3]

As justificativas apresentadas pela FAO para o desenvolvimento e o emprego de guias alimentares envolvem:[5]

- As dietas são constituídas por alimentos e contemplam mais do que nutrientes
- Os nutrientes interagem de maneira distinta nos alimentos
- Métodos de processamento, preparo e cocção influenciam o valor nutricional dos alimentos
- Há evidência científica suficiente de que padrões alimentares específicos estejam associados ao risco reduzido de algumas doenças
- Há evidências dos efeitos potenciais para a saúde de alguns componentes alimentares que não são nutrientes
- Alguns componentes alimentares parecem ter funções biológicas ainda não explicadas pela ciência
- Alimentos e dietas estão relacionados com aspectos culturais, étnicos, sociais e familiares que não estão presentes em nutrientes individualmente
- Guias alimentares podem encorajar a adoção de padrões dietéticos associados à redução do risco de DCNT.

Dessa maneira, a FAO recomenda a aprovação de guias alimentares pelo governo de cada país a fim de estabelecer a base para políticas públicas de alimentação, nutrição, saúde e agricultura, bem como para os programas de educação alimentar e nutricional direcionados à promoção da alimentação saudável.[6] Guias alimentares podem auxiliar os governos na redução da obesidade e da desnutrição, bem como no enfrentamento das mudanças climáticas, ao promoverem dietas ambientalmente sustentáveis que garantam a segurança alimentar e nutricional das populações e promovam saúde, bem-estar e equidade social.[17]

PANORAMA GLOBAL

Países com renda mais elevada apresentam maiores chances de ter guias alimentares em comparação aos de baixa renda, refletindo claramente a falta de capacidade e recursos dessas nações.[6]

Guias alimentares em países de baixa e média renda são necessários para minimizar as tendências observadas para as doenças associadas à alimentação e favorecer padrões alimentares que previnam efeitos deletérios à saúde e sustentabilidade, frequentemente vivenciados pelo mundo desenvolvido.[6]

Quase uma centena de guias alimentares está disponível no *site* da FAO,[4] mas nem todas as nações dispõem de documentos oficiais orientados pela sustentabilidade. Para Swinburn et al.,[17] muitos países não conseguem incluir princípios de sustentabilidade nos seus guias alimentares devido à pressão do *lobby* da indústria de alimentos, especialmente de carnes, laticínios, ultraprocessados e bebidas açucaradas. No entanto, há evidências sobre a urgência da promoção e do apoio às dietas sustentáveis, acessíveis, culturalmente apropriadas e referenciadas pela biodiversidade.[23] Países como Brasil, Suécia, Catar e Alemanha incluíram a sustentabilidade em seus guias alimentares para a população sadia jovem e adulta.[6] Todas essas nações enfatizam que dietas com base em vegetais geram vantagens tanto sobre a saúde quanto sobre o meio ambiente.[6]

Conforme discutido no Capítulo 21, o *Guia Alimentar para a População Brasileira*, publicado em 2014 pelo Ministério da Saúde,[24] destaca-se pela ênfase nas dimensões sociais e econômicas da sustentabilidade, pelo recomendado olhar crítico para a publicidade e pela importância de se evitarem os alimentos ultraprocessados para promoção da saúde e manutenção de culturas alimentares tradicionais. Esse instrumento também recomenda a seleção de alimentos da estação produzidos localmente, além da restrição do consumo de carne vermelha.[6,24]

Um estudo conduzido pela FAO com países da América Latina e do Caribe que desenvolveram guias alimentares constatou que todas essas nações almejaram promover a alimentação saudável em termos de variedade, qualidade e quantidade. Muitos países referiram, ainda, a prevenção da obesidade e das DCNT e o emprego desses instrumentos como documentos-base para os programas de EAN. Alguns países traçaram, ainda, metas institucionais e que envolviam a indústria de alimentos.[1] Todos os países contatados no estudo desenvolveram seus guias para a população sadia e com idade superior a 2 anos. No entanto, nessas regiões foram detectadas experiências com instrumentos destinados a crianças menores de 2 anos, gestantes e lactantes, bem como adolescentes e idosos.[1]

DESAFIOS E PERSPECTIVAS

Embora o desenvolvimento de guias alimentares requeira a coordenação por um único ministério – no caso o da saúde –, outros setores precisam ser envolvidos no seu desenvolvimento e implementação.[6] O êxito da implementação de guias alimentares depende basicamente da participação ativa e coordenada dos organismos governamentais, não governamentais, dos principais meios de comunicação, dos atores envolvidos no sistema alimentar, incluindo a indústria de alimentos, e da população.[1]

Um dos principais desafios desse processo é a divulgação de tais instrumentos educativos em âmbito nacional.[1] Mesmo quando publicados, os guias alimentares podem não ser facilmente conhecidos por cidadãos comuns.[6] Quando se identifica essa dificuldade, seu impacto tende a ser limitado, demonstrando que o desenvolvimento desses instrumentos deve vir acompanhado de estratégias efetivas de comunicação e disseminação.[6]

A disseminação de guias alimentares por variedades de sistemas tradicionais e com novas mídias requer estratégias de comunicação que incluam mensagens bem simples direcionadas ao público em geral.[6] Além das estratégias integrais de comunicação, são necessários apoio político e recursos para implementá-las.[1]

Outro elemento-chave para o sucesso da implementação de guias alimentares é a capacitação dos facilitadores, que podem atuar nos setores de saúde (nutricionistas, médicos, enfermeiros e outros educadores em saúde), educação (educadores, diretores e responsáveis pelo preparo dos alimentos), agricultura (engenheiros agrônomos e técnicos agrícolas), defesa e proteção dos direitos do consumidor ou como profissionais e técnicos de organizações não governamentais.[1]

Também é essencial empregar processos de monitoramento que avaliem o impacto dos guias alimentares. A condução de inquéritos nacionais sobre a disponibilidade e o consumo alimentar é uma maneira de avaliar o impacto, embora sejam múltiplos os determinantes dos padrões dietéticos da população. Essas pesquisas auxiliam no diagnóstico dos padrões alimentares atuais, informando quais recomendações dietéticas são ainda necessárias.[6] Outros países tentam estimar o alcance dos guias alimentares conduzindo pesquisas sobre o quanto as pessoas sabem sobre esses instrumentos e suas mensagens.[6]

REFERÊNCIAS BIBLIOGRÁFICAS

As referências consultadas para a elaboração deste capítulo estão disponíveis *online* no Ambiente de aprendizagem do GEN.

COMO CITAR ESTE CAPÍTULO

ABNT
JAIME, P. C.; REIS, L. C. Guias alimentares: conceitos, finalidades e panorama global. *In*: ROSSI, L.; POLTRONIERI, F. (org.). *Tratado de Nutrição e Dietoterapia*. 2. ed. Rio de Janeiro: Guanabara Koogan, 2023. p. 302-305.

VANCOUVER
Jaime PC, Reis LC. Guias alimentares: conceitos, finalidades e panorama global. In: Rossi L, Poltronieri F (Orgs.). Tratado de nutrição e dietoterapia. 2. ed. Rio de Janeiro: Guanabara Koogan; 2023. p. 302-5.

CAPÍTULO **21**

Guias Alimentares no Brasil

Patricia Constante Jaime • Lígia Cardoso dos Reis

GUIAS ALIMENTARES, PROMOÇÃO DA SAÚDE E SEGURANÇA ALIMENTAR E NUTRICIONAL

O Brasil enfrentou diversas mudanças sociais nas últimas três décadas, características dos processos de desenvolvimento socioeconômico e urbanização.[1] Essas transformações acarretaram mudanças importantes no padrão de saúde e de consumo alimentar da população.[2,3]

Os avanços até então observados no acesso à alimentação foram determinados por diversas estratégias de enfrentamento da fome e da pobreza, tais como o aumento do salário-mínimo, o crescimento do emprego formal, a expansão dos programas de transferência de renda, o fortalecimento do Programa Nacional de Alimentação Escolar e o apoio à produção agrícola familiar.[4]

No entanto, em 2017-2018 a Pesquisa de Orçamentos Familiares (POF) estimou 36,7% dos domicílios brasileiros com algum grau de insegurança alimentar (leve, moderada ou grave) e 3,1 milhões de domicílios passando por privação quantitativa de alimentos.[5] Entre o fim de 2020 e início de 2022, a insegurança alimentar grave subiu de 9% para 15,5%, indicando que mais de 33 milhões de brasileiros estavam passando fome. Esse cenário foi associado à progressiva crise econômica, agravada pela pandemia por covid-19, e ao desmonte de políticas públicas sociais.[6]

As mudanças demográficas e econômicas já vinham alterando consideravelmente os padrões de consumo alimentar da população mundial.[7] O Brasil apresenta peculiaridades nesse aspecto por ser um país de dimensões continentais, com população rural e urbana de todos os estratos sociais, que ainda mantém suas tradições culinárias e alimentares nas suas cinco principais macrorregiões.[8] No entanto, evidencia-se participação crescente dos alimentos processados e ultraprocessados na alimentação do brasileiro.[9,10] Entre 2008/2009 e 2017/2018 foi observada na população brasileira uma redução no consumo de arroz e feijão e ingestão de frutas, verduras e legumes muito aquém do recomendado.[5]

A alimentação inadequada integra um conjunto de fatores de risco modificáveis para a carga de doenças crônicas não transmissíveis (DCNT) junto com a inatividade física, o tabagismo e o consumo excessivo de bebidas alcoólicas.[11]

À medida que as evidências começaram a apontar os hábitos alimentares como principais determinantes das DCNT, a educação alimentar e nutricional (EAN) foi reconhecida como ação necessária para a formação, a proteção e o apoio à alimentação saudável. Até a década de 1990, a EAN foi pouco valorizada como estratégia de política pública no Brasil. A partir desse período, iniciou-se processo intenso de renovação da educação em saúde, inspirada em Paulo Freire. A educação crítico-reflexiva, contextualizada, com relações horizontais e valorização dos saberes e das práticas populares, suscitou reflexões sobre as limitações da promoção das práticas alimentares saudáveis de modo prescritivo e limitado aos aspectos científicos e biológicos, desconsiderando outras dimensões do comportamento alimentar.[12]

No fim da década de 1990, a expressão "promoção de práticas alimentares saudáveis" foi introduzida nos documentos oficiais brasileiros, constituindo-se como estratégia de enfrentamento dos problemas alimentares e nutricionais que configuravam o contexto epidemiológico do país.[12] A Política Nacional de Alimentação e Nutrição (PNAN), aprovada em 1999, propôs um conjunto de políticas públicas para respeitar, proteger, promover e prover os direitos humanos à saúde e à alimentação.

O novo cenário epidemiológico nutricional passou a impor novos desafios ao sistema de saúde e às políticas públicas, especialmente no que diz respeito à organização das ações de promoção da alimentação adequada e saudável.[3,13] Como consequência, a alimentação foi incorporada como direito social na Emenda Constitucional nº 64 de 2010,[14] delegando ao Estado a função de promover alimentação adequada e saudável para a população, por meio da implementação de políticas, programas e ações direcionadas à garantia do direito humano à alimentação adequada. Ao Estado coube também a definição de metas, recursos e indicadores para o monitoramento dessas ações.[12]

Desde então, inúmeros documentos foram publicados para orientar e potencializar a agenda de promoção da alimentação adequada e saudável no Sistema Único de Saúde e no Sistema Nacional de Segurança Alimentar e Nutricional. Paralelamente, a EAN passou a valorizar o sujeito como elemento-central, a democratização do saber, a cultura, a ética e a cidadania.[12]

A segunda edição da PNAN, publicada em 2011 pelo Ministério da Saúde, destacou como um de seus propósitos a promoção de práticas alimentares adequadas e saudáveis da população. A segunda diretriz da PNAN trouxe a definição de "alimentação adequada e saudável", estabelecendo um novo escopo para as políticas públicas de segurança alimentar e nutricional (SAN):

> Prática alimentar apropriada aos aspectos biológicos e socioculturais dos indivíduos, bem como ao uso sustentável do meio ambiente. Ou seja, deve estar em acordo com as necessidades de cada fase do curso da vida e com as necessidades alimentares especiais; referenciada pela cultura alimentar e pelas dimensões de gênero, raça e etnia; acessível do ponto de vista físico e financeiro; harmônica em quantidade e qualidade; baseada em práticas produtivas adequadas e sustentáveis com quantidades mínimas de contaminantes físicos, químicos e biológicos.[13]

Da mesma maneira, a Política Nacional de Segurança Alimentar e Nutricional (PNSAN),[15] os Planos Nacionais de Segurança Alimentar e Nutricional (PLANSAN),[4,16] o Plano de Ações Estratégicas para o Enfrentamento das Doenças Crônicas Não Transmissíveis no Brasil 2011-2022,[17] o Marco de Referência de Educação Alimentar e Nutricional para as Políticas Públicas,[12] a Política Nacional de Atenção Básica,[18] o Plano Nacional de Agroecologia e Produção Orgânica[19] e a Política Nacional de Promoção da Saúde[20] são considerados marcos políticos norteadores do planejamento, do desenvolvimento e da avaliação de políticas públicas de segurança alimentar e nutricional. Esses documentos incorporam a intersetorialidade como premissa para a obtenção de resultados mais efetivos nesse campo e preconizam que as ações de EAN devem incidir não apenas sobre o indivíduo, as famílias e coletividades, como também sobre o ambiente alimentar em que se inserem, além de promoverem a reorientação dos serviços de saúde na perspectiva da promoção da saúde.

A Figura 21.1 apresenta os componentes da agenda de promoção da alimentação adequada e saudável no Brasil, calcada na perspectiva da intersetorialidade.

O desenvolvimento e a implementação de guias alimentares estão previstos na agenda de promoção da alimentação adequada e saudável, sendo considerada uma ação de destaque no Brasil. Esses instrumentos de educação em saúde, conforme abordado no Capítulo 20, *Guias Alimentares: Conceitos, Finalidades e Panorama Global*, definem as diretrizes empregadas na orientação de escolhas alimentares saudáveis e no desenvolvimento e avaliação de políticas públicas de SAN. A Organização das Nações Unidas para Agricultura e Alimentação (FAO, do inglês Food and Agriculture Organization) atesta que a disseminação das recomendações apresentadas em guias alimentares tem potencial para modificar a demanda por alimentos no país.[7]

EXPERIÊNCIA BRASILEIRA COM GUIAS ALIMENTARES

O Brasil tem enfrentado processos acelerados de transição demográfica e epidemiológica, fazendo com que as DCNT representem atualmente a maior carga de doenças no país.[17] Intervenções comportamentais, ambientais e econômicas passaram a ser necessárias para responder ao progressivo envelhecimento populacional resultante do aumento da expectativa de vida.[2] Paralelamente, a epidemia da obesidade acarretou consequências para o cenário epidemiológico com o aumento da prevalência de doenças a ela associadas.[2,11,17,21] O Brasil tem, então, aumentado o foco das políticas públicas nas DCNT, com deslocamento do escopo das ações centradas no tratamento para as orientadas pela intersetorialidade com vistas à prevenção e à promoção da saúde.[2,17]

Com a publicação da primeira edição da PNAN, em 1999, iniciou-se o processo de qualificação da agenda de promoção da alimentação adequada e saudável no país. Nessa direção, a primeira experiência com guias alimentares no Brasil foi destinada a crianças menores de 2 anos em 2002, seguida da publicação da primeira edição do *Guia Alimentar para a População Brasileira* (GAPB), em 2006. Tomando como referência essas publicações, mensagens específicas foram adaptadas para esses dois ciclos da vida e sintetizadas nos "Dez passos para uma alimentação saudável".[22]

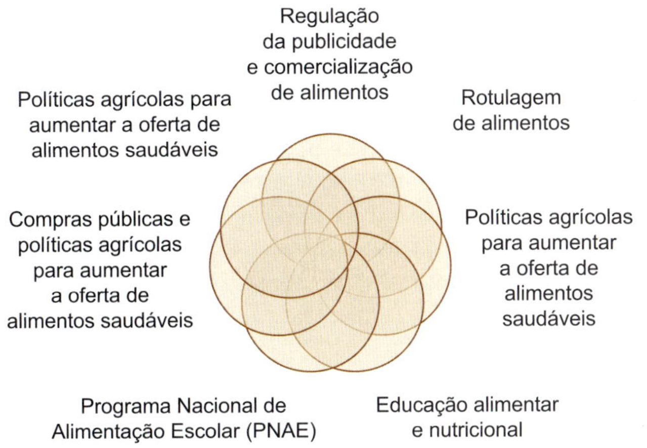

Em 2006, a produção e a divulgação da primeira edição do GAPB objetivaram apoiar e incentivar práticas alimentares saudáveis nos âmbitos individual e coletivo, além de orientar o delineamento de políticas intersetoriais. Essa publicação apresentou as primeiras diretrizes oficiais para a alimentação saudável da população brasileira com mais de 2 anos.

As transformações políticas, econômicas, sociais e culturais vivenciadas pela sociedade brasileira nas últimas décadas impactaram significativamente suas condições de saúde, alimentação e nutrição, trazendo a necessidade de revisar a primeira edição do GAPB. No período prévio à sua revisão e publicação, as políticas sociais haviam sido ampliadas, o que tornou possível que o país se desenvolvesse economicamente de modo mais inclusivo. O enfrentamento de um cenário com alta prevalência de obesidade entre adultos e crianças, em que as DCNT configuram as principais causas de adoecimento e óbito,[17] demandou a ampliação de ações intersetoriais incisivas sobre os múltiplos determinantes da saúde e da nutrição.

Além disso, o processo de transição nutricional brasileiro tem abarcado o desafio da organização do cuidado em alimentação e nutrição na atenção básica, pois gestores e profissionais de saúde passaram a lidar com situações antagônicas, como a desnutrição em alguns segmentos populacionais e a persistência de carências nutricionais específicas como problemas de saúde pública, concomitantes ao excesso de peso e à obesidade.[3]

A coexistência desses agravos relacionados com alimentação e nutrição indica que, no Brasil, o direito humano à alimentação adequada deve ser conquistado em duas dimensões: estar livre da fome e da desnutrição e ter acesso a uma alimentação adequada e saudável.[4]

O reconhecimento de que as transformações nos padrões de saúde e adoecimento da população brasileira também estão associadas aos fatores ambientais indicou que as políticas públicas de SAN devem atuar sobre todo o sistema alimentar.[4]

Os sistemas agroalimentares cumprem importante papel na garantia do direito humano à alimentação adequada devido ao seu potencial de erradicar a fome, promover a segurança alimentar e a agricultura sustentável, bem como apoiar escolhas alimentares saudáveis. Sistemas alimentares sustentáveis são concebidos quando todas as etapas da cadeia produtiva de alimentos são orientadas pelos princípios da sustentabilidade, isto é, desde a produção, passando pela comercialização, pelo abastecimento e pelo consumo de alimentos.[4]

Nesse sentido, a atualização do GAPB tornou-se necessária para a inclusão da sustentabilidade do sistema alimentar, em todas as suas dimensões, levantando a discussão sobre seu impacto na produção e distribuição de alimentos e na cultura alimentar.[23,24] Essa última edição assumiu um novo paradigma para a alimentação saudável ao classificar os alimentos de acordo com a extensão de processamento e seu consequente impacto na saúde. Foram também abordados aspectos da comensalidade considerados promotores da saúde e foram identificados os potenciais obstáculos para a adesão às suas recomendações.

A atualização do GAPB foi feita ao longo de 3 anos de trabalho liderado pelo Ministério da Saúde com a assistência técnica do Núcleo de Pesquisas Epidemiológicas em Nutrição e Saúde (NUPENS) e com apoio da Organização Pan-Americana da Saúde (OPAS).[8]

A segunda edição do GAPB, publicada em 2014, contempla um conjunto de informações e recomendações sobre alimentos,

Figura 21.1 Componentes da agenda intersetorial de promoção da alimentação adequada e saudável no Brasil. Adaptada de FAO[5] (2017).

refeições e práticas alimentares direcionadas à promoção da saúde e do bem-estar de indivíduos, famílias, comunidades e de toda população brasileira a partir de 2 anos de todas as regiões do país e estratos sociais. Suas diretrizes também podem auxiliar aqueles com doenças específicas, exigindo do nutricionista uma adaptação das recomendações para as condições de cada indivíduo. Dessa maneira, esse instrumento também pode apoiar os profissionais da saúde a organizar a atenção nutricional.

O GAPB pode ser considerado um documento oficial do Ministério da Saúde de apoio e incentivo às práticas alimentares saudáveis nos âmbitos individual e coletivo, e de subsídio aos programas, às políticas e ações para incentivar, proteger e promover a saúde e a segurança alimentar e nutricional da população.[8,23]

Embora o GAPB seja destinado a todos os brasileiros, seus leitores-alvo são aqueles que atuam na área da saúde e educadores. Esses e outros profissionais são fundamentais para a disseminação das mensagens desse instrumento a fim de assegurar que elas sejam compreendidas por todos, inclusive por indivíduos com dificuldade de leitura.

Por representarem os padrões alimentares das famílias brasileiras, identificados pelas análises da pesquisa de orçamentos familiares do Instituto Brasileiro de Geografia e Estatística (IBGE), as recomendações alimentares do GAPB são aplicáveis por serem realistas e flexíveis.

Nessa segunda edição, o instrumento apoia um novo paradigma para a alimentação saudável, incentivando o consumo variado de alimentos regionais *in natura* e minimamente processados, na forma de refeições saborosas e preferencialmente compartilhadas com familiares, amigos ou colegas de trabalho.

GUIA ALIMENTAR PARA A POPULAÇÃO BRASILEIRA

O GAPB mudou o paradigma de aconselhamento alimentar, configurando-se em ferramenta de promoção da alimentação saudável, de modo prazeroso, por meio de recomendações centradas no empoderamento dos sujeitos para escolhas alimentares mais saudáveis, autônomas e conscientes.

O GAPB foi considerado o primeiro a incorporar as dimensões sociais, culturais, econômicas e ambientais da sustentabilidade, assumindo uma abordagem mais ampla de bem-estar.[8]

Ele também inova ao trazer uma visão abrangente dos aspectos biológicos da alimentação, considerando padrões alimentares e seu impacto sobre a saúde. Suas recomendações almejam a nutrição do corpo, da alma e da mente, além da preservação e proteção do planeta e da biosfera.[8]

Esse documento foi publicado até o momento em português, inglês e espanhol e foi dividido em cinco capítulos ("Princípios"; "A escolha dos alimentos"; "Dos alimentos à refeição"; "O ato de comer e a comensalidade"; "A compreensão e a superação de obstáculos"), além de uma síntese das suas principais recomendações ("Dez passos para uma alimentação adequada e saudável") e uma bibliografia organizada capítulo a capítulo. Os principais tópicos do GAPB são mais bem discutidos a seguir.

Capítulos do GAPB

Princípios

O GAPB é repleto de ilustrações representativas da cultura alimentar da população brasileira, com os significados sociais atrelados ao ato de comer. As fotos representam comportamentos que devem ser apoiados para maior adesão às suas recomendações, tais como a divisão de tarefas entre os membros da família, o envolvimento das crianças no preparo das refeições e a sua partilha com familiares, colegas de trabalho e amigos.

A Tabela 21.1 descreve os cinco princípios norteadores para a elaboração do GAPB, apresentados em seu primeiro capítulo.

A escolha dos alimentos

No segundo capítulo do GAPB, as recomendações sobre como melhor selecionar os alimentos baseiam-se em quatro grupos definidos pela NOVA, classificação fundamentada na extensão e no propósito do processamento industrial do alimento, desenvolvida pela Universidade de São Paulo.[25] Essa classificação foi uma das inovações dessa publicação, que apresentou os seguintes grupos alimentares: alimentos *in natura* ou minimamente processados, ingredientes culinários processados, alimentos processados e ultraprocessados.

De acordo com a NOVA, alimentos *in natura* são partes comestíveis de plantas (sementes, folhas, frutos, caules e raízes) ou animais (músculos, vísceras, ovos e leite), além de cogumelos, algas e água. Alimentos minimamente processados são alimentos *in natura* submetidos a remoção de partes não comestíveis ou indesejadas, secagem, desidratação, trituração ou moagem,

Tabela 21.1 Descrição dos princípios do *Guia Alimentar para a População Brasileira*.

Princípio	Síntese
Alimentação é mais que ingestão de nutrientes	A alimentação envolve não somente a ingestão de nutrientes essenciais para a saúde, mas também os alimentos responsáveis por fornecê-los, a combinação dos alimentos entre si e seu preparo como refeições, as características do modo de comer dos indivíduos e populações, bem como as dimensões sociais e culturais que influenciam as práticas alimentares e, consequentemente, a saúde e o bem-estar
Recomendações sobre alimentação devem estar em sintonia com seu tempo	As recomendações traçadas pelos guias alimentares devem ser orientadas pelo cenário de saúde e doenças relacionadas com a alimentação. Dessa maneira, espera-se que tais orientações sejam capazes de reverter as tendências desfavoráveis observadas no país, determinadas pelos padrões de alimentação e nutrição da população
Alimentação adequada e saudável deriva de sistema alimentar social e ambientalmente sustentável	O sistema de produção e distribuição de alimentos deve ser capaz de promover justiça social e preservar/proteger o meio ambiente. Sendo assim, as diretrizes do guia alimentar devem incentivar, apoiar e proteger os sistemas de produção e distribuição de alimentos que sejam social e ambientalmente sustentáveis
Diferentes saberes geram o conhecimento para a formulação de guias alimentares	As recomendações apresentadas no guia alimentar são fundamentadas em conhecimento científico e em conhecimento obtido pela análise dos padrões tradicionais de alimentação do país
Guias alimentares ampliam a autonomia nas escolhas alimentares	O guia alimentar deve ajudar a população a realizar escolhas autônomas e conscientes de alimentos saudáveis, apoiando-a no acesso à informação adequada e na superação de obstáculos impeditivos da alimentação saudável

Adaptada de Ministério da Saúde[23] (2014).

fracionamento, torra, cocção apenas com água, pasteurização, refrigeração ou congelamento, acondicionamento em embalagens, empacotamento a vácuo, fermentação não alcoólica e outros processos sem acréscimo de sal, açúcar, óleos ou gorduras ao alimento *in natura*. Ingredientes culinários processados constituem substâncias extraídas diretamente dos alimentos *in natura* ou minimamente processados, sendo consumidas como ingredientes de preparações culinárias (sal de cozinha; açúcar, melado e rapadura extraídos da cana-de-açúcar ou da beterraba; mel de colmeias; amido de milho ou de outra planta; óleos e gorduras extraídos de alimentos de origem vegetal ou animal). Alimentos processados são produtos fabricados com adição de sal, açúcar ou até mesmo óleo, vinagre ou ingredientes culinários processados, a um alimento *in natura* ou minimamente processado. O grupo de alimentos ultraprocessados é composto por formulações industriais constituídas por cinco ou mais ingredientes caracterizados por substâncias e aditivos empregados na fabricação de alimentos processados. Alimentos *in natura* ou minimamente processados estão ausentes ou presentes em pequenas proporções nas fórmulas desses produtos, que são acrescidos de substâncias não usuais em preparações culinárias, tais como corantes, aromas, emulsificantes e realçadores de sabor.[25]

As mensagens desse capítulo do GAPB salientam que a base da alimentação cotidiana deve ser constituída por alimentos variados *in natura* ou minimamente processados, predominantemente de origem vegetal. Os alimentos processados podem ser consumidos como ingredientes de preparações culinárias ou componentes de refeições baseadas em alimentos *in natura* e minimamente processados. O GAPB também recomenda evitar o consumo de alimentos ultraprocessados, por seu impacto negativo sobre a saúde, a cultura, o convívio social e o meio ambiente.[23] Essas recomendações são respaldadas por evidências científicas da relação de causalidade existente entre o consumo elevado de alimentos ultraprocessados, a obesidade[10,26] e as doenças a ela associadas[27,28] em todos os grupos etários. Evidencia-se nos domicílios brasileiros participação crescente desse grupo de alimentos com consequente redução do uso de alimentos *in natura*, minimamente processados e ingredientes culinários no preparo das refeições,[9,29,30] podendo impactar negativamente na qualidade nutricional das dietas.[31–35]

Dos alimentos à refeição

O terceiro capítulo do GAPB apresenta orientações detalhadas sobre como combinar alimentos e criar refeições saudáveis, culturalmente referenciadas e saborosas no café da manhã, almoço, jantar e nas pequenas refeições. Esse capítulo é ilustrado com diversas fotos de exemplos de refeições representativas do padrão de consumo alimentar da população brasileira de todas as regiões do país, com base em alimentos *in natura* e minimamente processados. O capítulo contempla também informações para a multiplicação desses exemplos, apresentando características nutricionais, opções de substituição, modos de preparo e consumo, além de sugestões de combinações dos seguintes grupos de alimentos *in natura* e minimamente processados (com exceção dos queijos): feijões; cereais (arroz, milho e trigo); raízes e tubérculos; legumes e verduras; frutas; castanhas e nozes; leite e queijos; carnes e ovos (carne vermelha, aves, pescados e ovos); e água.

O ato de comer e a comensalidade

O quarto capítulo do GAPB aborda as dimensões envolvidas no ato de comer e sua relação com a promoção da alimentação adequada e saudável. Essas dimensões envolvem o tempo e a atenção dedicados à refeição, o ambiente onde ela é realizada e a importância/benefícios da partilha de refeições.

São apresentadas nesse capítulo três orientações: comer com regularidade e atenção, comer em ambientes apropriados e comer em companhia (Tabela 21.2).

A compreensão e a superação de obstáculos

O quinto e último capítulo do GAPB elenca cinco potenciais obstáculos à adoção de práticas alimentares saudáveis e às recomendações apresentadas pela publicação. São eles:

- Informação (acesso à informação sobre alimentação e saúde)
- Oferta (oferta de alimentos no ambiente alimentar)
- Custo (custo das refeições dentro e fora do domicílio)
- Habilidades culinárias (habilidades transmitidas entre gerações que favoreçam a prática de cozinhar)
- Tempo (tempo dedicado à alimentação)
- Publicidade (exposição às propagandas e publicidade de alimentos).

Esse capítulo inova ao considerar como potenciais obstáculos e facilitadores para a alimentação saudável não somente as questões inerentes ao indivíduo, às famílias e comunidades, mas também ao ambiente alimentar e às políticas públicas. Dessa maneira, o GAPB deixa claro que a superação de obstáculos requer, além de mudanças comportamentais, o fortalecimento do exercício da cidadania como elemento necessário para a conquista do direito humano à alimentação adequada.

Outro diferencial da publicação é o tom de aconselhamento dado às recomendações apresentadas nos capítulos a fim de garantir que sejam adotadas pelos leitores. Nesse sentido, são empregados termos como "prefira" em vez de "faça" e "na maioria das vezes" no lugar de "sempre". Do mesmo modo, a publicação não indica as quantidades a serem consumidas para cada grupo alimentar por entender que as necessidades energéticas e nutricionais são traçadas de maneira individualizada e devem ser objeto, quando necessário, de prescrição dietética.

Dez passos para uma alimentação adequada e saudável

Por fim, são apresentados "Dez passos para uma alimentação adequada e saudável", uma síntese das recomendações descritas nos cinco capítulos do GAPB (Tabela 21.3).

GUIA ALIMENTAR PARA CRIANÇAS BRASILEIRAS MENORES DE DOIS ANOS

A segunda edição do *Guia Alimentar para Crianças Brasileiras Menores de Dois Anos*[36] foi publicada pelo Ministério da Saúde em 2019 para responder às transformações sociais e às

Tabela 21.2 Orientações apresentadas no Capítulo 4 do *Guia Alimentar para a População Brasileira*: o ato de comer e a comensalidade.

Orientações	Justificativa
Comer com regularidade e atenção	Para favorecer a digestão adequada dos alimentos e evitar o consumo excessivo
Comer em ambientes apropriados	O ambiente influencia a quantidade de alimentos ingeridos e o prazer desfrutado com a alimentação
Comer em companhia	A alimentação também está atrelada às dimensões sociais e culturais, sendo importante apoiar a socialização impregnada no ato de comer

Adaptada de Ministério da Saúde[23] (2014).

Tabela 21.3 Dez passos para uma alimentação adequada e saudável.

1. Fazer de alimentos *in natura* ou minimamente processados a base da alimentação
2. Usar óleos, gorduras, sal e açúcar em pequenas quantidades ao temperar e cozinhar alimentos e criar preparações culinárias
3. Limitar o consumo de alimentos processados
4. Evitar o consumo de alimentos ultraprocessados
5. Comer com regularidade e atenção, em ambientes apropriados e, sempre que possível, com companhia
6. Fazer compras em locais que ofertem variedades de alimentos *in natura* ou minimamente processados
7. Desenvolver, exercitar e partilhar habilidades culinárias
8. Planejar o uso do tempo para dar à alimentação o espaço que ela merece
9. Dar preferência, quando fora de casa, a locais que sirvam refeições feitas na hora
10. Ser crítico quanto a informações, orientações e mensagens sobre alimentação veiculadas em propagandas comerciais.

Adaptada de Ministério da Saúde[23] (2014).

mudanças nas práticas alimentares observadas após a publicação da primeira edição em 2002. A abordagem e as recomendações dessa nova edição foram alinhadas às diretrizes do GAPB, sendo direcionadas a todas as pessoas que participam do cuidado da criança.

Capítulos do *Guia Alimentar para Crianças Brasileiras Menores de Dois Anos*

Esse guia foi orientado pelos princípios do GAPB e por fundamentos, valores e preceitos importantes para a elaboração de recomendações sobre alimentação infantil. A publicação é introduzida pela apresentação dos seus objetivos, seguida de capítulo destinado aos seus princípios norteadores (Tabela 21.4).

Com diversas fotos ilustrativas das suas recomendações, o *Guia Alimentar para Crianças Brasileiras Menores de Dois Anos* apresenta o leite materno como o primeiro contato das crianças pequenas com a comida de verdade. São explicitados na seção "Leite materno: o primeiro alimento" os significados do aleitamento materno, sua importância, possíveis dificuldades, como

preveni-las e superá-las. A publicação recomenda a amamentação até os 2 anos ou mais, devendo ser exclusiva nos primeiros 6 meses de vida do bebê.

Orientações para a introdução da alimentação complementar a partir do 6º mês de vida estão descritas na seção "Conhecendo os Alimentos", que centraliza suas recomendações na classificação de alimentos pela extensão e propósito de processamento (NOVA). Dessa maneira, são recomendadas refeições preparadas a partir de alimentos *in natura*/minimamente processados e ingredientes culinários processados com moderação. Esse guia alimentar, assim como o GAPB, orienta a limitar o consumo de alimentos processados por adultos, destacando que apenas alguns desses alimentos podem fazer parte da alimentação das crianças, como os queijos e os pães feitos com farinha de trigo refinada ou integral, leveduras, água e sal. O *Guia Alimentar para Crianças Brasileiras Menores de Dois Anos* explicita como identificar os alimentos ultraprocessados para que eles não sejam ofertados para as crianças.

A seção "A criança e a alimentação a partir dos 6 meses" orienta como oferecer novos alimentos com diversidade de cores, sabores, texturas e cheiros, detalhando o modo de evoluir a consistência da alimentação. As recomendações para a alimentação de crianças que, antes do 6º mês de vida, já recebem qualquer outro alimento além do leite materno são apresentadas na seção "Crianças menores de 6 meses que não estão sendo amamentadas exclusivamente". Em "Alimentação de crianças não amamentadas" são detalhados os cuidados adicionais necessários ao acompanhamento dessas crianças, com vistas à garantia de crescimento e desenvolvimento adequados.

A seção *"Cozinhar em casa"* fornece orientações para a prática das recomendações desse guia alimentar, reforçando que as refeições da criança deverão ser as mesmas da família desde que adequadas e saudáveis. Orientações para reconhecer, refletir e superar os desafios inerentes à alimentação adequada e saudável são apresentadas em "Alimentação adequada e saudável: lidando com os desafios no cotidiano". A seção "Conhecendo os direitos relacionados à alimentação infantil" discute os mecanismos legais para a garantia do direito à alimentação adequada e saudável das crianças.

Tabela 21.4 Descrição dos princípios do *Guia Alimentar para Crianças Brasileiras Menores de Dois Anos*.

Princípio	Síntese
A saúde da criança é prioridade absoluta e responsabilidade de todos	A criação, alimentação e orientação de uma criança não são responsabilidade de uma única pessoa, mas de todos ligados direta ou indiretamente a ela. Esses responsáveis incluem o Estado, a família e a sociedade como um todo.
O ambiente familiar é espaço para a promoção da saúde	O ambiente familiar deve favorecer interações e vínculos entre a criança e os seus familiares, além de transmitir segurança, acolhimento e proporcionar uma alimentação adequada e saudável.
Os primeiros anos de vida são importantes para a formação dos hábitos alimentares	A variedade da alimentação e a forma com que os alimentos são apresentados para a criança influenciam a formação do paladar e a sua relação com a comida. Assim, crianças que comem alimentos saudáveis e adequados têm mais chances de se tornarem adultos conscientes e autônomos para fazerem boas escolhas alimentares.
O acesso a alimentos adequados e saudáveis e à informação de qualidade fortalece a autonomia das famílias	O acesso a informações confiáveis sobre alimentação adequada e saudável fortalece a autonomia das famílias para a escolha alimentar crítica. Além disso, a autonomia também engloba o direto de as famílias acessarem, comprarem e produzirem alimentos saudáveis.
A alimentação é uma prática social e cultural	A alimentação apresenta diversos significados, sendo considerada um ato cultural. Assim, as recomendações do guia alimentar devem ser adaptadas às diversas realidades socioeconômicas, culturais e étnicas existentes no país.
Adotar uma alimentação adequada e saudável para a criança é uma forma de fortalecer sistemas alimentares sustentáveis	As escolhas alimentares adequadas e saudáveis para as crianças e seus familiares impactam o meio ambiente e as formas de produção, distribuição e comercialização de alimentos.
O estímulo à autonomia da criança contribui para o desenvolvimento de uma relação saudável com a alimentação	Incentivar a autonomia da criança é imprescindível para a construção de uma boa relação com a comida. Esse exercício deve ser estimulado em situações cotidianas para que o protagonismo da criança seja favorecido, como ao permitir que ela escolha os alimentos entre opções saudáveis ou ao deixá-la tentar comer sozinha.

Adaptada de Ministério da Saúde[36] (2019).

Por fim, são apresentados os "Doze passos para uma alimentação saudável" (Tabela 21.5) com orientações resumidas para amamentar e alimentar adequadamente a criança, que se estendem para toda a família. A publicação é finalizada com sugestões de leituras para aprofundamento dos temas abordados ("para saber mais"), e um glossário de expressões utilizadas no texto.

Desafios de implementação

A PNAN salienta, em um dos seus princípios – "o fortalecimento da autonomia dos indivíduos" –, a importância de se investir em instrumentos e estratégias de comunicação e educação em saúde para que os profissionais da saúde tenham mais recursos para propagar o conhecimento e a informação sobre alimentação e nutrição.[13] Esse investimento é essencial para apoiar indivíduos e coletividades na tomada de decisão por práticas promotoras da saúde.

Dessa maneira, a disseminação das recomendações do GAPB e do *Guia Alimentar para Crianças Brasileiras Menores de Dois Anos* como instrumentos técnicos estratégicos de EAN para indivíduos e coletividades norteia as ações de educação em saúde para profissionais e setores envolvidos no sistema alimentar. Todos os setores relacionados com o compartilhamento de conhecimentos e com as práticas promotoras da saúde e da SAN devem se responsabilizar pelas estratégias de comunicação e divulgação desses materiais e seus subprodutos em diferentes equipamentos públicos.[37]

Desde a publicação da segunda edição do GAPB em 2014, diversos produtos desse instrumento foram elaborados para apoiar os profissionais da saúde e educação, e servir como fonte de informação para a população. Houve um grande investimento em pesquisa e extensão universitária, feito por diversas universidades públicas brasileiras em parceria com a Coordenação Geral de Alimentação e Nutrição do Ministério da Saúde, para o desenvolvimento de instrumentos de disseminação das mensagens do GAPB, tais como protocolos de uso, panfletos temáticos, vídeos, manuais instrutivos etc. Dentre eles, destacam-se os protocolos de uso do GAPB, organizados em fascículos segundo ciclos da vida para qualificação do trabalho dos profissionais e equipes de Atenção Primária em Saúde. Com esse mesmo propósito, o Núcleo de Pesquisas Epidemiológicas em Nutrição e Saúde da Universidade de São Paulo (NUPENS/USP) lançou a série de vídeos "O Guia Alimentar na Atenção Básica", organizada em quatro episódios com possibilidades de abordagem do GAPB em situações vivenciadas pelos profissionais e equipes da Atenção Primária em Saúde. Cada vídeo apresenta uma versão comentada com legenda explicativa, locução e animação para uso em ações de formação e educação permanente em promoção da alimentação adequada e saudável. A Coordenação Geral de Alimentação e Nutrição do Ministério da Saúde elaborou panfletos temáticos ("Tenha mais atenção com a alimentação em seu dia a dia"; "A escolha dos alimentos"; "Obstáculos para uma alimentação adequada e saudável") e com os dez passos para uma alimentação adequada e saudável. A Universidade Federal de Minas Gerais, em parceria com o Ministério da Saúde, produziu materiais instrutivos para implementação das recomendações do GAPB.[38–40] Em 2015, foi publicada a segunda edição de *Alimentos Regionais Brasileiros*, com o propósito de estimular o desenvolvimento e a troca de habilidades culinárias entre a população.[41] Para profissionais da educação, destaca-se material produzido pela Coordenação Geral de Alimentação e Nutrição, em parceria com a Universidade do Estado do Rio de Janeiro, com uma série de vídeos educativos para proporcionar e ampliar a discussão do tema alimentação saudável nas escolas.

É importante salientar que o desenvolvimento desses materiais educativos deve acompanhar estratégias eficientes de disseminação das suas recomendações, tanto em sistemas tradicionais de comunicação quanto nas novas mídias, a fim de atingir todos os cidadãos, inclusive aqueles com dificuldade de leitura. Essas estratégias devem promover o uso do GAPB em âmbitos domiciliar, escolar e do sistema de saúde, assim como em todo e qualquer espaço de promoção da saúde.[25]

Além do reconhecimento, por parte de diversos setores governamentais, dos guias alimentares como documentos norteadores das políticas públicas de SAN, a capacitação de multiplicadores destaca-se como importante desafio a ser alcançado. Vale ressaltar que esses multiplicadores não se limitam ao profissional da área de nutrição, por isso deve-se investir na formação e na educação permanente de outros profissionais da saúde, educação e agrícolas, e dos demais envolvidos com a promoção da alimentação adequada e saudável.[42]

Por fim, para aprimorar as políticas públicas de SAN, também se deve avaliar o impacto das recomendações preconizadas pelos guias alimentares nas tendências observadas para o cenário epidemiológico nutricional e das práticas alimentares.

Tabela 21.5 Doze passos para uma alimentação saudável.

1. Amamentar até 2 anos ou mais, oferecendo somente o leite materno até 6 meses
2. Oferecer alimentos *in natura* ou minimamente processados, além do leite materno, a partir dos 6 meses
3. Oferecer água própria para o consumo à criança em vez de sucos, refrigerantes e outras bebidas açucaradas
4. Oferecer a comida amassada quando a criança começar a comer outros alimentos além do leite materno
5. Não oferecer açúcar nem preparações ou produtos que contenham açúcar à criança até 2 anos
6. Não oferecer alimentos ultraprocessados para a criança
7. Cozinhar a mesma comida para a criança e para a família
8. Zelar para que a hora da alimentação da criança seja um momento de experiências positivas, aprendizado e afeto junto da família
9. Prestar atenção aos sinais de fome e saciedade da criança e conversar com ela durante a refeição
10. Cuidar da higiene em todas as etapas da alimentação da criança e da família
11. Oferecer à criança alimentação adequada e saudável também fora de casa
12. Proteger a criança da publicidade de alimentos.

Adaptada de Ministério da Saúde[36] (2019).

REFERÊNCIAS BIBLIOGRÁFICAS

As referências consultadas para a elaboração deste capítulo estão disponíveis *online* no Ambiente de aprendizagem do GEN.

COMO CITAR ESTE CAPÍTULO

ABNT
JAIME, P. C.; REIS, L. C. Guias alimentares no Brasil. *In*: ROSSI, L.; POLTRONIERI, F. (org.). *Tratado de Nutrição e Dietoterapia*. 2. ed. Rio de Janeiro: Guanabara Koogan, 2023. p. 306-311.

Vancouver
Jaime PC, Reis LC. Guias alimentares no Brasil. In: Rossi L, Poltronieri F (Orgs.). Tratado de nutrição e dietoterapia. 2. ed. Rio de Janeiro: Guanabara Koogan; 2023. p. 306-11.

CAPÍTULO **22**

Aspectos Biopsicossociais da Alimentação

Fernanda Baeza Scagliusi • Mariana Dimitrov Ulian •
Fernanda Sabatini • Priscila de Morais Sato • Mayara Sanay da Silva Oliveira •
Ramiro Fernandez Unsain

INTRODUÇÃO

Para além das ciências biomédicas, a alimentação é um assunto abordado pelas Ciências Sociais e Humanas, que têm por intuito problematizar e explicar as formas e arranjos de diferentes agrupamentos humanos conceberem e representarem a alimentação. Há uma dualidade que constrói a alimentação como objeto (ou fenômeno) epistêmico prenhe de implicações: a necessidade inevitável de se alimentar para manter a sobrevivência e as múltiplas possibilidades de escolhas alimentares inerentes a este processo. Mas o que, especificamente, se estuda quando se pesquisa alimentação? Quais são os objetos de interesse? A nutrição, o alimento (sua produção, sua aquisição, sua circulação, seu consumo e seu descarte)? Os ambientes e sistemas alimentares? A culinária e o gosto? As representações e funções sociais e culturais? De acordo com a abordagem disciplinar e o referencial teórico, a alimentação pode ser estudada como: (1) um veículo carreador de nutrientes e compostos biológicos; (2) um conjunto de matérias-primas e mercadorias; (3) um vetor de ação política, econômica e social; (4) um aspecto estruturante do nosso desenvolvimento psicológico; (5) um complexo de elementos simbólicos; e (6) constituintes de práticas socioculturais, entre outros.[1] Exceto pelo primeiro item,[a][2] os demais são de interesse das Ciências Humanas e Sociais. Justamente, neste texto, vamos refletir sobre a interface entre a Alimentação, a Nutrição e as Ciências Sociais e Humanas. Para isso, definiremos a quais Ciências Sociais e Humanas nos referimos quando pensamos nelas. Embora o leque de tais seja bastante profuso, iremos focar na Antropologia, na Sociologia e na Psicologia. Contudo, é importante destacar que as análises históricas, políticas, econômicas, arqueológicas e filosóficas, entre outras, são fundamentais.

Tais Ciências Sociais e Humanas têm contribuído com pesquisas que visam estabelecer vínculos com a Alimentação e a Nutrição, problematizando e interrogando os fenômenos alimentares como um conjunto articulado de práticas socioculturais e de processos sócio-históricos e, ao mesmo tempo, subjetivos e íntimos. Como Fischler[3] nota, a comida é uma ponte entre a natureza e a cultura, na qual práticas alimentares

são aprendidas por meio de noções culturalmente determinadas do que constitui comidas apropriadas e inapropriadas e por meio de métodos culturais de preparo e consumo. A rede de inter-relações trazida pela alimentação faz com que ela se torne, de acordo com Pottier apud Meneses e Carneiro,[1] o "mais poderoso instrumento para modelar e expressar relações... e um repositório de significados sociais condensados".[1] Apesar de concordarmos com esta proposição, levantamos uma cautela sobre o termo "repositório", pois este traz uma noção de estabilidade, enquanto os significados sociais da alimentação estão sempre em construção.

Entendemos, portanto, que a comida assume significados. Trata-se de um modo de expressão da estrutura social e organização de um grupo e ajuda a definir identidades individuais e coletivas e, por isso, semelhanças e especificidades acerca do comer. Na comida estão presentes códigos sociais que agem nas relações dos seres humanos entre si e com a natureza, compondo um sistema simbólico.[4] Fischler[5] enfatizou, de maneira elegante, tal sistema simbólico, quando afirmou que: "A alimentação conduz à biologia, mas, é evidente, não se reduz a ela; o simbólico e o onírico, os signos, os mitos, os fantasmas também alimentam e concorrem a regrar nossa alimentação."

Porém, ainda nesta introdução, é necessário explicitar algumas definições fundamentais: alimento e comida (como conceitos) e Alimentação e Nutrição (como campos científicos). Segundo Prado et al.,[6] o alimento é qualquer substância que possa ser ingerida e que proporcione nutrientes ao organismo. Já o campo científico da Nutrição traz em seu núcleo a figura da dieta como uma prescrição de alimentos, que são um meio para um fim – a adequada nutrição celular e o bom funcionamento do organismo. No outro ponto do espectro, DaMatta[7] afirmou que a comida é um alimento simbolizado, que compõe práticas que definem aquilo que é ou não é culturalmente comestível. Ela também abarca um conjunto de representações sociais e detém lugar central no campo científico da Alimentação, que se ocupa das interações sociais permeadas pela comida no devir histórico.[6]

Embora entendamos que uma alimentação compatível com as necessidades biológicas a cada ciclo da vida e situação de saúde seja essencial para a sobrevivência, há mais em comer do que satisfazer necessidades fisiológicas.[8] Isso porque a comida não é apenas essencial para a sobrevivência, mas é também um dos grandes prazeres da vida e um ponto central da organização de muitas relações sociais. Além disso, contextos sociais interagem e afetam como a comida é produzida e consumida, assim como a construção dos nossos gostos e práticas alimentares. Assim, embora compartilhemos necessidades fisiológicas similares, nossas práticas alimentares não são universais e diferenças socioculturais significativas existem.

CONTRIBUIÇÕES ORIUNDAS DAS DIFERENTES MANEIRAS DE PENSAR A ALIMENTAÇÃO EM SOCIOLOGIA, ANTROPOLOGIA E PSICOLOGIA

Embora o interesse da Antropologia e da Sociologia pelos temas alimentares e nutricionais estivesse presente desde os primórdios de ambas as disciplinas, nos últimos 50 anos, ele se expandiu para os significados, crenças e estruturas sociais que dão contorno para as práticas alimentares. Seria impossível neste

---

[a]Entendemos que esta é uma assertiva mais didática e tradicional, uma vez que, recentemente, as Ciências Sociais e Humanas também se interessam por socialidades mais do que humanas (ver, como exemplo, Tsing[2] [2019]).

texto descrever as escolas e autores(as) mais importantes dessas disciplinas com a adequada contextualização histórica. Assim, abordaremos apenas alguns dos(as) autores(as) clássicos(as) que dialogaram com a alimentação em suas pesquisas. Embora abordemos autores(as) brasileiros(as) mais adiante, colocamos de antemão como uma limitação o nosso foco em autores eurocêntricos, do gênero masculino e brancos.

Lévi-Strauss, em seu trabalho provavelmente mais clássico neste campo, examina a cozinha como uma transformação do estado de natureza para o estado de cultura.[9] Na cozinha, essa oposição se inscreve em um sistema vasto, no qual o alimento pode estar, inicialmente, em três estados principais: o cru, o cozido e o podre. O cozido é uma transformação cultural do cru, enquanto o podre é uma transformação natural. Assim, subjacentemente ao triângulo culinário do cru/cozido/podre há uma dupla oposição: elaborado/não elaborado e natureza/cultura. Posteriormente, o autor adicionou outros termos, tais como fervido/assado/defumado(a) vapor, analisando os modos de fazer (como o uso de instrumentos), os mitos e os ritos envoltos. Ao adicionar outras dimensões ao modelo, se integram os aspectos diacríticos como aqueles referentes à ordem, à apresentação e às maneiras de comer. Uma série de contrastes pode ser observada: comidas frequentes e infrequentes; pratos servidos em sequência ou ao mesmo tempo, entre outras. Tais contrastes se sobrepõem a outros, cuja natureza é sociológica, econômica, estética ou religiosa: homens e mulheres; família e sociedade; nobreza e pobreza, sagrado e profano. Assim, podemos esperar descobrir, em cada caso particular, como a cozinha de uma sociedade é uma linguagem que traduz inconscientemente sua estrutura.[9]

Roland Barthes, a partir da década de 1950, ocupou-se do fenômeno alimentar sob a perspectiva do estruturalismo, uma linha teórica nas ciências sociais, com diversas problematizações. Barthes nos lembrou da importância da história ao realizar pesquisas em relação à alimentação. Sendo assim, começou sua obra emblemática: *Toward a Psycosociology of Contemporary Food Consumption*[10] com uma referência ao papel do açúcar nos EUA, apontando que, naquele país, o consumo de açúcar é o dobro do consumo na França. Ele expandiu esta provocação, alegando que não se trata apenas de uma questão econômica e política. Há elementos para se pesquisar pelas lentes da culinária, do padrão de vida, da história (ao pensar na influência da culinária dos imigrantes), e de uma certa atitude que se conecta a um protocolo. Para tornar o exemplo mais claro, ele indagou se alguém diria que o vinho na França é simplesmente vinho. Assim, concluiu que açúcar e vinho – mais do que comida e bebida – são instituições.

Segundo o autor, a comida é "não é somente uma coleção de produtos que são utilizados para estudos estatísticos ou nutricionais. Também, e ao mesmo tempo, é um sistema de comunicação, um corpo de imagens, um protocolo de usos, situações e condutas".[10] Anteriormente afirmamos que o campo científico da Nutrição vê o alimento como um meio para um fim. Barthes,[10] pelo contrário, vê a alimentação como um comportamento que se desenvolve para além de si próprio, adicionando, substituindo e sinalizando outros comportamentos. É justamente por estas razões que a comida é um signo. Assim, diversas situações, como trabalho, esportes, lazer e celebração podem ser expressas e enfatizadas pela comida. Ele citou duas situações ligadas ao trabalho, como o almoço executivo e uma pausa para café e lanche (*snack* em inglês). São situações próximas no ambiente de trabalho, mas a comida conectada a cada um sinaliza diferenças absolutamente claras. Finalmente, o autor

terminou seu ensaio reafirmando a comida como um sistema orgânico que integra as diferentes culturas.

Marvin Harris[11] criticou os trabalhos anteriormente citados, pelo que ele considerava um excessivo apego aos aspectos simbólicos atrelados à comida e, a partir do materialismo cultural, investigou se determinadas práticas alimentares constituem vantagens adaptativas ou ecológicas. Por meio de um estudo analisando a razão da sacralidade das vacas na Índia, Harris[11] tentou demonstrar que esse fato, na realidade, protegia um elo vital na cadeia alimentar já que, se a carne fosse consumida o ecossistema circundante seria afetado, provocando possíveis crises alimentares. Naquele contexto, o gado bovino era valorizado pelo leite e pela força de tração para eventuais trabalhos pesados, muito mais que pela sua carne, cujo consumo não poderia manter a demanda.

Partindo de uma perspectiva simbólica, a obra *Pureza e perigo*, de Mary Douglas,[12] abordou prescrições e proscrições alimentares vinculadas a contextos religiosos e/ou étnicos. Ela encadeou os argumentos de que a sujeira significa desordem, a desordem traz perigo e este último acarreta transgressões do sistema social. No capítulo sobre as abominações do Levítico, Douglas[12] dialogou interpretativamente com as regras e os tabus alimentares judeus. De acordo com esse texto da Bíblia hebraica e do Velho Testamento, Deus criou os animais, em três categorias bem definidas, ligadas aos três meios que ele também criou como bem distintos. Assim, há animais do ar, da terra e da água. Deus fez os animais terrestres com extremidades para andar; os animais aquáticos com barbatanas para nadar e os pássaros com asas para voar. Portanto, as diferenças que o homem vê na natureza não são arbitrárias e sim uma representação da vontade de Deus. O animal impuro é aquele que desrespeita o plano de Deus, não obedecendo à regra acima, como por exemplo, os crustáceos, que são aquáticos e deveriam se locomover por barbatanas, mas se deslocam sobre patas. A autora concluiu que obedecer a tais leis dietéticas judaicas é uma metáfora para "a unidade, pureza e plenitude de Deus", fazendo de toda refeição uma expressão simbólica cultural de santidade e ordem.

O sociólogo francês Pierre Bourdieu é um importante arcabouço teórico para o estudo da alimentação e da cultura. Muitos estudos têm utilizado o conceito de *habitus* para compreender como são feitas as escolhas alimentares e o que motiva as práticas alimentares entre indivíduos de diferentes contextos. O *habitus* simultaneamente estrutura e é estruturado pelo mundo social; compreende um arranjo internalizado de estruturas sociais que predispõe o ator social a certas ações. Dessa maneira, o *habitus* reconcilia a aparente oposição entre exterior e interior, integrando sistemas individuais e construções sociais.[13]

Em *Distinção: Crítica Social do Julgamento*, Bourdieu pesquisou, na França, entre 1963 e 1968, preferências alimentares e práticas alimentares de diferentes classes profissionais.[13] Usando uma abordagem quantitativa, ele investigou os gastos com alimentação das famílias, consumo de alimentos, a quantidade de tempo gasto cozinhando, a divisão sexual de trabalho dentro da casa, e iguarias preferidas, conforme relatado por diferentes grupos profissionais (ou seja, fabricantes, comerciantes, acadêmicos, profissionais liberais). Seus resultados mostraram que os fabricantes e os comerciantes gastam uma porcentagem maior de seus salários com alimentação do que acadêmicos e profissionais liberais. No entanto, o primeiro grupo preferia alimentos mais baratos, pesados e gordurosos, tais como cereais, vinho e carnes enlatadas e selvagens. Acadêmicos e profissionais liberais, por outro lado, mostraram uma preferência por alimentos social e culturalmente considerados como mais leves e refinados. Enquanto os acadêmicos relataram uma preferência por pão, laticínios, açúcar e bebidas não alcoólicas, os profissionais liberais tinham um gosto ainda mais refinado, preferindo queijos, carnes (especialmente as mais caras), vegetais, frutas e peixes. Ele afirmou que as diferenças nos gostos e práticas culturais, incluindo aquelas relacionadas à comida, são determinadas pela classe social, conformando e sendo conformadas por um *habitus* em cada grupo. Essa análise levou à identificação de duas categorias de gosto: o gosto de luxo/liberdade e o gosto de necessidade. O gosto de luxo/liberdade foi estabelecido entre as classes dominantes (profissionais liberais e acadêmicos), cujo acesso privilegiado a certos tipos de alimentos e ao capital cultural necessário para apreciar esses alimentos seriam uma característica de seu *status* social. Em contraste, o gosto da necessidade era característico da classe trabalhadora, cujas necessidades seriam mais satisfeitas por alimentos mais pesados e substanciosos.[b][13]

Na sociologia, mais recentemente, Jean-Pierre Poulain, em sua obra *Sociologia da Obesidade*,[15] contribuiu enormemente para pensar a maneira como o Ocidente constrói os corpos classificados com obesidade e sobrepeso, distinguindo, a partir de seus diferentes projetos científicos e políticos, a Sociologia **da** Obesidade, a Sociologia **na** Obesidade e a Sociologia **para** a Obesidade. Na segunda edição de *Sociologias da Alimentação*,[16] entre diversas contribuições, o autor buscou teorizar o espaço social pensando na alimentação. Assim, as diversas questões teóricas que permeiam o espaço social alimentar também nos permitem refletir sobre como o modo pelo qual os seres humanos se alimentam afeta o meio ambiente, algo bastante relevante nos tempos atuais.

Por sua vez, Claude Fischler trouxe renovadas reflexões em torno de que maneira a modernidade, a dinâmica das novas maneiras de viver e a industrialização, entre outros fatores, têm transformado a nossa relação com a alimentação e o corpo e produzido diferentes e conflitantes discursos sobre a alimentação (a chamada cacofonia alimentar).[5] Outra importante contribuição do autor foi nomeada "princípio da incorporação".[3] No nível biológico, quando digerimos um alimento e absorvemos seus nutrientes, estamos incorporando o alimento, pois ele é usado para formar nosso corpo. Porém, a incorporação, ou seja, o ato de colocar dentro do corpo e de cruzar a fronteira entre o mundo externo e o mundo interno, é um processo complexo, biológico, sociocultural e psicológico de integrar os alimentos e os componentes nutricionais dentro do indivíduo (*self*), dando sentido amplo à frase "você é o que você come". Assim, todo ser humano é construído, em termos biológicos, psicológicos e socioculturais, pela comida que ele escolhe incorporar.[3]

No cenário brasileiro, importantes autores(as) como Câmara Cascudo, Gilberto Freyre, Carlos Rodrigues Brandão, Antônio Candido e Ana Maria Canesqui auxiliaram a desenvolver as disciplinas da Sociologia, Antropologia e História da Alimentação. Novamente, há de se lembrar que o tamanho do texto impõe limites e não será possível abordar diversos(as) autores(as).

Luís da Câmara Cascudo dedicou três obras exclusivamente à temática da alimentação, sendo que uma delas é o consagrado livro *A história da alimentação no Brasil*.[17] Os escritos de Cascudo, além de abordarem a dimensão da produção alimentar e dos modos de preparo e consumo de alimentos no Brasil e no Nordeste, em um devir histórico, também consideram a integração da comida a um sistema de relações sociais e simbólicas permeadas pelas festas, religiões e medicina popular.

Ainda no Nordeste, o sociólogo Gilberto Freyre se voltou, entre outros temas, para a cana-de-açúcar, que apareceu como condutora da monocultura. Por meio da cana-de-açúcar, o autor propôs uma análise considerando as relações humanas e a natureza. Falar da cana foi falar do ser humano, pois seu plantio foi uma ação colonizadora a partir da qual se construíram diversas relações sociais entre o ser humano e a natureza. Por outro lado, falar da cana também foi falar da decadência, pois plantada em regime de monocultura, tomou conta do território nordestino, o que resultou na devastação das matas, degradação dos rios e servidão da população. Em 1939, o sociólogo publicou a obra intitulada *Açúcar. Uma Sociologia do Doce, com Receitas de Bolos e Doces do Nordeste do Brasil*. A maior parte da obra é composta por receitas de doces, com o objetivo de recuperar receitas originárias das cozinhas das casas-grandes do Nordeste, da fase do poderio da cultura açucareira.[c] Além disso, Freyre buscou fazer uma "sociologia do açúcar", apresentando diversos contextos em que o açúcar estava envolvido, como doces que permaneceram ou saíram da cultura brasileira, de preferência infantil ou adulta, caseiros ou de confeitaria, entre outros.[18]

No Centro-oeste, Carlos Rodrigues Brandão dedicou-se a estudar as representações sociais relativas à produção e ao consumo de alimentos, entre lavradores(as) expropriados(as) que migraram para um pequeno município urbanizado goiano. O autor discutiu o papel da dissolução de tradições na passagem de uma época de fartura (no campo) para uma de privação (na cidade). O falar do campo vinha de maneira idealizada, na qual os(as) lavradores(as) produziam todos os alimentos necessários para sua subsistência, usufruindo de terras férteis e da natureza. Além disso, naquela comunidade, também em uma ótica idealizada, a economia era pautada em padrões igualitários, reforçando a segurança econômica dos(as) lavradores(as).[19]

No entanto, com mudanças nos processos socioeconômicos, as condições de acesso à terra mudaram e as pequenas propriedades familiares deram lugar aos latifúndios. O(A) lavrador(a), expulso(a) da área rural para dar espaço às grandes monoculturas, vai para a cidade, na qual passa a comprar todos os seus alimentos. Assim, também é transformada sua relação com a natureza, os meios de produção, os outros sujeitos (em especial seus empregadores) e a comida. Esta, nesse novo contexto, passa a ser entendida como fraca pelos(as) lavradores(as), reflexo da vida repleta de carências, em contraponto à fartura de antes (ainda que esta seja um tanto idealizada).[19]

No Sudeste, o sociólogo Antônio Candido denunciou as raízes da crise agrária no interior paulista, relacionando-a com o domínio oligárquico dos meios físicos e tecnológicos para produção de alimentos e o desenvolvimento do capitalismo

---

[b]Apesar da atribuição de um gosto de liberdade às classes mais altas, problematizamos o olhar apoiado apenas nesta leitura. Em um trabalho realizado com mães residentes de Santos, São Paulo, Sato et al.[14] observaram diferentes manifestações de gosto de liberdade entre classe sociais. Enquanto mulheres de classes mais altas gostavam de alimentos exóticos e refinados, mulheres de classes mais baixas encontravam em restaurantes de *fast-food* (comida rápida) espaço para refeições especiais em família, como almoços de domingo e comemorações. Neste caso, apesar da opção por comidas de alto valor energético, a prática alimentar não era motivada por questões como a obtenção de energia para trabalhar, mas pelos significados e valores atribuídos àquele tipo de alimento. Tal observação reforça a ideia de que alimentos diferentes terão valores e significados distintos de acordo com o grupo social em questão, entendendo que o papel do alimento para além da função de saciar a fome e nutrir o corpo está presente em diferentes classes sociais.

[c]É notório, entretanto, que as perspectivas de Freyre levam a população negra a um lugar de apagamento, seja de seus saberes, sua agência, sua criatividade, entre outros.

urbano-industrial.[20] Como reflexo, a alimentação era, para as famílias caipiras, um problema aflitivo advindo de disputas de poderes, pois dependia da exploração dos recursos naturais, da utilização de tecnologias e das formas de organização social. Para além desta zona de tensão, o autor pôde explorar a alimentação dentro das temáticas e representações de comensalidade, vizinhança, parentesco e reciprocidade.[20]

Ana Maria Canesqui analisou as distintas representações da categoria "comida" para trabalhadores(as) assalariados(as) que viviam em um bairro periférico no município de Paulínia, que passava pelo processo de urbanização.[21] "Comida" representava um conjunto de uma dieta apropriada, dentro de certas condições socioeconômicas. Analisando as categorias "pobre", "não muito pobre" e "bem de vida", a autora constatou que a primeira revelava uma situação de carência alimentar e a última de grande melhora no consumo alimentar. Assim, apareciam, então, as categorias "comida de pobre" e "comida de rico". A carne, por exemplo, simbolicamente distinguia estas categorias e constituía um parâmetro para relacionar as pessoas às suas respectivas posições de poder, riqueza e prosperidade nesta sociedade. Tal trabalho ilustra a relevância da comida como veículo para pensar a identidade daquele(a) que se designa pobre e sua própria privação, quando se pensa na distância entre a "comida de pobre" consumida e a "comida de rico" idealizada.[21]

Finalmente, temos de mencionar ao menos um estudo que analise as relações mediadas pela comida nas religiões de matriz africana. Corrêa conduziu tal análise na religião denominada "batuque", no Rio Grande do Sul.[22] Nesta, os orixás são cultuados. Os orixás, assim como os antigos deuses gregos, apresentam traços bastante humanos: lutam, amam, traem, protegem, governam reinos e mantêm famílias. Além disso, comem e cada orixá tem sua comida predileta e esta é o maior bem simbólico que se pode oferendar. Corrêa[22] notou que os costumes alimentares dos diferentes povos que habitaram o que se conhece hoje como Rio Grande do Sul estão presentes na comida sagrada do batuque. A oferenda para Ogum apresenta uma base indígena, pois a técnica de cocção clássica indígena, o moquém, é utilizada para o churrasco, cuja carne é oferendada junto de farinha de mandioca (também de origem indígena). Para Bará (conhecido em outras religiões de matriz africana como Exu), são oferendadas as batatas popularizadas pela colônia alemã. Já para Oxum se oferenda a italiana polenta ou o baiano acarajé (bolinho de feijão frito no azeite de dendê, alimento de origem africana). É extremamente interessante que os mesmos orixás sejam cultuados em diferentes religiões no Brasil e na África, ainda que com diferentes nomes, porém, apenas no batuque do Rio Grande do Sul, eles comam assim.

Para além das oferendas, o sangue, símbolo maior de vida, mede as relações entre os seres humanos e os orixás. Ao ser iniciada para um orixá, a pessoa deseja, acima de tudo, proteção. Para protegê-la, o orixá precisa estar forte e, para tanto, deve ser vertido sangue de um animal específico, a depender do orixá, na cabeça da pessoa (pela qual o orixá "entra" nos momentos de possessão e a qual ele segura nos demais momentos).[22] Conhecer tais práticas e entender a comida como elemento central das relações entre seres humanos e sobrenaturais torna mais compreensível a citação de Fischler[5] (p. 68) de que "o simbólico e o onírico, os signos, os mitos, os fantasmas também alimentam e concorrem a regrar nossa alimentação".

Atualmente, as pesquisas que articulam os campos científicos da Alimentação, da Nutrição e das Ciências Humanas e Sociais têm crescido no Brasil graças ao esforço de diversas(os) pesquisadoras(es) (e seus grupos de pesquisa), tais como:

Maria Eunice Maciel, Shirley Donizete Prado, Rosa Wanda Diez-Garcia, Maria Lúcia Magalhães Bosi, Renata Menasche, Maria Cláudia de Carvalho e Ligia Amparo (essa lista não é, de forma alguma, exaustiva).

Ao que diz respeito à Psicologia e seu diálogo com a alimentação, vamos dividir nossa escrita em dois momentos. Primeiro, vamos contextualizar como a alimentação pode ser entendida como responsável por trazer representações afetivas que vão ter um correspondente no desenvolvimento psicológico de cada um(a) de nós. Depois, vamos discorrer sobre como diferentes correntes e autores da Psicologia tratam da alimentação como campo de interesse científico. Reforçamos que, pelos limites deste espaço, também não seria possível descrevermos em detalhes sobre todas as correntes e autores(as), sendo possível abordar apenas os aspectos mais gerais desse universo.

Quando pensamos nas questões relacionadas à alimentação de uma pessoa, é imprescindível considerarmos sua história, suas lembranças, seus sentimentos e suas fantasias. Todos esses aspectos estão intimamente ligados à primeira experiência de vida de cada um(a) com a amamentação: essa é a primeira aproximação com sensações de prazer e gratificação, mas também com sensações de angústia e frustração.[23] Assim, essa experiência contribui para estruturar as subjetividades de cada um, tendo a comida um papel no nosso desenvolvimento emocional e social. Para entender como a alimentação e as ações e interações relacionadas à mesma são importantes para o nosso desenvolvimento psicológico, precisamos entender o que está envolvido nesse processo. Dentre as diferentes escolas de psicoterapia existentes, como, por exemplo, a freudiana, que entende a alimentação como aspecto estruturante das subjetividades, escolhemos tecer esse entendimento a partir da teoria da escola da análise psicodramática, fundada pelo psiquiatra Victor Dias.[24]

O autor explica que, ao nascer, temos um sistema nervoso central desenvolvido de maneira incompleta. Desse modo, predomina o sistema nervoso interoceptivo, responsável pela sensibilidade em relação a estímulos e variações no interior do corpo. Essas sensações são, ao mesmo tempo, orgânicas e psicológicas e é sobre elas que vai se desenvolver toda a estrutura psicológica posterior de um indivíduo.[25] Isso acontece porque nosso psicológico se encontra fortemente vinculado ao fisiológico e, durante o desenvolvimento, eles vão se desvinculando e ganhando identidades diferentes. Assim, começa a ser registrada uma série de vivências relacionadas com as atividades somáticas não automáticas (a alimentação, a defecação e a micção), que vão organizando o psiquismo.[25] Inicialmente, o maior contato do bebê com o mundo exterior se manifesta por meio da alimentação, pois nesse período, as outras atividades (defecação e micção) se encontram em suas fases reflexas. A repetição constante de mamadas e os registros do clima afetivo entre o(a) cuidador(a) e o bebê que acompanham a incorporação do leite contribuem para organizar o psiquismo com vivências específicas. A constância do clima afetivo (isso é, se ele for cronicamente positivo ou cronicamente negativo) irá interferir positivamente ou negativamente no registro dessa vivência no psiquismo do bebê.[25] Em outras palavras, se o clima das mamadas for negativo (p. ex., de tensão, ansiedade, hostilidade, indiferença), a criança guardará dessa primeira fase da vida vivências de insatisfação e incompletude com o alimento que absorve e estenderá essa vivência para os representantes psicológicos da função, podendo ter a tendência de experimentar insatisfação e incompletude com muitos dos "conteúdos" que absorverá ao longo da vida.[25]

Conforme crescemos, fazemos diversas associações relacionadas à alimentação: os pensamentos, as imagens, as ideias, os sentimentos e as emoções evocadas pelas comidas tocam em diversos aspectos do nosso psiquismo, seja de modo consciente ou inconsciente. Considerando toda essa complexidade, Lyman[26] levanta que é surpreendente a pouca atenção de profissionais e pesquisadores da Psicologia para investigar os efeitos da comida, da alimentação e suas atividades relacionadas no psiquismo humano. Estudos das décadas de 1970 e 1980, conduzidos majoritariamente por nutricionistas e psicólogos com interesse em assuntos de nutrição, se debruçaram em investigar, por exemplo, o papel do açúcar no desenvolvimento da depressão até o uso de vitaminas no tratamento da esquizofrenia.[27,28] Apesar de sua importância, tais estudos são principalmente de cunho biológico.[26] Esse foco também esteve presente nos estudos com modelos animais, que se debruçavam em entender o que os levava a selecionar determinados alimentos. Os principais argumentos para explicar a procura por certos alimentos em detrimento de outros eram a necessidade de suprir deficiências nutricionais (como mostrou o estudo que observou que a preferência do gado por ossos se dava por uma deficiência de fósforo – Green,[29] entre outros, como Evvard[30] e Osborne e Mendel),[31] ou que os animais desenvolviam habilidades que os permitiam evitar alimentos tóxicos.[32] É nos estudos da Psicologia Social que vemos maior ampliação para o entendimento de como nossos pensamentos, sentimentos e comportamentos impactam a alimentação, e exploraremos alguns achados deste campo científico a seguir.

Um exemplo de um estudo dessa área de conhecimento é o de Roth et al.[33] Os autores exploraram o grau em que as pessoas aderem às normas "esperadas" de comportamento alimentar em situações sociais. Em particular, os pesquisadores estavam interessados em investigar como as pessoas determinam qual é o comportamento apropriado quando se deparam com normas conflitantes dentro de determinada situação. Participaram do estudo 134 mulheres, todas estudantes de graduação do primeiro e segundo anos de psicologia de uma universidade canadense. As participantes foram levadas a um laboratório customizado para parecer uma cozinha, e elas experimentavam biscoitos, podendo estar sozinhas ou observadas por um pesquisador da equipe. Além disso, as participantes eram alocadas em três condições distintas, nas quais eram levadas a acreditar ou (1) que as demais participantes do estudo haviam comido poucos, ou (2) muitos biscoitos, ou (3) não tinham nenhuma indicação dessas quantidades. Elas também preencheram um questionário que avaliava se elas faziam ou não restrição alimentar. Os pesquisadores observaram que, quando as participantes estavam sozinhas, independentemente de fazerem ou não restrição alimentar, eram influenciadas pelas condições: quando havia o indicativo de que seus pares comeram mais ou menos biscoitos, apresentavam resposta semelhante. No entanto, quando eram observadas, comiam uma quantidade mínima de biscoitos, independentemente das condições a que estavam expostas. Esse estudo sugere que as influências sociais têm um peso nas decisões sobre alimentação, indicando que as pessoas aderem a determinado comportamento para se aproximar de seus pares, mesmo quando não estão com ninguém que possa avaliar seu comportamento.

Ao longo dos anos, a Psicologia Social apresentou diversas teorias (ou modelos) que vêm ajudando a pensar sobre aspectos do comportamento alimentar. As mais iniciais podem ser exemplificadas pela *teoria da motivação para proteção*, pela *teoria do valor da expectativa* e pela *teoria da ação racional*.

Já as mais recentes podem ser ilustradas pela *abordagem da ação fundamentada*. Não está no escopo deste capítulo trazer um aprofundamento sobre esses modelos e teorias, mas vamos abordá-los brevemente. A primeira discute sobre a avaliação de ameaças e como isso leva as pessoas a enfrentá-las (p. ex., quando uma pessoa percebe que sua saúde está em risco e como ela age frente a isso);[34] já a segunda discorre sobre a formação e estruturação de atitudes com base em determinadas crenças (p. ex., "deixar de comer essa comida me fará emagrecer").[35] A teoria da ação racional busca avaliar os fatores que determinam certas condutas (p. ex., as atitudes de uma pessoa sobre sua alimentação em determinados contextos).[36] Por sua vez, o último modelo entende que outras variáveis, como atitudes e controle pessoal, bem como normas sociais e fatores ambientais, influenciam o comportamento e estes nem sempre são intencionais.[37]

Vemos que, com o avanço das teorias e modelos, novas dimensões foram incluídas para pensar o comer, tornando tal entendimento mais complexo. No entanto, parece que essas ainda parecem pouco abrangentes para explorar como a alimentação influencia o psiquismo humano. De maneira inédita, nosso grupo de pesquisa buscou fazer essa investigação e nossos resultados parecem trazer dados importantes para avançar no entendimento sobre como a alimentação influencia nosso psiquismo e vice-versa (o artigo está em avaliação e ainda não foi publicado). Esperamos que pesquisas futuras se juntem a esse esforço de ampliar as discussões sobre alimentação e comer e suas interfaces com o desenvolvimento psíquico.

Na próxima seção, apresentaremos articulações que mostram algumas facetas da alimentação como um fenômeno biopsicossocial. Escolhemos explorar as relações entre alimentação, vulnerabilidades socioeconômicas e inequidades em saúde devido ao cenário gritante, neste tempo de 2022/2023, em que vemos o alarmante aumento da pobreza, da insegurança alimentar, e, inclusive, da fome.[38]

EXPOSIÇÃO DAS ARTICULAÇÕES: ALIMENTAÇÃO, VULNERABILIDADES SOCIOECONÔMICAS E INEQUIDADES EM SAÚDE

Antes de tecer nossas argumentações, é fundamental entender os conceitos constantes no título desta seção. Não pretendemos usar definições estanques e definitivas, mas sim trazer alguns breves aportes teóricos que sustentarão o desenvolvimento do texto.

Começaremos com o conceito de vulnerabilidade. Liamputtong[39] discutiu o mesmo como um conceito socialmente construído e, justamente por isso, afirmou que uma definição precisa do mesmo é problemática. De modo geral, a autora apontou que pessoas vulneráveis têm sua autonomia diminuída em função de desigualdades de *status*, sendo estas últimas ligadas à pobreza (no sentido de classe social), ao gênero, à sexualidade, à raça/cor, à religião, ao trabalho, à idade, ao grupo étnico, à nacionalidade, à (dis)capacidade, ao tamanho corporal, entre outras categorias de diferenciação social.[d] Dessa maneira, pessoas vulneráveis podem se tornar (ou já ser) empobrecidas, marginalizadas e discriminadas. A autora situou pessoas de menor nível

---

[d]Sempre devemos lembrar que estas categorias não se excluem entre si e podem estar presentes de maneira simultânea em um sujeito ou coletivo. Por exemplo, uma pessoa que declara ser parda pode ser parte de um coletivo LGBTQIA+ e praticar uma religião não majoritária, entre outras intersecções possíveis.

socioeconômico como vulneráveis, o que nos faz pensar sobre o termo vulnerabilidade socioeconômica e, consequentemente, sobre classes sociais.

Para Karl Marx, as relações de produção determinam tanto a distribuição dos meios de produção e dos produtos quanto a apropriação dessa distribuição e do trabalho. A divisão social do trabalho separa a sociedade entre os possuidores e não possuidores dos meios de produção. Os primeiros representariam uma classe dominante, e os últimos, que vendem sua força de trabalho, representariam uma classe dominada.[40] Marx também pensou nas divisões de classes sociais a partir da identidade das rendas e das fontes de renda. Os três grupos sociais: assalariados, capitalistas e proprietários de terras viveriam, respectivamente, de salário, de lucro e de renda fundiária, utilizando como fontes sua força de trabalho, seu capital e sua propriedade fundiária.[41]

As classes sociais, para além da perspectiva marxista, também são classificadas em classe alta, classe baixa e classe média. O Instituto Brasileiro de Geografia e Estatística (IBGE) criou um sistema de medição que abrange cinco estratos sociais, que são as classes A, B, C, D e E, sendo a classe A com maiores poder aquisitivo e concentração de renda e a classe E com menores. Além do rendimento monetário, são considerados outros dados, como o número de pessoas que vivem no domicílio, o tamanho da moradia, o acesso ao saneamento básico, o número de equipamentos eletrodomésticos por domicílio, o número de automóveis e a escolaridade das pessoas que ali vivem.

De acordo com a Comissão Nacional sobre Determinantes da Saúde,[42] os determinantes sociais da saúde são entendidos como fatores sociais, econômicos, culturais, étnicos/raciais, psicológicos e comportamentais que influenciam a ocorrência de problemas de saúde e seus fatores de risco na população. Segundo o modelo de determinação social adotado por esta Comissão, haveria determinantes mais proximais da saúde, como o estilo de vida das pessoas, até os mais distais, como as condições socioeconômicas, culturais e ambientais. A Comissão também definiu as iniquidades em saúde como "desigualdades de saúde entre grupos populacionais que além de sistemáticas e relevantes são também evitáveis, injustas e desnecessárias, [...] produto de grandes desigualdades entre os diversos estratos sociais e econômicos".[42] Barata[43] avançou esta discussão, entendendo "os padrões de saúde e doença como as consequências biológicas dos modos de vida e trabalho próprios de cada grupo social, determinados pela organização econômica e pelas prioridades políticas da sociedade. As relações econômicas, sociais e políticas afetam a forma como as pessoas vivem e seu contexto ecológico e, desse modo, acabam por moldar os padrões de distribuição das doenças". É importante perceber como a alimentação se situa transversalmente nessa assertiva, permeando e sendo permeada pelos modos de vida, pelo trabalho, pela organização econômica, pelas políticas públicas e pelo contexto ecológico. Doravante, tendo definido esses importantes conceitos, podemos discutir as relações entre eles.

Josué de Castro foi um importante médico e intelectual brasileiro. Uma de suas obras mais clássicas é o livro *Geografia da Fome*, publicado pela primeira vez em 1946. Em seu livro, ele dividiu o Brasil em cinco grandes áreas alimentares, traçando em cada uma um mapa das práticas alimentares, da fome e das carências nutricionais. Estas regiões são: (1) área amazônica; (2) nordeste açucareiro; (3) sertão nordestino; (4) centro-oeste; e (5) extremo sul. Embora nós discordemos de alguns pontos da obra, como a ideia da formação da alimentação brasileira como a soma das contribuições indígenas, negras, portuguesas (e, no extremo sul, de imigrantes europeus e japoneses) e

alguns comentários sobre a preguiça e a corpulência ocasionadas pela alimentação, respectivamente, deficiente e excessiva, trata-se de um clássico que contribuiu imensamente para o campo científico da alimentação e nutrição. Vasconcelos[44] fez uma releitura do livro *Geografia da Fome* e iremos nos basear nesta para fazer alguns apontamentos, referentes a algumas regiões. A área amazônica e o nordeste açucareiro eram as áreas de fome endêmica, em que pelo menos metade da população apresentava, de modo constante, carências nutricionais graves, tais como o déficit proteico e calórico, a anemia, a deficiência de iodo e de diversas vitaminas, especialmente A, B_1 e B_2. Na área amazônica, a alimentação se baseava na farinha de mandioca, no feijão, nos peixes e na rapadura. Já no nordeste açucareiro, havia grande consumo de farinha de mandioca, feijão, charque e a mandioca em si. Consideramos fundamentais os pontos em que Josué de Castro ligou tais práticas alimentares e suas decorrentes carências nutricionais a dois processos sociais e históricos: o ciclo da borracha na área amazônica e a monocultura da cana-de-açúcar no nordeste açucareiro. Ele também apontou como a seca afetava de maneira descontínua o sertão nordestino, rompendo com sua alimentação baseada em milho, feijão, carne e rapadura e criando uma fome epidêmica. Vasconcelos[44] terminou sua releitura apontando a necessidade da atualização do mapa construído por Josué de Castro, posto que, atualmente, as carências nutricionais se somam às doenças crônicas não transmissíveis, para as quais as práticas alimentares são um fator de risco. Mais ainda, ele destacou a necessidade de reacender o ativismo de Josué de Castro por um modelo de desenvolvimento econômico sustentável e por um Brasil sem miséria e sem fome. A fome discutida por Josué de Castro há 75 anos ganhou novos contornos ao longo das décadas. Resumidamente, a fome rural, concentrada sobretudo na região Nordeste, se urbanizou e amplificou à medida que grupos populacionais perderam espaços de cultivo e moradia em prol do avanço do agronegócio, incentivado pela ditadura militar, em 1970. A má distribuição de terras nas zonas rurais, pela falta de interesse político na reforma agrária, e nas áreas urbanas, devido aos lotes concentrados no poder de elites industriais, gerou uma urbanização que marginalizou grupos populacionais específicos, já vulnerabilizados historicamente no país, como pessoas negras e mulheres.[45]

A necessidade de discutir a temática da fome acompanha a necessidade de compreender o caráter político que a miséria tem no país, sobretudo se olharmos para trás e virmos que há menos de uma década os indicadores de desigualdade, pobreza e subalimentação no Brasil vinham caindo a ponto de construir a esperança de um Brasil sem fome. O caminho traçado desde a redemocratização do país em direção ao combate à fome foi o de: (1) fortalecer instâncias e programas de redistribuição de renda (como o Bolsa Família), sobretudo para mulheres; (2) valorizar a agricultura familiar, articulada à facilitação do acesso à comida *in natura* e minimamente processada em equipamentos públicos, como escolas; e (3) criar e fortalecer órgãos de controle social voltados à segurança alimentar e nutricional, como o Conselho Nacional de Segurança Alimentar – CONSEA.[45,46]

Esse caminho fez com que o Brasil saísse do Mapa da Fome[e] em 2014. Ao escrevermos este capítulo, em 2022, o cenário é desolador: 33 milhões de brasileiros(as) estão passando fome,

---

[e]Documento elaborado e divulgado pela Food and Agriculture Organization of the United Nations (FAO).[52] O documento que apresenta o Brasil novamente dentre aqueles com prevalência de insegurança alimentar grave refere-se a dados entre os anos de 2019-2021.

enquanto quase metade da população sofre algum grau de insegurança alimentar.[38] Tal mudança se deve a um caminho político oposto ao mencionado anteriormente, de desmonte institucional de ações, programas, conselhos, articulações e gestões que se voltavam à segurança alimentar e nutricional. Relembrando algumas medidas estatais que exemplificam esse desmonte, podemos citar: (1) a promulgação, em dezembro de 2016 sob governo Temer, da Emenda Constitucional nº 95, a qual limitou os gastos com políticas públicas voltadas à seguridade social;[47] (2) a extinção do CONSEA pela Medida Provisória nº 870[48] sob o mandato de Bolsonaro, o que configurou, nas palavras da Associação Brasileira de Saúde Coletiva, o fechamento do "principal canal de diálogo, compartilhamento de experiências e vocalização de demandas concretas relacionadas ao tema" da segurança alimentar e nutricional no Brasil;[49] (3) o desligamento de famílias do programa Bolsa Família entre maio de 2019 e janeiro de 2020; e (4) o incentivo econômico e político ao cultivo de alimentos *commodities*, como soja e milho, em detrimento de alimentos *in natura* que, em termos culturais e nutricionais, são a base da alimentação do(a) brasileiro(a), como arroz e feijão. A Cátedra Josué de Castro muito bem sistematizou no livro organizado por Campello e Bortoletto[38] que a fome não vem desacompanhada da pobreza e da desigualdade e, é possível acrescentar, do desejo político.[50,51]

Canuto et al.[53] revisaram sistematicamente a influência da posição socioeconômica no acesso/consumo[f] de alimentos dos(as) brasileiros(as), tendo os grandes inquéritos populacionais como fonte de dados. Eles utilizaram diversas variáveis na categoria "posição socioeconômica", tais como escolaridade, renda, sexo, cor da pele/raça, situação conjugal e área de moradia. De maneira geral, a renda esteve associada a uma alimentação mais diversificada e rica em nutrientes, que incluía alimentos *in natura* de maior custo, tais como carnes, legumes, verduras e frutas. As pessoas de maior renda também consumiam mais alimentos ultraprocessados, tais como refrigerantes e refeições prontas. Por outro lado, aqueles(as) com menor renda tinham alimentação mais monótona, porém com maior consumo de alimentos básicos e tradicionais dos(as) brasileiros(as), como feijões e outras leguminosas, raízes, tubérculos e açúcar. As análises feitas com as demais variáveis revelaram um padrão: o consumo alimentar das pessoas de maior renda foi semelhante ao das pessoas com maior escolaridade, brancas e que moravam nas áreas urbanas. Os homens também apresentavam maior consumo dos alimentos tradicionais; contudo, consumiam também alimentos mais gordurosos. Já as mulheres consumiam mais frutas e hortaliças, porém tendiam a trocar mais as refeições principais por lanches e sopas e a consumir mais doces. Os autores indicaram a escassez de análises relacionadas ao gênero (e não ao sexo), às orientações sexuais e à situação conjugal e, especialmente, das inter-relações destas variáveis e de outras, como renda e cor da pele. Essas análises poderiam compreender as possíveis iniquidades de consumo alimentar e saúde entre sujeitos particularmente vulneráveis, como as mulheres pretas e pardas, de baixa renda, que são chefes de suas famílias.[53]

Os resultados de Canuto et al.[53] reverberam o estudo de Ferreira e Magalhães,[54] que abordaram a vulnerabilidade feminina para a obesidade na pobreza. Embora a prevalência de obesidade venha crescendo no Brasil como um todo, ela é particularmente marcante nas mulheres de baixa renda. Nesse grupo,

a articulação entre vulnerabilidades socioeconômicas, práticas alimentares e inequidades em saúde é marcante. Ferreira e Magalhães[54] exploraram essa articulação, tentando identificar a teia de causas para a maior prevalência de obesidade nas mulheres mais pobres. Os seus achados serão abordados a seguir, de forma resumida. As autoras apontaram que aquelas pessoas que sofreram fome no passado podem sofrer alterações metabólicas visando "poupar" energia, que podem predispor à obesidade no futuro. Além disso, a sensação de fome pode se transformar em um "fantasma" que amedronta esses indivíduos, fazendo com que comam em demasia quando há alimentos disponíveis. Ferreira e Magalhães[54] também afirmaram que as mulheres são extremamente vulneráveis à pauperização no Brasil, em função da maior taxa de desemprego, do trabalho em serviços mal remunerados, como diaristas, por exemplo, da falta de vínculo formal de trabalho, dos menores salários em comparação aos homens e da menor renda dos lares que são chefiados por mulheres (tais indicadores eram ainda piores entre as mulheres negras, que também sofrem maior discriminação social). Tal pauperização repercute nas práticas alimentares e corporais dessas mulheres. Há menor consumo de alimentos como frutas e hortaliças e maior consumo de alimentos de alta densidade energética. Essas mulheres também tendem a sacrificar seu consumo alimentar para favorecer os demais familiares, comendo sobras e usando estratégias como o alto consumo de café extremamente adoçado para "enganar" a fome. Elas também são as responsáveis pelo trabalho doméstico, tendo assim dupla jornada de trabalho. Essas condições, somadas à violência e à decorrente insegurança, desfavorecem a prática de atividade física e momentos de descanso e lazer. Finalmente, o corpo maior pode ser valorizado por algumas mulheres, como um corpo que tem força para aguentar tantas adversidades. Dessa maneira, para prevenir a obesidade nesse grupo, são urgentes políticas públicas que compreendam a teia de fatores e as opressões interseccionais que atingem essas mulheres, promovendo emprego justo, renda, inclusão social, igualdade no mercado de trabalho entre os gêneros, educação infantil para seus(suas) filhos(as), segurança pública e redução da desigualdade social.[54]

As experiências de pobreza entre mulheres e interações com as práticas alimentares e obesidade também foram investigadas por Sato et al.,[55] mas a partir do referencial teórico de Pierre Bourdieu. Os autores analisaram práticas alimentares de mulheres, mães, com obesidade, residentes de três contextos empobrecidos distintos (palafitas, cortiços e morro) de Santos, São Paulo. Eles observaram que, enquanto o capital econômico durante a infância estava relacionado a gostos alimentares na idade adulta, o capital culinário (habilidade de cozinhar e possibilidade de ser valorizada por isso) possibilitava prazer e *status*. No entanto, uma parte das participantes apresentava condições materiais tão vulnerabilizadas no momento do estudo, que seus capitais (econômico durante a infância e culinário) não podiam exercer influência sobre suas práticas alimentares, que acabavam sendo regradas fortemente pelas limitadas possibilidades de escolhas. O trabalho contribui para as diversidades de práticas alimentares em uma mesma classe social, trazendo luz a grupos que exigem atenção especial de políticas e ações de segurança alimentar e nutricional.

Oraka et al.[56] realizaram uma revisão de escopo sobre a obesidade na população feminina negra. Poucos estudos foram identificados, mostrando que se trata de uma temática negligenciada. Foi encontrada uma complexa relação entre obesidade, raça, escolaridade e nível socioeconômico, com achados

---

[f]Nesses estudos populacionais, o acesso corresponde à compra do alimento, enquanto o consumo se refere à sua ingestão.

diferentes para pretas e pardas, por exemplo. De todo modo, há indícios de maior prevalência de obesidade entre as mulheres negras do que entre as brancas, mesmo após ajustes para idade e nível socioeconômico. A provável explicação é o racismo estrutural como determinante social de saúde, que restringe o acesso a direitos e boas condições de vida, além de estimular o estresse crônico.

Para refletir sobre questões de vulnerabilidades sociais e fome no Brasil demandamos, sem dúvida, um olhar interdisciplinar, o qual nos leva às bases estruturais do país – coloniais, pautadas no racismo e no *cis*-heteropatriarcado. Na direção desses apontamentos, dados da Pesquisa de Orçamentos Familiares realizada em domicílios brasileiros[57] alertaram para maior insegurança alimentar em domicílios chefiados por mulheres e pessoas negras. Em mais da metade (51,9%) dos domicílios em situação de insegurança alimentar grave (vivência de fome) as mulheres eram as principais responsáveis pela renda. O mesmo índice subia para 73,9% quando a cor/raça da pessoa de referência do domicílio era parda ou preta. Para além dos domicílios brasileiros, a situação de rua – enquanto situação de extrema pobreza – demanda também um olhar atento, tanto pelo seu aumento no Brasil à medida em que a fome e a pobreza avançam, quanto pela sua implicação na vivência da insegurança alimentar justamente a partir do acesso descontinuado ao alimento e aos seus meios de produção. Ressaltamos também que, para além da fome, pessoas em situação de rua se encontram impossibilitadas de acessar uma alimentação cultural e ambientalmente coerente para si. Novamente, a maior parte da população em situação de rua no país é preta ou parda.[58]

Há outros grupos de alta vulnerabilidade no Brasil, que sofrem de problemas de saúde decorrentes desta, como os indígenas e os quilombolas. Coimbra Jr.[59] revisou os dados do I Inquérito Nacional de Saúde e Nutrição Indígena, feito com crianças e mulheres indígenas de determinadas faixas etárias. Os dados mostraram claramente o que significa, em termos de iniquidades sociais em saúde, ser indígena no Brasil, ao comparar a prevalência de diversas formas de malnutrição (e outros problemas de saúde) entre indígenas e não indígenas. As crianças indígenas menores de 5 anos apresentaram prevalências muito elevadas de desnutrição crônica, anemia, diarreia e infecções respiratórias. Já as mulheres tinham alta prevalência de sobrepeso e anemia, além de ter um cuidado pré-natal de baixas cobertura e qualidade. Ferreira et al.[60] analisaram problemas nutricionais entre crianças menores de 5 anos que moravam em todos os quilombos do estado do Alagoas. Foram encontradas altas prevalências de déficit de estatura para a idade (que é uma medida de desnutrição crônica), anemia e sobrepeso, indicando que a transição nutricional e a dupla carga de doenças estão presentes nessas comunidades.

É importante destacar a necessidade, para a garantia da segurança alimentar e nutricional de tais populações, de especial atenção a aspectos culturais e ambientais. As culturas de povos tradicionais são muitas vezes estigmatizadas ou invisibilizadas. Em estudo realizado por Leite et al.[61] com os indígenas Wari na Amazônia brasileira, observa-se que os profissionais da saúde frequentemente os responsabilizavam por suas condições precárias de vida e saúde. Nesse discurso, caberia aos profissionais, não indígenas, "orientá-los" e "ensiná-los" a proceder corretamente. Essas perspectivas consideram que povos tradicionais são ignorantes, devendo ser regulados nas suas práticas.[62] Dessa maneira, uma proposta de promoção da segurança alimentar e nutricional para os povos tradicionais passa, também, pelo resgate, redução da estigmatização, inclusão e valorização dos saberes ancestrais. Além disso, suas relações com a natureza garantem subsistência e dão sentido às formas de viver. O acesso à terra é essencial para assegurar alimento em quantidade e com qualidade, e transformações no sistema alimentar e nas práticas alimentares desses grupos podem levar a padrões de alimentação prejudiciais à sua saúde. Como resultado da diminuição de alimentos disponíveis na natureza – pela caça, pesca e agricultura – ao longo das últimas décadas, moradores quilombolas de Bom Jesus e São Caetano, em Matinha, Maranhão, precisam comprar alimentos frescos, e até embutidos, enlatados e carnes processadas, em comércios locais.[63] Para os moradores da comunidade a compra de alimentos tem importantes aspectos materiais e simbólicos, já que ter que comprar peixes é revoltante, e até humilhante, uma vez que são adquiridos com sacrifício devido ao alto preço, apesar de serem oriundos de açudes instalados no próprio território, os quais eram tradicionalmente bens comuns. Embora aqui tenhamos apenas destacado problemas nutricionais e alimentares específicos nesses grupos vulneráveis, apoiamo-nos em Fausto[64] para afirmar que esses problemas são reflexos de um devir histórico sangrento, marcado pela colonização, escravização e atentados ao direito à vida e à integridade física. As atuais práticas alimentares e a atual situação de malnutrição nas populações indígenas e quilombolas são associadas a problemas históricos como ameaças ao domínio e preservação dos seus territórios, desmatamento, precário acesso às políticas públicas (e conflitos de interesses por parte do grande capital nas mesmas), exclusão social e racismo estrutural.[64]

Do ponto de vista emocional, Lyman[26] argumenta que temas como a aquisição e o consumo de alimentos nunca estão fora dos pensamentos da maioria dos indivíduos e que aspectos como a necessidade de dinheiro, posição e poder são importantes psicologicamente porque, entre outros diversos motivos, representam uma garantia de que a comida sempre possa ser adquirida e, assim, que a fome nunca seja um problema. No Brasil, segundo os dados da Pesquisa de Orçamentos Familiares 2017-2018,[57] 66,7% do orçamento de uma família seriam destinados para gastos com alimentação. Essa porcentagem é ainda maior para pessoas que vivem em situação de insegurança alimentar. Apesar da gravidade do tema, encontramos poucos estudos da Psicologia que investigassem os efeitos da fome, oriunda do baixo nível socioeconômico, na saúde emocional das pessoas. Por exemplo, em 1947, Perls[65] lançou o livro *Ego, fome e agressão: uma revisão da teoria e do método de Freud* tendo como base a gestalt terapia (que teria seu marco de início apenas quatro anos mais tarde) e sugere que elementos da personalidade humana, entre eles a fome, foram subestimados. Pesquisando sobre o tema (sem a pretensão de fazer uma pesquisa exaustiva e sistemática), vimos que os estudos sobre o tema da fome investigam mais esse fenômeno a partir de uma situação autoimposta, como é o caso das pessoas que escolhem fazer dietas restritivas ou greve de fome. Os efeitos dessa redução calórica substancial incluem delírios megalomaníacos e persecutórios, alucinações, somatização, dissociação, suicídio e confusão, bem como mudanças repentinas de personalidade envolvendo hiperirritabilidade e níveis alarmantes de agressividade.[66-68] O psiquiatra Bruce Perry, que estuda sobre trauma e suas consequências no sistema neurológico, nos dá uma pista sobre os efeitos da fome não como uma escolha, mas como vulnerabilidade socioeconômica. Ele explica que a imprevisibilidade e a insegurança da pobreza, incluindo a fome e outras vulnerabilidades que em geral a acompanham, como abusos, negligência e violência, resultam em um estresse prolongado e incontrolável. Como consequência, tal estresse afeta desde o funcionamento motor até a regulação social, emocional e comportamental de uma pessoa, tornando as pessoas sujeitas a este cenário ainda mais vulneráveis.[69,70]

Portanto, os determinantes sociais da saúde atravessam a alimentação, criando iniquidades em saúde entre aqueles grupos de maior vulnerabilidade socioeconômica. Conforme apontou Barata,[43] há um imperativo ético em se buscar uma sociedade mais justa, na qual as pessoas não sejam inferiorizadas, penalizadas e excluídas em função de dissidências que apresentem em relação a uma dita norma. Isso pode demandar que os(as) profissionais da saúde, e aqui enfatizamos os(as) nutricionistas, se comprometam mais com o desenvolvimento e a prática de políticas de saúde mais equânimes. Tais profissionais também são cidadãos e cidadãs, atores e atrizes políticos. Como tais, também são agentes para a defesa e a formulação de políticas de erradicação da fome, de igualdade de gênero, de fim do racismo e da discriminação contra os povos originários e tradicionais, de redução da desigualdade de renda e da pobreza. Por fim, esse papel político e cidadão cria novas demandas importantes para a própria formação desses(as) profissionais nutricionistas, que não pode mais ignorar tais questões.

CONSIDERAÇÕES FINAIS

Na Introdução deste texto, tentamos definir e conectar objetos de estudo e campos científicos: o alimento estaria para a Nutrição como a comida está para a Alimentação. A proposição de um campo conjunto (Alimentação e Nutrição) é ainda relativamente recente, porém promissora.[6] É possível perceber que este campo conjunto é permeado pelas Ciências Humanas e Sociais.

Entretanto, não há aproximação entre campos científicos sem tensões e disputas de poder, narrativas e capitais financeiros e simbólicos. Também não há como se desprender de suas concepções (a não ser pela reconstrução destas), sendo, justamente, a concepção biomédica hegemônica na Nutrição. O campo científico da Nutrição se consolidou a partir do entendimento de que a alimentação é um objeto sobre o qual se pode e deve intervir. Assim, saber o que se deve comer se tornou importante para evitar ou reduzir riscos de adoecimento e, nesse sentido, concepções baseadas em uma racionalidade cartesiana, biomédica, tecnicista e positivista formaram o cerne desta

ciência.[4] De acordo com Demétrio,[71] essas concepções regulam o processo alimentação-saúde-doença-cuidado, extirpando-o das subjetividades humanas, das transformações sociais e da implicação com as dinâmicas sociais, culturais, econômicas, políticas e subjetivas. Tais dinâmicas se traduzem nos aspectos singulares e plurais da existência humana em sociedade e do processo alimentação-saúde-doença-cuidado, que são, consequentemente, ignorados. Assim, tal extirpar conforma profissionais acríticos(as), a-históricos(as), reguladores(as) e disciplinadores(as). Ignorar o problema da fome nos tempos atuais, por exemplo, certamente levará a uma atuação limitada e limitante, alheia às necessidades sociais de vida, saúde e alimentação da população brasileira.

Como podemos resolver tal dilema? Rocha et al.[72] colocaram que nenhuma disciplina isolada é capaz de abarcar a alimentação como um todo e que barreiras disciplinares devem ser transpassadas. Contudo, as autoras reconheceram que se a alimentação é uma problemática que convoca a interdisciplinaridade, ainda assim esta tem que ser reivindicada. Para tanto, Canesqui e Garcia[8] apontaram como caminho não separar a natureza da cultura e situar a alimentação entre essas instâncias. Concluímos, portanto, que o diálogo entre natureza e cultura, e entre os diferentes campos científicos, requer o constante exercício de conhecer, se aproximar e respeitar as diversidades, sem pretensões de sobrepujar um possível conflito. Consideramos, assim, que o embate não é para se ganhar, mas para se construir.

REFERÊNCIAS BIBLIOGRÁFICAS

As referências consultadas para a elaboração deste capítulo estão disponíveis *online* no Ambiente de aprendizagem do GEN.

COMO CITAR ESTE CAPÍTULO

ABNT
SCAGLIUSI, F. B.; ULIAN, M. D.; SABATINI, F. *et al.* Aspectos biopsicossociais da alimentação. *In*: ROSSI, L.; POLTRONIERI, F. (org.). *Tratado de Nutrição e Dietoterapia*. 2. ed. Rio de Janeiro: Guanabara Koogan, 2023. p. 312-320.

Vancouver
Scagliusi FB, Ulian MD, Sabatini F *et al.* Aspectos biopsicossociais da alimentação. In: Rossi L, Poltronieri F (Orgs.). Tratado de nutrição e dietoterapia. 2. ed. Rio de Janeiro: Guanabara Koogan; 2023. p. 312-20.

CAPÍTULO

23

Panorama da Saúde dos Povos Indígenas no Brasil

Karina Lavínia Pitta do C. R. de Souza • Crésio de Aragão Dantas Alves

INTRODUÇÃO

Nos dias de hoje, a população indígena totaliza aproximadamente 900 mil indivíduos distribuídos nas cinco regiões brasileiras, em diferentes proporções, de acordo com dados do Instituto Brasileiro de Geografia e Estatística (IBGE).[1] A região Norte abriga a maior parcela dessa população e a região Nordeste ocupa o segundo lugar nessa escala populacional.[1]

Segundo informações do último censo populacional, as populações indígenas estão distribuídas tanto nas proximidades das cidades quanto em regiões mais distantes. Essa situação pode estar influenciando o quadro de saúde desses povos, que vêm passando por inúmeras alterações, exprimindo uma realidade que demanda atenção à condição de vida desses cidadãos.[2,3]

Alguns estudos apontam a gravidade da situação de saúde dos povos indígenas (p. ex., as questões relativas à nutrição e ao saneamento básico), uma vez que a situação de insegurança alimentar e nutricional afeta sobretudo crianças, com desnutrição e outros agravos que contribuem para aumentar as taxas de morbidade e mortalidade.[4-6]

Dessa maneira, os escritos apontam a coexistência de doenças parasitárias e infecciosas e doenças crônicas não transmissíveis (DCNT), acompanhando o atual panorama nacional no processo de transição no perfil das populações indígenas, evidenciando a necessidade de fortalecimento de políticas públicas de saúde que se direcionem para esse foco.[7-9]

DADOS DEMOGRÁFICOS E EPIDEMIOLÓGICOS

Prognósticos referentes aos povos indígenas apontavam um declínio extremo dessa população até a década de 1950, devido a vários fatores como epidemias de doenças infecciosas (p. ex., a gripe), massacres e trabalho escravo.[10-13] Esse cenário de decréscimo da população fez com que se mantivesse por mais duas décadas um pessimismo quanto à sobrevivência das etnias indígenas que até então estavam fadadas ao desaparecimento. No fim da década de 1980, porém, anunciava-se um crescimento populacional dinâmico e real desses indivíduos.[11,14]

O fato de a população indígena ter voltado a crescer por volta de 1955-65, na denominada "reversão da curva demográfica", ocorreu basicamente por três motivos: defesa imunológica por aquisição biológica de antígenos contra doenças trazidas pelos europeus (p. ex., varíola, sarampo, catapora e doenças das vias respiratórias); redução na transmissão dessas doenças,

incentivada por campanhas de vacinação realizadas, no Brasil, a partir da década de 1940; e reconhecimento, pela sociedade civil, dos valores indígenas diante das ações do Estado voltadas para as questões desses povos.[13]

Nos anos seguintes, as populações indígenas no Brasil continuaram a crescer. Essa tendência foi confirmada com a divulgação pelo IBGE, em 2010, do último censo demográfico do país, que constatou que de 1991 a 2010 houve um aumento de 523.832 indígenas no Brasil, o que equivale a cerca de 0,4% de toda a população brasileira.[15,16]

Apesar dos registros positivos sobre os dados demográficos dos índios, tais dados poderiam ser ainda mais expressivos, uma vez que os censos gerais realizados periodicamente no país, mesmo tendo sido incluída a categoria "indígena" no quesito "cor ou raça" a partir do censo de 1991, incluem a população indígena apenas em parte. Isto porque dificilmente os recenseadores adentram as comunidades isoladas e de difícil acesso.[11,17]

O reflexo de tal situação pode ser chamado de "danosa invisibilidade demográfica e epidemiológica", em vista da insuficiência de dados demográficos e epidemiológicos a respeito das populações indígenas, ou até mesmo da inconsistência de informações no momento da coleta de dados, devido à inexperiência dos recenseadores no que diz respeito à organização das sociedades indígenas, ou ao fato de não dominarem a língua das comunidades, nem a dinâmica espacial e sazonal das localidades.[18]

Nesse contexto, estudos denotam que não há dados nacionais estritamente confiáveis que expressem a real situação de saúde dos povos indígenas na atualidade.[11] Além disso, existe uma deficiência no Sistema de Informação da Atenção à Saúde Indígena (Siasi) decorrente da precariedade na coleta de dados, o que gera, por conseguinte, a construção de um perfil epidemiológico deficitário.[16,18-20] Assim, as informações oficiais disponíveis são incompletas e exprimem resultados parciais sobre essa população.[20]

Por outro lado, não se pode deixar de reconhecer a importância da realização dos censos no Brasil, principalmente após 1991, com a inclusão do conceito "indígena" nos censos; essa inclusão resultou em um surpreendente incremento no lançamento de declarações de cidadãos índios entre 1991, 2000 e 2010, demandando verificações quanto às condições de vida, saúde e nutrição dos povos indígenas.[11,21,22]

Segundo os resultados dos últimos censos, os indígenas têm sido acometidos, na contemporaneidade, de várias doenças, situação que caracteriza um perfil epidemiológico bastante complexo, entrelaçado a altas taxas de pobreza e desemprego, baixa escolaridade, condições precárias de saneamento e habitação, migração, exclusão social, redução do território, destruição do ecossistema e alterações dos hábitos de vida.[13,23]

PRINCIPAIS MORBIDADES E MORTALIDADES QUE AFETAM OS POVOS INDÍGENAS

Na atualidade, em todo o mundo verifica-se uma mudança gradual no perfil epidemiológico e demográfico da população, que, nos países industrializados, ocorreu principalmente nas duas últimas décadas do século XX. Nota-se uma alteração nas altas taxas de fertilidade e mortalidade para baixas taxas de fertilidade e mortalidade, enquanto a trajetória epidemiológica sinaliza importantes alterações no processo de saúde e doença, passando dos elevados padrões de prevalência de doenças infecciosas associadas a desnutrição, fome e precariedade no saneamento básico para alta prevalência de doenças crônicas não transmissíveis vinculadas ao estilo de vida mais urbano-industrial dos indivíduos.[16,24,25]

No que concerne às comunidades indígenas, alguns registros revelam que há um atraso na transição demográfica dessa população, posto que as taxas de natalidade ainda superam as taxas de mortalidade, favorecendo o aumento populacional.[26]

Por outro lado, as doenças parasitárias e infecciosas continuam exercendo forte influência sobre as causas de morbidade e mortalidade entre os indígenas.[21,23] Em paralelo, patologias como DCNT, transtornos mentais e de comportamento, causas externas de adoecimento e morte marcam o cenário dessas populações na atualidade.[26,27]

No Brasil, desde o início da década de 1980, registros de morbidade de base populacional indicam que as doenças têm refletido três grandes tendências: doenças em declínio – difteria, tétano e rubéola, entre outras; doenças persistentes – tuberculose e malária, entre outras; e doenças emergentes ou reemergentes – dengue, obesidade e hipertensão, entre outras.[28,29]

Informações técnicas têm mostrado que, de modo geral, de 2010 a 2013 houve redução na mortalidade por doenças preveníveis por meio de vacinação, assim como nos índices de mortalidade por diarreia e infecções respiratórias, notadamente em crianças brasileiras, e aumento da mortalidade por diarreia entre adultos, convergindo com os resultados de países desenvolvidos.[19,30,31]

Especificamente entre as crianças indígenas, no entanto, estudos revelam aumento na incidência de doenças diarreicas, parasitoses intestinais e altos coeficientes de mortalidade infantil.[16] Da mesma maneira, doenças relacionadas com o sistema respiratório contribuem para uma das principais causas de morbidade entre crianças indígenas com menos de 5 anos, atingindo negativamente os perfis de mortalidade devido a inúmeros fatores que denunciam condições de vida precárias e de vulnerabilidade social.[10,32]

Diante desses dados, percebe-se que é inerente às doenças parasitárias a ausência de saneamento básico nas comunidades indígenas e, ao mesmo tempo, a inexistência de água potável em muitas delas. Partindo desse pressuposto, em 2014 revelou-se, a partir da análise do I Inquérito Nacional de Saúde e Nutrição/2008-2009 dessa população, que somente 19% dos domicílios indígenas no país dispõem de banheiro dentro de casa, sendo que na região Norte essa situação é ainda mais crítica, pois apenas 0,6% das moradias tem instalação sanitária em seu interior.[21,33]

Em se tratando das doenças persistentes, a tuberculose merece atenção e cuidado, uma vez que, apesar da redução na taxa de mortalidade por tuberculose nos últimos anos, essa patologia ainda acomete um número considerável de habitantes no país.[19,34,31]

Dados fornecidos pela Fundação Nacional do Índio (Funasa) e demais estudos já sinalizaram a tuberculose como sendo uma das dez principais causas conhecidas de óbito entre comunidades indígenas.[10,29] Tais resultados reforçam a grande probabilidade de a tuberculose estar relacionada com o confinamento e as precárias condições nutricionais e sociossanitárias desses cidadãos, acarretando fragilidade no seu sistema imunológico.[26,35]

Essa realidade indica a necessidade de iniciativas das instituições governamentais em busca de melhorias na infraestrutura e de educação em saúde nas comunidades indígenas. Além disso, mais estudos devem ser realizados nas esferas dos distritos sanitários de saúde indígena do país, fundamentados na realidade do serviço de saúde e correspondentes às características epidemiológicas de cada local.[36,37]

No que diz respeito às doenças emergentes ou reemergentes, observa-se forte indício de aumento do número de casos de infecções sexualmente transmissíveis (IST) como síndrome da imunodeficiência adquirida (AIDS) e sífilis, em vista da vulnerabilidade e da exposição dos indígenas brasileiros por motivos específicos, como assentamento dessas populações em áreas urbanas, terras indígenas localizadas em regiões de fronteira, turismo e construção de barragens, estradas e projetos agropecuários em terras indígenas, entre outros fatores.[35,38]

Ainda sobre doenças emergentes, estudos revelam que o processo de transição nutricional se reflete em alterações nos padrões alimentares e nutricionais das comunidades indígenas, trazendo consequências visíveis para esses indivíduos e fazendo com que doenças como as DCNT se destaquem no seu perfil de morbidade e mortalidade.[22,37,39]

Dessa maneira, a hipertensão, o sobrepeso e a obesidade estão estritamente relacionados com mudanças nos hábitos de vida, tais como introdução de sal na alimentação, ingestão de bebidas alcoólicas destiladas, consumo excessivo de gorduras saturadas, tabagismo e redução dos níveis de atividade física.[10,11,24,40,41]

Segundo o Sistema de Vigilância Alimentar e Nutricional (Sisvan), em 2015, dos 61.829 indígenas registrados no sistema, em todas as regiões brasileiras, a maioria enquadra-se na categoria de excesso de peso pelo índice de massa corporal (IMC). Além disso, notificou-se elevação de 2% no indicador "acima do peso" de 2014 a 2015 entre os indígenas, sinalizando exposição a DCNT; nas regiões Sul e Centro-Oeste os valores estão acima da média, uma questão que exige mais atenção quanto à saúde desses indivíduos.

Destaca-se aqui o problema da utilização do IMC para indicação de excesso de peso e obesidade nos indivíduos, uma vez que já se discute que o ideal é a utilização da composição de gordura corporal associada ao IMC para categorizar essa patologia em um indivíduo.

Em complemento, uma publicação científica de 2011, acerca da prevalência de DCNT no Brasil, segundo as variáveis sociais e demográficas do Plano Nacional por Amostra de Domicílios (PNAD), mostrou que, entre as cinco categorias da PNAD para cor/raça, a que demonstrou maior prevalência de pessoas de 18 anos ou mais virem a ter pelo menos uma doença crônica foi a categoria indígena, que apresentou o percentual de 48,89%.[42]

Vale salientar que, em todo o mundo, existe consenso sobre os principais fatores que têm contribuído para elevação na prevalência de DCNT, tais como a mudança no perfil de consumo alimentar e no padrão de atividade física; por isso, pode-se afirmar que há um vasto campo de pesquisa a ser explorado sobre esse aspecto.[26,43-45]

Apesar de os resultados indicarem crescimento das DCNT entre a população indígena, a desnutrição e a anemia, especialmente em crianças e mulheres em idade reprodutiva, e o baixo peso ao nascer constituem uma influência paralela na realidade desse povo.[46]

Como reflexo desse quadro populacional em crianças indígenas com menos de 60 meses de vida, estudos explicitam que muitas delas apresentam tanto baixa estatura para idade quanto baixo peso para idade acima da média nacional. Esses altos índices de desnutrição podem contribuir para a elevada taxa de mortalidade infantil entre os indígenas, demonstrando um sério problema nutricional.[47,48]

No entanto, evidencia-se que os avanços da assistência à saúde em aldeias têm contribuído para redução dos índices de desnutrição e de mortalidade infantil, não o suficiente para deixar de ser um problema, mas o bastante para exprimir o papel fundamental da vigilância em saúde entre os indígenas.[49,50]

Sendo assim, é notório que, entre os indígenas, coexistem os problemas de saúde antigos e contemporâneos. Se, por um lado, tanto crianças quanto mulheres em idade reprodutiva continuam a sofrer com anemia, e crianças ainda são acometidas por desnutrição, por outro lado os adultos enfrentam diabetes tipo II, hipertensão, obesidade e excesso de peso; ressalte-se que pesquisas recentes também sinalizam que em crianças indígenas se detecta alta prevalência de sobrepeso e obesidade.[10,22,32,45,51,52]

Um estudo realizado com esta população nos anos 2000, 2010 e 2018 corrobora as informações mencionadas, apontando que as principais causas de morte têm sido as neoplasias, as doenças do aparelho respiratório e as causas externas de morbidade e mortalidade, pois aumentaram no referido período, com redução das doenças infecciosas e parasitárias, assim como das causas mal definidas, estabilizando-se os registros de casos do aparelho circulatório.[53]

Soma-se a esse panorama o fato de que, devido às modificações na vida dos povos indígenas, tem ocorrido a inserção de novos agravos à saúde no rol das DCNT, as chamadas "doenças sociais".[10,11]

Uma das doenças que surgiram nessa população foi a cárie bucal, a qual se expandiu consideravelmente no século XIX em todo o mundo ocidental devido à popularização do uso de açúcar de cana (sacarose).[11,54]

Entre os indígenas, as transformações culturais e socioeconômicas podem ter influência direta nos dados epidemiológicos sobre cárie, de acordo com as características regionais, densidade demográfica, modo de vida, convivência de cada etnia com não índios, além de outros determinantes.[10]

Alguns autores informam que, mesmo antes do convívio dos índios com a comunidade de não índios, alguns indígenas já apresentavam péssimas condições bucais por nutrirem hábitos alimentares tradicionais que são altamente cariogênicos, indicando mais um desafio de saúde a superar.[10,55-57]

Além das mencionadas transformações, somam-se ao cenário das "doenças sociais" em comunidades indígenas o alcoolismo e o suicídio. O alcoolismo aparece como forte fator que contribui para o aumento de mortes por causas externas (violência, acidentes, brigas, quedas, atropelamentos), abuso sexual, prostituição, estupros, além de outras patologias decorrentes da ingestão contínua de álcool (câncer, hipertensão arterial, diabetes, depressão, estresse, doenças do sistema digestório, doenças do coração, entre outras).[10,11,29,58-61]

É perceptível a exacerbação, ao longo dos anos, do consumo de bebidas alcoólicas em aldeias indígenas do Brasil. Esse fato tem dado origem a uma série de problemas ou até mesmo impulsionado a continuação de outros, como desnutrição proteico-calórica entre as crianças, consequência do uso abusivo de álcool pelos pais.[11,61,62]

Para além das doenças emergentes supramencionadas, os indígenas também foram acometidos pela pandemia da covid-19, conhecida como uma infecção respiratória aguda causada pelo vírus SARS-CoV-2, transmissível e profundamente grave, atingindo mundialmente as pessoas. Apesar da subnotificação no número de casos e óbitos pelas instituições de saúde, por meio dos dados registrados em todo território brasileiro reforçaram-se as vulnerabilidades dessa população, como dificuldades com relação à economia, aos aspectos culturais e à organização social.[63-65]

FATORES QUE INTERFEREM NAS MUDANÇAS NO ESTILO DE VIDA DOS INDÍGENAS

Um dos fatores que mais norteiam as modificações no modo de vida dos indígenas é a territorialidade. Para a vida dessa população, o território é considerado essencial, seja por representar um meio de produção, seja por possibilitar o sentimento de coletividade e de vida individual.[24,66]

A redução do espaço geográfico dos indígenas motiva a existência de conflitos e transformações no estilo de vida dessas pessoas, como, por exemplo, nos padrões culturais, alimentares e de comportamento.[11,24,66-68]

Mesmo que as reservas indígenas ocupem cerca de 12% do território nacional, nem todas as terras são próprias para a produção, o que ocasiona desgaste nas relações entre autoridades, posseiros, garimpeiros e produtores rurais.[12] Ademais, em termos de extensão territorial as terras são, em geral, muito pequenas, o que prejudica a condição de vida dos indígenas, sobretudo na faixa que não pertence à Amazônia Legal (1%).[21,69]

Em virtude dessas e de outras questões, alguns grupamentos indígenas se apoiam na mobilidade espacial para garantir sua sobrevivência, deslocando-se para espaços urbanos e adaptando-se a novas tecnologias e a novos hábitos, adquiridos da sociedade não indígena.[6,12,26,36,38,50,70]

Tais mudanças no modo de viver desses indivíduos podem ser vistas como reflexo da globalização, que, segundo se discute, promove exclusão social e induz uma uniformidade da sociedade global, contribuindo para o processo de hibridização das culturas e para a formação de uma sociedade de consumo, tendo como consequência a imersão em um ambiente de vulnerabilidade social.[71,72]

A mudança no padrão alimentar das comunidades indígenas denuncia e decorre dessa situação, expressando-se em aumento do consumo de açúcares e gorduras e diminuição da ingestão de fibras, como cereais, frutas e legumes.[67]

É importante acrescentar que, com o avanço da globalização, ocorrem não só modificações nos padrões alimentares, mas também uma ruptura das fronteiras nacionais, uma queda dos muros e delimitações de regimes políticos, regionalismos, culturas, tradições locais e civilizações, convergindo para a formação de novos polos em diferentes territórios do mundo, como vem acontecendo com a população indígena.[73]

CONSIDERAÇÕES FINAIS

Frente ao exposto, a conjunção da saúde dos povos indígenas sinaliza que essa população necessita de uma atenção diferenciada em todos os níveis de assistência à saúde, uma atenção que enfrente o desafio de adentrar as comunidades indígenas e supere as barreiras geográficas, sempre respeitando, no atendimento, as práticas tradicionais indígenas, associadas aos procedimentos biomédicos, conforme orienta a Política Nacional de Atenção à Saúde dos Povos Indígenas (PNASPI), criada por meio da Portaria nº 254, de 2002.[74]

Também é necessário que sejam efetivamente implementadas as políticas propostas pelo Sistema de Informação da Atenção à Saúde Indígena (Siasi) e pelo Sistema de Vigilância Alimentar e Nutricional Indígena (Sisvani), a fim de trazer à luz, com fidedignidade, os problemas de saúde, alimentação e nutrição das populações indígenas no Brasil, a partir da geração de dados consistentes, e possibilitar que sejam criadas e acompanhadas ações de planejamento, prevenção e controle de doenças no combate à morbidade e à mortalidade que afetam os povos indígenas no país.

REFERÊNCIAS BIBLIOGRÁFICAS

As referências consultadas para a elaboração deste capítulo estão disponíveis *online* no Ambiente de aprendizagem do GEN.

COMO CITAR ESTE CAPÍTULO

ABNT
SOUZA, K. L. P. C. R.; ALVES, C. A. D. Panorama da saúde dos povos indígenas no Brasil. *In*: ROSSI, L.; POLTRONIERI, F. (org.). *Tratado de Nutrição e Dietoterapia*. 2. ed. Rio de Janeiro: Guanabara Koogan, 2023. p. 321-324.

VANCOUVER
Souza KLPCR, Alves CAD. Panorama da saúde dos povos indígenas no Brasil. In: Rossi L, Poltronieri F (Orgs.). Tratado de nutrição e dietoterapia. 2. ed. Rio de Janeiro: Guanabara Koogan; 2023. p. 321-4.

CAPÍTULO

24

Estratégias e Desafios do Cuidado Nutricional de Grupos Populacionais Socialmente Vulneráveis

Ursula Viana Bagni • Aline Alves Ferreira • Thaís Lima Dias Borges

INTRODUÇÃO

As últimas décadas têm sido marcadas pelos crescentes movimentos e iniciativas em favor da diversidade e da inclusão na área da saúde, com encorajamento dos profissionais a repensarem suas práticas e a produzirem novas formas de cuidar e de organizar seu trabalho.[1]

A promulgação da Constituição Federal de 1988 e a criação do Sistema Único de Saúde (SUS) foi a força motriz para a intensificação da luta pela inclusão na saúde no Brasil, cujos princípios doutrinários dialogam diretamente com o conceito de inclusão. Sob a perspectiva da universalidade, todos os cidadãos, sem nenhuma discriminação, têm o direito ao acesso à saúde, em todos os seus níveis de assistência. Pelo princípio da equidade, as diferenças e necessidades específicas dos indivíduos devem ser reconhecidas e atendidas visando garantir a todos condições e acessos ao direito à saúde, tendo como objetivo central diminuir desigualdades evitáveis e injustiças sociais. Já a integralidade se reflete no acompanhamento integral do indivíduo, nas ações de promoção e proteção à saúde, tratamento e reabilitação, considerando o indivíduo de maneira holística, em todas as suas dimensões: social, cultural, histórica e familiar.[2]

No fim da década de 2010, a reformulação do Código de Ética e Conduta do Nutricionista fortaleceu ainda mais o debate sobre a diversidade e a inclusão no processo de trabalho dos nutricionistas brasileiros. Seus artigos valorizam a defesa dos direitos de indivíduos e coletividades (Art. 1º e 2º), o respeito à diversidade dos sujeitos em suas formas de ser e viver (Art. 3º) e o cuidado para além do biológico (Art. 6º), com adequação das condutas e práticas às necessidades e aos contextos de vida dos indivíduos (Art. 37 e 38º) e adoção de todos os recursos disponíveis para a integralidade do cuidado (Art. 5º). Apontam também para o contínuo aprimoramento profissional técnico-científico e relacional, de modo que o nutricionista esteja preparado para lidar com as diversidades nas suas diferentes áreas de atuação (Art. 4º e 18º).[3]

Embora todos sejam iguais perante a lei, é importante romper com o senso comum de que todos são iguais em suas formas de ser e viver. A diversidade é inerente à construção social dos indivíduos em suas diferentes histórias e trajetórias de vida. E sob essa ótica, para que todas as pessoas possam ser incluídas em todos os contextos de sua existência levando em consideração suas singularidades e complexidades, são necessárias reestruturações sociais, políticas e culturais. Logo, "incluir não é trazer o diferente para os iguais, já que não há iguais".[4]

Incluir significa compreender, reconhecer e acolher a diversidade humana e criar condições ou espaços para que todos tenham as mesmas oportunidades, rompendo com a visão de que é o outro que precisa adaptar-se à sociedade.[4,5] Seu objetivo central é o combate às opressões e violências decorrentes das diferenças, alcançada pelo conjunto de ações e estratégias diversas que de algum modo contrapõem-se à exclusão, marginalização e discriminação, tornando possíveis relações mais equânimes e justas.[6]

Qualquer ser humano pode estar em uma condição de vulnerabilidade que o impeça de, em algum nível, exercer o direito legal à alimentação, à nutrição e à saúde. A vulnerabilidade pode ser considerada uma condição humana, pois não diz respeito a nenhum grupo em específico, mas, ao mesmo tempo, diz respeito a todos os indivíduos enquanto seres humanos. Assim, é entendida para além de uma vulnerabilidade individual ou programática, mas também como vulnerabilidade social enquanto determinante para certos grupos e segmentos da sociedade que estão à margem da sociedade e são historicamente invisibilizados.[6,7]

Os grupos vulneráveis podem ser considerados, então, aqueles que vivem em uma condição ímpar de desqualificação social que de algum modo inclui estigmas, discriminações, preconceitos, e violências, com maiores chances de vivenciarem processos de exclusão social e de restrição de acesso à saúde, educação e direitos sociais.[5]

Várias populações podem ser consideradas vulneráveis no Brasil, por questões biológicas, sociais e/ou históricas (Tabela 24.1). Todas as desigualdades que permeiam a vida dessas pessoas tendem a impactar direta e indiretamente suas condições alimentares e nutricionais,[8] e por isso requerem um cuidado nutricional diferenciado em relação às suas singularidades.[1]

O cuidado nutricional inclusivo requer atenção às vulnerabilidades enquanto determinantes da saúde. E mais além: requer diálogos com outros campos do saber, para uma atuação interdisciplinar e transversal respeitando os direitos sociais humanos, os direitos sexuais e reprodutivos, as práticas integrativas, a interculturalidade, a discussão de violência e gênero, entre outros. Conforme destacam Ayres et al.,[7] é necessário "aprender o peso dos diferentes contextos sociais como determinante de diversas suscetibilidades e criar alternativas técnicas sensíveis a essas diferenças", que não são fixas ou imutáveis.

Nessa direção, este capítulo traz debates e reflexões sobre os principais desafios enfrentados pelos profissionais da área da saúde e da nutrição ao atuar com grupos socialmente invisibilizados ou historicamente vulnerabilizados em nossa sociedade. Apresenta também estratégias para ajustar ou adaptar as diferentes etapas do cuidado nutricional às singularidades de alguns desses grupos populacionais expressivos no país.

ENTREVISTA

Durante a avaliação nutricional, a entrevista clínica é a ferramenta da semiologia utilizada para realizar a anamnese, buscando os sintomas que possam estar relacionados a problemas nutricionais. Nela, para além das características pessoais, sociodemográficas e econômicas das pessoas (p. ex., nome, idade,

Tabela 24.1 Populações vulneráveis no Brasil que requerem maior atenção no cuidado em saúde.

Grupo populacional	Características
Pessoas com deficiência	São pessoas que apresentam comprometimento de longo prazo de natureza física, intelectual ou sensorial, que, em interação com barreiras diversas, pode restringir sua participação plena e efetiva na sociedade, em igualdade de condições com os demais indivíduos
População LGBTQIA+	Grupo heterogêneo composto por pessoas lésbicas, *gays*, bissexuais, travestis e transexuais, *queer*, intersexo, assexuais e com outras diversidades de gênero e orientação afetivo-sexual
Povos e comunidades tradicionais do campo, da floresta e das águas	Grupos diversos marcados pela sociodiversidade e multiculturalidade, que têm em comum o forte vínculo com a natureza e com o território onde vivem, pois são essenciais como condição para seu sustento e alimentação, e para sua reprodução cultural, social, religiosa e ancestral ao longo das gerações. Alguns exemplos são: populações indígenas; quilombolas; ribeirinhos; ciganos; caboclos; catingueiros; pantaneiros; seringueiros; geraizeiros; veredeiros; vazanteiros; faxinalenses; morroquianos; pomeranos; comunidades de fundos e fechos de pasto; castanheiros; quebradeiras de coco-babaçu; catadores de mangaba; pescadores artesanais; marisqueiras; jangadeiros; caiçaras; dentre outros
Pessoas em situação de rua	População de perfil diverso que não possui moradia convencional regular, e que utiliza temporária ou permanentemente os espaços públicos, abrigos, albergues ou unidades de acolhimento como espaço de moradia ou pernoite, geralmente como consequência do desemprego, conflito familiar, violência doméstica, uso de álcool e outras drogas, e migração e refúgio
Pessoas privadas de liberdade	Pessoas com 18 anos ou mais que estejam sob a custódia do Estado em caráter provisório ou sentenciados para cumprimento de pena privativa de liberdade ou medida de segurança; e adolescentes de 12 a 17 anos cumprindo medida socioeducativa de execução em meio fechado
Pessoas em situação de acolhimento institucional	Pessoas com vínculos familiares frágeis ou rompidos e em elevada vulnerabilidade pessoal e social que são acolhidas por instituições vinculadas ao Serviço de Proteção Social Especial de Alta Complexidade do Sistema Único de Assistência Social. Essas instituições podem ser de diferentes modalidades: Abrigo Institucional, Casa Lar, Casa de Passagem, República ou Residência Inclusiva
Pessoas em situação de assentamento ou acampamento rural	São famílias e grupos que lutam pela terra diante de uma situação de marginalização e pobreza, visando ao acesso a condições básicas de vida por meio da reforma agrária. Consideram-se em assentamento aqueles que vivem em terras desapropriadas pelo Governo e passam a possuir direitos sobre elas, após um processo que pode perdurar anos. Já os acampamentos são ocupações irregulares e/ou ilegais de propriedade de terra, organizadas igualmente pela lógica da participação e reflexão coletiva, em áreas que se pretende transformar em assentamentos
Refugiados e migrantes	Refugiado é todo aquele que busca em outro país proteção com base no direito internacional para escapar de conflitos armados, perseguições de ordem política, étnica, religiosa ou de situações em que sua vida e liberdade estejam em perigo. Já o migrante não sofre ameaças diretas de perseguição ou morte, e deixa seu país de origem para buscar melhores condições de vida, principalmente trabalho e educação. É denominado emigrante quando está saindo do seu país de origem, ou imigrante quando está entrando em um país estrangeiro
Pessoas analfabetas	Grupo composto por indivíduos que não sabem ler nem escrever (definidos como analfabetos absolutos) e pelos que apresentam limitadas habilidades de leituras e dificuldade na compreensão de textos e cálculos matemáticos (definidos como analfabetos funcionais)

sexo biológico, identidade de gênero, orientação afetivo-sexual, raça ou etnia, escolaridade, ocupação, local de trabalho, condição socioeconômica, condições de habitação, família e rede de apoio, religião), exploram-se a queixa principal, a história da doença atual, a história patológica pregressa e a história patológica familiar, bem como realiza-se um interrogatório sintomatológico e sobre os hábitos e estilo de vida.[9-11]

A entrevista deve ser sempre pautada no acolhimento, uma importante diretriz da Política Nacional de Humanização.[12] Acolher é reconhecer que as pessoas são plurais enquanto humanas e singulares enquanto indivíduos, e por isso têm necessidades específicas em saúde. No atendimento, é uma responsabilidade compartilhada entre o profissional e a pessoa que busca assistência. A necessidade em saúde apontada pela própria pessoa ajuda a orientar o processo de trabalho do profissional, que, pautado na escuta qualificada, define a melhor forma de prestar assistência com base na realidade de vida de cada pessoa.[2,13,14,15]

A escuta qualificada se apoia na ética e na compaixão e busca enxergar as necessidades do outro por trás das falas e dos sentimentos, e vendo o mundo por meio das experiências da pessoa, incluindo preconceitos, discriminação e exclusão.[16,17] No processo de cuidado nutricional, não apenas potencializa o acolhimento e facilita as orientações, mas também é capaz de contribuir para a construção de vínculos e de relação de respeito à diversidade e à singularidade no encontro entre quem cuida e quem recebe o cuidado.[1,18]

É fundamental que o profissional da saúde se atente, principalmente ao lidar com populações vulneráveis, às linguagens e expressões verbais e não verbais no diálogo com o usuário. Deve-se ter cuidado com volume e tom de voz, com gestos e comportamentos, com expressões faciais e corporais, e até mesmo com pausas e silêncios durante sua fala. A comunicação verbal e não verbal também deve ser harmônica, de modo que a mensagem transmitida não seja confusa ou contraditória. Para tanto, o diálogo deve ter como base comunicação não violenta, cujos pilares (Tabela 24.2) são alicerçados em respeito, honestidade, empatia, compaixão e tolerância, de modo que atendam às necessidades de todos.[16,17]

Considerando que a população brasileira tem cerca de 7% de analfabetos absolutos[19] e quase 30% de analfabetos funcionais,[20] é importante ter em mente que essa condição reflete uma vida permeada por pobreza e desigualdades sociais e que favorece piores desfechos de saúde (p. ex., internamentos e intercorrências em saúde, baixa qualidade de vida). Assim, durante a entrevista clínica, é necessário um olhar ampliado e integrativo, que leve em consideração as relações do indivíduo e seu contexto (social, econômico e cultural); as relações entre o profissional e as organizações de saúde; e a tríade indivíduo-família-comunidade.[21]

Pessoas com deficiência geralmente também apresentam piores condições de vida, como educação precária, oportunidades de emprego desigual, dificuldades no acesso aos serviços

Tabela 24.2 Bases da comunicação não violenta entre profissional e usuário de saúde.

Bases da comunicação não violenta	Características
Observar os fatos e escutar as pessoas sem fazer avaliações ou julgamentos	Quando o profissional observa fatos e/ou fenômenos da vida do outro e acrescenta um julgamento ou avaliação, a pessoa tende a se fechar à escuta pois fica em posição de defesa ou contra-ataque. Assim, limita a criação de conexões e interações, e gera sensação de ausência de afeto, de "não pertencimento" e de exclusão
Ter transparência e atenção aos próprios sentimentos e necessidades	Enquanto emissor, o profissional demonstra como se sente e mantém-se aberto para ouvir como o receptor se sente. Assim, quando no papel de emissora, a pessoa também se sentirá à vontade para apontar seus sentimentos e necessidades, e estará mais aberta para ouvir as preocupações, reflexões e orientações do profissional da saúde
Ter respeito e empatia com os sentimentos e as necessidades das pessoas	Quando o profissional reconhece e respeita as necessidades e emoções do outro, há espaço para a empatia, que amplia o alcance da comunicação humana mesmo em situações de adversidade. A empatia pode ser cognitiva (compreender como o outro vê o mundo, criando uma conexão com sua realidade), emocional (sentir exatamente como o outro se sente, com os mesmos sentimentos e necessidades), ou solidária (sentir necessidade de ajudar o outro, por compreender sua realidade, seus sentimentos e suas necessidades)
Ter disposição para fazer "pedidos" às pessoas de maneira respeitosa, clara e inequívoca, sem exigências e punições em caso de recusa	Sempre que for necessário propor que a pessoa realize mudanças de práticas e comportamentos, esse "pedido" deve ser feito de maneira clara e inequívoca, refletindo uma necessidade honesta e genuína. Ao "pedir", o profissional deve escolher bem suas palavras e expressões (p. ex., "que tal se/como você se sentiria se/você estaria de acordo em comer apenas uma fatia de bolo?"), para a pessoa não interpretar como uma exigência (p. ex., "você deve comer apenas uma fatia de bolo"). Exigências geram clima de insegurança, criam instabilidade emocional e causam estresse e medo de sofrer consequências por não conseguir atender a demanda

Adaptada de Rosenberg[16] (2003).

de saúde e cotidiano permeado por exclusão, violência, abuso, preconceito ou desrespeito. Por outro lado, têm elevado custo de vida pela necessidade de reabilitação, tecnologias assistivas, dietas especiais, assistência pessoal, transporte e outras demandas específicas.[22-24] Todos esses fatores precisam ser bem investigados durante a anamnese nutricional, já que podem favorecer a insegurança alimentar e nutricional e os distúrbios nutricionais. Nessa população, é comum também a presença de fatores de risco, agravos à saúde e doenças crônicas não transmissíveis, como, por exemplo, doenças cardiovasculares, dislipidemias, diabetes melito, síndrome metabólica, ansiedade, depressão e inatividade física.[8,25,26]

Para uma adequada anamnese em pessoas com deficiência, a entrevista clínica deverá basear-se no modelo biopsicossocial da deficiência conforme a Classificação Internacional de Funcionalidade, Incapacidade e Saúde (CIF), que leva em consideração tanto os impedimentos nas funções e nas estruturas do corpo, mas também os fatores socioambientais, psicológicos e pessoais, a limitação no desempenho de atividades e a restrição de participação na sociedade.[27,28] Para evitar comportamentos capacitistas, é importante também que o profissional esteja atento à sua postura durante todo o atendimento. O capacitismo vem de uma preconcepção sobre as características e capacidades que as pessoas têm ou não, simplesmente pelo fato de terem deficiência, geralmente resultando em situações que geram desconforto ou sofrimento para a pessoa com deficiência. É possível ser capacitista de diferentes modos, que vão desde comportamentos flagrantemente hostis ou negativos, até atitudes que parecem inofensivas ou positivas.[29,30]

A entrevista clínica junto à população LGBTQIA+ também deve ser minuciosa, com destaque para os aspectos psicossociais e econômicos que permeiam a vida desse grupo plural e heterogêneo, pois são importantes fatores de risco para problemas de saúde e de má nutrição (p. ex., baixa escolaridade, desemprego ou más condições de trabalho, baixa renda, condições de moradia precárias, relação conflituosa com a família, rede de apoio frágil, relação conflituosa com o próprio corpo, saúde mental prejudicada, uso de álcool e outras drogas).[31] Vivências de discriminações e violências também devem ser exploradas sempre que possível, pois como são comuns em múltiplos espaços, inclusive nos serviços de saúde, e podem ser importantes barreiras para o acesso à saúde integral.[32-35] Considerando que identificar essa população nos serviços de saúde pode ser difícil, com destaque para as pessoas transgênero com modificações sociais e corporais (p. ex., comportamento, uso de vestimentas e acessórios, alteração na voz, procedimentos estéticos e/ou cirúrgicos, hormonização), é importante que o profissional tenha a prática de perguntar o sexo biológico e a identidade de gênero de todas as pessoas sob os seus cuidados.

As vivências de discriminação e violência de pessoas LGBTQIA+ nos serviços de saúde têm graves repercussões para seu processo saúde-doença-cuidado.[31] Assim, o diálogo deve se pautar na comunicação não violenta, respeitar o uso do nome social e dos pronomes correspondentes à identidade de gênero da pessoa (direito garantido no Brasil pelo Decreto nº 8.727/2016),[32,36,37] e buscar uma linguagem inclusiva ou não sexista que envolva todas as pessoas, sem especificar gênero e nem alterar a ortografia das palavras (p. ex., substituir "você está interessado?" por "você tem interesse?", "todos ficaram preocupados" por "todas as pessoas ficaram preocupadas"; "qual é a idade do seu companheiro?" por "qual é a idade da pessoa com quem você se relaciona?". É importante também que o profissional esteja atualizado para empregar corretamente as terminologias relacionadas à população LGBTQIA+, já que estão em constante evolução.

Ao lidar com pessoas que pertencem a povos e comunidades tradicionais, o profissional deve ter em mente que seus vínculos com a natureza e com o território repercutem no estado nutricional, por isso devem ser considerados ao mapear as situações de risco para a insegurança alimentar e nutricional, que costumam ser frequentes em muitos desses povos e comunidades.[38] Há situações em que essa relação é menos evidente, como entre indígenas que vivem em contextos urbanos. Mas esses, igualmente, apresentam uma identificação étnica e cultural e uma noção de pertencimento a determinada etnia que o profissional precisa estar atento. Essas impressões são muito úteis para nortear o caminho a ser traçado e o diálogo a ser travado durante o cuidado nutricional.

Outros pontos que merecem destaque, principalmente entre povos e comunidades tradicionais, são: questões fundiárias, degradação ambiental, conflitos territoriais, desmatamento, contaminação de águas e solo, conflitos territoriais e políticas, entre outros. Trata-se de alguns dos fatores determinantes nas condições de vulnerabilidade que podem levar à insegurança alimentar e nutricional. O profissional deve manter-se atento para não emitir juízos de valor que culpabilizem os indivíduos, nem reproduzir discursos colonizadores e biologistas que não reconhecem e/ou que menosprezam as inúmeras formas de se relacionar com o comer e com a comida.

Em relação às pessoas em situação de acampamento ou assentamento rural, a relação com o território também é muito presente, já que estão em constante luta pela terra. Essa luta contribui para a criação de uma identidade coletiva responsável pela manutenção e pelo funcionamento do grupo como um todo, incluindo o acesso à saúde, com participações, gestões e tomadas de decisões por coletivos, em muitos contextos. As condições de saúde e nutrição dessas pessoas tendem a ser precárias, com dificuldades de acesso aos serviços básicos.[39,40] Por isso, o nutricionista deve buscar compreender os contextos históricos e sociais que levaram os indivíduos e o grupo como um todo às condições em que vivem, e ter sensibilidade às limitações geográficas, físicas ou estruturais que possam limitar o cuidado nutricional (p. ex., consumo limitado de vegetais folhosos em grupos em que o acesso aos alimentos é majoritariamente por doações e não há água tratada no local). Disputas e conflitos territoriais tendem a acontecer com alguma frequência, já que o processo de assentamento ocorre desarticulado a políticas públicas relacionadas com a reforma agrária, o que amplia ainda mais o risco de insegurança alimentar e nutricional.

Ao lidar com refugiados, o profissional da saúde precisa ter em mente que, ao chegar ao novo país, essas pessoas enfrentam situação de abandono, e sua integração nas redes de atenção à saúde muitas vezes geram inúmeras tensões, incluindo as territoriais, que podem resultar em processos ainda mais acentuados de marginalização e vulnerabilidade em saúde. Devido as dificuldades na comunicação, choques culturais e problemas com documentação pessoal, têm baixa inserção no mercado de trabalho e, consequentemente, têm renda insuficiente para o sustento da família e vivem em condições muito precárias e de insegurança alimentar e nutricional. No atendimento, o profissional deve também buscar estratégias para superar barreiras relacionadas ao idioma, visando se comunicar da maneira mais clara e objetiva com o sujeito.[41]

AVALIAÇÃO ANTROPOMÉTRICA E DA COMPOSIÇÃO CORPORAL

A avaliação da composição corporal no contexto do cuidado nutricional tem como principal objetivo quantificar as reservas energéticas e a massa metabolicamente ativa do organismo, visando identificar possíveis riscos associados a distúrbios nesses compartimentos corporais e subsidiar as intervenções nutricionais.[11,42]

Na prática clínica, a antropometria é o principal método empregado para esse fim, especialmente em contextos nos quais se necessita de uma avaliação mais rápida, menos onerosa, com maior praticidade e possibilidades de comparações ao longo do tempo. Além disso, pode ser realizada por qualquer profissional da saúde que esteja devidamente treinado e capacitado.[43] Isso facilita a aplicabilidade em locais onde o nutricionista não faz parte da equipe mínima, como é o caso de Equipes de Saúde de Famílias Ribeirinhas e Fluviais, Equipes de Atenção Primária Prisional, Centros de Referência Especializados para População em Situação de Rua (Centros POP) e Unidades de Acolhimento Institucional.

Conhecer previamente as características de saúde e metabolismo dos grupos mais vulneráveis, assim como o perfil nutricional geral dessas populações é importante para definir a necessidade real e a viabilidade de colocar em prática a avaliação da composição corporal.

A baixa estatura para a idade é um importante marcador de malnutrição e é considerado um *proxy* importante das condições socioeconômicas e da qualidade de vida da sociedade como um todo.[44] Essa condição está muito presente entre crianças indígenas (25,7%),[45] quilombolas (15,1%)[46] e em acolhimento institucional (12%).[47] Esse tipo de acometimento só é possível ser detectado por meio da avaliação antropométrica, e tende a ter repercussões negativas para a pessoa na infância e na vida adulta. Atenção especial deve ser dada às pessoas com paralisia cerebral, nanismo, síndrome de Down e síndrome congênita do Zika vírus, pois mesmo quando adequadamente nutridas têm menores compleição física e crescimento linear do que aquelas que não têm a deficiência.[8] Assim, o monitoramento deve ser realizado por meio de curvas de crescimento específicas para essas populações, quando disponíveis.[48-51] Nos casos em que não for possível medir diretamente o comprimento ou estatura de crianças com deficiência, o monitoramento do crescimento linear pode ser realizado por meio de curvas de crescimento baseadas em medidas alternativas, como o comprimento do braço, da ulna ou da tíbia.[52,53]

O excesso de peso e de gordura corporal, outra forma de malnutrição que pode ser medida pela antropometria e por outras técnicas de avaliação da composição corporal, muitas vezes coexiste com outros distúrbios nutricionais, especialmente em contextos de alta vulnerabilidade social e inúmeras condições de pobreza.[54] Assim, está amplamente distribuído entre as populações vulneráveis, tais como: pessoas privadas de liberdade (64,5%),[55] em situação de rua (36,5%),[56] com deficiência visual (58,8%),[57] transexuais (40%),[58] mulheres indígenas (46,1%),[45] quilombolas (38,5%),[59] crianças (21,2%) e adolescentes (31,3%) em acolhimento institucional[60] e crianças quilombolas (23,2%).[59]

Algumas das principais causas dos problemas de saúde relacionados ao excesso de gordura corporal e ao maior risco para o desenvolvimento de doenças crônicas não transmissíveis (DCNT) nas pessoas com deficiência são inatividade física, a diminuição da taxa metabólica basal (p. ex., síndrome de Down), alteração na distribuição de gordura corporal, com aumento de massa gorda e diminuição de massa muscular (p. ex., lesão medular), consumo alimentar inadequado e seletividade por alimentos de alta densidade calórica (p. ex., transtorno do espectro autista), e predisposição genética (p. ex., nanismo). Por esse motivo, sempre que disponíveis na literatura, recomenda-se o uso de curvas de crescimento e pontos de corte específicos para monitorar o peso desses indivíduos.[38] No caso dos povos indígenas, as prevalências de obesidade e DCNT tendem a ser maiores que na população geral, mas não por motivos fisiopatológicos, e sim por um processo de transição alimentar e nutricional mais acelerado e polarizado, em virtude das inúmeras desigualdades sociais e ambientais às quais são historicamente submetidos.

Por outro lado, a magreza decorrente da malnutrição é muito comum entre refugiados e migrantes,[41] crianças e adolescentes em situação de rua e assentamento, e idosos em acolhimento institucional, como consequência das condições adversas de vida associadas às elevadas necessidades nutricionais. A desnutrição também pode ocorrer em pessoas com deficiência que tenham comprometimento de mastigação e deglutição, baixa ingestão energética, hipotonia muscular ou que tenham ostomias.

É importante refletir também sobre a avaliação da composição corporal na prática em diferentes grupos de pessoas em situação de vulnerabilidade.

Nos povos e comunidades tradicionais, o profissional deve ter cuidado ao acessar ou manipular o corpo da pessoa, já que certos métodos ou técnicas podem ser considerados invasivos ou inapropriados culturalmente. O uso de adornos ou pinturas corporais pode também limitar ou inviabilizar a antropometria, já que seus usos devem ser respeitados.[38] A inviabilidade do uso de determinadas técnicas de avaliação de composição corporal em locais rurais ou remotos geograficamente ou sem acesso à luz elétrica também é fator que merece destaque. Pelas especificidades da aplicação, custo elevado e/ou pelo difícil transporte dos equipamentos, acabam sendo inviáveis para muitos grupos socialmente invisibilizados.[8] Um exemplo desse cenário seria a dificuldade de medir peso e estatura em indígenas ou comunidades quilombolas de áreas rurais remotas da Amazônia, restando como única opção para investigar o risco de DCNT pelo excesso de gordura abdominal a avaliação do perímetro da cintura com fita antropométrica.

Já em relação às pessoas privadas de liberdade, as técnicas de avaliação da composição corporal também devem ser adequadas às regras de segurança das unidades prisionais (p. ex., atendimento da pessoa algemada, falta de privacidade pela presença do agente penitenciário). É importante notar que o corpo pode ter inúmeras representações no contexto do sistema prisional (p. ex., um corpo com grande volume, quer seja de massa muscular ou de gordura, pode ser sinônimo de força, imponência ou de proteção contra violências físicas). As distorções com a autoimagem corporal também tendem a ser usuais, pois não há um monitoramento regular usando balanças e a avaliação da "adequação" do próprio corpo é massivamente pautada na comparabilidade entre os detentos.[55,61]

Na população LGBTQIA+ a distorção da imagem corporal e a insatisfação com o próprio corpo também são comuns. Assim, para que o corpo apresente as características corporais que desejam ou precisam para sentirem-se bem com sua imagem, e para serem reconhecidos socialmente com o gênero com o qual se identificam, são frequentes os procedimentos cirúrgicos, estéticos e/ou uso de hormônios (testosterona ou estrogênio). A hormonização causa diversas alterações na composição corporal, como a modificação da quantidade de massa muscular e gordura corporal, assim como a alteração no padrão de distribuição da gordura pelo corpo.[62] Logo, deve-se ter cautela com os cálculos e classificações realizados na avaliação do estado nutricional e na prescrição dietética em pessoas com uso prolongado de hormonização, já que os parâmetros tradicionais que se baseiam no sexo biológico não são sensíveis para detectar riscos à saúde nessa população.[32,37]

Nas pessoas com deficiência, medidas corporais tradicionais como peso, estatura e perímetro da cintura muitas vezes não conseguem ser obtidas e registradas nos formulários e sistemas de informação em saúde,[36] podendo ser necessário usar medidas alternativas (p. ex., altura do joelho, perímetro do braço e do pescoço, dobras cutâneas, comprimento da ulna e da tíbia, músculo adutor do polegar).[8] Também é importante pensar sobre a acessibilidade dessas pessoas nos serviços de saúde, devendo o local de atendimento ter acessibilidade arquitetônica para a realização da avaliação, sem qualquer barreira à liberdade de movimento e circulação com segurança.

AVALIAÇÃO DO CONSUMO ALIMENTAR

O consumo alimentar é um importante parâmetro da avaliação nutricional no processo de cuidado e monitoramento em saúde. Os métodos mais empregados para essa investigação na prática clínica são a história dietética, o recordatório de 24 h (R24 h), o questionário de frequência de consumo de alimentos (QFCA) e o registro alimentar. Essas ferramentas apresentam grau de complexidade variável quanto à aplicação, análise e interpretação dos resultados para embasar a intervenção nutricional e, por isso, seu uso pode ter limitações em alguns indivíduos.[63]

Em pessoas refugiadas ou imigrantes, que falam idioma de difícil compreensão, a identificação dos principais alimentos e preparações consumidos no dia a dia tende a ser um desafio. A relação dessas pessoas com a comida e suas especificidades históricas e culturais deve ser compreendida e acolhida pelo profissional da saúde, sendo a história dietética o método mais apropriado para avaliar este grupo populacional, pois consegue avaliar qualitativamente diversas subjetividades e comportamentos relacionados à alimentação no dia a dia. Vale destacar que as diversas barreiras sociais, culturais e financeiras que surgem ao chegarem no novo país também dificultam o acesso ao trabalho, à renda e à aquisição de comida (p. ex., problemas documentais, legalização, dificuldades na comunicação, choques culturais), e por esse motivo são mais sujeitos à insegurança alimentar e nutricional.[41]

Para alguns povos e comunidades tradicionais, a noção de temporalidade e a estrutura organizacional dos momentos de refeição ou da alimentação ao longo do dia podem trazer outros desafios ao avaliar o consumo alimentar. Isso porque a noção de refeições como desjejum, almoço e jantar em determinados horários do dia é uma criação humana histórica que não é compatível em todas as sociedades. Em muitas etnias indígenas, por exemplo, não existem refeições como "colação" e "lanche". A refeição (incluindo "almoço" e "jantar"), não tem necessariamente um nome, não precisa ter um horário preestabelecido para acontecer, nem se adequar a uma estrutura alimentar socialmente construída: ela advém da vontade de comer em si.[8]

Cabe destacar também que, em determinados povos e comunidades tradicionais, o que é considerado comestível pode variar, e a escolha alimentar é um processo multideterminado que leva em consideração tanto aspectos culturais gerais quanto o contexto de vida da pessoa. Um exemplo são os tabus e crenças acerca dos alimentos considerados não comestíveis ou inapropriados para gestantes e puérperas. As subjetividades das práticas alimentares são, portanto, desafiadoras e impõem ao profissional que se debruce sobre os contextos socioculturais das pessoas sob seus cuidados.

Há cenários nos quais o desafio não está somente em avaliar a quantidade da comida em si ingerida ao longo do dia, mas principalmente mensurar a qualidade e compreender qual papel ela representa na vida das pessoas, como é o caso das pessoas privadas de liberdade que vivenciam rupturas das práticas alimentares cotidianas e violações de direitos humanos. Na maior parte dos estabelecimentos prisionais do país as refeições são elaboradas por concessionárias de alimentos, que transportam as refeições prontas já porcionadas para o local de consumo. Se por um lado a presença do nutricionista nessas unidades produtoras de refeições impõe o planejamento do cardápio para as necessidades nutricionais da clientela e facilita a avaliação da quantidade alimentar ofertada e o valor nutricional da dieta, por outro existem diversos problemas que podem culminar com a má alimentação no cárcere. Primeiro, as refeições têm como base contratos que frequentemente inviabilizam a elaboração de cardápios saudáveis, por preverem baixa inserção semanal de frutas e vegetais, incluírem um número elevado de alimentos ultraprocessados, apresentarem baixa diversidade alimentar e garantirem pouca adequação à cultura alimentar regional. A presença de nutricionistas dentro das unidades prisionais no país é ínfima, o que dificulta a fiscalização da qualidade higiênico-sanitária das refeições transportadas, bem como do cumprimento do cardápio quanto à qualidade e à quantidade dos alimentos oferecidos durante o dia. O baixo acesso à água potável também é outra importante violação do direito humano à alimentação adequada (DHAA), que precisa ser considerada pelo profissional da saúde no contexto do cárcere.[64]

Pessoas em situação de rua também vivem em contextos de violações perenes do DHAA, com falta de acesso regular e permanente à alimentação e à água potável.[65] Para essa população, a avaliação da ingestão no dia anterior ou do consumo alimentar usual não são bons indicadores, pois é comum vivenciarem mudanças abruptas do padrão alimentar ao longo de um mesmo dia ou de um certo período (p. ex., falta do que comer por vários dias, intercalada com momentos de comida em abundância proveniente de doações). Assim, a compreensão sobre a periodicidade do acesso à comida, as possíveis condições higiênicas e sanitárias, a variabilidade dos itens e a fonte dos alimentos disponíveis são pontos fundamentais na investigação do consumo alimentar.[8,65] Vale lembrar que muitos indivíduos não têm a possibilidade de escolher o que comer, pois vivem de doações ou de alimentos encontrados em lixos ou em outros locais. Há também uma minoria que realiza as grandes refeições em restaurantes populares, em cozinhas comunitárias ou cozinhas oriundas de ações e programas de saúde. Uma parte pode até escolher os alimentos que compra, mas tende a haver limitações no preparo das refeições, pois vivem em locais onde as cozinhas são improvisadas e muitas vezes insalubres.[8,38]

A insegurança alimentar e nutricional também afeta quase toda a população em situação de acampamentos e assentamentos rurais;[66] por isso, ter atenção ao ambiente alimentar do território em que os acampamentos e assentamentos estão inseridos é uma estratégia bastante eficiente para compreender a aquisição dos alimentos (origem, disponibilidade e variedade, regularidade da oferta) e as várias dimensões que permeiam a alimentação. Vale lembrar que, sendo a alimentação um direito humano garantido por lei que deve ser respeitado independentemente da condição de vida, os indivíduos jamais devem ser culpabilizados por viverem em situação de acampamento ou assentamento.

Pessoas com deficiência também são um grupo que merece destaque, pois muitas vivenciam dificuldades relacionadas à alimentação que podem ir desde aquisição e armazenamento dos alimentos até preparo e consumo das refeições. Quanto menores a autonomia e o protagonismo relacionado à alimentação, maior o risco de desvios ponderais e outros problemas nutricionais.[8,26,67] Em muitos casos, os inquéritos alimentares tradicionais são limitados pela dificuldade de obter detalhes relevantes sobre a alimentação sem a ajuda de terceiros, ou não conseguem captar bem as características singulares da alimentação dessas pessoas (p. ex., consistência, via de ingestão, uso de tecnologias assistivas de alimentação).[8,68] Assim, o profissional deve buscar formas criativas de investigar a alimentação, por exemplo, a avaliação qualitativa da alimentação de pessoas com deficiência visual por meio do registro alimentar fotografado usando protocolos desenvolvidos para essa população.[68,69]

Outro ponto importante a ser investigado nas pessoas com deficiência é a monotonia alimentar, que pode ocorrer por

vários fatores: dificuldade de comprar com autonomia alimentos para preparar no domicílio ou para consumir nos estabelecimentos comerciais (p. ex., deficiência visual e auditiva); preparo pouco diversificado das refeições por receio de acidentes domésticos como cortes, queimaduras (p. ex., deficiência visual, mobilidade reduzida por deficiência física); alimentação mais restrita devido a condições fisiológicas e/ou de saúde (p. ex., transtorno do espectro autista, paralisia cerebral, ostomias). Por outro lado, o consumo de alimentos ultraprocessados tem sido crescente nessa população, por motivos variados, como a praticidade e menor risco de acidentes domésticos (p. ex., pessoas com deficiência visual, mobilidade reduzida por deficiência física); previsibilidade de sabor, textura e cheiro (p. ex., pessoas com autismo e/ou síndrome de Down).

Em relação às pessoas LGBTQIA+, o descontentamento com o corpo geralmente resulta em problemas psíquicos e comportamentos alimentares inadequados, tais como o comer transtornado e transtornos alimentares. Comparados à população geral, homens *gays* e homens *trans* apresentam maior chance de comportamentos purgativos (p. ex., jejum, prática exacerbada de exercício físico) e de compulsão alimentar. Mulheres lésbicas e bissexuais também apresentam maior chance de compulsão alimentar, enquanto nas mulheres *trans* são mais frequentes a anorexia, a bulimia nervosa e os comportamentos purgativos (p. ex., uso de laxantes e outras substâncias visando emagrecimento).[32] Por outro lado, a fome atinge quase 70% das pessoas transgênero,[70] como reflexo da dificuldade de acesso à renda pela posição estigmatizada de inferioridade na estrutura social; baixo acesso à educação e outros serviços básicos; discriminação e falta de apoio social. Logo, o profissional precisa estar atento às características das pessoas sob seus cuidados, a fim de escolher a ferramenta mais assertiva para abordar as questões relacionadas à alimentação no dia a dia.

AVALIAÇÃO DE SINAIS E SINTOMAS

Na avaliação semiológica nutricional, os sinais de problemas nutricionais, ou seja, alterações objetivas no corpo da pessoa que podem ser observadas e dimensionadas pelo profissional da saúde (p. ex., palidez, icterícia, alopecia, edema, petéquias) são investigados por meio do exame físico, que tem como ferramentas a inspeção visual, a palpação, a percussão e a ausculta. Os sintomas, que são sensações subjetivas relatadas pela pessoa que não podem ser visualizadas ou mensuradas pelo profissional da saúde (p. ex., sonolência, dor, sede, inapetência, cãibra, náuseas), são avaliados por meio do interrogatório sintomatológico.[9,11]

Embora não sejam necessários protocolos específicos para avaliar sinais e sintomas em populações socialmente invisibilizadas, o profissional da saúde precisa estar atento às condições de saúde e de malnutrição mais prevalentes nesses grupos e compreender os principais problemas recorrentes no território em que estão atuando, a fim de melhor direcionar seu olhar durante a consulta.

Desnutrição de diferentes tipos pode ser muito prevalente em idosos em acolhimento institucional e alguns povos e comunidades tradicionais, como, por exemplo, entre os indígenas, entre os quais o percentual de desnutrição infantil é cerca de cinco vezes maior que entre os não indígenas.[45] Em decorrência da negação persistente do direito humano à alimentação adequada e saudável, a desnutrição, especialmente a energético-proteica, pode ser comum entre migrantes e refugiados, pessoas privadas de liberdade, pessoas em situação de rua e em determinados segmentos da população LGBTQIA+ como travestis e profissionais do sexo.

Assim, o exame físico no cuidado nutricional deve enfatizar a inspeção visual de regiões estratégicas do corpo para avaliar a depleção das reservas adiposas (regiões periorbital, bicipital e tricipital, torácica, lombar e abdominal) e das reservas musculares (regiões temporal, clavicular, escapular, patelar, dorso da mão, região posterior da panturrilha).[71,72]

Quanto maior a situação de vulnerabilidade social, maior a probabilidade de deficiência de micronutrientes. A anemia por deficiência de ferro é a mais prevalente, afetando elevada proporção de crianças indígenas (51,2%),[45] ribeirinhas (37,5%)[73] e quilombolas (38%),[74] mulheres indígenas (32,7%)[45] e privadas de liberdade (31,7%)[75] e adultos ribeirinhos (33,3%).[73] Também é muito comum entre migrantes e refugiados,[41] pessoas com deficiência, pessoas em situação de rua e pessoas privadas de liberdade.[1,8] Não existem muitos estudos sobre carências de outros micronutrientes, mas acredita-se que em muitos desses grupos existam a hipovitaminose A, o beribéri (vitamina B$_1$), entre outras.

Nessa direção, determinadas regiões do corpo devem ser sempre examinadas para avaliar a possível deficiência de micronutrientes, como os olhos (esclerótica e conjuntiva), os cabelos, a boca (lábios, língua, gengivas, mucosa oral), a pele (braços, mãos e pernas) e as unhas.[71,76,77]

Avaliar a desnutrição energético-proteica e a carência de micronutrientes por meio da inspeção corporal é particularmente importante nas pessoas em que o profissional tem dificuldade de empregar outros métodos de avaliação nutricional (p. ex., pessoas com autismo grave, nas quais não é possível realizar antropometria ou exames laboratoriais). Também é muito útil em contextos rurais, e quando o cuidado nutricional é conduzido no local onde a pessoa mora, visto que as ferramentas disponíveis costumam ser mais limitadas (p. ex., pessoas em assentamento rural, populações ribeirinhas). Pode inclusive ter grande utilidade como uma estratégia para aproximação e formação de vínculo com o usuário, como é o caso das pessoas em situação de rua e pessoas privadas de liberdade. Cabe destacar que é necessário ter atenção aos aspectos culturais ao realizar o exame físico em alguns grupos, como entre indígenas e imigrantes/refugiados.

Por outro lado, o exame físico de certas partes do corpo de alguns subgrupos populacionais pode ser limitado, como por exemplo: a pele e os cabelos de pessoas em situação de rua, que podem apresentar excesso de sujidades; a pele de povos tradicionais que trabalham expostos ao sol, que apresentam envelhecimento precoce e lesões (p. ex., pescadores artesanais, marisqueiras); e as mãos de pessoas que trabalham diuturnamente manuseando os recursos naturais do território (p. ex., catadoras de coco-babaçu, pessoas em assentamento rural).

Em pessoas em hormonização, que é muito frequente entre pessoas *trans* e com variabilidade de gênero, o uso de hormônios pode causar efeitos colaterais que podem ser confundidos com sinais e sintomas de distúrbios nutricionais. Naquelas fazendo uso de testosterona para masculinização observam-se alopecia, alterações de humor, aumento de sudorese, maior oleosidade cutânea e aumento do apetite. Já naquelas em uso de estrogênios e antiestrogênios para feminização, podem ocorrer apatia, fadiga e redução na força muscular, dificuldade de atenção e memória, maior retenção de líquidos, diminuição da oleosidade cutânea.[62]

AVALIAÇÃO DE EXAMES LABORATORIAIS

Exames laboratoriais são muito importantes para a triagem, diagnóstico e monitoramento nutricional. Na área da Nutrição, baseiam-se na quantificação de biomarcadores de saúde/doença, do estado nutricional e de exposição dietética em diferentes tipos de amostras biológicas (p. ex., sangue, urina, fezes, tecidos, secreções e outros) a partir de exames hematológicos, bioquímicos, imunológicos, microbiológicos, parasitológicos ou mesmo genéticos.[78]

Na atenção primária à saúde, os exames realizados com mais frequência são aqueles para monitorar os principais problemas de saúde da população brasileira e suas consequências (p. ex., diabetes, dislipidemia, anemia, desnutrição, hipertensão arterial, alterações na função renal, parasitoses e infecções), que de maneira geral apresentam relação com a alimentação e a nutrição.

Mas se, por um lado, os exames laboratoriais permitem identificar precocemente problemas de saúde mesmo quando ainda não há presença de sinais ou sintomas, por outro lado, seu uso em alguns contextos pode não ser factível, pois tendem a ser invasivos, ter custo elevado (p. ex., insumos para coleta e análise laboratorial, equipe qualificada), requerer análises mais demoradas e ser afetados por fatores que podem distorcer as medidas e gerar valores falso-positivos ou falso-negativos. Essas limitações tornam-se ainda mais significativas em determinados grupos populacionais socialmente vulneráveis.

Em povos e comunidades tradicionais, como por exemplo indígenas, ribeirinhos, quilombolas, ciganos e pantaneiros, a viabilidade de se realizarem exames laboratoriais de modo rotineiro é quase nula. Muitas regiões são remotas e de difícil acesso geográfico, o que tanto impossibilita a realização de coleta domiciliar, pela complexidade logística e alto custo, quanto a ida da pessoa à unidade de saúde nos centros urbanos para realizar o exame. Em pessoas em situação de rua, privadas de liberdade, refugiadas, migrantes e em assentamentos rurais também há flagrante dificuldade de acesso aos serviços de saúde e indisponibilidade de recursos públicos para realizar de modo regular exames laboratoriais nos locais onde essas pessoas vivem. Por esses e outros motivos, é comum que os exames laboratoriais acabem tendo papel secundário no diagnóstico nutricional de quem vive múltiplas violações de direitos. Afinal, qual é o objetivo de se identificar a carência de micronutrientes específicos quando o cerne do problema está na falta do que comer? Como intervir quando se identificam precocemente processos de malnutrição, mas o acesso à alimentação não está garantido no dia a dia?

Para outros grupos populacionais, todavia, os exames laboratoriais têm um papel importante no monitoramento da saúde, como é o caso de pessoas com deficiência, em que algumas alterações metabólicas e fatores de risco são mais comuns. Alguns exemplos são: pessoas com síndrome de Down, em que se deve avaliar periodicamente hemograma, ferritina, TSH e T4 livre, glicemia e perfil lipídico devido ao risco de anemia, hipotireoidismo, diabetes melito e dislipidemia; pessoas com lesão medular, nas quais é importante verificar o *status* de cálcio e vitamina D devido ao aumento de reabsorção óssea e maior risco de osteoporose; e pessoas com baixa visão, em que é fundamental monitorar a glicemia, já que seu descontrole pode aumentar o comprometimento da visão e resultar em cegueira. Em pessoas ostomizadas os exames laboratoriais também são importantes para melhor revelar as carências nutricionais existentes e nortear de maneira mais assertiva a intervenção nutricional.

O profissional da saúde também precisa ficar atento aos exames laboratoriais de pessoas transgênero, com destaque para aquelas que fazem uso de hormonização.[32] Em mulheres *trans*, uso de estrogênio pode aumentar o risco de diabetes tipo 2, hipertrigliceridemia, hipertensão arterial e doença tromboembólica venosa. A associação com substâncias antiandrogênicas também pode trazer riscos, como aumento de gordura visceral, aumento das concentrações de triglicerídeos, maior resistência à insulina, hipertensão arterial, hiperpotassemia, disfunção hepática e risco de pancreatite. Em homens *trans*, o uso da testosterona pode favorecer a policitemia pelo estímulo exacerbado à eritropoese e aumentar o risco de eventos cardiovasculares e trombose venosa. Também pode resultar no aumento do colesterol de lipoproteínas de baixa densidade (LDL), diminuição das lipoproteínas de alta densidade (HDL), aumento dos triglicerídeos, aumento das enzimas hepáticas e maior risco de doença cardiovascular, hipertensão e diabetes tipo 2.[62]

INTERVENÇÃO NUTRICIONAL

No processo de assistência nutricional e dietoterápica prestado pelo nutricionista, denomina-se intervenção nutricional a etapa subsequente à avaliação e ao diagnóstico nutricional, que visa a promoção, preservação e recuperação da saúde do indivíduo,[79,80] e pode ser de vários tipos (Tabela 24.3).

A intervenção nutricional, qualquer que seja o tipo adotado pelo profissional, deve estar em sintonia com as características da pessoa sob seus cuidados, visando otimizar as mudanças de comportamentos, fortalecer vínculos e garantir a longitudinalidade do cuidado.

Ao lidar com pessoas analfabetas, por exemplo, é importante ter em mente que sua compreensão de certas informações de saúde é limitada, o que pode impactar negativamente o seu autocuidado físico e mental.[21] Assim, o profissional da saúde deve utilizar todas as estratégias e adaptações ao seu alcance para que as informações nutricionais sejam bem compreendidas e que a pessoa se sinta inserida em todo o processo de cuidado. Sempre que possível, deve-se buscar a autonomia da pessoa no dia a dia e limitar a presença de uma terceira pessoa durante a consulta somente nos casos estritamente necessários. Nessa direção, o profissional pode elaborar o plano alimentar usando imagens ilustrativas;[81] explicar como deve ser o porcionamento dos alimentos usando as mãos da pessoa como referência, ou apresentando copos, xícaras, talheres, pratos e outros utensílios de diferentes tamanhos; enviar para a pessoa por meio de aplicativo de mensagem áudios, vídeos e/ou imagens com as orientações nutricionais, para que possam ser consultadas de maneira mais efetiva sempre que necessário; usar materiais didáticos e/ou interativos para explicar conceitos importantes (p. ex., infográficos, álbuns fotográficos de alimentos, réplicas de alimentos em tamanho natural). Alternativas podem ser

úteis, mas, antes de adotá-las, precisa-se entender o contexto de vida da pessoa e decidir com ela qual estratégia considerar mais simples e acessível para viabilizar as mudanças desejadas nos comportamentos e/ou hábitos.

Intervenções voltadas à população LGBTQIA+ devem priorizar dietas cardioprotetoras, com alimentos funcionais e antioxidantes,[82] visando minimizar o estresse oxidativo e prevenir ou controlar dislipidemia, hiperglicemia e hipertensão arterial. Especialmente em pessoas transgênero, quando cálculos nutricionais forem necessários, deve-se preferir o uso de estratégias que utilizem a estimativa baseada nas quilocalorias por quilo de peso, e não de equações que dependam do sexo biológico.[32] Em relação aos micronutrientes, é importante suplementar com cálcio e vitamina D pessoas com tendência a osteopenia e osteoporose devido ao hipogonadismo, como é o caso de pessoas *trans* masculinas e intersexo que retiraram os ovários, e pessoas *trans* femininas que usam bloqueadores de testosterona sem estrogênio. Por outro lado, deve-se evitar suplementar ferro em pessoas *trans* masculinas, pois pode potencializar a elevação do hematócrito causada pela hormonização, resultando em eritrocitose. Em toda a população LGBTQIA+ deve-se estimular uma alimentação rica em fibras, probióticos e prebióticos, visando ao equilíbrio da flora intestinal e vaginal e à melhora da imunidade.

Em relação às pessoas com deficiência, a intervenção nutricional deve ser conduzida considerando as características singulares de cada pessoa, já que existe uma grande heterogeneidade de condições mesmo entre pessoas com o mesmo tipo de deficiência. É importante estar atento à acessibilidade em todas as suas dimensões em todo o processo de cuidado nutricional, conforme as legislações em vigor, visando garantir verdadeiramente a inclusão dessa população nos serviços de saúde.[36,83] O consumo alimentar precisa ser monitorado cuidadosamente, buscando sempre manter a autonomia da pessoa não somente no ato de alimentar-se, mas também na compra e preparo das refeições.[38] É fundamental que o nutricionista conheça e recomende, sempre que necessário, o uso de tecnologias assistivas para a alimentação, as quais se referem a todo arsenal de recursos que contribuem para proporcionar ou ampliar habilidades funcionais de pessoas com deficiência ou mobilidade reduzida, visando sua autonomia, independência, qualidade de vida e inclusão social. Englobam produtos, recursos, metodologias, estratégias, práticas e serviços que se utilizam do potencial remanescente da pessoa para gerar independência nas atividades relacionadas à alimentação. Os exemplos mais comuns são os utensílios adaptados, como talheres (com cabo engrossado,

Tabela 24.3 Tipos de intervenção nutricional frequentemente adotados por profissionais da saúde.

Tipo de intervenção nutricional	Características
Prescrição dietética	Elaboração de plano alimentar individualizado que tem como base o diagnóstico nutricional, devendo conter minimamente informações relacionadas ao valor energético total, quantidade de macro e micronutrientes, fracionamento e consistência da dieta. É uma atividade privativa do nutricionista
Orientação nutricional	Conduta na qual são oferecidas informações e esclarecimentos à pessoa sobre seu quadro de saúde e sobre os comportamentos desejáveis de nutrição para a melhora do seu estado nutricional e da sua qualidade de vida. Pode estar associada à prescrição dietética ou não
Aconselhamento nutricional	Busca mudar as atitudes de maneira prática e diretiva, em um processo no qual é oferecido apoio à pessoa para o seu autocuidado, tendo como base o estabelecimento de prioridades, objetivos e planos de ação relacionados à alimentação e à saúde. Pode estar associado à prescrição dietética ou não
Educação alimentar e nutricional	Desenvolvimento de atividades educativas contínuas e permanentes que promovam a aquisição de novos conhecimentos que levem à prática autônoma e voluntária de hábitos alimentares saudáveis. É idealmente realizada de modo transdisciplinar, intersetorial e multiprofissional. Pode estar associada à prescrição dietética ou não

com cabo curvo, em balanço, com substituidor de preensão etc.), pratos (com bordas laterais fixas, com bordas laterais acopláveis, com ventosas na base, giratórios, com ângulo ajustável etc.), copos (com alças, com recorte para o nariz, com bico, com *design* para facilitar a preensão, angulado para beber recostado etc.), e utensílios de cozinha (faca em balanço, faca giratória, tábua de corte adaptada, tábua de corte com faca acoplada, tábua para fatiar, fixador de canudos, abridores antiderrapantes, bandejas antiderrapantes etc.).

Para as pessoas privadas de liberdade, a prestação de serviços de alimentação e nutrição é norteada pelo Ministério da Justiça e Cidadania, devendo cobrir 100% das necessidades diárias dos detentos, otimizar a saúde e reduzir o risco de doenças pelo consumo insuficiente ou excessivo de nutrientes. Para este fim, foram disponibilizados valores de referência para nutrientes nas refeições, tendo como base para o planejamento semanal o guia alimentar para a população brasileira. Embora as refeições ofertadas sejam semelhantes para todos os detentos da unidade prisional, cardápios especiais podem ser ofertados individualmente por motivos de saúde ou exigência religiosa.[84] Contudo, é importante que o profissional da saúde considere que outros alimentos também fazem parte do dia a dia dos detentos, como aqueles levados pelos visitantes semanalmente, com destaque para doces, biscoitos e outros alimentos ultraprocessados. Embora muitos detentos reconheçam que esses alimentos favorecem a obesidade e o desenvolvimento de doenças crônicas como diabetes e hipertensão arterial, o alívio emocional trazido por esses alimentos faz com que as questões de saúde física ganhem menor relevância dentro do cárcere.[8] Todos esses aspectos precisam ser considerados pelas Equipes de Atenção Primária Prisional no contexto da Política Nacional de Atenção Integral à Saúde das Pessoas Privadas de Liberdade no Sistema Prisional, assim como pelos outros profissionais da saúde do território que atuam junto às unidades prisionais. Vale lembrar também que os profissionais da saúde devem cuidar da população materno-infantil no cárcere, visando garantir a saúde e a boa nutrição da gestante e do bebê e promover e proteger o aleitamento materno, no contexto da Política Nacional de Atenção às Mulheres em Situação de Privação de Liberdade e Egressas do Sistema Prisional. Infelizmente o nutricionista ainda não integra a equipe multiprofissional mínima de Atenção Primária Prisional no contexto da Política Nacional de Atenção Integral à Saúde das Pessoas Privadas de Liberdade no Sistema Prisional (PNAISP). Contudo, pode colaborar com os profissionais da saúde que atuam nas unidades prisionais do território.

Para além das barreiras de idiomas enfrentadas para o diálogo com certos povos e comunidades tradicionais, o nutricionista precisa estar atento ao fato de que, em muitos grupos, as famílias e comunidades são compreendidas como "sujeitos coletivos". Ou seja, apresentam características únicas e dinâmicas, com organizações sociais que diferem nas mais diversas e complexas situações territoriais e ambientais do país. Isso pode gerar, consequentemente, demandas e prioridades diferenciadas no cuidado nutricional, inclusive dentro de um mesmo município, pela diversidade cultural e geográfica existente. O nutricionista precisa conhecer a cultura alimentar da comunidade e protegê-la a partir de ações educativas que levem em consideração o nível de processamento dos alimentos e os impactos desses alimentos na saúde e no meio ambiente, a produção agroecológica dos alimentos e o consumo regular e seguro da água na comunidade.[38] Vale lembrar que, para monitorar o estado nutricional dos indígenas, há o Subsistema de Atenção à Saúde Indígena, que é um componente do SUS vinculado à Secretaria Especial de Saúde Indígena (SESAI) do Ministério da Saúde, e para os povos ribeirinhos da Amazônia Legal e Pantanal existem as equipes de Saúde da Família Ribeirinhas e as Unidades Básicas de Saúde Fluviais.

Tanto nos povos e comunidades tradicionais, mas também em outras populações invisibilizadas, a insegurança alimentar e nutricional apresenta frequência elevada e, por vezes, superior à da população geral. No Brasil, a insegurança alimentar (IA) está presente em quase 70% de pessoas LGBTQIA+,[32,70] 64% de pessoas com deficiência,[85] 64,1% de indígenas,[86] 55,6% de quilombolas,[60] e 100% de pessoas assentadas e sem-terra.[66] Em determinadas épocas do ano, 65% dos ribeirinhos comem menos do que gostariam, 33% precisam pular alguma refeição, e 17% não comem nada durante 1 dia inteiro.[87] Entre as pessoas em situação de rua, somente 27,4% conseguem comprar comida com seu próprio dinheiro, e 19% não conseguem fazer ao menos uma refeição por dia. Essa proporção é ainda maior entre quem pede dinheiro para sobreviver: 31,3% não se alimentam todos os dias.[88] Assim, o nutricionista deve incentivar a mobilização social e promover a efetivação dos direitos humanos junto a todos esses grupos, compreendendo que sua atuação é, antes de tudo, um compromisso social.

No cuidado de refugiados e migrantes, o nutricionista deve estar preparado para atender às demandas sociais e àquelas que a interculturalidade desses grupos impõem. Precisa, assim, compreender as questões que permeiam a alimentação, já que é um importante elemento de identidade cultural e desempenha um papel social relevante, familiarizando-se com a cultura alimentar, a fim de que a assistência nutricional possa ser culturalmente aceitável a esses cidadãos e promover um bom aporte nutricional. Aqueles que vivem em situação de extrema vulnerabilidade social devem ser encaminhados aos Centros de Referência de Assistência Social (CRAS) do Sistema Único de Assistência Social (SUAS), para que possam ter acesso aos programas governamentais de transferência de renda que possam melhorar sua alimentação e qualidade de vida.

Lidar com pessoas em situação de rua também é complexo e desafiador, já que qualquer tipo de intervenção precisa ser multidisciplinar e intersetorial, tendo como base a empatia e o acolhimento previstos na Política Nacional para a População em Situação de Rua. Embora o nutricionista ainda não integre a equipe multiprofissional mínima de atenção a essa população no escopo da Política Nacional de Atenção Básica (PNAB), é fundamental que trabalhe de maneira articulada com as equipes dos Consultórios na Rua (CnaR) existentes no território, visando favorecer a integralidade do cuidado em saúde.[38] Considerando os cenários adversos de vida dessa população, os profissionais da saúde devem buscar formas criativas de ampliar seu acesso a água potável e alimentos com boa qualidade nutricional e segurança sanitária, estimulando a autonomia e a participação nas escolhas alimentares. As ações devem buscar a construção de soluções que dialoguem com a realidade de cada pessoa, pautadas no resgate da qualidade de vida (com intervenção nos fatores que a colocam em risco) e redução de danos como ética orientadora do cuidado.[65] Atenção especial deve ser dada àqueles mais vulneráveis, como aqueles com doenças crônicas, que fazem uso abusivo de álcool e outras drogas, idosos, gestantes, puérperas e crianças. Em crianças menores de 2 anos, deve-se promover ações de proteção ao aleitamento materno exclusivo e continuado, e uma alimentação complementar adequada e segura no contexto da rua, de modo a garantir bons crescimento e desenvolvimento e evitar doenças transmitidas por alimentos.

Tabela 24.4 Exemplos de equipamentos sociais nos territórios articulados à segurança alimentar, saúde e educação.

Equipamentos sociais articulados à segurança alimentar	Equipamentos sociais articulados à saúde	Equipamentos sociais articulados à educação
<ul><li>Restaurantes populares</li><li>Bancos de alimentos</li><li>Cozinhas e hortas comunitárias</li><li>Mercados municipais e centrais de abastecimento</li><li>Centros de Referência de Assistência Social (CRAS)</li><li>Centros de Referência Especializados de Assistência Social (CREAS)</li><li>Centros de Referência Especializados para População em Situação de Rua (Centro POP)</li><li>Albergues e casas de acolhimento para pessoas em situação de rua</li><li>Casas de passagem e de acolhimento para indígenas</li><li>Centros comunitários e outras instituições de apoio social (p. ex., associações de moradores, igrejas, clubes)</li></ul>	<ul><li>Casa de saúde indígena (CASAI)</li><li>Centro de Atenção Psicossocial (CAPS)</li><li>Centro de Atenção Psicossocial Álcool e Drogas (CAPS-AD)</li><li>Centros Especializados em Reabilitação (CER)</li><li>Associações de atenção à saúde de pessoas com deficiência</li><li>Unidades de desintoxicação, recuperação e reabilitação para pessoas em drogadição</li><li>Ambulatório de atenção à saúde da população travesti e transexual</li><li>Conselhos locais de saúde</li></ul>	<ul><li>Escolas e creches</li><li>Instituições profissionalizantes</li><li>Centros de esporte, arte e recreação</li><li>Espaços de projetos sociais no território</li></ul>

É fundamental que os nutricionistas dialoguem com os equipamentos sociais do território, já que são lugares de vivência coletiva e articulação de políticas sociais (Tabela 24.4). Nesses espaços, as ações podem ser combinadas de diversas maneiras para atender às necessidades específicas de cada território, tendo um importante papel para fortalecer a população local e mobilizar lideranças comunitárias para ações solidárias e reivindicatórias em defesa da segurança alimentar e nutricional e da promoção da saúde.

CONSIDERAÇÕES FINAIS

A inclusão no processo de cuidado em nutrição é um assunto emergente, dado o seu caráter urgente. Em sintonia com as demandas atuais da sociedade, é fundamental que esses saberes sejam incorporados na prática do nutricionista nas suas diferentes áreas e cenários de atuação, visando produzir novos modos de cuidar e novas formas de organizar o trabalho que garantam a segurança alimentar e nutricional e a justiça social dos grupos populacionais em maior situação de vulnerabilidade em todo o território nacional. Temas que abordem a diversidade e a inclusão de diferentes grupos populacionais devem permear transversalmente a formação de todos os profissionais da saúde em todos os seus níveis (graduação, pós-graduação, eventos técnico-científicos), buscando um modelo de cuidado alicerçado na cidadania e na humanização.

Regidos pelo seu Código de Ética e Conduta, os nutricionistas precisam contribuir para a ampliação das ações de promoção à saúde e da segurança alimentar e nutricional e firmar seu compromisso social e ético com o juramento de sua profissão, construindo estratégias de inclusão que possam resultar em mudança social, quebra de barreiras e diminuição das iniquidades em saúde.

REFERÊNCIAS BIBLIOGRÁFICAS

As referências consultadas para a elaboração deste capítulo estão disponíveis *online* no Ambiente de aprendizagem do GEN.

COMO CITAR ESTE CAPÍTULO

ABNT
BAGNI, U. V.; FERREIRA, A. A.; BORGES, T. L. D. Estratégias e desafios do cuidado nutricional de grupos populacionais socialmente vulneráveis. *In:* POLTRONIERI, F. (org.). *Tratado de Nutrição e Dietoterapia*. 2. ed. Rio de Janeiro: Guanabara Koogan, 2023. p. 325-334.

VANCOUVER
Bagni UV, Ferreira AA, Borges TLD. Estratégias e desafios do cuidado nutricional de grupos populacionais socialmente vulneráveis. In: Rossi L, Poltronieri F (Orgs.). Tratado de nutrição e dietoterapia. 2. ed. Rio de Janeiro: Guanabara Koogan; 2023. p. 325-34.

CAPÍTULO

25

Educação Alimentar e Nutricional

Irene Coutinho de Macedo

INTRODUÇÃO

A busca por um estilo de vida saudável e o reconhecimento do papel da alimentação na promoção de saúde, na prevenção e no tratamento de doenças tem levado a população a se consultar com nutricionistas a fim de rever seus hábitos alimentares e selecionar melhor os alimentos consumidos.

Segundo o marco de referência de educação alimentar e nutricional (EAN) para políticas públicas: "a educação alimentar e nutricional tem sido considerada estratégica em relação aos problemas alimentares e nutricionais contemporâneos, auxiliando no controle e redução da prevalência das doenças crônicas não transmissíveis, redução de danos, promoção de uma cultura de consumo sustentável, hábitos alimentares saudáveis e valorização da cultura alimentar tradicional."[1]

No entanto, observa-se ainda uma atenção exagerada com a qualidade da dieta e de normas dietéticas. Essa preocupação obsessiva pode impactar negativamente o comportamento alimentar, levando os indivíduos a uma disciplina que os faz deixar de ver a alimentação como um ato natural e prazeroso, configurando-se uma doença de ordem psíquica ou capaz de instaurar um transtorno alimentar.[2,3]

A ciência da Nutrição, por estar inserida no modelo "biologicista" e com foco na doença e no risco, tem apresentado, por muitas vezes, práticas interventivas restritivas que transformam a educação alimentar em prescrições de alimentos e suplementos, desarticulando a abordagem do contexto social do sujeito com suas crenças e história. Na formação do nutricionista, destacam-se o predomínio do estudo das ciências biológicas e, muitas vezes, a desvalorização das ciências humanas. No entanto, essa abordagem biológica da nutrição não tem sido eficaz para trazer à população as estratégias facilitadoras para a mudança do comportamento alimentar.[4,5] Dietas meticulosamente calculadas ou planos alimentares padrão seguidos de lista de substituições não garantem a adesão de pacientes à dieta nem tampouco a mudança de comportamento.[6] Cada vez mais a sociedade demanda um profissional com visão mais ampla, preparado para auxiliar as pessoas a estabelecerem a sua estrutura e seu consumo alimentar a partir das conexões entre emoções, sentimentos e atitudes que interferem na alimentação.[6,7]

A partir da compreensão de que a EAN é um campo de conhecimento que "visa promover a prática autônoma e voluntária de hábitos alimentares saudáveis",[1] e que o educador não é quem transfere conhecimento, mas quem, a partir do respeito e da valorização do outro, viabiliza sua própria produção ou construção,[8] independentemente da nomenclatura adotada, o nutricionista deve ser um agente de missão transformadora; por excelência, um educador.

A educação pode ser compreendida como um processo de ensino e aprendizagem que visa capacitar o indivíduo a agir conscientemente e com autonomia, com vistas à melhora da qualidade de vida pessoal e da coletividade. A educação é o caminho para transformar o indivíduo em um ser autônomo, capaz de fazer as suas próprias escolhas de modo a favorecer a sua saúde e o ambiente no qual está inserido.[8]

No processo de EAN, deve-se considerar a transformação não apenas do cliente, paciente ou comunidade, mas também do profissional que auxilia no processo de escolhas mais adequadas para a sua condição de saúde ou de doença. O nutricionista ou o profissional da saúde devem ser agentes colaboradores para o processo de transformação considerando experiências anteriores, cultura, crenças, conhecimentos, habilidades, valores e significados que o cliente apresenta como determinantes do seu comportamento alimentar atual.

PILARES DA EDUCAÇÃO

Educação não é transferência de conhecimento,[8] tampouco se resume a o que o indivíduo sabe sobre alimentação. Sistemas educacionais, incluindo os da área da saúde de alimentação, tendem a privilegiar o conhecimento em detrimento de outros modos de aprendizagem. Em 1996, a Organização das Nações Unidas para a Educação, a Ciência e a Cultura (Unesco) estabeleceu que a educação, ao longo da vida, baseia-se em quatro pilares: aprender a conhecer, aprender a fazer, aprender a conviver e aprender a ser. Esses pilares também podem ser considerados e aplicados no processo de EAN. O primeiro pilar, "aprender a conhecer", refere-se à aquisição dos "instrumentos do conhecimento", como raciocínio lógico, compreensão, dedução, memória, ou seja, os processos cognitivos por excelência. O "aprender a fazer" refere-se essencialmente a aplicar, na prática, os conhecimentos teóricos. "Aprender a conviver" é o terceiro pilar e atua no campo das atitudes e dos valores. Por fim, o quarto pilar, "aprender a ser", visa formar indivíduos autônomos, intelectualmente ativos e independentes, capazes de estabelecer relações interpessoais, de se comunicar e evoluir permanentemente, de intervir de modo consciente e proativo na sociedade.[9]

No campo da alimentação, esses pilares podem ser exemplificados com a preparação de um bolo de cenoura. Imagine um indivíduo que não saiba fazer um bolo. Para que ele se transforme em alguém que saiba fazer um bolo, deve passar pelo processo educativo. Para preparar o bolo, é preciso ter uma receita e, para tal, é importante saber (conhecer) o código de escrita pela leitura. Aqui se observa o primeiro pilar da educação: aprender a conhecer. Saber ler uma receita, reconhecer as unidades e as medidas, apesar de fundamental para iniciar o processo de saber fazer um bolo, não é suficiente. É necessário, ainda, que o indivíduo saiba misturar os ingredientes, prepará-los, assar em forno, ou seja, desenvolver a habilidade, colocar em prática o seu conhecimento, aqui retratado como o aprender a fazer. Estando o bolo pronto, seria possível presumir que o processo educativo estaria completo. No entanto, ainda é preciso saber dividir e compartilhar, ou seja, saber conviver. É o que se almeja com o terceiro pilar, aprender a conviver, que trata da educação como veículo de paz, tolerância e compreensão. O quarto pilar, aprender a ser, pode ser exemplificado com o efeito do fazer e compartilhar o bolo, que gera uma alegria, uma sensação boa de ter feito algo bom que contribui para o bem-estar do meio no qual está inserido.

Dessa maneira, as ações de EAN, na sua maioria, podem ser estabelecidas na compreensão dos quatro pilares da educação.

FORMAÇÃO DOS HÁBITOS ALIMENTARES

Para Boog,[4] não é possível intervir em alimentação desconsiderando a cultura e os significados dos alimentos, reduzindo essa prática social a componentes "invisíveis e desconhecidos, chamados nutrientes". Educar é intervir em vidas humanas e, por isso, é preciso considerar a multidimensionalidade do ser humano como um ser biológico, psíquico, social, afetivo e racional. O ato de alimentar-se não existe apenas para satisfazer necessidades biológicas, devendo-se considerar que a alimentação é veículo de prazer, carregado de representações e significados determinados por fatores pessoais, sociais, culturais, econômicos e ambientais, e, principalmente, pela interação deles.[1]

Nesse sentido, a EAN deve considerar todos os aspectos que envolvem e determinam não apenas o consumo, mas o comportamento e a atitude alimentar expressa pela relação do indivíduo com os alimentos e a dieta, ou seja, o que a pessoa conhece e acredita sobre alimentação e também o que ela sente em relação à comida.[10]

Os hábitos alimentares podem ser compreendidos como um comportamento aprendido ao longo da vida pela repetição e incorporado sem reflexão consciente.[10] Esses hábitos começam a ser formados logo ao início da vida, desde as primeiras experiências do aleitamento materno, até o processo de transição para uma alimentação geral, estabelecida pelas preferências naturais da criança, pela dinâmica familiar e demais interações psicossociais e culturais.[11] A atitude alimentar dos pais, ou responsáveis, impacta diretamente a formação das preferências e aversões alimentares das crianças, uma vez que as mesmas não têm autonomia de compra ou de preparo de suas próprias refeições. Segundo Rossi et al.,[11] os pais servem de modelo para o comportamento alimentar da criança, pois exercem papel relevante no processo de aprendizagem e na exposição a padrões alimentares. Para Poulain,[12] é na refeição familiar que "as crianças interiorizam as regras e valores da propriedade, do respeito aos outros, da partilha".

Outro ambiente favorável à formação de hábitos que moldam o comportamento alimentar é a escola, uma vez que muitas crianças passam um longo período em uma instituição onde realizam até três refeições ao dia. Em contato com outro universo, os hábitos alimentares da criança são influenciados pelo convívio com os amigos e professores, pela observação e pela experimentação do que é oferecido na própria escola. À medida que as crianças crescem e suas relações sociais ampliam-se, maiores são as influências nas escolhas alimentares.[13]

Fatores psicossocioculturais como cultura, religião, classe social, renda, nível de escolaridade, acesso e disponibilidade de alimentos são determinantes para as escolhas alimentares.[10,14] Os conhecimentos dos indivíduos sobre a alimentação, sejam eles científicos ou populares, expressos por mitos, crenças e tabus, também determinam, em certa medida, o comportamento alimentar.[14] Nesse item, inserem-se as informações divulgadas pelos meios de comunicação, especialmente a televisão, mais recentemente pelas mídias sociais que influenciam a compra e o consumo de alimentos e ditam os padrões de beleza e corpo desejado.[13,14] No entanto, os conhecimentos científicos sobre alimentação e nutrição não implicam necessariamente uma

ingestão saudável, pois o conhecimento empírico determina, em maior medida, as escolhas alimentares.[15]

Para Jomori et al.,[16] e Alvarenga e Koritar,[10] as características sensoriais dos alimentos, como aparência, tipo de preparação, variedade e sabor, são determinantes de escolha. A depender do contexto social no qual os alimentos são apresentados e consumidos, pode haver uma associação de prazer, busca e repetição do alimento quando existe uma percepção positiva de recompensa, ou seja, uma memória agradável relacionada com o consumo. Assim a alimentação pode ser utilizada como mecanismo para compensar emoções negativas pela busca de prazer e satisfação emocional, carregando lembranças e memórias. Do mesmo modo, quando o consumo estiver associado a um evento de conflito, possivelmente haverá rejeição ao alimento.[15,17]

Dentre os determinantes do comportamento alimentar também estão aqueles relacionados com o sistema de produção de alimentos, que correspondem ao conjunto de estruturas tecnológicas e sociais empregadas desde a coleta até a preparação culinária.[12,18] O acesso físico e financeiro ao alimento, o desenvolvimento social, a produção de alimentos, os métodos de aquisição e as transformações culinárias definem o que o indivíduo consome.[12]

Fatores biológicos individuais, subdivididos em componentes fisiológicos, patológicos, genéticos, necessidades nutricionais, mecanismos regulatórios, estado fisiológico de fome e de saciedade, também influenciam a quantidade e a qualidade da alimentação a ser consumida nos diferentes estágios da vida, determinando as escolhas alimentares e moldando o comportamento alimentar.[10,16,17] Dessa maneira, as escolhas alimentares devem ser entendidas na sua complexidade, pois são desenvolvidas ao longo da vida, integrando as experiências das pessoas com a comida, experiências essas que, à medida que se fortalecem, transformam-se em hábitos alimentares.[17,19]

Portanto, compreender a formação dos hábitos alimentares bem como os elementos que influenciam as escolhas e o comportamento alimentar é fundamental para estabelecer estratégias educacionais que contribuam para a mudança de comportamento alimentar sem perder o significado da alimentação e a capacidade crítica de cada indivíduo. O desafio para o profissional está em estimular e encorajar a adoção de um novo comportamento alimentar que respeite os sinais de fome e de saciedade, a vontade de comer, as oscilações de humor que interferem na alimentação, a situação social, o ambiente e o prazer de se alimentar.[10] Tal constatação é expressa no seguinte pensamento de Boog:[2]

> Não sendo possível, no âmbito da educação, separar cultura alimentar e ciência da Nutrição, a educação alimentar e nutricional será sempre uma busca compartilhada, entre educadores e educandos, de novas formas e novos sentidos para o ato de comer, por meio do qual as pessoas possam construir valores e conhecimentos, ressignificar práticas e desenvolver estratégias que lhes proporcionem condições para alimentar-se saudavelmente, mas também transgredir regras sobre práticas saudáveis, com responsabilidade e temperança, de maneira a não se privar do sabor da vida.[2]

PRÁTICAS EM EDUCAÇÃO ALIMENTAR E NUTRICIONAL

A EAN, tendo como finalidade a intervenção sobre problemas alimentares ou a promoção de práticas alimentares saudáveis, pode se dar junto a pessoas individualmente, ou em grupos, comunidades e populações, tal como detalhado a seguir.[2]

Atendimento individual

A educação alimentar e nutricional na abordagem individual deve considerar a dimensão singular de cada um.[20] Nesse contexto, as ações educativas denominam-se "aconselhamento nutricional" ou "aconselhamento dietético".[2]

Rodrigues et al.[21] conceituam o aconselhamento dietético da seguinte maneira:

> Uma abordagem de educação nutricional, efetuada por meio do diálogo entre o cliente portador de uma história de vida, que procura ajuda para solucionar problemas de alimentação, e o nutricionista, preparado para analisar o problema alimentar no contexto biopsicossociocultural da pessoa, que o auxiliará a explicitar os conflitos que permeiam o problema, a fim de buscar soluções que permitam integrar as experiências de criação de estratégias para o enfrentamento dos problemas alimentares na vida cotidiana, buscando um estado de harmonia compatível com a saúde.

Motta[22] conceitua aconselhamento nutricional como "um encontro entre duas pessoas para examinar com atenção, olhar com respeito, e deliberar com prudência e justeza sobre a alimentação de uma delas".

No processo de aconselhamento, almeja-se uma abordagem que combine os conhecimentos nutricionais com as habilidades terapêuticas com ênfase na alimentação. Nesse contexto, o nutricionista é um agente de auxílio às pessoas, para que elas façam as modificações necessárias em seu comportamento alimentar de modo a melhorar a qualidade de vida e não apenas melhorar seus conhecimentos sobre Nutrição. O aconselhamento não se resume a orientação dietética ou dietoterápica com ênfase na atenção clínica; trata-se do estabelecimento de uma relação de ajuda. Porém, em condições clínicas muito específicas nas quais é necessária uma aplicação rigorosa da dietoterapia, muitas vezes acaba prevalecendo a abordagem nutricional tradicional, centrada no profissional. É necessário, portanto, estabelecer o diálogo entre a orientação nutricional e os princípios do aconselhamento para fazer uma prescrição menos impositiva.[2,6,23]

Para Boog,[2] na perspectiva do aconselhamento "não existe paciente difícil ou rebelde, mas uma pessoa que demanda cuidado e cujo problema pode ter diferentes graus de complexidade". O profissional deve abarcar não apenas os conhecimentos teóricos e específicos da Nutrição e da alimentação, mas também os conhecimentos advindos das ciências sociais a fim de ter elementos para uma abordagem adequada, para garantir a privacidade do cliente e manter um relacionamento ético.[2,6]

Para Alvarenga et al.[3] o profissional que realiza aconselhamento é definido como terapeuta nutricional (TN), cuja abordagem deve ser focada no indivíduo, criando condições para que o paciente seja ouvido, mostrando que ele é capaz de assumir a responsabilidade por suas ações, encorajando-o a adotar uma postura mais ativa no atendimento nutricional.

Ações educativas com grupos

As ações educativas em grupos estão mais concentradas em Unidades Básicas de Saúde, ambulatórios, empresas, escolas, comunidades e associações de bairro, igrejas e serviços de promoção social, e pressupõem a abordagem em grupos de crianças, adolescentes, adultos, gestantes, idosos ou indivíduos com necessidades específicas, como hipertensos, obesos, celíacos, entre outros. Para as ações em grupo, é preciso considerar a necessidade de adequação das ações aos diferentes indivíduos, usando recursos e métodos apropriados para cada um deles. O desenvolvimento das ações deve ocorrer de modo integrado

a partir do diagnóstico do consumo e das características sociais, culturais, políticas e econômicas que definem o padrão alimentar desse grupo, população ou comunidade.[2]

As estratégias educativas devem ser planejadas de acordo com as características do público-alvo, dando preferência para as atividades de experimentação, metodologias ativas e problematizadoras, com discussão de casos e levantamento de hipóteses de solução para a transformação positiva da realidade.[1,2,24] A abordagem problematizadora tem como premissa que o aprendizado acontece a partir do confronto entre os problemas reais e a busca pela resolução desses problemas e pela transformação positiva da sociedade. Nesse modelo, considera-se que o conhecimento seja construído pelo sujeito na interação com o meio desde o nascimento até a inserção em um grupo no qual produz cultura no cotidiano. Pressupõe-se que professor (nutricionista) e aluno (paciente/grupo) construam juntos o conhecimento a partir de um diálogo horizontal no qual são discutidas conjuntamente as hipóteses de solução para o problema detectado.[8]

Para a comunicação mais efetiva, o educador precisa certificar-se de reduzir os ruídos entre o emissor e o receptor, que interferem no sucesso do processo educativo. Cuidados com a linguagem verbal, atentando para cuidados com a fala, a voz em nível apropriado e compreensível, a escuta ativa, o contato visual, o diálogo horizontal, além de respeito com o educando, empatia e interesse. É necessário, ainda, atentar às atitudes não verbais, como manter os braços descruzados e a expressão facial relaxada a fim de demonstrar interesse e curiosidade.[25] Na comunicação, o educador deve contribuir para empoderar os pacientes a agir de maneira autônoma, fazendo escolhas conscientes saudáveis.[26]

Ações educativas de âmbito populacional

A EAN compõe o elenco de estratégias fundamentais para a promoção da alimentação adequada e saudável. Ações dessa natureza estão sempre vinculadas a políticas públicas e geralmente são desenvolvidas por órgãos governamentais, podendo ser planejadas para um município, uma região ou um país com ações voltadas especialmente a garantir a segurança alimentar e nutricional.[2] O Ministério do Desenvolvimento Social e Combate à Fome[1] coordenou e publicou o "Marco de referência de educação alimentar e nutricional para as políticas públicas", documento norteador com o objetivo de "promover um campo comum de reflexão e orientação prática [...] que contempla os diversos setores vinculados ao processo de produção, distribuição, abastecimento e consumo de alimentos". Dessa maneira, entre os resultados das ações no âmbito populacional identifica-se a contribuição no controle e prevenção de doenças crônicas não transmissíveis e carências nutricionais, com valorização da cultura alimentar e fortalecimento de hábitos regionais. A alimentação deve ser compreendida como uma prática social, e qualquer ação educativa deve adotar uma abordagem que reconheça que as práticas alimentares são o resultado de comportamentos e atitudes envolvidas nas escolhas, preferências, formas de preparo e consumo resultantes da disponibilidade e do acesso ao alimento.[1]

O Marco conceitua EAN como:

> [...] um campo de conhecimento e de prática contínua e permanente, transdisciplinar, intersetorial e multiprofissional que visa promover a prática autônoma e voluntária de hábitos alimentares saudáveis. A prática da EAN deve fazer uso de abordagens e recursos educacionais problematizadores e ativos que favoreçam o diálogo junto a indivíduos e grupos populacionais, consideran-

do todas as fases do curso da vida, etapas do sistema alimentar e as interações e significados que compõem o comportamento alimentar.[1]

Por ser a alimentação uma prática social, resultante da integração das dimensões biológicas, sociocultural, ambiental e econômica, diversos profissionais podem realizar a EAN para a promoção da alimentação adequada e saudável, com orientações pautadas no *Guia Alimentar para a População Brasileira*.[27] Esse documento foi elaborado tendo em vista o atendimento aos princípios e diretrizes estabelecidos pelo Marco,[1] configurando-se como um instrumento para apoiar ações de EAN.

O guia alimentar estabelece os seguintes princípios: alimentação é mais do que a ingestão de nutrientes; recomendações devem estar em sintonia com seu tempo; alimentação adequada e saudável deriva de sistema alimentar social e ambientalmente sustentável; respeito aos diferentes saberes; e amplia a autonomia nas escolhas alimentares. A regra de ouro do guia é: "Prefira sempre alimentos *in natura* ou minimamente processados e preparações culinárias a alimentos ultraprocessados." O guia também sugere o uso de óleos, gorduras, sal e açúcar em pequenas quantidades ao temperar e cozinhar alimentos e criar preparações culinárias. Além disso, deve-se limitar o uso de alimentos processados e evitar alimentos ultraprocessados.[27]

Destacam-se no guia as orientações sobre "O ato de comer e a comensalidade": devendo-se comer com regularidade e atenção, em ambientes apropriados e em companhia. Indica, ainda, possíveis obstáculos à adesão das pessoas às recomendações: informação, oferta, custo, habilidades culinárias, tempo e publicidade fornecendo dicas, como locais de compra e distribuição dos recursos.[27]

As ações de EAN devem acionar diversos setores e áreas da sociedade, bem como uma pluralidade de profissionais, com campanhas de alcance aos cidadãos de maneira ampla e geral e, também, aos indivíduos e seus grupos de referência. Deve envolver a mídia e mobilizar agentes de comunicação efetiva potencializando a divulgação das informações para que, a partir de novos acessos, as pessoas possam apreender novos conhecimentos, experiências e valores.[1,2]

MOTIVAÇÃO PARA MUDANÇA DE COMPORTAMENTO

A motivação é um dos elementos fundamentais no processo educativo que visa à mudança de comportamento. Trata-se do motivo ou da razão que faz com que as pessoas se movimentem em direção a um novo comportamento mais adequado para uma alimentação que promova a saúde. Devido à sua complexidade, a mudança de hábitos alimentares é uma das transformações mais difíceis ao ser humano, pois exige um esforço consciente e intenso para o sucesso na adesão de um novo comportamento alimentar.[28]

A motivação que viabiliza a efetiva mudança de comportamento é aquela que surge do indivíduo e que envolve sensação de prazer e satisfação interna relacionada com efeitos mais positivos na mudança do comportamento: a motivação intrínseca. Já a motivação extrínseca é aquela gerada pelo meio ambiente na qual, muitas vezes, a pessoa se sente pressionada por fatores externos, como prêmios ou coação ou por imputação de culpa.[29] Torna-se necessário, então, que o nutricionista seja habilitado a identificar os motivos que levam as pessoas a adotar novos hábitos alimentares, bem como a trabalhar estratégias apropriadas para que as pessoas se mantenham motivadas e encorajadas a assumir novas escolhas alimentares.

Entrevista motivacional

A entrevista motivacional (EM) é um estilo de conversa colaborativo usado no processo de aconselhamento cujo objetivo principal é favorecer um diálogo entre o profissional e o paciente que desperte a motivação para a mudança de determinado comportamento.[30] No que se refere à mudança de comportamentos relacionados com alimentação e nutrição, a EM, associada a outras técnicas de intervenção, tem produzido efeitos benéficos para se adotar uma alimentação que favoreça a melhora da qualidade de vida, a promoção de bem-estar e indicada para o tratamento nutricional do sobrepeso e obesidade.[29,31]

A técnica da EM baseia-se na aliança entre o profissional preparado e o paciente, uma parceria colaborativa na qual ambos trazem à tona conhecimentos importantes. Essa aliança e o ambiente de confiança são estabelecidos a partir de um aconselhamento cujos elementos-chave são o espírito e o estilo do entrevistador, desde o primeiro contato com o paciente, demonstrando respeito, empatia, colaboração e capacidade de escutar.[29,30]

O respeito é fundamental para a garantia do reconhecimento e da aceitação do outro, sua história e legitimidade de suas escolhas, isento de julgamento. Inicialmente, o profissional é quem precisa reconhecer e respeitar a liberdade do outro em relação a suas escolhas e comportamentos.[8,29] Quando o profissional aceita o paciente da maneira como se apresenta, com respeito e empatia, este se sente aceito e, por isso, mais livre e disposto a experimentar movimentos de mudança de modo natural.[32]

Na EM, o profissional assume uma posição de colaborador, parceiro e aprendiz na qual não cabe colocar em destaque seu próprio conhecimento, sua formação nem as verdades absolutas da Nutrição. Cada indivíduo é dotado de crenças, valores, experiências, medos, anseios, história própria, e traz consigo suas verdades, que determinam seu comportamento alimentar. Por isso a EM baseia-se no reconhecimento de que o paciente é o especialista em sua própria vida.[32]

O profissional que almeja usar a EM como técnica também precisa desenvolver uma capacidade de escuta ativa, comunicação face a face na qual efetivamente preste atenção à fala do paciente, não apenas ao que ele verbaliza, mas também a suas expressões faciais e corporais, que podem refletir medos, preocupações, ansiedade, insatisfação, vergonha, culpa ou conforto.[23,29] Escutar exige muita atenção e vai além de simplesmente ficar quieto enquanto o outro fala, pois é preciso reconhecer os aspectos-chave das falas do paciente, norteadoras para o estabelecimento de uma efetiva mudança de comportamento.[32]

Na EM, é importante compreender a perspectiva, os sentimentos e os valores únicos de cada paciente. A atitude profissional deve ser de aceitação e não necessariamente de aprovação ou conivência, reconhecendo que a ambivalência sobre a mudança é esperada.[23] É preciso, ainda, que o profissional desenvolva habilidades para conduzir a entrevista, devendo compreender os processos da EM, como engajamento, foco, evocação e planejamento.[32]

O engajamento consiste na construção de uma aliança terapêutica que possibilitará maior adesão do paciente, que deve sentir-se parte do processo. Sua autonomia deve ser respeitada, pois ele não pode ser passivo ao seu próprio processo de mudança, e sim o principal agente de mudança. Essa compreensão é fundamental para que a responsabilidade pela mudança não seja atribuída ao outro, tal como é percebido comumente em falas como: "não perdi peso porque aquele nutricionista não fez uma boa dieta para mim."

O foco é outro elemento-chave do processo de EM, visto que preserva o desenvolvimento e a manutenção da direção específica da conversa para a mudança. Por diversas vezes o paciente tende a concentrar sua preocupação nos sintomas ou fatos recentes que o levaram a adotar comportamentos não condizentes com a preservação da saúde, subvalorizando ou desconhecendo a causa da alteração corporal. O paciente pode, por exemplo, achar que o problema é o excesso de peso e não a relação inadequada com a comida. O profissional deve estar atento em manter o foco durante o atendimento para direcionar a motivação necessária.

A evocação é considerada o principal elemento da EM, pois consiste no movimento do profissional de extrair do paciente os próprios sentimentos, ou seja, a motivação intrínseca concernente ao propósito de mudança.[32] Nesse processo, entende-se que o paciente alcança sozinho a sua mudança e que o profissional é um agente de auxílio, e não um indutor que dita as regras e usa de suas próprias razões.[29,32] As respostas para os anseios pessoais, ao fim, devem sair da própria boca do paciente, favorecido por esse processo de descoberta pessoal.

A partir da percepção do paciente sobre a necessidade de mudar, o profissional deve realizar o planejamento, etapa fundamental, que consiste em estabelecer um plano de ação específico para encorajar o paciente a aumentar seu compromisso com a mudança. Vale ressaltar que o planejamento não deve ser pontual e nem prescrito, e sim estabelecido em conjunto com a pessoa, sendo necessária uma revisão constante.[31,32] O entrevistador apenas conduz a conversa de modo que o paciente encontre a própria solução, dentro da sua realidade e em um prazo que lhe seja viável. A metodologia da EM consiste no uso de reflexões, reforços positivos, resumos e perguntas abertas.[7,29,32]

No campo da alimentação, é habitual fazer perguntas fechadas como estabelecido em modelos de inquérito alimentar com ênfase ao "o que" e "quanto" se come. Perguntas comuns como "o que você comeu no café da manhã?", "com o quanto de margarina?", "margarina com sal ou sem sal?". Esse tipo de pergunta não abrange as esferas do comportamento alimentar, cuja compreensão será fundamental para direcionar o paciente para uma alimentação adequada. Fazer perguntas abertas favorece o diálogo e, consequentemente, a reflexão e a elaboração do comportamento. Na EM o foco não é o que o entrevistador deseja saber, e sim a reflexão do paciente que contribuirá para a mudança de comportamento. Por isso, questões impositivas como as do inquérito alimentar podem ser substituídas por: "como você percebe o seu apetite ao acordar?", "o que faz você se sentir bem?"

É preciso considerar, ainda, a condição de ambivalência, a coexistência de dois sentimentos bastante presentes nas pessoas em processo de mudança de comportamento. Ora tem-se certeza, firmeza da intenção de mudança de comportamento, ora o sentimento de desânimo e falta de coragem se estabelece. Muitas vezes o paciente não se vê em condições de entrar sozinho nesse processo e conta com a ajuda do entrevistador.[29] Nesse momento o profissional pode encorajar e fornecer informações e conselhos importantes e complementares ao processo de construção e descoberta deles, especialmente quando solicitados pelo próprio paciente.[7,32] Por vezes, pessoas ambivalentes em uma abordagem completamente isenta de direcionamento

podem se sentir confusas ou inseguras, porém, uma vez que a ambivalência tenha sido trabalhada, a pessoa estará mais próxima de optar pela mudança.[32]

A dinâmica do reforço positivo também é fundamental e pode ser realizada com ações e falas de apoio e demonstração de compreensão por parte do profissional. No entanto, o reforço não pode ocorrer como uma dinâmica de indução e não se trata de um mero elogio, mas de um autêntico apoio de incentivo e genuíno reconhecimento do valor de cada pessoa.[32]

Ao finalizar a conversa, é útil resumir o que foi estabelecido no diálogo, reforçando os pontos mais relevantes e as metas para os próximos dias. Dessa maneira, além de o entrevistador demonstrar que escutou o paciente, essa é uma oportunidade para que este organize suas ideias.[7,32]

Alguns pontos de atenção que podem constituir "armadilhas" devem ser destacados na EM. O primeiro deles é a atenção que o primeiro encontro demanda, pois é nele que se determinam o tom e as expectativas para o aconselhamento, bem como o estabelecimento de um vínculo de confiança. O entrevistador também deve ter cuidado para não cair na armadilha de perder o foco no paciente e preocupar-se com o preenchimento de formulários ou fichas, deixando o cliente em uma postura passiva e tirando dele o poder de identificar suas próprias necessidades e construir o seu próprio saber. Também é necessário que o entrevistador tente não se comportar apenas como um especialista, detentor do conhecimento, que ditará o novo comportamento. Desse modo, o profissional não precisa estar preso a um protocolo de atendimento, com perguntas fechadas, e investigar uma série de informações para emitir um parecer ou um diagnóstico dizendo ao paciente o que deve ou não fazer.[7,29,32] Com frequência observam-se na fala do nutricionista sentenças como "vou lhe passar uma dieta" ou "vou fazer um cardápio para você". Esse modelo impositivo não tem lugar na EM. A dieta não é, então, "passada" pelo nutricionista com postura de detentor do conhecimento, mas estabelecida em conjunto, na relação de confiança entre os agentes, visando descobrir motivações intrínsecas significativas para a adoção de um novo estilo de vida.

Modelo transteórico

Desenvolvido por James Prochaska e Carlos Di Clemente, o modelo transteórico, ou transteorético, é usado para estudo em diversas áreas correlacionadas com motivação para a mudança de comportamento e na EAN, pois a adoção de hábitos alimentares geralmente implica mudança no comportamento alimentar. Em intervenções nutricionais, esse modelo tem possibilitado o direcionamento de ações específicas para grupos ou indivíduos com diferentes percepções e motivações para realizar mudanças em sua dieta, além de ser indicador dos efeitos de uma intervenção.[33,34]

O modelo pressupõe que a intenção para mudança de comportamento pode ser classificada em cinco estágios de motivação representados por um período, bem como um conjunto de tarefas necessárias para o movimento para a fase seguinte. No entanto, o processo não é linear ou estático. O modelo prevê a possibilidade de recaídas ao longo do processo de motivação, conforme se observa na Figura 25.1.[33]

O primeiro estágio é o de "pré-contemplação", no qual o indivíduo não está verdadeiramente interessado em mudar, não vê perspectiva de mudança em um prazo inferior a 6 meses e não acredita que consiga mudar o comportamento; não reconhece suas práticas alimentares como inadequadas ou não dispõe de

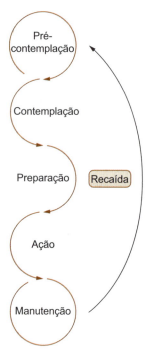

Figura 25.1 Estágios de mudança de comportamento segundo o modelo transteórico. Adaptada de Prochaska et al.[33] (2013).

motivação necessária para alterá-las, além de não reconhecer o risco do comportamento para o seu bem-estar. No segundo estágio, "contemplação", a pessoa já apresenta uma intenção de modificar os hábitos, mas sem prazo estabelecido; reconhece a existência do problema, mas não apresenta comprometimento decisivo; reconhece o benefício da mudança, mas está exposta a diversas barreiras para a adoção de novos hábitos. No estágio de "preparação" ou "decisão", pretende-se alterar o comportamento no futuro próximo; já inicia pequenas alterações nos hábitos e já tem um plano de ação, mas ainda não o colocou em prática. No próximo estágio, o de "ação", a pessoa já está em plena fase de alteração dos hábitos identificados por até 6 meses, apresenta mudanças visíveis, e com grande disposição e dedicação adotou novos comportamentos. Por fim, no último estágio, o de "manutenção", os hábitos já foram incorporados e mantidos por mais de 6 meses.[33]

É possível identificar os indivíduos a partir do estágio de motivação para a mudança por meio da aplicação de um algoritmo que compreende um número limitado de perguntas mutuamente excludentes (Figura 25.2). Considerando a diversidade de ações contempladas no comportamento alimentar e sua complexidade (dados do consumo e da percepção alimentar), a avaliação dos estágios deve ser realizada com foco em determinado grupo alimentar ou nutriente ou, ainda, sobre a percepção alimentar. Não seria adequado, por exemplo, perguntar ao paciente sobre a sua intenção de adotar hábitos alimentares saudáveis haja vista a amplitude de ações inseridas no conceito de "hábitos alimentares saudáveis". É indicado o questionamento direto e específico, como "qual é a intenção em aumentar o consumo de frutas nos próximos dias?".[28,34]

O modelo transteórico pressupõe, ainda, a abordagem dos processos de mudança que tornam possível entender como a mudança acontece em cada um dos estágios. Refere-se, então, a atividades, pensamentos, experiências e sentimentos que acontecem durante o processo, capazes de favorecer a adoção de um novo comportamento alimentar.[28,33,34]

Na Tabela 25.1 é possível verificar os processos de mudança e a descrição de cada um deles, bem como as possíveis intervenções de abordagem para o desenvolvimento de cada processo.

Usar esse modelo nas intervenções nutricionais educativas ainda tem sido um desafio, porque o comportamento alimentar engloba uma série de elementos a serem considerados, desde a diversidade de alimentos e bebidas até atitudes que se refletem no comportamento alimentar. Há, ainda, os desafios de desenvolver instrumentos que favoreçam uma avaliação precisa dos estágios e de observar a evolução segundo os processos de mudança.[28,34] Após ser identificado o estágio de intenção de mudança de comportamento alimentar, o nutricionista deve agir de acordo com as temáticas e estratégias indicadas para cada um dos estágios. Na prática do atendimento, é comum que o nutricionista apresente o cardápio logo no primeiro ou segundo encontro com o paciente. Porém, é igualmente comum que o cardápio minuciosamente calculado seja engavetado pelo paciente, que não está preparado para aceitar as mudanças propostas. Nesse sentido, o modelo transteórico é uma ferramenta importante para identificar em qual momento o plano alimentar deverá, ou não, ser proposto ao paciente, e quando outras estratégias educativas e emocionais podem ser adotadas. A Tabela 25.2 apresenta o foco da intervenção, bem como possíveis ações para cada um dos estágios do modelo transteórico.

Teoria cognitivo-comportamental

Outra ferramenta para trabalhar a mudança de comportamento é a teoria cognitivo-comportamental (TCC), que tem como princípio o fato de que a percepção e a interpretação da realidade determinam as emoções e os comportamentos diários.[7,35] Considerando que todas as pessoas são diariamente expostas a uma série de eventos, sejam eles neutros, positivos ou negativos, a avaliação que cada um faz desse evento determina a resposta na forma de sentimentos ou comportamentos.[35] Imagine uma pessoa que vê alguém conhecido na rua, que não a cumprimenta. A pessoa pode, então, supor que "fulano não gosta de mim", ainda que, na verdade, possa ser que o outro não a tenha visto ou estivesse com pressa, atrasado para um compromisso. A partir desse pensamento disfuncional, a pessoa é tomada de um sentimento de humilhação, de tristeza, que a faz decidir comer uma pizza inteira como mecanismo compensatório, ou seja, não come porque sente fome, e sim porque se sente triste, frustrada e humilhada.

Na abordagem da TCC, o foco está na resolução do problema atual, por meio da possibilidade de, acessando esses processos cognitivos, alterá-los e, consequentemente, modificar seu comportamento. Esse acesso ocorre por meio de técnicas que incentivam o desenvolvimento e a aplicação de processos conscientes, como o pensamento racional e o reconhecimento da necessidade da mudança de um pensamento patológico.[35]

Promover e encorajar o autocuidado entre os indivíduos que precisam adotar um novo comportamento alimentar, ajudando a decidir "o que" e "como" mudar, é um dos desafios do terapeuta ou conselheiro nutricional. Ele deverá se instrumentar para escolher a melhor maneira de trabalhar sobre uma meta específica. Para tanto, precisará buscar compreender como o outro se sente e percebe o mundo.[35]

A TCC pode ser uma importante ferramenta para o nutricionista, que tem como desafio auxiliar as pessoas a mudar o comportamento alimentar e compreender as diversas intervenções e técnicas capazes de favorecer a identificação dos pensamentos disfuncionais, bem como a maneira como eles se conectam ao

Qual o seu consumo diário de água?

( ) 8 ou mais copos de água por dia Responda à questão abaixo	( ) Menos de 8 copos de água por dia Responda à questão abaixo
Você apresenta esse comportamento há mais de 6 meses? ( ) Sim (manutenção) ( ) Não (ação)	Você pretende iniciar a ingestão adequada nos próximos meses? ( ) Sim (decisão) ( ) Não (responda à questão abaixo)
	Você considera a ingestão hídrica importante para a sua qualidade de vida? ( ) Sim (contemplação) ( ) Não (pré-contemplação)

Resultado para consumo de água: _____

Você faz consumo adequado de frutas?
(3 a 5 porções ao dia)

( ) Sim Responda à questão abaixo	( ) Não Responda à questão abaixo
Você apresenta esse comportamento há mais de 6 meses? ( ) Sim (manutenção) ( ) Não (ação)	Você pretende iniciar a ingestão adequada nos próximos meses? ( ) Sim (decisão) ( ) Não (responda à questão abaixo)
	Você considera a ingestão de frutas importante para a sua qualidade de vida? ( ) Sim (contemplação) ( ) Não (pré-contemplação)

Estágio de motivação para o consumo de frutas: _____

Você faz as refeições sentado à mesa sem acesso a equipamentos eletrônicos?

( ) Sim Responda à questão abaixo	( ) Não Responda à questão abaixo
Você apresenta esse comportamento há mais de 6 meses? ( ) Sim (manutenção) ( ) Não (ação)	Você pretende iniciar essa prática nos próximos meses? ( ) Sim (decisão) ( ) Não (responda à questão abaixo)
	Você considera esse comportamento importante para a sua qualidade de vida? ( ) Sim (contemplação) ( ) Não (pré-contemplação)

Estágio de motivação para refeições em ambientes adequados: _____

Figura 25.2 Exemplo de algoritmo para identificação dos estágios de mudança de comportamento segundo o modelo transteórico. Adaptada de Castro e Berni[28] (2014).

Tabela 25.1 Definições e intervenções representativas dos oito processos de mudança segundo o modelo transteórico.

Processos	Definições	Intervenções
Aumento da consciência	Aumento do conhecimento sobre si mesmo e sobre o seu problema	Busca de novas informações, observações, confrontações e interpretações
Autorreavaliação	Avaliação dos próprios sentimentos e suas percepções sobre si mesmo em relação a um problema	Reavaliação das experiências emocionais, valores
Alívio dramático	Experimentação e expressão de sentimentos sobre o próprio problema e possíveis soluções	Psicodrama; interpretação de papéis
Liberação social	Identificação de alternativas disponíveis na sociedade para superar problemas de comportamento	Estudo dos direitos e políticas sociais
Autoliberação	Compromisso do indivíduo em agir ou acreditar na capacidade de mudança de comportamento	Terapia de tomada de decisão, técnicas de logoterapia
Condicionamento contrário	Substituição de ações e pensamentos contrários à mudança de comportamento por práticas positivas	Técnicas de relaxamento, dessensibilização; afirmação; reestruturação cognitiva
Controle de estímulos	Combate aos estímulos que provocam problemas no comportamento	Reestruturação do ambiente (p. ex., retirar da dispensa alimentos que favoreçam o consumo excessivo)
Administração de contingência	Recompensas internas ou externas pela adoção de novos comportamentos	Estabelecer contratos de contingência

Adaptada de Prochaska et al.[33] (2013).

Tabela 25.2 Foco da intervenção com abordagens indicadas e não indicadas para cada um dos estágios de mudança, segundo o modelo transteórico.

Estágios de motivação	Exemplo de possíveis discursos pessoais	Foco da intervenção	Abordagens indicadas	Abordagens não indicadas
Pré-contemplação	"Não vejo qualquer necessidade de modificar a minha alimentação. Não vou morrer por isso."	Favorecer o aumento de conhecimento e acesso a informações sobre a importância da alimentação para a qualidade de vida	Oferecer informações sobre os benefícios de uma alimentação saudável e relacionar com a necessidade do paciente	Não assumir que a mudança será rápida. Neste momento, o paciente ainda não está preparado para receber o plano alimentar
Contemplação	"Pode ser que este mal-estar que estou sentindo seja decorrente da minha alimentação, mas ainda não tenho condições de mudar."	Aumentar a confiança na habilidade do indivíduo para mudar a alimentação	Identificar quais barreiras impedem a adoção de novos comportamentos e estratégias para superá-las	Não criticar a ambivalência do indivíduo
Preparação	"Preciso ajustar a minha alimentação e quero fazer isso muito em breve – segunda-feira começo."	Definir o plano de ação para os próximos dias	Estimular o indivíduo a iniciar as novas práticas, com metas e objetivos alcançáveis	Não menosprezar pequenas mudanças
Ação	"Já iniciei algumas mudanças, estou fazendo escolhas mais saudáveis e já me sinto melhor."	Treinar as habilidades individuais para alterar o comportamento por mais tempo	Fornecer materiais individualizados com estratégias práticas	Não oferecer apenas informações gerais ou baseadas no senso comum
Manutenção	"Estou usufruindo os benefícios da minha alimentação e nem imagino como pude me alimentar mal por tanto tempo."	Desenvolver habilidade para reconhecer e superar novas dificuldades	Estimular a manutenção das mudanças já adotadas	Não assumir que as mudanças serão permanentes e que não haverá recaídas

Adaptada de Bertolin e Slater[34] (2012).

comportamento alimentar, e de ativar o mecanismo de reversão de hábitos adotados a partir de um pensamento disfuncional. Para tanto, é preciso capacitar-se com dedicação e afinco para desenvolver habilidades para além das obtidas em um currículo formal com ênfase nas questões biológicas da Nutrição.

ELEMENTOS ESSENCIAIS DE UM PROGRAMA DE EDUCAÇÃO ALIMENTAR E NUTRICIONAL

As ações de EAN devem ser planejadas, avaliadas e monitoradas. O planejamento deve ser compreendido como um processo organizado para diagnosticar e identificar prioridades de ações, estabelecer objetivos e estratégias para alcançá-los, bem como o desenvolvimento de ações e de indicadores para verificar a eficácia e a efetividade das iniciativas em EAN.[1,20]

A primeira fase do processo de planejamento consiste em identificar e analisar os problemas e as necessidades de determinado indivíduo ou coletividade. A essa etapa, também denominada "diagnóstico", busca-se a resposta à pergunta "qual é o problema?" ou, "por que realizar?". Trata da identificação das possíveis causas dos problemas; dos componentes cognitivos, afetivos e situacionais do comportamento alimentar que devem ser trabalhados; e dos recursos disponíveis para o desenvolvimento do programa educativo. A partir do diagnóstico é possível estabelecer objetivos e prioridades, identificar e analisar os recursos disponíveis e estabelecer parâmetros para posterior avaliação. O educador deverá estabelecer instrumento e critério para levantamento de dados do meio ambiente, dados biológicos, comportamentais, do consumo alimentar e dos recursos disponíveis.[36-38]

A segunda etapa é a "formulação", que engloba o estabelecimento de objetivos, elaboração das mensagens a seleção de meios e materiais de apoio.[36] Estabelecer os objetivos consiste em identificar claramente o comportamento esperado em dada situação, de maneira que qualquer um possa identificar se o comportamento pretendido foi ou não absorvido, contemplando conhecimentos, habilidades e atitudes. Deve-se,

nesta etapa, buscar a resposta para a questão "o que deve ser mudado?". Essa resposta pode ser expressa em objetivo geral que promova uma visão da meta final do programa como um todo e em objetivos específicos que indiquem os comportamentos mensuráveis, sugerindo passos para se alcançar o objetivo geral.[36,37]

Para a elaboração da mensagem, é interessante estabelecer quais são a ideia e o conceito ou conteúdo que se pretende transmitir, bem como o melhor formato para se conseguir a participação e estimular as pessoas a tomar suas próprias decisões. Esses conteúdos devem contribuir para que as pessoas possam fazer escolhas melhores e devem ser transmitidos por meios de comunicação adequados, considerando a diversidade característica de cada grupo ou indivíduo, lançando mão de estratégias como: manutenção do contato visual, tom de voz audível, linguagem e fala clara e acessível, mensagens curtas e objetivas, com comunicação empática, respeitosa e não violenta. Além da comunicação direta e pessoal, para EAN podem ser utilizados meios de comunicação como matérias escritas, televisão, rádio, internet, mídias sociais e aplicativos, desde que considerem o perfil do público direcionado e os recursos disponíveis para acesso.[36,38]

Na etapa de implementação do programa, são definidas as atividades, os recursos, os materiais e o meio, para então colocar em prática as estratégias estabelecidas. A estratégia trata do conjunto de procedimentos, técnicas e métodos que visam engajar a população em situações capazes de estimular a aprendizagem. Envolve aspectos da motivação, métodos e técnicas de ensino e recursos materiais e humanos. Quanto maior a participação do educando no processo educativo, maior a possibilidade de assimilação e adoção de novas práticas alimentares.[37]

As estratégias educativas devem ser planejadas de acordo com as características do público-alvo: crianças, adolescentes, adultos, idosos, dando preferência às atividades de experimentação, metodologias ativas e problematizadoras, com discussão de casos e levantamento de hipóteses de solução para a transformação positiva da realidade. Como exemplo de estratégias e dinâmicas educativas estão: roda de conversa, demonstração de procedimentos, práticas culinárias, construção de mapas afetivos, dramatização, visitas a feiras e a mercados, entre outros. Diversos recursos educativos, dos mais simples aos mais sofisticados, podem ser utilizados, como panfletos, cartazes, programas de computador, redes sociais, filmes, músicas, poesias, receitas culinárias, artes plásticas, fantoches, jogos, alimentos *in natura*, rótulos de alimentos. Os materiais de apoio constituem importantes recursos para a transmissão de mensagens, além de um campo aberto à criatividade que podem contribuir para favorecer as mudanças pretendidas descritas nos objetivos.[36-38] O Ministério da Saúde (Brasil), disponibiliza uma diversidade de materiais educativos como cartilhas, álbum seriado, cadernos de atividades, guia alimentar versão resumida, entre outros, que estão disponíveis gratuitamente e podem ser acessados pelo endereço eletrônico: https://aps.saude.gov.br/biblioteca/index.

É importante ressaltar que um dos princípios do Marco é a valorização da culinária como prática emancipatória, pois saber preparar o próprio alimento gera autonomia e possibilita aumentar a variedade no preparo e na transformação dos alimentos, ampliando as possibilidades de escolha. No entanto, para que essa prática alcance o seu objetivo, é necessário planejamento adequado que promova efetivamente o envolvimento do público-alvo, sendo uma via de transformação prática da EAN.[1]

A última etapa do planejamento do processo educativo é a avaliação, instrumento indispensável para verificar se os objetivos foram alcançados e se os procedimentos foram realizados conforme o esperado e, a partir disso, servir como baliza para o planejamento de programas e fornecer dados para eventual novo planejamento. Para uma análise mais completa, sugere-se um caráter participativo dos principais agentes envolvidos na intervenção, utilizando-se de recursos ou dinâmicas atrativas e informais, que não se resumam em questionários ou fichas avaliativas.[37,38] A avaliação pode ter caráter diagnóstico quando acontece no início do processo; formativo, quando ao longo da implementação do processo educativo; somativo, quando realizada na conclusão ou na fase final do programa; e *posteriori*, algum tempo após o término do processo, verificando-se o impacto das ações educativas. O processo de avaliação deve ser contemplado no planejamento, quando se devem determinar instrumentos e critérios a fim de possibilitar a coleta e o registro de dados a serem avaliados.[37]

O nutricionista educador deve reconhecer-se como um ser inacabado e deve gostar de ser gente; inacabado, sabe que é um ser condicionado, mas também sabe que pode ir além desse inacabamento.[8] O nutricionista que mantiver a postura de detentor do conhecimento e da verdade absoluta sobre Nutrição, que julga que a humanidade não pode se alimentar sem a orientação dele, não contribui para o desenvolvimento de uma sociedade com indivíduos autônomos capazes de fazer suas próprias escolhas alimentares.

REFERÊNCIAS BIBLIOGRÁFICAS

As referências consultadas para a elaboração deste capítulo estão disponíveis *online* no Ambiente de aprendizagem do GEN.

COMO CITAR ESTE CAPÍTULO

ABNT
MACEDO, I. C. Educação alimentar e nutricional. *In*: ROSSI, L.; POLTRONIERI, F. (org.). *Tratado de Nutrição e Dietoterapia*. 2. ed. Rio de Janeiro: Guanabara Koogan, 2023. p. 335-343.

Vancouver
Macedo IC. Educação alimentar e nutricional. In: Rossi L, Poltronieri F (Orgs.). Tratado de nutrição e dietoterapia. Rio de Janeiro: Guanabara Koogan; 2023. p. 335-43.

CAPÍTULO

26
Metodologias Ativas

Aline Rissatto Teixeira • Alessandra Finardi Dastoli •
Renata Antunes Estaiano de Rezende

EDUCAÇÃO NO BRASIL CONTEMPORÂNEO

No momento em que vimemos, em que os sistemas facilitam o acesso ao conhecimento a poucos, é importante conhecer a definição de educação, sua complexidade e como a qualidade de ensino influencia a aprendizagem para que ela seja efetivamente significativa para todos.

Educação (do latim *educare*) é definida como um processo contínuo de ensino, aprendizagem e formação, integrando o currículo dos estabelecimentos oficiais de ensino, sejam eles privados ou públicos. No sentido técnico, a educação é o processo contínuo de desenvolvimento das faculdades intelectuais, morais e físicas do indivíduo que, quando posto em prática, permite ao ser humano melhor integração social, facilitando o alcance de seus propósitos, além de facilitar a compreensão de seu papel como cidadão nos mais variados contextos da sociedade. Nesse processo, o ensinar e o aprender se tornam elos na busca pela manutenção, transformação e mudanças da sociedade e/ou ao grupo a que ele pertence.

Atualmente, o educador não é o único detentor do conhecimento e o responsável por transmitir o conteúdo. Sua nova função é a de mediar, uma vez que o conhecimento é o resultado de trocas que se estabelecem na interação do meio com o sujeito. Desta maneira, a relação pedagógica consiste na colaboração mútua, gerando autonomia e estimulando o protagonismo em busca de respostas, fortalecendo a aprendizagem e a habilidade de resolução de problemas na construção do saber.

O documento "Educação: Um tesouro a Descobrir: Relatório para a Unesco da Comissão Internacional sobre Educação para o Século XXI" é norteador dessa temática. A International Commission on Education for the Twenty-first Century, que elaborou o relatório em 1996, propôs uma nova concepção sobre a educação, a qual "deveria fazer com que todos pudessem descobrir, reanimar e fortalecer o seu potencial criativo – revelar o tesouro escondido em cada um de nós". Nele, educação aparece como requisito indispensável à humanidade, alicerçado em quatro pilares, descritos na Figura 26.1.

Esses pilares básicos da educação devem servir de referência ao se pensarem e planejarem os conteúdos e metodologias de ensino desenvolvidos e aplicados. O maior desafio, segundo Rossini (2004), está na arte da transmissão desses conhecimentos sem deixar de considerar o aspecto formativo e o desenvolvimento mental, para que, durante o aprendizado, o indivíduo possa pensar, raciocinar e, assim, "aprender a aprender", tornando-se capaz de fazer, conhecer, ser e conviver.

No planejamento das estratégias, seleção dos conteúdos e procedimentos didáticos, é necessário levar em consideração a natureza humana e pensar na importância de significar o que será abordado, proporcionando prazer e interesse e estímulo ao aprendizado.

A teoria de aprendizagem apresentada pelo psicólogo norte-americano David Paul Ausbel descreve a importância

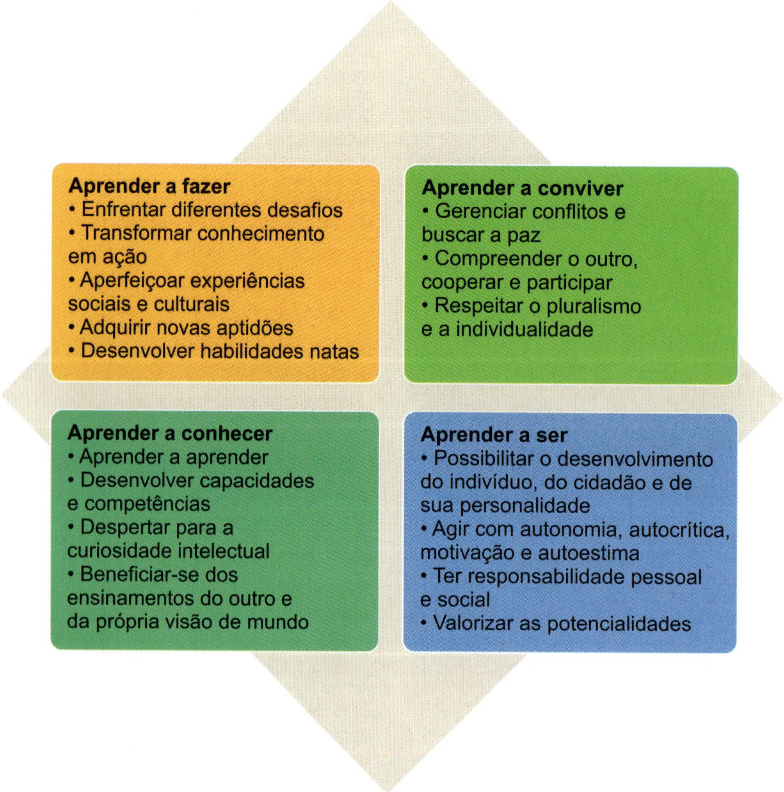

Aprender a fazer
• Enfrentar diferentes desafios
• Transformar conhecimento em ação
• Aperfeiçoar experiências sociais e culturais
• Adquirir novas aptidões
• Desenvolver habilidades natas

Aprender a conviver
• Gerenciar conflitos e buscar a paz
• Compreender o outro, cooperar e participar
• Respeitar o pluralismo e a individualidade

Aprender a conhecer
• Aprender a aprender
• Desenvolver capacidades e competências
• Despertar para a curiosidade intelectual
• Beneficiar-se dos ensinamentos do outro e da própria visão de mundo

Aprender a ser
• Possibilitar o desenvolvimento do indivíduo, do cidadão e de sua personalidade
• Agir com autonomia, autocrítica, motivação e autoestima
• Ter responsabilidade pessoal e social
• Valorizar as potencialidades

Figura 26.1 Pilares básicos para a educação. Adaptada de Delors et al. (2021).

de valorizar os conhecimentos prévios do indivíduo que esteja disposto a aprender, utilizando metodologias ativas, para que assim ele possa construir estruturas mentais ao longo do processo e, desse modo, aprender de maneira prazerosa e eficaz.

A Figura 26.2 ilustra exemplos de abordagens que potencializam o aprendizado e o tornam verdadeiramente significativo.

O NUTRICIONISTA COMO PROTAGONISTA NO PROCESSO DE EDUCAR

A discussão e a compreensão do conceito de educação bem como seus paradigmas são objetos de estudo essenciais na área da saúde, uma vez que educação e saúde são áreas intimamente relacionadas. Como já abordado neste capítulo, as práticas educativas possibilitam a aprendizagem participativa, crítico-reflexiva, direcionada à transformação social.

A educação em saúde pode ser compreendida como um fenômeno multidimensional, direcionada à docência e à formação de profissionais da saúde, à capacitação de profissionais atuantes no mercado de trabalho, por meio de ações de educação permanente em saúde, realizadas a partir da problematização do cotidiano na prática profissional, além das ações educativas com foco na promoção da saúde do indivíduo e da comunidade. Assim, a atuação do nutricionista como agente promotor da alimentação adequada e saudável, líder de equipes e propiciador de mudanças sociais não deve se distanciar das práticas educativas em atendimentos individuais, junto à comunidade, em canais de mídia e comunicação, frente ao planejamento e à implementação de treinamentos e capacitações profissionais ou em reuniões de matriciamento com equipes multiprofissionais da saúde.

A atuação deste profissional como educador é fundamentada por diversos documentos governamentais como o Marco de Educação Alimentar e Nutricional (EAN) para as Políticas Públicas (2012) e os Guias Alimentares (*Guia Alimentar para a População Brasileira* de 2014 e *Guia Alimentar para Crianças Brasileiras Menores de Dois Anos* de 2019). Tais documentos representam um avanço fundamental e balizador das ações de educação relacionadas à promoção de alimentação adequada e saudável no Brasil. Ademais, a Resolução CFN nº 600/2018, que dispõe sobre a definição das áreas de atuação do nutricionista e suas atribuições, aponta ações de EAN e educação permanente como competências e atribuições do profissional nutricionista em diferentes segmentos, exemplificados na Tabela 26.1.

Cada um desses cenários pode compreender abordagens e linguagens diversas. Tão importante quanto esses aspectos é o emprego de recursos metodológicos que vislumbrem a aprendizagem significativa e promotora de autonomia dos sujeitos envolvidos. Uma abordagem pautada no adestramento, direcionada a informar "o que e como fazer" e na memorização de conteúdos se mostra ineficaz, uma vez que leva o educando a proceder mecanicamente segundo o pensar do educador, destituindo suas práticas de significado para a sua vida. Assim, reconhecer o aprendiz como um sujeito ativo no processo educativo se faz essencial para superar a mera transferência de conhecimento, em prol da criação de possibilidades para produção ou construção de conhecimentos, habilidades e atitudes, de maneira autônoma.

Freire valoriza a autonomia no processo de ensino-aprendizagem uma vez que possibilita a tomada de decisões a partir de inúmeras experiências ao longo da existência do indivíduo, representando um processo de amadurecimento. Assim,

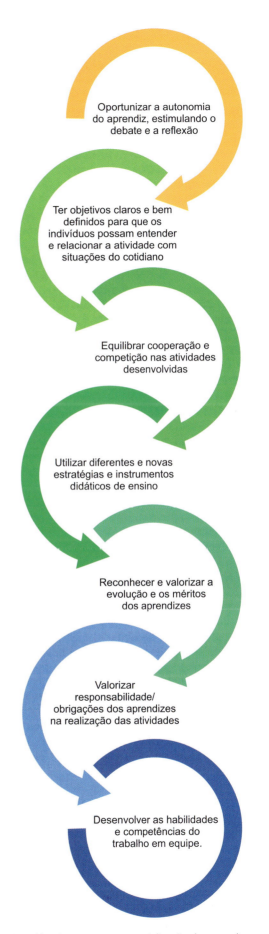

Figura 26.2 Abordagens para potencialização da aprendizagem significativa. Adaptada de Debald (2020).

Tabela 26.1 Competências e atribuições do nutricionista relacionadas à educação em saúde, nos diversos segmentos de atuação profissional.

Segmento	Competências e atribuições
Alimentação coletiva e produção de refeições	Promover programas de educação alimentar e nutricional para clientes/usuários e desenvolver projetos de educação alimentar e nutricional para a comunidade escolar, inclusive promovendo a consciência social, ecológica e ambiental
	Coordenar, supervisionar ou executar programas de treinamento, atualização e aperfeiçoamento de colaboradores
	Participar do planejamento e supervisão de estágios para estudantes de graduação em Nutrição e educação permanente para profissionais da saúde
Indústria e comércio de alimentos	Prestar assistência e treinamento especializados em alimentação e nutrição
Atendimento clínico	Promover ações de educação alimentar e nutricional para clientes/pacientes/usuários, cuidadores, familiares ou responsáveis
Esporte	Promover a educação e a orientação nutricional do indivíduo e, quando pertinente, dos familiares ou responsáveis
Saúde coletiva	Implantar, orientar, desenvolver, promover a educação alimentar e nutricional a coletividades ou indivíduos, sadios ou enfermos, em instituições públicas ou privadas e em consultório de nutrição e dietética
	Planejar e organizar ações de educação permanente para profissionais e equipes de saúde no que tange à implantação das ações de alimentação e nutrição no âmbito do Sistema Único de Saúde (SUS)
Ensino, pesquisa e extensão	Coordenar, participar e avaliar ações interdisciplinares, integrando ensino, pesquisa, extensão e educação permanente
	Planejar, organizar e executar as atividades didático-pedagógicas e administrativas do período letivo

Adaptada de Resolução CFN nº 600/2018.

a pedagogia da autonomia deve fundamentar-se em experiências estimuladoras da decisão e da responsabilidade, de maneira respeitosa à liberdade.

As metodologias ativas de ensino-aprendizagem, entre outras inovações pedagógicas na área da saúde, são apontadas como importantes ferramentas para a aprendizagem significativa e autônoma.

METODOLOGIAS ATIVAS DE ENSINO

Como já abordado neste capítulo, aprender é muito mais amplo que memorizar; significa desenvolver habilidades, construir conhecimento, por meio de observações e experiências, comparar e refletir as dimensões do conhecimento construído. Dois conceitos importantes na contemporaneidade são a aprendizagem ativa e a aprendizagem híbrida. A primeira fortalece o protagonismo do indivíduo, que se envolve, experimenta e se desenvolve com auxílio de um mentor. A segunda flexibiliza o compartilhamento de espaços físicos e digitais, atividades, técnicas e tecnologias, que compõem o processo ativo de aprendizagem.

O uso de metodologias ativas é uma possibilidade transformadora de experiências de aprendizagem, pois as torna mais vivas e significativas, tanto no ambiente *online* como presencial, que podem ser empregadas com finalidade diagnóstica, durante o processo formativo/de intervenção educativa, ou como ferramenta estratégica de avaliação de aquisição de competências ao fim do processo. Podem ser adaptadas e combinadas a diferentes contextos, levando em consideração faixa etária, curso, objetivo a ser alcançado e grupo-alvo.

Toda prática educativa necessita de planejamento e sistematização. É fundamental haver um elemento norteador, que indique com clareza a função da metodologia ativa a ser aplicada, para que os resultados esperados sejam atingidos. A aprendizagem é ativa e significativa quando avançamos em espiral, de níveis mais simples para mais complexos de conhecimento e competência em todas as dimensões da vida.

A seguir são apresentados exemplos de metodologias ativas que podem ser empregadas em contextos diversos para educação profissional, permanente ou popular com foco em Nutrição.

PROBLEMATIZAÇÃO

A problematização é utilizada em situações nas quais os temas estejam relacionados com a vida em sociedade. Está presente em alguns métodos que podem subsidiar o ensino, como o *Problem-Based Learning* (PBL – aprendizagem baseada em problemas), *Team-Based Learning* (TBL – aprendizagem baseada em equipe) e o Arco de Charles Maguerez.

As metodologias ativas de ensino-aprendizagem, particularmente com enfoque problematizador, vêm sendo utilizadas em formação e capacitação de profissionais da saúde, como estratégia voltada à integração de saberes e à promoção de uma atitude crítica e reflexiva sobre a prática. Segundo Dewey, a utilização de desafios educacionais no formato de problemas mostra-se coerente com o modo como as pessoas naturalmente aprendem. A educação deve voltar-se à vivência de experiências em vez da transmissão de temas abstratos.

No método PBL o educador apresenta, em um primeiro encontro, determinado problema e propõe que os aprendizes discutam e formulem questões sobre o problema apresentado. Os sujeitos deixam o encontro com as perguntas em mãos e são incentivados a buscar as respostas na literatura ou a partir de entrevistas com profissionais. Dias depois, a discussão é retomada e o educador consegue avaliar a evolução do estudante na busca de respostas e possíveis soluções para o problema apresentado. Já o método TBL funciona da seguinte maneira: os sujeitos fazem uma leitura prévia solitária indicada pelo educador. Em seguida, respondem um teste individual, e, em sequência, reúnem-se em equipes para discutir e debater as questões do teste. A ideia é que as equipes entrem em consenso sobre as respostas corretas, e os resultados são debatidos junto ao educador e demais equipes participantes, com esclarecimentos sobre o tema mediado pelo educador.

O Arco, desenvolvido por Charles Maguerez e adaptado por Bordenave e Pereira (2001), apresenta a definição da temática a ser observada, contextualizada por problemas reais, relacionados à vida e à sociedade. A primeira análise é a definição dos pontos-chave a serem pesquisados e estudados; nas etapas seguintes, mediador e mediado participam da construção de uma intervenção na realidade do problema levantado. O papel do mediador é mais ativo na teorização e na formulação de hipóteses de solução, atuando como fonte de informação (Figura 26.3).

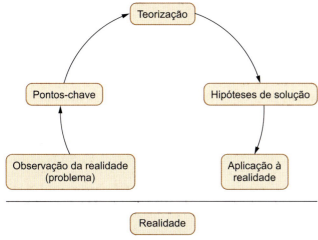

Figura 26.3 Etapas do Arco de Maguerez da metodologia da problematização. Adaptada de Bordenave e Pereira (2001).

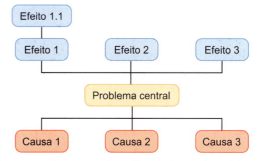

Figura 26.4 Representação gráfica da árvore de problemas.

De modo geral, a metodologia da problematização é dividida em momentos. Primeiro permite a identificação de uma situação-problema, a reflexão, com a produção de explicações primárias, trocas de informação entre pares e mediador, elaboração de síntese diagnóstica com formulações de hipóteses de soluções para os problemas observados. Por fim, a teoria resultante deve influir na práxis, com o objetivo de transformá-la, deve ter características culturais, pedagógicas e político-sociais.

Pode-se exemplificar o método de problematização em um curso de formação profissional em Nutrição a partir de um estudo sobre o estado nutricional de determinada família ou comunidade, observando-se a realidade das pessoas do território estudado. Por exemplo, o docente pode solicitar aos estudantes que investiguem o estado nutricional de crianças em idade escolar residentes em uma comunidade de baixa renda de determinado município. Os estudantes podem realizar buscas em bases de dados epidemiológicos ou coletar dados antropométricos. O ambiente alimentar (oferta de merenda, presença de alimentos ultraprocessados em cantinas ou no lanche escolar, alimentação no lar, existência de desertos e/ou pântanos alimentares no território) também pode ser investigado. Em posse dessas informações, o grupo de estudantes reflete sobre possíveis associações entre os aspectos observados e produz uma explicação primária que, após discussão com o docente mediador, subsidiará o desenvolvimento de uma síntese diagnóstica e de uma proposta de intervenção.

ÁRVORES DE PROBLEMA E CHUVA DE IDEIAS

A árvore de problemas (Figura 26.4) é uma metodologia ativa de identificação e análise de causa e efeitos frente a um problema central. A árvore é desenhada de acordo com problema (caule), causas (raízes) e os efeitos (galhos e folhas). O grupo poderá, então, montar uma chuva de ideias com a exposição de juízo frente a causas e efeitos ao problema central, e os indivíduos podem posicionar-se, propondo ideias ao grupo e protagonizado soluções.

GAMEFICAÇÃO

A gameficação consiste em uma atividade que pode trabalhar diferentes assuntos em ambientes presenciais ou híbridos. Busca estimular a aprendizagem e o engajamento do indivíduo por meios multi e transdisciplinares, proporcionando experiências relevantes. Os jogos podem promover contextos lúdicos e ficcionais, permitindo que o indivíduo vivencie características da vida real em um ambiente controlado.

O processo de gameficação busca a resolução para uma ou mais questões. Jogando, o indivíduo se depara com o desejo de vencer, proporcionando um engajamento maior; assim, o jogo se configura como um instrumento de educação ativa e inovadora.

Diversos tipos de recursos podem ser empregados em processos educativos apoiados nessa metodologia ativa. Dentre os recursos digitais, os aplicativos são ferramentas acessíveis que podem ser facilmente compartilhados pelo profissional da saúde com os sujeitos, no ato de suas consultas e orientações junto à comunidade. Um exemplo é o "Armazém da Saúde", um aplicativo sobre alimentação, construído pela área técnica de Alimentação, Nutrição, Atividade Física e Câncer da Coordenação de Prevenção e Vigilância do Instituto Nacional de Câncer (INCA). Por meio de uma atividade interativa o aplicativo informa e testa os conhecimentos sobre alimentação, compras de alimentos e preparação de receitas, estimulando comportamentos alimentares saudáveis.

Recursos lúdicos como cartas e tabuleiro também podem ser empregados para abordagens educativas de alimentação e nutrição: o Jogo "Tá na Mesa" é um instrumento didático desenvolvido pelo Serviço Nacional de Aprendizagem Comercial (Sesc) inspirado nos princípios e recomendações para uma alimentação adequada e saudável do *Guia Alimentar para a População Brasileira*, lançado pelo Ministério da Saúde em 2014. Para além de entretenimento, o jogo possibilita estimular reflexões e conversas sobre práticas alimentares cotidianas. Composto por dados, fichas de alimentos separadas por cores e pontuações correspondentes à classificação de alimentos segundo propósito e extensão de processamento (*in natura* e minimamente processados, processados e ultraprocessados) e um tabuleiro com diferentes segmentos que compõem o ambiente alimentar (restaurantes, cozinhas, lanchonetes, feiras livres, padarias, supermercados etc.), o material conta com instruções e regras aplicáveis a jogadores entre 6 e 10 anos e jogadores maiores de 10 anos.

Para além dos recursos supracitados é possível, ainda, elencar os jogos de perguntas e respostas para medir conhecimentos, como *quiz* e "verdadeiro ou falso", aos quais pode-se ou não atribuir pontuações aos participantes de modo individual ou como equipes. Para esta modalidade, podem ser utilizadas plataformas digitais de aprendizado baseadas em jogos ou recursos físicos (fichas de perguntas, placas de respostas etc.). Após o término do jogo o mediador realiza uma discussão aberta, debatendo as respostas com realidade e/ou teoria. Por exemplo: em um jogo de "verdadeiro ou falso", o nutricionista pode questionar a um grupo de gestantes em acompanhamento pré-natal de determinada Unidade Básica de Saúde (UBS) sobre a veracidade da seguinte afirmação: "O consumo de canjica aumenta a produção de leite materno." Após a apresentação das respostas, o mediador debate com as gestantes participantes a razão de a questão ser identificada como falsa, valendo-se das recomendações do Ministério da Saúde e do *Guia Alimentar para Crianças Brasileiras Menores de Dois Anos* para explicar que o aumento da produção do leite materno está relacionado ao estímulo de sucção do bebê, podendo, inclusive, demonstrar as posições adequadas para a prática de aleitamento materno. O *feedback* após a realização da atividade é fundamental, contribuindo para o indivíduo identificar e entender seus erros e perceber seus acertos.

ESTUDOS DE CASO E PESQUISA EXPLORATÓRIA

O estudo de caso é uma metodologia aplicável em duas circunstâncias: (1) envolvimento de problemas reais; (2) em situações de cunho reflexivo. O caso pode ter caráter fictício ou real, podendo suscitar questões para debate, tomadas de decisão e definição de soluções diferenciadas. Um bom caso não apresenta somente uma resposta, mas diferentes soluções para o mesmo problema.

Descrever e caracterizar estudos de caso não é uma tarefa fácil, pois eles são usados de modos diferentes, com abordagens quantitativas e qualitativas, não só na prática educacional, mas também como modalidade de pesquisa, com aplicação em muitos campos do conhecimento, como em Medicina, Psicologia, Nutrição e outras áreas da saúde, e também nas áreas tecnológicas, humanas e sociais, entre outras.

Para conseguir discutir o caso proposto é necessário realizar uma pesquisa exploratória, que tem como funções preencher as lacunas e visualizar os procedimentos a serem adotados, que costumam aparecer em um estudo de caso, sendo necessário que o indivíduo inicie um processo de sondagem, com vistas a aprimorar ideias, descobrir intuições e, posteriormente, construir hipóteses.

Os estudos de caso são muito utilizados para identificar novos processos ou comportamentos, ou, ainda, explorar casos atípicos ou extremos para melhor compreender os processos típicos. Pode-se exemplificar o uso dessa metodologia aplicada à abordagem nutricional para identificação de comportamentos individuais relacionados à seletividade alimentar em grupos de crianças com espectro autista, em que a seleção de alimentos pode depender de cores, formatos e texturas. A utilidade também é evidenciada em pesquisas comparativas, quando é essencial compreender os comportamentos e as concepções das pessoas em diferentes localidades ou organizações.

ATIVIDADES DE CAMPO E USO DE ROTEIROS

Atividades de campo, como visitas técnicas, têm como objetivo conhecer e vivenciar a realidade de locais de atuação profissional ou compreender os modos de vida de comunidades, permitindo relacionar teoria e prática. Trata-se de uma metodologia ativa que explora no indivíduo as habilidades de interação com diferentes pessoas e profissionais da área de atuação; relaciona a pesquisa científica e a pesquisa de campo; exercita as habilidades de análise, observação e crítica. A atividade de campo deve ser conduzida e acompanhada por um mentor, que deve apresentar o roteiro com a proposta e os objetivos da visita, além de destacar os principais pontos de observação, possibilitando relacionar os achados em campo com pesquisas científicas ou discussões em plenária.

Trata-se de uma metodologia aplicável aos diversos campos temáticos na Nutrição, oportunizando uma visão sistêmica dos processos realizados pelos profissionais da área. Um docente da área de alimentação coletiva pode organizar, por exemplo, uma vista técnica às cozinhas de restaurantes institucionais, possibilitando aos seus estudantes a compreensão de procedimentos gerenciais e de controle higiênico-sanitário por meio da vivência profissional.

A atividade em campo também pode ser destinada aos estudantes da educação básica, considerando-se a alimentação como abordagem educativa. Por exemplo: com o objetivo de trabalhar temas relacionados à produção e ao consumo de alimentos, nutricionistas e professores do ensino fundamental/médio podem incluir no planejamento pedagógico visitas técnicas a cooperativas de agricultores familiares, atividades de exploração da comunidade para identificação de plantas alimentícias não convencionais e/ou visitas guiadas a indústrias de alimentos, provocando reflexões sobre as escolhas alimentares dos estudantes e sua relação com o desenvolvimento da comunidade, meio ambiente e saúde.

SALA DE AULA INVERTIDA COM MODELO DE ROTAÇÃO

O modelo de rotação proporciona ao indivíduo a chance de alternar ou circular por diferentes modalidades de aprendizagem para a abordagem de determinado assunto. Este modelo se divide em três subgrupos:

1. **Rodízio entre estações:** promove um circuito em um único ambiente, com estações de aprendizagem *online,* de desenvolvimento de projetos, de trabalho em grupo ou de interação com o mentor para a solução de dúvidas. Podemos exemplificar essa modalidade de aprendizagem a partir de um treinamento prático para manipuladores de alimentos, conduzido por meio de circuito de boas práticas de higiene e manipulação dentro de uma cozinha institucional. Nesse circuito o grupo de manipuladores de alimentos é conduzido por diferentes áreas de armazenamento, pré-preparo e preparo de alimentos, recebendo e aplicando instruções para a manipulação segura de insumos ao longo da cadeia produtiva. Ao fim do circuito, os manipuladores são conduzidos a uma estação de aprendizagem *online* para responder a uma dinâmica em ambiente virtual sobre higiene pessoal e uniformização.

2. **Rodízio entre laboratórios**: promove a circulação em diferentes espaços dentro do *campus*/escola/clínica, podendo utilizar laboratórios virtuais ou para o desenvolvimento de práticas específicas. Podemos compreender essa modalidade de aprendizagem considerando diferentes áreas de ensino-aprendizagem disponíveis em uma universidade, onde o estudante pode utilizar um ambiente simulado de consultório para treinar suas habilidades de atendimento e comunicação e, na sequência, utilizar um laboratório de antropometria para exercitar habilidades de aferição de medidas corporais.

3. **Rodízio denominado sala de aula invertida:** nesta modalidade o conteúdo e as instruções fornecidos pelo mentor (vídeos previamente gravados ou material encontrado na internet, previamente selecionado, leitura de textos ou livros didáticos) são estudados *online* em um momento prévio à estação presencial de aprendizagem (Valente, 2014), ou seja, o indivíduo estuda antes do encontro, permitindo que

o ambiente presencial se torne um local de aprendizagem ativa, onde há perguntas, discussões e atividades práticas. O mentor trabalha as dificuldades levantadas, em vez de realizar uma exposição do conteúdo com *feedback* imediatamente após as atividades.

JIGSAW

Trata-se de uma estratégia de agrupamento na qual os indivíduos são organizados em grupos, sendo um grupo denominado "Base" que será segmentado em subgrupos, chamados "Especialistas". Os membros de cada subgrupo de "Especialistas" deverão debruçar-se sobre um tópico específico inerente ao tema de estudo, realizando pesquisas e discutindo entre si, de modo que consigam aprofundar-se ao máximo acerca daquele tópico. O especialista, então, retorna ao grupo de base original e explica o que aprendeu sobre seu tópico designado.

Nesse momento o grupo base compartilha o conhecimento adquirido por cada especialista de modo que cada participante aprenda sobre o tema que se especializou a partir de sua pesquisa e também sobre os demais assuntos pela explicação dos colegas. Para encerramento do assunto o mediador pode propor uma discussão sobre os tópicos apresentados a fim de averiguar se os objetivos foram alcançados.

Essa metodologia pode ser empregada em atividades de educação formativa e EAN. Por exemplo, em uma atividade educativa cujo objetivo seja identificar e compreender a função de macronutrientes na alimentação, o mediador pode dividir um grupo "Base" em três subgrupos de "Especialistas" (1ª etapa). Cada subgrupo de especialistas poderá pesquisar e discutir com seus pares sobre um macronutriente específico: carboidratos, lipídios e proteínas. Na sequência, os especialistas retornam ao grupo base para apresentar suas *expertises* adquiridas e para aprender com os especialistas dos demais subgrupos sobre os macronutrientes por eles pesquisados e discutidos (2ª etapa) (Figura 26.5).

A estratégia *Jigsaw* vai ao encontro dos princípios de aprendizagem cooperativa; caracteriza-se por um conjunto de procedimentos específicos, especialmente adequado ao desenvolvimento de competências cognitivas.

Para que o trabalho cooperativo seja funcional e produtivo, deve-se respeitar as seguintes premissas:

- **Interdependência Positiva** – Sentimento do trabalho conjunto para um objetivo comum, no qual cada um se preocupa com a aprendizagem dos colegas
- **Responsabilidade Individual** – responsabilidade pela própria aprendizagem, pela aprendizagem dos colegas e contribuição ativa para o grupo
- **Interação Face a Face** – Oportunidade de interagir com os colegas de modo a explicar, elaborar e relacionar conteúdos
- **Desenvolvimento de competências e habilidades interpessoais**, como comunicação, confiança, liderança, decisão e resolução de conflitos
- **Processamento grupal** – Balanços regulares e sistemáticos do funcionamento do grupo e da progressão na aprendizagem.

MAPAS MENTAIS E CONCEITUAIS

Os mapas mentais e conceituais são importantes ferramentas no campo da organização e representação do conhecimento, que permitem registrá-lo de maneira mais criativa, flexível e não linear.

O mapa conceitual, segundo Rodrigues e Cervantes (2014), é uma ferramenta "[...] fundamentada na aprendizagem significativa formulada por David Ausubel para buscar a representação do conhecimento armazenado na estrutura cognitiva de um indivíduo [...]" a partir do processo de assimilação de um termo ou um conceito, que remete a representações mentais da realidade. Assim como os mapas conceituais, no início dos anos 1970 o psicólogo Tony Buzan desenvolveu os chamados "mapas mentais" como ferramenta para organizar o pensamento.

O mapa mental (Figura 26.6) pode ser de elaboração livre, colorido, além de apresentar ramificações com espessuras diferentes à medida que se necessite de ramos e sub-ramos. Esses diagramas não apresentam os "termos" de ligação entre os rótulos dos conceitos.

O mapa conceitual (Figura 26.7) é representado por figuras ou diagramas hierárquicos que se iniciam por um conceito principal e vão seguindo na direção inferior para os conceitos secundários. Este mapa se caracteriza pela existência de linhas que vão unir os conceitos aos subconceitos e que vão apresentar palavras no seu interior. As linhas com palavras que contêm as ligações vão fornecer o significado e as relações entre conceitos.

DESAFIOS ATUAIS DA EDUCAÇÃO

É uma necessidade atribuída ao nutricionista, na condição de educador em saúde, planejar o uso de recursos e metodologias ativas coerentes com a realidade e o perfil do público a quem se destinam. Cabe, contudo, conjecturar os diversos desafios atuais para a promoção democrática e inclusiva de ações de educação, como in(ex)clusão digital, condições socioeconômicas, de educação, oferta e acesso a alimentos.

Vive-se a emergência de uma sociedade conectada. Com o advento da pandemia de covid-19, ações educativas para formação profissional, educação permanente e educação popular foram majoritariamente adaptadas para ambientes digitais. Inúmeros são os obstáculos a serem superados para a implementação de metodologias ativas eficientes dependentes de tecnologias de informação, comunicação e, sobretudo, da internet: a falta de conhecimento e treinamento em mídias digitais entre profissionais educadores do campo da saúde ou da comunidade acadêmica pode ser um fator limitante para o sucesso de atividades digitais de ensino e aprendizagem. Ademais, não é possível garantir benefícios em saúde partindo-se de um modelo educativo tecnológico sem inclusão e democratização digital, ou seja, acesso universal à internet e aos recursos computacionais, ou mesmo sem o domínio do uso de tais ferramentas por todos os cidadãos, independentemente de sua condição socioeconômica, escolaridade e idade.

Uma pesquisa realizada pelo Sesc São Paulo e Fundação Perseu Abramo, que foi publicada em 2020, consultou 2.369

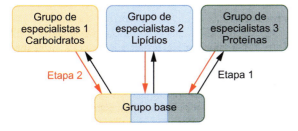

Figura 26.5 Representação gráfica do modelo *Jigsaw*.

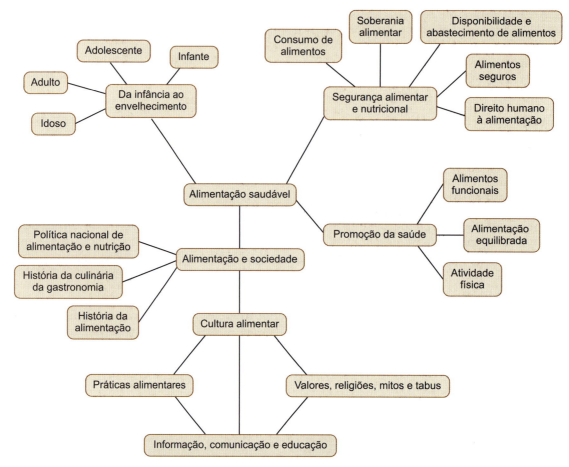

Figura 26.6 Representação gráfica do mapa mental: uma ferramenta que traz palavras-chave sobre o conteúdo de alimentação saudável e suas relações. Adaptada de Rangel-S et al. (2012).

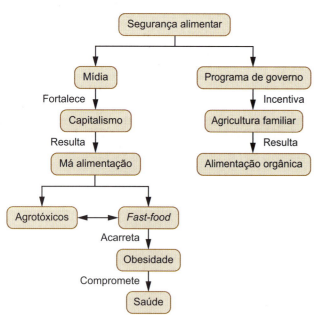

Figura 26.7 Representação gráfica do mapa conceitual sobre segurança alimentar: as ideias se conectam, classificando o conteúdo e hierarquizando de modo a auxiliar na compreensão do indivíduo que o analisa. Adaptada de Aliaga et al. (2020).

pessoas com mais de 60 anos em todas as regiões geográficas brasileiras e identificou que idosos sentem-se excluídos do mundo digital (19% não sabem o que é a internet). Além disso,

41% da população deste perfil etário nunca frequentaram a escola ou cursaram até o ensino fundamental e 20% afirmaram não saber ler e escrever.

É necessário, também, refletir sobre os desafios para o planejamento de ações educativas e metodologias ativas efetivas, considerando-se o panorama de alfabetização entre crianças, jovens e adultos no Brasil. Segundo dados da Pesquisa Nacional de Amostra por Domicílios (PNAD, 2019) conduzida pelo Instituto Brasileiro de Geografia e Estatística (IBGE), mais da metade (51,2% ou 69,5 milhões) dos adultos não concluíram o ensino médio e a taxa de analfabetismo entre aqueles com idade superior a 15 anos foi de 6,6%, equivalente a 11 milhões de pessoas. Para as pessoas pretas ou pardas (8,9%), a taxa de analfabetismo foi mais que o dobro da observada entre as pessoas brancas (3,6%). A mesma pesquisa (PNAD Contínua) mostra que 41% das crianças de 6 e 7 anos não sabem ler e escrever. Ao todo, 47,4% das crianças pretas não estão plenamente alfabetizadas; entre as pardas o índice é de 44,5%. Esse é o maior índice de analfabetismo registrado no país desde 2012. Dessa maneira, a implementação de ações e orientações pautadas em materiais impressos ou expositivos com informações meramente textuais representariam intervenções de pouca ou nenhuma valia, especialmente em territórios mais vulneráveis (IBGE/PNAD Educação, 2019).

Resultados bem-sucedidos de ações educativas para a promoção de alimentação adequada e saudável não dependem exclusivamente de metodologias ativas favoráveis ao perfil do público-alvo, mas de um contexto/ambiente favorável à oferta e ao acesso a alimentos de qualidade a todos. Atualmente, 33 milhões de brasileiros vivem em um cenário de grave insegurança alimentar e milhares de famílias esgotaram sua capacidade de endividamento, em decorrência de instabilidades políticas e econômicas, agudizadas pela pandemia da covid-19: o acesso aos alimentos foi prejudicado pelo aumento da inflação no Brasil durante este período, com destaque para o acréscimo nos preços de alimentos *in natura* e minimamente processados e ingredientes culinários, como o óleo. Os constantes reajustes nos preços do gás de botijão também afetaram, principalmente, as famílias de baixa renda, estrato econômico no qual a procura por alimentos ultraprocessados se intensificou.

Desse modo, torna-se evidente que a superação de obstáculos para a implementação de práticas educativas em saúde depende fundamentalmente de políticas públicas em prol do direito humano e constitucional à alimentação adequada (DHAA) e de um sólido sistema de proteção e inclusão social.

BIBLIOGRAFIA

A bibliografia consultada para a elaboração deste capítulo está disponível *online* no Ambiente de aprendizagem do GEN.

COMO CITAR ESTE CAPÍTULO

ABNT
TEIXEIRA, A. R.; DASTOLI, A. F.; REZENDE, R. A. E. Metodologias ativas. *In*: ROSSI, L.; POLTRONIERI, F. (org.). *Tratado de Nutrição e Dietoterapia*. 2. ed. Rio de Janeiro: Guanabara Koogan, 2023. p. 344-351.

VANCOUVER
Teixeira AR, Dastoli AF, Rezende RAE. Metodologias ativas. In: Rossi L, Poltronieri F (Orgs.). Tratado de nutrição e dietoterapia. 2. ed. Rio de Janeiro: Guanabara Koogan; 2023. p. 344-51.

CAPÍTULO 27

Prescrição em Fitoterapia

Sula de Camargo

A fitoterapia, como terapêutica, é caracterizada pelo uso de plantas medicinais em suas diferentes formas farmacêuticas, sem utilização de substâncias ativas isoladas ou altamente purificadas, ainda que de origem vegetal ou sintéticas e semissintéticas.[1,2] Foi institucionalizada no Sistema Único de Saúde (SUS) em 2006, pela Política Nacional de Práticas Integrativas e Complementares (PNPIC), instituída por meio da Portaria GM/MS nº 971, de 3 de maio de 2006.[3]

Na prática da fitoterapia, as infusões, decocções e macerações com a planta medicinal fresca ou com a droga vegetal, drogas vegetais e derivados vegetais em diferentes formas farmacêuticas, são passíveis de prescrição. Destaca-se que, nessa terapêutica, o objetivo é a obtenção do fitocomplexo independente da forma como a planta será utilizada, sendo ele compreendido como substâncias originadas no metabolismo primário e/ou secundário do vegetal, responsáveis, em conjunto, pelos efeitos biológicos de uma planta medicinal ou de seus derivados, ou seja, não se trata de uma substância isolada.[1]

A fitoterapia pode ser adotada pelo nutricionista, na assistência nutricional e dietoterápica, no âmbito privado ou público; entretanto, existem requisitos exigidos pelo Conselho Federal de Nutricionistas (CFN), por meio de duas resoluções, a saber, Resolução CFN nº 680, de 19 de janeiro de 2021 e Resolução CFN nº 731, de 21 de agosto de 2022.[4,5]

Para auxiliar na compreensão da regulamentação vigente, é imperioso previamente apresentar alguns conceitos/definições que serão compilados a seguir:

- Planta medicinal: espécie vegetal cultivada ou não, utilizada com propósitos terapêuticos. Chama-se planta fresca, aquela usada logo após a colheita/coleta[1]
- Droga vegetal: planta medicinal, ou suas partes, que contenham as substâncias responsáveis pela ação terapêutica, após processos de coleta/colheita, estabilização, quando aplicável, e secagem, podendo estar nas formas íntegra, rasurada, triturada ou pulverizada.[1] E, a partir de 2019, pela definição da Farmacopeia Brasileira (FB), também os exsudatos como gomas, resinas, mucilagens, látex, ceras que não sofram tratamento específico.[6] Forma íntegra é o mesmo que inteira, rasurada seria rasgada e pulverizada, em pó
- Chá medicinal: consiste exclusivamente em drogas vegetais destinadas a preparações aquosas orais por meio de decocção, infusão ou maceração. O chá é preparado imediatamente antes da utilização[6]
- Derivado vegetal: produto da extração da planta medicinal fresca ou da droga vegetal, que contenha as substâncias responsáveis pela ação terapêutica, tais como extratos fluidos, extratos secos, óleos fixos, óleos voláteis (óleos essenciais), cera, exsudatos, entre outros[1]

- Forma farmacêutica: estado final de apresentação de que os princípios ativos farmacêuticos dispõem após uma ou mais operações farmacêuticas executadas com ou sem a adição de excipientes apropriados, a fim de facilitar a sua utilização e obter o efeito terapêutico desejado, com características apropriadas a determinada via de administração.[7] Exemplos: cápsula, comprimido, comprimido efervescente, comprimido mastigável, comprimido orodispersível, comprimido para colutório, comprimido revestido, goma de mascar, pastilha, pastilha gomosa, pó efervescente, tablete, emulsão, drágea entre outras[7]
- Fitoterápico: produto desenvolvido a partir de matéria-prima ativa vegetal, sem substâncias ativas isoladas ou altamente purificadas, cuja finalidade seja profilática, curativa ou paliativa. Enquadram-se neste conceito os medicamentos fitoterápicos e os produtos tradicionais fitoterápicos (PTF). Dentre as matérias-primas estão as drogas e derivados vegetais[1]
- Preparação magistral: é aquela preparada na farmácia, a partir de uma prescrição de profissional habilitado, destinada a um paciente individualizado, e que estabeleça em detalhes sua composição, forma farmacêutica, posologia e modo de usar[8]
- Alcoolatura: preparação vegetal líquida, obtida pelo processo de maceração a frio, a partir da planta fresca ou de seus órgãos (partes), convenientemente rasurada(os), considerando o teor de água do Insumo Farmacêutico Ativo Vegetal (IFAV) utilizado[6]
- Tintura: preparação alcoólica ou hidroalcoólica resultante da extração de drogas vegetais (planta seca) ou da diluição dos respectivos extratos[6]
- Extrato: é a preparação de consistência líquida, semissólida ou sólida, obtida a partir da droga vegetal, utilizando-se métodos extrativos e solventes apropriados[6]
- Extrato fluido: é a preparação líquida obtida por extração com líquido apropriado a partir da droga vegetal[6]
- Extrato seco: é a preparação sólida obtida por evaporação do solvente utilizado no processo de extração. Podem ser adicionados de materiais inertes adequados e têm especificações quanto ao teor de marcadores[6]
- Extrato padronizado: corresponde àquele extrato ajustado a um conteúdo definido de um ou mais constituintes responsáveis pela atividade terapêutica. O ajuste do conteúdo é obtido pela adição de excipientes inertes ou pela mistura de outros lotes de extrato[6]
- Extrato quantificado: corresponde àquele extrato ajustado para uma faixa de conteúdo de um ou mais marcadores ativos. O ajuste da faixa de conteúdo é obtido pela mistura de lotes de extrato[6]
- Outros extratos: correspondem àqueles extratos não ajustados a um conteúdo específico de constituintes. São definidos essencialmente pelos parâmetros de seu processo de fabricação, como, por exemplo, qualidade da droga vegetal, seleção do líquido extrator e condições de extração, bem como suas especificações. Os marcadores não necessariamente apresentam atividade terapêutica estabelecida, sendo considerados marcadores analíticos. O teor dos marcadores não deverá ser inferior ao valor mínimo indicado na monografia[6]
- Extrato relação droga vegetal: derivado vegetal (RDD): é a expressão que define a relação entre uma quantidade de droga vegetal e a respectiva quantidade de derivado vegetal obtida. O valor é dado como um primeiro número, fixo ou

na forma de um intervalo, correspondente à quantidade de droga utilizada, seguido de dois-pontos (:) e, depois desses, o número correspondente à quantidade obtida de derivado vegetal.[1] Por vezes, também é chamado de RDE, relação droga vegetal: extrato. Exemplos: extrato seco 5:1 dos rizomas de *Zingiber officinalis* e extrato seco 13 a 25:1 dos rizomas de *Curcuma longa*

- Marcador: constituintes ou grupos de constituintes quimicamente definidos, presentes em drogas, suas preparações, fitoterápicos ou outros medicamentos à base de ativos de origem natural, que são utilizados para fins de controle de qualidade, podendo ou não apresentar atividade terapêutica.[6] Exemplo: escina (marcador das sementes da *Aesculus hippocastanum*, popularmente conhecida como castanha-da-índia)
- Uso tradicional reconhecido: aquele alicerçado no longo histórico de utilização no ser humano demonstrado em documentação técnico-científica, sem evidências conhecidas ou informadas de risco à saúde do usuário. O anexo III da Resolução RDC nº 26, de 13 de maio de 2014,[1] apresenta uma lista de referências para a comprovação da tradicionalidade de uso
- Novo alimento e ingrediente: alimento ou substância sem histórico de consumo no país, ou alimento com substâncias já consumidas e que venham a ser adicionadas ou utilizadas em quantidades muito superiores às atualmente observadas nos alimentos utilizados na dieta habitual[9]
- Suplemento alimentar: produto para ingestão oral, apresentado em formas farmacêuticas, destinado a suplementar a alimentação de indivíduos saudáveis com nutrientes, substâncias bioativas, enzimas ou probióticos, isolados ou combinados.[10] Para efeito da Resolução CFN nº 656, de 15 de junho de 2020, que regulamenta a prescrição dietética de suplementos alimentares, consideram-se produtos passíveis de prescrição: nutrientes (vitaminas, minerais, lipídios, ácidos graxos, carboidratos, fibras alimentares, proteínas, aminoácidos e precursores e metabólitos de aminoácidos, isolados ou associados entre si), substâncias bioativas, enzimas, prebióticos, probióticos, produtos apícolas, como mel, própolis, geleia real e pólen, novos alimentos e novos ingredientes e outros autorizados pela Agência Nacional de Vigilância Sanitária (Anvisa) para comercialização, isolados ou combinados, bem como medicamentos isentos de prescrição à base de vitaminas e/ou minerais e/ou aminoácidos e/ou proteínas isolados ou associados entre si.[11]

Compreendendo estes conceitos/definições, é possível avançar para a compreensão de outros aspectos das Resoluções CFN nº 680/2021 e nº 731/2022.[4,5] A via de administração é exclusivamente oral (VO), incluídas mucosa e sublingual e excluída a via anorretal.[4]

Todos os nutricionistas com inscrição ativa no respectivo Conselho Regional de Nutricionistas (CRN) podem prescrever: (1) plantas medicinais *in natura* e drogas vegetais, na forma de infusão, decocção e maceração em água, e; (2) drogas vegetais e derivados vegetais, em formas farmacêuticas, que podem ser classificados como alimentos, novos alimentos e ingredientes, e suplementos alimentares.[4,5] Exemplos do item 2: pó do rizoma de *Zingiber officinale*, extrato seco do fruto de *Citrus sinensis* (L.) Osbeck, óleo fixo do bulbo de *Allium sativum*, óleo essencial do bulbo de *Allium sativum*.

Para a prescrição de drogas vegetais, medicamentos fitoterápicos, de produtos tradicionais fitoterápicos e preparações magistrais de fitoterápicos, em formas farmacêuticas, de plantas medicinais que não são classificadas como alimentos, novos

alimentos e ingredientes e suplementos alimentares, o CFN exige habilitação em fitoterapia, registrada no respectivo CRN.[4,5] Exemplos: extrato seco das raízes da *Withania somnifera*, droga vegetal das cascas da *Aesculus hippocastanum*, tintura vegetal das folhas da *Aloysia polystachya*.

Oportunamente, é importante esclarecer que drogas vegetais e derivados vegetais, em formas farmacêuticas, que podem ser classificados como alimentos, novos alimentos e ingredientes, e suplementos alimentares foram liberados para prescrição por nutricionistas, ainda que sem habilitação em fitoterapia, pois eles podem ser comercializados no país como "alimentos, novos alimentos e ingredientes, e suplementos alimentares". Porém, aqui cabe uma profunda reflexão: esses produtos são comercializados dentro dessas categorias e, dentro dessas categorias, a indicação não é terapêutica. Para trabalhar com indicações terapêuticas na fitoterapia, é imperioso que o nutricionista tenha perícia para tal, que estude, conheça a nomenclatura botânica da planta para que não haja prescrição de espécie errada, bem como a parte da planta indicada para determinada finalidade terapêutica, qual é a forma de utilização/forma ou meio de extração, posologia, possíveis efeitos adversos, interações, precauções no uso, forma como é comercializado no Brasil, aspectos relacionados à qualidade, e que fundamente sua prescrição em evidências científicas de alto grau ou em documentações de uso tradicional reconhecido, em dois pilares, eficácia/efetividade e segurança. Ou seja, não é porque pode ser prescrito sem habilitação em fitoterapia que deva ser prescrito por nutricionistas sem habilitação. A prescrição exige amplo conhecimento sobre o assunto, cabendo ao profissional responsabilidade ética, civil e criminal quanto aos impactos da sua prescrição na saúde do cliente/paciente/usuário.

Habilitação em fitoterapia pode ser obtida por duas maneiras: (a) certificado de curso de pós-graduação *lato sensu* em nível de especialização em fitoterapia, emitido por instituição de ensino superior credenciada pelo Ministério da Educação, e, das 360 horas mínimas exigidas para o curso, no mínimo 200 horas precisam ser de disciplinas específicas de fitoterapia; ou (b) título de Especialista em Fitoterapia ou de Especialista em Nutrição e Fitoterapia, sendo prudente a leitura da Resolução CFN nº 689, de 04 de maio de 2021, que regulamenta o registro de títulos de especialistas, para evitar obtenção de título que não seja reconhecido pelo Conselho. Deve-se solicitar por meio digital, via sistema *online*, o registro da documentação de habilitação, conforme descrito em resolução vigente.[12,13]

Existe uma exceção à regra para habilitação em fitoterapia: os nutricionistas que, até o dia 19 de janeiro de 2021, estavam matriculados ou tinham obtido certificado de cursos de pós-graduação *lato sensu* em nível de especialização em fitoterapia, emitido por instituição de ensino superior credenciada pelo Ministério da Educação, que apresentavam carga horária de disciplinas específicas em fitoterapia inferior a 200 horas, o CFN permite a complementação dessa carga horária, por meio de cursos livres, de extensão, de aperfeiçoamento e/ou módulos, desde que os certificados, declarações, programas, histórico escolar e/ou equivalentes demonstrem somar a carga horária mínima exigida.[4]

As regras para prescrição e habilitação em fitoterapia têm como base o modelo biomédico. Caso o profissional tenha interesse em trabalhar com a fitoterapia ancorada em outras racionalidades em saúde, como a Medicina Tradicional Chinesa, Ayurveda, Antroposofia, existem exigências de formação e documentações específicas que podem ser obtidas na Resolução CFN nº 679, de 19 de janeiro de 2021.[13]

É permitido ao nutricionista adotar a fitoterapia em suas prescrições, desde que os produtos prescritos tenham indicações de uso relacionadas direta ou indiretamente aos objetivos da assistência nutricional e dietoterápica; que ele possa justificar, monitorar e avaliar os efeitos da prescrição com base em estudos científicos ou em uso tradicional reconhecido e que não se exima do cumprimento das demais normas relativas ao exercício da profissão.[4,14]

Não é demasiado resgatar que o objeto de trabalho do nutricionista é o alimento, assim sendo, a fitoterapia se apresenta como uma ferramenta que deve estar integrada à assistência nutricional e dietoterápica. E ainda, é obrigação do nutricionista encaminhar a outros profissionais habilitados os clientes/pacientes/usuários sob sua responsabilidade profissional quando identificar que as atividades demandadas desviam de suas competências.[4,14,15]

É dever do nutricionista registrar, em prontuário dos clientes/pacientes/usuários, as informações sobre a prescrição bem como a indicação que justificou o uso.[4] O arquivamento do prontuário deve respeitar o tempo determinado, atualmente 20 anos, conforme Resolução CFN nº 594, de 17 de dezembro de 2017.[16]

Caso sejam identificados efeitos colaterais relevantes ou intoxicações, o nutricionista deve: (a) encaminhar o cliente/paciente/usuário para um profissional competente para lidar com esta demanda ou a um serviço de saúde; (b) registrar em prontuário o que foi identificado e os encaminhamentos; (c) e finalizar o processo, notificando os órgãos sanitários competentes, assim como o laboratório industrial ou a farmácia de manipulação.[9] Nestas situações o nutricionista provavelmente não terá certeza se o quadro foi desencadeado por sua prescrição, mas os órgãos competentes poderão investigar de maneira adequada e dar os devidos encaminhamentos. Esse processo é relevante e integra a Farmacovigilância/Nutrivigilância.

É vedado ao nutricionista prescrever produtos que exijam a prescrição médica para comercialização, assim como da respectiva planta medicinal em qualquer forma (*in natura*, droga vegetal, fitoterápico, entre outras) e para qualquer indicação/alegação terapêutica.[4] Exemplo: o fitoterápico da *Piper methysticum* (kava-kava) deve ser comercializado sob prescrição médica, conforme instrução normativa (IN) nº 2, de 13 de maio de 2014;

assim sendo, o nutricionista não pode prescrever esta planta medicinal nem como chá medicinal, nem como tintura vegetal, extratos, outros derivados vegetais. Na IN nº 2/2014,[17] a indicação terapêutica é para insônia e ansiedade, porém, mesmo que o nutricionista deseje prescrever para outras finalidades terapêuticas, a resolução CFN nº 680/2021, veda esta possibilidade.

Cabe esclarecer que, se um fitoterápico for passível de comercialização sem exigência de prescrição médica, pela Anvisa, mas um ou mais laboratórios comercializem o fitoterápico sob prescrição médica, estes especificamente que são comercializados com restrição não são passíveis de prescrição pelo nutricionista. Entretanto, fitoterápicos de outros laboratórios sem restrição na comercialização e fitoterápicos manipulados desta planta medicinal são passíveis de prescrição pelo nutricionista. Exemplo: *Harpagophytum procumbens* (popularmente conhecido como garra-do-diabo, harpagófito) não há exigência de prescrição médica para comercialização do fitoterápico, porém alguns laboratórios disponibilizam o produto industrializado/acabado para comercialização sob prescrição médica. Assim sendo, o nutricionista pode prescrever o fitoterápico de outros laboratórios (resgatar aspectos éticos) ou de forma manipulada.

Outra restrição é a prescrição de fitoterápicos associados a vitaminas, minerais, aminoácidos ou qualquer outro componente.[4] Havendo a necessidade de prescrever um fitoterápico e um suplemento alimentar, essa prescrição deve ser realizada em itens diferentes no receituário ou em outro receituário.

É obrigatório considerar aspectos éticos na prescrição, cabendo o exercício de reflexão sobre os dispositivos do Código de Ética e Conduta do Nutricionista, publicado na Resolução CFN nº 599/2018. Destacam-se: Art. 40, Art. 41, Art. 44, Art. 49, Art. 60, Art. 61, Art. 62, Art. 63 e Art. 64 por apresentarem relação mais estreita com a adoção da fitoterapia, mas cabe a leitura do documento na íntegra.[14]

Sobre o receituário, existem itens obrigatórios que devem estar presentes. São apresentados um *checklist* (Figura 27.1) e modelos de receituários para facilitar a compreensão e auxiliar no cumprimento das regras (Figuras 27.2 a 27.23).

---

1) Dados do prescritor:

☐ Nome completo

☐ Número de registro no Conselho Regional de Nutricionistas

☐ Assinatura manual ou emissão do receituário com assinatura digital certificada

☐ Carimbo

☐ Meio de contato (e-mail, telefone)

2) Dados do cliente/paciente/usuário:

☐ Nome completo

3) Dados da prescrição:

☐ Data da prescrição

☐ Nomenclatura botânica, sendo opcional incluir a indicação do nome popular

☐ Parte da planta utilizada

☐ Via de administração

☐ Forma de utilização e modo de preparo (infusão, decocção e maceração em água)

☐ Forma ou meio de extração (tintura vegetal, extrato fluido, extrato seco, óleo fixo, óleo volátil, exsudatos, entre outros)

☐ Padronização do marcador, se disponível na literatura (sugestão do autor: considerar a característica/composição).

☐ Forma farmacêutica (cápsulas, comprimidos, drágeas, tablete, emulsão, pastilha, entre outras)

☐ Posologia (dose, horário de administração/modo de uso e tempo de uso).

> **INFORMAÇÃO ADICIONAL**
> **Nomenclatura botânica:**
> • Composta no mínimo por gênero e epíteto específico. Exemplo: *Cymbopogon citratus*
> • Em itálico, ou negrito, ou sublinhada
> • Grafia do "gênero" com a primeira letra maiúscula (*Cymbopogon*), e o "epíteto específico" todo minúsculo (*citratus*).

O receituário deve ser apresentado de forma clara para o entendimento e, se manuscrito, a letra deve ser legível.

Figura 27.1 *Checklist* – exigências previstas na Resolução CFN nº 681/2021.

```
Dr.(a) (Nome completo do profissional)
CRN X (Nº registro profissional com identificação do regional)


Nome do paciente

*Nomenclatura botânica*, nome popular (opcional), parte(s) da planta utilizada(s).

Forma de utilização e modo de preparo.

Via de administração e posologia (dose, horário de administração e tempo de uso).


                                        Assinatura e carimbo
                                                         Data


Meio de contato (e-mail, telefone)
```

Figura 27.2 Modelo de receituário. Itens obrigatórios: infusão, decocção e maceração em água.

Destaca-se que existem variações nas formas de inserção dos dados nos receituários, conforme a prática de cada profissional; entretanto, devem atender aos requisitos legais e ser compreensíveis para correta dispensação dos produtos ou preparo pelo cliente/paciente/usuário. Além disso, são exemplos que não consideram se são as melhores formas/meios de extração, melhor custo/benefício, indicação ou qualquer outra pretensão. O objetivo dos modelos é única e exclusivamente exemplificar o que está disposto em resolução.

Dos itens obrigatórios em receituário, na indicação da forma ou meio de extração, o CFN exige a "padronização do marcador, se disponível na literatura". Essa é uma abordagem anterior à que atualmente vigora em Farmacopeia Brasileira. Desde 2019, com a publicação da 6ª edição da Farmacopeia, há uma ampliação dessas classificações, considerando os extratos. Como visto anteriormente nos conceitos/definições, existem os extratos padronizados, quantificados, RDD, outros. Sua interpretação não é algo simples para muitos nutricionistas; assim sendo, visando simplificar o processo de prescrição e atender às exigências do CFN, não serão tratados os extratos com estas nomenclaturas, mas sim definições de suas características/composição. Isto é o mais importante.

A identificação da característica/composição tem relação com a eficácia/efetividade e segurança da prescrição. Para reflexão, será que indicar na prescrição 600 mg/dia de extrato seco da planta X é o suficiente? A resposta é não. Dependendo da planta medicinal, o resultado são extratos secos com características bem diferentes. Exemplos hipotéticos: extrato seco com 50% de um marcador A, com 50% de um marcador B, 65% de um marcador A, entre 75

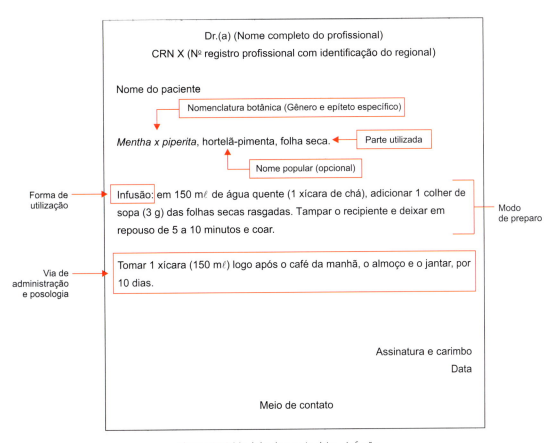

Figura 27.3 Modelo de receituário – infusão.

Dr.(a) (Nome completo do profissional)

CRN X (Nº registro profissional com identificação do regional)

Nome do paciente

Plantago major, tanchagem, folha seca.

Infusão: em 150 mℓ de água quente (1 xícara de chá), adicionar 1 colher de sopa (3 g) das folhas secas. Tampar, deixar em repouso por 5 minutos e depois retirar as partes duras.

Após higienização dos dentes, fazer bochecho por 30 segundos. **NÃO ENGOLIR**.

Realizar o bochecho 3 vezes ao dia, por 3 dias.

Assinatura e carimbo

Data

Meio de contato

Figura 27.4 Modelo de receituário – infusão (mucosa oral).

Dr.(a) (Nome completo do profissional)

CRN X (Nº registro profissional com identificação do regional)

Nome do paciente

Citrus aurantium, laranja-amarga, flores secas.

Maceração: colocar 1 colher de sobremesa (2 g) das flores secas em 1 xícara de chá (150 mℓ) com água em temperatura ambiente, mexer suavemente, tampar o recipiente e deixar descansar de 3 a 4 horas e depois coar.

Tomar 1 xícara antes de dormir, por 15 dias.

Assinatura e carimbo

Data

Meio de contato

Figura 27.6 Modelo de receituário – maceração.

Dr.(a) (Nome completo do profissional)

CRN X (Nº registro profissional com identificação do regional)

Nome do paciente

Maytenus ilicifolia, espinheira-santa, folhas secas.

Decocção: ferver por 5 minutos 1 colher de sobremesa (2 g) das folhas secas rasgadas em 150 mℓ de água (1 xícara de chá), desligar o fogo e deixar em repouso por 15 minutos e depois coar.

Tomar 1 xícara 2 horas após o almoço e 1 xícara à noite, por 15 dias.

Assinatura e carimbo

Data

Meio de contato

Figura 27.5 Modelo de receituário – decocção.

Dr.(a) (Nome completo do profissional)

CRN X (Nº registro profissional com identificação do regional)

Nome do paciente

Nomenclatura botânica, nome popular (opcional), parte(s) da planta utilizada(s).

Forma ou meio de extração (padronização do marcador, se disponível na literatura – considerar características/composição)

Forma farmacêutica (cápsulas, comprimidos, drágeas, tablete, emulsão, pastilha, entre outras).

Via de administração e posologia (dose, horário de administração e tempo de uso).

Assinatura e carimbo

Data

Meio de contato

Figura 27.7 Modelo de receituário. Itens obrigatórios: outros.

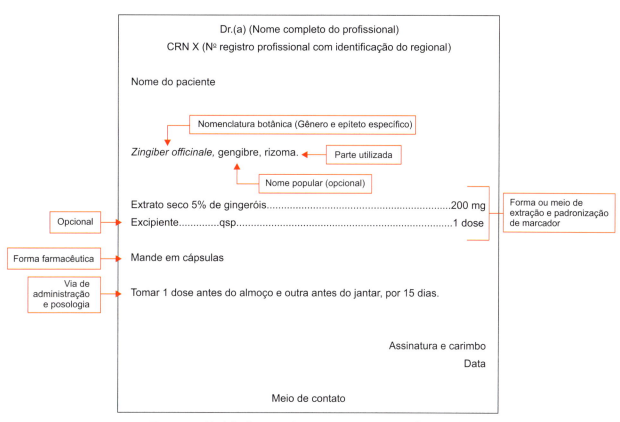

Figura 27.8 Modelo de receituário – extrato seco com % de marcador.

Dr.(a) (Nome completo do profissional)
CRN X (Nº registro profissional com identificação do regional)

Nome do paciente

Zingiber officinale, gengibre, rizoma.

Droga vegetal em pó ....1.000 mg
Excipiente....qsp..1 dose

Mande em cápsulas

Tomar 1 dose em horário próximo ao almoço e 1 dose próximo ao jantar, por 10 dias.

Assinatura e carimbo
Data

Meio de contato

Figura 27.9 Modelo de receituário – droga vegetal pulverizada/produto manipulado.

Dr.(a) (Nome completo do profissional)
CRN X (Nº registro profissional com identificação do regional)

Nome do paciente

Plantago ovata, psillium, testa da semente.

Pó ....3,5 g/Envelope (5g)

Dissolver o conteúdo de um envelope em 150 ml de água, mexer vigorosamente e tomar após finalizar a efervescência. Tomar 3 vezes ao dia (9h30, 15h e 20h), por 30 dias. E, após cada tomada, ingerir mais 150 ml de água.

Assinatura e carimbo
Data

Meio de contato

Figura 27.10 Modelo de receituário – droga vegetal pulverizada/produto industrializado.

Dr.(a) (Nome completo do profissional)

CRN X (Nº registro profissional com identificação do regional)

Nome do paciente

Melissa officinalis, melissa, folha.

Tintura 20% (p/v)

Tomar 3 ml (usar medidor) diluídos em 1/2 copo de água filtrada, 3 vezes ao dia (7h, 14h, 21h), por 15 dias.

Assinatura e carimbo

Data

Meio de contato

Figura 27.11 Modelo de receituário – tintura vegetal/produto manipulado.

Dr.(a) (Nome completo do profissional)

CRN X (Nº registro profissional com identificação do regional)

Nome do paciente

Maytenus ilicifolia, espinheira-santa, folha.

Extrato hidroalcoólico ....8 mg de taninos totais/1 ml

Ingerir 4 ml, 2 horas depois do almoço e à noite, por 30 dias.

Assinatura e carimbo

Data

Meio de contato

Figura 27.13 Modelo de receituário – extrato fluido/produto industrializado.

Dr.(a) (Nome completo do profissional)

CRN X (Nº registro profissional com identificação do regional)

Nome do paciente

Melissa officinalis, melissa, folha.

Extrato fluido 1:1

Tomar 2 ml (40 gotas) diluídos em 50 ml de água filtrada, 3 vezes ao dia (7h, 14h, 21h), por 15 dias.

Assinatura e carimbo

Data

Meio de contato

Figura 27.12 Modelo de receituário – extrato fluido/produto manipulado.

Dr.(a) (Nome completo do profissional)

CRN X (Nº registro profissional com identificação do regional)

Nome do paciente

Peumus boldus, boldo, folha.

Extrato seco (5:1) ....200 mg
Excipiente....qsp..1 dose
Mande em cápsulas
Tomar 1 dose logo após o almoço e o jantar, por 10 dias.

Assinatura e carimbo

Data

Meio de contato (e-mail, telefone)

Figura 27.14 Modelo de receituário – extrato seco RDD/produto manipulado.

> Dr.(a) (Nome completo do profissional)
> CRN X (Nº registro profissional com identificação do regional)
>
> Nome do paciente
>
> *Passiflora incarnata,* maracujá, partes aéreas.
>
> Extrato seco com 2% de flavonoides totais, calculados como
> vitexina..1.000 mg
> Excipiente..........qsp...1 dose
>
> Tomar 1 dose a cada 12 horas, por 30 dias.
>
> Assinatura e carimbo
> Data
>
> Meio de contato

Figura 27.15 Modelo de receituário – extrato seco em % de marcador/produto manipulado.

> Dr.(a) (Nome completo do profissional)
> CRN X (Nº registro profissional com identificação do regional)
>
> Nome do paciente
>
> *Citrus sinensis* (L.) Osbeck, laranja-moro, fruto.
> Extrato seco 3% antocianina ....150 mg
> Base goma..................qsp...1 dose
>
> Consumir 1 goma após o café da manhã, 1 goma após o almoço e
> 1 goma após o jantar, por 30 dias.
>
> Assinatura e carimbo
> Data
>
> Meio de contato

Figura 27.17 Modelo de receituário – extrato seco em % de marcador em outra forma farmacêutica/produto manipulado.

> Dr.(a) (Nome completo do profissional)
> CRN X (Nº registro profissional com identificação do regional)
>
> Nome do paciente
>
> *Passiflora incarnata*, maracujá, partes aéreas.
>
> Extrato seco com 3,5% de flavonoides totais, calculados como
> vitexina...260 mg/comprimido
>
> Tomar 2 comprimidos a cada 12 horas, por 30 dias.
>
> Assinatura e carimbo
> Data
>
> Meio de contato

Figura 27.16 Modelo de receituário – extrato seco % de marcador/produto industrializado.

> Dr.(a) (Nome completo do profissional)
> CRN X (Nº registro profissional com identificação do regional)
>
> Nome do paciente
>
> *Maytenus ilicifolia*, espinheira-santa
> Extrato seco...380 mg
> Cápsula com 13,3 mg (3,5%) de taninos totais
>
> Tomar 2 cápsulas, 2 horas após o café da manhã, 2 horas após o
> almoço e à noite, por 30 dias.
>
> Assinatura e carimbo
> Data
>
> Meio de contato

Figura 27.18 Modelo de receituário – extrato seco em % de marcador/produto industrializado.

Dr.(a) (Nome completo do profissional)

CRN X (Nº registro profissional com identificação do regional)

Nome do paciente

Melissa officinalis, melissa, folha.

Extrato seco, mínimo 5% de derivados hidroxicinâmicos expressos em ácidos rosmarínicos.................................46 mg/mℓ

Tomar 10 mℓ (usar medidor) diluídos em água, 3 vezes ao dia (7h, 14h, 21h), por 15 dias.

Assinatura e carimbo

Data

Meio de contato

Figura 27.19 Modelo de receituário – extrato seco, com mínimo de marcador, comercializado na forma líquida/produto industrializado.

Dr.(a) (Nome completo do profissional)

CRN X (Nº registro profissional com identificação do regional)

Nome do paciente

Peumus boldus, boldo, folha.

Extrato seco com 1 a 1,5% de alcaloides totais, calculados como boldina...125 mg/cápsula

Tomar 1 cápsula antes do almoço e 1 cápsula antes do jantar, por 10 dias.

Assinatura e carimbo

Data

Meio de contato

Figura 27.21 Modelo de receituário – extrato seco com faixa de conteúdo de marcador/produto industrializado.

Dr.(a) (Nome completo do profissional)

CRN X (Nº registro profissional com identificação do regional)

Nome do paciente

Cynara scolymus, alcachofra, folha.

Extrato seco com 10 a 12% de ácidos clorogênicos...........100 mg
Excipiente ....qsp.......................................1 dose

Tomar 1 dose antes do almoço e 1 dose antes do jantar, por 10 dias.

Assinatura e carimbo

Data

Meio de contato

Figura 27.20 Modelo de receituário – extrato seco com faixa de conteúdo de marcador/produto manipulado.

Dr.(a) (Nome completo do profissional)

CRN X (Nº registro profissional com identificação do regional)

Nome do paciente

Allium sativum, alho, bulbo.
Óleo essencial...2,6 mg/cápsula

Tomar 1 cápsula 2 vezes ao dia, em um horário próximo ao das refeições, por 30 dias.

Assinatura e carimbo

Data

Meio de contato

Figura 27.22 Modelo de receituário – óleo fixo/produto industrializado.

Dr.(a) (Nome completo do profissional)

CRN X (Nº registro profissional com identificação do regional)

Nome do paciente

Allium sativum, alho, bulbo.

Óleo essencial...2,6 mg/cápsula

Tomar 1 cápsula 2 vezes ao dia, em um horário próximo ao das refeições, por 30 dias.

Assinatura e carimbo

Data

Meio de contato

Figura 27.23 Modelo de receituário – óleo essencial (volátil)/produto industrializado.

e 85% de um marcador A, um extrato 5:1, um extrato 13 a 25:1, extrato com no mínimo 25% de um marcador B. Isso não ocorre para todas as plantas, mas é preciso considerar esta possibilidade. Na própria FB, pode haver um extrato com característica diferente para a mesma planta e, consequentemente, ocorrer sugestão de dose específica para cada produto.

REFERÊNCIAS BIBLIOGRÁFICAS

As referências e a bibliografia consultadas para a elaboração deste capítulo estão disponíveis *online* no Ambiente de aprendizagem do GEN.

COMO CITAR ESTE CAPÍTULO

ABNT

CAMARGO, S. Prescrição em fitoterapia. *In*: ROSSI, L.; POLTRONIERI, F. (org.). *Tratado de Nutrição e Dietoterapia*. 2. ed. Rio de Janeiro: Guanabara Koogan, 2023. p. 352-361.

VANCOUVER

Camargo S. Prescrição em fitoterapia. In: Rossi L, Poltronieri F (Orgs.). Tratado de nutrição e dietoterapia. 2. ed. Rio de Janeiro: Guanabara Koogan; 2023. p. 352-61.

CAPÍTULO **28**

Prescrição de Vitamínicos e Minerais

Juliana Severo

INTRODUÇÃO

A prescrição de compostos vitamínicos e minerais, conhecidos como polivitamínicos ou multivitamínicos, na forma de fármacos ou suplementos tornou-se comum em diferentes populações para prevenção ou tratamento de insuficiências e deficiências nutricionais. No entanto, sua utilização tem crescido, mesmo em populações saudáveis, com alegações que compreendem finalidades estéticas até a prevenção de doenças crônicas não comunicáveis, sendo seu uso ainda controverso para esses fins.[1,2]

Nesse sentido, destaca-se que a prescrição de micronutrientes de maneira isolada ou combinada deve ser avaliada individualmente, considerando-se o estado nutricional do indivíduo, a idade, a presença ou ausência de doenças e o estágio do ciclo da vida. Portanto, este capítulo tem como objetivo abordar os aspectos a serem considerados para a prescrição de vitaminas e minerais isolados ou associados em diferentes populações.

PRESCRIÇÃO DE SUPLEMENTOS DE VITAMINAS E MINERAIS

As vitaminas e os minerais são compostos essenciais para o bom funcionamento do organismo, pois participam de reações bioquímicas específicas como cofatores enzimáticos, antioxidantes, catalisadores, na transcrição de genes, modulação epigenética, síntese de ácidos nucleicos, duplicação do DNA e metabolismo de hormônios. Esses compostos são considerados micronutrientes, devendo ser obtidos por meio da dieta, particularmente de alimentos *in natura* ou minimamente processados, como frutas, legumes, hortaliças, castanhas e sementes, leguminosas, cereais integrais, peixes e frutos do mar, carnes, entre outros.[3-7]

As deficiências ou insuficiências de micronutrientes podem ser assintomáticas ou se manifestar por sinais e sintomas clínicos específicos e geralmente são causadas por ingestão reduzida desses compostos na dieta, aumento das necessidades, comprometimento na absorção ou utilização e presença de doenças.[8]

As recomendações dietéticas de micronutrientes se baseiam no estado fisiológico nos diferentes ciclos da vida e no sexo, para uma população saudável, na perspectiva de manutenção da saúde. No entanto, ainda são falhas as recomendações nutricionais para a população LGBTQIA+, em particular para as pessoas que fizeram tratamento de hormonização e procedimento cirúrgico, bem como recomendações específicas em estados patológicos que considerem outras variáveis, ou até mesmo recomendações específicas para atletas.[9-12]

Um dos principais fatores que afetam a compreensão do efeito dos micronutrientes no organismo humano e limitam as definições de recomendações dietéticas é entender o papel de cada um dos micronutrientes e a necessidade fisiológica do organismo nos diferentes ciclos da vida, tanto para manutenção da saúde quanto para recuperação de estados patológicos.[9,11]

Muitos indivíduos fazem uso de multivitamínicos sem prescrição ou avaliação profissional prévia, com a justificativa de tentar manter ou melhorar a saúde, o bem-estar geral, a saúde óssea, cognitiva e cardiovascular, ou prevenir danos associados a doenças cardiovasculares, estresse oxidativo e inflamatório, câncer e declínio cognitivo.[2,13-16] De modo mais recente, durante a pandemia de covid-19, muitos alegaram benefícios do consumo de vitamina C, vitamina D e zinco para fortalecimento do sistema imunológico, mesmo na ausência de evidências clínicas e científicas.[17-19]

Embora as vitaminas e os minerais sejam essenciais para o bom funcionamento do corpo humano, ainda não estão claros os benefícios ou riscos de sua suplementação a curto e longo prazos. As ingestões diárias de referência (DRIs) trazem um conjunto de valores que norteiam a prescrição nutricional, em nível de planejamento dietético individual e avaliação do consumo para grupos, os quais englobam: necessidade média estimada (EAR), ingestão dietética recomendada (RDA), ingestão adequada (AI) e limite superior de ingestão tolerável (UL). O UL, particularmente, representa o nível mais alto de ingestão do nutriente que pode ser consumido pela população geral sem a manifestação de efeitos adversos.[20,21]

Para a prescrição correta de suplementos alimentares pelo nutricionista, o Conselho Federal de Nutrição (CFN) estabeleceu, recentemente, pela Resolução CFN nº 731/2022[22] a obrigatoriedade de respeitar o UL para a prescrição desses suplementos, sendo que, em casos não contemplados, deve-se considerar os critérios de eficácia e segurança com alto grau de evidências científicas. Ao prescrever esses suplementos, o nutricionista deverá registrar em prontuário dos clientes/pacientes/usuários, via de administração, composição, posologia e justificativa de uso dos suplementos alimentares prescritos, mantendo-o arquivado. A assinatura deverá ser feita manual ou digitalmente, podendo ser entregue no momento da consulta ou posteriormente.

Os suplementos de vitaminas e minerais são considerados em uma categoria ampla de suplementos alimentares, definidos como "produto para ingestão oral, apresentado em formas farmacêuticas, destinado a suplementar a alimentação de indivíduos saudáveis com nutrientes, substâncias bioativas, enzimas ou probióticos, isolados ou combinados".[23] Anteriormente, aqueles compostos de vitaminas e minerais com doses acima do UL eram considerados medicamentos. Mas, segundo o novo marco regulatório da Agência Nacional de Vigilância Sanitária (Anvisa), os valores compreendidos nas DRIs não são mais balizadores para essa definição, sendo considerados medicamentos específicos somente os produtos à base de vitaminas ou minerais ou aminoácidos ou proteínas, isolados ou associados entre si, para uso oral, com indicações terapêuticas bem estabelecidas e distintas das alegações aprovadas para suplementos alimentares. A Anvisa ainda estabelece critérios para boas práticas de fabricação, qualidade, segurança e eficácia.[24]

São comuns efeitos adversos pelo excesso do uso de suplementos alimentares, geralmente ocorrendo com o uso prolongado. O excesso de selênio sérico causado pela ingestão alimentar elevada e uso de suplementos, por exemplo, pode ocasionar selenose, alopecia, dermatite, aumento do risco de câncer de pele e próstata e de diabetes melito.[25] A Figura 28.1 mostra uma ferramenta prática para a decisão de utilizar suplementos na presença de deficiências ou insuficiências nutricionais.

Os principais grupos que necessitam complementar suas necessidades fisiológicas com a suplementação de polivitamínicos e minerais são crianças, gestantes, lactantes, idosos[1,26] e indivíduos com patologias ou cirurgias que resultem em restrições alimentares momentâneas ou crônicas, a exemplo de indivíduos com desnutrição energético-proteica e pacientes que fizeram cirurgia bariátrica.[27]

Na gestação, particularmente, a probabilidade de inadequação na ingestão de alguns micronutrientes é alta, destacando-se as vitaminas A, C, tiamina (B_1), riboflavina (B_2), niacina (B_3), piridoxina (B_6), folato (B_9), cobalamina (B_{12}), ferro e zinco.[28] A deficiência nesses micronutrientes acarreta riscos para a mãe e para o bebê, como defeitos no tubo neural e defeitos cardíacos congênitos, alteração nas estruturas e funções do tubo digestório, aumento do risco de doenças neurológicas, malformação fetal, efeitos negativos no peso ao nascer e de riscos no parto. Dessa maneira, o Ministério da Saúde[29] recomenda a suplementação profilática com ferro e ácido fólico na gestação, sendo 40 mg de ferro elementar e 400 μg de ácido fólico, diariamente até o fim da gestação. Alguns multivitamínicos, contendo metilfolato, vitamina B_{12} e vitamina B_6, também são comumente utilizados nesse período. A suplementação com vitamina A na gestação deve ser conduzida apenas quando houver risco de deficiência na vitamina, em doses que não ultrapassem 10.000 UI por dia, pelo risco de teratogenicidade nos primeiros meses. Nas puérperas, a megadose de vitamina A é recomendada.[30,31]

As carências nutricionais são bem comuns na infância, em particular em países como o Brasil, onde ainda há prevalência elevada de insegurança alimentar grave. Nesse sentido, os suplementos vitamínico-minerais podem auxiliar na recuperação do estado nutricional. Recentemente, o Ministério da Saúde lançou uma versão preliminar do Caderno dos Programas Nacionais de Suplementação de Micronutrientes, propondo a adição de um sachê de mistura em uma das refeições fornecidas às crianças diariamente. Nessa mistura, estão presentes 400 μg de vitamina A, 5 μg de vitamina D, 5 mg de vitamina E, 30 mg de vitamina C, 0,5 mg de vitamina B_1, 0,5 mg de vitamina B_2, 0,5 mg de vitamina B_6, 0,9 μg de vitamina B_{12}, 6 mg de niacina, 150 μg de ácido fólico, 10 mg de ferro, 4,1 mg de zinco, 0,56 mg de cobre, 17 μg de selênio e 90 μg de iodo que deverá cobrir crianças de 6 a 24 meses acompanhadas na atenção primária em saúde e beneficiárias de programas de transferência de renda, bem como as crianças indígenas de 6 a 59 meses assistidas diretamente pelo Subsistema de Atenção à Saúde Indígena (SasiSUS).[32] As crianças atendidas pelo programa NutriSUS, como foi denominado, não necessitarão receber a suplementação adicional de ferro e vitamina A, já regulamentada no Brasil.

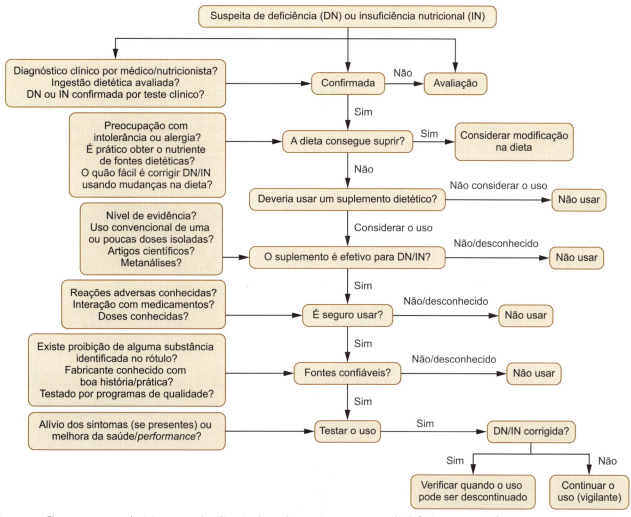

Figura 28.1 Fluxograma para decisão quanto à utilização de suplementos na presença de deficiências ou insuficiências nutricionais. Adaptada do Comitê Olímpico Internacional[12] (2018).

Para idosos, alguns micronutrientes apresentam maior risco de deficiências, a exemplo das vitaminas B_{12} e D. A provável deficiência de vitamina B_{12} nesse grupo ocorre devido à acloridria gástrica, o que dificulta a absorção dessa vitamina por diminuir sua liberação das proteínas alimentares às quais está ligada.[33] Grupos de risco para lesões e fraturas ósseas, como os idosos, têm aumento das necessidades de vitamina D para manter níveis séricos adequados dessa vitamina. Para esses grupos, a abordagem com polivitamínicos e minerais pode ser preventiva ou terapêutica.[26,34] É importante ressaltar que idosos apresentam redução da qualidade da dieta por inúmeros motivos, como declínio da função cognitiva, distúrbios da deglutição, redução do número de dentes e redução da capacidade de realizar atividades cotidianas, como selecionar e preparar os alimentos. Desse modo, o risco nutricional entre idosos que não se alimentam adequadamente está associado ao aumento da mortalidade em um período de 5 anos.[35]

Sobre a suplementação de indivíduos saudáveis, esse tema permanece sendo de grande debate. Destaca-se que a suplementação vitamínico-mineral pode compensar o suprimento inadequado de micronutrientes na dieta; no entanto: (1) pode resultar em efeitos adversos pela elevada ingestão; (2) fórmulas contendo múltiplas vitaminas e minerais podem não ser bem absorvidas, dadas as interações que ocorrem entre os micronutrientes resultando em redução da absorção ou aumento da excreção; (3) nem sempre há um benefício real à saúde, e as propriedades desses suplementos sobre o bem-estar e a qualidade de vida ainda são desconhecidas; (4) importância da matriz alimentar para os efeitos benéficos dos micronutrientes na saúde.[36,37]

Indivíduos obesos submetidos à cirurgia bariátrica também podem apresentar deficiências de micronutrientes, dependendo do tipo de cirurgia realizada. Em indivíduos submetidos à cirurgia gástrica de *bypass*, por exemplo, é comum observar deficiências das vitaminas B_{12} e D, tiamina e de alguns minerais, como o ferro.[38] Outro exemplo são os indivíduos com doença celíaca, que podem apresentar deficiência de vitaminas lipossolúveis (A, D, E e K), B_{12} e ácido fólico. Isso pode ocorrer em virtude da restrição de alimentos com glúten durante toda a vida, reduzindo a oferta de muitos nutrientes.[39] Nesses casos, suplementos polivitamínicos e minerais são indicados para prevenção de carências nutricionais.[40]

DEFICIÊNCIAS EM MICRONUTRIENTES E EFEITOS NA SAÚDE

Recuperar ou prevenir as deficiências de vitaminas e minerais é, geralmente, um dos principais objetivos de sua prescrição. Dessa maneira, é importante esclarecer as repercussões clínicas dessas deficiências.

A vitamina A é obtida, preferencialmente, de fontes alimentares de origem animal (retinol e seus derivados), alimentos fortificados, óleo de fígado de peixe e suplementos, sendo absorvida no intestino. Também está presente nas fontes de origem vegetal (como carotenoides, na forma de provitamina A), como pigmentos de coloração amarela à laranja, presentes em diversas frutas e vegetais, que também apresentam importante atividade antioxidante. A recomendação de vitamina A para homens e mulheres adultas é de 900 e 700 µg/dia, respectivamente. Sobre suas funções, essa vitamina atua no crescimento e na diferenciação celular, como antioxidante, no sistema imunológico, na integridade do epitélio, em processos neurológicos, na embriogênese e na reprodução e ainda participa como regulador de processos de expressão gênica. O armazenamento hepático dessa vitamina é eficiente, de modo que sua deficiência é incomum, a não ser que haja comorbidade associada. Para essa vitamina, portanto, a suplementação em adultos saudáveis é desnecessária e pode predispor à toxicidade.[41,42]

A deficiência em vitamina A pode afetar a função tireoidiana, desde a síntese de hormônio estimulante da tireoide (TSH), produção alterada dos hormônios tireoidianos e da sua conversão periférica.[43] Outro ponto discutido na literatura são as alterações no estado nutricional da vitamina A e a relação com as doenças cardiometabólicas e obesidade.[44] No entanto, os dados ainda são insuficientes para recomendar a suplementação com vitamina A nessa situação. A deficiência é caracterizada quando os níveis séricos estão abaixo de 0,7 µmol/ℓ, acometendo principalmente puérperas e crianças, sendo a suplementação recomendada nesse caso.[45]

As vitaminas C e E apresentam papel antioxidante.[46] A vitamina E tem sido empregada para melhorar a função cognitiva em pacientes com Alzheimer[47] e reduzir eventos hemorrágicos e, ainda, na doença hepática gordurosa não alcoólica.[48] No entanto, a suplementação de vitaminas E e C parece não reduzir o risco de câncer[48] ou eventos cardiovasculares, o que pode ser explicado pelo excesso de micronutrientes e o consequente aumento do estresse oxidativo.[49] A recomendação de vitamina C é de 90 mg/dia para homens e 75 mg/dia para mulheres, enquanto a recomendação de vitamina E para homens e mulheres na fase adulta é de 15 mg/dia.[50]

A vitamina C costuma ser ingerida em doses acima da RDA. O uso dessa vitamina é muito comum em virtude de seus benefícios à saúde serem amplamente divulgados, como a prevenção de resfriados e infecções respiratórias e auxílio na cicatrização de feridas. No entanto, é importante ressaltar que a ingestão de megadoses de vitamina C predispõe à diarreia osmótica, hiperoxalúria, excreção urinária maior que 40 a 45 mg/dia de oxalato e formação de cálculos renais.[51]

A vitamina D tem sido associada a muitos benefícios à saúde. Embora a maior ênfase esteja nos benefícios para a saúde óssea, existem algumas associações entre o consumo de vitamina D e o menor risco de doenças cardiovasculares, diabetes, câncer, infecção e distúrbios metabólicos. Adultos e idosos com idade entre 51 e 85 anos, especialmente negros, latinos e pacientes com obesidade, tendem a apresentar maior risco de deficiência de vitamina D.[52] A ingestão de 15 µg/dia de vitamina D, associada à exposição solar, pode minimizar o risco de carência nutricional.[53] A deficiência de vitamina D resulta em fraqueza muscular, redução da marcha, desequilíbrio e quedas. Destaca-se que, em indivíduos saudáveis, os níveis séricos desejáveis de vitamina D são valores acima de 20 ng/mℓ. No entanto, para os grupos de risco que compreendem idosos, gestantes, pacientes com osteomalacia, raquitismo, osteoporose, hiperparatireoidismo secundário, doenças inflamatórias, doenças autoimunes e renal crônica e pré-bariátricos, valores entre 30 ng/mℓ e 60 ng/mℓ são recomendados. Valores entre 10 e 20 ng/mℓ são considerados baixos, com risco de aumentar remodelação óssea e, com isso, perda de massa óssea, além do risco de osteoporose e fraturas; valores menores do que 10 ng/mℓ são considerados muito baixos e com risco de evoluir com defeito na mineralização óssea, que é a osteomalacia, e raquitismo.[54] O uso de suplementos de vitamina D_3 é, portanto, uma das formas de minimizar a deficiência.

A deficiência de vitamina B_{12} e ácido fólico também é comum em indivíduos saudáveis. Ingestões diárias de vitamina B_{12} e ácido fólico inferiores a 2,4 e 400 µg, respectivamente, em adultos saudáveis, podem predispor às manifestações de deficiências.

Para gestantes e lactantes, as recomendações são ainda maiores, correspondendo a 2,6 e 2,8 µg de vitamina B_{12} e 600 e 500 µg de ácido fólico, respectivamente.[55]

A deficiência de vitamina B_{12} pode se manifestar de maneira isolada ou associada à deficiência de folato e ferro. As medidas de deficiência de vitamina B_{12} são diagnósticas quando os valores séricos estão abaixo de 100 ou superiores a 400 pg/mol. Nos casos confirmados de deficiência, não é seguro indicar apenas a ingestão de alimentos fontes desse nutriente, pois a seleção de alimentos ricos em vitamina B_{12} pode não ser atrativa para o indivíduo e ainda não se pode assegurar o quanto será absorvido desse nutriente na forma de alimento. Nesses casos, é suficiente a suplementação de B_{12} em uma dose de 500 a 1.000 mg/dia por via oral (VO) ou como injeções a cada 1 a 3 meses.[33] A deficiência de folato costuma ser decorrente de restrições alimentares, aumento de perdas fisiológicas, interações medicamentosas ou má absorção em idosos, etilistas, pacientes com psoríase ou em diálise, por exemplo. Nesse público, a suplementação de ácido fólico também parece ser mais eficaz do que simplesmente adicionar os alimentos ricos nesse nutriente, pois a alteração dos hábitos alimentares inclui fatores sociais, econômicos e de estilo de vida, e não somente nutricionais.[56]

As interações medicamentosas também podem potencializar a deficiência de micronutrientes. Medicamentos inibidores da bomba de prótons, por exemplo, inibem a enzima H^+-K^+-ATPase (ou bomba de prótons), suprimindo a liberação de ácido gástrico. Essa inibição pode ocasionar a deficiência de vitamina B_{12} e ferro. Nesses casos, a deficiência pode ser corrigida por suplementação oral. O uso de metformina por indivíduos diabéticos pode interferir na biodisponibilidade de cálcio e vitamina B_{12}.[1,33] Antibióticos e diuréticos estimulam a perda de vitaminas do complexo B, enquanto os medicamentos que reduzem a absorção de gordura inibem a absorção de vitaminas lipossolúveis. O álcool também interfere na absorção de vitaminas hidrossolúveis, especialmente o ácido fólico.[57]

A deficiência em ferro é uma das mais prevalentes entre os minerais e contribui para a manifestação de anemia. A anemia inclui sintomas como fadiga e letargia, concentração reduzida, tontura, zumbido, palidez, dor de cabeça, ou outras apresentações como alopecia, cabelo ou pele seca, glossite atrófica, comprometimento da ingestão de alimentos, irritabilidade, contribuindo para morbidade e mortalidade. Alguns grupos, como gestantes e crianças, são mais suscetíveis à anemia por deficiência de ferro. Entre as principais causas da deficiência de ferro, destacam-se perdas sanguíneas, absorção inadequada por ingestão deficiente, disfunção intestinal, baixa disponibilidade de ferro nos alimentos e baixa ingestão de fatores facilitadores, como a vitamina C, aumento das recomendações de ferro e realização de exercícios físicos muito intensos ou exaustivos. Dietas vegetarianas ou veganas também podem apresentar risco para a deficiência de ferro.[58]

Sobre o cálcio, sua suplementação deve ser considerada em indivíduos com osteopenia ou osteoporose, mulheres peri e pós-menopáusicas, lactantes, veganos, mulheres com amenorreia, pacientes em tratamento com glicocorticoides e indivíduos com intolerância à lactose ou alergia à proteína do leite, com doença celíaca ou doença inflamatória intestinal que não consigam suprir as recomendações pela dieta. A deficiência de cálcio causa impactos na saúde óssea, sendo uma das causas de osteopenia e osteoporose.[59]

Acerca do zinco, sua deficiência pode ocorrer como resultado da ingestão inadequada, absorção reduzida, aumento das perdas ou da recomendação desse mineral. Os grupos populacionais com maior risco de desenvolver deficiência de zinco são aqueles com maiores exigências fisiológicas como mulheres grávidas e lactantes. Etilistas crônicos, pacientes com anorexia nervosa, vegetarianos, que dependem de nutrição parenteral total e idosos também estão em maior risco de deficiência de zinco devido à ingestão diminuída desse mineral. Estudos recentes também apontam para a deficiência de zinco na obesidade, associada ao aspecto inflamatório da doença. Na gestação, sua deficiência parece trazer repercussões sobre a diferenciação dos tecidos gastrintestinais e distúrbios neurológicos.[60-62]

As manifestações da deficiência grave de zinco em seres humanos incluem dermatite pustular bolhosa, alopecia, diarreia, transtornos emocionais, perda de peso, infecções intercorrentes, hipogonadismo em homens, distúrbios neurossensoriais e problemas com cicatrização de úlceras. Os sintomas da deficiência moderada de zinco incluem retardo de crescimento, hipogonadismo masculino em adolescentes, pele áspera, falta de apetite, letargia mental, cicatrização retardada, disfunções imunológicas e alterações neurossensoriais.[60-62]

A deficiência de magnésio pode decorrer tanto da ingestão inadequada quanto da excreção aumentada, levando à manifestação de náuseas, vômitos, anorexia, fraqueza muscular, espasmos e tremores, mudanças de personalidade e alucinações. Nesse âmbito, destaca-se o baixo consumo de magnésio pela população brasileira e mundial, o que parece estar associado ao maior risco de doenças crônicas como diabetes, obesidade, doenças cardiovasculares e câncer.[4]

As restrições alimentares também constituem importante causa de deficiências de vitaminas e minerais. Conforme comentado anteriormente, os vegetarianos, especialmente os veganos, estão predispostos a desenvolver deficiência de vitamina B_{12}, ferro, cálcio e vitamina D. Em casos de intolerância alimentar ou alergias aos componentes presentes nos alimentos, outras carências nutricionais podem ser diagnosticadas. Indivíduos com intolerância à frutose, por exemplo, não consomem a quantidade ideal de frutas, podendo ter deficiência de vitamina C e vitaminas do complexo B, enquanto aqueles com intolerância a produtos lácteos e derivados podem ter deficiência de vitamina D e cálcio.[63]

EFEITOS ADVERSOS

O uso de polivitamínicos e minerais deve ser avaliado de modo criterioso, pois pode prevenir, tratar ou até mesmo aumentar o risco de algumas doenças. Em adultos saudáveis, os efeitos adversos podem consistir em sintomas mais simples, como desconfortos gastrintestinais não específicos, ou mais graves, como o surgimento de doenças.[64] O excesso de betacaroteno, por exemplo, pode causar carotenodermia (caracterizada pela coloração laranja da pele),[65] aumentar o risco de doenças cardiovasculares e cerebrovasculares,[26] além de incitar o surgimento de câncer de pulmão em usuários de tabaco ou em indivíduos expostos ao amianto.[66] No entanto, o uso de polivitamínicos e minerais com doses limítrofes pode reduzir o risco de câncer em homens.[67]

A ingestão excessiva de vitamina A, por outro lado, pode causar dor de cabeça, toxicidade hepática, declínio da densidade mineral óssea, osteoporose e aumento da pressão intracraniana.[67] O excesso de vitamina D associado à alta ingestão de cálcio predispõe o indivíduo a hipercalcemia, poliúria, vômitos, constipação intestinal, insuficiência renal, fadiga e nefrolitíase, sendo o uso de megadoses de vitamina D cada vez mais comum entre indivíduos com doenças crônicas, na perspectiva de modulação imunológica ou de redução de fraturas, levando aos quadros de intoxicação. Destaca-se que a literatura não tem evidenciado benefício de megadoses de vitamina D.[68,69] A ingestão excessiva de vitamina C aumenta a excreção urinária de oxalato e o risco de cálculos renais, enquanto o excesso de vitamina E pode estar ligado ao desenvolvimento de adenocarcinoma colorretal e câncer de próstata.[28] A Tabela 28.1 traz as indicações, formas farmacêuticas mais comuns e efeitos de toxicidade das vitaminas.

O uso de suplementos de cálcio em altas doses pode promover hipercalcemia e hipercalciúria, calcificação dos rins, cálculos renais, insuficiência renal. Além disso, sintomas como anorexia, perda de peso, poliúria, arritmia cardíaca, fadiga e calcificação de tecidos moles também podem se manifestar.[70] Já o excesso de selênio está associado a alopecia, dermatite, selenose, aumento do risco de diabetes melito, aumento do risco de câncer de pele e próstata.[25] A exposição ao selênio na gestação é teratogênica e pode causar morte fetal.[71] A Tabela 28.2 traz as indicações, formas farmacêuticas mais comuns e efeitos de toxicidade de minerais.

Em indivíduos saudáveis sem restrições alimentares ou energéticas, uma alimentação equilibrada, contemplando frutas, vegetais, grãos integrais, alimentos lácteos e derivados, alimentos ricos em ômega-3 e gorduras monoinsaturadas (como nozes e sementes comestíveis, carnes magras e peixes), pode resultar em redução do risco cardiovascular e melhor qualidade de vida por fornecer uma quantidade adequada de micronutrientes.[72] De acordo com a American Dietetic Association,[73] não há necessidade de suplementação de vitaminas e minerais em indivíduos com um plano alimentar variado e equilibrado. A dieta mediterrânea pode ser uma estratégia para um equilibrado consumo de micronutrientes.[72]

DRI E AJUSTES NA DIETA

Entre os fatores que contribuem para a inadequação ou insuficiência de micronutrientes estão qualidade pobre da dieta, falta de diversidade na alimentação e presença de doenças, em particular, doenças do trato gastrintestinal que impactam nos processos de digestão e absorção. Outras condições clínicas como obesidade, diabetes melito e câncer também podem impactar o metabolismo de micronutrientes e sua deficiência. Destaca-se que a deficiência combinada de micronutrientes pode trazer mais prejuízos à saúde que uma deficiência isolada. Dessa maneira, a utilização de polivitamínicos e minerais pode

auxiliar no tratamento, trazendo formulações farmacêuticas contendo a concentração máxima, considerando 100% das necessidades dietéticas desses micronutrientes.[1]

A formulação de multivitamínicos/minerais é prescrita para ser tomada uma única vez ao dia e contém, praticamente, todas as vitaminas e minerais nas dosagens próximas aos valores de RDA ou de AI. Em populações com necessidades específicas, como crianças, gestantes, lactantes e idosos, essas formulações são ajustadas. No entanto, muitas formulações apresentam dosagem superior à recomendação estabelecida e podem estar associadas a fitoterápicos e/ou substâncias nutricionais à base de plantas. Outros tipos de multivitamínicos/minerais podem ser usados para melhorar o desempenho esportivo, estimular o sistema imunológico e auxiliar na redução de peso. Nesses casos, costumam ser associados a outros componentes nutricionais como fibras, coenzimas, probióticos e glucosaminas. Nessas formulações, os micronutrientes também podem ter dosagens acima dos valores recomendados.[142]

Os multivitamínicos em concentrações inferiores à RDA geralmente não cobrem as necessidades diárias do indivíduo, necessitando de complementação por meio da alimentação diária. Por outro lado, os multivitamínicos/minerais com dosagens acima da RDA podem exercer efeitos adversos à saúde a longo prazo.[3] A RDA representa a ingestão diária de nutrientes que supra as necessidades de cerca de 97 a 98% de indivíduos. A adequação e a toxicidade são medidas por marcadores bioquímicos, considerando-se as DRI, a EAR e a AI. Para crianças e gestantes, os cálculos devem ser feitos de maneira ainda mais específica, respeitando as demandas de micronutrientes nessas fases. Ainda assim, outros fatores, como as características genéticas, idade, sexo, estado de saúde e estilo de vida contribuem para as análises de demandas de micronutrientes.[143]

Os avanços em biologia molecular têm permitido a possibilidade de uma recomendação personalizada de micronutrientes com base nas características dos indivíduos, levando em consideração a presença de polimorfismos, levando à noção de que alguns indivíduos podem necessitar de uma ingestão maior ou menor de certos nutrientes, inclusive acima das referências estabelecidas na RDA. Um dos polimorfismos mais caracterizados é no metabolismo do folato, especificamente na

Tabela 28.1 Formas de suplementação de vitaminas.

Nutriente	UL (para adultos)	Principal uso	Formas farmacêuticas	Toxicidade
Vitamina A	Homens: 3.000 µg/dia Mulheres: 3.000 µg/dia	Recuperar deficiência em vitamina A	Acetato de retinol Palmitato de retinol Betacaroteno Retinol	Toxicidade em altas doses, sendo mais comum em crianças. Cronicamente, osteoporose e efeitos no sistema nervoso central[42,65,74]
Vitamina C	Homens: 2.000 mg/dia Mulheres: 2.000 mg/dia	Recuperar deficiência em vitamina C ou melhorar absorção de ferro Antioxidante	Ácido ascórbico Palmitato de ascorbila Ascorbato de sódio Acerola em pó Suco de acerola desidratado Concentrado de acerola liofilizado Ascorbato de cálcio	Formação de cálculos renais, mais comum em homens. Diarreia, cólica renal e distúrbios gastrintestinais. Altas doses de vitamina C na suplementação com ferro pode causar efeitos tóxicos e pró-oxidantes[75-77]
Vitamina E	Homens: 1.000 mg/dia Mulheres: 1.000 mg/dia	Recuperar deficiência em vitamina E, especialmente em condições clínicas como fibrose cística, colestase, doenças hepáticas e abetalipoproteinemia. Antioxidante	Acetato de dextroalfatocoferol Acetato de DL-alfatocoferol Dextroalfatocoferol DL-alfatocoferol Mistura de tocoferóis Succinato ácido de DL-alfatocoferila Succinato ácido de D-alfatocoferil-polietilenoglicol	Doses acima do UL podem levar a dor de cabeça, fadiga, náuseas, visão dupla, fraqueza muscular, creatinúria, desconfortos gastrintestinais, hemorragias, tromboflebites, alterações nos lipídios circulantes, efeitos na tireoide e redução da agregação plaquetária[75,78-80]

(continua)

Tabela 28.1 Formas de suplementação de vitaminas. (*Continuação*)

Nutriente	UL (para adultos)	Principal uso	Formas farmacêuticas	Toxicidade
Vitamina D	Homens: 4.000 mg/dia Mulheres: 4.000 mg/dia	Recuperar quadros de insuficiência ou deficiência, hipoparatireoidismo e hipofosfatemia familiar	Vitamina D_3 (colecalciferol) Vitamina D_2 (ergocalciferol)	Hipervitaminose D, com repercussões renais (poliúria, hipercalciúria, hipertensão, insuficiência renal), calcificação de vasos e tecidos moles, osteoporose, alterações no sistema nervoso central e retardo mental, repercussões gastrintestinais, anorexia e perda de peso[52,68,69,81]
Vitamina B_1 (tiamina)	–	Tratar deficiência em tiamina e niacina, psicoses, delírios e neurite periférica	Hidrocloridrato de tiamina Cloridrato de tiamina Mononitrato de tiamina	A toxicidade por vitamina B_1 é incomum em humanos. A suplementação com doses maiores de 3 g/dia durante um longo período pode levar à toxicidade. A superdosagem pode levar a choque anafilático, distúrbios respiratórios, náuseas, dores abdominais e morte, geralmente na forma intramuscular, intravenosa ou intraespinal[55,82-85]
Vitamina B_2 (riboflavina)	–	Tratar deficiência em riboflavina	Fosfato sódico de riboflavina Riboflavina	A toxicidade por vitamina B_2 é incomum em humanos. Doses > 100 mg podem ter efeitos pró-oxidantes e favorecer a geração de metabólitos alterados do triptofano, causando efeitos hepatotóxicos e citotóxicos[55,85-88]
Vitamina B_3 (niacina)	Homens: 35 mg/dia Mulheres: 35 mg/dia	Recuperar deficiência em niacina, tratar dislipidemias e pelagra	Nicotinamida Ácido nicotínico	A superdosagem pode induzir hipotensão prolongada grave[55,89-91]
Vitamina B_5 (ácido pantotênico)	–	Tratar torções testiculares, ulceração no diabetes, cicatrização de feridas, acne, obesidade, polineuropatia diabética periférica e efeitos hipolipidêmicos	Pantotenato de cálcio Pantotenato de sódio DL-Pantenol Pantenol	A toxicidade por vitamina B_5 é incomum em humanos[55,92,93]
Vitamina B_6 (piridoxina)	Homens: 100 mg/dia Mulheres: 100 mg/dia	Recuperar deficiência em piridoxina, tratar náuseas e vômitos na gestação	Cloridrato de piridoxina Fosfato de piridoxal	Os efeitos de toxicidade incluem convulsão, dispneia, hipermotilidade, diarreia, ataxia e fraqueza muscular[55,85,94-96]
Biotina	–	Recuperar deficiência em biotina e desequilíbrios nutricionais	D-Biotina	Pode causar irritação na pele com o contato prolongado. A toxidade por vitamina B_7 é incomum[55,85,97]
Colina	Homens: 3.500 mg/dia Mulheres: 3.500 mg/dia	Recuperar deficiência em colina e desequilíbrios nutricionais	Bitartarato de colina Cloreto de colina	A toxicidade em colina leva a hipotensão, sudorese, odor corporal, salivação e hepatotoxidade[55,98]

Vitamina B_9 (folato)	Homens: 1.000 μg/dia
	Mulheres: 1.000 μg/dia
		Recuperar deficiência em folato, tratar anemias nutricionais e prevenir defeitos do tubo neural na gestação	Ácido fólico
			Folato sódico
			Metilfolato (indicado na gestação):
			  Levometilfolato de cálcio
			  Levometilfolato de glicosamina
			  Levometilfolato de magnésio
				Sua ingestão excessiva pode mascarar a deficiência em B_{12}. A ingestão de ácido fólico, por fortificação dos alimentos ou suplementação, parece trazer repercussões degenerativas e no desenvolvimento, e aumentar o risco de câncer de cólon[55,56,99-101]

Vitamina B_{12} (cobalamina)	–	Recuperar deficiência em cobalamina, tratar anemias nutricionais, e manifestações neurológicas	Cianocobalamina Hidroxicobalamina Metilcobalamina	A ingestão elevada pode levar a manifestação de diarreia transitória, policitemia vera, trombose vascular periférica, exantema transitório, edema pulmonar, falência cardíaca, choque anafilático e morte[33,55,102,103]
Vitamina K (filoquinona ou fitomenadiona)	–	Recuperar deficiência em vitamina K, tratar doença hemorrágica do recém-nascido e distúrbios de coagulação	Fitomenadiona Fitonadiona (Vitamina K_1) Menaquinona-7	A literatura não traz relatos de toxicidade de vitamina K em animais e humanos, mas um risco seria a hipercoagulação, ou paradoxalmente, hipoprotrombinemia, além de hemorragia e anemia[42,104-107]

UL, limite superior de ingestão tolerável.

Tabela 28.2 Formas de suplementação de minerais.

Nutriente	UL (para adultos)	Principal uso	Formas farmacêuticas	Toxicidade
Cálcio	Homens: 2.500 mg/dia Mulheres: 2.500 mg/dia	Recuperar deficiência em cálcio e tratar condições clínicas como doenças ósseas e musculares	Carbonato de cálcio Fosfato de cálcio Gliconato de cálcio Lactato de cálcio Citrato de cálcio Sulfato de cálcio Treonato de cálcio Glicerofosfato de cálcio Cloreto de cálcio Óxido de cálcio Hidróxido de cálcio Dicálcio malato Malato de cálcio Pidolato de cálcio Citrato malato de cálcio Bisglicinato de cálcio Lisinato de cálcio Piruvato de cálcio Succinato de cálcio Acetato de cálcio Conchas de ostras	Hipercalcemia e hipercalciúria, calcificação dos rins, cálculos renais, insuficiência renal. Anorexia, perda de peso, poliúria, arritmia cardíaca, fadiga e calcificação de tecidos moles[52,70,108]
Selênio	Homens: 400 μg/dia Mulheres: 400 μg/dia	Recuperar deficiência em selênio	L-selenometionina Selenito de sódio Selenato de sódio Levedura enriquecida com selênio Ácido selenioso	Alopecia, dermatite, selenose, aumento do risco de diabetes melito, aumento do risco de câncer de pele e próstata. A exposição ao selênio é teratogênica e pode causar morte fetal[25,71,75,109]
Zinco	Homens: 40 mg/dia Mulheres: 40 mg/dia	Recuperar deficiência em zinco, tratar diarreias na infância, déficit de crescimento linear, cicatrização de feridas e melhora do sistema imune	Óxido de zinco Sulfato de zinco Zinco quelato Gliconato de zinco Orotato de zinco Cloreto de zinco Acetato de zinco Malato de zinco Pidolato de zinco Bisglicinato de zinco Lisinato de zinco Aspartato de zinco Sulfato de mono L-metionina de zinco Picolinato de zinco Ascorbato de zinco Carbonato de zinco	Comprometimento do sistema imunológico, alterações no metabolismo lipídico, anemia ferropriva, deficiência em cobre, paladar metálico, náuseas, vômitos, cólicas abdominais e diarreia[5,42,60,61,110,111]
Cromo	–	Prevenir deficiência e manter os níveis de cromo. Também é utilizado para tratar resistência à insulina	Nicotinato de cromo Quelato de cromo Picolinato de cromo Gliconato de cromo Cloreto crômico Lactato de cromo	Efeitos tóxicos, mutagênicos, dependendo da forma química. Causa dermatoses, alergias, úlceras e perfuração do septo nasal, asma ocupacional e bronquite, irritação gastrintestinal, choque cardiocirculatório, necrose tubular aguda[42,112-114]
Magnésio*	Homens: 350 mg/dia Mulheres: 350 mg/dia	Tratar deficiência em magnésio, constipação intestinal, indigestão e pré-eclâmpsia	Acetato de magnésio Ascorbato de magnésio Bisglicinato de magnésio Carbonato de hidróxido de magnésio Carbonato de magnésio Fosfato de magnésio Glicerofosfato de magnésio Hidróxido de magnésio Lactato de magnésio Lisinato de magnésio Citrato de magnésio Sulfato de magnésio Cloreto de magnésio Óxido de magnésio Dimalato de magnésio Gliconato de magnésio Magnésio inositol Magnésio quelato Magnésio L-treonato	Diarreia e efeitos gastrintestinais, fraqueza muscular, dor pélvica, confusão, dificuldade de respirar, hipotensão, deterioração da função renal. O excesso de uso de laxantes à base de magnésio pode levar à hipermagnesemia fatal[4,115-117]

(continua)

Tabela 28.2 Formas de suplementação de minerais. (*Continuação*)

Nutriente	UL (para adultos)	Principal uso	Formas farmacêuticas	Toxicidade
Magnésio* (*continuação*)			Magnésio taurato Pidolato de magnésio Piruvato de magnésio Succinato de magnésio	
Ferro	Homens: 45 mg/dia Mulheres: 45 mg/dia	Prevenção e tratamento de anemia por deficiência de ferro	Sulfato ferroso Sacarato de hidróxido férrico Carboximaltose férrica Derisomaltose férrica Gliconato ferroso Citrato férrico Citrato ferroso Pirofosfato férrico Ferro carbonila Ortofosfato férrico Fumarato ferroso Lactato férrico Glicinato férrico Bisciglinato ferroso Pidolato de ferro Taurato de ferro Fosfato ferroso	Os primeiros sintomas de toxicidade incluem vômitos e diarreia, hipotensão, taquicardia, sintomas neurológicos. Com a continuidade da crise, podem ocorrer remissão temporária e depois choque, acidose metabólica, coma, necrose hepática, hipoglicemia, falência renal e edema pulmonar. Pode ocorrer também obstrução intestinal e dano hepático. A dose letal é estimada em 180 mg/kg de peso corporal, e 30 mg/kg de peso são suficientes para iniciar os sintomas de toxicidade[42,58,118,119]
Cobre	Homens: 10.000 μg/dia Mulheres: 10.000 μg/dia	Recuperar deficiência em cobre Prevenir deficiência em cobre causada por suplementos de zinco	Gliconato de cobre Óxido de cobre Sulfato cúprico Bisglicinato de cobre Aspartato de cobre	A sobrecarga de cobre pode promover hepatotoxicidade, estresse oxidativo, bem como comprometer o metabolismo do zinco. De forma aguda, o excesso de cobre resulta em dor epigástrica, vômitos, diarreia e, em casos extremos, necrose hepática, colapso vascular e morte[42,120-125]
Fósforo	Homens: 4.000 mg/dia Mulheres: 4.000 mg/dia	Recuperar hipofosfatemia	Fósforo quelato/bisglicinato Fosfato de sódio Glicerofosfato de sódio Fosfato de cálcio Fosfato de potássio Fosfato de magnésio	Distúrbios no metabolismo de minerais, calcificação vascular, comprometimento da função renal, perdas ósseas, aumento do risco de falência renal, doenças cardiovasculares, câncer e osteoporose[115,126-128]
Potássio	–	Hipopotassemia. Tratamento da hipertensão. Recuperar balanço eletrolítico	Gliconato de potássio Cloreto de potássio Citrato de potássio Bicarbonato de potássio Glicerofosfato de potássio Malato de potássio Pidolato de potássio Lactato de potássio Hidróxido de potássio	Hiperpotassemia e até morte. Os sintomas manifestam-se principalmente no sistema cardiovascular, com arritmia, mudanças na condução cardíaca, com assístole, bradicardia, fibrilação ventral, taquicardia ventricular e hipotensão. Fraqueza muscular, paralisia de músculos respiratórios e distúrbios neurológicos[129-133]
Iodo	Homens: 1.100 μg/dia Mulheres: 1.100 μg/dia	Recuperar deficiência em iodo. Tratamento de doenças tireoidianas	Iodeto de potássio Iodeto de sódio Iodato de potássio Lugol (solução superconcentrada contendo iodeto de potássio e iodo elementar inorgânico)	Tireoidite, hipo e hipertireoidismo, bócio, reações de hipersensibilidade. A suplementação com lugol tem sido feita em pacientes com obesidade e não é recomendada em nenhuma situação (exceto uso hospitalar), com possíveis efeitos de toxicidade[42,134-137]
Manganês	Homens: 11 mg/dia Mulheres: 11 mg/dia	Recuperar deficiência em manganês	Cloreto de manganês Sulfato de manganês Manganês quelato Citrato de manganês Glicerofosfato de manganês Gliconato de manganês	Disfunção dopaminérgica, neurotoxicidade, alterações nos neurotransmissores, doença de Parkinson. Também causa alterações cardiovasculares, com redução da frequência cardíaca e pressão arterial, inibição da contração do miocárdio e vasodilatação. Hepatotoxicidade e mortalidade infantil também estão descritos na literatura[42,138-140]
Sódio**	Homens: 2.300 mg/dia Mulheres: 2.300 mg/dia	Recuperar hiponatremia e distúrbios eletrolíticos	Sulfato de sódio Cloreto de sódio Hidróxido de sódio Carbonato de sódio Citrato de sódio Lactato de sódio Bicarbonato de sódio Gliconato de sódio	Hipernatremia com manifestação de vômitos, náuseas, dores de cabeça, febre e, em casos mais graves, morte[130,141]

UL, limite superior de ingestão tolerável. *A UL de magnésio se refere ao uso apenas a partir de suplementos. **Os valores de sódio atualmente não são considerados mais como UL, e sim CDRR (Chronic Disease Risk Reduction Intake): ingestão de redução de risco de doença crônica.

metilenotetra-hidrofolato redutase, o que pode levar à necessidade de suplementação de pacientes portadores.[144,145]

As DRI são valores de referência e estimativas quantitativas para a ingestão de nutrientes, usadas para planejar e avaliar a alimentação de indivíduos saudáveis.[9,143] A adequação de micronutrientes deve ser avaliada observando se a ingestão está entre os valores estabelecidos de EAR e AI. No entanto, para a prescrição alimentar, as recomendações da RDA devem ser usadas como meta e não devem ultrapassar os valores de UL. Nesse caso, é importante destacar a necessidade de ajustar as recomendações de micronutrientes às necessidades energéticas individuais, uma vez que os valores de RDA estabelecidos baseiam-se em uma ingestão média de 2.000 kcal/dia. De acordo com a RDA, a recomendação dietética de zinco para homens adultos, por exemplo, é de 11 mg. Caso esse homem tenha uma necessidade energética estimada em 2.400 kcal/dia, sua necessidade de zinco passa a ser de 13,2 mg/dia. É importante destacar que o UL não é alterado, pois, mesmo que as recomendações de RDA sejam ajustadas às necessidades energéticas, esses valores devem permanecer inferiores ao UL estabelecido para cada micronutriente.[146]

Uma ingestão de micronutrientes dentro do alcance de dois desvios-padrão acima da EAR pode impedir a deficiência e suprir diferenças dentro das necessidades individuais. Uma ingestão abaixo da EAR, no entanto, é inadequada e coloca o indivíduo em risco para desenvolver uma deficiência nutricional. Uma ingestão abaixo dos valores de EAR é considerada insuficiente, podendo resultar em sinais e sintomas clínicos de deficiência aguda ou crônica.[143,146]

Em alguns casos, é possível avaliar a adequação do uso de multivitamínicos/minerais. É certo, por exemplo, que a deficiência de vitamina D aumenta o risco de doença óssea e contribui para disfunções metabólicas. Nesse caso, a ingestão de vitamina D dentro do intervalo de DRI, com base nas recomendações americanas, nas recomendações do Institute of Medicine dos EUA e nos valores de referência usados na Europa, pode auxiliar na proteção contra essa deficiência.[52,147] A EAR, por outro lado, é uma maneira de medir a adequação nutricional. Os estudos recentes que avaliaram a EAR de vitamina D em crianças, adolescentes e adultos verificaram que a ingestão de vitamina D apenas por meio de alimentos não atingiu as DRI e a EAR, trazendo à tona a necessidade de elaborar estratégias para a adequação desse micronutriente, como biofortificação de alimentos e/ou uso de suplementos.[147]

O uso de vitaminas e minerais dentro das dosagens recomendadas, considerando-se a ingestão alimentar, não resulta em ingestão excessiva, mesmo quando associado a uma alimentação contendo alimentos fortificados, podendo ser usados sem riscos à saúde em períodos mais longos.[1] A ingestão de alimentos ricos em vitaminas e minerais é a maneira mais segura e adequada de atingir as necessidades diárias dos micronutrientes, sem aumentar o risco de toxicidade e danos relacionados com os excessos. Os micronutrientes podem interagir entre si e também com outros elementos da alimentação, como fibras e ácidos graxos. As características individuais podem potencializar ou inibir a absorção dos alimentos e a metabolização, influenciando diretamente o efeito desses nutrientes no organismo.[1]

Além disso, os polivitamínicos sintéticos, por mais completos que se apresentem, não conseguem imitar totalmente a gama de micronutrientes de uma dieta equilibrada contendo, essencialmente, alimentos in natura e minimamente processados. Os componentes desses suplementos normalmente apresentam apenas algumas formas de vitaminas, sendo necessário o uso adequado desses micronutrientes. A vitamina E, por exemplo, costuma ser encontrada nos polivitamínicos sob a forma alfatocoferol isolada, considerada a mais ativa no organismo. No entanto, nos alimentos, a vitamina E pode ser encontrada sob a forma de tocoferóis (α, β, γ, δ, segundo o número e a posição do grupo metil no anel aromático) e tocotrienóis (α, β, γ, δ). As diferentes formas de vitamina E interagem entre si e potencializam as ações da vitamina, bem como dificultam sua oxidação. Desse modo, os multivitamínicos não conseguem imitar totalmente os componentes e a variedade de micronutrientes encontrados na natureza.[3]

Outro aspecto importante é a interação dos nutrientes. A suplementação combinada de cálcio e vitamina D, por exemplo, parece ser mais eficaz do que a suplementação desses nutrientes de modo isolado.[3] Por outro lado, não se sabe se os micronutrientes suplementados de modo combinado são absorvidos de maneira efetiva, uma vez que alguns micronutrientes competem pelo mesmo local de absorção, como é o caso dos minerais ferro e cálcio. Alguns estudos apontam que os efeitos de interação podem ser mínimos; no entanto, em casos terapêuticos de correções de deficiências específicas, a suplementação isolada poderia ser mais efetiva do que a suplementação combinada.[1,148]

Deve-se avaliar com cautela a prescrição de vitaminas e minerais, seja de modo isolado ou combinado, considerando-se a dosagem segura, que não exceda o UL. Cada caso deve ser avaliado individualmente, ponderando estágios da vida, restrições e ideologias alimentares, síndromes de má absorção, cirurgias, diarreias crônicas, etilismo e/ou carências nutricionais específicas.

CONSIDERAÇÕES FINAIS

Os micronutrientes são substâncias essenciais, ingeridas na dieta, que contribuem para a regulação de diversas funções no organismo. Dessa maneira, o baixo consumo desses nutrientes pode levar a consequências negativas na saúde, que incluem a manifestação de doenças e desequilíbrios nutricionais. Por outro lado, o excesso de ingestão, alcançado muitas vezes pela suplementação, pode contribuir para efeitos adversos e risco de toxicidade. Nesse sentido, o consumo de micronutrientes deve ser mantido em um intervalo ideal para minimizar os potenciais riscos à saúde.

Ressalta-se que a prática de autoprescrição pode acarretar prejuízos e toxicidade e isso vem sendo fortalecido pelo *marketing* da indústria farmacêutica e promessas associadas aos modismos nutricionais.

Os suplementos polivitamínicos e minerais podem contribuir para recuperar os estados de deficiência e é importante que o profissional da saúde avalie de maneira cautelosa a presença de insuficiência e/ou deficiência nutricional, as recomendações em cada fase da vida, os riscos associados, a possibilidade de ingestão na dieta e tempo e necessidade da suplementação.

REFERÊNCIAS BIBLIOGRÁFICAS

As referências consultadas para a elaboração deste capítulo estão disponíveis *online* no Ambiente de aprendizagem do GEN.

COMO CITAR ESTE CAPÍTULO

ABNT
SEVERO, J. Prescrição de vitamínicos e minerais. *In*: POLTRONIERI, F. (org.). *Tratado de Nutrição e Dietoterapia*. 2. ed. Rio de Janeiro: Guanabara Koogan, 2023. p. 362-370.

VANCOUVER
Severo J. Prescrição de vitamínicos e minerais. In: Rossi L, Poltronieri F (Orgs.). Tratado de nutrição e dietoterapia. 2. ed. Rio de Janeiro: Guanabara Koogan; 2023. p. 362-70.

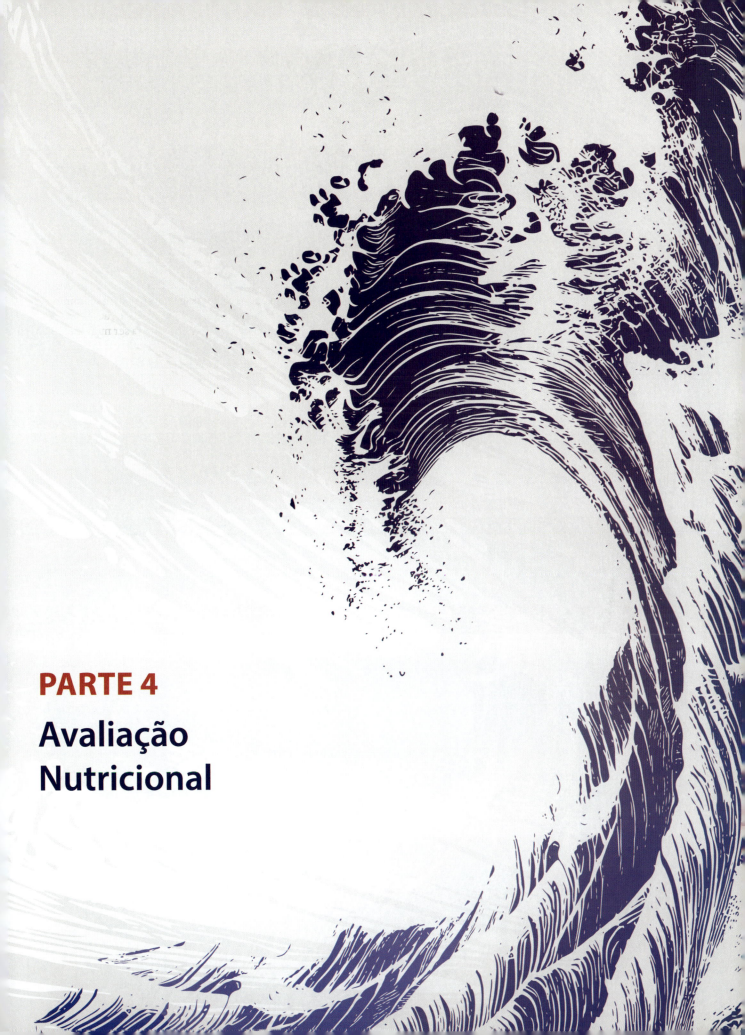

PARTE 4
Avaliação Nutricional

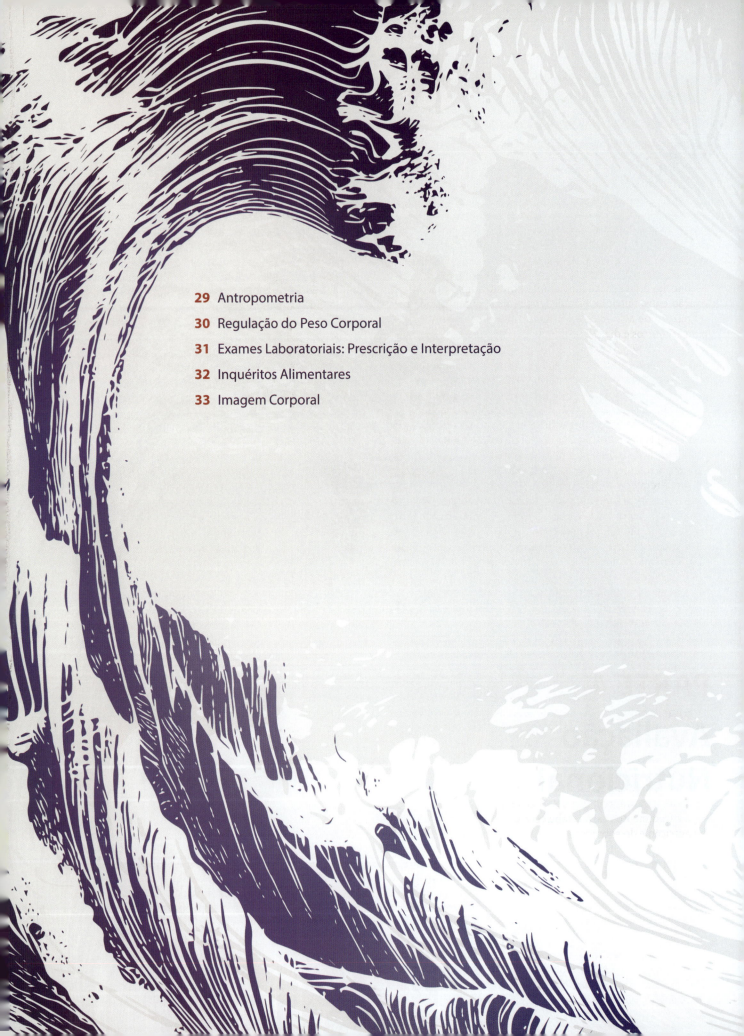

29 Antropometria
30 Regulação do Peso Corporal
31 Exames Laboratoriais: Prescrição e Interpretação
32 Inquéritos Alimentares
33 Imagem Corporal

CAPÍTULO

29
Antropometria

Luciana Rossi

INTRODUÇÃO

O conceito de avaliação nutricional é muito amplo e há estreita relação entre nutrição e saúde, que pode ser identificada pela correlação de informações obtidas de estudos físicos, bioquímicos, clínicos e dietéticos.[1]

Os princípios de avaliação são iguais individual e coletivamente. Do ponto de vista da medicina preventiva, é fundamental avaliar o estado nutricional de diferentes grupos etários na população. Para possíveis intervenções de saúde e nutrição, é importante conhecer o estado nutricional da população adulta ou idosa de interesse, o que também poderia se aplicar a grupos populacionais mais vulneráveis, como lactentes, crianças, adolescentes, gestantes e nutrizes.

Por outro lado, a avaliação nutricional de pacientes hospitalizados requer atenção especial, pois a prevalência de desnutrição em hospitais é de quase 50%.[1] Pode-se, portanto, intervir mais rapidamente e estabelecer suporte nutricional adequado, colaborando para o restabelecimento da saúde do indivíduo. Avaliar corretamente o estado nutricional é o primeiro passo para a melhora na nutrição, pois possibilita o reconhecimento das alterações por perda ou excesso, orientando o melhor planejamento nutricional, na saúde ou na doença.

A avaliação antropométrica tem como objetivo investigar as variações na constituição do corpo humano a partir de exames ou medições individuais. O conjunto dessas investigações possibilita indicação do estado nutricional do indivíduo, população ou comunidade.[2]

A nutrição e a saúde dos adultos têm particular importância, por ser esse grupo etário o principal responsável pelo sustento econômico da sociedade. Estimativas populacionais mostram que a população brasileira entre 30 e 59 anos crescerá em termos absolutos, embora em ritmo reduzido, a partir de 2020.[3,4]

No âmbito da saúde pública, os dados antropométricos de populações são de grande valia para identificar grupos que necessitem de intervenção nutricional, para avaliar as respostas ao tratamento, para estabelecer fatores determinantes da desnutrição e do sobrepeso, e como instrumento de vigilância nutricional. O conhecimento do estado nutricional poderá servir para a proposição de estratégias de promoção da saúde, prevenção e até tratamento, visando à melhoria da qualidade de vida.[3,5]

Ao avaliar o estado nutricional e determinar, por exemplo, a massa corporal e o percentual de gordura, é possível predizer os riscos de determinados quadros crônicos específicos para a saúde. Dessa maneira, a antropometria é considerada um dos indicadores diretos do estado nutricional, sendo seus principais componentes a massa corporal, a estatura, as dobras cutâneas (DC), as circunferências corporais e suas combinações.[6,7]

As medidas podem ser úteis de maneira isolada ou combinada (massa corporal e estatura; DC e circunferências corporais) e, quando comparadas com determinados parâmetros de normalidade, constituem importantes indicadores do estado nutricional. A partir de determinadas classificações, possibilitam a identificação e a quantificação da natureza e da gravidade das doenças nutricionais quando apresentarem valores superiores ou inferiores aos considerados normais.[8]

Para avaliar o estado nutricional, empregando o método antropométrico, aplicam-se alguns conceitos importantes, como:

- **Variável.** São medidas ou informações obtidas por coleta de dados, podendo ser quantitativas ou qualitativas. Como exemplos de variáveis *quantitativas*, têm-se idade, massa corporal, estatura, dobras cutâneas e circunferência; as *qualitativas* são gênero, etnia, escolaridade etc.
- **Índice.** É a combinação entre duas medidas antropométricas (p. ex., massa corporal e estatura) ou entre uma medida antropométrica e uma medida demográfica (p. ex., massa corporal para idade, estatura para idade). A importância do índice é a possibilidade de produzir uma avaliação mais rica e complexa do estado nutricional a partir da integração de dados antropométricos e demográficos.
- **Indicadores.** Quando os índices são variáveis estabelecidas e aplicáveis em análises de dados, adquirem a denominação de indicadores. As variáveis assumem a denominação de indicadores do estado nutricional quando se utiliza um padrão de referência que possibilita a classificação da condição nutricional em que o indivíduo se encontra.
- **Valores de referência.** Caracterizam a distribuição do índice em uma população saudável.
- **Pontos de corte.** Também chamados de valores críticos, correspondem aos limites que separam os indivíduos que estão saudáveis daqueles que não estão.

Concluída a coleta das informações antropométricas, a etapa seguinte é a avaliação dos dados obtidos comparados aos padrões de referência.[9,10]

ANTROPOMETRIA

O termo antropometria tem sua origem do grego: *ánthropos* significa homem e *métron*, medida.[1,2] A antropometria envolve, portanto, a obtenção de medidas físicas de um indivíduo para relacioná-las com o padrão, refletindo o seu crescimento e desenvolvimento; essas medidas físicas compõem a avaliação nutricional.[3] Por meio da antropometria é possível estudar a composição corporal humana e seus diversos constituintes e determinar quais desses componentes estão relacionados com os processos de saúde, o rendimento e a qualidade de vida dos indivíduos.[2] Neste último caso, o estudo da composição corporal encontra relevância e aplicação na avaliação e no acompanhamento de indivíduos saudáveis, praticantes de atividade física e atletas de alto nível,[11] por exemplo. Nesse contexto, observa-se o aparecimento, na década de 1980, da cineantropometria, que, por definição, é uma "área científica emergente que estuda forma, dimensão, proporção, composição, maturação e desenvolvimento do corpo na ontogênese humana em relação ao crescimento, ao desporto, à atividade física e à nutrição"[2] (Tabela 29.1).

Diversos métodos de análise da composição corporal são descritos na literatura, com diferentes níveis de complexidade. Os métodos mais empregados *in vivo* continuam a se

Tabela 29.1 Cineantropometria e sua caracterização.

Identificação
Implicações: mensuração do movimento humano, educação humana
Especificação
Para estudo do homem: tamanho, forma, proporção, composição, maturação, função geral do ser humano
Aplicação
Auxiliar o entendimento: estado nutricional, crescimento, exercício, desempenho
Relevância
Com aplicação para: medicina, educação, governo, trabalho, esportes

Adaptada de Petroski[2] (2011).

desenvolver, fornecendo, por meio de novas tecnologias, informações que podem relacionar-se com a história nutricional do paciente e auxiliar a traçar e direcionar estratégias para futuras metas de adequação nutricional.[8] Alguns desses métodos já têm seu potencial classicamente estabelecido, com forte base fisiológica para suas medidas, e cada um deles apresenta certo grau de confiabilidade e segurança de aplicação, que deve ser discutido e avaliado em conjunto com suas possíveis limitações de aplicabilidade e vantagens no seu emprego.[4]

Níveis de avaliação da composição corporal

A pesquisa da composição corporal é uma ramificação da biologia humana, que pode ser descrita como uma abordagem da anatomia quantitativa, e interconecta três áreas: níveis da composição corporal e suas regras organizacionais, técnicas de medidas e fatores biológicos que influenciam a composição corporal.[5] Ainda na primeira área (níveis da composição corporal e suas regras organizacionais), são propostos cinco níveis crescentes de complexidade na organização corporal (Figura 29.1).

Terminologia aplicada à composição corporal

Segundo Rossi,[1] as informações associadas à composição corporal tornaram-se fundamentais para várias finalidades, como programas de controle do peso corporal que exigem acompanhamento criterioso quanto ao aconselhamento nutricional e à prescrição de exercícios físicos. Também é necessário fracionar a massa corporal em seus diferentes componentes para se analisarem, em detalhes, as adaptações ocorridas na constituição de cada um deles.[6] Os principais componentes que podem causar variações na composição corporal de indivíduos adultos são músculos e gordura (Tabela 29.2). Adicionalmente as terminologias empregadas na avaliação antropométrica carecem de padronização. Neste capítulo serão adotadas aquelas que constam Tabela 29.3, assim como sua justificativa, levando-se em consideração o aparecimento desses termos correlatos em diferentes publicações.

Massa corporal

A balança é o instrumento usado para medir a massa corporal total do indivíduo. Embora os termos massa corporal e peso possam ser usados como sinônimos, o mais adequado é empregar o termo massa corporal nas medidas antropométricas.

A precisão da medida de massa corporal depende da escala numérica das balanças, que varia de acordo com o modelo ou com o fabricante. Deve-se optar pelas eletrônicas ou mecânicas, evitando-se aquelas com molas, por sua pouca precisão. As balanças tipo plataforma são indicadas para medir crianças com mais de 2 anos, adolescentes, adultos, gestantes, nutrizes e idosos. Elas podem ser mecânicas ou eletrônicas. As balanças eletrônicas portáteis também são empregadas em pesquisas de campo (como levantamentos populacionais). Alguns cuidados são fundamentais para a precisão das medidas e para a padronização dos dados:[1]

- A balança deve ser periodicamente calibrada
- A balança deve estar em local plano, nivelado e estável durante todo o procedimento
- O avaliado deve ser pesado com o mínimo de roupa possível e sem sapatos, sem ornamentos e objetos dentro dos bolsos, principalmente chaves, cintos, celulares, óculos etc.
- A pesagem deve ser realizada antes de grandes refeições e realização de atividade física ou exercícios
- Quando se tratar de balança eletrônica, deve-se posicionar o avaliado no centro da base da balança, mantê-lo parado e realizar a leitura diretamente do visor (Figura 29.2)

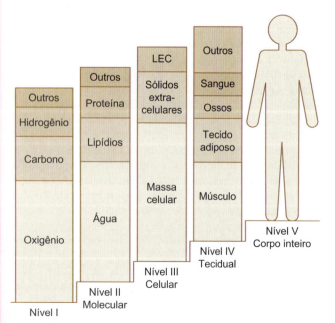

Figura 29.1 Os cinco níveis da composição corporal em humanos. *LEC*, líquido extracelular.

Tabela 29.2 Terminologia da composição corporal.

Termo	Definição
Massa gorda (MG)	Todos os lipídios extraídos do tecido adiposo e outros tecidos do corpo
Massa corporal magra (MCM)	Massa livre de gordura (MLG) mais lipídios essenciais
Gordura corporal relativa (%G)	MG expressa como porcentagem do peso corporal total
Densidade corporal total (D)	Total da massa corporal expressa em relação ao total do volume corporal
Gordura subcutânea	Tecido adiposo acumulado sob a pele
Gordura visceral ou tecido adiposo visceral (TAV)	Tecido adiposo acumulado dentro e em volta dos órgãos das cavidades torácica (coração, pulmões) e abdominal (fígado, rins etc.)
Gordura intra-abdominal	Gordura visceral na cavidade abdominal
Gordura abdominal	Gordura subcutânea e visceral na região abdominal

Tabela 29.3 Padronização de termos antropométricos que serão utilizados neste capítulo.

Termo	Padronização empregada	Justificativa
Peso	Massa corporal	O peso é a força gravitacional com a qual um astro atrai um corpo; já a massa é quantidade de matéria de um corpo e independe da gravidade
Adipômetro	Plicômetro ou Compasso de dobras cutâneas	O termo adipômetro remete à adiposidade, no sentido de obesidade, e, em muitas situações de risco à saúde, a quantidade de gordura é ideal ou abaixo do ideal, refletindo um conceito de uso errôneo. Ademais, o plicômetro ou compasso de dobras cutâneas pode ser empregado para avaliar espessura muscular e não apenas adiposidade
Circunferência	Perímetro	Circunferência, na geometria euclidiana, é o lugar geométrico dos pontos de um plano que equidistam de um ponto fixo, denominado o raio da circunferência. No corpo humano mensuramos perímetros, que correspondem a medidas do contorno, sendo uma medida de comprimento
Altura	Estatura	Altura corresponde à medida realizada com o indivíduo em pé, como altura ocular, trocantérica, da coxa etc. Já estatura, que é uma medição de altura, é realizada tendo como referência anatômica o vértex e a região plantar. É o maior indicador do desenvolvimento corporal e comprimento ósseo
Pregas cutâneas	Dobras cutâneas	Preferível dobras cutâneas para diferenciar do conceito já estabelecido de prega no corpo humano, como pregas vocais e anais, que são estruturas musculares; ou mesmo de pregas neurais

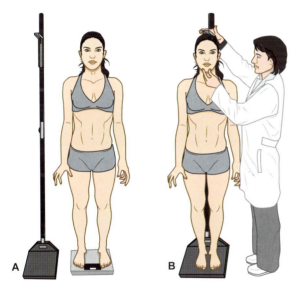

Figura 29.2 Técnicas de pesagem (**A**) e medição de altura (**B**).

- As balanças mecânicas devem estar travadas antes de seu uso
- A balança deve ser destravada somente após o indivíduo estar posicionado
- O cursor maior deve ser movido sobre a escala numérica para marcar os quilos
- Para determinar os gramas, deve-se mover, em seguida, o cursor menor
- É preciso esperar que a agulha do braço e o fiel estejam nivelados
- A balança deve ser travada para não perder a estabilidade das molas
- A leitura deve ser feita bem de frente para o equipamento, garantindo a precisão da medida, anotando-se o peso imediatamente
- Deve-se retornar os cursores para a posição inicial na escala numérica.

Outros cuidados também são importantes, como o local da balança que, de preferência, deve ser bem iluminado para possibilitar a leitura da escala de medida e proporcionar conforto térmico adequado ao avaliado.

É fundamental monitorar com frequência a massa corporal, para se verificar a porcentagem de perda de massa corporal ao longo do tempo, segundo a equação:

% da perda massa corporal = (massa corporal habitual – massa corporal atual)/massa corporal habitual

O valor obtido pode ser comparado aos dados apresentados na Tabela 29.4. Vale ressaltar que é importante considerar a causa da perda de peso e o objetivo, pois essa pode ser desejável, como no caso de dieta com restrição calórica ou de obeso; involuntária, decorrente de doenças catabólicas; ou por pressão externa para atingir tipo físico imposto por padrões estéticos não saudáveis ou mesmo desejáveis ao esporte praticado.

Além da avaliação periódica da alteração da massa corporal total, muitas vezes também é preciso determinar, para adultos ou idosos, a massa corporal ideal, quando se tratar de indivíduos com excesso de peso ou déficit ponderal. Alguns conceitos de massa corporal amplamente encontrados na literatura[7] são apresentados na Tabela 29.5.

Tabela 29.4 Classificação da intensidade da porcentagem da perda de peso corporal ao longo do tempo.

Período	Perda leve	Perda moderada	Perda intensa
1 semana	–	< 2,0	> 2,0
1 mês	< 5,0	5,0	> 5,0
3 meses	< 7,5	7,5	> 7,5
6 meses ou mais	< 10,0	> 10,0	> 20,0

Tabela 29.5 Terminologia aplicada à massa corporal total.

Massa corporal atual
É a massa corporal do dia, encontrada no momento da avaliação nutricional

Massa corporal habitual ou usual
É a massa corporal que o indivíduo apresenta quando hígido e exercendo suas atividades usuais. É empregada como referência na avaliação de alterações recentes de massa corporal e em casos de impossibilidade de se obter o dado no momento da avaliação

Massa corporal desejável
É a massa corporal ou meta a ser atingida. Pode fazer parte de um processo de ganho ou perda de massa corporal. Nem sempre a massa corporal desejável é a ideal, mas a massa corporal ideal é a desejável

Métodos para determinação da massa corporal ideal

Os métodos para se determinar a massa corporal ideal dependem da idade, das condições nutricionais do indivíduo e do bom senso do profissional.[7] A seguir, serão discutidos alguns métodos que podem ser aplicados para se determinar a massa corporal ideal em adultos.

Tabela da Metropolitan Life Insurance

Esse método baseia-se em uma tabela de massa corporal e estatura de uma companhia americana de seguros de vida, a Metropolitan Life Insurance.[1] O cálculo leva em consideração o gênero, a idade, a estatura e a compleição do indivíduo. Para se determinar a massa corporal, é preciso, antes, calcular a compleição ou o tamanho da ossatura. Esse cálculo baseia-se na razão (r) do valor da estatura (cm) com o perímetro do punho (cm), obtida por:

$$r = \frac{\text{estatura (cm)}}{\text{perímetro do punho (cm)}}$$

A classificação é feita segundo a Tabela 29.6. Os valores da tabela determinam os limites de massa corporal para homens e mulheres dentro da classificação de três estruturas corporais – pequena, média e grande (Tabela 29.7).

Tabela 29.6 Compleição corporal de adultos de ambos os sexos.

Estrutura corporal	Homens	Mulheres
Pequena	> 10,4	> 11,0
Média	9,6 a 10,4	10,1 a 11,0
Grande	< 9,6	< 10,1

No entanto, estudos epidemiológicos evidenciam algumas desvantagens no emprego desse método:[1]

- Os limites de massa corporal fixados refletem as massas corporais de pessoas seguradas conforme menor risco de mortalidade, o que não reflete a população dos EUA
- Não existem tabelas para os diversos países do mundo
- Tendência a subestimar a massa corporal total.

Índice de massa corporal

Um indicador antropométrico muito empregado é o índice de massa corporal (IMC), também conhecido como índice de Quételet, em homenagem ao seu criador, Adolphe Quételet.[12] Esse pesquisador observou que, após o término do crescimento, a massa corporal de indivíduos de tamanho normal

Tabela 29.7 Massa corporal ideal segundo a Metropolitan Life Insurance.

Estatura (cm)	Homens			Mulheres		
	Estrutura pequena	Estrutura mediana	Estrutura grande	Estrutura pequena	Estrutura mediana	Estrutura grande
142	–	–	–	41,8	46,0	49,5
143	–	–	–	42,3	45,3	49,8
144	–	–	–	42,8	45,6	50,1
145	–	–	–	43,2	45,9	50,5
146	–	–	–	43,7	46,6	51,2
147	–	–	–	44,1	47,3	51,8
148	–	–	–	44,6	47,7	51,3
149	–	–	–	45,1	48,1	51,8
150	–	–	–	45,5	48,6	53,2
151	–	–	–	46,2	49,3	54,0
152	–	–	–	46,8	50,0	54,5
153	–	–	–	47,3	50,5	55,0
154	–	–	–	47,8	51,0	55,5
155	50,0	53,6	58,2	48,2	51,4	55,9
156	50,7	54,3	58,8	48,9	52,3	56,8
157	51,4	55,0	59,5	49,5	53,2	57,7
158	51,8	55,5	60,0	50,0	53,6	58,3
159	52,2	56,0	60,5	50,5	54,0	58,9
160	52,7	56,4	60,9	50,9	54,5	59,5
161	53,2	56,8	61,5	51,5	55,3	60,1
162	53,7	56,2	62,1	52,1	56,1	60,7
163	54,1	57,7	62,7	52,7	56,8	61,4
164	55,0	58,5	63,4	53,6	57,7	62,3
165	55,9	59,5	64,1	54,5	58,6	63,2
166	56,5	60,1	64,8	55,1	59,2	63,8
167	57,1	60,7	65,6	55,7	59,8	64,4

(continua)

Tabela 29.7 Massa corporal ideal segundo a Metropolitan Life Insurance. (*Continuação*)

Estatura (cm)	Homens			Mulheres		
	Estrutura pequena	Estrutura mediana	Estrutura grande	Estrutura pequena	Estrutura mediana	Estrutura grande
168	57,7	61,4	66,4	56,4	60,5	65,0
169	58,6	62,3	67,5	57,3	61,4	65,9
170	59,5	63,2	68,6	58,2	62,2	66,8
171	60,1	63,8	69,2	58,8	62,8	67,4
172	60,7	64,4	69,8	59,4	63,4	68,0
173	61,4	65,0	70,5	60,0	64,1	68,6
174	62,3	65,9	71,4	60,9	65,0	69,8
175	63,2	66,8	72,3	61,8	65,9	70,9
176	63,8	67,5	72,9	62,4	66,5	71,7
177	64,4	68,2	73,5	63,0	67,1	72,5
178	65,0	69,0	74,1	63,6	67,7	73,2
179	65,9	69,9	75,3	64,5	68,6	74,1
180	66,8	70,9	76,4	65,5	69,5	75,0
181	67,4	71,7	77,1	66,1	70,1	75,6
182	68,0	72,5	77,8	66,7	70,7	76,2
183	68,6	73,2	78,6	67,3	71,4	76,8
184	69,8	74,1	79,8	–	–	–
185	70,9	75,0	80,9	–	–	–
186	71,5	75,8	81,7	–	–	–
187	72,1	76,6	82,5	–	–	–
188	72,7	77,3	83,2	–	–	–
189	73,3	78,0	83,8	–	–	–
190	73,9	78,7	84,4	–	–	–
191	74,5	79,5	85,0	–	–	–

era proporcional ao quadrado da estatura, ou seja, a razão entre a massa corporal (kg) e a estatura (m) elevada ao quadrado (kg/m^2).[13] O IMC também é conhecido como índice de adiposidade, pois apresenta forte associação com a incidência e os fatores de risco para inúmeros agravantes à saúde, como doenças cardiovasculares, hipertensão arterial sistêmica, dislipidemias, diabetes e alguns tipos de câncer.[14]

As vantagens do uso desse método para a avaliação do estado nutricional de adultos são:[11]

- Fácil execução, baixo custo e não invasivo
- Facilidade de obtenção e padronização de medidas de massa corporal e estatura
- Não necessita da idade do indivíduo avaliado
- Alta correlação com a massa corporal e os indicadores de composição corporal
- Não requer comparação com curvas de referência
- Apresenta capacidade de predição de risco de morbimortalidade, especialmente em seus limites extremos
- Possibilita que os diagnósticos individuais sejam agrupados e analisados, fornecendo um diagnóstico coletivo, podendo-se conhecer o perfil nutricional de uma população estudada
- Método universalmente empregado tanto para avaliação individual como populacional.

No entanto, o IMC apresenta limitações, como:[13,14]

- Correlação com a proporcionalidade do corpo; indivíduos com pernas curtas terão IMC aumentado
- Correlação com a massa livre de gordura (MLG), principalmente nos homens, pois o desenvolvimento muscular pode levar a interpretações equivocadas na identificação da obesidade.

Portanto, é importante correlacionar os valores com outras medidas de composição corporal, tais como medidas de gordura corporal e massa magra (circunferências corporais e DC).

Para o diagnóstico do estado nutricional de adultos, o Ministério da Saúde do Brasil[15] faz uso da classificação do IMC recomendada pela Organização Mundial da Saúde (OMS)[16] (Tabela 29.8).

Indivíduos com índice de massa corporal acima de 27 kg/m^2

■ **Massa corporal ajustada.** Esta metodologia de cálculo da massa corporal ideal aplica-se a indivíduos com longo histórico de excesso de peso (sobrepeso ou obesidade). Com esta abordagem é possível obter uma meta mais gradativa do que o IMC dentro da eutrofia para perda de peso, visando atingir o ideal. Viabiliza o ajuste nos limites do IMC, considerando que 25%

Tabela 29.8 Classificação do estado nutricional segundo o índice de massa corporal (IMC).

IMC (kg/m²)	Classificação
< 16	Baixo peso grave
16 a 16,99	Baixo peso moderado
17 a 18,49	Baixo peso leve
18,5 a 24,99	Normal – eutrófico
25 a 29,99	Sobrepeso
30 a 34,99	Obesidade de classe I
35 a 39,99	Obesidade de classe II
≥ 40	Obesidade de classe III

Adaptada de Pregnolato et al.[17] (2009).

Tabela 29.9 Padrões de percentuais de gordura corporal para ambos os sexos.

Avaliação	Homens (%)	Mulheres (%)
Risco[a]	≤ 5	≤ 8
Abaixo da média	6 a 14	9 a 22
Média	15 a 16	23 a 24
Acima da média	> 16 a 24	> 24 a 31
Risco[b]	≥ 25	≥ 32

[a]Risco de doenças e distúrbios associados à desnutrição. [b]Risco de doenças e distúrbios associados à obesidade.

da gordura corporal total representam a massa gorda metabolicamente ativa. Assim, pode-se considerar para o cálculo da massa corporal ideal a seguinte fórmula:[1,3]

Massa corporal ajustada (kg) = [(MCA – MCI) × 0,25] + MCI

Em que MCA = massa corporal atual; MCI = massa corporal ideal.

Nessa fórmula, que se aplica a ambos os sexos, devem-se considerar a massa corporal ideal calculada pelo limite de eutrofia a partir do IMC e a massa corporal atual.

■ **Massa corporal possível.** Como no caso anterior, este método procura estabelecer uma meta mais realista ao cliente/paciente do que os valores de eutrofia estabelecidos pelo IMC. Neste caso, são considerados alguns fatores que podem contribuir para o sobrepeso, tais como avançar da idade, grau e tempo do sobrepeso/obesidade e, no caso de mulheres, o número de gestações, aproximando-se, assim, de uma meta de massa corporal mais viável, principalmente para os casos de obesidade de classes II e III.

Inicialmente, calcula-se a massa corporal a partir do limite máximo de normalidade do IMC (24,99 kg/m²). A partir da massa corporal obtida pela estatura, acrescenta-se ao valor calculado:[1,3,10,18]

- 1 kg/década após os 20 anos
- 1 kg/10 kg de sobrepeso
- 1 kg/10 anos de sobrepeso
- 1 kg/gestação.

Este método é aplicável a indivíduos adultos de ambos os sexos.

Avaliação da adequação do percentual de gordura e cálculo da massa corporal-alvo

A classificação de adequação do percentual de gordura (%G) para indivíduos fisicamente ativos baseia-se nos padrões propostos por Lohman,[11] apresentados na Tabela 29.9, que devem ser empregados para avaliação do risco de doenças relacionadas tanto com deficiência quanto com o excesso de gordura e também para o cálculo do peso-alvo, conforme explicitado a seguir.[1]

- Determinar a massa de gordura (MG):

  MG = massa corporal atual (kg) × (%G atual/100)

- Obter a massa corporal magra (MCM):

  MCM = massa corporal atual (kg) – MG (kg)

- Cálculo da massa corporal-alvo:

$$\frac{MCM}{1 - \left(\dfrac{\%G\ alvo}{100}\right)}$$

Para cálculo do %G atual do desportista são empregados diversos métodos, que serão discutidos neste capítulo.

Estatura

É a segunda medida mais tradicional e empregada, expressando a dimensão longitudinal ou linear do corpo humano. O termo altura refere-se à medida do indivíduo em pé, da sola dos pés descalços até parte superior da cabeça, e costuma ser aplicado como sinônimo de estatura. A estatura reflete o processo de crescimento linear do corpo humano como um todo.[1]

Para a medição da estatura, alguns cuidados também são necessários. Pode ser empregado um estadiômetro padrão ou uma fita métrica inelástica e precisão de 0,1 cm. Esta fita, ou o estadiômetro, deve ser fixada na parede reta, lisa, sem rodapé e em ângulo reto com o piso. Também se podem empregar os estadiômetros acoplados na própria balança (ver Figura 29.2).

Para melhor precisão das medidas:[19]

- Os pés devem estar juntos, com calcanhares, nádegas e ombros encostados na barra escalonada do estadiômetro ou na parede. Os pés devem formar um ângulo reto com as pernas. Os ossos internos dos calcanhares devem se tocar bem
- A pessoa deve estar ereta, sem esticar ou encolher a cabeça e o tronco, olhando para a frente, de modo que o topo da orelha e o ângulo externo do olho formem linhas paralelas ao teto. Os braços estendidos para baixo, soltos ao longo do corpo, pés unidos e encostados à parede
- Uma barra horizontal ou uma placa de madeira deve ser abaixada para apoiar sobre o topo da cabeça, a qual deve estar livre de tiaras, fitas, tranças e penteados com volume. Deve-se fazer uma ligeira compressão sobre o cabelo
- Pode-se utilizar um esquadro para melhor precisão das medidas
- Retire o indivíduo avaliado
- Faça a leitura e anote imediatamente, com segurança e boa caligrafia (protocolo), o valor da medida antropométrica obtida
- Registre a medida o mais próximo de 0,1 cm.

Medidas alternativas

Para a avaliação de indivíduos impossibilitados de medição em pé, são usadas fórmulas para estimar o valor da massa corporal e estatura.[20] Para estimativa de estatura, existe a possibilidade de calculá-la pelo comprimento do joelho. Essa medição pode ser realizada com o indivíduo sentado (altura do joelho) ou deitado (comprimento do joelho).

O paciente deve permanecer deitado em posição supina. Com joelho e tornozelo esquerdos dobrados em um ângulo de 90°, mede-se o comprimento do joelho com um paquímetro (Figura 29.3). Caso o paciente não tenha dificuldade em sentar-se, este é posicionado sentado, com os pés apoiados no chão firme; mede-se a altura do joelho, do ponto ósseo externo logo abaixo da rótula (cabeça da tíbia) até a superfície do chão.

As fórmulas apresentadas a seguir e a Tabela 29.10[1,10] descrevem algumas orientações, aplicáveis principalmente a idosos, para estimativa da massa corporal e da estatura.

Para obtenção da massa corporal:

Sexo masculino = $[(0,98 \times CP) + (1,16 \times CJ) + (1,73 \times PB) + (0,37 \times PCSE) - 81,69]$

Sexo feminino = $[(1,27 \times CP) + (0,87 \times CJ) + (0,98 \times PB) + (0,4 \times PCSE) - 62,35]$

Em que CJ = comprimento do joelho; CP = circunferência da panturrilha; PB = perímetro do braço; PCSE = prega cutânea subescapular.

Outros procedimentos para obtenção da estatura, quando da impossibilidade de medida direta, são a avaliação da envergadura ou hemienvergadura. A envergadura ou o comprimento dos braços compreende a distância entre as falanges distais dos dedos médios e é obtida com os braços formando um ângulo de 90° em relação ao tronco. A hemienvergadura corresponde à distância entre o osso esterno e a falange distal do dedo médio esquerdo, passando uma fita métrica flexível e inelástica paralelamente à clavícula. A medida total da envergadura e o dobro da medida da hemienvergadura correspondem à estimativa da altura de um indivíduo.

Medidas de massa corporal e estatura autorreferidas

Sempre que possível, a prioridade na avaliação antropométrica é a obtenção de medidas diretas, mas para avaliação do estado nutricional em locais ou em condições de recursos não favoráveis, ou ainda por desprover de equipamentos adequados, podem ser usadas massa corporal e estatura autorreferidas. Observa-se esse procedimento em estudos epidemiológicos, principalmente por uma questão de economia, porém a validade das medidas referidas em diferentes grupos etários é controversa e necessita de estudos que associem os fatores de sub ou superestimativa de massa corporal e estatura, pois podem repercutir na avaliação nutricional e implicar erro na prevalência de casos de inadequação nutricional.[12] Alguns estudos têm mostrado que esses são bons indicadores, com níveis aceitáveis

Tabela 29.10 Estimativa da estatura segundo as variáveis sexo, idade, etnia e comprimento do joelho.

	Brancos(as)	Negros(as)
Homens		
6 a 18 anos	$40,54 + (2,22 \times CJ)$	$39,60 + (2,18 \times CJ)$
19 a 60 anos	$71,85 + (1,88 \times CJ)$	$73,42 + (1,79 \times CJ)$
Mulheres		
6 a 18 anos	$43,21 + (2,14 \times CJ)$	$46,59 + (2,02 \times CJ)$
19 a 60 anos	$70,25 + (1,87 \times CJ) - (0,06 \, id)$	$68,1 + (1,86 \times CJ) - (0,06 \, id)$

CJ, comprimento do joelho; id, idade.

de validade, inclusive em indivíduos obesos, que podem apresentar maior tendência à subestimação de massa corporal.[13] As mesmas conclusões foram replicadas em estudo longitudinal de Fonseca et al.,[14] que estudaram 3.713 indivíduos, funcionários de carreiras técnico-administrativas de uma universidade no Rio de Janeiro (idade entre 22 e 70 anos). Como conclusão principal, observaram que as medidas autorreferidas apresentaram boa concordância (especificidade e sensibilidade) em relação à mensuração direta, comprovando-se uma alternativa viável. Corroborando a aplicação de tal metodologia, em uma revisão sobre os principais estudos em território nacional empregando medidas autorreferidas, Coqueiro et al.[12] fizeram as ponderações elencadas a seguir:

- Em crianças. Não se recomenda o uso dessa metodologia, em razão da escassez de estudos nacionais
- Em adolescentes. O uso dessa metodologia requer cautela, visto que o único estudo realizado no país foi restrito a uma amostra local e pode não representar as demais regiões brasileiras
- Em adultos. Essa metodologia pode ser considerada alternativa viável para avaliação e monitoramento do estado nutricional quando medidas diretas não forem possíveis
- Em idosos. Não se recomenda o uso dessa metodologia, por dois motivos: os estudos não foram conduzidos especificamente com indivíduos acima de 60 anos e há indicação, na literatura, de que este grupo etário tende a estimar com menor acurácia as medidas de massa corporal e estatura.

Finalmente, destaca-se o trabalho de Pregnolato et al.,[17] no qual foram avaliados 944 indivíduos universitários, sendo 395 do sexo masculino e 549 do feminino, com idades de 28,4 ± 9,8 anos e 28,3 ± 11 anos, respectivamente. Esse estudo mostrou

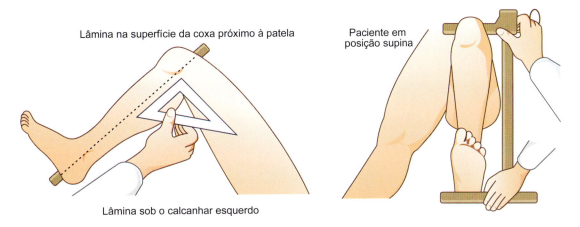

Figura 29.3 Técnica de obtenção do comprimento do joelho.

que as medidas autorreferidas apresentam diferentes níveis de confiabilidade quando separadas por sexo; a acurácia é maior para o sexo masculino (tanto massa corporal como estatura), não sendo o mesmo válido para o sexo feminino, que tende a subestimar a massa corporal e superestimar a estatura.

Índice de massa corporal

O IMC, ou índice Quételet, obtido pela razão entre a massa corporal (kg) e a estatura (m) elevada ao quadrado (kg/m^2), é um indicador antropométrico muito usado, por apresentar forte associação aos inúmeros fatores de risco agravantes à saúde, como doenças cardiovasculares, hipertensão arterial sistêmica, dislipidemias, diabetes e alguns tipos de câncer.[1] Como todo indicador, além das vantagens, também tem limitações em seu emprego como avaliador do estado nutricional de adultos (Tabela 29.11).

Conhecendo as vantagens e as limitações do IMC, é importante que seus valores correlacionem-se com as outras medidas de composição corporal, tais como medidas de gordura corporal e massa magra (circunferências corporais e DC). Para o diagnóstico do estado nutricional de adultos, o Ministério da Saúde do Brasil[15] emprega a classificação do IMC recomendada pela OMS.[16] Apesar de ser um dos métodos mais recomendados para o diagnóstico e a classificação da obesidade, inclusive em estudos populacionais, não expressa a composição corporal relativa ou quantitativa. Portanto, alguns cuidados são necessários ao aplicar o IMC em atletas, pois não há diferenciação entre hipertrofia muscular e obesidade.

Métodos antropométricos

Porquanto se saiba que a quantificação dos componentes estruturais do corpo humano possa ser feita com base em diversos critérios científicos, algumas metodologias apresentam diferentes níveis de aplicação, tanto em trabalhos científicos, em campo ou mesmo em clínicas particulares.[1,21] Embora se possa dividir o corpo em inúmeros componentes químicos, até certo ponto mensuráveis, um modelo simplificado da divisão em dois componentes (massa magra e massa gorda) é o mais empregado.

A mensuração direta dos componentes corporais derivou de estudos de análise química de cadáveres humanos e, a partir dessa referência, vários outros métodos foram propostos para se avaliar a composição corporal *in vivo*. Dessa maneira, os métodos podem ser classificados como diretos, indiretos e duplamente indiretos (Figura 29.4). Os métodos indiretos são considerados e referidos, em diversas situações, como padrão-ouro, por sua precisão depois do método direto. Os indiretos e duplamente indiretos podem ser usados em trabalho de campo, laboratórios e consultórios, desde que devidamente validados para seu propósito.

Métodos duplamente indiretos

Como primeira opção por suas estimativas precisas na determinação dos componentes corporais, os métodos indiretos são os mais aconselháveis. Entretanto, os mais empregados na prática nutricional são os métodos duplamente indiretos, pela facilidade e rapidez de coleta, não invasibilidade, facilidade de interpretação, pequenas restrições culturais, baixo grau de colaboração do avaliado, reprodutibilidade, sistemática de análise da composição corporal, condições pré-avaliação simples, praticidade de realização, entre outras vantagens. Adicionalmente, exigem um avaliador treinado e experiente, escolha de equipamento e de protocolos adequados para obtenção e discussão dos resultados. Os métodos duplamente indiretos são, portanto, os mais empregados para caracterizar diferentes grupos populacionais. Suas técnicas consistem basicamente em realizar mensurações de DC, perímetros e diâmetros ósseos em vários segmentos amostrais.

Esse princípio baseia-se no pressuposto de que, em indivíduos adultos saudáveis, metade a um terço da gordura corporal é subcutânea, havendo boa relação entre gordura na área subcutânea e densidade corporal.[20,22] Segundo Heymfield e Waki,[18] pesquisas indicam que a maneira como a gordura está distribuída pelo corpo é mais importante do que a gordura corporal total na determinação do risco individual de doenças. Em 1947, Vague introduziu um sistema para diferenciar tipos de obesidade com base nas distribuições regionais de gordura, definindo os termos obesidade androide e ginoide para descrever indivíduos que acumulam excesso de gordura principalmente na parte superior (androide) ou inferior do corpo (ginoide) (Figura 29.5). A obesidade androide é mais comum nos homens; a ginoide, em mulheres, embora homens e mulheres possam ser e sejam classificados em ambos os grupos.[23]

Tabela 29.11 Vantagens e desvantagens do uso do índice de massa corporal (IMC) como avaliador do estado nutricional em adultos.

Fácil execução, baixo custo e não invasão
Facilidade de obtenção e padronização de medidas de massa corporal e estatura
Não necessita da idade do indivíduo avaliado
Alta correlação com a massa corporal e os indicadores de composição corporal
Correlação com proporcionalidade do corpo: indivíduos com pernas curtas terão valores de IMC maiores
Correlação com massa livre de gordura, principalmente nos homens, pois o desenvolvimento muscular pode levar a interpretações equivocadas na identificação da obesidade
Não requer comparação com curvas de referência
Apresenta capacidade de predição de risco de morbimortalidade, especialmente em seus limites extremos
Possibilita que os diagnósticos individuais sejam agrupados e analisados, fornecendo diagnóstico coletivo, o que torna possível conhecer o perfil nutricional de uma população estudada
Método universalmente usado tanto para avaliação individual como populacional

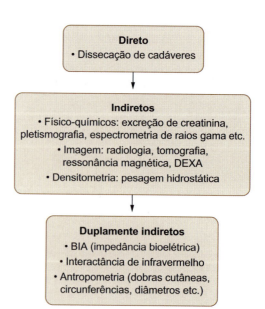

Figura 29.4 Classificação e exemplos de métodos de avaliação da composição corporal. *DEXA*, densitometria por raios X de dupla energia.

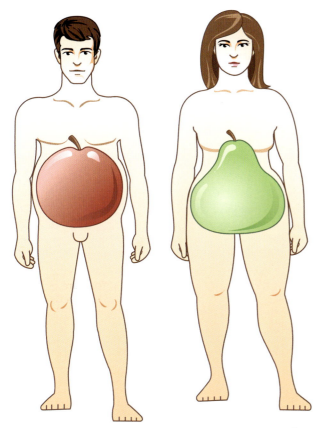

Figura 29.5 Classificação da obesidade em relação à circunferência abdominal: tipo maçã ou androide (homens) e pera ou ginoide (mulheres).

A determinação da composição corporal por meio da antropometria é uma abordagem rápida e de fácil aplicação, dadas a sua simplicidade e a correlação com indicadores de saúde. Dessa maneira, a antropometria com a obtenção de valores para atendimento e acompanhamento nutricional específico compreende medida de massa corporal, estatura, perímetros, diâmetros ósseos e espessura de DC.

Dobras cutâneas

O uso das DC como uma das principais medidas antropométricas para as estimativas de parâmetros da composição corporal e como procedimento de estudo da composição corporal está alicerçado na observação de que grande quantidade de gordura corporal total se encontra no tecido subcutâneo e, dessa maneira, medir sua espessura serviria como indicador da quantidade de gordura localizada naquela região do corpo. No entanto, a disposição da gordura não é uniforme por todo o corpo. As medidas devem ser feitas em várias regiões para se obter um termo médio de sua quantidade.[24]

Logo, a técnica pode oferecer estimativa de gordura corporal e sua distribuição nas diferentes regiões do corpo. Normalmente, as medidas de bíceps e tríceps já são suficientes, porém já foram relatados mais de 93 locais anatômicos para se medirem as DC.[25] Nos indivíduos com tecido subcutâneo moderadamente firme, a medida é rápida e de fácil execução e leitura; já tecidos mais flácidos ou facilmente compressíveis ou não facilmente deformáveis ou muito firmes dificultam a obtenção de medidas fidedignas.[22] Desse modo, muitas espessuras de DC podem não ser representativas da quantidade total da gordura subcutânea, motivo pelo qual se tem procurado concentrar-se em algumas poucas regiões anatômicas.[25] As DC mais referenciadas na literatura e que compõem a maioria das equações antropométricas preditivas para determinação da gordura corporal são: tríceps, bíceps, subescapular, abdominal, axilar média, peitoral, suprailíaca, supraespinal, coxa e panturrilha[1,26] (Figura 29.6). Ainda, essas DC podem sofrer variações nas suas localizações conforme cada autor, necessitando de averiguação do local anatômico proposto. Na Tabela 29.12 são listados os locais mais comuns de obtenção dessas DC.

Outro aspecto a ser observado na avaliação da espessura das DC é a influência intra e interavaliadores, sendo a primeira a habilidade do avaliador em reproduzir os resultados em repetidas mensurações, e a segunda, as discrepâncias observadas em séries de medidas por diferentes avaliadores. Nesse caso, é possível que um avaliador reproduza bem suas medidas em um avaliado (boa medida intra-avaliador), mas essas medidas podem não corresponder acuradamente à medida real em relação a um avaliador mais experiente (medida interavaliadores ruim).

Na Tabela 29.13 estão discriminados os índices aceitáveis de diferenças intra-avaliador para diferentes DC.

A seguir são apresentadas algumas considerações gerais para se medirem as DC:[1]

- Meça sempre o hemicorpo direito, a menos que haja recomendação específica (lado não dominante), estando o avaliado em posição cômoda e com a musculatura relaxada. Recomenda-se a posição ortostática para a maioria das medidas
- Ao medir, é imprescindível determinar exatamente o ponto anatômico, de acordo com a padronização proposta, e seguir o procedimento técnico adequado, minimizando as diferenças intra e interavaliadores
- Separe o tecido adiposo subcutâneo do tecido muscular e estruturas mais profundas, por meio dos dedos polegar e indicador da mão esquerda (Figura 29.7)
- Destaque a DC colocando o polegar e o dedo indicador separados por aproximadamente 8 cm entre si, sobre uma linha perpendicular ao eixo que acompanha a dobra da pele. Quanto mais espesso for o tecido subcutâneo, maior será a distância entre o polegar e o dedo indicador para destacar a DC (ver Figura 29.7)
- Ajuste as extremidades do equipamento cerca de 1 cm do ponto anatômico (ver Figura 29.7)
- Eleve a DC por volta de 1 cm acima do ponto de medida e a mantenha elevada enquanto medir (ver Figura 29.7)
- Solte a pressão das hastes do compasso lentamente
- Aguarde 2 a 4 s para fazer a leitura, dependendo do plicômetro e da habilidade do avaliador
- Realize três medidas de cada DC alternadas e que não difiram 5% uma da outra; caso haja essa diferença, realize uma nova série de três medidas. Obtenha valor médio ou considere o valor intermediário
- Abra o compasso lentamente e libere a DC, evitando beliscar o avaliado
- Procure fazer as medidas na pele seca e sem aplicação de creme ou loções
- Pratique as medidas com 50 a 100 indivíduos, procurando sempre fazer em locais diferentes, que exijam habilidades diversificadas
- Procure comparar as medidas com um avaliador experiente
- Faça cursos de atualização e aperfeiçoamento.

Para mensurar a espessura do tecido adiposo, é empregado um equipamento específico, que recebe diversas

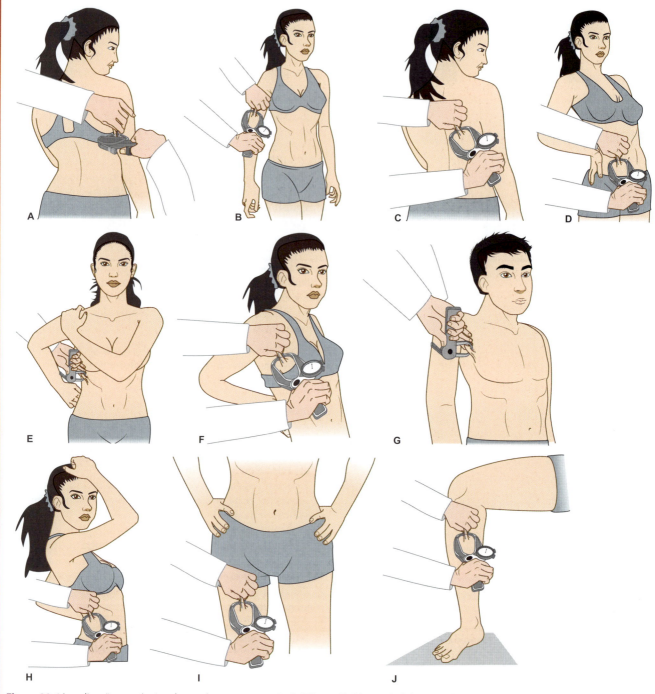

Figura 29.6 Localização anatômica dos perímetros corporais. **A.** Tríceps. **B.** Bíceps. **C.** Subescapular. **D.** Abdominal. **E.** Axilar média. **F.** Peitoral feminino. **G.** Peitoral masculino. **H.** Suprailíaca. **I.** Coxa. **J.** Panturrilha.

designações: compasso de dobras cutâneas, espessímetro, plicômetro ou adipômetro. Diferentes equipamentos disponíveis no mercado podem ser usados para medir a espessura das DC, desde que sejam considerados fatores de correção para minimizar diferenças capazes de produzir deturpações das comparações (Figura 29.8). Variáveis que interferem na exatidão e na precisão das medidas de DC são o compasso escolhido, a familiarização dos avaliadores com as técnicas de medida e a identificação correta dos pontos anatômicos.[22] Um trabalho sobre a variabilidade de medidas quando da marcação de 1 cm de diferença entre o ponto anatômico estabelecido em nove DC concluiu que pequenas variações nas marcações podem alterar significativamente os valores obtidos, indicando ser o procedimento metodológico mais importante para melhora da qualidade da avaliação antropométrica.[27]

Quanto ao tipo de compasso empregado, podem ocorrer erros sistemáticos na obtenção de valores das DC pelo emprego de diferentes plicômetros, como descrito no trabalho de Cyrino et al.,[22] que empregou os compassos Lange® (EUA) e Cescorf® (Brasil) para avaliação de nove DC (abdominal, subescapular, suprailíaca, tríceps, bíceps, axilar média, peitoral, panturrilha e coxa). Os autores encontraram diferenças estatisticamente significativas em todas as medidas produzidas pelos diferentes plicômetros e, consequentemente, nos valores de %G, pelo emprego de equações antropométricas distintas.

Tabela 29.12 Locais de padronização para medição das dobras cutâneas.

Local	Referência anatômica	Propósito
Tríceps	Face posterior do braço no ponto médio entre processo acromial da escápula e olécrano da ulna	É uma das medidas mais comuns, por ser de fácil localização e apresentar forte correlação com o percentual de gordura corporal e gordura total
Bíceps	Ponto médio do braço, conforme medida de tríceps, na posição de maior circunferência do braço	A dobra bicipital, em combinação com outras medidas de dobras cutâneas, é um preditor útil de gordura corporal total
Subescapular	A 2 cm abaixo do ângulo inferior da escápula	Correlaciona-se com o estado nutricional e, em combinação com outras dobras, é útil para estimativa da gordura total. Junto à tricipital, serve de referência para estimar o percentual de gordura
Abdominal	3 cm da borda direita da cicatriz umbilical paralelamente ao eixo longitudinal	Dobra importante, pois apresenta relação com as mudanças do peso corporal. É de fácil medida; entretanto, em obesos, há limitações para a medida. Muito usada em equações que determinam a composição corporal
Axilar média	Ponto de intersecção entre a linha axilar média e a linha imaginária na altura do processo xifoide	Importante na determinação do tecido adiposo na região do tronco. No entanto, tem menor associação à gordura corporal total do que a subescapular
Peitoral feminino	Primeiro terço da linha entre a linha axilar anterior e o mamilo	Em razão da alta correlação com a densidade corporal determinada pela pesagem hidrostática, é usada em várias equações com objetivo de predizer o percentual de gordura
Peitoral masculino	Ponto médio entre a linha axilar anterior e o mamilo	–
Suprailíaca	Linha axilar média, imediatamente acima da crista ilíaca	Usada para determinar índices de gordura corporal, junto a outras dobras. Muito empregada em estudos de distribuição do tecido subcutâneo, pela relação muito próxima aos riscos de doença
Coxa medial	Ponto médio entre a dobra inguinal e a borda superior da patela	Muito usada em equações para medir a densidade corporal a partir de valores antropométricos
Panturrilha	Ponto interno da circunferência máxima da perna	Apresenta alta correlação com a gordura corporal total e com a avaliação do padrão de gordura

Adaptada de Petroski[2] (2011).

Tabela 29.13 Índices aceitáveis de variação intra-avaliador associados às medidas de espessura de dobras cutâneas realizadas em indivíduos adultos.

Dobras cutâneas	Mulheres (mm)	Homens (mm)
Bíceps	0,54	0,69
Tríceps	0,83	0,94
Subescapular	0,56	0,87
Axilar média	0,68	0,59
Suprailíaca	1,26	1,45
Abdominal	1,07	1,04
Coxa	1,26	1,62
Panturrilha medial	0,72	0,81

Adaptada de Lukaski[20] (1987).

Para obtenção dos valores de DC podem ser usados diferentes medidores (plicômetros ou adipômetros) disponíveis no mercado (ver Figura 29.8). Os plicômetros podem ser divididos em: clínicos (modelos B, C, D e F da Figura 29.8); científicos (modelos E e G da Figura 29.8); e digitais (modelo A da Figura 29.8). As diferenças residem em precisão (maior nos modelos científicos), praticidade (analógicos e digitais) e habilidade de leitura e manejo do avaliador.

Circunferências ou perímetros

As circunferências corporais são definidas como o perímetro máximo de um segmento corporal, medido em ângulo reto em relação ao seu maior eixo. Segundo Queiróga,[28] as medidas de perímetros são muito requisitadas para avaliar a quantidade de gordura corporal, sendo fundamental descrever orientações a serem seguidas para obtenção de seus valores e sua reprodutibilidade. As medidas são feitas com auxílio de fita métrica flexível, porém não elástica, com precisão de 1 mm (Figura 29.9). Essa fita deve ter, de preferência, somente uma marcação numérica do lado destinado à leitura e 7 mm de largura.

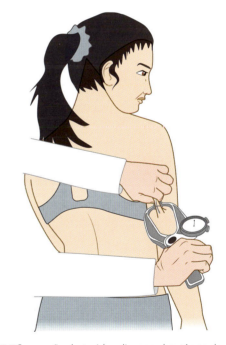

Figura 29.7 Separação do tecido adiposo subcutâneo do muscular.

Na Tabela 29.14 estão relacionados os locais de mensuração de perímetros corporais mais usados na avaliação nutricional (Figura 29.10).

A seguir são apresentadas algumas considerações gerais para medição dos perímetros corporais:[1]

- O plano da fita deve estar adjacente à pele, e suas bordas, perpendiculares em relação ao eixo do segmento que se quer medir (com exceção da medida do perímetro da cabeça e do pescoço)
- Meça o perímetro em sua extensão máxima, com zero da fita estando por baixo do valor da leitura

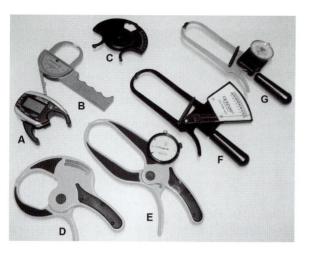

Figura 29.8 Alguns tipos de plicômetros encontrados no mercado. **A.** Digital FatTrack® Pro. **B.** Lange®. **C.** Body Caliper. **D.** Sanny® clínico. **E.** Sanny® científico. **F.** Cescorf® clínico. **G.** Cescorf® científico.

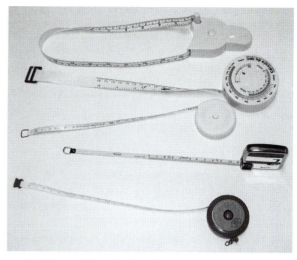

Figura 29.9 Fitas métricas destinadas à avaliação dos perímetros corporais.

Tabela 29.14 Locais de padronização e propósito para medição dos perímetros corporais.

Local	Referência anatômica	Propósito
Punho	Região imediatamente após os processos estiloides do rádio e da ulna (no sentido cefalocaudal) do punho direito	Usada como indicador de crescimento. Aliada à estatura, fornece tamanho da ossatura
Braço	Ponto central entre o acrômio e a articulação umerorradial do braço direito	Fornece índice de depósito de gordura e de massa muscular local
Cintura	Região abdominal, em seu menor perímetro. Ver discussão no texto	Importante indicador de adiposidade visceral e subcutânea. Correlaciona-se fortemente com o perímetro do quadril, podendo indicar predisposição individual a doenças, como diabetes e cardiovasculares
Quadril	Maior porção da região glútea (nádegas)	Se comparada ao perímetro do abdome, serve como indicador de gordura subcutânea, tipo de distribuição de gordura. Também é associada ao risco de doenças, como diabetes e cardiovasculares
Abdome	Região abdominal, em seu maior perímetro (geralmente na altura do umbigo). Ver discussão no texto	Importante indicador de adiposidade subcutânea e visceral
Coxa proximal	Proximal: imediatamente abaixo da prega glútea. Medial: ponto médio entre prega inguinal e borda proximal da patela	As medidas de coxa são indicadores úteis de massa magra e/ou adiposidade
Coxa medial	Ponto médio entre dobra inguinal e borda superior da patela	Muito empregada para medir densidade corporal a partir de valores antropométricos
Panturrilha	Região da panturrilha, em sua maior porção	Serve como indicador de adiposidade em adultos e desenvolvimento muscular

Adaptada de Petroski[2] (2011).

- Realize as mensurações exercendo leve pressão sobre a pele, e evite apertar excessivamente a fita (Figura 29.11)
- Para manter constante a pressão exercida sobre a pele, é interessante prender um elástico na extremidade do instrumento. Ao medir, deve-se buscar mantê-lo estendido
- Não deixe o dedo entre a fita e a pele e, sempre que possível, meça sobre a pele nua (Figura 29.12)
- Para mensurações de perímetro de tronco, cintura e abdome, realize a leitura na fase final da expiração normal.

As medidas de perímetro corporal podem:

- Facilitar estudos da composição corporal de indivíduos jovens, idosos e crianças por ser uma forma de mensuração antropométrica simples, rápida e mais adequada a essas populações comparadas às outras técnicas de medidas
- Ser usadas em estudos de engenharia
- Ser interpretadas isoladamente ou em combinação às medidas de DC tomadas no mesmo local, sendo empregadas para estimar a densidade corporal de forma indireta.

Na Tabela 29.15 são apresentadas as diferenças aceitáveis para medidas de perímetro corporal. Segundo Queiróga,[28] caso alguma medida supere a variação sugerida, uma nova série de três medidas deve ser realizada na mesma região.

Alguns perímetros corporais têm destaque na avaliação e no cuidado nutricional e será realizada uma discussão sobre suas padronizações para obtenção das medidas.

Perímetro ou circunferência de cintura

Em trabalho realizado por Wang et al.,[29] foram examinados 111 indivíduos (49 homens e 62 mulheres) em quatro locais de referência do perímetro de cintura (PC), a saber: imediatamente abaixo da última costela (PC1); perímetro mínimo (PC2); ponto médio entre última costela e crista ilíaca (PC3) e imediatamente acima da crista ilíaca (PC4) (Figura 29.13). Os pontos anatômicos foram selecionados com base nos mais referenciados na literatura científica ou recomendados por organizações, como no caso do PC2, pelo *Manual de Referência e Padronização Antropométrica* (ASM); PC3, pela OMS; e

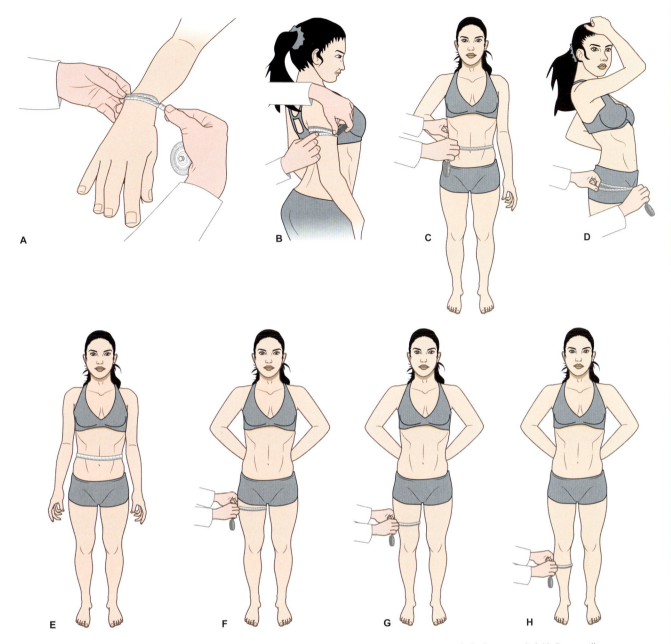

Figura 29.10 A. Punho. **B.** Braço. **C.** Cintura. **D.** Quadril. **E.** Abdome. **F.** Coxa proximal. **G.** Coxa medial. **H.** Panturrilha.

PC4 pelo National Institutes of Health (NIH e NHANES III). Para confrontar os resultados e responder à hipótese de que os locais apresentam medidas equivalentes e correlacionar com a quantidade de gordura total e em regiões específicas (abdominal), também se realizou um exame de densitometria por raios X de dupla energia (DEXA) nos avaliados.

As principais conclusões em relação aos diferentes locais anatômicos foram as seguintes:

- **PC1.** Não apresenta dificuldade de identificação, inclusive em indivíduos obesos, porém é importante padronizar logo abaixo da última costela, que costuma ser na margem anterior da região lateral em ambos os lados do tronco e, para alguns indivíduos, a cintura (PC2) também está no nível das últimas costelas.
- **PC2.** É o local de mais frequente recomendação e de fácil identificação visual na maioria dos indivíduos; entretanto, para outros não há como visualizar menor perímetro entre a última costela e a crista ilíaca, em razão de grande quantidade de gordura abdominal ou extrema magreza.
- **PC3.** É necessária a identificação absoluta do ponto médio entre a última costela e a crista ilíaca e, portanto, requer corretas localização e marcação de dois pontos anatômicos, fazendo com que esse método gaste mais tempo entre avaliações do que os outros descritos. Adicionalmente, a falta de identificação correta dos pontos anatômicos tem efeito significativo na medida final.
- **PC4.** A medida imediatamente acima da crista ilíaca foi a mais difícil tecnicamente, sobretudo em mulheres, além de difícil estabilização da fita na superfície da pele. É uma referência importante, pois se correlaciona com a L4–L5, local mais frequente de realização de exames de tomografia computadorizada e DEXA. No estudo descrito anteriormente, foi o local com maior correlação com medidas de percentual de gordura.

Finalmente, como conclusões gerais, o trabalho observou diferenças entre os sexos para as medidas; nos homens houve apenas um local significativamente menor (PC2) entre outros que não exibiram diferença estatisticamente significativa (PC1,

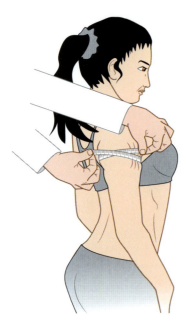

Figura 29.11 Evite apertar excessivamente a fita na mensuração dos perímetros.

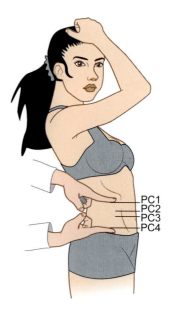

Figura 29.13 Pontos anatômicos descritos para o perímetro de cintura (PC).

Perímetro ou circunferência abdominal

Mais importante que o excesso de massa corporal é a distribuição da gordura regional, principalmente aquela localizada na região abdominal. A estimativa da gordura na região abdominal, mediante avaliação da medida do perímetro abdominal (PA), pode complementar as informações advindas do IMC, já que este não distingue se o excesso de massa corporal é proveniente da gordura corporal ou de massa muscular.[21,30] Dessa maneira, para a avaliação da medida de PA segundo o sexo, preconizada pela OMS,[16] empregam-se os valores da Tabela 29.16. Essa análise pode proporcionar melhor associação da distribuição dessa gordura com doenças crônicas não transmissíveis, entre elas diabetes, doenças cardiovasculares e câncer de mama.

Segundo a IV Diretriz Brasileira sobre Dislipidemias e Prevenção da Aterosclerose do Departamento de Aterosclerose da Sociedade Brasileira de Cardiologia (SBC) de 2007: "A medida da circunferência abdominal nos permite identificar portadores desta forma de obesidade (tipo central, visceral ou androgênica) e deve ser avaliada com o paciente de pé, ao final da expiração, no ponto médio entre o último arco costal e a crista ilíaca anterossuperior, com fita inelástica, em posição horizontal."[31] Para avaliar o risco de doenças associadas a essa medida, emprega-se a Tabela 29.17.

Bioimpedância

Segundo Heyward e Stolarczyk,[8] a análise de impedância bioelétrica (BIA) é um método rápido, não invasivo e relativamente barato para avaliar a composição corporal em situações de

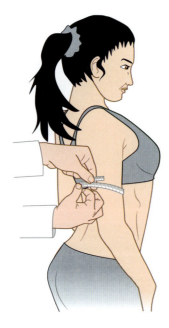

Figura 29.12 Evite colocar o dedo entre a pele e a fita na mensuração.

Tabela 29.15 Erros aceitáveis para as medidas de circunferência corporal.

Regiões do corpo	Erros aceitáveis (cm)
Cabeça/pescoço	Cabeça: 0,2; pescoço: 0,3
Tronco	Tórax: 1,0; cintura: 1,0; abdome: 1,0; quadril: 1,0
Membros inferiores	Coxa: 0,5; perna: 0,2; tornozelo: 0,2
Membros superiores	Braço: 0,2; antebraço: 0,2; pulso: 0,2

Adaptada de Queiróga[28] (2005).

PC3, PC4). Porém, em relação ao sexo feminino, os perímetros apresentaram diferenças significativas, sendo: PC2 < PC1 < PC3 < PC4, respectivamente.

Portanto, localização e manutenção corretas da padronização em todas as avaliações são imprescindíveis para reprodutibilidade e discussão dessa medida e seu impacto no acompanhamento nutricional.

Tabela 29.16 Classificação do risco de doenças associadas à circunferência abdominal, segundo o sexo.

Risco de complicações metabólicas	Homens (cm)	Mulheres (cm)
Sem risco	< 94	< 80
Risco alto	≥ 94	≥ 80
Risco muito alto	≥ 102	≥ 88

Tabela 29.17 Classificação do risco de doenças associadas a partir da medida de circunferência de cintura, de acordo com sexo e etnia.

Critérios de risco para síndrome metabólica	Definição (cm)
Obesidade abdominal: homens	
Brancos de origem europeia e negros	≥ 94
Sul-asiáticos, ameríndios e chineses	≥ 90
Japoneses	≥ 85
Obesidade abdominal: mulheres	
Brancas de origem europeia, negras, sul-asiáticas, ameríndias e chinesas	≥ 80
Japonesas	≥ 90

Adaptada de IV Diretriz Brasileira de Dislipidemias e Prevenção da Aterosclerose[31] (2007).

campo e clínica. O método, inicialmente, baseou-se na passagem de corrente elétrica de baixa amplitude (50 a 800 mA) e alta frequência (50 kHz), os chamados equipamentos de frequência simples. A BIA realiza a mensuração de componentes primários como:[32]

- **Impedância (Z).** É a oposição de um condutor, dependente da frequência, para a passagem de corrente elétrica alternada e é composta por dois vetores, a resistência (R) e a reatância (Xc).
- **Resistência (R).** É a oposição pura de um condutor para a passagem da corrente e é recíproco da condutância, ou seja, da habilidade de um objeto para transmitir corrente elétrica. É inversamente relacionada com o conteúdo de água e eletrólitos de um tecido.[33]
- **Reatância (Xc).** É o recíproco da capacitância, ou o estoque de voltagem por um condensador por breve período de tempo, e é associada aos diversos tipos de processos de polarização produzidos por membranas celulares, interfaces de tecidos ou tecidos monoiônicos. Está relacionada com integridade, função e composição da membrana celular.
- **Ângulo de fase (f).** É o ângulo entre R e Xc, que na biologia humana varia entre 5 e 15°. Quando essa medida tem baixo valor e, portanto, associa-se à Xc alta, o estado de saúde está adequado, sendo o oposto também verdadeiro.[34]

Com esse método, uma corrente elétrica de baixa amperagem passa através do corpo, e a impedância (Z), ou oposição ao fluxo da corrente, é medida com analisador de BIA. A água corporal total (ACT) de um indivíduo pode ser estimada pela medida de impedância, porque os eletrólitos na água corporal são excelentes condutores de corrente elétrica. Quando o volume da ACT é grande, a corrente flui mais facilmente através do corpo com menor resistência. A resistência ao fluxo da corrente será maior em indivíduos com grande quantidade de gordura corporal, dado que o tecido adiposo é mau condutor de corrente elétrica, por sua relativa baixa concentração de água.[1] Pelo fato de o conteúdo de água da massa livre de gordura (MLG) ser relativamente grande (73% de água), esta pode ser predita por meio das estimativas de ACT. Indivíduos com grande MLG e ACT têm menos resistência ao fluxo de corrente elétrica através de seu corpo, em comparação aos que têm menos MLG. É importante, portanto, observar que a BIA não mede diretamente a composição corporal, e sim a resistência e a reatância.[33] Ou seja, o método da BIA tem como finalidade estimar a ACT e, a partir desta, a massa isenta de gordura, e subtraindo-se esse valor da massa corporal obtém-se o percentual de gordura.[34]

Apesar de a exatidão relativa do método de BIA ser similar à de DC, a BIA deve ser preferida em algumas situações porque:[1]

- Não requer alto grau de habilidade do avaliador
- Geralmente é mais confortável e não invade tanto a privacidade do indivíduo
- Pode ser usada para estimar a composição corporal em obesos, crianças, desportistas e atletas
- Seu uso potencial está sendo estabelecido para aplicações clínicas, como avaliação do %G, massa corporal magra, ACT, entre outras.

Padronizações operacionais

- **Tipos de aparelho.** Os aparelhos de bioimpedância diferem entre si tanto por corrente e frequência quanto em relação às equações usadas para avaliação dos componentes corporais. Alguns tipos de aparelho são descritos a seguir.
- **Simples frequência (SF).** Tradicionalmente, as avaliações são realizadas em posição supina com quatro eletrodos (dois no punho e dois no tornozelo). São equipamentos de corrente única com frequência de 50 kHz e apresentam os componentes resistivos e reativos (Figura 29.14).
- **Multifrequência (MF).** Denominada, por vezes, espectroscopia bioelétrica, tem sido desenvolvida para melhorar a precisão da BIA e avaliar a água intra e extracelular (ver Figura 29.14). A técnica baseia-se na hipótese de que as frequências mais baixas (< 50 kHz) fluem dentro do compartimento extracelular, enquanto as frequências mais altas (> 200 kHz), através da membrana celular e, portanto, avaliando o espaço intracelular (Figura 29.15). Além disso, quando a frequência do sinal elétrico é alterada (1 kHz cerca de 1 MHz), os líquidos extra e intracelular podem ser distinguidos e medidos separadamente.

Para se controlarem os erros e as limitações, promovendo melhor abordagem metodológica, o mesmo aparelho deve ser usado para o monitoramento das alterações na composição corporal do paciente (ver Figura 29.15). Para se ter mais confiança nos dados obtidos por meio dos aparelhos das determinações de massa corporal magra e %G, é aconselhável obter informações com o fabricante sobre as equações (sua validade e exatidão) presentes no *software* do equipamento e saber se essas equações são generalizáveis e aplicáveis a todos os indivíduos a serem analisados e acompanhados.[1]

- **Colocação e posicionamento dos eletrodos.** A variação intra-avaliador não é grande fonte de erro na medida de BIA. Com a observância dos procedimentos padronizados para

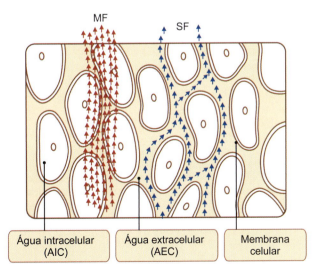

Figura 29.14 Diferentes compartimentos mensurados pelas análises de impedância bioelétrica simples (SF) e multifrequenciais (MF). Adaptada de Sun et al.[35] (2005).

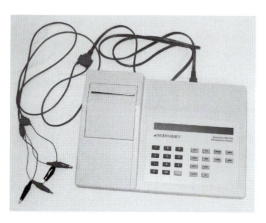 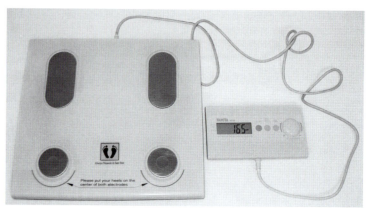

Figura 29.15 Diferentes tipos de aparelhos de bioimpedância.

colocação dos eletrodos, posicionamento do cliente e controle de fatores ambientais, não existem grandes alterações nas medidas mesmo entre avaliadores experientes e inexperientes (Figura 29.16).

■ **Outros fatores.** Outros fatores que podem intervir no exame da BIA podem ser encontrados na Tabela 29.18. Para cálculo do %G, também é possível usar equações que fornecem estimativas da MLG por intermédio dos componentes primários da BIA já discutidos. É importante lembrar que nem todos os equipamentos fornecem os dados necessários para o emprego das equações. Por conseguinte, é necessário verificar quais medidas estão disponíveis antes de se comprar o equipamento.

Na Tabela 29.19 são apresentadas equações elaboradas a partir de amostras brasileiras, entre outras. Ainda é necessário verificar sua adequação para os indivíduos a serem avaliados.

A adequação do percentual de gordura pode ser avaliada pela Tabela 29.9.

Padronizações fisiológicas

Segundo Heyward e Stolarczyk,[8] a principal fonte de erro do método de BIA é a variabilidade intraindividual na resistência total do corpo, em razão de fatores que alterem o estado de hidratação do indivíduo. Entre 3,1 e 3,9% da variação na resistência podem ser atribuídos às flutuações diárias na água corporal.

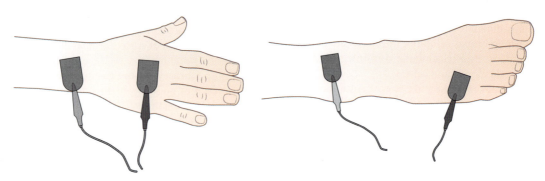

Figura 29.16 Localização e posicionamento correto dos eletrodos para exame de bioimpedância nas mãos e nos pés.

Tabela 29.18 Fatores intervenientes na aplicação do método de bioimpedância.

Procedimentos	Efeitos
Lado do corpo, posicionamento inicial e ambiente As medidas de BIA são feitas no lado direito do corpo, com o indivíduo deitado em decúbito dorsal, em superfície não condutora, em sala com temperatura ambiente normal (cerca de 22°C)	As diferenças entre as medidas de R com colocação dos eletrodos ipsilateral (mesmo lado) e contralateral (lados contrários) costumam ser pequenas Temperaturas frias do ambiente (14°C) causam queda na temperatura da pele, resultando em aumento significativo de R
Colocação dos eletrodos Limpe a pele com álcool nos pontos de colocação dos eletrodos Os eletrodos sensores (proximais) devem ser fixados na superfície dorsal da articulação do punho, de modo que a borda superior do eletrodo se alinhe à cabeça da ulna; e na superfície dorsal do tornozelo, para que a borda superior do eletrodo se alinhe aos maléolos medial e lateral Uma fita métrica e uma caneta de marcação cirúrgica podem ser usadas para determinar esses pontos de colocação dos eletrodos Posicione os eletrodos fontes (distais) na base da segunda ou terceira articulação metacarpofalangiana da mão e metatarsofalangiana do pé Assegure-se de que haja pelos menos 5 cm entre os eletrodos proximal e distal	O eletrodo sensor proximal, em particular, deve estar corretamente posicionado no punho e no tornozelo, pois deslocamento de 1 cm pode resultar em 2% de erro da R. Já foi registrado aumento de 16% da R pela colocação incorreta dos eletrodos
Posicionamento final do indivíduo Verifique se as pernas e os braços do indivíduo estão abduzidos aproximadamente 45° um do outro Não deve haver contato entre as coxas e entre os braços e o tronco	Separações maiores em relação ao tronco aumentam a resistência Abdução dos braços com os eletrodos de 30° a 90° do tronco resulta em elevação de 12 ohms na resistência

BIA, impedância bioelétrica; *R*, resistência.

Tabela 29.19 Equações de predição, para ambos os sexos, da composição corporal que empregam os componentes primários da bioimpedância.

Referência	Equação
Lohman, 1992[11]	**Homens de 18 a 29 anos** MLG = 0,485 (estatura^2 ÷ resistência) + 0,338 (massa corporal) + 5,32 MLG = 0,549 (estura^2 ÷ resistência) + 0,163 (massa corporal) + 0,092 (reatância) + 4,51 **Homens de 50 a 70 anos** MLG = 0,6 (estatura^2 ÷ resistência) + 0,186 (massa corporal) + 0,226 (reatância) − 10,9 **Mulheres de 18 a 29 anos** MLG = 0,476 (estatura^2 ÷ resistência) + 0,295 (massa corporal) + 5,49 **Mulheres de 30 a 49 anos** MLG = 0,493 (estatura^2 ÷ resistência) + 0,141 (massa corporal) + 11,59 **Mulheres de 50 a 70 anos** MLG = 0,474 (estatura^2 ÷ resistência) + 0,18 (massa corporal) + 7,3
Carvalho, 1998[36]	**Homens de 18 a 30 anos, brasileiros** MCM = 17,95347 + 0,21414 (estatura^2 ÷ resistência) − 0,06145 (reatância) + 0,4889 (massa corporal) MCM = 11,91759 + 0,2461 (estatura^2 ÷ resistência) + 0,48744 (massa corporal) MCM = 14,33274 − 0,02696 (resistência) + 0,17736 (estatura) + 0,49396 (massa corporal) − 0,07675 (reatância) MCM = 10,97556 − 0,03187 (resistência) + 0,17576 (estatura) + 0,50702 (massa corporal) MCM = 46,58914 − 0,37804 (perímetro abdominal) − 0,02045 (resistência) + 0,8403 (massa corporal) − 0,16679 (idade em anos) **Mulheres de 18 a 28 anos, brasileiras** MCM = 0,39493 (estatura^2 ÷ resistência) + 0,33101 (massa corporal) + 0,178 (estatura) − 20,44659 MCM = 0,03211 (reatância) + 0,33031 (massa corporal) + 0,3833 (estatura) − 0,03159 (resistência) − 19,60829 MCM = 0,33268 (massa corporal) + 0,38045 (estatura) − 0,0281 (resistência) − 19,080962 MCM = 0,03922 (reatância) + 0,45921 (estatura^2 ÷ resistência) + 0,32653 (massa corporal) + 0,14979 (estatura) − 21,254 MCM = 0,3468 (estatura^2 ÷ resistência) + 0,25025 (massa corporal) + 0,23026 (estatura) + 0,34234 (perímetro da panturrilha) − 34,03626

MCM, massa corporal magra; *MLG*, massa livre de gordura.

O protocolo que deve ser obedecido pelo avaliado para a obtenção de um teste de BIA mais fidedigno em suas diferentes aplicações é o seguinte:[1]

- Jejum de pelo menos 4 horas antes do teste
- Não fazer exercícios a menos de 12 horas do teste
- Esvaziar a bexiga pelo menos 30 minutos antes do teste
- Não consumir álcool a menos de 48 horas do teste
- Não tomar medicamentos diuréticos a menos de 7 dias do teste (a não ser sob prescrição médica)
- Mulheres que estejam retendo água durante aquele estágio de seu ciclo menstrual não devem realizar o teste
- Manter-se pelo menos 10 minutos em posição de decúbito dorsal em repouso absoluto antes de efetuar o exame.

Como todos os métodos já discutidos, a BIA apresenta vantagens e desvantagens para seu emprego, conforme apontado Rossi[1] na Tabela 29.20.

Quanto à sua acurácia, diversos estudos indicam que esta depende da equação empregada. Sun et al.[35] observaram, em pesquisa com 591 indivíduos, que a BIA tetrapolar (modelo Bodystat® QuadScan 4000), comparada ao método indireto (DEXA), avalia adequadamente o %G em indivíduos eutróficos, porém tende a superestimar essa variável em indivíduos magros e subestimar em obesos. Conforme já discutido, uma alternativa seria o emprego de equações específicas para esses grupos populacionais, o que também inclui atletas e indivíduos fisicamente muito ativos, no quais a equação fornecida pelo aparelho pode não ser adequada para avaliação da sua composição corporal.

Os equipamentos de BIA ainda podem ser divididos em SF ou MF. Nos equipamentos de SF, a corrente elétrica não penetra totalmente na membrana celular, como nos de alta frequência. Desse modo, os de MF viabilizam uma abordagem mais abrangente da ACT e, consequentemente, melhores estimativas dos componentes corporais. As pesquisas científicas indicam que os equipamentos MF podem ser mais apropriados para avaliação de indivíduos com sobrepeso e obesos que os SF.[37]

Tabela 29.20 Vantagens e desvantagens para emprego da bioimpedância na avaliação da composição corporal.

Vantagens	Desvantagens
Não requer alto grau de habilidade do avaliador	Depende do grau de colaboração do avaliado, principalmente nas recomendações pré-exame
Exame confortável e não invasivo	Custo relativamente maior que os outros métodos duplamente indiretos
Apresenta equações para avaliação de indivíduos obesos	Influenciado pelo estado de hidratação do indivíduo
Apresenta equações para diferentes grupos populacionais	Nem todos os equipamentos possibilitam a leitura dos componentes primários para cálculo das equações
Rapidez na obtenção dos resultados de percentual de gordura, água corporal, taxa metabólica etc.	Nem todos os equipamentos apresentam equações específicas para grupos populacionais de interesse
Maioria dos estudos em indivíduos do sexo masculino em diferentes faixas etárias e composição corporal	Carece de estudo no sexo feminino e principalmente em diferentes fases do ciclo menstrual

Bioimpedância de hemicorpo direito

Os equipamentos cujo percurso da corrente passa ao longo do hemicorpo direito (Figura 29.17) são os mais empregados em estudos científicos da área de cineantropometria e apresentam maior acurácia quando comparados aos métodos indiretos.[1] Sua vantagem em relação aos outros percursos de corrente de outros equipamentos está em percorrer tanto a parte superior quanto inferior do corpo do avaliado. Outras diferenças mostradas por esses equipamentos de hemicorpo direito são:

- O indivíduo deve permanecer deitado durante o teste, ao contrário dos outros, nos quais o avaliado fica em pé; no primeiro caso há distribuição uniforme dos líquidos corporais[38,39]

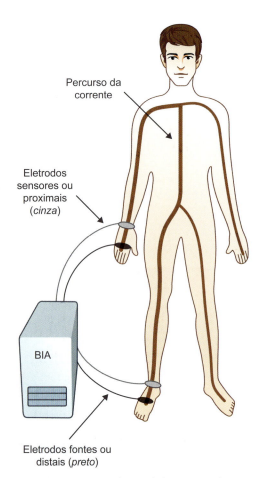

Figura 29.17 Bioimpedância de hemicorpo direito.

- Os eletrodos são posicionados no dorso do pé e da mão, no qual a pele é mais fina e possibilita passagem mais adequada da corrente, sendo um problema para os outros equipamentos a presença de calosidades nas mãos (praticantes de musculação, tenistas, lutadores de artes marciais etc.) e nos pés (lutadores de artes marciais, maratonistas, patinadores etc.), que dificultam a passagem da corrente.[9]

Bioimpedância segmentada

Para medidas de impedância, assume-se que esta é diretamente proporcional ao comprimento do condutor e inversamente proporcional à sua área transversal e que o corpo humano é um cilindro geometricamente homogêneo. Entretanto, algumas abordagens não assumem esse pressuposto, a denominada bioimpedância segmentada; e consideram o corpo humano composto por cinco cilindros: braços, pernas e tronco, ao contrário de apenas um cilindro (Figura 29.18).

Os equipamentos usam diversos percursos da corrente elétrica nos diferentes segmentos corporais, ao contrário de outros modelos que empregam a abordagem de hemicorpo para a avaliação da composição corporal (Figura 29.19).

APLICAÇÃO PRÁTICA DA ANTROPOMETRIA PARA AVALIAÇÃO NUTRICIONAL

Para avaliação sistemática das alterações da composição corporal e, mais especificamente, para o monitoramento da massa corporal magra e da massa gorda, os métodos duplamente indiretos, representados principalmente por antropometria e análise de bioimpedância, são os mais empregados. No caso de alterações agudas ou a curto prazo, a técnica antropométrica das mensurações de DC é a mais rápida, reprodutível e fidedigna, além de poder fornecer informações significativas sobre a gordura corporal total e também sua distribuição corporal. Quanto à praticidade das medidas de DC, para propósito de monitoramento da adiposidade, várias abordagens são amplamente aplicadas e apresentadas ainda neste capítulo.

Com exceção das equações matemáticas, que por meio da densidade ou do %G avaliam esses parâmetros na população específica para a qual foram desenvolvidas, as outras aplicações das DC viabilizam a verificação da quantidade relativa de gordura inter e intraindividual e das alterações topográficas no conteúdo de gordura antes e depois de um programa de treinamento físico ou de alteração do padrão alimentar. Além desses objetivos, a determinação do %G tem outras aplicações (Tabela 29.21).

A seguir, serão apresentadas algumas abordagens para avaliação da composição corporal que podem ser empregadas na prática nutricional.

Percentil dos valores das dobras cutâneas e perímetros corporais

Perímetros corporais e dobras cutâneas são também indicadores do estado nutricional para indivíduos fisicamente ativos ou não. Anteriormente, foi discutida a aplicação da PC e da PA na avaliação nutricional. Já para as DC, o padrão de referência mais empregado no mundo foi proposto por Frisancho[40] e adotado pela OMS.[16] Frisancho baseou-se em uma amostra de 43.774 indivíduos norte-americanos de diferentes etnias, com idades entre 1 e 74 anos, a partir dos estudos provenientes das National Health and Nutrition Examination Surveys (NHANES I e II). A partir dos valores obtidos da dobra de tríceps (Tabela 29.22) e do perímetro do braço (PB) (Tabela 29.23), foram derivados os valores de circunferência muscular do braço (CMB) (Tabela 29.24) e área muscular do braço corrigida (Tabela 29.25), sendo os valores distribuídos em percentis, de acordo com o sexo e a idade.

As DC mais usadas para avaliação do estado nutricional em população sadia e enferma são a dobra cutânea tricipital (DCT) (ver Tabela 29.22) e a subescapular (DCSE) (Tabela 29.26) alicerçadas na fundamentação de que quantidade expressiva de gordura corporal está no tecido subcutâneo. Quando se analisa o PB, verifica-se o somatório das áreas constituídas pelos tecidos ósseo, muscular e adiposo deste membro. A CMB (ver Tabela 29.24) avalia a massa magra corporal, sem considerar o tecido ósseo da região. Analisar o estado nutricional por essas medidas é fazer uma análise da composição corporal. A avaliação por meio das DC e das circunferências corporais combinadas viabiliza a investigação indireta da quantidade de massa magra e massa gorda corporal, destacando-se o padrão de referência proposto por Frisancho.[40] Esse pesquisador elaborou critérios de avaliação do estado nutricional com base em evidências de que o organismo, ante as restrições nutricionais, mobiliza as reservas musculares, as proteínas viscerais (p. ex., albumina e transferrina) e as reservas de gordura. Desse modo, admite-se que a DCT (ver Tabela 29.22) indique as reservas calóricas na forma de gordura, e que a circunferência e área muscular do braço (ver Tabela 29.25) reflitam a reserva corporal de proteína muscular. Encontrados os valores combinados da DCT e da DCSE, determinam-se os percentis de acordo com as Tabelas 29.22 e 29.26 e classifica-se o estado nutricional conforme a Tabela 29.27.

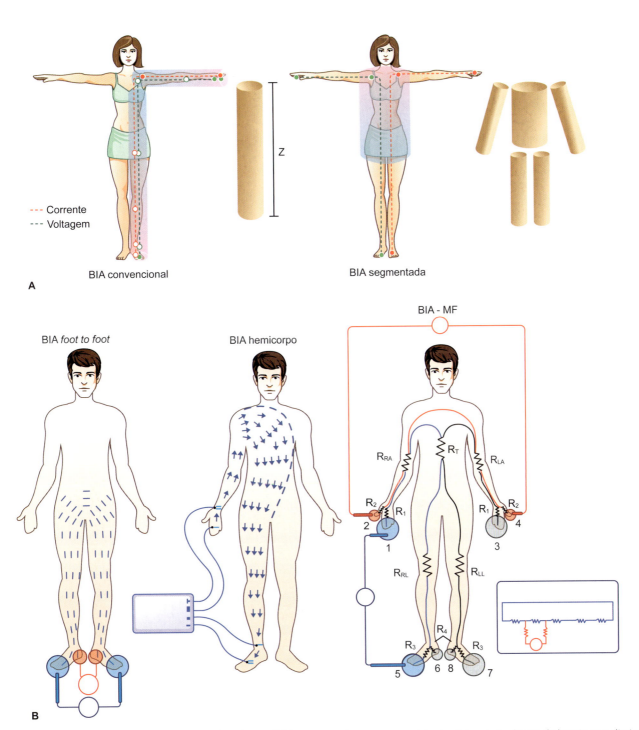

Figura 29.18 Exemplos de análise de impedância bioelétrica (BIA) segmentada e outros modelos tradicionais. Avaliação de hemicorpo direito (*biodynamics*) (**A**) e de hemicorpo inferior (Tanita) (**B**). R_{LA}, resistência do braço esquerdo; R_{LL}, resistência da perna esquerda; R_{RA}, resistência do braço direito; R_{RL}, resistência da perna direita; R_{T}, resistência do tronco. Adaptada de Biospace apud Rossi[1] (2019).

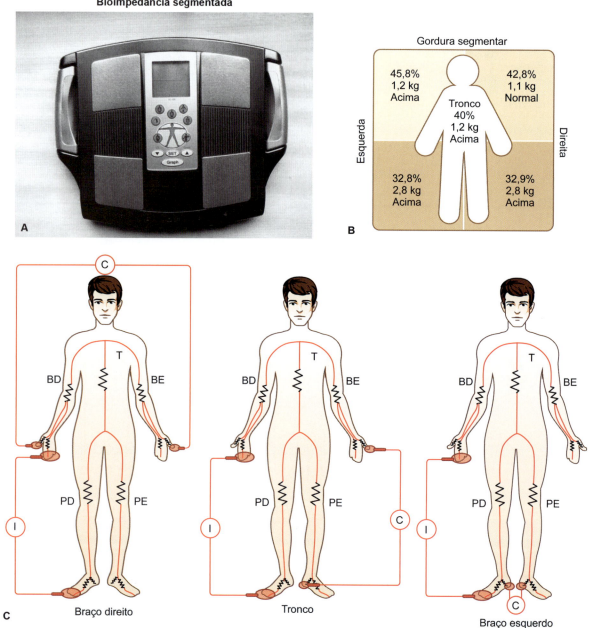

Figura 29.19 A. Modelo de equipamento multifrequencial. **B.** Resultados do exame. **C.** Percurso da corrente no corpo. *BD*, braço direito; *BE*, braço esquerdo; *C*, circuito; *I*, impedância; *PD*, perna direita; *PE*, perna esquerda; *T*, tronco. (Adaptada de Biospace.)[1]

Tabela 29.21 Aplicação prática e interpretações dos valores de percentual de gordura.

Identificar os riscos de saúde associados a níveis baixos ou excessivos de gordura corporal total
Identificar riscos de saúde associados aos acúmulos excessivos de gordura intra-abdominal ou de adiposidade abdominal
Promover o entendimento dos riscos de saúde associados a níveis muito baixos ou altos de gordura corporal
Monitorar as alterações na composição corporal associadas a certas doenças
Determinar a efetividade das intervenções nutricionais e de exercícios na alteração da composição corporal
Estimar o peso corporal de atletas e não atletas
Prescrever dietas e exercícios
Acompanhar o crescimento, o desenvolvimento, a maturação e as alterações na composição corporal relacionados com a idade

Tabela 29.22 Distribuição dos percentis da dobra cutânea tricipital (mm).

Idade (anos)	Percentis masculinos								
	5	10	15	25	50	75	85	90	95
1 a 1,9	6,5	7,0	7,5	8,0	10,0	12,0	13,0	14,0	15,5
2 a 2,9	6,0	6,5	7,0	8,0	10,0	12,0	13,0	14,0	15,0
3 a 3,9	6,0	7,0	7,0	8,0	9,5	11,5	12,5	13,5	15,0
4 a 4,9	5,5	6,5	7,0	7,5	9,0	11,0	12,0	12,5	14,0
5 a 5,9	5,0	6,0	6,0	7,0	8,0	10,0	11,5	13,0	14,5
6 a 6,9	5,0	5,5	6,0	6,5	8,0	10,0	12,0	13,0	16,0
7 a 7,9	4,5	5,0	6,0	6,0	8,0	10,5	12,5	14,0	16,0
8 a 8,9	5,0	5,5	6,0	7,0	8,5	11,0	13,0	16,0	19,0
9 a 9,9	5,0	5,5	6,0	6,5	9,0	12,5	15,5	17,0	20,0
10 a 10,9	5,0	6,0	6,0	7,5	10,0	14,0	17,0	20,0	24,0
11 a 11,9	5,0	6,0	6,5	7,5	10,0	16,0	19,5	23,0	27,0
12 a 12,9	4,5	6,0	6,0	7,5	10,5	14,5	18,0	22,5	27,5
13 a 13,9	4,5	5,0	5,5	7,0	9,0	13,0	17,0	20,5	25,0
14 a 14,9	4,0	5,0	5,0	6,0	8,5	12,5	15,0	18,0	23,5
15 a 15,9	5,0	5,0	5,0	6,0	7,5	11,0	15,0	18,0	23,5
16 a 16,9	4,0	5,0	5,1	6,0	8,0	12,0	14,0	17,0	23,0
17 a 17,9	4,0	5,0	5,0	6,0	7,0	11,0	13,5	16,0	9,5
18 a 24,9	4,0	5,0	5,5	6,5	10,0	14,5	17,5	20,0	23,5
25 a 29,9	4,0	5,0	6,0	7,0	11,0	15,5	19,0	21,5	25,0
30 a 34,9	4,5	6,0	6,5	8,0	12,0	16,5	20,0	22,0	25,0
35 a 39,9	4,5	6,0	7,0	8,5	12,0	16,0	18,5	20,5	24,5
40 a 44,9	5,0	6,0	6,9	8,0	12,0	16,0	19,0	21,5	26,0
45 a 49,9	5,0	6,0	7,0	8,0	12,0	16,0	19,0	21,0	25,0
50 a 54,9	5,0	6,0	7,0	8,0	11,5	15,0	18,5	20,8	25,0
55 a 59,9	5,0	6,0	6,5	8,0	11,5	15,0	18,0	20,5	25,0
60 a 64,9	5,0	6,0	7,0	8,0	11,5	15,5	18,5	20,5	24,0
65 a 69,9	4,5	5,0	6,5	8,0	11,0	15,0	18,0	20,0	23,5
70 a 74,9	4,5	6,0	6,5	8,0	11,0	15,0	17,0	19,0	23,0

Idade (anos)	Percentis femininos								
	5	10	15	25	50	75	85	90	95
1 a 1,9	6,0	7,0	7,0	8,0	10,0	12,0	13,0	14,0	16,0
2 a 2,9	6,0	7,0	7,5	8,5	10,0	12,0	13,5	14,5	16,0
3 a 3,9	6,0	7,0	7,5	8,5	10,0	12,0	13,0	14,0	16,0
4 a 4,9	6,0	7,0	7,5	8,0	10,0	12,0	13,0	14,0	15,5
5 a 5,9	5,5	7,0	7,0	8,0	10,0	12,0	13,5	15,0	17,0
6 a 6,9	6,0	6,5	7,0	8,0	10,0	12,0	13,0	15,0	17,0
7 a 7,9	6,0	7,0	7,0	8,0	10,5	12,5	15,0	16,0	19,0
8 a 8,9	6,0	7,0	7,5	8,5	11,0	14,5	17,0	18,0	22,5
9 a 9,9	6,5	7,0	8,0	9,0	12,0	16,0	19,0	21,0	25,0
10 a 10,9	7,0	8,0	8,0	9,0	12,5	17,5	20,0	22,5	27,0
11 a 11,9	7,0	8,0	8,5	10,0	13,0	18,0	21,5	24,0	29,0
12 a 12,9	7,0	8,0	9,0	11,0	14,0	18,5	21,5	24,0	27,5
13 a 13,9	7,0	8,0	9,0	11,0	15,0	20,0	24,0	25,0	30,0
14 a 14,9	8,0	9,0	10,0	11,5	16,0	21,0	23,5	26,5	32,0
15 a 15,9	8,0	9,5	10,5	12,0	16,5	20,5	23,0	26,0	32,5
16 a 16,9	10,5	11,5	12,0	14,0	18,0	23,0	26,0	29,0	32,5

(continua)

Tabela 29.22 Distribuição dos percentis da dobra cutânea tricipital (mm). (*Continuação*)

Idade (anos)	Percentis femininos								
	5	10	15	25	50	75	85	90	95
17 a 17,9	9,0	10,0	12,0	13,0	18,0	24,0	26,5	29,0	34,5
18 a 24,9	9,0	11,0	12,0	14,0	18,5	24,5	28,5	31,0	36,0
25 a 29,9	10,0	12,0	13,0	15,0	20,0	26,5	31,0	34,0	38,0
30 a 34,9	10,5	13,0	15,0	17,0	22,5	29,5	33,0	35,5	41,5
35 a 39,9	11,0	13,0	15,5	18,0	23,5	30,0	35,0	37,0	41,0
40 a 44,9	12,0	14,0	16,0	19,0	24,5	30,5	35,0	37,0	41,0
45 a 49,9	12,0	14,5	16,5	19,5	25,5	32,0	35,5	38,0	42,5
50 a 54,9	12,0	15,0	17,5	20,5	25,5	32,0	36,0	38,5	42,0
55 a 59,9	12,0	15,0	17,0	20,5	26,0	32,0	36,0	39,0	42,5
60 a 64,9	12,5	16,0	17,5	20,5	26,0	32,0	35,5	38,0	42,5
65 a 69,9	12,0	14,5	16,0	19,0	25,0	30,0	33,5	36,0	40,0
70 a 74,9	11,0	13,5	15,5	18,0	24,0	29,5	32,0	35,0	38,5

Tabela 29.23 Distribuição dos percentis do perímetro do braço (cm).

Idade (anos)	Percentis masculinos								
	5	10	15	25	50	75	85	90	95
1 a 1,9	14,2	14,7	14,9	15,2	16,0	16,9	17,4	17,7	18,2
2 a 2,9	14,3	14,8	15,1	15,5	16,3	17,1	17,6	17,9	18,6
3 a 3,9	15,0	15,3	15,5	16,0	16,8	17,6	18,1	18,4	19,0
4 a 4,9	15,1	15,5	15,8	16,2	17,1	18,0	18,5	18,7	19,3
5 a 5,9	15,5	16,0	16,1	16,6	17,5	18,5	19,1	19,5	20,5
6 a 6,9	15,8	16,1	16,5	17,0	18,0	19,1	19,8	20,7	22,8
7 a 7,9	16,1	16,8	17,0	17,6	18,7	20,0	21,0	21,8	22,9
8 a 8,9	16,5	17,2	17,5	18,1	19,2	20,5	21,6	22,6	24,0
9 a 9,9	17,5	18,0	18,4	19,0	20,1	21,8	23,2	24,5	26,0
10 a 10,9	18,1	18,6	19,1	19,7	21,1	23,1	24,8	26,0	27,9
11 a 11,9	18,5	19,3	19,8	20,6	22,1	24,5	26,1	27,6	29,4
12 a 12,9	19,3	20,1	20,7	21,5	23,1	25,4	27,1	28,5	30,3
13 a 13,9	20,0	20,8	21,6	22,5	24,5	26,6	28,2	29,0	30,8
14 a 14,9	21,6	22,5	23,2	23,8	25,7	28,1	29,1	30,0	32,3
15 a 15,9	22,5	23,4	24,0	25,1	27,2	29,0	30,3	31,2	32,7
16 a 16,9	24,1	25,0	25,7	26,7	28,3	30,6	32,1	32,7	34,7
17 a 17,9	24,3	25,1	25,9	26,8	28,6	30,8	32,2	33,3	34,7
18 a 24,9	26,0	27,1	27,7	28,7	30,7	33,0	34,4	35,4	37,2
25 a 29,9	27,0	28,0	28,7	29,8	31,8	34,2	35,5	36,6	38,3
30 a 34,9	27,7	28,7	29,3	30,5	32,5	34,9	35,9	36,7	38,2
35 a 39,9	27,4	28,6	29,5	30,7	32,9	35,1	36,2	36,9	38,2
40 a 44,9	27,8	28,9	29,7	31,0	32,8	34,9	36,1	36,9	38,1
45 a 49,9	27,2	28,6	29,4	30,6	32,6	34,9	36,1	36,9	38,2
50 a 54,9	27,1	28,3	29,1	30,2	32,3	34,5	35,8	36,8	38,3
55 a 59,9	26,8	28,1	29,2	30,4	32,3	34,3	35,5	36,6	37,8
60 a 64,9	26,6	27,8	28,6	29,7	32,0	34,0	35,1	36,0	37,5
65 a 69,9	25,4	26,7	27,7	29,0	31,1	33,2	34,5	35,3	36,6
70 a 74,9	25,1	26,2	27,1	28,5	30,7	32,6	33,7	34,8	36,0

(*continua*)

Tabela 29.23 Distribuição dos percentis do perímetro do braço (cm). (*Continuação*)

Idade (anos)	Percentis femininos								
	5	10	15	25	50	75	85	90	95
1 a 1,9	13,6	14,1	14,4	14,8	15,7	16,4	17,0	17,2	17,8
2 a 2,9	14,2	14,6	15,0	15,4	16,1	17,0	17,4	18,0	18,5
3 a 3,9	14,4	15,0	15,2	15,7	16,6	17,4	18,0	18,4	19,0
4 a 4,9	14,8	15,3	15,7	16,1	17,0	18,0	18,5	19,0	19,5
5 a 5,9	15,2	15,7	16,1	16,5	17,5	18,5	19,4	20,0	21,0
6 a 6,9	15,7	16,2	16,5	17,0	17,8	19,0	19,9	20,5	22,0
7 a 7,9	16,4	16,7	17,0	17,5	18,6	20,1	20,9	21,6	23,3
8 a 8,9	16,7	17,2	17,6	18,2	19,5	21,2	22,2	23,2	25,1
9 a 9,9	17,6	18,1	18,6	19,1	20,6	22,2	23,8	25,0	26,7
10 a 10,9	17,8	18,4	18,9	19,5	21,2	23,4	25,0	26,1	27,3
11 a 11,9	18,8	19,6	20,0	20,6	22,2	25,1	26,5	27,9	30,0
12 a 12,9	19,2	20,0	20,5	21,5	23,7	25,8	27,6	28,3	30,2
13 a 13,9	20,1	21,0	21,5	22,5	24,3	26,7	28,3	30,1	32,7
14 a 14,9	21,2	21,8	22,5	23,5	25,1	27,4	29,5	30,9	32,9
15 a 15,9	21,6	22,2	22,9	23,5	25,2	27,7	28,8	30,0	32,2
16 a 16,9	22,3	23,2	23,5	24,4	26,1	28,5	29,9	31,6	33,5
17 a 17,9	22,0	23,1	23,6	24,5	26,6	29,0	30,7	32,8	35,4
18 a 24,9	22,4	23,3	24,0	24,8	26,8	29,2	31,1	32,4	35,2
25 a 29,9	23,1	24,0	24,5	25,5	27,6	30,6	32,5	34,3	37,1
30 a 34,9	23,8	24,7	25,4	26,4	28,6	32,0	34,1	36,0	38,5
35 a 39,9	24,1	25,2	25,8	26,8	29,4	32,6	35,0	36,8	39,0
40 a 44,9	24,3	25,4	26,2	27,2	29,7	33,2	35,5	37,2	38,8
45 a 49,9	24,2	25,5	26,3	27,4	30,1	33,5	35,6	37,2	40,0
50 a 54,9	24,8	26,0	26,8	28,0	30,6	33,8	35,9	37,5	39,3
55 a 59,9	24,8	26,1	27,0	28,2	30,9	34,3	36,7	38,0	40,0
60 a 64,9	25,0	26,1	27,1	28,4	30,8	34,0	35,7	37,3	39,6
65 a 69,9	24,3	25,7	26,7	28,0	30,5	33,4	35,2	36,5	38,5
70 a 74,9	23,8	25,3	26,3	27,6	30,3	33,1	34,7	35,8	37,5

Tabela 29.24 Distribuição dos percentis da circunferência muscular do braço (cm).

Idade (anos)	Percentis masculinos						
	5	10	25	50	75	90	95
1 a 1,9	11,0	11,3	11,9	12,7	13,5	14,4	14,7
2 a 2,9	11,1	11,4	12,2	13,0	14,0	14,6	15,0
3 a 3,9	11,7	12,3	13,1	13,7	14,3	14,8	15,3
4 a 4,9	12,3	12,6	13,3	14,1	14,8	15,6	15,9
5 a 5,9	12,8	13,3	14,0	14,7	15,4	16,2	16,9
6 a 6,9	13,1	13,5	14,2	15,1	16,1	17,0	17,7
7 a 7,9	13,7	13,9	15,1	16,0	16,8	17,7	18,0
8 a 8,9	14,0	14,5	15,4	16,2	17,0	18,2	18,7
9 a 9,9	15,1	15,4	16,1	17,0	18,3	19,6	20,2
10 a 10,9	15,6	16,0	16,6	18,0	19,1	20,9	22,1
11 a 11,9	15,9	16,5	17,3	18,3	19,5	20,5	23,0
12 a 12,9	16,7	17,1	18,2	19,5	21,0	22,3	24,1
13 a 13,9	17,2	17,9	19,6	21,1	22,6	23,8	24,5

Tabela 29.24 Distribuição dos percentis da circunferência muscular do braço (cm). (*Continuação*)

Idade (anos)	Percentis masculinos						
	5	10	25	50	75	90	95
14 a 14,9	18,9	19,9	21,2	22,3	24,0	26,0	26,4
15 a 15,9	19,9	20,4	21,8	23,7	25,4	26,6	27,2
16 a 16,9	21,3	22,5	23,4	24,9	26,9	28,7	29,6
17 a 17,9	22,4	23,1	24,5	25,8	27,3	29,4	31,2
18 a 18,9	22,6	23,7	25,2	26,4	28,3	29,8	32,4
19 a 24,9	23,8	24,5	25,7	27,3	28,9	30,9	32,1
25 a 34,9	24,3	25,0	26,4	27,9	29,8	31,4	32,6
35 a 44,9	24,7	25,5	26,9	28,6	30,2	31,8	32,7
45 a 54,9	23,9	24,9	26,5	28,1	30,0	31,5	32,6
55 a 64,9	23,6	24,5	26,0	27,8	29,5	31,0	32,0
65 a 74,9	22,3	23,5	25,1	26,8	28,4	29,8	30,6

Idade (anos)	Percentis femininos						
	5	10	25	50	75	90	95
1 a 1,9	10,5	11,1	11,7	12,4	13,2	13,9	14,3
2 a 2,9	11,1	11,4	11,9	12,6	13,3	14,2	14,7
3 a 3,9	11,3	11,9	12,4	13,2	14,0	14,6	15,2
4 a 4,9	11,5	12,1	12,8	13,6	14,4	15,2	15,7
5 a 5,9	12,5	12,8	13,4	14,2	15,1	15,9	16,5
6 a 6,9	13,0	13,3	13,8	14,5	15,4	16,6	17,1
7 a 7,9	12,9	13,5	14,2	15,1	16,0	17,1	17,6
8 a 8,9	13,8	14,0	15,1	16,0	17,1	18,3	19,4
9 a 9,9	14,7	15,0	15,8	16,7	18,0	19,4	19,8
10 a 10,9	14,8	15,0	15,9	17,0	18,0	19,0	19,7
11 a 11,9	15,0	15,8	17,1	18,1	19,6	21,7	22,3
12 a 12,9	16,2	16,6	18,0	19,1	20,1	21,4	22,0
13 a 13,9	16,9	17,5	18,3	19,8	21,1	22,6	24,0
14 a 14,9	17,4	17,9	19,0	20,1	21,6	23,2	24,7
15 a 15,9	17,5	17,8	18,9	20,2	21,5	22,8	24,4
16 a 16,9	17,0	18,0	19,0	20,2	21,6	23,4	24,9
17 a 17,9	17,5	18,3	19,4	20,5	22,1	23,9	25,7
18 a 18,9	17,4	17,9	19,5	20,2	21,5	23,7	24,5
19 a 24,9	17,9	18,5	19,5	20,7	22,1	23,6	24,9
25 a 34,9	18,3	18,8	19,9	21,2	22,8	24,6	26,4
35 a 44,9	18,6	19,2	20,5	21,8	23,6	25,7	27,2
45 a 54,9	18,7	19,3	20,6	22,0	23,8	26,0	27,4
55 a 64,9	18,7	19,6	20,9	22,5	24,4	26,6	28,0
65 a 74,9	18,5	19,5	20,8	22,5	24,4	26,4	27,9

Tabela 29.25 Distribuição dos percentis da área muscular do braço corrigida (cm^2) – sem o osso.

Idade (anos)	Percentis masculinos								
	5	10	15	25	50	75	85	90	95
1 a 1,9	9,7	10,4	10,8	11,6	13,0	14,6	15,4	16,3	17,2
2 a 2,9	10,1	10,9	11,3	12,4	13,9	15,6	16,4	16,9	18,4
3 a 3,9	11,2	12,0	12,6	13,5	15,0	16,4	17,4	18,3	19,5
4 a 4,9	12,0	12,9	13,5	14,5	16,2	17,9	18,8	19,8	20,9
5 a 5,9	13,2	14,2	14,7	15,7	17,6	19,5	20,7	21,7	23,2

(continua)

Tabela 29.25 Distribuição dos percentis da área muscular do braço corrigida (cm²) – sem o osso. (*Continuação*)

Idade (anos)	Percentis masculinos								
	5	10	15	25	50	75	85	90	95
6 a 6,9	14,4	15,3	15,8	16,8	18,7	21,3	22,9	23,8	25,7
7 a 7,9	15,1	16,2	17,0	18,5	20,6	22,6	24,5	25,2	28,6
8 a 8,9	16,3	17,8	18,5	19,5	21,6	24,0	25,5	26,6	29,0
9 a 9,9	18,2	19,3	20,3	21,7	23,5	26,7	28,7	30,4	32,9
10 a 10,9	19,6	20,7	21,6	23,0	25,7	29,0	32,2	34,0	37,1
11 a 11,9	21,0	22,0	23,0	24,8	27,7	31,6	33,6	36,1	40,3
12 a 12,9	22,6	24,1	25,3	26,9	30,4	35,9	39,3	40,9	44,9
13 a 13,9	24,5	26,7	28,1	30,4	35,7	41,3	45,3	48,1	52,5
14 a 14,9	28,3	31,3	33,1	36,1	41,9	47,4	51,3	54,0	57,5
15 a 15,9	31,9	34,9	36,9	40,3	46,3	53,1	56,3	57,7	63,0
16 a 16,9	37,0	40,9	42,4	45,9	51,9	57,8	63,3	66,2	70,5
17 a 17,9	39,6	42,6	44,8	48,0	53,4	60,4	64,3	67,9	73,1
18 a 24,9	34,2	37,3	39,6	42,7	49,4	57,1	61,8	65,0	72,0
25 a 29,9	36,6	39,9	42,4	46,0	53,0	61,4	66,1	68,9	74,5
30 a 34,9	37,9	40,9	43,4	47,3	54,4	63,2	67,6	70,8	76,1
35 a 39,9	38,5	42,6	44,6	47,9	55,3	64,0	69,1	72,7	77,6
40 a 44,9	38,4	42,1	45,1	48,7	56,0	64,0	68,5	71,6	77,0
45 a 49,9	37,7	41,3	43,7	47,9	55,2	63,3	68,4	72,2	76,2
50 a 54,9	36,0	40,0	42,7	46,6	54,0	62,7	67,0	70,4	77,4
55 a 59,9	36,5	40,8	42,7	46,7	54,3	61,9	66,4	69,6	75,1
60 a 64,9	34,5	38,7	41,2	44,9	52,1	60,0	64,8	67,5	71,6
65 a 69,9	31,4	35,8	38,4	42,3	49,1	57,3	61,2	64,3	69,4
70 a 74,9	29,7	33,8	36,1	40,2	47,0	54,6	59,1	62,1	67,3

Idade (anos)	Percentis femininos								
	5	10	15	25	50	75	85	90	95
1 a 1,9	8,9	9,7	10,1	10,8	12,3	13,8	14,6	15,3	16,2
2 a 2,9	10,1	10,6	10,9	11,8	13,2	14,7	15,6	16,4	17,3
3 a 3,9	10,8	11,4	11,8	12,6	14,3	15,8	16,7	17,4	18,8
4 a 4,9	11,2	12,2	12,7	13,6	15,3	17,0	18,0	18,6	19,8
5 a 5,9	12,4	13,2	13,9	14,8	16,4	18,3	19,4	20,6	22,1
6 a 6,9	13,5	14,1	14,6	15,6	17,4	19,5	21,0	22,0	24,2
7 a 7,9	14,4	15,2	15,8	16,7	18,9	21,2	22,6	23,9	25,3
8 a 8,9	15,2	16,0	16,8	18,2	20,8	23,2	24,6	26,5	28,0
9 a 9,9	17,0	17,9	18,7	19,8	21,9	25,4	27,2	28,3	31,1
10 a 10,9	17,6	18,5	19,3	20,9	23,8	27,0	29,1	31,0	33,1
11 a 11,9	19,5	21,0	21,7	23,2	26,4	30,7	33,5	35,7	39,2
12 a 12,9	20,4	21,8	23,1	25,5	29,0	33,2	36,3	37,8	40,5
13 a 13,9	22,8	24,5	25,4	27,1	30,8	35,3	38,1	39,6	43,7
14 a 14,9	24,0	26,2	27,1	29,0	32,8	36,9	39,8	42,3	47,5
15 a 15,9	24,4	25,8	27,5	29,2	33,0	37,3	40,2	41,7	45,9
16 a 16,9	25,2	26,8	28,2	30,0	33,6	38,0	40,2	43,7	48,3
17 a 17,9	25,9	27,5	28,9	30,7	34,3	39,6	43,4	46,2	50,8
18 a 24,9	19,5	21,5	22,8	24,5	28,3	33,1	36,4	39,0	44,2
25 a 29,9	20,5	21,9	23,1	25,2	29,4	34,9	38,5	41,9	47,8
30 a 34,9	21,1	23,0	24,2	26,3	30,9	36,9	41,2	44,7	51,3
35 a 39,9	21,1	23,4	24,7	27,3	31,8	38,7	43,1	46,1	54,2

(continua)

Tabela 29.25 Distribuição dos percentis da área muscular do braço corrigida (cm^2) – sem o osso. (*Continuação*)

Idade (anos)	Percentis femininos								
	5	10	15	25	50	75	85	90	95
40 a 44,9	21,3	23,4	25,5	27,5	32,3	39,8	45,8	49,5	55,8
45 a 49,9	21,6	23,1	24,8	27,4	32,5	39,5	44,7	48,4	46,1
50 a 54,9	22,2	24,6	25,7	28,3	33,4	40,4	46,1	49,6	55,6
55 a 59,9	22,8	24,8	26,5	28,7	34,7	42,3	47,3	52,1	58,8
60 a 64,9	22,4	24,5	26,3	29,2	34,5	41,1	45,6	49,1	55,1
65 a 69,9	21,9	24,5	26,2	28,9	34,6	41,6	46,3	49,6	56,5
70 a 74,9	22,2	24,4	26,0	28,8	34,3	41,8	46,4	49,2	54,6

Tabela 29.26 Distribuição dos percentis da dobra cutânea subescapular (mm).

Idade (anos)	Percentis masculinos								
	5	10	15	25	50	75	85	90	95
1 a 1,9	4,0	4,0	4,5	5,0	6,0	7,0	8,0	8,5	10,0
2 a 2,9	3,5	4,0	4,0	4,5	5,5	7,0	7,5	8,5	10,0
3 a 3,9	3,5	4,0	4,0	4,5	5,0	6,0	7,0	7,0	9,0
4 a 4,9	3,0	3,5	4,0	4,0	5,0	6,0	6,5	7,0	8,0
5 a 5,9	3,0	3,5	4,0	4,0	5,0	5,5	6,5	7,0	8,0
6 a 6,9	3,0	3,5	3,5	4,0	4,5	5,5	6,5	8,0	13,0
7 a 7,9	3,0	3,5	4,0	4,0	5,0	6,0	7,0	8,0	12,0
8 a 8,9	3,0	3,5	4,0	4,0	5,0	6,0	7,5	9,0	12,5
9 a 9,9	3,0	3,5	4,0	4,0	5,0	7,0	9,5	12,0	14,5
10 a 10,9	3,5	4,0	4,0	4,5	6,0	8,0	11,0	14,0	19,5
11 a 11,9	4,0	4,0	4,0	5,0	6,0	9,0	15,0	18,5	26,0
12 a 12,9	4,0	4,0	4,5	5,0	6,0	9,5	15,0	19,0	24,0
13 a 13,9	4,0	4,0	5,0	5,0	6,5	9,0	13,0	17,0	25,0
14 a 14,9	4,0	5,0	5,0	5,5	7,0	9,0	12,0	15,5	22,5
15 a 15,9	5,0	5,0	5,5	6,0	7,0	10,0	13,0	16,0	22,0
16 a 16,9	5,0	6,0	6,0	7,0	8,0	11,0	14,0	16,0	22,0
17 a 17,9	5,0	6,0	6,0	7,0	8,0	11,0	14,0	17,0	21,5
18 a 24,9	6,0	7,0	7,0	8,0	11,0	16,0	20,0	24,0	30,0
25 a 29,9	7,0	7,0	8,0	9,0	13,0	20,0	24,5	26,5	31,0
30 a 34,9	7,0	8,0	9,0	11,0	15,5	22,0	25,5	29,0	33,0
35 a 39,9	7,0	8,0	9,5	11,0	16,0	22,5	25,5	28,0	33,0
40 a 44,9	7,0	8,0	9,0	11,5	16,0	22,0	25,5	29,5	33,0
45 a 49,9	7,0	8,0	9,5	11,5	17,0	23,5	27,0	30,0	34,5
50 a 54,9	7,0	8,0	9,0	11,5	16,0	22,5	26,5	29,5	34,0
55 a 59,9	6,5	8,0	9,5	11,5	16,5	23,0	26,0	28,5	32,0
60 a 64,9	7,0	8,0	10,0	12,0	17,0	23,0	26,0	29,0	34,0
65 a 69,9	6,0	7,5	8,5	10,5	15,0	21,5	25,0	28,0	32,5
70 a 74,9	6,5	7,0	8,0	10,3	15,0	21,0	25,0	27,5	31,0

Idade (anos)	Percentis femininos								
	5	10	15	25	50	75	85	90	95
1 a 1,9	4,0	4,0	4,5	5,0	6,0	7,5	8,5	9,0	10,0
2 a 2,9	4,0	4,0	4,5	5,0	6,0	7,0	8,0	9,0	10,5
3 a 3,9	3,5	4,0	4,0	5,0	5,5	7,0	7,5	8,5	10,0
4 a 4,9	3,5	4,0	4,0	4,5	5,5	7,0	8,0	9,0	10,5
5 a 5,9	3,5	4,0	4,0	4,5	5,0	7,0	8,0	9,0	12,0

(continua)

Tabela 29.26 Distribuição dos percentis da dobra cutânea subescapular (mm). (*Continuação*)

Idade (anos)	Percentis femininos								
	5	10	15	25	50	75	85	90	95
6 a 6,9	3,5	4,0	4,0	4,5	5,5	7,0	8,0	10,0	11,5
7 a 7,9	3,5	4,0	4,0	4,5	6,0	7,5	9,5	11,0	13,0
8 a 8,9	3,5	4,0	4,0	5,0	6,0	8,0	11,5	14,5	21,0
9 a 9,9	4,0	4,5	5,0	5,0	6,5	9,5	13,0	18,0	24,0
10 a 10,9	4,0	4,5	5,0	5,5	7,0	11,5	16,0	19,5	24,0
11 a 11,9	4,5	5,0	5,0	6,0	8,0	12,0	16,0	20,0	28,5
12 a 12,9	5,0	5,5	6,0	6,5	9,0	13,0	17,0	22,0	30,0
13 a 13,9	5,0	6,0	6,0	7,0	10,0	15,5	19,0	23,0	26,5
14 a 14,9	6,0	6,0	7,0	7,5	10,0	16,0	20,5	25,0	30,0
15 a 15,9	6,0	7,0	7,5	8,0	10,0	15,0	20,0	23,0	28,0
16 a 16,9	7,0	7,5	8,0	9,0	11,5	16,5	24,0	26,0	34,0
17 a 17,9	6,0	7,0	7,5	9,0	12,5	19,0	24,5	28,0	34,0
18 a 24,9	6,5	7,0	8,0	9,5	13,0	20,0	25,5	29,0	36,0
25 a 29,9	6,5	7,0	8,0	10,0	14,0	23,0	29,0	33,0	38,5
30 a 34,9	6,5	7,5	8,5	10,5	16,0	26,5	32,5	37,0	43,0
35 a 39,9	7,0	8,0	9,0	11,0	18,0	28,5	34,0	36,5	43,0
40 a 44,9	6,5	8,0	9,0	11,5	19,0	28,5	34,0	37,0	42,0
45 a 49,9	7,0	8,5	10,0	12,5	20,0	29,5	34,0	37,5	43,5
50 a 54,9	7,0	9,0	11,0	14,0	21,9	30,0	35,0	39,0	43,5
55 a 59,9	7,0	9,0	11,0	13,5	22,0	31,0	35,0	38,0	45,0
60 a 64,9	7,5	9,0	11,0	14,0	21,5	30,5	35,0	38,0	43,0
65 a 69,9	7,0	8,0	10,0	13,0	20,0	28,0	33,0	36,0	41,0
70 a 74,9	6,5	8,5	10,0	12,0	19,5	27,0	32,0	35,0	38,5

Tabela 29.27 Classificação do estado nutricional individual segundo percentis.

Percentil (P)	Classificação
< P5	Desnutrição
P5 a P15	Risco para desnutrição
P15 a P85	Eutrofia
> P85	Obesidade

O PB e a CMB também são analisados dessa maneira, usando as tabelas de Frisancho[40] (ver Tabelas 29.23 e 29.24, respectivamente). Os valores de percentis encontrados para o PB também são classificados conforme a Tabela 29.27. A CMB é uma medida formada pela associação de outras: o PB e a DCT, considerando-se o formato cilíndrico do braço. Para o cálculo do valor da CMB, emprega-se a seguinte equação:

$$\text{CMB (cm)} = \text{PB (cm)} - \frac{(\text{DCT [mm]} \times \pi)}{10}$$

$$\text{CMB (cm)} = \text{PB (cm)} - (\text{DCT [mm]} \times 0{,}314)$$

Os valores dessa equação já estão corrigidos. Os valores de percentis da CMB (ver Tabela 29.24) são classificados segundo a Tabela 29.28.

A partir do resultado obtido no cálculo da CMB, é possível determinar a área muscular do braço. Esta também reflete a reserva corporal de massa magra e é calculada conforme a seguinte equação:

$$\text{AMB} = \frac{(\text{CMB})^2}{4\,\pi}$$

Em que AMB = área muscular do braço; CMB = circunferência muscular do braço.

Para ajustar a área muscular do braço, é preciso descontar a área ocupada pelo osso. O valor resultante dessa operação é chamado de área muscular do braço corrigida. Para isso, considera-se que, em média, o osso feminino mede cerca de 6,5 cm^2 e o osso masculino, 10 cm^2. Basta, então, subtrair do resultado obtido no cálculo da área muscular do braço os valores propostos por sexo. Os valores poderão ser avaliados com os dados da Tabela 29.25.

Tabela 29.28 Classificação do estado nutricional individual, de acordo com os percentis de Frisancho.

Percentil (P)	Classificação
< P5	Deficiência de massa magra
P5 a P10	Baixa massa magra
P10 a P90	Eutrofia
> P90	Obesidade ou musculatura desenvolvida

Adaptada de Frisancho[41] (1981).

Soma dos valores de dobras cutâneas

É clara a tendência de indivíduos com distribuição centrípeta da gordura (região do tronco) em apresentar riscos mais elevados para aparecimento e/ou desenvolvimento de distúrbios metabólicos e cardiovasculares. O acompanhamento das variações regionais dos valores da espessura das DC em diversas regiões corporais pode ser avaliado como indicativo para prevenção de eventuais problemas de saúde decorrentes do excesso de gordura corporal.[23] Quanto a essa abordagem, destaca-se o trabalho desenvolvido na cidade de Santos (SP), com amostra de 1.092 indivíduos entre 20 e 69,9 anos, com coleta de peso, estatura e nove DC com plicômetro Sanny®: tríceps, subescapular, axilar média, peitoral, bíceps, suprailíaca, abdominal, coxa e panturrilha.[42]

A soma da espessura das DC, para analisar o comportamento da gordura e sua distribuição, foi dividida da seguinte maneira:

■ **Gordura total.** Soma das nove DC citadas anteriormente (Tabela 29.29) e de cinco DC representativas da gordura total (Tabela 29.30) obtidas nas diversas regiões corporais: tronco anterior (abdominal), posterior (subescapular) e medial (suprailíaca); e de membros superior (tríceps) e inferior (coxa).
■ **Gordura do tronco.** Soma de cinco DC (subescapular, axilar média, peitoral, suprailíaca e abdominal); e duas DC (subescapular e suprailíaca) (Tabelas 29.31 e 29.32).
■ **Gordura de membros.** Soma de quatro DC (tríceps, bíceps, coxa e panturrilha medial) (Tabela 29.33).

Embora reconheça a dificuldade de estabelecer pontos de corte para os dados levantados, Costa[42] propôs alguns percentis e possíveis implicações relacionadas com o total de gordura corporal, como descrito a seguir:
■ **Abaixo do percentil 10.** Avaliação clínica criteriosa e dos riscos à saúde decorrentes de carência acentuada de gordura corporal.

Tabela 29.29 Distribuições por faixa etária (20 aos 69,9 anos) dos percentis da soma de nove dobras (tríceps, subescapular, peitoral, bíceps, coxa, axilar média, suprailíaca, abdominal, panturrilha), representativas de gordura total (G) para homens e mulheres.

Faixa etária (anos)	Percentil da S9 (gordura total)						
	5%	10%	25%	50%	75%	90%	95%
Homens							
20 a 29,9	55,98	60,05	73,58	117,20	164,15	220,45	257,35
30 a 39,9	67,60	74,70	112,65	155,90	192,35	219,30	287,61
40 a 49,9	100,90	118,06	149,90	175,10	197,45	244,70	269,50
50 a 59,9	104,60	110,72	133,35	171,60	217,25	244,36	268,70
60 a 69,9	93,72	102,30	124,85	153,40	170,60	190,93	222,10
Mulheres							
20 a 29,9	98,44	116,28	134,10	153,80	189,10	237,24	258,08
30 a 39,9	100,05	118,45	144,40	176,60	203,98	241,45	267,23
40 a 49,9	103,60	135,90	160,20	193,60	234,30	268,80	288,90
50 a 59,9	129,38	147,00	173,00	206,50	237,10	263,34	270,39
60 a 69,9	134,10	149,35	170,50	199,95	227,13	263,12	295,95

Adaptada de Costa[42] (2001).

Tabela 29.30 Distribuições por faixa etária (20 aos 69,9 anos) dos percentis da soma de cinco dobras (tríceps, subescapular, suprailíaca, abdominal, coxa), representativas de gordura total (G) para homens e mulheres.

Faixa etária (anos)	Percentil da S5 (gordura total)						
	5%	10%	25%	50%	75%	90%	95%
Homens							
20 a 29,9	38,75	39,60	53,50	81,65	115,35	152,50	172,53
30 a 39,9	46,20	52,64	78,20	108,10	129,15	147,64	204,72
40 a 49,9	68,91	80,80	99,30	122,10	135,20	171,16	188,36
50 a 59,9	71,10	74,06	86,30	114,60	146,95	169,12	177,80
60 a 69,9	59,96	68,50	83,75	97,80	113,80	128,45	156,90
Mulheres							
20 a 29,9	69,68	80,44	92,00	107,60	132,00	154,50	178,60
30 a 39,9	69,85	81,85	99,23	120,60	140,88	164,80	176,40
40 a 49,9	72,70	90,10	111,45	134,10	163,15	185,10	195,95
50 a 59,9	89,80	100,22	118,65	140,00	162,45	178,36	188,02
60 a 69,9	90,70	90,38	114,43	134,30	153,95	184,59	203,72

Adaptada de Costa[42] (2001).

Tabela 29.31 Distribuições por faixa etária (20 aos 69,9 anos) dos percentis da soma de cinco dobras (subescapular, axilar média, peitoral, suprailíaca, abdominal), representativas de gordura do tronco (GT) para homens e mulheres.

Faixa etária (anos)	Percentil da S5 (gordura do tronco)						
	5%	10%	25%	50%	75%	90%	95%
Homens							
20 a 29,9	33,43	38,15	46,48	74,35	108,93	148,70	167,70
30 a 39,9	39,47	50,74	74,95	107,60	135,85	152,16	194,72
40 a 49,9	71,80	79,16	101,65	123,60	142,95	173,48	196,58
50 a 59,9	74,20	75,18	94,80	119,90	151,75	175,75	191,15
60 a 69,9	61,30	68,50	86,08	106,30	125,20	133,40	161,30
Mulheres							
20 a 29,9	49,90	57,66	71,00	84,50	108,90	133,72	149,70
30 a 39,9	47,50	56,40	75,88	97,15	117,43	141,40	150,33
40 a 49,9	61,40	65,70	85,70	119,30	139,30	161,10	179,10
50 a 59,9	73,32	79,50	98,90	126,50	143,50	159,12	166,19
60 a 69,9	71,34	86,71	95,20	116,00	132,45	165,26	176,97

Adaptada de Costa[42] (2001).

Tabela 29.32 Distribuições por faixa etária (20 aos 69,9 anos) dos percentis da soma de duas dobras (subescapular, suprailíaca), representativas de gordura do tronco (GT) para homens e mulheres.

Faixa etária (anos)	Percentil da S2 (gordura do tronco)						
	5%	10%	25%	50%	75%	90%	95%
Homens							
20 a 29,9	15,93	18,35	22,70	32,75	48,18	68,20	73,00
30 a 39,9	18,78	23,54	34,35	47,10	58,30	66,14	93,78
40 a 49,9	28,72	32,20	43,20	51,90	64,00	78,70	87,64
50 a 59,9	30,10	32,10	37,85	50,60	63,60	75,10	86,69
60 a 69,9	25,70	30,00	37,75	44,70	52,80	56,90	73,20
Mulheres							
20 a 29,9	21,90	24,72	31,20	39,10	49,80	59,38	67,36
30 a 39,9	20,75	24,10	30,18	43,35	53,60	66,40	70,90
40 a 49,9	24,50	27,50	36,65	50,00	64,45	72,10	78,00
50 a 59,9	31,11	33,50	44,60	54,00	62,75	69,36	73,90
60 a 69,9	29,30	31,05	38,55	47,05	56,28	71,58	75,90

Tabela 29.33 Distribuições por faixa etária (20 aos 69,9 anos) dos percentis da soma de quatro dobras (tríceps, bíceps, coxa e panturrilha), representativas de gordura de membros (GM) para homens e mulheres.

Faixa etária (anos)	Percentil da S4 (gordura de membros)						
	5%	10%	25%	50%	75%	90%	95%
Homens							
20 a 29,9	20,18	21,70	27,95	42,70	54,08	70,00	79,40
30 a 39,9	22,37	23,42	34,15	44,20	56,80	69,58	71,10
40 a 49,9	25,70	32,44	43,10	50,60	58,65	69,66	73,66
50 a 59,9	29,07	31,30	33,90	42,70	63,60	75,50	80,80
60 a 69,9	26,10	29,30	34,40	42,50	50,10	61,71	68,76
Mulheres							
20 a 29,9	47,26	52,20	61,70	70,50	81,40	99,70	109,96
30 a 39,9	48,65	54,85	62,75	75,60	89,48	105,65	115,85
40 a 49,9	46,35	56,10	67,90	84,20	96,35	109,60	120,60
50 a 59,9	57,28	60,54	71,60	83,80	96,90	108,84	114,18
60 a 69,9	55,01	59,02	72,05	83,45	99,15	111,50	119,19

■ **Percentis 10 a 25.** Acompanhamento para evitar maiores reduções na quantidade de gordura corporal.

■ **Percentis 25 a 75.** Ideais para a saúde, embora a ausência de estudos dificulte a interpretação desse resultado e a comparação aos valores compatíveis com bom estado de saúde.

■ **Percentis 75 a 90.** Há excesso de adiposidade que indique intervenção para a redução da gordura corporal total que pode contemplar alterações no padrão alimentar e/ou prática de exercício físico.

■ **Percentil acima de 90.** Há necessidade de análise minuciosa para intervenções mais apropriadas.

De posse dessas informações, é possível acompanhar desportistas que se submetem a programas de exercício físico e/ou dietas alimentares e, adicionalmente, durante a intervenção, avaliar rápida e periodicamente a sua evolução a fim de possibilitar novos direcionamentos para alcance dos objetivos preestabelecidos.

Equações antropométricas

Existem centenas de equações antropométricas preditivas para se determinar a composição corporal; estas baseiam-se no uso das DC, dos perímetros e dos diâmetros para, por meio de múltiplas equações de regressão, predizer a densidade e calcular o percentual de gordura e, consequentemente, a massa magra corporal. Dentre essas medidas, a sua obtenção por intermédio das DC é a mais representada em trabalhos na área. Para sua aplicação, são assumidas duas suposições, embora nenhuma delas tenha sido totalmente provada como verdadeira. A primeira é que a espessura do tecido adiposo subcutâneo reflete proporção constante da gordura corporal total. A outra suposição é que os locais selecionados para a mensuração das DC representam a média do tecido adiposo subcutâneo.[22] Essas observações reforçam o caráter restrito na aplicação de equação derivada de amostra populacional em outra e a necessidade de habilidade na escolha e na análise de resultados, que podem ser divergentes daqueles esperados. Assim, Petroski[2] coloca os principais questionamentos a serem feitos para se selecionar a equação, que são: qual equação usar (escolha); qual é o melhor procedimento (metodologia); e o que fazer para amenizar os problemas (análise estatística, validação com métodos indiretos etc.). Petroski ainda apresenta alguns cuidados a serem observados para seleção de uma equação antropométrica, entre eles:

- Observar se as características físicas se assemelham às da amostra na qual a mesma será empregada; no caso, levar em conta: idade, sexo, etnia, nível de atividade física e gordura corporal

- Observar se a equação é específica ou generalizada. As equações específicas têm como características: serem fundamentadas em um modelo linear ($y = ax + b$); serem construídas com amostras homogêneas, pequenas; e apresentar baixo coeficiente de variação em relação a idade, altura, peso, DC, circunferências corporais, nível de treinamento e condicionamento físico. Exemplo de equação específica é a equação de Faulkner [(%G = 5,783 + 0,153) × (Sdobras do tríceps, subescapular, suprailíaca, abdominal)]; esta teria como amostra nadadores olímpicos jovens (18 a 25 anos), norte-americanos e do sexo masculino;[9,38] porém, apesar de ser usada para avaliação da composição corporal de atletas/desportistas de ambos os sexos, suas origem e aplicabilidade ainda são tema de debate entre especialistas da área de cineantropometria.[43] As equações específicas sistematicamente podem super ou

subestimar os valores de densidade e percentual de gordura quando aplicadas a indivíduos diferentes da amostra de origem. Quanto mais específica a equação, mais restrita a sua aplicação em populações heterogêneas

- Equações generalizadas (modelo quadrático) são recomendadas para estimar a composição corporal em indivíduos com diferentes características físicas e de rendimento. Portanto, podem ser empregadas, com alguma segurança, para estimar a composição corporal de indivíduos com idade, raça, gordura corporal e nível de aptidão física diferentes. Podem ser aplicadas em diversas populações sem perder a acurácia

- Observar se a equação apresenta validade para amostra brasileira, na qual será empregada.

Em relação a este último quesito, vários pesquisadores têm procurado caracterizar a composição corporal dos brasileiros por meio de equação ideal ou apropriada.

Equações generalizadas internacionais e nacionais

Nas Tabelas 29.34 e 29.35 são apresentadas algumas equações gerais desenvolvidas tanto para a população brasileira quanto aquelas validadas para amostras brasileiras para ambos os sexos e, portanto, podem ser usadas para avaliação de praticantes de atividade física.

Para emprego de uma equação geral, que originalmente não se baseou em uma amostra brasileira, deve-se realizar a sua validação populacional para determinar sua real aplicação para estimativa de densidade e percentual de gordura. Existem inúmeras equações desenvolvidas, sobretudo com amostras norte-americanas heterogêneas, que são amplamente empregadas na nutrição entre outras áreas. Dentre as mais usadas no Brasil estão as desenvolvidas por Durnin e Womersley[46] para ambos os sexos; Jackson e Pollock[44] para sexo masculino; e Jackson et al.[45] para o sexo feminino.

As equações generalizadas de Durnin e Womersley[46] foram elaboradas a partir de amostra de 209 homens e 272 mulheres com idade entre 16 e 72 anos; as faixas etárias foram estratificadas conforme a Tabela 29.36. Segundo esses pesquisadores, não houve seleção prévia para obter a amostra da população classificada entre indivíduos com predominância de moderadamente sedentários, e da classe média (estudantes, profissionais, comerciantes etc.); porém houve seleção deliberada para representação de uma gama de diferentes tipos corporais (pacientes de clínicas de obesidade, clubes esportivos, organizações esportivas, companhia de balé, entre outros locais) e sob condição de aparente saúde. As medidas das DC foram determinadas em quatro locais anatômicos no lado direito (bíceps, tríceps, subescapular e suprailíaca), com um compasso Harpenden® ou Lange®, e os autores relataram não ter encontrado diferenças nas medidas entre os diversos plicômetros.[46] Embora no delineamento do estudo as variáveis de perímetro de antebraço, coxa proximal e panturrilha estivessem incluídas, após as análises de regressão múltipla para cálculo da densidade, constatou-se que as medidas de perímetro de membros aumentavam a complexidade das equações preditivas, sem melhora na acurácia dos resultados. A Tabela 29.36, com o percentual de gordura relativo ao somatório das DC por faixa etária, é uma das mais empregadas na prática clínica,[1] provavelmente pela fácil obtenção de resultados; pelos locais de medidas de fácil acesso; pelo fato de as DC serem as mesmas para ambos os sexos; pela ampla faixa etária, entre outros benefícios. No entanto, essas equações não

Tabela 29.34 Equações gerais para determinação da densidade corporal em homens adultos.

Referência	Equação
Jackson e Pollock, 1978[44]	**Homens de 18 a 61 anos** [a]$D = 1{,}101 - 0{,}00004115\ (X1) + 0{,}00000069\ (X1)^2 - 0{,}00022631$ (idade em anos) $- 0{,}00005939$ (perímetro abdominal em cm) $+ 0{,}000190632$ (perímetro do antebraço em cm) [a]$D = 1{,}17615 - 0{,}02394\ (\log_n X1) - 0{,}00022$ (idade em anos) $- 0{,}00007$ (perímetro abdominal) $+ 0{,}000212$ (perímetro de antebraço) [a]$D = 1{,}099075 - 0{,}0008209\ (X2) + 0{,}0000026\ (X2)^2 - 0{,}0002017$ (idade em anos) $- 0{,}00005675$ (perímetro abdominal em cm) $+ 0{,}00018586$ (perímetro do antebraço em cm) $D = 1{,}10938 - 0{,}0008267\ (X2) + 0{,}0000016\ (X2)^2 - 0{,}0002574$ (idade em anos) $D = 1{,}1886 - 0{,}03049\ \log_n (X2) - 0{,}00027$ (idade em anos)
Petroski, 2011[2]	**Homens de 18 a 66 anos (brasileiros)** $D = 1{,}10726863 - 0{,}00081201\ (Y1) + 0{,}00000212\ (Y1)^2 - 0{,}00041761$ (idade em anos) $D = 1{,}10404686 - 0{,}00111938\ (Y2) + 0{,}00000391\ (Y2)^2 - 0{,}00027884$ (idade em anos) $D = 1{,}10098229 - 0{,}00145899\ (Y3) + 0{,}00000701\ (Y3)^2 - 0{,}0003277$ (idade em anos)

[a]Equações validadas em amostras brasileiras. *D*, densidade corporal; *X1*, soma (mm) das dobras cutâneas subescapular, tricipital, peitoral, axilar média, suprailíaca, abdominal e da coxa; *X2*, soma (mm) das dobras cutâneas peitoral, abdominal e da coxa; *Y1*, soma (mm) das dobras cutâneas axilar média, suprailíaca, da coxa e da panturrilha medial; *Y2*, soma (mm) das dobras cutâneas subescapular, tricipital e peitoral; *Y3*, soma (mm) das dobras cutâneas tricipital e axilar média. Adaptada de Rossi[1] (2001).

Tabela 29.35 Equações específicas para determinação da densidade corporal em mulheres adultas.

Referência	Equação
Jackson et al., 1980[45]	**Mulheres de 18 a 55 anos** [a]$D = 1{,}097 - 0{,}00046971\ (X1) + 0{,}00000056\ (X1)^2 - 0{,}00012828$ (idade em anos) [a]$D = 1{,}23173 - 0{,}03841\ \log_n (X1) - 0{,}00015$ (idade em anos)
Petroski, 2011[2]	**Mulheres de 18 a 51 anos (brasileiras)** $D = 1{,}02902361 - 0{,}00067159\ (Y1) + 0{,}00000242\ (Y1)^2 - 0{,}00026073$ (idade em anos) $- 0{,}00056009$ (massa corporal em kg) $+ 0{,}00054649$ (estatura em cm) $D = 1{,}195413 - 0{,}07513507\ \log_{10} (Y2) - 0{,}00041072$ (idade em anos) $D = 1{,}0346585 - 0{,}00063129\ (Y2) + 0{,}00000187\ (Y2)^2 - 0{,}00031165$ (idade em anos) $- 0{,}0004889$ (massa corporal em kg) $+ 0{,}00051345$ (estatura em cm)

[a]Equações validadas em amostras brasileiras. *D*, densidade corporal; *X1*, soma (mm) das dobras cutâneas subescapular, tricipital, peitoral, axilar média, suprailíaca, abdominal e da coxa; *Y1*, soma (mm) das dobras cutâneas subescapular, tricipital, suprailíaca e da panturrilha medial; *Y2*, soma (mm) das dobras cutâneas axilar média, suprailíaca, da coxa e da panturrilha medial.

Tabela 29.36 Estimativa de gordura corporal, como percentual de peso corporal, a partir de diversos valores da soma de quatro dobras cutâneas (bicipital, tricipital, subescapular e suprailíaca), em ambos os sexos, em diferentes faixas etárias.

Soma	Homens (idade em anos)				Mulheres (idade em anos)			
	17 a 29	30 a 39	40 a 49	≥ 50	16 a 29	30 a 39	40 a 49	≥ 50
15	4,8	–	–	–	10,5	–	–	–
20	8,1	12,2	12,2	12,6	14,1	17,0	19,8	21,4
25	10,5	14,2	15,0	15,6	16,8	19,4	22,2	24,0
30	12,9	16,2	17,7	18,6	19,5	21,8	24,5	26,6
35	14,7	17,7	19,6	20,8	21,5	23,7	26,4	28,5
40	16,4	19,2	21,4	22,9	23,4	25,5	28,2	30,3
45	17,7	20,4	23,0	24,7	25,0	26,9	29,6	31,9
50	19,0	21,5	24,6	26,5	26,5	28,2	31,0	33,4
55	20,1	22,5	25,9	27,9	27,8	29,4	32,1	34,6
60	21,2	23,5	27,1	29,2	29,1	30,6	33,2	35,7
65	22,2	24,3	28,2	30,4	30,2	31,6	34,1	36,7
70	23,1	25,1	29,3	31,6	31,2	32,5	35,0	37,7
75	24,0	25,9	30,3	32,7	32,2	33,4	35,9	38,7
80	24,8	26,6	31,2	33,8	33,1	34,3	36,7	39,6
85	25,5	27,2	32,1	34,8	34,0	35,1	37,5	40,4
90	26,2	27,8	33,0	35,8	34,8	35,8	38,3	41,2
95	26,9	28,4	33,7	36,6	35,6	36,5	39,0	41,9
100	27,6	29,0	34,4	37,4	36,4	37,2	39,7	42,6
105	28,2	29,6	35,1	38,2	37,1	37,9	40,4	43,3
110	28,8	30,1	35,8	39,0	37,8	39,6	41,0	43,9
115	29,4	30,6	36,4	39,7	38,4	39,1	41,5	44,5

(continua)

Tabela 29.36 Estimativa de gordura corporal, como percentual de peso corporal, a partir de diversos valores da soma de quatro dobras cutâneas (bicipital, tricipital, subescapular e suprailíaca), em ambos os sexos, em diferentes faixas etárias. (*Continuação*)

Soma	Homens (idade em anos)				Mulheres (idade em anos)			
	17 a 29	30 a 39	40 a 49	≥ 50	16 a 29	30 a 39	40 a 49	≥ 50
120	30,0	31,1	37,0	40,4	39,0	39,6	42,0	45,1
125	30,5	31,5	37,6	41,1	39,6	40,1	42,5	45,7
130	31,0	31,9	38,2	41,8	40,2	40,6	43,0	46,2
135	31,5	32,3	38,7	42,4	40,8	41,1	43,5	46,7
140	32,0	32,7	39,2	43,0	41,3	41,6	44,0	47,2
145	32,5	33,1	39,7	43,6	41,8	42,1	44,5	47,7
150	32,9	33,5	40,2	44,1	42,3	42,6	45,0	48,2
155	33,3	33,9	40,7	44,6	42,8	43,1	45,4	48,7
160	33,7	34,3	41,2	45,1	43,3	43,6	45,8	49,2
165	34,1	34,6	41,6	45,6	43,7	44,0	46,2	49,6
170	34,5	34,8	42,0	46,1	44,1	44,4	46,6	50,0
175	34,9	–	–	–	–	44,8	47,0	50,4
180	35,3	–	–	–	–	45,2	47,4	50,8
185	35,6	–	–	–	–	45,6	47,8	51,2
190	35,9	–	–	–	–	45,9	48,2	51,6
195	–	–	–	–	–	46,2	48,5	52,0
200	–	–	–	–	–	46,5	48,8	52,4
205	–	–	–	–	–	–	49,1	52,7
210	–	–	–	–	–	–	49,4	53,0

foram, até o presente momento, validadas para a população brasileira, podendo não ser precisas na determinação do percentual de gordura.[1]

As equações generalizadas de Jackson e Pollock[44] para o sexo masculino (ver Tabela 29.34) foram obtidas a partir de amostra de 403 adultos voluntários entre 18 e 61 anos, que representaram amostra heterogênea quanto à estrutura, à composição corporal e à prática de exercícios. Como medidas antropométricas, foram mensurados altura, massa corporal, DC (peitoral, axilar média, tríceps, subescapular, abdominal, suprailíaca e coxa) com um plicômetro Lange®, PC e perímetro de antebraço. A partir

desse trabalho de regressão foram elaboradas oito equações generalizadas, de modelo linear ou quadrático ou do logaritmo da soma de três e sete DC em combinação com idade e perímetros corporais. Na Tabela 29.34 são apresentadas três das oito equações já validadas para a população brasileira e, portanto, aplicáveis para avaliação de desportistas.[1] Para a equação de três DC (peitoral, abdominal e coxa) mostrada na Tabela 29.34, a Tabela 29.37 traz os valores já calculados para determinação do percentual de gordura a partir da soma e da idade do avaliado.

No caso das outras equações ainda há carência de pesquisa sobre sua aplicação em amostra brasileira.

Tabela 29.37 Percentual de gordura corporal para homens determinado pela soma de três dobras cutâneas (peitoral, abdominal e da coxa).

Soma das dobras cutâneas	≤ 22 anos	23 a 27 anos	28 a 32 anos	33 a 37 anos	38 a 42 anos	43 a 47 anos	48 a 52 anos	53 a 57 anos	> 57 anos
8 a 10	1,3	1,8	2,3	2,92	3,4	3,9	4,5	5,0	5,5
11 a 13	2,2	2,8	3,3	3,9	4,4	4,9	5,5	6,0	6,5
14 a 16	3,2	3,8	4,3	4,8	5,4	5,9	6,4	7,0	7,5
17 a 19	4,2	4,7	5,3	5,8	6,3	6,9	7,4	8,0	8,5
20 a 22	5,1	5,7	6,2	6,8	7,3	7,9	8,4	8,9	9,5
23 a 25	6,1	6,6	7,2	7,7	8,3	8,8	9,4	9,9	10,5
26 a 28	7,0	7,6	8,1	8,7	9,2	9,8	10,3	10,9	11,4
29 a 31	8,0	8,5	9,1	9,6	10,2	10,7	11,3	11,8	12,7
32 a 34	8,9	9,4	10,0	10,5	11,1	11,6	12,2	12,8	13,3
35 a 37	9,8	10,4	10,9	11,5	12,0	12,6	13,1	13,7	14,3
38 a 40	10,7	11,3	11,8	12,4	12,9	13,5	14,1	14,6	15,2
41 a 43	11,6	12,2	12,7	13,3	13,8	14,4	15,08	15,5	16,1
44 a 46	12,5	13,1	13,6	14,2	14,7	15,3	15,9	16,4	17,0
47 a 49	13,4	13,9	14,5	15,1	15,6	16,2	16,8	17,3	17,9

(*continua*)

Tabela 29.37 Percentual de gordura corporal para homens determinado pela soma de três dobras cutâneas (peitoral, abdominal e da coxa). (*Continuação*)

Soma das dobras cutâneas	≤ 22 anos	23 a 27 anos	28 a 32 anos	33 a 37 anos	38 a 42 anos	43 a 47 anos	48 a 52 anos	53 a 57 anos	> 57 anos
50 a 52	14,3	14,8	15,4	15,9	16,5	17,1	17,6	18,2	18,8
53 a 55	15,1	15,7	16,2	16,8	17,4	17,9	18,5	19,1	19,7
56 a 58	16,0	16,5	17,1	17,7	18,2	18,8	19,4	20,0	20,5
59 a 61	16,9	17,4	17,9	18,5	19,1	19,7	20,2	20,8	21,4
62 a 64	17,6	18,2	18,8	19,4	19,9	20,5	21,1	21,7	22,2
65 a 67	18,5	19,0	19,6	20,2	20,8	21,3	21,9	22,5	23,1
68 a 70	19,3	19,9	20,4	21,0	21,6	22,2	22,7	23,3	23,9
71 a 73	20,1	20,7	21,2	21,8	22,4	23,0	23,6	24,1	24,7
74 a 76	20,9	21,5	22,0	22,6	23,2	23,8	24,4	25,0	25,5
77 a 79	21,7	22,2	22,8	23,4	24,0	24,6	25,2	25,8	26,3
80 a 82	22,4	23,0	23,6	24,2	24,8	25,4	25,9	26,5	27,1
83 a 85	23,2	23,8	24,4	25,0	25,5	26,1	26,7	27,3	27,9
86 a 88	24,0	24,5	25,1	25,7	26,3	26,9	27,5	28,1	28,7
89 a 91	24,7	25,3	25,9	26,5	27,1	27,6	28,2	28,8	29,4
92 a 94	25,4	26,0	26,6	27,2	27,8	28,4	29,0	29,6	30,2
95 a 97	26,1	26,7	27,3	27,9	28,5	29,1	29,7	30,3	30,9
98 a 100	26,9	27,4	28,0	28,6	29,2	29,8	30,4	31,0	31,6
101 a 103	27,5	28,1	28,7	29,3	29,9	30,5	31,1	31,7	32,3
104 a 106	28,2	28,8	29,4	30,0	30,6	31,2	31,8	32,4	33,0
107 a 109	28,9	29,5	30,1	30,7	31,3	31,9	32,5	33,1	33,7
110 a 112	29,6	30,2	30,8	31,4	32,0	32,6	33,2	33,8	34,4
113 a 115	30,2	30,8	31,4	32,0	32,6	33,2	33,8	34,5	35,1
116 a 118	30,9	31,5	32,1	32,7	33,3	33,9	34,5	35,1	35,7
119 a 121	31,5	32,1	32,7	33,3	33,9	34,5	35,1	35,7	36,4
122 a 124	32,1	32,7	33,3	33,9	34,5	35,1	35,8	36,4	37,0
125 a 127	32,7	33,3	33,9	34,5	35,1	35,8	36,4	37,0	37,6

As equações generalizadas de Jackson et al.[45] para o sexo feminino (ver Tabela 29.36) foram obtidas a partir de amostra de 331 mulheres (18 a 55 anos), heterogênea quanto a massa corporal, estatura, composição corporal e nível de atividade física. Como medidas antropométricas para construção das equações, foram estabelecidas as mesmas sete DC das equações desenvolvidas pelos pesquisadores para homens (compasso Lange®) e adicionalmente o perímetro do quadril (PQ). Foram elaboradas 18 equações que diferiram pela combinação entre o número de DC (3 a 7) e a inclusão ou não do PQ. Na Tabela 29.35 são apresentadas as equações já validadas para a população feminina brasileira que podem ser empregadas na avaliação nutricional de mulheres praticantes de atividade física.

Para obter o %G a partir das equações que determinam a densidade corporal (D) (ver Tabelas 29.34 e 29.35), fórmulas de conversão são empregadas, sendo as mais usadas a de Siri:[47] %G = (495/D) – 450; e de Brozek et al.:[48] %G = (457/D) – 412,2. A diferença no %G no emprego de uma ou outra é pequena, da ordem de 0,88 a 1,1%; adicionalmente, Lohman,[11] para melhorar a precisão dos resultados, propôs diferentes equações, corrigidas de acordo com o sexo e a faixa etária dos indivíduos (Tabela 29.38).

A adequação do percentual de gordura pode ser avaliada pela Tabela 29.9.

Tabela 29.38 Equações propostas para conversão de densidade corporal (D) em percentual de gordura.

Idade (anos)	Homens	Mulheres
7 a 8	(538/D) – 497	(543/D) – 503
9 a 10	(530/D) – 489	(535/D) – 495
11 a 12	(523/D) – 481	(525/D) – 484
13 a 14	(507/D) – 464	(512/D) – 469
15 a 16	(503/D) – 459	(507/D) – 464
17 a 19	(498/D) – 453	(505/D) – 462
20 a 50	(495/D) – 450	(503/D) – 459

REFERÊNCIAS BIBLIOGRÁFICAS

As referências consultadas para a elaboração deste capítulo estão disponíveis *online* no Ambiente de aprendizagem do GEN.

COMO CITAR ESTE CAPÍTULO

ABNT
ROSSI, L. Antropometria. *In*: ROSSI, L.; POLTRONIERI, F. (org.). *Tratado de Nutrição e Dietoterapia*. 2. ed. Rio de Janeiro: Guanabara Koogan, 2023. p. 371-405.

VANCOUVER
Rossi L. Antropometria. In: Rossi L, Poltronieri F (Orgs.). Tratado de nutrição e dietoterapia. 2. ed. Rio de Janeiro: Guanabara Koogan; 2023. p. 371-405.

CAPÍTULO 30

Regulação do Peso Corporal

José Donato Júnior

INTRODUÇÃO

Organismos vivos dependem continuamente de energia para manter suas atividades celulares. A maioria das funções vitais usa a energia armazenada nas ligações químicas da molécula de trifosfato de adenosina (ATP), gerada por vias energéticas anaeróbicas ou aeróbicas (p. ex., respiração celular). Porém, a geração de energia depende da disponibilidade de macronutrientes bioquimicamente processados pela célula a fim de produzir ATP. Esses macronutrientes incluem monossacarídios, como a glicose, ou aminoácidos e ácidos graxos que, exceto em organismos que fazem fotossíntese, devem ser obtidos no meio externo. Portanto, o balanço energético pode ser definido como a relação entre o consumo alimentar e o gasto energético, este último representando a soma das necessidades energéticas de todos os processos celulares.

Cada célula tem mecanismos próprios capazes de detectar mudanças no balanço energético. Esses mecanismos são conhecidos como sensores nutricionais celulares e incluem enzimas e vias de sinalização, tais como a da proteinoquinase ativada por monofosfato de adenosina (AMPK), o alvo da rapamicina em mamíferos (mTOR), os canais de potássio sensíveis a ATP (canais K_{ATP}), a sirtuína 1, os processos de O-glicosilação com N-acetilglucosamina, entre outras. Esses mecanismos intrínsecos são importantes para ajustar diversas funções celulares, como controlar a síntese e a degradação proteica. Todavia, em organismos com sistema nervoso, a regulação do balanço energético é uma das principais funções desse tecido, visto que ele controla os múltiplos sistemas fisiológicos a fim de promover interação apropriada do organismo com o meio externo. O sistema nervoso pode, portanto, regular a obtenção de nutrientes no ambiente (controle da ingesta e do comportamento alimentar) e também modular processos celulares a fim de ajustar o gasto energético para cada situação em particular.

O controle da ingestão alimentar e do balanço energético pode ser considerado uma função neurovegetativa, ou seja, de fundamental importância para o controle da homeostase e regulada muitas vezes de maneira subconsciente. Várias estruturas do sistema nervoso atuam em conjunto para regular funções neurovegetativas, incluindo componentes do sistema nervoso autônomo (sistemas simpático e parassimpático), áreas do tronco encefálico, bem como partes do córtex cerebral, núcleos da base e diencéfalo. Todavia, uma área de especial destaque é o hipotálamo, uma estrutura que embriologicamente pertence ao diencéfalo e representa menos de 1% de toda a massa encefálica. É no hipotálamo que estão localizadas populações de neurônios que regulam numerosas funções neurovegetativas, incluindo a ingestão alimentar e o gasto energético. Esses grupamentos neuronais estão distribuídos em diversos núcleos hipotalâmicos, com cada núcleo representando conjuntos de neurônios de funções, projeções e características neuroquímicas e moleculares comuns.

Estudos publicados há mais de um século já demonstravam que lesões hipotalâmicas decorrentes de tumores de hipófise, por exemplo, eram capazes de promover desbalanceamentos energéticos marcantes, como obesidade. Contudo, apenas em estudos publicados a partir da metade do século XX foram divulgados maiores detalhes sobre o papel do hipotálamo no controle do balanço energético. Estudos clássicos usavam métodos de lesões eletrolíticas para destruir determinados grupamentos neuronais no hipotálamo.[1] Caso as lesões atingissem predominantemente o hipotálamo lateral (Figura 30.1), os animais frequentemente reduziam sua ingesta alimentar e podiam sofrer marcante inanição. Por esse motivo, esses estudos passaram a chamar o hipotálamo lateral de o "centro da fome", pois essa área parecia conter neurônios que induziam a sensação de fome, o que explicaria a afagia de animais com lesões nessa região. Por outro lado, lesões no chamado hipotálamo ventromedial induziam à hiperfagia e à obesidade (ver Figura 30.1), e essa porção do hipotálamo passou a ser chamada de "centro da saciedade", pois a perda de neurônios do hipotálamo ventromedial hipoteticamente abolia a capacidade dos animais de sentir saciedade. Contudo, apesar de muito influentes, esses estudos mostraram-se limitados e provavelmente chegaram a conclusões equivocadas decorrentes de problemas metodológicos. Lesões eletrolíticas no hipotálamo lateral, por exemplo, também destruíam o feixe prosencefálico medial responsável pela transmissão de importantes neurotransmissores que controlam a motricidade, tais como a dopamina. Desse modo, essas lesões promoviam acinesia, que poderia ser mal interpretada como redução da sensação de fome. Mesmo o papel do hipotálamo ventromedial como "centro da saciedade" é fortemente questionado por publicações que consideraram questões metodológicas

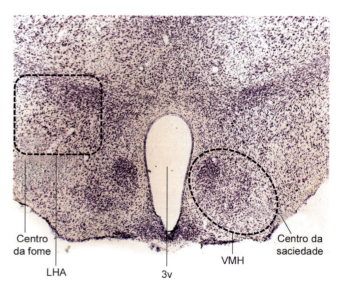

Figura 30.1 Citoarquitetura do hipotálamo de camundongo, por meio da coloração com tionina, mostrando a localização anatômica do centro da fome (LHA, área hipotalâmica lateral) e do centro da saciedade (VMH, núcleo ventromedial do hipotálamo). 3v, terceiro ventrículo.

importantes, como a especificidade e a amplitude das lesões, pois apenas lesões que atingiam o feixe noradrenérgico ventral eram capazes de causar obesidade.

Outra questão muito relevante nesse campo de pesquisa, no século XX, referia-se aos mecanismos usados pelo hipotálamo para controlar o balanço energético. Em 1953, Kennedy publicou um influente trabalho sugerindo a existência de uma espécie de mecanismo de retroalimentação negativa, na qual o grau de adiposidade do animal regulava os níveis circulantes de "fatores" ou metabólitos, que, por sua vez, seriam sentidos no hipotálamo para ajustar a ingestão alimentar e o peso corporal. Essa ideia ficou conhecida como *teoria lipostática*, pois indicava o papel crítico do grau de adiposidade como regulador do peso corporal.[2] Contudo, existiam outras teorias na época que postulavam, por exemplo, o papel da temperatura corporal no controle da ingestão alimentar ou da disponibilidade de glicose no sistema nervoso central (SNC) como fator principal do controle do balanço energético. Esta última hipótese ficou conhecida como *teoria glicostática*.

A partir da segunda metade do século XX, o avanço no conhecimento sobre o DNA e a genética passou a contribuir fortemente para elucidar questões importantes quanto à regulação do balanço energético. Nesse sentido, um acontecimento aleatório foi absolutamente decisivo. Em 1949, bioteristas do Jackson Laboratory (Bar Harbor, Maine, EUA) depararam-se com camundongos espontaneamente obesos em uma de suas linhagens. Chamava a atenção o grau de obesidade mórbida apresentado por esses animais, que chegavam a pesar 3 vezes mais que camundongos selvagens da mesma idade (Figura 30.2). Essa mutação foi chamada de *ob*, em alusão a um possível "gene da obesidade" carregado por esses camundongos.

Em 1965, outra linhagem de camundongos obesos surgiu espontaneamente. Esta última linhagem assemelhava-se ao camundongo *ob/ob* quanto ao fenótipo de obesidade, hiperfagia e infertilidade. Contudo, esses camundongos apresentavam diabetes grave, em oposição ao diabetes *mellitus* (DM) leve apresentado pelos *ob/ob*. Diante desse marcante fenótipo de diabetes, essa linhagem foi chamada de *db/db*, para indicar que esses animais carregavam "o gene do diabetes".[3] Esses camundongos foram importantes por servirem não apenas como modelos experimentais interessantes para o estudo de doenças metabólicas como a obesidade e o diabetes, mas também por terem desencadeado um grande avanço na área a partir da identificação de suas mutações.

Entre os estudos clássicos mais relevantes com esses modelos, destacam-se aqueles que promoviam a identificação dos cromossomos com as mutações *ob* e *db*, localizadas, respectivamente, nos cromossomos 6 e 4 dos camundongos.[3] Essa informação acabou sendo essencial para que outros pesquisadores pudessem analisar apenas parte do DNA em busca das mutações pontuais. Além disso, liderados pelo pesquisador Douglas Coleman,[3] do Jackson Laboratory, vários estudos de parabiose foram feitos nos modelos *ob/ob* e *db/db*, de conclusões relevantes. Concluiu-se, por exemplo, que a mutação *ob* provavelmente afetava um hormônio circulante, pois os defeitos metabólicos do camundongo *ob/ob* poderiam ser corrigidos com fatores circulantes de camundongos selvagens. Por outro lado, a ligação da corrente sanguínea entre camundongos selvagens e *db/db* não causava qualquer melhora nas alterações metabólicas apresentadas neste último modelo, sugerindo que a mutação *db* pudesse estar em um receptor hormonal. Ademais, os camundongos selvagens eram fortemente afetados na parabiose, indicando potencial perda de *feedback* hormonal e excesso do ligante na circulação. Em um estudo importante, observou-se que camundongos *ob/ob* são particularmente sensíveis aos efeitos da parabiose com animais *db/db*, sendo muito provável que a mutação *db* afetasse o receptor do hormônio alterado pela mutação *ob*. Finalmente, Coleman[3] mostrou que a diferença entre o fenótipo de diabetes dos camundongos *ob/ob* e *db/db* era causada primordialmente por variações no fundo genético dos animais. Dessa maneira, quando o fundo genético de ambos os modelos era mantido similar, esses camundongos apresentavam fenótipo de obesidade e diabetes marcantemente idêntico. Portanto, esses achados indicavam, mais uma vez, que a mutação *ob* impedia a produção do hormônio que provavelmente se ligava ao receptor codificado pelo gene *db*.

Apenas décadas depois foi identificada a mutação do camundongo *ob/ob* presente no gene que codifica o hormônio leptina.[4] Esse estudo, liderado pelo pesquisador Jeffrey Friedman (Howard Hughes Medical Institute, The Rockefeller University, New York) e publicado em dezembro de 1994, representa a pedra fundamental nos estudos contemporâneos da obesidade. Em pouco tempo, a descoberta da leptina iniciava uma enxurrada de publicações científicas. Rapidamente foram demonstrados os efeitos desse hormônio sobre a ingestão alimentar e o peso corporal, bem como seu papel corretivo sobre os distúrbios metabólicos dos camundongos *ob/ob*.[5-7] Um desses estudos é de particular interesse, pois o grupo de Jeffrey Friedman propõe que esse hormônio recém-descoberto deveria ser chamado leptina, derivado do grego *leptós*, que significa magro, em alusão ao fato de a administração de leptina produzir perda de peso. O receptor de leptina (LepR) foi identificado poucos anos depois, confirmando-se que o gene *db* era responsável por codificar o LepR.

LEPTINA COMO REGULADOR PRIMORDIAL DO BALANÇO ENERGÉTICO

A leptina é um hormônio proteico composto por 167 aminoácidos (16 kDa), produzido e liberado na corrente sanguínea principalmente pelos adipócitos. A descoberta desse fato

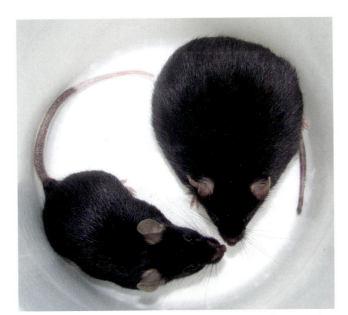

Figura 30.2 Foto de um camundongo *ob/ob* (*direita*) e de outro selvagem (*esquerda*). Note o fenótipo de obesidade do camundongo *ob/ob* comparado ao animal selvagem.

revolucionou o entendimento da função fisiológica do tecido adiposo. No passado, adipócitos eram considerados meros estoques de energia, por acumularem gordura na forma de triacilglicerol. A partir da descoberta acerca da leptina, os adipócitos passaram a ser reconhecidos como importantes células endócrinas que secretam hormônios (adipocitocinas) e regulam muitas funções biológicas. Com relação à síntese de leptina, sua produção pelos adipócitos ocorre de maneira proporcional às reservas de gordura corporal. Dessa maneira, os níveis circulantes de leptina refletem o grau de adiposidade do indivíduo. Havia sido encontrada, então, a peça que faltava para se explicar a teoria lipostática, proposta 40 anos antes,[2] pois a leptina representava o fator circulante que ajudava o hipotálamo a regular o peso corporal de acordo com o grau de adiposidade. Não obstante, estudos descreveram a presença do LepR em diversos núcleos hipotalâmicos poucos anos após sua descoberta.

A infusão de leptina reduz a ingestão alimentar, aumenta o gasto energético e a oxidação de lipídios, além de causar muitos efeitos endócrinos, metabólicos e autonômicos (Figura 30.3). Dessa maneira, a leptina é considerada um hormônio de efeito anorexígeno. Por outro lado, sua ausência é interpretada pelo encéfalo como uma situação de falta de reserva de energia, levando ao aumento da sensação de fome e à redução do gasto energético. A deficiência de leptina pode ser produzida artificialmente pela privação alimentar, o que explica o aumento da sensação de fome e a economia de energia vivenciada por indivíduos que estão perdendo peso. Desse modo, camundongos *ob/ob* ou *db/db* apresentam um fenótipo metabólico muito similar a animais em privação alimentar, porém de maneira extremamente grave. Apesar da obesidade grave, o encéfalo desses camundongos é incapaz de perceber sua adiposidade, levando-os a sentir muita fome e apresentar marcante redução do gasto energético. Apesar de a leptina regular criticamente a ingestão alimentar e o balanço energético, hoje em dia é sabido que esse hormônio também é capaz de afetar diversas funções biológicas, incluindo o controle da homeostase glicêmica, do sistema imunológico, da plasticidade neural, do sistema nervoso autônomo, do sistema cardiovascular, do sistema reprodutivo e dos eixos endócrinos, entre outras.

Embora a expressão do LepR possa ser encontrada em vários tecidos do corpo, é no SNC que a leptina exerce seus efeitos principais. A geração de modelos com inativação do LepR especificamente em neurônios, por exemplo, produz um fenótipo similar ao de camundongos com deficiência total do LepR (camundongos *db/db*). Em concordância com esses achados, a expressão do LepR exclusivamente no SNC recupera as disfunções metabólicas observadas em camundongos deficientes em LepR. Contudo, não está descartada uma ação direta da leptina em outros tecidos, regulando, possivelmente, diversas funções biológicas.

Atualmente, sabe-se da existência de vários núcleos hipotalâmicos e extra-hipotalâmicos que apresentam neurônios sensíveis à leptina. Entre as várias estruturas que medeiam a ação da leptina, a mais bem descrita é o núcleo arqueado do hipotálamo (ARH). O ARH, também chamado de núcleo tuberal em várias espécies, está localizado na porção mais ventromedial do hipotálamo tuberal (Figura 30.4). O ARH é o núcleo mais adjacente à eminência mediada (ME), o que lhe confere a capacidade de receber uma irrigação sanguínea "menos filtrada" pela barreira hematencefálica (BBB), pois o leito vascular presente na ME é composto por capilares fenestrados, devido à sua capacidade de receber neuromoduladores hipotalâmicos para o controle da secreção de hormônios hipofisários. Essa característica faz a BBB ser menos seletiva nesse local, sendo a ME, portanto, um órgão circunventricular do SNC. O ARH é, então, particularmente capaz de receber sangue contendo nutrientes, hormônios e metabólitos, refletindo níveis encontrados na circulação sistêmica e não necessariamente valores tipicamente observados dentro do SNC. Não é por acaso que um grande número de receptores hormonais é expresso em neurônios do ARH, tornando esse núcleo uma região sensorial particularmente importante para o controle da ingestão alimentar e do balanço energético.

No ARH, a leptina é capaz de influenciar diversas populações neuronais distintas. As duas populações mais bem descritas são os neurônios que coexpressam o neuropeptídio Y (NPY), o neuropeptídio relacionado com o Agouti (AgRP) e o ácido gama-aminobutírico (GABA), bem como os neurônios que coexpressam a pró-opiomelanocortina (POMC) e o transcrito regulado por cocaína e anfetamina (CART). Os neurônios NPY/AgRP/GABA estão localizados predominantemente na porção ventromedial do ARH (Figura 30.5), são inibidos pela leptina, causam aumento da sensação de fome (orexígenos) e, portanto, são ativados pelo jejum. Já os neurônios POMC/CART são predominantemente localizados na porção lateral do ARH (ver

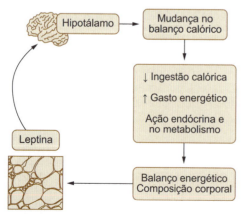

Figura 30.3 Esquema ilustrando resumidamente os efeitos fisiológicos da leptina sobre o controle do balanço energético.

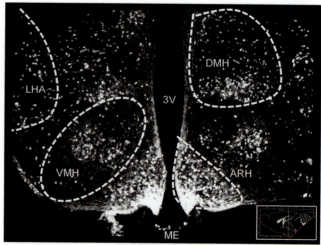

Figura 30.4 Fotomicrografia de um corte coronal mostrando a distribuição de células que expressam o receptor de leptina na porção tuberal do hipotálamo. Os principais núcleos com receptor de leptina no hipotálamo tuberal foram circundados. *3V*, terceiro ventrículo; *ARH*, núcleo arqueado do hipotálamo; *DMH*, núcleo dorsomedial do hipotálamo; *LHA*, área hipotalâmica lateral; *ME*, eminência mediana; *VMH*, núcleo ventromedial do hipotálamo. Barra de escala = 500 mm.

Figura 30.5), são ativados pela leptina e normalmente atuam na redução da sensação de fome.

Os neurônios POMC/CART e NPY/AgRP/GABA fazem parte do sistema central das melanocortinas e são os mais importantes reguladores da ingestão alimentar e do balanço energético. Nesse sistema, o pré-pró-hormônio POMC é clivado em pequenos peptídios por diversas enzimas proteolíticas, tais como a pró-hormônio-convertase 1, a pró-hormônio-convertase 2 e a carboxipeptidase E. Essa clivagem proteica pode produzir o hormônio adrenocorticotrófico (ACTH), os hormônios estimuladores de melanócito α, β ou γ (α-MSH, β-MSH ou γ-MSH), a betaendorfina, a (met)encefalina, entre outros. O ACTH é o principal peptídio gerado pela POMC na glândula hipófise, enquanto o α-MSH é o mais importante neuropeptídio gerado por células POMC do ARH, pois o α-MSH é um ativador dos receptores de melanocortina 3 e 4 (MC3R e MC4R). Os receptores de melanocortina são acoplados à proteína G, e sua ativação, particularmente do MC4R, explica os efeitos anorexígenos produzidos pelos neurônios POMC/CART. Em consonância, a deficiência do MC4R pode causar hiperfagia e obesidade, enquanto mutações pontuais no MC4R constituem a principal causa de obesidade monogênica no mundo, representando cerca de 5% de todos os obesos mórbidos.

Já os neurônios NPY/AgRP/GABA estimulam a ingestão alimentar por diversos motivos. O NPY é considerado um dos mais potentes estimuladores do apetite, por meio da ativação, em diversas áreas encefálicas, dos receptores chamados Y1, Y2, Y3, Y4 e Y5, que também são acoplados à proteína G. Além disso, o AgRP é um neuromediador único, pois age como agonista inverso (portanto, com efeitos inibitórios) dos receptores MC3R e MC4R. Não obstante, a maioria das áreas que recebe projeções de neurônios POMC também recebe projeções dos neurônios NPY/AgRP/GABA do ARH. Dessa maneira, tais populações de neurônios costumam ter efeitos antagônicos em seus alvos pós sinápticos. Finalmente, fortes evidências na literatura mostram que a transmissão GABAérgica dos NPY/AgRP/GABA é importante para o controle da ingestão alimentar. Os neurônios NPY/AgRP/GABA, por exemplo, exercem inibição tônica sobre partes do núcleo parabraquial (PBN), localizado no tronco encefálico. Caso essa inibição deixe de ocorrer (por inibição ou ablação dos neurônios NPY/AgRP/GABA), os neurônios do PBN tornam-se constitutivamente ativados e causam forte supressão do apetite e aversão à comida, levando animais à inanição. Isso pode ser relevante em condições desfavoráveis à alimentação, tais como no consumo alimentar excessivo ou em condições de mal-estar. Desse modo, variações nos níveis circulantes de leptina apresentam importante influência sobre as funções e a atividade dos neurônios NPY/AgRP/GABA e POMC/CART, o que explica o potente efeito da leptina sobre o controle da ingestão alimentar e do peso corporal.

Apesar do papel crítico do ARH na regulação do balanço energético, diversos estudos têm investigado a ação da leptina em outras populações neuronais. Esses achados têm demonstrado cada vez mais que a leptina precisa agir em um circuito neuronal, e não em apenas um único núcleo, para conseguir causar todo o espectro de seus efeitos biológicos. A expressão do LepR exclusivamente no ARH, por exemplo, é suficiente para diminuir a obesidade de camundongos deficientes em LepR, mas está longe de restaurar plenamente o balanço energético normal, pois os animais continuam gravemente obesos. Estudos que induziram expressão do LepR exclusivamente em neurônios POMC e/ou AgRP também demonstraram que essas células explicam apenas parte dos efeitos da leptina. Portanto, atualmente uma visão "ARH-cêntrica" do controle do balanço energético pode ser considerada ultrapassada.[8]

Devem-se destacar alguns estudos que investigaram a ação da leptina em outros grupamentos neuronais. A expressão do LepR nos neurônios do núcleo ventromedial do hipotálamo (VMH) (ver Figura 30.4), por exemplo, explica parte dos efeitos da leptina no controle do balanço energético e da homeostase glicêmica. Neurônios da área pré-óptica medial (MPO) que expressam o LepR atuam no controle autonômico e na regulação da temperatura corporal. A ação da leptina em neurônios do núcleo dorsomedial do hipotálamo (DMH) (ver Figura 30.4) também regula o sistema nervoso autônomo e exerce importante efeito sobre o controle da pressão arterial, fornecendo uma base neural que ajuda a explicar a alta incidência de hipertensão em indivíduos obesos. Na área hipotalâmica lateral (LHA) (ver Figura 30.4), a leptina age em neurônios que afetam o comportamento alimentar por meio da modulação do circuito dopaminérgico mesolímbico. Parte dos neurônios que expressam o LepR na LHA produz neurotensina. Outra região hipotalâmica que apresenta ampla expressão do LepR é o núcleo pré-mamilar ventral (PMv). Diversos trabalhos demonstraram que a ação da leptina no PMv não está relacionada com a regulação do balanço energético, e sim com o controle do sistema reprodutivo, ajustando o início da puberdade e o eixo endócrino reprodutivo.[9] Já entre as regiões extra-hipotalâmicas que expressam o LepR, foi descrito que a ação da leptina em neurônios dopaminérgicos da área tegmental ventral (VTA) regula a ansiedade e os comportamentos motivados, incluindo a ingestão alimentar. Além disso, a porção medial do núcleo do trato solitário (NTS) também expressa o LepR. A expressão do LepR em células do NTS é importante para regular a ingestão alimentar e o balanço energético. Ainda existem diversas outras estruturas cerebrais com ampla expressão do LepR e cuja ação da leptina não foi completamente elucidada, incluindo neurônios do hipocampo, entre outros. Por fim, estudos recentes também têm revelado a ação da leptina em células do SNC além dos neurônios, tais como astrócitos. Esse efeito também é útil no controle da ingestão alimentar e mesmo em alterações morfológicas dos circuitos

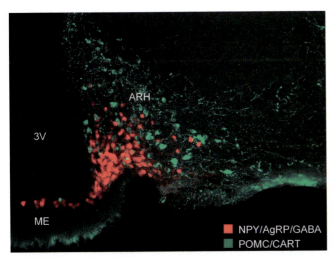

Figura 30.5 Fotomicrografia mostrando a distribuição dos neurônios que coexpressam o neuropeptídio Y, neuropeptídio relacionado com o Agouti e o ácido gama-aminobutírico (NPY/AgRP/GABA) ou pró-opiomelanocortina e o transcrito regulado por cocaína e anfetamina (POMC/CART) no núcleo arqueado do hipotálamo (ARH). Os neurônios NPY/AgRP/GABA (*em vermelho*) estão localizados próximo ao terceiro ventrículo (3V), enquanto os neurônios POMC/CART (*em verde*) estão distribuídos lateralmente no ARH. ME, eminência mediana.

neuronais hipotalâmicos. Diante da ampla literatura demonstrando que múltiplas estruturas encefálicas podem modular a ingestão alimentar e o balanço energético por meio da sinalização de leptina, fica evidente que todo o espectro de ação da leptina não pode ser atribuído a um único grupamento celular.

Ainda considerando-se que a leptina deve agir em um circuito neuronal e não em grupamentos isolados para regular o balanço energético, os neurônios de segunda ordem afetados pela leptina podem ser tão importantes quanto aqueles próprios que expressam o LepR. Nesse caso, uma das regiões de maior destaque são os neurônios do núcleo paraventricular do hipotálamo (PVH) que recebem ampla projeção dos neurônios que expressam o LepR no ARH, incluindo as células NPY/AgRP/GABA e POMC/CART (Figura 30.6).

Muitos neurônios do PVH contêm o MC4R, cuja expressão nessas células é imprescindível para o controle do balanço energético. Curiosamente, existem poucos neurônios responsivos à leptina no PVH de camundongos, enquanto a expressão do LepR é maior no PVH de ratos.[10] O papel central do PVH no controle do metabolismo se deve às importantes funções biológicas moduladas por neurônios dessa região. O PVH apresenta neurônios pré-motores autonômicos, indicando que essa área pode regular os sistemas nervosos simpático e parassimpático. Consequentemente, aspectos como gasto energético, controle da produção hepática de glicose e liberação pancreática de insulina e glucagon podem ser afetados por mudanças na atividade de neurônios do PVH. Além disso, o PVH é o principal núcleo endócrino do hipotálamo, pois controla a secreção hipofisária de vários hormônios. Desse modo, boa parte da secreção dos hormônios da tireoide e do córtex da suprarrenal (p. ex., glicocorticoides), bem como do hormônio do crescimento (GH), ocitocina e vasopressina, dependem de neurônios do PVH. Mudanças nos níveis circulantes de leptina modificam a atividade dos neurônios do ARH, que por sua vez se projetam para neurônios que expressam, por exemplo, o hormônio liberador de tireotrofina (TRH) no PVH. Essas células podem levar a alterações nos níveis circulantes dos hormônios da tireoide, impactando o metabolismo celular e o gasto energético. Finalmente, neurônios do PVH são importantes reguladores do comportamento alimentar. Por isso, o circuito neural entre o ARH e o PVH é um dos mais importantes componentes no controle da ingestão alimentar e do balanço energético.

Outra região de particular importância para o controle da ingestão alimentar e do balanço energético é a LHA, que é influenciada por sinais nervosos oriundos de células que expressam o LepR. Neurônios da LHA estão envolvidos com diversas funções neurais, incluindo regulação complexa do comportamento alimentar (p. ex., sensação de fome, preferência por nutrientes, expressão do comportamento alimentar e pela busca por comida etc.), do estado de sono e vigília, da atividade locomotora voluntária, entre outras. Na LHA, duas populações neuronais distintas destacam-se. Uma delas expressa o hormônio concentrador de melanina (MCH) (Figura 30.7 A e B), enquanto outro grupamento celular produz o neuropeptídio orexina (Figura 30.7 C e D).

Tanto os neurônios que expressam MCH quanto aqueles que expressam orexina não contêm o LepR, mas são influenciados indiretamente pela leptina, por meio de outros grupamentos celulares. Ambos os peptídios induzem aumento da ingestão alimentar. Camundongos nocautes para o MCH apresentam magreza, fenótipo raro de se obter por meio de mutações pontuais. Já os nocautes para a orexina são conhecidos por apresentarem narcolepsia e outras alterações referentes ao sono. Esses grupamentos neurais não só modulam a ingestão alimentar, como podem controlar o gasto energético, bem como fazem a integração entre mudanças no estado alimentar e em questões cognitivas, tais como o estado de humor, o estado de sono/vigília e a atividade locomotora voluntária.

OUTROS CIRCUITOS NEURAIS RELACIONADOS COM A REGULAÇÃO DO BALANÇO ENERGÉTICO

Entre as estruturas extra-hipotalâmicas importantes para a regulação do balanço energético, destacam-se alguns núcleos do tronco encefálico e da amígdala. Neurônios de diversos núcleos

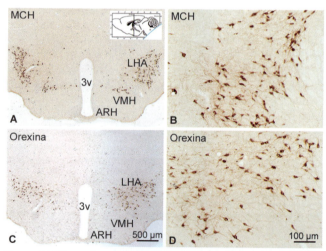

Figura 30.7 Fotomicrografias mostrando a distribuição na área hipotalâmica lateral (LHA) de neurônios que expressam o hormônio concentrador de melanina (MCH) (**A** e **B**) e a orexina (**C** e **D**) no encéfalo de camundongos. *3v*, terceiro ventrículo; *ARH*, núcleo arqueado; *VMH*, núcleo ventromedial do hipotálamo.

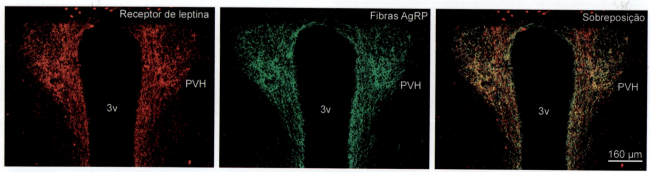

Figura 30.6 Fotomicrografias fluorescentes demonstrando a ampla distribuição de axônios provenientes de neurônios que expressam o receptor de leptina (LepR) no núcleo paraventricular do hipotálamo (PVH). Essas projeções incluem aquelas provenientes das células NPY/AgRP/GABA do núcleo arqueado do hipotálamo. *3v*, terceiro ventrículo; *AgRP*, neuropeptídio relacionado com o Agouti.

hipotalâmicos enviam e recebem densas projeções para as várias subdivisões da amígdala. A amígdala faz parte do lobo temporal do cérebro e tem como funções o processamento da memória e o controle de reações emocionais. De maneira simplificada, a amígdala recebe numerosas informações sensoriais e decide, com base nessas informações e em experiências passadas, qual resposta emocional é adequada para determinada circunstância. Como resposta emocional pode-se entender: mudanças no estado de humor, expressão de comportamentos, secreção de hormônios e regulação autonômica. A lembrança de um prato que tem valor sentimental, tal como um alimento importante durante sua infância, por exemplo, é processada na amígdala para produzir os sentimentos de saudades e felicidade relacionados com o contexto no qual aquele alimento era ingerido. Não causa surpresa, portanto, a importância da amígdala no controle do comportamento alimentar. Alguns estudos já demonstraram que lesões em regiões específicas da amígdala podem promover ganho de peso em animais. Além disso, circuitos formados por neurônios de núcleos hipotalâmicos (p. ex., a LHA) e do tronco encefálico, tais como a VTA e o PBN, comunicam-se com áreas da amígdala para controlar a sensação de fome e o comportamento alimentar. Destacam-se as subdivisões central e basolateral da amígdala nessas funções.

No tronco encefálico, já foi mencionada a importante participação do PBN no controle da ingestão alimentar. Além disso, neurônios do PBN processam informações sensoriais, tais como a gustação. O PBN recebe informações do NTS relacionadas com aferências sensoriais provenientes do sistema digestório, tais como distensão gástrica, presença de nutrientes específicos no bolo alimentar, motilidade e secreções do sistema digestório, entre outras. O PBN também recebe informações que costumam estar envolvidas com repulsa do alimento, tais como presença de toxinas e agentes patógenos. A área postrema e o NTS são regiões receptoras importantes dessas informações sensoriais e as retransmitem para o PBN. O PBN, por sua vez, pode regular aspectos como enjoo, vômito e outros comportamentos aversivos relacionados com a alimentação. Neurônios do NTS recebem sinais aferentes transmitidos pelo nervo vago ou a informação sensorial gustativa que, posteriormente, é retransmitida a outras áreas, como o PBN e o tálamo. Além disso, o NTS apresenta ampla expressão de receptores para vários hormônios que regulam o balanço energético, incluindo LepR, receptor de insulina, receptor de colecistoquinina, entre outros. Portanto, o NTS, ao lado do ARH, pode ser considerado um dos principais núcleos envolvidos com a recepção sensorial de informações que regulam o balanço energético e o comportamento alimentar. O NTS, à semelhança do ARH, está muito próximo de um órgão circunventricular, a área postrema. Finalmente, o NTS também recebe aferências de neurônios hipotalâmicos envolvidos com o controle alimentar e, após processar essas diversas informações, controla a atividade de neurônios do núcleo motor do vago, localizado junto ao NTS, porém ventralmente, composto por neurônios pré-ganglionares do sistema nervoso parassimpático que constituem a porção motora do nervo vago.

A maior parte das informações descritas até então foi resultante de estudos realizados em relativamente pouco tempo, há cerca de duas décadas. Portanto, apesar de esse conhecimento ter promovido uma compreensão mais bem detalhada dos circuitos que regulam o balanço energético e o comportamento alimentar, ainda há poucas terapias medicamentosas disponíveis. Por outro lado, há bastante tempo se conhece o potencial de substâncias que estimulam a transmissão de algumas monoaminas, tais como serotonina, dopamina e norepinefrina (também chamada de noradrenalina), no tratamento da obesidade. As monoaminas são um conjunto clássico de neurotransmissores derivados de aminoácidos, por meio de uma reação química de descarboxilação. A serotonina é produzida a partir do aminoácido triptofano, enquanto a norepinefrina e a dopamina são sintetizadas a partir da tirosina. Muitos dos medicamentos que foram usados para tratar obesidade e que tinham as monoaminas como alvos haviam sido inicialmente estudados para o tratamento da depressão, pois indivíduos com depressão, entre outros problemas, apresentam deficiência no sistema serotoninérgico. Medicamentos que estimulam a síntese e a liberação de serotonina, ou inibem sua recaptação e degradação, apresentam efeitos benéficos no tratamento dessa enfermidade. Observou-se que, entre os efeitos colaterais desses medicamentos, destacava-se a redução espontânea do apetite, acompanhada de redução do peso corporal. Dessa maneira, medicamentos que estimulam a transmissão serotoninérgica, combinada ou não com aumento da noradrenérgica ou dopaminérgica, passaram a ser empregados como a principal classe de medicamentos com ação central no tratamento da obesidade. São exemplos de fármacos com esse princípio prescritos no tratamento da obesidade: a combinação fenfluramina/fentermina, a dexfenfluramina, a sibutramina e a fluoxetina. Contudo, a maioria dessas substâncias foi retirada do mercado por provocar efeitos colaterais significativos, tais como problemas em valvas cardíacas no caso da fenfluramina/fentermina,[11] pois o sistema serotoninérgico está envolvido com múltiplas ações no sistema nervoso e em tecidos periféricos. Os usuários desses medicamentos apresentam alto risco de desenvolver dependência, e seu uso crônico causa compensações nesse sistema como um todo, como alterações na síntese endógena desses neurotransmissores ou na expressão de seus receptores. Portanto, a inespecificidade desse sistema, aliada a compensações e dependência, torna esse sistema menos promissor como alternativa a longo prazo no tratamento da obesidade. A serotonina é produzida por populações bem restritas de neurônios, apesar de estes se projetarem por praticamente todo o sistema nervoso. Os neurônios que sintetizam serotonina estão localizados ao longo da linha média do tronco encefálico, em uma região conhecida como rafe. Entre os mais importantes núcleos da rafe para o controle do balanço energético destaca-se o núcleo dorsal da rafe (DR) (Figura 30.8). Os mecanismos pelos quais o sistema serotoninérgico influencia o comportamento alimentar e o balanço energético começaram a ser desvendados apenas recentemente. Para influenciar o balanço energético, a serotonina precisa agir direta ou indiretamente sobre regiões do hipotálamo que regulam essa função. Existe expressão do LepR no DR, porém esta não se encontra em células produtoras de serotonina. Neurônios serotoninérgicos do DR (ver Figura 30.8) projetam-se para o ARH e fazem aparente contato sináptico com neurônios que expressam POMC. A administração de fenfluramina ativa neurônios POMC, e os efeitos anorexígenos da fenfluramina podem ser bloqueados pela inibição da via das melanocortinas. Mais recentemente, foi observado que, entre os 13 receptores conhecidos para serotonina, o 5-HT2CR é o mais importante para os efeitos anorexígenos desse neurotransmissor. Tanto neurônios POMC no ARH quanto aqueles que expressam CRH no PVH apresentam expressão de 5-HT2CR. Além disso, manipulações desse receptor em ambas as áreas causam mudanças no balanço energético. Acredita-se, portanto, que

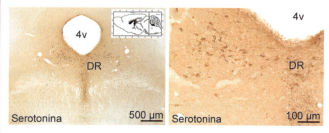

Figura 30.8 Fotomicrografias do encéfalo de camundongos que mostram a distribuição de neurônios que expressam serotonina no núcleo dorsal da rafe (DR). Note que o DR apresenta seus neurônios distribuídos na linha média do tronco encefálico, região conhecida como rafe. Todos os neurônios serotoninérgicos estão localizados na rafe, embora suas projeções atinjam as mais diferentes áreas do sistema nervoso. *4v*, quarto ventrículo.

neurônios que sintetizam serotonina do DR projetam-se para neurônios anorexígenos do hipotálamo (POMC no ARH e CRH no PVH), ativando-os. Esse mecanismo explica os efeitos benéficos de serotoninérgicos no tratamento da obesidade. Uma nova geração de medicamentos para o tratamento da obesidade com ação no sistema serotoninérgico, chamada de lorcaserina, foi recentemente lançada em alguns países. Essa substância é muito mais específica, com menos efeitos colaterais associados, pois age diretamente sobre o 5-HT2CR.

O circuito dopaminérgico mesolímbico também é parte importante do controle do comportamento alimentar (Figura 30.9). Esse circuito é composto por um conjunto de neurônios dopaminérgicos localizados no mesencéfalo (ver Figura 30.9 A) que se projetam rostralmente para os núcleos da base, em especial para o estriado (ver Figura 30.9 B). Essa projeção é fundamental para o controle dos movimentos voluntários somáticos. Distúrbios nesse circuito causam a doença de Parkinson. Além disso, esse circuito, principalmente o que envolve neurônios dopaminérgicos da VTA (ver Figura 30.9 A) para o estriado ventral (*nucleus accumbens*) (ver Figura 30.9 B), está envolvido com recompensa, reforço e prazer e é fortemente influenciado por drogas de abuso. O prazer da alimentação certamente se relaciona com essa transmissão dopaminérgica e, portanto, esse circuito é crítico nos aspectos hedônicos da alimentação. A VTA apresenta ampla expressão de LepR e de receptor de grelina. A inativação gênica do LepR em neurônios dopaminérgicos de camundongos não chega a produzir grandes repercussões no balanço energético, mas aumenta os comportamentos que demonstram ansiedade e aumenta a atividade dopaminérgica para a amígdala. A leptina favorece a transmissão dopaminérgica da VTA para o *nucleus accumbens* e pode alterar a atividade locomotora e a sensibilidade a alimentos palatáveis. Com relação à grelina, foi demonstrado que neurônios dopaminérgicos da VTA são importantes para os seus efeitos orexígenos e sobre o comportamento alimentar que envolve recompensa. Um aspecto interessante é a estreita inter-relação da LHA com o circuito dopaminérgico mesolímbico. Portanto, alterações na atividade de neurônios da LHA, que expressam orexina ou LepR, influenciam a transmissão dopaminérgica da VTA e, por conseguinte, os circuitos envolvidos com recompensa e aspectos hedônicos da alimentação.

Outro circuito de destaque é aquele influenciado por endocanabinoides. O organismo humano apresenta ao menos dois receptores para esses neuromediadores, o CB1 e CB2. Entre os ligantes endógenos, pode-se mencionar a anandamida como exemplo. O tetraidrocanabinol, por sua vez, é a principal substância bioativa em plantas do gênero *Cannabis*, como a maconha, e se liga ao CB1 e CB2. A ativação central do CB1 causa aumento da ingestão alimentar, o que explica a folclórica sensação de "larica" descrita por usuários de maconha. Por outro lado, substâncias que antagonizam o CB1, tais como rimonabanto, causam diminuição do apetite e do peso corporal. O rimonabanto foi empregado por vários anos no tratamento da obesidade. Contudo, como o sistema dos endocanabinoides é onipresente no SNC, muitos efeitos colaterais são observados com sua manipulação. Entre os efeitos colaterais que levaram à retirada do rimonabanto do mercado destaca-se o aumento significativo na taxa de suicídios por parte dos usuários. Os mecanismos envolvidos com os efeitos anorexígenos do uso de antagonistas do CB1 ainda não são bem compreendidos. Finalmente, outros sistemas de neurotransmissores ainda apresentam efeitos diretos e indiretos sobre os circuitos reguladores do balanço energético. Como último exemplo pode-se citar o papel da transmissão central de norepinefrina (principalmente oriunda de um núcleo pontino chamado *locus coeruleus*) e de opioides, que são neurotransmissores muito relacionados com o controle da sensação de dor, mas que apresentam efeitos diversos no organismo e estão relacionados com sensações de prazer e bem-estar.

Em resumo, diversos núcleos hipotalâmicos e extra-hipotalâmicos estão envolvidos com a regulação do balanço energético e do comportamento alimentar. É muito difícil simplesmente categorizar quais dessas regiões são mais ou menos importantes no controle da fome e do balanço energético. Nas últimas décadas, houve esforço significativo de se estudarem núcleos específicos capazes de explicar a regulação do balanço energético. O fato é que dados científicos atuais não sugerem que uma única região seja responsável por toda a regulação do balanço energético. Alternativamente, existem circuitos que muitas vezes são redundantes entre si, o que explica a enorme dificuldade em buscar terapias medicamentosas que possam tratar efetivamente a obesidade. A manipulação de um sistema tende a causar alterações compensatórias em outros. Além disso, muitos mecanismos relacionados com o controle da sensação de fome estão envolvidos com outras funções fisiológicas, favorecendo o alto risco de efeitos colaterais significativos, como é o caso dos sistemas serotoninérgicos (também envolvidos com o estado de humor), noradrenérgico (ativação simpática), dopaminérgico (envolvido com prazer, recompensa e dependência química) e dos endocanabinoides (influência múltipla no organismo).

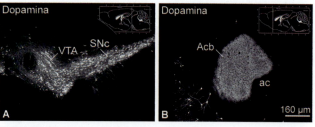

Figura 30.9 Fotomicrografias do encéfalo de camundongos demonstrando os principais componentes neurais do circuito mesolímbico, envolvido com as sensações de prazer, motivação e reforço. Note os neurônios que expressam o neurotransmissor dopamina na área tegmental ventral (VTA) (**A**) e na substância negra compacta (SNc). Esses neurônios emitem axônios que chegam até o *nucleus accumbens* (Acb), criando uma densa rede de inervação (**B**). *ac*, comissura anterior.

PAPEL DO SISTEMA DIGESTÓRIO NO CONTROLE DO BALANÇO ENERGÉTICO

O sistema digestório, ao receber os alimentos para os processos de digestão e absorção, é um tecido estrategicamente situado para auxiliar o SNC a controlar o balanço energético. Um dos meios de o sistema digestório transmitir informações sobre a composição, a quantidade e outros aspectos do alimento é a secreção de diversos hormônios (Figura 30.10). Entre os principais destacam-se: grelina, insulina, colecistoquinina (CCK), peptídeo YY (PYY), peptídeo semelhante ao glucagon (GLP-1), polipeptídeo pancreático (PP) e oxintomodulina (ver Figura 30.10). É importante notar que muitos dos efeitos desses hormônios não se restringem à regulação do balanço energético. A insulina, por exemplo, é importante para o controle da glicemia e do metabolismo de carboidratos, proteínas e lipídios. A grelina atua na regulação da secreção do hormônio do crescimento (GH). A CCK, por sua vez, é importante para regular a secreção do suco pancreático, rico em enzimas digestivas, e da bile, na contração da vesícula biliar e na alteração do esvaziamento e das secreções gástricas. Já o PYY regula a motilidade do sistema digestório.

De modo geral, todos os hormônios do sistema digestório são estimulados pela chegada de nutrientes nesse sistema, exceto a grelina. Além disso, a grelina é o único desses hormônios que estimula a ingestão alimentar, enquanto os demais apresentam efeito anorexígeno. A grelina é sintetizada principalmente por um tipo de célula presente no fundo do estômago conhecida como célula P/D1. Outras células do corpo podem produzir quantidades menores de grelina, como as células e presentes nas ilhotas pancreáticas (de Langerhans). O receptor de grelina é encontrado em diversas regiões do SNC, principalmente naquelas envolvidas com o controle do balanço energético, tais como ARH e VTA. A grelina aumenta a ingestão alimentar, além de aumentar a motivação para alimentos altamente palatáveis e a modulação da ansiedade. A concentração desse hormônio na circulação varia conforme os momentos das refeições. Em geral, seus níveis circulantes chegam ao ápice momentos antes do início da refeição, e sua concentração cai abruptamente após o início da refeição. Diante dessa oscilação, pesquisadores têm especulado sobre a possível ação da grelina na inicialização das refeições. Além disso, parte do efeito de saciedade obtido ao longo de uma refeição, que sinalizará o momento do seu término, também pode envolver a redução da concentração de grelina ao longo do ato de se alimentar. Um aspecto interessante é que, apesar de ser um potente hormônio orexígeno, no camundongo nocaute a grelina não causa marcantes alterações no comportamento alimentar. Acredita-se que esse fenótipo seja em parte causado por compensações durante o desenvolvimento, que acabam por compensar a falta da grelina.

O pâncreas endócrino é um importante secretor de hormônios que influenciam o balanço energético durante o processo digestivo. PP e insulina são secretados por células presentes nas ilhotas pancreáticas e ambos atuam como hormônios anorexígenos que inibem a sensação de fome, sendo secretados em resposta à presença de nutrientes no sistema digestório e/ou circulação. Camundongos deficientes no receptor de insulina em neurônios apresentam um fenótipo de obesidade e hiperfagia (nas fêmeas). Concomitantemente, a administração intracerebroventricular de insulina reduz a ingestão alimentar. Além disso, vias de sinalização intracelulares recrutadas pela insulina são importantes para o controle do balanço energético.[12] Atualmente se considera que a insulina e a leptina sejam importantes hormônios que sinalizam para o SNC as reservas de energia armazenadas pelo corpo, pois a concentração de ambos os hormônios apresenta correlação positiva com o grau de adiposidade.

A CCK é um hormônio com potente ação anorexígena e parece ser importante para realizar a transição entre a sensação de fome e saciedade que ocorre ao longo de uma refeição. A CCK é rapidamente secretada pelas células I localizadas ao longo do intestino delgado, principalmente na sua porção rostral, como o duodeno e início do jejuno. Além de suas importantes funções no controle dos processos de digestão e absorção, a CCK pode ter uma ação endócrina sobre receptores localizados em neurônios do hipotálamo e NTS a fim de indicar a presença de nutrientes no sistema digestório. Terminais sensoriais do nervo vago que inervam a mucosa intestinal apresentam receptores de CCK; portanto, acredita-se que parte significativa da sinalização induzida por esse hormônio seja transmitida por meio de via nervosa (nervo vago) e não necessariamente de maneira endócrina. Embora a CCK tenha uma ação interessante no tratamento da obesidade por causar uma forte e rápida diminuição na sensação de fome, sua meia-vida na circulação é extremamente rápida, demandando muitas doses ao longo do dia. Além disso, a longo prazo prevalecem os efeitos de hormônios como leptina e insulina sobre a ação de hormônios do sistema digestório que apresentam efeitos mais agudos.

O GLP-1, a oxintomodulina e o PYY são secretados por células endócrinas localizadas no epitélio do sistema digestório. Esses hormônios são estimulados por nutrientes específicos e apresentam efeitos anorexígenos. Mais uma vez, esses hormônios são importantes reguladores do início, da duração, do término e do intervalo entre refeições. O PYY é um hormônio interessante, pois apresenta elevada secreção pelas células L, localizadas no íleo distal e no colón. Acredita-se que a secreção do PYY em porções mais caudais do intestino possa sinalizar a presença de nutrientes mal absorvidos. Dessa maneira, a sinalização do PYY reduz o esvaziamento gástrico e a motilidade intestinal a fim de aumentar a eficiência dos processos de digestão e absorção. Como a motilidade é reduzida, faz sentido que o PYY também aumente a sensação de saciedade, pois a refeição levará mais tempo para ser processada pelo sistema digestório. Esse efeito de "freio da digestão" pode explicar a relativa eficácia de cirurgias bariátricas que causam

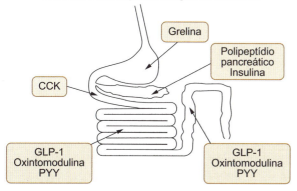

Figura 30.10 Esquema ilustrando os diversos hormônios produzidos pelo sistema digestório que regulam a ingestão alimentar. Note a indicação dos principais segmentos do sistema digestório, responsáveis pela secreção de cada hormônio. *CCK*, colecistoquinina; *GLP-1*, peptídeo semelhante ao glucagon; *PYY*, peptídeo YY.

má absorção, e não simplesmente redução do estômago. Nesse sentido, a má digestão causada pela cirurgia pode causar elevadas secreções de PYY, o que contribui para a perda de peso e a diminuição da fome observada em pacientes. Outro detalhe interessante sobre o PYY e o PP é que eles se ligam à mesma família de receptores do NPY. Curiosamente, o NPY apresenta efeito orexígeno, enquanto o PYY e o PP, efeito anorexígeno, apesar de todos agirem como agonistas de diferentes tipos de receptores da família Y.

Um último aspecto interessante é que a secreção de cada hormônio do sistema digestório pode ser mais ou menos estimulada dependendo do tipo de nutrientes presente no bolo alimentar (Figura 30.11). Carboidratos são, portanto, mais eficazes em estimular a secreção de GLP-1 e insulina, enquanto afetam de modo menos significativo as secreções de grelina, PYY e PP. A secreção de CCK não é estimulada pela ingestão de carboidratos (ver Figura 30.11). Lipídios, por sua vez, são os mais importantes reguladores da secreção de grelina e CCK. GLP-1, PYY, PP e, em menor escala, insulina também são secretados pela ingestão de lipídios (ver Figura 30.11). Proteínas estimulam fortemente a secreção de CCK e PYY, enquanto apresentam efeitos mais modestos na secreção de PP e insulina. GLP-1 e grelina são menos influenciados pela ingestão de proteínas (ver Figura 30.11). Os seres humanos não só apresentam terminações nervosas sensoriais e botões gustativos capazes de detectar o tipo de nutriente ingerido, mas a combinação complexa da secreção dos hormônios do sistema digestório também pode auxiliar o SNC a saber a exata composição da dieta ingerida. Já a quantidade de nutrientes ingeridos pode ser sinalizada pela magnitude de variação dos hormônios do sistema digestório, bem como pela duração dessa secreção. Dessa maneira, quando a secreção dos hormônios do sistema digestório começa a diminuir (e a da grelina começa a aumentar), esse é um sinal que informa o SNC quanto foi ingerido (quanto tempo os hormônios mantiveram-se elevados) e ajuda a regular o intervalo entre uma refeição e outra. Diferentes graus de saciedade causados por um nutriente ou outro podem ser resultado do tipo de hormônio secretado, mas também do tempo que esse alimento leva para ser digerido. O tempo de digestão e absorção dos lipídios, por exemplo, é maior quando comparado ao de carboidratos. Por esse motivo, as pessoas costumam apresentar sensação de saciedade por mais tempo após refeições gordurosas em comparação a refeições que contenham apenas carboidratos. Finalmente, apesar de a secreção dos hormônios do sistema digestório depender de nutrientes específicos, a célula secretora não necessariamente precisa entrar em contato com o alimento. Hormônios produzidos por porções mais distais do sistema digestório, por exemplo, são secretados mesmo que o alimento ainda não tenha atingido esses segmentos. Portanto, deve existir uma rede neural, provavelmente ligada ao sistema nervoso entérico (SNE) ou aos sistemas simpático e parassimpático, que possibilite que células sensoriais de porções rostrais do sistema digestório detectem os nutrientes e retransmitam essa informação para células endócrinas mais distais. Os mecanismos e as vias dessa regulação ainda são pouco conhecidos.

Uma vez no sistema digestório, o alimento interage com inúmeras células, como enterócitos e células epiteliais e endócrinas (Figura 30.12). A presença de nutrientes não apenas causa secreção de hormônios pelo sistema digestório, como também causa distensão do tubo digestivo e afeta a motilidade gastrintestinal e a secreção mucosa e de enzimas digestivas. O sistema digestório apresenta um conjunto enorme de neurônios, cuja população é estimada em 100 milhões, que constituem o SNE. Muitos autores consideram o SNE parte dos sistemas neurovegetativos, tais como os sistemas nervosos simpático e parassimpático. De fato, o SNE é bastante influenciado pela atividade dos sistemas simpático e parassimpático. A ativação do sistema parassimpático aumenta a motilidade e a secreção do sistema digestório, enquanto a ativação do sistema simpático costuma reduzir a atividade digestória e absortiva, pois diminui de modo expressivo o fluxo sanguíneo para os órgãos que compõem o sistema digestório. Além disso, o sistema nervoso simpático aumenta a contração de alguns músculos lisos que compõem diversos esfíncteres. Portanto, o fechamento de esfíncteres-chave, tais como o esfíncter pilórico ou ileocecal, pode inibir a atividade digestória ao diminuir a velocidade de trânsito do bolo alimentar ao longo do tubo digestivo.

O SNE é composto pelo plexo submucoso e plexo mioentérico.[14] Os neurônios que fazem parte do plexo mioentérico costumam estar localizados entre as camadas de musculatura

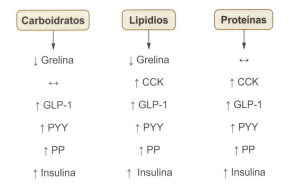

Figura 30.11 Esquema ilustrando os efeitos de cada macronutriente sobre a liberação dos diversos hormônios secretados pelo sistema digestório, relacionados com o controle da ingestão alimentar. *CCK*, colecistoquinina; *GLP-1*, peptídio semelhante ao glucagon; *PP*, polipeptídio pancreático; *PYY*, peptídio YY.

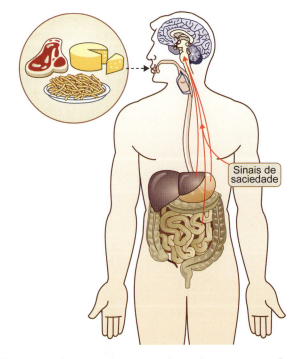

Figura 30.12 Esquema demonstrando os sinais nervosos aferentes, provenientes do sistema digestório, que são ativados pela ingestão alimentar e induzem saciedade. Adaptada de Woods et al.[13] (1998).

lisa circular e longitudinal do tubo digestivo. Sua função está mais atrelada à motilidade gastrintestinal. Já o plexo submucoso atua em funções fisiológicas locais, como a regulação das secreções de muco induzida pelo contato dos alimentos com o epitélio digestivo ou a absorção local de nutrientes. Todavia, a função secretora e reguladora do plexo submucoso é muito dependente de informações sensoriais locais, tais como a presença de nutrientes ou fatores irritantes (ver Figura 30.12). Neurônios sensoriais também estão presentes em neurônios do plexo mioentérico para receber sinais como distensão da parede do tubo digestivo pela passagem ou acúmulo de bolo alimentar (ver Figura 30.12). Todavia, qual é a relevância do SNE para a regulação do comportamento alimentar? Imagine, por exemplo, um indivíduo de estômago vazio e sentindo fome. A água não gera calorias para o organismo, mas, se beber alguns copos de água, esse indivíduo poderá sentir um enchimento gástrico que causará uma transitória sensação de saciedade. Procedimento similar tem sido empregado no tratamento da obesidade, por meio da introdução de um balão intragástrico. Esse balão é cheio de tal maneira que causa distensão da parede do estômago. Neurônios sensoriais do SNE detectam o "estômago cheio" e, como consequência, enviam um sinal de saciedade ao SNC. Acredita-se, portanto, que diversas informações sensoriais geradas durante os processos de digestão e absorção dos alimentos, tais como distensões do tubo digestivo, particularmente do estômago, motilidade do alimento, secreções diversas, detecção de nutrientes específicos, pH e osmolaridade no bolo alimentar, entre outras, sejam transmitidas ao SNC e influenciem significantemente o comportamento alimentar e o controle do estado de fome/saciedade (ver Figura 30.12). Essas informações nervosas sensoriais podem chegar ao SNC por meio da medula espinal ou pelo nervo vago. No SNC, essa informação é processada e repassada a centros importantes para o controle do balanço energético presentes no hipotálamo e no tronco encefálico.

FISIOPATOLOGIA DA OBESIDADE

Como descrito anteriormente, os níveis circulantes de leptina refletem o grau de adiposidade do indivíduo, de maneira que obesos apresentam concentração sérica de leptina expressivamente maior que sujeitos eutróficos. Contudo, como a leptina apresenta potente efeito anorexígeno, fica claro que ocorre perda da função da leptina na obesidade, caracterizando um estado de *resistência à leptina*. A resistência à leptina ajuda a explicar por que os estudos pré-clínicos que trataram obesos com leptina para a redução do peso produziram resultados decepcionantes.[15,16] O reconhecimento do estado de resistência à leptina tornou-se o primeiro problema somático bem descrito que ajuda a explicar a obesidade. Desse modo, ao se tornarem resistentes à leptina, obesos perderiam o sinal anorexígeno causado por esse hormônio, o que favoreceria um aumento contínuo de sua adiposidade.

As causas da resistência à leptina tornaram-se objeto intenso de pesquisa científica a fim de buscar vias terapêuticas mais promissoras no tratamento da obesidade. Dados epidemiológicos apontam um crescente aumento da incidência de obesidade na população brasileira e mundial. O Brasil está próximo de chegar a uma incidência de 20% de sua população adulta classificada como obesa e mais da metade dos brasileiros apresentam sobrepeso.[a] Parte do problema é decorrente da ausência de

terapias com efeitos realmente eficazes a longo prazo. A terapia mais indicada para o tratamento da obesidade envolve mudanças nos hábitos de vida que visam promover melhor alimentação e prática regular de atividades físicas. Com isso, espera-se promover balanço energético negativo, levando o sujeito a eliminar o excesso de gordura armazenado. Todavia, o índice de sucesso no tratamento da obesidade é menor que 15% ao se considerar a capacidade do sujeito de perder peso e manter essa redução ao longo dos anos.

Existem alternativas farmacológicas no tratamento da obesidade que envolvem substâncias que diminuem a digestão e a absorção de gorduras, moderadores do apetite e medicamentos com efeitos termogênicos, ou seja, que aumentam o gasto energético e a oxidação de gordura. Todavia, esses medicamentos têm efeito limitado (tendem a produzir redução de 5 a 10% do peso corporal) e podem apresentar diversos efeitos colaterais, pois as opções disponíveis para o tratamento da obesidade ainda agem em "circuitos secundários" do controle do balanço energético, influenciando diversas outras funções neurológicas. Várias substâncias usadas no tratamento da obesidade, como a sibutramina, agem bloqueando a recaptação de catecolaminas, o que aumenta a transmissão sináptica de serotonina, dopamina e norepinefrina. Os efeitos do aumento da transmissão serotoninérgica e dopaminérgica manifestam-se com a diminuição da sensação da fome e da ansiedade. Já o aumento do tônus noradrenérgico eleva o gasto energético. Contudo, fármacos que atuam no sistema serotoninérgico já foram retirados do mercado por promoverem graves efeitos colaterais, como defeitos em valvas cardíacas que podem levar ao óbito. O aumento do tônus noradrenérgico pode produzir irritabilidade, insônia, palpitação e arritmia cardíaca, bem como boca seca, problemas gastrintestinais e sudorese. Atualmente, a cirurgia bariátrica tem ganhado espaço, apesar de ainda ser indicada apenas a indivíduos com obesidade mórbida e/ou portadores de comorbidades. Além disso, dados da eficácia a longo prazo da cirurgia bariátrica ainda são preliminares. Mais recentemente, têm ganhado espaço no tratamento da obesidade medicamentos que foram desenvolvimentos inicialmente para o tratamento do DM, mas que apresentam marcante redução do peso corporal. Esses medicamentos são agonistas do receptor do hormônio GLP-1, mas as moléculas apresentam meia-vida elevada. A semaglutida é utilizada por algumas grandes farmacêuticas para melhorar o controle glicêmico, dada a propriedade de incretina do GLP-1 e seus análogos, e vem sendo amplamente usada na clínica médica para induzir perda de peso, mesmo em pacientes que não possuem diabetes. Exemplos de formulações que contêm semaglutida são os fármacos Ozempic® e Wegovy®. As agências reguladoras estão prestes a aprovar o uso de tirzepatide (Mounjaro®) para o tratamento da obesidade, por conseguir reduzir em até 25% o peso corporal em cerca de um ano de tratamento, valores similares aos obtidos com a cirurgia bariátrica. O tirzepatide é capaz de ativar tanto o receptor de GLP-1 quanto o do polipeptídeo insulinotrópico dependente de glicose (GIP). Assim, essa recente classe de medicamentos promete causar grande impacto no tratamento da obesidade.

Além dos medicamentos citados, fármacos capazes de aumentar a sensibilidade à leptina tem sido estudados. Desse modo, a racionalidade dessa classe de substâncias seria aproveitar o próprio excesso de leptina circulante nos obesos para promover a perda de peso, ao aumentar os efeitos anorexígenos da leptina. No momento, nenhum fármaco que aumente a sensibilidade à leptina está disponível no mercado, mas pesquisas vêm sendo conduzidas a fim de encontrar compostos capazes

---

[a] A obesidade é frequentemente diagnosticada quando um indivíduo apresenta índice de massa corporal (IMC) acima de 30 kg/m². Já o sobrepeso é classificado quando o IMC está entre 25 e 30 kg/m².

de promover tal efeito. Vários trabalhos têm demonstrado que a infusão do hormônio amilina ou de agonistas de seu receptor é capaz de aumentar a sensibilidade à leptina e prevenir a obesidade induzida por dieta rica em gordura (HFD), que é um modelo experimental bastante usado para promover obesidade em roedores. Outros estudos observaram que a coadministração de exenatida (também conhecida como *extendin-4*, um agonista dos receptores de GLP-1) ou do fator de crescimento de fibroblastos 21 com análogos de leptina aumenta a sensibilidade à leptina e reduz a predisposição à obesidade induzida por HFD. Estudos mais recentes têm mostrado o potencial de outros compostos para aumentar a sensibilidade à leptina, tais como o celastrol ou a *withaferin A*.

É importante destacar, contudo, que ainda existe espaço para o tratamento farmacológico com leptina em casos particulares. Isso envolve os raríssimos casos de pessoas com deficiência de leptina (apenas algumas poucas dezenas já identificadas em todo mundo) e indivíduos com deficiência parcial de leptina (alguns levantamentos indicam que isso pode representar até 10% dos casos de obesidade). Em 2014, ou seja, 20 anos após a descoberta da leptina, a Food and Drug Administration (FDA) dos EUA autorizou pela primeira vez o uso clínico de leptina recombinante (metreleptina, comercializada com o nome de Myalept®), mas para o tratamento de complicações causadas pela deficiência de leptina secundárias a lipodistrofia generalizada congênita ou adquirida. Outros estudos vêm sendo conduzidos a fim de encontrar novos potenciais terapêuticos para a leptina. Uma das frentes que vêm apresentando resultados promissores envolve o tratamento do DM tipo 1. A administração de leptina melhora expressivamente o controle glicêmico, a cetogênese e a glicosúria, além de reduzir os níveis circulantes de glucagon, mesmo na ausência completa de reposição com insulina. Contudo, são necessários mais dados em seres humanos para atestar a eficácia da leptina como terapia primária ou secundária no diabetes insulinodependente.

O LepR pertence à família dos receptores de citocina do tipo 1, com bastante similaridade ao receptor de interleucina 6.[17] Essa classe de receptores não tem atividade catalítica intrínseca e depende da interação com proteínas da família JAK (*Janus kinase*), particularmente a JAK2, para produzir efeitos celulares (Figura 30.13). Quando a leptina se liga ao LepR presente na membrana celular, formam-se dímeros que recrutam e ativam o JAK2. O JAK2, por sua vez, autofosforila-se e induz a fosforilação de resíduos tirosina do LepR, que agem como pontos de ancoragem para proteínas, e de alvos a jusante (*downstream*), que irão transmitir os efeitos da ativação do LepR para a célula (ver Figura 30.13).

As principais vias de transdução do sinal da leptina envolvem fatores de transcrição, conhecidos como transdutor de sinal e ativador da transcrição (STAT), em particular o STAT3 (ver Figura 30.13). Trabalhos clássicos demonstraram que o bloqueio da capacidade do LepR de fosforilar e recrutar o STAT3, ou da deleção neuronal de STAT3, produz disfunções metabólicas semelhantes àquelas observadas em camundongos *db/db*, sugerindo, portanto, que o STAT3 seja a principal via de sinalização intracelular recrutada pelo LepR. O LepR também é capaz de recrutar o STAT5. Contudo, a inativação dos genes *Stat5a/b* em células que expressam o LepR ou o bloqueio da capacidade do LepR em recrutar a via do STAT5 promove apenas modestos efeitos metabólicos, além de pequenas alterações no sistema reprodutivo de camundongos. Finalmente, o LepR é capaz de ativar outras vias de sinalização, tais como a da fosfatidilinositol-3-quinase (PI3K) (ver Figura 30.13). Diversos estudos têm mostrado que a ação da leptina sobre a via da PI3K é importante para regular alguns aspectos referentes ao balanço energético, particularmente os efeitos agudos da leptina que envolvem mudanças no potencial elétrico dos neurônios, por meio da modulação de canais iônicos específicos.[12] Além disso, a via da PI3K é uma das principais recrutadas pelo receptor de insulina, representando um importante

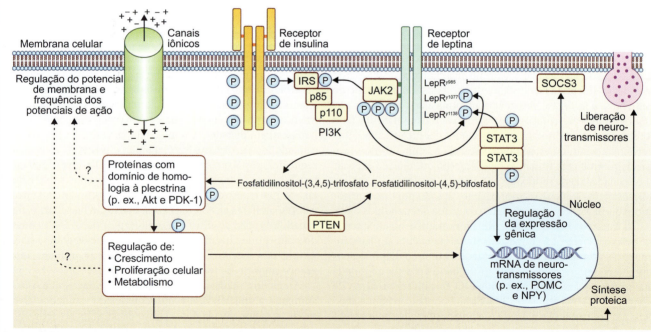

Figura 30.13 Resumo das principais vias de sinalização intracelular recrutadas pelo receptor de leptina e sua interação com o receptor de insulina. Adaptada de Donato et al.[12] (2010). *Akt*, proteinoquinase B; *IRS*, substrato do receptor de insulina; *JAK2*, Janus quinase 2; *LepR*, receptor de leptina; *NPY*, neuropeptídio Y; *PDK-1*, quinase 1 dependente de fosfoinositídio; *PI3K*, fosfatidilinositol-3-quinase; *POMC*, pró-opiomelanocortina; *PTEN*, proteína tirosina-fosfatase, tipo não receptor; *SOCS3*, supressor da sinalização de citocina 3; *STAT3*, transdutor de sinal e ativador de transcrição 3.

ponto de convergência entre a leptina e a insulina para afetar a atividade e a função de neurônios que apresentam coexpressão de ambos os receptores (ver Figura 30.13).

A resistência à leptina não impede completamente os efeitos da leptina em modelos de obesidade induzida por HFD. Além disso, existem claras evidências de que a resistência à leptina não acomete do mesmo modo os diferentes grupamentos neuronais responsivos à leptina, bem como as distintas vias de sinalização celular recrutadas pelo LepR. Uma maneira bem usada de se mensurar a sensibilidade à leptina é avaliar o grau de ativação de vias de sinalização intracelular induzidas pelo LepR após infusão aguda ou crônica de leptina. Por meio de técnicas de imuno-histoquímica para marcar o estado fosforilado do STAT3 (pSTAT3), como indicador de responsividade à leptina (ver Figura 30.14 como exemplo), pesquisadores observaram que a infusão de leptina induz menor número de células imunorreativas ao pSTAT3 no ARH de camundongos obesos (por consumo crônico de HFD), comparado aos animais magros. Todavia, outros núcleos hipotalâmicos, incluindo VMH, DMH, PVH e PMv, não apresentaram redução no número de células responsivas à leptina. Resultados similares foram obtidos em outros estudos. Parece, então, que alguns neurônios são mais suscetíveis a desenvolver resistência à leptina que outros, sendo os neurônios do ARH os mais afetados pela obesidade induzida pela HFD. Essa diferença ajuda a explicar alguns fenômenos na obesidade. A leptina leva a uma ativação central do sistema nervoso simpático, e esse efeito é parcialmente dependente da ação da leptina no DMH. Como os níveis circulantes de leptina aumentam expressivamente na obesidade, mas a sensibilidade à leptina não diminui no DMH, ocorre hiperativação da sinalização nesse núcleo, culminando em ativação simpática excessiva que predispõe à hipertensão arterial.[18] Não é por acaso que a hipertensão arterial é uma das comorbidades mais frequentemente associadas com a obesidade. Além disso, camundongos ob/ob ou db/db, bem como seres humanos deficientes nesses genes, apresentam uma paradoxal proteção contra a hipertensão arterial, apesar da obesidade mórbida, demonstrando o importante papel da sinalização da leptina no aumento da pressão arterial na obesidade.

Diversas hipóteses têm sido sugeridas para tentar explicar os mecanismos envolvidos na resistência à leptina. Uma delas seria a de uma capacidade limitada de transportar a leptina da circulação sistêmica para dentro do SNC. Essa ideia surgiu de experimentos que mostraram evidências de que a leptina entra no SNC por meio de um transporte saturável e porque a razão entre a concentração da leptina no líquido cerebrospinal e no sangue encontra-se diminuída na obesidade. Além disso, estudos comparando a eficácia de infusões centrais e periféricas de leptina demonstraram que muitas vezes a leptina continuava a ter efeito em animais obesos, apenas quando administrada centralmente (p. ex., por meio de infusão intracerebroventricular). Trabalhos mostraram que a leptina pode usar a isoforma "a" do LepR (ObRa; uma de suas isoformas curtas) para ser transportada de modo transcelular. Embora alguns estudos tenham mostrado que ratos deficientes nas isoformas curtas do LepR apresentam menor transporte de leptina pela BBB, outros demonstraram que o transporte de leptina pela BBB não é mediado pelo LepR. Mais recentemente, pesquisadores produziram um camundongo deficiente em ObRa e observou-se que, embora esse animal apresente algumas alterações metabólicas, essas são bem mais sutis comparadas àquelas apresentadas na deficiência da isoforma longa e funcional do LepR (ObRb). Esses dados indicam que o ObRa tem um efeito secundário na fisiologia da leptina. Portanto, ainda não está totalmente esclarecido o papel do transporte da leptina pela BBB na etiologia da resistência à leptina.

Outra possibilidade seria que a resistência à leptina fosse secundária à obesidade e talvez causada pelo próprio excesso de leptina que reflete o grau de adiposidade do sujeito. Todavia, um interessante estudo mostrou que essa hipótese é pouco provável. Basicamente, os pesquisadores infundiram leptina em camundongos durante 150 dias para simular a hiperleptinemia induzida pela obesidade em animais consumindo HFD. Se o excesso de leptina circulante fosse responsável por causar resistência à leptina, esperava-se que após o fim do tratamento com leptina os animais ganhassem peso, a fim de retornar aos níveis anteriores de leptina, obtidos com o tratamento exógeno. Contudo, os animais não "defenderam" um peso corporal mais elevado, sugerindo que a hiperleptinemia *per se* não traga prejuízos a longo prazo no controle do balanço energético.

Finalmente, a maior parte dos cientistas da área acredita que exista um defeito na sinalização intracelular induzido pela leptina na obesidade, representando o mecanismo mais importante na indução da resistência à leptina. O defeito na sinalização do LepR poderia ter várias causas, mas dois mecanismos vêm sendo amplamente propostos. Um deles envolve uma inflamação hipotalâmica, e outro, o estresse do retículo endoplasmático causado, por exemplo, em resposta a proteínas mal enoveladas (Figura 30.15). A inflamação hipotalâmica poderia ter múltiplas causas. O consumo excessivo e crônico de ácidos graxos saturados, que tem aumentado com a ingestão de dietas industrializadas e *fast-food*, pode favorecer vias pró-inflamatórias no SNC ao ativar o receptor do tipo Toll 4 (TLR4). Desse modo, o recrutamento do TLR4 induz a ativação de vias intracelulares pró-inflamatórias que envolvem a enzima IkB-quinase, o fator nuclear kappa B e proteínas da família *c-Jun N-terminal kinase* (JNK). Essas vias levam à produção de

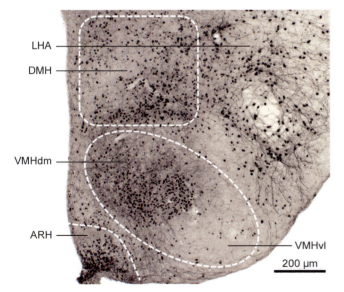

Figura 30.14 Fotomicrografia de um corte coronal do hipotálamo de um camundongo demonstrando a capacidade da leptina de induzir fosforilação do ativador da transcrição 3 (STAT3). A fosforilação do STAT3 (marcação nuclear *em preto*) pode ser observada nos diversos núcleos hipotalâmicos que expressam o receptor de leptina (compare com a marcação mostrada na Figura 30.4). *ARH*, núcleo arqueado do hipotálamo; *DMH*, núcleo dorsomedial do hipotálamo; *LHA*, área hipotalâmica lateral; *VMH*, núcleo ventromedial do hipotálamo; *VMHdm*, porção dorsomedial do VMH; *VMHvl*, porção ventrolateral do VMH.

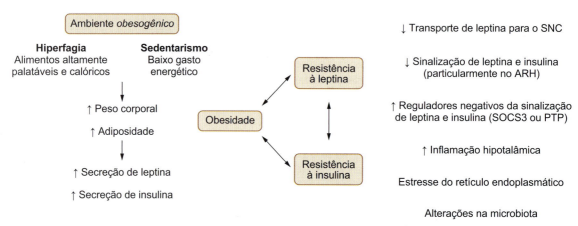

Figura 30.15 Influências ambientais no desenvolvimento de distúrbios metabólicos. Esquema resumindo os mecanismos pelos quais um ambiente alterado pode promover obesidade e diabetes *mellitus* tipo 2. *ARH*, núcleo arqueado do hipotálamo; *PTP*, proteínas tirosina-fosfatase; *SNC*, sistema nervoso central; *SOCS-3*, supressor da sinalização de citocina 3.

citocinas pró-inflamatórias capazes de causar perda de função de processos neurais (redução da plasticidade neural e neurogênese), resistência a leptina e insulina, bem como apoptose de importantes grupamentos neurais responsivos à leptina. Além disso, citocinas pró-inflamatórias podem chegar ao SNC oriundas da inflamação sistêmica, tipicamente observada na obesidade. Essas citocinas podem, por exemplo, ser produzidas no tecido adiposo, que apresenta diversas alterações decorrentes da obesidade.[19]

Mais recentemente, tem sido descrito o papel da microbiota no controle do balanço energético. A dieta do indivíduo pode alterar sua microbiota e essa, por sua vez, desempenhar papel relevante na predisposição à obesidade. A microbiota não apenas é capaz produzir calorias que poderão ser absorvidas na forma de ácidos graxos de cadeia curta, mas também pode ter importante papel regulando o estado inflamatório sistêmico. Esse efeito pode ocorrer por meio de mudanças na permeabilidade do intestino às bactérias ou seus fragmentos que, por sua vez, induzem a ativação de receptores do sistema imunológico, tais como o TLR4, levando à produção de citocinas inflamatórias. Em resumo, a indução de um estado inflamatório, particularmente no hipotálamo, pode causar disfunções na sinalização da leptina e outros hormônios anorexígenos (tais como insulina) e predispor indivíduos à obesidade[20] (ver Figura 30.15).

Já em relação ao estresse do retículo endoplasmático, tanto a ativação de vias pró-inflamatórias quanto o excesso de nutrientes podem alterar o funcionamento do retículo endoplasmático, formando proteínas mal enoveladas. Essa resposta tende a ocorrer na obesidade e pode contribuir para o mau funcionamento de circuitos-chave que controlam o balanço energético e a homeostase glicêmica. Consequentemente, o estresse do retículo endoplasmático favorece o aumento da resistência à leptina e à insulina e pode contribuir como fator predisponente à obesidade e ao DM tipo 2 (ver Figura 30.15).

Porém, como a inflamação, o estresse do retículo endoplasmático e outras condições podem causar resistência à leptina? Como descrito anteriormente (ver Figura 30.15), o LepR pertence à família dos receptores de citocina, e sua cascata de sinalização depende da fosforilação, em resíduos tirosina, de alvos celulares mediados pela JAK2 (ver Figura 30.13). Contudo, diversas proteínas capazes de bloquear ou reduzir a eficácia da transdução do sinal intracelular induzido pelo LepR já foram descritas.[21,22] Uma classe de proteínas de especial destaque na regulação da sensibilidade à leptina é composta por enzimas que catalisam a desfosforilação em resíduos de tirosina e que têm afinidade aos componentes da via da leptina. Consequentemente, essas proteínas tirosina-fosfatase (PTP) são capazes de desfosforilar componentes da via de sinalização da leptina, incluindo o próprio LepR, o JAK2 e o STAT3, bloqueando a capacidade do LepR de induzir seus efeitos celulares. A proteína tirosina-fosfatase 1B (PTP1B; transcrita pelo gene *Ptpn1*), a proteína tirosina-fosfatase de células T (TCPTP; transcrita pelo gene *Ptpn2*) e a proteína tirosina-fosfatase ε (RPTPε; transcrita pelo gene *Ptpre*) exercem esse papel, regulando negativamente a sinalização do LepR. Diversos estudos têm mostrado, por exemplo, que na obesidade a expressão hipotalâmica de PTP1B e TCPTP encontra-se elevada e que a inativação dessas proteínas aumenta a sensibilidade à leptina e previne a obesidade induzida pela HFD. Não obstante, condições que induzem resistência à leptina, como a inflamação, aumentam a expressão das PTP no hipotálamo.

A sinalização do LepR também pode ser regulada positivamente por proteínas adaptadoras e outras enzimas. A inativação da proteína tirosina-fosfatase conhecida como SHP2 (transcrita pelo gene *Ptpn11*), por exemplo, reduz a sensibilidade à leptina e leva à obesidade. A proteína adaptadora SH2B1 aumenta a sensibilidade à leptina, por meio de ligação e consequente aumento da atividade catalítica de JAK2, além de se ligar ao substrato do receptor de insulina 1 e 2 (IRS1/IRS2) e favorecer a ativação da via da PI3K. Assim, camundongos deficientes em SH2B1 em neurônios apresentam resistência à leptina, obesidade e hiperglicemia.

Finalmente, outra classe particularmente especial de proteínas que regulam a sensibilidade à leptina incluem os componentes da família dos supressores do sinal de citocinas (SOCS). Essa família inclui 8 proteínas intracelulares – SOCS1 a SOC7, além da CIS – que apresentam uma sequência C-terminal comum (conhecida como *SOCS box*) e um domínio SH2 que promove a ligação com outras proteínas contendo resíduos de tirosina fosforilados. Assim, a fosforilação de proteínas em resíduos de tirosina controla a ligação das proteínas SOCS que, tal como o nome já as define, atuam inibindo a sinalização de citocinas, inclusive a leptina. Interessantemente, a expressão das proteínas SOCS é fortemente estimulada pela sinalização de citocinas e, portanto, essas proteínas agem inibindo a sinalização de citocinas, como uma espécie de alça de retroalimentação negativa, possivelmente prevenindo excessos na sinalização desses hormônios. Entretanto, as proteínas da família SOCS apresentam afinidades diferentes pelos mais variados receptores de citocina, levando cada uma delas a inibir a sinalização de alguns hormônios, mas não de outros. No caso do LepR, foi demonstrado que a proteína SOCS3 é a que exerce influência mais significativa sobre a sinalização da leptina. Além disso, não apenas camundongos obesos apresentam aumento na expressão hipotalâmica de SOCS3, como também a própria sinalização de leptina estimula de maneira pronunciada a expressão dessa proteína.[23] Para inibir a sinalização do LepR, o SOCS3 liga-se ao resíduo Tyr985 do LepR, levando ao bloqueio da transdução da cascata de sinalização induzida pela leptina (LepR/JAK2 →/STAT3). Como evidência disso, a substituição do resíduo Tyr985 por uma leucina previne a ligação do SOCS3 ao LepR e promove aumento da sensibilidade à leptina *in vivo* e *in vitro*. Além disso, animais carregando essa mutação pontual apresentam menor ingestão alimentar e proteção contra a obesidade induzida pela HFD. A proteína SOCS3 pode, ainda, ligar-se ao JAK2 fosforilado e possivelmente a outros componentes da via de sinalização da leptina (p. ex., STAT3), induzindo o bloqueio da transdução do sinal, além de favorecer a degradação dessas proteínas. Finalmente, a transdução da sinalização intracelular da insulina, dependente da fosforilação em resíduos tirosina, também é inibida pelo SOCS3, indicando que essa proteína possa ser um ponto de convergência entre situações de resistência à leptina e à insulina.[24]

A importância do SOCS3 como um dos principais mediadores da resistência à leptina, favorecendo a obesidade, foi observada por meio do estudo de animais nocautes para o SOCS3.[24] A ablação global do SOCS3 causa letalidade embrionária. Todavia, animais carregando haploinsuficiência do SOCS3 são viáveis e, notavelmente, apresentam maior sensibilidade à leptina e proteção contra a obesidade induzida pela HFD. Outros estudos conseguiram produzir camundongos deficientes em SOCS3 apenas no sistema nervoso. Esses estudos observaram que os camundongos mutantes apresentavam aumento da sensibilidade hipotalâmica à leptina, além de estarem parcialmente protegidos contra a obesidade induzida pela HFD, bem como aumento da resistência à insulina.[25,26] Portanto, várias proteínas intracelulares são capazes de afetar positiva ou negativamente a sinalização de leptina, representando potenciais candidatos para mediar a resistência à leptina e, consequentemente, influenciar a predisposição à obesidade.

CONSIDERAÇÕES FINAIS

Neste capítulo, foi fornecida uma visão geral a respeito de cada tópico que envolve a regulação do balanço energético, incluindo os diversos mecanismos internos que controlam as sensações de fome e saciedade, bem como o peso corporal. Esses mecanismos são compostos por circuitos neurais, vias de sinalização intracelular, e são influenciados por muitos hormônios, neuromediadores e proteínas intracelulares. A construção contínua desse conhecimento tem sugerido a existência de vias em potencial que podem ser manipuladas farmacologicamente a fim de se buscarem terapias eficazes, duradouras e seguras para a prevenção e o tratamento da obesidade. Contudo, vale lembrar que o controle do balanço energético não depende apenas dos mecanismos internos de homeostase, mas também da interação com o ambiente. Portanto, intervenções em variáveis ambientais, de modificações na proporção/composição de nutrientes da dieta ao tamanho das porções, podem ter impacto decisivo sobre a capacidade humana de controlar o peso corporal. Importantes descobertas científicas ocorreram nas últimas décadas, ampliando o conhecimento a respeito dos mecanismos que regem a homeostase energética. Apesar disso, a obesidade e suas comorbidades tornaram-se verdadeiras epidemias mundiais e têm apresentado impacto significativo sobre a expectativa e a qualidade de vida, bem como sobre os gastos com a saúde, sejam eles particulares ou públicos. Portanto, é essencial uma rápida reação por parte da comunidade científica a fim de se buscarem terapias realmente eficientes para essas doenças metabólicas.

REFERÊNCIAS BIBLIOGRÁFICAS

As referências consultadas para a elaboração deste capítulo estão disponíveis *online* no Ambiente de aprendizagem do GEN.

COMO CITAR ESTE CAPÍTULO

ABNT
DONATO Jr., J. Regulação do peso corporal. *In*: ROSSI, L.; POLTRONIERI, F. (org.). *Tratado de Nutrição e Dietoterapia*. 2. ed. Rio de Janeiro: Guanabara Koogan, 2023. p. 406-419.

VANCOUVER
Donato Jr J. Regulação do peso corporal. In: Rossi L, Poltronieri F (Orgs.). Tratado de nutrição e dietoterapia. 2. ed. Rio de Janeiro: Guanabara Koogan; 2023. p. 406-19.

CAPÍTULO 31

Exames Laboratoriais: Prescrição e Interpretação

Tatiane V. de Oliveira

INTRODUÇÃO

Os exames laboratoriais fazem parte da avaliação do estado nutricional e são de extrema importância para complementar as informações obtidas na anamnese, nos exames físicos, na avaliação antropométrica e na avaliação do consumo alimentar para obtenção do diagnóstico nutricional, para o acompanhamento dietoterápico e para a prescrição dietética. No entanto, o nutricionista só deve solicitar exames pertinentes ao estado nutricional. Vale ressaltar que esses exames são de extrema importância para determinar medidas preventivas, para se estabelecer a conduta clínica e dietoterápica, para a avaliação de prognóstico, para avaliação da eficácia da conduta clínica/nutricional estabelecida, bem como da adesão terapêutica.

SOLICITAÇÃO DE EXAMES LABORATORIAIS PELO NUTRICIONISTA

Na área de Nutrição Clínica, o Conselho Federal de Nutricionistas (CFN) dispõe sobre a solicitação de exames laboratoriais na Resolução CFN nº 306/2003,[1] em quatro artigos, destacando-se aqui o Art. 1º e o Art. 2º, conforme descrito a seguir:

Art. 1º Compete ao nutricionista a solicitação de exames laboratoriais necessários à avaliação, à prescrição e à evolução nutricional do cliente-paciente.

Art. 2º O nutricionista, ao solicitar exames laboratoriais, deve avaliar adequadamente os critérios técnicos e científicos de sua conduta, estando ciente de sua responsabilidade frente aos questionamentos técnicos decorrentes.

Ainda segundo a resolução, para uma solicitação adequada de exames laboratoriais, o nutricionista deverá:

I – considerar o cliente-paciente globalmente, respeitando suas condições clínicas, individuais, socioeconômicas e religiosas, desenvolvendo a assistência integrada junto à equipe multiprofissional;

II – considerar diagnósticos, laudos e pareceres dos demais membros da equipe multiprofissional, definindo com estes, sempre que pertinente, outros exames laboratoriais;

III – atuar considerando o cliente-paciente globalmente, desenvolvendo a assistência integrada à equipe multiprofissional;

IV – respeitar os princípios da bioética;

V – solicitar exames laboratoriais cujos métodos e técnicas tenham sido aprovados cientificamente.[1]

Em 2016, o CFN destacou na recomendação nº 005[2] que o nutricionista deve solicitar os exames laboratoriais exclusivamente necessários à avaliação, à prescrição e à evolução nutricional e dietoterápica do cliente-paciente, bem como denunciar o descumprimento na aceitação de solicitações de exames laboratoriais ao Conselho Regional de Nutricionistas (CRN) de sua jurisdição, às Secretarias Estaduais e Municipais no caso do Sistema Único de Saúde (SUS) e à Agência Nacional de Saúde Suplementar (ANS), quando operadoras de planos de saúde e seguradoras de saúde. Em junho de 2022, foi realizada uma audiência pública para que as operadoras dos planos de saúde sejam obrigadas a cobrir exames laboratoriais solicitados por nutricionistas. Essa discussão está em voga e é importante acompanhar seu desfecho, uma vez que os exames são importantes para a realização de um diagnóstico nutricional.

Importante: No pedido de solicitação de exames laboratoriais, o nutricionista deve carimbar (constando o número de registro no CRN), assinar e colocar a data. Compete ao nutricionista a inteira responsabilidade sobre as justificativas técnicas para tais solicitações, bem como sobre a leitura e a interpretação dos resultados desses exames. Desse modo, os nutricionistas só devem solicitar os exames realmente necessários para o acompanhamento do paciente.

Para maiores informações, vale fazer a leitura da Lei Federal 8.234/91 em seu artigo 4º, Resolução CFN nº 306/03, Resolução CFN nº 417/08 e Resolução CFN nº 600/18.

EXAMES LABORATORIAIS PARA DIAGNÓSTICO NUTRICIONAL

Hemograma

O hemograma é o principal exame hematológico e é composto por diversas medidas da função e das quantidades de células vermelhas com o objetivo de avaliar e detectar anemias, leucemias, infecções bacterianas e virais, processos inflamatórios, plaquetoses e plaquetopenias, auxiliar no acompanhamento de pacientes em quimioterapia, entre outros.[3] O sangue é composto por hemácias ou glóbulos vermelhos (eritrócitos), plaquetas e leucócitos ou glóbulos brancos (Figura 31.1).

Para a realização do exame, após dieta leve, não é necessário o jejum. Caso contrário, recomenda-se um jejum de 3 horas e que não se realize o exame após esforço físico. Destaca-se a importância de informar os medicamentos usados nos últimos 10 dias.[4] Após a coleta do sangue em anticoagulante ácido etilenodiaminotetracético (EDTA), a amostra de sangue é separada em duas fases: sólida (glóbulos vermelhos, brancos e plaquetas) e líquida (plasma) (Figura 31.2).

A partir do hemograma é possível realizar análises quantitativas e qualitativas, conforme mostra a Tabela 31.1.

Eritrograma

A análise da série vermelha (eritrograma) engloba a contagem global de eritrócitos, dosagem de hemoglobina, hematócrito e índices hematimétricos. Valores de referência são apresentados nas Tabelas 31.2 e 31.3.

Contagem global de eritrócitos

Os eritrócitos, células responsáveis por transportar a hemoglobina no sangue, são produzidos na medula óssea e têm meia-vida de 90 a 120 dias. Esse exame é usado para o diagnóstico diferencial de anemias e poliglobulias, hemorragias,

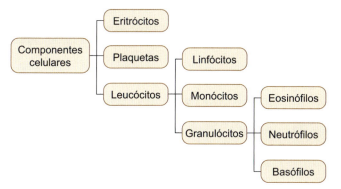

Figura 31.1 Composição do sangue.

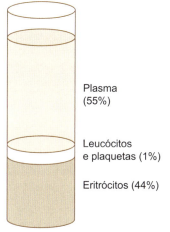

Figura 31.2 Fases do sangue após centrifugação para análise do hemograma.

Tabela 31.1 Análises quantitativa e qualitativa com base no hemograma.

Análise quantitativa	Análise qualitativa
Contagem global de eritrócitos	**Índices hematimétricos** HCM, VCM, CHCM, RDW
Dosagem de hemoglobina	
Hematócrito	**Contagem diferencial de leucócitos** Neutrófilo, eosinófilo, basófilo, monócito, linfócito, outros
Contagem global de leucócitos	
Contagem global de plaquetas	

CHCM, concentração de hemoglobina corpuscular média; HCM, hemoglobina corpuscular média; RDW, red cell distribution width; VCM, volume corpuscular médio.

sobrecarga de líquidos etc. Além de os resultados estarem relacionados com redução do número de células (eritropenia) ou aumento do número de células (eritrocitose), podem-se apresentar as seguintes alterações:

- Tamanho: anisocitose (microcitose e macrocitose)
- Cor: anisocromia (hipocromia e hipercromia)
- Forma: poiquilocitose (esferócitos, ovalócitos etc.).[5]

Hemoglobina

O valor de hemoglobina depende da concentração de eritrócitos e é uma medida auxiliar para avaliação da gravidade de anemia ou policitemia, além de ser usado para calcular alguns índices hematimétricos. A hemoglobina é uma proteína responsável pelo transporte de O_2 no sangue. A diminuição na concentração de hemoglobina costuma estar relacionada com quadros de anemia, hemorragias e retenção de líquidos.

Situações como gestação, insuficiência cardíaca crônica ou hiper-hidratação podem levar a um diagnóstico de falsa anemia, pois resultam em retenção de líquidos e hemodiluição, sendo necessários outros parâmetros para a confirmação da anemia. Nos casos em que ocorre perda excessiva de líquidos, é comum se apresentar também uma falsa policitemia, como em situações de uso excessivo de diuréticos, queimaduras graves, sudorese excessiva, pois ocorre hipovolemia, o que leva a alterações na concentração de hemoglobina sérica.

Hematócrito

O hematócrito é um indicador quantitativo do hemograma que determina a quantidade de eritrócitos existentes em uma amostra de sangue circulante. Como o número de leucócitos e plaquetas é pequeno, considera-se apenas o número de eritrócitos para essa análise. Ele também constitui uma medida para avaliação dos índices hematimétricos e para complementar o diagnóstico de anemias.

Índices hematimétricos

Os índices hematimétricos são considerados parâmetros qualitativos do hemograma, pois são usados para diferenciar as células e os diagnósticos de anemia. Desse modo, são índices a serem usados em conjunto com os exames de hemoglobina e hematócrito. Na Tabela 31.3 encontram-se os valores de referência dos índices descritos a seguir.

- **Volume corpuscular médio (VCM).** Está associado à média do tamanho dos eritrócitos, podendo ser classificado como microcitose ou macrocitose.
- *Red cell distribution width* **(RDW).** Tem correlação com o grau de anisocitose (hemácias de tamanhos diferentes). Constatam-se macrocitose e microcitose na mesma amostra de sangue, comum na maioria das anemias, porém o significado é incerto.
- **Hemoglobina corpuscular média (HCM).** Média da massa de hemoglobina por eritrócito (em picogramas). Índice complementar para determinar tamanho, ou seja, a diminuição desse índice pode resultar em um quadro de microcitose e sua elevação, em macrocitose. Nos casos de anemia ferropriva, quando a síntese de hemoglobina está prejudicada, é comum um quadro de microcitose e hipocromia.
- **Concentração de hemoglobina corpuscular média (CHCM).** Média da concentração de hemoglobina por eritrócito (g/dℓ). Viabiliza a classificação das anemias em hipocrômicas e hipercrômicas. Casos nos quais a redução da síntese de hemoglobina exceda a redução do volume do eritrócito, como nas anemias ferroprivas graves ou as persistentes, são classificados como hipocromia; já em casos de desidratação, como hipercromia (raro).

Importante: Os valores de hemoglobina, HCM e CHCM são estabelecidos para pacientes vivendo à altitude e à pressão atmosférica de São Paulo (± 750 m e ± 705 mmHg). Pacientes de cidades litorâneas (2 m e 760 mmHg) apresentam valores, em média, 1% mais baixos, e os de cidades altas (1.500 m e 650 mmHg) apresentam valores, em média, 1% mais altos.

Os valores de hemoglobina, hematócrito e os índices hematimétricos são bastante usados na avaliação nutricional para detectar possíveis anemias. Na Tabela 31.4 são apresentados alguns tipos de anemias e suas principais características com relação aos resultados dos hemogramas.

Leucograma

O leucograma ou série branca tem como função avaliar a competência imunológica, porém a interpretação criteriosa é

Tabela 31.2 Valores de referência de eritrócitos, hemoglobina e hematócrito em diferentes faixas etárias.

Faixa etária	Eritrócitos (milhões/mm³)	Hemoglobina (g/dℓ)	Hematócrito (mℓ eritróc./dℓ)
Nascimento	3,90 a 5,50	13,5 a 22,0	42,0 a 60,0
1 a 7 dias	3,90 a 5,60	13,5 a 22,0	42,0 a 60,0
8 a 14 dias	3,60 a 6,00	12,5 a 21,0	39,0 a 60,0
15 a 59 dias	3,00 a 5,50	10,0 a 20,0	31,0 a 55,0
2 a 5 meses	3,10 a 4,50	10,0 a 14,0	28,0 a 42,0
6 a 11 meses	3,70 a 6,00	10,5 a 13,5	33,0 a 40,0
1 ano	3,70 a 6,00	10,5 a 13,5	33,0 a 40,0
2 anos	4,10 a 5,10	11,0 a 14,0	33,0 a 42,0
3 a 5 anos	M: 4,10 a 5,30 F: 4,10 a 5,20	M: 11,0 a 14,5 F: 12,0 a 15,0	M: 33,0 a 43,0 F: 35,0 a 44,0
6 a 11 anos	M: 4,20 a 5,10 F: 4,10 a 5,30	M: 12,0 a 14,0 F: 12,0 a 14,5	M: 36,0 a 42,0 F: 36,0 a 43,0
12 a 16 anos	M: 4,40 a 5,50 F: 4,10 a 5,20	M: 12,8 a 16,0 F: 12,2 a 14,8	M: 37,0 a 47,0 F: 36,0 a 43,0
Adultos (> 16 anos)	M: 4,30 a 5,70 F: 3,90 a 5,00	M: 13,5 a 17,5 F: 12,0 a 15,5	M: 39,0 a 50,0 F: 35,0 a 45,0

Adaptada de www.fleury.com.br/medicos/manual-exames/Pages/default.aspxn; www.mayomedicallaboratories.com.

Tabela 31.3 Valores de referência dos índices hematimétricos em diferentes faixas etárias.

Faixa etária	VCM (fℓ)	RDW (%)	HCM (pg)	CHCM (g/dℓ)
Nascimento	98,0 a 120,0	12,0 a 14,5	31,0 a 37,0	30,0 a 36,0
1 a 7 dias	88,0 a 120,0	12,0 a 14,5	28,0 a 40,0	28,0 a 38,0
8 a 14 dias	86,0 a 120,0	12,0 a 14,5	28,0 a 40,0	28,0 a 38,0
15 a 59 dias	80,5 a 110,0	12,0 a 14,5	28,0 a 40,0	29,0 a 37,0
2 a 5 meses	77,0 a 110,0	12,0 a 14,5	26,0 a 34,0	29,0 a 37,0
6 a 11 meses	74,0 a 89,0	12,0 a 14,5	25,0 a 35,0	30,0 a 36,0
1 ano	74,0 a 89,0	12,0 a 14,5	27,0 a 35,0	33,0 a 36,0
2 anos	74,0 a 89,0	12,0 a 14,5	24,0 a 30,0	31,0 a 36,0
3 a 5 anos	M: 74,0 a 89,0 F: 74,0 a 89,0	M: 12,0 a 14,0 F: 12,0 a 14,0	M: 24,0 a 32,0 F: 25,0 a 32,0	M: 32,0 a 36,0 F: 32,0 a 36,0
6 a 11 anos	M: 77,0 a 91,0 F: 79,0 a 90,0	M: 11,6 a 13,4 F: 12,0 a 14,0	M: 25,0 a 33,0 F: 27,0 a 33,0	M: 31,0 a 36,0 F: 32,0 a 36,0
12 a 16 anos	M: 81,0 a 92,0 F: 80,0 a 92,0	M: 11,6 a 13,8 F: 11,2 a 13,5	M: 25,0 a 35,0 F: 25,0 a 35,0	M: 31,0 a 36,0 F: 31,0 a 36,0
Adultos (> 16 anos)	M: 81,0 a 95,0 F: 82,0 a 98,0	M: 11,8 a 15,6 F: 11,9 a 15,5	M: 26,0 a 34,0 F: 26,0 a 34,0	M: 31,0 a 36,0 F: 31,0 a 36,0

CHCM, concentração de hemoglobina corpuscular média; HCM, hemoglobina corpuscular média; RDW, red cell distribution width; VCM, volume corpuscular médio. Adaptada de www.fleury.com.br/medicos/manual-exames/Pages/default.aspxn; www.mayomedicallaboratories.com.

Tabela 31.4 Tipos de anemia e alterações hematológicas correspondentes.

Anemia	Possíveis deficiências/distúrbios	Alterações hematológicas
Ferropriva	Deficiência na ingestão ou absorção de ferro, porém pode estar relacionada também com o comprometimento no transporte de ferro ou com perdas aumentadas (p. ex., hemorragias ou doenças do sistema digestório)	Redução nos níveis séricos de ferro, transferrina, hemoglobina e VCM. Anemia microcítica e hipocrômica
Megaloblástica	Deficiência de vitamina B_{12} e/ou ácido fólico	Redução dos níveis séricos de vitamina B_{12} e ácido fólico, CHCM normal, aumento de VCM: > 95 fℓ e redução de plaquetas, eritrócitos e leucócitos. Anemia macrocítica e megaloblástica
Sideroblástica	Acúmulo de ferro na mitocôndria das hemácias jovens	Pode ser confundida com anemia ferropriva, apesar de apresentar hipocromia e de o ferro sérico estar elevado

CHCM, concentração de hemoglobina corpuscular média; VCM, volume corpuscular médio. Adaptada de Rossi et al.[6] (2015).

necessária devido a baixas sensibilidade e especificidade, sendo necessário considerar a condição clínica. Existem variações como: idade, sexo, raça, temperatura, doenças subjacentes, uso de medicamentos etc., que podem interferir no resultado dos exames. No leucograma podem-se avaliar a contagem global de leucócitos e a contagem diferencial de leucócitos, conforme apresentado na Tabela 31.5.

PROTEÍNAS TOTAIS E INDICADORES DE ESTADO NUTRICIONAL

As proteínas totais são marcadores de estado nutricional e podem sinalizar um quadro de desnutrição ou depleção proteica. As proteínas totais podem ser classificadas em proteínas viscerais e somáticas.[7] Todas as proteínas viscerais podem se apresentar alteradas nas doenças hepáticas e em inflamações, de maneira que é importante avaliar outros parâmetros do paciente para adequada interpretação desses marcadores.[6] Os valores de referência das proteínas séricas são apresentados na Tabela 31.6.

As principais proteínas viscerais são: albumina, transferrina, pré-albumina e proteína transportadora de retinol (RBP, do inglês *retinol-binding protein*).

■ **Albumina.** É a proteína mais abundante no plasma e serve como transportadora de várias moléculas, como ácidos graxos, hormônios da tireoide e hormônios lipossolúveis; ácidos graxos livres; bilirrubina não conjugada; e fármacos.[10] Como o fígado é responsável pela síntese dessa proteína, em doenças hepáticas os valores plasmáticos das mesmas podem se apresentar reduzidos; além disso, doenças renais podem alterar os resultados devido à perda urinária. As causas mais comuns de hipoalbuminemia são: ingestão alimentar inadequada (desnutrição); síndrome da má absorção, síntese diminuída (doença hepática); neoplasias, infecção e enteropatias.

■ **Transferrina.** É a principal proteína responsável pelo transporte de ferro no organismo e é sintetizada pelo fígado. Em situações de desnutrição, encontra-se diminuída, constituindo um bom indicador de alterações agudas de comprometimento do estado nutricional.[11] Além da desnutrição, a transferrina também está reduzida em anemias, infecções crônicas, inflamações, doenças hepáticas crônicas, neoplasias e na sobrecarga de ferro. Em situações de deficiência de ferro, há aumento da concentração plasmática de transferrina.

■ **Pré-albumina.** Assim como a transferrina, é um marcador de alterações agudas do estado nutricional, pois tem meia-vida de apenas 2 dias e apresenta baixo reservatório corporal.

Tabela 31.5 Descrição e valores de referência da contagem total de leucócitos e da contagem diferencial de leucócitos.

Parâmetro	Descrição	Valores de referência
Leucócitos totais	Determinar inflamação e infecção; resposta à quimioterapia e à radioterapia. Caracteriza-se como leucocitose o aumento na contagem de leucócitos, relacionado normalmente com infecção/inflamação; leucemia; queimaduras; gravidez e situações de exercício físico. Leucopenia, menor produção ou maior consumo, observada em infecções (geralmente virais: sarampo, hepatite, mononucleose, rubéola); uso de fármacos imunossupressores	4,5 a 11,00 mil/mm³
Neutrófilos	Seu aumento está relacionado com infecção bacteriana ou viral. Normalmente elevados em situações agudas, são os primeiros a aumentar nas infecções	1,80 a 7,70 mil/mm³
Monócitos	Responsáveis pela liberação de citocinas, interleucinas e fatores de crescimento celular, dando continuidade na quimiotaxia após neutrófilo. São Importantes na fase crônica da inflamação. Estão elevados em quadros infecciosos	0,0 a 0,8 mil/mm³
Linfócitos	O aumento dos linfócitos (linfocitose) pode estar relacionado com infecções virais e leucemia linfocítica crônica. A sua redução costuma estar relacionada com quadro de imunodeficiência (linfopenia)	1,0 a 4,0 mil/mm³
Eosinófilos	Estão normalmente elevados em processos alérgicos (alergia alimentar, rinites etc.). Destoxificação de proteínas estranhas (principalmente de origem parasitária)	0,0 a 0,45 mil/mm³
Basófilos	Liberam heparina no local da agressão impedindo a coagulação para viabilizar a chegada de novos leucócitos. Pela liberação de histamina promovem vasodilatação e também estão elevados em processos alérgicos	0,0 a 0,20 mil/mm³
Plaquetas	Células relacionadas com a coagulação sanguínea	150 a 400 mil/mm³

Adaptada de Calixto-Lima e Reis[5] (2012); Rossi et al.[6] (2015).

Tabela 31.6 Resumo dos valores de referência das proteínas séricas, vida média e observações para interpretação.

Proteína sérica	Valores de referência	Vida média	Observações
Albumina (g/dℓ)	Normal: ≥ 3,5 Depleção leve: 3 a 3,4 Depleção moderada: 2,4 a 2,9 Depleção grave: < 2,4	18 a 21 dias	Apesar de muito usada na prática clínica, a vida média longa a torna um índice pouco sensível às rápidas variações do estado nutricional. O intervalo de tempo para repetir a dosagem é de no mínimo 20 dias. Útil para prognóstico de gravidade
Transferrina (mg/dℓ)	Normal: > 200 Depleção leve: 150 a 200 Depleção moderada: 100 a 149 Depleção grave: < 100	7 a 8 dias	O intervalo de tempo para repetir a dosagem pode ser semanal. Usada para prognóstico e monitoramento do quadro
Pré-albumina (mg/dℓ)	Normal: 15,7 a 20,6 Depleção leve: 10 a 15,6 Depleção moderada: 5 a 9 Depleção grave: < 5	2 a 3 dias	A vida média curta a torna um índice bastante sensível para a identificação na restrição proteica ou energética. Muito útil para monitorar o estado nutricional
Proteína transportadora de retinol (RBP) (mg/dℓ)	2,6 a 7,6	12 a 20 h	Muito usada para o monitoramento do estado nutricional. Principalmente para prognóstico de gravidade, pois se altera rapidamente em situações de hipercatabolismo

Adaptada de Grant et al.[8] (1981); Tirapegui e Ribeiro[9] (2009).

A deficiência da ingestão de zinco afeta a síntese e a secreção hepática de pré-albumina (importante avaliar a ingestão de zinco).

■ **RBP.** É a proteína de meia-vida mais curta dentre as proteínas viscerais (cerca de 20 horas); portanto, pode detectar alterações recentes no estado nutricional e é mais sensível em estados de hipercatabolismo, sendo muito útil em situações pré e pós-cirúrgicas.[10] A RBP também se apresenta reduzida em consequência da carência de vitamina A, nas doenças hepáticas e na carência de zinco. Está elevada nas doenças renais por ser metabolizada pelos rins.

Segundo a American Society for Parenteral and Enteral Nutrition (Aspen), essas proteínas não podem ser exclusivamente associadas ao estado nutricional, pois observa-se a redução na inflamação de fase aguda e doenças crônicas. No entanto, como os estados inflamatórios estão relacionados à desnutrição, considera-se a alteração dessas proteínas como parâmetro de risco nutricional.

Em relação às proteínas somáticas, é possível avaliar a creatinina, metabólito da creatina, encontrada quase em sua totalidade no tecido muscular. Por não ter função biológica, é excretada pela urina. A medida da creatinina urinária é uma medida da massa muscular.[9,11]

O índice creatinina/altura (ICA) é usado na prática clínica para avaliações do estado nutricional em proteínas. A excreção urinária de creatinina correlaciona-se com a massa muscular esquelética total, que tem relação com sua altura (Tabela 31.7).

$$ICA = [\text{creatinina de 24 horas (mg)}/\text{creatinina esperada (mg)}] \times 100$$

A avaliação é feita da seguinte maneira:

- > 80% = eutrofia
- > 60 a 80% = depleção leve
- 40 a 60% = depleção moderada
- < 40% = depleção grave.

Outra maneira de avaliar as proteínas somáticas é pela excreção urinária do aminoácido 3-metil-histidina (3-MH), que é liberado da actina e miosina do músculo esquelético e não é reutilizado, sendo excretado inteiramente na urina. No exame de urina de 24 horas, é possível determinar a quantidade de 3-MH, mas o paciente deve receber dieta sem carne por 24 a 48 horas. Vale destacar que seu diagnóstico não é muito preciso.[10,11]

Parâmetros para avaliação da função renal

Para avaliação da função renal e monitoramento da ingestão alimentar adequada em pacientes com doenças hipercatabólicas, podem ser usados parâmetros bioquímicos como creatinina, ureia e ácido úrico.

A creatinina é formada a partir da creatina presente em sua maioria no músculo esquelético. A creatina é sintetizada a partir de três aminoácidos – glicina, arginina e metionina – e funciona como um reservatório de fosfatos de alta energia para serem usados em atividades musculares de explosão ressintetizando trifosfato de adenosina (ATP). Após a formação de ATP, a creatina é convertida em creatinina, sendo liberada na circulação ou excretada pelos rins.[12,13] Os níveis de creatinina estão relacionados com a massa muscular e a função renal. Situações de hipercatabolismo podem resultar em aumentos dos níveis séricos de creatinina, assim como comprometimento da função renal. Os valores de referência para adultos em exames de urina são de 0,8 a 1,8 g/24 horas e, no plasma, são de 0,8 a 1,2 mg/dℓ para homens e 0,6 a 1,0 mg/dℓ para mulheres.

A ureia é um composto nitrogenado não proteico, produzido a partir do metabolismo proteico, sendo a forma atóxica que o organismo tem para excretar amônia. Em estado catabólico, com elevada degradação de proteínas musculares, o aumento no metabolismo proteico eleva as taxas de eliminação desse metabólito na urina, de maneira que esse marcador pode ser usado na avaliação do balanço nitrogenado em quadros catabólicos e em pacientes em suporte nutricional. Em estados metabólicos normais, esperam-se aproximadamente 25 g de ureia na urina diariamente. As causas mais comuns de alteração nos níveis da ureia são: redução do fluxo sanguíneo renal, catabolismo proteico, insuficiência renal aguda, nefropatia crônica, nefrolitíase, tumores etc.[6]

O ácido úrico é o principal produto do catabolismo dos nucleosídios purínicos (adenosina e guanosina) e está relacionado com doenças como artrites inflamatórias e gota.[14] A hiperuricemia pode ser causada pelo consumo elevado de purinas e/ou diminuição da excreção renal. Os valores de normalidade para ácido úrico são: entre 3,6 e 7,7 mg/dℓ para homens e 2,5 e 6,8 mg/dℓ para mulheres.[14]

A avaliação de eletrólitos é de extrema importância nas doenças renais, principalmente na determinação da prescrição dietética e no monitoramento do paciente.[15] Dentre os eletrólitos, vale destacar o sódio, o potássio e o fósforo. As alterações na concentração de sódio extracelular resultam nas alterações da osmolaridade que influenciam a distribuição de água corporal, podendo favorecer o edema. Em indivíduos saudáveis espera-se sódio sérico entre 135 e 145 mEq/ℓ. Como o potássio é encontrado, em sua maioria, no meio intracelular, as alterações de potássio sérico podem resultar em efeitos importantes em tecidos como nervos, músculo esquelético e cardíaco. Os valores de referência do potássio sérico são entre 3,5 e 5,0 mEq/ℓ. Já o fósforo está presente em diferentes tecidos e é o mais abundante no organismo. A avaliação dos níveis séricos de fósforo é indicada para diagnóstico e monitoramento de hiperfosfatemia na insuficiência renal. Os valores de referência são: no soro para crianças, de 3,8 a 5,9 mg/dℓ (meninos)

Tabela 31.7 Valores de normalidade para excreção urinária de creatinina.

Homens		Mulheres	
Altura (cm)	Creatinina (mg)	Altura (cm)	Creatinina (mg)
157,5	1.288	147,3	830
160,0	1.325	149,9	851
162,6	1.359	152,4	875
165,1	1.386	154,9	900
167,6	1.426	157,5	925
170,2	1.467	160,0	946
172,7	1.513	162,6	977
175,3	1.555	165,1	1.006
177,8	1.596	167,6	1.044
180,3	1.642	170,2	1.076
182,9	1.691	172,7	1.109
185,4	1.739	175,3	1.141
188,0	1.785	177,8	1.174
190,5	1.831	180,3	1.206
193,0	1.891	182,9	1.240

Adaptada de Tirapegui e Ribeiro[9] (2009).

e de 3,9 a 6,1 mg/dℓ (meninas); para adultos, de 2,4 a 4,6 mg/dℓ (homens) e 2,3 a 4,3 mg/dℓ (mulheres). Lembramos que a alteração desses parâmetros deve ser associada à semiologia e à condição clínica do paciente para determinar a melhor conduta dietoterápica.

Parâmetros bioquímicos para o controle do diabetes

O diabetes melito (DM) é uma doença decorrente de um grupo heterogêneo de distúrbios metabólicos que apresenta em comum a hiperglicemia, resultante de defeitos na ação da insulina, na secreção de insulina ou em ambas. Atualmente, estima-se que a população mundial com diabetes esteja em torno de 387 milhões, podendo chegar a 471 milhões em 2035. Esse crescimento é decorrente, principalmente, do aumento de diabetes melito tipo 2 e da obesidade.

Para o diagnóstico de diabetes e o monitoramento da doença, é importante a realização de exames bioquímicos como: glicemia de jejum, teste de tolerância oral à glicose (TTOG), hemoglobina glicada (HbA1c) e índices HOMA (*homeostasis model assessment*). Esses exames bioquímicos relacionados com o metabolismo glicídico são de extrema importância para o nutricionista na elaboração e no acompanhamento da intervenção nutricional.[16,17]

Os valores de referência de glicemia de jejum e TTOG são apresentados na Tabela 31.8. Em indivíduos adultos e saudáveis, espera-se que a glicemia de jejum seja < 100 mg/ dℓ e a pós-prandial, < 140 mg/ dℓ.[16] O TTOG é bastante usado no diagnóstico de diabetes melito. O teste consiste na avaliação da glicemia a cada 30 min após a ingestão de uma dose de 75 g de glicose ou 100 g quando gestantes. A glicemia deve apresentar valores inferiores a 140 mg/ dℓ em 2 horas após a ingestão da dose de glicose para indivíduos euglicêmicos.[6,10]

Apesar de muito usada para o monitoramento da intervenção dietética, a HbA1c também é considerada um critério de diagnóstico para o DM. A HbA1c é um marcador crônico das alterações da glicemia ao longo dos últimos 2 a 3 meses, pois, durante a formação da hemoglobina, diferentes tipos de açúcares ligam-se a ela. A HbA1c apresenta vida útil ao longo dos 120 dias de formação dos eritrócitos e pode representar até 12% do total de hemoglobina corporal em pacientes diabéticos. A American Diabetes Association (ADA, 2010) recomenda os seguintes valores de referência: em pacientes com diabetes, o valor é de HbA1c ≥ 6,5%, a ser confirmado em outra coleta, mas dispensável em caso de sintomas ou glicemia ≥ 200 mg/ dℓ. Já para indivíduos com alto risco de desenvolver diabetes, os valores de HbA1c são entre 5,7 e 6,4%.

Os índices HOMA são empregados para determinar a resistência à insulina e são calculados a partir da medida de insulina e glicemia de jejum. O HOMA-IR determina a sensibilidade à insulina do paciente, ou seja, o quanto o organismo é capaz de reduzir a glicemia em resposta à liberação de insulina. O índice HOMA-beta, por sua vez, é relacionado com a capacidade funcional das células beta pancreáticas em secretar insulina, ou seja, se o pâncreas é capaz de produzir e liberar insulina suficiente em resposta ao aumento da glicemia.[18] As fórmulas para determinar esses índices estão descritas a seguir:

$$\text{HOMA-IR} = \frac{[\text{glicemia de jejum (mg/d}\ell) \times 0{,}0556] \times \text{insulina de jejum (}\mu\text{UI/m}\ell)}{22{,}5}$$

$$\text{HOMA-beta} = \frac{20 \times \text{insulina de jejum (}\mu\text{UI/m}\ell)}{[\text{glicemia de jejum (mg/d}\ell) \times 0{,}0555] - 3{,}5}$$

Parâmetros bioquímicos para avaliação do perfil lipídico e marcadores de risco cardiovascular

As doenças cardiovasculares estão relacionadas com alterações no perfil lipídico e são diretamente relacionadas com os hábitos alimentares, com o sedentarismo e fatores genéticos. Alterações no perfil lipídico são denominadas dislipidemias, sendo elas primárias (causas genéticas) ou sem causa aparente (fatores ambientais). A classificação bioquímica considera os valores de colesterol total (CT), lipoproteína de baixa densidade (LDL-colesterol), triglicerídeos (TG) e lipoproteína de alta densidade (HDL-colesterol) e compreende quatro tipos principais bem definidos: hipercolesterolemia isolada (elevação isolada do LDL-colesterol), hipertrigliceridemia isolada (elevação isolada dos TG), hiperlipidemia mista (valores aumentados de LDL-colesterol e TG), e HDL-colesterol baixo (redução do HDL-colesterol isolada ou em associação a aumento de LDL-colesterol ou de TG). Os valores de referência são apresentados na Tabela 31.9.

Tabela 31.9 Valores de referência para o perfil lipídico.

Lipídios	Valores (mg/dℓ)	Classificação
Colesterol total	< 190	Desejável
	190 a 239	Limítrofe
	≥ 240	Alto
LDL-colesterol	< 100	Ótimo
	100 a 129	Desejável
	130 a 159	Limítrofe
	160 a 189	Alto
	≥ 190	Muito alto
HDL-colesterol	> 40	Desejável
Triglicerídeos	< 150	Desejável
	150 a 200	Limítrofe
	> 200 a 499	Alto
	≥ 500	Muito alto
Colesterol não HDL	< 130	Ótimo
	130 a 159	Desejável
	160 a 189	Alto
	≥ 190	Muito alto

Adaptada de Sociedade Brasileira de Cardiologia[19,20] (2013; 2017).

Tabela 31.8 Resumo dos valores de referência para diagnóstico de diabetes.

Parâmetro	Glicemia de jejum de 8 h	Teste de tolerância oral à glicose[a]
Glicemia normal	< 100 mg/dℓ	< 140 mg/dℓ
Tolerância à glicose diminuída	≥ 100 < 125 mg/dℓ	≥ 140 a 199 mg/dℓ
Diabetes melito	> 125 mg/dℓ	> 199 mg/dℓ

[a]2 horas após ingestão de 75 g de glicose. Adaptada de Cobas et al.; SBD[16] (2022).

Além dos parâmetros usuais de perfil lipídico, as apolipoproteínas (apo) têm sido usadas para complementar o diagnóstico de dislipidemias. A apo-B é a principal apolipoproteína das partículas aterogênicas (lipoproteína de muito baixa densidade [VLDL], lipoproteína de densidade intermediária [IDL] e LDL) e fornece uma boa estimativa do número dessas partículas. Já a apo-A1 é a principal apolipoproteína da HDL e fornece estimativa da quantidade dessa lipoproteína na corrente sanguínea.[19]

A relação entre a apo-B e a apo-A1 tem sido usada nos grandes estudos prospectivos como indicadora de risco cardiovascular, mas não o é para o diagnóstico das dislipidemias ou como alvo de tratamento. Os valores de referência para a apo-A1 são ≤ 120 mg/dℓ para homens e ≤ 140 mg/dℓ para mulheres, quando os valores de HDL-colesterol são muito reduzidos. Já a determinação da apo-B é realizada quando os valores de LDL são desejáveis e existem fatores de risco. Estudos sugerem que a adição desses marcadores não tradicionais como apo-B e a relação apo-B/apo-A-I possa melhorar a predição de risco cardiovascular em conjunto com o uso dos marcadores tradicionais.[19,20]

Além desses parâmetros, deve-se considerar que a homocisteína é um aminoácido formado a partir do metabolismo da metionina e seu metabolismo completo culmina na produção do aminoácido cisteína. Seu metabolismo completo é dependente de vitaminas do complexo B (B_6, B_{12}, ácido fólico) e deficiências nutricionais dessas vitaminas podem acarretar acúmulo de homocisteína no sangue. Além da deficiência vitamínica, a hiper-homocisteinemia pode ser causada pela genética e por outros fatores fisiológicos como fases da vida e envelhecimento. O acúmulo desse aminoácido no sangue está relacionado com maior risco de desenvolvimento de doenças cardiovasculares.[6] Os valores plasmáticos de referência sugeridos são entre 5 e 14 µmol/ℓ.[6]

Parâmetros bioquímicos para avaliação da função hepática

O fígado tem alta capacidade de regeneração; porém, devido aos diversos insultos ao qual é exposto, pode-se desenvolver um quadro de disfunção hepática, aguda ou crônica. Nessas situações, alanina aminotransferase (ALT) e aspartato aminotransferase (AST) podem apresentar leve elevação em casos de esteatose hepática até um valor maior que 100 vezes o padrão de normalidade em casos de hepatites ou cirrose. A ALT é o melhor marcador de inflamação hepática, uma vez que se eleva mais precocemente que a AST.[21,22] A dosagem das enzimas fosfatase alcalina (FA) e gamaglutamil-transferase (GGT) também é usada na avaliação da função hepática, assim como a dosagem de bilirrubina e testes de coagulação (atividade de protrombina), conforme descrito na Tabela 31.10.

EXAMES LABORATORIAIS E COVID-19

O coronavírus da síndrome respiratória aguda grave 2 (SARS-CoV-2), causador da doença denominada pela Organização Mundial da Saúde como covid-19, é um vírus que tem como consequências doença respiratória grave, pneumonia e insuficiência pulmonar, além de manifestações digestivas e sistêmicas.[23] Os indivíduos infectados por esse vírus sofrem alterações laboratoriais nas diversas fases da doença, sendo importante o monitoramento para um melhor tratamento clínico e nutricional, conforme descrito na Tabela 31.11.

Vale destacar que, por ser ainda um vírus com poucos estudos, não se sabem quais as consequências e as possíveis sequelas da doença a longo prazo; sendo assim, torna-se importante observar a população ao longo dos anos para poder prevenir e tratar possíveis complicações. Nesse cenário, a interpretação dos exames laboratoriais constitui um instrumento importante.

Tabela 31.10 Valores de referência de parâmetros para avaliação da função hepática e suas descrições.

Parâmetro	Valores de normalidade	Descrição
Alanina aminotransferase (ALT)	Recém-nascidos: 13 a 45 U/ℓ Homens: 10 a 40 U/ℓ Mulheres: 7 a 35 U/ℓ	Enzima presente nas células do fígado que, em caso de lesão hepática, é liberada na corrente sanguínea. Valores elevados estão relacionados com quadros de hepatite, cirrose (pode estar normal ou levemente elevada), obstrução biliar, toxicidade por medicamentos ou álcool
Aspartato aminotransferase (AST)	Recém-nascidos: 47 a 150 U/ℓ Crianças: 9 a 80 U/ℓ Homens: 14 a 20 U/ℓ Mulheres: 10 a 36 U/ℓ	Enzima presente em muitas células, principalmente em fígado, coração, músculo esquelético, pâncreas, nos rins e nas hemácias. É um bom marcador para lesões agudas, hepatite aguda e infarto agudo do miocárdio
Fosfatase alcalina (FA)	40 a 150 U/ℓ	Encontrada nas bordas das células que se unem para formar canais biliares e nos ossos. A elevação pode estar relacionada com doenças que afetam o fígado, a vesícula biliar ou os ossos
Bilirrubina	**Recém-nascidos** Bilirrubina total: 1,0 a 10 mg/dℓ Bilirrubina direta: 0 a 0,8 mg/dℓ Bilirrubina indireta: 0 a 10 mg/dℓ **Adultos** Bilirrubina total: 0,3 a 1,0 mg/dℓ Bilirrubina direta: 0 a 0,2 mg/dℓ	Produto da quebra da hemoglobina no sistema reticuloendotelial. Conjugada no fígado para depois ser eliminada na bile. Níveis elevados podem estar relacionados com doenças hepáticas e biliares, e resultam, na maioria das vezes, em um quadro de icterícia
Gamaglutamil-transferase (GGT)	8 a 41 U/ℓ (mulheres) 12 a 73 U/ℓ (homens)	Enzima presente nas células do fígado que, em caso de lesão hepática, é liberada na corrente sanguínea. Valores elevados estão relacionados com quadros de icterícia obstrutiva, metástases hepáticas ou distúrbios colestáticos do sistema hepatobiliar
Teste de tempo de coagulação sanguínea (INR)	0,9 a 1,1 s	Mede o atraso na velocidade de uma via de coagulação, protrombina, em comparação ao tempo normal

Adaptada de Ferraz et al.[21] (2014); Pratt e Kaplan[22] (2000). *INR, international normalized ratio.*

Tabela 31.11 Parâmetros e variáveis de monitoramento em pacientes com diagnóstico de covid -19.

Parâmetro	Descrição/monitoramento
Leucócitos. Linfócitos e neutrófilos	Pode apresentar linfócitos reduzidos, devido à menor resposta ao vírus, uma vez que os linfócitos apresentam, em sua membrana plasmática, receptores expressos ACE2 para covid-19, sendo um alvo de infecção e caracterizando uma diminuição da resposta imunológica. Com a evolução do quadro observa-se também redução das subpopulações de células T CD4 e CD8, células B e NK. Em pacientes críticos tem-se observado o aumento da razão neutrófilos/linfócitos, ou seja, um número elevado de neutrófilos e reduzido de linfócitos, podendo ser um preditor de infecção bacteriana e diminuição da resposta imunológica
Proteínas séricas	Os pacientes com infecção grave e que permanecerem por mais de 48 h na UTI são considerados em risco de desnutrição, sendo importante o monitoramento das proteínas séricas. Esse se faz necessário também no pós-covid-19, devido à depleção de massa muscular. Dessa maneira, recomenda-se uma dieta individualizada e hiperproteica. Destaca-se que a redução de albumina sérica pode estar associada à falência hepática
Sistema hematopoético	Apresenta alterações importantes do sistema hematopoético, estando frequentemente associada a um estado de hipercoagulabilidade, com possível alteração nas plaquetas, D-dímero e INR (alteração de coagulação)
Função renal e hepática	Alterações das enzimas hepáticas ALT e AST (indicador de lesão hepática), bem como na função renal com alterações nos parâmetros de creatinina e ureia (indicador de lesão renal); ambos podem estar associados à falência de órgãos em pacientes críticos
Eletrólitos (fósforo, potássio e magnésio)	A Braspen[25] sugere o monitoramento frequente do fósforo sérico em pacientes críticos e reposição adequada, pois a hipofosfatemia pode contribuir para retardo no desmame ventilatório de pacientes críticos, além de estar relacionada com a síndrome da realimentação
Vitamina D	Devido aos mecanismos pelos quais a vitamina D pode auxiliar na prevenção de diferentes infecções virais e melhora do sistema imune, postulou-se a hipótese de que a suplementação poderia ser eficaz na prevenção e no tratamento; no entanto, não é uma recomendação devido à falta de evidências científicas. Vale destacar que é importante sempre monitorar os valores de vitamina D, justamente por conta das suas diversas funções no organismo

ACE2, enzima conversora da angiotensina 2; *ALT*, alanina aminotransferase; *AST*, aspartato aminotransferase; *INR*, *international normalized ratio*; *NK*, natural killer; *UTI*, unidade de tratamento intensivo.
Adaptada de Fleury e Isfer[24] (2020); Braspen[25] (2020); Ministério da Saúde[26] (2021).

REFERÊNCIAS BIBLIOGRÁFICAS

As referências consultadas para a elaboração deste capítulo estão disponíveis *online* no Ambiente de aprendizagem do GEN.

COMO CITAR ESTE CAPÍTULO

ABNT
OLIVEIRA, T. V. Exames laboratoriais: prescrição e interpretação. *In*: ROSSI, L.; POLTRONIERI, F. (org.). *Tratado de Nutrição e Dietoterapia*. 2. ed. Rio de Janeiro: Guanabara Koogan, 2023. p. 420-427.

VANCOUVER
Oliveira TV. Exames laboratoriais: prescrição e interpretação. In: Rossi L, Poltronieri F (Orgs.). Tratado de nutrição e dietoterapia. Rio de Janeiro: Guanabara Koogan; 2023. p. 420-7.

CAPÍTULO
32
Inquéritos Alimentares

Regina Mara Fisberg • Cristiane Hermes Sales • Diva Aliete dos Santos Vieira • Jaqueline Lopes Pereira • Mariane de Mello Fontanelli • Michelle Alessandra de Castro

INTRODUÇÃO

Este capítulo aborda os métodos de inquéritos alimentares, suas características, vantagens e desvantagens, e aplicabilidade nos diferentes tipos de estudo. Além disso, cita os cuidados a serem tomados durante a aplicação de um inquérito alimentar e descreve técnicas para minimizar e prevenir os erros de medida. Tais conhecimentos viabilizam a aplicação adequada de métodos e técnicas para avaliação qualitativa ou quantitativa da ingestão alimentar e a correta interpretação dos resultados.

MÉTODOS DE INQUÉRITO ALIMENTAR

Recordatório alimentar de 24 horas

O recordatório alimentar de 24 horas é um método quantitativo de inquérito alimentar, amplamente empregado na prática clínica e nos estudos epidemiológicos, que coleta informações sobre o consumo alimentar do indivíduo nas 24 horas que antecedem a entrevista ou, mais comumente, no dia anterior a ela. Trata-se de um formulário que pode ser preenchido pelo próprio indivíduo ou por entrevistador treinado que orienta e auxilia o paciente a recordar-se de todos os alimentos e bebidas consumidos e de suas respectivas quantidades.[1-3] Uma abordagem simples e comum para iniciar a aplicação do recordatório alimentar do dia anterior da entrevista consiste em pedir ao indivíduo que relate todos os alimentos e bebidas consumidos no dia anterior, desde o momento em que acordou até o momento em que foi dormir.

Quando o recordatório alimentar de 24 horas é aplicado por entrevistador, seja por entrevista pessoal, seja telefônica, questões específicas são dirigidas ao indivíduo para obter informações detalhadas sobre seu consumo alimentar, tais como detalhes sobre o modo de preparo dos alimentos, marcas comerciais, adição de sal ou açúcar a alimentos ou bebidas, condimentos acrescentados a saladas, refeições ou episódios alimentares comumente esquecidos, entre outros. Essas questões específicas são conhecidas pelo termo em inglês *probing questions*.[2]

Para a aplicação do recordatório alimentar de 24 horas, recomenda-se que a entrevista seja estruturada em etapas de modo a facilitar a lembrança e o relato do indivíduo, garantindo sua participação e envolvimento durante a entrevista. Um dos métodos mais referidos na literatura científica para estruturar a aplicação do recordatório alimentar de 24 horas é o de múltiplos passos (MPM, do inglês *multiple-pass method*) desenvolvido pelo United States Department of Agriculture (USDA). Esse método, mais bem explicado adiante, consiste em estruturar a aplicação do recordatório alimentar em cinco etapas sucessivas, podendo ser empregado para a aplicação do recordatório em papel ou no computador (nesse caso, recorre-se a um sistema automatizado de entrevistas, a versão computadorizada do método, chamada *Automated Multiple Pass Method* (AMPM).[4]

O MPM para a aplicação do recordatório alimentar de 24 horas pode ser combinado a manuais fotográficos de porções de alimentos e utensílios de cozinha que auxiliam o indivíduo a identificar e estimar as quantidades de alimentos e bebidas consumidos. Ambos apresentam a vantagem de minimizar erros na coleta de dados, como o viés de memória (que leva à omissão de alimentos e à subestimação do consumo) e o relato de informações incompletas sobre os alimentos e bebidas consumidos.[2,4-7] Estima-se que o tempo necessário para a aplicação do recordatório alimentar de 24 horas com a estruturação pelo MPM seja de 30 a 45 minutos.[2]

A aplicação do recordatório alimentar de 24 horas como método de inquérito alimentar, seja na prática clínica, seja em estudos epidemiológicos, apresenta como vantagem a não dependência da alfabetização do indivíduo, pois pode ser administrado por um entrevistador, tornando-o viável para diversas populações. Além disso, por referir-se a um período relativamente recente ao do momento presente, o indivíduo é mais propenso a recordar-se com detalhes de seu consumo alimentar. Outras vantagens do recordatório alimentar incluem a baixa desistência dos indivíduos em preencher ou responder à entrevista e a não modificação do hábito alimentar, visto que a aplicação do recordatório ocorre após o consumo dos alimentos.[2,8,9]

Como desvantagens, o recordatório alimentar é suscetível a gerar dados sub ou superestimados por problemas de cognição e memória do indivíduo, por dificuldade na estimativa das porções ou até mesmo devido aos procedimentos empregados durante a entrevista, que podem estimular ou inibir o relato de alimentos, por serem considerados "saudáveis" ou "não saudáveis", acarretando prejuízo na acurácia e na interpretação dos dados obtidos.[2,5,9] Além disso, a aplicação de um único recordatório alimentar de 24 horas inviabiliza a estimativa de seu consumo habitual devido à variação intrapessoal da ingestão (variação dia a dia), requerendo, para isso, a aplicação do inquérito por vários dias. Em se tratando de estudos epidemiológicos, a aplicação de múltiplos recordatórios alimentares de 24 horas na população também é necessária para a estimativa do consumo habitual, bem como para estimar grupos populacionais com ingestão deficiente ou excessiva de nutrientes.[2,3,10] A influência desses aspectos sobre os diferentes inquéritos alimentares será abordada com mais detalhes adiante.

Registro alimentar

Assim como o recordatório alimentar de 24 horas, o registro alimentar ou diário alimentar é um método quantitativo de inquérito alimentar empregado na prática clínica e nos estudos epidemiológicos que coleta informações atuais sobre o consumo alimentar do indivíduo por 1 ou mais dias. Esse método é autopreenchido. O indivíduo é orientado a registrar, a cada refeição ou episódio alimentar, todos os alimentos e bebidas consumidos e suas respectivas quantidades. Para determinar as quantidades, o indivíduo pode pesar os alimentos antes de serem consumidos e o resto-ingestão ou usar medidas caseiras para estimar a porção, com ou sem o auxílio de fotos ou modelos de alimentos.[2,5,9] Na literatura internacional, o método de registro alimentar que recorre à pesagem dos alimentos é chamado de *weighed food record* (registro alimentar pesado) ou *weighed food diary* (diário alimentar pesado), já o método de registro alimentar que recorre a medidas caseiras para a estimativa da porção é chamado de *estimated food record* (registro alimentar estimado) ou *estimated food diary* (diário alimentar estimado).[5]

O preenchimento do registro alimentar requer que o indivíduo ou respondente (esse último para crianças, indivíduos analfabetos ou impossibilitados de realizarem o preenchimento) seja orientado quanto ao nível necessário de detalhamento das informações acerca dos tipos de alimentos e bebidas consumidos, o modo de preparo, as marcas comerciais, a adição de sal ou açúcar a alimentos ou bebidas, os condimentos adicionados a saladas, o tamanho das porções, entre outros.[2,5] Se for usada uma balança para quantificar os alimentos, o indivíduo ou respondente deve, ainda, ser treinado quanto ao uso do equipamento e alertado sobre os cuidados para evitar a superestimação da porção (p. ex., balança calibrada, pesagem e registro do resto-ingestão, desconto do peso do prato ou de qualquer outro utensílio). Recomenda-se que o registro alimentar seja preenchido em dias não consecutivos quando o período de preenchimento for superior a 1 dia, uma vez que o consumo alimentar em dias consecutivos pode estar correlacionado.[2,5] Além disso, deve-se incluir 1 dia de fim de semana com o intuito de aumentar a representatividade da dieta do indivíduo.[5] Ao término do período de registro (que costuma variar entre 1 e 7 dias), o inquérito é revisado pelo nutricionista ou pesquisador na presença do indivíduo ou respondente, a fim de esclarecer o preenchimento dos itens, abrindo-se espaço também para as *probing questions* sobre os alimentos comumente esquecidos.[2]

A principal vantagem do registro alimentar é que seu preenchimento não depende da memória recente do indivíduo ou respondente, pois o registro dos alimentos e das porções deve ocorrer em tempo real ao do consumo, o que minimiza erros por esquecimento.[5] Ao registrar os alimentos no momento do consumo, reduz se a chance de erros por omissão, e as quantidades dos alimentos e bebidas tendem a ser mais acuradas do que quando o indivíduo relata os alimentos consumidos no dia anterior, por exemplo.[2] Outra vantagem do registro alimentar é fornecer informações detalhadas sobre o consumo e hábitos alimentares, tais como os horários de consumo dos alimentos, as refeições realizadas, o local de consumo dos alimentos, entre outras.[5,11]

Com relação às desvantagens, o registro alimentar requer a alfabetização e a cooperação do indivíduo ou respondente, que deve ser orientado e estar disposto a empreender tempo e esforço para o preenchimento completo do inquérito por 1 ou mais dias.[5,9] Em estudos epidemiológicos, isso pode restringir os indivíduos que o preenchem e causar prejuízos na interpretação e generalização dos resultados para a população geral.[2,9] Nos casos que requerem um respondente, é necessário, ainda, que este acompanhe o indivíduo ao longo dos dias em que o registro alimentar é preenchido, visando à anotação completa e em tempo real do consumo alimentar. Vale ressaltar que mesmo indivíduos ou respondentes motivados podem fazer um registro incompleto ou alterar o consumo alimentar, diminuindo o número de alimentos e modificando os tipos de alimentos consumidos de modo a tornar o preenchimento mais rápido e simples.[5] Consequentemente, o registro alimentar pode gerar dados subestimados de energia e nutrientes.[5] Pesquisas indicam, ainda, que o preenchimento incompleto do registro alimentar está diretamente associado ao número de dias avaliados e que a validade das informações tende a diminuir nos últimos dias de avaliação, sobretudo quando são registrados 7 dias.[2] É possível que a diminuição na validade das informações seja, em parte, decorrente do preenchimento retrospectivo do registro alimentar, ou seja, após o consumo ter ocorrido. Quando o registro alimentar é preenchido apenas uma vez ao fim do dia, o método assemelha-se ao recordatório alimentar de 24 horas, pois seu preenchimento torna-se dependente da memória recente do indivíduo ou respondente.[2,9]

Questionário de frequência alimentar

Esse método objetiva obter informações sobre a frequência e, em alguns casos, sobre o tamanho de porção consumida de alimentos e bebidas durante um período específico. O questionário consiste em uma lista finita de alimentos e bebidas com categorias de resposta para indicar a frequência habitual de consumo durante o período estipulado.[9,12] A unidade de tempo mais usada é o ano precedente, por contemplar um ciclo completo de estações, de modo que as respostas poderiam ser independentes. Entretanto, pode-se questionar sobre a semana ou o mês anterior.[2]

Esse instrumento pode ser qualitativo, semiquantitativo ou quantitativo. O questionário qualitativo, também chamado de questionário de propensão alimentar (do inglês *food propensity questionnaire*), não apresenta informações sobre o tamanho da porção dos alimentos consumidos, investigando o consumo, como por meio da pergunta: "Com que frequência o pão francês é consumido?" São denominados questionários semiquantitativos os instrumentos que atribuem uma porção de referência para os itens do questionário. A pergunta desse tipo de questionário seria: "Com que frequência uma unidade de pão francês é consumida?" Além de investigar a frequência, questionários quantitativos investigam o tamanho habitual da porção (pequena, média ou grande), comparada a uma porção padrão. A pergunta para esse tipo de questionário seria: "Com que frequência o pão francês é consumido? Qual porção de pão francês costuma ser consumida: pequena, média ou grande?" A frequência e o tamanho da porção de alimentos contidos em um questionário de frequência alimentar quantitativo são associados a um banco de dados do valor nutricional dos alimentos para se estimar a ingestão alimentar habitual. Essa característica torna o questionário de frequência alimentar uma abordagem custo-efetiva para uso em grandes estudos epidemiológicos.[2,5]

O questionário pode ser autopreenchido; entretanto, a qualidade da informação obtida é mais bem estimada quando o instrumento é administrado por entrevistadores treinados. O tempo de preenchimento varia de 30 a 60 minutos para sua aplicação quando o objetivo é avaliar a dieta total. Para essa avaliação, o questionário de frequência alimentar geralmente compreende uma lista de aproximadamente 100 alimentos ou grupo de alimentos que são importantes contribuintes para ingestão da energia e de nutrientes da população em estudo.[2,5] Os alimentos selecionados para o questionário de frequência alimentar devem ser usados por proporção representativa de indivíduos da população de estudo, apresentar o nutriente de interesse, e seu consumo deve variar entre as pessoas estudadas. Desse modo, o questionário deve ser específico para a cultura e a população de estudo.[3]

A adequação da lista de alimentos é decisiva para o método do questionário de frequência. Listas com pequena quantidade de alimentos dificultam captar a amplitude da dieta de um indivíduo; por outro lado, listas extensas podem tornar cansativo o preenchimento e diminuir a qualidade da resposta do entrevistado.[2,5] Outro ponto preocupante é a obtenção de informação de alimentos passíveis de consumo isoladamente ou em preparações. Nesse caso, os alimentos podem ser questionados de maneira combinada. Pode-se perguntar, por exemplo, sobre o consumo de feijão isolado e em preparações, ou fazer perguntas específicas sobre feijão, sopa de feijão e feijoada. A primeira abordagem é cognitivamente complexa, mas a segunda pode levar o entrevistado a relatar duas vezes o mesmo alimento.

O agrupamento dos alimentos também é outro fator decisivo. Alimentos similares costumam ser contemplados no mesmo grupo, agrupando-se, por exemplo, salgados fritos, como coxinha, pastel e bolinha de queijo. Entretanto, esse agrupamento pode exigir uma complexidade cognitiva, pois uma pessoa pode comer pastel com frequência, mas consumir coxinha e bolinha de queijo ocasionalmente. Diferenças na definição de alimentos também constituem um ponto crítico quando um grupo de alimento é perguntado em uma única questão, como os alimentos que constituem o grupo dos legumes.[2]

Depois de elaborada a lista de alimentos, o instrumento deve ser testado a fim de verificar sua validade. A abordagem mais frequente para examinar a validade do questionário de frequência alimentar é comparar os dados com múltiplas medidas do recordatório alimentar de 24 horas ou do registro alimentar.[2]

No Brasil, diversos questionários de frequência alimentar têm sido desenvolvidos em diferentes regiões, cujas características diferem conforme a faixa etária investigada. Exemplos desses instrumentos são apresentados na Tabela 32.1.

O questionário de frequência pode ser usado como indicador qualitativo da dieta por meio da frequência de consumo ou para classificar a população de acordo com a ingestão de um alimento ou nutriente. Entretanto, é considerado inapropriado para estimar níveis absolutos de ingestão devido a erros inerentes ao método. Alguns pontos críticos do questionário de frequência alimentar a se considerar são: não contemplar todos os alimentos e porções consumidos pelos entrevistados; apresentar os alimentos de modo agrupado; e depender da memória a longo prazo do entrevistado. É possível melhorar as estimativas obtidas do questionário de frequência alimentar por meio da calibração a partir do recordatório alimentar de 24 horas e do registro alimentar.[2,5,9]

Apesar das limitações, o questionário de frequência alimentar qualitativo ou de propensão alimentar pode ser combinado a múltiplos recordatórios alimentares de 24 horas ou registros alimentares a fim de melhorar a estimativa do consumo alimentar habitual. Nesse contexto, a propensão é definida como "a probabilidade que uma pessoa consuma determinado alimento ou bebida em um dado período de tempo passado",[5] indicando a frequência de consumo habitual do item em questão, mas sem informação sobre a quantidade consumida. Por outro lado, por meio de múltiplos recordatórios alimentares de 24 horas ou registros alimentares, é possível obter informações sobre quando, o que e quanto é consumido de alimentos e bebidas. Desse modo, a combinação dessas informações promove uma estimativa mais acurada da dieta habitual do indivíduo ou da população de estudo.[5]

Questionários curtos de consumo alimentar

Questionários curtos de consumo alimentar têm como objetivo coletar informações sobre práticas alimentares ou sobre um número restrito de alimentos e bebidas consumidos em um período, em geral o último mês. Esses instrumentos são usados quando não for necessária a investigação da dieta total ou quando não for necessário estimar com acurácia as quantidades de ingestão, podendo ser úteis na prática clínica ou na educação em saúde.[2,9]

Instrumentos foram desenvolvidos para diversos fins, entre eles, para avaliar a ingestão de cálcio, fibra, frutas e hortaliças e a porcentagem de energia proveniente de gorduras.[5] Os questionários curtos podem ser como questionários de frequência alimentar curtos, geralmente sem indicação do tamanho da porção, ou como questionários comportamentais, sobre práticas alimentares.[12] Para ambas as abordagens, o questionário pode ser autopreenchido em menos de 15 minutos. Questionários sobre nutrientes ou grupo de alimentos específicos tendem a apresentar de 15 a 30 questões.[2]

Assim como o questionário de frequência alimentar, o questionário curto deve ser validado a fim de verificar se o instrumento mede o que se propõe a medir. Esse procedimento é realizado por meio da comparação com múltiplos dias de registros alimentares, recordatórios alimentares de 24 horas ou questionário de frequência alimentar que avalia a ingestão dietética total ou, ainda, por meio de biomarcadores da dieta, como será mais bem explicado posteriormente.[2]

Questionários curtos de avaliação do consumo alimentar podem ser usados para caracterizar a ingestão mediana de uma população, classificar indivíduos ou populações a partir da ingestão do nutriente ou do grupo de alimentos investigado, avaliar a associação entre dieta e outras variáveis de interesse, ou comparar achados de um estudo menor a um estudo populacional maior. Todavia, seu uso não é recomendado para caracterizar a distribuição da ingestão habitual de uma população, estimar prevalência de inadequação da ingestão em comparação a um ponto de corte de referência e estimar a ingestão individual de maneira precisa.[2,12]

História alimentar

Desenvolvido por Bertha Burke em 1947, o método de inquérito alimentar denominado história alimentar viabiliza a coleta de dados detalhados sobre o consumo alimentar habitual do

Tabela 32.1 Exemplos de questionários de frequência alimentar validados no Brasil.

Estudo de validação	Grupo populacional	Características da população estudada	Características do questionário de frequência alimentar
Matos et al., 2012[13]	Crianças	108 crianças de 4 a 11 anos participantes de um estudo de coorte sobre a ocorrência de asma e outras doenças alérgicas em Salvador, BA	Questionário quantitativo com 98 itens alimentares
Araujo et al., 2010[14]	Adolescentes	169 adolescentes de 12 a 19 anos estudantes em escolas públicas da região metropolitana do Rio de Janeiro, RJ	Questionário semiquantitativo com 90 itens alimentares
Selem et al., 2014[15]	Adultos e idosos	77 homens e mulheres residentes em São Paulo, SP	Questionário quantitativo com 60 itens alimentares
Barbieri et al., 2013[16]	Gestantes	103 mulheres grávidas de 18 a 35 anos usuárias do Sistema Único de Saúde do município de Ribeirão Preto, SP	Questionário quantitativo com 85 itens alimentares

indivíduo, incluindo informações sobre os tipos, as quantidades e a frequência de consumo dos alimentos.[2,9] No questionário original de Burke, a história alimentar reúne uma combinação de métodos, tais como o registro alimentar de 3 dias preenchido pelo indivíduo, um *checklist* aplicado por um entrevistador para avaliar as quantidades e a frequência de consumo dos alimentos no último mês e uma entrevista detalhada sobre os padrões habituais de consumo em cada refeição (incluindo ou não a aplicação de um recordatório alimentar de 24 horas). Nesse inquérito, tanto o registro alimentar quanto o *checklist* sobre a frequência dos alimentos são aplicados para cruzar as informações obtidas com as relatadas pelo indivíduo durante a entrevista detalhada, tornando possível identificar e corrigir erros na coleta de dados.[2]

Devido à grande extensão do inquérito, ao custo elevado e às dificuldades operacionais em codificar a informação do questionário, a história alimentar de Burke tem sido pouco empregada, e adaptações posteriores do inquérito foram desenvolvidas e aplicadas em diferentes estudos.[2] Dentre as adaptações realizadas, destacam-se a avaliação do consumo habitual com base em um período maior (p. ex., 1 ano), o desenvolvimento de versões autopreenchidas e o recordatório e o registro alimentares apenas para validação ou calibração dos dados.[2]

Mais recentemente, pesquisadores do National Cancer Institute, dos EUA, desenvolveram um questionário autopreenchido de história alimentar (semelhante a um questionário de frequência alimentar) denominado questionário de histórico dietético (DHQ, do inglês *diet history questionnaire*). Esse inquérito consiste em uma relação de 124 itens alimentares e está disponível em duas versões: em uma delas, são questionadas as frequências diária, semanal ou mensal de consumo e as porções em geral consumidas; na outra, são questionadas apenas as frequências de consumo. O questionário contempla nove opções de frequência e três opções de resposta para as porções dos alimentos. Para alguns itens, questões adicionais foram incluídas, de modo a possibilitar o detalhamento das características dos alimentos e bebidas e de seu modo de preparo (p. ex., alimentos *diet* ou com baixo teor de gordura, uso e adição de gorduras no preparo dos alimentos), bem como as variações sazonais de consumo (p. ex., consumo de água, refrigerantes, cervejas e bebidas energéticas no verão). O DHQ coleta informações sobre o consumo habitual dos últimos 12 meses e apresentou bons resultados nos estudos de validação. O questionário conta também com uma versão *online* automatizada, disponível gratuitamente no *site* do instituto, chamada DHQ*Web, que pode ser preenchida pela internet. Além da versão *online*, as versões em papel podem ser facilmente obtidas no *site* do instituto, assim como o programa computacional desenvolvido para o cálculo do valor nutricional de energia de aproximadamente 70 nutrientes.[5]

A história alimentar apresenta a vantagem de coletar informações detalhadas sobre o consumo alimentar habitual do indivíduo, o que contribui para estimar com melhor acurácia a ingestão de nutrientes e a exposição a fatores externos relacionados com o modo de preparo dos alimentos (p. ex., óleo de fritura, fumaça do carvão). Para as versões do inquérito que contemplam a entrevista detalhada sobre os padrões habituais de consumo em cada refeição, a confiabilidade dos dados pode ser melhor, pois o indivíduo pode recordar-se e referir com mais facilidade o consumo de determinados alimentos ao relatar a composição de suas refeições habituais.[2]

Por outro lado, a história alimentar apresenta a desvantagem de ser um método pouco padronizado, pois diferentes versões do inquérito foram desenvolvidas, o que dificulta comparar os resultados entre os estudos. Por ser um método extenso, que avalia o consumo alimentar do mês ou ano anterior, necessita de maiores colaboração e capacidade do indivíduo para se recordar e estimar seu consumo, além de maior tempo para ser aplicado ou preenchido que os métodos anteriormente descritos. Estima-se que o tempo médio de preenchimento do inquérito seja de 90 minutos.[17] Outra desvantagem é que, para os indivíduos que consomem os alimentos ao longo do dia, sem estruturá-los em refeições, a entrevista detalhada sobre os padrões habituais de consumo em cada refeição pode não ser útil.

APLICAÇÃO DOS INQUÉRITOS ALIMENTARES EM ESTUDOS EPIDEMIOLÓGICOS

Diante da gama de métodos disponíveis para avaliação do consumo alimentar abordados anteriormente, pode-se afirmar que não há instrumento perfeito. Todos os dados coletados por meio dos métodos de avaliação do consumo alimentar autorreferidos contêm erros de medição. No entanto, diferentes métodos são indicados de acordo com a especificidade que se deseja, de modo que o instrumento escolhido colete dados dietéticos com o menor viés possível.

No processo de escolha, para que se consiga responder às questões de pesquisa de maneira satisfatória, é necessário primeiro ter clareza dos objetivos primários e secundários, para depois eleger o método mais apropriado. Ademais, é necessário pensar no desenho do estudo e avaliar o máximo de perguntas possíveis, como as expostas na Figura 32.1, para garantir que os objetivos sejam alcançados e as hipóteses, testadas. Caso as premissas básicas não sejam cumpridas e a escolha do método seja aleatória, é bastante provável que ele não atenda às expectativas, e algumas ou todas as perguntas não sejam respondidas.[2,9] Entre os tipos de estudos epidemiológicos, serão abordados aqui os estudos clássicos que avaliam exposições nutricionais.

Nos estudos transversais, quaisquer dos métodos discutidos são aplicáveis. A escolha deverá, então, considerar o tipo de informação desejada, isto é, dados dietéticos quantitativos ou qualitativos. Quando coletados duas ou mais vezes, os dados também podem ser usados com o propósito de monitorar tendências dietéticas, o que é bastante útil para estudos de vigilância epidemiológica. No entanto, é importante enfatizar que essa comparação/tendência seja avaliada com segurança. Os procedimentos de amostragem e bancos de dados de composição de alimentos devem ser os mais similares possíveis.[2,9]

Dentre os estudos epidemiológicos internacionais, o National Health and Nutrition Examination Survey (NHANES),[a] por exemplo, usou em alguns ciclos o questionário de frequência alimentar, e tem usado desde 2002 dois recordatórios alimentares de 24 horas para avaliar a ingestão de nutrientes e alimentos, os quais são aplicados seguindo o protocolo AMPM, abordado anteriormente.[8] No Brasil, um exemplo de estudo transversal que avalia o consumo alimentar é o Inquérito de Saúde de São Paulo (ISA-Capital),[b] estudo de base populacional que está

---

[a] Pesquisa de base populacional que visa avaliar a população americana não institucionalizada, e seus métodos combinam entrevistas pessoais com exame físico padronizado e medições por meio de centros de avaliação móveis.
[b] Pesquisa de base populacional que visa avaliar residentes (não institucionalizados) da cidade de São Paulo, com questões relacionadas com estado de saúde, estilo de vida e uso de serviços de saúde. Seus métodos combinam entrevistas pessoais com exame físico padronizado e dosagens bioquímicas e genéticas. Mais informações estão disponíveis em: www.fsp.usp.br/isa-sp e www.gac-usp.com.br.

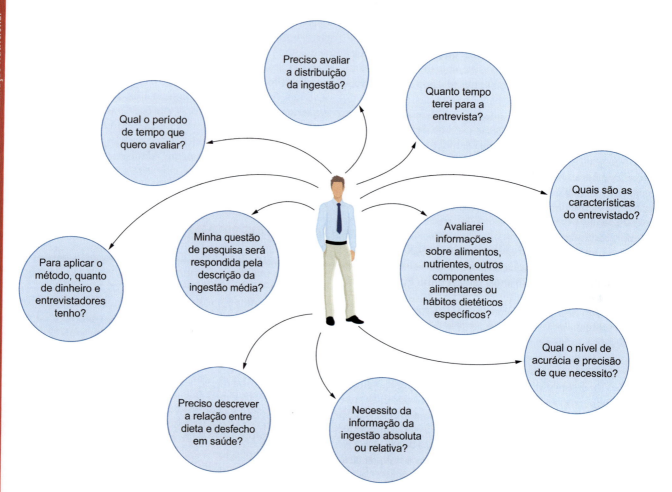

Figura 32.1 Questões a serem feitas durante o processo de escolha do melhor método de avaliação de consumo. Adaptada de Thompson e Subar[2] (2017).

em sua terceira edição com avaliação de consumo alimentar; como o NHANES, avalia o consumo alimentar a partir de dois recordatórios alimentares de 24 horas aplicados em dias não consecutivos.

Diferentemente dos estudos transversais, com ampla possibilidade de uso dos métodos de inquérito alimentar, os estudos caso-controle, por serem retrospectivos, exigem a aplicação de métodos que possibilitem o resgate da informação passada, para entender quais variáveis preditoras explicam o desfecho dos indivíduos integrantes do grupo de casos. Dessa maneira, métodos como o questionário de frequência alimentar e a história alimentar são mais adequados do que os que avaliam o consumo alimentar atual, como o recordatório alimentar de 24 horas e o registro alimentar.[2,9] Nesse delineamento de estudo, questionários curtos de avaliação do consumo alimentar também podem ser empregados para avaliar alimentos ou grupo de alimentos específicos na população de estudo.

Estudos de coorte promovem o monitoramento prospectivo até o surgimento de desfechos ou monitoramento destes. Desse modo, métodos que viabilizem ampla avaliação do consumo alimentar são mais desejáveis, uma vez que os interesses de avaliação do estudo podem ser ampliados quando os desfechos começam a surgir. Embora a aplicação de múltiplos recordatórios alimentares de 24 horas, registros alimentares, história alimentar e questionários de frequência alimentar seja mais efetiva, por caracterizar a ingestão habitual do indivíduo avaliado (como já mencionado), a aplicação de um único recordatório alimentar de 24 horas ou do registro alimentar de 1 dia também pode ser útil, além de menos dispendiosa. Nos casos em que as informações são geradas por uma única medida, estas podem ser trabalhadas como médias do grupo e avaliadas ao longo do tempo entre os que apresentaram o desfecho e os que não apresentaram. Pelos custos inerentes a esse tipo de estudo e por questões logísticas, é comum o uso do questionário de frequência alimentar, sendo aplicados registros ou recordatórios alimentares de 24 horas em uma subamostra.[2,9]

Como exemplo de estudo de coorte brasileiro com avaliação da dieta, pode-se citar o Estudo Longitudinal de Saúde do Adulto (ELSA), que analisa adultos de seis capitais brasileiras – São Paulo, Rio de Janeiro, Vitória, Belo Horizonte, Salvador e Porto Alegre – e usa principalmente o questionário de frequência alimentar para avaliação dietética, com aplicações pontuais de recordatórios alimentares de 24 horas em subamostras.[18]

Quanto aos estudos de intervenção, nos quais as informações dietéticas podem ser usadas como critério de inclusão ou exclusão dos indivíduos, métodos como o questionário de frequência alimentar podem ser suficientes. Quando se pretende usar a informação dietética para avaliar mudanças resultantes do processo de intervenção, o questionário de frequência alimentar ou os questionários breves também podem ser úteis, desde que consigam captar os componentes de interesse da intervenção. Porém, o recordatório alimentar de 24 horas aplicado múltiplas vezes pode ser mais seguro para a coleta da informação por propiciar uma avaliação mais detalhada da dieta. É importante ressaltar que a mudança de comportamento alimentar intencional é um fenômeno complexo. A resposta diferencial nesse tipo de estudo pode surgir porque o grupo de intervenção está exposto à intervenção, e o grupo de controle, não. Desse modo, o registro alimentar não é indicado para avaliar mudanças na dieta decorrentes da intervenção.

Outro ponto crítico é a repetição de medidas para avaliação do consumo alimentar, que pode refletir o viés de comunicação na direção da mudança promovida pela intervenção, ou seja, alguns entrevistados podem relatar o que pensam que os investigadores querem ouvir. Por outro lado, a maior conscientização sobre o consumo alimentar e sobre a aquisição de habilidades em relatar alimentos e bebidas consumidos ao longo da intervenção pode aumentar a precisão dos dados obtidos.[2,9,12]

Como exemplo de estudo de intervenção, o Prevención con Dieta Mediterránea, realizado na Espanha com homens de 55 a 80 anos e mulheres de 60 a 80 anos, recorre a um questionário curto com 14 questões sobre itens alimentares que compõem a dieta mediterrânea, para avaliar a mudança nos hábitos alimentares e investigar a adesão a essa dieta. Esse estudo tem como objetivo principal avaliar os efeitos de dois componentes da dieta mediterrânea tradicional (o azeite de oliva extravirgem e as nozes) no risco de morte por doença cardiovascular, infarto do miocárdio e acidente vascular encefálico, usando como parâmetro de comparação uma dieta-controle de baixo teor de gordura.[19]

Além da adequação do método ao tipo de estudo e ao que se pretende avaliar, é importante estar atento aos fatores listados a seguir, que podem se tornar vieses ou variáveis de confusão nos estudos, caso não sejam tomados os cuidados necessários.

■ **Incapacidade de o respondente relatar o seu consumo.** Durante o curso da avaliação, é possível que a informação dietética tenha de ser obtida por meio de respondentes, como familiares próximos ou cuidadores, devido a situações que incapacitem o indivíduo de relatar seu consumo alimentar. Em estudos caso-controle, por exemplo, um respondente pode ser necessário quando o indivíduo está gravemente doente ou quando vem a óbito durante o período de estudo. Nos casos em que se faz necessária a participação de um respondente, devem-se priorizar aqueles que mais conhecem o estilo de vida do indivíduo, pois a qualidade do relato tende a ser melhor.[2]

Poucos estudos têm sido desenvolvidos para avaliar a acurácia da informação dietética obtida por um respondente. Nesses estudos, a acurácia é verificada por meio da comparação do relato dos respondentes com o relato do próprio indivíduo. Quando o questionário de frequência alimentar é empregado, a média de frequência dos alimentos e grupos de alimentos assemelha-se entre os respondentes e os indivíduos; porém, o grau de concordância no relato varia conforme o tipo de alimento (sendo maior para bebidas alcoólicas, café e chá) e fatores externos, como o sexo do respondente.

Portanto, a participação de respondentes para se obter a informação dietética do indivíduo deve ser minimizada, e a sensibilidade dos dados dietéticos deve ser testada por meio de análises comparativas entre os dados obtidos com e sem a participação do respondente.[2]

■ **Etnicidade e localização geográfica.** Embora no Brasil identificar-se como pertencente a um grupo étnico específico não necessariamente implique que o indivíduo tenha uma dieta muito diferente daquela consumida por outros brasileiros, é importante estar atento a isso ao avaliar o consumo alimentar,

porque pode haver especificidades, bem como nos estudos em que diversas regiões geográficas são abrangidas. Nesses casos, é importante considerar a diversidade nas culinárias regionais, não só pela disponibilidade de alguns alimentos típicos, como também pela distinção no modo de preparo e pela presença de termos homônimos e sinônimos. Um exemplo de preparação com termo homônimo e diferentes modos de preparo é a canjica. Nas regiões Sudeste, Sul e Centro-Oeste do país, a canjica refere-se a um prato feito com grãos de milho seco inteiros, com leite, especiarias e açúcar, ao passo que em alguns estados da região Nordeste esse prato é chamado de mungunzá; e em outros estados, essa é uma preparação salgada. Na região Nordeste, a canjica refere-se a um creme ou mingau doce à base de milho fresco debulhado e triturado, conhecido em outras regiões como curau. Como termos sinônimos, podem-se citar os diversos termos usados para se referir à tuberosa *Manihot esculenta*, da família das Euphorbiaceae: mandioca, macaxeira, aipi, aipim, uaipi, castelinha, entre outros.

Para evitar confundimento ou perda da informação, é indicado que o avaliador esteja preparado para adaptar o método de modo a captar essas informações de maneira precisa e esteja familiarizado com os possíveis resultados. Recomenda-se, ainda, contar com o auxílio de uma pessoa do mesmo grupo étnico/região geográfica para esclarecer eventuais dúvidas e evitar erros de compreensão durante as entrevistas.[2]

■ **Grupo etário.** Avaliar a dieta de crianças pode ser um desafio, tanto pela dificuldade de se obter um autorrelato satisfatório (especialmente no caso de crianças menores) quanto pela variabilidade no consumo alimentar e pelas repentinas mudanças nos hábitos. Já os adolescentes têm se mostrado menos interessados em relatar sua dieta. Por esses motivos, e para evitar que o dado seja obtido por respondentes, têm sido desenvolvidas ferramentas capazes de auxiliar na aplicação dos métodos de coleta do consumo alimentar, como fotografias padronizadas dos alimentos consumidos, construção de jogos manuais interativos e ferramentas eletrônicas autoadministradas, como jogos via *web*. Para essa faixa etária não há relato de qual método possa ser mais apropriado, ficando a decisão de uso a critério dos objetivos e dos aspectos inerentes ao delineamento.[2]

Adultos costumam ser o grupo que melhor responde aos inquéritos, já os idosos podem apresentar dificuldades no relato, devido às alterações comuns à idade, como função cognitiva prejudicada e possíveis deficiências físicas (redução da audição, visão). No caso dos idosos, não se recomendam métodos autopreenchidos e devem ser tomados cuidados com a entrevista. A observação direta do consumo de idosos pode ser uma alternativa: o pesquisador observa e registra os alimentos e as quantidades consumidas pelo indivíduo. Outro potencial viés na avaliação de idosos é a presença de comorbidades que levam a modificações na alimentação (p. ex., dietas com baixo teor de sódio, açúcares, gorduras). Além de modificações na composição da dieta, tais comorbidades podem introduzir um importante viés no relato, visto que os indivíduos podem referir os alimentos que deveriam ter consumido em vez daqueles realmente consumidos. Ademais, especialmente nessa faixa etária, deve-se ter especial atenção ao uso de suplementos, bem como à consistência das preparações.[2]

Para melhorar a informação dietética, a combinação de métodos, bem como adaptações de instrumentos habituais, com a inclusão de estratégias de memorização e notificação, pode ser uma alternativa para melhorar a acurácia da informação.

PONTOS CRÍTICOS NOS MÉTODOS DE INQUÉRITO ALIMENTAR

Aspectos cognitivos relacionados com a avaliação alimentar

O amplo uso de dados dietéticos para a investigação da dieta no processo de saúde e doença e no planejamento de políticas públicas requer que a coleta das informações dietéticas seja cada vez mais precisa e acurada. Para tal, é necessário o aperfeiçoamento de técnicas para essa coleta. Métodos como o recordatório alimentar de 24 horas e o questionário de frequência alimentar, amplamente empregados em estudos epidemiológicos e na prática clínica, envolvem processos cognitivos complexos, os quais exigem que os entrevistados lembrem e registrem a ingestão de alimentos, bem como recuperem a informação e calculem a frequência da ocorrência de tais eventos por meio da memória durante o período investigado.[20]

O desenvolvimento de técnicas que auxiliem na recuperação da informação e melhorem o relato da dieta é imprescindível para minimizar os vieses relacionados com a memória.[20] O USDA desenvolveu o já mencionado MPM, cujo principal objetivo é auxiliar o entrevistado a recordar todos os alimentos consumidos e mantê-lo engajado e interessado durante a aplicação do recordatório alimentar de 24 horas. O MPM e o AMPM foram desenvolvidos, respectivamente, para a aplicação do recordatório preenchido no papel e no computador. Essa técnica possibilita a condução da entrevista em cinco passos. O primeiro passo é a listagem rápida dos alimentos consumidos (*quick list*), quando o entrevistado lista ininterruptamente todos os alimentos e bebidas consumidos no dia anterior à entrevista, lançando mão de estratégias próprias para recordar os alimentos. No segundo passo, o entrevistado é questionado sobre o consumo de alguns alimentos comumente esquecidos, como bebidas alcoólicas e não alcoólicas, lanches, frutas, hortaliças e doces. No terceiro passo, são novamente coletadas informações sobre horário e nome de cada refeição, e os alimentos listados anteriormente são ordenados de modo cronológico e agrupados de acordo com a refeição. No quarto passo, solicita-se ao entrevistado a descrição detalhada de cada alimento e bebida consumidos, marcas comerciais, modo de preparo, tipo de alimento e porção consumida. Além disso, no quarto passo, são revisados os horários e as refeições relatadas, com o objetivo de estimular o entrevistado a recordar-se de possíveis alimentos esquecidos. No quinto e último passo, todos os alimentos e bebidas consumidos, bem como o horário e as refeições, são revisados e há a oportunidade final de recordar e confirmar os alimentos e bebidas consumidos no dia anterior.[4] A Figura 32.2 ilustra esquematicamente as etapas do MPM.

Diversos estudos têm mostrado a eficácia do MPM para redução do sub-relato e melhora da qualidade dos dados dietéticos.[6,21] O uso de álbuns fotográficos com diferentes porções de alimentos e de medidas caseiras também é uma importante ferramenta para auxiliar o indivíduo na recuperação da memória e melhorar as estimativas das porções de alimentos e bebidas.[2,5]

Com relação ao questionário de frequência alimentar, sua elaboração e aplicação devem considerar a compreensão das questões pelo indivíduo, o processo de recuperação da memória a longo prazo e o modo como ocorre o processo de decisão para prover estimativas e respostas. Subar et al.[22] avaliaram as estratégias cognitivas usadas pelos indivíduos ao formular respostas para o questionário de frequência alimentar, identificando

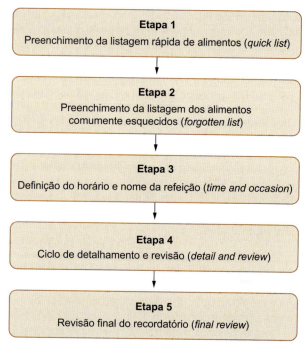

Figura 32.2 Método dos múltiplos passos para aplicação do recordatório alimentar de 24 horas. Adaptada de Raper et al.[4] (2004).

problemas na compreensão, interpretação e formulação das respostas por meio da modificação de vários aspectos do questionário. Esses pesquisadores observaram que alterações, como desagregação de alimentos, inclusão da resposta "nunca" como categoria de frequência, inclusão de opções de tamanho de porção e questões sobre ingestão sazonal, facilitaram a compreensão dos entrevistados, além de garantirem menos frustração e respostas mais consistentes.

É fundamental identificar e compreender os processos cognitivos durante a elaboração e a aplicação dos inquéritos alimentares, a fim de minimizar as principais fontes de erro de respostas e auxiliar o entrevistado na recuperação da memória.

Estudos de validação e calibração

A avaliação do consumo alimentar envolve erros sistemáticos e aleatórios inerentes ao método escolhido para a coleta de dados.[23] A mensuração do erro na estimativa do consumo alimentar é obtida por meio de estudos de validade e de calibração. Portanto, é imprescindível que esses estudos sejam desenvolvidos quando forem elaborados novos questionários ou aplicados questionários já validados para populações específicas em outras populações.

Estudos de validação são delineados para mensurar a acurácia com a qual o método estima a ingestão dietética em determinado período. Um método é considerado válido quando a informação do consumo alimentar não difere significativamente da ingestão habitual verdadeira. Os estudos de calibração, por outro lado, usam as mesmas informações dos estudos de validação para calibrar/relacionar o novo método com o método de referência. A validação e a calibração de um novo questionário de frequência alimentar, por exemplo, possibilitam avaliar a magnitude e a direção do erro, identificar os principais fatores que influenciam o erro na medida e auxiliar o pesquisador a minimizar ou usar os erros como variáveis de ajuste nos modelos.[2,24,25]

O desenvolvimento de estudos de validação e calibração é complexo, dada a dificuldade de estimar a ingestão habitual verdadeira. Diversos fatores influenciam o seu desenvolvimento, como a escolha do método de referência, a determinação do período em que a ingestão será mensurada, o número de mensurações necessárias, o tamanho da amostra, as características da população, a sequência de administração dos instrumentos e o custo. A validade pode ser estimada por meio de biomarcadores de ingestão ou comparação com outros métodos de referência de avaliação do consumo alimentar, como recordatório alimentar de 24 horas e registro alimentar.[26]

A maioria dos estudos de validação recorre ao recordatório alimentar de 24 horas e ao registro alimentar para avaliar o desempenho do novo questionário em relação a esses instrumentos. O método de referência deve ser administrado durante o período de interesse do instrumento avaliado. No entanto, devido aos erros inerentes aos métodos de referência, a estimativa da ingestão habitual verdadeira não é precisa. Ademais, os erros dos instrumentos podem se correlacionar, inflacionando a concordância entre os métodos.[24,25]

Os marcadores bioquímicos de ingestão fornecem informações mais precisas e imparciais para o estudo de validação. Os mais conhecidos e usados nos estudos de validação são a água duplamente marcada (para estimar a ingestão energética), o nitrogênio urinário (ingestão de proteína), o potássio urinário (ingestão de potássio) e o sódio urinário (ingestão de sódio). Embora esses biomarcadores provejam estimativas da ingestão menos propensas a erros de memória ou subnotificação, são métodos caros, invasivos, e validam apenas um nutriente por vez.[2]

Devido ao seu alto custo, os estudos de validação e calibração são realizados em subamostras, que devem ser suficientes para estimar a concordância entre o instrumento e o método de referência escolhido. De acordo com Willet e Lenart,[27] amostras com 100 a 200 indivíduos são consideradas razoáveis para estudos de validação.

As análises subsequentes dos estudos de validação devem envolver diversos testes estatísticos, tais como correlação e análise de concordância, como Bland-Altman. Não há consenso na literatura sobre o tipo e o número de testes a se empregar. É possível que um a três testes estatísticos não sejam suficientes para abranger todas as facetas da validade, sendo ideal a combinação de múltiplos testes, como teste t-Student, Wilcoxon, teste de diferença percentual, coeficientes de correlação, coeficiente Kappa ponderado e Bland-Altman.[25] Os estudos de calibração, por sua vez, recorrem à regressão linear para estimar a melhor predição da ingestão habitual verdadeira, dada a mensuração do instrumento e o método de referência. A predição é usada como um *proxy* para a ingestão habitual verdadeira em estudos que relacionam a ocorrência de doenças com a ingestão dietética.[28]

Embora os estudos de validação e calibração tenham aumentado expressivamente e a validade geral dos métodos de avaliação do consumo alimentar tenha sido bem estabelecida, é importante salientar que a dieta sofre constantes mudanças por diversos fatores, como preferências pessoais e alterações na produção e oferta dos alimentos. Desse modo, um instrumento com boa validade há 20 anos pode não ter bom desempenho atualmente. Ademais, estudos de validação e calibração são essenciais para correções quantitativas dos erros de medida em estudos epidemiológicos, além de aprimorarem os instrumentos de avaliação da dieta.[29]

Modo de administração

Diferentes estratégias podem ser empregadas para aplicar os métodos de avaliação do consumo alimentar. Em geral, as informações sobre consumo podem ser obtidas por observação, entrevista (pessoalmente ou por telefone) ou podem ser autorrelatadas em papel ou por meios eletrônicos. Cada uma dessas abordagens apresenta vantagens e desvantagens, e a escolha do modo mais adequado de administração dos métodos, segundo cada contexto, pode reduzir os riscos de sub ou superestimação do consumo alimentar.

Nos métodos que envolvem a observação e o registro dos alimentos consumidos, como método de observação direta, a interação do pesquisador com o indivíduo é pequena, relativa basicamente à explicação de como deve ser o procedimento. Ainda assim, a possível interferência do pesquisador representa uma dificuldade considerável no uso desse método.

Quando os métodos são administrados por meio de entrevistas, o modo de realizá-las e o local onde são feitas, a presença de outros membros da família e a atitude e a habilidade do entrevistador são fatores que podem comprometer o seu sucesso. O entrevistador deve ser previamente treinado para ter uma abordagem imparcial, pois a percepção de uma "dieta saudável" pode levar os indivíduos a omitir alimentos considerados "não saudáveis" ou a superestimar o consumo de alimentos considerados bons para a saúde.[30] Em entrevistas que ocorrem pessoalmente, o vínculo entre os indivíduos pode ser construído mais facilmente, derrubando barreiras que impediriam o relato adequado das informações e facilitando a compreensão do método aplicado.[2] Além disso, fatores comportamentais, como o vocabulário usado, reações verbais ou não verbais diante das respostas do entrevistado, inabilidade de promover uma relação empática e omissões de perguntas, podem influenciar as respostas, introduzindo erros de difíceis mensuração e controle.[30]

Em grandes estudos, a entrevista pessoal pode se tornar inviável, por seu elevado custo e pela demanda logística. Nesses casos, a entrevista por telefone tem se tornado uma ferramenta útil para a avaliação do consumo alimentar. Estudos têm demonstrado boa concordância, ainda que não seja perfeita, das informações fornecidas por telefone em relação às fornecidas pessoalmente.[2] Grandes estudos internacionais e nacionais recorrem ao telefone como meio de administrar métodos de inquérito alimentar. Como citado anteriormente, o estudo americano NHANES e o paulistano ISA-Capital aplicam o primeiro recordatório alimentar de 24 horas pessoalmente e o segundo, por telefone. Em âmbito nacional, o Sistema de Vigilância de Fatores de Risco e Proteção para as Doenças Crônicas por Inquérito Telefônico (Vigitel) aplica um questionário composto de diversas questões, inclusive de hábito alimentar, em amostra probabilística da população adulta das capitais dos 26 estados brasileiros e do Distrito Federal, residente em domicílios com telefone fixo.[31]

A entrevista por telefone apresenta vantagens como redução do custo, do tempo de deslocamento de entrevistadores e das dificuldades logísticas em comparação às entrevistas realizadas pessoalmente, além de maior sensação de segurança, pois o entrevistado não precisa permitir a entrada de um desconhecido em sua casa. Além disso, o percentual de resposta das entrevistas por telefone é maior que daquelas enviadas por carta.[5] Os métodos de avaliação do consumo alimentar aplicados por telefone estão sujeitos às mesmas limitações dos aplicados pessoalmente. Dificuldades na descrição das quantidades consumidas podem ser superadas com a disponibilização prévia de figuras com medidas caseiras ou porções de alimentos por *e-mail* ou carta, por exemplo. No caso do NHANES, esses materiais são entregues aos participantes da pesquisa durante o recordatório alimentar de 24 horas aplicado pessoalmente e são fornecidas informações sobre como usá-los no recordatório alimentar de 24 horas a ser aplicado por telefone posteriormente.[5] Apesar das facilidades, uma limitação importante das entrevistas realizadas por telefone é o viés de seleção, pois muitos podem não responder à pesquisa por não ter acesso a telefone ou dispor apenas de telefone celular (em 2015, 93,3% dos domicílios brasileiros dispunham de algum tipo de telefone, porém apenas 35,3% tinham telefone fixo),[32] pela maior dificuldade de se engajar em entrevistas telefônicas, além da rejeição dos indivíduos incomodados com as ligações feitas por empresas de *telemarketing*.[2,5]

Informações de consumo alimentar fornecidas diretamente pelo indivíduo, ou seja, sem a necessidade de entrevistador, têm menor custo e tendem a reduzir o medo de julgamentos sobre seu consumo alimentar. Porém, indivíduos com baixa escolaridade ou com problemas motores ou cognitivos podem ter dificuldades, o que pode causar viés de seleção.[2] Esse meio de administração foi empregado em grandes estudos, como o Inquérito Nacional de Alimentação – Pesquisa de Orçamento Familiar (INA-POF), em que o consumo alimentar foi estimado por meio do registro alimentar aplicado em 2 dias não consecutivos, no qual o indivíduo registrava detalhadamente todos os alimentos e bebidas consumidos nos dias predeterminados, com posterior revisão das informações pelo agente de pesquisa no domicílio dos participantes.[33]

Novas tecnologias vêm sendo desenvolvidas a fim de facilitar o registro do consumo alimentar, mediante o uso da internet e de computadores, *tablets* e *smartphones*. Apesar de diversas técnicas ainda estarem em desenvolvimento, muitos avanços já foram feitos, proporcionando uma série de possibilidades para a avaliação do consumo alimentar tanto em indivíduos como em grupos populacionais. Em geral, os instrumentos digitais apresentam como vantagens: redução no viés do entrevistador, maior precisão no detalhamento das informações fornecidas, redução no tempo e no custo da coleta de dados, codificação em tempo real e cálculo automático do consumo alimentar. Porém, também existem limitações nesses meios de administração, como: alto custo de programação nas fases iniciais e dos equipamentos usados; dificuldade de aplicação em determinados grupos da população com menor habilidade para lidar com essas tecnologias; e necessidade de acesso à internet.[34] Embora as tecnologias estejam cada vez mais acessíveis, em 2015 apenas 40,5% dos domicílios brasileiros dispunham de computador com acesso à internet.[32] Apesar das atuais limitações, o uso dessas tecnologias está em expansão e a tendência é que cada vez mais estudos as empreguem como meio de administração dos métodos de avaliação do consumo alimentar.

Estimativa do tamanho da porção

A estimativa do tamanho das porções consumidas pode ser uma importante fonte de erro ao medir o consumo alimentar. Indivíduos sem treinamento têm dificuldade para estimar o tamanho das porções, tanto para registrá-las no momento da refeição quanto no relato de alimentos consumidos anteriormente. Alimentos passíveis de registro em unidades definidas, como uma unidade de pão francês, uma fatia de presunto ou uma maçã gala média, bem como aqueles que descrevem a marca comercial, como uma bala X, uma lata de refrigerante Y, ou um pacote de biscoito Z, podem ter o tamanho da porção mais facilmente definidos do que alimentos amorfos, como macarrão, arroz, salada de maionese, alface, água etc. Atenção especial também deve ser dada a porções muito pequenas, que tendem a ser superestimadas, assim como porções muito grandes, que tendem a ser subestimadas.[2]

Outro aspecto importante quanto ao tamanho da porção são os fatores relacionados com o indivíduo. Em métodos retrospectivos a longo prazo, como os questionários de frequência alimentar, a dificuldade em estimar o tamanho da porção é ainda maior em decorrência do viés de memória. Além disso, indivíduos com maior escolaridade tendem a ter mais facilidade em quantificar as porções, ao passo que aqueles com mais propensão ao sub-relato (como indivíduos com excesso de peso) tendem a reduzir não somente a probabilidade de relatarem os alimentos, mas também o tamanho das porções relatadas, especialmente de alimentos com maior quantidade de energia.[2,35]

Para facilitar o processo de descrição do tamanho das porções, existe uma série de ferramentas desenvolvidas para aumentar a acurácia da descrição da quantidade de alimentos consumida. Uma das ferramentas mais simples e barata é o uso de modelos de figuras geométricas de diversos formatos e tamanhos conhecidos, que podem ser construídos com materiais de fácil acesso, como cartolina, conforme ilustrado na Figura 32.3. Círculos de diversos tamanhos podem ser usados para estimar a porção de alimentos redondos como maçãs, fatias de tomates, hambúrgueres e biscoitos. Os quadrados podem ser úteis para descrever a altura e largura de alimentos como pão de forma, queijo, frios, alguns tipos de carne e bolos. Os formatos triangulares auxiliam na estimativa de tortas, *pizza*, bolos, fatias de frutas como melão e melancia. Formas com altura auxiliam na descrição da espessura dos alimentos.[5]

Outra abordagem que auxilia na estimativa do tamanho da porção é a de álbuns de fotografia (Figuras 32.4 e 32.5) ou de modelos tridimensionais de alimentos ou de medidas caseiras, seja fisicamente, seja por meio digital. Estudos demonstram que há pouca diferença na acurácia entre modelos com duas ou três dimensões, sugerindo que ambos são efetivos para estimar o tamanho das porções.[2,5] Atualmente, a quantificação das porções

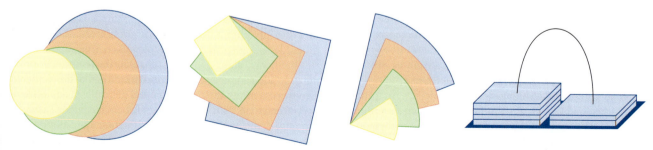

Figura 32.3 Figuras geométricas simples auxiliam na estimativa do tamanho da porção dos alimentos. Cada peça tem dimensões conhecidas e pode ser feita com materiais simples e baratos, como cartolina. Adaptada de Lee e Nieman[5] (2010).

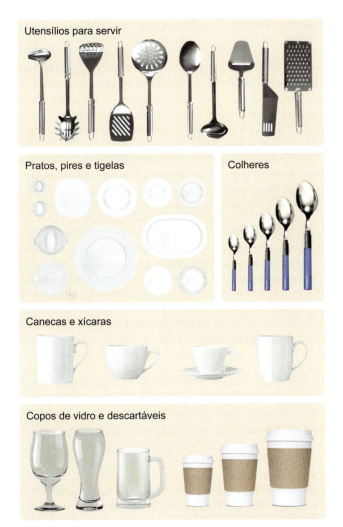

Figura 32.4 Exemplos de utensílios para descrição das medidas caseiras usadas em estudos como o Inquérito Nacional de Alimentação (POF 2008-2009), o Inquérito de Saúde de São Paulo e o Estudo Latino-Americano de Nutrição e Saúde.

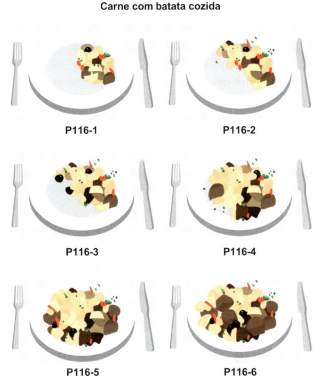

Figura 32.5 Ilustração de tamanhos variados de porcionamento para auxiliar na estimativa da quantidade consumida de um alimento específico. Adaptada de Crispim et al.[38] (2017).

tem sido bastante aprimorada, em razão de desenvolvimento de *softwares*, como o *Automated self-administered 24-hour – ASA24® Dietary Assessment Tool*; tabelas de medidas caseiras, como o manual de receitas e medidas caseiras para cálculo de inquéritos alimentares,[1] tabela para avaliação de consumo alimentar em medidas caseiras,[36] guia prático para estimativa de consumo alimentar;[37] e álbuns fotográficos, como o manual fotográfico de quantificação alimentar,[38] visualização de porções durante o consumo alimentar,[39] álbum fotográfico de porções alimentares[40] e alimentos brasileiros e suas porções.[41] Esses instrumentos foram desenvolvidos para diversas populações e apresentam diferentes porcionamentos e marcas comerciais de alimentos tradicionais.

Com o avanço do uso de tecnologia na avaliação do consumo alimentar, imagens dos alimentos no meio digital têm sido usadas de diversas maneiras, possibilitando a descrição de uma série de alimentos em diversos tamanhos de porções. A evidência científica em relação à validade desses métodos ainda é limitada. Alguns estudos concluem que os entrevistados tendem a gostar mais desses tipos de métodos, apesar de não observarem melhora na acurácia das informações,[2] outros indicam que as imagens podem melhorar a estimativa dos dados.[42] O uso dessas tecnologias é uma tendência e representa uma excelente oportunidade para melhorar a qualidade da coleta de dados, porém ainda são necessários estudos que validem esses métodos, principalmente para populações específicas, como crianças, adolescentes e idosos.

Escolha do banco de dados de alimentos e nutrientes

A informação do conteúdo de nutrientes e outros componentes dos alimentos é fundamental para a conversão dos alimentos obtidos por meio inquéritos alimentares em estimativa de nutrientes. No entanto, esse processo de conversão é complexo, pois a sua interpretação depende da qualidade da informação disponível nas tabelas de composição de alimentos. Além disso, com base no teor de nutrientes, são realizadas inferências quanto à adequação/inadequação da ingestão de nutrientes, ao direcionamento de políticas públicas e às associações entre ingestão e desfechos em saúde.[2,43]

As tabelas de composição de alimentos apresentam variações que necessitam ser identificadas e avaliadas para que as estimativas da ingestão dos nutrientes sejam mais próximas da ingestão verdadeira. Os principais fatores capazes de influenciar a discrepância dos dados são: descrição incorreta ou incompleta dos alimentos; amostragem inadequada; métodos analíticos inadequados; e variabilidade resultante de fatores genéticos, ambientais, de preparo e processamento das amostras.[43]

A discrepância entre os métodos analíticos para a determinação da fibra alimentar e para o cálculo do conteúdo energético do alimento é exemplo da falta de consenso existente entre as tabelas de composição de alimentos de diversos países. Algumas tabelas baseiam-se na determinação de fibras pelo método enzimático-gravimétrico (mais recomendado), que tenta isolar o conteúdo de fibras resistentes à digestão no sistema digestório, já outras fundamentam-se no método enzimático-químico, que identifica os polissacarídios não amiláceos presentes nos alimentos. Quanto ao cálculo da energia, as diferenças estão no uso do carboidrato disponível (mais recomendado) ou carboidrato total para a estimativa da energia. A existência de tabelas com dados calculados de diferentes maneiras pode dificultar a seleção da informação, principalmente se o pesquisador não estiver familiarizado com os métodos de análise e suas implicações para a estimativa do teor de nutrientes.[44]

Com o intuito de harmonizar os dados das tabelas de composição de alimentos, principalmente com relação à harmonização dos fatores de conversão de energia, a Food and Agriculture Organization (FAO) das Nações Unidas publicou em 2003 um manual técnico com as definições mais aceitas de macronutrientes e fatores de conversão de energia, contribuindo para a harmonização internacional e para a maior comparabilidade entre o conteúdo energético e de nutrientes entre diferentes tabelas.[44,45]

No Brasil, as principais tabelas de composição de alimentos disponíveis são a Tabela Brasileira de Composição de Alimentos (TACO),[46] a Tabela Brasileira de Composição de Alimentos da Faculdade de Ciências Farmacêuticas da Universidade de São Paulo[47] e as Tabelas de Composição Nutricional dos Alimentos Consumidos no Brasil (POF 2008-2009).[48] Todavia, as tabelas brasileiras são limitadas no que diz respeito a alimentos e preparações analisados, bem como ao número de nutrientes disponíveis. Além disso, algumas não descrevem os processos analíticos empregados para a determinação dos nutrientes.

Ao avaliarem a concordância entre os valores de macronutrientes e energia de alimentos analisados em laboratório com os dados apresentados em tabelas de composição de alimentos em uso no Brasil, Ribeiro et al.[43] observaram diferenças estatisticamente significantes entre os dados analisados em laboratório e os dados de tabelas. Nesse estudo, as tabelas mostraram tendência à superestimação dos teores de proteínas e carboidratos totais.

O uso de tabelas internacionais para complementar as informações não disponíveis em tabelas nacionais é uma estratégia recorrente em estudos epidemiológicos como o ISA-Capital e a POF, por exemplo. Nesses inquéritos populacionais, o USDA Food Composition Database é usado para a estimativa de nutrientes, pois a tabela americana apresenta maior quantidade de alimentos e nutrientes mensurados, e os dados são confrontados com informações nacionais. No entanto, o uso de tabelas internacionais apresenta algumas limitações, como diferenças entre as espécies de plantas e animais entre os países e influência do tipo de solo e clima no teor de minerais, especialmente.

A escolha da tabela de composição nutricional deve, portanto, considerar os nutrientes que o pesquisador deseja estimar, a qualidade da informação da tabela de composição e o número de alimentos e preparações típicas disponíveis. Esses cuidados podem minimizar os erros nas inferências provenientes das estimativas dietéticas.

Escolha do *software* para análise

O uso de *software* para o processamento dos inquéritos alimentares tem dado praticidade à entrada de dados e obtenção das informações acerca do consumo alimentar tanto do indivíduo quanto de grupos populacionais. O *software* é desenvolvido para a entrada dos dados dietéticos, convertendo a quantidade em gramas ou mililitros do alimento em estimativa de nutrientes ou outros componentes dos alimentos.[2,49]

Diversos tipos de *software* estão disponíveis no mercado e, embora sejam desenvolvidos para a mesma finalidade, eles diferem quanto às funções e ao banco de dados de composição de alimentos, o que pode gerar resultados divergentes da estimativa de ingestão dietética. Salles-Costa et al.,[49] ao avaliar a concordância entre dois programas computacionais nacionais de análise do consumo alimentar (NutWin® e Virtual Nutri®), identificaram diferenças entre as gramaturas em relação à medida caseira correspondente para quase todos os alimentos selecionados, além de diferenças entre as estimativas de macro e micronutrientes.

No Brasil, existem diversos tipos de *software* disponíveis tanto para uso na prática clínica quanto para pesquisas. No entanto, esses programas são limitados quanto às tabelas de composição de alimentos incluídas, devido ao número limitado de alimentos e nutrientes; além disso, disponibilizam apenas saídas de nutrientes e alimentos, o que limita posteriores análises pelo pesquisador.

O desenvolvimento de *software* para grandes estudos populacionais, como o *Nutrition Data System for Research* (NDSR), possibilita a coleta diretamente no programa, por meio da técnica AMPM mencionada anteriormente, que ajuda a manter o indivíduo interessado na entrevista e a recuperar a memória. O *software* dispõe de amplo banco de dados de composição de alimentos, com mais de 18.000 alimentos e mais de 150 nutrientes, além de disponibilizar saídas de nutrientes, alimentos, ingredientes e refeições, oferecendo ao pesquisador uma gama de possibilidades para a análise dos dados dietéticos. Apesar das diversas vantagens, o NDSR é oneroso e, por ser um *software* americano, baseia-se na tabela de composição do USDA, podendo haver diferenças nas estimativas de nutrientes, bem como ausência de preparações regionais. Para suprir essa limitação, torna-se necessário que o pesquisador atente à consistência dos dados, comparando as estimativas fornecidas pelo *software* com as informações disponíveis nas tabelas nacionais, corrigindo-as quando diferirem.

Assim, o *software* deve ser escolhido com base nas necessidades da pesquisa, no nível de detalhamento necessário, no banco de dados de nutriente e alimentos e nas ferramentas disponíveis no *software*. O pesquisador deve ponderar as vantagens e limitações de cada programa e escolher aquele que melhor atenda ao seu interesse. É imprescindível que os usuários de *software* estejam cientes da fonte de informação e da base de dados de nutrientes, bem como das limitações de cada *software*.[2]

Estimativa da ingestão habitual de nutrientes e alimentos

A ingestão habitual ou usual de um nutriente ou alimento é definida como o seu consumo médio em um longo período. O conceito de "longo período" é vago, mas costuma ser compreendido como o período de aproximadamente 1 ano; ou seja, se fosse possível avaliar o consumo diário de um indivíduo ao longo de 365 dias, a média dos nutrientes ou alimentos consumidos nesse período seria sua ingestão habitual.[50]

A estimativa da ingestão habitual é essencial em diversos casos, como na associação entre dieta e determinado desfecho ou na avaliação da adequação das recomendações nutricionais. A relação entre dieta e obesidade, por exemplo, não é resultado de uma única exposição, mas de um conjunto de exposições em um longo período. Outro exemplo é a impossibilidade de determinar em um único dia de consumo se a ingestão de determinado nutriente por um indivíduo está de acordo com as recomendações, pois ele pode consumir quantidades diferentes desse nutriente em diversos dias. Ao se avaliar o consumo de uma população, um único dia de consumo alimentar de cada indivíduo é suficiente para determinar a média de consumo do grupo; no entanto, o erro padrão é extremamente elevado, o que impossibilita a avaliação da proporção de indivíduos nos extremos da distribuição, dado que poderia ser bastante relevante. Dessa maneira, seja em nível individual, seja em nível populacional, avaliar a inadequação de nutrientes ou associação com desfecho com base em um único dia de consumo é inviável.

Essa grande variação em relação à média decorre da variabilidade intrapessoal, ou seja, da mudança no consumo alimentar de um mesmo indivíduo dia a dia. Por diversos motivos, as pessoas não consomem todos os dias os mesmos alimentos, o que resulta em um padrão de dieta e nutrientes diferente a cada dia analisado. A variabilidade intrapessoal distorce a real estimativa da ingestão habitual, pois é uma fonte de erro aleatório que gera viés na distribuição da ingestão, aumenta a variância e, como consequência, a distribuição da ingestão apresenta-se inflada. Desse modo, avaliar os dados da dieta sem retirar a variabilidade intrapessoal tem efeito direto sobre a análise e a interpretação dos resultados.[51]

Um método interessante para avaliação do consumo habitual é o questionário de frequência alimentar, por abranger o consumo alimentar em um longo período, não apenas em um dia. O questionário de frequência alimentar é uma ferramenta passível de uso em grandes estudos populacionais, devido ao seu custo-benefício, porém, conforme descrito anteriormente, há diversas limitações nesse tipo de método. Uma alternativa ao uso do questionário de frequência alimentar são métodos estatísticos que estimam o consumo habitual a partir de dados fornecidos por inquéritos dietéticos que avaliam o consumo em período curto, como o recordatório alimentar de 24 horas ou o registro alimentar. Para isso, são necessárias ao menos duas aplicações do recordatório ou registro alimentar em dias não consecutivos em uma subamostra representativa da população de estudo. Conforme ilustrado na Figura 32.6, a curva de distribuição dos dados do consumo habitual é mais estreita em relação ao consumo alimentar de um único dia ou da média de 2 dias.

Os métodos estatísticos que estimam o consumo habitual são uma alternativa interessante, pois pode ser inviável a aplicação desses inquéritos diversas vezes em cada indivíduo devido ao elevado custo, à demanda logística e à baixa disponibilidade dos indivíduos.[50,51] Em estudo desenvolvido em adolescentes da cidade de São Paulo, observou-se que, para analisar o consumo alimentar de nutrientes como potássio e vitaminas B_6, B_{12}, K, C e E, seriam necessários mais de 15 dias (Figura 32.7), o que pode ser inviável não só por uma questão de custos,[51] mas também porque o indivíduo cansa e desiste ou começa a responder de qualquer maneira.

Uma estratégia para reduzir a variabilidade intrapessoal dos métodos que avaliam o consumo alimentar em período curto é a coleta distribuída por todos os dias da semana (inclusive fins

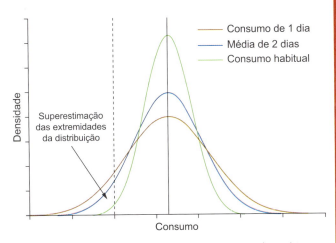

Figura 32.6 Distribuição do consumo de um nutriente hipotético em uma população, segundo dias de consumo avaliados. Adaptada de National Cancer Institute[52] (2022).

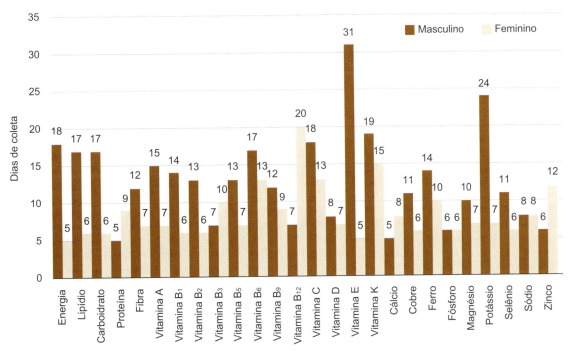

Figura 32.7 Estimativa da quantidade de dias necessários para avaliar a ingestão habitual de diferentes nutrientes em adolescentes da cidade de São Paulo – Inquérito de Saúde de São Paulo. Adaptada de Verly et al.[51] (2013).

Tabela 32.2 Resumo das características dos principais métodos usados atualmente para estimar o consumo habitual.

Método	*Software*	Custo	Possibilidade de incluir covariáveis	Possibilidade de incluir peso amostral	Proporção da população acima/abaixo de um ponto de corte
SPADE	Implementado no programa R	Nenhum	Apenas idade	Sim	Sim
ISU	SIDE, PC-SIDE e macro para o programa SAS	Nenhum, porém sugere contribuição de US$ 300 a 500	Apenas no modelo inicial	Sim	Sim
NCI	Implementado no programa SAS	Necessita do programa SAS (pago)	Sim	Sim	Sim
MSM	Plataforma *online*	Nenhum	Sim	Não	Não

ISU, Iowa State University; *MSM*, Multiple Source Method; *NCI*, National Cancer Institute Method; *SAS*, Statistical Analysis System; *SIDE*, Software for Intake Distribution Estimation; *SPADE*, Statistical Program to Assess Dietary Exposure. Adaptada de Souverein et al.[57] (2011).

de semana) e em todas as estações do ano. Dessa maneira, é possível reduzir variações decorrentes de mudanças climáticas, sazonalidade dos alimentos e rotina dos indivíduos.

Os principais métodos atualmente empregados para estimar a ingestão habitual são: *Statistical Program to Assess Dietary Exposure* (SPADE);[53] *Software for Intake Distribution Estimation* da Iowa State University;[54] *National Cancer Institute Method*;[55] *Multiple Source Method* (MSM).[56] O racional para calcular a ingestão habitual de nutrientes e alimentos frequentemente consumidos tende a ser semelhante entre esses métodos. O primeiro passo é transformar a distribuição para obter dados distribuídos simetricamente. Depois, a média do consumo habitual é estimada na escala transformada (algumas vezes em função da idade ou de maneira diferente para cada faixa etária), assim como a variância intra- e interpessoal. Finalmente, a variância intrapessoal é eliminada, e os resultados são transformados para a escala original, resultando na distribuição do consumo habitual.[57] Alguns métodos possibilitam o cálculo da ingestão habitual de alimentos episodicamente consumidos, como peixes, oleaginosas e derivados de leite. Uma estratégia desses métodos é aliar a informação do questionário de frequência alimentar à informação dos registros ou recordatório alimentar de 24 horas para determinar se um indivíduo que não relatou ter consumido o alimento em estudo no dia avaliado é consumidor ou não desse alimento. Esses métodos associam modelos estatísticos para estimar tanto a quantidade consumida como a probabilidade de consumo, obtendo-se a ingestão habitual. Na Tabela 32.2, é apresentado um resumo das características dos principais métodos atualmente disponíveis.

CONSIDERAÇÕES FINAIS

A estimativa do consumo alimentar de indivíduos e grupos populacionais requer a aplicação de métodos de inquéritos alimentares cujas vantagens, limitações e aplicabilidade devem ser ponderadas frente aos objetivos da avaliação e aos recursos disponíveis para a melhor escolha pelo nutricionista ou pesquisador. Atualmente, não existe método padrão-ouro para a estimativa do consumo alimentar; porém, avanços crescentes vêm aprimorando os procedimentos e as técnicas empregados nos diversos métodos para aumentar a acurácia e a confiabilidade nos dados dietéticos obtidos.

REFERÊNCIAS BIBLIOGRÁFICAS

As referências consultadas para a elaboração deste capítulo estão disponíveis *online* no Ambiente de aprendizagem do GEN.

COMO CITAR ESTE CAPÍTULO

ABNT
FISBERG, R. M.; SALES, C. H.; VIEIRA, D. A. S. *et al.* Inquéritos alimentares. *In*: ROSSI, L.; POLTRONIERI, F. (org.). *Tratado de Nutrição e Dietoterapia*. 2. ed. Rio de Janeiro: Guanabara Koogan, 2023. p. 428-440.

VANCOUVER
Fisberg RM, Sales CH, Vieira DAS *et al.* Inquéritos alimentares. In: Rossi L, Poltronieri F (Orgs.). Tratado de nutrição e dietoterapia. 2. ed. Rio de Janeiro: Guanabara Koogan; 2023. p. 428-40.

CAPÍTULO 33

Imagem Corporal

Marle S. Alvarenga • Aline Cavalcante

INTRODUÇÃO

O corpo humano passa pelas mais diversas vivências e experiências filosóficas, psicológicas, históricas, econômicas, políticas, artísticas e culturais, e, portanto, responde a uma soma de solicitações da vida social por meio de gestos, sensações ou sentimentos, o que o insere em uma lógica de significações.[1]

Na prática nutricional é importante que o corpo seja considerado em uma esfera não apenas de abordagem fisiológica, pois a compreensão dos aspectos relacionados com a imagem corporal (IC) pode proporcionar ao profissional uma visão mais ampla sobre seu paciente, de modo a aprimorar sua qualidade de vida e saúde.

CONTEXTO HISTÓRICO E DEFINIÇÃO

A IC é um construto que começou a ser sistematicamente estudado no início do século XX e, desde então, foi definida de distintas maneiras. Os primeiros conhecimentos acerca dessa temática foram provenientes de estudos conduzidos por neurologistas que buscavam compreender a estrutura do cérebro, bem como a maneira como as sensações, as informações, os aprendizados, as memórias e os pensamentos eram organizados.[2] Nesse período, os neurologistas estudavam e tratavam pacientes amputados, a fim de entender como determinadas lesões cerebrais afetavam a percepção do próprio corpo – experiências sensoriais relatadas em "membros fantasma" – e do espaço externo.[3,4]

Em 1905, o neurologista francês Pierre Bonnier propôs o conceito de "esquema corporal", correspondente a "uma representação espacial consciente do corpo, que determina a orientação do corpo e de suas partes, incluindo o volume e a localização exata das informações sensoriais".[2] Pouco tempo depois, em 1911, Henry Head desenvolveu a ideia de que cada indivíduo tem um "padrão postural", ou seja, uma capacidade neural de orientar e coordenar a postura corporal e os movimentos, abrangendo noções de tônus muscular, orientação espacial e temporal, sensações e percepções corporais.[4,5]

Os conceitos até então propostos foram expandidos pelo pesquisador alemão Paul Schilder a partir da publicação de seu livro *The image and appearance of the human body: studies in the constructives energies of the psyche* (A imagem do corpo: as energias construtivas da psique), em 1935. Na perspectiva de Schilder, além das variáveis fisiológicas envolvidas na representação do corpo, deveriam ser considerados também os elementos neurofisiológicos, psicológicos, sociais e afetivos – uma perspectiva inovadora, ao propor a reflexão sobre a experiência fenomenológica do corpo.[4-6] Assim, Schilder definiu a IC ou esquema corporal como "a figura de nossos corpos que formamos em nossa mente, ou seja, o modo pelo qual o corpo se apresenta para nós".[2,6]

Posteriormente, no fim da década de 1950, Seymour Fisher e David Cleveland, considerando que o meio e as emoções interferiam na representação do corpo, desenvolveram concepções abrangentes do ponto de vista psicodinâmico: a de limites corporais (*body boundaries*), associada à maneira como os indivíduos definem e percebem o que é e o que não é do próprio corpo; e as de medida da barreira (*barrier score*) e medida de penetração (*penetration score*), por meio de métodos projetivos.[4,5]

Embora os estudos sobre IC já tivessem elucidado questões significativas, pode-se dizer que, na década de 1990, as contribuições científicas foram cruciais para o entendimento do fenômeno, por ter sido um período de intenso desenvolvimento conceitual, psicométrico e psicoterapêutico. Em 1990, Thomas Cash e Thomas Pruzinsky publicaram a obra *Body Images: Development, Deviance, and Change*, na qual enfatizaram o caráter multidimensional da IC e ampliaram a aplicabilidade do conceito IC a áreas como cirurgia plástica cosmética e de reconstrução, deficiências e reabilitação.[4] Alguns anos depois, em 1994, Slade[7] propôs a definição de IC mais aceita na literatura: "a imagem que o indivíduo tem do tamanho, da forma e do contorno de seu próprio corpo, bem como dos sentimentos em relação a essas características e às partes que o constituem".[2,8]

Portanto, a IC é um construto multidimensional, caracterizado pela percepção corporal (componente perceptivo) e pelas atitudes relativas ao corpo (componente atitudinal). O componente perceptivo refere-se ao conceito já proposto por Schilder, ou seja, o rigor da avaliação do indivíduo sobre seu tamanho, forma e peso, em comparação a suas proporções e características reais.[2,8] A percepção corporal resulta de experiências sensoriais (respostas aos estímulos visuais, táteis e de natureza cinestésica) e não sensoriais (formadas pela interpretação cerebral das informações).[3,9] O componente atitudinal, por sua vez, abrange os sentimentos, os pensamentos e as ações voltadas ao corpo, e é constituído pelas dimensões cognitiva (senso crítico mental relacionado com o próprio corpo), afetiva (emoções e sentimentos relacionados com o corpo, que resultam na avaliação e interpretação individual de eventos, objetos ou situações) e, por último, a dimensão comportamental, que diz respeito às ações sobre ou relacionadas com o próprio corpo.[2,10] A Figura 33.1 apresenta os componentes da IC.

DISTÚRBIOS DE IMAGEM CORPORAL

Além de multidimensional, a IC é um construto subjetivo e dinâmico em constante processo de transformação a partir das

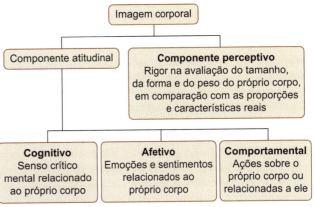

Figura 33.1 Componentes da imagem corporal.

experiências individuais e coletivas ao longo da vida; portanto, é influenciada por diversos fatores, como idade, sexo/gênero, valores culturais, meios de comunicação e mídia, convivência com familiares, amigos e cônjuges.[2,9-13]

De modo independente ou simultâneo, os componentes perceptivo e atitudinal da IC estão sujeitos a alterações graves e persistentes, associadas a sofrimento e/ou prejuízos sociais, físicos e emocionais, ou seja, podem ser acometidos pelos distúrbios de IC.[8] O distúrbio no componente perceptivo é caracterizado pela percepção corporal inacurada, que resulta em superestimação ou subestimação do tamanho corporal como um todo, ou de regiões específicas, havendo, portanto, distorção da IC.[9]

Quando o componente atitudinal é afetado, o prejuízo é relacionado aos pensamentos, sentimentos e ações voltadas ao corpo. O distúrbio atitudinal mais comum é a insatisfação corporal, compreendida como sentimento negativo do indivíduo em relação a seu peso e sua forma corporal,[10,14] e pode ser classificada no âmbito avaliativo (diferença entre o corpo atual e o considerado ideal pelo indivíduo) e afetivo (o quanto o indivíduo sofre por essa diferença).[8] Além da insatisfação corporal, outros exemplos de distúrbios atitudinais são: depreciação corporal, investimento exagerado no corpo, evitação corporal, medo patológico de engordar, preocupação excessiva com o corpo, checagem corporal constante e valorização extrema do corpo.[8,11,14]

Dentre os fatores envolvidos na etiologia da insatisfação corporal, bem como dos comportamentos alimentares inadequados, Thompson et al.[15] sugeriram o modelo *Tripartite Influence Model* (Modelo de Influência de Três Fatores), segundo o qual três fontes socioculturais podem influenciar esses construtos: pais, amigos e mídia. Segundo os autores, a influência é mediada pela internalização de um modelo corpóreo ideal e pela comparação social do corpo.[a] O corpo é palco e vitrine de intervenções diversas com vistas a sua aceitação social.[17] Na sociedade ocidental, a aparência física é crucial, e o padrão de beleza vigente valoriza corpos jovens, belos, "definidos", livres de gorduras e doenças, e em geral, magros para as mulheres e musculosos para os homens; para tanto, todo tipo de sacrifício é válido. Segundo Novaes,[1] é próprio da contemporaneidade ter o corpo como *locus* primordial de investimento, sendo sua aparência um capital precioso; um corpo, tal como uma tela em branco, passível das mais diversas modificações. Parece haver efetivamente uma ditadura do que fazer, vestir ou ser, na qual principalmente as mulheres são incessantemente bombardeadas e educadas para adequação aos padrões de beleza impostos.[9,17]

Nesse contexto de sociedade pautada pelos padrões de beleza e aparência, alcançar o ideal torna-se cada vez mais difícil, o que, de certo modo, contribui para o aumento dos casos de distúrbios de IC. Apesar da gravidade e dos prejuízos associados, esses distúrbios não são classificados como doença em si, mas fazem parte dos critérios diagnósticos de transtornos alimentares (TA) como anorexia e bulimia nervosas.[18] Práticas negativas em relação ao corpo nesses TA incluem pesagens frequentes, medição/checagem obsessiva de partes do corpo, autoestima e valores pessoais fortemente vinculados ao peso e à forma corporal, perturbação no modo como o próprio peso ou a forma corporal são vivenciados, comparação injusta, atenção seletiva relacionada com a aparência e pavor de aumentar o peso corporal.[8,18]

Cabe ressaltar que a aparência física também é um aspecto central no transtorno dismórfico corporal (TDC),[b] caracterizado pela preocupação por um ou mais defeitos ou falhas na aparência física não observáveis ou aparentemente leves para os outros, associada a comportamentos repetitivos (como verificar-se no espelho, arrumar-se excessivamente, beliscar a pele) e/ou pensamentos obsessivos em resposta às preocupações com a aparência. A dismorfia muscular é um subtipo de TDC, na qual o indivíduo acredita que sua estrutura corporal é muito pequena e insuficientemente musculosa.[18]

O TDC tem certa semelhança com os TA em termos de insatisfação corporal e avaliação corporal negativa; entretanto, um indivíduo com TDC não necessariamente tem preocupações relacionadas com o peso corporal, porém, quando essa preocupação existe, pode-se tratar de uma comorbidade de TDC e TA. Nesse caso, ambos devem ser diagnosticados.[18,20]

O distúrbio da IC mais prevalente e mais avaliado é a insatisfação corporal. Infelizmente, tal distúrbio muitas vezes começa na infância e persiste pela adolescência e vida adulta. Dados da Pesquisa Nacional de Saúde do Escolar (PeNSE) de 2019 indicaram que 66,5% dos adolescentes (13 a 15 anos) consideram-se gordos ou muito gordos, com maior frequência entre as meninas. Ainda em comparação com a PeNSE de 2015, houve aumento de 16,2% dos insatisfeitos ou muito insatisfeitos.[21]

Revisão sobre o tema com universitários revela que a amplitude de insatisfação de IC em ambos os sexos foi de 8,3 a 87% nos estudos nacionais (n = 40), e de 5,2 a 85,5% nos internacionais (n = 36), avaliados, principalmente, por meio de escalas de silhuetas e/ou questionários. Os estudos nacionais distinguindo a frequência de insatisfação corporal em relação ao sexo mostraram insatisfação de 17,4 a 82,5% entre mulheres, e de 2,25 a 73,41% entre homens. No cenário internacional, quando se fez a distinção da frequência de IC em relação ao sexo, a insatisfação variou de 40,4 a 87% para mulheres, e de 32,8 a 70% para homens.[22]

O alto índice de mulheres insatisfeitas deu origem ao fenômeno conhecido como descontentamento normativo, segundo o qual estar insatisfeita é a norma, e não a exceção.[23] De qualquer maneira, sabe-se que mulheres centram sua busca na magreza (*drive for thinness*), enquanto os homens buscam aumentar seus músculos (*drive for muscularity*), que são foco de investigações diferenciadas atualmente, o que não impede homens de buscarem emagrecer e mulheres de buscarem ganhar músculos.[24]

É importante enfatizar que a insatisfação corporal e os demais distúrbios da IC têm uma série de consequências negativas. No caso de adolescentes, o estudo longitudinal de 11 anos de Cuypers et al.[25] sugere que se perceber como gordo nessa fase, quando isso não é real, levou aqueles com peso normal a terem excesso de peso na vida adulta, revelando uma relação entre os distúrbios de IC e a própria obesidade. Outros estudos apontam, ainda, a relação da insatisfação corporal com problemas de autoestima, depressão, ansiedade[26,27] e até tentativas de suicídio entre adolescentes.[28]

A insatisfação corporal é, ainda, um importante preditor de comportamentos de risco para TA, com impacto tanto no começo dos quadros como em sua manutenção. A questão é que os ideais irreais de beleza levam à internalização desses padrões, ou seja, os padrões de comportamento externos tornam-se internos e passam a orientar o comportamento das pessoas. Ao comparar o corpo com esses ideais há grande

---

[a]O mesmo modelo teórico se mostrou válido para mulheres brasileiras. Carvalho et al.[16] (2017).

[b]Para mais informações sobre o TDC, ver Rocha e Ferreira[19] (2019).

insatisfação, e são as pessoas mais insatisfeitas as mais sujeitas a adotar comportamentos perigosos, que as colocam em risco de TA.[29]

É nesse contexto que a avaliação da IC torna-se importante. O nutricionista, tradicionalmente, avalia apenas o estado nutricional dos pacientes, mas a visão do paciente sobre seu corpo e suas formas, e mais ainda, a sua relação com esses aspectos, impactam a sua saúde. Dessa maneira, é válido conhecer as possibilidades de avaliação do construto.

AVALIAÇÃO

Instrumentos de avaliação

A avaliação perceptiva da IC pode ser feita por métodos que possibilitam a alteração do tamanho das dimensões do corpo, por aparatos distorcivos, manipulação de luzes e compassos ou registro em molduras/folhas de papel; os métodos podem, ainda, avaliar partes do corpo ou o corpo inteiro.[30-33]

Como a avaliação perceptiva é complexa, tanto conceitual quanto metodologicamente, emergiram instrumentos para avaliar crenças, afetos e comportamentos relacionados com a IC, ou seja, o componente atitudinal.[2] Thompson e Van Den Berg[34] propuseram um modelo de quatro grandes componentes para a dimensão atitudinal, descritos a seguir.

■ **Insatisfação geral subjetiva.** Insatisfação ou satisfação em relação à aparência como um todo.

■ **Afetivo.** Emoções relativas à aparência física (ansiedade, desconforto etc.).

■ **Cognitivo.** Investimento na aparência física e pensamentos distorcidos e crenças sobre o corpo.

■ **Comportamental.** Evitação de situações de exposição do corpo e adoção de comportamento de checagem.

Cada um desses componentes pode ser subdividido e, portanto, para efetuar a avaliação, deve-se definir toda a extensão conceitual da IC a se investigar para a correta escolha do instrumento de avaliação.[8]

O número de instrumentos disponíveis na área da IC é vasto.[2,c] O primeiro questionário traduzido para o português foi o Questionário de Imagem Corporal (BSQ, do inglês *Body Shape Questionnaire*). O BSQ é autoaplicável e avalia a preocupação com peso e formas corporais, e a sensação de sentir-se gordo. É útil para populações clínicas (avaliação pré- e pós-intervenções) e não clínicas para avaliação da insatisfação corporal. Embora desenvolvido no contexto dos TA, em geral, o BSQ não deve ser utilizado em homens.[36] É composto por 34 perguntas com as opções de resposta: nunca (1 ponto), raramente (2 pontos), às vezes (3 pontos), frequentemente (4 pontos), muito frequentemente (5 pontos) e sempre (6 pontos). O BSQ está disponível em português, com validade interna analisada para adultos;[37] também foram encontrados bons índices de validade e confiabilidade na aplicação para adolescentes.[38,39] Atualmente, há versão reduzida disponível em português, testada em função de sugestões anteriores; a versão de 8 itens (nomeada BSQ-8B) é considerada estável, com validade e confiabilidade adequadas e avalia a preocupação com a forma do corpo.

Outro questionário com estudo de validação para o português[40] é o Questionário de Atitudes Corporais (BAQ, do inglês *Body Attitude Questionnaire*), voltado exclusivamente para

---

> **BSQ-8B**
>
> Por favor clique na opção de resposta usando a seguinte legenda:
> 1. nunca; 2. raramente; 3. às vezes; 4. frequentemente; 5. muito frequentemente; e 6. sempre
> Nas últimas 4 semanas:
> Preocupou-se com o seu corpo não ser firme o suficiente?
> Comer, mesmo que uma pequena quantidade de comida, fez com que você se sentisse gorda?
> Já evitou usar roupas que a façam reparar mais na forma do seu corpo?
> Sentiu vergonha do seu corpo?
> A preocupação com a forma do seu corpo a levou a fazer dieta?
> Sentiu-se mais contente em relação à forma do seu corpo quando seu estômago estava vazio (p. ex., pela manhã)?
> Pensou que não é justo que outras pessoas do mesmo sexo que o seu sejam mais magras do que você?

mulheres. O BAQ é composto por 44 questões e seis subescalas, avaliando os construtos: atração física; depreciação; sentir-se gorda; saliência das formas e do corpo; gordura dos membros inferiores; e força e aptidão física. As opções de resposta são: concordo fortemente (5 pontos); concordo (4 pontos); sou neutra (3 pontos); discordo (2 pontos); e discordo fortemente (1 ponto). Nesse caso, não há classificação ou pontos de corte, e os escores podem ser usados para comparação de intervenções, e comparações de populações.

Para o público masculino recomenda-se uso da Escala de Insatisfação Corporal Masculina (MBDS, do inglês *Male Body Dissatisfaction Scale*).[41] Ela foi adaptada por Carvalho et al. (2017),[42] tem 25 itens em escala do tipo *Likert*, variando de 1 – concordo fortemente a 5 – discordo fortemente. Além disso, os respondentes fazem uma avaliação de grau de importância para cada um dos itens (variando de 1 – sem importância a 10 – grande importância), sendo que o valor atribuído ao grau de importância deve ser dividido por 10 e multiplicado pela resposta dada na escala para o mesmo item. O escore para cada item varia entre 0,1 e 5 pontos e a pontuação total é 53. Uma versão reduzida de 12 itens está disponível, com melhores propriedades psicométricas.[41]

Questionários em processo de adaptação transcultural ou com dados validados no Brasil incluem alguns para avaliação do TDC, como o *Body Dysmorphic Disorder Examination*,[43] que é uma entrevista semiestruturada para diagnosticar dismorfia corporal e medir sintomas de uma IC muito negativa; e a Escala de Avaliação do Transtorno Dismórfico Corporal, composta por 40 itens desenvolvidos para avaliar três critérios do transtorno.[44]

Uma escala clássica de área da IC é a *Tripartite Influence Scale* de insatisfação corporal, composta de 43 itens de autopreenchimento, com questões que abrangem as três fontes de influência formativa (amigos, família e mídia) que afetam a IC e o desenvolvimento de TA, com adaptação transcultural para uso no Brasil.[45] Também está disponível, em sua terceira versão validada para português, o *Sociocultural Attitudes Toward Appearance Questionnaire-3* (SATAQ-3), desenvolvido originalmente para verificar a aceitação, por mulheres, dos padrões de aparência socialmente estabelecidos, acrescido de itens que indicam a influência da mídia em relação aos esportes e ao exercício.[46]

A Escala de Satisfação Corporal Situacional foi desenvolvida e validada no Brasil,[47] bem como a Escala Brasileira de Percepção e Internalização de Normas Corporais.[48] Também há estudo de avaliação da validade de escalas para avaliação da IC em idosos no Brasil,[49] tema de interesse, pois problemas com a IC parecem emergir atualmente inclusive nessa faixa etária.

---

[c]Para mais informações, ver Thurn e Carvalho[35] (2020).

BAQ

1. Eu em geral me sinto fisicamente atraente.
2. Eu prefiro não deixar que outras pessoas vejam meu corpo.
3. As pessoas raramente me acham sexualmente atraente.
4. Eu fico tão preocupada com a minha forma física que sinto que preciso fazer uma dieta.
5. Eu me sinto gorda quando não consigo passar as roupas pelos meus quadris.
6. As pessoas me evitam por causa da minha aparência.
7. Eu me sinto satisfeita com o meu rosto.
8. Eu me preocupo se outras pessoas veem "pneus" de gordura ao redor da minha cintura e estômago.
9. Eu acho que mereço a atenção do sexo oposto.
10. Eu dificilmente me sinto gorda.
11. Existem coisas mais importantes na vida do que a forma do meu corpo.
12. Eu acho ridículo fazer cirurgias plásticas para melhorar a aparência.
13. Eu gosto de me pesar regularmente.
14. Eu me sinto gorda quando uso roupas que são apertadas na cintura.
15. Eu já considerei suicídio por causa da forma como pareço aos outros.
16. Eu fico exausta rapidamente se faço muito exercício.
17. Eu tenho cintura fina.
18. Minha vida está se arruinando por causa da minha aparência.
19. Usar roupas largas faz-me sentir magra.
20. Eu dificilmente penso a respeito da forma do meu corpo.
21. Eu sinto que meu corpo foi mutilado.
22. Eu tenho orgulho da minha força física.
23. Eu sinto que tenho coxas gordas.
24. Eu não consigo participar de jogos e exercícios por causa da minha forma física.
25. Comer doces, bolos ou outros alimentos calóricos faz-me sentir gorda.
26. Eu tenho um corpo forte.
27. Eu acho que minhas nádegas são muito largas.
28. Eu me sinto gorda quando saio em fotos.
29. Eu tento e consigo me manter em forma.
30. Pensar a respeito das formas do meu corpo tira a minha concentração.
31. Eu gasto muito tempo pensando em comida.
32. Eu estou preocupada com o meu desejo de ser mais leve.
33. Se me vejo em um espelho ou vitrine, sinto-me mal quanto à minha forma física.
34. As pessoas riem de mim por causa da minha aparência.
35. Eu frequentemente me sinto gorda.
36. Eu gasto muito tempo pensando sobre meu peso.
37. Eu sou um pouco de um "Homem de Ferro".
38. Eu me sinto gorda quando estou sozinha.
39. Eu me preocupo que minhas coxas e nádegas tenham celulite.
40. As pessoas frequentemente elogiam minha aparência.
41. Perder um quilo de peso não afetaria realmente meus sentimentos a respeito de mim mesma.
42. Eu me sinto gorda quando não consigo entrar em roupas que antes me serviam.
43. Eu nunca fui muito forte.
44. Eu tento evitar roupas que me fazem sentir especialmente ciente das minhas formas.

MBDS

Por favor, selecione uma opção de resposta clicando de acordo com como você se sente atualmente em relação ao seu corpo, entre as opções concordo fortemente a discordo fortemente.

| Concordo fortemente |
| Concordo |
| Neutro |
| Discordo |
| Discordo fortemente |

Além disso, classifique, no espaço que antecede cada item, o quão importante cada afirmação é para você – coloque um número de 1 a 10 (1 = sem importância para você, 10 = grande importância)

| Outras pessoas acham que tenho um corpo bom |
| Eu gostaria de ter braços mais musculosos |
| Eu fantasio sobre ter mais músculos |
| No geral, acho que tenho um corpo atraente |
| Eu gostaria de ter o tronco mais em formato de "V" (triângulo invertido) |
| Preocupo-me em ser mais musculoso |
| Eu tenho barriga de "tanquinho" |
| Se eu fosse mais musculoso, os outros me achariam mais atraente |
| Eu gosto de exibir meu corpo |
| Eu aparento conseguir levantar mais peso do que a média dos homens da minha idade |
| Para as outras pessoas, meu corpo é sexualmente atraente |

Mais recentemente, escalas que avaliam a checagem corporal tiveram versões para o português, tanto para mulheres, a *Body Cheking Cognitions Scale*,[50] como para homens, o *Male Body Cheking Questionnaire*.[51]

Para o público infantil e adolescente há opções específicas, como o *Eating Behaviours and Body Image Test*, criado para avaliar o comportamento alimentar, traduzido e validado para o português.[52] Para adolescentes, também há a Escala de Avaliação da Insatisfação Corporal, com 32 questões para avaliar a insatisfação corporal,[53] a *Body Area Scale*,[54] e a Escala de Imagem Corporal para adolescentes, um teste de personalidade autodescritivo, estruturado a partir da teoria de personalidade psicodinâmica de desenvolvimento, um método de avaliação abrangente acerca da consciência da autoimagem do adolescente.[55]

Além dos questionários, outra possibilidade são as escalas de figuras ou silhuetas. Estas, em geral, apresentam uma sequência de desenhos de corpos variando de baixo peso a obesidade. A avaliação é feita pedindo-se à pessoa que escolha uma figura que corresponda ao seu corpo atual, e uma que seja o corpo que ela gostaria de ter (ideal). O grau de insatisfação corporal é dado pela diferença entre as figuras atual e ideal (grau de insatisfação = número da figura "eu" – número da figura "ideal"). O valor é zero quando a figura do corpo atual é igual/semelhante à do ideal. Também se pode pedir que se escolha uma figura considerada saudável, e outra que atrairia o sexo oposto, ou que os outros considerariam ideal.[2,40]

As Silhuetas de Stunkard foram as primeiras desenvolvidas e colocadas em uso;[56] no entanto, embora muito utilizadas e divulgadas, elas já receberam algumas críticas, por não apresentarem uma variação constante entre as figuras e a dimensão das figuras também não cobrir grande espectro de magreza a obesidade, por exemplo. Estão disponíveis, também, as Escalas de Silhuetas Brasileiras para adultos, adolescentes e crianças.[57,58] As de adultos/adolescentes são compostas por 15 silhuetas que variam dos índices de massa corporal (IMC) médios de 12,5 a 47,5 kg/m²; e a escala de crianças de 11 figuras variando do

IMC médio 12 a 29 kg/m². Para ambas há um incremento constante de 1,7 kg/m² a cada figura. As escalas apresentaram boa correlação entre o IMC real e da figura escolhida como atual, com bons coeficientes de fidedignidade. Dessa maneira, além do uso para avaliação da insatisfação corporal, conforme já descrito, as Silhuetas Brasileiras propiciam uma avaliação da percepção corporal, na comparação da figura correspondente ao IMC real e aquela escolhida como correspondente ao corpo atual. É a escala de escolha no país, aplicável tanto para pesquisas quanto para uso clínico.[57] A avaliação da IC, no entanto, é mais acurada quando se utilizam questionários e não escalas de silhuetas, que podem apresentar uma frequência (irreal) mais alta de insatisfação.[22]

Uma vez que os questionários mais usados foram desenvolvidos pensando no público feminino e que as escalas de silhuetas apenas "engordam" suas figuras, e não as deixam mais fortes, emergiu a necessidade de instrumentos que avaliassem a muscularidade, questão especialmente importante para os homens,[59] como um distintivo, uma vez que as mulheres desejam classicamente ser mais magras, e os homens mais fortes e musculosos (ideal corpóreo masculino).[24] Atualmente existem várias escalas que avaliam atitudes em relação à muscularidade; aquelas disponíveis para uso no Brasil são: Escala de Satisfação com Aparência Muscular;[60] *Male Body Dissatisfaction Scale*;[61] *Drive for Muscularity Scale*; *Swansea Muscularity Attitudes Questionnaire*; e a *Masculine Body Ideal Distress Scale*.[62] Já no caso de silhuetas, alguns trabalhos específicos usaram propostas em suas avaliações,[57-59,63-65] e há a proposta de uma matriz de avaliação da IC que varia em muscularidade e gordura corporal por Cafri e Thompson,[66] mas nenhuma delas foi avaliada para o Brasil.

Avaliação da imagem corporal na avaliação nutricional

A avaliação da IC por meio de questionários deve ter objetivos específicos e definidos (não aplicar por aplicar). Dessa maneira, esses questionários classicamente podem fazer parte da avaliação nutricional em estudos epidemiológicos, investigações transversais ou longitudinais e em populações clínicas para avaliação de intervenções e tratamentos.

De maneira geral, na avaliação nutricional, o corpo é avaliado antropometricamente (peso, altura, IMC, gordura, massa magra etc.), mas é preciso ter em mente que o corpo vai muito além da biologia e tem seus significados. Desse modo, ao se conversar com os pacientes sobre corpo (e sobre medidas antropométricas), deve-se considerar as crenças, os sentimentos e pensamentos do indivíduo sobre seu corpo e sua imagem.

Não se pode simplesmente ouvir de um paciente "sou insatisfeito com este corpo", e propor medidas de mudança, sem discutir de maneira ampla os sentidos do corpo e a forma, e os motivos da insatisfação. Assim, a influência pervasiva da mídia e de seus ideais de beleza irreais precisa ser considerada, para que as pessoas não acreditem que se corpos são moldáveis, e muito menos que o nutricionista é um escultor de corpos.

Os especialistas em alimentação humana têm o papel de ajudar as pessoas a ter uma relação mais saudável com a comida e com seus corpos e sua forma.

CONSIDERAÇÕES FINAIS

A avaliação da IC abrange seus componentes perceptivo e atitudinal e pode fazer parte de protocolos de tratamento e pesquisa em avaliação nutricional.

De qualquer modo, os nutricionistas e os profissionais da área da saúde devem compreender melhor o construto da IC, seus componentes, histórico e fontes de influência para atuar de maneira mais holística com seus pacientes no que se refere ao corpo.

REFERÊNCIAS BIBLIOGRÁFICAS

As referências consultadas para a elaboração deste capítulo estão disponíveis *online* no Ambiente de aprendizagem do GEN.

COMO CITAR ESTE CAPÍTULO

ABNT
ALVARENGA, M. S.; SOUZA, A. C. Imagem corporal. *In*: ROSSI, L.; POLTRONIERI, F. (org.). *Tratado de Nutrição e Dietoterapia*. 2. ed. Rio de Janeiro: Guanabara Koogan, 2023. p. 441-445.

VANCOUVER
Alvarenga MS, Souza AC. Imagem corporal. In: Rossi L, Poltronieri F (Orgs.). Tratado de nutrição e dietoterapia. 2. ed. Rio de Janeiro: Guanabara Koogan; 2023. p. 441-5.

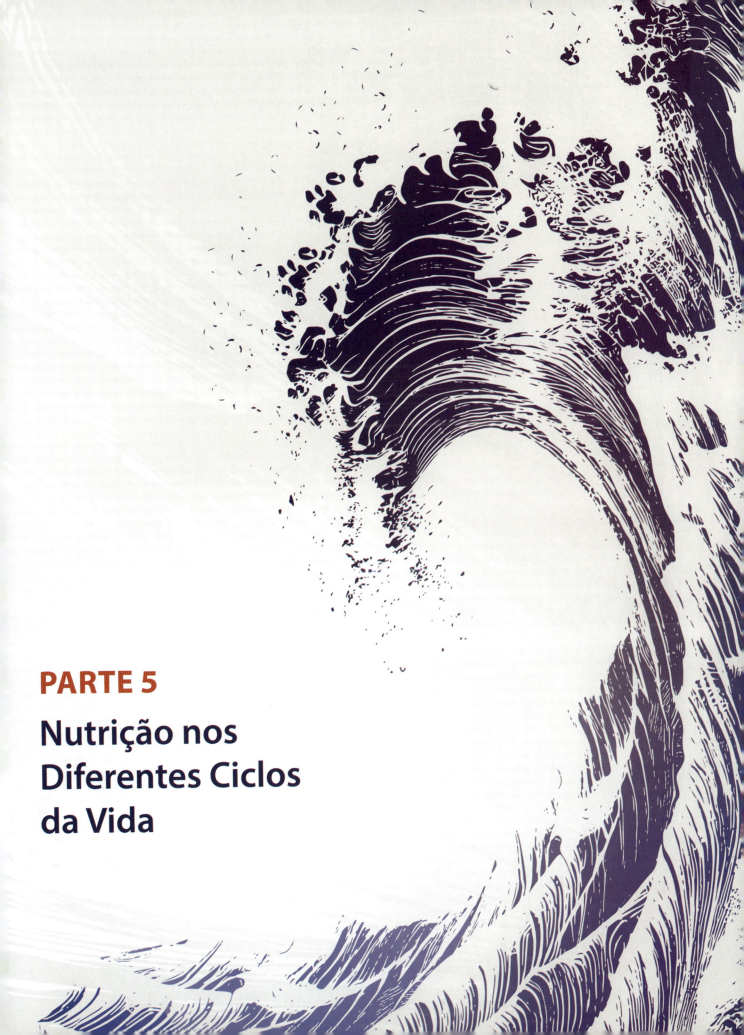

PARTE 5

Nutrição nos Diferentes Ciclos da Vida

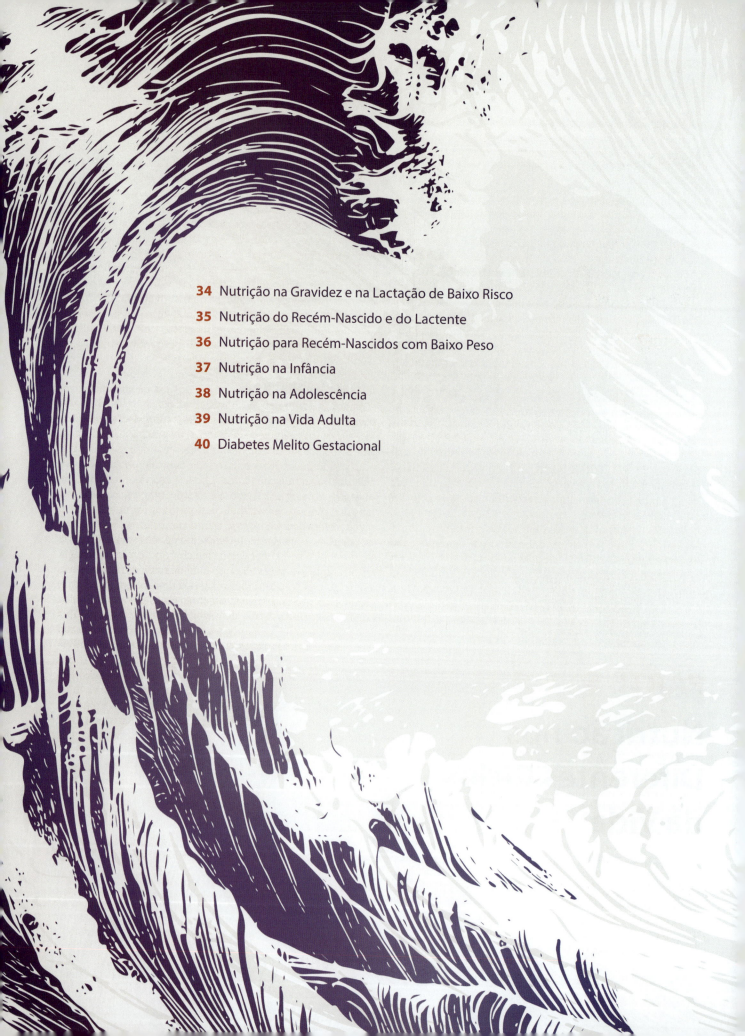

34 Nutrição na Gravidez e na Lactação de Baixo Risco
35 Nutrição do Recém-Nascido e do Lactente
36 Nutrição para Recém-Nascidos com Baixo Peso
37 Nutrição na Infância
38 Nutrição na Adolescência
39 Nutrição na Vida Adulta
40 Diabetes Melito Gestacional

CAPÍTULO

34

Nutrição na Gravidez e na Lactação de Baixo Risco

Priscila Maximino • Rachel H. V. Machado

GRAVIDEZ

Programação metabólica e acompanhamento nutricional no pré-natal

O termo *programação metabólica* refere-se à interferência no desenvolvimento ou ao ajuste de sistemas fisiológicos fetais por estímulo ou agressão precoce, com consequências a longo prazo para as funções sistêmicas do bebê. Esta interferência se associa à etiologia de questões como baixo peso ao nascer, baixos padrões de crescimento durante a infância, risco de obesidade, síndrome metabólica e doenças cardiovasculares ao longo da infância e da idade adulta; risco de alergias e alterações cognitivo-comportamentais da criança, além de carências específicas relacionadas às deficiências sistêmicas presentes durante a gestação. As evidências de tais relações reforçam a importância do cuidado pré-natal para a prevenção dessas questões, assim como para a prevenção de risco para saúde materna.

Tanto o excesso de peso como a desnutrição gestacional podem prejudicar o desenvolvimento fetal: a gestante que cursa a gestação com quadro de desnutrição está mais exposta ao hormônio cortisol e à restrição proteica e de micronutrientes, acarretando a reprogramação endócrina do pâncreas (a função das ilhotas pancreáticas é permanentemente alterada, o que modifica a resposta secretória de nutrientes e resulta em resistência insulínica), o amadurecimento precoce de tecidos fetais e alterações sistêmicas específicas de acordo com a carência de micronutrientes. Tal cenário favorece a alteração no metabolismo dos nutrientes e nos processos de formação de massa magra fetal, promove alterações imunológicas e neurológicas, redução do potencial angiogênico fetal, propicia disfunção endotelial precoce, com redução da densidade capilar e do diâmetro vascular, proliferação de células endoteliais e potencial de vasodilatação. Já a obesidade materna induz precocemente à lipotoxicidade e à disfunção endotelial fetal, o que contribui para redução da expressão genética da leptina (responsável pela manutenção dos padrões de apetite), estímulo da lipogênese precoce e alteração no metabolismo dos macronutrientes, com tendência a dislipidemias. Os desfechos desse cenário configuram risco para excesso de gordura corporal fetal, macrossomia e hipoxia tecidual fetal que, por sua vez, culminam em risco aumentado de síndrome metabólica e doenças cardiovasculares de curto e longo prazos. Em ambos os casos, também existe risco para a saúde da gestante, com aumento das chances de intercorrências gestacionais e desenvolvimento de doença cardiovascular a longo prazo.

Cabe também ressaltar a influência da alimentação saudável durante a gestação na formação do paladar infantil, uma vez que o bebê desenvolve maturidade de receptores gustativos por volta de 16 semanas gestacionais e maturidade olfatória por volta da 28ª semana. A partir dessa fase, o bebê já é capaz de identificar características quimiossensoriais da dieta materna pelo líquido amniótico (e, posteriormente, pelo leite materno), o que influencia epigeneticamente sua sensibilidade a odores e aos sabores doce, amargo e umami, impactando na propensão/preferência alimentar futura. Apesar de este componente não ser o determinante da formação do hábito alimentar infantil, sabe-se que a dieta materna variada e frequente em frutas, legumes e verduras relaciona-se com a maior facilidade de aceitação desses alimentos durante a alimentação complementar.

O acompanhamento nutricional da gestante deve ocorrer o mais precocemente possível para evitar prejuízos no desenvolvimento fetal e na saúde materna. Idealmente, deve ser acompanhada entre 6 meses e 1 ano previamente à gravidez, visando à correção/prevenção de carências pré-gestacionais. Na ocasião de uma gestão não planejada, o acompanhamento deve ser iniciado tão logo ocorra o diagnóstico de gestação. Durante este acompanhamento, sugere-se a periodicidade de consultas conforme a evolução de cada paciente, se possível ao menos uma vez a cada trimestre gestacional (idealmente a cada 4 a 6 semanas).

Avaliação nutricional

O objetivo da avaliação nutricional na gestante é possibilitar o tratamento de desvios ponderais, a assistência a comorbidades específicas, a recuperação e/ou a manutenção do estado nutricional, o acompanhamento da vitalidade fetal, a preparação para a lactação, a correção de erros alimentares e as orientações sobre os principais tabus alimentares dessa fase. A avaliação adequada subsidia intervenções eficazes e precoces nos hábitos de vida e na rotina da paciente. Os dados elencados a seguir devem ser coletados em cada uma das etapas de avaliação.

■ **Anamnese.** Antecedentes pessoais/familiares; questões sociais (saneamento básico e acesso aos alimentos); medicações (tipo/dose/horários); alergias e intolerâncias alimentares; restrições alimentares culturais (p. ex., religião); sintomas relacionados com o sistema digestório (mastigação, deglutição e digestão); hábitos e rotina geral (horários e locais de refeições, estrutura para refeições, padrão de sono); consumo hídrico e hábito intestinal; frequência de atividade física; uso de álcool, tabaco e drogas ilícitas; e dados obstétricos da gestação atual e anteriores (idade gestacional e intercorrências).

■ **Avaliação clínica.** Deve ser dada atenção especial a pele e mucosas, unhas e cabelos, pernas e pés, investigando-se edemas e sinais de carências de micronutrientes. A avaliação de sinais clínicos de carências nutricionais também pode ser realizada na fase de lactação e está descrita na Tabela 34.1.

■ **Avaliação bioquímica.** Além dos exames obrigatórios do pré-natal descritos pelo Ministério da Saúde no *Manual do pré-natal da gestante de baixo risco*, deve-se garantir a solicitação de ferroenzimas, marcadores de inflamação, perfil lipídico e proteico, e micronutrientes (especialmente vitamina B_{12} e vitamina D). O parâmetro de normalidade para o período gestacional está descrito na Tabela 34.2.

Tabela 34.1 Sinais clínicos de carência nutricional a serem observados durante as fases de gestação e lactação.

Sinais clínicos	Carência nutricional
Palidez conjuntival	Anemia ferropriva
Cegueira noturna	Vitamina A
Vermelhidão e fissuras nos epicantos dos olhos	Vitaminas B_2 e B_6
Estomatite angular e língua magenta	Vitamina B_2
Bócio (aumento da tireoide)	Iodo
Palidez cutaneomucosa e fadiga ao menor esforço físico	Anemia ferropriva
Gengivas esponjosas que sangram com facilidade	Vitamina C

Adaptada de Shils[1] (2012).

■ Avaliação do índice de massa corporal (IMC) pré-gestacional.
Usada para a programação do ganho de peso da gestante, é obtida pelo cálculo do IMC pré-gestacional, com base no peso habitual da mulher no período periconcepcional, ou peso do 1º trimestre. Os valores são interpretados como mostram as Tabelas 34.3 e 34.4.

A partir de 2022, a caderneta de acompanhamento da gestante foi atualizada pelo Ministério da Saúde com dados de estudo brasileiro que se propôs a avaliar o ganho de peso de mulheres adultas de gestação única e desfecho obstétrico favorável, sem comorbidades associadas e consideradas saudáveis em território nacional. Esse foi o primeiro estudo com tal proposta, utilizando dados de 21 coortes e mais de 7 mil dados de gestações entre 1990 e 2018. As curvas, portanto, servem de nova diretriz para a avaliação do ganho de peso gestacional e devem ser utilizadas de acordo com o estado nutricional pré-gestacional. Em comparação à referência anteriormente utilizada para esta avaliação (Tabelas 34.3 e 34.4), é possível inferir que os valores de recomendação do IOM (2009) estão contidos nos dados brasileiros, mas que a janela de tolerância para o que é considerado ganho de peso saudável é bastante maior quando comparados os dados.

De modo geral, a análise das novas curvas permite interpretar que idealmente as metas de ganho de peso (percentil 50) conforme o estado nutricional pré-gestacional são as apresentadas a seguir:

- Baixo peso e eutrofia: 14 kg (Figuras 34.1 e 34.2)
- Sobrepeso: 12 kg (Figura 34.3)
- Obesidade: 9 kg (Figura 34.4)

Entretanto, os autores não apresentam nesse estudo recomendações formais e pontos de corte para ganho de peso. É possível inferir que valores entre os percentis 25 e 75 para ganho de peso são considerados seguros para estipulação de metas e avaliação, e que idealmente a gestante que cursa a gravidez dentro dos limiares de percentil 10 a percentil 90, em conjunto com resultados clínicos e bioquímicos favoráveis, tende a desfechos obstétricos igualmente favoráveis; este deve ser o norte de avaliação dos dados (Tabela 34.5). Essa ferramenta substitui o processo de avaliação antropométrica gestacional baseado na curva de Atalah nos serviços de atenção básica no país.

Para composição corporal, pode-se recorrer à circunferência braquial para a avaliação de reserva muscular (critério para baixa reserva < 23,5 cm segundo o Fundo das Nações Unidas para a Infância – Unicef); às pregas cutâneas subescapular e tricipital para avaliação de reserva energética (a avaliação se dá por critérios para mulheres adultas não grávidas, considerando

Tabela 34.2 Parâmetros bioquímicos para normalidade no período gestacional.

Medidas	Valores de referência na gestação
Albumina	2,5 g%
Ácido úrico	2 a 5 mg%
B_{12} sérica	< 100 pg/mℓ (deficiente) ≥ 100 pg/mℓ (aceitável)
Níveis lipídicos[2] • LDL • HDL • Colesterol total • Triglicerídeos	 < 160 mg/dℓ > 40 mg/dℓ ≤ 200 mg/dℓ ≤ 150 mg/dℓ
Cálcio	9 a 11 mg%
Creatinina	0,5 a 1,0 mg%
Ferritina sérica[3]	12 mg/ℓ
Ferro sérico	< 40 mg/dℓ (deficiente) ≥ 40 mg/dℓ (aceitável)
Folato sérico	≤ 2 mg/mℓ (deficiente) 2,1 a 5,9 mg/mℓ (limítrofe) > 6 mg/mℓ (aceitável)
Triagem para diabetes na gestação[4] • Glicemia de jejum (1ª consulta PN) • TOTG com 75 g de sobrecarga oral com medida de glicemia em jejum 1 e 2 h após sobrecarga na 24ª e 28ª semana	 ≥ 126 mg/dℓ (ou hemoglobina glicada ≥ 6,5%) (DM pré-gestacional) 92 a 126 mg/dℓ (DM gestacional) < 92 mg/dℓ (reavaliar no 2º trimestre) DM gestacional quando: Jejum ≥ 92 mg/dℓ 1 h após sobrecarga ≥ 180 mg/dℓ 2 h após sobrecarga ≥ 153 mg/dℓ
Hemoglobina	110 g/ℓ (ausência de anemia) 100 a 109 g/ℓ (anemia leve) 70 a 99 g/ℓ (anemia moderada) < 70 g/ℓ (anemia grave)
Hematócrito • 0 a 12ª semana • 13ª a 28ª semana • 29ª a 40ª semana	 ≥ 33% ≥ 31,5% ≥ 33%
Hemácias CHCM HCM VCM	3,6 a 4,4 milhões/mm³ 32 a 55 23 a 31 70 a 90
Plaquetas	75 a 320 mil/mm
Potássio	3,5 a 5,5 mEq/mℓ
Proteínas totais	6 a 7 g%
Sódio	136 a 142 mEq/mℓ
TGO ou AST	4 a 18
TGP ou ALT	Até 22
Ureia	10 a 20 mg%
Urina • Bactérias (por campo) • Corpos cetônicos • Glicose • Hemácias (por campo) • Proteínas	 Ausentes Ausentes Ausente ou traços Até 5 Traços: repetir em 15 dias Traços + hipertensão e/ou edema: pré-natal de alto risco Maciça: referir pré-natal de alto risco

ALT, alanina-aminotransferase; *AST*, aspartato-aminotransferase; *CHCM*, concentração de hemoglobina corpuscular média; *DM*, diabetes melito; *HCM*, hemoglobina corpuscular média; *HDL*, lipoproteína de alta densidade; *LDL*, lipoproteína de baixa densidade; *PN*, pré-natal; *TGO*, transaminase glutâmico-oxalacética; *TGP*, transaminase glutâmico-pirúvica; *TOTG*, teste oral de tolerância à glicose; *VCM*, volume corpuscular médio. Adaptada de Silva e Mura[5] (2007).

Tabela 34.3 Classificação de estado nutricional pré-gestacional e recomendação para ganho de peso conforme trimestre gestacional (gestação de feto único).

IMC (kg/m²) – pré-gestacional	Ganho de peso (kg) total	Ganho de peso (g) semanal a partir dos 2º e 3º trimestres
< 18,5 (baixo peso)	13,0 a 18,0	453 a 589
18,5 a 24,9 (eutrofia)	11,0 a 16,0	362 a 453
25 a 29,9 (sobrepeso)	7,0 a 11,0	227 a 317
≥ 30 (obesidade)	5,0 a 9,0	181 a 272

IMC, índice de massa corporal. Adaptada de IOM[6] (2009).

Tabela 34.4 Classificação de estado nutricional pré-gestacional e recomendação para ganho de peso conforme trimestre gestacional (gestação gemelar).

IMC (kg/m²) – pré-gestacional	Ganho de peso (kg) total	Ganho de peso (g) semanal a partir dos 2º e 3º trimestres
< 18,5 (baixo peso)	Sem recomendações, evidências insuficientes	
18,5 a 24,9 (eutrofia)	16,8 a 24,5	453 (362 a 453)
25 a 29,9 (sobrepeso)	14,1 a 22,0	272 (226 a 317)
≥ 30 (obesidade)	11,4 a 19,1	226 (181 a 272)

IMC, índice de massa corporal. Adaptada de IOM[6] (2009).

Tabela 34.5 Avaliação do estado nutricional da gestante segundo índice de massa corporal (IMC) por semana gestacional.

Semana gestacional	Baixo peso IMC ≤	Adequado IMC entre	Sobrepeso IMC entre	Obesidade IMC ≥
6	19,9	20,0 e 24,9	25,0 e 30,0	30,1
8	20,1	20,2 e 25,0	25,1 e 30,1	30,2
10	20,2	20,3 e 25,2	25,3 e 30,2	30,3
11	20,3	20,4 e 25,3	25,4 e 30,3	30,4
12	20,4	20,5 e 25,4	25,5 e 30,3	30,4
13	20,6	20,7 e 25,6	25,7 e 30,4	30,5
14	20,7	20,8 e 25,7	25,8 e 30,5	30,6
15	20,8	20,9 e 25,8	25,9 e 30,6	30,7
16	21,0	21,1 e 25,9	26,0 e 30,7	30,8
17	21,1	21,2 e 26,0	26,1 e 30,8	30,9
18	21,2	21,3 e 26,1	26,2 e 30,9	31,0
19	21,4	21,5 e 26,2	26,3 e 30,9	31,0
20	21,5	21,6 e 26,3	26,4 e 31,0	31,1
21	21,7	21,8 e 26,4	26,5 e 31,1	31,2
22	21,8	21,9 e 26,6	26,7 e 31,2	31,3
23	22,0	22,1 e 26,8	26,9 e 31,3	31,4
24	22,2	22,3 e 26,9	27,0 e 31,5	31,6
25	22,4	22,5 e 27,0	27,1 e 31,6	31,7
26	22,6	22,7 e 27,2	27,3 e 31,7	31,8
27	22,7	22,8 e 27,3	27,4 e 31,8	31,9
28	22,9	23,0 e 27,5	27,6 e 31,9	32,0
29	23,1	23,2 e 27,6	27,7 e 32,0	32,1
30	23,3	23,4 e 27,8	27,9 e 32,1	32,2
31	23,4	23,5 e 27,9	28,0 e 32,2	32,3
32	23,6	23,7 e 28,0	28,1 e 32,3	32,4
33	23,8	23,9 e 28,1	28,2 e 32,4	32,5
34	23,9	24,0 e 28,3	28,4 e 32,5	32,6
35	24,1	24,2 e 28,4	28,5 e 32,6	32,7
36	24,2	24,3 e 28,5	28,6 e 32,7	32,8
37	24,4	24,5 e 28,7	28,8 e 32,8	32,9
38	24,5	24,6 e 28,8	28,9 e 32,9	33,0
39	24,7	24,8 e 28,9	29,0 e 33,0	33,1
40	24,9	25,0 e 29,1	29,2 e 33,1	33,2
41	25,0	25,1 e 29,2	29,3 e 33,2	33,3
42	25,0	25,1 e 29,2	29,3 e 33,2	33,3

Adaptada de Atalah et al.[7] (1997).

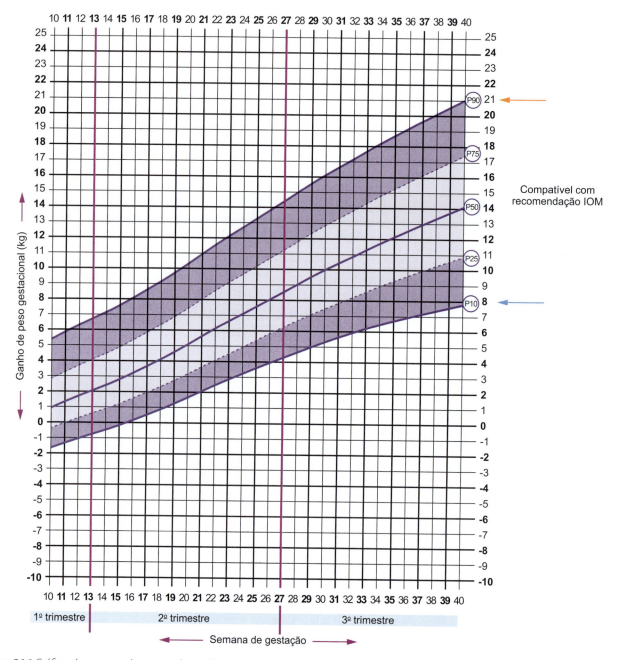

Figura 34.1 Gráfico de acompanhamento do ganho de peso – baixo peso. *IMC*, índice de massa corporal; *IOM*, Institute of Medicine (EUA). Adaptada de IOM[6] (2009).

a ausência de referências específicas para gestantes validadas por órgãos oficiais); e à circunferência do pescoço para avaliação de risco cardiovascular (usa-se a referência de mulheres adultas, com normalidade < 34 cm). Quando a gestante é avaliada ainda no 1º trimestre gestacional, pode-se usar a circunferência da cintura (normalidade < 88 cm) e a relação cintura/estatura (baixo risco cardiovascular < 0,5) para avaliação do risco de comorbidades, uma vez que a adiposidade central se relaciona com a resistência insulínica.

■ **Avaliação dietética.** Pode ser realizada por meio de recordatórios de 24 horas, diários alimentares com dias não consecutivos ou questionários de frequência alimentar, todos métodos validados para uso nesse período. Deve-se focar na investigação acerca do fracionamento de refeições, das preferências, das aversões e dos tabus; no consumo de micronutrientes; e nos sintomas e queixas alimentares. O relato da gestante sobre a higiene com alimentos e o consumo de chás, cafeína e adoçantes também deve ser investigado.

Aconselhamento nutricional para a gestante de baixo risco

Após avaliação nutricional, a gestante deve ser orientada quanto às práticas de higiene adequadas, ao consumo de macro- e micronutrientes, à suplementação compulsória e opcional do período gestacional, bem como quanto aos sintomas, às queixas típicas do período e aos tabus alimentares.

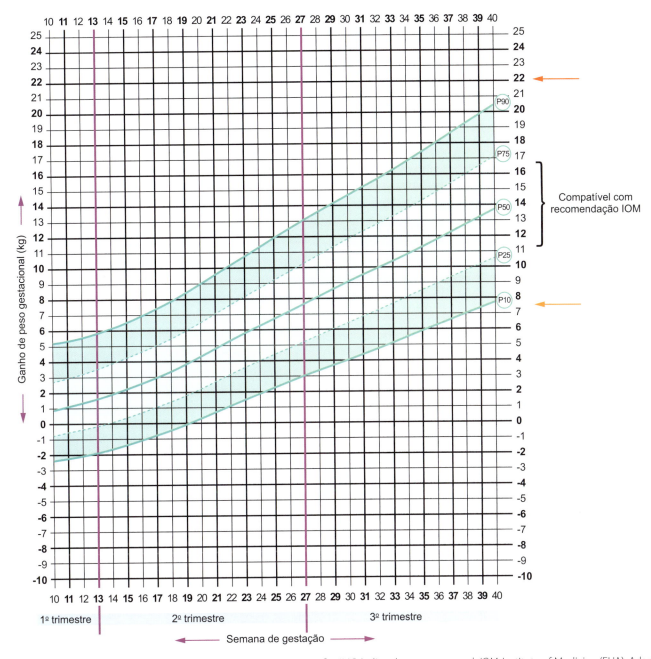

Figura 34.2 Gráfico de acompanhamento do ganho de peso – eutrofia. *IMC*, índice de massa corporal; *IOM*, Institute of Medicine (EUA). Adaptada de IOM[6] (2009).

Higiene com alimentos

As principais preocupações acerca de doenças transmitidas por alimentos no período gestacional estão relacionadas com a infecção pela bactéria *Listeria monocytogenes* (listeriose) e a suscetibilidade à toxoplasmose.

A listeriose pode elevar o risco de aborto, prematuridade, baixo peso ao nascer e comprometimento cognitivo fetal. Seus sintomas são facilmente confundidos com outras patologias menos graves, tornando-a uma doença transmitida por alimentos extremamente perigosa. A contaminação ocorre por meio do consumo de carnes, aves ou frutos do mar contaminados, e de derivados do leite não pasteurizados. Para a prevenção, sugere-se evitar alimentos lácteos não pasteurizados, bem como carnes, aves e frutos do mar crus, pois a bactéria é resistente à refrigeração e prolifera a 4°C, sendo eliminada apenas por cocção ou congelamento a –18°C.

Com relação à toxoplasmose, infecção que aumenta o risco de aborto e de lesões neurológicas e oculares no feto, o principal cuidado é voltado à parcela de gestantes suscetíveis à infecção (20 a 40% da população, sendo de até 70% a prevalência de infecção em mulheres suscetíveis na América do Sul). Os oocistos do protozoário causador da toxoplasmose são inativados por cocção dos alimentos passíveis de contaminação (carnes vermelhas e brancas, frutas, legumes e verduras), e por congelamento prévio ao consumo (temperatura –12°C por 2 dias). A higienização de vegetais apenas com cloro não é suficiente para inativação do

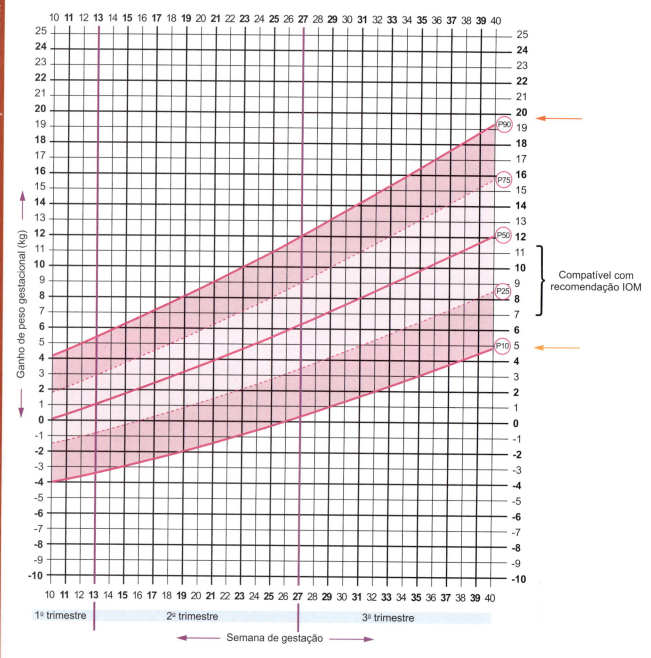

Figura 34.3 Gráfico de acompanhamento do ganho de peso – sobrepeso. *IMC*, índice de massa corporal; *IOM*, Institute of Medicine (EUA). Adaptada de IOM[6] (2009).

oocisto, por isso o tratamento térmico deve ser aplicado mesmo a frutas e legumes. Dada a impossibilidade de congelamento de hortaliças para o consumo cru (pois há perda das características sensoriais das folhas), recomenda-se que gestantes suscetíveis à toxoplasmose evitem consumir saladas cruas. Legumes e frutas podem ser consumidos crus se previamente congelados e higienizados. Carnes em geral devem ser evitadas cruas mesmo se congeladas, devido ao risco de listeriose.

Recomendações nutricionais

O metabolismo dos nutrientes encontra-se modificado durante a gestação, em resposta às alterações hormonais típicas do período. É uma fase em que a lipólise está aumentada, favorecendo o risco de dislipidemias. Também há menor uso periférico da glicose e aumento da resistência insulínica. Além disso, a membrana placentária apresenta proteínas ligadoras de ácidos graxos e capta os lipídios pela dieta materna; portanto, o consumo materno modifica diretamente a captação placentária de nutrientes, com impacto direto no desenvolvimento fetal. Adicionalmente, o ganho de peso excessivo associado a consumo energético elevado associa-se a alto risco de diabetes gestacional, doenças hipertensivas e outras complicações; e o ajuste cardiovascular que ocorre a partir do fim do 1º trimestre gestacional também propicia a típica retenção hídrica do período gestacional. A ingestão hídrica adequada também é necessária para redução do risco

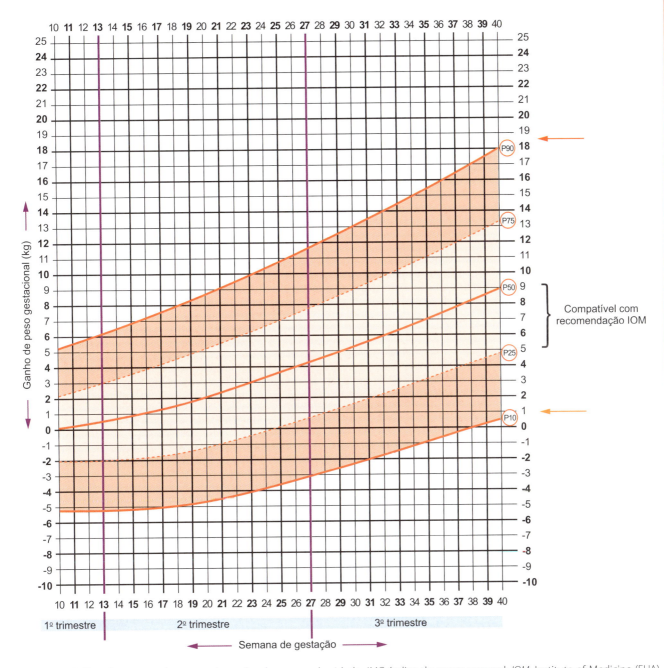

Figura 34.4 Gráfico de acompanhamento do ganho de peso – obesidade. *IMC*, índice de massa corporal; *IOM*, Institute of Medicine (EUA). Adaptada de IOM[6] (2009).

de infecções do trato urinário, aumentado na gestação em decorrência do aumento do fluxo renal e retenção natural de resíduos metabólicos.

Com relação aos micronutrientes, o baixo consumo de fibras, vitaminas e minerais associa-se a risco elevado de diabetes gestacional, dislipidemias e doenças hipertensivas da gestação; distúrbios do apetite; queda da imunidade, aumento da inflamação e estresse oxidativo; além de risco de obesidade no período pós-parto. Cálcio e vitamina D, especificamente, estão envolvidos no metabolismo ósseo e na etiologia do diabetes gestacional e da doença hipertensiva da gestação (ingestão abaixo de 800 mg/dia de cálcio associa-se a perda de massa óssea materna e risco aumentado de pré-eclâmpsia); já as necessidades de iodo aumentam na gestação para suprir a demanda funcional da glândula tireoide (com risco de alterações funcionais em casos de carência). Recomendações específicas estão brevemente agrupadas na Tabela 34.6.

Sintomas típicos

Os principais sintomas e queixas típicas do período gestacional são decorrentes dos ajustes fisiológicos da gestação e adaptação hormonal, uma vez que mais de 30 hormônios estão relacionados com a adaptação do organismo materno à gestação. Dentre estes, as queixas mais comuns são causadas principalmente por ação da progesterona no organismo (responsável pela desaceleração do metabolismo e pelos processos fisiológicos, de maneira

Tabela 34.6 Recomendações nutricionais de macro e micronutrientes na gestação de baixo risco.

Consumo de macronutrientes
- Carboidratos: 45 a 65% VET, com mínimo de 175 g/dia. Ênfase em carboidratos de baixo índice glicêmico
- Proteínas: 1,1 g/kg (peso base pré-gestacional), oferta mínima de 71 g/dia
- Lipídios: 30 a 35% VET, com equilíbrio entre saturados e insaturados, conforme orientações para mulheres adultas

Consumo energético
- Energia: mínimo 1.800 kcal/dia. O cálculo de necessidade energética pode ser realizado com base no peso pré-gestacional, gestacional ou ainda segundo fórmula de gasto basal
  - Peso base pré-gestacional: VET = (peso ideal pré-gestacional × 36 kcal) + 300 kcal (a partir do 2º trimestre)
    - Gestantes com excesso de peso não devem receber o adicional de 300 kcal
    - A necessidade energética/kg pode ser alterada conforme estado nutricional da gestante, variando de 25 a 45 kcal/kg
  - Peso base gestacional: VET = peso ideal para a idade gestacional × 36 kcal
    - A necessidade energética/kg pode ser alterada conforme estado nutricional da gestante, variando de 25 a 45 kcal/kg
  - Fórmula de gasto energético basal: EER gestação = EER PG + 340 (2º trim.) ou 452 (3º trim.)
    - EER PG = 354 – (6,91 × idade anos) + NAF × [(9,36 × peso PG kg) + (726 × estatura m)]
    - EER adolescentes = 135,3 – (30,8 × idade anos) + NAF × [(10 × peso PG kg) + (934 × estatura m)] + 25
    - Gestantes com excesso de peso não devem receber adicional à EER
    - NAF:
      - Sedentária: 1,0
      - Pouco ativa: 1,12
      - Ativa: 1,27
      - Muito ativa: 1,45

Consumo de micronutrientes
- Cálcio e vitamina D
  - Cálcio: 1.000 mg/dia
  - Vitamina D: 1.500 a 2.000 UI/dia (gestantes em risco de deficiência)
- Iodo: 220 mg/dia
- Antioxidantes
  - Vitamina E: 15 mg/dia
  - Vitamina A: 750 mg/dia. Suplementação apenas em caso de deficiência endêmica (risco de teratogênese)
  - Vitamina C: 85 mg
  - Zinco: 11 mg/dia. Alguns estudos mencionam uso de suplementação com 30 mg/dia durante 6 semanas para pacientes com diabetes gestacional, em doses seguras
  - Selênio: 60 mg/dia

Obs.: A suplementação terapêutica desses nutrientes não é consensual na literatura, recomendando-se suplementação apenas dentro dos limites máximos de ingestão
- Fibras: ideal 28 g/dia; incentivar consumo de FLV em 400 g/dia

Ingestão hídrica
Recomendação hídrica total de 3 ℓ/dia. Considerando-se a composição hídrica dos alimentos de cerca de 20%, os 80% restantes devem ser consumidos via dieta, totalizando cerca de 2,4 ℓ/dia

EER, necessidade estimada de energia; *FLV*, frutas, legumes e verduras; *NAF*, nível de atividade física; *PG*, pré-gestacional; *VET*, valor energético total. Adaptada de IOM[6,8] (1998; 2000; 2001; 2011; 2019) (2009); EFSA[9] (2010); MS[10] (2014).

geral). As principais orientações para dúvidas e queixas maternas típicas são sumarizadas a seguir.

■ **Náuseas e vômito, azia e sintomas de refluxo.** Estimule a mastigação adequada; aumente o fracionamento das refeições, com redução do volume em cada refeição; evite deitar-se após as refeições e eleve o decúbito; evite o excesso de cafeína e irritantes gástricos, conforme tolerância individual; evite roupas apertadas na região abdominal e odores incômodos; reduza gorduras na dieta; mantenha hidratação adequada; inicie as refeições por alimentos secos, prefira alimentos cítricos ou mentolados, ou, ainda, uso de gengibre.

■ **Constipação intestinal e flatulência.** Mantenha ingestão hídrica adequada; estimule o consumo ideal de fibras solúveis e insolúveis; estimule o uso coadjuvante de probióticos; respeite a tolerância individual para alimentos que causem flatulência (dieta antifermentativa, se necessário).

■ **Hipocloridria.** Redução fisiológica da secreção de suco gástrico, que resulta na intolerância ao consumo proteico. Ajuste a consistência das carnes e de outras fontes proteicas, de modo a facilitar o processo digestivo e favorecer a aceitação alimentar.

■ **Intolerância às gorduras.** Deve-se à redução fisiológica da concentração da bile. Evite refeições com grande volume de gorduras (fracione ao longo das refeições).

■ **Ptialismo.** Excesso de salivação. Estimule a ingestão hídrica (preparações com molhos, sopas, caldos etc.); evite alimentos essencialmente secos; estimule o consumo de líquidos em pequenos goles ao longo do dia; chupar cubos de gelo ou picolés também pode auxiliar no desconforto.

■ **Picamalacia.** Desejo/consumo de itens não alimentares. Desestimule o consumo, devido ao risco de contaminação. Procure identificar o padrão das escolhas não alimentares e tente realizar trocas com a gestante por equivalentes alimentícios.

Tabus alimentares

■ **Peixes.** É permitido o consumo de peixes crus desde que previamente congelados, armazenados sob condições adequadas e preparados segundo condições higiênicas adequadas. Espécies de peixes ricas em mercúrio (cavala, arenque, tubarão, atum, cação, peixe-espada) devem ser evitadas, devido ao risco de alterações no desenvolvimento neurológico fetal.

■ **Cafeína.** O consumo excessivo pode levar à vasoconstrição placentária, acarretando hipoxia fetal, restrição de crescimento intrauterino (RCIU), baixo peso e prematuridade. A dose máxima recomendada é de 200 a 300 mg/dia, segundo o American College of Obstetricians and Gynecologists (ACOG) e a Organização Mundial da Saúde (OMS), respectivamente. Deve-se orientar a gestante quanto à composição de cafeína nos principais alimentos consumidos em sua rotina.

■ **Chás.** Alguns tipos de chá apresentam propriedades abortivas; outros podem interferir na absorção e no metabolismo de nutrientes, bem como induzir a prematuridade. O uso seguro na gestação já foi descrito para o chá verde/preto/chá-mate (dentro do teor de cafeína permitido), de gengibre, flores e frutos não diuréticos, menta/hortelã. Chás de camomila, espinheira-sagrada, sene, hibisco, chicória, confrei, poejo, zimbro e babosa são considerados inseguros para o período gestacional e devem ser evitados. Já erva-cidreira, erva-doce, prímula, ginkgo e erva-de-são-joão têm evidências consideradas inconsistentes quanto ao uso durante a gestação, sugerindo-se o consumo com moderação.

■ **Adoçantes.** O uso de substâncias impróprias para a gestação pode levar a efeitos deletérios fetais, sendo imprescindível a orientação quanto à leitura de rótulos. O uso seguro na gestação ocorre apenas para os edulcorantes aspartame, neotame, estévia (na forma processada, não *in natura*), acessulfamo potássico, sucralose e sacarina.

Suplementação nutricional

Durante a gestação, suplementam-se compulsoriamente o ferro e o ácido fólico. A suplementação se faz necessária durante este período em decorrência do aumento das necessidades nutricionais, dificilmente consumidas via alimentação em quantidades satisfatórias. A suplementação com ferro deve ser iniciada na 1ª consulta de pré-natal, sendo mantida até o 3º mês pós-parto. Já a suplementação com ácido fólico é imprescindível no período periconcepcional (mínimo 3 meses antes da gravidez) para a prevenção de anemias e defeitos do tubo neural, sendo mantida também até o fim da gestação.

Dentre os nutrientes cuja suplementação não é obrigatória, porém aconselhável, constam os probióticos e o ácido docosa-exaenoico (DHA). A regulação da microbiota intestinal apresenta benefícios para o trânsito intestinal de mãe e filho; reduz o risco de distúrbios placentários, de ganho de peso excessivo e alterações glicêmicas; reduz o risco de alergias respiratórias fetais; fortalece a placenta; e favorece a homeostase metabólica. Em relação ao DHA, o 1º Consenso da Associação Brasileira de Nutrologia sobre recomendações de DHA na gestação descreve a necessidade de suplementação para toda a população de gestantes, sobretudo para as mulheres com baixo consumo de fontes alimentares de DHA (peixes, óleos vegetais e oleaginosas), dado seu importante papel na prevenção e no controle de dislipidemias e na formação neurológica, imunológica e de desenvolvimento fetal geral. As dosagens sugeridas para suplementação estão descritas na Tabela 34.7.

LACTAÇÃO

Alterações fisiológicas

O período pós-parto tem início imediatamente após o parto, a partir da expulsão da placenta, não sendo possível definir com precisão seu término, que varia na medida em que a mulher se encontra no processo de lactação. Neste período ocorrem inúmeras transformações biológicas, psicológicas e sociais na mulher.

O pós-parto caracteriza-se pela involução das alterações locais e sistêmicas que acontecem durante a gravidez e o parto. Nesse período surge o risco de complicações, como a retenção do peso adquirido durante a gestação, infecções, hemorragias, depressão pós-parto e intercorrências mamárias advindas da lactação. Além disso, as alterações fisiológicas somadas à produção do leite materno (LM) causam um aumento nas necessidades nutricionais da mulher durante a fase de lactação.

Após o nascimento da criança, ocorre queda vertiginosa nas concentrações de estrogênio e progesterona, com a produção de LM desencadeada pela ação do hormônio prolactina. A partir

do momento em que é estabelecida a amamentação, o reflexo da sucção do bebê leva à liberação de ocitocina, responsável pela ejeção do LM. Nessa fase, é necessário estar atento ao estado emocional da nutriz, por determinar a liberação da ocitocina e ser um dos fatores responsáveis pelo sucesso da amamentação.

Lactação e amamentação

A amamentação não traz benefícios apenas para a criança, mas também influencia positivamente a saúde materna. O início imediato do aleitamento materno (AM) reduz o risco do aparecimento de fissura ou ingurgitamento das mamas, bem como o desenvolvimento de anemia, por prevenir a hemorragia pós-parto.

A manutenção do AM por período prolongado favorece a saúde materna, pois reduz o risco de câncer de mama e ovário, estimula a remineralização óssea e auxilia no retorno ao peso pré-gestacional. Adicionalmente, quando mantido sob livre demanda e de modo exclusivo, ajuda a prevenir outra gravidez, permitindo que a mulher se recupere do parto e possa se dedicar ao autocuidado e ao cuidado do bebê.

Para garantir o sucesso do AM, a mulher deve ser orientada quanto à pega adequada do bebê, pois a sucção efetiva estimula a lactação, e a pega inadequada do bebê pode reduzir a produção do LM, além de aumentar o risco de intercorrências mamárias, como fissura mamilar, ingurgitamento mamário e mastite, que levam ao desmame precoce.

Ademais, é importante esclarecer que a frequência e a duração das mamadas não devem ser predeterminadas. Estima-se que a criança em aleitamento materno exclusivo (AME) mame, em média, de 8 a 12 vezes/dia. No entanto, a amamentação deve ser mantida sem restrições de horário e de tempo de permanência na mama, para preservar a percepção de saciedade natural da criança e garantir sua nutrição adequada.

Avaliação nutricional

Durante a lactação, o principal objetivo da avaliação nutricional é verificar a evolução do retorno do peso da nutriz aos parâmetros pré-gestacionais. Na maioria dos casos o foco está na redução do peso corporal. É importante ressaltar que a retenção do peso adquirido na gestação é um dos principais fatores associados ao aumento da prevalência de excesso de peso entre a população feminina.

A retenção de peso deve ser considerada apenas após o primeiro mês pós-parto, tendo em vista que antes desse período a mulher está se reequilibrando do ponto de vista hidreletrolítico com a redução do edema e do inchaço comuns ao fim da gestação. Após o primeiro mês, o peso retido em relação ao pré-gestacional pode ser atribuído ao aumento de gordura corporal. No entanto, a mensuração do peso corporal apresenta viés, pois não há um ponto de corte específico para se avaliar o estado nutricional da mulher nessa fase. A recomendação para redução do peso após o parto está descrita na Tabela 34.8.

É importante enfatizar que a normalização do peso não deve prejudicar a produção de LM, conciliando uma alimentação saudável à prática de atividade física, sem grandes restrições energéticas. Acredita-se que a prática de exercício físico moderado (45 minutos diários em 4 dias da semana) possa favorecer a redução do peso da nutriz sem prejudicar a lactação. Além disso, a manutenção do AME até os 6 meses de vida da criança também favorece a redução do peso adquirido na gestação de maneira saudável.

Tabela 34.7 Dosagens sugeridas para suplementação obrigatória e complementar na gestação.

Suplementação obrigatória
- Ferro: suplementação inicia-se no pré-natal, até 3º mês pós-parto. Posologia recomendada (ferro elementar):
  - Ausência de anemia: 40 mg/dia
  - Anemia leve/moderada: 120 mg/dia
- Ácido fólico: até o fim da gestação. Posologia recomendada: 400 mg/dia

Obs.: Demais causas de anemias carenciais (vitaminas B_6 e B_{12} também devem ser investigadas, e o consumo desses micronutrientes também deve ser priorizado). Em caso de anemia, orientações dietéticas tradicionais também devem ser aplicadas

Suplementação complementar
- Cepas com efeitos na gestação: *Lactobacillus rhamnosus, Lactobacillus casei, Lactobacillus reuteri, Bifidobacterium bifidum*
- Posologia mínima 1×10^9 UFC/dia

Obs.: As cepas devem ser administradas em temperatura adequada (ideal temperatura de refrigeração, máximo 30°C)
- DHA: oferta de 200 a 600 mg/dia

DHA, ácido docosaexaenoico; *UFC*, unidades formadoras de colônias. Adaptada de Ministério da Saúde[11] (2013); Almeida et al.[12] (2014).

Tabela 34.8 Recomendação para redução de peso pós-parto de acordo com o estado nutricional da mulher.

IMC (kg/m²)	Meta	Recomendação (kg/mês)
< 18,5	Alcance de um IMC saudável	0,0
18,5 a 24,9	Manutenção do peso dentro da faixa de eutrofia	0,8
25,0 a 29,9	Perda de peso até atingir IMC dentro da faixa de eutrofia	0,5 a 1,0
≥ 30,0	Perda de peso até atingir IMC dentro da faixa eutrofia	0,5 a 2,0

IMC, índice de massa corporal. Adaptada de IOM[13] (1992).

O acompanhamento nutricional durante a lactação deve basear-se na comparação entre as medidas antropométricas da própria nutriz com o decorrer do tempo após o parto. Além do monitoramento do peso, as circunferências e a composição corporal podem ser usadas para verificar alterações ao longo das consultas. Devido ao aumento das necessidades nutricionais para produção do LM, sinais clínicos de carência nutricional também devem ser avaliados (ver Tabela 34.1).

Necessidades nutricionais

As mudanças fisiológicas no organismo feminino durante a fase de lactação alteram suas necessidades nutricionais. Estudos sugerem que o aumento no requerimento energético para produção do leite materno chegue a 500 calorias diárias.

Os cálculos das necessidades energéticas da mulher após o parto devem ser realizados a partir da fórmula de necessidade energética pré-gestacional adicionada de 500 calorias para a produção de leite e subtraída de 170 calorias referentes à normalização do peso.

Além disso, desaconselha-se a prática de dietas com valor energético inferior a 1.500 calorias, devido ao risco de carência nutricional materna, e sugere-se o consumo mínimo de 1.800 calorias por dia para assegurar os nutrientes adequados para a mãe e o bebê em AM. As fórmulas para estimar a necessidade energética da nutriz estão descritas na Tabela 34.9.

Com relação aos macronutrientes, a distribuição aceitável em relação ao conteúdo energético da dieta para nutrizes é de 45 a 65% para carboidratos, 20 a 35% para lipídios e 10 a 35%

para proteínas. Alguns estudos sugerem a necessidade de uma oferta proteica de 1,1 g/kg de peso por dia acrescido de 19 g/dia durante o 1º semestre após o parto; e de 12,5 g/dia no 2º semestre, sendo aproximadamente 65% de origem vegetal e 35% de origem animal.

No que se refere aos lipídios, apesar de a produção de ácidos graxos pela glândula mamária ser independente da dieta, a qualidade desses ácidos graxos no LM está associada ao perfil de ingestão lipídica da nutriz. Deve-se dar atenção especial à ingestão de ômega-3 (ácido linolênico), essencial para atividade anti-inflamatória, desenvolvimento cognitivo e cerebral do bebê, e para melhoria do padrão de humor materno. Os intervalos de distribuição aceitável dos macronutrientes estão descritos na Tabela 34.10.

Na lactação há também aumento da necessidade de micronutrientes devido à transferência de vitaminas e minerais da dieta materna para o LM (Tabela 34.11). Estudos mostram que o organismo garante primeiro o suprimento de micronutrientes para o LM em detrimento da saúde materna. Dessa maneira, a ingestão adequada de nutrientes torna-se extremamente importante para manutenção do estado nutricional saudável da nutriz.

Tabela 34.10 Intervalos de distribuição aceitável dos macronutrientes durante a lactação.

Macronutriente	Percentual sobre a recomendação energética	
	4 a 18 anos	> 18 anos
Lipídio total	25 a 35%	25 a 35%
Ácido graxo saturado	< 10%	< 10%
Ácido linoleico	5 a 10%	5 a 10%
Ácido linolênico	0,6 a 1,2%	0,6 a 1,2%
Carboidrato	45 a 65%	45 a 65%
Proteína	10 a 30%	10 a 35%

Adaptada de IOM[14] (2005).

Tabela 34.9 Nível de atividade física e recomendações energéticas durante a lactação.

Faixa etária	Nível de atividade física			
	Sedentária	Leve	Moderada	Intensa
–	< 3 h/sem	> 3 h/sem	> 2 h/dia	> 6 h/dia
3 a 18 anos	1,00	1,16	1,31	1,56
≥ 19 anos	1,00	1,12	1,27	1,45
Faixa etária	Recomendações energéticas			
EER pré-gestacional				
9 a 18 anos	135,3 a 30,8 × I + NAF × [10,0 × P + 934 × A] + 25 (DP: 68)			
≥ 19 anos	354 a 6,91 × I + NAF × (9,36 × P + 726 × A) (DP: 162)			
EER nutriz				
–	EER pré-gestacional + 500 kcal – 170 kcal			

A, altura em metros; *DP*, desvio-padrão; *EER*, necessidade estimada de energia; *I*, idade; *NAF*, nível de atividade física; *P*, peso. Adaptada de IOM[14] (2005).

Tabela 34.11 Aumento na recomendação de micronutrientes durante a lactação.

Micronutriente	Fase adulta	Lactação	Aumento (%)
Vitamina A (mg)	700	1.300	86
Vitamina D (mg)	15	15	0
Vitamina E (mg)	15	15	27
Vitamina C (mg)	75	120	62
Tiamina (mg)	1,1	1,4	27
Riboflavina (mg)	1,1	1,6	45
Niacina (mg)	14	17	21
Vitamina B_6 (mg)	1,3	2,0	54
Vitamina B_{12} (mg)	2,4	2,8	17
Folato (mg)	400	500	25
Cálcio (mg)	1.000	1.000	0
Fósforo (mg)	700	700	0
Ferro (mg)	18	9	0
Zinco (mg)	8	12	50
Iodo (mg)	150	290	93
Selênio (mg)	55	70	27

Adaptada de IOM[15,16] (2006; 2011).

Alguns nutrientes requerem maior atenção em virtude da sua importância para saúde materno-infantil e o aumento do seu requerimento durante a lactação. Dentre esses nutrientes encontra-se a vitamina A, que atua no sistema imunológico, na diferenciação celular e na saúde ocular. A nutriz com consumo insuficiente desse nutriente apresenta baixas concentrações de retinol no plasma sanguíneo e no LM, com risco de desencadear a deficiência de vitamina A.

Outro nutriente relevante é a vitamina D. Apesar de a transferência dela para o LM ser baixa, a deficiência dessa vitamina é comum devido à baixa exposição solar na fase em que a mulher se dedica ao cuidado do filho. Esse nutriente atua na absorção do cálcio, mineral essencial para a lactação, sendo necessário frisar a importância da exposição ao sol, tanto da nutriz quanto do bebê, e indicar a suplementação nos casos de deficiência diagnosticada.

Durante a lactação também é necessário aumentar a ingestão de vitaminas do complexo B, que são transferidas para o LM e atuam principalmente no crescimento e na multiplicação celular da criança. Ressalta-se que mulheres com baixa ingestão de alimentos de origem animal, principal fonte de vitaminas do complexo B, como as adeptas a dietas veganas ou vegetarianas, apresentam maior risco de deficiência e menores níveis desse nutriente no LM.

O requerimento de alguns minerais também se encontra aumentado na lactação. A necessidade elevada de ferro ocorre devido à perda de sangue durante o parto e à transferência desse nutriente em grandes quantidades para o LM. Desse modo, a ingestão adequada de ferro torna-se essencial para prevenção da anemia ferropriva materna e infantil, sendo recomendada a suplementação desse nutriente até o terceiro mês pós-parto.

O zinco também apresenta elevada demanda durante a lactação por estar associado ao adequado crescimento e desenvolvimento do bebê. Apesar do aumento do requerimento desse nutriente, a dieta materna com baixa ingestão desse mineral não afeta diretamente sua concentração no LM, porém a ingestão adequada pode favorecer o estado nutricional da mulher.

Outro mineral importante para lactação é o iodo, que atua na manutenção do metabolismo materno e no suprimento das demandas do bebê. Além disso, as concentrações desse nutriente no LM são altamente dependentes do consumo alimentar materno, porém em populações com acesso à fortificação de sal não há indicação de insuficiência. Os nutrientes que apresentam recomendação de suplementação durante o pós-parto estão descritos na Tabela 34.12.

A necessidade hídrica também se encontra aumentada para produção do LM. É comum as mulheres em AM relatarem aumento da percepção de sede, principalmente durante as mamadas. A recomendação para garantir o aporte necessário para a lactação e manter a hidratação materna é a ingestão de 3,8 ℓ de líquidos por dia. No entanto, é importante orientar quanto à ingestão de bebidas açucaradas, que podem favorecer a retenção do peso adquirido na gestação.

Mitos e crenças alimentares

A ingestão alimentar durante a lactação está sujeita a diversas crenças populares que proíbem ou recomendam o consumo de determinados alimentos para aumentar a produção de LM. Os alimentos ou as preparações que muitos acreditam estimular a lactação, como canja de galinha, canjica, leite e preparações com fubá, são chamados lactogogos, e não há comprovação científica da sua eficácia.

Outra crença muito comum é de que a ingestão de álcool favoreça a produção de LM, especialmente a cerveja preta. Contudo, diferentes órgãos de saúde recomendam evitar o consumo de bebidas alcoólicas durante a fase de lactação ou pelo menos não amamentar imediatamente após a ingestão do álcool. Estudos mostram que o consumo de bebidas alcoólicas está associado a menor resposta da ocitocina à sucção do bebê, podendo inibir a lactação, além de ser excretado no LM na mesma concentração dos níveis séricos da nutriz.

O consumo alimentar da nutriz muitas vezes também é associado à ocorrência de cólicas no bebê. É importante ressaltar que as cólicas nos primeiros meses de vida são comuns, podendo acometer até 30% dos lactentes, e responsabilizar a alimentação da mulher pode trazer mais tensão ao ambiente familiar e piorar o quadro das cólicas. Ainda não existem evidências de que as alterações na dieta materna sejam efetivas na redução das cólicas. Porém, sugere-se testar a exclusão de alimentos alergênicos, como leite e derivados, ovos, amendoim, nozes, soja e peixe, por haver alguns relatos de alívio das cólicas após a retirada desses alimentos da dieta materna.

Tabela 34.12 Suplementação de nutrientes recomendada na lactação.

Nutriente	Recomendação	Benefícios
Ferro	Mulheres até o 3º mês pós-parto	Previne a anemia devido à maior mobilização de ferro para o LM
Vitamina A	Mulheres em regiões com elevadas taxas de deficiência	Aumenta as concentrações de retinol sérico no LM e as reservas hepáticas
Vitamina E	Mulheres que tiveram recém-nascidos prematuros	Aumenta a concentração no LM e apresenta ação antioxidante
Vitamina D	Mulheres com deficiência ou reduzida exposição solar	Previne a deficiência e garante a absorção adequada de cálcio
Ômega-3	Mulheres com reduzida ingestão de alimentos-fonte	Desenvolvimento cognitivo infantil e prevenção da depressão pós-parto

LM, leite materno. Adaptada de MS[17,18] (2013); Shils[3] (2012).

REFERÊNCIAS BIBLIOGRÁFICAS

As referências e a bibliografia consultadas para a elaboração deste capítulo estão disponíveis *online* no Ambiente de aprendizagem do GEN.

COMO CITAR ESTE CAPÍTULO

ABNT
MAXIMINO, P.; MACHADO, R. H. V. Nutrição na gravidez e na lactação de baixo risco. *In*: ROSSI, L.; POLTRONIERI, F. (org.). *Tratado de Nutrição e Dietoterapia*. 2. ed. Rio de Janeiro: Guanabara Koogan, 2023. p. 449-459.

VANCOUVER
Maximino P, Machado RHV. Nutrição na gravidez e na lactação de baixo risco. In: Rossi L, Poltronieri F (Orgs). Tratado de nutrição e dietoterapia. 2. ed. Rio de Janeiro: Guanabara Koogan; 2023. p. 449-59.

CAPÍTULO 35

Nutrição do Recém-Nascido e do Lactente

Daniella dos Santos Galego

INTRODUÇÃO

A Organização Mundial da Saúde (OMS) define como lactente a criança com menos de 2 anos, alimentada com leite materno de maneira exclusiva ou complementada.[1]

Evidências científicas demonstram que, nos primeiros anos de vida da criança, a nutrição influencia diretamente o desenvolvimento das potencialidades humanas, e, quando não bem conduzida ou não adequada às necessidades das fases de crescimento e desenvolvimento infantil, contribui para o aparecimento de distúrbios nutricionais de graves consequências para a vida adulta.[2]

Boas práticas de alimentação infantil neste período são medidas que:

- Atendam às necessidades energético-proteicas da criança nas diferentes fases de crescimento e desenvolvimento
- Promovam a adequação nutricional por meio dos diferentes esquemas alimentares
- Ofereçam quantidades adequadas de nutrientes em intervalos, horários e número de refeições ao dia
- Respeitem a capacidade gástrica e digestiva da criança
- Introduzam novos alimentos de modo gradativo e seguro
- Apresentem consistência e composição adequada
- Equilibrem os hábitos intestinais da criança frente aos novos alimentos
- Apresentem segurança microbiológica e nutricional
- Desenvolvam individualidade e hábitos alimentares saudáveis para a vida adulta
- Mantenham e preservem a saúde da criança.

Neste capítulo, serão apresentadas as recomendações de alimentação saudável e adequada para o lactente.

IMPORTÂNCIA DA NUTRIÇÃO NOS PRIMEIROS MIL DIAS DE VIDA

Os primeiros mil dias compreendem o período que começa após a concepção até o fim do segundo ano de vida da criança. Diversos pesquisadores e organizações mundiais definem a nutrição neste período como essencial para a diminuição da mortalidade e morbidade na infância; para o incremento no desenvolvimento cognitivo, motor, socioafetivo, e na capacidade de aprendizado; para o aumento da estatura e a diminuição na obesidade e na prevenção das doenças crônico-degenerativas; além de contribuir para o aumento da capacidade de trabalho e produtividade.[3]

Nesse sentido, a nutrição saudável durante os primeiros mil dias é alcançada ao se garantir à criança uma ingestão de quantidade de nutrientes adequados, desde o início da gestação, com foco na alimentação materna e suplementações adequadas; ao se promover o aleitamento materno exclusivo e imediato ao recém-nascido e lactente durante os primeiros 6 meses de vida, e ao introduzir adequadamente alimentos complementares a partir dos 6 meses até o fim do segundo ano de vida.

ALEITAMENTO MATERNO

O aleitamento materno é o modo de alimentação mais fisiológico dos lactentes, sendo o leite materno um alimento de fácil digestão e de composição nutricional complexa em macro e micronutrientes que atende às necessidades nutricionais do lactente e permite crescimento harmônico e desenvolvimento saudável; além disso, contém compostos bioativos que atuam na modulação da microbiota e do sistema imunológico da criança no início da vida.[4]

A OMS,[1] a European Society for Paediatric Gastroenterology, Hepatology and Nutrition (ESPGHAN),[5] o Ministério da Saúde[6] e a Sociedade Brasileira de Pediatria (SBP)[7] recomendam o aleitamento materno até os 2 anos, de modo exclusivo até os 6 meses e complementado a partir desta idade; com regime de livre demanda; imediatamente após o parto, com a mãe e a criança em boas condições de saúde, e manifestação ativa da criança de sucção e choro.

Existem diferentes definições de aleitamento materno,[6,7] reconhecidas mundialmente e adotadas pela OMS (2015):

■ **Aleitamento materno exclusivo.** Quando a criança ou lactente recebe somente o leite materno, direto da mama ou leite humano ordenhado, ou leite humano de outra fonte (doadora), sem uso de outros líquidos ou alimentos sólidos, à exceção de suplementos vitamínico-minerais ou medicamentos necessários a sua saúde.

■ **Aleitamento materno predominante.** Quando a criança ou lactente recebe, além do leite materno ou humano, água ou bebidas à base de água, sucos de frutas e outros líquidos.

■ **Aleitamento materno complementado.** Quando a criança ou lactente recebe, além do leite materno ou humano, qualquer alimento sólido ou semissólido com a finalidade de complementá-lo e não de substituí-lo. Nesta categoria, a criança pode também receber outro leite, que não o leite materno ou humano, não sendo considerado alimento complementar, como é o caso das fórmulas infantis.

■ **Aleitamento materno misto ou parcial.** Quando a criança recebe leite materno ou humano e outros tipos de leite, nesse caso, fórmulas infantis.

O aleitamento materno oferece proteção efetiva em curto e longo prazos. É devidamente comprovado que o aleitamento materno evita mortes infantis, diarreia e desidratação, infecção respiratória; diminui o risco de alergias, hipertensão, hipercolesterolemia e diabetes melito na vida adulta; reduz a chance de obesidade infantil e na vida adulta; melhora o desenvolvimento de cavidade oral e sistema digestivo; tem efeito positivo na inteligência da criança; e previne otite.[6]

Apesar de todos os esforços para aumentar a frequência e a duração do aleitamento materno no Brasil, e das evidências sobre superioridade e vantagens do leite humano na saúde da criança, os índices do aleitamento materno ainda não são satisfatórios.

Dados do Estudo Nacional de Alimentação e Nutrição (2019)[8] demonstraram que a prevalência do aleitamento materno exclusiva em lactentes menores de 6 meses foi de 45,8% no Brasil e a prevalência do aleitamento continuado para crianças no primeiro ano de vida (dos 12 aos 23 meses) foi de 43,6% no Brasil. Os resultados evidenciam a necessidade do fortalecimento de ações, políticas e programas de promoção, proteção e apoio do aleitamento materno.

Medidas preventivas e imediatas devem ser praticadas pelos profissionais da saúde envolvidos com a nutrição do lactente, para incentivar e promover o aleitamento materno e hábitos alimentares mais saudáveis, prevenindo doenças e carências nutricionais, bem como reduzindo a mortalidade infantil.

Leite materno e sua importância

O leite materno é considerado o padrão-ouro de nutrição do recém-nascido e lactente até os 2 anos, de maneira exclusiva nos primeiros 6 meses de vida, por conter todos os nutrientes condicionalmente essenciais para o crescimento e desenvolvimento; e complementado a partir do sexto mês.

O leite materno tem natureza única, específica para espécie humana e de biologia complexa, representada por seus componentes nutricionais: lactose, proteínas e nucleotídios, ácidos graxos poli-insaturados, vitaminas e minerais; além de fatores bioativos como os oligossacarídeos; fatores imunológicos, tróficos e antimicrobianos; fatores anti-inflamatórios, hormônios e enzimas. A Tabela 35.1 ilustra os fatores bioativos presentes no leite materno que o tornam um alimento único.[9]

Os fatores nutricionais constituintes do leite materno são responsáveis pelo desenvolvimento neurocognitivo e visual, pelo amadurecimento dos sistemas digestório e imunológico, além do crescimento ponderoestatural do lactente.

Quanto aos fatores imunológicos, antimicrobianos e de crescimento, o leite materno oferta células vivas ao epitélio do sistema digestório do lactente, promovendo a ação protetora específica e prevenindo infecções. Juntamente com os nutrientes específicos, nesse caso oligossacarídeos do leite humano, são capazes de promover a proliferação de espécies de *Lactobacillus* e *Bifidobacterium* e agir na modulação do sistema imunológico.[4]

Já as enzimas presentes no leite materno facilitam a digestibilidade de proteínas, gorduras e carboidratos. A digestão de gordura no recém-nascido começa na boca, com a ação da lipase lingual complementada pela lipase gástrica. As duas lipases são idênticas, funcionam melhor em pH baixo e com triglicerídeo de cadeia média (TCM) e não necessitam de sais biliares.[4,10]

Como a lipase no leite materno é semelhante à pancreática e à intestinal, ela representa uma vantagem para os lactentes alimentados com leite humano, por agir principalmente nos triglicerídeos de cadeia longa em pH neutro e com auxílio de sais biliares. Os ácidos graxos de cadeia longa são, portanto, dependentes dos sais biliares para a formação de micelas, sendo absorvidos nos vasos linfáticos intestinais.

Quanto às proteínas, a imaturidade de muitos mecanismos clássicos da digestão dos adultos é compensada no recém-nascido por um ajuste na digestão. Por exemplo: apesar de a proteólise gástrica ser muito limitada no bebê recém-nascido, a digestão da proteína intestinal é adequada; além disso, a composição proteica do leite humano facilita a sua absorção e metabolismo, devido a sua alta digestibilidade e perfil de aminoácidos específicos que atendem às suas necessidades nutricionais.

Tabela 35.1 Fatores bioativos presentes no leite humano.

Fator	Ação
Fator *bifidus*	Promove crescimento de *Lactobacillus bifidus*
Fibronectina	Aumenta atividade de macrófagos
IgA secretora	Ação anti-infecciosa envolvendo antígenos específicos
Lactoferrina	Reduz quantidade de ferro para bactérias
Lisozima	Lise bacteriana, imunomodulação
κ-caseína	Ação de antiadesividade bacteriana
Gamainterferona	Aumenta a atividade antimicrobiana
Mucina	Aderência a vírus e bactérias
Oligossacarídeos	Ação de antiadesividade bacteriana
Proteína ligadora de vitamina B_{12}	Reduz quantidade de vitamina B_{12} para bactérias
Sistema complemento	Promove fagocitose
Leucócitos	Liberação de IgA secretora
Ácidos graxos	Ação anti-inflamatória e anti-infecciosa
Vitaminas A, C e E	Antioxidantes
Glutamina	Crescimento do epitélio intestinal
Acetil-hidrolase	Bloqueia a ação do fator ativador de plaquetas
Glutationa-peroxidase	Previne oxidação lipídica
Lipases	Destroem protozoários
Leptina	Efeito anorexígeno
Adiponectina	Antiaterogênico, anti-inflamatório
Grelina	Ativa secreção de GH e secreção ácida
IGF-1	Regulador de GH
Resistina	Regula a sensibilidade da insulina
Obestatina	Efeito anorexígeno
Fator de crescimento epidérmico	Reparo no epitélio intestinal
Fator de crescimento de transformação	Crescimento de célula intestinal
Fator de crescimento neural	Crescimento de nervos do epitélio intestinal

GH, hormônio do crescimento; *IgA*, imunoglobulina A; *IGF-1*, fator de crescimento semelhante à insulina 1. Adaptada de American Academy of Pediatrics[9] (2012).

Composição nutricional do leite humano

As características bioquímicas do leite materno (Tabela 35.2) variam muito mediante a nutrição materna, em diferentes horas do dia, nas distintas etapas de amamentação e até durante a mamada.

No que diz respeito à dieta materna, torna-se essencial avaliar o consumo alimentar e estabelecer as suplementações necessárias, a fim de prevenir baixas concentrações de certos nutrientes no leite materno. Em geral, as concentrações de ferro e vitaminas lipossolúveis no leite materno são pouco influenciadas pela ingestão alimentar, pois ambos podem ser retirados dos estoques orgânicos da nutriz. Entretanto, o tipo de gordura consumida pode afetar o perfil lipídico de ácidos graxos do leite materno, assim como as concentrações das vitaminas hidrossolúveis na dieta materna podem influenciar a composição do leite materno.

Evidências científicas sugerem a necessidade de se monitorar a dieta materna e realizar a suplementação básica de ácido graxo ômega-3, vitamina D e ácido fólico durante toda a

Tabela 35.2 Composição do colostro e do leite materno maduro comparada à composição do leite de vaca.

Nutriente	Colostro (3 a 5 dias)	Leite maduro	Leite de vaca
Calorias (kcal/dℓ)	48	62	69
Lipídios (g/dℓ)	1,8	3,0	3,7
Proteínas (g/dℓ)	1,9	1,3	3,3
Lactose (g/dℓ)	5,1	6,5	4,8

Adaptada de Ministério da Saúde[6] (2009).

gestação e lactação, independentemente do estado nutricional da mãe, para garantir as concentrações séricas adequadas no feto e no lactente.[10]

Do nascimento até o sétimo dia de lactação, o leite materno é chamado de colostro e tem aspecto espesso e amarelado, composto na sua maior quantidade por proteínas, em especial a fração caseína. É rico em fatores imunológicos (imunoglobulinas), apresenta maior concentração de vitaminas A, E e C, carotenoides, zinco, cálcio e magnésio, e menor concentração de lipídios e carboidratos, quando comparado ao leite maduro.

Do sétimo dia de lactação até o décimo quarto dia de produção, o leite humano é chamado de intermediário, com maior concentração de lipídios e carboidratos, em especial a lactose e as vitaminas do complexo B, e diminuição das concentrações de proteínas, tornando-se mais calórico e de aspecto branco opaco, um pouco mais líquido.

Por fim, a partir do décimo quinto dia de lactação, atinge-se o leite materno maduro, com concentrações adequadas de nutrientes mediante a fase de crescimento e desenvolvimento do recém-nascido, mais rico em calorias e mantendo seus fatores imunológicos e bioativos.

Nesse estágio de lactação, o leite pode apresentar diferenças de composição durante a mamada, sendo mais rico em substâncias hidrossolúveis no início da mamada, apresentando colorações de vão de branco translúcido até azul ou verde, que demonstram maior concentração de pigmentos cromóforos e riboflavina. No meio na mamada, apresenta aspecto mais branco opaco, sendo rico em micelas de caseína e vitamina A, e no fim da mamada, tem maior concentração calórica, por apresentar mais gordura, nutrientes lipossolúveis e betacaroteno, obtendo uma coloração amarelada.

Com relação à fração proteica, no início da lactação, o leite humano oferece uma proporção 20 a 30% de caseína para 80 a 70% de soro do leite; e maior oferta de aminoácidos essenciais de alto valor biológico (cistina e taurina).

A fração proteica da caseína apresenta-se em menor quantidade no leite humano quando comparado ao leite de vaca, por ser de difícil digestibilidade, precipitando-se em forma de coágulos quando em contato com o suco gástrico e promovendo a ação enzimática somente na superfície da molécula, o que retarda o esvaziamento gástrico. Já as proteínas do soro (a lactoferrina, a imunoglobulina A, a soroalbumina, alfalactoalbumina e a lactoperoxidase), conferem um perfil de aminoácidos adequados às necessidades nutricionais do lactente; são de alta biodisponibilidade e fácil digestibilidade.[4]

A lactoferrina tem atividade bacteriostática e se liga ao ferro, tornando-o inacessível ao patógeno, inibindo, assim, o crescimento de patógenos. Também estimula a produção de citocinas que aumentam a imunidade da mucosa intestinal, a atividade das células *natural killer* e ativam a capacidade fagocitária de macrófagos.[11]

A imunoglobulina A secretora (sIgA) é responsável por 90% do total das imunoglobulinas do leite humano (IgA, IgG, IgM), sendo resistente a ações proteolítica e enzimática no sistema gastrintestinal do lactente, ligando-se a bactérias e antígenos virais, impedindo a sua aderência a superfícies mucosas e, neutralizando toxinas liberadas pelos patógenos e prevenindo a translocação bacteriana através da barreira mucosa.[12]

A alfalactoalbumina no intestino delgado sofre proteólise e sua digestão de forma parcial fornece vários tipos de peptídios que podem exercer bioatividades transitórias, como efeito anticancerígeno.[4]

Com o avançar da lactação, em virtude da quantidade de leite a ser produzida pela glândula mamária, as concentrações de caseína podem aumentar, com variações em torno de 40 a 50%, e o soro do leite diminuir, ao redor de 60 a 50%. Esse conteúdo de caseína, em especial a fração betacaseína, tem a função de facilitar a absorção de cálcio.[11]

A composição proteica do leite materno facilita a digestão e o esvaziamento gástrico, minimizando a hipersensibilidade a macromoléculas e, consequentemente, previne o desenvolvimento de alergias.

No que diz respeito aos carboidratos do leite humano, a maior concentração é da lactose, sendo a principal fonte de energia. O leite humano maduro pode apresentar uma variação na concentração média entre 60 g/ℓ a 80 g/ℓ, que é influenciada por dieta materna, estado nutricional e idade da nutriz. Junto com o fator bífido, a lactose promove o crescimento de lactobacilos e bifidobactérias por meio de processos fermentativos, que reduzem o pH intestinal e dificultam a proliferação de bactérias patogênicas. A lactose também favorece a absorção do cálcio, aumentando sua biodisponibilidade.[13,14]

Evidências científicas destacam a importância dos oligossacarídeos do leite humano. Esses carboidratos do leite humano são compostos por 3 a 22 unidades de monossacarídeos ligados à lactose, que constituem mais de 200 moléculas diferentes. São considerados o terceiro componente mais abundante do leite humano, após a lactose e os lipídios, não são digeridos e absorvidos pelo sistema gastrintestinal do lactente, chegando ao colón intestinal intactos e exercendo diversas funções: ação prebiótica seletiva, favorecendo o crescimento de bifidobactérias e lactobacilos; agem impedindo a aderência de patógenos na mucosa intestinal; estimulam a maturação dos enterócitos e a reatividade imunológica, além de reduzirem a resposta inflamatória e terem ação sistêmica em eixos como intestino-cérebro e intestino-pulmão.[15–17]

Com relação aos lipídios do leite humano, 98% são os triacilgliceróis, 1%, fosfolipídios e 0,5%, esteróis, apresentados como glóbulos de gordura envoltos por uma membrana de proteína e fosfolipídios. Cerca de 50% do valor calórico do leite humano provêm dos lipídios; fonte de colesterol, ácidos graxos essenciais e vitaminas lipossolúveis. Dentre os ácidos graxos saturados (50%) há predominância do ácido palmítico (53 a 70%); já com relação aos insaturados (50%), o oleico e o linoleico estão presentes em maior quantidade. Além disso, os ácidos graxos linoleico e alfalinolênico têm grande importância no valor nutricional, destacando-se suas funções no sistema nervoso central e retina do lactente.[4,10]

A concentração de gordura no leite humano aumenta no decorrer da mamada, sendo o leite do fim da mamada (ou leite posterior) mais rico em energia (calorias), o que proporciona maior saciedade ao lactente; varia entre o período da manhã e a noite, tendo pico pela manhã e diminuindo à noite; além disso, varia de acordo com a dieta materna, etnia, idade, ganho de peso na gestação e peso do bebê ao nascimento.

A maior parte do ácido palmítico no leite materno encontra-se na posição sn-beta do triacilglicerol, associado a uma digestibilidade facilitada e maior eficiência na absorção da gordura. Os fosfolipídios do leite materno têm níveis aumentados de ácido docosaexaenoico (DHA) e ácido araquidônico (ARA), com alta biodisponibilidade e melhor incorporação nos tecidos cerebrais e retina.[4,18]

A configuração lipídica da gordura do leite humano desempenha importante papel na saúde infantil, melhorando a absorção e a utilização de lipídios e cálcio para o desenvolvimento neurocognitivo e saúde óssea.

Com relação às vitaminas lipossolúveis, o leite humano confere quantidades que atendem às necessidades do lactente, desde que a mãe esteja em bom estado nutricional, exceto de vitamina D e K. Por isso, é recomendada a suplementação de vitamina K ao nascimento e de vitamina D_3 na dieta materna para melhorar seus níveis no leite humano.[19]

O conteúdo de vitaminas hidrossolúveis é maior no leite maduro que no colostro, com exceção da vitamina B_2 (riboflavina) que é maior no colostro, sendo as concentrações da vitamina B_2 altamente dependentes da dieta materna.

O leite humano apresenta uma adequação perfeita em relação aos minerais, prevenindo sobrecarga renal de solutos e retenção de metabólitos. Entre os macrominerais destacam-se sódio, potássio, cloreto, cálcio, magnésio e fósforo. As concentrações de sódio e cloreto diminuem com o tempo de lactação, enquanto os demais se elevam.

Quanto à composição de microminerais, elementos-traço e oligoelementos, o leite humano oferta zinco, cobre, ferro, manganês, selênio, iodeto, fluoreto, molibdênio, cobalto, crômio, níquel e cádmio. O zinco é um importante cofator de metaloenzima, envolvido em mais de 300 reações biológicas e com ação antioxidante no organismo do lactente, e no leite humano tem elevada biodisponibilidade. O ferro é essencial para síntese de hemoglobina e desenvolvimento cognitivo; suas concentrações no leite humano estão mais elevadas no início da lactação; entretanto, conta com alta biodisponibilidade ao logo de toda a lactação. O selênio é outro mineral importante para atividade biológica; é parte da enzima glutationa peroxidase de ação antioxidante e importante para metabolismo hepático e mitocondrial, e seus níveis no leite materno são suficientes às necessidades do lactente.[4]

O leite humano é fonte de diversos tipos de bactérias, como *Staphylococcus*, *Streptococcus*, *Enterococcus* e diversas espécies de *Lactobacillus* e *Bifidobacterium*. Estudos demonstram que, por meio da circulação enteromamária, as bactérias do microbioma intestinal da mãe chegam aos ductos mamários, colonizando a pele da mãe e modulando a microbiota do leite materno. Por isso, é muito importante cuidar da saúde intestinal materna, antes e durante a gestação, para favorecer a modulação da microbiota do leite humano durante a lactação.[20]

Os lactobacilos e as bifidobactérias no leite humano são importantes para o lactente pela inibição competitiva, o que evita a adesão de patógenos na mucosa intestinal, além da síntese de compostos que inibem ou destroem bactérias patogênicas. A composição de microrganismos do leite humano é favorecida pela presença de prebióticos naturais, de lactose e de oligossacarídeos específicos.

Durante o aleitamento materno exclusivo, qualquer tipo de introdução de líquidos pode afetar esse equilíbrio, interferindo na modulação benéfica da microbiota do bebê.

Outra questão bastante discutida é a introdução de fórmulas infantis na amamentação do lactente, ou aleitamento artificial, pois nem todas dispõem em sua composição dos carboidratos complexos e prebióticos que priorizam a colonização de bactérias lácticas como lactobacilos e bifidobactérias, e não evitam a colonização por bacteroides e outras enterobactérias. Assim, a amamentação mista, com leite materno e fórmula infantil, ajuda a manter elevados os níveis de bifidobactérias e lactobacilos.

A adição de novos alimentos a partir do sexto mês é responsável pela introdução de novos gêneros bacterianos à microbiota intestinal do lactente e pelo estabelecimento de um novo padrão de modulação e competição bacteriana. Quando não é bem conduzida ou adequada, a introdução alimentar favorece a colonização em maior quantidade de outras bactérias, em sua maioria patogênica, podendo levar à sensibilização da mucosa intestinal do lactente e ao desenvolvimento de alergias alimentares.[21]

Para manter o equilíbrio na sucessão da microbiota, recomendam-se a manutenção do aleitamento materno até os 24 meses de vida da criança e a introdução de carboidratos não digeríveis (fibras alimentares) que favoreçam sua fermentação pelas bactérias probióticas e promovam sua maior predominância na microbiota do lactente.

Cuidados com a amamentação

O leite humano deve ser ofertado ao lactente deste o nascimento, por livre demanda e, de preferência, ao seio. Na impossibilidade do aleitamento materno ao seio, o leite humano pode ser ordenhado direto da mama, sendo oferecido logo após a coleta, por meio de utensílios que favoreçam a amamentação (copo ou xícara). Caso não seja oferecido após a coleta, pode ser armazenado em refrigeração por até 24 horas, sendo aquecido posteriormente.

Para a ordenha do leite materno, a mãe deve seguir algumas orientações de higiene e cuidados com as mamas, sendo favorecida enquanto se mantiver o aleitamento materno exclusivo, por ser um período de maior produção de leite.

Em caso de mamas com candidíase ou outros focos de infecção, a ordenha do leite humano é recomendada, mas se causar riscos à saúde do bebê, pode ser indicada apenas ordenha de alívio, evitando-se quadros de ingurgitamento mamário ou mastites.

Além disso, a mãe deve ter uma dieta variada e equilibrada, manter boa hidratação, evitar alimentos que possam interferir na produção ou que causem algum distúrbio ao bebê (como produtos cafeinados), usar medicamentos compatíveis com a amamentação e estar em bom estado de saúde.

Para a ordenha manual, a mãe deve:[6,22]

- Prender obrigatoriamente os cabelos, com touca ou lenço
- Proteger a boca e as narinas com máscara descartável ou fralda de tecido
- Lavar as mãos e os antebraços com água corrente e sabão (preferencialmente bactericida) até os cotovelos
- Secar as mãos e os antebraços com toalha limpa ou de papel
- Higienizar a mama para retirar cremes ou suor
- Procurar estar relaxada e sentada, em posição confortável
- Curvar o tórax para frente, para facilitar a saída do leite
- Apoiar o seio com uma das mãos (em forma de C) e com a outra posicionar os dedos indicador e médio na região areolar
- Iniciar massagens circulares até chegar à base do seio, próximo às costelas
- Aproximar os dedos polegar e indicador da mão de apoio, pressionando o seio na parte da aréola

- Evitar puxar ou comprimir o mamilo para não agredir a pele
- Quando o leite começar a gotejar, desprezar os primeiros jatos
- Posicionar o recipiente de coleta próximo ao seio
- Mudar de 5 em 5 minutos a posição dos dedos, buscando retirar o leite de todo o peito
- Usar recipiente de vidro (copo ou mamadeira) devidamente fervido por 15 minutos e resfriado
- Não preencher toda capacidade do recipiente, deixando sempre o volume de 2 a 3 cm (1 dedo) abaixo da borda.

Recomenda-se a ordenha das duas mamas, preferencialmente após a mamada da criança, por mais ou menos 20 a 30 minutos em cada mama, até sentir as mamas completamente aliviadas.

O leite materno pode ser armazenado em geladeira, evitando-se as portas ou partes inferiores, sob refrigeração de 0°C a 5°C por até 24 horas.[22] Recomenda-se o uso de recipiente de vidro ou plástico livre de bisfenol A (*BPA free*), separando-o de outros alimentos e com etiqueta de identificação contendo data e horário da coleta.

Caso seja necessário congelar o leite materno, as recomendações são as mesmas feitas para os utensílios, sendo a temperatura máxima de –3°C por um período máximo de 15 dias. Antes de oferecer esse leite ao bebê, há necessidade do degelo e/ou aquecimento em banho-maria. Se o leite materno estiver congelado, deve-se retirá-lo do congelador e deixá-lo degelar em temperatura de geladeira, longe do contato com outros alimentos, por até 24 horas até que todo conteúdo do frasco atinja a forma líquida. Em seguida, deve-se separar a quantidade desejada de leite materno a ser oferecida e aquecer em banho-maria; o restante deve ser mantido em geladeira por, no máximo, 12 horas.[22]

ALEITAMENTO ARTIFICIAL

O aleitamento artificial, ou oferta exclusiva de fórmula infantil ao lactente na ausência do leite materno, pode ser iniciado desde o nascimento, sendo indicado até 24 a 36 meses.

Crianças que não possam ser amamentadas ao seio, sem disponibilidade do leite humano ordenhado, em situações clínicas específicas, ou no período de desmame do lactente por ocasião de a mãe voltar ao trabalho e apresentar hipolactasia, as fórmulas infantis são o alimento lácteo mais indicado para atender às necessidades nutricionais do lactente nos primeiros 2 anos de vida.[7]

A Organização Mundial da Saúde definiu algumas razões médicas aceitáveis para uso de substitutos do leite materno, apresentadas na Tabela 35.3.

Fórmulas infantis

A fórmula infantil é um composto de nutrientes, disponível em pó ou na forma líquida, geralmente à base de leite de vaca ou proteína vegetal (p. ex., soja), destinado à alimentação de lactentes do nascimento até 36 meses, sob prescrição médica ou de nutricionista, em substituição total ou parcial do leite materno ou humano, para satisfação das necessidades nutricionais do lactente. A Tabela 35.4 descreve a composição nutricional de uma fórmula infantil comparada ao leite humano e de vaca. Em situações clínicas específicas decorrentes de alterações fisiológicas ou patológicas temporárias ou permanentes, a fórmula infantil pode apresentar composição nutricional alterada para atender a necessidades nutricionais específicas.[24]

Composição e indicações[7,25]

Depois de reconstituída, a fórmula infantil deve ofertar não menos que 60 kcal/100 mℓ de produto e não mais de 85 kcal/100 mℓ (à exceção das fórmulas especializadas para prematuros). A fórmula infantil é composta por uma mistura de leite de vaca integral e soro do leite, apresentando a melhor relação de proteínas do soro/caseína na forma intacta ou parcialmente hidrolisada do soro do leite, conferindo-lhe uma adequada composição nutricional e de mais fácil digestão. Algumas fórmulas apresentam redução proteica e melhor perfil de aminoácidos com o objetivo de se aproximar à composição do leite humano, prevenindo a obesidade infantil. Outras fórmulas podem ser compostas pela proteína isolada da soja ou proteína de arroz.

Algumas fórmulas especializadas têm a proteína extensamente hidrolisada ou na forma de aminoácidos livres para tratamento de alergias à proteína do leite de vaca e alergias múltiplas.

Tabela 35.3 Razões médicas aceitáveis para uso de substitutos do leite materno definidas pela OMS.

Condições que justificam contraindicar a amamentação permanentemente	
Infecção pelo HIV	Se a alimentação substituta for aceitável, factível, acessível, sustentável e segura
Condições que justificam contraindicar a amamentação temporariamente	
Doenças maternas graves	Septicemia ou outras condições clínicas que impeçam a mãe de cuidar do seu filho
Vírus do herpes simples tipo 1	Deve ser evitado o contato direto entre as lesões mamárias da mãe e a boca do bebê até que as lesões estejam curadas
Doença de Chagas	Na fase aguda da doença ou quando houver sangramento mamilar evidente
Uso de alguns medicamentos como: sedativos, psicoterápicos, antiepilépticos e opiáceos e suas combinações	Provocam efeitos colaterais tais como tontura e depressão respiratória. Se possível, buscar alternativas de fármacos compatíveis com a amamentação
Uso de radiofármacos como o iodo-131 radioativo	A mãe pode voltar a amamentar cerca de 2 meses após o uso. Esta substância pode ser evitada, uma vez que existem alternativas mais seguras
Uso em excesso de iodo ou iodo tópico (p. ex., iodopovidona)	Pode resultar em anormalidades eletrolíticas ou supressão da tireoide no bebê. Recomendam-se usar alternativas mais seguras e manter a amamentação
Uso de medicamentos antineoplásicos	Interromper a amamentação durante a terapia
Álcool, opiáceos, benzodiazepínicos e maconha (*Cannabis*)	Podem causar sedação tanto na mãe como no bebê. As mães devem ser incentivadas a não usar tais substâncias e ter apoio para abstinência

Adaptada de World Health Organization[23] (2009).

Tabela 35.4 Composição nutricional da fórmula infantil, do leite materno e do leite de vaca.

Nutriente	Fórmula infantil	Leite materno maduro	Leite de vaca
Energia (kcal/dℓ)	60 a 65	62	67
Carboidrato (g/dℓ)	7,0 a 8,6	6,7	4,9
Proteína (g/dℓ)	1,5 a 1,9	1,3	3,5
Caseína:soro do leite	40:60	30:70	80:20
Gordura (g/dℓ)	2,6 a 3,8	3,0	3,6
Cálcio	0,88 a 2,11	0,88	3,0
Fósforo	0,9 a 1,8	0,46	3,2
Ferro	8,0 a 12,5	1,36	0,9

Adaptada de Green Corkins e Teague[25] (2017).

Com relação ao conteúdo lipídico, há uma redução na quantidade de gordura de origem animal, sendo composta por gordura láctea e diferentes fontes de origem vegetal (soja, milho, canola, palma, palmiste), visando à melhor digestibilidade e à composição de ácidos graxos.

Todas as fórmulas infantis são acrescidas de ácidos graxos poli-insaturados visando aumentar seu aporte. Podem ser adicionados DHA e ARA para dar suporte à mielinização e maturação do sistema nervoso central e estrutura da retina, bem como à prevenção de alergia e modulação da resposta inflamatória; e algumas especializadas terão concentrações diferenciadas de triglicerídeos de cadeia média.

Quanto aos carboidratos, todas as fórmulas terão acréscimo de lactose para ajustar o teor de nutriente ao encontrado no leite humano, exceto aquelas desenvolvidas para intolerância à lactose. Além da lactose, podem conter maltodextrina ou polímeros de glicose e, em algumas fórmulas especializadas, amido pré-gelatinizado (p. ex., fórmulas infantis antirregurgitação).

Algumas fórmulas infantis têm adição de oligossacarídeos do leite humano (2'FL e LNnT) como compostos bioativos com a função de modular de forma benéfica a microbiota do lactente e apoiar o desenvolvimento do intestino, do sistema imunológico e, potencialmente, do sistema neurológico.

Destaca-se a importância da lactose na fórmula infantil por estar associada à acidificação do pH intestinal, favorecendo o desenvolvimento de bifidobactérias e lactobacilos. Também impede o crescimento de bactérias patogênicas, além de favorecer a absorção de cálcio, fósforo e outros minerais.

A maltodextrina é um carboidrato complexo e energético, contribuindo com 4 kcal por grama de alimento; é de fácil digestibilidade e com maior tempo de absorção, sendo de baixo índice glicêmico; é insípido e não interfere na formação do paladar do lactente; apresenta maior poder hidratante e melhor esvaziamento gástrico se comparado com outras fontes de carboidratos, como frutose e/ou sacarose. Além disso, é um ingrediente previsto para ser usado como fonte de carboidrato em fórmulas infantis, em especial em fórmulas com restrição de lactose, por apresentar baixa osmolaridade e ter menor potencial de aumento de acidez de cavidade oral, com menor risco de desenvolvimento de cáries.

Outros componentes podem ser adicionados, como prebióticos (galacto-oligossacarídeos, fruto-oligossacarídeos, polidextrose, inulina), carboidratos não digeríveis que estimulam o crescimento e/ou atividade de um grupo de bactérias no cólon que trazem benefícios à saúde quando consumidos em quantidades adequadas.

As quantidades de vitaminas e minerais da fórmula infantil seguem os requisitos estabelecidos pela legislação do *Códex Alimentarius*, atendendo às recomendações nutricionais das ingestões diárias de referência (DRI) para crianças segundo a faixa etária e a fase de desenvolvimento. Para cálcio e fósforo, a relação é adequada, favorecendo a mineralização óssea; para sódio e cloreto há uma redução nas quantidades para prevenção de sobrecarga de soluto renal.

Em conjunto com alguns imunonutrientes, minerais como zinco, selênio, ferro, além da vitamina A são adicionados para exercer papel fundamental contra o estresse oxidativo e para a manutenção da função normal de microbiota e mucosa intestinais.

No geral, todas as fórmulas infantis devem receber o acréscimo de L-taurina, L-carnitina, triptofano e cisteína; além de nucleotídios que controlam reprodução, crescimento e amadurecimento celulares, os quais, junto a vitaminas como a niacina e riboflavina, regulam o metabolismo energético e atuarão como mediadores fisiológicos.

Classificação das fórmulas infantis

No Brasil, as fórmulas infantis são desenvolvidas para atender às necessidades do lactente de acordo com a faixa etária e fase de desenvolvimento; seguem as fórmulas de rotina indicadas desde o nascimento até os 36 meses. Algumas fórmulas infantis sofrem alterações específicas em sua composição para atender necessidades dietoterápicas específicas.

A Tabela 35.5 mostra as classificações das fórmulas infantis segundo as legislações da Agência Nacional de Vigilância Sanitária (Anvisa) de 2011.

As fórmulas infantis podem ser classificadas, de acordo com sua composição de macronutrientes, conforme apresentado a seguir:[26]

■ **Fórmulas poliméricas ou intactas.** São compostas por carboidratos, lipídios e proteínas intactos; com proteínas purifica-

Tabela 35.5 Classificações das fórmulas infantis.

Legislação	Definição
RDC nº 43 (setembro de 2011)	Fórmulas infantis para lactentes sadios (0 a 5 meses e 29 dias)
RDC nº 44 (setembro de 2011)	Fórmulas infantis de seguimento para lactentes (6 meses a 11 meses e 29 dias) e crianças da primeira infância sadias (12 meses até 36 meses)
RDC nº 45 (setembro de 2011)	Fórmulas infantis para lactentes e crianças da primeira infância com necessidades dietoterápicas específicas

RDC, Resolução da Diretoria Colegiada. Adaptada de Anvisa[27-29] (2011).

das à base de leite de vaca ou soja e acréscimo de nucleotídios. São consideradas normo-osmolares, atingindo menos de 460 mOsm/ℓ. Todas essas fórmulas são indicadas para lactentes saudáveis de 0 a 36 meses.

■ **Fórmulas oligoméricas ou semielementares.** Contêm nutrientes parcialmente ou extensamente digeridos; nesse caso, proteínas hidrolisadas a peptídios, carboidratos na forma de oligossacarídeos e parte dos lipídios na forma de TCM. Estas são fórmulas geralmente indicadas para lactentes com intolerância às fórmulas poliméricas, distúrbios gastrintestinais leves e alergias.

■ **Fórmulas monoméricas ou elementares.** São compostas por nutrientes em sua forma mais simples e de fácil absorção; as proteínas estão na forma de aminoácidos e/ou peptídios de cadeia curta, o carboidrato, na forma de monossacarídeos – glicose, e os lipídios, na forma de TCM associados a ácidos graxos essenciais. São indicadas para lactentes com alergias graves e distúrbios absortivos ou síndromes de má absorção.

■ **Fórmulas especializadas.** São fórmulas que sofrem mudanças específicas no conteúdo de macro e micronutrientes a fim de atender às necessidades dietoterápicas específicas para prematuros, antirregurgitação, isentas de lactose, para tratamento de alergias alimentares, erros inatos do metabolismo, epilepsia refratária e quilotórax.

Ainda há produtos considerados fórmulas infantis incompletas, que fornecem nutrientes individuais e específicos, capazes de enriquecer as fórmulas completas. São eles os módulos nutricionais de carboidratos à base de maltodextrina; de proteínas à base de aminoácidos ou proteínas do soro do leite ou caseinato de cálcio, ou glutamina; de lipídios à base de TCM ou mistura de TCM com ácidos graxos essenciais (AGE) ou de triglicerídeos de cadeia longa (TCL); e módulos de fibras prebióticas (fruto-oligossacarídeos, ou mistura destes com galacto-oligossacarídeos, inulina).

Esses produtos por si sós não atendem às necessidades nutricionais ou requisitos nutricionais do *Codex Alimentarius*, mesmo quando combinados entre si, devendo ser usados para complementar as fórmulas infantis em situações clínicas específicas de carências nutricionais ou atender a necessidades nutricionais no tratamento de certas doenças e situações metabólicas específicas, como, por exemplo, em cardiopatias congênitas, tratamento de doenças hipermetabólicas, erros inatos do metabolismo, entre outras.

Os critérios para escolha de uma fórmula infantil devem considerar: faixa etária do lactente, funções digestiva e renal, requisitos nutricionais da situação clínica, via de administração, osmolaridade e carga de soluto renal, densidade calórica, viscosidade, intolerâncias e alergias, bem como o custo; deve ser prescrita por médico ou nutricionista.

INTRODUÇÃO DE NOVOS ALIMENTOS

A partir do sexto mês de vida do lactente, os componentes nutricionais do leite materno deixam de ser suficientes para atender às necessidades nutricionais, sendo recomendado o início de uma alimentação complementar.

A introdução de novos alimentos para compor uma alimentação complementar adequada não depende apenas do tipo de alimento ofertado, mas também de como, quando, onde e por quem a criança será alimentada. Sendo assim, deve-se priorizar uma diversidade de alimentos, bem como porções que atendam às necessidades nutricionais nas diferentes fases de crescimento, além de consistência e quantidade

que respeitem o grau de desenvolvimento motor, digestivo e da cavidade oral do lactente, bem como o amadurecimento renal e imunológico.

Sobre a idade ideal para introdução de novos alimentos de modo complementar, a American Academy of Pediatrics (AAP), a ESPGHAN e a SBP recomendam aos 6 meses do lactente. Não há evidências de que a introdução precoce (antes dos 6 meses) de outros alimentos além do leite humano traga vantagens à saúde da criança.[7]

Estudos de Schack-Nielsen et al.[30] mostraram que retardar a introdução de novos alimentos até 6 meses resultou em menor risco de excesso de peso na idade adulta. Para cada mês de retardo na introdução alimentar complementar (entre 2 e 6 meses), diminuiu-se de 6 a 10% o risco de excesso de peso.

A SBP adota as recomendações da OMS e do Ministério da Saúde, que preconizam os "Dez passos para alimentação saudável para menores de 2 anos",[31] que estabelecem introdução de novos alimentos:

- Dar somente leite materno até os 6 meses, sem oferecer água, chás ou qualquer outro alimento
- Oferecer outros alimentos a partir dos 6 meses de maneira lenta e gradual, mantendo o leite materno até os 2 anos ou mais
- Dar alimentos complementares, de acordo com os grupos alimentares da pirâmide alimentar para crianças, 3 vezes/dia, se a criança receber leite materno, e 5 vezes/dia, se estiver sem o mesmo
- A oferta de alimentos deve acontecer sem rigidez de horários e sempre que a criança sentir vontade
- A consistência dos alimentos deve ser espessa desde o início, sendo oferecida com colher; começando com a forma pastosa (papa/purê) e, gradativamente, aumentar até que se obtenha a consistência da alimentação da família
- Ofertar diferentes alimentos ao dia, de maneira variada e colorida, com, no mínimo, três alimentos de cada grupo
- Estimular o consumo diário de frutas, verduras e legumes nas refeições
- Evitar açúcar, café, enlatados, frituras, refrigerantes, balas, salgadinhos e outras guloseimas. Usar sal com moderação e temperos naturais
- Cuidar da higiene e do preparo dos alimentos, garantindo armazenamento e conservação adequados
- Estimular a criança doente e convalescente a se alimentar, com alimentos do seu hábito alimentar e preferências, respeitando sua aceitação.

Torna-se necessário avaliar o crescimento e o desenvolvimento do lactente, e verificar a necessidade de suplementos alimentares que previnam carências nutricionais.

Aspectos do desenvolvimento motor global e sensorimotor oral[32]

A introdução de novos alimentos deve ser iniciada quando os aspectos de desenvolvimento motor global e sensorimotor oral estiverem satisfatórios e interagindo com os demais sistemas de modo cooperativo.

A maturação sensorimotora da cavidade oral do lactente propicia maiores independência e adaptação aos novos alimentos. Dentre os aspectos que devem estar desenvolvidos estão controle motor, controle postural, sistema musculoesquelético, sistemas sensoriais e aprendizagem motora.

A alimentação é uma habilidade motora fina, por isso, requer maturação das habilidades orais, postural e cognitiva. Lactentes em aleitamento materno exclusivo até o sexto mês de vida são privilegiados com a neuroestimulação motora, pela capacidade de coordenar sucção, deglutição e respiração.

A partir dos 6 meses, a perda da gordura na região das bochechas, aliviando o espaço de movimento da língua, o desenvolvimento da mandíbula, a movimentação e a estimulação da epiglote contribuirão anatomicamente para o vedamento labial e farão com que a criança aprenda a mastigar e engolir o alimento de modo gradual.

Outros fatores também devem ser considerados, como o controle de cabeça e tronco e maturidade sensorial.

Com o desenvolvimento da mastigação em *muching*, que se caracteriza pela capacidade de amassamento do alimento, a criança torna-se capaz de receber pequenos pedaços de alimento sólido e bem cozidos.

A habilidade de levar objetos à boca (como colher), a coordenação mão-boca e a expressão comunicativa começam a ser aperfeiçoadas a partir dos 8 meses.

Aos 9 meses, a língua e a mandíbula já trabalham em sincronia para promover movimentos diagonais e rotatórios na cavidade oral, estimulando a posterior deglutição.

O controle do tronco com a autonomia de manter-se sentado facilita a mobilidade dos braços e ombros, e a criança pode desenvolver o movimento de pinça com os dedos e pegar os alimentos, aumentando sua autonomia ao se alimentar.[2]

Entre os 10 e 11 meses, novas texturas e formatos de alimentos passam a ser ofertados, com pedaços semissólidos e sólidos misturados, encorajando a criança a aceitar diversos alimentos. Além disso, a criança também se torna capaz de aceitar diferentes temperaturas de alimentos, conferindo-lhe amplas experiências sensoriais.

Outro aspecto importante é a oferta gradativa de uma variedade de sabores. A partir do sexto mês a criança deve entrar em contato com um número maior de sabores a fim de auxiliar na aceitação de todos os grupos alimentares. Inicialmente suas papilas gustativas estão mais sensibilizadas a sabores doces, que remetem a mais sensações prazerosas, apesar de o leite materno oferecer diferentes experiências de sabores e aromas que refletem os hábitos alimentares maternos e a cultura alimentar.

O azedo causa mais salivação e franzimento do nariz e dos lábios; já o amargo estimula a protrusão da língua e reação de raiva. Já o salgado, nas primeiras vezes, não lhe causa nenhuma reação.

Assim, o contato repetitivo, no mínimo dez vezes, com o novo alimento, em diferentes formas e consistências e de maneira isolada, contribuirá para maior aceitação e aprendizado.

Outra questão a ser abordada é a influência psicossocial e cultural dos pais e cuidadores no padrão alimentar da criança. Estudos enfatizam que os hábitos alimentares da família, como as questões culturais, o modo de preparo, os tipos de alimentos e as quantidades, interferem na aprendizagem e no comportamento da criança frente à alimentação, e por isso devem ser acompanhados por profissionais da saúde a fim de não comprometer a saúde da criança.

Aspectos fisiológicos limitantes na introdução alimentar

Os sistemas digestório e renal do lactente menor de 6 meses são imaturos, o que limita, no início, a introdução alimentar de componentes diferentes do leite humano.

A capacidade gástrica, o pH gástrico, a secreção de pepsina e a atividade de enteroquinase e tripsina estão em níveis baixos, sendo considerados fatores limitantes à digestão de proteínas diferentes do leite humano, como a caseína do leite de vaca. Devido à alta permeabilidade do epitélio intestinal, há maior risco de se desenvolverem reações de hipersensibilidade às proteínas diferentes do leite humano.

Por fim, o rim imaturo não está com sua capacidade excretora total, tendo dificuldade de concentrar a urina para eliminar altas concentrações de solutos provenientes do metabolismo de alguns alimentos. Por isso, é a partir do sexto mês que o lactente atinge os estágios de maturação fisiológica e neurológica desses sistemas, o que facilita a introdução de diferentes alimentos.

Recomendações para introdução da alimentação complementar

O esquema alimentar recomendado pelo Departamento Científico de Nutrologia da SBP em 2018 é apresentado na Tabela 35.6.

A composição da dieta deve ser equilibrada e variada, fornecendo todos os grupos alimentares desde a primeira papa principal de mistura múltiplas, respeitando-se a individualidade de cada criança, conforme descrito na Figura 35.1.

O volume menor ou reduzido do estômago da criança dos 6 aos 12 meses, que corresponde de 30 a 40 mℓ/kg de peso corporal, é um fator a ser considerado na quantidade e qualidade da refeição. Para que as crianças supram as suas necessidades energéticas, os alimentos complementares devem ter uma densidade energética mínima de 0,7 kcal/grama. Por isso, sucos de frutas ou vegetais e sopas são desaconselhados, por apresentarem baixa densidade energética. As primeiras refeições devem priorizar alimentos sólidos de boa disponibilidade de nutrientes, evitando-se sucos que, além do volume, contêm maior quantidade de frutose, predispondo as crianças à obesidade e à cárie dentária.

Para uma densidade energética de no mínimo 0,7 kcal/grama de alimento, a OMS recomenda três refeições diárias de alimentos complementares para crianças amamentadas ao peito e cinco refeições para as não amamentadas.

Recomenda-se que a refeição ou papa principal de múltiplas misturas contenha cereal ou tubérculo, alimento fonte de proteína animal e/ou vegetal (leguminosa) e hortaliças – legumes e verduras (Tabela 35.7).

A papa principal de múltiplas misturas deve conter uma composição de cerca de 25% do prato de alimentos ricos em carboidratos, pois aumentam a densidade energética, 25% de proteínas animais e/ou vegetais e 50% de hortaliças. A combinação clássica da dieta brasileira de cereais e leguminosas nas

Tabela 35.6 Esquema para introdução alimentar complementar.

Faixa etária	Tipo de alimento
Até 6 meses	Leite materno exclusivo
6 a 24 meses	Leite materno complementado
6 meses	Frutas amassadas ou raspadas Primeira papa principal de mistura múltiplas
7 a 8 meses	Segunda papa principal de misturas múltiplas
9 a 11 meses	Gradativamente, passar para a refeição da família com ajuste da consistência
12 meses	Comida da família – observando a adequação dos alimentos

Adaptada de Sociedade Brasileira de Pediatria[7] (2018).

Tabela 35.7 Alimentos para componentes das múltiplas misturas.

Cereal ou tubérculos	Leguminosas	Proteína animal	Hortaliças

Arroz
Milho
Macarrão
Batatas
Mandioca
Inhame
Cará
Mandioquinha
	Feijões
	Soja
	Ervilha
	Lentilhas
	Grão-de-bico
		Carne bovina
		Vísceras
		Carne de frango
		Carne suína
		Peixe
		Ovos
			Verduras e legumes:
			  Alface
			  Couve
			  Repolho
			  Tomate
			  Abóbora
			  Cenoura
			  Pepino

Adaptada de Sociedade Brasileira de Pediatria[7] (2018).

refeições principias (almoço e jantar) oferece o perfil ideal de aminoácidos essenciais das proteínas vegetais, sendo complementado com a oferta de proteína de alto valor biológico de carnes ou ovos.

As leguminosas são fontes de proteínas vegetais, com quantidades importantes de ferro não heme e de carboidratos. Quando combinadas com cereais e alimentos ricos em vitamina C, as leguminosas fornecem proteínas com valor nutricional comparável aos alimentos de origem animal. Recomenda-se a oferta de uma porção a partir dos 6 aos 24 meses.

O grupo das carnes é uma importante fonte de proteínas de alto valor biológico e ferro de alta biodisponibilidade, prevenindo anemia no lactente. São oferecidas desde a primeira refeição ou papa principal, trituradas, desfiadas ou cortadas em pedaços pequenos e bem cozidas. A recomendação de oferta a partir dos 6 meses são porções de 50 a 70 g/dia. Os ovos são importantes fontes de proteína animal e cofatores de alta eficiência nutricional, como ferro e colina.

Com relação ao consumo de ferro, a SBP refere que alimentos ricos em ferro são consumidos em quantidades insuficientes por crianças com menos de 2 anos. Por isso, faz-se necessária a adoção de estratégias para aumentar a ingestão de ferro, como a fortificação de alimentos infantis e suplementação com ferro medicamentoso, principalmente para crianças não amamentadas.

Estudos que avaliaram a introdução de certos alimentos potencialmente alergênicos, como ovo e peixe, de forma gradual a partir de 6 meses, para crianças sem histórico de atopia familiar, demonstraram menor risco de desenvolvimento futuro de alergias.

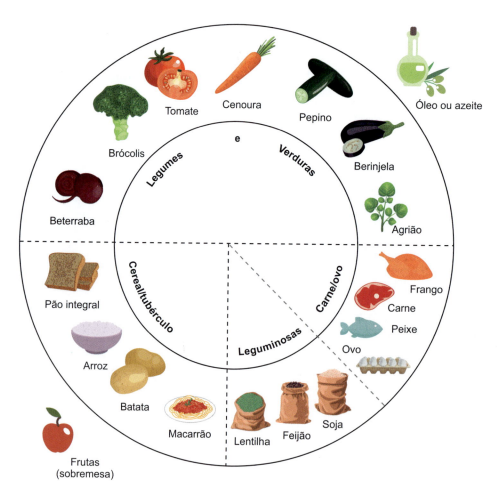

Figura 35.1 Esquema alimentar do prato para ser utilizado em todas as idades, variando o tamanho das refeições. Adaptada de Weffort e Lamounier[33] (2017).

Outras fontes de proteína, como leite e derivados lácteos, são indicadas a crianças menores de 2 anos, quando o leite humano não é mais ofertado. Porém, não se recomenda a oferta de leite de vaca puro ou outro tipo, e sim as fórmulas infantis indicadas para a idade. Esses também são alimentos fontes de cálcio, nutriente fundamental para o desenvolvimento ósseo da criança. A quantidade recomendada para crianças não amamentadas é de três porções dos 6 aos 24 meses.

Para os cereais ou tubérculos, o recomendado a partir de 6 meses até 12 meses é que sejam ofertadas três porções ao longo do dia, distribuídos entre almoço, jantar e um lanche ou desjejum; e a partir dos 12 meses, cinco porções – sendo introduzidos 2 lanches (tarde e noite) na dieta da criança.

Deve-se observar que a oferta excessiva de alimentos fontes de carboidratos, especialmente os simples, bem como gorduras predispõe o lactente a doenças crônicas como obesidade e diabetes melito. Contudo, a oferta precoce antes dos 3 meses ou tardia após 7 meses em crianças predispostas geneticamente a alterações metabólicas eleva o risco de doença celíaca.

A oferta de frutas deve ser incentivada, sendo indicado oferecer 2 a 3 porções/dia para crianças entre 6 e 12 meses, e até 4 porções a partir de 12 meses, por conterem maior oferta de fibras e menor concentração de açúcares. Quando oferecidas frutas em forma de suco, é preciso atentar à quantidade de no máximo 118 mℓ/dia a partir dos 12 meses até os 36 meses, sendo 100% natural e preparado na hora, sem adição de açúcar. Segundo a AAP (2017), para lactentes menores de 12 meses, não são recomendados sucos de frutas, pois não oferecem nenhum benefício nutricional nessa idade.[34]

Além disso, destaca-se a importância das gorduras presentes naturalmente nas carnes e no preparo das refeições principais, devendo ser evitado o excesso antes dos 2 anos. No preparo dos alimentos, são recomendadas quantidades de 3 a 3,5 mℓ de óleo vegetal (óleo de canola ou milho ou girassol ou soja ou oliva, por exemplo) para cada 100 mℓ ou 100 gramas de preparação dos 6 meses até os 24 meses.

O consumo de verduras e legumes deve ser incentivado desde a introdução da primeira refeição principal, pois são fontes importantes de fibras, vitaminas e minerais essenciais para o bom crescimento e desenvolvimento do lactente. Deve-se explorar diferentes texturas, aromas, cores e respeitar a oferta pelas características regionais, estação do ano, safra, hábitos alimentares da família e custos.

Lactentes e crianças pequenas são mais vulneráveis à desidratação que os adultos, porque seu organismo apresenta maior quantidade de água; maior razão superfície corporal/peso corporal; capacidade limitada de excretar solutos; urina concentrada e alta taxa metabólica.

Dessa maneira, para a hidratação em lactentes, segundo as DRI, a quantidade de água recomendada deve ser 700 mℓ de 0 a 6 meses para crianças em aleitamento materno predominante; de 800 mℓ dos 7 aos 12 meses, considerando leite materno, uso de fórmulas infantis e líquidos da alimentação complementar; e de 1.300 mℓ acima dos 12 meses, sendo 900 mℓ na forma de água (o restante podendo ser de sucos e outras bebidas).

Importante lembrar que a oferta de água de coco para crianças menores de 12 meses, como substituto de água, não é aconselhável por conter sódio e potássio em quantidades elevadas, podendo levar a uma sobrecarga de soluto renal ao rim imaturo do lactente.[34]

SBP, AAP e ESPGHAN recomendam não adicionar açúcar na alimentação de crianças menores de 2 anos para evitar interferências na formação do paladar do lactente e prevenir a obesidade infantil. Além disso, o uso de sal de cozinha poderá ser feito de forma controlada e recomendada por médico ou nutricionista, a partir de 12 meses, apesar de não ser necessária antes dos 24 meses.

Novos métodos de introdução alimentar

Baby-led weaning *(BLW) ou desmame guiado pelo bebê*[35]
Trata-se de um método de introdução alimentar que respeita a autonomia dos lactentes no consumo de alimentos sólidos, estimulando-se a percepção e a articulação motora e visual.

O BLW baseia-se no princípio de que o leite materno ainda é a principal fonte de nutrientes do lactente e a transição alimentar se dá de maneira gradual, de modo a atingir o estágio em que o interesse pelos alimentos sacie a fome, reduzindo o consumo do leite materno.

O objetivo desse método é proporcionar a exploração do alimento e a aprendizagem do lactente sobre cores, cheiros, texturas e sabores separadamente. Os alimentos são expostos separados e inicialmente no máximo três tipos ou formas, sem auxílio de utensílios (pratos ou talheres), para que a criança não desvie sua atenção. Não devem existir outras distrações no ambiente, como sons, televisão, brinquedos etc.

Para a aplicação do método, a criança já deve ter domínio de sua atividade motora de sentar e sustentar cabeça e tronco, ter os movimentos de pinça com as mãos; estando sentada junto à família para aprender o contexto que envolve a alimentação. A consistência dos alimentos deve ser mais abrandada, sendo trabalhados a forma e o tamanho dos alimentos. Podem ser ofertados alimentos em forma de palitos ou fatias longas, em tamanho suficiente para sobrar na mão da criança. Alimentos como verduras e legumes bem cozidos e com talos devem ser mantidos e oferecidos para facilitar a captura com as mãos.

No Brasil, a introdução alimentar é tradicionalmente iniciada com frutas, o que pode ser adotado neste método. O importante é que cada alimento apresentado permaneça em intervalos de 2 dias repetitivos antes da introdução de um novo alimento, a fim de identificar possíveis casos de intolerância ou quadros alérgicos.

Com o avançar da introdução de novos alimentos, recomenda-se manter o padrão de refeições, respeitando-se dois lanches e duas refeições principais até os 11 meses.

Durante a introdução de novos alimentos, há uma preocupação com possíveis engasgos. Toda criança com reflexos sensorimotores bem desenvolvidos apresenta o *gag reflex*, um reflexo frequente quando ainda está se habituando aos alimentos sólidos, porém o bebê não fica com a passagem de ar obstruída. O bebê pode se atrapalhar às vezes, os olhos enchem-se de lágrimas por alguns instantes, mas ele mesmo conseguirá manejar o alimento para fora da boca e desengasgar rapidamente.

Por esse motivo, durante toda a aplicação do método, os pais ou cuidadores devem estar bem alertas e auxiliar o bebê no que for necessário, mas não devem segurar o alimento ou limitar sua autonomia com o alimento.

Baby-led introduction to solids *(BLISS)*[36]
Também conhecida como introdução de alimentos sólidos ao bebê, esta é uma adaptação do BLW, na qual os pais ou cuidadores são orientados a:

- Incentivar o maior consumo de alimentos ricos em ferro
- Diminuir o risco de déficit nutricional e consequente déficit de crescimento, por meio da oferta adequada de alimentos energéticos
- Prevenir engasgos.

Em 2015, Cameron et al.[36] analisaram o método BLW e discutiram medidas preventivas de déficits nutricionais e riscos de engasgos em lactentes que realizavam a escolha de seus alimentos. Nesse estudo, foi observado que, durante o BLW, havia menor oferta de alimentos fontes de ferro, entre carnes e leguminosas, de mais difícil preparo e aceitação da criança; a condução de oferta de mais verduras, legumes e frutas com baixa densidade calórica, levando a menor densidade energética da alimentação da criança, e alguns erros de introdução de alimentos pequenos, mais duros, com risco de asfixia ou engasgo ao bebê.

Nesse sentido, a metodologia BLISS foi desenvolvida para orientar pais e cuidadores na oferta de carnes e alimentos fontes de ferro, bem como os facilitadores da absorção de ferro, nas principais refeições do dia, por meio de dicas de preparações de maior aceitação e facilidade de preparo; alimentos de maior disponibilidade energética em preparações que facilitassem a aceitação das crianças, em especial nas fases de doença e convalescença, não se esquecendo da alimentação láctea básica; e, por fim, alertar sobre o uso de alimentos secos, duros, de tamanhos pequenos e que facilitassem asfixia ou engasgos, diferentes do *gag reflex*.

REFERÊNCIAS BIBLIOGRÁFICAS

As referências consultadas para a elaboração deste capítulo estão disponíveis *online* no Ambiente de aprendizagem do GEN.

COMO CITAR ESTE CAPÍTULO

ABNT
GALEGO, D. S. Nutrição do recém-nascido e do lactente. *In*: ROSSI, L.; POLTRONIERI, F. (org.). *Tratado de Nutrição e Dietoterapia*. 2 ed. Rio de Janeiro: Guanabara Koogan, 2023. p. 460-470.

VANCOUVER
Galego DS. Nutrição do recém-nascido e do lactente. In: Rossi L, Poltronieri F (Orgs.). Tratado de nutrição e dietoterapia. 2 ed. Rio de Janeiro: Guanabara Koogan; 2023. p. 460-70.

CAPÍTULO 36

Nutrição para Recém-Nascidos com Baixo Peso

Marina Borelli Barbosa • Maria Camila Buarraj Gomes

INTRODUÇÃO

O recém-nascido (RN) de baixo peso ao nascer (BPN) é definido como todo nascido vivo com peso inferior a 2.500 g, e a prematuridade é classicamente definida como o nascimento que ocorre antes da 37ª semana gestacional. A Organização Mundial da Saúde (OMS) estabelece ainda mais duas categorias de peso para os RN: muito baixo peso ao nascer (peso de nascimento inferior a 1.500 g) e extremo baixo peso ao nascer (peso de nascimento inferior a 1.000 g).[1] O BPN pode ser uma consequência da prematuridade ou do baixo peso para a idade gestacional, ou ainda uma combinação desses dois fatores.[2]

A prevalência global de BPN é de 15,5% ou 20,6 milhões de crianças/ano, sendo 96,5% delas em países em desenvolvimento.[2] Nos dias atuais, há em torno de 8% de BPN no Brasil, com maior prevalência nas regiões Sudeste (9,2%) e Sul (8,7%), o que pode estar associado a maiores taxas de cesariana, sendo mais recorrente entre as mães adolescentes de 10 a 14 anos (13%).[3] O relatório *Born too Soon* de 2012, realizado pela OMS, aponta o Brasil como o 10º país com maior número absoluto de nascimentos prematuros.[2]

O BPN é o fator de risco isolado mais relevante para a mortalidade infantil, haja vista que os RN BPN têm maior risco de retardo de crescimento e desenvolvimento, doenças infecciosas e morte durante a infância. No entanto, as taxas de mortalidade podem ser consideravelmente reduzidas quando há cuidado especializado para esses bebês; entre eles, a alimentação tem impacto significativo por ser fator de bem-estar e promover saúde a curto e a longo prazo.[2,4]

Os RN BPN apresentam prematuridade e/ou retardo do crescimento intrauterino (RCIU); os RN pré-termo são associados mais frequentemente a fatores biológicos maternos, e o RCIU, a fatores socioeconômicos. Entretanto, não existe uma linha divisória clara entre esses fatores, uma vez que aspectos socioeconômicos podem ser mediados por fatores biológicos maternos e pelos cuidados pré-natais, assim como a existência de doenças pode afetar a situação socioeconômica. Além disso, as políticas sociais e a descentralização de serviços de saúde também são fatores relevantes, pois podem reduzir os efeitos da desigualdade da saúde.[4,5]

A condição nutricional ao nascimento reflete o período intrauterino. A desnutrição materna na gestação apresenta várias complicações, como o BPN decorrente de condições sociais e econômicas vulneráveis, especialmente quando se soma a desnutrição pós-natal. Já foi demonstrado, por exemplo, que o BPN é fator preditivo relevante para baixa estatura.[5,6]

O RN a termo pequeno para a idade gestacional pode ter duas classificações de estado nutricional com seus respectivos prognósticos: 1. Crônico ou proporcional – BPN proporcional ao comprimento que está comprometido. Nesse caso, é pouco provável que a criança recupere sua estatura no período pós-natal; porém, pode manter ascendente o canal de crescimento a partir da velocidade de crescimento adequada. 2. Agudo ou desproporcional – BPN desproporcional em relação ao comprimento, indicando que sofreu restrição nutricional no último período de gestação, resultante de doenças obstétricas ou diminuição da permeabilidade placentária. A partir de condições ambientais favoráveis no período pós-natal, ocorre o *catch-up*, mudando seu canal de crescimento e alcançando os valores de referência. Esta fase de *catch-up* é evidente durante os primeiros 3 meses após o nascimento nesses RN, e o ganho de peso maior que 20 g/dia é também considerado o melhor indicador nutricional para as crianças com menos de 6 meses.[5,6]

A alimentação é um dos fatores mais importantes para a saúde da criança, principalmente nos primeiros anos de vida e especialmente para os bebês BPN. Atualmente, há evidências de que a alimentação inadequada durante a primeira infância traz consequências importantes na condição de saúde a longo prazo, podendo ser um dos fatores que justificam o aparecimento das doenças crônico-degenerativas na idade adulta.[5,7,8]

RECOMENDAÇÕES NUTRICIONAIS

Os RN BPN, muitas vezes, não se beneficiam das últimas semanas de gestação, período responsável por fornecer aos bebês reservas de energia e nutrientes, com consequentes altas recomendações de energia, proteínas, gorduras e algumas vitaminas e minerais.[9]

Por causa da perda de peso fisiológica após o nascimento, a alimentação deve ser iniciada o mais precocemente possível, com a meta de alcançar uma taxa de crescimento que se aproxime da de um bebê da mesma idade gestacional, tanto em termos antropométricos como de composição corporal, sem produzir deficiências nutricionais ou toxicidades decorrentes de exagerada oferta nutricional.[1,3,10,11]

Os RN prematuros e de BPN constituem um dos grupos mais vulneráveis dos ciclos da vida, e sua nutrição é um grande desafio para os profissionais que trabalham com neonatologia, pois dela dependem a sobrevida, as condições de desenvolvimento cognitivo e motor e a longo prazo, e a prevenção de doenças crônicas não transmissíveis.[1,12]

As recomendações nutricionais para os RN BPN são heterogêneas na literatura, variáveis segundo a fase de crescimento e frequentemente associadas a alguma doença, sendo, portanto, um tema bastante complexo. As recomendações são apresentadas em faixas de valores, e não em números exatos, possibilitando a individualização ajustada de acordo com a fase do crescimento e as condições de saúde/doença.[1,12]

Dentre as publicações nacionais, o Ministério da Saúde, em seu mais recente guia com orientações voltadas para os profissionais sobre a atenção à saúde do RN,[3] sugere as recomendações de energia e macronutrientes da American Academy of Pediatrics (AAP),[13] apresentadas na Tabela 36.1.

Dentre as principais recomendações internacionais, apresentadas na Tabela 36.2, destacam-se as da European Society for Pediatric Gastroenterology, Hepatology and Nutrition (ESPGHAN, 2010)[14] e a publicação de um grupo de especialistas

Tabela 36.1 Necessidades hídricas, calóricas e de macronutrientes estimadas para lactentes nascidos pré-termo até o primeiro ano de vida.

Componentes nutricionais	Necessidades (kg/dia)
Volume (mℓ)	150 a 200
Energia (kcal)	120 a 130
Proteínas (g)	2,5 a 3,5
Lipídios (g)	6,0 a 8,0
Carboidratos (g)	10 a 14

Adaptada de American Academy of Pediatrics[13] (2003).

Tabela 36.3 Recomendações nutricionais de ferro para lactentes nascidos pré-termo de acordo com o peso.

Necessidades nutricionais de ferro	Ferro (mg/kg/dia)
500 a <1.000 g	–
1.000 a <1.500 g	2,0 a 3,0 A partir da 2ª semana de vida
1.500 a <2.000 g	2,0 Da 2ª à 4ª semana de vida
2.000 a <2.500 g	1,0 a 2,0 Da 4ª à 6ª semana de vida

Nutritional Care of Preterm Infants[16] (2021).

em nutrição neonatal, Nutritional Care of Preterm Infants,[15] recentemente atualizada,[16] que apresenta como principal mudança a inclusão da porcentagem de ácido docosaexaenoico (DHA) em relação aos lipídios totais e também o ferro que teve sua recomendação nutricional escalonada de acordo com o peso do RN, conforme apresentado na Tabela 36.3.

Algumas recomendações específicas estão listadas a seguir.

- **Volume.** As recomendações variam entre 135 e 200 mℓ/kg/dia.
- **Energia.** O intervalo de 110 a 135 kcal/kg/dia é considerado adequado para que o prematuro ou RN BPN obtenha crescimento e retenção de nutrientes semelhantes aos da vida uterina, associados ao consumo adequado de proteínas.
- **Proteínas.** As publicações internacionais recomendam uma ingestão mais alta de proteína considerando não haver evidências científicas de efeitos nocivos de um leve excesso, e sim déficits de crescimento e cognitivo importantes quando há ingestão deficiente.[14-16]
- **Lipídios.** São responsáveis pela maior parte das necessidades energéticas (40 a 55%) e também pela absorção das vitaminas lipossolúveis. As fórmulas infantis geralmente têm a quantidade de triglicerídeos de cadeia média (TCM) como fonte de lipídios; porém, estes devem constituir, no máximo, 40% do total de lipídios.
- **Ácido araquidônico (ARA) e ácido docosaexaenoico (DHA).** São ácidos graxos poli-insaturados de cadeia longa (LCPUFAs) essenciais para a membrana celular e componentes estruturais do sistema nervoso central, tendo funções importantes no desenvolvimento visual e neurológico dos prematuros e RN

BPN. Devem estar presentes nas fórmulas na proporção de 1:1 a 2:1 (ARA:DHA) ou nas proporções de 0,4 a 0,6% de ARA e 0,2 a 0,36% de DHA do total de lipídios.

- **Carboidratos.** Principal fonte de energia para o cérebro e demais órgãos dependentes de glicose.
- **Cálcio e fósforo.** A relação cálcio:fósforo recomendada deve ser de 1,5:1 a 2:1.
- **Ferro.** É importante prevenir tanto a deficiência, ligada a anemia e atraso do neurodesenvolvimento, quanto o excesso, associado ao risco aumentado de infecções.
- **Vitamina D.** Considerando as crescentes prevalências de deficiência de vitamina D durante a gestação, há um consenso quanto a aumentar a oferta dessa vitamina para os lactentes, elevando as taxas séricas de 25-hidroxivitamina D e, consequentemente, otimizando a absorção de cálcio.[14]

Quando o BPN está associado à prematuridade, o sistema digestório do bebê ainda é imaturo, e a alimentação enteral pode ser necessária. Deve ser iniciada o mais precocemente possível em pequenas quantidades, estratégia conhecida como dieta enteral mínima ou trófica, que apresenta benefícios como menor intolerância alimentar, menor número de interrupções na oferta da alimentação e obtenção da oferta plena em menor período de tempo.[10,11,17]

ALEITAMENTO MATERNO

Nas últimas duas décadas, ocorreram mudanças importantes nas normas e recomendações para a alimentação na infância,

Tabela 36.2 Recomendações nutricionais para lactentes nascidos pré-termo até o primeiro ano de vida.

Componentes nutricionais	Recomendações nutricionais		
	ESPGHAN (2010)[14]	Nutritional Care of Preterm Infants (2014)[15]	Nutritional Care of Preterm Infants (2021)[16]
Volume (mℓ/kg/dia)	135 a 200	135 a 200	135 a 200
Energia (kcal/kg/dia)	110 a 135	110 a 130	110 a 130
Proteínas (g/kg/dia)	3,5 a 4,0	3,5 a 4,5	3,5 a 4,5
Lipídios (g/kg/dia)	4,8 a 6,6	4,8 a 6,6	4,55 a 8,1
DHA (mg/kg/dia)	12 a 30	55 a 60	55 a 60
ARA (mg/kg/dia)	18 a 42	35 a 45	18 a 42
%DHA em relação aos ácidos graxos totais	–	–	0,5 a 1,0
Razão DHA/ARA	–	–	0,5 a 1,0
Carboidratos (g/kg/dia)	11,6 a 13,2	11,6 a 13,2	11,6 a 13,2
Cálcio (mg/kg/dia)	120 a 140	120 a 200	120 a 220
Fósforo (mg/kg/dia)	60 a 90	60 a 140	70 a 120
Ferro (mg/kg/dia)	2 a 3	2 a 3	Depende do peso

ARA, ácido araquidônico; DHA, ácido docosaexaenoico; ESPGHAN, European Society for Paediatric Gastroenterology, Hepatology and Nutrition.

inclusive sobre amamentação.[7,18] Tem sido reconhecida a importância do aleitamento materno, por ser alimento indispensável, praticamente insubstituível, para o início de vida da criança. Assim, a prática deve ser incentivada, apoiada, estimulada, divulgada e promovida, de maneira a garantir sua duração por um tempo adequado. Nos últimos anos, acumularam-se evidências científicas que fundamentam a importância da amamentação exclusiva, sob livre demanda, por 6 meses e da manutenção do aleitamento materno até o segundo ano de vida.[7,18]

Os RN BPN frequentemente necessitam de internação em unidades de terapia intensiva (UTI) neonatais, o que prejudica o vínculo mãe-filho e retarda o início da amamentação. Além disso, podem apresentar dificuldades em coordenar sucção-deglutição-respiração, com riscos aumentados de aspiração, dificultando a amamentação.[11]

Porém, as lactantes dos RN pré-termo e dos RN BPN devem ser estimuladas a manter contato com seus filhos desde as primeiras horas de vida e a iniciar a ordenha das mamas de modo sistemático (a cada três ou quatro horas) para oferecer o próprio leite logo que se iniciar a alimentação enteral da criança. Para as mães de prematuros, também se deve manter a lactação com ordenhas sistemáticas e oferecer o seio logo que esses bebês tenham condições de sugar, deglutir e respirar de maneira coordenada. Geralmente, isso ocorre em torno de 34 semanas pós-concepcional.[10]

Estudos têm demonstrado que o leite materno de mães de prematuros, comparado ao leite humano de bebês a termo, tem maiores concentrações de calorias, proteínas e sódio, e menor conteúdo de lactose.[17]

Além disso, vale a pena destacar a política de saúde instituída pelo Ministério da Saúde do Brasil e denominada Atenção Humanizada ao Recém-Nascido de Baixo Peso Método Canguru, que foi regulamentada em 1999 e atualizada pela Portaria GM nº 1.683 (2007). O Método Canguru é uma iniciativa que tem por objetivo ampliar os cuidados prestados ao bebê, especialmente o prematuro, e incorporar a necessidade de uma atenção voltada aos pais, irmãos e familiares, bem como a rede de apoio social e familiar. Em nosso país, a posição canguru é utilizada como parte do método e implica o contato pele a pele o mais cedo possível entre os pais e o RN. Isso promove competência e autonomia parental a partir do apoio e suporte da equipe do serviço de saúde, da interação familiar e das redes sociais.[10]

ALEITAMENTO ARTIFICIAL

Os RN BPN, prematuros ou de baixo peso para a idade gestacional, apresentam reservas escassas e altas recomendações de energia, macro e micronutrientes. Por isso, o leite materno deve ser a primeira escolha de nutrição, seja em âmbito hospitalar ou domiciliar.[1,9,14]

No âmbito hospitalar, a ESPGHAN recomenda o leite materno aditivado para os RN com peso menor de 1.500 g e, na impossibilidade de aleitamento materno, uma fórmula infantil para prematuros de uso exclusivamente hospitalar.[14]

Já no âmbito domiciliar, a legislação brasileira não permite o acréscimo de aditivos ao leite humano fora do ambiente hospitalar;[19] portanto, na impossibilidade do aleitamento materno, a fórmula infantil de escolha deve ser a de transição ou pós-alta, que contém quantidade de energia, proteínas e cálcio em nível intermediário entre as fórmulas de prematuros e as fórmulas de partida.

As fórmulas de transição ou pós-alta estão indicadas para lactentes prematuros ou BPN (< 1.800 g) pós-alta hospitalar, até 6 a 9 meses. Devem ser corrigidas com introdução da fórmula de rotina, entre 48 e 52 semanas pós-concepção, desde que peso, comprimento e relação peso/comprimento estejam pelo menos no percentil 25.[20]

A Tabela 36.4 mostra as principais características das fórmulas de prematuros, transição ou pós-alta e de início ou partida em faixas de valores, ou seja, o maior e o menor valor, considerando as comercializadas no Brasil e produzidas por diferentes laboratórios. Para as fórmulas de prematuros e de início ou partida, foram considerados três fórmulas, e para as de transição, foram consideradas duas fórmulas.

As fórmulas de prematuros e de transição ou pós-alta contêm nutrientes com ação específica para esses RN: a fonte de carboidratos é uma mistura de lactose com polímeros de glicose para compensar a menor atividade da lactase do prematuro. Em relação ao teor proteico, destaca-se a relação proteína do soro de leite/caseína de 70/30, semelhante ao leite humano, reduzindo o risco de acidose metabólica e promovendo maior solubilidade de proteínas e menor tempo de esvaziamento gástrico. E entre os lipídios, destaque para a presença de TCM, que facilita a ação das lipases e a absorção das gorduras, e também para a presença de LCPUFAs, DHA e ARA, muito importantes no desenvolvimento visual, cognitivo e imunológico dos bebês. Também são diferenciais a

Tabela 36.4 Principais características das fórmulas de prematuros, de transição ou pós-alta e de partida por 100 mℓ de fórmula reconstituída.

Componentes nutricionais	Fórmulas de prematuros[a]	Fórmulas de transição ou pós-alta[b]	Fórmulas de início ou partida[c]
Energia (kcal)	80 a 81	73 a 75	66 a 67
Carboidratos (g)	7,6 a 8,9	7,5 a 8,3	7,0 a 7,6
Proteínas (g)	2,3 a 2,5	2,0 a 2,1	1,2 a 1,4
Lipídios (g)	4,1 a 4,4	3,0 a 4,0	3,5 a 3,7
ARA (mg)	16 a 28	15 a 26	7,0 a 23
DHA (mg)	14 a 17	13 a 14	7,0 a 11
Fibras (g)	0 a 0,8	0 a 0,8	0 a 0,8
Cálcio (mg)	110 a 122	80 a 90	41 a 56
Fósforo (mg)	61 a 72	47 a 54	21 a 29
Osmolalidade (mOsm/kg água)	263 a 360	310	250 a 300

ARA, ácido araquidônico; *DHA*, ácido docosaexaenoico. [a]PreNAN® Transition (Nestlé), Aptamil® ProExpert Pre (Danone) e Enfamil® Prematuro Premium (Mead Johnson). [b]Aptamil® ProExpert Pre Transition (Danone) e Enfamil® Enfacare Premium (Mead Johnson). [c]NAN® Comfor 1 (Nestlé), Aptamil® Premium 1 (Danone) e Enfamil® Premium 1 (Mead Johnson).

relação cálcio:fósforo, mais próxima de 2:1, e a maior quantidade de vitaminas e minerais quando comparada à fórmula de partida.[21]

ALIMENTAÇÃO COMPLEMENTAR

Tão importante quanto o aleitamento materno nos primeiros meses de vida é a introdução gradativa e adequada dos alimentos complementares. A introdução dos novos alimentos, ou alimentação complementar, é um processo complexo, e as decisões sobre quando, como e por que iniciar estão pautadas em fatores biológicos, culturais, sociais e econômicos.[7,22] Esse período é uma fase de transição de elevado risco para a criança, não somente pela alta incidência de diarreia que costuma ocorrer, decorrente da administração de alimentos não adequados e/ou das más condições de higiene em seu preparo, mas, principalmente, pela utilização inadequada de alimentos complementares (lácteos ou não), insuficientes para as necessidades nutricionais da criança pequena,[7,8,23] especialmente a que precisa recuperar seu ganho de peso e crescimento.

É importante destacar a amamentação exclusiva nos 6 primeiros meses de vida e a introdução de alimentos complementares adequados em tempo oportuno. Estes devem ser ricos em energia, proteínas e micronutrientes, isentos de contaminação, com consistência e em quantidades apropriadas à idade da criança.[7,22,23]

Em relação às calorias, é também importante que seja considerada a densidade energética dos alimentos, particularmente neste período em que, culturalmente, ainda é frequente o uso de dietas líquidas, que não satisfazem as necessidades nutricionais e ultrapassam a capacidade gástrica da criança. A densidade energética é um dos principais fatores para a seleção dos alimentos a serem oferecidos e combinados.[7,22] Assim como para a energia, a adequação também deve ocorrer para micronutrientes como ferro, zinco, cálcio, vitamina C, vitamina A e folato, por meio da combinação dos diferentes grupos de alimentos. Os de origem animal são mais ricos em vitaminas A, D, E, riboflavina e B_{12}, zinco, ferro e cálcio. Já os de origem vegetal são mais ricos em tiamina, vitamina B_6, vitamina C e ácido fólico. Esta alimentação também deve ser isenta de contaminação, com pouco sal ou tempero, em quantidade e forma de apresentação adequadas.[7,24,25]

A partir dos 6 meses, deve ser iniciada a introdução das frutas, na forma de papa, pois são mais facilmente aceitas devido ao sabor adocicado. Geralmente, inicia-se pelas menos ácidas e que estejam mais maduras. A papa de fruta pode ser introduzida no horário de uma mamada correspondente ao lanche da tarde, sendo complementada com o leite materno ou substituto. A fruta deve ser amassada ou raspada e oferecida com colher. Inicia-se com algumas colheradas até se chegar ao consumo de uma fruta por refeição. Deve-se lembrar que, a partir do momento em que está sendo oferecido um novo alimento além do leite materno, deve-se oferecer água potável e filtrada para a criança a fim de evitar maior sobrecarga de solutos para os rins. O suco de fruta natural, se necessário, pode ser oferecido como complemento de uma refeição principal, almoço ou jantar, após a ingestão da papa salgada, em pequeno volume (50 a 100 mℓ) e sem adição de açúcar.[7,8,23,24]

A partir dos 6 meses, introduz-se a primeira papa principal, preferencialmente no horário do almoço. As primeiras papas devem ser compostas de: um tubérculo (batata, mandioca, mandioquinha, cará, inhame) ou um cereal (arroz, milho, trigo – macarrão), que fornecem energia e uma leguminosa (fonte

proteica de origem vegetal); uma fonte de proteína animal (carne bovina ou suína, frango, peixe ou ovo); e uma hortaliça, de preferência o legume (cenoura, chuchu, abóbora, beterraba, abobrinha), fonte de vitaminas e minerais. Deve-se utilizar óleo vegetal para refogar a carne, cebola e sempre com pouco sal, evitando-se os temperos industrializados.[7,8,23–25]

A partir dos 7 meses, é introduzida a segunda papa principal no horário do jantar, composta por um cereal (arroz, milho, trigo – macarrão) ou um tubérculo, uma leguminosa (fonte proteica de origem vegetal); uma fonte de proteína animal, (carne bovina ou suína, frango, peixe ou ovo) e duas hortaliças (um legume e uma verdura, preferencialmente cozida). Não se deve esquecer do óleo vegetal para refogar a cebola e o alho, podendo adicionar também outros condimentos naturais, como o cheiro-verde, além de pequena quantidade de sal.[7,8,23,24]

A carne é introduzida desfiada ou moída, sempre aproveitando o caldo, e depois deve ser oferecida em pedaços pequenos. A carne magra de boi e a de frango são recomendadas por conterem menor teor de gordura. O fígado é a única víscera oferecida a crianças até os 2 anos; pode-se oferecê-lo 1 vez na semana, por ser uma fonte importante de ferro de alta biodisponibilidade, bem como de vitamina A. A introdução dos pescados é recomendada a partir do 6º mês. A introdução do ovo também pode ocorrer a partir dos 6 meses, como fonte de proteínas, vitamina A e zinco, especialmente na impossibilidade de se oferecer carne.[7,8,23–25]

Um cuidado importante é a quantidade de água para cozinhar a papa, que deve ser suficiente para cobrir os ingredientes na panela; se necessário, pode ser adicionada pequena quantidade para terminar o cozimento. A preparação da papa deve ser na forma de um purê. Após o cozimento, os ingredientes devem ser amassados com garfo, nunca liquidificados ou peneirados, e oferecidos com colher. A introdução da refeição de sal também é gradual, iniciando-se com duas a três colheres de chá até que a quantidade corresponda a aproximadamente 10 colheres de sopa.[8]

Por fim, reafirmamos que a saúde da criança está diretamente relacionada ao ganho de peso durante a gestação, à saúde e à alimentação da mãe durante a gestação, bem como ao ganho de peso após o nascimento, especialmente na atualidade, em que a comunidade científica evidencia a importância dos primeiros 1.000 dias de vida.[26] Trata-se do período compreendido entre o início da gestação e os 2 anos completos de vida da criança, considerado uma "janela de oportunidades", uma vez que os fatores nutricionais e ambientais nesse período têm importante impacto na programação do indivíduo, com influências no metabolismo, no desenvolvimento cognitivo e na prevenção de doenças crônicas, como obesidade e diabetes tipo 2 a longo prazo.

REFERÊNCIAS BIBLIOGRÁFICAS

As referências consultadas para a elaboração deste capítulo estão disponíveis *online* no Ambiente de aprendizagem do GEN.

COMO CITAR ESTE CAPÍTULO

ABNT

BARBOSA, M. B.; GOMES, M. C. B. Nutrição para recém-nascidos com baixo peso. *In*: ROSSI, L.; POLTRONIERI, F. (org.). *Tratado de Nutrição e Dietoterapia*. 2. ed. Rio de Janeiro: Guanabara Koogan, 2023. p. 471-474.

VANCOUVER

Barbosa MB, Gomes MCB. Nutrição para recém-nascidos com baixo peso. In: Rossi L, Poltronieri F (Orgs.). Tratado de nutrição e dietoterapia. Rio de Janeiro: Guanabara Koogan; 2023. p. 471-4.

CAPÍTULO 37
Nutrição na Infância

Lenycia de Cassya Lopes Neri

INTRODUÇÃO

A infância é um período muito propício a intervenções que visem prevenir doenças crônicas na idade adulta, motivo pelo qual a saúde infantil é considerada um indicador da saúde pública de um país.[1] A desnutrição já foi o distúrbio nutricional mais preocupante em pediatria, principalmente em crianças menores de 5 anos. No entanto, no cenário atual, verifica-se redução nos déficits antropométricos e, embora as crianças ainda tenham carências nutricionais (como anemia ferropriva, hipovitaminose A e bócio), observa-se aumento da prevalência de excesso de peso, caracterizando a transição nutricional.[1]

Esse contexto nutricional em pediatria pode ser decorrente das modificações dos hábitos alimentares brasileiros demonstradas nos dados recentes[2] das Pesquisas de Orçamentos Familiares (POF). Esses dados indicam que a prevalência de excesso de peso em meninos era moderada em 1974-1975 (10,9%), aumentou para 15,0% em 1989 e alcançou 34,8% em 2008-2009. Padrão semelhante é observado em meninas: 8,6%, 11,9% e 32,0%, respectivamente.[3] Ainda, segundo os dados, houve aumento do consumo de alimentos industrializados (denominados ultraprocessados pelo *Guia Alimentar para a População Brasileira*)[4] e redução dos alimentos *in natura*, como cereais, leguminosas, frutas, legumes e verduras.

Todavia, um cenário no qual a desnutrição infantil não cause preocupação ainda está distante. Conforme citam os pesquisadores Cunha et al.,[5] uma série de estudos publicados na revista *Lancet*, em 2008, indicou que os primeiros mil dias de vida das crianças (período da concepção até os 2 anos) são determinantes para estabelecer a saúde do futuro adulto. Esse período seria, portanto, uma janela de oportunidades para ações públicas a serem implantadas em países que busquem melhores desfechos de saúde. A Figura 37.1 representa essa estrutura de intervenção nos primeiros mil dias de vida da criança.

Este capítulo explicará como é realizada a avaliação nutricional em pediatria, apresentando as características de pré-escolares e escolares.

AVALIAÇÃO NUTRICIONAL

Na avaliação nutricional em pediatria, vários fatores devem ser considerados:[6]

- Anamnese clínica e nutricional (quantitativa e qualitativa)
- Exame físico detalhado (verificação de sinais clínicos relacionados a distúrbios nutricionais)
- Avaliação da composição corporal (antropometria e exames)
- Exames bioquímicos.

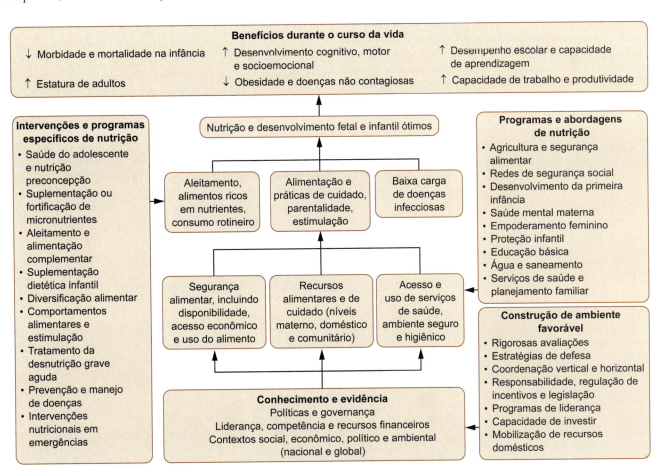

Figura 37.1 Ações para alcançar nutrição e desenvolvimento fetal e infantil ótimos. Adaptada de Cunha et al.[5] (2015).

Na infância, é essencial o acompanhamento da antropometria. A pesquisadora Gandra[7] reforça que, aos 2 anos, o peso da criança é o quádruplo daquele do nascimento, aumentando aproximadamente 2 kg por ano de idade. Aos 6 anos, a criança já pesa cerca de 6 vezes mais, e o seu perímetro craniano atinge nove décimos de seu valor adulto. Quando o pré-escolar chega aos 4 anos, já conta com cerca de 90% da massa cerebral do adulto. Essa é, portanto, uma fase de rápido crescimento e desenvolvimento, para a qual a nutrição tem importância fundamental.

O desenvolvimento infantil deve ser acompanhado por especialistas, no qual quatro domínios devem ser observados: físico, linguístico, cognitivo e socioemocional, conforme mostra a Figura 37.2. O desenvolvimento físico pode ser definido como a taxa individual de crescimento, aptidão física, habilidades motoras finas, habilidades motoras grosseiras e capacidade de cuidar de si mesmo.[5]

Para o acompanhamento do crescimento, a antropometria é essencial. Em pediatria, o crescimento ocorre de modo diferente em cada fase da vida; os pré-escolares e escolares (fase pré-púbere) têm crescimento mais estável, de aproximadamente 5 a 7 cm/ano. Nessa faixa etária, os fatores genéticos e hormonais (como o hormônio de crescimento) têm maior relevância.[7] A velocidade de crescimento, apesar de mais estável, sofre oscilações, sendo indicada a avaliação em períodos regulares – porém, a curto prazo, essa avaliação pode levar a erros. Em pediatria, as medidas realizadas geralmente são: peso, estatura, perímetro cefálico (até 2 anos) e comparação com os referenciais de curvas de crescimento.[6] Como padrão, este capítulo utiliza as curvas de referência da Organização Mundial da Saúde (OMS).[a]

Peso

Para aferição dessa medida em crianças mais velhas, já não é necessária a balança pediátrica, e sim balanças do tipo plataforma para adultos, com divisões de no mínimo 100 g. A criança deve estar despida e descalça, ser posicionada de costas para o medidor da balança, no centro do equipamento, ereta, com os pés juntos e os braços estendidos ao longo do corpo. Deve ser mantida parada nessa posição até que se complete a aferição.[6]

---

[a]Os gráficos das curvas de crescimento da OMS estão disponíveis em: http://dab.saude.gov.br/portaldab/ape_vigilancia_alimentar.php?conteudo=curvas_de_crescimento.

Estatura

Para crianças mais velhas que a idade pré-escolar, assim como para adultos, já é possível fazer a aferição em pé, com o estadiômetro de parede. É importante que o antropômetro vertical esteja fixado em uma parede lisa e sem rodapé e posicionado a uma distância adequada do chão, de modo a garantir a leitura correta da estatura. A criança deve ser colocada no centro do equipamento, de pé, descalça, com a cabeça livre de adereços, ereta, com os braços estendidos ao longo do corpo, a cabeça erguida, olhando para a frente. Os calcanhares, os ombros e as nádegas devem estar em contato com o antropômetro, e as porções internas dos calcanhares devem se tocar, bem como as partes internas dos joelhos; os pés unidos devem formar um ângulo reto com as pernas. Além de avaliar o crescimento e comparar os dados com curvas da OMS, é interessante verificar a velocidade de crescimento, ou seja, o acréscimo de estatura anual (cm/ano), comparando com curvas específicas.

Perímetro cefálico ou circunferência craniana

O perímetro cefálico deve ser aferido com uma fita métrica inelástica posicionada na porção posterior mais proeminente do crânio (occipício) e na parte frontal da cabeça (glabela). É uma medida importante para avaliar o crescimento e o desenvolvimento, especialmente em crianças nascidas prematuras, pois demonstra a aceleração do crescimento (*catch up*) primeiramente, o que em geral ocorre por volta dos 8 meses de vida.

Os indicadores (associações de medidas) mais utilizados em pediatria são:

- Peso para a idade (P/I) – até 10 anos
- Estatura para a idade (E/I)
- Peso para a estatura (P/E) – até 2 anos
- Índice de massa corporal para a idade (IMC/I).

Podem ser comparados com os referenciais da OMS na forma de percentis ou escore Z, sendo o ideal o escore Z zero ou percentil 50 (mediana populacional), conforme demonstrado na Figura 37.3. Nas Figuras 37.4 e 37.5 pode-se observar, como exemplos, os gráficos da OMS que são utilizados pelo Ministério da Saúde Brasileiro, com a distribuição de escore Z do IMC por faixa etária e sexo.

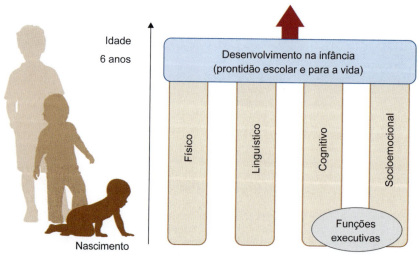

Figura 37.2 Domínios do desenvolvimento infantil. Adaptada de Cunha et al.[5] (2015).

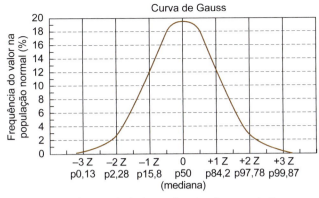

Figura 37.3 Distribuição de dados no formato da curva de Gauss, com equivalências de escore Z e percentis, mostrando a frequência na população geral. Z, escore Z (desvios-padrão). p, percentil correspondente ao escore Z. Adaptada de Sociedade Brasileira de Pediatria[6] (2009).

Para a realização do diagnóstico do estado nutricional, usam-se pontos de corte de acordo com a faixa etária e o parâmetro utilizado, conforme mostra a Tabela 37.1.

É possível fazer *download* dos programas Antho e Anthro Plus gratuitamente pela OMS. Eles auxiliam no processo de diagnóstico do estado nutricional de crianças de 0 a 5 anos e 5 a 19 anos, respectivamente (disponíveis em https://www.who.int/tools/child-growth-standards/software).

CARACTERÍSTICAS DO PRÉ-ESCOLAR

Pré-escolares são crianças em fase anterior à escola primária, tendo de 2 a 6 anos. Compõem uma faixa etária de grande importância nutricional devido ao processo de maturação biológica e ao desenvolvimento sociopsicomotor por que passam, tendo a alimentação um papel decisivo nesse contexto.[7]

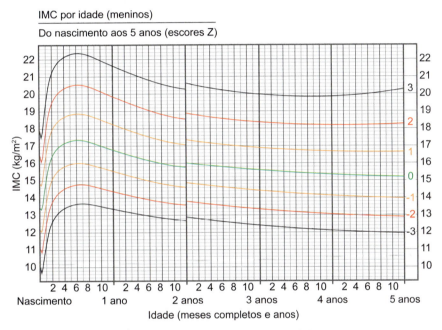

Figura 37.4 Índice de massa corporal (IMC) por idade – meninos.

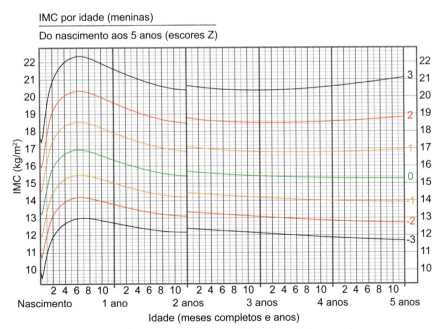

Figura 37.5 Índice de massa corporal (IMC) por idade – meninas.

Tabela 37.1 Valores críticos para diagnóstico de estado nutricional em pediatria.*

Valores críticos		Crianças de 0 a 5 anos incompletos				Crianças de 5 a 10 anos incompletos		
		Peso para a idade	Peso para a estatura	IMC para a idade	Estatura para a idade	Peso para a idade	IMC para a idade	Estatura para a idade
< percentil 0,1	< escore Z −3	Muito baixo peso para a idade	Magreza acentuada	Magreza acentuada	Muito baixa estatura para a idade	Muito baixo peso para a idade	Magreza acentuada	Muito baixa estatura para a idade
≥ percentil 0,1 e < percentil 3	≥ escore Z −3 e < escore Z −2	Baixo peso para a idade	Magreza	Magreza	Baixa estatura para a idade	Baixo peso para a idade	Magreza	Baixa estatura para a idade
≥ percentil 3 e < percentil 15	≥ escore Z −2 e < escore Z −1	Peso adequado para a idade	Eutrofia	Eutrofia	Estatura adequada para a idade***	Peso adequado para a idade	Eutrofia	Estatura adequada para a idade***
≥ percentil 15 e ≤ percentil 85	≥ escore Z −1 e ≤ escore Z +1							
> percentil 85 e ≤ percentil 97	> escore Z +1 e ≤ escore Z +2		Risco de sobrepeso	Risco de sobrepeso			Sobrepeso	
> percentil 97 e ≤ percentil 99,9	> escore Z +2 e ≤ escore Z +3	Peso elevado para a idade**	Sobrepeso	Sobrepeso		Peso elevado para a idade**	Obesidade	
> percentil 99,9	> escore Z +3		Obesidade	Obesidade			Obesidade grave	

*A Organização Mundial da Saúde (OMS) apresenta referências de peso para a estatura apenas para menores de 5 anos pelo padrão de crescimento de 2006. A partir dessa idade, deve-se utilizar o índice de massa corporal (IMC) para a idade na avaliação da proporção entre peso e estatura da criança. **Uma criança classificada na faixa de peso elevado para a idade pode ter problemas de crescimento, mas esse não é o índice antropométrico mais recomendado para a avaliação de excesso de peso entre crianças. Essa situação deve ser avaliada pela interpretação dos índices de peso para a estatura ou IMC para a idade. ***Uma criança classificada na faixa de estatura para a idade acima do percentil 99,9 (escore Z +3) é muito alta, mas isso raramente representa um problema. Contudo, alguns casos correspondem a disfunções endócrinas e tumores. Se houver essa suspeita, a criança deve ser encaminhada para atendimento especializado. Adaptada de OMS[8] (2006).

Por outro lado, essa faixa etária apresenta velocidade de crescimento menor que a da fase anterior, o que acarreta diminuição das necessidades nutricionais e, consequentemente, do apetite, o que pode ser mal interpretado pelos pais e levar a uma preocupação excessiva com a alimentação da criança. Isso é um motivo recorrente de consultas médicas nesse período; na maioria das vezes, os pais acreditam que seus filhos estão doentes por não comerem tão bem, o que na verdade não é nada além de um fator fisiológico da idade.[9]

Nessa fase, que tem um consumo alimentar bastante variado, oferecer os alimentos favoritos pode prejudicar as estratégias de educação nutricional, principalmente quando esses alimentos são ultraprocessados. A reação dos pais a essa fase de neofobia alimentar (dificuldade de experimentar alimentos novos) pode interferir na formação de um hábito alimentar saudável, motivo pelo qual, em 2018, a Sociedade Brasileira de Pediatria (SBP) elaborou algumas dicas:[9]

- A neofobia é muito comum nessa fase e não deve ser tratada com persuasão e recompensa; em vez disso, deve-se apresentar o alimento de maneira neutra, em formas e momentos diferentes, de 8 a 10 vezes pelo menos
- O apetite é variável, mas alguns fatores podem diminuir a vontade de a criança se alimentar: cansaço ou superestimulação (brincadeiras próximas ao momento de refeição), ou até o calor do verão (o apetite tende a ser maior no inverno)
- Variar cores, texturas e cheiros pode tornar a refeição mais atrativa, além de evitar o consumo de outros alimentos (como guloseimas) próximo ao momento da refeição
- Nessa fase os alimentos preferidos são doces, geralmente muito calóricos. A preferência por doces é inata ao ser humano, mas cabe aos pais orientar o consumo saudável. A American Academy of Pediatrics orienta o consumo máximo de 25 g/dia de açúcar
- As crianças têm direito a manifestar preferências e aversões alimentares; portanto, uma boa maneira de educar é deixar que a criança determine a quantidade que deseja consumir,

embora o que, onde e como a criança se alimenta continuem sendo responsabilidade dos pais. Isso porque a criança tem mecanismos bem estabelecidos de fome e saciedade de acordo com a quantidade de alimentos de que precisa
- Sempre que possível, a criança deve ser incentivada a servir-se e comer sozinha
- A alimentação deve ser lúdica; refeições em família, sem distrações (como televisão, *tablets* e celulares), constituem um hábito saudável, preconizado pelo *Guia Alimentar para a População Brasileira*.

As deficiências nutricionais mais comuns nessa faixa etária são de ferro, vitamina A, zinco e cálcio. Para evitar essas carências, preconiza-se o consumo de uma alimentação variada, com a presença de todos os grupos alimentares, distribuídos em 5 a 6 refeições diárias em horários fixos, com intervalos de 2 a 3 horas. Devem ser seguidas as recomendações de macro e micronutrientes propostas pelas ingestões diárias de referência (DRI), que podem ser encontradas no *site* do U.S. Department of Agriculture (www.nal.usda.gov/fnic/dietary-reference-intakes).[9]

Outra grande preocupação nessa faixa etária é a oferta excessiva de bebidas açucaradas, sendo este um dos fatores que levam à alta prevalência de excesso de peso nessa população. Até mesmo os sucos naturais devem ter seu consumo limitado a 120 mℓ/dia para crianças de 1 a 3 anos e a 175 mℓ para crianças de 4 a 6 anos, de acordo com as recomendações atuais da SBP.[9]

Também é importante limitar o consumo de alimentos com excesso de gordura, sal e açúcar, que podem levar a doenças crônicas na idade adulta. Segundo o esquema alimentar proposto pelo Instituto da Criança, do Hospital das Clínicas da Faculdade de Medicina da Universidade de São Paulo (ICr/HCFMUSP), o planejamento alimentar do pré-escolar prevê o consumo de preparações caseiras, com quantidades variáveis de acordo com apetite da criança, conforme disposto na Tabela 37.2.

Tabela 37.2 Sistematização de orientação nutricional ao pré-escolar de acordo com o Instituto da Criança e do Adolescente, do Hospital das Clínicas da Faculdade de Medicina da Universidade de São Paulo (2019).

Refeição	Alimento	Quantidade	Substituições
Café da manhã	Leite puro/café/chocolate em pó	1 copo (150 a 200 mℓ)	Queijo, iogurte ou coalhada
	Pão francês	1/2 a 1 unidade	Biscoito doce/salgado,* bolo,* pão,* milho cozido, cuscuz, tapioca, mandioca cozida
	Manteiga	1 colher de chá	Requeijão,* *homus*,* geleia,* pasta de amendoim*
	Mamão	1 fatia	Maçã, pera, banana, melancia, abacate, abacaxi, uva, laranja, *kiwi*, caqui, morango ou outra fruta da época/frutas secas
Lanche da manhã	Laranja	1 unidade	Maçã, pera, banana, melancia, abacate, abacaxi, uva, *kiwi*, caqui, morango ou outra fruta da época/frutas secas
Almoço e jantar	Arroz	2 a 3 colheres de sopa	Macarrão, polenta, batata, batata-doce, inhame, cará, mandioca ou mandioquinha
	Feijão	1 concha pequena	Lentilha, ervilha, grão-de-bico ou soja
	Carne	2 a 3 colheres de sopa	Boi, frango, peixe, porco, miúdos ou ovo
	Cenoura cozida	2 colheres de sopa	Abobrinha, vagem, chuchu, quiabo, nabo, rabanete, pepino, tomate, berinjela, jiló, abóbora, beterraba ou outros
	Alface crua ou verdura cozida	1 a 2 folhas ou 1 a 2 colheres de sopa	Escarola, agrião, rúcula, almeirão, acelga, repolho, couve, brócolis, couve-flor ou outros
	Banana	1/2 unidade	Maçã, pera, melancia, abacate, abacaxi, uva, laranja, *kiwi*, caqui, morango ou outra fruta da época/frutas secas
Lanche da tarde	Leite puro/café/chocolate em pó	1 copo (150 a 200 mℓ)	Queijo, iogurte ou coalhada
Lanche da noite	Bolo*	1 fatia	Biscoito doce/salgado,* pão,* milho cozido, cuscuz, tapioca, mandioca cozida, pão francês

*Preparações caseiras.

CARACTERÍSTICAS DO ESCOLAR

Essa faixa etária (7 a 10 anos) caracteriza uma transição para a adolescência. Trata-se de um período de intensa atividade física, crescimento constante e ganho de peso um pouco mais acentuado próximo ao estirão da adolescência. A criança escolar já é mais independente e tem uma vida social mais ativa, tanto com outras crianças no âmbito escolar quanto com adultos. A escola tem um grande papel na manutenção da saúde física e psíquica da criança e pode auxiliar no processo de educação nutricional.[9]

A criança em idade escolar deve, portanto, ser incentivada a desenvolver uma alimentação saudável e a praticar atividades físicas para garantir a manutenção do crescimento e evitar o excesso de peso causado pelo desequilíbrio no balanço energético corporal, o que pode levar a doenças crônicas na idade adulta. Os hábitos alimentares familiares continuam a influenciar a alimentação da criança, mas a alimentação escolar também se mostra essencial nesse processo de educação alimentar.

A ingestão de energia e de macro e micronutrientes deve ser suficiente para suprir o crescimento e o desenvolvimento, bem como para manter a atividade física. É ideal a oferta de cinco refeições diárias (café da manhã, almoço, lanche escolar, jantar e lanche da noite), com a presença de todos os grupos alimentares, enfatizando-se o consumo de verduras, legumes e frutas. As frutas ainda são preferidas em detrimento dos sucos naturais, que devem ser restritos ao máximo de 250 mℓ/dia de acordo com a SBP.

Os requerimentos nutricionais de energia e de macro e micronutrientes para essa faixa etária também são determinados pelas DRI.[9] A Tabela 37.3 apresenta o plano alimentar para essa faixa etária proposto pelo ICr/HCFMUSP.

Segundo Belik e Souza,[10] a Food and Agriculture Organization (FAO) considera o Programa de Alimentação Escolar como um importante fator capaz de diminuir a pobreza e a desigualdade econômica e social. Também ressaltam que a alimentação escolar:

- Fornece alimento seguro e sustentável às crianças em idade escolar e auxilia na redução da evasão escolar e das dificuldades de aprendizagem
- É responsável por um percentual importante de calorias, proteínas e vitaminas de que as crianças necessitam
- Auxilia na integração social, contribuindo com a formação de capital social via participação de pais, professores e autoridades locais no processo de distribuição, armazenamento, preparação e entrega de alimentos
- Oferece uma oportunidade de aprendizagem e inovação pedagógica ao envolver diferentes atores no processo
- Contribui para a mobilização de recursos locais por meio da compra de alimentos de pequenos produtores e da utilização de recursos originários da comunidade
- Por vezes, promove a inserção de crianças indígenas na escola e na comunidade, integrando enfoques de gênero sem discriminação por etnia
- Nos casos em que está associada aos programas de saúde, contribui para maior participação da comunidade em programas de saúde e nutrição.

Infelizmente, são poucos os países que dispõem de programas de merenda escolar de expressão nacional e com ampla cobertura. Na América Latina, há três países com programas de merenda escolar com essas características: Brasil, Chile e Panamá. Ainda assim, no Chile, a alimentação escolar não é universal, estando disponível apenas para os alunos que se declaram ou são considerados pobres. A Tabela 37.4 apresenta as características da merenda escolar em programas da América Latina.

Tabela 37.3 Sistematização de orientação nutricional ao escolar de acordo com o Instituto da Criança e do Adolescente, do Hospital das Clínicas da Faculdade de Medicina da Universidade de São Paulo (2019).

Refeição	Alimento	Quantidade	Substituições
Café da manhã	Leite puro/café/chocolate em pó	1 copo (150 a 200 mℓ)	Queijo, iogurte ou coalhada
	Pão francês	1 unidade	Biscoito doce/salgado,* bolo,* pão,* milho cozido, cuscuz, tapioca, mandioca cozida
	Manteiga	1 colher de chá	Requeijão,* *homus*,* geleia,* pasta de amendoim*
	Mamão	1 fatia	Maçã, pera, banana, melancia, abacate, abacaxi, uva, laranja, *kiwi*, caqui, morango ou outra fruta da época/frutas secas
Lanche da manhã	Laranja	1 unidade	Maçã, pera, banana, melancia, abacate, abacaxi, uva, *kiwi*, caqui, morango ou outra fruta da época/frutas secas
Almoço e jantar	Arroz	4 a 6 colheres de sopa	Macarrão, polenta, batata, batata-doce, inhame, cará, mandioca ou mandioquinha
	Feijão	1 concha grande	Lentilha, ervilha, grão-de-bico ou soja
	Carne	3 a 5 colheres de sopa/1 bife	Boi, frango, peixe, porco, miúdos ou ovo
	Cenoura cozida	3 a 4 colheres de sopa	Abobrinha, vagem, chuchu, quiabo, nabo, rabanete, pepino, tomate, berinjela, jiló, abóbora, beterraba ou outros
	Alface crua ou verdura cozida	4 folhas ou 2 colheres de sopa	Escarola, agrião, rúcula, almeirão, acelga, repolho, couve, brócolis, couve-flor ou outros
	Banana	1 unidade	Maçã, pera, melancia, abacate, abacaxi, uva, laranja, *kiwi*, caqui, morango ou outra fruta da época/frutas secas
Lanche da tarde	Leite puro/café/chocolate em pó	1 copo (150 a 200 mℓ)	Queijo, iogurte ou coalhada
Lanche da noite	Biscoito doce*	4 a 6 unidades	Biscoito salgado,* bolo,* pão,* milho cozido, cuscuz, tapioca, mandioca cozida, pão francês

*Preparações caseiras.

Tabela 37.4 Características dos programas de alimentação escolar (PAE) na América Latina.*

País	Ano de início	Focalizado (F) ou universal (U)	Alunos beneficiados (10³)	Cobertura	Gasto anual (US$ 10⁶)**	Gasto diário por aluno (US$)	Refeição	Dias/ano
Argentina	1964	F	1.978	Básica	75	0,15	Desjejum e almoço	200 dias
Bolívia	1996	F***	1.274	Básica	20,2	0,08	Desjejum	Sem inf.
Brasil****	1954	U	34.600	Pré-escolar e básica	1,490*****	0,13	Lanches ou almoços	200 dias
Colômbia	1941	F	2.612	Pré-escolar e básica	39,2	0,08	Desjejum, lanche e almoço	142#
Costa Rica	Sem inf.	F	666	Pré-escolar e básica	20,9	0,30	Desjejum e almoço	Sem inf.
Chile	1964	U†	2.835	Pré-escolar e básica	165,7	0,50	Desjejum e almoço	180 dias
Equador	1987	F	2.189	Básica	30,1	0,12	Desjejum e almoço	Apenas parte do ano escolar‡
Guatemala	1956	F	2.706	Pré-escolar e básica	27,2	0,09	Lanche	Sem inf.
Honduras	1970	F	1.826	Básica	9,9	0,57	Desjejum	200 dias
México	1960	F	18.351	Básica	286,4	0,26	Desjejum	Sem inf.
Nicarágua	1994§	F	938	Pré-escolar e básica	4,9	0,06	Lanche	Sem inf.
Panamá¶	Sem inf.	U	473	Básica	18,7∞	0,26	Leite e bolachas e almoços	150 dias
Paraguai	Sem inf.	F	1.384	Básica	5,0	0,05	–	Sem inf.
Peru	1950*	F	4.508	Pré-escolar e básica	75,4	0,13	Desjejum e almoço	Sem inf.
Uruguai	1910	F	405	Básica	16,6	0,39	Desjejum, lanche e almoço	Sem inf.
Venezuela	Sem inf.	F	5.427	Básica	55,8	0,38	Desjejum, lanche e almoço	Sem inf.

*Essa tabela foi elaborada com base em estudo desenvolvido por Zepeda[11] (2008), Infante Barros[12] (2005) e FAO[13] (2007). Os dados foram compilados basicamente a partir de dados de 2007; apenas o caso do Brasil apresentou dados atualizados para 2008. **Do governo central, exceto no Brasil, com estimativa de contribuição dos estados e municípios. ***Artigo publicado em 5 de novembro de 2007 no *site* www.oei.es/noticias/spip.php?article1303 afirma que a Bolívia promoverá a universalização do PAE. ****Programa Nacional de Alimentação Escolar (PNAE) do Fundo Nacional de Desenvolvimento da Educação (FNDE), do Ministério da Educação, para 2008 [acessado em 21 jul 2009]. Disponível em: www.fnde.gov.br. *****Considerando-se o gasto de R$ 1,6 bilhão do governo federal com uma complementação integral desse valor, segundo a lei, cumprido por apenas 50% dos municípios, e transformado em dólares ao câmbio médio de 2008 de R$ 1,90/US$. #Dados para 2006, obtidos do documento da FAO (2007). †O programa é considerado universal porque qualquer aluno da rede de ensino do Chile tem direito de pedir a alimentação escolar; entretanto, existe um critério de seletividade segundo o qual apenas os alunos carentes, com renda abaixo de determinado patamar, terão acesso à alimentação escolar. Portanto, o programa pode ser classificado como universal com critério de seletividade. ‡O dado mais recente, para o ano de 2004, indica oferta de 88 dias de desjejum e 54 dias de almoço (FAO, 2007). §Acessado em 25 ago 2008 e disponível em: http://emaberto.inep.gov.br/index.php/emaberto/article/viewFile/1010/912. ¶Ministério de Educação do Panamá (Meduca) para 2007. ∞Média dos anos 2005 a 2007. *Foi concebido com ajuda da United States Agency for International Development (USAID), via programa Alimentos para o Desenvolvimento.[14]

CONSIDERAÇÕES FINAIS

É fundamental entender a educação alimentar na infância como uma estratégia de prevenção de doenças na vida adulta. Para investir em um país mais saudável, portanto, é preciso implementar ações voltadas para o grupo etário pediátrico. Além disso, é importante destacar que uma alimentação saudável na infância garante crescimento e desenvolvimento adequados.

REFERÊNCIAS BIBLIOGRÁFICAS

As referências consultadas para a elaboração deste capítulo estão disponíveis *online* no Ambiente de aprendizagem do GEN.

COMO CITAR ESTE CAPÍTULO

ABNT
NERI, L. C. L. Nutrição na Infância. *In*: ROSSI, L.; POLTRONIERI, F. (org.). *Tratado de Nutrição e Dietoterapia*. 2. ed. Rio de Janeiro: Guanabara Koogan, 2023. p. 475-481.

VANCOUVER
Neri LCL. Nutrição na Infância. In: Rossi L, Poltronieri F (Orgs.). Tratado de nutrição e dietoterapia. 2. ed. Rio de Janeiro: Guanabara Koogan; 2023. p. 475-81.

CAPÍTULO

38

Nutrição na Adolescência

Lenycia de Cassya Lopes Neri

INTRODUÇÃO

A adolescência é um estágio da vida de grandes mudanças, um momento de intenso desenvolvimento biológico, social, mental e emocional, caracterizado pela transição da fase infantil para a adulta. Vários fatores influenciam essas mudanças: hereditariedade, ambiente, características psicológicas e nutricionais.[1]

Existem diversas definições etárias para a adolescência. Segundo a Organização Mundial da Saúde (OMS), a adolescência compreende o período entre 10 e 19 anos;[2] já a Secretaria Nacional de Juventude, vinculada à Secretaria-Geral da Presidência da República, considera a faixa etária de 15 a 19 anos e o Estatuto da Criança e do Adolescente, de 12 a 18 anos incompletos.

Independentemente da definição escolhida, a sociedade exige dos adolescentes a maturidade para diversos aspectos, por exemplo, escolher uma profissão e atuar no mercado do trabalho com seriedade. Por outro lado, esse é um período de grandes questionamentos internos, rebeldia de sentimentos e conflitos entre direitos e deveres para a adaptação às normas impostas. O perfil psicológico de amadurecimento caracteriza-se por uma fase de distanciamento progressivo dos pais, de adaptação à independência e de aquisição de responsabilidades. A tomada de decisões e a escolha de caminhos permeiam-se de uma forte influência da mídia, e o adolescente busca ser parte integrante de um grupo de amigos com determinadas características comportamentais.[3]

Ao entender esse contexto, percebe-se que no adolescente a escolha de hábitos alimentares saudáveis influencia diretamente o adequado desenvolvimento biológico, mas, por outro lado, é diretamente afetada pelo comportamento do grupo do qual esse adolescente faz parte, o que torna este grupo etário altamente vulnerável, considerando-se suas necessidades nutricionais aumentadas, padrão alimentar e estilo de vida altamente influenciados pelo ambiente.[4]

O manual da Sociedade Brasileira de Pediatria (SBP) indica cinco fatores diretamente relacionados com o equilíbrio nutricional:

- Início das mudanças pubertárias
- Aceleração do crescimento longitudinal
- Aumento de massa corporal
- Modificação da composição corporal
- Variações individuais da atividade física.[5]

Além dessas clássicas correlações de necessidades nutricionais, os adolescentes enfrentam um momento de grandes mudanças: rápida urbanização, transformação climática, mudanças nos padrões alimentares, aumento da oferta de alimentos com alta densidade energética e baixa densidade nutricional, pandemia de covid-19 e desigualdade social.[6]

AVALIAÇÃO NUTRICIONAL, CRESCIMENTO E MATURAÇÃO SEXUAL

As grandes alterações de crescimento e maturação sexual marcam esta faixa etária, na qual, no período de 10 a 19 anos, o indivíduo ganha 20% da estatura e 50% do peso final que terá quando adulto.[6]

O contrário do que alguns acreditam, os adolescentes não são avaliados sob os mesmos critérios de adultos. A adolescência é englobada na pediatria, e por isso o acompanhamento das curvas de crescimento constitui o melhor instrumento técnico para medir, monitorar e avaliar o crescimento até 19 anos, independentemente de origem étnica, situação socioeconômica ou tipo de alimentação.[7]

As curvas da OMS de 2007 são adotadas pelo Ministério da Saúde do Brasil como referência para diagnosticar magreza, sobrepeso e obesidade em crianças com mais de 5 anos. Por meio delas, é possível detectar e tratar precocemente as condições associadas ao crescimento e à nutrição da criança.[7,8]

O índice de massa corporal (IMC) é calculado (peso em quilos, dividido pela altura em metros ao quadrado) e inserido em uma curva de acordo com a idade. Esse indicador proporciona continuidade ao atingir a faixa etária adulta para o diagnóstico nutricional. No entanto, além do IMC para idade recomenda-se a avaliação do crescimento longitudinal pelas curvas de estatura para idade.[7]

O site da OMS disponibiliza um software para auxílio do diagnóstico nutricional de crianças com mais de 5 anos, o Anthro Plus (www.who.int/growthref/tools/en). Nesse programa é possível inserir dados de data de nascimento, sexo, peso e estatura e obter os índices de estatura e IMC para idade em percentis ou escore Z.

Os critérios para classificação do estado nutricional de adolescentes são listados na Tabela 38.1.

Além da avaliação antropométrica, nessa faixa etária é importante a caracterização do estadiamento da puberdade proposto por Marshall e Tanner (Figuras 38.1 e 38.2). Para meninos, é importante considerar o crescimento testicular (ver Figura 38.1) e, para meninas, o desenvolvimento de mamas (ver Figura 38.2). Além disso, a Figura 38.3 ilustra o comportamento da velocidade de crescimento estatural em cm/ano em função do estadiamento puberal.[2]

Na Figura 38.3 é possível observar que a adolescência é uma fase de retomada de velocidade de crescimento, com aceleração e desaceleração, atingindo um pico de velocidade de crescimento de 9 a 10 cm/ano. Nessa fase, o indivíduo adquire aproximadamente 25% de sua estatura final e 50% de sua massa corporal. Além disso, as alterações de composição corporal indicam aumento de gordura corporal nas meninas e de massa muscular nos meninos.[11] O cálculo do percentual de gordura nessa faixa etária pode ser realizado pelas fórmulas apresentadas na Tabela 38.2.

RECOMENDAÇÕES NUTRICIONAIS DE ADOLESCENTES

As necessidades energéticas dos adolescentes são estipuladas com a finalidade de manter a saúde, promover ótimo

Tabela 38.1 Classificação do estado nutricional de adolescentes para cada índice antropométrico, segundo recomendações do Sistema de Vigilância Alimentar e Nutricional.

Valores críticos		Índices antropométricos	
		IMC para a idade	Estatura para a idade
< percentil 0,1	< escore-z −3	Magreza acentuada[a]	Muito baixa estatura para a idade
≥ percentil 0,1 e < percentil 3	≥ escore-z −3 e < escore-z −2	Magreza	Baixa estatura para a idade
≥ percentil 3 e < percentil 15	≥ escore-z −2 e < escore-z −1	Eutrofia	Estatura adequada para idade[b]
≥ percentil 15 e < percentil 85	≥ escore-z −1 e < escore-z +1		
≥ percentil 85 e < percentil 97	≥ escore-z +1 e < escore-z +2	Sobrepeso	
≥ percentil 97 e < percentil 99,9	≥ escore-z +2 e < escore-z +3	Obesidade	
≥ percentil 99,9	≥ escore-z +3	Obesidade grave	

[a]Um adolescente com índice de massa corporal (IMC) para a idade abaixo de percentil 0,1 (escore-z −3) é muito magro; em populações saudáveis essa situação ocorre em 1 caso para 1.000. No entanto, no caso dos adolescentes, deve-se estar atento a transtornos alimentares e, caso haja essa suspeita, é preciso encaminhar o adolescente para tratamento referenciado. [b]Um adolescente com estatura para a idade acima de percentil 99,9 (escore-z +3) é muito alto, mas raramente isso constitui um problema de saúde. Caso haja suspeita de distúrbios endócrinos ou tumores, é preciso encaminhar o adolescente para serviço referenciado. Adaptada de Ministério da Saúde[7] (2011).

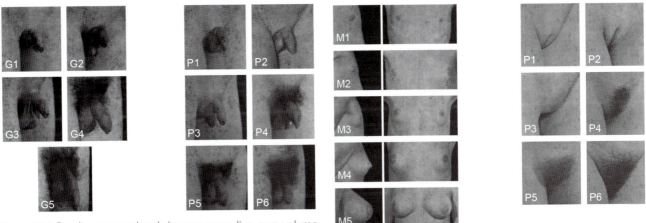

Figura 38.1 Estadiamento puberal do sexo masculino para volume testicular (G) e pelos pubianos (P), segundo Marshall e Tanner. Fonte: Sociedade Brasileira de Pediatria[9] (2009).

Figura 38.2 Estadiamento puberal do sexo feminino para mamas (M) e pelos pubianos (P), segundo Marshall e Tanner. Fonte: Sociedade Brasileira de Pediatria[9] (2009).

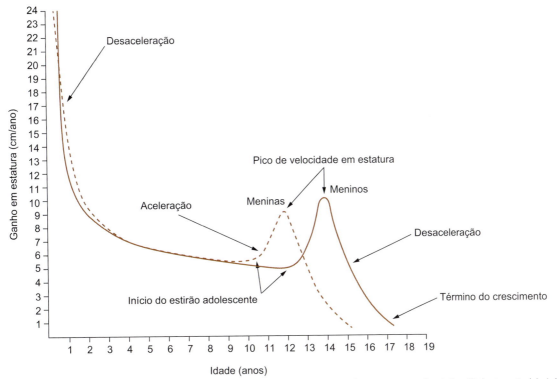

Figura 38.3 Curvas típicas de ganho em estatura para o sexo masculino (*linha contínua*) e para o sexo feminino (*linha tracejada*). Adaptada de Ré[10] (2011).

Tabela 38.2 Fórmulas para cálculo de percentual de gordura para 8 a 18 anos.

Homens brancos
Pré-púberes: $1,21 (TR + SB) – 0,008 (TR + SB)^2 – 1,7$
Púberes: $1,21 (TR + SB) – 0,008 (TR + SB)^2 – 3,4$
Pós-púberes: $1,21 (TR + SB) – 0,008 (TR + SB)^2 – 5,5$
Homens negros
Pré-púberes: $1,21 (TR + SB) – 0,008 (TR + SB)^2 – 3,2$
Púberes: $1,21 (TR + SB) – 0,008 (TR + SB)^2 – 5,2$
Pós-púberes: $1,21 (TR + SB) – 0,008 (TR + SB)^2 – 6,8$
Todas as mulheres
$1,33 (TR + SB) – 0,013 (TR + SB)^2 – 2,5$
Se a soma das dobras for maior que 35 mm
Homens: $0,783 (TR + SB) + 1,6$
Mulheres: $0,546 (TR + SB) + 9,7$

SB, dobra cutânea subescapular; *TR*, dobra cutânea do tríceps. Adaptada de Slaughter et al.[12] (1988).

crescimento e promover a prática de atividade física. As ingestões diárias de referência (DRI) de energia para adolescentes baseiam-se na necessidade estimada de energia (EER), calculada a partir do gasto energético acrescido das necessidades para o crescimento. Existem equações de EER (Tabela 3.3) com base nos fatores de sexo, idade, altura, peso e categoria do nível de atividade física. Essas equações são adicionadas de 25 kcal/dia para energia de depósito.

A distribuição de macronutrientes deve seguir o padrão de recomendação para alimentação saudável, com carboidratos de 45 a 65% do valor calórico total (VCT), proteínas de 10 a 30% do VCT e lipídios de 25 a 35%.[11]

As necessidades proteicas são maiores do que as de adultos, em função do fator crescimento (9 a 13 anos de 0,95 g/kg/dia, e 14 a 18 anos de 0,85 g/kg/dia). Embora sejam de grande importância nessa faixa etária, essas recomendações proteicas são facilmente alcançadas, principalmente entre os meninos.

A recomendação de ingestão de fibras da American Dietetic Association (ADA) para a faixa etária de 3 a 18 anos é igual à idade + 5 g.[11] Alguns micronutrientes também merecem destaque para este grupo etário, como cálcio, ferro, zinco e vitamina A.

Adolescentes em uso de contraceptivos orais e tabagistas devem aumentar o aporte de vitamina C, pois muitas vezes encontram-se em deficiência deste nutriente. Devido às necessidades elevadas de vitamina B_{12}, esta deve ser garantida na alimentação de adolescentes, especialmente em alguns grupos em maior risco de deficiência, como vegetarianos e adolescentes com dietas radicais. O ácido fólico é essencial para replicação celular, por isso deve ser suficiente para garantir o crescimento dos adolescentes. Além disso, existe uma necessidade aumentada (300 a 400 mg/dia) em idade reprodutiva tanto para o sexo feminino quanto para o masculino.[5,11]

Tabela 38.3 Equações de necessidade estimada de energia (EER) para adolescentes, segundo as ingestões diárias de referência (DRI).

EER para meninos de 9 a 18 anos
EER = 88,5 a 61,9 × idade [anos] + PA × (26,7 × peso [kg] + 903 × altura [m] + 25 [kcal/dia para energia de depósito])
PA é o coeficiente de atividade física: PA = 1, se for sedentarismo; PA = 1,13, se o nível de atividade física for leve; PA = 1,26, se for moderado; PA = 1,42, se for intenso
EER para meninas de 9 a 18 anos
EER = 135,3 a 30,8 × idade [anos] + PA × (10 × peso [kg] + 934 × altura [m] + 25 [kcal/dia para energia de depósito])
PA é o coeficiente de atividade física: PA = 1, se for sedentarismo; PA = 1,16, se o nível de atividade física for leve; PA = 1,31, se for moderado; PA = 1,56, se for intenso

Adaptada de Giannini[11] (2007).

Outro fator importante é o consumo de cálcio, pois nessa faixa etária (9 a 17 anos) ocorre o pico de formação da massa óssea, com obtenção de quase 50% da massa óssea do adulto (acúmulo de cálcio triplicado). No entanto, esse nutriente tão importante é negligenciado na alimentação dos adolescentes, em função da grande redução do consumo de lácteos e derivados em relação à infância e do aumento do consumo de industrializados que, além do baixo teor de nutrientes, ainda contribuem com fatores antinutricionais, como cafeína, fitatos, oxalatos e taninos, que formam complexos insolúveis com o cálcio e diminuem a sua absorção.[5]

A necessidade aumentada de muitas vitaminas e minerais nessa faixa etária é facilmente alcançada por uma dieta saudável, pois as necessidades energéticas também estão aumentadas.[11]

HÁBITOS ALIMENTARES ADOLESCENTES

Os fatores que levam a decisões alimentares nos adolescentes têm forte influência da mídia, com a imposição de ideais de beleza, magreza e composição corporal às vezes inatingíveis. Para conseguir alcançar esses estereótipos os adolescentes podem optar por alternativas não saudáveis, como as dietas restritivas ou comportamentos compensatórios de compulsões alimentares, ou uso de anabolizantes e suplementos esportivos sem orientação ou orientados por colegas não capacitados para tal prescrição.[3]

O consumo alimentar dos adolescentes busca praticidade e palatabilidade; portanto, quanto mais rápido o preparo e mais saboroso for o alimento, maior é chance de esse alimento estar presente em sua rotina alimentar. Esse é o principal motivo pelo qual as redes de *fast food* têm os adolescentes como principal público-alvo de suas estratégias de *marketing*.

No entanto, um estudo[13] concluiu que o comportamento alimentar de adolescentes pode ser melhorado se os alimentos saudáveis forem ofertados de maneira mais prática: esse estudo com 156 afro-americanos verificou que a ingestão média de 3,6 frutas/verduras e legumes ao dia do padrão americano subiu para 5,41 porções quando uma quantidade de nove porções de frutas, verduras e legumes foi oferecida como lanches e parte das refeições em acampamento.[13]

Outra preocupação recorrente dos profissionais da saúde com os adolescentes são os transtornos alimentares. As mudanças bruscas no corpo e a busca por um ideal de beleza estereotipado pela mídia causam insatisfação e, consequentemente, transtornos alimentares. Um estudo realizado com adolescentes na faixa etária de 14 a 19 anos em São Paulo relatou que 39% das adolescentes eutróficas percebiam-se com sobrepeso e 47%, obesas.[14]

Outro aspecto que deve ser levado em consideração é a escolha por dietas vegetarianas na faixa etária da adolescência. A dieta vegetariana bem planejada é adequada e fornece todos os nutrientes necessários para o crescimento e o desenvolvimento dos adolescentes.[15] No entanto, deve-se atentar às orientações específicas para melhor absorção de nutrientes e adequações durante a consulta. Em alguns casos poderá ser necessária a suplementação, especialmente de cálcio, ferro, zinco, vitaminas D, B_1, B_2, B_6, B_{12}.[16]

ESTRATÉGIAS DE ABORDAGEM NO ACONSELHAMENTO DIETÉTICO

Para a orientação alimentar de maneira adequada, é preciso realizar anamnese alimentar completa, abordando aspectos alimentares, e também o estilo de vida e a rotina de atividades (horário escolar e cursos complementares) e tentar uma aproximação para maior confidencialidade dos dados obtidos.

Algumas particularidades também devem ser consideradas no momento de se estabelecer um plano alimentar, como os esportes praticados, a preocupação com a alimentação adequada para a realização de provas como vestibulares, adequando sempre às preocupações atuais do adolescente e colocando o plano alimentar em uma linguagem acessível.

Na orientação do adolescente, alguns componentes são essenciais para maior adesão:

- Nunca assumir um perfil autoritário nas orientações
- Dar sugestões alimentares práticas e rápidas
- Não referenciar modelos ótimos alimentares de adultos, principalmente seus pais, pois isso afasta alguns adolescentes mais rebeldes
- Fazer adaptações de acordo com a rotina do adolescente
- Sempre que possível, trabalhar em equipe multiprofissional
- O diálogo das orientações deve envolver o adolescente e seu responsável
- Verificar o consumo de bebidas alcoólicas e drogas ilícitas, em ambiente confidencial.

Quanto às orientações principais a esse público, as recomendações da SBP são:[5]

- Favorecer uma dieta variada, com todos os grupos alimentares, de acordo com *Novo Guia Alimentar da População Brasileira*, evitando-se o consumo de ultraprocessados como refrigerantes, balas e outras guloseimas
- Preferir o consumo de carboidratos complexos em detrimento dos simples (sacarose não pode ultrapassar 10% do VCT diário)
- Orientar um consumo mínimo de frutas, verduras e legumes com cinco porções diárias, de maneira variada. Os sucos naturais, quando oferecidos, não devem ultrapassar a quantidade de 240 mℓ/dia
- A qualidade das gorduras consumidas (30% do valor energético total) deve ser ressaltada, limitando o consumo das gorduras saturadas e limitando as gorduras *trans* a < 2% do VCT (para prevenção de doenças cardiovasculares na vida adulta), 10% de monoinsaturadas, < 300 mg de colesterol e 10% de poli-insaturadas (ω-6:ω-3; 5 a 10:1)
- Estimular o consumo de peixes marinhos 2 vezes/semana
- Controlar a ingestão de sal para no máximo 5 g ao dia para prevenção de hipertensão arterial

- O consumo de alimentos ricos em cálcio deve ser estimulado para atingir as recomendações desse mineral (1.300 mg/dia) e favorecer a formação adequada da massa óssea e a prevenção da osteoporose na vida adulta
- Orientar o adolescente e a família sobre a leitura e a interpretação de rótulos de alimentos industrializados
- Avaliar possíveis fatores de risco de distúrbios nutricionais: tabagismo, poucas horas de sono, ingestão de álcool e energéticos
- Incentivar o consumo de alimentos ricos em zinco e ferro
- Reduzir o consumo de ultraprocessados, principalmente refrigerantes e sucos artificiais
- Estimular a prática de atividade física.

Existem cadernetas da saúde do adolescente disponíveis pelo Ministério da Saúde,[17,18] com uma linguagem fácil ao público jovem, que tratam de conceitos como saúde bucal, crescimento, maturação sexual e sexualidade, acne e alimentação saudável.

Mais estudos devem ser realizados com adolescentes, relacionando não somente o crescimento e a nutrição, mas abordando um sistema fisiológico único, com intervenções integradas ao longo da vida. Essas pesquisas contribuirão para melhor compreensão das relações entre desenvolvimento puberal, nutrição, atividade e estado metabólico e, assim, propor estratégias que potencializem o crescimento e previnam doenças (p. ex., diabetes tipo 2, osteoporose e outras doenças crônicas) em fases posteriores na vida. Melhorar a alimentação e o crescimento destes jovens garantirá não somente o bem-estar destes jovens, mas da próxima geração.

REFERÊNCIAS BIBLIOGRÁFICAS

As referências consultadas para a elaboração deste capítulo estão disponíveis *online* no Ambiente de aprendizagem do GEN.

COMO CITAR ESTE CAPÍTULO

ABNT
NERI, L. C. L. Nutrição na adolescência. *In*: ROSSI, L.; POLTRONIERI, F. (org.). *Tratado de Nutrição e Dietoterapia*. 2. ed. Rio de Janeiro: Guanabara Koogan, 2023. p. 482-485.

VANCOUVER
Neri LCL. Nutrição na adolescência. In: Rossi L, Poltronieri F (Orgs.). Tratado de nutrição e dietoterapia. 2. ed. Rio de Janeiro: Guanabara Koogan; 2023. p. 482-5.

CAPÍTULO

39
Nutrição na Vida Adulta

Ana Carolina Almada Colucci Paternez

INTRODUÇÃO

No contexto dos ciclos da vida, o período que compreende a idade adulta é caracterizado pela plenitude das funções biológicas. Este capítulo apresenta a abordagem nutricional do adulto de maneira ampla, incluindo a avaliação nutricional, as necessidades de energia e de nutrientes e os parâmetros para o planejamento nutricional com vistas à adoção de uma alimentação saudável e adequada.

AVALIAÇÃO NUTRICIONAL

O estado nutricional de um indivíduo reflete o quanto suas necessidades fisiológicas de energia e de nutrientes estão sendo atendidas por meio da ingestão dietética. Na prática, a avaliação do estado nutricional visa identificar os indivíduos sob risco de distúrbios nutricionais, de modo a fundamentar a elaboração de estratégias de promoção ou recuperação da saúde e monitorar sua evolução.[1]

Os principais métodos objetivos para a adequada avaliação nutricional são: antropometria, composição corporal, consumo alimentar e parâmetros bioquímicos. Ainda, deve ser considerada a história clínica, dietética e psicossocial do indivíduo.[1]

A avaliação do consumo alimentar é uma das condutas essenciais para avaliação do estado nutricional dos indivíduos. No entanto, considerando-se a complexidade da avaliação da dieta e dos diversos fatores que a influenciam, este parâmetro não pode ser usado isoladamente, sendo necessário empregar também indicadores clínicos, bioquímicos e antropométricos para o correto diagnóstico nutricional.[1]

ANTROPOMETRIA

A antropometria consiste na avaliação das medidas corporais, cujo método é aplicável em todas as fases da vida e viabiliza a classificação adequada a cada uma delas.[2-4]

O uso de indicadores antropométricos na avaliação do estado nutricional de indivíduos apresenta diversas vantagens como: baixo custo, simplicidade de realização, facilidade de aplicação e padronização, amplitude dos aspectos analisados, além de não ser invasiva.[3]

Aferição das medidas antropométricas

Em indivíduos adultos, as principais medidas antropométricas usadas na avaliação nutricional são: peso, altura, circunferências corporais (braço, cintura, abdome e quadril) e dobras cutâneas (tricipital, bicipital, subescapular e suprailíaca).[5,6] A Tabela 39.1 apresenta as técnicas recomendadas para aferição dessas medidas.

A coleta de medidas antropométricas é uma atividade relativamente simples. No entanto, erros nos procedimentos, na leitura ou na anotação das medidas são frequentes e podem prejudicar a confiabilidade do diagnóstico nutricional. Por isso, é importante adotar técnicas corretas para a obtenção das medidas e fazer uso de equipamentos apropriados e constantemente aferidos.

Tabela 39.1 Técnicas para aferição de medidas antropométricas.

Medida	Técnica
Peso	É medido em balança calibrada de plataforma ou eletrônica, com o indivíduo posicionado em pé, no centro da balança, descalço e usando roupas leves
Altura	É medida usando-se um estadiômetro ou antropômetro, com o indivíduo posicionado em pé, descalço, com os calcanhares juntos, costas retas e os braços estendidos ao lado do corpo. A cabeça deve se manter ereta e os olhos fixos à frente, na linha do horizonte
Circunferência do braço (CB)*	É medida com o paciente em pé, na altura do ponto médio do braço (ponto que corresponde à metade da distância entre o acrômio e o olécrano). Para sua obtenção, o braço deve estar estendido ao longo do corpo, com a palma da mão voltada para a coxa; contorna-se, então, o braço com uma fita métrica não extensível, evitando compressão ou folga da pele
Circunferência da cintura (CC)	É medida com o paciente em pé, usando uma fita métrica não extensível, no ponto médio da distância entre o último arco costal e a crista ilíaca, no sentido horizontal, ao fim de uma expiração normal, sem compressão da pele
Circunferência abdominal (CA)	É medida com o paciente em pé, usando uma fita métrica não extensível, ao redor da protuberância anterior máxima do abdome, geralmente no nível da cicatriz umbilical, no sentido horizontal, ao fim de uma expiração normal, sem compressão da pele
Circunferência do quadril (CQ)	É medida com o paciente em pé, usando uma fita métrica não extensível, ao redor da protuberância posterior máxima dos glúteos, no sentido horizontal, sem compressão da pele
Dobra cutânea tricipital (DCT)*	É medida no ponto médio do braço, no sentido do eixo longitudinal, na sua face posterior. Com o braço relaxado, estendido ao longo do corpo, deve-se separar levemente a dobra, desprendendo-a do tecido muscular, e aplicar o adipômetro, formando um ângulo reto
Dobra cutânea bicipital (DCB)*	É medida no ponto médio do braço, no sentido do eixo longitudinal, na sua face anterior. Com o braço relaxado, estendido ao longo do corpo e com a palma da mão voltada para fora, deve-se separar levemente a dobra, desprendendo-a do tecido muscular, e aplicar o adipômetro, formando um ângulo reto
Dobra cutânea subescapular (DCSE)*	É medida obliquamente em relação ao eixo longitudinal, seguindo a orientação dos arcos costais, sendo localizada 2 cm abaixo do ângulo inferior da escápula. O adipômetro deve ser aplicado com o indivíduo com os braços e ombros relaxados
Dobra cutânea suprailíaca (DCSI)*	É medida obliquamente em relação ao eixo longitudinal, na metade da distância entre o último arco costal e a crista ilíaca, sobre a linha axilar medial. Para a execução da medida, é necessário que o avaliado afaste levemente o braço para trás

*Sugere-se que as medidas de circunferência do braço e dobras cutâneas sejam realizadas no lado não dominante do indivíduo. Adaptada de WHO[2] (1995) e Brasil[3] (2011).

Indicadores e critérios de classificação

Índice de massa corporal (IMC)

Para adultos com mais de 20 anos, este indicador é calculado pela divisão do peso (kg) pela altura (m) ao quadrado. Os pontos de corte para a classificação do estado nutricional de adultos segundo o IMC estão apresentados na Tabela 39.2.

É importante ressaltar que o IMC não descreve adequadamente a composição corporal de um indivíduo, por não ser capaz de distinguir o peso associado ao tecido muscular ou à gordura corporal. Por isso, especialmente quando os valores de IMC estiverem nos limites ou fora da normalidade, é importante recorrer a parâmetros adicionais para se avaliar a composição corporal.

Circunferências corporais

■ **Circunferência do braço (CB).** A medida da CB representa a soma das áreas constituídas pelos tecidos ósseo, muscular e gorduroso do braço. O resultado obtido deve ser comparado aos valores de referência do NHANES I (National Health and Nutrition Examination Survey) demonstrados em tabelas de percentis por Frisancho nas Tabelas 39.3 e 39.4,[7] e a interpretação pode ser realizada de acordo com a Tabela 39.5.

Tabela 39.2 Classificação do estado nutricional de adultos segundo o índice de massa corporal (IMC).

IMC (kg/m²)	Classificação
< 16,0	Magreza grau III
16,0 a 16,9	Magreza grau II
17,0 a 18,4	Magreza grau I
18,5 a 24,9	Eutrofia
25,0 a 29,9	Pré-obesidade
30,0 a 34,9	Obesidade grau I
35,0 a 39,9	Obesidade grau II
> 40,0	Obesidade grau III

Adaptada de WHO[2] (1995).

Tabela 39.3 Percentis de circunferência do braço (cm) de acordo com a idade para homens.

Idade	Percentis								
	5	10	15	25	50	75	85	90	95
1,0 a 1,9	14,2	14,7	14,9	15,2	16,0	16,9	17,4	17,7	18,2
2,0 a 2,9	14,3	14,8	15,1	15,5	16,3	17,1	17,6	17,9	18,6
3,0 a 3,9	15,0	15,3	15,5	16,0	16,8	17,6	18,1	18,4	19,0
4,0 a 4,9	15,1	15,5	15,8	16,2	17,1	18,0	18,5	18,7	19,3
5,0 a 5,9	15,5	16,0	16,1	16,6	17,5	18,5	19,1	19,5	20,5
6,0 a 6,9	15,8	16,1	16,5	17,0	18,0	19,1	19,8	20,7	22,8
7,0 a 7,9	16,1	16,8	17,0	17,6	18,7	20,0	21,0	21,8	22,9
8,0 a 8,9	16,5	17,2	17,5	18,1	19,2	20,5	21,6	22,6	24,0
9,0 a 9,9	17,5	18,0	18,4	19,0	20,1	21,8	23,2	24,5	26,0
10,0 a 10,9	18,1	18,6	19,1	19,7	21,1	23,1	24,8	26,0	27,9
11,0 a 11,9	18,5	19,3	19,8	20,6	22,1	24,5	26,1	27,6	29,4
12,0 a 12,9	19,3	20,1	20,7	21,5	23,1	25,4	27,1	28,5	30,3
13,0 a 13,9	20,0	20,8	21,6	22,5	24,5	26,6	28,2	29,0	30,8
14,0 a 14,9	21,6	22,5	23,2	23,8	25,7	28,1	29,1	30,0	32,3
15,0 a 15,9	22,5	23,4	24,0	25,1	27,2	29,0	30,3	31,2	32,7
16,0 a 16,9	24,1	25,0	25,7	26,7	28,3	30,6	32,1	32,7	34,7
17,0 a 17,9	24,3	25,1	25,9	26,8	28,6	30,8	32,2	33,3	34,7
18,0 a 24,9	26,0	27,1	27,7	28,7	30,7	33,0	34,4	35,4	37,2
25,0 a 29,9	27,0	28,0	28,7	29,8	31,8	34,2	35,5	36,6	38,3
30,0 a 34,9	27,7	28,7	29,3	30,5	32,5	34,9	35,9	36,7	38,2
35,0 a 39,9	27,4	28,6	29,5	30,7	32,9	35,1	36,2	36,9	38,2
40,0 a 44,9	27,8	28,9	29,7	31,0	32,8	34,9	36,1	36,9	38,1
45,0 a 49,9	27,2	28,6	29,4	30,6	32,6	34,9	36,1	36,9	38,2
50,0 a 54,9	27,1	28,3	29,1	30,2	32,3	34,5	35,8	36,8	38,3
55,0 a 59,9	26,8	28,1	29,2	30,4	32,3	34,3	35,5	36,6	37,8
60,0 a 64,9	26,6	27,8	28,6	29,7	32,0	34,0	35,1	36,0	37,5
65,0 a 69,9	25,4	26,7	27,7	29,0	31,1	33,2	34,5	35,3	36,6
70,0 a 74,9	25,1	26,2	27,1	28,5	30,7	32,6	33,7	34,8	36,0

Adaptada de Frisancho[7] (1990).

Tabela 39.4 Percentis de circunferência do braço (cm) de acordo com a idade para mulheres.

Idade	Percentis								
	5	10	15	25	50	75	85	90	95
1,0 a 1,9	13,6	14,1	14,4	14,8	15,7	16,4	17,0	17,2	17,8
2,0 a 2,9	14,2	14,6	15,0	15,4	16,1	17,0	17,4	18,0	18,5
3,0 a 3,9	14,4	15,0	15,2	15,7	16,6	17,4	18,0	18,4	19,0
4,0 a 4,9	14,8	15,3	15,7	16,1	17,0	18,0	18,5	19,0	19,5
5,0 a 5,9	15,2	15,7	16,1	16,5	17,5	18,5	19,4	20,0	21,0
6,0 a 6,9	15,7	16,2	16,5	17,0	17,8	19,0	19,9	20,5	22,0
7,0 a 7,9	16,4	16,7	17,0	17,5	18,6	20,1	20,9	21,6	23,3
8,0 a 8,9	16,7	17,2	17,6	18,2	19,5	21,2	22,2	23,2	25,1
9,0 a 9,9	17,6	18,1	18,6	19,1	20,6	22,2	23,8	25,0	26,7
10,0 a 10,9	17,8	18,4	18,9	19,5	21,2	23,4	25,0	26,1	27,3
11,0 a 11,9	18,8	19,6	20,0	20,6	22,2	25,1	26,5	27,9	30,0
12,0 a 12,9	19,2	20,0	20,5	21,5	23,7	25,8	27,6	28,3	30,2
13,0 a 13,9	20,1	21,0	21,5	22,5	24,3	26,7	28,3	30,1	32,7
14,0 a 14,9	21,2	21,8	22,5	23,5	25,1	27,4	29,5	30,9	32,9
15,0 a 15,9	21,6	22,2	22,9	23,5	25,2	27,7	28,8	30,0	32,2
16,0 a 16,9	22,3	23,2	23,5	24,4	26,1	28,5	29,9	31,6	33,5
17,0 a 17,9	22,0	23,1	23,6	24,5	26,6	29,0	30,7	32,8	35,4
18,0 a 24,9	22,4	23,3	24,0	24,8	26,8	29,2	31,2	32,4	35,2
25,0 a 29,9	23,1	24,0	24,5	25,5	27,6	30,6	32,5	34,3	37,1
30,0 a 34,9	23,8	24,7	25,4	26,4	28,6	32,0	34,1	36,0	38,5
35,0 a 39,9	24,1	25,2	25,8	26,8	29,4	32,6	35,0	36,8	39,0
40,0 a 44,9	24,3	25,4	26,2	27,2	29,7	33,2	35,5	37,2	38,8
45,0 a 49,9	24,2	25,5	26,3	27,4	30,1	33,5	35,6	37,2	40,0
50,0 a 54,9	24,8	26,0	26,8	28,0	30,6	33,8	35,9	37,5	39,3
55,0 a 59,9	24,8	26,1	27,0	28,2	30,9	34,3	36,7	38,0	40,0
60,0 a 64,9	25,0	26,1	27,1	28,4	30,8	34,0	35,7	37,3	39,6
65,0 a 69,9	24,3	25,7	26,7	28,0	30,5	33,4	35,2	36,5	38,5
70,0 a 74,9	23,8	25,3	26,3	27,6	30,3	33,1	34,7	35,8	37,5

Adaptada de Frisancho[7] (1990).

Tabela 39.5 Classificação dos tecidos adiposo e muscular segundo percentis da circunferência do braço, circunferência muscular do braço e área muscular do braço corrigida.

Percentil	Tecido adiposo	Tecido muscular
< 5	Magro/baixa reserva	Magro/baixa reserva
5 a 15	Abaixo da média/risco para déficit	Abaixo da média/risco para déficit
16 a 85	Média	Média
86 a 95	Acima da média	Acima da média
> 95	Excesso de gordura	Boa nutrição

Adaptada de Lee e Nieman[8] (2012).

Tabela 39.6 Estado nutricional de acordo com a adequação (%) da circunferência do braço (CB).

CB	Classificação
< 70%	Desnutrição grave
70 a 80%	Desnutrição moderada
80 a 90%	Desnutrição leve
90 a 110%	Eutrofia
110 a 120%	Sobrepeso
≥ 120%	Obesidade

Adaptada de Blackburn e Thornton[9] (1979).

A CB também pode ser avaliada por meio da adequação ao percentil 50, conforme a seguinte equação, e o estado nutricional classificado de acordo com a Tabela 39.6.

$$\text{Adequação da CB (\%)} = \frac{\text{CB obtida (cm)}}{\text{CB percentil 50 (cm)}} \times 100$$

■ **Circunferência muscular do braço (CMB).** Avalia a reserva de tecido muscular (sem correção da área óssea). É obtida a partir dos valores da CB e da dobra cutânea tricipital (DCT):

$$\text{CMB (cm)} = \text{CB (cm)} - \text{p} \times [\text{DCT (mm)}/10]$$

As Tabelas 39.7 e 39.8 apresentam os valores de referência da CMB,[10] e a classificação dos valores de percentis pode ser realizada segundo a Tabela 39.5.

Tabela 39.7 Percentis de circunferência muscular do braço (cm) de acordo com a idade para homens.

Idade	Percentis						
	5	10	25	50	75	90	95
1,0 a 1,9	11,0	11,3	11,9	12,7	13,5	14,4	14,7
2,0 a 2,9	11,1	11,4	12,2	13,0	14,0	14,6	15,0
3,0 a 3,9	11,7	12,3	13,1	13,7	14,3	14,8	15,3
4,0 a 4,9	12,3	12,6	13,3	14,1	14,8	15,6	15,9
5,0 a 5,9	12,8	13,3	14,0	14,7	15,4	16,2	16,9
6,0 a 6,9	13,1	13,5	14,2	15,1	16,1	17,0	17,7
7,0 a 7,9	13,7	13,9	15,1	16,0	16,8	17,7	19,0
8,0 a 8,9	14,0	14,5	15,4	16,2	17,0	18,2	18,7
9,0 a 9,9	15,1	15,4	16,1	17,0	18,3	19,6	20,2
10,0 a 10,9	15,6	16,0	16,6	18,0	19,1	20,9	22,1
11,0 a 11,9	15,9	16,5	17,3	18,3	19,5	20,5	23,0
12,0 a 12,9	16,7	17,1	18,2	19,5	21,0	22,3	24.1
13,0 a 13,9	17,2	17,9	19,6	21,1	22,6	23,8	24,5
14,0 a 14,9	18,9	19,9	21,2	22,3	24,0	26,0	26,4
15,0 a 15,9	19,9	20,4	21,8	23,7	25,4	26,6	27,2
16,0 a 16,9	21,3	22,5	23,4	24,9	26,9	28,7	29,6
17,0 a 17,9	22,4	23,1	24,5	25,8	27,3	29,4	31,2
18,0 a 18,9	22,6	23,7	25,3	26,4	28,3	29,8	32,4
19,0 a 24,9	23,8	24,5	25,7	27,3	28,9	30,9	32,1
25,0 a 34,9	24,3	25,0	26,4	27,9	29,8	31,4	32,6
35,0 a 44,9	24,7	25,5	26,9	28,6	30,2	31,8	32,7
45,0 a 54,9	23,9	24,9	26,5	28,1	30,0	31,8	32,6
55,0 a 64,9	23,8	24,5	26,0	27,8	29,5	31,0	32,0
65,0 a 74,9	22,3	23,5	25,1	26,8	28,4	29,8	30,6

Adaptada de Frisancho[10] (1981).

Tabela 39.8 Percentis de circunferência muscular do braço (cm) de acordo com a idade para mulheres.

Idade	Percentis						
	5	10	25	50	75	90	95
1,0 a 1,9	10,5	11,1	11,7	12,4	13,2	13,9	14,3
2,0 a 2,9	11,1	11,4	11,9	12,6	13,3	14,2	14,7
3,0 a 3,9	11,3	11,9	12,4	13,2	14,0	14,6	15,2
4,0 a 4,9	11,5	12,1	12,8	13,6	14,4	15,2	15,7
5,0 a 5,9	12,5	12,8	13,4	14,2	15,1	15,9	16,5
6,0 a 6,9	13,0	13,3	13,8	14,5	15,4	16,6	17,1
7,0 a 7,9	12,9	13,5	14,2	15,1	16,0	17,1	17,6
8,0 a 8,9	13,8	14,0	15,1	16,0	17,1	18,3	19,4
9,0 a 9,9	14,7	15,0	15,8	16,7	18,0	19,4	19,8
10,0 a 10,9	14,8	15,0	15,9	17,0	18,0	19,0	19,7
11,0 a 11,9	15,0	15,8	17,1	18,1	19,6	21,7	22,3
12,0 a 12,9	16,2	16,6	18,0	19,1	20,1	21,4	22,0
13,0 a 13,9	16,9	17,5	18,3	19,8	21,1	22,6	24,0
14,0 a 14,9	17,4	17,9	19,0	20,1	21,6	23,2	24,7
15,0 a 15,9	17,5	17,8	18,9	20,2	21,5	22,8	24,4
16,0 a 16,9	17,0	18,0	19,0	20,2	21,6	23,4	24,9
17,0 a 17,9	17,5	18,3	19,4	20,5	22,1	23,9	25,7

Tabela 39.8 Percentis de circunferência muscular do braço (cm) de acordo com a idade para mulheres. (*Continuação*)

Idade	Percentis						
	5	10	25	50	75	90	95
18,0 a 18,9	17,4	17,9	19,1	20,2	21,5	23,7	24,5
19,0 a 24,9	17,9	18,5	19,5	20,7	22,1	23,6	24,9
25,0 a 34,9	18,3	18,8	19,9	21,2	22,8	24,6	26,4
35,0 a 44,9	18,6	19,2	20,5	21,8	23,6	25,7	27,2
45,0 a 54,9	18,7	19,3	20,6	22,0	23,8	26,0	27,4
55,0 a 64,9	18,7	19,6	20,9	22,5	24,4	26,6	28,0
65,0 a 74,9	18,5	19,5	20,8	22,5	24,4	26,4	27,9

Adaptada de Frisancho[10] (1981).

O cálculo de adequação da CMB pode ser realizado por meio da equação a seguir, e o estado nutricional, classificado de acordo com a Tabela 39.9.

$$\text{Adequação da CMB (\%)} = \frac{\text{CMB obtida (cm)}}{\text{CMB percentil 50 (cm)}} \times 100$$

■ **Área muscular do braço corrigida (AMBc).** Avalia a reserva de tecido muscular, corrigindo a área óssea. A AMBc reflete as mudanças do tecido muscular de modo mais acurado do que a CMB. É obtida por meio das equações a seguir, de acordo com o sexo:

$$\text{Homem: AMBc (cm}^2\text{)} = \frac{[\text{CB (cm)} - \text{p} \times (\text{DCT (mm)}/10)]^2}{4\,\text{p}} - 10$$

$$\text{Mulher: AMBc (cm}^2\text{)} = \frac{[\text{CB (cm)} - \text{p} \times (\text{DCT (mm)}/10)]^2}{4\,\text{p}} - 6,5$$

Tabela 39.9 Estado nutricional de acordo com a adequação (%) da circunferência muscular do braço (CMB).

CMB	Classificação
< 70%	Desnutrição grave
70 a 80%	Desnutrição moderada
80 a 90%	Desnutrição leve
≥ 90%	Eutrofia

Adaptada de Blackburn e Thornton[9] (1979).

Com base nos valores de referência estabelecidos por Frisancho nas Tabelas 39.10 e 39.11,[7] a interpretação dos resultados pode ser realizada de acordo com a Tabela 39.5.

■ **Área de gordura do braço (AGB).** Pode ser obtida pela equação a seguir. Com base nos valores de referência estabelecidos por Frisancho nas Tabelas 39.12 e 39.13,[7] são classificados como obesidade os valores acima do percentil 90.

Tabela 39.10 Percentis de área muscular do braço corrigida (cm²) de acordo com a idade para homens.

Idade	Percentis								
	5	10	15	25	50	75	85	90	95
1,0 a 1,9	9,7	10,4	10,8	11,6	13,0	14,6	15,4	16,3	17,2
2,0 a 2,9	10,1	10,9	11,3	12,4	13,9	15,6	16,4	16,9	18,4
3,0 a 3,9	11,2	12,0	12,6	13,5	15,0	16,4	17,4	18,3	19,5
4,0 a 4,9	12,0	12,9	13,5	14,5	16,2	17,9	18,8	19,8	20,9
5,0 a 5,9	13,2	14,2	14,7	15,7	17,6	19,5	20,7	21,7	23,2
6,0 a 6,9	14,4	15,3	15,8	16,8	18,7	21,3	22,9	23,8	25,7
7,0 a 7,9	15,1	16,2	17,0	18,5	20,6	22,6	24,5	25,2	28,6
8,0 a 8,9	16,3	17,8	18,5	19,5	21,6	24,0	25,5	26,6	29,0
9,0 a 9,9	18,2	19,3	20,3	21,7	23,5	26,7	28,7	30,4	32,9
10,0 a 10,9	19,6	20,7	21,6	23,0	25,7	29,0	32,2	34,0	37,1
11,0 a 11,9	21,0	22,0	23,0	24,8	27,7	31,6	33,6	36,1	40,3
12,0 a 12,9	22,6	24,1	25,3	26,9	30,4	35,9	39,3	40,9	44,9
13,0 a 13,9	24,5	26,7	28,1	30,4	25,7	41,3	45,3	48,1	52,5
14,0 a 14,9	28,3	31,3	33,1	36,1	41,9	47,4	51,3	54,0	57,5
15,0 a 15,9	31,9	34,9	36,9	40,3	46,3	53,1	56,3	57,7	63,0
16,0 a 16,9	37,0	40,9	42,4	45,9	51,9	57,8	63,3	66,2	70,5
17,0 a 17,9	39,6	42,6	44,8	48,0	53,4	60,4	64,3	67,9	73,1
18,0 a 24,9	34,2	37,3	39,6	42,7	49,4	57,1	61,8	65,0	72,0

(continua)

Tabela 39.10 Percentis de área muscular do braço corrigida (cm²) de acordo com a idade para homens. (*Continuação*)

Idade	Percentis								
	5	10	15	25	50	75	85	90	95
25,0 a 29,9	36,6	39,9	42,4	46,0	53,0	61,4	66,1	68,9	74,5
30,0 a 34,9	37,9	40,9	43,4	47,3	54,4	63,2	67,6	70,8	76,1
35,0 a 39,9	38,5	42,6	44,6	47,9	55,3	64,0	69,1	72,7	77,6
40,0 a 44,9	38,4	42,1	45,1	48,7	56,0	64,0	68,5	71,6	77,0
45,0 a 49,9	37,7	41,3	43,7	47,9	55,2	63,3	68,4	72,2	76,2
50,0 a 54,9	36,0	40,0	42,7	46,6	54,0	62,7	67,0	70,4	77,4
55,0 a 59,9	36,5	40,8	42,7	46,7	54,3	61,9	66,4	69,6	75,1
60,0 a 64,9	34,5	38,7	41,2	44,9	52,1	60,0	64,8	67,5	71,6
65,0 a 69,9	31,4	35,8	38,4	42,3	49,1	57,3	61,2	64,3	69,4
70,0 a 74,9	29,7	33,8	36,1	40,2	47,0	54,6	59,1	62,1	67,3

Adaptada de Frisancho[7] (1990).

Tabela 39.11 Percentis de área muscular do braço corrigida (cm²) de acordo com a idade para mulheres.

Idade	Percentis								
	5	10	15	25	50	75	85	90	95
1,0 a 1,9	8,9	9,7	10,1	10,8	12,3	13,8	14,6	15,3	16,2
2,0 a 2,9	10,1	10,6	10,9	11,8	13,2	14,7	15,6	16,4	17,3
3,0 a 3,9	10,8	11,4	11,8	12,6	14,3	15,8	16,7	17,4	18,8
4,0 a 4,9	11,2	12,2	12,7	13,6	15,3	17,0	18,0	18,6	19,8
5,0 a 5,9	12,4	13,2	13,9	14,8	16,4	18,3	19,4	20,6	22,1
6,0 a 6,9	13,5	14,1	14,6	15,6	17,4	19,5	21,0	22,0	24,2
7,0 a 7,9	14,4	15,2	15,8	16,7	18,9	21,2	22,6	23,9	25,3
8,0 a 8,9	15,2	16,0	16,8	18,2	20,8	23,2	24,6	26,5	28,0
9,0 a 9,9	17,0	17,9	18,7	19,8	21,9	25,4	27,2	28,3	31,1
10,0 a 10,9	17,6	18,5	19,3	20,9	23,8	27,0	29,1	31,0	33,1
11,0 a 11,9	19,5	21,0	21,7	23,2	26,4	30,7	33,5	35,7	39,2
12,0 a 12,9	20,4	21,8	23,1	25,5	29,0	33,2	36,3	37,8	40,5
13,0 a 13,9	22,8	24,5	25,4	27,1	30,8	35,3	38,1	39,6	43,7
14,0 a 14,9	24,0	26,2	27,1	29,0	32,8	36,9	39,8	42,3	47,5
15,0 a 15,9	24,4	25,8	27,5	29,2	33,0	37,3	40,2	41,7	45,9
16,0 a 16,9	25,2	26,8	28,2	30,0	33,6	38,0	40,2	43,7	48,3
17,0 a 17,9	25,9	27,5	28,9	30,7	34,3	39,6	43,4	46,2	50,8
18,0 a 24,9	19,5	21,5	22,8	24,5	28,3	33,1	36,4	39,0	44,2
25,0 a 29,9	20,5	21,9	23,1	25,2	29,4	34,9	38,5	41,9	47,8
30,0 a 34,9	21,1	23,0	24,2	26,3	30,9	36,8	41,2	44,7	51,3
35,0 a 39,9	21,1	23,4	24,7	27,3	31,8	38,7	43,1	46,1	54,2
40,0 a 44,9	21,3	23,1	25,5	27,5	32,3	39,8	45,8	49,5	55,8
45,0 a 49,9	21,6	24,6	24,8	27,4	32,5	39,5	44,7	48,4	56,1
50,0 a 54,9	22,2	24,8	25,7	28,3	33,4	40,4	46,1	49,6	55,6
55,0 a 59,9	22,8	24,5	26,5	28,7	34,7	42,3	47,3	52,1	58,8
60,0 a 64,9	22,4	24,5	26,3	29,2	34,5	41,1	45,6	49,1	55,1
65,0 a 69,9	21,9	24,5	26,2	28,9	34,6	41,6	46,3	49,6	56,5
70,0 a 74,9	22,2	24,4	26,0	28,8	34,3	41,8	46,4	49,2	54,6

Adaptada de Frisancho[7] (1990).

Tabela 39.12 Percentis de área de gordura do braço (cm^2) de acordo com a idade para homens.

Idade	Percentis								
	5	10	15	25	50	75	85	90	95
1,0 a 1,9	4,5	4,9	5,3	5,9	7,4	8,9	9,6	10,3	11,7
2,0 a 2,9	4,2	4,8	5,1	5,8	7,3	8,6	9,7	10,6	11,6
3,0 a 3,9	4,5	5,0	5,4	5,9	7,2	8,8	9,8	10,6	11,8
4,0 a 4,9	4,1	4,7	5,2	5,7	6,9	8,5	9,3	10,0	11,4
5,0 a 5,9	4,0	4,5	4,9	5,5	6,7	8,3	9,8	10,9	12,7
6,0 a 6,9	3,7	4,3	4,6	5,2	6,7	8,6	10,3	11,2	15,2
7,0 a 7,9	3,8	4,3	4,7	5,4	7,1	9,6	11,6	12,8	15,5
8,0 a 8,9	4,1	4,8	5,1	5,8	7,6	10,4	12,4	15,6	18,6
9,0 a 9,9	4,2	4,8	5,4	6,1	8,3	11,8	15,8	18,2	21,7
10,0 a 10,9	4,7	5,3	5,7	6,9	9,8	14,7	18,3	21,5	27,0
11,0 a 11,9	4,9	5,5	6,2	7,3	10,4	16,9	22,3	26,0	32,5
12,0 a 12,9	4,7	5,6	6,3	7,6	11,3	15,8	21,1	27,3	35,0
13,0 a 13,9	4,7	5,7	6,3	7,6	10,1	14,9	21,2	25,4	32,1
14,0 a 14,9	4,6	5,6	6,3	7,4	10,1	15,9	19,5	25,5	31,8
15,0 a 15,9	5,6	6,1	6,5	7,3	9,6	14,6	20,2	24,5	31,3
16,0 a 16,9	5,6	6,1	6,9	8,3	10,5	16,6	20,6	24,8	33,5
17,0 a 17,9	5,4	6,1	6,7	7,4	9,9	15,6	19,7	23,7	28,9
18,0 a 24,9	5,5	6,9	7,7	9,2	13,9	21,5	26,8	30,7	37,2
25,0 a 29,9	6,0	7,3	8,4	10,2	16,3	23,9	29,7	33,3	40,4
30,0 a 34,9	6,2	8,4	9,7	11,9	18,4	25,6	31,6	34,8	41,9
35,0 a 39,9	6,5	8,1	9,6	12,8	18,8	25,2	29,6	33,4	39,4
40,0 a 44,9	7,1	8,7	9,9	12,4	18,0	25,3	30,1	35,3	42,1
45,0 a 49,9	7,4	9,0	10,2	12,3	18,1	24,9	29,7	33,7	40,4
50,0 a 54,9	7,0	8,6	10,1	12,3	17,3	23,9	29,0	32,4	40,0
55,0 a 59,9	6,4	8,2	9,7	12,3	17,4	23,8	28,4	33,3	39,1
60,0 a 64,9	6,9	8,7	9,9	12,1	17,0	23,5	28,3	31,8	38,7
65,0 a 69,9	5,8	7,4	8,5	10,9	16,5	22,8	27,2	30,7	36,3
70,0 a 74,9	6,0	7,5	8,9	11,0	15,9	22,0	25,7	29,1	34,9

Adaptada de Frisancho[7] (1990).

Tabela 39.13 Percentis de área de gordura do braço (cm^2) de acordo com a idade para mulheres.

Idade	Percentis								
	5	10	15	25	50	75	85	90	95
1,0 a 1,9	4,1	4,6	5,0	5,6	7,1	8,6	9,5	10,4	11,7
2,0 a 2,9	4,4	5,0	5,4	6,1	7,5	9,0	10,0	10,8	12,0
3,0 a 3,9	4,3	5,0	5,4	6,1	7,6	9,2	10,2	10,8	12,2
4,0 a 4,9	4,3	4,9	5,4	6,2	7,7	9,3	10,4	11,3	12,8
5,0 a 5,9	4,4	5,0	5,4	6,3	7,8	9,8	11,3	12,5	14,5
6,0 a 6,9	4,5	5,0	5,6	6,2	8,1	10,0	11,2	13,3	16,5
7,0 a 7,9	4,8	5,5	6,0	7,0	8,8	11,0	13,2	14,7	19,0
8,0 a 8,9	5,2	5,7	6,4	7,2	9,8	13,3	15,8	18,0	23,7
9,0 a 9,9	5,4	6,2	6,8	8,1	11,5	15,6	18,8	22,0	27,5
10,0 a 10,9	6,1	6,9	7,2	8,4	11,9	18,0	21,5	25,3	29,9
11,0 a 11,9	6,6	7,5	8,2	9,8	13,1	19,9	24,4	28,2	36,8
12,0 a 12,9	6,7	8,0	8,8	10,8	14,8	20,8	24,8	29,4	34,0
13,0 a 13,9	6,7	7,7	9,4	11,6	16,5	23,7	28,7	32,7	40,8

(continua)

Tabela 39.13 Percentis de área de gordura do braço (cm²) de acordo com a idade para mulheres. (*Continuação*)

Idade	Percentis								
	5	10	15	25	50	75	85	90	95
14,0 a 14,9	8,3	9,6	10,9	12,4	17,7	25,1	29,5	34,6	41,2
15,0 a 15,9	8,6	10,0	11,4	12,8	18,2	24,4	29,2	32,9	44,3
16,0 a 16,9	11,3	12,8	13,7	15,9	20,5	28,0	32,7	37,0	46,0
17,0 a 17,9	9,5	11,7	13,0	14,6	21,0	29,5	33,5	38,0	51,6
18,0 a 24,9	10,0	12,0	13,5	16,1	21,9	30,6	37,2	42,0	51,6
25,0 a 29,9	11,0	13,3	15,1	17,7	24,5	34,8	42,1	47,1	57,5
30,0 a 34,9	12,2	14,8	17,2	20,4	28,2	39,0	46,8	52,3	64,5
35,0 a 39,9	13,0	15,8	18,0	21,8	29,7	41,7	49,2	55,5	64,9
40,0 a 44,9	13,8	16,7	19,2	23,0	31,3	42,6	51,0	56,3	64,5
45,0 a 49,9	13,6	17,1	19,8	24,3	33,0	44,4	52,3	58,4	68,8
50,0 a 54,9	14,3	18,3	21,4	25,7	34,1	45,6	53,9	57,7	65,7
55,0 a 59,9	13,7	18,2	20,7	26,0	34,5	46,4	53,9	59,1	69,7
60,0 a 64,9	15,3	19,1	21,9	26,0	34,8	45,7	51,7	58,3	68,3
65,0 a 69,9	13,9	17,6	20,0	24,1	32,7	42,7	49,2	53,6	62,4
70,0 a 74,9	13,0	16,2	18,8	22,7	31,2	41,0	46,4	51,4	57,7

Adaptada de Frisancho[7] (1990).

$$AGB\ (cm^2) = \frac{[CMB\ (cm) \times (DCT\ (mm)/10)]}{2} - \frac{p \times (DCT\ (mm)/10)^2}{4}$$

■ **Relação cintura/quadril (RCQ).** Este é um indicador frequentemente usado para identificar a deposição de gordura na região abdominal, a qual se associa com o risco de comorbidades. A RCQ foi, inicialmente, a medida mais comum para avaliação da obesidade central, mas há aproximadamente 20 anos reconheceu-se que pode ser menos válida como medida relativa.[11]

A RCQ é calculada por meio da seguinte equação:

$$RCQ = \frac{circunferência\ da\ cintura\ (cm)}{circunferência\ do\ quadril\ (cm)}$$

Resultados superiores a 1,0 para homens e 0,85 para mulheres são indicativos de risco de comorbidades.

• Circunferência da cintura (CC). A medida da distribuição de gordura é importante na avaliação de sobrepeso e obesidade porque a gordura visceral (intra-abdominal) é um fator de risco potencial para doenças, independentemente da gordura corporal total. Por isso, em indivíduos com excesso de peso é importante recorrer a indicadores que avaliem essa distribuição. A distribuição de gordura corporal pode ser classificada em dois tipos: androide (obesidade abdominal), caracterizada pelo acúmulo de gordura na região abdominal e associada a doenças cardiovasculares e metabólicas; ginoide (obesidade inferior) caracterizada pelo acúmulo de gordura na região dos glúteos, quadris e coxas.[5,6,11]

A distribuição de gordura abdominal é claramente influenciada pelo sexo: para algum acúmulo de gordura corporal, o homem tem, em média, o dobro da quantidade de gordura abdominal em relação à mulher antes da menopausa.[11]

A Organização Mundial da Saúde (OMS)[12] estabelece, de modo geral, que valores de CC acima de 102 cm para homens e 88 cm para mulheres representam medidas de alto risco para o desenvolvimento de doenças. A Tabela 39.14 apresenta a combinação dos valores de IMC e CC e o risco relativo de doenças.

A relação entre circunferência abdominal e gordura corporal também difere segundo o sexo para grupos étnicos distintos, sendo os pontos de corte para sul-asiáticos, chineses e japoneses, para o mesmo nível de risco, menores (Tabela 39.15).[11,14,15]

Tabela 39.14 Pontos de corte de índice de massa corporal (IMC) e circunferência da cintura (CC) e risco relativo de doenças.

Classificação	IMC	Risco relativo de doenças	
		Homens: CC < 102 cm Mulheres: CC < 88 cm	Homens: CC > 102 cm Mulheres: CC > 88 cm
Baixo peso	< 18,5	–	–
Eutrofia	18,5 a 24,9	–	–
Sobrepeso	25,0 a 29,9	Aumentado	Alto
Obesidade grau I	30,0 a 34,9	Alto	Muito alto
Obesidade grau II	35,0 a 39,9	Muito alto	Muito alto
Obesidade grau III	≥ 40,0	Extremamente alto	Extremamente alto

Adaptada de NHLBI Obesity Education Initiative[13] (2000).

Tabela 39.15 Risco para síndrome metabólica segundo medidas de circunferência da cintura, por etnia e sexo.

Etnia	Sexo	Circunferência da cintura (cm)
Europeus	Homens	> 94
	Mulheres	> 80
Sul-asiáticos	Homens	> 90
	Mulheres	> 80
Chineses	Homens	> 90
	Mulheres	> 80
Japoneses	Homens	> 90
	Mulheres	> 80

Adaptada de Zimmet e Alberti[14] (2006); WHO[15] (2008).

■ Relação cintura/estatura (RCE). Evidências estatísticas robustas de metanálises de estudos transversais e prospectivos demonstraram recentemente a superioridade da RCE sobre a circunferência abdominal e o IMC para a detecção de fatores de risco cardiometabólicos em ambos os sexos. A RCE é uma medida simples para avaliação do risco associado ao estilo de vida e ao excesso de peso em adultos e tem se mostrado um preditor melhor do que o IMC do risco de mortalidade e também de anos de vida perdidos para ambos os sexos. Dessa maneira, a medição da RCE tem sido cada vez mais usada, sendo o ponto de corte 0,5 (a cintura deve ser menor que a metade da altura).[11]

A RCE é calculada por meio da seguinte equação:

$$RCE = \frac{CC\ (cm)}{estatura\ (cm)}$$

Composição corporal

A avaliação da composição corporal pode ser definida como a mensuração e a interpretação dos valores obtidos acerca dos compartimentos corporais, sendo os mais avaliados: a massa gorda (gordura corporal) e a massa magra (massa livre de gordura, constituída por proteínas, água intra e extracelular e conteúdo mineral ósseo).

Existem várias formas de avaliar a composição corporal, desde pesagem hidrostática (peso submerso), composição corporal por absorciometria com raios X de dupla energia (DEXA) e técnicas de imagem como ressonância magnética e tomografia computadorizada, porém esses métodos apresentam custo elevado e uso limitado na prática clínica.

Por outro lado, alternativas como a estimativa da composição corporal pela somatória de medidas de dobras cutâneas, ultrassonografia e análise de bioimpedância estão disponíveis e são menos onerosas.

Dobras cutâneas

As dobras cutâneas são aferidas em pontos anatômicos com o auxílio de adipômetro e sua espessura expressa a quantidade de tecido adiposo no tecido subcutâneo. Na prática clínica, as dobras cutâneas do tríceps e subescapular são as mais usadas, e sua medida isolada pode ser comparada ao padrão de referência proposto por Frisancho (Tabelas 39.16 a 39.19).[7] A classificação

Tabela 39.16 Percentis de dobra cutânea do tríceps (mm) de acordo com a idade para homens.

Idade	Percentis								
	5	10	15	25	50	75	85	90	95
1,0 a 1,9	6,5	7,0	7,5	8,0	10,0	12,0	13,0	14,0	15,5
2,0 a 2,9	6,0	6,5	7,0	8,0	10,0	12,0	13,0	14,0	15,0
3,0 a 3,9	6,0	7,0	7,0	8,0	9,5	11,5	12,5	13,5	15,0
4,0 a 4,9	5,5	6,5	7,0	7,5	9,0	11,0	12,0	12,5	14,0
5,0 a 5,9	5,0	6,0	6,0	7,0	8,0	10,0	11,5	13,0	14,5
6,0 a 6,9	5,0	5,5	6,0	6,5	8,0	10,0	12,0	13,0	16,0
7,0 a 7,9	4,5	5,0	6,0	6,0	8,0	10,5	12,5	14,0	16,0
8,0 a 8,9	5,0	5,5	6,0	7,0	8,5	11,0	13,0	16,0	19,0
9,0 a 9,9	5,0	5,5	6,0	6,5	9,0	12,5	15,5	17,0	20,0
10,0 a 10,9	5,0	6,0	6,0	7,5	10,0	14,0	17,0	20,0	24,0
11,0 a 11,9	5,0	6,0	6,5	7,5	10,0	16,0	19,5	23,0	27,0
12,0 a 12,9	4,5	6,0	6,0	7,5	10,5	14,5	18,0	22,5	27,5
13,0 a 13,9	4,5	5,0	5,5	7,0	9,0	13,0	17,0	20,5	25,0
14,0 a 14,9	4,0	5,0	5,0	6,0	8,5	12,5	15,0	18,0	23,5
15,0 a 15,9	5,0	5,0	5,0	6,0	7,5	11,0	15,0	18,0	23,5
16,0 a 16,9	4,0	5,0	5,1	6,0	8,0	12,0	14,0	17,0	23,0
17,0 a 17,9	4,0	5,0	5,0	6,0	7,0	11,0	13,5	16,0	19,5
18,0 a 24,9	4,0	5,0	5,5	6,5	10,0	14,5	17,5	20,0	23,5
25,0 a 29,9	4,0	5,0	6,0	7,0	11,0	15,5	19,0	21,5	25,0
30,0 a 34,9	4,5	6,0	6,5	8,0	12,0	16,5	20,0	22,0	25,0
35,0 a 39,9	4,5	6,0	7,0	8,5	12,0	16,0	18,5	20,5	24,5
40,0 a 44,9	5,0	6,0	6,9	8,0	12,0	16,0	19,0	21,5	26,0
45,0 a 49,9	5,0	6,0	7,0	8,0	12,0	16,0	19,0	21,0	25,0
50,0 a 54,9	5,0	6,0	7,0	8,0	11,5	15,0	18,5	20,8	25,0
55,0 a 59,9	5,0	6,0	6,5	8,0	11,5	15,0	18,0	20,5	25,0
60,0 a 64,9	5,0	6,0	7,0	8,0	11,5	15,5	18,5	20,5	24,0
65,0 a 69,9	4,5	5,0	6,5	8,0	11,0	15,0	18,0	20,0	23,5
70,0 a 74,9	4,5	6,0	6,5	8,0	11,0	15,0	17,0	19,0	23,0

Adaptada de Frisancho[7] (1990).

Tabela 39.17 Percentis de dobra cutânea do tríceps (mm) de acordo com a idade para mulheres.

Idade	Percentis								
	5	10	15	25	50	75	85	90	95
1,0 a 1,9	6,0	7,0	7,0	8,0	10,0	12,0	13,0	140	16,0
2,0 a 2,9	6,0	7,0	7,5	8,5	10,0	12,0	13,5	14,5	16,0
3,0 a 3,9	6,0	7,0	7,5	8,5	10,0	12,0	13,0	14,0	16,0
4,0 a 4,9	6,0	7,0	7,5	8,0	10,0	12,0	13,0	14,0	15,5
5,0 a 5,9	5,5	7,0	7,0	8,0	10,0	12,0	13,5	15,0	17,0
6,0 a 6,9	6,0	6,5	7,0	8,0	10,0	12,0	13,0	15,0	17,0
7,0 a 7,9	6,0	7,0	7,0	8,0	10,5	12,5	15,0	16,0	19,0
8,0 a 8,9	6,0	7,0	7,5	8,5	11,0	14,5	17,0	18,0	22,5
9,0 a 9,9	6,5	7,0	8,0	9,0	12,0	16,0	19,0	21,0	25,0
10,0 a 10,9	7,0	8,0	8,0	9,0	12,5	17,5	20,0	22,5	27,0
11,0 a 11,9	7,0	8,0	8,5	10,0	13,0	18,0	21,5	24,0	29,0
12,0 a 12,9	7,0	8,0	9,0	11,0	14,0	18,5	21,5	24,0	27,5
13,0 a 13,9	7,0	8,0	9,0	11,0	15,0	20,0	24,0	25,0	30,0
14,0 a 14,9	8,0	9,0	10,0	11,5	16,0	21,0	23,5	26,5	32,0
15,0 a 15,9	8,0	9,5	10,5	12,0	16,5	20,5	23,0	26,0	32,5
16,0 a 16,9	10,5	11,5	12,0	14,0	18,0	23,0	26,0	29,0	32,5
17,0 a 17,9	9,0	10,0	12,0	13,0	18,0	24,0	26,5	29,0	34,5
18,0 a 24,9	9,0	11,0	12,0	14,0	18,5	24,5	28,5	31,0	36,0
25,0 a 29,9	10,0	12,0	13,0	15,0	20,0	26,5	31,0	34,0	38,0
30,0 a 34,9	10,5	13,0	15,0	17,0	22,5	29,5	33,0	35,5	41,5
35,0 a 39,9	11,0	13,0	15,5	18,0	23,5	30,0	35,0	37,0	41,0
40,0 a 44,9	12,0	14,0	16,0	19,0	24,5	30,5	35,0	37,0	41,0
45,0 a 49,9	12,0	14,5	16,5	19,5	25,5	32,0	35,5	38,0	42,5
50,0 a 54,9	12,0	15,0	17,5	20,5	25,5	32,0	36,0	38,5	42,0
55,0 a 59,9	12,0	15,0	17,0	20,5	26,0	32,0	36,0	39,0	42,5
60,0 a 64,9	12,5	16,0	17,5	20,5	26,0	32,0	35,5	38,0	42,5
65,0 a 69,9	12,0	14,5	16,0	19,0	25,0	30,0	33,5	36,0	40,0
70,0 a 74,9	11,0	13,5	15,5	18,0	24,0	29,5	32,0	35,0	38,5

Adaptada de Frisancho[7] (1990).

Tabela 39.18 Percentis de dobra cutânea subescapular (mm) de acordo com a idade para homens.

Idade	Percentis								
	5	10	15	25	50	75	85	90	95
1,0 a 1,9	4,0	4,0	4,5	5,0	6,0	7,0	8,0	8,5	10,0
2,0 a 2,9	3,5	4,0	4,0	4,5	5,5	7,0	7,5	8,5	10,0
3,0 a 3,9	3,5	4,0	4,0	4,5	5,0	6,0	7,0	7,0	9,0
4,0 a 4,9	3,0	3,5	4,0	4,0	5,0	6,0	6,5	7,0	8,0
5,0 a 5,9	3,0	3,5	4,0	4,0	5,0	5,5	6,5	7,0	8,0
6,0 a 6,9	3,0	3,5	3,5	4,0	4,5	5,5	6,5	8,0	13,0
7,0 a 7,9	3,0	3,5	4,0	4,0	5,0	6,0	7,0	8,0	12,0
8,0 a 8,9	3,0	3,5	4,0	4,0	5,0	6,0	7,5	9,0	12,5
9,0 a 9,9	3,0	3,5	4,0	4,0	5,0	7,0	9,5	12,0	14,5
10,0 a 10,9	3,5	4,0	4,0	4,5	6,0	8,0	11,0	14,0	19,5
11,0 a 11,9	4,0	4,0	4,0	5,0	6,0	9,0	15,0	18,5	26,0
12,0 a 12,9	4,0	4,0	4,5	5,0	6,0	9,5	15,0	19,0	24,0
13,0 a 13,9	4,0	4,0	5,0	5,0	6,5	9,0	13,0	17,0	25,0

(continua)

Tabela 39.18 Percentis de dobra cutânea subescapular (mm) de acordo com a idade para homens. (*Continuação*)

Idade	Percentis								
	5	10	15	25	50	75	85	90	95
14,0 a 14,9	4,0	5,0	5,0	5,5	7,0	9,0	12,0	15,5	22,5
15,0 a 15,9	5,0	5,0	5,5	6,0	7,0	10,0	13,0	16,0	22,0
16,0 a 16,9	5,0	6,0	6,0	7,0	8,0	11,0	14,0	16,0	22,0
17,0 a 17,9	5,0	6,0	6,0	7,0	8,0	11,0	14,0	17,0	21,5
18,0 a 24,9	6,0	7,0	7,0	8,0	11,0	16,0	20,0	24,0	30,0
25,0 a 29,9	7,0	7,0	8,0	9,0	13,0	20,0	24,5	26,5	31,0
30,0 a 34,9	7,0	8,0	9,0	11,0	15,5	22,0	25,5	29,0	33,0
35,0 a 39,9	7,0	8,0	9,5	11,0	16,0	22,5	25,5	28,0	33,0
40,0 a 44,9	7,0	8,0	9,0	11,5	16,0	22,0	25,5	29,5	33,0
45,0 a 49,9	7,0	8,0	9,5	11,5	17,0	23,5	27,0	30,0	34,5
50,0 a 54,9	7,0	8,0	9,0	11,5	16,0	22,5	26,5	29,5	34,0
55,0 a 59,9	6,5	8,0	9,5	11,5	16,5	23,0	26,0	28,5	32,0
60,0 a 64,9	7,0	8,0	10,0	12,0	17,0	23,0	26,0	29,0	34,0
65,0 a 69,9	6,0	7,5	8,5	10,5	15,0	21,5	25,0	28,0	32,5
70,0 a 74,9	6,5	7,0	8,0	10,3	15,0	21,0	25,0	27,5	31,0

Adaptada de Frisancho[7] (1990).

Tabela 39.19 Percentis de dobra cutânea subescapular (mm) de acordo com a idade para mulheres.

Idade	Percentis								
	5	10	15	25	50	75	85	90	95
1,0 a 1,9	4,0	4,0	4,5	5,0	6,0	7,5	8,5	9,0	10,0
2,0 a 2,9	4,0	4,0	4,5	5,0	6,0	7,0	8,0	9,0	10,5
3,0 a 3,9	3,5	4,0	4,0	5,0	5,5	7,0	7,5	8,5	10,0
4,0 a 4,9	3,5	4,0	4,0	4,5	5,5	7,0	8,0	9,0	10,5
5,0 a 5,9	3,5	4,0	4,0	4,5	5,0	7,0	8,0	9,0	12,0
6,0 a 6,9	3,5	4,0	4,0	4,5	5,5	7,0	8,0	10,0	11,5
7,0 a 7,9	3,5	4,0	4,0	4,5	6,0	7,5	9,5	11,0	13,0
8,0 a 8,9	3,5	4,0	4,0	5,0	6,0	8,0	11,5	14,5	21,0
9,0 a 9,9	4,0	4,5	5,0	5,0	6,5	9,5	13,0	18,0	24,0
10,0 a 10,9	4,0	4,5	5,0	5,5	7,0	11,5	16,0	19,5	24,0
11,0 a 11,9	4,5	5,0	5,0	6,0	8,0	12,0	16,0	20,0	28,5
12,0 a 12,9	5,0	5,5	6,0	6,5	9,0	13,0	17,0	22,0	30,0
13,0 a 13,9	6,0	6,0	6,0	7,0	10,0	15,5	19,0	23,0	26,5
14,0 a 14,9	6,0	6,0	7,0	7,5	10,0	16,0	20,5	25,0	30,0
15,0 a 15,9	7,0	7,0	7,5	8,0	10,0	15,0	20,0	23,0	28,0
16,0 a 16,9	6,0	7,5	8,0	9,0	11,5	16,5	24,0	26,0	34,0
17,0 a 17,9	6,5	7,0	7,5	9,0	12,5	19,5	24,5	28,0	34,0
18,0 a 24,9	6,5	7,0	8,0	9,5	13,0	20,0	25,5	29,0	36,0
25,0 a 29,9	6,5	7,0	8,0	10,0	14,0	23,0	29,0	33,0	38,5
30,0 a 34,9	7,0	7,5	8,5	10,5	16,0	26,5	32,5	37,0	43,0
35,0 a 39,9	6,5	8,0	9,0	11,0	18,0	28,5	34,0	36,5	43,0
40,0 a 44,9	7,0	8,0	9,0	11,5	19,0	28,5	34,0	37,0	42,0
45,0 a 49,9	7,0	8,5	10,0	12,5	20,0	29,5	34,0	37,5	43,5
50,0 a 54,9	7,0	9,0	11,0	14,0	21,9	30,0	35,5	39,0	43,5
55,0 a 59,9	7,0	9,0	11,0	13,5	22,0	31,0	35,0	38,0	45,0
60,0 a 64,9	7,5	9,0	11,0	14,0	21,5	30,5	35,0	38,0	43,0
65,0 a 69,9	7,0	8,0	10,0	13,0	20,0	28,0	33,0	36,0	41,0
70,0 a 74,9	6,5	8,5	10,0	12,0	19,5	27,0	32,0	35,0	38,5

Adaptada de Frisancho[7] (1990).

do estado nutricional segundo percentis das dobras cutâneas é apresentada na Tabela 39.20.

A adequação da dobra cutânea do tríceps pode ser calculada por meio da seguinte equação e classificada conforme a Tabela 39.21:

$$\text{Adequação da DCT (\%)} = \frac{\text{DCT obtida (cm)}}{\text{DCT percentil 50 (cm)}} \times 100$$

Os valores obtidos das dobras cutâneas são usados em equações preditivas da densidade corporal e do percentual de gordura corporal. Embora bastante popular, é um método influenciado pela habilidade do avaliador, pelo tipo de adipômetro, por fatores individuais, pela equação de predição usada, pelo grau de hidratação e espessura da pele, tendo baixa reprodutibilidade e elevado grau de variabilidade interexaminador.

Para o cálculo da densidade corporal, podem ser usadas as equações baseadas na somatória das quatro dobras (tricipital, bicipital, subescapular e suprailíaca), propostas por Durnin e Womersley[16] e apresentadas na Tabela 39.22.

A partir do valor da densidade corporal, o percentual de gordura corporal pode ser estimado por diversas equações, dentre elas a fórmula proposta por Siri.[17] Os valores de referência do percentual de gordura corporal associados ao desenvolvimento de riscos nutricionais estão apresentados na Tabela 39.23.

$$\text{Gordura corporal (\%)} = \frac{4,95}{\text{densidade (D)}} - 4,5 \times 100$$

Tabela 39.20 Estado nutricional segundo percentis das dobras cutâneas.

Percentil	Classificação
< p5	Desnutrição
p5 a p15	Risco para desnutrição
p15 a p85	Eutrofia
≥ p85	Obesidade

Adaptada de Frisancho[7] (1990).

Tabela 39.21 Estado nutricional de acordo com a adequação (%) da dobra cutânea tricipital (DCT).

DCT	Classificação
< 70%	Desnutrição grave
70 a 80%	Desnutrição moderada
80 a 90%	Desnutrição leve
90 a 110%	Eutrofia
110 a 120%	Sobrepeso
≥ 120%	Obesidade

Adaptada de Blackburn e Thornton[9] (1979).

Tabela 39.22 Equações para cálculo da densidade corporal (g/cm³) a partir da somatória de quatro dobras cutâneas, por sexo e idade.

Homens		Mulheres	
Idade	Equação	Idade	Equação
17 a 19	$1,1620 - 0,0630 + (\log \Sigma\,4)$	17 a 19	$1,1549 - 0,0678 + (\log \Sigma\,4)$
20 a 29	$1,1631 - 0,0632 + (\log \Sigma\,4)$	20 a 29	$1,1599 - 0,0717 + (\log \Sigma\,4)$
30 a 39	$1,1422 - 0,0544 + (\log \Sigma\,4)$	30 a 39	$1,1423 - 0,0632 + (\log \Sigma\,4)$
40 a 49	$1,1620 - 0,0700 + (\log \Sigma\,4)$	40 a 49	$1,1333 - 0,0612 + (\log \Sigma\,4)$
≥ 50	$1,1715 - 0,0779 + (\log \Sigma\,4)$	+ 50	$1,1339 - 0,0645 + (\log \Sigma\,4)$

Adaptada de Durnin e Womersley[16] (1974).

Tabela 39.23 Valores de referência para percentuais de gordura corporal para homens e mulheres adultos.

Classificação	Gordura corporal (%)	
	Homens	Mulheres
Risco de doenças e distúrbios associados à desnutrição	≤ 5	≤ 8
Abaixo da média	6 a 14	9 a 22
Média	15	23
Acima da média	16 a 24	24 a 31
Risco de doenças associadas à obesidade	≥ 25	≥ 32

Adaptada de Lohman[18] (1992).

A estimativa percentual da gordura corporal pode ser também realizada a partir da somatória das quatro dobras cutâneas, de acordo com a faixa etária e o sexo (Tabela 39.24).

Ultrassonografia

A ultrassonografia tem sido documentada para avaliar a gordura visceral e apresenta excelente correlação com a ressonância magnética e a tomografia computadorizada, podendo medir a espessura do tecido adiposo e de tecidos mais profundos nas diferentes regiões corporais. Considera-se um bom método para quantificar o tecido adiposo intra-abdominal, com a vantagem de ser uma alternativa menos dispendiosa.

Bioimpedância

O corpo humano é composto por água e íons condutores elétricos. O tecido adiposo impõe resistência à passagem da corrente elétrica, e o tecido muscular esquelético, rico em água, é um bom condutor. No exame de bioimpedância, ou impedanciometria elétrica, uma corrente elétrica alternante de baixa intensidade é conduzida pelo corpo. A impedância é calculada com base na composição de dois vetores: a resistência e a reatância.

A resistência é a restrição ou a voltagem perdida na passagem da corrente elétrica pelo corpo e depende da quantidade de água presente, enquanto a reatância é outra força resistiva caracterizada pelo armazenamento da corrente durante a passagem pelas membranas e pelo meio intracelular. Nos modelos tetrapolares, os resultados são obtidos a partir de equações preditivas, a partir de sexo, idade, raça, peso e altura, estimando-se a massa gorda, a massa livre de gordura e a água corporal total extra e intracelular. Trata-se de um método prático, independente da habilidade do examinador, mas que pode ser influenciado pela temperatura ambiente, pela realização de atividade física, pelo consumo de alimentos e bebidas, pela menopausa e pelo ciclo menstrual, devendo ser realizado com jejum de pelo menos 4 horas, sem atividades físicas por 12 horas, com abstinência alcoólica por 24 horas, preferencialmente sem uso de diuréticos por 7 dias, e as mulheres devem realizá-lo entre o 7º e o 21º dia do ciclo menstrual. Aparelhos octopolares multifrequenciais são menos dependentes da hidratação corporal, sendo mais precisos na avaliação da composição corporal de idosos (que têm perda de massa muscular) e de crianças e adolescentes (que têm maior hidratação da massa livre de gordura).[11]

A partir da massa livre de gordura, os aparelhos de bioimpedância fazem uma estimativa da taxa metabólica basal. Os aparelhos de bioimpedância octopolares e a ultrassonografia podem fazer estimativas da gordura visceral, validadas em estudos comparativos com tomografia e ressonância.

Tabela 39.24 Porcentagem estimada de gordura corporal obtida, por meio da soma de quatro dobras cutâneas.

Σ dobras cutâneas (mm)	Homens (idade em anos)				Mulheres (idade em anos)			
	17 a 29	30 a 39	40 a 49	50+	17 a 29	30 a 39	40 a 49	50+
15	4,8	–	–	–	10,5	–	–	–
20	8,1	12,2	12,2	12,6	14,1	17,0	19,8	21,4
25	10,5	14,2	15,0	15,6	16,8	19,4	22,2	24,0
30	12,9	16,2	17,7	18,6	19,5	21,8	24,5	26,6
35	14,7	17,7	19,6	20,8	21,5	23,7	26,4	28,5
40	16,4	19,2	21,4	22,9	23,4	25,5	28,2	30,3
45	17,7	20,4	23,0	24,7	25,0	26,9	29,6	31,9
50	19,0	21,5	24,6	26,5	26,5	28,2	31,0	33,4
55	20,1	22,5	25,9	27,9	27,8	29,4	32,1	34,6
60	21,2	23,5	27,1	29,2	29,1	30,6	33,2	35,7
65	22,2	24,3	28,2	30,4	30,2	31,6	34,1	36,7
70	23,1	25,1	29,3	31,6	31,2	32,5	35,0	37,7
75	24,0	25,9	30,3	32,7	32,2	33,4	35,9	38,7
80	24,8	26,6	31,2	33,8	33,1	34,3	36,7	39,6
85	25,5	27,2	32,1	34,8	34,0	35,1	37,5	40,4
90	26,2	27,8	33,0	35,8	34,8	35,8	38,3	41,2
95	26,9	28,4	33,7	36,6	35,6	36,5	39,0	41,9
100	27,6	29,0	34,4	37,4	36,4	37,2	39,7	42,6
105	28,2	29,6	35,1	38,2	37,1	37,9	40,4	43,3
110	28,8	30,1	35,8	39,0	37,8	38,6	41,0	43,9
115	29,4	30,6	36,4	39,7	38,4	39,1	41,5	44,5
120	30,0	31,1	37,0	40,4	39,0	39,6	42,0	45,1
125	31,0	31,5	37,6	41,1	39,6	40,1	42,5	45,7
130	31,5	31,9	38,2	41,8	40,2	40,6	43,0	46,2
135	32,0	32,3	38,7	42,4	40,8	41,1	43,5	46,7
140	32,5	32,7	39,2	43,0	41,3	41,6	44,0	47,2
145	32,9	33,1	39,7	43,6	41,8	42,1	44,5	47,7
150	33,3	33,5	40,2	44,1	42,3	42,6	45,0	48,2
155	33,7	33,9	40,7	44,6	42,8	43,1	45,4	48,7
160	34,1	34,3	41,2	45,1	43,3	43,6	45,8	49,2
165	34,5	34,6	41,6	45,6	43,7	44,0	46,2	49,6
170	34,9	34,8	42,0	46,1	44,1	44,4	46,6	50,0
175	35,3	–	–	–	–	44,8	47,0	50,4
180	35,6	–	–	–	–	45,2	47,4	50,8
185	35,9	–	–	–	–	45,6	47,8	51,2
190	–	–	–	–	–	45,9	48,2	51,6
195	–	–	–	–	–	46,2	48,5	52,0
200	–	–	–	–	–	46,5	48,8	52,4
205	–	–	–	–	–	–	49,1	52,7
210	–	–	–	–	–	–	49,4	53,0

Adaptada de Durnin e Womersley[16] (1974).

Avaliação do consumo alimentar

Para uma intervenção nutricional adequada e eficiente, deve-se enfatizar a importância da elaboração de um protocolo de atendimento que contemple e priorize a análise da ingestão alimentar como parte integrante da avaliação nutricional. Tal protocolo deve ser usado como ferramenta para o trabalho do nutricionista, com o objetivo de identificar hábitos e comportamentos de ingestão de alimentos do indivíduo avaliado.[1,19–21]

A escolha do método mais adequado de avaliação do consumo alimentar depende do estado geral do indivíduo, da evolução da condição clínica e dos motivos pelos quais o indivíduo necessita de orientação nutricional. Além disso, também devem ser considerados fatores como: local de aplicação do método (p. ex., leitos hospitalares, ambulatórios/consultórios), idade, sexo, nível socioeconômico, grau de escolaridade, tempo disponível do indivíduo e do profissional, e objetivo da avaliação.[8,22]

O método escolhido deverá fornecer informações para que o nutricionista conheça a alimentação atual ou habitual do cliente, e que sirvam de base para a orientação nutricional, que deve visar à melhoria da qualidade da alimentação e à adequação do estado nutricional do indivíduo, bem como à promoção da saúde e à prevenção do surgimento de comorbidades.

Na maioria das vezes, a avaliação do consumo alimentar consta de uma entrevista ou anamnese detalhada sobre os hábitos alimentares, na qual devem ser considerados dados como: alergias, intolerâncias, preferências e aversões a alimentos; horários e local das refeições; formas usuais de preparo; consumo habitual de alimentos *light/diet*; adição de sal, açúcar, adoçante e demais condimentos; e uso de alimentos diferenciados como orgânicos, probióticos etc.[23] Desse modo, cabe ao nutricionista conhecer os hábitos alimentares e costumes dos indivíduos atendidos no que se refere às características biopsicossocioculturais, assim como compreender as diferentes técnicas culinárias empregadas no preparo dos alimentos.

De maneira geral, os métodos de avaliação do consumo alimentar podem ser classificados em prospectivos, quando registram a informação do consumo no presente; ou retrospectivos, quando registram a informação do consumo no passado (recente ou a longo prazo).[22,24]

A seguir são descritos os principais métodos de avaliação do consumo alimentar.

Recordatório alimentar de 24 horas

O recordatório alimentar de 24 horas consiste em descrever e quantificar todos os alimentos e bebidas ingeridos no período anterior à entrevista, que podem ser as 24 horas precedentes ou, mais comumente, o dia anterior.[24,25]

Trata-se de uma entrevista pessoal conduzida pelo nutricionista durante o atendimento. A qualidade da informação depende da memória e da cooperação do cliente, assim como da capacidade do profissional em estabelecer um canal de comunicação para se obter a informação por meio do diálogo. Respostas precisas e não tendenciosas exigem respeito e atitude neutra do nutricionista frente a hábitos de consumo de alimentos socialmente censurados.

Dada a necessidade de descrição detalhada sobre o tamanho e o volume da porção consumida (fatias, pedaços, unidades, pequenas, médias ou grandes), para auxiliar na estimativa das porções consumidas, recomenda-se o uso de ferramentas como álbuns fotográficos, modelos tridimensionais de alimentos, medidas caseiras e também *software* ou aplicativos para celulares e *tablets*.[26–28]

Duas das vantagens do recordatório alimentar de 24 horas são a rápida aplicação e o imediato período de recordação, condições que contribuem para maior participação, confiabilidade e motivação do indivíduo. Tanto o recordatório alimentar de 24 horas como o registro alimentar avaliam a dieta atual e estimam valores absolutos ou relativos da ingestão de energia e nutrientes amplamente distribuídos no total de alimentos consumidos pelo indivíduo. Isso pode ser feito porque se trata de métodos abertos, que possibilitam um número ilimitado de respostas quanto aos tipos de alimentos, modos de preparo e quantidades consumidas. Outras vantagens do recordatório alimentar de 24 horas incluem sua aplicabilidade em clientes não alfabetizados e menor ocorrência de alterações no comportamento alimentar, uma vez que o relato ocorre após a ingestão.

Como limitações do recordatório alimentar de 24 horas, destacam-se a dependência da memória do entrevistado para se recordar do consumo alimentar, bem como para identificar e quantificar o tamanho das porções; e a pouca representatividade do consumo habitual dada a influência da variabilidade dia a dia na ingestão de alimentos e nutrientes relatados, não sendo recomendada a avaliação de um único dia.

Diário alimentar ou registro alimentar

Assim como o recordatório alimentar de 24 horas, o diário alimentar tem por objetivo coletar informações sobre a ingestão atual de um indivíduo ou de um grupo populacional. Nesse método, também conhecido como registro alimentar, o cliente ou o indivíduo responsável anota, em formulários especialmente desenhados, todos os alimentos e bebidas consumidos ao longo de um ou mais dias, devendo anotar também os alimentos consumidos fora do lar. O método pode ser aplicado durante 3, 5 ou 7 dias. Períodos maiores que 7 dias podem comprometer a adesão e a fidedignidade dos dados.[29]

Independentemente dos dias selecionados, o registro alimentar deve ser aplicado em dias alternados e abrangendo 1 dia de fim de semana. O diário alimentar pode ser aplicado de duas maneiras: pelo registro estimado do tamanho da porção consumida, ou pelo registro pesado do que foi posto no prato e das sobras (menos usado, pois há maior necessidade de treinamento, esforço e vontade de colaboração do indivíduo). Em ambos os casos, o indivíduo registrará em detalhes o nome da preparação, seus ingredientes, a marca do alimento e o modo de preparação. Devem também ser anotados detalhes como adição de sal, açúcar, óleo e molhos, se a casca do alimento foi ingerida, e também se o alimento ou bebida consumido era regular ou *diet/light*. Para a melhor estimativa do tamanho da porção, o indivíduo pode contar com o auxílio de medidas caseiras tradicionalmente usadas, podendo usar também fotografias de diferentes tamanhos de porções e modelos tridimensionais de alimentos.[25]

Os registros têm sido o método de preferência de muitos profissionais, pois o registro do tamanho da porção do alimento no momento do consumo reduz ou elimina o viés da memória.[30]

História alimentar

O método de história alimentar consiste em uma extensa entrevista com o propósito de gerar informações sobre os hábitos alimentares atuais e passados. São coletadas informações sobre número de refeições, apetite, preferências alimentares, uso de suplementos nutricionais, recordatório alimentar de 24 horas com maiores detalhes sobre padrões de consumo, tamanho de porções, frequência de consumo dos alimentos e variações sazonais; devendo-se obter informações adicionais sobre tabagismo, prática de exercícios físicos, entre outras.[31,32]

Entre as vantagens do método está a descrição da dieta usual, sendo minimizadas as variações do dia a dia da ingestão. As desvantagens são a necessidade de treinamento do nutricionista, dependência da memória do indivíduo avaliado, tempo longo de administração (1 a 2 horas) e alto custo para verificar e codificar as informações.

Questionário de frequência alimentar

Está amplamente documentado, em numerosos estudos prospectivos internacionais, que o questionário de frequência alimentar tende a ser considerado o mais prático e informativo método de avaliação da ingestão dietética, fundamentalmente importante em estudos epidemiológicos que relacionam a dieta com a ocorrência de doenças crônicas não transmissíveis.[20,22] No entanto, seu uso na prática clínica nem sempre é indicado, pois é comum haver a formulação de questionários sem o cuidado e rigor metodológico necessários, o que se reflete na obtenção de resultados pouco confiáveis. De modo geral, o questionário de frequência alimentar costuma ser usado para a avaliação da frequência de consumo dos alimentos, de modo que a informação obtida auxilie na elaboração do plano alimentar, e o nutricionista possa sugerir alimentos já comuns ao cliente.

NECESSIDADES E RECOMENDAÇÕES NUTRICIONAIS

Energia

Recomendações nutricionais são definidas tradicionalmente como a quantidade de energia e de nutrientes que atendem às necessidades da maioria dos indivíduos de determinado grupo ou população. Do ponto de vista dietético, as recomendações nutricionais podem significar as escolhas alimentares, ou seja, a seleção e o conjunto de alimentos que promovam a saúde do indivíduo ou do grupo por meio de uma alimentação adequada.[33]

Uma alimentação adequada deve incluir alimentos e/ou preparações que disponibilizem energia e os nutrientes em quantidades e proporções equilibradas e suficientes.

As recomendações nutricionais são instrumentos importantes para o planejamento, a prescrição e a avaliação de dietas. Baseiam-se em várias evidências científicas, como estudos populacionais de consumo, observações epidemiológicas, avaliações bioquímicas de restrição e saturação de nutrientes, e têm sido amplamente estudadas ao longo dos anos. Considerando que não existem recomendações nutricionais desenvolvidas no Brasil, em geral adotam-se as recomendações da OMS/Food and Agriculture Organization of the United Nations (FAO) e/ou as norte-americanas, denominadas ingestões diárias de referência (DRI, *dietary reference intake*). As DRI são representadas por valores numéricos estimados para o consumo de nutrientes, sendo usadas como parâmetros para a avaliação e o planejamento de dietas para indivíduos saudáveis.

Para o planejamento de uma dieta, o primeiro passo é estimar o valor energético total (VET), isto é, a quantidade de energia com a finalidade de atender às necessidades energéticas do indivíduo. Para essa estimativa, podem ser usadas as equações da National Academies of Sciences, Engineering, and Medicine[34] (em geral denominadas equações das DRI) ou as equações propostas pela OMS/FAO/United Nations University (UNU).[35]

Equações do National Academies of Sciences, Engineering, and Medicine

No planejamento de dietas de acordo com as referências das National Academies of Sciences, Engineering, and Medicine,[34,35] a necessidade estimada de energia (EER, *estimated energy requirement*) é definida como o valor de ingestão de energia proveniente da dieta para manutenção do balanço energético em indivíduos saudáveis de acordo com idade, sexo, peso, altura e atividade física.

A EER é estimada a partir de equações para predição do gasto total de energia (TEE, *total energy expenditure*), medido pela técnica da água duplamente marcada. O TEE é calculado por meio da soma do gasto de energia de repouso estimado para 24 h, do efeito térmico dos alimentos, do nível de atividade física (NAF), da termorregulação e, em alguns estágios de vida, da energia gasta para a formação de novos tecidos e/ou produção do leite materno.

A equação geral para predição do TEE, derivada dos estudos com água duplamente marcada segundo idade, altura e peso para cada NAF é:

$$TEE = A + B \times idade + C \times altura + D \times peso$$

em que: TEE em kcal/dia; idade em anos; peso em quilos e altura em centímetros; A: constante; B: coeficiente da idade; C: coeficiente de altura; D: coeficiente de peso; E: coeficiente de altura.

A partir dos 3 anos, as equações diferem para cada NAF. Os NAF estão expressos em quatro categorias, cujos padrões de atividade são descritos a seguir:

- Inativo: somente atividades da vida diária (AVD)
- Pouco ativo: atividades cotidianas + de 30 a 60 min de uma atividade moderada diariamente
- Ativo: atividades cotidianas + pelo menos 60 minutos de uma atividade moderada diariamente
- Muito ativo: atividades cotidianas + no mínimo 60 minutos diários de uma atividade moderada + 60 minutos de uma atividade vigorosa OU 120 minutos de uma atividade moderada diariamente.

No planejamento de dietas a partir da EER para indivíduos, o objetivo é o baixo risco de a ingestão de energia estar insuficiente ou em excesso. O planejamento da ingestão de energia usando o EER envolve duas etapas. O primeiro passo é selecionar a equação apropriada e calcular o EER, e o segundo passo é monitorar o peso corporal ao longo do tempo – se ocorrer ganho ou perda de peso indesejado, é necessário ajustar a ingestão de energia conforme necessário para manter o peso desejado. Um elemento crítico na seleção da equação apropriada é a correta classificação do nível de atividade física: inativo, pouco ativo, ativo ou muito ativo.

As equações disponíveis para o cálculo da necessidade média estimada de energia ou do gasto total de energia, segundo o National Academies of Sciences, Engineering, and Medicine,[34] estão apresentadas na Tabela 39.25.

De forma semelhante ao que ocorre para os demais nutrientes, a necessidade energética varia entre indivíduos com a mesma idade, altura, peso e nível de atividade física. Esta variabilidade é indicada pelo erro-padrão do valor predito, que reflete o quanto a necessidade de um indivíduo pode variar em relação ao valor estimado pela fórmula do EER. Assumindo que esta variação tem distribuição normal, quase todos os indivíduos com características semelhantes terão necessidades energéticas dentro de 1,96 erro-padrão.

A Tabela 39.25 apresenta, para cada equação do EER, o respectivo erro-padrão do valor predito. Esse valor pode ser usado para fins de planejamento da oferta energética, da seguinte maneira:

- Se o objetivo do planejamento energético for perda de peso, pode-se usar o valor estimado pela equação subtraído de 1,96 × o valor do erro-padrão.

Tabela 39.25 Equações para o cálculo da necessidade média estimada de energia (EER) ou do gasto total de energia (TEE) para indivíduos adultos.

Estágio de vida	EER/TEE (kcal)[a]	Desvio-padrão (kcal)	Coeficientes de nível de atividade física (NAF)
Homens			
19 anos e mais (eutróficos)	EER = 662 − (9,53 × idade) + [NAF × (15,91 × peso + 539,6 × altura)]	199	Sedentária: 1,0 Leve: 1,11 Moderada: 1,25 Intensa: 1,48
19 anos e mais (com sobrepeso/ obesidade)[b]	TEE = 1.086 a 10,1 × idade + [NAF × (13,7 × peso + 416 × altura)]	208	Sedentária: 1,0 Leve: 1,12 Moderada: 1,29 Intensa: 1,59
Mulheres			
19 anos e mais (eutróficas)	EER = 354 − (6,91 × idade) + [NAF × (9,36 × peso + 726 × altura)]	162	Sedentária: 1,0 Leve: 1,12 Moderada: 1,27 Intensa: 1,45
19 anos e mais (com sobrepeso/ obesidade)[b]	TEE = 448 a 7,95 × idade + [NAF × (11,4 × peso + 619 × altura)]	160	Sedentária: 1,0 Leve: 1,16 Moderada: 1,27 Intensa: 1,44

[a]Os dados de idade, peso corporal (atual) e altura devem ser inseridos nas equações em anos, quilogramas e metros, respectivamente. [b]No caso de indivíduos com sobrepeso/obesidade, o TEE estimado visa à manutenção do peso. Adaptada de IOM[37] (2005).

- Se o objetivo do planejamento energético for ganho de peso, pode-se usar o valor estimado pela equação somado de 1,96 × o valor do erro-padrão.

Equações da OMS/FAO

No planejamento de dietas a partir das referências da OMS/ FAO/UNU,[36] a estimativa do GET baseia-se no cômputo de todos os custos energéticos do indivíduo, os quais se apresentam como múltiplos da taxa de metabolismo basal (TMB).

A estimativa da TMB pode ser feita por equações, a partir do peso corporal atual (Tabela 39.26).[36] Em seguida, para estimar o gasto energético em 24 horas, devem ser usados os valores múltiplos da TMB (Tabelas 39.27 e 39.28).

Os NAF propostos pela OMS/FAO/UNU[36] estão expressos em três categorias, cujos padrões de atividade são descritos a seguir:

- Sedentário ou estilo de vida leve: pessoas com ocupação que demande muito pouco esforço físico e não requeira caminhadas; geralmente usam veículos motorizados para transporte, não praticam atividade física regularmente e suas atividades principais são leitura, TV, computadores
- Ativo ou estilo de vida moderado: pessoas que podem ter o mesmo tipo de atividades obrigatórias que indivíduos sedentários, mas praticam atividades de moderado a intenso esforço ao menos 1 h/dia ou a atividade obrigatória requer esforço *maior* que as atividades leves
- Vigoroso ou estilo de vida vigoroso: pessoas com ocupação que demande intenso esforço físico ou praticam atividade física de intensidade moderada no mínimo 2 horas/dia.

Macronutrientes

As recomendações de macronutrientes são disponibilizadas pelo Food and Nutrition Board (FNB) do Institute of Medicine da National Academy of Science,[37] e pela OMS/FAO.[38]

A Tabela 39.29 apresenta as recomendações de macronutrientes para adultos segundo as DRI em gramas/dia.

Com relação à distribuição de macronutrientes no VET da dieta (Tabela 39.30), as DRI baseiam-se no conceito de intervalo de distribuição aceitável de macronutrientes (AMDR, *acceptable*

Tabela 39.26 Equações para estimativa de taxa de metabolismo basal (kcal) para indivíduos adultos.

Idade (anos)	Masculino	Feminino
10 a 18	(17,686 × peso) + 658,2	(13,384 × peso) + 692,6
18 a 30	(15,057 × peso) + 692,2	(14,818 × peso) + 486,6
30 a 60	(11,472 × peso) + 873,1	(8,126 × peso) + 845,6

Adaptada de OMS/FAO/UNU[36] (2004).

Tabela 39.27 Múltiplos da taxa de metabolismo basal para estimar o gasto energético em 24 horas segundo o estilo de vida e a intensidade da atividade física habitual (intervalos e valores médios).

Atividade física habitual	Homens e mulheres	Valores "médios"
Sedentária	1,40 a 1,69	1,55
Moderadamente ativa	1,70 a 1,99	1,85
Intensa ou vigorosa	2,00 a 2,40	2,20

Adaptada de OMS/FAO/UNU[36] (2004).

Tabela 39.28 Múltiplos da taxa de metabolismo basal (TMB) para estimar o gasto energético de adultos em 24 horas segundo o estilo de vida e a intensidade da atividade física habitual, por faixa etária.

Atividade	Múltiplo (× TMB)	Gasto energético (kcal/kg/dia)	
		Homem	Mulher
Entre 18 e 30 anos			
Sedentária	1,45	33 a 42	30 a 37
Moderada	1,75	40 a 51	36 a 44
Intensa ou vigorosa	2,05	47 a 59	42 a 52
Entre 30 e 60 anos			
Sedentária	1,45	31 a 42	26 a 39
Moderada	1,75	37 a 51	32 a 47
Intensa	2,05	43 a 59	37 a 56

Adaptada de OMS/FAO/UNU[36] (2004).

Tabela 39.29 Ingestões diárias de referência (DRI) de macronutrientes para adultos.

Estágio de vida	Carboidratos (g/dia)	Fibras totais (g/dia)	Proteínas (g/dia)	Lipídios (g/dia)	Ácido linoleico (g/dia)	Ácido alfalinolênico (g/dia)
Homens						
9 a 13 anos	**130**	31*	**34**	ND	12*	1,2*
14 a 18 anos	**130**	38*	**52**	ND	16*	1,6*
19 a 30 anos	**130**	38*	**56**	ND	17*	1,6*
31 a 50 anos	**130**	38*	**56**	ND	17*	1,6*
51 a 70 anos	**130**	30*	**56**	ND	14*	1,6*
Mulheres						
9 a 13 anos	**130**	26*	**34**	ND	10*	1,0*
14 a 18 anos	**130**	26*	**46**	ND	11*	1,1*
19 a 30 anos	**130**	25*	**46**	ND	12*	1,1*
31 a 50 anos	**130**	25*	**46**	ND	12*	1,1*
51 a 70 anos	**130**	21*	**46**	ND	11*	1,1*

Os asteriscos representam ingestão adequada (AI) e o negrito representa ingestão dietética recomendada (RDA). *ND*, não determinado. Adaptada de IOM[41] (2003).

Tabela 39.30 Intervalo de distribuição aceitável de macronutrientes (AMDR) para carboidratos, lipídios e proteínas.

AMDR	Adultos
Proteínas	10 a 35%
Lipídios	20 a 35%
Ácido graxo linoleico	5 a 10%
Ácido graxo alfalinolênico	0,6 a 1,2%
Carboidratos	45 a 65%

Adaptada de IOM[37] (2005).

macronutrient distribution range), que pode ser definido como os limites percentuais de ingestão de proteínas, lipídios e carboidratos associados ao atendimento às necessidades nutricionais e à redução no risco de doenças crônicas não transmissíveis. A AMDR deve ser considerada uma distribuição energética aceitável e não um parâmetro de adequação.

A OMS/FAO estabelece as recomendações de macronutrientes segundo a participação energética na dieta segundo o *Technical Report Series n. 916* (*Diet, nutrition and the prevention of chronic diseases*)[38] e, para as recomendações específicas sobre lipídios, as informações foram atualizadas no ano de 2008 pelo documento *Interim Summary of Conclusions and Dietary Recommendations on Total Fat & Fatty Acids The Joint FAO/WHO Expert Consultation on Fats and Fatty Acids in Human Nutrition*.[39]

As atuais recomendações sobre distribuição energética preconizadas pela OMS/FAO estão apresentadas na Tabela 39.31.[38]

Micronutrientes

Para os micronutrientes, as atuais DRI apresentam quatro valores de referência de ingestão dietética,[40] descritos a seguir.

■ **EAR (necessidade média estimada).** É o valor médio de ingestão diária de um nutriente estimado para atender às necessidades de 50% da população saudável, obtido a partir de medianas de curvas de consumo. É usado para determinar o valor de ingestão dietética recomendada (RDA) e aplicado para avaliar e planejar o consumo de grupos populacionais.

■ **RDA (ingestão dietética recomendada).** É o valor médio de ingestão diária de um nutriente estimado para atender às necessidades de aproximadamente 97,5% da população saudável, relacionado com o conceito de "nível de ingestão dietética

diária suficiente para atender às necessidades de praticamente toda a população saudável", estabelecido principalmente a partir de medianas de curvas de distribuição normal de estudos populacionais de avaliação de consumo, acrescido de dois desvios-padrão. Os valores de RDA garantem o atendimento às necessidades de indivíduos, evitando-se carências nutricionais. Deve ser considerada meta de ingestão, apesar de estar acima das necessidades da maioria dos indivíduos.

■ **AI (ingestão adequada).** É o valor médio de ingestão diária de um nutriente cujos estudos disponíveis não promoveram o estabelecimento de RDA e EAR, mas a observação de consumo e/ou de dados experimentais possibilitou recomendá-lo. Também é usado para estabelecer quantidades de nutrientes que parecem reduzir o risco de doenças. Quando não há EAR e RDA de determinado nutriente, a AI é usada como meta de ingestão.

Tabela 39.31 Distribuição energética para proteínas, lipídios e carboidratos.

Recomendações	Características
Carboidratos	55 a 75% e 10% de açúcar (sacarose)
Proteínas	10 a 15%, no mínimo 0,75 g/kg
Colesterol	< 300 mg/dia
Sal e sódio	< 5 g NaCl e < 2 g/dia Na
Frutas e vegetais	≥ 400 g/dia
Açúcar	< 10%
Fibras alimentares	> 25 g/dia (origem alimentar)
Gordura total (AMDR)	20 a 35% do VET (mínimo de 15%)
Ácidos graxos saturados	< 10% do VET
Ácidos graxos poli-insaturados (AGPI) AGPI do tipo ômega-6 AGPI linoleico AGPI do tipo ômega-3 AGPI alfalinolênico AGPI EPA + DHA	6 a 11% 2,5 a 9% do VET 2 a 3% do VET 0,5 a 2% do VET > 0,5% do VET 0,25 a 2 g/dia
Ácidos graxos monoinsaturados	Por diferença
Ácidos graxos *trans*	< 1% do VET
Colesterol	Não referido

DHA, ácido docosaexaenoico; *EPA*, ácido eicosapentaenoico; *VET*, valor energético total. Adaptada de OMS/FAO[38,39] (2003; 2008).

■ UL (limite superior de ingestão tolerável). É o nível máximo de ingestão diária de um nutriente tolerável biologicamente, que não apresenta riscos de efeitos adversos à saúde para praticamente todos os indivíduos da população. Deve-se considerar para a avaliação de UL a ingestão de alimentos-fonte, além de alimentos fortificados, suplementos e água. É importante destacar que o estabelecimento de UL atendeu às preocupações quanto ao uso indiscriminado e inadequado de suplementos nutricionais e seu valor não deve ser usado como recomendação de consumo.

Dentre os conceitos disponibilizados, os valores de RDA ou AI podem ser considerados metas de ingestão, enquanto EAR e UL devem ser usados para a avaliação de dietas, uma vez que a ingestão habitual abaixo de EAR e acima de UL pode representar risco de inadequação e de efeitos adversos.

As DRI promovem maior amplitude de uso das recomendações nutricionais. Dependendo do objetivo a ser alcançado junto ao indivíduo ou grupo, o uso de RDA, EAR, AI e UL leva ao planejamento mais completo e a melhor detalhamento da dieta, assegurando um aconselhamento dietético mais próximo das necessidades do indivíduo ou do grupo atendido.

As DRI devem ser usadas segundo o objetivo do profissional que está avaliando ou planejando a dieta e os critérios são bastante diferentes para indivíduos e grupos. Objetivamente, há dois modos de avaliação da ingestão de micronutrientes a partir das DRI:

- Avaliação quantitativa do consumo, por meio do cálculo da adequação aparente, uma abordagem estatística que torna possível estimar o grau de confiança com que a ingestão do nutriente alcança a necessidade do indivíduo. Essa abordagem compara a diferença entre a ingestão relatada (a melhor estimativa da ingestão habitual) e a EAR (Tabela 39.32). Cabe ressaltar que esta abordagem está amplamente documentada na literatura internacional[41-43] e nacional;[21,23,44] porém, observa-se que a apropriação desse conhecimento e a aplicação na prática profissional ainda são limitadas entre os nutricionistas

- Avaliação qualitativa do consumo por meio da observação do valor obtido e sua localização entre as referências de consumo (Tabela 39.33).

ORIENTAÇÕES PARA ALIMENTAÇÃO SAUDÁVEL

A alimentação adequada e saudável envolve uma prática alimentar adequada aos aspectos biológicos e sociais do indivíduo e que deve estar em acordo com as necessidades alimentares especiais. Além disso, deve ser referenciada pela cultura alimentar e pelas dimensões de sexo, raça e etnia; ser acessível dos pontos de vista físico e financeiro; harmônica em quantidade e qualidade, atendendo aos princípios de variedade, equilíbrio, moderação e prazer.[45]

Ao realizar o planejamento da dieta, além da adequação quantitativa do plano alimentar às necessidades individuais de nutrientes, o nutricionista deve considerar de modo abrangente a alimentação do indivíduo e sua relação com a saúde e o bem-estar, levando em conta alimentos, combinações de alimentos, preparações culinárias e dimensões culturais e sociais das práticas alimentares.[45,46]

Sabe-se que adotar uma alimentação saudável não é meramente questão de escolha individual. Muitos fatores – de natureza física, econômica, política, cultural ou social – podem influenciar positiva ou negativamente o padrão de alimentação individual. Por isso, é necessário que o nutricionista use fontes confiáveis de informações e recomendações sobre alimentação adequada e saudável, como os guias alimentares, documentos elaborados com o objetivo de favorecer a educação nutricional a partir de termos compreensíveis, simples e claros e que indiquem as modificações necessárias, respeitando a diversidade cultural.

O *Guia alimentar para a população brasileira*, desenvolvido pelo Ministério da Saúde em 2014, deve ser o documento de referência para orientação alimentar e nutricional de adultos saudáveis, pois apresenta recomendações baseadas nos conhecimentos mais recentes produzidos pelas várias disciplinas científicas do campo da alimentação e nutrição, em estudos

---

Tabela 39.32 Uso das referências de consumo das ingestões diárias de referência (DRI) para avaliação de consumo de indivíduos e grupos.

Referência	Para indivíduos	Para grupos
Necessidade média estimada (EAR)	É usada para determinar a probabilidade de adequação da ingestão habitual do nutriente	É usada para determinar a prevalência de inadequação da ingestão do nutriente em determinado grupo
Ingestão dietética recomendada (RDA)	A ingestão habitual do nutriente igual ou acima da RDA tem pequena probabilidade de estar inadequada	Não deve ser usada para avaliar a ingestão de grupos
Ingestão adequada (AI)	A ingestão habitual do nutriente igual ou acima da AI tem pequena probabilidade de estar inadequada	A ingestão habitual do nutriente igual ou acima da AI significa, provavelmente, pequena prevalência da população com ingestão inadequada do nutriente
Limite superior de ingestão tolerável (UL)	A ingestão habitual acima do UL indica que o indivíduo está em risco de ocorrência de efeitos prejudiciais à saúde	É usado para estimar a porcentagem da população em risco potencial de efeitos adversos decorrentes do excesso de ingestão do nutriente

Adaptada de IOM[41-43] (2003; 2000; 2006).

Tabela 39.33 Interpretação qualitativa das referências de consumo das ingestões diárias de referência (DRI).

Ingestão	Interpretação qualitativa
Ingestão < EAR	A ingestão provavelmente está inadequada
Ingestão entre EAR e RDA	Risco de inadequação
Ingestão ≥ RDA	É pouco provável que a ingestão seja inadequada se avaliada por um grande número de dias
Ingestão muito superior à RDA	A ingestão provavelmente está adequada, mesmo que avaliada por poucos dias
Ingestão ≥ AI	É pouco provável que a ingestão seja inadequada se avaliada por um grande número de dias
Ingestão < AI	A adequação não pode ser determinada

AI, ingestão adequada; *EAR*, necessidade média estimada; *RDA*, ingestão dietética recomendada. Adaptada de IOM[41-43] (2003; 2000; 2006).

populacionais representativos de toda a população brasileira e em saberes valiosos contidos em padrões tradicionais de alimentação desenvolvidos, aperfeiçoados e transmitidos ao longo de gerações.[45]

A Tabela 39.34 apresenta os dez passos para uma alimentação adequada e saudável, preconizados pelo *Guia alimentar para a população brasileira*.

Atualmente, a grande repercussão dos temas alimentação e saúde e a crescente quantidade de notícias veiculadas exigem o desenvolvimento de habilidades pessoais para favorecer escolhas saudáveis. Comumente, a publicidade tende a enfatizar alimentos específicos, propagados como superalimentos e dietas com promessa de efeitos milagrosos no corpo e na saúde, induzindo

modismos e padrões de comportamento alimentar não usuais que muitas vezes podem causar riscos à saúde. Nesse cenário, é de extrema importância que a atuação do nutricionista seja pautada em conhecimentos científicos, confiáveis e consistentes, com o propósito de contribuir para o esclarecimento das questões apontadas pela população, respeitando as condições sociais e culturais dos indivíduos.[47]

Em resumo, o atendimento nutricional dos indivíduos adultos e saudáveis deve ser fundamentado na promoção da alimentação saudável, possibilitando que ampliem sua autonomia para fazer melhores escolhas para sua vida, que reflitam sobre as situações cotidianas, busquem mudanças em si próprios e no ambiente onde vivem. A partir do reconhecimento dos diferentes saberes e lugares ocupados pelo profissional e pelo usuário, o nutricionista deve propor um plano alimentar flexível e compatível com as necessidades de cada indivíduo.

Tabela 39.34 Dez passos para uma alimentação adequada e saudável, preconizados pelo *Guia alimentar para a população brasileira*.

Faça de alimentos *in natura* ou minimamente processados a base da alimentação
Use óleos, gorduras, sal e açúcar em pequenas quantidades ao temperar e cozinhar alimentos e criar preparações culinárias
Limite o consumo de alimentos processados
Evite o consumo de alimentos ultraprocessados
Coma com regularidade e atenção, em ambientes apropriados e, sempre que possível, com companhia
Faça compras em locais que ofertem variedades de alimentos *in natura* ou minimamente processados
Desenvolva, exercite e partilhe habilidades culinárias
Planeje o uso do tempo para dar à alimentação o espaço que ela merece
Dê preferência, quando fora de casa, a locais que sirvam refeições feitas na hora
Seja crítico quanto a informações, orientações e mensagens sobre alimentação veiculadas em propagandas comerciais

Adaptada de Ministério da Saúde[45] (2014).

REFERÊNCIAS BIBLIOGRÁFICAS

As referências consultadas para a elaboração deste capítulo estão disponíveis *online* no Ambiente de aprendizagem do GEN.

COMO CITAR ESTE CAPÍTULO

ABNT
PATERNEZ, A. C. A. C. Nutrição na vida adulta. *In*: ROSSI, L.; POLTRONIERI, F. (org.). *Tratado de Nutrição e Dietoterapia*. 2. ed. Rio de Janeiro: Guanabara Koogan, 2023. p. 486-504.

VANCOUVER
Paternez ACAC. Nutrição na vida adulta. In: Rossi L, Poltronieri F (Orgs.). Tratado de nutrição e dietoterapia. 2. ed. Rio de Janeiro: Guanabara Koogan; 2023. p. 486-504.

CAPÍTULO 40

Diabetes Melito Gestacional

Lilian Barros de Sousa Moreira Reis

INTRODUÇÃO

O diabetes melito gestacional (DMG) é definido como o diabetes diagnosticado no segundo ou terceiro trimestres da gestação, com prevalência mundial de 2 a 20%. Essa condição tem repercussões maternas e fetais, na gestação e após, e constitui risco para diabetes melito tipo 2 (DM2), síndrome metabólica e doença cardiovascular. A meta é o controle da hiperglicemia materna, iniciado por mudança no estilo de vida, a partir de adequação alimentar e exercício e, se necessário, associação de insulina. Entretanto, não há definição sobre a dieta ideal, sendo recomendadas orientações individuais, com dietas de baixo teor de calorias e gorduras, especialmente saturadas, e fibras. Por consenso, a restrição calórica está indicada apenas a mulheres com peso excessivo. Apesar da indefinição, o ajuste no consumo alimentar e o equilíbrio de macro- e micronutrientes têm sido a regra. Micronutrientes específicos, como cálcio, vitamina D, selênio, magnésio e zinco, ganham destaque pela potencial ação na resistência à insulina, elemento-chave para a hiperglicemia nessas gestações.

DIABETES MELITO

Atualmente, estima-se que a população mundial com diabetes melito (DM) seja da ordem de 415 milhões, podendo atingir 642 milhões de pessoas em 2040.[1] Cerca de 80% desses indivíduos vivem em países em desenvolvimento, nos quais a epidemia é maior, com aumento de casos entre os mais jovens.[2] No fim da década de 1980, estimou-se a que a prevalência de DM na população adulta brasileira era de 7,6%.[3] Calcula-se que em 2014 tenham existido 11.933.580 pessoas diabéticas, na faixa etária de 20 a 79 anos.[4] O Brasil é o quarto país em número de casos, com 14,3 milhões de pessoas com DM.[1]

DM é um grupo heterogêneo de distúrbios metabólicos que apresentam em comum a hiperglicemia, resultante de defeitos na ação ou na secreção de insulina, ou em ambas. A classificação do DM, proposta pela Organização Mundial da Saúde (OMS) e pela American Diabetes Association (ADA), baseia-se na etiologia e inclui quatro classes clínicas: DM1, DM2, outros tipos específicos de DM e DMG. Além dessas, há ainda duas categorias, referidas como pré-diabetes: a glicemia de jejum (GJ) alterada e a tolerância diminuída à glicose. Essas categorias constituem fatores de risco para o desenvolvimento de DM e doenças cardiovasculares.[4]

DMG é caracterizado por níveis de insulina insuficientes para atender às demandas na gestação,[5] sendo definido pelo diabetes diagnosticado no segundo ou terceiro trimestres da gestação, atingindo índices mundiais de 2 a 20%.[2]

Em 2011, a ADA recomendou mudanças abrangentes para os critérios de diagnóstico do DMG.[6] Esse novo protocolo diagnóstico foi proposto pelo International Association of Diabetes and Pregnancy Study Group (IADPSG), a partir dos resultados do estudo *Hyperglicemia and Adverse Pregnancy Outcome* (HAPO). Esse estudo, incluindo 23.316 mulheres, submetidas ao teste oral de tolerância à glicose com ingestão de 75 g de glicose (TOTG-75 g) entre 24 e 32 semanas de gestação, evidenciou relação linear e crescente entre os valores de glicemia materna e a ocorrência dos desfechos primários predefinidos, como peso ao nascimento acima do percentil 90 (P90), necessidade de primeira cesárea, hipoglicemia neonatal e índices elevados de peptídio C no cordão umbilical.[7,8]

A partir de 2011, o protocolo diagnóstico da ADA/IADPSG[6] recomenda:

- Investigação no primeiro trimestre para identificar mulheres com DM prévio, ainda não diagnosticado (*overt diabetes*), por GJ ($\geq$ 126 mg/dℓ), hemoglobina glicada (HbA1c) ($\geq$ 6,5%) ou glicemia casual ($\geq$ 200 mg/dℓ). Apenas um desses exames revelando confirmada alteração é suficiente para o diagnóstico de *overt diabetes*
- Rastreamento universal para todas as gestantes não diagnosticadas com *overt diabetes*, entre 24 e 28 semanas de gestação, realizando TOTG-75 g e coleta de três amostras de glicemia (jejum, 1 e 2 horas após a sobrecarga); sendo os limites estabelecidos de jejum = 92 mg/dℓ, 1 hora = 180 mg/dℓ e 2 horas = 153 mg/dℓ. Apenas um desses exames revelando confirmada alteração é suficiente para o diagnóstico de DMG.[6]

Em 2014, a OMS[9] passou a admitir a validade do protocolo recomendado pela ADA,[6] com pequenas modificações:

- Independentemente da idade gestacional, valores de GJ $\geq$ 126 mg/dℓ ou 2 horas pós-sobrecarga de 75 g de glicose $\geq$ 200 mg/dℓ ou glicemia casual $\geq$ 200 mg/dℓ mais sintomas clínicos confirmam o diagnóstico de DM na gestação (e não *overt diabetes*)
- Valores de GJ entre 92 e 125 mg/dℓ ou de 2 horas pós-sobrecarga de 75 g de glicose entre 153 e 199 mg/dℓ confirmam o diagnóstico de DMG (ainda indefinida a inclusão da glicemia de 1 hora pós-sobrecarga, no limite de 180 mg/dℓ, no protocolo diagnóstico).[9]

DIABETES MELITO GESTACIONAL

O tratamento do DMG inicia-se com terapia nutricional associada à prática de exercícios regulares e ao monitoramento da glicose.[2] A ingestão dietética adequada é importante não só para garantir nutrientes para a saúde materna e o crescimento fetal, mas também para manter glicemia e ganho de peso adequados, sem cetose. O plano alimentar deve basear-se nas metas do controle glicêmico materno e nas necessidades próprias da gravidez.[5] A meta para o controle glicêmico materno, e consequente prevenção de resultados perinatais adversos, é GJ < 95 mg/dℓ, 1 hora pós-prandial < 140 mg/dℓ e 2 horas pós-prandial < 120 mg/dℓ.[2]

De acordo com a ADA, a mudança no estilo de vida, com intervenção nutricional (MNT, *medical nutrition therapy*) e prática de exercícios, é elemento-chave no tratamento do DMG, com impacto significativo sobre a mãe e o recém-nascido. O objetivo primário da MNT é assegurar ganho de peso materno adequado ao crescimento do feto, controlando a hiperglicemia e evitando a cetose. Essas intervenções favorecem o controle glicêmico adequado em 70 a 85% das mulheres com DMG e apenas uma pequena proporção delas necessitará de insulina.[2]

A dieta adequada, com equilíbrio de macronutrientes (hidratos de carbono, gorduras e proteínas), vitaminas e oligoelementos essenciais, favorece o metabolismo materno e as necessidades fetais.[10] Por outro lado, a maior ingestão de gordura e colesterol, ou de alimentos com esses nutrientes, incluindo carne vermelha ou processada, é associada a maior risco de DMG. Portanto, uma dieta equilibrada, rica em frutas, verduras, legumes, grãos integrais, laticínios de baixo teor de gordura, nozes e peixe, previne o DMG[11] e a dieta rica em carboidratos complexos facilita o controle glicêmico nas gestações complicadas por DMG.[12]

Há controvérsias sobre a dieta ideal, sem definição quanto a valor energético total, distribuição de macro- e micronutrientes, qualidade e quantidade dos alimentos. As últimas evidências, ainda que limitadas, sugerem uma dieta de baixo índice glicêmico e, como consenso, a restrição calórica apenas para as gestantes com sobrepeso ou obesidade. De acordo com uma revisão atualizada, ainda faltam ensaios clínicos randomizados, com tamanho amostral adequado, para identificar a terapia nutricional ideal no manejo do DMG.[13]

Micronutrientes da dieta e ação da insulina

Alguns micronutrientes da dieta foram relacionados com o potencial controle da hiperglicemia pela associação a estímulo na produção de insulina ou redução na resistência à insulina, com efeitos positivos na absorção de glicose e no controle metabólico nessas gestações.[14,15]

A secreção de insulina é um processo mediado por cálcio. Alterações na regulação ou no transporte celular de cálcio podem alterar a função secretória das células pancreáticas e, portanto, prejudicar a ação da insulina. A vitamina D é essencial para a secreção de insulina e a deficiência materna desse nutriente pode prejudicar o crescimento fetal e aumentar o risco de DMG.[16] Dessa maneira, tanto a ingestão inadequada de cálcio quanto níveis deficientes de vitamina D poderiam influenciar o balanço celular de cálcio e a secreção de insulina.[17]

O magnésio está envolvido em diversas ações enzimáticas, inclusive na oxidação de glicose. A deficiência desse micronutriente aumenta a resistência periférica à ação da insulina, por diminuição da ação da enzima tirosinoquinase no receptor de insulina.[18] O selênio é uma substância antioxidante que atua no uso da glicose celular e na redução da resistência à insulina, favorecendo o controle da glicemia. Esse micronutriente pode estar diminuído em mulheres com DMG.[15] A inadequação de selênio foi relacionada com risco aumentado de aborto espontâneo, pré-eclâmpsia, parto prematuro e DMG.[19] Do mesmo modo, a intolerância à glicose é manifestação comum na deficiência de zinco, resultante do consumo inadequado, do excesso de fitatos, de alterações próprias da gravidez e da lactação e do uso de alguns medicamentos.[20]

PREVENÇÃO DO DIABETES MELITO TIPO 2 APÓS DIABETES MELITO GESTACIONAL

O fato de uma mulher apresentar DMG resulta em risco aumentado para desenvolver DM2 em curto e médio prazos. Quanto maior o descontrole glicêmico na gestação, menor será o intervalo de tempo para o aparecimento de DM2. Os filhos de mães com DMG têm risco aumentado para obesidade na infância e início precoce de DM2,[5] além de outros distúrbios metabólicos e risco cardiovascular na vida adulta.[21] Portanto, diagnosticar e tratar DMG precocemente é importante para a saúde materna, os resultados da gestação e a saúde de seus filhos ao longo da vida.

Dois grandes estudos clínicos, controlados e randomizados, o Programa de Prevenção de Diabetes (DPP) e o Estudo de Prevenção de Diabetes (DPS), evidenciaram que, em indivíduos de risco com intolerância à glicose, intervenções no estilo de vida mantidas por um período de 3 anos podem reduzir a incidência de DM2 em 58%.[22,23] Análises de subgrupos de um desses ensaios, com foco em mulheres com DMG, resultou em redução de 53% na incidência de DM2 no fim do estudo[24] e redução de 35% após 10 anos de seguimento.[25]

Um estudo clínico, controlado e randomizado com 450 mulheres chinesas que tiveram DMG não evidenciou diferença entre os grupos intervenção (15%) e controle (19%) na incidência de DM2, 36 meses após o parto.[26] Entretanto, quatro outros estudos internacionais como esse estão em desenvolvimento e poderão fornecer melhores evidências. Um deles está sendo conduzido na China, com randomização de 1.180 mulheres com DMG diagnosticadas ao longo de um período de 5 anos;[27] outro na Austrália, no qual mulheres com DMG estão sendo randomizadas e tratadas no pós-parto para reduzir o risco DM2 12 meses após o parto;[28] o terceiro é da Califórnia, incluindo 2.320 mulheres com DMG, tendo como meta principal a avaliação do peso 6 e 12 meses pós-parto;[29] o último desses estudos está sendo realizado na Espanha, para testar a eficácia da intervenção individual no estilo de vida na redução dos fatores de risco para DM2 e doença cardiovascular entre mulheres hispânicas no pós-parto, com intolerância à glicose na gravidez.[30] No Brasil, um grande estudo clínico, controlado e randomizado também está em andamento para investigar a eficácia de um programa de intervenção no estilo de vida para prevenir ou retardar o desenvolvimento do DM2 após DMG.[31]

Esses resultados da literatura indicam a falta de evidências sobre os benefícios de intervenções no pós-parto em mulheres com DMG, sobretudo em relação à dieta ideal, seus componentes e quantidade de ingestão, para prevenir o desenvolvimento de DM2 e de seus marcadores de risco (obesidade, síndrome metabólica e resistência à insulina). Obesidade, hipertensão e hiperglicemia são critérios clínicos para o diagnóstico de síndrome metabólica, cuja base fisiopatológica é a associação entre obesidade e resistência à insulina.[32] A resistência à insulina, classicamente considerada uma característica da gravidez saudável, é mais pronunciada em gestações complicadas por DMG.[33] A relação entre síndrome metabólica materna e hiperglicemia na gestação foi relatada pela primeira vez por Bo et al.[34] e foi reproduzida pelo grupo de pesquisa da autora deste capítulo.[35,36]

Nas duas últimas décadas observou-se aumento progressivo do número de mulheres com diagnóstico de diabetes em idade fértil e durante o ciclo gravídico-puerperal, como reflexo do crescimento populacional, do aumento da idade materna, da falta de atividade física e, principalmente, do aumento da prevalência de obesidade. Justifica-se, portanto, o interesse em avaliar o perfil nutricional de gestantes com DMG, na gestação e no período de 4 anos após o parto, e relacionar esse perfil com marcadores de síndrome metabólica, controle glicêmico, peso do recém-nascido e diagnóstico de intolerância à glicose e DM2 após a gestação.

Os estudos reforçam a importância do controle de peso antes, durante e após a gestação, do controle glicêmico e metabólico na gestação complicada pelo DMG e de sua manutenção após o parto, para prevenir intolerância à glicose e DM2 após DMG.

REFERÊNCIAS BIBLIOGRÁFICAS

As referências e a bibliografia consultadas para a elaboração deste capítulo estão disponíveis *online* no Ambiente de aprendizagem do GEN.

COMO CITAR ESTE CAPÍTULO

ABNT
REIS, L. B. S. M. Diabetes melito gestacional. *In*: ROSSI, L.; POLTRONIERI, F. (org.). *Tratado de Nutrição e Dietoterapia*. 2. ed. Rio de Janeiro: Guanabara Koogan, 2023. p. 505-507.

VANCOUVER
Reis LBSM. Diabetes melito gestacional. In: Rossi L, Poltronieri F (Orgs.). Tratado de nutrição e dietoterapia. 2. ed. Rio de Janeiro: Guanabara Koogan; 2023. p. 505-7.

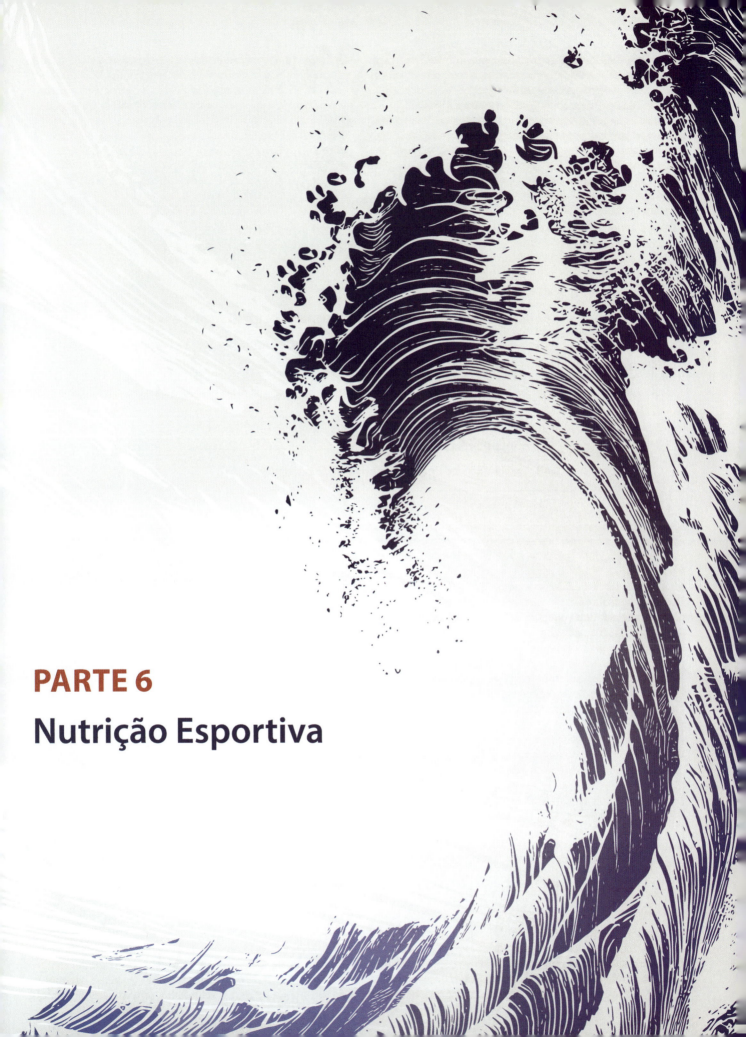

PARTE 6
Nutrição Esportiva

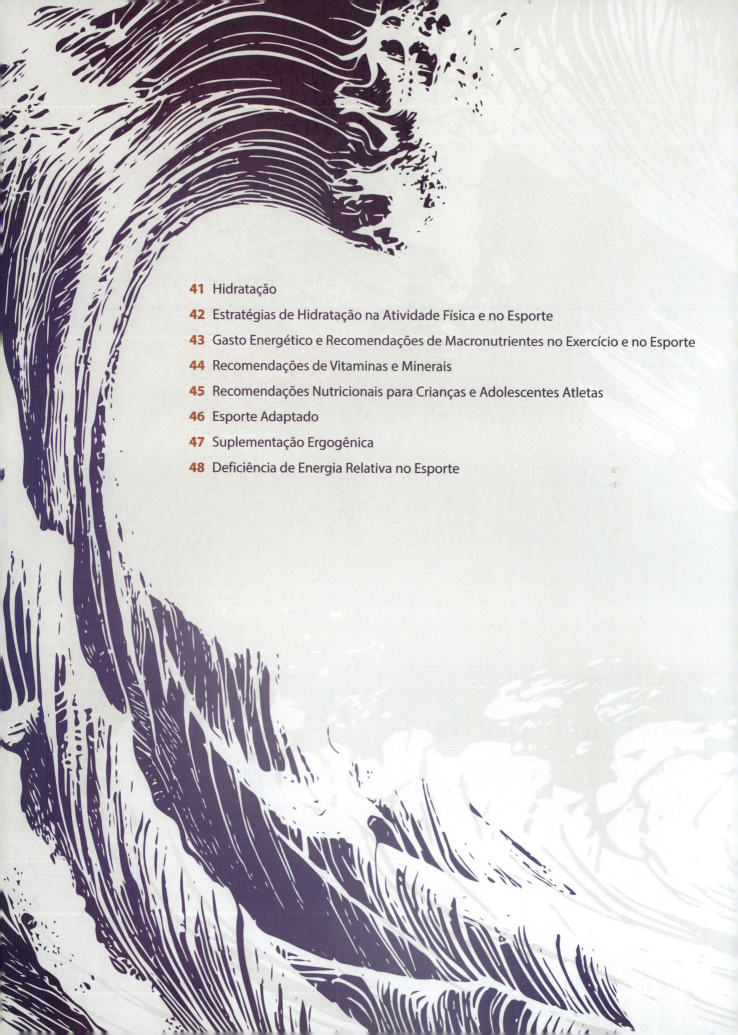

41 Hidratação

42 Estratégias de Hidratação na Atividade Física e no Esporte

43 Gasto Energético e Recomendações de Macronutrientes no Exercício e no Esporte

44 Recomendações de Vitaminas e Minerais

45 Recomendações Nutricionais para Crianças e Adolescentes Atletas

46 Esporte Adaptado

47 Suplementação Ergogênica

48 Deficiência de Energia Relativa no Esporte

CAPÍTULO 41
Hidratação

Luciana Rossi

ÁGUA

A água é o componente mais importante e singular do organismo humano, por representar de 45 a 75% do peso corporal (Figura 41.1), e também pelas suas propriedades fundamentais, que incluem:[1]

- Ser solvente universal
- Participar ativamente das reações bioquímicas
- Proporcionar estrutura às células por meio do turgor
- Estabilizar e servir como meio de controle da temperatura corporal humana
- Não fornecer energia e ser elemento vital aos seres humanos.

A água corporal total (ACT) está distribuída dentro e fora do espaço celular. Os compartimentos do organismo são separados por membranas celulares, constituídas por uma bicamada lipídica; ou por membranas epiteliais, constituídas por camada unicelular. O transporte de água é realizado através das membranas principalmente por osmose ou pressão hidrostática, partindo de um compartimento de maior concentração de água para um de menor, ou de um compartimento de osmolaridade ou pressão osmótica menor para um de maior. Os principais tipos de transporte de água pela membrana são: transporte por solubilidade e difusão; permeação por canais especializados (aquaporinas) e transporte acoplado ao de solutos (Figura 41.2).

A água corporal que está dentro do espaço celular recebe a denominação de líquido intracelular (LIC), que corresponde a 50% peso corporal. O LIC é subdividido em grande número de células individuais, tendo em comum o fato de serem ricas em potássio e sódio. A presença de transportadores de membrana (Na^+-K^+-ATPase) é fundamental para a ocorrência das reações bioquímicas e fluidez das membranas, e alterações nos seus níveis podem trazer sérias implicações à saúde.

Já a água corporal fora do espaço celular, denominada líquido extracelular (LEC), corresponde a 20% peso corporal. É importante para a comunicação intracelular e entre células e dessas com os sistemas orgânicos e ambiente externo; para o suprimento de substâncias nutritivas e resultantes das reações celulares para o exterior; para o equilíbrio ácido-básico; para a manutenção da temperatura corporal, entre outras funções.[2]

O LEC pode ser subdividido conforme descrito a seguir (Figura 41.3).

- **Líquido intersticial ou entre as células (LIT; cerca de 13,5%).** Importante para comunicação, nutrição e excreção das células.
- **Líquido intravascular (LIV; cerca de 4,5%).** Participa da composição do sangue e é o meio pelo qual ocorre o transporte de gases, alimentos e produtos finais do metabolismo celular.
- **Líquido transcelular (LTC; cerca de 2%).** Como liquor, líquido sinovial, das serosas, urina, suco pancreático, bile etc. Lubrifica tecidos e articulações, proporcionando redução de atritos nos movimentos; fundamental no processo digestório, respiratório e excretor. Os LTC estão em contínuo movimento de um compartimento para outro no organismo.

Há diferença no conteúdo hídrico total em diferentes tecidos corporais. Os músculos, por exemplo, apresentam cerca de 76% de água, enquanto o tecido adiposo, apenas 10%. Considerando-se que a massa corporal pode sofrer variações ao longo da vida entre esses componentes, há uma variação no conteúdo de ACT, observando-se que, quanto maior o percentual de massa magra, maior sua participação no conteúdo hídrico total; já o raciocínio contrário aplica-se ao percentual de massa gorda (Tabela 41.1).

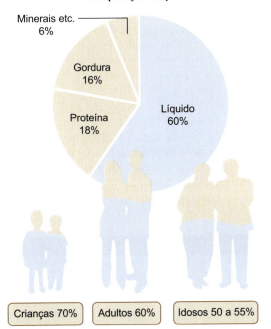

Figura 41.1 Participação da água na massa corporal total de um indivíduo, assim como de outros componentes ao longo das fases da vida.

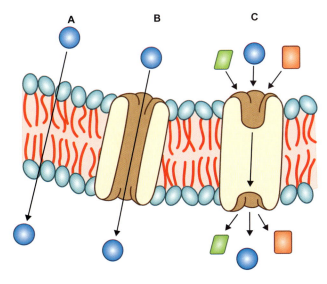

Figura 41.2 Tipos de transporte de água pelas membranas. **A.** Difusão pelas bicamadas lipídicas. **B.** Permeação por canais específicos (aquaporinas). **C.** Cotransporte (p. ex., glicose).

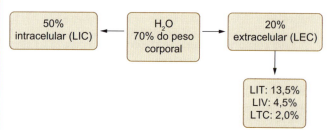

Figura 41.3 Distribuição da água corporal total no organismo. *LEC*, líquido extracelular; *LIC*, líquido intracelular; *LIT*, líquido intersticial; *LIV*, líquido intravascular; *LTC*, líquido transcelular. Adaptada de Rossi et al.[3] (2010).

Tabela 41.1 Conteúdo hídrico e participação no peso corporal e na água corporal total de diferentes tecidos.

Tecido corporal	Conteúdo hídrico	Participação no peso corporal total	Participação no conteúdo hídrico corporal total
Músculos	76%	43%	55%
Ossos	22%	15%	5%
Tecido adiposo	10%	12%	2%
Pele	72%	18%	22%
Órgãos	76%	7%	9%
Sangue	83%	5%	7%

Adaptada de Sawka[4] (1988).

BALANÇO HÍDRICO DIÁRIO

Como elemento essencial do organismo, a água precisa ser continuamente reposta, em razão de suas perdas diárias (Tabela 41.2). As principais fontes de fornecimento hídrico são:

- Líquidos (1.200 mℓ): absorvidos pelo intestino
- Alimentos (750 mℓ) (Figura 41.4):[5] provenientes da alimentação e variam segundo o tipo de alimento e grupo alimentar (ver Figura 41.4). Em uma dieta equilibrada, essa fonte de fornecimento chega a representar cerca de 700 mℓ
- Oxidação metabólica (250 mℓ): proveniente da oxidação dos substratos energéticos durante o metabolismo. É dependente do próprio substrato; 1 g de proteína, por exemplo, produz 1,07 g de água metabólica; carboidrato, cerca de 0,6 g e lipídios, 1,07 g; em dieta equilibrada a oxidação metabólica chega a representar até 300 mℓ.

As perdas diárias de água ocorrem por intermédio, principalmente, dos seguintes meios:

- Urina (1.500 mℓ)
- Respiração através do ar dos pulmões (400 mℓ)
- Perspiração e sudorese de pele (400 mℓ)
- Fezes (200 mℓ).

O balanço hídrico diário consiste em equilibrar adequadamente os ingressos e os egressos hídricos, a fim de manter a homeostasia orgânica (Tabela 41.3).[6]

REGULAÇÃO DA TEMPERATURA

Como enunciado pela primeira lei da termodinâmica, a energia não pode ser criada ou destruída, mas apenas transformada. A eficiência mecânica do organismo humano é baixa; portanto, na prática de atividade física, a energia química proveniente da oxidação dos macronutrientes energéticos (carboidratos, proteínas e gorduras) é transformada em 30% de energia mecânica (contração muscular) e cerca de 70% em calor (energia térmica), liberado pelos músculos. O calor produzido pela contração muscular é transferido para regiões centrais do corpo, contribuindo para o processo de aumento da temperatura corporal (hipertermia); essa energia térmica necessita ser dissipada pela pele por meio da evaporação do suor. Os demais mecanismos de dissipação do calor, como condução, irradiação e convecção, são menos eficientes no resfriamento da temperatura corporal. Em condições ambientais apropriadas, a evaporação do suor libera a energia térmica para o meio ambiente, regulando a temperatura central.[7]

A temperatura corporal está em constante balanço, mantido pela integração de mecanismos que alteram a transferência de calor da região central para a periferia do corpo. A temperatura na região periférica pode variar de acordo com a temperatura do ambiente, mas a central deve manter-se em 37 ± 1°C. Se o ganho de calor ultrapassa sua perda, processo comum durante a prática de atividades vigorosas em ambiente quente, a temperatura central eleva-se e o calor produzido é conduzido pela circulação sanguínea e, então, transferido para a pele, a fim de ser dissipado para o ambiente; por outro lado, em ambiente frio, a perda de calor é maior que a sua produção, fazendo com que a temperatura corporal central diminua.[3]

Deve-se observar que há diversas maneiras pelas quais o organismo absorve e dissipa o calor metabólico gerado pela contração muscular. As principais são listadas a seguir e na Figura 41.5.

- **Radiação.** É a emissão contínua de ondas eletromagnéticas. Essa forma de transferência de calor não requer contato molecular entre os objetos, como ocorre com o Sol aquecendo a Terra. Uma pessoa pode permanecer aquecida absorvendo energia térmica radiante proveniente da luz solar direta ou por reflexão a partir de neve, areia, água etc. O corpo absorve energia térmica radiante a partir das adjacências quando a temperatura de um objeto ultrapassa a temperatura da pele, fazendo com que o esfriamento evaporativo seja o único meio para a perda de calor. O clima equatorial do Brasil coloca sua população em risco permanente de ganho de energia a partir dessa transferência de calor.

Tabela 41.2 Balanço hídrico diário do organismo.

Ingestão	mℓ	%	Excreção	mℓ	%
Líquidos	1.500	60	Urina	1.500	60
Alimentos sólidos	750	30	Fezes	125	5
Produção metabólica de água	250	10	Suor	125	5
			Perda insensível por vaporização através dos pulmões e da pele	750	30
Total	2.500	100	—	2.500	100

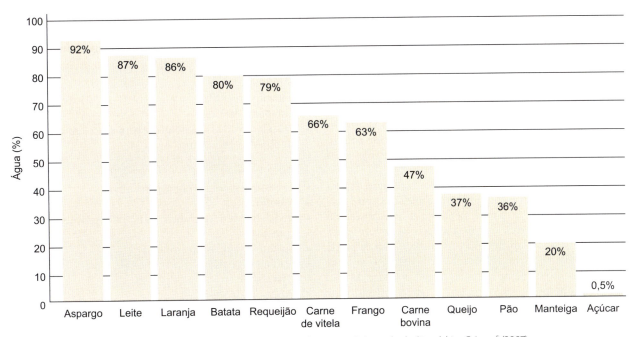

Figura 41.4 Conteúdo de água de alguns alimentos. Adaptada de Biesalski e Grimm[5] (2007).

Tabela 41.3 Perda diária de água (mℓ).

Perda sensível	Temperatura normal	Ambiente quente	Exercício intenso e prolongado
Pele	350	350	350
Vias respiratórias	350	250	650
Urina	1.400	1.200	500
Suor	100	1.400	5.000
Fezes	100	100	100
Total	2.300	3.300	6.600

Adaptada de Guyton[6] (1991).

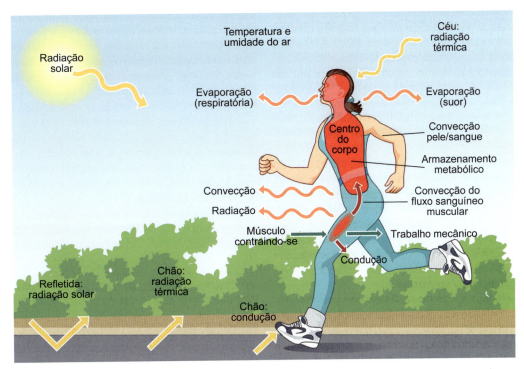

Figura 41.5 Produção de calor dentro do músculo e sua transferência das regiões centrais para a pele.

■ Condução. Envolve a transferência direta de calor de uma molécula para outra por um líquido, sólido ou gás. A perda de calor por condução envolve, portanto, o aquecimento das moléculas de ar e das superfícies mais frias que entram em contato com a pele. O ritmo da perda de calor por condução depende do gradiente de temperatura entre a pele e as superfícies circundantes e suas qualidades térmicas. Ao ficar deitado sobre uma rocha protegida do sol, facilita-se a ocorrência da perda de algum calor corporal por condutância entre a superfície fria da rocha e a superfície mais quente do indivíduo.

■ Convecção. A eficácia da perda de calor por condução depende da rapidez com que o ar (ou água) adjacente ao corpo é permutado após aquecido. Se o movimento do ar ou a convecção prossegue lentamente, o ar próximo da pele se aquece e age como uma zona de isolamento que minimiza qualquer perda adicional de calor por condução. Inversamente, se o ar mais frio substitui continuamente o ar mais quente ao redor do corpo em 1 dia com muito vento, em um quarto com ventilador ou durante uma corrida, a perda de calor aumenta porque a convecção substitui continuamente a zona de isolamento. A convecção exerce também um efeito importante sobre o equilíbrio térmico na água, pois o corpo perde calor mais rápido ao nadar que ao permanecer imóvel.

■ Evaporação. Cada litro de água vaporizada libera 580 kcal do corpo, que são transferidas para o meio ambiente. Além da evaporação do suor, cerca de 350 mℓ de transpiração insensível infiltram-se diariamente através da pele e são evaporados para o meio ambiente e 300 mℓ a partir das mucosas úmidas das vias respiratórias.

A capacidade de troca de calor do organismo com o ambiente depende diretamente de quatro mecanismos específicos: condução, radiação, evaporação e convecção.[3,8]

Com a exposição do indivíduo ao estresse térmico durante o exercício, diversas situações podem ocorrer, incluindo elevação da temperatura cutânea, vasodilatação e aumento da transpiração. Em geral, essas ocorrências facilitam a transferência efetiva de calor para o ambiente, o que minimiza a elevação da temperatura central do corpo, processo denominado termorregulação. Esta é afetada, ainda, pelo nível de atividade, estado de aclimatação e relativa intensidade de trabalho, mas quando realizado em condições extremas, o exercício prolongado pode resultar em grandes distúrbios térmicos.

Nas atividades atléticas e competitivas, a carga total da energia térmica é relacionada com a intensidade do exercício.[9] Portanto, em exercícios de alta intensidade podem ocorrer problemas relacionados com a termorregulação ineficiente, pois há alta demanda de fluxo sanguíneo para o músculo, a fim de fornecer oxigênio, nutrientes e retirar metabólitos, mas, concomitantemente, é necessário um aumento do fluxo sanguíneo para a pele para promover a dissipação de calor, sobretudo, pela evaporação. Nessas circunstâncias, a produção cardíaca não é suficiente para ambas as demandas, com prejuízo para o fluxo epitelial, o que acarreta elevação na produção de calor e rápido aumento da temperatura corporal.[10] Dessa maneira, em exercícios de alta intensidade, o fluxo sanguíneo pode ser reduzido, com grande fração da circulação cardíaca sendo direcionada para a musculatura em contração, e, portanto, reduzir a dissipação do calor. Combinada a esse quadro ocorre a desidratação, que pode representar impacto negativo na saúde e no rendimento do desportista ou atleta.[11]

DESIDRATAÇÃO DURANTE A ATIVIDADE FÍSICA

A desidratação pode ter diversas definições, como:

- Perda de líquido por todos os compartimentos do corpo
- Situação clínica proveniente de redução considerável de água no organismo ou por depleção hídrica excessiva e não compensada
- Dispêndio do LEC a ponto de gerar desequilíbrio dos teores de água no organismo.

Sua etiologia pode ser decorrente de:

- Excesso de perda de água pelos rins
- Vômito
- Inviabilidade de deglutição de líquidos provocada por estado comatoso
- Estenoses agudas no esôfago
- Fístulas digestivas
- Diarreia
- Produção de suor
- Inadequada ingestão de líquidos.

Os dois últimos itens estão relacionados com a desidratação durante atividade física. Ou seja, indivíduos fisicamente ativos podem sofrer processo de desidratação em consequência do aumento da sudorese para propiciar adequada termorregulação e/ou por não terem bom hábito de hidratação; em muitos casos há sinergismo desses fatores.

O contínuo déficit hídrico induz a três tipos característicos de desidratação, diferenciadas pela relação da água com as substâncias dissolvidas:

■ Hipotônica. Quando a perda de eletrólitos excede a de água, pode ocorrer hiponatremia. Nessa situação, há perda maior de sais do que água e pode ser resultante de transpiração muito elevada, perdas gastrintestinais ou por reposição com água, sem eletrólitos. Nesse caso, recomenda-se a ingestão de sal para restabelecer o equilíbrio osmótico.

■ Isotônica. Quando a água e os eletrólitos são perdidos nas proporções em que se encontram no organismo, a desidratação pode ser causada por vômitos e diarreias. Não há transferência de água do meio intracelular para fora das células. Quadros de ascite, perda de secreções digestórias, diuréticos, entre outros, são comuns em crianças pequenas, sendo necessária a reposição com soluções isotônicas, isto é, com osmolalidade entre 270 e 330 mOsm/kg água.

■ Hipertônica. Quando a perda de água excede a de eletrólitos, a desidratação pode ocorrer por falta de ingestão de água e/ou ausência da percepção da sede (idosos), sudação excessiva, diurese e diarreia osmótica, entre outros. Nesses casos, há transferência da água intracelular para o meio extracelular. É o tipo de desidratação comumente encontrada durante a prática de exercícios em atletas.

Para se avaliar a desidratação, existem sinais físicos que podem indicar a qual tipo de desidratação o organismo está sendo submetido, conforme listado na Tabela 41.4.

ESTADOS E PROCESSOS RELACIONADOS COM A HIDRATAÇÃO

Por ser um nutriente vital aos seres humanos, a água é estreitamente regulada dentro de variação ± 0,22% a 0,48% ao dia da massa corporal em clima temperado e quente, respectivamente.[8] Assim, os três *estados* hídricos que podem ser alcançados por um

Tabela 41.4 Sinais físicos dos diferentes tipos de desidratação.

	Desidratação isotônica	Desidratação hipertônica	Desidratação hipotônica
Pele			
Coloração	Pálida	Pálida	Acinzentada
Temperatura	Normal	Elevada	Baixa
Turgor	Diminuído	Regular	Muito diminuído
Tato	Seco	Engrossado	Viscoso
Mucosas	Secas	Muito secas	Viscosas
Fontanela	Deprimida	Deprimida	Deprimida
Globo ocular	Afundado	Afundado	Afundado
Psiquismo	Apatia	Agitação	Coma
Sede	Intensa	Muito intensa	Discreta
Pulso	Rápido	Rápido	Acelerado
Pressão arterial	Baixa	Normal	Muito baixa

Adaptada de Barbosa e Sztajnbok[12] (1999).

indivíduo ao longo do período de tempo compreendido desde horas a dias são: hiper-hidratação, euidratação e hipo-hidratação (Figura 41.6).[13] O termo euidratação é usado como sinônimo de conteúdo normal de ACT,[14] representando, em humanos, 60% da massa corporal (com variação de 47 a 75%), com oscilação diária em indivíduos saudáveis entre ± 0,2 e 0,5%,[15] ou seja, não é um estado estático, mas dinâmico, no qual há continuamente perda do conteúdo hídrico que deve ser balanceada ao longo do dia com reposição hídrica.[16] A partir desse conceito (euidratação), os estados de hiper- e hipo-hidratação estão relacionados, respectivamente, com o excesso ou déficit hídrico em relação à média de variação normal. Já os termos desidratação, retro-hidratação, sobre-hidratação e reidratação referem-se aos *processos* pelos quais transitam os diferentes *estados* de hidratação.[17] Embora não haja consenso, a desidratação pode ser definida como a perda hídrica corporal por urina, suor, fezes ou perspiração insensível (pulmão e pele) não compensada que reduz a ACT abaixo dos valores de variação normal.[14] É uma condição clínica que independente da sua etiologia e deve ser corrigida por meio da reidratação, ou processo de restabelecimento do estado euidratado, com risco agudo e crônico para o organismo.[18]

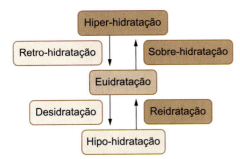

Figura 41.6 Estados e processos relacionados com a hidratação. Desidratação: perda hídrica ocasionando estado de hipo-hidratação; euidratação: condição de equilíbrio de água corporal normal; hiper-hidratação: condição de taxa constante de aumento hídrico corporal; hipo-hidratação: condição de taxa constante de redução hídrica corporal; reidratação: acréscimo hídrico a partir do estado de hipo-hidratação seguindo ao encontro da euidratação; retro-hidratação: perda hídrica a partir de um estado de hiper-hidratação conduzindo à euidratação; sobre-hidratação: ingestão de líquidos que excede a euidratação, conduzindo à hiper-hidratação. Adaptada de Casa[13] (1999).

NECESSIDADE DE LÍQUIDOS E ELETRÓLITOS

As modificações da ingestão hídrica total de um indivíduo fisicamente ativo devem ser analisadas a partir da recomendação de ingestão adequada (AI) de água total. O Institute of Medicine (IOM, 2004)[19] estabeleceu, com base na população americana e residente em clima temperado, valores de AI para água, ressaltando que a ingestão hídrica abaixo dos valores estabelecidos não necessariamente implica inadequação (Tabela 41.5). Todas as fontes de água podem contribuir para a necessidade total, como chás, cafés, sucos, água e umidade dos alimentos. Além disso, o limite superior de ingestão tolerável (UL) não foi determinado, considerando-se a grande habilidade do organismo saudável em manter a homeostase hídrica, embora persista o risco da chamada intoxicação por água, quando grandes volumes sem quantidade suficiente de sódio são ingeridos rapidamente.

Ainda não se tem certeza se esses valores são suficientes para população brasileira, residente em país de clima predominantemente tropical. Entretanto, esses valores podem servir como base de recomendação para futuros direcionamentos mais específicos.

Atividade física e variabilidade individual

A participação em atividades esportivas expõe os indivíduos a uma variedade de fatores que influenciam a quantidade de água eliminada pelo suor. Esses fatores incluem a duração e a

Tabela 41.5 Valores de ingestões diárias de referência (DRI) para água.

Estágio de vida	UL	EAR	AI ou RDA (l)
Neonatos e lactentes			
0 a 6 meses	ND	ND	0,7*
7 a 12 meses	ND	ND	0,8**
Crianças			
1 a 3 anos	ND	ND	1,3
4 a 8 anos	ND	ND	1,7
Homens			
9 a 13 anos	ND	ND	2,4
14 a 18 anos	ND	ND	3,3
19 a 30 anos	ND	ND	3,7
31 a 50 anos	ND	ND	3,7
51 a 70 anos	ND	ND	3,7
+70 anos	ND	ND	3,7
Mulheres			
9 a 13 anos	ND	ND	2,1
14 a 18 anos	ND	ND	2,3
19 a 30 anos	ND	ND	2,7
31 a 50 anos	ND	ND	2,7
51 a 70 anos	ND	ND	2,7
+70 anos	ND	ND	2,7

*Água obtida pelo leite materno. **Água obtida pelo leite materno e por outros alimentos. *AI*, ingestão adequada. Baseou-se em pessoas capazes de obter dieta nutricionalmente adequada. Representa a necessidade de água total para o clima temperado. Todas as fontes de água podem contribuir para a necessidade total de água (chás, cafés, sucos, água e umidade dos alimentos); *EAR*, necessidade média estimada; *ND*, não foi possível estabelecer este valor; *RDA*, ingestão dietética recomendada; *UL*, limite superior de ingestão tolerável, que representa o maior nível de ingestão continuada de um nutriente que, com dada probabilidade, não coloca em risco a saúde da maior parte dos indivíduos. A menos que esteja especificado de outra maneira, o UL representa a ingestão total de alimento, água ou suplemento. O UL aplica-se a indivíduos não hipertensos. Adaptada de Manz[18] (2007).

intensidade do exercício, as condições ambientais e o tipo de roupas/equipamentos usados, além das características individuais, como peso corporal, predisposição genética, estado de aclimatação e eficiência metabólica.[20] Há, portanto, ampla variação na taxa de sudorese e na perda total de suor entre os indivíduos, entre os tipos de esportes e, em alguns casos, no mesmo tipo de evento.[3] Maratonistas de elite, por exemplo, podem ter maiores taxas de sudorese, porém perda total de suor semelhante aos corredores recreacionais que terminam a prova no último pelotão. Em partidas de futebol, a taxa de sudorese pode variar entre os jogadores de acordo com sua posição, estilo de jogo ou tempo de permanência em campo.[21]

A taxa de suor pode ser expressa em mililitros por minuto (mℓ/min) ou em litros por hora (ℓ/h), ou seja, expressa quanto de suor o indivíduo é capaz de perder por unidade de tempo. Para esse cálculo, deve-se pesar o indivíduo antes e após a atividade física, obtendo-se a diferença corporal, a qual deve ser somada à ingestão hídrica durante o exercício e descontada a eliminação de líquidos pela diurese. Esse valor deve ser dividido pelo tempo de atividade, obtendo-se, então, a taxa de sudorese, conforme fórmula:

Taxa de sudorese = [(peso antes da atividade – peso após a atividade) + consumo de líquidos – volume de urina]/tempo de atividade física

A taxa de sudorese de diferentes modalidades esportivas, tanto em treinamentos quanto em competições, varia consideravelmente (Tabela 41.6), indicando que é muito difícil estabelecer um único valor recomendado para tal parâmetro.

Ambiente

Durante a prática de exercícios físicos, com a crescente atividade muscular, também há maior produção de calor no organismo, o que aumenta a temperatura corporal. Os músculos ativos podem gerar até 100 vezes mais calor que os músculos inativos e, se o organismo não dissipar esse calor pela evaporação do suor, a temperatura interna pode elevar-se 1°C a cada 5 a 8 minutos, resultando em hipertermia e colapso orgânico entre 15 e 20 minutos.[23,24]

A troca de calor entre a pele e o ambiente é regida por propriedades biofísicas, como temperatura do ambiente, movimento e umidade relativa do ar (URA), radiação e uso de vestimentas. Em ambientes refrigerados, a alta capacidade de perda de calor seco (radiação e convecção) reduz as necessidades de evaporação; dessa maneira, as perdas de suor são relativamente baixas. Com o aumento da temperatura ambiente, há maior dependência da perda de calor pela evaporação.[9]

Além disso, o uso de roupas pesadas, fechadas ou impermeáveis, como os uniformes usados por jogadores de futebol americano, aumenta significantemente o estresse térmico e a

Tabela 41.6 Taxa de sudorese e nível de desidratação em várias modalidades esportivas competitivas.

Esporte (referência)	Condição	Taxa de sudorese (ℓ/h)	Perda de peso (%)
Arco e flecha (Reis et al., 2010)[22]	Competição *indoor*	1,5 ± 1,4	1,4 ± 0,5
Arco e flecha (Reis et al., 2010)[22]	Competição *outdoor*	2,2 ± 1,3	2,1 ± 0,7
Basquete (ACSM, 2007)[9]	Treinamento no verão (homens)	1,37 [0,9 a 1,84]	1 [0 a 2]
Basquete (ACSM, 2007)[9]	Treinamento no verão (mulheres)	1,6 [1,23 a 1,97]	0,9 [0,2 a 1,6]
Futebol (ACSM, 2007)[9]	Treinamento no verão (homens)	1,46 [0,99 a 1,93]	1,59 [0,4 a 2,8]
Futebol (ACSM, 2007)[9]	Treinamento no inverno (homens)	1,13 [0,71 a 1,77]	1,62 [0,87 a 2,55]
Caratê (Rossi e Tirapegui, 2007)[7]	Treinamento no verão (homens)	0,3 [0,15 a 0,55]	1,4 [0,6 a 2,2]
Natação (ACSM, 2007)[9]	Treinamento (homens e mulheres)	0,37	0 [+ 1 a 1,4 kg]
Polo aquático (ACSM, 2007)[9]	Treinamento (homens)	0,29 [0,23 a 0,35]	0,26 [0,19 a 0,34]
Polo aquático (ACSM, 2007)[9]	Competição (homens)	0,79 [0,69 a 0,88]	0,35 [0,23 a 0,46]
Tênis (ACSM, 2007)[9]	Competição no verão (homens)	1,6 [0,62 a 2,58]	1,3 [+ 0,3 a 2,9]
Tênis (ACSM, 2007)[9]	Competição no verão (mulheres)	[0,56 a 1,34]	0,7 [+ 0,9 a 2,3]
Rúgbi (Perrella et al., 2005)[23]	Treinamento no verão (mulheres)	0,5 [0,2 a 7,5]	1,5 [0,6 a 2,4]
Squash (ACSM, 2007)[9]	Competição (homens)	2,4 [1,5 a 3,25]	1,28 [0,1 a 2,4]
Kendô (Rossi et al., 2011)[11]	Treinamento no verão (homens)	0,35 [0,1 a 0,5]	0,95 [0,21 a 1,57]

necessidade de evaporação do suor durante atividades realizadas em ambientes quentes; o mesmo é válido em ambientes frios.[20] O seguinte cálculo mostra o mínimo de taxa de sudorese necessário para a evaporação de calor, em indivíduos que praticam atividades físicas intensas em ambientes quentes. Se a atividade apresenta eficiência de aproveitamento mecânico de 20%, então os 80% restantes da energia metabólica são convertidos em calor pelo organismo; exercícios de alta intensidade necessitam dissipar, portanto, cerca de 11,46 kcal×min^{-1} de calor metabólico para evitar o seu armazenamento. Nesse caso, como o calor latente de evaporação é de 0,58 kcal×g^{-1}, o indivíduo precisa evaporar aproximadamente[9] 20 g×min^{-1} (11,46 kcal×min^{-1}/0,5846 kcal ×min^{-1}) ou cerca de 1,2 ℓ×h^{-1}.

Aclimatação ao calor eleva a capacidade de o indivíduo alcançar maiores taxas de sudorese, quando necessário. Similarmente, o treinamento aeróbico tem efeito modesto sobre o aumento da taxa de sudorese. Outros fatores, como a umidade da pele (resultante da alta umidade) e a desidratação, podem suprimir a taxa de sudorese.[9]

As perdas de eletrólitos pelo suor dependem das perdas de suor total e das concentrações deles. As concentrações de sódio no suor são em torno de 35 mEq×ℓ^{-1} (10 a 70 mEq×ℓ^{-1}) e relacionam-se com predisposição genética, dieta, taxa de sudorese e estado de aclimatação. As concentrações médias de potássio são de 5 mEq×ℓ^{-1} (3 a 15 mEq×ℓ^{-1}); as de cálcio de 1 mEq×ℓ^{-1} (0,3 a 2 mEq×ℓ^{-1}); as de magnésio de 0,8 mEq×ℓ^{-1} (0,2 a 1,5 mEq×ℓ^{-1}); e as de cloreto de 30 mEq×ℓ^{-1} (5 a 60 mEq×ℓ^{-1}). Sexo, maturação ou idade não parecem ter efeito significativo nas concentrações de eletrólitos, embora a desidratação possa elevar as concentrações de sódio e cloreto no suor. As glândulas sudoríparas reabsorvem sódio e cloreto, mas a habilidade de reabsorção desses eletrólitos não aumenta proporcionalmente com a taxa de sudorese. Como resultado, a concentração de sódio e cloreto aumenta em função da taxa de sudorese. A aclimatação ao calor eleva a habilidade de reabsorçao destes e, desse modo, indivíduos aclimatados quase sempre têm menor concentração de sódio no suor (mais de 50% de redução).

A URA é a quantidade água no ambiente (umidade absoluta) em relação à quantidade máxima que poderia haver na mesma temperatura (ponto de saturação). Quanto mais alta a umidade relativa (ar úmido) maior a dificuldade de evaporação do suor e, consequentemente, de termorregulação. Por isso, existe uma relação de conforto térmico estabelecida pela combinação dessas variáveis e o ambiente pode ser classificado como:

- Termoneutro: temperatura oscila entre 21 e 24°C e URA entre 50 e 75%
- Quente e úmido: temperatura > 24°C e URA > 75%
- Quente e seco: temperatura > 24°C e URA < 50%.

AVALIAÇÃO DO ESTADO DE HIDRATAÇÃO

Os métodos mais adequados para avaliação rotineira do estado de hidratação são aqueles não invasivos, por serem práticos, rápidos, de fácil repetição em período de tempo de horas a dias e de bom entendimento pelo avaliado. Avaliar o estado de hidratação é extremamente importante, por alguns motivos:

- O organismo humano está em constante processo de perda hídrica por meio de pulmões, pele e rins, a chamada perspiração insensível, ou seja, aquela não perceptível aos indivíduos, embora constante e diária[8]

- Mesmo quando em estado euidratado, os líquidos corporais circulam entre o espaço intra e extracelular e na circulação sanguínea[8,25]
- Trabalho extenuante, exercício e/ou estresse em ambiente quente aumentam a perda hídrica pelo suor ao ponto de as necessidades hídricas diárias elevarem-se duas e seis vezes acima daquelas de ambientes amenos[26,27]
- Antes de uma competição em alguns esportes, como boxe e artes marciais (luta greco-romana, caratê, judô etc.), alguns atletas, propositadamente, expõem-se à desidratação a fim de alcançar peso classificatório dentro da categoria de luta.[28] Este padrão pode ser repassado como uma cultura do esporte para os desportistas
- Diversas doenças podem alterar o balanço hídrico e de eletrólitos aguda e cronicamente[18]
- Ingestões insuficientes ou excessivas de água alteram o volume celular e afetam grande variedade de funções celulares (metabolismo, transporte, excitação muscular etc.)[25]
- Alguns indivíduos ingerem excessiva quantidade de líquidos, o que dilui anormalmente a ACT, e podem predispor-se à condição clínica conhecida como hiponatremia por intoxicação de água, que é a redução na concentração sanguínea de sódio[26,27,29]
- ACT varia ao longo da vida, desde a infância, adolescência,[16] fase adulta a idosos e, portanto, deve ser monitorada[30,31]
- Aumento no consumo de cloreto de sódio ou proteína eleva, obrigatoriamente, as necessidades de ingestão de água para o balanço osmótico corporal total[32]
- Desidratação leve com redução de 1 a 2% do peso corporal total pode reduzir o rendimento atlético,[33] as funções fisiológicas,[34] a função cognitiva[35] e o estado de alerta.[36]

Há diferentes métodos de avaliação do estado de hidratação, porém não há consenso sobre o padrão-ouro ou marcador absoluto do estado de hidratação de um indivíduo. O que pode ser observado, segundo a literatura específica na área, é a variação do estado de hidratação.[14] Portanto, os métodos baseiam-se na perda de líquidos (intra- e extracelular) que acarreta redução na massa corporal, aumento da osmolalidade dos líquidos corporais e da osmolalidade e concentração de sódio do plasma. Com o decurso da desidratação para um estado cada vez mais hipo-hidratado, o organismo, na tentativa de conservar o conteúdo hídrico, produz menor volume urinário e, por conseguinte, concentra a carga de solutos, o que proporcionalmente aumenta a osmolalidade urinária.[37]

Todas essas alterações se traduzem em possibilidades de avaliação do estado de hidratação, que podem ser subdivididas em testes laboratoriais, determinações objetivas e determinações subjetivas observacionais.

Testes laboratoriais

Compreenderiam as medidas de osmolalidade do soro e concentração de sódio, hematócrito, ureia do sangue e osmolalidade urinária (Tabela 41.7).

Determinações objetivas

As medidas não invasivas são as mais adequadas para emprego em consultórios, pesquisas observacionais e em desportistas. Incluem variação da massa corporal, coloração da urina, autopercepção da desidratação, alteração nos batimentos cardíacos e de temperatura corporal etc.

Tabela 41.7 Valores para determinar desidratação por meio de testes laboratoriais.

Osmolalidade
Valores de normalidade: 280 a 290 mOsm/kg H_2O
Valores superiores indicam desidratação
Valores inferiores indicam hiper-hidratação
Hematócrito
Valores de normalidade: 42 a 52% (homens) e 35 a 47% (mulheres)
Valores críticos: < 15% e > 60%
A desidratação pode impor elevação de até 10%
Valores inferiores indicam hiper-hidratação
Concentração de sódio
Valores de normalidade: 135 a 145 mmol/ℓ
Valores superiores indicam desidratação
Valores < 120 mmol/ℓ indicam hiper-hidratação

Tabela 41.9 Relação entre porcentagem de perda de peso e outros índices do estado de hidratação.

Estado hídrico	Alteração do peso corporal (%)*	Coloração da urina	USG (g×mℓ^{-1})
Hidratado	+1 a −1	1 ou 2	< 1,010
Desidratação leve	−1 a −3	3 ou 4	1,010 a 1,020
Desidratação moderada	−3 a −5	5 ou 6	1,021 a 1,030
Desidratação grave	> 5	> 6	> 1,030

*% alteração do peso corporal = [(peso pré − pós-exercício)/peso pré-exercício] × 100. USG, gravidade específica da urina. Adaptada de Casa et al.[38] (2000).

Os métodos objetivos mais empregados são listados a seguir.

- **Escala de autopercepção da sede.** Pode ser realizada por meio de questionário, no qual o indivíduo refere sua autopercepção de sintomas relacionados com diferentes graus de desidratação (Tabela 41.8).
- **Porcentagem de perda de peso hídrico.** Segundo o American College of Sports Medicine (ACSM),[9] pode-se monitorar o estado de hidratação (euidratação) pelo emprego frequente de medidas de peso corporal pela manhã. Porém, as mudanças no peso corporal podem refletir as perdas pela sudorese durante o exercício e podem ser usadas para calcular as necessidades individuais de reposição hídrica para atividades físicas específicas e em diferentes condições ambientais. Em relação a essa última evidência, já foi previamente estabelecido o poder de predição da pesagem antes e após a atividade em relação aos parâmetros mais precisos de hidratação, conforme relacionado na Tabela 41.9, sendo, portanto, um método eletivo em academias em decorrência de suas inúmeras vantagens.
- **Taxa de sudorese.** Segundo o ACSM,[9] a participação em atividades esportivas expõe o atleta a uma variedade de fatores que influenciam a quantidade de água eliminada pelo suor, como a duração e a intensidade do exercício, as condições ambientais e o tipo de roupas/equipamentos usados. Em condições normais, o volume de suor é cerca de 100 mℓ/dia; entretanto, em climas muito quentes, ou durante exercício físico intenso, a perda de água no suor aumenta, algumas vezes, para 1 a 2 ℓ/h.[17]

Jogadores de futebol americano, que geralmente apresentam maior massa corporal e usam equipamentos protetores, terão maiores taxas de sudorese do que corredores que atravessam o país em competições (*cross country runners*), ainda que em mesma temperatura e duração.[9]

Determinações subjetivas observacionais

São exemplos de determinações subjetivas observacionais o turgor da pele, a percepção da sede e a umidade das membranas mucosas, entre outros.

Uma das avaliações mais rápidas e práticas é a da coloração da urina e pode ser empregada como marcador agudo ou crônico da desidratação. Como exemplo de avaliação aguda, tem-se a avaliação imediatamente antes e após a atividade física. Em períodos de 24 horas, pode-se fazer a avaliação crônica do estado hídrico. A coloração da urina é determinada pela quantidade de urocromo existente, e Armstrong et al., em 1994,[39] investigaram a relação entre coloração da urina e sua gravidade específica e condutividade, e observaram a relação entre os parâmetros a partir de uma escala de oito cores (Figura 41.7). Para emprego desse método, é preciso observar possíveis fatores de confusão para análise, como: uso de vitaminas e minerais, que comumente escurecem a urina; consumo de suplementos ou diuréticos que alteram o estado hídrico, como creatina, chás emagrecedores, remédio com prescrição médica (furosemida) etc.[9]

RECOMENDAÇÕES PARA REPOSIÇÃO DE LÍQUIDOS E ELETRÓLITOS

Antes do exercício

O objetivo da pré-hidratação é que o indivíduo inicie a atividade física em estado de euidratação e com níveis normais de eletrólitos plasmáticos. Se quantidades suficientes de bebidas forem ingeridas, junto às refeições, e prolongado período de

Tabela 41.8 Sintomatologia da desidratação segundo diferentes efeitos fisiológicos proporcionais à perda percentual de peso.

Perda percentual de peso	Sintomatologia
1%	Sede
2%	Sede forte, desconforto, perda de apetite
3%	Redução do volume sanguíneo e da atividade física
4%	Aumento da percepção de esforço e náuseas
5%	Dificuldade de concentração
6 a 7%	Falha no controle do aumento da temperatura corporal
8 a 9%	Vertigem, fraqueza, dificuldade de respiração
10%	Espasmos musculares e delírio
11%	Deficiência na função renal

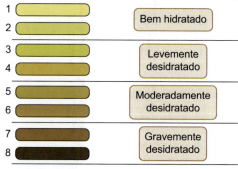

Figura 41.7 Avaliação e classificação do estado hídrico pelo método da coloração da urina. Adaptada de Armstrong et al.[39] (1994).

recuperação (8 a 12 horas) transcorreu desde a última sessão de exercícios, o indivíduo provavelmente estará próximo ao estado euidratado. Entretanto, se o indivíduo tiver sofrido perdas substanciais de líquidos e não tiver tido o tempo adequado e/ou o consumo de volumes adequados de líquidos e eletrólitos, um programa impositivo de pré-hidratação deve ser empreendido. O programa de pré-hidratação ajuda a assegurar que qualquer déficit de líquidos e eletrólitos ocorrido anteriormente seja corrigido antes do início do exercício.[9]

A pré-hidratação com bebidas, se necessária, deve ser iniciada ao menos algumas horas antes da atividade física para possibilitar a absorção dos líquidos e a eliminação pela urina, para o retorno às concentrações normais. O consumo de bebidas com sódio e/ou lanches salgados ou pequenas refeições com bebidas podem ajudar no estímulo da sede e retenção dos líquidos corporais. É fundamental que não se inicie o exercício com sede, pois isso já é indicativo de desidratação prévia.[23]

Antes do exercício, é importante o consumo de bebidas lentamente (cerca de 5 a 7 $m\ell \times kg^{-1}$ de peso corporal), pelo menos 4 horas antes da atividade. Se o indivíduo não produz urina, ou a urina apresenta coloração escura ou altamente concentrada, este deveria ingerir, lentamente, mais bebidas (outros 3 a 5 $m\ell \times kg^{-1}$), aproximadamente 2 horas antes do evento. O início da hidratação várias horas antes do exercício garante que haja tempo suficiente para a eliminação de urina antes do início do evento. O consumo de bebidas com sódio (20 a 50 $mEq \times \ell^{-1}$) e/ou pequenas quantidades de lanches salgados ou alimentos com sódio nas refeições auxilia na estimulação da sede e na retenção dos líquidos ingeridos.[9]

Aumentar a palatabilidade dos líquidos ingeridos é uma das formas de estimular o consumo hídrico antes, durante ou após o exercício. A palatabilidade da bebida é influenciada por diversos fatores, incluindo temperatura, conteúdo de sódio e sabor/aroma. A temperatura preferencial geralmente está entre 15 e 21°C, porém, a preferência por temperatura e sabor da bebida pode variar bastante entre os indivíduos e entre as diferentes culturas.[40,41]

Outras recomendações pertinentes seriam restringir a ingestão de bebidas alcoólicas horas antes da prática de atividade física e de bebidas cafeinadas pelo aumento da produção de urina durante o repouso e maior excreção hídrica. No caso de indivíduos com habituação ao consumo de cafeína, há a opção de bebidas descafeinadas.

Durante o exercício

O objetivo da ingestão de líquidos durante o exercício é prevenir a desidratação excessiva (acima de 2% de perda de peso ao fim da atividade, por déficit hídrico) e excessivas modificações no balanço eletrolítico, evitando prejuízos na *performance*.[9]

A quantidade e a taxa de reposição hídrica dependem da taxa de sudorese individual, da duração do exercício e das oportunidades para o consumo. Os indivíduos deveriam hidratar-se periodicamente durante o exercício, conforme as oportunidades, em especial se já se prevê que estes fiquem excessivamente desidratados durante e após a atividade física. Cuidado maior deveria ser tomado na determinação das taxas de reposição de líquidos, em particular em exercícios prolongados, que duram mais de 3 horas. Quanto mais longa a duração do exercício, maior será o efeito cumulativo dos pequenos desequilíbrios entre as necessidades e a reposição de líquidos, os quais podem culminar em desidratação e hiponatremia.[9]

É bastante difícil recomendar um esquema específico de reposição de líquidos e eletrólitos, em razão dos diferentes tipos e características das atividades físicas (duração, necessidades metabólicas, vestimenta, equipamentos etc.), bem como em consequência das condições climáticas e dos outros fatores, como predisposição genética, condições individuais de aclimatação e nível de condicionamento e treinamento, os quais influenciam as taxas individuais de sudorese e de concentração de eletrólitos no suor.

O ACMS[9] apresentou dados de taxas de sudorese aproximadas de indivíduos de diferentes tamanhos, correndo em diferentes velocidades e em condições climáticas diversas. Essas taxas de sudorese variaram de 0,4 a 1,8 $\ell \times h^{-1}$ e acredita-se que as taxas de sudorese individuais, em cada uma dessas condições, provavelmente sigam uma distribuição normal, com variância desconhecida. Portanto, é recomendável o monitoramento das modificações na massa corporal dos indivíduos durante as sessões de treinamento/competição para estimar suas perdas de suor, de acordo com as condições climáticas. Essa prática possibilita a elaboração de programas personalizados de reposição hidreletrolítica, desenvolvidos conforme as necessidades individuais do desportista. As estratégias de reposição de líquidos e eletrólitos são, portanto, muito diferentes para um jogador de futebol de constituição grande no início do verão, contrastadas às necessidades de um pequeno maratonista correndo em um mesmo ritmo durante 6 horas.

É importante iniciar a ingestão de líquidos concomitante com a prática de atividade física, pois a sensação da sede é somente perceptível com perda percentual hídrica superior a 2%, ou seja, uma desidratação já próxima de significativa redução hídrica.[23]

A composição das bebidas consumidas também é importante. No Brasil, segundo a Resolução da Diretoria Colegiada (RDC) nº 18 de 2010, da Agência Nacional de Vigilância Sanitária (Anvisa), que dispõe sobre alimentos para atletas, os suplementos hidreletrolíticos, comumente conhecidos por isotônicos, bebidas esportivas, *sport drinks*, entre outros, são produtos destinados aos atletas (Tabela 41.10). Considera-se atleta o praticante de exercício físico com especialização e desempenho máximos, com o objetivo de participação em competições com esforço muscular intenso. Os suplementos hidreletrolíticos podem conter sódio, cloreto e carboidratos em concentrações variadas, segundo discriminado pela RDC, podendo-se acrescentar vitaminas e outros sais minerais, e são destinados à reposição de líquidos e eletrólitos durante a prática do exercício físico. A portaria permite ampla gama de formulações de produtos comerciais destinados à reposição hidreletrolítica de

Tabela 41.10 Definição e requisitos de composição dos suplementos hidreletrolíticos para atletas.

Definição: produto destinado a auxiliar a hidratação
Requisitos específicos
Concentração de sódio: 460 a 1.150 mg/ℓ
Osmolalidade: inferior a 330 mOsm/kg água
Isotônico: 270 a 330 mOsm/kg água
Hipotônico: < 270 mOsm/kg água
Carboidratos: até 8% (m/v) produto pronto para consumo
Tipos de carboidrato não permitidos: amidos e polióis
Frutose: inferior a 3% (m/v)
Pode conter vitaminas e outros minerais
Potássio: até 700 mg/ℓ
Não pode ser adicionado de outros nutrientes e não nutrientes
Não pode ser adicionado de fibras alimentares

Adaptada de Anvisa[42] (2010).

atletas e, segundo a mesma portaria, nutricionista e/ou médico devem ser consultados sobre a adequação da ingestão desses diferentes produtos para diferentes finalidades.[42]

As principais diretrizes que abordam a suplementação hidreletrolítica para o rendimento apresentam variações referentes à composição das bebidas de reidratação, e Marins[43] confeccionou um quadro comparativo dessas diferentes composições (Tabela 41.11).

Após o exercício

Depois da atividade física, o objetivo é repor completamente qualquer déficit de eletrólitos e líquidos. O modo de reidratação, mais ou menos emergencial, depende da velocidade em que esta pode ser atingida e da magnitude das perdas de líquidos e eletrólitos.[9]

Se houver oportunidade e se o tempo de recuperação permitir, o consumo de refeição adequada e lanches, com volume suficiente de água, restabelece o estado de euidratação, em decorrência das quantidades de sódio presentes nos alimentos, que repõem as perdas pelo suor. Se a desidratação for substancial, com períodos de recuperação relativamente curtos (inferiores a 12 horas), a reposição deve ser feita de maneira mais agressiva.[9]

Os indivíduos que buscam atingir recuperação rápida e completa da desidratação devem ingerir 1,5 ℓ de líquidos para cada quilograma (kg) de peso perdido na atividade física. O volume adicional é necessário para compensar a produção excessiva de urina que acompanha a rápida ingestão de grandes volumes de líquidos. Quando possível, os líquidos devem ser consumidos ao longo do tempo (com quantidades suficientes de eletrólitos) em vez de serem ingeridos em grandes volumes para maximizar a retenção hídrica.[9]

POTENCIAL DE HIDRATAÇÃO DAS BEBIDAS

A identificação do potencial de bebidas que promovam, além da reidratação, a retenção de líquidos a longo prazo, aliada à manutenção do equilíbrio hídrico é fundamental para situações clínicas, esportivas ou em que o acesso livre a líquidos seja limitado e não sejam desejáveis ou possíveis pausas frequentes para micção, entre outras situações. A resposta à diurese, após ingestão de líquidos, é influenciada por várias características inerentes à bebida, incluindo o volume ingerido, a densidade energética, a concentração de eletrólitos e a presença de agentes diuréticos. Maughan et al.[44] investigaram em 13 diferentes bebidas comumente consumidas os efeitos no débito urinário e no balanço hídrico, quando ingeridas por indivíduos em estado euidratado (Tabela 41.12). O objetivo foi estabelecer um índice de hidratação da bebida (IHB), ou seja, avaliar em diferentes bebidas as respostas da ingestão no volume de urina produzido expressas em relação a um "tratamento padrão" (água mineral). Constataram-se como melhores possibilidades de reidratação: a solução de reidratação oral (SRO); as bebidas lácteas, que continham concentrações relativamente altas de sódio e potássio; o suco de laranja, com uma quantidade moderada de potássio; e as demais bebidas com concentrações relativamente triviais desses eletrólitos. É notável que as bebidas com maior teor de eletrólitos tenderam a apresentar o maior IHB (Figura 41.8).

TEMÁTICA DE ATUALIZAÇÃO

Reposição hidreletrolítica para atletas femininas

É recente a investigação das alterações bioquímicas, fisiológicas e psicológicas das atletas do sexo feminino. Há diversas pesquisas que procuram avaliar o impacto das variações hormonais, ao longo do ciclo menstrual, notadamente pelas mudanças cíclicas nas concentrações de estrogênio e progesterona, e sua associação com as flutuações na regulação dos fluidos corporais e no equilíbrio hídrico e eletrolítico. Seus efeitos são diferenciados entre as atletas que mantêm o seu ciclo menstrual e as aquelas que utilizam anticoncepcionais orais (AO).

Nas atletas que mantêm o ciclo menstrual sem a interferência de AO, uma revisão conduzida por Rodriguez-Giustiniani et al.[45] debateu a importância do balanço hidreletrolítico durante o exercício. Apesar disso, a revisão concluiu que, em relação aos hormônios sexuais femininos (estrógeno e progesterona) e o balanço hídrico (BH) de atletas, o conjunto de pesquisa não evidencia que as flutuações hormonais influenciem o BH no repouso – consistentemente – e tampouco durante o exercício.[45] Porém há indícios de que as atletas com baixa massa corporal, envolvidas em exercícios de resistência (endurance), que tenham histórico de disnatremia, possam ter um risco maior de hiponatremia (concentração plasmática de sódio < 130 mEq/ℓ) quando há elevação na concentração de ambos os hormônios, estrogênio e progesterona (i. e., na fase lútea no ciclo menstrual), dadas as maiores retenção hídrica e perda de sódio.[46] No que se refere aos hormônios sexuais femininos e o balanço eletrolítico, estudos não apresentam diferenças no balanço líquido de sódio

Tabela 41.11 Análise comparativa das principais diretrizes para composição dos diferentes suplementos destinados à hidratação de atletas.

Elemento	SBME (2009)	ACSM (2007)	NATA (2000)
Carboidrato	Mistura: glicose, frutose e sacarose	Mistura: glicose, frutose, sacarose e maltodextrina	Mistura: glicose, frutose (entre 2 e 3%), sacarose e maltodextrina
Concentração de carboidrato	40 a 80 g/ℓ 4 a 8% 4 a 8 g/100 mℓ	50 a 80 g/ℓ 5 a 8% 5 a 8 g/100 mℓ	60 a 80 g/ℓ 6 a 8% 6 a 8 g/100 mℓ
Sódio	0,5 a 0,7 g/ℓ 20 a 30 mmol/ℓ 50 a 70 mg/100 mℓ	Idem SBME (2009)	0,3 a 0,7 g/ℓ 12 a 30 mmol/ℓ 30 a 70 mg/100 mℓ
Potássio	Não especificado	0,08 a 0,2 g/ℓ 2 a 5 mmol/ℓ 8 a 20 mg/100 mℓ	Não especificado Recomendado após exercício
Osmolalidade	200 a 260 mOsm/kg	Não especificado	Não especificado

ACMS, American College of Sports Medicine; NATA, National Athletic Trainers' Association; SBME, Sociedade Brasileira de Medicina do Exercício e do Esporte. Adaptada de Marins[43] (2011) e Maughan[44] (2016).

Tabela 41.12 Composição centesimal das bebidas avaliadas para integrar o índice de hidratação da bebida (IHB).

Bebida	Água (%)	Energia (kcal/ℓ)	Carboidrato (g/100 mℓ)	Gordura (g/100 mℓ)	Proteína (g/100 mℓ)	Osmolalidade (mmol/kg)	Sódio (mmol/ℓ)	Potássio (mmol/ℓ)	Cafeína (mg/ℓ)
Água mineral	100	0	0	0	0	2	0	0	0
Água com gás	100	0	0	0	0	7	1	0	0
Bebida à base de cola	89	420	10,6	0	0	432	2	0	96
Bebida à base de cola *diet*	100	4	0	0	0	23	2	0	127
Suplemento hidreletrolítico	96	160	3,9	0	0	297	21	4	0
Solução de reidratação	97	80	1,8	0,1	0	229	55	20	0
Suco de laranja	89	470	10,5	0,1	0,5	570	1	33	0
Cerveja *Lager*	94	330	2,2	0	0,4	774	1	6	0
Café	99	4	0,1	0	0	34	1	7	212
Chá	100	0	0	0	0	16	1	4	179
Chá frio	100	0	0	0	0	18	1	5	179
Leite integral	88	640	4,7	3,6	3,2	286	18	41	0
Leite desnatado	91	350	5,0	0,1	3,4	282	19	40	0

Adaptada de Maughan et al.[45] (2016).

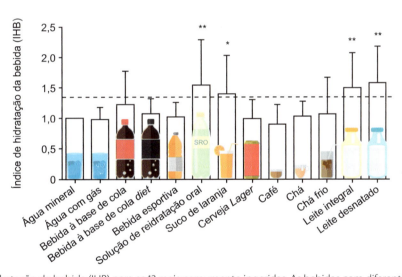

Figura 41.8 O índice de hidratação da bebida (IHB) para as 13 mais comumente ingeridas. As bebidas com diferentes respostas à água mineral foram identificadas pela análise do teste t pareado: *P < 0,05, **P < 0,01.

entre ensaios realizados nas fases folicular média e lútea do ciclo menstrual em mulheres ativas, quando avaliadas durante um protocolo de desidratação-reidratação.[45]

Referente à influência dos hormônios sexuais femininos na termorregulação e hidratação, há consenso na literatura de que o estradiol e a progesterona têm efeitos opostos na regulação da temperatura, e quando ambos estão aumentados, como ocorre na fase lútea média, o predomínio dos efeitos é advindo da progesterona.[47] No pico de progesterona, que ocorre durante a fase lútea média do ciclo menstrual, há aumento de cerca de 0,5°C na temperatura central de repouso. Essa mudança parece ser devido a alterações no início da vasodilatação ativa, para maior temperatura corporal central. Entretanto, durante a fase folicular tardia ou pré-ovulatória do ciclo menstrual, em que há aumento da concentração de estradiol, a temperatura central de repouso, o limiar para vasodilatação cutânea e a sudorese são deslocados para uma temperatura central mais baixa durante o exercício. Essa mudança potencialmente aumenta a vasodilatação periférica e a resposta à sudorese (Figura 41.9). Uma recente revisão sistemática e metanálise investigando a relação entre a termorregulação durante o exercício no calor no ciclo menstrual constatou que ocorre elevação da temperatura corporal interna inicial pré e pós-exercício na fase lútea em comparação à fase folicular, porém sem qualquer diferença observada na taxa de sudorese ou temperatura da pele.[45]

Quanto aos efeitos do ciclo menstrual na reidratação de atletas, poucos estudos se debruçaram sobre esta questão, e ainda assim com abordagens metodológicas bem diferentes. Alguns adotam, para avaliar a fase do ciclo menstrual das atletas, a data de início da menstruação, um período de dias que antecede e

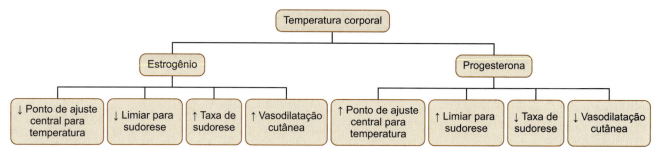

Figura 41.9 Prováveis efeitos do estrogênio e da progesterona nos mecanismos de dissipação/conservação do calor. Adaptada de Giersch et al.[46] (2020).

outro posterior a este evento, mas sem a realização das dosagens da concentração sanguíneas dos hormônios femininos (o que é altamente recomendado); já outros[44] empregam esta última abordagem. Apesar dessas diferenças observadas em poucos estudos disponíveis, eles apontam, em conjunto, para uma mesma conclusão: aparentemente não há diferença na retenção/excreção de líquidos durante a reidratação pós-exercício entre as fases do ciclo menstrual.[44] Apesar desta conclusão, persiste a individualidade da atleta que pode ter alterações que promovam a necessidade de prescrição hídrica e eletrolítica para combate os desconfortos gerados pelo aumento da temperatura, dificuldade de termorregulação, aumento da sudorese e sede conforme previamente descrito.

REFERÊNCIAS BIBLIOGRÁFICAS

As referências consultadas para a elaboração deste capítulo estão disponíveis *online* no Ambiente de aprendizagem do GEN.

COMO CITAR ESTE CAPÍTULO

ABNT
ROSSI, L. Hidratação. *In*: ROSSI, L.; POLTRONIERI, F. (org.). *Tratado de Nutrição e Dietoterapia*. 2. ed. Rio de Janeiro: Guanabara Koogan, 2023. p. 511-522.

VANCOUVER
Rossi L. Hidratação. In: Rossi L, Poltronieri F (Orgs.). Tratado de nutrição e dietoterapia. 2. ed. Rio de Janeiro: Guanabara Koogan; 2023. p. 511-22.

42

CAPÍTULO

Estratégias de Hidratação na Atividade Física e no Esporte

João Carlos Bouzas Marins • Karoline Ottoline Marins

INTRODUÇÃO

A realização de exercícios físicos no Brasil costuma resultar na produção de certa quantidade de sudorese, que, dependendo de alguns fatores internos (como idade e sexo) ou externos (como temperatura e umidade), pode variar consideravelmente, entre 250 mℓ até 3 ℓ por hora.[1] O aporte hídrico deve ser considerado em três eixos centrais: antes, durante e depois de finalizado o exercício físico. Em cada um desses eixos, os objetivos são diferentes. A hidratação realizada antes do exercício visa garantir o início da atividade física com estoque de água corporal totalmente preservado (euidratado). É bastante comum observar pessoas (principalmente atletas) que começam o treino em estado de desidratação,[2] o que prejudica a resposta termogênica durante o exercício.

Durante o exercício, muitas vezes a perda hídrica é maior que o volume consumido. O objetivo principal, portanto, é tentar evitar ao máximo que a desidratação imposta pelo exercício atinja valores maiores que 2% da massa corporal (MC), valor considerado crítico para se iniciar uma queda de rendimento.[1,2] Ainda durante o exercício, o aporte de bebidas isotônicas, dependendo do tempo e do tipo de atividade, representa uma estratégia fundamental para manter normais os níveis de glicemia sanguínea e repor parte dos minerais perdidos, principalmente o sódio.

Finalizado o exercício, os objetivos concentram-se em restaurar a homeostase hídrica o mais rápido possível e, juntamente com carboidratos, repor o glicogênio muscular e hepático, além de manter os níveis glicêmicos em níveis de normalidade. Nessa fase, o consumo de proteínas também é recomendado para acelerar a recuperação tecidual (síntese de proteínas musculares).[3]

Neste capítulo, esses tópicos serão aprofundados de maneira a estabelecer um guia prático de como estabelecer um plano de trabalho com enfoque na reposição hídrica.

PLANO DE TRABALHO: ESTRATÉGIA DE HIDRATAÇÃO

A hidratação inadequada pode ter impacto negativo no desempenho tanto físico,[1,2,4] como mental.[2] Evitar um estado de desidratação implica a capacidade de manter um certo nível de *performance*. As diferentes situações possíveis norteiam planos completamente distintos, sendo necessário um estudo minucioso dessas condições. Com base nessa análise,

é possível estabelecer a estratégia de hidratação a ser adotada. A Figura 42.1 apresenta uma lista de fatores a serem considerados.

Recentemente, a National Athletic Trainers' Association[2] e o American College of Sports Medicine (ACSM)[4] apresentaram recomendações sobre hidratação. Outros trabalhos, como de Racinais et al.,[5] de Maughan e Shirreffs,[6] da Sociedade Brasileira de Medicina do Esporte (SBME)[7] e da Federación Española de Medicina del Deporte (FEMEDE),[8] também podem servir de base para uma análise mais aprofundada. Contudo, existem alguns assuntos que não foram mencionados nas diretrizes, mas que são importantes na hora de se estabelecer a estratégia de hidratação e que também serão abordados neste capítulo.

Um ponto a ser destacado refere-se à conscientização e à educação, por parte do atleta ou praticante de exercício, da importância de hidratar-se.[2] É habitual observar praticantes de atividades físicas não competitivas[9] e atletas[9-11] em ambiente de treino e/ou competição que simplesmente não se hidratam, chegando, na maioria das vezes, a um quadro de desidratação importante, que causa um total desequilíbrio hídrico-eletrolítico. O baixo consumo diário de líquidos pode resultar em desidratação crônica, como foi observado por Stover et al.[12] após avaliarem a densidade da urina em praticantes de atividade física recreacional (n = 329), com 46% da amostra em estado de desidratação, tendo como referência uma densidade urinária de 1,020.[4]

Casos extremos de desidratação agravada por falta de consumo de líquidos têm levado atletas ao óbito.[13] Exemplos nesse sentido têm se tornado frequentes em lutadores de artes marciais mistas (MMA) e outras lutas, com casos agudos de desidratação.[14,15] A Tabela 42.1 apresenta os resultados de alguns trabalhos sobre o hábito de consumo de líquidos em atletas de diferentes modalidades, sendo possível observar que vários atletas não dispõem de conhecimento suficiente sobre o tema.

Todos os profissionais da área do esporte devem ser proativos em informar, educar, ensinar, orientar e conscientizar sobre a importância da hidratação para o exercício. É fato que existem praticantes de exercício que, por desconhecimento ou informação inadequada, acreditam não ser necessário hidratarem-se. Somente com uma ação conjunta é possível melhorar os índices de consumo de líquidos relacionados com o exercício. Se o praticante estiver consciente da importância de se hidratar durante os exercícios, todo o restante do processo estará facilitado para elaborar a estratégia de hidratação.

Também é comum observar, tanto em atletas quanto em indivíduos praticantes de atividades recreacionais, que a sensação de sede seja considerada premissa para iniciar uma ação de hidratação.[1] Em geral, a sensação de sede só é percebida depois de o indivíduo já ter perdido pelo menos 2% da MC, tendo como consequência, na maior parte dos casos, redução de *performance*.[2,25,26] Deve-se, de maneira preventiva, orientar que a ação de hidratação seja feita antes da sensação de sede, a fim de prolongar o estado de euidratação,[27] tendo em vista que um estado de desidratação é um dos principais fatores intervenientes na redução de *performance* em provas de longa duração.[28] No entanto, duas diretrizes internacionais[2,4] sugerem que a sensação de sede é um bom indicador para se iniciar a hidratação, suscitando uma polêmica sobre o tema. Os autores deste capítulo esclarecem que se mostram favoráveis à hidratação prévia à sensação de sede.

Na Figura 42.1 foram apresentados vários fatores que podem influenciar de modo decisivo o planejamento da estratégia de

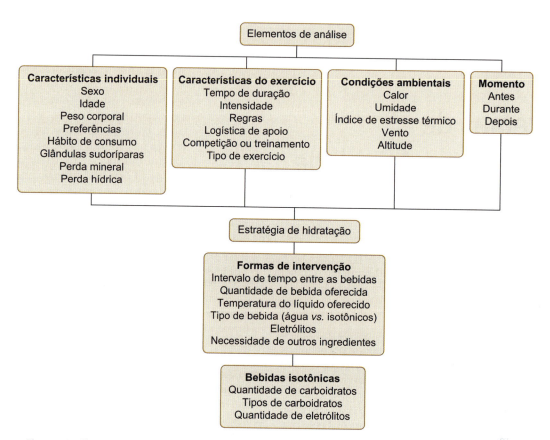

Figura 42.1 Elementos de análise a serem considerados no planejamento de uma estratégia de hidratação.

Tabela 42.1 Resumo de trabalhos sobre os hábitos de hidratação dos atletas.

Referências	Amostra (n)	Modalidade	Percentual do hábito de hidratação						
			Treinamento			Competição		
			Nunca	Quase nunca	Às vezes	Nunca	Quase nunca	Às vezes
Ferreira et al.[16] (2009)	216	Futebol	1,4	2,7	28,2	4,6	1,4	24,1
Cruz et al.[17] (2009)	202	Mountain bike	0,99	2,48	15,8	1,49	4,45	15,8
Bastos[18] (2011)	43	Futebol	2,33	2,33	2,33	2,33	2,33	4,66
Brito et al.[19] (2006)	135	Caratê	4,41	–	–	11,46	–	–
Brito e Marins[20] (2005)	220	Judô	2,47	4,95	38,6	2,89	8,05	34,6
Marins e Ferreira[21] (2005)	200	Basquete, polo aquático, vôlei, futsal, handebol, futebol, judô, jiu-jítsu, ciclismo, natação e dança (atletas universitários)	4	5	40,5	20,4	3,06	30,6
Marins et al.[22] (2004)	337	Triatletas Corredores de fundo Ciclistas	–	–	–	2,63 11,4 7	–	–
Carmo et al.[23] (2011)	91	Jiu-jítsu	0	1,1	24,17	0	2,19	43,96
Silva et al.[24] (2010)	240	Futsal	1,67	2,92	37,5	0	3,33	23,75

hidratação. A seguir serão apresentados com mais detalhes cada um dos fatores intervenientes e as ações para a tomada de decisão.

Características individuais

As características individuais podem ser influenciadas por fatores genéticos ou de adaptação ao meio ambiente em que se vive e são determinantes para a capacidade de tolerância ao calor, termogênese e hidratação. Grupos populacionais típicos que vivem em ambientes de calor suportam mais facilmente as condições adversas de estresse térmico de temperaturas elevadas, se comparados a grupos populacionais típicos de ambientes frios, produzindo respostas adaptativas de perda hídrico-mineral diferentes. Dessa maneira, pessoas não aclimatadas ao exercício em ambiente de estresse térmico de calor devem passar por um período de aclimatação, com um plano de hidratação mais agudo e aumento da quantidade diária de sal.[5]

■ **Sexo.** As mulheres tendem a transpirar menos do que os homens, pois o limiar de estímulo delas via hipotálamo parece ser regulado em um nível superior ao do homem. Desse modo, é possível afirmar que homens necessitam de uma ação de hidratação mais aguda. Por outro lado, apesar de o risco de desidratação ser menor em mulheres, o aparecimento de problemas de hipertermia parece ser aumentado, exigindo estratégias de refrigeração da pele.

■ **Idade.** Crianças e idosos são grupos populacionais de maior risco e requerem atenção especial.[29] As crianças apresentam sistemas nervosos central e periférico ainda não totalmente desenvolvidos para as respostas termogênicas adequadas, sendo, portanto, mais vulneráveis ao estresse térmico, principalmente de calor.[30,31] Já os idosos, por consequência da degeneração nervosa provocada pelo envelhecimento, também têm resposta termogênica lenta.[32] Existem indicações de que a partir dos 50 anos já ocorra um importante prejuízo na capacidade de ajustes termorregulativos, o que requer atenção.[2] Em geral, nos extremos etários é necessária uma hidratação preventiva mais cuidadosa.

■ **Massa corporal.** Em estudos desenvolvidos no Laboratório de Performance Humana da Universidade Federal de Viçosa (LAPEH-UFV), o cálculo individual da quantidade de líquidos a ser consumido deve considerar a MC. Homens toleram bem uma quantidade de 3 mℓ/kg de MC a cada 15 min. Essa quantidade em mulheres inicialmente não costuma ser bem tolerada, recomendando-se 2 mℓ/kg de MC a cada 15 min, sendo necessário evoluir progressivamente para 3 mℓ por intervalo.

■ **Preferências.** É importante levantar as experiências anteriores quanto à temperatura do líquido, pois existem gostos que vão da temperatura ambiente até o extremamente frio. Fatores relacionados com a palatabilidade, principalmente em crianças e jovens, como sabor, viscosidade, cor, salinidade e doçura, influenciam o estímulo para o consumo de líquidos.[2] Um bom exemplo foi o trabalho de Wilk et al.[33] com meninas de 9 a 12 anos, não aclimatadas ao calor, nas quais o consumo de bebidas contendo carboidratos e minerais produziu um consumo *ad libitum* 27,3% maior do que o consumo de água. No caso de isotônicos, preferências de marcas e sabores são importantes para aumentar a frequência de consumo. O consumo de gel ou barra energética com água são estratégias alternativas importantes. Especificamente na fase de recuperação, alimentos como frutas, sucos, refrescos, caldo de cana, água de coco, leite, devem ser considerados, visando aumentar o consumo de modo voluntário e prazeroso.

■ **Hábito de consumo.** Quem não consome líquidos regularmente durante o exercício deve passar por um período de adaptação. O oferecimento de líquidos dentro da faixa recomendável (cerca de 3 mℓ/kg de MC a cada 15 minutos), de maneira repentina, pode desencadear desconforto gástrico, produzindo refluxo, ânsia de vômito, cãibras abdominais, ou mesmo vômito. A tolerância ao consumo de líquidos é altamente treinável. Em casos especiais, em provas realizadas em ambientes extremamente quentes, pode-se tentar ampliar o consumo esperado por hora por meio de um treinamento gastrintestinal voltado para os maiores volumes de líquidos oferecidos. Um exemplo de cálculo de tolerância gástrica foi o relato de Godek et al.[34] sobre um atleta de futebol americano que, para buscar equilíbrio hídrico corporal, deveria consumir 19 ℓ/dia.

■ **Glândulas sudoríparas.** O número de glândulas sudoríparas ou seu nível de estímulo também atua influenciando a termogênese. Especula-se que certos indivíduos apresentem menos glândulas sudoríparas ou tenham um limiar de estímulo diferente. Quanto mais baixo o limiar de estímulo de glândula sudorípara, mais cedo ocorre a produção de suor, o que influencia a perda hídrica durante o exercício. O nível de exercício físico também tem influência sobre o limiar de estímulo de produção de suor. Indivíduos que se mantêm ativos tendem a ter uma resposta mais rápida de produção de suor em comparação aos inativos, principalmente em condições de exercício.[35] A concentração de sódio no suor também é afetada pelo nível de atividade física. Segundo Wilmore e Costill,[36] homens não treinados apresentam concentração de 90 mmol$\times\ell^{-1}$ de sódio, enquanto os treinados, 35 mmol$\times\ell^{-1}$. As respostas termogênicas das glândulas sudoríparas relacionam-se diretamente com o nível de aclimatação ao ambiente de estresse térmico de calor. Um indivíduo não aclimatado ao calor demonstra maior dificuldade no controle termogênico.[37] Quando pessoas com essas características realizam exercício físico em ambiente de calor, a hidratação constante é ainda mais importante. Recomenda-se que os indivíduos passem por um procedimento de aclimatação no calor meses antes de um evento de competição, para determinar sua taxa de adaptação individual a altas temperaturas.[5]

■ **Perda mineral.** Como indicado anteriormente, a capacidade de filtragem de eletrólitos da glândula sudorípara pode variar consideravelmente, tendo caráter individual,[1,38] mas também é afetada pela aclimatação. O sódio é o mineral de maior presença no suor.[1] Em atividades de longa duração, habitualmente por mais de 4 horas, existe um risco real de hiponatremia. Em provas com essa faixa de duração ou um tempo superior, como o caso de certos triátlons, provas de aventura, de *mountain bike*, ou maratonas recreacionais, a reposição mineral de sódio é extremamente recomendável. A reposição de potássio não precisa ser alvo de grandes preocupações. Por se tratar de um mineral intracelular, sua concentração no suor é baixa. A maior parte dos alimentos dispõe de uma quantidade de potássio que normalmente consegue atender à demanda diária.

■ **Perda hídrica.** É necessário estimar com certa precisão a perda hídrica esperada. Para isso, em ambiente de treinamento, deve-se reproduzir uma situação de prova (sempre dentro do possível), com vestimenta, horário da atividade, regras e condições climáticas esperadas. Além disso, o monitoramento da MC perdida ao longo da atividade é extremamente interessante. Considere um ciclista que treina 60 km por 2 horas com uma condição ambiental de 30°C e 60% de umidade relativa do ar e apresenta uma perda de MC na balança de 2 kg. Ele ingeriu 1 ℓ de líquido durante o treino. Nesse caso, tem-se uma desidratação relativa de 2 kg (a que de fato aparece na balança) e uma perda absoluta de 3 kg (considerando o que ele repôs). Tendo em vista que ele treinou 2 horas (120 minutos), calculam-se 3 kg ≈ 3 ℓ = 3.000 mℓ/120 min, obtendo-se uma desidratação prevista de 25 mℓ/min. Alguns pesquisadores[39,40] recomendam tentar adaptar o atleta para esse volume de líquido, buscando equilibrar o sistema. Contudo, em valores elevados, como o caso do exemplo anterior, isso significaria um consumo 375 mℓ a cada 15 min, algo irreal e muito difícil de ser atingido. Em cotas de 210 mℓ (considerando um sujeito de 70 kg × 3 mℓ) a cada 15 minutos, se chegaria a 2.160 mℓ. Sua desidratação ao fim da prova seria de quase 1%, valor ainda ideal, pois com 2% de desidratação já ocorre interferência no desempenho.[1,2]

Características do exercício

■ **Tempo de duração.** Deve-se considerar o tempo total da atividade, incluindo aquecimento, parte principal e volta à calma, tanto em competição como em treinamento, visando ao planejamento do que deve ser consumido: água e/ou bebidas esportivas. Quanto maior a duração, maior a importância da hidratação e da reposição energética. Durante uma corrida de 30 minutos, por exemplo, o consumo somente de água já será suficiente. Porém, em outro dia de treino, dessa vez com 90 minutos, além da reposição hídrica, deve haver o consumo de energia, por isso as bebidas esportivas são extremamente recomendadas. A Tabela 42.2 apresenta um esquema básico de seleção das bebidas em função do tempo de atividade.

■ **Intensidade.** A realização de exercícios com intensidades superiores a 80% do $V_{O_2máx}$ tem sido associada a retardo no esvaziamento gástrico.[41] Em atividades com intensidade superior a esse limiar, é necessário observar se o praticante apresenta desconforto gástrico, como náuseas, plenitude gástrica, refluxo gástrico ou mesmo cãibras abdominais. Na presença desses sintomas, é necessário reduzir a oferta de líquidos. Nas atividades de longa duração, como triátlon, maratona ou corridas de aventura, a intensidade não costuma superar esse limite de 80% do $V_{O_2máx}$. Entretanto, atividades competitivas, como ciclismo, *mountain bike* e futebol, apresentam seguidos momentos de alta intensidade, o que também pode afetar o esvaziamento gástrico. É necessário observar a tolerância de cada praticante, a fim de que uma hidratação aguda não venha a provocar desconforto gástrico.

■ **Regras.** Cada modalidade apresenta regras específicas que dão maior ou menor liberdade para o consumo de líquidos em ambiente de competição. Modalidades de quadra, por exemplo, não têm qualquer limitação. Já no caso do futebol, existe uma restrição da regra por conta da dinâmica do jogo, em que os momentos de hidratação ocorrem de maneira esporádica, ou somente nos intervalos. Já em provas cíclicas, como corrida, ciclismo e triátlon, há total liberdade de consumo.

■ **Logística de apoio.** A estrutura de disponibilização de bebidas, sua refrigeração ou as opções de gel e barra podem ser determinantes ao se estabelecer um plano de ação. Considere um corredor recreacional de maratona com tempo previsto de 4 horas, sem qualquer apoio logístico. Como a organização da prova somente disponibiliza água, o corredor deve levar consigo um cinturão contendo gel energético para consumo ao longo da prova. Caso tenha apoio ao longo do percurso, ele pode optar por consumir isotônicos oferecidos pela equipe. Clubes de futebol costumam dispor de suportes térmicos que preservam a temperatura gelada de isotônicos, que devem ficar junto ao campo de treino, facilitando o consumo dessas bebidas.

Tabela 42.2 Esquema básico de seleção das bebidas em função do tempo de atividade.

Tempo de exercício	Ação programada
< 60 min	Na maioria das vezes, a reposição somente com água é suficiente
Entre 60 e 90 min	O consumo de isotônicos já deve ser considerado para evitar quadros de hipoglicemia
> 90 min	É necessário o consumo de isotônicos Como alternativa, gel ou barra energética associados ao consumo de água

Adaptada de McDermott et al.[2] (2017).

■ **Competição ou treinamento.** É fundamental que toda a estratégia de hidratação seja testada durante o treinamento, para avaliar os ajustes individuais e evitar problemas gastrintestinais durante a competição. Regra de ouro básica: nunca experimente algo no dia da competição! Todas as estratégias devem ser exaustivamente ensaiadas no ambiente de treino. Contudo, em modalidades de corrida de curta duração com características anaeróbicas e provas de meio fundo até 5.000 m não há tempo para hidratação ao longo da prova. Porém, nessas mesmas modalidades, em ambiente de treino de maior duração, a hidratação é fundamental para se manter a qualidade do treino, o que também se aplica a lutas como o judô.

■ **Tipo de exercício.** O tipo de exercício realizado em ambiente terrestre ou aquático também pode constituir um fator determinante no processo de seleção da bebida, no intervalo de tempo e na quantidade ingerida. Habitualmente se observam maiores perdas hídricas em exercícios de corrida, comparados com ciclismo (facilitado pelo mecanismo de convecção por maior velocidade de deslocamento do ar). Já a natação conta com uma termogênese facilitada pela perda de calor por condução com a água, sendo normalmente mínima a perda hídrica. Cabe destacar que exercícios estacionários em esteira e bicicleta, por não terem o efeito do vento, aumentam consideravelmente a produção de sudorese. O exercício na bicicleta oferece maior facilidade de consumo de líquidos e substratos energéticos. O primeiro fator relaciona-se com a acessibilidade ao líquido. O ciclista pode transportar mais facilmente os recipientes com os líquidos a serem consumidos durante o exercício. As alternativas vão entre duas até quatro garrafas (caramanholas) com capacidade entre 0,5 e 0,8 ℓ, cada uma no quadro da bicicleta, na própria vestimenta ou o uso da mochila de água. Tem-se visto, portanto, que o consumo de líquidos em ciclistas de modo *ad libitum* tem sido superior ao de corredores.[42] Outra facilidade do ciclista em comparação ao corredor está provavelmente relacionada com a estabilização de todo o sistema digestório. Isso torna possível não somente maior consumo de líquidos, como também de alimentos sólidos, como barras energéticas, gel ou mesmo frutas, sendo, no caso do triátlon, um momento crucial para o restabelecimento energético durante a prova, principalmente do tipo *Ironman*.

Já na corrida, o contato com o solo em cada passada proporciona um refluxo de forças, de modo a manter todo o sistema digestório em constante movimento ondulatório em cada passada. Esse efeito vibratório pode ser perturbador, dificultando o esvaziamento gástrico, principalmente em indivíduos não treinados. Essa especificidade do exercício, que envolve o gesto de corrida, como o futebol e o basquetebol, torna necessário que o consumo energético seja preferencialmente em forma líquida. Ainda em ambiente terrestre, devem-se considerar as modalidades de risco elevado, como as lutas, em especial judô, caratê e esgrima, pois as vestimentas dificultam a termogênese corporal, produzindo elevada cota de perda hídrica. No automobilismo, os pilotos, apesar de realizarem esforço físico moderado, também perdem quantidades significativas de líquidos por conta do microclima formado entre o macacão e o corpo do piloto, que impede a troca de calor com o meio ambiente.

Em exercícios como a musculação, a hidratação está relacionada com a manutenção de desempenho.[43] Portanto, deve haver nas academias um estímulo ao consumo constante de líquidos durante o treino, realizado pelos professores ou indicado em cartazes educativos fixados no local.

No caso específico da natação, parece claro que a menor perda hídrica diante do ambiente terrestre possibilita o estabelecimento de ações de hidratação e aporte energético diferentes. Em condições de treinamento, é possível incluir barras energéticas e gel como repositores energéticos ou, ainda, bebidas com maior concentração de carboidratos, porém com maior intervalo de tempo do que os habituais 15 minutos.

É comum observar que os nadadores não têm o costume de manter uma hidratação aguda. Isso ocorre porque eles normalmente não têm a sensação de sede. Por estarem com a boca continuamente molhada durante o treino, ocorre um estímulo das estruturas nervosas orofagiais ligadas ao hipotálamo, informando a existência de uma hidratação contínua. Esse mecanismo acaba por enganar o sistema nervoso, levando-o a acreditar que está ocorrendo consumo de líquidos. Contudo, ao não sentir sede, é possível que o nadador não consuma nenhum substrato energético na forma líquida, correndo o risco de hipoglicemia e prejuízo no rendimento, pois um quadro de hipoglicemia tende a afetar o sistema nervoso central, que pode, como consequência, modificar o padrão motor e a coordenação.

A hidratação aportando carboidratos (CHO) é fundamental no treinamento de natação, que tradicionalmente tem duração superior a 60 minutos. Em ambiente competitivo, como as provas são curtas (menos de 15 minutos), a preocupação é garantir que o atleta inicie a prova euidratado para não ter prejudicado seu rendimento. Em mergulhos prolongados, com sistema *scuba* em águas geladas, é comum observar aumento da diurese, o que também deve ser considerado, pois ao longo de 1 dia é possível se estabelecer um quadro de desidratação.

Condições ambientais

■ **Calor, umidade e estresse térmico.** As condições ambientais podem produzir extremos na adaptação termogênica, com nível de produção de sudorese completamente diferente. A associação de temperatura e umidade pode gerar um estresse térmico que deve ser avaliado ao se estabelecer a estratégia de hidratação. A umidade elevada tem como principal problema a dificuldade de evaporação do suor, pois, como consequência, o corpo não refrigera e continua a produzir suor de maneira mais intensa, aumentando consideravelmente a velocidade da desidratação e a perda de minerais. Em ambientes de estresse térmico elevado de calor, a prioridade pode estar voltada para a reposição líquida, enquanto em ambientes frios e de baixa perda de suor, o foco pode estar deslocado para a reposição energética. Isso influencia, por exemplo, a escolha da concentração de carboidratos da bebida a ser oferecida durante o exercício. A Tabela 42.3 apresenta uma proposta de índice de estresse térmico desenvolvida por Gonzalez.[44] A Figura 42.2 apresenta de modo mais detalhado a relação do índice térmico combinando temperatura e umidade.

■ **Vento.** O vento é um poderoso agente refrescante da pele, graças ao processo de convecção. Isso faz com que uma corrida em um ambiente com vento seja mais confortável, havendo menor perda hídrica. Em exercícios ao ar livre, é impossível controlar o vento, mas em ambientes fechados pode-se programar a corrida na esteira ou exercício em bicicleta ergométrica com efeito do vento. A Figura 42.3 apresenta um estudo recente feito no LAPEH-UFV usando a técnica de termografia, na qual está nítida a refrigeração da pele quando o vento atua durante um exercício de bicicleta estacionária.[45]

■ **Altitude e mergulho.** Exercícios realizados em grandes altitudes têm sido associados a importante perda hídrica.[2] Pressão barométrica e umidade menores aceleram a perda de líquidos, tanto pela via respiratória quanto pela urinária.[46] Além disso,

Tabela 42.3 Estimativa corrigida do risco de doença de calor por esforço com base no índice *Wet-Bulb Globe Temperature* (WBGT), considerando-se que o WBGT subestima o estresse por calor sob alta umidade.

Estimativa de risco	WBGT (°C)	Umidade relativa
Moderado	24	50
Moderado	20	75
Moderado	18	100
Alto	28	50
Alto	26	75
Alto	24	100
Excessivo	33	50
Excessivo	29	75
Excessivo	28	100

Adaptada de Gonzalez[44] (1995).

em altitudes elevadas há redução do volume plasmático devido à redução das proteínas presentes no plasma. Portanto, nesse ambiente, a hipo-hidratação pode ocorrer tanto pela sudorese quanto pelas adaptações à altitude elevada.[47] Outro motivo é causado pelo baixo consumo de líquidos, pois existe uma dificuldade em seu transporte. Estratégias de escaladas e acampamentos exigem bom planejamento para manter-se um aporte hídrico regular. Em locais com neve, é possível obter água descongelando a neve. Fontes naturais (nascentes e/ou riachos) podem constituir uma opção, desde que se tenha certeza de sua qualidade. Na dúvida, é necessário levar produtos que façam desinfecção dessa água. Já no mergulho, devido ao mecanismo de diurese, é possível produzir perdas hídricas importantes se não houver reposição hídrica.[48]

Momento de consumo (antes, durante ou após exercício)

Como já comentado anteriormente, as recomendações variam de acordo com o momento no qual se oferece o líquido.

Estratégia de hidratação antes do exercício

A Tabela 42.4 elenca as estratégias centrais a serem realizadas antes do exercício.

Um trabalho desenvolvido no LAPEH-UFV observou o efeito de manipulação dietética do café da manhã com cerca de 500 kcal, sendo um de alto e outro de baixo índice glicêmico e consumo de água durante o exercício, comparado a uma situação totalmente em jejum e consumo de água e outra com aporte de isotônico durante o exercício ao longo dos 60 minutos, a uma intensidade entre 70 e 80% da frequência cardíaca de reserva, com os avaliados (ciclistas; n = 12) vindos de um estado de jejum noturno. A Figura 42.4 mostra o comportamento observado na curva glicêmica antes e durante o exercício, e fica clara a diferença entre o comportamento do tipo de café da manhã (alto *versus* baixo índice glicêmico) consumido antes do exercício e a tendência de um estado normoglicêmico, quando se consome uma bebida esportiva (6% de carboidratos) ao longo do exercício, mesmo vindo de uma condição de jejum. Caso a atividade fosse prolongada durante mais de 90 min, a condição de jejum com apenas consumo de água implicaria elevado risco de hipoglicemia e, consequentemente, prejuízo na capacidade de rendimento.

	25%	30%	35%	40%	45%	50%	55%	60%	65%	70%	75%	80%	85%	90%	95%	100%
42°	48	50	52	55	57	59	62	64	66	68	71	73	75	77	80	82
41°	46	48	51	53	55	57	59	61	64	66	68	70	72	74	76	79
40°	45	47	49	51	53	55	57	59	61	63	65	67	69	71	73	75
39°	43	45	47	49	51	53	55	57	59	61	63	65	66	68	70	72
38°	42	44	45	47	49	51	53	55	56	58	60	62	64	66	67	69
37°	40	42	44	45	47	49	51	52	54	56	58	59	61	63	65	66
36°	39	40	42	44	45	47	49	50	52	54	55	57	59	60	62	63
35°	37	39	40	42	44	45	47	48	50	51	53	54	56	58	59	61
34°	36	37	39	40	42	43	45	46	48	49	51	52	54	55	57	58
33°	34	36	37	39	40	41	43	44	46	47	48	50	51	53	54	55
32°	33	34	36	37	38	40	41	42	44	45	46	48	49	50	52	53
31°	32	33	34	35	37	38	39	40	42	43	44	45	47	48	49	50
30°	30	32	33	34	35	36	37	39	40	41	42	43	45	46	47	48
29°	29	30	31	32	33	35	36	37	38	39	40	41	42	43	45	46
28°	28	29	30	31	32	33	34	35	36	37	38	39	40	41	42	43
27°	27	27	28	29	30	31	32	33	34	35	36	37	38	39	40	41
26°	26	26	27	28	29	30	31	32	33	34	34	35	36	37	38	39
25°	25	25	26	27	27	28	29	30	31	32	33	34	34	35	36	37
24°	24	24	24	25	26	27	28	28	29	30	31	32	33	33	34	35
23°	23	23	23	24	25	25	26	27	28	28	29	30	31	32	32	33
22°	22	22	22	22	23	24	25	25	26	27	27	28	29	30	30	31

Figura 42.2 Índice de estresse térmico (*humidex*) em Celsius/umidade relativa do ar. Adaptada de www.eurometeo.com.

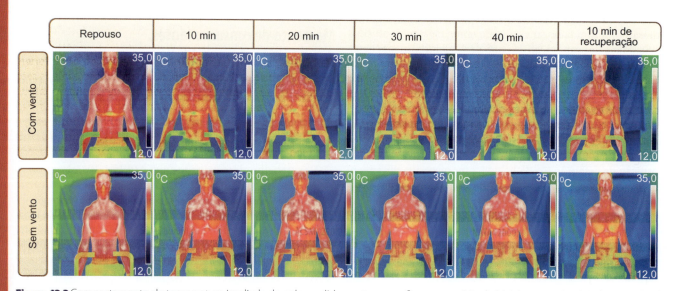

Figura 42.3 Comportamento da temperatura irradiada da pele medida por termografia em exercício de bicicleta estacionária de 50 a 60% de intensidade em ambiente com estresse térmico baixo, com fluxo de vento (3,7 a 4,2 m/s) nas parciais de 10, 20, 30 e 40 minutos de exercício, em repouso, e aos 10 minutos de recuperação sem vento. Adaptada de Oliveira[45] (2017).

O consumo de cafeína pré-exercício tem sido considerado uma ação ergogênica interessante, aumentando o potencial de rendimento.[2,50-52] As dosagens recomendadas variam entre 3 e 6 mg/kg de MC. Em estudos realizados sobre este tema no LAPEH-UFV, os resultados sobre o efeito da cafeína no rendimento foram promissores. A Figura 42.5 indica o resultado individual de 12 avaliados consumindo bebidas energéticas contendo cafeína com ou sem CHO comparadas a placebo 40 minutos antes de um exercício de corrida na esteira entre 65 e 75% do $V_{O_2máx}$. A quantidade de cafeína oferecida foi de 3 mg/kg de MC. Ao fim, os corredores

Tabela 42.4 Aspectos gerais a serem considerados na estratégia de hidratação na hora que antecede o exercício.

Objetivos
Iniciar o exercício em estado de euidratação
Manter os estoques de glicogênio muscular e hepático em níveis adequados
Evitar um estado de hipoglicemia no início do exercício
Evitar um estado de hipoglicemia de rebote

Procedimentos
Água: para qualquer condição de exercício
Consumir nas 2 a 4 h que antecedem o exercício em torno de 5 a 10 mℓ/kg da massa corporal[4]
Em ambiente quente, consumir nas 2 a 3 h que antecedem o exercício 6 mℓ/kg da massa corporal[5]
Valores mais altos podem ser necessários caso a cor da urina esteja escura ou caso haja sensação de sede
CHO: para exercícios com mais de 1 h de duração[4]
Consumir 1 a 4 h antes do exercício 1 a 4 g/kg

Cuidados especiais
Evitar alimentos de alto índice glicêmico na hora que antecede o exercício para evitar o risco de um quadro de hipoglicemia de rebote[49]
Garantir que ao início do exercício não existam resíduos sólidos no estômago para que não haja náuseas e ânsia de vômito
Deve haver atenção no tempo de digestibilidade dos alimentos oferecidos pré-exercício
Devem ser evitados alimentos ricos em gordura e fibras solúveis
Em ambiente competitivo, o estresse psicológico pode afetar o esvaziamento gástrico, devendo-se reduzir a quantidade energética oferecida
Deve-se evitar o excesso de consumo de líquidos prévio à atividade, pois aumenta a produção de diurese além do normal, gerando desconforto no exercício

Recursos ergogênicos especiais
O consumo de cafeína 40 min antes tem sido associado a aumento da oxidação de gorduras, melhor desempenho físico e menor sensação de fadiga
O consumo de isotônicos 15 min antes de iniciar o exercício e imediatamente antes pode ser uma estratégia interessante para praticantes de exercícios matinais em jejum ou para atletas de provas com mais de 1 h de duração

CHO, carboidratos. Adaptada de ACSM[4] (2016); Racinais et al.[5] (2015); Faria et al.[49] (2014).

faziam um *sprint* a uma intensidade correspondente a 100% do $V_{O_2máx}$, avaliando-se o tempo total que se conseguia sustentar este ritmo. Os resultados sugerem que o consumo dessas bebidas energéticas com cafeína proporcionaram um ganho de *performance* em torno de 19%, se comparado ao consumo de placebo.

Em outro estudo semelhante, feito dessa vez com exercício de ciclismo, porém oferecendo-se uma quantidade menor de cafeína (2 mg/kg de MC), os resultados foram menos promissores com melhora em torno de apenas 3% se comparados ao placebo.[53] Em ambos os estudos, praticamente todos os parâmetros bioquímicos, cardiovasculares e psicológicos monitorados não apresentaram diferenças significativas, indicando que algum aspecto celular possa ter sido afetado, produzindo esse efeito ergogênico no desempenho.

Tem sido indicado o consumo de glicerol (1 g/kg de MC) antes do exercício em ambientes quentes, como alternativa para aumentar as reservas hídricas corporais sem estimular o mecanismo de diurese.[54,55] Essa ação diminuiria o risco de desidratação em níveis críticos ao longo do exercício, além de possibilitar melhor termogênese, contribuindo para o rendimento. No entanto, esses efeitos ainda carecem de evidências científicas mais sólidas.[56] O glicerol tem sido associado a uma série de respostas ergolíticas como dor de cabeça e náuseas,[57] e seu uso está proibido pela World Anti-Doping Agency.

Tendo em vista uma possível capacidade de armazenamento de água corporal, o consumo programado de creatina semanas antes de uma competição em ambiente de calor foi proposto como estratégia alternativa para minimizar os efeitos da desidratação.[58] Contudo, esses estudos são embrionários e necessitam de maior validação científica. Aumentar o consumo de sódio tem sido apontado como efetivo, pois teria a capacidade de promover maior expansão dos fluidos vasculares.[2]

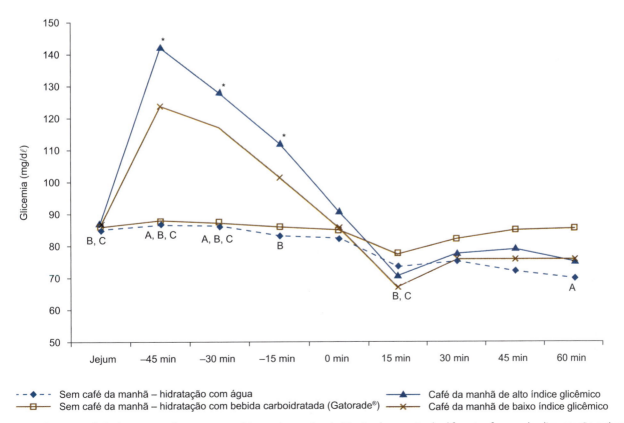

Figura 42.4 Resposta glicêmica antes e durante o exercício, em intervalos de 15 min, decorrente de diferentes formas de alimentação pré-exercício e hidratação. *Diferença significativa na análise intergrupo (p < 0,05). **A.** Análise intragrupo, teste sem café da manhã, hidratação com água. **B.** Análise intragrupo, teste de alto índice glicêmico. **C.** Análise intragrupo, teste de baixo índice glicêmico. Adaptada de Faria et al.[49] (2014).

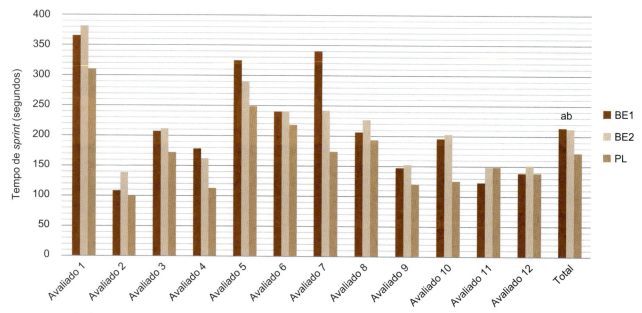

Figura 42.5 Resultado individual de uma fase de *sprint* de 12 avaliados consumindo bebidas energéticas contendo cafeína com CHO (BE1) ou sem CHO (BE2), comparadas ao placebo (PL), 40 minutos antes de um exercício de corrida. *a*, diferença significativa entre BE1 e PL (p = 0,004); *b*, diferença significativa entre BE2 e PL (p < 0,001). Adaptada de Reis[50] (2017).

Outra estratégia que tem sido estudada no momento pré-exercício é o suco de beterraba, que se destacou por seu alto teor de nitrato, que pode ser convertido em óxido nítrico no organismo, promovendo a vasodilatação dos vasos sanguíneos, o que confere maiores oxigenação dos músculos e absorção de nutrientes para o exercício. No entanto, parece que seus efeitos são mais efetivos em indivíduos pouco treinados.[59]

Após um estudo meticuloso dos fatores já apresentados será possível ter uma visão mais ampla sobre as variáveis condicionais que influenciarão a tomada de decisão. A seguir serão apresentados, de modo geral, alguns pontos importantes na escolha da estratégia de hidratação a ser adotada durante o exercício.

Estratégia de hidratação durante o exercício

A Tabela 42.5 apresenta os principais pontos-chave que devem nortear uma estratégia de hidratação durante o exercício.

Intervalo de tempo entre as bebidas

O consumo de líquidos deve ocorrer de modo contínuo durante a realização do exercício. Devem ser evitados períodos muito longos para que ocorra a hidratação, pois há risco de perda hídrica importante durante esse intervalo, podendo chegar a 2% da MC. Nessas condições de desidratação, o nível crítico de 2% já constitui um fator interveniente para dificultar o esvaziamento gástrico, contribuindo para desconfortos gástricos se o praticante consumir grandes volumes de líquidos (> 350 mℓ) de uma só vez. Essa ação pode provocar distúrbios gástricos ao longo da atividade, como náuseas, sensação de plenitude gástrica e refluxos.[60]

O fator determinante para se estabelecer a quantidade de líquidos ingeridos é a capacidade de esvaziamento gástrico. Segundo McArdle et al.,[46] considera-se normal um esvaziamento gástrico entre 800 e 1.000 mℓ por hora, devendo esta quantidade ser oferecida a intervalos seriados de 10, 15 ou 20 minutos.[2]

Em geral são usados intervalos de 15 minutos,[7] porém é possível empregar períodos menores (10 minutos),[36] caso a condição térmica seja de elevado calor, com menor oferecimento de líquido por porção ingerida, ou intervalos maiores (20 minutos) para exercícios realizados em ambiente aquático, podendo neste caso aumentar a concentração da bebida com carboidratos.

Tabela 42.5 Aspectos gerais que devem ser considerados na estratégia de hidratação durante o exercício.

Objetivos
Evitar ao máximo uma condição de desidratação superior aos 2% da massa corporal
Com oferecimento de isotônicos:
Evitar hipoglicemia no exercício
Reduzir a mobilização de glicogênio muscular e hepático
Reduzir o risco de hiponatremia em exercícios com mais de 4 h de duração
Preservar a capacidade cognitiva de *performance*[2]
Procedimentos
Em exercícios com até 60 min: na maioria dos casos, somente água é suficiente
Exercícios entre 1 e 2,5 h: programar um consumo regular 30 a 60 g/h de CHO[4]
Exercícios com mais de 2,5 h: programar um consumo regular de ≥ 90 g/h de CHO[4]
Cuidados especiais
Todos os isotônicos comercializados no Brasil com selo da Agência Nacional de Vigilância Sanitária apresentam formulações adequadas, sendo mínimas as diferenças entre eles (Tabela 42.6)
Evitar o consumo de produtos sólidos durante o exercício, pois podem produzir desconfortos gástricos
Evitar bebidas com concentração de frutose elevada com mais de 30 g/ℓ
A reposição de sódio é necessária em provas normalmente com tempo superior a 4 h para evitar a hiponatremia
Recursos ergogênicos especiais
Gel e barras energéticas podem ser consumidos, sempre associados ao consumo de água
Deve haver atenção para atender à cota de oferecimento de CHO por hora (40 a 60 g/h)
É necessário observar a tabela de composição de cada um desses produtos
Existe algum fundamento teórico que subsidia a necessidade de triglicerídeos de cadeia média e aminoácidos de cadeia ramificada (BCAA) em provas especiais, como de aventura. Contudo, não há evidências científicas comprovadas em estudos bem definidos e certificados
Vitaminas com potencial ação antioxidante têm sido consideradas interessantes para diminuir o impacto da formação de radicais livres durante o exercício, com potencial efeito a longo prazo na vida do atleta

Adaptada de NATA[2] (2017); ACSM[4] (2016).

Quantidade de bebida oferecida

Como visto anteriormente, tem-se como normal um esvaziamento gástrico entre 800 e 1.000 mℓ por hora.[61] Considerando que o consumo deve ser realizado a intervalos de 15 minutos, há uma cota de hidratação entre 200 e 250 mℓ em cada parcial. Esses valores podem ser considerados de forma geral; entretanto, é necessário estabelecer valores individuais para maior precisão. Marins[38,62] preconizou uma cota de 3 mℓ/kg de MC, o que representaria, para um indivíduo de 70 kg, 210 mℓ a cada intervalo de 15 minutos. Essa ação de hidratação já foi adotada em diversos trabalhos em exercício de ciclismo estacionário em homens,[63-66] como em exercício de corrida,[67,68] sendo esses valores perfeitamente toleráveis sem produzir desconfortos gástricos. Contudo, em exercício de natação com homens, essa quantidade não foi bem tolerada, tendo sido necessário ampliar o intervalo de tempo para 20 minutos.[69]

Estudos desenvolvidos no LAPEH-UFV ainda não publicados indicaram que a hidratação de 3 mℓ/kg de MC não foi bem tolerada em mulheres durante exercício de ciclismo estacionário, produzindo intolerância gástrica, sugerindo uma redução da cota estabelecida para 2 mℓ/kg de MC. Dependendo da condição ambiental associada a calor e umidade elevados, essa quantidade de líquidos sugerida para mulheres provavelmente não será suficiente para manter a homeostase hídrica. As soluções serão: (1) realizar um treinamento prévio, visando ampliar a tolerância de consumo de líquidos com maior quantidade; (2) ter o cuidado de iniciar a prova com a homeostase hídrica corporal totalmente preservada; (3) buscar ações alternativas visando aumentar o estoque de água corporal antes do exercício, com creatina.

Cabe destacar que a tolerância de consumo de líquidos é altamente treinável. Uma pessoa pode aprimorar de modo significativo o tempo de passagem dos líquidos para o intestino por meio de um treinamento sistematizado para essa ação. Um seguimento individualizado pode ampliar a quantidade de líquido aqui indicada por hora.

Quanto às crianças, por sua maior debilidade termogênica, os intervalos devem ser de 10 minutos (ambiente quente) e 15 a 20 minutos (ambiente frio), oferecendo 2 mℓ/kg de MC, já que esse volume tende a ser bem tolerado.

Temperatura do líquido oferecido

Inicialmente, havia indicações de que as bebidas deveriam estar em baixas temperaturas (cerca de 5°C), o que teria um efeito benéfico no esvaziamento gástrico.[70] Contudo, estudos posteriores com técnicas de imagem sugerem que os líquidos com temperaturas baixas não influenciam de maneira significativa o esvaziamento gástrico.[71] Desde o momento em que esse líquido atinge a boca e desce progressivamente pelo sistema gástrico, ocorre uma contínua troca de calor entre os líquidos e as paredes internas do esôfago, de modo que, ao chegar no estômago, a diferença de temperatura já seria mínima, não havendo qualquer efeito no esvaziamento gástrico. A temperatura selecionada do líquido deverá, portanto, ser a de preferência do praticante de exercício, como corrobora a SBME.[7] Contudo, cabe destacar que, no caso de bebidas esportivas, sua palatabilidade fica prejudicada quando consumida à temperatura ambiente, sendo recomendado o consumo de bebidas esportivas refrigeradas.

Tipo de bebida (água *versus* isotônicos)

Consumo de água durante o exercício

As considerações aqui estabelecidas tomam como base que o praticante apresenta uma dieta balanceada adequada e que, previamente ao exercício, não estará realizando uma dieta restritiva. Essas ponderações são necessárias para estimar que estejam adequados os níveis de glicemia sanguínea, glicogênio muscular e hepático em condições que antecedem o exercício. Qualquer atividade recreativa ou competitiva com duração de até 1 hora pode ser realizada consumindo-se prioritariamente água. Entretanto, em condições de exercício matinal, após o jejum noturno, o consumo de bebidas esportivas pode ser indicado para evitar um quadro de hipoglicemia, principalmente quando a atividade durar mais de 1 hora. Nos últimos anos vários trabalhos sobre esse tema foram publicados pelo grupo de estudos LAPEH-UFV, indicando que é mínimo o risco de hipoglicemia durante o exercício em estado de jejum por até 60 minutos.[63,64,72,73] São considerados fatores importantes para o consumo exclusivamente de água durante a primeira hora, mesmo em exercício matinal:

- Não ter realizado dieta restritiva à noite
- O exercício deve ser de média ou baixa intensidade, priorizando o metabolismo de gorduras
- O praticante deve ter o hábito de realizar exercícios. Sedentários apresentam maior risco, pois tendem a consumir mais CHO.

Como já comentado anteriormente, o consumo de água também deve ser indicado quando houver a ingestão de gel energético ou barra energética, para manter a condição de hidratação.

O excesso do consumo de água também é perigoso, pois pode desencadear hiponatremia de diluição, em condições muito especiais, que dificilmente são agrupadas simultaneamente:[48]

- Exercício feito em ambiente frio
- Exercício contínuo de mais de 4 horas de duração
- Consumo exclusivo de água ao longo de todo o exercício
- Pequena produção de suor.

Consumo de isotônicos durante o exercício

Os exercícios que demandem tempo superior a 60 minutos devem incluir o consumo de carboidratos, na forma de isotônicos, gel ou barras. Quanto maior for o tempo de exercício, maior a necessidade de seu consumo, pois o objetivo principal é manter a glicemia sanguínea em níveis adequados entre 60 e 110 mg/dℓ.[74] Em crianças, o consumo de bebidas esportivas de maneira *ad libitum* durante o exercício físico tem sido maior em comparação com o consumo com água, fator importante para evitar um estado de desidratação.[33]

A seleção da bebida isotônica correta durante o exercício deve responder a uma série de perguntas, dentre elas:

- Qual a concentração ideal de carboidratos?
- Quais os tipos de carboidrato que devem compor um isotônico?
- Outros elementos podem estar presentes?

Na sequência, esses três temas serão discutidos.

- **Concentração ideal de carboidratos em uma bebida isotônica**
O ACSM[61] sugere uma quantidade entre 40 e 80 g de CHO por litro. Esses valores são considerados ideais por ser a cota de absorção de CHO por hora esperada. O consumo inferior a 30 g/h representa um aporte insuficiente para a necessidade energética durante o exercício. Por outro lado, o consumo superior a 80 g está relacionado com retardo do esvaziamento gástrico e, consequentemente, desconfortos gastrintestinais, devendo ser evitado.[7]

Para a seleção da bebida, é necessária uma leitura atenta de sua composição no rótulo, lembrando que normalmente os valores estão expressos para quantidades de 100 mℓ. Dessa maneira, uma bebida com 60 g/ℓ terá 6 g/100 mℓ de CHO. As normativas da European Commission[75] preconizam que a quantidade de CHO consumida deve estar limitada a 60 g CHO/h, pois a capacidade de oxidação de CHO gira em torno de 1 g/min. No entanto, a oxidação de CHO pode ser aumentada para 1,26 g/min, quando há ingestão de mais de um tipo de carboidrato, glicose e frutose, por exemplo.[76] Já a SBME[7] estabelece uma faixa variável entre 30 e 60 g/h. Entretanto, Murray[77] estabeleceu uma relação individual, correspondendo a 1 g/kg de MC por hora. Tendo em vista as informações anteriores, uma bebida que contenha 60 g/ℓ de CHO pode perfeitamente atender às necessidades energéticas durante um exercício. A Tabela 42.6 apresenta a composição dos principais isotônicos comercializados no Brasil. Já a Tabela 42.7 apresenta os principais elementos da composição de sachês de gel comercializados no Brasil.

■ **Tipo de carboidrato que deve compor um isotônico**

Existem indicações de que a combinação de carboidratos proporcione um efeito mais positivo na absorção intestinal do que quando consumidos em apenas um tipo.[61] Dentre os tipos de carboidratos disponíveis, devem ser totalmente descartadas a galactose e a maltose. A presença de frutose em bebidas oferecidas durante o exercício deve ser considerada com cautela, pois seu consumo está associado a menor taxa de esvaziamento

gástrico.[42] Entretanto, tem-se estabelecido que o limite máximo de frutose na composição de uma bebida esportiva seja de 20 a 30 g/ℓ. Os tipos de carboidratos mais em geral presentes nas bebidas são sacarose e glicose.[75] Também têm sido usadas maltodextrina e frutose como fontes alternativas de energia.

Os benefícios na *performance* com o uso da mistura de glicose e frutose têm sido observados notavelmente em exercícios com pelo menos 2,5 horas de duração, principalmente quando a ingestão de carboidratos é alta ($\geq 1,2$ g $\times$ min^{-1}), porém deve ser destacado que essa mistura pode trazer outros benefícios, como redução da osmolalidade da bebida, aumento da taxa de esvaziamento gástrico e menor desconforto abdominal, em exercícios de menor tempo.[78]

Sobre esse aspecto, é interessante observar que, em conjunto, os carboidratos não devem ultrapassar 80 g/ℓ.[4] A Tabela 42.8 apresenta um resumo sobre as recomendações das principais diretrizes de organismos internacionais ou nacionais sobre os tipos de carboidratos que devem compor uma bebida esportiva.

■ **Eletrólitos**

A necessidade de reposição de eletrólitos depende de uma série de fatores que devem ser analisados, tais como: tempo total da atividade; condições iniciais dos minerais; momento de hidratação; e perda mineral no suor. Esses fatores podem nortear ou não a necessidade de consumo desses micronutrientes.

As principais diretrizes de Nutrição Esportiva publicadas indicam o sódio como o elemento mais recomendado (ver

Tabela 42.6 Composição nutricional dos repositores hidreletrolíticos comercializados no Brasil para 100 mℓ.

	Ironage®	Gatorade®	I9®	Marathon®	Powerade®
Valor energético	23,5	24	25,5	26	18
Carboidratos	5,5	6 g Sacarose Glicose	6 g Sacarose	6 g Açúcar	4,2
Sódio	47	45	28,5	30,5	28,5
Potássio	14	12	25	24	23
Cloreto	46	42	29	22,5	24,5
Vitamina C	9	–	–	–	–

Nenhum dos isotônicos citados apresenta gorduras ou proteínas em sua composição. Adaptada dos rótulos dos produtos.

Tabela 42.7 Composição nutricional dos repositores energéticos na forma de gel comercializados no Brasil.

	Carb Up Gel®	Carbo Plus Gel®	Exceed Gel®	Glicogel®	PowerGel®	VO₂ + Energy Gel®
Porção	30 g	50 g	30 g	30 g	41 g	30 g
Valor energético	80 kcal	190 kcal	80 kcal	90 kcal	109 kcal	80 kcal
Carboidratos	20 g Maltodextrina Frutose	48 g Maltodextrina (29,7 g) Glicose (12,06 g) Frutose (7,32 g)	20 g	22 g Maltodextrina Frutose	27 g Maltodextrina Frutose	19 g
Gorduras	0	0	0	0	0	0
Proteínas	0	0	0	< 1 g	0	1 g
Sódio	0	100 mg	11 mg	50 mg	203 mg	58 mg
Potássio	0	0	4,4 mg	40 mg	19 mg	13 mg
Cloreto	–	–	–	–	–	3 mg
Cálcio	–	120 mg	–	–	–	–
Magnésio	–	23 mg	–	–	–	–
Ferro	–	1,40 mg	–	–	–	–

Adaptada dos rótulos dos produtos.

Tabela 42.8 Orientação de composição de bebidas e reposição energética por organismos nacionais e internacionais.

Elementos	SBME (2009)	ACSM (2007)	SFSM (2008) EC (2001)	NATA (2000)
CHO	Mistura de CHO Glicose, frutose e sacarose	Mistura de CHO Glicose, frutose, sacarose e maltodextrina	Mistura de CHO Glicose, sacarose e maltodextrina	Mistura de CHO Glicose, frutose,[a] sacarose e maltodextrina
Concentração de CHO	40 a 80 g/ℓ 4 a 8% 4 a 8 g/100 mℓ	50 a 80 g/ℓ 5 a 8% 5 a 8 g/100 mℓ	< 90 g/ℓ < 9% < 9 g/100 mℓ 80 a 350 kcal/h	60 a 80 g/ℓ 6 a 8% 6 a 8 g/100 mℓ
Sódio	0,500 a 0,700 g/ℓ 20 a 30 mmol×ℓ^{-1} 50 a 70 mg/100 mℓ	0,500 a 0,700 g/ℓ 20 a 30 mmol×ℓ^{-1} 50 a 70 mg/100 mℓ	0,460 a 1,150 g/ℓ 20 a 50 mmol×ℓ^{-1} 46 a 115 mg/100 mℓ	0,300 a 0,700 g/ℓ[b] 12 a 30 mmol×ℓ^{-1} 30 a 70 mg/100 mℓ
Potássio	Não especifica	0,080 a 0,200 g/ℓ 2 a 5 mmol×ℓ^{-1} 8 a 20 mg/100 mℓ	Não considera importante sua inclusão	Não especifica Recomenda somente após exercício
Osmolalidade	200 a 260 mOsm/kg	Não especifica	200 a 330 mOsm/kg	Não especifica

[a]Limitada à quantidade entre 2 e 3% na mistura. [b]Propõe a inclusão em casos especiais, como exercício sustentado por mais de 4 h, baixo consumo dietético e fase de aclimatação do exercício em condições de calor. *CHO*, carboidratos.

Tabela 42.6), além dos carboidratos. Já o potássio não parece ser tão imprescindível quanto o sódio, uma vez que há grande concentração desse mineral no meio intracelular e que ele está amplamente distribuído entre os alimentos frequentemente consumidos na alimentação brasileira, tais como banana, batata, laranja, feijão, amendoim, peixes etc. Ao fim de um treinamento, o consumo de uma água de coco representa uma estratégia bem interessante para a reposição do potássio perdido no suor. As Tabelas 42.6 e 42.7 apresentam as concentrações de eletrólitos presentes nos principais isotônicos e géis no mercado brasileiro.

■ Sódio nas bebidas isotônicas

As reservas corporais de sódio, em especial a concentração plasmática, são bem reguladas pela combinação dos hormônios aldosterona e antidiurético.[79] Percebe-se, portanto, que dificilmente haverá deficiência desse mineral decorrente de baixo consumo diário.

A presença do sódio em uma bebida esportiva tem um potencial efeito ergogênico ao minimizar o aparecimento de um estado de hiponatremia em uma prova de longa duração, normalmente registrada em provas de mais de 4 horas de duração, podendo afetar entre 10 e 20% dos participantes.[80] Um estado de hiponatremia é caracterizado por uma quantidade de sódio no plasma abaixo de 130 mmol/ℓ. É um problema termorregulativo importante, pois impõe ao organismo condições críticas extremas como edema cerebral. O consumo regular de bebidas esportivas em provas de longa duração minimiza o risco do aparecimento deste quadro.

A hiponatremia pode ocorrer em casos nos quais haja perdas excessivas de sódio no suor e não ocorra a reposição adequada do mineral durante o exercício. Hiponatremia dilucional também tem sido relatada, ocorrendo normalmente em provas realizadas em ambiente frio. Nesse caso, há baixa produção de sudorese, sem afetar os estoques corporais de sódio, porém ocorre um excessivo consumo de água (hiper-hidratação) durante a prova, diluindo o meio interno. Vale destacar que mulheres e indivíduos com baixo índice de MC apresentam maior risco de desenvolver hiponatremia.[5]

Além de evitar o risco de hiponatremia, também há outros fatores determinantes para a presença do sódio na composição de uma bebida. O primeiro fator diz respeito à aceleração do mecanismo de cotransporte da glicose em nível intestinal, o que colabora com uma condição de normoglicemia durante o exercício.[1] Já o segundo fator refere-se à questão da palatabilidade da bebida, aprimorando seu sabor para o consumo e sua viscosidade. A presença de sódio também aumenta a absorção de água pela célula intestinal pelo mecanismo de osmose. O consumo de sódio durante o exercício tem sido associado a menor prevalência de cãibras.[4]

■ Potássio nas bebidas isotônicas

Na comunidade esportiva há um tabu que relaciona o aparecimento de quadros de cãibras com a falta de potássio, sendo estimulado o consumo de alimentos ou suplementos ricos em potássio. No entanto, a relação é inversa. O estado de hiperpotassemia, também conhecido como hipercalemia, pode gerar cãibras. Isso é provocado por vários fatores, como: elevação da concentração plasmática de potássio que ocorre naturalmente pelo processo de desidratação; ruptura de fibras musculares durante o exercício, liberando potássio para o meio extracelular; ação da bomba sódio-potássio, de maneira que, durante o exercício, algum potássio permanece no meio extracelular. Essas condições são agravadas caso o praticante consuma uma bebida, gel, ou barra energética com elevadas concentrações de potássio. Isto implica rápida elevação do potássio plasmático, com potencial de alteração da resposta elétrica das fibras cardíacas, sendo um fator desencadeante de um quadro de fibrilação. No trabalho de Marins et al.,[65] esse comportamento fica bem evidenciado com a elevação do potássio plasmático durante o exercício, como pode ser visto na Figura 42.6. Portanto, deve-se evitar o consumo de fontes ricas em potássio durante o exercício. Finalizado o exercício, os valores plasmáticos retornam rapidamente aos níveis de normalidade, não havendo nenhuma limitação ao consumo de água de coco na maioria dos casos.

■ Cálcio e magnésio nas bebidas isotônicas

A presença de cálcio no suor é mínima, o que não impacta as reservas corporais. Uma pesquisa comparando corredores profissionais e recreacionais não observou diferença nas concentrações de cálcio no suor.[68] Contudo, o problema principal corresponde ao baixo consumo habitual identificado em diversos estudos nutricionais. Isso pode causar uma deficiência crônica desse mineral. Ao avaliar 56 jogadoras de elite de futebol,

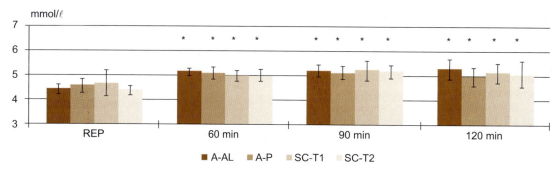

Figura 42.6 Comportamento do potássio sanguíneo durante 120 minutos de exercício e quatro tipos de hidratação. *A-AL*, água *ad libitum* (hidratação livre com água mineral); *A-P*, água programada (2 horas e hidratação estimulada com água mineral); *SC-T1*, solução carboidratada tipo 1 (6,3 g/100 mℓ de glicose); *SC-T2*, solução carboidratada tipo 2 (4,9 g/100 mℓ de frutose e maltodextrina).

Braun et al.[81] observaram que 59% das jogadoras avaliadas não atingiam consumo diário recomendado de cálcio. Tendo em vista que as faixas de concentração plasmática são extremamente bem reguladas, em caso de baixo consumo, ocorre mobilização da principal fonte de cálcio do corpo, os ossos. Nesse caso, uma situação contínua pode impactar negativamente a densidade óssea, tendo como consequência maior risco de fraturas por estresse. De modo geral, a inclusão do cálcio nos isotônicos seria para auxiliar o aporte diário desse mineral, pois não existe evidência alguma de um possível efeito agudo durante o exercício.

O magnésio é um eletrólito intracelular, presente em muitos alimentos. Sua concentração mineral no suor é baixa, de maneira que o exercício físico dificilmente tem potencial para impactar suas reservas corporais. É extremamente provável que uma dieta equilibrada quantitativa e qualitativamente possa aportar todo magnésio necessário, sem ser preciso incluir esse eletrólito na composição de um isotônico, tendo em vista que, assim como ocorre com o cálcio, não existe evidência sobre um potencial efeito agudo durante o exercício. Uma pesquisa comparando corredores profissionais e recreacionais não observou diferença nas concentrações de magnésio no suor.[68]

- **Necessidade de outros ingredientes**

As normativas da European Commission[75] questionam a inclusão de outros elementos na composição das bebidas esportivas, tendo em vista que esses ingredientes não parecem ter efeito positivo sobre o rendimento. Durante o exercício físico, outros ingredientes mais estudados são vitaminas, triglicerídeos de cadeia média (TCM) e aminoácidos de cadeia ramificada (BCAA).

■ **Vitaminas.** Não existem evidências científicas de que o consumo de vitaminas durante o exercício tenha impacto agudo sobre o desempenho físico. Sobre esse aspecto não haveria necessidade da inclusão de vitaminas na composição de bebidas isotônicas, gel ou barras energéticas para consumo antes, durante ou depois do exercício. Contudo, outras duas formas de análise podem ser consideradas. A primeira quando o atleta apresenta gasto energético diário especialmente elevado (> 4.500 kcal/dia), tornando-se difícil atingir todas as necessidades de micronutrientes necessários com uma dieta normal, o que torna essas refeições uma boa oportunidade para atingir as necessidades diárias.[82] A outra forma de análise diz respeito principalmente às vitaminas que guardam relação com melhor resposta antioxidante, pois combatem a formação dos radicais livres durante o exercício, tornando-se mais uma forma de auxiliar o organismo na defesa contra esses radicais.

■ **TCM.** Estudos laboratoriais ainda revelam resultados controversos sobre os TCM. Contudo, sua indicação seria para atividades com mais de 2 horas de duração, especialmente em provas de ciclismo, triátlon e de aventura. Em provas com menos tempo de duração, não parece haver fundamento científico que corrobore seu consumo como agente ergogênico.

■ **BCAA.** Em exercícios de característica aeróbica, quando os CHO são oferecidos na quantidade correta, o consumo de proteína não aprimora o rendimento.[2] Os BCAA (valina, leucina e isoleucina), consumidos para atuar como substrato energético durante o exercício, não parecem ser uma decisão acertada. Durante o exercício físico, a energia principal deve vir dos CHO, pois o seu consumo exógeno (p. ex., consumo de isotônicos) inibe a mobilização de fontes internas de proteínas. Porém, em provas de aventura, ou triátlon com mais de 4 horas de duração, o consumo de BCAA pode ser interessante. Uma indicação seria adotar como referência 0,25 g/kg de MC por hora junto ao consumo de CHO.[3] Apesar de bastante questionável durante o exercício, o consumo de BCAA é altamente indicado após finalizado o exercício, sendo abordado com mais detalhes posteriormente.

Estratégia de hidratação após o exercício

A Tabela 42.9 elenca as possíveis estratégias para a fase de recuperação após o exercício.

Finalizado o exercício físico, os objetivos principais são restaurar a homeostase hídrico-mineral, aportar carboidratos para acelerar a recuperação energética, principalmente do glicogênio muscular e hepático, bem como manter a glicemia sanguínea em níveis ideais, e, por último, aportar aminoácidos essenciais para auxiliar na recuperação tecidual.[83-86] A Tabela 42.9 apresenta um resumo dos principais pontos-chave a serem considerados nessa estratégia.

Recuperação hídrica

Observar a sensação de sede, a coloração da urina, a frequência de vezes que se urina e, principalmente, a diferença de MC entre o início e fim do exercício são pontos interessantes a se ensinar aos praticantes de exercícios físicos, para que possam controlar seus estoques corporais de água.[2] Contudo, especialmente no caso de atletas, é necessário considerar sempre a quantidade de líquidos que será consumida em condições normais de um indivíduo, que gira entre 1.000 e 1.500 mℓ ou 33 mℓ/kg de MC por dia, tendo em vista todas as fontes.[36] Outras formas de cálculo, propostas pela ingestão dietética recomendada (RDA) e apresentadas por Brouns,[82] incluem uma relação de 1 mℓ/kcal de dispêndio de energia ou 4% do MC total. Veja o exemplo de um triatleta: somando-se as duas condições (perda hídrica

Tabela 42.9 Aspectos gerais a serem considerados na estratégia de hidratação na fase de recuperação do exercício.

Objetivos
Recompor a água corporal perdida durante o exercício
Com oferecimento de isotônicos:
Restaurar os níveis glicêmicos plasmáticos
Restaurar o glicogênio muscular e hepático
Aportar minerais para auxiliar a retenção hídrica e repor os minerais perdidos no suor

Procedimentos
Reposição hídrica: registrar a diferença de massa corporal inicial e final. Essa diferença deve ser considerada como base para programar uma hidratação regular. Exemplo: após um exercício que tenha promovido 2 kg de diferença, o praticante deve consumir em torno de 2 ℓ ao longo da fase de recuperação. Não necessariamente apenas água, mas também sucos, refrescos, chás, leite, caldo de cana e água de coco, por exemplo
Reposição energética de CHO: considerando que a taxa de ressíntese de glicogênio é de aproximadamente 5% por hora, a ingestão de CHO no período de recuperação deve ser de 1 a 1,2 g/kg/h durante as primeiras 4 a 6 h[4]
Reposição para restauração tecidual: aportar aminoácidos essenciais tem sido considerado determinante para acelerar a síntese de proteína muscular. O consumo de BCAA deve ser analisado toda vez que seja necessária uma rápida recuperação após exercícios de alta intensidade ou caso seja preciso um processo de hipertrofia claramente definido[3]

Cuidados especiais
A reposição hídrica é fundamental para a restauração do glicogênio muscular (GM), pois, na sua composição, 1 g de GM necessita de 3 g de água
A reposição mineral normalmente é atingida com dieta equilibrada
Na fase inicial da recuperação, CHO de alto índice glicêmico na forma líquida deve ter prioridade, por passar mais rapidamente pelo estômago

Recursos ergogênicos especiais
Existe um fundamento teórico que subsidia a necessidade de BCAA, *whey protein* e caseína[3]
Outros suplementos, como betametilbutirato (HMB), glutamina e arginina,[3] também têm sido considerados para a fase de recuperação

BCAA, aminoácidos de cadeia ramificada; *CHO*, carboidratos. Adaptada de ACSM[4] (2016); Jäger et al.[3] (2017).

Tabela 42.10 Modelo de planejamento de hidratação de um triatleta após um treino matinal.

Parâmetros	Valores
Peso inicial	70 kg
Peso final	67 kg
Diferença	3 kg $\approx$ 3.000 mℓ
15 min	210 mℓ[a]
30 min	210 mℓ
45 min	210 mℓ
60 min	210 mℓ
Total consumido	840 mℓ
Falta restaurar	2.160 mℓ
Normal do dia	1.000 mℓ
Total do dia	3.160 mℓ

[a]Consumo de 3 mℓ/kg/massa corporal. Obs.: O consumo de 3.160 mℓ deve ocorrer ao longo do restante do dia.

de exercício + necessidade diária de líquidos), o volume total chegaria a cerca de 4 ℓ. A Tabela 42.10 mostra o planejamento de hidratação do triatleta em questão.

Shirreffs[39] recomendou uma reposição de 150% do líquido perdido. Porém, em perdas superiores a 3 ℓ, torna-se difícil repor esta quantidade, pois é necessário um elevado nível de tolerância gástrica para o volume de líquido a ser consumido. Deve-se considerar que parte das necessidades diárias de água também é reposta com a ingestão de alimentos sólidos, como frutas e hortaliças, podendo chegar a contribuir com até 25% das necessidades diárias. Curiosamente, de maneira não usual bebidas alcoólicas com $\leq$ 4% foram indicadas com potencial de hidratação adicional.[87]

Aporte energético após a atividade
Durante o exercício, ocorre depleção das reservas energéticas de CHO, ou seja, uma redução aguda do glicogênio muscular e hepático, dependendo de uma série de fatores, principalmente caso não tenha ocorrido o consumo de CHO durante o exercício, além de redução na glicose sanguínea. É necessário, portanto, restaurar essas reservas energéticas o mais rápido possível, visando a uma nova sessão de treino ou competição.

Quanto mais rápido houver a restauração energética, melhor será a capacidade de rendimento, tanto em competição como em treino. Um atleta de maratona gasta aproximadamente 2.150 a 2.580 kcal durante a atividade, enquanto um ciclista de elite, em uma prova de *Tour de France*, chega a gastar 8.600 kcal. Esses níveis elevados de gasto energético demandam um planejamento nutricional, visando acelerar a recuperação.

As primeiras horas após o exercício são críticas, tendo-se em vista que o nível de recuperação de glicogênio muscular e hepático é atingido mais rapidamente nesses períodos.[88] Isso ocorre devido a maior resposta insulêmica gerada pelo pico glicêmico, provocada pelo consumo de alimentos com alto índice glicêmico,[89] além de maior sensibilidade na barreira celular do GLUT-4 e aumento da captação de glicose pelo músculo, independente de insulina.

A curva de recuperação energética é fundamental em competições realizadas em vários dias seguidos, como vôlei e basquetebol. As categorias de base no futebol também realizam partidas em dias seguidos ou no mesmo dia, sendo outra situação na qual a recuperação será determinante para o rendimento dos atletas. Em modalidades como judô, atletismo e natação, com eliminatórias ao longo do dia, os atletas também necessitam de recuperação rápida, assim como nas provas de heptatlo, decatlo e pentatlo moderno, nas quais os atletas competem ao longo de todo o dia.

Muitos atletas e pessoas que realizam exercícios recreacionais têm o costume de não consumir nada após o exercício. Esse é um comportamento nutricional contraindicado, tendo-se em vista que prejudicará a curva de recuperação e a qualidade do próximo treino ou competição. A Figura 42.7 apresenta um modelo teórico de recuperação do glicogênio muscular com três condutas diferentes, tomando como base o mesmo treino realizado sempre com estoques de glicogênio muscular completos. Na primeira conduta, existe uma preocupação aguda e devem ser seguidas as recomendações indicadas (hídrico-mineral, energética e proteica), promovendo um pico estimado com 24 horas. Na segunda conduta, as ações de recuperação não são agudas, fazendo com que o pico recuperação ocorra habitualmente com 48 horas. Já na terceira conduta ocorre ausência de condutas recomendadas com alimentação pobre em CHO e baixo consumo de líquidos, gerando um alentecimento da velocidade de recuperação, o que não é desejável para um atleta que treina diariamente.

Para que a energia seja disponibilizada rapidamente na corrente sanguínea, o tempo de passagem do alimento para o estômago deve ser rápido. Por isso, deve ser priorizado o consumo de alimentos líquidos, pois têm absorção mais rápida do que os sólidos, principalmente quando há pouco tempo de recuperação (inferior a 24 horas).

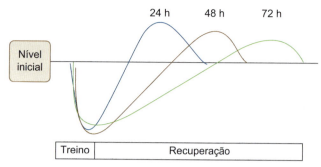

Figura 42.7 Modelo teórico de recuperação do glicogênio muscular com diferentes abordagens nutricionais pós-exercício.

Considerando o estado de "volta à calma", o consumo energético tem recomendações diferentes, se comparado ao momento durante o exercício. A primeira delas refere-se à densidade energética, que pode ser superior, chegando a 1 g/kg/MC por hora nas primeiras 2 horas, podendo prolongar-se até 6 horas.[75] A SBME[7] recomenda uma faixa entre 0,7 e 1,5 g/kg/MC por hora até 4 horas pós-exercício. Quantidades de 2 e 3 g/kg/MC por hora não têm sido associadas a aumento na velocidade de restauração do glicogênio. Outro aspecto é a recomendação do consumo de frutose, por auxiliar na recuperação do glicogênio hepático. Por isso é importante o consumo de frutas *in natura* e sucos, além de caldo de cana após a atividade.

O processo de ressíntese de 1 g de glicogênio está associado ao armazenamento de 3 g de água. Desse modo, a restauração hídrica também colabora na velocidade de reações químicas para restauração do glicogênio muscular. Sharp[90] comenta que a combinação de alimentos sólidos e líquidos acelera a restauração do volume plasmático nas primeiras 2 horas imediatamente após o exercício. Isso torna obrigatória uma atenção do nutricionista para a seleção adequada de alimentos logo após o exercício.

Aporte mineral

Na fase de recuperação, é fundamental a presença de sódio nas bebidas, por auxiliar na preservação da osmolalidade plasmática, evitando uma resposta compensatória renal, com aumento da produção de urina pós-exercício, o que dificultaria a hidratação intersticial e intracelular, que ocorre em uma velocidade mais lenta.[91] Para Maughan e Burke,[92] a produção de 1 ℓ de suor contendo 50 mmol/ℓ de sódio representa uma perda de 2,9 g de cloreto de sódio (sal de cozinha). Essa quantidade é plenamente reposta pela dieta típica ocidental. Contudo, para perdas elevadas de suor, por exemplo, 5 ℓ, a quantidade de cloreto de sódio a ser ingerido chegaria a 16 g, sendo indicada uma suplementação.

A perda de minerais, como magnésio e potássio, durante o exercício normalmente pode ser compensada, ao longo do dia, com uma dieta equilibrada. Contudo, o consumo de água de coco ao fim provavelmente restaurará a quantidade de potássio perdido durante o exercício. Outro exemplo é dado por McArdle et al.[46] ao concluírem que o consumo de 225 mℓ de suco de laranja é suficiente para repor a quantidade de potássio, magnésio e cálcio perdidos em 3 ℓ de suor. São consideradas fontes ricas em potássio: frutas cítricas, vegetais frescos, carne e peixes.[79]

Shirreffs et al.[93] analisaram o consumo de leite com baixo teor de gordura após a realização de exercício físico com perda hídrica de 8%. Concluiu-se que houve efeito positivo na restauração do volume plasmático e aporte importante do mineral cálcio.

Aporte proteico

O consumo de aminoácidos essenciais, com destaque especial aos BCAA (valina, leucina e isoleucina) após o exercício, também vem sendo considerado um elemento importante, pois atuaria melhorando a velocidade de ressíntese de glicogênio[3,39,75,94] e regeneração tecidual, estimulando a síntese de proteína muscular.[3] Deve-se considerar que todo exercício proporciona uma ação catabólica, provocando destruição tecidual e iniciando-se uma fase anabólica assim que se finaliza sua atividade. Exercícios de alta intensidade ou atividades com elevada força excêntrica tendem a ter ação catabólica mais aguda, sendo especialmente interessante o consumo deste suplemento.

Outro trabalho sobre a necessidade proteica relacionada com o exercício foi publicado recentemente,[3] recomendando como plano de ação dosagens absolutas entre 20 e 40 g de proteína ou fracionadas em 0,25 g/kg de MC por hora nas primeiras 4 horas de recuperação. Esse mesmo documento corrobora a importância do consumo de caseína e *whey protein* no pós-treino.[3]

Cabe ao nutricionista e ao preparador físico observar atentamente a necessidade da velocidade de recuperação, o padrão dietético adotado e a magnitude da carga física realizada para a necessidade ou não de seu consumo. Veja o exemplo: um jovem de 20 anos praticante de musculação 3 vezes/semana, fazendo uma dieta equilibrada, provavelmente não necessitará de um consumo de BCAA após o exercício. Contudo, um fisiculturista treinando 2 vezes/dia durante 6 dias na semana muito provavelmente necessitará. Atletas submetidos a grande carga física, como um jogador de futebol quando termina uma partida na quinta à noite e tem outra competição de igual importância no domingo, também podem precisar dessa suplementação.

O consumo de glutamina tem sido associado a melhor resposta imune. Portanto, mesmo não tendo ação direta sobre o rendimento, esse aminoácido pode ser considerado na suplementação, uma vez que parece minimizar a resposta imunodepressora do exercício. Em atividades realizadas no frio, ou com alto nível de estresse físico, deve-se considerar essa suplementação na fase de recuperação. Outros aminoácidos não essenciais também têm sido indicados, como é o caso da arginina, por seu possível efeito de potencializar o estímulo ao hormônio de crescimento; contudo, as evidências sobre seu efeito ainda não são definitivas.

Um alimento de baixo custo, bom nível de aceitação e contendo os quatro elementos-chave da recuperação (água, eletrólitos, CHO e proteínas) é o leite,[95,96] que tem sido extremamente indicado para compor um plano de recuperação após o exercício. Caso o plano tenha como objetivo o emagrecimento, o leite desnatado pode ser uma opção interessante. Caso contrário, em atletas com elevado gasto energético e MC dentro do esperado, o consumo do leite integral pode ser perfeitamente adotado.

CONSIDERAÇÕES FINAIS

A estratégia de ação de hidratação é extremamente ampla, devendo ser pensada para antes, durante e após o exercício de maneira individualizada por um nutricionista ou médico especializado em medicina do esporte, tendo como colaborador o educador físico, que deve disponibilizar todas as informações relevantes sobre o plano de treino. As recomendações podem ser completamente diferentes para cada momento (antes, durante e após o exercício), exigindo um estudo criterioso dos fatores internos e externos. Isso ajuda a estabelecer uma conduta correta, que visa impedir ou minimizar os efeitos de uma desidratação (que reduzirá a *performance*), manter um potencial energético próximo do ideal, evitar desequilíbrio de minerais e acelerar a recuperação pós-exercício. Cabe destacar que qualquer intervenção proposta deve ser testada em ambiente de treinamento, observando-se as possíveis respostas ergogênicas ou ergolíticas, não sendo indicado que se teste no dia da competição.

REFERÊNCIAS BIBLIOGRÁFICAS

As referências consultadas para a elaboração deste capítulo estão disponíveis *online* no Ambiente de aprendizagem do GEN.

COMO CITAR ESTE CAPÍTULO

ABNT
MARINS, J. C. B.; MARINS, K. O. Estratégias de hidratação na atividade física e no esporte. *In*: ROSSI, L.; POLTRONIERI, F. (org.). *Tratado de Nutrição e Dietoterapia*. 2. ed. Rio de Janeiro: Guanabara Koogan, 2023. p. 523-537.

VANCOUVER
Marins JCB, Marins KO. Estratégias de hidratação na atividade física e no esporte. In: Rossi L, Poltronieri F (Orgs.). Tratado de nutrição e dietoterapia. 2. ed. Rio de Janeiro: Guanabara Koogan; 2023. p. 523-37.

CAPÍTULO 43

Gasto Energético e Recomendações de Macronutrientes no Exercício e no Esporte

Marselle Bevilacqua Amadio • Renata Rebello Mendes • Luciana Rossi

GASTO ENERGÉTICO TOTAL EM ATLETAS

A obtenção do gasto energético total (GET) é o primeiro passo para prescrição nutricional, que servirá como base para a determinação do valor energético total (VET), que constituirá o consumo real de energia diária do atleta. O GET tem como finalidade estabelecer a necessidade de energia diária do atleta nas atividades desenvolvidas ao longo do seu dia; já o VET é o valor energético "ajustado" para alcançar os objetivos nutricionais e de rendimento, que podem ter, entre outras finalidades: (1) manutenção do consumo energético (dieta isoenergética para manutenção de treinamentos e massa corporal); (2) redução do consumo energético (dieta hipocalórica para redução da massa corporal); ou (3) aumento do consumo energético (dieta hipercalórica para aumento da massa corporal) (Figura 43.1). Essa prescrição constitui atividade privativa do nutricionista, ou seja, é exclusiva deste profissional, dentro da ampla atuação de diferentes profissionais na área da saúde.

A necessidade de energia é definida por FAO/WHO/UNU[1] como "o nível de ingestão energética a partir dos alimentos que irá equilibrar o gasto quando o indivíduo tem massa corporal, composição corporal e nível de atividade física consistente com a boa saúde a longo prazo". A estimativa da necessidade de energia ou GET é uma das determinações mais relevantes dentro do planejamento nutricional de desportistas e atletas de alto rendimento.

Para sua obtenção, quando não houver possibilidade de medidas diretas ou indiretas, como emprego da técnica da calorimetria, serão utilizadas fórmulas especialmente desenvolvidas, pelas quais o gasto energético é dividido em vários componentes, sendo os principais: o gasto energético de repouso (GER), o gasto energético decorrente da atividade física (GEAF) e a termogênese induzida pelo alimento/dieta (TID), que se relacionam da seguinte maneira:

$$GET (kcal/24 h) = GER + GEAF + TID$$

O GER é definido como a necessidade mínima de energia para manutenção das funções vitais dos seres humanos, como cardiovascular, respiratória, síntese orgânica, para manutenção das bombas de íons da membrana celular, temperatura corporal, entre outras. Ele sofre influência de fatores como idade, gênero, composição corporal e estado fisiológico.[2] O principal componente corporal responsável pelo GER é a massa magra, definida como compartimento metabolicamente ativo, rico em potássio e contendo tecidos que trocam oxigênio, oxidantes de glicose e realizadores de trabalho. Atletas com desenvolvimento muscular podem apresentar aumento de 5% no metabolismo basal em relação a indivíduos não atletas com a mesma massa corporal.

O American College of Sports Medicine (ACSM)[3] encoraja, em seu posicionamento sobre Nutrição e Rendimento Atlético, a utilização de equações de regressão, especificamente desenvolvidas a partir de amostra com atletas, porém preconiza que uma estimativa razoável do GER pode ser obtida pelo emprego das equações de Cunningham ou Harris-Benedict, com um apropriado fator de atividade para estimar o GET.[3-5] Em 1985, foram publicadas pela FAO equações para estimar GER, considerando sexo, massa corporal atual e faixa etária (Tabela 43.1), que também apresentam amplo emprego para obtenção de GER e GET em desportistas e atletas.

O GET pode finalmente ser obtido multiplicando-se o valor obtido do GER pelos fatores de atividade física e/ou ocupacional de FAO/WHO/UNU para os sexos masculino (Tabela 43.2) e feminino (Tabela 43.3).[1]

No entanto, estudos têm apontado um aumento de 300 calorias diárias nos últimos 25 anos nas populações, sendo um dos principais fatores associados à obesidade.[6] Tal fato está

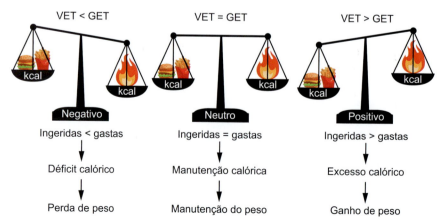

Figura 43.1 Consequências e impactos da relação entre gasto energético total (GET) e valor energético total (VET) na prescrição nutricional.

Tabela 43.1 Principais equações preditivas para cálculo do gasto energético de repouso (GER) ou taxa metabólica de repouso (TMR) em atletas.

Harris-Benedict[5]
Homem (kcal/dia) = 66,47 + (13,75 × MC) + (5 × E) − (6,76 × I)
Mulher (kcal/dia) = 665,1 + (9,56 × MC) + (1,85 × E) − (4,68 × I)
Legenda: MC = massa corporal (kg); E = estatura (cm) e I = idade (anos)

Cunningham[4]
TMR (kcal/dia) = 500 + 22 (massa livre de gordura)

FAO/WHO/UNU[1]

Homens
Faixa etária (anos)

0 a 3	60,9 × massa corporal (kg) − 54
3 a 10	22,7 × massa corporal (kg) + 495
10 a 18	17,5 × massa corporal (kg) + 651
18 a 30	15,3 × massa corporal (kg) + 679
30 a 60	11,6 × massa corporal (kg) + 879
> 60	13,5 × massa corporal (kg) + 487

Mulheres
Faixa etária (anos)

0 a 3	61,0 × massa corporal (kg) − 51
3 a 10	22,5 × massa corporal (kg) + 499
10 a 18	12,2 × massa corporal (kg) + 746
18 a 30	14,7 × massa corporal (kg) + 496
30 a 60	8,7 × massa corporal (kg) + 829
> 60	10,5 × massa corporal (kg) + 596

Tabela 43.2 Fatores de atividade física e/ou ocupacional para o sexo masculino.

Idade (anos)	Atividade ocupacional (AFO)	Fator da AFO (× GEB)
18,1 a 30,0	Leve	1,55
	Moderada	1,80
	Pesada	2,10
30,1 a 65,0	Leve	1,55
	Moderada	1,80
	Pesada	2,10
≥ 65,1	Leve	1,40
	Moderada	1,60
	Pesada	1,90

GEB, gasto energético basal. Adaptada de FAO/WHO/UNU[1] (1998).

Tabela 43.3 Fatores de atividade física e/ou ocupacional para o sexo feminino.

Idade (anos)	Atividade ocupacional (AFO)	Fator da AFO (× GEB)
18,1 a 65,00	Leve	1,55
	Moderada	1,65
	Pesada	1,80
≥ 65,1	Leve	1,40
	Moderada	1,60
	Pesada	1,80

GEB, gasto energético basal. Adaptada de FAO/WHO/UNU[1] (1998).

relacionado com o aumento expressivo dos alimentos ultraprocessados e o baixo consumo de alimentos ricos em grãos integrais, frutas, legumes e verduras e a relação com a TID.[7]

A TID é definida como o aumento do gasto energético provocado pelo consumo de alimento. A intensidade e a duração da TID são determinadas primeiramente pela quantidade e composição dos alimentos consumidos em razão do custo metabólico para digerir, absorver e estocar os nutrientes ingeridos. A ativação do sistema nervoso simpático, causada pelos carboidratos da dieta e pela estimulação sensorial, provoca um aumento modesto no gasto de energia. O aumento do gasto energético durante a ingestão, acima do basal, dividido pelo conteúdo de energia do alimento consumido, varia de 5 a 10% para os carboidratos, 0 a 5% para os lipídios e 20 a 30% para as proteínas. A TID mais elevada para proteínas reflete o alto custo metabólico envolvido no processamento dos aminoácidos para a absorção das proteínas da dieta, para a síntese proteica e de ureia. O consumo de uma mistura de nutrientes geralmente leva a um aumento no gasto energético equivalente a 10% de energia do próprio alimento.[8]

Em geral, a TID será maior e a energia assimilada líquida menor quando uma refeição compreender substratos mais complexos, exigindo maior síntese enzimática e metabolismo secundário mais complexo no fígado.[9]

Quando comparados aos grãos integrais, frutas, legumes e verduras, os alimentos ultraprocessados apresentam menor densidade de nutrientes (ou seja, menores teor e diversidade de nutrientes por caloria), menos fibra alimentar e são ricos em carboidratos simples,[10] o que os torna estrutural e quimicamente mais simples e previsivelmente mais fáceis de digerir, ocasionando uma desvantagem metabólica.[11] Barr e Wright[10] concluíram, em seu estudo *crossover*, realizado com 18 indivíduos que, quando da ingestão da refeição isoenergética, com alimentos processados contra alimentos integrais, o gasto energético pós-prandial foi, para a refeição com alimentos mais processados, quase 50% maior do que a integral, uma vez que esta redução na TID diária conta com associações importantes com o processo de obesidade (Figura 43.2).

RECOMENDAÇÕES DE CARBOIDRATOS

Os carboidratos (CHO), ou hidratos de carbono, são poli-hidroxialdeídos ou poli-hidroxicetonas, cuja estrutura é composta por carbono, hidrogênio e oxigênio e apresentam, em geral, a fórmula empírica $(CH_2O)_n$. Eles são classificados pela quantidade de moléculas simples isoladas ou agrupadas por meio de ligações glicosídicas em monossacarídeos, oligossacarídeos e polissacarídeos (ver Capítulo 5, para mais informações).

Os carboidratos representam a mais importante fonte de energia proveniente da dieta pois fornecem ao organismo energia para rápida utilização, ou seja, podem ser metabolizados por diferentes vias metabólicas para a geração de trifosfato de adenosina (ATP), fazendo com que o carboidrato da dieta seja extremamente importante no exercício físico. No exercício de alta intensidade, a maioria da demanda energética é suprida pela energia que se torna disponível pela degradação dos carboidratos. No exercício de intensidade moderada e de duração prolongada, o desempenho comumente é limitado pela disponibilidade dos carboidratos como combustível.[12]

Os principais substratos energéticos adotados no exercício físico incluem fosfocreatina intramuscular, glicose plasmática, glicogênio muscular e hepático, triacilgliceróis intramusculares e do tecido adiposo, e aminoácidos do músculo, plasmáticos

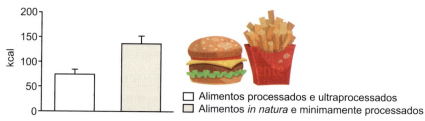

Figura 43.2 Comparação entre a termogênese induzida pelo alimento/dieta (TID) em refeição isoenergética com alimentos processados e integrais. Adaptada de Barr e Wreight[10] (2010).

e hepáticos. Dentre eles, o carboidrato tem merecido especial atenção na nutrição esportiva, devido ao seu papel no desempenho desportivo e adaptação ao treinamento. Primeiro, o estoque humano de carboidratos é relativamente limitado e pode ser manipulado diariamente pela ingestão de alimentos. Em segunda instância, o carboidrato fornece combustível para o cérebro, sistema nervoso central e hemácias, além de ser substrato versátil para o trabalho muscular, dando suporte para o exercício em uma ampla gama de intensidades, devido à sua utilização por vias anaeróbias e oxidativas. Terceiro, há evidências significativas de que o desempenho de exercícios prolongados de alta intensidade seja aprimorado por estratégias que mantenham alta disponibilidade de carboidratos. Por fim, além de seu papel como substrato muscular, o glicogênio desempenha importantes papéis diretos e indiretos na regulação da adaptação do músculo ao treinamento.

A disponibilidade de reservas de carboidratos é limitante para o desempenho de exercícios prolongados contínuos ou intermitentes e para o desempenho de esportes sustentados em alta intensidade. Sua velocidade de oxidação e produção de ATP, muito superior à lipólise (Tabela 43.4), justifica sua predominância em esforços de maior intensidade. A depleção do glicogênio muscular está associada à fadiga e à redução da intensidade do exercício sustentado, enquanto o carboidrato insuficiente para o sistema nervoso central prejudica ritmo, percepção de fadiga, habilidade motora e concentração.

Por todas as razões citadas, posicionamentos divulgados por renomadas organizações de estudo científico, como o ACSM e a International Society of Sports Nutrition (ISSN), têm definido recomendações específicas para ingestão desse nutriente, de acordo com os diferentes cenários em que estão engajados os praticantes de exercícios e os atletas.[3,14]

O cuidado nutricional com relação ao uso de carboidratos da dieta associada aos exercícios físicos deve ser baseado em composição corporal, intensidade, frequência e duração das atividades praticadas, diferentemente do que é estabelecido para pessoas saudáveis, porém poucos ativas. Para esse segundo grupo, a ingestão dietética recomendada (RDA) estabelece 130 g/dia como quantidade mínima necessária para satisfazer a necessidade do indivíduo.[15] No entanto, exercícios físicos com duração entre 1,5 e 3 horas podem ser suficientes para reduzir significativamente os estoques de glicogênio muscular se a intensidade for elevada, caracterizada por movimentos repetitivos em um treinamento anaeróbico ou mesmo em um treinamento aeróbico (endurance), expondo assim a fragilidade da limitação dos estoques de glicogênio muscular e hepático do corpo humano.[3] Essa redução nos estoques pode levar à dificuldade de sustentar a intensidade do exercício de maneira aguda ou até à perda de massa corporal de forma crônica, além de não garantir a manutenção do fluxo de glicose para o músculo durante a sessão de treino ou competição.[16]

O ACSM preconiza que o carboidrato da dieta seja estipulado segundo gramas do nutriente por quilograma de massa corporal (g/kg/dia) em função da duração do exercício físico (Tabela 43.5).[3]

Em consonância com as recomendações do ACSM, a ISSN orienta que treinos com intensidade moderada e duração entre 2 e 3 horas necessitam de 5 a 8 g/kg de massa corporal/dia de carboidratos. Já treinos intensos e de alto volume (3 a 6 horas por dia) necessitam de consumo entre 8 e 10 g/kg de massa corporal/dia de carboidratos.[14]

O consumo de carboidrato pode ser estruturado de forma periodizada ao longo do dia, conforme indicações do ACSM (Tabela 43.6).

As recomendações de carboidratos baseiam-se, além de duração, frequência e intensidade, também no programa de exercícios. Atletas em período de competição devem seguir o recomendado nos dias anteriores ao evento para que ocorra

Tabela 43.4 Taxa máxima de ressíntese de ATP segundo sistema energético no músculo esquelético.

Sistema energético	Taxa máxima de regeneração de ATP*
Citosol	
Fosfagênio	2,4
Glicólise anaeróbica	1,3
Respiração celular via mitocôndria	
Oxidação de carboidratos	0,7
Oxidação de lipídios	0,3

*mmol/kg/músculo seco. ATP, trifosfato de adenosina. Adaptada de Sahlin et al.[13] (1979).

Tabela 43.5 Recomendação de ingestão diária de carboidratos em gramas por quilograma de massa corporal para praticantes de exercício físico.

Intensidade da atividade	Características da atividade	Recomendação de carboidratos (g/kg de massa corporal/dia)
Leve	Baixa intensidade e requer habilidades básicas	3 a 5
Moderada	Programa moderado de exercícios (1 h/dia)	5 a 7
Alta	Programa de exercícios de resistência aeróbica de intensidade moderada a alta (1 a 3 h/dia)	6 a 10
Muito alta	Exercícios com intensidade moderada a alta (> 4 a 5 h/dia)	8 a 12

Adaptada de Thomas et al.[3] (2016).

Tabela 43.6 Estratégia de periodização do consumo de carboidratos.

Situação	Característica da atividade física	Recomendação de carboidratos
Reposição geral	Preparação para eventos com menos de 90 min	7 a 12 g/kg/dia no total
Carga de estoques de carboidrato	Preparação para eventos contínuos ou intermitentes com mais de 90 min	De 36 a 48 h antes, ofertar de 10 a 12 g/kg/dia
Recuperação energética rápida	Menos de 8 h de intervalo de recuperação entre as sessões de exercícios	1 a 1,2 g/kg/hora nas primeiras quatro horas e posteriormente voltar às recomendações normais
Oferta antes dos exercícios	Antes de exercícios com mais de 60 min de duração	Deve-se consumir de 1 a 4 h antes da sessão de exercício a quantidade de 1 a 4 g/kg no total
Ingestão durante o exercício	Menos de 45 min independente da intensidade	Sem necessidade de ingestão
Ingestão durante o exercício	Atividades de 45 a 75 min de duração e a alta intensidade	Apenas realizar enxágue bucal com solução à base de carboidratos
Durante exercícios prolongados	60 a 80 min de exercícios de resistência aeróbica moderados a intensos	30 a 60 g de carboidratos a cada hora
Durante exercícios prolongados	Mais de 2,5 a 3 h – ultrarresistência aeróbica moderada a intensa	Mais de 90 g* de carboidratos a cada hora

*Doses acima de 60 g/hora: Desde que o sujeito tenha se submetido a processos de periodização de carboidratos, na tentativa de aumentar a disponibilidade de transportador de sódio-glicose tipo 1 (SGLT1) na membrana apical do enterócito, uma vez que a capacidade de absorção de glicose costuma ser de 60 a 70 g/hora e/ou adotar carboidratos de múltiplos tipos, especialmente em combinação com frutose, para que a absorção ocorra por meio de SGLT1 e transportador de glicose do tipo 5 (GLUT5) na membrana apical do enterócito.[17] Adaptada de Thomas et al.[3] (2016).

adequado estoque de glicogênio. No dia do evento, a oferta de 1 a 4 horas antes de 1 a 4 g de g/kg de carboidratos é preconizada a fim de garantir elevados estoques de glicogênio e a disponibilidade do substrato para o exercício. Em atividades cujas sessões de treino ocorrem em intervalos de até 8 horas, também há recomendação mínima de ingerir entre 1 e 1,2 g/kg/hora de carboidratos, garantindo assim bom desempenho.

As horas que antecedem a sessão de treino ou competição costumam ser um período de alimentação que deve ser altamente priorizado, uma vez que o consumo estratégico de carboidratos pode ajudar a maximizar os níveis de glicogênio muscular e hepático. A alimentação com carboidratos durante esse período aumenta os estoques de glicogênio endógeno, além de contribuir para a manutenção da glicemia. O consumo nesse momento deve avaliar o volume, a composição, o momento da refeição e o tempo de digestão, respeitando as características gastrintestinais, com a menor oferta de alimentos gordurosos e com resíduos. Para maior taxa de oxidação, é utilizada a ingestão concomitante de dois carboidratos que sejam absorvidos por transportadores diferentes (Figura 43.3), como a glicose e a frutose, que são absorvidos pelos transportadores SGLT1 e GLUT5, respectivamente, não saturando-os e permitindo maior absorção antes de exercícios de média a alta intensidade e com longa duração.[18]

Uma das discussões que envolvem o consumo de alimentos fontes de carboidratos antes da sessão de treino refere-se à possível resposta hipoglicêmica negativa.[19] Supôs-se que o consumo excessivo de carboidratos nas primeiras horas antes do exercício poderia afetar negativamente o desempenho. De fato, dado o aumento da insulina devido à ingestão de carboidratos junto à regulação positiva dos transportadores GLUT4 a partir do estímulo do exercício iniciado, pode haver uma diminuição, em vez de aumento, na glicose no sangue no início da atividade. Isso geralmente é chamado de hipoglicemia de rebote ou hipoglicemia reativa e pode estar associado a um impacto negativo no desempenho. Desde então, estudos foram realizados com desenhos experimentais ligeiramente diferentes e que não possibilitaram comparações.[18,20] Jeukendrup e Killer[20] analisaram os resultados da glicemia dos participantes de um

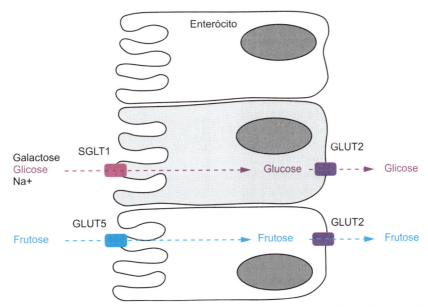

Figura 43.3 Absorção de carboidratos por diferentes transportadores. *GLUT2*, transportador de glicose do tipo 2; *GLUT5*, transportador de glicose do tipo 5; *SGLT1*, transportador de sódio-glicose tipo 1.

estudo, que apresentaram hipoglicemia de rebote durante o exercício após ingerir CHO 15, 45 e 75 min antes do exercício. Observaram que os participantes que desenvolviam hipoglicemia eram sempre os mesmos em todos os tempos em que o carboidrato foi administrado. Outro dado interessante relatado foi que alguns participantes apresentaram hipoglicemia (3,5 mmol/ℓ); no entanto, não manifestaram qualquer sintoma, enquanto outros não apresentavam valores hipoglicêmicos (3,7 a 4,6 mmol/ℓ), mas manifestaram os sintomas comuns à hipoglicemia, relacionados à fadiga.

Durante uma sessão de treino ou competição, a ingestão de carboidratos, mesmo em pequenas quantidades, pode melhorar o desempenho durante o exercício prolongado (> 2 horas). Para evitar desconfortos gastrintestinais, a solução de carboidrato deve ser de 6 a 8% e o consumo deve ser iniciado junto à atividade. Se a duração for inferior a 30 minutos, não há necessidade de ingestão. Nessa condição (tempo menor que 30 minutos), há pouca evidência de que a ingestão de carboidratos ou um enxágue bucal faça diferença na *performance* ou na manutenção da glicemia.

O uso de um enxágue bucal com carboidrato pode potencializar o desempenho do exercício de *endurance*. O ACSM afirma que o enxágue bucal com carboidratos pode melhorar o desempenho de resistência em exercícios de longa duração de 45 a 75 minutos.[3] Tem sido sugerido que enxaguar a boca com uma solução de carboidrato com concentrações não inferiores a 6% por 5 a 10 s pode potencializar o desempenho do exercício de resistência como resultado de uma ativação cerebral aumentada.[21,22] Enxaguar a boca com uma solução de carboidrato pode melhorar o desempenho do exercício devido à ativação de estruturas cerebrais relacionadas ao sistema de recompensa, como a ínsula e o córtex cingulado anterior, áreas do cérebro associadas ao prazer e ao controle motor.[21] Brietzke et al.,[23] na realização de metanálise sobre os efeitos do enxágue bucal em provas contrarrelógio de ciclismo, usando uma metodologia direta para revisar estudos randomizados controlados por placebo na literatura, evidenciaram que o enxágue bucal com carboidrato tem o potencial de aumentar a potência, apesar de ser incapaz de melhorar o tempo para completar as provas de ciclismo.

Já para exercícios com duração entre 1 e 2 horas, alguns carboidratos demonstraram melhorar o desempenho e 30 gramas por hora provavelmente são suficientes. Com o aumento da duração, recomenda-se aumentar a ingestão até 60 g/h e, além de 2,5 horas, até 90 g/h. Parece que exercícios com duração de 2 horas ou mais apresentam uma boa relação dose-resposta e ingestões mais elevadas são recomendadas, desde que isso não cause desconfortos gastrintestinais. Se a ingestão não for superior a 60 g/h, qualquer carboidrato rapidamente oxidado funcionará (glicose, sacarose, maltodextrinas e alguns amidos). Quando a ingestão for superior a isso, recomenda-se o uso de uma mistura de fontes de carboidratos que utilizam transportadores diferentes. O corpo não pode usar mais de 60 g/h de um único carboidrato. Essa limitação pode ser superada usando vários carboidratos transportáveis, como maltodextrinas e frutose ou glicose e frutose. A ingestão de 90 g/h de glicose e frutose pode melhorar o desempenho durante o exercício > 2,5 horas, desde que tenha ocorrido adaptação prévia do sistema digestório.[3]

Na recuperação após uma sessão de exercícios, em atividades com menos de 8 horas de intervalo de recuperação, recomenda-se 1 a 1,2 g/kg/hora de carboidratos nas primeiras 4 a 6 horas. Após esse período, deve-se voltar às recomendações normais.

A rápida ressíntese das reservas de carboidrato endógeno do organismo durante as horas subsequentes à realização do exercício representa ponto crítico para atletas engajados em diversas atividades em um único dia ou que tenham esquema de treinamento que permita pausas limitadas para uma alimentação plena. A reposição do glicogênio muscular após uma sessão de exercício ou competição ocorre em duas fases distintas. A primeira fase se dá de 30 a 60 minutos após o término do exercício e por mecanismo que independe da insulina. Nesse momento, tanto a permeabilidade da glicose na membrana plasmática da célula muscular, dada pela maior translocação do GLUT4, quanto a atividade do complexo enzimático glicogênio sintetase, apresentam-se elevadas e, por conseguinte, a ressíntese de glicogênio dá-se rápido. Na segunda fase, que é mais lenta quando comparada à primeira, a ressíntese é dependente de insulina e prossegue até que a concentração de glicogênio esteja próxima dos valores normais, ou seja, quase sempre dentro de 24 horas.

O treinamento aeróbico realizado com baixos estoques de glicogênio potencializa, teoricamente, respostas adaptativas ao treinamento musculoesquelético humano (ou seja, aumento das atividades enzimáticas mitocondriais máximas e/ou conteúdo mitocondrial, taxas aumentadas de oxidação lipídica e, em alguns casos, capacidade de exercício melhorada). Esses dados levaram ao conceito de *train low, compete high* em que as sessões de treinamento são concluídas em condições de disponibilidade reduzida de carboidrato e elevada de lipídios por um período de 1 a 3 semanas, sendo as reservas restauradas imediatamente antes de uma competição importante. Essa teoria é baseada em que a redução de carboidrato é provavelmente regulada pela ativação aprimorada de sinalização celular-chave (p. ex., proteinoquinase ativada por monofosfato de adenosina [AMPK], proteinoquinases ativadas por mitógenos p38 [p38 MAPK], fatores de transcrição (p. ex., p53, receptor ativado por proliferador de peroxissomos delta [PPARδ]e coativadores transcricionais (p. ex., coativador 1-alfa do receptor gama ativado por proliferador de peroxissomo [PGC-1α], de modo que ocorre uma regulação positiva coordenada dos genomas nuclear e mitocondrial.[24]

No entanto, essa estratégia deve ser desencorajada, principalmente com atletas, que poderiam comprometer a capacidade de treinamento de alta qualidade ou esforços de alta intensidade durante uma competição, além de apresentar desconfortos gastrintestinais.[24] Estudos não mostram que, com essa estratégia, haveria melhora do desempenho esportivo; pode haver comprometimento da manutenção da intensidade durante o treinamento, aumento da percepção ao esforço, aceleração de fadiga e degradação de proteína muscular e levar a baixa do sistema imunológico, maior risco de infecções, lesões e *overtraining*.[25-27] Por mais que o treinamento com baixo consumo de carboidrato aumente a quantidade e a densidade de mitocôndrias, organelas tão necessárias para a degradação de gordura, ainda assim, não podemos esquecer que a velocidade de síntese de ATP a partir de ácidos graxos é 2,3 vezes mais lenta que a degradação de glicose em situações de aerobiose. Logo, mesmo com melhoras em sinalização celular, fatores de transcrição e coativadores transcricionais, causadas por estratégias do tipo *train low, compete high*, a degradação de gordura ainda permanece mais lenta do que a de glicose, e a *performance* em *endurance* não é otimizada.

No trabalho escrito por Burke et al.,[28] investigaram-se os efeitos da adaptação a uma dieta cetogênica com baixo teor de carboidratos e um aumento na de lipídios (BCAL) durante 3 semanas de treinamento intensificado no metabolismo e desempenho de atletas de elite (marcha de 10 km). Foram controladas três dietas isoenergéticas (cerca de 3.200 kcal/dia), conforme especificado a seguir.

1. Alta disponibilidade de CHO (AC): 8,6 g carboidrato/dia, 2,1 g proteína/dia e 1,2 g lipídios/dia com ênfase na oferta elevada antes, durante e após o treino.
2. Periodizado: 8,6 g carboidrato/dia, 2,2 g proteína/dia e 2,2 g lipídios/dia, periodizada dentro ou entre dias para alternar entre baixa e alta disponibilidade de carboidrato.
3. Baixa disponibilidade de carboidrato e alta de lipídios (BCAL): menor que 50 g carboidrato/dia, 78% do VET de lipídios e 2,1 g proteína/dia, gerando treinos com baixa disponibilidade de carboidrato constante.

Após a intervenção, o pico de $\dot{V}O_2$ durante a marcha atlética aumentou em todos os grupos (p < 0,001). A BCAL esteve associada a um aumento da taxa de oxidação da gordura corporal total e a um aumento no custo de oxigênio (O_2) da marcha atlética em velocidades relevantes para o desempenho de corrida. Os grupos AC e periodizado melhoraram os tempos de marcha atlética de 10 km (6,6 e 5,3%, respectivamente), sem melhora (–1,6%) para o grupo BCAL. Em contraste com o treinamento com dietas que fornecem alta disponibilidade crônica ou periodizada de CHO, e apesar da melhora significativa no pico de $\dot{V}O_2$, a adaptação à dieta BCAL não trouxe benefícios ao desempenho dos atletas, em parte devido à redução da economia de exercícios (Figura 43.4).

No âmbito de treinos e competições, a restrição de carboidratos ou a incapacidade de absorvê-los em função das diferenças individuais na oxidação exógena leva a prejuízos no desempenho. Atletas com restrição de carboidratos geralmente relatam dificuldade na melhora no desempenho devido a recuperação mais lenta ou tardia, redução na massa muscular, aumento na fadiga crônica, maior número de lesões, assim como afeta a cognição, tomada de decisões e coordenação motora.[29]

RECOMENDAÇÕES DE PROTEÍNA

A proteína, que é um macronutriente energético, é fundamental na prescrição de uma dieta saudável, sendo essencial para o processo de crescimento e desenvolvimento humano. A ingestão proteica inadequada, mesmo com adequação calórica, resultará em desnutrição. Além da saúde, a ingestão proteica parece ser essencial para indivíduos que se exercitam, desde desportistas a atletas de alto rendimento. Atualmente, para indivíduos fisicamente ativos, é cada vez mais evidente que a recomendação de ingestão proteica seja maior do que aquelas recomendadas para a população em geral, ou seja, em torno de 0,8 a 1,0 g/kg de massa corporal/dia.[30] Essa necessidade de aumento no consumo pode estar associada a algumas condições impostas pelo exercício, como a biogênese mitocondrial induzida pelo exercício, síntese de proteínas, hipertrofia e respostas endócrinas e imunes.[31] Assim, independentemente de a natureza do exercício ser predominantemente aeróbica[32] ou anaeróbica,[33] ou mesmo mista,[34] a proteína dietética é responsável tanto pelo gatilho envolvido na síntese de proteínas contráteis e metabólicas, quanto por ser substrato energético; além disso, sustenta as mudanças estruturais em tecidos não musculares, como tendões e ossos. Essas adaptações ocorrem por estímulo à síntese proteica em resposta ao aumento da concentração do aminoácido essencial leucina, concomitante ao fornecimento de uma fonte exógena de aminoácidos para incorporação em novas proteínas.[3]

A massa muscular esquelética é regulada por um equilíbrio entre a síntese de proteínas musculares (SPM) e sua degradação (DPM). Em humanos saudáveis, a SPM é mais sensível (variando de 4 a 5 vezes mais que a DPM) a mudanças na alimentação e no fornecimento de proteínas, tornando-a o *locus* primário que determina o ganho de massa muscular. A realização de exercício resistido (ER) seguido do consumo de proteína resulta em aumento da SPM e, consequentemente, em hipertrofia, cuja magnitude depende de inúmeros outros fatores, como dose de ingestão proteica, fonte e qualidade de proteína, seu grau de processamento e, possivelmente, distribuição e tempo de ingestão de proteína no pós-exercício. Em relação ao ER, os fatores intervenientes na DPM seriam frequência de sessões, tempo sob tensão, volume e *status* de treinamento (Figura 43.5).[35]

Estudos sobre a resposta ao treinamento resistido mostram suprarregulação da SPM por pelo menos 24 horas em resposta a uma sessão de treino com aumento da sensibilidade à ingestão

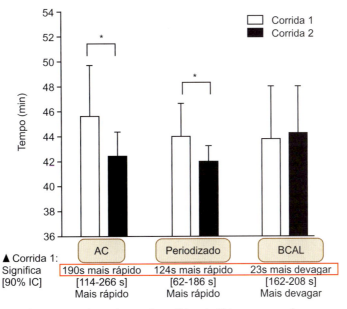

Figura 43.4 Diferentes tempos de corrida em corredores de marcha atlética de 10 km comparados no momento de pré corrida (Corrida 1) e pós-corrida (Corrida 2) durante 3 semanas de treinamento e dieta isoenergética controladas. *AC*, alta disponibilidade de carboidratos; *BCAL*, baixa disponibilidade de carboidratos e alta de lipídios; *IC*, intervalo de confiança.

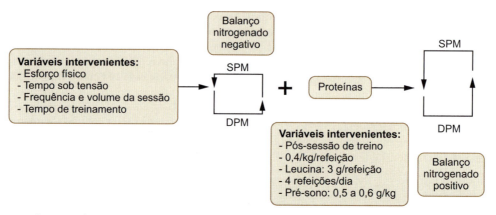

Figura 43.5 Esquema das variáveis intervenientes na síntese (SPM) e na degradação de proteínas musculares (DPM).

de proteína dietética nesse período, o que contribui para melhorias na musculatura esquelética e aumento do conteúdo total proteico observado em estudos prospectivos que incorporam múltiplas ingestões de proteína após o exercício ao longo do dia (Figura 43.6).[33]

Respostas semelhantes ocorrem após exercícios aeróbicos ou outros tipos de exercícios (p. ex., atividades de tiros intermitentes e exercícios simultâneos), embora com diferenças potenciais no tipo de proteínas que são sintetizadas. Recomendações recentes destacam a importância da ingestão proteica oportuna para todos os atletas, mesmo que a hipertrofia muscular não seja o objetivo principal do treinamento, e com boa evidência para recomendar a ingestão diária de proteínas acima das recomendações dietética para a população em geral, para maximizar a adaptação metabólica ao treinamento (Tabela 43.7).[30]

Os benefícios do consumo de proteína, após o treinamento de exercícios de resistência, foram bem documentados, especialmente no que se refere à hipertrofia e à função muscular, por meio de uma metanálise.[35] O tipo e o volume de exercício desempenham um papel determinante nas respostas sintéticas de proteína muscular à ingestão de proteína pós-exercício, assim como a idade e a experiência de treinamento do indivíduo. O tipo de proteína consumida também influencia a resposta anabólica líquida, uma vez que a proteína muscular pós-prandial e as respostas cinéticas da proteína do corpo inteiro a aminoácidos de forma livre, proteínas intactas isoladas e refeições com macronutrientes mistos são diferentes. Conforme evidenciado nas recomendações pertinentes à nutrição esportiva, a sugestão de ingestão de proteína pós-exercício contrarresistência estaria entre cerca de 20 e 30 g de proteína de alto valor biológico, o que representaria entre 0,25 e 0,30 g/kg de massa corporal. Essa quantidade forneceria cerca de 10 g de aminoácidos essenciais, que contribuiriam, dentro da ingestão habitual diária de proteína, com cerca de 1,6 g/kg/dia, com objetivo de promover adaptações musculares ao treinamento físico.[36]

O ACSM sugere que a ingestão de proteína dietética necessária para prover adaptação metabólica, reparo, remodelação e *turnover* proteico pode estar entre 1,2 e 2,0 g/kg/dia. Ingestões mais altas podem ser indicadas por curtos períodos de tempo, como durante o treinamento intensificado ou por déficit energético. As metas diárias de ingestão de proteínas devem ser cumpridas com planejamento de refeições que forneçam uma distribuição regular de quantidades moderadas de proteínas de alta qualidade (ou valor biológico) ao longo do dia e após sessões de treinos extenuantes. Essas recomendações abrangem a maioria dos regimes de treinamento e permitem ajustes flexíveis com treinamento e experiência periodizadas. Embora os intervalos diários gerais sejam fornecidos, os indivíduos não devem mais ser categorizados apenas como atletas de força ou resistência e receber metas de ingestão diária de proteínas. Em vez disso, as diretrizes devem ser baseadas em uma adaptação ideal a sessões específicas de treinamento/competição dentro de um programa periodizado, sustentadas por uma apreciação do contexto mais amplo de objetivos atléticos, necessidades

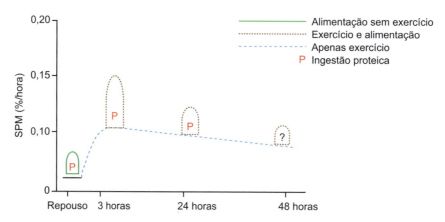

Figura 43.6 Resposta da síntese proteica muscular ao exercício resistido e à ingestão proteica. O exercício resistido provoca elevação da síntese de proteínas musculares (SPM) que pode permanecer por pelo menos 48 horas (*linha azul pontilhada*). A ingestão de proteína em qualquer momento durante este período promove maior "potencial anabólico" e terá um efeito adicional a essas taxas já elevadas pelo exercício (*linhas marrom pontilhadas*).

Tabela 43.7 Ingestão recomendada de proteína dietética.

Diretriz	Grupo	Recomendação de ingestão (g/kg de massa corporal/dia)
Recomendação nas fases de vida	Adulto	0,8
	Adolescente	1,0
	Criança	1,5
Intensidade do exercício	Leve	1,0
	Moderado	1,3
	Intenso	1,6
Objetivos específicos	Manutenção	1,4 a 2,2
	Hipertrofia	1,4 a 3,3
	Restrição calórica	2,3 a 3,1

Adaptada de Huecker et al.[30] (2019).

nutricionais, considerações energéticas e escolhas alimentares (Tabela 43.8).[37] Os requisitos podem flutuar com base no *status* de treinamento (atletas experientes que exigem menos), tipo de treinamento (sessões envolvendo maiores frequência e intensidade ou um novo estímulo de treinamento na extremidade superior da faixa de proteína), disponibilidade de carboidratos e, mais importante, disponibilidade de energia. O consumo adequado de energia, principalmente de carboidratos, para igualar o GET, é importante para que os aminoácidos sejam poupados para a síntese proteica e não oxidados.

Em casos de restrição energética ou inatividade súbita como resultado de lesão, a ingestão de proteínas maior que 2,0 g/kg, quando distribuída ao longo do dia, pode ser vantajosa na prevenção da perda de massa livre de gordura.[38]

Tabela 43.8 Recomendações de ingestão de proteínas dietéticas.

Para indivíduos em balanço energético

1. Consumir cerca de 0,4 g/kg de massa corporal (ou seja, 0,24 mais 0,06 de proteína adicional para suplantar a influência de outros macronutrientes nas refeições e na qualidade da proteína), para estimular ao máximo a síntese proteica muscular (SPM) após período de descanso ou exercício resistido exaustivo.
2. O espaçamento entre refeições contendo proteínas deve ser de cerca de 3 a 5 h ao longo do dia para maximizar as taxas de SPM ao longo de um período de 12 h (ou seja, período de vigília).
3. Realizar a ingestão de proteína pré-sono (1 a 3 h antes de dormir) para compensar os declínios na SPM que ocorrem durante o período de jejum noturno.
4. Maximizar o acúmulo de proteína muscular com exercícios contrarresistência, com ingestão diária total de proteína entre cerca de 1,6 até 2,2 g/kg/dia. Essa ingestão pode ser alcançada pela ingestão de 3 refeições, cada uma contendo cerca de 0,53 g/kg de proteína, ou 4 refeições contendo cerca de 0,4 g/kg de proteína.

Indivíduos em restrição de energia

1. As necessidades diárias de proteína para promover manutenção ou aumento da massa corporal magra são maiores do que durante período de balanço energético.
2. O exercício resistido deve ser realizado durante a restrição energética para promover a retenção de massa magra, caso seja este o objetivo.
3. Para atletas que "cortam" o peso por um período prolongado, fontes de proteína de alta qualidade, como soro de leite (*whey protein*) e caseína, ou uma mistura de cada, devem ser consumidas para otimizar o controle do apetite e garantir a adesão à dieta.
4. Para promover a retenção de massa corporal magra durante a perda de massa corporal, a ingestão de proteínas entre cerca de 2,3 e 3,1 g/kg/dia pode ser necessária. Adultos que nunca realizaram exercício e que disponham de maior percentual de gordura corporal devem procurar alcançar o limite inferior da ingestão, enquanto indivíduos mais magros e experientes em treinamento de resistência, que são mais vulneráveis à perda de massa corporal magra durante a restrição de energia, podem buscar o limite superior.

Adaptada de Stokes et al.[37] (2018).

RECOMENDAÇÕES DE LIPÍDIOS

Os lipídios, insolúveis em água, formam um grupo quimicamente distinto e são a principal reserva energética no organismo, tendo em vista que geram 9 kcal por grama. Nesse grupo estão os mono, di e triacilgliceróis, fosfolipídios, esfingolipídios, esteróis, ceras e vitaminas lipossolúveis e com diferentes características.[39]

A qualidade e a quantidade dos alimentos, em particular as fontes de lipídios, influenciam tanto a patogênese quanto a prevenção das doenças crônicas não transmissíveis (DCNT), incluindo as doenças cardiovasculares (DCV). O conjunto dessas doenças é considerado um dos mais importantes problemas de saúde pública da atualidade e responde por aproximadamente 76% das causas de morte no Brasil.[40]

A Organização Mundial da Saúde (OMS) recomenda que o consumo diário de lipídios na dieta seja inferior a 30% do VET, dos quais até 10% devem corresponder ao ácido graxo saturado e 1% ao ácido graxo *trans*.[41]

A Sociedade Brasileira de Cardiologia (SBC) recomenda que o consumo de lipídios totais seja de 25 a 35% para indivíduos saudáveis. Quando fracionados nos diferentes ácidos graxos, o consumo do saturado deve ser menor que 10%, monoinsaturado 15% e de 5 a 10% de poli-insaturados. Recomenda-se a exclusão do ácido graxo *trans* da dieta. A SBC ainda recomenda que o consumo de ácido α-linolênico (ALA) deve ser de 1,1 a 1,6% do VET. Em casos de hipertrigliceridemia e aumento do colesterol de lipoproteínas de baixa densidade (LDL-c), o consumo de ácido graxo saturado deve ser menor que 5 e 7%, respectivamente. Além disso, o consumo de ácidos eicosapentaenoico (EPA) e docosaexaenoico (DHA) pode variar de 0,5 a 2 g/dia.[40,42] Ao contrário dos ácidos graxos saturados e *trans*, os mono e os poli-insaturados estão associados à redução do risco cardiovascular. ALA, EPA e DHA contribuem para diminuição de colesterol total e LDL-c e, também, estão associadas à diminuição de eventos e morte cardiovasculares. No entanto, cabe ressaltar que a SBC apresenta as diretrizes com foco em prevenção de DCV.

As recomendações dietéticas para lipídios em atletas ou praticantes de exercício físico devem estar de acordo com as diretrizes de saúde pública do país e ser individualizadas com base no nível de treinamento e nas metas de composição corporal.[3] A manutenção do balanço energético, a reposição das reservas intramusculares de triacilglicerol e o consumo adequado de ácidos graxos essenciais são importantes para os atletas.[14] Os ácidos graxos livres no plasma, os triacilgliceróis intramusculares e o tecido adiposo fornecem um substrato relativamente abundante e com maior disponibilidade para o músculo como resultado do treinamento de resistência. No entanto, as adaptações induzidas pelo exercício não parecem maximizar as taxas de oxidação, uma vez que podem ser reforçadas por estratégias dietéticas como jejum, ingestão aguda de lipídio antes do treino e a exposição crônica a dietas ricas em gordura e com baixo teor de carboidratos.[3]

Evidências atuais sugerem que taxas aumentadas de oxidação de lipídios só podem ser alcançadas segundo estratégias nutricionais que promovam alta disponibilidade de carboidratos em intensidades moderadas.[43] Isso parece ocorrer como resultado de uma regulação negativa do metabolismo de carboidratos, mesmo quando o glicogênio está disponível.[44]

Podem existir cenários em que dietas ricas em lipídios estejam associadas a maior "flexibilidade metabólica", reduzindo a disponibilidade de carboidratos e a capacidade de usá-los efetivamente como substrato de exercício.[24] Isso é observado quando se adota a estratégia de *train low, compete high*, já relatada neste capítulo, e reforçamos que os resultados não têm sido muito otimistas em relação à *performance* esportiva.

Desse modo, recomenda-se que os atletas consumam aproximadamente 30% de calorias vindas de lipídios. Em situações de redução de gordura corporal, a ingestão de lipídios na dieta pode variar de 0,5 a 1 g/kg/dia, podendo o percentual ser reduzido para 20%.[3] Uma restrição mais grave não é recomendada pois pode haver comprometimento da ingestão de vitaminas lipossolúveis e ácidos graxos essenciais. Estratégias de educação alimentar e nutricional individualizadas são as mais adequadas para garantir o aporte vindo dos lipídios para atletas e praticantes de exercícios físicos.

REFERÊNCIAS BIBLIOGRÁFICAS

As referências consultadas para a elaboração deste capítulo estão disponíveis *online* no Ambiente de aprendizagem do GEN.

COMO CITAR ESTE CAPÍTULO

ABNT
AMADIO, M. B.; MENDES, R. R.; ROSSI, L. Gasto energético e recomendações de macronutrientes no exercício e no esporte. *In:* POLTRONIERI, F. (org.). *Tratado de Nutrição e Dietoterapia.* 2. ed. Rio de Janeiro: Guanabara Koogan, 2023. p. 538-546.

VANCOUVER
Amadio MB, Mendes RR, Rossi L. Gasto energético e recomendações de macronutrientes no exercício e no esporte. In: Rossi L, Poltronieri F (Orgs.). Tratado de nutrição e dietoterapia. 2. ed. Rio de Janeiro: Guanabara Koogan; 2023. p. 538-46.

CAPÍTULO

44

Recomendações de Vitaminas e Minerais

Mariana Lindenberg Alvarenga

INTRODUÇÃO

Os alimentos são produtos de origem animal, vegetal ou sintéticos, constituídos por nutrientes responsáveis pela manutenção de todas as reações bioquímicas necessárias para o funcionamento do corpo humano. Os nutrientes são classificados em macro e micronutrientes, sendo os segundos o tema deste capítulo, com ênfase no esporte.[1,2]

Os micronutrientes diferenciam-se dos macronutrientes em quantidades consumidas e funções. Macronutrientes dão energia e participam da estrutura do organismo, enquanto os micronutrientes regulam essas funções, incluindo desempenho esportivo.

Os micronutrientes são as vitaminas e os minerais que, como o próprio nome indica, devem ser ingeridos em pequenas quantidades. Não fornecem energia, mas são essenciais ao funcionamento adequado do organismo. A maioria é absorvida intacta no intestino e deve ser obtida da alimentação, pois não é sintetizada pelo nosso corpo. Têm função estrutural limitada (cálcio e fósforo) e participam em coenzimas e catalisadores.[1,2]

MICRONUTRIENTES NO EXERCÍCIO E NO ESPORTE

Os micronutrientes são importantes para produção de energia, síntese de hemoglobina, manutenção da saúde óssea, funcionamento do sistema imune e proteção do organismo contra o estresse oxidativo, além de auxiliar na síntese e na reparação do tecido muscular após treinamentos. O exercício físico altera as vias metabólicas nas quais os micronutrientes são necessários e o treinamento pode resultar em alterações bioquímicas que aumentam as necessidades de micronutrientes. Além disso, o treinamento regular pode aumentar as perdas desses nutrientes pelo organismo. Verifica-se que, em atletas, o consumo de micronutrientes deve ser aumentado a fim de maximizar efeitos do treinamento, como construção, reparação e manutenção da massa magra do organismo.[3,4]

VITAMINAS

As vitaminas são compostos orgânicos, encontrados em pequenas quantidades em alimentos, com funções importantes para o bom funcionamento do organismo e o desempenho atlético. Nos exercícios físicos, a demanda energética é aumentada e, por isso, o suprimento adequado das vitaminas é fundamental para ótimo rendimento esportivo.

As vitaminas catalisam várias reações bioquímicas e, apesar de não fornecerem energia, facilitam o metabolismo energético, regulando as vias metabólicas de carboidratos, gorduras e proteínas. São classificadas pela sua solubilidade em água ou lipídios. As vitaminas hidrossolúveis são as do complexo B e a C (ácido ascórbico), enquanto as lipossolúveis são as vitaminas A, D, E e K.[5]

Em síntese, as vitaminas hidrossolúveis do complexo B participam no metabolismo energético, modulando a síntese e a degradação de carboidratos, proteínas, lipídios e compostos bioativos. As vitaminas B_9 e B_{12} participam na formação da hemoglobina e a vitamina C é antioxidante. As vitaminas lipossolúveis são estocadas no tecido adiposo e não têm papel direto no metabolismo energético, mas atuam no apoio ao fornecimento de energia. As vitaminas A (carotenoides) e E têm papel antioxidante na recuperação muscular. A vitamina D tem função nos tecidos ósseo, muscular, cardiovascular e imunológico, enquanto a vitamina K não tem função específica ligada ao exercício físico, mas na saúde óssea e na coagulação sanguínea.[1]

MINERAIS

Os minerais são elementos inorgânicos que atuam como cofatores de enzimas que influenciam o metabolismo energético. Estão presentes nos alimentos, mas atenção especial deve ser dada àqueles atletas que fazem restrição de ingestão energética, principalmente mulheres. Não há recomendação diferenciada de minerais para atletas, em relação àquelas das ingestões dietéticas recomendadas (RDA) das ingestões diárias de referência (DRI). No entanto, caso o aporte energético seja baixo, é difícil alcançar as necessidades de minerais, principalmente ferro, zinco, magnésio e cálcio.[6,7]

Indivíduos que buscam aumentar o desempenho físico contam com dieta e aumento do treinamento. A crescente consciência da sinergia entre alimentação e exercício físico tem despertado interesse no valioso papel que o estado de micronutrientes pode desempenhar na obtenção do potencial de uma pessoa no desempenho esportivo.

Os minerais têm funções bioquímicas com potencial para afetar o desempenho físico, servindo como componentes estruturais ou catalíticos de enzimas e regulando a transdução de energia, o transporte de gases, a defesa antioxidante, as funções de receptores de membrana e a integração de sistemas fisiológicos. Assim, os minerais regulam o uso dos macronutrientes pelo nosso organismo.[1,5]

A deficiência de micronutrientes é associada a alguns sinais e sintomas clínicos, que são descritos na Tabela 44.1, bem como suas funções no organismo.

Atletas que têm risco de deficiência em micronutrientes são aqueles que fazem dietas restritivas em calorias, utilizam métodos de perda de peso considerados agressivos, restringem algum grupo de alimento, têm alimentação desequilibrada ou pobre em micronutrientes. Para esses atletas, pode ser considerada a suplementação apenas para corrigir as deficiências, sabendo que não há aumento no rendimento em relação aos atletas que têm alimentação equilibrada.[4,9]

Deficiências comuns em atletas são as de ferro, vitamina D, cálcio e alguns antioxidantes como vitaminas C e E. Vegetarianos devem dar atenção especial a vitamina B_{12}, ferro, cálcio, zinco e vitamina D, e a suplementação às vezes é necessária.[13] A relação do baixo estado das vitaminas e minerais com o desempenho esportivo pode ser observada na Figura 44.1.[14]

Tabela 44.1 Funções, sinais ou sintomas de deficiência, fontes alimentares, recomendações e toxicidade de vitaminas e minerais e exercício físico.[1, 5-13]

	Funções no exercício físico	Sinal ou sintoma de deficiência	Fontes alimentares	RDA mulheres (19 a 50 anos)	RDA homens (19 a 50 anos)	UL	Efeitos colaterais/toxicidade
Vitaminas							
Tiamina (B$_1$) (mg/dia)	Serve como coenzima (TPP – tiamina pirofosfato) no metabolismo de carboidratos e aminoácidos	Fraqueza, queda de rendimento em *endurance*, fadiga muscular, perda de peso	Grãos integrais, carnes, folhas verde-escuras, oleaginosas	1,1	1,2	ND	Irritabilidade, insônia, taquicardia e fraqueza
Riboflavina (B$_2$) (mg/dia)	Metabolismo oxidativo, sistema de transporte de elétrons	Alterações dermatológicas e nas mucosas, disfunção no sistema nervoso	Laticínios, carnes, cereais integrais, ovos, oleaginosas	1,1	1,3	ND	Indeterminados
Niacina (B$_3$) (mg/dia)	Metabolismo oxidativo, sistema de transporte de elétrons	Irritação, diarreia	Carnes, oleaginosas, cereais, abacate, manga	14	16	35	Hepatotoxicidade (rara)
Piridoxina (B$_6$) (mg/dia)	Metabolismo de aminoácidos, gliconeogênese e glicogenólise	Dermatites, convulsão	Alimentos de origem animal, como carnes, aves, peixes, banana, oleaginosas, leguminosas	1,3	1,3	100	Sem efeitos adversos por meio da alimentos fontes de B$_6$, mas por meio de suplementos: neuropatia
Ácido fólico (B$_9$) (μg/dia)	Formação de hemoglobina e ácidos nucleicos	Fadiga, anemia	Cereais integrais, carnes, oleaginosas, laranja, folhas verde-escuras	400	400	1.000	Sem efeitos adversos por meio da alimentos fontes de B$_9$, mas por meio de suplementos: mascara deficiência de B$_{12}$
Cianocobalamina (B$_{12}$) (μg/dia)	Formação de hemoglobina, sistema nervoso	Anemia, sintomas neurológicos	Produtos de origem animal ou alimentos fortificados	2,4	2,4	ND	Indeterminado; sem efeitos colaterais por meio de alimentos fontes de B$_{12}$
Ácido ascórbico (vitamina C) (mg/dia)	Antioxidante	Fadiga, perda de apetite	Frutas cítricas, folhosos verde-escuros	75	90	2.000	Gastrenterite, diarreia, litíase (cálculo) renal
Vitamina A (caroteno) (μg/dia)	Antioxidante	Perda de apetite, maior risco de infecções	Frutas e hortaliças amarelo-alaranjadas, folhas verde-escuras	700	900	3.000	Afeta sistema nervoso, fígado, ossos e pele, causando náuseas, vômito e dor de cabeça e nas articulações (retinol)
Vitamina E (tocoferol) (mg/dia)	Antioxidante	Danos nervosos e musculares	Vegetais, óleos de sementes, sementes de girassol, nozes e grãos	15	15	1.000	Indeterminados
Vitamina D (UI/dia)	Função cardiovascular, imunológica, óssea e muscular	Perda de massa óssea, fraqueza muscular	Óleo de fígado de bacalhau, peixes, ovos, carnes, manteiga, iogurte, queijos	600	600	4.000	Hipercalcemia, fraqueza, náuseas, perda de apetite, dor de cabeça, dores abdominais, cãibras e diarreias
Minerais							
Magnésio (mg/dia)	Metabolismo energético, condução nervosa, contração muscular	Fraqueza muscular, náuseas, irritabilidade	Vegetais verdes, folhosos e grãos, sementes, oleaginosas, feijão, abacate, banana	320	420	350 (ingestão via suplementos)	Náuseas, vômitos, hipotensão, bradicardia, sonolência, visão dupla e fraqueza
Ferro (mg/dia)	Síntese de hemoglobina e enzimas	Anemia, disfunções cognitivas, anormalidades imunológicas	Vísceras, carnes, oleaginosas, sementes, cereais integrais, folhas verde-escuras	18	8	45	Hepatomegalia, desenvolvimento de diabetes, hipogonadismo, inflamação das articulações e doença cardíaca

	Funções no exercício físico	Sinal ou sintoma de deficiência	Fontes alimentares	RDA mulheres (19 a 50 anos)	RDA homens (19 a 50 anos)	UL	Efeitos colaterais/toxicidade
Zinco (mg/dia)	Síntese de ácidos nucleicos, glicólise, remoção de dióxido de carbono, enzima antioxidante superóxido dismutase (SOD)	Perda de apetite, retardo na hipertrofia muscular, anormalidade imunológicas	Peixe e frutos do mar, carnes, leguminosas, ovos, cereais integrais, oleaginosas	8	11	40	Competição com outros minerais, como cobre, cálcio, ferro
Cobre (μg/dia)	Respiração celular transporte de ferro, síntese da enzima antioxidante SOD	Despigmentação de cabelo e pele, diminuição de capacidade aeróbica e recuperação muscular, anemia	Carnes, oleaginosas, sementes, leguminosas, abacate, cogumelos, frutas	900	900	10 (mg/dia)	Gosto metálico na boca, salivação excessiva, náuseas, vômitos, queimação epigástrica, sangramento gastrintestinal e diarreia. Podem também ocorrer hemólise, necrose hepática, taquicardia, convulsões e coma
Cálcio (mg/dia)	Metabolismo ósseo, contração muscular	Perda de massa óssea	Laticínios, oleaginosas, folhas verde-escuras	1.000	1.000	2.500	Formação de cálculos nos rins, síndrome de hipercalcemia e insuficiência renal, competição com outros minerais
Cromo (μg/dia)	Metabolismo de glicose	Intolerância à glicose	Frutos do mar, ostras, carne, queijos, frutas, grãos integrais, espinafre, brócolis	25*	35*	ND	Nefrite intersticial, anemia, insuficiência renal, disfunção hepática e prejuízo neuronal
Sódio (mg/dia)	Equilíbrio eletrolítico	Hiponatremia: náuseas, tontura, dor de cabeça, alteração estado mental, edema cerebral	Sal de cozinha, alimentos industrializados	1.500	1.500	2.300	Hipertensão arterial sistêmica

ND, não determinado; *RDA*, ingestão dietética recomendada; *UL*, limite superior de ingestão tolerável. *AI*, ingestão adequada.

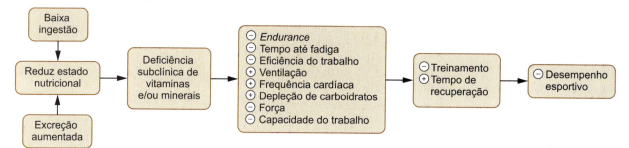

Figura 44.1 Deficiência de vitaminas e minerais e desempenho esportivo. Adaptada de Campbell[14] (2021).

Ferro

O ferro é um metal que tem múltiplas funções em mais de 180 reações bioquímicas no corpo humano, incluindo transporte de elétrons em reações redox (citocromos, proteínas sulfúricas), funções catalíticas (citocromo p450, catalase, peroxidase), armazenamento e transporte de oxigênio (hemoglobina, mioglobina). Também desempenha um papel importante na produção de neurotransmissores, e é essencial na sinaptogênese e na mielinização. A fosforilação oxidativa é a via bioquímica na qual o ferro está mais envolvido.[15]

O conteúdo corporal total de ferro é de aproximadamente 4 g nos homens e 2,5 g nas mulheres. Esse ferro é dividido entre três sítios ativos: hemoglobina 65%, mioglobina 10% e enzimas 5%. O ferro restante (20% do total) permanece inativo, como ferro de depósito na ferritina e na hemossiderina. Por fim, 0,2% do ferro total está na forma de transporte na transferrina.[16]

As perdas diárias de ferro, aproximadamente 1 mg/dia em homens e 2 mg/dia me mulheres, ocorrem pela descamação intestinal e menstruação e são repostas por meio da absorção intestinal. Dos 10 a 14 mg de ferro ingeridos ao dia, os enterócitos absorvem apenas de 0,5 a 2 mg (5 a 15%). Nos casos de perdas elevadas, a absorção é aumentada conforme necessidade. O ferro absorvido é armazenado na ferritina presente no citoplasma dos enterócitos. O ferro é exportado para o plasma por meio da ferroportina na membrana basolateral dos enterócitos. Lá é ligado à transferrina e transportado ao fígado, onde é armazenado como ferritina ou transferido para tecidos como a medula óssea.[17]

As principais moléculas reguladoras do estado do ferro são hepcidina e eritroferrona. A hepcidina, sintetizada nos hepatócitos, regula a exportação do ferro para fora das células de armazenamento. Em fases de altos níveis de ferro e em resposta a processos inflamatórios, a síntese de hepcidina é aumentada, levando à internalização da ferroportina nos enterócitos que, por sua vez, bloqueia o transporte de ferro para a circulação. O mesmo mecanismo leva a um sistema de bloqueio de ferro dentro dos macrófagos, evitando a transferência de ferro dos macrófagos para os eritroblastos, os precursores dos eritrócitos.[13,15]

A síntese de hepcidina é suprimida por atividade eritropoética e anemia: a hipoxia induz a produção de eritropoetina nos rins, que estimula a produção de eritroferrona nos eritroblastos, bloqueando a produção de hepcidina. Isso permite o aumento da absorção intestinal e a utilização de ferro dos macrófagos e enterócitos sob condições de elevada perda de ferro ou aumento da demanda. Resultados recentes de estudos mostram que não só a carga de ferro e a inflamação, mas também exercícios exaustivos induzem aumentos de hepcidina, causando um bloqueio no metabolismo do ferro.[18]

O ferro é componente de várias enzimas e do transporte de oxigênio no organismo por meio da hemoglobina e da mioglobina nas vias de geração de energia. Atletas de *endurance* do sexo feminino são uma população de risco para deficiência de ferro, apesar de todos os atletas poderem ter baixo estado deste mineral. A deficiência de ferro poder acontecer por várias causas, como menstruação intensa, ingestão inadequada, perdas gastrintestinais ou decorrentes do treinamento como inflamação, hemólise por traumas ou via sudorese. A deficiência de ferro, mesmo sem anemia, pode reduzir funções cognitivas, memória e atenção por afetar a capacidade oxidativa.[4,15,19]

As recomendações diárias de ferro pelas DRI são de 18 mg de ferro ao dia para mulheres e 8 mg para homens, em idade de 18 a 50 anos. Para atletas não há consenso na literatura se há recomendação diferenciada de ferro, mas alguns autores sugerem que estas recomendações não são suficientes.[4]

A avaliação do estado do ferro é primordial para garantir adequado *status* do nutriente e trata-se de uma combinação de parâmetros antropométricos, semiológicos, bioquímicos, dietéticos e clínicos. Na avaliação bioquímica os parâmetros mais comuns são ferritina e hemoglobina, que podem ter sua concentração plasmática influenciada pelo próprio treinamento físico. Enquanto fases agudas de inflamação aumentam fisiologicamente valores de ferritina, a hemoglobina plasmática pode reduzir em decorrência da hemodiluição causada pelo treinamento de *endurance*.[4] Na Figura 44.2 o algoritmo de avaliação do estado de ferro relaciona os exames bioquímicos e as suas interpretações.[15]

Além dos exames representados no algoritmo, a avaliação da proteína C reativa (PC-R) também é relevante para descartar inflamações agudas, que podem ser decorrentes do treinamento ou competições. Caso a PC-R esteja elevada, a ferritina deixa de ser parâmetro de avaliação dos estoques de ferro, pois ela também é uma proteína que aumenta na inflamação. A avaliação da hepcidina também seria interessante, pois quando está aumentada prejudica o estado do ferro, mas não é realizada em laboratórios privados, apenas em pesquisas.[15]

Os tratamentos para deficiência de ferro incluem ajustes na ingestão dietética, suplementação oral e injeções intravenosas ou intramusculares. Os efeitos colaterais desta suplementação incluem desconforto gastrintestinal, constipação intestinal e diarreia. Deve-se monitorar o estado do ferro após 8 a 10 semanas para checar se o estado do ferro foi corrigido e a cada 3 a 6 meses para acompanhamento.[15]

O nutricionista deve ser responsável por corrigir o ferro na alimentação, priorizando carnes vermelhas em pacientes onívoros e leguminosas associadas à vitamina C em vegetarianos. Chás e café devem ser evitados, sobretudo após refeições que contenham alimentos fontes de ferro.

As doses de suplementação são controversas, mas estudos indicam que 100 mg de sulfato ferroso (aproximadamente 20 mg de ferro elementar por dia) associados à ingestão dietética adequada seriam suficientes para promover ou prevenir declínio no estado do ferro. Doses de 50 ou 100 mg de ferro elementar

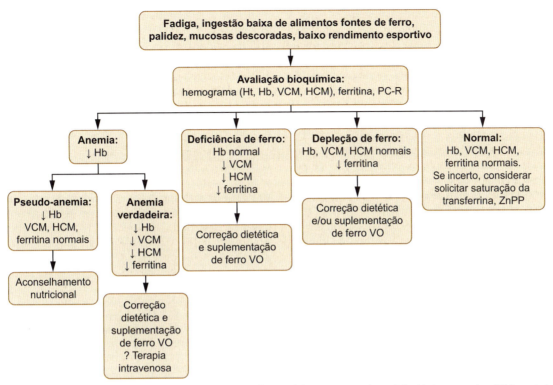

Figura 44.2 Avaliação do estado de ferro. *Hb*, hemoglobina; *HCM*, hemoglobina corpuscular média; *Ht*, hematócrito; *PC-R*, proteína C reativa; *VCM*, volume corpuscular médio; *VO*, via oral; *ZnPP*, zinco protoporfirina. Adaptada de Clénin[15] (2017).

não proporcionam benefícios adicionais e aumentam consideravelmente os efeitos colaterais, como distúrbios no sistema gastrintestinal (GI). Estudos também indicam que suplementação excessiva de ferro aumenta hepcidina, causando balanço negativo de ferro.[15,20]

A suplementação de ferro influencia positivamente atletas que têm depleção, deficiência de ferro ou anemia, com melhora na capacidade oxidativa e no desempenho esportivo.[21] A suplementação imediatamente após o exercício físico demonstrou aumentar o ferro sérico, mas sem diferença nos níveis de hemoglobina plasmática, em relação àqueles que suplementam ferro 4 horas depois.[22] Esses achados concluem que o horário da suplementação tem pouca significância, quando feita cronicamente. Nos indivíduos com ferritina acima de 20 μg/ℓ (sem inflamação) a suplementação de ferro não influencia o desempenho e pode acarretar efeitos colaterais (p. ex., distúrbios GI).[21]

Injeções intravenosas ou intramusculares devem ser reservadas para deficiências graves e para quem não responde à suplementação oral, sendo tal decisão exclusiva dos médicos após avaliação criteriosa.[19]

No exercício físico, estudos recentes verificaram que a baixa disponibilidade energética, resultado da ingestão calórica menos a demanda com exercício, reduz a eritroferrona, aumentando assim a hepcidina, por conta da inflamação. Restrições de carboidrato, agudamente, também demonstraram aumentar hepcidina, influenciando negativamente o estado do ferro. Mais estudos são necessários para investigar se estratégias de baixo carboidrato como dietas cetogênicas ou *low carb* teriam impacto no estado do ferro de atletas.[23]

Magnésio

O magnésio é necessário em uma ampla variedade de funções celulares que suportam diversos sistemas fisiológicos. É envolvido em mais de 300 reações enzimáticas nas quais o alimento é metabolizado e novos produtos são formados. Algumas dessas atividades incluem a glicólise, o metabolismo de gorduras e proteínas e a hidrólise de trifosfato de adenosina (ATP). O magnésio também serve como um regulador fisiológico da estabilidade da membrana e funções neuromusculares, cardiovasculares, imunológicas e hormonais.[1]

As necessidades de magnésio podem ser alcançadas pela alimentação, mas atletas com restrições energéticas podem ter deficiência do mineral. As consequências são relacionadas a espasmos musculares, fraqueza, fadiga muscular, aumento de creatinoquinase (CK) sérica, indicando lesão muscular, além de redução de desempenho em *endurance*. Estudos em atletas deficientes do mineral que fazem suplementação demonstraram corrigir esses parâmetros e sintomas; no entanto, quando a necessidade já é alcançada pela alimentação, a suplementação não demonstra efeito ergogênico. A literatura científica tem demonstrado que praticantes de exercício físico com idade mais avançada e ciclistas têm maior risco de deficiência de magnésio.[24,25]

Para aqueles que têm estado baixo de magnésio, a suplementação melhora a eficiência energética, tanto em exercícios aeróbios, quanto anaeróbios. No entanto, são necessários mais estudos de larga escala, em humanos, para esclarecimentos da relação causa-efeito. Deve-se atentar à forma de suplementação do magnésio, já que algumas têm efeito laxativo no organismo, como citrato de magnésio e hidróxido de magnésio, e não devem ser utilizados próximo às sessões de treinamento.[25]

Zinco

O zinco é necessário para a estrutura e a atividade de mais de 300 enzimas no organismo humano. É conhecido por apresentar funções reguladoras, enzimáticas e hormonais. Participa na síntese de ácidos nucleicos e proteínas, diferenciação e replicação celular, uso e secreção de insulina. O zinco adequado é necessário para a integração de muitos sistemas fisiológicos, como imunidade, defesas antioxidantes (presente na enzima superóxido dismutase – SOD), reprodução, paladar, cicatrização de feridas, desenvolvimento esquelético, comportamento e função gastrintestinal.[1]

Estudos indicam alterações nos níveis de zinco plasmático decorrentes do exercício físico, que diminuem durante a recuperação do exercício aeróbico, independentemente de estado de treinamento dos indivíduos, tipo e duração do exercício e tempo de coleta de sangue. As flutuações nos níveis séricos de zinco podem estar ligadas a processos de reparação muscular que ocorrem durante a recuperação do exercício. Apesar de pesquisas demonstrarem que o exercício físico interfere no estado do zinco, são necessários mais estudos para estabelecer se as recomendações de zinco da RDA são suficientes para atletas.[26]

A deficiência de zinco em atletas prejudica o funcionamento do sistema imunológico, podendo levar à piora dos sintomas de gripes e resfriados. A suplementação do mineral não evita as infecções, mas pode reduzir o tempo das fases sintomáticas em atletas com baixa ingestão de zinco.[27]

Atletas que consomem carnes têm mais facilidade de manter estado adequado de zinco, enquanto vegetarianos ou em dietas restritivas têm maior risco de deficiência. O Institute of Medicine (IOM) sugere que vegetarianos devem consumir até 50% a mais alimentos fontes de zinco do que não vegetarianos, por conta da baixa biodisponibilidade deste mineral em alimentos de origem vegetal. O fitato, presente nos alimentos fontes de zinco como feijões, grãos integrais, oleaginosas e sementes, é considerado fator antinutricional, reduzindo a biodisponibilidade do mineral. No entanto, o processamento, fermentação e germinação dos alimentos pode reduzir o fitato. Baseado na sugestão do IOM, a recomendação diária de zinco para homens veganos é de 16,5 mg e para mulheres 12 mg, enquanto a RDA é 11 e 8 mg, respectivamente.[6]

A biodisponibilidade de zinco é aumentada pela adequada ingestão proteica e diminuída pelo excesso de suplementos de ácido fólico, ferro, cálcio, cobre e magnésio. No caso de necessidade de suplementação de zinco, recomenda-se não utilizá-la ao mesmo tempo com os nutrientes citados, por conta da competição na absorção intestinal.[28]

Cálcio

O cálcio (Ca^{2+}) é um mineral comumente consumido a partir de várias fontes dietéticas, como laticínios, vegetais de folhas verdes e feijões. Aproximadamente 99% do cálcio são armazenados no tecido esquelético, enquanto o restante está presente no músculo e nos fluidos corporais. Enquanto alguns pesquisadores sugerem que a suplementação de cálcio pode não dispor de potencial ergogênico devido à capacidade de utilizar o vasto depósito das reservas de cálcio localizadas na massa óssea, outros afirmam que a suplementação de cálcio pode ser benéfica para atletas com uma ingestão alimentar inadequada.[29]

Uma das principais ações do cálcio no exercício físico é na contração do músculo esquelético. O cálcio também demonstrou ajudar a manter a massa óssea em atletas suscetíveis à osteoporose precoce, bem como melhorar a capacidade do exercício físico em atletas com deficiência de cálcio. A suplementação de cálcio ajuda a atenuar os efeitos do aumento dos níveis do hormônio da paratireoide (PTH), que é conhecido por ser um potente estimulador de reabsorção óssea.[30]

Estudos indicam que atletas do sexo feminino com baixa disponibilidade energética, associada a oligo ou amenorreia, têm maior risco de diminuição de massa óssea. A deficiência de energia relativa no esporte, conhecida como RED-S, é associada à baixa mineralização óssea e pode acontecer tanto em mulheres quanto em homens, principalmente jóqueis, corredores, nadadores e ciclistas. Atletas com índice de massa corporal (IMC) menor do que $17,5 \text{ kg/m}^2$, peso corporal inferior a 85% do esperado na adolescência e perda de peso maior do que 10% em 1 mês devem dar atenção especial ao estado de cálcio, garantindo via dieta ou suplementos no mínimo o alcance da RDA que é 1.000 mg/dia para adultos (19 a 50 anos) e 1.300 mg/dia para adolescentes (9 a 18 anos).[31]

Estudos comparando o horário da suplementação de cálcio verificaram que, quando esta é feita antes do exercício físico, proporciona melhor aproveitamento do mineral, menores níveis de PTH e de reabsorção óssea, otimizando estado de cálcio no organismo. Devido às importantes ações de cálcio, é evidente que mais informações são necessárias para entender melhor se o momento da ingestão de cálcio pode impactar favoravelmente o desempenho ou os resultados relacionados à saúde.[30]

Sódio

O sódio é o principal determinante da osmolaridade plasmática, regulador essencial da secreção da vasopressina, conhecida como hormônio antidiurético e da percepção da sede. Em condições normais, a concentração plasmática de sódio é entre 135 e 145 mmol/ℓ. A regulação do sódio, no entanto, deve ser integrada com a regulação do volume plasmático, porque as mudanças no volume de água por si sós têm efeitos de diluição ou concentração em fluidos corporais. A aldosterona, um hormônio esteroide produzido pelo córtex adrenal, desempenha um papel central na regulação do sódio. Alterações na osmolaridade plasmática são diretamente detectadas no córtex adrenal, resultando em inibição ou secreção de aldosterona durante aumento ou diminuição da osmolaridade, respectivamente. Durante a desidratação hipertônica, mais água do que sódio é perdida, resultando em um aumento na osmolaridade plasmática (Tabela 44.2). A inibição da liberação de aldosterona faz com que menos sódio seja reabsorvido na porção distal do túbulo do néfron renal. Simultaneamente, o aumento da osmolaridade provoca a secreção de vasopressina, levando à conservação de água nos rins. O resultado é uma quantidade diminuída de urina excretada, com aumento da osmolaridade urinária. Essas respostas são complementares para restaurar a concentração de sódio e a osmolaridade plasmática.[32]

A desidratação induzida pelo exercício induz perda de líquido extracelular proporcional à perda de água e solutos. Dada a concentração hipotônica de suor em relação ao plasma, a redução no volume plasmático induz um aumento na concentração de eletrólitos. A hipernatremia é um exemplo de distúrbio eletrolítico hipovolêmico hipertônico e é definida por uma concentração plasmática de sódio > 145 mmol/ℓ. A prevalência de hipernatremia pós-exercício é relativamente comum entre atletas, e embora níveis leves de hipernatremia não levem a sintomas clínicos graves, níveis agudos e graves de hipernatremia (> 158 mmol/ℓ) estão associados a hiperpneia, inquietação, letargia e até coma.[33]

Por outro lado, para evitar o risco de hipoidratação, atletas de *endurance* ingerem quantidades elevadas de líquidos, isentos de sódio, causando a diluição dos eletrólitos circulantes (ou seja, hipervolemia hipotônica). A hiponatremia é definida por uma concentração plasmática de sódio < 135 mmol/ℓ. A hiponatremia pode ser assintomática ou sintomática. Os sintomas vão piorando à medida que níveis de sódio séricos reduzem e incluem tontura, náuseas, dor de cabeça, vômitos e/ou estado mental alterado (ou seja, confusão, convulsão) resultante de edema cerebral, que pode evoluir para a morte.[32]

Tabela 44.2 Características dos tipos de desidratação e possíveis causas.

Tipo de desidratação	Características	Possíveis causas
Isotônica	• Perda isotônica de água e sódio do líquido extracelular • Sem deslocamento osmótico de água do líquido intracelular	• Perda de fluido gastrintestinal (p. ex., vômitos, diarreia) • Ingestão inadequada de líquidos e eletrólitos (p. ex., sódio)
Hipertônica	• A perda de água excede a perda de sódio • Deslocamento osmótico da água das células para o líquido extracelular	• Ingestão inadequada de água • Perda de suor • Diurese osmótica (p. ex., glicosúria)
Hipotônica	• A perda de sódio excede a perda de água • Deslocamento osmótico da água do líquido extracelular para as células	• Perda de suor e/ou fluido gastrintestinal • Reposição de água sem reposição de eletrólitos • Uso de diuréticos após ingestão excessiva de água

Adaptada de Periard et al.[32] (2021).

A hiponatremia sintomática é um dos problemas mais graves associados aos esportes de longa duração e deve ser imediatamente tratada com solução salina hipertônica para reduzir o edema cerebral. Felizmente a incidência de hiponatremia sintomática é rara atualmente, e corresponde a menos do que 1% dos atletas de *ultraendurance*.[34]

O sódio, por meio do cloreto de sódio (sal), deve ser ingerido durante o exercício quando houver grande perda de suor, em exercícios com duração maior do que 2 horas e/ou atletas com suor salgado em quantidades próximas de 1 g/ℓ (50 mmol/ℓ). As cãibras podem ter várias causas e uma delas é o desequilíbrio hidreletrolítico; desta maneira, atenção especial deve ser dada a atletas que apresentam esse distúrbio.[35]

VITAMINAS

Vitaminas do complexo B

As vitaminas do complexo B têm funções importantes no exercício físico, incluindo produção de energia, síntese de hemoglobina, funcionamento adequado do sistema imune, reparação e crescimento muscular. Essas vitaminas estão amplamente distribuídas nos alimentos e, portanto, atletas que fazem alimentação variada, com alta densidade calórica, muito provavelmente terão supridas todas as necessidades de vitaminas do complexo B.[8]

Aqueles atletas que têm restrição na ingestão calórica, pelo rigoroso controle do peso ou composição corporal, apresentam comer transtornado, transtornos alimentares ou por restrições em grupos alimentares, como os vegetarianos, intolerantes ou alérgicos, podem ter deficiência dessas vitaminas. Estudos demonstram que mulheres têm maior risco de deficiência porque a ingestão calórica normalmente é menor do que a de atletas homens.[8] Neste caso, a suplementação deve ser avaliada pelo profissional nutricionista.

Deve-se lembrar que pode haver limitações nas tabelas de composição de alimentos e, consequentemente, em *software* de nutrição, tornando mais difícil esta investigação ao avaliar inquéritos alimentares. O conhecimento e o estudo das fontes alimentares pelo profissional é fundamental para detectar essas deficiências em estágios subclínicos e não permitir o avanço dos sinais e sintomas da deficiência.

Tiamina (vitamina B$_1$)

A tiamina desempenha um papel fundamental no metabolismo de carboidratos e proteínas. A sua forma ativa é o pirofosfato de tiamina (TPP), que atua como coenzima na piruvato desidrogenase; esta participa na conversão de piruvato em acetil coenzima A e na α-cetoglutarato desidrogenase, a qual converte α-cetoglutarato a succinil no ciclo do ácido cítrico (ciclo de Krebs) da via aeróbica. No metabolismo proteico, participa da descarboxilação de aminoácidos de cadeia ramificada. Assim, a tiamina pode ser um nutriente potencialmente limitante no desempenho físico. As ingestões sugeridas para tiamina são 1,1 e 1,2 mg/dia para mulheres e homens, respectivamente, ou 0,5 mg a cada 1.000 kcal, conforme RDA. Indivíduos fisicamente ativos que consomem grandes quantidades de energia devem aumentar a ingestão de tiamina proporcionalmente. Estudos de diferentes grupos de atletas encontraram níveis adequados de tiamina.[1,11]

A ingestão de tiamina, no entanto, pode ser um problema para certos grupos de atletas. Indivíduos com baixa ingestão de energia, que competem em categorias de peso ou com maior rigidez na composição corporal, podem ter reduzida ingestão de tiamina, como lutadores e ginastas. Estudos demonstram que a deficiência de tiamina por curtos períodos não afeta o glicogênio nem a via da AMPK (*AMP-activated protein kinase*) no tecido muscular. Por outro lado, a insuficiência crônica pode resultar em acúmulo de piruvato e lactato durante o exercício físico e prejudicar o desempenho dos atletas.[36]

A avaliação da tiamina pode ser realizada por meio de inquéritos dietéticos e avaliação bioquímica (sangue e urina), pela atividade da enzima, trancetolase eritrocitária, localizada nos glóbulos vermelhos. A tiamina é necessária em duas etapas da via das pentoses fosfato, uma via que gera a ribose-5-fosfato, necessária para a produção de ATP. Uma dessas etapas requer a enzima transcetolase de eritrócitos. A avaliação dessa atividade é chamada de coeficiente de atividade da transcetolase eritrocitária ou ETKAC. É medido determinando-se a atividade da transcetolase eritrocitária antes e depois de a coenzima (tiamina) ser adicionada. Se mais atividade enzimática for gerada com a tiamina adicional, o *status* de deficiência de tiamina é indicado. Um valor de ETKAC > 1,25 sugere deficiência de tiamina.[8]

Riboflavina (B$_2$)

A riboflavina participa no sistema de transporte de elétrons mitocondrial nas coenzimas flavina mononucleotídio (FMN) e flavina adenina dinucleotídio (FAD). Assim, a riboflavina é necessária para a produção de energia na via oxidativa. Estas coenzimas também são necessárias no metabolismo de aminoácidos e na produção de hormônios esteroides. A riboflavina participa, ainda, na conversão da forma ativa da vitamina B$_6$. Como a riboflavina é encontrada em uma variedade de alimentos, incluindo laticínios, carnes, vegetais e cereais, a deficiência de riboflavina é incomum nos países ocidentais. No entanto, há evidências de que a deficiência de riboflavina possa ser mais comum em atletas para os quais a disponibilidade de alimentos seja limitada.[8]

A avaliação bioquímica do estado da riboflavina envolve a atividade da glutationa redutase, para a qual FAD é um cofator. A determinação da atividade da glutationa redutase nos eritrócitos (receptor da glutationa redutase) é uma ferramenta de avaliação confiável para o *status* de riboflavina em humanos. Outro marcador que pode ser utilizado é o coeficiente de atividade do receptor de glutationa redutase (EGRAC), ou a razão da atividade enzimática com FAD e sem FAD. O valor de EGRAC $\geq$ 1,2 indica deficiência de riboflavina.[1,8]

A ingestão dietética insuficiente de riboflavina altera os parâmetros bioquímicos relacionados à vitamina, como o aumento do EGRAC. Nesses casos, são necessários ajustes na alimentação, aporte energético e suplementação. Os efeitos deletérios ao treinamento são vistos quando há baixa ingestão energética, associada à redução de ingestão de vitaminas do complexo B.[1,8]

Niacina (B₃)

A niacina refere-se a dois compostos: ácido nicotínico e nicotinamida. A nicotinamida é um precursor do nucleotídio nicotinamida adenina (NAD) e nicotinamida adenina dinucleotídio fosfato (NADP), que servem como receptores de elétrons e prótons, respectivamente. O NAD é um transportador de elétrons em muitas reações oxidativas, e NADP reduzido é um doador de hidrogênio na derivação da pentose fosfato.[5]

A ingestão de niacina por vários grupos de atletas demonstrou ser adequada, porém atletas que geralmente restringem a ingestão de alimentos têm diminuição da ingestão de niacina. A avaliação bioquímica do estado da niacina é dificultada pela falta de um marcador confiável. As medidas mais confiáveis e sensíveis do *status* de niacina são a excreção urinária de dois metabólitos metilados, N^1-metil-nicotinamida e N^1-metil-2-piridona-5-carboxamida.[1,8]

NAD e NADP participam no metabolismo de oxidação de gorduras e, por isso, sugere-se que a redução no *status* da vitamina poderia acelerar a depleção de glicogênio muscular. Testes com e sem 1 g de ácido nicotínico verificaram menores níveis de ácidos graxos circulantes e maiores coeficientes respiratórios sem o ácido nicotínico, reduzindo a via oxidativa.[37] Mais estudos são necessários para investigar o impacto da deficiência de niacina no desempenho físico, mas de qualquer forma é recomendado atingir a RDA para garantir melhor rendimento.[11]

Vitamina B₆

Vitamina B_6 refere-se a todas as formas biologicamente ativas de vitamina B_6 – piridoxina, piridoxal, piridoxamina, piridoxina fosfato, piridoxal fosfato e piridoxamina fosfato. Piridoxina, piridoxal e piridoxamina são as formas mais comum em alimentos. A vitamina B_6 na sua forma ativa, piridoxal fosfato (PLP), atua como cofator para transferases, transaminases, descarboxilases e enzimas de clivagem usadas no metabolismo de aminoácidos. Durante o exercício, o fosfato de piridoxal é necessário para gliconeogênese e para a glicogenólise, na qual serve como cofator para glicogênio fosforilase.[1,5]

Estudos de vitamina B_6 demonstraram que alguns atletas, sobretudo aqueles em restrições energéticas, consomem menos alimentos fontes de vitamina B_6 e o exercício físico, principalmente de longa duração, aumenta excreção da vitamina. A maratona pode eliminar 1 g de vitamina B_6 por corrida e, por conta disso, autores sugerem que atletas de *endurance* devem aumentar ingestão em 1,5 a 2,5 vezes a RDA (aproximadamente 2,0 a 3,0 mg/dia).[8]

Folato (B₉)

O folato serve como coenzima nas transferências de carbono no metabolismo de ácidos nucleicos e aminoácidos. É necessário para a síntese de purinas e pirimidinas que são necessárias para a produção de DNA e eritropoese. A deficiência de folato causa replicação anormal de células, particularmente no sistema eritropoético, que resulta em anemia megaloblástica. Esse tipo de anemia também é causado por deficiência de vitamina B_{12}.[5]

A avaliação do tamanho dos eritrócitos (volume corpuscular médio – VCM) auxilia na investigação do *status* de folato já que o VCM se encontra aumentado em sua deficiência. Outro parâmetro é a homocisteína sérica, proteína que necessita de folato para ser reduzida; quando se encontra elevada no sangue, portanto, indica deficiência de folato.[1,5]

No Brasil, há obrigatoriedade da fortificação de folato nas farinhas de trigo e milho, o que auxilia que atletas atinjam necessidades desta vitamina. A deficiência de folato em atletas é rara e a suplementação não influencia o desempenho cardiovascular e metabólico em atletas com estado adequado de folato.[1]

Vitamina B₁₂

Cobalamina é um termo geral que descreve um grupo de compostos contendo cobalto, os corrinoides. Esta vitamina contém cobalamina com ou sem um grupo cianeto; ambos são biologicamente ativos para humanos. A vitamina B_{12} funciona como uma coenzima para a reação de transferência de metil que converte a homocisteína em metionina e outra reação que converte L-metil-malonil coenzima A para succinil coenzima A. A homocisteína sérica aumentada pode contribuir para o desenvolvimento de aterosclerose. Também é necessária para produção de eritrócitos e função neurológica, e sua deficiência associa-se à anemia megaloblástica e à neuropatia. A avaliação bioquímica do estado da vitamina B_{12} inclui índices hematológicos (hematócrito, hemoglobina e índices eritrocitários) e vitamina B_{12} no soro ou plasma. As concentrações séricas e urinárias de ácido metilmalônico aumentam na deficiência de B_{12}, já que a vitamina é necessária para quebra deste composto em succinato. A proteína homocisteína também está aumentada na deficiência da vitamina B_{12}, sendo considerada bom marcador do estado de avaliação da vitamina B_{12}, associada a outros parâmetros.[1,5]

A vitamina B_{12} está presente apenas em alimentos de origem animal, e, por isso, indivíduos que restringem esses alimentos, como os vegetarianos, devem utilizar a suplementação de vitamina B_{12}. A diminuição de ácido clorídrico e fator intrínseco, produzidos pelo estômago, reduz a absorção da vitamina B_{12}; portanto, pessoas que utilizam medicamentos que reduzem produção de ácidos estomacais, gastrectomizados ou pós-cirurgia bariátrica devem atentar-se ao estado desta vitamina. Assim como com o folato, a suplementação em indivíduos com estado de cobalamina adequado não afeta desempenho.[1,8]

Vitamina D

A vitamina D foi identificada no início do século XX e associada com metabolismo do cálcio e saúde óssea. Com o avanço das tecnologias, descobriu-se que a vitamina D relaciona-se com outros tecidos, como cardiovascular, musculoesquelético e células do sistema imune. Não é considerada um recurso ergogênico, mas uma necessidade biológica.[38]

A importância da vitamina D tem sido evidenciada na saúde como um todo e no desempenho esportivo. A insuficiência e a deficiência de vitamina D são preocupantes, uma vez que podem estar relacionadas com diferentes distúrbios.

A avaliação do consumo da vitamina D por meio de inquéritos alimentares é limitada, devido a poucas fontes em tabelas de composição de alimentos, além das dificuldades dos métodos de avaliação. Por isso, é indicada a realização da avaliação bioquímica, por meio da forma 25-hidroxivitamina D 25(OH)D, que infelizmente não é acessível a todos os atletas no Brasil.[39]

A classificação das concentrações séricas de vitamina D pode ser vista na Tabela 44.3, conforme IOM, e, na Tabela 44.4, observam-se as recomendações de vitamina D por diferentes entidades, assim como a concentração mínima no sangue. Nota-se que há divergência entre os valores, provavelmente por conta da heterogeneidade da população, da forma de avaliação da vitamina e das diferenças entre os estudos. Estudos futuros são necessários para que profissionais de saúde tenham maior embasamento em suas prescrições. É consenso que o nutricionista utilize as DRIs.[7]

Como avaliar?

O IOM indica os pontos de corte da 25(OH)D sérica, que é a soma de $25(OH)D_2$ e $25(OH)D_3$, metabólitos inativos biologicamente produzidos pela hidroxilação dos precursores de vitamina D_2 e D_3. Enquanto a vitamina D tem meia-vida curta, em torno de 24 horas, a forma 25(OH)D tem meia-vida de 21 a 30 dias, sendo melhor indicador do estado da vitamina obtida por exposição solar e ingestão dietética, contribuindo com 80 a 90% e 10 a 20%, respectivamente.[40]

Cabe lembrar que o IOM se baseou na necessidade média estimada (EAR) centradas principalmente na saúde óssea. Por conta disso, não há consenso na literatura científica se são suficientes para garantir todas as funções da vitamina D no organismo.[7]

Algumas populações merecem atenção especial, como crianças, mulheres pós-menopausa, alguns grupos étnico-raciais, idosos e atletas. Estudos têm demonstrado deficiência de vitamina D em atletas de futebol e voleibol; no entanto, os efeitos da suplementação de vitamina D são incertos no desempenho esportivo. A deficiência de vitamina D pode causar redução da força, degeneração de fibras musculares do tipo II, relacionadas negativamente com desempenho esportivo, além de depleção do sistema imunológico e maior incidência de infecções do sistema respiratório superior. Neste caso, a suplementação poderia afetar positivamente a musculatura esquelética e o sistema imune.[41,42]

Apesar de a suplementação ser utilizada com frequência em atletas, as reais necessidades ainda não estão claras. Os níveis de 25(OH)D em atletas variam entre os estudos, assim como exposição solar, roupas e estilo de vida contribuem com essas disparidades. A suplementação sem avaliação dos níveis séricos da vitamina não é recomendada, já que não há efeitos ergogênicos nos casos em que a vitamina D já está adequada.[38,43] A toxicidade (> 150 ng/mℓ no sangue) está relacionada com hipercalcemia, arritmia, apatia, dor, constipação intestinal, vômito, sudorese excessiva, polidipsia, poliúria, desidratação, confusão

mental.[44] A suplementação de vitamina D deve ser realizada sempre por um profissional nutricionista ou médico e a autoprescrição deve ser altamente desencorajada.

Atletas com a pele preta apresentam paradoxo relacionado ao estado de vitamina D, porque é comum que os níveis séricos de 25(OH)D estejam baixos nesses indivíduos; no entanto, eles apresentam alta densidade mineral óssea (DMO). Esses achados nos colocam em dúvida se o indicador 25(OH)D sérica é suficiente para avaliar a vitamina D. Em estudo comparando marcadores de vitamina D em indivíduos com pele branca e preta, notou-se que os de pele preta apresentavam menores níveis de 25(OH)D e do seu transportador (VDBP); no entanto, similares níveis de 25(OH)D biodisponível, justificando alta DMO.[45] As pesquisas indicam que a 25(OH)D biodisponível ou vitamina D livre tem mais relação com suas funções no corpo humano, e por isso, há controvérsia nos valores de recomendações dos níveis sanguíneos de vitamina D.[46]

São necessários mais estudos sobre referências de níveis séricos, baseados nas funções gerais da vitamina D, incluindo nos sistemas muscular, cardiovascular, imunológico, além das funções ósseas. Também deve-se dar atenção aos marcadores, já que a forma 25(OH)D, apesar de ter maior meia-vida, pode não ser suficiente para conclusões sobre o estado da vitamina D.

EXERCÍCIO FÍSICO E ESTRESSE OXIDATIVO

Espécies reativas de oxigênio e nitrogênio (ERONs), também chamadas de radicais livres, são produzidas no corpo continuamente por meio do metabolismo oxidativo. ERONs surgem quando não há oxigênio suficiente para completar uma redução, resultando na criação de um radical livre. Os radicais livres são altamente reativos devido a um elétron desemparelhado em seu orbital externo. Devido à sua reatividade, altas concentrações de radicais livres podem causar danos aos lipídios, proteínas e DNA. Durante o exercício, o aumento do consumo de oxigênio leva a um aumento na produção de ERONs, que pode causar danos musculares, depleção do sistema imunológico e fadiga. Danos musculares, incluindo peroxidação lipídica, decorrente de ERONs durante o exercício agudo, têm sido sugeridos como uma possível causa de dor muscular de início tardio (DMIT) e comprometimento do desempenho do exercício. Apesar dos danos que podem causar, os radicais livres também são essenciais para o funcionamento fisiológico adequado, atuando como mensageiros intracelulares.[47]

Embora altos níveis de ERONs demonstrem efeitos negativos no desempenho do exercício, mais recentemente, seu papel na adaptação celular positiva ao estresse e ao treinamento físico

Tabela 44.3 Classificação das concentrações séricas de vitamina D.[7]

Classificação IOM	Concentração de 25(OH)D (nmol/ℓ)	Concentração de 25(OH)D (ng/mℓ)
Deficiência grave	< 12,51	< 5
Deficiência	12,5 – < 30	5 a < 12
Inadequado	– 50	12 a 20
Adequado	> 50	? 20
Toxicidade	> 180	> 72

IOM, Institute of Medicine. Adaptada de Owens, Allison e Close[38] (2018).

Tabela 44.4 Recomendações diárias de vitamina D e concentração mínima no sangue.

Fonte	Recomendação diária (UI)	Concentração mínima no sangue
IOM, 2011	600 a 800	20 ng/mℓ
US Endocrine Society, 2011	1.000 a 2.000, até 4.000	30 ng/mℓ
Vitamin D Conference (Poland, 2017)	400 a 800	20 ng/mℓ
Pludowski et al., 2018	400 a 2.000	30 ng/mℓ
IOC, 2018	800 a 2.000	–

Adaptada de Grant WB, Lahore H, Rockwell MS. The Benefits of Vitamin D Supplementation for Athletes: Better Performance and Reduced Risk of covid-19. Nutrients. 2020 Dec 4;12(12):3741. doi: 10.3390/nu12123741. PMID: 33291720; PMCID: PMC7761895.

tem sido investigado. Os radicais livres podem atuar como moléculas sinalizadoras para regulação e adaptação da função muscular por meio da regulação positiva de proteínas protetoras. Essa regulação positiva em proteínas protetoras permite um aumento na proteção contra estresse futuro e exposição a radicais livres. Até que ponto essas espécies reativas são prejudiciais *versus* benéficas depende de vários fatores, incluindo duração e intensidade do exercício, estado nutricional e de treinamento de um atleta e idade. Doses mais baixas de ERONs parecem ser benéficas para adaptações de treinamento durante o desempenho agudo. No entanto, o aumento da produção de ERONs no músculo esquelético está implicado no dano muscular e no desempenho muscular prejudicado.[48]

O exercício físico aumenta o metabolismo, o consumo de oxigênio e as contrações, que ativam a fosfolipase A2, iniciando uma cascata de enzimas aumentando as ERONs, que alteram a estrutura e a função celular, contribuindo para lesões musculares, disfunção imune e fadiga. Por outro lado, o acúmulo de ERONs pode ser benéfico, estimulando ressíntese de glicogênio, reduzindo suscetibilidade de infecções e provendo adaptações ao treinamento, o que pode promover o desempenho esportivo. Duração do exercício, intensidade, composição corporal e estado nutricional influenciam a extensão do aumento das ERONs e se será benéfico ou prejudicial.[49]

Na última década, o uso de suplementos antioxidantes tem sido questionado, pois parecem inibir ou atenuar a sinalização de adaptações importantes como a biogênese mitocondrial na musculatura e a hipertrofia. Os antioxidantes são compostos que ajudam a proteger os órgãos celulares dos danos oxidativos incorridos via radicais livres. Existem muitos antioxidantes diferentes que podem ser classificados como endógenos (produzidos no corpo) ou exógenos/dietéticos (obtidos de fontes externas). Os antioxidantes também podem ser classificados como enzimáticos (eliminam cataliticamente os radicais livres) ou não enzimáticos (eliminam os radicais livres em formas diferentes de uma reação catalítica). Os antioxidantes protegem contra o estresse oxidativo, convertendo radicais livres em não radicais, reduzindo assim sua reatividade, ou impedindo a conversão de radicais inativos em espécies mais prejudiciais.[50]

Os antioxidantes endógenos são proteínas produzidas pelo organismo e podem ser enzimáticos ou não enzimáticos. Os antioxidantes enzimáticos endógenos incluem superóxido dismutase (SOD), catalase (CAT) e peróxido de glutationa (GPX). O principal antioxidante endógeno não enzimático é a glutationa (GSH). A produção endógena de antioxidantes aumenta após exercício e desempenha um papel na proteção das células contra danos oxidativos. Atletas bem treinados têm níveis mais altos de antioxidantes endógenos em seus músculos do que atletas com menos treinamento como resultado de adaptações de treinamento. Consequentemente, aqueles que treinam irregularmente ou em intensidades mais baixas, como atletas recreativos, provavelmente terão menos proteção contra o estresse oxidativo. A maioria das frutas e vegetais contém uma variedade de antioxidantes exógenos. No entanto, os humanos podem também adquirir antioxidantes exógenos por meio de outras fontes alimentares, como oleaginosas e sementes. Importantes antioxidantes exógenos que desempenham um papel na proteção contra os radicais livres incluem vitaminas E, vitamina C, vitamina A, polifenóis e alguns minerais (zinco, manganês, cobre, selênio). Os antioxidantes exógenos são obtidos na dieta por meio de alimentos como frutas e vegetais ou por meio de suplementos dietéticos.[47]

Embora o dano muscular e a fadiga sejam indesejáveis para os atletas e o estresse oxidativo prolongado possa levar a danos celulares, o papel das ERONs como moléculas de sinalização pode resultar em adaptações favoráveis ao treinamento de exercícios físicos. O estresse fisiológico, incluindo a exposição a ERONs, que ocorre durante o exercício agudo, resulta em adaptações do músculo esquelético, permitindo que os músculos lidem com outros estressores no futuro. Uma dessas adaptações de treinamento que pode ser prejudicada é a melhora do corpo na produção endógena de antioxidantes. Em resposta ao treinamento de exercícios de resistência, a produção endógena de antioxidantes é aumentada e pode fornecer proteção suficiente sem a necessidade de aumentar a ingestão de antioxidantes exógenos.[50]

ANTIOXIDANTES E EXERCÍCIO FÍSICO

Vitamina C

A vitamina C (ácido ascórbico) tem várias funções biológicas que podem influenciar no desempenho físico. É necessária para a síntese das catecolaminas, epinefrina e norepinefrina, e da carnitina, que transporta os ácidos graxos de cadeia longa para o interior das mitocôndrias. O ácido ascórbico facilita o transporte e a captação de ferro não heme na mucosa intestinal, a redução de intermediários de ácido fólico e a síntese de cortisol. A vitamina C é um potente antioxidante que serve para regenerar a vitamina E de seu subproduto oxidado.[1]

A depleção de vitamina C pode afetar negativamente vários aspectos do desempenho físico, causando desde fadiga e fraqueza muscular até anemia. Apesar de as recomendações de vitamina C variarem entre 75 e 90 mg/dia para mulheres e homens, respectivamente, algumas situações podem aumentar as necessidades da vitamina em quantidades maiores que as RDA como infecções, tabagismo, altitude, condições extremas de temperatura e exercício físico.[51]

A avaliação bioquímica da vitamina C sérica é um marcador limitado do *status* da vitamina, já que reflete a ingestão nas últimas 24 horas apenas, não o estado funcional ou pregresso.[1]

A vitamina C é o maior antioxidante biológico, e apesar de haver vários estudos sobre a suplementação da vitamina, os resultados são controversos. A suplementação na dose de 1.000 mg ou mais tem sido associada com redução da biogênese mitocondrial, assim como redução na adaptação do exercício, prejudicando desempenho esportivo. Por outro lado, a ingestão de alimentos fontes de vitamina C em torno de 250 mg/dia, por meio de frutas e vegetais, tem sido suficiente para reduzir estresse oxidativo, proporcionando outros efeitos benéficos à saúde, sem impactar negativamente na adaptação ao exercício físico.[52]

Em síntese, verificam-se na literatura resultados controversos em relação à suplementação de 1.000 mg ou mais de vitamina C diária para atletas. Por outro lado, é consenso nos estudos que a ingestão (alimentos e/ou suplementos) de 250 a 500 mg de ácido ascórbico por dia auxilia em aclimatação, defesas imunológicas, síntese de colágeno, antioxidante, o que facilita a recuperação após exercício físico e, consequentemente, o desempenho dos atletas.[1,47,51]

Vitamina E

Vitamina E é um termo genérico para oito compostos de ocorrência natural em duas classes designadas como α-tocoferóis e γ-tocoferóis. O mais ativo e conhecido desses compostos é o α-tocoferol. Os suplementos de vitamina E contêm a forma natural ou sintética de α-tocoferol. A forma natural de vitamina E é mais biodisponível do que as formas sintéticas.[5]

A vitamina E é um antioxidante lipossolúvel capaz de proteger as células dos danos oxidativos dos lipídios de membrana. A deficiência de vitamina E afeta negativamente o músculo esquelético, podendo levar à degradação muscular, provavelmente devido ao maior estresse oxidativo. Apesar de estudos de suplementação aguda demonstrarem melhora no desempenho esportivo, outros não obtiveram o mesmo sucesso. Já a suplementação crônica de vitamina E evidencia mais prejuízos do que benefícios e por isso deve ser evitada.[49]

Para garantir uma variedade de antioxidantes exógenos, recomenda-se que os atletas consumam uma dieta rica em frutas e vegetais. Com seus altos teores de antioxidantes, frutas e vegetais também podem trazer benefícios para os atletas, uma vez que muitos dos compostos bioativos adicionais que eles contêm não são encontrados em dose farmacológica nos suplementos antioxidantes. Também foi sugerido que os diferentes tipos de antioxidantes encontrados em alimentos vegetais podem atuar sinergicamente, permitindo que tenham efeitos mais positivos do que megadose de suplementos antioxidantes.[47]

Estudos com atletas indicam que dietas pobres em gordura podem ter baixos teores de vitamina E, levando a referir que atletas nessas circunstâncias podem se beneficiar com a sua suplementação. A exposição a alta altitude induz ao estresse oxidativo e poderia impactar em prejuízos aos atletas que praticam exercícios em altitudes elevadas, como montanhistas e alpinistas. Autores sugerem que a alimentação rica em alimentos fontes de vitamina E aumentam defesas antioxidantes e atenuam marcadores inflamatórios, sem prejuízos na adaptação ao exercício nessas condições.[53] Outros evidenciam que a suplementação de vitamina E poderia atenuar esses efeitos nocivos, mas quando feita de forma aguda, se for necessária rápida recuperação. A suplementação crônica de vitamina E deve ser evitada.[54]

Vitamina C + vitamina E

A suplementação de vitamina E, muitas vezes combinada com a vitamina C, é comum entre os atletas devido ao efeito antioxidante combinado. A vitamina E é uma vitamina lipossolúvel, sendo o α-tocoferol a forma mais biologicamente disponível e estudada, um poderoso antioxidante capaz de doar átomos de hidrogênio aos radicais livres, incluindo radicais superóxido e hidroxila, convertendo-os em uma forma mais estável e evitando peroxidação e danos à membrana. Da mesma forma, a vitamina C, uma vitamina hidrossolúvel, protege contra produção de radicais livres pela eliminação de radicais livres. Vitaminas E e C trabalham em conjunto, com a vitamina C ajudando a reciclar a vitamina E de volta a um estado reduzido e permitindo que ela continue a oxidar os radicais livres.[47]

A suplementação de vitamina C ou vitamina E isoladas ou combinadas é muito controversa na literatura científica, já que, enquanto alguns estudos indicam proteção contra inflamação, fadiga, estresse oxidativo e perda de força, outros verificaram efeitos ergolíticos (piora nos marcadores), e outros, nenhum efeito com a suplementação. Os resultados positivos com a suplementação são associados a indivíduos com deficiência na ingestão de alimentos fontes destas vitaminas ou idade avançada.[55,56]

Da mesma maneira, os efeitos da suplementação desses antioxidantes na hipertrofia muscular também são controversos, já que, como os suplementos antioxidantes (p. ex., vitaminas E e C) tendem a bloquear as vias de sinalização anabólica e, assim, prejudicar as adaptações ao treinamento resistido; portanto, cuidados especiais devem ser tomados com esses suplementos. No entanto, os efeitos dos antioxidantes na massa/força muscular também podem depender do equilíbrio entre estresse oxidativo/antioxidantes do sujeito. Além disso, entre os mecanismos envolvidos na regulação do balanço redox, alguns polimorfismos em genes de antioxidantes estão associados com dano celular.[47]

A decisão da suplementação dos antioxidantes deve levar em conta estado nutricional prévio das vitaminas, tipo de treinamento, condicionamento, objetivo do indivíduo e, por isso, uma abordagem personalizada de suplementação é altamente recomendada.

Vitamina A

Vitamina A refere-se a um grupo de compostos incluindo retinol, retinaldeído e ácido retinoico, que são solúveis em lipídios. Os carotenoides também são fontes de vitamina A, principalmente o betacaroteno, que são precursores da vitamina A. Esta vitamina é importante para visão, expressão gênica, crescimento e função imunológica. A necessidade de vitamina A é expressa em equivalentes de retinol. Um equivalente de retinol equivale a 1 g de retinol ou 12 g de betacaroteno. Em contraste com as vitaminas solúveis em água, grandes ingestões de vitamina A são tóxicas e podem resultar em perturbações metabólicas significativas, incluindo náuseas, anorexia, perda de cabelo e danos nos rins e fígado. Os carotenoides provenientes dos alimentos aparentemente não são perigosos para a saúde; no entanto, a suplementação em altas doses resultou em uma incidência inesperadamente aumentada de câncer de pulmão e doenças cardíacas entre homens fumantes.[57]

O estado de vitamina A pode ser acessado por meio dos inquéritos dietéticos e avaliação bioquímica de retinol e betacaroteno sanguíneos, já que quando estoques hepáticos estão baixos, caem os níveis séricos. Em termos práticos, os inquéritos dietéticos já trazem informações acerca da vitamina e exames são mais realizados em estudos ou atletas com ingestão baixa de energia, frutas, verduras e legumes.

Recomenda-se a ingestão adequada dos alimentos fontes de vitamina A por atletas, como laranja, manga, abóbora, mamão, batata-doce, cenoura, espinafre, couve, entre outros, que também apresentam compostos bioativos que favorecem seu metabolismo. Não há evidências de necessidade maior de vitamina A além da RDA para atletas e a suplementação não tem efeito ergogênico.[1,5]

REFERÊNCIAS BIBLIOGRÁFICAS

As referências consultadas para a elaboração deste capítulo estão disponíveis *online* no Ambiente de aprendizagem do GEN.

COMO CITAR ESTE CAPÍTULO

ABNT
LINDENBERG, M. Recomendações de vitaminas e minerais In: ROSSI, L.; POLTRONIERI, F. (org.). *Tratado de Nutrição e Dietoterapia*. 2. ed. Rio de Janeiro: Guanabara Koogan, 2023. p. 547-557.

VANCOUVER
Lindenberg M. Recomendações de vitaminas e minerais In: Rossi L, Poltronieri F (Orgs). Tratado de nutrição e dietoterapia. 2. ed. Rio de Janeiro: Guanabara Koogan; 2023. p. 547-57.

CAPÍTULO 45

Recomendações Nutricionais para Crianças e Adolescentes Atletas

Claudia Ridel Juzwiak • Natália Vilela Silva Daniel

Tabela 45.1 Benefícios relacionados à prática esportiva na infância e na adolescência.

Desenvolvimento de componentes da aptidão física que podem perdurar ao longo da vida
Socialização
Desenvolvimento de liderança
Desenvolvimento da capacidade de trabalho em equipe
Desenvolvimento da autoestima
Desenvolvimento da identidade
Divertimento
Efeitos positivos sobre componentes da aptidão física relativos à saúde (p. ex., sistema cardiovascular, esquelético)

Adaptada de Desbrow et al. (2014),[2] Brenner e AAP Council on Sports Medicine and Fitness[3] (2016).

INTRODUÇÃO

A prática regular de atividade física na infância e adolescência pode contribuir para a promoção do crescimento físico e do desenvolvimento psicossocial saudável (Tabela 45.1). No entanto, no Brasil, dados da Pesquisa Nacional de Saúde do Escolar (PeNSE) de 2019, coletados nas capitais brasileiras a partir de informações sobre as atividades físicas realizadas[a] por mais de 60 mil escolares entre 13 e 17 anos, indicam que apenas 28,1% dos jovens foram classificados como ativos (considerados aqueles que acumularam 300 min/semana de atividade física ou mais). Além disso, 36,0% dos avaliados relataram assistir a duas horas ou mais de televisão diariamente, e 53,1% permanecem sentados por mais de três horas realizando diversas atividades ao mesmo tempo.[1]

Embora o perfil traçado em nosso meio indique baixa prevalência da prática de atividade física, há jovens que iniciam treinamento sistematizado e específico, e que participam de competições. Quando o treinamento é muito intenso, pode haver impacto negativo sobre vários aspectos da saúde, incluindo o crescimento e a maturação, além de alterações musculoesqueléticas e psicológicas, sendo o risco maior quanto mais precoce for a especialização esportiva.[3]

Jovens atletas apresentam demandas físicas, sociais e emocionais diferenciadas, as quais devem ser atendidas a fim de garantir primeiramente sua saúde, além do melhor aproveitamento do treinamento e o bom desempenho atlético.

Neste capítulo, serão tratados os aspectos que influem nas decisões nutricionais que devem ser consideradas no atendimento de crianças e adolescentes atletas.

INFÂNCIA E ADOLESCÊNCIA

A infância e a adolescência caracterizam-se por intensas e complexas mudanças físicas e sociais. O crescimento é aqui compreendido como o processo que envolve o crescimento físico (somático, linear), a maturação (amadurecimento das funções biológicas, que ocorre em todos os tecidos, órgãos e sistemas) e o desenvolvimento (aquisição de funções e refinamento de comportamentos que possibilitam a interação com o meio).[4,5] Trata-se de um processo dinâmico que promove modificações importantes para o desempenho esportivo, além de impor desafios constantes para o acompanhamento nutricional dos jovens atletas.

Crescimento e maturação sexual

Na infância (dos 2 aos 10 anos incompletos),[6] o crescimento é relativamente constante (cerca de 6 a 7 cm/ano e 2,5 kg/ano) tanto para meninas como para meninos. É a partir da adolescência (10 aos 20 anos incompletos),[6] mais especificamente quando se inicia a puberdade, que o crescimento é mais intenso.[4,5]

O principal fator que afeta o crescimento linear é a genética. No entanto, é a interação com o ambiente que definirá se a criança alcançará plenamente seu potencial genético ou não. Dentre os fatores ambientais que podem afetar o crescimento, vale ressaltar o papel da atividade física, cujo efeito será dependente das características do treino (tipo de atividade, intensidade, frequência e duração) e da idade no momento de início do treinamento. Se, por um lado, a atividade física moderada pode ser um estímulo positivo ao crescimento, 18 horas de treinamento semanais já são suficientes para atenuar o mesmo. Esse efeito está associado aos aspectos nutricionais e pode ser exacerbado na vigência de uma alimentação insuficiente.[7]

O crescimento deve ser acompanhado periodicamente (ideal a cada 2 a 3 meses), utilizando-se as curvas de crescimento (em percentis ou *z-score*). Para crianças a partir dos 5 anos e adolescentes, os índices de crescimento mais relevantes adotados para essa avaliação são estatura para idade (E/I) e índice de massa corporal para idade (IMC/I). A avaliação longitudinal possibilita identificar o canal de crescimento do jovem e observar desvios a partir de pelo menos três observações. No Brasil, as curvas de crescimento da Organização Mundial da Saúde (OMS) foram adotadas pelo Ministério da Saúde e podem ser encontradas nas cadernetas de saúde da criança[b] e do adolescente.[c]

A puberdade representa um processo que varia em momento de início e ritmo de jovem para jovem, e existe grande variabilidade do estágio em uma mesma idade cronológica.

---

[a]Atividades físicas consideradas: deslocamento para a escola, aulas de educação física e atividades extracurriculares.

[b]A caderneta de saúde da criança pode ser encontrada em: https://bvsms.saude.gov.br/bvs/publicacoes/caderneta_crianca_menina_5.ed.pdf e https://bvsms.saude.gov.br/bvs/publicacoes/caderneta_crianca_menino_5.ed.pdf. Acesso em: 25/07/2023.

[c]As cadernetas de saúde dos adolescentes podem ser encontradas em: https://bvsms.saude.gov.br/bvs/publicacoes/caderneta_saude_adolescente_masculino.pdf. e https://bvsms.saude.gov.br/bvs/publicacoes/caderneta_saude_adolescente_feminina.pdf. Acesso em: 25/07/2023.

É marcada por eventos intensos e complexos, mediados por importantes modificações hormonais, envolvendo os eixos hipotálamo-hipófise-gônadas e hipotálamo-hipófise-suprarrenal e influenciados por fatores genéticos e ambientais. Seu início se dá com o aparecimento das características sexuais secundárias (Tabela 45.2), cujo estágio de desenvolvimento permite definir o estágio puberal.[5] A maturação sexual se correlaciona ao crescimento linear e ponderal, e a mudanças na composição corporal.

O estágio puberal tem sido determinado a partir da sistematização do desenvolvimento de pelos pubianos, mama e genitália em cinco estágios propostos por Tanner na década de 1960. Os estágios podem ser identificados pela observação direta ou por autoavaliação, com o uso de desenhos ou fotografias. Já o volume testicular pode ser avaliado usando-se um orquidômetro de Prader.[5,6]

O intervalo entre um estágio e outro varia individualmente. É considerada normal uma diferença de até dois estágios entre os parâmetros que refletem a maturação gonadal (mamas ou genitália) e a pubarca (pilificação). Assim, é frequente que adolescentes nem sempre estejam na mesma fase de maturação para os dois componentes avaliados (p. ex., M3 P2 ou G2 P4).

A idade óssea, avaliada por meio de imagens do fechamento das epífises de ossos da mão e do punho, também fornece informação sobre a idade biológica em relação à idade cronológica.[5] O treinamento físico intenso e prolongado tem impacto sobre a maturação esquelética e pode causar um atraso importante na idade óssea, em comparação com a idade cronológica.[7]

De acordo com o estágio puberal, é possível identificar como o adolescente se encontra em relação ao estirão puberal e, consequentemente, qual a conduta nutricional mais adequada a ser tomada. A determinação do estágio puberal possibilita identificar quando ocorrerá o pico de velocidade de crescimento

(PVC),[d] momento em que a demanda de energia e de alguns nutrientes está aumentada e é diferente para rapazes e moças (estas apresentam seu PVC cerca de 2 anos antes daqueles). Deficiências nutricionais nesse período de intenso crescimento podem acarretar prejuízo do crescimento.[6]

De maneira geral, jovens atletas de ambos os sexos tendem a apresentar valores semelhantes ou acima das medianas de referência para estatura e massa corporal. Como exceção, os ginastas (de ambos os sexos) e as patinadoras artísticas tendem a ser mais baixos e leves, enquanto corredores tendem a apresentar menor massa corporal para a estatura.[7,8]

Nas jovens atletas, as médias de idade da menarca são geralmente próximas da média da população não atlética, com exceção das ginastas rítmicas, patinadoras artísticas e mergulhadoras. Isso pode refletir a desistência do esporte por parte de atletas que apresentam menarca mais cedo e são mais altas do que as que persistem.[8]

A determinação do estágio puberal também ajuda a compreender modificações nos componentes da aptidão física que afetam o desempenho esportivo, dentre eles a composição corporal. Na adolescência, diferente do adulto, a proporção de cada componente da composição corporal e as relações entre eles se modificam durante o crescimento e a maturação.[8]

Apesar de essas modificações ocorrerem em função da maturação sexual, em vários esportes, atletas competem em categorias que consideram apenas a idade cronológica. A seleção de atletas para compor equipes também está relacionada a aspectos maturacionais, com tendência a maior número de jovens com maturação mais precoce em detrimento aos que apresentam maturação mais tardia.[5] É comum que jovens atletas de elite sejam maturadores mais precoces, o que lhes confere maiores estatura, massa corporal, massa livre de gordura (MLG), força e potência em comparação com os adolescentes com maturação "dentro do tempo esperado" ou tardios da mesma idade, além de consequente vantagem competitiva.[8]

Sobre a variação individual dos estágios de maturação em relação à idade cronológica, Malina et al.,[5] em revisão sobre o tema, exemplificam, a partir de um estudo com jogadores de futebol de 12 e 13 anos, que meninos em todos os estágios puberais estavam representados no grupo. Esses autores ainda salientam que, dentro de um grupo com determinada idade cronológica, jogadores em estado de pelos púbicos mais avançados tendiam a ser, em média, mais velhos, altos e pesados do que jovens em estágios puberais menos avançados. Por outro lado, entre jogadores no mesmo estágio, a tendência foi de os mais velhos serem, em média, mais altos e pesados do que os mais jovens. Com isso, dentre os componentes de aptidão física, os rapazes em estágio de maturação mais avançado apresentam maiores tamanho, força e potência em relação àqueles com maturação dentro da média ou tardia, o que pode trazer vantagem competitiva, como já mencionado.[4,5,8]

A tendência entre as moças é semelhante; no entanto, sem que as diferenças sejam tão marcantes.[5] Mesmo assim, a maturação tardia na população geral feminina está associada a menor estatura, menor massa corporal durante a adolescência, um físico mais linear, menor adiposidade e, geralmente, melhor *performance*, especialmente em determinadas modalidades, em comparação com a maturação mais precoce.[8] No entanto, Malina e Geithner[8] ressaltam que jovens com maturação tardia

Tabela 45.2 Características sexuais secundárias de homens (H) e mulheres (M).

Característica sexual secundária	Sexo	Evolução
Pelo pubiano	H e M	Considera o desenvolvimento da pilificação pubiana a partir de seis estágios que representam o estado infantil (P1) ao estado adulto (P5 e P6)
Mama	M	Considera o desenvolvimento da mama a partir de cinco estágios que representam o estado infantil (M1) ao estado adulto (M5). O primeiro sinal da puberdade é o desenvolvimento do botão mamário. O estágio M2 precede o PVC em cerca de 1 ano,* que ocorre quando atingem M3
Menarca	M	Tipicamente ocorre entre 14 e 18 meses após o PVC e indica a desaceleração da velocidade de crescimento. Jovens e mulheres costumam lembrar com precisão desse momento (variação de 2 a 3 meses)
Genitália	H	Considera o desenvolvimento de pênis, escroto, testículo e volume testicular a partir de cinco estágios que representam do estado infantil (G1) ao estado adulto (G5). O primeiro sinal de puberdade é o aumento do volume testicular (4 mℓ), que precede o estágio G3 em cerca de 1 ano. O estágio G3 precede o PVC em cerca de 1 ano,[a] que ocorre quando atingem M4
Alteração da voz	H	Em geral, é alcançada cerca de 1 ano após o PVC e indica desaceleração da velocidade de crescimento

*Variação individual. *PVC*, pico de velocidade de crescimento. Adaptada de Ré[4] (2011); Malina et al.[5] (2015); WHO[6] (1995); Malina e Geithner[8] (2011).

[d]Momento de máxima velocidade de crescimento em estatura, geralmente avaliado em cm/ano, no qual o jovem ganha de 8 a 10 cm/ano. Caracteriza-se como "estirão puberal".

de ambos os sexos tendem a crescer durante um período de tempo mais longo e, eventualmente, alcançar, e até mesmo superar, a estatura dos maturadores precoces. Portanto, as variações na estatura associadas ao estágio maturacional durante o início e meio da adolescência são transitórias em ambos os sexos. Georgopoulos et al.[7] exemplificam com informações sobre ginastas (rítmicas e artísticas) de elite, cujo estadiamento pré-puberal foi prolongado e o desenvolvimento puberal aconteceu em idade mais tardia, acompanhando mais a idade óssea do que a cronológica, e mantendo uma taxa normal de progressão.

Assim, observa-se que a composição corporal é um constituinte de aptidão física importante que afeta a *performance* atlética. A Tabela 45.3 resume alguns aspectos relacionados aos componentes da composição corporal.

A avaliação da composição corporal permite analisar modificações inerentes ao processo fisiológico do crescimento e da maturação. No entanto, no caso de jovens atletas, o treinamento sistemático, assim como o consumo alimentar, também são fatores que afetam a composição corporal.[8]

Muitas vezes, os valores disponíveis sobre a composição de jovens envolvidos com exercícios não vêm acompanhados de informações importantes sobre as características do treinamento, o crescimento, a maturação sexual e o momento na temporada dos atletas avaliados; assim, deve-se ter cuidado ao se compararem valores.[8] Além disso, em esportes com componente estético ou em que se compete em determinada categoria de peso, deve-se atentar para que os jovens atletas não adotem comportamentos de risco para alcançar metas, muitas vezes, incompatíveis com a saúde. Para evitar essa situação, algumas federações esportivas internacionais e outros organismos têm sugerido valores mínimos a serem mantidos a fim de garantir a saúde.[8]

Para a avaliação da composição corporal, existem vários métodos com maior ou menor grau de precisão, e os resultados obtidos por eles não são comparáveis. Seja qual for o método utilizado, devem-se considerar seus pressupostos, que, em sua maioria, foram desenvolvidos para adultos, e o erro previsto na estimativa da composição corporal.[e] Na prática, o método mais barato e prático consiste na avaliação das dobras cutâneas.

Existem várias equações propostas para a estimativa da gordura corporal relativa em adolescentes. Uma das mais utilizadas em nosso meio foi proposta por Slaughter et al.,[10] desenvolvida a partir de estudo realizado com 310 indivíduos com idades entre 7 e 18 anos, em que foram avaliados quanto à sua densidade corporal, sendo consideradas também informações sobre o conteúdo corporal de água e minerais. Para o desenvolvimento das equações, levaram-se em conta: somatória das dobras cutâneas tricipital e subescapular, sexo, raça (branca ou negra) e estágio de maturação sexual, como indicado na Tabela 45.4. Essas equações apresentam um erro padrão na estimativa de 3,6 a 3,9%.

Tabela 45.4 Equações para a estimativa da gordura relativa corporal (%G) propostas por Slaughter et al.[10] para crianças e adolescentes.

Se somatória de dobras ≤ 35 mm
Sexo masculino (raça branca)
Pré-púberes: $1,21 (Tr + Se) - 0,008 (Tr + Se)^2 - 1,7$
Púberes: $1,21 (Tr + Se) - 0,008 (Tr + Se)^2 - 3,4$
Pós-púberes: $1,21 (Tr + Se) - 0,008 (Tr + Se)^2 - 5,5$
Sexo masculino (raça negra)
Pré-púberes: $1,21 (Tr + Se) - 0,008 (Tr + Se)^2 - 3,2$
Púberes: $1,21 (Tr + Se) - 0,008 (Tr + Se)^2 - 5,2$
Pós-púberes: $1,21 (Tr + Se) - 0,008 (Tr + Se)^2 - 6,8$
Sexo feminino
$1,33 (Tr + Se) - 0,013 (Tr + Se)^2 - 2,5$
Se somatória de dobras > 35 mm
Sexo masculino: $0,783 (Tr + Se) + 1,6$
Sexo feminino: $0,546 (Tr + Se) + 9,7$

Erro padrão em relação ao método de referência: 3,6 a 3,9%. *Tr*, dobra cutânea tricipital; *Se*, dobra cutânea subescapular. Adaptada de Slaughter et al.[10] (1988).

---

[e]*Dual energy X-ray absorptiometry* (DXA): ± 1,8%; hidrodensitometria: ± 2,5%; bioimpedanciometria: ± 3,5 a 5%; medidas de dobras cutâneas: ± 3,5% (pode variar segundo a equação utilizada); pletismografia: ± 2,2 a 3,7%.[9]

Tabela 45.3 Aspectos relacionados aos constituintes da composição corporal na puberdade.

Alterações observadas	Consequência
Adiposidade	
Nas moças, o aumento na produção de estrógeno predispõe a maior aquisição de massa de gordura em relação à massa muscular. Em média, apresentam cerca de 1,5 vez mais massa de gordura que os rapazes no fim da adolescência/início da idade adulta. Nos rapazes, a massa de gordura parece atingir um platô ou modificar-se apenas ligeiramente próximo ao momento do estirão. Nas moças, a adiposidade relativa (percentual de gordura) aumenta gradativamente durante a adolescência, enquanto, nos rapazes, em média declina durante a adolescência, devido ao rápido crescimento da massa livre de gordura e à lenta deposição da massa de gordura nesse período	Não favorece o desempenho esportivo, principalmente em esportes com movimento ou projeção do corpo no espaço (p. ex., correr, saltar). Valores mínimos sugeridos, compatíveis com a manutenção da saúde reprodutiva e função hormonal normais, são de 7% para rapazes e 14% para moças. Sugere-se que os valores máximos sejam aqueles considerados satisfatórios para a saúde: 10 a 22% e 20 a 32% em rapazes e moças fisicamente maturos, respectivamente
Massa muscular	
Até a puberdade, moças e rapazes apresentam aumento semelhante de massa muscular. No entanto, nos rapazes, o ganho é mais pronunciado cerca de 6 meses após o pico de velocidade de crescimento (PVC), estimulado pelo aumento na produção de testosterona. No fim da adolescência/início da idade adulta, a massa livre de gordura dos rapazes é 1,5 vez maior do que a das moças, refletindo o estirão de massa muscular dos rapazes e a diferença de estatura entre os sexos no início da idade adulta	Aumento dos índices de força, velocidade e resistência (na presença de estímulos motores adequados). Particularmente importante nos esportes em que se projeta um objeto (p. ex., lançamento) ou em que se move outro corpo (p. ex., lutas)
Massa óssea	
O pico de aquisição da massa óssea coincide com o PVC que ocorre na puberdade. Até os 18 anos se obtém cerca de 90% da massa óssea. Nas meninas, o *turnover* (absorção, deposição e remoção) do cálcio ósseo alcança seu ponto máximo durante a menarca	O exercício estimula a aquisição de densidade óssea. A quantidade máxima de massa óssea que se pode obter durante o crescimento é importante determinante da massa óssea e do risco de fraturas na idade adulta. Existe forte associação entre massa óssea e massa muscular

Adaptada de Ré[4] (2011); WHO[6] (1995); Malina e Geithner[8] (2011); Turocy et al.[9] (2011).

Já Thorland et al.[11] propuseram equações para a estimativa da densidade corporal a partir de estudo com 274 atletas adolescentes norte-americanos, participantes de campeonatos em nível nacional nos esportes ginástica, atletismo, luta livre e mergulho, que foram avaliados por pesagem hidrostática. Os jovens eram predominantemente brancos (92 a 97% da amostra) e com idade variando de 14 a 19 anos para os rapazes e de 11 a 19 anos para as moças. Para o desenvolvimento das equações, os autores consideraram a somatória de 3 ou 7 dobras cutâneas, como descrito na Tabela 45.5.

Em ambos os casos, há necessidade de mais estudos que validem essas equações para crianças e adolescentes atletas, principalmente em nosso meio.

Para muitos jovens atletas, o conhecimento do valor de percentual de gordura pode causar ansiedade e pressão por parte do técnico, dos pais e até mesmo de colegas de equipe. Assim, considerando a variabilidade da composição corporal de acordo com a maturação sexual em cada idade e os poucos estudos sobre a validação das equações disponíveis em jovens atletas brasileiros, sugere-se o acompanhamento da somatória de dobras para observar o desenvolvimento da adiposidade nesse grupo. Outras medidas de interesse para o acompanhamento do jovem atleta são as circunferências (braquial e abdominal) e a avaliação dos segmentos superior e inferior e da envergadura.

Aspectos metabólicos

Na adolescência, é difícil interpretar se o desempenho apresentado é reflexo da real capacidade ou se representa o que Ré[4] denomina "interferência transitória da maturação biológica", que engloba as modificações metabólicas que ocorrem durante a maturação sexual.

Os estudos sugerem que crianças têm maior capacidade aeróbica que anaeróbica. Esse melhor desempenho do metabolismo oxidativo tende a ser reduzido, de modo a ir se assemelhando ao perfil metabólico adulto com o passar dos anos, embora diferenças de acordo com parâmetros específicos sejam observadas entre os sexos masculino e feminino. Além da variação quanto à capacidade de desempenho metabólico, Armstrong et al.[12] também afirmam que "a resistência à fadiga e a melhor capacidade de recuperação em sessões de exercício com alta intensidade sofrem um declínio gradual da infância até a idade adulta nos homens, enquanto nas mulheres o padrão adulto é estabelecido até meados da puberdade".[12]

Em relação aos aspectos metabólicos do jovem atleta, Armstrong et al.,[12] em ampla revisão da literatura, destacam os principais fatores que o diferenciam do adulto, conforme apresentado na Tabela 45.6.

Embora muitos estudos sugiram grandes diferenças em relação aos aspectos metabólicos entre jovens e adultos, destaca-se que as limitações nas pesquisas com crianças e adolescentes podem comprometer a interpretação dos resultados em situação real. Segundo Armstrong et al.,[12] essas limitações incluem aspectos ambientais (p. ex., espaço limitado para a realização do exercício; teste em laboratório, e não em situação real; falta de ambientes para testes rigorosamente projetados, ecológicos e específicos para crianças e os respectivos esportes praticados) e metodológicos (extrapolação de avaliações de momentos de descanso e recuperação para as situações de exercício, dificuldade em realizar biopsia muscular nesse grupo etário).

Sono

O sono é um estado comportamental inerente à vida e que, embora seja complexo e de difícil definição, pode ser compreendido como um fenômeno caracterizado por "imobilidade, postura típica de sono e limiar sensorial reduzido, o que leva à habilidade reduzida de comunicação com o ambiente".[13]

Durante o sono, o organismo humano encontra-se coordenado por diferentes períodos de atividade cortical que desencadeiam alterações fisiológicas no corpo, com alternância de momentos de atividade cortical sincronizada e atividade excessiva semelhantes à vigília.[13] O sono não é composto por um único estado, mas representa a variação cíclica de fases que se alternam ao longo da noite.[13] Por meio do exame de eletroencefalografia (EEG), é possível avaliar o nível de atividade elétrica cerebral e diferenciar os estados de vigília e sono. No primeiro, é notado um padrão de ondas elétricas de alta frequência e baixa amplitude, enquanto, no segundo, há divisão de duas grandes fases: sono REM (do inglês *rapid eye movement*, ou "movimento rápido dos olhos"), sono NREM (do inglês *non rapid eye movement*, ou "movimento não rápido dos olhos").[13] No período caracterizado como sono REM, a EEG é muito semelhante à observada em vigília, diferindo apenas por apresentar atonia muscular. Na fase de sono NREM, a frequência das ondas que estavam altas enquanto o indivíduo estava desperto é reduzida, a amplitude das mesmas aumenta e há redução do tônus muscular, diminuindo a atividade cortical.[13]

Pradella-Hallinan e Moreira[14] descrevem os eventos que caracterizam o padrão de sono-vigília ao longo do crescimento e que é distinto do apresentado na idade adulta:

■ **Intraútero e recém-nascido.** A alternância entre períodos com e sem atividade (repouso) pode ser observada desde a 24ª semana de idade fetal; o padrão de atividade elétrica cortical vai sendo transformado até aproximadamente os 2 anos. Embora tal padrão se desenvolva até esse período, ainda na infância a duração e a preferência pelos momentos de sono diferem muito das dos indivíduos mais velhos, com sono denominado polifásico (fracionado em ciclos de algumas horas), enquanto os ritmos circadianos ainda estão sendo desenvolvidos. Uma criança recém-nascida pode intercalar as 16 a 20 horas de sono em períodos de 3 a 4 horas.

■ **Infância e adolescência.** A partir do 3º mês de vida, nota-se uma redução dos sonos diurnos, hábito que pode ser mantido até os quatro primeiros anos de vida. Com o passar do tempo, na pré-adolescência, os ciclos de sono atingem a duração semelhante à do adulto, e o tempo do sono REM vai se reduzindo. Contrariando a maior necessidade de sono que a puberdade e o crescimento demandam, uma mudança nos ritmos

Tabela 45.5 Equações para a estimativa da densidade corporal propostas por Thorland et al.[11] para atletas adolescentes.

Equações	Dobras
Sexo masculino	
$D = 1,1091 - 0,00052 (S7 DC) + 0,00000032 (S7DC)$	S: TR, SE, AM, SI, AB, CX, PAN
$D = 1,1136 - 0,00154 (S3DC) + 0,00000516 (S3DC)$	S: TR, SE, AM
Sexo feminino	
$DC = 1.1046 - 0,00059 (S7DC) + 0,00000060 (S7DC)$	S: TR, SE, AM, SI, AB, CX, PAN
$DC = 1,0987 - 0,00122 (S3DC) + 0,00000 (S3DC)$	S: TR, SE, SI

AB, abdominal; *AM*, axilar média; *CX*, coxa; *D*, densidade corporal; *DC*, dobra cutânea; *PAN*, panturrilha; *SE*, subescapular; *SI*, suprailíaca; *TR*, tricipital. Erro padrão na estimativa em relação ao método de referência: 2,17 a 2,43%. A densidade corporal deverá ser convertida a %G utilizando-se a equação de Brozek ou Siri. Adaptada de Thorland et al.[11] (1984).

Tabela 45.6 Aspectos metabólicos do jovem atleta relacionados ao exercício.

Variável	Alterações observadas durante o crescimento e a maturação sexual
Características de fibras musculares	Aumento linear das fibras musculares dos tipos I e II da infância à fase adulta em aproximadamente 20 vezes. Jovens do sexo masculino de 15 a 24 anos apresentam 4 a 15% mais fibras musculares do tipo I que mulheres da mesma faixa etária
Estoque de energia muscular	Não há diferença no estoque de trifosfato de adenosina (ATP) de acordo com a idade, mas as variações nos níveis de glicogênio e creatina fosfato (PCr) apresentam resultados inconclusivos
Atividade enzimática muscular	A atividade de enzimas oxidativas é superior à de adultos, e os resultados são controversos quanto às enzimas anaeróbicas (em menor ou semelhante quantidade que adultos)
Lactato muscular e sanguíneo	Ocorrem menor depleção de glicogênio muscular e consequente produção de lactato em indivíduos com 11 anos comparados a indivíduos com 15 anos. A associação entre a idade e o acúmulo de lactato sanguíneo ainda não é clara, mas parece ser positiva (maior acúmulo de lactato em indivíduos mais velhos). A maturação sexual parece não ter relação com o acúmulo de lactato sanguíneo
Utilização de substrato energético	Maior taxa de oxidação de lipídio, que diminui com a progressão da maturação sexual. Menor taxa de oxidação de carboidrato que adultos, com maiores associações relacionadas à idade observadas no sexo masculino. Redução na utilização de carboidrato exógeno como substrato energético com a progressão da maturação sexual no sexo masculino, sem associação observada para o sexo feminino
Consumo de oxigênio	Embora de difícil avaliação e com uma gama de fatores que podem interferir, as avaliações do consumo de oxigênio pulmonar na infância indicam que o componente lento do V_{O_2} pulmonar (V_{O_2} p) e a resposta da constante de tempo primária (t) em exercícios realizados acima do limiar de lactato aumentam de acordo com a idade. O pico de V_{O_2} máximo apresenta aumento de 150 e 80% em meninos e meninas, respectivamente, dos 8 aos 16 anos; rapazes mantêm aumento progressivo até a idade adulta, e meninas interrompem o aumento ao fim da adolescência
Creatina fosfato	Ressíntese mais rápida de PCr, com melhor capacidade oxidativa mitocondrial do que adultos, em que a concentração de PCr parece ser negativamente associada à velocidade linear de crescimento
Potência muscular	Aumento quase linear da capacidade de potência dos 7 aos 12 anos, com potência máxima aumentada em 65 e 120% para meninas e meninos, respectivamente, dos 12 aos 17 anos. Associação positiva com maturação sexual e potência muscular em ambos os sexos, embora em maior proporção para sexo masculino
Recuperação em exercício de alta intensidade	Embora de difícil avaliação nos indivíduos mais novos, jovens parecem ter recuperação mais rápida que adultos entre sessões de exercício em alta intensidade

Adaptada de Armstrong et al.[12] (2015).

circadianos pode ser habitualmente observada na puberdade, fase na qual há uma tendência de atraso de fase (dormir mais tarde), aliada ao aumento da sonolência diurna e dos cochilos diurnos.

Embora a necessidade de sono seja individual,[13] a National Sleep Foundation[15] e American Academy of Sleep Medicine[16] propõem, a partir de revisão da literatura, recomendações que norteiam a duração adequada de sono. As orientações propostas para crianças e adolescentes estão resumidas na Tabela 45.7.

A literatura destaca que a privação de sono, ou seja, dormir menos tempo que o necessário, tem diversos efeitos negativos sobre a saúde.[15] Em especial para esportistas, não garantir um sono adequado pode influenciar a *performance* física e cognitiva e a recuperação entre as sessões de treino, além de aumentar o risco de lesões.[17] Estudos também sugerem que a falta de sono pode causar maior percepção da carga de treino, menor

sensação de bem-estar, além de pior desempenho nas competições.[18] Conforme a importância do sono na saúde e no desempenho esportivo tem ganhado mais atenção, trabalhos têm sido publicados sugerindo ou questionando as necessidades de sono dos atletas.[19,20] Um recente consenso sobre o assunto sugere que atletas aumentem seu tempo de sono, atingindo pelo menos os valores de recomendação da literatura, melhorem sua higiene do sono e incluam cochilos nos seus hábitos diários, e que os profissionais que os acompanham lembrem-se de monitorar o sono e tenham uma abordagem individualizada com esses indivíduos.[20]

Em um consenso sobre o desenvolvimento do adolescente atleta, o Comitê Olímpico Internacional destaca a importância de garantir momentos regulares de descanso e recuperação a fim de otimizar as adaptações do treinamento sobre o organismo do indivíduo e evitar a fadiga.[17] No consenso, os autores reafirmam

Tabela 45.7 Recomendações da duração do sono para crianças e adolescentes.

Faixa etária	Recomendação (h)	Pode ser apropriado (h)	Não recomendado (h)
Recém-nascidos (0 a 3 meses)	14 a 17	11 a 13 18 a 19	< 11 > 19
Lactentes (4 a 11 meses)	12 a 15 ou 12 a 16[16]	10 a 11 16 a 18	< 10 > 18
Crianças (1 a 2 anos)	9 a 10 ou 11 a 14[16]	9 a 10 15 a 16	< 9 > 16
Pré-escolares (3 a 5 anos)	10 a 13	8 a 9 14	< 8 > 14
Crianças em idade escolar (6 a 13 anos)	9 a 11 ou 9 a 12[16]	7 a 8 12	< 7 > 12
Adolescentes (14 a 17 anos)	8 a 10	7 11	< 7 > 11

Adaptada de National Sleep Foundation (Hirshkowitz et al.[15] [2015]) e American Academy of Sleep Medicine (Paruthi et al.[16], [2016]).

que adolescentes tendem a dormir mais tarde em função das atividades sociais e distrações tecnológicas, tendem a acordar mais cedo em função dos horários escolares, e, quando atletas, parecem prejudicar ainda mais sua rotina de sono, considerando a demanda dos treinos e competições.[17] Esse comprometimento no tempo de sono também é ressaltado por Riederer,[18] que destaca que, além da carga horária dedicada às demandas acadêmicas naturais de um adolescente, o atleta também geralmente tem seu tempo de sono afetado pela demanda de treinamento e competições.

Embora as influências negativas de privação e/ou prejuízo do sono sobre a *performance* esportiva sejam bem evidenciadas na literatura, estudos com atletas, especialmente crianças e adolescentes, são escassos.[17] O que os trabalhos demonstram é que o tempo de sono parece ser inferior às recomendações,[20,21,22] especialmente para adolescentes, meninos e em dias de semana.[22] Diante disso, destaca-se a importância da conscientização dos atletas, da comissão técnica e de familiares sobre essa temática, além do monitoramento prolongado e de boa qualidade dos hábitos de sono desse público, a fim de que sejam propostas estratégias para beneficiar o sono de crianças e adolescentes esportistas.

ALIMENTAÇÃO DA CRIANÇA E DO ADOLESCENTE ATLETA

Sabe-se que a nutrição tem relação direta com o desempenho esportivo; por isso, ressalta-se que o cuidado com a alimentação deve ser parte integrante do treinamento do jovem atleta. O primeiro passo no atendimento ao jovem atleta é compreender seus hábitos alimentares, realizando a avaliação dietética, e, a partir do hábito alimentar identificado, considerando suas necessidades, definir as condutas nutricionais mais adequadas e optar pela melhor estratégia de orientação.

A obtenção de informações dietéticas de crianças e adolescentes pode ser um desafio, pois algumas habilidades em responder dependem do desenvolvimento lógico em que se encontram. Alguns aspectos importantes característicos da infância e adolescência podem influenciar a qualidade da informação e a escolha do método de coleta de dados. Dentre eles, estão: quanto mais jovem a criança, maior a dificuldade em informar sobre sua alimentação, pois ela apresenta pouca lembrança e limitação para descrever ou indicar o tamanho das porções consumidas; como ainda está desenvolvendo o conceito de tempo, tem dificuldade em relatar a frequência de consumo e com que regularidade consome determinado alimento/preparação; a alfabetização incompleta, o vocabulário restrito, o curto período de atenção, o pouco conhecimento sobre alimentos e o modo de preparo também interferem no processo. Diante disso, a ajuda dos pais e de outros responsáveis pode ser necessária; porém, embora eles forneçam informações confiáveis sobre o consumo em casa, muitas vezes desconhecem o consumo fora de casa e podem, dependendo do caso, relatar o que consideram correto que a criança coma ou o que oferecem, em detrimento ao que ela realmente ingere.[23]

Por volta dos 12 anos, o adolescente já é capaz de dar respostas sobre sua ingestão alimentar sem auxílio, tendo superado as situações descritas anteriormente. No entanto, nesse grupo etário, outras questões podem dificultar a obtenção de informações precisas, dada a complexidade da interação de aspectos socioculturais, psicológicos e biológicos que influenciam seu comportamento alimentar, entre eles a autoimagem, a

alimentação irregular (omissão de refeições, hábito de beliscar, atividades que interferem nos horários das refeições, alimentação frequente fora de casa) e o consumo não constante ao longo do tempo. Além disso, os adolescentes podem ser relutantes em relatar seu consumo ou registrá-lo.[24]

O uso do registro fotográfico, a partir de aplicativos em celulares, tem sido sugerido como alternativa interessante para esse grupo, pois, em geral, há boa adesão ao registro do consumo usando esse tipo de tecnologia. Em estudo sobre o tema, Casperson et al.[24] identificaram alguns aspectos e limitações que devem ser levados em consideração: os jovens devem ser bem orientados sobre como devem proceder para fazer a foto (ângulo, enquadramento); todas as refeições devem ser registradas, independentemente do seu tamanho; é necessário fotografar a refeição antes e depois, para permitir a avaliação do que foi realmente consumido; além dos alimentos, é importante que a fotografia tenha um objeto de referência, de tamanho conhecido, que ajude na identificação do tamanho da porção.

Mesmo quando todos os procedimentos são realizados corretamente, é possível que haja dificuldade em identificar alguns alimentos/preparações, como bebida adoçada ou não. O nutricionista também deve considerar que muitas mudanças no padrão alimentar podem ser observadas quando se comparam dias de semana e fim de semana, assim como os dias com treino ou competição; portanto, tudo isso deve ser questionado na avaliação do consumo alimentar.[25] Também é fundamental conhecer o contexto alimentar e as dinâmicas das relações familiares, dado o papel essencial da família no sucesso da adoção de hábitos alimentares saudáveis e adequados às demandas do treino, e que estão relacionados não apenas à oferta de alimentos que garantam o fornecimento de energia e nutrientes, mas também a aspectos socioculturais.

A participação de crianças e adolescentes nas refeições da família está relacionada a benefícios para a sua saúde, como prover estrutura e rotina, além da oportunidade de comunicação e reforço de vínculos positivos que contribuem para o processo de identidade e socialização e desenvolvimento do jovem.

Entretanto, a presença de um jovem atleta em casa pode representar um desafio para a rotina alimentar da família devido a vários fatores, dentre eles, a incompatibilidade de horários em relação aos de treino. Assim, os responsáveis pela alimentação terão de negociar as diferentes demandas dos membros da família, considerando as necessidades do jovem atleta.[26,27] O jovem atleta também é influenciado pelo contexto do meio esportivo, o que pode refletir-se na construção do seu corpo social, na sua maneira de se relacionar com a alimentação e na adoção de comportamentos alimentares característicos de grupos de atletas, que parecem ser independentes de sua origem e cultura (família, país). São práticas alimentares normatizadas pelo grupo esportivo, que parecem expressar sua cultura e identidade e que podem promover crenças, atribuição de novos significados aos alimentos e adoção de novas práticas,[28] as quais podem incluir, por exemplo, regimes específicos (p. ex., veganismo) e uso de suplementos, independentemente de qualquer comprovação de efeitos positivos sobre a *performance*.

Especificamente em relação ao uso de suplementos, embora seja observado um *marketing* exacerbado para seu consumo e grande interesse por parte dos jovens (seja para potencializar a *performance* esportiva ou para alcançar padrões corporais idealizados), destaca-se que essa prática deve ser desencorajada, e que alimentos sejam priorizados na dieta.[2]

Considerando que a criança e o adolescente esportista podem apresentar demanda energética (aspectos metabólicos distintos de atletas adultos) e que o crescimento e a maturação são fatores que merecem atenção nessa faixa etária, é necessário que as recomendações alimentares para os jovens sejam ajustadas para atender a essas características.[29]

Recomendações nutricionais

Energia

É importante lembrar que o jovem atleta apresenta demanda energética diferenciada, uma vez que se somam as necessidades de crescimento às do gasto de energia com o exercício; portanto, a ingestão excessiva ou insuficiente pode afetar o crescimento, a composição corporal, a maturação e o desenvolvimento.[30]

Embora existam vários métodos que permitam estimar a necessidade energética de crianças e adolescentes (calorimetria indireta, acelerometria, água duplamente marcada), o mais utilizado na prática, por sua facilidade e baixo custo, é a aplicação de equações desenvolvidas especificamente para estimar a necessidade energética desse público.

Recentemente, Reale et al.[31] propuseram equações para a estimativa da taxa metabólica em repouso (TMR) a partir da medida de calorimetria indireta de 126 atletas entre 13 e 19 anos, de ambos os sexos, treinando 2 a 3 horas/dia, 5 vezes/semana. No mesmo estudo os autores realizaram a validação cruzada das equações e o modelo com melhor *performance* para a estimativa da TMR foi o de dois compartimentos, com erro quadrático médio de 147 e erro absoluto médio de 117± 25:

$$TMR = 11,1 \times massa\ corporal\ (kg) + 8,4 \times estatura\ (cm) - (340\ homens;\ 537\ mulheres).$$

As equações propostas pelo Institute of Medicine (IOM)[32] em 2005 (Tabela 45.8), obtidas a partir de estudos que usaram água duplamente marcada, também podem ser usadas para essa estimativa, uma vez que consideram o nível de atividade física (NAF) e uma quantidade diária de energia para o crescimento.

O NAF é definido como a razão entre o gasto energético total e o gasto energético basal (GET/GEB), identificados a partir do estudo dos hábitos de atividade física. A partir da determinação do NAF, é possível incluir o coeficiente atividade física (AF) na equação. Apesar de terem sido propostos quatro níveis de atividade física (sedentário, pouco ativo, ativo e muito ativo), essas equações não foram desenvolvidas para atletas de elite.

É indispensável determinar o momento de maturação sexual para prever o estirão puberal e adequar de modo mais preciso o valor energético da dieta à fase de crescimento. As características do treino (tipo, frequência e ciclos de competições) devem ser analisadas cuidadosamente, pois essas equações

Tabela 45.8 Equação para a estimativa da necessidade energética para meninos e meninas (3 a 18 anos) com massa corporal adequada.

Sexo	Equação proposta
Meninos	EER (kcal/dia): 88,5 a 61,9 × idade (anos) + AF[a] × [26,7 × massa corporal (kg) + 903 × estatura (m)] + kcal para deposição de energia[b]
Meninas	EER (kcal/dia): 135,3 a 30,8 × idade (anos) + AF[a] × [10 × massa corporal (kg) + 934 × estatura (m)] + kcal para deposição de energia[b]

AF, atividade física; *EER*, necessidade estimada de energia. [a]Para substituir os valores de AF, consulte a Tabela 45.9; [b]3 a 8 anos: 20 kcal/dia para deposição de energia para o crescimento; 9 a 18 anos: 25 kcal/dia para deposição de energia. Adaptada de IOM[32] (2005).

foram desenvolvidas para crianças e adolescentes que se exercitam, mas não atletas. Essa recomendação é corroborada pela posição da Sports Dietitian Australia,[2] a qual afirma que:

> A diferença entre o consumo de energia de um atleta e o gasto de energia associado com as suas atividades esportivas fornece uma indicação da energia disponível para o funcionamento e crescimento ótimos. Marcadores de crescimento e desenvolvimento devem ser comparados com os padrões de referência ao longo da vida de um atleta adolescente para determinar se a ingestão de energia está adequada.[2]

Brenner et al.[3] sugerem a aplicação do conceito de energia disponível (ED) para a adequação da energia consumida. Este conceito considera a ED para todos os processos e funções do corpo após o custo de energia do exercício ter sido considerado e difere do conceito de balanço energético,[f] que embasa as equações tradicionalmente empregadas para se estimar a necessidade de energia.

Para a estimativa da ED, considera-se: ED = [energia consumida (kcal) – energia gasta no exercício (kcal)/massa livre de gordura (kg)]. A ED representa, portanto, a energia disponível para todos os processos fisiológicos remanescentes. Considera-se que uma ED adequada é ≥ 45 kcal/kg/MLG, enquanto valores ≤ 30 kcal/kg/MLG são considerados como baixa ED (BED).[33] Porém, esses valores não foram determinados especificamente para atletas adolescentes. Nesse caso, Desbrow et al.[2] orientam que o valor de ED deve ser comparado com medidas de crescimento e desenvolvimento, e indicadores fisiológicos (p. ex., evolução da estatura e massa corporal em relação a padrão de referência, velocidade de crescimento, progressão pelos estágios puberais, fadiga, alterações menstruais) para se identificar se está realmente sendo suficiente para o jovem atleta.

A BED ocorre quando há um desajuste entre o consumo e o gasto de energia, que pode ser intencional (p. ex., quando o

---

[f]Consideram-se a taxa de metabolismo basal, a termogênese induzida pelos alimentos e o gasto com atividade física diária.

Tabela 45.9 Coeficientes de atividade física (correspondentes ao nível de atividade física [NAF]) para uso nas equações de estimativa da necessidade de energia.

Sedentário (NAF 1,0 a 1,39)	Pouco ativo (NAF 1,4 a 1,59)	Ativo (NAF 1,6 a 1,89)	Muito ativo (NAF 1,9 a 2,5)
NAF e características das atividades			
Atividades típicas diárias[a]	Atividades típicas diárias + 30 a 60 min de atividade moderada diária[b]	Atividades típicas diárias + pelo menos 60 min de atividade moderada diária	Atividades típicas diárias + pelo menos 60 min de atividade moderada diária + 60 min adicionais de atividade vigorosa ou 120 min de atividade moderada
Meninos (3 a 18 anos)			
1,00	1,13	1,26	1,42
Meninas (3 a 18 anos)			
1,00	1,16	1,31	1,56

[a]Tarefas domésticas, caminhar até o ponto do ônibus. [b]Caminhar de 5 a 7 km/h. Adaptada de IOM[32] (2005).

atleta tem como objetivo a redução da massa corporal) ou não (p. ex., falta da percepção da necessidade de ajustar a ingestão de energia a um volume maior de treino). Costuma ser mais comum entre atletas que participam de esportes em que há necessidade de um controle mais rigoroso da massa e composição corporais, como aqueles com componente estético e competições de acordo com a categoria de peso, e pode ocorrer tanto em moças como em rapazes.[33]

A BED tem sido implicada como o principal componente de duas condições: a tríade da mulher atleta (FAT, *female athlete triad*) e a deficiência de energia relativa no esporte (RED-S, *relative energy deficiency in sports*).

Na tríade, a ED representa um dos três componentes que se inter-relacionam, sendo os outros dois o estágio menstrual e a saúde óssea. A situação ideal é um estado de saúde ótimo no qual a ED é adequada, a atleta é eumenorreica e tem ótima saúde óssea. No entanto, a condição da atleta pode modificar-se para cada um dos componentes da tríade em velocidades distintas. A situação mais grave que pode ser encontrada é caracterizada por BED (com ou sem transtorno alimentar), amenorreia hipotalâmica funcional e osteoporose. É importante notar que as alterações dos componentes da tríade acontecem com diferentes *timings*: as no consumo de energia, em dias e semanas; as do estágio menstrual, em meses; e as ósseas, em meses e anos.[34] A Figura 45.1 representa os componentes e o processo da tríade.

O conceito de RED-S inclui a tríade, mas vai além. Os autores indicam outros impactos resultantes da BED e consideram sua ocorrência não só nas mulheres atletas, mas também nos homens. O impacto sobre a saúde inclui: desenvolvimento de carências nutricionais, como anemia; fadiga crônica; aumento no risco de infecções e doenças; comprometimento de vários sistemas, como cardiovascular (alteração do perfil lipídico, disfunção endotelial), gastrintestinal, endócrino (menor produção do hormônio do crescimento), reprodutivo (alteração na produção de estrógeno e testosterona), musculoesquelético (menor síntese proteica, perda de massa óssea), renal e do sistema nervoso central (SNC) (estresse, depressão); e transtornos alimentares. Estes três últimos tanto podem ser consequência como causa da BED (Figura 45.2).

Os efeitos sobre o desempenho esportivo incluem: redução da força muscular e da *endurance*, aumento do risco de lesões, menor resposta ao treino, prejuízo do julgamento, menos coordenação motora, menos concentração, irritabilidade, depressão e redução dos estoques de glicogênio muscular.[33]

É importante ter em mente as dificuldades na obtenção dos dados necessários para se avaliar a ED. Para cada um dos seus componentes (consumo de energia, massa livre de gordura e gasto de energia com o exercício [EEX]) existem limitações importantes nos métodos disponíveis para sua mensuração, principalmente na população infantil e adolescente. Embora o EEX possa ser mensurado com o uso de equipamentos (calorimetria, acelerômetros), esses métodos raramente estão disponíveis no cotidiano

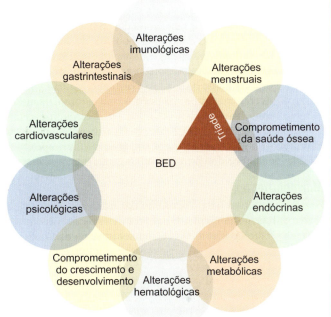

Figura 45.2 Consequências da deficiência de energia relativa no esporte (RED) para a saúde. *BED*, baixa energia disponível. Adaptada de Mountjoy et al.[33] (2014).

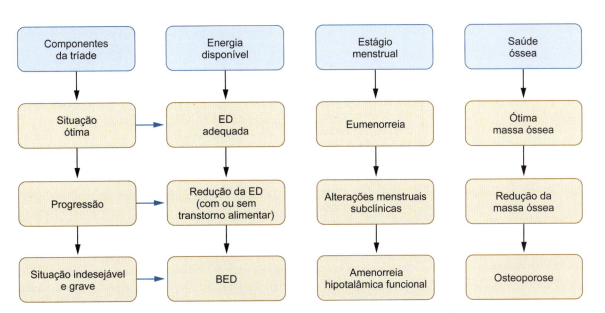

Figura 45.1 Componentes e progressão da tríade da mulher atleta (FAT). *BED*, baixa energia disponível; *ED*, energia disponível. Adaptada de De Souza et al.[34] (2014).

do nutricionista. Ainda, embora existam poucos estudos publicados com base nesse grupo etário, as evidências disponíveis indicam que não há dispositivo ideal atual; dependendo do tipo de atividade, os acelerômetros tendem a subestimar o gasto de energia e os resultados mais precisos são registrados quando o acelerômetro é colocado mais próximo do centro de massa (no quadril em vez de punho ou tornozelo) do indivíduo.[35] Ridley et al.[36] publicaram alguns dados[g] que podem auxiliar na tarefa de estimar o gasto com atividade física, embora o número de sujeitos avaliados e os tipos de atividades sejam limitados. A partir de outros estudos, esses autores sugerem como alternativa para crianças e adolescentes que valores de MET (do inglês *metabolic equivalent of task*, equivalente metabólico da tarefa) encontrados para adultos sejam corrigidos pela taxa de metabolismo basal, mensurada ou estimada por equação.

Algumas estratégias vêm sendo sugeridas com o intuito de prevenir a BED e suas consequências. Dentre elas, o desenvolvimento de boas práticas de acompanhamento da massa e composição corporal; ajudar atletas a desenvolverem boa relação com o corpo e o comer; atenção ao aparecimento de comportamentos de risco como o comer transtornado, principalmente em esportes com maior foco na estética e no controle da massa corporal; conscientizar atletas, famílias e técnicos sobre as causas e consequências da BED. Tais medidas são importantes para eliminar o ambiente tóxico que predispõe ao *body shaming* e a adoção de comportamentos de risco no ambiente esportivo.[37]

Macronutrientes

As recomendações para o consumo dos macronutrientes para jovens atletas são apresentadas na literatura tanto em percentual do valor energético total (VET) como em gramas do nutriente por quilograma de massa corporal, e encontram-se apresentadas a seguir.

Proteína

O consumo adequado de proteína é importante para manter o bom funcionamento celular e para que o organismo sintetize e repare os diversos tecidos corporais, principalmente considerando o crescimento que ocorre nesse período.[35] Embora não atue como fonte primária de energia nas atividades de curta duração, seu papel como substrato energético tem relevância em exercícios físicos com menor intensidade e mais longa duração.[38]

Considerando que a taxa de síntese proteica é elevada durante a infância, em função do crescimento, e que atletas necessitam de maior ingestão alimentar desse macronutriente do que indivíduos sedentários, revisões sobre o assunto têm procurado identificar quais seriam os valores de consumo ideais para esse grupo.[2,29,38] De acordo com os dados publicados até o momento, as recomendações para o consumo proteico de jovens atletas devem aproximar-se de 10 a 30% do VET, em indivíduos entre 4 e 18 anos,[38] ou ficar dentro da faixa de 1,2 a 1,8 g/kg da massa corporal, conforme orientado para atletas adultos.[29] Desbrow et al.[2] indicam que estudos realizados com adolescentes encontraram ingestão proteica habitual de 1,2 a 1,6 g/kg/dia, ou seja, consistente com as recomendações para adultos e sugerindo que esses atletas adolescentes provavelmente não necessitam de suplementação para alcançar esses valores, considerando que conseguem obter proteínas das diversas fontes alimentares que consomem habitualmente.

Desbrow[35] sugere que o consumo de adolescentes atletas seja, dentro de um contexto de consumo adequado de energia, de "aproximadamente 0,11 g/kg/h durante a recuperação pós-exercício, ou o equivalente a aproximadamente 1,5 g/kg/dia (p. ex., cerca de 0,3 g de proteína/kg em 5 refeições/dia) deve ser suficiente para substituir qualquer perda por oxidação de aminoácidos induzida pelo exercício, melhorar o balanço proteico corporal líquido e garantir o crescimento e desenvolvimento normais de atletas adolescentes".

A supervalorização do consumo proteico não é apenas observada em atletas adultos, mas também entre adolescentes, embora a ingestão recomendada para esse macronutriente seja facilmente alcançada com a alimentação cotidiana.[29,39] Os suplementos proteicos são alguns dos mais procurados no mercado, e embora o consumo específico de alguns aminoácidos isolados, especialmente os de cadeia ramificada, seja relacionado à manutenção e ao ganho de massa magra, a ingestão de alimentos ricos em proteína (carne magra, ovos, produtos lácteos e leguminosas) deve ser priorizada, uma vez que estes fornecem maior gama do macronutriente e outros.[29,38]

Carboidrato

Como principal substrato energético utilizado durante o exercício físico, o consumo de carboidrato deve compor a maior proporção da ingestão alimentar do jovem esportista, variando de 45 a 65% do VET diário.[38]

Embora as recomendações para ingestão de carboidrato do atleta adulto sejam amplamente descritas na literatura, valores especificamente descritos como ótimos para a *performance* esportiva de jovens ainda não estão bem estabelecidos.[29] Ainda que a capacidade de utilização do carboidrato exógeno como fonte energética durante o exercício seja reduzida em jovens, quando comparados aos adultos, o consumo deste macronutriente no decorrer da atividade não deixa de contribuir com parte da energia utilizada durante o treinamento ou competição e, portanto, deve ser valorizado na alimentação do jovem esportista.[29]

Revisões sobre o assunto sugerem que a ingestão de carboidrato por jovens esportistas fique entre 3 e 8 g/kg/dia[29] ou que se assemelhem à recomendada para adultos.[2] Nesse sentido, sugere-se que ajustes no consumo do carboidrato sejam feitos em função da intensidade e da duração do exercício físico, além do número de atividades em que o jovem está envolvido.[35]

Em relação à preparação para um evento competitivo, recomenda-se que o atleta aumente sua ingestão de carboidrato e planeje e ajuste o consumo para os momentos pré, durante e após competição.[2,40] Llorente-Cantarero et al.[30] sugerem que, nas horas antecedentes à competição, jovens atletas devem ingerir cerca de 4,0 g/CHO/kg 3 a 4 horas e cerca de 0,5 a 1 g/CHO/kg cerca de uma hora antes. Durante o exercício, recomenda-se a ingestão de 0,6 a 0,7 g/CHO/kg por hora (fracionados em 3 a 4 tomadas/hora)[30,35] e, finalmente, 1 a 1,5 g/CHO/kg após a competição.[30]

Durante atividades físicas com duração de até 60 min, não há necessidade da preocupação com a ingestão desse macronutriente, embora a prática de enxágue bucal com soluções de 6% de carboidrato tenha demonstrado resultados interessantes na *performance* física, uma vez que o contato do nutriente com a cavidade oral parece estimular regiões do SNC capazes de melhorar a percepção de bem-estar e, consequentemente, o desempenho esportivo.[2,35,40] Essa estratégia ou o consumo de CHO pode ser interessante no caso de o atleta não ter se alimentado antes do exercício.[35] Entretanto, deve-se orientar a

---

[g] O compêndio com dados em unidades metabólicas para atividades físicas para crianças e adolescentes está disponível em: Ridley et al., 2008. Additional file 1.[36]

higienização bucal adequada do jovem, para evitar o aumento do risco de desenvolvimento de cáries. Quando o exercício for realizado por mais tempo, Desbrow[35] recomenda que o carboidrato seja consumido em quantidade de 0,6 g/kg/h – o autor exemplifica que, no caso de um menino de 12 anos, com 45 kg, isso resultaria em utilização de cerca de 30 g/CHO/h.

Lipídios

A ingestão de lipídios desempenha papel importante na alimentação, em função da necessidade de absorção de vitaminas lipossolúveis (A, D, E, K), da síntese de hormônios e ácidos graxos essenciais e do próprio fornecimento de energia.[21,26] Embora jovens apresentem maior capacidade de utilização do metabolismo oxidativo do que adultos, não parece haver necessidade de consumo mais elevado de lipídios na dieta. Portanto, as recomendações ficam entre 25 e 35% do VET diário, em que os ácidos graxos saturados e *trans* não devem superar 10% do VET.[26,35]

Durante o crescimento, há um aumento não só da quantidade de massa muscular, como também do tecido adiposo corporal, para ambos os sexos e, embora o consumo excessivo de lipídios (> 35% do VET) deva ser evitado por estar relacionado a doenças cardiovasculares, tampouco deve ser inferior a 15% do VET.[29]

Na posição australiana sobre a nutrição do atleta adolescente, os jovens devem ser incentivados a consumir gorduras mono e insaturadas, incluindo fontes vegetais e peixes, ao mesmo tempo que devem limitar a ingestão de alimentos contendo altas concentrações de gorduras saturadas.[2]

Em períodos competitivos, deve haver uma preocupação em evitar alimentos ricos em gordura nos momentos que antecedem o evento esportivo, uma vez que podem interferir negativamente na *performance* em função de um possível desconforto gástrico. Isso, porém, deve ser avaliado individualmente.

Micronutrientes

Em relação ao consumo dos micronutrientes para jovens, a literatura indica que não há necessidades aumentadas em função da prática esportiva; portanto, crianças e adolescentes devem basear seu consumo nas recomendações propostas para indivíduos saudáveis da mesma faixa etária.[29,38]

Smith et al.[29] sugerem que a agitada vida de um jovem atleta de elite pode comprometer uma alimentação balanceada, que supriria a ingestão dietética adequada, e apontam que deficiências de micronutrientes, principalmente de minerais, são mais comuns no sexo feminino. Deve-se estar atento também a jovens com hábitos alimentares irregulares, seletivos, que costumam adotar dietas restritivas em energia visando ao controle da massa corporal, ou que seguem dietas que excluem grupos alimentares. Os autores ressaltam que as principais dificuldades do consumo de micronutrientes em crianças e adolescentes são relacionadas à ingestão de ferro, cálcio e vitamina D.[21,35]

A deficiência de ferro em adolescentes é muito comum e ocorre em função do aumento da produção sanguínea e de hemoglobina, relacionado ao aumento de massa muscular em decorrência do crescimento.[21] Menor concentração de ferro e ferritina também tem sido observada em atletas adolescentes de *endurance* e, embora nem sempre isso esteja associado a sintomas clínicos, ressalta-se a necessidade de monitoramento e rápida correção de uma possível ingestão insuficiente.[30,35]

Independentemente de estar relacionada a níveis que classificam o indivíduo com anemia ou não, sabe-se que a deficiência de ferro pode prejudicar a capacidade de trabalho muscular,

comprometendo o desempenho e a adaptação ao treinamento físico.[2,29] Atletas do sexo feminino devem estar mais atentas ao consumo de ferro, uma vez que são mais suscetíveis a deficiências desse micronutriente, o que pode estar relacionado às perdas nos períodos menstruais.[29]

Atenção especial deve ser dada a atletas adolescentes vegetarianos, uma vez que, embora a ingestão dietética não pareça ser inferior em comparação a onívoros, a menor biodisponibilidade do ferro não heme pode aumentar a necessidade de ingestão para este grupo.[35] Recomenda-se que atletas adolescentes vegetarianos monitorem frequentemente a concentração desse micronutriente.[35]

Considerando os efeitos negativos da ingestão inadequada de ferro, ressalta-se a importância de um planejamento alimentar que assegure seu consumo em quantidades recomendadas à população saudável,[2,29] sempre priorizando fontes alimentares desse micronutriente e a presença de fatores nutricionais que contribuam para a maior biodisponibilidade dele.

Durante a adolescência, outro mineral cujo consumo deve receber maior atenção é o cálcio, uma vez que essa fase é marcada pela maior oportunidade de ganho de massa óssea.[2,29] As revisões mais recentes sobre o assunto recomendam que adolescentes atletas de ambos os sexos consumam 1.300 mg de cálcio por dia,[2,29] as mesmas recomendações para a população adolescente não atlética. Embora o ganho de massa óssea seja observado naturalmente ao longo do crescimento, há indícios de que o exercício físico estimule ainda mais esse aumento.[2] Sugere-se que este aumento do conteúdo ósseo não seja suficiente para aumentar a necessidade de cálcio,[35] mas ressalta-se que é preciso haver um consumo adequado de cálcio a fim de garantir o substrato necessário para tal adaptação.

Considerando que a absorção do cálcio é dependente dos níveis de vitamina D, ressalta-se a importância de um planejamento alimentar que garanta a ingestão adequada da mesma.[29] Recomendações sugerem que crianças e adolescentes consumam 600 IU (ou 15 µg) por dia de vitamina D; no entanto, jovens menos expostos ao sol, seja pela rotina diária (treinamento em ambientes fechados) ou pela geografia de onde residem (locais com latitude extrema), são mais propensos a desenvolver deficiência da vitamina.[35] Desse modo, eles poderiam se beneficiar de alimentos fortificados.[38] Além do impacto na massa óssea, parece haver uma relação do consumo inadequado de vitamina D com a piora no desempenho esportivo e o aumento do risco de lesão em adolescentes; portanto, monitoramento bioquímico, adequado plano alimentar e exposição solar satisfatória são medidas que devem fazer parte do acompanhamento do jovem atleta.[2]

Além dos micronutrientes descritos, que estão relacionados às principais dificuldades de consumo de crianças e adolescentes, a literatura chama atenção para a avaliação da adequação nutricional das vitaminas do complexo B, uma vez que muitas delas desempenham papel importante no metabolismo energético.[30]

Hidratação

Uma preocupação pertinente é a manutenção do estado ótimo de hidratação de jovens atletas, a fim de se evitar o desenvolvimento da hipertermia, cujas consequências podem ser graves. Embora muitos estudos tenham sugerido que crianças apresentariam pior capacidade de termorregulação que adultos, por terem maior superfície corporal em relação à massa corporal,[21] atualmente se acredita que crianças tenham eficiência de sudorese e capacidade de resfriamento por evaporação em relação à sua massa corporal, o que acarreta menor armazenamento de calor dependente da massa. Isso não leva a diferenças notáveis entre crianças e adultos; portanto, elas não estariam em desvantagem quando comparadas a adultos que iniciam o exercício semelhantemente bem hidratados.[41]

Em jovens atletas, os valores descritos de taxa de sudorese variam de 0,3 ℓ/h a 2,5 ℓ/h de atividade física, sendo influenciados por fatores genéticos e ambientais (calor, umidade, radiação solar e velocidade do vento) e relacionados ao exercício.[41] Uma maneira de avaliar a taxa de sudorese é acompanhando a variação de massa corporal antes e depois do exercício físico.[42] Embora a literatura aponte que, quando essa variação é muito negativa, ou seja, quando o indivíduo tem redução de pelo menos 2% da massa corporal ao fim da atividade, o desempenho físico pode ser influenciado negativamente,[42] ainda não está claro se o déficit na massa corporal total após a atividade é percebido por jovens da mesma maneira que em adultos, uma vez que existem trabalhos indicando adaptação e outros apontando prejuízo no desempenho dos jovens atletas.[41] Assim como a taxa de sudorese, as quantidades perdidas de sódio pelo suor descritas na literatura também são variadas. Entretanto, sugere-se que crianças esportistas que consumam a recomendação diária de eletrólitos pela alimentação não devam se preocupar com a suplementação de sódio em bebidas ingeridas durante o exercício. Apenas adolescentes mais velhos devem estar atentos a esta perda, que pode ser de 2 a 5 mg de sódio por hora de exercício.[41]

A seguir, são descritas as principais estratégias recomendadas para a hidratação do jovem atleta:[41,42]

- Em atividades de curta duração, é importante que o atleta inicie o exercício bem hidratado, mas não há necessidade de se hidratar durante a sessão. Independente disso, é importante que a água esteja acessível, caso sinta sede
- Em atividades de longa duração, recomenda-se que crianças consumam de 100 a 250 mℓ de água a cada 20 min do exercício, enquanto adolescentes devem beber 1 ℓ ou mais por hora de atividade, dependendo da taxa de sudorese individual
- Após o exercício, deve ser ingerido 1 a 1,2 ℓ por kg de massa corporal reduzida durante a atividade. Quando a variação de peso não for monitorada, consumir 4 mℓ/kg por hora de exercício realizado
- O monitoramento da taxa de sudorese individual deve ser realizado por meio da mensuração da massa corporal antes e depois do exercício, considerando os fluidos consumidos ao longo da atividade. Além desse parâmetro, também se recomenda que seja investigada a perda de eletrólitos, especialmente de sódio, para que se conheça o padrão individual do jovem esportista. O planejamento das estratégias de hidratação deve respeitar essas características individuais
- Os pais têm papel importante no processo de hidratação prévia e posterior ao exercício; portanto, devem incentivar seus filhos a ingerirem quantidade adequada de líquidos nesses momentos, com cuidado para que a hidratação não seja excessiva (líquido consumido em maior quantidade que a excretada).

A literatura aponta controvérsias. Em artigo de revisão sobre o tema, Rowland[42] orienta que, durante a atividade, jovens atletas respeitem sua sede e que o consumo se dê ao longo da prática de exercício, *ad libitum*, seguindo sua necessidade fisiológica. Segundo o autor, observou-se que crianças que consomem fluidos *ad libitum* durante a prática esportiva parecem não reduzir sua massa corporal mais do que 1% ao fim da atividade, ou seja, não alcançam níveis considerados prejudiciais para o desempenho esportivo.[42]

Deve-se atentar para que não ocorra o consumo excessivo de fluidos, e que com esse consumo excessivo o atleta desenvolva hiponatremia.[29,41,42] Considerando que o risco de hiponatremia está positivamente relacionado à duração do exercício e à ingestão de líquido durante o mesmo,[29] deve haver um cuidado ainda maior com crianças e adolescentes que praticam atividades longas, especialmente em ambientes quentes, que podem estimular a reposição hídrica excessiva se for sem a adição de eletrólitos.

Embora as recomendações sejam geralmente direcionadas para os momentos próximos da prática esportiva, ressalta-se que o consumo hídrico deve ser estimulado não só durante a atividade física, mas durante o dia a dia, como na escola, por exemplo. As principais barreiras para que a criança e o adolescente atletas tenham uma ingestão hídrica diária adequada parecem ser, segundo Berg[25] "o acesso limitado a líquidos durante o dia escolar, a incapacidade de sair da aula para usar um bebedouro ou não poder carregar uma garrafa de água".

Além dos cuidados descritos, é importante que a equipe técnica responsável pelo treinamento do jovem esportista esteja atenta a um possível desequilíbrio na termorregulação, não apenas por causa da hidratação, mas também pelo trabalho excessivo e pela dificuldade de aclimatação, fatores que podem prejudicar o desempenho e a saúde do jovem atleta.[41] Ao se tratar de crianças e adolescentes, a literatura ressalta que a atenção na atividade física pode fazer com que não notem sinais de estresse térmico; portanto, as estratégias adotadas pela equipe técnica para moderar as cargas de treino, especialmente em situações com maiores riscos termorregulatórios, e estimular a ingestão de fluidos são importantes para a manutenção da saúde e desempenho.[35]

ALIMENTAÇÃO: DA TEORIA À PRÁTICA

As recomendações e os cuidados que devem ser considerados com a criança e o adolescente atleta são inúmeros, conforme descrito nas seções anteriores. Entretanto, além da preocupação com os aspectos fisiológicos que influenciam o desempenho esportivo nessa faixa etária, é fundamental pensar em como aplicar as diretrizes nutricionais na prática e como falar sobre alimentação, considerando algumas características da infância e da adolescência.

A capacidade de compreensão dos conceitos de nutrição tem sido associada ao estágio de desenvolvimento em que o jovem se encontra, de acordo com o proposto por Piaget. Por exemplo, no estágio operatório-concreto, que costuma coincidir com a faixa etária dos 6, 7 anos a 11, 12 anos, a criança começa a considerar causa-efeito, compreender o conceito de reversão, pensar em cadeia e classificar elementos. Nesse estágio, deve-se preferir trabalhar com orientações concretas, no presente, e evitar o uso de definições abstratas, preferindo, por exemplo, não falar de nutrientes, mas sim sobre alimentos. Conceitos como porção do alimento, risco de doença, processos que afetam a saúde, variedade e classificação dos alimentos de acordo com sua composição de nutrientes são complexos para esse estágio.[43]

Já no estágio operatório-formal, que coincide com a adolescência, os jovens começam a compreender ideias abstratas, formar hipóteses, considerar múltiplas consequências de uma ação e tomar decisões com base em seu próprio sistema de valores. Esse estágio, porém, traz um grande desafio para educadores, que devem conhecer bem as características psicossociais do grupo e considerá-las no desenvolvimento das atividades, tais como a busca por independência e autoafirmação, bem como a influência das crenças e dos comportamentos dos colegas.[43]

Antes de tudo, identificar facilitadores e possíveis barreiras que impeçam ou dificultem a adoção de práticas alimentares saudáveis é fundamental para compreender se o atleta será capaz de aplicar o que lhe foi orientado.[44]

Vários são os fatores que afetam as escolhas alimentares do ser humano, e atletas parecem ser influenciados também por outros aspectos especificamente relacionados à *performance*, embora poucos sejam os estudos que avaliem as escolhas alimentares nessa parcela da população. A Tabela 45.10 descreve alguns dos principais fatores que interferem nas escolhas alimentares de atletas, conforme sugerido por Birkenhead e Slater[44] em artigo de revisão. Além desses fatores que afetam atletas em geral, Berg[25] também ressalta que atletas adolescentes geralmente têm preferência por opções alimentares práticas e que possam ser transportadas na mochila, uma vez que muitos se deslocam da escola para o treino, ou vice-versa. Considerando essa realidade, o nutricionista deve auxiliar o esportista a escolher opções saudáveis e adequadas considerando a demanda do indivíduo.[25]

No caso de crianças e adolescentes, a família e/ou responsáveis têm importante papel no sentido de tentar minimizar as barreiras que afetam negativamente a alimentação dos jovens atletas. Ao compreender o que influencia as escolhas alimentares, a equipe profissional poderá oferecer suporte, além de propor alternativas que os motivem a adotar e manter uma alimentação adequada para o bom rendimento atlético e a saúde.[44] É importante também a integração com a equipe de profissionais que acompanha o jovem atleta, em particular, o técnico.

A participação de atletas em programas de educação alimentar e nutricional (EAN) parece ser uma interessante estratégia para que se conscientizem sobre o tema e se sensibilizem para a adoção de práticas alimentares mais adequadas às suas necessidades, mas de maneira que se tornem autônomos nas suas escolhas. Programas de EAN devem ser desenhados para atender às necessidades específicas dos participantes. Para elaborar um que seja eficaz, é fundamental que o profissional identifique inicialmente a realidade do indivíduo ou grupo, por meio do diagnóstico dos aspectos nutricionais e daqueles que afetam suas escolhas alimentares.[45,46] A partir do diagnóstico realizado, o profissional poderá elaborar os objetivos do programa de EAN (o que se espera mudar), formular as mensagens que serão transmitidas (conteúdos abordados para alcançar os objetivos), planejar quais os meios para que essas informações sejam trabalhadas (estratégias didáticas utilizadas) e se tudo isso será viável e aplicável na prática.[45,46]

Além dessas etapas descritas por Cervato-Mancuso,[45] a adoção de um referencial teórico educativo é fundamental para nortear as decisões metodológicas do programa de EAN, sendo importante que o referencial adotado preveja o planejamento, o monitoramento e a avaliação do programa. Assim, mesmo que outras referências auxiliem no desenvolvimento das atividades específicas, pontuais, o referencial teórico adotado antes da concepção do programa de EAN guiará todas as estratégias de maneira mais ampla.

No caso de crianças e adolescentes, é muito importante que essas atividades planejadas tenham caráter lúdico, dinâmico e participativo, a fim de motivar o atleta a se envolver com os processos que são trabalhados durante o programa.[45] Estudos recentes têm procurado utilizar aplicativos e celulares, como ferramenta interativa,[47] assim como história em quadrinhos,[48] oficinas culinárias,[49] visitas guiadas ao supermercado,[50] e uso de jogos e vídeos[46] para atrair a atenção dos atletas e motivá-los a participar do programa de EAN, gerando a reflexão sobre sua relação com o corpo e o comer.

Além disso, é fundamental que o profissional tenha claro em seu planejamento como o programa será avaliado; portanto, as avaliações formativas e somativas devem ser definidas. Dessa maneira, será possível fazer ajustes ao longo do programa e, ao seu término, identificar se os objetivos inicialmente traçados foram alcançados.[45]

CONSIDERAÇÕES FINAIS

O acompanhamento da criança e do adolescente atleta exige que vários aspectos sejam considerados com atenção pelo nutricionista. É fundamental reconhecer que nível de atividade é desempenhado e as características do treino para se determinar de que maneira as diretrizes nutricionais serão aplicadas. Vale lembrar que as recomendações nutricionais apresentadas neste capítulo, embora elaboradas para jovens com treinamento sistematizado e participação regular em competições, devem ser ajustadas após cuidadosa avaliação, principalmente no caso de atletas de elite, que podem apresentar necessidades mais específicas. Ademais, o acompanhamento da evolução dos treinos e do crescimento deverá acontecer regularmente, assim como a avaliação da maturação sexual e da composição corporal, pois essas avaliações fornecem elementos importantes para que os ajustes na alimentação sejam realizados.

O nutricionista também deve atuar em conjunto com os técnicos e outros profissionais que compõem a equipe, promovendo o trabalho interdisciplinar e o cuidado integral do jovem, sendo essencial que a família seja envolvida no processo. Jovens são vulneráveis à adoção de comportamentos alimentares inadequados, e no meio esportivo, não é incomum que, mesmo entre os atletas mais jovens, crenças e tradições alimentares desatualizadas sejam repassadas e perpetuadas, em algumas circunstâncias, com risco de prejuízo à saúde (p. ex., estratégias de desidratação radicais em esportes de combate, nos quais atletas competem por categorias de peso).

Deve-se atuar com sensibilidade com os jovens, respeitando o momento de complexas modificações corporais e emocionais, valorizando a escuta e implementando ações que contribuam para o desenvolvimento de jovens atletas conscientes e autônomos em suas decisões sobre a alimentação.

Tabela 45.10 Fatores que podem influenciar escolhas alimentares de atletas.

Fatores biológicos e fisiológicos: fome, apetite, preocupação com a saúde e o equilíbrio nutricional, preferências relacionadas ao sabor
Fatores psicológicos: autoimagem corporal e controle de peso
Fatores sociais: disponibilidade, acessibilidade, cultura e religião
Fator econômico: custo
Estilo de vida, crenças e conhecimento nutricional
Além desses fatores, há outros especificamente relacionados ao esporte, como efeito ergogênico (melhora no desempenho esportivo) e exigência do padrão estético ou de composição corporal da modalidade esportiva

Adaptado de Birkenhead e Slater[44] (2015).

REFERÊNCIAS BIBLIOGRÁFICAS

As referências consultadas para a elaboração deste capítulo estão disponíveis *online* no Ambiente de aprendizagem do GEN.

COMO CITAR ESTE CAPÍTULO

ABNT
JUZWIAK, C. R.; DANIEL, N. V. S. Recomendações nutricionais para crianças e adolescentes atletas. *In*: ROSSI, L.; POLTRONIERI, F. (org.). *Tratado de Nutrição e Dietoterapia*. 2. ed. Rio de Janeiro: Guanabara Koogan, 2023. p. 558-569.

VANCOUVER
Juzwiak CR, Daniel NVS. Recomendações nutricionais para crianças e adolescentes atletas. In: Rossi L, Poltronieri F (Orgs). Tratado de nutrição e dietoterapia. 2. ed. Rio de Janeiro: Guanabara Koogan; 2023. p. 558-69.

CAPÍTULO 46

Esporte Adaptado

Claudia Ridel Juzwiak • Daniel Paduan Joaquim • Eduardo Stieler •
Marco Túlio de Mello • Andressa Silva

INTRODUÇÃO

O esporte adaptado surgiu para atender as necessidades das pessoas com deficiência, favorecendo a inclusão social, além de contribuir para a sua inserção no mundo esportivo. Em 1944, o neurocirurgião Ludwig Guttmann utilizou o esporte como parte do processo de reabilitação dos pacientes na Unidade de Lesões Medulares de Stoke Mandeville, na Inglaterra.[1] Na ocasião, a medida era utilizada para melhorar a qualidade de vida e a condição psicológica dessas pessoas, como um elemento motivador para a integração do paciente com o ambiente hospitalar.[2]

A primeira competição oficial para atletas em cadeira de rodas aconteceu em julho de 1948, no hospital de Stoke Mandeville, coincidindo com a data da abertura dos Jogos Olímpicos em Londres. Somente em 1952, atletas com deficiência da Holanda passaram a competir nas disputas de Stoke Mandeville e, junto aos ingleses, fundaram a Federação Internacional dos Jogos de Stoke Mandeville (ISMGF, International Stoke Mandeville Games Federation), dando início ao movimento esportivo internacional para pessoas com deficiência, hoje conhecido como movimento paralímpico,[3] tendo como principal evento e meio de divulgação os Jogos Paralímpicos, que incluem atletas de alto rendimento com deficiências físicas, visuais e intelectuais.

O Brasil é um dos países que vem apresentando grande evolução nas últimas edições dos Jogos Paralímpicos: desde Sidney (2000) até Tóquio (2020), apresentou as seguintes colocações: Sidney, 24ª; Atenas, 14ª; Pequim, 9ª; Londres, 7ª; Rio, 8ª e nos Jogos Paralímpicos de Tóquio 2020 a 7ª colocação. Na última edição dos Jogos, o Brasil participou com 259 atletas (incluindo atletas-guia, calheiros, goleiros e timoneiros) distribuídos em 22 modalidades: atletismo, natação, halterofilismo, bocha, esgrima em cadeira de rodas, vôlei sentado, *goalball*, hipismo, futebol de cinco, basquete em cadeira de rodas, tênis de mesa, tênis de campo, judô, paracanoagem, parabadminton, parataekwondo, ciclismo, remo, rúgbi em cadeira de rodas, tiro com arco, tiro esportivo e triatlo. As modalidades atletismo e natação foram as que conquistaram o maior número de medalhas.[4]

Uma questão interessante é que, quando a pessoa com deficiência começa a ter sucesso no esporte, a sociedade reconhece que, além de para-atleta, o indivíduo passa a ser cidadão representante da instituição a que pertence (clube, cidade, estado e país), tornando-se motivo de orgulho para todos. Dessa maneira, a pessoa deixa de ser "coitadinha" e passa a ser uma pessoa eficiente para o esporte e para a sociedade.

Entretanto, para que os para-atletas com deficiência possam competir de maneira equilibrada e não haja uma sobreposição de "vantagens" entre os competidores devido à potencialidade do para-atleta deficiente, foi estipulada para cada modalidade paralímpica uma classificação esportiva cujo objetivo é nivelar as capacidades físicas dos para-atletas e, desse modo, minimizar qualquer tipo de superioridade das capacidades físicas entre os competidores.

CLASSIFICAÇÃO ESPORTIVA PARA PESSOAS COM DEFICIÊNCIA

O surgimento do movimento paralímpico foi o marco histórico determinante para a inserção das pessoas com deficiência no ambiente esportivo, inicialmente como parte do processo de reabilitação e, posteriormente, como esporte de rendimento.[1] Diversos autores concordam que, nas últimas décadas, para-atletas com deficiência têm demonstrado resultados cada vez mais impressionantes, muitas vezes iguais ou próximos aos dos atletas olímpicos, o que demonstra a evolução do esporte paralímpico e, com isso, a necessidade de um sistema de classificação desses para-atletas de maneira mais justa, para que se tenha uma competição igualitária.[5]

Nos últimos anos, alguns estudos foram desenvolvidos pelos principais pesquisadores da área de classificação no esporte paralímpico. Alguns deles são os profissionais de educação física Yves Vanlandewijck (belga) e Sean Tweedy (australiano) e o fisioterapeuta canadense Peter van de Vliet, que publicaram alguns artigos com o intuito de sustentar, por meio de evidências científicas, a classificação no esporte paralímpico. Com isso, essas informações recentes, pautadas em evidências científicas, são de suma importância para técnicos, atletas e demais profissionais da área.[6,7]

A primeira classificação esportiva para as pessoas com deficiência física foi desenvolvida no início do esporte para esse público, na Inglaterra, em 1944, por intermédio de médicos e especialistas em reabilitação. Dentre eles, destaca-se o neurocirurgião alemão Ludwig Guttmann, que começou a trabalhar na Unidade de Lesões Medulares de Stoke Mandeville e passou a utilizar o esporte como parte do processo de reabilitação dos pacientes. O início do esporte para pessoas com deficiência foi marcado pela necessidade médica de sobrevida para indivíduos mutilados pela Segunda Guerra Mundial em 1940, tendo como fator contribuinte os aspectos sociais agregados à prática esportiva como aumento da motivação, sociabilidade e aderência ao processo de reabilitação.[8]

Com o decorrer do tempo, focando na busca de rendimento e na evolução do esporte paralímpico, houve a necessidade da separação entre as deficiências, o que foi o primeiro passo para a organização de uma classificação, a qual, na época, era realizada apenas por médicos. Com isso, anos mais tarde foi necessário incluir outros profissionais (profissionais de Educação Física e fisioterapeutas) na classificação funcional e, a partir desse momento, eles deram um direcionamento mais qualificado para a área do esporte, levando à organização de entidades, regras e procedimentos mais adequados para cada modalidade esportiva e para cada deficiência. Iniciou-se, assim, uma nova fase no esporte paralímpico.[8]

A classificação utilizada na prática do esporte paralímpico tem como objetivo promover o nivelamento entre os aspectos da capacidade física e competitiva, colocando as deficiências semelhantes em um grupo determinado. Isso ajuda a melhorar a competição entre os indivíduos com várias sequelas de deficiências, pois o sistema de uma classificação eficiente é o pré-requisito para uma competição mais equiparada.[8]

No entanto, com o número crescente de para-atletas, a melhora da *performance*, os avanços tecnológicos e os diferentes tipos de deficiência, foi dado aos organizadores dos jogos paralímpicos o desafio de encontrar um sistema de classificação que garantisse o princípio da igualdade de condições, propiciando resultados justos nas competições. Com isso, muitas alterações já foram realizadas no processo do sistema de classificação desde a sua existência, na tentativa de acompanhar a evolução do esporte de alto rendimento para pessoas com deficiência.[7] A solução encontrada foi agrupar os competidores em categorias de acordo com o comprometimento apresentado, sendo importante saber que cada modalidade e cada tipo de deficiência tem suas peculiaridades, necessidades e, portanto, sua classificação esportiva.

O International Paralympic Committe (IPC) reconhece 10 tipos de deficiências para participar em suas competições:[4] deficiência visual (DV), deficiência intelectual (DI) e deficiência física (DF) que inclui força muscular e amplitude de movimento passiva prejudicada, deficiência de membro, diferença de comprimento da perna, baixa estatura, ataxia, hipertonia, atetose e *les autres* (outros). Essas deficiências são agrupadas em classes com critérios diferentes, dependendo da modalidade paralímpica praticada pelo para-atleta.

Atualmente, as paralimpíadas são compostas por 22 modalidades de verão e cinco de inverno (Tóquio 2020).[4] Cada modalidade determina seu próprio sistema de classificação funcional para a deficiência física, com base nas habilidades funcionais, identificando as áreas-chave que afetam o desempenho para a *performance* no esporte escolhido. A habilidade funcional necessária independe do nível de habilidade ou treinamento adquirido, e cada modalidade estabelece os critérios da classificação esportiva.

O modelo atual de classificação paradesportiva é dividido em oftalmológica (deficientes visuais), psicológica (deficientes intelectuais) e funcional (deficientes físicos). Além disso, quanto maior o número atribuído à classe do para-atleta, menor é a limitação apresentada por ele. Com isso, atualmente, a equipe de classificação pode ser composta por quatro profissionais, sendo: médicos, fisioterapeutas, profissionais de Educação Física e psicólogos.

Com a evolução do esporte, das modalidades e do desempenho dos para-atletas, após os Jogos de Seoul surgiram importantes modificações, que foram aprimoradas e apresentadas nos Jogos de Atlanta, em 1996. No entanto, as alterações continuaram, e em 2007, houve uma importante publicação realizada pelo IPC, intitulada *1st IPC Classification Code*. Posteriormente, em 2009, foi publicado um *handbook* sobre a classificação no esporte paralímpico.

No entanto, devido à constante evolução no processo de classificação, periodicamente são feitas atualizações nos manuais e livros que normatizam esses procedimentos. Em 2013, o IPC publicou uma nova versão aprimorada do *handbook* para a natação e, em 2014, para o atletismo. Em janeiro de 2017, novas alterações foram implementadas pelo IPC na classificação funcional do atletismo. Como pode ser observado, a classificação funcional ainda não tem um critério de avaliação fechado; assim, possivelmente, outras alterações e dúvidas surgirão, fazendo com que uma revisão desse *handbook* seja publicada. No ano de 2014, o IPC recebeu *e-mails* com mais de 1.200 sugestões de alterações e correções do *handbook* para as modalidades de atletismo e natação.

AVALIAÇÃO FÍSICA E ASPECTOS PSICOBIOLÓGICOS

O esporte paralímpico é considerado de alto rendimento por conduzir o para-atleta à sua plenitude física, técnica e psicológica, a partir de planejamento estruturado e sistemático, visando à constante melhora do desempenho esportivo.[9] Para um planejamento eficiente, é necessária a compreensão do que envolve o atleta paralímpico, como por exemplo as características morfofuncionais (funcionalidade fisiológica, metabólica e/ou neuromuscular) decorrentes da deficiência (adquirida ou congênita), que influenciam diretamente o comportamento motor do para-atleta. O impacto dessas características no processo de treinamento se deve à análise adequada dos componentes da aptidão física e dos aspectos psicobiológicos, que interferem diretamente no desempenho esportivo e nas atividades de vida diária.

Aspectos psicobiológicos

A psicobiologia é um termo frequentemente utilizado para se referir aos fenômenos psíquicos e biológicos que trazem informações acerca do comportamento humano, e, por meio de avaliações, é possível compreender as relações ou interações entre o corpo e o comportamento. Dentre as principais alterações comportamentais da população, em geral destacam-se ansiedade, depressão, transtornos de humor e distúrbios do sono.[10]

Dentre esses problemas de saúde, os distúrbios do sono estão relacionados a doenças e lesões esportivas, que podem comprometer o desempenho esportivo. O sono é um estado comportamental que pode ser reversível e é fisiologicamente ativo, influenciando diferentes funções psicofisiológicas do organismo. No entanto, o sono insuficiente parece prejudicar a secreção de hormônios anabólicos como testosterona e hormônio do crescimento e favorecer a secreção de hormônios catabólicos como cortisol e miostatina, predispondo os atletas a lesões musculoesqueléticas.[11,12] No caso de atletas paralímpicos, uma recente revisão sistemática[13] demonstrou que essa população apresenta baixa qualidade subjetiva do sono, tempo total de sono insuficiente, latência para início do sono elevada, sonolência diurna excessiva e alta prevalência de distúrbios do sono. Para além disso, sintomas de insônia, despertares noturnos e má qualidade do sono foram associados a ocorrência e/ou gravidade de problemas de saúde nessa população.[14] No entanto, parece que nos dias com treinamento de para-atletas do halterofilismo paralímpico por exemplo, o tempo total de sono, eficiência do sono e latência para início do sono melhoram se comparados com dias sem treinamento.[15] Por outro lado, quando passam por períodos de treinamento intensos com aumento da carga de treinamento, o tempo total de sono tende a diminuir, e assim, prejudicar a recuperação.[16] Portanto, é necessário avaliar e monitorar o sono dos atletas paralímpicos com frequência e essa avaliação pode ser feita com métodos objetivos como a polissonografia, actigrafia, aplicativos de *smartphone*, entre outros, e de maneira subjetiva com diário do sono, questionários e escalas.

Dentre os métodos para avaliar o sono, a polissonografia é considerada o padrão-ouro e inclui avaliação do movimento ocular, atividade cerebral, frequência cardíaca, atividade muscular, saturação de oxigênio, frequência respiratória e movimento corporal.[17,18] Esse instrumento permite determinar os estágios do sono (NREM e REM), porém é considera cara, intrusiva e complexa; portanto, geralmente é utilizada para avaliar distúrbios do sono em casos mais específicos ou para pesquisa.[18]

Outro método que é o padrão atual nas pesquisas de avaliação do sono de atletas é a actigrafia.[18] Esse método é validado contra a polissonografia e é menos intrusivo e mais barato devido a ser um dispositivo semelhante a um relógio que é utilizado no pulso e fornece um monitoramento a longo prazo. Entretanto, esse método não permite avaliar os estágios do sono e pode superestimar o tempo total de sono e a eficiência. Por outro lado, seu ponto forte é o monitoramento durante a rotina normal do atleta e a avaliação de alguns parâmetros como: tempo total de sono (tempo dormido), eficiência do sono (tempo de cama dividido pelo tempo dormido), latência para início do sono (tempo que demora para dormir) e a quantidade e a duração de microdespertares.[19,20]

Em relação às avaliações subjetivas, podemos destacar os diários e questionários de sono, que são um meio simples e econômico de avaliar a percepção sobre o sono do atleta.[18] Os diários de sono incluem diferentes colunas para o atleta ir preenchendo, durante determinado período, a hora que decide dormir e acordar, a duração de cochilos diurnos, o uso de dispositivos eletrônicos, entre outras questões, além de ser usado muitas vezes em conjunto com o actígrafo.[18,21]

Os questionários de sono são os instrumentos utilizados com frequência para avaliar o sono de atletas com fins de triagem ou como avaliação inicial do sono devido a fácil aplicabilidade e baixo custo.[18] Alguns questionários para avaliação do sono que têm validação brasileira e que já foram utilizados no contexto esportivo incluem o Índice de Qualidade do Sono de Pittsburgh para avaliar a qualidade do sono e a Escala de Sonolência de Epworth para avaliar a sonolência diurna.[22,23] No entanto, esses questionários não foram validados para atletas. No Brasil, existe apenas um questionário específico para atletas e validado transculturalmente, o Questionário de Comportamentos de Sono do Atleta que avalia os comportamentos relacionados ao sono.[24]

Em relação aos componentes psicológicos, pessoas com deficiência adquirida tendem a desenvolver no esporte expectativas com conotação mais intensa de superação em detrimento aos seus pares com deficiência congênita. Certamente, o conhecimento dos aspectos psicológicos relacionados à deficiência tem papel fundamental no processo de treinamento e iniciação esportiva, pois os impactos causados pelas sequelas da deficiência ou pelas incapacidades impostas podem fazer com que essas pessoas apresentem níveis mais elevados de ansiedade e insegurança diante de determinadas situações, advindas tanto das condições de vida diária como das exigências próprias do esporte.[10,11]

Cada modalidade paralímpica é dotada de particularidades que irão direcionar o planejamento e a subsequente condução das atividades. O princípio primordial a ser observado é que, em função da classificação funcional esportiva, os para-atletas apresentarão diferentes potenciais funcionais. Com isso, as avaliações físicas, fisiológicas, biomecânicas, nutricionais, clínicas, psicológicas, médicas, entre outras, realizadas pelo Comitê Paralímpico Brasileiro (CPB), tiveram seu início com a criação da instituição, em 1995, quando a delegação brasileira se preparava para participar dos jogos paralímpicos em Atlanta (1996).[25] Desde então, os protocolos de avaliações tiveram substancial alteração, inclusive a mudança de uma única equipe de avaliação para toda a delegação, a fim de que cada equipe/modalidade tivesse sua própria equipe de avaliação e investigação. Tal alteração se efetivou devido à necessidade de aprimorar os métodos de investigação e avaliação, com parâmetros cada vez mais específicos para cada modalidade esportiva. Na natação, por exemplo, a avaliação multidisciplinar de aspectos psicobiológicos com coletas de saliva (avaliação fisiológica) e de questionários (avaliação psicológica) permitiu identificar fatores associados entre o estado hormonal e os aspectos psicológicos em diferentes fases do treinamento de atletas paralímpicos em preparação para os Jogos Paralímpicos Rio 2016.[26] Essas informações podem fornecer aos treinadores e para-atletas um conhecimento amplo e preciso das respostas psicobiológicas de atletas com deficiência para ajustar demandas específicas e alcançar melhor desempenho no esporte paralímpico, por meio da orientação tanto do treinamento (respostas afetivas), quanto de estratégias motivacionais (coping).

No mesmo sentido, desenvolveram estudos com para-atletas do rúgbi em cadeira de rodas, cuja modalidade inclui pessoas com tetraplegia, decorrentes de múltiplas amputações, lesão medular cervical, entre outras. É conhecido na literatura que pessoas com lesão medular cervical apresentam níveis de testosterona abaixo do recomendado para a população; no entanto, a resposta frente ao treinamento esportivo da modalidade era desconhecida. No estudo de Stieler et al.,[27] foi demonstrado que para-atletas com lesão medular cervical durante o treinamento de curto e longo prazos de rúgbi em cadeira de rodas também apresentavam níveis de testosterona total abaixo do recomendado para a população, além de a testosterona diminuir ao longo da temporada, demonstrando que o treinamento de curto e longo prazos não aumentou os níveis de testosterona, mesmo após a manipulação da carga de treinamento. Nesse sentido, a literatura já demonstrou associação entre os níveis de testosterona e a motivação de atletas paralímpicos, e, portanto, níveis reduzidos desse hormônio estão relacionados com um comportamento de desmotivação e piora do humor,[28] além do impacto na recuperação muscular.[12]

Tendo em vista que para-atletas com lesão medular cervical do rúgbi em cadeira de rodas apresentam baixos níveis de testosterona, esperava-se que os aspectos psicológicos como percepção de estresse, recuperação, humor e motivação pudessem estar alteradas negativamente devido a estudos demonstrarem associação entre hormônios e os aspectos psicológicos.[26] No entanto, esses para-atletas apresentaram poucas mudanças ao longo da temporada, apesar de, ao retornarem ao treinamento após um período de férias, as queixas físicas decorrentes do treinamento físico terem sido associadas a sintomas depressivos.[29] Além disso, ao fim da pré-temporada, foi observado que a redução da carga de treinamento estava relacionada com a diminuição da pressão psicológica dos para-atletas, reforçando a importância do monitoramento da carga de treinamento e de aspectos psicológicos ao longo da temporada esportiva de atletas de modalidades adaptadas.

Dessa maneira, o processo de avaliação no esporte adaptado precisa de um planejamento cuidadoso, respeitando as características específicas de cada para-atleta, por exemplo, o impacto do tipo da deficiência em determinada ação esportiva, a classe esportiva do para-atleta, além de considerar o planejamento do treinamento da equipe. A partir disso, avaliações na pré-temporada e acompanhamento dos para-atletas durante os treinamentos e competições poderão auxiliar na prevenção das doenças e lesões esportivas.[25,30]

Avaliação física

A avaliação física consiste em determinado procedimento que tem como objetivo avaliar alguma capacidade física do para-atleta e, assim, planejar e tomar decisões acerca do método e do tipo de exercício/treinamento que será adotado. A seguir estão descritos alguns testes que podem ser utilizados para avaliação e monitoramento do aspecto físico de para-atletas do esporte adaptado.

Força máxima dinâmica

O teste de 1 repetição máxima (1RM) requer que o para-atleta realize 3 tentativas, com intervalos de 3 a 5 minutos entre as tentativas, para alcançar a carga máxima referente a uma única repetição máxima.[31] Esse teste é geralmente realizado em equipamentos da musculação, sendo muito utilizado no halterofilismo paralímpico para dar informações para o treinador em como planejar a carga externa do treino.[32]

Força explosiva de membros superiores

A força explosiva pode ser avaliada pelo arremesso de *medicine ball* que leva em consideração a potência dos membros superiores e da cintura escapular. O para-atleta deve estar sentado no chão com o tronco totalmente imobilizado para evitar o impulso do tronco durante o arremesso. Após, o para-atleta deverá segurar a *medicine ball* de 5 kg com as duas mãos contra o peito e com os cotovelos próximos do tronco. Pode realizar 3 arremessos, com intervalos de descanso de 2 minutos e a tentativa com maior distância (em metros) é considerada.[33,34] No entanto, em indivíduos com lesão medular (LM) e que não conseguem sustentar o tronco, pode-se utilizar fitas para suporte do tronco. Da mesma maneira, para para-atletas com deficiência visual, é importante ter um avaliador afastado em linha reta para dar o comando de voz e orientar o para-atleta para onde deve jogar a bola.

Salto com contramovimento

Os saltos são utilizados como forma de aferir a potência muscular e anaeróbica dos membros inferiores dos para-atletas. Esse teste geralmente é realizado em um tapete de contato ou plataforma de força, apesar de hoje já existirem aplicativos no celular que podem fornecer a altura do salto em centímetros. O para-atleta avaliado deverá partir da posição ereta e executar o salto com contramovimento, ou seja, o para-atleta "agacha" e salta o mais alto possível de forma dinâmica.[35] Existem diferentes protocolos que variam desde a quantidade de saltos (> 3 saltos) e também o tempo de recuperação entre os saltos.[36,37]

Salto horizontal

Caso não tenha equipamentos para quantificar a altura do salto vertical, pode ser utilizado o salto horizontal. Nesse tipo de salto, é necessário fixar uma fita no solo com a ponta dos pés tocando a fita, para então realizar o salto no sentido horizontal. O salto pode ser agachado, com contramovimento ou utilizando os braços na impulsão, sendo importante padronizar o tipo de salto para comparações futuras. Desse modo, é possível com uma fita métrica medir a distância da fita fixa no solo com o local em que o calcanhar ou a ponta do pé caiu.[35]

Potência anaeróbica

Para identificar a potência (pico) e a capacidade (média) anaeróbica da potência gerada (watts) durante um exercício máximo, pode ser utilizado como exemplo o teste de Wingate. Nesse teste, o para-atleta é orientado a realizar a máxima potência durante 30 segundos, pois nos 3 a 5 segundos de trabalho máximo é possível identificar o pico de potência.[38]

O exercício pode ser feito em bicicletas ou em cicloergômetro de braço quando a ênfase for membro superior (p. ex., basquete em cadeira de rodas).[35]

Após o aquecimento que varia de 5 a 10 minutos, a carga é incrementada para 75 gramas para cada kg de massa corporal do avaliado ou 100 a 110 gramas para cada kg de massa magra para realizar o exercício. Se o exercício for realizado em cicloergômetro de braço, devem ser utilizados 35 g/kg de massa corporal.[39] Dessa maneira, é possível analisar o índice de fadiga do avaliado por meio da porcentagem de redução da potência ao longo do teste.[40]

Potência aeróbica

A avaliação do consumo máximo de oxigênio (V_{O_2} máx) é importante para determinar a potência aeróbica dos para-atletas. Quanto maior for o V_{O_2} máx, maior será a capacidade de captação e utilização do oxigênio no músculo, dependendo da capacidade circulatória, respiratória e do nível de treinamento da pessoa. Um exemplo de teste ergoespirométrico de esforço máximo é o desenvolvido por Lourenço et al.,[35,41] que utiliza aquecimento de três minutos a 8 a 8,5 km/h, e início do teste, que ocorre aos 9 km/h com inclinação da esteira fixa em 1% e a velocidade é elevada em 0,3 km/h a cada intervalo de 25 segundos, até a exaustão do voluntário. Após a exaustão, segue-se um protocolo de recuperação e diminuição da velocidade.

Foram apresentados alguns testes que servem para avaliação física e que podem ser úteis e práticos para o desempenho profissional; no entanto, é importante considerar que cada modalidade paralímpica conta com particularidades que irão direcionar o planejamento e a subsequente condução das atividades. Um ponto importante a ser observado é que, em função da classificação funcional esportiva, os para-atletas apresentarão diferentes potenciais funcionais, ainda que estejam na mesma modalidade. Com isso, existe a necessidade de adequar e adaptar ao perfil do para-atleta, desde a sua modalidade/prova, o seu comprometimento quanto à deficiência e a sua classe esportiva. Portanto, ressalta-se também a importância da interação de todas as áreas de avaliação, tornando-se cada vez mais transdisciplinar e possibilitando o uso das informações coletadas junto aos para-atletas por todos os profissionais, independentemente de sua área específica, mas, sobretudo, com discussão e interação profissional para que haja o aspecto transdisciplinar, e não somente multiprofissional. Isso ocorreu também com a área de Nutrição, que cada vez mais tem buscado a especificidade da modalidade para prescrever as recomendações e os processos de intervenção e avaliação.

ASPECTOS NUTRICIONAIS

No atendimento nutricional do para-atleta, o nutricionista depara-se com inúmeros desafios, como a especificidade e limitações de cada uma das deficiências e as possíveis comorbidades associadas, a lacuna no conhecimento sobre as necessidades nutricionais nessas situações e a aplicação das evidências científicas na prática cotidiana para essa população. No momento, pretende-se discorrer sobre algumas dessas especificidades e alguns aspectos que devem ser considerados no atendimento desses atletas.

Planejamento dietético

Aspectos importantes

O planejamento dietético é uma tarefa complexa e parte fundamental na melhoria do desempenho esportivo. Desta maneira, vários fatores devem ser levados em consideração, como a periodização do treinamento, as práticas, hábitos e crenças alimentares, a regionalidade e a disponibilidade aos alimentos, além de aspectos pessoais como preferências e aversões.[42] Para sua elaboração, é importante o conhecimento sobre as características e particularidades de cada deficiência. Além disso, é necessário conhecimento sobre as recomendações nutricionais extensivamente descritas na literatura e ajustá-las considerando o comprometimento de cada para-atleta devido à deficiência e ao grau de comprometimento. Por exemplo, no caso da DV, um para-atleta de atletismo classificado como T13 compete em uma prova de pista (T de *track*, em inglês, que significa pista) e tem alguma acuidade visual. Já um para-atleta T11 pode competir o mesmo tipo de prova, mas "apresenta cegueira, podendo perceber ou não luminosidade, porém não conseguindo distinguir o formato de uma mão colocada à frente de seus olhos".[43] Certamente, a diferença na acuidade visual terá influência no aspecto nutricional, principalmente no grau de autonomia frente aos processos de compra e preparação dos alimentos.

Deve-se considerar que a seleção alimentar é um processo complexo e dinâmico, e que envolve vários aspectos, os quais incluem desde a trajetória de vida até como classificamos e atribuímos valor aos alimentos, criando rotinas alimentares.[44] No caso de para-atletas, explorar a trajetória de vida pode trazer informações valiosas sobre como eles vêm lidando com sua alimentação e sua capacidade de autocuidado, que, em tal circunstância, pode tanto piorar (p. ex., em casos de doenças progressivas) como melhorar (p. ex., maior adaptação à deficiência). Silva et al.[45] observaram um elevado consumo de alimentos ultraprocessados e doces em atletas com DV, em especial pelo fácil acesso, densidade calórica e influência no humor e sensação de "energia". Contudo, os atletas relataram insatisfação com a imagem corporal e a forma como cuidavam da sua alimentação, apontando como obstáculos o preço dos produtos considerados saudáveis, a praticidade e o sabor dos alimentos processados, a ausência de companhia e a falta de autonomia no preparo dos alimentos.

Explorar com o para-atleta os fatores fisiológicos (p. ex., fome, saciedade, percepção do sabor dos alimentos), emocionais (p. ex., experiências relacionadas à alimentação, percepção da imagem corporal) e culturais (p. ex., religião, crenças e práticas alimentares praticadas pelo grupo), bem como o conhecimento nutricional, a disponibilidade e a acessibilidade aos alimentos (não só quanto ao poder aquisitivo, mas também como se dá a organização da compra, armazenagem etc.) e as habilidades culinárias, possibilita que o planejamento alimentar, além de atender melhor as demandas fisiológicas, seja adaptado à realidade, de maneira a promover maior adesão às orientações realizadas.[44,46]

Algumas especificidades devem ser observadas. É comum, no caso de alguns para-atletas com DV (congênita ou adquirida), haver dificuldade em relatar e identificar o tamanho das porções de alimentos, o que pode limitar a acurácia do inquérito alimentar e dificultar a adesão à orientação. Nesse caso, a utilização de utensílios, como colheres-medida, bem como compreender a relação com os atletas-guias e os familiares no momento da alimentação, pois são eles que se responsabilizam por auxiliar (servir, relatar as opções de alimentos e os pratos disponíveis) os atletas com DV podem ser estratégias importantes. Alguns para-atletas com paralisia cerebral (PC) podem apresentar dificuldade na fala, o que dificulta a compreensão da história/hábito alimentar. Ainda, alguns desses para-atletas podem apresentar aversões alimentares, alterações

gastrintestinais como dificuldade de mastigação e de deglutição, refluxo e constipação intestinal, além de maior sensibilidade a novas texturas, cores e temperatura dos alimentos.[47-49] A dificuldade em relatar com precisão o consumo também pode ocorrer em alguns casos de para-atletas com DI e esses atletas muitas vezes podem ser muito resistentes à inclusão de novos alimentos ou diferentes estratégias alimentares, além de apresentarem maior limitação para compreender as orientações sugeridas.[49]

Os ajustes antropométricos e de composição corporal estão entre as metas a serem alcançadas de acordo com a periodização. Assim, o acompanhamento das medidas antropométricas e de composição corporal é mais uma etapa importante no atendimento nutricional de atletas, em especial para-atletas, devido à necessidade do desenvolvimento de tecnologias assistivas (p. ex., encaixe das próteses ou órteses), o monitoramento de parâmetros de saúde, bem com a rotina do treinamento.[50]

Vale ressaltar que a deficiência tem implicações sobre o método de avaliação, análise e interpretação dos resultados, já que os métodos existentes não foram desenvolvidos para essa população.[49,50] Desta maneira, até mesmo a aferição de medidas simples como massa corporal e estatura pode ser desafiadora, como, por exemplo, no caso de atletas com LM. Nesse caso, na ausência de balanças apropriadas, a medida pode ser obtida com o indivíduo sentado, de pernas cruzadas sobre a plataforma da balança, ou ele pode ser pesado sendo segurado por outra pessoa, quando se estima a massa corporal pela diferença entre as medidas ou identificando a diferença entre a massa corporal do para-atleta com a cadeira e sem.[49,50]

Quanto à estatura, em algumas situações pode ser aferida a recumbente, ou a estatura pode ser estimada a partir de equações como as propostas por Chumlea et al.[a] e Canda[b].[51,52] Vale ressaltar que essas equações não foram propostas especificamente para esta população, embora as sugeridas por Canda tenham sido obtidas a partir de uma população de esportistas. A literatura tem sugerido a utilização de protocolos padronizados, como o proposto pela International Society for the Advancement of Kinanthropometry (ISAK) para avaliação da composição corporal e monitoramento longitudinal dos para-atletas, com enfoque na utilização da somatória de dobras cutâneas, dispensando o uso de equações preditivas, não desenvolvidas e validadas para essa população.[50]

Dos métodos disponíveis para a avaliação da composição corporal, mesmo aqueles considerados "padrão-ouro" para a população em geral podem não ser adequados aos para-atletas. Os principais desafios e peculiaridades do uso desses métodos para eles estão descritos a seguir na Tabela 46.1.

É importante destacar que as equações disponíveis para a estimativa da composição corporal usando dobras cutâneas não foram validadas para essa população. Recentemente, Goosey-Tolfrey et al.[54] propuseram equações de regressão para a estimativa da massa de gordura de para-atletas em cadeiras de rodas; no entanto, alguns aspectos devem ser ressaltados: algumas equações usam dobras cutâneas de áreas com atrofia

---

[a]Chumlea et al. (1994) para homens brancos: Estatura = 71,85 + (1,88 × altura do joelho); para homens negros: Estatura = 73,42 + (1,79 × altura do joelho). Chumlea et al. (1994) para mulheres brancas: Estatura = 70,25 + (1,87 × altura do joelho) – (0,06 × idade); para mulheres negras: Estatura = 68,10 + (1,86 × altura do joelho) – (0,06 × idade).

[b]Canda (2009) para homens: Estatura = 1,346 + 1,023 × comprimento perna inferior + 0,957 × estatura sentado + 0,530 × comprimento coxa + 0,493 × comprimento braço superior + 0,228 × comprimento antebraço. Canda (2009) para mulheres: Estatura = 1,772 + 0,159 × envergadura + 0,957 × estatura sentada + 0,424 × comprimento coxa + 0,966 × comprimento perna inferior.

Tabela 46.1 Desafios e peculiaridades do uso de métodos para a avaliação da composição corporal.

Método de avaliação	Desafios e peculiaridades do uso de métodos	Inadequado para
DXA	Não é um método adequado para os casos em que há espasmos, na presença de metais, como pinos, marca-passos, por causar alterações na leitura do aparelho[50,53]	• LM • PC espásticas • Esclerose múltipla • Biamputados acima do joelho • Baixa estatura • Atrofia muscular
BIA	Não indicada para pessoas com edema, ascite, doenças renais, cardíacas ou hepáticas. Nos casos de LM, pode ser imprecisa, devido às mudanças decorrentes do conteúdo total de água e da razão da água intra e extracelular. Nos atletas com LM, subestima a massa de gordura e superestima a massa livre de gordura (MLG) abaixo do nível da lesão, em relação aos resultados obtidos por DXA. Em amputados, a falta de um membro unilateralmente ou dos membros inferiores tem impacto sobre a medida de resistência[50,53]	• Amputados • (unilateral ou bilateral) • LM
PDA	Para alguns para atletas, o posicionamento no aparelho é inviável (p. ex., tetraplegia). Além disso, os pressupostos do método são incompatíveis com amputações e atrofia muscular significativa, como no caso de atletas com LM, cuja medida de volume de ar expirado é difícil quando a lesão for superior a T6[50,53]	• Tetraplegia • Amputados • PC espástica
Dobras cutâneas	Podem ser necessárias modificações no protocolo utilizado de acordo como a deficiência afeta o para-atleta. Deve-se observar qual lado do corpo e quais dobras são possíveis de serem aferidas. O acompanhamento longitudinal da evolução da massa corporal e da somatória de dobras fornece informações que permitem inferir se está ocorrendo ganho de massa de gordura ou de massa muscular[50]	Podem ser necessárias alterações dos protocolos dependendo do para-atleta

BIA, bioelectrical impedance; DXA, dual energy X-ray absorptiometry; LM, lesão medular; PC, paralisia cerebral; PDA, pletismografia por deslocamento de ar. Adaptada de Slater e Goosey-Tolfrey[50] (2019); Broad e Juzwiak[53] (2018).

muscular e o estudo incluiu cadeirantes com uma gama muito ampla de deficiências. Embora a DXA[c] tenha sido usada como padrão-ouro, esse método ainda não foi validado para indivíduos com atrofia muscular importante.[50] Dentre as equações propostas, embora a de 7 dobras e circunferência de panturrilha tenha tido da melhor *performance* ($R^2=0,84$), a que considera apenas as dobras cutâneas de bíceps, tríceps e subescapular também apresenta boa *performance* ($R^2=0,74$ a $0,75$) e pode ser mais fácil de ser aplicada pelo menor número de dobras. No entanto, essas equações necessitam de mais estudos de validação:[54]

$$-5,04 + 1,46 \times \Sigma DC3 - 0,01 \times \Sigma DC32$$

Em outro estudo que corrobora essa afirmação, Willems et al.[55] avaliaram a composição corporal de para-atletas em cadeiras de rodas com diferentes deficiências por DXA e dobras cutâneas, utilizando equações preditivas desenvolvidas para pessoas sem deficiência e observaram que as equações preditivas subestimaram o percentual de gordura entre 2 e 14%.

É interessante associar também as medidas de circunferências e dos comprimentos ósseos para o acompanhamento da evolução do para-atleta. É importante também estabelecer rotinas de avaliação e protocolos que sejam os mais adequados possíveis aos para-atletas e suas especificidades, tornando viável a avaliação da evolução e o êxito em relação às metas estabelecidas. A avaliação clínica e os exames bioquímicos, em especial o *status* de ferro e vitamina D, também são valiosos para complementar as informações e tornar o planejamento dietético o mais adequado possível.[48]

Aplicação das recomendações nutricionais

O American College of Sports Medicine (ACSM)[56] descreve amplamente as recomendações nutricionais de energia e macronutrientes para atletas variando de acordo com a periodização do treinamento. No entanto, até o momento não existem recomendações nutricionais com foco específico para para-atletas.[48,49] Desta maneira, tem sido sugerido que sejam feitas adaptações às recomendações nutricionais levando em consideração o comprometimento e a funcionalidade de cada atleta; quanto menor o comprometimento, maior a aplicabilidade integral das recomendações nutricionais ao para-atleta.[48,49]

Na impossibilidade de se utilizarem métodos mais precisos (geralmente dispendiosos e que necessitam de pessoal especializado) para a estimativa da necessidade de energia no cotidiano (p. ex., calorimetria indireta [CI] ou água duplamente marcada), equações preditivas (p. ex., Harris-Benedict e de Cunningham) têm sido recomendadas pelo ACSM[56] para estimar a taxa metabólica basal/repouso (TMB/TMR) de atletas sem deficiência. No entanto, essas equações foram propostas a partir de estudos realizados com sujeitos não atletas e não foram validadas em para-atletas. Portanto, devem ser usadas com muita cautela, quanto maior for o comprometimento do para-atleta.

Poucos estudos investigaram esse tema em para-atletas. Juzwiak et al.[42] verificaram que as equações de Owen e Mifflin foram as que apresentaram melhor predição da necessidade de energia (em comparação com TMB mensurada por CI) de atletas do atletismo com DV, PC e deficiência de membros. Pelly et al.[57] observaram diferença de 60 kcal/dia na estimativa da TMB/TMR em equações preditivas que utilizam massa livre de gordura (MLG), como, por exemplo, a equação de Cunninghan (1980),[d] em comparação entre equações preditivas e CI. Já Howell et al.[58] observaram que equações preditivas podem subestimar ou superestimar a TMB/TMR, em indivíduos com perda de membros traumáticas, entre –306 e +528 kcal/dia, variando de acordo com a equação. Nightingale e Gorgey[59] avaliaram a TMR de homens com LM, não atletas, e observaram que equações preditivas que usam variáveis antropométricas (p. ex., massa corporal e estatura) superestimaram a TMR entre

---

[c]DXA: *Dual energy X-ray absorptiometry* ou absorciometria de raios X de dupla emissão, em português.

[d]Equação de Cunningham et al. (1980): gasto de energia em repouso = 500 + 22× (MLG).

14 e 17% em comparação à CI. No entanto, equações que usaram MLG demonstraram melhor acurácia na estimativa da TMR. Além disso, os autores propuseram uma equação preditiva que inclui outras variáveis antropométricas como massa corporal, estatura e circunferência de panturrilha, além da MLG, e encontraram uma variação de 8% da TMR.

$$TMR = 19,789 \times \text{massa livre de gordura (kg)} + 5,156 \times \text{massa corporal (kg)} + 8,090 \times \text{estatura (cm)} - 15,301 \times \text{circunferência de panturrilha (cm)} - 860,546$$

Vários fatores afetam a TMB/TMR nos para-atletas, os quais devem ser considerados no momento de se estimar a necessidade de energia, são listados a seguir.

- Atletas com LM: as medidas de TMB/TMR são 14 a 27% menores do que em indivíduos sem deficiência e as equações preditivas superestimam a TMB/TMR em 5 a 32%. O nível da lesão pode afetar a TMB/TMR devido à atrofia muscular que ocorre abaixo do nível da lesão. A TMB/TMR também é afetada pela redução na produção de catecolaminas em função da menor ação do sistema nervoso simpático. Há maior propensão a variações na TMB/TMR devido a redução da capacidade termorregulação e influência do uso de medicamentos contínuos[49]
- Atletas com PC: a TMB/TMR pode ser mais elevada (até cerca de 10%) do que em indivíduos sem deficiência devido à presença de espasmos ou movimentos involuntários, como observado em atetose, discinesia ou ataxia; no entanto, na PC espástica, a TMB/TMR pode ser reduzida devido à baixa ingestão de energia, levando a baixa energia disponível (BED)[49,60]
- Atletas com amputação: quanto mais extensa e proximal for a amputação, menor será a TMB/TMR.[53]

São escassas na literatura informações sobre a TMB/TMR de atletas com esclerose múltipla e espinha bífida, mas acredita-se que, devido ao uso de cadeira de rodas, possa haver uma redução da TMB/TMR.[47]

O gasto de energia com o exercício (GEEx) é outro componente importante para a estimativa da necessidade de energia do atleta e deve considerar o gasto não só com o exercício estruturado, mas também com outras atividades físicas, tais como locomoção, ocupação etc. O ideal é avaliar o gasto com métodos considerados mais precisos, tais como a CI. Atualmente, a actigrafia em associação com frequencímetro, pedômetros e até a temperatura corporal tem sido sugerida para estimar a GEEx desta população.[49] No entanto, no cotidiano, o método de menor custo consiste no registro do diário de atividades pelo atleta.

Infelizmente, ainda são poucos os estudos que oferecem informação sobre o GEEx em para-atletas, o que dificulta a conversão dos registros em unidades de gasto de energia (kcal ou MET). A maioria dos estudos foca atletas com LM. Contudo, Joaquim et al.[61] avaliaram o GEEx utilizando acelerometria em para-atletas do atletismo com DV, PC e deficiência de membros observaram valores de GEEx variando entre 130 e 477 kcal/hora. Já Pegorin et al.[62] avaliaram atletas velocistas com DV por acelerometria e observação direta do exercício e obtiveram valores entre 190 e 380 kcal, por sessão de treino, em diferentes exercícios.

É importante ressaltar que o GEEx é afetado pelo tipo e pela extensão da deficiência, da seguinte maneira:

- Atletas com LM: apresentam GEEx de 25 a 75% abaixo do GEEx de atletas sem deficiência realizando as mesmas atividades. Esse achado está relacionado ao nível de lesão (p. ex., menor gasto de energia entre atletas com quadriplegia), tipo de lesão (completa ou incompleta), tipo de exercício (menor gasto em esportes mais estáticos, como esgrima em cadeira de rodas), nível de treinamento (maior gasto em atletas de elite do que recreacionais), menor produção de catecolaminas.[53] O GEEx de atletas com LM é menor também quando é comparado ao gasto de atletas que não apresentam deficiências praticando exercício em cadeira de rodas.[63] Para atletas com LM, há alguns dados publicados de GEEx. Conger e Basset[64] publicaram valores para atividades físicas realizadas em cadeira de rodas, a partir da revisão sistemática de estudos, enquanto Colins et al.[65] avaliaram adultos com LM realizando atividades esportivas recreativas e da vida diária. Esses autores sugerem o valor de 2,7 mℓ de O_2/kg/min como equivalente a 1 MET para indivíduos com LM, e não 3,5 mℓ de O_2/kg/min, como utilizado tradicionalmente
- Atletas com amputações: pode ocorrer aumento do GEEx devido à assimetria no movimento e alteração da marcha por uso de prótese (deve-se considerar o tipo de prótese utilizada, o ajuste da mesma ao coto e o grau de adaptação do atleta), assim como no caso de uso de muletas. Quanto mais proximal a amputação, maior o gasto energético durante o movimento[49]
- Atletas com PC: o GEEx está aumentado devido a alterações na marcha e ao estado de ambulação. Indivíduos com atetose podem reduzir a quantidade de atividade física realizada ao longo do dia, afetando o GEEx diário[49]
- Atletas com DV: acredita-se que não se diferencie de atletas sem deficiência, devido ao menor comprometimento fisiológico.[47]

A estimativa da energia disponível (ED) vem sendo sugerida como uma opção mais interessante para a adequação de energia de atletas, uma vez que representa a quantidade de energia remanescente para os processos fisiológicos após o GEEx ser considerado, sendo este valor ajustado para a MLG. Para o cálculo, a equação proposta é:

$$\text{Energia consumida (kcal)} - \text{energia gasta no exercício (kcal)/MLG (kg)}$$

É considerado adequado o valor de ≥ 45 kcal/kg MLG, enquanto em uma situação de BED considera-se o consumo ≤ 30 kcal/kg MLG. É importante ressaltar que esses pontos de corte não foram desenvolvidos para a população de para-atletas.

A BED foi sugerida como o fator central da tríade da mulher atleta (TMA ou FAT, do inglês *female athlete triad*), que envolve também o estado menstrual e a saúde óssea, e da deficiência relativa de energia no esporte (DREe ou RED-S, do inglês *relative energy deficiency in sports*),[66] síndrome que implica o comprometimento de vários sistemas corporais, além de maior risco de deficiência de nutrientes, fadiga crônica, aumento no risco de doenças infecciosas e prejuízo da *performance*, tanto de homens como mulheres.[47,67] No entanto, ainda há carência de dados sobre a prevalência da BED, assim como de TMA e DREe em atletas sem deficiência e principalmente para-atletas.[47,49]

Como no caso de qualquer atleta, umas das principais causas da BED é a incapacidade de ajustar a ingestão de energia à carga de treino, o que pode acontecer intencionalmente (p. ex., restrição alimentar para controle da massa/composição corporal) ou não (p. ex, falta de conhecimento sobre as necessidades ou de apetite para ajustar a ingestão). A presença de comer transtornado ou transtornos alimentares leva ao maior risco para o desenvolvimento da BED.[68] Em revisão sobre o tema, Blauwet et al.[47] sugerem que, no caso de atletas com LM ou espinha bífida, devido à menor necessidade de energia diária, há menos risco de BED. Contudo, esses atletas têm mais chance de apresentar alterações da massa óssea, fruto da perda de massa muscular e falta de impacto/resistência. Já atletas com amputações, principalmente extensas e de membros inferiores, e com PC podem ter mais dificuldade em ajustar sua ingestão à necessidade de energia aumentada (tanto da TMB como com o GEEx).[47] Vale ressaltar a dificuldade na acurácia dos dados necessários para a estimativa da ED, principalmente no caso de para-atletas. Recentemente, Joaquim et al.[61] avaliaram a ED de atletas velocistas com DV, PC e deficiência motora e identificaram BED em 82,3% dos para-atletas. Já Egger e Flueck[69] avaliaram 7 dias de ED de atletas com LM e observaram BED em 30% dos dias avaliados nos homens e em 73% dos dias no caso das atletas mulheres.

Assim como no caso da energia, não há recomendações de nutrientes específicas para-atletas, sendo necessário adaptá-las das recomendações de atletas sem deficiência propostas pelo ACSM.[56] O consumo deve ser ajustado à carga de treino, que variará de acordo com o ciclo em que o atleta se encontrar e suas necessidades individuais, o nível de comprometimento e a deficiência do atleta.[49,56] A Tabela 46.2 resume algumas recomendações gerais para atletas, ressaltando-se novamente a necessidade de adaptá-las às necessidades específicas dos para-atletas.

Em preparação para treinamentos/competições, em para-atletas com mínimo comprometimento (p. ex., baixa visão, DI e PC com baixo comprometimento muscular) sugere-se utilizar os valores recomendados pelo ACSM[56] ajustados de acordo com a periodização do treinamento. Já para os para-atletas com maior comprometimento (p. ex., LM, biamputados de pernas), sugere-se utilizar os limites inferiores das recomendações, devido ao provável menor estoque de glicogênio muscular.[48] Com relação ao consumo de proteínas, sugere-se manter as recomendações propostas pelo ACSM.[56] Contudo, deve-se ter especial atenção em caso de insuficiência renal crônica e na presença de lesões por pressão. No caso dos lipídios, deve-se ter atenção em manter a adequação entre gorduras saturadas e insaturadas para a complementação calórica. Até o presente

Tabela 46.2 Recomendações de nutrientes e hidratação para atletas.

Treino	Observações
Carboidratos (CHO)	
3 a 5 g/kg/dia: treinos leves 8 a 12 g/kg/dia: treinos com carga muito elevada (os valores devem ser ajustados à periodização) A estratégia de realizar algumas sessões de exercício com baixa disponibilidade de CHO (*train low*) promove adaptações ao uso de substratos, mas há necessidade de mais evidências sobre o efeito na *performance*	Especialmente na recuperação entre sessões de treinamento/competições, principalmente se o intervalo entre as mesmas for inferior a 8 h Em treinos e eventos de 45 a 75 min, o bochecho com água e CHO pode ser uma estratégia interessante Para exercícios mais longos, sugere-se a oferta de 30 a 60 g/h e, para exercícios com duração superior a 2 h, é possível a oferta de até 90 g/h, preferencialmente de CHO que possam ser absorvidos por diferentes mecanismos, otimizando sua taxa de oxidação Estudo realizado com o uso de 600 mℓ de solução contendo carboidrato em corredores em cadeira de rodas identificou tendência a melhor *performance* com solução a 11%[70]
Proteínas (PTN)	
Sugere-se o consumo desse nutriente distribuído ao longo do dia em doses de 0,25 a 0,30 g/kg (principalmente após o exercício e a cada 3 a 5 h), totalizando 1,2 a 2 g/kg/dia	Preferir PTN de alto valor biológico, principalmente na recuperação pós-exercício
Lipídios (LIP)	
Deve garantir a complementação das calorias após o cálculo individualizado de CHO e PTN (em g/kg). O consumo de gorduras saturadas não deve exceder 10% do total de energia consumida, e deve ser dada atenção ao consumo de fontes de ácidos graxos essenciais	Dietas muito restritas em LIP (< 20% do total de energia) podem afetar a oferta de vitaminas lipossolúveis
Micronutrientes e substâncias bioativas	
Maior atenção a cálcio, ferro, vitamina D e substâncias antioxidantes	Maior risco de consumo inadequado entre atletas que restringem a ingestão de energia, que apresentam padrões alimentares restritivos/seletivos, e que baseiam sua alimentação em alimentos de elevada densidade energética e baixo valor nutricional Para atletas hipertensos, deve-se fazer controle de sódio. O uso de medicamentos e suplementos deve ser avaliado para evitar interações com os nutrientes.
Hidratação	
Antes do exercício Consumo de líquidos equivalente a 5 a 10 mℓ/kg nas 2 a 4 h antes do exercício *Durante o exercício* Deve-se beber líquidos suficientes durante todo o exercício para repor as perdas de suor de modo que a taxa de sudorese seja menor que 2% do peso corporal *Após o exercício* Repor a hidratação pós-treino. Deve-se ingerir um volume de líquidos entre 125 e 150% do peso corporal perdido	O consumo de sódio em líquidos ou alimentos pré-exercício pode ajudar na retenção de líquidos A taxa de sudorese pode variar de acordo com fatores: intensidade do exercício, duração, condicionamento físico, aclimatação ao calor e altitude A rotina de pesagem antes e após o exercício, contabilizando o volume consumido e a perda urinária, pode auxiliar na estimativa individualizada de reposição hídrica e na elaboração da estratégia mais adequada Atenção à temperatura e à palatabilidade da bebida Na reidratação pode ser necessário o consumo de água e sódio em uma taxa modesta para minimizar as perdas urinárias É desencorajado o consumo de álcool e cafeína na recuperação devido ao efeito diurético

[a]Particularmente em atletas que treinam *indoor*, usam vestimentas que cobrem a maior parte do corpo (p. ex., cadeirantes) e têm pouca exposição à luz solar. Adaptada de ACSM[56] (2016).

momento, não há recomendações específicas de micronutrientes para essa população. Contudo, o estado atual da arte sugere atenção ao consumo de ferro, cálcio e vitamina D.[48,49]

Vale ressaltar que todas as estratégias pré-competição deverão ser testadas durante a fase de treino, e o para-atleta deve evitar consumir alimentos desconhecidos ou modificar seu padrão alimentar habitual. Deve-se, também, estar atento às alterações no esvaziamento gástrico, que pode ser mais lento nos para-atletas com LM, influenciado também pelo posicionamento na cadeira de rodas para as provas.[49]

Os cuidados com a hidratação devem acontecer antes, durante e após o exercício, sendo o ideal definir um esquema individualizado. Dentre vários métodos existentes, a diferença na massa corporal observada antes e depois da sessão de exercício é uma forma prática de identificar as perdas que ocorrem pela sudorese. Perdas de massa corporal superiores a 2% indicam desidratação. Se possível, é recomendado associar a avaliação da coloração da urina, embora este último método, isoladamente, não seja fidedigno e não possa ser usado com para-atletas com DV, para-atletas que façam uso de medicamentos, pois influenciam a frequência urinária, ou naqueles que utilizem bolsa coletora de urina. O ideal, portanto, é associar métodos mais fidedignos, como a gravidade específica da urina.[56]

No caso de para-atletas, quaisquer orientações devem ser ajustadas às suas necessidades individuais. Aqueles com LM ou esclerose múltipla merecem maior atenção, pois, dependendo do nível da lesão, apresentam menor habilidade de termorregulação, devido à inadequada resposta autonômica, ocasionando menor taxa de sudorese, em consequência da maior dificuldade em dissipar calor. Atletas amputados, principalmente com grandes amputações, têm maior risco relacionado ao calor, devido à menor superfície corporal.[71] Além disso, usar muletas, manejar a cadeira de rodas, ter dificuldade de acesso ao banheiro, apresentar tremores e espasmos dificulta a hidratação, o que pode levar à restrição hídrica (intencional ou não), dificultando o processo de hidratação, e levar a prejuízos na *performance* devido a espasmos, cãibras e maior risco de infecções do sistema urinário.[48,49,71]

É importante estar atento para que não ocorra a hiperidratação, acompanhada de hiponatremia, além de dedicar atenção especial aos atletas com LM, que podem ter menor taxa de sudorese, mas sentir maior necessidade de hidratação devido ao acúmulo de calor, e aos para-atletas com DI, que podem

gerenciar sua ingestão com menor eficiência. Todas as estratégias de hidratação devem ser experimentadas antes de competições.[56,71]

Apesar de o consumo de suplementos ser difundido entre para-atletas, as evidências sobre potenciais efeitos ergogênicos são escassas.[72] Um estudo multicêntrico sobre a prevalência de uso nesse grupo mostrou que 58% utilizavam algum tipo de suplemento, incluindo bebidas esportivas, carboidratos, proteico e multivitamínicos.[73] É necessário um olhar criterioso sobre os riscos e benefícios do uso de suplementos nessa população, e a tomada de decisão sobre o uso (ou não) deve se basear nas evidências científicas de eficácia e de baixo risco da suplementação de acordo com as características individuais. Vale lembrar que, em relação a atletas sem deficiências, para-atletas apresentam, com maior frequência, alterações metabólicas e fisiológicas e/ou doenças associadas que podem contraindicar a utilização de suplementos, com possibilidade de atletas com deficiências apresentarem efeitos adversos não encontrados em atletas convencionais. Ainda, podem acontecer interações dos suplementos com medicações de uso habitual desses atletas.[72,74]

Os estudos de suplementação em para-atletas são limitados não só em relação ao número de estudos, mas também em relação ao número e características dos participantes (sexo, idade etc.), havendo heterogeneidade sobre a substância estudada e protocolos metodológicos aplicados (tipo de estudo, número de dias de suplementação, dose do suplemento etc.), exercício praticado, nível de atividade física/treinamento do indivíduo (às vezes os estudos são em indivíduos não treinados), tipo de deficiência apresentada e, finalmente, as variáveis estudadas, o que não possibilita a comparação entre os estudos ou que se chegue a um consenso sobre a utilização dessas substâncias para esse grupo – isso fica muito claro nas revisões realizadas por Shaw et al.,[72] Perret e Shaw[75] e Bauermann et al.,[76] que identificaram, ao todo, 17 estudos. Para exemplificar as dificuldades para uma análise plena, tomemos os quatro estudos realizados apenas com creatina descritos por esses autores (Tabela 46.3),[72,75] nos quais os protocolos de suplementação, participantes, modalidades, variáveis avaliadas são diferentes, dificultando a definição de uma conduta.

Embora três dos estudos sugiram que a creatina teve efeito positivo sobre as variáveis estudadas, é difícil definir qual a dosagem a ser utilizada e se esse efeito seria reproduzido em outros indivíduos com características distintas de deficiência e nível de treinamento (Tabelas 46.4).

Tabela 46.3 Exemplo da heterogeneidade de variáveis dos estudos com creatina revisados por Perret e Shaw et al.[72,75]

Suplementação	Participantes	Modalidade	Variáveis	Resultados	Autores
Creatina monidratada 10 g/dia durante 5 dias, seguido de 5 g por 5 a 7 dias	102 (em dois estudos) com condição neurológica	-	Força de dorsiflexão do tornozelo; fadiga de dorsiflexão do tornozelo; força de extensão do joelho e força de preensão	Grupo creatina teve melhora em todas as variáveis em relação ao placebo	Tarnopolsky e Martin (1999)
Creatina 10 g/dia para adultos e 5 g/dia para crianças por 8 semanas	36 pacientes com distrofia muscular		Força muscular	Creatina aumentou a força	Walter et al. (2000)
Creatina mono-hidratada 4 doses (5g cada)/dia durante 7 dias	16 pacientes crônicos com tetraplegia	Não treinados	Teste de V_{O_2} pico em ergômetro de braços	Aumento significativo do V_{O_2} pico (+17,4%) e potência de pico (+6,7%) no grupo suplementado em comparação com controle	Jacobs et al. (2002)
Creatina mono-hidratada: 4 doses (5g cada)/dia durante 6 dias	4 homens e 2 mulheres em cadeira de rodas	Atletismo em cadeira de rodas	Teste de 800 m contra o relógio	Sem diferença significativa entre grupo recebendo creatina ou placebo quanto à taxa de percepção de esforço ao exercício	Perret et al. (2006)

Tabela 46.4 Considerações sobre os efeitos do uso de suplementos na população de para-atletas.

Suplemento	Considerações sobre possíveis efeitos positivos e negativos
Cafeína	• A literatura indica seis estudos com suplementação de cafeína, dos quais cinco sugerem algum benefício (alguns resultados sem significância estatística) em pessoas com LM (diferentes níveis de lesão e esportes praticados) em exercícios a curto prazo (de poucos minutos) e *sprint*, com doses variando de 4 a 6 mg/kg consumidas entre 45 e 70 min antes do exercício. Apesar desses achados, a evidência ainda não é considerada forte o suficiente para uma recomendação em para-atletas com LM. É possível que a falta de resultados significativos nos estudos se justifique porque o trânsito gastrintestinal é prolongado em indivíduos com LM • Em pessoas com LM, as recomendações de tempo de uso e dosagem devem considerar o nível da lesão, que pode alterar a farmacocinética da cafeína. Pode haver resposta metabólica e fisiológica diferente em pessoas com LM, em comparação com pessoas sem LM, principalmente nos casos de tetraplegia, nos quais o SNS está afetado abaixo do nível de lesão, levando à menor liberação de catecolaminas • Sugere-se que a cafeína possa neutralizar a função cognitiva prejudicada na lesão cerebral traumática por meio de melhorias no desempenho cognitivo durante a participação no esporte, porém mais estudos são necessários • Deve ser evitada na doença de Charcot-Marie-Tooth para o controle dos tremores
Creatina mono-hidratada	• A heterogeneidade dos quatro estudos em pessoas com LM e doenças neuromusculares (Tabela 46.3) não permite concluir o melhor protocolo de suplementação • Mais pesquisas devem ser realizadas para determinar a dosagem ideal para diferentes deficiências em distintos tipos de modalidades e nível de treinamento
Nitrato	• Sugere-se que a suplementação de nitrato possa ter efeito sobre as fibras tipo II e um efeito neuroprotetor. No entanto, há apenas um único estudo que avaliou o efeito de suco de beterraba em paraciclistas com LM, contendo 6 mmol de nitrato, 3 h antes do teste, que não mostrou efeito significativo na *performance*. Mais estudos são necessários

Vitamina D	• Dois de três estudos realizados em para-atletas com LM indicaram necessidade de doses altas (de 6.000 a 50.000 UI) para alcançar níveis séricos adequados de vitamina D. Um estudo não observou nenhum efeito. Assim, as atuais evidências para a suplementação de vitamina D para o desempenho esportivo na população pra-atlética são inconclusivas
	• A suplementação pode ser interessante para desfechos de saúde em casos de deficiência da vitamina D. Algumas situações que merecem atenção:
	  ▪ Apesar da falta de evidências em populações de para-atletas, sugere-se que a suplementação de vitamina D deva ser avaliada para algumas pessoas com deficiência física cuja massa óssea possa estar diminuída (p. ex., pessoas com amputações de membros, pessoas com hemiplegia espástica grave podem ter capacidade de suporte de peso reduzida, portanto, colocando-as em risco de baixa massa óssea)
	  ▪ A correção do déficit de vitamina D em pessoas com esclerose múltipla reduz os sintomas da doença
	  ▪ A deficiência de vitamina D é um fator crítico que leva à fadiga crônica em pessoas com traumatismo cranioencefálico

Ômega 3	• Um único estudo usando suplementação de 3 g de óleo de peixe (1.500 mg DHA, 300 mg EPA/dia), por 30 dias em jogadores de basquete com LM que apresentavam dano muscular e inflamação, indicou redução de marcadores de dano muscular, inflamação e morte de neutrófilos induzida pelo exercício) • Estudos na área clínica sugerem diminuição da neuroinflamação e do estresse oxidativo, principalmente em LM, esclerose múltipla e lesão cerebral traumática. Vale lembrar que a LM pode levar a deficiências de ômega 3 • Mais estudos são necessários
Citrato de sódio	• Há apenas um artigo usando citrato de sódio com ou sem cafeína em para-atletas corredores cadeira de rodas de elite. Embora o citrato de sódio tenha aumentado efetivamente o pH do sangue e a concentração de bicarbonato, não teve efeito no desempenho de 1.500 m (cerca de 3 min). Esse estudo observou diminuição do lactato na condição de citrato de sódio em comparação com a condição de citrato mais cafeína, mas uma tendência a níveis mais altos de lactato em comparação com placebo. Nove de cinco atletas reclamaram de efeitos gastrintestinais negativos. Mais estudos são necessários
Leucina	• Um único estudo com adolescentes e jovens adultos com PC que receberam 192 mg/kg por 10 semanas sugeriu efeito no aumento de força e do volume muscular, diminuição da proteína C reativa e melhora na percepção de medidas de bem-estar. Mais estudos são necessários

DHA, ácido docosahexaenoico; *EPA*, ácido eicosapentaenoico; *LM*, lesão medular; *PC*, paralisia cerebral; *SNS*, sistema nervoso simpático. Adaptada de Shaw et al.[72] (2021); Perret e Shaw[75] (2019); Bauermann et al.[76] (2022).

Apesar dos poucos estudos, Shaw et al.,[72] Perret e Shaw[75] e Bauermann et al.,[76] em revisão sobre o tema, apontam alguns achados e hipotetizam alguns aspectos que devem ser considerados frente à deficiência apresentada pelo para-atleta, que podem afetar a decisão para a suplementação.

Como considerações finais, sugerimos que a orientação sobre os alimentos e preparações e sobre a necessidade de suplementação deverá ser definida em função da disponibilidade de alimentos, da praticidade e do custo, além de todos os aspectos já discutidos neste capítulo, que afetam as práticas alimentares. No caso de para-atletas, é importante a avaliação das funções renal e hepática, e o estudo da interação nutriente/fármacos.

Muito ainda deve ser investigado na área de Nutrição para que se possa realizar o acompanhamento dos para-atletas a partir de evidências científicas mais sólidas. Nesse ínterim, cabe ao nutricionista manter-se atualizado e realizar os ajustes na aplicação das recomendações nutricionais, sempre após cuidadoso estudo das características e especificidades dos para-atletas.

Ainda frente aos desafios no atendimento nutricional de para-atletas, é fundamental que o nutricionista adote uma abordagem interprofissional, que possibilite a troca constante com outros profissionais e o cuidado integral do indivíduo.[46]

REFERÊNCIAS BIBLIOGRÁFICAS

As referências consultadas para a elaboração deste capítulo estão disponíveis *online* no Ambiente de aprendizagem do GEN.

COMO CITAR ESTE CAPÍTULO

ABNT
JUZWIAK, C. R.; JOAQUIM, D. P.; STIELER, E. *et al.* Esporte adaptado. *In*: ROSSI, L.; POLTRONIERI, F. (org.). *Tratado de Nutrição e Dietoterapia*. 2. ed. Rio de Janeiro: Guanabara Koogan, 2023. p. 570-579.

VANCOUVER
Juzwiak CR, Joaquim DP, Stieler E et al. Esporte adaptado. In: Rossi L, Poltronieri F (Orgs.). Tratado de nutrição e dietoterapia. 2. ed. Rio de Janeiro: Guanabara Koogan; 2023. p. 570-9.

CAPÍTULO **47**

Suplementação Ergogênica

Marina Yazigi Solis • Luciana Rossi

INTRODUÇÃO

A importância da nutrição para o esporte já é conhecida desde as primeiras civilizações. Há relatos de que, na Grécia antiga, os atletas consumiam testículo de carneiro para melhorar seu desempenho e no século III a.C. os gregos e romanos comiam ervas e cogumelos como substâncias estimulantes. A dieta do atleta Chamis de Esparta, vencedor da corrida de 200 jardas (183 m) dos Jogos Olímpicos na Grécia em 668 a.C., ganhou notoriedade após declarar que sua dieta era baseada em figos secos.[1] A busca por substâncias que potencialmente possam melhorar o desempenho físico-esportivo sempre despertou interesse de atletas e praticantes de atividades físicas. Dentre os diversos recursos ergogênicos (*i. e.*, substâncias ou métodos que promovam a melhora do desempenho), destacam-se os suplementos alimentares.

O uso dos suplementos alimentares é, sem dúvida, uma das estratégias nutricionais mais valorizada entre atletas das mais diversas modalidades e níveis competitivos. No entanto, dentre todos os fatores que determinam o desempenho físico, o uso dos suplementos está entre os fatores de menor importância. No esporte de alto rendimento, fatores como: talento, motivação, preparação física, níveis técnico e tático são fundamentais para o sucesso de um atleta. Em competições do mais alto nível é esperado que todos os participantes tenham características similares, com genética favorável, alto nível de treinamento e motivação, garantindo a paridade entre os competidores. Neste cenário, a diferença entre o sucesso e a derrota de um atleta (*i. e.*, entre o primeiro e o último colocado) é mínima, sendo representada muitas vezes por segundos ou centímetros.[2] Por exemplo, nas Olimpíadas de Tóquio no Japão, em 2021, a diferença entre o 1º colocado, o americano Caeleb Dressel, e o 3º colocado, o brasileiro Bruno Fratus, na modalidade 50 m livres na natação foi de 0,5 segundo. Já no salto com vara, a diferença entre o sueco Armand Duplantis, 1º colocado e medalha de ouro, e o brasileiro Thiago Braz foi de 15 cm.[3]

As diferenças marginais entre os atletas de alto rendimento podem explicar, ao menos em parte, a busca incessante por artifícios e estratégias que resultem em vantagens sobre seus oponentes. Contudo, o uso dos suplementos alimentares não se limita somente aos atletas de elite, mas também abrange outras populações como: atletas amadores, frequentadores de academias, desportistas e entre outros indivíduos que não possuem conhecimentos básicos de nutrição e que são persuadidos pelas propagandas da indústria bilionária de suplementos alimentares.

Diante do uso, muitas vezes indiscriminado, de suplementos alimentares pelos atletas, especialistas no assunto têm optado por adotar uma abordagem mais pragmática quanto ao seu uso, analisando a relação risco-benefício, segurança, eficácia e regras *antidoping* e, ainda, características específicas (como idade, gênero, genética, nível de treinamento) e maturidade esportiva do atleta.[4] Sendo assim, o objetivo deste capítulo é fornecer informações aos atletas de alto rendimento e sua equipe (treinador, preparador físico, médico e nutricionista) sobre o uso dos suplementos nutricionais e sua devida aplicação.

PREVALÊNCIA E JUSTIFICATIVA PARA SEU USO

O uso dos suplementos alimentares tem ganhado cada vez mais notoriedade entre os atletas e não atletas. Com relação à população em geral, uma pesquisa realizada em 2017-2018, nos EUA, verificou que 57,3% dos adultos acima de 20 anos consumiam pelo menos um tipo de suplemento alimentar.[5] De acordo com as pesquisas realizadas pelo Council for Responsible Nutrition (órgão equivalente ao Conselho Regional de Nutrição, o CRN), mais de 170 milhões de americanos fazem uso de suplementos alimentares, especialmente de vitaminas e minerais, com o objetivo de: "melhora de bem-estar", "aumentar energia", "suprir faltas de nutrientes da dieta", "alívio das dores musculares", "ajuste da composição corporal" e "melhora do desempenho físico".[6]

Dado o aumento pela busca por suplementos alimentares no Brasil e no mundo, o consumo destes produtos movimenta um mercado bilionário. Curiosamente, em 2012 a arrecadação global com as vendas de suplementos foi de 96 bilhões de dólares americanos e, no ano seguinte, as vendas teriam aumentado para 104 bilhões de dólares americanos, incluindo uma variedade de mais de 85 mil produtos.[7,8] Destaca-se, contudo, que o número de suplementos alimentares contaminados com substâncias também é crescente, sobretudo com substâncias proibidas pela World Anti-Doping Agency (WADA).[9]

Entre os atletas, o consumo de suplementos é ainda maior, muitas vezes até excessivo, podendo chegar a mais de 30 substâncias consumidas simultaneamente pelo mesmo indivíduo em dia de competição.[10] De acordo com a literatura, a prevalência do uso de suplementos alimentares entre os atletas pode variar de 40 a 100%, a depender da modalidade esportiva em que o atleta está inserido, do nível competitivo e do tipo de suplemento.[2] Um estudo canadense verificou que, dos 440 atletas de elite, 81 a 100% faziam uso de suplementos alimentares, e o maior consumo estava entre os atletas que treinavam mais horas semanais (> 25 horas/semana).[11] De fato, atletas de elite utilizam mais suplementos do que os atletas amadores.[7]

No Brasil, a prevalência de consumo de suplementos varia de acordo com a região e o engajamento esportivo, mas os dados variam entre 20,5 e 81,2%, sendo maior entre os praticantes de musculação. Entre os anos de 2010 e 2016, houve um aumento no consumo de suplementos alimentares de 233%, chegando a um faturamento de 1,49 bilhão de reais.[12] Dentre os mais utilizados estão os ácidos graxos, aminoácidos, minerais, óleos, plantas, proteínas, vitaminas, entre outros.[13,14]

As mesmas pesquisas relatam que os atletas alegam utilizar com frequência os suplementos alimentares com o objetivo de aumentar as vantagens competitivas contra seus adversários, uma vez que a preparação física, os níveis técnico e tático são muito similares entre seus pares. Além disso, a alta prevalência do uso de suplementos pode ser justificada por outros motivos como:

- Corrigir e prevenir deficiências nutricionais, as quais poderiam prejudicar a saúde e o desempenho

- Garantir maior conveniência no fornecimento de energia e nutrientes necessários próximo das sessões de treino
- Alcançar objetivos específicos nos treinos e competições
- Potencializar os ganhos obtidos pelo treinamento e preparação física (p. ex., aumento da intensidade e volume de treino), melhora da recuperação muscular após sessão de treino, redução de danos e lesões e, por fim, otimizar composição corporal e ganho de massa muscular
- Vantagens financeiras (vínculo com patrocinadores) ou porque os produtos foram adquiridos livres de custo
- Influência e incentivo dos familiares, treinadores e demais atletas/competidores.

As principais justificativas dadas pelos atletas para o uso dos suplementos alimentares podem ser vistas na Figura 47.1.

O QUE SÃO SUPLEMENTOS ALIMENTARES

De acordo com a Agência Nacional de Vigilância Sanitária (Anvisa), os suplementos alimentares não são medicamentos e não devem ser utilizados para tratar, prevenir ou curar doenças.[15] Os suplementos são destinados a pessoas saudáveis, atletas e não atletas. Sua finalidade é fornecer nutrientes, substâncias bioativas, enzimas ou probióticos em complemento à alimentação. Ainda, os suplementos alimentares podem ser definidos como "produtos para ingestão oral, apresentados em formas farmacêuticas, e destinados a suplementar a alimentação de indivíduos saudáveis com nutrientes, substâncias bioativas, enzimas ou probióticos, isolados ou combinados". Complementando esta definição, o Comitê Olímpico Internacional (COI/IOC)[16] descreve os suplementos alimentares como "um alimento, componente alimentar, nutriente ou composto não alimentar que é ingerido intencionalmente, além da dieta habitualmente consumida, com o objetivo de alcançar um benefício específico para a saúde e/ou desempenho físico-esportivo".

De acordo com a RDC nº 243/2018,[15] grande parte dos produtos usados como suplementos alimentares é classificada em diferentes categorias regulatórias:

- Suplementos de vitaminas e minerais
- Substâncias bioativas e probióticos

- Novos alimentos e novos ingredientes
- Alimentos com alegações de propriedades funcionais e de saúde
- Suplementos para atletas
- Complementos alimentares para gestantes e nutrizes
- Medicamentos específicos sem prescrição médica.

Apesar de revogar a RDC nº 18/2010,[a] a RDC nº 243/2018 não especifica quais são as classes dos suplementos alimentares para atletas.

Este regulamento não abrange: (a) substâncias estimulantes, hormônios ou outras consideradas como *doping* contidas na lista de substâncias proibidas pela WADA e ou legislação pertinente; (b) substâncias com ação ou finalidade terapêutica ou medicamentosa, incluindo produtos fitoterápicos, bem como suas associações com nutrientes ou não nutrientes; (c) óleos e gorduras parcialmente hidrogenados.

Os suplementos alimentares podem ser consumidos de diversas formas, como, por exemplo, nutriente em sua forma isolada ou concentrada; associada a multi-ingredientes ou em combinação a outros produtos com objetivo similar; alimentos formulados (líquidos substitutos de uma refeição, como os *shakes*); alimentos esportivos (bebidas esportivas, géis, barra); alimentos enriquecidos (como os fortificados com vitaminas ou minerais específicos) e outros.

ALIMENTOS ESPORTIVOS: UMA ALTERNATIVA PRÁTICA

A filosofia "comida em primeiro lugar" (do inglês, *food first*) tem sido adotada como a principal estratégia nutricional para atletas, segundo o posicionamento do Australian Institute of Sport (AIS)[17] e do COI (2018).[16] A abordagem "comida em

---

[a]A Resolução RDC nº 18, de 27 de abril de 2010, dispunha sobre os suplementos para atletas, sendo classificados em seis categorias: I – suplemento hidreletrolítico para atletas; II – suplemento energético para atletas; III – suplemento proteico para atletas; IV – suplemento para substituição parcial de refeições de atletas; V – suplemento de creatina para atletas; e VI – suplemento de cafeína para atletas.

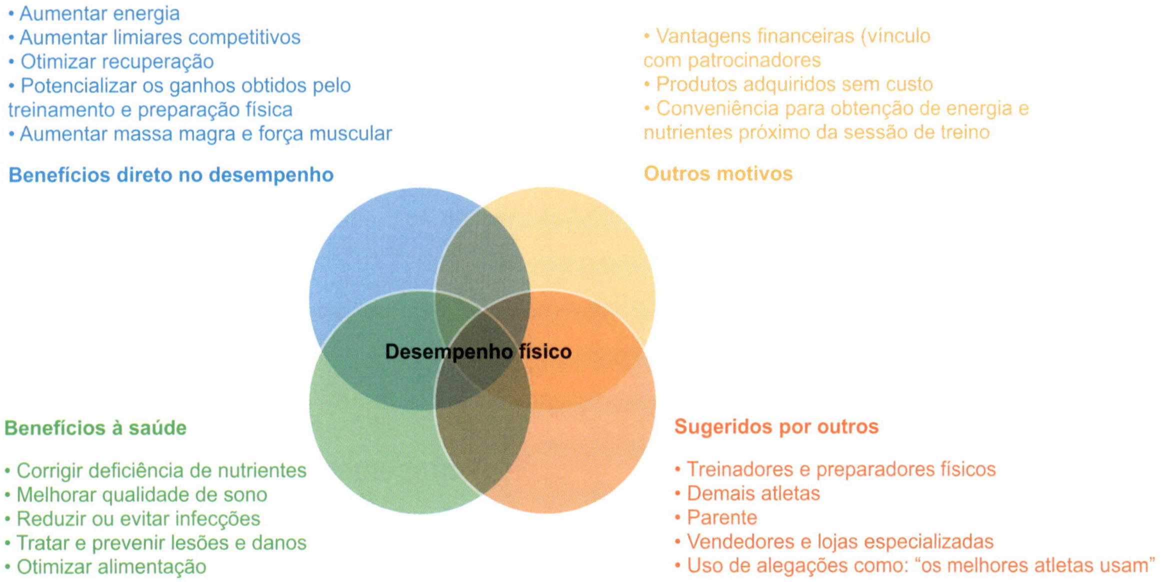

Benefícios direto no desempenho
- Aumentar energia
- Aumentar limiares competitivos
- Otimizar recuperação
- Potencializar os ganhos obtidos pelo treinamento e preparação física
- Aumentar massa magra e força muscular

Outros motivos
- Vantagens financeiras (vínculo com patrocinadores
- Produtos adquiridos sem custo
- Conveniência para obtenção de energia e nutrientes próximo da sessão de treino

Benefícios à saúde
- Corrigir deficiência de nutrientes
- Melhorar qualidade de sono
- Reduzir ou evitar infecções
- Tratar e prevenir lesões e danos
- Otimizar alimentação

Sugeridos por outros
- Treinadores e preparadores físicos
- Demais atletas
- Parente
- Vendedores e lojas especializadas
- Uso de alegações como: "os melhores atletas usam"

Desempenho físico

Figura 47.1 Motivações dadas por atletas para o uso dos suplementos. Adaptada de Garthe e Maughan[2] (2018).

primeiro lugar" valoriza a obtenção dos nutrientes por meio de alimentos e bebidas convencionais (e, de preferência, não processados), em vez de componentes alimentares isolados, alimentos esportivos ou suplementos alimentares.[18]

Apesar de as diretrizes de nutrição esportiva serem claras quanto à importância de uma alimentação equilibrada, a fim de garantir o aporte de energia e nutrientes necessários em cada contexto esportivo, muitos atletas podem experimentar dificuldades em manter o padrão alimentar ideal no dia a dia ou até mesmo, durante as competições. Para alguns atletas, conciliar a rotina de treino com a rotina alimentar torna-se um grande desafio, especialmente quanto aos aspectos relacionados com: preparação e armazenamento das refeições, ajuste de ingestão dos alimentos aos horários dos treinos, conforto gástrico e aporte de nutrientes necessários (p. ex., energia, macro e micronutrientes nas devidas proporções). Imagine como seria organizar o plano alimentar com aporte de 10.000 calorias/dia do nadador profissional americano Michael Phelps, que durante 8 dias participou de 17 provas de natação que resultaram em 8 medalhas de ouro nas Olímpias de Pequim, na China em 2008.[19] Possivelmente, para atingir as 10.000 calorias diárias, Michael Phelps se beneficiaria de estratégias complementares e suplementares à sua dieta, como a ingestão de bebidas energéticas, *shakes* etc.

Ainda, alguns nutrientes são de difícil obtenção pela dieta, sem que haja a ingestão excessiva dos alimentos que contenham estes nutrientes, como é o caso da creatina e beta-alanina. Para a obtenção das quantidades ideais destes nutrientes via alimentação, os indivíduos precisariam consumir quantidades excessivas de proteína animal diariamente. Curiosamente, para aquisição de 5 g de creatina é necessário consumir, aproximadamente, 1 kg de carne vermelha por dia. Outros nutrientes são encontrados em um número limitado de alimentos, os quais, muitas vezes, não fazem parte da dieta convencional do atleta, como o ômega-3 ou a vitamina B_{12} que são encontrados nos peixes e carne vermelha, respectivamente.[18]

Nesse sentido, os alimentos esportivos têm sido utilizados como alternativa conveniente para obtenção de nutrientes necessários para um objetivo específico em uma única fonte e/ou quando o consumo regular de alimentos/bebidas for impraticável pelos atletas. E uma nova abordagem para "comida em primeiro lugar, mas nem sempre apenas comida" tem ganhado cada vez mais destaque.[18] Além disso, os novos alimentos esportivos e as embalagens tecnológicas tornam mais fáceis seu transporte, armazenamento e consumo antes, durante e depois/entre competições.[20] Exemplos de alimentos esportivos comumente comercializados no Brasil e seus equivalentes no mercado internacional podem ser encontrados na Tabela 47.1.

SUPLEMENTOS ERGOGÊNICOS

Alguns suplementos alimentares apresentam potencial efeito ergogênico e, por isso, são altamente valorizados entre atletas e desportistas. Os suplementos ergogênicos são comumente consumidos antes, durante e/ou depois da sessão de treinamento ou da competição com o objetivo de fornecer nutrientes que sejam limitantes para o desempenho (como, por exemplo, para fornecer energia para o músculo ou cérebro) ou para manter a homeostase (como, por exemplo, repor as perdas hídricas e de sódio).[22]

A palavra "ergogênico" é derivada do grego *ergon* (trabalho) e *gennan* (produção), isto é: algo que potencializa realização de trabalho. No contexto esportivo, evidências demonstram que os

suplementos ergogênicos podem atuar de forma aguda e/ou crônica, aumentando o desempenho físico-esportivo em cerca de 1 a 5%, melhorando parâmetros como força muscular máxima, velocidade de corrida e/ou trabalho realizado durante o exercício, cognição e recuperação muscular após sessão de treino.[23] Ainda, há suplementos alimentares que são utilizados para corrigir possíveis deficiências nutricionais tipicamente vistas em atletas de elite (como: deficiência de ferro, cálcio, vitamina D, vitamina B_{12}, entre outras) e que possibilitam a manutenção do estado nutricional, resultando na melhora de parâmetros de saúde, capacidade de treino e desempenho.[22]

Apesar de os suplementos ergogênicos apresentarem melhoras significativas no desempenho físico-esportivo, a magnitude de aumento é marginal. Para um desportista, o aumento de 1 a 5% em seu rendimento pode não representar grandes conquistas. Porém, para o atleta de elite, o aumento de 1% em seu desempenho é capaz de modificar o *ranking* entre o primeiro e o último colocado. Em algumas modalidades, como na corrida individual de rua, a diferença entre os três principais medalhistas pode checar a < 0,01%.[24] Sendo assim, quando o suplemento alimentar for seguro, eficaz e permitido pelas agências de controle *antidoping*, pode ser considerado como uma oportunidade de aumentar vantagens sobre seus adversários.

Entretanto, a ação ergogênica dos suplementos só é possível dependendo do contexto em que este for utilizado, bem como as necessidades reais do atleta ou desportista. Ou seja, antes de suplementar qualquer atleta deve-se levar em consideração as peculiaridades da modalidade esportiva em que ele está inserido, as regras esportivas, as características fisiológicas e bioquímicas individuais, o estado de treinamento, a rotina de treinamento físico, o histórico dietético e muitas outras variáveis intrínsecas e extrínsecas do atleta, as quais podem influenciar a resposta à suplementação.

Suplementos ergogênicos com ação direta

Os suplementos ergogênicos que exercem ação cientificamente comprovada podem atuar de forma direta ou indireta no desempenho físico e esportivo de atletas. Segundo o COI, os suplementos com fortes evidências de que podem melhorar diretamente o desempenho físico e esportivo de atletas de alto rendimento incluem: a cafeína, a creatina (na forma monoidratada), o nitrato (e suco de beterraba), a beta-alanina e o bicarbonato de sódio.[22] As informações quanto a definição, mecanismos de ação, protocolos de suplementação, eficácia no desempenho físico-esportivo e os possíveis efeitos adversos desses suplementos podem ser encontradas na Tabela 47.2.

Cabe ressaltar que os suplementos ergogênicos com ação direta devem ser considerados apenas quando houver evidências que garantam que seu uso é seguro, legal, efetivo e, idealmente, após a adequação das estratégias dietéticas para nutrição esportiva. Quando este for o caso, é altamente recomendável que os atletas testem minuciosamente o uso de qualquer suplemento durante treinamentos que mimetizam os esforços e condições similares ao dia de prova/competição.

Suplementos ergogênicos com ação indireta

Além dos suplementos ergogênicos com ação direta, outros produtos disponíveis no mercado poderiam atuar indiretamente na melhora do desempenho físico-esportivo dos atletas. Os suplementos com potencial ação indireta estão aqueles que alegam

Tabela 47.1 Suplementos no mercado brasileiro em comparação com outros produtos internacionais.[16]

Suplemento	Finalidade para prescrição ergogênica	Apresentação	Composição típica	Observações
Suplemento hidreletrolítico	Fornecer líquidos, carboidratos e eletrólitos para hidratação e manutenção do balanço hídrico antes, durante e após exercícios e competições	Bebida pronta para consumo ou pó para diluição	CHO: 5 a 8% • Frutose: inferior a 3% (m/v) Sódio: 460 a 1.150 mg/ℓ Potássio: até 700 mg/ℓ Osmolalidade: < 330 mOsm/kg H_2O • Isotônico: 270 a 330 mOsm/kg H_2O • Hipotônico: < 270 mOsm/kg H_2O Pode: vitaminas e minerais Não pode: fibras alimentares	*Sports drinks:* mercado internacional
Suplemento eletrolítico	Fornecer e/ou repor perda de eletrólitos em treinos e competições	Tabletes, sachês ou em pó	Sódio: 50 a 60 mmol/ℓ Potássio: 10 a 20 mmol/ℓ Sem ou com baixo teor de carboidratos	*Electrolyte replacement supplements:* mercado internacional
Suplemento energético	Produto destinado a complementar as necessidades energéticas, prioritariamente de carboidratos	Gel e pó (maltodextrina, palatinose, dextrose etc.)	CHO: 20 a 40 g ($\geq$ 75% VET) Pode: vitaminas, minerais, lipídios e proteínas (intactas ou hidrolisadas) Não pode: fibras alimentares	*Sports gel:* mercado internacional Pode conter nutrientes (aminoácidos etc.) e não nutrientes (cafeína)
Suplemento proteico	Produto destinado a complementar as necessidades proteicas	Pó (misturar com água ou leite) ou líquido pronto para beber Barra rica em proteínas, geralmente com baixo teor de CHO	PROT: 20 a 50 g/porção • PROT alto valor biológico – origem animal (soro de leite, caseína, leite, ovo, albumina) ou vegetal (p. ex., soja) Pode: vitaminas e minerais Não pode: fibras alimentares	*Protein supplement:* mercado internacional Nota: pode conter outros ingredientes, que não têm boas evidências e que aumentam risco de contaminação
Suplemento para substituição parcial de refeições	Suplemento para dar suporte à prescrição de dieta com alta energia (especialmente durante treinamento pesado/competição ou ganho de peso) Substituição de refeição de baixo volume (especialmente refeição pré-evento) Recuperação pós-exercício (CHO e PRO) Nutrição portátil para agenda lotada ou viagens	Pó para misturar com água ou leite Líquido pronto para beber	Energia: mínimo 300 kcal/porção ou 1 a 1,5 kcal/mℓ CHO: entre 50 e 70% VET PROT: 13 a 20% VET • Proteínas intactas ou hidrolisadas (PDCAAS > 90%) Gorduras: até 30% VET • Gordura saturadas: máx. 10% VET • Gordura *trans* 1% VET produto pronto Pode: vitaminas, minerais e fibras alimentares	*Liquid meal supplement:* mercado internacional
Barra de cereais	Não são considerados suplementos para atletas no Brasil (Anvisa, 2010)		CHO: 40 a 50 g/porção PROT: 5 a 10 g de proteína Geralmente pobre em gordura e fibra Vitaminas/minerais: 50 a 100% das DRI	*Sports bars:* mercado internacional Nota: pode conter outros ingredientes, que não têm boas evidências e que aumentam risco de contaminação
Bebida energética	Não são considerados suplementos para atletas no Brasil (Anvisa, 2010) Bebida contendo cafeína, para pré-exercício. Mistura de carboidratos e cafeína para durante o exercício	Líquido pronto para beber ou *shot* concentrado	Conforme RDC nº 272, denominados como Composto Líquido Pronto para Consumo: é o produto que contém como ingredientes: inositol e/ou glucoronolactona e/ou taurina e/ou cafeína, podendo ser adicionado de vitaminas e/ou minerais até 100% das DRI na porção do produto	*Energy drink:* mercado internacional Pode conter outros ingredientes com suporte de evidências variáveis e com nível de preocupação
Alimentos enriquecidos com proteínas	Alimentos de valor agregado capazes de atingir a meta de proteína para uso pós-exercício ou para melhorar o teor de proteína de outras refeições e lanches na dieta de um atleta	Leite, iogurte, sorvete, barras de cereais e outras formas de alimentos	Alimentos com maior teor de proteína do que os produtos similares, obtido pela adição de fontes de proteína Normalmente permite que a porção normal forneça cerca de 20 g PROT para atingir a meta ergogênica nutricional esportiva	*Protein-enhanced food* Não têm legislação específica de suplemento para atletas

CHO, carboidratos; *DRI*, ingestões diárias de referência; *PDCAAS, protein digestibility corrected amino acid score*; *PROT*, proteína; *VET*, valor energético total. Adaptada de IOC[16] (2018), Anvisa[21] (2010).

Tabela 47.2 Suplementos alimentares com fortes evidências para aumentar o desempenho físico-esportivo em modalidades específicas.

Cafeína

Cafeína é um estimulante natural amplamente utilizado por atletas com o objetivo de aumentar desempenho aeróbico, aumentar força e tempo de reação durante as competições e provas, bem como nas sessões de treino de longa duração. Quando ingerida, a cafeína é rapidamente absorvida e transportada para todos os tecidos e órgãos, especialmente no músculo esquelético e SNC.

Mecanismo de ação	• A cafeína tem estrutura semelhante à adenosina e pode se ligar a receptores de membrana celular para adenosina, bloqueando sua ação. Ou seja, a cafeína tem ação antagonista aos receptores de adenosina presentes na maioria dos tecidos, incluindo cérebro, coração, músculo liso e esquelético, e adipócitos • Promove liberação de endorfina • Apresenta função neuromuscular • Estimula o SNC, aumentando vigília, alerta, excitação e humor	Spriet[25] Sinclair e Geiger[26]
Benefícios	• Alerta do SNC • Redução da percepção subjetiva de esforço • Redução da dor • Aumento de desempenho físico	Pickering e Grgic[27]
Quando seu uso pode ser considerado	• Esportes de resistência (> 60 min) • Esportes coletivos e intermitentes • Esportes de curta duração e alta intensidade (1 a 60 min) • Esforço único envolvendo força e potência • Aumento de energia pré-treino Efeito da cafeína no desempenho varia de acordo com cada indivíduo. Uns podem não responder à cafeína e outros podem apresentar efeitos adversos acentuados	Paton et al.[28] Talanian e Spriet[29] Wiles et al.[30]
Protocolo de uso	• 3 a 6 mg/kg do peso corporal, na forma de cafeína anidra (cápsula, líquidos ou em pó) e consumida cerca de 60 min antes do exercício • Baixa dose de cafeína (< 3 mg/kg de peso corporal, cerca de 200 mg) pode ser consumida tanto antes como durante o exercício. Associação com carboidrato durante exercício pode ser benéfica • Poder ser consumida antes, durante e/ou ao término do exercício (quando a fadiga começa aparecer)	Ganio et al.[31] French et al.[32] Schneiker et al.[33]
Fontes alimentares	• 1 barra de chocolate (60 g) = 5 a 50 mg • 1 lata (375 mℓ) de refrigerante à base de cola = 36 mg de cafeína • 1 lata (250 mℓ) de energético = 80 mg • 1 xícara de café fresco (250 mℓ) = 80 a 280 mg • 1 xícara de chá verde = 25 a 110 mg • 1 xícara de chá preto = 25 a 110 mg • Suplementos para "queimar gordura" (lipolíticos) = 47 a 250 mg	Spriet[25]
Preocupações e considerações	• Abstenção da cafeína dias antes da competição não promove efeitos maiores no dia da competição • Altas doses de cafeína (≥ 9 mg/Kg de peso) podem causar efeitos adversos como náuseas, ansiedade, insônia, dores gástricas e cansaço. • Excesso de cafeína pode ser letal e seu mal-uso pode ser monitorado pela WADA • Cafeína tem ação diurética e promove aumento do fluxo de urina, porém esse efeito é pequeno	Burke[34] Maughan e Griffin[35]

Creatina

A creatina é uma amina de ocorrência natural e sintetizada endogenamente (cerca de 1 g/dia) por fígado, rins e pâncreas, a partir dos aminoácidos glicina, metionina e arginina. A creatina também pode ser obtida de forma exógena pela dieta (cerca de 1 g/dia), pela ingestão de carnes vermelhas, carne suína, frango e peixes ou, ainda, por meio da suplementação. A creatina é encontrada em suas formas livre (60 a 70%) e fosforilada (30 a 40%). Aproximadamente 95% da reserva total de creatina corporal são encontrados no músculo esquelético e os 5% restantes em células com alta atividade metabólica e altas taxas de transferência de energia, como músculo cardíaco, retina, cérebro e testículos.

Mecanismo de ação	• Suplementação aumenta as concentrações de creatina intramusculares • Aumento das concentrações de creatina no músculo aumenta ressíntese de adenosina trifosfato (ATP), por meio da doação do grupo fosforil da fosforilcreatina (PCr) para adenosina difosfato (ADP).	Wyss e Kaddurah-Daouk[36]
Benefícios	• Melhora da qualidade do músculo esquelético (força muscular, capacidade aeróbica e tamanho) • Aumento de tempo até a fadiga • Aumento do desempenho físico-esportivo • Melhora da recuperação • Potencial melhora das atividades cerebrais	Wyss e Kaddurah-Daouk[36]
Quando seu uso pode ser considerado	• Esforço único máximo de alta intensidade e curta duração (≤ 30 s) (p. ex., *sprint*, treino resistido) • Esportes que envolvam movimentos explosivos de alta intensidade e repetitivos (p. ex., esportes coletivos) • Esforço de alta intensidade realizado durante ou ao fim do exercício de *endurance* • Recuperação da perda de massa muscular após situação de desuso (p. ex., lesão, imobilização) • Aumento do processamento cognitivo, potencial redução de danos e aumento da recuperação de traumatismo/concussão leve	Kreider et al.[37]
Protocolo de uso	• Dose de sobrecarga: cerca de 20 g/dia (ou 0,3 g/kg de peso/dia), dividida em 4 doses, por 5 a 7 dia • Dose de manutenção: 3 a 5 g (ou 0,1 g/kg de peso/dia), durante o período da suplementação A creatina pode ser utilizada em qualquer horário do dia. Porém, o consumo logo após sessão de treino pode ser mais prático e eficiente Consumo de creatina junto a carboidrato e proteína (cerca de 50 g) pode aumentar retenção de creatina dentro do músculo via estímulo da insulina	Greenhaff et al.[38] Green et al.[39]

(*continua*)

Tabela 47.2 Suplementos alimentares com fortes evidências para aumentar o desempenho físico-esportivo em modalidades específicas. (*Continuação*)

Creatina (*continuação*)		
Fontes alimentares	<ul><li>Salmão (100 g) = 0,45 g de creatina</li><li>Carne suína (100 g) = 0,5 g de creatina</li><li>Carne bovina (100 g) = 0,5 g de creatina</li><li>Arenque (100 g) = 0,65 g de creatina</li><li>Bacalhau (100 g) = 0,3 g de creatina</li><li>Leite (100 mℓ) = 0,01 g de creatina</li></ul>	Balsom et al.[40]
Preocupações e considerações	<ul><li>Creatina é uma molécula osmoticamente ativa e pode aumentar 1 a 2 kg do peso corporal em virtude da retenção hídrica. Considerar esse evento nas modalidades que dependem do peso corporal (p. ex., salto com vara, ciclismo, corrida etc.) ou atletas que precisam alcançar certo peso corporal (p. ex., lutas, remo)</li><li>Não há malefícios à saúde com o uso a longo prazo da creatina (até 4 anos)</li><li>Vegetarianos apresentam concentrações intramusculares reduzidas e podem responder melhor à suplementação de creatina</li></ul>	Schilling et al.[41] Powers et al.[42]

Nitrato (suco de beterraba)		
	Suco de beterraba conta com alto teor de nitrato, assim como os vegetais (como as folhas escuras), frutas e algumas carnes processadas. O nitrato proveniente da dieta pode ser utilizado para aumentar as concentrações de óxido nítrico. O óxido nítrico, do inglês, *nitric oxide* (NO) é uma molécula essencial para o desenvolvimento humano, com ação endócrinas, autócrinas e parácrinas em diversos órgãos e tecidos, como: rins, coração, músculo, sistema digestório, sistema neurológico etc. O aumento do nitrato dietético tem sido associado com a melhora do desempenho físico-esportivo de diversas modalidades.	

Mecanismo de ação	O NO é um sinalizador molecular importante que tem papel em diversos processos fisiológicos:<ul><li>Aumento do relaxamento do endotélio</li><li>Maior contratilidade muscular</li><li>Aumento da biogênese e eficiência mitocondrial</li><li>Aumento da captação de glicose pelo músculo esquelético</li></ul>	Nyakayiru et al.[43]
Benefícios	<ul><li>Aumento da vasodilatação (maior distribuição de oxigênio para o músculo e redução da pressão arterial)</li><li>Aumento da capacidade de exercício (maior eficiência, economia de exercício e retardando a fadiga)</li><li>Maior contração muscular e aumento do desempenho</li><li>Melhora do sistema imunológico</li></ul>	Lundberg et al.[44]
Quando seu uso pode ser considerado	<ul><li>Exercício prolongado submáximo (p. ex., eventos de *endurance* com duração de 4 a 30 min, como ciclismo, corrida etc.)</li><li>Exercício intermitente de alta intensidade e curta duração (individuais e coletivos)</li><li>Exercício que envolva capacidade aeróbica</li><li>Exercício com exposição a situação de hipoxia (p. ex., treinar em altitude)</li></ul>	Thompson et al.[45] Wylie et al.[46]
Protocolo de uso	<ul><li>Protocolo agudo: 350 a 600 mg de nitrato, 2 a 3 h antes do exercício, no dia do evento/sessão de treino</li><li>Protocolo crônico: 350 a 600 mg/dia de nitrato, 2 a 3 h antes do exercício, por 3 a 15 dias</li></ul>Protocolo crônico pode ser mais eficiente para atletas de elite Evitar uso de enxaguante bucal e chiclete, pois o efeito benéfico pode reduzir	Hoon et al.[47]
Fontes alimentares	Necessidade alimentar para obtenção de 400 mg de nitrato:<ul><li>1 unidade grande de beterraba (200 g)</li><li>1 copo (500 mℓ) de suco de beterraba fresco</li><li>2 xícaras de alface (150 g)</li><li>2 xícaras de espinafre (150 g)</li><li>2,5 xícaras de salsão (250 g)</li><li>2 xícaras de salsinha (150 g)</li></ul>O conteúdo de nitrato presente nos alimentos pode variar de acordo com a qualidade de solo, o clima e o tempo de coleta	Lundberg et al.[44]
Preocupações e considerações	<ul><li>Suco de beterraba, especialmente quando muito concentrado, pode causar desconforto gástrico. Sua ingestão deve ser testada e treinada previamente à competição</li><li>Poucos estudos avaliaram o efeito do uso de nitrato em atletas femininas</li><li>Suco de beterraba pode modificar a coloração da urina e fezes para rosa</li><li>Uso equivocado do sal de nitrato e nitrito pode ser tóxico</li><li>O uso a longo prazo do nitrato ainda não foi estudado</li></ul>	Lundberg et al.[44]

Beta-alanina		
	Um dos tamponantes mais importantes em nosso músculo é a carnosina. A carnosina é um dipeptídio formado por beta-alanina e histidina. Quanto mais carnosina no músculo esquelético, maior será a capacidade de neutralizar os ácidos produzidos pelo próprio músculo com durante o exercício físico, atrasando o aparecimento da fadiga. Para que ocorra o aumento das concentrações de carnosina intramusculares é necessário aumentar as concentrações de beta-alanina e histidina. A histidina é um aminoácido extremamente abundante no organismo; no entanto, a beta-alanina é um aminoácido não essencial, sintetizado em baixas concentrações pelo fígado, e sua escassez limita a produção de carnosina.	

Mecanismo de ação	<ul><li>Suplementação diária e crônica de beta-alanina é capaz de aumentar concentrações intramusculares de carnosina</li><li>Suplementação de beta-alanina tem sido utilizada por atletas com objetivo de aumentar os níveis de carnosina intramusculares e, assim, aumentar a neutralização dos ácidos produzidos ao longo do exercício físico</li></ul>	Harris et al.[48] Harris et al.[49]
Benefícios	<ul><li>Tem ação de tamponamento intracelular (remove os ácidos no músculo)</li><li>Melhora a resistência à fadiga</li><li>Aumenta o desempenho físico</li></ul>	Saunders et al.[50]

(*continua*)

Tabela 47.2 Suplementos alimentares com fortes evidências para aumentar o desempenho físico-esportivo em modalidades específicas. (*Continuação*)

Beta-alanina (*continuação*)		
Quando seu uso pode ser considerado	• Esportes de curta duração (30 s a 10 min) e contínuos de alta intensidade (p. ex., natação 200 e 400 m, remo, ciclismo, corrida 800 m e 1.500 m) • Esportes coletivos com esforço repetitivo e de alta intensidade (p. ex., esportes com raquete, rúgbi, futebol) • Períodos que antecedem treinos de alta intensidade ou múltiplas competições • Em exercícios de longa duração com esforço de alta intensidade durante ou ao fim	Harris et al.[48] Artioli et al.[51]
Protocolo de uso	• Dose de sobrecarga: 3,2 g de beta-alanina/dia, por no mínimo 8 semanas OU 6,4 g de beta-alanina/dia, por no mínimo 4 semanas • Dose de manutenção: 1,2 g de beta-alanina/dia Para aumentar captação e reduzir sensação de formigamento (*i. e.*, parestesia), dividir a dose total em 3 a 4 doses (p. ex., 0,8 a 1,6 g a cada 3 a 4 h). Sugestão: consumir junto às grandes refeições	Kendrick et al.[52]
Fontes alimentares	Necessidade alimentar para obtenção de 3,2 g de beta-alanina: • 1 quilo de carne vermelha • 1,5 quilo de carne suína • 1,7 quilo de carne de carneiro • 860 g de peito de frango • 635 g de peito do peru As quantidades de beta-alanina da dieta podem não ser suficientes para aumentar as concentrações de carnosina intramusculares. A suplementação de beta-alanina pode ser necessária	Kendrick et al.[53]
Preocupações e considerações	• Resposta à suplementação de beta-alanina pode variar de acordo com as concentrações iniciais de carnosina • Vegetarianos e veganos podem apresentar concentrações reduzidas de carnosina intramusculares • Uso de beta-alanina deve ser crônico (> 4 semanas) e, por isso, o investimento financeiro pode ser elevado • A inclusão como pré-treino pode fornecer um *boost* no treino, porém, geralmente, as concentrações são muito pequenas e não promovem melhoras no desempenho físico • Doses > 1.000 mg podem causar coceira e formigamento. Cápsula de lenta absorção pode evitar esse sintoma • O uso de beta-alanina e bicarbonato de sódio pode ser associado a fim de aumentar capacidade tamponante	Hipkiss et al.[54]

Bicarbonato de sódio		
O bicarbonato de sódio ($NaHCO_3$) é utilizado como antiácido para tratar a acidez estomacal, com poder de neutralizar os excessos do ácido clorídrico do suco gástrico. Ainda, pela capacidade de liberar gás carbônico (CO_2), o $NaHCO_3$ também é utilizado em receitas culinárias como "fermento químico" em bolos, pães e biscoitos. Além do uso farmacêutico e culinário, o bicarbonato de sódio pode atuar como um tampão extracelular e aumentar desempenho físico		
Mecanismo de ação	• $NaHCO_3$ tem capacidade de regular o equilíbrio ácido-base durante o exercício • $NaHCO_3$ dá origem a íons bicarbonato (HCO_3^-), contribuindo para um ambiente alcalino no meio líquido extracelular. A concentração de HCO_3^- elevado aumenta o gradiente entre H^+ extracelular e intracelular, que estimula o transportador de lactato/H^+. Consequentemente, haverá maior efluxo de H^+ das regiões intramusculares para o líquido extracelular, permitindo que o HCO_3^- e os sistemas compensatórios de tamponamento removam o H^+, aumentando assim o pH. Os íons H^+ reagem com HCO_3^-, que, por sua vez, se dissocia em H_2O e CO_2	Carr et al.[55] Price e Singh[56]
Benefícios	• Tamponamento dos ácidos sanguíneos que causam fadiga (redução do lactato sanguíneo) • Aumento da função metabólica do músculo • Aumento do desempenho	Price e Singh[56]
Quando seu uso pode ser considerado	• Eventos de alta intensidade (1 a 7 min) em que o acúmulo de lactato possa causar fadiga (p. ex., natação 200 e 400 m, remo, ciclismo, corrida 800 m e 1.500 m) • Esportes com esforço repetitivo e de alta intensidade (p. ex., esportes com raquete, lutas, esportes coletivos) • Períodos que antecedem treinos de alta intensidade ou múltiplas competições • Em exercícios com duração > 1 h com esforço de alta intensidade durante ou ao fim	Horswill et al.[57]
Protocolo de uso	• Protocolo agudo: 0,2 a 0,4 g/kg de peso corporal de $NaHCO_3$, consumido 60 a 150 min antes do exercício • Protocolo crônico: doses de até 0,5 g/kg de peso corporal de $NaHCO_3$, fracionadas em 4 a 5 vezes/dia, por 5 a 7 dias antes do exercício	Mc Naughton[58]
Fontes alimentares	Não quantidades relevantes de $NaHCO_3$ nos alimentos	

Preocupações e considerações	• Suplementação de $NaHCO_3$ está altamente associada com desconforto gastrintestinal (incluindo diarreia, dor de estômago, enjoo e vômito)
	• Estratégias para minimizar desconforto:
	  ■ Coingestão de uma pequena refeição rica em CHO (cerca de 1,5 g/kg de peso corporal)
	  ■ Usar citrato de sódio como alternativa
	  ■ Fracionar $NaHCO_3$ ao longo do dia em 5 a 6 doses)
	  ■ Testar seu uso antes de qualquer treino importante ou competição
		Mc Naughton[58]
		Requena et al.[59]

CHO, carboidrato; *NaHCO₃*, bicarbonato de sódio; *NO*, óxido nítrico. Adaptada de Australian Institute of Sport[17] (2021) e o consenso do Comitê Olímpico Internacional[22] (2018) sobre suplementação esportiva para o alto rendimento esportivo.

ter efeito: (a) na capacidade de treinamento e recuperação; (b) na composição corporal, auxiliando nos ganhos de massa magra ou redução da gordura corporal (também chamados de *fat burners*); (c) no fornecimento de energia (como carboidratos); (d) no sistema imunológico, entre outros.

Efeito na capacidade de treino e recuperação

As estratégias que maximizam a preparação física (*i. e.*, aumentando a capacidade do atleta em treinar com maior intensidade, recuperar-se mais rapidamente, prevenir lesões e/ou acelerar o retorno ao treinamento após uma lesão) podem, indiretamente, aumentar o desempenho físico-esportivo nas provas e competições. Dentre os suplementos que podem auxiliar na capacidade de treino, recuperação, dores musculares e manejo de lesões estão: a creatina, o beta-hidroxi-betametilbutirato (HMB), o ômega-3, a vitamina D e outros suplementos com potencial ação anti-inflamatória (como a curcumina e o suco de cereja). A Figura 47.2 ilustra um resumo destes suplementos, mecanismo de ação e principais aplicações.

Um corpo robusto de evidências tem consistentemente demonstrado que a suplementação de creatina é eficiente em melhorar as adaptações do treinamento, e desempenho físico-esportivo em adolescentes, adultos e idosos.[60] Tais adaptações permitiriam ao atleta realizar um volume maior de treino, levando a maiores ganhos de força e/ou massa muscular, em decorrência da melhor qualidade de treino.[17] No recente consenso sobre suplementos alimentares do COI, a creatina foi categorizada com fortes evidências de melhora no desempenho,[22] bem como maior adaptação ao treinamento físico intenso, recuperação muscular em caso de lesões e de longos períodos de inatividade física.[61]

Além da creatina, o HMB tem ganhado cada vez mais popularidade entre os praticantes de atividade física pelo seu possível efeito anabólico, anticatabólico e reparador ao dano muscular. O HMB é um metabólito da leucina produzido naturalmente em nosso organismo e pode ser obtido por meio da suplementação (na forma de HMB ácido ou cálcio). Estudos demonstram que a suplementação aguda de HMB, quando combinada com exercício de força, promove aumento da síntese proteica e redução da degradação proteica em jovens,[62] idosos aparentemente saudáveis e idosos em condições catabólicas (sarcopenia, neoplasia, pacientes críticos e acamados).[63] Porém, os resultados quanto à redução dos marcadores e sintomas de dano muscular ainda são controversos e precisam ser mais bem explorados.[61]

Outro suplemento que ganha destaque no esporte é o ômega-3, um ácido graxo poli-insaturado. O ômega-3, em especial os ácidos eicosapentaenoico (EPA) e o docosaexaenoico (DHA), é conhecido pelo seu potencial efeito anti-inflamatório, caracterizado pela redução das concentrações de proteína C reativa, citocinas, quimiocinas e de outros biomarcadores do processo inflamatório. A redução

Creatina monoidrato
Mecanismo de ação: aumenta genes e fatores de crescimento muscular; aumenta água intracelular; aumenta fornecimento de energia
Dose recomendada: 20 g/d por 5 d, seguido por 3 a 5 g/d
- ↑ Força muscular
- ↑ Massa muscular
- ↑ Recuperação muscular após exercício
- ↑ Recuperação muscular após desuso ou imobilização/inatividade física extrema
- ↑ Processamento cognitivo, especialmente em situações de fadiga mental (privação de sono e tarefas mentais)
- ↓ Dano e ↑ recuperação de crianças com traumatismo cerebral leve (concussão)

Beta-hidroxi-betametilbutirato (HMB): um metabólito da leucina
Mecanismo de ação: aumenta resposta adaptativa ao exercício, reduzindo via de degradação proteica e estimulando via de síntese proteica, aumento de síntese de colesterol, aumento de hormônio do crescimento e IGF-1, aumento de proliferação e diferenciação de células satélites e inibição de apoptose
Dose recomendada: 3 g/d
- Potencial uso em situação de extrema inatividade/desuso ou recuperação após 10 dias de acamamento em idosos
- Pequena influência no ganho de força e perda de gordura corporal. Efeito sobre o dano muscular não está claro
- Efeitos no ganho de massa magra e força similares aos de esteroides anabólicos. Esses dados não foram replicados e não se confirmam em outros estudos

Gelatina e vitamina C (colágeno)
Mecanismo de ação: aumenta produção de colágeno; aumenta espessura da cartilagem; e reduz dores nas articulações
Dose recomendada: 5 a 15 g/d de gelatina + 50 mg de vitamina C
- Poucos estudos disponíveis até o presente momento
- Apesar de poucas evidências, o aumento da produção de colágeno e a redução de sintomas de dor podem ser possíveis
- Suplementação de gelatina e colágeno tem baixo risco
- Ainda não se sabe o efeito do colágeno em atletas

Ômega-3
Mecanismo de ação: aumenta processamento cognitivo; aumenta recuperação de traumatismo cerebral leve; aumenta síntese proteica; reduz sintomas relacionados ao dano muscular
Dose recomendada: 2 g/d
- ↑ Processamento cognitivo em idosos com dano cognitivo leve ou grave. Ainda não se sabe o efeito em jovens e atletas
- No músculo, o ômega-3 parece aumentar síntese de proteína, porém apenas em condições em que o consumo de proteína dietética estiver reduzido
- Efeito anti-inflamatório pode reduzir dano muscular e aumentar recuperação após sessão intensa de treino, mas faltam resultados consistentes

Vitamina D
Mecanismo de ação: aumenta adaptação ao exercício físico e reduz fratura por estresse
- Achados que avaliam o efeito da vitamina D na função muscular e na recuperação estão equivocados
- Há grande diferença entre as concentrações basais de vitamina D séricas entre os avaliados
- Baixa dosagem de vitamina D apresenta 3,6 vezes mais chance de ocorrer fratura por estresse
- Mais estudos são necessários para verificar a real necessidade de suplementação de vitamina D

Suplementos anti-inflamatórios Curcumina e suco concentrado de cereja
Mecanismo de ação: reduz inflamação e melhora sintomas de dor e recuperação
Dose recomendada de curcumina: 5 g/d
Dose recomendada de suco concentrado de cereja: 250 a 350 mℓ, 2 vezes/dia, por 4 a 5 dias
- Reduz citocinas inflamatórias e marcadores de dano musculares
- Efeito anti-inflamatório desses suplementos pode ser benéfico, porém é específico de certas modalidades
- Mais estudos são necessários em atletas

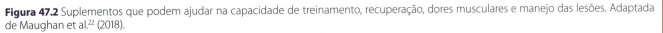

Figura 47.2 Suplementos que podem ajudar na capacidade de treinamento, recuperação, dores musculares e manejo das lesões. Adaptada de Maughan et al.[22] (2018).

destes marcadores poderia auxiliar na recuperação muscular após exercício físico intenso e excêntrico, no risco de lesão e em agravos à saúde (como asma e bronquiolite) de atletas.[64] Estudos mais recentes sugerem que a suplementação de ômega-3 promove maior integridade da membrana celular do músculo esquelético e aumento de fatores relacionados à síntese proteica, resultando, como consequência, no aumento do desempenho físico, força e função muscular.[65] Com relação à função cognitiva, a suplementação de EPA e DHA pode ser benéfica em idosos com comprometimento cognitivo, porém, o efeito em jovens atletas ainda é desconhecido.[61]

Embora algumas pesquisas demonstrem que a suplementação de ômega-3 seja capaz de aumentar capacidade aeróbica, força, função e recuperação muscular, não há consenso na literatura que suporte esses achados, sobretudo em atletas.[66] Ainda, o uso de ômega-3 pode aumentar o risco de ingestão de metais pesados em decorrência de suplementos contaminados, causar desconforto gástrico e/ou aumento dos níveis de LDL-colesterol.[22] Sendo assim, ainda não está claro se a suplementação com ômega-3 deve ser encorajada entre os atletas, uma vez que o aumento dietético já poderia configurar benefícios à saúde.

Por fim, outros suplementos alimentares, como vitamina D, suco de cereja, curcumina, colágeno (em associação à vitamina C), entre outros, falham em demonstrar efeitos positivos na capacidade física, recuperação muscular, dano ou qualquer outro parâmetro relacionado à preparação física em atletas.

Efeito na composição corporal

Outros produtos alegam fornecer benefícios no ajuste da composição corporal, incluindo ganho de massa magra (muscular) e redução dos níveis de gordura corporal, fato esse que poderia contribuir para o desempenho em muitos eventos e modalidades esportivas (especialmente aquelas que dependem do peso corporal, como as lutas, danças e, entre outras). Isso explica o grande número de suplementos disponíveis no mercado e que prometem efeitos no "ganho de massa" e "queima de gordura", embora muitos deles sejam proibidos no esporte. Os principais suplementos desta categoria podem ser encontrados na Tabela 47.3.

Os suplementos proteicos são amplamente utilizados por atletas e desportistas que almejam o ganho de massa muscular. De fato, as proteínas provenientes da dieta, em combinação com exercício de força, apresentam papel fundamental no estímulo para síntese proteica, resultando em maior balanço nitrogenado e, então, hipertrofia muscular.[68] A recomendação diária de proteína para atletas que treinam força é de, aproximadamente, 1,6 g/kg/dia, fracionada em 4 a 5 refeições ao longo do dia, contendo 0,3 g a 0,5 g/kg ou 15 a 30 g por refeição.[80] Ainda, atletas em programa de perda de peso corporal podem se beneficiar de uma dieta com mais alto teor proteico (1,6 a 2,4 g/kg/dia), resultando em uma "perda de peso com mais qualidade" devido à maior manutenção da massa muscular.[81] Sendo assim, os suplementos proteicos podem ser utilizados segundo a carga de treino e os objetivos dos atletas, a fim de aumentar o aporte proteico diário, tanto de origem animal (p. ex., proteína do soro

Tabela 47.3 Suplementos com potencial ação de manipular composição corporal.

Suplemento	Mecanismo de ação proposto	Evidência para sua eficácia	Referência
Ganho de massa muscular *(em combinação com treinamento de força)*			
Proteína	Maior disponibilidade de aminoácidos essenciais (especialmente, leucina) que promovem aumento da síntese de proteína e redução da degradação, resultando em maior balanço proteico e ganho de massa muscular	Metanálises verificam efeito positivo no ganho de massa muscular em adultos jovens e idosos	Morton et al.[67] Cermak et al.[68]
Leucina	Estimula a síntese de proteína e suprime a degradação (provavelmente, por estimular liberação de insulina)	Há apenas estudos de curta duração que mostram efeitos benéficos. Estudos de longa duração com aporte adequado em proteína falham em verificar efeitos positivos	Chae et al.[69] Andrade et al.[70]
Perda de gordura corporal *(em combinação com treinamento e/ou dieta que levem ao déficit energético)*			
Proteína (via dieta ou suplementação de proteína isolada)	Potencializa a perda de massa gorda e mantém a massa magra	Estudos de metanálise confirmam o efeito (pequeno, mas significante) das proteínas na perda de gordura corporal e manutenção da massa magra	Wycherley et al.[71] Krieger et al.[72]
Piruvato	Sem informação disponível	Efeito trivial (pequeno)	Onakpoya et al.[73]
Cromo	Potencializa o efeito biológico da insulina	Sem efeito	Tian et al.[74]
Chá verde	Efeito termogênico e/ou lipolítico aumentado	Efeito trivial (pequeno)	Jurgens et al.[75]
Ácido alfalipoico	Possível efeito antioxidante (mecanismo não elucidado)	Efeito trivial (pequeno)	Kucukgoncu et al.[76]
Ácido linoleico conjugado	Altera a fluidez da membrana celular, aumentando oxidação de ácidos graxos	Efeito trivial (pequeno)	Onakpoya et al.[77]
Fibra *konjac* (glucomanano)	Fibra dietética	Efeito trivial (pequeno)	Onakpoya et al.[73]
Ácido graxo poli-insaturado ômega-3	Possível modulador do apetite, aumento do fluxo sanguíneo e/ou modulação genética (mecanismo não elucidado)	Efeito trivial (pequeno)	Zhang et al.[78]
Quitosana	Substância que se liga aos lipídios e reduz sua absorção	Efeito trivial (pequeno)	Jull et al.[79]

Adaptada de Maughan et al.[22] (2018)

do leite, caseína, proteína do ovo) quanto vegetal (p. ex., soja, ervilha, arroz), nos mais diversos formatos, incluindo: em pó, barra, bebida pronta e alimentos enriquecidos (iogurte, cereais matinais etc.).[80] Porém, o excesso de proteína (> 2,5 g/kg/dia) pode trazer efeitos negativos aos atletas, como saciedade aumentada, baixo consumo de carboidrato, desconforto gástrico e entre outros.

Com relação aos *fat burners*, muitos suplementos que alegam promover redução do peso corporal e/ou gordura corporal apresentam, em geral, substâncias que reduzem o apetite, aumentam a saciedade, aumentam a oxidação de gordura ou dificultam a absorção de certos nutrientes (com a gordura e o carboidrato). Ao analisar a lista de ingredientes desses produtos a maioria contém um ou mais dos seguintes princípios ativos: carnitina, cafeína, catequinas, efedrina, sinefrina, capsaicinoides e outros. Contudo, as evidências quanto à eficácia desses suplementos para redução de peso corporal e/ou gordura corporal estão longe de serem conclusivas. Vale ressaltar que muitos dos suplementos comercializados que fazem este apelo não foram devidamente testados, sobretudo em atletas. Além disso, muitos podem conter substâncias consideradas *doping* pela WADA e ainda, trazer malefícios graves à saúde.[82] Devido à carência (e até mesmo ausência) de estudos clínicos controlados que atestem a eficácia e segurança dos *fat burners*, o uso em atletas não é aconselhável.

Efeito no sistema imunológico

Com relação ao desempenho esportivo, é de grande preocupação quando o atleta apresenta alguma doença ou lesão, especialmente durante o treinamento ou momento crítico (durante um evento de seleção ou uma competição importante), levando o atleta à ausência dos treinos/competição e piora de rendimento durante a própria preparação física. Ainda, atletas que realizam alto volume de treinamento ou que se encontram em período de múltiplas competições apresentam maior suscetibilidade às doenças e infeções (p. ex., infecções do trato respiratório superior – ITRS). Isso ocorre pois muitos atletas experimentam, de forma intencional ou não, situações de déficit energético (p. ex., lutadores que realizam perda rápida de peso corporal), restrição de certos macronutrientes (p. ex., dieta *low-carb*, cetogênica ou periodização de carboidrato) e micronutrientes (p. ex., vitamina D no inverno).[22]

Nesse sentido, atletas submetidos a estas e outras situações que poderiam aumentar o risco de infecções poderiam se beneficiar de estratégias nutricionais para aumentar a imunidade, como o uso de suplementos nutricionais que tenham potencial de melhorar sistema imune, como, por exemplo, vitamina D, vitamina C, glutamina, probiótico, polifenóis (como, quercetina), ômega-3 e, entre outros, como mostra a Tabela 47.4.

Dentre os suplementos com alegações de melhorar o sistema imunológico, a vitamina D e o probiótico são os candidatos com maior nível de evidência para atenuar sintomas e ocorrência das ITRS. Com relação às vitaminas, evidências sugerem que a suplementação de vitamina C, combinada com comprimidos de zinco, alivia sintomas das ITRS durante períodos seguidos de exercício intenso. Uma revisão Cochrane, com mais de 590 atletas, verificou que a suplementação de vitamina C (250 a 1.000 mg/dia) reduz em, aproximadamente, 50% a chance de desenvolver ITRS após exercício extenuante.[83] Contudo, altas doses de substâncias antioxidantes isoladamente, particularmente as vitaminas C e E, podem atenuar as adaptações ao exercício físico induzidas pelo treinamento, promovendo efeito indesejável.[84]

Muitos atletas, mesmo aqueles que vivem na região equatoriana com sol abundante, podem apresentar concentrações insuficientes (< 75 nmol/ℓ) ou deficientes (< 50 nmol/ℓ) de 25-hidroxivitamina D ao longo do ano, sobretudo durante o inverno. Estudos em atletas, militares e população em geral verificam que as concentrações de vitamina D estão negativamente associadas ao risco de desenvolvimento de ITRS. Ou seja, quanto menores as concentrações de vitamina D, maior será a chance de ITRS. De fato, atletas com deficiência de vitamina D apresentam um prolongamento dos sintomas relacionados a ITRS.[61] Nesse sentido, a suplementação de vitamina D é eficaz em recuperar os níveis séricos, e a dose administrada deve ser calculada individualmente. Alguns especialistas recomendam doses diárias acima de 2.000 UI para corrigir a insuficiência desta vitamina.[85] Porém, altas doses de vitamina D (35.000 a 70.000 UI/dia) poderiam promover alterações hormonais compensatórias, como a redução do paratormônio.[86] Sendo assim, a suplementação de vitamina D deve ser considerada em atletas, especialmente em situação de insuficiência ou deficiência, e em doses ajustadas individualmente. Mais estudos com altas doses de vitamina D são necessários.

Além das vitaminas, um dos aminoácidos comumente utilizados por praticantes de atividade física e atletas é a glutamina. A glutamina é um aminoácido não essencial que atua como substrato para células imunológicas, como os linfócitos. No exercício físico, principalmente, os de longa duração (p. ex., maratona, triátlon etc.) há o aumento da utilização de glutamina pelo fígado (para converter em glicose, e então, utilizar como energia para o músculo), resultando na redução das concentrações circulantes. Curiosamente, atletas em situação de *overtraining* podem apresentar deficiência de glutamina sérica (< 400 mmol/ℓ), potencializando queda imunológica tipicamente vista nesta síndrome. Evidências sugerem que, em condições extenuantes, como na síndrome de *overtraining*,[b] o uso da suplementação de glutamina (10 g/dia, divididos em duas doses) poderia resultar na redução de ITRS.[87] Porém, em condições em que os níveis séricos de glutamina se encontravam normais (> 450 mmol/ℓ), os estudos falham em mostrar melhoras no sistema imunológico.[88] Assim, as evidências disponíveis na literatura no momento não são fortes o suficiente para justificar a recomendação de glutamina para um atleta.

Os polifenóis são compostos bioativos mais abundantes na natureza, sendo metabólitos secundários das plantas e fungos, os quais os produzem como forma de defesa contra raios ultravioleta, ataques de microrganismos e outras espécies de plantas.[89] Dentre os polifenóis estão os flavonoides (como a quercetina), estilbenos, lignanos, ácidos fenólicos e curcuminoides. Estudos *in vitro* têm demonstrado que os polifenóis exercem efeito na modulação de vias intracelulares, incluindo alterações na expressão gênica, que resultam na redução do estresse oxidativo e da pressão arterial, atenuação do processo inflamatório, melhora da função endotelial e regulação do metabolismo.[90] Estudos em animais indicam aumento de biogênese mitocondrial e aumento de desempenho físico. Já os estudos em humanos têm demonstrado redução de ITRS em períodos de treinamento intenso e melhoria de desempenho em atividades de longa duração. Contudo, resultados controversos ainda podem ser encontrados na literatura, configurando baixo-moderado nível de evidência.[91]

---

[b]Síndrome de *overtraining* é uma condição caraterizada pelo excesso de treinamento, a qual promove diversas alterações fisiológicas, bioquímicas, imunológicas e psicológicas.

Tabela 47.4 Suplementos com potencial ação no sistema imunológico de atletas.

Suplemento	Mecanismo de ação proposto	Evidência para sua eficácia	Referência
Vitamina D	Vitamina lipossolúvel essencial envolvida em inúmeros aspectos do sistema imune, sobretudo imunidade inata A exposição solar é responsável por 90% da produção de vitamina D pela pele	Nível de evidência moderado Há evidências de que soldados e atletas (em especial, no inverno) apresentem deficiência de vitamina D devido à baixa exposição solar A deficiência de vitamina D tem sido associada ao aumento das ITRS. Recomenda-se uso de 1.000 UI/d no outono para manter os níveis adequados Mais estudos são necessários	He et al.[93]
Probiótico	Probióticos são microrganismos vivos que, quando consumidos oralmente por algumas semanas, aumentam colonização de bactérias boas no intestino Os probióticos têm sido associados a melhora da saúde intestinal, bem como modulação do sistema imunológico	Nível de evidência moderado em atletas com dose diária de cerca de 10^{10} bactérias vivas Revisão com mais de 3.000 indivíduos verificou redução de cerca de 50% na incidência de ITRS e redução de cerca de 2 dias na ITRS. Sem efeitos adversos Mais evidências são necessárias para verificar o efeito dos probióticos nos distúrbios gastrintestinais e infecções, em situações como: treinos intensos, competições e viagens dos atletas	Gleeson et al.[94]
Vitamina C	Vitamina antioxidante hidrossolúvel essencial com potencial ação no sistema imune e redução de ERO. Reduz a produção de IL-6 e cortisol induzida pelo exercício	Nível de evidência moderado na prevenção de ITRS. Suplementação de vitamina C reduz em cerca de 50% chance de ITRS após exercício extenuante Não está claro se as substâncias antioxidantes inibem a adaptação do treinamento físico Efeito pequeno da suplementação de vitamina C no cortisol quando comparado com o CHO; marcadores imunológicos não foram diferentes do placebo Sem evidências para o tratamento de ITRS. Revisão Cochrane não verifica melhoras no tratamento de ITRS já estabelecida após suplementação (> 200 mg/d) de vitamina C	Hemilä et al.[83] Nieman et al.[95]
Carboidrato (bebidas, gel)	Mantém níveis de glicose durante o exercício, reduz os hormônios relacionados ao estresse e evita disfunção do sistema imune	Nível de evidência baixo-moderado Ingestão de carboidrato (30 a 60 g/h) atenua concentração de hormônios relacionados ao estresse e alguns (mas não todos) marcadores imunológicos durante o exercício Evidência limitada para a redução do risco de infecções em atletas	Walsh et al.[96]
Colostro bovino	Primeiro leite da vaca (até 48 h pós-parto) rico em anticorpos, citocinas e fatores de crescimento. Alega melhorar sistema imune e aumentar resistência a infecções	Nível de evidência baixo-moderado corroborando o efeito do colostro bovino em atenuar redução de proteínas antimicrobianas salivares após exercício extenuante Há poucos estudos e com baixo número amostral que demonstraram redução de ITRS. Mais pesquisas são necessárias	Brinkworth et al.[97] Davison et al.[98]
Polifenóis (quercetina)	Os polifenóis são compostos orgânicos encontrados nas plantas e frutas. Estudos in vitro demonstram fortes evidências para ação anti-inflamatória, antioxidante e antipatogênica dos polifenóis, sobretudo os flavonoides. Estudos em animais verificam aumento da biogênese mitocondrial e aumento no desempenho físico	Nível de evidência baixo-moderado Estudos em humanos indicam redução das ITRSs durante períodos de treinos intensos, bem como leve aumento na biogênese mitocondrial e aumento de desempenho físico Baixa influência nos marcadores imunológicos Suposto efeito antiviral da quercetina Mais estudos são necessários	Nieman et al.[91] Gleeson et al.[99]
Zinco	Mineral essencial com alegações de reduzir incidência e duração de resfriados. O zinco é necessário para síntese de DNA e cofator enzimático para as células imunitárias. Sua deficiência não é rara entre os atletas e pode resultar no prejuízo da imunidade (p. ex., atrofia linfoide)	Ausência de evidências para prevenir ITRS Altas doses de zinco podem levar à redução da função imunológica e devem ser evitadas entre os atletas Nível de evidência moderado para tratar ITRS. Revisão Cochrane verificou que pastilhas de acetato de zinco (75 mg) reduziram duração da ITRS. Porém, o zinco deve ser consumido < 24 h após os primeiros sintomas de resfriado. Efeitos adversos como náuseas e paladar alterado podem ocorrer	Singh e Das[100]
Glutamina	Aminoácido não essencial com papel importante no fornecimento de energia para as células do sistema imune, especialmente os linfócitos. Concentrações circulantes de glutamina estão reduzidas após exercícios de longa duração e exercícios extenuantes	Evidência limitada Suplementação antes ou depois do exercício não altera parâmetros imunológicos Poucos estudos verificaram que a suplementação de glutamina ($2 \times$ 5 g) reduz ITRS em competidores após eventos de longa duração Efeito terapêutico da glutamina precisa ser mais bem investigado	Castell et al.[101] Walsh et al.[102]
Cafeína	Substância estimulante presente em bebidas (café, chás, achocolatado e bebidas esportivas) e alimentos. Cafeína é um antagonista dos receptores de adenosina e pode atuar em qualquer célula que expresse os receptores de adenosina, como as células do sistema imune	Evidência limitada quanto à capacidade da suplementação de cafeína em ativar os linfócitos e atenuar a redução da função dos neutrófilos após exercício Eficácia no controle das ITRS ainda são desconhecidas	Dulson e Bishop[103] Walker et al.[104]

(continua)

Tabela 47.4 Suplementos com potencial ação no sistema imunológico de atletas. (*Continuação*)

Suplemento	Mecanismo de ação proposto	Evidência para sua eficácia	Referência
Echinacea	Extrato de erva que tem alegações de melhor imunidade via estímulo sobre os macrófagos. Há algumas poucas evidências deste efeito *in vitro*	Evidência limitada Estudos iniciais em humanos verificaram potencial efeito benéfico. Contudo, evidências mais recentes, com maior número amostral e maior controle, demonstram que a *Echinacea* não melhora incidência de infecções ou gravidade dos sintomas de resfriados após seu uso	Linde et al.[105] Karsch-Völk et al.[106]
Ômega-3	Encontrado no óleo de peixe e com alegação de promover efeito anti-inflamatório após exercício extenuante Ômega-3 pode atuar no sistema imunológico como combustível, como constituinte da membrana celular ou regulando formação de eicosanoides (como a prostaglandina)	Evidência limitada para redução da inflamação e mudanças funcionais após dano muscular promovido por exercício excêntrico em humanos Não há evidências para redução de ITRS em atletas	Jakeman et al.[107] Mickleborough[108]
Vitamina E	Vitamina antioxidante lipossolúvel essencial com potencial ação no sistema imune e redução de ERO	Ausência de evidência Melhoras no sistema imune em idosos frágeis, mas não em jovens saudáveis Um estudo verificou aumento de ITRS sob exercício intenso Excesso pode promover efeito pró-inflamatório	Meydani et al.[109] Hemilä et al.[110]
Betaglucana	Polissacarídeo presente na parede celular de levedo, fungo, alga e aveia que estimula o sistema imune inato	Efeito benéfico em ratos inoculados com vírus influenza. Porém, não há nenhum benefício em atletas	Nieman et al.[111] Volman et al.[112]

ERO, espécies reativas de oxigênio; *IL*, interleucina; *ITRS*, infecção do sistema respiratório superior. Adaptada de Maughan et al.[22] (2018).

O uso de probióticos por meio da alimentação (p. ex., iogurte, bebidas fermentadas como o *kombucha* e *kefir*) ou da suplementação tem sido cada vez mais empregado pela população em geral para melhoras sintomas gastrintestinais (p. ex., diarreia, flatulência, constipação intestinal, náuseas etc.) e melhorar sistema imunológico.[61] Em atletas, o uso de probióticos (1 a 50 bilhões de bactérias) está associado com a redução da incidência de diarreia durante viagens, problemas intestinais após treino extenuante e infecção gastrintestinal. De acordo com o AIS, o uso profilático de probióticos pode atenuar doenças respiratórias e aliviar sintomas gastrintestinais durante viagens e período de competição em alguns atletas. Corroborando esses achados, uma revisão Cochrane com 12 estudos (> 3.000 indivíduos) verificou redução de, aproximadamente, 50% na incidência de ITRS e redução no tempo dos sintomas relacionados.[92]

Adicionalmente, há muitos outros suplementos com alegações de melhorar o sistema imunológico de atletas em situações de maior vulnerabilidade para o desenvolvimento de infecções respiratórias, gastrintestinais e demais alterações imunológicas. Contudo, muitos desses suplementos não têm sua eficácia comprovada e/ou carecem de evidências que suporte o seu uso. Mais informações podem ser encontradas na Tabela 47.4.

Diante do exposto, verifica-se a necessidade de mais estudos na literatura acerca da eficácia e segurança dos suplementos alimentares com ação indireta no desempenho esportivo, composição corporal e sistema imunológico de atletas alto rendimento, incluindo maior gama de estudos controlados e randomizados, com maior número amostral, adequação do protocolo de suplementação e maior controle dos procedimentos aplicados e estudados.

EFEITO PLACEBO: UMA REALIDADE ENTRE OS SUPLEMENTOS ALIMENTARES

A palavra "placebo" vem do latim e significa "lhe agradarei" e foi usado para descrever pessoas contratadas para chorar em funerais.[113] Brevemente, o placebo é o efeito benéfico obtido pelas expectativas relacionados a certo tratamento ou substância que são, na verdade, falsos e inativos (como água com açúcar, solução salina, farinha etc.). Ou seja, o placebo pode assumir diversas formas, como: pílulas, *shots*, bebidas, formas de tratamento ou qualquer outro artifício que faça o indivíduo acreditar que está sendo tratado. Apesar de o placebo, enquanto substância, ser inerte (*i. e.*, que não tem efeito), promove efeito genuíno quando incluído em um contexto psicoambiental.[114]

No contexto do esporte, o placebo está amplamente presente entre os praticantes de atividade física, desde os desportistas até atletas (amadores e profissionais), a fim de melhorar rendimento esportivo. O placebo tem sido utilizado por muitos treinadores e atletas com o objetivo de estimular fatores psicológicos (como motivação, confiança, condicionamento mental) e fisiológicos (como liberação de hormônios, neurotransmissores, tolerância à dor etc.). Um estudo com 30 treinadores de nível nacional verificou que 62% relataram administrar placebos a seus atletas. Esses dados revelam que não apenas a maioria dos treinadores de alto nível acredita na capacidade dos placebos de melhorar o desempenho, mas que eles estão dispostos a "enganar" seus atletas. Assim como os treinadores, muitos atletas estão cientes dos efeitos benéficos do uso de "placebos" no esporte. Nesse contexto, o placebo pode assumir diversas formas, como rituais, superstição (como o uso de um amuleto da sorte), interação social, incentivos visuais e verbais, ambiente, propriedades de certas substâncias e suplementos. A exemplo disso, podemos imaginar que um atleta poderia aumentar seu desempenho físico após o consumo de uma substância a qual ele acredita que irá aumentar seu desempenho, mas que na realidade não passa de uma substância inativa – seria como melhorar o desempenho físico após tomar uma pílula de farinha.[115]

Com o objetivo de verificar o efeito da expectativa dos suplementos alimentares,[116] pesquisadores convidaram seis ciclistas treinados para avaliar o desempenho físico por meio de teste contrarrelógio de 10 km. Os pesquisadores comunicavam aos participantes que eles seriam destinados a 3 condições diferentes: (a) placebo; (b) 4,5 mg/kg de cafeína; e (c) 9,0 mg/kg de cafeína. Contudo, apesar das expectativas de receber cafeína em 2/3 das condições, na realidade os participantes consumiam placebo nas três condições. Como resultado, os ciclistas que receberam sabidamente o placebo pioraram o rendimento em 1,4% (efeito chamado de nocebo);[c] os ciclistas que receberam placebo e que acreditavam receber 4,5 mg/kg de cafeína aumentaram 1,3% no desempenho; e, por fim, os ciclistas que receberam placebo e que acreditavam receber 9,0 mg/kg de cafeína melhoraram 3,1% no desempenho físico. Confirmando o efeito da expectativa relacionado aos suplementos alimentares, Saunders et al. verificaram que indivíduos suplementados com cafeína que tinham a expectativa de consumir a substância ativa aumentaram em 50% o rendimento esportivo, quando comparados com o grupo controle (6,5% e 4%, respectivamente).[50] Já o grupo placebo (que verdadeiramente tomou placebo), mas acreditava que estava tomando cafeína, aumentou em 3,7% seu rendimento – efeitos muito similares aos efeitos observados pela substância ativa (a cafeína, +4%).

Corroborando esses achados, Beedie e Foad demonstraram que o efeito placebo pode promover benefícios que variam de −1,9 a 50,7% no desempenho físico-esportivo.[117] Ainda, uma revisão com 32 estudos (> 1.500 participantes), verificou efeitos similares (pequenos a moderados) entre substâncias placebo, nocebo e suplementos nutricionais.[118] De acordo com esta última revisão, a magnitude de melhoria no desempenho físico observada pelo placebo fica próximo de +1 a 3%, valores encontrados em testes com muitos suplementos ergogênicos sabidamente eficazes, como suco de beterraba, cafeína, creatina e outros.[119]

Dessa forma, compreende-se que, apesar de o placebo ser inerte, quando incluído no contexto psicossocial apresenta efeito genuíno e está amplamente presente na Nutrição Esportiva. Na prática, o placebo pode trazer melhoras de desempenho físico e beneficiar atletas e desportistas, podendo atingir benefícios com magnitude similar a muitos suplementos ativos disponíveis no mercado. Mas, deve-se ter atenção ao possível efeito nocebo, a fim de evitar piorar o desempenho. Sendo assim, o efeito placebo ajuda a explicar por que muitos suplementos alimentares, mesmo sem comprovação científica, ganham popularidade e aplicação no esporte e na saúde.

SEGURANÇA DOS SUPLEMENTOS ALIMENTARES

Os suplementos alimentares, mesmo com sua eficácia cientificamente comprovada, não são livres de efeitos adversos (*i. e.*, efeitos indesejáveis à saúde). Os efeitos adversos provocados pelos suplementos podem estar relacionados a diversos fatores, incluindo composição e estrutura química dos produtos e consumo inapropriado. Atletas com pouca informação e experiência podem, erroneamente, ingerir e misturar suplementos indiscriminadamente, sem levar em consideração a dose total de ingredientes e as possíveis interações negativas entre os demais compostos. Os efeitos adversos com maior prevalência estão relacionados a altas doses administradas, como é o caso de o ferro, cafeína, bicarbonato de sódio e outros. A exemplo, a suplementação de ferro, quando realizada na ausência de deficiência, pode apresentar sintomas de vômito, diarreia, dores abdominais, e então, evoluir para hemocromatose e falência renal.[120] Já o excesso de cafeína pode levar ao aumento de ansiedade, insônia, frequência cardíaca e demais aspectos que podem levar ao prejuízo da saúde e desempenho físico.

Outro parâmetro de atenção é a possível contaminação dos suplementos por substâncias consideradas *doping* pela WADA. A saber, o *doping* é definido pelo Código da WADA como substância e/ou método de dopagem que atenda dois dos três seguintes critérios: (1) promoção de melhoria ou potencial para melhoria do desempenho físico; (2) promoção de risco real ou potencial à saúde do atleta; (3) violação do espírito do esporte descrito na introdução ao código. Interessantemente, as violações da regra *antidoping* incluem não apenas o uso ou tentativa de uso de substâncias proibidas, mas também a presença de uma substância proibida, ou seus metabólitos ou marcadores, na urina ou amostra de sangue de um atleta.[121]

No Brasil, quem faz o controle da composição dos suplementos alimentares é a Anvisa. Segundo a RDC nº 243 de 26 de julho de 2018, em seu Art. 7º, não são permitidos na composição dos suplementos alimentares produzidos em território nacional substâncias consideradas *doping* descritas na *prohibited list* publicada pela WADA, em 2022.[122] Já nos EUA, o órgão que regulamenta os suplementos alimentares é a FDA (Food and Drug Administration), e diferentemente da Anvisa, esses produtos não necessitam da comprovação de segurança e eficácia para serem comercializados. Tal fato permite que muitos produtos sejam adulterados, levando muitas vezes os atletas a serem banidos dos esportes pelo consumo de substâncias dopantes contidas ilegalmente em suplementos alimentares.[123] A Anvisa, por outro lado, atua na linha de prevenção do dano, e, por isso, exige a obrigatoriedade do registro e os constituintes usados em suplementos, antes de o produto chegar ao consumidor.[124]

Dentre as substâncias proibidas comumente encontradas nos suplementos alimentares, destacam-se os pró-hormônios (DHEA, androstenediol, androstenediona, 19-norandrostediona), hormônios anabólicos (testosterona) e estimulantes (efedrina, pseudoefedrina, sibutramina).[125] Os pró-hormônios ou pré-hormônios referem-se a substâncias hormonais precursoras da produção de hormônios, isto é, substâncias que, quando consumidas, podem aumentar a produção de determinados hormônios.[126] Já os esteroides anabólicos são classificados como compostos químicos derivados do hormônio masculino, a testosterona.[126] Geyer et al. realizaram um estudo com mais de 600 amostras de suplementos alimentares obtidas em diversos países.[127] No total, 15% das amostras encontravam-se contaminadas com substâncias proibidas, tais como pró-hormônios de nandrolona e testosterona. Em uma revisão, Martínez-Sanz et al. descrevem que as taxas de contaminação observadas podem variar entre 12 e 58%, tanto com pró-hormônios quanto com substâncias estimulantes.[128]

Ainda que os suplementos alimentares ergogênicos possam beneficiar o desempenho de atletas de diversas modalidades é preciso ter cautela, considerando origem da matéria-prima, idoneidade do fabricante e potenciais efeitos adversos em decorrência de produtos contaminados.

QUANDO CONSIDERAR O USO DOS SUPLEMENTOS ALIMENTARES

O uso frequente de suplementos alimentares é uma realidade que faz parte do esporte de alto rendimento atualmente e vem seduzindo cada vez mais desportistas e indivíduos não engajados com exercício físico. Porém, muitos dos atletas que fazem uso dos suplementos não conhecem seu potencial efeito no desempenho físico, bem como informações relevantes ao seu uso (como ou quando usar, aplicação, ingredientes etc.) e

---

[c]Nocebo é o efeito negativo indesejável ou prejudicial ocasionado por uma substância inerte.

segurança. Nesse sentido, o conhecimento por parte dos atletas e da equipe multiprofissional (composta por técnicos, treinadores, médicos, nutricionistas, fisioterapeutas, psicólogos etc.) quanto às informações sobre suplementação nutricional presente nos consensos e diretrizes é fundamental.

Na prática, o suplemento alimentar pode ser considerado para uso quando disponível, acessível, tolerado, compatível com os demais objetivos do atleta, e ainda, seguro (*i. e.*, livre de efeitos negativos à saúde e ao desempenho). Outro fator a ser considerado é o nível de evidência quanto a sua eficácia na melhora do rendimento esportivo, manipulação da composição corporal e sistema imunológico. Por fim, os suplementos poderão ser utilizados em situações tipicamente vivenciadas pelos atletas, como:

- Quando houver deficiências nutricionais específicas identificadas por investigações apropriadas
- Quando as consequências da ingestão crônica inadequada de energia tiverem sido estabelecidas, incluindo disfunção menstrual e baixa densidade mineral óssea
- Durante os períodos de perda de peso ou nas dietas que excluem um grupo de nutrientes (p. ex., veganos)
- Quando alimentos específicos forem excluídos da dieta devido a alergias e intolerância alimentar
- Previamente a diferentes intervenções para otimizar as adaptações (p. ex., campos de treinamento em altitude e *status* de ferro)
- Ao viajar para lugares com uma variedade limitada de alimentos, com alimentos desconhecidos ou com problemas relacionados à higiene ou segurança alimentar.[2]

Sendo assim, antes de fazer uso de qualquer suplemento alimentar é necessário realizar uma avaliação minuciosa de custo-benefício e verificar que todas as decisões tomadas apresentam vantagens e desvantagens. Se, por um lado, os suplementos podem corrigir as deficiências nutricionais, facilitar o alcance das metas alimentares, aprimorar características fisiológicas e/ou bioquímicas e, ainda, aumentar desempenho físico direta ou indiretamente, por outro, os suplementos podem representar alto custo ao atleta, possibilidade de ingestão de substância ineficaz ou, ainda, produzir riscos à saúde e violação das regras *antidoping*.[22]

CONSIDERAÇÕES FINAIS

Os suplementos alimentares, quando usados apropriadamente, podem ajudar os atletas a atingir seus objetivos nutricionais, melhorando desempenho físico, bem como auxiliar os treinos "pesados" a permanecer saudáveis e livres de lesões. Alguns suplementos podem melhorar diretamente o desempenho nos treinos e competições. Outros apresentam ação indireta, melhorando parâmetros relacionados ao treinamento físico (como capacidade física, força, função muscular e tempo de recuperação), composição corporal, sistema imunológico e risco de lesões. No entanto, é fundamental saber identificar quais produtos são apropriados para cada situação, como integrá-los ao plano de nutrição esportiva do atleta e como garantir que quaisquer benefícios superem os possíveis efeitos adversos negativos e, ainda, não violem as regras *antidoping*.

Apesar do potencial efeito ergogênico dos suplementos alimentares, não podemos esquecer que a base do sucesso de um atleta abrange treinamento, preparação física, alimentação, *background*, potencial genético, apoio psicológico, alimentação adequada (antes, durante e depois) e estratégias de reposição nutricional e hidratação. Dessa forma, a suplementação só deve ser incluída quando o nutriente não conseguir ser obtido pela dieta; quando houver necessidade, dadas as características da modalidade e; quando a ação ergogênica e a segurança ao atleta forem comprovadas.

REFERÊNCIAS BIBLIOGRÁFICAS

As referências consultadas para a elaboração deste capítulo estão disponíveis *online* no Ambiente de aprendizagem do GEN.

COMO CITAR ESTE CAPÍTULO

ABNT
SOLIS, M. Y.; ROSSI, L. Suplementação ergogênica. *In*: ROSSI, L.; POLTRONIERI, F. (org.). *Tratado de Nutrição e Dietoterapia*. 2. ed. Rio de Janeiro: Guanabara Koogan, 2023. p. 580-593.

VANCOUVER
Solis MY, Rossi L. Suplementação ergogênica. In: Rossi L, Poltronieri F (Orgs.). Tratado de nutrição e dietoterapia. 2. ed. Rio de Janeiro: Guanabara Koogan; 2023. p. 580-93.

CAPÍTULO 48

Deficiência de Energia Relativa no Esporte

Renata Rebello Mendes • Marselle Bevilacqua Amadio • Luciana Rossi

INTRODUÇÃO

A adequada oferta de energia para atletas tem sido alvo de inúmeras discussões por parte de comunidade científica, uma vez que, de acordo com o Posicionamento do American College of Sports Medicine (ACSM),[1] a principal forma de otimizar o desempenho esportivo por meio da nutrição é garantir que o atleta consuma calorias suficientes para compensar seu gasto diário de energia.

No entanto, ainda que o balanço energético neutro seja considerado um ideal a ser alcançado, há situações em que atletas são submetidos a restrições calóricas, que podem ter causa voluntária ou involuntária. Dentre as causas involuntárias de adoção de restrição calórica por atletas destacam-se o aumento significativo de volume de treinamento sem o devido ajuste de ingestão calórica, e as dificuldades para ingestão de alimentos durante as sessões de treinamento e/ou competição, geralmente relacionadas a desconfortos gastrintestinais.[2,3] Há também as restrições calóricas adotadas voluntariamente, com o objetivo de promover perda de massa corporal, podendo estar relacionadas a transtornos alimentares (TA), ou não;[4] nessa condição, destacam-se atletas engajados em modalidades estéticas, acrobáticas e esportes de combate.[5]

Em seu posicionamento publicado em 2016, o ACSM menciona que atletas com menor massa corporal podem apresentar vantagens biomecânicas em modalidades acrobáticas,[1] e por essa razão, em busca de melhor *performance*, é natural que atletas adotem estratégias que promovam a perda de peso. Sendo assim, o ponto principal a ser discutido consiste no "limite saudável" para a restrição calórica.

Há décadas, o planejamento da restrição calórica destinada a atletas tem considerado diretrizes que sugerem um déficit de aproximadamente 10 a 20% em relação ao gasto energético total.[1] Adicionalmente, há evidências de que a velocidade de perda de peso (VPP) entre atletas não deva superar 1% por semana,[6] bem como há discussões sobre o déficit calórico necessário para alcançar a VPP planejada.[7] No entanto, para além dessas variáveis, recentemente mais um fator de extrema relevância passou a ser considerado no planejamento da oferta calórica: a disponibilidade de energia (DE).

A DE é calculada ao se subtrair do valor calórico total (VCT) ingerido pelo atleta, o gasto calórico provocado pelo exercício; e então, o resultado dessa subtração deve ser dividido pelo peso da massa livre de gordura desse atleta (MLG).[8] Ou seja, da quantidade de calorias ingeridas nas 24 horas, já "descontadas" aquelas utilizadas para suprir as demandas provocadas pelo exercício, quantas calorias por kg de MLG "restariam" para suprir todas as outras funções fisiológicas desse atleta? Nesse caso, tem sido considerado que a DE ideal seria de 45 kcal/kg MLG, e que valores inferiores estariam relacionados a consequências patológicas.

Vale a pena reforçar que, do gasto calórico observado durante a prática de exercício, deve ser subtraído o gasto que naturalmente teria, se naquele mesmo momento estivesse em repouso. Por exemplo: suponhamos que um atleta gaste 70 calorias por hora enquanto está em repouso, e, ao ser submetido a uma sessão de exercícios, passou a gastar 320 calorias por hora; nesse caso, podemos concluir que a prática de exercício contribuiu para um aumento de 250 calorias (320–70). Neste exemplo, para calcular a DE, seria esse valor de 250 calorias a ser inserido na equação como representante do gasto energético provocado pelo exercício.

A equação destinada ao cálculo da DE é:[8]

$$\text{DE} = (\text{Ingestão energética diária} - \text{Gasto energético provocado pelo exercício}) / \text{Massa livre de gordura (kg)}$$

Os primeiros registros sobre a relação entre baixo consumo de energia e consequências patológicas em atletas ocorreram em 1992, culminando na divulgação da tríade da mulher atleta (TMA).[9] Naquele momento, a TMA foi oficialmente definida como a relação entre TA, amenorreia e osteoporose, observadas em mulheres atletas. Em 2005, no Consenso do Comitê Olímpico Internacional (COI), a TMA foi definida como a combinação de comer transtornado, ciclos menstruais irregulares e baixa densidade mineral óssea (DMO) com base na evidência científica original de Drinkwater et al.[10] Em 2007, o ACSM redefiniu a tríade como fenômeno composto pela relação entre três componentes: DE, função menstrual e saúde óssea.[11] A partir de 2007, novas evidências científicas mostraram que a TMA consiste em um desequilíbrio entre a ingestão calórica e a energia necessária para sustentar as atividades diárias, o crescimento, a homeostase, a saúde e as atividades esportivas. Também ficou evidente que o quadro clínico não era composto por "apenas" três pilares, pois a baixa energia disponível (BED) afetaria não só a função menstrual e a saúde óssea, como também muitas outras funções fisiológicas, incluindo desfechos como reduções de taxa metabólica, de imunidade e da síntese proteica, e prejuízos da saúde cardiovascular e psicológica. Adicionalmente, ficou evidente que a deficiência relativa de energia também afeta os homens. Dessa forma, em 2014, o termo relative energy deficiency in sport (RED-S), foi proposto em consenso publicado pelo COI (Mountjoy et al., 2014). No Brasil, adotaremos o termo deficiência de energia relativa no esporte (DERE). A partir de 2014, novas evidências científicas foram surgindo, o que estimulou a publicação de dois novos consensos do Comitê Olímpico Internacional (COI),[8] sendo o mais atual divulgado em 2023. Dentre algumas atualizações, incluiu mais desfechos relacionados à BED, como alterações endocrinológicas, hematológicas, gastrintestinais, e prejuízo de crescimento e desenvolvimento (Figura 48.1). Ou seja, diante da BED, ocorre uma espécie de redistribuição da energia de forma hierárquica, priorizando funções consideradas vitais, como termorregulação, locomoção e manutenção celular, em detrimento de processos fisiológicos considerados "não urgentes".

Dessa maneira, o conceito mais atual de RED-S é de uma síndrome de comprometimento do funcionamento fisiológico e/ou psicológico vivenciado por atletas dos sexos feminino e

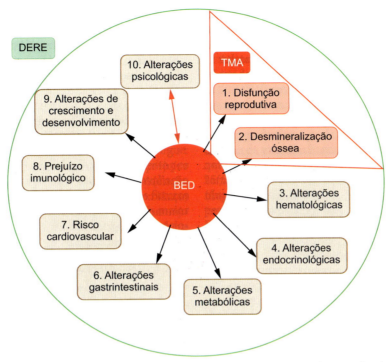

Figura 48.1 Principais desfechos clínicos relacionados à baixa energia disponível (BED). O triângulo vermelho destaca os desfechos encontrados na TMA. *DERE*, deficiência de energia relativa no esporte; *TMA*, tríade da mulher atleta.

masculino, causada pela exposição à baixa disponibilidade de energia (LEA) problemática (prolongada e/ou grave) (Mountjoy et al., 2023).[12]

É fundamental destacar que outros fatores, que não a BED, podem causar os desfechos clínicos demonstrados na Figura 48.1. Logo, é fundamental que seja realizada avaliação clínica para possível exclusão de outras possíveis causas. Por exemplo, um atleta pode apresentar redução de hormônios tireoidianos por conta de uma doença autoimune, mesmo que sua ingestão calórica esteja adequada; outro atleta pode apresentar redução da concentração sérica de ferritina por conta de inadequado consumo de ferro, mesmo quando a DE estiver elevada. Também é fundamental destacar que um atleta não precisa apresentar todos os desfechos clínicos mencionados na Figura 48.1 para ser categorizado em risco de DERE: basta apresentar apenas um, desde que as demais causas tenham sido descartadas.

MECANISMOS INERENTES AO DESENVOLVIMENTO DA DERE

Os mecanismos propostos para o desenvolvimento dos diversos desfechos inerentes à DERE são inúmeros, sendo alguns ainda inconclusivos, especialmente no que se refere à duração e à gravidade da BED (Figura 48.2). A seguir, a descrição de cada desfecho relacionado à BED.

Disfunção reprodutiva

O distúrbio menstrual relacionado à BED se baseia na relação entre a chegada insuficiente de combustíveis metabólicos para atender às necessidades do cérebro e a interrupção da pulsatilidade do hormônio liberador de gonadotrofinas (GnRH) no hipotálamo. Consequentemente, ocorrem alterações na liberação do hormônio luteinizante (LH) e do hormônio foliculoestimulante (FSH) pela hipófise, e queda nas concentrações sanguíneas de estradiol e progesterona.[8] Tais alterações podem culminar em distúrbios menstruais subclínicos (ciclos anovulatórios) até ciclos menstruais longos e amenorreia primária/secundária (amenorreia hipotalâmica funcional). Nos homens, as alterações do eixo hipotálamo-hipófise-gônadas causam queda nas concentrações de testosterona e elevação do risco de disfunções reprodutivas.[13]

Risco cardiovascular

O hipoestrogenismo observado na BED, descrito no parágrafo anterior, tem sido associado a redução da síntese de óxido nítrico e da função endotelial, bem como maior ativação do sistema renina-angiotensina, elevação do estresse oxidativo e alteração de fatores de coagulação, sendo todos esses eventos relacionados a aumento do risco cardiovascular.[14]

Desmineralização óssea

Embora o hipoestrogenismo seja diretamente associado a prejuízos na saúde óssea, é importante destacar que a BED, independentemente da queda de estrogênio, pode causar desmineralização óssea; a BED costuma se associar a queda nas concentrações sanguíneas de leptina, insulina, fator de crescimento semelhante à insulina tipo 1 (IGF-1) e aumento de cortisol, e tais alterações hormonais estão associadas a menor atividade de osteoblastos e redução na síntese de colágeno tipo I, culminando em desmineralização óssea e aumento no risco de fraturas por estresse.[15] Entre homens, é importante ressaltar que a redução de testosterona, fenômeno esse associado à BED, também pode influenciar a saúde óssea, pois o androgênio é capaz de estimular a proliferação de pré-osteoblastos e a diferenciação de osteoblastos, bem como, após conversão em estrogênio, suprime a formação de osteoclastos e a atividade de reabsorção, por meio do bloqueio da via do fator nuclear kappa-B.[16]

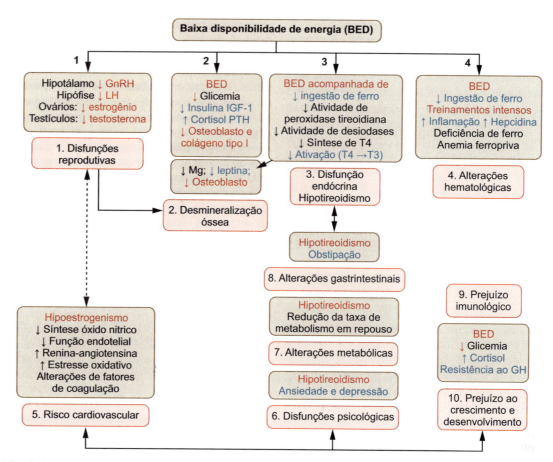

Figura 48.2 Possíveis mecanismos responsáveis pelo desenvolvimento de sintomas de RED-S a partir da baixa disponibilidade de energia (BED). *GH*, hormônio do crescimento; *GnRH*, hormônio liberador de gonadotrofinas; *IGF-1*, fator de crescimento semelhante à insulina tipo 1; *LH*, hormônio luteinizante; *PTH*, paratormônio; *T3*, tri-iodotironina; *T4*, tiroxina.

Alterações no sistema endócrino (destaque para hormônios da tireoide e suas implicações na taxa metabólica em repouso e na função gastrintestinal)

A BED costuma ser acompanhada de ingestão insuficiente de ferro, bem como de sessões de treinamento capazes de promover aumento de interleucina-6 e hepcidina, culminando em redução de absorção intestinal de ferro. Por essa razão, não é a rara a deficiência de ferro em atletas.[17]

Considerando que a enzima peroxidase tireoidiana utiliza o ferro como cofator no processo de síntese de tiroxina (T4), e que a enzima desiodase também utiliza ferro como cofator na conversão T4 em tri-iodotironina (T3), a deficiência de ferro em atletas com BED se associa à menor síntese de T4 e T3, bem como a alterações nas concentrações de hormônio estimulante da tireoide (TSH), elevando assim o risco para desenvolvimento de hipotireoidismo.[17]

A regulação da termogênese consiste em uma das principais funções exercidas pelos hormônios tireoidianos,[18] e, por essa razão, a redução desses hormônios na BED tem sido associada à queda da taxa metabólica em repouso.[19] Adicionalmente, o hipotireoidismo tem sido correlacionado à constipação intestinal,[20] caracterizando o prejuízo gastrintestinal observado na DERE. Há ainda relatos de alteração de função esfincteriana, atraso no esvaziamento gástrico e lentidão do trânsito intestinal relacionados à BED.[21]

Disfunção hematológica

Atletas expostos à BED frequentemente apresentam disfunção hematológica, caracterizada por história de anemia, baixas concentrações sanguíneas de hemoglobina, ferro e/ou baixo estoque de ferritina. Conforme descrito anteriormente, tais alterações podem ser decorrentes de menor ingestão de ferro, como uma consequência da ingestão calórica reduzida e/ou alterações na regulação da absorção intestinal desse mineral, mediada pela hepcidina, um hormônio capaz de reduzir a expressão de ferroportina na membrana apical do enterócito.[22] Considerando que a principal função do ferro consistem na hematopoese e subsequente transporte de oxigênio, é natural que sua baixa disponibilidade traga consequências importantes para a saúde e a *performance* do atleta.

Além de ser uma consequência da baixa ingestão de alimentos, comum na BED, é importante destacar que a deficiência de ferro pode também ser uma causa da BED, pois o déficit desse mineral é capaz de reduzir o apetite, assim como a anemia prejudica a eficiência metabólica, causando aumento do gasto de energia inerente ao treinamento. Ou seja, as duas métricas mais importantes da equação proposta para cálculo da DE (ingestão calórica e gasto de energia provocado pelo exercício) são diretamente afetadas pela deficiência de ferro.[8]

Vale ressaltar, ainda, que atletas submetidos a dietas *very low carb*, independentemente da DE, também apresentam maior liberação de interleucina-6 e de hepcidina, elevando o risco de disfunções hematológicas. Logo, acredita-se que se a BED estiver associada à ingestão muito reduzida de carboidratos, os danos à saúde do atleta podem ser ainda mais graves No entanto, as investigações sobre alterações hematológicas relacionadas à BED ainda estão em fase embrionária, sendo necessária maior compreensão dessas consequências de saúde subjacentes, o curso de tempo em que elas se manifestam e a gravidade da BED necessária para induzir as alterações hematológicas.[17]

Prejuízo imunológico

Embora os mecanismos pelos quais a BED se associa a prejuízos imunológicos ainda estejam sendo esclarecidos, tem sido observada relação com queda da função de neutrófilos e redução da imunidade de mucosa, mediada pela redução de IgA salivar, uma imunoglobulina responsável por prevenir a fixação de patógenos externos e moléculas tóxicas em superfícies. Como consequência, observa-se aumento do surgimento de doenças, especialmente sintomas de infecções de trato respiratório superior e distúrbios gastrintestinais em atletas com BED.[23]

Alterações de crescimento e desenvolvimento

Está bem estabelecido na literatura científica que a nutrição consiste em um dos fatores mais importantes para o crescimento e o desenvolvimento puberal. Na adolescência, ocorre elevação das demandas de energia, proteínas e micronutrientes, necessários para os rápidos crescimento e desenvolvimento puberal linear e para alterações na composição corporal e aumento da atividade física.[24] Portanto, é esperado que jovens atletas tenham o crescimento e o desenvolvimento afetados pela BED. Há inúmeros estudos relacionando adolescentes com TA com déficit de crescimento e desenvolvimento; no entanto, a maioria com pessoas sedentárias. Estudos realizados com jovens atletas amenorreicas com BED demonstraram padrões desordenados de secreção de hormônio do crescimento (GH), com baixa secreção de GH e IGF-1 em resposta ao exercício, acompanhada de queda na proporção de IGF-1 e proteína ligadora de IGF-1 (IGFBP, do inglês *IGF-1 binding protein*), denominada proporção IGF-1/IGFBP;[25] no entanto, ainda há necessidade de mais estudos com essa população e a relação entre ingestão calórica, treinamento e mecanismos que envolvam tais hormônios.

Alterações psicológicas

BED em atletas tem apresentado correlação negativa com vários aspectos de bem-estar psicológico, como ansiedade, depressão e uso indevido de substâncias. Assim como a deficiência de ferro, as alterações psicológicas também podem estar relacionadas tanto com as causas, como com as consequências da BED.

No que se refere às alterações psicológicas como causa de BED, destacam-se os TA, muitas vezes considerados como um fator determinante na restrição calórica adotada por atletas.[26] No que se refere às alterações psicológicas como da BED, é possível destacar: (a) aumento da irritabilidade; (b) desilusão causada por afastamento de situações sociais que envolvem alimentação e problemas de relacionamento, em virtude de perda da libido e baixa autoconfiança; (c) depressão, em alguns casos com diagnóstico clínico e outros com a descrição de um quadro de tristeza profunda e "fundo do poço".[2] Os mecanismos pelos quais a BED pode causar alterações psicológicas ainda estão sendo discutidos, havendo hipóteses a serem testadas, inclusive a relação entre queda nas concentrações de T3[27] e de vitamina D,[28] frequentemente observadas na DERE.

Prejuízos ao desempenho esportivo

Considerando todos os prejuízos à saúde causados pela BED, é esperado que atletas acometidos pela DERE tenham sua *performance* afetada, uma vez que muitos dos sistemas fisiológicos comprometidos por essa síndrome impactam diretamente o desempenho esportivo.[29] Há relatos de consequências como reduções de força muscular, massa magra, capacidade de *endurance*, reservas de glicogênio, resposta adaptativa ao treinamento, capacidade de julgamento, concentração e coordenação, bem como de aumentos de risco de lesões, irritabilidade e depressão – Figura 48.3.[8] No entanto, por se tratar de uma síndrome tão complexa, composta por tantos fatores, ainda há poucos estudos longitudinais que tenham investigado os efeitos da BED no desempenho esportivo.

Baixa energia disponível – ponto de corte

Uma vez estabelecida a associação entre disponibilidade de energia insuficiente e desfechos patológicos em atletas, um dos

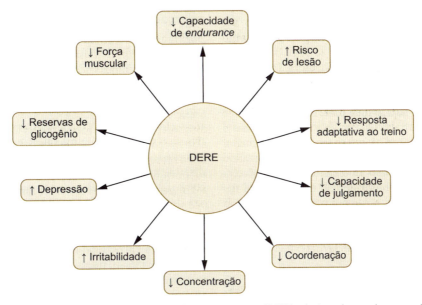

Figura 48.3 Desfechos da deficiência de energia relativa no esporte (DERE) relacionados ao desempenho esportivo.

maiores desafios tem sido determinar critérios para definir qual valor de DE poderia ser considerado baixo. Enquanto a DE = 45 kcal/kg MLG tem sido considerada "ideal" para a manutenção das funções fisiológicas de atletas, há muitas discussões em torno de qual seria o valor de DE capaz de dar início ao desencadeamento dos mecanismos responsáveis pela DERE.

Durante algum tempo, a DE ≤ 30 kcal/kg MLG foi considerada um valor determinante no desencadeamento da DERE,[8,30] uma vez que Loucks et al. observaram que mulheres sedentárias submetidas a sessões de exercício e controle de ingestão de energia, em condições laboratoriais, apresentavam redução da concentração de hormônios metabólicos e hormônio luteinizante ao atingirem DE inferior a 30 kcal/kg MLG (Tabela 48.1).[31]

Contudo, o avanço nas evidências científicas tem mostrado que a DE < 30 kcal/kg MLG deve ser considerada em associação com outros critérios diagnósticos, pois a resposta fisiológica pode variar de acordo com idade, fase de maturação sexual, havendo mulheres com DE < 30 kcal/kg MLG sem apresentar amenorreia, assim como aquelas que, mesmo com DE > 30 kcal/kg MLG, podem apresentar o desenvolvimento da síndrome. Parece haver uma variabilidade interindividual, derivada de fatores genéticos (como mutações em heterozigotia em genes que regulam a migração neuronal ou a função da GnRH e predispõem algumas mulheres à disfunção menstrual, dentre outros), que possibilita maior capacidade de adaptação de outras mulheres, o que lhes permite continuar a ter ciclos normais apesar da BED.[32]

Em 2023, o COI definiu os conceitos de BED adaptável e BED problemática, sendo a primeira uma experiência de curto prazo, acompanhada de benefício na performance e com impacto mínimo (ou nenhum) em saúde, bem-estar ou desempenho a longo prazo; a segunda é associada a uma perturbação maior e potencialmente persistente de vários sistemas do corpo, apresentando frequentemente sinais e/ou sintomas, portanto considerada uma resposta mal-adaptativa.

Com relação aos atletas do sexo masculino, discussões sobre qual valor de DE seria considerado determinante para o desencadeamento da DERE ainda são iniciais, havendo a hipótese de que homens precisariam de restrições energéticas mais graves para desenvolverem a síndrome. Inclusive um estudo sugeriu que homens com DE < 15 kcal/kg MLG apresentariam maior risco de DERE, porém, ainda há necessidade de mais estudos para sedimentar essa observação.[33]

Tabela 48.1 Zonas de DE, inicialmente sugeridas por Loucks et al.[31]

Disponibilidade de energia (DE)	Categorias e comentários
> 45 kcal/kg MLG	**Oferece condições para ganho de massa corporal** Alta disponibilidade de energia para crescimento e ganho de massa corporal
~ 45 kcal/kg MLG	**Ótima** DE saudável para balanço energético, manutenção de massa corporal, provendo energia adequada para todas as funções fisiológicas
30 a 45 kcal/kg MLG	**Subclínica ou reduzida** Pode ser tolerada por períodos curtos, como um programa de perda de peso bem planejado
< 30 kcal/kg MLG	**Baixa** Implicações à saúde, com prejuízos de muitos sistemas, incluindo adaptações ao treinamento e *performance*

MLG, massa livre de gordura.

DIAGNÓSTICO DE DERE

Identificar atletas e praticantes de exercícios com DERE tem sido tarefa extremamente árdua, considerando a complexidade da síndrome. Aparentemente, a forma mais lógica de se investigar DERE seria associar os seguintes processos: (a) diagnosticar a principal causa, ou seja, a BED; (b) avaliar as consequências da BED, relacionadas à saúde e à *performance*. No entanto, há uma série de fatores que podem dificultar os dois processos, discutidos a seguir.

Cálculo da disponibilidade de energia – fatores intervenientes

A equação utilizada para cálculo de DE envolve três métricas: (a) ingestão calórica diária; (b) gasto de energia provocado pelo exercício físico; (c) peso da massa livre de gordura (ver Figura 48.1). Diferentemente do que se observa em estudos científicos conduzidos em laboratório, não há diretrizes claras sobre cálculos de DE em atletas e praticantes de exercício fora do ambiente controlado, incluindo o período de avaliação e as técnicas usadas para medir cada componente da equação.

A avaliação da ingestão calórica envolve procedimentos como coleta de dados alimentares e posterior conversão em energia e nutrientes. A coleta de dados pode ser realizada por meio de uma série de inquéritos, sendo o registro alimentar (RA) o mais adotado em estudos que avaliam DE em atletas. É relevante mencionar que, além de ser considerado um inquérito propenso a erros de subnotificação (em média de 19%) causada por omissões, sub-registro do tamanho das porções de alimentos considerados "não saudáveis" e erros de supernotificação de alimentos julgados nutritivos, existe ainda a dificuldade de se determinar por quanto tempo a ingestão alimentar deve ser avaliada. Em populações sedentárias, acredita-se que a avaliação de 3 a 7 dias de recordatórios ou registros alimentares sejam suficientes para caracterizar a ingestão alimentar e, por essa razão, muitos estudos realizados com atletas adotaram esse mesmo período. No entanto, Burke et al.[34] alertam que o número de dias a serem avaliados para refletir o hábito alimentar de um atleta ainda não está estabelecido, podendo variar de acordo com as modalidades esportivas e suas periodizações de treinamento.

O cálculo do gasto de energia decorrente do exercício tem sido considerado fator de erro significativo na equação de DE. O uso de monitores de frequência cardíaca, GPS (*global position system*), analisadores de gases (calorimetria indireta) e acelerômetros tem se mostrado interessante em modalidades cíclicas, como corrida e ciclismo. No entanto, modalidades mais complexas podem se tornar um desafio, quando o objetivo é avaliar o gasto energético. Nesses casos, equivalentes metabólicos relativos a inúmeras modalidades, disponíveis em compêndios,[35,36] têm sido utilizados para calcular o gasto inerente ao exercício, embora seja considerado um método menos preciso. O uso de dispositivos tecnológicos vestíveis (*wearable technology devices*), como por exemplo o *fitbit*, parece subestimar o gasto energético em 100 a 600 calorias, e não é válido para indicar gasto energético. De toda forma, independentemente do método escolhido para o cálculo do gasto de energia durante o exercício, um erro comumente encontrado em estudos que avaliam DE consiste na "não subtração" do gasto calórico que o atleta teria naquele mesmo momento, caso estivesse em repouso, conforme descrito anteriormente neste capítulo (ver seção "Introdução"). Logo, ao considerar que o gasto em repouso também seria inerente ao exercício, ocorre superestimação do gasto de energia provocado pelo exercício e, consequentemente, subestimação da DE.

A composição corporal é o terceiro componente da equação para cálculo da DE, e também pode ser considerada um fator de discrepâncias entre resultados encontrados em diferentes estudos. Existem métodos indiretos e duplamente indiretos utilizados para avaliar a composição corporal, sendo a absorciometria radiológica de dupla energia (DEXA, do inglês *dual energy X-ray absorptiometry*) o método mais indicado para essa finalidade. No entanto, nem todos os atletas têm recursos financeiros para a realização da DEXA e, mesmo aqueles que os têm, ainda encontrarão pequenas discrepâncias entre máquinas e técnicas diferentes para a realização de tal exame. Para atletas que não têm acesso à DEXA, tem sido adotada a antropometria, porém, esse protocolo tem se mostrado mais indicado para avaliar discretas mudanças físicas do atleta ao longo de determinado período, e não exatamente para definir composição corporal.[34]

Em resumo, a estimativa de DE depende muito do comprometimento do indivíduo avaliado, além de ser atividade demorada que exige recursos e experiência profissional em Nutrição e Fisiologia do Esporte. Erros significativos de validade e confiabilidade ocorrem durante o processo, culminando em inadequações de 300 a 600 kcal/dia, deixando claro que, quando o objetivo for diagnosticar, prevenir ou tratar DERE, é necessário interpretar a DE em conjunto com avaliação de sintomas e possíveis indicadores, conforme descrito na ferramenta atualizada pelo COI em 2023, denominada Relative Energy Deficiency in Sport (RED-S) Clinical Assessment Tool (CAT) versão 2, conhecida como RED-S-CAT 2 (Tabela 48.2 e Figura 48.4).

Dificuldades inerentes à utilização da ferramenta RED-S-CAT 2 na prática esportiva

Considerando o grande número de sistemas fisiológicos afetados pela BED, seria esperado que a investigação de indicadores de tantas funções incorresse em dificuldades relacionadas a recursos financeiros e morosidade. Para cada item a ser investigado na RED-S-CAT 2, há uma série de protocolos a serem adotados para investigação. Por exemplo, o primeiro item a ser investigado na categoria de alto risco consiste na presença de anorexia nervosa ou outros TA graves e, portanto, é necessária a aplicação de protocolos que investiguem tais TA, o que demanda tempo relativamente alto. Um dos estudos mais robustos, realizado com o objetivo de averiguar as consequências da DERE, foi o publicado por Ackerman et al.,[29] cuja investigação era composta por 133 perguntas a serem respondidas por atletas. Embora seus resultados tenham sido de extrema importância para o avanço dos estudos sobre DERE, o questionário tem sido considerado muito longo e com algumas limitações, pois os prejuízos de saúde não eram avaliados por profissionais habilitados, mas sim, autorrelatados pelos entrevistados.

Tabela 48.2 Indicadores de DERE - RED-S-CAT 2.

Indicadores primários severos (contam como 2 critérios primários)
Amenorreia primária (*mulheres*: indicada quando houve falha na menstruação aos 15 anos na presença de desenvolvimento sexual secundário normal (2 DP acima da média de 13 anos), ou dentro de 5 anos após o desenvolvimento da mama, se isso ocorrer antes dos 10 anos; ou amenorreia secundária prolongada (ausência de 12 ou mais ciclos menstruais consecutivos) devido a FHA
Testosterona livre ou total clinicamente baixa (*homens*: abaixo da faixa de referência)
Indicadores primários
Amenorreia secundária (*mulheres*: ausência de 3 a 11 ciclos menstruais consecutivos) causada por FHA
Testosterona total ou livre subclinicamente baixa (*homens*: dentro dos 25% mais baixos [quartil] do intervalo de referência)
T3 total ou livre subclínica ou clinicamente baixa (dentro ou abaixo dos 25% mais baixos [quartil] do intervalo de referência)
História de ≥ 1 BSI de alto risco (colo femoral, sacro, pelve) ou ≥ 2 BSI de baixo risco (todas as outras localizações de BSI) nos últimos 2 anos ou ausência de ≥ 6 meses de treinamento devido a BSI nos últimos 2 anos
Mulheres na pré-menopausa e homens < 50 anos: escore Z da DMO* < −1 em coluna lombar, quadril total ou colo do fêmur ou diminuição no escore Z da DMO em testes anteriores
Crianças/adolescentes: escore Z da DMO* < − 1 na coluna lombar ou TBLH ou diminuição no escore Z da DMO de testes anteriores (pode ocorrer por perda óssea ou acúmulo ósseo inadequado)
Um desvio negativo da trajetória de crescimento anterior de um atleta pediátrico ou adolescente (altura e/ou peso)
Uma pontuação elevada para o EDE-Q global (> 2,30 em mulheres; > 1,68 em homens) e/ou transtorno alimentar definido pelo DSM-5-TR clinicamente diagnosticado (apenas um indicador primário para um ou ambos os resultados)
Indicadores secundários
Oligomenorreia causada por FHA (> 35 dias entre períodos durante um máximo de 8 períodos/ano)
História de 1 ICS de baixo risco (ver definição de alto *versus* baixo risco acima) nos 2 anos anteriores e ausência de < 6 meses de treinamento devido a ICS nos 2 anos anteriores
Colesterol total ou LDL elevado (acima do intervalo de referência)
Depressão e/ou ansiedade clinicamente diagnosticada (*apenas um indicador secundário para um ou ambos os resultados*)
Indicadores potenciais (não pontuados, emergentes)[†]
IGF-1 subclinicamente ou clinicamente baixo (dentro ou abaixo dos 25% mais baixos [quartil] do intervalo de referência)
Glicemia clinicamente baixa (abaixo do intervalo de referência)
Insulina sanguínea clinicamente baixa (abaixo do intervalo de referência)

(continua)

Tabela 48.2 Indicadores de DERE - RED-S-CAT 2. (*Continuação*)

Declínio crônico ou repentino nos estudos de ferro (p. ex., ferritina, ferro, transferrina) e/ou hemoglobina
Falta de ovulação (via detecção de ovulação urinária)
Cortisol elevado em repouso pela manhã ou na urina de 24 h (acima do intervalo de referência ou alteração significativa para um indivíduo)
Incontinência urinária (*mulheres*)
Disfunção gastrointestinal ou hepática/sintomas gastrointestinais adversos em repouso e durante o exercício
TMR reduzida ou baixa < 30 kcal/kg MLG/dia ou razão TMR < 0,90
Libido/desejo sexual reduzido ou baixo (especialmente em homens) e diminuição das ereções matinais
Hipotensão ortostática sintomática
Bradicardia (FC < 40 em atletas adultos; FC < 50 em atletas adolescentes)
PA sistólica ou diastólica baixa (< 90/60 mmHg)
Distúrbios do sono
Sintomas psicológicos (p. ex., aumento de estresse, ansiedade, alterações de humor, insatisfação corporal e/ou dismorfia corporal)
Dependência/vício de exercício
IMC baixo

Cada indicador acima requer a consideração de um diagnóstico diferencial não mediado por LEA. Todos os indicadores aplicam-se a mulheres e homens, salvo indicação contrária. O *status* do ciclo menstrual e os níveis de hormônios sexuais endógenos não podem ser avaliados com precisão em atletas que tomam medicamentos que alteram os hormônios sexuais (p. ex., contraceptivos à base de hormônios), e os indicadores do *status* dos hormônios tireoidianos não podem ser avaliados com precisão em atletas que tomam medicamentos para tireoide. Todos os valores laboratoriais devem ser interpretados no contexto de intervalos de referência apropriados à idade e ao sexo e específicos do laboratório. A maioria dos dados de DERE e limiares associados foi estabelecida em adultos na pré-menopausa/andropausa, a menos que indicado. Isenção de responsabilidade: essa ferramenta não deve ser usada isoladamente, nem apenas para diagnóstico, pois cada indicador requer consideração clínica de um diagnóstico diferencial não mediado por LEA. Além disso, a ferramenta é menos fiável em situações em que é impossível avaliar todos os indicadores (p. ex., estado do ciclo menstrual em mulheres que utilizam contraceptivo hormonal). Essa ferramenta não substitui diagnóstico clínico profissional, aconselhamento e/ou tratamento de uma equipe liderada por médicos de especialistas em saúde e desempenho de DERE. Adolescente refere-se a < 18 anos. *DMO avaliada por DXA em ≤ 6 meses. Em algumas situações, o uso de um escore Z de outro local do esqueleto pode ser justificado (p. ex., 1/3 distal do rádio quando outros locais não podem ser medidos ou incluindo medidas femorais proximais em alguns adolescentes mais velhos [> 15 anos] para os quais o monitoramento longitudinal da DMO na idade adulta é indicada). Uma verdadeira diminuição da DMO (de testes anteriores) é idealmente avaliada em comparação com o LSC do DXA das instalações individuais com base no coeficiente de variação calculado das instalações (% CV). Conforme estabelecido pela Sociedade Internacional de Densitometria Clínica (ISCD), no mínimo, o LSC deve ser de 5,3%, 5,0% e 6,9% para coluna, quadril e colo femoral para detectar uma alteração clínica. †Os indicadores potenciais são propositalmente vagos na quantificação, aguardando mais pesquisas para quantificar parâmetros e pontos de corte com mais precisão. *DMO*, densidade mineral óssea; *DSM-5-TR*, Manual Diagnóstico e Estatístico de Transtornos Mentais, 5ª ed.; *DXA*, absorciometria radiológica de dupla energia; *EDE-Q*, Questionário de Exame de Transtornos Alimentares; *FC*, frequência cardíaca; *FHA*, amenorreia hipotalâmica funcional; *GI*, gastrointestinal; *ICS*, lesões por estresse ósseo; *IMC*, índice de massa corporal; *IGF-1*, fator de crescimento semelhante à insulina 1; *LDL*, lipoproteína de baixa densidade; *LSC*, mudança menos significativa; *MLG*, massa isenta de gordura; *PA*, pressão arterial; *T*, testosterona; *T3*, triiodotironina; *TBLH*, corpo total menos cabeça; *TMR*, taxa metabólica de repouso. Adaptada de Mountjoy et al.[12] (2023).

VERDE

Gravidade/Risco
Nenhum/muito baixo

Critérios clínicos
Sem indicadores primários
No máximo 1 indicador secundário

Recomendações para tratamento, treinamento e competição
Não há necessidade de tratamento

Treinamento sem restrição
Liberação para competição

AMARELO

Gravidade/Risco
Leve

Critérios clínicos
1 ou 2 indicadores primários ± máx. 1 indicador secundário

ou

≥ 2 indicadores secundários

Recomendações para tratamento, treinamento e competição
Tratamento: monitoramento e seguimento em intervalos apropriados

Treinamento sem restrição
Liberação para competição

LARANJA

Gravidade/Risco
Moderado a alto

Critérios clínicos
3 indicadores primários ± máx. 1 indicador secundário

ou

2 indicadores primários e ≥ 2 indicadores secundários

Recomendações para tratamento, treinamento e competição
Tratamento: acompanhamento e seguimento frequentes (p. ex., mensal)

Alguns aspectos de treinamento e competição devem ser adaptados

VERMELHO

Gravidade/Risco
Moderado a alto/extremo

Critérios clínicos
4 indicadores primários

ou

3 indicadores primários e ≥ 2 indicadores secundários

Recomendações para tratamento, treinamento e competição
Tratamento: imediato
Hospitalização pode ser necessária para monitorar diariamente ou até mensalmente

Treinamento e competição devem ser significativamente alterados, e, na maior parte dos casos, o atleta deve ser impedido de treinar e competir

+ Sérios indicadores médicos de DERE e/ou transtornos alimentares requerem atenção imediata, potencial hospitalização e retirada do atleta da rotina de treinamento e competição. Inclui: ≤ 75% média de IMC para idade e sexo; distúrbios eletrolíticos; anormalidades em eletrocardiograma (p. ex., intervalo QTc prolongado ou bradicardia severa – Adulto: frequência cardíaca ≤ 30 bpm; adolescentes ≤ 45 bpm); hipotensão severa ≤ 90/45 mmHg; intolerância ortostática (adultos e adolescentes: queda da PA sistólica em posição supina para ortostática > 20 mmHg e queda diastólica > 10 mmHg); falha do programa de tratamento ambulatorial de transtornos alimentares; complicações médicas agudas da desnutrição; qualquer condição que iniba o tratamento médico e o monitoramento durante o treinamento e/ou a competição.

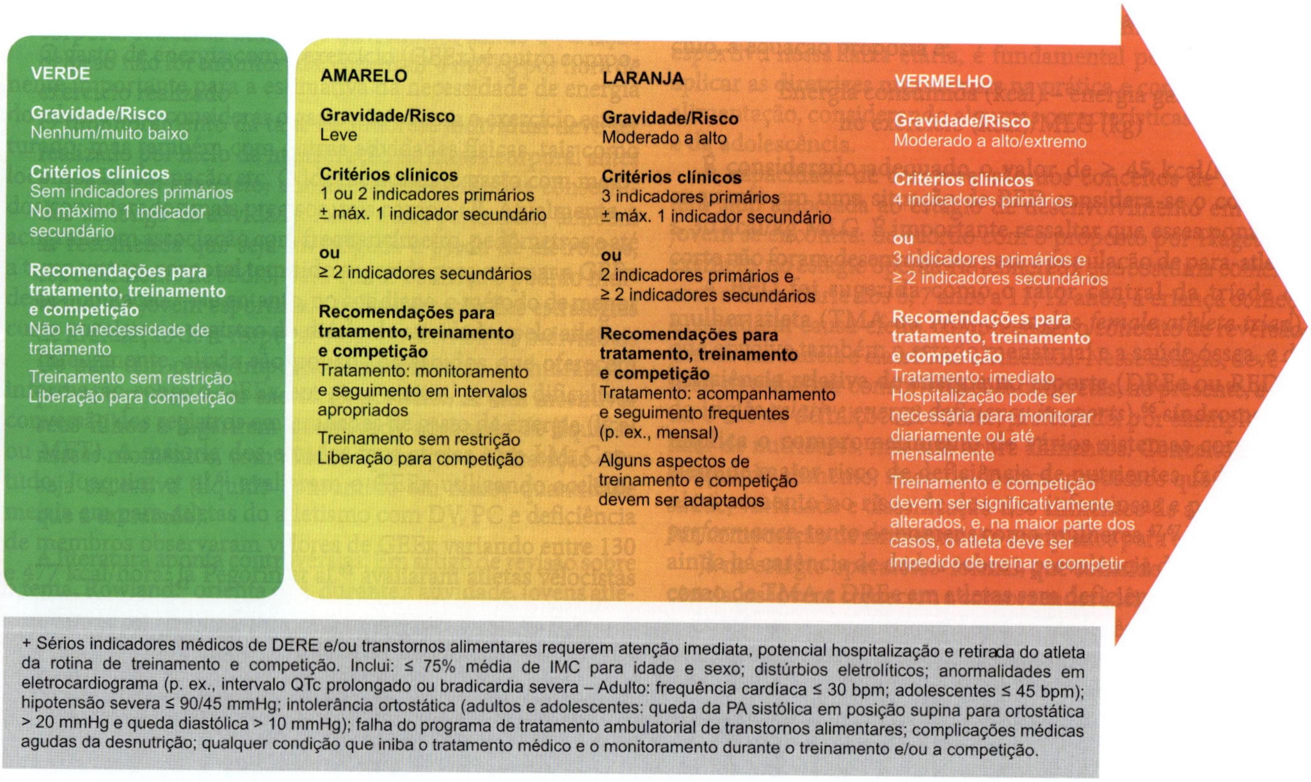

Figura 48.4 Diagnóstico de DERE com gravidade e/ou categorização de risco +. Adaptada de Mountjoy et al.[12] (2023).

Avaliação das consequências da BED: investigação de prejuízos à saúde descritos na tríade da mulher atleta

Diante das dificuldades práticas de diagnóstico de DERE por meio da aplicação da ferramenta RED-S-CAT 2, tem sido frequente o uso de instrumentos que avaliem parte dos sintomas dessa síndrome. Dentre essas ferramentas, destacam-se o "Questionário de baixa disponibilidade de energia em mulheres" (LEAF-Q, do inglês *Low Energy Availability in Females Questionnaire*) e a ferramenta de "Avaliação de risco cumulativo para a tríade da mulher atleta".

O LEAF-Q consiste em um questionário autoaplicável, originalmente apresentado na língua inglesa e recentemente traduzido para a língua portuguesa,[38] composto por itens relacionados ao *status* menstrual e gastrintestinal e à ocorrência de lesões, ou seja, fatores associados à persistente deficiência de energia que permitem a identificação do risco de TMA quando a pontuação é ≥ 8,0 (Tabela 48.3).

A versão adaptada do LEAF-Q para o público masculino (LEAM-Q, do inglês *Low Energy Availability in Males Questionnaire*) foi publicada recentemente[39] e traz questões divididas em seis sessões que investigam presença de tonturas, função gastrintestinal, regulação da temperatura corporal em repouso, problemas de saúde capazes de interferir nos planos de treinamento ou competição, indicadores de bem-estar e recuperação, e, por fim, o desejo sexual. No entanto, acredita-se que tal versão ainda será aprimorada pelos autores, conforme relatado no estudo.

Avaliação de risco cumulativo para a tríade da mulher atleta

Trata-se de ferramenta objetiva, baseada em evidências, que determina o risco de uma atleta desenvolver TMA e sugere condutas a serem adotadas de acordo com a sua pontuação. Atletas classificadas como baixo risco (0 a 1 ponto) são liberadas para participação em eventos desportivos; aquelas com moderado risco (2 a 5 pontos) deverão ser avaliadas por equipe interdisciplinar, na tentativa de verificar a possibilidade de continuar treinando com ajustes específicos; e as categorizadas como alto risco (≥ 6 pontos) em geral são afastadas da rotina de treinamento (Tabela 48.4).[41]

Embora o LEAF-Q e a Avaliação de risco cumulativo para a TMA sejam ferramentas que não avaliam todas as possibilidades de prejuízos à saúde que a **DERE** propõe, pesquisadores têm considerado que os sintomas inerentes à TMA sejam os mais elucidados na literatura e talvez mais fáceis de serem identificados, e, por essa razão, seriam considerados "a ponta do *iceberg*". Dessa maneira, caso não seja possível investigar cada ponto sugerido no RED-S-CAT 2, a utilização de uma dessas ferramentas, em associação com o cálculo de **DE,** é uma excelente possibilidade de investigação em atletas.

Tabela 48.3 LEAF-Q – Versão traduzida e validada para o português do Brasil.

O questionário de baixa disponibilidade de energia no sexo feminino (LEAF-Q) foca nos sintomas fisiológicos do consumo insuficiente de energia. As páginas a seguir contêm perguntas sobre lesões, funções gastrintestinal e reprodutiva. Agradecemos o seu tempo para preenchimento do LEAF-Q e informamos que as respostas serão tratadas com confidencialidade.

Nome:

Endereço:

E-mail:

Celular:

Profissão:

Escolaridade:

Idade: (anos)

Atura: (cm)   Peso: (kg)

Seu maior peso com sua altura atual: (kg) (excluindo na gravidez)

Seu menor peso com sua altura atual: (kg)

Você fuma? _____ SIM _____ NÃO

Você usa algum medicamento (excluindo anticoncepcionais orais)? _____ SIM _____ NÃO

Se sim, que tipo de medicamentos?

Em média, como é seu treinamento habitual – número de horas por semana e tipo de exercício, tal como corrida, natação, ciclismo, treino de força, treino de técnica etc.:

Comentários ou informações adicionais sobre o treinamento:

LEAF-Q – Versão traduzida e validada para o português do Brasil

1. Lesões – Indique a resposta que descreve sua situação de forma mais precisa

A: Você se ausentou de seu treinamento, ou deixou de participar de alguma competição no último ano, devido a lesões?

_____ Não, de forma alguma _____ Sim, uma ou duas vezes _____ Sim, três a quatro vezes

_____ Sim, cinco vezes ou mais

(continua)

Tabela 48.3 LEAF-Q – Versão traduzida e validada para o português do Brasil. (*Continuação*)

A1: Se sim, por quantos dias se ausentou do treinamento ou de participação em competição devido a lesões, no último ano?

_____1 a 7 dias   _____8 a 14 dias   _____15 a 21 dias   _____22 dias ou mais

A2: Se sim, que tipos de lesões você teve no último ano?

Comentários ou informações adicionais sobre lesões:

2. Função gastrintestinal

A: Você se sente com gases ou com abdome inchado, mesmo quando você não está menstruada?

_____Sim, diversas vezes/dia   _____Sim, diversas vezes durante a semana

_____Sim, uma ou duas vezes na semana ou mais raramente _____Raramente ou nunca

B: Você tem cólicas ou dores estomacais que não estão relacionadas a sua menstruação?

_____Sim, diversas vezes/dia   _____Sim, diversas vezes durante a semana

_____Sim, uma ou duas vezes na semana ou mais raramente _____Raramente ou nunca

C: Com que frequência você tem evacuado?

_____Diversas vezes/dia _____ 1 vez/dia
_____ A cada 2 dias

_____ 2 vezes/semana _____ 1 vez/semana ou menos

D: Como você descreve suas fezes?

_____ Normal (branda) _____ Parecendo diarreia (aguada) _____Dura e seca

Comentários adicionais sobre sua função gastrintestinal:

3. Função menstrual e uso de anticoncepcionais

3.1. Anticoncepcionais – Indique a resposta que mais descreve sua situação de forma mais precisa

A: Você usa anticoncepcionais orais?

_____ SIM _____ NÃO

A1: Se sim, por que você usa anticoncepcionais orais?

_____Contracepção _____ Redução de dores menstruais _____ Redução do sangramento

_____ Para regular o ciclo menstrual e sua influência no desempenho esportivo

_____ Se eu não usar, a menstruação para

Outros motivos: _____

A2: Se você não usa anticoncepcionais orais, você já usou anteriormente?

_____ SIM _____ NÃO

A2:1. Se sim, quando e por quanto tempo? _____

B: Você usa algum outro tipo de contraceptivo hormonal? (p. ex., implante ou DIU hormonal)

_____ SIM _____ NÃO

B1: Se sim, que tipo?

_____ Adesivo hormonal _____ Anel hormonal _____ DIU hormonal _____Implante hormonal

_____ Outro

3.2. Função menstrual – Indique a resposta que mais descreve sua situação de forma mais precisa

A: Que idade você tinha quando menstruou pela primeira vez?

_____ 11 anos ou menos _____ 12 a 14 anos _____ 15 anos ou mais _____Não me lembro

_____ Nunca menstruei (se você respondeu "nunca menstruei" não é necessário continuar respondendo o questionário)

B: Sua primeira menstruação veio naturalmente (por si só)?

_____ SIM _____ NÃO _____ Não me lembro

(*continua*)

Tabela 48.3 LEAF-Q – Versão traduzida e validada para o português do Brasil. (*Continuação*)

B1: Se não, que tipo de tratamento foi utilizado para iniciar seu ciclo menstrual?

_____ Tratamento hormonal _____ Ganho de peso _____ Redução da quantidade de exercícios

_____ Outro

C: Sua menstruação é normal?

_____ Sim _____ Não (vá para a pergunta C6) _____ Não sei (vá para a pergunta C6)

C1: Quando foi sua última menstruação?

_____ 0 a 4 semanas atrás _____ 1 a 2 meses atrás _____ 3 a 4 meses atrás _____ 5 meses atrás ou mais

C2: Sua menstruação é regular? (a cada 28 a 34 dias)

_____ Sim, na maioria das vezes _____ Não, na maioria das vezes não

C3: Por quantos dias você tem sangramento?

_____ 1 a 2 dias _____ 3 a 4 dias _____ 5 a 6 dias _____ 7 a 8 dias _____ 9 dias ou mais

C4: Você já teve problemas com sangramento menstrual intenso?

_____ SIM _____ NÃO

C5: Quantas vezes você menstruou nos últimos 12 meses?

_____ 12 ou mais _____ 9 a 11 _____ 6 a 8 _____ 3 a 5 _____ 0 a 2

C6: Se você respondeu "não" ou "não sei" na questão C (Sua menstruação é normal?), quando você teve sua última menstruação?

_____ 2 a 3 meses atrás _____ 4 a 5 meses atrás _____ 6 meses atrás ou mais

_____ Estou grávida e, portanto, não menstruo

D: Alguma vez você ficou sem menstruar por 3 meses consecutivos ou mais (além da gravidez)?

_____ Não, nunca _____ Sim, já aconteceu antes _____ Sim, está ocorrendo agora

E: Você nota que sua menstruação muda quando você aumenta intensidade, frequência ou duração dos exercícios?

_____ SIM _____ NÃO

E1: Se sim, indique como (marque uma ou mais opções)

_____ Eu sangro menos _____ Eu sangro por menos dias _____

Minha menstruação é interrompida _____ Eu sangro mais _____ Eu sangro por mais dias

Pontuação LEAF-Q – Versão traduzida e validada para o português do Brasil

Pontuação total ≥ 8 identifica o risco para a tríade da mulher atleta

1. A: **0** Não, de forma alguma

1 Sim, uma ou duas vezes

2 Sim, três a quatro vezes

3 Sim, cinco vezes ou mais

1. A1: **1** 1 a 7 dias

2 8 a 14 dias

3 15 a 21 dias

4 22 dias ou mais

2. A: **3** Sim, diversas vezes/dia

2 Sim, diversas vezes durante a semana

1 Sim, uma ou duas vezes na semana ou mais raramente

0 Raramente ou nunca

2. B: **3** Sim, diversas vezes/dia

2 Sim, diversas vezes durante a semana

1 Sim, uma ou duas vezes na semana ou mais raramente

0 Raramente ou nunca

(continua)

Tabela 48.3 LEAF-Q – Versão traduzida e validada para o português do Brasil. (*Continuação*)

2. C: **1** Diversas vezes/dia

0 1 vez/dia

2 A cada 2 dias

3 2 vezes/semana

4 1 vez/semana ou menos

2. D: **0** Normal (branda), **1** Parecendo diarreia (aguada), **2** Dura e seca

3.1 A1: **0** Contracepção, **0** Redução das dores menstruais, **0** Redução do sangramento, **0** Para regular o ciclo menstrual e sua influência no desempenho esportivo, **1** Se eu não usar, a menstruação para, **0** Outros motivos

3.2 A: **0** 11 anos ou menos, **0** 12 a 14 anos, **1** 15 anos ou mais, **0** Não me lembro, **8** Nunca menstruei

3.2 B: **0** Sim, **1** Não, **1** Não me lembro

3.2 B1: **1** Tratamento hormonal, **1** Ganho de peso, **1** Redução da quantidade de exercícios, **1** Outro

3.2 C: **0** Sim, **2** Não (vá para a pergunta 3.2 C6), **1** Não sei (vá para a pergunta 3.2 C6)

3.2 C1: **0** 0 a 4 semanas atrás, **1** 1 a 2 meses atrás, **2** 3 a 4 meses atrás, **3** 5 meses atrás ou mais

3.2 C2: **0** Sim, na maioria das vezes, **1** Não, na maioria das vezes não

3.2 C3: **1** 1 a 2 dias, **0** 3 a 4 dias, **0** 5 a 6 dias, **0** 7 a 8 dias, **0** 9 dias ou mais

3.2 C4: **0** Sim, **0** Não

3.2 C5: **0** 12 ou mais, **1** 9 a 11, **2** 6 a 8, **3** 3 a 5, **4** 0 a 2

3.2 C6: **1** 2 a 3 meses atrás, **2** 4 a 5 meses atrás, **3** 6 meses atrás ou mais, **0** Estou grávida e, portanto, não menstruo

3.2 D: **0** Não, nunca, **1** Sim, já aconteceu antes, **2** Sim, está ocorrendo agora

3.2 E: **1** Sim, **0** Não

3.2 E1: **1** Eu sangro menos, **1** Eu sangro por menos dias, **2** Minha menstruação é interrompida, **0** Eu sangro mais, **0** Eu sangro por mais dias

Adaptada de Pereira e Juzwiak[38] (2021).

Tabela 48.4 Critérios para classificação de risco de tríade da mulher atleta (TMA).

Fatores de risco	Baixo risco = 0 ponto	Risco moderado = 1 ponto cada	Alto risco = 2 pontos cada
Baixa DE com ou sem TA	Sem restrição dietética	Algumas restrições alimentares# ou Comer transtornado atual ou pregresso	Inclusos em critérios DSM-5 para transtornos alimentares*
Baixo IMC	IMC ≥ 18,5 ou ≥ 90% peso esperado ou peso estável	IMC 17,5 a 18,5 ou < 90% peso esperado ou perda peso < 10% mês	IMC < 17,5 ou < 85% peso esperado ou perda peso ≥ 10% mês
Atraso na menarca	Menarca < 15 anos	Menarca 15 a 16 anos	Menarca > 16 anos
Oligo ou amenorreia	> 9/ano	6 a 9/ano*	< 6 ciclos/ano*
Baixa DMO	Z-Escore ≥ − 1	Z-Escore: − 1** < −2	Z-Escore < −2
Fratura por estresse	Nenhuma	1	≥ 2 ou ≥ 1 alto risco ou ossos trabeculares†
Risco cumulativo	_____ pontos +	_____ pontos +	_____ pontos = Total ___

A avaliação de risco cumulativo fornece um método objetivo de determinar o risco de um atleta usando estratificação de risco e fatores de risco baseados em evidências para a tríade. *Experiência atual ou tem histórico. Pontos de corte absolutos do IMC não devem ser usado em adolescentes. **Esporte de sustentação de peso. †Locais esqueléticos de alto risco associados a baixa DMO e atraso no retorno para prática esportiva em atletas com um ou mais componentes da tríade incluem reação ao estresse/fratura de locais trabeculares (colo femoral, sacro e pelve) #Alguma restrição alimentar evidenciada por autorrelato ou ingestão de energia baixa/inadequada nos registros da dieta. *DE*, disponibilidade de energia; *DMO*, densidade mineral óssea; *DSM-5*, Manual Diagnóstico e Estatístico de Transtornos Mentais. 5ª edição; *IMC*, índice de massa corporal; *TA*, transtorno alimentar. Adaptada de Joy et al.[41] (2014).

Avaliação das consequências da baixa energia disponível: investigação laboratorial associada à disponibilidade de energia

Considerando as dificuldades inerentes à aplicação de protocolos como RED-S-CAT 2, LEAF-Q/LEAM-Q e a Avaliação de risco cumulativo para a TMA, alguns grupos de pesquisa têm sugerido investigações reduzidas, no sentido de buscar indícios de que a disponibilidade de energia esteja baixa.

Nesse sentido, Souza et al.[32] sugerem a associação do cálculo da DE à avaliação de alguns indicadores potencialmente capazes de predizer início de supressão de função reprodutiva em mulheres, como: evolução de massa corporal e sua composição; presença de comportamentos alimentares de risco; alterações na concentração de estradiol e progesterona (em atletas não usuárias de contraceptivos); e monitoramento da taxa metabólica em repouso (TMR).

Vale ressaltar que o mesmo grupo de pesquisadores sugere que o monitoramento da taxa metabólica em repouso seja realizado por meio da comparação entre a TMR medida por calorimetria indireta com TMR predita, adotando-se equações como as de Cuningham[42] e Harris e Benedict.[43] Nesse caso, os autores sugerem risco de BED quando a relação TMR medida/TMR predita for menor que 0,9.

Para homens, Lundy et al.[39] relatam que baixas concentrações de T3, baixos níveis de testosterona (livre ou total), índice de massa corporal (IMC) < 18,5 e baixa mineralização óssea (z-escore < −1 – coluna ou fêmur proximal) sejam adotados como indicadores primários de BED; como indicadores secundários, os mesmos autores sugerem baixa relação TMR medida/TMR, hipotensão (sistólica < 90 mmHg e/ou diastólica < 60 mmHg), baixo percentual de massa gorda (< 5% medida por DEXA), baixo IGF-1, LDL alto (> 3 mmol/ℓ) e altos níveis de cortisol (> 550 nmol/ℓ) ou alta relação cortisol (nmol/ℓ)/insulina (pmol/ℓ) (> 26,6).

Em resumo, o rastreamento da DERE e da TMA evoluiu consideravelmente desde a divulgação do Consenso sobre DERE, em 2014 (Figura 48.5). Embora não haja um protocolo considerado padrão-ouro, há muitas possibilidades de o nutricionista esportivo iniciar uma avaliação e, se necessário, intervir precocemente, mesmo que o que ele esteja "enxergando seja apenas a ponta do *iceberg*".

DIAGNÓSTICO DE DERE EM ADOLESCENTES

Apesar do alto número de atletas adolescentes em risco de BED e suas consequências, o conhecimento sobre a temática ainda é restrito. Uma pesquisa realizada com 712 corredores adolescentes e jovens adultos, dançarinos e patinadores artísticos mostrou que apenas 12% deles já tinham ouvido falar sobre tríade da mulher atleta, e apenas 7% eram capazes de nomear 2 dos 3 componentes da tríade. Entre treinadores universitários americanos, apenas 32% relataram ter ouvido algo sobre DERE.[44]

Na adolescência, a BED pode ser muito preocupante, pois além de todos os desfechos já descritos anteriormente, há elevado risco de retardo do crescimento, atraso puberal e prejuízo no acúmulo da massa óssea que ainda não está complemente desenvolvida.[44]

Recentemente foi publicada revisão sobre DERE em adolescentes e os autores mostraram os principais desfechos

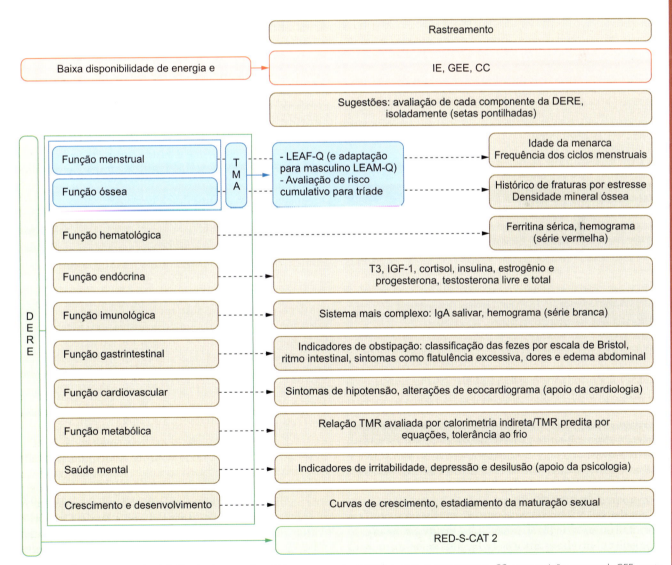

Figura 48.5 Rastreamento da deficiência de energia relativa no esporte (DERE) e seus componentes. *CC*, composição corporal; *GEE*, gasto energético provocado pelo exercício; *IE*, ingestão energética diária; *IgA*, imunoglobulina A; *IGF-1*, fator de crescimento semelhante à insulina tipo 1; *LEAF-Q*, Low Energy Availability in Females Questionnaire; *LEAM-Q*, Low Energy Availability in Males Questionnaire; *RED-S*, Relative Energy Deficiency in Sport; *REDS-CAT*, Relative Energy Deficiency in Sport Clinical Assessment Tool; *T3*, tri-iodotironina; *TMA*, tríade da mulher atleta; *TMR*, taxa metabólica em repouso.

observados nessa faixa etária (Tabela 48.5) e sugeriram alguns exames bioquímicos a serem avaliados (Tabela 48.6) na tentativa de rastrear essa síndrome nos jovens atletas.[44]

EPIDEMIOLOGIA DA DERE

Considerando-se as dificuldades de se adotar um protocolo "padrão-ouro" para diagnosticar a DERE, é esperado que haja dificuldades em identificar a prevalência dessa síndrome na população de atletas e indivíduos fisicamente ativos.

Há dados referentes ao seu fator etiológico, ou seja, a BED, embora tenhamos discutido as limitações inerentes a seu cálculo. A prevalência de BED pode variar de 23 a 79,5% em mulheres, e de 15 a 70% em homens, sendo essa variação causada pela falta de um diagnóstico definitivo singular, uso equivocado de BED e DERE como termos sinônimos, falta de padronização e precisão

Tabela 48.5 Apresentações clínicas comuns de DERE em adolescentes.

Amenorreia primária/secundária; oligomenorreia
Lesões musculares; fratura por estresse; lesões articulares recorrentes
Perda de peso, mudanças nos percentis de IMC ou na velocidade de ganho de peso e/ou estatura
Perda de *performance* esportiva
Sintomas relacionados ao exercício: tontura, palpitação, síncope
Fadiga; sono insuficiente
Psicológicos: baixo humor, ansiedade, estresse, comportamentos compulsivos, comer transtornado, preocupação com imagem corporal
Gastrintestinal: obstipação, diarreia

Tabela 48.6 Investigações iniciais na DERE em adolescentes.

Exames prioritários	
Hemograma, ureia, eletrólitos, testes de função hepática, proteína C reativa, taxa de sedimentação eritrocitária	Exames de sangue de rotina para a saúde geral e para outras causas de sintomas como perda de peso, fadiga
Ferritina	Correlação com DERE em adolescentes Correlação com saúde óssea em adolescentes
Testes de função da tireoide	Correlação com supressão ovariana
LH, FSH, prolactina (sem uso de contraceptivo)	Avaliação por ginecologista
Testosterona total	Meninas: aumento de testosterona na amenorreia Meninos: queda de testosterona em DERE
Teste de gravidez (se sexualmente ativa)	Exclusão de gravidez como causa de amenorreia
Outros exames a serem considerados	
25(OH)D sanguínea	Na adolescência: fator independente de ganho de massa óssea e força muscular
DEXA	Monitoramento da massa óssea
B$_{12}$, cálcio, folato, glicose, fosfato inorgânico e magnésio	Além dos exames de sangue de rotina: se em risco de transtorno alimentar grave, rápida perda de peso ou comportamento purgativo grave
Testes para doença celíaca – transglutaminase (tTG) tecidual, anticorpos IgA – anti-tTG	Crianças e adolescentes com doença celíaca têm menores massa e densidade ósseas

DEXA, absorciometria radiológica de dupla energia; *FSH*, hormônio foliculoestimulante; *IgA*, imunoglobulina A; *LH*, hormônio luteinizante. Adaptada de Gould et al.[44] (2023).

das metodologias de pesquisa (p. ex., medições imprecisas de DE), variação nas demandas fisiológicas entre as populações do estudo e vieses de voluntariado dos participantes do estudo.

TRATAMENTOS NÃO FARMACOLÓGICOS

O tratamento da DERE ou da TMA deve ser iniciado pela correção da disponibilidade de energia, seja por meio do aumento da ingestão calórica, pela redução do gasto calórico em exercícios físicos ou ambos.

Em situações em que DE puder ser calculada de maneira confiável, a meta do tratamento deverá ser o alcance de DE > 45 kcal/kg MLG. Caso contrário, deve ser adotada elevação da ingestão calórica gradativa, começando com aumento de 20 a 30% em relação ao gasto total de energia, ou a oferta de um valor calórico que promova ganho de aproximadamente 0,5 kg de peso corporal a cada 7 a 10 dias. Alguns estudos sugerem que o aumento de 5 a 10% no peso corporal seja capaz de promover a retomada da menstruação e aumento da densidade mineral óssea em mulheres.

Se a baixa disponibilidade de energia tiver causa não intencional, um processo de educação alimentar e nutricional pode ser suficiente para encorajar o atleta elevar a ingestão calórica. No entanto, se a BED estiver associada a TA/comer transtornado, ou à sobrecarga de treinamento, a equipe interdisciplinar ou transdisciplinar (Figura 48.6) será fundamental para normalizar comportamentos alimentares patológicos, reduzir as tentativas de restrição alimentar e alterar emoções negativas e crenças associadas à alimentação e à imagem corporal. Nesse sentido, a terapia cognitivo-comportamental tem sido considerada forte aliada na recuperação de atletas com DERE, inclusive contribuindo com a retomada da menstruação em algumas mulheres com amenorreia hipotalâmica funcional.

Além de tratar a causa de DERE e de TMA por meio da regularização da DE, o tratamento nutricional também pode ser direcionado aos desfechos patológicos dessas síndromes. Dentre todos os prejuízos à saúde decorrentes da BED, a literatura tem destacado o maior risco de fraturas por estresse e as estratégias nutricionais capazes de minimizar esse dano. Desta forma, nutrientes envolvidos na construção óssea também têm sido alvo de investigações; níveis séricos de 25-hidroxivitamina D < 30 ng/mℓ estão associados com aumento da incidência de fraturas por estresse e, por esse motivo, uma ingestão maior que a RDA pode ser temporariamente necessária para atingir a meta de níveis séricos superiores a 30 ng/mℓ e, consequentemente, reduzir o tempo de cicatrização e facilitar o retorno do atleta à prática esportiva. Nesse mesmo sentido, a ingestão adequada de cálcio também deve ser alvo de atenção, pois é capaz de reduzir a incidência de fraturas por estresse.

Os prejuízos hematológicos também podem ser minimizados por meio de estratégias nutricionais, como adequação da oferta de carboidratos e, em casos de anemia ferropriva, o uso da suplementação de ferro.[41]

Como resultados, o manejo não farmacológico da BED adotado por poucos dias ou semanas pode restaurar a função menstrual dentro de alguns meses; no entanto, melhorias na saúde óssea podem demorar anos, inclusive com risco de nunca ser atingida a densidade mineral óssea considerada ideal (Figura 48.7).[41]

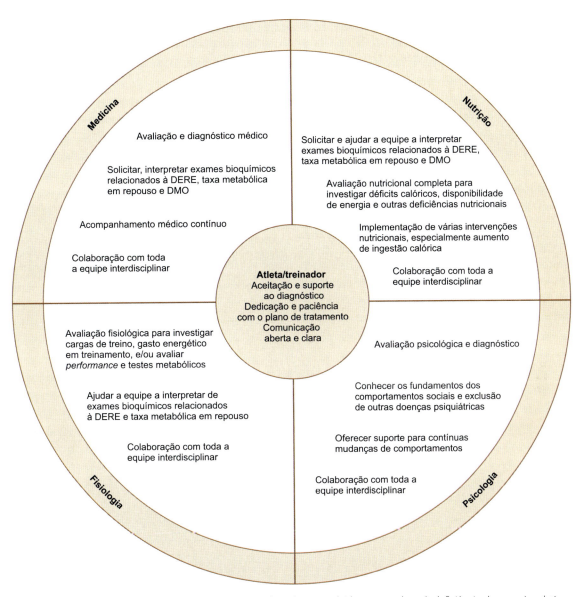

Figura 48.6 Atribuições dos profissionais da equipe inter ou transdisciplinar envolvidos no combate à deficiência de energia relativa no esporte (DERE). *DMO*, densidade mineral óssea. Adaptada de Stellingwerff et al.[40] (2021).

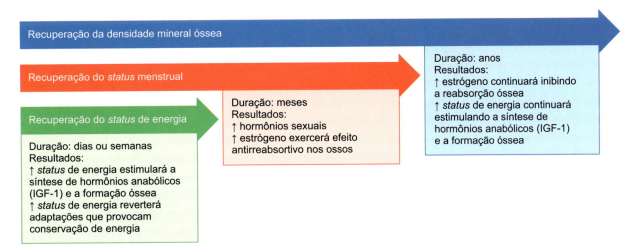

Figura 48.7 Tratamento da tríade com a abordagem adequada. Os três componentes da tríade se recuperam em velocidades diferentes. A recuperação do estado energético é observada após dias ou semanas de aumento da ingestão e/ou diminuição do gasto de energia. A recuperação da menstruação costuma ser observada meses após a melhora do estado de energia. A recuperação da densidade mineral óssea pode não ser observada até anos após as recuperações de estado energético e da menstruação. *IGF-1*, fator de crescimento semelhante à insulina tipo 1.

CONSIDERAÇÕES SOBRE *OVERTRAINING* E DERE: MECANISMOS COMPARTILHADOS

As semelhanças de sintomas entre sobrecarga de treinamento (com ou sem diagnóstico de síndrome de *overtraining* [OTS]) e DERE é significativa, com ambas iniciando a partir de uma origem hipotálamo-hipofisária, que pode ser influenciada por BED e reduzida ingestão de carboidrato. Muitos dos resultados negativos decorrentes da sobrecarga de treinamento (com ou sem diagnóstico de OTS) podem ser principalmente devido a diagnóstico incorreto de falta de combustível, por meio de baixa disponibilidade de energia e/ou baixa disponibilidade de CHO. É importante notar que a prevenção da sub-recuperação é multifatorial, mas muitos aspectos são baseados na DE e na disponibilidade CHO. Uma vez que OTS e DERE apresentam muitos caminhos compartilhados, sintomas e complexidades diagnósticas, é necessária muita atenção para melhorar a precisão diagnóstica dessas síndromes, permitindo que os profissionais da equipe interdisciplinar excluam com mais precisão a BED e a DERE dos diagnósticos OTS.[40]

REFERÊNCIAS BIBLIOGRÁFICAS

As referências consultadas para a elaboração deste capítulo estão disponíveis *online* no Ambiente de aprendizagem do GEN.

COMO CITAR ESTE CAPÍTULO

ABNT
MENDES, R. R.; AMADIO, M. B.; ROSSI, L. Deficiência de energia relativa no esporte. *In*: ROSSI, L.; POLTRONIERI, F. (org.). *Tratado de Nutrição e Dietoterapia*. 2. ed. Rio de Janeiro: Guanabara Koogan, 2023. p. 594-608.

VANCOUVER
Mendes RR, Amadio MB, Rossi L. Deficiência de energia relativa no esporte. In: Rossi L, Poltronieri F (Orgs.). Tratado de nutrição e dietoterapia. 2. ed. Rio de Janeiro: Guanabara Koogan; 2023. p. 594-608.

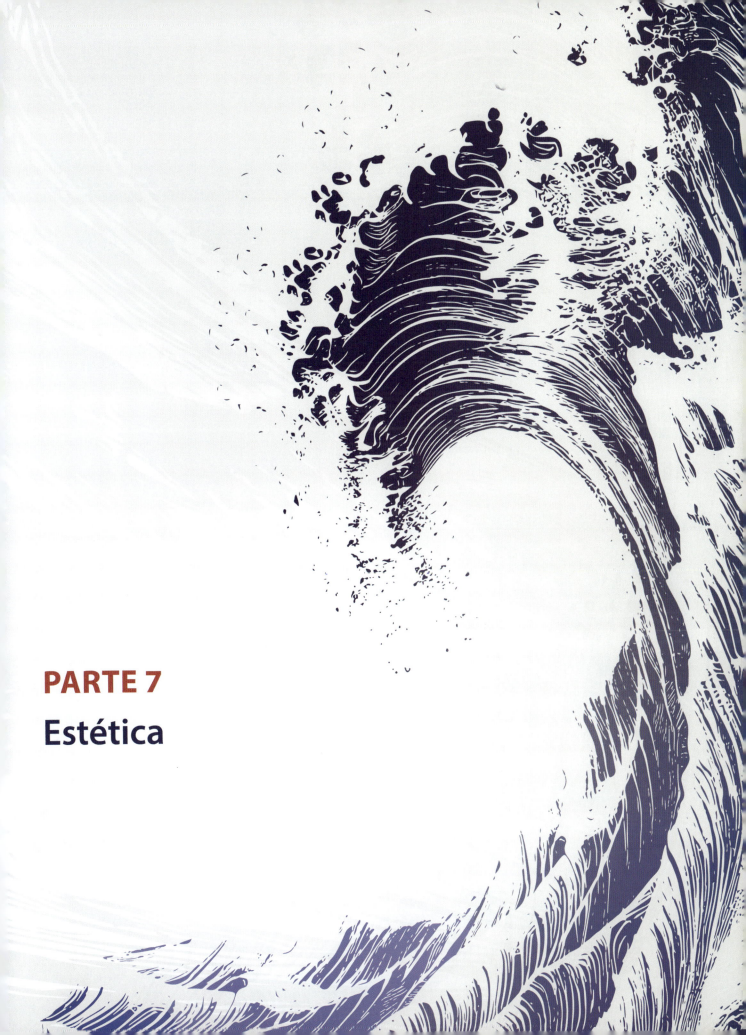

PARTE 7
Estética

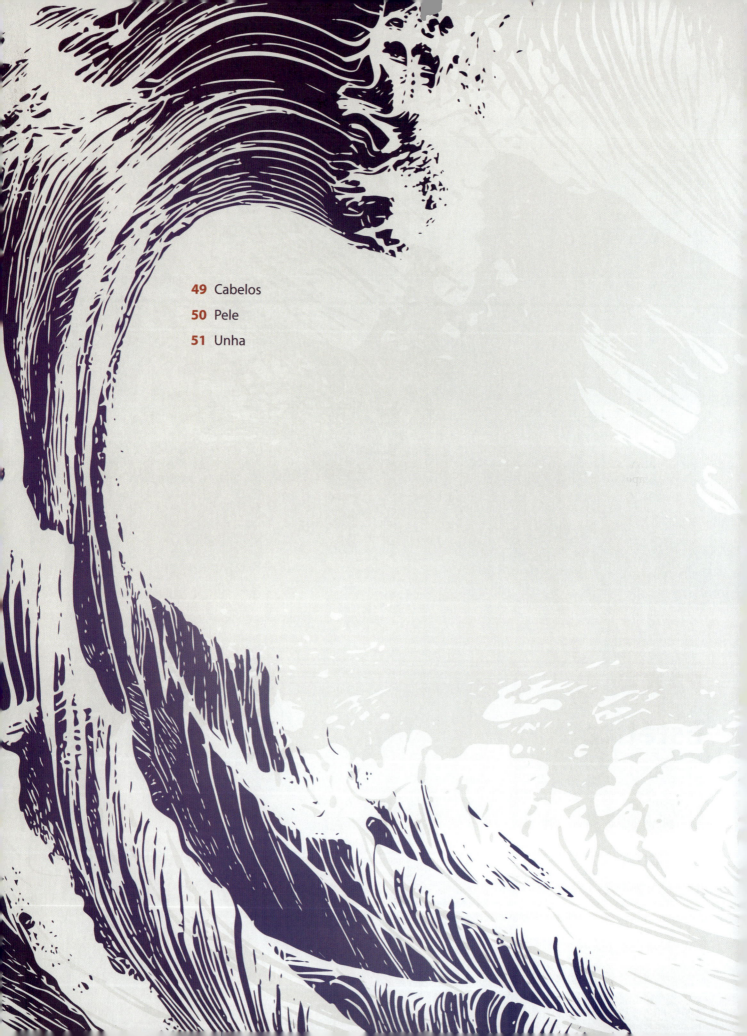

49 Cabelos
50 Pele
51 Unha

CAPÍTULO 49
Cabelos

Luisa Amábile Wolpe • Rodrigo Granzoti

INTRODUÇÃO

O cabelo é componente do sistema tegumentar (anexos epidérmicos) que migra da epiderme e se estende até a camada dérmica. Sua principal função é proteger o organismo da variação térmica e da radiação, além de exercer função sensorial. Sua elevada conotação cultural pode trazer consequências psicológicas importantes quando seu crescimento e desenvolvimento estão desordenados.[1,2] O corpo humano tem, aproximadamente, 5 milhões de folículos pilosos e mais de 100.000 estão presentes no couro cabeludo, formando o cabelo.[3]

COMPONENTES VIVOS E NÃO VIVOS

Acima do nível da epiderme, há a haste capilar, um cilindro fino e flexível composto de células epiteliais mortas e queratinizadas. Logo abaixo, o folículo (fração viva) é a estrutura primária e que permite que o cabelo cresça. Na sua base encontra-se o bulbo do folículo, região que produz ativamente o cabelo. O bulbo estende-se até a derme e é circundado pela papila dérmica. Acredita-se que a papila seja um orquestrador primário no processo de crescimento capilar, conduzindo os sinais precisos que determinam o tamanho e a cor do fio (Figura 49.1).[3-5]

O crescimento é direcionado, pois existe a presença de guias e plano de clivagem que conduzem os queratinócitos para formar a haste capilar.[6] A haste capilar é produto da queratinização folicular, e sua integridade depende da qualidade da queratina sintetizada no folículo piloso e das agressões externas que venha a sofrer.

O ciclo capilar é composto por três fases (Figura 49.2):[7,8]

■ **Fase anágena.** Corresponde à fase de crescimento. Nesta fase há a presença de materiais sendo depositados na sua haste pelas células da papila folicular. A duração desta fase varia entre 2 e 6 anos, com taxa de crescimento de aproximadamente 0,03 a 0,045 mm por dia. Aproximadamente 85 a 90% de todos os cabelos estão nesta fase de crescimento.[9]

■ **Fase catágena.** Corresponde à fase de regressão. A papila folicular encolhe e já não fornece mais matéria-prima para queratinização. Menos de 1% dos fios está nesta fase, que pode durar entre 2 e 3 semanas.[10]

■ **Fase telógena.** Corresponde à fase de repouso e ocorre a expulsão do cabelo. Na fase telógena, a atividade proliferativa e bioquímica do folículo permanece em seu nível mais baixo. Os fios ficam na fase telógena por aproximadamente 3 meses e cerca de 10 a 15% dos fios de cabelo estão em repouso, refletindo uma queda de 100 a 120 fios por dia normalmente.[7]

A perda diária de cabelo não deve exceder 100 a 120 fios por dia, mas torna-se um problema quando é superior a 120 fios diários durante um período mais longo do que poucas semanas.[7]

As razões que levam à queda do folículo diferem entre os indivíduos e, assim, sua avaliação deve ser feita de modo criterioso. De maneira geral, a queda do cabelo está associada a deficiências nutricionais, disfunções hormonais, estresse, doenças infecciosas, febre, inflamação, medicamentos, trauma, entre outros.[11]

A alopecia é o termo que designa a redução ou a ausência de fios no couro cabeludo. Essa queda pode se apresentar de forma difusa, ou seja, acometendo todo o couro cabeludo, como no caso do eflúvio telógeno; pode se apresentar em placas em regiões distintas no couro cabeludo, como na alopecia areata; ou na região frontal do couro cabeludo, como na alopecia androgenética. Na maior parte das vezes queda capilar é reversível.[12]

Os folículos pilosos capilares estão entre os mais metabolicamente ativos no corpo, e o crescimento da haste capilar pode ser impactado pela desnutrição calórica, proteica ou de micronutrientes, resultando em cabelos secos, sem brilho, alterações na estrutura da haste capilar e na resistência do fio.[5]

A deficiência nutricional está relacionada com o retardo da fase anágena e o aceleramento da fase telógena do fio. O bulbo capilar recebe nutrientes por meio da irrigação sanguínea na derme adjacente; desta maneira, a nutrição adequada garante a chegada de matéria-prima para a formação do fio.[5] Essa queda de cabelo acentuada leva o nome de eflúvio telógeno.

O eflúvio telógeno tem como causa comum a deficiência nutricional, sobretudo de micronutrientes, que ocorre principalmente em situações de maior estresse físico, como o puerpério, dietas de emagrecimento e restrição calórica, cirurgia bariátrica ou síndrome de má absorção (síndrome do intestino irritado, disbiose intestinal, alergias alimentares).[13,14]

A queratinização capilar é processo proliferativo dinâmico, influenciado pelo estado nutricional proteico e calórico. Crianças com kwashiorkor apresentam cabelos finos e ralos, com alteração na coloração dos fios.[15]

Além disso, a carência de micronutrientes pode levar a alterações da síntese dos fios, como, por exemplo, as vitaminas do complexo B que atuam como cofatores enzimáticos na síntese de queratina. A deficiência mineral como a de ferro e zinco pode gerar alterações do aproveitamento de aminoácidos essenciais à síntese do fio.[14,15]

A queda de cabelo pode também ser indicativo de hiper ou hipotireoidismo. No caso do hipotireoidismo, o eflúvio telógeno está presente, pois há inibição da divisão celular no folículo, aumentando o número de fios na fase telógena.[16]

Pacientes veganos e/ou vegetarianos também apresentam risco de queda de cabelo por deficiência mineral, isso porque o consumo de ferro dietético é considerado menor que o dos consumidores de carne.[17]

A relação entre o ferro e a queda de cabelo ainda é desconhecida pela literatura, porém é consenso que com ou sem anemia, a ferritina deve estar acima de 70 $\mu g/m\ell$; caso o paciente apresente ferritina baixa, a intervenção é reposição de ferro via suplemento e alimentar.[14]

Na Tabela 49.1 são listados os principais nutrientes envolvidos com a formação do cabelo; neste caso, a deficiência de qualquer um deles pode comprometer a saúde capilar.

A associação de nutrientes sinérgicos aumenta o aproveitamento de nutrientes pelas células, sobretudo aquelas de maior taxa metabólica (proliferação e maturação). Desta maneira, a suplementação deve contemplar uma variedade de nutrientes e oligoelementos a fim de corrigir carências nutricionais.[23]

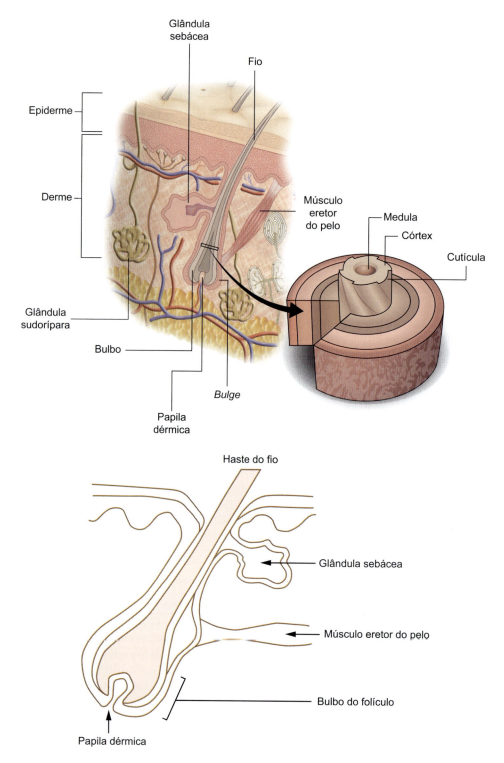

Figura 49.1 Estruturas do cabelo. O bulbo é responsável pelo crescimento longitudinal do fio. Os queratinócitos ali presentes se proliferam constantemente e se diferenciam até formar a haste capilar.

A ingestão de água é importante para a saúde dos fios, porque a cutícula presente na superfície é formada por lâminas que controlam o conteúdo de água nos fios. A ingestão de água, água de coco, chás e sucos sem adição de açúcares auxilia no tratamento.

No consultório nutricional, as queixas de queda de cabelo são comuns, principalmente em pacientes que passaram por situações de estresse físico. Na Tabela 49.2, são listados alguns fatores de risco que podem causar deficiências nutricionais que contribuem para a queda de cabelo.

A partir do momento que os fatores de riscos (Tabela 49.2) forem identificados, os exames laboratoriais devem ser solicitados como medida de comprovação de possíveis deficiências. A suplementação será necessária quando houver carência nutricional. Faltam pesquisas sobre o efeito da suplementação em pacientes com queda de cabelo.[24]

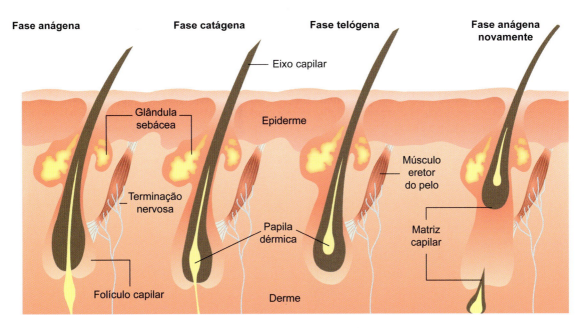

Figura 49.2 Fases do ciclo capilar.

Tabela 49.1 Nutrientes importantes para a formação do cabelo.

Nutriente	Relação com a síntese capilar
Ferro	Atua como cofator em vários processos enzimáticos do queratinócito[18]
Zinco	Coenzima na síntese e no reparo dos ácidos nucleicos. Sua carência está associada com eflúvio telógeno
Silício	O cabelo contém 90 μg de silício em cada grama. Ação positiva no crescimento do cabelo e na resistência do fio por atuar na sustentação dos aminoácidos que formam a queratina[19]
Vitamina A	Ação antioxidante. O retinol atua na regulação da proliferação e diferenciação dos queratinócitos[20]
Vitamina E	Ação nas reações de síntese e metabolismo celular dos queratinócitos. Correlação positiva entre o aumento da peroxidação lipídica e o agravamento de quadros de eflúvio telógeno[21]
Vitaminas do complexo B	Papel essencial no metabolismo energético dos queratinócitos, atuando sobre a velocidade de proliferação celular. A carência de vitamina B_{12} pode levar a quadros discrômicos em cabelos. A biotina é cofator na síntese da queratina epidérmica, capilar e ungueal[22]. Suplementação de vitaminas B_{12} e biotina (B_7) pode ser necessária nos casos de uso crônico de acetato de ciproterona e etinilestradiol

Adaptada de Guo e Katta[24] (2017).

Tabela 49.2 Fatores de risco para a queda de cabelo.

Fator de risco	Carência nutricional
Hemorragia. Fluxos menstruais irregulares (intensos). Anemia ferropriva. Ferritina menor que 70 μg/ml	Ferro
Gestação. Lactação	Ferro, ácido fólico, zinco
Exposição inadequada ao sol	Vitamina D
Veganos/vegetarianos	Ferro, zinco
Uso prolongado de antibióticos	Biotina
Medicação antiepiléptica	Biotina, zinco
Disfunção renal	Selênio, zinco
Alcoolismo	Ácido fólico, zinco, niacina
Anorexia, bulimia	Proteína, diversos micronutrientes
Desnutrição proteico-calórica	Macronutrientes e micronutrientes
Obesidade	Diversos micronutrientes

Adaptada de Guo e Katta[24] (2017).

Estudos também relataram potencial associação entre deficiência nutricional, alopecia androgenética e alopecia areata.[15,25]

A alopecia androgenética é a causa mais comum de alopecia em ambos os sexos. Ela é caracterizada por alteração no ciclo do cabelo, em que a fase telógena está em maior evidência, apresentando maior queda de cabelo, fios mais finos, curtos e menos pigmentados.[26]

O tratamento nutricional da alopecia androgenética se baseia em uma dieta balanceada, com ingestão adequada de proteínas e micronutrientes, além do controle de peso em pacientes obesos, porque ocorre a redução da transformação periférica dos hormônios andrógenos, além da diminuição da intolerância à glicose, aumento da globulina de ligação dos hormônios sexuais (SHBG) e redução da testosterona livre, melhorando, assim, o perfil hormonal.[27]

Inibidores da enzima 5α-redutase que converte a testosterona livre em di-hidrotestosterona (DHT), como chá verde (*Camelia sinensis*), óleo de semente de abóbora e zinco, podem ser auxiliares no tratamento mediante a suplementação individualizada.[28]

A alopecia areata (AA) é uma afecção crônica dos folículos pilosos. Sua etiologia é multifatorial, com componentes autoimunes, genéticos e estresse emocional.[29] Em relação ao componente autoimune, células imunológicas, como linfócitos CD8, atuam sobre antígenos foliculares produzindo a liberação de citocinas (interleucina [IL]-1 alfa e beta, fator de necrose tumoral [TNF]) que inibem a proliferação de queratinócitos no folículo piloso, interrompendo seu crescimento e promovendo a queda dos fios. Esse fenômeno não destrói o folículo piloso, motivo pelo qual a AA pode ser reversível (Figura 49.3).

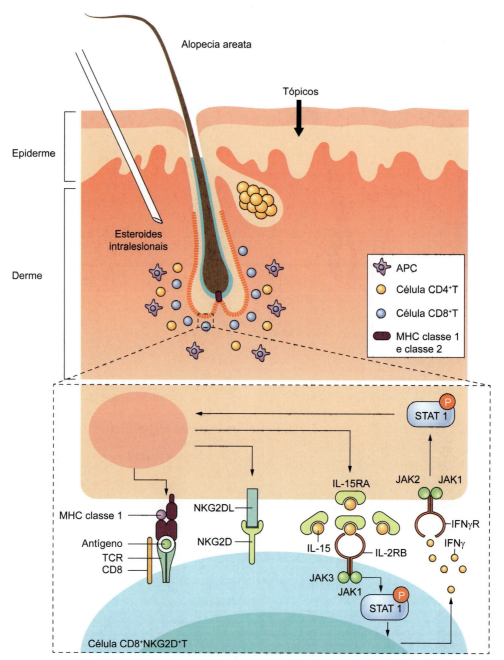

Figura 49.3 Infiltrado anormal de células imunológicas na região perifolicular e na bainha do folículo. As células imunológicas reconhecem as células do folículo como não próprias e secretam citocinas que levam à queda capilar. *APC*, célula apresentadora de antígeno; *IFN*, interferona; *IL*, interleucina; *L*, ligante; *MHC*, complexo de histocompatibilidade principal; *JAK*, Janus quinase; *NKG2D*, receptor de células *natural killer* do grupo 2D; *R*, receptor; *STAT*, transdutor de sinal e ativador de transcrição; *TCR*, receptor de células T. Adaptada de Pratt[30] (2017).

O tratamento nutricional baseia-se na oferta de substâncias imunomoduladoras, como, por exemplo, glutamina, arginina, probióticos, ácidos graxos ômega-3, vitamina C, vitamina A e zinco.[31]

QUEDA DE CABELO NA COVID-19

Recentemente, as alterações capilares foram descritas no pós-covid-19. De todas as sequelas já descritas, a queda de cabelo corresponde a 25% dos casos. O cabelo é uma estrutura facilmente afetada por inúmeros fatores. Estresse, desequilíbrio nutricional, febre, inflamação e uso de medicamentos, que podem ter relação com a covid-19, afetam a saúde capilar.[32]

Estudos apontam que a infecção causada pelo SARS-CoV-2 (vírus causador da covid-19) acarreta a liberação de citocinas inflamatórias, como interleucina-1 beta (IL-1β), interleucina-6 (IL-6), interferona, TNF, que poderiam desencadear a queda de cabelo após a doença.[33,34]

Acredita-se ainda na hipótese da infecção viral das células foliculares pelo SARS-CoV-2. Recentemente, descobriu-se que as células foliculares, assim como as células pulmonares, expressam a enzima conversora de angiotensina 2 (ECA-2), permitindo a entrada e levando à lesão folicular.[35]

Terapias medicamentosas para o tratamento da covid-19 também poderiam levar à queda capilar. Os exatos mecanismos não foram, até então, elucidados, mas acredita-se que esses medicamentos levem à degeneração dos feixes de colágeno nas proximidades dos vasos da bainha do folículo ou gerem lesões na papila do tecido conjuntivo próximo aos fios.[36]

Na covid-19, essa queda (difusa) inicia-se, aproximadamente, de 3 a 4 meses após a infecção viral e pode durar até várias semanas.[37]

CONSIDERAÇÕES FINAIS

A formação do cabelo depende diretamente da síntese de queratina, que, por sua vez, tem qualidade dos fios e velocidade do crescimento influenciadas pelo estado nutricional do indivíduo. A oferta de nutrientes interfere diretamente na maior expressão da síntese de queratina, uma vez que ela tem a capacidade de atuar na aceleração da maturação dos queratinócitos. Em casos de deficiências nutricionais a reposição de nutrientes torna-se necessária para o reparo do crescimento capilar.

REFERÊNCIAS BIBLIOGRÁFICAS

As referências consultadas para a elaboração deste capítulo estão disponíveis *online* no Ambiente de aprendizagem do GEN.

COMO CITAR ESTE CAPÍTULO

ABNT
SIMAS, L. A. W.; GRANZOTI, R. Cabelos. *In*: ROSSI, L.; POLTRONIERI, F. (org.). *Tratado de Nutrição e Dietoterapia*. 2. ed. Rio de Janeiro: Guanabara Koogan, 2023. p. 611-615.

VANCOUVER
Simas LAW, Granzoti R. Cabelos. In: Rossi L, Poltronieri F (Orgs.). Tratado de nutrição e dietoterapia. 2. ed. Rio de Janeiro: Guanabara Koogan; 2023. p. 611-5.

CAPÍTULO 50
Pele

Vanessa Yuri Suzuki • Juliana Gonçalves • Bruna Vidal Dias •
Luana Faria Carvalho • Hélio Martins do Nascimento Filho •
Carlos Rocha Oliveira • Alfredo Gragnani • Lydia Masako Ferreira

INTRODUÇÃO

A pele é o maior órgão do corpo humano, correspondendo aproximadamente a 15% do peso corporal de um indivíduo adulto, e funciona como uma barreira de isolamento de todas as estruturas internas, protegendo-as do meio externo. O teor de água da pele é de cerca de 70% do peso corporal (livre de tecido adiposo); ela contém 20% do conteúdo total de água do organismo e varia em espessura entre 0,5 e 4 milímetros, apresentando grandes variações de flexibilidade e elasticidade ao longo de sua extensão. Em uma área de 3 cm de diâmetro, a pele tem mais de 3 milhões de células; entre 100 e 340 glândulas sudoríparas; 50 terminações nervosas e 90 cm de vasos sanguíneos.

A pele desempenha inúmeras funções no organismo, tais como conservação da homeostasia (por meio de termorregulação e excreção de metabólitos), proteção contra alterações do meio externo (agindo como barreira microbiana e imunológica, química, contra as radiações, térmica e elétrica) e recepção dos estímulos externos, captando informação sensorial tátil, dolorosa e térmica. Além disso, é responsável por inúmeras secreções glandulares, incluindo aquelas que desempenham um importante papel na atração sexual.[1-3]

Pela pele humana também é possível verificar sinais de alterações fisiológicas e do envelhecimento biológico, que é caracterizado pelo acúmulo de dano macromolecular, renovação tecidual prejudicada e perda gradual da integridade da função fisiológica. Ela apresenta ainda diferenças nos ciclos de vida humana que vão desde a prematuridade até a senilidade.[4]

Vale ressaltar que a pele, como maior órgão do corpo humano, é composta por milhões de bactérias, fungos e vírus que integram a chamada microbiota da pele.[5,6] Esses microrganismos, semelhantes aos do intestino, têm papéis essenciais na proteção contra patógenos invasores e na regulação do sistema imunológico.[7,8]

Sabemos que a colonização da microbiota da pele se inicia no nascimento e sua composição é influenciada pela via de parto.[9,10] Após esse momento, a composição da pele é determinada tanto por fatores intrínsecos (local da pele, variabilidade intra e interpessoal, etnia, sexo e idade) quanto por fatores extrínsecos (estilo de vida, rotina de higiene, uso de cosméticos, antibióticos, localização geográfica, clima e sazonalidade).[11-14] O desequilíbrio dessas barreiras gera um quadro de disbiose, que pode levar ao surgimento de doenças de pele ou até mesmo doenças sistêmicas como dermatite atópica e seborreica, alopecia areata, psoríase e acne.[2,15]

Classicamente, considera-se que a pele é composta de três camadas de tecidos: a epiderme (epitélio estratificado), a derme (denso estroma fibroelástico no qual situam-se as estruturas vasculares, nervosas e os órgãos anexiais da pele, glândulas sebáceas, sudoríparas e folículos pilosos), e a hipoderme (tecido adiposo) (Figura 50.1). Só existe descontinuidade estrutural entre a derme e a epiderme, separadas pela lâmina basal epidérmica; não obstante, atualmente a hipoderme não é mais considerada parte da pele, sendo chamada apenas de gordura subcutânea. Assim sendo, a acepção mais atual do termo pele abrange somente a epiderme e a derme.[16, 17]

ANATOMIA

A pele desempenha um papel extremamente importante e essencial ao organismo do ser humano, de modo que não somente o protege, deixando seus componentes intactos, mas também é responsável por fazer o contato imediato e direto com o ambiente. Vale ainda destacar que é a pele que captura as informações vitais sobre o mundo em que se vive, garantindo de maneira única e essencial a sobrevivência de todos.[19]

Cada estrutura da pele conta com uma função específica, a fim de garantir o perfeito funcionamento de todo o organismo, formada pelos tecidos epitelial, conjuntivo e adiposo. É um sistema que tem como função principal delimitar e proteger o organismo humano de eventuais agressões. A pele pode ser vista como uma fronteira mediadora entre o organismo e o ambiente, sendo uma importante defesa do corpo humano.

EMBRIOLOGIA DA PELE

A pele e seus anexos são formados pelo ectoderma e o mesoderma durante a formação do embrião. Como compartilha células embrionárias com os sistemas nervosos central e periférico, a pele é capaz de emitir durante todo o tempo informações do meio externo para o organismo humano por meio de mediadores celulares e neuropeptídios.[20]

Epiderme

A epiderme é a camada mais superficial e biologicamente ativa das camadas da pele, e, devido à sua exposição ao meio externo, apresenta uma camada extremamente resistente e impermeável que constantemente passa pelo processo de renovação celular.[17] É formada por células epiteliais, um epitélio estratificado pavimentado queratinizado. Sua espessura pode variar de acordo com a localização no corpo humano, porém, de maneira geral, mantém-se entre 0,05 e 0,50 mm (na região plantar dos pés e nas palmas das mãos a espessura da epiderme é de 0,4 a 0,6 mm).[21]

Tem como principal função atuar como uma barreira protetora contra o ambiente externo, ao mesmo tempo que retém o conteúdo interno, principalmente água, eletrólitos e nutrientes. É atravessada pelas glândulas sebáceas e sudoríparas, que secretam substâncias ligeiramente ácidas e lipídicas para gerar um ambiente adverso ao crescimento excessivo de bactérias.

As células que compõem a camada externa da pele são conhecidas como células epiteliais estratificadas, escamosas e queratinizadas. A epiderme é constituída por cinco camadas distintas, chamadas de estratos: estrato córneo, estrado lúcido, estrato granuloso, estrato espinhoso e estrato basal (germinativo), a mais profunda, ilustradas na Figura 50.2. Em sua composição, encontram-se diferentes tipos de células: melanócitos, células de Merkel, células de Langerhans e principalmente queratinócitos, que compreendem 80% da população de células da epiderme.[22]

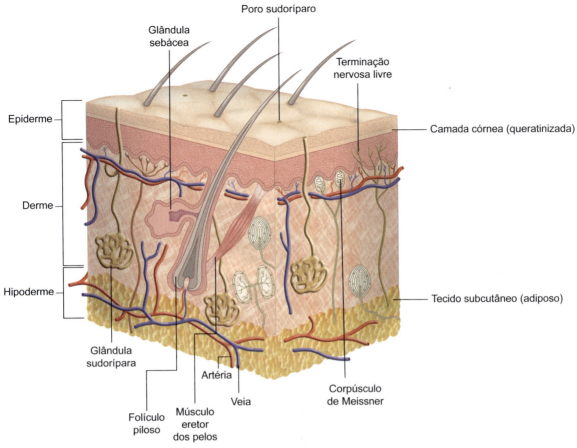

Figura 50.1 Estrutura e camadas da pele. Adaptada de McLafferty et al.[18] (2012).

Os queratinócitos representam até 95% das células da epiderme, e seu processo de maturação, que faz com que passem de uma camada a outra até serem eliminados, determina o tempo de renovação epidérmica, que gira em torno de 25 a 50 dias, dependendo da idade.[23]

- **Camada basal ou germinativa.** É a camada mais profunda da epiderme. Constitui-se por dois tipos de células: os queratinócitos basais e os melanócitos.[24] Os queratinócitos da camada basal exercem a função germinativa, originando as demais camadas da epiderme por diferenciação celular. Apresenta intensa atividade mitótica, sendo responsável pelo crescimento e pela renovação contínua da pele.
- **Camada espinhosa.** É formada pelas células escamosas (ou espinhosas), que têm configuração poligonal e citoplasma eosinofílico. Os queratinócitos dessa camada vão se achatando à medida que se aproximam da superfície. Suas células contêm grânulos lamelares, os quais contam com fosfolipídios e enzimas hidrolíticas.[1,24,25] Esses grânulos, ao se fundirem à membrana plasmática, são liberados ao espaço intercelular, formando uma camada extra de proteção contra perda de água e de outras moléculas.[1,26]
- **Camada granulosa.** Caracteriza-se por células achatadas, dispostas paralelamente à superfície da pele, contendo grânulos arredondados de querato-hialina, precursora da queratina.[1,25]
- **Camada lúcida.** Camada adicional fina e transparente presente nas regiões palmoplantares entre a camada granulosa e a camada córnea.[25] Apresenta eosinofilia e material amorfo, e suas células são desprovidas de núcleos ou organelas. Sua translucidez é atribuída à presença de uma citoqueratina, a eleidina.[27]

- **Camada córnea.** É constituída pelos corneócitos, isto é, células epidérmicas anucleadas. É a camada mais resistente a mudanças de pH. Pode ser subdividida em uma camada compacta profunda (*stratum compactum*) e uma camada superficial frouxa (*stratum disjunctum*). A camada superficial sofre descamação, enquanto os estratos mais profundos são preservados por desmossomos e por depósito de material lamelar na membrana celular, produzido na camada espinhosa.[25,27]

Derme

A derme é a camada da pele que fica logo abaixo da epiderme e funciona como conexão entre a epiderme e a hipoderme. Na derme chegam os vasos sanguíneos, linfáticos, nervosos e podemos destacar anexos como pelos, glândulas sudoríparas e sebáceas que se encontram na derme, porém são derivados da epiderme. É altamente vascularizada para assegurar sua própria nutrição. É composta por tecido conjuntivo fibroso de elastina e colágeno e substâncias fundamentais, e é subdividida em camadas: o tecido conjuntivo frouxo (camada papilar) e o tecido conjuntivo denso (camada reticular). A espessura da derme varia de acordo com a região do corpo, de 1 a 4 mm, sendo comparativamente bem mais espessa nas regiões palmoplantares e mais delgada nas pálpebras.[24,25,28]

Trata-se da camada de tecido conjuntivo elástico e compressível que confere suporte à epiderme e proteção aos plexos vasculares e nervosos que correm em seu interior. Os fibroblastos são as principais células dessa camada e vão diminuindo progressivamente com a idade. Eles são responsáveis pela produção

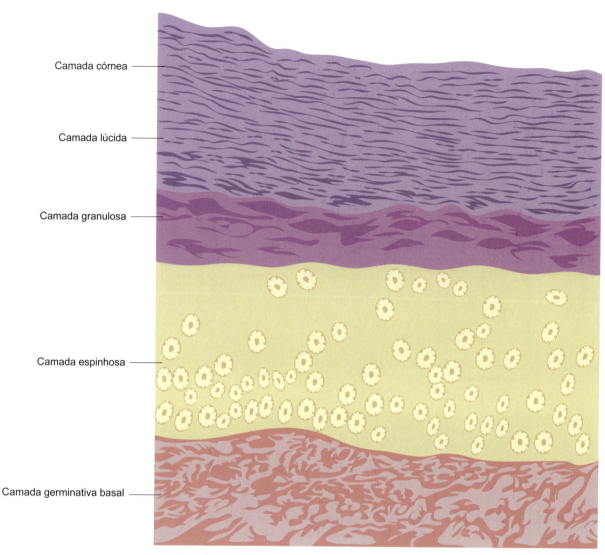

Figura 50.2 Camadas da epiderme. Adaptada de Domansky e Borges[3] (2014).

de fibras conjuntivas de colágeno e de elastinas que estão diretamente relacionadas à resistência, à sustentação e à elasticidade da pele. A sua renovação contínua se baseia no equilíbrio entre a síntese e a degradação do seu conteúdo proteico.[24,25,28]

A junção dermoepidérmica, ou membrana basal, é composta por um material complexo sintetizado tanto pelos queratinócitos da camada basal quanto pelos fibroblastos. Essa região desempenha um importante papel na adesão da epiderme à derme, regulando a difusão de produtos metabólicos entre as duas camadas. Além disso, a junção dermoepidérmica fornece suporte para a migração dos queratinócitos no processo de regeneração epidérmica e é atravessada por várias células durante a fase inflamatória da cicatrização.[25,26]

A derme é dividida em camadas,[3] conforme ilustrado na Figura 50.3.

- **Derme papilar.** É a camada mais superficial da derme, é rica em capilares sanguíneos, corpúsculos táteis, células e fibras nervosas, pouco espessa, composta por fibras colágenas, fibronectina, fibras elásticas finas dispostas perpendicularmente à derme, numerosos fibroblastos, dendrócitos, mastócitos e feixes vasculares e nervosos. Nessa camada, a derme faz projeções superiores denominadas papilas dérmicas, que aumentam a superfície de contato e, consequentemente, a adesão com a epiderme.[24-26,28] Nessa camada estão diversas células com papéis importantes: fibrócitos (formação do tecido conjuntivo da derme); histiócitos (fagocitose de corpos estranhos); receptores sensitivos de temperatura, dor (terminações nervosas) e tato (corpúsculos de Meissner).[30]

- **Derme reticular.** É a porção mais espessa da derme, que se estende até o subcutâneo. É composta por fibras colágenas espessas e compactas, fibras elásticas, fibronectina, fibroblastos, histiócitos, líquido intercelular, vasos sanguíneos e linfáticos, terminações nervosas, e pela porção profunda dos folículos pilosos e glândulas sudoríparas, sebáceas, corpos lamelares (receptores de pressão) e diversas células fagocitárias[3,24,25,28,31]

- **Derme profunda.** É formada por fibras colágenas, fibras musculares lisas e/ou músculos eretores de pelos.[32]

A derme participa da resistência mecânica às compressões e aos estiramentos que a pele sofre. As fibras colágenas compreendem 95% do tecido conjuntivo da derme e são as principais responsáveis por essa resistência. O colágeno da derme é composto por tipos diferentes de fibras, do tipo I até o tipo XIII, sendo os tipos I (80 a 90%) e III (10 a 20%) os mais abundantes na pele.[16,24,25]

As fibras elásticas são microfibrilas que, na derme papilar, orientam-se perpendicularmente à epiderme e, na derme reticular, mostram-se mais espessas e dispostas paralelamente à epiderme. A grande quantidade de fibras elásticas na pele é peculiar à espécie humana.[1,24,25]

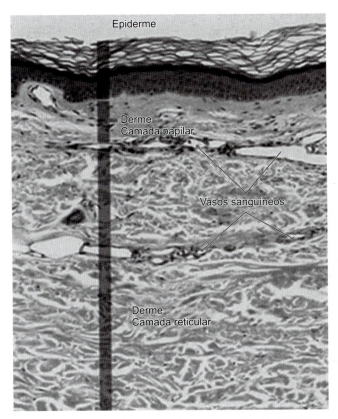

Figura 50.3 Regiões da derme. Adaptada de Schneider[29] (2009).

Estão presentes na derme, próximo aos vasos sanguíneos, os chamados tecidos linfoides que têm relação direta com a defesa da pele. São compostos por células dendríticas, mastócitos e macrófagos.[33]

Hipoderme

A hipoderme ou tecido subcutâneo é formada pela camada de tecido adiposo que separa a pele da aponeurose ou do periósteo subjacente (interliga a derme com tendões, fáscia muscular e outras estruturas). É constituída por tecido conjuntivo frouxo rico em proteoglicanos e glicosaminoglicanos, que atraem fluido para dentro do tecido, conferindo-lhe propriedades semelhantes às das mucosas.[34] Para alguns autores hipoderme não faz parte da pele, mas serve de apoio a ela em relação aos órgãos adjacentes.[23-25,35]

O principal componente da hipoderme são os adipócitos, células repletas de gordura, formando lóbulos subdivididos por traves conectivo-vasculares. Além destes, outras células como fibroblastos e macrófagos também estão presentes na hipoderme.[16]

Essa camada funciona como reserva energética e participa da termorregulação e da proteção mecânica do organismo às pressões e aos traumatismos externos.[16,24,25] A espessura da hipoderme pode variar de acordo com idade do indivíduo, gênero e localização e representa até 30% do peso corporal (Tabela 50.1).[23]

FUNÇÕES DA PELE NOS DIFERENTES CICLOS DA VIDA HUMANA

Fisiologia

A pele muitas vezes é descrita como uma unidade estática e bidimensional de proteção do organismo. No entanto, é importante considerar seu aspecto dinâmico, sua capacidade de responder à compressão, sua elasticidade, o deslizamento de suas estruturas e sua relação com os demais sistemas do corpo.[16]

Diversos fatores são capazes de modificar as características fisiológicas da pele humana como exposição aos raios solares, nutrição, uso de medicamentos, idade, tensoativos, tabagismo, hidratação, dentre outros.[38]

Queratinócitos

Os queratinócitos constituem o principal tipo celular da epiderme e desempenham um papel fundamental como barreira da pele. Nesse sentido, ao sintetizarem a queratina, fornecem proteção contra traumatismo físico, bloqueiam entrada de microrganismos estranhos e evitam a perda excessiva de água.[39] Seu papel protetor é assegurado pelo estrato córneo, resultante de modificações bioquímicas, metabólicas e imunológicas no nível dos queratinócitos durante a migração dessas células da camada basal até sua descamação final no estrato córneo. A função dos queratinócitos não é limitada apenas a um papel de barreira; eles também têm atividade imunológica, sendo capazes de expressar antígenos de apresentação, moléculas de adesão e muitas citocinas, como interleucinas 1, 8 e 6 (IL-1, IL-8, IL-6) e fator de necrose tumoral (TNF).[26,40]

Melanócitos

Os melanócitos são considerados células dendríticas[41] e são sintetizadores de melanina, um pigmento que protege a pele da agressão dos raios ultravioleta (UV). São encontrados na camada basal na proporção de 1 melanócito para 4 a 10 queratinócitos.[1,24,25] A melanina é produzida por meio da atividade enzimática da tirosinase armazenada em organelas ovoides ou esféricas denominadas melanossomas.

Os melanossomas maduros são transportados ao longo dos processos dendríticos dos melanócitos para o queratinócito adjacente. Eles formam uma capa tipo "guarda-chuva" sobre o núcleo, protegendo-o de efeitos da luz UV.[24,42,43] Em pele branca, esses melanossomas são agregados em complexos de melanossomas ligados à membrana contendo dois ou três melanossomas, enquanto os melanossomas tendem a ser removidos desses complexos mais rapidamente em queratinócitos de indivíduos de pele escura.[41]

Assim, quando há maior exposição à luz ultravioleta, ocorre um estímulo para o aumento na melanogênese e um aumento correspondente na transferência de melanossomas para os queratinócitos, onde os melanossomas se agregam em direção ao lado superficial do núcleo. Como resultado ocorre o bronzeamento da pele, que aumenta a capacidade da célula de absorver a luz e, assim, protege a informação genética no núcleo da radiação prejudicial.[41] A maior concentração de melanócitos é responsável pelo desenvolvimento de melanomas benignos e as sardas estão relacionadas ao processo de hiperpigmentação fotorreativa na pele.

Células de Langerhans

As células de Langerhans são células imunitárias de origem mesodérmica, móveis, dendríticas, apresentadoras de antígenos e que estão presentes em todos os epitélios estratificados. Constituem de 2 a 8% da população total de células epidérmicas e mantêm números e distribuições quase constantes em determinada área do corpo.[41] Na pele, são mais

Tabela 50.1 Diferenças das funções da pele entre pré-termo, termo, adulto normal e idoso.

Funções	Pré-termo	Termo	Adulto normal	Idoso
Proteção	• Altamente permeável • A perda transepidérmica de água (PTEA) é 10 vezes mais alta em prematuros de 24 semanas • A PTEA é de cerca de 100 g/h/m² • A maturação da pele pode ser desenvolvida 5 a 7 semanas após o nascimento • Em função da maior superfície cutânea, há aumento da absorção de agentes tópicos pela pele, elevando o risco de toxicidade • Há uma diminuição da permeabilidade da pele com a idade, e os lactentes com 37 semanas de idade gestacional não apresentam absorção transcutânea do medicamento e uma boa função de barreira cutânea • A excessiva perda de líquidos corporais aumenta os riscos de hipernatremia • A baixa produção de melanina leva ao aumento do risco de queimadura solar • Aumento do risco de invasão bacteriana • Aumento de 15% no risco de traumatismo na superfície corporal em razão da fixação de tubos, sondas/monitores, fricções etc. • pH cutâneo alto que começa a acidificar (reduzir) com o tempo, geralmente após o 8º dia ou mais de vida	• Permeável, levando ao aumento do risco de toxicidade em função da aplicação de agentes tópicos • PTEA de 6 a 8 g/h/m² • Queimaduras solares ocorrem mais facilmente • Glândulas sebáceas são mais ativas em função da exposição aos hormônios maternos • A descamação epidérmica reflete a renovação epidérmica e está inversamente correlacionada com os níveis de sebo da superfície da pele • Inicialmente a pele é hidratada. Isso se deve à produção de sebo que é mais alta ao nascimento do que aos 6 meses de vida • pH é mais alto (alcalino) se comparado com o pH do adulto, e o manto ácido estabiliza-se após o 2º dia de vida • Redução do estrato córneo	• Função de barreira madura e com boa resistência à penetração de substâncias • Proteção relativa da pele (fotótipo) à exposição à radiação ultravioleta (RUV)	• Diminuição da barreira • Diminuição da barreira que recobre o estrato córneo • Estrato córneo seco e descamativo • O pH aumenta aos 80 anos ou mais (elevação do risco de infecções) • Redução do conteúdo lipídico • Redução da produção de sebo • Maior proteção à RUV em razão da baixa atividade dos melanócitos • Atraso na reparação tecidual (diminuição da proliferação epidérmica) • Diminuição de fibroblastos • Redução da síntese de colágeno • Aumento da degradação de colágeno • Aumento do risco de traumatismos mecânicos (lesão por fricção) • Diminuição do turgor da pele • Aumento do risco de pré-malignidade e lesões malignas
Imunidade/defesa	• Ausência de peptídios antimicrobianos no suor (dermicidina LL-37) • Redução de imunoglobulina G (IgG) e da imunoglobulina M (IgM) • Baixas quimiotaxia e fagocitose dos neutrófilos • Linfócitos T reduzidos	–	–	• Proteção reduzida aos quadros alérgicos de contato • Diminuição da resposta inflamatória • Mais reativa quando exposta ao sol • Mediadores da resposta celular/humoral comprometidos • Redução da capacidade de reparar DNA • Alta atividade de oncogênese
Sensibilidade	• Terminações nervosas sensoriais presentes e ativas	–	–	• Redução dos corpúsculos de Meissner e Vater-Pacini • Atraso na percepção sensorial, ocasionando lesões mecânicas e químicas • Aumento do prurido
Metabolismo	• Metabolismo imaturo • Absorção e excreção de dióxido de carbono são de 6 a 11 vezes maiores antes das 30 semanas, mas após o nascimento e com a exposição ao ambiente, normalizam-se	–	• Auge na síntese de vitamina D, com diminuição da produção desta de acordo com o fotótipo da pele	• Metabolismo diminuído • Redução da produção de 7-desidrocolesterol, que converte vitamina D • Dieta pobre em vitamina D, exposição solar insuficiente (contribuindo para a osteoporose), osteomalacia, fraturas, diabetes, hipertensão e formação tumoral • Redução da depuração transepidérmica de substâncias • Indução a danos celulares em razão da lentidão da atividade metabólica do oxigênio
Termorregulação	• Alto risco de hipotermia • Redução ou ausência da produção de suor até 24 dias de vida • Capacidade de regulação térmica do corpo comprometida, necessitando de incubadora pela umidificação térmica • Perda de calor por meio da evaporação pode estar acima do calor produzido	• Redução do suor até 5 dias	• Plena capacidade de produzir suor	• Baixa capacidade de controle e manutenção da temperatura corporal quando exposto a frio ou calor excessivos, ocasionadas por incapacidade de vasoatividade (vasodilatação e vasocontrição) • Perda de gordura subcutânea • Alteração da sudorese

Adaptada de Domansky e Borges[3] (2014); Oranges[36] et al. (2015); Choi[37] (2019).

frequentes na camada espinhosa. Têm a capacidade de captar antígenos exógenos na pele e apresentá-los às células T imaturas, tornando-as maduras após o contato com o antígeno. Contam com um corpo celular redondo (formato estrelado) com processos dendríticos que se estendem entre os queratinócitos adjacentes, aos quais aderem por meio de ligação entre moléculas de E-caderina, presentes na superfície de ambos os tipos de células.[25,27] A medula óssea é responsável pela produção das células de Langherans e, posteriormente, estas migram para a epiderme.[23]

Inervação sensitiva

A função sensorial da pele é proporcionada por uma inervação rica e complexa, composta por fibras nervosas aferentes e eferentes. As fibras aferentes pertencem ao sistema cerebrospinal e são responsáveis pela percepção de vários estímulos do meio externo, como toque, pressão, vibração, dor, temperatura e prurido. Essa função é mediada por uma rede de fibras sensitivas mielinizadas ou não mielinizadas, terminações nervosas livres e corpúsculos táteis. As fibras eferentes são fibras não mielinizadas do sistema simpático que regulam a motricidade vascular, a sudorese e a piloereção.[25] A pele glabra tem maior capacidade sensorial do que a pele portadora de pelos. A exceção a essa regra é a pele da face, rica em fibras nervosas e com grande acuidade sensorial.[16]

ANEXOS DA PELE

A pele e os anexos cutâneos (unhas, pelos e glândulas sebáceas e sudoríparas) formam o sistema tegumentar, ou tegumento comum, maior órgão do corpo humano, sendo responsável por cobrir mais de 7.600 cm² em um adulto que tenha porte médio, e ocupa aproximadamente 7% do peso corporal total. Apresenta a espessura que pode variar de 1,5 a 4 mm, dependendo da região corporal analisada, e está situada acima do tecido gorduroso, das fáscias, dos músculos e dos ossos.[44]

Pelos

Os pelos são células queratinizadas fundidas e mortas que têm como função proteger o corpo. Estão presentes na maioria das superfícies da pele, exceto em palmas das mãos, planta dos pés e superfícies plantares dos dedos dos pés (artelhos). As influências genéticas e hormonais determinam, em grande parte, a espessura e o padrão de distribuição deles.

As unidades pilossebáceas, responsáveis pela produção dos pelos, são compostas por folículo piloso, glândula sebácea (produz o sebo) e um feixe de células musculares lisas denominado eretor do pelo que fica na derme reticular e, quando estimulado, contrai-se, provocando sua ereção (arrepio). Tal mecanismo é importante no controle da termorregulação, juntamente com a vascularização periférica e a sudorese. Em algumas regiões, como axilas, virilhas e mamilos, as unidades pilossebáceas apresentam mais uma estrutura, a glândula apócrina. Existem dois tipos de pelo: os velos e os terminais.

■ **Velos.** São curtos, não pigmentados, finos, distribuídos por quase toda a superfície do corpo.

■ **Terminais.** São longos, grossos e pigmentados. Encontram-se em regiões específicas como púbis, face, axila, pálpebras, couro cabeludo, braços e pernas.

Glândulas sebáceas

As glândulas sebáceas são glândulas holócrinas multilobadas, geralmente associadas aos folículos pilosos que estão presentes em toda a pele (mais numerosas na face, no couro cabeludo e na porção superior do tronco), à exceção das regiões palmoplantares. Podem ser encontradas isoladas ou agrupadas a um único folículo piloso.[1,25,40]

Secretam o sebo, uma mistura de lipídios que contém triglicerídeos, ácidos graxos livres, colesterol e ésteres de colesterol. O sebo impede o ressecamento dos pelos e previne a evaporação excessiva da água da pele, mantendo-a macia e inibindo o crescimento de certas bactérias. A atividade dessas glândulas é muito influenciada pelos hormônios sexuais. São quase inativas na fase pré-puberal e aumentam de atividade após a puberdade.

Glândulas sudoríparas

Glândulas sudoríparas participam dos mecanismos de termorregulação do organismo por meio da produção de suor e são divididas em dois tipos:

■ **Écrinas.** São glândulas tubulosas simples, localizadas na derme ao longo de todo o corpo (exceto mucosas) e em maior quantidade nas regiões palmoplantares, fronte e axilas. São vitais para o processo de termorregulação, quando o corpo é exposto a calor excessivo ou atividade intensa.[25,40] Seu funcionamento é controlado pelo sistema nervoso, e sua atividade, estimulada por funções térmicas, mentais e gustatórias (hipotálamo, sistema límbico e SNC, respectivamente). Elas são responsáveis pela excreção do suor, solução composta por sódio, potássio, proteínas, ureia, ácido úrico, cloreto e amônia, que é capaz de diminuir a temperatura corpórea ao evaporar-se da pele.[3]

■ **Apócrinas.** São glândulas tubulosas ramificadas maiores, associadas aos folículos pilosos, localizadas nas axilas, na região perianal, no púbis e na aréola. As glândulas apócrinas secretam pequenas quantidades de secreção de aspecto leitoso, lipídica, opaca e alcalina. Desenvolvem-se na puberdade pela ação dos hormônios sexuais. As glândulas mamárias são glândulas sudoríparas apócrinas modificadas.[25,40] As glândulas apócrinas produzem o suor e estão diretamente relacionadas à causa de odor devido à ação de bactérias que agem em seus compostos orgânicos.[23]

Unhas e placas ungueais

A unha é um anexo cutâneo formado por queratina. São placas córneas, translúcidas e achatadas, situadas na superfície dorsal das extremidades distais dos dedos das mãos (quirodáctilos) e dos pés (pododáctilos) que recobrem a última falange dos dedos. Apresentam formato mais ou menos retangular e ligeiramente curvo e contêm filamentos de proteínas fibrosas do tipo α. Nos humanos, elas crescem perpendicularmente ao crescimento do eixo. Estudos indicam que a sua estrutura é semelhante à do cabelo e que a conexão existente entre suas células contribui para manter a resistência do tecido.

Elas atuam como uma forma de proteger a porção final dos dedos, facilitando certos movimentos precisos, além de facilitar a preensão de pequenos objetos.

O aparelho ungueal desenvolve-se entre a 9ª e a 20ª semana de vida intrauterina, quando se inicia o movimento distal, até atingir a ponta dos dedos em torno da 36ª semana. Durante esses processos iniciais de formação e durante a vida, as unhas têm atividade intensa e complexa.

O crescimento da unha ocorre de maneira contínua deslizando sobre o leito em direção à extremidade distal a uma velocidade aproximada de 0,1 mm por dia ou 1,2 mm por semana nos quirodáctilos e mais lentamente nos pododáctilos. Crescem mais rapidamente nas pessoas jovens do que nas mais velhas e sabe-se que há variações sazonais, isto é, no verão crescem mais do que no inverno. Em relação à espessura, há uma variação entre 0,5 a 0,75 mm.

Uma unha é composta pela lâmina ungueal e quatro subunidades: a matriz ungueal, a prega ungueal (camada de epitélio que recobre a lâmina), o leito ungueal e o hiponíquio (fixação da pele do dedo à porção distal da lâmina ungueal) conforme mostra a Figura 50.4.

PELE E NUTRIÇÃO

Durante séculos, a nutrição tem sido utilizada para realçar a beleza e promover uma aparência jovem, e a conexão entre nutrição e envelhecimento da pele continua sendo uma área de interesse para compreensão dos mecanismos envolvidos.[46] Hoje sabemos que a saúde da pele está intimamente relacionada à nutrição do indivíduo; consequentemente, carências nutricionais podem desencadear manifestações cutâneas. A repercussão da nutrição e da suplementação de nutrientes na saúde da pele tem sido alvo de muitos estudos atualmente.[47-51]

Levando em consideração a pele infantil, particularmente em neonatos prematuros, verificamos que ela é relativamente fina e mais propensa à perda de água e com funções de barreira mais fracas contra infecções e outros estímulos nocivos. À medida que a criança amadurece, essas funções também se desenvolvem e, em indivíduos saudáveis, a fisiologia da pele fornece proteção ideal contra agressões ambientais.[39]

Com o passar do tempo, o envelhecimento cutâneo favorece menor divisão celular na camada germinativa da epiderme, levando a um afinamento gradual da pele e reduzindo o conteúdo de colágeno da derme em aproximadamente 1% ao ano, devido à redução na síntese de colágeno.[39] Além disso, observamos formação de rugas, perda de elasticidade e firmeza, caracterizando a flacidez.[46] Fato interessante é que a pele feminina adulta contém menos colágeno do que a pele masculina adulta, visto que os andrógenos aumentam a quantidade de colágeno na pele.[39]

O envelhecimento pode ser diferenciado em intrínseco e extrínseco. O intrínseco ocorre devido à redução do metabolismo celular resultante da programação cronológica do próprio organismo, sendo um processo lento e gradual. Já o extrínseco depende de fatores externos relacionados ao ambiente e ao estilo de vida do indivíduo, como exposição à radiação UV, tabagismo, estresse, comorbidades, insônia, consumo excessivo de álcool e carências nutricionais.[48]

Os fatores extrínsecos podem favorecer o envelhecimento mediante aumento da produção de radicais livres no organismo. Os radicais livres promovem um estado pró-inflamatório por meio da ativação da cascata de ácido araquidônico e alteram a função de lipídios, proteínas, carboidratos, DNA, membranas lisossômicas, queratinócitos, melanócitos e fibroblastos. Alguns macro e micronutrientes fazem parte da rede antioxidante que protege o organismo da ação nociva dos radicais livres, como vitaminas A, B_2, B_3, B_6, C e E, zinco, selênio, ácidos graxos essenciais, silício, carotenoides e polifenóis. Um exemplo é a vitamina C, que, além de eliminar radicais livres plasmáticos, atua como cofator em reações enzimáticas da síntese do colágeno.[52] Esses nutrientes devem ser fornecidos ao organismo pela dieta, e uma alimentação balanceada, rica em frutas e vegetais, favorece a proteção antioxidante.[53-55]

Carotenoides, como luteína, betacaroteno, zeaxantina e licopeno, são pigmentos lipofílicos com características antioxidantes, não sintetizados pelos animais, que devem ser adquiridos via nutrição. Sua absorção é potencializada pela ingestão concomitante de alimentos oleosos e reduzida quando associada a dietas hiperproteicas.[53] Kopcke e Krutmann[56] realizaram uma metanálise que concluiu que a suplementação de betacaroteno confere papel fotoprotetor na dose de 20 mg/dia durante, no mínimo, 10 semanas. O betacaroteno também pode ser utilizado como tratamento para afecções dermatológicas como dermatite polimorfa solar e vitiligo. A proteção dos carotenoides contra neoplasias cutâneas do tipo não melanoma ainda é controversa e necessita de mais estudos para sua comprovação.[53]

Estudo controlado mostrou que a formação de eritema foi 40% menor no grupo que consumiu molho de tomate (aproximadamente 16 mg/dia de licopeno) com azeite de oliva, quando comparado com o grupo-controle. Já em outro estudo controlado, 20 mulheres consumiram 50 g de purê de tomate (aproximadamente 10 mg/dia de licopeno) e, ao fim de 12 semanas, o grupo tratado obteve menor formação de eritema quando comparado com o grupo-controle. O processamento aumenta a biodisponibilidade de licopeno, devido à liberação da matriz do alimento. Logo, molho e purê de tomate são melhores fontes biodisponíveis de licopeno.[49,57,58]

Envelhecer é um processo natural, e uma das causas do envelhecimento cutâneo é a ação dos raios UV sobre a pele. Esse processo complexo está relacionado com as reações bioquímicas e as alterações morfológicas e funcionais da pele.[59,60]

É sabido que a pele é a principal fonte de síntese de vitamina D mediada por ultravioleta B (UVB).[61] Além disso, a vitamina D pode desempenhar um papel importante na manutenção da pele com aparência jovem pelo fato de manter a integridade dos ossos faciais e promover o suporte subjacente à pele; assim, é perceptível que pacientes que tenham perda óssea gengival apresentem mais rugas ao redor da boca e dentro dos lábios.

A vitamina C desempenha um papel importante na pele, estimulando a síntese de colágeno, atuando como um forte antioxidante e inibindo a melanogênese, fatores envolvidos na promoção de uma pele com aparência mais jovem. Dados relatam que, quando associada à vitamina C, apresenta esses efeitos potencializados.[46]

Cosgrove et al.[62] demonstraram que mulheres que ingeriam pouca proteína e mais carboidratos tinham a pele mais enrugada e envelhecida. Além disso, alguns autores sugerem que,

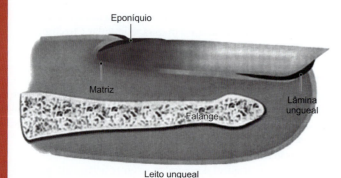

Figura 50.4 Esquema da anatomia ungueal em corte longitudinal. Adaptada de Sampaio e Rivitti[45] (2001).

com o avanço da idade, a pele passa a apresentar um importante declínio do conteúdo de colágeno, e a suplementação oral de peptídios de colágeno poderia ser benéfica para atenuar essa perda.[50,59,63,64]

A literatura relata que a perda de colágeno, no período fértil da mulher, ocorre na quantidade de aproximadamente 1% ao ano e pode chegar a mais de 30% no período pós-menopausa. Essa perda é um dos principais marcadores do envelhecimento cutâneo.[65,66]

Proksch et al.,[67] em estudo clínico controlado, avaliaram 69 mulheres com idade entre 35 e 55 anos. Os autores mostraram aumento da elasticidade da pele naquelas que receberam suplementação de 2,5 a 5 g de peptídios de colágeno durante 8 semanas. Em outro estudo clínico, os mesmos autores demonstraram diminuição das rugas periorbitais em 114 mulheres, com idade entre 45 e 65 anos, que consumiram 2,5 g de peptídios de colágeno durante 8 semanas.[68] Além desses benefícios, Schunck et al.[69] também demonstraram atenuação de celulite em mulheres que ingeriram 2,5 g/dia de peptídios de colágeno bioativos durante 6 meses.

Asserin et al.,[64] em ensaio clínico randomizado, avaliaram 60 mulheres com idade entre 40 e 59 anos durante 12 semanas. Os autores mostraram o aumento da densidade de colágeno na derme de mulheres que consumiram 10 g de colágeno hidrolisado com alto teor de peptídios de colágeno diariamente. Outro estudo que corroborou esses dados foi o ensaio clínico randomizado desenvolvido por Inoue et al.,[70] que avaliou 85 mulheres divididas em três grupos (placebo, colágeno hidrolisado e colágeno hidrolisado com alto teor de peptídios de colágeno bioativos) durante 8 semanas. Os autores mostraram aumento da elasticidade da pele e diminuição dos sinais de envelhecimento cutâneo no grupo que consumiu diariamente uma mistura de colágeno hidrolisado com alto teor de peptídios de colágeno bioativos.

Um estudo recente, avaliou os benefícios da suplementação de colágeno hidrolisado na pele de 7 mulheres fumantes. Foram suplementados diariamente, durante 90 dias, 10 mg de colágeno hidrolisado em pó, que contém na composição 45 mg de vitamina C, 17 mcg de selênio, 3,5 mg de zinco e 9 g de colágeno hidrolisado. Foi registrada, por meio de fotos tiradas por uma dermatologista, a face das mulheres antes e no fim do tratamento, para que por meio disso pudesse ser feita a avaliação da pele pela médica. Foram avaliados textura, hidratação, rugas, manchas e brilho da pele. Nos resultados, manchas e rugas demonstraram pouca ou nenhuma melhora, hidratação e textura variaram entre melhora e melhora muito boa, e brilho teve o melhor resultado, com melhora muito boa em todas as participantes. Os autores concluíram que a suplementação de colágeno hidrolisado é benéfica para algumas características mais superficiais da pele, não tendo efeito redutor de rugas e manchas. Entretanto, é recomendada a suplementação já que o colágeno é uma substância natural do organismo, que é degradada ao longo da vida, e esta degradação é acelerada pelo tabagismo.[71]

Vários estudos têm mostrado que suplementação com silício é fundamental para pele, como mostra o estudo de Ferreira et al.,[54] em ensaio clínico randomizado, que avaliou 51 mulheres entre 40 e 50 anos. Os autores observaram melhora nas rugas faciais e nas manchas UV e diminuição dos níveis de alumínio no cabelo com a suplementação oral de ácido ortossilícico estabilizado pela maltodextrina (M-OSA) e monometilsilanotriol (MMST).

O consumo de polifenóis pela alimentação ou pela suplementação também é fundamental para saúde da pele (Tabela 50.2).

Estudos mostram que os polifenóis interferem diretamente no estresse oxidativo e na inflamação em células da pele (queratinócitos e fibroblastos) e previnem o envelhecimento cutâneo.[72] Em um ensaio duplo-cego, 56 mulheres com idades entre 25 e 75 anos receberam a suplementação de 250 mg de polifenóis do chá verde por 2 anos, o que demonstrou um efeito sobre os danos solares em 6 meses e no eritema e telangiectasias após 1 ano.[73]

O resveratrol, um polifenol antioxidante, tem sido objeto de intenso interesse nos últimos anos, devido a uma variedade de únicas propriedades antienvelhecimento.[74] Alguns estudos têm relacionado a utilização do resveratrol com o retardo do envelhecimento precoce, devido à sua ação antioxidante. O processo pelo qual o resveratrol retarda o envelhecimento parece ser semelhante ao da restrição calórica (RC), inibindo alguns aspectos do processo de envelhecimento, ao diminuir a formação de espécies reativas de oxigênio (EROs). O resveratrol estimularia a produção e o funcionamento de uma família de enzimas conhecidas como sirtuínas (SIRTs).[75-78] Dados publicados demonstraram os efeitos protetores do resveratrol contra a exposição UVB múltipla em modelos animais utilizados para avaliar fotoenvelhecimento e fotocarcinogênese, em que a aplicação tópica do resveratrol demonstrou que ele inibiu os danos causados pela exposição aos raios UVB, com decréscimo de resposta hiperplásica e redução da infiltração de leucócitos.[79]

Na literatura científica, é descrita uma associação inversa do consumo de café e o desenvolvimento de melanoma. Assim, acredita-se que o café apresente propriedade de destoxificação de agentes cancerígenos, inibição da carcinogênese, indução de apoptose de células cancerígenas, bem como supressão de estresse oxidativo e danos e alterações no DNA, atuando como agente protetor.[80-82]

A suplementação de ácido hialurônico (AH) tem se demonstrado importante para restabelecer o equilíbrio osmótico e as propriedades físicas da matriz extracelular de derme e epiderme, promovendo restabelecimento do volume, suavizando linhas de expressão. Kawada et al.[83] demonstraram que a suplementação de 200 mg/kg/dia de ácido hialurônico por 6 semanas reduz a espessura dérmica e aumenta a hidratação. Já Watanabe et al.[84] demonstraram que a suplementação de 240 mg/kg/dia de ácido hialurônico por 6 semanas diminuiu não somente as rugas, mas melhorou a hidratação. Dados de Oe et al.[85] revelam que a utilização de 120 mg/kg/dia de ácido hialurônico por 4 semanas melhorou consideravelmente a umidade da pele.

Uma revisão avaliou o impacto da suplementação oral do ácido hialurônico no envelhecimento cutâneo.[86] Os estudos observados sugerem que a ingestão de AH por via oral (VO) aumenta a hidratação e diminui as linhas de expressão, sendo um possível tratamento na prevenção do envelhecimento da pele. Sua utilização como suplemento oral também é relativamente nova em comparação com outros nutrientes usados para a pele seca e o seu envelhecimento. Assim, o AH possibilitou melhora na hidratação e na elasticidade da pele. Nessa revisão, a suplementação oral de diferentes doses e pesos moleculares apresentou benefícios na saúde da pele. Entretanto, são necessários estudos clínicos randomizados para confirmar seus efeitos e estabelecer o peso molecular ideal, bem como a dose adequada para minimizar os sinais clínicos do envelhecimento cutâneo.

PELE E FITOTERÁPICOS

A fitoterapia é um dos elementos da medicina integrativa que mais tem sido utilizado ao longo dos tempos, devido a evolução

Tabela 50.2 Nutrientes importantes para pele.

Nutrientes	Função	Principais fontes alimentares
Vitamina A	Age no gene de fator de crescimento da epiderme. Responsável pela formação de colágeno	Fígado, gema de ovo, iogurte, leite e derivados
Vitamina C	Envolvido na hidroxilação de prolina e lisina para a biossíntese do colágeno. Regula a síntese de colágeno pelos fibroblastos dérmicos	Frutas cítricas como limão e laranja. Tomate, morango e pimentão
Manganês	Cofator para a síntese do colágeno	Abacaxi, oleaginosas, aveia, farinha de trigo, espinafre, arroz integral, chá preto e verde
Cobre	Um dos responsáveis pela formação do tecido conjuntivo	Frutos do mar, carnes e oleaginosas
Zinco	Potencializa a ação das enzimas que combatem os radicais livres, contribui para a integridade da epiderme. Favorece a renovação celular	Carne vermelha, algas, ostras, grãos, leites e derivados
Colágeno hidrolisado	Ajuda a manter o tônus muscular e a firmar a pele. Auxilia na reparação celular e no processo de rejuvenescimento	Colágeno hidrolisado pode ser comprado em sua forma industrializada ou manipulado. Encontrado na forma de pó, cápsula, *shakes*, balas, entre outros
L-lisina, L-prolina e L-glicina	Aminoácidos precursores para a síntese de colágeno	Alimentos que contenham proteína magra para estimular a produção de colágeno. Exemplos: atum, salmão, ovo, peito de peru, iogurte desnatado e *cottage*
Silício	Necessário para a renovação do tecido conjuntivo, reestruturando as fibras de sustentação da pele	Aveia, cevada, salsa, nabo, avelã e feijão
Resveratrol	Conta com atividade estrogênica para indução de fibroblastos na síntese de proteínas	Semente de uvas e vinho tinto
Licopeno	Além de ser antioxidante, promove a fotoproteção para aumentar a resistência da pele quando exposta à radiação UVB	Tomates e seus produtos, mamão, pitanga e goiaba
Magnésio	Forma tecidos e participa do trabalho muscular	Nozes, leguminosas, milho, cenoura e frutos do mar

Adaptada de Schneider[29] (2009) e Pujol[35] (2020).

dos estudos científicos, fatores como facilidade de adquirir as plantas e compatibilidade, além de grande aceitação pela população e sua ampla utilização terapêutica.

O avanço terapêutico e tecnológico e o conhecimento populacional sobre as plantas medicinais têm impulsionado as indústrias a investirem nos medicamentos fitoterápicos.[87]

A fitoterapia é o método de tratamento caracterizado pela utilização de plantas medicinais em suas diferentes preparações, sem a utilização de substâncias ativas isoladas, ainda que de origem vegetal, sob orientação de um profissional habilitado.[87]

A fotoproteção oral tem sido utilizada, nos últimos anos, como uma nova abordagem para complementar a proteção da pele contra os efeitos nocivos da radiação UV. Existe atualmente uma variada lista de compostos administrados oralmente (Tabela 50.3). O mecanismo pelo qual desencadeiam a proteção é bastante variado, englobando atividades antioxidante, anti-inflamatória e imunomoduladora.[87]

Pinus pinaster, casca

O extrato do pinheiro-marítimo é um potente antioxidante, podendo conter entre 65 e 95% de proantocianidinas. Este flavonoide, além do alto potencial antioxidante, também participa do estímulo para produção do colágeno. É um fitoterápico usado para amenizar discromias (manchas) de pele, isso porque sua ação antioxidante inibe os danos causados pela radiação solar e diminui a inflamação cutânea.

Estudo prospectivo, randomizado e intervencional com 31 pacientes com idade média de 42 anos, em uso de filtro solar, administrou 100 mg/dia de Pycnogenol® durante 90 dias. Os resultados sugerem que esta dose foi efetiva e segura, dada a baixa incidência de efeitos colaterais.[88]

Em dois diferentes artigos, Berson[89] e Allemann e Bauman[90] sumarizaram os antioxidantes de origem natural, que, quando aplicados de forma tópica, podem restaurar a capacidade antioxidante da pele. Em outro estudo realizado por Ni et al.[91] com 30 mulheres foram avaliadas a eficácia e a segurança do uso de 75 mg de Pycnogenol® por dia durante 30 dias. As participantes apresentaram diminuição na área do melasma e intensidade pigmentária após o tratamento. Nenhum evento adverso foi relatado. Um estudo realizado por Campos[92] avaliou a eficácia e a segurança do uso diário de 100 mg de Pycnogenol® durante 2 meses em 29 mulheres com melasma. O produto foi eficaz em 88,8% das participantes, não ocorrendo nenhum caso de evento adverso.

Outro estudo observou a ação do Pycnogenol® na via do ácido araquidônico ao fornecer 150 mg/dia durante 5 dias para voluntárias entre 35 e 50 anos. Observou-se que a ação anti-inflamatória do Pycnogenol® foi devida à redução da expressão gênica da ciclo-oxigenase 2 (COX-2), diminuindo a biossíntese de leucotrienos.[93]

Pesquisas recentes mostram que partículas em suspensão no ar conseguem penetrar na pele e, em conjunto com a radiação UV, produzem estresse oxidativo e inflamação que futuramente acelera o aparecimento de rugas e linhas de expressão, pigmentação e até câncer de pele. Um estudo randomizado com 76 chineses que trabalhavam ao ar livre em Pequim (China), da

Tabela 50.3 Fitoterápicos para pele.

Fitoterápico	Doses recomendadas
Polypodium leucotomos	Extrato seco (30:1): 200 a 250 mg/dia
Pinus pinaster	Extrato padronizado em 95% de procianidinas entre 20 e 200 mg/dia (fotoproteção 1,1 mg/kg de peso)
Centella asiatica	Extrato seco 5 a 40% de asiaticosídeos: até 600 mg/dia
Rosmarinus officinalis	Extrato seco 0,04% de flavonoides: 500 a 1.500 mg
Camellia sinensis	Extrato padronizado a 50% de polifenóis: 100 a 600 mg/dia

Adaptada de Gonçalves[87] (2019).

primavera ao outono, suplementaram Pycnogenol® ou placebo, por 2 meses. A ingestão de 100 mg/dia de Pycnogenol® evitou diminuição na hidratação da pele, perda de água transepidérmica e escurecimento da pele durante a estação seca do outono. Além disso, melhorou as propriedades viscoelásticas da pele, como elasticidade bruta e recuperação elástica, independentemente da estação.[94]

Polypodium leucotomos, raiz

O extrato de *Polypodium leucotomos* (PL) é um fitoterápico fotoprotetor natural com efeitos semelhante por ambas as vias oral e tópica.[95]

Estudos científicos demonstraram que os ácidos gordurosos de PL são capazes de bloquear o excesso de produção de leucotrienos. Estudos demonstraram uma redução do impacto dos raios UV contra as células da pele, preservando os fibroblastos e mantendo sua capacidade de produzir colágeno. Ainda auxilia a regular o sistema imunológico e protege a pele.[96-98]

A administração oral desse extrato demonstrou que a maioria dos seus efeitos benéficos está relacionada com o seu forte poder antioxidante, por meio da remoção das EROs geradas durante a exposição e inibição dos danos oxidativos causados no DNA pela radiação UV.[97,98] Além disso, inibe a liberação da enzima metaloproteinase, responsável pela quebra de fibras de colágeno e elastina – causa do envelhecimento provocado pelo sol.

Além disso, foi capaz de aumentar a expressão do gene *p53*, um supressor tumoral. Esse aumento de atividade pode interromper a proliferação celular e promover a reparação do DNA, por meio da remoção dos dímeros de pirimidina ciclobutano formados pela exposição à radiação UV.[99-101] Também foi observada redução na sensibilidade à radiação UV, tanto em nível ocular quanto da pele, prevenindo o aparecimento de queimaduras.[99]

Segundo estudo de pesquisadores da Escola de Medicina de Harvard, nove participantes sadios com pele fotótipos I e II foram submetidos ao tratamento com PL e posterior irradiação. Observaram-se eritema reduzido, menos infiltração de mastócitos dérmicos e menor formação de células queimadas (*sunburn cells*), células epidérmicas proliferativas e dímeros de ciclobutano pirimidina. Também foi relatada uma tendência de preservação das células de Langerhans. Sua rica composição de ácidos ferúlico, cafeico, vanílico, p-cumárico e clorogênico pode explicar os efeitos fotoprotetores, além da potente ação antioxidante e anti-inflamatória.[102]

Outro estudo com 26 pacientes com erupção de luz polimórfica e dois com urticária solar foram expostos à luz solar e receberam 480 mg/dia de PL VO. O protocolo excluiu o uso filtros de proteção UV ou outros medicamentos que poderiam de alguma forma interferir com a exposição à luz. Observou-se redução estatisticamente significativa da reação cutânea e subjetiva de sintomas e sua tolerância foi excelente, demonstrando ser um método eficaz e seguro, levando à proteção da pele.[103]

No estudo de Caccialanza et al.,[104] 57 pacientes afetados com fotodermatoses idiopáticas (IP) foram recrutados (53 com erupção de luz polimórfica e quatro com urticária solar). Todos se expuseram à luz solar enquanto consumiam 480 mg/dia de extrato de PL VO. Cerca de 73,68% tiveram benefício com uso PL, com redução significativa da reação cutânea e sintomas subjetivos. O uso de filtros de proteção UV ou outros medicamentos que poderiam interferir de alguma forma com a exposição à luz foi excluído. Não foi relatada toxicidade, demonstrando ser um tratamento eficaz e seguro para fotoproteção em IP.

Centella asiatica, partes aéreas

Fitoterápico utilizado como anti-inflamatório, homeostático, estimulante das estruturas do tecido conjuntivo e vascular e cicatrizante na celulite.[105,106] É classificada como normalizadora do tecido conjuntivo, e na celulite age no meio intersticial, estimulando a microcirculação, diminuindo edema, agindo também na gordura localizada.[87]

Tem flavonoides que ajudam a reduzir edemas e aceleram a integração do metabolismo de lisina e prolina, que são fundamentais na estrutura do colágeno.[105] A produção do colágeno em nível dos fibroblastos promove o restabelecimento de uma trama de colágeno normal, flexível e consequente desbloqueamento das células adiposas, permitindo a liberação da gordura localizada, graças à possibilidade de penetração das enzimas lipolíticas. Tem a probabilidade, portanto, de proporcionar a normalização das trocas metabólicas entre a corrente sanguínea e as células adiposas. Esta função ainda auxilia pela melhora da circulação venosa de retorno, que combate os processos degenerativos do tecido venoso; também controla a fixação da prolina e alanina, elementos fundamentais na formação do colágeno.[106]

Rosmarinus officinalis, folha

O alecrim contém ácido rosmarínico e tem efeito antioxidante e antibacteriano. O óleo de *Rosmarinus officinalis* (RO) também tem eficácia contra *C. acnes*, que produz lipases, proteases e hidrolases, contribuindo para a inflamação e a destruição de tecidos. Desse modo, sua ação anti-inflamatória contribui para o controle bacteriano e reduz as cicatrizes provenientes das lesões.[107]

Camellia sinensis, folha

A ação dos polifenóis tem propriedades antimicrobianas, anti-inflamatórias e antineoplásicas. Assim, os polifenóis presentes no chá verde podem ser usados para reduzir a produção de sebo na pele, sendo úteis no tratamento da acne, com melhora a gravidade.[108]

PATOLOGIAS DERMATOLÓGICAS E NUTRIÇÃO

Acne

A acne é uma doença de pele, multifatorial, que se manifesta por quadro inflamatório das unidades pilossebáceas em algumas áreas do corpo. A influência da nutrição na etiologia da acne é controversa, porém há evidências que demonstram o papel da alimentação em seu controle. Assim, estudos recentes sublinham um importante papel da dieta ocidental na patogênese da acne. O que se observa é que a acne está ausente em populações com dietas paleolíticas com baixa carga glicêmica e sem consumo de leite ou produtos lácteos. Acredita-se a ingestão demasiada de carboidratos com alto índice glicêmico e também de leite e derivados possa estimular o fator de crescimento semelhante à insulina tipo 1 (IGF-1) e atuar ativando a via de sinalização para a proteína-alvo da rapamicina em mamíferos (mTORC-1), favorecendo o crescimento e proliferação de sebócitos e a lipogênese sebácea.[109] Nesse sentido, estudos demonstram que a dieta cetogênica pode reduzir marcadores de inflamação e níveis de IGF-1.[110,111]

Além disso, alguns nutrientes também auxiliam no tratamento da acne (Tabela 50.4). O ômega-3 e o ácido gamalinolênico (GLA) vêm sendo cada vez mais estudados, devido a suas propriedades anti-inflamatórias.[112] Um estudo piloto demonstrou que a suplementação com selênio foi efetiva no tratamento de pústulas devido a uma de suas funções, que é a de combater infecções. A vitamina A e seus metabólitos ativos estão indicados para tratamento tópico ou sistêmico da acne leve, moderada e grave, além de poderem ser utilizados para reduzir o fotoenvelhecimento.[53]

Adicionalmente, fitoterápicos como *Prunus africana Hook, Vitex agnus, Curcuma longa* e *Camellia sinensis,* entre outros, induzem efeitos benéficos no tratamento da acne.[87]

Dermatite atópica

A dermatite atópica é uma patologia inflamatória crônica com períodos de agudização e remissão de etiologia genética e ambiental, cuja terapêutica é um desafio. Como resultado do recente aumento das doenças alérgicas em todo o mundo, a prevenção de agudização e o tratamento podem envolver alterações do perfil alimentar. Nesse sentido, durante a gestação alguns alergênios alimentares consumidos, como o ovo, a proteína do leite de vaca e o amendoim, podem atravessar a placenta, ser detectados no leite e, consequentemente, influenciar o sistema imunológico do bebê, gerando um possível impacto nas doenças alérgicas. Porém, os efeitos preventivos de restrições alimentares maternas no período pós-natal relacionada a esses alergênios têm apresentado resultados conflitantes e confusos,[113] como mudança da alimentação na infância e administração de suplementos contendo vitaminas, minerais, ácidos graxos essenciais, prebióticos e probióticos.[53]

O tratamento com ácidos graxos essenciais VO é alvo de estudos, e os resultados até o momento são controversos. Seus possíveis benefícios são a redução da perda transdérmica de água, menor irritação cutânea, redução do prurido e da pele seca e melhora da irrigação sanguínea.[70] Os níveis séricos de

Tabela 50.4 Nutrientes no tratamento da acne.

Nutrientes	Função	Dose diária sugerida
Antioxidantes: betacaroteno e vitamina E	Parece que a acne inflamatória é mediada, em parte, pela geração de peróxido de hidrogênio dos neutrófilos Espécies reativas de oxigênio, em especial o radical hidroxila, o peróxido de hidrogênio e o radical superóxido, geradas por fagócitos, como os neutrófilos, têm importante papel de mediação inflamatória da acne	Betacaroteno: 6 a 15 mg*** Vitamina E: Dose usual: 15 a 50 mg RDA: 15 mg* UL: 1.000 mg**
Cobre	Tem ação antibiótica local, estimula os processos de defesa orgânicos e aumenta a resistência às infecções virais e microbianas	Dose usual: 0,5 a 1,5 mg*** RDA: 900 mg* UL: 10 mg**
Glutamina	Melhora da função intestinal Fornece energia para enterócitos Aumenta espaços de absorção de nutrientes Aumenta altura das vilosidades intestinais Melhora função imunológica	Dose usual: 5 g*** RDA e UL: ND
Magnésio	A deficiência de magnésio aumenta a produção de IL-1 e IL-6, que estão envolvidas com a produção de proteínas de fase aguda na inflamação	RDA: 400 mg para homens e 310 mg para mulheres* UL: 350 mg**
Piridoxina (vitamina B_6)	À utilização da suplementação de vitamina B_6 é atribuída a diminuição dos sintomas relacionados com a tensão pré-menstrual e exacerbações cutâneas em mulheres com 50 mg de piridoxina todos os dias, 1 semana antes e durante do período menstrual	Dose usual: 5 a 40 mg*** RDA: 1,3 mg* UL: 100 mg**
Probióticos	Síntese de enzimas: lactase, peptidases, proteases Produção de ácidos graxos de cadeia curta (principalmente butirato, responsável por 40 a 50% de energia provida aos colonócitos) Previne adesão de patógenos por competição dos sítios receptores	Cepas entre 500 e 2 bilhões UFC: *Lactobacillus rhamnosus* *Lactobacillus casei* *Lactobacillus acidophilus* *Bifidobacterium* *Enterococcus faecium*
Ômega-3	Estimula a liberação de prostaglandinas de baixo poder anti-inflamatório	Dose usual: 1 a 3 g*** RDA e UL: ND
Selênio	Indivíduos com acne têm níveis sanguíneos menores de selênio. Reduz pústulas por causa de uma de suas funções, que é a de combater infecções	Dose usual: 100 a 300 μg*** RDA: 55 μg* UL: 400 μg**
Vitamina A	Pacientes com acne revelaram níveis inferiores de vitamina A Reduz a hiperqueratinização ductal folicular	Dose usual: 700 a 2.500 μg*** RDA: 900 μg para homens e 700 μg para mulheres* Anvisa e UL: 3.000 μg**
Zinco	O zinco é um mineral antioxidante, por ser cofator da enzima superóxido dismutase (SOD). O estresse oxidativo atua como causa da inflamação, já que os radicais livres são potentes ativadores do fator de transcrição kappa B (NF-κB). A ingestão adequada de zinco e de manganês, além de atuar no combate aos radicais livres, auxilia no suporte à função imunológica Aumenta a produção de citocinas anti-inflamatórias, como a IL-2 Inibe lipase do *Propionibacterium acnes*, proporcionando efeito antimicrobiano Inibe 5-alfarredutase que converte testosterona em di-hidrotestosterona, aumentando a produção de sebo	Dose usual: 15 a 30 mg*** RDA: 11 mg em homens e 8 mg em mulheres* UL: 40 mg**

DRI, ingestões diárias de referência; *IL*, interleucina; *ND*, não disponível nas DRI; *RDA*, ingestão dietética recomendada; *UL*, limite superior de ingestão tolerável. *RDA para indivíduos adultos de 19 a 50 anos. **UL para indivíduos adultos de 19 a 50 anos. ***Dose sugerida em publicação científica ou quando não há recomendação diária preconizada pela Agência Nacional de Vigilância Sanitária (Anvisa) ou UL. Adaptada de Gonçalves et al.[51] (2012); Pujol[35] (2020).

25-hidroxivitamina D são frequentemente baixos em pacientes com dermatite atópica, e a suplementação oral de vitamina D parece ter efeitos promissores devido a sua capacidade de auxiliar na ativação das células T reguladoras (Treg) e prevenir a inflamação alérgica por indução da expressão de filagrina e catelicidina nos queratinócitos. Além disso, a vitamina A inibe a liberação de mediadores de mastócitos e eosinófilos.[114] De modo complementar, o aumento mundial de doenças alérgicas foi paralelo a uma epidemia de deficiência de vitamina D em países ocidentalizados, o que sustenta a hipótese de que a vitamina D possa influenciar o desenvolvimento de alergias.[115,116] Importante ressaltar que evidências consistentes foram encontradas sobre a relação entre alergia alimentar e dermatite atópica em algumas crianças.[117]

Alguns trabalhos levantam a hipótese de que um desequilíbrio na composição da microbiota intestinal e na função metabólica devido a mudanças na dieta e no estilo de vida pode estar envolvido na patogênese da doença atópica (DA).[118] Assim, acredita-se que a ativação do eixo IL-4/IL-13 na DA promova a quebra da barreira cutânea, levando a alterações na microbiota intestinal.[119] A suplementação com cepas probióticas específicas pode modular as bactérias intestinais, que podem influenciar a inflamação da pele, proteger algumas crianças contra o desenvolvimento de DA e ser considerada uma terapia útil no futuro.[120] O aumento da ingestão de ácidos graxos poli-insaturados de cadeia longa ômega-3 durante a gravidez pode reduzir o risco da dermatite atópica, asma e sensibilização aos ácaros da poeira doméstica.[121]

Psoríase

A psoríase consiste em proliferação e diferenciação anormais dos queratinócitos, além de inflamação local e sistêmica crônica, caracterizada por um aumento acelerado do eixo de produção de TNF-α/IL-23/IL-17, citocinas inflamatórias.[122] Sua etiologia envolve diversos fatores, o que faz com que sua terapêutica também seja variada, incluindo administração de derivados das vitaminas A e D, corticosteroides, fototerapia com luz UV e imunossupressores. As manifestações clínicas da psoríase podem ser influenciadas por obesidade, consumo de álcool, ingestão de antioxidantes, ácidos graxos insaturados, glúten, vitaminas A e D e modificação calórica da dieta.[123] O consumo excessivo de ácidos graxos saturados e de açúcares simples está relacionado à exacerbação das manifestações da psoríase.[124,125]

Em contrapartida o estímulo da produção de ácidos graxos de cadeira curta (AGCC) como butirato, propionato e acetato, ao melhorarem e reduzirem a inflamação intestinal, melhora a relação entre o eixo intestino-pele-resposta imune.[126]

Dados relatam um efeito protetor da vitamina D e associam maior exacerbação da psoríase exatamente no inverno, pelo menos em parte, pela ausência da exposição à luz UV solar.[127] Ainda é relatado que os níveis séricos de vitamina D são reduzidos em pacientes com psoríase ou artrite psoriásica em comparação com controles.[128] O papel da vitamina D no controle da psoríase estaria relacionado à redução do processo inflamatório e à inibição da hiperproliferação dos queratinócitos.

Trabalhos também apontam a importância do selênio no processo controle do estresse oxidativo e sistema imunorregulador. Baixas concentrações têm sido encontradas em pacientes com psoríase.[129,130]

Pelagra

É uma afecção bolhosa causada pela deficiência de niacina (vitamina B_3). A niacina forma ácido nicotínico e nicotinamida, que servem como precursores de duas coenzimas importantes do metabolismo celular, a saber, nicotinamida adenina dinucleotídio (NAD) e NAD-fosfato. A doença se manifesta com vesículas cutâneas nas fases iniciais e flictenas quando recorrente, além de sintomas gastrintestinais, neurológicos e psiquiátricos. O tratamento pode ser realizado por administração de niacina VO. É importante atentar para deficiência de outras vitaminas e minerais e desnutrição em casos de pelagra.[131]

GENÔMICA E PELE

A integridade das camadas da epiderme sofre danos estruturais e moleculares com o processo de envelhecimento, principalmente pelo prejuízo nas vias de reparo de dano ao DNA. Esses danos podem ocorrer de forma acelerada, caracterizando o envelhecimento.[132]

A pele envelhecida caracteriza-se por uma série de alterações fenotípicas, como adelgaçamento epidérmico e dérmico, perda de gordura subcutânea, achatamento da junção dermo-epidérmica, e desorganização e perda das redes de colágeno e elastina. Essas alterações acabam por comprometer a integridade estrutural e a função de diferentes compartimentos da pele. A senescência dos melanócitos pode induzir danos nos telômeros nas células vizinhas. Considerando que telômeros são estruturas constituídas por DNA não codificante que formam as extremidades dos cromossomos e têm como função principal evitar o desgaste do material genético e manter a estabilidade estrutural do cromossomo, danos a essas estruturas prejudicam a proliferação de queratinócitos, contribuindo para o afinamento epidérmico associado à idade. O envelhecimento da pele resulta em efeitos prejudiciais cumulativos caracterizados por organização anormal da matriz extracelular, alterações pigmentares, perda de gordura subcutânea, cabelos grisalhos, menor densidade do cabelo, diminuição da função das glândulas sebáceas e inflamação crônica de baixo grau.[133]

O expossoma, ou seja, a soma de fatores ambientais e respostas biológicas associadas, como exposições do ambiente a poluição, dieta, comportamento e processos endógenos, interfere no microbioma da pele e aumenta a produção de EROs, o que interfere na expressão de genes que regulam o metabolismo do colágeno como os genes *COL1A1, COL1A2, COL3A1* e *COL4A2*.[134] Com isso, o aumento de EROs, aumento de proteínas pró-inflamatórias e mecanismos que aumentam o dano ao DNA levam à desregulação de modificadores epigenéticos que afetam os queratinócitos epidérmicos senescentes e fibroblastos dérmicos senescentes em pele com envelhecimento precoce. Os fibroblastos senescentes exibem um metabolismo modificado de colágeno e fibras elásticas.[135]

Além disso, o aumento da produção de EROs geradas por componentes oxidantes da luz solar, principalmente UVA, pode ativar as vias de sinalização da proteinoquinase ativada por mitógeno (MAPK) e um fator de transcrição-chave na regulação inflamatória, o fator nuclear kappa B (NF-κB), bem como proteína ativadora 1 (AP-1), o que leva ao aumento da expressão de citocinas pró-inflamatórias, agravando o prejuízo na produção de colágeno e acelerando o fotoenvelhecimento da pele. A exposição aos raios UVA também aumenta a presença de ferro lábil em diferentes compartimentos das células, notadamente citosol, lisossomos e mitocôndrias, tornando os constituintes das células da pele (lipídios, proteínas e DNA) altamente vulneráveis a danos de EROs catalisados por ferro, levando à peroxidação lipídica.[136]

Os danos ao DNA desencadeiam uma resposta transitória ao dano ao DNA, que pode não ser suficiente para o estabelecimento da senescência. Contudo, um dano persistente, que leve ao dano do DNA nos telômeros, causa a senescência celular que está associada à inflamação mediada por fenótipo secretor associado ao estado senescente (SASP) e consequente fibrose. Essas alterações funcionais estão todas interconectadas e geram sinais de *feedback* positivo que induzem mais danos ao DNA.[137]

Alguns nutrientes e compostos bioativos podem prevenir os danos ao DNA e favorecer a regulação molecular das vias responsáveis pelo envelhecimento precoce, por meio da redução da produção de EROs, ativação das enzimas antioxidantes catalase, glutationa peroxidase e superóxido dismutase, regulação negativa do fator de transcrição NF-κB e/ou regulação positiva do fator de transcrição Nrf2, como: selênio, zinco, magnésio, ferro, manganês, vitamina A, vitaminas B_3, B_6, B_9, B_{12}, vitamina C, vitamina D_3, vitamina E, coenzima Q10, betaína, carnosina, l-carnitina, histidina, N-acetilcisteína, epigalocatequina-galato, epicatequina, teaflavina, apigenina, luteolina, curcumina, quercetina, isoquercetina, rutina, fisetina, kaempferol, cianidina, resveratrol, ácido cafeico, ácido clorogênico, ácido rosmarínico, safranal, limoneno, astaxantina, fucoxantina, zeaxantina, licopeno, ácido alfalipoico, sulforafanos e berberina.[138]

CONSIDERAÇÕES FINAIS

A pele é um órgão de grande complexidade estrutural e funcional; por isso, conhecer sua histologia e sua fisiologia é essencial para compreender a fisiopatologia de inúmeras doenças de pele. Uma alimentação equilibrada, diversificada, associada a uma suplementação oral personalizada é fundamental para estimular o metabolismo das células dérmicas, além de atenuar, suavizar e prevenir os sinais de envelhecimento cutâneo e minimizar as alterações relacionada a um microbioma da pele alterado.

REFERÊNCIAS BIBLIOGRÁFICAS

As referências consultadas para a elaboração deste capítulo estão disponíveis *online* no Ambiente de aprendizagem do GEN.

COMO CITAR ESTE CAPÍTULO

ABNT
SUZUKI, V. Y.; GONÇALVES, J.; DIAS, B. V. *et al*. Pele. *In*: ROSSI, L.; POLTRONIERI, F. (org.). *Tratado de Nutrição e Dietoterapia*. 2. ed. Rio de Janeiro: Guanabara Koogan, 2023. p. 616-628.

VANCOUVER
Suzuki VY, Gonçalves J, Dias BV et al. Pele. In: Rossi L, Poltronieri F (Orgs.). Tratado de nutrição e dietoterapia. 2. ed. Rio de Janeiro: Guanabara Koogan; 2023. p. 616-28.

CAPÍTULO

51
Unha

Vanessa Yuri Suzuki • Juliana Gonçalves • Luana Faria Carvalho •
Hélio Martins do Nascimento Filho • Carlos Rocha Oliveira •
Lydia Masako Ferreira

INTRODUÇÃO

As unhas representam um aspecto importante da aparência pessoal e também refletem o estado de saúde e nutricional do indivíduo. Geralmente, as alterações ungueais são discretas e não possibilitam isoladamente diagnóstico de uma deficiência nutricional específica, mas podem constituir um sinal relevante.[1] Estão localizadas nas falanges distais dos dedos dos pés e das mãos e sua principal função é de proteção,[2] facilitando certos movimentos precisos, além de facilitar a preensão de pequenos objetos.

O aparelho ungueal desenvolve-se entre a 9ª e 20ª semana de vida intrauterina, quando se inicia o movimento distal, até atingir a ponta dos dedos em torno da 36ª semana. Durante esses processos iniciais de formação e durante a vida, as unhas têm atividade intensa e complexa.

O crescimento da unha ocorre de maneira contínua, deslizando sobre o leito em direção à extremidade distal, ou seja, elas crescem perpendicularmente ao crescimento do eixo, a uma velocidade aproximada de 0,1 mm por dia ou 1,2 mm por semana nos quirodáctilos (mãos) e mais lentamente nos pododáctilos (pés).

Crescem mais rapidamente nas pessoas jovens do que nas mais velhas e sabe-se que há variações sazonais: no verão crescem mais do que no inverno. Em relação à espessura, há uma variação entre 0,5 e 0,75 mm. Entretanto, o crescimento das unhas é influenciado por diversos fatores, como idade, sexo, patologias, uso de medicamentos, suplementos e cosméticos, entre outros.[3]

As unhas contêm filamentos de proteínas fibrosas do tipo a. Estudos indicam que a sua estrutura é semelhante à do cabelo e que a conexão existente entre suas células contribui para manter a resistência do tecido.

São consideradas anexos do sistema tegumentar e formadas por células epidérmicas queratinizadas. São placas córneas, translúcidas e achatadas, situadas na superfície dorsal das extremidades distais dos dedos das mãos (quirodáctilos) e dos pés (pododáctilos) que recobrem a última falange dos dedos. Apresentam formato mais ou menos retangular e ligeiramente curvo. Estão divididas em cinco partes: matriz, leito, lâmina, eponíquio e dobras,[4] conforme mostra a Figura 51.1.

1. Matriz: parte proximal recoberta por prega de pele (prega ungueal proximal).
2. Leito ungueal: região abaixo da unha.
3. Lâmina ungueal: aderida sobre o leito ungueal.
4. Eponíquio: região abaixo da borda livre.
5. Dobras laterais: cobrem as bordas laterais da lâmina ungueal.

O leito ungueal das unhas é responsável por sua produção e sua manutenção. As unhas surgem de uma depressão denominada prega proximal. A junção da pele com a lâmina ungueal acontece por meio da cutícula que é derivada da dobra proximal das unhas.[5]

A maior parte do aparelho ungueal é composta pela lâmina que está aderida ao leito. A matriz ungueal é composta por duas ou três camadas de células e a zona de transição dos queratinócitos para a lâmina ungueal. À medida que a queratinização se completa, o colágeno e as células se incorporam e são orientados para se mover verticalmente até o periósteo da falange e a lâmina basal epidérmica.[6]

A lâmina ungueal é composta principalmente por queratinócitos orientados longitudinalmente e filamentos intermediários perpendiculares que conferem rigidez à mesma. Ela é estabilizada principalmente pelo enxofre, que contribui com as pontes de dissulfeto de cisteína ligando as fibras de queratina. Acredita-se que sua estabilidade esteja relacionada a uma alta concentração de proteína da matriz, de enxofre e seu estado de hidratação,[7] visto que unhas ficam quebradiças quando o teor de água é inferior a 16% e se tornam macias quando superior a 25%.[8]

A unha consiste em uma estrutura translúcida, cuja coloração rósea é atribuída à rica vasculatura do leito ungueal subjacente. Alterações na vascularização do leito ungueal, como ocorre na hipocalcemia (deficiência de cálcio), por exemplo, podem afetar o aspecto visual da lâmina ungueal.[1,9]

Além dessas queratinas, proteínas associadas a filamentos intermediários ricas em enxofre ou tirosina/glicina, a proteína trico-hialina também são expressas em toda a unidade ungueal. Não menos importante, os ácidos glicólico e esteárico são tipos de lipídios encontrados na lâmina ungueal e sua presença provavelmente explica a resistência à água da placa ungueal.[7]

A flexibilidade da lâmina ungueal se deve à abundância de fosfolipídios que se encontram no leito. O cálcio é encontrado nessa região em forma de cristais de hidroxiapatita e, ao contrário do que se acredita, tem pouca influência sobre a resistência das unhas.[6]

Os minerais também fazem parte da composição da lâmina ungueal, principalmente magnésio, cálcio, ferro, zinco e cobre. Praticamente qualquer deficiência de micronutriente pode afetar a lâmina ungueal, podendo manifestar-se com alterações macroscópicas ou apenas detectáveis por análise bioquímica.[1,10,11]

AVALIAÇÃO DAS CONDIÇÕES GERAIS DAS UNHAS

Estudos relacionam alterações nas características das unhas, como surgimento de coloração diferenciada, manchas, ondulações e estrias da lâmina ungueal, que podem estar relacionadas a problemas respiratórios, cardiovasculares, deficiências nutricionais, entre outros. Algumas alterações observadas nas unhas são características de algumas condições de saúde e doenças específicas e são utilizadas como auxiliares em diagnósticos.[3]

Os sinais físicos e sistêmicos da doença em leito ungueal incluem hemorragias em lascas, unhas de Terry, linha de Beau, linhas de Muehrcke, onicólise, leuconiquia e paroniquia,[7,12,13] conforme ilustrado na Figura 51.2.

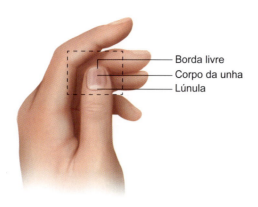
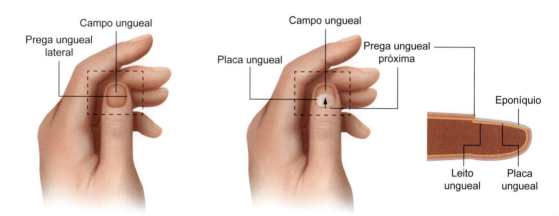

Figura 51.1 Imagens anatômicas das unhas. Adaptada de Nascimento-Júnior[2] (2020).

Hemorragias em estilhaços são formadas pelo extravasamento de células sanguíneas dos vasos do leito ungueal, orientados longitudinalmente para calhas adjacentes também orientadas longitudinalmente. São mais características de traumatismos e também relacionadas ao escorbuto e hemocromatose.

- Unhas de Terry apresentam leito ungueal branco com faixa distal rósea ou amarronzada. Pode estar associada a diversas morbidades, principalmente hepatopatia crônica
- Linhas de Beau são definidas como sulcos transversais ou depressão da lâmina ungueal, sendo um dos sinais mais comuns encontrados na prática clínica, mas é o menos específico. Se toda a atividade da matriz for inibida por 1 a 2 semanas, a linha de Beau atingirá sua profundidade máxima, causando uma divisão total da lâmina ungueal (ou seja, onicomadese). Os distúrbios nutricionais associados às linhas de Beau incluem deficiência de proteína e pelagra, hipopotassemia, alcoolismo crônico e toxicidade do arsênio[14]
- Linhas de Muehrcke consistem em linhas finas brancas e transversais associadas à hipoalbuminemia. Aparecem devido ao comprometimento da vascularização do leito ungueal e desaparecem quando a lâmina ungueal sofre compressão. É uma condição diferenciada de leuconiquia verdadeira
- Leuconiquia se manifesta com manchas brancas transversais, mas que não desaparecem com a pressão e são, na maioria das vezes, espontâneas ou secundárias a pequenos traumatismos na matriz ungueal
- Onicólise é definida como a separação da lâmina ungueal do leito ungueal subjacente, causando uma extensão proximal de ar. Está relacionada a doença da tireoide e também associada a condições locais comuns, como traumatismo, dermatite alérgica de contato ou reações irritantes. Algumas causas endógenas da onicólise incluem a anemia ferropriva e pelagra[7]
- Paroniquia pode ser aguda ou crônica e consiste em uma reação inflamatória causada pela invasão bacteriana das dobras do tecido ao redor da unha. A maioria é causada por colonização de *Staphylococcus aureus* e *Streptococcus pyogenes*. Ressalta-se avaliar risco de psoríase, síndrome de Reiter e branqueamento herpético[12]
- Melanoniquia longitudinal, também conhecida como bandas ungueais verticais, são bandas hiperpigmentadas que ocorrem como variantes normais em 90% dos negros.[15] Essas bandas podem abranger toda a haste desde a lúnula até a borda distal da haste e podem ocorrer em múltiplas hastes[12,16]
- Coiloníquia é uma condição na qual a unha se torna cada vez mais côncava e, portanto, é frequentemente chamada de unha de colher.[17] Ocorre comumente em associação com anemia ferropriva[18] e se torna comum em lactentes, desaparecendo nos primeiros anos de desenvolvimento
- Síndrome das unhas frágeis afeta até 20% da população, sendo mais frequente no sexo feminino. Caracteriza-se principalmente por onicorrexe (alteração de espessura da lâmina ungueal) e onicosquizia (descamação lamelar da borda distal da lâmina ungueal). Suas causas ainda não foram completamente elucidadas, mas acredita-se que a síndrome tenha origem tanto vascular quanto física ou traumática.[1,10]

Alterações do metabolismo têm impacto no ritmo do crescimento das unhas, por isso diversas doenças podem induzir a uma alteração. A esclerodermia, que é um distúrbio do tecido

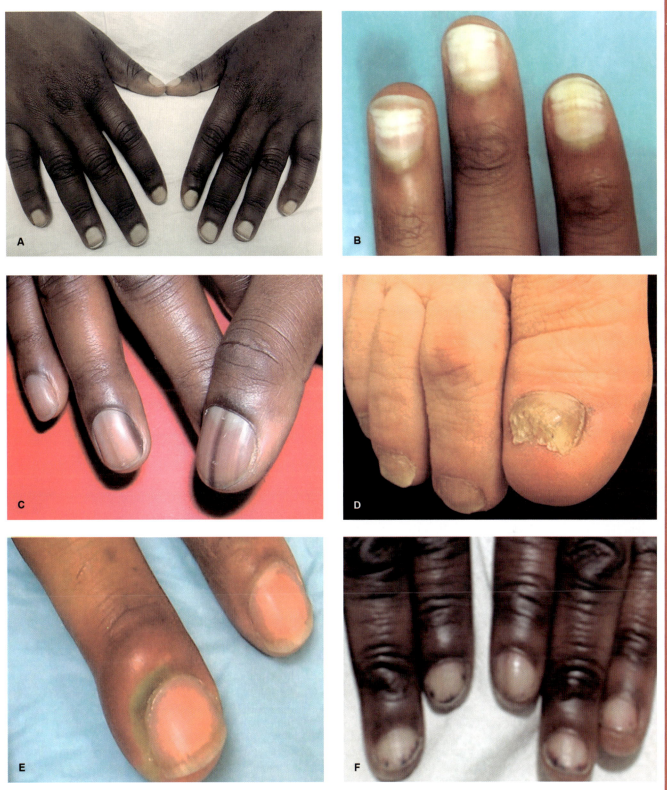

Figura 51.2 Avaliação das unhas. **A**. Unhas de Terry. **B**. Leuconiquia. **C**. Melanoniquia longitudinal. **D**. Onicomicose. **E**. Paroniquia. **F**. Hemorragia em lascas. Adaptada de Costa et al.[10] (2007); Tully et al.[12] (2012); Meegada e Verma[13] (2020). (*continua*)

conjuntivo envolvendo a pequena vasculatura, pode afetar a unidade ungueal.[19] A isquemia das unhas pode ser vista como aumento da curvatura da lâmina ungueal, perda da lâmina ungueal e da prega ungueal distal.[20]

O lúpus eritematoso, uma doença autoimune, também pode acometer a saúde das unhas, levando à diminuição da ecogenicidade do leito ungueal secundária a edema, espessamento e afinamento das lâminas ungueais e redução da vascularização no leito ungueal.[19] Na artrite reumatoide, outra doença autoimune, as unhas podem sofrer espessamento, hipoecogenicidade e aumento da vascularização do leito ungueal.

No hipotireoidismo, que é caracterizado por diminuição do metabolismo, devido à função da glândula da tireoide, é comum os pacientes apresentarem unhas fracas e quebradiças e com

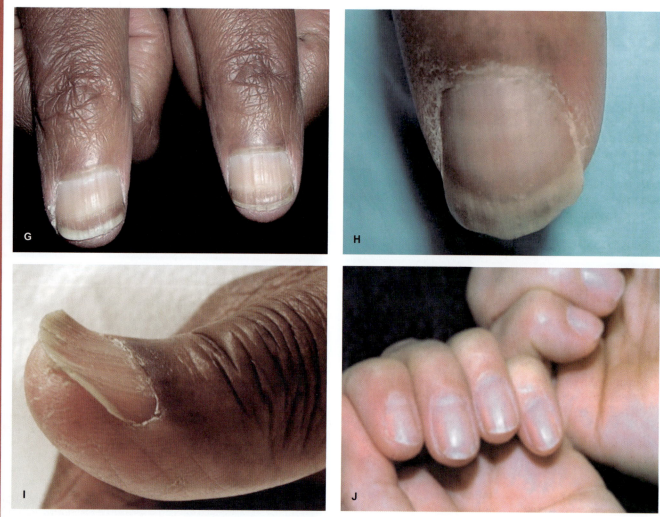

Figura 51.2 (*Continuação*) **G**. Linhas de Beau. **H**. Linhas de Muehrcke. **I**. Coiloníquia. **J**. Síndrome das unhas frágeis. Adaptada de Costa et al.[10] (2007); Tully et al.[12] (2012); Meegada e Verma[13] (2020).

menor velocidade de crescimento. Algumas doenças dermatológicas também podem afetar a saúde das unhas, como: dermatites de contato, psoríase, onicomicoses e infecções periungueais.[3]

DESEQUILÍBRIOS NUTRICIONAIS

Para manutenção da saúde das unhas é fundamental um suprimento adequado de nutrientes, como vitaminas e minerais, além de um bom suporte proteico. Apesar de não serem imediatamente afetadas por deficiências nutricionais transitórias, devido ao seu tempo de renovação, as unhas podem sofrer alterações como diminuição na taxa de crescimento, descamações e aumento da fragilidade, que pode estar relacionada a diferentes doenças. Essas alterações podem ser causadas pela diminuição de deposição de oniquina e redução do número de pontes de enxofre, tornando as unhas mais finais e quebradiças.

As alterações ungueais podem ser a primeira manifestação de doenças sistêmicas. Essas alterações podem ser órgão-específicas ou não. As unhas das mãos são frequentemente atingidas, devendo ser incluídas, portanto, no exame físico em caso de suspeita de doenças sistêmicas.[21]

Pacientes com deficiência energético-proteica grave podem desenvolver quadros distintos relacionados à aparência e à saúde das unhas. No caso do marasmo, desnutrição causada por ingestão inadequada de nutrientes e, principalmente, por déficit energético, o paciente desenvolve perda muscular marcante, com redução de 40 a 50% do peso corporal, e não apresenta edema.[22] Além disso, as unhas podem apresentar fissuras e crescimento prejudicado. As unhas podem ter uma aparência em forma de colher (coiloníquia) secundária à deficiência de ferro e anemia.[23] Já no kwashiorkor, existe uma ingestão inadequada, principalmente, de proteínas, com manutenção do aporte calórico. É caracterizado por perda muscular, manutenção de peso secundário ao acúmulo lipídico e edema. As unhas podem mostrar-se finas e lisas devido ao edema periférico.[1,9]

Alguns estudos citam que vitaminas do complexo B e vitaminas lipossolúveis como A, D e E, além dos minerais zinco, cálcio e ferro são fundamentais para a saúde das unhas.

DEFICIÊNCIAS DE MICRONUTRIENTES

As deficiências de micronutrientes podem se manifestar por alterações clínicas na lâmina e no leito ungueal, e fragmentos ungueais podem ser utilizados para análise bioquímica e detecção de deficiências, principalmente no caso do selênio. Outra aplicabilidade da dosagem bioquímica de micronutrientes nas unhas é a detecção de níveis tóxicos de determinados elementos, como o arsênio.[1,9,10,24] Na Tabela 51.1 encontram-se os principais nutrientes recomendados para o fortalecimento das unhas.

Tabela 51.1 Micronutrientes recomendados para o fortalecimento das unhas.

Nutrientes	Função	Dose diária sugerida
Cálcio	A hipocalcemia pode manifestar-se com leuconiquia em múltiplas unhas, ou seja, faixas brancas transversais situadas na mesma altura em várias unhas. Outras manifestações possíveis são: onicomadese (desprendimento pontual da lâmina do seu leito), hapaloniquia (amolecimento da lâmina ungueal), onicorrexe e síndrome das unhas frágeis[1]	Dose usual: 100 a 300 mg*** RDA: 1.000 mg* UL: 2.500 mg**
Cobre	Deficiência pode causar manchas brancas nas unhas	Dose usual: 0,5 a 1,5 mg*** RDA: 900 mg* UL: 10 mg**
Ferro	Palidez do leito ungueal é uma manifestação inespecífica da deficiência de ferro. A coiloníquia é o sinal mais marcante da anemia ferropriva e consiste na curvatura interna da lâmina ungueal, em sentido tanto longitudinal quanto transversal, dando à unha o formato de colher. Outras possíveis alterações são onicorrexe, onicólise (desprendimento da lâmina do leito ungueal) e síndrome das unhas frágeis. A dosagem de ferro em fragmentos de lâmina ungueal é frequentemente comprometida por contaminação do ambiente[1,24]	Dose usual: 15 a 30 mg*** RDA: 8 mg para homens e 18 mg para mulheres* UL: 45 mg**
Iodo	Deficiência se manifesta com hipocratismo ungueal ou "unhas em vidro de relógio". Consiste em hipertrofia da falange distal e unha com curvatura para cima. Alteração presente também em doenças cardiovasculares	RDA: 150 mcg* UL: 400 mcg**
Magnésio	Deficiência pode se manifestar com unhas frágeis e amolecidas que quebram facilmente[1]	RDA: 400 mg para homens e 310 mg para mulheres* UL: 350 mg**
Selênio	Níveis baixos podem resultar em unhas pálidas. A dosagem de selênio em fragmentos ungueais pode ter aplicabilidade clínica, apesar de mais estudos serem necessários[1,24]	Dose usual: 100 a 300 μg*** RDA: 55 μg* UL: 400 μg**
Silício	Possíveis alterações são hapaloniquia e síndrome das unhas frágeis[1]	Dose usual: 50 a 150 mg*** RDA e UL: ND
Zinco	As alterações ungueais possíveis na deficiência de zinco são: linhas de Muehrcke, linhas de Beau, leuconiquia, onicorrexe e síndrome das unhas frágeis. Assim como do selênio, a dosagem de zinco em fragmentos de lâmina ungueal também mostrou ser promissora, embora mais estudos sejam necessários para comprovar sua aplicabilidade na prática[1,24]	Dose usual: 15 a 30 mg*** RDA: 11 mg em homens e 8 mg em mulheres* UL: 40 mg**

DRI, ingestões diárias de referência; *ND*, não disponível nas DRI; *RDA*, ingestão dietética recomendada; *UL*: limite superior de ingestão tolerável. *RDA para indivíduos adultos de 19 a 50 anos. **UL para indivíduos adultos de 19 a 50 anos. ***Dose sugerida em publicação científica ou quando não há recomendação diária preconizada pela Agência Nacional de Vigilância Sanitária (Anvisa) ou UL. Adaptada de Gonçalves et al.[25] (2012); Pujol[26] (2020).

DEFICIÊNCIAS VITAMÍNICAS

As alterações ungueais em deficiências vitamínicas variam em frequência, e a sua detecção durante o exame físico constitui um sinal de alerta.[1,27] Dentre as vitaminas lipossolúveis, a deficiência de vitamina A e D pode ser associada à hapaloniquia. Já a vitamina E não causa nenhuma alteração ungueal específica em caso de ingestão insuficiente. Na Tabela 51.2, encontram-se as principais vitaminas recomendadas para o fortalecimento das unhas.

SUPLEMENTAÇÃO NUTRICIONAL

A suplementação oral de vitaminas A, C, D, E, complexo B, além de minerais como ferro, cálcio, silício, ácidos graxos, aminoácidos e peptídios bioativos de colágeno é prática comum no tratamento de unhas frágeis.[28–32]

Addor[33] realizou um estudo clínico com 45 pacientes com queixas de unhas quebradiças, e foi sugerida uma suplementação nutricional oral com vitaminas do complexo B, A, C e E, ferro, magnésio, zinco e ácido fólico. O autor mostrou que houve melhora nos parâmetros de força, resistência, crescimento e integridade ungueais a partir de 8 semanas do início da suplementação.

A ingestão de biotina apresentou resultados divergentes na literatura. Costa et al.[10] demonstraram que a ingestão oral de 2,5 mg/dia de biotina durante o período de 6 a 15 meses foi eficaz para o aumento de 25% da espessura das unhas em pacientes com diagnóstico de síndrome das unhas frágeis de causa desconhecida. Entretanto, Cashman e Sloan[7] mostraram que a biotina não foi igualmente eficaz, embora o benefício tenha sido notado clinicamente, nos participantes que ingeriram entre 1 e 3 mg/dia. Os autores ressaltaram que as unhas se tornaram gradualmente frágeis novamente após 10 semanas da descontinuação da suplementação de biotina.

As unhas amolecidas (hapaloniquia) ou síndrome das unhas frágeis podem ocorrer na deficiência de silício. O silício orgânico está presente em pele, cabelos, unhas, cartilagens, tendões, ossos e vasos. Devido ao seu alto conteúdo na epiderme, sua reposição se mostra essencial quando se trata do envelhecimento de pele, unhas e cabelos. Esse mineral atua estimulando a síntese de colágeno tipo I e de glicosaminoglicanos, aumentando a atividade da enzima prolina-hidroxilase e estabilizando o ácido hialurônico. Estudos demonstram que ocorre redução do silício no organismo a partir dos 25 a 30 anos e que a sua reposição pode promover aumento da longevidade, bem como impacto na pele.[33,34] Quando o silício é associado à vitamina C, a síntese de ácido hialurônico e proteoglicanos aumenta, além de reduzir o processo de destruição da matriz dérmica por intermédio das metaloproteinases.[35]

Não há dosagens mínima e máxima recomendadas para ingestão diária de silício, mas se estabeleceu uma sugestão de ingestão diária entre 10 e 25 mg, na forma de ácido ortossilícico estabilizado em colina. Isso proporcionou melhora no quadro da síndrome das unhas frágeis em um período de 20 semanas.[7,31,36]

Já as unhas com manchas brancas, estrias longitudinais e síndrome das unhas frágeis podem ser visualizadas quando há deficiências nutricionais, especialmente zinco, selênio e proteínas.[37]

Tabela 51.2 Vitaminas recomendadas para o fortalecimento das unhas.

Nutrientes	Função	Dose diária sugerida
Vitamina B$_2$ (riboflavina)	A deficiência, semelhante à do ferro, pode ser causa de coiloníquia	RDA: 1,3 mg para homens e 1,1 mg para mulheres* UL: ND**
Vitamina B$_3$ (niacina)	A deficiência de niacina, também chamada de pelagra, pode afetar as unhas, provocando coiloníquia, leuconiquia, onicólise e linhas de Beau	Dose usual: 30 mg*** RDA: 1,3 mg para homens e 14 mg para mulheres* UL: 500 mg**
Vitamina B$_6$ (piridoxina)	A deficiência pode ser causa de hapaloniquia	Dose usual: 5 a 40 mg *** RDA: 1,3 mg* UL: 100 mg**
Vitamina B$_7$ (biotina)	A deficiência de biotina ou as alterações congênitas do seu metabolismo podem levar a distrofia ungueal e onicosquizia, e respondem à suplementação.[1] A ausência de biotina favorece a fragilidade das unhas, tornando-as quebradiças, e facilita a divisão da placa ungueal[28]	Dose usual: 10 mg *** RDA: 5 mg* UL: ND
Vitamina B$_{12}$ (cianocobalamina)	Na deficiência de vitamina B$_{12}$, ocorre hiperpigmentação das unhas e dos dedos, que pode ser longitudinal ou, mais comumente, reticulada. Os sinais são reversíveis com a administração da vitamina	Dose usual: 500 a 1000 mcg*** RDA: 2,4 mcg* UL: ND
Vitamina C (ácido ascórbico)	A deficiência dessa vitamina pode manifestar-se com coiloníquia, hapaloniquia e hemorragias subungueais ou em lasca, nas quais o paciente apresenta finas linhas vermelhas ou pretas longitudinais abaixo da lâmina ungueal. A hemorragia subungueal pode ser puntiforme ou se apresentar com equimoses ou hematomas.[1,22]	Dose usual: 100 a 500 mg*** RDA: 90 mg para homens e 75 mg para mulheres* UL: 2.000 mg**

DRI, ingestões diárias de referência; *ND*, não disponível nas DRI; *RDA*, ingestão dietética recomendada; *UL*: limite máximo superior de ingestão tolerável. * RDA para indivíduos adultos de 19 a 50 anos. **UL para indivíduos adultos de 19 a 50 anos. ***Dose sugerida em publicação científica ou quando não há recomendação diária preconizada pela Agência Nacional de Vigilância Sanitária (Anvisa) ou UL. Adaptada de Gonçalves et al.[25] (2012); Pujol[26] (2020).

Hexsel et al.[29] avaliaram 25 mulheres entre 18 e 50 anos que ingeriram 2,5 g de peptídios bioativos de colágeno durante 6 meses, seguidos de um período de 4 semanas de pausa na suplementação oral. Os autores mostraram que, em 21 participantes, houve melhora de 10% no crescimento das unhas após 12 semanas de ingestão, de 12% após 24 semanas e de 15% após 4 semanas sem a suplementação.

Apesar de a nutrição afetar a saúde das unhas, estudos não recomendam a suplementação rotineira de vitaminas e micronutrientes com finalidade estética em pacientes bem nutridos ou que apresentem patologias não carenciais que afetem as unhas. Assim, os cuidados tópicos, além da nutrição adequada, são fundamentais para a manutenção de unhas saudáveis.[22,26]

CONSIDERAÇÕES FINAIS

Os cuidados com a saúde e a estética devem começar pela alimentação. Uma dieta equilibrada e rica em substâncias benéficas ao organismo, como proteínas, fibras, vitaminas e sais minerais, é fundamental para a prevenção e a diminuição dos riscos de muitas doenças, além de contribuir para a beleza e a estética das unhas.

As alterações ungueais secundárias a deficiências nutricionais são sinais pouco específicos, mas devem ser considerados um sinal de alerta aos profissionais da saúde. Nesses casos, a propedêutica deve incluir dosagens adequadas de proteína, vitaminas e micronutrientes, sendo a suplementação uma alternativa, quando necessário.

REFERÊNCIAS BIBLIOGRÁFICAS

As referências consultadas para a elaboração deste capítulo estão disponíveis *online* no Ambiente de aprendizagem do GEN.

COMO CITAR ESTE CAPÍTULO

ABNT
SUZUKI, V. Y.; GONÇALVES, J.; MILAGRE, L. C. F. C. *et al*. Unha. *In*: ROSSI, L.; POLTRONIERI, F. (org.). *Tratado de Nutrição e Dietoterapia*. 2. ed. Rio de Janeiro: Guanabara Koogan, 2023. p. 629-634.

VANCOUVER
Suzuki VY, Gonçalves J, Milagre LCFC et al. Unha. In: Rossi L, Poltronieri F (Orgs.). Tratado de nutrição e dietoterapia. 2. ed. Rio de Janeiro: Guanabara Koogan; 2023. p. 629-34.

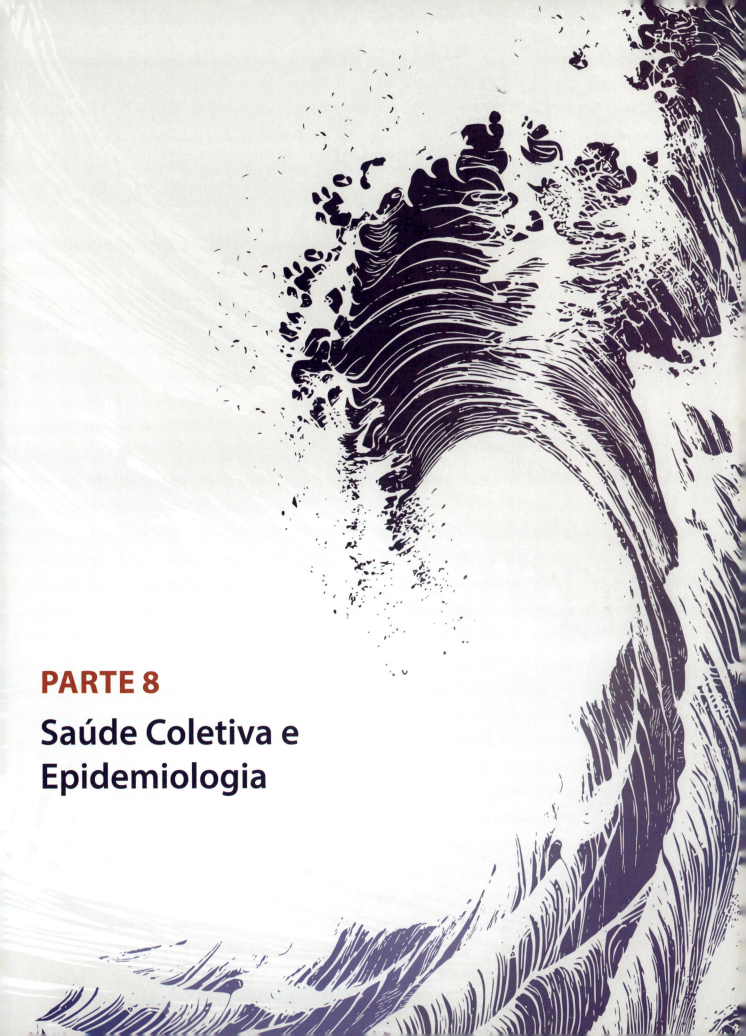

PARTE 8
Saúde Coletiva e Epidemiologia

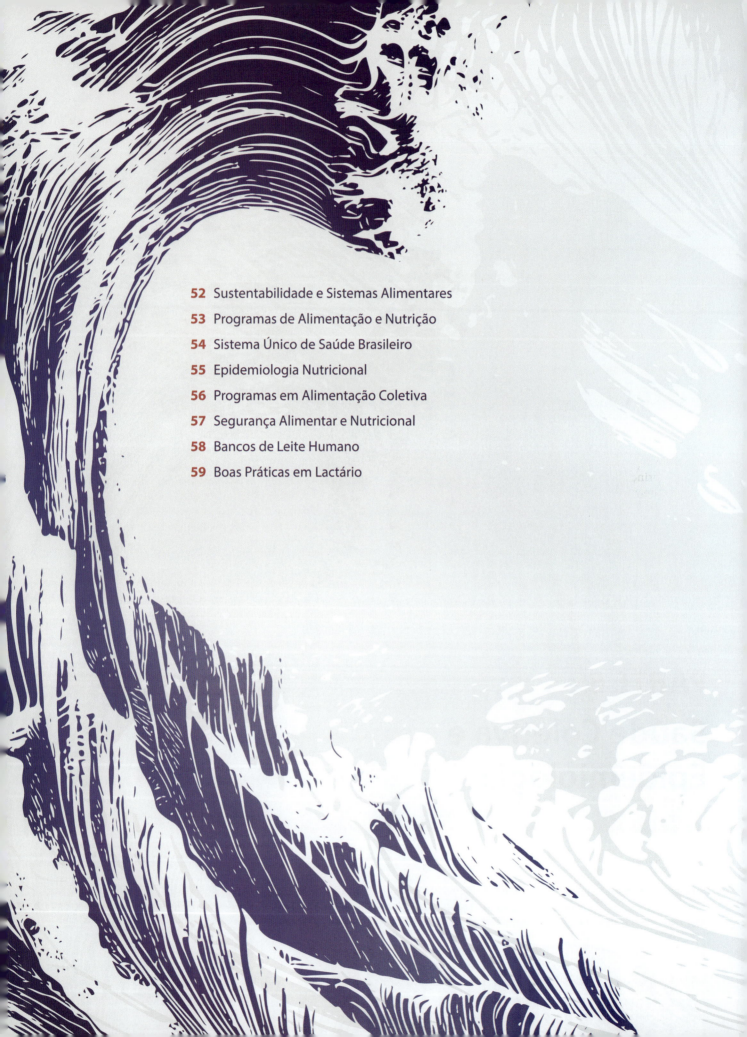

52 Sustentabilidade e Sistemas Alimentares
53 Programas de Alimentação e Nutrição
54 Sistema Único de Saúde Brasileiro
55 Epidemiologia Nutricional
56 Programas em Alimentação Coletiva
57 Segurança Alimentar e Nutricional
58 Bancos de Leite Humano
59 Boas Práticas em Lactário

CAPÍTULO **52**

Sustentabilidade e Sistemas Alimentares

Dirce Maria Lobo Marchioni • Aline Martins de Carvalho

INTRODUÇÃO

A alimentação é um fator primordial para manutenção da saúde e prevenção de doenças. Apesar de essa visão ser consensual, o reconhecimento de que a alimentação não tem impacto apenas na saúde humana, mas também na saúde do planeta, impôs uma nova pauta, trazendo a necessidade de alinhamento dos conceitos de alimentação saudável dentro do campo da sustentabilidade.

Apesar dos conhecimentos que a ciência da Nutrição produziu ao longo do tempo, que se traduziram em avanços na qualidade de vida das pessoas, deve-se notar que, por longo tempo, o principal foco eram os nutrientes, o que hoje é considerado uma visão reducionista. As mudanças sociais, culturais, econômicas e tecnológicas rápidas e profundas por que nosso planeta passou no último século contribuíram para o surgimento de desafios novos e sem precedentes.[1] Isso inclui as elevadas prevalências globais de obesidade, a preponderância das doenças crônicas não transmissíveis relacionadas aos alimentos, como câncer e doenças cardiovasculares, que são principais causas da morbimortalidade, e, paralelamente, em particular na última década, a elevação dos índices de desnutrição e de insegurança alimentar, exacerbada pela pandemia de covid-19. Em conjunção a esses fenômenos, as mudanças climáticas e a sustentabilidade ambiental, que são mediadas pelas atividades do sistema alimentar, tornam-se um dos desafios mais urgentes do século XXI. Ao focar em recomendações tão somente baseadas nas necessidades humanas de nutrientes, são ignorados os limites planetários. Assim, mudanças nos paradigmas da ciência da Nutrição foram se impondo, e estão em curso. Nesse processo, a visão holística ou o pensamento sistêmico em alimentação e nutrição, que reconhece a lógica e as dimensões dos sistemas alimentares vigentes, bem como as consequências sociais e ambientais desses sistemas devem ser assumidas. De acordo com esta nova visão tem-se a proposta da seguinte definição: "*A ciência da Nutrição é o estudo dos sistemas alimentares, alimentos e bebidas, seus nutrientes e outros constituintes e de suas interações, dentro e entre todos os sistemas biológicos, sociais e ambientais relevantes*".[1] Como se pode perceber, nesta proposta não são deixadas de lado as bases biológicas, mas agregam-se outras dimensões, ampliando a visão e a oportunidade para cumprir seu propósito, de "*contribuir para um mundo em que as gerações presentes e futuras cumpram seu potencial humano, vivam o melhor da saúde e desenvolvam, sustentem e desfrutem de um ambiente humano, vivo e físico cada vez mais diverso*".[1]

SISTEMAS ALIMENTARES

Uma alimentação, para ser saudável, deve ser segura, eliminar a fome e reduzir desnutrição e deficiências nutricionais, promover a saúde, além de ser produzida de modo sustentável, isto é, por meio de sistemas alimentares que respeitem o meio ambiente e garantam alimentação para as próximas gerações.[2] Por esta definição, amplamente aceita atualmente, pode-se perceber a indissociabilidade entre saudabilidade e sustentabilidade da alimentação e a relevância dos sistemas alimentares nesse contexto.

Os sistemas alimentares são provenientes das relações entre elementos como ambiente, pessoas, processos, infraestrutura, instituições, dentre outros, e as atividades que sustentam as etapas de produção, processamento, distribuição, preparação e consumo de alimentos. Os sistemas alimentares sustentáveis fundamentam-se no reconhecimento de que a alimentação é um direito humano fundamental e inseparável da justiça social,[3] e que os sistemas alimentares podem ser promotores de segurança ou insegurança alimentar, uma vez que são impulsionadores tanto da saúde (ou falta dela) quanto da preservação ou degradação ambiental. Como se pode perceber, há uma complexidade inerente dos sistemas alimentares que pode ser observada na Figura 52.1.[4,5]

Sabe-se que os sistemas alimentares são um dos principais contribuintes para as mudanças ambientais, como mudanças climáticas, uso da terra e poluição da água e do ar e perda de biodiversidade, sendo responsáveis por cerca de 30% de todas as emissões de gases de efeito estufa produzidos pelo homem.[5] Ao mesmo tempo, os sistemas alimentares também são influenciados pelas mudanças ambientais, que podem ter implicações na saúde das pessoas, especialmente entre os mais vulneráveis.[7]

Nesse contexto se inserem as três grandes ameaças globais à saúde e à sobrevivência humana: desnutrição, obesidade – e sua relação com o desenvolvimento de doenças crônicas não transmissíveis – e mudanças climáticas. Essas três pandemias estão conectadas, apresentando causas comuns no tempo e espaço, constituindo a chamada sindemia global.[8]

FOME E INSEGURANÇA ALIMENTAR

A Food and Agriculture Organization (FAO) das Nações Unidas usa diversos indicadores para monitorar a situação de fome. Dois desses indicadores são a Prevalência de desnutrição (PoU) e a Prevalência de insegurança alimentar moderada ou grave na população, com base na *Food Insecurity Experience Scale* (FIES),[a] que estão sendo usados para monitorar o progresso mundial em direção ao alcance do Objetivo de Desenvolvimento Sustentável 2 (ODS2 – Fome Zero e Agricultura Sustentável).

Sabe-se que o número de pessoas subnutridas no mundo continuou a aumentar em 2020, isto é, entre 720 e 811 milhões de pessoas no mundo enfrentaram a fome nesse ano, sendo que mais 118 milhões de pessoas enfrentaram a fome em 2020 do que no ano anterior.[9] Dessa maneira, segundo o relatório *The State of Food Security and Nutrition in the World 2020*, o mundo está fora do caminho para atingir as metas dos Objetivos do Desenvolvimento Sustentável (ODS) para fome e desnutrição, faltando menos de dez anos até 2030.

No Brasil, segundo a Pesquisa de Orçamentos Familiares (POF) 2017-2018, a insegurança alimentar grave esteve presente

---

[a]Disponível em: https://www.fao.org/in-action/voices-of-the-hungry/fies/en/.

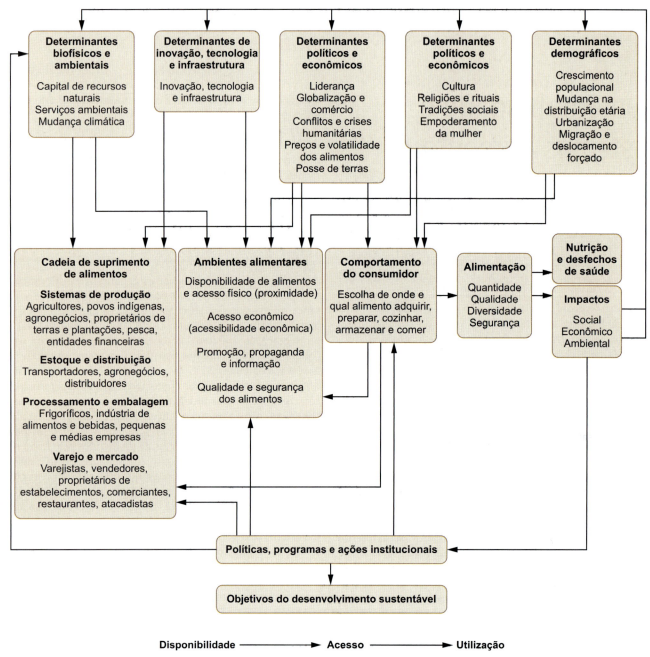

Figura 52.1 Sistemas alimentares. Adaptada de TelessaúdeRS-UFRGS, Floss, Ilgenfritz[6] (2021).

no lar de 10,3 milhões de pessoas (4,9% da população), ou seja, faltavam alimentos entre todos os moradores, incluindo as crianças.[10] Para estimar esses dados, utilizou-se a Escala Brasileira de Insegurança Alimentar (EBIA), validada na população brasileira, e que foi também utilizada no Pesquisa Nacional de Saúde (PNS).

Os dados do Inquérito Nacional sobre Insegurança Alimentar no Contexto da Pandemia da covid-19 no Brasil, desenvolvido pela Rede Brasileira de Pesquisa em Soberania e Segurança Alimentar (Rede PENSSAN), como parte do projeto VigiSAN, também utilizando a EBIA, mostrou números alarmantes. Nos 3 meses anteriores à coleta de dados, entre 5 e 24 de dezembro de 2020, apenas 44,8% dos lares estavam em situação de segurança alimentar. Isso significa que em 55,2% dos domicílios os habitantes conviviam com algum grau de insegurança alimentar, um aumento de 54% desde 2018 (36,7%). Em números absolutos: no período abrangido pela pesquisa, 116,8 milhões de brasileiros não tinham acesso pleno e permanente a alimentos. Desses, 43,4 milhões (20,5% da população) não contavam com alimentos em quantidade suficiente (insegurança alimentar moderada ou grave) e 19,1 milhões (9% da população) estavam passando fome (insegurança alimentar grave).[11] Esses dados foram atualizados em novo inquérito, conduzido e divulgado em 2022. Os resultados revelam que 41,3% dos domicílios estavam em situação de segurança alimentar, enquanto em 28,0% havia incerteza quanto ao acesso aos alimentos, além da qualidade da alimentação já comprometida (insegurança alimentar leve). Também se verificou que já havia uma restrição quantitativa aos alimentos em 30,1% dos domicílios, dos quais 15,5% convivendo com a fome (insegurança alimentar grave). Em termos populacionais, são 125,2 milhões de pessoas residentes em domicílios em algum grau de insegurança alimentar e mais de 33 milhões em situação de fome (insegurança alimentar grave).

OBESIDADE

Os dados do estudo *Global Burden of Disease* (GBD) sugerem que, em 2025, quase 268 milhões de crianças e adolescentes em 200 países estarão acima do peso, 124 milhões terão obesidade e quase três quartos (72,3%) das doenças e mortes relacionadas às doenças crônicas não transmissíveis ocorrerão em países de baixa e média renda,[12] tornando-se, assim, um dos principais problemas de saúde pública em nível global.

No Brasil, dados da Pesquisa Nacional de Saúde (PNS) mostram que, em 2019, cerca de 60% da população adulta e idosa (96 milhões de pessoas) estavam com excesso de peso, e 26% estavam obesos (41 milhões de pessoas).[13]

Sabe-se que a alimentação é um dos fatores de risco modificáveis que mais contribuem com morte e perda de anos de vida por incapacidade no Brasil e no mundo.[14] De acordo com os dados do GBD, a alimentação brasileira foi atribuída como fator de risco para cerca de 28% das mortes por doenças cardiovasculares, 18% das mortes por câncer e quase 7% das mortes por diabetes e doenças renais em 2019.[15] Já em relação à alimentação, pode-se considerar que a qualidade da alimentação do brasileiro é de regular a ruim, pois se estima que apenas cerca de 20% dos brasileiros consumam cinco porções de frutas e hortaliças diariamente; ao mesmo tempo, 15% ainda consomem refrigerantes quase todos os dias e cerca de 30% da população consome carnes com excesso de gordura.[16,17]

É digno de nota que, apesar dos enormes custos econômicos e de saúde e das abundantes histórias da mídia sobre obesidade e diabetes nas últimas décadas, nenhum país reverteu sua epidemia. A obesidade é frequentemente considerada isoladamente, em vez de em conjunto com outros grandes desafios globais. Esta situação demonstra que o enfrentamento da pandemia de obesidade exige uma abordagem que considere que esta situação decorre de problemas sistêmicos e que requer ações sistêmicas.

MUDANÇAS CLIMÁTICAS

A produção e o consumo de alimentos estão entre os principais motores de degradação ambiental, ameaçando a própria existência humana. Um terço dos alimentos produzidos é perdido ou desperdiçado globalmente. Segundo a FAO, estima-se um aumento da demanda global de alimentos em 60% até 2050, impulsionado por mudança nos padrões de consumo e crescimento populacional.

Apesar do aumento da disponibilidade de alimentos nas últimas décadas, houve também aumento no uso de recursos naturais como grandes quantidades de solo e água, emissão de gases de efeito estufa, redução de biodiversidade, desmatamento, poluição por nitrogênio e fósforo no solo, entre outros, influenciando os limites planetários.[18]

A forma predominante de produção de alimentos por monocultura e a pecuária extensiva, assim como o processamento e a distribuição de alimentos altamente dependentes de embalagens, com longas cadeias de distribuição e desperdício de alimentos são alguns dos maiores contribuintes para a degradação da Terra.[19] No Brasil, a maior parte das terras agrárias brasileiras (48%) é destinada à pecuária, considerando que a maior parte de pecuária do Brasil ainda é extensiva.[20] A carne bovina, apesar de ser um dos alimentos mais consumidos pelo brasileiro,[9] é a campeã de impacto ambiental, pois a pecuária, além de liberar grandes quantidades de gases na sua produção,

contribui com desmatamento e queimadas na Floresta Amazônica, sendo responsável por grande parte da derrubada de árvores e por redução da biodiversidade local.[21]

Além disso, a produção de alimentos é um grande gerador de nitratos, fósforo, agrotóxicos, sedimentos e poluição por patógenos na água e no solo. Cerca de 70% da retirada de água doce mundial são utilizados na agricultura e os insumos químicos da agricultura prejudicam também a vida marinha.[22]

Em relação às mudanças climáticas, estima-se que as temperaturas médias globais sofram uma elevação entre 1,4 e 5,8°C até o fim deste século e que extremos do ciclo hidrológico (como enchentes e secas) aumentem em decorrência desse acréscimo de temperatura. As mudanças climáticas representam uma série de ameaças à saúde humana e à sobrevivência de várias maneiras interativas.[23] Os efeitos podem ser classificados como diretos, tais como ondas de calor, tempestades, incêndios florestais, inundações ou secas, e indiretos, em virtude das mudanças climáticas nos ecossistemas, tais como perdas agrícolas e mudanças nos padrões de doenças; na economia e estrutura social, por exemplo, ondas migratórias e conflitos.

Sabe-se que as mudanças climáticas podem impactar a produtividade das lavouras e até a qualidade nutricional dos alimentos, isto é, o aumento das concentrações de dióxido de carbono pode ter efeitos adversos na composição das principais culturas de cereais, como arroz e trigo, com a redução dos níveis de proteína, além de ferro, zinco e vitaminas do complexo B, impactando ainda mais a segurança alimentar da população.[24]

DIETA SUSTENTÁVEL

Uma dieta sustentável é o fio condutor para abordar os fatores de risco dietéticos para a nutrição e problemas voltados para o ambiente e o enfrentamento de questões de saúde pública.[25] O termo "dieta sustentável" foi introduzido pela primeira vez em 1986 por Gussow e Clancy, mas recebeu pouca atenção como resultado do foco mais amplo naquele momento em lidar com a fome e a desnutrição internacional. A definição do consenso atual para dietas sustentáveis é da FAO,[26] que consta em documentos atuais,[27] como segue:

> Dietas sustentáveis são aquelas dietas com baixo impacto ambiental que contribuem para a segurança alimentar e nutricional e à vida saudável para as gerações presentes e futuras. As dietas sustentáveis devem proteger e respeitar a biodiversidade e ecossistemas, ser culturalmente aceitáveis e disponíveis, economicamente justas e acessíveis; nutricionalmente adequadas, seguras e saudáveis; além de otimizar recursos naturais e humanos.

Dessa maneira, podemos dizer que há cinco grandes dimensões das dietas sustentáveis: ambiental, nutricional, econômica, social e cultural, que devem ser exploradas de forma holística e integrada ao sistema alimentar.

A Comissão EAT-Lancet, composta por diversos pesquisadores de diversas partes do mundo, propôs um modelo de dieta saudável e sustentável que visa proporcionar saúde à população e ao planeta, baseado no consumo predominante de legumes, verduras, frutas e grãos integrais e no consumo reduzido de carnes, peixes, ovos, cereais refinados e tubérculos.[5] Além disso, a Comissão sugeriu a redução do desperdício de alimentos em 50% e não aumentar a quantidade de terras para produção de alimentos a fim de promover um sistema alimentar mais sustentável. Para avaliar a adesão da dieta brasileira às recomendações de alimentação saudável e sustentável propostas pela Comissão

EAT-Lancet, foi desenvolvido o *Planetary Health Diet Index* (PHDI), que mostra uma baixa adesão da população brasileira à dieta proposta.[28]

Já em relação aos sistemas alimentares brasileiros, em um índice multidimensional que avalia 46 indicadores ambientais, nutricionais, sociais e econômicos dos estados brasileiros, percebemos que os estados e regiões apresentam necessidades diferentes e poucos estados tiveram bom desempenho em todas as dimensões, havendo espaço para melhora em todo o país. A região Nordeste, por exemplo, apresentou as piores pontuações para indicadores nutricionais, devido aos níveis de desnutrição, obesidade, aleitamento materno e menor diversidade alimentar. Estados do Norte, por outro lado, apresentaram os piores níveis para indicadores sociais como trabalho informal e infantil na produção de alimentos, além de salários abaixo da linha da pobreza. Já os estados do Centro-Oeste apresentaram melhores indicadores econômicos, mas à custa dos piores escores nos indicadores ambientais. Já as regiões Sul e Sudeste apresentaram grande uso de agrotóxicos e intoxicação por pesticidas.[29,30]

Um primeiro passo para mudar as dietas atuais é a identificação das características de dietas sustentáveis. Embora não haja uma única dieta sustentável, considerando que as dietas são combinações complexas de tipos, quantidades e variedades de alimentos e de bebidas, há uma convergência no entendimento das características das dietas com impactos ambientais adversos baixos e aspectos positivos para a saúde. Lawrence et al. relatam essas características: (i) consumo moderado; (ii) mudança dos padrões dietéticos atuais para dietas mais baseadas em vegetais; (iii) redução do consumo de produtos ultraprocessados; e (iv) redução do desperdício de alimentos.[31]

Além disso, os principais componentes, determinantes, fatores e processos de uma dieta sustentável incluem: (1) bem-estar, saúde; (2) biodiversidade, meio ambiente, clima; (3) equidade, comércio justo; (4) alimentos ecológicos, locais, sazonais; (5) patrimônio cultural, habilidades; e (6) necessidades de alimentos e nutrientes, segurança alimentar e acessibilidade. Cada componente-chave se relaciona e influencia um ao outro e a sustentabilidade das dietas.[32]

SISTEMAS ALIMENTARES E SUA RELAÇÃO COM OS OBJETIVOS DE DESENVOLVIMENTO SUSTENTÁVEL

O desenvolvimento sustentável pode ser definido como aquele que respeita as capacidades dos sistemas naturais e envolve princípios organizadores para atingir os objetivos do progresso humano, promovendo a preservação dos recursos naturais, dos ecossistemas e, ao mesmo tempo, o desenvolvimento da economia e da sociedade para esta e para as gerações futuras.

A ONU, em 2015, estabeleceu os Objetivos de Desenvolvimento Sustentável (ODS), assinados pelos Estados-membros da ONU, alinhados ao conceito de saúde planetária[33] visando à construção de um mundo mais justo e solidário. O ano 2030 foi estabelecido como marco para que as metas estabelecidas sejam alcançadas. Os 17 ODS foram construídos priorizando áreas de progresso global, apresentam caráter transdisciplinar e podem ser atingidos com o esforço colaborativo de vários setores, cujo desenvolvimento influencia o desenvolvimento do conjunto. Os ODS são integrados e indivisíveis e levam em consideração as três dimensões do desenvolvimento sustentável – social, econômica e ambiental.

A segurança alimentar e nutricional sempre foi reconhecida como um propósito a ser alcançado no contexto do desenvolvimento sustentável. O ODS 2 trata especificamente a segurança alimentar e nutricional e a erradicação da fome, sendo o desenvolvimento de sistemas alimentares sustentáveis fundamental para que esse objetivo possa ser atingido. Contudo, todos os ODS estão relacionados à promoção de sistemas alimentares mais sustentáveis, justos e resilientes, e englobam ações do governo, da indústria de alimentos e da sociedade civil (Figura 52.2).[34]

SISTEMAS ALIMENTARES, GUIAS ALIMENTARES E SUSTENTABILIDADE

As diretrizes dietéticas nacionais são uma ferramenta política que tem o potencial de mudar os padrões de consumo em direções que apoiem as múltiplas dimensões da sustentabilidade no sistema alimentar, ao mesmo tempo que apoiam o bem-estar ambiental e humano. Como mostrado ao longo do capítulo, com o esgotamento dos recursos naturais devido ao sistema alimentar, juntamente com a insegurança alimentar de uma população em crescimento, é crítico que políticas alimentares apoiem metas de sustentabilidade. A incorporação efetiva de múltiplas dimensões de sustentabilidade nas diretrizes dietéticas tem o potencial de transformação do sistema alimentar que permite aos consumidores fazer escolhas alimentares que apoiem a saúde planetária.[35]

No entanto, em relação às recomendações contidas nos Guias Alimentares, a maioria dos países ainda adota uma perspectiva centrada exclusivamente em grupos alimentares ou nutrientes específicos, limitando os alimentos a meros carreadores de nutrientes.[36] Em contraponto, alguns países, como a Alemanha, o Brasil, o Catar e a Suíça, já assumiram a adoção de abordagens mais sistêmicas, levando em conta aspectos como os impactos ambientais provocados pela alimentação, bem como as influências do ambiente alimentar e dos modos de vida no padrão alimentar das populações.[37]

O *Guia Alimentar para a População Brasileira*[38] dá importância para as formas de produção e distribuição dos alimentos e privilegia os sistemas alimentares social e ambientalmente sustentáveis. O Guia constitui-se como uma das estratégias para implementação da diretriz de promoção da alimentação adequada e saudável que integra a Política Nacional de Alimentação e Nutrição.

CONSIDERAÇÕES FINAIS

A humanidade assistiu, no último século, a uma revolução científica e tecnológica sem precedentes; porém, essas mudanças trouxeram novos desafios: a malnutrição em todas as suas formas, que está presente na maioria dos países, seja pela desnutrição, seja pela obesidade, ou por ambas, que se conjuga com os efeitos das mudanças climáticas para formar o maior desafio do presente, a sindemia global. O papel dos sistemas alimentares atuais como motores desta situação é reconhecido. Assim, é imperativa a mudança na direção de dietas saudáveis e sustentáveis, a partir de sistemas alimentares que respeitem os limites do planeta e promovam o bem-estar dos seres humanos.

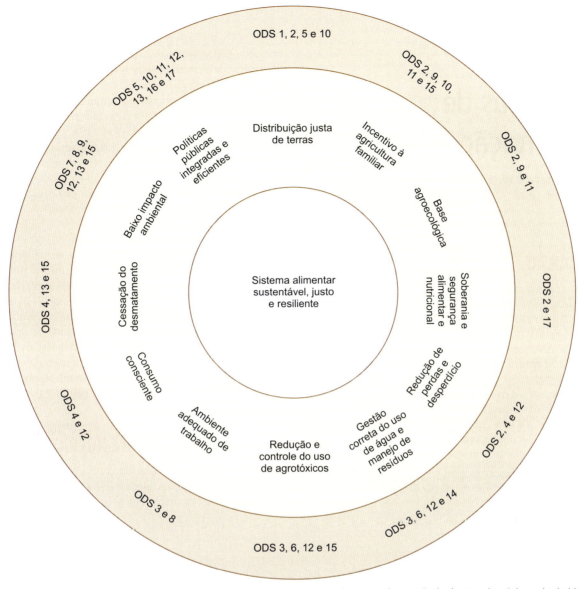

Figura 52.2 Pilares de sistemas alimentares sustentáveis e Objetivos de Desenvolvimento Sustentável relacionados. Adaptada de Machado e Estevez[34] (2022).

REFERÊNCIAS BIBLIOGRÁFICAS

As referências consultadas para a elaboração deste capítulo estão disponíveis *online* no Ambiente de aprendizagem do GEN.

COMO CITAR ESTE CAPÍTULO

ABNT
MARCHIONI, D. M. L; CARVALHO, A. M. Sustentabilidade e sistemas alimentares. *In:* POLTRONIERI, F. (org.). *Tratado de Nutrição e Dietoterapia.* 2. ed. Rio de Janeiro: Guanabara Koogan, 2023. p. 637-641.

VANCOUVER
Marchioni DML, Carvalho AML. Sustentabilidade e sistemas alimentares. In: Rossi L, Poltronieri F (Orgs.). Tratado de nutrição e dietoterapia. 2. ed. Rio de Janeiro: Guanabara Koogan; 2023. p. 637-41.

53
Programas de Alimentação e Nutrição

Julicristie Machado de Oliveira • Ligiana Pires Corona • Diogo Thimoteo da Cunha

INTRODUÇÃO

As ações, os programas e as estratégias de alimentação e nutrição no Brasil estão vinculados diretamente à Coordenação Geral de Alimentação e Nutrição (CGAN), da Secretaria de Atenção à Primária à Saúde (SAPS), do Ministério da Saúde (MS). A CGAN é responsável pela implementação da Política Nacional de Alimentação e Nutrição (PNAN), além de se corresponsabilizar por ações, programas e estratégias intersetoriais.[1]

A primeira versão da PNAN foi aprovada em 1999 e, depois de reavaliação e atualização, uma nova portaria foi aprovada e publicada em 2011.[2] O propósito dessa política é melhorar "...as condições de alimentação, nutrição e saúde da população brasileira, mediante a promoção de práticas alimentares adequadas e saudáveis, a vigilância alimentar e nutricional, a prevenção e o cuidado integral dos agravos relacionados à alimentação e nutrição".[3]

A PNAN segue os princípios doutrinários do Sistema Único de Saúde (SUS), que são universalidade, equidade e integralidade, além de elencar princípios específicos como: o reconhecimento da alimentação como uma expressão cultural, o respeito às diversidades, a promoção da autonomia, o reconhecimento da interdisciplinaridade e intersetorialidade, além da soberania e Segurança Alimentar e Nutricional (SAN).[3]

Para cumprir o propósito da PNAN, foram definidas nove diferentes diretrizes que englobam, por exemplo, a organização e a gestão da atenção em alimentação e nutrição. Assim, há a implementação de ações, programas e estratégias direcionados à promoção, à prevenção, ao diagnóstico e ao tratamento de agravos relacionados com alimentação e nutrição, tanto em abordagem individual quanto coletiva.[3]

De maneira mais específica, as ações, os programas e as estratégias são implementados com o intuito de promover o estado nutricional e a alimentação saudáveis, além de prevenir e combater as deficiências nutricionais (de ferro, ácido fólico, vitamina A, iodo). A Figura 53.1 apresenta os princípios e as diretrizes da PNAN.

Este capítulo foi organizado para apresentar os principais programas, ações e estratégias em vigência no Brasil. Alguns são setoriais, cuja gestão está totalmente sob responsabilidade do MS; outros são intersetoriais, e a gestão é compartilhada entre o MS e outros ministérios.

VIGILÂNCIA ALIMENTAR E NUTRICIONAL

Dentre as nove diretrizes que integram a PNAN e indicam suas principais linhas de ação, encontra-se a de número 3 – Vigilância Alimentar e Nutricional (VAN). Ela consiste na descrição

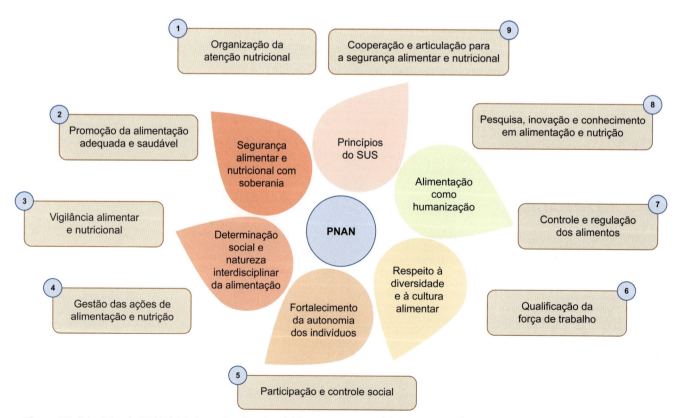

Figura 53.1 Princípios da PNAN (*ciclo interno*) e diretrizes (*ciclo externo numerado*). SUS, Sistema Único de Saúde. Adaptada de Brasil[3] (2013).

contínua e na predição de tendências das condições de alimentação e nutrição da população e seus determinantes.[3]

A implantação de um sistema que possibilitasse a operacionalização da VAN começou a ser discutida em 1976, quando o Instituto Nacional de Alimentação e Nutrição (INAN), extinto em 1997, propôs a informatização do processo de vigilância direcionado ao diagnóstico e ao tratamento da desnutrição infantil. Apesar de, em 1990, a adoção do Sistema de Vigilância Alimentar e Nutricional (Sisvan) ter sido recomendada no âmbito do SUS, somente em 2002/2003 a CGAN concluiu o projeto de concepção do sistema informatizado com abrangência nacional.[4]

A principal função do Sisvan é apoiar gestores e profissionais da saúde para que organizem e avaliem a atenção em nutrição, por meio do estabelecimento de prioridades elencadas com base em indicadores de alimentação e nutrição da coletividade assistida, para que haja identificação de fatores de risco ou de proteção. Assim, uma de suas prioridades é a VAN das comunidades tradicionais e de grupos populacionais vulneráveis.[3]

A maior parte dos dados registrados no Sisvan é coletada pelos Estabelecimentos Assistenciais de Saúde (EAS) e pela Estratégia Saúde da Família (ESF), mas também podem ser incorporadas informações de inquéritos populacionais, de chamadas nutricionais e de pesquisas realizadas em creches, escolas e outras instituições. No Sisvan, é possível registrar dados da população assistida na Atenção Primária à Saúde (APS), além do acompanhamento de beneficiários de programas de transferência de renda, como ocorreu durante a vigência do Programa Bolsa Família (PBF), manteve-se no Programa Auxílio Brasil (PAB) e foi retomada na reformulação do PBF.[5]

Lançado em 2007, o Sisvan Web é o sistema informatizado que administra essas informações. Como principais vantagens dessa versão, podem-se destacar: a incorporação das curvas de crescimento da Organização Mundial da Saúde (OMS) de 2006 e 2007 para a avaliação do estado nutricional de crianças e adolescentes, a possibilidade de registro de marcadores do consumo alimentar nas diferentes idades e uma interface mais fácil para o usuário.[4]

Os grupos contemplados pelo Sisvan são: gestantes, crianças (até 10 anos), adolescentes (entre 10 e 20 anos), adultos (entre 20 e 60 anos) e idosos (com 60 anos ou mais).[6] Os dados registrados no Sisvan Web incluem avaliação antropométrica e do consumo alimentar, que são realizadas para cada grupo de acordo com documentos norteadores que recomendam a coleta do peso ao nascer, peso e altura atuais para todos os indivíduos e circunferência da cintura apenas para adultos.[6]

Os dados de consumo alimentar são registrados em formulários próprios do Sisvan Web, diferenciados segundo o grupo. Em relação às crianças com idade inferior a 6 meses, as questões contidas permitem a caracterização da prática de aleitamento materno e o registro da introdução de outros líquidos ou alimentos. Para crianças com idade entre 6 meses e 2 anos, a caracterização da introdução de alimentos, recomendada após os 6 meses, deve ser registrada prioritariamente. Entre 2 e 5 anos, as questões têm como objetivo identificar as práticas alimentares que já podem ser compatíveis com a familiar. Após os 5 anos, a caracterização do consumo alimentar permite a identificação de frequência de ingestão de alimentos considerados saudáveis (leguminosas, frutas, hortaliças).[4] No entanto, apesar de extremamente relevantes para o acompanhamento nutricional da população, os marcadores de consumo ainda são pouco utilizados, com registro muito inferior quando comparados aos dados antropométricos.

Com base nos dados gerados pelo Sisvan, é possível realizar o diagnóstico coletivo, que torna possível conhecer a situação de saúde e nutrição de pessoas atendidas nos serviços de saúde ou da população de determinada região, de modo a subsidiar ações efetivas, de prevenção, recuperação ou controle de agravos à saúde. Nas esferas municipais, estaduais e federal, essas informações são úteis na tomada de decisões dos gestores. Na esfera local, elas podem orientar ou reorientar ações para aumentar a qualidade da assistência prestada nos serviços e programas, valorizando o estado nutricional e o consumo alimentar como componentes fundamentais da saúde da população.[6]

ESTRATÉGIA SAÚDE DA FAMÍLIA E EQUIPES MULTIPROFISSIONAIS

A Estratégia Saúde da Família (ESF) foi desenvolvida para expandir, qualificar e consolidar a APS, por facilitar uma reorientação das ações e do trabalho em saúde com vistas a ampliar a capacidade de resolução e garantir uma adequada relação custo-efetividade.[7] A Política Nacional de Atenção Básica (PNAB) foi revisada em 2017 (Portaria nº 2.436, de 21 de setembro de 2017), mas a constituição das equipes de Saúde da Família (eSF) foi mantida, sendo formada minimamente por médico, preferencialmente da especialidade medicina de família e comunidade, enfermeiro, preferencialmente especialista em SF; auxiliar e/ou técnico de enfermagem e agente comunitário de saúde (ACS).[8]

Com o intuito de aumentar a qualidade da atenção da ESF, foram criados, em 2008, os Núcleos de Apoio à Saúde da Família (NASF), e em 2017 passaram a se chamar Núcleo Ampliado de Saúde da Família e Atenção Básica (Nasf-AB), que se constituiu como uma equipe multiprofissional e interdisciplinar complementar às equipes da APS, que atuava de maneira integrada para dar suporte (clínico, sanitário e pedagógico) aos profissionais das eSF e das equipes de Atenção Básica (eAB). Em relação à composição das equipes, o nutricionista era um dos profissionais que poderiam ser incluídos, em concordância com as prioridades epidemiológicas, as necessidades das equipes e as definições dos gestores do município.[7,8]

O NASF, porém, foi desmontado na gestão federal que se encerrou em 2022. Assim, para superar essa lacuna, em 2023, foram instituídas as Equipes Multiprofissionais (eMulti). As eMulti foram criadas pela Portaria GM/MS nº 635, de 22 de maio de 2023, que estabeleceu as diretrizes para as três modalidades (Ampliada, Complementar ou Estratégica) que diferem em carga horária semanal (100, 200 ou 300h), vínculo (1 a 12 equipes vinculadas) e composição de profissionais.[9]

O nutricionista é um dos profissionais previstos nas três modalidades, e a atuação das eMulti deve ser pautada em atenção individualiza, domiciliar, em conjunto entre profissionais, discussão de caso, ações intersetoriais, atividades em grupo, coletivas, apoio matricial, telesaúde, projetos terapêuticos e de intervenção territorial.[9]

ESTRATÉGIA INTERSETORIAL DE PREVENÇÃO E CONTROLE DA OBESIDADE

O documento norteador dessa estratégia intersetorial foi desenvolvido pela Câmara Interministerial de Segurança Alimentar e Nutricional (Caisan), constituída por 20 ministérios. Contou também com a colaboração da Organização Pan-Americana da Saúde/Organização Mundial da Saúde (OPAS/OMS) e do Conselho Nacional de Segurança Alimentar e Nutricional (Consea).

O objetivo da estratégia é direcionar e estimular ações preventivas e de controle da obesidade no Brasil, por meio da prática da alimentação adequada e saudável e da atividade física.[10]

Ao considerar os determinantes multifatoriais da obesidade que não se restringem às questões biológicas, o documento destaca os aspectos sociais, pois seu enfrentamento pressupõe um entendimento aprofundado dos modos de viver e de comer, bem como da organização do sistema alimentar hegemônico. Assim, são propostos seis eixos de ação, que podem ser observados na Tabela 53.1. Eles abordam as condições objetivas de disponibilidade e acesso, os aspectos de educação, promoção, vigilância e atenção em saúde, além de mecanismos de regulação.[10]

AGENDA PARA INTENSIFICAÇÃO DA ATENÇÃO NUTRICIONAL À DESNUTRIÇÃO INFANTIL

A desnutrição infantil está associada ao risco de impactos negativos na saúde, como a ocorrência de doenças do trato respiratório, diarreia e comprometimento do desenvolvimento físico e cognitivo. A desnutrição infantil, em sua expressão mais importante, caracteriza-se pela baixa estatura para a idade, mas também apresenta outros efeitos, como o déficit de aprendizagem e de produtividade. O Brasil passou por um processo de redução importante nas prevalências de desnutrição, especialmente em decorrência do aumento da escolaridade materna, da renda, da expansão dos programas de transferência de renda, da atenção à saúde e do saneamento. Portanto, para enfrentar o problema, faz-se necessário um esforço a fim de superar determinantes de ordem social e promover equidade por meio de políticas públicas.[11]

Nesse sentido, o MS lançou a Portaria MS/GM nº 2.387,[12] para instituir essa agenda e fornecer subsídios para enfrentar a desnutrição em municípios brasileiros com população inferior a 150 mil habitantes em que a prevalência de baixo peso e muito baixo peso para a idade seja maior ou igual a 10% em crianças com menos de 5 anos, de acordo com os dados do Sisvan de 2011. A atenção à saúde deve ser estruturada, qualificada, organizada por pactuação e concretizada por meio de ações de promoção da saúde, de diagnóstico e de tratamento da desnutrição e dos agravos nutricionais associados. Assim, relaciona-se diretamente à VAN, às condicionalidades de saúde dos programas de transferência de renda, à análise dos casos de desnutrição e de atraso do desenvolvimento, ao planejamento e organização do cuidado, à promoção da alimentação saudável e à prevenção de deficiências de micronutrientes.[11]

Para a atenção se concretizar, há necessidade de garantir as condições objetivas de trabalho, como computadores com acesso à Internet, equipamentos de avaliação nutricional (balança pediátrica, de plataforma, antropômetro horizontal e vertical), materiais (calculadora, planilha de escore-z de acordo com o peso e estatura para idade) e documentos (declaração de nascido vivo, certidão de nascimento, Caderneta de Saúde da Criança, mapa de acompanhamento e formulário de marcadores de consumo alimentar do Sisvan).[11]

Tendo em vista as intersecções com algumas políticas públicas implementadas para a superação da pobreza e das carências de micronutrientes, no âmbito da Agenda para Intensificação da

Tabela 53.1 Eixos de ação da estratégia intersetorial de prevenção e controle da obesidade.

1. "Disponibilidade e acesso a alimentos adequados e saudáveis" Fortalecer a agricultura familiar, especialmente de base agroecológica, as compras institucionais e as feiras livres Aprimorar os equipamentos públicos de distribuição de alimentos, como banco de alimentos e centrais de abastecimento Promover a inclusão de frutas e hortaliças nas cestas distribuídas em programas locais Equipar as unidades de alimentação e nutrição (creches, escolas) para processamento de frutas e hortaliças
2. "Educação, comunicação e informação" Promover um entendimento da EAN como estratégia para fortalecimento da aprendizagem que supere a transmissão vertical de conhecimento técnico Fortalecer o entendimento da alimentação como patrimônio imaterial, composto por saberes e diversidades culturais Promover estratégias adequadas para realidades específicas, com abordagem participativa e diálogo entre saber popular e conhecimento técnico Fortalecer a compreensão de que a promoção da saúde pressupõe a construção da autoestima, do autocuidado e da autonomia
3. "Promoção de modos de vida saudáveis nos ambientes/territórios" Fortalecer e estimular ambientes saudáveis (escolas, creches, refeitórios, serviços de saúde) Articular ações com outras políticas públicas, como PNAE, ESF e PAT Fortalecer equipamentos públicos de SAN (banco de alimentos, restaurantes populares, cozinhas comunitárias) Promover o uso dos guias alimentares na rede de assistência à saúde
4. "Vigilância Alimentar e Nutricional e das práticas de atividade física da população" Monitorar o estado nutricional e o consumo alimentar da população em todos os ciclos da vida por meio do Sisvan Realizar inquéritos, como chamadas e pesquisas específicas, de modo periódico, para traçar o perfil alimentar e nutricional da população
5. "Atenção integral à saúde do indivíduo com excesso de peso/obesidade" Fortalecer a compreensão da Atenção Primária à Saúde como a ordenadora de uma rede de cuidados direcionados à população com sobrepeso e obesidade Promover a realização do diagnóstico e monitoramento de sobrepeso e obesidade e de hábitos pouco saudáveis Expandir a cobertura do Sisvan e realizar busca ativa Enfatizar alguns grupos em que o acúmulo de peso corporal possa ser mais importante (adolescência, gestação, puerpério) Qualificar os trabalhadores de saúde para desenvolverem trabalho resolutivo e com acolhimento
6. "Regulação e controle da qualidade e inocuidade dos alimentos" Garantir acesso a alimentos *in natura* e minimamente processados, com condições sanitárias adequadas Promover a qualidade nutricional de alimentos processados para que haja redução nos teores de açúcares, de sódio e de gorduras Mitigar os riscos em relação aos contaminantes biológicos e químicos presentes nos alimentos

EAN, educação alimentar e nutricional; *ESF*, Estratégia Saúde da Família; *PAT*, Programa de Alimentação do Trabalhador; *PNAE*, Programa Nacional de Alimentação Escolar; *SAN*, Segurança Alimentar e Nutricional; *Sisvan*, Sistema de Vigilância Alimentar e Nutricional. Adaptada de Caisan[10] (2014).

Atenção Nutricional à Desnutrição Infantil (ANDI), é necessário o aprimoramento da atenção à saúde da mulher e da criança, e do acompanhamento das condicionalidades, que pode ser impulsionado em reuniões e consultas, no monitoramento do crescimento, do desenvolvimento intelectual, das condições sociais e de vida, da promoção de hábitos alimentares saudáveis e da rotina de suplementação com micronutrientes (vitamina A, ferro).[11]

Um estudo de avaliação da ANDI, com base em dados secundários do MS relativos a 212 municípios que pactuaram as metas obrigatórias, observou-se destaque no desempenho naqueles de menor porte, da região Nordeste, que fizeram a utilização dos recursos destinados e com maior abrangência de APS e SISVAN.[13]

Como a ANDI é uma estratégia que se concretiza pela implantação da VAN e de outras ações e políticas voltadas para o público infantil, maiores detalhamentos podem ser encontrados em itens já descritos neste capítulo, como o Sisvan, a ESF e a eMulti, bem como nos que serão descritos a seguir, quais sejam, a Estratégia Amamenta e Alimenta Brasil (EAAB), o guia alimentar para crianças menores de 2 anos, o Programa Nacional de Suplementação de Ferro (PNSF) e o Programa Nacional de Suplementação de Vitamina A (PNSVA).

ESTRATÉGIA AMAMENTA E ALIMENTA BRASIL

A promoção da prática do aleitamento materno exclusivo (AME) até os 6 meses e o complementar até 2 anos, bem como a adequada introdução de alimentos sólidos/semissólidos, ainda são desafios para as políticas públicas no Brasil.[14] Sendo assim, há necessidade de aprimoramento das estratégias e intervenções que incluam também os profissionais da saúde, especialmente aqueles que atuam na APS.

Nesse sentido, em 2012, foi lançada a EAAB, resultante da integração de duas ações importantes do MS: a Rede Amamenta Brasil e a Estratégia Nacional de Promoção da Alimentação Complementar Saudável (Enpacs), criadas em 2008 e 2009, respectivamente. A EAAB tem como objetivos principais: (1) "Qualificar as ações de promoção do aleitamento materno e da alimentação complementar saudável para crianças menores de 2 anos"; (2) "Aprimorar as competências e habilidades dos profissionais da saúde para a promoção do aleitamento materno e da alimentação complementar como atividade de rotina das Unidades Básicas de Saúde (UBS)".[15]

Para a efetivação da estratégia, é necessária a capacitação dos profissionais da APS por meio de duas frentes de ação: formação de tutores e oficinas de trabalho na UBS. Como a EAAB está vinculada à gestão municipal, orienta-se que os municípios elaborem um plano de implementação da estratégia antes de iniciar a realização das oficinas de formação de tutores. A implementação da EAAB é realizada por meio de ações que visam garantir o alcance dos objetivos e a efetividade da proposta, como a formação de facilitadores e tutores, a realização de oficinas de trabalho, o acompanhamento, o monitoramento da implementação e a certificação, quando pertinente.[14]

Para aprimorar a EABB, em 2020 se instituiu um aporte de recursos para custear as ações da estratégia na APS dos municípios que realizaram oficinas entre janeiro de 2015 e agosto de 2020 e um aporte adicional para aqueles que apresentavam equipes certificadas.[15]

PROGRAMA SAÚDE NA ESCOLA

O Programa Saúde na Escola (PSE), instituído em 2007, é um programa interministerial, de gestão compartilhada entre o MS e o Ministério da Educação (MEC). Trata-se de um programa abrangente, de adesão voluntária, que envolve diferentes aspectos da saúde do escolar e não se restringe às questões de alimentação e nutrição. Em relação a seus objetivos, podem-se destacar: a promoção da saúde e da cultura da paz, a ampliação das ações articuladas de saúde, a formação integral, o fortalecimento da cidadania e dos direitos humanos, o enfrentamento das vulnerabilidades e a participação da comunidade.[16]

O programa foi alicerçado na premissa de que a idade escolar, em relação aos aspectos alimentares e nutricionais, é um excelente período para formação e consolidação dos hábitos alimentares saudáveis. Ao fazer a adesão ao programa, o município recebe recursos financeiros para apoiar sua implementação e se compromete a desenvolver ações que contemplem desde o combate ao *Aedes aegypti*, a prevenção de violência, a promoção da cultura de paz e da saúde bucal, auditiva e sexual até a promoção da alimentação saudável, das práticas corporais, da atividade física e prevenção da covid-19.[17]

A execução do PSE é de responsabilidade das equipes de saúde da APS. Assim, as ações são acordadas entre os setores municipais de saúde e educação de acordo com o diagnóstico de saúde dos escolares, os projetos político-pedagógicos, o contexto e a capacidade operativa das equipes de saúde e de educação.[18] Com isso, fomenta-se o desenvolvimento de estratégias, projetos e ações que favoreçam a conexão entre os diferentes equipamentos públicos de saúde e educação (UBS, escolas, centros esportivos, dentre outros).

Com intuito de apoiar as equipes, em relação às questões de alimentação e nutrição, foi elaborado o caderno temático SAN e PAAS, um manual operacional destinado a profissionais da saúde e de educação, de modo a orientá-los para promover a alimentação saudável no ambiente escolar.[19] O documento é bastante didático, trazendo a discussão sobre SAN, promoção de modos de vida saudáveis, alimentação escolar, educação alimentar e nutricional (EAN), boas práticas de manipulação de alimentos e diversos outros temas. Além disso, são elencados no documento diversos textos de referência nesses temas e exemplos de trabalho em grupo. As sugestões de oficina visam facilitar o desenvolvimento das ações propostas pelo PSE.

CONTROLE E REGULAÇÃO DE ALIMENTOS

Quanto ao controle e regulação dos alimentos, há diversas ações com o objetivo de garantir uma alimentação adequada, saudável e segura aos consumidores. Logo, o MS publica normas e coordena a realização da vigilância dos pontos de vista sanitário, biológico, tecnológico e nutricional para essa garantia. Muitas das ações de controle e regulação de alimentos são de responsabilidade da Agência Nacional de Vigilância Sanitária (Anvisa), agência reguladora vinculada ao MS.

Nesse sentido, existem as medidas de controle e as de regulação. Dentre as de regulação, incluem-se aquelas que impedem que a população fique exposta a situações e fatores que estimulem práticas não saudáveis ou inadequadas, como, por exemplo, regular a venda de certos alimentos em cantinas escolares. Já as ações de controle são aquelas destinadas a facilitar o consumidor a realizar escolhas adequadas, propiciando práticas saudáveis por indivíduos e coletividades, como a rotulagem nutricional. Como muitas ações são desenvolvidas pelo MS nesse contexto, algumas foram selecionadas e brevemente descritas.

A rotulagem nutricional é um elemento importante para a orientação alimentar e nutricional e a tomada de decisões por parte dos nutricionistas e dos consumidores. Atualmente, a Resolução da Diretoria Colegiada (RDC) nº 429, de 08 de outubro de 2020, é a norma que dispõe sobre a rotulagem nutricional dos alimentos embalados.[20] Os produtores e industrializadores de alimentos tiveram 12 meses para se adaptarem até a normativa entrar em vigor. A RDC nº 429 é considerada um importante avanço na disponibilização de informações aos consumidores, trazendo novos elementos para rotulagem nutricional frontal. Na tabela de informação nutricional, obrigatoriamente, devem estar descritos o valor energético e os nutrientes, como carboidratos, açúcares totais, açúcares adicionados, proteínas, gorduras totais, gorduras saturadas, gorduras *trans,* fibras alimentares e sódio. A rotulagem nutricional frontal é caracterizada pelo uso de um símbolo informativo que deve constar no painel da frente da embalagem. Para isso foi desenvolvida uma imagem com *design* de lupa para identificar alimentos com alto teor de açúcar adicionado, gorduras saturadas e/ou sódio. O uso da rotulagem nutricional frontal é considerado uma política pública fundamental na orientação do consumidor, podendo ajudá-lo na escolha adequada.[21]

Em 2 de julho de 2015, foi publicada a RDC nº 26, que estabeleceu requisitos para rotulagem obrigatória, incluindo a indicação da presença dos principais alimentos que causam alergias alimentares, como: cereais com glúten, ovos, peixes, soja, amendoim, leite, dentre outros.[22]

Outra questão importante em relação a controle e regulação de alimentos foi a assinatura, em 2007, e a renovação, em 2010, do termo de compromisso entre o MS e os representantes da indústria de alimentos, no qual ambas as partes pactuaram a redução de sódio, gordura e açúcar em alimentos processados. A partir de 2008, iniciou-se o processo para a redução da gordura *trans,* e 93,4% das metas estabelecidas pelas indústrias foram alcançados nos anos subsequentes.[23] Em 2010, foi proposta a agenda para redução de sódio, e diversas discussões foram realizadas. Para alguns alimentos, como batatas fritas, refrigerantes, biscoitos salgados, biscoitos de amido de milho e queijo prato, foram realizadas reduções importantes. Todavia, para diversos outros as metas não foram alcançadas, indicando a necessidade de aprofundamento das discussões e melhor monitoramento por parte dos órgãos de regulação.[24]

Quanto à publicidade de alimentos, o Brasil participa de diversas discussões que acontecem em escalas nacional e internacional. Em 2005, a Anvisa realizou uma consulta pública com o intuito de criar estratégias para a regulação da oferta, da propaganda, da publicidade e da informação contida em produtos alimentícios com quantidades elevadas de açúcar, de gordura e de sódio, bem como de bebidas com teor nutricional reduzido. Como resultado dessa consulta, foi elaborada e publicada uma resolução. Porém, houve diversas ações judiciais por parte de associações representativas de empresas, o que culminou em uma determinação da Justiça Federal que questionou a competência da Anvisa como órgão regulamentador de propaganda e de publicidade e, consequentemente, invalidou a referida resolução. Para a publicidade específica direcionada a crianças, uma decisão judicial determinou que se trata de prática ilegal.[25]

GUIA ALIMENTAR PARA A POPULAÇÃO BRASILEIRA E GUIA ALIMENTAR PARA CRIANÇAS MENORES DE 2 ANOS

A versão mais recente do guia alimentar para a população brasileira foi publicada em 2014, após ampla discussão e participação da sociedade em encontros, reuniões e consulta pública.[26]

Trata-se de estratégia para implementação da promoção da alimentação saudável e adequada, sendo parte integrante da PNAN.

Uma das suas inovações é a classificação utilizada, que se embasou em diversos estudos científicos e categoriza os alimentos em quatro tipos, de acordo com o grau de processamento: (1) *"In natura* ou minimamente processados"; (2) "Óleos, gorduras, sal e açúcar"; (3) "Alimentos processados"; (4) "Alimentos ultraprocessados".[27,28] As definições e os exemplos estão reunidos na Tabela 53.2.

Além de diversas outras recomendações, o guia também estabelece os 10 passos para a alimentação saudável:

1. "Fazer de alimentos *in natura* ou minimamente processados a base da alimentação."
2. "Utilizar óleos, gorduras, sal e açúcar em pequenas quantidades ao temperar e cozinhar alimentos e criar preparações culinárias."
3. "Limitar o consumo de alimentos processados."
4. "Evitar o consumo de alimentos ultraprocessados."
5. "Comer com regularidade e atenção, em ambientes apropriados e, sempre que possível, com companhia."
6. "Fazer compras em locais que ofertem variedades de alimentos *in natura* ou minimamente processados."
7. "Desenvolver, exercitar e partilhar habilidades culinárias."
8. "Planejar o uso do tempo para dar à alimentação o espaço que ela merece."
9. "Dar preferência, quando fora de casa, a locais que servem refeições feitas na hora."
10. "Ser crítico quanto a informações, orientações e mensagens sobre alimentação veiculadas em propagandas comerciais."[25]

Além do guia alimentar para a população brasileira, o MS lançou, em 2013, a segunda edição do guia alimentar para crianças menores de 2 anos, revisado em 2019.[29] A revisão incorporou os elementos apresentados no guia alimentar para a população brasileira. O guia alimentar para crianças menores de 2 anos, diferentemente do guia alimentar para a população brasileira, foi estabelecido para ser material de apoio a profissionais da saúde na APS.

Ele é estruturado para incentivar o aleitamento exclusivo nos 6 primeiros meses de vida da criança e orientar sobre a inclusão da alimentação complementar. No documento, são apresentados os 12 passos para a alimentação saudável em crianças menores de 2 anos. Há também anexos com exemplos de papas, cardápios, porções de alimentos, além das bases científicas para as recomendações e orientações para o enfrentamento de situações alimentares comuns, como o retorno da mãe ao trabalho, as cólicas e o ganho de peso insuficiente.

A seguir, estão os 12 passos recomendados pelo guia:

1. "Amamentar até 2 anos ou mais, oferecendo somente o leite materno até 6 meses."
2. "Oferecer alimentos *in natura* ou minimamente processados, além do leite materno, a partir dos 6 meses."
3. "Oferecer água própria para o consumo à criança em vez de sucos, refrigerantes e outras bebidas açucaradas."
4. "Oferecer a comida amassada quando a criança começar a comer outros alimentos além do leite materno."
5. "Não oferecer açúcar nem preparações ou produtos que contenham açúcar à criança até 2 anos."
6. "Não oferecer alimentos ultraprocessados para a criança."
7. "Cozinhar a mesma comida para a criança e para a família."

Tabela 53.2 Classificação, definição, recomendação e exemplos de alimentos de acordo com o grau de processamento.

Classificação e definição	Recomendação do guia e exemplos
In natura ou minimamente processados: alimentos obtidos diretamente de plantas ou de animais sem terem sido alterados Minimamente processados: alimentos que foram alterados minimamente por processos como lavagem, corte, moagem, secagem e resfriamento	Cereais (arroz, farinha de trigo), leguminosas (feijão, lentilha), frutas, hortaliças, carne, leite e iogurtes sem adição de açúcar podem ser a base da alimentação
Óleos, gorduras, sal e açúcar: ingredientes produzidos por extração de alimentos *in natura* ou da própria natureza por meio de processos como moagem, prensagem, pulverização ou refino. São empregados como temperos nas preparações culinárias	Óleos (girassol, oliva, soja), gorduras (banha, manteiga), sal (refinado, grosso) e açúcar (branco, demerara, mascavo) devem ser usados em pequenas quantidades
Alimentos processados: produzidos pela indústria alimentícia, com a adição de sal, açúcar ou outros a alimentos *in natura* para aumentar durabilidade e palatabilidade	Alimentos processados, como conservas, extrato de tomate, frutas em calda ou cristalizadas, carne seca, peixes enlatados, queijos e pães, devem ser consumidos em quantidades pequenas, como ingredientes de preparações culinárias ou em refeições
Alimentos ultraprocessados: formulações industrializadas produzidas com base em substâncias extraídas de alimentos ou sintetizadas a partir de matérias orgânicas (como corantes, aromatizantes etc.)	Alimentos ultraprocessados, como balas, biscoitos, sorvetes, macarrão instantâneo, refrigerantes, refrescos, iogurtes com adição de açúcar, preparações prontas e congeladas, devem ser evitados

Adaptada de Brasil[26] (2014).

8. "Zelar para que a hora da alimentação da criança seja um momento de experiências positivas, aprendizado e afeto junto da família."
9. "Prestar atenção aos sinais de fome e saciedade da criança e conversar com ela durante a refeição."
10. "Cuidar da higiene em todas as etapas da alimentação da criança e da família."
11. "Oferecer à criança alimentação adequada e saudável também fora de casa."
12. "Proteger a criança da publicidade de alimentos."

PROGRAMA NACIONAL DE SUPLEMENTAÇÃO DE FERRO E FORTIFICAÇÃO DE FARINHAS

A anemia por deficiência de ferro é considerada um dos mais importantes distúrbios de ordem nutricional e afeta, especialmente, crianças menores de 2 anos e gestantes. Segundo estimativas da OMS, em 2019, cerca de 30% das mulheres em idade reprodutiva e 40% de crianças apresentavam o agravo no mundo.[30]

Considerando a relevância do problema, foram estabelecidas várias ações de prevenção e controle da anemia por deficiência de ferro no âmbito do SUS, como o Programa Nacional de Suplementação de Ferro (PNSF) e a fortificação obrigatória das farinhas de trigo e milho com ferro e ácido fólico.

O PNSF consiste na suplementação diária, profilática e universal de ferro para todas as crianças de 6 a 24 meses, gestantes ao iniciarem o pré-natal, mulheres no pós-parto e pós-aborto e na suplementação de ácido fólico para gestantes. Os suplementos são distribuídos gratuitamente nas farmácias das UBS, em todos os municípios brasileiros.[31] É importante destacar que o PNSF atende crianças de 6 a 24 meses que não estão contempladas pela estratégia NutriSUS, programa que será apresentado mais adiante.

O programa foi criado em 2005 (Portaria nº 730), e tinha passado por duas atualizações (Portaria nº 1.555, de 30 de julho de 2013, e Portaria de Consolidação nº 5, de 28 de setembro de 2017). A partir de 2022, o esquema de suplementação para crianças foi alterado, não mais sendo recomendada a suplementação contínua para crianças dos 6 aos 24 meses. Atualmente, o programa prevê a oferta diária de sulfato ferroso por 3 meses consecutivos, seguida de uma pausa de 3 meses. Ao fim do terceiro mês, inicia-se um novo ciclo de 3 meses de suplementação diária. No total, a criança de 6 a 24 meses deve receber dois ciclos de suplementação, preferencialmente aos 6 e 12 meses. No caso das gestantes, estas devem ser suplementadas com ácido fólico para a prevenção de doenças do tubo neural (DTN), pelo menos 30 dias antes da data em que se planeja engravidar até a 12ª semana da gestação.[31] As dosagens e periodicidade da suplementação segundo o público-alvo estão descritas na Tabela 53.3.

Segundo a OMS, a fortificação de alimentos amplamente distribuídos e consumidos tem potencial para melhorar o estado nutricional de uma grande proporção da população e não requer mudanças nos padrões alimentares. Como as farinhas são consumidas em várias culturas em preparações como massas, pães e outros produtos, sua fortificação é uma estratégia eficaz, simples e de baixo custo para o fornecimento de vitaminas e minerais às dietas de grandes segmentos da população mundial. O número de países com legislação de fortificação mandatória de farinhas de trigo, por exemplo, subiu de 33 em 2004 para 86 em 2021.[32]

Dessa maneira, com o objetivo de reduzir a prevalência de anemia e prevenir a ocorrência de DTN, a fortificação de farinhas de trigo e milho foi instituída no Brasil em 2002. O programa passou por duas atualizações, a primeira em 13 de abril de 2017 (RDC nº 150), e a segunda em 10 de fevereiro de 2022 (RDC nº 604).[33]

Atualmente, as farinhas de trigo e de milho enriquecidas devem conter entre 140 e 220 µg de ácido fólico e entre 4 e 9 mg de ferro por 100 g. Além disso, o composto N-pteroil-L-glutâmico deve ser utilizado como fonte de ácido fólico e, no caso da fonte de ferro, podem ser utilizados os compostos com melhor biodisponibilidade, como o sulfato e o fumarato ferroso. Desde a atualização de 2017, adotou-se a inclusão de uma frase no rótulo do produto que visa esclarecer o consumidor sobre a relevância da estratégia: "O enriquecimento de farinhas com ferro e ácido fólico é uma estratégia para combate da malformação de bebês durante a gestação e da anemia."[34]

Essa resolução não se aplica aos seguintes produtos: farinha de biju, farinha de milho flocada ou flocos de milho pré-cozidos, farinha de trigo integral, farinha de trigo *durum* e farinhas de trigo e de milho contidas em produtos alimentícios importados. A obrigatoriedade não abrange categorias de produtores como agricultor, empreendedor familiar rural, empreendimento econômico solidário e microempreendedor individual, em decorrência da dificuldade técnica para o processo.[34]

Desde a implementação da fortificação, pesquisas vêm apontando redução significativa na prevalência de DTN em bebês. Um estudo comparou registros de nascimento e mortalidade

Tabela 53.3 Detalhamento da administração da suplementação profilática de sulfato ferroso e ácido fólico, segundo o público-alvo.

Público-alvo	Conduta	Periodicidade
Crianças (6 a 24 meses)	10,0 a 12,5 mg de ferro elementar	2 ciclos intermitentes de suplementação no período: 3 meses de suplementação diária seguidos de 3 meses de intervalo e reinício de novo ciclo
Gestantes	40 mg de ferro elementar	Diariamente após a confirmação da gravidez até o fim da gestação
	0,4 mg de ácido fólico	Diariamente pelo menos 30 dias antes da data que se planeja engravidar até a 12ª semana de gestação
Mulheres no pós-parto e/ou pós-aborto	4 mg de ferro elementar	Diariamente até o terceiro mês pós-parto e/ou pós-aborto

Adaptada de Brasil[31] (2022).

das regiões Centro-Oeste, Sudeste e Sul do Brasil, registrando 0,79 caso de DTN por mil nascidos vivos no período antes do enriquecimento obrigatório das farinhas (2001-2004), enquanto no período posterior (2005-2014) observou-se 0,55 caso por mil nascidos vivos, uma redução de aproximadamente 30%.[35] Por outro lado, o enriquecimento das farinhas com ferro não apresentou redução na prevalência da anemia no Brasil.[34]

PROGRAMA NACIONAL DE SUPLEMENTAÇÃO DE VITAMINA A

A deficiência de vitamina A (DVA) é um dos mais importantes problemas de nutrição em saúde coletiva e a principal causa de cegueira evitável. Dentre as diversas estratégias de prevenção e combate, pode ser citada a suplementação oral profilática, além de ações de promoção do AM, EAN e garantia da SAN. No Brasil, a partir da Portaria nº 729, de 2005, instituiu-se o Programa Nacional de Suplementação de Vitamina A (PNSVA), com o objetivo de promover a redução e o controle da DVA no grupo infantil, ou seja, em crianças com idade entre 6 e 59 meses.[36]

O PNSVA tem como público prioritário as crianças assistidas na APS; contudo, há especificidades regionais. Para as regiões Norte, Nordeste e Centro-Oeste, o programa se direciona para as crianças com idade entre 6 e 59 meses, e para as regiões Sul e Sudeste o limite superior de idade é reduzido para 24 meses. Outro diferencial se relaciona às crianças assistidas no âmbito do Subsistema de Atenção à Saúde Indígena (SasiSUS), pois, independente da região, o programa se direciona para aquelas com idade entre 6 e 59 meses. As crianças que são contempladas pela Estratégia de Fortificação da Alimentação Infantil com Micronutrientes em Pó (NutriSUS) não devem receber a suplementação de vitamina A.[31]

A suplementação no Brasil é realizada gratuitamente no SUS e consiste na administração de megadoses de vitamina A, encapsuladas, em formulação líquida com diluição em óleo de soja. As cápsulas são gelatinosas, podem conter 100.000 UI (cápsula de cor amarela) ou 200.000 UI (cápsula de cor vermelha) e são acondicionadas em frascos com 50 unidades cada um.[36,37]

No processo de administração da cápsula à criança, deve-se primeiro confirmar se a dose está correta (100.000 UI ou 200.000 UI) e conferir a data de validade. Para suplementar a criança, deve-se abrir a cápsula, torcendo sua ponta e puxando-a para cima até romper; nunca devem ser usados objetos perfurocortantes para abri-la. Posteriormente, com a cápsula já rompida, deve-se pedir à criança que abra a boca, mantendo o queixo suspenso. A cápsula, então, deve ser pressionada com dois dedos pelo profissional, para que o conteúdo seja depositado na boca da criança. Após esse processo, a cápsula deve ser descartada.[36]

O PNSVA é operacionalizado no âmbito das UBS e é necessário verificar a Caderneta de Saúde da Criança para checar a data mais recente da última suplementação. Assim, os suplementos podem ser administrados nas consultas de rotina e maximizar o cuidado à criança. Porém, as equipes de saúde podem fazer adequações à sua realidade, quer seja administrar o suplemento por demanda espontânea, agendamento, visita ao domicílio e busca ativa.[31] Com vistas a promover o adequado estado nutricional de vitamina A, é importante a atenção ao calendário disposto na Tabela 53.4.

Não há necessidade de suplementar as crianças com menos de 6 meses que estejam em aleitamento materno exclusivo, pois o leite apresenta quantidades adequadas de vitamina A para suprir as recomendações nutricionais para essa faixa etária. Após os 6 meses, uma atenção especial deve ser direcionada à alimentação complementar, com incentivo constante dos pais ou responsáveis em oferecerem à criança alimentos fontes de vitamina A, principalmente os da estação.[36]

Os registros das cápsulas administradas devem ser realizados na ficha de procedimentos do e-SUS APS, no campo específico e na própria Caderneta de Saúde da Criança, para que os pais, responsáveis e outros profissionais tenham acesso à informação.[31]

PROGRAMA NACIONAL PARA PREVENÇÃO E CONTROLE DOS DISTÚRBIOS POR DEFICIÊNCIA DE IODO (PRÓ-IODO)

Os distúrbios de deficiência de iodo (DDI) são problemas graves de saúde coletiva que estão distribuídos em diversas regiões, pois as populações que habitam determinadas áreas consideradas deficientes estão constantemente expostas ao risco. Os impactos dos DDI são muito importantes, uma vez que comprometem o desenvolvimento em diferentes âmbitos, do humano ao social. São exemplos de DDI o déficit mental grave, também conhecido como cretinismo, a surdez, a mudez, as anormalidades congênitas e o bócio, caracterizado por hiperplasia da tireoide.[37]

Devido à sua importância e à gravidade do impacto na saúde, diversos órgãos internacionais realizaram pactuações com vistas à sua eliminação e, como estratégia para alcançar tal objetivo,

Tabela 53.4 Frequência e dose de suplementação de vitamina A em unidades internacionais (UI) de acordo com a faixa etária em meses da criança.

Faixa etária	Dose	Frequência
6 a 11 meses	100.000 UI	Uma dose
12 a 24 meses	200.000 UI	Uma vez a cada 6 meses
25 a 59 meses	200.000 UI	Uma vez a cada 6 meses

Adaptada de Brasil[31] (2022).

recomendaram a adição de iodo no sal, em função de sua efetividade, baixo custo e facilidade operacional. O Brasil adotou tal recomendação na década de 1950, e o MS monitorou o impacto da política por meio de pesquisas que demonstraram a queda paulatina das prevalências de bócio. Porém, mesmo com esse avanço importante no controle dos DDI, é essencial aperfeiçoar as medidas de prevenção e controle.[37]

Apesar de as ações terem se iniciado na década de 1950, somente em 2005 o Pró-Iodo foi reestruturado, com a publicação da Portaria nº 2.362, de 1º de dezembro de 2005, cujo objetivo é "...promover a eliminação virtual sustentável dos DDI mediante a obrigatoriedade de iodação do sal destinado ao consumo humano em todo o território nacional".[38]

Tanto no manual do Pró-Iodo[37] quanto na portaria que o reestrutura,[38] há a descrição das quatro linhas de ação que devem nortear o trabalho compartilhado por atribuições específicas do MS, da Anvisa e das secretarias estaduais e municipais de saúde. As referidas linhas de ação do Pró-Iodo, bem como as suas atividades previstas, estão descritas na Tabela 53.5.

Em relação às regras para adição de iodo no sal, a RDC nº 23, de 2013, elaborada pela Anvisa, estabelece o teor de iodo no sal: cloreto de sódio cristalizado, destinado a consumo humano, deve ser adicionado de iodo, iodato de potássio, de modo que o produto final tenha de 15 a 45 mg de iodo/kg de sal.[39]

ESTRATÉGIA DE FORTIFICAÇÃO DA ALIMENTAÇÃO INFANTIL COM MICRONUTRIENTES EM PÓ

A estratégia de fortificação da alimentação infantil com micronutrientes em pó (NutriSUS) tem como objetivo promover o adequado desenvolvimento infantil, além de prevenir e controlar as deficiências de vitaminas e minerais. Basicamente, o NutriSUS consiste na adição de vitaminas e minerais em pó em uma das refeições consumidas pelas crianças. Trata-se de um sachê individual com 1 g que deve ser acrescido e misturado ao prato exatamente no momento da refeição.[40]

Com vistas a alcançar os objetivos da fortificação, a distribuição de 60 sachês deve ocorrer semestralmente para os responsáveis pelas crianças de 6 a 24 meses, aos 6, 12 e 18 meses de vida. Assim, a criança receberá um sachê adicionado a uma refeição por dia, por cerca de 2 meses. Há então um intervalo,

até que outro semestre se complete, e os responsáveis recebam mais 60 sachês. A cada dispensação, os profissionais da saúde da APS devem fazer o registro das informações na Caderneta de Saúde da Criança, em local próprio.[31]

Para fortificar a refeição, o sachê deve ser rasgado com as mãos, e não se pode usar facas e tesouras para abri-lo. Posteriormente, seu conteúdo deve ser adicionado ao prato, que pode conter alimentos prontos para o consumo, como arroz, feijão, papa/purê de frutas ou legumes, dentre outros. É importante servir a quantidade de alimentos que cotidianamente a criança costuma ingerir. O pó deve ser misturado a uma parte da refeição, a qual é oferecida primeiramente à criança. Posteriormente, oferece-se o restante da refeição.[40] Não é possível adicionar o conteúdo de dois sachês a uma refeição, a bebidas, a alimentos duros e a refeição não pode ser aquecida após a adição do pó.[31]

A aquisição dos sachês é de responsabilidade do MS, que os encaminha para os municípios que aderiram à estratégia. Cada caixa contém 30 sachês de 1 g; seu armazenamento deve ser feito na unidade de saúde. Inicialmente, o NutriSUS foi implementado nas creches onde as crianças estavam matriculadas.[40] Porém, a partir de 2021, a estratégia foi reorientada para que sua execução ocorresse no âmbito da APS, direcionada para as crianças com idade entre 6 meses e 24 meses cujas famílias são beneficiárias de programas de transferência de renda.[41] As crianças indígenas, com idade entre 6 e 59 meses, que recebem assistência do Subsistema de Atenção à Saúde Indígena (Sasi-SUS), também devem ser priorizadas.[31] Com essa mudança, as equipes de profissionais da saúde que atuam na APS dispensam os suplementos para os responsáveis, de preferência durante a consulta de puericultura, que devem fazer o uso domiciliar, ofertando a fortificação nas refeições oferecidas às crianças. Sugere-se que o momento de dispensação dos sachês seja uma oportunidade de potencializar o cuidado infantil, com promoção da alimentação adequada para a faixa etária.[31]

É importante ressaltar que as crianças que recebem o NutriSUS não devem receber os suplementos ofertados nos demais programas, PNSVA e PNSF.[31] Para a adesão ao NutriSUS, são priorizados todos os municípios da Região Norte e das demais regiões que foram classificados em vulnerabilidade alta ou muito alta segundo o Mapa da Insegurança Alimentar e Nutricional (Mapa InSAN).[41] A composição dos sachês de 1 g utilizados no NutriSUS está descrita na Tabela 53.6.

Tabela 53.5 Linhas de ação e atividades previstas do Programa Nacional para Prevenção e Controle dos Distúrbios por Deficiência de Iodo (DDI).

1. "Monitoramento do teor de iodo do sal para consumo humano" Avaliar se o processo de adição está sendo feito de maneira segura Avaliar se o sal disponível à população apresenta o teor de iodo necessário para prevenção e controle dos DDI, tanto na indústria quanto no mercado Realizar inspeções sanitárias nas unidades de beneficiamento de sal
2. "Monitoramento do impacto da iodação do sal na saúde da população" Monitorar indicadores do estado nutricional de iodo em escolares de 6 a 14 anos a cada 3 anos Utilizar como indicadores a avaliação do volume da tireoide e a excreção de iodo urinário, pois 90% do iodo absorvido é excretado
3. "Atualização dos parâmetros legais dos teores do sal destinado ao consumo humano" Pretende-se que menos de 50% da população pesquisada apresente níveis de iodo na urina inferiores a 100 mg/ℓ, e que menos de 20% apresente níveis de iodo na urina menores que 50 mg/ℓ Pretende-se que a prevalência de bócio seja de menos de 5% da população, o que indica a "eliminação virtual" dos DDI no país
4. "Implementação contínua de estratégias da informação, educação, comunicação e mobilização social" Divulgar informações nos diversos meios de comunicação Incluir conteúdos sobre o Pró-Iodo em materiais de promoção da alimentação saudável, nos serviços de saúde, nas escolas Elaborar materiais para formação continuada e atualização profissional Estabelecer parcerias institucionais para fomentar a prevenção e o controle dos DDI

Adaptada de Brasil[37] (2008).

Tabela 53.6 Teor de vitaminas e minerais dos sachês de 1 g utilizados no NutriSUS.

Vitaminas e minerais	Teor
Vitamina A RE	400 mg
Vitamina D	5 mg
Vitamina E TE	5 mg
Vitamina C	30 mg
Vitamina B$_1$	0,5 mg
Vitamina B$_2$	0,5 mg
Vitamina B$_6$	0,5 mg
Vitamina B$_{12}$	0,9 mg
Niacina	6 mg
Ácido fólico	150 mg
Ferro	10 mg
Zinco	4,1 mg
Cobre	0,56 mg
Selênio	17 mg
Iodo	90 mg

Adaptada de HF-TAG[42] (2011).

REFERÊNCIAS BIBLIOGRÁFICAS

As referências consultadas para a elaboração deste capítulo estão disponíveis *online* no Ambiente de aprendizagem do GEN.

COMO CITAR ESTE CAPÍTULO

ABNT
OLIVEIRA, J. M.; CORONA, L. P.; CUNHA, D. T. Programas de alimentação e nutrição. *In*: ROSSI, L.; POLTRONIERI, F. (org.). *Tratado de Nutrição e Dietoterapia*. 2. ed. Rio de Janeiro: Guanabara Koogan, 2023. p. 642-650.

VANCOUVER
Oliveira JM, Corona LP, Cunha DT. Programas de alimentação e nutrição. In: Rossi L, Poltronieri F (Orgs.). Tratado de nutrição e dietoterapia. 2. ed. Rio de Janeiro: Guanabara Koogan; 2023. p. 642-50.

CAPÍTULO

54

Sistema Único de Saúde Brasileiro

Aylene Bousquat • Paulo Henrique dos Santos Mota

INTRODUÇÃO

Os campos de prática do nutricionista são inúmeros, mas sem dúvida a atuação nos serviços de saúde é seu principal espaço de trabalho. Dentro de seu campo profissional, devem estar aptos a realizar ações de prevenção, promoção, proteção e reabilitação da saúde, em níveis individual e coletivo, de forma integrada e contínua dentro do sistema de saúde.[1]

Desta forma, conhecer as principais características dos sistemas e serviços de saúde é essencial para uma boa formação e atuação do nutricionista. O objetivo deste capítulo é introduzir pontos centrais para a compreensão do sistema de saúde brasileiro. Inicia-se conceituando os sistemas de saúde, passando para as origens do sistema de saúde brasileiro. Na sequência, apresentam-se a estrutura e a organização do Sistema Único de Saúde, o SUS.

SISTEMAS DE SAÚDE

Afinal, o que é um sistema de saúde? Uma definição clássica é a de Roemer: "uma combinação de recursos, organização, financiamento e gerenciamento que culmina na prestação de serviços de saúde para a população".[2] Por outro lado, Lobato e Giovanella[3] incluem dois outros pontos muito importantes: a concepção de saúde da sociedade e as relações sociais. Para as autoras, o sistema de saúde é: "o conjunto de relações políticas, sociais, econômicas e institucionais responsáveis pela condução dos processos referentes à saúde de determinada população que se concretizem em organizações, regras e serviços que visam alcançar resultados condizentes com a concepção prevalecente de saúde na sociedade." Por que a concepção de saúde é importante? Por exemplo, se a concepção do processo saúde-doença assumida for estritamente biológica, os serviços de saúde serão quase que exclusivamente voltados para as doenças, com pouca ênfase na promoção e prevenção, além de centrados na atenção médica e hospitalar. Por outro lado, os sistemas que se alicerçam em concepções de saúde mais amplas dão ênfase às ações de promoção e prevenção, muitas das quais intersetoriais, trabalham com equipes multiprofissionais e se estruturam a partir da atenção primária à saúde (APS).

A função dos sistemas de saúde, genericamente, é a de solucionar os problemas de saúde dos indivíduos e das populações. Vale lembrar que estes sistemas são recentes na história e se consolidaram como tal apenas após a Segunda Guerra Mundial,[3] especialmente na Europa. Antes, os problemas de saúde eram responsabilidades da família, de associações comunitárias e religiosas.

Os sistemas de saúde, bem como o sistema educacional e a previdência social (aposentadorias e pensões), fazem parte do sistema de proteção social de cada país. Proteção social é uma ação coletiva que, por meio do Estado, tem o objetivo de proteger as pessoas e populações contra os riscos inerentes à vida, por exemplo: adoecer e parar de trabalhar; morrer deixando a família sem sustento; ser afetado por grandes desastres naturais, entre outros.[4]

A proteção à saúde será mais ampla tanto quanto a sociedade assumir a saúde como um problema coletivo, ou seja, uma sociedade com elevados níveis de saúde é melhor para todos. Dessa forma, a saúde não é assumida apenas como "um problema" a ser resolvido somente pelo indivíduo e sua família.

Na literatura são descritos três tipos/modelos de proteção social: a assistência social, o seguro social e a seguridade social.

A assistência social tem como características a distribuição de benefícios para camadas específicas da população, com ações focalizadas, residuais e seletivas. A população precisa provar que não tem meios para conseguir o benefício para garantir a assistência (como nos Estados Unidos, por exemplo), isto é, a saúde é uma questão que deve ser resolvida preponderantemente pela própria população, que compra sua atenção à saúde no sistema privado, o que é chamado de um modelo liberal. As ações do governo são restritas e focalizadas em camadas específicas da população.[5]

O seguro social tem ideologia corporativa; a solidariedade é tida como princípio. A cobertura é ocupacional, o benefício advém de contribuição de proporção do salário, ou seja, é vinculada à inserção no mercado formal de trabalho. Neste sentido, o acesso é por filiação, sendo corporativa e fragmentada. A referência histórica é o seguro social implantado por Bismarck, na Alemanha em 1883.[5]

A seguridade social, por sua vez, parte de uma ideologia social-democrata e do princípio da justiça, buscando o efeito da redistribuição. O *status* é o de direito de cidadania: toda a população tem direito aos benefícios de acordo com suas necessidades e não de sua capacidade financeira. O financiamento se dá pelo orçamento, pelos impostos, buscando a construção de uma sociedade menos desigual. A concepção é a de cidadania universal. O modelo de referência histórico é o Beveridge, instituído no Reino Unido em 1942.[5] Nos países do então bloco comunista do século XX, o modelo adotado foi o Semashko, instituído com a Revolução Russa e expandido para os países do bloco soviético. Atualmente, o único sistema que mantém este formato é o cubano.

É claro que nem todos os elementos citados aparecem em conjunto em todas as situações concretas, porém o mais significativo é que esses modelos correspondem a distintas concepções do *status* de cidadania. Vale ressaltar que, na história contemporânea, a proteção mais ampla à saúde está vinculada aos sistemas de saúde universais e públicos, que assumem a saúde como um direito de cidadania.

Todos os sistemas de saúde, independentemente de suas particularidades, têm certos elementos similares: instituições responsáveis por determinadas atividades, rede de serviços e dado financiamento. São também responsáveis tanto por ações individuais de atenção à saúde quanto por ações de dimensão coletiva. Quando se pensa sobre um sistema de saúde, o mais comum é que venham à mente ações individuais (consultas, internações etc.); no entanto, as ações coletivas são também fundamentais para que o sistema cumpra sua função primordial que é a de melhorar a saúde da população. As ações coletivas se dirigem a prevenção, promoção, controle de ações que têm impacto sobre o conjunto da população, vigilância em saúde, controle ambiental, controle de medicamentos e insumos, entre outros.

As ações individuais e coletivas são implementadas pela rede de serviços e por alguns órgãos específicos (p. ex., no caso brasileiro, a Agência Nacional de Vigilância Sanitária [Anvisa]). Os tipos de serviços variam de país para país, mas pode-se dizer que, de modo geral, todos contam com: serviços ambulatoriais, hospitais, serviços de atenção a doenças específicas e serviços de longa duração. É claro que as formas como estes serviços se articulam e os modelos de atenção à saúde variam enormemente entre os diversos países. Ademais, os serviços podem ser públicos ou privados quanto a sua natureza jurídica.

SISTEMA DE SAÚDE BRASILEIRO

Origens

No Brasil, até 1988, o acesso aos serviços de saúde era condicionado à inserção no mercado de trabalho, uma forma de proteção social do tipo seguro social. A população com vínculo empregatício ("carteira assinada") contribuía compulsoriamente com parte de seu salário para ter acesso à aposentadoria, a pensões e à assistência médica individual. Contribuições dos empregadores e do Estado também eram previstas, mas nem sempre concretizadas na sua totalidade.

A Lei Elói Chaves, promulgada em 1923, é marco deste processo, que se intensificou com a criação dos Institutos de Aposentadorias e Pensões (IAP) nas décadas de 1930 e 1940. Vale lembrar que, naquela época, o Brasil era um país predominantemente rural e estas ações eram direcionadas exclusivamente aos trabalhadores das cidades e dos setores mais dinâmicos da economia do período.[6]

Para a maioria da população, o acesso aos serviços de saúde se fazia por meio de múltiplas organizações públicas e privadas, com destaque para as instituições de caridade (p. ex., Santas Casas), em um modelo de proteção social tipo assistência social.

No âmbito das ações coletivas, não se pode esquecer das campanhas de saúde pública, com caráter fortemente autoritário, que foram implementadas em diversas cidades brasileiras (Rio de Janeiro, Campinas, Santos, entre outras) com objetivo de sanear o meio urbano, garantindo as condições sanitárias necessárias para o funcionamento da economia agroexportadora. Especialmente no Rio de Janeiro, ocorreu um movimento de resistência à vacinação obrigatória contra a varíola que ficou conhecido como a revolta da vacina.

A organização das ações de saúde estava centralizada no governo federal e contava com basicamente dois ministérios: o da Saúde (criado como pasta isolada em 1953 por Getúlio Vargas) e o da Previdência Social. O Ministério da Saúde (MS) cuidava das ações coletivas, das endemias e das doenças infecciosas, e sempre contou com um orçamento inferior às suas necessidades, ou seja, era subfinanciado. Por outro lado, a assistência médica individual oferecida pelos diversos institutos era extremamente fragmentada, cada um dos múltiplos institutos tinha coberturas diferentes, alguns investiam em serviços de saúde próprios, e outros compravam estes serviços diretamente de médicos e hospitais.[7]

Este cenário, somado à existência de inúmeros serviços filantrópicos de saúde, configurava uma rede de serviços bastante diversificada, pulverizada e, é claro, concentrada nas áreas urbanas e mais economicamente ativas do país.[8] Nas áreas rurais, nas florestas, nos sertões, a população era deixada à própria sorte, vítima de inúmeras endemias (malária, parasitoses, doença de Chagas etc.), convivendo com altas taxas de mortalidade infantil, tuberculose, fome e doenças imunopreveníveis.

Durante a ditadura militar, fortes incentivos foram disponibilizados para o setor privado de saúde, que construiu extensa rede hospitalar nos grandes centros urbanos. Houve expansão da cobertura com a progressiva incorporação de categorias profissionais e dos trabalhadores rurais na previdência. A gestão deste sistema nunca contou com a participação da sociedade. A criação do Instituto Nacional de Previdência Social (INPS) em 1966 foi um importante instrumento para o crescimento da privatização da oferta de serviços de saúde no Brasil. O modelo adotado, de forma simplificada, pode ser assim expresso: o Estado organiza a clientela, financia o investimento privado para aumentar o número de serviços de saúde privados e garante o pagamento. Paralelamente, começam a surgir os planos de saúde privados, que ganham enorme expressão após 1980. Diversas medidas de incentivo ao setor privado foram implementadas nesse período. Algumas perduram até hoje, como os descontos dos gastos em saúde no Imposto de Renda.[7]

Democratização

A proposta de reforma do setor de saúde brasileiro ocorreu de forma simultânea ao processo de democratização, tendo sido liderada por profissionais da saúde e pessoas de movimentos e organizações da sociedade civil. Visava deslocar a política de saúde em direção à universalidade e à igualdade de organização da proteção. Esta posição não era consenso na sociedade brasileira e muitos embates foram travados.

A situação precária da saúde da população na década de 1970 contribuiu para a ampliação do movimento sanitário, que se inseriu no cenário de combate à ditadura e de democratização da sociedade brasileira.[9] Como exemplo da situação de saúde, pode-se citar a alta taxa de mortalidade infantil: 117 crianças morriam antes de completar 1 ano a cada 1.000 nascidas vivas (em 2021 esta mesma taxa foi de 11,87), além da ocorrência de diversas epidemias, como a de meningite.

O marco do movimento de saúde desse período foi a 8ª Conferência Nacional de Saúde realizada em 1986. Estiveram presentes mais de 4.000 delegados, das quais 1.000 delegados assumiram a saúde como direito de cidadania e criaram as bases para a criação do Sistema Único de Saúde (SUS).

Constituição de 1988 e criação do SUS

A Constituição Federal de 1988, elaborada em pleno processo de redemocratização, é um ponto de inflexão das políticas públicas de saúde em nosso país. É a primeira das oito Constituições na qual há uma seção específica para a saúde, e esta é entendida como um direito universal e um dever do Estado. De uma forma geral, houve deslocamento da concepção da proteção social: rompe-se o modelo de seguro social mesclado com a assistência social, e passa-se para a seguridade social.

No artigo 5º, os direitos e garantias fundamentais são descritos, entre eles o direito à vida, e no artigo 6º os direitos sociais, entre eles a saúde (demarcada entre os artigos 196 a 200). Na Tabela 54.1 podem ser visualizados os principais artigos da Constituição Federal sobre a saúde e também os promulgados pela Lei nº 8.080 de 1990 e Lei nº 8.142 de 1990, leis que regulamentaram o SUS.

Tabela 54.1 Principais artigos da Constituição Federal, Leis nº 8.080 e nº 8.142 de 1990 relacionados ao Sistema de Saúde Brasileiro.

Constituição Federal, Artigo 196 A saúde é direito de todos e dever do Estado, garantido mediante políticas sociais e econômicas que visem à (i) redução do risco e da doença e de outros agravos e ao (ii) acesso universal e igualitário às ações e serviços para sua promoção, proteção e recuperação
Constituição Federal, Artigo 198 As ações e serviços públicos de saúde integram uma rede regionalizada e hierarquizada e constituem um sistema único, organizado de acordo com as seguintes diretrizes: I – descentralização, com direção única em cada esfera de governo II – atendimento integral, com prioridade para as atividades preventivas, sem prejuízo dos serviços assistenciais III – participação da comunidade
Constituição Federal, Artigo 199 A assistência à saúde é livre à iniciativa privada [...] As instituições privadas poderão participar de forma complementar do SUS
Lei nº 8.080/1990, Artigo 2 A saúde é um direito fundamental do ser humano, devendo o Estado prover as condições indispensáveis ao seu pleno exercício
Lei nº 8.080/1990, Artigo 20 Os serviços privados de assistência à saúde caracterizam-se pela atuação, por iniciativa própria, de profissionais liberais, legalmente habilitados, e de pessoas jurídicas de direito privado na promoção, proteção e recuperação da saúde
Lei nº 8.142/1990, Artigo 1 O Sistema Único de Saúde (SUS) contará, em cada esfera de governo, sem prejuízo das funções do Poder Legislativo, com as seguintes instâncias colegiadas: I – a Conferência de Saúde; e II – o Conselho de Saúde.

Adaptada de Constituição Federal (1988); Lei nº 8.080/1990; Lei nº 8.142/1990.

Em suma, pode-se afirmar que, após 1988, o Brasil opta pela garantia do acesso universal às ações e aos serviços públicos de saúde, independentemente da condição socioeconômica do usuário, com adensamento do caráter **redistributivo** da política social e ampliação e extensão dos **direitos sociais**.

No entanto, como já detalhado anteriormente, era imensa a variedade de organizações públicas e privadas, estabelecidas em diferentes momentos históricos. Assim, o SUS nasce com desafios a enfrentar: uma rede de atenção à saúde insuficiente e mal distribuída, dependente do setor privado de saúde, cronicamente subfinanciada, entre outros problemas.[10]

Algumas destas questões merecem ser destacadas. A proposta solidária do SUS precisou enfrentar uma realidade em que o sistema público era dependente da rede privada, especialmente em leitos e exames complementares. O contexto nacional e internacional das políticas não foi favorável à implantação, conforme seus princípios doutrinários, e a base heterogênea do movimento sanitário, unificada pelo enfrentamento à ditadura, no decorrer dos anos se cindiu.[10]

Na Figura 54.1 pode ser visualizada a composição do sistema de saúde brasileiro. Vale lembrar que nosso sistema é composto por dois sistemas, um público, o SUS, e um privado. No SUS o acesso é universal e todos os brasileiros utilizam o sistema, em ações individuais e/ou coletivas. No setor privado, o acesso se dá pela capacidade de pagamento, comumente vinculada ao emprego nos setores formais da economia. Em 2021, cerca de 25,8% da população era coberta por convênios e/ou seguros médicos.

No entanto, o mais complexo é que existe uma junção entre esses dois sistemas, como fica claro na mesma Figura 54.1. Os serviços privados, filantrópicos ou mesmo com fins lucrativos vendem seus serviços tanto para o SUS quanto para o sistema privado. Além do mais, é muito comum que os profissionais da saúde trabalhem nos dois setores. No entanto, as lógicas desses setores que condicionam o funcionamento e a oferta dos serviços são distintas: uma parte da saúde como um direito de cidadania e a outra como uma mercadoria que pode ser vendida, comprada e lucrativa.

Após esta breve visão do sistema de saúde brasileiro, passa-se para um maior detalhamento do SUS.

SUS: princípios e diretrizes

Os princípios do SUS, seus alicerces, são: a universalidade, a equidade e a integralidade. A universalidade significa que o

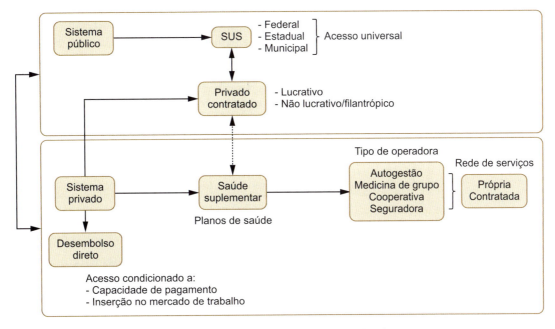

Figura 54.1 Visão geral do sistema de saúde brasileiro.

acesso ao sistema de saúde é para toda a população e é gratuito. É a tradução da concepção da saúde como direito de cidadania e dever do Estado.

A equidade pressupõe que haja um tratamento para cada um de acordo com suas necessidades, ou seja, um tratamento desigual para situações desiguais. Pode ser entendida como igualdade de oportunidades, sendo que para sua efetiva consecução é necessário considerar a existência de desigualdades de capacidade.[11] Concebe-se também que a saúde não só é uma das condições mais importantes da vida humana, mas se constitui em componente fundamental das possibilidades humanas. A equidade na realização e na distribuição de serviços de saúde constitui parte integrante de uma conceituação mais ampla de justiça.[11] Outro conceito a ser lembrado é o de equidade horizontal (tratamento igual para iguais) e equidade vertical (tratamento desigual para desiguais).

A integralidade prevê a garantia de um atendimento integral, por meio de um conjunto articulado de ações e serviços, em todos os níveis de complexidade do sistema. Os serviços de saúde organizados na perspectiva da integralidade da atenção adotam certas premissas: primazia das ações de promoção e prevenção; garantia de atenção em todos os níveis de complexidade da atenção; articulação das ações de promoção, prevenção, cura e recuperação e a abordagem integral do indivíduo e famílias.[12]

Como garantir que os princípios do SUS sejam alcançados? As estratégias escolhidas no Brasil para alcançar os princípios são chamadas de diretrizes. A descentralização, a participação popular e a organização em uma rede de serviços regionalizada e hierarquizada foram as diretrizes estabelecidas.

O Brasil é uma federação trina, o que quer dizer que a União, os estados, o Distrito Federal e os municípios são entes federados: têm autonomia e responsabilidades próprias. Os três níveis de governo são gestores do SUS, tendo ocorrido um progressivo repasse de responsabilidades do nível federal para os níveis estadual e municipal, o que foi/é chamado de descentralização.

No entanto, isto não é simples: significa que mais de 5.000 entes, que enfrentam muitas vezes realidades sanitárias e socioeconômicas bastante distintas, são gestores do SUS. Para que o SUS funcionasse, foi necessária a criação de regras de funcionamento entre esses entes federados. Um ponto central nesta construção foi a criação das Comissões intergestores que reúnem os representantes dos diversos gestores (Figura 54.2). São espaços de negociação, gestão e deliberação do SUS. Por exemplo, a Comissão tripartite está vinculada à direção nacional do SUS e é composta de forma paritária por representantes do Ministério da Saúde, das Secretarias Estaduais de Saúde e das Secretarias Municipais de Saúde. Em cada estado há uma estrutura similar, a Comissão Bipartite, com representantes da Secretaria Estadual de Saúde e das Secretarias Municipais.

Outra diretriz é a participação social, que prevê a participação dos usuários e demais segmentos da sociedade, por meio da constituição e do funcionamento dos conselhos de saúde nos três níveis de governo. O Conselho Nacional de Saúde (CNS) é a instância máxima de deliberação do SUS, composta por 48 membros, com a seguinte distribuição: 50% de usuários e os demais 50% distribuídos entre gestores, trabalhadores e prestadores de serviços. Nos níveis estadual e municipal também existem colegiados participativos, estruturados na mesma lógica: os Conselhos Estadual e Municipal de Saúde. Podem existir várias formas de participação definidas pelos entes federados, mas as conferências e os conselhos são as únicas obrigatórias para todos. Segundo Escorel e Moreira,[13] três instituições caracterizam a democracia sanitária no Brasil: os conselhos, as conferências e os fundos de saúde. Na Figura 54.2 pode-se observar a complexa e inovadora estrutura institucional e decisória do SUS. Além dos fóruns correspondentes às três esferas de governo, observou-se também o crescimento contínuo de conselhos gestores em unidades ambulatoriais e hospitalares, fóruns participativos em hospitais públicos, além de mecanismos que propiciaram a participação individual, tais como disque-saúde, pesquisas de satisfação de usuários e consultas públicas.[13,14] No Brasil existe também o Sistema de Ouvidoria do SUS, criado em 2003 e que se pretende um canal democrático de estímulo à participação dos cidadãos, de disseminação de informações em saúde e também de mediação entre o cidadão e os gestores dos serviços de saúde.

A outra diretriz, a regionalização/hierarquização dos serviços de saúde, significa que é necessária uma distribuição espacial dos serviços de saúde, de modo a atender as necessidades da população em todas as regiões do país, em todos os níveis de complexidade.

Quando se analisa o processo de descentralização da política de saúde brasileira são delimitados dois períodos distintos. O primeiro foi centrado na organização do sistema especialmente junto aos municípios, relegando a segundo plano os governos estaduais; como exemplo, cita-se a Norma Operacional Básica 01-93 (NOB01-93). O período chamado de municipalização teve diversos méritos: e a institucionalização das secretarias municipais de saúde; o pioneirismo no Programa de Saúde da Família (PSF); a introdução do financiamento *per capita*; e a criação dos conselhos de saúde e as conferências de saúde nas três esferas de governo.[7]

O período subsequente, iniciado em 2000, é o da regionalização da saúde, quando há a correção da trajetória da descentralização incluindo os estados e iniciando as discussões entre os municípios de forma mais institucionalizada. A regionalização foi inicialmente proposta pela Norma Operacional de Assistência à Saúde de 2001 (NOAS 2001) e depois pelo Pacto de Gestão de 2006, com a constituição dos Conselhos de Gestão

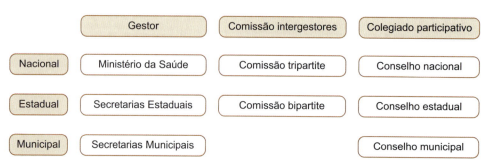

Figura 54.2 Estrutura institucional e decisória do SUS.

Regional (CGR). Um grande marco deste processo foi o Decreto nº 7.508/2011,[15] que regulamenta as regiões de saúde.

Desse modo, pode-se afirmar que a política de regionalização na saúde foi realmente incentivada a partir dos anos 2000, quando se tornou bastante claro que nem todos os municípios poderiam ser autossuficientes em matéria de saúde, e que pensar de forma a estabelecer regiões de saúde e escalas definidas para a oferta de determinados níveis assistenciais implicaria ganhos de racionalidade e melhoria na oferta assistencial.[14]

Organização dos serviços de saúde no SUS

O SUS tem diversas funções, como realizar ações de promoção de saúde, vigilância em saúde, controle de vetores e educação sanitária, além de assegurar o cuidado nos níveis de atenção à saúde. Diversos são os serviços necessários para realizá-las: unidades básicas de saúde; prontos-socorros; unidades de pronto atendimento; unidades ambulatoriais de especialidades; hospitais dos mais diversos portes, alguns gerais, outros especializados; centros de atenção psicossocial; laboratórios; centros de diagnósticos etc. A organização e a articulação das unidades são essenciais para a oferta de uma boa atenção à saúde, tanto individual quanto coletiva. Antes de apresentar a atual forma de organização desses serviços no SUS, é necessário que se detalhem algumas características dos distintos níveis de complexidade existentes: a atenção básica (AB), a atenção especializada (AE) e atenção hospitalar (AH).

As unidades de AB devem ser responsáveis pela provisão do primeiro contato, focado no indivíduo e continuidade ao longo do tempo. No Brasil, o Ministério da Saúde optou por chamar de atenção básica o que em outras partes do mundo é conhecido como atenção primária à saúde. Neste texto, os dois termos são usados como sinônimos.

O Ministério da Saúde definia a atenção básica como "um conjunto de ações de saúde, no âmbito individual e coletivo, que abrangem a promoção, a proteção e a recuperação da saúde, com o objetivo de desenvolver uma atenção integral que impacte na situação de saúde e autonomia das pessoas e nos determinantes e condicionantes de saúde das coletividades."[16] E foi exatamente o aumento da cobertura e do acesso aos serviços de AB, inspirados nesses atributos, um dos avanços mais importantes do SUS nos seus primeiros 30 anos. É claro que persistem inúmeras desigualdades entre as macrorregiões do país; entre áreas ricas e pobres; áreas centrais e periféricas das grandes cidades. No entanto, o número de unidades aumentou de pouco menos de 19.000 unidades em 1990 para mais de 48.000 em 2022, aumento superior ao crescimento da população no mesmo período.

Grande parte do aumento da cobertura da AB está ligado à implantação do Programa Saúde da Família (PSF). Inicialmente, o PSF consistiu na introdução de médicos em equipes de saúde formadas por agentes comunitários de saúde (ACS) e enfermeiros, que trabalhavam nos municípios mais pobres do país, especialmente no cinturão da fome no Nordeste. Com resultados crescentemente positivos o PSF passou a ser adotado por diversos municípios em todas as regiões. É exatamente no momento em que o PSF deixa de ser um programa voltado apenas para populações excluídas que passa a ser considerado uma estratégia de mudança do modelo assistencial do SUS, um modelo de universalização da cobertura da AB. Em 2006, assumiu posição central no SUS, passando a ser chamado de Estratégia Saúde da Família (ESF). Segundo Paim,[12] a importância dessa estratégia para a extensão da AB é inegável, ainda que não

se possa afirmar que no conjunto as ações e os serviços produzidos signifiquem de fato a mudança de conteúdo das práticas e da forma de organização do processo de trabalho, conforme previsto nos documentos oficiais.

Até 2017, a ESF era oficialmente composta por uma equipe multiprofissional composta por, no mínimo, médico generalista ou especialista em saúde da família ou médico de família e comunidade, enfermeiro generalista ou especialista em saúde da família, auxiliar ou técnico de enfermagem e 5 a 6 ACS que seriam responsáveis por uma população de preferencialmente 3.000 habitantes, podendo chegar até o máximo de 4.000 habitantes. Podia-se acrescentar a esta composição, os profissionais da saúde bucal (ou equipe de saúde bucal [ESB]): cirurgião-dentista generalista ou especialista em saúde da família, auxiliar e/ou técnico em saúde bucal. No segundo semestre de 2017, houve uma mudança importante na legislação com a edição da nova Política Nacional de Atenção Básica que introduziu diversas mudanças, entre elas: o número de ACS necessários, a carga horária dos médicos e a expansão do financiamento para outros modelos de atenção.[17] Na prática, o Ministério da Saúde deixa de adotar a ESF como modelo preferencial de atenção na AB e passa a financiar, também, unidades com distintas composições de equipe. Estas mudanças já alteraram o número de profissionais disponíveis na AB.

As funções da equipe de saúde da família são diversas, entre elas: conhecer as famílias de seu território; identificar problemas de saúde e situações de risco; elaborar programação para enfrentar os determinantes do processo saúde-doença; realizar ações educativas, intersetoriais e de promoção; prestar atenção integral à saúde da população cadastrada; garantir acessibilidade e acolhimento (porta de entrada preferencial e aberta); realizar a territorialização e responsabilidade sanitária; vínculo e adscrição de clientela; cuidado longitudinal; e, é claro, realizar o trabalho em equipe multiprofissional.

Com o objetivo de apoiar a consolidação da AB no Brasil, em 2008 foram criados pelo Ministério da Saúde os Núcleos de Apoio à Saúde da Família (NASF). Ampliaram-se as ofertas de saúde na rede de serviços, assim como a resolutividade, a abrangência e o alvo das ações.

Diversas categorias profissionais podem compor as equipes NASF; a definição é de prerrogativa das Secretarias Municipais de Saúde que devem compô-las para melhor responder às necessidades da população do território. A equipe do NASF atua diretamente com a equipe de saúde da família, levando à melhor qualificação da atenção ofertada. A atuação dos nutricionistas na AB se dá exatamente nestes núcleos; é uma atuação crescente, com muitas potencialidades e desafios.[18,19] Em 2017, o NASF passou a se chamar NASF-AB (Núcleo Ampliado de Apoio à Saúde da Família e Atenção Básica), passando a exercer apoio matricial não somente às equipes de saúde da família, mas também a equipes estruturadas sob outros modelos de atenção. Ademais, houve mudança no financiamento, com diminuição de recursos, o que também tem levado à diminuição e até mesmo suspensão das atividades.

Vale lembrar que as unidades de AB devem ser resolutivas e que a referência para outros níveis do sistema se daria somente naqueles casos incomuns que extrapolassem sua competência, sendo ainda responsabilidade da atenção primária a coordenação do cuidado daqueles que utilizarem serviços em outros níveis de atenção. No entanto, garantir estas condições é um dos grandes e atuais desafios do SUS.[20] Mesmo assim, diversos impactos positivos vêm sendo descritos na saúde da população: na redução da mortalidade cárdio e cerebrovascular;[21] na diminuição das internações por condições sensíveis à atenção primária à saúde em geral,[22] e nas desigualdades raciais destas internações;[23] além da diminuição da inequidade no acesso aos serviços de saúde,[24] entre outros.

Com o crescimento da AB, sem dúvida um dos maiores gargalos do SUS é a oferta de AE em quantidade adequada e distribuída em todo território nacional. Diferentemente da AB, os serviços de AE ainda são majoritariamente ofertados pelo setor privado, ou seja, o SUS compra exames de laboratórios, exames de imagem e até consultas de especialidades diretamente dos prestadores privados.[8] Mesmo com crescimento importante no número de serviços de especialidades ofertados diretamente pelos entes estadual e municipal nos últimos anos, a dependência se mantém.

Vale ressaltar que, nos últimos anos, novos tipos de serviços de especialidades foram criados, respondendo a lacunas na assistência à saúde dos brasileiros. São centros de especialidades odontológicas, serviços de aconselhamento para HIV/AIDS e outras infecções sexualmente transmissíveis, centros de referência em saúde do trabalhador e serviços de reabilitação. No começo da década de 2010, foi criada a Rede de Urgência e Emergência, que inclui unidades de pronto atendimento (UPA) que funcionam 24 horas para aliviar a demanda das emergências hospitalares, o Serviço Móvel de Urgência (SAMU), unidades de AB, prontos-socorros e hospitais.

A oferta de leitos hospitalares é outro grande gargalo; em 30 anos este problema ainda não conseguiu ser resolvido a contento. Persistem desigualdades regionais e o número de leitos em geral é inferior a 2,1 leitos por 1.000 habitantes, sendo que, no SUS, é de menos de 1,5 leito por 1.000 habitantes, caracterizando uma enorme diferença quando comparamos ao número de leitos em sistemas universais com ofertas de pelo menos 3 leitos por 1.000 habitantes.[25]

Por outro lado, diversos procedimentos de alto custo são realizados ou financiados pelo SUS, com valores próximos aos de mercado, como são os casos hemodiálise, quimioterapia, radioterapia, órteses e próteses.[8] Parte deste atendimento de alto custo é utilizado por usuários da saúde privada, que na maioria das vezes não ressarcem o SUS.

Além da insuficiência de serviços especializados e hospitalares o SUS ainda convive com outro problema, comum a diversos sistemas de saúde, que é a sua fragmentação, a falta de coordenação entre os níveis e pontos de atenção. A necessidade de superar a fragmentação existente nos sistemas de atenção à saúde tem levado à organização de sistemas integrados, visando à coordenação de serviços de forma a oferecer uma assistência integral a determinada população.[26]

A fragmentação do SUS manifesta-se principalmente como fragilidade na articulação entre as instâncias gestoras do sistema e/ou entre essas e a gerência dos serviços, como desarticulação entre as práticas clínicas desenvolvidas por diferentes profissionais de um ou mais serviços, voltadas a um mesmo indivíduo ou grupo de indivíduos, e ainda como desarticulação entre os diferentes serviços de saúde, o que não é um problema recente, apesar dos esforços, no setor público, de se investir na constituição de um sistema interligado de serviços, com fluxo regular de regras, pessoas e formas de comunicação.

Para responder a esse quadro, a proposta da constituição de regiões e redes de saúde ganha relevância política no início do século XXI, tendo por objetivo combater a fragmentação da atenção, ampliar o acesso, garantir a equidade e a universalidade. São dois os marcos jurídicos deste processo: o Decreto nº 5.708, de 28 de junho de 2011, visando à organização e ao planejamento do SUS, à assistência à saúde e à articulação interfederativa, instituindo as Regiões de Saúde, e a Portaria nº 4.279, de 30 de dezembro de 2010, que trabalha com o conceito das Redes de Atenção à Saúde (RAS).

As RAS são consideradas a organização do conjunto de serviços de saúde, de forma não hierárquica, vinculados entre si por uma ação cooperativa que visa à garantia de oferta de atenção contínua e integral a determinada população. Nas RAS espera-se que a AB se constitua como porta de entrada preferencial, principal provedora da atenção e coordenadora do cuidado. A constituição de redes de saúde com essas características tem sido associada a ações e serviços com melhor qualidade, mais custo-efetivos, com maior satisfação dos usuários e melhores indicadores globais de saúde em diversas realidades. Sem dúvida, a consolidação desta política nos próximos anos é estratégica para que o SUS avance na consecução de seus princípios de universalidade, integralidade e equidade.

Financiamento do SUS

Um ponto central para se entenderem os diversos entraves do SUS é o seu financiamento. Este tema é premente para todos os sistemas de saúde no mundo, afinal, os gastos em saúde crescem exponencialmente. Vários fatores levam a este crescimento, entre eles: a expansão horizontal e vertical da cobertura (inclusão de mais pessoas e oferta de maior número de serviços); o envelhecimento da estrutura etária da população (transição demográfica); as transformações na estrutura de morbimortalidade (transição epidemiológica); e, especialmente, as mudanças no campo da tecnologia médica (incorporação sucessiva de novas tecnologias) que, aliadas a fatores socioeconômicos e culturais, afetam o consumo de serviços de saúde (comportamento de médicos e pacientes, padrões de consumo etc.).

Para analisar o financiamento de um dado sistema de saúde, duas análises são importantes: quanto se gasta e quem gasta. O quanto se gasta pode ser visto de duas maneiras: o percentual do Produto Interno Bruto do país e qual o valor efetivamente gasto para cada habitante; neste último, costuma-se utilizar para comparação o dólar pareado por poder de compra. Quem gasta, neste caso, é se o gasto é do Estado, o gasto público, ou das famílias e empresas, o gasto privado. Espera-se que em sistemas universais os gastos sejam principalmente do Estado e não gastos privados.

Na Tabela 54.2 é possível visualizar os gastos de alguns países, que variam de US$ 63,80 a US$ 10.921,00 por habitante por ano. Os EUA são o país com maiores gastos em saúde, mas isto não se reflete nos indicadores de saúde, que são piores do que os do Canadá, por exemplo, que gasta US$ 5.048,00 por habitante, consumindo 10,8% do total do seu PIB. A diferença entre esses países, como abordado no começo deste capítulo, reside no modelo do sistema de saúde adotado. O Canadá tem um sistema público universal de saúde com participação residual do setor privado. Observe que apenas 29,8% dos gastos para saúde são realizados diretamente pelas famílias.

Em contrapartida, a situação do Brasil é bem diferente. Apesar de termos legalmente um sistema universal de saúde, o perfil de financiamento é de um modelo liberal. O gasto privado é percentualmente maior do que o dos EUA. Ademais, no Brasil o total gasto é baixo; considerando que a maior parte provém das famílias e empregadores, pode-se depreender que o financiamento estatal está muito abaixo tanto do necessário quanto do esperado. Este subfinanciamento crônico que remonta às origens do sistema de saúde brasileiro é sem dúvida

Tabela 54.2 Gasto em saúde; países selecionados.

Países	Dólares por habitante	Dólares pareados por poder de compra por habitante	Percentual do PIB	Percentual público	Percentual privado
Argentina	946,0	2.199,0	9,5	62,4	37,6
Brasil	853,4	1.498,0	9,6	40,8	59,2
Canadá	5.048,0	5.521,0	10,8	70,2	29,8
Chile	1.376,0	2.424,0	9,3	50,9	49,1
China	535,1	880,2	5,4	56,1	43,9
França	4.492,0	5.493,0	11,1	75,3	24,7
Alemanha	5.440,0	6.739,0	11,7	77,7	22,3
Índia	63,8	211,0	3,0	32,9	67,1
Portugal	2.221,0	3.518,0	9,5	61,0	39,0
Rússia	653,4	1.704,0	5,7	61,1	38,9
Reino Unido	4.313,0	5.087,0	10,2	79,5	20,5
EUA	10.921,0	10.921,0	16,8	50,8	49,2
Uruguai	1.661,0	2.310,0	9,4	66,6	33,4

PIB, produto interno bruto. Adaptada de Organização Mundial da Saúde (2022). Disponível em http://apps.who.int/nha/database/ViewData/Indicators/en.

um grande entrave para a consolidação dos princípios do SUS. A melhoria na gestão dos recursos aplicados na saúde deve ser sempre perseguida; no entanto, não é suficiente para reverter a necessidade de novos recursos e fontes de financiamento. Esta discussão precisa ser travada francamente com o conjunto da sociedade brasileira.

E de onde vêm os recursos para o SUS? Quem paga? O SUS é financiado por meio de impostos gerais e impostos específicos para determinados fins, as chamadas contribuições sociais. O financiamento para o SUS provém dos orçamentos federal, estaduais e municipais.

Foram muitas as discussões sobre a definição das responsabilidades de cada ente federado no financiamento do SUS. Um ponto importante foi a Emenda Constitucional nº 29 (EC 29) que assegurou a participação dessas três esferas de governo a partir da definição de um aporte anual mínimo de recursos. No caso da União, os recursos a serem aplicados em 2000 corresponderiam ao montante empenhado no exercício de 1999 acrescido de, no mínimo, 5%. A partir daí, o valor mínimo seria apurado no ano anterior e corrigido pela variação nominal do PIB, regra esta que permaneceu valendo com a regulamentação da EC 29 pela Lei Complementar nº 141/2012. Os estados e o Distrito Federal deveriam aplicar, no mínimo, 12% da receita vinculada; enquanto os municípios deveriam aplicar 15%.[27]

Tem-se observado diminuição do percentual do recurso público federal no conjunto dos gastos da saúde, com o respectivo aumento dos demais níveis de governos aumento nas esferas estadual e municipal. Vale ressaltar que o aporte de recursos poderia ter sido ainda maior, caso a União e os estados cumprissem a EMC29 de acordo com os critérios previstos na Resolução nº 322 do CNS. O governo federal e os governos: estaduais utilizaram diversos expedientes para aplicar menos do que o previsto na Emenda, inclusive com a mudança da base de cálculo das receitas federais do PIB para a Receita Corrente Líquida, que é inferior ao primeiro.[27]

Apesar deste perfil de subfinanciamento, o SUS continua a responder pela maioria das internações realizadas no país: em 2021 foram 11.628.953 internações. É preponderante em todas as regiões, especialmente Nordeste e Norte. É o principal financiador nos dois extremos da atenção, por exemplo nos atendimentos de enfermagem e vacinação e nos procedimentos de quimioterapia e radioterapia, hemodiálise e hemoterapia.

A partir de 2016, sobretudo após o golpe parlamentar sofrido pela presidente Dilma Rousselff, e da crise político-financeira resultante do período, o então governo federal passou a articular reformas visando à diminuição dos gastos públicos. O alvo preferencial acabou sendo posto sobre políticas sociais de saúde, previdência social e educação. Com a promulgação da Emenda Constitucional nº 95/2016 (conhecida como como teto de gastos), foi instituído um novo regime fiscal ao Brasil em que é atribuído valor máximo de investimento referente ao ano anterior corrigido pela variação do Índice Nacional de Preços ao Consumidor Amplo (IPCA), por um período de 20 anos. Estudos têm apontado que a EC 95 proporciona redução no investimento do governo federal ao SUS, podendo chegar a 200 bilhões de reais no período.[27-30]

Com a eleição do governo Bolsonaro, novos rumos foram dados à AB. A Medida Provisória nº 890 criou uma Agência para o Desenvolvimento da Atenção Primária à Saúde. Foram propostos: ajustes no provimento, criação de agência de serviço social autônomo de direito privado sem fins lucrativos e o fim da agenda de regulação da formação de recursos humanos com foco na APS.[31]

A Portaria nº 2.979/19 instituiu o Programa Previne Brasil, que em realidade se trata de nova forma de financiamento de custeio para a APS, centrada em três pilares: (I) capitação ponderada – que considera a população cadastrada na unidade, vulnerabilidade socioeconômica, perfil demográfico e classificação geográfica; (II) pagamento por desempenho – considera os resultados das equipes, resultados em saúde; e aspectos globais de APS; e (III) incentivo para ações estratégicas.[32]

No dia 18 de dezembro de 2019, o MS lançou a Carteira de Serviços da Atenção Primária à Saúde. Essa é uma lista que visa orientar ações e serviços clínicos e de vigilância em saúde que podem ser ofertados na APS. Por fim, o Ministério da Saúde, por meio da Nota Técnica nº 03/2020, expressou que as equipes multiprofissionais deixam de estar vinculadas ao NASF-AB e que este deixa de ter linha de custeio própria. Este é o fim do modelo vigente nos últimos anos.

Estas duas últimas normativas e a nota técnica do MS colocam em xeque a manutenção das ações da AB. A carteira de serviços é tratada como um mínimo de ações a serem executadas; entretanto, o risco reside em que venha a se transformar na proposta de serviços máximos a serem prestados. Em relação ao financiamento, parte dos municípios depende do custeio pelo governo federal para a continuidade da atuação dos profissionais do NASF-AB. Com a extinção deste, as equipes multiprofissionais podem deixar de existir, ou diminuir substancialmente sua presença, podendo sobrecarregar os serviços ambulatoriais de especialidades.

SUS, alimentação e nutrição

A atuação do nutricionista no SUS tem crescido muito nos últimos anos para além do cenário hospitalar. Na AB o espaço prioritário de atuação seriam as equipes multiprofissionais do NASF-AB. Os nutricionistas, juntamente com os fisioterapeutas, são duas das categorias profissionais mais frequentes nesta proposta. Ademais, diversos ambulatórios de especialidades têm incluídos nutricionistas no seu rol de profissionais, haja vista a importância no cuidado de pacientes com doenças crônicas. No entanto, é impossível falar do campo de atuação do nutricionista no SUS sem destacar as importantes políticas voltadas à alimentação e à nutrição implementadas nas últimas décadas.

A principal delas é a Política Nacional de Alimentação e Nutrição (PNAM), instituída em 1999. A PNAN reconhece o padrão de morbimortalidade brasileiro, marcado pelas transições epidemiológica, nutricional e demográfica, que se expressa pela crescente prevalência de obesidade e doenças associadas à alimentação, com a persistência de situações de carência nutricional. Nas palavras de Recine e Vasconcellos, "a PNAN projeta um modelo de segurança alimentar e nutricional fundamentado no direito humano à alimentação, destacando a alimentação e a nutrição como requisitos de promoção e proteção da saúde".[33]

Em 2006, foi criado o Sistema Nacional de Segurança Alimentar e Nutricional (Sisan) pelo Estado brasileiro. A PNAM passou a fazer parte deste sistema, sendo considerada o elo entre o SUS e o Sisan. Em 2011 ocorreu o processo de revisão da PNAN, com objetivo de dialogar com a nova proposta de organização do SUS em regiões e redes de saúde.[34]

Além da PNAM, observa-se importante interface das ações de alimentação e nutrição com a política de promoção à saúde. Destaca-se entre elas que a agenda de promoção da alimentação saudável foi qualificada com a edição do *Guia alimentar para a população brasileira*; com as ações de avaliação nutricional e promoção da saúde do Programa Saúde na Escola; e são crescentes as propostas de medidas regulatórias frente à rotulagem de alimentos e à publicidade de alimentos com altos conteúdos de açúcar, gordura e sal. Este último é um bom exemplo de uma ação coletiva e não individual de uma política de saúde.

Outras ações que vêm sendo desenvolvidas no SUS no escopo da PNAM são:

- O Sistema de Vigilância Alimentar e Nutricional (Sisvan), que busca monitorar a situação de saúde, alimentar e nutricional de maneira sistemática, com foco nas unidades de AB. Inclui a avaliação antropométrica (medição de peso e estatura) e do consumo alimentar; no entanto, problemas na alimentação deste sistema são frequentes
- A fortificação da alimentação infantil com micronutrientes em pó (NutriSUS), voltada a crianças de 6 meses a 5 anos, que tem como objetivo diminuir as deficiências de micronutrientes, proporcionando que as crianças atinjam seu potencial de crescimento e desenvolvimento, especialmente em grupos vulneráveis da população
- A prevenção e o controle dos agravos nutricionais, que inclui diversas medidas voltadas para a diminuição das deficiências de ferro, iodo, vitamina A, vitamina B_1; desnutrição; além de um componente voltado a necessidades alimentares especiais, como portadores de doença celíaca, HIV/AIDS, alergias alimentares, transtornos alimentares, prematuridade, nefropatias, entre outros
- A Promoção da Alimentação Adequada e Saudável (PAAS), que inclui ações de educação alimentar, amamentação e elaboração do guia alimentar, entre outras.

Para finalizar, é preciso ter claro que o SUS é um projeto audacioso, que nos últimos anos contribuiu para a melhoria das condições de saúde da nossa população. No entanto, são muitos os problemas, alguns apresentados nas páginas anteriores. A solução destes, especialmente do desfinanciamento, cobra um debate franco na sociedade. Não se pode esquecer em hipótese alguma que o SUS expressa um projeto de solidariedade, o que é essencial em uma sociedade tão desigual como a nossa. Esse projeto de solidariedade cada vez mais cobra atitudes de responsabilização tanto do Estado quanto das estruturas da população e dos profissionais da saúde.

REFERÊNCIAS BIBLIOGRÁFICAS

As referências consultadas para a elaboração deste capítulo estão disponíveis *online* no Ambiente de aprendizagem do GEN.

COMO CITAR ESTE CAPÍTULO

ABNT
BOUSQUAT, A.; MOTA, P. H. S. Sistema Único de Saúde brasileiro. *In*: ROSSI, L.; POLTRONIERI, F. (org.). *Tratado de Nutrição e Dietoterapia*. 2. ed. Rio de Janeiro: Guanabara Koogan, 2023. p. 651-658.

VANCOUVER
Bousquat A, Mota PHS. Sistema Único de Saúde brasileiro. In: Rossi L, Poltronieri F (Orgs.). Tratado de nutrição e dietoterapia. 2. ed. Rio de Janeiro: Guanabara Koogan; 2023. p. 651-8.

CAPÍTULO 55
Epidemiologia Nutricional

Dirce Maria Lobo Marchioni • Josiane Steluti • Bartira Gorgulho

INTRODUÇÃO

A epidemiologia nutricional é definida como o estudo da distribuição e dos determinantes de estados ou eventos relacionados com a saúde e a nutrição em populações humanas. Como campo de conhecimento, ela evoluiu a partir do interesse da influência da alimentação na ocorrência de doenças e, apesar de relativamente nova como área formal de pesquisa, tem utilizado os métodos epidemiológicos há mais de 200 anos para investigação do efeito da dieta. Exemplos disso são o uso de frutas cítricas frescas, no século XIX, para cura do escorbuto, no estudo experimental do inglês James Lind, e a ausência de tiamina na ocorrência de beribéri, relatada pelo pesquisador japonês Kaneshiro Takaki.[1]

No entanto, se naquela época as investigações se concentravam na identificação de fatores causais pautados na deficiência de um único nutriente, a realidade contemporânea é mais desafiadora. Na atualidade, o foco da epidemiologia nutricional tem sido as doenças crônicas, como as cardiovasculares e o câncer, que são as maiores causas de morbidade e mortalidade em grande parte dos países. Essas patologias são consideradas multifatoriais, ou seja, múltiplos fatores concorrem simultaneamente com a dieta, como aspectos genéticos, exposições ambientais e ocupacionais, e estilo de vida. Assim, apesar de a epidemiologia nutricional usar a abordagem e o arsenal metodológico da epidemiologia, a natureza complexa das variáveis nutricionais impulsionou o desenvolvimento de métodos e técnicas próprios para mensuração e análise do comportamento alimentar e de agravos à saúde relacionados com a nutrição.

A investigação epidemiológica em Nutrição tem como objetivos primordiais:[2,3]

- Descrever a distribuição e a magnitude de estados ou eventos de saúde relacionados com a nutrição e com desequilíbrios nutricionais e alimentares nas populações humanas
- Elucidar as causas de problemas de saúde ligados à nutrição
- Fornecer a informação necessária para planejamento e gestão de serviços e programas para prevenção, controle e tratamento de problemas de saúde associados à nutrição.

A investigação epidemiológica em Nutrição é pautada na compreensão dos princípios científicos de nutrição humana e na epidemiologia. No Brasil, ela tem sido conduzida com forte apoio governamental, seja por inquéritos de saúde e nutrição conduzidos por agências governamentais ou pelo fomento a pesquisas por meio de agências públicas, fornecendo evidências para a elaboração e condução de programas e políticas públicas.

DELINEAMENTO DOS ESTUDOS EPIDEMIOLÓGICOS

Para a produção de evidências científicas válidas e que forneçam informações de alta qualidade, fundamentais para o entendimento dos efeitos da nutrição na saúde e para o apoio de guias, recomendações e políticas públicas, conhecer o delineamento dos estudos epidemiológicos é de suma importância.

Os estudos epidemiológicos podem ser divididos em duas categorias: os observacionais e os experimentais. A diferença está na ação do pesquisador. Nos estudos observacionais, o pesquisador coleta e avalia as informações de uma população, mas não intervém, apenas observa. Estudos experimentais envolvem uma tentativa de mudança no determinante de uma doença. Neles, o pesquisador realiza uma intervenção, como, por exemplo, orientação de mudança de comportamento, introdução de um medicamento etc., interferindo no andamento do estudo e, possivelmente, nos resultados.[4] Os principais tipos de estudos epidemiológicos são apresentados na Figura 55.1.

Antes de descrever os tipos de estudos epidemiológicos, é necessário definir alguns conceitos utilizados em epidemiologia, como: população do estudo, amostra, variáveis, desfecho, exposição, fator de risco e fator de proteção.

População de estudo refere-se ao conjunto de indivíduos que apresentam em comum determinadas características definidas para a pesquisa, como pacientes com câncer de esôfago do Hospital das Clínicas, por exemplo. Uma população pode ser de um tamanho que torne possível estudar todo o conjunto de seus indivíduos. Todavia, é muito comum que seja inviável investigar a população como um todo; nesse caso, um recurso é coletar os dados de uma fração dessa população, o que é chamado de amostra.

As variáveis, por sua vez, são as características relacionadas com a população ou a amostra estudada. De modo resumido, podem ser divididas em dois principais grupos: variáveis de desfecho e variáveis de exposição. As variáveis de desfecho estão associadas às condições de saúde-doença, como ter obesidade, câncer e doenças cardiovasculares. As variáveis de exposição descrevem fatores com os quais uma pessoa ou um grupo de indivíduos tenha tido contato, que podem ser relevantes para sua saúde e que precedem o desfecho.

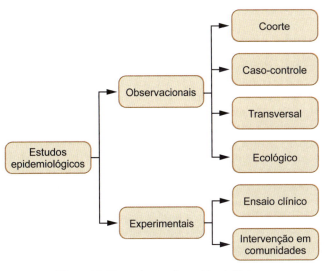

Figura 55.1 Tipos de estudos epidemiológicos.

Outros conceitos também utilizados em estudos epidemiológicos dizem respeito aos fatores de risco e de proteção. Esses são variáveis de exposição que aumentam (fator de risco) ou diminuem (fator de proteção) as chances de desenvolver e/ou apresentar a variável de desfecho.

Estudos observacionais

O estudo de coorte, também conhecido como longitudinal ou de seguimento, caracteriza o acompanhamento de um conjunto de indivíduos (população de estudo) para avaliar a ocorrência do desfecho e a exposição, que pode ser um possível fator de risco ou de proteção para o desfecho. Trata-se, portanto, de uma observação ao longo do tempo, com coleta de informações para cada indivíduo. Os estudos de coorte podem ainda ser prospectivos ou retrospectivos, considerando o período de tempo durante o qual os dados são coletados em relação ao tempo no qual o estudo começou. Assim, o estudo retrospectivo inicia-se no momento atual, mas o pesquisador investiga as informações da exposição coletadas no passado. Já no estudo prospectivo, a coorte é acompanhada desde o momento da exposição, coletando-se informações ao longo do tempo futuro.

O estudo caso-controle caracteriza a divisão da população de estudo em dois grupos: os casos e os controles. Os casos são os indivíduos que apresentam o desfecho de interesse, e os controles são os que não apresentam. Ao contrário dos estudos de coorte, parte-se do momento atual, quem tem ou não o desfecho, e investiga-se o passado, a exposição a fatores de risco ou de proteção para aquele desfecho nos dois grupos.

O estudo transversal caracteriza a investigação dos fatores de risco/proteção e desfechos em um mesmo momento, como se fizéssemos uma fotografia na população de interesse e avaliássemos todas as informações disponíveis naquele momento do tempo para cada indivíduo. Assim, ele possibilita associações sem necessariamente uma relação de causa e efeito.

O estudo ecológico caracteriza a investigação, em um mesmo momento do tempo, de uma população ou grupo de interesse que geralmente pertence a uma área geográfica definida, como bairro, cidade, estado, país etc.; portanto, os indivíduos estão agregados. Nesse desenho não se conhece a informação de fatores de risco/proteção e desfecho no nível individual; logo, as informações são descritas no nível agregado, e se comparam as taxas dos diferentes agregados.

Estudos experimentais

O ensaio clínico caracteriza a alocação de indivíduos de modo aleatório (randomizado) ou não (não randomizado) em grupos de pessoas que serão expostas de maneiras diferentes. Nesse caso, busca-se avaliar a resposta do indivíduo mediante exposição e intervenção, considerando que um grupo foi exposto à intervenção e outro grupo, não (p. ex., avaliar a ocorrência de diarreia em grupo de escolares que recebeu comprimidos de suplementos vitamínicos e em outro que recebeu comprimidos de placebo).

O estudo de intervenção em comunidades, também conhecido como comunitário, assemelha-se ao ensaio clínico; todavia, a intervenção se dá sobre a comunidade como um todo (p. ex., recomendação da prática de 30 minutos de atividade física para uma comunidade).

FONTE DE DADOS EPIDEMIOLÓGICOS EM ALIMENTAÇÃO E NUTRIÇÃO

A avaliação contínua do estado nutricional e do consumo alimentar da população, bem como de seus determinantes, é fundamental para o planejamento, monitoramento e gerenciamento de programas e políticas públicas em alimentação e nutrição. Nesse contexto, no Brasil, os dados de vigilância alimentar e nutricional, que integram uma das diretrizes da Política Nacional de Alimentação e Nutrição (PNAN), decorrem tanto dos serviços de saúde, por intermédio do Sistema Nacional de Vigilância Alimentar e Nutricional (Sisvan), como dos estudos populacionais.[5]

Os principais estudos populacionais que fornecem informações sobre o estado nutricional e o consumo alimentar da população brasileira, de maneira representativa, são descritos adiante. Além disso, é válido mencionar que a avaliação do estado nutricional por antropometria e a avaliação do consumo alimentar da população atendida na atenção básica de saúde encontram-se disponíveis no Sisvan Web, de acesso público.[6,7]

Estado nutricional

O estado nutricional dos indivíduos em geral é estimado nos estudos populacionais por meio das medidas de peso, altura e circunferência da cintura. Todavia, há pesquisas populacionais representativas, a exemplo do Sistema de Vigilância de Fatores de Risco e Proteção para Doenças Crônicas por Inquérito Telefônico (Vigitel), que coletam apenas dados autorreferidos. No entanto, estudos mostram que os dados de peso e altura autorreferidos, quando comparados aos dados aferidos, apresentam boa concordância, sinalizando que os indivíduos, em geral, relatam de maneira correta.[8,9]

Os principais estudos nacionais com medidas antropométricas aferidas e disponíveis são: (1) Pesquisa de Orçamentos Familiares (POF); (2) Pesquisa Nacional de Saúde (PNS); e (3) Pesquisa Nacional de Saúde do Escolar (PeNSE).

Pesquisa de orçamentos familiares

Apesar do objetivo primário de mensurar as estruturas de consumo, gastos, rendimentos e variação patrimonial das famílias, a POF, realizada pelo Instituto Brasileiro de Geografia e Estatística (IBGE) a cada 10 anos, apresenta e analisa, contrastando-as com os referenciais da Organização Mundial da Saúde (OMS), medidas aferidas de peso e altura de crianças, adolescentes, adultos e idosos brasileiros, de ambos os sexos, residentes nas áreas urbana e rural.[10] Nas POF, as medidas antropométricas são tomadas de cada um dos moradores dos domicílios entrevistados, seguindo metodologia específica em função da idade.[10] Em 2008-2009, a POF realizou cerca de 337.000 medições (peso e altura) em 188.461 pessoas. Diferentemente da edição da POF 2008-2009, a POF 2017-2018 não coletou as medidas de peso e altura da população.

Pesquisa Nacional de Saúde

A PNS, planejada para ser periódica, foi realizada pela primeira vez em 2013, separadamente da PNAD – Pesquisa Nacional por Amostra de Domicílios, pelo IBGE em parceria com o Ministério da Saúde. Seu objetivo é produzir dados sobre a situação de saúde e os estilos de vida da população brasileira.[11] Na PNS 2013 e, recentemente, na edição de 2019, aferiram-se as medidas antropométricas de peso, altura e circunferência da cintura de todos os adultos sorteados para o módulo individual, o que possibilita a avaliação do estado nutricional e o estabelecimento da prevalência de obesidade na subpopulação-alvo. Para as medidas antropométricas (peso e altura) na PNS 2019, foram seguidos os mesmos procedimentos adotados na PNS 2013 e previamente na POF 2008-2009; no entanto, as aferições foram realizadas em uma subamostra das pessoas selecionadas para a entrevista individual.[12]

Pesquisa Nacional de Saúde do Escolar

A PeNSE é realizada a cada 3 anos pelo IBGE, em parceria com o convênio firmado entre os Ministérios da Saúde e da Educação. Tem como público-alvo os estudantes matriculados, que de fato frequentam as aulas, nas escolas de ensino regular devidamente cadastradas no Censo Escolar.[13] Entre os objetivos da PeNSE estão o conhecimento da prevalência dos fatores de risco e proteção à saúde dos adolescentes brasileiros e o subsídio à gestão e ao aprimoramento das políticas públicas voltadas para a prevenção de doenças crônicas não transmissíveis e a promoção da saúde. Na PeNSE 2013, as informações de peso e altura foram apenas autorreferidas. Na PeNSE 2015, as medidas antropométricas (peso e altura) foram aferidas em adolescentes de 13 a 17 anos que frequentavam do 6º ao 9º ano do ensino fundamental (antigas 5ª a 8ª séries) e do 1º ao 3º ano do ensino médio, seguindo metodologia específica para a faixa etária do estudo,[13] enquanto na PeNSE 2019 não foram coletadas medidas antropométricas.

Consumo alimentar

No estudo quantitativo do consumo alimentar de populações, diferentes métodos de investigação são utilizados, podendo ser agrupados em:

- Folhas de balanço de alimento
- Pesquisas de orçamentos familiares
- Inquéritos alimentares de consumo individual.

Folhas de balanço de alimento

Para a maioria dos países, as folhas de balanço de alimentos são produzidas pela Organização das Nações Unidas para Alimentação e Agricultura (FAO). Referem-se à quantidade média de alimentos disponíveis para o consumo humano, considerando produção, importação e exportação de produtos alimentares, e informando, essencialmente, a quantidade e o tipo de alimento disponíveis anualmente em cada país.

Pesquisas de orçamentos familiares

As POF não possibilitam a avaliação do consumo alimentar individual, mas ocupam uma posição intermediária entre as folhas de balanço de alimento e os inquéritos alimentares de consumo individual. Seu objetivo é fornecer informações sobre a composição dos orçamentos domésticos a partir da investigação dos hábitos de consumo, da alocação de gastos e da distribuição dos rendimentos, segundo as características dos domicílios e das pessoas.[14]

Inquéritos alimentares de consumo individual

Os inquéritos alimentares buscam descrever o consumo alimentar no nível individual, de acordo com métodos que são, essencialmente, pautados no relato do consumo de alimentos pelo indivíduo, ou, excepcionalmente, por parentes ou cuidadores. São exemplos o Recordatório de 24 horas (R24 h), o Registro Alimentar e o Questionário de Frequência Alimentar (QFA).[15]

Esse tipo de inquérito é considerado ideal para descrição da distribuição da ingestão habitual de nutrientes e de alimentos, desde que utilizados os procedimentos metodológicos apropriados. Ainda evita os possíveis vieses amplamente reconhecidos que medidas ecológicas, como as obtidas pelas folhas de balanço e POF, trazem embutidos. Assim, diferentes métodos para avaliação do consumo alimentar individual podem ser utilizados em inquéritos alimentares. Todavia, deve-se considerar o tipo de estudo, quais os objetivos e que informações sobre o consumo alimentar pretende-se obter para a escolha do método mais adequado. A Tabela 55.1 resume a descrição dos principais métodos utilizados.

Em 2008 e 2009, introduziu-se na POF um novo bloco de questões para a investigação da alimentação no nível individual. Esse inquérito alimentar foi nomeado de Inquérito Nacional de Alimentação (INA) e foi o primeiro que obteve dados de consumo alimentar representativos da população brasileira com pelo menos 10 anos. De tal maneira, os indivíduos eram orientados a preencher dois registros alimentares, detalhando (no mesmo momento que realizavam suas refeições) os alimentos e bebidas consumidos: a forma de preparação, a unidade de medida utilizada, a quantidade consumida, o horário e o local do consumo. No entanto, a fim de aprimorar a qualidade dos dados, houve uma mudança na metodologia utilizada no INA. Já na segunda edição do inquérito, junto à POF 2017-2018, o consumo alimentar pessoal foi avaliado por meio de duas medidas de recordatório alimentar de 24 horas, nas quais os indivíduos foram indagados, em entrevistas pessoais, sobre todos os alimentos e bebidas (incluindo água) consumidos no dia anterior a cada uma das duas entrevistas.[16]

CENÁRIO BRASILEIRO ATUAL

O Brasil, mesmo dentro de um contexto de turbulências econômicas, políticas e sociais, mudou substancialmente nas últimas décadas, provocando mudanças importantes na situação nutricional e no consumo de alimentos. Assim, inseriu-se, como grande parte das sociedades modernas, nos processos históricos de transição nutricional, demográfica e epidemiológica.

Demografia, epidemiologia e nutrição no Brasil

Nas últimas décadas, houve mudanças importantes nas taxas de fertilidade e mortalidade e, com isso, um aumento da população

Tabela 55.1 Métodos utilizados em inquéritos alimentares.

Recordatório Alimentar de 24 h
O Recordatório Alimentar de 24 h (R24 h) é um método utilizado para identificar e quantificar todos os alimentos e bebidas ingeridos no período anterior à entrevista, que podem ser as 24 h precedentes ou, mais comumente, o dia anterior. As informações coletadas da dieta correspondem à dieta atual do indivíduo

Questionário de Frequência Alimentar
O Questionário de Frequência Alimentar (QFA) é construído a partir de uma lista de alimentos predefinida de acordo com a hipótese do estudo e uma seção com a frequência de consumo em um período específico de tempo. Adicionalmente, pode também conter informações do tamanho da porção do alimento em medidas caseiras como porções de referência. O QFA estima o consumo habitual; todavia, apresenta acurácia insuficiente quando é preciso estabelecer medidas do consumo alimentar

Registro Alimentar
O Registro Alimentar é também conhecido como diário alimentar. Nesse método, o indivíduo registra, em um formulário específico, todos os alimentos e bebidas consumidos em casa ou fora do lar ao longo de um período determinado pelo estudo. A dieta reflete o consumo atual do indivíduo

Adaptada de Marchioni, Gorgulho e Steluti[15] (2019).

idosa. A idade, *per se*, é considerada como um fator de risco importante para diversas doenças crônicas. Para o câncer, é o fator de risco isolado de maior relevância.

No Brasil, de um quadro caracterizado por altas taxas de morbidade e mortalidade por doenças infecciosas e parasitárias, transitou-se, em um período relativamente curto, para um predomínio das doenças crônicas não transmissíveis (DCNT), o que provocou alterações na maneira de adoecer e morrer da população. Cerca de sete décadas depois de as DCNT se destacarem na liderança das causas de morte em países ocidentais do hemisfério Norte, iniciou-se, em meados da década de 1960, a história delas no Brasil. A informação pioneira data de 1984, quando foi publicada a primeira série histórica da mortalidade proporcional por grupos de causas no Brasil entre 1930 e 1980. A curva das doenças do aparelho circulatório, ascendente, cruzava a das infecciosas e parasitárias, em declínio. A partir daquele momento, procurou-se entender e explicar as razões das mudanças, construindo-se o que se denominou "transição epidemiológica incompleta" para alguns, ou "polarização epidemiológica" para outros.

As taxas de mortalidade por DCNT padronizadas por idade declinaram em 20% entre 1996 e 2007, por conta da queda no número de mortes por doenças cardiovasculares e respiratórias em resposta a bem-sucedidas políticas públicas que levaram à diminuição do tabagismo e à expansão do acesso a serviços de atenção primária à saúde. No entanto, a prevalência de diabetes e hipertensão está aumentando, em paralelo ao excesso de peso, em consequência às mudanças desfavoráveis no padrão de dieta e atividade física.[17] Os últimos dados nacionais de DCNT são da PNS 2019 que trazem uma prevalência de 41,8% de doenças crônicas em geral na população brasileira, com destaque para hipertensão (23,9%), diabetes (7,7%), doenças cardiovasculares (5,3%) e câncer (2,6%).[12]

Transição nutricional

A transição nutricional, fenômeno reconhecido e descrito na década de 1990, acontece simultaneamente ou é precedida por grandes mudanças ocorridas nos padrões demográficos e epidemiológicos, chamadas de transição demográfica e transição epidemiológica.[18] A transição nutricional é conceituada como: as mudanças nos padrões nutricionais de populações que são diretamente relacionadas com as modificações, ocorridas nas últimas décadas, nos padrões do consumo de alimentos e do dispêndio energético em atividades físicas, correlacionando-se a mudanças sociais, econômicas, demográficas e relacionadas com a saúde. Assim, ela está associada às mudanças nas condições materiais e no modo de vida dos homens, causando alterações na magnitude, distribuição e causalidade dos distúrbios nutricionais.[18]

Considera-se a rápida urbanização como uma das maiores forças aceleradoras da transição nutricional. Isso porque a distribuição espacial da população, com acentuada elevação da quantidade de pessoas em áreas urbanas das cidades, afeta profundamente as dietas. Em decorrência de novas demandas geradas pelo modo de vida urbano, ao comensal é imposta a necessidade de reequacionar sua vida segundo as condições das quais dispõe, como tempo, recursos financeiros, locais disponíveis para se alimentar, local e periodicidade das compras, e outras. As soluções são capitalizadas pela indústria e pelo comércio, apresentando alternativas adaptadas às condições urbanas e delineando novas modalidades no modo de comer, o que certamente contribui para mudanças no consumo alimentar.

Da desnutrição para a obesidade: mudanças no estado nutricional da população brasileira

Monteiro et al.,[19] analisando três inquéritos de base populacional conduzidos no Brasil, evidenciaram mudanças na magnitude relativa de desnutrição e sobrepeso entre as mulheres. Em 1975, havia quase dois casos de desnutrição para um caso de obesidade, enquanto em 1997, havia mais de dois casos de obesidade para um de desnutrição. Atualmente,[10] a partir de 5 anos, o excesso de peso e a obesidade são encontrados com grande frequência em todos os grupos de renda e em todas as regiões, enquanto o déficit de altura nos primeiros anos de vida, que é um importante indicador da desnutrição infantil, está concentrado em famílias com menor renda e, do ponto de vista geográfico, na região Norte.

Em 2008 e 2009, o excesso de peso alcançou cerca de metade dos homens e das mulheres, excedendo em 28 vezes a frequência do déficit de peso no caso masculino e em 13 vezes no feminino. Eram obesos 12,5% dos homens (1/4 dos casos de excesso de peso) e 16,9% das mulheres (1/3 dos casos de excesso de peso). Ambas as condições aumentavam de frequência até a faixa de 45 a 54 anos, no caso dos homens, e de 55 a 64 anos entre as mulheres, para depois declinarem. Em resumo, o excesso de peso e a obesidade afetaram 2 a 3 vezes mais os homens de maior renda, além de se destacarem nas regiões Sudeste, Sul e Centro-Oeste e nos domicílios urbanos. Nas mulheres, as duas condições se destacaram no Sul do país e nas classes intermediárias de renda.[10]

Na última edição da PNS 2019, a prevalência de excesso de peso para os adolescentes de 15 a 17 anos foi de 19,4% na população total, sendo menor no sexo masculino (16,0%) quando comparados às adolescentes do sexo feminino (22,9%). A obesidade atingiu 6,7% dos adolescentes. Na população adulta, 18 anos ou mais, a prevalência de excesso de peso e obesidade foi de 60,3% e 25,9%, respectivamente.[20]

No Vigitel, que usa medidas autorreferidas de peso e altura, como mencionado anteriormente, foi relatado que, em 2021, a frequência de adultos com excesso de peso variou entre 49,3% em São Luís e 64,4% em Porto Velho. As maiores frequências de excesso de peso foram observadas, entre homens, em Porto Velho (67,5%), João Pessoa (66,5%), Manaus (65,2%), Porto Alegre (64,4%) e Rio de Janeiro (64,0%) e, entre mulheres, em Manaus (61,8%), Porto Velho e Belém (61,0%), Porto Alegre (60,4%) e Belo Horizonte (58,7%). As menores frequências de excesso de peso, entre homens, ocorreram em Salvador (50,8%), São Luís (51,4%) e Vitória (55,8%) e, entre mulheres, em Palmas (45,0%), Teresina (46,4%) e São Luís (47,5%). No conjunto das 27 cidades, a frequência de excesso de peso foi de 57,2%, sendo maior entre os homens (59,9%) do que entre as mulheres (55,0%).[21]

Padrão de consumo de alimentos

O consumo alimentar do brasileiro hoje é predominantemente constituído de alimentos de alto teor energético e baixo teor de nutrientes. Dados da PNS 2019 indicam que cerca de 68% dos brasileiros com 18 anos ou mais consomem feijão regularmente (em cinco ou mais dias da semana), e apenas 13% consomem frutas e hortaliças como recomendado (pelo menos 5 vezes/dia). Em contrapartida, observa-se o consumo regular (pelo menos 5 dias da semana) de refrigerantes (9,2%), sucos de caixa ou lata e refrescos (13,3), e de alimentos açucarados (14,8).[12] Dados consoantes com o Vigitel 2021, ao analisar os marcadores de padrão alimentar saudável e não saudável.[21]

Entre os anos de 2002-2003 e 2017-2018 (POF), observa-se que a aquisição de componentes tradicionais do cardápio teve queda expressiva. Foi o caso do arroz polido e do feijão, que tiveram redução de 37 e 52% no volume adquirido pelas famílias, respectivamente. Além destes, outros produtos também apresentaram reduções importantes, como o leite (diminuição de 42%) e as farinhas de mandioca (diminuição de 70%) e trigo (diminuição de 56%). Em contrapartida, entre os produtos que apresentaram aumento de suas quantidades adquiridas, destacam-se os ovos (aumento de 94%), os alimentos preparados e misturas industriais (aumento de 56%), e as bebidas alcoólicas (aumento de 19%) e não alcoólicas (aumento de 17%).[14] Em 2017-2018, cerca de metade (49,5%) das calorias totais disponíveis para consumo nos domicílios brasileiros provinha de alimentos *in natura* ou minimamente processados, 22,3% de ingredientes culinários processados, 9,8% de alimentos processados e 18,4% de alimentos ultraprocessados.[14]

Cabe esclarecer que esses dados da POF se referem às estimativas das quantidades de alimentos e bebidas adquiridos para consumo familiar no domicílio, não incluindo a alimentação fora do lar. Para o Brasil, as estimativas de despesas com alimentação fora do domicílio eram de 24,1% em 2002-2003 e 31% em 2008-2009, atingindo 32,8% em 2017-2018, um crescimento de quase 9 pontos percentuais. Quando observamos a área rural, esse crescimento é ainda maior, passando de 13% em 2002-2003 para 24% em 2017-2018.[14]

Destarte, ao analisar os dados de consumo alimentar individual (INA-POF 2017-2018), capturando todos os alimentos e bebidas consumidos nas últimas 24 h, observa-se que o café, o arroz e o feijão estão, respectivamente, entre os grupos com maiores frequências (78,1%; 76,1%; e 60,0%) e médias diárias *per capita* de consumo (163,2 g/dia; 131,4 g/dia; e 124,5 g/dia). Seguidos em frequência de consumo pelo pão de sal (50,9%) e pelos óleos e gorduras (46,8%), e em média diária de consumo pelos sucos (124,5 g/dia) e refrigerantes (67,1 g/dia).[22]

Ao analisar os dados do INA-POF 2017-2018, Antunes et al.[23] identificaram a existência de três padrões alimentares no Brasil: o primeiro, chamado de "tradicional" foi caracterizado por arroz, feijão e carnes. O segundo, chamado de "pães e manteiga/margarina", foi caracterizado por pães e óleos e gorduras (incluindo margarina/manteiga). Enquanto o terceiro chamado de "ocidental", foi caracterizado por refrigerantes, *pizzas* e salgados. Os autores observaram maior adesão ao padrão "tradicional" entre os homens, os residentes da região Centro-Oeste e as pessoas com ensino fundamental incompleto; maior adesão ao padrão "pães e manteiga/margarina" pelos homens, as pessoas com idade entre 40 e 59 anos, os residentes da região Sudeste (comparado àqueles das regiões Nordeste e Centro-Oeste), e as pessoas com renda entre 1 e 2 salários-mínimos *per capita* (em comparação àquelas com renda superior a 2 salários-mínimos); e maior adesão ao padrão "ocidental" pelos homens, com idade entre 19 e 39 anos, os residentes da região Sul, os indivíduos com renda *per capita* maior que 2 salários-mínimos e aqueles com escolaridade igual ou maior que o ensino fundamental.[23]

O consumo energético médio da população em 2017-2018 variou entre 1.409 e 2.022 kcal, sendo as menores ingestões de energia e nutrientes observadas para os idosos e as maiores médias de ingestão de energia observadas no sexo masculino (10 a 59 anos). A contribuição dos macronutrientes para a ingestão energética total situou-se dentro dos valores de recomendação para carboidratos (57%) e lipídios (30%); porém, a contribuição das proteínas (19%) foi ligeiramente superior ao limite máximo da recomendação (10 a 15%). Em relação aos micronutrientes, prevalências de inadequação de ingestão de alimentos, consistentes no decorrer dos estágios de vida, ultrapassaram os 50% para piridoxina, vitamina A e magnésio; e ultrapassaram os 85% para cálcio, vitamina D e vitamina E. Além disso, também foram observadas prevalências de inadequação superior a 50% para fósforo (entre adolescentes), tiamina e riboflavina (entre adultos e idosos). Por fim, ao comparar com os dados de 2008-2009, observa-se: redução no conteúdo de fibra na alimentação, indicando deterioração da qualidade da dieta; e redução na contribuição dos ácidos graxos saturados para a ingestão de energia (abaixo de 10%), que pode ser atribuída à redução no consumo de carne bovina.[24]

Esses números refletem a baixa qualidade da dieta do brasileiro na atualidade, indicando a necessidade de elevar o consumo de frutas, verduras, legumes, leite e derivados; valorizar a alimentação tradicional, à base de arroz e feijão; diminuir o consumo de sal e incluir alimentos integrais.

A dupla carga de má nutrição e a insegurança alimentar

Importante destacar que o Brasil, assim como outros países de baixa e média renda, enfrenta a chamada "dupla carga de má nutrição", definida como a ocorrência simultânea de desnutrição e excesso de peso, que conecta diferentes desafios: aqueles relacionados à insegurança alimentar e às deficiências de micronutrientes, e aqueles relacionados ao consumo excessivo de alimentos e bebidas não saudáveis.[25] Sabe-se que, conforme a renda familiar aumenta, há um incremento no consumo de determinados grupos de alimentos, como o leite (passando de 4,3%, no primeiro quinto da renda, para 5,4%, no último), a carne bovina (de 2,7% para 3,9%,) e as frutas (de 1,8% para 3,9%).[12]

Neste contexto, foram incluídas no questionário de avaliação das condições de vida da POF 2017-2018 as perguntas componentes da Escala Brasileira de Insegurança Alimentar (EBIA), que anteriormente eram disponibilizadas pela Pesquisa Nacional por Amostra de Domicílios (PNAD 2004, 2009 e 2013).[25] As escalas de medida direta da insegurança alimentar (IA), como a EBIA, permitem identificar grupos sociais vulneráveis, fornecendo informações estratégicas para a gestão de políticas e programas sociais, a partir da mensuração da percepção das famílias em relação ao acesso aos alimentos.[26]

Relacionada com fatores socioeconômicos e desigualdade social, a IA foi diretamente afetada pela pandemia de covid-19. Os indicadores de IA para as famílias brasileiras, que era de 4,6% para IA grave (quando a fome passa a ser uma experiência vivida no domicílio) e de 9,1% para IA moderada (quando há insuficiência de alimentos que atendam às necessidades) em 2017-2018, atingiram 9,0 e 11,5%, respectivamente, em 2020 e 15,5 e 15,2% em 2021-2022.[26-28] Os dados a partir de 2020 são do Inquérito Nacional sobre Insegurança Alimentar no Contexto da Pandemia da Covid-19 no Brasil – Vigisan I e II, e utilizam o mesmo instrumento e classificação.[27,28] O objetivo principal do Vigisan, conduzido pela Rede Brasileira de Pesquisa em Soberania e Segurança Alimentar e Nutricional (Rede Penssan), é manter o monitoramento ativo dos níveis de IA, com divulgação ampla de seus resultados, dando transparência e relevo à situação emergencial da fome.

CONSIDERAÇÕES FINAIS

A mudança na direção aos estágios de transição nutricional relacionados com as DCNT está ocorrendo rapidamente, e os custos são grandes em termos de saúde. A dupla carga de doença que ocorre nos países em desenvolvimento é desafiadora. A população brasileira atravessa um rápido e complexo processo de transição nutricional, com as deficiências nutricionais ocorrendo em paralelo ao sobrepeso e à obesidade. Diante disso, o levantamento de dados epidemiológicos é fundamental para embasar políticas e programas que abordem tal cenário, pois as ações mais efetivas em saúde pública são, em geral, as que visam às populações. Os estudos conduzidos no Brasil evidenciam a baixa qualidade da dieta do brasileiro atualmente e a necessidade de esforços amplos, continuados e embasados em evidências científicas para fazer frente aos desafios impostos e promover mudanças que suportem e apoiem a promoção da saúde de modo sustentável e a garantia da segurança alimentar.

REFERÊNCIAS BIBLIOGRÁFICAS

As referências consultadas para a elaboração deste capítulo estão disponíveis *online* no Ambiente de aprendizagem do GEN.

COMO CITAR ESTE CAPÍTULO

ABNT
MARCHIONI, D. M. L.; STELUTI, J.; GORGULHO, B. M. Epidemiologia nutricional. *In*: ROSSI, L.; POLTRONIERI, F. (org.). *Tratado de Nutrição e Dietoterapia*. 2. ed. Rio de Janeiro: Guanabara Koogan, 2023. p. 659-664.

VANCOUVER
Marchioni DML, Steluti J, Gorgulho BM. Epidemiologia nutricional. In: Rossi L, Poltronieri F (Orgs.). Tratado de nutrição e dietoterapia. 2. ed. Rio de Janeiro: Guanabara Koogan; 2023. p. 659-64.

CAPÍTULO **56**

Programas em Alimentação Coletiva

Diogo Thimoteo da Cunha • Mariana Piton Hakim •
Cristiane Tavares Matias • Elke Stedefeldt

INTRODUÇÃO

A alimentação coletiva é uma das diversas áreas que compreendem a atuação do nutricionista e o estudo da Nutrição no Brasil. Segundo o Conselho Federal de Nutricionistas (CFN), é definida por "área de atuação do nutricionista que abrange o atendimento alimentar e nutricional de clientela ocasional ou definida, em sistema de produção por gestão própria ou sob a forma de concessão".[1] Logo, entende-se que a alimentação coletiva acontece em locais em que são produzidas e oferecidas refeições a um grupo de pessoas.

De maneira simples, esses estabelecimentos podem ser agrupados de acordo com suas características essenciais, relacionadas ao público-alvo, também chamado de clientela, e ao cardápio. Com base nessas características, os estabelecimentos podem ser divididos em dois grupos: institucionais e comerciais.

- **Estabelecimentos institucionais.** São os restaurantes localizados dentro de instituições definidas, como aqueles pertencentes a empresas, indústrias, escolas públicas e privadas, creches, hospitais, instituições de longa permanência para idosos, unidades prisionais, forças armadas, *off shore* etc. Nesses locais, o nível de "catividade" do público é variável, pois pode ir de uma dependência total, no caso de hospitais, creche, *off shore*, presídios e outros, até pouca ou nenhuma dependência, como no caso de restaurantes comerciais. O termo "cativo", nesse contexto, indica que o usuário tem pouca ou nenhuma outra opção de local para alimentação, e que a escolha oferecida pela instituição é a de melhor custo-benefício ou a melhor possível para alguma situação específica de saúde e desenvolvimento
- **Estabelecimentos comerciais.** São os restaurantes que fornecem refeições a quem tiver interesse de consumi-las, como: restaurantes a quilo e *à la carte* e de especialidades culinárias (churrascarias, culinária de países específicos, lanchonetes, pizzarias, *fast-foods* etc.), hotéis, comércio ambulante, padarias, entre outros. Nesse caso, o público é rotativo porque não tem vínculo direto com o local. O cliente decide, portanto, onde se alimentar.

A definição do público é importante, pois estrutura o modo de funcionamento dos serviços de alimentação. Em estabelecimentos institucionais, mais do que oferecer uma refeição saborosa e atrativa, há preocupação com a saúde.

O cardápio deve ser planejado e executado pensando na promoção e/ou recuperação da saúde. As refeições devem ser adequadas e equilibradas do ponto de vista nutricional e sanitário,

apropriadas à faixa etária e às necessidades especiais, harmônicas em quantidade e qualidade, respeitosas quanto à diversidade cultural e pautadas em práticas produtivas adequadas e sustentáveis. A responsabilidade técnica por todo esse equilíbrio cabe ao nutricionista. Em estabelecimentos comerciais não há obrigatoriamente essa preocupação, pois o cliente faz a decisão, salvo se a alimentação saudável for uma estratégia de diferenciação no mercado. Portanto, caso o cliente queira, pode alimentar-se todos os dias de uma mesma refeição. Alguns restaurantes comerciais, inclusive, são conhecidos por uma preparação exclusiva, podendo servi-la diariamente sem prejuízos, algo impossível e inadequado no contexto institucional.

As características do cliente justificam o cardápio, e as características do cardápio e do local, por sua vez, justificam a necessidade do nutricionista como responsável pela alimentação em estabelecimentos institucionais. O nutricionista é o profissional capacitado e habilitado para elaborar cardápios, sendo obrigatória sua presença como responsável técnico por serviços de alimentação institucionais, conforme estabelecido pela Lei nº 8.234, de 1991.[2] Em estabelecimentos comerciais, não há exigência legal; porém, a presença do nutricionista pode favorecer a gestão do local, a qualidade dos cardápios e a adequação sanitária.[3] A Figura 56.1 demonstra a segmentação da área de alimentação coletiva em institucional e comercial, exemplificando os estabelecimentos em cada categoria.

Os estabelecimentos de alimentação coletiva estão sujeitos a diversas legislações, como: as que tratam sobre responsabilidade técnica;[1,2] as sanitárias, que variam conforme a cidade e o estado em que o estabelecimento se encontra; e as específicas, quando há vínculo aos programas públicos. Dois dos maiores programas de alimentação do Brasil são relacionados com a alimentação coletiva: o Programa Nacional de Alimentação Escolar (PNAE) e o Programa de Alimentação do Trabalhador (PAT).

Neste capítulo, serão descritas as duas principais e mais antigas políticas de alimentação do Brasil, PAT e PNAE, com foco em seu funcionamento como programas em alimentação coletiva, de modo a discutir seus históricos, dificuldades e potencialidades.

PROGRAMAS E POLÍTICAS EM ALIMENTAÇÃO COLETIVA

As ações, os programas e as estratégias voltadas para promoção da alimentação e nutrição adequadas, de modo geral, estão vinculados ao Ministério da Saúde (MS) ou são estratégias interministeriais. Os programas de alimentação coletiva, com base no seu histórico de criação, são diferentes nesse aspecto. O PNAE é de responsabilidade do Ministério da Educação (MEC); e o PAT, do Ministério do Trabalho e Emprego (MTE). Porém, ambos têm ações multissetoriais e interministeriais, além de interseções com o MS.

Programa de Alimentação do Trabalhador
Breve histórico

O PAT é um dos mais antigos programas de alimentação vigentes no Brasil e consolida-se como o mais duradouro programa socioeconômico do país e um dos mais bem-sucedidos do mundo.[4]

O programa foi instituído em 1976 por meio da Lei nº 6.321, com o objetivo de propiciar "a melhoria da situação nutricional

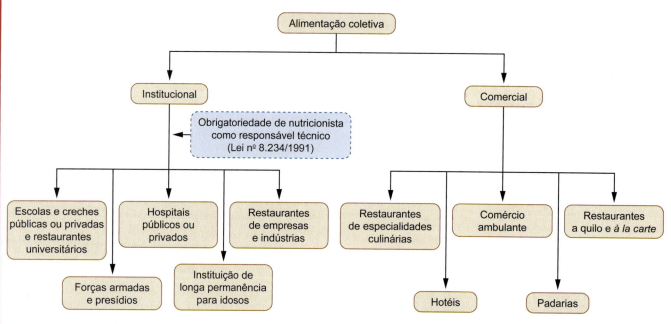

Figura 56.1 Exemplos de tipos de serviços de alimentação institucionais e comerciais caracterizando a área de alimentação coletiva.

dos trabalhadores, visando promover sua saúde e prevenção de doenças relacionadas ao trabalho"[5] e atualmente encontra-se regulamentado pelo Decreto nº 10.854, com instruções complementares estabelecidas pela Portaria MTG/GM nº 672.[6,7]

A história do programa se mistura com a do Brasil quanto aos aspectos de transição epidemiológica, nutricional e política. Nesse sentido, dois fatores foram os principais precursores para a criação do PAT.

Em primeiro lugar, o Brasil estava em crescente desenvolvimento econômico, em especial na década de 1970; logo, necessitava de força de trabalho adequada, saudável e produtiva[8] para suprir as demandas de serviço e, consequentemente, da economia, da indústria e do governo. Tal fator fica evidente como marco do PAT quando se analisa o objetivo do programa, definido no documento Incentivos Fiscais para Alimentação do Trabalhador, de 1979, do MTE:

> Proporcionar disponibilidade maior e mais eficiente de energia para o trabalho do homem e, consequentemente, concorrer para melhoria do estado nutricional do trabalhador; dividir, transitoriamente, entre o governo, a empresa e o trabalhador, o custo da energia humana necessária para o trabalho.[9]

Em segundo, a população brasileira enfrentava problemas de saúde na época, como fome, desnutrição e suas comorbidades. Na década de 1950, perdurando ao longo de algumas décadas, o Brasil apresentava elevadas taxas de desnutrição, deficiências nutricionais e áreas de fome endêmicas, o que afetava não só crianças, mas também a classe operária e os potenciais trabalhadores.[10] Com o primeiro inquérito realizado em 1974 (Estudo Nacional de Despesas Familiares), foi de fato medida a magnitude do problema, motivando a criação de diversas iniciativas para combate à fome, pobreza e desnutrição.[11] Nessa época, foi criado o Instituto Nacional de Alimentação e Nutrição (INAN) e, junto com ele, programas voltados a compensar as desigualdades sociais,[8] dentre os quais o Programa Nacional de Alimentação e Nutrição (Pronan) I e II, e também o PAT.

É possível entender que o PAT foi concebido e compreendido como uma forma de "máquinas de trabalho", e não como um direito do trabalhador.[12] Essa visão perpetuou e acompanhou o programa ao longo dos anos, à revelia da transição nutricional por que o Brasil passava. A concepção de "dar combustível às máquinas de trabalho" provocou o sentimento de necessidade de alimentação com sustância,[a] ou seja, rica em calorias e gorduras, o qual afetava principalmente a camada mais pobre da sociedade: trabalhadores "braçais".[8] Tal sentimento foi um importante desencadeador de problemas nutricionais nesse grupo.

Com auxílio de estudos científicos indicando elevadas prevalências de obesidade e sobrepeso na classe trabalhadora, foi identificado que o PAT precisava de mudanças que levassem em conta o contexto da alimentação no Brasil na época, com recomendações assertivas para que o programa deixasse de ser apenas fornecedor de calorias. Então, em 2006, foi publicada a Portaria Interministerial nº 66,[13] que altera os parâmetros nutricionais do PAT, aumentando a oferta de frutas, legumes e verduras aos trabalhadores. Porém, essa portaria foi revogada em 2021, dando espaço à Portaria nº 672. A principal consequência dessa mudança foi a retirada das diretrizes com parâmetros nutricionais, utilizados por nutricionistas no planejamento de cardápios do PAT. Apesar de dar maior liberdade na oferta de alimentação por parte do empregador, tal medida pode minimizar os inúmeros avanços na promoção da alimentação saudável no PAT.[7]

O programa apresenta uma crescente nos resultados quanto ao número de empresas e pessoas atendidas. Em maio de 2022, no total, foram mais de 296 mil empresas e 23,5 milhões de trabalhadores, dos quais 20 milhões ganhavam menos de cinco salários-mínimos.[14]

Funcionamento

O PAT é um programa de adoção voluntária voltado para a melhoria da situação nutricional de todos os trabalhadores. Podem participar do programa quaisquer pessoas jurídicas de direito público ou privado e empregadores que tenham Cadastro de Atividade Econômica da Pessoa Física (CAEPF)

---

[a] De acordo com o Dicionário Aulete: que alimenta, robustece, que sacia a fome; originário de substância.

ou Cadastro Nacional de Obras (CNO). Aqueles que participam do PAT e concedem benefícios aos trabalhadores são chamados empresas ou pessoas jurídicas beneficiárias do PAT.

A pessoa jurídica beneficiária pode participar do PAT de três maneiras distintas:

- Mantendo um serviço próprio de refeições
- Distribuindo alimentos
- Firmando contratos com entidades de alimentação coletiva, que deverão ser registradas no PAT.

Podem ser entidades de alimentação coletivas tanto empresas fornecedoras de alimentação coletiva como empresas facilitadoras de aquisição de refeições ou gêneros alimentícios. As empresas fornecedoras de alimentação coletiva podem funcionar nas seguintes modalidades: operadora de cozinha industrial e fornecedora de refeições preparadas transportadas; administradora de cozinha contratante; e fornecedora de cestas de alimentos e similares. Já as empresas facilitadoras de aquisição de refeições ou gêneros alimentícios podem ser emissoras e/ou credenciadoras, com o objetivo de emitir ou credenciar pagamentos no âmbito do PAT, com os seguintes produtos: instrumentos de pagamento para aquisição de refeições em restaurantes e estabelecimentos similares (refeição-convênio); e instrumentos de pagamento para aquisição de gêneros alimentícios em estabelecimentos comerciais (alimentação-convênio).

Independentemente do modelo empregado, a pessoa jurídica beneficiária deve cumprir com diversas obrigatoriedades. É necessário que seja garantido a todos os trabalhadores da empresa o mesmo valor de benefício oferecido, assim como é exigido que sejam fornecidas orientações sobre a correta utilização dos instrumentos de pagamento no âmbito do PAT. A empresa também deve dispor de programas que monitorem a saúde de seus trabalhadores para aprimorar a segurança alimentar e nutricional (SAN). Também faz-se obrigatória a contratação de um nutricionista que atue como responsável técnico pela execução do PAT – no caso das empresas fornecedoras de alimentação coletiva, estas também devem ter um profissional nutricionista responsável técnico cadastrado no PAT. Com relação à documentação, é necessária a confirmação de recebimentos do benefício do trabalhador e manter documentados e fazer registros de todos os gastos relacionados ao PAT. Além disso, para que a empresa possa usufruir dos benefícios fiscais do programa, ela deve realizar sua inscrição no PAT, via internet, no *site* gov.br e fazer atualização das suas informações cadastrais sempre que necessário.

Os benefícios do PAT não podem ser suspensos, reduzidos ou suprimidos como forma de punição dos trabalhadores e não devem ser usados como premiação. Ainda, é importante salientar que o trabalhador não pode, sob nenhuma circunstância, participar da operacionalização do PAT com mais de 20% do custo direto das refeições.

A Figura 56.2 mostra o percentual de novos trabalhadores beneficiados pelo PAT por ano (2008-2017) e por modalidade, segundo os dados fornecidos pelo Atlas do PAT, banco de dados de acesso livre do MTE.[b]

É possível observar predominância das prestadoras de serviço de alimentação, especificamente alimentação e refeição-convênio. Também se pode observar pequena variação percentual ao longo dos anos, com uma tendência de queda de refeições transportadas e cesta de alimentos. Na categoria

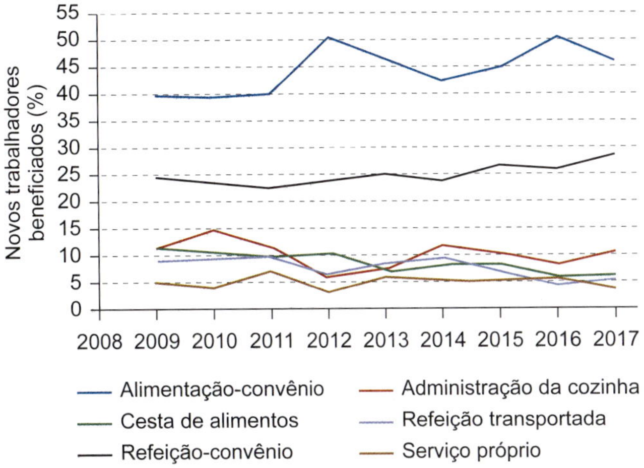

Figura 56.2 Percentual de trabalhadores beneficiados pelo PAT em cada modalidade e por ano, segundo dados do Atlas PAT. Adaptada de Brasil (2016).[14]

de fornecimento de refeições, a modalidade "administração terceirizada" é a que apresenta maior percentual de novos trabalhadores beneficiados (ver Figura 56.2).

Após a definição da modalidade, a empresa deve realizar as contratações devidas, como nutricionista, manipuladores de alimentos e demais funcionários necessários (caso seja serviço próprio), ou da empresa prestadora de serviço, no caso da terceirização. Deve então efetuar o cadastro no PAT, via internet, no *site* eletrônico do MTE, enviando toda a documentação necessária e aguardando a aprovação do cadastro.

O fluxo para definição do tipo de participação, de modalidades, contratação e cadastro no PAT pode ser visualizado na Figura 56.3.

A Tabela 56.1 apresenta perguntas frequentes e suas respostas sobre o funcionamento do PAT.

O acompanhamento e a avaliação do PAT são realizados pela comissão tripartite. Ela é formada por seis representantes do governo, seis representantes dos trabalhadores e seis representantes dos empregadores, com mandato de 2 anos. De modo geral, a comissão deve se reunir trimestralmente, podendo ter mais reuniões, se necessário. Além da avaliação, a comissão tripartite deve propor aperfeiçoamento da legislação e das diretrizes do programa, além de estudos para aperfeiçoar a fiscalização, propor penalidades etc.

Atuação em alimentação coletiva

Por se tratar de um programa promotor de saúde e hábitos alimentares saudáveis, é fundamental que o nutricionista que atue no contexto do PAT elabore cardápios e estratégias nesse sentido.

Em 2006, foi publicada a Portaria Interministerial nº 66[13] com o intuito de modificar os parâmetros nutricionais do PAT, servindo, assim, como documento de referência para o planejamento da alimentação dos trabalhadores. Os parâmetros eram estabelecidos com base em 2.000 calorias diárias. As refeições maiores (almoço, jantar e ceia) deveriam corresponder a 30 a 40% em relação ao valor energético total (VET), enquanto as refeições menores (desjejum e lanches), a 15 a 20% do VET. Era tolerado um acréscimo de até 20% de calorias em relação ao VET, ou seja, 400 kcal. Considerando que o sobrepeso e a obesidade são alguns dos principais problemas de saúde pública no Brasil e no mundo, as orientações foram elaboradas para que o nutricionista fosse cauteloso em propor cardápios com mais

---

[b]Disponível em http://consulta.mte.gov.br/atlas/pat.asp.

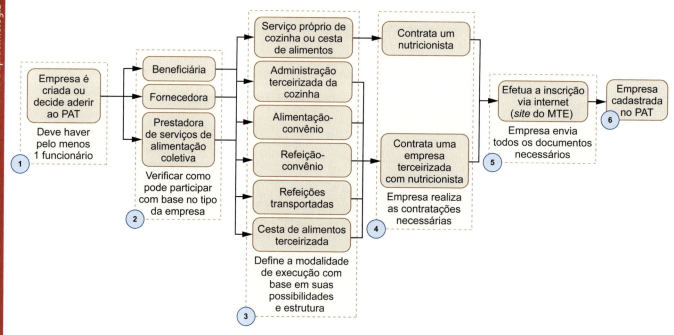

Figura 56.3 Fluxo resumido para definição do tipo de participação, de modalidades, contratação e cadastro no Programa de Alimentação do Trabalhador (PAT).

Tabela 56.1 Perguntas frequentes sobre o funcionamento do Programa de Alimentação do Trabalhador (PAT).

Pergunta	Resposta
Qual o número mínimo de funcionários que uma empresa deve ter para solicitar cadastro ao PAT?	A partir de um funcionário já é possível realizar o cadastro
A inscrição no PAT deve ser renovada anualmente?	Não, a inscrição tem validade por tempo indeterminado
A empresa pode reduzir o benefício do trabalhador em caso de falta ao trabalho?	Não. O benefício é concedido por meio do cálculo de dias úteis, independentemente da presença ou ausência do funcionário
Uma empresa pode conceder mais de um benefício ao trabalhador (combinando modalidades)?	Sim, desde que pelo menos uma delas atenda às exigências mínimas
Sócios e acionistas das empresas podem receber benefícios do programa?	Não, apenas funcionários
Um funcionário pode se recusar a receber o benefício?	Sim, basta fazer uma declaração à empresa, que deve arquivar para fins comprobatórios
Estagiários podem receber benefícios do PAT?	Sim, mas não é obrigatório
Trabalhadores no mercado informal podem usufruir dos benefícios do PAT?	Não, apenas trabalhadores no mercado formal de trabalho

Adaptada de Brasil[17] (2016).

calorias. Também se notava que a legislação tinha uma preocupação com o aporte proteico dos trabalhadores, existindo orientações para distribuição de proteína líquida (NDPCal%); com as quantidades de sódio e gordura saturada das refeições; e com a oferta de frutas e legumes.[13]

Em 2021, com o advindo da portaria nº 672, foram revogadas todas as legislações anteriores que traziam parâmetros e orientações nutricionais. Nesse sentido, a nova portaria traz um caráter mais maleável para as exigências do PAT. Ainda assim, mantém-se o objetivo do programa de trazer melhoria da situação nutricional dos trabalhadores, visando à promoção de sua saúde e à prevenção de doenças. Nesse sentido, ainda cabe ao nutricionista responsável técnico de cada empresa beneficiária promover a segurança alimentar. Apesar de a legislação não oferecer parâmetros a serem seguidos, caberá ao nutricionista utilizar de seu arcabouço teórico e outras ferramentas disponibilizadas pelo governo, como o *Guia Alimentar para a População Brasileira*,[15] para atingir os objetivos tão necessários do programa.

O *Guia* discute a importância da combinação dos alimentos, dos padrões alimentares, dos aspectos culturais, da alimentação derivada de sistemas ambientalmente sustentáveis etc. O nutricionista deve priorizar os alimentos *in natura* (obtidos diretamente de plantas ou de animais) ou minimamente processados (que foram submetidos apenas aos processos de limpeza, fracionamento, moagem, pasteurização etc.). Com o apelo da praticidade, o mercado institucional tem à disposição uma variedade de produtos ultraprocessados, como: bebidas adoçadas com açúcar ou adoçantes artificiais, pós para refrescos, embutidos e outros produtos derivados de carne e gordura animal, produtos congelados prontos para aquecer, alimentos desidratados (misturas para bolo, sopas em pó, tempero pronto), entre outros, que devem ser evitados na elaboração do cardápio.[15]

Dificuldades e potencialidades

O PAT, por todas as suas diretrizes, é um programa estabelecido, pensado e regularizado para ser promotor de saúde. Entretanto, alguns estudos mais antigos e recentes indicam que os cardápios de estabelecimentos vinculados ao PAT podem apresentar inadequações, levando ao aumento de peso de trabalhadores.

Veloso e Santana,[8] antes da publicação da Portaria Interministerial nº 66, indicaram, por meio da análise de 8.454 indivíduos, que trabalhadores beneficiários do PAT apresentaram aumento de peso. Além disso, foram observadas maiores taxas de triglicerídeos sanguíneos, colesterol total e glicemia nesses trabalhadores em comparação com aqueles sem programa de alimentação. Esse estudo foi importante para mostrar que as diretrizes do PAT necessitavam de revisão quanto a aspectos nutricionais.

Em 2008, após análise de 72 empresas inscritas no PAT na cidade de São Paulo, Bandoni e Jaime[18] observaram que empresas terceirizadas e indústrias de médio e grande porte, com supervisão do nutricionista, apresentaram cardápios com melhor qualidade do que empresas menores na modalidade autogestão e sem a supervisão de nutricionista. O estudo foi importante para indicar a necessidade de nutricionista no contexto do PAT e cita a importância de estratégias específicas para as empresas menores, que apresentaram mais dificuldades em seguir a Portaria, já vigente na época do estudo. Geraldo et al.[17] indicaram que as empresas beneficiadas pelo PAT ofereceram cardápios com proporções inadequadas em relação às diretrizes da Portaria Interministerial nº 66.[13] A média foi de 1.195,03 kcal, com percentual de calorias advindas de proteína de 18,8%; carboidratos, 50,9%; e lipídios totais, 30,1%. A distribuição de macronutrientes se mostrou inadequada, e o valor calórico, próximo ao limite máximo indicado pela Portaria. Os resultados indicaram a dificuldade na adequação dos cardápios, inclusive aqueles elaborados por nutricionistas, que, apesar de melhores, também apresentavam divergências. O estudo também elucida a necessidade de maior fiscalização por parte do governo.

Por fim, Araújo et al.,[12] em sua revisão, citam a evolução do PAT em função das mudanças do país; porém, defendem que o programa estagnou, não prevendo ações para atender diversos trabalhadores que não são do setor formal da economia e não garantindo alimentação adequada nutricionalmente àqueles já beneficiados. As condições de trabalho evoluíram por conta da tecnologia, demandando cada vez menos esforço físico dos trabalhadores. O PAT precisa acompanhar essa evolução, com estratégias que garantam uma alimentação de qualidade, como: fiscalizar a presença de nutricionista como responsável técnico (RT); propiciar comunicação e treinamento com nutricionistas e responsáveis pelas empresas e pelos serviços de alimentação; avaliar os cardápios quanto ao uso de alimentos ultraprocessados; e realizar inquéritos sobre o estado de saúde dos trabalhadores.

Os estudos citados foram feitos em momentos em que a legislação estabelecia parâmetros a serem seguidos. Atualmente, a ausência desses parâmetros pode trazer um novo desafio do ponto de vista de verificação de boa *performance* do programa. Ainda assim, é inegável a importância do PAT como política de SAN, promovendo alimentação, principalmente, para trabalhadores com renda mais baixa. Apesar das dificuldades, o PAT é uma oportunidade para promoção de hábitos saudáveis no trabalho, desde que conduzido de maneira correta e responsável. Além disso, o programa promove emprego a trabalhadores da área de alimentação coletiva, como cozinheiros, ajudantes de cozinha e, especialmente, nutricionistas. Em 2016, a área de alimentação coletiva forneceu 11 milhões de refeições por dia, criando 180 mil empregos diretos. Portanto, é uma área importante para movimentação da economia do Brasil.[18]

Programa Nacional de Alimentação Escolar

Breve histórico

Programas de alimentação escolar (PAE) são observados em diversos países ao redor do mundo e beneficiam cerca de 368 milhões de estudantes de inúmeras faixas etárias, matriculados em instituições de ensino. São estratégias de implementação de programas e políticas públicas em alimentação e nutrição que podem beneficiar a saúde pública.[19]

O PNAE do Brasil é considerado uma das maiores e mais abrangentes políticas públicas no que diz respeito às áreas de SAN. Presente no cenário nacional há mais de 50 anos, sua consolidação ocorreu em 1979, após diversos acontecimentos nacionais e internacionais e articulações iniciadas a partir da década de 1930.[20] Sob essa óptica, a Tabela 56.2 apresenta a trajetória de alguns eventos importantes para a estruturação do PNAE.

O programa objetiva suprir as necessidades nutricionais dos alunos durante sua permanência na escola; por isso, é uma política pública que contribui para o crescimento, o desenvolvimento biopsicossocial, a aprendizagem e o rendimento escolar. Além disso, contribui para a formação de práticas alimentares saudáveis durante os dias letivos, por meio de educação alimentar e nutricional (EAN) e oferta de refeições que atendam às necessidades nutricionais dos escolares.[23]

Vinculado ao MEC, o Fundo Nacional de Desenvolvimento da Educação (FNDE) é o órgão responsável pela administração do PNAE e efetua a cessão de recursos financeiros para as divisões administrativas dos estados e municípios, incluindo o Distrito Federal, como condição subsidiária. Esse auxílio surge como maneira de assegurar as necessidades nutricionais dos escolares de toda a educação básica, matriculados em escolas públicas, instituições filantrópicas e entidades comunitárias.[24]

Em 1994, a política de alimentação escolar foi alterada substancialmente com a promulgação da Lei nº 8.913, a qual dispõe sobre a municipalização da alimentação escolar. O programa torna-se de responsabilidade das entidades executoras (EEx),[c] e

Tabela 56.2 Alguns eventos relacionados com a alimentação no Brasil desde 1930 até a consolidação do Programa Nacional de Alimentação Escolar (PNAE), em 1979.

1930 Graves problemas de saúde pública no Brasil Início das ações governamentais relacionadas com nutrição e alimentação
1945-1950 Criação da Comissão Nacional de Alimentação Escolar Campanha Nacional de Merenda Escolar Doações de alimentos (Programa de "Alimentos para a Paz"; Programa Mundial de Alimentos) e capital (United Nations Children's Fund) internacionais
1970 Cenário de crise econômica internacional Desenvolvimento de políticas de alimentação no Brasil, sobretudo a escolar Produção agrícola para o mercado interno Remoção gradativa do financiamento internacional
1979 Abastecimento de gêneros alimentícios por empresas nacionais Consolidação do intitulado Programa Nacional de Alimentação Escolar

Adaptada de Coimbra et al.[21] (1982); Vasconcelos[22] (1999).

---

[c]Entidades executoras: estados, municípios, Distrito Federal e escolas federais, como responsáveis pela execução do PNAE, inclusive pela utilização e complementação dos recursos financeiros transferidos pelo FNDE, pela prestação de contas do programa, pela oferta de alimentação nas escolas por, no mínimo, 800 horas-aula, distribuídas em, no mínimo, 200 dias de efetivo trabalho escolar, e pelas ações de educação alimentar e nutricional a todos os alunos matriculados.[23]

não mais do Estado, que, por sua vez, tem seu foco na elaboração e regulação de políticas de alimentação e nutrição, controle e monitoramento da aplicação em nível local.[25]

O aporte legislativo do programa vem por meio da a Lei nº 11.947, de 16 de junho de 2009, que dispõe sobre o atendimento da alimentação escolar e do Programa Dinheiro Direto na Escola aos alunos da educação básica.[26] Ela foi normatizada pela Resolução nº 38/2009, que apresenta os princípios e as diretrizes do PNAE (Figura 56.4). Até 2009, o programa era regido por uma medida provisória, ou seja, poderia ser extinguido se essa fosse a vontade do governo. A partir do momento que foi publicada a lei, o PNAE deixou de ser uma política de governo e passou a ser uma política de Estado, tornando-se mais estável a mudanças dos governantes.

Funcionamento

O PNAE concretiza-se por meio de repasse de recursos financeiros, garantido no orçamento da União e realizado diretamente pelo FNDE às EEx em caráter complementar. Esse repasse, destinado exclusivamente à aquisição de gêneros alimentícios para a alimentação escolar, é movido por princípios e diretrizes inovadoras, que se concretizam por meio das normas legais. Todos os alunos da educação básica pública (creches, pré-escolas, escolas de ensino fundamental, ensino médio e ensino de jovens adultos) são beneficiados, incluindo aqueles em escolas indígenas e em remanescentes de quilombos, podendo ser estendido a escolas filantrópicas, comunitárias e confessionais. O montante repassado pela União ocorre por meio de 10 parcelas mensais em contas-correntes específicas abertas pela autarquia.[23]

O orçamento total do PNAE em 2020 foi de R$ 4,3 bilhões, beneficiando cerca de 39,8 milhões de alunos.[27] No mesmo ano, o valor repassado para cada escolar por dia letivo e de acordo com a etapa e modalidade de ensino foi:[23]

- Creches: R$ 1,07
- Pré-escola: R$ 0,53
- Escolas indígenas e quilombolas: R$ 0,64
- Ensino fundamental e médio: R$ 0,36
- Educação de jovens e adultos: R$ 0,32
- Ensino integral: R$ 1,07
- Programa de fomento às escolas de ensino médio em tempo integral: R$ 2,00
- Alunos que frequentam o atendimento educacional especializado no contraturno: R$ 0,53.

A transferência do repasse ocorre juntamente com o início do ano letivo, de modo a atender os seus 200 dias. Cada uma das parcelas transferidas condiz com os 20 dias de aula/mês multiplicado pelo número de escolares por modalidade. É possível verificar um aumento considerável no valor investido no programa, visto que, em 1995, o orçamento era de R$ 590,1 milhões e atendia 33,2 milhões de alunos. A Figura 56.5 apresenta os últimos 26 anos do programa em relação ao orçamento e ao número de escolares beneficiados pelo mesmo.

O PNAE é acompanhado e fiscalizado diretamente pelo FNDE, pelo Tribunal de Contas da União (TCU), pela Controladoria Geral da União (CGU) e pelo Ministério Público, e também pelos Conselhos de Alimentação Escolar (CAE), considerados instrumentos de controle social. O CAE é responsável por acompanhar e monitorar os recursos federais repassados pelo FNDE para a alimentação escolar e garantir a segurança dos alimentos. É de suma importância para a execução do programa; afinal, caso não seja constituído, deixe de sanar as pendências ou não apresente a prestação de contas dos recursos recebidos, o FNDE pode suspender o repasse dos recursos.[28]

O CAE deve ser constituído por: um representante do poder executivo; dois representantes das entidades de trabalhadores da educação e discentes; dois representantes de pais de alunos; e dois representantes das entidades civis organizadas. Cada membro titular deve ter um suplente do mesmo segmento. Recomenda-se que o CAE dos estados e municípios que tenham

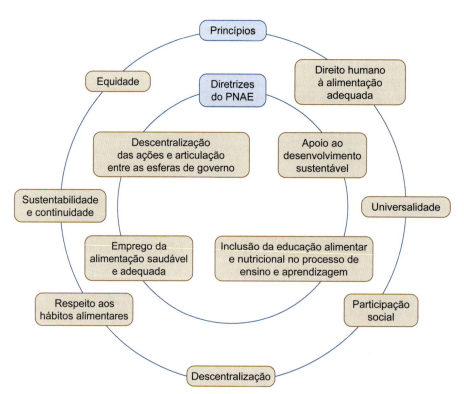

Figura 56.4 Princípios e diretrizes do Programa Nacional de Alimentação Escolar (PNAE). Adaptada de Brasil[27] (2022).

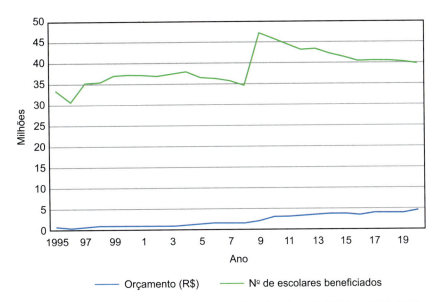

Figura 56.5 Orçamento e número de escolares beneficiados pelo PNAE de 1995 a 2020.

alunos matriculados em escolas localizadas em áreas indígenas ou em áreas remanescentes de quilombos tenha em sua composição pelo menos um membro representante desses povos ou comunidades tradicionais. A duração do mandato é de 4 anos e é considerado serviço público relevante não remunerado.[28]

Atendendo a uma das diretrizes do PNAE e segundo a Lei nº 11.947/2009, 30% do valor total do repasse financeiro da União devem ser destinados à compra de alimentos variados, produzidos na região e oriundos da agricultura familiar, privilegiando comunidades indígenas e de remanescentes de quilombos, seguindo a cultura e os hábitos alimentares locais.[24] Os agentes do FNDE que apoiam o desenvolvimento sustentável têm enfatizado que:

> Este encontro – da alimentação escolar com a agricultura familiar – tem promovido uma importante transformação na alimentação escolar, ao possibilitar que alimentos saudáveis e com vínculo regional, produzidos diretamente pela agricultura familiar, possam ser consumidos diariamente pelos escolares da rede pública de todo o Brasil.[28]

> O PNAE induz e potencializa a afirmação da identidade, a redução da pobreza e da insegurança alimentar no campo, a (re)organização de comunidades, incluindo povos indígenas e quilombolas, o incentivo à organização e associação das famílias agricultoras e o fortalecimento do tecido social, a dinamização das economias locais, a ampliação da oferta de alimentos de qualidade e a valorização da produção familiar... Para o município, significa a geração de emprego e renda, fortalecendo e diversificando a economia local, e valorizando as especificidades e os hábitos alimentares locais.[29]

A aquisição dos produtos da agricultura familiar pode ser realizada por meio da Chamada Pública, dispensando-se, nesse caso, o procedimento licitatório. Para a alimentação escolar, ela está regulamentada pela Resolução CD/FNDE nº 06, de 08 de maio de 2020, que foi atualizada pela Resolução CD/FNDE nº 21, de 16 de novembro de 2021, a qual dispõe sobre o atendimento da alimentação escolar aos alunos da educação básica no âmbito do PNAE. A Coordenação Geral do Programa Nacional de Alimentação Escolar – CGPAE/FNDE elaborou o manual *Aquisição de Produtos da Agricultura Familiar para a Alimentação Escolar* que apresenta o passo a passo do processo de aquisição da agricultura familiar.[29]

Com o objetivo de atualizar as indicações do manual, dadas as alterações ocorridas com a Resolução CD/FNDE nº 6/2020, o FNDE também disponibiliza um material ilustrativo como ferramenta de apoio.[23]

Atuação em alimentação coletiva

A atuação do nutricionista na alimentação escolar deve seguir os princípios e diretrizes do PNAE, que devem representar motivações, e não barreiras, para a sua atuação. O nutricionista é o profissional habilitado que assume planejamento, coordenação, direção, supervisão e avaliação na área de alimentação e nutrição dentro da secretaria (municipal, estadual e distrital) de educação, quanto à alimentação escolar. Somente o nutricionista pode assumir a responsabilidade técnica do PNAE[26] e, como tal, deve promover articulação entre as áreas de educação e saúde, gestores do PNAE nas três esferas governamentais e demais parceiros.[29]

> Cabe ao nutricionista também participar na construção de um projeto político-pedagógico que se proponha a estabelecer novos paradigmas de gestão e de práticas pedagógicas que permitam à instituição escolar transgredir a denominada "educação tradicional", cuja prática de base positivista se apresenta aquém de responder às necessidades e desejos dos protagonistas do ambiente escolar.[29]

As Tabelas 56.3 e 56.4 apresentam, respectivamente, as atividades técnicas essenciais e as complementares do nutricionista no âmbito do PNAE, em concordância com a Resolução nº 465/2010.[30]

Para além das atividades essenciais e complementares, o artigo 5º da Resolução nº 465/2010[30] normatiza que outras atribuições poderão ser desenvolvidas pelo nutricionista "de acordo com a necessidade, complexidade do serviço e disponibilidade da estrutura operacional do PNAE".

Para atuar de maneira plena, sugere-se que o nutricionista do PNAE inicie suas atividades por meio da elaboração de um plano de trabalho que detalhe o planejamento das ações a serem executadas, devendo conter: justificativa, estratégias operacionais, locais e órgãos executores, cronograma de execução das atividades, metas, cronograma de execução financeira, orçamento e instrumentos avaliativos.[28] Este plano de trabalho facilita a identificação das tarefas exclusivas ao

Tabela 56.3 Atividades técnicas essenciais do nutricionista responsável pelo Programa Nacional de Alimentação Escolar (PNAE).

I. Determinar e acompanhar o estado nutricional das crianças nas instituições de ensino, calculando os parâmetros nutricionais para sua assistência

II. Identificar os escolares com necessidades nutricionais distintas

III. Delinear, implementar, acompanhar e analisar o cardápio da alimentação escolar

IV. Sugerir e executar ações de educação alimentar e nutricional no âmbito escolar

V. Implementar fichas técnicas das preparações que constituem o cardápio

VI. Planejar, nortear e fiscalizar os procedimentos de seleção, compra, armazenamento, produção e distribuição dos alimentos

VII. Planejar, conduzir e supervisionar a execução de testes de aceitabilidade junto aos escolares

VIII. Inter-relacionar com os agricultores familiares e empreendedores familiares rurais e suas organizações

IX. Participar do processo de licitação e da compra direta da agricultura familiar para aquisição de gêneros alimentícios

X. Orientar e supervisionar as atividades de higienização de ambientes, armazenamento de alimentos, veículos de transporte de alimentos, equipamentos e utensílios da instituição

XI. Elaborar e implantar o Manual de Boas Práticas para Serviços de Alimentação

XII. Elaborar o Plano Anual de Trabalho do PNAE

XIII. Assessorar o CAE no que diz respeito à execução técnica do PNAE

CAE, Conselho de Alimentação Escolar. Adaptada de Conselho Federal de Nutricionistas[30] (2010).

Tabela 56.4 Atividades complementares do nutricionista responsável pelo Programa Nacional de Alimentação Escolar (PNAE).

I. Coordenar, supervisionar e executar ações de educação permanente em alimentação e nutrição para a comunidade escolar

II. Participar do processo de avaliação técnica dos fornecedores de gêneros alimentícios, a fim de emitir parecer técnico, com o objetivo de estabelecer critérios qualitativos para a participação dos mesmos no processo de aquisição dos alimentos

III. Participar da avaliação técnica no processo de aquisição de utensílios e equipamentos, produtos de limpeza e desinfecção, bem como na contratação de prestadores de serviços que interfiram diretamente na execução do PNAE

IV. Participar do recrutamento, da seleção e da capacitação de pessoal que atue diretamente na execução do PAE

V. Participar de equipes multiprofissionais destinadas a planejar, implantar, implementar, controlar e executar políticas, programas, cursos, pesquisas e eventos na área de alimentação escolar

VI. Contribuir na elaboração e revisão das normas reguladoras próprias da área de alimentação e nutrição

VII. Colaborar na formação de profissionais na área de alimentação e nutrição, supervisionando estagiários e participando de programas de aperfeiçoamento, qualificação e capacitação

VIII. Comunicar aos responsáveis legais e, caso necessário, à autoridade competente, quando da existência de condições do PNAE impeditivas de boa prática profissional ou que sejam prejudiciais à saúde e à vida da coletividade

IX. Capacitar e coordenar as ações das equipes de supervisores das unidades de entidade executora relativas ao PNAE

Adaptada de Conselho Federal de Nutricionistas[30] (2010).

RT (planejamento e acompanhamento do cardápio, coordenação das ações de EAN, avaliação nutricional e controle higiênico-sanitário), bem como das que podem ser executadas pelos demais atores sociais envolvidos sob sua supervisão. Para tanto, o nutricionista do PNAE, vinculado às EEx, deve atuar de maneira integrada com outros setores, sendo o principal articulador no programa.

É vedada a assunção de responsabilidade técnica por nutricionista que atue como assessor ou consultor da entidade executora e cuja contratação pela entidade executora se dê por meio de uma pessoa jurídica.[30]

Para a elaboração do cardápio, uma das principais atribuições do nutricionista neste segmento, é necessário que o profissional compreenda o papel da alimentação escolar na promoção da saúde e práticas alimentares saudáveis, bem como a legislação em vigor,[23] a qual está alinhada com os guias alimentares brasileiros e o enfrentamento da insegurança alimentar, carências nutricionais, obesidade e doenças associadas.[31]

O cardápio deve ter como base alimentos *in natura* ou minimamente processados e deve suprir as necessidades nutricionais diárias, ou seja, os valores de referência de energia, macronutrientes (carboidrato, proteína e lipídio), fibras e micronutrientes (vitaminas A e C, Ca, Fe), os quais precisam ser distribuídos de acordo com a quantidade de refeição ofertada, o período de permanência na instituição escolar e sua categoria (Tabela 56.5).[23] Deve também ser apoiado nos princípios e diretrizes do PNAE. Para padronizar a apresentação do cardápio da alimentação escolar, o FNDE propôs um modelo que pode ser adotado e adaptado à realidade de cada localidade e que inclui, além dos valores de referência de energia, micro e macronutrientes, também o teor de sódio, haja vista que há recomendação máxima desse mineral.[28]

Além disso, nas Resoluções CD/FNDE nº 06[23] e nº 20/2020[32] são estabelecidos percentuais e quantidades de referência para alguns nutrientes conforme orientações do FNDE.

Para os escolares até 3 anos é proibida a oferta de alimentos ultraprocessados e a adição de açúcar, mel e adoçante nas preparações culinárias e bebidas. Para as refeições diárias dos escolares com mais de 3 anos, são estabelecidos os limites de:

- 7% da energia total proveniente de açúcar simples adicionado
- 15 a 30% da energia total proveniente de gorduras totais
- 7% da energia total proveniente de gordura saturada
- 600 mg de sódio *per capita*, em período parcial, quando ofertada uma refeição
- 800 mg de sódio *per capita*, em período parcial, quando ofertadas duas refeições
- 1.400 mg de sódio *per capita*, em período integral, quando ofertadas três ou mais refeições
- Doces uma vez por mês
- Preparações regionais doces a duas vezes por mês em período parcial; e a uma vez por semana em período integral
- Produtos cárneos a duas vezes por mês
- Líquidos lácteos com aditivos ou adoçados a, no máximo, uma vez por mês em período parcial e, no máximo, duas vezes por mês em período integral
- Biscoito, bolacha, pão ou bolo a duas vezes por semana quando ofertada uma refeição, em período parcial; a três vezes por semana quando ofertadas duas refeições ou mais, em período parcial; e a sete vezes por semana quando ofertadas três refeições ou mais, em período integral
- Alimentos em conserva a uma vez por mês.

A oferta de gordura *trans* industrializada é proibida em todos os cardápios e faixas etárias.

É vedada a utilização de recursos do PNAE para aquisição dos seguintes alimentos e bebidas ultraprocessados: refrigerantes e refrescos artificiais, bebidas ou concentrados à base de xarope de guaraná ou groselha, chás prontos para consumo e outras bebidas similares, cereais com aditivo ou adoçados, bala e similares, confeito, bombom, chocolate em barra e granulado, biscoito ou bolacha recheada, bolo com cobertura ou recheio, barra de cereal com aditivo ou adoçada, gelados comestíveis, gelatina, temperos com glutamato monossódico ou sais sódicos, maionese e alimentos em pó ou para reconstituição.

Os cardápios do período parcial devem oferecer, no mínimo, frutas *in natura* 2 dias por semana e verduras e legumes 3 dias por semana, totalizando 280 g/aluno/semana. No período

Tabela 56.5 Necessidades a serem atendidas de acordo com o número de refeições, o período e o tipo de instituição escolar.

Necessidade nutricional a ser atendida (mínimo)	Nº de refeições (mínimo)	Período na instituição	Instituição escolar beneficiada
30%	2	Parcial	Creches
70%	3	Integral	Creches, comunidades indígenas ou áreas remanescentes de quilombos
30%	Por refeição ofertada	–	Escolas, comunidades indígenas ou áreas remanescentes de quilombos
20%	1	Parcial	Educação básica
30%	2 ou mais	Parcial	Educação básica (exceto creche, período parcial)
70%	3	–	Programa Mais Educação Escolas de tempo integral

Adaptada de Brasil[23] (2020).

integral as frutas *in natura* devem estar presentes, no mínimo, 4 dias por semana e verduras e legumes 5 dias por semana no período, totalizando 520 g/aluno/semana.

Com base na Lei nº 12.982/2014,[33] para os alunos que necessitem de atenção nutricional individualizada em virtude de condição de saúde específica, deve ser elaborado cardápio especial pautado em recomendações médicas e nutricionais, avaliação nutricional e demandas nutricionais diferenciadas.

A elaboração do cardápio no contexto do PNAE é complexa, pois envolve diversas faixas etárias, culturas e alimentos. Por isso, é fundamental que o nutricionista realize a avaliação de aceitação dos cardápios, que pode ser realizada por escala hedônica (sugere-se a de cinco pontos) ou resto-ingestão. Preparações com índice de aceitabilidade > 85% utilizando escala hedônica e > 90% utilizando resto-ingestão são consideradas aceitas e podem ser mantidas no cardápio. Preparações com índices abaixo desses pontos de corte devem ser repensadas e, se necessário, reavaliadas. Estão dispensadas do teste frutas, hortaliças e preparações que sejam constituídas, em sua maioria, por esses alimentos.

Cabe destacar que, em 2018, foi publicado, pelos agentes do FNDE e do Centro Colaborador em Alimentação e Nutrição Escolar da Universidade Federal de Santa Catarina (Cecane/SC), o manual de apoio para atividades técnicas do nutricionista no âmbito do PNAE, que objetiva "proporcionar um suporte teórico e prático para a atuação de todos os nutricionistas a fim de sanar as principais dificuldades e obstáculos de atuação desse profissional no PNAE".[28]

Os 12 capítulos do manual abrangem: as estratégias práticas para a execução e operacionalização das atribuições dos nutricionistas no âmbito do programa; as recomendações e os princípios orientadores para elaborar planos de trabalho; as orientações para elaboração dos cardápios da alimentação escolar; os aspectos referentes às fichas técnicas de preparação; a realização de EAN; as recomendações para a aplicação do teste de aceitabilidade; as necessidades alimentares especiais; a interação do nutricionista da alimentação escolar com os agricultores familiares e empreendedores familiares rurais e suas organizações; a participação do nutricionista no processo licitatório e na chamada pública para aquisição de gêneros alimentícios; o controle de qualidade na alimentação escolar; a assessoria ao CAE; as informações a respeito das atividades complementares a serem desenvolvidas pelos nutricionistas no âmbito do PNAE; e as notas técnicas publicadas pelo FNDE.

Esse manual consolida o empenho do FNDE e dos Cecane, advindos do inovador, complexo e desafiante trabalho de uma parceria iniciada em 2007 entre o órgão e instituições federais de ensino superior. A parceria é construída em uma rede colaborativa, que envolve produção de conhecimento, educação permanente, devolutiva para a sociedade e instrumentos de monitoramento do PNAE.

Ao imbricar-se nos trabalhos de formar e aprender, uma das preocupações que emergiram dessa parceria foram as práticas inadequadas de higiene e preparo dos alimentos, o que constitui um risco à saúde coletiva. Com base nisso, o PNAE inovou, implementando a avaliação da unidade de alimentação e nutrição escolar de acordo com o grau de risco sanitário, por meio da validação de uma lista de verificação.[34] Essa perspectiva, ainda pouco utilizada em outros cenários da alimentação coletiva no Brasil, é mundialmente reconhecida como uma importante ferramenta para minimizar as doenças transmitidas por alimentos.

Em 2022, o FNDE lançou a *Cartilha para Nutricionistas do PNAE*, com a compilação de legislações, ferramentas e materiais de apoio a fim de qualificar e instrumentalizar de forma fácil e prática os profissionais.[35]

Dificuldades e potencialidades

A identificação das dificuldades e potencialidades do nutricionista para atuar no PNAE é limitada pela insuficiência de estudos de avaliação da atuação do RT pelo PNAE.[36] A seguir, serão elencadas situações que geram as dificuldades e potencialidades para o nutricionista desde a formação até sua atuação.

Os cursos de graduação em Nutrição não têm abordado o PNAE na sua complexidade e multidimensionalidade, com pouco investimento acadêmico na saúde coletiva. Diante desse diagnóstico, o FNDE/MEC, em parceria com os Cecane, tem oferecido cursos de formação continuada.[36]

A permanência na área de PAE encontra alguns entraves, conforme citado por Santana e Ruiz-Moreno:[37] o fato de ser o primeiro emprego do profissional, a falta de formação acadêmica, o ingresso dos profissionais no PNAE para aproveitar uma oportunidade de trabalho, e não porque almejavam ou tinham planejado trabalhar na área, a baixa remuneração, o isolamento e a pouca valorização profissional. Em função disso, é frequente o relato de que prestaram concurso para uma vaga no campo da saúde e depois tiveram de assumir a alimentação escolar do município ou foram redirecionados para a educação.

Honório e Batista,[38] quando perguntaram aos nutricionistas sobre as maiores dificuldades para cumprir suas tarefas cotidianas no PNAE, enumeraram elementos agrupados em duas categorias:

- Relativos às atribuições do nutricionista: gestão de pessoas, balanceamento de cardápios com a verba disponível e adequação às diferentes faixas etárias atendidas pelo programa,

execução da avaliação nutricional e da EAN, dificuldade técnica para lidar com teste de aceitabilidade e licitação
- Relativos à administração local do programa: falta de profissionais para atender à demanda, escassez de investimentos na área, interesses políticos dispostos à frente dos interesses do programa, pouca integração com as Secretarias de Educação e de Saúde, pessoas leigas na chefia e em todo o processo, interferindo nas questões da alimentação, falhas na licitação e infraestrutura inadequada das unidades de alimentação e nutrição escolares.

No que tange ao planejamento e execução do cardápio, Alvarez[31] destaca o quão desafiador tem sido para muitas EEx atender a legislação com recursos financeiros insuficientes, quadros defasados de merendeiros(as), estruturas inadequadas das cozinhas escolares comprometendo a segurança dos alimentos, ausência de planejamento de logística e frequência de entrega de alimentos nas escolas, ausência de protocolo para atendimento dos alunos com necessidades alimentares especiais, resistência da comunidade escolar frente à redução de açúcar e ultraprocessados e falta de diálogo e capacitação do setor de compras, desconsiderando as determinações dos nutricionistas.

Cabe ressaltar que os valores *per capita* repassados pelo FNDE para as EEx não são reajustados desde 2017, em um cenário com crescente inflação e consequente aumento dos preços dos alimentos.

As potencialidades de atuação no PNAE relatadas pelos nutricionistas compreendem o dinamismo que as atribuições exigem. Costa et al.[39] enfatizam que, no PNAE, o nutricionista "tem a possibilidade de desenvolver papéis que vão além daquele relativo à administração de refeições".

Aspectos relacionados às relações interpessoais, como colaboração dos gestores, comprometimento da equipe de trabalho, autonomia profissional, identificação com o trabalho, articulação com agricultores, CAE e fornecedores, além do respaldo técnico dado pelas legislações do FNDE/MEC, sinalizam um caminhar rumo às diretrizes do PNAE.[37]

CONSIDERAÇÕES FINAIS

Programas e políticas públicas são estabelecidos com propósitos específicos; por isso, a evolução dos indicadores do país e a revisão e a reformulação dos programas não podem ser desconsideradas.

O PAT e o PNAE são programas que garantem o direito humano à alimentação adequada (DHAA); portanto, sua permanência como políticas de estado deve sempre ser incentivada. Os profissionais que atuam localmente, ou seja, executam os programas nos municípios e em empresas, devem ser sensíveis quanto aos aspectos socioculturais e nutricionais da alimentação, utilizando o máximo do seu conhecimento na área em favor da população. Os profissionais que atuam na organização da política devem se embasar em indicadores de saúde e estudos epidemiológicos, contando com o apoio de estudiosos dessas áreas para garantir a efetividade e o aprimoramento das políticas em alimentação coletiva.

Ambos os programas são amplamente acessíveis à população; então, é comum encontrar uma família na qual os pais recebem benefícios de alimentação no trabalho e seus filhos recebem alimentação na escola, o que pode garantir acesso à alimentação saudável no período em que toda a família está fora do lar, influenciando na formação de práticas alimentares da família.

As execuções do PAT e do PNAE passam pela compreensão de que diversas práticas se encontram, possibilitando pensamentos e ações inovadoras no campo da alimentação e nutrição. A formação dos diferentes sujeitos envolvidos na alimentação do trabalhador e do escolar se concretiza como uma estratégia de democratização e transformação das relações sociais.

REFERÊNCIAS BIBLIOGRÁFICAS

As referências consultadas para a elaboração deste capítulo estão disponíveis *online* no Ambiente de aprendizagem do GEN.

COMO CITAR ESTE CAPÍTULO

ABNT
CUNHA, D. T.; HAKIM, M. P.; MATIAS, C. T. *et al.* Programas em alimentação coletiva. *In:* ROSSI, L.; POLTRONIERI, F. (org.). *Tratado de Nutrição e Dietoterapia.* 2. ed. Rio de Janeiro: Guanabara Koogan, 2023. p. 665-674.

VANCOUVER
Cunha DT, Hakim MP, Matias CT, Stedefeldt E. Programas em alimentação coletiva. In: Rossi L, Poltronieri F (Orgs.). Tratado de nutrição e dietoterapia. 2. ed. Rio de Janeiro: Guanabara Koogan; 2023. p. 665-74.

CAPÍTULO

57

Segurança Alimentar e Nutricional

Patricia Constante Jaime • Betzabeth Slater

INTRODUÇÃO

Segundo a Lei Orgânica de Segurança Alimentar e Nutricional – LOSAN (Lei nº 11.346, de 15 de setembro de 2006),[1] que criou o Sistema Nacional de Segurança Alimentar e Nutricional – SISAN, segurança alimentar e nutricional (SAN) pode ser definida como:

A garantia de que todos tenham condições de acesso a alimentos básicos de qualidade, em quantidade suficiente, de modo permanente e sem comprometer o acesso a outras necessidades essenciais, tendo como base práticas alimentares saudáveis que respeitem a diversidade cultural e que sejam ambiental, econômica, cultural e socialmente sustentáveis.[1,2]

Esse conceito, bastante abrangente, inclui as dimensões do alimentar e do nutricional, enfatizando os aspectos do acesso e da disponibilidade em termos de suficiência, continuidade e preços estáveis e compatíveis com o poder aquisitivo da população.

Além disso, ressalta a importância da qualidade dos alimentos e valoriza os hábitos e a cultura, colocando a SAN como um direito básico para a condição de cidadania; tudo isso para uma existência digna em um contexto de desenvolvimento integral do ser humano.

A promoção da SAN interliga-se, indelevelmente, à garantia do direito humano à alimentação adequada (DHAA), que, pelas normas internacionais, é reconhecido como: "*o direito de todos à alimentação adequada e o direito fundamental de toda pessoa a estar livre da fome, considerados como pré-requisitos para a realização de outros direitos humanos*".[3]

No Brasil, o DHAA está assegurado pela Emenda Constitucional nº 64, de 2010, e embora seja indispensável para a sobrevivência, está distante da realidade de muitas pessoas. Existem duas dimensões indivisíveis do DHAA: o direito de estar livre da fome e da malnutrição e o direito à alimentação adequada, que, por sua vez, envolve diversos aspectos. Assim, a garantia do DHAA é fundamental para o enfrentamento da fome, da desnutrição, das carências nutricionais e da obesidade.

SEGURANÇA ALIMENTAR E NUTRICIONAL NA AGENDA DAS POLÍTICAS PÚBLICAS BRASILEIRAS

Uma vez pensada a SAN como um princípio norteador para atuação do Estado e da sociedade, esforços de organização de uma agenda nacional neste campo são identificados desde o fim da segunda década do século XX, a partir das concepções parciais de direitos que emergiam do Estado Novo, de Getúlio Vargas. As primeiras iniciativas governamentais nesse sentido foram a criação do Serviço de Alimentação da Previdência Social (SAPS) (Decreto-Lei nº 2.478, de 5 de agosto de 1940) e da Comissão Nacional de Alimentação (CNA) (Decreto-Lei nº 7.328, de 17 de fevereiro de 1945).[4] No campo das intervenções concretas junto à população, nasceram programas de oferta de alimentação para os trabalhadores nos locais de trabalho e para estudantes de baixa renda em escolas, além de ações de educação em saúde para famílias nos primeiros centros de saúde do país.

Um passo adiante na conformação de uma agenda nacional de SAN foi dado na Constituição Federal de 1988, que assumiu saúde como um direito social e um dever do Estado, o que resultou na constituição do Sistema Único de Saúde (SUS).

A alimentação e a nutrição são requisitos básicos para a promoção e a proteção da saúde, sendo alguns dos seus fatores determinantes e condicionantes, como afirma o artigo 3º da Lei nº 8.080, Lei Orgânica da Saúde.[5] Desse modo, as ações de alimentação e nutrição passam a ser formuladas e propostas de modo transversal às demais ações de saúde. Tal concepção dialoga com a dimensão nutricional do conceito de SAN e, ao se assumir o paradigma dos determinantes sociais em saúde, também com a dimensão alimentar, uma vez que a condição de nutrição de indivíduos e comunidades é uma consequência da exposição e das vivências no contexto social e alimentar, que pode ser mais ou menos promotor da saúde e de SAN.[6]

Ainda no âmbito do SUS, a Política Nacional de Alimentação e Nutrição (PNAN), aprovada em 1999 e atualizada em 2011, norteia a organização e a oferta da atenção nutricional, tendo como propósito a melhoria das condições de alimentação, nutrição e saúde da população brasileira mediante a promoção de práticas alimentares adequadas e saudáveis, a vigilância alimentar e nutricional, e a prevenção e o cuidado integral dos agravos relacionados com alimentação e nutrição, contribuindo para a conformação de uma rede integrada, resolutiva e humanizada de cuidados.[7]

Entretanto, somente em 2006, com a promulgação da Lei nº 11.346 (LOSAN),[1] é que a temática foi assumida em sua integralidade conceitual no âmbito das políticas públicas brasileiras, com a criação do SISAN.[1]

Somando-se a outros sistemas nacionais de proteção social, o SISAN tem o propósito maior de garantir o DHAA, assim como acompanhar a necessidade de implementação de políticas estruturais para o enfrentamento das questões ligadas a esse tema.

O marco histórico seguinte na agenda política de SAN no Brasil foi a publicação, em agosto de 2010, do Decreto nº 7.272, que institui a Política Nacional de SAN,[8] a qual estabelece os parâmetros para a elaboração de planos nacionais de SAN, que, por sua vez, tem caráter mais executivo e temporal. Essa política visa estimular a integração de governos e da sociedade civil no monitoramento e avaliação de SAN no país. Desde então, estados e municípios têm, paulatinamente, desenvolvido seus marcos legais e programáticos próprios, em consonância com as diretrizes da Política Nacional de SAN.

O entendimento afirmado pela LOSAN e pela Política Nacional de SAN engloba duas dimensões, a alimentar e a nutricional, que são compreendidas como partes indivisíveis, interdependentes e inter-relacionadas de um conceito. Assim, tais dimensões precisam ser consideradas como um todo, sendo ambas igualmente necessárias para garantia do DHAA, como apresentado na Tabela 57.1.

Tabela 57.1 Dimensões do conceito de segurança alimentar e nutricional (SAN) (dimensões indivisíveis, interdependentes e inter-relacionadas).

Alimentar
Refere-se à produção e à disponibilidade de alimentos, que devem ser:
Suficientes e adequadas para atender à demanda da população, em termos de quantidade e qualidade
Estáveis e continuadas para garantir a oferta permanente, neutralizando as flutuações sazonais
Autônomas para que se alcance a autossuficiência nacional nos alimentos básicos
Equitativas para garantir o acesso universal às necessidades nutricionais adequadas
Sustentáveis dos pontos de vista agroecológico, social, econômico e cultural, a fim de assegurar a SAN das próximas gerações

Nutricional
Incorpora as relações entre o ser humano e o alimento, implicando:
Disponibilidade de alimentos saudáveis
Preparo dos alimentos com técnicas que preservem o seu valor nutricional, sanitário e cultural
Consumo alimentar adequado e saudável para cada fase do ciclo da vida
Condições de promoção da saúde e de uma vida saudável para melhorar e garantir a adequada utilização biológica dos alimentos consumidos
Condições de promoção de cuidados com a própria saúde, com a saúde da família e da comunidade
Direito à saúde, com acesso aos serviços de saúde garantido de modo oportuno e resolutivo
Prevenção e controle de determinantes que interferem na saúde e nutrição, tais como as condições psicossociais, econômicas, culturais e ambientais

Tendo em vista o conceito de SAN e o de a alimentação humana ser multideterminada, as políticas e ações neste campo devem mobilizar, de maneira integrada e articulada, diferentes setores sociais, tais como agricultura, abastecimento, educação, saúde, desenvolvimento e assistência social etc., como apresentado na Figura 57.1. A isso se dá o nome de intersetorialidade.

Intersetorialidade é um modo de gestão desenvolvido por meio de processo sistemático de articulação, planejamento e cooperação entre os distintos setores da sociedade e entre as diversas políticas públicas para intervir nos determinantes sociais.[9]

Desse modo, a intersetorialidade é uma forma compartilhada de conduzir as políticas públicas. Ela está comprometida com o fortalecimento de redes, com a construção de um projeto social compartilhado que articula competências, saberes e investimentos na construção de respostas para problemas coletivos, e com o objetivo de obter retornos sociais na perspectiva da inclusão social e da garantia de direitos. A efetiva intersetorialidade precisa que a articulação dos diferentes setores ocorra em todo o ciclo de planejamento, desde a definição de objetivos comuns, estratégias de ação, definição de metas e recursos para alcançá-las, até as formas de monitoramento, avaliação e controle social.

Ações intersetoriais são essenciais para a promoção da SAN, tendo em vista o sentido mais amplo de saúde, que leva em conta os determinantes sociais, e o próprio conceito de SAN.

ORGANIZAÇÃO DO SISTEMA NACIONAL DE SEGURANÇA ALIMENTAR E NUTRICIONAL

Com a aprovação da Losan, em 2006, instituiu-se o Sisan, que tem como objetivo organizar as ações públicas e a articulação do poder público com a sociedade civil para a gestão das políticas de SAN, possibilitando, sobretudo, a estabilidade e a continuidade das ações e dos programas de SAN. O Sisan prevê que órgãos governamentais e da sociedade civil devem atuar conjuntamente na formulação e na implementação de políticas e programas de promoção da SAN.[1]

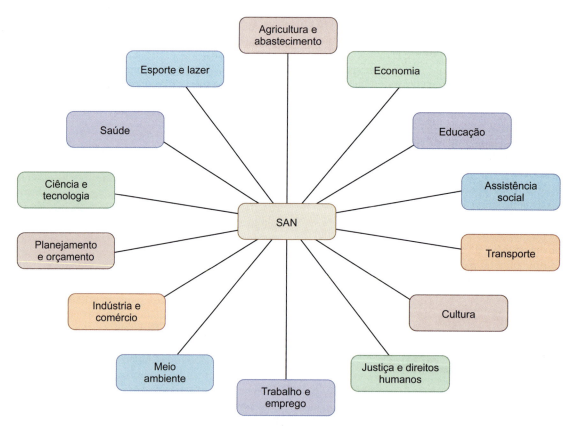

Figura 57.1 Intersetorialidade na promoção da segurança alimentar e nutricional (SAN).

Os princípios norteadores do Sisan são:

- Universalidade e equidade no acesso à alimentação adequada, sem qualquer espécie de discriminação
- Preservação de autonomia e respeito à dignidade das pessoas
- Participação social na formulação, na execução, no acompanhamento, no monitoramento e no controle das políticas e dos planos de SAN em todas as esferas do governo
- Transparência dos programas, das ações, dos recursos públicos e privados e dos critérios para sua concessão.

O Sisan conta com dois mecanismos de coordenação: a Câmara Interministerial de Segurança Alimentar e Nutricional (Caisan), instância governamental responsável pela coordenação e pelo monitoramento intersetorial da política e dos planos de SAN na esfera federal; e o Conselho Nacional de Segurança Alimentar e Nutricional (Consea), que representa o espaço de participação e controle social das políticas públicas.

Definem-se como integrantes do Sisan: o Consea, a Caisan, os órgãos de governo em todas as esferas do poder executivo (União, Estados e Municípios) e os representantes de instituições privadas, com ou sem fins lucrativos, que atuem em SAN.

Vale ressaltar que a LOSAN foi forjada a partir de uma agenda social que cresceu, rompeu barreiras, mobilizou a sociedade civil e sensibilizou o governo, o qual, por sua vez, encontrou as condições para a decisão política de incorporar a proposta na agenda do ciclo das políticas públicas brasileiras.[10]

Infelizmente por meio da Medida Provisória nº 870 (MP 870) de 2019, editada pelo presidente Jair Bolsonaro em seu primeiro dia de governo, o CONSEA foi extinto. Tal ato resultou em comprometimento do processo, ainda inicial, de implementação do SISAN e na falta de atualização do Plano Nacional de Segurança Alimentar e Nutricional, fragilizando a ação do Estado na garantia do Direito Humano à Alimentação Adequada para a população brasileira, em especial para as pessoas em situação de vulnerabilidade.

Segundo Castro,[11] nesse cenário, o país passava por crise econômica, desemprego, desigualdade de renda, desmonte de políticas sociais e estancamento ou piora de indicadores sensíveis à deterioração das condições de vida da população.

Com a extinção do CONSEA, observou-se um retrocesso político e social, em outras palavras, uma violação do direito de "expressão" junto com o desmonte dos espaços de discussão e participação social, conforme pactuado na Constituição Federal.

AVALIAÇÃO DOS NÍVEIS DE INSEGURANÇA E SEGURANÇA ALIMENTAR NO BRASIL

No Brasil, a incorporação de questões para investigar sobre os níveis de insegurança alimentar surgiu na Pesquisa de Orçamentos Familiares (POF) de 2002-2003. Posteriormente, propôs-se a Escala Brasileira de Insegurança Alimentar (EBIA) que foi validada entre os anos de 2003 e 2004 e utilizada em inquéritos populacionais no Distrito Federal e em São Paulo.[12] A insegurança alimentar (IA) engloba tanto a preocupação frente à incerteza da disponibilidade regular de alimentos quanto a vivência de fome, a perda da qualidade nutritiva e a diminuição da diversidade e da quantidade de alimentos.[13-15]

Em 2004 a Pesquisa Nacional por Amostra de Domicílios (PNAD) mostrava que cerca de 70 milhões (39,9%) de brasileiros se encontravam em situação de insegurança alimentar e nutricional.[16] Aproximadamente uma década depois, a mesma pesquisa em 2013[17] apresentava resultados positivos, já que IA estava em um franco declínio, como pode-se observar na Figura 57.2. Infelizmente, as pesquisas POF e VigiSAN de 2018 e 2021 revelam dados alarmantes.[18] Segundo a POF, 10,3 milhões de pessoas viviam em domicílios em que houve privação grave de alimentos ao menos em alguns momentos entre 2017-2018. Dos 68,9 milhões de domicílios no Brasil, 36,7% apresentaram algum grau de insegurança alimentar, atingindo 84,9 milhões de pessoas. Por outro lado, a prevalência nacional de segurança alimentar (SA) caiu de 77,1% para 63,3%, em 2017-2018 e a publicação em 2021 dos resultados do Inquérito de Vigilância de SAN e IA[18] revela termos alcançado seu patamar mais baixo de pessoas seguras (44,8%) nas últimas décadas.

Acometido pela pandemia da covid-19, o mesmo grupo de pesquisa, Rede PENSSAN, em 2022, apresentou à sociedade brasileira os resultados do segundo Inquérito Nacional sobre SAN no contexto da pandemia.[19] No contexto de crise sanitária, política e econômica, era urgente o monitoramento da condição alimentar e nutricional da população brasileira. Os resultados desse documento nos apresentam a triste realidade de um país com fome, assim como o desmonte de programas e políticas públicas de combate à fome e o retrocesso em termos sociais e econômicos.

A partir de uma amostra de 12.745 domicílios localizados nas 5 macrorregiões, nas áreas urbana e rural, os resultados mostram 41,3% dos domicílios com SA, enquanto 58,7% se encontravam com algum nível de IA (Figura 57.3 e Tabela 57.2). Destes, 28% tinham incerteza quanto ao acesso a alimentos, 15% com alguma restrição quantitativa de alimentos e 15,1% convivendo com a fome.

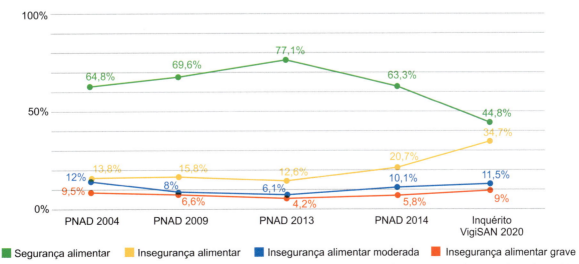

Figura 57.2 Trajetória das estimativas de segurança alimentar e nutricional e insegurança alimentar segundo o inquérito de VigiSAN 2020.

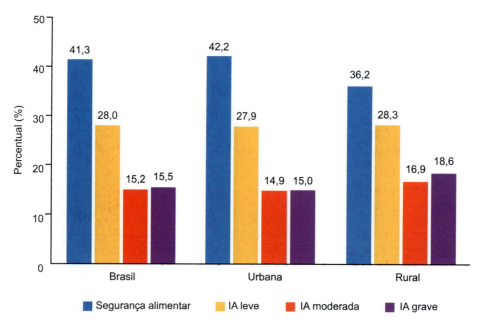

Figura 57.3 Distribuição percentual da segurança alimentar e dos níveis de insegurança alimentar (IA) no Brasil e na localização dos domicílios (urbana e rural). Adaptada de Rede PENSSAN[19] (2022).

Tabela 57.2 Distribuição percentual de domicílios por condição de segurança alimentar e dos níveis de insegurança alimentar e número dos moradores por essas condições, Brasil e localização dos domicílios.

Brasil e localização dos domicílios	Domicílios (%) SA	IA leve	IA moderada	IA grave	Moradores (por mil habitantes) SA	IA leve	IA moderada	IA grave
	2021/2022				2021/2022			
Brasil	41,3	28,0	15,2	15,5	88.160	59.667	32.387	33.103
Urbano	42,2	27,9	14,9	15,0	77.158	51.031	27.212	27.405
Rural	36,2	28,3	16,9	18,6	11.032	8.635	5.165	5.681

Adaptada de Rede PENSSAN[19] (2022).

Em termos populacionais, o valor de 33 milhões de habitantes passando fome (IA grave) se difundiu entre os meios de comunicação e as mídias sociais, afirmando que a fome tinha voltado a patamares de 30 anos atrás.[19] Mas, o que não se fala ou se fala pouco, é que a fome está presente em 43,0% das famílias com renda per capita de até 1/4 do salário mínimo, e atinge mais as famílias que têm mulheres como responsáveis e/ou aquelas em que a pessoa de referência (chefe) se denomina de cor preta ou parda.[19]

Nosso maior desejo é que as manifestações de desigualdade social sejam transitórias, em especial aquelas relacionadas a raça, cor, gênero e comunidades tradicionais, especialmente aos povos indígenas. Almejamos que a atuação do Estado seja efetiva com ações direcionadas a proteção da educação, trabalho, moradia, emprego e garantia do direito humano à alimentação adequada.

REFERÊNCIAS BIBLIOGRÁFICAS

As referências consultadas para a elaboração deste capítulo estão disponíveis *online* no Ambiente de aprendizagem do GEN.

COMO CITAR ESTE CAPÍTULO

ABNT
JAIME, P. C.; SLATER B. Segurança alimentar e nutricional. *In:* ROSSI, L.; POLTRONIERI, F. (org.). *Tratado de Nutrição e Dietoterapia*. 2. ed. Rio de Janeiro: Guanabara Koogan, 2023. p. 675-678.

VANCOUVER
Jaime PC, Slater B. Segurança alimentar e nutricional. In: Rossi L, Poltronieri F (Orgs.). Tratado de nutrição e dietoterapia. 2. ed. Rio de Janeiro: Guanabara Koogan; 2023. p. 675-8.

CAPÍTULO 58
Bancos de Leite Humano

Danielle Aparecida da Silva • Mariana Simões Barros •
Jonas Borges da Silva • João Aprigio

INTRODUÇÃO

O leite humano (LH) é incontestavelmente o melhor alimento para crianças nos seus primeiros 6 meses de vida. Evidências científicas comprovam que o aleitamento materno apresenta efeitos benéficos tanto para a mãe quanto para o bebê.[1] A amamentação diminui a incidência de câncer de ovário, câncer de mama e diabetes, além de oferecer benefícios a longo prazo para a saúde cardiovascular materna. Devido a sua composição ímpar, para além de promover o desenvolvimento e o crescimento do recém-nascido, o leite humano também atua ativamente na modulação imunológica. Vários estudos destacam em crianças amamentadas exclusivamente até os 6 meses os efeitos positivos na diminuição da incidência de várias doenças não transmissíveis, como obesidade, doenças atópicas, diabetes, otites médias, infecções respiratórias e gastrentéricas, bem como menor índice de mortalidade, quando comparadas às que recebem leite artificial.[2-4] Além disso, os casos de diarreia são cerca de três a sete vezes menos frequentes nas crianças alimentadas ao seio.[5] Essa capacidade protetora do leite humano torna-se mais evidente em populações em que a morbimortalidade infantil é elevada.[1,4,6,7]

Essas são evidências atuais. Na década de 1940, quando foi implantado no Brasil o primeiro Banco de Leite Humano (BLH) no Instituto Nacional de Puericultura, atualmente Instituto Nacional de Saúde da Mulher, da Criança e do Adolescente Fernandes Figueira (IFF), unidade materno-infantil da Fundação Oswaldo Cruz/Ministério da Saúde, o BLH tinha como foco o atendimento de casos especiais e situações de emergência que não podiam ser solucionadas com a alimentação artificial, primeira opção, até porque não havia a perspectiva do leite humano como alimento funcional, considerando apenas as propriedades farmacológicas do LH.

Porém, foi somente a partir da década de 1980, com a implementação de políticas públicas para a promoção do aleitamento materno em nosso país, que os BLHs se reestruturaram iniciando um novo modelo, ampliando seu objetivo para além da coleta e distribuição de leite humano, mas agregando ações para a promoção, proteção e apoio ao aleitamento materno. Assim, iniciaram-se movimentos em prol do crescimento quali-quantitativo dos BLHs, por meio de investimentos na formação de recursos humanos e na cooperação interinstitucional, com foco no rigor técnico e desenvolvimento de pesquisas para a garantia da qualidade dos processos de rotina por meio da utilização de tecnologias moderadas e de baixo custo.[8]

A partir desse período, destaca-se o significativo crescimento do número de unidades de saúde que implantaram o serviço de BLH, partindo de um pouco mais de uma dezena, em 1985, para mais de 100 serviços em todo o território nacional em apenas uma década. Assim em 1999, com a publicação da Portaria nº 812, foi implantado o projeto da Rede Nacional de Bancos de Leite Humano (rBLH-BR), que atualmente conta com mais de 200 unidades.[9]

O crescimento dessa rede está vinculado ao desenvolvimento técnico-científico e à legislação civil sanitária que definem a adequação das instalações e segurança sanitária, tomando como base a Resolução da Diretoria Colegiada (RDC) nº 50 (Anvisa, 2002) e a RDC nº 171,[10] que estabelecem as condições mínimas para o funcionamento dos BLHs e Postos de Coleta de Leite Humano (PCLHs), buscando fundamentalmente a qualidade sanitária dos produtos como garantia da segurança ao consumidor. Para além dessas legislações, o funcionamento das unidades se pauta em normas técnicas desenvolvidas pela rBLH-BR, com o objetivo de assegurar a implementação de rotinas operacionais pautadas na qualidade de processos e produtos sob a responsabilidade dos BLHs, os quais seguem um sistema de controle bastante rígido, a fim de garantir que inexista risco biológico para os recém-nascidos de médio e alto risco ao nascer, internados em unidades de tratamento intensivo (UTI), que recebam leite humano. Garante-se, assim, o acesso universal ao leite humano a lactentes em risco, observando a segurança do produto, bem como a manutenção do seu valor biológico.

Sob essa ótica, a exitosa experiência brasileira em BLH foi difundida e compartilhada, tendo sempre como compromisso a qualidade do produto LH, a qualificação de recursos humanos, a difusão do modelo de gestão e o desenvolvimento científico e tecnológico. A rBLH-BR iniciou oficialmente o processo de cooperação internacional junto ao Ministério das Relações Exteriores (MRE) e à Agência Brasileira de Cooperação (ABC), durante o IV Congresso Brasileiro de Bancos de Leite Humano, em 2005. No evento, foi firmado o primeiro documento de cooperação, conhecido como Carta de Brasília 2005, entre os representantes dos Ministérios da Saúde de países da América Latina, o Fundo das Nações Unidas para a Infância (Unicef), a Organização Pan-Americana da Saúde (OPAS) e a rBLH-BR, o qual instituiu as diretrizes para o início da internacionalização da rBLH.[11,12]

O mesmo movimento de construção coletiva da rBLH-BR se repetiu na edificação da rBLH que agrega, além dos países da América Latina, países africanos de língua portuguesa e da Península Ibérica, onde seus representantes cooperantes se reúnem a cada 5 anos nos congressos de BLHs, discutindo os alcances e limites de suas redes regionais. Em cada uma dessas reuniões foram determinadas as novas diretrizes para os quinquênios subsequentes, em que, respectivamente, foram produzidas as Cartas de Brasília 2010 e 2015.[12]

Na 3ª Carta de Brasília, a rede passou a ser denominada Rede Global de Banco de Leite Humano e contou com assinaturas de representantes de 23 países, por sua atuação na América Latina, na América Central, no Caribe, na Península Ibérica e na África. Ela definiu as novas diretrizes não só para a manutenção da rede, mas também para que a mesma fosse um ponto de apoio para alcançar os Objetivos de Desenvolvimento Sustentável (ODS) junto à Agenda 2030.[12]

BANCO DE LEITE HUMANO

No início do século XX, a maneira encontrada pelos profissionais da saúde para atender, com leite humano ordenhado, lactentes impossibilitados de receberem outro tipo de alimento foi a criação de BLHs ou lactários de leite humano, como eram conhecidos na época.[8,13] O primeiro BLH foi criado em 1910, em Boston, EUA. Em Paris, na França, até 1947 as mães eram alojadas em hospitais com suas crianças, e o seu excedente de leite era utilizado para alimentar prematuros e bebês cujas mães não podiam amamentar.[14]

A puericultura tinha discurso rígido sobre os benefícios da amamentação e impunha essa prática às mães. Após a Segunda Guerra, até a década de 1970, os médicos passaram a estimular o desmame e recomendar o uso de leites artificiais, relegando o aleitamento materno a segundo plano. Assim, a percepção médica foi sendo influenciada pela descoberta de novos produtos que supostamente atendiam às necessidades nutricionais do lactente.[8] O puericultor passou a ser o difusor das vantagens do leite em pó, pois detinha o poder de prescrever a dieta alimentar do lactente. A indústria então, entre as décadas de 1940 e 1970, redirecionou seus esforços e construiu elementos culturais da valorização e da prática do leite em pó, tendo como resultado o desmame "comerciogênico".[8,15]

Nessa fase, as multinacionais de alimentos passaram a prestar serviços de informação técnica, exercendo influência entre os pediatras no que se referia à qualidade dos seus produtos, resguardados pela vanguarda científica.[8]

Embora imposta a superioridade dos leites modificados sobre o leite humano, eles eram restritos e incapazes de responder ao padrão alimentar e de nutrição prescrito aos lactentes; então, as exceções eram resolvidas com leite humano, que passou a ser uma alternativa segura para as situações em que o desmame comerciogênico falhava.[8]

Como pontuou Gesteira, citado por Almeida,[8] 85% dos óbitos naquela época estavam associados ao uso de alimentação artificial e, portanto, à necessidade de se dispor de leite humano em quantidade para atendimentos emergenciais. Surgiu, assim, a necessidade de implantação de BLH.

No período de 1943 a 1985, os BLHs no Brasil funcionaram como grandes "leiterias", com o propósito de obter o maior volume possível de leite humano. Porém, foram adotados critérios questionáveis, tornando-se um negócio lucrativo.[8] Conforme discutidas por Almeida, as escaladas da prática por leites industrializados, as dificuldades em se recrutarem doadoras voluntárias e o pagamento pelo leite doado fizeram do leite humano um produto escasso e de alto custo. Registros no BLH-IFF/Fiocruz mostram que ele chegou a ser comercializado em várias ocasiões à razão de US$ 35 o litro.[8]

Com o desenvolvimento do Programa Nacional de Incentivo ao Aleitamento Materno (PNIAM), a partir de 1981, houve uma mobilização social na recuperação da prática do aleitamento materno, o que culminou em um estímulo à implantação de BLHs. Observou-se, entretanto, que a situação sanitária dos poucos BLHs existentes no Brasil era precária, sendo necessário mobilizar esforços para ajustar a infraestrutura de modo a garantir a segurança dos BLHs e estabelecer uma rotina de atenção e apoio às mulheres em fase de lactação, ocasionando uma mudança no modelo estruturado desde 1940.[16]

Em 1984, representantes da área de saúde da criança reuniram-se e concluíram que a estrutura operacional dos primeiros BLHs ofereciam riscos à saúde dos receptores atendidos com leite humano ordenhado (LHO). Foi proposto, então, um plano de ação para reestruturação do BLHs do IFF/Fiocruz como experiência-piloto, por ser o BLHs mais antigo em funcionamento, que coletava maior volume de leite humano e o que apresentava maior déficit em termos estruturais.[10,16]

Esta ação teve como resultado o desenvolvimento de protocolos do Ministério da Saúde e da Fiocruz, quanto a estrutura, fluxos dos macroprocessos, assistência em aleitamento materno e processamento e controle de qualidade do LH, e da valorização da avaliação da qualidade sanitária do leite humano ordenhado pelo BLH, sendo esses documentos adotados na implementação de novos BLHs no país. Os BLHs passaram a praticar um novo modelo operacional, definido como um serviço especializado, sem fins lucrativos, vinculado a um hospital de atenção materno-infantil, responsável por realizar ações de promoção, proteção e apoio ao aleitamento materno e somando a isso a responsabilidade pela captação de doadoras, processamento e armazenamento do leite humano até a sua distribuição e controle de qualidade.[10]

Esse movimento gerou a formação do Grupo Técnico de Bancos de Leite Humano com o objetivo de unir experiências até então isoladas e elaborar o primeiro documento oficial com recomendações técnicas e construir base para a elaboração da primeira legislação federal, publicada pelo Ministério da Saúde, que regulamentava o funcionamento dos BLHs no território nacional.[12,16]

Propiciou-se assim a implantação do Centro de Referência Nacional para BLH, um projeto entre a área da Criança do Ministério da Saúde e a Fundação Oswaldo Cruz, com o intuito de estabelecer bases para o desenvolvimento de pesquisas sobre o aprimoramento técnico, criando alternativas de custo reduzido para o processamento e controle de qualidade do LHO nos BLHs do Brasil.[14,16]

Em 1988, a assinatura da Portaria nº 322/88, do Ministério da Saúde, contemplou todas as etapas de implantação e funcionamento de BLHs, tornando o Brasil o primeiro país a ter um instrumento legal específico.[12,16]

Com a expansão gradual da rBLH-BR e a busca pelo desenvolvimento tecnológico visando garantir a segurança alimentar e nutricional com ênfase no componente neonatal, se fez necessário ampliar o escopo da legislação, o que ocorreu em 2006 com a elaboração da RDC nº 171 de 04 de setembro de 2006, atualizando os requisitos para instalação e funcionamento dos BLHs em todo território nacional, com o objetivo de garantir a segurança sanitária do LHO e também dispor sobre o regulamento técnico para o funcionamento desses serviços.

A referida resolução define as ações mínimas e necessárias de ambos os macroprocessos: assistência em aleitamento materno e processamento e controle de qualidade do leite humano.

A assistência em aleitamento materno consiste em elaborar ações de promoção, proteção e apoio ao aleitamento materno, assistir mulheres durante todo o período de lactação, auxiliando nos cuidados das intercorrências mamárias que podem surgir nesse período, além da captação de doadoras, realizar cadastro detalhado das doadoras no BLHs e monitorar suas condições clínicas quanto a situação vacinal e controle de doenças que interfiram no processo de amamentação.

Na área de processamento e controle de qualidade do leite humano, o BLHs é responsável por coletar, selecionar, classificar, processar, estocar e distribuir o leite humano ordenhado processado (LHOP), manter o registro das etapas dos processos de trabalho, dispor de um sistema de informação que assegure que tais registros estejam disponíveis aos interessados de maneira segura, desenvolver ações que possibilitem a rastreabilidade do LHO, bem como realizar o controle de qualidade dos produtos e processos sob a sua responsabilidade.

A avaliação da qualidade do leite humano cru doado aos BLHs e PCLHs inicia-se na triagem da doadora, que, quando expressa o desejo de ser doadora de leite humano, passa por um processo de triagem junto ao responsável médico do serviço. Uma vez conferida a aptidão como doadora, esta receberá as orientações sobre as boas práticas para a extração de leite humano e será orientada também quanto ao armazenamento até a recepção pelo BLH.

O LHO doado passa pelo processo de seleção e classificação, constituído por análises sensoriais e físico-químicas que consistem na verificação das não conformidades para descarte prévio à pasteurização, aumentando assim a eficiência do processamento. Em seguida, é realizado o reenvase para padronização de volume de pasteurização e o tratamento térmico para posterior controle de qualidade microbiológica.[1]

Reconhece-se como pasteurização do leite humano o tratamento térmico visando à inativação de 100% dos microrganismos patogênicos e 99,9% da sua microbiota saprófita, por meio de um binômio temperatura-tempo de 62,5 °C por 30 minutos ou equivalente, calculado para inativação da *Coxiella burnetti*.[14]

O controle de qualidade microbiológico consiste na técnica do número mais provável (NMP) para contaminantes de origem fecal que foi adaptada e utilizada na rotina de avaliação da qualidade do LHO pós-pasteurização.[14]

A distribuição do leite humano pasteurizado tem como base indicadores físico-químicos, período de lactação, acidez Dornic e conteúdo energético que visam atender as necessidades individuais do receptor.[17]

Após todo o fluxo de processamento e controle de qualidade do leite humano, o leite humano já pasteurizado é distribuído seguindo os critérios da RDC nº 171/2006, preferencialmente para recém-nascidos prematuros e de baixo peso (BP) de médio e alto risco internados em UTI neonatais, portadores de patologias do trato gastrintestinal e portadores de alergias a proteínas heterólogas, segundo suas necessidades nutricionais.

Para além da RDC nº 171/2006, a rBLH tem as suas Normas Técnicas (NT) descritas e disponibilizadas no portal da rBLH. Tais normas versam, além dos processos realizados na rotina dos serviços, também quanto à qualidade da infraestrutura destes. Em 2020, com o advento da pandemia de covid-19, a rBLH buscou avaliar e atualizar todas as NTs disponíveis, concluindo que, mesmo em situações de endemia, epidemia ou pandemia de doenças infectocontagiosas com elevado grau de contaminação, as boas práticas implementadas pelos BLHs e PCLHs são suficientes para garantir a biossegurança dos profissionais da saúde, usuários do serviço, doadoras e receptores de leite humano.

Destacamos também que, para garantir o funcionamento baseado nas boas práticas, todos os profissionais dos BLHs e PCLHs devem seguir o exposto na Norma Técnica BLH/IFF NT 01.21 Qualificação de Recursos Humanos, que estabelece critérios a serem observados para a qualificação (capacitação) e atualização do quadro funcional para os processos de trabalho em BLHs e PCLHs, visando à garantia da qualidade nesses serviços e sua certificação.

A equipe do BLH deve ser multiprofissional. Nutricionistas podem se enquadrar na função de responsáveis de tecnologia de alimentos e, de acordo com a Resolução do Conselho Federal de Nutrição nº 200/1998, as atribuições do nutricionista no BLH são:

- Incentivar o aleitamento materno
- Garantir a qualidade higiênico-sanitária do leite humano, desde a coleta até a distribuição
- Promover campanhas para capacitar doadoras de leite humano, enfatizando as atividades do BLH
- Promover orientação, educação e assistência alimentar e nutricional da mãe

- Estabelecer controle quantitativo do leite humano coletado e distribuído
- Promover orientação e educação alimentar e nutricional para a família e a comunidade
- Integrar a equipe interdisciplinar com participação plena na atenção prestada ao cliente
- Desenvolver estudos e pesquisas relacionados com sua área de atuação
- Participar de planejamento e execução de programas de treinamento para pessoal técnico e auxiliar
- Colaborar com autoridades de fiscalização profissional ou sanitária
- Contribuir na formação de profissionais na área da saúde, orientando estágio e participando de programas de treinamento
- Efetuar controle periódico dos trabalhos executados.

LEITE HUMANO

A composição única do leite humano e sua extraordinária estrutura complexa, composta por macromoléculas e partículas, é o resultado de 150 milhões de anos de evolução dos mamíferos, que resulta em um alimento saudável que fornece nutrição e proteção imunológica, cuja composição é mais provavelmente adaptada ao estado de saúde e às necessidades da criança.[5]

Apesar dos avanços na nutrição infantil e das mudanças tecnológicas, é unanimidade que a amamentação durante os primeiros meses de vida é o padrão-ouro para recém-nascidos e tem sido reconhecida por seus benefícios para a melhoria da saúde infantil, crescimento e desenvolvimento. A Organização Mundial da Saúde (OMS) e o Unicef recomendam que a amamentação seja iniciada dentro da primeira hora após o nascimento e que os bebês devem ser amamentados exclusivamente nos primeiros 6 meses e de forma complementar até os 2 anos e meio ou mais.[9,15]

Considerando que suas características nutricionais e imunológicas não foram superadas até hoje, a promoção e a divulgação do aleitamento materno vêm aumentando. Além disso, existem contextos culturais em que o leite humano assume significados que vão além da nutrição e saúde física, considerando, além dos componentes biológico e nutricional, também seu valor simbólico cultural. O ato de amamentar é capaz de gerar imaginários e representações que constroem identidades e regulam a forma como as relações são estabelecidas.

A composição varia ao longo das duas primeiras semanas da lactação. O tempo de lactação permite classificar o produto da secreção láctica da nutriz, demonstrando que ocorre uma importante variação na composição do leite de nutrizes mães de recém-nascidos pré-termo e de baixo peso ao nascer. O conteúdo energético médio encontrado é superior a 850 kcal/litro, e valores até 1.450 kcal/litro já foram encontrados.[3,18,19]

O colostro é o primeiro produto da secreção láctica da nutriz e permanece, em média, até o sétimo dia pós-parto. Apresenta-se espesso, de coloração amarelada, com densidade correspondente a 1,050 g/cm³. É gradativamente substituído pelo leite de transição, o que ocorre entre o 8º e o 14º dia pós-parto. Apresenta-se ligeiramente amarelado, assumindo coloração branca e opaca. A partir do 15º dia pós-parto, passa a ser classificado como leite maduro, dotado de pouco odor e sabor levemente adocicado, apresentando reação neutra ou levemente alcalina e densidade de 1,030 g/cm³.[3]

O leite humano não deve ser compreendido apenas como uma composição de nutrientes, mas também como uma substância viva de grande complexidade biológica, ativamente protetora e imunomodeladora.[5] Ele é uma mistura homogênea que se estrutura na forma de um sistema composto de três fases definidas: a fração emulsão, predominantemente constituída de gordura; a fração suspensão, que abriga micelas de caseína; e a fração solução de constituintes hidrossolúveis.[8]

Os lipídios constituem a principal fonte energética para recém-nascidos, proporcionando 50% das suas necessidades calóricas diárias. Disponibilizam maior eficiência na conjugação de sais biliares, promovendo melhor digestão, e apresentam variações de composição e concentração durante a lactação. Têm ainda flutuações diárias e individuais, com maior concentração de gordura no leite final da sucção, agindo como reguladores do apetite.[20]

Os triglicerídeos predominam, perfazendo 98% de lipídios dos glóbulos de gordura. Ácidos graxos insaturados de cadeia longa têm importante função no desenvolvimento cerebral, com participação importante no processo de mielinização do cérebro.[20,21]

O leite humano contém significativas quantidades de prostaglandinas, que atuam no mecanismo imunológico em virtude da sua ação na maturação do intestino, protegendo-o de danos oxidativos como o causado pela enterocolite asséptica.[2]

Os ácidos graxos de cadeia curta têm fundamental importância por sua potente ação bactericida e baixa capacidade de ionização. Eles atuam no citoplasma microbiano, que ioniza, modificando o pH do meio com mudanças no trajeto enzimático necessário para a manutenção celular. Os ésteres de ação bactericida, com destaque para o fator antiestafilococos e com dupla função de defesa, protegem tanto a mama lactante como o lactente.[20]

A fração suspensão corresponde à fase suspensa do leite humano. Seus principais constituintes são as proteínas de função plasmática e a caseína. Boa parte do cálcio e fósforo do leite humano está presente nessa fração, como as micelas de caseína, e a sua principal função é a nutricional, destinada a suprir as necessidades decorrentes do crescimento estrutural do lactente.[8]

A fração solução do leite humano apresenta, em sua composição constituinte, hidrossolúveis como vitaminas, minerais, carboidratos, proteínas, enzimas e hormônios. A água é o principal constituinte dessa fração e favorece o equilíbrio osmolar estabelecido entre leite e sangue, sem ocorrência de sobrecarga de soluto renal.[8]

Níveis elevados de imunoglobulinas (Ig), como IgA, IgG, IgM, IgD e IgE, são identificados nessa fração, além de lactoferrina, interferona, fatores dos complementos C3 e C4, lisozima, fator *bifidus* e lactoperoxidase. As variações observadas mantêm uma relação direta com a frequência e a duração da amamentação.[8]

No grupo dos carboidratos, o seu principal constituinte é a lactose, que supre cerca de 40% das necessidades energéticas dos recém-nascidos. São identificadas pequenas frações galactose, frutose e outros oligossacarídeos.[22]

A concentração de lactose é de 4% no colostro e até 7% no leite maduro. Além de participar dos mecanismos de absorção de cálcio e ferro, ela constitui substrato para a microbiota intestinal do lactente.[21]

O teor de vitaminas e minerais presentes no leite humano é adequado às necessidades nutritivas e à capacidade metabólica do lactente; porém, variações podem ser observadas conforme ingesta da dieta materna. As principais vitaminas presentes no leite humano são A, B_1, B_2, B_6, B_{12}, C, E, K, niacina e ácido fólico. A baixa concentração de vitamina K no leite é compensada pela capacidade da microbiota intestinal em produzi-la.[8]

Os sais minerais presentes no leite humano, como cálcio, ferro, fósforo, magnésio, zinco, potássio e flúor, não são significativamente afetados pela dieta materna, mas são bem adaptados às necessidades nutricionais e à capacidade metabólica do lactente.[8]

O fator de proteção do leite humano é dado pelos seus componentes solúveis e celulares; entre eles, destacam-se lactose e fator *bifidus*, que promovem a modificação do meio intestinal, inibindo o crescimento de *Escherichia coli*, bactérias gram-negativas e fungos.[19,23]

A OMS, o Unicef e o Ministério da Saúde enfatizam a importância da promoção do aleitamento materno e defendem que todos os recém-nascidos recebam colostro de suas mães e sejam alimentados sem alimentos complementares até 4 a 6 meses de vida (mesmo mães desnutridas devem amamentar seus filhos).[12]

Os avanços tecnológicos das últimas décadas na neonatologia e a criação de centros especializados em cuidados intensivos neonatais disponibilizaram aos recém-nascidos prematuros, sobretudo aos de baixo peso ao nascer, um aumento nas taxas de sobrevida.[24] No momento, a atenção vai ao encontro não só da diminuição da mortalidade infantil, com foco no segmento neonatal, mas, principalmente, da segurança alimentar e nutricional, levando a crer que o suporte nutricional possa ter impacto na morbidade a curto prazo e na qualidade do desenvolvimento a longo prazo.[18,25]

Assim, as necessidades nutricionais e a capacidade funcional de recém-nascidos de baixo peso ao nascer não são as mesmas das do pré-termo de mesmo peso, nascidos antes da 37ª semana de gestação,[26] decorrentes do acelerado crescimento e imaturidade funcionais. É consenso entre os autores que o objetivo do regime nutricional é dar suporte à vida em função de um crescimento suficiente, observando as características genéticas.[5] Os suportes nutricionais dos recém-nascidos pré-termo e de baixo peso ao nascer devem ser norteados como parte de sua terapêutica, por serem suscetíveis à má nutrição.

Segundo o Comitê de Nutrição da American Academy of Pediatrics, as necessidades nutricionais de recém-nascidos sadios variam com peso, idade gestacional e velocidade de crescimento, e o aleitamento materno é o melhor dos métodos alimentares. A alimentação ideal para recém-nascidos prematuros e de baixo peso seria aquela que permitisse um crescimento igual ao intrauterino, sem o aumento do seu metabolismo e o mais próximo de um feto normal no último trimestre de vida intrauterina.[5]

O leite materno, pelas suas propriedades nutricionais e imunológicas, é fundamental na alimentação desses lactentes, uma vez considerados o estado de saúde e os agravos a que estão expostos.[3]

Os países em desenvolvimento concentram a maioria dos nascimentos de baixo peso, e o leite humano fresco pode ser uma opção segura para esses lactentes. Entretanto, mesmo os países com oferta maior de serviços de saúde e desenvolvimento tecnológico e de fórmulas alternativas não escapam à recomendação universal do leite da própria mãe para esse grupo de lactentes.[4,11]

Victora et al.[4] apresentam relatos da associação entre o fornecimento de leite da própria mãe ao seu bebê e o desenvolvimento aos 18 meses. O grupo que recebeu leite humano apresentou escores mentais consideravelmente maiores.

No início da década de 1980, estudos demonstraram que recém-nascidos de baixo peso ao nascer que recebem leite humano ganham peso quase na mesma velocidade dos alimentados com fórmula. Mais recentemente, estudos clínicos mostraram que bebês alimentados com leite de suas mães apresentam um ganho de peso maior do que os alimentados com leite de doadora, devido ao teor de proteínas.

Na Finlândia, onde fórmulas comerciais são desestimuladas na alimentação de pré-termo e de baixo peso ao nascer, o leite humano é a primeira escolha nos serviços destinados ao tratamento de recém-nascidos de risco; assim, os BLHs atuam em ampla escala. Metade das mães dos lactentes internados na unidade produz leite suficiente para amamentar seus bebês.[27]

A dieta nutricional para lactentes pré-termo e de baixo peso ao nascer é de fundamental importância devido a aspectos nutricionais, fisiológicos e imunológicos, de maneira a atender às necessidades metabólicas e objetivando um desenvolvimento harmonioso do organismo, bem como a prevenção das morbidades relacionadas à nutrição.

As necessidades nutricionais dos recém-nascidos variam com peso, idade gestacional e velocidade de crescimento; portanto, faz-se necessário um aporte adequado de calorias, água, eletrólitos, minerais e vitaminas.[19]

Os recém-nascidos de baixo peso ao nascer são mais vulneráveis às perdas excessivas de líquido no início do período neonatal e, por isso, precisam de reposição hídrica em grandes quantidades. As necessidades serão ainda maiores se houver perda excessiva por via gastrintestinal, perda insensível, pulmonar e sobrecarga de eletrólitos.[4]

As necessidades calóricas guardam relação com as características individuais de cada recém-nascido, e mesmo os de peso semelhante podem necessitar de aporte calórico diverso para obterem o mesmo ganho de peso. Isso se deve a uma proporção significativa de calorias não ser absorvida.[3]

As necessidades proteicas de prematuros e de baixo peso ao nascer são calculadas com base nas idades determinadas para estimar os aumentos diários no conteúdo proteico do organismo. A ingesta proteica situa-se entre 2,5 e 4,0 g/kg/dia.[3]

A gordura, pelo seu alto valor energético, é responsável pelo transporte de vitaminas lipossolúveis. Integra membranas celulares e age como isolante, tendo importante função gastrintestinal relacionada à natureza da gordura ingerida, à superfície de absorção e à função hepática. No leite humano, a gordura é esterificada e mais bem absorvida pelo lactente.[19]

As vitaminas e os minerais são necessários para a reposição de reservas das diversas substâncias. Devido ao rápido crescimento, as necessidades de vitamina dos recém-nascidos BP excedem a ingesta, tornando-se necessária a suplementação.[4]

Qualidade do leite humano ordenhado

Situações como prematuridade, hospitalização de recém-nascidos em unidades neonatais, doenças maternas ou baixa produção de leite podem causar dificuldades no estabelecimento e na manutenção do aleitamento materno,[28] levando ao uso do serviço de BLH como alternativa eficiente para a nutrição desses recém-nascidos em condições especiais, além de ser um modo de manter a produção de leite da mãe.[16]

Nesse sentido, os BLHs são serviços especializados, responsáveis pelas ações de promoção, proteção e suporte do aleitamento materno, bem como pelo desempenho de atividades de coleta, processamento, controle de qualidade e distribuição do leite humano com qualidade certificada, como já citado anteriormente neste capítulo.[10]

A qualidade do leite humano ordenhado se define desde a seleção de doadoras, que devem ser mulheres saudáveis e que estejam amamentando o seu próprio filho. Elas devem ser orientadas pela equipe do BLH quanto às condições higiênico-sanitárias adequadas, desde a expressão do leite (ou coleta do leite), passando pelo processo de conservação do mesmo até ser entregue ao BLH, que passa a se responsabilizar pelas ações até a administração do leite aos recém-nascidos.

As características nutricionais, imunológicas, químicas e microbiológicas avaliadas em conjunto definirão a qualidade do leite humano capaz de responder às necessidades específicas de cada receptor, proporcionando, assim, mais do que a alimentação, mas uma nutrição segura a esse recém-nascido.[4,10,28]

Na maioria dos BLHs a ordenha domiciliar é permitida, desde que os padrões estabelecidos de higiene, conservação, armazenamento e transporte sejam atendidos.[10,11,13,17]

A recepção dos frascos de leite é realizada com avaliação da embalagem, das condições de temperatura e da identificação (nome, data de coleta e hora). Tais dados são cruzados com as informações do parto da doadora, caracterizando o leite quanto ao seu período fisiológico.[10,13]

O início do processamento do leite humano ocorre com a realização de análises sensoriais e físico-químicas. A análise sensorial é uma medida integrada e multidimensional que identifica, de maneira rápida e com baixo custo, se há diferenças perceptíveis causadas por interferências do meio ambiente, microbiológicas e/ou de intercorrências na cadeia de frio.[13,17]

Nos BLHs, a análise sensorial é utilizada para avaliar o produto quanto a cor, odor (*flavor*) e possível presença de elementos que não façam parte da sua constituição, como relacionado a seguir.[10,13]

Segundo a Norma Técnica de Leite Humano Ordenhado, a determinação da cor[13] é uma das propriedades organolépticas do leite humano e seguramente se configura em um dos atributos de qualidade mais apropriados pela cultura, com o objetivo de formar juízo de valor. Construções sociais, como leite ralo, fraco, forte, puro e impuro, apesar de não terem necessariamente se originado da percepção da cor, encontram nela uma excelente oportunidade de ancoragem e validação.

O padrão de cor e consistência para o leite humano foi culturalmente instituído a partir dos referenciais estabelecidos para pecuária leiteira (*"leite para ser forte tem que ser gordo"*).

As variações de cor do leite humano, de modo geral, não se constituem em motivo de preocupação, a não ser nas situações em que se observam tonalidades variando entre vermelho-tijolo e uma cor típica de café com leite. Essas gradações normalmente indicam presença de sangue, que pode ser facilmente comprovada com auxílio da técnica do crematócrito.

A Norma Técnica de Leite Humano Ordenhado para a determinação de *off flavor* – método sensorial[13] – define *flavor* como sabor e aroma do leite humano, sendo outro aspecto importante na análise sensorial no que diz respeito à passagem de substâncias flavorizantes da dieta materna para o leite, no curso de sua própria síntese. Os compostos químicos que definem o sabor e o aroma dos alimentos ingeridos pela mãe chegam até a criança por meio do leite; porém, também são considerados indicadores de qualidade, pois conferem o *flavor* ao leite humano e podem ser degradados por microrganismos ou até mesmo oxidados, resultando em um odor desagradável.

A preocupação com as características microbiológicas se faz presente desde a ordenha; por isso, na rotina dos BLHs, as doadoras são rigorosamente orientadas a realizarem a coleta sob condições higiênico-sanitárias, evitando contaminantes secundários (fios de cabelo, minúsculos pedaços de pele do seio etc.). Caso estes estejam presentes, o leite humano doado apresenta uma não conformidade e será descartado. Essa preocupação também ocorre com base na microbiota da pele; por tal motivo, orientam-se lavar bem as mãos antes da coleta e a expressão dos primeiros jatos de leite, diminuindo, assim, a carga microbiana contaminante.[13]

Após o processo de seleção do leite humano ordenhado cru, inicia-se o processo de classificação do produto, estruturado na análise de acidez titulável Dornic e no crematócrito.[10,13,17,26,29]

O leite humano recém-ordenhado apresenta acidez devido à presença de caseína, fosfatos, albumina, dióxido de carbono e citratos. Essa acidez natural varia entre 0,01 e 0,10%, expressa como massa de ácido láctico (1°D a 10°D). A acidez do leite pode aumentar com a hidrólise da lactose por enzimas microbianas (fermentação), o que leva à formação de ácido láctico.[13] Se essa acidez desenvolvida for muito elevada, o leite será impróprio para consumo, pois isso indicará alta atividade microbiana.[13]

A acidez do leite decorre da presença de ácidos orgânicos fracos; portanto, a simples medida do seu pH não viabiliza o cálculo da quantidade de ácidos presentes.[13]

No teste da acidez titulável, uma substância básica (*i. e.*, alcalina), o hidróxido de sódio (NaOH), é usada para neutralizar o ácido do leite, e uma substância indicadora (fenolftaleína) é empregada para mostrar a quantidade do álcali que foi necessária para neutralizar o ácido do leite. O indicador permanece incolor quando misturado com uma substância ácida, mas adquire coloração rosa em meio alcalino. Portanto, o álcali (NaOH N/9) é adicionado ao leite até que adquira a coloração rósea. Cada 0,01 mℓ da solução de NaOH N/9 gasto no teste corresponde a 1°D ou 0,1 g de ácido láctico/ℓ.

Uma vez que o leite humano ordenhado apresente um valor conforme de acidez Dornic (até 8°D), sua amostra passa pela análise de crematócrito,[9,19] que consiste em um micrométodo rápido por meio do qual se determina a quantidade de creme e se estimam a concentração de gordura e o conteúdo energético de uma amostra de leite humano.

Os lipídios são os componentes que apresentam maior variabilidade e proporcionam 50 a 60% de valor calórico ao leite. Em geral, os valores mais baixos se encontram no colostro e logo aumentam progressivamente durante a lactação. A concentração de gordura também varia em uma mesma mamada, aumentando no seu decorrer.[26]

Uma vez que a gordura é o componente mais calórico e mais importante do leite humano, e sendo sua determinação sumariamente complexa, foi desenvolvida uma análise em que sua estimativa é indireta. Lucas et al.[29] aplicaram um micrométodo para estimar a concentração de lipídios no leite, e vários autores encontram uma boa correlação entre o valor calórico do leite e o crematócrito.[26]

Deve-se levar em conta que o crematócrito não é uma análise seletiva como a análise sensorial e a titulação de acidez, que classificam os produtos como conformes ou não conformes de acordo com os padrões utilizados. A aferição do teor de gordura no leite humano é um parâmetro de controle de qualidade em que se caracteriza (quantifica) o produto, o que é de grande valor na hora da sua distribuição.[10,13,17,29]

Uma vez verificada a conformidade do leite humano quanto às análises sensorial e de seleção, além de classificá-lo quando ao período de lactação (colostro, transição e maduro) e seu teor calórico, segue o processo de garantia de qualidade do leite humano, realizando-se a pasteurização.

O leite humano ordenhado destinado ao consumo de recém-nascidos, particularmente os internados em UTI, não deve apresentar microrganismos em quantidade ou qualidade capazes de representar agravos à saúde. Desse modo, é preciso que se disponha de procedimentos capazes de assegurar a qualidade sanitária do LHO. A pasteurização representa uma alternativa eficaz, há muito conhecida e praticada no campo de Tecnologia de Alimentos. Trata-se de um tratamento térmico aplicável ao leite humano, que adota como referência a inativação térmica do microrganismo mais termorresistente, a *Coxiella burnetti*. Uma vez observado o binômio temperatura de inativação e tempo de exposição capaz de inativar esse microrganismo, pode-se assegurar que os demais patógenos também estarão termicamente inativados.

A pasteurização, conduzida a 62,5°C por 30 minutos, não visa à esterilização do leite humano ordenhado, mas sim a uma letalidade que garanta a inativação de 100% dos microrganismos patogênicos passíveis de estar presentes por contaminação primária ou secundária, além de 99,99% da microbiota saprófita ou normal.[13,19,22]

Após a pasteurização, é avaliada a qualidade microbiológica do leite humano ordenhado distribuído por BLH. Não se deve aplicar nenhum plano de amostragem para análise microbiológica de leite humano ordenhado pasteurizado, uma vez que cada frasco que chega ao BLH foi obtido de uma doadora em condição higiênico-sanitária que pode variar de uma coleta para outra, tornando a flora de contaminação secundária bastante diversificada entre os frascos doados pela mesma doadora. Portanto, as análises microbiológicas devem ser realizadas em 100% dos frascos.

Quando se pensa na definição de indicadores microbiológicos para controle de qualidade de alimentos, há que se considerar que um indicador sanitário ideal deveria ser de cultivo simples, econômico e incapaz de apresentar resultados falsos. Além disso, a técnica de análise para sua detecção deve ser facilmente exequível e de boa reprodutibilidade. Diante dessas exigências, o método mais indicado na literatura é o do número mais provável (NMP) de coliformes.

Em resumo, a existência de coliformes totais indica claramente a inobservância das boas práticas de manipulação e constitui um alerta para a possível presença de outros microrganismos de maior patogenicidade e mais difíceis de serem detectados, configurando uma situação desfavorável para a saúde dos receptores do alimento.

O teste de controle de qualidade microbiológica proposto para BLH não quantifica a população de coliformes, fornecendo apenas resultados expressos em termos de presença e ausência, o que significa, respectivamente, resultados positivos ou negativos. Isso porque, para o propósito básico dessa análise nos BLHs, a simples presença de coliformes, sejam eles quais forem e em que quantidade estiverem, já estaria absolutamente fora de propósito, tornando o produto impróprio para o consumo por bebês prematuros.[13]

Todos os indicadores avaliados na rotina diária dos BLHs conferem a grandeza da qualidade do leite humano. Sua avaliação diária caracteriza o controle interno de qualidade e possibilita a rastreabilidade de não conformidades. Assim, se um frasco de leite doado apresentar valores não conformes de acidez, haverá possibilidade de rastrear qual o motivo dessa não conformidade, verificando o "caminho" que o leite realizou até o momento da análise da acidez. Desse modo, o manipulador avaliará os processos que antecederam e que possivelmente ocasionaram a perda da qualidade.[13]

Nessa busca constante pela qualidade, a rBLH-BR, desde os anos 1990, investe não somente em um controle de qualidade preventivo e retrospectivo, mas também em ferramentas eficazes, como o sistema de gestão de produtos e processos.[13]

REFERÊNCIAS BIBLIOGRÁFICAS

As referências consultadas para a elaboração deste capítulo estão disponíveis *online* no Ambiente de aprendizagem do GEN.

COMO CITAR ESTE CAPÍTULO

ABNT
SILVA, D. A.; BARROS, M. S.; SILVA, J. B. *et al.* Bancos de leite humano. *In*: ROSSI, L.; POLTRONIERI, F. (org.). *Tratado de Nutrição e Dietoterapia*. 2. ed. Rio de Janeiro: Guanabara Koogan, 2023. p. 679-685.

VANCOUVER
Silva DA, Barros MS, Silva JB et al. Bancos de leite humano. In: Rossi L, Poltronieri F (Orgs.). Tratado de nutrição e dietoterapia. 2. ed. Rio de Janeiro: Guanabara Koogan; 2023. p. 679-85.

CAPÍTULO **59**

Boas Práticas em Lactário

Daniella dos Santos Galego

INTRODUÇÃO

No Brasil, registros literários relacionam a origem do lactário em 1909, por meio de uma estrutura modelar de "cozinha dietética" destinada ao preparo de alimentos infantis sob rigoroso controle higiênico no Serviço de Puericultura Sistematizado da Policlínica das Crianças no Rio de Janeiro.[1]

Entre 1934 e 1935, o aumento das moléstias advindas de uma alimentação infantil incorreta e sem rigor higiênico sanitário, assim como o índice de mortalidade infantil entre as crianças menores de 1 ano preocupava as equipes de médicos e enfermeiros. Assim, inúmeros hospitais começaram a implantar serviços dietéticos especializados em preparo de alimentos infantis, posteriormente denominados "**lactários**", sob supervisão do enfermeiro dietista que contribuiu com o desenvolvimento das primeiras normas de preparo e higiene de alimentos e utensílios para o fornecimento de uma alimentação segura. Esta estrutura inicial de lactário era composta de sala de aula para mães, sala de confecção, sala de distribuição, sala de esterilização das mamadeiras, área de recepção e armazenamento de materiais.[1]

Concomitantemente, com a advento das primeiras escolas técnicas e cursos de graduação em Nutrição, esse conhecimento de práticas seguras de preparo de alimentos infantis começou a fazer parte da formação dos profissionais técnicos em Nutrição e nutricionistas, que passaram a assumir a responsabilidade por esse setor hospitalar.[2]

Em 1949, a Associação Americana de Hospitais publicou o primeiro manual sobre o tema, *Funcionamento e Planejamento do Lactário*, traduzido e publicado no Brasil pela Faculdade de Saúde Pública da Universidade de São Paulo em 1971. Este manual descrevia as técnicas adotadas para preparo e manipulação de fórmulas lácteas, bem como organização e administração do lactário, sendo a referência literária para as atividades dos técnicos de Nutrição e nutricionistas responsáveis pelo lactário.[3]

Iracema Mezomo, por meio da obra *A Administração de Serviços de Alimentação*, em 1983, publicou a primeira literatura sobre planejamento e gestão de lactário resultante da ampla experiência de um profissional nutricionista e administradora hospitalar neste setor. Gobbo e Maculevicius, em 1985, ampliaram os conhecimentos nesta área de atuação do nutricionista com a publicação do *Manual de Organização do Lactário*, com toda experiência no serviço de referência do Lactário do Hospital das Clínicas de São Paulo.[4,5]

Em 1977, o Ministério da Saúde, por meio da Secretaria de Assistência à Saúde, publicou a portaria nº 400, que descrevia as normas e os padrões para instalação de serviços de saúde, com referência às primeiras recomendações para estrutura física de lactário em hospitais, e que posteriormente foi atualizada pelas resoluções da Secretaria Nacional de Vigilância Sanitária, RDC nº 50 e RDC nº 307 de 2002.[6-8]

Apesar das publicações de resoluções sobre estrutura física de lactário e as literaturas sobre as técnicas e planejamento do setor, ainda não há uma legislação sobre boas práticas. Não obstante, desde 2008 um grupo de estudos de nutricionistas brasileiros com atuação em lactário desenvolveu recomendações de boas práticas fundamentadas em legislações e resoluções na área de alimentos, recomendações da Organização Mundial da Saúde, e de publicações e práticas seguras em lactários, que serão compartilhadas neste capítulo.[9]

DEFINIÇÕES

Segundo Mezomo,[10] o **lactário** é uma área do serviço de alimentação destinada ao preparo e distribuição de fórmulas lácteas e complementares para os lactentes, bem como higienização de mamadeiras, que segue técnicas seguras e adequadas de manipulação a fim de manter e oferecer uma alimentação adequada e menor risco de contaminação, e necessária em hospital que recebe paciente da Obstetrícia e da Pediatria.

A RDC nº 50 de 2002, do Ministério da Saúde, descreve o lactário como setor de apoio do serviço de nutrição e dietética (SND) nos estabelecimentos assistenciais de saúde (EAS), com área restrita e destinada a limpeza, esterilização, preparo de fórmulas lácteas e não lácteas, e guarda de mamadeiras, basicamente de fórmulas lácteas, e que pode compartilhar áreas com a nutrição enteral, como a área de preparo de alimentos *in natura*.[7]

Para alguns hospitais-maternidades com serviço de banco de leite humano, o lactário pode ser considerado um serviço de apoio para a atividade de porcionamento do leite humano pasteurizado ou cru.[11]

Entretanto, o lactário também pode ser necessário em creches e estabelecimentos de educação infantil que dispõem de berçário, sendo uma área restrita e destinada a recepção, limpeza, preparo, esterilização e distribuição de mamadeiras e alimentos para crianças de 3 meses a 1 ano ou mais, quando recomendado.[9,12]

ESTRUTURA FÍSICA E PLANEJAMENTO

A estrutura física para lactários em EAS está descrita nas Resoluções do Ministério da Saúde, RDC nºs 50 e 307 de 2002, e em creches na Portaria Federal do Ministério da Saúde nº 321 de 1988 (Tabela 59.1).[7,8,12]

Quanto às instalações, a Tabela 59.2 descreve as recomendações para revestimentos, iluminação e sistema de ventilação:

Segundo Mezomo e a Resolução RDC nº 50 de 2022, o lactário em um EAS deve estar afastado de áreas destinadas a coleta de lixo, lavanderias, sanitários, áreas de isolamento de contato, áreas de grande circulação de pessoal, pacientes e visitantes e mais próxima aos setores de atendimento pediátricos ou SND.[4,7] Já em uma creche, a recomendação do Ministério da Educação é que esse setor pode ser implantado o mais próximo das áreas de atividades da creche ou junto ao ambiente da cozinha, facilitando o transporte de alimentos e utensílios, e afastado de lavanderias e sanitários.[14]

Tabela 59.1 Estrutura física de lactários em estabelecimentos assistenciais de saúde (EAS) e creches.

Dimensionamento da área de lactário em EAS e creches			
Unidade/ambiente	Quantificação mínima	Dimensão mínima	Instalações
Lactário em EAS	Deve existir em EAS que ofereçam atendimento pediátrico e/ou obstétrico	Em EAS com até 15 leitos pediátricos, pode ter área mínima de 15,0 m² com distinção entre área "suja e limpa", com acesso independente à área limpa, feito através de vestiário de barreira	
- Área de recepção, lavagem e descontaminação de mamadeiras e outros utensílios	1	8,0 m²	HF, HQ, ADE, CD
- Área para desinfecção de alto nível de mamadeiras	1	4,0 m²	ADE
- Área de esterilização terminal	1	1,0 m²	ADE
- Área de preparo e envase de fórmulas lácteas e não lácteas	1	4,0 m²	HF, HQ, ADE, AC
- Área de preparo de alimentos *in natura* (destinada a NE, mas que pode ser compartilhada com o lactário)	1	6,0 m²	HF, CD
Lactário em creche	Deve existir em creches com atendimento de crianças da faixa etária de 3 meses a 1 ano	Em creche pode ter a área mínima de 0,20 m² de construção por criança, podendo constituir recinto único ou, preferencialmente, específico; é composto por áreas de recepção e lavagem de mamadeiras, preparo, esterilização e distribuição	

Adaptada de Ministério da Saúde[7,12] (2002; 1988). *AC*, ar-condicionado; *ADE*, equipamentos específicos; *CD*, refere-se a coleta e afastamento de efluentes diferenciados que necessitem de algum tratamento especial (p. ex., depósito de lixo); *HF*, água fria; *HQ*, água quente.

Tabela 59.2 Instalações em lactário em estabelecimentos assistenciais de saúde (EAS) e creches.

Instalação	Hospitais	Creches
Pisos	Material liso, antiderrapante, resistente, impermeável, laváveis e de fácil higienização, cor clara e cantos com paredes arredondadas (rodapés); sem **ralos** nas salas de preparo, demais áreas, se existentes, devem ser sifonados e ter sistema de fechamento	Cerâmico, resistente, impermeável e de fácil limpeza. Não é recomendável a colocação de ralos nos setores de higienização e preparo dos alimentos. Estes podem ser colocados na área de acesso, com sistema de fechamento
Paredes	Acabamento liso, impermeável, laváveis e fácil higienização, resistente a impactos e calor (sem bolor e umidade), cor clara. Portas e janelas com sistema de telas e proteção contra vetores	Revestidas com material liso, resistente, impermeável e de fácil limpeza
Teto	Acabamento liso, impermeável, lavável, com recoberto — sem frestas, resistente a calor — umidade — bolores, em áreas de condensação de vapor pode ter coifa. Cor clara	Recomenda-se a construção de laje e que seja revestido e pintado com tinta impermeabilizante
Iluminação	Uniforme, sem ofuscamentos ou sombras; lâmpadas ou luminárias com proteção contra explosões e acidentes/quebras	Essencialmente sem sombras e de boa intensidade
Ventilação	Renovação de ar, garantir ambiente livre de bolores e patógenos; sem contenção de gases ou condensação de vapor. Sistema de ar condicionado ou climatização deve seguir Normas da ABNT de temperatura ambiente (TA) entre 21°C e 24 °C e umidade relativa do ar (UR) de 40 a 60%	As janelas devem ser em número e dimensões adequadas, com área mínima equivalente a 1/8 da área do piso; as aberturas devem sem protegidas do sol e de chuva e devem ter tela de proteção contra vetores

Adaptada de Ministério da Saúde[7,12] (2020; 1988); ABNT NBR[13] (2005); Ministério da Educação[14] (2006).

O planejamento das atividades do lactário em um EAS ou creche, além de sua localização, é influenciado por alguns fatores como:

- Porte do EAS ou da creche
- Número de pacientes pediátricos ou crianças a serem atendidos
- Tipos de prescrições ou cardápios por alimentos
- Horários de atendimento no dia
- Recursos materiais, financeiros, humanos
- Disponibilidade de equipamentos e utensílios.

Quanto ao tipo de alimentos produzidos em lactários hospitalares, o Grupo de Estudos em Nutrição Enteral e Lactário (Genelac), formado por profissionais nutricionistas de hospitais brasileiros, por meio de pesquisas qualitativas em 2009 e 2020, identificou os principais alimentos manipulados nesses setores e suas indicações, demonstrados na Tabela 59.3.

Já em creches, quando presente o lactário, este é destinado especificamente ao preparo e distribuição de fórmulas lácteas, sendo a cozinha destinada à preparação das refeições para crianças a partir dos 6 meses e com a introdução dos alimentos complementares.[9,12]

O dimensionamento de equipamentos e utensílios por área do setor de lactário e em creches é influenciado pelo orçamento destinado ao serviço de alimentação, bem como por aspectos de eficiência, produtividade, segurança alimentar, durabilidade e conservação, além da implantação de novas tecnologias (Figura 59.1). Não obstante, planos de contingência em situações de indisponibilidade de recursos ou por danos em equipamentos e utensílios, que necessitarão de trocas ou substituição temporária, devem fazer parte dos processos produtivos, de maneira a manter a cadeia produtiva e a segurança alimentar no atendimento em hospitais e creches.[10,15]

Tabela 59.3 Alimentos produzidos em lactários hospitalares no Brasil.

Alimento	Indicação
Fórmula infantil para prematuro	Recém-nascido prematuro
Fórmula infantil para lactentes (ou fórmula 1)	Lactentes de 0 a 5 meses e 29 dias
Fórmula infantil de seguimento (ou fórmula 2)	Lactentes a partir de 6 meses, até 24 meses
Fórmula infantil para crianças de primeira infância	Lactentes de 1 a 3 anos
Fórmulas infantis para necessidades dietoterápicas específicas	Lactentes e crianças com alterações fisiológicas ou metabólicas, ou patologias temporárias ou permanentes
Alimentos de transição (papas, sucos, chás, água, hidratantes orais, mingaus)	Crianças em fase de introdução de alimentos de transição (a partir de 6 meses) e primeira infância
Leites modificados	Crianças de primeira infância
Nutrição enteral (dietas ou suplementos)[a]	Crianças com necessidades nutricionais específicas
Leite humano ordenhado cru ou pasteurizado[b]	Recém-nascidos prematuros ou a termo hospitalizados

Adaptada de Galego et al.[9] (2020). [a]Alimentos produzidos em sala de preparo distinta da manipulação de fórmulas infantis. [b]Alimento porcionado no lactário, proveniente de postos de coletas de leite humano ou banco de leite humano.

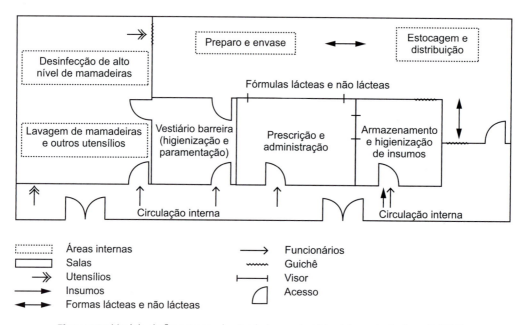

Figura 59.1 Modelo de fluxograma de atividades em lactário. Adaptada de Senac[16] (2007).

RECURSOS HUMANOS EM LACTÁRIOS

Atividades e parâmetros numéricos por profissionais

Segundo a Resolução nº 600 de 2018 do Conselho Federal de Nutricionistas (CFN),[17] que dispõe sobre as atividades obrigatórias e complementares do nutricionista em diferentes áreas de atuação, contemplam-se as atribuições em assistência nutricional e dietoterápica em lactários, bem como os parâmetros e números mínimos por carga horária para o profissional.

O nutricionista é o responsável legal pelo lactário, e deve supervisionar todos os protocolos técnicos e atividades de acondicionamento, manipulação, armazenamento, transporte, distribuição e administração dos alimentos produzidos nesse setor; elaborar e implantar o manual de boas práticas; desenvolver sistema de controles de qualidade e segurança alimentar; além de complementar sua atuação com a participação em estudos e pesquisas relacionados à área, interagir com equipes multiprofissionais do hospital em planos de orientação nutricional de paciente e família, e promover educação continuada a profissionais da saúde.

Além do nutricionista, a Resolução CFN nº 605 de 2018[18] também atribui atividades em lactário ao técnico de Nutrição, e respeitados os limites compreendidos pelos componentes curriculares da sua formação e sob supervisão do nutricionista, esse profissional pode contribuir com a elaboração do Manual de Boas Práticas; coordenar as atividades de manipulação dos alimentos; desenvolver os controles de qualidade, relatórios ou *checklist* das atividades e promover a educação continuada dos manipuladores.

As atividades operacionais de recebimento, armazenamento, manipulação e envase de fórmulas infantis ou enterais, preparo de alimentos infantis, transporte e distribuição são responsabilidade do lactarista ou auxiliar de lactário. Apesar de a profissão lactarista não estar descrita na Classificação Brasileira de Ocupações do Ministério do Trabalho e emprego (MET), o que dificulta a determinação de uma qualificação mínima para esse profissional para sua atuação em lactário, a maioria dos SND de EAS adota tal descrição de cargo e promove a capacitação técnica dentro das normas e recomendações de boas práticas do serviço.[9]

Por fim, em alguns SND o nutricionista responsável pelo lactário pode contar ainda com o apoio de auxiliares administrativos em atividades de gestão financeira e indicadores de qualidade (Tabela 59.4).

Uniformização e paramentação

A uniformização básica recomendada inclui blusas de manga longa ou curta e calças, preferencialmente de cor clara, podendo ser complementado por touca de tecido ou rede de cabelo. Alguns hospitais adotam sobre o uniforme básico o uso de paramentação descartável como touca, máscara, luva de procedimento, avental e propé, que devem ser usados a cada sessão de produção e descartados ao fim da manipulação.[9]

De acordo com Norma Regulamentadora nº 6 e atual Portaria nº 977 de 2018, do Ministério do Trabalho, recomenda-se o uso de equipamentos de proteção individual (EPI) como sapato de proteção, avental de PVC para atividades de higiene de ambientes e materiais e luvas térmicas, e para os serviços que porcionam o leite humano, recomendam-se óculos de proteção.[20]

Não é permitido o uso de adornos como relógio, pulseira, anel, brincos, inclusive *piercing*, no setor de manipulação de alimentos, pois podem ser agentes de contaminação.

Higiene pessoal

O asseio pessoal deve ser mantido pelo lactarista diariamente e a higiene de mãos é uma etapa fundamental para as atividades do setor.

A higiene de mãos deve ser realizada:

- Ao chegar no trabalho
- Ao utilizar os sanitários
- Quando tossir, espirrar ou assoar nariz
- Após a higiene ambiental do setor
- Após receber alimentos e embalagens
- Após recolher lixos e outros resíduos
- Antes, durante e após o preparo de alimentos.

O uso de produtos antissépticos para lavagem de mãos é recomendado pelo Ministério da Saúde.

A Figura 59.2 descreve a técnica recomendada de higiene de mãos de acordo com a Organização Mundial da Saúde.[21]

Para as atividades de manipulação de alimentos não se recomenda o uso de luvas, pois representa um desperdício de recursos e não contribui para reduzir riscos de contaminação cruzada.

O uso de luvas será recomendado apenas em situações de risco de contaminação do manipulador por sangue ou fluidos corporais – como é o caso de leite humano, e, neste caso, no lactário que apresentar a atividade de porcionamento de leite humano cru deverão ser usadas luvas durante a manipulação deste alimento e retiradas após, lembrando de realizar posteriormente a higiene de mãos.[22]

PROCEDIMENTOS OPERACIONAIS PADRONIZADOS

Recebimento e armazenamento de insumos

O recebimento de insumos é uma etapa inicial das atividades do lactário e compete ao nutricionista o estabelecimento de critérios para aquisição e recepção de insumos alimentícios e produtos descartáveis que serão usados na manipulação dos alimentos. Esses critérios devem seguir as recomendações da Resolução RDC nº 216 de 2004, que garante a segurança e a qualidade nutricional e microbiológica dos alimentos, bem como a qualidade dos demais insumos a serem recebidos pelo setor.[23]

A recepção dos insumos, provenientes do SND, deve ser realizada na área limpa do lactário. A inspeção dos gêneros alimentícios deve garantir a não utilização de embalagens amassadas, enferrujadas, estufadas, com furos, vazamento ou lacre rompido, a fim de conservar a inocuidade do produto. Embalagens ou utensílios descartáveis devem estar livres de poeira e devidamente íntegros (p. ex., frascos de porcionamento, sacos de amostras, colheres, entre outros).[9,23]

Após a conferência de qualidade dos produtos, proceder à higiene de alimentos e de embalagens conforme as normas do Manual de Boas Práticas do Setor. Os mesmos devem ser encaminhados à área de armazenamento, contendo armários ou prateleiras devidamente higienizados para os gêneros descartáveis e alimentícios não perecíveis, com uma temperatura ambiente controlada em torno de 21°C a 24°C, e refrigeradores calibrados e higienizados para gêneros alimentícios perecíveis (Tabela 59.5).[13,23]

HIGIENIZAÇÃO AMBIENTAL, EQUIPAMENTOS E UTENSÍLIOS

O principal objetivo da higiene ambiental e de equipamentos e utensílios é aplicar técnicas de limpeza e desinfecção que garantam que o ambiente, os equipamentos e os utensílios do lactário não sejam agentes para promoção de contaminação dos alimentos.[13,24]

A limpeza é o procedimento de fricção com agente químico e água que promove a remoção de sujidades ou resíduos macroscópicos de superfícies fixas (pisos, paredes, janelas, bancadas etc.), nos equipamentos e nos utensílios de contato com o alimento (Tabela 59.6).

A desinfecção é a etapa complementar com a aplicação de agente químico desinfetante (p. ex., álcool 70%, hipoclorito de sódio) sobre superfícies fixas, equipamentos e utensílios (Tabela 59.7); ou agente térmico (p. ex., fervura, calor de máquina de lavar) sobre superfícies de parte de equipamentos e utensílios, para reduzir o número de microrganismos potencialmente patogênicos ou que degradem o alimento (Tabela 59.8).[24]

A esterilização é um processo físico, com aplicação de temperatura e tempo, para eliminação de todas as formas bacterianas vegetativas e esporuladas, fungos e vírus resistentes aos processos de desinfeção química ou física. Esta técnica é recomendada para utensílios e equipamentos de contato com alimentos, resistentes às altas temperaturas (Tabela 59.9).

Tabela 59.4 Parâmetros e números mínimos de referência para atuação de profissionais em lactário.

Cargo	Número de profissionais	Carga horária semanal mínima
Nutricionista	01	30 h semanais
Técnico de nutrição e dietética	01	30 h semanais
Lactarista ou auxiliar de lactário*	01*/turno	44 h semanais

Adaptada de CFN[17] (2018); Secretaria da Fazenda do Estado de São Paulo[19] (2015). *1 lactarista ou auxiliar de lactário a cada 50 ℓ de produtos manipulados/turno, em uma jornada de trabalho de 7 horas e 20 minutos por dia.

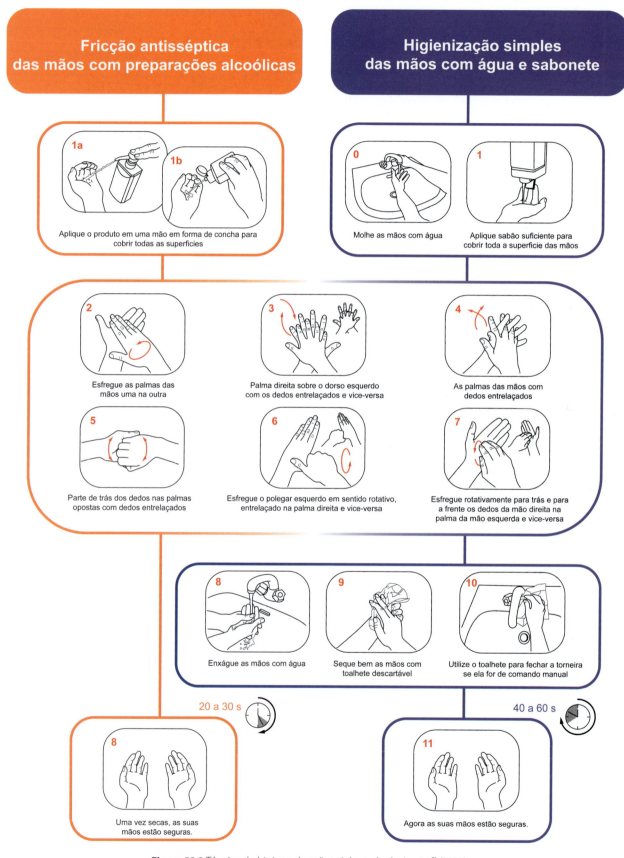

Figura 59.2 Técnica de higiene de mãos. Adaptada de Anvisa[21] (2020).

Tabela 59.5 Temperatura de armazenamento para gêneros alimentícios perecíveis.

Alimento	Temperatura de refrigeração
Hortifruti (legumes e frutas)	0 °C e 4 °C
Leites pasteurizados	0 °C e 10 °C

Adaptada de Anvisa (2004).[23]

Tabela 59.6 Agentes químicos para limpeza de ambiente, equipamentos e utensílios.

Agente químico	Superfície de ação
Detergente clorado	Pisos, azulejos, portas, teto, janelas
Detergente neutro e inodoro	Parte de equipamentos e utensílios de contato com alimento

Adaptada de Silva Junior[24] (2020); Galego et al.[9] (2020).

Tabela 59.7 Agentes químicos, concentração e tempo de exposição para higiene de ambiente, equipamentos e utensílios.

Agente químico	Concentração e tempo de ação Desinfeção ambiental	Concentração e tempo de ação Desinfecção de equipamentos e utensílios
Hipoclorito de sódio	100 a 250 ppm/15 min	200 ppm/15 min
Quaternário de amônio	200 ppm/10 a 15 min	–
Álcool	70%/15 min	Não recomendado

Adaptada de Silva Junior[24] (2020).

Tabela 59.8 Temperatura e tempo de termodesinfecção para parte de equipamentos e utensílios de contato com alimento.

Agente físico	Temperatura	Tempo de ação
Fervura	100°C	Até 15 min
Calor de máquina de lavar	80°C a 90°C	Até 15 min
Autoclave	110°C	Até 10 min
Esterilizador de mamadeiras	100°C	Até 15 min

Adaptada de Silva Junior[24] (2020); Galego et al.[9] (2020).

Tabela 59.9 Temperatura e tempo de termodesinfecção para parte de equipamentos e utensílios de contato com alimento.

Agente físico	Temperatura	Tempo de ação
Autoclave	121°C	Até 15 min
Autoclave em central de material de esterilização (CME)	134°C	Até 2 min

Adaptada de Silva Junior[24] (2020); Galego et al.[9] (2020).

MANIPULAÇÃO E ADMINISTRAÇÃO DE FÓRMULAS INFANTIS

As fórmulas infantis em pó não são consideradas produtos estéreis e, após a sua reconstituição, tornam-se um meio ideal para o desenvolvimento de microrganismos patogênicos (como *Enterobacter sakazakii* e *Salmonella* spp.) quando não são aplicadas recomendações específicas para manipulação, conservação e administração.[25]

No Brasil não há muitas opções de fórmulas infantis líquidas, com maior disponibilidade de produtos em pó. Por ser um país de clima tropical, com temperaturas elevadas de modo geral, e sem uma legislação específica para boas práticas de manipulação das fórmulas infantis, a Anvisa e o Ministério da Saúde adotaram as diretrizes da Food and Agriculture Organization of the United Nations (FAO), da Organização Mundial da Saúde (OMS) de 2007 e o "Código de práticas de higiene de fórmulas infantis em pó" do *Codex Alimentarius*.[26]

Segundo as diretrizes da FAO/OMS de 2007,[25] os estabelecimentos de prestação de cuidados de saúde, o que inclui hospitais e creches, devem seguir requisitos de boas práticas de manipulação, conservação e administração das fórmulas infantis. Nos hospitais e nas creches, o setor destinado a essas práticas é o lactário.

Quando a lata for encaminhada à área de preparo e manipulação de fórmulas infantis dos hospitais e creches, deve ser limpa com água e sabão e desinfetada com álcool 70%, reduzindo os riscos de contaminação.[24]

Recomenda-se que a colher-medida seja retirada da lata, sendo higienizada após o uso e armazenada em recipiente limpo, evitando-se a adição ao pó de microrganismos patogênicos ou que possam degradar o produto, reduzindo seu *shelf life* determinado pelo fabricante.[24,25]

No geral, todos os utensílios e equipamentos destinados ao preparo das fórmulas infantis devem ser cuidadosamente higienizados com água e sabão, e posteriormente submetidos a esterilização ou fervura antes da manipulação. Depois de esterilizados e não usados imediatamente, devem ser guardados em local ou recipiente limpo e seco para prevenir contaminação.

A água para o preparo das fórmulas infantis deve ser filtrada e fervida, sendo resfriada até atingir 70°C, atendendo em quantidade suficiente a produção para uma mamadeira ou lote de produção. Segundo as atuais diretrizes da American Society for Parenteral and Enteral Nutrition (ASPEN),[28] nos casos de crianças hospitalizadas em estado de saúde crítico, internadas em unidades de terapia intensiva ou apresentando condição imunológica crítica e alterações gastrintestinais, a água usada no preparo de fórmulas infantis deve ser estéril.

Os estudos da OMS de 2008 demonstraram a importância da reconstituição de fórmulas infantis com água a 70°C, e a prevenção de contaminação por *Cronobacter sakazakii*, principalmente para lactentes prematuros e até os 6 meses, quando há maior imaturidade do sistema imunológico frente às infecções.[29]

Para o preparo das fórmulas infantis são indicados recipientes específicos para alimentos, preferencialmente livres de bisfenol A (plástico) ou outras substâncias contaminantes como metais pesados (vidro), além de utensílios resistentes à fervura ou esterilização.

Depois de reconstituída, a fórmula infantil deve ser resfriada até a temperatura de 37°C, não permanecendo mais de 30 minutos em exposição às condições ambientais, sendo administrada ou consumida imediatamente. Caso não seja possível o consumo imediato, recomenda-se não ultrapassar o intervalo de 2 horas do preparo até o consumo. Essa recomendação também é válida para as fórmulas infantis usadas para administração por sondas enterais.[13,25]

Em hospitais, onde serão necessários preparos de grande quantidade de fórmulas infantis e de modo antecipado, recomendam-se, logo após a reconstituição, resfriamento rápido e armazenamento, em temperaturas menores de 5°C, sendo monitorada a temperatura de refrigeração e com tempo de armazenamento de até 24 horas, para garantir a segurança microbiológica.

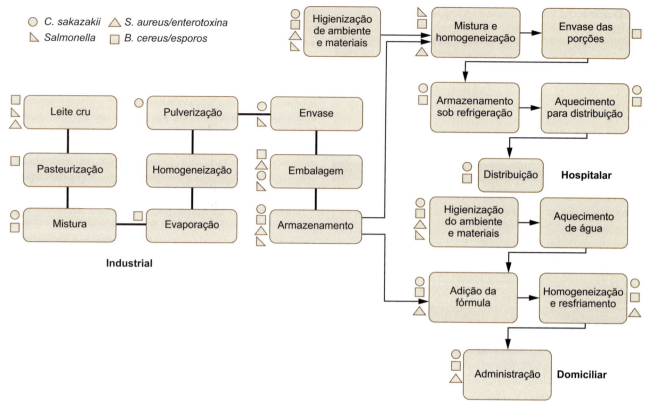

Figura 59.3 Fluxograma genérico da produção de fórmulas infantis e seu preparo em ambiente hospitalar e domiciliar. Adaptada de Rodrigues et al.[27] (2019).

Para o aquecimento das fórmulas infantis refrigeradas, recomendam-se métodos validados como banho-maria e micro-ondas, atingindo a temperatura final de 37°C, evitando riscos de queimaduras às crianças; é recomendado consumo imediato.[13,25]

MANIPULAÇÃO E ADMINISTRAÇÃO DE FÓRMULAS LÁCTEAS

O termo "fórmula láctea" destina-se a todos os alimentos infantis à base de leite de vaca, que tenham indicação para crianças maiores de 3 anos, e que podem ter a adição de cereais ou açúcares. O leite manipulado pode ser veículo de transmissão de microrganismos, uma vez que pode sofrer alterações com grande facilidade em curto espaço de tempo ou durante o tempo transcorrido entre a manipulação e a distribuição, bem como nas condições de armazenamento.

Para garantir a integridade microbiológica da fórmula láctea após a sua manipulação, os hospitais adotam a técnica de "esterilização terminal", processo pelo qual a mamadeira cheia é submetida a altas temperaturas sob pressão (autoclave), com a finalidade de atingir os parâmetros microbiológicos seguros para consumo.[3]

Na prática, alguns estudos demonstraram que existe uma relação pressão-temperatura-tempo para se atingir a esterilização da fórmula láctea (Tabela 59.10).

A esterilização de uma fórmula láctea acontece com segurança em temperaturas ≥ 120°C por 10 a 15 min, porém a instabilidade dos ingredientes do leite limita a aplicação deste binômio temperatura-tempo, caramelizando a preparação e levando ao escurecimento enzimático (reação de Maillard), além de alteração de sabor e resultando em não aceitação do produto pelas crianças internadas. Yeng et al.[31] demonstraram, em estudo experimental, que o processo de aquecimento terminal de fórmulas lácteas resulta em perdas significativas de proteínas, aumentando os índices de amônia, uma substância que pode ser neurotóxica aos recém-nascidos.

Nesse sentido, os hospitais que precisam produzir fórmulas lácteas padronizam o binômio temperatura e tempo de aquecimento terminal em autoclave, para evitar as alterações sensoriais e reduzir a carga microbiana patogênica.

Após a desinfecção térmica em autoclave, as fórmulas lácteas devem sofrer um processo de resfriamento rápido, até atingir temperaturas menores de 5°C, podendo ser armazenadas em refrigeração por até 24 horas.[31]

Para o aquecimento das fórmulas lácteas refrigeradas, recomenda-se o uso do banho-maria ou micro-ondas, atingindo a temperatura final de 37°C, sendo recomendado consumo imediato.

A autoclave não é um equipamento obrigatório para lactários em creches; assim, o ideal é avaliar o fluxo de preparo de fórmulas lácteas e adaptá-lo às condições de estrutura física, recursos e boas práticas, garantindo a qualidade do produto final, e talvez discutir a possibilidade de atender as crianças com uso de fórmulas infantis, cujos processos produtivos não requerem aquecimento terminal.

MANIPULAÇÃO E ADMINISTRAÇÃO DE LEITE HUMANO PORCIONADO EM LACTÁRIO

O lactário é considerado um serviço de apoio em EAS com banco de leite humano ou posto de coleta de leite humano. Nos

Tabela 59.10 Destruição de microrganismos segundo relação pressão-temperatura-tempo de esterilização.

Microrganismo	Pressão (libras)	Temperatura (°C)	Tempo de esterilização (minutos)
Salmonella sp.	< 5	65,5	0,02 a 0,25
Staphylococcus aureus	< 5	65,5	0,2 a 2,0
Leveduras, bolores e bactérias deteriorantes	< 5	65,5	0,5 a 3,0
Bacillus cereus (esporulado mesófilo aeróbio)	5	100	5,0
Clostridium perfringens (esporulado mesófilo anaeróbio)	5	100	0,3 a 20,0
Clostridium botulinum (esporulado mesófilo anaeróbio) Tipos A e B – proteolíticos Tipos B, E e F – não proteolícos	5 < 5	100 80	50 1,0
Clostridium thermosaccharolyticum (esporulado termófilo anaeróbio)	15	120	3,0 a 4,0

Adaptada de Galego et al.[9] (2020); ICMSF[30] (1980).

hospitais com berçário na unidade de neonatologia, o recomendado é a prescrição e utilização de leite humano ordenhado pasteurizado para se evitarem riscos de infecções neonatais; entretanto, há a possibilidade de se utilizar o leite humano ordenhado cru de mão para filho em unidades de internação pediátrica e alojamento conjunto.[11,32]

Nesse sentido, a Rede Brasileira de Bancos de Leite Humano desenvolveu normas de ordenha, manipulação e administração de leite humano em ambiente hospitalares.

O lactário será o responsável pelo porcionamento do leite humano ordenhado pasteurizado ou cru e fracionamento dos volumes de acordo com as prescrições para atendimento aos lactentes. Entretanto, sua área física deve estar preparada com uma sala exclusiva para o porcionamento do leite humano, devidamente dotada de:[33]

- Janelas vedadas ou protegidas contra circulação de vetores
- Climatização de acordo a as normas da ABNT NBR 7256 – temperatura ambiente 21°C a 24°C e umidade relativa do ar 40 a 60%
- Equipamentos para fracionamento do leite humano – bico de Bunsen ou capela de fluxo laminar
- Refrigeradores
- Banho-maria – quando necessário.

O lactarista, ao receber os frascos de leite humano ordenhado pasteurizado (LHOP) ou ordenhado cru (LHOC), deverá:

a) Se o LHOP ou LHOC não estiver degelado:[32,33]
- Colocar os frascos de leite humano em refrigerador exclusivo até o momento do porcionamento, minimizando quebra de cadeia fria
- Higienizar as mãos
- Seguir com a paramentação recomendada: máscara, touca, óculos de proteção, luvas de procedimento
- Colocar água no banho-maria limpo e calibrar o equipamento até atingir a temperatura de 40°C
- Colocar os frascos no banho-maria para o degelo
- Homogeneizar com movimentos circulares frequentes os frascos, até a perda do gelo no centro dos frascos
- Retirar os frascos do banho-maria
- Colocar os frascos em caixa isotérmica com gelo reciclável até o porcionamento.

b) Se LHOP ou LHOC degelado:
- Manter os frascos em caixa isotérmica com gelo até o porcionamento.

Porcionamento do leite humano

Após higienizar as mãos e se paramentar, e o lactarista deverá:[32]

- Higienizar as bancadas de manipulação com álcool 70%
- Separar os utensílios para o porcionamento do LHOP ou LHOC degelado (copinhos, frascos ou seringas)
- Separar as etiquetas de identificação com as informações do paciente
- Etiquetar os frascos, copinhos ou seringas
- Acender o bico de Bunsen ou ligar a capela de fluxo laminar (devidamente limpa)
- Levar os frascos para o equipamento (bico de Bunsen ou capela), agitando levemente com movimentos circulares
- Fracionar os volumes prescritos e tampar cada recipiente
- Colocar os utensílios com LHOP ou LHOC fracionado em caixas isotérmicas com gelo reciclável e termômetro.

Ao fim do porcionamento, o lactarista deve retirar a paramentação, higienizar as mãos e encaminhar ou transportar os recipientes às unidades neonatais ou pediátricas.

O tempo de administração do leite humano não deve ultrapassar os elencados na Tabela 59.11.

As boas práticas de porcionamento de LHOC de mãe para filho em creches devem ser adaptadas. Equipamentos como bico de Bunsen e capela de fluxo laminar não são obrigatórios nesses ambientes; entretanto, o ideal é avaliar a possibilidade de se ter um lactário com climatização na área de manipulação e fluxo de processos separados do preparo de fórmulas infantis e lácteas.

CONTROLE DE QUALIDADE

A segurança dos produtos produzidos no Lactário é garantida pelas boas práticas. Entretanto, a Resolução RDC nº 216 de

Tabela 59.11 Tempo de administração do leite humano em temperatura ambiente.

Produto	Tempo de administração
Leite humano ordenhado pasteurizado via oral	Consumo imediato
Leite humano ordenhado pasteurizado via enteral	Até 4 h
Leite humano ordenhado cru via oral	Consumo imediato
Leite humano ordenhado cru via enteral	Até 2 h

Adaptada de Anvisa[11] (2008); Ministério da Saúde[32] (2018).

2004[23] estabelece que todos os procedimentos operacionais padronizados (POP) devem ter registros diários que gerem controles para monitorar e avaliar a eficiência e a qualidade das boas práticas aplicadas.

Além dos registros dos POP, há ferramentas de monitoramento que podem gerar indicadores de qualidade como o *checklist* e as análises microbiológicas. Um indicador de qualidade é um sinalizador que expressa a realidade das boas práticas aplicadas no serviço e, dependendo dos resultados – conformidade ou não conformidade – é possível a implementação de ações de melhorias ou corretivas.

O *checklist* é um meio de monitoramento dos POP que deve ser registrado semanalmente pelo técnico de Nutrição ou nutricionista, que auxilia na análise das condições reais das boas práticas. Exemplos de *checklist* em lactário:

• Monitoramento da técnica de higiene de mãos
• Monitoramento de processo de resfriamento de fórmulas infantis
• Monitoramento de aquecimento terminal de fórmulas lácteas.

A Anvisa estabelece, por meio de padrões microbiológicos, critérios de aceitabilidade para um alimento, caracterizando-o como próprio para consumo. Esses padrões podem ser estabelecidos para as matérias-primas utilizadas nos serviços de alimentos e para os produtos finais da manipulação.

No Brasil, até 2018, a Resolução RDC nº 12 de 2001 apresentava os padrões microbiológicos para análise de produtos prontos manipulados em lactários; entretanto, as novas legislações, a partir de 2018, para as fórmulas infantis passaram a apresentar apenas parâmetros para a matéria-prima na lata e não após sua manipulação, e para fórmulas lácteas, apenas parâmetros para matérias-primas a serem adicionadas ao leite. Apesar da falta de parâmetros microbiológicos para avaliar a segurança de fórmulas infantis diluídas e fórmulas lácteas manipuladas em lactário, a atual Resolução RDC nº 724 de 2022[34] e a Instrução Normativa nº 161 de 2022[35] estabelecem os parâmetros microbiológicos das matérias-primas que devem ser monitorados no recebimento, sendo exigido dos fabricantes de fórmulas infantis os laudos microbiológicos do lote a ser manipulado (Tabela 59.12).

As legislações também estabelecem o parâmetro para padrões de potabilidade da água que será utilizada na diluição de fórmulas infantis, como mostra a Tabela 59.13.

Tabela 59.12 Padrões microbiológicos para alimentos infantis, com exceção dos alimentos comercialmente estéreis.

Categorias específicas	Micro-organismo/toxina/metabólito	n	c	m	M
a) Fórmulas infantis em pó para lactentes (até seis meses), fórmulas infantis destinadas a necessidades dietoterápicas específicas, fórmulas de nutrientes apresentadas ou indicadas para recém-nascidos de alto risco e outros alimentos especialmente formulados para lactentes	*Salmonella*/25g	60	0	Aus	–
	Cronobacter spp./10g	30	0	Aus	–
	Bacillus cereus presuntivo/g	5	1	50	5×10^2
	Enterobacteriaceae/10g	10	0	Aus	–
	Aeróbios mesófilos/g	5	2	5×10^2	5×10^3
b) Fórmulas infantis em pó de seguimento para lactentes e crianças de primeira infância e outros alimentos especialmente formulados para lactentes e crianças de primeira infância	*Salmonella*/25g	60	0	Aus	–
	Bacillus cereus presuntivo/g	5	1	50	5×10^2
	Enterobacteriaceae/10g	5	0	Aus	–
	Aeróbios mesófilos/g	5	2	5×10^2	5×10^3
c) Alimentos à base de cereais para alimentação infantil	*Salmonella*/25g	30	0	Aus	–
	Bacillus cereus presuntivo/g	5	1	10^2	5×10^2
	Enterobacteriaceae/g	5	2	10	10^2
	Aeróbios mesófilos/g	5	2	10^3	10^4
d) Alimentos infantis de transição não estáveis a temperatura ambiente (papinhas refrigeradas ou congeladas)	*Salmonella*/25g	10	0	Aus	–
	Escherichia coli/g	5	2	10	10^2
	Bolores e leveduras/g	5	1	10^3	10^4

Adaptada de Anvisa[35] (2022).

Tabela 59.13 Padrões microbiológicos para água.

Categorias Específicas	Microrganismo/toxina/metabólito	n	c	m	M
Água mineral natural ou água filtrada	Coliformes totais/250 mℓ	5	0	Aus	–
	Escherichia coli/250 mℓ	5	0	Aus	–
	Enterococos/250 mℓ	5	0	Aus	–
	Pseudomonas aeruginosa/250 mℓ	5	0	Aus	–
	Esporos de clostrídios sulfito-redutores/50 mℓ	5	0	Aus	–
	Esporos de *Clostridium perfringens*/50 mℓ	5	0	Aus	–

Adaptada de Anvisa[35] (2022).

Para análise do leite humano ordenhado cru ou pasteurizado porcionado em lactário não há parâmetros microbiológicos estabelecidos em lei. Não obstante, vale lembrar que as boas práticas estabelecidas pela Rede Brasileira de Bancos de Leite Humano devem ser seguidas de forma rigorosa.

Desse modo, torna-se muito importante seguir as boas práticas recomendadas pelo Ministério da Saúde, Organização Mundial da Saúde, Anvisa e Rede Brasileira de Bancos de Leite Humano, para se garantir um produto próprio para consumo, que garanta a segurança do paciente em ambiente hospitalar e das crianças em creches.

REFERÊNCIAS BIBLIOGRÁFICAS

As referências consultadas para a elaboração deste capítulo estão disponíveis *online* no Ambiente de aprendizagem do GEN.

COMO CITAR ESTE CAPÍTULO

ABNT

GALEGO, D. S. Boas práticas em lactário. *In*: ROSSI, L.; POLTRONIERI, F. (org.). *Tratado de Nutrição e Dietoterapia*. 2. ed. Rio de Janeiro: Guanabara Koogan, 2023. p. 686-695.

VANCOUVER

Galego DS. Boas práticas em lactário. In: Rossi L, Poltronieri F (Orgs.). Tratado de nutrição e dietoterapia. 2. ed. Rio de Janeiro: Guanabara Koogan; 2023. p. 686-95.

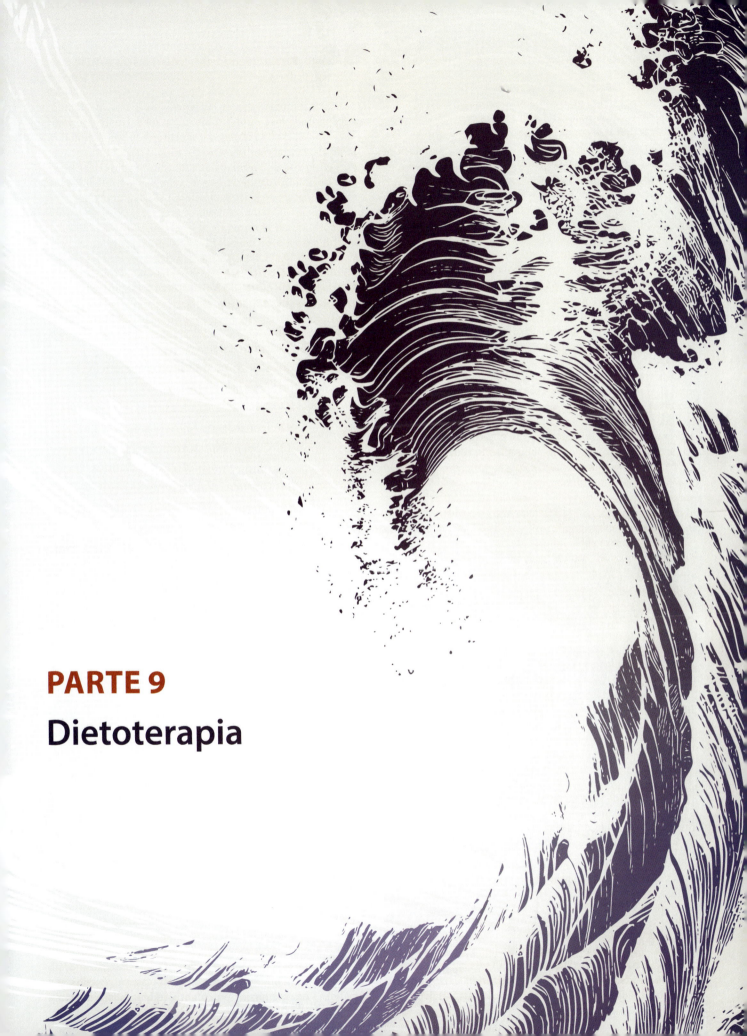

PARTE 9
Dietoterapia

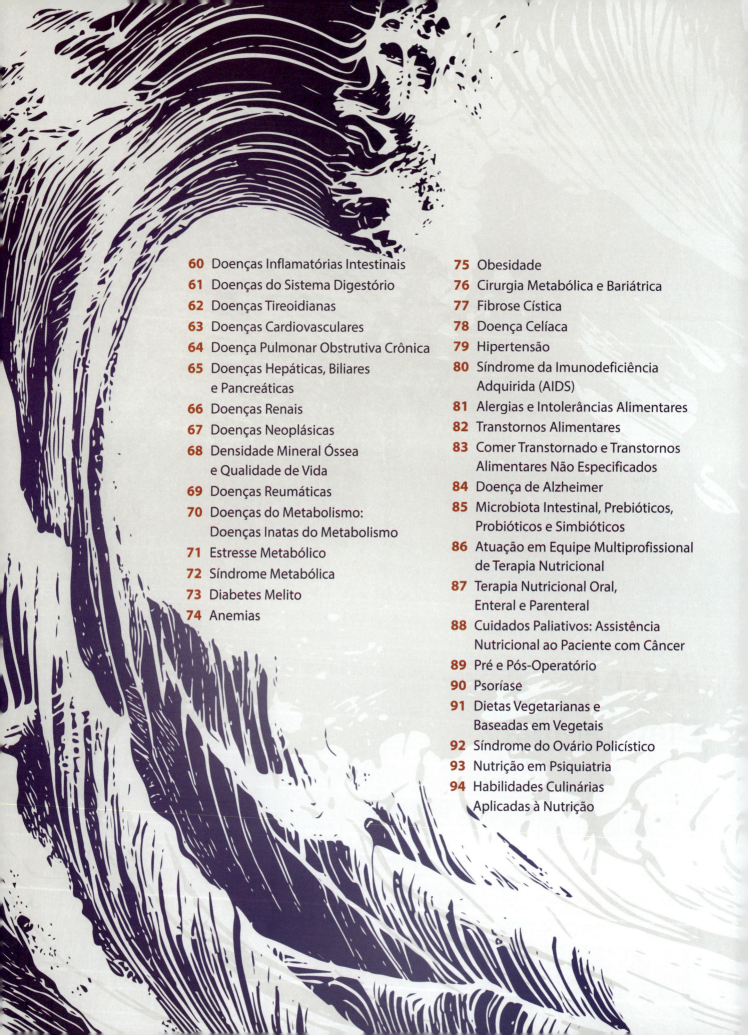

- **60** Doenças Inflamatórias Intestinais
- **61** Doenças do Sistema Digestório
- **62** Doenças Tireoidianas
- **63** Doenças Cardiovasculares
- **64** Doença Pulmonar Obstrutiva Crônica
- **65** Doenças Hepáticas, Biliares e Pancreáticas
- **66** Doenças Renais
- **67** Doenças Neoplásicas
- **68** Densidade Mineral Óssea e Qualidade de Vida
- **69** Doenças Reumáticas
- **70** Doenças do Metabolismo: Doenças Inatas do Metabolismo
- **71** Estresse Metabólico
- **72** Síndrome Metabólica
- **73** Diabetes Melito
- **74** Anemias
- **75** Obesidade
- **76** Cirurgia Metabólica e Bariátrica
- **77** Fibrose Cística
- **78** Doença Celíaca
- **79** Hipertensão
- **80** Síndrome da Imunodeficiência Adquirida (AIDS)
- **81** Alergias e Intolerâncias Alimentares
- **82** Transtornos Alimentares
- **83** Comer Transtornado e Transtornos Alimentares Não Especificados
- **84** Doença de Alzheimer
- **85** Microbiota Intestinal, Prebióticos, Probióticos e Simbióticos
- **86** Atuação em Equipe Multiprofissional de Terapia Nutricional
- **87** Terapia Nutricional Oral, Enteral e Parenteral
- **88** Cuidados Paliativos: Assistência Nutricional ao Paciente com Câncer
- **89** Pré e Pós-Operatório
- **90** Psoríase
- **91** Dietas Vegetarianas e Baseadas em Vegetais
- **92** Síndrome do Ovário Policístico
- **93** Nutrição em Psiquiatria
- **94** Habilidades Culinárias Aplicadas à Nutrição

CAPÍTULO 60

Doenças Inflamatórias Intestinais

Nadir do Nascimento Nogueira • Mayara Storel Beserra de Moura • Regina Márcia Soares Cavalcante

INTRODUÇÃO

As doenças inflamatórias intestinais (DII), representadas pela retocolite ulcerativa (RCU) e doença de Crohn (DC), são condições inflamatórias crônicas de etiologia ainda desconhecida. No entanto, acredita-se na interação de fatores genéticos, imunológicos, ambientais, incluindo a dieta e a microbiota intestinal.[1,2]

A DC e a RCU são doenças complexas e heterogêneas. A RCU pode atingir qualquer faixa etária, porém, acomete mais frequentemente a partir da terceira até a quarta década de vida, enquanto a DC apresenta dois picos de manifestação, entre 20 e 40 anos e 50 e 60 anos, podendo também ocorrer em qualquer idade, sem diferença entre sexos.[3]

Além da idade, a DC e a RCU podem também se diferenciar quanto ao acometimento das camadas teciduais do intestino. A primeira acomete qualquer parte do trato gastrintestinal, da boca ao ânus, embora o íleo e o cólon sejam mais atingidos, e agride a mucosa de modo transmural e descontínuo. A RCU, por sua vez, atinge o reto, podendo se estender até o cólon em um padrão contínuo, provocando inflamação apenas superficial da mucosa intestinal (Figura 60.1).[4]

Essas doenças ainda não têm cura e são caracterizadas por períodos de remissão e recidiva, podendo esta última ser desencadeada por lesões no epitélio intestinal, que favorecem a translocação bacteriana do lúmen para o tecido mucoso, resultando em resposta imune exacerbada e inflamação crônica.[5]

As DII afetam mais de 3,5 milhões de pessoas e sua incidência está aumentando em todo o mundo.[6] No Ocidente, a RCU afeta 120 a 200/10^5 pessoas-ano e a DC de 50 a 200/10^5 pessoas-ano.[7] Na América do Sul, estudos publicados entre janeiro de 1990 e dezembro de 2018 observaram que a quantidade de pacientes com DII é maior nessa região em comparação com outras regiões em desenvolvimento no mundo. A variação da incidência para a RCU foi de 4,3 a 5,3/10^5 pessoas-ano e para a DC foi de 0,74 a 3,5/10^5 pessoas-ano. A prevalência variou de 15 a 24,1/10^5 habitantes para RCU e de 2,4 a 14,1/10^5 habitantes para a DC.[8]

No Brasil, foram identificados apenas quatro estudos populacionais que se referem à incidência e à prevalência de DII no país: dois em São Paulo, um no Espírito Santo e outro no Piauí. Esses estudos demonstram um crescimento notável na incidência e prevalência estimada dessas doenças, com maior número de casos em regiões mais desenvolvidas.[9]

Como os sintomas das DII são variáveis, o diagnóstico deve ser feito a partir da anamnese, juntamente com achados de exames físicos, laboratoriais, radiológicos, endoscópicos e histológicos.[10]

ETIOPATOGENIA

Nas últimas décadas, com o desenvolvimento das ferramentas ômicas e a possibilidade de análises detalhadas de composição e função da microbiota intestinal humana, foi possível investigar o papel exercido pela comunidade bacteriana do intestino nos processos inflamatórios crônicos, incluindo os presentes nas DII. Em pessoas geneticamente predispostas, um fator ainda desconhecido promove a quebra da homeostase entre microbiota intestinal, epitélio intestinal e sistema imunológico, iniciando o processo inflamatório.[11,12] Ainda não se sabe se as alterações da microbiota (disbiose) é causa ou consequência da inflamação; entretanto, já foi demonstrado que a população de microrganismos intestinais é influenciada por vários fatores ambientais, sendo a dieta um importante modulador desta. Nesse sentido, tem-se tornado crescente o uso de probióticos na terapêutica não farmacológica nas DII com o intuito de modular a microbiota e diminuir o risco de desenvolvimento dessas doenças, como também manter a fase de remissão.[11,13,14]

Embora os mecanismos fisiopatológicos exatos nos quais a dieta desempenha um papel no desenvolvimento das DII permaneçam desconhecidos, várias explicações foram propostas, incluindo seus efeitos na composição da microbiota intestinal, produção de metabólitos microbianos, alterações na imunidade e função de barreira da mucosa.[15]

A combinação da disbiose com alterações da permeabilidade intestinal ativa as células apresentadoras de antígenos, que os conduzem para as células TCD4$^+$, desencadeando o aumento e o desequilíbrio entre células T$_{efetoras}$ (Th1, Th2, Th17) e T$_{reguladoras}$. O aumento dessas células provoca incremento da produção de citocinas, resultando no desequilíbrio entre citocinas com atividade pró-inflamatória (fator de necrose tumoral alfa [TNF-α], interleucina [IL]-1, IL-6, IL-8, IL-12, IL-17 e IL-23) e anti-inflamatória (IL-4, IL-10 e fator transformador do crescimento beta [TGF-β]), gerando resposta inflamatória exacerbada (Figura 60.2).[16,17]

Mudanças no padrão alimentar também têm sido relacionadas com o risco de desenvolvimento das DII. O rápido aumento da incidência dessas doenças nas últimas décadas em regiões de baixa incidência, como países asiáticos ou em desenvolvimento, mostra a influência do ambiente no surgimento da doença, mais especificamente o padrão da dieta ocidental, caracterizada pelo alto consumo de gorduras e proteínas, e baixa ingestão de frutas e verduras.[18]

QUADRO CLÍNICO

As DII podem apresentar sinais e sintomas leves ou graves durante a fase ativa da doença, e muitos deles tendem a reduzir ou desaparecer durante as remissões. Os principais sintomas incluem dor abdominal, diarreia, náuseas, sangramento retal e perda de peso, com grave impacto na qualidade de vida dos pacientes.[19,20]

A RCU é classificada de acordo com a gravidade, mediante a avaliação de dados clínicos, laboratoriais e endoscópicos, enquanto a extensão do processo inflamatório é avaliada pelo exame endoscópico. A classificação fenotípica da RCU é realizada de acordo com a extensão do envolvimento do cólon (E1: proctite ulcerativa; E2: RCU do lado esquerdo, distal à flexura esplênica e E3: extensa, proximal à flexura esplênica) e a gravidade da doença (S0: remissão clínica; S1: RCU leve; S2: RCU moderada e S3: RCU

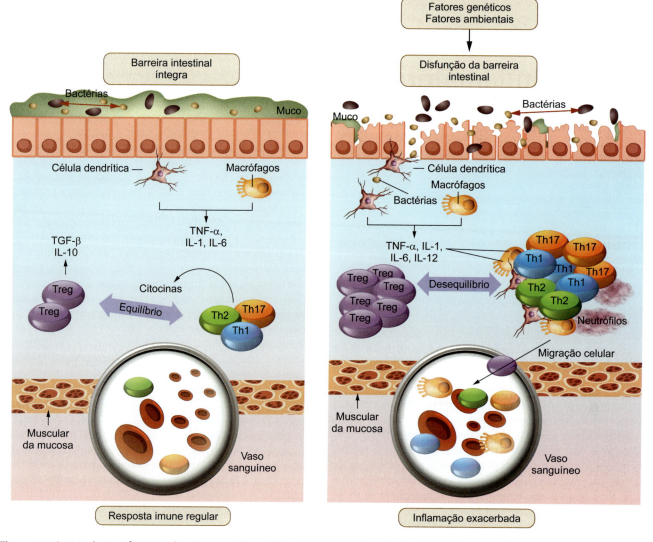

Figura 60.1 Locais de manifestação das doenças inflamatórias intestinais. *IL*, interleucina; *TGF-β*, fator transformador do crescimento beta; *Th*, célula T helper; *TNF-α*, fator de necrose tumoral alfa; *Treg*, célula T reguladora.

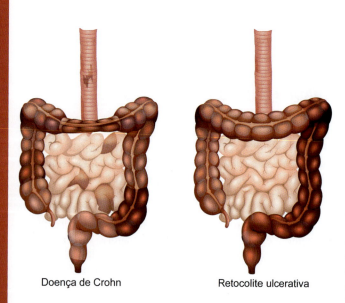

Figura 60.2 Sistema imune intestinal saudável e inflamado.

grave).[21] O Escore de Mayo é um dos índices de avaliação da atividade clínica da RCU mais empregados na prática clínica e em protocolos de pesquisa (Tabela 60.1).[22] A gravidade e a extensão da doença, principalmente na fase ativa, são acompanhadas por perda de peso, anemia ferropriva, leucocitose, hipoalbuminemia, elevação da velocidade de hemossedimentação e da proteína C reativa, além do número de plaquetas.

Na DC, os sintomas podem ser insidiosos, inespecíficos, além de dependerem da localização e da gravidade da doença. Alguns pacientes podem, ainda, apresentar sintomas prévios ao diagnóstico, por longo tempo. Diarreia e dor abdominal são os sintomas mais comumente relatados por esses pacientes. Outros sintomas incluem fadiga, perda de peso, febre, anemia e fístulas recorrentes ou outros achados perianais (úlceras ou fissuras). As obstruções intestinais em pacientes com doença estenosante resultam em falta de movimentos intestinais, o que pode levar a sons intestinais hiperativos, náuseas e vômitos. Fístulas ou abscessos podem ser manifestação de doença penetrante.[23] Quanto ao acompanhamento e monitoramento da DC, bem como a diferenciação entre as fases ativa e de remissão da doença, são feitos com base no Índice de Atividade da Doença de Crohn, detalhado na Tabela 60.2.[24]

Tabela 60.1 Classificação da retocolite ulcerativa segundo o Escore de Mayo.

Escore	Nº de evacuações	Sangramento retal	Achados endoscópicos	Avaliação global
0	Habitual	Ausência	Ausência de doença ou doença inativa (cicatriz)	Normal
1	1 a 2 vezes além do habitual	Rajas de sangue – menos da metade das evacuações	Eritema, redução do padrão vascular, leve friabilidade	Doença leve
2	3 a 4 vezes além do habitual	Sangue vivo na maioria das manifestações	Eritema evidente, perda do padrão vascular, erosões	Doença moderada
3	5 ou mais vezes além do habitual	Evacuação apenas com sangue	Sangramento espontâneo, ulcerações	Doença grave

Classificação
0 a 2: normal/remissão
3 a 5: atividade leve
6 a 10: atividade moderada

Adaptada de Schroeder et al.[22] (1987).

Tabela 60.2 Classificação segundo o Índice de Atividade da Doença de Crohn (IADC).

Variável	Fator multiplicador
Média do número de evacuações líquidas ou pastosas por dia nos últimos 7 dias	× 2
Dor abdominal, em média, nos últimos 7 dias (0: sem dor; 1: dor leve; 2: dor moderada; 3: dor acentuada)	× 5
Sensação de bem-estar, média dos últimos 7 dias (0: bom; 1: um pouco abaixo da média; 2: ruim; 3: muito ruim; 4: terrível)	× 7
Número de complicações 1. Artrite ou artralgia 2. Irite ou uveíte 3. Eritema nodoso ou pioderma gangrenoso ou estomatite aftoide 4. Fissura anal ou fístula ou abscesso perirretal 5. Febre acima de 37,8°C	× 20
Uso de Lomotil® ou opiáceos para diarreia (0: não; 1: sim)	× 30
Massa abdominal (0: não; 2: questionável; 5: definida)	× 10
Hematócrito (homens: 47 Ht; mulheres: 42 Ht em %)	× 6
Percentual acima ou abaixo do peso corporal habitual [1 − (peso/peso habitual) × 100] O resultado deve ser somado ou diminuído ao restante de acordo com o sinal	× 1

Classificação
Doença em remissão: IADC < 150
Atividade leve a moderada: 150 ≤ IADC < 220
Atividade moderada a grave: 220 ≤ IADC < 450
Atividade grave ou fulminante: IADC ≥ 450

Adaptada de Best et al.[24] (1976).

É importante destacar que a avaliação da atividade clínica dessas doenças pode não estar correlacionada com a cicatrização da mucosa, e mesmo os pacientes em remissão clínica podem apresentar lesões no epitélio intestinal. Portanto, para avaliar a "remissão profunda", é necessário um método de imagem validado, sendo a endoscopia uma das ferramentas indicadas.[25]

Dentre os marcadores inflamatórios frequentemente utilizados para o monitoramento das DII, destaca-se o uso das proteínas derivadas de neutrófilos, como elastase, lisozima, lactoferrina e calprotectina. A calprotectina fecal parece ser o marcador mais sensível, não invasivo, que reflete a inflamação intestinal dessas doenças. No entanto, assim como em todos os testes fecais, a calprotectina fecal não é capaz de discriminar os tipos de inflamação. Dessa maneira, o seu uso como teste diagnóstico é limitado, embora possa ser um marcador com alto valor preditivo negativo em pacientes com baixa probabilidade para outras doenças.[4,26,27]

Dentre os marcadores sorológicos mais amplamente estudados estão os anticorpos perinucleares anticitoplasma de neutrófilos (pANCA) e anticorpos *anti-Saccharomyces cerevisiae* (ASCA). A sorologia positiva para pANCA é encontrada em mais de 65% dos pacientes com RCU e em menos de 10% naqueles com DC.[28]

Ainda sobre este tópico, vale mencionar os fenômenos extraintestinais: complicações extraintestinais, de origem secundária à inflamação crônica e ao uso de medicação além de má absorção de nutrientes; e manifestações extraintestinais de origem imunoinflamatória, não tendo como consequência direta o uso de medicamentos ou estado nutricional.[29] A exemplo desta última, destacam-se as musculoesqueléticas (espondilite anquilosante, artrite, osteoporose e osteoartrite), dermatológicas (eritema nodoso, pioderma gangrenoso), orais (granulomatose orofacial, estomatite aftosa e angular), oftalmológicas (uveíte, conjuntivite e glaucoma), hepatobiliares (cirrose, esteatose, hepatite e colelitíase), hematológicas (anemia, leucocitose, trombocitose, trombocitopenia), cardiovasculares (cardiomiopatia, endocardite, miocardite), pulmonares (bronquite crônica, vasculite pulmonar, bronquiectasia) e outras (amiloidose, nefrolitíase, uropatia obstrutiva). Algumas das manifestações extraintestinais podem estar associadas a recidivas da doença, enquanto outras têm um curso independente das DII.[29,30]

No contexto inflamatório, destaca-se ainda o aumento das citocinas pró-inflamatórias, como IL-1, IL-6 e TNF-α, que desempenham papel fundamental na estimulação parácrina dos osteoclastos, aumentando a reabsorção óssea, o que, em longo prazo, afeta diretamente a densidade mineral óssea (DMO), causando osteoporose e maior risco de fraturas ósseas. Outro fator associado ao aumento do risco para perda de DMO em pacientes com DII é o uso de alguns medicamentos, como os corticosteroides, por conta de aumentarem a apoptose e diminuírem a formação dos osteoblastos, promovendo a osteoclastogênese.[31–33]

IMPLICAÇÕES NUTRICIONAIS

Alterações nutricionais como desnutrição, retardo no crescimento, deficiências específicas de micronutrientes ou, eventualmente, sobrepeso e obesidade podem ser identificados em cerca de 20 a 85% dos pacientes com DII, em especial naqueles com DC.[34]

Os mecanismos subjacentes à desnutrição nas DII incluem redução da ingestão oral de alimentos, má absorção de nutrientes, perda de nutrientes entéricos, aumento das necessidades energéticas devido à inflamação sistêmica e, ocasionalmente, fatores iatrogênicos (relacionados a medicamentos e cirurgia).[35]

Por outro lado, o quadro de DII grave está relacionado à presença de um estado catabólico persistente que resulta na perda de peso, de massa muscular e gordura subcutânea. Além disso, pacientes com desnutrição e sarcopenia têm um curso mais grave da doença (maior risco de infecções, hospitalizações prolongadas e mortalidade), resposta ineficaz aos agentes terapêuticos (infliximabe, vedolizumabe) e cirúrgicos (sepse abdominopélvica pós-operatória, infecções do sítio cirúrgico, complicações trombóticas).[36,37]

A desnutrição também está associada ao estado sociopsicológico adverso, incluindo diminuição do apoio social, maior percepção de estresse e qualidade de vida prejudicada. Atividade de doença moderada a grave e a extensão da doença são fatores de risco independentes para a desnutrição.[38]

O estado nutricional basal pode piorar nos pacientes internados pela falta de alimentação adequada, devido a protocolos ou períodos inapropriadamente longos de repouso intestinal. Assim, o reconhecimento precoce da desnutrição e o estabelecimento de estratégicas de intervenções nutricionais individualizadas podem resultar na melhora clínica dos pacientes em curto e longo prazos.[39]

De acordo com Ünal et al.,[40] uma proporção considerável de pacientes com DII em remissão clínica está desnutrida ou em risco de desnutrição, bem como alta taxa de sarcopenia. Pacientes com sarcopenia e obesidade sarcopênica apresentam piores resultados clínicos do que aqueles sem sarcopenia. Esse achado implica que a função muscular desempenha papel importante nos desfechos nas DII.[38]

Por outro lado, é importante destacar que a obesidade e suas comorbidades relacionadas têm sido observadas nas DII, a despeito da desnutrição anteriormente identificada com maior frequência.[41] Segundo Siingh et al.,[41] a dieta típica ocidental, caracterizada pelo alto consumo de calorias, açúcar, proteína animal e gordura, especialmente ácidos graxos poli-insaturados n-6 (PUFAs), e consumo reduzido de vegetais,[42] poderia explicar o aumento paralelo da obesidade e distúrbios relacionados. O tecido adiposo visceral tem sido associado a complicações da doença, maior taxa de recorrência pós-operatória na DC, podendo resultar no agravamento da inflamação nas DII. A obesidade também tem sido associada à má resposta às terapias convencionais e biológicas, tanto na DC quanto na RCU.

As deficiências nutricionais ocorrem com incidências variáveis. As mais comuns são: anemia, hipoalbuminemia, hiponatremia, déficit de oligoelementos (cálcio, ferro, cobre, selênio, magnésio e zinco), e de vitaminas com e sem ação antioxidante (A, D, E, K, C, B_{12} e ácido fólico). Dessa maneira, a avaliação do estado nutricional e da necessidade de terapia nutricional de suporte são fundamentais no atendimento clínico de pacientes com DII.[43]

AVALIAÇÃO NUTRICIONAL

A avaliação nutricional é condição indispensável tanto para o diagnóstico quanto para a definição de estratégias de intervenção que resultem na melhora clínica e da qualidade de vida dos pacientes com DII. Para tanto, o profissional nutricionista irá necessitar de uma investigação sobre a história clínica e alimentar, exame físico, de medidas antropométricas, incluindo peso, altura para o cálculo do índice de massa corporal (IMC),

circunferências corporais (cintura, quadril e membros), espessura do músculo adutor do polegar, circunferência muscular do braço e área muscular do braço médio, dobras cutâneas e composição corporal por meio do exame de bioimpedância elétrica (ângulo de fase [PhA], massa magra e gordura), além de marcadores bioquímicos (proteína C reativa, velocidade de hemossedimentação, hemoglobina, hematócrito e albumina).[44]

Definir o quadro de desnutrição nas DII permanece um desafio, em grande parte devido à falta de ferramentas validadas para seu diagnóstico. A prevalência é alta, mas as estimativas são variáveis devido ao uso de diferentes métodos. Um padrão-ouro ideal incluiria elementos de história clínica, exame físico, medidas antropométricas, marcadores laboratoriais, composição corporal e avaliações do funcionamento físico e mental. Embora uma avaliação tão abrangente capture o espectro da desnutrição nas DII, ela não é prática e não pode ser aplicada universalmente. Na prática clínica e mesmo em ambientes de pesquisa, a desnutrição nas DII é geralmente diagnosticada por meio de instrumentos de avaliação nutricional (IAN); no entanto, muitos deles ainda não estão validados para as DII.[39]

A avaliação da desnutrição em pacientes com DII envolve dois aspectos: triagem e avaliação nutricional. A primeira refere-se à avaliação do paciente com DII para identificar aqueles em risco de desnutrição e a segunda é considerada um processo mais complexo que objetiva definir o estado nutricional global.[37] Nas DII, a Avaliação Subjetiva Global (ASG), instrumento de avaliação nutricional, mostra associações significativas com o tempo de internação; no entanto, essa avaliação não conseguiu identificar grande proporção de pacientes com massa muscular corporal diminuída, quando comparada ao método da bioimpedância.[45]

Para o diagnóstico da sarcopenia é necessária a avaliação da massa muscular esquelética (absorciometria de raios X de dupla energia, ressonância magnética, análise de bioimpedância elétrica ou tomografia computadorizada) e da força muscular, por meio da força de preensão manual medida com dinamômetro.[37]

Embora a avaliação nutricional global nos pacientes internados pareça ser a abordagem ideal, essa prática não é viável pela limitação de recursos humanos capacitados e de ferramentas apropriadas. As ferramentas de triagem nutricional (FTN), a exemplo da Ferramenta de Triagem Universal de Desnutrição (MUST) e a Triagem de Risco Nutricional (NRS-2002), mais amplamente utilizadas para pacientes hospitalizados, são métodos de avaliação rápidos e simples que podem ser preenchidos por qualquer membro da equipe de saúde, e até mesmo pelo paciente. As ferramentas de triagem são projetadas para detectar o risco de desnutrição proteica e energética e/ou prever se a desnutrição provavelmente ocorrerá sob condições presentes ou futuras.[39] No entanto, os dados sobre o uso dessas ferramentas em pacientes com DII são limitados, necessitando de mais estudos antes que recomendações sejam feitas.[37]

As diretrizes da European Society for Clinical Nutrition and Metabolism (Espen) de 2020 sugerem que todos os pacientes com DII, recém-diagnosticados, devem ser rastreados para desnutrição. A abordagem ao paciente com DII deve ser individualizada, com base na condição clínica, de preferência com a participação do nutricionista como parte da equipe multiprofissional.[46]

Para a determinação e reconhecimento dos critérios diagnósticos (fenotípicos e etiológicos) da desnutrição foi estabelecido um consenso, em 2016, pela Global Leadership Initiative on Malnutrition (GLIM).[47] Para a definição desse quadro é necessária a presença de pelo menos um critério fenotípico (perda de peso, baixo IMC ou massa muscular) e um etiológico (redução da ingestão alimentar ou da absorção, doença grave ou perfil da doença, ou inflamação) (Tabela 60.3). Ao usarem esses critérios em 53 pacientes cirúrgicos com DII, Fiorindi et al.[48] identificaram 42% com desnutrição, sendo essa taxa mais elevada quando comparada aos critérios da Espen de 2015.[46] De acordo com os autores, a desnutrição nas DII parece estar ligada à inflamação e à má absorção secundária, mesmo sem redução da ingestão alimentar. Desse modo, a sensibilidade das ferramentas de triagem é inferior à especificidade quando comparada com os critérios GLIM para diagnóstico da desnutrição. Amparando esses resultados, um estudo multicêntrico de 2022[49] mostrou que os critérios GLIM definem maior prevalência de desnutrição e validade de desempenho entre os critérios da Organização Mundial da Saúde (OMS), ASG e da Espen em pacientes com DII.

Um outro aspecto a ser considerado no contexto da avaliação nutricional são os inquéritos dietéticos de consumo alimentar, especificamente o Questionário de Frequência Alimentar (QFA). Porém, no uso dessa ferramenta, frequentemente se observa a negligência da importância da ingestão de alimentos consumidos ou omitidos, particularmente por pacientes com DII, ou ainda aqueles que identificam hábitos alimentares não ocidentais, dificultando o desenvolvimento de diretrizes dietéticas apropriadas para esses pacientes do ocidente. Assim, Peters et al.[50] desenvolveram um QFA, os Groningen IBD Nutritional Questionnaires (GINQ-FFQ), instrumento promissor para a avaliação em futuros estudos epidemiológicos em populações ocidentais com DII. A elaboração do GINQ-FFQ foi realizada com base nas seguintes etapas: identificação de alimentos específicos para DII, pesquisa na literatura e avaliação dos métodos atuais de avaliação dietética. O desenvolvimento desse instrumento é o primeiro passo para aumentar nosso conhecimento sobre o papel da dieta nas DII e para orientar o aconselhamento dietético anti-inflamatório personalizado no futuro.

Deficiências de macronutrientes e micronutrientes são comuns em pacientes com DII. A anamnese detalhada pode identificar indicadores sutis de desnutrição. Durante a anamnese, alguns indicadores de deficiência nutricional devem ser avaliados, em todos os pacientes (Tabela 60.4).[37]

Tabela 60.3 Critérios fenotípicos e etiológicos para o diagnóstico de desnutrição (GLIM).

Critérios fenotípicos	
Perda de peso (%)	> 5% nos últimos 6 meses ou > 10% acima de 6 meses
Baixo IMC (kg/m²)	< 20, se < 70 anos ou < 22, se > 70 anos
Massa muscular reduzida	Reduzida quando avaliada por métodos de composição corporal validados
Critérios etiológicos	
Redução da ingestão alimentar ou da absorção	≤ 50% das necessidades energéticas > 1 semana OU qualquer redução > 2 semanas OU qualquer condição crônica gastrintestinal que tenha impacto adverso na absorção de nutrientes
Presença de inflamação	Doença aguda ou doença crônica associada
Diagnóstico	
Necessário pelo menos um critério fenotípico e um etiológico	

Adaptada de Cederholm et al.[47] (2019).

Tabela 60.4 Indicadores de deficiências de macronutrientes e micronutrientes observados em pacientes com DII.

Sinais e sintomas	Nutriente correspondente
Perda de peso significativa, anorexia, náuseas, vômitos	Carboidratos, lipídios, proteínas
Fadiga, dispneia aos esforços, síndrome das pernas inquietas	Ferro, vitamina B_{12}, ácido fólico
Dores no corpo, cãibras musculares, dores ósseas, fraturas com traumatismo mínimo	Cálcio, vitamina D, magnésio, fósforo
Dormência/sensação de formigamento/ardor/sensação reduzida/distúrbio da marcha	Vitaminas do complexo B, vitamina E
Úlceras orais	Complexo de vitamina B
Má cicatrização de feridas	Vitamina C, zinco
Cegueira noturna, secura dos olhos	Vitamina A
Tendências de sangramento, sangramento nas gengivas, petéquias, equimoses	Vitamina C, vitamina K
Infertilidade	Ferro, zinco, selênio
Marcos de desenvolvimento atrasados	Carboidratos, gorduras, proteínas

Adaptada de Singh et al.[37] (2022).

TERAPÊUTICA NAS DOENÇAS INFLAMATÓRIAS INTESTINAIS

As intervenções terapêuticas empregadas nas DII têm por base a classificação da doença, a gravidade e extensão do quadro inflamatório. Os objetivos do tratamento incluem:[51]

- Controle dos sintomas
- Indução da remissão
- Redução de efeitos colaterais e da toxicidade de medicamentos administrados em curto e longo prazos
- Retardo de recidivas da atividade da doença
- Restauração e manutenção do estado nutricional
- Promoção do desaparecimento das lesões inflamatórias.

Apesar do número crescente de novos medicamentos disponíveis para o tratamento das DII, a remissão clínica é alcançada em menos da metade dos pacientes, e a perda de resposta em pacientes inicialmente responsivos é observada ao longo do tempo, com impacto negativo na progressão da doença e na qualidade de vida.[52]

Atualmente, as principais opções terapêuticas medicamentosas incluem: corticosteroides, aminossalicilatos (sulfassalazina, mesalazina, olsalazina e balsalazida), imunomoduladores e anticorpos monoclonais (p. ex., infliximabe ou adalimumabe). Estes últimos são usados quando não há melhora clínica ao tratamento convencional ou o paciente apresenta contraindicação ou intolerância a corticosteroides e imunossupressores. Ao decidir a estratégia adequada para o tratamento das DII, é preciso avaliar atividade, distribuição e padrão da doença. Este último deve incluir frequência de recidiva, curso da doença, resposta ao tratamento medicamentoso anterior e manifestações extraintestinais.[4,53,54]

MANEJO NUTRICIONAL

Dadas as evidências limitadas sobre terapias não farmacológicas e preocupações em torno da terapia imunossupressora, o papel da dieta no manejo da doença é uma das perguntas mais comuns dos pacientes com DII. Embora os dados epidemiológicos sugiram que certos fatores dietéticos podem influenciar o desenvolvimento das DII, ainda não está claro quais alimentos podem influenciar a progressão da doença.[55]

A relevância das DII para a saúde pública levou a um crescente número de pesquisas focadas na identificação das causas subjacentes que contribuem para o agravamento da frequência e gravidade dos sintomas dos pacientes, com destaque para o papel da alimentação.[56] O uso da dieta no manejo das DII progrediu nas últimas décadas, mas ainda permanece incompletamente compreendido e subutilizado, apesar de apresentar várias vantagens. Idealmente, o uso de dieta para o manejo das DII ajudaria no controle dos sintomas, melhoraria a qualidade de vida, as deficiências nutricionais e, mais importante, diminuiria os efeitos colaterais das terapias imunossupressoras crônicas (p. ex., garantir a ingestão adequada de cálcio para pacientes em uso de corticosteroides).[57]

As necessidades nutricionais nas DII estão estreitamente relacionadas ao estado nutricional do paciente e à atividade da doença. Portanto, a avaliação clínica e nutricional individualizada é de suma importância para se adotar o melhor tratamento, a fim de recuperar ou manter o estado nutricional, fornecer aporte adequado de nutrientes, auxiliar na diminuição dos sintomas e reduzir complicações.[58]

Em geral, as necessidades energéticas dos pacientes com DII são semelhantes às da população saudável. No entanto, esses pacientes, quando na fase ativa, podem ter a demanda energética aumentada, em comparação com pessoas saudáveis, variando com o grau de atividade da doença.

Pacientes em estado de remissão e não desnutridos devem receber calorias, carboidratos e proteínas de acordo com o peso ideal, idade e altura, para controle do peso e manutenção do estado de remissão. As necessidades proteicas durante o período de remissão geralmente não são elevadas, e o fornecimento deve ser semelhante ao recomendado para a população em geral (cerca de 1 g/kg/dia em adultos). Na fase ativa, para adultos, a ingestão proteica deve ser de 1,2 a 1,5 g/kg/dia.[46] Em pacientes pós-cirúrgicos com fístulas ou cicatrização de feridas, que precisa ser acelerada, essas necessidades podem, às vezes, aumentar para 2 a 2,5 g/kg/dia.[59]

Padrões alimentares semelhantes à dieta ocidental são responsáveis por desencadear o início da inflamação intestinal, induzindo mudanças no microbioma intestinal, alterando a homeostase do hospedeiro e regulando a imunidade das células T. Em contraste, dietas ricas em frutas, vegetais, legumes, grãos integrais, peixes e aves – assemelhando-se a um padrão alimentar mais prudente e mediterrâneo com alto teor de fibras e ômega-3 – podem ter efeitos anti-inflamatórios.[60]

Embora não existam diretrizes que defendam uma dieta específica durante a doença, aproximadamente 70% dos pacientes com DII assumem que a dieta influencia sua condição; quase 60% deles consideram que a dieta desempenha um papel importante nas recidivas, e 16% deles estão convencidos de que a dieta pode iniciar a doença. Aliado a esse aspecto, pacientes com DII relatam evitar alimentos condimentados, vegetais, frutas, nozes, leite, carne vermelha, refrigerante, pipoca, laticínios, alimentos ricos em fibras, café e feijão. Por outro lado, a melhora dos sintomas é atribuída ao consumo de banana, arroz e iogurte. Esse padrão de evitar alimentos específicos é mais pronunciado em pacientes com DC, tornando-os altamente vulneráveis à deficiência de micronutrientes.[61]

Diferentes tipos de dietas de exclusão têm sido propostos para o tratamento das DII. No entanto, a adesão pode ser um desafio, além da falta de ensaios controlados para afirmar se tais dietas restritivas beneficiam esses pacientes. Além disso, essas dietas podem causar prejuízos potenciais, a exemplo da redução da ingestão de fibras, resultando em efeitos adversos sobre a microbiota, diminuindo a ação de prebióticos e aumentando o risco de desnutrição.[62]

Especialistas apoiam as dietas saudáveis, incluindo o consumo de alimentos à base de vegetais e cereais integrais em substituição aos de origem animal e refinados. Algumas das dietas mais utilizadas no controle das DII incluem a dieta isenta de glúten com baixo teor de FODMAP (oligossacarídeos, dissacarídeos, monossacarídeos e polióis fermentáveis), a dieta sem lactose e a dieta mediterrânea. Na fase ativa da doença, a dieta de carboidratos específicos (DCE) e a dieta enteral exclusiva representam as principais escolhas.[63]

As diretrizes da Espen afirmam que não existe uma dieta específica para DII que possa levar o paciente da fase ativa para a remissão da doença. Para pacientes que necessitam de suporte nutricional, as diretrizes recomendam a prescrição de suplementação nutricional oral e considerar a alimentação por sonda como uma terapia de suporte, quando a ingestão oral for insuficiente. Além disso, a nutrição parenteral (NP) só deve ser usada se a nutrição enteral (NE) for contraindicada. Até o momento, não há recomendação sobre a composição terapêutica da dieta para RCU ativa.[46]

Dieta de carboidratos específicos

A DCE se caracteriza pela remoção de grãos (trigo, aveia, cevada, milho, quinoa e arroz), açúcares (exceto mel), produtos lácteos (exceto queijos duros e iogurtes totalmente fermentados) e a maioria dos alimentos processados, permitindo a ingestão de monossacarídeos (glicose, frutose e galactose). Essa dieta foi desenvolvida para verificar o efeito do consumo de carboidratos complexos no microbioma intestinal e a subsequente influência na mucosa intestinal e função imunológica. Dissacarídeos e polissacarídeos não digeridos promovem o crescimento de espécies pró-inflamatórias, como Enterobacteriaceae, pois os carboidratos não digeridos permanecem no cólon para servir como substrato nutricional. É recomendado seguir essa dieta durante 1 ano, na fase ativa, e por mais 1 ano após a resolução dos sintomas.[61, 64,65] No entanto, a dieta de carboidratos específicos não oferece benefício adicional à dieta mediterrânea, e sua natureza restritiva pode limitar a adesão a longo prazo, além da limitada biodisponibilidade de carboidratos complexos, que pode resultar na redução do crescimento de bactérias produtoras de butirato, que exerce efeitos anti-inflamatórios. Vele ainda destacar que os estudos sobre essa dieta ainda são limitados, retrospectivos, sem marcadores objetivos de atividade clínica das DII ou pequenas séries de casos, não existindo evidências do seu papel na indução ou manutenção da remissão dessas doenças.[65-67]

FODMAP

Em 2004, o termo FODMAP (*fermentable oligosaccharides, disaccharides, monosaccharides and polyols*) foi criado por pesquisadores da Monash University, em Melbourne, na Austrália, para descrever um grupo de carboidratos e polióis altamente fermentáveis, porém absorvidos lentamente ou não digeridos no intestino delgado, com capacidade para absorver água e sofrer fermentação bacteriana, alterando a microbiota intestinal, com consequente produção de gás e ativação ou supressão de respostas imunes, resultando na variedade de sintomas gastrintestinais funcionais frequentes (SGFF), como dor e distensão abdominal. Em geral, esses compostos são encontrados em frutas, mel, laticínios (abundantes em lactose), cebola, alho e trigo (contendo frutanos), alguns grãos, sementes, nozes e legumes (ricos em oligossacarídeos), bem como em produtos sem açúcar e ricos em polióis como sorbitol, xilitol e manitol.[19,68,69]

O diagnóstico de sintomas gastrintestinais funcionais sobrepostos às DII requer inicialmente um investigação prévia, a fim de excluir inflamação ativa nessas doenças. Conforme recomendado em um algoritmo de diagnóstico recentemente proposto, uma abordagem passo a passo usando testes bioquímicos, incluindo calprotectina fecal (CF), seguida de endoscopia e biopsias, ou imagem de corte transversal, deve ser seguida.[70]

Ainda sobre esse tema, recente metanálise[71] demonstrou que dieta com baixo teor de FODMAP promove o alívio dos sintomas gastrintestinais funcionais em pacientes com DII, mas sem benefícios significativos na melhora da consistência das fezes e inflamação da mucosa. Com base em conselhos de profissionais da saúde, a adesão a essa dieta é recomendada para pacientes com DII com sintomas gastrintestinais funcionais, especialmente aqueles em fase de remissão. Além disso, estudos randomizados controlados são necessários para confirmar essas descobertas, bem como desenvolver estratégias para a recomendação da dieta de baixo teor de FODMAP ideal nas DII.

É importante destacar que o impacto dessa dieta a longo prazo na microbiota parece desvantajoso, uma vez que pode reduzir prebióticos potenciais (fruto-oligossacarídeos e galacto-oligossacarídeos), levando à redução nas bactérias benéficas e dos seus efeitos fermentativos. A ingestão de FODMAP em uma dieta normal varia de 15 g a 30 g por dia.[69]

Dieta isenta de glúten

Devido à heterogeneidade dos estudos com diferentes objetivos, ainda não há consenso sobre o impacto da dieta isenta de glúten no curso da doença ou nos sintomas em pacientes com DII com ou sem sensibilidade a essa proteína. Estudos demonstram melhora dos sintomas clínicos após a dieta isenta de glúten. No entanto, não há evidências se essa melhora se deve à exclusão do glúten da dieta ou à redução dos FODMAP. Apesar da melhora dos sintomas, não se observam diferenças significativas entre pacientes com e sem dieta isenta de glúten ao considerar hospitalização, complicações e cirurgia. Evitar o glúten, que pode ter efeitos adversos à saúde, não deve ser recomendado com o objetivo de prevenir as DII.[72,73] Estudos sugerem que dieta isenta de glúten pode representar uma opção na prevenção e/ou tratamento de doenças, tais como as DII. Ao avaliar os fatores relacionados às DII, a sensibilidade ao glúten foi associada a crises recentes, estenose em pacientes com DC e manifestações dermatológicas.[74,75]

Dieta mediterrânea

A dieta mediterrânea é caracterizada pelo consumo de alimentos à base de cereais não refinados, frutas, verduras, legumes, azeite como principal fonte de gordura, consumo moderado a alto de peixes, consumo moderado de produtos lácteos (principalmente queijo e iogurte) e baixo consumo de produtos não derivados de peixes. Devido à grande quantidade de fibras, a dieta mediterrânea pode ser inadequada para pacientes durante a recidiva da doença, mas é altamente recomendada na remissão, com ajustes apropriados.[69,76,77]

Em crianças e adolescentes, a adesão à dieta mediterrânea por pelo menos 3 meses pode melhorar os sintomas clínicos e indicadores inflamatórios. Por outro lado, processos subjacentes a essa associação, bem como a relação causal entre dieta mediterrânea e DII, exigem mais pesquisas.[78]

O mecanismo proposto dessa dieta é que o alto consumo de alimentos ricos em ácido oleico (azeite de oliva) e ácidos graxos ômega-3, que apresentam propriedades anti-inflamatórias, e o maior teor de fibras podem contribuir para mudanças favoráveis na microbiota intestinal.[79]

A importância desta dieta está essencialmente no seu teor de azeite extravirgem, fonte de polifenóis. Esses compostos ajudam a prevenir o dano oxidativo nas células do cólon e melhoram os sintomas da inflamação crônica, inibindo as vias de sinalização do ácido araquidônico e do fator nuclear (NF)-κB. Dessa maneira, a adoção de hábitos alimentares adequados, baseados nessa dieta, pode ser fundamental no manejo clínico desses pacientes, com melhora significativa na qualidade de vida.[76,80]

Fibras e doenças inflamatórias intestinais

A alta ingestão de fibras de frutas e hortaliças está associada ao aumento da produção de ácidos graxos de cadeia curta (acetato, propionato e butirato), sendo o butirato fonte energética preferencial dos enterócitos. Além disso, age aumentando a expressão de mucina e diminuindo a permeabilidade intestinal. O propionato, por sua vez, pode ser convertido em glicose por meio de reações bioquímicas, e usado como combustível.[20,81]

Os ácidos graxos de cadeia curta reduzem a resposta imune inflamatória por meio de vários mecanismos, incluindo a diminuição da permeabilidade da barreira intraepitelial, supressão da produção de mediadores pró-inflamatórios estimulada por lipopolissacarídeos e citocinas, inibição da expressão de moléculas de adesão e redução da produção de quimiocinas por neutrófilos e macrófagos.[81]

Os ácidos graxos de cadeia curta demonstraram ter efeitos imunomoduladores, bem como de regulação da microbiota intestinal. A diminuição das bactérias dos filos Firmicutes e Bacteroidetes, responsáveis pela conversão das fibras em ácidos graxos de cadeia curta, é a principal característica das alterações da microbiota intestinal em pacientes com DII, sendo esses metabólitos esgotados no trato gastrintestinal. Uma dieta enriquecida com fibras pode ajudar a minimizar a inflamação, modular a resposta imune, restaurar o microbioma intestinal e prevenir o câncer de cólon e retal nas DII, melhorando a saúde geral do paciente.[20,82]

Ainda sobre esses aspectos, evidências sobre alimentos à base de cevada germinada e inulina ainda são escassas, tendo esses tipos de fibras provável efeito benéfico, por demonstrarem diminuição nos escores de atividade da doença. Sobre o farelo de trigo, fruto-oligossacarídeos (FOS) e psílio, os estudos ainda são limitados e inconclusivos. Para aconselhamento dietético adequado sobre o uso de tipos específicos de fibras, são necessários ensaios randomizados por longo prazo em humanos.[83]

Dieta com baixo teor de resíduos

Embora vários estudos demonstrem melhora na atividade da doença e tempo prolongado de recidiva após regimes alimentares precisos, a eficácia de muitos desses protocolos de dieta não foi totalmente esclarecida, sendo um dos pilares dietéticos para pacientes com DII a dieta com baixo teor de resíduos (< 10 a 15 g/dia de fibra), especialmente para pacientes com risco de obstrução gastrintestinal.[43]

Terapia nutricional

Na fase ativa da doença, a terapia nutricional objetiva o controle dos sintomas, bem como prevenir ou reverter possível desidratação e/ou perda de peso e de nutrientes específicos. Com a melhora clínica do paciente e o início da fase de remissão, a dieta deve ser equilibrada a fim de garantir o aporte de todos os nutrientes necessários para a manutenção do estágio de remissão da doença. Nesta fase, é preciso investigar o consumo de alimentos flatulentos, bem como alergias e intolerâncias alimentares.[84]

A terapia nutricional por via oral (VO) é sempre priorizada, sendo indicado o uso de suplementos nutricionais orais para aumentar o aporte de nutrientes específicos, quando necessário. Caso a alimentação oral seja insuficiente, a NE deve ser considerada como terapia preferencial de suporte nutricional, em relação à NP. Esta última é indicada quando há obstrução intestinal, e é necessária em pacientes com intestino curto, isquemia intestinal, íleo paralítico, estado de choque grave, fístulas intestinais de alto débito ou hemorragia intestinal grave.[46,85]

A nutrição enteral exclusiva (NEE) representa a primeira opção de tratamento em pacientes pediátricos com DC para induzir a remissão quando estão em atividade leve a moderada e de início recente, independentemente da localização. A nutrição enteral, classificada como elementar (baseada em aminoácidos, açúcares, gorduras, vitaminas e minerais) ou não elementar (composta por oligopeptídios ou fontes de proteínas integrais), é uma dieta líquida administrada VO ou por sonda. Baseia-se no fornecimento de fórmula proteica, que cobre 100% da ingestão calórica diária, durante 6 a 8 semanas. A eficácia da terapia nutricional exclusiva é de 80% quando comparada à terapia com corticosteroides, observando-se maiores taxas de cicatrização da mucosa.[61,86]

Embora o mecanismo envolvido na cicatrização da mucosa pela nutrição enteral ainda não tenha sido completamente elucidado, foi demonstrado que a fórmula polimérica é tão eficaz quanto o infliximabe, inibidor do TNF-α, sendo mais responsiva que a hidrocortisona na manutenção da função da barreira intestinal.[87]

Em relação à nutrição parenteral total (NPT), ela se mostrou eficaz em pacientes com DC nos períodos pré e pós-operatório ou no período perioperatório no cenário de intervenção cirúrgica. A NPT deve ser iniciada se o paciente estiver desnutrido no momento da cirurgia de emergência ou se uma dieta oral não puder ser recomendada dentro de 7 dias após a cirurgia. Existem protocolos para recuperação aprimorada após a cirurgia que visam acelerar a recuperação pós-cirúrgica e, assim, reduzir a duração da NPT necessária. Os objetivos desses protocolos são evitar longos períodos de jejum pré-operatório, restabelecer a alimentação oral o mais precocemente possível após a cirurgia, integrar a nutrição no manejo geral do paciente, estabelecer controle metabólico (glicemia e eletrólitos), reduzir fatores que exacerbam o estresse relacionado ao metabolismo ou ao comprometimento da função gastrintestinal e promover a mobilização precoce para facilitar a síntese proteica e a função muscular.[59]

Papel dos prebióticos, probióticos, simbióticos, paraprobióticos

A relação entre inflamação intestinal, microbiota e sistema imunológico tem sido estudada nas últimas décadas e as evidências têm sugerido que probióticos, prebióticos e simbióticos podem ser utilizados para aliviar a inflamação intestinal em função do seu efeito no microbioma, na homeostase intestinal e do sistema imunológico. Estudos sugerem que o uso de prebióticos por pacientes com DII melhora os sintomas gastrintestinais, reduz a atividade da doença e, consequentemente, melhora a qualidade de vida.[88-91]

Quanto aos probióticos, dependendo do tipo de cepa, estes podem induzir a sinalização de ativação imune, produzindo IL-12, IL-1β e TNF-α, ou ainda desencadear a sinalização de tolerância, com estímulo da síntese de citocinas anti-inflamatórias (IL-10 e TGF-β). Além disso, melhoram a secreção de muco, a produção de IgA secretora e modulam o sistema imune mediante a produção de citocinas e a ativação de células imunes. Os probióticos interagem com células epiteliais intestinais, células dendríticas e macrófagos de diversas maneiras. Assim, o uso de probióticos tem sido indicado como terapia auxiliar no tratamento da disbiose, comumente identificada na inflamação intestinal.[92-94]

No referente aos simbióticos, mistura de microrganismos vivos e seus substratos, estes atuam sinergicamente para a modulação da microbiota intestinal, e por isso têm sido utilizados no tratamento adjuvante em distúrbios intestinais, a exemplo das DII. Por outro lado, os paraprobióticos ou probióticos fantasmas são células microbianas não viáveis (intactas ou quebradas) ou extratos livres de bactérias. Os pós-bióticos referem-se à fração livre de células, como produtos metabólicos secretados por microrganismos ou liberados após a morte celular.[95-99]

Muitos aspectos dos mecanismos de ação dos paraprobióticos e pós-bióticos ainda permanecem desconhecidos; entretanto, sua aplicação clínica é promissora, especialmente no que diz respeito à segurança da administração desses produtos. Evidências mostram que a viabilidade bacteriana não é essencial para alcançar os benefícios dos probióticos, estando direta ou indiretamente relacionados às funções antimicrobiana, antioxidante, anti-inflamatória, antiproliferativa e imunomoduladora.[100,99]

A terapia com *Lactobacillus reuteri* ou VSL#3 (mas não necessariamente outros probióticos) pode ser considerada para pacientes com RCU em atividade leve ou moderada para a indução da remissão. Probióticos não devem ser usados para o tratamento da DC ativa, uma vez que evidências disponíveis são incertas sobre sua eficácia ou segurança quando comparados ao placebo. São necessários mais estudos randomizados controlados (ECRs) bem desenhados nesta área de investigação.[2,46]

De modo geral, as DII levam ao aumento do recrutamento de células imunes e à produção de citocinas inflamatórias, provocando alterações na microbiota e aumento da permeabilidade intestinal, que são os principais responsáveis pelos sintomas apresentados pelos pacientes. Nos últimos anos tem-se utilizado com frequência a suplementação com ômega-3, prebióticos, probióticos, simbióticos e dieta com baixo teor de FODMAP, que parecem mitigar essas alterações e melhorar a sintomatologia nas DII.[101]

Estudo de revisão sistemática realizado por Radhakrishnan et al.[102] aponta associação entre intervenções médicas nas DII e modulação da microbiota intestinal, tanto em relação às métricas ecológicas, na diversidade alfa, quanto em táxons bacterianos mais específicos, nomeadamente *F. prausnitzii* e *Escherichia/Shigella*. Essa associação fornece evidências de que a microbiota intestinal pode potencialmente ter um papel nas decisões clínicas relacionadas aos medicamentos para DII. No entanto, estão em fase incipiente para a aplicabilidade clínica.

Micronutrientes e doenças inflamatórias intestinais

Um possível risco encontrado em pacientes com DII é o desenvolvimento de deficiências nutricionais, principalmente em micronutrientes; por esse motivo, esses pacientes devem ser examinados com frequência, e naqueles que apresentam diarreia grave e persistente, os fluidos corporais e eletrólitos devem ser monitorados. Por outro lado, quando a ingestão alimentar não for indicada ou for insuficiente, os suplementos nutricionais orais são recomendados para a prevenir a desidratação e repor os eletrólitos.[103]

Nesses pacientes, o uso de glicocorticoides é frequente e geralmente reduzem a absorção de minerais relacionados ao metabolismo ósseo (cálcio, fósforo e zinco). A terapia a longo prazo com sulfassalazina, um antagonista do ácido fólico, pode também estar relacionada à anemia. Aliado a esses aspectos, a própria hospitalização ou dieta restritiva prolongada podem levar à redução significativa da ingestão alimentar. Dentre as deficiências de micronutrientes mais comuns em pacientes com DII, destacam-se os minerais ferro, cálcio, selênio, zinco, magnésio, as vitaminas hidrossolúveis, em particular B_{12} e ácido fólico, e as lipossolúveis A, D e K. De acordo com as diretrizes da Espen, os pacientes com DII devem ser monitorados regularmente quanto às deficiências de micronutrientes, para que sejam corrigidas quando necessário.[43,46]

Ferro

A deficiência de ferro ocorre em média em 13 a 90% dos pacientes com DII, sendo uma das complicações mais identificadas da doença e uma das causas mais comuns de anemia em pacientes com DII. Os sintomas de deficiência de ferro estão frequentemente presentes nesses pacientes antes do início da anemia, porém, na maioria das vezes são ignorados, o que compromete as devidas medidas corretivas. Os sinais de deficiência de ferro são inespecíficos, incluindo fadiga crônica e fraqueza.[104]

Na anemia ferropriva se observam baixas concentrações séricas de ferro, percentual de saturação de transferrina e ferritina; por outro lado, na anemia inflamatória a ferroportina-1 é inibida pelos altos níveis de hepcidina, deixando o ferro retido nos enterócitos, o que eleva as concentrações séricas de ferritina e abaixa as de transferrina.[105] A suplementação de ferro é recomendada em todos os pacientes com DII quando a anemia está presente, com o objetivo de normalizar as concentrações de hemoglobina e os estoques de ferro.[46] De acordo com as diretrizes da European Crohn's and Colitis Organization (ECCO),[106] o ferro intravenoso deve ser considerado terapia de primeira linha para pacientes com DII com anemia moderada a grave (Hb < 10 g/dℓ) e doença na forma ativa, enquanto a terapia oral é indicada para pacientes com anemia leve e doença clinicamente inativa, sem intolerância prévia ao ferro oral.

Cálcio

A osteoporose é uma das complicações extraintestinais mais comuns entre pacientes com DII. O papel da vitamina D e do cálcio na prevenção da diminuição da densidade mineral óssea é bem conhecido, embora outros micronutrientes também sejam de extrema importância.[107] Os principais fatores de risco para sua deficiência são: baixa ingestão ou restrição de produtos lácteos, hipercalciúria idiopática e fatores genéticos como defeitos na síntese ou estrutura do colágeno. Além disso, o uso contínuo de corticosteroides reduz a absorção desse nutriente e mobiliza o cálcio do osso, comprometendo a densidade mineral óssea e aumentando o risco de osteoporose.[108] A inflamação intestinal afeta a reabsorção e a formação óssea pela ação das citocinas pró-inflamatórias, como o TNF-α, a IL-1 e a IL-6, acelerando ainda mais a perda óssea. Poucas informações estão disponíveis sobre a padronização de triagem ou tratamento na perda óssea. É importante reconhecer os fatores de risco associados às DII e à osteoporose a fim de identificar pacientes em risco e dar início ao tratamento ou adotar estratégias de prevenção. O tratamento pode incluir cálcio, vitamina D ou bisfosfonatos.[109]

Selênio

A deficiência desse mineral nas DII tanto modifica o padrão da microbiota intestinal quanto compromete a síntese e a atuação de selenoproteínas envolvidas na neutralização de espécies reativas de oxigênio, agravando o estresse oxidativo e a inflamação crônica. O aporte adequado desse mineral possibilita a quelação de radicais livres e o bloqueio do fator de transcrição nuclear kappa B, modulando a produção de mediadores inflamatórios e moléculas de adesão.[110] O selênio tem a capacidade de alterar os macrófagos do tipo M1, que apresentam propriedades pró-inflamatórias, mediante a síntese de citocinas inflamatórias (IL-6 e IL-1β) para macrófagos do tipo M2, que sintetizam citocinas anti-inflamatórias, a exemplo da IL-10.[111] Estudo prévio demonstrou que a suplementação com selênio reduz reações adversas ao medicamento infliximabe, comumente empregado em pacientes com DII.[112]

Zinco

A hipozincemia, frequentemente observada nos pacientes com DII, ocorre devido à restrição alimentar, aliada às altas concentrações de citocinas pró-inflamatórias, que levam ao aumento da expressão gênica de metaloproteínas transportadoras desse mineral, como a metalotioneína (MT) e a ZIP-14. Essas proteínas transportadoras promovem influxo de zinco, mantendo-o retido no compartimento intracelular, o que reduz a concentração plasmática desse mineral. Nesse sentido, estudos sugerem que a suplementação com zinco regule a homeostase deste oligoelemento, reduza a inflamação e repare danos oxidativos ao DNA.[113,114] A intervenção do gluconato de zinco em pacientes com RCU melhora o estado nutricional desse mineral nesses pacientes, e influencia positivamente o desfecho clínico, reforçando o papel do zinco como importante componente dietético no controle da doença.[115,116] Dentro desse contexto, estratégias de suplementação com zinco são indicadas como terapia adjuvante no tratamento de doenças crônicas e inflamatórias, podendo modular TNF-α, IL-6 e IL-10 e modificar a expressão gênica de MT e ZIP-14 nas células brancas.[117]

Quanto à imunidade, a suplementação com zinco promove efeitos benéficos no sistema imunológico, aumentando a citotoxicidade das células natural killer (NK), restaurando a atividade da timulina, elevando o número de células T citotóxicas e reduzindo o número de células T auxiliares ativadas contribuindo para a autoimunidade.[118]

Vitamina D

Estudos sugerem que a quantidade de vitamina D disponível no organismo interfere nas funções das células T, sendo capaz de modular a resposta imune. Evidências demonstram que a ativação da vitamina D em 1,25-di-hidroxivitamina D aumenta a expressão gênica do receptor dessa vitamina em células do sistema imunológico, modulando a síntese de citocinas e alterando a microbiota intestinal. Nesse sentido, a deficiência de vitamina

D leva à maior síntese de metabólitos inflamatórios, gerando múltiplos efeitos que contribuem para a piora do quadro inflamatório. Vale ressaltar que, em seu metabolismo, a 1,25-dihidroxivitamina D mobiliza estoques de cálcio do osso. Dessa maneira, antes da suplementação com vitamina D, os pacientes com DII devem receber suplementação com cálcio.[85,119]

A deficiência de vitamina D nas DII é multifatorial, resultante de exposição solar inadequada, restrições alimentares desnecessárias e, em alguns casos, absorção prejudicada de nutrientes. É significativamente mais comum nas DII, em comparação com a população geral, apresentando implicações clínicas potencialmente relevantes. Até o presente, acredita-se que a deficiência de vitamina D possa exacerbar o processo inflamatório da doença e prejudicar a resposta à terapia biológica. Na confirmação dessa hipótese, o efeito terapêutico da suplementação de vitamina D pode ser efetivo.[119]

Os pacientes tratados com esteroides devem ser suplementados com pelo menos 25.000 UI de colecalciferol por mês VO; pacientes com 25-OH vitamina D sérica inferior a 20 ng/mℓ devem ser suplementados com pelo menos 25.000 a 50.000 UI de colecalciferol por mês VO. Se as concentrações forem < 10 ng/mℓ, a suplementação deve ser de 50.000 UI por semana, durante 6 a 8 semanas, mantendo, em seguida, 800 UI/dia. Em caso de má absorção grave, formulações injetáveis podem ser aconselháveis, sendo sugerida a dosagem de 300.000 UI IM, a cada 6 meses.[121]

Para a Espen, a vitamina D deve ser monitorada conjuntamente com o cálcio sérico, e suplementados somente se necessário.[46] A ingestão dietética de alimentos ricos em vitamina D, como laticínios (leite, iogurte), ovos, fígado, óleo de fígado de bacalhau e salmão, fornece apenas uma pequena proporção das necessidades diárias. A exposição da pele à radiação solar ultravioleta B é a principal fonte de vitamina D; em adultos jovens, a exposição ao sol de verão de cerca de 25% da superfície corporal (rosto e braços), por 15 minutos, 2 ou 3 vezes/semana, equivale à ingestão oral de 25 µg (1.000 UI).[122]

Ácido fólico

As concentrações de folato em pacientes adultos com DII foram relatadas como normais ou baixas em comparação com controles saudáveis. Em metanálise, Pan et al.[123] mostraram que as concentrações de folato em pacientes com DII foram significativamente menores quando comparadas às de grupos saudáveis. Além disso, a concentração de folato foi menor em pacientes com RCU do que nos controles, embora não observado em pacientes com DC.[103] Em populações saudáveis, o ponto de corte para essa vitamina de 3 ng/mℓ foi definido para o diagnóstico de sua deficiência,[124] cuja causa pode ser atribuída a baixa ingestão alimentar, má absorção e uso de medicamentos como metotrexato ou sulfassalazina, indicados para o tratamento das DII, que podem induzir a má absorção dessa vitamina.[103,123]

De acordo com o consenso da Colitis and Crohn's Foundation da Índia para DC e RCU,[125] a terapia com sulfassalazina é conhecida por diminuir a síntese de folato por inibir a di-hidrofolato redutase e reduzir a absorção de folato, efeitos não observados com outras formulações de ácido 5-aminossalicílico (5-ASA). De acordo com as diretrizes da ECCO,[126] a suplementação com ácido fólico de 5 mg é recomendada dentro de 2 a 3 dias da administração de metotrexato. Para pacientes grávidas, a suplementação de folato (2 mg/dia) tem sido recomendada, juntamente com sulfassalazina. Doses superiores a 3 g/dia podem aumentar o risco de malformações congênitas, parto prematuro, aborto espontâneo e nefrotoxicidade fetal.[125] Para mulheres que estão planejando

gravidez, a British Society of Gastroenterology recomenda a descontinuidade do metotrexato durante a terapia, e a suplementação com uma alta dose (15 mg/dia) de ácido fólico por um período mínimo de 6 meses.[127]

Vitamina B$_{12}$

Com relação a essa vitamina, sua deficiência é frequente em pacientes com DC, com quadro inflamatório ou ressecção do íleo. A inflamação na região do íleo gera uma série de respostas do sistema imunológico que facilitam a colonização de patógenos na mucosa intestinal, levando à má absorção, especialmente desta vitamina. Nesses casos, sugere-se a suplementação intramuscular ou sublingual, para que se reestabeleça o estado nutricional adequado de vitamina B$_{12}$.[85]

Pacientes com DC, principalmente aqueles com ressecção ileal, são mais suscetíveis à deficiência de vitamina B$_{12}$, devido à necessidade do fator intrínseco, produzido no íleo distal, para sua absorção.[103] A vitamina B$_{12}$, também conhecida como cobalamina, atua como uma coenzima da metionina sintase que catalisa a conversão da homocisteína em metionina. A deficiência dessa vitamina aumenta as concentrações de homocisteína (hiper-homocisteinemia), um fator de risco estabelecido para doença cardiovascular, associado à rigidez da parede arterial, frequentemente aumentada em pacientes com DII. A hiper-homocisteinemia também pode resultar da deficiência de folato, pois tanto este quanto a vitamina B$_{12}$ são importantes cofatores da metionina sintase. Deficiências dessas vitaminas podem também resultar em anemia macrocítica.[128]

MICROBIOTA INTESTINAL E DOENÇAS INFLAMATÓRIAS INTESTINAIS

A fisiopatologia das DII envolve uma resposta inflamatória imunomediada exacerbada, em indivíduos geneticamente predispostos a estímulos ambientais desconhecidos, que interagem com o microbioma intestinal. No desenvolvimento das DII estão envolvidos fatores como a dieta, o estilo de vida e outros elementos endógenos, como a própria microbiota intestinal, por gerar fatores antigênicos que favorecem o desenvolvimento da inflamação persistente da mucosa do intestino.[12,129]

De acordo com Chassaing e Gewirtz[130] e Prorok-Hamon et al.,[131] tanto em modelos experimentais quanto em ensaios clínicos, foram observadas na DC e RCU falhas na barreira epitelial e disbiose intestinal. Logo, o rompimento da barreira mucosa pode ocasionar a passagem de grande quantidade de microrganismos para a lâmina própria, como também para a circulação sistêmica, podendo neutralizar a tolerância imunológica à hiperativação orgânica.

O exato papel das populações de microrganismos intestinais na etiologia das DII ainda permanece desconhecido; entretanto, a importância da microbiota intestinal para o início e a evolução dessas doenças é cada vez mais reconhecida pela ciência. Ainda que faltem evidências sobre a causalidade das DII, há necessidade cada vez mais iminente da compreensão da base microbiana dessas doenças na linhagem microbiana, níveis genômicos, epigenômicos e funcionais em contextos clínicos específicos. Informações recentes sobre o papel da dieta e novos fatores de risco ambientais que afetam o microbioma intestinal apresentam implicações diretas na resposta imune e no desenvolvimento das DII.[132]

Nessa perspectiva, pesquisas revelaram que a disbiose intestinal, que consiste em alterações na diversidade, mudança espacial ou numérica da população microbiana no corpo humano, aliada ao comprometimento da barreira intestinal, estão associadas ao desenvolvimento de vários distúrbios inflamatórios crônicos e doenças sistêmicas, incluindo as DII.[93,133,134]

Análise metagenômica de microbiomas de pacientes com DII encontrou média de 25% menos genes que os microbiomas de controles saudáveis.[135] Apesar de haver variabilidade de resultados, as evidências científicas descrevem a ocorrência de restrição no número de espécies de bactérias fecais em pacientes com DC ou RCU, comparados a indivíduos saudáveis, indicando que um número menor de espécies componha a maior parte da microbiota relacionada às DII.[136]

Ainda em relação à disbiose intestinal, estudos mostraram que, em pacientes com DII, há redução da diversidade microbiana,[137] depleção de bactérias no filo Firmicutes e aumento de bactérias do filo Proteobacteria. Existem evidências da elevação da carga de patobiontes como *Rhodococcus* spp., *Shigella* spp. e *Escherichia* spp. em pacientes com RCU, como também foi observada redução de certas taxas de bactérias, como *Bacteroides* spp.[138,139] Em pacientes com DC foi observado aumento nas proteobactérias, especialmente *Escherichia coli*, incluindo variantes patogênicas na região ileal, como também foram identificadas mudanças na funcionalidade do íleo desses pacientes, com alterações no metabolismo bacteriano de carboidratos, bem como das enzimas secretadas pelo hospedeiro.[140,141]

Tem sido observada em pacientes com DC a diminuição relativa de bacteroides, *Faecalibacterium*, *Roseburia*, *Blautia*, *Ruminococcus* e *Coprococcus*, além de outros táxons nas famílias Ruminococcaceae e Lachnospiraceae. Em contrapartida, houve aumento da família Enterobacteriaceae em pacientes com DII. Dois membros dessa família, *Enterococcus* e *Escherichia coli*, encontraram-se elevados em pacientes com DII. Observou-se ainda a diminuição nos gêneros *Bifidobacterium*, *Prevotella* e *Coprococcus*, em comparação com controles saudáveis.[45,142-147]

Evidências frequentemente têm mostrado que a microbiota intestinal afeta o desenvolvimento do sistema imunológico, e sua desregulação é uma importante característica da etiopatogênese das DII.[148] É importante destacar que o sistema imune é separado de um número imenso de bactérias somente por uma única camada de células epiteliais. O sistema imune do hospedeiro, por sua vez, modela a estrutura e a função da microbiota intestinal.[149] Os avanços tecnológicos de sequenciamento genético mostraram uma série de alterações da microbiota intestinal nas DII; entretanto, ainda não está claro se a disbiose observada seria causa ou consequência da inflamação intestinal.[13]

Ainda sobre fatores que podem modular a microbiota intestinal, a dieta se apresenta como um dos mais importantes, podendo aumentar o risco de desenvolvimento de RCU e DC. Entre os fatores dietéticos de maior relevância, pode-se incluir o elevado consumo de gordura saturada e monossacarídeos, baixo consumo de fibras e dieta com baixo teor de FODMAP. Nesse sentido, tem se tornado crescente o uso de probióticos na terapêutica não farmacológica nas DII com o objetivo de modular a microbiota e diminuir o risco de desenvolvimento dessas doenças, como também para manter a fase de remissão das mesmas, e ainda para modular a ação metabólica e/ou imune da microbiota intestinal humana, por serem os probióticos, prebióticos e polifenóis os mais frequentemente prescritos e estudados.[150-153]

O enriquecimento da dieta com a manga (*Mangifera indica* L.) ou outros alimentos potencialmente ricos em galotanino parece ser uma terapia adjuvante promissora, combinada com medicamentos convencionais no tratamento das DII, pela redução de biomarcadores da inflamação e modulação da microbiota intestinal.[154]

RECOMENDAÇÕES GERAIS

A International Organization of Inflammatory Bowel Disease (IOIBD) formulou um consenso de orientação dietética baseado em evidências disponíveis até o momento. As recomendações se concentram nos padrões alimentares para controlar e prevenir a recidiva das DII. Para pacientes com DC, na ausência de estenoses sintomáticas, recomenda-se ingerir regularmente frutas e vegetais e reduzir o consumo de gorduras saturadas, *trans* e lácteas; aditivos, a exemplo de P80 e carboximetilcelulose; laticínios processados ou alimentos ricos em maltodextrinas; adoçantes artificiais contendo sucralose ou sacarina; e alimentos processados contendo nanopartículas. Para pacientes com RCU, recomendam-se o aumento do consumo de fontes naturais de ácidos graxos ômega-3 e a restrição de alimentos conforme preconizado para os pacientes com DC com possível adição de carne vermelha e processada. Não foram encontradas evidências suficientes para recomendar mudanças no consumo de frutas ou vegetais na RCU. Com relação ao consumo de trigo, glúten, aves, bebidas alcoólicas e açúcar refinado não foram encontradas evidências para DC ou RCU. Também não há consenso sobre produtos lácteos pasteurizados. As principais recomendações visam reduzir os sintomas das doenças e a inflamação. Para pacientes com sintomas persistentes, apesar da resolução da inflamação e ausência de estenose, a dieta com baixo teor de FODMAP ou sem lactose pode melhorar os sintomas.[155]

Na fase ativa das doenças e na presença de diarreia, normalmente os pacientes não toleram alimentos fibrosos, como grãos, sementes, folhosos, milho e derivados. Nesse caso, avaliar a necessidade da suplementação de fibra solúvel. A suplementação com ácidos graxos ômega-3 não deve ser recomendada para a manutenção da remissão em pacientes com DII.[46] Recente metanálise mostrou que a suplementação com ômega-3 apresentou pouco ou nenhum efeito na prevenção ou tratamento das DII, não fornecendo suporte para a modificação do estado inflamatório em longo prazo.[156]

Dependendo da gravidade dos sintomas e da tolerância do paciente, a dieta pode ser modificada quanto à textura dos alimentos (Tabela 60.5).[157]

No que diz respeito ao consumo de frutas e vegetais, recomenda-se a restrição destes somente quando a doença se apresentar na forma ativa, em função da necessária redução da motilidade intestinal, alcançada com menor ingestão de fibras. Contudo, é importante destacar que tal restrição deve ocorrer apenas nos momentos de crise, pois, em remissão, as frutas e vegetais são boas fontes de nutrientes antioxidantes e anti-inflamatórios que ajudam no controle da doença e na melhora da qualidade de vida desses pacientes.[85]

Da mesma maneira, nos períodos de crise, indica-se dieta isenta de lactose, pois a lactase encontra-se reduzida na mucosa intestinal inflamada, agravando o quadro diarreico e causando desconfortos intestinais como dores abdominais, náuseas e flatulência. No estado de remissão, é importante verificar e tratar individualmente a ocorrência de intolerâncias e alergias alimentares, como à proteína do leite ou ao glúten, considerando que o sistema imune sofre reações exacerbadas nas DII.[158]

É comum observar esteatorreia em pacientes com DII, pois a absorção de lipídios fica prejudicada na mucosa intestinal

Tabela 60.5 Orientações alimentares para pacientes com doenças inflamatórias intestinais de acordo com as fases da doença.

Estágio	Recomendações
Estágio I	**Pacientes em estágio de atividade da doença, com sangramento, urgência fecal e dor**: recomendar alimentos moles, purês, sem sementes. Esta recomendação é útil para pacientes que foram hospitalizados recentemente. A tolerância aos alimentos é individualizada
Estágio II	**Pacientes com melhora significativa dos sintomas, mas não completamente aliviados**: recomendar alimentos com texturas macias, bem cozidos, sem sementes. Pode ainda ser necessário evitar caules, preferir verduras mais flexíveis ou outros dependendo da tolerância individual. Nessa fase, o paciente é capaz de tolerar algumas fibras, mas ainda pode ter problemas para digerir alimentos ricos em fibras e gorduras. Alimentos mais fibrosos são adicionados nesta fase, na forma de legumes cozidos macios e purê de feijão/lentilha. Incentivar o paciente sobre a ingestão adequada de água e aumentar os alimentos probióticos (iogurte natural, queijo envelhecido, vegetais fermentados, kefir, missô, microalgas, picles, mel, mel cru, repolho fermentado), ao adicionar fibras à sua dieta
Estágio III	**Paciente em remissão, sem estenoses**: recomendar a volta gradual à preparação normal dos alimentos. Pode aumentar gradualmente a ingestão de fibras intactas

Adaptada de Shafiee et al.[158] (2021).

inflamada. Nesses casos, o consumo de lipídios deve ser reduzido e, em casos de desnutrição, considera-se a suplementação com triglicerídeos de cadeia média, por serem mais facilmente absorvidos.[160]

Hábitos alimentares saudáveis e educação nutricional são fundamentais para a manutenção da doença em remissão. As principais orientações são:

- A alimentação deve ser fracionada, em 6 a 8 vezes, com refeições pequenas e frequentes
- A hidratação deve ser mantida, evitando desequilíbrios hidreletrolíticos
- Deve-se evitar o consumo de alimentos refinados, industrializados e processados com adição de conservantes e edulcorantes
- Carne vermelha deve ser ingerida com moderação
- Evitar cafeína e álcool
- Prática de atividade física moderada.

O profissional de nutrição deve sempre encorajar o paciente em remissão a ter uma dieta equilibrada e sem muitas restrições, a fim de garantir maior adesão à dieta e aporte adequado de nutrientes e consequente melhor qualidade de vida. As recomendações dietéticas incluem aconselhamento ao paciente para se automonitorar e evitar alimentos que possam piorar os sintomas.[161]

REFERÊNCIAS BIBLIOGRÁFICAS

As referências consultadas para a elaboração deste capítulo estão disponíveis *online* no Ambiente de aprendizagem do GEN.

COMO CITAR ESTE CAPÍTULO

ABNT
NOGUEIRA, N. N.; MOURA, M. S. B.; CAVALCANTE, R. M. S. (org.). Doenças inflamatórias intestinais. *In*: *Tratado de Nutrição e Dietoterapia*. 2. ed. Rio de Janeiro: Guanabara Koogan, 2023. p. 699-710.

VANCOUVER
Nogueira NN, Moura MSB, Cavalcante RMS. Doenças inflamatórias intestinais. In: Rossi L, Poltronieri F (Orgs.). Tratado de nutrição e dietoterapia. 2. ed. Rio de Janeiro: Guanabara Koogan; 2023. p. 699-710.

CAPÍTULO 61

Doenças do Sistema Digestório

Helena Maria de Albuquerque Ximenes

INTRODUÇÃO

Doenças do sistema digestório afetam milhões de pessoas no mundo inteiro e têm grande impacto econômico, pois, além dos altos custos do tratamento, são também responsáveis por alta taxa de absenteísmo nos ambientes de trabalho. Mas o comprometimento econômico não é o único inconveniente dessas doenças. O que talvez seja ainda mais significativo é a implicação no bem-estar físico e psicológico do paciente, pois sintomas gastrintestinais podem causar constrangimentos nas relações sociais dos indivíduos afetados.[1]

A fisiopatologia dos principais distúrbios do trato gastrintestinal (TGI) pode envolver respostas inflamatórias e/ou desequilíbrios funcionais. Os distúrbios gastrintestinais funcionais, ou distúrbio da interação cérebro-intestino, são alterações que combinam distúrbios de motilidade, hipersensibilidade visceral, disfunção imunológica e da mucosa e distúrbio no processamento do sistema nervoso central. Dados epidemiológicos recentes apontam uma prevalência global de 40% de distúrbios gastrintestinais funcionais, tendo o Brasil alcançado uma taxa de 43,6% de prevalência.[2]

As doenças do sistema digestório podem ocorrer em qualquer extensão da boca ao ânus. Na cavidade oral é mais comum o aparecimento de sintomas causados por alterações decorrentes do uso de medicamentos, por deficiências de nutrientes ou câncer oral. Seguindo a anatomia desse sistema, tem-se a disfagia, causando comprometimento do processo de deglutição e exigindo adaptações importantes na alimentação do paciente. A sintomatologia mais comum do acometimento do esôfago é a sensação de queimação, ou azia, normalmente causada pelo refluxo gastresofágico, o qual pode evoluir para o câncer de esôfago. Já no estômago, a gastrite, seja causada por medicamentos, estresse emocional ou pela infecção por *Helicobacter pylori* (HP), e o câncer gástrico são as patologias mais frequentes. No intestino delgado desenvolvem-se, com maior frequência, doenças inflamatórias e encurtamento cirúrgico, enquanto no intestino grosso, além das doenças inflamatórias, encontra-se um alto índice de neoplasia, em especial o câncer colorretal.

A terapia nutricional costuma ser um dos principais componentes do tratamento das doenças do sistema digestório. Por meio da dieta é possível amenizar sintomas e garantir a manutenção do estado nutricional adequado do paciente, promovendo melhor qualidade de vida.

Nesta nova edição, além da atualização do conteúdo no geral, se discute também o papel da alimentação na fisiopatologia de algumas doenças do TGI, além da importância da microbiota intestinal nesse processo.

NUTRIÇÃO NAS AFECÇÕES ORAIS

A relação sinérgica entre nutrição e saúde oral é muito bem estabelecida tanto científica como epidemiologicamente. A nutrição é importante para a manutenção da integridade oral, assim como a nutrição adequada depende da integridade oral. O consumo de alimentos pela cavidade oral influencia o desenvolvimento craniofacial, bem como o surgimento de doenças dentais e da mucosa oral. Já as doenças ou perdas dentais reduzem a habilidade de consumo de uma alimentação apropriada.

Cáries dentárias e doença periodontal

As cáries dentárias e a doença periodontal são as doenças crônicas orais mais comuns e prevalentes em seres humanos, sendo diretamente influenciadas pelo estado nutricional dos indivíduos e pela qualidade da alimentação. Cáries dentárias podem ser definidas como uma doença dinâmica não comunicável multifatorial mediada pelo biofilme dentário (um consórcio de microrganismos embebidos em matriz polimérica extracelular) que adere à superfície dos dentes e é modulada pela dieta, resultando na perda de tecidos duros dos dentes e de minerais ósseos. A relação com a dieta ocorre, principalmente, devido à interação de carboidratos dietéticos fermentáveis com o biofilme aderente da superfície dentária. Os processos de desmineralização-remineralização que garantem a integridade dos dentes dependem do equilíbrio entre multifatores patogênicos (bactérias, carboidratos fermentáveis) e protetores (flúor, higiene oral, alimentação e saliva).[3]

A placa bacteriana aderida aos dentes produz ácidos a partir da fermentação de carboidratos que causam desmineralização do esmalte do dente e as enzimas bacterianas proteolíticas atacam os componentes proteicos dentários, resultando no comprometimento da integridade dentária. Com isso, a dor pode se manifestar e comprometer a mastigação, podendo levar à perda do dente e acarretar ainda mais mudanças no hábito alimentar. Para combater as placas bacterianas orais deve-se, além de tratamentos odontológicos como usos de selantes e terapias com flúor, seguir orientações nutricionais que ajudem tanto a prevenir como a tratá-las,[4] como mostrado na Tabela 61.1.

Alguns alimentos e nutrientes têm sido defendidos como agentes anticáries, como: xilitol, flúor, chá verde, maçã, sementes de uva vermelha, vinho tinto, café, chicória, cogumelos, *cranberry*, extrato aquoso de alho, extrato de cacau e própolis. Apesar de os estudos sobre esse efeito serem ainda limitados, evidências sugerem um importante efeito anticariogênico dessas substâncias.[5]

Além disso, o estado nutricional de cálcio e vitamina D pode exercer considerável influência na saúde oral. Estudos sugerem haver uma importante relação entre o risco cariogênico e a maior gravidade de doença oral quando a ingestão de cálcio é baixa, indicando que a saúde oral também dependa de um bom estado nutricional de cálcio e vitamina D.

As doenças periodontais também são bastante influenciadas pela alimentação. São doenças que variam de moderadas (como gengivites) a graves (como periodontites), as quais resultam em destruição do tecido de suporte periodontal e posterior perda dentária. Podem ser manifestadas com sangramento e ressecamento gengival, formação de espaços profundos entre a gengiva e o dente, e perda dos ligamentos ósseos estruturais

Tabela 61.1 Fatores dietéticos e hábitos alimentares associados ao risco ou à prevenção de cáries dentárias.

Fatores dietéticos associados ao maior risco de cáries
- Bebidas adoçadas com açúcar, sucos, chás, café, energéticos
- Bebidas carbonadas (gaseificadas), principalmente se adoçadas com açúcar
- Doces e balas com açúcar, incluindo gomas de mascar
- Comidas com consistência pegajosa, como frutas em passa
- Lanches com amido ricos em açúcar, como *cookies*, bolachas, bolos
- Açúcares simples como sacarose, mel e melaço

Fatores dietéticos associados à proteção contra cáries
- Gomas sem adição de açúcar
- Frutas frescas, em especial maçã, pera, laranja e banana
- Vegetais frescos, em especial cenoura, salsão, tomate, pepino, alface
- Castanhas
- Leite e derivados
- Alimentos com alta densidade proteica, como leguminosas, carnes, peixes e ovos
- Cereais integrais
- Pães e massas sem açúcar
- Alimentos ou bebidas com xilitol

Hábitos alimentares associados ao maior risco de cáries
- Consumo frequente e prolongado de bebidas e alimentos ricos em açúcar
- Consumo isolado de alimentos de consistência pegajosa

Hábitos alimentares associados à proteção contra cáries
- Ter um intervalo de, pelo menos, 2 h entre refeições ou consumo de bebidas
- Dar preferência a alimentos frescos e *in natura*, pois aumentam a salivação
- Mastigar goma sem açúcar por breves momentos logo após uma refeição
- Consumir doces junto com refeições e não de maneira isolada
- Dar preferência a bebidas sem adição de açúcar
- Não consumir alimentos com açúcar antes de dormir

que sustentam os dentes. Esta doença costuma ter início por ação das placas bacterianas na destruição dos tecidos moles associada a uma resposta inflamatória anormal.

A doença periodontal pode ser influenciada por diversas condições sistêmicas, tais como diabetes tipo 1 e tipo 2, estresse, doença cardiovascular, osteoporose, estado imunológico, além de patógenos associados à microbiota subgengival e hábitos de vida (como higiene oral, tabagismo e alimentação). A patogênese da doença periodontal também está associada a marcadores imunológicos e hematológicos modulados por fatores dietéticos.

Os mesmos alimentos que contribuem para o desenvolvimento de cáries dentárias também podem promover doença periodontal, pois a cronicidade da placa bacteriana é um dos principais fatores causais da doença periodontal. Apesar de o consumo de açúcar, em especial na forma de sacarose, ser um importante fator cariogênico, uma dieta nutricionalmente pobre pode também estar associada ao desenvolvimento de doença periodontal, independentemente da ingestão de açúcar.

Alimentação inadequada pode promover modificação na ecologia microbiana oral por vários mecanismos, incluindo alteração nas propriedades antimicrobianas e físico-químicas da saliva. Isso facilita a progressão da doença periodontal. A baixa ingestão de antioxidantes pode comprometer a resposta imunológica e favorecer o desenvolvimento da doença periodontal, mas não há evidências suficientes dessa relação para justificar o uso de suplementação preventiva para esses nutrientes.

Estudo genético do biofilme dentário em crianças com idade pré-escolar demonstrou diferenças no perfil de microrganismos entre os portadores de cáries e as crianças saudáveis. A presença de cáries esteve associada às cepas bacterianas *Prevotella* spp. e *Veillonella* spp. e a alterações funcionais relacionadas ao metabolismo de carboidratos.[6]

Evidências sugerem que a prevenção e o tratamento da doença periodontal devem incluir ingestão diária adequada de antioxidantes, vitamina D e cálcio. Além disso, a ingestão de magnésio também deve ser observada, pois sua deficiência alimentar foi associada à alteração no metabolismo ósseo, causando instabilidade em implantes ósseos. O uso de probióticos também tem sido defendido como uma maneira de se reduzir o risco de doença periodontal. A suplementação de leite com probióticos (28 dias) reduziu marcadores de doença periodontal em adultos saudáveis. Além disso, o consumo de ácidos graxos ômega-3, em especial o docosaexaenoico, também está associado à prevenção da doença periodontal (Tabela 61.2).

Deficiências e excessos de nutrientes com manifestações orais

Os tecidos moles orais estão entre os primeiros tecidos corporais a desenvolver manifestações clínicas decorrentes de deficiências nutricionais, pois a renovação tecidual das células da mucosa oral acontece a cada 3 a 7 dias. As deficiências nutricionais mais evidentemente manifestadas na mucosa oral incluem deficiência de vitaminas hidrossolúveis (principalmente, vitaminas C e do complexo B), proteínas e ferro. Entretanto, dificilmente o diagnóstico dessas deficiências é definido com manifestações orais isoladas, sendo necessárias uma avaliação clínica completa e uma investigação do consumo alimentar para o diagnóstico diferencial. Além disso, o excesso de alguns nutrientes também pode ter impacto negativo sobre a saúde oral. A toxicidade da vitamina A, por exemplo, pode comprometer o desenvolvimento da mucosa oral (Tabela 61.3).[5]

Mucosite e estomatite

Mucosite e estomatite são termos frequentemente usados para descrever as inflamações na cavidade oral, mas eles não refletem processos idênticos.[7] Mucosite é uma inflamação da mucosa decorrente de tratamento com quimioterápicos ou radioterapia ionizante. Manifesta-se geralmente como eritema ou ulceração e pode ser exacerbada por fatores locais como infecções secundárias e traumatismos. A estomatite, por sua vez, refere-se, geralmente, a qualquer condição inflamatória dos tecidos moles orais e deveria ser um termo usado para comprometimento oral não relacionado com quimioterapia ou radioterapia.

Mucosite

A mucosite oral é uma condição muito comum em pacientes oncológicos, normalmente acompanhada de dor, ressecamento, sensação de queimação, sangramento e infecção.

Tabela 61.2 Fatores dietéticos que possivelmente modulam marcadores imunológicos e estruturais da doença periodontal.

Fator dietético	Impacto da ingestão inadequada sobre o risco de doença periodontal
Proteína	Compromete a resposta inflamatória e a cicatrização do tecido mole oral Compromete as propriedades antibacterianas da saliva
Ácidos graxos ômega-3 Vitaminas A, C, E Cobre Ferro Zinco	Deprime a resposta imunológica e inflamatória do tecido mole oral
Vitaminas D, K Cálcio Boro	Causa densidade óssea mandibular inadequada e compromete a força necessária para ancorar a estrutura do dente

Tabela 61.3 Sinais e sintomas da cavidade oral causados por deficiências de nutrientes.

Componente	Sinal/sintoma	Implicações nutricionais
Face	Pigmentação malar (escurecimento da pele acima das bochechas e abaixo dos olhos)	Inadequação de niacina, riboflavina e piridoxina
	Desgaste bitemporal	Deficiência proteica
	Palidez	Deficiência de ferro
Lábios	Queilite (vermelhidão/inchaço)	Inadequação de niacina, riboflavina e vitamina A (retinol)
	Fissuras angulares	Inadequação de niacina, riboflavina, piridoxina e ferro
Gengiva	Esponjosa, sangramento, vermelhidão anormal	Inadequação de vitamina C
Língua	Glossite (vermelhidão, fissuras)	Inadequação de folato, niacina, riboflavina, ferro, piridoxina e vitamina B_{12}
	Palidez, atrofia, superfície lisa (atrofia papilar filiforme)	Inadequação de ferro, vitamina B_{12}, niacina e folato
	Coloração magenta	Inadequação de riboflavina
Mucosa	Ressecamento	Inadequação de vitamina A (retinol)
	Ulceração	Deficiência de zinco

As manifestações clínicas tendem a começar devido à maior sensibilidade a alimentos ácidos e à intolerância a extremos de temperaturas dos alimentos, o que normalmente inicia-se de 2 a 14 dias após a primeira sessão de quimioterapia. Pode, ainda, ser acompanhada de outros sintomas que levam a um maior comprometimento da alimentação, como disfagia e odinofagia.

A ocorrência e a gravidade das lesões variam de acordo com o agente antineoplásico de escolha, o tempo de administração e a condição clínica do paciente. Cerca de 40% de pacientes em quimioterapia desenvolvem mucosite em diferentes graus, sendo mais comum em resposta a protocolos quimioterápicos mais agressivos como os adotados para o tratamento de leucemia e linfomas, assim como em resposta a protocolos que associem quimioterapia e radioterapia. O grau de disfunção dos componentes orais, de acordo com a intensidade da mucosite, pode ser observado na Tabela 61.4.

Além dessa classificação de graduação, outras duas também podem ser empregadas, como mostra a Tabela 61.5.

O uso de escalas de graduação da mucosite na anamnese do paciente pode facilitar a tomada de decisão quanto à conduta nutricional mais adequada.

Duas estratégias são propostas na tentativa de se prevenir ou amenizar o desenvolvimento de mucosites orais durante o tratamento oncológico:

- Manter suporte nutricional adequado durante todo o período de tratamento
- Manter rotina diária de higiene oral, incluindo escovação dos dentes com escovas suaves, uso de gomas de marcar sem açúcar após as refeições e uso de enxaguantes bucais sem álcool.

Estomatite

Quanto à estomatite, o tipo mais comum é a aftosa recorrente, também chamada de úlcera aftosa, que afeta até 20% da população.[8] A prevalência costuma ser maior em mulheres, grupos socioeconômicos mais abastados e pessoas expostas a situações de estresse. Surge, frequentemente, durante a infância e adolescência, tendendo a desaparecer com o avanço da idade. As úlceras costumam ser dolorosas, claramente definidas, superficiais, redondas ou ovais, com um centro necrótico coberto por uma pseudomembrana amarelada e circundadas por um halo eritematoso. As principais causas incluem uso de medicamentos,

Tabela 61.4 Graduação da intensidade da mucosite.

Local	Grau de disfunção			
	1	2	3	4
Lábios	Macios, maleáveis, rosados, elásticos, úmidos, intactos	Ligeiramente enrugados, ressecados, com áreas avermelhadas	Enrugados, ressecados, edemaciados, com ou sem bolhas, inflamados na linha de demarcação	Muito secos, inflamados, rachados, com ulceração e/ou sangramento e/ou vesículas
Língua	Macia, rosada, úmida, sem fissuras ou papilas proeminentes, intacta	Papilas proeminentes na base, ressecada, rosada com áreas avermelhadas, aprofundamento das ranhuras mediais	Edema, papilas proeminentes, vermelhidão especialmente na ponta das papilas (aparência de pimenta), muito ressecada, com uma película na base e rachaduras	Muito ressecada e espessa
Mucosa oral	Macia, rosada, úmida, totalmente preenchida	Pálida, levemente seca com áreas avermelhadas ou bolhas	Vermelha, ressecada, inflamada, edemaciada, com ulcerações	Muito vermelha, brilhante, edematosa, com vesículas ou úlceras
Dentição	Brilhante, sem membranas	Levemente opaca com membranas discretas, discretamente solta	Opaca, com membranas aderidas, apresentando perda de cerca de 50% do esmalte, soltura e áreas com irritação	Muito opaca, coberta com membrana, inabilidade de ser usada devido à irritação
Saliva	Fluida, quantidade adequada	Quantidade diminuída	Escarça, boca seca	Espessa, viscosa
Voz	Tom e qualidade normais	Leve mudança, voz mais baixa	Grossa, difícil, dissonante	Dificuldade em articular palavras
Deglutição	Normal sem dificuldade	Desconforto	Com dificuldade e/ou dor	Quase impossível

Tabela 61.5 Graduação da intensidade da mucosite segundo a Organização Mundial da Saúde (OMS) e os *National Cancer Institute Common Terminology Criteria for Adverse Events version 4.03* (NCI-CTCAE).[7]

Grau de disfunção segundo a OMS
0: sem mucosite
1: eritema e dor
2: úlceras, mas ainda com habilidade de consumir sólidos
3: úlceras, requer dieta líquida e/ou suporte nutricional (devido à mucosite)
4: úlceras, impossibilidade de se alimentar (devido à mucosite), requer suporte nutricional

Grau de disfunção segundo os NCI-CTCAE
1: assintomático, sem indicação de intervenção
2: dor moderada, não interfere na ingestão oral, mas há indicação de modificação da consistência da dieta
3: dor intensa, interfere na ingestão oral (necessidade de suporte nutricional)
4: consequências fatais, intervenção urgente
5: morte

alimentos irritantes, intolerâncias e alergias alimentares, deficiências nutricionais (folato, vitamina B_{12}, ferro), infecções e qualquer outra situação capaz de causar imunodepressão.

A principal consequência da estomatite é o comprometimento da capacidade de alimentar-se. Além disso, dependendo da gravidade, pode comprometer a fala e a deglutição, com impacto negativo sobre a qualidade de vida dos pacientes. O tratamento das estomatites inclui o uso de medicamentos tópicos e alguns cuidados nutricionais listados na sequência.

Condutas nutricionais para tratamento

As condutas nutricionais para o tratamento de estomatites e mucosites orais são similares e devem incluir:[9]

- Individualizar a dieta adaptando-a quanto a consistência, sabor, acidez e temperatura
- Realizar refeições frequentes com pouco volume, favorecendo o consumo de alimentos ricos em proteínas e calorias
- Explicar ao paciente a mudança na palatabilidade e antecipar os sinais e sintomas da mucosite oral
- Excluir da dieta alimentos irritantes à mucosa oral, como aqueles com alto teor de sal, apimentados (pimentas, páprica, *curry*) e ácidos (cítricos, bebidas gaseificadas, tomates), além de álcool
- Encorajar o consumo de bastante líquido ao longo do dia (de 2 a 3 ℓ por dia)
- No caso de estomatites aftosas causadas pelo consumo de algum alimento específico, o paciente deve ser orientado a evitá-lo
- Evitar vegetais frescos crus e cereais integrais, em especial as sementes, pois suas cascas podem ser irritantes.

Os poucos estudos sobre suplementação vitamínica não são suficientes para se defender o uso dessa estratégia. No entanto, um estudo duplo-cego com sujeitos portadores de úlcera aftosa mostrou a eficiência da suplementação de 1.000 mg de vitamina B_{12} durante 6 meses para reduzir o número de manifestações e o nível de dor, independentemente do estado nutricional da vitamina apresentado pelos sujeitos. Outra recomendação importante é a substituição de produtos como cremes dentais à base de lauril sulfato de sódio por aqueles sem esse composto, o que pode reduzir o tempo de cicatrização e diminuir a dor.

COMPROMETIMENTO DA DEGLUTIÇÃO: DISFAGIA

A deglutição pode ser definida como a passagem do bolo alimentar e de líquidos através da cavidade oral, da faringe e do esôfago para o estômago em uma velocidade apropriada. A deglutição é um processo complexo que depende tanto de componentes voluntários quanto reflexivos. Cinco nervos cranianos e mais de 50 músculos na cabeça e no pescoço estão envolvidos na deglutição orfaríngea.[10] Quando esse processo apresenta algum comprometimento, tem-se a disfagia.

O termo disfagia deriva do grego *dys*, que significa "desordenado" ou "doente", e *phago*, que significa "comer" ou "engolir". Apesar de ser identificada pela Classificação Internacional de Doenças (CID-10 código R13) como "sinais e sintomas digestivos", o termo é frequentemente usado, não tão apropriadamente, como doença ou distúrbio. A disfagia compromete a capacidade de alimentar-se e pode causar complicações como pneumonia por aspiração, perda de peso, desidratação e obstrução das vias respiratórias, o que representa maior morbidade e mortalidade, promovendo maior tempo de hospitalização e necessidade de cuidados especializados.

Trata-se de um problema comum e estima-se que 1 em cada 17 pessoas venha a desenvolvê-la ao longo da vida. Afeta cerca de 40 a 70% de pacientes com acidente vascular encefálico (AVE), de 60 a 80% de pacientes com doenças neurodegenerativas, até 13% de idosos com idade a partir de 65 anos e, desses, a maioria (> 51%) encontra-se institucionalizada, além de 60 a 75% de pacientes que receberam radioterapia para câncer de cabeça e pescoço.

A disfagia pode ocorrer por diversas causas de acordo com a perspectiva de análise, podendo ser divididas em causas anatômicas e fisiopatológicas. Do ponto de vista anatômico, a disfagia resulta de alterações na orofaringe e/ou no esôfago. Já na perspectiva fisiopatológica, a disfagia pode ser causada por doenças estruturais e orgânicas (sejam benignas ou malignas), ou doenças que alterem a fisiologia dos sistemas envolvidos no processo de deglutição (principalmente comprometimento de motilidade e/ou percepção).[10]

Na tentativa de se chegar à etiologia da disfagia para melhor definição da conduta terapêutica, é preciso distinguir as causas que afetam a faringe e o esôfago proximal (orofaríngea ou disfagia alta) e aquelas que acometem o corpo esofágico e a junção esofagogástrica (esofágica ou disfagia baixa). No entanto, os dois tipos podem se manifestar ao mesmo tempo. De qualquer modo, a investigação deve contar com uma detalhada anamnese, incluindo localização, alimentos e líquidos que desencadeiem os sintomas, uso de medicamentos, duração dos sintomas e se apresentam progressão ou intermitência.[11]

Tipos de disfagia

A manifestação mais comum da disfagia, a orofaríngea, apresenta três principais populações de risco: idosos, pacientes com doenças neurodegenerativas (doença de Parkinson, esclerose múltipla) ou neurológicas e pacientes com doenças de cabeça e pescoço.[10] Também pode se apresentar em pacientes jovens, sendo causada principalmente por doenças musculares, formação de membranas e anéis. É o tipo de disfagia que apresenta maior risco de complicações respiratórias.

A disfagia orofaríngea causa várias complicações que aumentam morbidade e mortalidade, tais como desnutrição, desidratação, asfixia e aspiração brônquica, a qual resulta em infecções respiratórias e pneumonia aspirativa.[11] Esse tipo de disfagia é tão impactante à saúde de idosos quanto as doenças cardiovasculares, metabólicas e alguns tipos de câncer.

A disfagia esofágica pode ocorrer como resultado de causas mecânicas extrínsecas e intrínsecas, distúrbios neuromusculares secundários ou primários ou por processos inflamatórios do corpo esofágico ou do esfíncter esofágico inferior (EEI). A disfagia em resposta a líquidos e alimentos sólidos sugere uma anormalidade motora do esôfago, como a acalasia, situação comum na doença de Chagas. Por outro lado, a disfagia exclusiva para alimentos sólidos indica uma anormalidade estrutural como estenose, anel de Schatzki ou tumor. Comparada à disfagia orofaríngea, a esofágica apresenta menor risco de sintomas respiratórios, o que pode acontecer em casos avançados não tratados.

Manejo nutricional

A avaliação clínica para detecção da disfagia deve ser uma prática multiprofissional, contando com a participação de médico, fonoaudiólogo e nutricionista. Alguns protocolos são propostos para esse fim: o Protocolo de avaliação do risco para disfagia (PARD)[12] e o Protocolo de introdução e transição da alimentação por via oral (VO) (PITA).[13]

O PARD torna possível a detecção do risco inicial para disfagia, sendo considerado um protocolo de triagem. Nele são ofertados volumes controlados de água e alimento pastoso homogêneo. Esse instrumento auxilia o fonoaudiólogo a identificar e interpretar a alteração na dinâmica da deglutição, caracterizando os sinais clínicos sugestivos de penetração laríngea ou aspiração laringotraqueal e definindo, pontualmente, a gravidade da disfagia. Por meio desse protocolo é possível adotar condutas a partir dos resultados da avaliação, que classifica o paciente segundo sete níveis de disfagia, apresentados a seguir:

■ **Nível I: Deglutição normal.** Normal para líquido e pastoso em todos os itens avaliados. A alimentação VO é recomendada.

■ **Nível II: Deglutição funcional.** São esperadas compensações espontâneas de dificuldades leves em uma consistência pelo menos, com ausência de sinais de risco de aspiração. A alimentação VO é recomendada, mas pode ser necessário tempo adicional para esta tarefa.

■ **Nível III: Disfagia orofaríngea leve.** Distúrbio de deglutição presente, com necessidade de orientações específicas dadas pelo fonoaudiólogo durante a deglutição. Necessidade de pequenas modificações na dieta; tosse e/ou pigarro espontâneos e eficazes; leves alterações orais com compensações adequadas.

■ **Nível IV: Disfagia orofaríngea leve a moderada.** Existência de risco de aspiração, que pode ser reduzido com manobras e técnicas terapêuticas. Necessidade de supervisão esporádica para realização de precauções terapêuticas; sinais de aspiração e restrição de uma consistência; tosse reflexa fraca e voluntária forte. O tempo para a alimentação é significativamente aumentado e a suplementação nutricional é indicada.

■ **Nível V: Disfagia orofaríngea moderada.** Existência de significante risco de aspiração. Alimentação oral suplementada por via alternativa, sinais de aspiração para duas consistências. O paciente pode se alimentar de algumas consistências por meio de técnicas específicas para minimizar o potencial de aspiração e/ou facilitar a deglutição, com necessidade de supervisão. Tosse reflexa fraca ou ausente.

■ **Nível VI: Disfagia orofaríngea moderada a grave.** Tolerância a apenas uma consistência com máxima assistência para uso de estratégias, sinais de aspiração com necessidade de múltiplas solicitações de clareamento, aspiração de duas ou mais

consistências, ausência de tosse reflexa, tosse voluntária fraca e ineficaz. Se o estado pulmonar do paciente estiver comprometido, é necessário suspender a alimentação VO.

■ **Nível VII: Disfagia orofaríngea grave.** Impossibilidade de alimentação VO. Engasgo com dificuldade de recuperação; cianose ou broncospasmos; aspiração silente para duas ou mais consistências; tosse voluntária ineficaz; inabilidade de iniciar deglutição.

O PITA é usado em todos os pacientes encaminhados para análise da deglutição com alimentos e líquidos de diferentes consistências e maiores volumes, após realização do PARD. Na tentativa de estabelecer uma terminologia padronizada para a avaliação a que se propõe, o PITA baseia-se no modelo da American Dietetic Association com o protocolo apresentado na National Dysphagia Diet, propondo diferentes níveis de dieta VO e consistências de líquidos para pacientes com disfagia, descritos na Tabela 61.6.

Além da avaliação da capacidade de deglutição, é extremamente importante a avaliação nutricional do paciente para determinar suas necessidades nutricionais. A dietoterapia para disfagia tem o objetivo de assegurar uma hidratação adequada e a manutenção ou recuperação do estado nutricional do paciente, por meio de alimentos que minimizem o risco de asfixia ou aspiração e o desconforto físico, social e emocional associado à disfagia.

A modificação de consistência da alimentação é um componente-chave no tratamento da disfagia. A consistência da dieta deve ser escolhida considerando-se a causa e o tipo de disfagia. Apesar da tentativa de determinar padrões de dietas para disfagia, ainda há uma variedade de usos na prática clínica. As informações da Tabela 61.6 podem esclarecer a graduação dessa dieta. No entanto, dependendo da gravidade da disfagia e do risco de aspiração, o suporte nutricional enteral deve ser indicado.[11]

Tabela 61.6 Padronização das dietas e dos líquidos oferecidos por via oral (VO) proposta pelo Protocolo de introdução e transição da alimentação VO (PITA).

Nível de modificação da dieta

- Nível 1: alimentos pastosos homogêneos (sem pedaços), muito coesivos, que requerem pouca habilidade de mastigação. Entre eles: purês de frutas, geleias, purês de legumes, cremes ou sopas cremosas peneiradas etc.
- Nível 2: alimentos pastosos heterogêneos (pastosos com pedaços), coesivos, misturados, que requerem pouca habilidade de mastigação. Entre eles: sopas cremosas com pequenos pedaços de legumes bem cozidos ou macarrão, carnes moídas ou desfiadas misturadas a purês, frutas amassadas, vitamina de frutas sem peneiramento etc. Esse nível exclui pães, bolachas e outros alimentos sólidos que não estejam misturados a cremes ou purês
- Nível 3: alimentos semissólidos, macios, que requerem maior habilidade de mastigação, como frutas picadas, massas, carnes desfiadas, legumes bem cozidos, arroz papa, pão de forma, pão de leite etc. Exclui grãos soltos, pães duros, verduras e outros alimentos de difícil mastigação ou que tendam a dispersar-se em cavidade oral
- Nível 4: dieta regular, inclui todos os alimentos, de qualquer textura sólida. Entre eles: vegetais crus, carnes, saladas, pães, grãos etc.

Nível de modificação de líquidos

- Líquido fino (F): líquidos de consistência similar à água em seu estado natural. Estão incluídos os sucos, chás, leite, café etc.
- Líquido pastoso fino (PF): líquidos pouco engrossados. Estão incluídos nesta categoria os iogurtes líquidos, alguns sucos de frutas (p. ex., suco de manga) e qualquer outro líquido pouco engrossado (com espessante ou outros tipos de amido)
- Líquido pastoso grosso (PG): líquidos engrossados, com consistência similar ao nível 1 de dieta VO. Estão incluídos nesta categoria os iogurtes em polpa sem pedaços, vitaminas de frutas grossas peneiradas (p. ex., vitamina de mamão com banana) e outros líquidos engrossados (com espessante ou outros tipos de amido)

Quando a alimentação oral é a via indicada, a consistência, a viscosidade e a textura dos alimentos devem ser consideradas. Alimentos de consistência pastosa são recomendados para pacientes com dificuldade na fase oral preparatória da deglutição, que armazenam alimentos nas reentrâncias da boca ou que têm retenção faríngea significante de alimentos sólidos mastigados.

A mudança de consistência tem o objetivo de oferecer mais segurança e facilitar o consumo oral da alimentação. No entanto, a dieta proposta, que inclui o espessamento de líquidos, pode ter baixa adesão, em especial em idosos, e isso contribui para aumento do risco nutricional. A adição de alimentos fontes de ácido cítrico melhora os reflexos da deglutição, possivelmente devido a um aumento na estimulação gustatória e trigeminal promovida pelo ácido. No entanto, é preciso avaliar se o paciente não apresenta disfagia por algum caso de inflamação esofágica, o que pode ser agravado com o consumo de alimentos ácidos.

Uma estratégia frequentemente usada na intervenção nutricional para pacientes com disfagia é o espessamento de líquidos. Tal conduta é adotada muito mais de maneira intuitiva do que por evidências científicas, por se acreditar que ajude a controlar a velocidade, a direção, a duração e a passagem do material espessado. No entanto, as evidências científicas que justifiquem o seu uso são controversas. De toda maneira, faz parte da maioria dos protocolos de cuidado nutricional de pacientes com disfagia. Uma das limitações do espessamento de líquidos, causada pela baixa adesão dos pacientes, é a desidratação. Por isso, pacientes recebendo líquidos espessados devem ser acompanhados de perto quanto ao nível de hidratação.[14] O espessamento dos líquidos é realizado com o uso de espessantes, os quais estão disponíveis comercialmente e podem ser adicionados a água, sucos, café, entre outros. Normalmente, o modo de preparo é proposto pelo próprio fabricante do produto. Para os pacientes sem indicação de alimentação VO, a via enteral deve ser adotada para o suporte, caso possível. A sonda enteral pós-pilórica é a mais indicada por diminuir o risco de perda da sonda e causar aspiração. Gastrostomia é recomendada para pacientes que sofreram AVE, por reduzir a mortalidade e promover melhor estado nutricional quando comparada à sonda nasogástrica.

À medida que a capacidade de deglutir do paciente melhora, sua dieta deve evoluir, e, para isso, é preciso reavaliar a capacidade de deglutição do paciente.

AFECÇÕES DO ESÔFAGO

O esôfago funciona como um ducto de passagem do bolo alimentar e de líquidos da cavidade oral para o estômago. Apesar dessa função relativamente simples, alterações funcionais de sua barreira epitelial ou de sua atividade mecânica representam significante mecanismo de morbidade e, em alguns casos, de mortalidade. Dentre as doenças mais comuns do esôfago está a esofagite causada principalmente por doença do refluxo gastresofágico (DRGE), que pode evoluir para esôfago de Barrett e câncer esofágico.

Doença do refluxo gastresofágico

A DRGE é considerada a doença crônica mais comum do sistema digestório, definida pela ocorrência de, pelo menos, um episódio semanal de pirose e/ou regurgitação, resultado do fluxo retrógrado do conteúdo estomacal no esôfago, orofaringe e/ou trato respiratório. Tem uma prevalência estimada de 10 a 20% no Ocidente e de cerca de 12% no Brasil.[16]

Dados populacionais apontam um importante papel dos sintomas da DRGE na abstenção de ambientes de trabalho, impactando de modo significativo a redução de produtividade, além de comprometer outros aspectos da qualidade de vida dos indivíduos.

Pode ser classificada segundo a presença ou ausência de erosões na mucosa esofágica, em DRGE não erosiva (DRGENE) e esofagite erosiva (EE). Esta última também pode se manifestar sem ocorrência de sintomas. Seu diagnóstico inclui o exame clínico, que deve levantar o histórico de sintomas do paciente, e a endoscopia, que deve incluir esôfago, estômago e duodeno para descartar outras doenças e para realização de biopsia, caso necessário.[16] No entanto, a descrição dos sintomas pelo paciente, já é eficaz para o diagnóstico, o que pode ser bastante útil em regiões sem acesso fácil ao exame endoscópico. Nesse caso, o diagnóstico pode ser definido a partir da descrição dos sintomas mais comuns, como queimação e/ou regurgitação, pelo menos 2 vezes/semana.

Como os sintomas constituem os principais fatores para o diagnóstico da DRGE, é importante sua identificação e, também, o conhecimento sobre os fatores considerados atípicos. Na Tabela 61.7 são apresentados os sintomas típicos e atípicos da DRGE.

A causa da DRGE ainda não está definida, mas está claro que ela decorre de um distúrbio sensorimotor associado à disfunção do mecanismo antirrefluxo (p. ex., função do EEI, ligamento frenesofágico), com mudanças na fisiologia normal (p. ex., disfunção da peristalse esofágica, aumento da pressão intragástrica, aumento do gradiente de pressão abdominotorácica) ou, muito raramente, excesso de produção de ácido gástrico (síndrome de Zollinger-Ellison).

Apesar de não ter causa conhecida, a DRGE apresenta fatores de risco e predisponentes já bem definidos, apresentados na Tabela 61.8.

A maioria dos pacientes com DRGE apresenta a forma moderada da doença, o que não representa aumento de morbidade e mortalidade em comparação à população em geral. Mesmo com o agravamento dos sintomas, é possível manter a condição estável ou melhorar, em cerca de 5 anos, com o tratamento adequado. Cerca de 10% dos pacientes com DRGENE progridem para EE, considerada a forma mais grave da doença.

A progressão da DRGE leva ao esôfago de Barrett, condição caracterizada por displasia com mudança do epitélio estratificado por células caliciformes ou colunares, considerada uma pré-malignidade para o adenocarcinoma esofágico.

O tratamento da DRGE tem o objetivo inicial de aliviar os sintomas, seguido de cicatrizar as lesões e prevenir recidivas e complicações. Seu tratamento inclui mudanças no estilo de vida, uso de medicamentos ou, em casos mais raros, cirurgia. Os medicamentos incluem antiácidos, inibidores da bomba de prótons (diminuem a síntese gástrica de ácido clorídrico) e

Tabela 61.7 Sintomas característicos da doença do refluxo gastresofágico (DRGE).

Sintomas típicos
Queimação, regurgitação, hipersalivação

Sintomas atípicos
Náuseas, eructação, digestão mais lenta, saciedade precoce, dor epigástrica, vômito, dor no peito (precordial), sintomas respiratórios (tosse, sibilos, sinusite), rouquidão, dor na faringe e sensação de obstrução, despertar precoce pela manhã, despertar do sono durante a noite, pesadelos

Tabela 61.8 Principais fatores de risco e predisponentes para a doença do refluxo gastresofágico (DRGE).

Hábitos alimentares e estilo de vida
- Sobrepeso e obesidade (aumento do índice de massa corporal está associado a risco de DRGE)
- Alimentação rica em gordura (aumenta o risco de DRGE e esofagite erosiva [EE])
- Bebidas carbonadas (aumentam os sintomas de queimação em quem já tem DRGE, especialmente ao deitar)
- O papel do consumo de café é incerto, mas se houver algum pode ser devido à cafeína. O café não é um fator de risco dominante; no entanto, seu consumo é capaz de aumentar sintomas de queimação em quem já desenvolveu a DRGE
- O consumo de bebidas alcoólicas também não está bem definido como fator de risco para DRGE; no entanto, é certo que causa mais danos à mucosa esofágica em quem já apresenta EE e malignidade
- Assim como para o consumo de álcool, o tabagismo também é considerado mais danoso à mucosa esofágica em quem já apresenta EE e malignidade

Medicamentos
- Alguns medicamentos podem interferir negativamente na DRGE e em seu tratamento, como os anti-inflamatórios não esteroides, os bloqueadores de canais de cálcio e os anticolinérgicos
- Outros medicamentos podem causar danos ao sistema digestório superior e exacerbar os sintomas da DRGE, como os bisfosfonatos, os antibióticos e os suplementos de potássio

Gravidez
- Durante a gestação, cerca de 30 a 50% das mulheres desenvolvem sintomas como queimação, podendo chegar a 80% em algumas regiões. Além da queimação, a regurgitação pode ocorrer na mesma proporção de casos. Alguns fatores estão associados à manifestação desses sintomas na gravidez: sintomas anteriores à gestação, alta paridade, duração da gestação e a idade da mãe, a qual é inversamente relacionada com a ocorrência dos sintomas

Outros fatores fisiopatológicos
- Maior incidência em caucasianos, mais devido ao estilo de vida do que a fatores genéticos
- Associação com infecção por *Helicobacter pylori*
- Algumas comorbidades são frequentes em quem desenvolve DRGE: síndrome metabólica, diabetes, doença cardiovascular e apneia do sono
- Também é comum coexistir com a síndrome do intestino irritável
- Osteoporose com fraturas da coluna vertebral e cifose é considerada um dos fatores de risco para EE, especialmente em mulheres idosas
- Estresse psicossocial (a gravidade da DRGE relaciona-se diretamente com o grau de estresse)

Tabela 61.9 Manejo nutricional para a doença do refluxo gastresofágico (DRGE), de acordo com o objetivo dietoterápico.

Manter a pressão do esfíncter esofágico inferior
- Diminua o consumo de gordura: evite preparações mais gordas como frituras, evite alimentos industrializados, evite adicionar excesso de fontes de gordura nas refeições
- Evite: chocolate, álcool, excesso de café e menta
- Não se deite após as refeições (aguarde de 2 a 3 h para se deitar após comer)

Diminuir a frequência e o volume do refluxo
- Diminua o volume das refeições e aumente a frequência
- Evite beber líquidos durante as refeições
- Aumente o consumo de alimentos ricos em fibra para aumentar a peristalse do sistema digestório (constipação intestinal pode piorar os sintomas)
- Mantenha-se bem hidratado, preferencialmente bebendo líquidos entre as refeições
- Diminua o consumo de carboidratos simples (aumenta fermentação e eructações)
- Reduza o peso corporal

Diminuir a irritação do esôfago
- Evite alimentos ácidos: cítricos, produtos à base de tomate, farinhas de mandioca e de milho, bebidas gaseificadas, cebola crua e excesso de alho
- Evite condimentos picantes
- Evite alimentos e bebidas com temperaturas muito altas

Além das orientações dietéticas para o tratamento da DRGE, que também devem ser adotadas para os casos de esôfago de Barrett, algumas medidas são apontadas como estratégias importantes para sua prevenção, com destaque para a prática de exercícios regulares, a redução da circunferência da cintura, o aumento do consumo de frutas e a redução do consumo de carnes vermelhas e de embutidos. Tais práticas mostram-se eficientes em prevenir, em especial, a evolução do esôfago de Barrett ao câncer esofágico.

Outra observação importante no cuidado do paciente com DRGE diz respeito aos efeitos colaterais dos medicamentos usados. O excesso de antiácidos à base de alumínio pode causar constipação intestinal e pode, ainda, promover perda óssea de cálcio, elevando o risco de osteopenia. Já o uso prolongado de inibidores da bomba de prótons pode causar indigestão e náuseas, além de ter sido associado a maior risco de fraturas e, em pacientes hospitalizados, maior risco de se contrair pneumonia.[17] Além disso, deficiência de vitamina B_{12} pode ocorrer em virtude do uso prolongado desses medicamentos. Portanto, o acompanhamento do estado clínico e nutricional desses pacientes deve ser constante.

DOENÇAS GÁSTRICAS

O estômago é uma estrutura do sistema digestório importante no processo digestivo, sendo responsável por quatro funções básicas: capacidade de atuar como reservatório de substâncias alimentares, secreção ácida, secreção enzimática e motilidade do sistema digestório. Além disso, ainda é responsável pela síntese do fator intrínseco, proteína essencial para absorção adequada da vitamina B_{12}.[18]

No entanto, seu papel não se limita somente à função digestiva, sendo também considerado importante componente da resposta imunológica inata, já que a secreção ácida gástrica age como uma primeira linha de defesa contra contaminantes biológicos carreados por produtos alimentares. O estômago também participa da homeostase orgânica no âmbito do controle do apetite, atuando, portanto, na determinação do peso corporal.[19] Por tudo isso, compreende-se facilmente que o comprometimento das funções gástricas possa trazer prejuízos significativos à saúde.

---

procinéticos (aumentam peristalse do esôfago e do estômago). As estratégias de tratamento visam:

- Elevar a pressão basal do EEI, o que melhora a função motora do esôfago
- Elevar o pH aumentando a salivação
- Acelerar o esvaziamento gástrico
- Reduzir a lesão causada pelo suco gástrico.

Dentre as mudanças de hábito de vida que trazem benefícios comprovados aos pacientes com DRGE, destacam-se o aumento da altura da cabeceira da cama (cerca de 15 a 20 cm) e a perda de peso. Além disso, outras mudanças, como cessação do tabagismo e redução ou cessação no consumo de álcool, também se mostram eficazes, em especial em caso de esofagite. Outra medida eficaz para o tratamento da DRGE é a prática de exercícios físicos regulares, que pode tanto levar à perda de peso como ajuda a administrar o estresse. Também é recomendável evitar uso de roupas apertadas, em especial ao redor do estômago.

A dietoterapia para tratamento da DRGE pode ser dividida de acordo com o objetivo dietoterápico, conforme apresentado na Tabela 61.9.

Os distúrbios que mais acometem o estômago estão relacionados com a inflamação da mucosa gástrica (gastrite), que pode ocorrer em consequência de diversos fatores e pode se manifestar de modo esporádico ou crônico, podendo evoluir para úlcera gástrica e neoplasias, além de alterações de motilidade como a síndrome dispéptica e a gastroparesia.

Gastrite

A gastrite é definida como o processo de inflamação da mucosa gástrica, também chamada de irritação ou erosão, apresentando-se de modo agudo ou crônico. As causas mais frequentes de gastrite aguda são o consumo excessivo de álcool e o uso prolongado de anti-inflamatórios não esteroides, como ácido acetilsalicílico ou ibuprofeno, além de poder se desenvolver após grandes cirurgias, traumas, queimaduras ou infecções graves. Já a apresentação crônica costuma ser causada por infecções, em especial pela bactéria HP, por refluxo de conteúdo biliar, estresse e algumas doenças autoimunes.[20]

Os sintomas mais comuns da gastrite são dor, indigestão, distensão abdominal, náuseas, vômito e anemia perniciosa. Gastrite crônica é uma das doenças mais comuns, graves e insidiosas nos seres humanos. Estima-se que mais da metade da população mundial tenha gastrite em algum grau e extensão. O principal problema não está no incômodo causado por seus sintomas, mas no seu papel na patogênese da úlcera péptica e do câncer gástrico. No entanto, a gastrite é ainda largamente subestimada na prática clínica, mesmo calculando-se que milhões de mortes se deem por câncer e úlceras decorrentes de gastrite.

Seu diagnóstico é dado por endoscopia e sua causa, determinada por biopsia. O tratamento medicamentoso inclui o uso de antiácidos, inibidores da bomba de prótons e antibióticos para erradicação de HP.

Manejo nutricional

A dietoterapia para gastrite tem como objetivos:

- Reduzir os sintomas
- Evitar distensão promovida por grandes refeições
- Diluir o conteúdo gástrico e providenciar ação de tamponamento
- Combater a anemia, caso presente
- Corrigir o estado nutricional de vitamina B_{12}.

As principais recomendações nutricionais para a gastrite estão listadas na Tabela 61.10.

Um dos principais desafios no tratamento da gastrite crônica, quando causada por HP, é a erradicação da bactéria, pois ela rapidamente desenvolve resistência aos antibióticos normalmente administrados. Além disso, os efeitos colaterais desses medicamentos incluem sintomas gastrintestinais que acabam levando os pacientes a descontinuar o tratamento. Por isso, tratamentos alternativos têm sido considerados e estão associados principalmente à alimentação.

Os principais estudos sobre terapias alternativas para erradicação de HP incluem substâncias de origem vegetal, peptídios, probióticos e polissacarídios. Embora as terapias alternativas não garantam erradicação permanente de HP, elas reduzem a colonização bacteriana, o grau de inflamação gástrica e a atrofia da mucosa. Alguns métodos aumentam a eficácia da terapia antibiótica tradicional e, simultaneamente, previnem seus efeitos colaterais. Alguns dos componentes alimentares que podem auxiliar no tratamento da gastrite crônica decorrente de infecção por HP estão listados na Tabela 61.11.[21]

Úlcera gástrica

As úlceras gástricas e duodenais, também chamadas úlceras pépticas, são de difícil diferenciação a partir somente dos sintomas, pois ambas apresentam sintomas similares, como dor epigástrica e sensação de queimação. Na úlcera gástrica, esses sintomas tendem a aparecer logo após uma refeição e, na úlcera duodenal, de 2 a 3 horas após a refeição. Por definição, esses quadros constituem uma ulceração da mucosa gástrica (ou duodenal), atingindo a camada muscular da mucosa, que se desenvolve geralmente em decorrência de uma gastrite crônica ou qualquer outra situação que reduza a produção de muco gástrico e de bicarbonato.

Os principais sintomas, além da dor epigástrica, incluem: eructações, distensão abdominal, intolerância a alimentos ricos em gordura, queimação, hematêmese ou melena, sintomas de anemia (fadiga, dispneia), saciedade precoce e perda de peso sem motivo aparente. A agudização dos sintomas pode indicar perfuração da úlcera.[22]

O diagnóstico é dado por exame de endoscopia, pelo qual se pode visualizar a úlcera, determinar seu grau de sangramento e já promover hemostasia, caso necessário. As principais causas incluem todas as associadas ao desenvolvimento de gastrite e seu tratamento inclui os mesmos adotados para a gastrite. No entanto, caso a hemostasia endoscópica não seja eficiente, a cirurgia está indicada.

Manejo nutricional

A dietoterapia para úlcera gástrica, que também pode ser adotada para úlceras duodenais, tem como objetivos: diminuir a produção de ácido clorídrico, normalizar o estado nutricional do paciente e promover cicatrização. Para tanto, alguns nutrientes recebem atenção especial nesses pacientes, como proteínas, zinco, selênio e vitamina A, como pode ser observado na Tabela 61.12.[23] As recomendações estão divididas em fase aguda (agudização dos sintomas) e de recuperação.

É preciso ainda ressaltar que as recomendações devem ser adotadas após exame minucioso do paciente para determinar se há mais fatores de risco.

Outras recomendações incluem consumo adequado de fibras alimentares (20 a 30 g/dia), mais eficaz como estratégia de prevenção contra o desenvolvimento de úlceras. No entanto, esse consumo apropriado de fibras alimentares pode também ajudar a diminuir os sintomas de distensão abdominal, caso o consumo de líquidos seja também adequado. Assim como para gastrite, as recomendações da Tabela 61.10 também devem ser adotadas para os casos de úlcera péptica.[24]

Tabela 61.10 Orientações nutricionais para gastrite.

- Diminua o volume de refeições e aumente a frequência (5 a 6 refeições diárias)
- Mastigue bem os alimentos (reduza o esforço gástrico)
- Elimine o consumo de estimulantes gástricos: cafeína, álcool, hortelã-pimenta, pimenta-do-reino, alho, cravo-da-índia
- Evite: condimentos (pimenta-do-reino, mostarda, orégano, *ketchup*, vinagre); molhos à base de tomate; alimentos excessivamente gelados ou quentes; períodos de jejum ou de excesso de alimentação; alimentos ricos em enxofre (cebola, repolho, brócolis, feijão, quiabo, couve-flor, espinafre, agrião, ovo cozido, pimentão); frituras e alimentos gordurosos; bebidas gaseificadas; frutas cítricas; beber líquidos durante as refeições
- Prefira carnes magras
- Diminua o consumo de gordura saturada e aumente o consumo de gordura poli-insaturada

Tabela 61.11 Componentes alimentares que podem auxiliar no tratamento da gastrite crônica decorrente de infecção por *Helicobacter pylori* (HP).

Componente e origem	Efeitos
Lactoferrina (glicoproteína da família das transferrinas; presente no leite materno e de vaca, em grânulos de neutrófilos e saliva)	Foi demonstrado, experimentalmente, que é capaz de diminuir a colonização bacteriana de HP em modelo de gastrite; mostrou efeito significativo, em estudos prospectivos, no aumento da erradicação promovida por antibióticos, diminuindo a gravidade de efeitos colaterais da medicação; tem capacidade de se ligar ao ferro e diminuir sua disponibilidade ao microrganismo; atravessa a membrana celular facilmente, o que pode explicar seu efeito sinergístico ao do antibiótico
Isotiocianato (presente em crucíferas; couve-flor, brócolis, couve-de-bruxelas)	Apresenta efeitos anticancerígenos, como: indução de apoptose, inibição da diferenciação celular e modulação de citocromos hepáticos envolvidos no metabolismo carcinogênico; um estudo prospectivo na China mostrou que indivíduos que consumiram maior quantidade dessa substância na alimentação apresentaram menor risco de desenvolver câncer gástrico, provavelmente por ação bactericida contra o HP; um estudo clínico avaliou consumo de brotos de brócolis (rico em sulforafano), ingestão de 70 g/dia, em pacientes com infecção por HP assintomáticos e o resultado foi uma redução significante na intensidade de colonização; além disso, a terapia foi bem tolerada e não apresentou efeitos adversos
Derivados fenólicos (frutas vermelhas tipo *berries*)	Apresentam efeito bacteriostático contra HP, inclusive na presença de resistência a antibióticos (efeito *in vitro*); estudo em humanos infectados com HP mostrou eficiência do consumo de 250 mℓ de suco de mirtilo na redução da infecção em cerca de 15% dos pacientes, após 35 dias de consumo
Mel (produto de abelhas)	A atividade antibacteriana do mel é atribuída, em especial, a sua alta osmolaridade, baixo pH e seu conteúdo de peróxido de hidrogênio; estudo em pacientes com dispepsia mostrou que o consumo de mel, pelo menos 1 vez/semana, foi associado a uma prevalência significativamente menor de infecção por HP
Óleos e ácidos graxos (óleos vegetais e óleo de peixe)	Estudos *in vitro* mostram efeito inibitório sobre o crescimento de HP por ácidos graxos poli-insaturados do tipo ômega-6 e ômega-3; além de efeitos dos ácidos graxos, acredita-se que polifenóis dos óleos vegetais também exerçam efeito bacteriostático sobre o HP; estudo em humanos mostrou efeito bacteriostático do azeite de oliva, enquanto outro mostrou diminuição da prevalência de gastrite atrófica em resposta ao consumo maior de ácidos graxos poli-insaturados No entanto, outro estudo mostrou uma associação negativa entre consumo de ovos e de peixe com a erradicação de HP em sujeitos infectados com gastrite e/ou úlcera duodenal; e os pesquisadores sugerem que esse efeito talvez se deva ao maior consumo de colesterol e vitamina D presentes nesses alimentos[21]
Probióticos (bactérias isoladas ou ofertadas em alimentos)	Algumas variedades de bactérias apresentam atividade antibacteriana nos seres humanos devido a sua capacidade de modificar a resposta imunológica do hospedeiro, secretar substâncias bactericidas, como ácido láctico, e causar distúrbios no mecanismo de aderência bacteriana. A adição de *Sacharomyces boulardii* ao tratamento de erradicação do HP potencializou a erradicação da bactéria. No entanto, a suplementação de *Lactobacillus GG* não mostrou efeito sobre a erradicação da bactéria HP, mas foi associada à redução dos efeitos colaterais do tratamento antibiótico

Tabela 61.12 Recomendações nutricionais para pacientes com úlcera péptica.

Componentes da dieta	Recomendações	
	Fase aguda	Fase de recuperação
Proteína (g/kg de peso/dia)	1,2	1,5
Zinco (mg)	11	40
Selênio (mg)	55	400
Vitamina A (mg)	900	3.000
Vitamina C (mg)	75	500

Gastroparesia

A gastroparesia é um distúrbio crônico classicamente definido como um retardo no esvaziamento gástrico. Os sintomas mais comuns incluem vômitos recorrentes ou crônicos, náuseas, distensão abdominal, perda de apetite e/ou saciedade precoce, dor abdominal e perda de peso involuntária. É uma condição heterogênea, com distintas etiologias, sendo as causas mais comuns a idiopática (36 a 49%), o diabetes melito (25 a 29%) e a pós-cirúrgica (7 a 13%), podendo ainda se manifestar em doenças neurológicas como Parkinson e esclerose múltipla, entre outras. As alterações fisiopatológicas normalmente incluem anormalidades no tônus do fundo gástrico, descoordenação antroduodenal, bomba antral fraca, disritmias gástricas e retorno duodenal anormal.[25]

O diagnóstico inclui, além da sintomatologia, exames endoscópicos e radiológicos. O tratamento depende do grau da doença (classificado segundo os sintomas), como mostrado na Tabela 61.13.

Manejo nutricional

Devido à natureza de seus sintomas, a gastroparesia pode comprometer o estado nutricional do paciente, levando a perda de peso, deficiências nutricionais e desidratação. O principal objetivo dietoterápico nesta situação é restaurar e manter o estado nutricional e, para tanto, algumas estratégias são necessárias a fim de diminuir os sintomas. Em pacientes diabéticos, o controle glicêmico também é um importante objetivo da dietoterapia, pois um pobre controle glicêmico nesses pacientes pode exacerbar a gastroparesia ou dificultar seu tratamento.[26]

Em casos mais leves, modificações na consistência dos alimentos e das preparações e a eliminação de alimentos que estimulem os sintomas já mostram resultados satisfatórios. Em casos moderados ou graves, o uso de suplementos líquidos e/ou suporte nutricional pode ser necessário (ver Tabela 61.13).

É importante que a primeira avaliação nutricional do paciente seja bem detalhada, não somente para a observação de sintomas de deficiências nutricionais específicas, mas também para se identificarem, por meio de uma anamnese detalhada, a consistência e os tipos de alimentos mais bem tolerados. Essa anamnese deve investigar, por exemplo, o tamanho das partículas alimentares toleradas, o volume da refeição e o conteúdo de gordura e fibra alimentar ingerido. Além disso, é preciso se informar se o paciente não faz uso de medicamentos que possam promover retardo no esvaziamento gástrico, como anticolinérgicos, antiespasmódicos, antidepressivos tricíclicos, analgésicos narcóticos, agentes adrenérgicos, bloqueadores de canais de cálcio e agentes antidiabéticos (p. ex., exenatida e liraglutina).

É recomendado que pacientes com gastroparesia consumam menos gordura na alimentação, mas alimentos líquidos com

Tabela 61.13 Intervenções terapêuticas para gastroparesia de acordo com o grau da doença.

Intervenções	Categorias de sintomas		
	Leve	Moderada	Grave
Características	Sintomas intermitentes sem perda de peso ou deficiências nutricionais	Sintomas regulares	Admissões hospitalares frequentes, inabilidade de manter o peso e a hidratação
Via de alimentação	Oral	Oral	Nutrição enteral nasojejunal ou gastrostomia endoscópica percutânea com extensão jejunal
Dieta	Tamanho de partículas alimentares reduzido (consistência pastosa), baixo volume de refeições, aumento da frequência das refeições	Idem, mas aconselha-se uso de suplementos líquidos orais para manter o estado nutricional	Via oral somente suplementos líquidos
Farmacoterapia	Não necessária	Antieméticos e procinéticos	Antieméticos e procinéticos
Endoscopia	Não necessária	Não necessária	Toxina botulínica pilórica
Cirurgia	Não necessária	Não necessária	Estimulador elétrico gástrico

Adaptada de Revicki et al.[26] (2003).

gordura são bem tolerados, o que pode ser uma boa estratégia para a manutenção do estado nutricional.

De modo geral, o aconselhamento nutricional para gastroparesia a pacientes com tolerância à alimentação VO deve incluir uma dieta com volume pequeno de refeições e aumento de frequência, pobre em fibras e alimentos ricos em gordura, com aumento da ingestão de líquidos com alta densidade nutricional. Mais detalhes são apresentados na Tabela 61.14.

O consumo de fibras deve ser desestimulado, pois este componente alimentar pode levar à saciedade precoce e exacerbar os sintomas da gastroparesia. Além disso, a fibra pode facilitar a formação de bezoar (a impactação de material estranho no interior do trato digestivo), o que costuma levar o paciente ao diagnóstico de gastroparesia. A Tabela 61.15 mostra os alimentos e medicamentos de risco para a formação de bezoar.

Suporte nutricional

Quando o paciente com gastroparesia não consegue manter o estado nutricional mesmo após adoção das recomendações para dieta oral e tratamento medicamentoso, ou apresenta frequentes hospitalizações devido aos sintomas, ele se torna candidato ao suporte nutricional (ver Tabela 61.13). Outras indicações para o uso de suporte nutricional são: desidratação, cetoacidose diabética, necessidade de descompressão gástrica e incapacidade de receber medicação/alimentação VO por exacerbação de sintomas.

A nutrição enteral (NE) é a escolha para o suporte nutricional, por auxiliar na manutenção da integridade do sistema digestório e por representar menor risco de infecções quando comparada à nutrição parenteral (NP). No entanto, a NP pode ser necessária caso o distúrbio de motilidade estenda-se a outras partes do sistema digestório ou em caso de intolerância do paciente à NE. Na Tabela 61.13 estão descritas as vias de acesso preferenciais para a NE nesses pacientes.

Muitos pacientes com gastroparesia toleram bem uma formulação polimérica padrão, mas como as sondas devem ser jejunais, a tolerância a esse tipo de fórmula deve ser testada e, caso o paciente apresente algum grau de intolerância, as fórmulas oligoméricas ou semielementares devem ser consideradas. No caso de pacientes diabéticos, é necessário o monitoramento glicêmico a cada 4 horas para ajuste da terapia insulínica.

DOENÇAS INTESTINAIS

Dentre os problemas mais prevalentes de comprometimento da função intestinal podem-se citar a úlcera péptica, a síndrome do intestino curto (SIC) e as doenças inflamatórias intestinais, destacando-se, entre estas, a retocolite ulcerativa e a doença de Crohn. Outro comprometimento intestinal importante refere-se à síndrome do intestino irritável. Todas essas situações representam importante diminuição na qualidade de vida dos sujeitos afetados e suas famílias, além de representarem significante gasto com seus tratamentos.

Síndrome do intestino curto

Normalmente, o intestino delgado de um ser humano adulto alcança de 3 a 8 m de comprimento. Quando ocorre uma perda de cerca de 2/3 dessa estrutura ou mais, tem-se a SIC, definida

---

Tabela 61.14 Recomendações para dieta por via oral para gastroparesia.

- Diminua o volume das refeições e o tamanho dos alimentos (consistência pastosa pode ajudar)
- Aumente a frequência das refeições
- Use líquidos com alta densidade nutricional
  - Caso a sensação de saciedade aumente, aconselha-se substituir refeições sólidas ou pastosas por líquidos calóricos
- Mastigue muito bem os alimentos
- Evite deitar-se por cerca de 1 a 2 h após as refeições
- Evite alimentos e preparações ricos em gordura
  - Lembre-se de que a gordura em alimentos líquidos é bem tolerada e é importante para a manutenção do estado nutricional
  - A redução do consumo de alimentos sólidos fontes de gordura deve obedecer à tolerância do paciente a esses alimentos
- Promova bom controle glicêmico para pacientes com diabetes (evite açúcar ou alimentos que o contenham)
- Diminua a ingestão de fibras
- Pode retardar ainda mais o esvaziamento gástrico
- Pode formar bezoar (Tabela 61.15)

Tabela 61.15 Alimentos e medicamentos de risco para a formação de bezoar.

Alimentos ricos em fibra
- Leguminosas (feijões, fava, soja, ervilha, lentilhas)
- Cereais e grãos integrais (cereais matinais com fibra, granola, farelos, farinhas integrais, arroz integral)
- Castanhas e sementes (castanha-do-brasil, castanha-de-caju, semente de girassol, semente de linhaça etc.)
- Frutas frescas (maçã, frutas vermelhas, laranjas, coco, figo)
- Frutas secas (damasco, ameixa, figo, uvas)
- Vegetais (brócolis, couve-de-bruxelas, milho, casca de batatas, pele de tomates)
- Pipoca
- Medicações para auxiliar na formação de fezes contendo: inulina, metilcelulose e psílio

como um espectro de má absorção após ressecção de uma importante porção do intestino delgado decorrente de lesões congênitas ou adquiridas. Pode ser, ainda, considerada como a necessidade de NP prolongada secundária à falência intestinal após ressecção do intestino normalmente associada a alta morbi/mortalidade e sério comprometimento da qualidade de vida.[27] Esses pacientes costumam sofrer complicações secundárias por períodos prolongados de hospitalização e de NP.

Globalmente o número de pacientes com SIC dobrou nos últimos 40 anos. Cerca de 15% de pacientes que sofrem ressecção intestinal acabam por desenvolver SIC; desses, 75% dos casos resultam de ressecção intestinal massiva e 25% de ressecções múltiplas sequenciais. Apresenta frequência maior no sexo feminino, provavelmente devido ao intestino delgado ser mais curto normalmente em mulheres do que em homens. A taxa de dependência de NP relatada para 1 ano é de 74% dos casos, para 2 anos é de 64% e para 5 anos de 48%. Depende do comprimento de intestino delgado restante e da presença de intestino grosso. A taxa de mortalidade varia de 30 a 50%.

A consequência primária da SIC é a má absorção, resultando em anormalidades eletrolíticas e desnutrição. A gravidade dessa má absorção depende da extensão e da localização da ressecção, da integridade da mucosa no intestino remanescente, da habilidade de compensação da porção restante (chamada de adaptação intestinal) e da presença ou ausência de cólon intestinal. A presença da continuidade intestino delgado-cólon representa o principal fator determinante da apresentação clínica da condição e da ocorrência de possíveis complicações. A remoção do cólon reduz significativamente a absorção de água e sódio, aumentando o risco de desidratação e de falência renal. Além disso, a retirada do cólon restringe o aproveitamento calórico promovido pela produção de ácidos graxos de cadeia curta (AGCC) a partir da fermentação de fibras e macronutrientes realizada pela microbiota colônica. Por outro lado, a presença do cólon aumenta o risco de hiperoxalúria entérica, superabsorção intestinal de oxalato, a qual pode levar a nefrolitíase e acidose láctica.

Classificação

A classificação da SIC em geral segue critérios anatômicos patofisiológicos. De acordo com o critério anatômico, a SIC pode ser classificada em três tipos, descritos a seguir:

- Tipo I – jejunostomia distal: estão incluídos neste tipo os pacientes com remoção completa do íleo e do cólon, ficando o jejuno distal como a parte final do intestino. Os pacientes com este tipo de SIC apresentam esvaziamento gástrico e trânsito intestinal acelerados devido à redução da secreção de hormônios como polipeptídio YY, enteroglucagon-1 e 2, os quais, em condições fisiológicas, reduzem o trânsito intestinal. Adicionalmente, há excreção maior de água e eletrólitos no lúmen intestinal para balancear a osmolaridade endoluminal e a plasmática. Portanto, esses pacientes apresentam alto risco de desidratação imediatamente após a cirurgia devido à ausência da absorção colônica de água e eletrólitos, levando a um desequilíbrio eletrolítico (especialmente, hipomagnesemia), hipotensão e falência renal
- Tipo II – anastomose jejunocolônica: nesta cirurgia é realizada uma ressecção jejunoileal em que todo ou quase todo o íleo é removido e o cólon é preservado, sendo o jejuno anastomizado ao cólon. Nesse tipo, os pacientes conseguem absorver fluidos, mas são caracterizados por má nutrição,

diarreia/esteatorreia e deficiência de vitaminas e minerais. A gordura não absorvida forma complexos com cálcio e magnésio, diminuindo sua absorção
- Tipo III – anastomose jejuno ileal: este tipo é representado predominantemente por ressecção do jejuno, deixando ≥ 10 cm do íleo terminal; o cólon fica totalmente intacto. Normalmente, esses pacientes não exigem suporte nutricional.

Em relação ao mecanismo fisiopatológico, a SIC pode ser dividida em duas categorias: SIC com o cólon em continuidade e SIC sem o cólon.

Fases da SIC e manejo clínico e nutricional

Outra característica importante para as estratégias terapêuticas dessa situação diz respeito às fases de desenvolvimento da SIC, que são apresentadas como fase aguda, adaptação e falência.

Fase aguda

A fase aguda da SIC dura cerca de 3 a 4 semanas após a cirurgia e envolve desequilíbrio metabólico e relevantes perdas intestinais, além de aumento da secreção gástrica devido à perda do *feedback* hormonal negativo dos hormônios que não são mais secretados no lúmen intestinal. Nesta fase, a hospitalização é recomendada para o monitoramento de perto do risco de desidratação, falência renal aguda, desequilíbrio ácido-básico e distúrbios eletrolíticos.

O manejo terapêutico nesta fase inicial visa evitar tanto a hipo quanto a hipervolemia. A administração de fluidos tem o objetivo de alcançar o balanço hemodinâmico e a perfusão tecidual. O balanço hemodinâmico também vai exigir uso de fármacos vasoativos, assim como o uso de cristaloides, para expandir o volume intravascular. A oferta de fluidos e eletrólitos deve ser repetida várias vezes ao dia (a cada 2 h, se necessário) independentemente da presença de suporte nutricional. Assim que possível, a administração oral de soluções de reidratação contendo glicose e eletrólitos podem melhorar a homeostase hidrossalina.

A NP deve ser iniciada logo que o balanço hemodinâmico seja alcançado. O íleo paralítico pós-cirúrgico normalmente se resolve espontaneamente em alguns dias, mas, enquanto isso, a NP será necessária. Nos casos de ressecções de menores porções intestinais, a próxima fase, a de adaptação, ocorre mais rapidamente e o uso de TGI pode ser iniciado. A duração da NP depende do comprimento de intestino ressecado, do local de ressecção, da presença ou não da válvula ileocecal e da continuidade do cólon. A Figura 61.1 mostra um esquema proposto para o manejo da fase aguda da SIC.

A NE deve ser introduzida logo que a evacuação de fezes se torne controlável. Essa oferta de NE auxilia a adaptação intestinal. Alimentação VO nessa fase aguda é um risco grande para aspiração. A oferta de NE, mesmo que trófica (10 a 20 mℓ/h), ajuda a prevenir atrofia da mucosa e ajuda a preservar a microbiota. No entanto, é preciso planejar muito bem o suporte nutricional para evitar a sobrecarga nutricional.

Adaptação fisiológica e intestinal

Felizmente, o intestino delgado tem uma grande capacidade de reserva funcional, garantindo que ressecções de até 50% do intestino sejam bem toleradas e não requeiram intervenções significativas. No entanto, pacientes com ressecções acima de 50% sofrem má absorção transiente, a qual requer modificação dietética, suplementação oral e medicações para aumentar a absorção e prolongar o tempo de trânsito intestinal. Se a

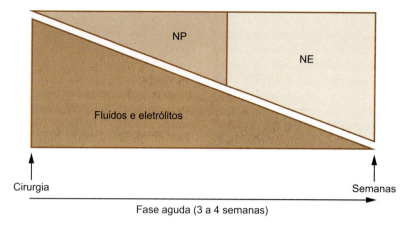

Figura 61.1 Esquema do manejo da fase aguda da síndrome do intestino curto. NE, nutrição enteral; NP, nutrição parenteral.

ressecção ultrapassar 70% do intestino, muito provavelmente o paciente desenvolverá má absorção significativa e requererá longo período de NP e/ou transplante de intestino.

A absorção de nutrientes ocorre ao longo de todo o intestino delgado; no entanto, grande parte desse processo ocorre nos primeiros 150 cm. A perda do duodeno e do íleo terminal causa mais danos à absorção do que a perda do jejuno, pois as funções de digestão, absorção e motilidade são realizadas por esses segmentos intestinais. O fator intrínseco ligado à vitamina B_{12} é absorvido nos 100 cm distais do íleo. Portanto, pacientes com ressecção ileal maior que 60 cm necessitam de suplementação de vitamina B_{12}. É também nos 100 cm distais do íleo onde ocorre a absorção de sais biliares; se menos de 100 cm do íleo terminal for ressecado, a absorção de sais biliares será menor, esses sais atingirão a mucosa colônica e causarão diarreia colerética ou secretória, mas a síntese hepática conseguirá suprir a necessidade desses componentes na emulsificação das gorduras. Caso a ressecção do íleo terminal seja maior que 100 cm, a quantidade de sais biliares excretados aumenta, a síntese hepática não será capaz de suprir a necessidade para a adequada emulsificação de gorduras e o resultado será esteatorreia, que tende a ser grave.

Acredita-se que a adaptação anatômica e histológica que acontece após a ressecção intestinal envolva, em especial, o aumento do tamanho dos vilos e do diâmetro intestinal como maneiras de aumentar a superfície de absorção. No entanto, o aumento de comprimento intestinal, inicialmente proposto a partir de estudos em animais, não se confirmou em seres humanos. Além do tamanho de intestino ressecado, a área ressecada também influencia a capacidade absortiva.

O papel da válvula ileocecal em aumentar a absorção intestinal não está claro. Acredita-se que a válvula ileocecal seja importante para a redução do tempo de trânsito intestinal por controlar a passagem do conteúdo ileal para o ceco e prevenir o refluxo do conteúdo colônico para o intestino delgado, evitando o supercrescimento bacteriano no intestino delgado. No entanto, pacientes que tiveram excisão dessa válvula não apresentaram alteração no tempo de trânsito intestinal nem refluxo de conteúdo colônico.

A preservação do cólon é importante para absorção de água, eletrólitos e ácidos graxos. A habilidade do paciente em não depender de NP e fluidos intravenosos não está relacionada somente com o comprimento de intestino delgado remanescente, mas também com o intestino grosso. Pacientes com SIC podem ser divididos em dois grupos: aqueles com cólon em continuidade com seu intestino delgado residual e aqueles sem cólon.

Pacientes com menos de 40 a 60 cm de jejunoíleo anastomosado a uma porção de cólon e aqueles com menos de 100 a 140 cm de intestino delgado sem cólon tendem a requerer NP por longo período. Aqueles indivíduos com, pelo menos, 150 cm finalizando em um estoma ou 60 a 90 cm anastomosados a uma porção ou todo cólon têm mais chance de serem desmamados da NP. O cólon possibilita a absorção de fluidos, eletrólitos, triglicerídeos de cadeia média e de um pequeno número de aminoácidos e cálcio. Além disso, a fermentação de macronutrientes não absorvidos pelas bactérias colônicas fornece AGCC que podem se tornar importantes fontes energéticas para o organismo.

O exato tempo do processo de adaptação intestinal não é conhecido, mas acredita-se que se inicie logo após a cirurgia e continue por aproximadamente 2 anos. A adaptação da mucosa intestinal remanescente ocorre apenas quando há nutrientes no lúmen intestinal. Por isso, o objetivo terapêutico da SIC é fazer o quanto antes a transição do suporte venoso para uma alimentação mais complexa que use o sistema digestório.

Clinicamente, o paciente com SIC progride por várias fases durante o processo de adaptação. Na primeira fase (1 a 3 meses), a diarreia é grave e a absorção é limitada. Durante esse período, o paciente requer suporte de fluidos e nutrientes totalmente por via parenteral. A segunda fase do processo de adaptação pode durar de alguns meses a 1 ano. Durante esse tempo, a absorção melhora e pode ser necessário iniciar o desmame da NP. A adaptação máxima costuma ser alcançada por volta do segundo ano. É durante esta última fase que a NP é reduzida a várias noites por semana, ou totalmente eliminada.[28] Na Figura 61.2 se observa um esquema proposto para o manejo da fase de adaptação da SIC.

Necessidades nutricionais na síndrome do intestino curto

A nutrição é o principal fundamento no tratamento da SIC. As opções terapêuticas mais atuais evoluíram para além do suporte nutricional parenteral, incluindo no processo programas de reabilitação intestinal desenhados para aumentar a capacidade absortiva do intestino remanescente.

Imediatamente após uma enterectomia massiva, os pacientes não recebem nada VO e são mantidos com fluidos intravenosos para alcance da estabilidade hemodinâmica, a partir da qual a NP pode ser iniciada. Muitos pacientes dependem inicialmente

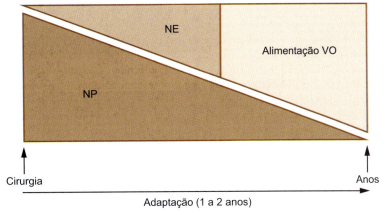

Figura 61.2 Esquema do manejo da fase de adaptação da síndrome do intestino curto. *NE*, nutrição enteral; *NP*, nutrição parenteral; *VO*, via oral.

da NP por, pelo menos, 7 a 10 dias. A recomendação energética nessa fase varia de 25 a 35 kcal/kg de peso/dia e de 1 a 1,5 g/kg de peso/dia de aminoácidos. Caso a evolução dietética inclua a NE, devem-se oferecer fórmulas poliméricas gradualmente. Deve-se introduzir a alimentação VO o mais rapidamente possível, pois a oferta de nutrientes por via jejunal é menos efetiva em estimular a adaptação intestinal.

O objetivo dietoterápico para pacientes com SIC é a diminuição dos sintomas associados à má absorção grave, otimizando a absorção de nutrientes para que a dependência do suporte nutricional venoso seja minimizada ou eliminada. Nutrientes complexos devem ser introduzidos assim que possível para proporcionar o estímulo necessário à adaptação intestinal. Geralmente a NE não é necessária, a menos que o paciente não possa receber alimentos VO. Os princípios dietoterápicos gerais para SIC, portanto, incluem oferecer refeições em pequenos volumes com nutrientes complexos de acordo com a anatomia intestinal para minimizar os sintomas da SIC.[29] Os detalhes são mostrados na Tabela 61.16.

Sobre a necessidade energética dos pacientes com SIC, o que se observa é que a menor absorção energética pode ser compensada pela hiperfagia que acompanha esses pacientes, que chegam a consumir de 1,5 a 3 vezes mais calorias do que costumavam consumir antes da ressecção intestinal. A hiperfagia promove saturação das proteínas de transporte das células absortivas, aproveitando ao máximo a superfície absortiva disponível.

Sobre a oferta de macronutrientes, algumas considerações são importantes. Os carboidratos mais bem tolerados por pacientes com SIC são os complexos. Os carboidratos simples aumentam a distensão abdominal, a flatulência e as dores abdominais. Quanto ao consumo de lactose, somente pacientes com ressecção do jejuno proximal devem sofrer restrição. Caso essa porção permaneça, o paciente terá condição de ingerir produtos lácteos. As proteínas de alto valor biológico, cujas fontes alimentares auxiliam na palatabilidade das refeições, são as mais indicadas. Gorduras são importantes para o fornecimento de energia, a oferta de ácidos graxos essenciais e vitaminas lipossolúveis, além de ajudarem a melhorar a palatabilidade dos alimentos. No entanto, sintomas como esteatorreia devem ser investigados para restrição de triglicerídeos de cadeia longa, caso necessário.

Tabela 61.16 Recomendações dietéticas para síndrome do intestino curto (SIC) de acordo com a anatomia intestinal.

Nutrientes	Cólon presente	Cólon ausente
Carboidrato	50 a 60% do VCT Oferte carboidratos complexos e limite os simples	40 a 50% do VCT Oferte carboidratos complexos e restrinja os simples
Gordura	20 a 30% do VCT Garanta ingestão adequada de ácidos graxos essenciais Oferte TCM e TCL	30 a 40% do VCT Garanta ingestão adequada de ácidos graxos essenciais Oferte TCL
Proteína	Até 20% do VCT Proteína de alto valor biológico	Até 20 a 30% do VCT Proteína de alto valor biológico
Fibras	Oferte fibra solúvel (de acordo com tolerância)	Oferte fibra solúvel (de acordo com tolerância)
Oxalatos	Restrição	Sem restrição
Líquidos	Solução de reidratação oral caso necessário Evite beber líquidos nas refeições Incentive consumo de líquidos entre as refeições	Solução de reidratação oral recomendada Evite beber líquidos nas refeições Incentive consumo de líquidos entre as refeições
Vitaminas	Suplemente vitaminas e minerais diariamente; observe a necessidade de suplementação de vitaminas B_{12}, A, D e E	Suplemente vitaminas e minerais diariamente; mensalmente suplemente vitamina B_{12}; observe a necessidade de suplementação de vitaminas A, D e E
Minerais	Oferte cálcio 400 a 600 mg/grande refeição; observe a necessidade de suplementação de ferro, zinco e magnésio	Uso generoso de cloreto de sódio na comida; cálcio 1.000 a 1.500 mg/dia Observe a necessidade de suplementação de ferro, zinco e magnésio
Refeições	3 pequenas refeições + 2 a 3 lanches	4 a 6 pequenas refeições

TCL, triglicerídeos de cadeia longa; *TCM*, triglicerídeos de cadeia média; *VCT*, valor calórico total. Adaptada de Wall[30] (2013).

O consumo de fibras solúveis, na forma de aveia em flocos, farelo de aveia e legumes, é encorajado a esses pacientes. Esse tipo de fibra ajuda a gelatinizar as fezes ou a ostomia. Além disso, na presença de cólon, são fermentadas em AGCC, que constituem importante fonte energética para o organismo e para a mucosa colônica. Pacientes com SIC podem absorver de 500 a 1.200 kcal diariamente a partir da fermentação de fibras dietéticas. Mas devido aos gases produzidos nesse processo de fermentação, cada paciente deve ser orientado individualmente segundo sua tolerância.

Outro importante ponto a considerar é a hidratação. A ingestão oral de fluidos deve exceder a produção de fezes ou estoma para prevenir desidratação. Pacientes com ressecção de intestino delgado ou perda parcial ou completa do cólon têm alto risco de desidratação, pois secretam mais sódio e fluidos do que o que costumam ingerir. Esses pacientes tendem a requerer soluções de reidratação oral, as quais têm a vantagem de aproveitar o cotransporte ativo de glicose e sódio da borda em escova intestinal, o que otimiza a hidratação. No entanto, tanto soluções hiposmolares quanto as hiperosmolares devem ser evitadas, devendo-se optar por soluções isosmolares.

Quanto aos micronutrientes, algumas vitaminas e minerais merecem atenção, em especial a partir do desmame da NP. Dada a reduzida capacidade de absorção, suplementos devem ser ofertados em doses que ultrapassem a ingestão diária recomendada para manter os níveis séricos dos nutrientes normais. Dependendo do local da ressecção, a necessidade de vitamina B_{12} deve ser suprida por meio de injeções. Pacientes com ressecções derivadas da doença de Crohn frequentemente fazem uso de corticosteroides por longos períodos. Isso, associado com a má absorção crônica, tende a ocasionar osteopenia e osteomalacia; por isso, a suplementação de cálcio e vitamina D é importante. Com maior produção de fezes ou estoma, há grande perda de magnésio, o que, além de diminuir a absorção, justifica sua suplementação, em especial na forma de lactato ou gliconato de magnésio. Outro mineral que exige suplementação é o zinco, o qual pode ser perdido nos episódios de diarreia e cuja deficiência também pode causar diarreia.

Além desses, a vitamina K deve ser também suplementada principalmente em pacientes com total ressecção do cólon, pois as bactérias colônicas são responsáveis pela produção de cerca de 60% da necessidade humana diária para esta vitamina. Em casos nos quais o comprimento do intestino seja particularmente curto e o tempo de trânsito intestinal seja muito rápido, as melhores formas de suplementação são os comprimidos mastigáveis ou líquidos.

Doença inflamatória intestinal

A doença inflamatória intestinal (DII) manifesta-se em duas maneiras distintas: a doença de Crohn e a retocolite ulcerativa, ambas doenças crônicas idiopáticas do sistema digestório. Apesar de não apresentarem causa específica, sua etiologia inclui a soma de fatores genéticos, ambientais e a microbiota intestinal. Nenhum desses fatores isoladamente é capaz de desencadear a doença; no entanto, o aumento de sua incidência em populações previamente consideradas de baixo risco fornece forte evidência do efeito de fatores ambientais no desenvolvimento dessas patologias.[31]

A retocolite ulcerativa é caracterizada por uma inflamação difusa que afeta somente a mucosa colônica. Já a doença de Crohn manifesta-se por meio de ulcerações transmurais fragmentadas que podem afetar qualquer componente do sistema digestório. Ambas as patologias sofrem influência da alimentação como fator ambiental etiológico. Estudos populacionais mostram relação entre baixo consumo de frutas e vegetais, alto consumo de gordura saturada, alta proporção de ácidos graxos ômega-6 em relação aos ômega-3, baixa ingestão de zinco e deficiência de vitamina D e o desenvolvimento dessas doenças.[32]

A DII apresenta alta prevalência na América do Norte e Europa e menor prevalência nos países do hemisfério sul, mas essa realidade tem mudado, com o aumento de sua incidência em regiões consideradas anteriormente menos prevalentes. São doenças que representam alto custo financeiro e de qualidade de vida para os portadores e as famílias. Sua principal complicação é a necessidade de cirurgias recorrentes que podem, inclusive, levar à SIC. O risco de cirurgia ao longo da vida com doença de Crohn chega a 70 a 80%, enquanto a retocolite ulcerativa representa um risco de 20 a 30% de cirurgia, dependendo da gravidade da doença e da sua localização. Além disso, ambas representam risco aumentado para carcinoma colônico.

O principal sintoma da retocolite ulcerativa é a diarreia sanguinolenta, que pode vir associada a dor abdominal e urgência em evacuar ou tenesmo. É uma doença muito grave, com altas mortalidade e morbidade. As estratégias de tratamento mais modernas e a cirurgia conseguiram reduzir um pouco a mortalidade, ainda alta nos primeiros 2 anos após o diagnóstico, mas semelhante àquela da população geral nos anos subsequentes. Porém, a retocolite grave ainda representa um importante comprometimento na qualidade de vida dos pacientes. Seu curso clínico é marcado por exacerbação e remissão, com cerca de 50% dos pacientes sofrendo reincidência dos sintomas a cada ano, enquanto uma minoria reincide frequentemente ou cronicamente. No primeiro ano, cerca de 90% dos pacientes são totalmente capazes de trabalhar e manter suas atividades diárias, mas uma minoria apresenta problemas de ausências frequentes de seus compromissos.

Na doença de Crohn os sintomas são mais heterogêneos, mas geralmente incluem dor abdominal, diarreia e perda de peso. Além disso, podem ocorrer indisposição, anorexia e/ou febre. Os pacientes podem também apresentar obstrução intestinal, fístulas (frequentemente perianais) ou abscessos. A cirurgia costuma ser necessária, mas não é curativa, e o manejo é direcionado para minimizar o impacto da doença. Pelo menos 50% dos pacientes podem requerer tratamento cirúrgico nos primeiros 10 anos e cerca de 70 a 80% podem requerer cirurgia ao longo da vida. A mortalidade é levemente maior do que a da população em geral, sendo maior nos primeiros 2 anos após o diagnóstico ou naqueles com manifestação da doença em locais do sistema digestório superior. Seu curso clínico também é caracterizado por exacerbação e remissão. A doença de Crohn tende a causar mais transtornos do que a retocolite, pois observa-se que somente cerca de 75% dos pacientes apresentam total capacidade de manter suas atividades normais dentro de 1 ano após o diagnóstico e 15% deles ficam incapacitados para o trabalho após 5 a 10 anos da doença.

O tratamento da DII inclui medicamentos, cirurgia e alterações dietéticas, que dependem do local e da gravidade da doença. De modo geral, são administrados anti-inflamatórios e imunossupressores. O uso prolongado de corticosteroides costuma promover resistência à insulina, por isso é importante o monitoramento do controle glicêmico desses pacientes.

Pacientes com DII tendem a apresentar desnutrição proteico-calórica e deficiências nutricionais específicas em decorrência de vários fatores, como local da inflamação, interações fármaco-nutriente, sintomas e restrições alimentares.

Estima-se que cerca de 85% dos pacientes com DII desenvolvam desnutrição diagnosticada a partir de parâmetros bioquímicos e antropométricos. A maioria desses pacientes apresenta doença de Crohn, o que é compreensível, pois todo o sistema digestório pode ser atingido, enquanto na retocolite somente o cólon e o reto são afetados.

Manejo nutricional

O primeiro passo para uma dietoterapia adequada para o paciente com DII é determinar o estado nutricional do paciente e deficiências específicas. O máximo de dados obtidos direcionará melhor o diagnóstico nutricional, por isso a avaliação nutricional do paciente deve incluir investigação sobre hábito nutricional, exame físico, parâmetros laboratoriais objetivos e anamnese.

Uma estratégia útil para a avaliação nutricional na DII é a ferramenta chamada Avaliação Subjetiva Global (ASG), originalmente desenvolvida para pacientes oncológicos, que se revelou bastante válida no paciente com DII, com uma reprodutibilidade de 80% quando aplicada por diferentes avaliadores. A ASG considera o histórico de alterações do peso, a ingestão de alimentos, a capacidade funcional e os sintomas gastrintestinais, fornecendo importantes indicadores do risco nutricional do paciente e a necessidade de intervenção. Na Tabela 61.17 pode-se observar uma proposta de uso da ASG para pacientes com DII.

A necessidade energética dos pacientes com DII não se mostrou aumentada devido à doença. Uma estimativa de recomendação energética para esses pacientes com base no índice de massa corporal é uma opção mais prática para determinar sua necessidade calórica e reavaliá-la sempre que necessário (Tabela 61.18). Deve-se ter cuidado especial com pacientes que apresentem perda de peso significativo em decorrência de anorexia e/ou jejum. Nesse caso, aconselha-se um valor calórico de realimentação de 20 a 25 kcal/kg de peso/dia e monitoramento antes de evoluir o objetivo calórico.

Pacientes com DII necessitam de mais proteína, em função das perdas promovidas pela inflamação, do catabolismo presente em resposta a infecções (p. ex., em abscessos) e da cicatrização em casos de cirurgia. A necessidade proteica é determinada com base no estado da doença e no peso corporal, seguindo a recomendação de 1 a 1,5 g/kg de peso/dia. Em caso de pacientes com obesidade, o peso ideal deve ser usado para evitar o excesso de proteínas nesses pacientes.

Deficiências de micronutrientes em pacientes com DII são bem documentadas; apesar disso, não há medida padrão-ouro para esses micronutrientes na prática clínica. Mesmo assim, a partir da prática clínica e de resultados de pesquisa, algumas recomendações podem ser adotadas, conforme mostra a Tabela 61.19.

Tabela 61.18 Sugestão de recomendação energética para pacientes com doença inflamatória intestinal com base no índice de massa corporal (IMC).

IMC (kg/m²)	Recomendação energética (kcal/kg de peso/dia)
< 15	36 a 45
15 a 19	31 a 35
20 a 29	26 a 30
≥ 30	15 a 25

O menor valor em cada categoria deveria ser considerado em pacientes críticos, a menos que haja séria depleção de massa gorda, para diminuir o risco de hiperglicemia e infecção associado à hiperalimentação.

Pacientes com DII devem ser encorajados a seguir uma dieta saudável, normal de acordo com sua tolerância. Em alguns pacientes, a dieta pode precisar ser adaptada para alcançar as necessidades nutricionais durante o curso do tratamento com base em sintomas e preferências dos pacientes. Deve-se aconselhar refeições com maior frequência e menores volumes e o uso de suplementos orais para alcançar as necessidades do paciente.

Durante os momentos de atividade da doença, aconselha-se diminuir a quantidade de fibra e eliminar produtos lácteos para quem apresenta sintomas de intolerância ou sintomas exacerbados após consumir produtos com lactose. O mesmo serve para o consumo de alimentos com glúten. Apesar de não haver evidências que suportem a eliminação desses nutrientes no sentido de diminuir a sintomatologia da inflamação intestinal, pode trazer benefícios ao paciente aconselhá-los a testar sua tolerância, em especial, em momentos de crise.

Outra estratégia atualmente defendida para reduzir os sintomas da DII é diminuir e/ou eliminar o consumo de alimentos fermentáveis mal absorvidos pelo organismo humano e que podem causar desconforto intestinal. Esses alimentos são compostos por oligossacarídeos, dissacarídeos, monossacarídeos e polióis fermentáveis, conhecidos pela sigla FODMAP (do inglês *fermentable oligosaccharides, disaccharides, monosaccharides and polyols*). Os alimentos que contêm esses nutrientes estão descritos na Tabela 61.20, divididos por tipo de FODMAP.[32] Tais componentes alimentares têm alta atividade osmótica no lúmen intestinal e sua fermentação pela microbiota colônica promove a formação de gases, dor abdominal e empachamento em pacientes com algum nível de inflamação intestinal.

O uso de dietas com baixo teor de FODMAP tem sido defendido também em casos de síndrome do intestino irritável (SII), condição com etiologia desconhecida relacionada a altos níveis de estresse em que a sintomatologia alterna entre diarreia e constipação intestinal e com dores intensas em momentos de crise, para a qual um algoritmo foi proposto, como mostra a Figura 61.3.

Tabela 61.17 Avaliação Subjetiva Global (ASG) para paciente com doença inflamatória intestinal.

Critério	Classificação do estado nutricional		
	Bem nutrido	Desnutrição moderada	Desnutrição grave
Perda de peso involuntária (últimos 6 meses)	< 5%	5 a 10%	10%
Ingestão alimentar	Alcança as necessidades	Alcança de 70 a 90% das necessidades	< 70% das necessidades
Sintomas gastrintestinais (anorexia, náuseas, vômito, diarreia, mudança na percepção de sabor)	Nenhum sintoma	Intermitente	Diariamente
Capacidade funcional	Normal	Reduzida	Acamado
Manifestação da doença	Remissão	Latente	Aguda

Tabela 61.19 Recomendações diárias de minerais e vitaminas, sintomas de deficiências e suplementação recomendada para deficiências comuns na doença intestinal inflamatória.

Nutrientes	Ingestão diária recomendada	Sinais e sintomas de deficiência	Dose recomendada para suprir deficiências
Zinco	15 mg	Pele seca e escamosa, descamação das palmas das mãos, diarreia, alterações no estado mental	50 mg elementar/dia
Ferro	10 a 15 mg	Anemia microcítica, fadiga	300 mg 1 a 3 vezes/dia
Vitamina B_{12}	3 µg	Anemia megaloblástica, ataxia, parestesia, diarreia, alterações no estado mental	1.000 µg/dia
Folato	400 mg	Boca dolorida, glossite, diarreia, esquecimento, anemia megaloblástica	1 mg/dia
Cálcio	800 a 1.500 mg	Osteopenia, osteoporose, tetania	1.500 a 2.000 mg/dia
Magnésio	400 mg	Náuseas, fraqueza muscular, arritmia, confusão, convulsões	150 mg elementar 4 vezes/dia
Vitamina D	400 UI	Raquitismo, osteomalacia, dor óssea, fraqueza muscular, tetania	400 UI para aqueles com risco de deficiência 2.000 a 4.000 UI para má absorção grave

Tabela 61.20 Alimentos fontes de oligossacarídeos, dissacarídeos, monossacarídeos e polióis fermentáveis (FODMAP).

Tipos de FODMAP	Onde encontrar
Monossacarídeos (frutose)	Xarope de milho, mel, néctar de agave, maçã, pera, manga, aspargos, cereja, melancia, sucos de fruta, ervilha
Dissacarídeos (lactose)	Leite de vaca, leite de cabra, leite de ovelha, sorvete, iogurte, nata, creme, queijo ricota e *cottage*
Oligossacarídeos (*fructans*)	Cebola, alho, alho-poró, trigo, cuscuz, farinha, massa, centeio, caqui, melancia, chicória, dente-de-leão, alcachofra, beterraba, aspargos, cenoura-vermelha, quiabo, chicória com folhas vermelhas, couve
Galacto-oligossacarídeos (GOS)	Lentilha não enlatada, grão-de-bico não enlatado, grãos enlatados, feijão, ervilha, grãos integrais de soja
Polióis	Xilitol, manitol, sorbitol, glicerina, maçã, damasco, pêssego, nectarina, pera, ameixa, cereja, abacate, amora, lichia, couve-flor, cogumelos

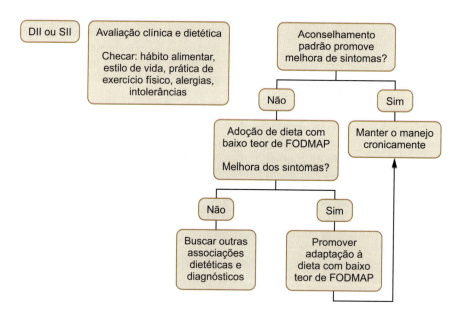

Figura 61.3 Algoritmo proposto para a adoção de alimentação com baixo teor de oligossacarídeos, dissacarídeos, monossacarídeos e polióis fermentáveis (FODMAP) para doença inflamatória intestinal (DII) e síndrome do intestino irritável (SII).

Uma dieta com baixo teor de FODMAP deve ser introduzida e mantida por 4 a 8 semanas seguida pela reintrodução gradual dos alimentos de acordo com a tolerância do paciente. A adoção uma dieta com baixo teor de FODMAP pode ser empreendida em três fases, como proposto na Tabela 61.21.[33] A Tabela 61.22 apresenta uma proposta de alimentos pobres e ricos em FODMAP para a adoção da dieta de exclusão e inclusão.

Para verificar a resposta à dieta pobre em FODMAP, deve-se aplicar ferramentas como entrevistas e/ou questionários personalizados que investiguem sintomas típicos das DII. No entanto, é preciso compreender que, assim como para qualquer dieta restritiva, a restrição de FODMAP também apresenta desafios para uma boa adesão. Estratégias para melhorar a adesão incluem monitoramento constante

Tabela 61.21 Fases da implantação de dieta restrita em oligossacarídeos, dissacarídeos, monossacarídeos e polióis fermentáveis (FODMAP).

Restrição	Reapresentação	Reintrodução
• Substituir alimentos ricos em FODMAP • Exemplos: maçã por laranja; leite convencional por leite sem lactose etc.	• Reapresentar cada grupo de alimentos ricos em FODMAP individualmente • A reapresentação deve ser realizada com intervalos para minimizar a ocorrência de sintomas • Exemplo: oferecer pequenas doses de mel para testar a tolerância à frutose	• Substituir a dieta pobre em FODMAP por uma dieta com fontes de FODMAP bem toleradas na fase anterior (quantidades controladas) • Restringir FODMAP que incitem sintomas observados na fase anterior

Tabela 61.22 Alimentos a serem incluídos e excluídos na dieta pobre em oligossacarídeos, dissacarídeos, monossacarídeos e polióis fermentáveis (FODMAP).

Tipos de alimentos	Baixa quantidade de FODMAP (incluir)	Alta quantidade de FODMAP (excluir)
Vegetais	Cenoura, aipo, milho, broto de feijão, pimentão, brócolis, pepino, beringela, feijão-verde, alface, batata-inglesa, espinafre, tomate, abobrinha	Couve-de-bruxelas, aspargo, abacate, beterraba, couve-flor, repolho, alho, alho-poró, cogumelo, cebola, ervilha, vagem torta, batata-doce
Frutas	Banana, morango, framboesa, mirtilo, laranja, tangerina, melões, uvas, limão, lima, *kiwi*, maracujá	Maçã, damasco, amoras, cerejas, nectarina, peras, pêssego, ameixa, ameixa seca, melancia, toranja, frutas secas
Grãos	Arroz, aveia	Trigo, centeio
Lácteos	Leite e iogurte sem lactose, amêndoa, coco, "leite" de arroz, queijo sem lactose	Leite de vaca, cabra e carneiro, nata, leite de soja, creme de queijo e sorvete
Carnes	Gado, frango, carneiro, porco	Salsichas e processados
Bebidas	Sucos de frutas e vegetais dos permitidos, vinho	Refrigerantes, bebidas para atletas, sucos de frutas e vegetais não permitidos, cervejas

de um profissional nutricionista bem treinado que acompanhe o paciente com repetições frequentes sobre as vantagens da dieta e centrar a orientação nas alternativas mais do que nas restrições. Dados mostram que pacientes que apresentam melhor adesão apresentam níveis educacionais mais altos e menos horas de trabalho na semana (< 35 h/semana).[33]

MICROBIOTA INTESTINAL NAS DOENÇAS DO TRATO GASTRINTESTINAL

Um dos mecanismos discutidos sobre a fisiopatologia das doenças inflamatórias intestinais é a disbiose intestinal. De fato, a microbiota intestinal de pacientes com DII mostrou-se muito diferente da de sujeitos saudáveis, o que pode afetar a digestão e o metabolismo de muitos alimentos, tais como as fibras alimentares, e a produção de AGCC.

A microbiota humana é composta não somente por bactérias, mas também por arqueias, fungos e vírus, os quais se apresentam em diferentes proporções em diversos órgãos. O intestino humano é povoado por uma densa população de microrganismos, com cerca de 10^{11} organismos e mais de 10^3 espécies diferentes por grama de fezes. A microbiota intestinal chega a pesar 1 kg e seus genes representam cerca de 100 vezes mais do que o genoma humano. Os quatro principais filos de bactérias reconhecidos na microbiota intestinal e mais estudados são actinobactérias, firmicutes, proteobactérias e bacteroidetes. São organismos que mantêm uma relação simbiótica com o organismo, auxiliando em múltiplas funções tanto nutricionais, como digestão e produção de nutrientes que também são utilizados pelo organismo hospedeiro, como imunológicas, regulando a imunidade da mucosa e protegendo o organismo contra a colonização de microrganismos hostis.

Outra característica fundamental da microbiota intestinal é a variabilidade interindividual, que ocorre por múltiplos fatores, incluindo predisposição genética e exposição ambiental, especialmente alimentação e estilo de vida. Dessa maneira, a composição da microbiota pode mudar em resposta tanto a fatores intrínsecos quanto extrínsecos muitas vezes ao longo da vida. Quando o número de microrganismos patogênicos ultrapassa o número de simbióticos ocorre o processo chamado disbiose, o qual pode estar ligado a desequilíbrios imunológicos e na patogênese de várias doenças.

Uma das teorias que tenta explicar o aumento de doenças relacionadas à disbiose intestinal é a "hipótese da higiene", que defende que a industrialização da alimentação, a melhoria nas condições de saúde e o aumento do uso de antibióticos levou à diminuição da exposição dos indivíduos a microrganismos, especialmente na infância, consequentemente, a menor tolerância imunológica e maior desequilíbrio mediado por respostas imunes. Outra influência sobre o desenvolvimento da microbiota, a dieta, exerce seu papel desde os primeiros momentos da vida, principalmente a partir da introdução dos alimentos sólidos, momento em que a microbiota se torna mais estável e similar à dos adultos, sendo o leite materno um dos grandes determinantes de uma microbiota mais saudável.

Outra característica importante da microbiota é a sua plasticidade em responder rapidamente a mudanças na dieta. Carboidratos fermentáveis, proteínas e diferentes tipos de gorduras podem modular o balanço entre microrganismos benéficos e pró-inflamatórios, além da produção de metabólitos como AGCC. Nutrientes não digeridos e enzimas humanas normalmente são fermentados pela microbiota intestinal ao alcançar o cólon, levando à produção dos AGCC. Um desses ácidos graxos, o butirato, é um importante nutriente para as células da mucosa do cólon, inclusive tendo efeito protetor contra a diferenciação dessas células, importante fator de proteção contra o câncer cólon retal. Os AGCC também exercem papéis diversos que incluem regulação energética, imunidade, absorção de nutrientes e motilidade intestinal.

Muitos estudos estão em andamento relacionando o consumo de alimentos e nutrientes como leite, diferentes tipos de gorduras, fibras, frutas e vegetais, como potenciais fatores etiológicos de doenças inflamatórias, inclusive as intestinais, mas os resultados ainda não são conclusivos. No entanto, revisões sistemáticas apontam uma possível predisposição a doença inflamatória e disbiose em resposta a uma dieta rica em proteína animal, gordura saturada, leite e açúcar refinado, porém pobre em frutas, vegetais e fibrase, além de um possível efeito protetor de ácidos graxos poli-insaturados ômega-3. Porém, os dados ainda não são suficientes para justificar uma recomendação específica.

REFERÊNCIAS BIBLIOGRÁFICAS

As referências consultadas para a elaboração deste capítulo estão disponíveis *online* no Ambiente de aprendizagem do GEN.

COMO CITAR ESTE CAPÍTULO

ABNT
XIMENES, H. M. A. Doenças do sistema digestório. *In*: ROSSI, L.; POLTRONIERI, F. (org.). *Tratado de Nutrição e Dietoterapia*. 2. ed. Rio de Janeiro: Guanabara Koogan, 2023. p. 711-728.

VANCOUVER
Ximenes HMA. Doenças do sistema digestório. In: Rossi L, Poltronieri F (Orgs.). Tratado de nutrição e dietoterapia. 2. ed. Rio de Janeiro: Guanabara Koogan; 2023. p. 711-28.

CAPÍTULO 62

Doenças Tireoidianas

Juliana Lopez de Oliveira

INTRODUÇÃO

A glândula tireoide é considerada um dos maiores órgãos endócrinos do corpo humano, pesando entre 20 e 25 g no homem adulto. Desempenha papel endócrino de destaque, sintetizando hormônios de funções cruciais para o organismo, tais como:

- Desenvolvimento do sistema nervoso central
- Regulação da temperatura corporal e da frequência cardíaca
- Regulação do metabolismo de carboidratos, proteínas e lipídios
- Regulação da ingestão alimentar e do peso corporal
- Síntese e degradação de fatores de crescimento e hormônios.

Uma alimentação adequada é imprescindível para o bom desenvolvimento e a manutenção da saúde tireoidiana. No decorrer deste capítulo serão abordados diversos nutrientes diretamente envolvidos no funcionamento da tireoide, assim como na síntese dos seus hormônios.

MORFOFISIOLOGIA DA TIREOIDE

A glândula tireoide está localizada no pescoço anterior, logo abaixo da faringe e em frente à traqueia, no nível das vértebras C5 a T1. De coloração vermelho-escura, é um órgão muito vascularizado, rico em capilares sanguíneos e linfáticos, constituído por dois lobos conectados anteriormente por um istmo, formato que remete a uma borboleta ou à letra H. É composta por numerosos folículos tireoidianos, formados por epitélio simples de células tireoidianas foliculares produtoras de hormônios tireoidianos. No lúmen folicular concentra-se o coloide, composto por tireoglobulina (Tg), glicoproteínas que correspondem a 75% da tireoide.

Trata-se da primeira estrutura endócrina a surgir durante o desenvolvimento humano, já evidente após o 22º dia embrionário no homem. O desenvolvimento das funções específicas da tireoide está relacionado com a expressão gênica de fatores importantes para a biossíntese de hormônios tireoidianos. Diversos fatores de transcrição foram identificados como fundamentais para a expressão desses genes, conhecidos como fatores de transcrição da tireoide (TTF, do inglês *thyroid transcription factors*). Quatro fatores de transcrição se destacam:

- NKX2-1 (*homeobox protein NKX2-1*, também conhecido como fator de transcrição da tireoide 1 [TTF1])
- FOXE1 (*forkhead box protein E1*, também conhecido como fator de transcrição da tireoide 2 [TTF2])
- PAX8 (*paired box protein 8*)
- HHEX (*haematopoietically-expressed homeobox protein*).

Esses fatores de transcrição expressos nas células foliculares tireoidianas epiteliais estão envolvidos na expressão de genes essenciais para a biossíntese de hormônios tireoidianos, tais como: Tg, tireoperoxidase (TPO), proteína simportadora de sódio/iodo (NIS), oxidases tireoidianas 1 e 2 (DUOX1 e DUOX2), pendrina (SLC26A4 – *solute carrier family 26 member 4*) e receptor de hormônio tireoestimulante (TSHR).[1]

A expressão simultânea dos quatro TTF ocorre exclusivamente em células foliculares tireoidianas diferenciadas. Mutações, polimorfismos genéticos e modificações epigenéticas podem alterar a expressão dos TTF e dar origem a várias patologias da tireoide.[1]

Hormônios tireoidianos

Os principais componentes que atuam na regulação e na produção dos hormônios tireoidianos incluem a própria glândula tireoide e seus folículos tireoidianos, o hipotálamo e a hipófise. Na hipófise ocorre a síntese do hormônio tireoestimulante (TSH).

O TSH é um dos mais importantes reguladores da função tireoidiana e tem sua síntese sob a influência do hormônio liberador de tirotropina (TRH), produzido no hipotálamo. Os hormônios tireoidianos (T3 – tri-iodotironina e T4 – tetraiodotironina) regulam a síntese de TSH e TRH, por meio de um mecanismo de *feedback* negativo (Figura 62.1).[2]

Quando há aumento nos níveis de T4 e T3, estes promovem diminuição da síntese de TRH no hipotálamo e de TSH na hipófise. Por outro lado, quando os níveis de T4 e T3 estão baixos, há maior síntese de TRH no hipotálamo, que é liberado para a circulação portal do sistema hipotálamo-hipofisário, exercendo estímulo para a liberação de TSH e síntese de mais hormônios tireoidianos na glândula tireoide.[2]

Síntese de hormônios tireoidianos

A etapa inicial e fundamental para a síntese dos hormônios tireoidianos tem início na captação do iodo. O iodo (iodeto) é absorvido no folículo tireoidiano por meio da NIS, localizada na membrana basolateral da célula folicular, de maneira que a expressão gênica da NIS é fundamental para a síntese de hormônios tireodidanos.[3,4]

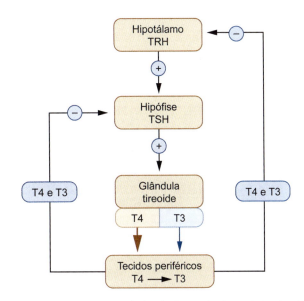

Figura 62.1 Mecanismo regulador da síntese dos hormônios tireoidianos. *T3*, tri-iodotironina; *T4*, tetraiodotironina; *TRH*, hormônio liberador de tirotropina; *TSH*, hormônio tireoestimulante.

Alguns fatores regulam essa expressão e, entre eles, destacam-se o TSH e o próprio iodeto, que, em doses altas, está relacionado com redução da expressão da NIS em um mecanismo de *feedback* negativo. O transporte ativo de iodo por meio da NIS ocorre não somente nos tireócitos, mas também em diversos outros tecidos, tais como glândulas salivares, mucosa gástrica e glândulas mamárias na lactação.[3,4]

Na célula folicular, o iodeto difunde-se em direção ao ápice e atinge o lúmen folicular transportado pela proteína pendrina. No lúmen folicular da tireoide, o iodeto é oxidado pela ação da enzima TPO, com a participação do H_2O_2 (peróxido de hidrogênio).

O H_2O_2 é proveniente da ação da enzima DUOX2, que oxida NADPH (nicotinamida adenina dinucleotídio fosfato, forma reduzida). Após a oxidação ocorre a organificação, pela incorporação do iodo nos resíduos de tirosina e Tg. Esse processo também é catalisado pela TPO, formando monoiodotirosina (com a incorporação de uma molécula de iodo ao resíduo de tirosina) e di-iodotirosina (quando são incorporadas duas moléculas de iodo). Na sequência, a TPO também catalisa a reação de acoplamento entre monoiodotirosina e di-iodotirosina, formando as tironinas iodadas: T3 e tri-iodotironina reversa (T3r). O acoplamento de duas di-iodotirosinas resulta na formação de T4 (tiroxina).[2,3] Os processos de oxidação e organificação são resumidos na Figura 62.2.

Após a síntese os hormônios tireoidianos deixam a célula folicular através da membrana plasmática e atingem a circulação sanguínea. Na circulação, a quantidade de hormônios tireoidianos livres é baixa, pois no sangue eles ligam-se a proteínas transportadoras plasmáticas, tais como: globulina ligadora de hormônios tireoidianos (TGB), transtirretina (TTR), albumina e lipoproteínas.[2,5]

A TGB é a principal proteína transportadora, sintetizada no fígado, que apresenta maior afinidade por T4. O estrógeno regula sua síntese e, portanto, níveis elevados de estrógeno aumentam os níveis de TGB e, consequentemente, reduzem a disponibilidade de T4. A TTR também apresenta maior afinidade com T4, mas sua contribuição no transporte de T4 é baixa em comparação com a TGB. A albumina apresenta baixa afinidade com T4 e T3, sendo responsável por apenas uma pequena fração do transporte desses hormônios.[2,5]

A passagem dos hormônios tireoidianos para o interior das células é uma etapa importante para a ação biológica. Alguns tipos de transportadores estão envolvidos nessa etapa. Os transportadores da família OATP (do inglês *organic anion transporting polypeptide*) estão presentes na maioria dos tecidos e transportam hormônios tireoidianos de modo não específico, pois outros compostos também são transportados por eles. Entre as proteínas da família OATP, a OATP1C1 destaca-se no transporte de T4 e T3r no cérebro, pois é altamente expressa em seus capilares, transportando hormônios tireoidianos através da barreira hematencefálica.[5]

A família MCT (*monocarboxylate transporters*) transporta aminoácidos aromáticos e estudos *in vitro* identificaram a sua atuação no transporte de hormônios tireoidianos nas células.[6] A proteína MCT8 ganha destaque por ser a única transportadora específica para hormônios tireoidianos em células humanas, transportando T3 e T4 no cérebro, no hipotálamo, na hipófise, no fígado, no coração e na placenta. Outra proteína da família MCT, a MCT10, transporta T3 e T4 no intestino, no fígado, nos rins e na placenta. Diversos estudos recentes indicam que alterações no funcionamento ou na síntese de receptores, em especial a proteína MCT8, estão relacionadas com o desenvolvimento de diversos distúrbios tireoidianos.[5]

A tireoide secreta predominantemente T4, que gera a maior parte da T3 circulante pela ação de enzimas denominadas deiodinases. As deiodinases são selenoenzimas que catalisam a remoção da molécula de iodo do anel de tirosina no T4, formando T3. Existem alguns tipos de deiodinases, que agem em locais diferentes do anel de tirosina: DIO1 e DIO2 agem no anel externo, formando a T3; DIO1 e DIO3 agem no anel interno, gerando T3r e T2 (Figura 62.3).[7]

As deiodinases são amplamente distribuídas em diversos tecidos (Figura 62.4). As DIO1 e DIO2 contribuem significativamente para a produção de T3 e seus níveis séricos em humanos. A DIO2 desempenha papel extremamente importante para o desenvolvimento cerebral, pois é muito expressa nesse tecido, sendo responsável pela produção de T3 que atua no seu desenvolvimento, como regulador da memória, aprendizado e locomoção. Já a DIO3 tem função de destaque no controle regulatório dos níveis de exposição do feto e do neonato aos hormônios tireoidianos. O cretinismo é um distúrbio neurológico que pode ser ocasionado por um déficit de hormônios tireoidianos durante o desenvolvimento intrauterino.[7]

T3 tem atividade biológica três vezes maior que T4, pois todos os tecidos do organismo apresentam receptores T3. Os receptores de alta afinidade estão localizados na região promotora dos genes e a ligação de T3 viabiliza o estímulo ou

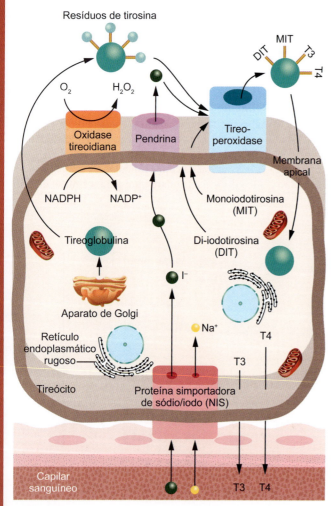

Figura 62.2 Esquema da oxidação e organificação do iodeto para a síntese de tri-iodotironina (T3) e tetraiodotironina (T4). *NADP*, nicotinamida adenina dinucleotídio fosfato, forma oxidada; *NADPH*, nicotinamida adenina dinucleotídio fosfato, forma reduzida.

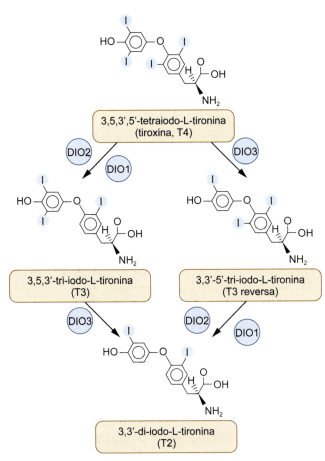

Figura 62.3 Ação das enzimas deiodinases no metabolismo dos hormônios tireoidianos.

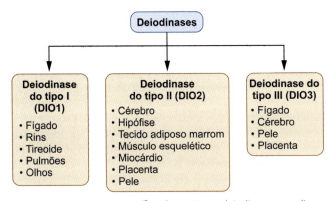

Figura 62.4 Expressão específica das enzimas deiodinases em diversos tecidos.

inibição da expressão de genes, resultando nas ações biológicas nas células, regulando muitos processos relacionados com o desenvolvimento e metabolismo. Os três principais receptores de hormônios tireoidianos que interagem com T3 são os receptores de hormônio tireoidiano alfa-1, beta-1 e beta-2.[8]

Ao interagir com os receptores nucleares, T3 desempenha diversas ações reguladoras do metabolismo. Os principais efeitos dos hormônios tireoidianos no organismo serão descritos a seguir.

Hormônios tireoidianos e metabolismo

Os hormônios tireoidianos desempenham uma função reguladora importante no metabolismo energético e no controle de peso corporal. A taxa metabólica basal é estimulada por T3 e os receptores para esse hormônio estão amplamente distribuídos em diversos tecidos, tais como tecido adiposo marrom e musculoesquelético, resultando em importante impacto da sua ação no metabolismo.

O gasto metabólico basal é estimulado pelos hormônios tireoidianos, aumentando a síntese de trifosfato de adenosina (ATP), e pela ação direta ou indireta nos gradientes de Na^+/K^+ na membrana celular e de Ca^{2+} entre o citoplasma e retículo sarcoplasmático,[9] um dos principais impactos desses hormônios no gasto energético.

A ação central dos hormônios tireoidianos também foi reconhecida nos últimos anos. No núcleo ventromedial do hipotálamo, T3 atua regulando a termogênese nos tecidos adiposo marrom e adiposo branco.[10] A T3 e a norepinefrina aumentam a expressão de UCP-1 (*uncoupling protein 1*), essencial para a termogênese no tecido adiposo marrom. Além disso, estudos recentes indicam que os hormônios tireoidianos induzem a expressão de UCP-1 em tecido adiposo branco, melhorando a biogênese mitocondrial.[9,10]

Adicionalmente, o efeito central da T3 também tem sido relacionado com a regulação da produção endógena de glicose e a sensibilidade à insulina. T3 também atua regulando a transcrição da enzima fosfoenolpiruvato-carboxiquinase, enzima marca-passo que inicia a gliconeogênese.[9]

As catecolaminas estimulam neurônios do núcleo paraventricular que produzem TRH, aumentando os níveis circulantes de T3 e aumentando a termogênese. Essas mesmas fibras adrenérgicas que inervam os neurônios produtores de TRH também dispõem de neuropeptídios envolvidos na regulação da ingestão alimentar, tais como: fator de transcrição regulado por cocaína e anfetamina (CART) e neuropeptídio Y (NPY). O CART estimula a síntese e liberação de TRH, já o NPY inibe a transcrição do gene do TRH e antagoniza o aumento da liberação das catecolaminas no núcleo paraventricular.[11]

Os hormônios tireoidianos também afetam o metabolismo do colesterol, o que pode ser explicado pela relação entre os receptores tireoidianos e o estímulo à expressão gênica dos receptores de lipoproteína de baixa densidade (LDL-R). Tais receptores estão envolvidos no transporte de LDL do fígado para os tecidos periféricos, com redução dos níveis séricos de LDL. Além disso, a T3 estimula a atividade da enzima HMG-CoA-redutase e a proteína de ligação ao elemento resposta de esteróis.

A síntese de sais biliares também sofre influência dos hormônios tireoidianos, que estimulam a expressão do gene *CYP7a1* no fígado, enzima limitante da síntese de ácidos biliares. Os sais biliares, por sua vez, atuam estimulando a atividade da enzima DIO2, essencial para a conversão de T4 em T3.

Outro fator determinante do controle do metabolismo lipídico é a atuação dos hormônios tireoidianos na síntese de ácidos graxos regulando a expressão de acetil-CoA-carboxilase 1, ácido graxo-sintase, proteína de ligação ao elemento de resposta a carboidratos e SREBP1c. Já a oxidação de ácidos graxos é controlada pela enzima limitante de taxa carnitina palmitoil-transferase 1 alfa, que transporta ácidos graxos de cadeia longa para as mitocôndrias para oxidação, e acil-CoA-oxidase, envolvida na oxidação de ácidos graxos. Ambas têm sua síntese estimulada pela ação dos HT.[12,13]

O impacto da ação dos hormônios tireoidianos no metabolismo é facilmente percebido nos distúrbios tireoidianos. O hipertireoidismo promove um estado hipermetabólico caracterizado por: aumento do gasto energético, perda de peso, redução dos níveis de colesterol, aumento da lipólise e gliconeogênese. Por outro lado, o hipotireoidismo implica: redução do gasto energético, ganho de peso, aumento dos níveis de colesterol, redução da lipólise e da gliconeogênese.

DISTÚRBIOS TIREOIDIANOS

Hipotireoidismo

Distúrbio tireoidiano caracterizado pela baixa síntese de hormônios tireoidianos, o hipotireoidismo tem como principais sintomas: pele seca, letargia, fala lenta, edema palpebral, sensação de frio, pele fria, língua grossa, edema facial, perda de memória, constipação intestinal e ganho de peso. As principais causas do hipotireoidismo são: autoimune; tireoidectomia; radioterapia de cabeça e pescoço ou radioiodoterapia; malformação; carência ou excesso de iodo; disfunção hipofisária com baixa produção de TSH; infecção bacteriana; fatores nutricionais (descritos a seguir).

Os defeitos estruturais da glândula tireoide representam 80% dos casos de hipotireoidismo congênito e incluem aplasia, hipoplasia e ectopia tireoidiana resultantes de malformação da glândula tireoide na embriogênese. Aproximadamente 2% dos defeitos de desenvolvimento da tireoide foram até agora atribuídos a mutações genéticas que codificam os fatores de transcrição expressos durante a embriogênese tireoidiana.

Hipotireoidismo subclínico

O hipotireoidismo subclínico é uma condição caracterizada pelo aumento do TSH no soro.[14] Alguns pacientes apresentam sintomas não específicos de hipotireoidismo subclínico, mas a maioria dos afetados é assintomática e identificada somente durante exames de sangue de rotina. Um estudo indica que a prevalência de hipotireoidismo subclínico é de 4 a 10% em diferentes populações geográficas.[14]

Existe uma associação entre hipotireoidismo subclínico e hipercolesterolemia, aterosclerose, mortalidade cardiovascular, infertilidade, cálculos do ducto biliar comum, entre outros.[14-18]

Tireoidite de Hashimoto

A tireoidite de Hashimoto é uma doença crônica autoimune, caracterizada pela presença de peroxidase antitireoide (anti-TPO) e/ou anticorpos antitireoglobulina (anti-Tg) no soro, infiltração intratireoidiana de células B e T com predominância do subtipo *T helper 1* (Th1), com redução dos folículos tireoidianos.[19] Considerada a causa mais comum de hipotireoidismo primário em áreas suficientes em iodo, os indivíduos podem apresentam vários estados de função tireoidiana, predominantemente evoluindo pra o hipotireoidismo.[20,21]

Em indivíduos geneticamente predispostos, a interrupção dessas interações imunoendócrinas por fatores ambientais é capaz de mudar o equilíbrio entre a resposta imune Th1-Th2. Isso resulta em uma reação autoimune mediada por células Th1 com destruição de tireócitos e hipotireoidismo,[19] desencadeando uma variedade de manifestações locais e sistêmicas acompanhadas de outras doenças autoimunes.[20] Além disso, estudos indicam uma associação entre tireoidite de Hashimoto e aumento do risco para o desenvolvimento de linfoma primário da tireoide e câncer de tireoide.[22]

Um estudo que avaliou o hipotireoidismo de Hashimoto em gêmeos monozigóticos dinamarqueses encontrou uma taxa de concordância de 55%, sugerindo que os fatores ambientais sejam importantes na patogênese da doença.[23]

Em relação aos fatores ambientais, evidências indicam como fatores de risco: alta ingestão de iodo, deficiência de selênio, infecções, certos fármacos, drogas ilícitas e produtos químicos, tabagismo.[24,25]

Hipertireoidismo

O hipertireoidismo é um distúrbio resultante do excesso de hormônios tireoidianos. Sua sintomatologia é oposta à do hipotireoidismo, sendo comuns perda de peso, tremor, nervosismo, diarreia, taquicardia e insônia. As causas mais comuns são: autoimune; tumor hipofisário; nódulos tireoidianos; uso de medicamentos contendo hormônio tireoidiano e seus derivados; uso de medicamentos ricos em iodo; e infecção bacteriana.

Já na doença de Graves, a infiltração linfocítica é leve e envolve principalmente células Th2, que induzem a produção de anticorpos que se ligam ao receptor do TSH. Nesse caso, ocorre o estímulo ao crescimento e à função das células dos folículos tireoidianos, levando ao hipertireoidismo.[19]

NUTRIÇÃO E TIREOIDE

Iodo

O iodo é um elemento-traço fundamental para a síntese de hormônios tireoidianos e sua deficiência está relacionada com o desenvolvimento de bócio, prejuízos no desenvolvimento e metabolismo, complicações na gestação, incluindo morte fetal e anomalias congênitas. Segundo a Organização Mundial da Saúde (OMS), em 2004 35% da população mundial apresentavam deficiência de iodo, o que representa um grande impacto na saúde pública global. A OMS recomenda que todo o sal de qualidade alimentar usado no processamento doméstico e alimentar deva ser fortificado com iodo, uma estratégia para prevenção e controle de distúrbios de deficiência de iodo. Em 1993, o Fundo das Nações Unidas para a Infância implementou a iodação de sal em mais de 120 países.[26,27]

Por outro lado, o consumo excessivo de iodo também deve ser monitorado, pois está relacionado com o desenvolvimento de distúrbios tireoidianos, como hiper e hipotireoidismo.[28] O monitoramento da ingestão de iodo com base nas recomendações de ingestão diária é fundamental (Tabela 62.1), em especial nas fases de maior vulnerabilidade a distúrbios tireoidianos, como a gestação e lactação.[29]

A OMS estabeleceu valores de referência para a avaliação do excesso de iodo por meio da sua concentração urinária, uma vez que a maior parte do iodo absorvido pelo organismo é excretada na urina, constituindo um marcador sensível da ingestão atual de iodo das populações. No entanto, esse marcador é indicado para a avaliação da deficiência ou o excesso de ingestão do iodo em indivíduos, pois os níveis tendem a variar diariamente. Os valores de referência da OMS para populações a partir dos 6 anos, exceto gestantes e lactantes, estão disponíveis na Tabela 62.2. Valores de referência específicos para gestantes e lactantes estão disponíveis na Tabela 62.3.[28,30,31]

Um recente trabalho de revisão sistemática e metanálise[32] alerta que é fundamental monitorar a concentração de iodo na água potável e não apenas a concentração nos alimentos preparados com sal iodado, a fim de evitar a ingestão excessiva de iodo. Hipertireoidismo, hipotireoidismo, bócio e nódulos na tireoide foram relatados em estudos que avaliaram o excesso de consumo de iodo.[32] O mecanismo pelo qual um excesso de iodo induz doenças da tireoide não foi completamente elucidado, porém, na maioria

Tabela 62.1 Recomendação de ingestão diária de iodo de acordo com as ingestões diárias de referência (DRI).

Faixa etária	RDA ou AI (µg)	UL (µg)
0 a 12 meses	110 a 130	Não estabelecido
1 a 3 anos	90	200
4 a 8 anos	90	300
9 a 13 anos	120	600
14 a 18 anos	150	900
≥ 19 anos	150	1.100
Gestantes		
≤ 18 anos	220	900
> 18 anos	220	1.100
Lactantes		
≤ 18 anos	290	900
> 18 anos	290	1.100

AI, ingestão adequada; *RDA*, ingestão dietética recomendada; *UL*, limite superior de ingestão tolerável. Adaptada de Institute of Medicine[29] (2001).

Tabela 62.2 Critérios epidemiológicos da Organização Mundial da Saúde (OMS) para avaliar a adequação da ingestão de iodo com base nas concentrações medianas de iodo urinário em populações a partir de 6 anos.[a]

Concentrações médias de iodo urinário (µg/ℓ)	Ingestão de iodo	Estado nutricional de iodo
< 20	Insuficiente	Deficiência grave
20 a 49	Insuficiente	Deficiência moderada
50 a 99	Insuficiente	Deficiência leve
100 a 199	Adequada	Ingestão adequada
200 a 299	Acima do recomendado	Pode representar um risco leve, acima do adequado nessas populações
≥ 300	Excessiva	Risco de consequências adversas para a saúde (hipertireoidismo induzido por iodo, doença da tireoide autoimune)

[a]Exceto gestantes e lactantes. Adaptada de World Health Organization[30] (2013).

Tabela 62.3 Critérios epidemiológicos da Organização Mundial da Saúde (OMS) para avaliar a adequação da ingestão iodo com base nas concentrações medianas de iodo urinário em gestantes e lactantes.

Concentrações médias de iodo urinário (µg/ℓ)	Ingestão de iodo
Gestantes	
< 150	Insuficiente
150 a 249	Adequada
250 a 499	Acima do recomendado
≥ 500	Excessiva
Lactantes	
< 100	Insuficiente
≥ 100	Adequada

Adaptada de World Health Organization[30] (2013).

dos indivíduos há envolvimento de alteração da atividade da NIS, resultando em hiper ou hipotireoidismo.[32] Outra recente revisão sistemática da literatura identificou uma correlação positiva entre a exposição elevada ao iodo e o câncer de tireoide papilar, especialmente em regiões altamente iodadas.[33] Esses dados devem servir de alerta para o monitoramento da ingestão de iodo, porém mais estudos devem ser desenvolvidos para elucidar o mecanismo pelo qual diferentes doses de iodo podem estar relacionadas com o desenvolvimento dos distúrbios tireoidianos.

Selênio

O selênio é um elemento-traço essencial para a saúde humana, dada sua ação antioxidante (essencial para a síntese de glutationa-peroxidase), e por fazer parte da estrutura das selenoproteínas, codificadas por 25 genes humanos. Entre as selenoproteínas, aquelas expressas nos tireócitos são as deiodinases DIO1 e DIO2, já descritas anteriormente. A deficiência nutricional de selênio pode ter importante impacto na síntese celular da selenoproteínas e para a atuação da glutationa-peroxidase tipo 3, que protege os tireócitos do excesso de H_2O_2 gerado durante a síntese de hormônios tireoidianos.[34]

Winther et al.,[35] em estudo randomizado, controlado, duplo-cego, realizado em indivíduos sem distúrbios tireoidianos, concluíram que a suplementação de selênio em indivíduos que apresentam baixos níveis séricos de selênio afetou de modo dose-dependente a função tireoidiana, reduzindo os níveis de TSH e T4. Muitas evidências científicas indicam o impacto da deficiência de selênio na atividade das deiodinases e nos níveis de TSH e T4.[36,37] Merece destaque o fato de os resultados estarem associados ao estado nutricional de selênio nos indivíduos que receberam a suplementação.

Considerando que os níveis de selênio nas diferentes populações variam pelo mundo, cada população deve ser analisada com cautela a fim de prevenir o desenvolvimento de distúrbios tireoidianos resultantes de deficiência nutricional de selênio.[38]

Ferro

Evidências indicam que a deficiência de ferro impacta negativamente o metabolismo tireoidiano, principalmente porque o ferro participa da síntese de hormônios tireoidianos, pois a TPO é uma enzima ferro-dependente. Considerando que a TPO participa da oxidação de íons I⁻, da iodação da Tg e do acoplamento da iodotirosinas, a redução da atividade dessa enzima compromete a síntese de hormônios tireoidianos.

Um estudo randomizado, duplo-cego, investigou em meninas adolescentes iranianas deficientes de ferro, mas não anêmicas, a suplementação de ferro, iodo ou ferro combinado com iodo. Os autores observaram melhora no estado nutricional de ferro nas adolescentes, com aumento da saturação de transferrina nos grupos que receberam a suplementação de ferro e no grupo que recebeu ferro combinado com iodo. Nesses grupos houve melhora significativa nos níveis de hormônio da tireoide em comparação ao grupo placebo. Além disso, não houve diferença significativa nos índices de hormônios tireoidianos entre os grupos ferro e ferro combinado com iodo, ou seja, a suplementação de ferro não aumentou o efeito da suplementação de iodo nas adolescentes. No entanto, vale destacar que não havia uma deficiência prévia de iodo nessa população.[39]

A influência dos hormônios tireoidianos sobre a fisiologia da ferritina também é reconhecida. Estudos identificaram que a transcrição do gene de ferritina pode ser induzida por TSH e T3. A T3 modula mecanismos pós-transcricionais por meio de proteínas reguladoras de ferro. Em casos de hipertireoidismo, os níveis de ferritina estão elevados e em casos graves a anemia normocrômica e normocítica está presente, associada a prejuízos no uso do ferro.[40]

A hepcidina, um hormônio peptídico hepático, é um dos principais reguladores da homeostase do ferro. Ela promove regulação negativa da ferroportina, que viabiliza o efluxo de ferro das células (enterócitos, hepatócitos ou macrófagos), reduzindo os níveis plasmáticos desse elemento. Esse controle homeostático é fundamental, pois o ferro exerce efeito tóxico quando em níveis elevados. Recentemente pesquisadores constataram que a síntese de hepcidina também sofre influência dos hormônios tireoidianos, e concluíram que os níveis de hepcidina estão elevados em indivíduos com hipertireoidismo de Graves e que há um efeito direto da T3 sobre a expressão de mRNA de hepcidina em células hepáticas humanas.[41]

Em conjunto, essas evidências indicam que o ferro é um nutriente fundamental para o funcionamento tireoidiano. Porém, alterações no metabolismo tireoidiano também provocam prejuízos no metabolismo e no uso do ferro. Portanto, é fundamental o monitoramento desses marcadores em indivíduos com disfunções tireoidianas.

Vitamina D

Existem duas formas de vitamina D, a D_2 (ergocalciferol) e a D_3 (colecalciferol), sendo essa última formada na pele pela ação da enzima 7-desidrocolesterol-redutase após a exposição da pele à radiação ultravioleta B. No fígado, a vitamina D_3 é convertida a 25-hidroxivitamina D_3, importante marcador do estado nutricional de vitamina D no organismo. Porém, para exercer seus efeitos no organismo, a vitamina 25(OH)D precisa ser transformada pela ação da enzima 1α-hidroxilase nos rins em sua forma biologicamente mais ativa, a 1,25-hidroxivitamina D ou calcitriol. Além dos rins, as células imunes e outros tipos de células também expressam essa enzima, sendo capazes de sintetizar 1,25-di-hidroxivitamina D. O armazenamento de vitamina D pode ocorrer no tecido adiposo. Aproximadamente 85% da 25(OH)D e da 1,25(OH)$_2$D estão unidos à proteína de ligação DBP (*vitamin D binding protein*) e cerca de 15% ligados à albumina.[42] Os receptores para vitamina D são encontrados na maioria dos tecidos e das células no organismo.

A deficiência e a insuficiência de vitamina D na população é um assunto que tem sido amplamente discutido na última década. Diversos estudos identificaram níveis insuficientes de vitamina D na população e sua relação com o desenvolvimento de doenças diversas e também com o aumento da mortalidade. Uma recente metanálise envolvendo 26.916 indivíduos de oito estudos prospectivos, incluindo sete coortes, identificou uma associação positiva entre baixos níveis de 25(OH)D e o aumento do risco de mortalidade por todas as causas.[43] Este e outros dados da literatura fortalecem essa relação e indicam que 25(OH)D é um marcador importante da síntese extrarrenal de 1,25(OH)$_2$D.

Outra forte evidência científica é a relação entre a deficiência de vitamina D e o desenvolvimento de distúrbios tireoidianos autoimunes. Em metanálise, Wang et al.[44] constataram que a deficiência de vitamina D é prevalente em indivíduos com doença de Graves e tireoidite de Hashimoto. Conforme mencionado anteriormente, células imunes, tais como células T, B e apresentadoras de antígeno (células dendríticas e macrófagos), expressam receptores para vitamina D, bem como 1α-hidroxilase. A ligação de 1,25(OH)$_2$D ao receptor para vitamina D está relacionada com diminuição da diferenciação e maturação das células dendríticas, reduzindo a apresentação de antígenos. Além disso, 1,25(OH)$_2$D ajuda a inibir a proliferação, a diferenciação e a produção de citocinas inflamatórias mediadas por células Th1 (interleucina [IL]-2 e interferona-γ) e Th17 (IL-17 e IL-21), bem como a promover a síntese de citocinas anti-inflamatórias mediadas por células Th2 (IL-3, IL-4, IL-5 e IL-10). A 1,25(OH)$_2$D inibe, ainda, a proliferação de células B, a secreção de imunoglobulina (IgG e IgM), a geração de células B de memória e também induz a apoptose das células B.[45-47] Tais efeitos indicam que a capacidade supressora do sistema imune adaptativo mediada por 1,25(OH)$_2$D pode ser benéfica para diversas doenças autoimunes.

Zinco

Cofator de mais de 200 metaloproteínas e mais de 50 enzimas no organismo, o zinco parece ter ação importante também no funcionamento da tireoide, porém o mecanismo pelo qual esse efeito ocorre ainda não está claro. Alguns estudos identificaram em indivíduos com hipotireoidismo uma resposta favorável quando suplementados com zinco, relacionando esses resultados com o aumento da atividade das deiodinases I e II.[48,49] Porém, não existem evidências suficientes para esclarecer o real mecanismo de atuação do zinco e tampouco suas doses recomendadas.

Recentemente, o impacto da deficiência de zinco na função tireoidiana tem sido explicado também pela importância desse nutriente para a família de proteínas denominadas *zinc fingers*, que fazem parte de fatores de transcrição com importante papel no ciclo celular. A proteína GLIS3 (GLIS *family zinc finger 3*) é expressa no início da embriogênese e desempenha um papel crítico como repressor e ativador da transcrição, principalmente durante o desenvolvimento embrionário e o período pós-natal.[50]

Estudos recentes confirmam o papel da GLIS3 no desenvolvimento da tireoide, registrando que pacientes com hipotireoidismo congênito apresentam mutação homozigótica em GLIS3. Porcu et al.[51] realizaram metanálise incluindo 26.523 indivíduos de 18 coortes para TSH e 17.520 indivíduos de 15 coortes para T4 livre. Os polimorfismos de nucleotídio único GLIS3 foram identificados pelos pesquisadores como um dos 19 *loci* associados ao TSH elevado, porém não houve associação com os níveis de T4 livre. Os resultados indicam que GLIS3 possa estar envolvida na regulação do TSH para manter valores dentro da normalidade, porém os mecanismos ainda não estão esclarecidos. Em conjunto, esses dados ajudaram a consolidar o papel desse nutriente no funcionamento da tireoide.

Vitamina A

Importante para proliferação e diferenciação celular, a vitamina A também exerce papel relevante para a atividade tireoidiana. Estudos indicam que a deficiência de vitamina A tem múltiplos efeitos sobre a função da tireoide, tais como a diminuição da absorção tireoidiana de iodo e a sua incorporação na Tg, redução da síntese de T3 e T4, diminuição da conversão de T4 em T3 com consequente redução da ligação de T3 a seu receptor. A suplementação de vitamina A parece estar associada à modulação da síntese de TSH e impacta no volume da tireoide, porém os mecanismos ainda não estão claros.[52]

Glúten

A relação existente entre o consumo de glúten e os distúrbios tireoidianos está vinculada ao distúrbio autoimune. Na doença celíaca, o aparecimento de outros distúrbios autoimunes, tais como a tireoidite de Hashimoto e o diabetes do tipo 1, é frequente. Diversos estudos indicam a relação positiva entre os distúrbios autoimunes da tireoide e a doença celíaca, mesmo que subclínica. Pode ser necessário, então, restringir a ingestão de glúten nesses casos após o diagnóstico médico.[53,54]

Alguns estudos indicam que pacientes celíacos que aderiram à dieta com restrição de glúten tiveram normalização do hipotireoidismo e redução progressiva nos níveis de anti-TPO.[53,55] Por outro lado, não existem evidências científicas que indiquem a relação isolada entre o consumo de glúten e o desenvolvimento de distúrbios tireoidianos autoimunes.[55]

Vegetais crucíferos e soja

Os vegetais crucíferos, tais como couve-flor, brócolis, repolho, couve-de-bruxelas, couve-manteiga, entre outros, são fontes de glicosinolatos. Por meio da ação da enzima mirosinase, os glicosinolatos são hidrolisados, resultando na liberação de tiocianatos. A NIS é capaz de se ligar a tiocianatos e isotiacianatos que podem inibir a captação e o acúmulo de iodo pela tireoide.[56]

A literatura indica que o consumo excessivo de vegetais crucíferos por indivíduos com deficiência de iodo pode ter efeito bociogênico. Contudo, evidências mais recentes sugerem que o consumo de glicosinolatos não aumenta o risco para o desenvolvimento de doenças tireoidianas quando os níveis de iodo e selênio estão adequados.[57,58]

Outro fator importante a ser considerado é a inexistência de dados que definam o limite de ingestão de vegetais crucíferos por indivíduos com distúrbios tireoidianos. Além disso, o cozimento do alimento inibe a atividade da enzima tirosinase. Portanto, a restrição do consumo desses alimentos deve ser cuidadosamente analisada para cada caso, considerando-se o estado nutricional dos micronutrientes envolvidos na atividade tireoidiana.

O mesmo se aplica ao consumo de soja. As isoflavonas da soja, tais como a ginesteína e daidzeína, inibem a atividade da TPO e parecem impactar no metabolismo tireoidiano quando consumidas em excesso ou na deficiência de iodo.[59] Além disso, a ingestão de proteína de soja reduz a absorção da levotiroxina,

aumentando a dose do medicamento para o tratamento do hipotireoidismo.[60] Por outro lado, alguns estudos apontam que o consumo adequado de iodo minimiza os efeitos do consumo de soja para a tireoide.

Recentemente, um estudo clínico duplo-cego, randomizado, controlado, investigou o efeito da ginesteína em 218 pacientes com tireoidite de Hashimoto. Os resultados indicaram um aumento de T4 e T4 livre, acompanhado de redução do TSH sérico, anti-TPO e anti-Tg.[61] Outros pesquisadores demonstraram que a ingestão de ginesteína aglicona por mulheres durante 3 anos não resultou em alterações na função tireoidiana e não aumentou o risco para o desenvolvimento de hipotireoidismo.[62]

A ingestão de soja por indivíduos com disfunções tireoidianas deve ser analisada com cautela, tendo atenção especial à idade e ao gênero do paciente. Boa parte dos estudos desenvolvidos até o momento são experimentais, com desenhos metodológicos distintos, o que dificulta a discussão dos resultados. De acordo com os próprios pesquisadores do tema, embora evidências indiquem que a ingestão de isoflavonas, em especial a ginesteína, não afete negativamente a função tireoidiana em indivíduos sem disfunções tireoidianas ou deficiência de iodo, mais estudos devem ser conduzidos para elucidar essa relação, estabelecer doses e formas de suplementação ou ingestão.

REFERÊNCIAS BIBLIOGRÁFICAS

As referências consultadas para a elaboração deste capítulo estão disponíveis *online* no Ambiente de aprendizagem do GEN.

COMO CITAR ESTE CAPÍTULO

ABNT
OLIVEIRA, J. L. Doenças tireoidianas. *In*: ROSSI, L.; POLTRONIERI, F. (org.). *Tratado de Nutrição e Dietoterapia*. 2. ed. Rio de Janeiro: Guanabara Koogan, 2023. p. 729-735.

VANCOUVER
Oliveira JL. Doenças tireoidianas. In: Rossi L, Poltronieri F (Orgs.). Tratado de nutrição e dietoterapia. 2. ed. Rio de Janeiro: Guanabara Koogan; 2023. p. 729-35.

CAPÍTULO 63

Doenças Cardiovasculares

Liliana Paula Bricarello

INTRODUÇÃO

As doenças cardiovasculares (DCV) compreendem vários eventos, incluindo doença arterial coronariana (DAC), infarto agudo do miocárdio (IAM), insuficiência cardíaca (IC), doenças cerebrovasculares e hipertensão arterial sistêmica (HAS), tratada no Capítulo 79, *Hipertensão*.

De maneira geral, a base fisiopatológica para os eventos cardiovasculares é a aterosclerose, processo que se desenvolve ao longo de várias décadas de maneira insidiosa. Os primeiros sinais podem ser fatais ou bastante limitantes.[1]

Desde a década de 1970, marcada pelo início da transição epidemiológica e nutricional no Brasil e pela evolução das causas de morbimortalidade, quando as doenças infecciosas e carências nutricionais deixaram de ser predominantes, dando lugar para doenças crônicas não transmissíveis, o sistema de saúde brasileiro enfrenta o problema de saúde pública provocado pelas DCV.[2,3]

De acordo com a Organização Mundial da Saúde (OMS), em 2019, as dez principais causas de óbito no mundo foram responsáveis por 55% das 55,4 milhões de mortes. As principais causas globais de óbito, na ordem do número total de vidas perdidas, estão associadas a três grandes tópicos: cardiovascular (doença cardíaca isquêmica, acidente vascular cerebral [AVC]), respiratória (doença pulmonar obstrutiva crônica, infecções respiratórias inferiores) e condições neonatais – que incluem asfixia e trauma de nascimento, sepse neonatal e infecções e complicações de parto prematuro.[3]

As DCV também constituem a principal causa de morte no Brasil, e segundo o Ministério da Saúde, ainda respondem por cerca de um terço do total de óbitos. Contribuem de maneira expressiva para a carga global de doenças, apresentam comportamento ascendente em países em desenvolvimento e descendente em países desenvolvidos.[4] No Brasil, tal contribuição passou de 11,9% em 1990 para 14,5% em 2013.[4]

O envelhecimento da população brasileira e o aumento na prevalência dos fatores de risco (FR) cardiovasculares, como a HAS e o diabetes melito (DM), foram os principais responsáveis pelo impacto crescente das DCV no país nas últimas décadas.[2,5] As DCV mais prevalentes, como a doença isquêmica do coração e as doenças cerebrovasculares, têm FR em comum considerados modificáveis, pois são passíveis de prevenção e intervenção a partir de hábitos de vida saudáveis.[6]

FATORES DE RISCO

É essencial conhecer e avaliar os FR para a condução da efetiva prevenção e/ou do tratamento das DCV.

Os FR modificáveis, passíveis de intervenção, para as DCV incluem obesidade abdominal, HAS, DM, dislipidemia (DLP), sedentarismo, padrão alimentar, consumo de álcool e tabagismo. Os FR não modificáveis incluem sexo, idade e aspectos genéticos.[7]

Prevenção de eventos cardiovasculares e estratificação do risco cardiovascular

Nas últimas décadas, a base para a prevenção de eventos cardiovasculares tem sido o controle rigoroso dos FR cardiovasculares.[8]

Um evento coronário agudo é a primeira manifestação da aterosclerose em quase metade dos indivíduos que apresentam essa complicação. Dessa maneira, para a prevenção, é essencial identificar os indivíduos assintomáticos mais predispostos, a fim de estabelecer metas terapêuticas para o indivíduo.[9]

Estimar o risco de doença aterosclerótica resulta da somatória do risco associado a cada um dos FR mais a potenciação causada por sinergismos entre alguns deles. Desse modo, partindo da complexidade dessas interações, a atribuição do risco pode resultar em super ou subestimação dos casos de menor ou maior risco, respectivamente. Diversos algoritmos têm sido criados com base em análises de regressão de pesquisas populacionais, aprimorando a identificação do risco.[8]

A *Atualização da Diretriz Brasileira de Dislipidemias e Prevenção da Aterosclerose* de 2017[8] e a *Atualização da Diretriz de Prevenção Cardiovascular* de 2019[9] recomendam o uso do Escore de Risco Global (ERG)[10] que estima o risco de IAM, AVC ou IC, fatal ou não fatal, ou insuficiência vascular periférica (em 10 anos). As Tabelas 63.1 a 63.4 apresentam o ERG para mulheres e para homens, que deve ser usado na avaliação inicial, ou mesmo em pacientes em uso de medicação hipolipemiante, em indivíduos que não se encaixam nas condições de muito alto ou alto risco.

Risco muito alto

São considerados de risco muito alto os indivíduos com doença aterosclerótica significativa (coronária, vascular periférica, cerebrovascular, com ou sem eventos clínicos, ou obstrução de ≥ 50% em qualquer território arterial).[8,9,11-13]

Risco alto

São considerados de alto risco os indivíduos em prevenção primária, nas seguintes situações:[8,9,11-13]

- Portadores de doença aterosclerótica subclínica (DASC) documentada por metodologia diagnóstica
- Aneurisma de aorta abdominal
- Doença renal crônica definida por taxa de filtração glomerular (TFG) < 60 mℓ/min, e em fase não dialítica
- Indivíduos com concentrações de lipoproteína de baixa densidade (LDL) ≥ 190 mg/dℓ
- DM do tipo 1 ou 2, LDL-c entre 70 e 189 mg/dℓ e estratificadores de risco (ER) ou DASC.

Definem-se ER e DASC no diabetes conforme descrito a seguir.

- ER:
  - Idade ≥ 48 anos no homem e ≥ 54 anos na mulher
  - Tempo de diagnóstico do diabetes > 10 anos

Tabela 63.1 Pontos no Escore de Risco Global para mulheres.

Pontos	Idade (anos)	HDL-c	Col.	PAS (não tratada)	PAS (tratada)	Tabagismo	Diabetes
–3	–	–	–	< 120	–	–	–
–2	–	≥ 60	–	–	–	–	–
–1	–	50 a 59	–	–	< 120	–	–
0	30 a 34	45 a 49	< 160	120 a 129	–	Não	Não
1	–	35 a 44	160 a 199	130 a 139	–	–	–
2	35 a 39	< 35	–	140 a 149	120 a 129	–	–
3	–	–	200 a 239	–	130 a 139	Sim	–
4	40 a 44	–	240 a 279	150 a 159	–	–	Sim
5	45 a 49	–	≥ 280	≥ 160	140 a 149	–	–
6	–	–	–	–	150 a 159	–	–
7	50 a 54	–	–	–	≥ 160	–	–
8	55 a 59	–	–	–	–	–	–
9	60 a 64	–	–	–	–	–	–
10	65 a 69	–	–	–	–	–	–
11	70 a 74	–	–	–	–	–	–
12	≥ 75	–	–	–	–	–	–

Col., colesterol total; *HDL-c*, colesterol de lipoproteínas de alta densidade; *PAS*, pressão arterial sistólica. Adaptada de Faludi[8] (2017) e Précoma[9] (2019).

Tabela 63.2 Risco global para mulheres conforme os pontos obtidos.

Pontos	Risco (%)	Pontos	Risco (%)
≤ –2	< 1	10	6,3
–1	1	11	7,3
0	1,2	12	8,6
1	1,5	13	10
2	1,7	14	11,7
3	2	15	13,7
4	2,4	16	15,9
5	2,8	17	18,5
6	3,3	18	21,6
7	3,9	19	24,8
8	4,5	20	28,5
9	5,3	≥ 21	> 30

Atualização da Diretriz Brasileira de Dislipidemias e Prevenção da Aterosclerose de 2017[8] e a Atualização da Diretriz de Prevenção Cardiovascular de 2019.[9]

- ◦ Histórico familiar de parente de primeiro grau com DCV prematura (< 55 anos para homem e < 65 anos para mulher)
- ◦ Tabagismo (pelo menos um cigarro no último mês)
- ◦ HAS
- ◦ Síndrome metabólica, de acordo com a International Diabetes Federation (IDF)
- ◦ Albuminúria > 30 mg/g de creatinina e/ou retinopatia
- ◦ TFG < 60 mℓ/min
- • DASC:
  - ◦ Ultrassonografia de carótidas com presença de placa > 1,5 mm
  - ◦ Índice tornozelo-braquial (ITB) < 0,9
  - ◦ Escore de cálcio arterial coronariano (CAC) > 10
  - ◦ Placas ateroscleróticas identificadas à angiotomografia computadorizada de coronárias
  - ◦ Indivíduos com LDL-c entre 70 e 189 mg/dℓ, do sexo masculino com risco calculado pelo ERG > 20% e nas mulheres > 10%.[8-11,14]

Risco intermediário

São considerados de risco intermediário os indivíduos com ERG entre 5 e 20% nos homens e entre 5 e 10% nas mulheres,[8,10,11,14] ou ainda os diabéticos sem os critérios de DASC ou ER listados anteriormente.

Risco baixo

São considerados de baixo risco homens e mulheres com risco < 5% em 10 anos, calculado pelo ERG.[11] Vale mencionar que a atualização dessa diretriz não considera os fatores agravantes para reclassificação do risco cardiovascular.

Estratificação de risco em indivíduos em uso de medicamentos hipolipemiantes

A *Atualização da Diretriz Brasileira de Dislipidemias e Prevenção da Aterosclerose* de 2017[8] e a *Atualização da Diretriz de Prevenção Cardiovascular* de 2019[9] propõem o uso de um fator de correção para o colesterol total (CT) para o cálculo do ERG em pacientes em uso de medicação hipolipemiante. Em pacientes em uso de estatina, deve-se multiplicar o CT por 1,43, como em alguns ensaios clínicos que tomam por base a redução média de 30% do CT com estatinas.[8,9]

No entanto, esse fator de correção apresenta limitações:

- • Pode subestimar o CT nos pacientes em uso de estatinas potentes e em doses altas, ou combinações de medicamentos
- • Não considera a variabilidade na resposta individual ao tratamento
- • Não considera os efeitos do tempo de exposição ao tratamento na atenuação do risco.

Porém, como o colesterol é classificado em faixas, o impacto do fator de correção é atenuado.[8,9]

O ER é dinâmico, pois o controle dos FR, por meio de intervenções não farmacológicas ou farmacológicas, reduz o risco calculado do indivíduo. Quando em uso de medicamentos hipolipemiantes, mesmo que o valor absoluto de LDL-c

Tabela 63.3 Pontos no Escore de Risco Global para homens.

Pontos	Idade (anos)	HDL-c	Col.	PAS (não tratada)	PAS (tratada)	Tabagismo	Diabetes
−2	–	≥ 60	–	< 120	–	–	–
−1	–	50 a 59	–	–	–	–	–
0	30 a 34	45 a 49	< 160	120 a 129	< 120	Não	Não
1	–	35 a 44	160 a 199	130 a 139	–	–	–
2	35 a 39	< 35	200 a 239	140 a 159	120 a 129	–	–
3	–	–	240 a 279	≥ 160	130 a 139	–	Sim
4	–	–	≥ 280		140 a 159	Sim	–
5	40 a 44	–	–	–	≥ 160	–	–
6	45 a 49	–	–	–	–	–	–
7	–	–	–	–	–	–	–
8	50 a 54	–	–	–	–	–	–
9	–	–	–	–	–	–	–
10	55 a 59	–	–	–	–	–	–
11	60 a 64	–	–	–	–	–	–
12	65 a 69	–	–	–	–	–	–
13	–	–	–	–	–	–	–
14	70 a 74	–	–	–	–	–	–
≥ 15	≥ 75	–	–	–	–	–	–

Col., colesterol total; HDL-c, colesterol de lipoproteínas de alta densidade; PAS, pressão arterial sistólica. Atualização da Diretriz Brasileira de Dislipidemias e Prevenção da Aterosclerose de 2017[8] e a Atualização da Diretriz de Prevenção Cardiovascular de 2019.[9]

Tabela 63.4 Risco global para homens conforme os pontos obtidos.

Pontos	Risco (%)	Pontos	Risco (%)
≤ −3	< 1	8	6,7
−2	1,1	9	7,9
−1	1,4	10	9,4
0	1,6	11	11,2
1	1,9	12	13,2
2	2,3	13	15,6
3	2,8	14	18,4
4	3,3	15	21,6
5	3,9	16	25,3
6	4,7	17	29,4
7	5,6	≥ 18	> 30

Adaptada de Faludi[8] (2017) e Précoma[9] (2019).

alcançado seja muito menor do que a meta atual preconizada pelo ERG, a dose e a intensidade de tratamento não devem ser modificadas.

Dislipidemias

As DLP são FR para a DAC e podem ser classificadas em níveis elevados de lipoproteínas (hiperlipidemias) e em níveis plasmáticos de lipoproteínas baixos (hipolipidemias).[8,9]

Algumas classificações são propostas, e as mais importantes são descritas na sequência.[8,9]

Classificação etiológica

Tanto as hiperlipidemias quanto as hipolipidemias podem ter causas primárias ou secundárias.[8,9] As causas primárias ocorrem quando a alteração lipídica é de origem genética e as causas secundárias são decorrentes de estilo de vida inadequado, outras doenças, medicamentos ou até mesmo da combinação desses fatores.[8,9,15]

Classificação laboratorial

As DLP são avaliadas por meio de exame de sangue denominado perfil lipídico, que consiste na dosagem de: triglicerídeos (TG), CT, HDL-c e do cálculo do LDL-c (pela fórmula de Friedewald).[1] A partir desses parâmetros, as DLP podem ser classificadas em:[8]

- **Hipercolesterolemia isolada.** Aumento isolado do LDL-c (≥ 160 mg/dℓ).
- **Hipertrigliceridemia isolada.** Aumento isolado dos TG (≥ 150 mg/dℓ ou ≥ 175 mg/dℓ, se a amostra for obtida sem jejum).
- **HDL-c baixo.** Redução do HDL-c (homens < 40 mg/dℓ e mulheres < 50 mg/dℓ) isolada ou em associação ao aumento de LDL-c ou TG.
- **Hiperlipidemia mista.** Aumento do LDL-c (≥ 160 mg/dℓ) e dos TG (≥ 150 mg/dℓ ou ≥ 175 mg/dℓ, se a amostra for obtida sem jejum). Se TG ≥ 400 mg/dℓ, o cálculo do LDL-c pela fórmula de Friedewald[a] é inadequado, devendo-se considerar a hiperlipidemia mista quando o não HDL-c ≥ 190 mg/dℓ.

O uso do não HDL-c serve como parâmetro para avaliação das DLP, e é obtido subtraindo-se o valor de HDL-c do valor de CT:

$$\text{Não HDL-c} = \text{CT} - \text{HDL-c}$$

Os valores de referência e os alvos terapêuticos são determinados de acordo com o risco cardiovascular individual e com o estado alimentar (com ou sem jejum),[8,9] conforme verificado na Tabela 63.5.

Os valores de referência para lipídios e lipoproteínas para crianças e adolescentes, de acordo com o estado alimentar (com e sem jejum),[8,9] pode ser verificado na Tabela 63.6.

---

[a]Fórmula de Friedewald: LDL-c = CT − (HDL-c + TG/5).

Tabela 63.5 Valores de referência e de alvo terapêutico* do perfil lipídico para adultos com mais de 20 anos.

Lipídios	Com jejum (mg/dℓ)	Sem jejum (mg/dℓ)	Categoria de referência
Colesterol total**	< 190	< 190	Desejável
HDL-c	> 40	> 40	Desejável
Triglicerídeos	< 150	< 175***	Desejável
Categoria de risco			
LDL-c	< 130	< 130	Baixo
	< 100	< 100	Intermediário
	< 70	< 70	Alto
	< 50	< 50	Muito alto
Não HDL-c	< 160	< 160	Baixo
	< 130	< 130	Intermediário
	< 100	< 100	Alto
	< 80	< 80	Muito alto

*Conforme avaliação de risco cardiovascular estimado pelo médico. **Colesterol total > 310 mg/dℓ sugere probabilidade de hipercolesterolemia familiar. ***Quando os níveis de triglicerídeos estiverem acima de 440 mg/dℓ (sem jejum), o médico deve fazer outra prescrição para avaliar os triglicerídeos com jejum de 12 h e deve ser considerado um novo exame de triglicerídeos pelo laboratório clínico. *HDL-c*, colesterol de lipoproteínas de alta densidade; *LDL-c*, colesterol de lipoproteínas de baixa densidade. Adaptada de Faludi et al.[8] (2017).

Tabela 63.6 Valores de referência para lipídios e lipoproteínas para crianças e adolescentes.

Lipídios	Com jejum (mg/dℓ)	Sem jejum (mg/dℓ)
Colesterol total	< 170	< 170
HDL-c	> 45	> 45
LDL-c	< 110	< 110
Triglicerídeos (0 a 9 anos)	< 75	< 85
Triglicerídeos (10 a 19 anos)	< 90	< 100

Crianças e adolescentes com níveis de LDL-c acima de 250 mg/dℓ ou triglicerídeos acima de 500 mg/dℓ devem ser indicados para um especialista em lipídios. *HDL-c*, colesterol de lipoproteínas de alta densidade; *LDL-c*, colesterol de lipoproteínas de baixa densidade. Adaptada de Faludi et al.[8] (2017).

Metabolismo dos lipídios

Para melhor compreensão do processo fisiopatológico das DLP, da aterosclerose e da relação dos alimentos no tratamento e na prevenção das DLP, é essencial conhecer o metabolismo dos lipídios.

Do ponto de vista clínico e fisiológico, os lipídios biologicamente mais importantes são os fosfolipídios, o colesterol, os TG e os ácidos graxos (AG).

Os fosfolipídios formam a estrutura básica das membranas celulares.[11] O colesterol alimentar é um composto vital para o organismo, essencial na formação das membranas celulares, na produção de hormônios sexuais, de vitamina D e de sucos digestivos, além de desempenhar papel importante nos tecidos nervosos e originar sais biliares.[1] Os TG são formados a partir de três AG ligados a uma molécula de glicerol e constituem uma das formas de armazenamento energético mais importantes no organismo, depositados nos tecidos adiposo e muscular. Os AG podem ser classificados em: (1) saturados, sem duplas ligações entre seus átomos de carbono; (2) monoinsaturados, com uma dupla ligação; ou (3) poli-insaturados, com mais de uma dupla ligação na cadeia.

Os AG saturados mais consumidos pela população são: láurico, mirístico, palmítico e esteárico, que variam de 12 a 18 átomos de carbono. Entre os AG monoinsaturados, o mais comum é o ácido oleico, com 18 átomos de carbono. Os AG poli-insaturados são classificados como ômega-3, ou ômega-6, de acordo com a presença da primeira dupla ligação entre os carbonos, a partir do grupo hidroxila.[11]

Em relação a estrutura e função, as lipoproteínas possibilitam a solubilização e o transporte dos lipídios, que são substâncias geralmente hidrofóbicas, no meio aquoso do plasma. São compostas por lipídios e proteínas denominadas apolipoproteínas (apo). Além de transportar as gorduras no plasma, as apo têm diversas funções no metabolismo das lipoproteínas, como a formação intracelular das partículas lipoproteicas, e participam como ligantes a receptores de membrana, ou cofatores enzimáticos.[11]

As lipoproteínas são classificadas em dois grupos:[11]

- Ricas em TG, maiores e menos densas, representadas pelos quilomícrons (Qm), de origem intestinal, e pelas lipoproteínas de densidade muito baixa (VLDL, do inglês *very low density lipoprotein*), de origem hepática
- Ricas em colesterol, incluindo as LDL e as HDL.

Existe, ainda, a classe de lipoproteínas de densidade intermediária (IDL, do inglês *intermediary density lipoprotein*) e a lipoproteína (a), Lp(a), que resulta da ligação covalente de uma partícula de LDL à apo(a). A função fisiológica da Lp(a) não é conhecida, mas, em alguns estudos, ela tem sido associada à formação e à progressão da placa de ateroma.

Metabolismo das lipoproteínas

Os TG representam a maior parte das gorduras consumidas. Após a ingestão, as lipases pancreáticas hidrolisam os TG em AG livres, monoglicerídeos e diglicerídeos. Os sais biliares liberados no lúmen intestinal emulsificam esses e outros lipídios que vêm da dieta e da circulação êntero-hepática, com formação de micelas. A solubilização dos lipídios sob a forma de micelas facilita a movimentação pela borda em escova das células do intestino. A proteína *Niemann-Pick C1-like 1* (NPC1-L1), parte de um transportador de colesterol intestinal, está situada na membrana apical do enterócito e promove a passagem do colesterol pela borda em escova dessa célula, facilitando a absorção intestinal do colesterol.[11]

Após a absorção pelas células intestinais, as partículas lipídicas (os AG) são usadas na produção de Qm, que também contêm apo B48, o componente aminoterminal da apo B100. Em seguida, os Qm são secretados pelas células intestinais para o interior do sistema linfático, de onde alcançam a circulação pelo ducto torácico. Na circulação, os Qm sofrem hidrólise pela lipase lipoproteica (enzima localizada na superfície endotelial de capilares do tecido adiposo e músculos), com a liberação de AG, glicerol e colesterol não esterificado da superfície dessas partículas. Depois desse processo de lipólise, os AG são capturados por células musculares e também por adipócitos (importantes reservatórios de TG formados a partir de AG, remanescentes de Qm) e AG também são capturados pelo fígado, onde são usados na formação de VLDL.[11]

O transporte de lipídios de origem hepática ocorre pelas VLDL, IDL e LDL. As VLDL são lipoproteínas ricas em TG e contêm a apo B100 como sua apo principal. As VLDL são formadas e secretadas pelo fígado e liberadas na circulação periférica. A formação das partículas de VLDL no fígado requer a ação da proteína de transferência de TG microssomal, responsável pela transferência dos TG para a apo B, viabilizando a formação da VLDL. Na circulação, os TG das VLDL, assim como no caso dos Qm, são hidrolisados pela lipase lipoproteica, enzima estimulada pela apo CII e inibida pela apo CIII. Os AG liberados são redistribuídos para os tecidos, onde podem ser armazenados (tecido adiposo), ou imediatamente usados (músculos esqueléticos). Por ação da lipase lipoproteica, as VLDL, progressivamente depletadas de TG, transformam-se em remanescentes, também removidos pelo fígado por receptores específicos. Parte das VLDL dá origem às IDL, removidas rapidamente do plasma. O processo de catabolismo continua, envolvendo a ação da lipase hepática e resultando na formação das LDL.[11]

Na hidrólise das VLDL, essas lipoproteínas também estão sujeitas a trocas lipídicas com as HDL e LDL. Por intermédio da ação da proteína de transferência do éster de colesterol, as VLDL trocam TG por ésteres de colesterol com as HDL e LDL.[11]

Lipoproteína de baixa densidade

As LDL são produzidas no sangue pelo catabolismo das VLDL e apresentam conteúdo residual de TG, sendo compostas principalmente de colesterol e uma apo (apo B100). As LDL são capturadas por células do fígado ou periféricas pelos receptores de LDL (LDL-R). No interior das células, o colesterol livre pode ser esterificado para depósito por ação da enzima acil-CoA: colesterol-aciltransferase.[11]

A expressão dos LDL-R nos hepatócitos é a principal responsável pelo nível de colesterol sanguíneo e depende da atividade da enzima hidroximetilglutaril (HMG)CoA-redutase, necessária para a síntese intracelular do colesterol hepático. Com a diminuição do conteúdo intracelular do colesterol, ocorre aumento da expressão de LDL-R nos hepatócitos, e, consequentemente, maior captura de LDL, IDL e VLDL circulantes por essas células.[11]

A caracterização da proteína convertase subtilisina/kexina tipo 9 (PCSK9) ampliou os conhecimentos sobre o metabolismo do colesterol. A PCSK9 é uma protease expressa pelo fígado, pelo intestino e pelos rins,[16] capaz de inibir a reciclagem do LDL-R para a superfície celular, reduzindo o número de receptores e aumentando os níveis de LDL.[17]

Lipoproteína de alta densidade

A menor das lipoproteínas, a HDL, é formada no fígado, no intestino e na circulação e seu principal conteúdo proteico é representado pelas apos AI e AII. O colesterol livre da HDL, recebido das membranas celulares, é esterificado por ação da lecitina colesterolaciltransferase. A apo AI, principal proteína da HDL, é cofator dessa enzima. O processo de esterificação do colesterol, que ocorre principalmente nas HDL, é essencial para sua estabilização e seu transporte no plasma, no centro desta partícula.[11]

A partícula HDL transporta o colesterol dos tecidos periféricos até o fígado, onde é captado pelos receptores SR-B1, constituindo o chamado transporte reverso do colesterol. Nesse transporte, atua o complexo *ATP binding cassette A1*, que facilita a extração do colesterol da célula pelas HDL. A HDL também contribui de outras maneiras para a proteção vascular contra a aterogênese, com a remoção de lipídios oxidados da LDL, a inibição da fixação de moléculas de adesão de monócitos ao endotélio e o estímulo à liberação de óxido nítrico.[11]

O acúmulo de Qm e/ou de VLDL no sangue resulta em aumento dos TG e decorre da redução da hidrólise dos TG dessas lipoproteínas pela lipase lipoproteica ou do aumento da síntese de VLDL. Variantes genéticas das enzimas ou apo relacionadas com essas lipoproteínas podem causar aumento de síntese ou redução da hidrólise. A junção de lipoproteínas ricas em colesterol, como a LDL, no compartimento plasmático, resulta em aumento de colesterol. Este acúmulo pode ocorrer por doenças monogênicas, por conta de defeito no gene do LDL-R ou no gene da apo B100. Mutações do LDL-R já foram verificadas em portadores de hipercolesterolemia familiar. Mutação no gene que codifica a apo B100 pode causar aumento do colesterol por conta da deficiência no acoplamento da LDL ao receptor celular. A hipercolesterolemia resulta de mutações em múltiplos genes envolvidos no metabolismo lipídico, as hipercolesterolemias poligênicas. Nesses casos, a interação de fatores genéticos e ambientais determina o fenótipo do perfil lipídico.[11]

Aterosclerose

A aterosclerose é uma doença inflamatória crônica de origem multifatorial que ocorre em resposta à agressão endotelial, prejudicando principalmente a camada íntima de artérias de médio e grande calibres.[18] A formação da placa aterosclerótica inicia-se com a agressão ao endotélio vascular por diversos FR como DLP, HAS ou tabagismo. Como consequência, a disfunção endotelial aumenta a permeabilidade da camada íntima às lipoproteínas plasmáticas, favorecendo sua retenção no espaço subendotelial. Retidas, as partículas de LDL sofrem oxidação, causando a exposição de diversos neoepítopos e tornando-as imunogênicas. O depósito de lipoproteínas na parede arterial, no início da aterogênese, ocorre de maneira proporcional à concentração dessas lipoproteínas no plasma.[11]

Além do aumento da permeabilidade às lipoproteínas, outra manifestação da disfunção endotelial é o surgimento de moléculas de adesão leucocitária na superfície endotelial, processo estimulado pela LDL oxidada. As moléculas de adesão são responsáveis por atrair monócitos e linfócitos para o interior da parede arterial. Atraídos por proteínas quimiotáticas, os monócitos migram para o espaço subendotelial, onde se diferenciam em macrófagos, que, por sua vez, captam as LDL oxidadas, sem controle da quantidade recebida. Os macrófagos repletos de lipídios são chamados de células espumosas e são o principal componente das estrias gordurosas, lesões macroscópicas iniciais da aterosclerose. Uma vez ativados, os macrófagos são, em grande parte, responsáveis pela progressão da placa aterosclerótica mediante a secreção de citocinas, que amplificam a inflamação, e de enzimas proteolíticas, capazes de degradar colágeno e outros componentes teciduais locais. Outras células inflamatórias também participam do processo aterosclerótico. Os linfócitos T, embora menos numerosos que os macrófagos no interior do ateroma, são fundamentais na aterogênese. Mediante interação com os macrófagos, por exemplo, os linfócitos T podem se diferenciar e produzir citocinas que modulam o processo inflamatório local.[19]

Mediadores de inflamação estimulam a migração e a proliferação das células musculares lisas da camada média arterial que, ao migrarem para a íntima, passam a produzir não só citocinas e fatores de crescimento, mas também matriz extracelular, que formará parte da capa fibrosa da placa de aterosclerose. A placa desenvolvida é constituída por elementos celulares, componentes da matriz extracelular e núcleo lipídico e necrótico, formado principalmente por *debris* de células mortas. A ruptura desta capa expõe material lipídico altamente trombogênico, levando à formação de um trombo sobrejacente. Esse processo, também conhecido por aterotrombose, é um dos principais determinantes das manifestações clínicas da aterosclerose.[11]

Consumo alimentar

A relação entre DLP e DCV está bem estabelecida, assim como a relação das DLP com o consumo alimentar. Nesse sentido, a dieta deve ser sempre a primeira abordagem no tratamento proposto. O desafio é tornar a dieta uma mudança no estilo de vida e não apenas uma alteração passageira.[15]

Além da dieta, as mudanças de estilo de vida devem contemplar a atividade física e a perda de peso corporal, que podem contribuir com a redução de 20 a 30% dos valores de LDL-c e auxiliar na diminuição do risco de DM, HAS e formação de coágulos.[1]

Diferentes padrões dietéticos modulam os aspectos do processo aterosclerótico e os FR cardiovasculares, como os níveis de lipídios no plasma, a resistência à insulina e o metabolismo glicídico, a pressão arterial, os fenômenos oxidativos, a função endotelial e a inflamação vascular. Como consequência, o padrão alimentar está relacionado com a chance de eventos ateroscleróticos.[1,2]

Diretrizes internacionais e nacionais apontam para importância do seguimento de padrões alimentares saudáveis, como o padrão mediterrâneo e a dieta DASH, do inglês *Dietary Approach to Stop Hypertension*.[1,2,10-12] O *Guia Alimentar para a População Brasileira* também evidencia a importância do seguimento de padrões alimentares saudáveis e chama a atenção que simplesmente avaliar os nutrientes de forma isolada não esclarece por completo a influência da alimentação na saúde e ressalta que os benefícios devem ser atribuídos menos a um alimento único, e mais ao conjunto que integra o padrão alimentar.

Consumo de gorduras versus dislipidemias

As gorduras consumidas na dieta afetam os níveis de lipídios sanguíneos e influenciam os FR, protegendo ou estimulando o processo de aterosclerose.[1,2,11]

Estudos mostraram que o baixo consumo de gorduras estava associado a níveis mais baixos de colesterol e menor incidência de DAC, porém o tipo de gordura na dieta parece ser mais importante do que simplesmente a quantidade consumida.[1,11,15]

Um dos primeiros estudos sobre a relação do consumo de gorduras com maior risco de DCV foi o Estudo de Sete Países (*Seven Countries Study*),[20] o qual avaliou 12.770 homens. Os autores identificaram a relação entre o alto consumo de colesterol dietético e de gordura saturada e maior risco de desenvolver DAC. Verificaram, ainda, que o baixo risco de morte por DCV estava relacionado com o consumo de óleo de oliva. Os pesquisadores consideraram, portanto, os efeitos potenciais desse tipo de alimentação sobre o colesterol sérico como forma de explicar essa ligação biológica.

O estudo dos Hospitais Psiquiátricos Finlandeses (*Finnish Mental Hospital Study*) acompanhou mais de 10 mil homens e mulheres internados em dois hospitais psiquiátricos, adotando uma dieta experimental com leite desnatado misturado com óleo de soja no lugar do leite integral, e substituição da manteiga por margarina, o que resultou em reduções de 12 a 18% nos níveis de colesterol no plasma. Nos homens, a mortalidade por DAC foi reduzida significantemente em 53% no grupo da dieta experimental, enquanto nas mulheres a diminuição foi de 34%.[21]

O estudo de Oslo (*Oslo Diet Heart Study*) acompanhou durante 5 anos 412 indivíduos com histórico de IAM. Os pacientes foram selecionados para seguir dieta com baixa concentração de colesterol dietético (264 mg/dia) e baixa concentração de gordura saturada (8,4% das calorias totais), porém com alto teor de gordura poli-insaturada (15,5% das calorias totais), com 28% das calorias totais derivadas de óleo de soja (rico em ácido linoleico). Após esse acompanhamento, o grupo apresentou redução mediana de 14% do nível de CT, diminuição de 33% na incidência de IAM e redução de 26% na taxa de mortalidade por DAC.[22]

O estudo de Minnesota (*Minnesota Coronary Survey*) avaliou nove mil pacientes internados em hospitais psiquiátricos. O grupo tratado e o grupo-controle receberam dieta com 39% de gordura, mas a dieta do grupo tratado era rica em gordura poli-insaturada, baixa em gordura saturada e colesterol. Observou-se redução média de 14% nos níveis séricos de CT no grupo tratado.[23]

O Estudo do Coração de Lyon (*Lyon Diet Heart Study*) incluiu 423 pacientes em prevenção secundária (pacientes com histórico de IAM) e avaliou o efeito da dieta mediterrânea (experimental) comparada à dieta fase I do *National Cholesterol Education Program*. No decorrer do estudo houve tendência no grupo experimental a maior redução de LDL-c e aumento de HDL-c. Após período de 27 meses de acompanhamento (primeira fase do estudo e após ajustes para variáveis de prognóstico), o estudo mostrou redução de 76% do risco de morte cardíaca. A dieta mediterrânea consiste em uma alimentação com maior quantidade de gorduras monoinsaturadas e poli-insaturadas em relação às dietas tradicionais, além de maior quantidade de peixes, frutas, massas, vegetais, leguminosas e vinho. O resultado do Estudo de Lyon relatou redução de 65% no risco por morte cardíaca (p < 0,01) em indivíduos com cardiopatia coronária submetidos à dieta mediterrânea.[24]

Nesse sentido, desde a década de 1990, a principal recomendação dietética para redução do colesterol plasmático é diminuir o consumo de gorduras saturadas. Essas recomendações foram indicadas tanto pela ação dos AG saturados no aumento do LDL-c quanto no aumento do risco de DCV, evidenciado por estudos epidemiológicos.[1,25]

No entanto, discussões atuais questionam essas recomendações, pois, com a diminuição do consumo de gordura saturada, houve aumento no consumo de outros nutrientes, tais como carboidratos refinados.[1] Estudos mostram que a substituição de gordura saturada por carboidratos simples pode ter impacto no aumento do risco de DCV e desenvolvimento de DM.[25]

Gorduras saturadas

As gorduras consumidas não interferem da mesma maneira nos valores de colesterol sérico. A gordura saturada pode elevar a colesterolemia até três vezes mais que o colesterol dietético, pois favorece maior entrada de colesterol nas partículas de LDL, dificultando a retirada de LDL da circulação sanguínea.[1,11] O consumo excessivo de gordura saturada leva, ainda, à redução da expressão dos receptores hepáticos de LDL e à diminuição da fluidez das membranas, aumentando a LDL sérica.[1]

As principais fontes alimentares de gordura saturada são carnes gordurosas e produtos lácteos integrais.[1,11,15] A Tabela 63.7 apresenta a recomendação dos AG saturados de acordo com a ingestão de calorias no dia.

Gorduras poli-insaturadas

As duplas ligações dos AG poli-insaturados interferem na formação de estruturas ordenadas, mantendo essas gorduras em estado líquido (óleos) na temperatura ambiente.[1,11]

Os AG poli-insaturados reduzem o LDL-c e o colesterol sérico por menor produção e maior remoção de LDL, e alteração da estrutura das LDL, diminuindo o conteúdo de colesterol da partícula.[1,11,15]

Tabela 63.7 Recomendação de ácidos graxos saturados em gramas de acordo com a ingestão calórica.

VCT da dieta (kcal)	10% do VCT	7% do VCT
2.000	22 g	16 g
1.800	20 g	14 g
1.500	17 g	12 g
1.200	13 g	9 g

VCT, valor calórico total. Adaptada de Santos et al.[1] (2013).

As gorduras poli-insaturadas são representadas pelos AG da série ômega-3 (alfalinolênico [ALA], eicosapentaenoico [EPA], e docosaexaenoico [DHA]) e ômega-6 (araquidônico e linoleico).[1,11,15]

O AG linoleico é essencial (não pode ser sintetizado pelos seres humanos, só pode ser ingerido) e precursor dos demais AG da série ômega-6. Os AG ômega-6 são encontrados nos óleos vegetais, exceto óleo de coco, cacau e palma (dendê).

Os AG ômega-3 são encontrados em peixes de águas profundas e frias e sua concentração depende da composição do fitoplâncton do qual os peixes se alimentam. Os óleos de peixe, ricos em EPA (C20:5, ω-3) e DHA (C22:6, ω-3) inibem a síntese hepática de TG.[1,11,15]

Como se pode verificar na Figura 63.1, o filé/posta de peixe apresenta pouco ômega-3; entretanto o seu consumo deve ser incentivado, uma vez que, além de ser uma carne com pouca gordura, é fonte de proteínas de alto valor biológico e de micronutrientes. O peixe brasileiro que apresenta o melhor perfil de AG é a pescadinha, com menor quantidade de AG saturados em sua composição e a melhor relação ômega-6/ômega-3.[1] Contudo, um filé de 100 g é capaz de fornecer apenas 1% de ômega-3 em relação à quantidade recomendada diária.

Existem também as fontes de ômega-3 vegetais na forma de ALA encontradas nos tecidos verdes das plantas, na linhaça, na chia, no óleo de canola e de soja.

Gorduras trans

Na gordura *trans*, dois átomos de hidrogênio ligados ao carbono na dupla ligação estão localizados em lados opostos, formando uma molécula mais rígida e com configuração retilínea, assemelhando-se ao AG saturado.[1,2]

Os AG *trans* são isômeros geométricos dos AG insaturados, produzidos a partir da fermentação de bactérias em ruminantes, sendo encontrados em quantidades pequenas na carne e no leite e em grandes quantidades em alimentos ultraprocessados, o que acontece por meio da hidrogenação parcial dos óleos vegetais. Esse processo de hidrogenação aplica-se aos óleos vegetais líquidos à temperatura ambiente, com o objetivo de conferir consistência de semissólida a sólida a essas gorduras.[1]

Os AG *trans* estão presentes em diversos produtos industrializados que usam esse tipo de gordura para conferir textura e sabor aos alimentos. Podem ser encontrados em biscoitos, salgadinhos, sorvetes cremosos, tortas, frituras industriais, refeições estilo *fast-food* e ainda em diversos produtos de panificação, como pão francês, folhados, pão de batata e pão de queijo.[1,15]

A OMS recomenda que o consumo de gordura *trans* seja o menor possível e não ultrapasse 1% do valor calórico total (VCT) da dieta.[15]

Um estudo de revisão avaliou o resultado de estudos clínicos controlados sobre o risco e o desfecho cardiovascular e mostrou piora na função endotelial induzida pelos AG *trans* quando comparados aos AG saturados e detectou associação positiva entre o consumo de AG *trans* e eventos cardiovasculares.[26] A análise desses estudos evidenciou que a substituição isocalórica de 2% de AG *trans* na dieta aumentou em 24 a 34% o risco de IAM.[26]

Os AG *trans* estão relacionados com maior risco cardiovascular, pois aumentam o colesterol e o LDL-c,[27-30] e reduzem o HDL-c.[26]

Com a publicação dos efeitos nocivos dos AG *trans* na saúde, a indústria de alimentos foi obrigada a alterar a fonte de gordura usada em alguns produtos,[11,15] optando por gorduras interesterificadas, que podem ser produzidas industrialmente a partir de método enzimático ou químico (mais comum). O processo de interesterificação química é empregado para modificar óleos e gorduras, aumentando o seu ponto de fusão, o que possibilita a formação de uma gordura mais dura e altera as propriedades físicas de óleos por meio do rearranjo aleatório da distribuição de AG no glicerol sem alterar a composição química do óleo inicial. Dessa maneira, AG saturados são introduzidos na posição sn-2 do glicerol, e essa posição normalmente é ocupada por AG insaturados em óleos vegetais.[1]

Algumas empresas alimentícias têm substituído os AG *trans* por outros tipos de gordura. Mas também há preocupação acerca dos substitutos escolhidos, os AG saturados.[31]

Além disso, a indústria alimentícia baseia-se em porções estipuladas pela Agência Nacional de Vigilância Sanitária (Anvisa) e o fato de a porção apresentar-se como isenta de *trans* no seu rótulo não necessariamente assegura que o produto tenha sido produzido sem essa gordura.[1]

Diante do exposto, reconhecendo o impacto negativo da gordura *trans* no perfil lipídico, as diretrizes nacionais e internacionais recomendam sua exclusão da dieta.[2]

Gorduras monoinsaturadas

O principal AG monoinsaturado é o oleico (da série ômega-9), encontrado com maior concentração na natureza no azeite de oliva. A configuração *cis* (dois átomos de hidrogênio unidos pela dupla ligação no mesmo plano) introduz um ângulo na molécula do AG que impede a tendência natural à agregação das gorduras saturadas, que favorece o estado líquido na temperatura ambiente dos óleos ricos em AG oleico,[1] como o azeite de oliva, produto da extração dos frutos das oliveiras (*Olea europaea* Linnaeus).

O ácido oleico exerce efeito neutro sobre a colesterolemia. Foi observado que as dietas ricas em ácido oleico aumentam o HDL-c e podem reduzir o nível de LDL-c.[32,33]

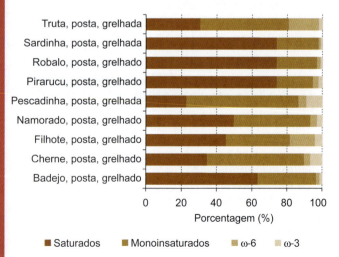

Figura 63.1 Peixes encontrados na costa brasileira ou no comércio em geral. Adaptada de Santos et al.[1] (2013).

Por isso, o ácido oleico está sendo cada vez mais empregado como substituto da gordura saturada, por viabilizar a manutenção de um aporte diário de gordura suficiente para a dieta ser palatável, sem efeitos indesejáveis sobre a colesterolemia.[1,11]

Os alimentos que apresentam maior conteúdo de ácido oleico são o azeite de oliva, o óleo de canola, o abacate e as oleaginosas (nozes, amêndoas e castanhas).[1,15]

Colesterol alimentar

O colesterol dietético aumenta a colesterolemia em várias espécies animais, incluindo os seres humanos, nos quais a absorção de colesterol é limitada (aproximadamente 40% do colesterol ingerido). Esse colesterol chega ao fígado transportado pelas partículas residuais de Qm.[11] A resposta da colesterolemia decorrente do consumo de colesterol alimentar é variável, e as razões para diferenças interpessoais ainda não estão totalmente elucidadas, mas alguns genótipos parecem influenciar as concentrações de LDL e VLDL. Há evidências de que a absorção intestinal de colesterol seja influenciada pelo genótipo das apo, de que indivíduos portadores do alelo E-4 apresentam maior absorção do colesterol alimentar, e de que os portadores do alelo E-2 absorvam menos colesterol alimentar quando submetidos a dieta rica em colesterol.[34,35]

Nos últimos anos, tem havido intenso questionamento sobre o papel do colesterol alimentar na incidência de complicações ateroscleróticas. Assim, as *Dietary Guidelines for Americans* retiraram a recomendação de que se restringisse a ingestão de colesterol a não mais do que 300 mg/dia.[36] Entretanto, sugerem que o consumo de colesterol proveniente da dieta deve ser o menor possível, como recomendado pelo Institute of Medicine. Em geral, as fontes alimentares que contêm altas quantidades de colesterol são também ricas em AG saturados, tais como carnes gordurosas, embutidos, alimentos ultraprocessados, sorvetes e laticínios ricos em gorduras. Assim, a recomendação foca na limitação de gorduras saturadas em menos de 10% ao dia, que deve ser suficiente para limitar também o colesterol alimentar.[2,36]

Alimentos funcionais

Alimentos funcionais são aqueles que oferecem benefícios à saúde além da nutrição básica, por apresentarem propriedades fisiologicamente ativas de seus componentes alimentícios.[37] A American Dietetic Association destaca que os alimentos com efeitos potencialmente benéficos sobre a saúde, quando consumidos regularmente, como parte de uma dieta variada e em níveis eficazes, podem ser chamados de funcionais.[38]

Soja

Trabalhos experimentais e clínicos sugerem que as proteínas e isoflavonoides da soja possam proporcionar benefícios em algumas doenças crônicas, incluindo as cardiovasculares, por isso a soja tem sido empregada como alimento funcional. Objeto de diversos estudos, a soja tem eficácia comprovada por seu efeito hipocolesterolêmico.

Metanálise de 38 trabalhos verificou que pacientes em dietas com proteína da soja em substituição à proteína animal apresentaram redução significativa de CT, LDL-c e TG. Nos trabalhos inseridos na revisão sistemática a ingestão de proteína da soja variou de 17 a 124 g por dia, e foram usados subprodutos proteicos da soja, como proteína isolada, proteína texturizada e combinações desses dois subprodutos.[39]

Um ensaio clínico randomizado multicêntrico realizado no Brasil comparou o efeito do extrato de soja *versus* leite desnatado e verificou que o consumo de 25 g de proteína de soja por dia pode reduzir o CT e o LDL-c, aumentar o HDL-c e diminuir a peroxidação lipídica em pacientes adultos com hipercolesterolemia primária.[40] Deve-se consumir a proteína da soja na quantidade média de 25 gramas ao dia (ou 6,25 g 4 vezes/dia).[40]

Aveia

As fibras viscosas e solúveis, inclusive a β-glicana da aveia, apresentam propriedades hipocolesterolêmicas. Metanálise com 37 estudos que testaram farelo ou farinha de aveia concluiu que a aveia teve efeito significante na redução do CT e do LDL-c em pacientes com hipercolesterolemia.[41] Para se alcançarem benefícios à saúde, é preciso consumir 13 g de farelo de aveia ou 20 g de farinha de aveia por dia.[41]

Ensaio clínico randomizado que avaliou 70 pacientes concluíram que a suplementação de farelo de aveia (30 g/dia, contendo 8,9 g de fibra dietética) pode ser benéfica na redução da pressão arterial e da frequência cardíaca em pacientes com hipertensão essencial.[42]

Linhaça

A linhaça é um alimento vegetal que oferece benefícios potenciais para a saúde cardiovascular, pois é fonte importante de ALA (ômega-3) e de lignanas, uma classe de fitoestrógenos. O teor de ácido α-linolênico na linhaça é maior do que qualquer outra semente oleaginosa, enquanto o teor de lignana na linhaça é 800 vezes maior do que em outros 66 alimentos vegetais avaliados.[43]

Um ensaio clínico randomizado verificou que a ingestão de bolinhos e pães contendo 38 g de linhaça ou sementes de girassol por 6 semanas foi suficiente para reduzir o colesterol e o LDL-c em 38 mulheres hipercolesterolêmicas no climatério. Apenas a linhaça reduziu as concentrações de Lp(a) no soro.[44]

Entretanto, deve-se ter especial cuidado com a compra e o armazenamento da semente de linhaça ou de seu óleo. A linhaça marrom apresenta conteúdo aproximado de 58% de AG ômega-3.[45,46] Em função desse elevado teor de gordura e da presença de três insaturações nessa molécula, o ômega-3 pode ser alterado por luz, temperatura, oxigênio[47,48] e por espécies reativas de oxigênio.[49]

Caso seja feito o consumo de óleo de linhaça, deve-se procurar por frascos que não sejam transparentes. Depois de aberto, o frasco deve ser armazenado em geladeira, devidamente fechado.[1]

A linhaça também é comercializada em forma triturada. O AG ômega-3 contido na semente está localizado em seu interior. Para acessar essa substância, o gérmen deve ser exposto, e a mastigação pode não ser suficiente; por isso, a trituração é uma alternativa bastante adotada. A linhaça triturada comercializada em supermercados é armazenada em embalagens plásticas transparentes e em contato direto com a luz artificial dos ambientes. Além disso, não é possível garantir o método de trituração adotado pela indústria, e o tempo de exposição da semente à luz e ao oxigênio antes de ser embalada.[1]

Nesse sentido, a recomendação da *Atualização da Diretriz Brasileira de Dislipidemias e Prevenção da Aterosclerose* de 2017[8] é que se compre a semente em seu estado bruto, e não triturada. A trituração pode ser feita em liquidificador ou pilões tradicionais. Além disso, deve-se armazenar rapidamente esse pó em frascos (abrigado da luz), adequadamente tampados (abrigado do oxigênio) e mantidos em congelador ou geladeira (abrigado de alta temperatura). No momento de seu uso, deve-se retirar apenas a quantidade a ser usada, guardando novamente o frasco.

Caso não seja possível seguir tais recomendações, esse produto não deve ser consumido triturado, pois a gordura oxidada ou rancificada pode ser deletéria ao organismo.[1,50]

Chia

É uma semente originária da planta do deserto *Salvia hispanica L.*, no sul do México. É rica em AG ômega-3, fibras alimentares e proteínas. A maior vantagem da chia em relação à linhaça é a sua durabilidade e digestibilidade. Após o consumo de 25 g de semente de chia por dia durante 7 semanas houve elevação dos níveis plasmáticos de ALA e EPA em mulheres pós-menopausa em 138% e 30%, respectivamente. A chia pode ser utilizada em iogurtes, saladas, sucos, vitaminas, cereais, massas de pães e bolos e em vários outros alimentos.[51]

Oleaginosas

As oleaginosas foram os primeiros frutos secos a terem seus benefícios à saúde cardíaca investigados. Diversos estudos mostraram que amêndoas, macadâmias, pistaches, avelãs e pecãs podem reduzir significantemente o CT e o LDL-c, se consumidos como parte de uma dieta com baixos teores de gordura saturada e de colesterol.[52-57]

O estudo *Prevención con Dieta Mediterránea* (PREDIMED) acompanhou mais de 5.000 indivíduos com alto risco cardiovascular por quase 5 anos, submetidos à dieta mediterrânea suplementada com 50 g/dia de azeite de oliva extravirgem ou 30 g/dia de oleaginosas. Ambos foram comparados com aqueles que consumiram dieta controle com menor conteúdo de gorduras (30% do VCT). Os resultados indicaram que ambos os grupos apresentaram menos eventos cardiovasculares (risco relativo [RR] = 0,83).[58]

Fitosteróis

São compostos naturais presentes em alimentos de origem vegetal que reduzem o colesterol sérico por sua capacidade de reduzir a absorção do colesterol no intestino. Os fitosteróis mais comuns são o sitosterol, o campesterol e o estigmasterol, sendo o betassitosterol extraído de óleos vegetais.[15]

Óleos vegetais, cereais, grãos e demais vegetais são fontes de fitosteróis. O consumo habitual desses compostos em populações ocidentais é de 100 a 300 mg/dia,[59-60] podendo chegar em 600 mg/dia em vegetarianos.[61]

A suplementação de 2 g ao dia de fitoesteróis reduz o CT (em 8,2%) e o LDL-c (em 9,3%),[62,63] com reduções maiores em crianças e adolescentes (19%), e em pacientes com hipercolesterolemia familiar. Pode haver redução de TG de 6 a 20%.[64] Em média, o consumo de 2 g ao dia pode reduzir o LDL-c em cerca de 10%, com diminuições maiores quando associado a dieta baixa em gorduras saturadas e colesterol.[64] Seu consumo deve estar associado a uma alimentação equilibrada e hábitos de vida saudáveis. Em indivíduos com fitosterolemia, seu uso é contraindicado.[11]

A Tabela 63.8 mostra a quantidade média necessária de alguns alimentos funcionais necessária para atingir os benefícios citados.

Alimentos considerados polêmicos

Coco e óleo de coco

O coco e seu óleo vêm sendo largamente consumidos pela população brasileira em busca de benefícios para a saúde.

São alimentos naturalmente ricos em gorduras saturadas (ácido láurico). O óleo de coco é composto, quase em sua totalidade (92%), por AG saturados. Estes proporcionam perfil lipídico mais favorável do que a gordura sólida rica em AG

Tabela 63.8 Quantidade média necessária de alguns alimentos funcionais para atingir os benefícios citados.

Alimento	Quantidade	
Soja	25 g/dia	iStock: ©naito8
Aveia	13 g de farelo/dia OU 20 g de farinha de aveia/dia	iStock: ©Okea
Linhaça	38 g/dia	iStock: ©YelenaYemchuk
Chia	25 g/dia	iStock: ©m-chin
Oleaginosas	30 g/dia	iStock: ©Julia_Sudnitskaya
Fitosteróis	2 g/dia	iStock: ©DronG, ©tashka2000, ©AnnaPustynnikova

trans.[65] Quando comparado aos demais tipos de gorduras saturadas, especialmente ácido mirístico e palmítico, o ácido láurico apresenta maior força para elevar o LDL-c, bem como HDL-c.

Um ensaio clínico realizado no Brasil durante 12 semanas mostrou redução da relação LDL/HDL, aumento do HDL-c e redução da circunferência abdominal em mulheres em uso diário de suplementos dietéticos com 30 mℓ de óleo de coco.[66] Porém, apesar dos potenciais benefícios do óleo de coco, estudos em ratos comprovaram o efeito hipercolesterolêmico do coco e seus subprodutos quando comparado ao azeite de oliva e ao óleo de girassol. O grupo tratado com óleo de coco apresentou aumento significativo da fração não HDL e dos TG.[67] É necessária a realização de mais ensaios clínicos randomizados e controlados de longa duração e de estudos epidemiológicos para se recomendar o óleo de coco em substituição a outros óleos vegetais.

Óleo de palma

A palma ou dendê é o fruto dado pelo dendezeiro, palmeira originária da África. Dois tipos de óleos podem ser obtidos a partir do mesmo fruto, os óleos de palma (extraído da polpa) e de palmiste (extraído da amêndoa).

A indústria de alimentos encontrou no óleo de palma um substituto para a gordura *trans*, elevando seu consumo nos últimos anos por meio de alimentos ultraprocessados.

Estudos em animais e em humanos compararam o efeito de diferentes tipos de dietas no perfil lipídico, entre elas a dieta com alto teor de óleo de palma, e observaram aumento significante no LDL-c e no CT.[68-70] Esse é, portanto, mais um fator para que os pacientes evitem o consumo dos alimentos ultraprocessados.

Ovo

É um alimento versátil, usado em receitas salgadas e doces, de baixo custo, fonte de vários nutrientes, vitaminas e minerais e oferece proteína de alta qualidade e lipídios (colesterol).[1] Um ovo pode conter de 50 a 250 mg de colesterol, dependendo do tamanho.

É difícil estabelecer relação de causalidade entre consumo de ovos e DCV após análise das evidências. A divergência de resultados de estudos observacionais sugere cautela de consumo especialmente entre portadores de DM2 e indivíduos hiper-responsivos ao colesterol alimentar. Por se tratar de um alimento de alta densidade nutritiva e proteica, sugere-se que faça parte da dieta, desde que dentro de um padrão alimentar saudável.[2] Pesquisas indicam que a ingestão de um ovo ao dia pode ser aceitável.[1]

Um fator que interfere é o preparo do ovo. Quando frito ou mexido, há adição de gorduras, aumentando calorias e, dependendo do tipo de gordura adicionado, elevando o colesterol sérico.

Chocolate

O chocolate é um alimento bastante consumido pela população brasileira, *in natura* ou em preparações. A gordura do chocolate, derivada do cacau, contém dois AG saturados, o ácido palmítico e o esteárico, e o ácido oleico (monoinsaturado), além de uma pequena quantidade de outros AG.[71,72] Os ingredientes básicos do chocolate são cacau, manteiga de cacau, açúcar, leite e lecitina; entretanto, outros ingredientes como castanhas, cereais e frutas podem ser incorporados na fabricação, tornando-o um produto de alta densidade energética, rico em carboidratos e gorduras. O chocolate também contém polifenóis e minerais, tais como potássio, magnésio, ferro e zinco.[2]

O consumo de chocolate amargo foi associado à melhora da função endotelial e de FR para DCV. Esse efeito do cacau parece estar relacionado com os flavonoides (antioxidantes).[15] Os efeitos cardioprotetores relatados incluem:

- Diminuição da suscetibilidade de oxidação da LDL
- Diminuição da agregação plaquetária e da expressão de molécula de adesão
- Ativação do óxido nítrico
- Redução da pressão arterial
- Aumento da sensibilidade à insulina.[15,72]

Ainda não há consenso sobre a quantidade de chocolate amargo para obter esses benefícios.[15]

Atenção especial deve ser dada aos chocolates confeccionados com leite integral, pois podem conter grande quantidade de AG mirístico e láurico, que aumentam o colesterol sérico. Além disso, muitos chocolates contêm grandes quantidades de açúcares simples e calorias. Portanto, deve-se orientar a leitura atenta da lista de ingredientes no rótulo dos chocolates e sempre dar preferência àqueles cujo primeiro ingrediente seja o cacau.

Manteiga

A manteiga é o produto gorduroso obtido da batedura do creme de leite fresco e fermentado pela adição de fermento láctico.

Um estudo realizado no Brasil[73] analisou a composição da manteiga e os AG encontrados em maior proporção foram: mirístico, palmítico, esteárico e oleico. Os ésteres de colesterol compõem aproximadamente 10% dos esteróis do leite.

Estudos com indivíduos hipercolesterolêmicos e com síndrome metabólica, comparando os diferentes tipos de margarina e manteiga, verificaram que o valor de LDL-c manteve-se inalterado ou pouco aumentado após consumo de manteiga.[74-76] Porém, os estudos testaram diversas quantidades de produto e o tempo de seguimento variou, mantendo-se a controvérsia sobre a ação da manteiga no perfil lipídico.[1] Assim, o uso de manteiga deve ser avaliado e pode ser inserido em um padrão alimentar saudável e individualizado.

Lácteos

O leite e seus derivados são importante fonte de proteína de alto valor biológico e cálcio. Entretanto, o consumo de lácteos integrais pode elevar o consumo de AG saturados, especialmente mirístico, que apresenta forte correlação com aumento do risco de DCV. O consumo de lácteos desnatados faz parte das recomendações da dieta DASH (tratada no Capítulo 79, *Hipertensão*), padrão alimentar originalmente desenvolvido para o tratamento de hipertensão que, por apresentar benefícios cardiometabólicos, é indicado para adultos e adolescentes.

O iogurte também é um alimento fonte de proteína de alto valor biológico, cálcio, magnésio, vitamina B_{12}, ácido linoleico conjugado e outros AG essenciais. Além disso, contém culturas bacterianas benéficas, tornando-se uma fonte potencial de probióticos. A maioria das evidências atuais sugere que os iogurtes desnatados têm efeito neutro ou positivo nas DCV.[77] Entretanto, deve-se ter cuidado na indicação dos iogurtes, pois a inclusão de alguns produtos, ricos em açúcar simples e aditivos, como corantes, conservantes e espessantes, pode impactar negativamente o risco de DCV.

O queijo é produzido pela coagulação do leite de vacas, cabras, ovelhas, búfalas e/ou outros mamíferos. É um alimento constituído de proteínas, lipídios, carboidratos, minerais, cálcio, fósforo e vitaminas. Acredita-se que queijos de cor branca sejam adequados à saúde cardiovascular, porém alguns deles são feitos com leite integral. Dessa maneira, qualquer queijo cujo principal ingrediente seja o leite integral será fonte de gorduras saturadas.[78]

Recomenda-se controlar o tamanho das porções de lácteos consumidas[1] e verificar a quantidade de gordura saturada no rótulo dos produtos. A Figura 63.2 apresenta o conteúdo de AG saturados totais em alimentos lácteos por 100 gramas de alimento.

Carnes

As carnes mais consumidas no Brasil são de frango, boi e suínos, e são importantes fontes de proteínas de alto valor biológico, fornecendo aminoácidos essenciais, vitaminas e minerais. A quantidade de gordura, bem como a distribuição de AG, varia de acordo com o animal e o tipo de corte. O alto consumo de carnes vermelhas e processadas se associa ao aumento de risco de DCV, razão pela qual sua ingestão deve ser moderada e estar de acordo com o total de AG saturados recomendados na dieta.[2]

Quanto ao preparo dos alimentos, o valor do colesterol, independentemente do tipo de carne, não varia de modo significativo. O problema está na quantidade de gordura saturada.[79] Ao se prepararem quaisquer tipos de carnes, é necessário remover a gordura aparente e a pele de aves e peixes, pois a gordura pode penetrar na carne durante o preparo.

Entre os tipos de preparo, deve-se dar preferência ao grelhado, pois essa técnica evita a reabsorção da gordura pela carne.[79] Além disso, é preferível a carne bem passada, pois a malpassada com gordura apresenta as maiores taxas de gordura saturada e, portanto, deve ser evitada.[80,81] Quando os alimentos são cozidos, a água usada no processo deve ser descartada, para não se consumir a gordura.[79]

Bebidas alcoólicas

O consumo de bebidas alcoólicas reconhecidamente constitui um FR para a HAS, além de poder elevar os TG, a glicemia e favorecer o ganho de peso corporal. Seu consumo, portanto, deve ser desencorajado.[11,15]

Os indivíduos já habituados a consumir bebidas alcoólicas não devem ultrapassar o consumo de 30 mℓ de etanol/dia para homens e 15 mℓ para mulheres, exceto se houver alguma condição clínica que contraindique o consumo de qualquer quantidade de bebida alcoólica.

Não se deve recomendar o consumo de bebidas alcoólicas a quem não as consome, tendo em vista que ainda há controvérsias em relação à segurança e ao benefício cardiovascular no consumo de baixas doses pela população.[15]

TERAPIA NUTRICIONAL

Várias estratégias nutricionais são capazes de manter a saúde cardiovascular e/ou de reduzir o risco cardiovascular. A dieta é uma delas e deve ser equilibrada e adequada para atingir as necessidades nutricionais individuais do paciente, levando-se em conta os hábitos alimentares e culturais, a condição socioeconômica e as preferências individuais. É essencial o incentivo ao consumo de alimentos frescos e saudáveis, como frutas, verduras e legumes, grãos e cereais integrais, feijões, laticínios magros, peixes e carnes magras, enfatizando-se a redução do conteúdo de sódio, açúcares e alimentos ultraprocessados (fontes de gorduras *trans*). Além disso, deve-se orientar a substituição de alimentos ricos em gorduras ruins por outros com perfis mais adequados de AG (Tabela 63.9). Esses preceitos também estão indicados no *Guia Alimentar para a População Brasileira*.

No caso das hipertrigliceridemias, as principais intervenções são: dieta, atividade física, redução ou manutenção do peso corporal, e restrição ao álcool. O nível sérico de TG é muito sensível a variações do peso corporal e a alterações na composição da dieta, particularmente quanto à qualidade e à quantidade de carboidratos e gorduras. A recomendação desses nutrientes na dieta depende do tipo de hipertrigliceridemia, que pode se apresentar na forma primária ou secundária.

A dieta indicada para a hipertrigliceridemia primária grave baseia-se na redução drástica de gordura na dieta, que deve atingir, no máximo, 10% do VCT.[82] Esse cardápio deve ser elaborado por nutricionista, que deve acompanhar o paciente, se possível semanalmente, em função da possível dificuldade no preparo dos alimentos.

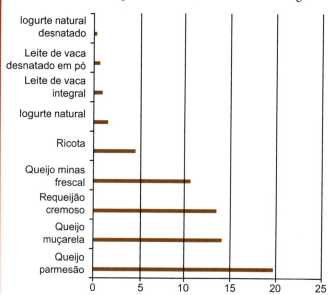

Figura 63.2 Quantidade de ácidos graxos saturados em alimentos lácteos por 100 gramas de alimento. Adaptada de Izar et al.[2] (2021).

Tabela 63.9 Composição em ácidos graxos dos diferentes óleos e gorduras usados no consumo humano e industrialmente.

Gordura ou óleo	AG saturados (%)	AG mono-insaturados (%)	AG poli-insaturado (ômega-6) (%)	AG poli-insaturado (ômega-3) (%)
Canola	6	58	26	10
Girassol	9	13	78	0
Milho	13	25	61	1
Azeite	14	77	8	1
Soja	15	24	54	7
Amendoim	18	48	34	0
Algodão	27	19	54	0
Gordura de porco	41	47	11	1
Manteiga	66	30	2	2
Palma	51	39	10	0
Gordura bovina	52	44	3	1
Coco	92	6	2	0

AG, ácidos graxos. Adaptada de Dziezak[81] (1989).

Tabela 63.10 Recomendações dietéticas para o tratamento das dislipidemias.

Recomendações	LDL-c dentro da meta e sem comorbidades[*] (%)	LDL-c acima da meta ou presença de comorbidades[*] (%)	TG limítrofe: 150 a 199 mg/dℓ (%)	TG elevado: 200 a 499 mg/dℓ (%)	TG muito elevado:[**] > 500 mg/dℓ (%)
Perda de peso	Manter peso saudável	5 a 10	Até 5	5 a 10	5 a 10
Carboidrato (%VCT)	50 a 60	45 a 60	50 a 60	50 a 55	45 a 50
Açúcares de adição (%VCT)	< 10	< 10	< 10	5 a 10	< 5
Proteína (%VCT)	15	15	15	15 a 20	20
Gordura (%VCT)	25 a 35	25 a 35	25 a 35	30 a 35	30 a 35
AG *trans* (%VCT)	Excluir da dieta				
AG saturados (%VCT)	< 10	< 7	< 7	< 5	< 5
AG monoinsaturados (%VCT)	15	15	10 a 20	10 a 20	10 a 20
AG poli-insaturados (%VCT)	5 a 10	5 a 10	10 a 20	10 a 20	10 a 20
Ácido linolênico (g/dia)	1,1 a 1,6	–	–	–	–
EPA e DHA (g)	–	–	0,5 a 1	1 a 2	> 2
Fibras	25 g, sendo 6 g de fibra solúvel	–	–	–	–

[*]Comorbidades: hipertensão arterial sistêmica, diabetes, sobrepeso ou obesidade, circunferência da cintura aumentada, hipercolesterolemia, hipertrigliceridemia, síndrome metabólica, intolerância a glicose ou aterosclerose significativa. [**]Recomendação dietética na hipertrigliceridemia primária homozigótica. *AG*, ácidos graxos; *DHA*, ácido docosaexaenoico; *EPA*, ácido eicosapentanoico; *LDL-c*, colesterol de lipoproteínas de baixa densidade; *TG*, triglicerídeo; *VCT*, valor calórico total. Adaptada de Santos et al.[1] (2013); Miller et al.[85] (2011).

Na hipertrigliceridemia primária moderada, é recomendado o consumo de aproximadamente 25 a 35% das calorias na forma de gorduras e deve haver controle da ingestão de açúcares. Na hipertrigliceridemia de causa secundária, observada na obesidade e no DM, é recomendado o controle de gorduras de 30 a 35% das calorias e a adequação no consumo de carboidratos, com restrição de açúcares.[11]

A terapia nutricional no IAM e na IC tem como objetivos principais diminuir a sobrecarga cardíaca, promover a recuperação ou manutenção do estado nutricional e garantir ingestão adequada de nutrientes, por meio de dieta equilibrada e individualizada (considerando idade, sexo, peso corporal e doenças associadas).[15]

Na IC, a dieta pode melhorar os sintomas, a capacidade funcional e a qualidade de vida dos indivíduos. Apesar de o aumento do índice de massa corporal elevar o risco de desenvolvimento de IC, ele também apresenta relação com melhores prognósticos em paciente com IC crônica e aguda descompensada.[7]

Vale mencionar que não basta calcular e prescrever uma dieta seguindo as recomendações (Tabela 63.10). O nutricionista precisa orientar os pacientes sobre a aquisição, o modo de conservação e o preparo dos alimentos, pois quando se trata de gorduras, diferentemente de outros macronutrientes, deve-se preservar ao máximo suas propriedades benéficas e evitar alterações químicas em suas estruturas, capazes de aumentar ainda mais o risco de eventos cardiovasculares.[83-85] A conservação da estrutura dos AG nos alimentos tem se tornado uma preocupação nas estratégias de ações nutricionais.[1]

A recomendação final é elaborar cardápios com receitas comuns, indicando técnicas de pré-preparo, modos de cocção e substituições necessárias de ingredientes. É preciso conhecimento de culinária (técnica dietética) para orientar a elaboração de pratos saborosos, saudáveis e bem apresentados.

CONSIDERAÇÕES FINAIS

Para obter êxito na terapia nutricional das doenças cardiovasculares, o paciente deve ser acompanhado por nutricionista. O profissional deve orientar, acompanhar e estimular o seguimento da dieta, além de estar atualizado sobre metas terapêuticas, abordagens holísticas em saúde, novas pesquisas, novos alimentos lançados e verificar novas estratégias para os casos de insucesso. Além disso, na atualidade, tem-se preconizado avaliar e propor padrões alimentares mais saudáveis e não supervalorizar alimentos e suplementos alimentares de maneira única, com uma abordagem mais racional na prevenção cardiovascular, adequando-se o consumo calórico, a inclusão de frutas, verduras e legumes, grãos e cereais integrais, feijões, laticínios magros, pescados e carnes magras, restringindo o consumo de carboidratos refinados, alimentos ultraprocessados (ricos em açúcares, sal e gorduras), priorizando-se as gorduras mais saudáveis, em detrimento das saturadas e *trans*.

REFERÊNCIAS BIBLIOGRÁFICAS

As referências consultadas para a elaboração deste capítulo estão disponíveis *online* no Ambiente de aprendizagem do GEN.

COMO CITAR ESTE CAPÍTULO

ABNT
BRICARELLO, L. P. Doenças cardiovasculares. *In*: ROSSI, L.; POLTRONIERI, F. (org.). *Tratado de Nutrição e Dietoterapia*. 2. ed. Rio de Janeiro: Guanabara Koogan, 2023. p. 736-747.

VANCOUVER
Bricarello LP. Doenças cardiovasculares. In: Rossi L, Poltronieri F (Orgs.). Tratado de nutrição e dietoterapia. 2. ed. Rio de Janeiro: Guanabara Koogan; 2023. p. 736-47.

CAPÍTULO

64

Doença Pulmonar Obstrutiva Crônica

Helena Maria de Albuquerque Ximenes

INTRODUÇÃO

Há mais de 200 anos, René Laennec publicou pela primeira vez uma descrição de enfisema, um importante elemento biopatológico do que hoje é conhecido como a doença pulmonar obstrutiva crônica (DPOC),[1] uma doença frequentemente fatal do trato respiratório que atinge cerca de 500 milhões de indivíduos em todo mundo. A DPOC se manifesta via uma resposta inflamatória crônica a irritante, especialmente o uso do tabaco.[2]

A malnutrição é comum no paciente com DPOC e normalmente está associada a caquexia, sarcopenia e perda de peso, resultando em evolução do comprometimento pulmonar, diminuição da capacidade de realizar atividades motoras comuns do cotidiano e aumento dos casos de exacerbação da doença.

À medida que a doença progride, o estado nutricional dos pacientes mais graves pode ficar muito comprometido, especialmente se estiver presente a síndrome de caquexia pulmonar. Portanto, o manejo nutricional adequado de pacientes com DPOC é fundamental para a qualidade de vida desses pacientes e para preservar a função pulmonar. Além disso, a nutrição também tem sido apontada como fator determinante no desenvolvimento da doença, podendo exercer importante papel na prevenção dessa condição que pode ser muito debilitante e conta com alta taxa de mortalidade.[3]

EPIDEMIOLOGIA DA DPOC

Segundo a Organização Mundial da Saúde (OMS), a DPOC é considerada a terceira causa de morte no mundo, chegando a 3,23 milhões de mortes em 2019.[4] A prevalência varia de 15 a 20% na Europa em adultos com 40 anos,[2] enquanto no Brasil essa taxa ficou em 17%, maior do que a prevalência estimada para o mundo de 11,4%.[5] A maioria dos estudos sobre a etiologia da DPOC aponta para o ato de fumar como a principal causa da doença, com 80 a 90% dos casos sendo encontrados em fumantes ou ex-fumantes.[2] Outras causas incluem atividades ocupacionais, como o trabalho com beneficiamento de pedras; ambientais, como a poluição do ar e o uso de fogão e aquecimento a lenha, muito comum ainda em regiões mais economicamente vulneráveis do planeta.[5]

Outro importante dado sobre a doença é o fato de a incidência da DPOC ser maior em homens do que em mulheres, mas não somente a incidência: a taxa de mortalidade se apresenta em maiores níveis também nos homens, aumentando naqueles com idade superior a 45 anos. É uma doença que se apresenta em diferentes estágios clínicos e o risco de morte é associado aos diferentes estágios com uma razão de chance de 2,7 para os casos graves e de 1,6 para os moderados.[2]

A DPOC é uma doença crônica caracterizada por períodos de exacerbação, momentos em que há necessidade de hospitalização, o que aumenta significativamente os gastos com a doença. Nos EUA, cada exacerbação custa de US$ 88 a mais de US$ 7.000.[5]

No Brasil é a quinta causa de morte, vindo atrás da doença isquêmica do coração, doença cerebrovascular, infecção de vias respiratórias inferiores, e Alzheimer e outras demências. Nos últimos anos, no Brasil, tem sido a quinta maior causa de internação no Sistema Único de Saúde entre indivíduos com mais de 40 anos, causando um gasto anual aproximado de mais de R$ 70 milhões.[6] O alto custo à saúde pública e o alto comprometimento da qualidade de vida dos portadores da doença exigem medidas preventivas eficientes, principalmente medidas educativas contra a principal causa da doença, o ato de fumar.

FISIOPATOLOGIA E CARACTERÍSTICAS CLÍNICAS DA DPOC

A DPOC é uma doença comum, tratável e prevenível caracterizada por sintomas respiratórios persistentes e limitação do fluxo de ar devido a anormalidades nas vias respiratórias e/ou nos alvéolos em geral causadas por exposição significativa a partículas e gases nocivos (especialmente o fumo, mas também poluentes ambientais e ocupacionais, como uso de carvão ou querosene para cozinhar ou aquecer, forno a lenha, sílica, queima de biomassa etc.) e por fatores intrínsecos ao indivíduo, tais como desenvolvimento anormal dos pulmões, hiper-responsividade e suscetibilidade genética (deficiência da alfa-1-antitripsina).[7]

Independentemente da causa da DPOC, a obstrução do fluxo de ar característica da doença decorre de uma associação de inflamação nas vias respiratórias (bronquiolite respiratória) e destruição parenquimatosa (enfisema).[6] Por trás dessas alterações está o estresse oxidativo como principal mecanismo fisiopatológico. Tomando o cigarro como exemplo, cada tragada contém cerca de 10 radicais livres, incluindo espécies reativas de oxigênio (EROs). EROs causam diversos danos às células por meio de vários mecanismos, entre eles danos ao ácido desoxirribonucleico (DNA), peroxidação lipídica, oxidação de aminoácidos e oxidação de cofatores enzimáticos inorgânicos.[2]

Após a inalação da fumaça do cigarro, a resposta inicial do organismo é orquestrada pelo sistema imune inato, que inclui o epitélio, o elevador mucociliar e células inflamatórias (como macrófagos e neutrófilos), as quais protegem as vias respiratórias de irritantes e microrganismos. Esse processo agudo é mediado principalmente pelo receptor *Toll-like* 4 (TLR-4) e receptor da interleucina-1 (IL-1). Após ser estimulado, esse complexo de receptores ativa o inflamossoma por meio da liberação da IL-1. A segunda linha de defesa é a imunidade adaptativa, largamente mediada pelos linfócitos T no trato respiratório. Na maioria dos fumantes, o ônus do tabagismo é dividido entre diferentes mecanismos de defesa do organismo: antiproteases, mecanismos de reparo do DNA e enzimas antioxidantes como a superóxido dismutase. No entanto, no caso da DPOC, as defesas falham e os danos às células se tornam irreversíveis.[2]

Segundo o último relatório da Global Initiative for Chronic Obstructive Lung Disease (GOLD, 2022),[7] os sintomas mais comuns de DPOC incluem dispneia e tosse com ou sem escarro, mas outras manifestações devem ser observadas como descrito na Tabela 64.1.

Tabela 64.1 Indicadores a serem usados no diagnóstico da doença pulmonar obstrutiva crônica (DPOC).

Sintomas	Características
Dispneia	Progressiva ao longo do tempo Piora com exercícios Persistente
Tosse crônica	Pode ser intermitente e sem produção Chiado recorrente
Produção crônica de escarro	Qualquer padrão crônico de escarro pode indicar DPOC
Infecções recorrentes do trato respiratório inferior	
História dos fatores de risco	História clínica para fatores genéticos (anormalidades congênitas e de desenvolvimento etc.) Tabagismo (inclusive preparações populares locais) Exposição a poluentes ou fumaça (p. ex., uso de forno a lenha) Exposição a irritantes ocupacionais (gases, poeira, fumaça, outros químicos)
História familiar de DOPC e da infância	Baixo peso ao nascer, infecções respiratórias na infância

Adaptada de Global Initiative for Chronic Obstructive Lung Disease (GOLD, 2022).[7]

Portanto, a DPOC deve ser considerada em qualquer paciente que apresente dispneia, tosse ou produção de escarro crônicas e/ou história de exposição a fatores de risco da doença. Além dos sintomas, o diagnóstico deve ser complementado pelo exame de espirometria, que é o método mais reprodutível e objetivo na avaliação da limitação do fluxo de ar, mas tem fraca especificidade e, por isso, deve ser acompanhado pela avaliação da sintomatologia. O exame de espirometria deve ser realizado após uma dose de broncodilatador (BD) e um valor de volume expiratório forçado em 1 segundo (VEF1) < 0,70 confirma a limitação do fluxo de ar e, assim, da DPOC. O exame ainda é usado para classificar, funcionalmente, a obstrução ao fluxo de ar em leve, moderada, grave ou muito grave (GOLD 1, 2, 3 e 4, respectivamente), de acordo com a redução do volume expiratório forçado em 1 segundo (VEF1) pós-BD (Tabela 64.2).[7]

Para tornar a avaliação dos sintomas mais adequada, atualmente é proposto o uso de ferramentas que avaliem o paciente além de somente a descrição de dispneia. Para tanto, é proposta a aplicação do COPD Assessment Test (CAT™) e do COPD Control Questionnaire (CCQ©). Para mais detalhes, acesse o relatório de 2022 da Global Initiative for Chronic Obstructive Lung Disease (GOLD, 2022).[7]

Outros exames podem ser adotados no diagnóstico, como radiografia de tórax, exames bioquímicos (gasometria arterial, medida da alfa-1-antitripsina), oximetria em repouso, eletrocardiograma em repouso, ecocardiograma e teste de esforço. Adicionalmente, a avaliação diagnóstica complementar deve incluir

a identificação de comorbidades, bem como avaliar sintomas psiquiátricos (especialmente depressão) e estado nutricional. Preconiza-se, ainda, avaliar o perfil de risco cardiovascular, frequentemente elevado nesses pacientes, e a doença periodontal que está associada ao tabagismo e aumenta o risco de infecções respiratórias, motivo pelo qual deve ser identificada e tratada.

Os exames e as ferramentas utilizadas no diagnóstico da DPOC devem também ser aplicadas ao longo do acompanhamento do paciente por meio de avaliações periódicas. Os objetivos dessas avaliações são determinar o nível de limitação de fluxo de ar ao longo do tempo e seu impacto na qualidade de vida do paciente e de seu estado de saúde, determinar o risco de eventos futuros (p. ex., exacerbações, admissões hospitalares, óbito) e para guiar mudanças na terapia. Para alcançar tais objetivos, a avaliação deve considerar alguns aspectos da doença separadamente: a presença e a gravidade de anormalidades espirométricas, os sintomas atuais e sua magnitude, a história de exacerbações moderadas e graves e a presença de comorbidades.[7]

A DPOC pode ser pontuada por períodos agudos de piora dos sintomas respiratórios chamados de exacerbação. A exacerbação é um evento caracterizado por dispneia e/ou tosse e expectoração que piora em ≤ 14 dias, podendo ser acompanhada por taquipneia e/ou taquicardia, frequentemente associada a um aumento de inflamação local e sistêmica causada por infecção do trato respiratório, poluição ou outros danos às vias respiratórias. Normalmente, esses episódios exigem hospitalização do paciente, em especial para dar suporte respiratório e promover correção dos casos mais graves, que podem apresentar hipercapnia e acidose.[1]

A DPOC frequentemente coexiste com outras doenças que podem impactar significativamente no curso da doença. Dentre essas comorbidades, as mais comuns são doenças cardiovasculares e câncer de pulmão, o qual aumenta consideravelmente a mortalidade. Outras comorbidades comuns em pacientes com DPOC, infelizmente subdiagnosticadas, são a osteoporose e a depressão/ansiedade que são associadas a piores prognósticos e maior comprometimento do estado de saúde. Outra associação preocupante é o refluxo gastresofágico (RGE) que aumenta o risco de exacerbações e, também, compromete mais ainda a qualidade de vida do paciente. No entanto, a presença de comorbidades não deve ser motivo para a interrupção do tratamento da DPOC e a complexidade do tratamento de múltiplas condições clínicas deve ser direcionada para minimizar a polifarmácia.[7]

Infelizmente, não existe cura para a DPOC, mas existem tratamentos que reduzem os sintomas e dão suporte ao paciente.

TRATAMENTO CLÍNICO

Para se determinar o tratamento inicial da DPOC, é proposta a adoção da classificação ABCD (Tabela 64.3).[7] A avaliação da intensidade dos sintomas e do perfil de risco de exacerbações ao longo do acompanhamento guiará as decisões de condutas terapêuticas posteriores.[6]

O tratamento medicamentoso da DPOC tem como base o uso de broncodilatadores por via inalatória, de acordo com a gravidade e o perfil de risco da doença. A seguir, o que preconiza o Ministério da Saúde.[6]

- Pacientes com sintomas leves e intermitentes: preconiza-se o uso de broncodilatadores de ação curta (salbutamol, fenoterol, ipratrópio), administrados conforme a necessidade

Tabela 64.2 Classificação da gravidade da limitação do fluxo de ar por espirometria na doença pulmonar obstrutiva crônica.

Classificação	Resultado da espirometria (pacientes com VEF1< 0,70)
GOLD 1 – Leve	VEF1 ≥ 80% do previsto
GOLD 2 – Moderada	50% ≤ VEF1 < 80% do previsto
GOLD 3 – Grave	30% ≤ VEF1 < 50% do previsto
GOLD 4 – Muito grave	VEF1 < 30% do previsto

VEF1, volume expiratório forçado em 1 segundo. Adaptada de Global Initiative for Chronic Obstructive Lung Disease (GOLD, 2022).[7]

Tabela 64.3 Classificação ABCD para pacientes com doença pulmonar obstrutiva crônica por grupo de risco e perfil sintomático.

Grupo	Característica	Perfil de sintomas/exacerbações
Grupo A	Grupo de baixo risco, poucos sintomas	Nenhuma exacerbação ou uma moderada (sem hospitalização); mMRC < 2, ou CAT < 10
Grupo B	Grupo de baixo risco, bastante sintomas	Nenhuma exacerbação ou uma moderada (sem hospitalização); mMRC ≥ 2, ou CAT ≥ 10
Grupo C	Grupo de alto risco, poucos sintomas	Uma ou mais exacerbações graves (levando a hospitalização) ou duas ou mais moderadas nos últimos 12 meses; mMRC < 2, ou CAT < 10
Grupo D	Grupo de alto risco, bastante sintomas	Uma ou mais exacerbações graves (levando a hospitalização) ou duas ou mais moderadas nos últimos 12 meses; mMRC ≥ 2, ou CAT ≥ 10

CAT™, COPD assessment test; *mMRC*, escala de dispneia modificado do British Medical Research Council.

- Pacientes com sintomas mais intensos e persistentes: preconiza-se o uso broncodilatadores de longa ação em esquema fixo para o tratamento de manutenção.

Na falha de melhora sintomática com esses fármacos, deve-se considerar a associação com corticosteroide inalatório, especialmente se VEF1 pós-BD < 50%, houver eosinofilia sanguínea ou histórico de asma.

O tratamento da DPOC também envolve outras medidas não medicamentosas, como a educação voltada à cessação do tabagismo, incluindo o uso de medicamentos nos casos de alta dependência em nicotina. Além disso, a inserção de pacientes com DPOC em um programa de reabilitação pulmonar contribui enormemente para a melhora da qualidade de vida, redução de exacerbações e hospitalização e melhora da capacidade para realizar exercícios físicos.[6]

Um resumo sobre o tratamento medicamentoso e não medicamentoso de acordo com os diferentes níveis de sintomas e classificação de risco para DPOC é apresentado na Tabela 64.4.

Além dos broncodilatadores inalatórios, fármacos administrados por via oral (VO) também podem ser prescritos, como anti-inflamatórios e antibióticos. Antibióticos devem ser prescritos no tratamento das exacerbações infecciosas, com base no perfil de risco do paciente e, sempre que possível, na avaliação microbiológica, considerando o risco de indução de resistência bacteriana. Estudos mostram redução de exacerbações com azitromicina em uso regular prolongado (esquemas de 250 mg/dia ou 500 mg 3 vezes/semana por 1 ano). Porém, é importante saber que o uso de azitromicina por um período superior a 1 ano para prevenção de exacerbação de DPOC não foi avaliado e seu uso crônico pode resultar em redução da acuidade auditiva. Portanto, havendo suspeita de diminuição da acuidade auditiva durante o uso desse medicamento, deve-se solicitar avaliação audiométrica.

Apesar de essenciais no tratamento da DPOC, os medicamentos podem trazer efeitos adversos que precisam ser conhecidos e informados aos pacientes pois podem ser desagradáveis e trazer outros riscos à saúde, inclusive efeitos que podem comprometer o consumo de alimentos como boca seca, vômitos entre outros.[8] Um resumo sobre efeitos adversos dos medicamentos utilizados em DPOC pode ser visto na Tabela 64.5.

É, portanto, extremamente importante observar a ocorrência de efeitos adversos do tratamento medicamento, em especial aqueles que podem se beneficiar de alterações na alimentação que auxiliem o paciente a melhorar sua qualidade de vida, como alteração de consistência e uso de suplementos, por exemplo.

A DPOC é uma condição que não tem cura e seu tratamento tem o objetivo de manejar os sintomas e retardar a progressão da doença. Além das estratégias já descritas, o manejo nutricional do paciente com DPOC também é essencial para adequar o consumo nutricional aos sintomas e aos efeitos adversos do tratamento medicamentoso, assim como manter e/ou melhorar o estado nutricional desses indivíduos.

MANEJO NUTRICIONAL PARA DPOC

A DPOC é considerada uma doença hipermetabólica e hipercatabólica, não somente pela característica inflamatória da condição, mas também devido ao aumento no esforço para respirar. Estima-se que indivíduos com DPOC gastem até 50% a mais de energia para respirar do que sujeitos saudáveis.[9] Tais características da doença explicam a importante perda de peso associada, que pode ser agravada pela diminuição da ingestão alimentar causada por sintomas como dispneia ou tosse, alteração de paladar por boca seca (respiração pela boca e efeito de medicamentos), fadiga, saciedade precoce e anorexia.

No contexto da DPOC, tanto a inflamação com o uso de corticosteroides no tratamento, assim como a resistência à insulina e ao hormônio do crescimento decorrentes, levam também a uma significante perda de massa magra, o que, por sua vez, compromete ainda mais a capacidade respiratória do paciente.[10] Além disso, a perda de massa óssea nesses pacientes adicionalmente se mostra como importante fator no desenvolvimento da fraqueza motora e respiratória que se apresenta ao longo da história da doença.[11]

Por tudo isso, a nutrição do paciente com DPOC assume papel primordial em seu acompanhamento. Para tanto, o manejo nutricional da DPOC tem como objetivos prevenir ou reverter a desnutrição (reduzindo o catabolismo e a perda nitrogenada), melhorar ou manter a função motora e respiratória e melhorar a qualidade de vida.[9,10]

AVALIAÇÃO NUTRICIONAL DO PACIENTE COM DPOC

Estudos recentes estimam que 25 a 40% dos pacientes com DPOC apresentem peso baixo e cerca de 35% desses pacientes têm significativa perda de massa livre de gordura,[12] com 20 a 40% apresentando baixos níveis de massa muscular e 15 a 21% com sarcopenia.[13] Um estudo de coorte realizado no Japão com mais de 45 mil indivíduos encontrou associação entre baixos valores de índice de massa corpórea (IMC) e perda de peso com maior risco de mortalidade em indivíduos que desenvolveram DPOC.[14]

Vários fatores contribuem para perda de peso do paciente com DPOC. Entre eles estão os próprios sintomas da doença como a tosse e a secreção, a fraqueza que pode vir da hipoxia e do baixo fluxo de ar; além disso temos também a anorexia, que pode evoluir para a síndrome da caquexia pulmonar, além de efeitos adversos do tratamento medicamentoso.[8,15]

Tabela 64.4 Tratamento medicamentoso e não medicamentoso conforme diferentes níveis de sintomas e classificação de risco da doença pulmonar obstrutiva crônica.

Grupo*	Tratamento medicamentoso	Tratamento complementar
Grupo A	Broncodilatador de ação curta (salbutamol, fenoterol ou bromento de ipratrópio) conforme a necessidade (alívio de sintomas, antes de exercício).	Realizar aconselhamento antitabagismo Estimular a realização de atividades físicas no domicílio Avaliar a indicação de terapia medicamentosa para cessação do tabagismo (sinais de dependência elevada à nicotina) Avaliar e tratar comorbidades Orientar medidas de autocuidado para exacerbações Indicar vacinação se apropriado A cada consulta, avaliar sintomas e comprometimento funcional (espirometria, escala mMRC), estado nutricional, resposta e tolerância ao tratamento medicamentoso, bem como revisar técnica de uso de dispositivos inalatórios Realizar o tratamento em unidades básicas de saúde
Grupo B	Formoterol ou salmeterol 2 vezes/dia em uso regular (manutenção) Considerar broncodilatação dupla de longa ação com antimuscarínico + agonista beta-2 adrenérgico (bromento de umeclidínio + trifenatato de vilanterol), com suspensão de corticoterapia inalatória, nos casos com VEF1 < 50%, nos quais não houve melhora clínica relevante após 12 a 24 semanas ou nos quais se observou a ocorrência de pneumonia. Para sintomas de dispneia, um tempo de 4 a 8 semanas é suficiente para avaliar resposta ao tratamento No caso de pneumonia em paciente com boa resposta clínica, especialmente naqueles com asma sobreposta/hiper-responsividade brônquica/eosinofilia sanguínea, evitar a suspensão abrupta do CI Oxigenoterapia conforme avaliação	Todos os anteriores. Adicionalmente: Considerar avaliação por pneumologista Considerar reabilitação pulmonar de acordo com disponibilidade Revisar esquema de vacinas
Grupo C	Formoterol ou salmeterol 2 vezes/dia em uso regular (manutenção) Broncodilatador de curta ação (preferencialmente bromento de ipratrópio) se necessário Associar CI se houver a presença de um ou mais fatores preditivos de resposta: – Sobreposição com asma (história de asma na infância, hiper-responsividade brônquica e eosinofilia sanguínea) – VEF1 < 50%. Considerar broncodilatação dupla de longa ação com antimuscarínico + agonista beta-2 adrenérgico (bromento de umeclidínio + trifenatato de vilanterol ou bromento de tiotrópio monoidratado + cloridrato de olodaterol), com suspensão de corticoterapia inalatória, nos casos com VEF1 < 50%, nos quais não houve melhora clínica relevante após 12 a 24 semanas ou nos quais se observou a ocorrência de pneumonia. Para sintomas de dispneia, um tempo de 4 a 8 semanas é suficiente para avaliar resposta ao tratamento No caso de pneumonia em paciente com boa resposta clínica, especialmente naqueles com asma sobreposta/hiper-responsividade brônquica/eosinofilia sanguínea, evitar a suspensão abrupta do CI Oxigenoterapia conforme avaliação	Todos os anteriores. Adicionalmente: Avaliar trocas gasosas periodicamente (Sp_{O_2} e gasometria arterial) Excluir tabagismo ativo como causa de má resposta à corticoterapia inalatória Considerar avaliação da função pulmonar completa (volumes e capacidades pulmonares, difusão pulmonar, teste de caminhada), especialmente na presença/suspeita de comorbidade pulmonar ou cardiovascular significativa Avaliar sinais de *cor pulmonale* Avaliar sinais de depressão Recomendar acompanhamento em serviço especializado em Pneumologia
Grupo D	Broncodilatador beta-2 adrenérgico de longa ação associado a CI em uso regular (manutenção) Broncodilatador de curta ação (preferencialmente bromento de ipratrópio) se necessário Considerar broncodilatação dupla de longa ação com antimuscarínico + agonista beta-2 adrenérgico (bromento de umeclidínio + trifenatato de vilanterol ou bromento de tiotrópio monoidratado + cloridrato de olodaterol) nos casos com VEF1 < 50% em que não se observou melhora clínica após 6 a 10 semanas ou nos quais se observou a ocorrência de pneumonia após o início do CI No caso de pneumonia em paciente com boa resposta clínica, especialmente naqueles com asma sobreposta/hiper-responsividade brônquica/eosinofilia sanguínea, está recomendada a redução de dose de CI Oxigenoterapia conforme necessidade	Todos os anteriores. Adicionalmente: Avaliar indicação de tratamento cirúrgico (cirurgia redutora se enfisema bolhoso ou heterogêneo; ver critérios para indicação de transplante pulmonar) Recomendar acompanhamento em serviço especializado em pneumologia

*Para mais detalhes, ver Tabela 64.3. Adaptada de Brasil[6] (2021). *CI*, Corticoide inalatório; *mMRC*, escala modificada do Medical Research Council; *VEF1*, volume expiratório forçado em 1 segundo.

Apesar de a desnutrição ser comum nesses pacientes, existem alguns que apresentam valores de IMC normais e até de obesidade. Nesse contexto, uma clássica classificação utilizada é a fenotípica, baseada na apresentação física e clínica dos pacientes em que dois tipos são identificados: o soprador rosado (*pink puffer*) e o pletórico cianótico (*blue bloater*).

O primeiro tipo é encontrado normalmente em pacientes enfisematosos que apresentam baixo peso, são em sua maioria idosos, longilíneos, sem cianose, desenvolveram dispneia precocemente que evolui de forma grave, sem tosse e expectoração. O segundo tipo é característico de pacientes com bronquite crônica, em geral com peso normal ou alto, com cianose, dispneia discreta e intermitente e com tosse produtiva.

Para além dessa classificação fenotípica clássica, recentes abordagens estatísticas imparciais suportam a ideia de que tanto o peso corporal como a composição corporal discriminam fenótipos pulmonares e são preditores independentes de disfunção pulmonar.[11] Inicialmente considerada um indicador

Tabela 64.5 Medicamentos utilizados no tratamento da doença pulmonar obstrutiva crônica e seus efeitos colaterais.

Medicamentos	Efeitos colaterais
Broncodilatadores	
– Agonistas beta-adrenérgicos de curta duração inaláveis	Taquicardia, tremor, hipopotassemia (em geral dose-dependente), mas normalmente bem tolerados pela maioria dos pacientes
Albuterol	
Levalbuterol	
Terbutalina	
– Anticolinérgicos inalável de curta duração	Boca seca, midríase se em contato com os olhos, retenção de urina, palpitações, raramente glaucoma de ângulo estreito agudo), mas normalmente bem tolerados pela maioria dos pacientes
Ipratrópio	
– Agonistas beta-adrenérgicos de longa duração inaláveis	Taquicardia, tremor, o excesso pode ser fatal
Salmeterol	
Formoterol	
Arformoterol	
Indacaterol	
Olodaterol	
– Anticolinérgicos inaláveis de longa duração	Boca seca, midríase se em contato com os olhos, retenção de urina, palpitações, raramente glaucoma de ângulo estreito agudo)
Tiotrópio	
Aclidínio	
Umeclidínio	
Glicopirrolato	
Revefenacina	
– Metilxantinas	Taquicardia, náuseas, vômito, insônia, excesso pode ser fatal com arritmias e convulsões (incluindo estado epiléptico)
Teofilina	
Aminofilina	
Anti-inflamatórios	
– Corticosteroides inaláveis	Disfonia, hematomas na pele, candidíase oral, pneumonia, e (raramente) efeitos adversos dos corticosteroides orais
Fluticasona	
Budesonida	
Mometasona	
Ciclesonida	
Beclometasona	
– Cortiscosteroides orais	Hiperglicemia, resistência à insulina, hipertensão, retenção de fluidos, osteoporose, supressão adrenal, hematomas na pele, distúrbio na cicatrização de feridas, úlcera gástrica, glaucoma, catarata, transtornos de humor, insônia, pneumonia, infecções oportunistas, ganho de peso
Prednisona	
Prednisolona	
– Macrolídio oral	Náuseas, vômitos, diarreia, hiperpotassemia, distúrbio de audição
Azitromicina	
– Inibidor da fosfodiesterase-4 oral	Perda de peso, náuseas, diarreia
Roflumilaste	

Adaptada de Brasil[6] (2021).

de progressão e da terminalidade da doença, a perda de peso não intencional é vista agora como um determinante de sobrevivência no paciente com DPOC, já que evidências indicam que não se trata somente de um mecanismo adaptativo de redução de taxa metabólica associada à progressão da doença como já se chegou a pensar, colocando assim a intervenção nutricional como importante protagonista tanto na prevenção como no retardo da falência pulmonar.

A avaliação nutricional (AN) para pacientes com DPOC é extremamente importante para as estratégias terapêuticas nutricionais a serem adotadas. No entanto, não existem métodos de avaliação nutricional específicos para esses pacientes. Portanto, os métodos tradicionais de AN se mostram eficientes para o diagnóstico nutricional e acompanhamento da terapia nutricional, tanto em pacientes crônicos compensados quanto em pacientes descompensados, sob ventilação mecânica. Assim, o exame físico, técnicas de investigação do consumo alimentar, avaliação antropométrica que inclua técnicas de análise da composição corporal, bioimpedância, avaliação bioquímica e imunológica são recomendadas para o diagnóstico nutricional e acompanhamento do paciente com DPOC.[10,11]

Um cuidado ao se avaliar antropometricamente um paciente com DPOC é a observação sobre presença ou não de edema. Na presença de edema mais grave, recomenda-se a obtenção da circunferência do braço (CB); quando for < 23 cm, frequentemente indica um IMC < 20 kg/m². Uma medida considerada importante para esses pacientes, a área muscular do braço (AMB), é considerada um melhor preditor de mortalidade em DPOC do que o IMC. O uso de bioimpedância elétrica também é muito útil para a avaliação da massa livre de gordura desses pacientes e um bom preditor de prognóstico. No entanto, na impossibilidade de uso desse equipamento, a obtenção de dobras cutâneas para se estimar a composição corporal é de grande valia.[16]

Alguns autores propõem que todos os pacientes com DPOC devem ser devidamente avaliados nutricionalmente, mas instrumentos de triagem de risco nutricional também podem ser utilizados. No continente europeu, o instrumento de triagem recomendado para os pacientes com DPOC é o *Malnutrition Universal Screening Tool* (MUST),[17] uma ferramenta simples com 5 passos, que pode ser usada para identificar adultos em risco de desnutrição, combinando avaliação do IMC, perda de peso recente e presença de doença aguda. Um estudo tailandês investigou a eficiência da ferramenta *Mini-Nutritional Assessment* (MNA) em uma população de pacientes adultos e idosos com DPOC. Apesar de ser uma ferramenta proposta inicialmente para idosos, o estudo encontrou uma correlação positiva com os resultados da MNA e os de espirometria, e uma correlação negativa com a classificação da DPOC de acordo com a GOLD. Esse estudo demonstrou que a MNA pode ser uma importante ferramenta para a avaliação de risco nutricional de pacientes com DPOC, tanto em adultos como idosos.[18]

Com o intuito de aplicar estratégias nutricionais de prevenção e intervenção mais efetivas em doenças crônicas, alguns autores têm adotado modelos de estratificação da população doente em fenótipos metabólicos específicos, os quais incluem não só a consideração do peso do paciente, mas também sua composição corporal, definindo ainda riscos clínicos relacionados.[11] Um exemplo desse tipo de classificação pode ser visto na Tabela 64.6.

Considerando a coexistência de diferentes fenótipos metabólicos durante o curso da DPOC, a força-tarefa de avaliação e terapia nutricional da European Respiratory Society propôs um diagrama de risco nutricional, baseado em uma avaliação prospectiva do peso corporal e da composição corporal.[11] Tal diagrama é apresentado na Figura 64.1.

Na proposta do diagrama descrito na Figura 64.1, a classificação do IMC adotada pela Organização Mundial da Saúde (OMS) foi adaptada, e a perda de peso considerada clinicamente importante ocorre quando essa redução for de, pelo menos, 5% em 6 meses. Além disso, é também necessária a obtenção da massa livre de gordura (MLG), que considera não só a massa magra, mas também a densidade mineral óssea (DMO). A proposta é que esse diagrama de risco seja utilizado ao longo do acompanhamento do paciente. Como a MLG adotada nesse diagrama utiliza a DMO para ser estimada, pode ser um pouco difícil a aplicação da ferramenta, já que a DMO exige o uso de exames mais sofisticados de imagem. No entanto, é importante que esses pacientes avaliem frequentemente a saúde óssea por meio da DMO, pois não somente a redução da ingestão alimentar pode promover redução desse marcador, mas o uso de corticosteroides no tratamento medicamentoso também promove perda de

Tabela 64.6 Fenótipos metabólicos para doenças crônicas.

Fenótipo	Definição	Risco clínico
Obesidade	IMC de 30 a 35 kg/m²	Alto risco cardiovascular
Obesidade mórbida	IMC > 35 kg/m²	Alto risco cardiovascular Comprometimento da capacidade de atividade física
Obesidade sarcopênica	IMC de 30 a 35 kg/m² e IMA < 2 DP da média de H e M jovens de grupos de referência	Comprometimento da capacidade de atividade física Alto risco cardiovascular
Sarcopenia	IMA < 2 DP da média de H e M jovens de grupos de referência	Comprometimento da capacidade de atividade física Alto risco de mortalidade
Caquexia	Perda de peso involuntária > 5% em 6 meses e IMLG* < 17 kg/m² (H) ou < 15 kg/m² (M)	Comprometimento da capacidade de atividade física Alto risco de mortalidade
Pré-caquexia	Perda de peso involuntária > 5% em 6 meses	Comprometimento da capacidade de atividade física Alto risco de mortalidade

*Para se chegar à MLG (massa livre de gordura) pode-se estimar subtraindo-se o peso corporal da gordura corporal obtida a partir do somatório de pregas cutâneas, ou por meio de dados fornecidos pela bioimpedância elétrica: MLG (kg) = 2,38 + (0,58 × altura²/resistência) + (0,23 × peso corporal). *DP*, desvio-padrão; *H*, homens; *IMA*, índice de massa muscular esquelética apendicular (IMA = MMA/altura-m²); *IMC*, índice de massa corporal; *IMLG*, índice de massa livre de gordura (= massa livre de gordura/altura-m²); *M*, mulheres; *MMA*, massa muscular apendicular [MMA= (0,244 × peso corporal-kg) + (7,8 × altura-m) + (6,6 × gênero) − (0,098 × idade) + (raça − 3,3)],[19] constantes: valor 0 mulheres e 1 para homens; 0 para brancos ou hispânicos; 1,4 para afro-americanos e −1,2 para asiáticos.[20]

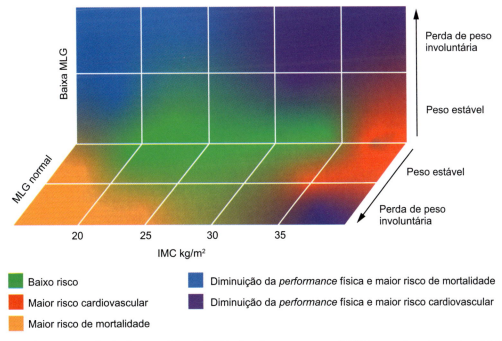

Figura 64.1 Diagrama de estratificação de risco nutricional. *IMC*, índice de massa corporal; *MLG*, massa livre de gordura (MLG = massa magra + densidade mineral óssea).

massa óssea. A perda de massa óssea é um fator de prognóstico ruim nesses pacientes e compromete ainda mais a capacidade física.[11]

Duas situações apontadas na Tabela 64.6, a sarcopenia e a caquexia, têm alta frequência em pacientes com DPOC, uma estreita relação com maior mortalidade e merecem ser mais bem esclarecidas.

Metanálise recente encontrou uma prevalência de 21,6% de sarcopenia em pacientes com DPOC, variando de uma prevalência de 8% em estudos populacionais, 21% em estudos clínicos e 63% em pacientes institucionalizados.[21] Um estudo brasileiro encontrou prevalência de 39,6% de sarcopenia em pacientes com DPOC, significativamente associada ao comprometimento da capacidade física, dispneia e obstrução do fluxo de ar.[22]

Sarcopenia foi, por muito tempo, considerada sinônimo de perda de massa muscular, mas essa situação não é exclusiva dessa condição, ocorrendo também na desnutrição e caquexia. Como forma de direcionar o cuidado com a sarcopenia, o European Working Group on Sarcopenia in Older People (EWGSOP2)[23] propôs uma nova definição, que a considera uma doença caracterizada por perda de massa e funcionalidade muscular com código de diagnóstico que pode ser usado para cobrar cuidados em alguns países, como, por exemplo, no Brasil (CID-10 M62.84). A sarcopenia é comum em idosos, mas também em condições patológicas crônicas. Outras importantes contribuições do EWGSOP2 incluem a proposição de variáveis e ferramentas que melhor detectam a sarcopenia e predizem desfechos, pontos de corte para variáveis mensuradas e a aplicação de triagem de um algoritmo de avaliação fácil de usar na prática clínica. Na Figura 64.2 observa-se a definição de sarcopenia proposta pelo EWGSOP2.

Para rastrear e diagnosticar a sarcopenia, o EWGSOP2 recomenda o uso do *Find Cases-Assess-Confirm-Severity* (F-A-C-S):

- *Find-cases* – identificar indivíduos com risco de sarcopenia; para tanto é recomendado usar o questionário SARC-F (Tabela 64.7) ou a suspeita clínica para pesquisar por sintomas associados à sarcopenia
- *Assess* – avaliar evidências de sarcopenia por meio do uso de força de preensão ou do teste de levantar-se da cadeira com pontos de corte específicos (Tabela 64.8)
- *Confirm* – confirmar a sarcopenia detectando a quantidade e a qualidade do músculo esquelético pelo uso da densitometria óssea (DXA) ou a bioimpedância elétrica (BIA) na prática clínica, e DXA, BIA, tomografia computadorizada (TC) ou ressonância magnética (RM) para estudos de pesquisa
- *Determine Severity* – a gravidade pode ser avaliada por medidas de capacidade física, como velocidade de marcha, SPPB (do inglês *Short Physical Performance Battery*), teste de caminhada de 400 m ou TUG (do inglês *Timed Up and Go*).

Um algoritmo para a identificação da sarcopenia foi também proposto pelo EWGSOP2, como pode ser visto na Figura 64.3.

Outra situação comumente encontrada em pacientes com DPOC é a caquexia. Caquexia é caracterizada por uma rápida perda de peso involuntária, primariamente apresentando perda muscular com ou sem perda de gordura, normalmente decorrente de uma doença crônica. É geralmente associada a alto risco de mortalidade em pacientes com DPOC. Baseado em dados populacionais, é estimado que pacientes com DPOC apresentam frequência de caquexia 1,4 vezes mais alta que pacientes oncológicos.[25] Chega a uma prevalência que varia de 20 a 40% em pacientes com DPOC.[26] Estudos recentes sugerem que os pacientes com maior risco de desenvolver caquexia são aqueles com o fenótipo enfisematoso, sugerindo um efeito protetor nesses pacientes de um IMC mais alto.[27]

A caquexia pulmonar aumenta o risco de mortalidade, compromete a qualidade de vida de pacientes com DPOC e leva à piora do quadro respiratório. Estudos experimentais com animais submetidos a restrição alimentar e estudo clínico com pacientes com anorexia nervosa mostraram que a perda de peso *per se* observada nesses estudos resulta em comprometimento pulmonar de fenótipo semelhante ao enfisematoso, ressaltando a complexa inter-relação de caquexia e função pulmonar.[26]

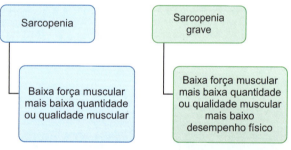

Figura 64.2 Definição de sarcopenia segundo EWGSOP2.

Tabela 64.7 Versão em português do questionário SARC-F.[24]

Componentes	Perguntas	Pontuação
Força	Qual é a sua dificuldade em levantar ou carregar 4 kg?	Nenhuma = 0 Alguma = 1 Muito ou incapaz = 2
Assistência ao caminhar	Qual é a sua dificuldade em caminhar através de um quarto?	Nenhuma = 0 Alguma = 1 Muito, com ajuda ou incapaz = 2
Levantar da cadeira	Qual é a sua dificuldade em sair da cama ou da cadeira?	Nenhuma = 0 Alguma = 1 Muito ou incapaz sem ajuda = 2
Subir escadas	Qual é a sua dificuldade em subir 10 degraus?	Nenhuma = 0 Alguma = 1 Muito ou incapaz = 2
Quedas	Quantas vezes você caiu no último ano?	Nenhuma = 0 1 a 3 quedas = 1 4 ou mais quedas = 2

Resultado: pontuação ≥ 4 classifica o paciente como com risco de sarcopenia

Tabela 64.8 Pontos de corte propostos pelo EWGSOP2 para o diagnóstico da sarcopenia.[23]

Testes	Pontos de corte Homens	Pontos de corte Mulheres
Força de preensão manual	< 27 kg	< 16 kg
Levantar da cadeira	> 15 s para 5 repetições	
Massa muscular esquelética apendicular (MMA)	< 20 kg	< 15 kg
Índice de massa muscular esquelética apendicular (MMA/altura²)	< 7 kg/m²	< 6 kg/m²
Teste de caminhada	≤ 0,8 m/s	
Short Physical Performance Battery (SPPB)	Pontuação ≤ 8	
Teste Timed Up to Go (TUG)	≥ 20 s	
Teste de caminhada de 400 m	Não concluído ou concluído em ≥ 6 min	

Tabela 64.9 Critérios diagnósticos de caquexia em adultos.

Perda de peso de pelo menos 5%* em 12 meses ou menos na presença de doença**

Mais 3 dos seguintes critérios:
- Diminuição da força muscular
- Fadiga***
- Anorexia****
- Baixo índice de massa livre de gordura (MLG)#
- Bioquímica anormal
- Aumento de marcadores inflamatórios: PC-R > 5 mg/ℓ, IL-6 > 4 pg/mℓ
- Anemia: Hb < 12 g/dℓ
- Baixo nível sérico de albumina: < 3,2 g/dℓ

*Sem edema. **No caso de falta de dados sobre a perda de peso, considerar IMC < 20 kg/m². ***Fadiga é definida como cansaço mental e/ou físico resultado de esforço; inabilidade de continuar um exercício com a mesma intensidade com deterioração do desempenho. ****Ingestão alimentar limitada (p. ex., ingestão calórica menor que 20 kcal/kg de peso/dia; < 70% da ingestão usual). #Depleção da massa magra (circunferência muscular do braço < percentil 10 para idade e gênero; índice de massa esquelética apendicular por densitometria óssea < 5,45 em mulheres e < 7,25 em homens). Hb, hemoglobina; IL-6, interleucina-6; PC-R, proteína C reativa.

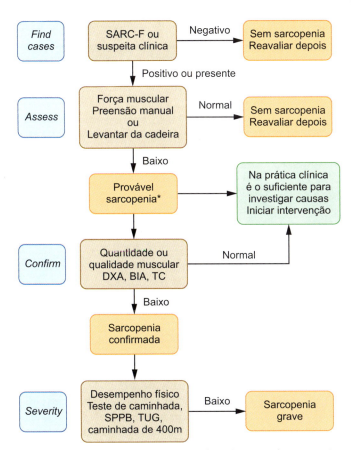

Figura 64.3 Algoritmo para triagem, diagnóstico e determinação de gravidade de sarcopenia proposto por EWGSOP2.[23] A proposta é baseada na via Find Cases-Assess-Confirm-Severity (F-A-C-S). Considerar outras causas que promovam perda de força muscular (p. ex., depressão, choque, derrame, distúrbios eletrolíticos ou vasculares).

Em 2008, Evans et al.[28] publicaram uma definição de caquexia com componentes diagnósticos que vem sendo usada até hoje (Tabela 64.9).

Apesar das propostas de critérios de diagnósticos e definições, ainda é comum na prática clínica se fazer confusão sobre a diferenciação de diagnóstico/definição de desnutrição, sarcopenia e caquexia. Nesse contexto, uma definição esquematizada mostrando a transversalidade entre essas condições foi proposta recentemente[29] (Figura 64.4).

A adoção de critérios de diagnóstico e definição mais clara de sarcopenia e caquexia auxilia o profissional da saúde no acompanhamento clínico do seu paciente, assim como direciona de forma mais concreta estudos epidemiológicos e clínicos.

NECESSIDADES NUTRICIONAIS DO PACIENTE COM DPOC

A necessidade energética de pacientes com DPOC pode ser estimada por meio de fórmulas padronizadas, como a de Harris Bennedict, por exemplo, mas é recomendada oferta calórica de 1,3 vez acima da taxa metabólica em repouso para o paciente com DPOC estável e de 1,7 vez acima da taxa metabólica com desnutrição.[10] Mas também pode-se adotar o uso de fórmulas de bolso, que serão detalhadas a seguir.[10,16]

Quanto à oferta proteica, a recomendação também vai depender do estágio da doença, variando de 0,8 a 1,5 g/kg de peso/dia em pacientes estáveis a ≥ 1,5 g/kg de peso/dia durante exacerbação. Uma dieta hiperproteica mostrou-se capaz de restaurar a força pulmonar e muscular e promover melhoria na função imunológica.[10,16] Porém, proteínas em excesso podem resultar em dispneia aumentada em pacientes com impulso respiratório elevado e/ou em pacientes com reserva respiratória marginal. Evidências indicam que dietas contendo proteínas ricas em aminoácidos ramificados (valina, leucina e isoleucina) também devem ser evitadas, pois podem promover aumento do trabalho respiratório, podendo induzir a fadiga muscular.[30]

Durante algum tempo, foi recomendado que dietas para pacientes com DPOC trariam mais benefícios se fornecessem uma proporção maior de gordura. Essa recomendação baseou-se em evidências que mostraram que a oferta calórica proveniente de carboidratos aumenta a produção de CO_2 e do quociente respiratório, levando a maior esforço respiratório, o que, em indivíduos sadios, pode ser facilmente corrigido com incremento da ventilação alveolar, enquanto o mesmo não deve ser alcançado em pacientes com DPOC.[10]

No entanto, estudos comparando a dieta rica em gordura com a dieta com concentração moderada de gordura mostraram que a primeira promoveu sintomas gastrintestinais e retardo do esvaziamento gástrico, o que pode promover desconforto respiratório.[10] Outros estudos investigando o efeito de

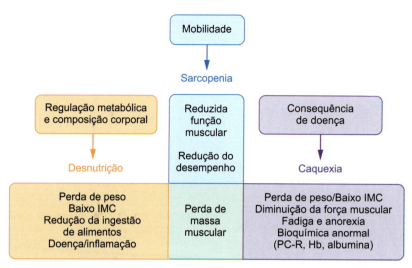

Figura 64.4 Definição de desnutrição, sarcopenia e caquexia. O *quadro verde* mostra o ponto em comum entre as três situações. *Hb*, hemoglobina; *IMC*, índice de massa corporal; *PC-R*, proteína C reativa.

Tabela 64.10 Manejo nutricional da doença pulmonar obstrutiva crônica.

Condição	Objetivo do tratamento	Recomendações	Intervenções
DPOC estável	Manter ou melhorar estado nutricional	Energia: 25 a 35 kcal/kg/d PTN: 1 a 1,5 g/kg/d Fluidos 30 a 35 mℓ/kg/d	Pacientes identificados com risco de desnutrição ou com desnutrição podem se beneficiar do uso de suplementos orais
Durante exacerbações da DPOC	Corrigir o estado nutricional	Energia: 40 a 45 kcal/kg/d PTN: ≥ 1,5 g/kg/d	Dar preferência para alimentos com alta densidade energética Oferecer TNE caso não seja possível alcançar a necessidade energética em até 5 dias
Pacientes em VM	Manter estado nutricional, evitar perdas	Energia: fase inicial 20 a 25 kcal/kg/d (meta a ser atingida em 48 a 72 h); fase sequencial 25 a 30 kcal/kg/d; em obesos 11 a 14 kcal/kg de peso real/d ou 22 a 25 kcal/kg de peso ideal/d PTN (g/kg/d): depende do IMC IMC < 30: 1,2 a 2 (peso real) IMC 30 a 40: ≥ 2 (peso ideal) IMC > 40: ≥ 2,5 (peso ideal)	Iniciar TNE (caso viável) o mais rápido possível Observar a função renal do paciente e adequar a oferta proteica, caso necessário

DPOC, doença pulmonar obstrutiva crônica; *IMC*, índice de massa corporal; *PTN*, proteína; *TNE*, terapia nutricional enteral; *VM*, ventilação mecânica.

suplementos ricos em gordura sobre o desempenho físico de pacientes com DPOC não mostraram vantagem no desfecho, mas outros estudos com suplementos ricos em carboidratos e com gordura poli-insaturada sugerem efeito positivo na melhoria de desempenho físico de alguns pacientes.[11] Baseado nesses estudos, a recomendação de gordura para pacientes com DPOC é de 20 a 40% do total de calorias diárias em que prevaleça gordura poli-insaturada. Já a recomendação de carboidratos fica entre 50 e 60%.[10,11,30]

Na Tabela 64.10 é apresentado um resumo sobre as principais recomendações nutricionais para pacientes com DPOC.[10,16,31]

É preciso ressaltar a importância da adequação da consistência da alimentação para pacientes que apresentem exacerbações ou que cronicamente desenvolvam um comprometimento mais grave de sua capacidade respiratória, por exemplo, recomendar ou ofertar uma alimentação mais pastosa para facilitar a ingestão de alimentos sem causar maior esforço respiratório. Outra estratégia importante é a oferta de alimentos com alta densidade nutricional, inclusive o uso de suplementos orais, uma ótima estratégia para aumentar o aporte calórico e proteico sem aumentar o volume de alimentos.

Em relação à recomendação de micronutrientes, nenhuma recomendação específica para DPOC é adotada. No entanto, há uma alta prevalência de deficiência de vitamina D em pacientes com DPOC, o que deve ser devidamente investigado e suplementado, quando necessário.[11]

Por fim, várias evidências suportam a recomendação de uma alimentação balanceada e rica em frutas e vegetais por seus efeitos positivos sobre a função pulmonar em portadores de DPOC.[11,15] Tal padrão alimentar oferece um adequado aporte de micronutrientes, antioxidantes e fibras, características que também auxiliam a reduzir riscos metabólicos e cardiovasculares.[11] Ao contrário, um padrão alimentar pobre em frutas e verduras está associado a maior fragilidade da função pulmonar.[3]

REFERÊNCIAS BIBLIOGRÁFICAS

As referências consultadas para a elaboração deste capítulo estão disponíveis *online* no Ambiente de aprendizagem do GEN.

COMO CITAR ESTE CAPÍTULO

ABNT
XIMENES, H. M. A. Doença pulmonar obstrutiva crônica. *In*: ROSSI, L.; POLTRONIERI, F. (org.). *Tratado de Nutrição e Dietoterapia*. 2. ed. Rio de Janeiro: Guanabara Koogan, 2023. p. 748-756.

VANCOUVER
Ximenes HMA. Doença pulmonar obstrutiva crônica. In: Rossi L, Poltronieri F (Orgs.). Tratado de nutrição e dietoterapia. 2. ed. Rio de Janeiro: Guanabara Koogan; 2023. p. 748-56.

CAPÍTULO 65

Doenças Hepáticas, Biliares e Pancreáticas

Tatiana Pereira de Paula • Wilza Arantes Ferreira Peres •
Rosângela Mendes Moura • Kátia Cansanção

INTRODUÇÃO

As doenças hepáticas, biliares e pancreáticas atingem grande parte da população mundial; no Brasil, as doenças do sistema digestório constituem a sétima causa de morte, lideradas pelas doenças hepáticas. As doenças hepáticas, biliares e pancreáticas resultam em grande impacto nutricional, independentemente da etiologia, e exigem cuidados nutricionais específicos, já que o fígado, as vias biliares e o pâncreas são responsáveis pela digestão e pelo metabolismo de macro e micronutrientes. Por isso, o adequado manejo nutricional dos pacientes pode diminuir a incidência de desnutrição e sarcopenia, resultando em redução de hospitalização e custos e em melhora da qualidade de vida.

COLELITÍASE

A vesícula biliar é um órgão com formato similar a uma pera, localizado abaixo do lobo direito do fígado. A bile é secretada continuamente pelos hepatócitos e é carregada para os ductos hepáticos esquerdo e direito, que convergem e formam o ducto hepático comum e podem ir direto para o duodeno por meio do ducto colédoco. No entanto, a maior parte da bile é armazenada na vesícula biliar, à qual chega pelo ducto cístico. O ducto colédoco é formado pela junção dos ductos cístico e hepático comum e desemboca na ampola de Vater, na segunda porção do duodeno.[1]

A etiologia da colelitíase é multifatorial; inclui fatores genéticos e ambientais, obesidade, perda de peso acentuada em pouco tempo, doenças específicas da vesícula biliar e alterações na composição da bile. É mais prevalente em mulheres.[2] Etnia, idade avançada, uso de determinados fármacos (ceftriaxona, octreotida, diuréticos tiazídicos), hormônios femininos, gestação, multiparidade, uso prolongado de nutrição parenteral total (NPT) e algumas doenças associadas (doenças hepáticas, doença de Crohn, anemia falciforme) também são fatores de risco para a colelitíase.[3]

Outras causas são: alergias alimentares que, além de desencadearem resposta inflamatória, podem levar ao retardo no esvaziamento da vesícula; consumo elevado de açúcar e gordura; baixa ingestão de fibras e de alimentos fontes de vitamina C.[4,5]

Os principais fatores que colaboram na formação de cálculos biliares são a alteração na composição da bile, a estase biliar e a presença de muco e de cálcio na vesícula. A formação de cristais devido à bile litogênica e o aprisionamento deles no muco vesicular, associado à estase biliar, resultam na formação de cálculos.[6] A hipomotilidade da vesícula pode acometer pacientes diabéticos ou acontecer após cirurgias ou queimaduras, na gestação, quando do uso de contraceptivos orais, entre outras situações. Existem três tipos de cálculos, descritos a seguir.

■ **Cálculos de colesterol.** Podem ser divididos em dois subtipos: aqueles cuja composição contém 90 a 100% de colesterol; e cálculos mistos, que contêm 50 a 90% de colesterol. Cada subtipo apresenta quantidades variadas de sais de cálcio, ácidos biliares e outros componentes da bile. A formação de cálculos de colesterol é resultante da combinação de vários fatores, que incluem: supersaturação da bile com colesterol, nucleação acelerada de mono-hidrato de colesterol na bile e estase biliar, ou retardo no esvaziamento da vesícula devido à diminuição da sua motilidade. A supersaturação pode ocorrer devido à concentração excessiva de colesterol na bile, à deficiência de substâncias que mantêm o colesterol solúvel, como sais biliares e fosfolipídios, ou ambos os fatores combinados. Excesso de muco na vesícula biliar pode servir como núcleo para formação de cálculo biliar, e a estase na vesícula biliar pode levar a cristalização e posterior crescimento.[4,7]

■ **Cálculo de bilirrubinato de cálcio (cálculo pigmentado ou preto).** É o segundo tipo de cálculo mais comum, sendo mais prevalente em indivíduos que apresentam hemólise crônica, como anemia falciforme, esferocitose, entre outras doenças. As hipóteses mais prováveis para a formação dos cálculos pigmentados incluem a concentração excessiva de bilirrubina não conjugada insolúvel e a deficiência relativa da concentração de sais biliares para solubilizá-la, além de outros fatores, como o possível excesso de cálcio e mucina na vesícula e a disfunção vesicular.[8]

■ **Cálculo de pigmento marrom ou castanho.** É mais raro. Não é formado na vesícula biliar, sendo comumente formado no colédoco que apresenta deformidades (estreitamento, obstrução), caracterizando a coledocolitíase primária.

A colelitíase pode ser acompanhada de complicações como colecistite, pancreatite e obstrução dos ductos biliares.[5]

A coledocolitíase é a presença de cálculos no interior do colédoco, que é o ducto que transporta a bile da vesícula biliar para o intestino. Ela é causada, na maioria das vezes, pela passagem de um cálculo da vesícula biliar para o interior do colédoco (coledocolitíase secundária). Os cálculos nos ductos biliares podem provocar complicações graves e, por isso, devem ser extraídos por meio de intervenção na via biliar, por endoscopia (colangiopancreatografia retrógrada endoscópica [CPRE]) ou cirurgia.[9]

Sintomas

O principal sintoma de colelitíase é dor abdominal intensa, que pode se localizar no epigástrio ou no hipocôndrio direito. A dor irradia-se para outras partes do abdome ou para o dorso em mais da metade dos pacientes, quase sempre para a escápula, a porção média do dorso ou a extremidade do ombro direito.[8]

Diagnóstico

O exame mais utilizado para o diagnóstico de colelitíase é a ultrassonografia (US) abdominal; porém, às vezes, o diagnóstico acontece incidentalmente, durante a investigação de outras doenças abdominais. No caso da coledocolitíase, exames como a colangiopancreatografia por ressonância magnética (CPRM) (colangiorressonância), a US endoscópica ou a CPRE são necessários para o diagnóstico.

Tratamento clínico

A colecistectomia é o único tratamento definitivo para a colelitíase sintomática e para a colelitíase assintomática com predisposição para malignidade (paciente com história familiar de câncer na vesícula e calcificação da parede da vesícula), desde que não haja contraindicação para a realização da cirurgia. A medida não é indicada como procedimento profilático para pacientes assintomáticos. Para estes, a terapia medicamentosa com sais biliares por via oral (VO; ácido ursodesoxicólico [UDCA]) deve ser usada para a dissolução dos cálculos.[2,8,10]

Tratamento nutricional

Não existe tratamento específico para a prevenção; no entanto, dieta rica em açúcares simples e gorduras saturadas e pobre em fibras e vitamina C aumenta o risco.[4,5] Também não existe nenhuma diretriz para o tratamento nutricional em pacientes com colelitíase; porém, sabe-se que a dieta não deve ser completamente isenta de lipídios, uma vez que estes são necessários para a manutenção de contrações vesiculares e, portanto, evitam a estase biliar. No entanto, deve-se evitar gordura saturada, gordura *trans* e consumo elevado de colesterol, além de atentar para a restrição de gordura quando o paciente relata dor após o consumo de refeições gordurosas. Períodos prolongados de jejum também devem ser evitados.

COLECISTITE

A colecistite aguda pode resultar de estase biliar, infecção ou isquemia da vesícula. Como consequência, o paciente cursa com cólica biliar caracterizada como dor no hipocôndrio direito, com irradiação para a escápula direita e a região epigástrica. Como sintoma mais comum, o paciente apresenta dor e pressão no hipocôndrio direito, mais duradoura do que nas crises de cólica biliar, além de náuseas e vômito reflexo.[11]

A causa mais comum é a litíase biliar com obstrução dos ductos biliares. A impactação do cálculo no ducto cístico leva a obstrução e consequente processo inflamatório agudo na vesícula.[8] A distensão resultante da obstrução causa isquemia e infecção bacteriana, podendo ocorrer necrose e perfuração da parede.

Outros fatores podem provocar colecistite aguda mesmo na ausência de cálculos, o que se denomina colecistite aguda alitiásica. Situações clínicas associadas a quadros críticos, tais como choque hipovolêmico, cirurgias de grande porte, traumatismo múltiplo e choque séptico, resultariam em má perfusão do órgão. Além disso, a resposta inflamatória sistêmica à lesão, ao traumatismo ou à infecção é capaz de induzir um processo inflamatório na vesícula biliar.[12] A estase biliar decorrente de jejum prolongado, nutrição parenteral (NP) prolongada e desidratação poderia alterar a composição da bile e promover dano junto à mucosa. Outra condição seria a isquemia resultante de trombose ou embolia da artéria cística.

Diagnóstico

O diagnóstico é pautado em achados clínicos, exames laboratoriais e de imagem. No entanto, a sintomatologia clínica e as análises laboratoriais são inespecíficas, sendo os exames de imagem decisivos para o diagnóstico da colecistite aguda.

Tratamento clínico

O tratamento da colecistite aguda pode ser clínico ou cirúrgico. Os fatores determinantes para sua escolha são: idade, estado geral, comorbidades associadas (diabetes, doenças renal, cardíaca, pulmonar), tempo de evolução, complicações, obesidade e icterícia. Em geral, a presença desses fatores, em quadro clínico resistente após a instalação do tratamento, acelera a indicação cirúrgica, apesar de a cirurgia, nessa fase, ser de alto risco.[13]

O paciente com colecistite aguda deve ser internado e o jejum deve ser prescrito. A hidratação venosa é parte da prescrição médica para repor perda pelos vômitos ou déficit pela redução da ingestão VO. A antibioticoterapia também deve ser imediatamente instituída, e a analgesia pode ser necessária para o alívio da dor.[8,11]

Em resumo, os objetivos do tratamento devem ser: interromper o curso da doença e prevenir complicações, como perfuração e suas consequências, e a possibilidade de recidiva. Em grande parte desses casos, a colecistectomia é a terapia de escolha, por atender os objetivos citados.

A colecistectomia pode ser por videolaparoscopia, laparotomia e minilaparotomia. A permanência hospitalar na colecistectomia por laparotomia é de 2 a 3 dias, enquanto na via laparoscópica, a operação pode ser feita em regime ambulatorial, e o retorno às atividades laborais, em geral, ocorre após 7 a 10 dias.[8]

Tratamento nutricional pós-colecistectomia

Não existe nenhum tratamento nutricional específico para pacientes submetidos à colecistectomia. No entanto, após a realização deste procedimento, alguns indivíduos podem cursar, por curto prazo, com diarreia, dor e distensão abdominais. Nesses casos, os indivíduos podem diminuir a ingestão de gordura, aumentar o consumo de fibras, reduzir o volume de refeições e aumentar o fracionamento. Outros alimentos devem ser evitados, tais como cafeína, produtos lácteos e açúcar, a fim de evitar o agravamento dos sintomas. Ressalta-se que a conduta nutricional deve ser individualizada e ajustada às necessidades do paciente e às condições clínicas associadas.[2,14,15]

Intervenção nutricional pós-colangiopancreatografia retrógrada endoscópica

A CPRE é uma técnica que utiliza simultaneamente a endoscopia digestiva e a imagem fluoroscópica para diagnosticar e/ou tratar doenças associadas ao sistema biliopancreático, tais como: obstrução biliar secundária à coledocolitíase, estenoses benignas e malignas do ducto biliar, pancreatite aguda sem causa conhecida, entre outras. É recomendado jejum de pelo menos 6 horas antes do exame.

A CPRE é um procedimento invasivo, com potencial para complicações graves, como perfuração, sangramento, pancreatite e infecção. Por isso, o paciente precisa ser monitorado nas primeiras horas quanto à presença de dor e distensão abdominais, náuseas, vômitos e febre. Os protocolos de início de alimentação após a realização do procedimento variam entre as unidades hospitalares; logo, o objetivo da CPRE (diagnóstica ou terapêutica) e a observação dos sintomas são imprescindíveis para determinar o início da dieta pós-exame. É sugerido que a primeira alimentação seja de consistência líquida e hipolipídica.

PANCREATITE CRÔNICA

A pancreatite crônica (PC) é historicamente definida com uma doença progressiva, caracterizada por inflamação e fibrose do parênquima pancreático, que culmina com alterações morfológicas irreversíveis ao pâncreas.[16] Entretanto, atualmente tem sido utilizado um novo conceito mecanicista que define a PC como uma síndrome fibroinflamatória do pâncreas em indivíduos com fatores de risco genéticos, metabólicos e ambientais, após exposição ao estresse do parênquima pancreático, levando a uma resposta patológica persistente.[17]

Os dados epidemiológicos da PC são pouco explorados, limitando o conhecimento acerca da incidência, prevalência e mortalidade global dessa doença. Nos EUA, a incidência anual é de 5 a 8 novos casos em 100 mil habitantes,[18] enquanto a prevalência avaliada entre os anos 2001 a 2013 em indivíduos adultos com seguro-saúde foi de 98,7 por 100 mil habitantes, com predominância para o sexo masculino e idade média entre 46 e 55 anos.[19]

Dentre os fatores etiológicos associados à PC, o consumo elevado de álcool é considerado a principal causa isolada, responsável por 42 a 74% dos casos de PC.[20] Além desse, outros fatores, como idiopático (sem causa definida para a doença), tabagismo, fatores genéticos, pancreatite autoimune, hiperpotassemia, hiperlipidemia, anormalidades anatômicas que aumentam a suscetibilidade à obstrução e cicatrizes pós-traumáticas do ducto pancreático, também estão associados ao desenvolvimento da PC.[21,22]

Das manifestações clínicas presentes na PC, a dor abdominal é a mais comum, podendo variar em intensidade, frequência e duração, impactando consideravelmente a qualidade de vida desses indivíduos.[23,24] Contudo, cerca de 10 a 20% dos pacientes não apresentam essa sintomatologia no estágio inicial,[25] podendo ser a esteatorreia e o diabetes melito (DM) secundários à disfunção exócrina e endócrina as primeiras manifestações clínicas da PC.[26] Quando não diagnosticada precocemente, as complicações nos estágios avançado e final podem incluir dor intensa, osteoporose, insuficiência pancreática exócrina e endócrina, além de pseudocistos e adenocarcinoma ductal pancreático.[27,28]

Muitas dessas alterações contribuem para o comprometimento do estado nutricional, podendo levar a desnutrição proteico-calórica e deficiência de micronutrientes, que aumentam as taxas de complicações e mortalidade.[29] A dor abdominal por exemplo, é agravada após o consumo de alimentos, fazendo com que muitos pacientes reduzam sua ingestão oral. Ademais, a insuficiência exócrina reduz a produção e a secreção das enzimas pancreáticas, causando distensão abdominal, má digestão e má absorção de nutrientes, bem como diarreia e esteatorreia contribuindo para a deficiência de micronutrientes como vitamina A, D, E, K, tiamina, B_{12} e ácido fólico, ferro, selênio e zinco.[30,31]

Outro fator importante é o aumento do gasto energético de repouso,[32] que, somado à inflamação crônica e ao aumento das atividades metabólicas, eleva a recomendação nutricional.[33] Além disso, o consumo de álcool, enquanto agente etiológico e presente após o diagnóstico, representa um importante fator de risco para a desnutrição proteico-calórica.[34]

O diagnóstico de PC frequentemente é realizado utilizando uma combinação de modalidades que incluem anamnese do paciente (dor persistente na região superior do abdome ou nas costas, etilismo, tabagismo, episódios anteriores de pancreatite aguda, entre outros), exame físico, concentrações anormais das enzimas pancreáticas (lipase, tripsina e amilase urinárias ou séricas), função exócrina pancreática anormal (avaliada por meio do ensaio da elastase fecal com anticorpos específicos), teste respiratório com triglicerídeo marcado com carbono 13 e exames de imagem: US endoscópica, tomografia computadorizada (TC), CPRE e CPRM.[16,35]

Tratamento clínico

O tratamento para PC inclui terapia farmacológica para analgesia, terapia nutricional e mudança do estilo de vida com a cessação do consumo de bebida alcóolica e do tabagismo. Em alguns casos com várias complicações, o tratamento endoscópico e cirúrgico pode ser indicado.[36] Além disso, indivíduos com insuficiência exócrina pancreática devem receber terapia de reposição com enzimas pancreáticas.[29]

Tratamento nutricional

O estado nutricional inadequado (baixo peso ou desnutrição), é muito frequente na PC e está associado ao aumento do risco de complicações, redução da qualidade de vida e mortalidade, ressaltando a importância do manejo nutricional adequado, evitando restrições dietéticas excessivas, que contribuam para agravamento do estado nutricional.[37]

Desse modo, a conduta dietoterápica deve ser individualizada considerando as manifestações clínicas presentes. Para indivíduos com o estado nutricional adequado, recomenda-se uma dieta equilibrada, com distribuição normocalórica e normoproteica, enquanto pacientes desnutridos beneficiam-se de um padrão dietético hipercalórico e hiperproteico, com fracionamento entre 5 e 6 refeições diárias.[38,39] Com relação aos lipídios, não há recomendação de restrição, exceto em casos dor abdominal e/ou esteatorreia não controladas,[35,38] podendo ser necessária a reposição com enzimas pancreáticas.[38] Ademais, o consumo elevado de fibras dietéticas na PC não é recomendado, pois tem sido associado ao aumento da flatulência, do peso fecal e perda de gordura nas fezes, possivelmente pela inibição das enzimas pancreáticas[40,41]

Quanto aos micronutrientes, a suplementação de vitaminas lipossolúveis (A, D, E e K), hidrossolúveis (tiamina, ácido fólico, B_{12}) e minerais (ferro, magnésio, zinco e selênio) está indicada em casos de deficiência detectada por exames ou sinais clínicos ou em indivíduos com má absorção.[38] Além disso, pacientes desnutridos com ingestão oral proteico-calórica abaixo da preconizada beneficiam-se com suplementos nutricionais orais.[38,39] Dentre esses, o uso de triglicerídeos de cadeia média (TCM) representa uma opção em casos de má absorção e seus sintomas concomitantes, mesmo após a terapia enzimática.[38] Nos demais cenários, não há dados suficientes que justifiquem a eficácia superior dos TCM sobre os triglicerídeos de cadeia longa (TCL) quando utilizada a suplementação com enzimas.[38,39] Nesse ínterim, em indivíduos desnutridos sem resposta à terapia nutricional oral, com náuseas, vômito ou dor persistente, recomenda-se o uso de nutrição enteral (NE) com fórmulas padrão ou semielementar com TCM, de acordo com a tolerância,[30,38] podendo ser associadas enzimas pancreáticas em casos de insuficiência exócrina.[38] Ademais, na impossibilidade do uso do trato gastrintestinal por estenose duodenal e fístulas complexas ou por intolerância à NE, indica-se a NP.[38]

PANCREATITE AGUDA

A pancreatite aguda (PA) é uma doença inflamatória que acomete o pâncreas, podendo levar a danos locais, mas também à síndrome da resposta inflamatória sistêmica (SIRS) e à falência do órgão, impactando substancialmente morbidade e mortalidade.[42] Sua incidência vem aumentando ao longo dos anos em todo o mundo, com uma média global de 34 casos para 100 mil habitantes por ano, com taxa de mortalidade entre 1 e 5%.[43]

Dentre os fatores etiológicos associados à PA, destacam-se a colelitíase e o consumo elevado de bebida alcoólica, responsáveis por cerca de 80% dos casos,[42,44] além de fatores idiopáticos, genéticos, hipertrigliceridemia, tabagismo, pancreatite autoimune, reações adversas a medicações e traumatismo oriundo a CPRE.[42,45] Sua sintomatologia inclui dor abdominal, náuseas e vômito, que contribuem para o risco nutricional, reduzindo a qualidade de vida desses pacientes.[42]

Para o diagnóstico da PA utilizam-se parâmetros de dor abdominal típica, elevação sérica das enzimas pancreáticas amilase e/ou lipase (3 vezes o limite superior normal) e achados radiológicos compatíveis com a doença na presença de ao menos dois dos três critérios citados.[42,46] Além disso, utiliza-se o sistema de classificação de Atlanta revisado, de 2012, para determinar a gravidade e instituir o manejo terapêutico adequado. Nesse sistema os indivíduos são classificados em PA moderada (PAM), sem falência de órgãos e complicações locais e sistêmicas; PA moderadamente grave (PAMG), com falência de órgãos transitória < 48 horas ou complicações locais ou sistêmicas; e PA grave (PAG), com falência persistente de um único ou múltiplos órgãos > 48 horas e complicações locais e sistêmicas.[47]

Tratamento nutricional

O manejo nutricional na PA deve ser individualizado, considerando o estado nutricional, a presença de sinais e sintomas, bem como a classificação da gravidade da doença,[48] pois além de prevenir e tratar a desnutrição, visa reduzir e modular a resposta inflamatória alterada.[49] Os indivíduos com PAG são considerados de alto risco nutricional devido ao hipermetabolismo, estado inflamatório e/ou complicações sépticas que, consequentemente, aumentam o catabolismo e o gasto energético de repouso (GER), elevando as necessidades energéticas e proteicas.[48]

Tradicionalmente, o repouso do trato gastrintestinal era recomendado na PA, visando limitar o estímulo pancreático. Entretanto, atualmente recomenda-se a realimentação precoce sempre que possível nas primeiras 24 a 72 horas, reduzindo o risco de disfunção da barreira intestinal, dismotilidade e infecções.[38,42] Em pacientes com PA leve, recomenda-se a dieta oral branda com baixo teor de lipídios, ao reiniciar a alimentação oral, devido ao perfil calórico aumentado e à boa tolerância comparada à dieta com líquidos claros, independentemente da concentração sérica da lipase pancreática.[38,50] Na PAM, a nutrição oral (NO) também é recomendada; na PAG, na impossibilidade da NO, utiliza-se a NE.[38,42] Com relação à via de acesso para a terapia nutricional, tem sido demonstrado que a sonda nasogástrica é bem tolerada e segura em pacientes com PAG, comparada à sonda nasojejunal. Entretanto, em casos de intolerância digestiva, como, por exemplo, a gastroparesia associada ao risco de aspiração, utiliza-se a sonda nasojejunal.[38,48] Adicionalmente, a diretriz da European Society for Parenteral and Enteral Nutrition (Espen) recomenda o uso de fórmulas poliméricas padrão, pois apresentam tolerância e segurança semelhantes às das fórmulas semielementares na PAG, exceto

em alguns casos de má absorção.[38] Com relação à NP, sua utilização restringe-se à contraindicação do uso do trato gastrintestinal ou na incapacidade de tolerar as necessidades nutricionais pela NE,[38,42] estando o paciente hemodinamicamente estável. Na administração da NP recomenda-se o uso de 0,20 g/kg/dia de L-glutamina,[38] pois reduz complicações infecciosas, tempo de internação e mortalidade.[51,52] Em outro cenário, não se justifica o uso da imunonutrição na PAG.[38] Ademais, os probióticos não devem ser utilizados na PAG.[38]

Pacientes com PA submetidos à necrosectomia minimamente invasiva com estado clínico estável (esvaziamento gástrico, estabilidade hemodinâmica e parâmetros sépticos) devem iniciar a ingestão oral nas primeiras 24 horas após o procedimento. Em casos de impossibilidade da NO, recomenda-se a NE, preferencialmente pela via nasojejunal. Quando não tolerada a NE ou quando as recomendações dietéticas não forem atingidas por essa via, a NP está indicada.[38] Para aqueles com PAG e pressão intra-abdominal (PIA) < 15 mmHg, recomenda-se a NE precoce usando preferencialmente a via nasojejunal. Se PIA for > 15 mmHg, iniciar a NE por via nasojejunal com 20 mℓ/h, aumentando de acordo a tolerância individual. Cabe ressaltar que, quando os valores da PIA aumentam ainda mais sob NE, considera-se a redução ou interrupção temporária da NE. Em indivíduos com PIA > 20 mmHg ou síndrome compartimental abdominal (SCA), recomenda-se a interrupção temporária da NE, iniciando a NP. A evolução da terapia nutricional dependerá da PIA, por isso esse parâmetro deve ser continuamente monitorado.[38] Em casos de pacientes com abdome aberto, recomenda-se o uso da NE ainda que em pequenas quantidades, e, quando necessário, para alcançar as necessidades nutricionais, a NP deve ser iniciada. Na PA, a suplementação com enzimas pancreáticas não é necessária, exceto nos pacientes que apresentem insuficiência pancreática exócrina.[38]

DOENÇA HEPÁTICA GORDUROSA NÃO ALCOÓLICA

A doença hepática gordurosa não alcoólica (DHGNA) é uma doença complexa e multifatorial, que resulta da interação de fatores genéticos, ambientais, metabólicos e inflamatórios. É caracterizada pela deposição de triglicerídeos no fígado e por ausência de ingestão significativa de álcool (menor que 20 g/dia em mulheres e 30 g/dia em homens).[53] De acordo com a American Association for the Study of Liver Diseases (AASLD), esses valores são 28 g/dia para mulheres e 42 g/dia para homens.[54]

A DHGNA compreende um amplo espectro histológico, que pode ir desde a simples esteatose (≥ 5% de gordura hepática sem evidência de lesão hepatocelular) à esteato-hepatite (EHNA) (≥ 5% de gordura hepática, inflamação e lesão hepatocelular [balonização dos hepatócitos], com ou sem fibrose hepática), e evoluir para cirrose e até carcinoma hepatocelular. Além do álcool, é importante excluir também outras causas secundárias de esteatose hepática, tais como fármacos (amiodarona, corticosteroides, valproato, tamoxifeno, metotrexato, antirretrovirais) e exposição ambiental a hepatotoxinas, esteroides anabolizantes, perda ponderal acentuada, outras doenças hepáticas (genótipo 3 da hepatite C, doença de Wilson), lipodistrofia, NP, inanição etc.[54-56]

Recentemente o termo doença hepática esteatótica associada à disfunção metabólica foi proposto para substituir a doença hepática gordurosa não alcoólica (DHGNA). De acordo com o painel de especialistas, o diagnóstico deve ser baseado na presença de doença metabólica e não na ausência de outras condições. Além disso, a doença hepática esteatótica pode coexistir com outras doenças hepáticas. Os especialistas sugerem ainda a extinção do termo esteato-hepatite, porém sugerem que seja descrito o grau de atividade inflamatória e a presença de fibrose.

Dessa maneira, segundo essa nova proposta, o diagnóstico de DHEADM é baseado na detecção de esteatose-hepática e na presença de uma das seguintes características: perímetro da cintura > 94 cm em homens e > 80 cm em mulheres, hipertensão arterial (pressão arterial [PA] ≥ 130 × 85 mmHg ou sob uso de anti-hipertensivo), hipertrigliceridemia (> 150 mg/dℓ ou sob uso de hipolipemiantes), colesterol de lipoproteínas de alta densidade (HDL-C) baixo (≤ 40 mg/dℓ em homens; ≤ 50 mg/dℓ em mulheres), glicemia ≥ 100 mg/dℓ, pós-prandial ≥ 1.400, hemoglobina glicada ≥ 5,7%, diabetes tipo 2, esteja em tratamento para diabetes tipo 2.[57]

No entanto, considerando ainda a universalidade do termo DHGNA, neste capítulo o termo DHGNA permanecerá sendo utilizado.

Epidemiologia

Estudos epidemiológicos têm revelado que a DHGNA é um problema de saúde pública mundial. Atualmente, é considerada a hepatopatia crônica mais comum no mundo ocidental, podendo alcançar 30% da população.[58,59]

No Brasil, o perfil de pacientes com DHGNA, oriundos de 16 centros médicos espalhados pelo país, evidenciou que 88% deles tinham sobrepeso ou obesidade, 44,7% tinham DM e 66,8% apresentavam dislipidemia. A análise de biopsias hepáticas de 437 pacientes desse grupo mostrou a frequência de 42, 31 e 27% de esteatose, EHNA e EHNA com fibrose, respectivamente, sendo a prevalência de DHGNA maior nos homens.[60]

Nas mulheres, a incidência de DHGNA parece aumentar com a idade, o que pode estar relacionado com alterações hormonais e síndrome dos ovários policísticos. A prevalência de DHGNA em crianças e adolescentes vem acompanhando o aumento da obesidade nessa população. Deve-se ressaltar que a maior parte dessas crianças e adolescentes irá tornar-se adultos obesos, com risco de progressão para os estágios mais avançados de DHGNA.[61]

Os principais fatores de risco para DHGNA que já apresentam associação bem estabelecida são: obesidade, resistência à insulina (RI), DM, síndrome metabólica (SM) e síndrome dos ovários policísticos. Outras condições clínicas associadas são hipotireoidismo, apneia obstrutiva do sono, hipopituitarismo, hipogonadismo, ressecção duodenopancreática e psoríase.[54]

A causa exata não está clara, mas pode-se afirmar que não é a mesma em todos os pacientes. Embora esteja muito associada a RI, obesidade e SM, nem todos os pacientes com essas condições evoluem para DHGNA/EHNA.

Apesar de a DHGNA ainda ser vista por alguns autores como manifestação hepática da SM, ela é uma doença metabólica *per se*, que pode ser considerada um fator de risco para SM e DM. Nesse caso, o acúmulo de gordura no fígado leva à resistência hepática à insulina, que, por sua vez, causa um defeito na supressão da síntese hepática de glicose, com consequente hiperglicemia e hiperinsulinemia. Além disso, ocorre alteração na exportação de lipoproteína de densidade muito baixa (VLDL) e, em decorrência disso, hipertrigliceridemia.[62]

Patogênese

Os ácidos graxos presentes no fígado são provenientes de três fontes, descritas a seguir.

■ **Lipólise no tecido adiposo associada à resistência à insulina.** A RI é um dos elementos centrais no desenvolvimento da DHGNA e tem como consequências aumento da lipólise no tecido adiposo, aumento da gliconeogênese e glicogenólise hepática e redução da captação de glicose no músculo estriado. Ela provoca ainda um aumento compensatório da sua produção. A RI resulta na falha da lipase hormônio-sensível em bloquear a lipólise periférica no tecido adiposo, que permanece ativa e libera grande quantidade de ácidos graxos livres (AGL) na circulação, cujo excesso é captado pelo fígado. Estima-se que 60% dos ácidos graxos que chegam ao fígado sejam provenientes do tecido adiposo.[63-66]

Os ácidos graxos no fígado podem seguir três diferentes destinos: betaoxidação mitocondrial, exportação como VLDL e acúmulo na forma de triglicerídeos.[64] A betaoxidação mitocondrial é o mecanismo principal de degradação dos ácidos graxos; porém, o aumento do aporte de ácidos graxos para o fígado pode sobrecarregar a capacidade de oxidação mitocondrial. Além disso, a superativação dessa via leva a disfunção mitocondrial e maior oxidação em peroxissomos e microssomos,[67-69] provocando o aumento da produção de espécies reativas de oxigênio, que, por sua vez, desencadeiam resposta inflamatória e ativação das células estreladas, que são células hepáticas envolvidas na fibrogênese hepática.

Os triglicerídeos são, normalmente, retirados do fígado pela VLDL, que é formada pela proteína de transferência de triglicerídeos microssomal (MTP), a qual os incorpora à apolipoprotcína B.

O hiperinsulinismo pode diminuir a exportação via VLDL, uma vez que a insulina reduz a síntese e a estabilidade da apolipoproteína B, favorecendo o acúmulo de triglicerídeos nos hepatócitos.[69,70]

■ **Lipogênese *de novo*.** O segundo mecanismo associado ao acúmulo de gordura no fígado é a síntese *de novo* de ácidos graxos. Trata-se do processo no qual o excesso de carboidrato simples da dieta é convertido em ácidos graxos, os quais, posteriormente, são esterificados para formar triglicerídeos. Em pacientes com DHGNA, a lipogênese *de novo* contribui com cerca de 25% de AGL no fígado, além de produzir como intermediário a malonil-CoA, que inibe a oxidação de ácidos graxos de qualquer origem. O excesso de carboidrato da dieta e o hiperinsulinismo ativam fatores de transcrição envolvidos na lipogênese *de novo*, como a proteína 1c ligadora do elemento regulatório de esterol (SREBP-1c), o receptor ativado por proliferadores de peroxissoma gama (PPAR-γ) e a proteína ligadora do elemento regulado por carboidrato (ChREBP).[63,64,66]

No que diz respeito à qualidade do carboidrato, vários estudos têm mostrado que o consumo elevado de frutose derivada de produtos alimentícios acrescidos de xarope de milho rico em frutose e de sacarose pode aumentar a lipogênese *de novo* no fígado e contribuir para o desenvolvimento da DHGNA. A natureza lipogênica da frutose é explicada pelo fato de ela ser metabolizada no fígado pela frutoquinase, que apresenta alta afinidade por frutose, produzindo frutose 1 fosfato (FLP1) e, subsequentemente, glicerol fosfato e acil-CoA, substratos para a lipogênese *de novo*. O metabolismo da frutose, diferentemente do metabolismo hepático da glicose, não é regulado pela insulina. Além disso, sua fosforilação leva a depleção de trifosfato de adenosina (ATP) e acúmulo de monofosfato de adenosina

(AMP), resultando em aumento da síntese de ácido úrico, que, por sua vez, estimula a síntese de espécies reativas de oxigênio, inflamação e consequente progressão da DHGNA. Ademais, o excesso de frutose de adição causa frutosilação, que é uma reação não enzimática 7 vezes mais rápida que a glicação, e que produz mais de 100 espécies reativas de oxigênio.[71,72]

■ **Lipídios da dieta.** A gordura proveniente da dieta pode contribuir com cerca de 15% dos triglicerídeos acumulados no fígado. Segundo estudo realizado por Zheng et al.[73] em pacientes com DHGNA, os níveis plasmáticos de ácidos graxos saturados se correlacionaram positivamente ao risco de DHGNA, enquanto níveis plasmáticos de ácido docosaexaenoico se correlacionaram negativamente. Ademais, a qualidade da dieta pode contribuir para a lipogênese hepática e a resistência à insulina.

Influência da flora microbiana

A flora bacteriana intestinal exerce diversas funções metabólicas, dentre elas o desenvolvimento e a modulação do sistema imune. As alterações tanto na barreira intestinal quanto na composição da flora podem estar relacionadas com o desenvolvimento e a progressão da DHGNA.

Existe uma inter-relação anatômica, funcional e bidirecional do intestino com o fígado. Este recebe sangue continuamente daquele pela circulação enteroportal. Por outro lado, os ácidos biliares produzidos pelos hepatócitos são liberados no intestino por meio do trato biliar.[74] O fígado é, portanto, a primeira linha de defesa contra antígenos derivados do intestino e é o primeiro órgão-alvo quando existe alteração da permeabilidade intestinal. Dentre os fatores implicados na alteração da permeabilidade intestinal, estão: alergias alimentares, deficiências nutricionais, uso de medicações, álcool, infecções intestinais, obesidade (devido ao seu caráter inflamatório e às comorbidades associadas) e dieta rica em gordura e frutose. O desequilíbrio no eixo intestino-fígado tem como consequências principais o aumento da absorção de endotoxinas e a resultante ativação das células de Kupffer e das células estreladas, além da ativação de citocinas proinflamatórias por meio da liberação de lipopolissacarídios.[75]

Influência genética

Há evidências de que polimorfismos genéticos estejam associados à esteatose e à progressão para EHNA, ressaltando-se que a DHGNA pode acontecer na ausência da SM. Variantes em genes implicados no acúmulo de gordura hepática, na produção de adipocinas e citocinas, na gênese da fibrose e no estresse oxidativo podem estar envolvidas na etiopatogenia da DHGNA. Esses polimorfismos genéticos ilustram casos de DHGNA que ocorrem na ausência de SM.[62]

O polimorfismo de um nucleotídio no gene *PNPLA3* (*patatin-like phospholipase domain-containing 3 gene*) está associado à presença de esteatose. A variante PNPLA3-I148M, caracterizada pela substituição do C pelo G, determina a substituição da isoleucina por metionina na posição 148 de *PNPLA3*, com provável prejuízo na sua função de reesterificação de ácidos graxos (formação de triglicerídeos) para posterior secreção na forma de VLDL.[76,77] O polimorfismo no gene *PNPLA3* interage com fatores ambientais como obesidade e consumo de álcool, o que induz à esteatose hepática. De igual modo, indivíduos que carregam a variante nesse gene estão mais suscetíveis a ter aumento da quantidade de gordura hepática adiposa quando a ingestão de carboidratos é elevada, principalmente açúcares simples.[56] Outros polimorfismos, como no gene *TM6SF2*, também estão associados ao maior risco de esteatose e EHNA.[53]

Diagnóstico

Apesar de a biopsia hepática ser o padrão-ouro capaz de definir se há ou não esteatose, EHNA e fibrose, o caráter invasivo do método, os riscos associados, o custo, o tamanho do fragmento coletado e a variabilidade intra e interexaminador têm acarretado a substituição por exames de imagem associados a marcadores sorológicos e testes capazes de predizer a esteatose. No entanto, somente a biopsia hepática é capaz de detectar a EHNA.

A elevação de aminotransferases varia de 2 a 5 vezes o limite da normalidade e, em geral, ocorre mais frequentemente na EHNA do que na esteatose simples.[78,79] Por outro lado, dosagens repetidamente normais de aminotransferases não excluem o diagnóstico de DHGNA e nem mesmo de estágios mais avançados de fibrose.

A US é o método mais utilizado para avaliar a presença de esteatose, por ser mais acessível e de menor custo. O diagnóstico pela US ocorre, muitas vezes, de maneira acidental, quando o indivíduo realiza o exame por outros motivos. O diagnóstico de esteatose é baseado em aumento da ecogenicidade do fígado em relação à do baço e dos rins, e redução da visualização do lúmen de veias hepáticas e do diafragma.[80] Na TC abdominal, quanto menor a atenuação do parênquima, maior a intensidade da esteatose. Pela ressonância magnética (RM), com a obtenção de imagens em que gordura e água estejam "em fase" e "fora de fase", é possível detectar e quantificar esteatose pela perda de sinal obtida nessas duas fases.

Novas técnicas radiológicas podem ser úteis em estimar a gravidade da DHGNA. Tanto a elastografia hepática transitória, por meio do FibroScan®, como a elastografia combinada à RM apresentaram boa acurácia para a detecção de fibrose avançada em pacientes com DHGNA.[81,82] O parâmetro de atenuação controlada (CAP) é um programa para detecção e quantificação da esteatose que foi incorporado à elastografia. A possibilidade de detecção simultânea dos graus de fibrose e esteatose pode nortear de maneira mais precisa o acompanhamento desses pacientes.

O escore denominado *NAFLD fibrosis score* foi desenvolvido em colaboração com vários centros e utilizou sete parâmetros para a elaboração de uma fórmula de predição de fibrose: idade, índice de massa corporal (IMC), contagem de plaquetas, aspartato aminotransferase (AST), alanina aminotransferase (ALT), presença de intolerância à glicose/DM, albumina. A fórmula pode ser calculada pelo *NAFLD fibrosis score online calculator* ou em aplicativos médicos. Valores superiores a 0,676 e inferiores a –1,455 associaram-se, respectivamente, à presença e à ausência de fibrose avançada.[83]

Avaliação nutricional

Não existem pontos de corte específicos de IMC e perímetro da cintura, parâmetros mais acessíveis na prática clínica, que sejam capazes de triar indivíduos em risco de DHGNA. Os valores de referência utilizados para a população geral, que identificam aumento do risco cardiovascular e de doenças crônicas, devem ser utilizados para diagnóstico e monitoramento do estado nutricional.

Os pacientes devem ser monitorados periodicamente para avaliação da perda ponderal, já que esta apresenta eficácia comprovada no tratamento da DHGNA.[53,54]

Tratamento clínico

Como a DHGNA está associada, na maioria dos casos, ao excesso de peso e a outras características da SM, a mudança no estilo de vida (reeducação alimentar e exercícios físicos) é considerada como tratamento de primeira linha, abrangendo perda de peso, prática de atividade física e terapia comportamental. Além disso, a terapia medicamentosa, principalmente os sensibilizadores de insulina, antioxidantes e agentes citoprotetores, pode ser potencial estratégia no tratamento.[61]

Tratamento nutricional

A perda de peso, alcançada por dieta hipocalórica isoladamente ou em conjunto com atividade física, reduz a esteatose hepática. Segundo a AASLD, a perda entre 3 e 5% do peso corporal parece ser necessária para haver melhora da esteatose, mas até 10% de perda podem ser necessários para melhora da necroinflamação.[54] A restrição de 500 a 1.000 kcal/dia associada à prática de exercícios de moderada intensidade é sugerida para a promoção da perda de peso.[53,51]

Atualmente, o *guideline* da Espen (2020) traz orientações específicas para pacientes com esteatohepatite não alcoólica com sobrepeso ou obesidade, ressaltando que a perda de peso e a atividade física são os tratamentos de primeira linha. No entanto, orienta que a perda de peso seja entre 7 a 10% do peso atual para melhora da esteatose e das enzimas hepáticas e acima de 10% para melhora do grau de fibrose. Além disso, aconselha que o plano alimentar atenda aos princípios da dieta mediterrânea e que esta seja hipocalórica.[84]

Carboidratos

A dieta com baixo teor de carboidratos pode representar uma alternativa no tratamento de pacientes com DHGNA, pois auxilia na perda de peso e na redução da gordura intra-hepática. Os resultados de metanálise envolvendo 10 estudos indicaram que dieta com baixo teor de carboidrato (< 50% do valor energético total [VET]) não reduziu os níveis séricos de enzimas hepáticas, mas reduziu a gordura hepática.[85] Jang et al.[86] compararam a eficácia de uma dieta com baixo teor de carboidrato (BTC: 25 kcal/kg peso ideal; 50 a 60% de CHO; 20 a 25% de gordura) com uma dieta com baixo teor de gordura (BTG: 25 kcal/kg peso ideal; 15 a 20% de gordura; 60 a 70% de CHO). Apesar de a mudança de peso não ter sido diferente entre os dois grupos, os autores observaram normalização de enzimas hepáticas na semana 8 em 38,5% do grupo BTC e em 16,7% para o grupo com BTG. Além disso, a gordura intra-hepática, a lipoproteína de baixa densidade (LDL) e a pressão arterial também diminuíram significativamente no grupo BTC.

Ressalta-se que mais estudos sobre a composição da dieta são necessários para essa população, uma vez que tanto o excesso de carboidratos quanto o de lipídios têm efeitos deletérios. A European Association for the Study of the Liver (EASL) recomenda que a composição da alimentação seja ajustada de acordo com a dieta mediterrânea.[53]

Considerando que a RI é um dos fatores etiológicos mais importantes envolvidos no desenvolvimento e progressão da DHGNA, é esperado que esses indivíduos se beneficiem de um planejamento alimentar em que o índice glicêmico (IG) seja considerado. Entretanto, não existe nenhuma diretriz sobre o consumo de alimentos de baixo IG em pacientes com DHGNA.[61]

Tendo em vista que a ingestão de frutose de adição está diretamente relacionada à patogênese da DHGNA, o consumo de açúcares refinados e produtos alimentícios e bebidas com alto teor de frutose ou glicose deve ser reduzido.[87] Ressalta-se, porém, que não deve haver exclusão de frutas no planejamento alimentar com o objetivo de reduzir o consumo de frutose,

pois elas são fontes importantes de fibras, vitaminas, minerais e compostos fitoquímicos. O consumo de frutas, bem como dos demais alimentos, deve fazer parte de um planejamento alimentar individualizado.

Lipídios

■ **Ácidos graxos saturados (AGS).** O consumo de AGS não deve exceder 7% do VET, seguindo as mudanças terapêuticas de estilo de vida do Third Report of the National Cholesterol Education Program Adult Treatment Panel III (NCEP ATP III) e da atualização da Diretriz Brasileira de Dislipidemias e Prevenção da Aterosclerose – 2017.[88,89]

■ **Ácidos graxos monoinsaturados.** A ingestão de ácidos graxos monoinsaturados, particularmente como substitutos para os AGS, pode ser benéfica para pacientes com DHGNA. O azeite de oliva melhora a resistência à insulina, aumenta a liberação de triglicerídeos pelo fígado e diminui o fluxo de AGL a partir de tecido adiposo periférico para o fígado.[90] O NCEP ATP III e a atualização da Diretriz Brasileira de Dislipidemias e Prevenção da Aterosclerose recomendam que o consumo desses ácidos graxos seja de até 20% do total de calorias diárias.[88,89]

■ **Ácidos graxos poli-insaturados.** Os ácidos graxos poli-insaturados (PUFA) são considerados potentes inibidores da lipogênese hepática; são supressores da síntese de ácidos graxos, por regularem negativamente a SREBP-1c; e são indutores da oxidação hepática por meio da ativação do PPAR-α.

Segundo a AASLD,[54] a suplementação de ômega-3 na DHGNA deve ser considerada somente naqueles que apresentam hipertrigliceridemia. No entanto, deve-se avaliar o consumo de alimentos fontes de ômega-3 por esses pacientes e estimular o consumo quando estiver inadequado.

Proteínas

A ingestão elevada de proteína, geralmente associada à dieta de baixo carboidrato, pode melhorar a homeostase da glicose em pacientes com RI. Estudos relacionam o consumo de dieta rica em proteína com a redução da lipotoxicidade intracelular de lipídios.[91]

Deve-se ter cautela com a ingestão elevada de proteína em indivíduos que reúnem fatores de risco para doença renal crônica (DRC), como DM, hipertensão arterial sistêmica (HAS), idade avançada, entre outros. Estudos são necessários para definir estratégias específicas quanto a quantidade e tipo de proteína a ser prescrita ao indivíduo com DHGNA.[66,90]

Não existem evidências suficientes que sugiram que a ingestão usual de proteína (15 a 20% do VET) deva ser modificada para esses pacientes.[92]

Vitaminas

■ **Vitamina E.** A vitamina E (alfatocoferol) é um eficiente inibidor da peroxidação lipídica e do estresse oxidativo, reduzindo a progressão da inflamação e da fibrose em pacientes com EHNA.[93,94]

Segundo a AASLD, é recomendado que a vitamina E seja administrada na dose diária de 800 UI/dia, pois melhora os aspectos histológicos do fígado em adultos não diabéticos com EHNA comprovada por biopsia. No entanto, a vitamina E não é recomendada para o tratamento de EHNA em pacientes diabéticos, ou com DHGNA sem biopsia hepática, ou com cirrose por EHNA ou cirrose criptogênica por falta de evidências científicas.[54]

A vitamina C exerce um mecanismo de regeneração da vitamina E (na forma inativada, ao combinar-se com um radical livre). A neutralização do radical peroxil pela vitamina E necessita de uma quantidade adequada de vitamina C, glutationa e

NADPH (nicotinamida adenina dinucleotídio fosfato). Logo, a administração de vitamina E deve ser acompanhada de vitamina C para que haja potencialização da ação antioxidante.[95]

Um fator limitante para o uso de doses elevadas de vitamina E é sua associação com risco de acidente vascular encefálico hemorrágico, câncer de próstata em homens com idade superior a 50 anos e aumento de todas as causas de mortalidade.[53]

■ **Vitamina D.** A vitamina D exerce seus sinais intracelulares por meio do seu receptor. O receptor de vitamina D (VDR) é constitutivamente expresso no fígado e regula a expressão de mais de 200 genes envolvidos no metabolismo de carboidratos e lipídios, inflamação, proliferação, diferenciação celular, apoptose e imunidade.[96]

Desse modo, os indivíduos com deficiência de vitamina D estão sujeitos a desenvolver alterações no metabolismo da glicose, como intolerância à glicose, SM e DM tipo 2.[53] Ademais, baixos níveis séricos de vitamina D se correlacionam a presença e gravidade da DHGNA, independentemente de fatores confundidores, como obesidade e RI.[97–99]

Até o momento, não existe nenhuma diretriz, tanto nos consensos europeus quanto nos americanos, sobre a suplementação/dose de vitamina D. No entanto, diante das evidências clínicas, é recomendado entre os pacientes com DHGNA que seja administrada a dosagem de 25-hidroxivitamina D como parte da conduta inicial, e que medidas sejam tomadas para a correção caso os níveis estejam inadequados, a fim de evitar que esses pacientes tenham comprometimento da saúde óssea e piora da gravidade histológica.[61] A exposição solar devidamente orientada é uma medida simples e benéfica para esses pacientes e pode ser adotada dependendo dos níveis séricos. Caso seja feita a suplementação oral de vitamina D, é importante ressaltar que ela é mais efetiva quando há um balanço adequado de nutrientes.

Probióticos

A modulação da microbiota intestinal pode representar um dos pilares do tratamento de pacientes com DHGNA. Loguercio et al.[100] lançaram as primeiras evidências de que o tratamento com probióticos poderia melhorar alguns parâmetros de dano hepático em pacientes com diversas doenças hepáticas, incluindo 10 indivíduos com DHGNA. Os pacientes receberam uma mistura contendo diferentes espécies de bactérias, associada a fruto-oligossacarídios (FOS), vitaminas (B_6, B_2, B_9, B_{12}, D_3, C, K) e minerais (ferro e zinco) por 2 meses. As espécies de bactérias foram: *Lactobacillus acidophilus* (*L. acidophilus*), *Bifidobacterium bifidum* (*B. bifidum*), *Lactobacillus rhamnosus* (*L. rhamnosus*), *Lactobacillus plantarum* (*L. plantarum*), *Lactobacillus salivarius* (*L. salivarius*), *Lactobacillus bulgaricus* (*L. bulgaricus*), *Lactobacillus casei* (*L. casei*), *Bifidobacterium lactis* (*B. lactis*) e *Bifidobacterium breve* (*B. breve*). Foi observada redução nos níveis séricos de aminotransferases, marcadores séricos de estresse oxidativo e fator de necrose tumoral alfa (TNF-α).

Wong et al.[101] avaliaram o efeito de um *mix* de probióticos em pacientes com EHNA. Os pacientes usaram uma formulação contendo *L. acidophilus, L. rhamnosus, L. bulgaricus, B. bifidum* e *L. plantarum* na quantidade de 2×10^6, 2 vezes/dia, durante 6 meses, além de orientações para modificações de estilo de vida. Eles foram comparados a pacientes que receberam somente orientações para modificações de estilo de vida. Os autores observaram diminuição da concentração de triglicerídeo intra-hepático avaliado por espectroscopia de prótons por RM no grupo suplementado com probióticos, enquanto no grupo que não recebeu probióticos não houve alteração da concentração de gordura hepática. Além disso, houve maior decréscimo nos níveis séricos de AST comparado ao grupo não suplementado.[101]

Em metanálise envolvendo quatro estudos e 134 participantes com DHGNA/EHNA, observou-se o efeito da utilização dos probióticos nos seguintes desfechos: IMC, ALT, AST, colesterol total, LDL, HDL, TNF-α, HOMA-IR (feito com base nas dosagens de insulina e glicose de jejum) e glicemia. Os probióticos utilizados nos estudos variaram entre *Streptococcus thermophilus, L. bulgaricus, Lactobacillus GG, B. longum, L. acidophilus, L. rhamnosus, B. bifidum* e *L. plantarum*. Dois deles associaram prebióticos. O tempo de suplementação variou entre 2 e 6 meses, e foi observado um decréscimo significativo nos níveis de ALT, AST, colesterol total e HOMA-IR.[102]

A despeito das evidências encontradas na literatura, algumas das limitações envolvendo os estudos sobre o uso de probióticos na DHGNA são: diferentes formulações terapêuticas e cepas, duração do tratamento, quantidade utilizada e número reduzido de participantes. Além disso, os estudos não avaliam padrões dietéticos e atividade física. Ainda assim, os probióticos devem ser considerados como terapêutica complementar em pacientes com DHGNA.

Café

O café tem sido considerado hepatoprotetor, embora os mecanismos fisiológicos ainda não estejam totalmente esclarecidos. Os benefícios podem ser atribuídos aos seus diversos componentes, como cafeína, ácidos clorogênicos, cafestol e kaweol. Hodge et al.,[103] em um estudo retrospectivo, avaliaram a associação entre o café e a rigidez hepática, avaliada por meio de elastografia transitória hepática na doença hepática de diversas etiologias (DHGNA, vírus da hepatite C [VHC] e vírus da hepatite B [VHB]), em 1.018 pacientes. Eles observaram que o consumo de café maior ou igual a duas xícaras de 60 mℓ estava associado a menor rigidez hepática, um marcador não invasivo de fibrose hepática, reforçando o efeito benéfico da bebida nos diversos tipos de doenças do fígado.

Saab et al.,[104] em uma revisão sistemática, observaram os efeitos do café sobre os exames laboratoriais relacionados a doença hepática, hepatite viral, DHGNA, cirrose e carcinoma hepatocelular (CHC). Os autores observaram os efeitos benéficos do café nos diferentes tipos de doença hepática crônica (DHC), dentre eles a relação inversa entre o consumo da bebida e a gravidade da EHNA.

No entanto, deve-se atentar para algumas questões no que diz respeito à interpretação dos estudos envolvendo os efeitos do café nas diversas doenças, dentre elas a DHGNA. O tipo de café, o modo de preparo e o grau de torra interferem diretamente na extração de alguns de seus constituintes e na sua composição final; além disso, o consumo da bebida pode estar relacionado com hábitos tais como fumo e ingestão de bebidas alcoólicas. A definição sobre a porção utilizada também varia entre os estudos, tornando difícil estimar o quanto de café é necessário para se avaliarem esses efeitos.[105]

Dessa maneira, por se tratar de uma bebida acessível, o consumo de café pode ser recomendado como parte das estratégias nutricionais para pacientes com doenças hepáticas, já que os efeitos parecem ser antifibróticos. No entanto, deve-se recomendar o consumo isento da adição de açúcar, e a utilização de copos plásticos descartáveis também deve ser evitada.

Atividade física

A abordagem multidisciplinar tem caráter relevante para os pacientes com DHGNA, que, em sua maioria, apresentam sobrepeso e sedentarismo. Por isso, a atividade física deve fazer parte do protocolo de medidas comportamentais a serem recomendadas.

Alguns dos principais benefícios da atividade física são: aumento da sensibilidade à insulina, auxílio na redução do peso e favorecimento da oxidação de ácidos graxos. Katsagoni et al.[105] realizaram metanálise englobando 20 estudos e 1.073 pacientes com DHGNA e evidenciaram que a atividade física sozinha ou combinada com intervenções dietéticas reduziu os níveis séricos de enzimas hepáticas e de triglicerídeo intra-hepático. Os autores observaram ainda que o exercício, independentemente da perda de peso, reduziu a gordura intra-hepática. Portanto, recomenda-se a prática de atividade física junto com modificações na dieta como uma combinação mais eficaz no tratamento da doença. Contudo, os pacientes com DHGNA devem ser orientados individualmente por um educador físico, que poderá prescrever o tipo e a frequência de atividade mais adequada.

Tratamento farmacológico

A mudança do estilo de vida é fundamental em qualquer tentativa de reverter a evolução da DHGNA. Entretanto, é imprescindível o tratamento das comorbidades presentes, como HAS, DM e dislipidemia, que podem estar associadas à progressão da doença, principalmente quando não há adesão às medidas. Os hipolipemiantes, por exemplo, têm sido utilizados para o controle da hipercolesterolemia e, principalmente, da hipertrigliceridemia associada à DHGNA.

Em pacientes com DHGNA e HAS, o uso de antagonistas do receptor de angiotensina pode ser recomendado em função dos benefícios obtidos na melhora da inflamação e da fibrose em estudos com pequeno número de pacientes tratados com essa classe de anti-hipertensivos.[106,107] Dada a relevância da resistência à insulina na patogênese da DHGNA, os fármacos sensibilizadores de insulina, como as pioglitazonas, vêm sendo empregados em pacientes com EHNA comprovada por biopsia, com ou sem DM.[54] Indivíduos com EHNA e fibrose que apresentam HAS devem ser monitorados continuamente, devido ao risco elevado de progressão da doença.[53]

Diversos agentes antioxidantes, citoprotetores e anticitocinas vêm sendo testados no tratamento da DHGNA, como ursacol e pentaxofilina.[94] Outras medidas importantes para tratar esses pacientes incluem a orientação a respeito de fármacos e/ou qualquer substância que possa ser hepatotóxica e a necessidade de abstinência alcoólica. Durante a abordagem clínica ou nutricional, os profissionais devem questionar o uso de chás e plantas medicinais, devido ao potencial de hepatotoxicidade de alguns.

A despeito de inúmeras evidências que demonstrem efeitos anti-inflamatórios, antioxidantes e antifibróticos, medicamentos e fitoterápicos hepatoprotetores, como silimarina, metionina, betaína, pidolato de piridoxina, ácido lipoico, N-acetilcisteína, curcumina, resveratrol, alecrim, chá-verde, alcachofra, alcaçuz, gengibre e outros, não são citados nos consensos atuais para indicação rotineira no tratamento da DHGNA. No entanto, devem ser considerados individualmente e de maneira criteriosa como coadjuvantes no tratamento da DHGNA.

Os pacientes também devem receber aconselhamento em relação à interrupção do fumo, pelo risco de acelerar a progressão da fibrose hepática. Todos os pacientes com testes sorológicos negativos para hepatite A ou B devem ser imunizados, já que pacientes com DHC podem apresentar quadros mais graves de hepatite aguda.[61]

Cirurgia bariátrica

Em pacientes com IMC > 35 kg/m^2 não responsivos às orientações para mudança de estilo de vida e farmacoterapia, a indicação de cirurgia bariátrica pode ser uma opção para redução de peso e complicações metabólicas em indivíduos com DHGNA, porém deve ser descartada em pacientes com cirrose descompensada.[53,108]

A despeito de se saber que a perda muito acentuada poderia agravar a inflamação lobular e a fibrose, evidências com base em estudos retrospectivos ou prospectivos mostram que a cirurgia bariátrica leva à melhora significativa da DHGNA. No entanto, ensaios clínicos randomizados e controlados são fundamentais para determinar a melhor técnica para esse grupo de pacientes.[109] A bariátrica, portanto, pode ser considerada caso a caso em obesos elegíveis com EHNA ou cirrose criptogênica compensadas; porém, é prematuro considerá-la como opção para tratar especificamente a DHGNA.[54]

CIRROSE HEPÁTICA

A cirrose hepática é definida morfologicamente pelo quadro avançado de fibrose hepática difusa, caracterizado por mudança da arquitetura do parênquima e formação de nódulos hepáticos. Suas complicações são responsáveis por elevadas taxas de morbidade e mortalidade entre pacientes acometidos por ela.[110]

O paciente com cirrose apresenta múltiplas manifestações clínicas, como ascite, encefalopatia hepática e hemorragia digestiva, que contribuem para diminuição da ingestão e absorção de nutrientes, entre outros quadros que agravam o estado nutricional. Desse modo, a intervenção nutricional adequada e precoce em pacientes com cirrose hepática pode reverter a desnutrição e melhorar o prognóstico, o que faz da terapia nutricional uma medida imprescindível na terapêutica clínica.[111]

Mecanismos fisiopatológicos

Existem duas categorias de doenças hepáticas: a hepatocelular e a colestática (obstrutiva). Entre as classificadas como hepatocelulares estão as hepatites virais, a doença hepática alcoólica e a DHGNA. Nessa classificação, predominam como características do dano celular inflamação e necrose hepáticas. Já em relação às doenças colestáticas, que incluem colangite esclerosante primária, cirrose biliar primária e muitas doenças induzidas por fármacos, acontece a inibição do fluxo biliar.[112]

O fígado é constituído por vários tipos celulares, sendo os hepatócitos as células que correspondem a 60% do tecido hepático e responsáveis pelas principais funções do órgão. A célula estrelada (conhecida também como célula de Ito, célula armazenadora de gordura ou lipócito), localizada no espaço de Disse, é considerada como a célula-chave na fibrogênese hepática.[113] A célula estrelada hepática é armazenadora de vitamina A no seu estado quiescente e, sob a ação de citocinas fibrogênicas (fator transformador de crescimento beta [TGF-β, do inglês *transforming growth factor*], TNF-α, fator de crescimento derivado das plaquetas [PDGF, do inglês *platelet-derived growth factor*] e outras), diferencia-se em miofibroblasto, envolvendo-se ativamente na síntese dos elementos da matriz extracelular (ME) (colágenos, elastina, proteoglicanos e proteínas de constituição).[114]

Tem sido estudada cada vez mais a relação entre a vitamina A e a fibrose hepática. Estudos apresentados por Peres et al.[115,116] observaram que a diminuição de vitamina A intracelular ocorre com a progressão da doença hepática desde hepatite, cirrose e CHC.

Na DHC, a ativação das células estreladas é desencadeada por estímulos como o PDGF, as espécies reativas de oxigênio e o TGF-β1, que são liberados pelo dano causado aos hepatócitos, às células de Kupffer e às células endoteliais circunvizinhas, e por insultos como vírus e álcool. O TGF-β1 é produzido pelas células de Kupffer e tem importante papel na ativação das células estreladas, que são secretoras de proteínas de ME, dentre elas o colágeno tipo I, que passa então a ser depositado no espaço de Disse. O progressivo acúmulo de colágeno do tipo I no espaço de Disse tem grande implicação na patogênese da cirrose hepática, pois leva à mudança da arquitetura hepática e à disfunção de hepatócitos e das células endoteliais (sinusoides hepáticos), cuja ativação é descrita por rápidas mudanças nas expressões gênica e fenotípicas. Como principais mudanças fenotípicas após a ativação estão: proliferação, contratilidade, fibrogênese, quimioatração de leucócitos e perda dos retinoides.[117-119]

Na permanência do dano hepático, os hepatócitos são substituídos por abundante ME, incluindo colágeno fibrilar. O acúmulo de ME é resultante do aumento da síntese e redução da degradação. Nos estágios avançados, o fígado contém 6 vezes mais ME que o normal. A redução da degradação ocorre por decréscimo da atividade das metaloproteinases (MMP) removedoras de ME, que resulta principalmente de uma superexpressão de seus inibidores específicos (TIMP, do inglês *tissue inhibitors of metalloproteinases*).[119]

A cirrose tem sido demonstrada como principal fator para o desenvolvimento de CHC, provocando necroinflamação crônica e regeneração hepatocelular constante, mecanismo que leva ao acúmulo de mutações genéticas e à progressão celular para malignidade.[120] O CHC é a terceira causa mais comum de câncer no sistema digestório em ambos os sexos e a quinta causa de mortalidade relacionada ao câncer em homens, segundo dados de 2023 nos EUA.[121]

Fatores de risco

Existem vários fatores de risco para o desenvolvimento da cirrose, entre eles: etilismo crônico, hepatites virais (B e C), doenças autoimunes (colangite esclerosante primária e hepatite autoimune), atresia biliar, hemocromatose, deficiência de alfa-1-antitripsina e doença de Wilson. O etilismo crônico merece ênfase especial devido à sua prevalência, considerando consumo de álcool superior a 60 a 80 g por dia nos homens e 40 a 60 g por dia nas mulheres por período superior a 10 anos.[122] No entanto, devido ao aumento da prevalência de obesidade e SM a ela associada, a DHGNA pode representar hoje a principal causa de cirrose hepática.

Sintomas da cirrose causados por insuficiência hepática/hipertensão portal

A cirrose apresenta múltiplas manifestações clínicas. O paciente pode ser assintomático nos estágios iniciais, apresentar alterações laboratoriais nos parâmetros de lesão e função hepática e, com o avanço da doença, apresentar desnutrição e manifestações causadas pela insuficiência hepática e hipertensão portal.[123]

A alteração de arquitetura hepática leva ao aumento da resistência no tronco portal pela presença de nódulos regenerativos e, consequentemente, à distorção das veias hepáticas e à fibrose do tecido perivascular em torno das veias hepáticas e sinusoides, caracterizando a hipertensão portal (HP). Como consequência, o paciente apresenta varizes esofágicas, gastropatia porto-hipertensiva, anemia, plaquetopenia, leucopenia, esplenomegalia, hemorragia digestiva decorrente do rompimento de varizes esofágicas e ascite (decorrente em parte também da insuficiência hepática).[123]

Além disso, ocorre prejuízo à passagem do sangue pelo fígado e consequente acúmulo de sangue no baço.

A esplenomegalia (aumento do baço) causa aumento do volume local, retenção de células sanguíneas e redução da concentração de eritrócitos, leucócitos e plaquetas circulantes. Esses fatores levam ao quadro de anemia, leucopenia e trombocitopenia, respectivamente, condição denominada hiperesplenismo.[124] Nos etilistas crônicos, a supressão direta da medula óssea pelo etanol pode agravar o quadro. Além disso, a diminuição da síntese de proteína pode reduzir a produção dos fatores de coagulação I, II, V, VII, IX e X, o que pode também piorar pela má absorção concomitante da vitamina K lipossolúvel no caso de colestase, aumentando o risco de hemorragia. Como consequência, pode apresentar ainda manifestações como púrpura, petéquias, equimoses e epistaxe.[125]

Como complicações da cirrose avançada, são identificados quadros como icterícia, colestase, hipoalbuminemia, ginecomastia, eritema palmar, baqueteamento digital, encefalopatia hepática e síndrome hepatorrenal.[126]

Encefalopatia hepática

A encefalopatia hepática pode ser definida como síndrome neuropsiquiátrica, potencialmente reversível, caracterizada por alterações no sono, na personalidade, no comportamento, redução da cognição, da função motora e do nível de consciência.[128] Seu aparecimento pode ocorrer quando a função hepática se torna inapta no processo de eliminação e/ou transformação das toxinas (oriundas da alimentação ou do próprio fígado), em virtude da lesão hepática crônica.[127,128]

O desenvolvimento da encefalopatia hepática piora o prognóstico e a taxa de mortalidade dos pacientes com DHC.[127]

A encefalopatia hepática não apresenta etiologia totalmente definida; porém, existe um consenso de que sua patogênese seja multifatorial. Alguns fatores sugeridos são: edema cerebral, excesso de substâncias nitrogenadas na circulação, mediadores inflamatórios, estresse oxidativo, deficiência de zinco (que reduz a atividade da ornitina transcarboxilase no ciclo da ureia) e hipermagnesemia. A amônia também está relacionada como fator desencadeador da encefalopatia hepática, assim como o tônus GABAérgico e microelementos como o manganês.[129]

Amônia e seu processo metabólico

O papel da amônia na fisiopatogênese da encefalopatia hepática é fundamental. Ela deve ser considerada uma neurotoxina, já que favorece alterações nos astrócitos e a indução de neuroinflamação.

A produção da amônia acontece no intestino, a partir de compostos nitrogenados da dieta (as proteínas, os aminoácidos livres e a amônia são fonte de nitrogênio). Já a desaminação da glutamina pela glutaminase e pelo catabolismo bacteriano de compostos nitrogenados ocorre no cólon. Uma das funções do fígado é destoxificar grande parte da amônia oriunda da circulação portal, promovendo a conversão em ureia nos hepatócitos periportais e em glutamina nos hepatócitos perivenosos. Isso impede a passagem para a circulação sistêmica, mas o processo só ocorre no fígado anatomicamente sadio. Existem diferentes processos metabólicos para a produção ou eliminação da amônia em diversos órgãos e sistemas, no chamado metabolismo interórgão da amônia.[130]

A destoxificação de amônia pelo fígado é totalmente comprometida quando o dano hepático celular e os desvios portossistêmicos estão presentes, pois impossibilita a realização normal desse processo. Isso provoca a síntese de glutamina periférica como a principal alternativa de destoxificação da amônia. Esse processo alternativo ocorre também nos astrócitos, causando o edema cerebral, considerado um dos principais fatores fisiopatológicos da encefalopatia hepática. Uma consequência da biotransformação da amônia em glutamina é a elevação da osmolaridade intracelular dos astrócitos.[131]

O aumento de concentração da amônia no cérebro afeta diretamente a função do sistema nervoso central (SNC). Os íons amônia parecem participar ativamente na interação metabólica neurônio-astrócito, principalmente no funcionamento do ciclo glutamato/glutamina, seguida por distúrbios osmóticos no cérebro, disfunção mitocondrial com estresse oxidativo e alterações do metabolismo de glicose.[132]

Quadro clínico e diagnóstico

A encefalopatia hepática tem uma influência significativa na autonomia e qualidade de vida dos pacientes. Sua evolução traz sintomas como: apatia, irritabilidade, desinibição, alterações claras na consciência e na função motora, sem falar nos distúrbios do ciclo vigília-sono, com sonolência diurna. Os pacientes podem desenvolver progressiva desorientação face ao tempo e ao espaço, comportamento impróprio e estados confusionais agudos, com agitação ou sonolência, letargia e coma. A International Society for Hepatic Encephalopathy and Nitrogen Metabolism (ISHEN) considera o aparecimento da desorientação ou asterixe como o início da doença.[133]

O asterixe, ou *flapping*, são sinais/sintomas presentes, na maioria das vezes, nos estágios iniciais ou intermediários da encefalopatia hepática, que antecedem o estupor ou coma. O *flapping* (movimento involuntário das mãos semelhante ao bater de asas) é causado por uma mioclonia negativa que consiste em perda do tônus postural, identificado ao provocar ações que exijam tônus muscular, como a compressão rítmica dos dedos do examinador ou a hiperextensão dos pulsos com os dedos separados. Porém, asterixe pode ser identificado também em pés, pernas, braços, língua e pálpebras; no entanto, não é um sinal exclusivo da encefalopatia hepática.[133]

A evolução clínica da doença pode ser de três maneiras: persistente, episódica e mínima. A encefalopatia hepática persistente é caracterizada por manifestações neuropsiquiátricas ininterruptas, e não há regressão ao estado mental normal. Apresenta sinais e sintomas neuropsiquiátricos, geralmente alterações extrapiramidais, disartria, transtornos de personalidade, de memória e do ciclo sono-vigília. É subdividida em: leve, acentuada e dependente de tratamento, sendo compensada apenas com o uso contínuo de medicações e intervenção nutricional.

A encefalopatia hepática episódica é descrita como delírio agudo ou distúrbio de consciência, acompanhados por alterações cognitivas em pacientes que não apresentam alterações neuropsiquiátricas. Também é subdividida em: (a) precipitada, quando apresenta associação a fatores desencadeantes (sangramento gastrintestinal, infecções, medicamentos, distúrbios hidreletrolíticos, disfunção renal, hipoxemia, transgressão dietética); (b) espontânea, na ausência desses fatores; e (c) recorrente, quando os episódios de encefalopatia hepática (precipitada ou espontânea) se repetem em frequência superior a, pelo menos, dois por ano.

A encefalopatia hepática mínima é descrita como um estágio pré-clínico em que pacientes cirróticos apresentam déficits em testes neuropsicológicos ou neurofisiológicos, porém sem alteração do estado mental, nem anormalidades neurológicas evidentes.[134]

A classificação da encefalopatia hepática é realizada de acordo com o grau de comprometimento da função hepática,

a duração e as características do distúrbio neurológico, ou pela presença de fatores desencadeantes (Tabela 65.1).

Outra forma de avaliação da encefalopatia hepática é de acordo com os Critérios de West Haven, utilizados para classificar a gravidade clinicamente aparente (Tabela 65.2).[135]

Classificação da doença hepática crônica

A dificuldade da avaliação da função hepática com um único teste laboratorial se dá pelas inúmeras funções apresentadas pelo fígado. Os exames laboratoriais têm como objetivo avaliar a função hepática, analisando a capacidade de síntese de proteína, tal como albumina, tempo de protrombina, capacidade de metabolismo e excreção da bilirrubina. A lesão hepatocelular pode ser analisada por meio das aminotransferases, já os marcadores comumente utilizados para identificar colestase são fosfatase alcalina (FA) e gamaglutamil-transferase (GGT).[136,137]

Atualmente, para avaliar a gravidade da doença hepática, são utilizados dois escores. A Classificação de Child-Pugh (CP) tinha o objetivo inicial de estratificar pacientes em grupos de risco antes de serem submetidos à cirurgia de descompressão portal. É um método de pontuação com base no nível de bilirrubina, no tempo de protrombina, na albumina e na presença e/ou gravidade de ascite e encefalopatia. Hoje, é utilizado para estadiamento da doença (Tabela 65.3).

O outro escore é a escala *Model for End-Stage Liver Disease* (MELD). É um conceituado preditor de mortalidade que utiliza um modelo matemático para priorizar e ordenar pacientes em lista de espera para transplante hepático.[123,138] A escala MELD teve como proposta inicial estimar a sobrevida de pacientes submetidos ao *shunt* portossistêmico intra-hepático transjugular, utilizando somente parâmetros laboratoriais: creatinina, bilirrubina e tempo de protrombina (avaliada pela razão internacional normalizada [INR]), o que confere a esse modelo maiores objetividade, confiança e reprodutibilidade (Tabela 65.4).[112,139]

Estado nutricional

Desnutrição

As doenças hepáticas crônicas podem causar alterações no metabolismo intermediário de carboidratos, lipídios, proteínas, vitaminas e minerais, associadas ao grau de dano hepático. Essas alterações levam ao desequilíbrio dos processos anabólicos e catabólicos, afetando de maneira negativa o estado nutricional dos pacientes. O aumento do GER, em conjunto com a ingestão

Tabela 65.1 Classificação da encefalopatia hepática.[134]

Tipo A
Associada à falência hepática aguda
Tipo B
Associada a *shunt* portossistêmico
Tipo C
Associada à cirrose hepática, pode ser:
Episódica
• Precipitada
• Espontânea
• Recorrente
Persistente
• Leve
• Acentuada
• Dependente de tratamento
Mínima

Nomenclatura estabelecida no 11º Congresso Mundial de Gastrenterologia, Viena, 1998.

Tabela 65.2 Critérios de West Haven para classificação da encefalopatia hepática de acordo com a gravidade.[135]

Estágios	Níveis de consciência	Conteúdo de consciência	Exames neurológicos
0	Normal	Normal	Exame normal, testes psicomotores prejudicados
I	Leve perda da atenção	Redução na atenção; adição e subtração prejudicadas	Tremor ou *flapping* discreto
II	Letargia ou apatia	Desorientado; comportamento inadequado	*Flapping* evidente; disartria
III	Sonolência, porém com responsividade	Desorientação completa; comportamento bizarro	Rigidez muscular, clônus, hiper-reflexia
IV	Coma	Coma	Descerebração

Tabela 65.3 Escore para classificação da gravidade da doença hepática, segundo Child-Pugh.[130]

Variáveis	1 ponto	2 pontos	3 pontos
Encefalopatia	Ausente	Graus I e II	Graus III e IV
Ascite	Ausente	Leve a moderada	Grave a refratária
Albumina (g/dℓ)	>3,5	2,8 a 3,5	< 2,8
Bilirrubina (mg/dℓ)	< 2	2 a 3	> 3
Tempo de protrombina (segundos acima controle)	< 4	4 a 6	> 6

Child classe A: 5 a 6 pontos; Child classe B: 7 a 9 pontos; Child classe C: 10 a 15 pontos.

Tabela 65.4 Escore para classificação da gravidade da doença hepática, segundo equação MELD.[136]

Escore MELD = [9,57 × log$_e$ creatinina mg/dℓ + 3,78 × log$_e$ bilirrubina (total) mg/dℓ + 11,20 × log$_e$ INR + 6,42]
Arredonda-se o resultado para o próximo número inteiro
O valor máximo de creatinina vai até 4

INR, razão internacional normalizada; *MELD, Model for End-Stage Liver Disease*. Para conceituação de hepatopatia grave, aceita-se atualmente o valor do MELD ≥ 15.[140]

alimentar insuficiente, pode levar ao balanço energético negativo e à desnutrição nos pacientes com DHC.[141]

A desnutrição na cirrose é decorrente de fatores simultâneos, como: redução da ingestão alimentar, esteatorreia, uso crônico de lactulose e neomicina, presença de ascite, ocorrência de peritonite bacteriana espontânea, paracentese, hemorragia digestiva, alcoolismo crônico e alterações metabólicas. Além disso, pode ser desencadeada ou agravada por ascite refratária e persistente. Isso acontece porque a presença do líquido ascítico favorece o aumento em torno de 10% do gasto energético basal e vem sendo associada ao aumento da morbimortalidade peroperatória no transplante hepático.[141]

A alteração do estado mental e o quadro de distensão abdominal e/ou ascite, quando presentes, propiciam o aparecimento de anorexia, náuseas, vômito e saciedade precoce. Esses sinais e sintomas associados a dietas restritas e, muitas vezes, desnecessárias e pouco palatáveis, hospitalizações frequentes e ingestão alcoólica resultam na diminuição da ingestão alimentar. Além disso, o jejum prolongado em pacientes com encefalopatia e o sangramento digestivo também contribuem para menor ingestão energética nos pacientes com DHC.[141,142]

Dentre os fatores iatrogênicos, destacam-se as frequentes paracenteses (com perda de nutrientes no líquido ascítico retirado) e a terapia com lactulose (com aumento do número de evacuações e má absorção). Há contribuição também da má digestão e má absorção por enteropatia e deficiências pancreática e biliar.[142,143]

Outros fatores envolvidos na desnutrição em pacientes com DHC seriam prováveis deficiências de zinco e magnésio, o que

leva ao aparecimento de ageusia, ação hipotalâmica dos níveis aumentados de serotonina e elevação de citocinas, particularmente do TNF e da IL-1.[142]

Obesidade

Pacientes com doença hepática crônica e sobrepeso/obesidade devem ser submetidos a perda de peso como forma de melhorar os desfechos clínicos.[84] A presença de obesidade não exclui a perda de massa magra, sendo denominada obesidade sarcopênica. A perda progressiva de peso dentro de um programa de mudança de estilo de vida deve ser induzida. A EASL recomenda uma restrição de 500 a 800 kcal/dia e uma oferta de proteína maior que 1,5 g/kg de peso ideal/dia. Todo paciente com cirrose deve ser encorajado, na medida do possível, a evitar o sedentarismo e a praticar atividade física para prevenir ou tratar a sarcopenia.[144]

Cabe ressaltar que a perda ponderal deve ser evitada em vigência de hospitalização, de processos agudos, ou da presença de sarcopenia.

Avaliação do estado nutricional em pacientes com cirrose hepática

De acordo com a EASL, deve-se assumir o risco de desnutrição em todos os pacientes com IMC < 18,5 kg/m² ou Child C. Para os demais pacientes com cirrose hepática, as ferramentas de triagem nutricional devem ser utilizadas para triagem de desnutrição.[144]

Segundo a Espen, a triagem de risco nutricional deve ser feita em todos os pacientes com cirrose hepática, incluindo aqueles com sobrepeso e obesidade.[84]

A ferramenta específica para pacientes com cirrose hepática *The Royal Free Hospital Nutrition Prioritizing Tool* (RFH NPT) inclui perguntas sobre presença de sobrecarga hídrica, perda ponderal não intencional, diminuição da ingestão alimentar e presença de doença aguda. A ferramenta de triagem de desnutrição da doença hepática LDUST (do inglês *liver disease undernutrition screening tool*) é baseada em seis perguntas direcionadas ao paciente sobre: ingestão de nutrientes, perda de peso, perda de gordura subcutânea, perda de massa muscular, acúmulo de líquidos e declínio no estado funcional. Ambas as ferramentas apresentam acurácia para esta população. A NRS-2002 é uma ferramenta validada para pacientes hospitalizados e poderia ser utilizada na prática para pacientes com cirrose hepática; no entanto, deve-se atentar para a retenção de fluidos como fator limitante.[108,145]

A avaliação do estado nutricional em pacientes com cirrose hepática pode apresentar limitações em decorrência da presença de ascite e edema. Deste modo, a utilização do peso ou IMC não deve ser considerada nesses casos. Se o paciente não apresentar edema de membros superiores, medidas como perímetro braquial, área muscular do braço e dobra cutânea tricipital poderão ser utilizadas.

A utilização de proteínas viscerais para avaliação do estado nutricional também não é recomendada em função da síntese hepática comprometida e alterações volêmicas, e por isso não refletem o estado nutricional. No entanto, essas medidas tornam-se índice de prognóstico da doença.[53]

O ângulo de fase, formado por resistência e reatância elétrica, derivado da bioimpedância elétrica (BIA), reflete a integridade celular e pode ser utilizado para avaliação do estado nutricional da massa celular corporal nesses pacientes. Apesar da ausência de pontos de cortes definidos, pode ser considerado para acompanhamento longitudinal. Em pacientes com cirrose hepática o baixo ângulo de fase é considerado preditor de mortalidade.

A avaliação da ingestão dietética, parte integrante da avaliação nutricional, deve ser feita de maneira minuciosa nessa população como modo de verificar de inadequações alimentares. Cincinatus et al.,[148] ao realizarem um estudo em 147 pacientes de um hospital universitário do Rio de Janeiro, com o objetivo de avaliar o perfil alimentar de indivíduos com DHC, observaram inadequação no consumo de gorduras poli-insaturadas e monoinsaturadas e consumo de gordura saturada acima da recomendação. Quando avaliado o consumo de micronutrientes antioxidantes, o resultado também foi abaixo do recomendado, mostrando elevado percentual de inadequação. Esses dados foram relatados por um número expressivo de pacientes que realizaram exclusões e/ou redução de alimentos após o diagnóstico da doença, muitos motivados por crenças como a de que o baixo consumo de proteína preveniria encefalopatia.

Mediante esses resultados, conclui-se que se faz necessária uma atenção maior à ingestão dietética dos pacientes com hepatopatias crônicas por parte do profissional nutricionista, com o intuito de melhorar a qualidade e a expectativa de vida e evitar o agravamento do estado nutricional. Além disso, a identificação precoce da diminuição alimentar pode indicar a necessidade de início de suplementação nutricional oral.

A investigação da sarcopenia deve ser feita em todos os pacientes com doença hepática, uma vez que a presença dessa condição clínica é preditora de morbimortalidade nessa população.[147] A alteração da força de preensão palmar como avaliação funcional deve ser realizada para o diagnóstico de sarcopenia provável.[147] Métodos radiológicos (absorciometria por dupla emissão de raios X [DEXA] ou TC/RM – estes últimos como exames de conveniência) devem ser usados para o diagnóstico de sarcopenia.[84] Na ausência destes, dados antropométricos e BIA podem ser utilizados, devendo-se considerar, no entanto, este último no caso de retenção hídrica.[144]

A triagem de obesidade sarcopênica deve ser realizada em todos os pacientes com doença hepática que apresentem IMC ou perímetro da cintura elevados, sintomas ou suspeição clínica (p. ex., idade avançada, doenças crônicas, doenças agudas) e alteração do questionário SARC-F em indivíduos idosos. O diagnóstico da obesidade sarcopênica deve ser confirmado pelo percentual aumentado de tecido adiposo, redução da massa muscular (avaliados por DEXA ou BIA e quando dados de TC estiverem disponíveis) e pela redução da força muscular.[84,146,147]

Gasto energético

O gasto energético de uma pessoa define-se pela necessidade de energia para manter os processos vitais básicos. O gasto energético total (GET) representa a soma do gasto de energia despendida em 24 horas, abrangendo o GER, o efeito térmico dos alimentos e a atividade física de um indivíduo. O GER representa em torno de 60 a 75% do GET, sendo essa energia gasta para manutenção das atividades vitais do organismo. Para definir o tratamento nutricional eficaz nessa população, é fundamental definir o GET de cada paciente.[149]

Quando disponível, o GER deve ser medido por meio da calorimetria indireta. Para pacientes com DHC e sedentários, a oferta de energia deve ser de $1,3 \times$ GER medido.[84]

Em pacientes cirróticos, ascite, infecção, CHC e sangramento de varizes são fatores que justificam o aumento do gasto energético.[150]

Recentemente, a EASL sugeriu que as recomendações calóricas para indivíduos com cirrose sejam de 30 a 35 kcal/kg de peso de acordo com o estado nutricional. No entanto, o consenso orienta que seja utilizado o peso seco livre de edema, que pode ser: o estimado pós-paracentese, o informado pelo paciente antes da retenção de líquido, ou subtraindo um percentual de peso de acordo com a gravidade da ascite (5% no caso de ascite leve, 10% para moderada, 15% grave), com subtração adicional de 5% se houver edema bilateral em membros inferiores.[146] A Espen, em sua diretriz mais recente para doenças hepáticas, recomenda a utilização de peso ideal em vigência de ascite. Na ausência de ascite o peso atual pode ser utilizado para cálculo das necessidades nutricionais.[84]

Em nossa prática clínica não recomendamos a utilização de estimativas de peso seco a partir do grau de edema ou ascite. Cabe ao nutricionista, a partir do seu julgamento clínico, avaliar cada caso individualmente. Caso o paciente não saiba informar o peso usual livre de edema, o peso ideal ou o peso estimado podem ser considerados.

Manejos nutricionais

Proteína

Observada em quase todos os estágios da doença hepática, a desnutrição proteico-somática vem sendo utilizada como potente sinalizadora de prognóstico (sobrevida, tempo de permanência hospitalar, morbidade pós-transplante e qualidade de vida) nos pacientes cirróticos. A alteração do equilíbrio metabólico presente resulta na redução dos estoques de glicogênio e consequente gliconeogênese, sendo o metabolismo energético reduzido para oxidação de gorduras, o que causa hipercatabolismo proteico frequente como fonte energética alternativa. Como resultado, há diminuição da reserva proteica.[134]

Desse modo, restrição proteica na dieta leva ao agravo do estado nutricional dos pacientes. Isso provoca um balanço nitrogenado negativo e, como consequências, perda da capacidade de regeneração hepática e perda da função hepática, diminuindo a síntese de proteínas plasmáticas, entre elas a albumina. A restrição proteica tem associação com comorbidades relevantes, como ascite refratária, peritonite bacteriana espontânea, hemorragia de varizes e síndrome hepatorrenal, tendo também como consequência elevação do catabolismo muscular. Como resultado desse catabolismo, surgem efeitos adversos no metabolismo nitrogenado e redução na capacidade de destoxificação da amônia pela via muscular, o que contribui para a ocorrência de encefalopatia hepática.[151]

Gheorghe et al.,[152] em 2005, avaliaram 153 cirróticos com encefalopatia hepática, cujos critérios de inclusão foram: idade superior a 18 anos, cirrose hepática compensada, encefalopatia hepática declarada com preservação do reflexo de deglutição e cumprimento da manipulação dietética. Os critérios de exclusão foram: coma hepático, sangramento gastrintestinal ativo não controlado por terapia endoscópica, alcoolismo contínuo, sepse, insuficiência hepática e CHC sobreposto. O estudo teve como objetivo avaliar o efeito das dietas hipercalórica e hiperproteica nesses pacientes, com proteínas provindas somente de vegetais e produtos lácteos (caseína). A oferta hipercalórica foi de 30 kcal/kg/dia; e a proteica, de 1,2 g/kg/dia. Após 14 dias, o resultado foi positivo. Observou-se que, nesse grupo, a encefalopatia hepática apresentou sinais de melhora de pelo menos um grau em 79,7% dos casos, sugerindo que a restrição proteica não é necessária para a melhora da doença, apenas a modulação do tipo de proteína ofertada. Também foi observado que dietas com restrição de proteínas de origem animal podem cumprir as recomendações das necessidades diárias de proteínas.[152]

Em 1995, Nielsen et al.[153] realizaram um levantamento com o intuito de avaliar em que dimensão o aumento da ingestão proteica elevava a incorporação de nitrogênio em pacientes cirróticos. O consumo proteico foi aumentado de 1 g/kg/dia para 1,8 g/kg/dia. Nesse estudo, concluiu-se que, com o aumento da ingestão proteica, ocorreu eficiente retenção de nitrogênio e não houve agravo da encefalopatia hepática. A retenção proteica foi dependente do balanço energético.

Em outro estudo, pacientes receberam alimentação enteral por sonda durante 14 dias. Em processo de randomização, eles foram contemplados com duas diferentes dietas: hiperproteica (1,2 g/kg/dia) ou restrita em proteína (0 g de proteínas por 0 a 3 dias, 12 g de proteína por 4 a 6 dias e 24 g de proteína por 7 a 10 dias). Os critérios de exclusão eram pacientes com hepatite alcoólica, ingestão recente de álcool, sangramento gastrintestinal, uso de benzodiazepínicos e comorbidades neurológicas, cardiovasculares e respiratórias. Todos os pacientes receberam neomicina. O resultado da pesquisa mostra que o curso clínico da encefalopatia hepática não foi diferente entre os grupos, pois todos os pacientes apresentaram melhora progressiva. Contudo, com relação ao catabolismo proteico, houve diferença significativa no grupo com dieta hipoproteica, reforçando a hipótese de que a restrição de proteínas agrava o estado nutricional desses pacientes.[154]

A dieta rica em proteína foi recomendada pela primeira vez em pacientes cirróticos em 1997, pela diretriz publicada pela Espen. Destacou-se que, caso fosse necessária uma dieta com restrição proteica, a mesma deveria ser feita de maneira rápida e transitória.[155] A restrição não está indicada para prevenir ou controlar a encefalopatia hepática, sendo recomendadas, segundo o Projeto Diretrizes (2011), a seleção e a distribuição uniforme da proteína ao longo das refeições para pacientes com os graus I, II e III da doença.[127]

A EASL recomenda a ingestão de 1,2 a 1,5 g/kg de proteína para pacientes com cirrose hepática com ou sem encefalopatia. Segundo a EASL, a dieta normo ou hiperproteica não precipita e pode, até mesmo, melhorar o quadro da doença. A EASL reforça ainda que a restrição de proteína em indivíduos com encefalopatia é deletéria, exceto por períodos muito curtos em vigência de encefalopatia evidente grave e sangramento gastrintestinal.[144]

A Sociedade Europeia de Nutrição Parenteral e Enteral recomenda a oferta de 1,2 g/kg para pacientes com cirrose hepática compensada e 1,5g/kg para aqueles que estejam desnutridos ou sarcopênicos e reitera o impacto negativo da restrição de proteína sobre o catabolismo proteico.[84]

Na cirrose hepática, a concentração sérica dos aminoácidos de cadeia ramificada (ACR ou BCAA, do inglês *branched chain amino acids*) se encontra reduzida, com isoleucina, valina e leucina, e a dos aminoácidos de cadeia aromática (AAA) está aumentada, com fenilalanina, tirosina e triptofano, além de um aumento da metionina. Fisiologicamente, a relação molar (razão de Fischer) entre os ACR e os AAA é de 3 a 3,5.[156]

A concentração elevada de AAA no sangue ocorre pela redução da capacidade de o fígado metabolizá-los em decorrência do comprometimento hepático. Um importante contribuinte para essa redução é a menor conversão de metionina em S-adenosilmetionina, o que aumenta a concentração sérica de metionina. A menor metabolização hepática de metionina resulta na redução de seus metabólitos, cisteína e taurina, e na diminuição da síntese de glutationa.[157]

A terapia nutricional com ACR vem sendo estudada por mais de três décadas e tem demonstrado melhora no estado nutricional e redução das frequências das complicações da cirrose. A suplementação oral com ACR na cirrose avançada tem apresentado resultados satisfatórios, retardando a progressão da insuficiência hepática e melhorando a evolução clínica.[157]

A suplementação com ACR apresentou redução dos casos de morbidade, aumentou a albumina plasmática e apresentou impacto positivo na qualidade de vida dos pacientes submetidos a ressecção hepática por CHC e quimioembolização para CHC avançado.[127]

Uma explicação sobre a patogênese da deficiência dos ACR em pacientes com doença hepática ficou inconclusiva durante anos. Porém, é de total conhecimento que esses aminoácidos desempenham papel na destoxificação da amônia no organismo, em especial no músculo esquelético, doando nitrogênio para a formação de glutamato, que, por sua vez, reage com a amônia, o que propicia que esses aminoácidos sejam catabolizados no processo, causando redução dos níveis de ACR no sangue. Tal conhecimento só foi identificado após a realização de um estudo, no qual ocorreu a infusão de sais de amônia em ratos, os quais apresentaram diminuição das concentrações séricas de ACR.[158]

Park et al.[159] fizeram uma análise sobre a suplementação de ACR durante 6 meses em pacientes cirróticos. O estudo de coorte multicêntrico, retrospectivo e observacional envolveu 13 centros médicos terciários na Coreia do Sul. Os pacientes tratados com ACR receberam uma dose de 12,45 g/dia e apresentaram melhora significativa nos escore MELD, quando comparados ao grupo que não recebeu a suplementação. O estudo reforça que a suplementação oral de ACR por longo prazo tem efeitos benéficos sobre os marcadores prognósticos em pacientes com cirrose hepática avançada. Contudo, a suplementação oral adequada de ACR seria necessária para aumentar seu efeito benéfico.

Outra pesquisa, realizada por Ishihara et al.,[160] demonstrou que a suplementação de ACR em pacientes com carcinoma hepático foi capaz de aumentar os níveis séricos de albumina e reduzir os níveis de PC-R, biomarcador inflamatório. Concluiu-se que os ACR podem exercer um provável efeito anti-inflamatório e contribuir para a síntese de albumina por meio da ativação da via mTOR de síntese proteica.

Iwasa et al.,[161] ao realizarem um estudo experimental, verificaram aumento da sobrevida de ratos com cirrose hepática avançada, que também foi relacionado à suplementação com ACR, tendo associação com: redução dos níveis de ferro, diminuição da produção de espécies reativas de oxigênio e atenuação da fibrose no fígado. Além disso, a suplementação apresentou melhora do metabolismo da glicose, em virtude da diminuição da gliconeogênese.

Em pacientes com cirrose hepática que sejam intolerantes à proteína (subgrupo raro de pacientes que desenvolvem encefalopatia ao ingerirem quantidades normais de proteína), a ingestão de proteína vegetal ou ACR (0,25 g/kg/dia) deve ser feita VO para otimizar a adequação da oferta de proteína. A Espen recomenda ainda que a suplementação prolongada de ACR (0,25/kg/dia) deve ser prescrita para todos os pacientes com cirrose avançada com o objetivo de melhorar a qualidade de vida desses pacientes.[84]

Carboidrato

A recomendação de ingestão de carboidrato por pacientes com DHC é em torno de 50 a 60% do VET, sendo, portanto, normoglicídica. Porém, faz-se necessária a redução no consumo de carboidratos simples, em conjunto com o aumento da ingestão de alimentos fontes de fibras e com baixo índice glicêmico, com o intuito de evitar a hiperglicemia. Indivíduos que mantêm um consumo adequado de carboidrato apresentaram menor risco de hospitalização e morte por cirrose e câncer hepático. O zinco suplementado também teve efetividade na redução da hiperglicemia.[162]

Embora a hipoglicemia não seja característica em pacientes cirróticos, a doença hepática cursa com a redução da gliconeogênese. Com o avanço da doença hepática, os pacientes regularmente apresentam hiperinsulinemia, resistência à insulina e intolerância à glicose, em virtude da redução da captação da glicose pelo fígado e tecidos periféricos.[162]

Lipídios

O fígado tem função primordial no metabolismo lipídico e na síntese de ácido graxo de cadeia longa (AGCL), incluindo o ácido araquidônico (AA), sendo de maior número as séries de AGCL n-3 e n-6, nos mamíferos. Dentre os ácidos graxos essenciais (AGE), estão o ácido linoleico (18:2 n-6) e o α-linolênico (18:3 n-3), os quais são oriundos da alimentação. Já as séries de AGCL n-9 e n-7, derivadas dos ácidos graxos monoinsaturados oleico (18:1 n-9) e palmitoleico (16:1 n-7), têm origem dietética e endógena.[163]

Em estudos com animais, concluiu-se que quadros como cirrose avançada, hepatite aguda e colestase levam à deficiência de ácido graxo poli-insaturado (AGPI), a qual é causada por dois mecanismos: insuficiência de AGE e impedimento da biossíntese de AGPI pelo fígado. Em ratos com cirrose induzida por tioacetamida, a composição de ácidos graxos plasmáticos nos microssomos hepáticos e em eritrócitos apresentou acentuada redução de AA e ácido docosaexaenoico (DHA).[163,164]

A maioria dos indivíduos com cirrose não necessita restringir lipídios na alimentação, pois aceita bem a dieta normolipídica (25 a 30% do VET). A restrição de lipídios dietéticos é indicada nas doenças colestáticas, com o propósito de reduzir os sintomas da esteatorreia, ou quando o paciente apresenta insuficiência pancreática associada. A redução sem motivo do aporte de gordura dietética está associada a menor ingestão energética e menor aporte de vitaminas lipossolúveis, o que pode agravar o estado nutricional desses indivíduos.[165]

Um estudo realizado por Ioannou et al.,[166] no qual foram observados 9.221 indivíduos participantes do Nutrition Health and Nutrition Examination Survey, mostrou que o consumo total de gordura não está diretamente ligado ao risco de cirrose e câncer hepático, sendo a ingestão de colesterol dietético associada ao risco de cirrose e CHC. A explicação para tal resultado é o fato de o colesterol dietético, na presença de estresse oxidativo, ser convertido em oxisterol no fígado, apresentando efeito citotóxico e carcinogênico, e tornando-se potencial molécula lipotóxica para o órgão.

Não existem recomendações específicas referentes ao consumo de colesterol pelo paciente com DHC. Por outro lado, de acordo com a atualização da Diretriz Brasileira de Dislipidemias e Prevenção da Aterosclerose, não há evidências suficientes para estabelecimento de uma recomendação para o consumo de colesterol.[89] Ainda assim, de acordo com o estudo apresentado por Ioannou et al., o consumo de colesterol alimentar por esses pacientes deve ser monitorado.

Micronutrientes

A deficiência de micronutrientes é esperada em pacientes com cirrose hepática, devido a disfunção hepática, diminuição das reservas, progressão da doença e ingestão e absorção reduzidas. Por isso, a anamnese alimentar é fundamental para adequação da oferta de micronutrientes pela alimentação. A suplementação de micronutrientes e vitaminas deve ser feita mediante suspeita clínica ou comprovada deficiência. Os níveis séricos de vitamina D devem ser monitorados, já que a deficiência é altamente prevalente nessa população.[84,144]

A deficiência de vitamina A (DVA) pode ser frequente em pacientes com doença hepática; no entanto, deve-se ressaltar que o retinol sérico não é um bom marcador de DVA nessa população, visto que vários fatores relacionados à doença podem contribuir para a diminuição da sua absorção, transporte e/ou liberação para o sangue, bem como para a síntese diminuída da proteína ligadora de retinol (RBP, do inglês *retinol binding protein*), além de outras causas como desnutrição, deficiência de zinco, má absorção e idade avançada. Ademais, as concentrações séricas de retinol nem sempre se relacionam com a reserva hepática de vitamina A. Desse modo, a suplementação de vitamina A deve ser cuidadosa, visto que há possibilidade de toxicidade hepática.[167]

Oferta de sódio e líquidos

Em pacientes com ascite, é necessária a restrição da ingestão de sódio com uma dieta hipossódica contendo 2 g de sódio/dia. A restrição hídrica pode ser necessária somente quando o paciente cirrótico apresentar hiponatremia grave, não estiver em uso de diuréticos e apresentar nível sérico de creatinina dentro da normalidade.[144,167]

Segundo o consenso sobre o diagnóstico, avaliação e manejo de ascite, peritonite bacteriana espontânea e síndrome hepatorrenal da AASLD, a maioria dos pacientes com cirrose e ascite apresentam hiponatremia hipervolêmica. Neste caso, a presença de hiponatremia leve (Na sérico 126 a 135 mEq/ℓ) sem sintomas requer restrição hídrica, porém não é mencionado um volume específico. Para pacientes com hiponatremia moderada (Na sérico: 120 a 125 mEq/ℓ) a restrição hídrica deve ser de 1 ℓ/dia além da necessidade de interromper o uso de diuréticos. Pacientes com hiponatremia grave devem fazer uma restrição mais rigorosa de líquidos, além de outras intervenções terapêuticas. Deve-se ressaltar que a restrição prolongada de líquidos pode ter implicações na ingestão calórico-proteica. Neste caso, a preferência por líquidos nutritivos deve ser feita. O monitoramento do estado clínico e nutricional desses pacientes é fundamental.[169]

Fracionamento aumentado de refeições

A perda de massa magra ou sarcopenia é característica comum para os indivíduos cirróticos. Aproximadamente 75% das calorias utilizadas no jejum noturno desses pacientes são provenientes dos lipídios, o que leva ao aumento da taxa de cetogênese e gliconeogênese (para indivíduos sem cirrose, essa alteração ocorreria após 2 a 3 dias de jejum). A desnutrição proteica é resultante da perda acelerada de proteína muscular e da redução de síntese proteica, causada pelo aumento da taxa de gliconeogênese durante o jejum. Isso resulta no aumento do consumo de aminoácidos como fonte de energia. Além disso, o paciente apresenta redução do compartimento adiposo, já que grande parte da energia obtida durante o jejum noturno tem como origem o tecido adiposo.[170,171]

A oferta de lanche noturno tem resultado em melhora na quantidade de proteína corporal total em pacientes cirróticos em estágio avançado. Porém, é recomendada a oferta de uma refeição de pequeno volume próximo ao horário em que o paciente vai dormir, o que pode promover aumento da proteína corporal total em torno de 2 kg de tecido magro.[128] A inclusão de proteínas no desjejum, bem como a ênfase para a realização deste quando não houver, também representa uma importante estratégia a fim de impedir períodos prolongados de jejum nesses pacientes.[144]

A composição do lanche noturno pode ser constituída de carboidrato e ACR, cuja inclusão proporciona menor catabolismo muscular e aumento da tolerância à glicose. O valor calórico do lanche noturno pode variar entre 150 e 250 kcal. Ressalta-se que o ideal é que o período do jejum não ultrapasse 6 horas, em virtude do estoque limitado de glicogênio. Desse modo, a principal janela de intervenção é o período noturno, embora longos períodos de jejum durante o dia também precisem ser evitados.[172]

Terapia nutricional em pacientes com doença hepática crônica em estado crítico

A presença de varizes esofágicas não representa contraindicação para a passagem de sonda nasogástrica/nasoentérica. No entanto, nos casos de varizes ativas ou com risco de sangramento ativo (sinais vermelhos), a passagem é contraindicada. A gastrostomia endoscópica percutânea está associada a maior risco de complicações devido à presença de ascite e varizes, devendo ser feita somente em casos excepcionais. A recomendação nutricional nesses pacientes deve ser entre 35 e 40 kcal/kg, e a oferta de proteína deve ser de no mínimo 1,2 g/kg, podendo ser maior em pacientes com desnutrição e/ou sarcopenia bem como outras condições clínicas coexistentes que aumentem as demandas de proteína. Para pacientes obesos em terapia nutricional as metas calórica e proteica recomendadas são 25 kcal/kg de peso ideal e 2 a 2,5 g/kg de peso ideal, respectivamente.[84]

As fórmulas enterais utilizadas podem ser do tipo padrão; no entanto, no caso de pacientes críticos com encefalopatia, as fórmulas especializadas com ACR podem ser utilizadas para facilitar a resolução do quadro clínico. Se a dieta oral ou enteral não for tolerada ou for contraindicada, a NP deverá ser iniciada.[146,147]

De maneira prática, a Espen recomenda a suplementação liberal nas duas primeiras semanas de terapia nutricional, pois exames laboratoriais para a detecção de deficiência de alguma vitamina ou oligoelemento específico podem ser caros e atrasar o início da suplementação. Devido à alta prevalência de desnutrição, os pacientes com cirrose hepática estão em risco de desenvolver síndrome de realimentação (SR) e deficiência de tiamina. Isso posto, eletrólitos como fósforo, magnésio e potássio devem ser dosados antes de iniciar a terapia nutricional e monitorados a cada 12 horas nos primeiros 3 dias em pacientes com alto risco de SR.[84,173]

COLESTASE

A colestase é definida como estágio patológico no qual ocorre retenção sistêmica dos componentes da bile, causada por falha na sua formação, secreção ou por oclusão do fluxo da bile até o intestino. Essa falha pode ser consequência de dano nos hepatócitos ou comprometimento na secreção e no fluxo, podendo iniciar-se no nível ductal até a ampola de Vater, no duodeno.

A colestase pode ser dividida em intra-hepática e extra-hepática,[174] sendo resultante de várias enfermidades, como: colelitíase, obstrução maligna, cirrose biliar primária, atresia biliar e colangite esclerosante primária. O uso de NPT por longo prazo também está associado ao risco de desenvolver colestase.[175]

A colestase classificada como extra-hepática é causada por uma obstrução mecânica dos ductos biliares principais, a qual pode ter como causas: coledocolitíase, estenose dos ductos biliares, colangiocarcinoma, carcinoma pancreático, atresia de vias biliares, cistos de colédoco e colangite esclerosante primária. A intra-hepática é caracterizada quando a causa obstrutiva não pode ser demonstrada, e as principais causas são: hepatites virais, hepatite alcoólica, hepatite induzida por substâncias, síndromes de ductopenia biliar, cirrose biliar primária, colestases intra-hepáticas familiares e colangite esclerosante primária.[174,176]

Essas diferenças entre classificações são fundamentais para o manejo clínico correto, pois a colestase na prática clínica é conceituada como sintoma, e não como doença, o que pode levar a um problema de diagnóstico. A colestase é identificada nos exames bioquímicos pelas seguintes avaliações: aumento das concentrações de bilirrubina conjugada, da atividade sérica da fosfatase alcalina, da GGT e da concentração do colesterol.[174,176,177]

A bile é constituída por água, eletrólitos e solutos. Apresenta modificação contínua, provocada pelos colangiócitos que recobrem os ductos biliares e pela mucosa da vesícula biliar. Os ácidos biliares primários são o ácido cólico e o ácido quenodesoxicólico, decorrentes da quebra intestinal dos ácidos primários. Esses ácidos são mais hidrofóbicos e aumentam na colestase, levando à toxicidade dos hepatócitos.[174]

O UDCA, um estereoisômero do ácido quenodesoxicólico (CDCA), vem sendo considerado como agente promissor no tratamento da colestase, pois apresenta mais afinidade com a água, ou seja, é mais hidrofílico quando comparado aos demais ácidos biliares. O UDCA chega a constituir em torno de 40% do *pool* de ácidos biliares presentes na bile quando utilizado em doses farmacológicas. Desse modo, a bile se torna mais detergente e menos tóxica.[177]

Manifestações clínicas

Os sintomas da colestase são causados pela retenção sérica de substâncias que, no processo normal, deveriam ser excretadas e pela redução de bile no intestino.[178] Os principais são: icterícia (coloração amarelada da esclera e da pele por acúmulo de bilirrubina direta), colúria (urina escura em função da excreção de bilirrubina direta na urina) e hipocolia/acolia fecal (fezes claras devido à redução do urobilinogênio nas fezes). Outros sinais e sintomas também são presentes nos pacientes com colestase crônica, provocados por longos períodos de ausência de bile no intestino, tais como: xantomas e xantelasmas (por depósitos de colesterol na pele), esteatorreia (devido ao déficit na absorção de gorduras), prurido (por acúmulo de sais biliares e substâncias pruridogênicas no sangue) e fadiga.[174]

É necessário monitorar as possíveis manifestações de deficiências de vitaminas lipossolúveis, que incluem: cegueira noturna e xeroftalmia, no caso da vitamina A; alterações ósseas (vitamina D); hemólise, arreflexia e degeneração espinocerebelar com ataxia (vitamina E); e sangramento (vitamina K).

Alterações laboratoriais

Há uma série de alterações laboratoriais presentes nos pacientes com colestase. São elas:

- Aumento de bilirrubina do tipo conjugado (direta)
- Aumento de enzimas hepáticas, fosfatase alcalina e GGT, que são as enzimas localizadas no epitélio dos ductos biliares (canaliculares). As enzimas AST e ALT, localizadas nos hepatócitos, podem também estar pouco ou moderadamente aumentadas, mas o predomínio será das enzimas canaliculares
- Síntese de protrombina (avaliada pela INR) possivelmente alterada se houver deficiência de vitamina K, ou se já houver cirrose hepática
- Hipercolesterolemia por aumento da síntese hepática e redução da excreção biliar de colesterol.[174]

Tratamento nutricional

A desnutrição nesses pacientes é resultante de diferentes causas, que vão desde diminuição do consumo alimentar, más digestão e absorção e aumento do gasto energético até alterações do uso de substratos, sem ressaltar as prescrições de restrições dietéticas desnecessárias.[174,177] A constatação precoce de sinais de déficit nutricional pode impedir o agravo de suas consequências, tanto em adultos como em crianças.[174]

A digestão da gordura está comprometida na colestase, em virtude da diminuição da bile no intestino. Isso prejudica o processo de emulsificação e, consequentemente, a digestão da gordura. Como resultado, a digestão e a absorção de TCL são afetadas. Porém, esse processo não ocorre com os TCM, uma vez que apresentam características hidrossolúveis e são absorvidos pelos enterócitos mesmo na ausência de micelas.[180]

Sabe-se que a gordura é o macronutriente com maior densidade calórica; portanto, é necessário incentivar seu consumo por pessoas com baixa ingestão de calorias. Além disso, os TCM exercem um papel primordial na terapia nutricional desse grupo; assim, recomenda-se no plano alimentar o fornecimento de 25 a 50% dos lipídios ofertados na forma de TCL para pacientes colestáticos. É relevante ressaltar que a exclusão do uso de TCL não é indicada, já que eles são fontes de AGE e vitaminas lipossolúveis.[174,180]

A comercialização dos TCM pode ser encontrada de várias maneiras, como em módulos, na versão com e sem AGE, e na forma de óleo de coco. Este último contém em torno de 70 a 80% de AGCM, e o óleo de coco virgem apresenta a maior concentração, 85%, e uma porção de 3:1. Entre os AGCM que compõem o óleo de coco, o láurico é prevalente, totalizando 50%.

O óleo de coco pode ser encontrado nas formas refinada ou virgem. O refinado é obtido a partir do coco seco, também conhecido como copra. O retirado de coco fresco é o óleo virgem, o qual mantém seus fitoquímicos naturais, que são os agentes responsáveis pelo aroma suave e pelo sabor. Essas características são preservadas, pois, no processo de extração, não são aplicadas altas temperaturas e solventes químicos.

Para evitar a oxidação, indica-se não utilizar o TCM para cozinhar a temperatura superior a 150 a 160°C, pois isso acarretará mudança do sabor e, como consequência, baixa aceitação.[174]

A suplementação de TCM não deve ser indicada para pacientes com DM, pois ele é cetogênico e pode agravar a cetoacidose diabética.[175] Além disso, cirróticos sem colestase não devem ser suplementados com TCM, uma vez que há aumento na produção de octoato (C8), que pode alcançar a circulação sistêmica e provocar sintomas semelhantes aos da encefalopatia hepática.[181]

REFERÊNCIAS BIBLIOGRÁFICAS

As referências consultadas para a elaboração deste capítulo estão disponíveis *online* no Ambiente de aprendizagem do GEN.

COMO CITAR ESTE CAPÍTULO

ABNT
PAULA, T. P.; PERES, W. A. F.; MOURA, R. M. *et al.* Doenças hepáticas, biliares e pancreáticas. *In*: ROSSI, L.; POLTRONIERI, F. (org.). *Tratado de Nutrição e Dietoterapia*. 2. ed. Rio de Janeiro: Guanabara Koogan, 2023. p. 757-773.

VANCOUVER
Paula TP, Peres WAF, Moura RM et al. Doenças hepáticas, biliares e pancreáticas. In: Rossi L, Poltronieri F (Orgs.). Tratado de nutrição e dietoterapia. 2. ed. Rio de Janeiro: Guanabara Koogan; 2023. p. 757-73.

CAPÍTULO 66

Doenças Renais

Denise Mafra • Natália Alvarenga Borges

INTRODUÇÃO

As doenças renais abrangem doença renal crônica (DRC), lesão renal aguda (LRA), litíase, glomerulonefrites, dentre várias outras menos comuns. Os hábitos alimentares e a prescrição nutricional são fundamentais, tanto para a prevenção como para o tratamento de cada uma dessas doenças renais.

Nos estágios iniciais da DRC, a nutrição tem papel primordial em alentecer a perda da função renal, com a conhecida dieta hipoproteica. Quando o paciente inicia a terapia de substituição renal, com hemodiálise (HD) ou diálise peritoneal (DP), torna-se necessária a prescrição da dieta hiperproteica, além de toda a atenção que deve ser dada às recomendações de energia, sódio, potássio, fósforo e vários outros nutrientes. Na LRA, há questões importantes como o estresse catabólico do paciente; por isso, a prescrição pode ser bastante diferenciada com relação à DRC. Nas síndromes nefróticas, comumente ocorre proteinúria, o que faz com que o nutricionista tenha atenção especial à perda de proteína, bem como a todas as suas consequências. Para pacientes litiásicos, a prevenção dos cálculos nos rins torna-se o objetivo principal da orientação nutricional. Assim, neste capítulo, serão abordadas de maneira sucinta as principais doenças renais e os respectivos tratamentos no que diz respeito à prescrição nutricional.

DOENÇA RENAL CRÔNICA

A DRC é definida como anormalidade de estrutura ou função renal apresentada por no mínimo 3 meses consecutivos, com estimativa da taxa de filtração glomerular (TFG) em geral menor ou igual a 60 mℓ/min/1,73 m² de superfície corporal, associada a pelo menos um marcador de dano renal parenquimatoso ou alteração no exame de imagem. Assim, albuminúria ≥ 30 mg/g de creatinina urinária, histórico de transplante renal e anormalidades de sedimentos urinários e eletrólitos são considerados marcadores de danos renais.[1] Sua progressão é dividida em estágios de acordo com a TFG e a albuminúria persistente (Tabela 66.1).

Os estágios G2A1 até G4A3 compreendem a fase pré-dialítica, que corresponde ao tratamento conservador e se caracteriza pela contínua diminuição da função renal, cujo resultado é a combinação de múltiplos sinais e sintomas decorrentes da incapacidade de os rins manterem a homeostasia interna. Geralmente, somente no estágio 5 a terapia renal substitutiva deve ser instituída.[2,3]

Com a redução da função renal, quando é observada exacerbação dos sinais e sintomas da doença, e quando a TFG se encontra menor que 15 mℓ/min, o paciente é direcionado para a terapia renal substitutiva (TRS), configurando-se como opções de tratamento HD, DP ou transplante renal.[1] Entre as terapias de substituição renal, a HD tem sido a mais instituída.[4]

Na HD, o sangue é filtrado e purificado de modo a remover líquido, ureia e outros produtos tóxicos que necessitam ser eliminados. O procedimento é efetuado a partir do acesso venoso, que possibilita o transporte do sangue por um sistema de circulação extracorporal até o filtro capilar (dialisador), onde é depurado e depois devolvido à circulação do paciente. No dialisador ocorrem trocas entre o sangue e a solução de diálise (dialisato) através de uma membrana semipermeável.[5] Nesse processo, a remoção de solutos do plasma é realizada por difusão, com base no gradiente de concentração do soluto entre o sangue e o dialisato, embora também ocorra a difusão de substâncias do dialisato para o compartimento sanguíneo (p. ex., bicarbonato). A HD tradicional, prescrita de acordo com as condições do paciente, normalmente é realizada durante 4 horas, 3 vezes/semana. A sobrevida dos pacientes em HD aumentou nos últimos anos devido aos inúmeros avanços tecnológicos do tratamento dialítico. No entanto, não é capaz de substituir completamente todas as funções renais, além de causar diversas alterações sistêmicas, metabólicas e hormonais, dentre as quais o estado de inflamação e estresse oxidativo crônicos, fortemente associadas a altas taxas de hospitalização e mortalidade.[6,7]

A DP é o método dialítico que usa a própria membrana peritoneal do paciente como filtro semipermeável. A solução de diálise (dialisato) é instalada dentro da cavidade peritoneal e é

Tabela 66.1 Categorias da doença renal crônica (DRC) de acordo com a taxa de filtração glomerular (TFG) e a albuminúria.

Categorias de TFG (mℓ/min/1,73 m²) (descrição e classe)			Categorias de albuminúria persistente (descrição e classe)		
			A1	A2	A3
			Normal ou levemente aumentada (< 30 mg/g creatinina urinária)	Moderadamente aumentada (30 a 300 mg/g creatinina urinária)	Gravemente aumentada (> 300 mg/g creatinina urinária)
G1	Normal ou alta	> 90 mℓ/min	G1A1	G1A2	G1A3
G2	Levemente reduzida	60 a 89 mℓ/min	G2A1	G2A2	G2A3
G3a	Leve a moderadamente reduzida	45 a 59 mℓ/min	G3aA1	G3aA2	G3aA3
G3b	Moderada a gravemente reduzida	30 a 44 mℓ/min	G3bA1	G3bA2	G3bA3
G4	Gravemente reduzida	15 a 29 mℓ/min	G4A1	G4A2	G4A3
G5	Falência renal	< 15 mℓ/min	G5A1	G5A2	G5A3

Adaptada de NKF/KDIGO[1] (2013).

composta por glicose, que tem a finalidade de aumentar a osmolaridade da solução e resultar na remoção de líquido e toxinas do espaço vascular para a cavidade peritoneal, que serão então drenados e eliminados do corpo através de um cateter peritoneal. As modalidades mais utilizadas são a diálise peritoneal intermitente (DPI), a diálise peritoneal ambulatorial contínua (CAPD) e a diálise peritoneal automatizada (APD). A DPI é utilizada em nível hospitalar durante todo o dia, 2 vezes/semana. Na CAPD existe a presença contínua de dialisato na cavidade peritoneal, com pequenas interrupções somente para a drenagem e instilação de dialisato novo. A APD é um método mais moderno e utiliza a cicladora, que instila e drena o dialisato da cavidade peritoneal em intervalos mais rápidos do que na CAPD. Esse método viabiliza maior flexibilidade do paciente durante o dia e menor manipulação do cateter.[8]

Nutrição no tratamento conservador

No tratamento nutricional nos estágios antes da TRS, também conhecido como tratamento conservador, é recomendada prescrição de dieta hipoproteica.[9-12] Porém, ainda não se tem definido qual seria a TFG ideal indicada para iniciá-la. Uma opinião comum para nutricionistas é iniciar a dieta hipoproteica quando a TFG for menor que 60 mℓ/min/1,73 m^2 de superfície corporal (estágio 3 da DRC).[13]

A prescrição de dieta hipoproteica (0,55 a 0,60 g/kg/dia) mostra-se eficiente para: proteger a função renal residual, reduzir a perda de néfrons remanescentes, melhorar a resistência à insulina, diminuir o estresse oxidativo e a proteinúria, reduzir os níveis do paratormônio (PTH), minimizar os efeitos da osteodistrofia, diminuir a albuminúria e prevenir os sintomas urêmicos, além de melhorar o perfil lipídico e a hipertensão arterial sistêmica.[9,14] É necessário, no entanto, garantir a adequada oferta calórica.

O primeiro médico cientista a usar a dieta hipoproteica foi Mariano Semmola, em 1850, seguido pelo Dr. L. S. Beale, que, em 1869, aconselhou a dieta hipoproteica para pacientes com DRC em tratamento conservador. A contribuição significativa seguinte para a terapia nutricional renal foi feita por Franz Volhard, em 1918, sendo adotada também por Bull, Joekes e Lowe. Ao mesmo tempo, Kempner, em 1934, utilizou dieta hipoproteica, hipolipídica e hipossódica, observando diminuição da pressão arterial em pacientes com DRC. Um total de 14 artigos foi publicado por Theodore N. Pullman nos anos de 1923 a 1950 sobre esse tema. A partir dos anos 1960, os pesquisadores Giordano e Giovannetti mostraram que a dieta hipoproteica havia sido capaz de melhorar os sintomas urêmicos, retardando o início de diálise, influenciando positivamente a qualidade de vida dos pacientes e reduzindo a mortalidade.[15]

Além disso, vale ressaltar que a dieta hiperproteica acarreta danos histológicos renais, aumentando pressão intraglomerular, consumo de oxigênio, ingestão de lipídios e geração de produtos nitrogenados tóxicos, bem como maior carga ácida. A recomendação de nutrientes para pacientes com DRC em tratamento conservador está descrita na Tabela 66.2.

Com relação à origem proteica, não há evidências suficientes para recomendar determinado tipo de proteína (planta ou animal) em termos de efeitos no estado nutricional, níveis de cálcio ou fósforo no sangue ou perfil lipídico. Deve-se levar em consideração os hábitos e preferências alimentares do paciente e realizar as adequações necessárias para garantir a ingestão da quantidade adequada de proteínas e dos demais nutrientes. O peso considerado para a prescrição de energia e proteína deve

Tabela 66.2 Recomendações nutricionais para pacientes em tratamento conservador da doença renal crônica (DRC).

Energia	
Energia (Kcal)*	25 a 35 Kcal/kg**/dia
Proteína	
TFG > 60 mℓ/min	0,8 a 1,0 g/kg/dia
TFG < 60 mℓ/min	0,55 a 0,60 g/kg/dia
TFG < 25 mℓ/min	0,55 a 0,60 g/kg/dia ou 0,28 a 0,43 g/kg/dia suplementada com AAE e cetoácidos
Diabetes descompensado	0,6 a 0,8 g/kg/dia
Outros nutrientes	
Carboidratos	50 a 60% do valor energético total
Lipídios	25 a 35% do valor energético total
Potássio	50 a 75 mEq/dia
Fósforo	750 mg/dia
Cálcio	1.400 a 1.600 mg/dia
Sódio	2.000 a 2.300 mg/dia
Líquido	Sem restrição

*Com base em idade, sexo, nível de atividade física, composição corporal, metas de *status* de peso, estágio de DRC e doença concomitante ou presença de inflamação para manter o estado nutricional normal. **Peso ideal ou ajustado. *AAE*, aminoácidos essenciais; *TFG*, taxa de filtração glomerular. Adaptada de KDOQI[16] (2020).

ser o ideal ou ajustado nos casos em que a adequação do peso seja superior a 115% ou inferior a 95%.[16,17]

Para pacientes com DRC desnutridos ainda nos estágios anteriores à diálise, recomenda-se aumentar a ingestão de energia com uso de suplementos hipoproteicos e hipercalóricos específicos para pacientes com DRC. Esses suplementos contêm baixa quantidade de potássio e sódio e fornecem em torno de 400 kcal e 8 g de proteína em 200 mℓ. No entanto, devido ao seu elevado custo, algumas estratégias podem ser utilizadas, como: aumentar a quantidade de azeite de oliva nas refeições, aumentar a ingestão de carboidratos complexos e realizar lanches mais calóricos. No caso de pacientes não diabéticos, recomenda-se também o uso de mel, bem como de farofas junto às refeições.[18]

Vale ressaltar que esses pacientes apresentam, com frequência, a dislipidemia, com aumento na concentração de triglicerídeos e redução de lipoproteína de alta densidade (HDL) devido à inibição das lipases hepática e plasmáticas e da lecitina-colesterol-aciltransferase (LCAT), bem como devido à resistência à insulina. Os pacientes apresentam ainda aumento das concentrações de lipoproteína (a) e lipoproteína de baixa densidade (LDL) oxidada. Desse modo, orientações sobre os tipos de lipídios da dieta deverão ser fornecidas. O azeite de oliva extravirgem fornece ácido oleico (ácido graxo monoinsaturado) e um alto teor de polifenóis, que conferem propriedades antioxidantes, anti-inflamatórias, antiateroscleróticas e antimicrobianas. A suplementação com 2 g/dia de ácidos graxos poli-insaturados de cadeia longa ômega-3 pode ser indicada para pacientes em tratamento conservador nos estágios 3 a 5, a fim de reduzir os níveis de triglicerídeos séricos.[16]

É importante lembrar que os pacientes que estão em tratamento conservador geralmente não apresentam hiperpotassemia. Assim, para prescrever a dieta para o paciente com DRC, é fundamental ter conhecimento dos seus exames bioquímicos, de modo a não prescrever dieta hipopotassêmica desnecessariamente. Evitar restringir desnecessariamente a ingestão de frutas e vegetais naqueles pacientes com níveis adequados de potássio sérico. Esses alimentos, muitas vezes limitados na dieta dos pacientes com DRC por serem fontes de potássio, são também ricos em outros nutrientes, compostos bioativos e fibras, podendo contribuir para redução do peso corporal, da pressão arterial e da acidose, além de contribuir para a homeostase intestinal. O paciente pode apresentar necessidade de suplementação de cálcio (Ca), mas também é necessária a verificação de exames bioquímicos antes de qualquer prescrição.[19]

A ingestão adequada de sódio contribui para o controle da pressão arterial, pode potencializar a resposta aos anti-hipertensivos e ter efeito antiproteinúrico. Recomendação: limitar a ingestão de sódio para < 2,3 g/dia (5,75 g de sal).[16]

Com relação aos micronutrientes como zinco (Zn) e selênio (Se), pesquisadores têm observado que há deficiências desses elementos nos pacientes com DRC, o que acarreta menor atividade de enzimas antioxidantes como a superóxido-dismutase dependente do Zn e a glutationa-peroxidase dependente do Se. Assim, a suplementação em casos de deficiência confirmada pode ser boa estratégia para repor as concentrações reduzidas.[20] A Tabela 66.3 mostra os valores recomendados de Zn, Se e ferro (Fe).[21]

Na Tabela 66.4 é apresentado um exemplo de plano alimentar personalizado para um paciente com DRC em tratamento conservador, não diabético, no estágio G3aA2. Para pacientes diabéticos, recomenda-se que a proporção de sacarose seja de até 10% da ingestão energética total (neste exemplo, essa proporção é de aproximadamente 12%). Assim, para tais pacientes, são necessários ajustes como redução de açúcar e/ou farinha de mandioca, preferência por frutas e vegetais com menor índice glicêmico e inclusão de cereais integrais.[22]

O tratamento conservador, então, é baseado na dieta hipoproteica prescrita pelo nutricionista e no uso adequado dos medicamentos prescritos pelo nefrologista.

Nutrição no tratamento dialítico

A prescrição da dieta para os pacientes em diálise deve ser hiperproteica, diferentemente da prescrita nos estágios da DRC anteriores à diálise. A recomendação proteica deve levar em consideração a perda de aminoácidos e peptídios que ocorre durante o procedimento dialítico e a proteólise muscular induzida pela redução das concentrações plasmáticas desses nutrientes.

Na DP, a recomendação calórica deve considerar a energia proveniente da glicose absorvida da solução de diálise. A taxa de absorção de glicose varia entre os pacientes, a depender de fatores como as diferenças individuais da permeabilidade da membrana peritoneal, a concentração de glicose do dialisato, o tempo de permanência no peritônio e o número e volume de trocas. Em geral, aproximadamente 60% da glicose da solução de diálise infundida são absorvidos pela via peritoneal.[23] Como a prescrição da diálise é individualizada, deve-se conhecer o volume diário da solução de diálise, bem como a sua concentração de glicose. A estimativa do total de quilocalorias provenientes do dialisato pode ser realizada utilizando as fórmulas

Tabela 66.3 Recomendações de minerais na doença renal crônica (DRC).

Minerais	Recomendação
Ferro	8 mg para homens e 15 mg para mulheres
Zinco	8 a 12 mg para homens e 10 a 12 mg para mulheres
Selênio	55 mg

apresentadas na Tabela 66.5. As recomendações nutricionais de macronutrientes e energia para os pacientes com DRC em HD estão na Tabela 66.6, e um exemplo de cardápio, na Tabela 66.7. A suplementação com 1,3 a 4 g/dia de ômega-3 visando reduzir triglicerídeos e LDL e aumentar os níveis de HDL é indicada para pacientes em HD. A mesma dose é sugerida para os pacientes em DP a fim de melhorar o perfil lipídico.

Nos pacientes que estão em diálise, a presença de hiperpotassemia é mais comum; nesse caso, o paciente deverá receber orientações sobre alimentos que são ricos em potássio (Tabela 66.8). Além desse mineral, outro que deve ser monitorado é o fósforo, pois pacientes em diálise apresentam distúrbio mineral ósseo, com alterações no metabolismo do PTH e na síntese de vitamina D, cálcio e fósforo. Assim, a prescrição da dieta pode, de acordo com os valores bioquímicos, ser hipofosfatêmica. O controle dietético deve ser feito para aqueles pacientes com fósforo sérico acima do normal ou para aqueles com níveis de PTH acima dos valores recomendados, mesmo que o fósforo sérico esteja normal. Assim, será necessária a orientação com relação aos alimentos pobres em fósforo, que deve estar associada à prescrição de quelantes de fósforo. Fosfato inorgânico é componente de muitos aditivos alimentares (ácido fosfórico, fosfato dissódico, fosfato de amônio, fosfato de potássio, entre outros) e sua biodisponibilidade é significativamente superior à do fósforo orgânico. Ressalta-se que o quelante deve ser ingerido no mesmo momento que os alimentos ricos em fósforo são ingeridos (Tabela 66.9).

Para os pacientes em diálise também é necessário controlar a ingestão de sódio para < 2,3 g/dia visando, além dos benefícios citados no tratamento conservador, ao controle do ganho de peso interdialítico.

O nutricionista deve ficar atento à ingestão de carambola, pois independentemente de qualquer nutriente que a fruta contenha, ela deve ser restringida aos pacientes com DRC, já que conta com uma substância tóxica chamada caramboxina, que pode levar esses pacientes à morte.[25]

Nutrição para os pacientes transplantados

A principal complicação no paciente com DRC submetido ao transplante renal é a rejeição do órgão; por isso, o uso de imunossupressores é imprescindível para esses pacientes. Entretanto, são várias as complicações que essas substâncias podem causar. Os corticosteroides, por exemplo, aumentam o catabolismo proteico, a retenção de sódio, o ganho de peso e a intolerância à glicose, podendo ainda provocar hiperlipidemia e metabolismo anormal de Ca, P e vitamina D. A ciclosporina causa hiperpotassemia, hipertensão e hiperlipidemia.

Em linhas gerais, no primeiro mês após a cirurgia e com uso dos imunossupressores, a recomendação de proteína é de 1,3 a 1,5 g/kg/dia, a de energia é de 30 a 35 kcal/kg/dia, e a de sódio é individualizada, com base na pressão arterial e na retenção hídrica. Geralmente, a restrição é moderada, entre 80 e 100 mEq/dia. No caso de febre, infecção ou estresse cirúrgico, a quantidade de proteína pode ser aumentada para 1,6 a 2 g/kg/dia. Após fase inicial, a dieta deve ser normoproteica (1 g/kg/dia) e com energia de 35 kcal/kg/dia. Se houver dislipidemia, será necessário fazer restrição de colesterol e gordura saturada. Além disso, quando os fármacos causarem hiperglicemia, a dieta deverá ser pautada nas recomendações para pacientes diabéticos.

A Figura 66.1 resume as principais prescrições nutricionais de acordo com o estágio da DRC.

Tabela 66.4 Exemplo de plano alimentar personalizado para um paciente em tratamento conservador da doença renal crônica (DRC).

Porção	Alimentos	Energia (kcal)	Proteína (g)
Café da manhã			
50 g	Pão (1 porção)	125	4
8 g	Manteiga (2 colheres de chá)	60	0
100 mℓ	Café (1 xícara)	0	0
12 g	Açúcar (2 colheres de chá)	48	0
100 g	Frutas (1 porção)	58	0,8
Exemplo: 1 pão francês com manteiga + 1 xícara de café com açúcar + 1 laranja			
Somatório do café da manhã		*291*	*4,8*
Almoço/jantar			
25 g	Salada verde (1 pires)	5,5	0,4
100 g	Legumes diversos (4 colheres de sopa)	30	1,4
15 mℓ	Azeite de oliva extravirgem (3 colheres de chá)	135	0
90 g	Arroz (3 colheres de sopa)	125	1,8
40 g	Feijão (1/2 concha) – *Não comer no jantar!*	31	2,0
20 g	Farinha de mandioca (1 colher de sopa)	71	0,3
50 g	Proteína (1/2 porção)	90	10,5
100 g	Frutas (1 porção)	58	0,8
10 mℓ	Óleo para cocção	90	0
Exemplos: *Almoço: salada de alface e rúcula + caponata de berinjela e abobrinha + azeite + arroz + feijão + farofa simples + 1 coxa de frango pequena assada + 2 fatias finas de abacaxi* *Jantar: salada de agrião + abóbora e couve-flor cozidas + mandioca cozida (em substituição à farinha) + azeite + arroz + 1/2 bife médio grelhado + 1 maçã assada com canela*			
Somatório do almoço		*635,5*	*17,2*
Somatório do jantar (sem feijão)		*604,5*	*15,2*
Lanche			
200 g	Fruta (2 porções)	125	1,6
15 g	Mel (1 colher de chá)	45	0
Exemplo: 1 xícara de salada de frutas (manga + banana + morango) + mel			
Somatório do lanche		*170*	*1,6*
Total		**1.700**	**38,8**

Mulher, 61 anos, 60 kg, 1,64 m (índice de massa corporal [IMC]: 22,3 kg/m²); circunferência da cintura: 85 cm (elevada). Taxa de filtração glomerular (TFG): 45 mℓ/min/1,73; albuminúria: 130 mg/g creatinina urinária; comorbidade: hipertensão. Observação: paciente prefere carnes a leite ou derivados. Energia: 30 kcal × 60 kg = 1.800 kcal/dia (tolerância – 10% = 1.620 kcal/dia; +10% = 1.980 kcal/dia). Proteína: 0,6 g × 60 kg = 36 g/dia (tolerância: + 10% = 39,6 g/dia).

Tabela 66.5 Estimativa do total de quilocalorias provenientes do dialisato.

Glicose absorvida (g) = total de glicose (g) × taxa de absorção (aproximadamente 60%)
Considerar:
Solução de 1,5% contém 15 g de glicose por litro
Solução de 2,5% contém 25 g de glicose por litro
Solução de 4,25% contém 42,5 g de glicose por litro
Total de glicose (g) = glicose (g) por litro × volume (l)

kcal absorvidas = glicose absorvida (g) × 3,4[*]

[*]kcal por grama de glicose. Adaptada de Martins[24] (2001).

Tabela 66.6 Recomendações de macronutrientes e energia para pacientes com doença renal crônica (DRC) em tratamento dialítico.

Macronutrientes e energia	Hemodiálise (HD) e diálise peritoneal (DP)
Energia[*]	25 a 35 kcal/kg[**]/dia
Proteína	1,0 a 1,2 g/kg[**]/dia
Carboidratos	55 a 65% do valor energético total (VET)
Lipídios	25 a 30% do VET
Líquido	Sem restrição para pacientes em DP e para pacientes em HD usar a diurese residual de 24 h + 500 a 1.000 mℓ

[*]Com base em idade, sexo, nível de atividade física, composição corporal para manter o estado nutricional normal. [**]Peso ideal ou ajustado. Adaptada de KDOQI[16] (2020).

Tabela 66.7 Exemplo de plano alimentar personalizado para um paciente com doença renal crônica (DRC) em hemodiálise.

Porção	Alimentos	Energia (kcal)	Proteína (g)
Café da manhã			
50 g	Pão (1 porção)	125	4
8 g	Manteiga (2 colheres de chá)	60	0
200 g	Leite integral ou derivados (2 porções)	140,8	7,2
100 mℓ	Café (1 xícara)	0	0
100 g	Frutas (1 porção)	58	0,8
Exemplo: 1 pão francês com manteiga e 2 fatias médias de queijo frescal + 1 xícara de café + 1 pera			
Somatório do café da manhã		383,8	12
Almoço/jantar			
25 g	Salada verde (1 pires)	5,5	0,4
100 g	Legumes diversos (4 colheres de sopa)	30	1,4
15 mℓ	Azeite de oliva extravirgem (3 colheres de chá)	135	0
150 g	Arroz (5 colheres de sopa)	207	3
80 g	Feijão (1 concha)	63,6	4
100 g	Proteína (1 porção)	180	21
100 g	Frutas (1 porção)	58	0,8
10 mℓ	Óleo para cocção	90	0
Exemplos: Almoço: salada de repolho + cenoura e chuchu cozidos + azeite + arroz + feijão + 1 bife grelhado grande + 1 laranja com bagaço Jantar: salada de alface e pepino + beterraba e brócolis cozidos + azeite + arroz + 1 posta de peixe cozido + banana assada com canela			
Somatório do almoço		769,1	30,6
Somatório do jantar (sem feijão)		769,1	30,6
Lanche			
100 g	Fruta (1 porção)	58	0,8
100 g	Leite integral ou derivados (1 porção)	70,4	3,6
Exemplo: 1/2 xícara de salada de frutas (manga + banana + morango) + 1/2 pote de iogurte natural			
Somatório do lanche		128,4	4,4
Total		**2.050**	**77,6**

Homem, 65 anos, 55 kg, 1,76 m (índice de massa corporal [IMC]: 17,7 kg/m^2); circunferência da cintura: 93 cm (adequada); comorbidade: diabetes. Observação: paciente tem o hábito de ingerir leite/derivados. Peso ideal = 20 (IMC desejado) × 1,76^2 (estatura^2) = 62 kg. Energia: 35 kcal × 62 kg = 2.170 kcal/dia (tolerância − 10% = 1.953 kcal/dia; + 10% = 2.387 kcal/dia). Proteína: 1,2 g × 62 kg = 74,4 g/dia (tolerância: + 10% = 81,8 g/dia).

Tabela 66.8 Orientações nutricionais sobre alimentos que são ricos em potássio.

Frutas com menor teor de potássio: dar preferência em casos de hiperpotassemia

Abacaxi, acerola, ameixa fresca, banana-maçã, caju, caqui, jabuticaba, laranja-lima, lima-da-pérsia, maçã, manga espada, melancia, morango, pera, pêssego, pitanga

Frutas com maior teor de potássio: evitar em casos de hiperpotassemia

Abacate, açaí, banana-prata ou nanica, damasco, figo, fruta-do-conde, goiaba, graviola, jaca, *kiwi*, laranja-pera ou baía, mamão, maracujá, melão, mexerica ou tangerina, nectarina, uva

Outros alimentos que contêm elevado teor de potássio

Água de coco, frutas secas (coco, uva-passa, ameixa seca, damasco), tomate seco, oleaginosas (nozes, avelã, amendoim, amêndoa, castanhas e pinhão), açúcar mascavo, aveia, chocolate, caldo de cana, calda de compota de frutas, mel, melado, suco concentrado de frutas, extrato de tomate, café solúvel e todos os tipos de sal dietético

Outras recomendações

- É importante atentar à quantidade de frutas ingeridas por dia. Preferir frutas a sucos
- Vegetais devem ser cozidos antes de serem consumidos, pois o cozimento reduz o seu teor de potássio. Deve-se descascá-los, se possível, picá-los e deixá-los ferver por 15 min. Em seguida, escorrer a água e prepará-los como desejar
- Adotar o mesmo procedimento de cozimento para o preparo de sopas: ferver os vegetais em boa quantidade de água e, em seguida, desprezar essa água e acrescentar outra para terminar o preparo. Sopas devem ser ingeridas eventualmente
- Evitar cozinhar os vegetais no vapor, pois esse método de cozimento não reduz o teor de potássio dos alimentos
- Leguminosas devem ser colocadas de molho por 24 h antes de serem cozidas, sendo a água trocada 2 vezes
- Aditivos alimentares com potássio podem ser mais perigosos para hiperpotassemia devido a sua maior absorção (na lista de ingredientes do produto deve-se estar atendo à presença de aditivos como bromato de potássio, fosfato de potássio, nitrato de potássio, sorbato de potássio etc.). Além disso, o potássio proveniente de alimentos vegetais é acompanhado da presença de álcalis (que contribuem para o influxo de potássio para o meio intracelular) e de fibras (que contribuem para o aumento da excreção fecal de potássio)
- Além da dieta, contribuem para o controle dos níveis séricos de potássio: controle do diabetes melito, controle da acidose metabólica, evitar Jejum prolongado, bom funcionamento intestinal.

Tabela 66.9 Orientações nutricionais sobre alimentos que são ricos em fósforo.

Alimentos que devem ser consumidos com moderação
Apesar de conterem boas quantidades de fósforo, são fontes de nutrientes essenciais, como as proteínas; por isso, devem ser consumidos moderadamente ou acompanhados de quelantes (de acordo com prescrição médica):
- Carnes em geral (de boi, frango e peixe)
- Leite e derivados, queijos, iogurte e ovos

Alimentos que devem ter seu consumo reduzido ou temporariamente excluído
- Gema de ovo e suas preparações, como gemada, pudins, fios de ovos e doces com creme (sonhos, bomba)
- No caso do macarrão, preferir a massa de sêmola (sem ovos)
- Feijão e outros grãos, como ervilha, lentilha, grão-de-bico e soja
- Produtos integrais (arroz ou pães)

Alimentos que devem ser totalmente excluídos
- Embutidos: linguiça, salsicha, presunto, mortadela e salame
- Miúdos: fígado, coração, moela e bucho
- Bacalhau, frutos do mar (camarão, ostras, mariscos, lula) e peixes de carne escura, como sardinha, cavalinha e atum
- Carne de porco
- Amendoim e preparações à base de amendoim (paçoca e pé de moleque), castanha-de-caju, nozes e avelã
- Doces à base de leite, como sorvete, doce de leite e chocolate
- Refrigerantes à base de cola e cerveja
- Levedo de cerveja, germe de trigo, aveia e milho

Quelantes de fósforo, caso tenham sido prescritos pelo médico, devem ser ingeridos durante as refeições.

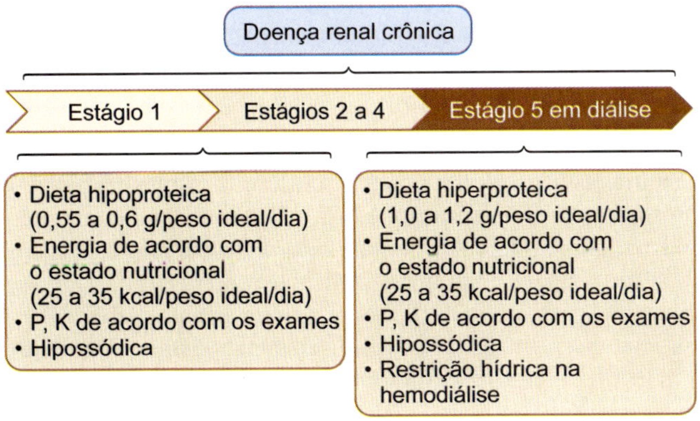

Figura 66.1 Principais prescrições nutricionais de acordo com o estágio da doença renal crônica (DRC).

LESÃO RENAL AGUDA

A LRA é caracterizada por redução abrupta da função renal que se mantém por períodos variáveis. Os rins tornam-se incapazes de exercer suas funções básicas de excreção e manutenção da homeostase hidreletrolítica do organismo, o que leva a desequilíbrio hidreletrolítico e acúmulo de produtos nitrogenados, com alto índice de mortalidade, em torno de 60%.

A LRA é definida com a presença de uma das seguintes opções: aumento da creatinina sérica > 0,3 mg/dℓ em 48 horas, ou aumento da creatinina sérica > 1,5 vez os valores basais (ocorrido nos 7 dias anteriores), ou volume de urina < 0,5 mℓ/ kg/h por 6 horas.

São diversas as causas de LRA. Ela pode ser de origem pré-renal, causada por eventos que culminam com a diminuição do volume circulante e, assim, do fluxo sanguíneo renal (como na desidratação por vômitos, na diarreia, na febre, no uso de diuréticos e na insuficiência cardíaca congestiva [ICC]). Pode ser de origem renal, causada por fatores intrínsecos ao rim; geralmente, o dano tubular se dá por origem isquêmica ou tóxica

e coagulação microvascular, como nas complicações obstétricas, mordidas de cobra ou síndrome hemolítico-urêmica. Pode ser de origem pós-renal, em casos como obstrução do trato urinário por hipertrofia prostática, câncer de próstata e precipitação de cristais, como ácido úrico e oxalato de Ca.

Na LRA, quanto menor a diurese, maior a taxa de mortalidade, e a maioria dos pacientes que sobrevive necessita de diálise. A presença de LRA é condição clínica comum nas unidades de terapia intensiva.

O objetivo da terapia nutricional é dar suporte metabólico e tentar reduzir a alta taxa de mortalidade, pois esses pacientes são hipercatabólicos e, muitas vezes, necessitam de suporte nutricional.

São várias as alterações metabólicas na LRA, como: elevado consumo de oxigênio; acidose metabólica que aumenta o catabolismo proteico; resistência à insulina; e ativação do eixo neuroendócrino, com aumento de hormônios contrarreguladores (glucagon, catecolaminas e cortisol), o que promove a neoglicogênese.

Antes do surgimento dos métodos dialíticos, a dieta hipoproteica era prescrita para os pacientes com LRA. Atualmente, com a diálise, o suporte enteral e/ou parenteral tornou-se o objetivo primário no tratamento desses pacientes, não sendo recomendada a restrição da ingestão de proteínas, de modo a evitar ou retardar o início da terapia renal substitutiva.[26]

Estratégias nutricionais

O início da terapia nutricional é influenciado pelo estado nutricional. Durante a fase inicial da LRA (24 a 48 horas após traumatismo ou cirurgia), o suporte nutricional deve ser evitado, pois a infusão de aminoácidos e glicose nessa fase pode agravar a lesão tubular renal. Após esse período, deve ser feito o cálculo do catabolismo proteico, em que o nitrogênio derivado dos aminoácidos liberados durante a proteólise é convertido em ureia, então o grau de catabolismo pode ser calculado a partir da taxa de aparecimento do nitrogênio ureico (TAU) (Tabela 66.10).

A desnutrição nesses pacientes é multifatorial, sendo necessário suporte nutricional adequado. Na realidade, trata-se de um suporte metabólico que visa corrigir as alterações hídricas, eletrolíticas e nutricionais.

As *guidelines* KDOQ para LRA recomendam um total de energia de 20 a 30 kcal/kg/dia em pacientes em qualquer estágio da LRA, com administração de 0,8 a 1 g/kg/dia de proteína em pacientes não catabólicos e sem diálise; e 1,0 a 1,5 g/kg/dia para pacientes em diálise, com no máximo 1,7 g/kg/dia para pacientes hipercatabólicos. A via preferencial para os pacientes com LRA deve ser a enteral.[26]

Tabela 66.10 Cálculo da taxa de aparecimento do nitrogênio ureico (TAU).

TAU (g/dia) = N ureico urinário (g/dia) + N ureico do dialisato (g/dia) + variação do N ureico corporal (g/dia)

Variação do N ureico corporal = UNSf – UNSi (g/ℓ) × PCi (kg)
× 0,6 + (PCf – PCi) × UNSi (g/ℓ) × (1,0 ℓ/kg)
em que *i* e *f* são valores iniciais e finais do período das medidas:
UNS = N ureico do soro (g/ℓ)
PC = peso corporal em kg
0,6 = estimativa da água corporal
1,0 = volume de distribuição da ureia no aumento ou na perda de peso

Adaptada de Riella e Gomes[27] (2001).

GLOMERULOPATIAS

São afecções que acometem o glomérulo, classificadas histologicamente em vários tipos, visto que têm diversas apresentações clínicas. As glomerulonefrites (GN) primárias são: GN difusa aguda (GNDA), que pode ser pós-estreptocócica ou não pós-estreptocócica; GN membranosa (GNM); GN por lesões mínimas (GNLM); GN segmentar e focal (GESF); GN membranoproliferativa (GNMP); nefropatia por imunoglobulina A (NIgA); doença de Fabry e síndrome de Alport, que são hereditárias. As GN secundárias são causadas por doenças como lúpus eritematoso sistêmico, diabetes melito, amiloidose, endocardite e várias outras.

Devido ao acometimento do glomérulo, as GN podem causar proteinúria, hematúria, edema, desequilíbrio hidreletrolítico, dislipidemias com aumento nas concentrações de LDL, lipoproteína de muito baixa densidade (VLDL) e triglicerídeos, hipertensão arterial e redução da TFG, sendo que GESF, GNM e GNMP podem evoluir para a DRC.[28]

Os objetivos do tratamento nutricional para esses pacientes com GN são: compensar a possível desnutrição proteica, prevenir catabolismo proteico, diminuir o ritmo da progressão da nefropatia e a proteinúria, reduzir edema e controlar a pressão e a dislipidemia. Sabe-se que a dieta hiperproteica estimula a síntese proteica, mas pode piorar o quadro de proteinúria e agravar todas as outras complicações da GN, levando a danos histológicos renais. Por isso, esse paciente deverá receber dieta normoproteica e hipossódica.

LITÍASE RENAL

Atualmente, a frequência de litíase tem aumentado por vários motivos, dentre eles: hábitos alimentares inadequados, baixa ingestão hídrica e uso inapropriado de elevadas doses de vitamina C.

O tipo mais comum é o oxalato de cálcio, que ocorre por anormalidades na composição urinária em função de maior cristalização dos promotores, menor cristalização dos inibidores ou ambos. A faixa etária mais comum é de 20 a 40 anos, em homens, da raça branca e com forte relação genética.

No episódio agudo, o paciente apresenta dor intensa, podendo ser acompanhada de náuseas e vômitos; a presença de febre pode sugerir associação com infecção do trato urinário. Nesse momento os cuidados são: uso de analgésicos, reposição hídrica, avaliação de sedimentos urinários e cultura, para verificar se há hematúria e infecção do trato urinário (ITU). Deve-se também realizar radiografias ou ultrassonografia para verificar a localização da pedra.

O paciente litiásico deve seguir algumas orientações nutricionais com o objetivo de reduzir, ou até mesmo prevenir, a litíase renal, pois a dieta exerce papel relevante sobre a excreção urinária, tanto de promotores, quanto de inibidores da formação de cálculos.

Cálcio

A restrição de Ca na dieta induz hiperoxalúria, em virtude de menor disponibilidade de Ca no lúmen intestinal para ligação com oxalato de Ca, o que aumenta o risco de formação de cálculos. Desse modo, não se deve fazer dieta pobre em Ca. A recomendação do mineral para esses pacientes é a mesma que a das ingestões diárias de referência (DRI), ou seja, 1.000 mg/dia.

Oxalato de cálcio e vitamina C

O oxalato de Ca é o principal componente da maioria dos cálculos renais, por isso, sua ingestão deve ser restringida. Espinafre e beterraba contêm elevados teores de oxalato (> 600 mg); nozes e amendoim contêm oxalato muito biodisponível (solúvel); e vale a pena ressaltar que tomate tem baixo teor de oxalato. Alimentos como chocolate, quiabo, batata-doce, couve, amendoim e germe de trigo são ricos em oxalato.

A superdose de vitamina C deve ser evitada, pois seu metabolismo resulta na formação de oxalato.

Sódio e potássio

O sódio eleva o Ca urinário devido ao transporte comum de ambos no túbulo proximal. Assim, a dieta deve ter restrição de sal para esses pacientes, sendo que o sódio urinário não deve ultrapassar 150 mEq/dia. Em contrapartida, a dieta deve ser rica em potássio, visto que sua redução pode acarretar elevação na calciúria e diminuição na citratúria.

Proteína e purinas

Uma dieta hiperproteica contribui para hiperuricosúria, hiperoxalúria, hipercitratúria e hipercalciúria. Assim, recomenda-se alimentação normoproteica para pacientes litiásicos, além de evitar alimentos ricos em purinas, já que outro tipo comum de litíase é a formada por ácido úrico. Alimentos como anchova, sardinha, arenque, bacalhau, cavalinha, truta, mexilhão, vísceras (fígado, rim, coração), germe de trigo e levedo de cevada devem ser evitados.

Líquidos

O aumento do volume urinário diminui a concentração dos promotores de cristalização. Assim, recomenda-se alta ingestão hídrica, com preferência de água, chás de frutas e flores, e sucos de frutas como os de laranja e limão, que contêm citrato. Deve-se evitar chá preto ou mate, pelo alto teor de oxalato. Bebida alcoólica também está proibida devido ao metabolismo das purinas.

De modo geral, as seguintes recomendações devem ser dadas aos pacientes litiásicos:

- Fazer dieta individualizada
- Evitar restrição de Ca
- Ingerir Ca e oxalato em balanço
- Adequar a ingestão de proteína animal
- Evitar alimentos ricos em purinas e o excesso de sal
- Estimular a ingestão de potássio
- Evitar suplementos de vitamina C
- Estimular a ingestão hídrica para produzir um volume maior que 2 ℓ de diurese/dia.

REFERÊNCIAS BIBLIOGRÁFICAS

As referências consultadas para a elaboração deste capítulo estão disponíveis *online* no Ambiente de aprendizagem do GEN.

COMO CITAR ESTE CAPÍTULO

ABNT
MAFRA, D.; BORGES, N. A. Doenças renais. *In*: ROSSI, L.; POLTRONIERI, F. (org.). *Tratado de Nutrição e Dietoterapia*. 2. ed. Rio de Janeiro: Guanabara Koogan, 2023. p. 774-780.

VANCOUVER
Mafra D, Borges NA. Doenças renais. In: Rossi L, Poltronieri F (Orgs.). Tratado de nutrição e dietoterapia. 2. ed. Rio de Janeiro: Guanabara Koogan; 2023. p. 774-80.

CAPÍTULO 67

Doenças Neoplásicas

Maria Izabel Lamounier de Vasconcelos

INTRODUÇÃO

O câncer é a principal causa de morte e uma importante barreira para o aumento da expectativa de vida em todos os países do mundo. De acordo com estimativas da Organização Mundial da Saúde (OMS) em 2019, o câncer é a primeira ou segunda principal causa de morte antes dos 70 anos em 112 de 183 países e ocupa a terceira ou quarta posição em mais 23 países. Em 2020, houve 19,3 milhões de novos casos de câncer e foi responsável por quase 10 milhões de mortes em 2020.[1] Os mais comuns em 2020 (em termos de novos casos de câncer) foram:

- Mama (2,26 milhões de casos)
- Pulmão (2,21 milhões de casos)
- Cólon e reto (1,93 milhão de casos)
- Próstata (1,41 milhão de casos)
- Estômago (1,09 milhão de casos).

As causas mais comuns de morte por câncer em 2020 foram:

- Pulmão (1,80 milhão de mortes)
- Cólon e reto (935 mil óbitos)
- Fígado (830 mil óbitos)
- Estômago (769 mil mortes)
- Mama (685 mil óbitos).

A cada ano, aproximadamente 400 mil crianças desenvolvem câncer. Os cânceres mais comuns variam entre os países. O câncer do colo do útero é o mais comum em 23 países. Em geral, a carga de incidência e mortalidade por câncer está crescendo rapidamente em todo o mundo; isso reflete tanto o envelhecimento e o crescimento da população quanto as mudanças na prevalência e distribuição dos principais fatores de risco para o câncer, muitos dos quais estão associados ao desenvolvimento socioeconômico.

Câncer é o termo utilizado para designar doenças nas quais células anormais se dividem de maneira descontrolada e se tornam capazes de invadir outros tecidos. As células cancerígenas podem espalhar-se para outras partes do corpo por meio do sangue ou do sistema linfático.

Existem mais de 100 diferentes tipos de câncer. A maioria recebe o nome do órgão ou do tipo de célula em que teve origem. Por exemplo, o câncer originário do cólon denomina-se câncer de cólon; o câncer originário de células epiteliais da pele recebe a denominação de carcinoma epitelial, segundo o National Cancer Institute.

De acordo com a OMS, o câncer é uma das principais causas de morbidade e mortalidade. Havia uma estimativa de 18,1 milhões de casos de câncer em todo o mundo em 2020. Destes, 9,3 milhões de casos foram em homens e 8,8 milhões em mulheres. Em seu relatório Globocan, que detalha a prevalência e a taxa de mortalidade de vários tipos de câncer, a International Agency for Research on Cancer (IARC) estima que 28,4 milhões de novos casos de câncer (exceto carcinoma basocelular) ocorram em 2040, um aumento de 47% em relação aos 19,3 milhões de casos correspondentes em 2020, assumindo que as taxas nacionais estimadas em 2020 permaneçam constantes. A distribuição proporcional dos dez tipos de câncer mais incidentes estimados para 2020 por sexo, exceto pele não melanoma, está na Tabela 67.1.

Conforme divulgado no documento, para ambos os sexos combinados, os 10 principais tipos de câncer são responsáveis por > 60% dos casos de câncer recém-diagnosticados e > 70% das mortes por câncer. O câncer de mama feminino é o câncer mais diagnosticado (11,7% do total de casos), seguido de perto pelos cânceres de pulmão (11,4%), colorretal (10%), próstata (7,3%) e estômago (5,6%). O câncer de pulmão é a principal causa de morte por câncer (18% do total de mortes por câncer), seguido por câncer colorretal (9,4%), fígado (8,3%), estômago (7,7%) e câncer de mama feminino (6,9%). O câncer de pulmão é o câncer de ocorrência mais frequente e a principal causa de morte por câncer em homens, seguido por câncer de próstata e colorretal para incidência e câncer de fígado e colorretal para mortalidade. Nas mulheres, o câncer de mama é o câncer mais

Tabela 67.1 Distribuição proporcional dos 10 tipos de câncer mais incidentes no Brasil estimados para 2020 por sexo, exceto o de pele não melanoma.

Homens			Mulheres		
Localização primária	Casos novos	Percentual (%)	Localização primária	Casos novos	Percentual (%)
Próstata	65.840	29,2	Mama feminina	66.280	29,7
Colorretal	20.520	9,1	Colorretal	20.470	9,2
Traqueia, brônquio e pulmão	17.760	7,9	Colo do útero	16.590	7,4
Estômago	13.360	5,9	Traqueia, brônquio e pulmão	12.440	5,6
Cavidade oral	11.180	5	Glândula tireoide	11.950	5,4
Esôfago	8.690	3,9	Estômago	7.870	3,5
Bexiga	7.590	3,4	Ovário	6.650	3
Linfoma não Hodgkin	6.580	2,9	Corpo do útero	6.540	2,9
Laringe	6.470	2,9	Linfoma não Hodgkin	5.450	2,4
Leucemias	5.920	2,6	Sistema nervoso central	5.220	2,3

Números arredondados para múltiplos de 10. Adaptada de Instituto Nacional de Câncer José Alencar Gomes da Silva (INCA). Estimativa | 2020. Incidência de Câncer no Brasil.

diagnosticado e a principal causa de morte por câncer. O câncer surge a partir da transformação de células normais em tumorais, em um processo de vários estágios que geralmente progride de uma lesão pré-cancerosa para um tumor maligno. Essas mudanças são o resultado da interação de fatores genéticos de uma pessoa e três categorias de agentes externos, incluindo:

- Agentes cancerígenos físicos, tais como radiação ultravioleta e ionizante
- Carcinógenos químicos, tais como o amianto, componentes da fumaça do tabaco, álcool, aflatoxina (contaminante de alimentos) e arsênio (contaminante na água)
- Substâncias biológicas cancerígenas, como infecções por determinados vírus, bactérias ou parasitas.

A OMS, por intermédio de sua agência de pesquisa de câncer, a IARC, mantém uma classificação de agentes causadores da doença. O envelhecimento é um fator relevante; afinal, a incidência de câncer aumenta dramaticamente com a idade, provavelmente devido a um acúmulo de riscos para tipos específicos, que aumentam com a idade. O acúmulo de risco geral é combinado com a tendência aos mecanismos de reparação celular serem menos eficazes quando uma pessoa envelhece.

FATORES DE RISCO

Uso de tabaco, consumo de álcool, dieta não saudável e inatividade física são os maiores fatores de risco de câncer em todo o mundo e também são os quatro fatores de risco para outras doenças não transmissíveis. Algumas infecções crônicas também estão nessa lista e têm grande relevância em países de baixa e média renda. Aproximadamente 13% dos cânceres diagnosticados em 2018 foram atribuídos a infecções cancerígenas, incluindo *Helicobacter pylori*, vírus do papiloma humano (HPV), vírus da hepatite B, vírus da hepatite C e vírus Epstein-Barr. Os vírus das hepatites B e C e alguns tipos de HPV aumentam o risco para o câncer de fígado e do colo do útero, respectivamente, segundo a OMS.

Atualmente, entre 30 e 50% dos cânceres podem ser prevenidos evitando-se os fatores de risco e implementando estratégias de prevenção com base em evidências existentes. O fardo da doença também pode ser reduzido com a detecção precoce e o cuidado com os pacientes que a desenvolvem. Muitos cânceres têm uma grande chance de cura se diagnosticados cedo e tratados adequadamente.

De acordo com as recomendações da OMS, modificando ou evitando os fatores de risco pode-se reduzir significativamente a carga do câncer. Esses fatores de risco incluem:

- Uso de tabaco, incluindo cigarros e tabaco sem fumaça
- Sobrepeso ou obesidade
- Dieta não saudável com poucas frutas e baixa ingestão de vegetais
- Falta de atividade física
- Uso de álcool
- Infecção sexualmente transmissível (infecção por HPV)
- Infecção por hepatite ou outras infecções cancerígenas
- Radiação ionizante e radiação não ionizante
- Poluição ambiental.

O uso de tabaco é o fator de risco mais importante para o câncer e é responsável por cerca de 22% das mortes relacionadas à doença globalmente.

Segundo Campos et al.,[2] apesar de ser muito grave, o câncer é uma doença de caráter preventivo, ou seja, pode e deve ser

prevenido. Estimativas apontam que 30 a 40% dos casos poderiam ser evitados, o que representa 3 a 4 milhões de pessoas no mundo. Desse percentual passível de prevenção, de acordo com a American Cancer Society, todos os cânceres causados por tabagismo e consumo excessivo de álcool poderiam ser totalmente evitados. Além disso, um terço das mortes por câncer relaciona-se com obesidade, sobrepeso, atividade física e nutrição; portanto, a prevenção é possível. Os cânceres relacionados com agentes infecciosos também podem ser prevenidos por meio de mudanças comportamentais, vacinas ou tratamento adequado (p. ex., antibióticos); e, por fim, muitos casos de câncer de pele podem ser evitados com adequada proteção solar e não utilização de bronzeamento artificial.

O câncer é uma doença de genes vulneráveis à mutação, especialmente durante o longo período da vida humana. No entanto, as evidências mostram que apenas uma pequena parcela dos casos é herdada. Assim, os fatores ambientais (externos) são mais importantes e podem ser modificados.

ALIMENTAÇÃO E CÂNCER

Estima-se, atualmente, que 30% de todos os tipos de câncer estejam diretamente ligados à natureza do regime alimentar dos indivíduos. Essa porcentagem enorme pode parecer surpreendente, já que os alimentos consumidos todos os dias não parecem constituir um fator de risco tão importante quanto o tabagismo, por exemplo. Entretanto, as modificações do regime alimentar têm real impacto sobre a incidência de muitos cânceres.

O que, na alimentação, pode influenciar um câncer? Vários fatores entram em jogo, evidentemente; porém, estudos epidemiológicos recentes conseguiram estabelecer uma relação estreita entre a falta de consumo de frutas e legumes e o aumento da taxa de vários cânceres. Os resultados obtidos por mais de 200 desses estudos são espetaculares (Tabela 67.2): 80% mostraram que um consumo importante de frutas e legumes causa diminuição considerável do risco de desenvolver câncer. Esse efeito é especialmente convincente quando se trata dos cânceres do sistema digestório. Mostraram também que, em geral, as pessoas que consomem menos frutas e legumes têm, aproximadamente,

Tabela 67.2 Estudos epidemiológicos sobre a relação entre as frutas e os legumes e o desenvolvimento de câncer.

Alimentos estudados	Observação de diminuição do risco	Número total de estudos	Percentual de estudos sugerindo diminuição do risco (%)
Legumes em geral	59	74	80
Frutas em geral	36	56	64
Legumes crus	40	46	87
Crucíferas (brócolis, couves etc.)	38	55	69
Legumes *Allium* (alho, cebola, alho-poró etc.)	27	35	77
Legumes verdes	68	88	77
Cenouras	59	73	81
Tomates	36	51	71
Cítricos	27	41	66

Adaptada de World Cancer Research Fund/American Institute for Cancer Research[4] (1997).

duas vezes mais probabilidade de desenvolver certos cânceres do que as pessoas que consomem mais desses alimentos, segundo Béliveau e Gingras.[3]

Em 1997, um relatório sobre nutrição e câncer foi lançado: "Os alimentos, a nutrição e prevenção do câncer: uma perspectiva global", pelo World Cancer Research Fund/American Institute for Cancer Research (WCRF/AICR).[4] Essa publicação foi atualizada em 2007, com uma nova ênfase sobre a influência da atividade física no risco de câncer. O relatório foi transformado em um projeto de atualização contínua,[5] demonstrando o compromisso do WCRF/AICR em atualizar a ciência e as recomendações continuamente para refletir as últimas evidências. Os relatórios do projeto de atualização cobrem uma variedade de tipos de câncer. Eles são fundamentados em rigorosa revisão sistemática e protocolos conduzidos por especialistas em dieta e câncer, cujos resultados são interpretados por outro grupo (independente) de cientistas a fim de orientar as recomendações para a prevenção de câncer. As orientações de prevenção que surgiram a partir desse elaborado processo são, indiscutivelmente, as mais pautadas em evidências disponíveis atualmente para definir as estratégias alimentares (Tabela 67.3).

O relatório constitui um guia para futuras pesquisas científicas, programas de educação em prevenção de câncer e políticas de saúde no mundo. Ele fornece uma base sólida de evidências para consulta e uso por gestores, profissionais da saúde ou indivíduos informados e interessados.

Estado nutricional

A alteração do estado nutricional é muito frequente no paciente oncológico; porém, o grau e a prevalência da desnutrição dependem do tipo, da localização e do estágio do tumor, bem como

Tabela 67.3 Recomendações internacionais para prevenção de câncer.

Peso saudável
- Mantenha seu peso dentro da faixa saudável e evite o ganho de peso na vida adulta. Há fortes evidências de que o aumento da gordura corporal em adultos seja uma causa de câncer de esôfago, pâncreas, fígado, colorretal, mama (pós-menopausa) e rim
- Mantenha o seu peso corporal o mais baixo possível da faixa saudável ao longo da vida (IMC de 18,5 a 24,9)
- Garanta que o peso corporal durante a infância e adolescência se projete para a extremidade inferior da faixa de IMC adulto saudável
- Evite o ganho de peso ao longo da fase adulta

Atividade física
- Para ajudar a reduzir o risco de câncer, seja fisicamente ativo como parte da vida cotidiana – ande mais e sente-se menos
- A OMS aconselha os adultos a serem ativos diariamente e fazerem pelo menos 150 min de atividade física moderada ou pelo menos 75 min de atividade física vigorosa por semana. Considera-se este o valor mínimo necessário
- Há evidências de que a atividade física (de intensidade moderada ou vigorosa) proteja contra o câncer de cólon, mama na pré e pós-menopausa e o câncer de endométrio
- Há evidências de que caminhar protege contra ganho de peso, sobrepeso e obesidade
- O aumento da gordura corporal é a causa de muitos cânceres; portanto, a atividade física pode reduzir indiretamente o risco de câncer relacionado à obesidade

Limite *fast-food*
Há fortes evidências de que dietas contendo maiores quantidades de *fast-food* e outros alimentos processados ricos em gordura, amidos ou açúcares – e consumindo uma dieta "tipo ocidental" (caracterizada por uma grande quantidade de açúcares livres, carne e gordura) – sejam causas de ganho de peso, sobrepeso e obesidade, aumentando o risco de ingestão excessiva de energia em relação ao gasto. Maior gordura corporal é uma causa de muitos cânceres

Alimentos de origem vegetal
- Faça de grãos integrais, legumes, frutas e leguminosas, como feijões e lentilhas, uma parte importante de sua dieta diária habitual
- Consuma uma dieta que forneça pelo menos 30 g por dia de fibra dos alimentos
- Consuma uma dieta rica em todos os tipos de alimentos vegetais, incluindo pelo menos cinco porções (no mínimo 400 g) de uma variedade de vegetais e frutas sem amido todos os dias
- Inclua alimentos que contenha grãos integrais, vegetais sem amido, frutas e leguminosas, como feijão e lentilha na maioria das refeições
- Se você come raízes e tubérculos ricos em amido como alimentos básicos, coma regularmente também vegetais sem amido, frutas e leguminosas

Alimentos de origem animal
- Não coma mais do que quantidades moderadas de carne vermelha e pouca ou nenhuma carne processada
- Se você come carne vermelha, limite o consumo a não mais do que cerca de três porções por semana, que equivale a cerca de 350 a 500 g de peso cozido e pouca ou nenhuma quantidade de carne processada

Bebidas alcoólicas
- Para a prevenção do câncer, é melhor não beber álcool

Conservação e processamento de alimentos
- Para carnes processadas, peixes salgados e alimentos conservados por salga, as evidências mostram que, em geral, quanto mais as pessoas consomem, maior o risco de alguns cânceres
- A OMS recomenda pragmaticamente restringir o consumo médio de sal para as populações a menos de 5 g (2 g de sódio) por dia

Suplementos alimentares
- Tenha como objetivo o alcance das necessidades nutricionais apenas por meio da alimentação
- Suplementos nutricionais não são recomendados para prevenção do câncer

Amamentação
- Tenha como objetivo amamentar as crianças exclusivamente até 6 meses; a partir daí, continue com alimentação complementar
- As evidências mostram que, em geral, quanto maior o número de meses que as mulheres continuam amamentando seus bebês, maior a proteção contra o câncer de mama

Sobreviventes de câncer
- Siga as recomendações de prevenção de câncer
- Todos os sobreviventes de câncer devem receber assistência nutricional de um profissional apropriadamente treinado
- Se for capaz de fazê-lo, a não ser que seja aconselhado de outra maneira, tenha como objetivo o cumprimento das recomendações de alimentação, peso saudável e atividade física

IMC, índice de massa corporal; *OMS*, Organização Mundial da Saúde. Adaptada de AICR[5] (2022).

dos órgãos envolvidos, dos tipos de terapia antitumoral utilizada e da resposta do paciente. Estima-se que 25 a 50% dos indivíduos com câncer apresentem-se desnutridos no momento do diagnóstico, e a desnutrição isoladamente seja responsável por um quinto das mortes em pacientes com neoplasia maligna, segundo Muscaritoli et al.[6]

A expressão máxima da desnutrição em câncer é a caquexia. Ela pode ser definida como uma síndrome multifatorial caracterizada pela perda de massa muscular (com ou sem perda de tecido adiposo), que não pode ser revertida com terapia nutricional (TN) convencional e acarreta progressiva disfunção orgânica. A fisiopatologia é caracterizada por balanço nitrogenado e proteico negativo, associado a redução da ingestão alimentar (anorexia) e alterações metabólicas (hipermetabolismo).

Segundo Fearon et al.,[7] é consenso que a caquexia pode ser dividida em três estágios: pré-caquexia, caquexia e caquexia refratária (Figura 67.1). Na pré-caquexia, aparecem sinais clínicos e metabólicos precoces, como anorexia e intolerância à glicose, que podem preceder a perda de peso involuntária inferior a 5%. O risco de progressão depende de fatores como: tipo e estágio do câncer, presença de inflamação sistêmica, baixa ingestão alimentar e ausência de resposta à terapia anticâncer. Pacientes com perda de peso superior a 5% em 6 meses, ou índice de massa corporal (IMC) menor que 20 kg/m², ou sarcopenia com perda de peso maior que 2% são classificados com caquexia. A caquexia refratária pode ser resultado de doença avançada ou ausência de resposta à terapia anticâncer, com expectativa de vida menor que 3 meses.

Em 2017, a European Society for Clinical Nutrition and Metabolism (Espen) definiu a caquexia como "desnutrição associada à doença crônica com inflamação", mostrando que a patologia da caquexia difere de fome e má absorção que não inclui inflamação. A caquexia do câncer é diferente da inanição devido ao equilíbrio prejudicado entre a síntese e a degradação do músculo esquelético e o aumento do gasto energético de repouso (GER). Caquexia significa que o paciente está comendo e perdendo peso, enquanto fome significa que o paciente não pode comer e, portanto, perde peso. A sarcopenia é outra doença caracterizada pela diminuição da massa, força e função do músculo esquelético. No entanto, seu diagnóstico requer evidência de baixa massa muscular, associada a baixa força muscular ou baixo desempenho físico. Portanto, caquexia e sarcopenia não devem ser confundidas em pacientes com câncer. A diferença está nos processos patológicos subjacentes que levam à perda de massa muscular, representada por inflamação relacionada ao câncer na caquexia e inflamação relacionada à idade na sarcopenia.[8]

Nesse contexto, segundo Martucci,[9] a sarcopenia é a diminuição da massa muscular, sendo menor que 5% para cada sexo. Pode ser quantificada por antropometria (área muscular do braço < 32 cm² para homens e < 18 cm² para mulheres), absorciometria de raios X de dupla energia (DEXA) (índice de musculatura esquelética apendicular < 7,26 kg/m² para homens e < 5,45 kg/m² para mulheres), tomografia computadorizada (TC) (índice de massa muscular lombar < 55 cm²/m² para homens e < 39 cm²/m² para mulheres) e bioimpedância elétrica (BIA) (massa livre de gordura < 14,6 kg/m² para homens e < 11,4 kg/m² para mulheres).

Alguns autores incluem outros parâmetros para o diagnóstico da caquexia, como diminuição da gordura corporal (< 10%), hipoalbuminemia (< 3,5 g/dℓ) e aumento de proteína C reativa (PC-R) (> 1 mg/dℓ), embora não exista consenso.

Segundo Campos et al.,[2] as consequências da desnutrição no câncer são as mesmas que para pacientes sem câncer, mas com uma particularidade: no câncer, a desnutrição pode prejudicar o resultado de medidas terapêuticas como cirurgia, radioterapia e quimioterapia. Assim, com o objetivo de prevenir o desenvolvimento da caquexia do câncer, a TN é frequentemente instituída, sobretudo durante o pré, o pós ou o peroperatório e em períodos de terapia antineoplásica agressiva. No entanto, muitas vezes, a TN não consegue restabelecer o processo de perda tecidual nem o equilíbrio energético do organismo de pacientes com caquexia em virtude das alterações no metabolismo de nutrientes derivados do próprio tumor. É de interesse identificar, começando pela triagem e avaliação nutricional, quais pacientes podem se beneficiar com a TN e quais necessitam de abordagem especializada com modulação nutricional metabólica.

Em 2017, a Espen publicou diretrizes baseadas em evidências para cuidados nutricionais e recomendou:[8]

- Rastrear todos os pacientes com câncer para risco nutricional o mais rápido possível, independentemente do IMC e histórico de peso
- Incluir múltiplas práticas de avaliação relacionadas à nutrição: medidas de anorexia, peso e composição corporal, biomarcadores inflamatórios, GER e função física
- Implementar intervenções nutricionais multimodais com planos individualizados.

Avaliação nutricional

A assistência nutricional ao paciente oncológico deve ser individualizada e incluir a triagem nutricional, a avaliação nutricional, o cálculo das necessidades nutricionais e a TN até o seguimento ambulatorial. Tais medidas têm o objetivo de prevenir ou de reverter o declínio do estado nutricional, bem como evitar a progressão para um quadro de caquexia, além de melhorar o balanço nitrogenado, reduzindo a proteólise e aumentando a resposta imune.

Avaliar os fatores de risco nutricionais inclui avaliar pacientes com câncer em risco de desnutrição. De acordo com as diretrizes da Espen sobre nutrição em pacientes com câncer, a triagem nutricional precoce é fundamental, uma vez que o diagnóstico de câncer é estabelecido, e deve ser repetida durante todo o tratamento. Uma ferramenta de desnutrição deve identificar os pacientes em risco, beneficiados pela intervenção nutricional e

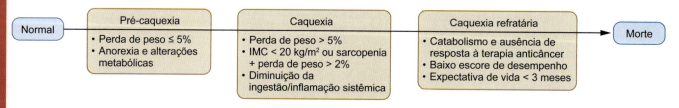

Figura 67.1 Diagnóstico e estágios da caquexia do câncer. *IMC*, índice de massa corporal. Adaptada de Fearon et al.[7] (2011).

iniciar uma ação específica e um plano de cuidados nutricionais consecutivos. Infelizmente, não existe um "padrão-ouro" entre as ferramentas de desnutrição.[8]

Até agora, 32 ferramentas de triagem foram desenvolvidas, das quais 24 avaliam o estado nutricional dos pacientes, quatro visam prever resultados clínicos e quatro fazem as duas coisas.[8]

As ferramentas de triagem mais utilizadas são:[8]

- Avaliação subjetiva global produzida pelo próprio paciente (ASG-PPP)
- Miniavaliação Nutricional (MAN)
- Ferramenta Universal de Triagem de Desnutrição (MUST)
- Triagem de Risco Nutricional (TRN-2002)
- Nutriscore
- Sistema de classificação de perda de peso (WLGS 0 a 4).

Assim sendo, o intuito da triagem e da avaliação nutricional é identificar os pacientes que podem se beneficiar do aconselhamento e da intervenção dietética, bem como determinar a gravidade e as causas da desnutrição. Além disso, deve-se identificar os pacientes sob risco de complicações relacionadas com a quimioterapia, a radioterapia e/ou a cirurgia e avaliar a eficácia da TN. A avaliação nutricional deve ser realizada com frequência, e a intervenção nutricional, iniciada tão logo os déficits nutricionais sejam detectados.

Na Tabela 67.4 estão as condutas definidas pelo Consenso Nacional de Nutrição Oncológica sobre a triagem e a avaliação nutricional para o paciente oncológico adulto nos períodos pré e pós-operatório.

Entre as medidas antropométricas mais utilizadas na prática clínica para a avaliação do estado nutricional dos pacientes oncológicos, podem ser obtidos dados de peso corpóreo, estatura, IMC, espessura de dobras cutâneas, circunferência do braço e área muscular do braço. O peso corporal tem importante valor clínico na avaliação do estado nutricional do paciente oncológico, pois pode haver mais de 10% de perda de peso em até 45% dos pacientes adultos hospitalizados com câncer.

A utilização da BIA para avaliação nutricional de pacientes com câncer demonstra sensibilidade na identificação de desnutrição com alteração no conteúdo de massa extracelular e intracelular, mesmo quando os índices antropométricos ainda se encontram dentro dos parâmetros da normalidade. Estudos recentes investigaram o papel do ângulo de fase como possível marcador de saúde em diferentes condições de doença, inclusive em pacientes com câncer de pulmão e pâncreas, insuficiência renal, queimados e crianças desnutridas.

Os exames bioquímicos são utilizados para detectar deficiências subclínicas e devem fazer parte da avaliação no intuito de confirmar o diagnóstico nutricional do paciente com câncer. Assim, albumina, pré-albumina, transferrina e proteína carreadora do retinol são proteínas plasmáticas importantes utilizadas como indicadores do estado nutricional. No entanto, várias condições clínicas encontradas em pacientes oncológicos, como desidratação, hiperidratação, síndrome nefrótica e insuficiência hepática, podem interferir na interpretação dos resultados.

A avaliação da função imunológica pode ser realizada a partir da contagem total de linfócitos (CTL), ou linfocitometria, que indica as reservas imunológicas momentâneas e as condições do mecanismo de defesa celular do organismo.

Necessidades nutricionais

O gasto energético pode estar aumentado ou diminuído no paciente oncológico, conforme o tipo de tumor, o estágio da doença ou a fase de tratamento. Dentre os métodos para estimativa de gasto energético, utiliza-se mais frequentemente na prática clínica a taxa calórica ideal por quilo de peso corporal, também conhecida como "fórmula de bolso". O valor energético estimado pode variar de 20 a 38 kcal/kg/dia; os valores mais baixos são aplicados em indivíduos obesos ou em fase de realimentação, enquanto os maiores (32 a 38 kcal/kg/dia) são destinados ao ganho de peso em idosos com IMC < 18,5 kg/m². Quanto às necessidades proteicas, segundo Bricarello et al.,[10] recomenda-se de 1 a 1,2 g/kg/dia quando não houver complicações, de 1,1 a 1,5 g/kg/dia quando houver estresse moderado e de 1,5 a 2 g/kg/dia quando houver estresse grave.

Na Tabela 67.5, encontram-se as recomendações nutricionais para o paciente com câncer, propostas pelas diferentes instituições/sociedades.

Tabela 67.4 Quadro-resumo das condutas definidas sobre a triagem e a avaliação nutricional para o paciente oncológico adulto nos períodos pré e pós-operatórios.

Questão	Proposta
Que pacientes adultos oncológicos devem ser avaliados?	Todos os atendidos no ambulatório; os internados devem ser triados e avaliados
Que indicadores de risco nutricional ou de desnutrição devem ser utilizados?	• Triagem de risco nutricional, 2002 (TRN-2002) ≥ 3 • Avaliação subjetiva global produzida pelo próprio paciente (ASG-PPP) ≥ 2 e ASG = B ou C • Ingestão alimentar < 75% das necessidades nutricionais nas 2 últimas semanas Sintomas do sistema digestório de impacto nutricional por mais de 3 dias consecutivos ou alternados na última semana • Localização da doença: cabeça e pescoço, sistema digestório e pulmão • Percentual de perda de peso significativo ou grave • Possível cirurgia de grande porte
Que instrumentos devem ser utilizados para triagem e avaliação nutricional?	• No momento da internação e ambulatorial: TRN-2002, ASG-PPP ou ASG • Durante a internação e no ambulatório: anamnese nutricional e dinamometria
Com que frequência deve-se triar e avaliar?	No ambulatório • Sem risco nutricional: em até 30 dias • Com risco nutricional: em até 15 dias Internado • Na admissão hospitalar ou em até 48 h • Durante a internação: semanalmente
Que métodos devem ser utilizados na retriagem e na reavaliação?	• Ingestão alimentar < 75% das necessidades nutricionais nas 2 últimas semanas • Sintomas do sistema digestório de impacto nutricional por mais de 3 dias consecutivos ou alternados na última semana • Percentual de perda de peso significativo ou grave • Cirurgia de grande porte • Anamnese nutricional • Dinamometria
Que dados de triagem e avaliação nutricional devem ser registrados?	Todos os dados coletados devem ser registrados em prontuário

785

Tabela 67.5 Recomendações nutricionais para o paciente com câncer.

Instituição/sociedade	Calorias (kcal/kg/dia)	Proteínas (g/kg/dia)
Instituto Nacional de Câncer (INCA)	Para ganho e manutenção do peso: 30 a 35 Pós-operatório ou na presença de sepse: 20 a 25	Estresse moderado: 1,2 a 1,5 Estresse grave: 1,5 a 2,0
European Society for Clinical Nutrition and Metabolism (Espen)	Pacientes ambulatoriais: 25 a 30	Mínimo: 1 Objetivo: 1,5
Diretrizes Brasileiras em Terapia Nutricional (Braspen)	Adulto e idoso, em tratamento antineoplásico: 25 a 30 Idoso com IMC < 18,5 kg/m²: 32 a 38 Tratamento paliativo: 25 a 30 Sobreviventes do câncer: 25 a 30 Obeso: 20 a 25 Caquexia ou desnutrido: 30 a 35	Adulto e idoso, em tratamento antineoplásico: 1,0 g e se a inflamação estiver presente considerar 1,2 a 2 e com algum grau de desnutrição de 1,2 a 1,5 Pacientes com câncer em tratamento paliativo: 1 Pacientes sobreviventes do câncer: 0,8 a 1

Adaptada de Arends et al. (2006), Bozzetti et al. (2008) e Brasil (2016).

Terapia nutricional

Os objetivos da TN em casos de câncer visam evitar ou minimizar a perda de peso corporal, cuidar de deficiências de nutrientes específicos e prevenir complicações do tratamento, para então adotar medidas que estimulem a aceitação, a digestão e a absorção da dieta por via oral (VO) ou a intervenção adequada da terapia nutricional enteral (TNE) ou parenteral (TNP). Recomenda-se que a TN seja instituída de maneira planejada, imediatamente após o diagnóstico de desnutrição ou a constatação de risco nutricional.

A TN deve iniciar-se com a triagem nutricional e se a ingestão dietética for menor que 60% das necessidades nutricionais durante mais de 10 dias.

Na Tabela 67.6 encontram-se as indicações da TN para os pacientes oncológicos.

Terapia nutricional oral

Após a avaliação nutricional, o paciente oncológico deve receber orientação dietética individualizada. A abordagem nutricional inicial do paciente oncológico deve sempre incluir a VO, que é a mais fisiológica e de fácil manuseio. Ela deve ser escolhida desde que as alterações anatômicas e fisiológicas provocadas pelo tumor ou pela terapia antineoplásica permitam isso.

A dieta VO deve ser adaptada durante o atendimento nutricional, de acordo com as necessidades individuais, quanto à mudança de consistência para dieta pastosa e/ou branda e ao fracionamento de cinco a seis refeições ao dia. A alimentação deve ser balanceada, e as preferências alimentares podem ser sugeridas para melhor aceitação.

A suplementação oral é o método mais simples, mais natural e menos invasivo para o aumento da ingestão de nutrientes em todos os pacientes. Os suplementos nutricionais devem fornecer quantidades adequadas de todos os nutrientes (proteínas, energia, vitaminas e minerais), de modo a reforçar as necessidades nutricionais dos pacientes. No mercado já existem vários tipos de suplementos industrializados nutricionalmente completos, inclusive desenvolvidos especificamente para pacientes com câncer.

Tabela 67.6 Indicações de terapia nutricional para pacientes oncológicos.

- Risco nutricional moderado ou alto
- Peso corporal baixo
- Incapacidade de digerir e/ou absorver alimentos
- Ingestão oral espontânea baixa (menos de 60% da ingestão oral recomendada)
- Fístulas de alto débito no esôfago ou no estômago
- Incapacidade de ingerir alimentos por via oral (VO) por um período superior a 5 dias
- Alterações do paladar em decorrência de tratamento antineoplásico que prejudique a alimentação VO

Adaptada de Horie et al. (2019) e Brasil (2016).

Terapia nutricional enteral

A TNE é indicada quando houver risco de desnutrição, ou seja, quando a ingestão oral for inadequada para prover de dois terços a três quartos das necessidades nutricionais diárias, ou quando o sistema digestório estiver total ou parcialmente funcionante. É preferível a nutrição enteral nos pacientes cujo sistema digestório esteja funcionante: "quando o intestino funciona, use-o", ou melhor, "quando o intestino funciona, use-o ou perca-o".

Segundo Dias,[11] a dieta por via enteral pode ser utilizada em posição pré ou pós-pilórica, quando o paciente apresentar sistema digestório funcionante e um ou mais dos seguintes critérios:

- IMC inferior a 18,5 kg/m²
- Redução de peso maior ou igual a 10% nos últimos 6 meses
- Aceitação alimentar da dieta VO não ter alcançado dois terços das recomendações nutricionais
- Obstrução pelo tumor
- Disfagia
- Anorexia.

A dieta indicada pode ser polimérica, uma vez que a maioria dos pacientes pode beneficiar-se com esse tipo de fórmula, visando suprir as necessidades nutricionais dos pacientes de modo a manter e/ou recuperar o estado nutricional.

A American Society for Parenteral and Enteral Nutrition (Aspen) recomenda a TNE pré-operatória por 7 a 14 dias em pacientes desnutridos moderados a graves.

Terapia nutricional parenteral

A TNP está indicada quando existirem limitações à utilização das vias oral e enteral ocasionadas por alterações do sistema digestório em decorrência da localização do tumor ou dos efeitos colaterais da quimioterapia, da radioterapia e da cirurgia. Nessas condições, a TNP está indicada para pacientes que estejam hemodinamicamente estáveis e em condições de tolerar infusão de líquidos, aminoácidos, glicose e emulsão lipídica na quantidade suficiente para promover nutrição adequada.

Para pacientes oncológicos de tratamento cirúrgico, a TNP pré-operatória deve limitar-se a 7 a 14 dias, para pacientes desnutridos moderados e graves que serão submetidos a cirurgia de grande porte, de característica radical. Tal indicação pode reduzir o risco geral de complicações pós-operatórias em 10%, segundo Flegal et al.[12]

Imunonutrição no câncer

Segundo Campos et al.,[2] a imunonutrição é a intervenção nutricional que explora a atividade peculiar de diversos nutrientes em atenuar a inflamação e modular o sistema imunológico. Entre as estratégias disponíveis para diminuir a morbidade em pacientes oncológicos, destaca-se a TN com oferta de dietas enterais enriquecidas com uma mistura de nutrientes com função imunomoduladora, como arginina, glutamina, ácidos graxos ômega-3, nucleotídios e antioxidantes, durante 5 a 7 dias antes da cirurgia abdominal de grande porte ou de cabeça e pescoço, independentemente do estado nutricional. Em pacientes com câncer e submetidos a cirurgias eletivas, as vantagens das fórmulas enterais imunomoduladoras, quando comparadas às fórmulas enterais poliméricas padrão, envolvem redução da taxa de complicações, particularmente infecções, e diminuição do tempo de internação, embora não modifiquem a mortalidade.

Recomendações nutricionais

Apesar da enorme mudança nas evidências científicas sobre as recomendações nutricionais, em geral, as principais conclusões e orientações mantiveram-se muito semelhantes, pelo menos se considerarmos apenas aquelas emitidas pelo primeiro relatório de WCRF/AICR, publicado em 1997, que têm sido atualizadas constantemente. As recomendações mais atuais são:

- Mantenha seu peso dentro da faixa saudável e evite o ganho de peso na vida adulta (IMC de 18,5 a 24,9)
- Seja fisicamente ativo
- Consuma uma dieta rica em grãos integrais, legumes, frutas e leguminosas, como feijão
- Limite a ingestão de carne vermelha e processada
- Limite *fast-food* e outros alimentos processados ricos em gorduras, amidos ou açúcares
- Evite o consumo de álcool
- É melhor ter uma dieta saudável em vez de depender de suplementos alimentares para proteger contra o câncer.

Na primeira publicação, WCRF/AICR recomendaram que a gordura da dieta só deveria fornecer de 15 a 30% do total das calorias diárias, limitando o consumo de alimentos gordurosos, particularmente aqueles de origem animal. Já na segunda publicação de WCRF/AICR, enfatizou-se evitar alimentos concentrados em energia, bebidas adoçadas, *fast-food* e carne processada.

Segundo Mayne et al.,[13] manter o investimento nas pesquisas sobre dieta e câncer é fundamental, uma vez que a nutrição é uma das poucas áreas modificáveis e relevantes para redução do risco de câncer.

Atividade física

A atividade física é bem tolerada e segura em diferentes fases do câncer e pacientes em estágios avançados da doença são capazes e dispostos a praticar atividade física. Isso consiste em treinamento de intensidade moderada supervisionado ou domiciliar (50 a 75% da frequência cardíaca máxima basal ou capacidade aeróbica), três sessões por semana, por 10 a 60 minutos por sessão de exercício. Atividade física em pacientes com câncer está associada a manutenção ou melhorias significativas na capacidade aeróbica, força muscular, qualidade de vida, autoestima e redução da fadiga e ansiedade. Para alguns pacientes, as recomendações de atividade física devem consistir em motivar os pacientes a fazer uma caminhada diária para reduzir os riscos de atrofia devido à inatividade, segundo a Espen.

De acordo com as recomendações da American Society of Clinical Oncology (ASCO), os profissionais oncológicos devem recomendar exercícios aeróbicos e de resistência durante o tratamento ativo com intenção curativa para mitigar os efeitos colaterais do tratamento do câncer. As intervenções de exercício durante o tratamento ativo reduzem a fadiga; preservam a aptidão cardiorrespiratória, o funcionamento físico e a força; e em algumas populações, melhoram a qualidade de vida e reduzem a ansiedade e a depressão. Além disso, as intervenções de exercícios durante o tratamento apresentam baixo risco de eventos adversos.[14]

REFERÊNCIAS BIBLIOGRÁFICAS

As referências e a bibliografia consultadas para a elaboração deste capítulo estão disponíveis *online* no Ambiente de aprendizagem do GEN.

COMO CITAR ESTE CAPÍTULO

ABNT
VASCONCELOS, M. I. L. Doenças neoplásicas. *In*: ROSSI, L.; POLTRONIERI, F. (org.). *Tratado de Nutrição e Dietoterapia*. 2. ed. Rio de Janeiro: Guanabara Koogan, 2023. p. 781-787.

VANCOUVER
Vasconcelos MIL. Doenças neoplásicas. In: Rossi L, Poltronieri F (Orgs.). Tratado de nutrição e dietoterapia. 2. ed. Rio de Janeiro: Guanabara Koogan; 2023. p. 781-7.

CAPÍTULO 68
Densidade Mineral Óssea e Qualidade de Vida

Marcia Samia Pinheiro Fidelix • Isabele Rejane de Oliveira Maranhão Pureza

INTRODUÇÃO

Nos vertebrados, a modelagem e a remodelação óssea são processos essenciais que são ativados ao longo da vida e regulados por constituintes celulares temporais distintos que garantem a adaptação óssea funcional e a sobrevivência dos vertebrados. A modelagem óssea adapta a forma óssea a demandas mecânicas variáveis durante o crescimento e o envelhecimento por meio de eventos celulares que determinam a reabsorção e a formação óssea. Pela remodelação óssea, o osso velho ou danificado é substituído por osso novo por meio de uma sequência de eventos celulares.[1]

REMODELAÇÃO ÓSSEA

A remodelação óssea é essencial para a homeostase óssea do adulto. Esse processo é composto por duas fases: formação óssea e reabsorção. O equilíbrio entre as duas fases é crucial para sustentar a massa óssea e a homeostase mineral sistêmica.[2] A modelagem óssea leva à aquisição do pico de massa óssea (PBM), envolvida nos três estágios críticos da vida: começa na vida fetal e continua até a maturidade esquelética (ou seja, fechamento da placa epifisária ou conclusão do crescimento longitudinal do esqueleto) (Figura 68.1).[3]

Para realizar a remodelação óssea fisiológica normal, o acoplamento adequado de formação e reabsorção óssea requer comunicação direta entre as diferentes células ósseas.[3] As células da linhagem osteoblástica (células osteoprogenitoras, osteoblastos e osteócitos) e as células de reabsorção óssea (osteoclastos), com suas células precursoras, são organizadas em unidades especializadas chamadas unidades multicelulares ósseas (UMO).[4] Os osteoblastos originam-se de células-tronco mesenquimais no estroma da medula óssea e são responsáveis pela síntese da matriz óssea e sua subsequente mineralização. Por outro lado, os osteoclastos são grandes células gigantes multinucleadas formadas a partir da fusão de progenitores mononucleares do monócito/macrófago em um processo denominado osteoclastogênese.[4]

O tecido ósseo é constantemente remodelado por meio do efeito sinérgico dos osteócitos.[5] A remodelação óssea é alcançada pela coordenação e cooperação entre osteoblastos e osteoclastos.[6] Durante a juventude, a proporção de formação óssea é maior do que a de reabsorção óssea, resultando em aumento da massa óssea. Na idade adulta, a formação e a reabsorção óssea são equilibradas por meio de um processo de remodelação. Em adultos mais velhos, os osteoclastos são mais ativos que os osteoblastos, e o desenvolvimento ósseo envolve a transição da formação óssea para a reabsorção óssea, resultando em diminuição da massa óssea.[7]

A modelagem óssea leva à aquisição do PBM. A remodelação óssea ocorre ao longo da vida e é necessária para substituir o osso velho ou danificado[8] devido à carga física diária e prevenção dos efeitos do envelhecimento e suas consequências. O comprometimento no processo de remodelação óssea muitas vezes resulta na progressão para a osteoporose, um grande problema de saúde mundial[9] (ver Figura 68.1). Osteoclastos e osteoblastos funcionam de forma coordenada durante a remodelação, o que argumenta que os sinais são gerados por essas células, facilitando sua comunicação.[8] O ciclo começa com a reabsorção óssea mediada por osteoclastos e termina com a formação óssea mediada por osteoblastos (Figura 68.2).

Quando a remodelação esquelética está em equilíbrio (ou seja, a massa óssea não está sendo ganha nem perdida), as taxas de reabsorção óssea são iguais às taxas de formação óssea. Essas

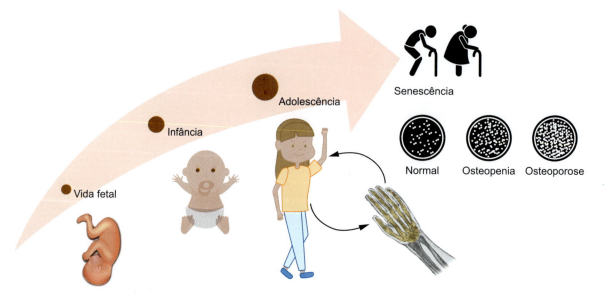

Figura 68.1 Processo de modelagem óssea.

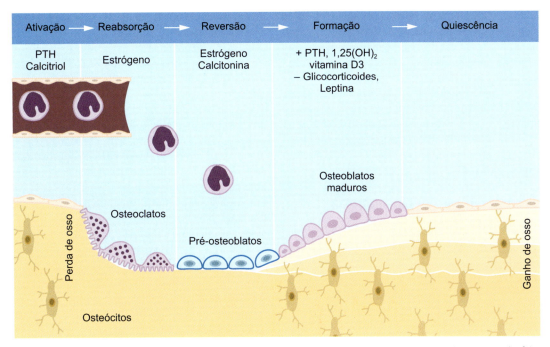

Figura 68.2 Remodelação óssea fisiológica e ação hormonal. *PTH*, paratormônio. Adaptada de Siddiqui e Partidge[3] (2016).

observações demonstraram que os osteoclastos, mesmo quando não são reabsorvíveis, produzem ou liberam fatores da matriz óssea que regulam a formação e a função dos osteoblastos. O processo de regeneração óssea persiste mesmo após a maturidade esquelética pela substituição periódica de osso antigo por osso neoformado no mesmo local, denominado remodelação.[10]

Além disso, o microambiente ósseo contém uma variedade de células imunes residentes no osso. A formação e a atividade dos osteoclastos são reguladas por interações com células imunes e essas interações desempenham um papel crítico em muitas condições patológicas, como osteopetrose, osteoporose, artrite, peritonite e metástase do câncer. No entanto, as interações dos osteoclastos com as células imunes são bidirecionais, e os osteoclastos também modulam direta e indiretamente as células imunes, ou seja, os osteoclastos exibem um papel imunomodulador.[8]

A massa óssea ao longo do ciclo de vida é determinada pela obtenção do PBM, pela consolidação da densidade mineral óssea (DMO) na idade adulta e pela adoção de estratégias para retardar a taxa de perda óssea mais tarde na vida. A massa óssea pode se alterar em todos os três estágios críticos da vida; portanto, fatores de estilo de vida que afetam a resistência óssea, como nutrição e atividade física, são importantes para consolidar a resistência óssea no início da vida. Isso ocorre porque o acúmulo de massa óssea abaixo do ideal pode levar à fragilidade óssea e até osteoporose mais tarde na vida.[11]

FATORES QUE INFLUENCIAM A REMODELAÇÃO ÓSSEA NOS CICLOS DA VIDA

A estrutura óssea é única, pois é determinada pela genética (aproximadamente 70%, mas a DMO, e mais especificamente o PBM, pode ser alterada devido a fatores endógenos e exógenos, como atividade física, hormônios, tabagismo, álcool, nutrição [in]adequada, hiperglicemia, ritmo circadiano, composição corporal, que inclui sarcopenia, anorexia nervosa e excesso de peso)[12] (Figura 68.3).

Atividade física

É importante ressaltar que a inatividade física também é um fator modificável-chave para a saúde óssea e a prevenção da osteoporose na vida adulta.[13] A atividade física com suporte de peso ao longo do ciclo de vida é fundamental, especificamente em populações adultas, nas quais o objetivo principal é a manutenção da massa óssea. Semelhante às populações mais jovens, o único exercício que se mostrou mais eficaz em adultos é o exercício de alto impacto e resistência. A maioria das pesquisas se concentra em mulheres na pré-menopausa e pós-menopausa devido à perda óssea acelerada atribuída à depleção de estrógeno[14] (ver Figura 68.2).

Hiperglicemia/diabetes melito tipo 2

Além da sinalização prejudicada da insulina, a hiperglicemia também afeta negativamente o acúmulo e a qualidade óssea. A glicação não enzimática do colágeno tipo I do osso implica

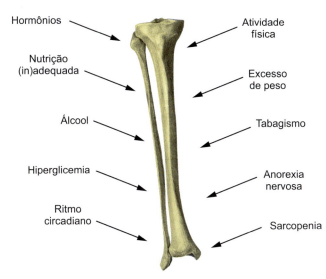

Figura 68.3 Fatores que influenciam a remodelação óssea.

o acúmulo de produtos finais de glicação avançada (dAGEs, do inglês *advanced glycation end products*) no comprometimento das propriedades biomecânicas do osso no diabetes melito tipo 2 (DM2). A hiperglicemia também desencadeia inúmeras alterações intracelulares responsáveis por complicações do diabetes.[15] Enquanto o diabetes melito tipo 1 (DM1) normalmente envolve baixa DMO como resultado da deficiência de insulina, o DM2 é geralmente acompanhado por DMO normal ou mesmo aumentada. Por essa razão, as medidas clínicas padrão de DMO de absorciometria por dupla emissão de raios X (DXA) tendem a subestimar o risco de fratura em pessoas com DM2.[16]

Composição corporal (sarcopenia, anorexia nervosa e excesso de peso)

As evidências que objetivam determinar o efeito direto da gordura corporal total e massa magra sobre composição e densidade óssea são escassas. Embora o maior peso ao nascer seja comumente associado a outras morbidades mais tarde na vida adulta, parece haver uma associação positiva com a composição mineral óssea. Isso foi discutido em uma revisão sistemática examinando a relação entre peso ao nascer e DMO na idade adulta do quadril e composição corporal. No entanto, maior massa de gordura corporal total coloca maiores cargas mecânicas em locais como a coluna lombar ou quadril e, no passado, foi identificada como um indicador útil da saúde esquelética.[17]

Em outros extremos, indivíduos que sofrem de um transtorno alimentar como a anorexia nervosa podem frequentemente apresentar peso corporal gravemente baixo. Isso tem efeito deletério sobre a saúde óssea, afetando tanto o osso trabecular quanto o cortical, embora seja confundido por outros fatores, como disponibilidade de energia e restrição a longo prazo, que tem uma influência significativa nos marcadores de renovação óssea.[18] Outra alteração da composição corporal que influencia a remodelação óssea é a sarcopenia, distúrbio progressivo do músculo esquelético composto por massa e função muscular reduzida, que está associada ao aumento da incidência de quedas, declínio funcional e mortalidade.[19] A perda de massa corporal magra em idosos é geralmente associada à diminuição da DMO e ao aumento do risco de fraturas por fragilidade; portanto, a orientação de estilo de vida para o envelhecimento foca na melhora e manutenção da massa muscular por meio de atividade física adequada.[19]

Tabagismo

Fumar está associado a menor DMO; sugere-se também que os efeitos do tabagismo sejam cumulativos ao longo do tempo. As substâncias tóxicas encontradas no tabaco (como a nicotina) levam a absorção e utilização ineficazes de nutrientes, como proteínas e cálcio. Essas substâncias também podem promover aumento na acidemia, implicando em renovação óssea. Os fumantes apresentaram níveis reduzidos de renovação do osso atribuídos à diminuição do paratormônio (PTH), telopeptídio reticulado carboxiterminal de colágeno tipo 1 (CTX-1; um marcador de reabsorção óssea) e propeptídio procolágeno tipo 1 aminoterminal (P1NP; um marcador de formação óssea).[20] Portanto, os mecanismos biológicos propostos subjacentes a essa relação negativa são atribuídos aos efeitos tóxicos locais e sistêmicos do tabagismo sobre a síntese de colágeno ósseo, alterações no metabolismo dos hormônios adrenais/gonadais e diminuição

da eficiência de absorção de cálcio entre fumantes.[20] Isso está relacionado à inter-relação de PTH com vitamina D, pois ambos desempenham um papel vital na absorção de cálcio nos intestinos, e evidências recentes mostram que deficiência de vitamina D e baixos níveis de PTH foram identificados em fumantes.[21] Tem sido levantada a hipótese de que a diminuição da absorção de cálcio também pode ser atribuída a níveis circulantes alterados dos hormônios corticais adrenais, que são precursores de estrógeno e testosterona. Assim, as mulheres na pós-menopausa que fumam têm um risco elevado de osteoporose devido às perdas de estrógeno.[22] Além disso, há evidências que sugerem que há uma taxa aumentada de perda óssea associada àqueles que são fumantes atuais ou que já fumaram quando comparados aos não fumantes. No entanto, não foi possível determinar se essa perda óssea foi devido à menopausa, causando diretamente a taxa de mudança na massa óssea. No geral, a pesquisa sugere que o tabagismo desempenha um papel significativo na perda óssea e é uma preocupação particular para os fumantes; notavelmente, aumenta o risco de fratura especificamente quando comparados com indivíduos sem histórico de tabagismo.[23]

Hormônios

A homeostase normal do cálcio e do osso no adulto pode ser quase totalmente explicada pelas interações de vários hormônios reguladores, incluindo PTH, $1,25(OH)_2$ vitamina D_3, calcitonina, esteroides sexuais (estradiol e testosterona), hormônios tireoidianos, hormônio do crescimento (GH) e fator de crescimento de fibroblastos-23 (FGF-23).[24]

A perda de qualquer um desses hormônios pode ter consequências significativas para o adulto, como a deficiência de qualquer um dos esteroides sexuais, que aumenta a reabsorção óssea e leva à osteoporose. Os papéis que esses hormônios desempenham na regulação de osteoblastos ou osteoclastos levaram alguns deles (ou seus análogos sintéticos) a serem usados para tratar a osteoporose e outros distúrbios esqueléticos.[24]

Paratormônio

- Mantém a homeostase do cálcio no sangue[25]
- Regula a massa óssea de forma endócrina[25]
- Pode exercer efeitos catabólicos e anabólicos no osso[25]
- Induz a síntese de fator de crescimento semelhante à insulina 1 (IGF-1) para estimular a proliferação e a diferenciação de osteoblastos, bem como estimular indiretamente a atividade dos osteoclastos[26]
- O hipoparatireoidismo pode causar fatalidades devido à hipocalcemia; também causa hiperfosfatemia (levando a calcificações ectópicas), hipercalciúria (levando a nefrolitíase e nefrocalcinose), baixo *turnover* ósseo e possíveis sequelas neurológicas de calcificações dos núcleos da base.[26]

$1,25(OH)_2$ vitamina D_3

- Essencial para o desenvolvimento normal e manutenção do esqueleto[27]
- Desempenha papel central na homeostase do cálcio e do osso por meio da ligação ao receptor de vitamina D presente principalmente no intestino, osso, rim e na glândula paratireoide[27]
- Parece ter ações endócrinas e autócrinas no osso[27]
- Com a hipovitaminose D, o cálcio sérico pode estar normal ou reduzido (mas não tão baixo quanto no hipoparatireoidismo), o fósforo sérico é baixo e a debilitação do esqueleto leva a raquitismo ou osteomalacia.[27]

Calcitonina

- É um hormônio de 32 aminoácidos que é secretado pelas células C da tireoide[28]
- Inibe a reabsorção basal e estimulada, causando diretamente a perda da borda enrugada dos osteoclastos e reduzindo o número de osteoclastos ao longo do tempo[28]
- Pode prevenir a apoptose de osteoblastos e osteócitos[28]
- A perda de calcitonina aumenta a reabsorção óssea, um efeito que pode se tornar mais aparente durante a lactação.[28]

Estrógeno

- Um dos principais reguladores hormonais do metabolismo ósseo em mulheres e homens[29]
- Regulador hormonal bem conhecido e intensamente estudado da saúde óssea na pós-menopausa em mulheres[29]
- Parte da perda óssea é devida aos níveis reduzidos de estrógeno, que é derivado da aromatização da testosterona[29]
- Atenua a osteoclastogênese e estimula a apoptose dos osteoclastos[29]
- Modula as atividades dos osteoclastos e osteoblastos, que subsequentemente levam a inibição da remodelação óssea, diminuição da reabsorção óssea e manutenção da formação óssea[29]
- Modula a produção de várias citocinas de reabsorção óssea, incluindo interleucina (IL)-1, IL-6, fator de necrose tumoral (TNF), fator estimulador de colônias de macrófagos (C-CSF) e prostaglandinas.[30]

Andrógenos

- Efeitos benéficos no desenvolvimento e manutenção da massa óssea em homens e mulheres[31]
- Deficiência androgênica resulta em aumento de remodelação óssea e perda óssea em homens[31]
- Podem modular a maturação e o fechamento da placa de crescimento e, assim, afetar o crescimento ósseo longitudinal[32]
- Regulam a massa óssea trabecular e cortical e inibem a perda óssea.[33]

Hormônios da tireoide

- O eixo hipotálamo-hipófise-tireoide desempenha um papel importante no desenvolvimento esquelético, na obtenção do PBM e na regulação da renovação óssea[34]
- O hipotireoidismo causa redução na formação de osteoblastos e reabsorção de osteoclastos, e resulta em baixa renovação óssea ou lentidão do processo de remodelação óssea[34]
- Na tireotoxicose, há um aumento de osteoblastos e atividade dos osteoclastos e aumento da renovação óssea com um ciclo de formação óssea prejudicado, resultando em um processo de remodelação favorecendo a rápida reabsorção[34]
- Em adultos, o hipertireoidismo está associado a aumento da remodelação óssea, redução da DMO e aumento do risco de fratura, principalmente em mulheres na pós-menopausa.[34]

Glicocorticoides

- Podem afetar a remodelação óssea fisiológica por meio da aceleração da reabsorção óssea e redução da formação óssea[35]
- A terapia prolongada com glicocorticoides ou exposição excessiva (síndrome de Cushing) diminui a DMO e pode levar ao desenvolvimento de osteoporose induzida por glicocorticoides.[35,36]

Hormônio do crescimento

- Hormônio peptídico secretado pela hipófise sob o controle do hipotálamo[37]
- Estimula a proliferação de osteoblastos e a produção de colágeno diretamente e/ou indiretamente, aumentando a produção de IGF-1 e proteína de ligação de IGF (IGFBP)[37]
- A suplementação de GH para adultos e crianças com deficiência de GH tem efeitos esqueléticos positivos, incluindo aumentos na DMO e marcadores de remodelação óssea.[37]

Fator de crescimento de fibroblastos-23

- Fator endócrino derivado do osso que regula a homeostase do fosfato e da vitamina D por meio dos receptores do fator de crescimento de fibroblastos (FGFRs)/complexo α-klotho, expressos no rim e na glândula paratireoide[38]
- O mecanismo mediado por FGF-23 interage com os processos clássicos de regulação de cálcio/fosfato conduzidos por PTH e calcitriol (vitamina D ativa) [39]
- A perda de FGF-23 causa hiperfosfatemia, calcificações extraesqueléticas e mortalidade precoce.[39]

Ritmo circadiano

O ritmo circadiano de 24 horas é baseado em alternâncias de claro/escuro e facilita os comportamentos de sono à noite e as atividades de vigília durante o dia. Distúrbio temporário do sono (em inglês, *jet lag*), jejum, alimentação etc. perturbam esses ritmos, resultando em osteoporose.

Em estudos conduzidos em humanos, 6.510 mulheres (≥ 40 anos) foram avaliadas e, quando o tempo total de sono foi fixo, o sono atrasado ou o sono insuficiente à noite, levou ao aumento da perda óssea na pós-menopausa, mas não na pré-menopausa.[40] Estudos de interferência do ritmo circadiano foram realizados em seis homens saudáveis de 20 a 27 anos e quatro homens saudáveis de 55 a 65 anos por 3 semanas (os tempos de sono foram fixados em 5 a 6 h/dia). Após a interferência, os níveis séricos de P1NP diminuíram, enquanto os níveis de CTX permaneceram inalterados, sugerindo um desequilíbrio na remodelação óssea, ou seja, a formação óssea foi reduzida, mas a reabsorção óssea permaneceu inalterada. Assim, o distúrbio do ritmo circadiano e a privação do sono podem ser fatores influentes para o dano ósseo.[41] A relação entre os padrões do ritmo circadiano da atividade de repouso e a DMO foi monitorada pelo acompanhamento de 5.994 homens idosos (≥ 65 anos).

A melatonina parece ajustar e restaurar os ritmos circadianos, aprofundar o sono, melhorar a qualidade do sono e o estado funcional do corpo. Existem proteínas relacionadas ao biorritmo no tecido ósseo. Portanto, a melatonina promove a formação óssea e inibe a reabsorção óssea. Este último mecanismo é facilitado pela diferenciação e maturação dos osteoclastos, que é parcialmente mediada por proteínas rítmicas; portanto, a melatonina como terapêutica da osteoporose é viável.[42]

Álcool

Embora associações diretas não tenham sido encontradas, existem vários estudos ligando o consumo crônico de álcool durante a adolescência e a idade adulta jovem, sugerindo que isso pode ter efeitos prejudiciais significativos no acúmulo e estrutura da massa óssea.[43] Além disso, a ingestão leve de álcool foi relacionada à alta DMO femoral em mulheres coreanas na pós-menopausa.[43] Os mecanismos pelos quais o álcool afeta a fisiologia óssea são pouco compreendidos, mas um estudo anterior que investigou a ingestão moderada de álcool no metabolismo mineral ósseo em homens sugere que a ingestão de álcool pode prejudicar a função osteoblástica.[43]

NUTRIÇÃO, SAÚDE ÓSSEA E RISCO DE FRATURA

Tanto os nutrientes quanto os alimentos e até padrões alimentares exercem efeito no metabolismo e na manutenção da saúde óssea (Figura 68.4). Vários estudos indicam que o risco de fratura pode ser menor com uma ingestão adequada de proteínas, vitaminas e minerais advindos da alimentação. Ainda nesse sentido, a adesão a uma dieta mediterrânea rica em vegetais está associada a menor risco de fratura. Esses nutrientes e padrões alimentares influenciam a composição ou função da microbiota intestinal, a saúde óssea e a prevenção de fraturas por fragilidade. Em contrapartida, ingestão excessiva de fitatos, oxalatos e até fibras pode inibir a absorção intestinal de cálcio, enquanto o excesso de proteína e sódio pode aumentar a excreção urinária de cálcio.[44]

Padrão alimentar

As dietas vegetarianas, particularmente as dietas veganas, pela ausência de laticínios, estão associadas a DMO mais baixa e maior risco de fratura. Em uma análise de aproximadamente 55 mil participantes acompanhados por mais de 10 anos no Oxford da European Prospective Investigation into Cancer and Nutrition (EPIC-Oxford), os veganos apresentavam riscos maiores de fraturas totais, de quadril, de pernas e de vértebras, enquanto os que consomem peixe e os vegetarianos apresentavam maior risco de fraturas de quadril, em comparação com indivíduos que consomem carne. Essas diferenças de risco foram, provavelmente, em parte devido ao índice de massa corporal (IMC) mais baixo e à menor ingestão de cálcio e proteína, apesar do fato de que as dietas vegetarianas tendem a conter maiores quantidades de possíveis nutrientes protetores dos ossos, como magnésio, potássio, vitamina K, antioxidantes (carotenoides e vitaminas C e E) e fitonutrientes anti-inflamatórios.[45] Um padrão de dieta ocidental saudável, semelhante à dieta mediterrânea, seria rico em frutas, verduras, legumes, grãos integrais, peixe, aves e laticínios com baixo teor de gordura. Uma metanálise incluiu 31 estudos observacionais que descreviam as relações entre dietas ocidentais saudáveis e não saudáveis associadas a DMO e ao risco de fratura. Observou-se maior risco de fratura naqueles que tinham uma dieta totalmente ocidental (não saudável), sendo o risco de fratura ainda menor quando a ingestão nas categorias mais altas foi comparada com as categorias mais baixas de um padrão alimentar saudável e não saudável.[46]

Em vários estudos de coorte, a adesão a uma dieta mediterrânea foi associada a menor risco de fratura de quadril. A dieta mediterrânea é caracterizada por ser rica em frutas, verduras, legumes, grãos integrais, peixes e aves, azeite e laticínios, em particular laticínios fermentados.[47]

Sabe-se que o teor de fibra da dieta influencia a composição da microbiota intestinal por suas propriedades prebióticas, bem como a ingestão de alimentos contendo probióticos. Nesse sentido, alterações na microbiota intestinal foram relatadas em indivíduos que aderiram a uma dieta mediterrânea.[48] De todos os padrões de dieta, a dieta mediterrânea tem o maior efeito positivo nos resultados ósseos. Esse resultado provavelmente está relacionado à natureza balanceada e ao teor médio de proteínas e laticínios dessa dieta, que também inclui abundância de antioxidantes e evita carboidratos altamente processados, açúcares e gorduras saturadas.[44]

Vale ressaltar que todas essas dietas têm como base os vegetais, sendo que frutas, verduras e legumes fornecem vários micronutrientes, vitaminas, fitoquímicos com propriedades antioxidantes e carga alcalina, com fibras (inclusive prebióticos), todos possivelmente favorecendo a saúde óssea, maior DMO e menor risco de fraturas.

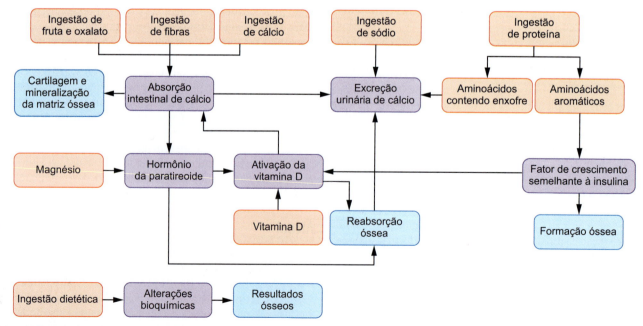

Figura 68.4 Ingestão de nutrientes, respostas fisiológicas relevantes e saúde óssea. A ingestão de nutrientes está em *cor-de-rosa*, as alterações bioquímicas em resposta à ingestão de nutrientes estão em *roxo* e os resultados relacionados aos ossos estão em *azul*. Adaptada de Rizzoli et al.[44] (2021).

Cálcio

O cálcio desempenha papéis importantes no organismo e é um dos principais minerais constituintes da fração inorgânica do osso, garante a resistência às forças mecânicas e proteção aos tecidos moles e, como componente dos cristais de hidroxiapatita, contribui para a rigidez óssea. Uma baixa ingestão de cálcio pode comprometer a saúde óssea, aumentando a remodelação óssea por meio do hiperparatireoidismo secundário, como pode ser visto na Figura 68.4.[44]

A ingestão alimentar influencia a retenção do cálcio no esqueleto durante o crescimento, afetando o PBM que acontece na idade adulta. Sabe-se que a ingestão de cálcio varia consideravelmente no mundo (no Brasil entre 500 e 600 mg/dia) e que idosos apresentam diminuição da absorção intestinal de cálcio, mais afetada pela deficiência de vitamina D e ainda por menor retenção renal de cálcio. A ingestão dietética recomendada de cálcio, por dia, varia conforme idade, sexo e estado fisiológico, segundo as ingestões diárias de referência (DRIs) e as maiores fontes dietéticas de cálcio são leites e derivados (melhor biodisponibilidade), as hortaliças verde-escuras (agrião, couve-manteiga, espinafre e rúcula) e determinados peixes, como a sardinha e o pintado.[49]

A biodisponibilidade dependerá da capacidade de absorção e da incorporação do cálcio no osso. Alguns componentes conhecidos como antinutricionais, como os fitatos e taninos, que formam complexos insolúveis no intestino e, podem inibir a absorção de cálcio (ver Figura 68.4). Assim, recomenda-se que a ingestão de alimentos-fonte seja feita em horários diferentes daqueles que contenham componentes potenciais que possam inibir a absorção do mineral.

Uma metanálise apresentou 19 estudos de intervenção, envolvendo 2.859 crianças, com suplementação de cálcio variando entre 300 e 1.200 mg/dia. A suplementação (citrato malato de cálcio, carbonato de cálcio, fosfato de cálcio, lactato gliconato de cálcio, extrato de leite com fosfato de cálcio ou minerais de lácteos) teve um efeito positivo no conteúdo mineral ósseo do corpo e na DMO nas extremidades superiores, correspondendo a uma diferença de quase 2% em relação ao controle.[50]

Existem muitos estudos, em adultos e idosos, randomizados controlados e metanálises com suplementação de cálcio sozinho ou em combinação com vitamina D para avaliar a redução de fraturas. As evidências indicam que o uso de cálcio, quando em combinação com a suplementação de vitamina D, pode reduzir o risco de alguns tipos de fratura, mas com a magnitude do efeito considerada modesta. Nesse sentido, a suplementação de cálcio é provavelmente bem indicada àqueles considerados de alto risco de deficiência de cálcio e vitamina D. Entretanto, vale salientar que a suplementação rotineira de cálcio e vitamina D como uma estratégia de saúde da população para a prevenção de fraturas não é suportada de forma robusta.[51]

Mesmo em um grande estudo longitudinal com mulheres osteopênicas (n = 1.994) não foi encontrada relação entre a perda óssea e a ingestão dietética de cálcio, sugerindo que estratégias para aumentar a ingestão de cálcio provavelmente não afetarão a prevalência e a morbidade da osteoporose na pós-menopausa. Em contrapartida, a combinação de cálcio e vitamina D pode reduzir o risco de fratura, particularmente em indivíduos idosos que vivem em instituições de longa permanência (asilos).[52]

As diretrizes brasileiras para diagnóstico e tratamento da osteoporose pós-menopausa recomendam, para mulheres com mais de 50 anos, a ingestão de até 1.200 mg de cálcio por dia, preferencialmente na dieta, pelo consumo de leite e derivados. Quando não for possível pela alimentação, a suplementação é aconselhável, devendo-se avaliar os riscos e benefícios. Salienta-se que, embora a suplementação de cálcio e vitamina D seja essencial para a mineralização óssea adequada, não é recomendado o tratamento da osteoporose pós-menopausa exclusivamente com cálcio, associado ou não à vitamina.[53]

Já que a reserva de cálcio no esqueleto pode sofrer interferência de variáveis como prática de exercícios físicos, exposição solar, dieta, fumo, consumo de bebidas alcoólicas, uso de medicamentos ou perfil hormonal, além da ingestão de cálcio em si, é importante considerar as diversas variáveis que interferem no metabolismo ósseo. Assim, recomenda-se priorizar a ingestão de alimentos-fonte, combinada a um estilo de vida saudável visando potencializar a ação protetora do cálcio sobre a saúde óssea e a qualidade de vida.[49]

Fósforo

O fósforo é um importante componente mineral do tecido ósseo, visto que cerca de 70 a 85% do fósforo são encontrados no osso. Ele interage com o cálcio, construindo cristais insolúveis de fosfato de cálcio, formando principalmente a hidroxiapatita, depositada no osteoide, transformando-se em matriz óssea dura.[49]

Uma dieta balanceada fornece fósforo suficiente para atender as recomendações dietéticas, que variam conforme idade, sexo e estado fisiológico, segundo as DRIs, isso porque este mineral é encontrado em várias fontes dietéticas como carnes, aves, pescados, ovos, vísceras, leite e derivados, leguminosas, oleaginosas e cereais integrais.[49]

Em uma coorte de mulheres idosas não houve diferenças na ingestão de fósforo em consumidores de refrigerantes à base de cola em comparação com não consumidores, embora a maioria das bebidas à base de cola contenha fósforo. Entretanto, uma baixa DMO nessas mulheres foi associada ao consumo dessas bebidas.[44]

Magnésio

O magnésio é o quarto mineral mais abundante encontrado no corpo, com 60% armazenados no esqueleto, sendo necessário para a manutenção da integridade óssea, uma vez que está metabolicamente relacionado ao cálcio. Atua na regulação da ossificação, no equilíbrio fosfocálcico, na fixação adequada de cálcio, na diminuição da solubilidade do fosfato de cálcio, no aumento do carbonato de cálcio e na regulação do nível de cálcio por meio de ação indireta sobre as glândulas paratireoides, uma vez que estimula a secreção e a ação periférica do PTH.[49]

A ingestão dietética recomendada de magnésio por dia varia conforme idade, sexo e estado fisiológico, segundo as DRIs, e as maiores fontes dietéticas são os alimentos vegetais verde-escuros, legumes, oleaginosas, leguminosas, leite e derivados, cereais integrais e cacau.[49]

A deficiência de magnésio tem sido associada a mineralização óssea alterada e fisiologia do PTH e $1,25(OH)_2$-vitamina D, aumento da perda óssea por promover citocinas pró-inflamatórias, estimulando a remodelação e a osteopenia. Estudos experimentais em animais e humanos sugerem que a deficiência de magnésio esteja associada a redução da atividade osteoclástica e osteoblástica, osteopenia e fragilidade esquelética.[51]

As evidências da participação do magnésio na patogênese da osteoporose ou como preditor do risco de fratura são controversas. Uma metanálise recente identificou 11 estudos (2.776 mulheres na pós-menopausa) em que as concentrações de magnésio foram medidas e a densidade óssea avaliada. No geral, houve evidências de uma concentração mais baixa de magnésio sérico em mulheres com osteoporose em comparação com controles normais, com achados semelhantes para DMO no colo do fêmur e na coluna lombar. Considerando que as concentrações circulantes de magnésio são rigidamente reguladas e podem não refletir a ingestão, é difícil comparar adequadamente os estudos de ingestão alimentar com os das concentrações séricas. Existem poucos estudos de concentrações ou ingestão de magnésio com resultados de fratura. Os achados não forneceram evidências para uma associação entre a ingestão de magnésio e os resultados das fraturas.[51]

Proteína

A DMO e a força óssea, estimada pela microestrutura trabecular e cortical, estão positivamente associadas à ingestão total de proteínas. A ingestão de proteína influencia a produção de IGF-1, um importante hormônio trófico, com efeitos promotores do crescimento das células, especialmente músculo esquelético, cartilagem e osso. Além disso, o IGF-1 regula a reabsorção de fosfato no rim e estimula a captação ativa de cálcio e fosfato do intestino, estimulando a síntese renal de 1,25-di-hidroxi-vitamina D_3 (calcitriol). Dietas com baixo teor de proteína em mulheres jovens ($26,7 \pm 1,3$ anos) aumentam as concentrações circulantes do PTH, provavelmente como resultado de redução na absorção intestinal de cálcio induzida por baixo teor de proteína ou menor supressão da secreção de PTH mediada por aminoácidos por meio do receptor de detecção de cálcio. Em contrapartida, a alta ingestão de proteínas resulta em maior absorção intestinal de cálcio, levando ao aumento da excreção urinária de cálcio (ver Figura 68.4). Verificou-se que corrigir a deficiência da ingestão proteica pode levar a uma rápida normalização do IGF-1 em idosos e em indivíduos com fratura de quadril. Vale salientar que alguns estudos detectaram maior risco de fratura em relação à proteína dietética quando a ingestão de cálcio era baixa, sugerindo a associação entre proteína e cálcio nesse contexto.[52]

Uma revisão sistemática e metanálise ao longo de 40 anos (1976 a 2016) demostrou que não houve associação entre ingestão de proteína e risco relativo de fraturas osteoporóticas, independentemente se a proteína foi animal ou vegetal. Em estudos de suplementação com proteína, os resultados não foram estatisticamente significativos. Nesse sentido, parece haver pouco benefício de aumentar a ingestão de proteínas para a saúde óssea em adultos saudáveis, mas também não há qualquer efeito prejudicial, ao menos dentro da ingestão de proteínas das populações estudadas, ou seja, cerca de 0,8 a 1,3 g/kg/dia.[54]

Especificamente sobre os lácteos, sabe-se que leites, iogurtes e queijos são fontes de proteínas, mas também de cálcio, fósforo, potássio e zinco, dentre outros. A baixa ingestão de leite durante a infância ou adolescência está associada a menor estatura, menor massa mineral óssea e aumento do risco de fraturas, em mais de duas vezes. Já em indivíduos com 50 anos e mais, o maior consumo de leite foi associado a menor risco de fratura, especialmente de quadril.[44] Vale salientar que suplementos de cálcio parecem não afetar a DMO da coluna. No entanto, maior ingestão de produtos lácteos está associada a maiores benefícios para saúde óssea do que uma quantidade similar de cálcio fornecida na forma de suplementos.[55]

A exclusão de lácteos da dieta sem indicação clínica deve ser avaliada na relação risco-benefício, considerando os alimentos em vez de nutrientes individuais. Do ponto de vista da economia da saúde, aumentar a ingestão de produtos lácteos com efeito nas fraturas osteoporóticas e nos custos de saúde pode ser uma medida custo-efetiva.[56]

Vitamina A

Em uma metanálise que combinou 8 estudos observacionais, o uso de polivitamínicos foi associado a uma redução de 51% no risco de fratura de quadril.[56]

Maior ingestão dietética de vitamina A poderia aumentar o risco de fratura de quadril, mas considerando apenas o betacaroteno foi relatada uma associação inversa com fraturas, sugerindo que as associações entre vitamina A e fraturas podem ser diferentes, de acordo com a fonte alimentar.[56]

Vitaminas do complexo B

Em um estudo intervencional em mulheres de 43 a 90 anos (média de 60,6 anos) não houve evidência de que a suplementação diária com vitaminas do complexo B, incluindo B_6, B_9 e B_{12} pudesse reduzir o risco de fratura ou a taxa de remodelação óssea ao longo de 7,3 anos de tratamento e acompanhamento. Esses resultados foram confirmados no Nurses' Health Study, no qual uma alta ingestão combinada de vitaminas B_6 e B_{12} foi associada a maior risco de fratura de quadril, quando a ingestão foi muito maior do que a ingestão dietética recomendada (RDA).[57]

Vitamina C

Estudos pré-clínicos sugerem a influência da vitamina C no metabolismo ósseo, desde a inibição da atividade dos osteoclastos pelo seu efeito antioxidante até um aumento na síntese de colágeno tipo 1 pelos osteoblastos. Nesse sentido, uma metanálise contendo 19.484 indivíduos demostrou diminuição do risco (34%) de fratura de quadril, osteoporose e perda de DMO entre os indivíduos com maior ingestão de alimentos ricos em vitamina C, quando comparados com o grupo que consome menor quantidade.[58]

Sabe-se que as fontes habituais desta vitamina são frutas, verduras e legumes e que a concentração do ácido ascórbico é afetada por diversos fatores, tais como estação do ano, estágio de maturação, transporte, tempo de armazenamento e modo de cocção. A ingestão dietética recomendada de vitamina C depende de idade, sexo e estado fisiológico, segundo as DRIs.

Vitamina D

O metabólito ativo da vitamina D, calcitriol, aumenta a absorção intestinal de cálcio e fosfato. Sabe-se que a deficiência grave de vitamina D traz consequências graves à saúde óssea, pois leva à diminuição dos níveis séricos de cálcio ionizado, provocando aumento na produção e secreção do PTH, o que resulta em inadequada mineralização ou desmineralização do esqueleto. As associações entre raquitismo em crianças ou osteomalacia em adultos com deficiência de vitamina D, bem como o tratamento eficaz com vitamina D e minerais, são reconhecidas há décadas.[44]

Cerca de 80% da vitamina D são sintetizados na pele após exposição à radiação ultravioleta B da luz solar. Já as fontes dietéticas de vitamina D incluem peixes, carne e ovos, além de alimentos fortificados e suplementos dietéticos.[44]

Atenção especial deve ser dada aos idosos ou residentes de instituições de longa permanência que tenham pouca ou nenhuma exposição ao sol, sendo a vitamina D dietética ou suplementos seu principal suprimento.[44]

Metanálises de estudos clínicos que testaram os efeitos da suplementação de vitamina D no risco de fratura em participantes idosos e/ou com osteoporose tiveram resultados ambíguos.

No geral, a suplementação de cálcio e vitamina D pode diminuir a incidência de quedas em idosos (particularmente naqueles com deficiência de vitamina D – menor que 20 ng/mℓ) e levar a uma redução modesta no risco de fratura, especialmente em idosos institucionalizados.[59]

Em mulheres com osteoporose pós-menopáusica, recomenda-se exame para verificar as concentrações plasmáticas de 25-hidroxivitamina D [25(OH)D] antes do início do tratamento. Em pacientes com deficiência de vitamina D, a reposição deve ser iniciada pelo médico com 50.000 UI por semana durante 8 semanas e depois reavaliada. Como dose de manutenção, de 1.000 a 2.000 UI e níveis séricos preferencialmente entre 30 e 50 ng/mℓ são recomendados para prevenção de hiperparatireoidismo secundário, além de melhora da massa óssea e redução do risco de quedas.[53]

Deste modo, a suplementação é recomendada para pacientes com maior risco de insuficiência de cálcio e vitamina D e para aqueles que estão recebendo medicamentos para osteoporose. Outros estudos sobre suplementação de vitamina D administrada com cálcio concluíram que ela está associada a uma redução na mortalidade por todas as causas. Segundo Rizzoli,[60] a dose recomendada de 800 a 1.000 unidades internacionais (UI) de vitamina D por dia é considerada segura e o nutricionista pode prescrever.

Vitamina K

Uma baixa ingestão de vitamina K foi associada a maior risco de fratura de quadril, mas sua associação com DMO baixa não foi demonstrada em estudos observacionais.[44]

A vitamina K atua como cofator para diversas proteínas presentes no osso, especialmente a osteocalcina, que é uma proteína produzida pelos osteoblastos durante a formação óssea, é a principal proteína no osso não colágena e está associada à regulação da maturação óssea mineral.[49]

Uma metanálise de estudos de intervenção com vitamina K concluiu que a suplementação de vitamina K tem pouco efeito sobre a DMO para pacientes pós-menopáusicas ou osteoporóticos. No entanto, um efeito favorável foi observado em fraturas clínicas, exceto fraturas vertebrais.[61]

Outros minerais

Alguns oligoelementos merecem destaque na saúde óssea e, consequentemente, na qualidade de vida de indivíduos com osteoporose ou fraturas. Vale salientar que uma alimentação equilibrada pode atender as recomendações nutricionais desses elementos sem necessidade de suplementos, em indivíduos saudáveis.

O selênio faz parte das selenoproteínas que estão, por sua vez, implicadas nas vias antioxidantes e anti-inflamatórias, além da ação do hormônio tireoidiano. Estudos já mostraram uma associação positiva entre DMO e menor risco de fratura, relacionada com as concentrações séricas de selênio.[44]

O zinco é um nutriente essencial usado por várias vias de sinalização em quase todas as células do corpo, incluindo as células ósseas. Concentrações mais baixas de zinco sérico foram encontradas em pacientes com osteoporose.[44]

O cobre sérico é menor em idosos com fratura de ossos longos, como o fêmur, e a deficiência deste elemento pode estar associada à osteoporose secundária a outras doenças e que responde ao tratamento com cobre.[44]

Por fim, o boro é essencial para o crescimento e manutenção dos ossos e reduz a excreção de cálcio, sendo importante na regulação da saúde óssea.[44]

Outros

Estudos acerca do consumo de peixe e de ácidos graxos ômega-3 na dieta não mostraram mudanças consistentes no risco de fratura. Em um grande estudo (n = 2.157) randomizado controlado com indivíduos com mais de 70 anos recebendo 1 g por dia de suplementação de ômega-3 não teve efeito estatisticamente significativo em fraturas ou desempenho físico. Esses achados não suportam a recomendação de suplementação para melhorar a saúde óssea.[62]

O consumo de **café** pode estar associado a maior risco de fraturas de maneira dependente da dose em mulheres, mas não em homens; foi o que indicou uma recente metanálise. Já o **chá,** conhecido como uma rica fonte de flavonoides, incluindo catequinas, pode beneficiar a saúde óssea. O consumo habitual de chá está positivamente associado a uma DMO mais alta em vários locais do esqueleto, ao passo que a associação com o risco de fratura é menos clara.[44]

RECOMENDAÇÕES

Para melhoria da saúde óssea, prevenção de osteoporose e fraturas, a literatura aconselha a mudança para um estilo de vida saudável, incentivando uma combinação de exercícios regulares de sustentação do peso e fortalecimento muscular, moderação no consumo de álcool e evitar o tabagismo. Quanto às medidas dietéticas (Tabela 68.1), recomenda-se uma alimentação saudável e equilibrada, assegurando uma ingestão dietética suficiente de cálcio e vitamina D, complementando conforme a necessidade individual.[63]

A educação nutricional e a intervenção dietética podem promover uma alimentação adequada e saudável, melhorar o estado nutricional, aumentar a densidade mineral óssea, bem como melhorar o efeito da terapia convencional para osteoporose.[64]

CONSIDERAÇÕES FINAIS

As fraturas osteoporóticas podem comprometer a saúde e afetam uma em cada duas mulheres e um em cada cinco homens com mais de 50 anos. Esses eventos estão associados ao aumento da mortalidade e comprometimento da qualidade de vida.

Uma dieta adequada em alimentos e nutrientes necessários para a homeostase óssea e mineral é, portanto, recomendada. As medidas gerais para a melhoria da saúde óssea incluem uma alimentação saudável com ingestão adequada de proteínas e cálcio e suficiência de vitamina D, com exercícios físicos regulares, exposição solar e redução de bebidas alcoólicas.

Embora a ingestão dietética de cálcio e a síntese endógena de vitamina D sejam suficientes para a maioria dos indivíduos em muitas populações, há evidências de que abordagens

Tabela 68.1 Recomendações dietéticas para saúde óssea e prevenção de osteoporose.

Padrão alimentar	Dieta saudável/dieta mediterrânea
Frutas, verduras e legumes	5 porções por dia
Proteína*	0,8 g/kg de peso corporal/dia; até 1,3 g/kg de peso corporal/dia (≥ 75 anos)
Cálcio*	800 a 1.000 mg/dia
Vitamina D	800 a 1.000 UI por dia
Sódio	≤ 2 a 5 g de NaCl por dia

*Parte dos requisitos de proteína e cálcio são atendidos com 2 a 3 porções de lácteos/dia.
Adaptada de NOGG[63] (2021); Rizzoli et al.[44] (2021).

suplementares, particularmente direcionadas a indivíduos com níveis inadequados de cálcio e vitamina D, possam beneficiar a massa óssea e reduzir o risco de fraturas.

Outras deficiências específicas de macronutrientes ou micronutrientes têm um efeito relevante na saúde e resistência óssea, no desenvolvimento da osteoporose e no risco de fraturas, principalmente em idosos frágeis. No entanto, não é aconselhável consumir quantidades maiores do que as DRIs de vitaminas e minerais, objetivando prevenção em indivíduos saudáveis.

Considerando recomendações mais específicas sobre os benefícios e a segurança da ingestão de suplementos destinados à saúde óssea e à redução do risco de fratura, são necessários melhores estudos.

REFERÊNCIAS BIBLIOGRÁFICAS

As referências consultadas para a elaboração deste capítulo estão disponíveis *online* no Ambiente de aprendizagem do GEN.

COMO CITAR ESTE CAPÍTULO

ABNT
FIDELIX, M. S. P.; PUREZA, I. R. O. M. Densidade mineral óssea e qualidade de vida. *In*: ROSSI, L.; POLTRONIERI, F. (org.). *Tratado de Nutrição e Dietoterapia*. 2. ed. Rio de Janeiro: Guanabara Koogan, 2023. p. 788-796.

VANCOUVER
Fidelix MSP, Pureza IROM. Densidade mineral óssea e qualidade de vida. In: Rossi L, Poltronieri F (Orgs.). Tratado de nutrição e dietoterapia. 2. ed. Rio de Janeiro: Guanabara Koogan; 2023. p. 788-96.

CAPÍTULO

69
Doenças Reumáticas

Leonardo Santos Hoff • Graziela Biude Silva Duarte • Bruna Zavarize Reis

INTRODUÇÃO

As doenças reumáticas, também conhecidas como "reumatismos", são um grupo amplo e heterogêneo de condições que têm em comum o comprometimento do tecido conjuntivo e do sistema musculoesquelético. No nível histológico, o tecido conjuntivo é um dos quatro tipos básicos de tecido do corpo humano, e é responsável pela formação da matriz extracelular que fornece sustentação e conexão entre as células, formando os órgãos. O tecido conjuntivo tem origem na célula-tronco mesenquimal, a qual dá origem a diversas células, como osteoblastos, condrócitos, miócitos, fibroblastos, adipócitos, macrófagos, linfócitos, dentre outras. No nível anatômico, o sistema musculoesquelético é formado pelos tecidos responsáveis pela sustentação e movimentação do corpo, como as articulações (popularmente denominadas "juntas"), os ossos, músculos, tendões e ligamentos.[1]

As doenças reumáticas são mais comuns em adultos e idosos, mas podem afetar todas as faixas etárias, incluindo crianças. O impacto das doenças reumáticas vem aumentando nos últimos anos, provavelmente devido ao envelhecimento da população e à mudança de fatores de risco modificáveis como dieta, sedentarismo e obesidade.[2,3]

Geralmente não há um exame único ou um achado específico que permita fazer o diagnóstico de uma doença reumática. O diagnóstico costuma ser feito pela apresentação de um quadro sindrômico, ou seja, são sinais, sintomas e alterações de exames laboratoriais e/ou de imagem que, em conjunto, caracterizam uma doença específica. As doenças reumáticas podem ser estudadas em subgrupos de acordo com a sua apresentação ou os mecanismos da doença, como por exemplo: doenças autoimunes (lúpus, artrite reumatoide [AR], síndrome de Sjögren e esclerose sistêmica), doenças metabólicas (osteoporose [OP] e gota), doenças degenerativas (osteoartrite [OA]), artrites infecciosas (Chikungunya, pioartrite) e síndromes dolorosas regionais ou difusas (lombalgia e fibromialgia). A seguir, discutiremos a abordagem nutricional das principais doenças reumáticas.

ARTRITE REUMATOIDE

A AR é uma doença autoimune, crônica e de etiologia desconhecida. Afeta em torno de 1% da população mundial, e a sua incidência aumenta conforme o envelhecimento. É uma doença mais comum em mulheres, afetando uma proporção de 2 mulheres para cada 1 homem (2:1). O quadro clínico é de artrite (inflamação articular) de diversos locais, como mãos, punhos, cotovelos, ombros, joelhos, quadris e pés. Caso a doença não seja tratada de maneira adequada, ela evolui para destruição articular, com deformidades características e consequente dor crônica e perda da capacidade funcional. Outros órgãos também podem ser afetados, como o pulmão, os olhos e a pele. A fisiopatologia da doença não é totalmente conhecida, mas se sabe que fatores genéticos e fatores ambientais, como tabagismo, periodontite e dieta ocidental contribuem para a desregulação do sistema imune, com formação de autoanticorpos contra as articulações e inflamação crônica.[4,5] O tratamento agudo é realizado com fármacos anti-inflamatórios, como corticosteroides e anti-inflamatórios não esteroidais (AINEs), e o tratamento crônico é realizado com medicamentos imunossupressores e imunomoduladores (IS/IM), como hidroxicloroquina, metotrexato e leflunomida. Em casos refratários (ou seja, que não respondem ao tratamento inicial), pode-se utilizar anticorpos injetáveis produzidos em laboratório (anticorpos monoclonais sintéticos, conhecidos como "biológicos") direcionados contra as principais citocinas elevadas na doença, como o fator de necrose tumoral alfa (TNF-alfa), a interleucina 1 (IL-1) e a interleucina 6 (IL-6).[5]

Terapia nutricional na artrite reumatoide

Evidências mostram que a dieta exerce um papel importante no tratamento da AR, atuando em processos como a inflamação, a imunidade e o estresse oxidativo. No entanto, a depender dos hábitos alimentares, a dieta pode representar um fator de risco ou protetor para a doença.[6]

Estudos têm mostrado efeitos anti-inflamatórios dos ácidos-graxos poli-insaturados ômega-3 (ω-3), principalmente por meio do consumo de óleo de peixe em pacientes com AR. O ácido eicosapentaenoico (EPA) e o docosaexaenoico (DHA) competem com o ácido araquidônico pela incorporação nas membranas fosfolipídicas e reduzem a síntese de mediadores com ação pró-inflamatória como os leucotrienos e prostaglandinas.[7] O consumo de ômega-3 pode ser benéfico, atuando na redução da dor e da rigidez matinal, bem como da redução da atividade da doença e da inflamação (menor concentração da proteína C reativa [PC-R]) nos pacientes com AR.[7] Nesse contexto, a suplementação com óleo de peixe e o incentivo do consumo alimentar de fontes de ômega-3 são consideradas estratégias nutricionais importantes em conjunto com o tratamento farmacológico, contribuindo para melhor qualidade de vida desses pacientes.[8] Um estudo de metanálise sugere que a dose de 2,7 g/dia de ômega-3 por mais de 3 meses foi capaz de reduzir o consumo de AINEs.[9]

O consumo de azeite de oliva extravirgem tem efeitos benéficos para pacientes com AR em virtude do alto teor de ácidos graxos monoinsaturados, polifenóis e vitamina E, que atuam como compostos anti-inflamatórios e cardioprotetores. Recomenda-se o consumo de 2 a 3 porções por dia de azeite de oliva, preferencialmente na forma in natura (sem submetê-lo ao aquecimento). Nozes também são alimentos ricos em ácidos graxos monoinsaturados e minerais antioxidantes, e o consumo de cerca de 30 g por dia tem efeitos anti-inflamatórios e antioxidantes importantes para a melhoria dos sintomas da doença e redução do risco cardiovascular.[7,10]

Em relação ao consumo de carnes e produtos lácteos, os estudos mostram que não há associação entre o consumo desses alimentos e o desenvolvimento de AR. As carnes, por exemplo, contêm nutrientes importantes como o triptofano e a arginina, que contribuem para a manutenção do sistema imune. O consumo de produtos lácteos, como leite, por exemplo, apresenta altas concentrações de ácidos graxos de cadeia curta, que têm efeitos benéficos na manutenção do bom funcionamento do sistema imune. Além disso, evidências sugerem que o consumo de produtos lácteos pode estar associado com menor progressão da OA. Assim, a retirada total desses alimentos para os pacientes com AR não é recomendada para o controle dos sintomas da doença.[7,11] As recomendações de consumo para esses dois grupos de alimentos estão demonstradas na Figura 69.1, que representa uma pirâmide dos alimentos adaptada para pacientes com AR.

O consumo de sal deve ser monitorado nesses pacientes, visto que o alto consumo de sódio foi associado com o aumento do risco cardiovascular.[12] O aumento da ingestão de sódio ativa macrófagos com função pró-inflamatória.[10] Em relação ao consumo de café, estudos mostram que não há associação com a piora dos sintomas da doença, nem para pacientes em uso de metotrexato. Os pacientes podem ingerir quantidades consideradas adequadas para um adulto saudável (quatro a cinco xícaras ao dia).[7,11]

Na Figura 69.1 podemos observar que a recomendação de consumo de frutas e verduras é de 5 porções por dia, com preferência para as frutas vermelhas e cítricas e vegetais de folhas verdes.[7] A frutas cítricas apresentam quantidades importantes de compostos antioxidantes como a vitamina C, hesperidina, flavonoides, e monoterpenos como o D-limoneno, também presente em óleos essenciais derivados desses alimentos.[13] Em relação ao consumo de folhas verdes, o consumo de espinafre foi associado com a redução dos sintomas da doença. Além disso, o consumo desses alimentos contribui com a ingestão de ácido fólico, criptoxantina e fibras. Nesse cenário, o consumo de tomate foi associado com a piora dos sintomas da doença; portanto, deve ser considerado com cautela.[7]

O papel da vitamina D na fisiopatologia da AR acredita-se estar associado com os efeitos da 1,25(OH)$_2$D na resposta imune adaptativa, reduzindo a proliferação e a atividade de mediadores Th1 e Th17. O uso de corticosteroides, a redução da atividade física e a menor exposição ao sol, entre outros, podem contribuir para que esses pacientes sejam grupo de risco para deficiência dessa vitamina. No entanto, ainda não há evidências robustas que indiquem efeitos benéficos nos sintomas da doença a partir da suplementação de vitamina D.[14,15]

Ao analisar padrões de dieta, um estudo de revisão sistemática e metanálise verificou que pacientes com AR apresentam melhora da dor quando aderem a dietas anti-inflamatórias, como a dieta mediterrânea ou dietas vegetarianas e veganas. Nesse contexto, este estudo mostra que a dieta mediterrânea tem um efeito positivo maior no alívio da dor quando comparada com as dietas vegetarianas e veganas.[16]

OSTEOARTRITE

A OA, também conhecida como osteoartrose ou artrose, é a doença articular mais comum, sendo uma das principais causas de incapacidade no mundo. A incidência da doença aumenta com a idade, e mais de 50% das pessoas após os 65 anos vão apresentar OA em alguma articulação. Os locais mais afetados

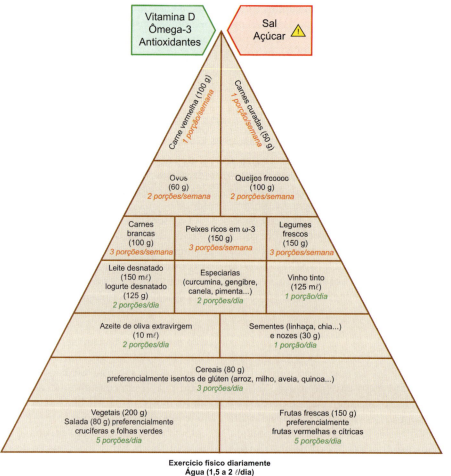

Figura 69.1 Pirâmide alimentar ideal para pacientes com artrite reumatoide. Adaptada de Rondanelli et al.[7] (2021).

são mãos, coluna, joelhos e quadris. Embora fosse considerada exclusivamente uma doença degenerativa (ou seja, com uma deterioração passiva e progressiva), atualmente ela é considerada também uma doença inflamatória, que surge em decorrência de fatores genéticos e mecânicos (como excesso de peso, desalinhamento, sarcopenia e esforço repetitivo). Diferentemente da AR, até hoje nenhum medicamento foi comprovadamente eficaz em impedir a progressão da doença. Portanto, o tratamento crônico da OA é realizado com controle do peso e fortalecimento muscular, que são medidas eficazes no controle da dor e na diminuição da sobrecarga mecânica da articulação. Dores agudas são manejadas com analgésicos simples (paracetamol ou dipirona), AINEs e corticosteroides em baixas doses. Casos mais graves e avançados podem precisar de cirurgia (prótese articular).[17]

Suplementos nutricionais (nutracêuticos) são amplamente utilizados no tratamento da OA, e as evidências científicas apontam melhora consistente na dor e na capacidade funcional em curto prazo. Contudo, o custo elevado e a controvérsia sobre os benefícios no controle da dor a longo prazo limitam a recomendação de rotina dos nutracêuticos.[18,19] Alguns nutracêuticos estudados na OA são: sulfato de glicosamina e condroitina, extrato de *Curcuma longa*, extrato de *Boswellia serrata*, extrato insaponificável de abacate e soja, metilsulfonilmetano (MSM), probiótico *Lactobacillus casei* Shirota, colágeno hidrolisado e colágeno tipo II.

Terapia nutricional na osteoartrite

A dieta é um fator importante na OA e, quando associada à incapacidade física, contribui para a progressão da doença. A obesidade pode resultar em um aumento da tensão das articulações que suportam o peso e está relacionada com a artroplastia de joelho e quadril.[20] Nesse contexto, redução de peso e exercícios físicos para os pacientes com sobrepeso e obesidade são recomendados para promover a redução dos sintomas, da inflamação crônica e da velocidade de progressão da doença. A redução de 10% do peso corporal pode melhorar em cerca de 10 a 30% da função global, melhorando a capacidade funcional e a qualidade de vida. O plano dietético inclui restrição moderada de energia, porém deve-se atentar-se para o não comprometimento da ingestão de micronutrientes.[15,20]

Os ácidos graxos poli-insaturados (PUFAs) atuam diretamente no quadro inflamatório presente na OA por meio da redução de eicosanoides e citocinas pró-inflamatórias, bem como de espécies reativas de oxigênio e nitrogênio. Recomenda-se para esses pacientes o aumento da ingestão de fontes alimentares ricas em ácidos graxos ômega-3 (ω-3), com o consumo de uma ou duas (de preferência) porções de peixes por semana.[15,20] A ingestão de ácidos graxos saturados deve ser reduzida para menos de 11% do total de energia, sendo aproximadamente 31 g/dia para homens e 24 g/dia para mulheres, contribuindo para um menor risco de doenças cardiometabólicas.[20]

O consumo de nutrientes com ação antioxidante é benéfico para redução de processos importantes da fisiopatologia da OA como o estresse oxidativo e a inflamação crônica. Dados do *Framingham Osteoarthritis Cohort Study* observou que a ingestão diária moderada de 100 a 200 mg de vitamina C foi associada com uma redução de 3 vezes no risco de progressão da OA em radiografias de joelho.[21] O consumo dentro da recomendação para vitamina C deve estar no plano dietético para esses pacientes, porém, ainda não existem evidências robustas para a indicação de suplementação dessa vitamina para o tratamento da OA.[15] O selênio também pode contribuir para a melhoria dos sintomas e progressão da doença, atuando na atividade antioxidante de condrócitos em uma situação de alto estresse oxidativo, promovendo homeostase e protegendo contra danos na cartilagem.[22] Nesse sentido, incentivar o consumo de alimentos fontes desse mineral, como peixes, carnes e castanha-do-brasil, atentando-se para que a ingestão não ultrapasse o limite máximo tolerável de ingestão (400 µg/dia), pode contribuir tanto para a redução dos sintomas quanto da progressão da doença. O zinco é componente de mais de 300 enzimas, dentre elas a cobre-zinco superóxido dismutase (SOD) que tem ação antioxidante, e a baixa ingestão deste mineral reduz a atividade dessa enzima.[15,22] Assim, a adequação de ingestão de zinco no plano alimentar é recomendada, sendo 9 mg/dia para mulheres (> 14 anos) e 8,0 mg/dia para homens (> 19 anos).[23]

Evidências mostram que a ingestão inadequada de vitamina D pode contribuir para a progressão da doença por meio da incapacidade de o osso responder ao processo fisiopatológico da OA. Nesse cenário, apesar dos estudos controversos em relação à suplementação de vitamina D, visando à prevenção da deficiência e à adequação das concentrações para exercer suas funções biológicas importantes na saúde óssea, algumas recomendações devem ser consideradas, especialmente para esses pacientes: (1) adequar o consumo alimentar com alimentos fontes de vitamina D; (2) expor-se ao sol por cerca de 10 a 20 minutos por dia (considerar tipo de pele e horário); (3) em casos nos quais o consumo adequado não seja alcançado e haja pouca exposição solar, avaliar com cautela a possibilidade de suplementação.[20]

A vitamina K é um cofator da enzima γ-glutamil carboxilase que tem papel importante na ativação de proteínas que regulam de forma negativa o processo de calcificação, observado na fisiopatologia da OA. Estudos clínicos sugerem que a vitamina K pode contribuir para reduzir a progressão da doença, mas ainda não existe um consenso em relação aos níveis de ingestão, dose e forma da vitamina K para a recomendação de uma eventual suplementação. Atualmente, recomenda-se a manutenção de uma ingestão adequada de vitamina K por meio do aumento do consumo de vegetais verdes como espinafre e brócolis, por exemplo.[20,24]

OSTEOPOROSE

A OP é uma doença caracterizada por baixa massa óssea e deterioração da microarquitetura do osso, levando a um risco elevado de fraturas. É uma doença comum e silenciosa (assintomática), cujo único sintoma é a fratura óssea. O diagnóstico é realizado por meio do exame chamado densitometria óssea (escore T ≤ 2,5 em qualquer uma das seguintes regiões: coluna vertebral L1-L4, fêmur total, colo femoral ou terço distal do rádio), da presença de fratura por fragilidade (baixo impacto), ou pelo risco elevado de fratura (escore FRAX). Os fatores de risco para OP podem ser divididos em não modificáveis (como sexo feminino, cor branca, menopausa, idade > 60 anos e história familiar positiva de fratura óssea ou OP) e modificáveis (como tabagismo, etilismo, baixa ingestão de cálcio, sedentarismo, baixo peso e uso de determinados medicamentos). A maioria dos casos é classificada como OP primária (causada por deficiência de estrogênio pós-menopausa), embora alguns casos possam ser considerados como OP secundária (exemplos de OP secundária são listados na Tabela 69.1).[25]

A fisiopatologia da OP é complexa e envolve o equilíbrio entre as três principais células presentes no tecido ósseo:

Tabela 69.1 Causas de osteoporose secundária.

Causas endócrinas	Medicamentos
Síndrome de Cushing	Corticosteroides
Hipertireoidismo	Anticonvulsivantes (fenobarbital,
Hiperparatireoidismo	fenitoína...)
Diabetes melito tipo 1 e tipo 2	Lítio
Deficiência de vitamina D	Inibidores da aromatase (câncer de mama)
Hipogonadismo	Quimioterápicos
Amenorreia induzida pelo exercício	Antiácidos (alumínio)
Causas gastrintestinais	Inibidores da bomba de próton
Bypass gástrico	(omeprazol, entre outros)
Gastrectomia	Excesso de levotiroxina (T4)
Doença inflamatória intestinal	Antirretrovirais (HIV)
Doença celíaca	Glitazonas (tiazolidinedionas)
Desnutrição	Diuréticos de alça (furosemida)
Causas neurológicas	Heparina e varfarina
Imobilização	**Outros**
Pós-acidente vascular encefálico	Anorexia nervosa
Doença de Parkinson	Etilismo (> 3 doses/dia)
Doenças reumáticas autoimunes	Hipercalciúria
Lúpus eritematoso sistêmico	Doença renal crônica
Artrite reumatoide	Doença pulmonar obstrutiva crônica
Espondilite anquilosante	(DPOC)

Adaptada de Eastell et al.[25] (2016).

osteoblastos (responsáveis pela formação óssea), osteoclastos (responsáveis pela reabsorção óssea) e osteócitos (mais abundantes, orquestram a função dos osteoblastos e osteoclastos por meio do estímulo recebido por mecanorreceptores e outras moléculas). A matriz extracelular é composta por 30% de matéria orgânica (flexível, formada em 90% por colágeno do tipo I) e 70% de matéria inorgânica (rígida, composta por cristais de hidroxiapatita – cálcio, fósforo, magnésio e sódio). As principais moléculas endógenas e exógenas que atuam na regulação do metabolismo ósseo estão resumidas na Figura 69.2.[25]

O tratamento da OP envolve medidas não farmacológicas, como cessar o tabagismo, limitar a ingestão de álcool, praticar atividade física regularmente, prevenir quedas e ingerir quantidade adequada de cálcio e vitamina D na dieta ou por suplementos. Os medicamentos iniciais mais utilizados são os bifosfonatos, como alendronato, devido ao perfil de segurança e consolidada evidência científica para prevenção de fraturas. Os fármacos mais utilizados em casos graves ou refratários são: romosozumabe, análogo do paratormônio (teriparatida) e denosumabe. Terapia de reposição hormonal com estrógeno reduz o risco de fratura em mulheres pós-menopausa; contudo, seu uso deve ser individualizado devido aos riscos de eventos trombóticos.[25]

Terapia nutricional na osteoporose

Em todas as fases da vida, a ingestão adequada de nutrientes essenciais para os ossos, como cálcio, vitamina D e proteínas, contribui para a saúde óssea, reduzindo, assim, o risco de OP e fraturas. O declínio gradual na ingestão calórica com a idade pode ser considerado um ajuste adequado à redução progressiva do gasto energético; entretanto, uma redução paralela na ingestão de proteínas pode ser prejudicial para a manutenção da integridade e função do sistema musculoesquelético e ósseo.[26] Em idosos com OP, a ingestão de proteínas superior a 0,8 g/kg de peso corporal/dia está associada a maior densidade mineral óssea (DMO), menor taxa de perda óssea e risco reduzido de fratura de quadril, desde que a ingestão dietética de cálcio esteja adequada.[27]

O cálcio é um dos nutrientes mais importantes no contexto da saúde óssea. Nesse sentido, destaca-se a relevância nutricional dos produtos lácteos, pois, além de serem fontes de proteína, também são excelentes fontes de cálcio de boa biodisponibilidade. Os produtos lácteos diminuem o paratormônio (PTH) circulante, aumentam o fator de crescimento semelhante à insulina 1 (IGF-1) e diminuem os marcadores de reabsorção óssea, contribuindo para melhor saúde óssea.[27,28] Em homens e mulheres mais velhos, o maior consumo de leite está associado ao menor risco de fratura de quadril.[29]

A ingestão diária recomendada de cálcio é de 1.200 mg para mulheres acima dos 50 anos e de 1.000 mg para homens de 51 a 70 anos (1.200 mg/dia se > 70 anos).[30] Três porções de produtos lácteos por dia parecem ser seguras e conferem benefício favorável em relação à saúde óssea.[28] Fontes dietéticas ricas em cálcio devem ser priorizadas quando comparadas à suplementação, pois assim se evitam picos séricos transitórios de cálcio, os quais estão associados com aterosclerose e nefrolitíase.[25,26] A suplementação de cálcio deve ser direcionada apenas para aqueles que não obtêm cálcio suficiente de sua dieta e que apresentem risco elevado para osteopenia ou OP.[26] Importante ressaltar que a suplementação de cálcio deve ser concomitante à de vitamina D, pois o cálcio isolado não reduz o risco de fratura e a eficácia das intervenções é baseada na coadministração de ambos.[26]

Outro aspecto importante a ser considerado sobre o cálcio dietético é em relação à sua biodisponibilidade, pois alguns nutrientes podem afetar negativamente a absorção ou a utilização desse mineral pelo organismo. Nesse contexto, vale ressaltar o papel do sódio e da cafeína. O consumo excessivo de sódio eleva a excreção urinária de cálcio, podendo levar ao aumento da remodelação óssea e, consequentemente, à perda óssea. Por outro lado, a ingestão adequada de potássio reduz ou previne a calciúria induzida por cloreto de sódio.[31]

Em relação à cafeína, sabe-se que ela também pode impactar negativamente a retenção de cálcio, pois aumenta a sua excreção urinária. Alguns estudos sugerem uma forte associação entre a ingestão elevada de cafeína e a redução da DMO ou aumento do risco de fratura.[32,33] Uma revisão sistemática concluiu que a ingestão diária de cafeína de até 400 mg/dia não foi associada a efeitos ósseos adversos, sendo considerada uma dose segura para adultos saudáveis.[34] Entretanto, mulheres após a menopausa parecem se beneficiar com consumo menor, de até 300 mg/dia de cafeína (equivalente a três xícaras), já que quantidades superiores podem estar relacionadas com maior risco de fraturas nesse grupo.[35]

A vitamina D é fundamental para o metabolismo ósseo, atuando em conjunto com o cálcio. Ela pode ser adquirida pela ingestão dietética de alimentos de origem animal – que fornecem o colecalciferol (vitamina D_3) – ou por alimentos de origem vegetal – que fornecem o ergocalciferol (vitamina D_2). Entretanto, a principal forma de aquisição da vitamina D no organismo dá-se a partir da sua síntese cutânea (cerca de 90%), em que, por meio da exposição solar aos raios ultravioleta B (UVB), ocorrem reações fotolíticas, formando a provitamina D_3.[36]

A ingestão dietética recomendada (RDA) de vitamina D para indivíduos adultos até 70 anos é de 15 µg/dia, equivalente a 600 UI; para pessoas idosas com idade superior a 70 anos é recomendada uma ingestão de 20 µg/dia, equivalente a 800 UI. Por fim, o limite superior de ingestão tolerável (UL) de vitamina D baseia-se em 100 µg/dia, o que equivale a 4.000 UI.[30]

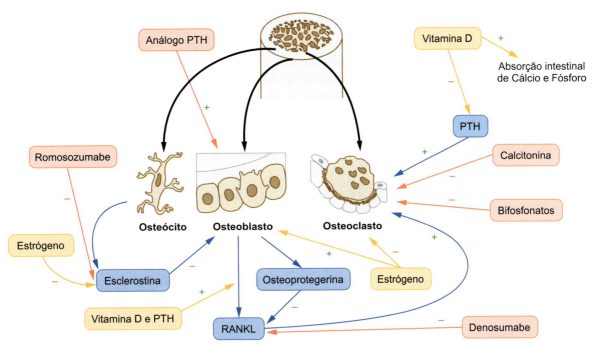

Figura 69.2 O metabolismo ósseo é um equilíbrio entre a formação (ação dos osteoblastos) e a reabsorção óssea (ação dos osteoclastos). Osteócitos secretam esclerostina, molécula que inibe os osteoblastos; medicamentos que inibem a ação da esclerostina incluem romosozumabe e estrógeno. Osteoblastos são estimulados por análogo do PTH (teriparatida) e estrógeno. Osteoclastos são estimulados por ação do PTH e do RANKL (produzido pelos osteoblastos); moléculas que inibem os osteoclastos incluem os bifosfonatos (primeira linha do tratamento da OP), calcitonina, estrógeno e o denosumabe (de maneira indireta, bloqueando o RANKL). Vitamina D aumenta absorção intestinal de cálcio e fósforo, enquanto inibe a secreção de PTH endógeno e aumenta a expressão de RANKL. *Em vermelho*: fármacos utilizados como tratamento da OP; *em azul*: moléculas endógenas; *em amarelo*: moléculas endógenas utilizadas como tratamento. *PTH*, paratormônio; *RANKL*, ligante do receptor ativador do fator nuclear kappa B.

A Sociedade Brasileira de Endocrinologia e Metabolismo (SBEM) e a Sociedade Brasileira de Patologia Clínica (SBPC) recomendam que o diagnóstico do *status* de vitamina D seja realizado por meio dos valores de concentração sérica de 25-hidroxivitamina D [25(OH)D]. O valor de referência para o diagnóstico de deficiência é 25(OH)D < 20 ng/mℓ; entretanto, para a população de risco para osteopenia e OP, os valores considerados ideais estão situados entre 30 e 60 ng/mℓ e o risco de intoxicação é observado com valores > 100 ng/mℓ.[37]

A vitamina K também é essencial para a formação do osso. A osteocalcina é uma proteína dependente de vitamina K, sendo uma das mais frequentes proteínas não colagenosas na matriz extracelular do osso. Diversos estudos apontam para uma correlação inversa entre ingestão de vitamina K e risco de fratura em mulheres.[38,39] A suplementação com menaquinona (vitamina K$_2$) parece ter um efeito positivo na manutenção e melhora da DMO em mulheres na pós-menopausa, além de reduzir a incidência de fraturas, indicando um papel importante na promoção da mineralização óssea.[40] Contudo, as diretrizes atuais ainda não recomendam a suplementação de rotina da vitamina K para redução de fraturas, visto que a maioria dos estudos são de baixa qualidade metodológica.[25,26,35]

FIBROMIALGIA

Fibromialgia é uma síndrome dolorosa caracterizada por dor difusa e crônica associada a outros sintomas como distúrbios do sono e fadiga. Atualmente, a fibromialgia não é considerada uma doença autoimune, e a dor não é "invenção" do paciente: estudos mostram um desequilíbrio entre neurotransmissores que inibem (norepinefrina, serotonina, dopamina, receptores opioides) e exacerbam a percepção da dor (substância P, glutamato). É uma doença comum, atingindo até 5% das mulheres entre 25 e 65 anos, sendo menos frequente em homens. A causa é desconhecida, mas se sabe da contribuição de fatores genéticos e ambientais, como trauma físico ou psicológico, transtornos do sono, infecções (como a covid-19) e doenças crônicas em geral (como doenças reumáticas autoimunes, por exemplo). O diagnóstico era feito tradicionalmente com a palpação de pontos dolorosos, embora critérios mais recentes mostrem uma acurácia maior se o diagnóstico for realizado por meio da aplicação de um questionário sobre a dor e os sintomas do paciente.[41]

O tratamento mais eficaz para a fibromialgia é a prática de atividade física. Outras medidas não farmacológicas são fundamentais, como psicoterapia e educação sobre a doença. Caso seja necessário, medicamentos da classe dos antidepressivos duais (que inibem recaptação de serotonina e epinefrina, como duloxetina) e antidepressivos tricíclicos (como amitriptilina) costumam ser usados, assim como anticonvulsivantes gabapentinoides (como pregabalina e gabapentina).[41]

Terapia nutricional na fibromialgia

Dieta e exercício físico são fundamentais para tratar e prevenir o sobrepeso e a obesidade, os quais podem contribuir para o agravamento dos sintomas.[42] Dietas com baixa caloria têm sido utilizadas como estratégia nutricional para a redução de peso, observando-se melhora na qualidade de vida, diminuição da dor, melhora do sono e de parâmetros inflamatórios.[43]

Pacientes com fibromialgia e dor intensa apresentam baixas concentrações de alguns aminoácidos de cadeia ramificada, como valina, leucina e isoleucina. No entanto, até o momento não há evidências de efeitos nem recomendações de suplementação desses aminoácidos, sendo importante, antes de qualquer prescrição, avaliar o consumo desses nutrientes na dieta.[42] Os dados referentes à redução do consumo de glutamato monossódico e uma dieta livre de aspartame ainda são controversos. Um estudo observou melhora nos sintomas como dor, fadiga e função cognitiva, enquanto outro estudo não verificou nenhuma mudança.[43]

O consumo de azeite de oliva extravirgem pode ser benéfico em diminuir o estresse oxidativo aumentado nos pacientes com fibromialgia, bem como em melhorar marcadores de risco cardiovascular.[43]

Evidências apontam para uma associação entre deficiência de magnésio e sintomas relacionados com a fibromialgia. Além disso, a baixa ingestão deste mineral contribui para o risco de desenvolvimento de resistência à insulina.[42] Considerando o tratamento farmacológico, observou-se que o tratamento com citrato de magnésio em combinação com a amitriptilina mostrou maior efetividade no tratamento dos sintomas da doença.[44]

Deficiência de vitamina D (nível sérico < 20 ng/mℓ) é comum na fibromialgia, e pode estar associada com sintomas de dor, depressão e ansiedade.[43] Uma revisão sistemática que incluiu 14 estudos concluiu que a suplementação de vitamina D pode ter um papel no alívio da dor, principalmente em pacientes com deficiência.[45]

Dietas vegetarianas e veganas em fibromialgia foram associadas com melhora de parâmetros bioquímicos, peso, dor, qualidade do sono e de vida. Os benefícios dessas dietas podem ser explicados pelo aumento no consumo de alimentos com ação antioxidante e fibras como frutas, nozes, vegetais, grãos e legumes.[46] A dieta com redução de FODMAP (oligossacarídeos, dissacarídeos, monossacarídeos e polióis fermentáveis) foi associada com melhora do escore de gravidade da doença, da depressão, da qualidade do sono e de sintomas gastrintestinais.[47]

LÚPUS ERITEMATOSO SISTÊMICO

O lúpus eritematoso sistêmico (LES) é uma doença inflamatória crônica autoimune mais comum em mulheres (proporção de 10 mulheres para 1 homem) na idade fértil e de cor preta. Os órgãos e sistemas mais afetados são a pele (lesões eritematosas e descamativas), as articulações (artralgia e artrite) e o sangue (anemia, leucopenia e plaquetopenia). Os quadros mais graves também podem atingir os rins (causando insuficiência renal aguda, que pode se tornar crônica), sistema nervoso central (epilepsia, estado confusional agudo), coração e pulmões. O diagnóstico é feito a partir dos sinais, sintomas e dos anticorpos detectados no sangue, dos quais o fator antinuclear (FAN) é o principal (embora não seja exclusivo do LES), além do anticorpo anti-DNA. A doença se caracteriza por períodos de exacerbação (atividade da doença) e remissão (ausência de atividade), e está associada com maior risco de sequelas (morbidade) e de óbito (mortalidade).[48]

A etiologia da doença é desconhecida, mas se sabe que fatores genéticos e ambientais (exposição em excesso à luz solar – raios UV, tabagismo, alguns medicamentos, infecções – Epstein-Barr, citomegalovírus, e estrógeno – mulher na idade fértil, gestação) contribuem para um risco aumentado do surgimento da doença. A fisiopatologia envolve a ativação de *linfócitos B e T* após eventos com grande apoptose celular (queimadura por luz UV, infecções) em indivíduos que apresentam disfunções genéticas na via da interferona 1 (IFN-1, que regula a resposta de *linfócitos T*). A ativação de *linfócitos B* leva à formação de autoanticorpos (anticorpos cujo alvo é o próprio organismo), os quais vão se depositar nos tecidos, formar imunocomplexos e ativar a cascata inflamatória.[48]

O tratamento do LES é multidisciplinar, e abordagens não farmacológicas como educação sobre a doença, proteção à luz UV, cessação do tabagismo, vacinação contra infecções, alimentação saudável, atendimento psicológico e anticoncepção são fundamentais. O tratamento das crises agudas envolve corticosteroides e AINEs, e o tratamento crônico, IS/IM como hidroxicloroquina, azatioprina, metotrexato e micofenolato de mofetila. Casos mais graves e refratários podem precisar de anticorpos monoclonais como belimumabe (antifator de ativação de linfócitos B, ou BLyS/BAFF) e rituximabe (anti-CD20, proteína presente na membrana de *linfócitos B*).[48]

Terapia nutricional no lúpus eritematoso sistêmico

Os hábitos alimentares e a composição do microbioma relacionado à dieta são importantes fatores associados ao LES. A terapia nutricional, incluindo restrições de carboidratos e o uso de suplementos nutricionais (vitaminas, minerais e polifenóis) parece ser uma estratégia promissora para controlar a resposta inflamatória.[49,50] Os suplementos nutricionais podem exercer efeitos profiláticos com pouco ou nenhum efeito colateral quando comparados às terapias farmacológicas clássicas, além de reduzir comorbidades e melhorar a qualidade de vida dos pacientes com LES.[51]

A obesidade é considerada um fator de risco independente na piora da capacidade funcional, fadiga e estado inflamatório de pacientes com LES.[52] Sendo assim, a perda de peso é uma estratégia eficaz em melhorar alguns sintomas clínicos desses pacientes, podendo ser promovida por diferentes abordagens dietéticas. A restrição calórica parece estar fortemente associada com a redução da atividade da doença.[53]

Considerando que o uso de corticosteroides é o principal tratamento para o LES, sua administração está ligada ao ganho excessivo de peso e ao desenvolvimento de diabetes. Desse modo, é importante considerar a oferta adequada de carboidratos e fibras para otimizar o controle glicêmico.[51] Em relação às proteínas, deve-se recomendar uma ingestão moderada, evitando dietas hiperproteicas, especialmente por pacientes com nefropatia pelo LES, pois, nesses casos, a alta ingestão de proteínas contribui para a redução da filtração glomerular, levando à progressão do dano renal.[54]

Os PUFAs são um fator dietético essencial para pacientes com LES, especialmente os ácidos graxos da série ômega-3 (ω-3), DHA e EPA, pois estão associados com redução do nível de mediadores inflamatórios.[51]

A Figura 69.3 apresenta um resumo dos benefícios imunomoduladores dos nutrientes e compostos bioativos dos alimentos no LES com base nos estudos em modelos *in vivo* e *in vitro* revisados por Islam et al.[51] Vitamina A, vitamina D, curcumina, epigalocatequina-galato (EGCG) e geleia real parecem ativar os linfócitos T reguladores (Treg). Na patogênese imunomediada do LES, a vitamina A inibe anticorpos anti-DNA, ativação de linfócitos B, IFN-γ, linfócitos T CD4[+], linfócitos Th17 e IL-10. A vitamina D inibe IL-10, IL-17, IFN-γ, linfócitos B, Th1, Th17 e linfócitos T CD4[+]. Os ácidos graxos insaturados da série ômega-3 (ω-3) inibem anticorpos anti-DNA e linfócitos T CD4[+]. Contudo, resultados de ensaios clínicos apontam para uma baixa eficácia da suplementação com os nutrientes citados, pois nenhum estudo apresentou efeito significativo em

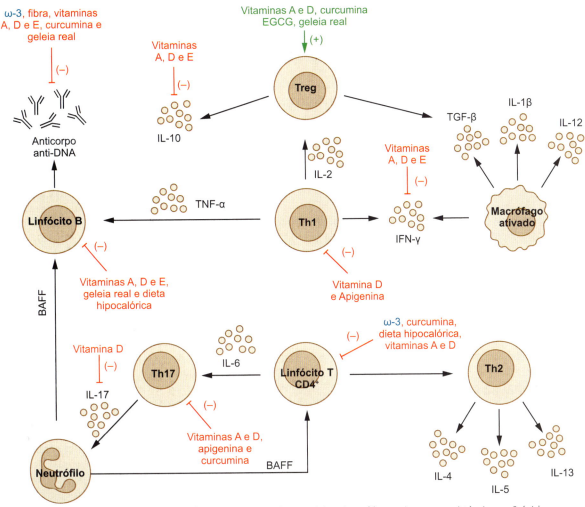

Figura 69.3 Benefícios imunomoduladores de diferentes intervenções nutricionais no lúpus eritematoso sistêmico. ω-3, ácidos graxos da série ômega-3; *BAFF*, fator de ativação de linfócitos B; *EGCG*, epigalocatequina-galato; *IFN-γ*, interferona gama; *IL*, interleucina; *TGF-β*, fator transformador do crescimento beta; *TNF-α*, fator de necrose tumoral alfa. Adaptada de Islam et al.[51] (2020).

reduzir a atividade da doença ou sintomas associados.[55] Por isso, ressalta-se que a terapia nutricional deve ser utilizada como estratégia coadjuvante ao tratamento convencional, não substituí-lo.

GOTA

A gota é uma doença inflamatória decorrente da formação e do depósito de cristais de urato monossódico, o que ocorre em um contexto de concentração elevada de ácido úrico no sangue. O ácido úrico é o produto da via do metabolismo das purinas (adenina e guanina), as quais são oriundas da dieta ou da produção endógena e participam de diversos processos biológicos (como na síntese de DNA e RNA, neurotransmissão, trifosfato de adenosina [ATP], monofosfato de adenosina cíclico [cAMP], nicotinamida adenina dinucleotídeo reduzido [NADH], coenzima A e outros). O limite de solubilidade do ácido úrico em pH 7 a 37°C é 6,8 mg/dℓ; em concentrações superiores a 6,8 mg/dℓ o ânion urato se liga ao Na^+ presente nos líquidos extracelulares, levando à formação do urato monossódico. Em locais de baixa temperatura, como os pés e membros inferiores, a solubilidade do ácido úrico é menor e ele tende a se depositar mesmo em concentrações inferiores a 6,8 mg/dℓ. O ácido úrico pode acumular-se no organismo tanto por aumento na produção como por diminuição da excreção (70% da excreção é renal e 30% intestinal), conforme resumido na Tabela 69.2.[56]

Cerca de 1 a 5% da população mundial sofre de gota, e a incidência tem aumentado nos últimos anos, em paralelo ao aumento da obesidade e da síndrome metabólica (a hiperuricemia é considerada uma manifestação da síndrome metabólica mediada pela resistência à insulina).[57]

A doença afeta mais homens, em uma proporção de 7:1 em relação às mulheres, com pico dos 30 a 60 anos. O quadro clínico inicial é uma monoartrite (inflamação intensa em apenas uma articulação, geralmente no pé), com duração entre 7 e 10 dias. Após esta crise aguda, o paciente pode passar assintomático por longos períodos. Contudo, caso não haja tratamento, as crises vão se tornando mais frequentes, até que a artrite se torna crônica e contínua, e o ácido úrico começa a se acumular na forma de tofos (perceptíveis como nódulos indolores na

Tabela 69.2 Principais causas relacionadas ao acúmulo de ácido úrico.

Aumento da produção de ácido úrico	Diminuição na excreção de ácido úrico
Dieta (purinas, frutose, etanol)	Doença renal crônica
Neoplasias	Obesidade e síndrome metabólica
Psoríase	Hiperparatireoidismo
Obesidade	Hipotireoidismo
Síndrome de Down	Causas genéticas
	Medicamentos e drogas: diuréticos, ácido acetilsalicílico, etanol, entre outros

Adaptada de Dalbeth et al.[56] (2019).

região das orelhas, cotovelos e demais articulações), estágio conhecido como gota tofácea crônica. Além da artrite e dos tofos, a hiperuricemia está associada ao surgimento de cálculos renais e a um risco aumentado de eventos cardiovasculares.[56,58]

Nem todo paciente com hiperuricemia vai apresentar gota: é necessário haver também formação e depósito dos cristais de urato monossódico, com subsequente fagocitose desses cristais pelos macrófagos e neutrófilos. Fatores genéticos, ambientais e desconhecidos influenciam esse processo, sendo que a ativação do inflamassoma (NLRP3) pelos macrófagos tem um papel central, estimulando a produção da citocina pró-inflamatória IL-1 beta.[56]

O tratamento da crise aguda é feito com AINEs ou corticosteroides por 7 a 14 dias, e a prevenção de novas crises é obtida com uma dieta adequada (evitando alimentos ricos em purinas de origem animal), além de medicamentos que diminuam a produção de ácido úrico (como o alopurinol, que inibe a enzima xantina oxidase) ou que aumentem a excreção (como o uricosúrico benzbromarona). A colchicina, um medicamento que age interferindo na migração dos neutrófilos e na formação do inflamassoma, pode ser usada tanto no manejo de crises agudas como na prevenção de novas crises. A meta é atingir uma concentração de ácido úrico inferior a 6 mg/dℓ em geral ou inferior a 5 mg/dℓ em casos graves (como na gota tofácea crônica).[56]

Terapia nutricional na gota

A abordagem dietética convencional para o tratamento da gota consistia em restringir a ingestão de purinas, mas essa terapia não parece ser adequada por longo prazo. O consumo excessivo de alimentos ricos em purinas deve ser evitado para prevenir crises agudas; exemplos desses alimentos são sardinhas, anchovas, arenques, frutos do mar, carnes, embutidos, miúdos (rim, coração, fígado), aves e leguminosas (feijão, soja e ervilha).

A adoção por longos períodos de uma dieta pobre em purinas para o tratamento da gota não é sustentável, podendo inclusive levar a consequências cardiometabólicas. Portanto, deve-se adequar o consumo de acordo com a evolução da doença e os momentos de crise.[57,59]

A alta ingestão de proteína (principalmente de origem animal) na dieta pode afetar a homeostase do ácido úrico, uma vez que a digestão desse macronutriente pode gerar diferentes aminoácidos, como glutamina, glicina e treonina, induzindo a síntese de purinas e promovendo o desenvolvimento de hiperuricemia. Ao reduzir a ingestão de proteínas, é importante que a abordagem nutricional evite maior consumo compensatório de carboidratos (incluindo frutose) e gorduras (principalmente gordura *trans* e gordura saturada). Esse desequilíbrio dietético pode exacerbar ainda mais a resistência à insulina, levando a níveis plasmáticos mais elevados de glicose e lipídios, contribuindo assim para o desenvolvimento e o agravamento da síndrome metabólica e suas complicações em pacientes com gota.[57,59]

Os padrões alimentares benéficos contra a hiperuricemia geralmente contêm maior ingestão de vitaminas, minerais, fibras e ácidos graxos insaturados, promovendo um estado de saúde em que o metabolismo sistêmico é propenso à melhora da doença. Diferentes padrões dietéticos, como as dietas mediterrânea ou DASH (do inglês *dietary approaches to stop hypertension*), em combinação com a perda de peso para pessoas com sobrepeso ou obesidade, podem melhorar significativamente os fatores de risco cardiometabólicos e a hiperuricemia.[57]

Desta maneira, a terapia nutricional para gota assemelha-se àquela para doenças cardiometabólicas, com foco no controle de peso e na adesão a um padrão alimentar geral que enfatize grãos integrais, gorduras insaturadas, vegetais e frutas, nozes e legumes e proteínas magras, como aves, peixes, ovos e laticínios desnatados, limitando o consumo de carne vermelha, carboidratos refinados e gorduras saturadas (Figura 69.4).[57]

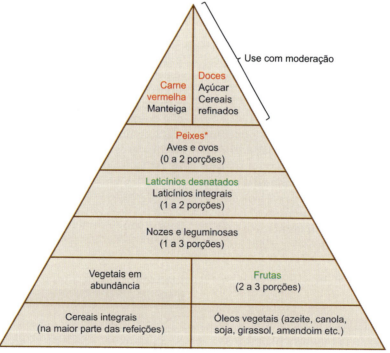

Figura 69.4 Pirâmide de alimentação saudável baseada em evidências para a gota. *O peixe é a única exceção cujas recomendações para gota (curto prazo) e saúde cardiometabólica podem ser contraditórias. No longo prazo, os pacientes com gota ainda se beneficiariam do consumo moderado de peixe se a gota/hiperuricemia fosse controlada por outras medidas. *Em cinza*: risco neutro; *em vermelho*: risco aumentado; *em verde*: risco reduzido. Adaptada de Yokose et al.[57] (2021).

Ao focar as recomendações dietéticas em padrões alimentares relacionados com a redução dos fatores de risco cardiometabólicos, os efeitos benéficos na hiperuricemia e gota são esperados na maioria dos pacientes, mediados principalmente por mudanças na resistência à insulina. A dieta isoladamente não substitui a necessidade de terapia medicamentosa; entretanto, é uma estratégia adjuvante importante para reduzir o risco de doenças cardiometabólicas e a mortalidade prematura entre pacientes com gota.[57]

REFERÊNCIAS BIBLIOGRÁFICAS

As referências consultadas para a elaboração deste capítulo estão disponíveis *online* no Ambiente de aprendizagem do GEN.

COMO CITAR ESTE CAPÍTULO

ABNT
HOFF, L. S.; DUARTE G. B. S.; REIS B. Z. Doenças reumáticas. *In*: ROSSI, L.; POLTRONIERI, F. (org.). *Tratado de Nutrição e Dietoterapia*. 2. ed. Rio de Janeiro: Guanabara Koogan, 2023. p. 797-805.

VANCOUVER
Hoff LS, Duarte GBS, Reis BZ. Doenças reumáticas. In: Rossi L, Poltronieri F (Orgs.). Tratado de nutrição e dietoterapia. 2. ed. Rio de Janeiro: Guanabara Koogan; 2023. p. 797-805.

CAPÍTULO 70

Doenças do Metabolismo: Doenças Inatas do Metabolismo

Maria Eugênia Gutheil • Monique Poubel • Bárbara Cátia Martins da Silva

DOENÇAS METABÓLICAS HEREDITÁRIAS

Os erros inatos do metabolismo (EIM) ocorrem por uma alteração genética que leva a doenças metabólicas hereditárias (DMH), as quais são causadas por deficiência ou ausência de atividade de uma ou mais enzimas específicas, ou defeitos no transporte de proteínas. Esses defeitos podem ser decorrentes de: deficiência de produtos intermediários, déficit de produtos finais específicos, acúmulo de substâncias que em geral estão presentes em menor quantidade no organismo, ou acúmulo prejudicial de produtos resultantes de vias metabólicas alternativas.[1,2]

Diagnóstico

O diagnóstico precoce por meio de programas de triagem neonatal oferece a possibilidade de alterar favoravelmente o curso da doença detectada, aumentando de modo significativo o prognóstico do paciente e evitando possíveis danos em longo prazo.[3]

O termo "triagem" se origina do vocábulo francês *triage*, que significa seleção, separação de um grupo ou escolha entre inúmeros elementos. Em Saúde Pública, define a ação primária dos programas de triagem, ou seja, a detecção, por meio de testes aplicados em um grupo de indivíduos com probabilidade de apresentar algumas patologias específicas. Assim, empregar a expressão "triagem neonatal" significa realizar uma metodologia de rastreamento especificamente na população com idade de 0 a 30 dias de vida.[3]

No Brasil, a Portaria GM/MS nº 822, de 6 de junho de 2001, instituiu, no âmbito do Sistema Único de Saúde (SUS), o Programa Nacional de Triagem Neonatal (PNTN), que estabelece ações de triagem neonatal em fase pré-sintomática nos nascidos vivos, acompanhamento e tratamento das crianças detectadas nas redes de atenção do SUS. As doenças que integraram o PNTN naquele momento foram: fenilcetonúria, hipotireoidismo congênito, doença falciforme e outras hemoglobinopatias e fibrose cística.[4] A Portaria GM/MS nº 2.829, de 14 de dezembro de 2012, incluiu a triagem neonatal para hiperplasia adrenal congênita e deficiência de biotinidase.[5] Com a lei nº 14.154, de 26 de maio de 2021 sancionada, o teste do pezinho passou a detectar 50 doenças no PNTN – medida que está sendo implementada de forma escalonada.[6]

O PNTN tem como objetivo geral identificar distúrbios e doenças no recém-nascido em tempo oportuno para a intervenção adequada, garantindo tratamento e acompanhamento contínuo às pessoas com diagnóstico positivo, conforme estabelecido nas linhas de cuidado, com vistas a reduzir a morbimortalidade e melhorar a qualidade de vida das pessoas com DMH previstas no programa.[7]

Padrões de herança

Existem três padrões de herança que são mais comuns nos EIM: autossômico recessivo, autossômico dominante e vinculado ao cromossomo X. Os EIM mais comuns geralmente são defeitos genéticos únicos, herdados de maneira autossômica recessiva. Autossômico recessivo significa que a mãe e o pai devem ser portadores do gene defeituoso. Esses genes alterados são herdados da mãe e do pai, assim como outras características, como a cor dos olhos e da pele. Cada genitor de uma criança com um EIM tem um gene defeituoso, e cada um de seus descendentes poderia ter um dos quatro conjuntos de genes (Figura 70.1).[8,9]

Nas doenças de herança mitocondrial, determinadas por mutações no ácido desoxirribonucleico (DNA), o risco é de praticamente 100% de comprometimento dos filhos, de ambos os sexos, quando a mãe é portadora da mutação. Nas doenças de herança ligada ao cromossomo X, em que a mãe é portadora da mutação e o risco de desenvolvimento da doença é de 50% a cada gestação, os pacientes do sexo masculino são os mais afetados.[10]

Sinais clínicos

O quadro clínico é variado e pode ser classificado em três grandes grupos, sendo que as doenças integrantes do grupo 1 são as que necessitam de terapêutica dietética como principal tratamento.[2,10]

Grupo 1: distúrbios que provocam intoxicação

Esse grupo inclui erros congênitos do metabolismo intermediário que levam a intoxicação aguda ou progressiva, pelo acúmulo de compostos tóxicos próximos ao bloqueio metabólico. Alguns exemplos são: as aminoacidopatias (fenilcetonúria, doença de urina de xarope de bordo, homocistinúria, tirosinemia, entre outras), as acidemias orgânicas (sendo as mais comuns as acidemias metilmalônica, propiônica, glutárica e isovalérica), os defeitos do ciclo da ureia, os defeitos no metabolismo de carboidratos (galactosemia, intolerância hereditária à frutose), entre outros. O objetivo principal da terapia nutricional nas patologias incluídas nesse grupo é corrigir a via metabólica alterada por meio da restrição do substrato acumulado, da suplementação de um produto em déficit, da estimulação de vias alternativas e do uso de substâncias que eliminem ou evitem a síntese do metabólito tóxico.[2,10,11]

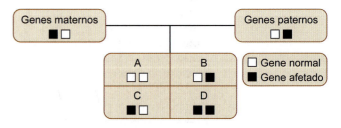

Figura 70.1 Herança autossômica recessiva de erros inatos do metabolismo.

Grupo 2: distúrbios que envolvem o metabolismo energético

Nesse grupo estão os erros congênitos do metabolismo intermediário com sintomas relacionados, em parte, a uma deficiência na produção ou utilização de energia no fígado, miocárdio, músculo, cérebro ou outros tecidos. Doenças de depósito de glicogênio, hiperlacticemias congênitas, doenças mitocondriais e defeitos de betaoxidação de ácidos graxos são exemplos de doenças desse grupo.[2,10,11]

Grupo 3: distúrbios que envolvem moléculas complexas

Este grupo envolve organelas celulares e inclui doenças que perturbam a síntese ou o catabolismo de moléculas complexas. Engloba todos os distúrbios de armazenamento lisossômico, distúrbios peroxissomais, distúrbios do tráfego intracelular e de processamento, tais como alfa-1-antitripsina, defeitos congênitos da glicosilação (CDG) e erros congênitos de síntese de colesterol.[2,10,11]

O quadro clínico varia de doença para doença; se não são reconhecidas rapidamente antes de o quadro clínico se manifestar, o aparecimento de sequelas, como desnutrição, convulsões e retardo mental, e até mesmo o óbito são inevitáveis.[12]

A maioria dos EIM se manifesta na idade pediátrica, mas pode ter início desde a vida embrionária até a quinta década de vida, com sintomas e sinais similares aos de outras patologias. Quando acontecem no período pré-natal e neonatal são um alerta para se pensar na etiologia de um EIM, e deve-se suspeitar sempre que um recém-nascido tenha uma descompensação metabólica aguda após um período de comportamento e alimentação normais. Também deve ser pensado quando uma pessoa de qualquer idade apresentar letargia, coma inexplicado, convulsões recorrentes, vômitos persistentes, icterícia, odor incomum no corpo, hiperamonemia, atraso no desenvolvimento psicomotor, hipoglicemia, acidose metabólica ou história familiar de morte inexplicável.[12]

Se houver suspeita de EIM, um especialista deve ser sempre consultado. Alguns EIM respondem satisfatoriamente às manifestações bioquímicas e clínicas, melhorando o prognóstico de longo prazo e possibilitando que a criança cresça e se desenvolva normalmente.[12]

FENILCETONÚRIA

As hiperfenilalaninemias (HFA) são um grupo de alterações no metabolismo da fenilalanina (FAL), que se acumula no sangue em níveis superiores ao normal da população, associado à diminuição do nível plasmático de tirosina (TIR). São doenças genéticas autossômicas recessivas, das quais ambos os genitores são portadores e o risco de recorrência é de 25%. Elas ocorrem por mutações no gene localizado no cromossomo 12q22-q24, o qual codifica a enzima hepática fenilalanina-hidroxilase (FAH). A deficiência ou total ausência da FAH impede a conversão hepática de fenilalanina em tirosina, causando acúmulo de FAL no sangue e em outros tecidos (Figura 70.2).[12] O cofator enzimático tetraidrobiopterina (BH4) é necessário para a atividade da FAH, e defeitos genéticos raros na via da síntese ou reciclagem de BH4 podem levar a deficiência secundária de FAH e níveis elevados de FAL no sangue.[12-15] Ocorre aproximadamente 1 caso em cada 24 mil nascidos vivos, com estimativa de 450 mil indivíduos afetados no mundo.[17]

Sinais clínicos

Os recém-nascidos portadores de HFA são assintomáticos antes de passarem a receber alimentos que contenham FAL (leite materno ou fórmulas infantis próprias para a idade). A deficiência ou ausência total da enzima FAH ou o defeito do cofator BH4 levam ao aumento de FAL e de seus metabólitos secundários (ácido fenilpirúvico, fenil-láctico e fenilacético) no sangue e nos tecidos, causando os principais sinais e sintomas da doença, que podem variar em sua intensidade.[10,15]

O quadro clínico foi descrito pela primeira vez em 1934, pelo médico Asbjörn Fölling, a partir das observações de dois irmãos com retardo mental que apresentavam odor característico na urina. Na década de 1950, constatou-se que uma alimentação restrita em FAL promovia melhora clínica e diminuição dos níveis plasmáticos de FAL após o início do tratamento.

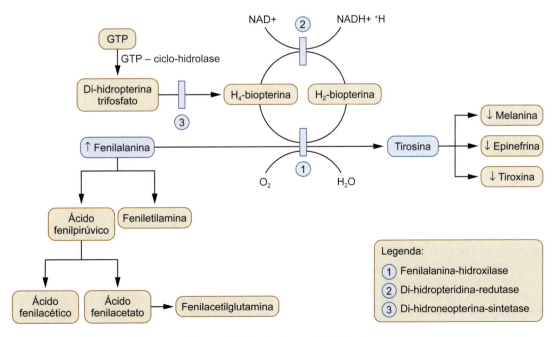

Figura 70.2 Metabolismo da fenilalanina.

Se a doença não for detectada pelo teste de triagem neonatal, seu início será insidioso e só irá manifestar-se clinicamente em torno do 3º ou 4º mês de vida. Os sinais são: perda gradual de interesse da criança pelo ambiente que a rodeia, pela socialização e pela interação com os outros, convulsões, espasmos frequentes, atraso global do desenvolvimento neuropsicomotor, com possível irritabilidade ou apatia, hiperatividade, alterações cutâneas (eczema), anormalidades no eletroencefalograma, cheiro característico da urina, da pele e dos cabelos (odor de rato pela presença do ácido fenilacético) e padrão errático do sono.[10,15-18] Por volta dos 6 meses, já se observa atraso no desenvolvimento neuropsicomotor.

Em crianças maiores, surgem graves transtornos de conduta, como agressividade, hiperatividade, comportamentos autodestrutivos e atitudes autistas. Algumas podem apresentar hipopigmentação em relação a outros irmãos. Podem surgir eczemas em cerca de 20 a 40% dos pacientes. Em adultos e adolescentes, podem ocorrer regressão intelectual e deterioração neurológica associada à desmielinização.[15]

O que influenciará na intensidade dos sintomas, no grau da deficiência intelectual e nas lesões cerebrais serão os níveis de FAL no sangue e a idade de início do tratamento. A identificação da doença em seu estágio inicial e o encaminhamento rápido para o atendimento especializado são imprescindíveis para melhores resultados terapêuticos e prognóstico dos pacientes. Ao longo do tempo, problemas intelectuais e neuropsiquiátricos podem se manifestar mesmo com o tratamento. Além disso, os pacientes tratados desde as primeiras semanas de vida com o bom controle metabólico inicial, mas que perdem esse controle na última infância ou na vida adulta, podem sofrer consequências neuropsiquiátricas irreversíveis. Mesmo os adultos com deficiência intelectual limitada e déficit de FAH diagnosticado tardiamente mostram melhorias no comportamento com a redução dos níveis de FAL no sangue. Não há evidências de que o controle sanguíneo de FAL em adolescentes e adultos possa ser relaxado.[12,15,19]

Diagnóstico

O método padrão para confirmar a elevação da FAL em recém-nascidos é a análise de aminoácidos plasmáticos. As amostras são tomadas antes que a restrição dietética de FAL seja iniciada, com a realização do exame de triagem neonatal. Nos recém-nascidos a termo, a amostra deve ser coletada o mais perto possível da alta, entre o segundo e o quinto dia de vida.

Quando o nível de FAL no teste do pezinho for inferior a 2 mg/dℓ (240 µmol/ℓ), o exame será considerado normal. Com valores maiores que 6 mg/dℓ e não inferiores a 2 mg/dℓ, será solicitada uma nova amostra de FAL, e se os níveis de FAL continuarem acima desse ponto de corte, será iniciada a investigação para a doença. Níveis de FAL menores que 6 mg/dℓ não provocam dano neurológico, mas acima desse valor já podem causar déficit intelectual.[12]

O aumento de FAL inibe competitivamente o transporte de aminoácidos aromáticos e outros aminoácidos neutros através de membranas celulares, incluindo a barreira hematencefálica (BHE). Consequentemente, concentrações elevadas de FAL reduzem as quantidades de aminoácidos intraneuronais e inibem a hidroxilação da tirosina e triptofano, diminuindo, assim, a síntese proteica, o que afeta a proliferação dendrítica e a mielinização, aumentando a reciclagem de mielina e inibindo a síntese de serotonina, dopamina e norepinefrina.

Ainda não está elucidado, de todos esses eventos, qual é o mais importante para o desenvolvimento e o funcionamento adequados do cérebro.[12]

Atualmente são descritas mais de 900 mutações no gene responsável pela doença, e algumas têm sido relacionadas com os diversos tipos de HFA e fenilcetonúria, o que corresponde a uma amplitude enorme de fenótipos e, portanto, a uma grande variedade de manifestações clínicas e diversidade de gravidade. Entretanto, apenas os graus de HFA mais graves são prejudiciais para o desenvolvimento cognitivo.

As HFA classificam-se de acordo com: nível de FAL no sangue, tolerância à ingesta deste aminoácido, atividade enzimática residual e mutações que a originam (Tabela 70.1).[12-14,20]

A variabilidade entre pessoas com fenilcetonúria não depende apenas dos fatores genéticos; os aspectos ambientais, o estilo de vida, a idade de início do tratamento e o grau de controle da dieta também contribuem para essas variações. Devem-se observar principalmente mudanças fisiológicas e fisiopatológicas que induzam ao aumento ou à diminuição do nível de FAL.[20] A fenilcetonúria ocorre em todos os grupos étnicos, devido à grande variabilidade genética.[21]

Fenilcetonúria materna

É muito importante levar em conta o efeito tóxico da FAL durante a gestação e seu tratamento dietético com baixo teor desse aminoácido antes e durante toda a gestação. Deve-se também evitar o excesso de FAL no plasma materno (manter os níveis abaixo de 5 mg/dℓ). As mulheres que, durante a gestação, mantêm níveis de FAL superiores a 5 mg/dℓ correm o risco de terem um recém-nascido com malformações genéticas.[20,22]

Isso porque esse excesso é transportado para a circulação fetal, podendo causar microcefalia, cardiopatia congênita, restrição do crescimento fetal (peso ao nascer menor que 2.500 g), posterior deficiência intelectual, além de outras malformações menos comuns. A exposição intraútero ao excesso de FAL (> 20 mg/dℓ) no início da vida fetal provoca consequências graves, já que a concentração de FAL é maior no feto do que no plasma materno, haja vista que a placenta naturalmente concentra altos níveis de aminoácidos, entre eles a FAL.[20,22]

O período crítico para o desenvolvimento do sistema nervoso central (SNC), do cérebro e do coração ocorre entre a 5ª e a 8ª semana após a última menstruação. Já foi demonstrado que a FAL materna em nível superior a 15 mg/dℓ, depois da 8ª semana de gestação, aumenta o risco de cardiopatia congênita, principalmente com coarctação da aorta. Portanto, se uma grávida com fenilcetonúria não estiver metabolicamente controlada antes da 5ª semana de gestação, os níveis altos de FAL passarão para o feto através da placenta e exercerão efeitos teratogênicos irreversíveis no seu desenvolvimento.[20,22-24]

Recentemente, tem-se descrito que mulheres com HFA, com níveis plasmáticos de FAL entre 4 e 10 mg/dℓ, podem ter efeito tóxico para o feto. Um tratamento restrito desde antes da concepção pode prevenir todas as sequelas citadas anteriormente.[20,22-24] As normas britânicas e alemãs recomendam manter esses níveis entre 1 e 4 mg/dℓ (60 a 240 µmol/ℓ) antes e durante a gestação, enquanto o Estudo Colaborativo Materno de fenilcetonúria, com base em mais de 500 gestantes, recomenda mantê-los entre 2 e 6 mg/dℓ (120 a 360 µmol/ℓ) para evitar desfechos adversos associados à fenilcetonúria, materna não tratada.[20,25]

Maior flutuação dos níveis de FAL no sangue materno durante a gravidez também está associada a piores resultados. As necessidades maternas de FAL, TIR e proteínas mudam significativamente ao longo da gestação.

Tabela 70.1 Classificação das fenilcetonúrias/hiperfenilalaninemias.

Gravidade da deficiência de FAH	Concentração da FAL sanguínea pré-tratamento	FAL e FAL/TIR no período neonatal	Tolerância dietética à FAL (ingestão para manter as concentrações de FAL entre 120 e 360 μmol/ℓ)		Genótipo das deficiências de FAH	Probabilidade de responder ao BH4
			Ingestão de FAL (mg/kg/dia)	Ingestão de FAL (mg/dia)		
Deficiência de tetraidrobiopterinas	Normal a elevada	FAL = 2 a 35 mg/dℓ	Variável	Variável	Não disponível	Muito alta
Fenilcetonúria clássica	> 1.200 μmol/ℓ (> 20 mg/dℓ)	FAL ≥ 7 mg/dℓ FAL/TIR >5	< 20	250 a 350	2 mutações clássicas	Baixa
Fenilcetonúria moderada	900 a 1.200 μmol/ℓ (15 a 20 mg/dℓ)	Dados limitados	20 a 25	350 a 400	1 mutação clássica + 1 mutação moderada, ou 2 mutações moderadas	Baixa
Fenilcetonúria leve	600 a 900 μmol/ℓ (10 a 15 mg/dℓ)	Dados limitados	25 a 50	400 a 600	1 mutação clássica, moderada ou leve + 1 mutação leve HFA	Média
HFA leve	360 a 600 μmol/ℓ (6 a 10 mg/dℓ)	Dados limitados	> 50	Sem dados	1 mutação clássica, moderada ou leve + 1 mutação leve HFA	Alta
HFA leve	120 a 360 μmol/ℓ (2 a 6 mg/dℓ)	FAL = 151 a 360 μmol/ℓ FAL/TIR = 0,8 a 8,25	Dieta sem restrição	Dieta sem restrição	1 mutação clássica, moderada ou leve + 1 mutação leve HFA	Uso não necessário

BH4, cofator enzimático tetraidrobiopterina; *FAH*, fenilalanina-hidroxilase; *FAL*, fenilalanina; *HFA*, hiperfenilalaninemias; *TIR*, tirosina. Adaptada de Camp et al.[20] (2014).

Tratamento

O tratamento para fenilcetonúria consiste em uma dieta restrita em FAL, dependendo da tolerância do paciente, e também restrita em proteínas naturais, utilizando as fórmulas metabólicas como principal fonte de nitrogênio e proteínas. A dieta deve ser nutricionalmente completa, de fácil preparo, de sabor agradável e adaptada ao estilo de vida de cada paciente. A adequação da dieta às necessidades nutricionais (Tabela 70.2) é muito importante para que todas as recomendações de macro e micronutrientes sejam atendidas, o que contribui para o crescimento e desenvolvimento do paciente, além de prevenir o catabolismo proteico.[10,12,19,20]

Um lactente com fenilcetonúria necessita de 130 a 430 mg/dia de FAL, ingestão que varia de uma criança para outra, dependendo do seu estado fisiológico (Tabela 70.3).

A terapia nutricional continua sendo o principal tratamento para a deficiência de FAH. Existe um consenso de que o padrão atual de cuidados e o tratamento dietético para fenilcetonúria

Tabela 70.2 Recomendações de fenilalanina, tirosina e proteínas para crianças menores de 4 anos[a] com deficiência de fenilalanina-hidroxilase.

Idade	Fenilalanina (mg/dia)	Tirosina (mg/dia)	Proteína (g/dia)[c]
0 a 3 meses[b]	130 a 430	1.100 a 1.300	3 a 3,5
3 a 6 meses	135 a 400	1.400 a 2.100	3 a 3,5
6 a 9 meses	145 a 370	2.500 a 3.000	2,5 a 3
9 a 12 meses	135 a 330	2.500 a 3.000	2,5 a 3
1 a < 4 anos[d]	200 a 320	2.800 a 3.500	≥ 30

[a]Recomendação de ingestão para lactentes e crianças foram adaptadas e são para indivíduos com a forma grave de deficiência de fenilalanina-hidroxilase tratados com fórmulas metabólicas livres de fenilalanina.[b]As necessidades de fenilalanina em prematuros com deficiência de fenilalanina-hidroxilase podem ser elevadas. [c]As recomendações proteicas para pacientes que consomem fórmulas metabólicas livres de fenilalanina fazem parte de sua fonte de proteína. [d]A tolerância à fenilalanina normalmente se estabiliza entre 2 e 5 anos, e o ajuste de fenilalanina dietética depende do monitoramento frequente da fenilalanina sanguínea. Adaptada de Acosta[26] (2010).

devam ser iniciados antes do primeiro mês de vida e continuados durante toda a vida, para prevenir desfechos clínicos adversos e alterações cerebrais de imagem por ressonância magnética (RM), bem como promover o desenvolvimento cognitivo normal.[10,12]

Os indivíduos com fenilcetonúria precisam ser avaliados individualmente, a fim de fornecer recomendações para atender às necessidades nutricionais, já que a dieta varia conforme a tolerância à FAL, a idade, o peso, o grau da deficiência enzimática e o estado de saúde. Indicadores antropométricos, clínicos e laboratoriais de avaliação nutricional e metabólica devem ser monitorados com frequência. Considera-se um bom controle metabólico quando os níveis de FAL no sangue estão compreendidos entre 2 e 4 mg/dℓ até 2 anos, entre 2 e 6 mg/dℓ de 2 até 8 anos, e até 8 mg/dℓ em crianças maiores e adolescentes (ver Tabela 70.3).[12,20]

A dieta prescrita para o paciente com fenilcetonúria proíbe todos os alimentos de origem animal (carnes, ovos, leite e derivados e leguminosas), por sua alta concentração de FAL, bem como a utilização de aspartame. Alimentos como cereais, frutas e verduras, além das fórmulas metabólicas, devem ser cuidadosamente controlados, conhecendo-se exatamente o seu conteúdo de FAL (Tabela 70.4).[12]

Vários alimentos com baixo teor de proteína foram desenvolvidos para pacientes com fenilcetonúria e são importantes para aumentar a variedade, em uma dieta com baixo teor de fenilalanina (Phe), aumentando assim, a sua aceitação.[27]

A disponibilidade de alimentos com baixo teor de proteína é um elemento-chave na aplicação bem-sucedida de uma dieta com baixo teor de Phe. Muitos alimentos básicos regulares, como pão, farinha e macarrão à base de farinha de trigo, não são permitidos em uma dieta restrita em Phe, porque contêm muita proteína natural. Contudo, eles são substituídos por alimentos equivalentes com baixo teor de proteínas. Esses alimentos especiais hipoproteicos devem conter ≤ 25 mg de fenilalanina em 100 g de produto seco. Eles são uma importante fonte de energia, aumentam a variedade da dieta e auxiliam na sua adesão.[27]

A tabela de conteúdo de FAL em alimentos da Agência Nacional de Vigilância Sanitária (Anvisa) (http://portal.anvisa.gov.br/

Tabela 70.3 Monitoramento do manejo nutricional dos indivíduos com deficiência de fenilalanina-hidroxilase.[19 a]

	0 a 1 ano	1 a 7 anos	8 a 18 anos	Adultos	Gestantes	Puérperas e lactantes
Avaliação clínica						
Retorno à consulta de nutrição (ingestão dietética)[b] e análise de nutrientes, sinais físicos relacionados à nutrição, aconselhamento nutricional e educação alimentar	Semanal a mensal	Mensal a semestral	A cada 6 a 12 meses	A cada 6 a 12 meses	Mensal a trimestral	Na 6ª semana pós-parto e, então, a cada 6 meses
Antropometria[c] (peso, altura ou comprimento, relação peso/altura ou IMC)	A cada consulta médica,[b] incluindo circunferência da cabeça	A cada consulta médica,[b] incluindo circunferência da cabeça até 36 meses	A cada consulta médica	A cada consulta médica	A cada consulta médica	A cada consulta médica
Intervalos das consultas nutricionais (ajustar a dieta com base na FAL sanguínea e/ou em aconselhamento)	1 a 2 vezes/semana	Semanal a mensal	Semanal a mensal	Mensal	1 a 2 vezes/semana	Semanal a mensal
Psicológica	Conforme diretrizes do ACMG	Conforme diretrizes do ACMG	Conforme diretrizes do ACMG	Conforme diretrizes do ACMG	Conforme diretrizes do ACMG	Conforme diretrizes do ACMG
Bioquímico (rotina)						
FAL (plasma, sérica ou completa)[d]	1 a 2 vezes/semana	Semanal a mensal	Semanal a mensal	Mensal	1 a 2 vezes/semana	Semanal a mensal
Bioquímico (rotina)						
TIR (plasma, sérica ou completa)[d]	1 a 2 vezes/semana	Semanal a mensal	Semanal a mensal	Mensal	1 a 2 vezes/semana	Semanal a mensal
Aminoácidos (plasma)	1 vez por mês a cada 3 meses	A cada consulta médica	A cada consulta médica	A cada consulta médica	Semanal a mensal	A cada consulta médica
Transtirretina (pré-albumina)	6 a 12 meses	6 a 12 meses	6 a 12 meses	6 a 12 meses	Semanal a trimestral	Anual
Albumina/proteínas totais	6 a 12 meses	6 a 12 meses	6 a 12 meses	6 a 12 meses	Trimestral	Anual
Análise completa do sangue	Anual	Anual	Anual	Anual	Trimestral	Anual
Ferritina	Anual	Anual	Anual	Anual	Trimestral	Anual
Vitamina D 25-OH	Anual	Anual	Anual	Anual	Trimestral	Anual
Bioquímico (condicional)						
Painel metabólico abrangente, vitaminas B_{12}, B_6, eritrócito, folato, vitamina A, zinco, ferro, selênio, ácido graxo essencial	Quando indicado[e]	Quando indicado[e]	Quando indicado[e]	Quando indicado[e]	Na 1ª visita e, então, quando indicado	1 vez no pós-parto
Radiológico						
DXA	NA	NA	A cada 3 a 5 anos, começando com 8 anos[f]	A cada 5 anos	NA	NA

[a]Recomendações do Delphi and Nominal Group, consenso sobre o monitoramento das aminoacidopatias, e da Newborn Screening Translational Research Network. [b]Um mecanismo para avaliar a ingestão dietética deve existir sempre que a FAL for monitorada. [c]O CDC (Centers for Disease Control and Prevention) recomenda usar o WHO 2006 Child Growth Standard para avaliar o crescimento de crianças, desde o nascimento até os 2 anos. Também recomenda utilizar o CDC Growth Charts 2000 para avaliar crianças maiores de 2 anos até 20 anos. [d]Os protocolos de monitoramento podem incluir amostras de sangue enviadas por correio, uso de laboratórios locais ou laboratório estadual. [e]Monitoramento é indicado quando a avaliação nutricional sugerir pouca adesão à dieta ou consumo inadequado das fórmulas. [f]DXA é indicada para indivíduos que apresentam fraturas frequentes e/ou níveis baixos de vitamina D 25-OH. *ACMG*, American College of Medical Genetics and Genomics; *DXA*, densitometria por emissão de raios X; *FAL*, fenilalanina; *IMC*, índice de massa corporal; *NA*, não aplicável; *TIR*, tirosina.

Tabela 70.4 Alimentos permitidos e proibidos em caso de fenilcetonúria.[12]

Proibidos
Carnes, peixes, mariscos, ovos, leite e derivados, pão, pastelaria, frutos secos, leguminosas, aspartame e todo alimento que os contenha

Permitidos livremente
Açúcar, óleo, margarinas vegetais, sucos de fruta em pó, amido de milho, alimentos aproteicos, condimentos

Controlados
Cereais, verduras, frutas, papinhas infantis sem itens proibidos

fenilalanina-em-alimentos) foi desenvolvida para ampliar a oferta de produtos passíveis de serem consumidos pelos pacientes e servir de guia e referência para profissionais da saúde que prescrevem, elaboram dietas e monitoram a concentração de FAL no sangue. Como há restrição de FAL na dieta, deve-se oferecê-la em quantidades suficientes para evitar a síndrome carencial, por se tratar de um aminoácido essencial.[10,28]

As fórmulas metabólicas são constituídas de aminoácidos livres, isentas de FAL e acrescidas de vitaminas, minerais e oligoelementos, fornecendo cerca de 75 a 90% das recomendações de proteína total da dieta. O restante corresponde a proteínas convencionais, que devem fornecer ao organismo apenas a quantidade de FAL imprescindível para a síntese proteica, a regeneração e o crescimento normal da criança.[10,12]

O aleitamento materno na fenilcetonúria deve ser incentivado, pois o leite materno aporta aproximadamente 50% das necessidades proteicas, de calorias e de FAL até o 4º mês de vida. Assim, os lactentes devem receber a fórmula metabólica associada ao leite materno ou à fórmula infantil, de acordo com sua necessidade proteica e de FAL. O leite materno contém 41 mg de FAL em 100 mℓ. A fórmula metabólica deverá ser distribuída entre as 24 horas do dia em porções pequenas, com o objetivo de evitar aumentos repentinos de FAL no sangue, aumentar a biodisponibilidade dos aminoácidos e melhorar a tolerância do paciente à dieta.[10,12]

Tem-se relatado na literatura que crianças com fenilcetonúria, em dieta restritiva, apresentam riscos maiores de fraturas associadas à desmineralização óssea, por isso a importância de suprir as necessidades de cálcio desses pacientes. Uma dieta restrita, como na fenilcetonúria, não fornece adequadamente alguns minerais-traço (zinco, selênio, ferro, cobre e cromo), vitamina B_{12} e ácidos graxos essenciais. A biodisponibilidade do zinco é influenciada pela dieta rica em ácidos graxos poli-insaturados, pelo excesso de aminoácidos livres e pelas interações de Zn/Fe, Zn/Ca e Zn/P. As necessidades de ferro aumentam na adolescência devido à demanda da expansão de massa muscular e do volume sanguíneo.[4]

De maneira geral, o tratamento dietoterápico deve ser individualizado e cuidadosamente calculado de modo a cumprir as recomendações nutricionais para cada etapa da vida do paciente, levando em conta suas necessidades específicas de cada componente da dieta.

Proteínas

As recomendações proteicas são maiores para pacientes com fenilcetonúria ou com PKU do que para a população geral e variam conforme a faixa etária, sendo maiores nos primeiros meses de vida e declinando posteriormente, com a diminuição da velocidade de crescimento. A baixa ingestão de proteínas totais, provenientes das fórmulas metabólicas e dos alimentos naturais, pode resultar em déficit de crescimento (crianças e adolescentes), perda de peso (adultos) e alterações na textura do cabelo. Proteínas naturais contêm de 2,4 a 9% de FAL.[10,19]

Dieta de emergência

A dieta de emergência poderá ser empregada em algumas situações como infecções, traumatismo e cirurgias em que o catabolismo proteico ocorra, o que leva ao aumento da FAL endógena. Essa dieta tem como objetivo reduzir a produção do metabólito tóxico, evitar o catabolismo e propiciar anabolismo.[26]

Intervenções: dieta e terapias adjuntas

O conhecimento do metabolismo, a fisiopatologia da deficiência de FAH e o papel da nutrição levaram a novas opções de tratamento, como as explicadas a seguir.

Tetraidrobiopterina

A sapropterina, uma forma farmacêutica do cofator BH4, não apenas diminui as concentrações plasmáticas de FAL, muitos desses pacientes responsivos também apresentam aumentos notáveis na tolerância à FAL dietética, o que torna possível uma dieta menos restrita. Mesmo aqueles que respondem parcialmente a sua administração podem ter as restrições alimentares atenuadas, tornando mais fácil lidar com a restrição ao longo da vida.[29,30] O Kuvan® (dicloridrato de sapropterina), formulação sintética do isômero ativo 6R do BH4, foi aprovado na Europa e nos EUA para o tratamento de pacientes com HFA e fenilcetonúria, que demonstraram ser responsivos a essa terapêutica. A capacidade de resposta à medicação é definida por uma redução $\geq$ 30% no nível de FAL no sangue em 24 horas após a administração.[13]

O mecanismo de ação da sapropterina na redução dos níveis de FAL no sangue em pacientes com fenilcetonúria não foi totalmente elucidado, mas parece estar relacionado, em parte, com o efeito de aumentar e estabilizar as hidroxilases de FAL, resultando em aumento da sua depuração. Na deficiência de BH4, seu mecanismo de ação é presumido ser secundário à substituição da BH4 endógena. Em adultos saudáveis, a sapropterina administrada por via oral é absorvida na corrente sanguínea, alcançando concentrações máximas em 3 a 4 horas. Sua meia-vida de eliminação é de aproximadamente 4 horas em adultos saudáveis e, com base em um estudo farmacocinético populacional, 6 a 7 horas em pacientes com fenilcetonúria responsiva a BH4.[31-33]

O tratamento com dicloridrato de sapropterina consiste em doses diárias únicas de 5 a 20 mg/kg, com o objetivo de diminuir os níveis de FAL no sangue ou aumentar a tolerância à FAL na dieta. Ambos os efeitos foram demonstrados em ensaios controlados com placebo.[33]

Os pacientes responsivos à sapropterina que tiveram tolerância aumentada a FAL apresentaram melhorias acentuadas na qualidade de vida. Essas melhorias foram realizadas mantendo um bom controle de FAL na maioria dos pacientes responsivos.[34,35]

Aminoácidos neutros

Uma outra alternativa de tratamento da fenilcetonúria é o uso de aminoácidos neutros (LNAA), que competem com o sistema de transporte da FAL no intestino e através da BHE, melhorando as funções cognitivas.[36] Os LNAA compartilham, com a FAL, um transportador comum no cérebro, transportador de aminoácidos L tipo 1 (LAT 1) e, quando os níveis sanguíneos de FAL estão elevados, ela atravessa preferencialmente a BHE, inibindo competitivamente o transporte dos outros LNAA. Como consequência, a concentração de FAL no cérebro é aumentada (embora a magnitude do aumento seja variável entre os pacientes), e as outras concentrações de LNAA são diminuídas, prejudicando a síntese proteica, aumentando o volume da mielina e interrompendo os sistemas de neurotransmissores de amina.[36]

A evidência para apoiar a eficácia da suplementação de LNAA para reduzir significativamente os níveis de FAL no sangue em pacientes com fenilcetonúria ainda é limitada. Os efeitos dos LNAAs foram avaliados apenas por curtos períodos e em um número limitado de pacientes usando dosagens variáveis (250 a 1.000 mg LNAA/kg/dia) e diferentes formulações de LNAA.[37] Os LNAA estão contraindicados na gravidez e em crianças pequenas, uma vez que não há dados sobre segurança e eficácia. Atualmente, os produtos com LNAA não contêm minerais e vitaminas, e seu uso requer monitoramento frequente de biomarcadores relevantes.[15,19,38-40]

Glicomacropeptídeo

O glicomacropeptídeo (GMP) é uma proteína natural derivada do soro de queijo, pobre em fenilalanina e uma excelente fonte de proteína para pacientes com fenilcetonúria. GMP melhora o sabor, variedade, saciedade e conveniência da dieta, com consequente melhora na adesão à restrição dietética, no controle metabólico e, finalmente, na qualidade de vida para os pacientes.[41]

Comparando com os aminoácidos neutros, o GMP apresenta o triplo da quantidade de isoleucina, treonina e valina. Ainda não foi estudado em mulheres fenilcetonúricas grávidas e crianças menores de 11 anos.

Embora tenha sido conduzido um número limitado de estudos utilizando GMP, eles sugeriram melhora na palatabilidade, na conformidade e no estado nutricional. Entretanto, mais estudos são necessários para demonstrar se o seu uso no tratamento dos pacientes com fenilcetonúria apresenta vantagens ou não. Todos os estudos publicados são de curto prazo, incluem uma amostra pequena e não seguem os participantes durante um longo período. Além disso, o GMP comercialmente disponível fornece uma pequena quantidade de FAL, variando de 2,5 a 5 mg desse aminoácido/g de proteína; assim, a terapia dietética específica tem de levar em consideração essa quantidade de FAL fornecida, por meio do GMP.[42-44]

Fenilalanina amônia liase

A pegvaliase (Palynziq®, BioMarin Pharmaceutical Inc., EUA) é uma nova terapia de substituição enzimática com uma enzima derivada de bactérias, fenilalanina amônia liase (PAL) que tem o potencial de baixar os níveis de Phe do sangue para valores normais, independentemente dos dados de BH4 ou genotipagem.[17,45] A Food and Drug Administration (FDA) aprovou a PAL em 2018, para adultos, nos EUA, e a European Medicines Agency (EMA) a aprovou para pacientes ≥ 16 anos, na Europa, com concentrações de Phe no sangue > 600 µmol/ℓ.[17]

Devido à imunogenicidade, a dosagem é feita com um regime de indução/titulação/manutenção. Além disso, a elevação dos anticorpos neutralizantes da pegvaliase tem sido associada a menores concentrações plasmáticas da mesma e diminuição da eficácia, na redução da Phe. Com tempo adicional de tratamento e/ou aumento da dose, a resposta do anticorpo amadurece e ocorre redução da Phe no sangue.[45] Apesar de sua eficácia, os efeitos colaterais adversos incluem reações cutâneas, artralgia e raras respostas anafiláticas.[17]

Terapia de genes

A terapia gênica geralmente se preocupa com a modificação de genes nas células, para produzir um efeito terapêutico ou tratar doenças, reparando e/ou reconstruindo material genético defeituoso. Esta terapia de substituição genética tem tratado com sucesso várias doenças dominantes, recessivas e hereditárias.[17]

Um gene específico é inativado, sendo substituído por uma versão modificada ou introduzindo um fragmento de DNA artificial, que interrompe a função do gene-alvo. Esses métodos, conhecidos como "métodos de direcionamento de genes", demandam trabalho intenso para o uso de células-tronco embrionárias, devido à sua capacidade de se diferenciar em praticamente qualquer tipo de célula adulta. CRISPR-Cas9, uma sequência de DNA, derivada de fragmentos de DNA de bacteriófagos previamente infectados pela bactéria, fornece atividade de PAH suficiente (> 20% do normal) para restaurar as concentrações fisiológicas de Phe no sangue.[17]

Probióticos

Dado o importante papel da microbiota intestinal no processo de digestão e prevenção de doenças, os probióticos podem ser uma estratégia terapêutica para ajudar a degradar a fenilalanina dietética, reduzindo seus níveis antes da ingestão. Os probióticos geneticamente modificados concebidos como agentes bioterapêuticos vivos para o tratamento de doenças específicas são estratégias terapêuticas alternativas sofisticadas. Durrer et al.[46] modificaram geneticamente o *Lactobacillus reuteri* 100-23C, específico para roedores, com o objetivo de verificar a capacidade do probiótico de funcionar como uma terapia de reposição enzimática *in vivo* usando modelo animal. Os autores observaram uma potencial opção terapêutica para probióticos projetados para tratar doenças metabólicas como a fenilcetonúria.

ACIDEMIAS ORGÂNICAS

Acidemias propiônica e metilmalônica

Acidemia metilmalônica (AMM) e acidemia propiônica (APA) são EIM, distúrbios autossômicos recessivos do catabolismo de propionato, caracterizados pelo acúmulo de ácido propiônico e/ou ácido metilmalônico e de metabólitos do catabolismo de aminoácidos de cadeia ramificada (ACR ou BCAA, do inglês *branched-chain amino acids*), como ácido 3-hidroxipropiônico, ácido metilcítrico e/ou ácido metilmalônico, no plasma, na urina e em outros fluidos corporais. Isso ocorre devido à deficiência de propionil-CoA-carboxilase (PCC) ou metilmalonil-CoA-mutase (MCM).[47] São distúrbios raros, e a verdadeira incidência no Brasil é desconhecida. As estimativas nas populações ocidentais variam de 1:48 mil a 1:61 mil nascimentos para AMM, e 1:50 mil a 1:500 mil nascimentos para APA. Acredita-se que a incidência global seja de aproximadamente 1:50 mil para AMM isolada e cerca de 1:100 mil a 150 mil para APA, mas em algumas populações do mundo a incidência é muito maior.[47]

A PCC mitocondrial é uma enzima composta por subunidades PCCA e PCCB, que catalisam a conversão reversível de propionil-CoA biotina reversível em D-metilmalonil-CoA.[47] A subunidade alfa está localizada no cromossomo 13q32y, e a beta, no cromossomo 6p21.[12] A L-metilmalonil-CoA, que é isomerizada reversivelmente a succinil-CoA, é catalisada por L-MCM, que requer vitamina B_{12} (cobalamina) na forma de adenosilcobalamina (AdoCbl) como cofator (Figura 70.3). Essas reações representam etapas cruciais no catabolismo de propionato, canalizando metabólitos da degradação dos aminoácidos valina, isoleucina, metionina e treonina, dos ácidos graxos de cadeia curta e da cadeia lateral de colesterol no ciclo do ácido tricarboxílico.[47]

Enquanto as mutações nos genes *PCCA* ou *PCCB* causam APA, a AMM isolada é causada por um defeito genético na própria enzima MCM ou em uma das proteínas envolvidas na síntese de seu cofator ativo, a AdoCbl.[48]

As deficiências da apoenzima MCM são divididas em dois subgrupos: o defeito mut[0], com atividade MCM praticamente indetectável; e o defeito mutável mut[-], com atividade MCM residual baixa a moderada na presença de altas concentrações de AdoCbl. O gene da mutação tem sido localizado no cromossomo 6p12-p21.2. Outros casos de AMM se devem ao defeito do cofator, coenzima cblA acusada pelo defeito na cobalamina-redutase intramitocondrial localizada no cromossomo 4q31.1-q31.2.[48] Defeitos no metabolismo de cobalamina também podem se manifestar, como acidúria metilmalônica combinada e homocistinúria (defeitos cblC, cblD, cblF e cblJ).[49,50]

Sinais clínicos

Em recém-nascidos com sofrimento clínico e/ou suspeita de sepse, as intoxicações orgânicas devem ser consideradas no diagnóstico diferencial desde o início (Tabelas 70.5 e 70.6). Após o período neonatal, os sintomas de AMM/APA podem variar consideravelmente e afetar diferentes sistemas de órgãos, como o nervoso, o digestório, o imunológico, o cardíaco (principalmente na APA) e o renal (principalmente na AMM).[47]

O acúmulo de propionil-CoA na APA resulta em efeitos inibitórios em diversas vias do metabolismo intermediário, em níveis aumentados de acilcarnitinas (particularmente propionilcarnitina) no sangue e na urina (levando a uma deficiência relativa de carnitina) e na síntese melhorada de ácidos graxos de cadeia longa ímpares. A inibição de várias enzimas pode

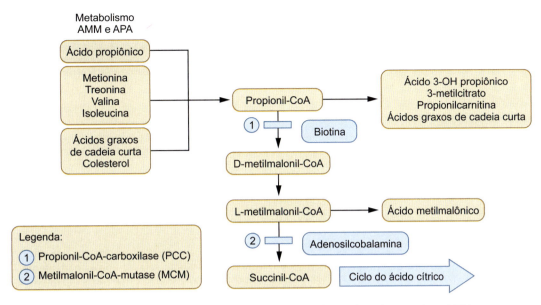

Figura 70.3 Vias bioquímicas das acidemias metilmalônica (AMM) e propiônica (APA).

Tabela 70.5 Apresentações aguda e crônica das acidemias metilmalônica (AMM) e propiônica (APA).[47]

Apresentação aguda	Apresentação crônica
Quadro semelhante à sepse neonatal; instabilidade da temperatura; desconforto respiratório e hiperventilação[a]	Sinais e sintomas característicos dos episódios frequentes[a]
Sistema nervoso	
Alteração no nível de consciência (desde letargia e sonolência até coma) semelhante a encefalite ou intoxicação por substâncias[a] Encefalopatia aguda[b] Crises convulsivas (em geral, não isoladas, mas no contexto do nível alterado de consciência)[b] Distúrbio do movimento (mais frequente na APA)[b]	Hipotonia[b] Atraso no desenvolvimento[a] (dificuldades de aprendizagem e intelectual) Distúrbios do movimento/distonia[a] Crises convulsivas[b] Atrofia óptica[b] Sintomas psiquiátricos (alucinações/ataques psicóticos)[c]
Sistema digestório	
Vômitos e dificuldades na alimentação[a]	Vômitos recorrentes com cetoacidose[a] Comportamento alimentar anormal (anorexia)[b] Constipação intestinal[b] Pancreatite[b]
Achados hematológicos	
Neutropenia, pancitopenia[b]	Neutropenia, pancitopenia[b] Hemofagocitose secundária (rara)[c]
Coração	Coração (mais frequente na APA)
Insuficiência cardíaca aguda (principalmente com base na cardiopatia)[b] Arritmias[b]	Cardiomiopatia[b]
–	Rim (mais frequente na AMM)
–	Falha renal crônica na AMM[a]
–	Outros
–	Dermatites[c] Perda de audição[c]

[a]Sinais e sintomas típicos. [b]Sinais e sintomas não comuns. [c]Sinais e sintomas relatados em um único paciente. Nível de recomendação: D.

explicar algumas características como hipoglicemia, hiperlactatemia, hiperamonemia e hiperglicemia. O aumento da cetogênese, que é uma das principais causas de morbidade, não é totalmente compreendido.[52] Estudo retrospectivo com 55 pacientes com APA, de 16 centros metabólicos europeus, sendo 35 diagnosticados por triagem metabólica seletiva e 20 identificados pela triagem neonatal, concluiu que mais de 85% dos pacientes apresentaram descompensação metabólica no período neonatal e cerca de três quartos da população estudada apresentavam retardo mental. O quociente de inteligência (QI) médio foi de 55. A frequência de descompensações metabólicas, definida como episódios de condição clínica grave ou comprometimento da consciência, que pode estar associada à acidose e/ou hiperamonemia, foi maior no primeiro ano de vida e

Tabela 70.6 Diferentes diagnósticos à beira do leito para os erros inatos do metabolismo que se apresentam com encefalopatia aguda.

Parâmetros	Condições								
	DCU	AMM/APA	Deficiência de cetotiolase	DXB	Defeitos de betaoxidação	Deficiência de HMG-CoA-liase	HIHA	Deficiência mitocondrial/PC[e]	Deficiência de PDH
NH_3	++	+	–	–	+/–	+	+	+/–	–
Acidose	+/–	+	++	–	+/–	+	–	+	+
Cetonúria[a]	–	++/+++	+++	+/++	–	–	–	+/++	–
Hipoglicemia[b]	–	+/–	–	–	+	+	++	+/–	–
Ácido láctico[c]	–	+	+	–	+/–	+	–	++	++
AST e ALT	(+)	+/–	–	–	++	+/–	–	+/–	–
CPK	–	–	–	–	++	–	–	+/–	–
Ácido úrico	–	+	+	–	+	+	–	+/–	+/–
WBC/RBC/Plt	–	+	–	–	–	–	–	+/–	–
Perda de peso	–	+[d]	+	+/–	–	–	–	+	–

[a]Cetonúria (++/+++) sugere acidemia orgânica nos neonatos. [b]Hipoglicemia e hiperamonemia são predominantes na deficiência de 3-HMG-CoA-liase. [c]Elevação do ácido láctico refere-se a um lactato plasmático > 6 mmol; níveis inferiores a 2 a 6 mM podem decorrer de choro excessivo ou atividade muscular extensa. [d]Somente em neonatos. [e]Somente no tipo B associado com hiperamonemia. Nível de recomendação: D. *ALT*, alanina-aminotransferase; *AMM*, acidemia metilmalônica; *APA*, acidemia propiônica; *AST*, aspartato-aminotransferase; *CPK*, creatinofosfoquinase; *DCU*, defeito do ciclo da ureia; *DXB*, doença da urina de xarope de bordo; *HIHA*, hiperinsulinismo-hiperamonemia; *HMG-CoA-liase*, 3-hidroxi-3-metilglutaril-CoA-liase; *PC*, piruvato-carboxilase; *PDH*, piruvato-desidrogenase; *Plt*, plaquetas; *RBC*, contagem de glóbulos vermelhos; *WBC*, contagem de glóbulos brancos. Adaptada de Häberle et al.[51] (2012).

diminuiu com o aumento da idade. Além dos sintomas neurológicos, as complicações incluíram anormalidades hematológicas, doenças cardíacas, problemas com a alimentação e crescimento prejudicado, resultando em um desfecho desfavorável, uma vez que muitos pacientes desenvolvem complicações a longo prazo que afetam diferentes sistemas orgânicos. O desenvolvimento neurocognitivo é de especial preocupação.[53]

Os gatilhos mais comuns de descompensação metabólica foram infecções comuns, predominantemente as do trato respiratório superior ou gastrenterite.[53] Os sintomas também podem imitar outras condições mais comuns, como a cetoacidose diabética com hiperglicemia ou a síndrome de Reye.[47] Na APA, anemia e pancitopenia não são encontradas apenas durante descompensações metabólicas, mas também enquanto os pacientes estiverem metabolicamente estáveis. As anormalidades hematológicas são geralmente reversíveis, mas os pacientes podem apresentar mais do que um episódio de anemia/neutropenia.[53]

Em relação aos exames laboratoriais, acidose metabólica, lactato elevado, hiperamonemia e corpos cetônicos elevados na urina (em particular nos recém-nascidos) são alterações bioquímicas sugestivas de AMM e APA e, portanto, devem ser investigadas em qualquer paciente com doença crítica ou condição inexplicável. O tratamento deve ser iniciado imediatamente após a apresentação, sem esperar os resultados confirmatórios.[47]

Como o prognóstico é fortemente influenciado pelas concentrações máximas de amônia no sangue e pela duração do coma, especialmente em neonatos, os pacientes devem ser identificados e tratados adequadamente o mais rápido possível.[47]

Diagnóstico

O diagnóstico dessas condições se baseia na suspeita clínica, em exames de triagem e testes bioquímicos específicos, como a determinação de ácidos orgânicos na urina. Na AMM, os metabólitos encontrados são o ácido metilmalônico e o ácido propiônico e seus metabólitos, como propionilcarnitina, 3-hidroxipropiônico, metilcitrato e ácido 3-hidroxi-isovalérico.[10,12] O diagnóstico neonatal é possível, embora sua realização tenha risco de perda fetal.[12]

Estudos enzimáticos e/ou análise genética molecular devem ser realizados para confirmar o diagnóstico. Isso é idealmente feito em laboratórios especializados. Para a AMM, o conhecimento do defeito enzimático e o genótipo subjacentes (mut[0], mut[–], cblA, cblB ou cblD-variante) são de grande importância, uma vez que a atividade enzimática residual e a resposta à vitamina B_{12} influenciam o curso clínico e podem ser associadas a um melhor resultado em longo prazo.[47]

Tratamento

Os princípios básicos do manejo da dieta são semelhantes para pacientes com AMM e APA. O tratamento dietético a longo prazo visa reduzir o acúmulo de metabólitos tóxicos, mantendo o desenvolvimento físico e o estado nutricional normais e evitando o catabolismo. Muitos necessitam de subsídios alimentares muito específicos, o que implica restrições dietéticas rigorosas que serão necessárias para toda a vida. O mais importante no tratamento é a limitação de um ou mais aminoácidos essenciais, os quais, se presentes em excesso, são tóxicos ou precursores de ácidos orgânicos tóxicos.[52]

São estabelecidas prescrições precisas para a ingestão diária de aminoácidos, proteínas e energia. A dieta deve fornecer a ingestão dietética recomendada (RDA, do inglês *Recommended Dietary Allowance*) e a ingestão dietética diária segura e adequada de minerais e vitaminas, além de seguir princípios da dietoterapia pediátrica. Os requisitos de proteína variam amplamente de paciente para paciente e no mesmo paciente, dependendo da natureza e da gravidade do problema, de outras terapias prescritas (estimulação de via alternativa), da taxa de crescimento, do estado de saúde e das dificuldades de alimentação. Os requisitos individuais devem ser estimados para cada criança com o monitoramento frequente do estado clínico e metabólico.[52]

O equilíbrio entre a desnutrição proteica e o distúrbio metabólico pode ser difícil de manter na APA grave e na AMM. Por isso, precisa haver revisão regular, especialmente após uma descompensação metabólica aguda ou depois de uma mudança na dieta.[52] Uma das principais recomendações da terapia nutricional é referente à ingestão de proteínas, a qual é limitada, mas deve garantir os requisitos dos aminoácidos essenciais precursores do ácido propiônico (isoleucina, valina, metionina e treonina) para reduzir concentrações elevadas de metabólitos tóxicos.[47] A suplementação de alanina e glutamina pode ser necessária para o controle metabólico. Os lactentes devem receber uma fórmula metabólica sem os aminoácidos limitantes, à qual deve ser adicionada uma fórmula láctea infantil ou manter-se o aleitamento materno com a quantidade de proteína tolerada pelo paciente.

Para estimular a atividade enzimática residual, todo paciente com AMM deve ser testado quanto à capacidade de resposta à vitamina B_{12}. Algumas formas de início tardio (e, mais raramente, formas de início neonatal) respondem à vitamina B_{12}; assim, deve-se começar com hidroxicobalamina, 1.000 a 2.000 µg/dia durante cerca de 10 dias, sendo que o teste terapêutico deve ser feito durante uma condição metabólica estável. Durante esse período, as amostras de urina de 24 horas são coletadas para análise de ácidos orgânicos. A capacidade de resposta da vitamina B_{12} leva a uma diminuição imediata e sustentada dos subprodutos de propionil-CoA, principalmente ácido metilmalônico. Porém, como os resultados bioquímicos podem ser difíceis de avaliar, eles devem ser confirmados posteriormente por estudos *in vitro*. A maioria dos pacientes com resposta à B_{12} precisam apenas de uma restrição de proteína leve ou podem ficar sem restrição proteica. A vitamina B_{12} é administrada oralmente 1 vez/dia ou 1 vez/semana (1.000 a 2.000 µg por via intramuscular [IM]). Em alguns casos, a terapia com hidroxicobalamina IM pode ser mantida em suporte para infecções intercorrentes.[52]

Os objetivos do tratamento dietético são:

- Reduzir a produção e a excreção de ácido metilmalônico e ácido propiônico e seus metabólitos (propionilcarnitina, 3-hidroxipropiônico, metilcitrato e ácido 3-hidroxi-isovalérico)
- Manter níveis de metionina, treonina, valina e isoleucina (MTVI) dentro do recomendado para a faixa etária
- Manter a concentração de amônia dentro da normalidade
- Manter a concentração plasmática de carnitina livre dentro da faixa de normalidade (200 a 400 µmol/ℓ)
- Manter bom estado nutricional ou melhorar o estado nutricional do paciente (taxas de ganho ponderal e estatural adequadas a cada faixa etária)
- Prevenir o catabolismo proteico
- Estabelecer dieta restrita em isoleucina, metionina, treonina e valina.

Tratamento dietético

Fase aguda
Durante a fase aguda de descompensação metabólica que é desencadeada por infecções, imunizações, febre, vômitos, cirurgias e uso de fármacos, é necessário suspender proteínas e iniciar terapia agressiva com o propósito de manter as funções vitais, eliminar os metabólitos tóxicos e evitar catabolismo endógeno, já que 50% do propionato são produzidos por essa causa. Paralelamente, deve-se iniciar suporte nutricional parenteral intensivo por via central, com 80 a 120 kcal/kg/dia, sem proteínas ou aminoácidos, e para aumentar a eliminação de metabólitos tóxicos, suplementar com L-carnitina (250 a 500 mg/kg/dia) IV.[10,47] A suplementação de L-carnitina restaura os níveis intracelulares e, assim, restabelece a oxidação de ácidos graxos prejudicada devido à deficiência relativa desse composto. Se necessário, usar sonda nasogástrica com infusão de calorias e fórmulas livres dos aminoácidos MTVI.[10]

Na AMM, deve-se suplementar com vitamina B_{12} (hidroxicobalamina) (5 a 20 mg/dia VO, ou 1 a 2 mg/dia, IM), mas as formas cblA e cblB são as que respondem positivamente. Após a estabilização metabólica do paciente, são introduzidas, de maneira progressiva, as proteínas naturais, que são oferecidas nas fórmulas infantis ou no leite materno (0,3 a 0,6 a 1 g/kg/dia).[10,12]

Fase crônica
O tratamento tem como objetivo manter a homeostase bioquímica, prevenir o catabolismo, evitar jejum prolongado e manter hidratação adequada.[12] A restrição de aminoácidos limitantes na patologia é realizada com uma dieta hipoproteica. Deve-se utilizar fórmula metabólica isenta de isoleucina, metionina, treonina e valina, acrescida de vitaminas e minerais. O fracionamento deve ser realizado de 3 a 4 horas. A suplementação com L-carnitina (100 mg/kg/dia), vitamina B_{12} ou biotina deve continuar durante toda a vida.[2,9]

Os pacientes com AMM/APA exigem monitoramento contínuo ao longo da vida, e as avaliações clínicas, nutricionais, bioquímicas, neurológicas e psicológicas devem visar à otimização do desenvolvimento e do desempenho do paciente, com tratamento dietético e medicamentoso, adaptado à idade. O monitoramento regular dos parâmetros metabólicos e do crescimento, com as medidas dietéticas e o estado nutricional geral, bem como o monitoramento regular das complicações a longo prazo são indicados.[47]

Necessidades nutricionais

Necessidade energética
Embora as necessidades calóricas sejam individualmente determinadas, deve haver um equilíbrio entre prevenção do catabolismo e superalimentação, particularmente se houver atividade física diminuída. Inicialmente, as recomendações energéticas seguem as orientações da FAO/OMS (2007) para crianças saudáveis normais, mas devem ser ajustadas conforme idade, sexo, mobilidade, atividade física e condição clínica da criança. Durante a descompensação metabólica ou a doença intercorrente, especialmente com febre, os requisitos de energia são aumentados, e o fornecimento de energia adicional deve ser assegurado. Restrição calórica resulta em déficit de crescimento e perda de peso.[10,12,47]

Necessidade proteica
A necessidade de proteína natural diária de cada paciente é prescrita conforme a tolerância aos aminoácidos MTVI, e varia de acordo com idade, peso, grau da deficiência enzimática e estado de saúde. Os níveis seguros de proteína da FAO/OMS (2007) devem ser o objetivo final (Tabela 70.7).[47]

A fonte das proteínas naturais é importante. Se apenas fontes de proteína de cereais e vegetais (baixo valor biológico) forem consumidas, proteína adicional poderá ser necessária para compensar, pois a deficiência de isoleucina (abaixo de 20 µmol/ℓ) poderá causar perda de peso, vermelhidão na mucosa bucal, fissuras no canto da boca, tremores nas extremidades e diminuição plasmática de colesterol. Já a carência de metionina poderá diminuir o colesterol e aumentar os níveis de FAL, prolina, serina, treonina e tirosina. A treonina inferior a 80 µmol/ℓ ocasiona deterioração no ganho de peso, glossites e diminuição da globulina no plasma, enquanto a deficiência de valina causa anorexia, irritabilidade, perda de peso, sonolência e diminuição da albumina plasmática. Caso algum desses

Tabela 70.7 Níveis seguros de ingestão proteica e energética nos diferentes grupos etários.[47]

Idade	Necessidade energética				Necessidade proteica[a]	
	kJ/kg/dia (FAO/OMS, 2007)		kcal/kg/dia (convertido do FAO/OMS, 2007)		Idade	g/kg/dia
	Masculino	Feminino	Masculino	Feminino		
Lactentes						
6 meses	335	340	80	81,2	0,1	1,77
–	–	–	–	–	0,2	1,5
–	–	–	–	–	0,25	1,36
–	–	–	–	–	0,5-1	1,31
Crianças e adolescentes						
2 anos e 6 meses	348	334	83,1	79,8	1-10	0,84 a 0,90
5 anos	315	305	75,2	72,8	–	–
10 anos	275	248	65,7	59,2	–	–
15 anos	230	193	54,9	46,1	11-16	0,92 a 1,14
Adultos (atividade moderada, 70 kg)						
18 a 29 anos	183	159	43,7	38	> 16	0,84 a 0,87
30 a 59 anos	175	148	41,8	35,3	–	–
Adultos (atividade moderada, 50 kg)						
18 a 29 anos	212	180	50,6	43	–	–
30 a 59 anos	212	183	50,6	43,7	–	–

[a]FAO/OMS, 2007.

aminoácidos esteja deficiente, as proteínas naturais deverão ter o seu aporte aumentado de acordo com a tolerância do paciente, e o aminoácido deficitário deverá ser suplementado.[47]

A ingestão de proteínas deve ser uniformemente distribuída ao longo do dia. Pacientes com formas leves de AMM/APA podem tolerar uma ingestão de proteínas naturais que seja igual ou superior aos níveis seguros da FAO/OMS.[47]

Os aminoácidos isentos de precursores tóxicos são geralmente usados para contribuir na ingestão total de proteínas, as quais são recomendadas em quantidades maiores que as das ingestões diárias de referência (DRI). Essa recomendação acima das necessidades para a idade se justifica pela rápida absorção, pelo rápido catabolismo e pelo possível decréscimo na absorção total.[10,47]

O sucesso do tratamento depende do envolvimento da criança e dos familiares no esquema alimentar e suas restrições, pois a dieta deve ser seguida por toda a vida.

Estratégias de tratamentos experimentais

Várias estratégias de tratamento experimental visam prevenir ou tratar a falha mitocondrial.[54] Esse objetivo pode ser alcançado pela suplementação de substâncias anaplheróticas e suplementação de cofatores, para enzimas com atividade diminuída, suplementação de antioxidantes e suplementação de mediadores de transferência de elétrons. Em relação às substâncias anaplheróticas, o ácido cítrico foi utilizado em ensaios clínicos com pacientes, com APA e AMM,[55] resultando em um aumento de intermediários de ácido cítrico e possivelmente também se relacionou a um menor número de internações. Outro composto estudado foi o succinato, para neuroproteção em problemas cognitivos induzidos pelo ácido metilmalônico[56] em ratos, resultando em redução completa do fenótipo induzido. O substrato energético creatina obteve efeitos semelhantes aos

do succinato, possivelmente devido à restauração dos níveis de fosfato de alta energia intramitocondrial. A eficiência da suplementação de cofatores para enzimas com atividade diminuída também foi explorada.

A piridoxina (vitamina B_6) foi usada em ratos com convulsões induzidas pelo ácido metilmalônico,[57] resultando na redução completa do fenótipo ao impedir a inibição da descarboxilase do ácido glutâmico, induzida pelo ácido metilmalônico. A tiamina (vitamina B_1) é usada em pacientes com acidose láctica, devido a uma deficiência (relativa) de tiamina,[58,59] resultando em níveis reduzidos de lactato pelo aumento da atividade da piruvato desidrogenase.

O α-tocoferol em combinação com a coenzima Q10 é usado em pacientes com atrofia óptica, com o objetivo de melhorar sua visão com efeitos variados.[60,61] Foi relatado que a coenzima Q10 reverte a cardiomiopatia em um paciente com APA.[62]

O fato de, por um lado, tanto os substratos anaplheróticos quanto os cofatores resultarem na redução dos fenótipos induzidos pelo ácido metilmalônico e pelo ácido propiônico e, por outro lado, os antioxidantes atingirem os mesmos efeitos, destaca um aspecto importante da fisiopatologia da AMA e da AMM: os metabólitos tóxicos induzem tanto a falha energética mitocondrial quanto o aumento da formação de espécies reativas de oxigênio mitocondrial, levando à peroxidação lipídica e ao estresse oxidativo.[54]

Acidemia isovalérica

A acidemia isovalérica (AIV) foi a primeira reconhecida pelo homem.[63] É um EIM dos ACR resultante da deficiência enzimática da isovaleril-CoA-desidrogenase. Trata-se de uma doença rara de transmissão autossômica recessiva com variabilidade genética elevada, além de várias mutações no gene que se localiza no braço longo do cromossomo 15 (15q14-q15).[64] As mutações são heterogêneas; não há uma correlação apropriada entre o fenótipo e o genótipo. Os portadores da mutação 932C > T parecem exibir um fenótipo mais leve, eventualmente assintomático.[63,65]

A isovaleril-CoA-desidrogenase é uma flavoproteína mitocondrial responsável pelo transporte de elétrons na cadeia respiratória e que catalisa o terceiro passo do catabolismo da leucina.[65] A incidência da AIV é de aproximadamente 1:62.500 nascidos vivos na Alemanha e cerca de 1:250 mil nos EUA.[66] A deficiência da enzima mitocondrial isovaleril-CoA-desidrogenase ocasiona o acúmulo de isovaleril-CoA e seus metabólitos (Figura 70.4), incluindo o ácido isovalérico livre, o 3-hidroxi-isovalerato e a N-isovalerilglicina.[65,67]

Sinais clínicos

A deficiência de isovaleril-CoA-desidrogenase apresenta achados clínicos (Figura 70.5) como: acidose metabólica com aumento do *anion gap*, hiperamonemia, cetonemia, hipoglicemia, odor de "pés suados" ou "queijo" (devido ao ácido isovalérico), dor abdominal, vômitos, intolerância alimentar, choque e coma. O ácido isovalérico pode ser conjugado com a glicina para formar isovalerilglicina, e com a carnitina formando isovalerilcarnitina, causando hipocarnitinemia. A isovalerilglicina e a isovalerilcarnitina são patognomônicas da doença e são encontradas em concentrações muito aumentadas em fluidos fisiológicos em pacientes, mesmo em tratamento. Os ácidos 3-hidroxi-isovalérico e 4-hidroxi-isovalérico urinários também podem ser encontrados.[68,69]

A acidose metabólica resulta do aumento da produção ou do acúmulo de ácidos, ou da perda de base (bicarbonato [HCO_3^-]) nos fluidos extracelulares. A manifestação simples e aguda acarreta baixo pH no sangue (acidose), baixo HCO_3 e P_{CO_2} normal.

Em pacientes com acidose metabólica, o *anion gap* é calculado para ajudar a determinar a causa da acidemia e o tratamento adequado. *Anion gap* é a medida do intervalo entre a soma dos cátions "rotineiramente medidos" menos a soma dos ânions "rotineiramente medidos" no sangue.

$$Anion\ gap = (Na^+ + K^+) - (Cl^- + HCO_3^-)$$

O valor normal é de 12 a 14 mEq/ℓ. Na^+ é o sódio, K^+ é o potássio, Cl^- é o cloreto e HCO_3^- é o bicarbonato. Acidose metabólica ocorre quando há uma diminuição na concentração de HCO_3^-. Isso faz com que o valor do *anion gap* calculado exceda o intervalo normal.[70]

A hiperamonemia ou elevação da amônia plasmática para níveis tóxicos é, muitas vezes, uma característica-chave da descompensação metabólica nas acidemias orgânicas, com necessidade de intervenção imediata devido ao risco de complicações neurológicas e de vida.[71] Os sinais clínicos predominantes de hiperamonemia aguda incluem irritabilidade, rejeição de alimentos, vômitos ou sonolência em recém-nascidos e lactentes. Em crianças, adolescentes e adultos, os principais sinais clínicos estão associados a diferentes graus de encefalopatia aguda: consciência alterada, ataxia, convulsões e coma. A toxicidade da hiperamonemia no cérebro em desenvolvimento é devido a mecanismos multifatoriais, incluindo a interrupção do metabolismo de aminoácidos, de processos energéticos cerebrais e aumento do estresse oxidativo[72] A hiperamonemia é definida como níveis > 110 µmol/ℓ (198 µg/dℓ) no período neonatal (incluindo pré-termo) e > 50 µmol/ℓ (90 µg/dℓ) a partir deste período.[73]

Níveis elevados de amônia no plasma têm impacto direto nos resultados neurológicos e, níveis acima de 200 µmol/ℓ, geralmente estão associados à sonolência e letargia. As diretrizes atuais recomendam várias estratégias para o manejo da hiperamonemia, durante os episódios de descompensação da acidemia orgânica, incluindo o uso de removedores de amônia e ácido carglúmico e, nos casos mais graves, desintoxicação extracorpórea. Os sequestrantes de amônia, como o fenilbutirato de sódio e o benzoato de sódio, contornam o ciclo da ureia para aumentar a remoção de NH_3 do sangue, por conjugação de

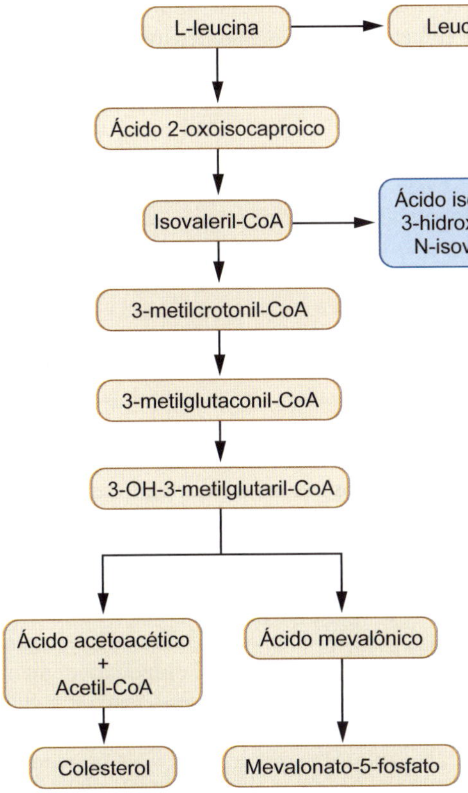

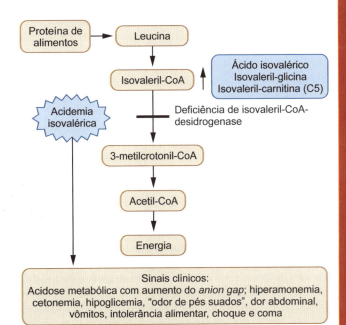

Figura 70.4 Degradação da leucina.

Figura 70.5 Acidemia isovalérica.

benzoato com glicina para gerar hipurato, ou fenilacetato com glutamina, para gerar fenilacetilglutamina. O ácido carglúmico é um análogo estrutural sintético do N-acetilglutamato (NAG), que promove a desintoxicação do NH_3 imitando os efeitos do NAG na carbamoil-fosfato sintetase I (CPS-I).[74] O ácido carglúmico é um tratamento eficaz para a hiperamonemia secundária à AIV e isto se reveste de grande importância, pois o benzoato de sódio funciona ligando amônia com glicina para produzir ácido hipúrico e remover amônia, o que diminui ainda mais a glicina disponível no paciente. A glicina é benéfica em pacientes com AIV, porque pode ser conjugada enzimaticamente com isovaleril-CoA para se tornar isovalerilglicina, e pode ser prontamente excretada pela urina.[75]

Diagnóstico

O diagnóstico bioquímico é feito a partir dos ácidos orgânicos na urina e das acilcarnitinas sanguíneas, determinados, respectivamente, por cromatografia gasosa/espectrometria de massa (GC/MS) ou espectrometria de massa em *tandem* (MS/MS). Na triagem neonatal por MS/MS, o metabólito encontrado é a isovalerilcarnitina (C5-carnitina). A confirmação diagnóstica é feita por ácidos orgânicos urinários, estudos enzimáticos e testes moleculares.[69]

A AIV pode ser classificada em duas formas de apresentação: a neonatal aguda ou clássica, que ocorre nas primeiras semanas de vida, geralmente com recusa alimentar, vômitos, desidratação, acidose metabólica, hiperamonemia (em alguns pacientes), taquipneia, hipotermia, letargia, apneia e bradicardia, progredindo para coma, edema cerebral e óbito; e a crônica ou leve, intermitente ou assintomática, em que as crianças podem apresentar sintomas não específicos de falha no crescimento, atraso no desenvolvimento ou retardo mental. Há um amplo espectro de apresentação com formas crônicas.[65,69] Estudo observacional multicêntrico, examinando a maior e mais longa coorte continuamente seguida de pacientes com AIV identificados pela triagem neonatal, confirma que a NBS reduz a mortalidade no grupo clássico e permite um resultado neurocognitivo favorável, mas não protege de forma confiável contra descompensações metabólicas (neonatais). A evolução a longo prazo em indivíduos com AIV leve é excelente. Esse grupo não se beneficia de forma clara da NBS, o que é corroborado pela ausência de descompensações metabólicas durante o período do estudo e a taxa de hospitalização é tão baixa quanto na população de referência, com desenvolvimento psicomotor e função cognitiva normais.[76]

Jejum prolongado, situações de estresse (infecções virais ou bacterianas) e dieta rica em proteína podem desencadear ataques agudos na forma crônica.[54] No exame físico, observam-se principalmente estado mental alterado e encefalopatia; entretanto, a desidratação, a hepatomegalia, o tônus anormal e uma apresentação similar à convulsão também podem ser observados.[65,77] "Odor de pé suado", ou "cheiro de meia suja", é classicamente descrito para AIV secundária à excreção de ácido 3-hidroxi-isovalérico.[40] Esse cheiro característico de "pés suados" pode ocorrer quando o paciente está em crise metabólica associada a cetoacidose, supressão da medula óssea e hiperamonemia.[69]

A pancreatite aguda (PA) associada à AIV raramente foi relatada; entretanto, em um estudo recente, um paciente admitido com ataques pancreáticos agudos recorrentes teve o diagnóstico final de AIV. A análise revelou uma nova mutação homozigótica de (p.E117K [c.349G > A]) no gene. Desse modo, deve-se ter em mente o diagnóstico diferencial de acidemias orgânicas quando houver ataques pancreáticos agudos recorrentes em crianças.[68]

Um estudo que teve como objetivo analisar a ocorrência de PA em pacientes com acidemias orgânicas e determinar se a PA era uma complicação importante nesses distúrbios a descreveu como rara nas acidemias orgânicas. A patogênese da PA nas acidemias orgânicas ainda não está clara. Porém, fatores como disfunção mitocondrial devido à deficiência de trifosfato de adenosina (ATP), acúmulo de metabólitos tóxicos na membrana celular pancreática, deficiência de carnitina, diminuição dos níveis de agentes antioxidantes como vitaminas C e E, glutationa, selênio, e aumento dos radicais livres foram implicados.[78]

Tratamento dietético

Quando houver uma triagem positiva para AIV, a terapia nutricional consiste na restrição de leucina (Figura 70.6), substrato que envolve a limitação enzimática, e no fornecimento de energia e nutrientes apropriados para promover o crescimento e o desenvolvimento adequados a cada faixa etária. A restrição do aminoácido é realizada conforme tolerância, haja vista que uma ingestão inadequada de um aminoácido essencial é, muitas vezes, tão prejudicial quanto o seu excesso. Os requisitos individuais para os aminoácidos são difíceis de determinar porque o crescimento e o desenvolvimento típicos podem ser alcançados em uma ampla gama de ingestão. Por isso, um monitoramento cuidadoso e frequente é necessário para assegurar a adequação da prescrição nutricional, e o aumento de peso adequado em lactentes e um índice de bem-estar e adequação nutricional sensível e facilmente monitorado.[79]

A terapêutica nutricional deve garantir nutrição adequada, bem como bom desenvolvimento físico e mental, evitando estados catabólicos aderindo a uma dieta fracionada e sem jejum. O papel do nutricionista na terapia e no planejamento dietético para cada criança com AIV é muito importante. Essa responsabilidade inclui a coleta de dados objetivos de consumo de alimentos da família/paciente, a avaliação da adequação da ingestão da criança e um trabalho lado a lado com a família para incorporar maneiras apropriadas de monitorar o padrão de consumo dos alimentos restritos. O nutricionista usa habilidades e conhecimentos de alimentos como fontes de nutrientes, além de dados sobre relacionamentos parentais, crescimento e desenvolvimento, bem como entrevistas, a fim de obter as informações necessárias para avaliar e planejar o tratamento da criança com EIM.[80]

Como o tratamento dietético fundamenta-se na restrição da ingestão de leucina, ele pode ocasionar baixo teor de proteínas na dieta. Assim, para não haver prejuízos, a alimentação pode ser suplementada com uma fórmula especial isenta de leucina, a qual pode chegar a representar 50% da necessidade diária de proteína, dependendo da tolerância à proteína natural.[81,82]

Um estudo com o objetivo de descrever o manejo dietético na AIV reuniu informações sobre 140 pacientes portadores da doença pertencentes a 39 centros. A pesquisa relatou que os suplementos de aminoácidos isentos de leucina foram rotineiramente utilizados para suplementar a ingestão de proteína em 58% dos centros, e que os que receberam prescrição de fórmula especial isenta de leucina apresentaram ingestão de proteínas naturais mais baixa na maioria dos grupos etários, exceto o de 1 a 10 anos. Em contrapartida, quando os centros não estavam usando fórmula especial isenta de leucina, a ingestão mediana de proteínas naturais encontrou níveis de ingestão proteica seguros, conforme a FAO/OMS (2007) em todas as faixas etárias.[83]

Um estudo canadense que teve como objetivo compreender as experiências de pais/cuidadores de crianças de 1 a 7 anos com DMH (aminoacidopatias, distúrbios do ciclo da ureia,

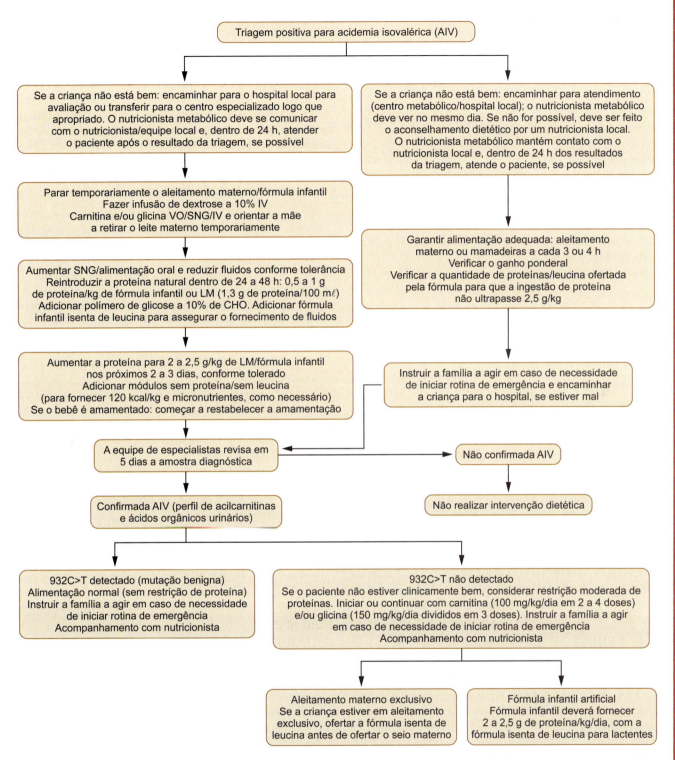

Figura 70.6 Fluxograma de ação para triagem neonatal positiva para acidemia isovalérica. *CHO,* carboidratos; *IV,* via intravenosa; *LM,* leite materno; *SNG,* sonda nasogástrica; *VO,* via oral.

distúrbios de oxidação de ácidos graxos e acidemias orgânicas ou outra DMH) evidenciou que a maioria dos pais e suas famílias se adaptaram bem ao diagnóstico de seus filhos, utilizando estratégias proativas de enfrentamento para integrar protocolos complexos de manejo de doenças na rotina da vida familiar. O estudo mostrou também que uma fonte importante de estresse foi a preocupação com os desafios sociais enfrentados por seus filhos, particularmente nas situações envolvendo a alimentação, em que a criança pode ser excluída por causa das restrições dietéticas. A questão alimentar esteve muito presente, e foram descritas dificuldades no acesso a alimentos especiais que sejam semelhantes aos alimentos consumidos por crianças não afetadas. Ademais, o fato de o paciente ser capaz de se identificar com outras crianças por meio da alimentação foi representado como importante para o desenvolvimento social da criança.[81]

A criança com distúrbio metabólico geralmente apresenta uma ampla gama de preocupações, que podem incluir marcadores bioquímicos instáveis, falta de aumento de peso, aumento excessivo de peso e dificuldade em aderir à dieta.

Os objetivos do tratamento dietético são:

- Reduzir a produção e a excreção de isovaleril-CoA
- Manter níveis de leucina dentro do recomendado para a faixa etária (50 a 180 μmol/ℓ)
- Manter a concentração de carnitina livre dentro do recomendado
- Manter a concentração plasmática de glicina dentro da faixa de normalidade (200 a 400 μmol/ℓ)
- Manter bom estado nutricional ou melhorar o estado nutricional do paciente (taxa de ganho ponderal e estatural adequada a cada faixa etária)
- Prevenir o catabolismo proteico
- Utilizar rotas metabólicas alternativas que dependam da carnitina e da glicina, que se conjugam com isovaleril-CoA para produzir os compostos não tóxicos, isovalerilglicina e isovalerilcarnitina
- Fazer dieta restrita em leucina.

Recomendações de nutrientes e manejo dietético

São necessários mais estudos longitudinais grandes e multicêntricos, e dados de resultados de longo prazo sobre o manejo dietético da AIV. Os trabalhos são escassos, em parte, devido à raridade da doença. Geralmente, o tratamento de longo prazo com carnitina, glicina e dieta de baixa proteína parece liderar a estabilidade metabólica relativa, particularmente após a primeira infância.[82]

Do primeiro ao terceiro mês de vida, o lactente deve ser avaliado semanalmente até alcançar o controle metabólico e a normalização dos valores de leucina de acordo com a meta terapêutica (Tabela 70.8). Entre o quarto e o quinto mês de vida, durante a consulta, a mãe ou o cuidador responsável deve ser orientado paulatinamente sobre a introdução da alimentação e os alimentos com baixo teor de leucina (Tabela 70.9), as leguminosas, os cereais e as oleaginosas apresentam elevado teor de leucina. O responsável deve ser estimulado a ler o rótulo dos alimentos para verificar o teor de proteínas. No sexto mês, devem ser introduzidos alimentos fontes de leucina, e, gradualmente, a amamentação ou as mamadeiras devem ser substituídas por alimentos. Aos 8 meses, deve-se expandir a variedade de alimentos com baixo teor de proteína (*low protein*), continuar a introdução de alimentos, introduzir aqueles com mais textura (de acordo com as práticas habituais de desmame) e aumentar as escolhas familiares com a utilização de receitas ou preparações com reduzida quantidade de proteínas. A quantidade de fórmula isenta de leucina deve ser revista em todas as consultas, de acordo com o peso do paciente e sua estabilidade metabólica (níveis de leucina, glicina, carnitina). Aos 12 meses, o nutricionista deve incentivar, o quanto possível, a utilização da alimentação da família,

estimulando o consumo de maior variedade de alimentos com aconselhamento sobre a alimentação infantil dentro das possibilidades metabólicas da criança.[82,84]

TIROSINEMIA

A tirosinemia é uma doença genética autossômica recessiva, decorrente de uma alteração da via metabólica da tirosina (TIR), levando ao acúmulo desse aminoácido ou de seus metabólitos tóxicos, em órgãos como fígado, rins e sistema nervoso central. Existem três tipos de tirosinemia, cada um classificado por seus sintomas e enzima afetada pela mutação:

- Tipo hepatorrenal, com duas formas de apresentação: tipo Ia, devido ao déficit da enzima fumarilacetoacetato-hidrolase (FAH), com gene localizado no cromossomo 15q23-25, sendo descritas mais de 100 diferentes mutações; e tipo Ib, ocasionado pela deficiência enzimática de maleilacetoacetato-isomerase[85]
- Tipo II, também chamado de oculocutâneo ou síndrome de Richner-Hanhart, ocorre devido ao déficit da enzima citosol tirosina-aminotransferase (TAT). Os níveis elevados de TIR causam problemas dermatológicos, oftalmológicos e de desenvolvimento neurológico. Os sinais e sintomas geralmente começam na primeira infância e incluem dor e vermelhidão nos olhos, lacrimejamento, sensibilidade anormal à luz (fotofobia) e pele espessa e dolorosa nas palmas das mãos e solas dos pés (hiperqueratose palmoplantar). Cerca de 50% dos pacientes afetados apresentam algum grau de deficiência intelectual[86]
- Tipo III, ocasionado pela deficiência da enzima 4-hidroxifenilpiruvato-dioxigenase, que é ativa tanto no rim quanto no fígado. Ocorre elevação dos níveis de TIR, mas não há manifestação de doença hepática ou renal. É o tipo mais raro dos três e suas características incluem deficiência intelectual, convulsões e perda periódica de equilíbrio e coordenação (ataxia intermitente). Os tipos II e III respondem bem à dieta restrita em TIR e FAL, o que não ocorre com a tipo I[85] (Figura 70.7).

Tipos Ia e Ib

Sinais clínicos

A tirosinemia tipo I, a forma mais grave dessa doença, é caracterizada por sinais e sintomas que se iniciam nos primeiros meses de vida. Afetados, os bebês não ganham peso e não crescem como o esperado, devido à intolerância alimentar já que os alimentos ricos em proteínas provocam diarreia e vômitos. Os lactentes também podem apresentar icterícia, odor de repolho e uma tendência aumentada a sangrar (particularmente sangramentos nasais).

Tabela 70.8 Recomendações de nutrientes para crianças e adultos com defeito do catabolismo da leucina – acidemia isovalérica.

Idade	Calorias (kcal/kg/dia)	Proteína (g/kg/dia)	Leucina (mg/kg)	Líquidos (mℓ/kg/dia)
0 < 6 meses	115 (95 a 145)	2,5 a 3,5	65 a 120	125 a 160
6 < 12 meses	105 (80 a 135)	2,5 a 3	50 a 90	125 a 145
1 < 4 anos	80 a 130	1,5 a 2,5	40 a 90	115 a 135
4 < 9 anos	50 a 120	1,3 a 2	40 a 60	90 a 115
9 < 14 anos	40 a 90	1,2 a 1,8	40 a 60	70 a 90
14 < 19 anos	35 a 70	1,2 a 1,8	30 a 60	40 a 60
≥ 19 anos	35 a 45	1,1 a 1,7	30 a 60	40 a 50

Tabela 70.9 Conteúdo em leucina, energia e proteína por 100 g de alimento (em ordem crescente de leucina por categoria).

Alimento	Leucina (mg/100 g)	Energia (kcal/100 g)	Proteína total (g/100 g)
Leguminosas			
Feijões	488	104	6,4
Lentilhas cozidas	527	109	6,9
Grão-de-bico cozido	549	132	7
Ervilhas	1.406	306	21,7
Cereais			
Arroz polido	590	334	6,7
Pão	691	275	9
Biscoitos	831	387	11,3
Farinha de aveia	920	378	12,6
Farinha de milho	1028	341	8,7
Macarrão de sêmola	1033	341	13,5
Milho	1168	357	9,2
Oleaginosas			
Avelãs	930	625	13,8
Nozes	1.011	702	14.3
Castanha-de-caju	1.280	604	15
Pistache	1.442	570	20,6
Amêndoas	1.450	542	22
Fruta			
Maçã	12	44	0,2
Uvas	14	61	0,5
Pera	16	35	0,3
Abacaxi	22	40	0,5
Laranja	22	37	0,7
Melão	28	33	0,8
Pêssego	29	27	0,8
Figo	40	47	0,9
Morango	46	27	0,9
Banana	56	76	1.2
Kiwi	68	44	1,2
Abacate	315	238	4.4
Vegetais			
Tomate maduro	30	19	1
Abóbora cozida	34	18	0,72
Berinjela cozida	52	15	1,1
Acelga	93	17	1,3
Couve-flor cozida	107	23	1,84
Repolho verde	113	19	2,1
Alface fresca	115	19	1,8
Batatas	122	85	2,1
Abobrinha	130	11	1,3
Vagem	147	18	2,1
Espinafre	323	31	3,4

Adaptada de U.S. Department of Agriculture. FoodData Central.

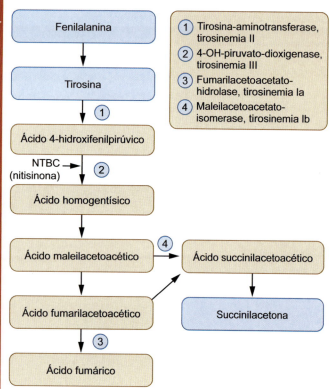

Figura 70.7 Metabolismo da tirosina e ação da NTBC. Adaptada de Heylen et al.[87] (2012).

A morte na criança não detectada ou não tratada geralmente ocorre antes dos 10 anos, geralmente por insuficiência hepática, crise neurológica ou carcinoma hepatocelular.[88]

É caracterizada por disfunção hepática grave, distúrbios da coagulação, crises neurológicas dolorosas e risco maior de desenvolver carcinoma hepatocelular. Algumas crianças afetadas têm repetidas crises neurológicas que levam à sensibilidade reduzida nos braços e pernas (neuropatia periférica), dor abdominal e insuficiência respiratória. Essas crises podem durar de 1 a 7 dias.[86]

Decorre de uma diminuição da atividade da FAH nos níveis hepático e renal. Esta enzima está presente na fase terminal da via do catabolismo da TIR. Pode ocorrer em bebês com grave envolvimento do fígado, ou mais tarde, no primeiro ano de vida, com disfunções hepática e tubular renal associadas a dificuldade de crescimento e raquitismo.[89] Crianças não tratadas podem apresentar confusão mental, crises neurológicas repetidas, muitas vezes não reconhecidas, dor abdominal, neuropatia periférica e falência respiratória, necessitando de ventilação mecânica. O não tratamento pode levar à morte, mais frequentemente por falência hepática ou carcinoma hepatocelular. Suas manifestações estão descritas a seguir:[85]

■ **Forma aguda.** É o tipo mais frequente, em que os pacientes apresentam sinais de deficiência hepática e disfunção tubular nas primeiras semanas ou nos primeiros meses de vida. É acompanhada de vômitos, diarreia, edema, ascite e icterícia. Frequentemente apresenta sepse renal, e ocasionalmente, dor abdominal acompanhada de hipertensão e hiponatremia, como uma porfiria aguda intermitente.

■ **Forma subaguda.** Tem a expressão dos sintomas menos graves, apesar de eles serem similares aos da forma aguda. O aparecimento, geralmente, é nos primeiros 10 anos de vida, normalmente ligado ao surgimento de um carcinoma hepatocelular.

■ **Forma crônica.** A progressão da doença é lenta e marcada mais comumente pela presença de tubulopatia e raquitismo por perda de fosfatos. Podem ocorrer visceromegalia, raquitismo subclínico e moderado retardo de crescimento. Alguns pacientes podem apresentar insuficiência renal e requererem transplante do órgão. Uma das complicações mais frequentes e graves é o aparecimento do carcinoma hepatocelular, que pode iniciar-se nos primeiros anos de vida, sendo mais frequente em crianças maiores e adolescentes, mas podendo ocorrer mesmo naqueles pacientes que apresentam poucos sintomas.[90]

Em todos os casos, o prognóstico é grave, devendo ter o seguimento de uma dieta controlada em TIR e fenilalanina (FAL), associada a um tratamento medicamentoso caro e apropriado, o qual limita o acúmulo de metabólitos tóxicos.

Em um estudo retrospectivo, realizado em 125 centros especializados na Europa, nos EUA, no Canadá e no Japão, com pacientes portadores de tirosinemia tipo I, tratados com dieta restrita em TIR e FAL, ficou evidenciado que a idade de aparecimento dos sintomas está estreitamente correlacionada à gravidade da doença, e o risco de morte é inversamente proporcional a essa idade. As principais causas de morte foram: insuficiência hepática e hemorragias recorrentes (67%), carcinoma hepatocelular (17%) e insuficiência respiratória (10%).[90]

Pacientes que não são detectados pelo teste de triagem neonatal podem ter um quadro grave da doença e requerer tratamento emergencial. Algumas manifestações são: comprometimento agudo do fígado com anormalidades na coagulação, hipoglicemia e elevação das transaminases, podendo evoluir para falência múltipla dos órgãos.[91]

Diagnóstico

A tirosinemia pode ser detectada nos testes de triagem neonatal, e o diagnóstico se confirma com a presença de succinilacetona na urina, elevação de TIR, FAL e metionina no sangue, concentração urinária elevada de metabólitos da tirosina e do composto δ-ALA e/ou pela identificação de variantes patogênicas bialélicas em testes genéticos moleculares.[88]

Quando os níveis de succinilacetona estiverem apenas levemente elevados, deverá ser medida a atividade enzimática da FAH em linfócitos ou fibroblastos ou realizado o estudo de mutações, quando estes testes estiverem disponíveis no serviço. O estudo da enzima não é totalmente seguro, pois existe uma variante genética que apresenta menor atividade enzimática, com valores similares aos da tirosinemia tipo Ia.

Pode ser encontrado, com frequência, aumento de gama-glutamiltransferase e alfacetoproteína. Esta última está muito elevada em pacientes altamente comprometidos ou na presença de um carcinoma hepatocelular. Em pacientes crônicos, seu valor está quase dentro da normalidade.[12]

Os níveis de TIR podem estar elevados em testes de triagem neonatal de pacientes prematuros e crianças em uso de nutrição parenteral total (NPT), nas tirosinemias tipos II ou III, nas doenças mitocondriais ou em outras doenças hepáticas. O mais comum é que os níveis de TIR elevados signifiquem uma hipertirosinemia benigna ou transitória em bebês. O aumento de metionina pode ser decorrente de disfunção hepática, defeitos no metabolismo da metionina ou homocistinúria.

O teste molecular para FAH pode ser usado para confirmação do diagnóstico, mas o tratamento não pode esperar enquanto o resultado não for obtido.

O aconselhamento genético deve ser feito à família da criança afetada, com a informação de que existe a chance de 25% de se ter outro filho com a mesma doença; logo, futuras gerações devem ser adequadamente planejadas.[91]

Tratamento

Devido à grande quantidade de FAL que se hidroxila a TIR, a ingestão dos dois aminoácidos deve ser restringida, levando-se em consideração que a tolerância na tirosinemia é maior do que na fenilcetonúria.

A necessidade da TIR está diretamente relacionada com o estado metabólico do paciente e o acúmulo de succinilacetona.

No período agudo da doença, a ingestão de proteínas naturais é suspensa. Inicia-se, então, o tratamento com alimentação parenteral, com glicose e lipídios (100 kcal a 120 kcal/kg/dia), ou por via enteral, sendo que as proteínas devem ser fornecidas, inicialmente, por fórmulas metabólicas sem TIR (1,5 a 2 g/kg/dia), durante até 48 horas. Quando a condição do paciente estiver estável, deve-se introduzir as proteínas naturais, iniciando-se com 0,25 a 0,5 g/kg/dia, por 36 a 48 horas, até completar 3,5 g de proteína/kg/dia, com 120 kcal/kg/dia, para evitar o catabolismo.

No período crônico, as necessidades de TIR somadas às de FAL são de 400 a 500 mg/dia para lactantes e 900 mg/dia para crianças maiores. A ingestão de proteínas naturais deve ser restringida para 0,5 g/kg/dia, completando 1,5 a 2,5 g/kg/dia, com a fórmula metabólica sem TIR, mas podendo conter traços de FAL. Se as concentrações plasmáticas de tirosina forem inicialmente normais ou apenas ligeiramente aumentadas, a proteína natural geralmente deve ser introduzida no início. A frutose e a galactose devem ser excluídas até que o diagnóstico de galactosemia e frutosemia tenham sido excluídos.[92]

O objetivo do tratamento nutricional é manter os níveis plasmáticos de TIR entre 200 e 400 μmol/ℓ e de FAL entre 30 e 70 μmol/ℓ. Um nível de FAL inferior a 20 μmol/ℓ pode provocar um desequilíbrio entre os aminoácidos neutros no cérebro, sendo necessária a suplementação (30 a 40 mg/kg/dia). Se a concentração sanguínea de fenilalanina for muito baixa (< 20 μmol/ℓ), proteína adicional deve ser adicionada à dieta a partir de alimentos, quando a criança já iniciou a alimentação complementar. Essa deve iniciar aos 6 meses, de acordo com a tolerância, níveis de tirosina e fenilalanina. Não deve conter proteínas de origem animal e alimentos vegetais, ricos em tirosina.[93]

É importante monitorar também os níveis de vitaminas e minerais, pois uma deficiência pode acompanhar a dieta restrita em proteínas. O risco de osteopenia é similar ao de outras patologias que necessitem de restrição dietética (Tabela 70.10).

A dieta é efetiva em evitar um dano hepático quando é introduzida em conjunto com o medicamento nitisinona (NTBC), o qual bloqueia a enzima hidroxifenilpirúvico-dioxigenase, interferindo na produção de FAH e succinilcetona (ver Figura 70.7). Essa substância deve ser introduzida tão logo se suspeite do diagnóstico de tirosinemia tipo I, mesmo antes do resultado do teste de triagem neonatal ou do aparecimento clínico da doença. A recomendação é iniciar com a dose de 1 mg/kg/dia. Existem controvérsias quanto a esse valor inicial; por isso, doses mais baixas, como 0,55 mg/kg/dia, também são utilizadas com sucesso.[94] Não há diretrizes que determinem a dose terapêutica exata, mas existe a recomendação de se manterem as concentrações no plasma entre 30 e 70 μmol/ℓ.[95]

O valor de NTBC calculado pode ser dividido em duas doses diárias no primeiro ano de vida. Não há interações conhecidas com outras substâncias nem decorrentes de o medicamento ser utilizado em combinação com outros medicamentos.[95]

Em suma, o tratamento para pacientes com tirosinemia tipo I é a utilização de NTBC associado à restrição de TIR e FAL, mantendo as concentrações de outros aminoácidos em níveis normais e proporcionando crescimento e desenvolvimento adequados. A recomendação total de proteínas da dieta para pacientes que usam fórmulas metabólicas é maior, pois a eficiência de absorção dos aminoácidos é diminuída.

Os níveis de TIR e FAL devem ser constantemente monitorados por meio de exames, para evitar suas deficiências. A dieta e o uso de NTBC são recomendados por toda a vida do paciente, sendo que o único tratamento definitivo é o transplante hepático. Este procedimento está indicado para crianças que não respondem à terapia com NTBC e para aquelas que têm evidências clínicas de malignidade. A mortalidade associada a transplante, para crianças pequenas, é de aproximadamente 10%.[89] Após a realização do procedimento cirúrgico, a utilização de NTBC em pequenas doses (0,1 mg/kg/dia) torna-se benéfica para a prevenção de lesão tubular renal e disfunção glomerular, resultante da constante presença de succinilacetona no plasma e na urina.[95]

Tipo II: tipo oculocutâneo ou síndrome de Richner-Hanhart

É causado pelo defeito da enzima citosol tirosina aminotransferase (TAT). O gene se localiza no cromossomo 16q22.1-22.3, com herança autossômica recessiva.

Seu diagnóstico pode ser feito por meio de:

- Concentração de TIR maior que 500 μmol/ℓ, podendo ser superior a 1.000 μmol/ℓ, sendo a concentração de outros aminoácidos normal
- Excreção aumentada de p-hidroxifenilpiruvato, p-hidroxifenil-lactato e p-hidroxifenilacetato e presença de pequenas quantidades de N-acetiltirosina e 4-tiramina na análise de ácidos orgânicos na urina.[93]

O estabelecimento do diagnóstico de tirosinemia tipo II baseia-se no seguinte:

- O quadro clínico se caracteriza por lesões oculares e cutâneas, devido à formação de cristais intracelulares, quando a concentração de TIR excede sua saturação. Essas lesões podem manifestar-se nos primeiros meses de vida, com fotofobia e lacrimejamento acompanhados de dores intensas. A conjuntiva inflamada evolui para úlcera corneal bilateral; como sequela, ocorrem diminuição da visão e glaucoma
- Cerca de 80% dos pacientes afetados apresentam lesões cutâneas nas plantas dos pés e das mãos, as quais se iniciam como vesículas ou erosões dolorosas. A superfície plantar dos dedos pode apresentar um acentuado espessamento amarelado associado à hiperqueratose.[93] Alterações neurológicas

Tabela 70.10 Recomendações de fenilalanina e tirosina.

Idade (meses)	Fenilalanina (mg/kg/dia)	Tirosina (mg/kg/dia)	Proteína (g/kg/dia)	Calorias (kcal/kg/dia)
0 a 3	30 a 90	35 a 90	3 a 3,5	120
3 a 6	30 a 70	30 a 70	3 a 3,5	115
6 a 9	25 a 50	25 a 50	2,5 a 3	110
9 a 12	20 a 40	20 a 40	2,5 a 3	105

aparecem em 60% dos casos, com retardo mental grave e microcefalia ou déficit de coordenação motora e de linguagem.

O tratamento é, também, a restrição de TIR e FAL, mas com maior tolerância à primeira. As lesões oculares e cutâneas são revertidas em 1 ou 2 meses após o início do tratamento. Devido à restrição de proteínas naturais, está indicada a utilização de uma fórmula metabólica sem TIR, para complementar a recomendação proteica.[95]

Tipo III

É a forma mais rara de tirosinemia, causada pela deficiência da enzima 4-hidroxifenilpiruvato-dioxigenase, que é ativa tanto no fígado como no rim. Essa enzima é a aquela inibida pela NTBC, quando usada no tratamento da tirosinemia tipo I. O gene está localizado no cromossomo 12. A concentração plasmática de tirosina varia de 350 a 650 μmol/ℓ. A excreção de ácido 4-hidroxifenilpirúvico, 4-hidroxifenil-lactato e 4-hidroxifenilacetato é aumentada.[93] As quantidades precisas variam com a ingestão de proteínas, o que define uma doença com herança autossômica recessiva.

Foram identificados poucos casos da doença, e o quadro clínico é heterogêneo. São descritos pacientes com retardo mental ou sintomas neurológicos, como ataxia e alterações cutâneas ou oculares. Os casos que foram diagnosticados pelo teste de triagem neonatal evoluíram assintomáticos.[89] Como na tirosinemia tipo II, não há envolvimento hepático. Ainda não está claro se a tirosinemia tipo III está realmente associada a atrasos cognitivos ou se a associação resultou de viés de averiguação.[93]

Não se sabe se a restrição de TIR e FAL da dieta pode atenuar o quadro clínico da doença; porém, como as alterações neurológicas e o retardo mental podem ser causados pelo aumento destes aminoácidos no sangue, indica-se um tratamento igual ao da tirosinemia tipo II. Recomenda-se também manter um nível de TIR abaixo de 500 μmol/ℓ, para prevenir as lesões oculares.[95]

DOENÇA DA URINA DE XAROPE DE BORDO

Em 1954, houve o relato de quatro casos de uma doença degenerativa familiar com início na primeira semana de vida, em que a urina dos pacientes apresentava odor semelhante a xarope de bordo. O cheiro era adocicado, semelhante ao de caramelo ou açúcar queimado, dando origem ao nome *maple syrup urine disease* (MSUD), em português, doença da urina de xarope de bordo (DXB). O odor peculiar foi pela presença de grande quantidade de aminoácidos e α-cetoácidos de cadeia ramificada.[96]

A DXB é um distúrbio genético autossômico recessivo, causado pela deficiência da atividade do complexo enzimático desidrogenase dos α-cetoácidos de cadeia ramificada (CACR). A prevalência de DXB na população geral é de aproximadamente 1:150 mil recém-nascidos, embora possa ser muito maior em alguns grupos étnicos.[97] A deficiência desse complexo de enzimas ocasiona elevação dos níveis dos ACR (leucina, isoleucina, valina) e seus α-cetoácidos correspondentes (α-ceto[oxo]isocaproico, α-ceto[oxo]-β-metilvalérico e aceto[oxo]isovalérico, respectivamente).[98]

A leucina, a isoleucina e a valina são inicialmente catabolizadas por uma via comum (Figura 70.8). A primeira reação, que ocorre principalmente no músculo, envolve a transaminação reversível para 2-oxo ou cetoácidos; em seguida, ocorre a descarboxilação oxidativa para os derivados de coenzima A (CoA) pelo CACR. Posteriormente, as vias de degradação dos ACR divergem. A leucina é transformada em acetoacetato e acetil-CoA, que entra no ciclo de Krebs. O passo final no catabolismo da isoleucina envolve a clivagem em acetil-CoA e propionil-CoA, que também entra no ciclo de Krebs via conversão em succinil-CoA. A valina também é metabolizada em propionil-CoA.[52]

O complexo enzimático desidrogenase dos CACR é responsável pelo segundo passo comum no catabolismo dos três ACR. Assim como as outras desidrogenases dos CACR, elas são compostas por três componentes catalíticos: a descarboxilase (E1), que é composta por subunidades E1a e E1b e requer tiamina como coenzima, uma di-hidrolipoil-aciltransferase (E2) e uma di-hidrolipoamida-desidrogenase (E3). Uma deficiência do componente E1 ou E2 pode causar DXB, enquanto uma deficiência do componente E3 produz uma síndrome específica (deficiência de di-hidrolipoamida-desidrogenase [E3]) com acidose láctica congênita.[52] Estudos moleculares confirmam a existência de variados genes envolvidos na doença, que codificam cada unidade do CACR. Os genes que codificam as várias subunidades/componentes catalíticos (E1α, E1β, E2, E3, quinase e fosfatase) foram mapeados para *loci* cromossômico: 19q13.1 a 13.2; 6q14; 1 p31; 7q31-32; 16 p11.2; e 4q22.1, respectivamente.[99]

Altas concentrações sanguíneas de ACR, especialmente leucina, associadas a baixos níveis de outros grandes aminoácidos neutros (LNAA), demonstraram causar diminuição das concentrações cerebrais de aminoácidos essenciais e, consequentemente, diminuição de proteínas e neurotransmissores (dopamina, serotonina e outros neurotransmissores derivados de aminoácidos) no SNC.[97] Múltiplos mecanismos patológicos estão presumivelmente envolvidos na neurodegeneração da DXB, como o desequilíbrio de aminoácidos plasmáticos e cerebrais, levando à diminuição da síntese de importantes neurotransmissores e proteínas cerebrais, e à neurotoxicidade dos ACR e α-CCR, principalmente leucina e ácido α-cetoisocaproico. Os sintomas neurológicos e anormalidades cerebrais de pacientes com DXB podem ser, pelo menos em parte, devido aos papéis prejudiciais dos ACR e α-CCR no SNC. Estudos em animais mostraram que esses metabólitos perturbam marcadamente a homeostase redox, prejudicam a bioenergética mitocondrial e provocam uma resposta pró-inflamatória no cérebro, além de causar alterações morfológicas e morte de células neurais. As terapias atuais da DXB, baseadas no plano dietoterápico e no transplante hepático, melhoram expressivamente os níveis de ACR e reduzem significativamente a mortalidade e as crises metabólicas, mas não conseguem prevenir sintomas neuropsiquiátricos a longo prazo em um número considerável de pacientes.[100]

Sinais clínicos

A deficiência na atividade do complexo de CACR é clinicamente caracterizada por cetoacidose, convulsões, coma, atraso psicomotor e retardo mental. Os mecanismos dos sintomas neurológicos apresentados por pacientes com DXB ainda são mal compreendidos. Altos níveis de leucina e ácido α-cetoisocaproico parecem ser os principais metabólitos neurotóxicos na DXB.[98,101]

Com base na apresentação clínica e nas respostas bioquímicas à administração de tiamina, a DXB pode ser dividida em cinco fenótipos: clássico, intermediário, intermitente, sensível à tiamina e deficiente em di-hidrolipoil-desidrogenase (E3).[52,98]

A forma clássica, mais grave e comum, tem início neonatal, entre o 4º e o 7º dia de vida, com quadro de encefalopatia.

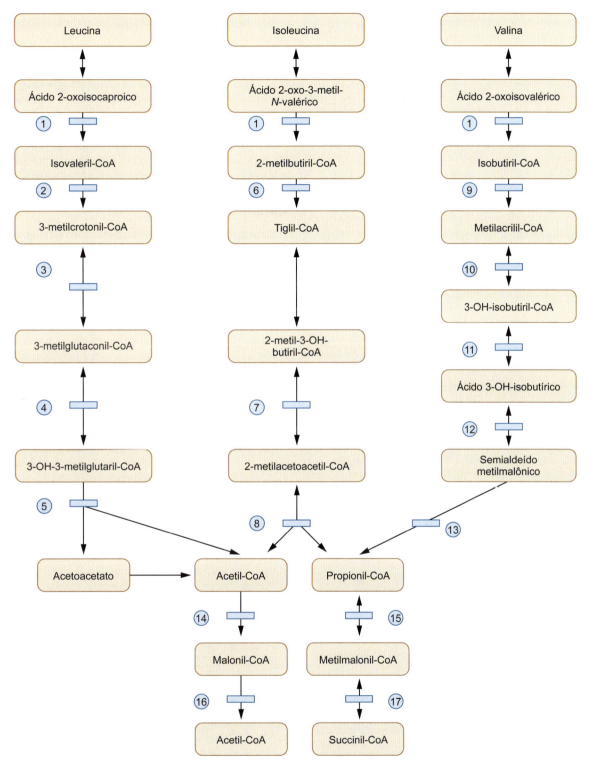

Figura 70.8 Metabolismo dos aminoácidos de cadeia ramificada (valina, leucina e isoleucina). *1*, complexo enzimático desidrogenase dos alfacetoácidos de cadeia ramificada (CACR); *2*, isovalerilcoenzima-A-hidratase; *3*, 3-metilcrotonil-CoA-carboxilase; *4*, 3-metilglutaconil-CoA-hidratase; *5*, 3-hidroxi-3-metilglutaril-CoA-liase; *6*, deficiência de acetil-CoA-desidrogenase de cadeia curta/ramificada; *7*, 2-metil-3-hidroxibutiril-CoA-desidrogenase; *8*, 2-metilacetoacil-CoA-tiolase; *9*, isobutiril-CoA-desidrogenase; *10*, enoil-CoA-hidratase ECHS1; *11*, 3-hidroxi-isobutiril-CoA-hidrolase HIBCH; *12*, ácido 3-hidroxi-isobutírico-desidrogenase; *13*, metilmalônico-semialdeído-desidrogenase; *14*, acetil-CoA-carboxilase; *15*, propionil-CoA-carboxilase; *16*, malonil-CoA-descarboxilase; *17*, metilmalonil-CoA-mutase. Adaptada de Schiff et al.[52] (2016).

Os principais sinais clínicos apresentados pelos pacientes incluem cetoacidose, hipoglicemia, odor característico, opistótono, inapetência, apneia, ataxia, convulsões e coma. O edema cerebral grave é geralmente observado em pacientes com DXB que foram a óbito durante uma crise metabólica aguda.[52,102] O quadro de edema cerebral pode levar à morte por herniação cerebral, especialmente em crianças com idade de 4 a 15 anos, que são pouco tolerantes à elevação do volume cerebral.[101]

Na forma intermediária, o diagnóstico normalmente é feito entre os 5 meses e 7 anos de vida. Os pacientes podem ter o odor de xarope de bordo presente no cerume, níveis elevados dos aminoácidos, atraso no desenvolvimento, distúrbio alimentar e de crescimento e quadro de retardo mental progressivo inespecífico.[52]

Na forma intermitente, os sintomas surgem tardiamente, com atraso no desenvolvimento neuropsicomotor (ADNPM) ou crises metabólicas agudas. Os pacientes podem tolerar ingestão de leucina normal; contudo, durante períodos de jejum prolongado, o estresse fisiológico (infecções, traumatismos, cirurgias) pode desenvolver características clínicas e bioquímicas da forma clássica.

A forma responsiva à tiamina é semelhante à intermediária, mas os pacientes apresentam melhora quando submetidos ao teste terapêutico com tiamina.[52,98]

Na fase aguda, é necessário um tratamento rápido e agressivo para reduzir os níveis de leucina, com a infusão de solução com alto teor de glicose para estimular a liberação de insulina e suprimir o catabolismo de proteínas. Se não houver melhora, pode ser necessário fazer intervenções invasivas (diálise peritoneal, hemodiafiltração ou hemodiálise).[52,103]

A hipoglicemia é um achado comum nesses pacientes, e essa alteração está possivelmente associada ao aumento da secreção de insulina estimulada pela alta concentração de leucina. Os níveis de leucina maiores que 1.000 μmol/ℓ são críticos, uma vez que podem produzir dano irreparável ou até ocasionar a morte.[104,105]

Para evitar danos neurológicos irreversíveis, o tratamento deve ser iniciado o mais precocemente possível, antes dos 15 dias de vida. O acúmulo de leucina afeta o SNC, e o dano neurológico depende da exposição do cérebro aos metabólitos tóxicos e do período de desenvolvimento do SNC.[98]

Diagnóstico

A triagem neonatal ampliada por meio de MS/MS possibilita o diagnóstico de DXB quando o paciente ainda está assintomático, tornando possível o tratamento precoce.[106]

Quando os níveis de ACR estão elevados nos tecidos e fluidos biológicos dos pacientes, e com a presença de aloisoleucina, eles recebem o diagnóstico de DXB. A aloisoleucina é um produto da degradação da isoleucina e representa o marcador diagnóstico mais sensível e específico para todas as formas de DXB. A aloisoleucina plasmática é < 5 μmol/ℓ em bebês, crianças e adultos saudáveis, e excede esse valor em 94% e 99,9% das amostras de pacientes com formas intermediárias e clássicas de MSUD, respectivamente.[107] A quantificação dos ACR pode ser feita por MS/MS ou cromatografia líquida de alta eficiência (HPLC). O perfil normal não exclui o diagnóstico da forma intermitente, diagnosticada na descompensação aguda. O perfil de ácidos orgânicos urinários detecta os CACR (α-ceto-isovalérico, α-ceto-isocaproico, α-ceto-3-metilvalérico).[52]

O tratamento envolve restrição na ingestão de proteína e uma fórmula específica de aminoácidos, exceto aqueles acumulados na DXB (leucina, valina e isoleucina), bem como a intervenção agressiva durante a descompensação metabólica aguda. A maioria dos pacientes clássicos não tratados morre nos primeiros meses da vida por crises metabólicas recorrentes e deterioração neurológica.[98,101]

A idade do diagnóstico e o subsequente controle metabólico são os determinantes mais importantes do prognóstico.[105] Não se encontrou associação significativa entre a gravidade do atraso no desenvolvimento e os níveis de leucina no diagnóstico. Isso incentivou a inclusão da DXB nos testes de triagem neonatal em dezenas de países. No Brasil, a detecção precoce da doença é uma realidade apenas no Distrito Federal desde 2012, pois a DXB não está incluída nos exames de triagem neonatal disponibilizados pelo SUS em grande parte do país.

Tratamento

O tratamento normalmente consiste na restrição dietética de ACR e suplementação com tiamina, além de uma fórmula especial isenta de ACR. O objetivo da restrição alimentar de ACR para pacientes com DXB é alcançar e manter as concentrações plasmáticas desses aminoácidos o mais próximo possível do normal, prevenindo e corrigindo as suas deficiências.[26]

O controle metabólico de longo prazo é um fator determinante de desenvolvimento psicomotor e cognitivo, mais importante do que os níveis de leucina no diagnóstico.[105] As concentrações elevadas de leucina (LEU) são associadas frequentemente a morfologia cerebral anormal e comprometimento cognitivo. Baixas concentrações de ACR plasmático, principalmente isoleucina (ILE) e, em seguida, valina (VAL), resultam em dano epitelial grave, mas reversível, na pele, nos olhos e no sistema digestório. Estudos diferem com relação aos níveis plasmáticos de ACR que são considerados aceitáveis, mas concordam que o monitoramento bioquímico frequente é necessário para avaliar a eficácia da intervenção dietética e detectar deficiências ou excessos.[26,108]

O acompanhamento dos portadores da DXB precisa ser rigoroso, e a dosagem sérica de aminoácidos deve ser realizada semanalmente em crianças menores de 1 ano, quinzenalmente naquelas de até 3 anos, e mensalmente após esse período.[26,98,108]

Alguns pacientes são responsivos à tiamina; desse modo, deve-se realizar um teste terapêutico para todos os indivíduos com DXB, exceto aqueles que sabem ser homozigotos para a mutação 1312TNA ou outras, resultando em menos de 3% de atividade enzimática da desidrogenase dos CACR.

Inicialmente, deve-se aplicar o teste terapêutico com uma dosagem de tiamina de 50 a 200 mg/dia, avaliando a resposta em um período de 1 mês. Com a dosagem de ACR plasmática e/ou tolerância à dietética dos ACR, recomenda-se manter a suplementação de tiamina e a restrição dietética adequada de ACR em indivíduos sensíveis a ela.[108]

Objetivos do tratamento dietético

Os objetivos do tratamento dietético são:

- Manter as concentrações plasmáticas de LEU, com monitoramento frequente, entre 75 e 200 μmol/ℓ para lactentes e crianças ≤ 5 anos, e entre 75 e 300 μmol/ℓ para > 5 anos, a fim de alcançar resultados cognitivos favoráveis
- Manter as concentrações plasmáticas de ILE e VAL, com monitoramento frequente, entre 200 e 400 μmol/ℓ (ou ligeiramente acima dos níveis normais) em todos os indivíduos, para evitar instabilidade metabólica e deficiências

- Empregar as estratégias de manejo dietético para alcançar as concentrações recomendadas de ACR (Tabela 70.11)
- Manter o ACR plasmático dentro do nível recomendado ao longo da vida
- Manter bom estado nutricional ou melhorar o estado nutricional do paciente (taxa de ganho ponderal e estatural adequada a cada faixa etária)
- Prevenir o catabolismo proteico
- Fazer dieta pobre em ACR.

Gestação e DXB

Mulheres com DXB que estão grávidas requerem aumento da ingestão proteica para o crescimento do feto e a proliferação dos tecidos maternos, mantendo os níveis de ACR plasmático no intervalo de tratamento para garantir a homeostase metabólica. Neste período, deve-se monitorar a paciente de perto e fornecer orientações dietéticas individualizadas, a fim de garantir que a ingestão seja adequada para atender ao aumento tecidual, com atenção à ingestão de proteína e ACR e aos requisitos energéticos da gravidez. É importante manter as concentrações plasmáticas de ACR dentro dos níveis de normalidade (LEU: 75 a 300 μmol/ℓ, ILE e VAL: 200 a 400 μmol/ℓ) durante a gravidez.[26]

No primeiro trimestre da gestação, a inapetência, as náuseas e os vômitos relacionados à gravidez devem ser tratados de maneira agressiva para prevenir ou minimizar o catabolismo de proteínas endógenas. A necessidade de suplementação de vitaminas e/ou minerais deve ser avaliada com base na adesão dietética, na quantidade de fórmula isenta de ACR e na avaliação laboratorial. Deve-se prevenir o catabolismo durante períodos de pré-parto/parto, bem como entre a segunda e a sexta semana pós-parto, que são períodos particularmente vulneráveis. O nutricionista deve também fornecer maior ingestão de nutrientes à nutriz com DXB e fazer um monitoramento clínico e bioquímico próximo no período em que a paciente estiver amamentando.[108]

Recomendações de nutrientes e manejo dietético

A recomendação de leucina, valina, isoleucina, proteínas e calorias dependem da atividade enzimática, do estado de saúde e da faixa etária de cada paciente (ver Tabela 70.11). As necessidades nutricionais de leucina são maiores durante os primeiros 6 meses, estabilizando-se por volta do segundo ou terceiro ano de vida.[108] Na prática clínica, as crianças diagnosticadas com DXB devem ser encaminhadas a um nutricionista especializado em metabolismo e recebem uma dieta pobre em proteínas. Elas podem precisar tomar remédios também. A dieta é adaptada para reduzir a quantidade de aminoácidos recebidos,

principalmente leucina, valina e isoleucina. As pessoas com DXB necessitam seguir uma dieta pobre em proteínas para reduzir o risco de uma crise metabólica. Algumas crianças precisam tomar suplementos de isoleucina e valina com a dieta prescrita. Isso ajuda a manter um nível saudável desses aminoácidos no sangue. O uso do leite materno e a fórmula infantil também precisam ser monitorados e medidos ou pesados, conforme recomendação profissional. A fórmula de partida contém os aminoácidos que precisam ser restringidos; portanto, ela é utilizada de forma limitada e necessita do complemento de uma fórmula especial isenta de leucina, isoleucina e valina com vitaminas, minerais e outros aminoácidos não limitantes.[109]

A tolerância à leucina é definida como a ingestão diária do aminoácido o suficiente para o crescimento normal, mantendo-se a concentração plasmática de leucina, dentro da faixa de referência normal. Essa tolerância é ajustada pelo peso e reflete um equilíbrio entre as perdas de proteínas não medidas (p. ex., descamação da pele, cabelos e unhas) e o incremento de proteína corporal, que por sua vez está ligada à taxa de crescimento.[110,111]

A tolerância à leucina varia com a idade e o estado catabólico. Uma coorte de tratamento com 41 crianças nascidas entre 2005 e 2018 com DXB clássica e manejadas desde o nascimento usando fórmula metabólica sem ACR enriquecida, 6.784 perfis de aminoácidos (aproximadamente 165 exames/paciente) foram analisados para gerar estatísticas descritivas e comparativas. A tolerância ajustada ao peso diminuiu de 72 ± 13 mg de leucina/kg/dia em recém-nascidos para 10 ± 2 mg de leucina/kg/dia em adultos e acompanhou uma redução da proteína total equivalente ajustada pelo peso (soma de proteínas naturais e da fórmula livre de ACR) que permaneceram 25 a 50% acima da quantidade diária recomendada ao longo da vida. A proporção de proteína natural em relação à fórmula isenta de ACR diminuiu em torno de 25% durante a infância para quase 10% na adolescência.[107]

As necessidades mínimas diárias de valina e isoleucina são de 200 e 250 mg, respectivamente.[52] Desse modo, o aporte tolerável não atenderá as necessidades proteicas; portanto, será fundamental adicionar uma fórmula de aminoácidos especial isenta de ACR. Não está estabelecido se as necessidades proteicas serão maiores, tendo em vista o processo de digestão, absorção e metabolização dos aminoácidos. Para lactentes diagnosticados por triagem neonatal, o manejo nutricional difere se houver ou não sintomas, conforme as Figuras 70.9 e 70.10. Durante os episódios de descompensação metabólica, deve-se observar uma rotina de emergência, conforme apresentado na Figura 70.11. Para o gerenciamento dos episódios de elevação de leucina, utiliza-se uma dieta especial desprovida de leucina,

Tabela 70.11 Recomendações diárias de ingestão de nutrientes para crianças e adultos com doença da urina de xarope de bordo (DXB).

Idade	Calorias (kcal/kg/dia)	Proteína (g/kg/dia)	Leucina (mg/kg)	Valina (mg/kg)	Isoleucina (mg/kg)	Líquidos (mℓ/kg/dia)
0 < 6 meses	95 a 145	2,5 a 3,5	40 a 100	40 a 95	30 a 90	125 a 160
6 < 12 meses	80 a 135	2,5 a 3	40 a 75	30 a 80	30 a 70	125 a 145
1 < 4 anos	80 a 130	1,5 a 2,5	40 a 70	30 a 70	20 a 70	115 a 135
4 < 9 anos	50 a 120	1,3 a 2	35 a 65	30 a 50	20 a 30	90 a 115
9 < 14 anos	40 a 90	1,2 a 1,8	30 a 60	25 a 40	20 a 30	70 a 90
14 < 19 anos	35 a 70	1,2 a 1,8	15 a 50	15 a 30	10 a 30	40 a 60
≥ 19 anos	35 a 45	1,1 a 1,7	15 a 50	15 a 30	10 a 30	40 a 50

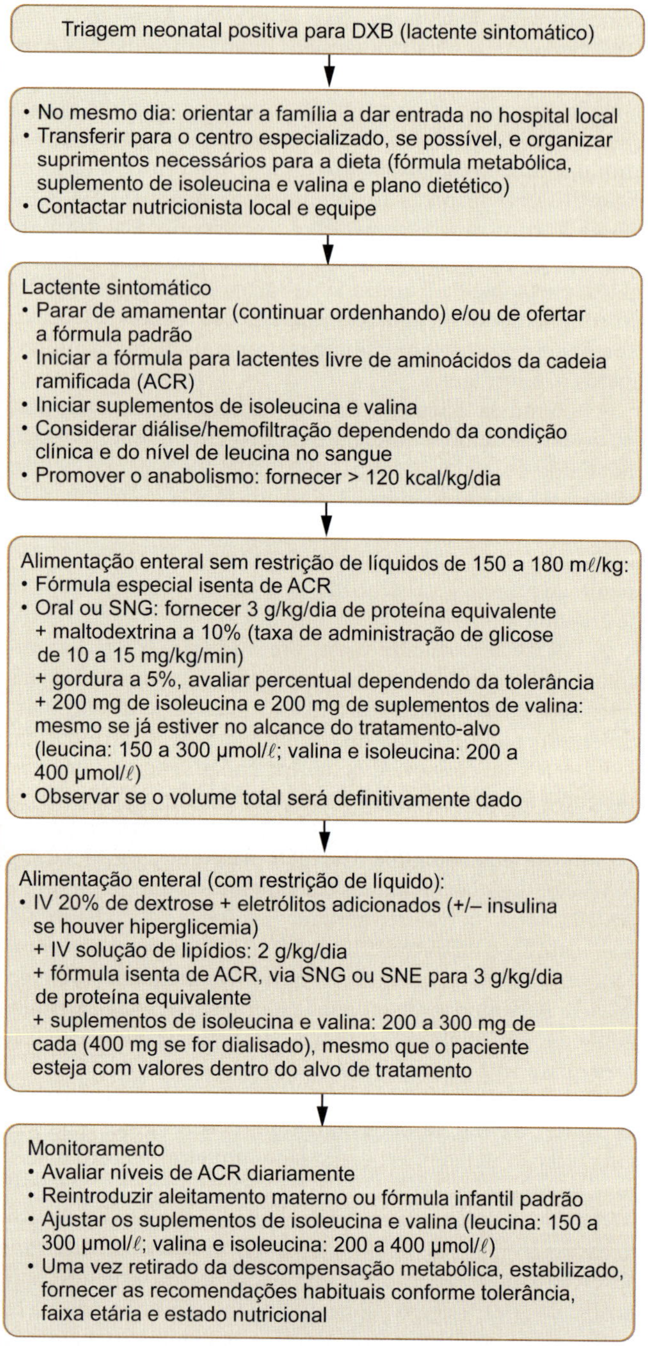

Triagem neonatal positiva para DXB (lactente sintomático)
• No mesmo dia: orientar a família a dar entrada no hospital local
• Transferir para o centro especializado, se possível, e organizar suprimentos necessários para a dieta (fórmula metabólica, suplemento de isoleucina e valina e plano dietético)
• Contactar nutricionista local e equipe
Lactente sintomático
• Parar de amamentar (continuar ordenhando) e/ou de ofertar a fórmula padrão
• Iniciar a fórmula para lactentes livre de aminoácidos da cadeia ramificada (ACR)
• Iniciar suplementos de isoleucina e valina
• Considerar diálise/hemofiltração dependendo da condição clínica e do nível de leucina no sangue
• Promover o anabolismo: fornecer > 120 kcal/kg/dia
Alimentação enteral sem restrição de líquidos de 150 a 180 mℓ/kg:
• Fórmula especial isenta de ACR
• Oral ou SNG: fornecer 3 g/kg/dia de proteína equivalente + maltodextrina a 10% (taxa de administração de glicose de 10 a 15 mg/kg/min) + gordura a 5%, avaliar percentual dependendo da tolerância + 200 mg de isoleucina e 200 mg de suplementos de valina: mesmo se já estiver no alcance do tratamento-alvo (leucina: 150 a 300 µmol/ℓ; valina e isoleucina: 200 a 400 µmol/ℓ)
• Observar se o volume total será definitivamente dado
Alimentação enteral (com restrição de líquido):
• IV 20% de dextrose + eletrólitos adicionados (+/– insulina se houver hiperglicemia) + IV solução de lipídios: 2 g/kg/dia + fórmula isenta de ACR, via SNG ou SNE para 3 g/kg/dia de proteína equivalente + suplementos de isoleucina e valina: 200 a 300 mg de cada (400 mg se for dialisado), mesmo que o paciente esteja com valores dentro do alvo de tratamento
Monitoramento
• Avaliar níveis de ACR diariamente
• Reintroduzir aleitamento materno ou fórmula infantil padrão
• Ajustar os suplementos de isoleucina e valina (leucina: 150 a 300 µmol/ℓ; valina e isoleucina: 200 a 400 µmol/ℓ)
• Uma vez retirado da descompensação metabólica, estabilizado, fornecer as recomendações habituais conforme tolerância, faixa etária e estado nutricional

Figura 70.9 Fluxograma decisório em caso de triagem neonatal positiva para doença da urina de xarope de bordo (DXB) em criança sintomática. *IV*, via intravenosa; *SNE*, sonda nasoenteral; *SNG*, sonda nasogástrica. Adaptada de British Inherited Metabolic Disease Group. Disponível em: https://www.bimdg.org.uk/.

Triagem neonatal positiva para DXB (lactente assintomático)
• No mesmo dia: orientar a família a dar entrada no hospital local
• Transferir para o centro especializado, se possível, e organizar suprimentos necessários para a dieta (fórmula metabólica, suplemento de isoleucina e valina e plano dietético)
Lactente assintomático
• Parar de amamentar (continuar ordenhando) e/ou de ofertar a fórmula padrão por um período máximo de 24 h, dependendo dos níveis de leucina
• Iniciar a fórmula para lactentes livre de aminoácidos da cadeia ramificada (ACR)
• Iniciar suplementos de isoleucina e valina
• Promover o anabolismo: fornecer > 100 kcal/kg/dia
Alimentação enteral (sem restrição de líquidos, 150 a 180 mℓ/kg):
• Fórmula especial isenta de ACR
• Oral ou SNG: fornecer 3 g/kg/dia de proteína equivalente + 200 mg de suplemento de isoleucina e 200 mg de valina: mesmo que o paciente esteja com valores dentro do alvo de tratamento
• Ofertar separadamente ou adicionar à fórmula especial isenta de ACR, se o volume total for administrado
Monitoramento
• Avaliar níveis de ACR diariamente
• Reintroduzir aleitamento materno ou fórmula infantil padrão
• Ajustar os suplementos de isoleucina e valina (leucina: 150 a 300 µmol/ℓ; valina e isoleucina: 200 a 400 µmol/ℓ)
• Se a DXB for do tipo intermediário, terá tolerância muito maior de ingestão de leucina

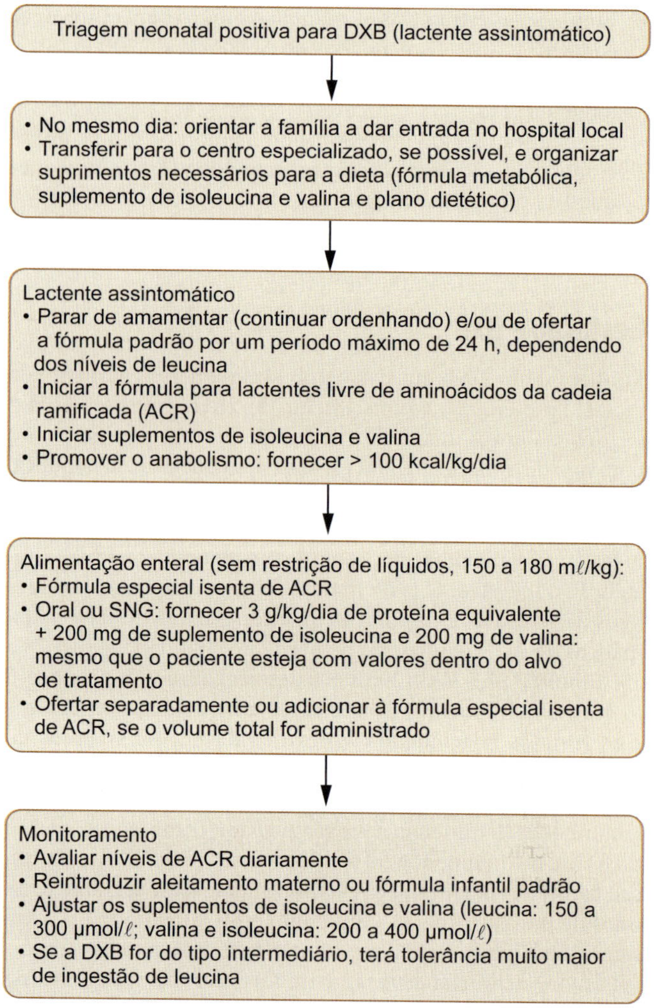

Figura 70.10 Fluxograma decisório em caso de triagem neonatal positiva para doença da urina de xarope de bordo (DXB) em criança assintomática. *SNG*, sonda nasogástrica. Adaptada de Grupo Britânico de Doenças Metabólicas Hereditárias. MSUD Dietetic Management Pathway. BIMDG. 2015 [acessado em 10 out 2020]. Disponível em: https://www.bimdg.org.uk.

Fornecer 1,5 a 3 vezes o gasto energético estimado (EER) como dextrose (50 a 70%) e lipídio (30 a 50%)
Realizar a infusão contínua de insulina: 0,02 a 0,15 unidade/kg/hora; titular para manter a glicemia entre 100 e 160 mg/dℓ
Gerenciamento hospitalar de uma crise metabólica em DXB – tratamento metabólico
Usar soluções de dextrose a 25% para minimizar as complicações da hipervolemia, quando o acesso central permitir
Manter a ingestão total equivalente de proteína: 2,0 a 3,5 g/kg/dia, como aminoácidos livres de ACR. A leucina enteral (ou parenteral) normalmente é reintroduzida quando a concentração plasmática diminuiu para < 100 µmol/ℓ.
Suplementar isoleucina e valina: 20 a 120 mg/kg/dia cada; titular para concentrações plasmáticas de 400 a 800 µmol/ℓ

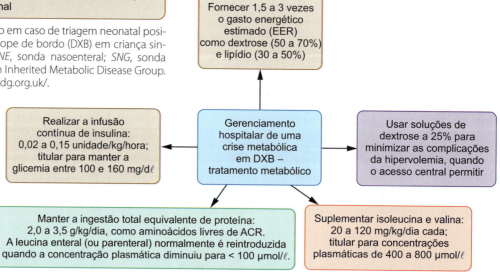

Figura 70.11 Gerenciamento hospitalar de uma crise metabólica em doença da urina de xarope de bordo (DXB). *ACR*, aminoácidos de cadeia ramificada. Modificada de Strauss KA et al.[107] (2020).

Tabela 70.12 Tratamento ambulatorial de emergência em indivíduos com doença da urina de xarope de bordo.

Manifestação/sintomas	Tratamento	Considerações
Catabolismo levemente aumentado (febre < 38,5°C, alimentação por sonda enteral ou gastrostomia tolerada sem vômitos recorrentes ou diarreia e ausência de sintomas neurológicos (consciência alterada, irritabilidade, hipotonia)	Aumento da ingestão de calorias e redução da ingestão de leucina na dieta usando fórmula metabólica isenta de ACR com aumento da oferta calórica VO ou sonda	Teste de tratamento ambulatorial em casa por ≤ 12 h com medição periódica de α-CCR na urina usando tiras de DNPH (o teste de dinitrofenil-hidrazina (DNPH) é realizado para detectar alfacetoácidos e acetona na urina e uma cor amarela é considerado um resultado positivo). Reavaliação (a cada 2 h) para alterações clínicas como alterações no estado mental/alerta, febre e tolerância à alimentação enteral, com quaisquer características clínicas novas ou em evolução discutidas com o centro de especialização designado para doenças metabólicas hereditárias
	Aumento dos suplementos de isoleucina e valina, 20 a 40 mg/kg/dia cada	Medição de aminoácidos plasmáticos ou de sangue total a cada 24 a 48 h
Febre	Administração de antipiréticos (paracetamol, ibuprofeno) se a temperatura > 38,5°C	
Vômitos	Antieméticos conforme prescrição médica*	

*Algumas classes de antieméticos podem ser usadas ocasionalmente com segurança para melhorar temporariamente a tolerância enteral de alimentos e bebidas em casa ou durante a transferência para o hospital. ACR, aminoácido de cadeia ramificada; α-CCR, alfacetoácidos de cadeia ramificada; DNPH, dinitrofenil-hidrazina. Adaptada de Strauss[107] (2020).

rica em calorias e suplementada com aminoácidos livres de ACR. A leucina pode ser reintroduzida quando a concentração plasmática diminui para <100 μmol/l[97] (Tabela 70.12).

GALACTOSEMIA

O termo "galactosemia" refere-se a um grupo de distúrbios hereditários do metabolismo da galactose. Até o momento foram descritos quatro tipos desse EIM, cada um alterando uma etapa diferente da rota de eliminação da galactose, decorrente da deficiência de uma das seguintes enzimas: tipo I – galactose-1-fosfato-uridiltransferase (GALT); tipo II – galactoquinase (GALK1); tipo III – uridina difosfato galactose-4-epimerase (GALE); e a recentemente descrita deficiência de mutarotase de galactose tipo IV (GALM). A forma mais comum é o tipo I, em que a principal enzima envolvida é a GALT, requerida para a conversão de α-D-galactose 1-fosfato (Gal-1-P) em α-D-glicose-1-fosfato (Glc-1-P) e difosfato de uridina galactose (UDP-Gal). Atualmente, mais de 300 variantes genéticas no gene *GALT* foram descritas (Figura 70.12), sendo a c.563A>G (p.Q 188R), a variante mais comum.[112,113]

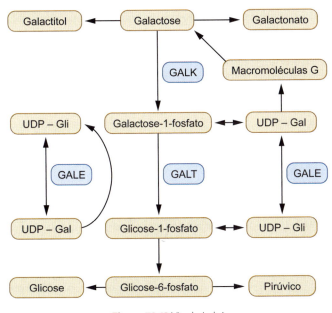

Figura 70.12 Via de Leloir.

O tipo mais recorrente da doença é de herança autossômica recessiva, com o gene localizado no cromossomo 9p13 e prevalência de 1:16 mil a 1:50 mil nascidos vivos, nos países ocidentais.[112] Pode ser dividida em três tipos: galactosemia clássica, galactosemia variante clínica e galactosemia variante bioquímica. Essa divisão foi pautada na atividade residual da enzima GALT, ou DG galactosemia, caracterizada por apresentar 25% da atividade normal de GALT, podendo ser clinicamente benigna, nos níveis de metabólitos (galactose nos eritrócitos e galactitol na urina) e nas complicações agudas e crônicas que podem ocorrer.[114]

Pacientes com galactosemia clássica e variante clínica exibem a forma clínica da doença. A variante bioquímica está exemplificada pela forma variante Duarte, a qual apresenta várias controvérsias sobre a real necessidade de tratamento.

A deficiência da GALK, a primeira enzima da via de Leloir, que pode ser denominada "galactoquinase", "homoserinaquinase" ou "mevalonatoquinase", impede a transformação da galactose em galactose-1-fosfato e tem o gene localizado no cromossomo 17q24. Foram identificadas mais de 20 mutações, e a herança é autossômica recessiva. Essa deficiência é considerada clinicamente leve, com exceção do aparecimento de catarata neonatal, que se deve ao acúmulo do galactitol, o qual se deposita no cristalino, causando edema e desnaturalização das proteínas. Não há comprometimento de nenhum outro órgão.[115]

O déficit da enzima GALE provoca o acúmulo de galactose-1-fosfato e se apresenta como um distúrbio contínuo, tanto clinicamente como bioquimicamente. Tem duas formas de apresentação: uma grave, com casos de deficiência de GALE generalizada, extremamente raros, com sintomas agudos semelhantes aos observados na galactosemia clássica; e uma intermediária, assintomática e apenas detectada no período neonatal. O gene está localizado no cromossomo 1p36.11.[115]

Diagnóstico

As galactosemias clássica e variante clínica podem ter a suspeita e o exame confirmatório feitos por meio de testes de triagem neonatal, por irmãos afetados, pelo alto risco intrínseco à etnia e pela presença de sinais e sintomas sugestivos da doença. Com o advento da triagem neonatal para galactosemia, no início dos anos 1960, tornou-se possível identificar recém-nascidos afetados antes que a doença grave se manifestasse, às vezes antes que os sintomas apareçam. Contudo, deve-se ter em mente também que, além da importância da triagem neonatal, os pediatras necessitam alertar aos primeiros sinais da doença para iniciar o tratamento antes mesmo da confirmação.[116]

O teste de triagem neonatal para galactosemia foi originalmente criado para detectar a galactosemia clássica (CG), que é uma condição rara e funcionalmente grave, resultante da ausência total ou pouco detectável da atividade da enzima GALT, a segunda enzima da via de Leloir, no metabolismo da galactose. Pacientes com a forma clássica da doença portam graves mutações (G) em cada alelo GALT; portanto, essa manifestação pode ser representada por GG. As mutações podem ser iguais (homozigoto molecular) ou diferentes (heterozigoto composto). No entanto, nem todas as mutações na GALT são nulas funcionais, pois muitas deixam alguma atividade residual intacta.[116] O não tratamento dessa forma da doença ocasiona toxicidade de múltiplos órgãos no período neonatal, que é dependente da ingestão da galactose e do tempo que a ingestão permanece. O teste de triagem neonatal impede a morte e o desenvolvimento crítico da criança, mas pode não alterar a frequência de complicações a longo prazo. Os métodos mais utilizados para diagnosticar a GC, após suspeita clínica ou identificação por meio da triagem neonatal, são as medidas da atividade da enzima GALT em glóbulos vermelhos e a confirmação por análise genética.[117]

Uma variante extremamente leve, chamada de Duarte (alelo D2 ou D), está associada a cerca de metade do nível de atividade normal de GALT.

A galactosemia Duarte (DG) resulta da heterozigose composta por um alelo funcionalmente grave (G), em conjunto com um segundo alelo (D2), que está parcialmente prejudicado. A DG está associada a uma atividade enzimática residual média de 15 a 25%, em contraste com a maioria dos pacientes homozigotos com CG, que geralmente têm uma atividade residual da enzima GALT gravemente deficiente (< 1%).[117]

Sua incidência é de aproximadamente 1:4.000 nascidos vivos,[116] sendo que o número de diagnósticos da DG galactosemia, se sobrepõem aos da galactosemia clássica. O seguimento de testes para a maioria das crianças com essa forma da doença demonstra a atividade residual de GALT em torno de 25%, o que é bem acima do nível normalmente visto na forma clássica. No entanto, deve-se ter cuidado com o armazenamento ou transporte do sangue seco, no papel-filtro, pois a exposição à umidade ou ao calor pode reduzir a atividade residual da enzima e alterar o resultado.[116]

Após a detecção do teste de triagem neonatal alterado, o confirmatório do diagnóstico da galactosemia clássica ou galactosemia variante clínica é estabelecido através do valor residual da enzima GALT ou a análise genética. A presença do valor de galactose elevado, com GALT normal, sugere deficiência de uma das enzimas, GALE ou GALK.

Na forma clássica, a galactose-1-fosfato pode ser superior a 120 mg/dℓ, mas normalmente é maior que 10 mg/dℓ. A enzima GALT está ausente ou com atividade residual muito pequena, normalmente menor que 1%.

Na forma variante clínica, a galactose-1-fosfato é, em geral, superior a 10 mg/dℓ. O valor normal é menor que 1 mg/dℓ, quando o paciente está seguindo dieta sem galactose. A enzima GALT tem atividade residual de 1 a 10%.

A presença de galactose na urina justifica a suspeita, mas não é específica, já que sempre está presente em algum dano hepático. O estudo molecular consegue detectar cerca de 93% dos casos, estando combinado com o teste enzimático. Sabendo-se das sete mutações mais frequentes, as quais incluem Q188R e N314D, após um sequenciamento do gene, consegue-se chegar a 99% dos diagnósticos.[114]

Sinais clínicos

Na forma clássica, a criança se apresenta com peso adequado ao nascimento e, no terceiro ou quarto dia de amamentação, evolui com recusa alimentar, vômitos, diarreia, hipoglicemia, icterícia, letargia e hipotonia. Posteriormente, aparecem hepatomegalia, alteração na coagulação, edema e ascite, seguidos de dano renal e sepse, que frequentemente são decorrentes de *Escherichia coli* e associados a insuficiência hepática, podendo levar à morte. Em dias ou semanas, a criança pode desenvolver catarata e cegueira. Pacientes que sobrevivem ao período neonatal e continuam a ingerir galactose podem desenvolver grave dano neurológico. Se o tratamento for tardio, complicações como dificuldade de crescimento e progressiva doença hepática são facilmente encontradas.[118]

A galactosemia clássica está associada a muitas complicações crônicas, tais como apraxia da fala (encontrada em 56% dos pacientes maiores de 3 anos, dos quais 90% apresentam problemas de articulação),[119] diminuição do coeficiente intelectual, retardo do crescimento e insuficiência ovariana.[118] A insuficiência ovariana primária (POI), com esgotamento folicular ovariano que leva à subfertilidade, é relatada em pelo menos 80% das pacientes do sexo feminino, apesar de seguirem uma dieta restrita em galactose. A etiologia da insuficiência ovariana e o tempo de dano ovariano (pré ou pós-natal) ainda não foram resolvidos, embora estudos sugiram que o esgotamento folicular tenha início precoce.[112] Alguns pacientes podem apresentar anormalidades neurológicas, incluindo tremores (posturais ou intencionais), ataxia cerebelar e distonia.[118] Alterações estruturais na substância branca e cinzenta e alterações funcionais foram relatadas. Alguns autores relatam que a qualidade de vida em portadores de galactosemia clássica é reduzida, sendo até comparada à dos portadores de fenilcetonúria.[120]

Apesar do diagnóstico precoce e início da dieta, já foi descrito o aparecimento dessas complicações independentemente da restrição dietética. Uma explicação para isso poderia ser um dano precoce do cérebro no pré ou pós-natal imediato; outra hipótese seria a produção de galactitol pela placenta.[12]

A restrição de leite e derivados na dieta da mãe durante a gestação não mostrou melhora no resultado em relação às crianças tratadas apenas a partir do nascimento.

A galactosemia variante clínica pode provocar algumas condições semelhantes às da forma clássica, como catarata, problemas hepáticos, diminuição do coeficiente intelectual e retardo do crescimento.[121]

Tratamento

Existem controvérsias sobre o manejo dietético da galactosemia em todo o mundo. Os centros metabólicos europeus recomendam uma dieta muito rigorosa, restringindo frutas e vegetais contendo galactose. Outros centros, como no Reino Unido, na Alemanha, na Holanda e nos EUA, são mais liberais, aconselhando apenas uma dieta sem lactose.[123] A variação entre as diretrizes ocorre devido ao pouco conhecimento científico sobre o papel da produção endógena de galactose na evolução da doença, com ou sem dieta. Sabe-se que a produção endógena não é afetada pelo consumo externo, mas a tolerância à galactose aumenta com a idade, em parte pela diminuição dessa produção. Em pacientes adultos, a produção de galactose pode chegar a 1.000 mg/dia, enquanto o incremento exógeno de algumas frutas e vegetais, varia de 30 a 54 mg, dependendo do tipo da dieta.[122]

Imediata intervenção dietética é indicada para crianças que tenham o valor de concentração de galactose-1-fosfato maior que 10 mg/dℓ e controle de atividade da enzima GALT menor que 10%. Essa intervenção deve iniciar-se mesmo antes da confirmação do diagnóstico, já que a atividade da enzima não se altera com a restrição nutricional.[123]

A dieta reverte o quadro clínico rapidamente, corrige a icterícia, normaliza as funções renal e hepática, e reverte a possível presença de catarata. Entretanto, ainda não há evidências clínicas suficientes de que pacientes com valores residuais da enzima GALT maiores que 10% necessitem de tratamento dietético. Além disso, muitos estudiosos no assunto não recomendam o tratamento para crianças com DG,[124] pois justificam que essa forma variante não resulta na forma clínica da doença.[125]

Cerca de 90% dos carboidratos do leite são lactose. O leite humano contém 6 a 8% de lactose; o de vaca, 3 a 4%; e as fórmulas infantis, em média, 7%. Por isso, esses alimentos devem ser substituídos por outros isentos de lactose, como as fórmulas de aminoácidos ou as hidrolisadas, dependendo da quantidade residual da enzima. As fórmulas de soja só devem ser introduzidas a partir de 6 meses, pois não são indicadas para bebês devido à presença de fitoestrógenos, alumínio e magnésio em sua composição, embora ainda exista muita discussão científica sobre esse tema.[122]

Para a galactosemia clássica, é recomendada uma dieta restrita em leite e derivados durante toda a vida, mas é permitida a introdução de alimentos não lácteos com pequena quantidade de galactose, dependendo da tolerância do paciente. Até o momento, não há uma recomendação específica sobre a quantidade de galactose que se pode adicionar à dieta. Os medicamentos que contêm lactose também devem ser removidos.[123]

Devem ser utilizados alimentos que contenham menos que 5 mg de galactose/100 g para a galactosemia clássica, e 5 a 20 mg de galactose/100 g para a galactosemia clínica. Nessa linha mais restrita de tratamento, são eliminados alimentos como feijão, lentilha, fígado, vísceras e frutas secas, e algumas frutas e vegetais que contenham maior quantidade de galactose do que a recomendada para a doença (Tabela 70.13).

Existem diferenças entre o teor de galactose em frutas e vegetais frescos e processados, sendo estes últimos com maior quantidade do carboidrato. Alguns queijos maduros, como

gouda, emmenthal ou gruyère, não contêm galactose, devido ao processo de fermentação por que passam, tornando-se uma fonte importante de cálcio na alimentação (Tabela 70.14).

A dieta é para toda a vida do paciente, já que a galactose se transforma em galactitol, com o mesmo risco de produzir catarata e dano renal em qualquer momento da vida. Um bom controle é manter o nível de galactose-1-fosfato igual ou menor que 3 mg/dℓ e o nível de galactitol menor que 0,8 mmol/mol de creatinina. Em muitos serviços de triagem neonatal não há como medir o galactitol, mas pode-se utilizar apenas a medida da galactose-1-fosfato para o controle e acompanhamento da doença.

É importante orientar a família sobre a leitura de todos os rótulos de alimentos industrializados e medicamentos, com o intuito de se verificar a presença de hidrolisados de soro e evitar alimentos em conserva com aditivos ou conservantes de que não se conheça a composição.[122]

Acompanhamento clínico

Está recomendado um controle anual de cálcio, fósforo e vitamina D, com medida do nível plasmático de 25-OH-vitamina D. Se houver necessidade, ambos devem ser suplementados de acordo com a recomendação por idade, e o acompanhamento com endocrinologista pode ser necessário.[124]

Estudos científicos relatam relativa diminuição da densidade óssea em pacientes com galactosemia clássica, com causa ainda não totalmente esclarecida.[124] Por isso, uma densitometria óssea deve ser feita com 6 anos e durante a puberdade.

O tempo de avaliação oftalmológica depende da presença ou não da catarata neonatal. Na sua ausência, o acompanhamento pode ser solicitado com 1, 3, 5 anos e durante a adolescência. Não é comum o aparecimento de catarata após a primeira infância, já que o seu desenvolvimento provavelmente está ligado ao contato inicial com leite materno ou fórmulas infantis.[124]

A avaliação do desenvolvimento da linguagem está recomendada para todas as crianças com 18 meses. No entanto, ela pode não diagnosticar distúrbios da fala e, por isso, deve ser repetida com 2, 3 e 5 anos. Se houver necessidade, a criança deve ser acompanhada por um especialista.[119]

Meninas com galactosemia clássica devem ser avaliadas quanto à presença de hipogonadismo hipergonadotrófico se chegarem à idade de 12 anos com deficiência de caracteres sexuais secundários, ou aos 14 anos com amenorreia. Assim, é preciso medir estradiol, hormônio foliculestimulante (FSH) e hormônio luteinizante (LH). Essas pacientes devem ser encaminhadas à endocrinologia para avaliação da necessidade de utilizar hormônios específicos. Os meninos não precisam fazer

Tabela 70.13 Alimentos proibidos na galactosemia clássica.[12]

Grupos de alimentos	Galactosemia clássica (> 5 mg de galactose)
Leite e derivados	Todos os tipos de leite: integral em pó, desnatado e semidesnatado, condensado, creme de leite, queijos em geral
Gorduras	Manteigas e margarinas que contenham leite
Carnes	Vísceras (fígado, coração, moela, rim)
Frutas	Caqui, abacaxi, mamão, kiwi, melancia e damasco
Vegetais	Tomate, salsa e abóbora
Leguminosas	Feijão, ervilha, lentilha, grão-de-bico
Sobremesas	Chocolate, cacau, bolo, flã, sorvete, manjar, doce de leite
Açúcares	Geleias com frutas proibidas

Tabela 70.14 Diferenças na dieta por idade na galactosemia clássica.

Alimentos	Recém-nascidos, primeira infância	Pré-escolares, adolescentes, adultos
Pão	Permitido: preparação caseira	Esporadicamente: comprado em padaria ou caseiro
Chocolate amargo	Proibidos: cacau e chocolate	Permitidos: cacau puro e chocolate amargo
Ovos	Proibidos: exceção em biscoitos sem lactose	Máximo de dois por semana, com base na presença de galactolipídios
Frutas	Proibidas: caqui, manga, mamão, amora, figo, ameixa, goiaba	Permitidas
Galacto-oligossacarídeos	Permitidos: fibra que não é digerida	Permitidos: fibra que não é digerida
Vegetais	Proibidos: tomate, beterraba, lentilha, feijão, grão-de-bico, ervilha	Permitidos
Queijo	Proibido	Tipos específicos são permitidos: *cheddar, emmenthal, gouda, grana padano, gruyère*, parmesão
Frutas secas	Proibidas: avelã, castanhas, gergelim em grandes quantidades	Permitidas
Produtos de soja	Proibidos	Permitidos: todas as bebidas à base de soja
Sementes	Proibidas em grandes quantidades	Permitidas
Temperos	Proibidos	Permitidos no preparo de alimentos

esse acompanhamento. Deve ser feita também uma avaliação do QI para a determinação da medida do desenvolvimento das habilidades cognitivas.[121]

Nos últimos anos, várias abordagens terapêuticas destinadas a fornecer tratamento mais adequado para a galactosemia clássica e prevenir complicações a longo prazo foram pesquisadas. Essas abordagens visam (i) restaurar a atividade GALT, (ii) influenciar a cascata de eventos e (iii) abordar o quadro clínico. Terapia genética e terapia mRNA são terapias emergentes no campo da medicina, que mostram grande potencial na restauração dos níveis de atividade GALT em modelos animais.[112]

DEFICIÊNCIA DE CISTATIONINA-BETASSINTASE: HOMOCISTINÚRIA

A homocistinúria é um EIM causado pela deficiência de cistationina-betassintase (CβS), que atua no metabolismo da metionina. É caracterizado pelo envolvimento dos olhos, do sistema esquelético, do sistema vascular e do SNC. Sua expressividade é variável para todos os sinais clínicos, sendo reconhecidas duas variantes fenotípicas: a homocistinúria responsiva à vitamina B_6 (piridoxina) e a não responsiva à vitamina B_6. A homocistinúria responsiva a B_6 é comumente mais branda que a variante não responsiva.[125,126]

A medição de homocisteína (Hcy) total e aminoácidos em risco imediatamente após o nascimento garante redução da morbidade e mortalidade por diagnóstico e tratamento precoce dos pacientes.[127] A experiência a longo prazo na triagem neonatal para deficiência de CβS foi obtida em um número limitado de programas de triagem, por meio da detecção da concentração aumentada de metionina.[125] A medição de Hcy como um marcador primário da triagem neonatal tem sido utilizada até agora apenas no Catar, pois o procedimento analítico é mais longo e os custos são elevados.[128]

Resultados clínicos estudados extensivamente em pacientes irlandeses, britânicos e australianos com deficiência de CβS detectada pela triagem neonatal demonstraram que uma boa adesão ao tratamento dietético impediu *ectopia lentis*, osteoporose e eventos tromboembólicos; os pacientes também desenvolveram inteligência normal.[129-132] Desse modo, a prevenção de todas as complicações reconhecidas é um objetivo tangível para pacientes com diagnóstico precoce de deficiência de CβS, os quais poderão ser inseridos no mercado de trabalho e constituir uma família, se almejarem.[133]

A deficiência de CβS é considerada uma doença rara.[134] Utilizando o critério da metionina sanguínea elevada, a enfermidade foi detectada em programas de triagem neonatal em diferentes países, com taxas de 1:58 mil a 1:1 milhão e incidência média de 1:344 mil.[135] Noruega e Irlanda apresentam frequências mais elevadas, 1:6.400 e 1:65 mil, respectivamente.[136] Metanálise publicada em 2014 relatou uma prevalência no mundo de 1,09:100 mil quando o diagnóstico foi realizado por MS/MS e 0,82:100 mil utilizando-se os critérios clínicos.[137]

A deficiência de CβS é uma doença hereditária na via catabólica da metionina, em que a síntese prejudicada de cistationina leva ao acúmulo de Hcy, metionina e outros metabólitos da Hcy.[133,135]

A Hcy é um aminoácido sulfidrílico não estrutural com peso molecular de 135.18 g/mol, formado na via metabólica da metionina. A deficiência de CβS prejudica a conversão de Hcy em cistationina e ocasiona sua acumulação[126] (Figura 70.13).

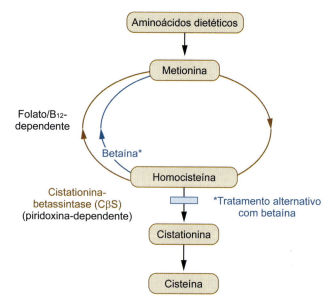

Figura 70.13 Metabolismo dos aminoácidos sulfurados. Adaptada de Sacharow et al.[126] (2004).

A metionina é um aminoácido essencial metabolizado no fígado, onde é desmetilado em dois compostos: a S-adenosil-metionina (AdoMet/SAM) e a S-adenosil-homocisteína (AdoHcy/SHA). Em seguida, é formada a homocisteína, que não é incorporada às proteínas. Na deficiência de CβS, a rota metabólica não segue o fluxo normal, em função de um bloqueio na via de transulfuração. Desse modo, a síntese de metionina aumenta continuamente até que o nível do metabólito seja suficiente para inibir a via de remetilação por *feedback* negativo da 5,10-metilenotetra-hidrofolato-redutase (MTHFR). A metionina-sintase é uma enzima dependente de vitamina B_{12} (cianocobalamina), a principal envolvida na remetilação da Hcy em metionina. O 5-metiltetra-hidrofolato é o doador de grupo metil nesta reação e é regenerado no ciclo do ácido fólico. A betaína, que é derivada da colina da dieta, pode agir como um doador de grupamento metil da conversão da Hcy em metionina. Esta reação é catalisada pela betaína-homocisteína-metiltransferase, enzima dependente da vitamina B_{12} encontrada em quantidades significativas no fígado[135,138] (Figura 70.14).

Sinais clínicos

Os principais achados clínicos na homocistinúria clássica são:

- *Ectopia lentis* (deslocamento da lente ocular) e/ou miopia grave
- Anormalidades esqueléticas (p. ex., altura excessiva, membros estreitos longos [dolicostenomelia], escoliose, *pectus excavatum*), que podem dar a impressão clínica da síndrome de Marfan, mas sem hipermobilidade articular
- Anormalidades vasculares caracterizadas por tromboembolismo, atraso no desenvolvimento e deficiência intelectual. Níveis elevados de homocisteína aumentam as chances de desenvolvimento de coágulos no sangue, com a ocorrência de doença aterotrombótica sob a forma de acidente vascular cerebral (AVC), parada cardíaca e trombose venosa.[126,133,135]

A baixa densidade mineral óssea (DMO) também é um achado comum na homocistinúria. Um estudo com fins de caracterizar a DMO medida por absorciometria de raios X de dupla energia (DXA) em uma coorte retrospectiva multicêntrica com 19 indivíduos, crianças e adultos com homocistinúria, identificou que 38% dos participantes apresentaram DMO baixa para a idade, conforme um escore $Z \leq -2$. A Hcy e a metionina foram positivamente associadas ao escore Z da DMO da coluna lombar em vários modelos de regressão linear; porém, mais estudos são necessários para esclarecer a relação entre homocistinúria e DMO.[139] Os indivíduos com homocistinúria são propensos à osteoporose, especialmente das vértebras e de ossos longos; cerca de 50% apresentam sinais de osteoporose na adolescência. A osteoporose pode ser detectada radiograficamente por visão lateral da coluna lombar ou estudos de densidade óssea.[126]

As mulheres com homocistinúria clássica no período gestacional devem manter o tratamento dietético, usando betaína e piridoxina quando forem responsivas ao tratamento com essa vitamina. A equipe médica deve realizar monitoramento bioquímico cuidadoso durante a gravidez. A anticoagulação profilática com heparina de baixo peso molecular é recomendada durante o terceiro trimestre e no pós-parto, para reduzir o risco de tromboembolismo. Se for necessária a intervenção cirúrgica, o fluido intravenoso com 5% de dextrose em 0,5 de solução salina, 1,5 vez a manutenção, deve ser administrado continuamente até que os fluidos orais sejam restabelecidos, com monitoramento próximo para evitar a sobrecarga de fluido.[126]

Diagnóstico

Avanços significativos foram realizados no conhecimento da deficiência da CβS. Em 1998, mais de 160 diferentes variantes patogênicas foram identificadas.[140] Duas mutações são mais frequentes, responsáveis por metade dos casos: a G307S e a I278T,

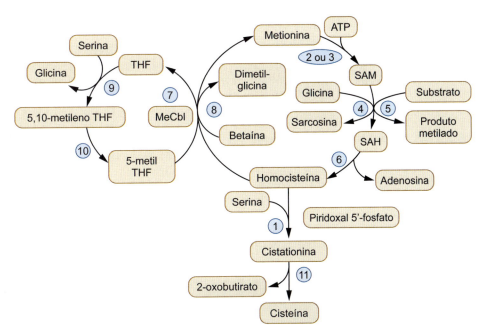

Figura 70.14 Metabolismo da metionina. *MeCbl*, metilcobalamina; *SAM*, S-adenosil-metionina; *SHA*, S-adenosil-homocisteína; *THF*, tetra-hidrofolato; *1*, cistationina-betassintase; *2*, metionina-adenosiltransferase I/III; *3*, metionina-adenosiltransferase II; *4*, glicina-N-metiltransferase; *5*, numerosas metiltransferases; *6*, S-adenosil-homocisteína-hidrolase; *7*, metionina-sintase; *8*, betaína-homocisteína-metiltransferase; *9*, serina-hidroximetiltransferase; *10*, metilenotetra-hidrofolato-redutase; *11*, cistationina-gamaliase. Adaptada de Morris et al.[133] (2017).

no éxon 8.[135] Entraves no diagnóstico bioquímico em função da ligação à proteína da Hcy foram superados e a medição da Hcy total (HcyT) no plasma ou no soro, está amplamente disponível e cada vez mais inserida na triagem de trombofilia em pacientes com episódios tromboembólicos.[134] O diagnóstico bioquímico de homocistinúria clássica é instituído pela medição da homocisteína total e aminoácidos no plasma (HcyT). A concentração plasmática de homocisteína deve ser determinada na ausência de suplementação de piridoxina (incluindo um multivitamínico) por 2 semanas. As características bioquímicas, incluindo as concentrações marcadamente aumentadas de homocisteína total e metionina no plasma (HcyT), estão resumidas na Tabela 70.15.[126] Os níveis de homocisteína plasmáticos em indivíduos saudáveis mantêm-se abaixo de 15 µmol/ℓ, com variações pequenas conforme idade e gênero. Pode-se classificar a hiper-homocisteinemia em: leve (15 a 30 µmol/ℓ), moderada (31 a 100 µmol/ℓ) e grave (> 100 µmol/ℓ); entretanto, não há consenso sobre os pontos de corte dessa classificação.[141,142] Para o diagnóstico, recomenda-se a dosagem da HcyT acompanhada de análise de aminoácidos plasmáticos. Se a HcyT estiver abaixo de 100 µmol/ℓ (normal: < 15 µmol/ℓ), acompanhada de metionina alta ou no limite superior, o diagnóstico se torna muito provável. Para o diagnóstico clássico de homocistinúria, é imperativo que sejam obtidas tanto a concentração total de Hcy plasmática como a de metionina, por análise de aminoácidos plasmáticos.[127] A verificação da atividade da enzima CβS pode ser realizada quando a análise molecular não identificar as variantes patogênicas na CβS. Sequenciamento do gene *CBS* é considerado o padrão-ouro em diagnósticos moleculares; no entanto, variantes patogênicas podem não ser detectadas em um dos alelos parentais em até 7 a 10% das deficiências de CβS.[127] A confirmação do diagnóstico da homocistinúria pode ser obtida pela mensuração da atividade enzimática da CβS, que pode ser feita pela cultura de fibroblastos, linfócitos estimulados por fito-hemaglutinina ou biopsia hepática. No entanto, a atividade pode ser normal em casos leves, especialmente naqueles que são sensíveis a B_6 (piridoxina).[126]

Tratamento

O tratamento visa ajustar as anormalidades bioquímicas, especialmente para controlar as concentrações plasmáticas de Hcy e prevenir a trombose. Pacientes são tratados para manter concentrações de HcyT normais ou quase normais, usando a terapia com doses elevadas de vitamina B_6 (piridoxina) (se a forma for responsiva a B_6), uma dieta restrita a metionina e suplementação de folato e vitamina B_{12}. A neuropatia periférica é o efeito adverso mais importante da piridoxina; foi relatada em vários pacientes tratados por longo prazo com altas doses de piridoxina (> 900 mg/dia).[127] A terapia com betaína faz parte do regime terapêutico em adolescentes e adultos. Esse composto pode ser o principal modo de tratamento, mas seu uso não exclui a necessidade de permanecer na dieta ao longo da vida.[127,138]

Para avaliar a capacidade de resposta da piridoxina após a infância, recomenda-se administrar 10 mg/kg/dia de piridoxina até um máximo de 500 mg/dia durante 6 semanas; a concentração de plasma deve ser medida pelo menos 2 vezes antes do tratamento e 2 vezes na vigência do tratamento. A ingestão de proteína deve ser normal, e suplementos de folato devem ser administrados. A deficiência de vitamina B_{12}, se houver, deve ser corrigida antes do teste. As deficiências de folato e de vitamina B_{12} podem prejudicar a resposta à piridoxina, e alguns pacientes levam várias semanas para alcançar sua resposta completa. Esse teste terapêutico não deve ser feito se o paciente estiver em catabolismo.[130-133]

Pacientes cujos níveis plasmáticos de HcyT são reduzidos para valores abaixo de 50 µmol/ℓ são claramente responsivos e não precisam de nenhum outro tratamento. Entretanto, se o HcyT cair mais de 20%, mas permanecer acima de 50 µmol/ℓ, o tratamento adicional deverá ser considerado, ou seja, dieta e/ou betaína). Se cair em menos de 20%, é provável que o paciente não responda.[127]

Uma pesquisa que comparou as práticas dietéticas de manejo de pacientes com homocistinúria não responsiva a B_6 em centros europeus, com 29 centros participantes (14 no Reino Unido, 5 na Alemanha, 3 na Holanda, 2 na Suíça, 2 em Portugal, 1 na França, 1 na Noruega, 1 na Bélgica), revelou que o manejo dietético diferia na forma de cálculo para fornecimento de metionina. Alguns centros calcularam a ingestão de proteínas naturais, e outros deram um aconselhamento mais preciso usando o conteúdo de metionina dos alimentos. Apesar disso, não há evidências que apontem nenhum dos dois métodos com vantagem clínica. A análise quantitativa da metionina é mais precisa, pois alguns alimentos contêm um teor de metionina mais baixo. Como exemplo, o conteúdo de metionina por 1 g de proteína em certos alimentos é de: ervilhas, 10 mg; lentilhas, 7 mg; ovo, 31 mg; leite, 28 mg. Contudo, a análise quantitativa validada da metionina só está disponível para uma variedade limitada de alimentos em alguns países. O uso de análises de proteínas naturais como alternativa pode ser mais simples, particularmente para pacientes com diagnóstico tardio que seguiram uma dieta normal por vários anos, ou para pacientes com dificuldades de aprendizagem.[138]

Nos indivíduos que respondem à piridoxina, doses elevadas de vitamina B_6 são a forma principal de tratamento. Naqueles em que os valores de Hcy não alcançam a meta quando tratados apenas com piridoxina, são imperativas opções de terapêutica adicionais.[130-133,143] É necessário iniciar um tratamento individualizado, aconselhado por um médico e um nutricionista especialista, de modo a se obter o melhor resultado possível para cada indivíduo.

Quando o consumo de metionina excede a necessidade corporal, o excedente é convertido em Hcy (Figura 70.15). Se o paciente for não responsivo ou parcialmente responsivo à piridoxina, é necessária uma combinação de suplementos

Tabela 70.15 Características bioquímicas para o estabelecimento do diagnóstico de homocistinúria.

Análise plasmática dos analitos	Resultados esperados		
	Recém-nascido com homocistinúria	Idoso não tratado com homocistinúria	Controle
Homocisteína total (HcyT)	50 > 100 µmol/ℓ	> 100 µmol/ℓ	< 15 µmol/ℓ
Metionina (na análise de aminoácidos)	200 a 1.500 µmol/ℓ (3 a 23 mg/dℓ)	> 50 µmol/ℓ (> 0,7 mg/dℓ)	10 a 40 µmol/ℓ (0,2 a 0,6 mg/dℓ)

Adaptada de Sacharow, Picker, Levy[126] (2017).

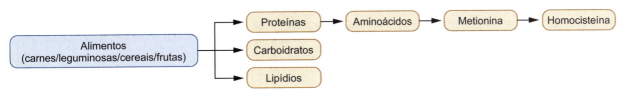

Figura 70.15 Proteínas alimentares são fontes de metionina.

vitamínicos (B_6, folato, B_{12}) e betaína, além de um aporte controlado de metionina dietética.[100,106] Esse controle é alcançado com a restrição de proteínas naturais.

A maioria dos pacientes requer uma dieta muito baixa em metionina; contudo, os aminoácidos são essenciais para a formação de proteínas com funções primordiais de crescimento, defesa e reparação tecidual. Assim, para não haver deficiência de proteínas, é necessário completar o aporte proteico da dieta com uma fórmula especial que contenha todos os outros aminoácidos, exceto a metionina.[127]

Objetivo do tratamento dietético

Os objetivos do tratamento dietético são:

- Reduzir os níveis de Hcy
- Manter níveis de HcyT abaixo de 100 mmol/ℓ (o recomendado seria manter entre 70 e 80 mmol/ℓ)
- Manter concentração de metionina dentro do recomendado (20 a 40 µmol/ℓ)
- Manter concentração plasmática de cistina dentro da faixa de normalidade (47 a 87 µmol/ℓ)
- Manter bom estado nutricional ou melhorar o estado nutricional do paciente (taxa de ganho ponderal e estatural adequadas a cada faixa etária)
- Prevenir o catabolismo proteico
- Prevenir fenômenos tromboembólicos
- Fazer dieta pobre em metionina e, quando necessário, rica em cistina.

Pacientes que respondem parcialmente à piridoxina podem ser capazes de atingir valores de HcyT inferiores a 50 µmol/ℓ, se também estiverem em dieta com baixo teor de metionina. A dieta é complexa e difícil, e a baixa adesão é comum.[144]

Indivíduos afetados pela deficiência de CβS devem ser monitorados em intervalos regulares para detectar eventuais complicações clínicas que possam se desenvolver, para a realização de ajustes na dieta e para a medição de Hcy e aminoácidos totais plasmáticos. Os problemas de adesão ao tratamento dietético podem ser minimizados ao iniciar a dieta o mais precocemente possível e com um nutricionista habilidoso e experiente.[144,145]

Se a restrição dietética for iniciada tardiamente, mesmo assim haverá redução do risco de complicações adicionais e melhora do comportamento e da ocorrência de convulsões.[143,145] O cumprimento do tratamento geralmente se deteriora, muitas vezes na adolescência, como em outros distúrbios.[143] Por isso, nessa fase, a família e a equipe multiprofissional devem oferecer apoio para a consecução dos objetivos do tratamento. Além disso, os adolescentes e adultos jovens devem ser conscientizados das consequências do mau cumprimento do tratamento, sendo o tromboembolismo a principal preocupação.[133]

O nível de metionina ou a restrição de proteína natural,[133] bem como a restrição excessiva de metionina, com concentrações plasmáticas do aminoácido às vezes abaixo do intervalo de normalidade, podem prejudicar o crescimento e o progresso do desenvolvimento neurológico em crianças.[133,138] Assim, faz-se necessária a avaliação do perfil de aminoácidos periodicamente, para reavaliar a prescrição dietética conforme o desenvolvimento do paciente.

Recomendações de nutrientes e manejo dietético

A dieta para a homocistinúria é muito complexa e as habilidades de um nutricionista metabólico experiente são necessárias. O tratamento dietético reduz a ingestão de metionina, restringindo a ingestão de proteínas naturais. A quantidade de metionina necessária é calculada por um nutricionista metabólico e é fornecida por um quantitativo de alimentos naturais e alimentos especiais com baixo teor de proteína. A efetividade do aporte dietético para o controle metabólico é monitorada com base nas concentrações plasmáticas de homocisteína total e metionina. Para prevenir a desnutrição proteica e calórica, é fornecida uma fórmula de aminoácidos sem metionina que fornece os outros aminoácidos (assim como a cisteína, que pode ser um aminoácido essencial na deficiência de CβS); módulos de carboidratos e lipídios podem ser utilizados para o incremento de energia. A recomendação de metionina, proteínas e calorias depende da atividade enzimática de cada paciente, do estado de saúde e da faixa etária (Tabela 70.16).

A amamentação pode ser mantida na homocistinúria em combinação com a fórmula infantil de aminoácidos sem metionina.[146] Para lactentes diagnosticados por triagem neonatal no Reino Unido, o fornecimento de metionina/proteína natural (do leite materno ou da fórmula) é interrompido (após o teste de piridoxina) e uma fórmula infantil nutricionalmente completa sem metionina é administrada por 2 a 4 dias para reduzir os níveis de Hcy. Após esse período, a metionina presente no leite materno ou fórmula infantil é reintroduzida, dividida em várias refeições, em conjunto com a fórmula isenta de metionina.[147]

As diretrizes do Reino Unido recomendam inicialmente o fornecimento de 90 a 120 mg de metionina/dia (ou 30 mg/kg/dia se o peso for < 3 kg). A tolerância à metionina é, então, avaliada por meio dos níveis de HcyT plasmáticos do paciente. O nível de cistina também deve ser monitorado de 1 a 2 vezes por mês, realizando a suplementação se estiver < 170 µmol/ℓ. Quando a fonte de proteína, em sua maioria, provém da fórmula especial isenta de metionina, a recomendação de proteínas é maior que as DRI, devido ao rápido catabolismo e absorção e à provável redução na absorção total.

Do primeiro ao terceiro mês de vida, o lactente deve ser avaliado semanalmente até atingir o controle metabólico, normalização dos valores de Hcy e metionina de acordo com a meta terapêutica (Figura 70.16).[130,133]

Na prática clínica, entre o quarto e o quinto mês de vida, durante a consulta, a mãe ou o cuidador responsável deve ser orientado paulatinamente sobre a introdução da alimentação e os alimentos com baixo teor de proteínas/metionina. No sexto mês, devem ser introduzidos alimentos fontes de metionina com uma tabela de substituição, para que, gradualmente, a amamentação ou as mamadeiras sejam substituídas por frutas, legumes e

Tabela 70.16 Recomendações de nutrientes para crianças e adultos com homocistinúria.

Idade (meses/anos)	Calorias	Proteína	Metionina	Cistina	Líquidos
0 < 3 meses	120 (95 a 145) kcal/kg/dia	3 a 3,5 g/kg/dia	15 a 30 mg/kg	300 mg/kg	125 a 150 mℓ/kg/dia
3 < 6 meses	115 (95 a 145) kcal/kg/dia	3 a 3,5 g/kg/dia	10 a 25 mg/kg	250 mg/kg	130 a 160 mℓ/kg/dia
6 < 9 meses	110 (80 a 135) kcal/kg/dia	2,5 a 3 g/kg/dia	10 a 25 mg/kg	200 mg/kg	125 a 145 mℓkg/dia
9 < 12 meses	105 (80 a 135) kcal/kg/dia	2,5 a 3 g/kg/dia	10 a 20 mg/kg	200 mg/kg	120 a 135 mℓkg/dia
1 < 4 anos	1.300 (900 a 1.800) kcal/dia	≥ 30 g/dia	10 a 20 mg/kg	100 a 200 mg/kg	900 a 1.800 mℓ/dia
4 < 7 anos	1.700 (1.300 a 2.300) kcal/dia	≥ 35 g/dia	8 a 16 mg/kg	100 a 200 mg/kg	1.300 a 2.300 mℓ/dia
7 < 11 anos	2.400 (1.650 a 3.300) kcal/dia	≥ 40 g/dia	6 a 12 mg/kg	100 a 200 mg/kg	1.650 a 3.300 mℓ/dia
Homens					
11 < 15 anos	2.700 (2.000 a 3.700) kcal/dia	≥ 55 g/dia	6 a 14 mg/kg	50 a 150 mg/kg	2.000 a 3.700 mℓ/dia
15 < 19 anos	2.800 (2.100 a 3.900) kcal/dia	≥ 65 g/dia	6 a 16 mg/kg	25 a 125 mg/kg	2.100 a 3.900 mℓ/dia
≥ 19 anos	2.900 (2.000 a 3.300) kcal/dia	≥ 70 g/dia	6 a 15 mg/kg	25 a 100 mg/kg	2.000 a 3.300 mℓ/dia
Mulheres					
11 < 15 anos	2.200 (1.500 a 3.000) kcal/dia	≥ 50 g/dia	6 a 14 mg/kg	50 a 150 mg/kg	1.500 a 3.000 mℓ/dia
15 < 19 anos	2.100 (1.200 a 3.000) kcal/dia	≥ 55 g/dia	6 a 12 mg/kg	25 a 125 mg/kg	1.200 a 3.000 mℓ/dia
≥ 19 anos	2.100 (1.400 a 2.500) kcal/dia	≥ 60 g/dia	6 a 10 mg/kg	25 a 100 mg/kg	1.400 a 2.500 mℓ/dia

Adaptada de Ross Laboratories (2001).[145]

verduras. Se a fórmula isenta de metionina for para crianças de 0 a 6 meses, será preciso realizar a troca pela adequada à faixa etária. Aos 8 meses, deve-se expandir a variedade de alimentos com baixo teor de proteína (*low protein*), continuar a introdução de alimentos contendo metionina (trocas), introduzir alimentos com maior textura (de acordo com as práticas habituais de desmame) e aumentar as escolhas familiares com preparações de baixo teor de proteínas/metionina.

A quantidade de fórmula isenta de metionina deve ser revista em todas as consultas de acordo com o peso do paciente e sua estabilidade metabólica (níveis de Hcy e metionina). Aos 12 meses, o nutricionista deve incentivar, o quanto possível, a utilização da alimentação da família adaptada à tolerância à metionina, além de estimular o consumo de maior variedade de alimentos com aconselhamento sobre a alimentação infantil. Os alimentos *low protein* chegaram ao Brasil, mas ainda não se tornaram uma realidade para a maioria dos pacientes metabólicos devido ao seu alto custo. Sua utilização traria benefícios, pois seria possível obter melhor aporte de calorias com uma oferta reduzida de metionina, o que facilita o controle metabólico.

GLICOGENOSE

A glicogenose é um distúrbio genético de herança autossômica recessiva no metabolismo do glicogênio nos tecidos, devido a defeitos enzimáticos na glicogenólise e gliconeogênese, com consequente anormalidade na concentração e/ou na estrutura do glicogênio, em qualquer tecido do organismo. Atualmente, já foram descritos 16 tipos de doenças do armazenamento de glicogênio, que são classificados de acordo com a deficiência enzimática ou transportadora e a distribuição desses defeitos em diferentes órgãos (Tabela 70.17).[148] Tem incidência estimada em 1:20 mil a 1:43 mil em recém-nascidos vivos, e cerca de 80% estão representados pelos tipos I, II e IX.

Tipo I

Trata-se de um distúrbio no metabolismo do glicogênio causado por mutações no gene *G6PC*, que resulta na deficiência da glicose-6-fosfatase e, consequentemente, prejudica a hidrólise da glicose-6-fosfato (G6P) em glicose[149] (ver Figura 70.15). Também conhecida como enfermidade de Von Gierke.

A principal função da enzima é liberar glicose nos períodos de jejum. Ela é composta por quatro subunidades, e a unidade número um está localizada no retículo endoplasmático, com expressão principalmente em fígado, rins e intestino, provocando a glicogenose tipo Ia. A partir daí, existem transportadores para retirar e introduzir a G6P no retículo endoplasmático.[149]

O defeito da G6P-translocase (T2), causa a glicogenose tipo Ib; a deficiência do transportador fosfotranslocase ocasiona a glicogenose tipo Ic; e a deficiência da glicose-translocase (T3), que exporta a glicose, provoca a glicogenose tipo Id. Os tipos Ia e Ib são os mais importantes, clinicamente indistinguíveis.[149]

A glicogenose tipo I é uma doença autossômica recessiva, com incidência de 1:100 mil nascidos vivos, embora sua incidência seja de 1:20 mil a 43 mil nascidos vivos, entre as glicogenoses.[113]

Bioquimicamente, o fenótipo é caracterizado por hipoglicemia não cetótica, aumento de lactato, hiperuricemia e hiperlipidemia. O tratamento dietético é a grande esperança de vida para os pacientes com glicogenose tipo I, mudando os sintomas agudos e o risco de morte em doença crônica, tratável.[150]

Tipo Ia

Considerado um dos mais graves tipos de glicogenose, tem o gene localizado no cromossomo 17q21. Na ausência da glicose-6-fosfatase, o excesso de G6P é desviado para vias alternativas, incluindo aquela que leva ao aumento da produção de lactato, causando uma acidose láctica importante.[151]

Sinais clínicos

Manifesta-se, geralmente, a partir dos 3 a 4 meses, com consequente acúmulo anormal de glicogênio em fígado, rins e intestino, manifestando-se principalmente com hipoglicemia, hiperuricemia, acidose láctica e dislipidemia grave.[148] Inicialmente, o paciente apresenta hipoglicemia e não responde à

Tabela 70.17 Classificação da glicogenose.

Tipo	Cromossomo	Gene afetado	Defeito enzimático	Local de ação
I (von Gierke)				
Ia	17	G6PC	Glicose-6-fosfatase	F
Ib	11q23	SLC37A4	Glicose-6-fosfato-translocase (T1)	F
Ic	–	NPT4	Fosfotranslocase (T2)	F
Id	–	–	Glicose-translocase (T3)	F
II (Pompe)	17q25.2-q25	–	α-1,4-glicosidase	F
III (Cori)				
IIIa	–	–	–	–
IIIb	1p21	AGL	Oligo-1,4/1,4-glicotransferase/amido-1,6-glicosidase	F
IIIc	–	–	–	–
IIId	–	–	–	–
IV (Andersen)	3p12	GBE1	Amido-1,4 a 1,6-transglicosidase	F
V (McArdle)	11q13	PYGM	Miofosforilase	ME
VI (Hers)	14q21-q22	PYGL	Fosforilase hepática	F
VII (Tarui)	12q13.3	PFKM	Fosfofrutoquinase	ME
IX				
α1	Xq12-q12.2	PHKA1	Fosforilase-quinase	ME
α2	Xp22.2-p22.21	PHKA2	Fosforilase-quinase	F
β	16q12-q13	PHKB	Fosforilase-quinase	F – ME
γ1	7p4.2	PHKG1	Fosforilase-quinase	ME
γ2	16p12.1-911.2	PHKG2	Fosforilase-quinase	F
δ1	–	CALM1	Fosforilase-quinase	F
δ2	–	CALM2	Fosforilase-quinase	F
δ3	–	CALM3	Fosforilase-quinase	F
X	–	–	Proteinoquinase	–
XI	3q26.1-q26.3	SLC2A2 (GLUT-2)	Transportador de glicose hepática e renal	F R

F, fígado; *ME*, músculo esquelético; *R*, rim.

administração de glucagon. Isso ocorre porque a G6P não pode ser convertida em glicose livre; como consequência, apenas 8 a 10% de glicose retirada do glicogênio pode ser utilizada para controle da glicemia.[150]

Neste tipo, surgem tremores, irritabilidade, hiperventilação, cianose, apneia, convulsões, palidez, sudorese, edema cerebral e coma, podendo levar até à morte, principalmente de manhã ou após as refeições. As crianças maiores apresentam "cara de boneca", letargia, alterações do sono, tremores, retardo de crescimento, hepatomegalia e extremidades delgadas, além da tendência a sangramento nasal devido à alteração plaquetária. Durante quadros infecciosos, os sintomas são mais graves, podendo ainda haver anemia e raquitismo com o passar do tempo. Os episódios de diarreia ocorrem sem explicação.

De acordo com a magnitude da hipoglicemia, podem ocorrer perda de consciência e convulsões, evoluindo para um retardo mental em pacientes com controle metabólico ruim. A evolução da doença mal controlada pode levar à formação de carcinoma hepatocelular, pancreatite, ovários policísticos, alterações na função cerebral, gota e hipertensão pulmonar. Foi descrito também o aparecimento de glomerulosclerose segmentária e fibrose intersticial, que contribui para aumentar a insuficiência renal.[151]

Como complicações tardias, esses pacientes podem apresentar aumento do tamanho renal (com ou sem piora da função renal), adenomas hepáticos (com transformação rara em hepatocarcinoma) e neutropenia (tendências a infecções de repetição). Pacientes com transtornos G6P podem apresentar critérios para síndrome metabólica, principalmente hipertrigliceridemia, níveis baixos de lipoproteínas de alta densidade (HDL) e aumento da circunferência abdominal. O subtipo está associado a hipertrigliceridemia e hipercolesterolemia graves, chegando a atingir concentrações plasmáticas de triglicerídeos até 4.000 a 6.000 mg/dℓ e de colesterol 400 a 600 mg/dℓ.[148]

Diagnóstico

A suspeita da doença ocorre quando há hipoglicemia, aumento de lactato, corpos cetônicos elevados no sangue e na urina, hiperlipidemia (principalmente hipertrigliceridemia, cujos níveis podem chegar a 4.000 a 6.000 mg/dℓ) e hiperuricemia, que resulta tanto da diminuição da depuração renal de urato, secundária à competição com o ácido láctico, quanto do aumento da produção de ácido úrico.

Uma sobrecarga de glicose pode ser útil para se estabelecer o diagnóstico, já que, em jejum, ocorre o aumento de ácido láctico e, após a sobrecarga de glicose, este diminui, enquanto a glicemia

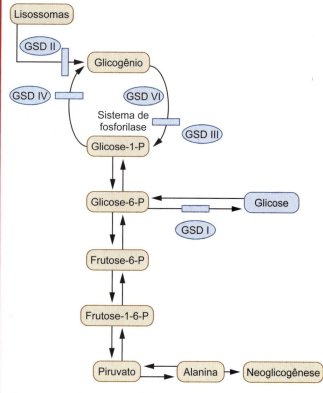

Figura 70.16 Glicogenose (GSD) no metabolismo do glicogênio hepático.

aumenta. Em um indivíduo normal, o ácido láctico é baixo e, com uma sobrecarga de glicose, aumenta gradativamente.

O diagnóstico pode ser confirmado com a medição da atividade enzimática e o estudo molecular. A biopsia hepática seria o último meio utilizado.[149]

Tratamento

O tratamento é feito principalmente com dieta sem açúcares de rápida absorção e com alimentos ricos em amido, cujo principal objetivo é prevenir a hipoglicemia, evitar o aumento de ácido láctico e, fornecer proteínas e calorias suficientes para o balanço nitrogenado, para crescimento e desenvolvimento normais e para adiar complicações que podem ocorrer a longo prazo.

A dieta fracionada impede a hipoglicemia. A alimentação por via enteral com gotejamento contínuo ou em bolos é o primeiro meio sugerido para bebês. Em crianças maiores, utiliza-se a alimentação oral fracionada diurna em 5 a 6 refeições, com uso de amido cru à noite, sendo este tipo de carboidrato complexo indicado nesses casos, uma vez que sua absorção é mais lenta, fornecendo glicose exógena para prolongar o período de jejum e manter a normoglicemia até 2,5 a 6 horas.[149]

É importante lembrar que a utilização do amido cru só é indicada a partir dos 8 meses, já que a atividade da amilase pancreática no período pré-natal é considerada desprezível. A quantidade recomendada de amido cru para crianças menores é de 1,6 g/kg a cada 3 ou 4 horas; já para crianças de 1 ano, adolescentes e adultos, a recomendação é que seja de 1,7 a 2,5 g/kg por dose, dividida em 3 a 4 vezes/dia, de 4 em 4 horas, em 1:2 partes de água, deixando cerca de 40% para o período da noite. No caso de lactantes, pode usar uma solução de polímero de glicose/glicose ou uma fórmula sem sacarose, sem lactose, enriquecido com maltodextrina, tomado a cada 3 horas; ou considerar alimentação gástrica à noite. O mesmo deve ser oferecido em água fria, pois a mistura com água morna, água quente ou limonada acelera sua hidrólise, não produzindo o efeito desejado.[152] Outra estratégia noturna, para crianças maiores de 5 anos, é o amido de milho modificado, Glycosade®, rico em amilopectina, sendo mais suscetível à digestão por enzimas intestinais do que outras formas de amido. O valor utilizado de amido cru deve ser computado na quantidade total de calorias do dia.

Deve-se retirar da dieta sacarose e outros carboidratos de absorção rápida, utilizando-se aqueles de absorção lenta, como arroz, tapioca e trigo. A lactose e a frutose também devem ser excluídas, já que ocorre o bloqueio na transformação de G6P em glicose.[152] Alguns autores afirmam para manter o aleitamento materno a cada 3 horas, junto com a suplementação de glicose diluída em água.

As calorias devem seguir as DRI. Devido à tendência a dislipidemias, os lipídios devem constituir 25 a 30% do total das calorias da dieta. Deve-se fazer controle do cálcio devido à retirada da lactose e da vitamina D da alimentação. Além disso, o aumento do catabolismo dos carboidratos necessita de grandes quantidades de vitamina B_1.[152]

O tratamento dietético da glicogenose é acompanhado da melhora das alterações renais, e a rápida resposta a ele pode explicar a razão pela qual a disfunção renal não é encontrada mais frequentemente. A introdução de outros alimentos pode ter início com idade entre 4 e 6 meses, dando prioridade a alimentos ricos em amido. O macarrão parcialmente cozido comporta-se como amido cru. A incorporação de alimentos de baixo índice glicêmico (< 55) torna a dieta mais aceitável e sociável.

O controle da glicemia deve ser feito diariamente, em jejum e no fim da tarde, bem como durante a adaptação da dieta. Se a glicose estiver abaixo de 70 mg/dℓ, deve-se aumentar o aporte de carboidratos em cerca de 10 a 15%; porém, se não houver resultado satisfatório, pode-se administrar uma solução de glicose IV. O transplante hepático deve ser considerado quando o tratamento dietético não tiver sucesso, necessitando de frequentes internações.[151]

Se a hipoglicemia puder ser prevenida, conforme já mencionado, as anormalidades clínicas e bioquímicas, na maioria dos pacientes, tendem a melhorar. Entretanto, a hiperlipidemia tende a se manter, embora não tenha sido observado maior risco de aterosclerose até o momento. Com sua introdução, o fenótipo dos pacientes com G6P mudou de mortalidade para morbidade, e o foco de atenção se moveu para a prevenção de complicações em longo prazo, tais como as possíveis consequências da dislipidemia grave, dentre outras. Medicações com galactose e frutose (leite, frutas, e açúcar) também devem ser evitadas ou limitadas.[148]

Tipo Ib

Caracteriza-se por uma deficiência no transporte do G6P do citoplasma para o lúmen do retículo endoplasmático, o que significa um defeito da glicose-6-translocase. Seu gene está localizado no braço longo do cromossomo 11, na posição 23 (11q23). Os portadores do tipo Ib manifestam características clínicas semelhantes ao tipo Ia, porém com achados adicionais de neutropenia crônica e déficit de função de neutrófilos e monócitos, além da disfunção plaquetária com tendência a episódios de sangramento, com epistaxe e infecções recorrentes.[149]

Sinais clínicos

Os primeiros sinais aparecem no primeiro mês de vida (cerca de 28 dias), porém é mais comum o aparecimento dos sinais clínicos dos 3 a 4 meses de vida, com episódios de hipoglicemia e hepatomegalia devido à deposição acentuada de lipídios e ao acúmulo de glicogênio no fígado. Podem ocorrer ainda atraso no crescimento, acidose metabólica persistente, "face de boneca" (caracterizada por bochechas arredondadas, obesidade troncular, boca pequena e olhos amendoados), diarreia intermitente, hiperuricemia, hiperlactatemia, hipertrigliceridemia e hiperlipidemia, além de distúrbio plaquetário, neutropenia, infecções recorrentes e insuficiência renal. Posteriormente, com a progressão da doença, podem surgir adenomas e neoplasias hepáticas.[151] Há maior prevalência de tireoidite ou hipotireoidismo.

Diagnóstico

Recentemente, o diagnóstico tem sido feito com estudo genético, por meio de análises de mutações associadas ao quadro clínico e exames bioquímicos do paciente. A biopsia hepática é realizada em casos inconclusivos, quando não puderem ser feitos os estudos genéticos. Também é possível o diagnóstico pré-natal, com o estudo do DNA de amniócitos.[153]

Tratamento

É igual ao do tipo Ia, mas também utilizando a suplementação de vitamina E para ajudar na neutropenia. O Glycosade® pode não ser bem tolerado pelos pacientes com esse tipo de glicogenose, podendo provocar dores abdominais, diarreia e flatulência.[159]

Tipo II

A glicogenose tipo II (GSD II) é também chamada doença de Pompe ou deficiência de maltase ácida. Apresenta as formas infantil e tardia e faz parte do grupo de doenças lisossomais de sobrecarga. É de herança genética do tipo autossômico recessivo, causada por mutações no gene que codifica a α-glicosidase ácida, acarretando acúmulo lisossomal do glicogênio e se armazenando em um ou mais tecidos.[154] A incidência total é estimada em 1:40.000 nascimentos vivos.

A forma infantil da doença (IOPD), ocorre em indivíduos menores de 12 meses, com cardiomiopatia que pode ser aparente no útero, sendo a idade média de início aos 4 meses de idade. A criança apresenta hipotonia, fraqueza muscular generalizada, dificuldades de alimentação, déficit de crescimento, problemas respiratórios e cardiomiopatia hipertrófica. Sem tratamento por terapia de reposição enzimática (TRE), ela geralmente resulta em morte em torno dos 2 anos, por obstrução progressiva da saída do ventrículo esquerdo e insuficiência respiratória.

A doença de Pompe de início tardio (LOPD), inclui crianças com início antes dos 12 meses, sem cardiomiopatia, e todos os indivíduos com início após os 12 meses. É caracterizada por fraqueza muscular proximal e insuficiência respiratória. O envolvimento cardíaco, clinicamente significativo, não é comum. Existe um largo espectro de formas intermediárias entre esses dois extremos.

Diagnóstico

O diagnóstico da GSD II é estabelecido pela constatação da deficiência da atividade da enzima alfaglicosidase ácida ou pela presença de variantes patogênicas em testes genéticos moleculares. O diagnóstico pré-natal é possível por medição da atividade da enzima, em uma amostra fresca de vilosidades coriônicas, avaliando-se as mutações identificadas nas células fetais do paciente.

Sinais clínicos

Na IOPD, os principais sintomas são: hipotonia e fraqueza muscular, cardiomegalia, hepatomegalia, cardiomiopatia, dificuldade respiratória, macroglossia, dificuldade de se alimentar, incapacidade de crescimento e desenvolvimento dentro da normalidade.

Na LOPD, a progressão dos sintomas ocorre mais rapidamente e de forma mais evidente do que na forma infantil. Evidências de osteoporose avançada em adultos estão presentes, embora isso possa ocorrer secundariamente à diminuição da deambulação. No entanto, outros processos patológicos não podem deixar de ser pesquisados. Os principais sintomas dessa forma da doença são fraqueza muscular progressiva, insuficiência respiratória, intolerância ao exercício, dispneia de esforço, hiperlordose e/ou escoliose, hepatomegalia, macroglossia, dificuldade para mastigar e engolir, sintomas gastrintestinais (semelhantes ao intestino irritável), dores crônicas, aumento das infecções respiratórias e contraturas articulares.[155]

Tratamento nutricional

O tratamento nutricional vai depender das condições clínicas do paciente e do funcionamento gastrintestinal.

Inicialmente, deve-se fazer uma avaliação da deglutição e possível presença de refluxo gastrintestinal, para se orientar o manejo da alimentação (alimentação oral/enteral), da forma mais indicada. Pode ser necessário fornecer estimulação oral e de sucção não nutritiva para bebês que não conseguem se alimentar VO.

A dieta deve ser hiperproteica (20 a 25% de proteína), com atenção às vitaminas e minerais. O monitoramento dos parâmetros de crescimento e desenvolvimento da criança é de grande importância.[156]

Terapia de reposição enzimática

Atualmente, o tratamento da doença de Pompe é feito pela Terapia de Reposição Enzimática (TRE), que tem como objetivo a reposição da enzima alfa-glucosidase, a qual se encontra ausente ou deficiente nesses pacientes. Em abril de 2006 ocorreu a aprovação de comercialização da TRE pela European Medicines Agency (EMA) e pela Food and Drug Administration (FDA), baseada em estudos realizados previamente.

No caso da doença de Pompe, a TRE consiste na administração intravenosa de enzima exógena alfaglucosidase ácida recombinante humana (rhGAA), e esse tratamento é capaz de modificar o curso natural da doença, alterando a evolução e melhorando as manifestações clínicas.[160]

Tipo IX

Diferentemente dos outros tipos de glicogenoses, a do tipo IX é recessiva ligada ao cromossomo X e, por isso, é mais comum em indivíduos do sexo masculino. Com prevalência na infância, a doença é caracterizada pela deficiência da enzima fosforilase-quinase (PhK) hepática ou da fosforilase-quinase muscular, que participam da glicogenólise. A enzima hepática, que é a deficiência mais comum, é composta por quatro subunidades (tipos alfa, beta, gama e delta); dependendo de qual é afetada, a gravidade dos sintomas apresentados varia:[157]

- PHKA1, que codifica a subunidade α, causa a deficiência de PhK muscular do distúrbio ligado ao X
- PHKA2, também codificando a subunidade α, causa a forma mais comum, deficiência de PhK no fígado (glicogenose hepática ligada ao X)

- PHKB, codificando a subunidade β, causa deficiência de PhK autossômica recessiva no fígado e no músculo
- PHKG2, codificando a subunidade γ, causa deficiência autossômica recessiva de PhK no fígado.

Os dois tipos de deficiência de PhK são a deficiência de PhK no fígado (caracterizada pelo início na infância de hepatomegalia e restrição de crescimento e, muitas vezes, mas nem sempre, cetose em jejum e hipoglicemia) e deficiência de PhK muscular, que é consideravelmente mais rara (caracterizada por qualquer um dos seguintes: intolerância ao exercício, mialgia, cãibras musculares, mioglobinúria e fraqueza muscular progressiva).[158]

Sinais clínicos

Os sintomas mais importantes são: aparecimento precoce de hepatomegalia, atraso de crescimento e, frequentemente, cetose e hipoglicemia em jejum. Por outro lado, as manifestações clínicas relacionadas à enzima muscular são intolerância ao exercício, mialgia, cãibras musculares, mioglobinúria e fraqueza muscular progressiva. Na subunidade beta, os sintomas são menos graves. Em geral, os sintomas da doença diminuem com a idade.[149]

Diagnóstico

Análises da atividade da enzima fosforilase-quinase possibilitam o diagnóstico laboratorial dessa glicogenose, mas o diagnóstico definitivo é feito por biopsia hepática ou muscular.[157]

Tratamento

Este tipo da doença é mais benigno do que o tipo I. O tratamento é pautado nos sintomas e nas condições clínicas do paciente, e o objetivo é prevenir a hipoglicemia, deixando o valor de glicose entre 70 e 100 mg/dℓ. Alimentação parenteral, com ingesta de carboidratos complexos, amido cru e fracionado, e alimentação noturna por sonda nasogástrica estabelecem uma boa resposta clínica.[157] A dose de amido de milho pode variar de 0,6 a 2,5 g/kg a cada 6 horas com base nos sintomas clínicos. Em alguns casos, pode ser utilizado o Glycosade®, no período noturno.

Quando houver hipoglicemia ou cetose, um suco de frutas pode ser administrado por via oral, conforme tolerância do paciente, ou glicose IV. As manifestações hepáticas são tratadas sintomaticamente.

Quando a deficiência de PhK for muscular, estão indicadas uma fisioterapia baseada nas condições físicas do paciente e a otimização das concentrações de glicose no sangue.[158]

REFERÊNCIAS BIBLIOGRÁFICAS

As referências consultadas para a elaboração deste capítulo estão disponíveis *online* no Ambiente de aprendizagem do GEN.

COMO CITAR ESTE CAPÍTULO

ABNT
GUTHEIL, M. E.; POUBEL, M.; SILVA, B. C. M. Doenças do metabolismo: doenças inatas do metabolismo. *In*: ROSSI, L.; POLTRONIERI, F. (org.). *Tratado de Nutrição e Dietoterapia*. 2. ed. Rio de Janeiro: Guanabara Koogan, 2023. p. 806-840.

VANCOUVER
Gutheil ME, Poubel M, Silva BCM. Doenças do metabolismo: erros inatos do metabolismo. In: Rossi L, Poltronieri F (Orgs.). Tratado de nutrição e dietoterapia. 2. ed. Rio de Janeiro: Guanabara Koogan; 2023. p. 806-40.

CAPÍTULO 71

Estresse Metabólico

Dyaiane Marques dos Santos • Liane Brescovici Nunes de Matos •
Diogo Oliveira Toledo • Silvia Maria Fraga Piovacari

INTRODUÇÃO

A doença crítica é associada a um estado de estresse catabólico intenso e uma resposta inflamatória sistêmica, o que leva a consequências graves como complicações infecciosas e disfunções orgânicas. O catabolismo no paciente crítico é muito mais pronunciado do que no jejum de pessoas saudáveis. Além disso, o balanço energético negativo em pacientes críticos está relacionado com a duração da internação na unidade de terapia intensiva (UTI), o que, por sua vez, está ligado a um aumento da incidência de complicações infecciosas e de mortalidade.[1,2]

TRIAGEM NUTRICIONAL

A avaliação nutricional nos pacientes críticos tem como objetivo definir o risco nutricional e auxiliar no plano terapêutico. Em regime hospitalar, todos os pacientes devem ser submetidos a uma triagem nutricional inicial dentro de 48 horas da admissão.

Muitas ferramentas de rastreio são usadas para avaliar o estado nutricional; porém, o Nutritional Risk Screening (NRS) 2002 tem sido a mais utilizada e é recomendada pelo último consenso da American Society for Parenteral and Enteral Nutrition (Aspen). Outra ferramenta específica para pacientes críticos introduzida recentemente é o Nutrition Risk Critically Ill (NUTRIC Score), que determina o estado nutricional e a gravidade da doença. Conforme a Aspen, os pacientes de alto risco nutricional são definidos com escore NRS ≥ 5 ou escore NUTRIC ≥ 5 (se a interleucina [IL] 6 não estiver disponível; caso contrário, > 6).[3]

No contexto de cuidados intensivos, os marcadores tradicionais de proteína sérica (albumina, pré-albumina, transferrina e proteína ligadora do retinol) são um reflexo da resposta em fase aguda (aumento da permeabilidade vascular e priorização da síntese proteica hepática) e não representam com precisão o estado nutricional. Outros dados como antropometria e pregas cutâneas nem sempre são fáceis de serem avaliados e apresentam grande possibilidade de erro, devido à falta de colaboração do paciente (quando sedado) e ao edema de membros, por exemplo.[3]

CÁLCULO DAS NECESSIDADES NUTRICIONAIS

O cálculo das necessidades nutricionais é um passo importante para uma nutrição adequada. Existem várias maneiras de efetuá-lo, dentre as quais: calorimetria indireta (CI), fórmulas preditivas ou a chamada fórmula de bolso, ou fórmula simples. A CI é considerada o melhor método para o cálculo das necessidades energéticas e da estimativa da oferta calórica. Consiste na avaliação do quociente respiratório, gerado entre o oxigênio (O_2)

consumido e o gás carbônico (CO_2) exalado. Assume-se que todo O_2 consumido seja oxidado para a produção de energia, transformando-se em CO_2 e eliminado na respiração. A partir daí, calcula-se a quantidade total de energia produzida.[4]

A aplicabilidade da CI pode ser limitada na maioria das instituições, por disponibilidade e custo. As variáveis na UTI que afetam a precisão das medidas da CI incluem: presença de drenos ou fístulas aéreas, configurações do ventilador (fração inspirada de O_2 elevada), hemodiálise e anestesia.[5,6]

Mais de 200 equações preditivas foram publicadas na literatura, com precisão variando de 40 a 75% quando comparadas com a CI. A baixa precisão das equações preditivas está relacionada com variáveis não estatísticas que afetam o gasto energético no paciente crítico, como peso, medicamentos e temperatura corporal.[3]

As equações preditivas derivam de estudos com pessoas saudáveis (Harris-Benedict, Mifflin) e com pacientes hospitalizados (Penn State, Ireton-Jones), mas as oriundas destes não são mais precisas do que as pautadas naqueles. Além disso, as equações preditivas são menos precisas em pacientes obesos e desnutridos. A Tabela 71.1 resume as principais equações preditivas.[3]

A vantagem de usar equações baseadas em peso em relação a outras preditivas é a simplicidade. No entanto, em doentes críticos, deve-se ter cautela, pois o peso no momento pode estar superestimado devido a edema ou anasarca, sendo prudente utilizar o peso habitual do paciente. O consenso da Aspen recomenda que, nos pacientes críticos, na impossibilidade do uso da CI, utilize-se alguma equação preditiva ou a fórmula de bolso.[3]

Em relação à oferta proteica, os pacientes graves têm um aumento da gliconeogênese e do consumo proteico como fonte energética na fase aguda, em que o catabolismo predomina. Nos pacientes obesos, esse catabolismo é mais intenso, e essa população pode apresentar sarcopenia associada com a obesidade; portanto, a demanda proteica é maior e deve ser avaliada criteriosamente. Assim, nessa população, tão ou mais importante que o cálculo da necessidade calórica é o cálculo da necessidade proteica.

SEPSE

A sepse e o choque séptico são alguns dos maiores problemas de saúde no mundo, com mortalidade de uma em cada quatro (ou

Tabela 71.1 Principais equações preditivas para cálculo de gasto energético.

Harris-Benedict
Homem: GEB = 66,47 + (13,75 × P) + (5 × A) – (6,755 × I)
Mulher: GEB = 655,1 + (9,563 × P) + (1,85 × A) – (4,676 × I)
Fator atividade: 1,2 × GEB

Mifflin-St Jeor
GE (mulher) = (10 × P) + (6,25 × A) – (5 × I) – 161
GE (homem) = (10 × P) + (6,25 × A) – (5 × I) + 5

Ireton-Jones
Pacientes em ventilação espontânea:
GE = 1.784 – (11 × I) + (5 × P) + (244 × sexo) + (239 × T) + (804 × Q)
Pacientes em ventilação mecânica:
GE = 629 – (11 × I) + (25 × P) – (609 × O)
Variáveis de sexo:
Homem = 1; mulher = 0.

A, altura (cm); *GEB*, gasto energético basal; *I*, idade (anos); *O*, obesidade (presente = 1, ausente = 0); *P*, peso (kg); *Q*, queimadura (presente = 1, ausente = 0); *T*, traumatismo (presente = 1, ausente = 0). Adaptada de Frankenfield et al.[5] (2007); Boullatta et al.[6] (2007).

mais) pessoas acometidas. Novas definições dessa doença foram publicadas em 2016, no estudo Sepse-3. Nessa nova abordagem, ela é definida como uma disfunção orgânica potencialmente fatal, causada por uma resposta desregulada do hospedeiro à infecção. O choque séptico é a associação da sepse com disfunção circulatória, celular e/ou metabólica, com aumento do risco de mortalidade em relação à sepse isolada. Assim, o diagnóstico clínico de disfunção orgânica se baseia na variação de dois ou mais pontos no escore Sequential Organ Failure Assessment (SOFA), e os critérios da síndrome da resposta inflamatória sistêmica (SRIS), que eram utilizados anteriormente, não são mais necessários para a definição.[7-9]

A fisiopatologia da sepse envolve uma resposta humoral e celular exacerbada do hospedeiro à agressão aguda. A exposição a um microrganismo leva à ativação das células de defesa (macrófagos e linfócitos T CD4), com a liberação de IL, principalmente IL-1, IL-6 e IL-8, além do fator de necrose tumoral alfa (TNF-α). Essas células se deslocam ao local de lesão, desencadeando um processo que provoca aumento da produção de espécies reativas de O_2, aumento do consumo local de O_2, disfunção mitocondrial, disfunção do endotélio vascular e hipercoagulabilidade. Em contrapartida, uma atividade antioxidante e anti-inflamatória tenta manter o equilíbrio, com a liberação de IL contrarreguladoras, porém muitas vezes sem sucesso.[1,10]

Essa resposta inflamatória e os mediadores inflamatórios trazem consequências diretas à nutrição do paciente com sepse. Ocorrem aumento da gliconeogênese e consumo aumentado das reservas corporais, principalmente de proteína. O catabolismo proteico se torna intenso, e há utilização desse substrato como fonte energética e para a produção de proteínas de fase aguda, que auxiliarão na defesa do organismo frente à infecção. A inflamação e a liberação de hormônios, como cortisol e epinefrina, resultam em resistência à insulina e hiperglicemia.[10,11]

Cerca de 60% dos pacientes com sepse grave e choque séptico têm alguma disfunção do sistema digestório, precipitada pelo processo inflamatório. A combinação dessa disfunção com hipermetabolismo da resposta de fase aguda leva a maior risco para desnutrição nessa subpopulação de pacientes críticos. A terapia nutricional (TN), portanto, pode oferecer um benefício para melhores resultados clínicos, principalmente se iniciada dentro de 24 a 48 horas do insulto agudo, desde que haja estabilidade hemodinâmica e metabólica.[3,9]

Início e evolução da terapia nutricional

Recomenda-se início precoce da dieta enteral nos pacientes sépticos, dentro de 24 a 48 horas, após adequada estabilização hemodinâmica e adequação de parâmetros perfusionais. Pacientes graves se beneficiam do uso de dieta enteral precocemente, pois ela auxilia na manutenção do trofismo e da integridade da parede intestinal, além de estimular o fluxo sanguíneo local e a produção de citocinas e hormônios.[3]

Pacientes mais graves, isto é, NUTRIC > 5 e NRS 2002 ≥ 5, têm maior benefício do início precoce da dieta enteral e do alcance de pelo menos 80% do alvo calórico nas primeiras 72 horas. A dieta enteral trófica, definida como 500 kcal/dia ou 10 a 20 mℓ/h de dieta enteral, pode ser uma estratégia para os pacientes que não toleram a dieta plena na fase inicial da sepse ou para aqueles definidos como baixo risco nutricional. É importante lembrar que sempre se deve buscar o alcance da meta calórica e proteica do paciente, principalmente dentro da primeira semana do evento, com a progressão dentro da tolerância do indivíduo.[3,9]

Quanto à nutrição parenteral, o último consenso de sepse publicado em 2017 não recomenda a administração isolada dela ou da nutrição parenteral suplementar, porque não há diferença em mortalidade entre as dietas enteral e parenteral precoce, podendo-se esperar até 7 dias se o paciente não tolerar a dieta enteral.[9]

Nutrição imunomoduladora

Nos pacientes sépticos, a concentração plasmática de vários micronutrientes com capacidade antioxidante está diminuída, especialmente o selênio sérico. Este é um dos agentes antioxidantes mais potentes nos pacientes clínicos, bem como zinco, vitamina C, vitamina E e betacaroteno. A administração de doses farmacológicas de oligoelementos (selênio, cobre, manganês, zinco e ferro) e vitaminas (E, C e betacaroteno) tem sido proposta para reduzir danos celulares oxidativos e falência orgânica em pacientes críticos.[2,3]

Existem estudos clínicos e metanálises com resultados conflitantes; por isso, a recomendação de suplementação de microelementos e antioxidantes em doses acima das recomendações diárias estabelecidas, em pacientes sépticos, ainda é controversa. Diante disso, não se recomenda tal prática até o momento.[2,3]

Em relação à suplementação de aminoácidos com possível benefício imunomodulador, os mais estudados são arginina, glutamina e a carnitina.

A glutamina é o aminoácido livre não essencial mais abundante no organismo humano. É sintetizado predominantemente no músculo esquelético, e seus níveis estão reduzidos durante uma doença crítica. Os baixos níveis de glutamina foram associados ao desgaste muscular, uma vez que, com a perda de massa muscular, a produção endógena seria inferior às necessidades do sistema imune, dos enterócitos e dos hepatócitos. Assim, a glutamina seria "condicionalmente essencial" durante a doença crítica, o que levou à hipótese de que a suplementação com o aminoácido melhoraria os resultados. Além disso, a suplementação exógena poderia melhorar a atrofia e a permeabilidade da mucosa intestinal, possivelmente reduzindo a translocação bacteriana. Outros benefícios potenciais são o aumento da função das células imunológicas, a diminuição da produção de citocinas pró-inflamatórias, os níveis mais elevados de glutationa e a capacidade antioxidante.[2,3,9]

Metanálise com 485 pacientes sugeriu que a suplementação com glutamina poderia diminuir o risco de infecção, o tempo de permanência no hospital e o risco de morte. Em contrapartida, um estudo conhecido como REDOX mostrou aumento da mortalidade entre os pacientes com disfunções orgânicas que receberam suplementação com glutamina.[3]

A arginina é um aminoácido condicionalmente essencial e é ligado ao metabolismo do óxido nítrico. Sua disponibilidade encontra-se reduzida na sepse, o que pode levar a redução da síntese de óxido nítrico, perda da regulação microcirculatória e aumento da produção de superóxido, interferindo no sistema imunológico. No entanto, a suplementação de arginina pode causar vasodilatação e hipotensão, piorando a resposta hemodinâmica. Não se recomenda a administração de fórmulas enterais enriquecidas com ela em pacientes com sepse ou choque séptico.[2,3]

A carnitina, um aminoácido não essencial produzido a partir da lisina e da metionina, é necessária ao transporte dos ácidos graxos de cadeia longa para dentro das mitocôndrias, para serem utilizados como substrato na produção de energia. Assim, o racional da suplementação de carnitina na sepse seria a sua ação mitocondrial, na mudança de substrato energético (de glicose para ácidos graxos), facilitando uma adaptação metabólica celular. Os estudos com esse aminoácido são poucos e ainda não mostram resultados que suportem a sua suplementação rotineira.[9]

Os ácidos graxos ômega-3 são lipídios essenciais ao organismo humano, sendo implicados na modulação do sistema imunológico e da resposta inflamatória. Acreditava-se que a sua suplementação tivesse ação anti-inflamatória na sepse, promovendo alteração na sinalização celular, na produção de prostaglandinas anti-inflamatórias, na inibição de IL pró-inflamatórias e na redução da expressão de moléculas de adesão leucocitárias e endoteliais. No entanto, revisões sistemáticas da suplementação parenteral ou enteral de ômega-3 em pacientes com doença crônica e síndrome da angústia respiratória do adulto não confirmaram seu benefício terapêutico. Metanálise recente, com 1.216 pacientes, não mostrou redução significativa de mortalidade. Devido à incerteza do benefício, ao potencial de dano, ao excesso de custo e à disponibilidade variada de ácidos graxos ômega-3, o consenso de sepse 2017 não recomenda a reposição de ômega-3 em pacientes sépticos.[3,9]

Por fim, até o momento, não existem evidências consistentes e recomendações para o uso de fórmulas enriquecidas com imunomoduladores na sepse, devendo-se dar preferência para as fórmulas enterais padrões.[3,9]

TRAUMATISMO

O traumatismo é uma das principais causas de óbito no Brasil, principalmente em pessoas jovens, e leva ao óbito segundo uma distribuição trimodal. O pico inicial ocorre logo após o acidente e se deve a lesões graves, muitas vezes incompatíveis com a vida. O segundo pico ocorre em torno da primeira e da segunda hora após o traumatismo. O terceiro pico é tardio, dias a semanas depois, sendo causado por infecções e insuficiência orgânica.

Dentre as causas que aumentam a mortalidade no terceiro pico, pode-se destacar o atraso na introdução da TN, que piora as condições clínicas de um paciente já debilitado.[12]

O aumento do catabolismo e a consequente desnutrição proteica aguda são condições frequentes no traumatismo. A reação inflamatória sistêmica aguda que se segue é diretamente relacionada com a magnitude do traumatismo. Diferentemente do jejum, na resposta inflamatória ao traumatismo, ocorrem utilização mais intensa de proteína como substrato energético e mobilização da musculatura esquelética por meio da gliconeogênese que acontece no fígado. A liberação aguda de hormônios catabólicos, como epinefrina, cortisol, hormônio antidiurético, glucagon e IL inflamatórias levam a priorização do fluxo sanguíneo para órgãos vitais (cérebro, coração e rins), hiperglicemia e retenção hídrica, preparando o organismo para se defender da lesão aguda. Em contrapartida, logo após alguns dias, ocorre uma outra reação anti-inflamatória, com a liberação de hormônios contrarregulatórios como insulina e hormônio do crescimento, além de IL anti-inflamatórias (IL-10, IL-13, IL-14). O processo de inflamação e anti-inflamação é um contínuo e se mantém enquanto o fator agressor está presente. Esse mecanismo bimodal pode levar a grande perda de massa magra, deficiência de cicatrização, alteração no sistema imune e até disfunção de múltiplos órgãos.[10]

Ao longo da última década, tem-se demonstrado que esses pacientes são beneficiados com TN precoce. O objetivo é diminuir a perda de massa magra, prover calorias e melhorar a imunidade e a cicatrização do paciente.[12]

Início e evolução da terapia nutricional

Igualmente aos outros pacientes críticos, no paciente traumatizado recomenda-se o início da TN no período pós-traumático imediato (dentro de 24 a 48 horas do insulto), uma vez que o paciente esteja hemodinamicamente estável.[3,13]

A inatividade e a imobilidade do paciente no leito de UTI estão associadas à diminuição da síntese proteica muscular. No traumatismo, a resposta fisiológica leva à deterioração da massa magra e é agravada pela dificuldade em ofertar TN. O tempo do início de alimentação pode influenciar o desfecho.

Embora existam poucos estudos nas últimas duas décadas, dados anteriores recomendam o início da nutrição enteral quando o paciente estiver adequadamente reanimado (idealmente nas primeiras 24 horas). Metanálise recente mostrou redução na mortalidade quando os pacientes foram alimentados dentro desse período inicial. A nutrição enteral pode ser iniciada com a sonda em posição gástrica, passando para pós-pilórica se houver evidência de intolerância à alimentação gástrica.[3]

Dependendo da extensão do traumatismo, os pacientes podem ter o tempo de permanência na UTI prolongado, devendo ser submetidos a reavaliação nutricional periódica. As necessidades energéticas variam dependendo de vários fatores. O gasto energético em repouso atinge picos durante os primeiros 4 a 5 dias, mas continua alto por 9 a 12 dias. Aproximadamente 16% da proteína total do corpo são consumidos nos primeiros 21 dias, com 67% da perda de proteína proveniente do músculo esquelético.[3]

Os alvos energéticos devem estar na faixa de 20 a 35 kcal/kg/dia (exceto para pacientes obesos), dependendo da fase do traumatismo. A oferta proteica é semelhante para outros pacientes de UTI, mas pode-se buscar o alvo superior (2 g/kg/dia).[3]

Imunomodulação

O uso de formulações metabólicas e imunomoduladoras contendo nutrientes como ômega-3, glutamina, arginina e ácidos nucleicos tem sido estudado extensivamente em populações cirúrgicas. Algumas evidências são favoráveis ao uso de imunomoduladores, mas outras, não. Em metanálise, o uso de fórmulas imunomoduladoras não mostrou diferença no resultado em relação a infecções, permanência hospitalar ou mortalidade, em comparação com os pacientes que receberam fórmula padrão.[2,3]

Em pacientes com traumatismo cranioencefálico (TCE), um estudo pequeno comparou o uso de formulações imunomoduladoras (contendo arginina, glutamina, fibra prebiótica e ácidos graxos ômega-3) com formulações padrões em pacientes com TCE e demonstrou diminuição de infecções. O uso de ômega-3 nessa população poderia auxiliar na recuperação neurológica.[3]

O consenso da Aspen sugere que formulações imunomoduladoras contendo arginina e óleo de peixe sejam consideradas em pacientes com traumatismo grave. Para aqueles com TCE, o uso de formulações imunomoduladoras contendo arginina ou suplemento ômega-3 pode ser indicado.[3]

QUEIMADURAS

A queimadura é um problema de saúde pública em todo o mundo. No Brasil, estima-se que em torno de 1 milhão de pessoas sejam acometidas por algum tipo de queimadura a cada ano, das quais 200 mil são atendidas em serviços de emergência e 40 mil demandam hospitalização.

Pacientes com mais de 20% da superfície corporal queimada, com ou sem queimadura associada a lesão inalatória, representam uma condição específica em cuidados intensivos, por estarem em grande estresse oxidativo, intensa resposta inflamatória, hipermetabolismo e catabolismo proporcionais à gravidade da lesão (profundidade e extensão).[14-16]

Recomendações nutricionais

Os cuidados de saúde com os pacientes queimados vêm melhorando consideravelmente nas últimas três décadas, resultando em redução de sequelas e de mortalidade. A TN é considerada parte essencial para o êxito do tratamento do paciente queimado e deve ser iniciada precocemente, com objetivo de minimizar as complicações e suas consequências.

A condição hemodinâmica do paciente deve ser considerada antes de iniciar a TN. A via enteral deve ser preferencial, por auxiliar na modulação da resposta metabólica, na manutenção da integridade intestinal e na imunidade associada, na redução do risco de desnutrição e no déficit energético. A via parenteral é indicada quando houver indisponibilidade do sistema digestório ou intolerância da nutrição enteral.[3,16]

Calorias

A avaliação das necessidades calóricas deve ser um processo contínuo e modificado de acordo com a evolução dinâmica que o paciente queimado apresenta, visando evitar complicações associadas a uma oferta com déficit calórico ou superalimentação.

A Aspen e a European Society for Clinical Nutrition and Metabolism (Espen) recomendam a CI como a maneira mais adequada, fiel e, ao mesmo tempo, mais difícil (devido ao custo e ao manejo técnico) para avaliação das necessidades calóricas em pacientes queimados. Como alternativa, a Aspen relata que existem equações preditivas para cálculo, mas não recomenda a utilização de nenhuma específica; já a Espen sugere a equação de Toronto como a mais indicada. A Tabela 71.2 descreve as principais equações preditivas utilizadas para cálculo das necessidades calóricas em pacientes queimados.[3,17,18]

Proteínas

Pacientes queimados têm necessidade proteica aumentada. A proteólise é um componente importante da resposta hipermetabólica e pode exceder 150 g por dia, resultando em perda de massa magra, diminuição da cicatrização e imunossupressão. Desse modo, a recomendação proteica para pacientes

queimados é de 1,5 a 2 g de proteína/kg/dia. Ofertas proteicas acima de 2,2 g de proteína/kg/dia não evidenciam melhora da síntese proteica ou do balanço nitrogenado.[3,17,18]

Carboidratos

A glicose é o primeiro combustível do sistema nervoso central e das células, para cicatrização das feridas e dos tecidos inflamados; logo, uma oferta inadequada pode aumentar ainda mais o catabolismo proteico. A distribuição, então, deve ser entre 55 e 60% do valor calórico total, não excedendo 7 g de carboidrato/kg/dia.[3,17,18]

Lipídios

O aumento da lipólise periférica é parte da resposta metabólica à queimadura; devido a isso, o paciente queimado torna-se sensível à oferta lipídica. As necessidades de lipídios para prevenir as deficiências de ácidos graxos essenciais são pequenas, mas existem poucos estudos disponíveis sobre as necessidades lipídicas nos pacientes queimados. Segundo a recomendação da Espen, a oferta lipídica deve se manter abaixo de 35% do valor calórico total.[3,15-18]

Vitaminas e oligoelementos

O paciente queimado apresenta importante deficiência de vitaminas e desequilíbrio do sistema de defesa antioxidante, devido a resposta hipermetabólica, estado inflamatório, necessidade de cicatrização e perdas cutâneas exsudativas. Micronutrientes como vitaminas A, C e E, zinco, cobre e selênio, estão envolvidos na melhora da cicatrização e nas funções dos sistemas musculoesquelético e imunológico (Tabela 71.3).

A vitamina A contribui para a manutenção da epiderme, e sua carência prejudica o tempo de cicatrização em função do seu efeito no crescimento epitelial. A vitamina C é essencial para a cicatrização, pois facilita a síntese e a ligação de colágeno, e aumenta a ativação dos neutrófilos e macrófagos na ferida. Na deficiência de vitamina C, os fibroblastos produzem colágeno instável, rapidamente degradado, além de prejudicar a defesa antibacteriana local e aumentar a chance de deiscência em feridas recém-epitelizadas. A vitamina E previne a oxidação das membranas, pode acelerar a cicatrização e afetar a produção de fibras do colágeno.

Cobre, zinco e selênio têm papel importante na imunidade e na cicatrização de feridas de pacientes queimados, e são perdidos em grande quantidade pelo exsudato. O cobre tem função essencial na maturação do colágeno, e o zinco é um elemento importante na cicatrização, relacionado com síntese proteica,

Tabela 71.2 Equações preditivas utilizadas para cálculo das necessidades calóricas no paciente queimado.

Equação	Comentários
Toronto	
– 4.343 + (10,5 × percentual de superfície corporal queimada) + (0,23 × ingestão calórica do dia anterior) + (0,84 × gasto energético calculado pela fórmula de Harris-Benedict) + (114 × temperatura [ºC]) – (4,5 × nº de dias após a queimadura)	Fórmula recomendada pela Espen na impossibilidade de realização de calorimetria indireta. Considerada a mais complexa, porém a mais bem validada por se aproximar da calorimetria indireta
Harris-Benedict	
Homens: 66,4 + (5 × altura [cm]) + (13,8 × peso [kg]) – (6,8 × idade [anos]) × fator estresse Mulheres: 655 + (1,8 × altura [cm]) + (9,6 × peso [kg]) – (4,7 × idade [anos]) × fator estresse	O fator estresse deve ser multiplicado após o resultado da fórmula e varia de: 1,2 a 1,6 (0 a 20% da superfície corporal queimada) 1,5 a 2,0 (20 a 50% da superfície corporal queimada)
Curreri	
16 a 59 anos: (25 kcal × peso) + (40 kcal × percentual de superfície corporal queimada) > 60 anos: (20 kcal × peso) + (65 kcal × percentual de superfície corporal queimada)	Superestima o gasto energético quando comparada à calorimetria indireta

Espen, European Society for Clinical Nutrition and Metabolism. Adaptada de Oliveira[16] (2015).

Tabela 71.3 Recomendação diária de vitaminas e oligoelementos para pacientes queimados e não queimados com mais de 13 anos.

Vitaminas e oligoelementos	Não queimados	Queimados
Vitamina A	2.000 a 3.000 UI	10.000 UI
Vitamina D	600 UI	600 UI
Vitamina E	23 UI	23 UI
Vitamina C	75 a 90 mg	1.000 mg
Folato	300 a 400 µg	1.000 µg (3 vezes/semana)
Cobre	0,9 mg	4,0 mg
Selênio	40 a 60 µg	300 a 500 µg
Zinco	8 a 11 mg	25 a 40 mg

Adaptada de Rodriguez et al.[17] (2011).

replicação, imunidade celular e formação de colágeno. Uma vez que 15 a 20% do estoque corporal de zinco estão na pele, a destruição da epiderme aliada às contínuas perdas urinárias e cutâneas coloca em risco o estoque de zinco em pacientes queimados. O selênio também tem influência na cicatrização, uma vez que participa da formação da enzima que protege as células dos danos oxidativos na fase inflamatória. O mecanismo para sua deficiência é incerto e parece ser multifatorial.

Desse modo, a suplementação de tais nutrientes é essencial no paciente queimado. A suplementação precoce está associada a redução da peroxidação lipídica, melhora do sistema imunológico e da cicatrização, diminuição da incidência de complicações infecciosas e menor tempo de internação na UTI.[3,15-18]

Nutrientes imunomoduladores

■ **Glutamina.** A glutamina é um aminoácido considerado condicionalmente essencial para pacientes queimados, por ser substrato para linfócitos e enterócitos e exercer papel na manutenção da integridade do intestino, preservando sua função imunológica e minimizando a permeabilidade capilar intestinal. Os estudos mostram benefícios da suplementação de glutamina em pacientes queimados, relacionados à diminuição de complicações infecciosas e do tempo de permanência hospitalar. Porém, ainda não há um consenso em termos de dose adequada, via de administração e duração da suplementação. A Espen sugere, para queimados, que as doses recomendadas para pacientes críticos sejam: 0,3 a 0,5 g de glutamina/kg/dia, durante 5 a 10 dias. Administração na fase aguda parece contribuir para a cicatrização de feridas; suplementação de 30 g divididos em duas ou três doses parece contribuir para melhora do balanço nitrogenado.[18]

■ **Arginina e ômega-3.** Não há recomendação de utilização desses nutrientes em pacientes queimados, devido à insuficiência de dados na literatura.[16]

A Tabela 71.4 destaca as recomendações nutricionais para os pacientes com queimaduras.

CIRURGIAS

As cirurgias representam uma lesão intencional ao corpo, realizada para o benefício global ao paciente. Dependendo da extensão, essa lesão tem diversas respostas, que causam modificação no metabolismo em direção ao catabolismo.

Nos últimos anos, devido ao aumento do número de cirurgias e dos custos com esses procedimentos, estudos vêm sendo

Tabela 71.4 Resumo das recomendações nutricionais para pacientes queimados.

Indicação de terapia nutricional
Espen: recomenda que a terapia nutricional seja iniciada dentro das primeiras 12 h após a queimadura, preferencialmente pela via enteral
Aspen: recomenda que a terapia nutricional seja iniciada, se possível, dentro das primeiras 4 a 6 h após a queimadura, preferencialmente pela via enteral

Via de administração
Espen: recomenda priorizar a via enteral, indicando raramente a administração parenteral
Aspen: recomenda priorizar a via enteral para pacientes queimados com sistema digestório funcionante, indicando nutrição parenteral para pacientes em que a nutrição enteral não seja possível ou não tolerável

Necessidades energéticas
Espen: recomenda utilizar calorimetria indireta (CI) como padrão-ouro para avaliação das necessidades energéticas em queimados. No caso de impossibilidade de utilizar a CI, recomenda a utilização da equação preditiva de Toronto para adultos queimados
Aspen: recomenda utilizar a CI para avaliar a necessidade de energia de pacientes queimados, com necessidade de repetir o exame semanalmente. No caso de impossibilidade de utilizar a CI, cita as equações preditivas, mas não indica nenhuma para ser utilizada

Necessidades proteicas
Espen e Aspen: recomendam que a oferta proteica seja de 1,5 a 2,0 g de proteína/kg/dia

Glutamina
Espen e Aspen: recomendam considerar a suplementação de glutamina em pacientes queimados. Não recomendam suplementação de arginina

Glicose
Espen: recomenda que a oferta de carboidratos não seja superior a 60% do valor calórico total

Lipídios
Espen: recomenda que a oferta de gorduras totais seja inferior a 35% do valor calórico total

Micronutrientes
Espen: recomenda suplementação de zinco, cobre, selênio e vitaminas B₁, C, D e E

Aspen, American Society for Parenteral and Enteral Nutrition; *Espen*, European Society for Clinical Nutrition and Metabolism. Adaptada de Rosseau et al.[18] (2013); McClave et al.[3] (2016).

publicados com foco em recuperação de pacientes que precisam delas, em termos de desfechos como: tempo de internação, morbidade e mortalidade pós-operatória.

Os estudos também mostram que o estado nutricional representa um dos fatores que mais influenciam os resultados pós-operatórios em cirurgias eletivas. É alta a prevalência de pacientes cirúrgicos que se encontram desnutridos ou em risco de desnutrição e que têm menor resposta imunológica e resistência ao estresse pós-cirúrgico, influenciando negativamente os resultados e o desfecho clínico.[19-21]

Terapia nutricional perioperatória

A incidência de desnutrição moderada a grave em pacientes internados é de quase 50% no Brasil, e estes pacientes, quando submetidos a cirurgias, se tornam mais suscetíveis a complicações, o que acarreta o aumento da mortalidade e dos custos hospitalares.[22]

No ambiente hospitalar, os pacientes em risco nutricional devem ser identificados por ferramentas validadas de triagem nutricional e, a partir daí, avaliados e tratados de acordo com a sua necessidade, conforme recomendado na Declaração de Consenso Espen. Ela define duas opções para o diagnóstico de desnutrição:

- Opção 1: ter índice de massa corporal (IMC) < 18,5 kg/m²
- Opção 2: ter perda de peso não intencional (obrigatoriamente) superior a 10% sem tempo definido, ou maior que

5% nos últimos 3 meses. Isso combinado com uma ou ambas as variáveis: baixo IMC e baixo índice de massa magra. Os parâmetros são: baixo IMC < 20 kg/m² se o indivíduo tiver menos de 70 anos, ou < 22 kg/m² se o indivíduo tiver 70 anos ou mais; baixo índice de massa magra < 15 e 17 kg/m² em homens e mulheres, respectivamente.[23]

Frente à importância do estado nutricional adequado, diversos estudos têm mostrado que a TN perioperatória com nutrientes imunomoduladores, como nucleotídios, arginina e ácidos graxos ômega-3, em pacientes desnutridos, 7 a 14 dias antes de procedimentos cirúrgicos, resulta em um desfecho benéfico em relação a melhora da cicatrização, redução de infecções no pós-operatório e menor tempo de internação. Os estudos mostram que a fórmula/dieta imunomoduladora reduziu a incidência pós-operatória de complicações infecciosas e o tempo de internação, sem influenciar taxas de mortalidade. De maneira geral, os benefícios observados são associados a manutenção ou melhora de funções imunes e modulação favorável da resposta inflamatória.[20,24,25]

Waitzberg et al.,[25] em metanálise, confirmaram redução de complicações infecciosas (39% *versus* 61%) e diminuição significativa média de 2 dias do tempo de internação hospitalar em pacientes cirúrgicos tratados com fórmulas/dietas imunomoduladoras. Além disso, o estudo apontou o período perioperatório como o mais importante para a suplementação nutricional imunomoduladora, identificando uma dose de 500 a 1.000 mℓ/dia e a duração do tempo de suplementação por 5 a 7 dias perioperatórios como ideais para se alcançarem esses benefícios.[26]

Apesar de não se associar à redução de taxas de mortalidade, o uso de fórmulas/dietas imunomoduladoras representa importante ferramenta clínica para reduzir o risco de desenvolver complicações infecciosas e melhorar a evolução pós-operatória de pacientes cirúrgicos. Dessa maneira, a TN é indicada para o paciente cirúrgico com o intuito de prevenir a desnutrição e minimizar os seus efeitos.

Os pacientes classificados como desnutridos, candidatos a grandes procedimentos cirúrgicos de cabeça e pescoço, tórax e abdominais, beneficiam-se da TN perioperatória, que tem como vias preferenciais a oral e a enteral, sendo a parenteral apenas na impossibilidade de utilização do sistema digestório.[27,28]

As evidências científicas mostram que esses pacientes, classificados ou não como desnutridos, se beneficiam com formulações contendo imunonutrientes no período perioperatório. O preparo imunológico visa ofertar suplementos orais e dietas enterais, enriquecidos com nutrientes imunomoduladores, como arginina, ácidos graxos ômega-3 e nucleotídios. Segundo Aguilar-Nascimento et al.,[27,28] os benefícios de ofertar esse tipo de formulação incluem:

- Melhora da resposta metabólica ao estresse
- Melhora da cicatrização
- Manutenção da barreira intestinal como órgão de defesa
- Diminuição das taxas de infecções pós-cirúrgicas
- Redução do tempo de permanência hospitalar e, consequentemente, diminuição dos custos hospitalares
- Redução da readmissão hospitalar em 30 dias
- Melhora de marcadores bioquímicos como pré-albumina e transferrina.

O consenso da North American Surgical Nutrition Summit, publicado em 2013, indica:[29]

- TN imunomoduladora de 5 a 7 dias antes do procedimento, para qualquer paciente candidato a cirurgia eletiva de grande porte
- TN imunomoduladora de 7 a 14 dias antes do procedimento, para pacientes desnutridos e com câncer, candidatos a cirurgia eletiva de médio e grande porte.

A Figura 71.1 mostra as etapas a serem seguidas para realização do preparo imunológico.

Para que o objetivo da TN imunomoduladora seja alcançado, é necessário que o paciente cirúrgico receba a oferta adequada de calorias e proteínas. O método considerado padrão-ouro para cálculo das necessidades calóricas é a CI; porém, quando não se dispõe do equipamento para sua realização, o método mais utilizado atualmente na prática clínica são as chamadas fórmulas de bolso. Entretanto, é preciso ter critérios para utilizá-las.

Antes de determinar as necessidades calóricas e proteicas do paciente utilizando a fórmula de bolso, é indispensável que sejam avaliados a condição clínica, o estado nutricional, a glicemia e os exames laboratoriais. Esta prática contribui para evitar maiores prejuízos, como o déficit calórico e proteico ou a hiperalimentação, que, embora diferentes, cursam com desfechos desfavoráveis, como complicações pós-cirúrgicas e óbito.[28-30]

A Tabela 71.5 mostra as quantidades calóricas e proteicas recomendadas pelas sociedades para a fase aguda.

Abreviação de jejum

O jejum perioperatório foi instituído quando as técnicas cirúrgicas ainda eram rudimentares, com o objetivo de reduzir o conteúdo de alimentos (sólidos e líquidos), visando à prevenção de aspiração pulmonar, causada por regurgitação e vômito do conteúdo gástrico. No entanto, essa preocupação foi levada ao extremo, e atualmente, na maioria das vezes, os pacientes permanecem em jejum prolongado de 12 a 18 horas ou mais, levando em consideração os atrasos dos profissionais (cirurgião e/ou anestesista) e do procedimento cirúrgico, as burocracias hospitalares e a falta de adesão do paciente às recomendações perioperatórias.[34,35]

Nos últimos anos, a conduta do jejum prolongado vem sendo questionada, por se mostrar prejudicial ao paciente cirúrgico, podendo causar:

- Aumento das respostas orgânica, endócrina e metabólica ao traumatismo operatório e à lesão tecidual que o segue
- Aumento da produção de mediadores inflamatórios, que pode levar a resistência à insulina, proteólise muscular, lipólise e, dependendo do porte da cirurgia, franca resposta inflamatória sistêmica.

Em 2006, o grupo europeu Enhanced Recovery After Surgery (ERAS) publicou um consenso sobre cuidados globais perioperatórios, e um dos principais pilares contemplados estava pautado na abreviação do jejum. O projeto Aceleração da Recuperação Total Pós-operatória (Acerto) adaptou as recomendações para a realidade nacional.[28]

Segundo o Projeto Diretrizes (Diten), as recomendações para abreviação de jejum são:[27]

- Em cirurgias eletivas, com tempo de 6 a 8 horas para sólidos e de 2 a 3 horas para líquidos claros contendo carboidratos
- Uso de maltodextrina a 12,5% em volume de 200 a 400 mℓ, de 6 a 2 horas antes da cirurgia, ou 200 mℓ de suplemento sem resíduo de bebida enriquecida com carboidrato (maltodextrina e sacarose) associado a uma fonte nitrogenada de proteína do soro do leite

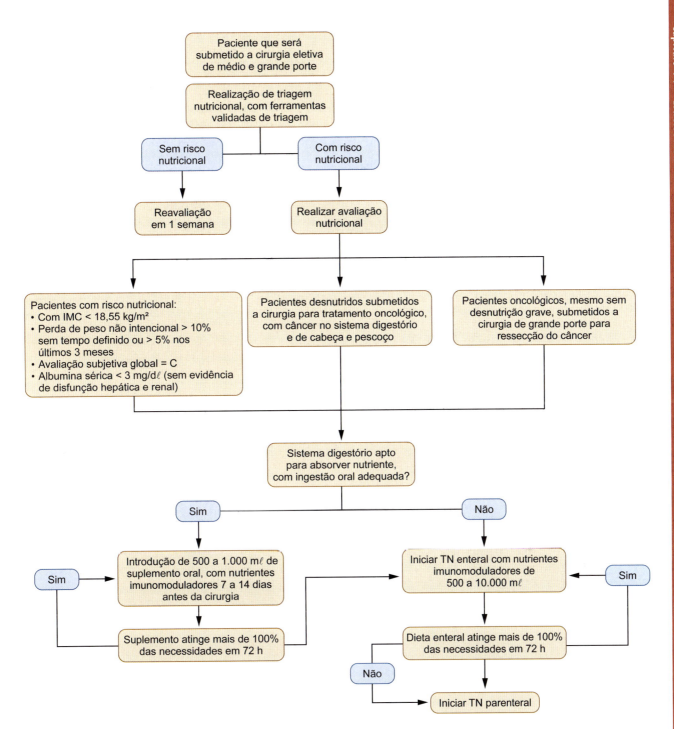

Figura 71.1 Fluxograma proposto para realização de preparo imunológico no paciente que será submetido a cirurgia eletiva de médio e grande porte. *TN*, terapia nutricional. Adaptada de Aguilar-Nascimento et al.[28] (2016); McClave et al.[29] (2013); Tanaka et al.[30] (2017).

Tabela 71.5 Indicação de oferta calórica e proteica das sociedades de terapia nutricional para UTI.

Necessidades nutricionais	Sociedades de terapia nutricional		
	Braspen	Espen	Aspen
Calorias (kcal/kg)	15 a 20 por 1 a 4 dias e 25 a 30 após	Preferencialmente CI	12 a 25 primeiros 7 a 10 dias; 25 a 30 kcal após
Proteínas (g/kg)	1,5 a 2	1,3	1,2 a 2

Braspen, Sociedade Brasileira de Nutrição Parenteral e Enteral; *Aspen*, American Society for Parenteral and Enteral Nutrition; *Espen*, European Society for Clinical Nutrition and Metabolism. Adaptada de Aguilar-Nascimento et al.[28] (2016); Compher et al.[31] (2022); Singer et al.[32] (2019); Castro et al.[33] (2018).

- Exceção nos casos de: gastroparesia, mau esvaziamento gástrico, suboclusão e/ou obstrução intestinal, doença do refluxo gastresofágico moderada e grave, cirurgias de urgência, gestantes e obesidade mórbida
- Jejum perioperatório prolongado é desnecessário na maioria dos pacientes.

Terapia nutricional no pós-operatório

O retorno da dieta no pós-operatório tem sido prescrito apenas após a volta do peristaltismo, caracterizada clinicamente pelo aparecimento dos ruídos hidroaéreos e pela eliminação de gases. Com isso, o jejum pós-operatório pode ser bastante prolongado.

Apesar de as necessidades energéticas estarem aumentadas em decorrência do traumatismo operatório, a oferta de proteínas é zero, e o balanço nitrogenado torna-se negativo.

Estudos têm mostrado que a TN precoce no pós-operatório diminui a morbidade infecciosa e o tempo de internação em pacientes cirúrgicos. Assim, a Aspen recomenda que não há necessidade de esperar a eliminação de gases e ruídos hidroaéreos para iniciar a dieta, que pode ser iniciada em 24 a 48 horas no pós-operatório.

A TN deve ser planejada para início precoce no pós-operatório, quando for possível prever que o paciente ficará mais de 7 dias sem conseguir se alimentar, ou não conseguirá ingerir 60% das necessidades nutricionais por 7 a 10 dias. As evidências científicas mostram que a TN precoce diminui o tempo de internação e as morbidades pós-operatórias.

Segundo o Diten, as recomendações para TN pós-operatória são:[27]

- A reintrodução da dieta no pós-operatório deve ser realizada precocemente (24 a 48 horas) na maioria dos procedimentos cirúrgicos
- Em pacientes eletivos, submetidos a cirurgias com ressecção parcial do estômago, intestino delgado ou grosso, recomenda-se a reintrodução da dieta por via oral ou enteral de 12 a 24 horas após a operação
- Pacientes submetidos a cirurgias de ressecções de neoplasias de cabeça e pescoço, ressecções esofágicas ou gastrectomia total devem receber TN enteral, via sonda nasoenteral ou jejunostomia, também de modo precoce, em 12 a 24 horas após o procedimento
- A TN enteral tem se mostrado superior à parenteral; por isso, deve-se iniciar esta apenas quando não for possível utilizar o sistema digestório e quando se souber que a duração da terapia será maior ou igual a 7 dias.

REFERÊNCIAS BIBLIOGRÁFICAS

As referências consultadas para a elaboração deste capítulo estão disponíveis *online* no Ambiente de aprendizagem do GEN.

COMO CITAR ESTE CAPÍTULO

ABNT
SANTOS, D. M. ; MATOS, L. B. N.; TOLEDO, D. O. *et al.* Estresse metabólico. *In*: ROSSI, L.; POLTRONIERI, F. (org.). *Tratado de Nutrição e Dietoterapia*. 2. ed. Rio de Janeiro: Guanabara Koogan, 2023. p. 841-848.

Vancouver
Santos DM, Matos LBN, Toledo DO et al. Estresse metabólico. In: Rossi L, Poltronieri F (Orgs.). Tratado de nutrição e dietoterapia. 2. ed. Rio de Janeiro: Guanabara Koogan; 2023. p. 841-8.

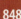

72

CAPÍTULO

Síndrome Metabólica

Maísa Miranda Araújo • Anna Paula Oliveira Gomes • Patrícia Borges Botelho

CONTEXTO HISTÓRICO

A síndrome metabólica (SM) refere-se a um grupo de anormalidades metabólicas estreitamente relacionadas com a obesidade abdominal e a resistência à insulina (RI).[1] Atualmente, é caracterizada por três dos cinco seguintes achados clínicos:

- Circunferência da cintura (CC) elevada
- Triglicerídeos (TG) elevados
- Colesterol ligado à lipoproteína de alta densidade (HDL-c) reduzido
- Pressão arterial (PA) elevada
- Glicemia de jejum (GJ) elevada.[2]

A primeira relação estabelecida na literatura entre RI, GJ elevada e secreção da insulina data de meados da década de 1930, quando Himsworth sugeriu que os indivíduos com diabetes melito (DM) deveriam ser divididos entre resistentes e não resistentes à insulina. Na década de 1940, vários outros estudos surgiram sobre a RI,[3,4] até que, em 1984, o National Diabetes Data Group reconheceu o termo insulinodependente e não insulinodependente.[5] Essa terminologia foi então publicada no relatório técnico da OMS, em 1985, e aceita globalmente nesse período.[6] No entanto, em 1999, a classificação do DM passou por uma nova atualização, pela OMS, com a reintrodução dos termos diabetes tipo 1 e tipo 2, sendo removida a classificação de indivíduos em insulinodependente e não insulinodependente.[7] Considerou-se que essa antiga classificação era passível de confusão pelos clínicos, pois baseava-se apenas no tratamento e não na patogênese da doença, reconhecendo, assim, que pessoas com diabetes, independentemente do tipo, podem progredir para diferentes estágios clínicos e virem a necessitar de insulina como terapêutica para manejo da doença.[7] Além dessa alteração na terminologia, foi verificado também que a resistência à insulina não é restrita a pacientes com diabetes, já que a taxa de captação da glicose pela ação da insulina pode variar também em indivíduos sadios.[8,9] Dessa maneira, a American Diabetes Association (ADA) e a Sociedade Brasileira de Diabetes (SBD) estabeleceram que a RI em indivíduos sem diabetes com alterações glicêmicas é denominada pré-diabetes e confere risco elevado para o desenvolvimento do DM tipo 2.[10]

A hiperinsulinemia e a RI estão relacionadas também com patogênese da hipertensão e das doenças cardiovasculares (DCV),[8,9] uma vez que a RI poderia atuar em vias do metabolismo de lipídios e da PA, sendo a DM não mais a única consequência associada à hiperinsulinemia. Em 1988, Reaven denominou esses achados como síndrome X, na qual indivíduos com maior RI apresentavam fatores como hiperinsulinemia, tolerância à glicose diminuída, aumento da concentração plasmática de TG e redução da concentração de HDL-c, aumentando o risco de desenvolvimento das DCV.[11]

Já em 1989, Kaplan citou os mecanismos específicos que explicam a relação entre SM e DCV de acordo com o sexo. Esse pesquisador sugeriu, entre outros fatores, que o aumento na gordura intra-abdominal e a maior liberação de ácidos graxos livres (AGL) na circulação portal, decorrente do aumento da atividade androgênica, foram correlacionados com a RI, a hipertensão e o aumento do risco de DCV. Esse aumento na atividade androgênica foi mais frequente em homens do que em mulheres.[11]

Em 1998, a Organização Mundial da Saúde (OMS) estabeleceu a primeira definição formal para SM, considerando a RI como principal contribuidor, sendo necessária a sua presença somada a dois dos seguintes fatores para a confirmação do diagnóstico: obesidade, hipertensão, hipertrigliceridemia, HDL-c reduzido ou microalbuminúria.[7] Em 2001, o Adult Treatment Panel III (ATP III) do National Cholesterol Education Program, bem como a OMS, observou a relação entre RI e fatores de risco para DCV, considerando como critérios para diagnóstico:

- HDL-c < 40 mg/dℓ (homens) e < 50 mg/dℓ (mulheres)
- TG > 150 mg/dℓ
- CC > 102 cm (homens) e > 88 cm (mulheres)
- PA sistólica ≥ 130 e/ou diastólica ≥ 85 mmHg
- GJ ≥ 110 mg/dℓ.

No entanto, a definição do ATP III não exigia a presença da RI e incluía a obesidade abdominal.[12]

Já em 2005, a International Diabetes Federation (IDF) propôs uma nova definição, semelhante à feita pelo ATP III, mas diferente em três aspectos importantes. A IDF propôs um nível mais baixo de GJ, usando o ponto de corte estabelecido pela ADA em 2003. Considerou a obesidade abdominal como obrigatória para diagnóstico e definiu diferentes pontos de corte de CC de acordo com o grupo étnico.[13] Em 2009, chegou-se à definição mais recente de SM,[2] cujos critérios foram descritos e são apresentados na Tabela 72.1.

Neste capítulo, portanto, serão descritos os componentes da SM, sua associação com o DM, as DCV e a esteatose hepática, bem como as recomendações dietéticas adotadas para o tratamento dessa síndrome.

COMPONENTES

Obesidade

Alguns autores tratam a obesidade (ou desequilíbrio energético) como a principal causa da SM, uma vez que se associa fortemente a todos os fatores de risco metabólicos.[14,15] No entanto, Grundy[16] defende que o desequilíbrio energético positivo tem precedência sobre o excesso de tecido adiposo como a causa primária da síndrome, uma vez que a restrição calórica, mesmo em casos de obesidade, é capaz de reverter a maioria dos fatores de risco metabólicos.[17]

A obesidade pode ser classificada em ginoide ou androide. A primeira, também conhecida como obesidade glúteo-femoral, é a mais comum em mulheres, mas também pode ser encontrada em homens. Esse tipo de obesidade não tem sido associado com frequência à SM, possivelmente devido ao menor nível circulante de ácidos graxos não esterificados (AGNE).[18] Alguns autores chegam a sugerir que a gordura ginoide poderia proteger o indivíduo da SM. No entanto, os mecanismos que expliquem essa ação ainda não estão bem elucidados.[19,20]

Tabela 72.1 Definições da síndrome metabólica no decorrer dos anos.

Reaven (1980)	OMS (1998)	NCEP/ATP (III) (2001)	IDF (2005)	IDF, AHA/NHLBI (2009)
Glicemia				
Resistência à insulina estimulada por glicose; hiperinsulinemia; tolerância à glicose	*Resistência à insulina identificada pelos seguintes fatores: DM2; GJ > 110 mg/dℓ; CTG > 140 mg/dℓ	GJ ≥ 110 mg/dℓ DM não exclui o diagnóstico de SM	GJ > 110 mg/dℓ ou diagnóstico prévio de DM2	GJ ≥ 110 mg/dℓ O tratamento medicamentoso para glicemia elevada é um indicador alternativo
Perfil lipídico				
VLDL aumentada	TG ≥ 150 mg/dℓ	TG ≥ 150 mg/dℓ	TG ≥ 150 mg/dℓ	TG ≥ 150 mg/dℓ O tratamento medicamentoso para TG elevado é um indicador alternativo
HDL-c reduzido	HDL-c (homens < 35 mg/dℓ; mulheres < 39 mg/dℓ)	HDL-c (homens < 40 mg/dℓ; mulheres < 50 mg/dℓ)	HDL-c (homens < 40 mg/dℓ; mulheres < 50 mg/dℓ) ou tratamento específico para essa anormalidade	HDL-c (homens < 40 mg/dℓ; mulheres < 50 mg/dℓ) O tratamento medicamentoso para HDL-c reduzido é um indicador alternativo
Pressão arterial				
Hipertensão	–	Pressão arterial sistólica ≥ 130 mmHg ou pressão arterial diastólica ≥ 85 mmHg	Pressão arterial sistólica ≥ 130 mmHg ou pressão arterial diastólica ≥ 85 mmHg	Pressão arterial sistólica ≥ 130 mmHg ou pressão arterial diastólica ≥ 85 mmHg Tratamento com anti-hipertensivos em pacientes com histórico de hipertensão é um indicador alternativo
Obesidade				
–	–	Obesidade abdominal por meio de CC (homens > 102 cm; mulheres > 88 cm)	*Obesidade central definida pela CC de acordo com grupo étnico Se o IMC > 30 kg/m², a obesidade central pode ser presumida e a CC não precisa ser mensurada	**CC elevada pelas definições específicas da população e do país
Microalbuminúria				
–	Microalbuminúria (taxa de excreção urinária de albumina) ≥ 20 μg/min ou razão albumina:creatina ≥ 30 mg/g	–	–	–

*Obrigatória a presença para o diagnóstico. **Recomenda-se que os pontos de corte da IDF sejam usados para não europeus e os pontos de corte da IDF ou AHA/NHLBI usados para pessoas de origem europeia até que mais dados estejam disponíveis. *AHA/NHLBI*, American Heart Association/National Heart, Lung, and Blood Institute; *ATP*, Adult Treatment Panel; *CC*, circunferência da cintura; *CTG*, comprometimento da tolerância à glicose; *DM*, diabetes melito; *DM2*, diabetes melito tipo 2; *GJ*, glicemia de jejum; *HDL-c*, colesterol de lipoproteína de alta densidade; *IDF*, International Diabetes Federation; *IMC*, índice de massa corporal; *NCEP*, National Cholesterol Education Program; *OMS*, Organização Mundial da Saúde; *SM*, síndrome metabólica; *TG*, triglicerídeos; *VLDL*, lipoproteína de muito baixa densidade.

Já na obesidade androide ou central é comum observar uma alta concentração sérica de AGNE, o que favorece a formação da gordura ectópica no músculo e fígado, consequentemente a RI e a esteatose hepática. A obesidade androide também é caracterizada pelo acúmulo de gordura visceral e subcutânea (tecido adiposo branco)[21] e sua relação com a RI deve-se, principalmente, à capacidade desse tecido de secretar citocinas/adipocinas que funcionam como reguladores endócrinos, autócrinos e parácrinos do metabolismo lipídico e da glicose.[22] Entre essas citocinas/adipocinas, destacam-se quemerina, adiponectina, resistina, leptina, interleucina (IL)-6, fator de necrose tumoral alfa (TNF-α), dentre outras.[23]

A quemerina é uma proteína quimioatraente para células dendríticas e macrófagos, expressa amplamente no tecido adiposo branco e fígado em humanos e vem ganhando destaque como um potencial biomarcador para SM.[24] Ao se ligar aos seus receptores, receptor semelhante à quimiocina-1 (CMKLR1) e receptor 1 acoplado à proteína G (GPR1), a quemerina é capaz de induzir a RI e promover a adipogênese, a inflamação e a angiogênese no tecido adiposo.[25-27] Em humanos com SM, observa-se um aumento significativo e persistente do nível de quemerina, mesmo ajustando para potenciais fatores de confundimento

como CC e índice de massa corporal (IMC).[28-30] A relação entre a quemerina e outros biomarcadores anti-inflamatórios também tem sido investigada em pessoas com SM. A razão quemerina:HDL-c elevada mostrou-se correlacionada a presença e maior gravidade de SM, assim como, com a RI no tecido adiposo e hepático, maior IMC, CC e TG em adultos.[31] Polimorfismo no gene que expressa a quemerina (rs17173608) também parece conferir um maior risco para SM.[32] Entretanto, os estudos até o momento são de amostragem reduzida, sendo necessárias amostras maiores para confirmar esses achados e estabelecer uma relação mais precisa entre os níveis de quemerina e a SM.

A adiponectina é secretada pelo tecido adiposo e tem a capacidade de reduzir o fluxo de AGL para o fígado, de reduzir a produção hepática de glicose e de aumentar a oxidação de ácidos graxos (AG) no fígado[22] por meio da ativação da proteinoquinase ativada por monofosfato de adenosina (AMPK).[33,34] Em conjunto, essas ações contribuem para o aumento da sensibilidade à insulina. Logo, na obesidade, como ocorre uma redução da secreção de adiponectina, a sensibilidade à insulina é prejudicada.[22]

A regulação da produção hepática de glicose e oxidação de AG também é realizada pela resistina. No entanto, ela age reduzindo a ação da AMPK e aumentando a atividade das enzimas gliconeogênicas.[23] Além disso, essa citocina induz a expressão do gene supressor sinalizador de citocina 3 (SOCS3),[35] o qual faz parte de uma família de proteínas (SOCS) participantes de um clássico sistema de *feedback* negativo que regula a sinalização de citocinas.[36]

A leptina e a insulina desempenham função importante no metabolismo da glicose, pois agem em centros de controles cerebrais.[22] A leptina é abundantemente expressa no tecido adiposo, sendo responsável pela inibição do apetite e da ingestão alimentar e pelo aumento do gasto energético. No entanto, em indivíduos com obesidade, sua expressão está muito aumentada, evidenciando uma resistência à leptina. Por ter estrutura semelhante às citocinas, a leptina é capaz de ativar o membro da família de receptor de citocina classe I que promove aumento da secreção de citocinas pró-inflamatórias, como a IL-2 e a interferona-gama, e a redução das anti-inflamatórias como a IL-4, contribuindo para um ambiente pró-inflamatório.[23]

Esse ambiente pró-inflamatório também é decorrente da secreção aumentada de IL-6 e TNF-α, considerada determinante para a RI em indivíduos com obesidade. Em indivíduos saudáveis, a insulina liga-se ao seu receptor e estimula a autofosforilação dos resíduos de tirosina na parte interna do receptor de insulina. Em seguida, ocorre a transfosforilação do substrato receptor de insulina (IRS) pela atividade de quinases do receptor de insulina fosforilado. Como consequência, ocorre uma cascata de reações que envolve a ativação da fosfatidilinositol-3-quinase (PI3K). Na obesidade, quinases de serina/treonina intracelulares, como c-Jun-N-terminal-quinases, e proteinoquinase C (PKC) e complexo IkB-quinase fosforilam o IRS em resposta à ação da IL-6, do TNF-α e de AGNE liberados do tecido adiposo.[22] Essa fosforilação ocorre em múltiplos resíduos de serina do IRS, resultando na dissociação das proteínas que mantêm o substrato ligado ao receptor[22,37,38] e na conversão do IRS em inibidores de quinases dos receptores de insulina.[22,39]

A RI é, portanto, uma condição comum em indivíduos com obesidade, visto que a obesidade é caracterizada por uma alta concentração de citocinas inflamatórias de ação direta nas vias descritas anteriormente, e que contribuem para um aumento da taxa de lipólise, com aumento da liberação de AGNE. Estes, por sua vez, são capazes de ativar a via do receptor do tipo Toll 4 (TLR4)/fator nuclear kappa B (NF-κB), aumentando a expressão de citocinas inflamatórias que se ligam aos seus receptores no tecido adiposo, potencializando ainda mais o processo de lipólise. Concomitantemente, no fígado e nos músculos, as citocinas ativam quinases de serina que reduzem a sinalização da insulina e sua capacidade de controlar a glicemia e suprimir a lipólise, contribuindo para uma retroalimentação do sistema e a criação de um ambiente altamente inflamatório e oxidativo, com hiperglicemia e dislipidemia (Figura 72.1).

Em contraste com esse ambiente pró-inflamatório e oxidativo proporcionado pelo excesso de tecido adiposo branco, o tecido adiposo marrom tem sido um alvo terapêutico bastante estudado com o objetivo de conter todo esse processo. O tecido adiposo marrom contribui para a regulação do metabolismo energético por meio do aumento do gasto energético, a partir do aumento da permeabilidade da membrana mitocondrial interna, via proteína desacopladora 1 (UCP1), levando a desvios de prótons do ciclo oxidativo para a dissipação de energia em forma de calor.[40]

Além disso, nas últimas décadas foi observado o desenvolvimento de adipócitos que expressam UCP1 com capacidade termogênica no tecido adiposo branco subcutâneo, em resposta principalmente a estímulos como frio e agonistas do sistema nervoso simpático. Esse processo é denominado amarronzamento do tecido adiposo branco, enquanto esses adipócitos são chamados de bege.[41] Antes acreditava-se que o tecido adiposo marrom funcional estivesse presente apenas em recém-nascidos, porém estudos em humanos demonstraram a sua presença em adultos, principalmente na região supraclavicular e cervical.[42] Dessa maneira, tanto o tecido adiposo marrom quanto o bege vêm ganhando destaque, visto que o aumento da atividade desses tecidos tem sido associado a resistência à obesidade e melhora de parâmetros metabólicos.[43-45] Essa relação pode ser explicada pela atividade termogênica do tecido adiposo marrom e possivelmente do bege, que utilizam, além de gordura, AGLs e glicose circulante sistêmica como substrato para a produção de energia.[42]

Estudos em animais reportam alterações na estrutura e funcionalidade do tecido adiposo marrom, acompanhadas de RI nesse tecido, após administração de apenas 1 dia de dieta hiperlipídica.[46] Quando animais induzidos à obesidade via dieta hiperlipídica foram transplantados com adipócitos do tecido adiposo marrom, houve redução do peso corporal, melhora na tolerância à glicose e aumento da sensibilidade à insulina.[47]

Estudos em humanos sugerem que o tecido adiposo marrom possa desempenhar um papel importante na patogênese da obesidade e DM2 e constituir um possível alvo terapêutico.[48,49] Estudo de Kulterer et al.,[48] mostrou que indivíduos com obesidade visceral tiveram menor ativação de tecido adiposo marrom, em comparação aos eutróficos. Sob as condições de exposição ao frio e estimulação da insulina, tanto a taxa de captação de glicose quanto a sensibilidade à insulina de indivíduos com obesidade foram menores do que os indivíduos eutróficos, sugerindo que os efeitos do frio e da insulina na atividade do tecido adiposo marrom sejam reduzidos na obesidade.[49]

Ensaios clínicos que avaliaram o efeito da ativação do tecido adiposo marrom em humanos vêm demostrando redução da glicose plasmática e melhora da sensibilidade à insulina.[50] Dessa maneira, a estimulação do tecido adiposo marrom parece ser um alvo terapêutico promissor para o tratamento de componentes da SM. Entretanto, ainda são necessários mais estudos para a mensuração do volume e da atividade do tecido marrom e de adipócitos bege em adultos com SM, bem como a identificação de efetivos agentes ativadores do tecido adiposo marrom, além da exposição ao frio.

Hiperglicemia

A hiperglicemia, condição comum entre os indivíduos com SM, tem como causa primária a RI, abordada no tópico anterior. No entanto, Perry et al.[51] demonstraram que a redução da habilidade da insulina em suprimir a lipólise também é um passo crítico para o aumento da produção hepática de glicose e, consequentemente, da hiperglicemia, uma vez que a alta concentração de acetilcoenzima A hepática (decorrente do aumento da lipólise), ativa a piruvato-carboxilase que atua na primeira fase de conversão do piruvato em glicose no fígado. Esses fatores, em conjunto com a RI, favorecem o quadro de hiperglicemia.

No entanto, a hiperglicemia pode não ser a primeira indicação da SM, pois os indivíduos podem desenvolver uma hiperinsulinemia compensatória que regula a concentração de glicose plasmática. Desse modo, a hiperglicemia torna-se evidente apenas quando a função das células beta pancreáticas começa a diminuir, em fases subsequentes da doença,[21] como ocorre, por exemplo, no pré-diabetes e no DM2.

O termo pré-diabetes é usado quando os níveis de glicose estão elevados para serem considerados normais, mas ainda

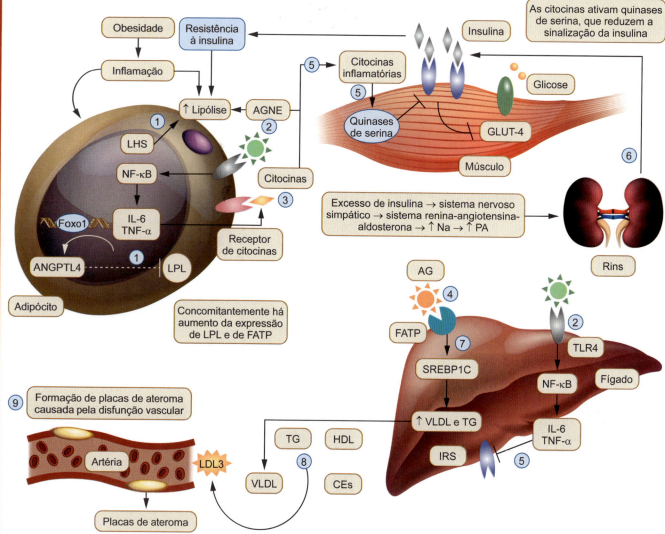

Figura 72.1 Interação dos componentes da síndrome metabólica no aumento do risco de diabetes melito e doença cardiovascular. (1) O excesso de citocinas inflamatórias aumenta a lipólise por meio da ação da lipase hormônio-sensível (LHS) e reduz ação da lipase lipoproteica (LPL) no tecido adiposo, culminando no aumento da liberação de ácidos graxos não esterificados (AGNE). (2) Os AGNE, por sua vez, podem se ligar ao receptor do tipo Toll 4 (TLR4) presente no tecido adiposo, no fígado e nos macrófagos, ativando a via do fator nuclear kappa B (NF-κB) e aumentando ainda mais a expressão de citocinas inflamatórias (3), as quais se ligam ao seu receptor no tecido adiposo, potencializando a lipólise. (4) Os AGNE liberados pela lipólise podem também interagir com a proteína transportadora de ácidos graxos no fígado (FATP), cuja expressão está aumentada na síndrome metabólica. (5) Concomitantemente, no fígado e nos músculos, as citocinas ativam quinases de serina que reduzem a sinalização da insulina e sua capacidade de controlar a glicemia e suprimir a lipólise. Como mecanismo compensatório, o pâncreas secreta mais insulina. (6) O excesso de insulina ativa o sistema nervoso simpático, que ativa o sistema renina-angiotensina-aldosterona e leva à vasoconstrição, ocasionando aumento da pressão arterial. Todos esses fatores contribuem também para um maior efluxo de AGNE para o fígado, (7) o que ativa a proteína de ligação a elemento regulador de esterol 1 (SREBP1C), aumentando a síntese de lipoproteína de muito baixa densidade (VLDL). (8) Elevados níveis de VLDL promovem a transferência de triglicerídeos (TG) da VLDL para a lipoproteína de alta densidade (HDL) e para a lipoproteína de baixa densidade (LDL), e de éster de colesterol (CE) da HDL para VLDL pela ação da proteína de transferência de éster de colesterol (CETP), levando à formação de LDL menores e mais densas e, portanto, (9) mais aterogênicas (LDL3). *IL-6*, interleucina 6; *IRS*, substrato do receptor de insulina; *TNF-α*, fator de necrose tumoral alfa.

não o suficiente para caracterizar o diabetes,[52] uma vez que a concentração de hemoglobina glicada (HbA1c) ainda está entre 5,7 e 6,4% e a taxa de GJ entre 100 e 125 mg/dℓ e/ou valor do teste de tolerância oral à glicose entre 140 e 199 mg/dℓ.[53] Aproximadamente 25% dos indivíduos com pré-diabetes desenvolvem DM2 em curto espaço de tempo e, em indivíduos com obesidade, a progressão é ainda mais rápida, dada a presença de outros fatores de risco, como as dislipidemias.[54]

Dislipidemia aterogênica

A maioria das pessoas com SM apresenta dislipidemia aterogênica.[55] O principal componente da dislipidemia aterogênica é o aumento das lipoproteínas que contêm a apolipoproteína B. Estas incluem lipoproteína de baixa densidade (LDL) e de muita baixa densidade (VLDL), que, em conjunto, podem ser denominadas colesterol não HDL, mais preditivo que o LDL isolado. Outros componentes incluem TG elevados e HDL-c reduzido.[21]

A secreção e a modulação dessas lipoproteínas abrangem, dentre outros fatores, a atividade da insulina, que é um hormônio anabólico cujos mecanismos de ação envolvem o armazenamento de energia nos hepatócitos e adipócitos.[56] Na RI, a alta concentração de citocinas inflamatórias, como o TNF-α,[23] aumenta a transcrição da proteína semelhante à angiopoietina 4 (ANGTLP4) em uma via dependente da *forkhead box protein* (FOXO1), causando a inativação da lipase lipoproteica (LPL), enzima responsável por hidrolisar os lipídios presentes nas lipoproteínas para serem armazenados no tecido adiposo.[57] Concomitantemente, ocorre um aumento da lipólise pela lipase hormônio-sensível (LHS) no tecido adiposo e um aumento da expressão da LPL e da proteína transportadora de ácidos graxos (FATP) no fígado.[58]

O maior efluxo de AGL para o fígado contribui, então, para o aumento da síntese hepática de TG e VLDL[23] via proteína de ligação ao elemento regulador de esterol 1 (SREBP1C).[59] Elevados níveis de VLDL promovem a transferência de TG da VLDL para HDL e LDL, e éster de colesterol da HDL para VLDL pela ação da proteína de transferência de éster de colesterol (CETP), levando à formação de LDL menores e mais densas e, portanto, mais aterogênicas (LDL3). A elevação de VLDL e dessas frações de LDL aumenta a inflamação, que pode promover a disfunção vascular e favorecer a infiltração de monócitos na íntima arterial, levando ao desenvolvimento de uma sequência de eventos que culminam na formação das placas de ateroma,[60] como pode-se observar na Figura 72.1.

Hipertensão arterial

Outro componente da SM é o aumento da PA. Vários mecanismos têm sido propostos para explicar a relação entre o aumento da PA e a obesidade, entre eles: ativação do sistema renina-angiotensina-aldosterona e do sistema nervoso simpático pelo excesso de insulina decorrente do mecanismo compensatório do organismo à RI. A ativação desse sistema leva à reabsorção renal aumentada de sódio, à expansão do volume intravascular e à vasoconstrição, culminando em aumento da PA.[21]

Portanto, percebe-se que os componentes da SM estão intimamente interligados, de modo que um potencializa a presença ou a intensidade do outro, conforme se pode observar na Figura 72.1.

ESTEATOSE HEPÁTICA *VERSUS* SÍNDROME METABÓLICA

Embora não seja usada como um componente classificatório da SM, evidências biológicas, clínicas e epidemiológicas mostram que a doença hepática gordurosa não alcoólica (DHGNA) pode ser considerada manifestação hepática da SM[61-63] ou um fator que antecipa o desenvolvimento futuro de alguns componentes dessa síndrome. Essa última teoria foi fundamentada em estudos longitudinais que observaram aumento do risco de incidência de SM em adultos com DHGNA sem critérios de SM inicialmente.[64,65] No entanto, essa teoria ainda não é bem aceita[66-68] devido às limitações importantes dos estudos, como o critério de diagnóstico de DHGNA utilizado, e devido à possível subestimação de pacientes com RI precoce. Em estágios iniciais, as células beta pancreáticas estão preservadas e há ativação do mecanismo compensatório previamente elucidado, em que a glicemia retorna à concentração normal à custa da hiperinsulinemia compensatória, de modo que a DHGNA pode ser detectada até mesmo antes da SM.[68]

A DHGNA é caracterizada pelo acúmulo de gordura nos hepatócitos, decorrente do aumento da lipogênese e do efluxo de AG do tecido adiposo para o fígado e da redução da oxidação AG e da secreção de VLDL.[69] A relação entre DHGNA e SM deve-se às alterações glicêmicas e lipídicas que podem ocorrer em função do acúmulo de gordura nos hepatócitos, decorrente de uma ingestão calórica excessiva associada a um gasto energético reduzido,[70] que leva ao acúmulo de gordura não somente no tecido adiposo, mas também em outros órgãos e tecidos, como o fígado.[69]

Usando modelos animais, Samuel et al.[71] concluíram que a esteatose hepática e a RI podem ser induzidas no fígado em apenas 3 dias de dieta rica em gordura, antes mesmo do desenvolvimento da obesidade, uma vez que ocorre um aumento da concentração de diacilgliceróis (DAG) no fígado, principalmente de fonte alimentar. O aumento dos DAG pode ocorrer também pela ação de metabólitos derivados do ácido araquidônico, que são capazes de ativar receptores canabinoides no fígado, como os receptores canabinoides 1 e 2.[72,73] A ativação desses receptores induz a lipogênese por meio da indução do estresse do retículo endoplasmático,[56] bem como pelo aumento da expressão da SREBP1C e da proteína ligante ao elemento de resposta ao AMP cíclico, as quais ativam as fosfatases de ácido fosfatídico e lipina 1,[74] que catalisam a defosforilação de ácido fosfatídico, produzindo DAG.[69]

Os DAG intracelulares, localizados próximo às membranas, são capazes de ativar a PKC, altamente expressa no fígado,[71] que inibe a tirosinoquinase, reduzindo a fosforilação dos IRS-1 e 2, e consequentemente, atenuando a ação da PI3K, bem como da sinalização da insulina.[71] Como consequência, ocorre falha da supressão da lipólise pela insulina,[28] bem como redução da atividade da glicogênio sintase e da inativação da FOXO1, o que reduz a síntese de glicogênio hepático e aumenta a gliconeogênese, contribuindo para a hiperglicemia.[71]

Em situações em que a DHGNA está associada à obesidade, a RI também ocorre no tecido adiposo, em virtude da infiltração de macrófagos e da secreção de citocinas inflamatórias,[23] o que favorece a lipólise e, consequentemente, o influxo de AGL para o hepatócito que apresenta uma atividade da LPL e da FATP aumentada.[58] Esses fatores, em conjunto, contribuem para a síntese e o acúmulo de TG e DAG no fígado e para o aumento da inflamação pela ativação dos TLR4, potencializando a RI nesse tecido.[71] A RI altera o perfil lipídico e o controle pressórico, contribuindo para o surgimento dos demais componentes da SM (ver Figura 72.1). A DHGNA pode ser, então, um forte determinante para futuro desenvolvimento de SM, assim como a SM pode favorecer o desenvolvimento da DHGNA.

NOVAS PERSPECTIVAS DA PATOGÊNESE DA SÍNDROME METABÓLICA

MicroRNA

Os microRNAs são pequenas moléculas de RNA não codificantes que são capazes de regular a expressão gênica pós-transcricional.[75] A desregulação do perfil da expressão de microRNAs circulantes tem sido associada a diferentes componentes da SM.[76] Por exemplo, a expressão aumentada de miR-519d no tecido adiposo subcutâneo parece estimular a adipogênese durante a diferenciação de pré-adipócitos e suprimir a translocação do receptor ativado por proliferadores de peroxissomos alfa (PPARα) em adultos com obesidade grave em comparação a adultos não obesos.[77] PPARα é uma proteína responsável por regular a homeostase lipídica. Logo, sua supressão em conjunto com o aumento da adipogênese contribui para um desequilíbrio metabólico e hipertrofia de adipócitos no tecido adiposo subcutâneo. Já o miR-34a foi correlacionado com maior HOMA-IR (do inglês *homeostasis model assessment-insulin resistance*) o miR-375 com aumento de LDL-c.[78] Além disso, a expressão de microRNAs como miR-587, miR-2115, miR410 e miR-96 em adultos com presença de obesidade e SM foi correlacionada inversamente com o IMC, as concentrações de leptina e a PA sistólica.[79] Dessa maneira, o perfil de expressão de microRNAs pode desempenhar um importante papel na patogênese da SM. As pesquisas nessa área têm crescido substancialmente, o que propiciará conclusões mais assertivas no futuro. Além disso, devido ao alto custo, esse tipo de análise ainda se restringe apenas à pesquisa científica.

Microbiota intestinal

A microbiota intestinal consiste na comunidade composta por microrganismos que habitam o intestino.[80] A interação da microbiota intestinal e de seus metabólitos com o hospedeiro pode desempenhar um papel tanto na promoção, quanto na proteção de doenças.[81] Embora estudos pré-clínicos,[82,83] e clínicos[84,85] tenham mostrado que o desenvolvimento da obesidade pode estar fortemente associado ao aumento da razão Firmicutes/Bacteroidetes (F/B), alguns estudos ainda reportam resultados contraditórios, possivelmente devido a variações da composição da microbiota intestinal em função de diversos fatores como idade, sexo, fatores ambientais, psicológicos e de estilo de vida.[86,87] Apesar de a razão F/B ainda não estar bem estabelecida como um marcador da obesidade em humanos, a revisão sistemática de Crovesy et al.[88] observou que nesses indivíduos há um aumento da razão F/B, bem como de bactérias do filo Proteobacteria e diminuição da abundância de *Akkermansia muciniphila*. Essa alteração na composição da microbiota intestinal em indivíduos com obesidade pode favorecer a redução da produção do muco intestinal, levando ao aumento da permeabilidade e dano à barreira intestinal, causado por endotoxinas bacterianas que adentram a circulação sanguínea e, consequentemente, contribuem para a inflamação crônica de baixo grau.[89,90] Em adultos com SM e obesidade, o aumento da razão F/B também foi encontrado, em comparação com indivíduos com obesidade sem SM e também quando comparados com pessoas sem obesidade[91] sugerindo que a razão F/B possa estar relacionada à presença de componentes da SM em humanos, em vez da obesidade isolada.

A disbiose observada em indivíduos com SM tem sido caracterizada também pela redução de espécies bacterianas sacarolíticas, dos gêneros *Bacteroides*, *Alistipes*, *Roseburia* e *Feacalibacterium*.[92] A redução de bactérias desses gêneros sugere uma redução nas concentrações de ácidos graxos de cadeia curta (AGCC), como acetato, propionato e, principalmente, butirato, AGCC com maior predominância no intestino humano.[93] Os AGCCs apresentam propriedade anti-inflamatória e parecem contribuir para a perda de peso, por meio do aumento da expressão de genes envolvidos na síntese e secreção de peptídio semelhante ao glucagon 1 (GLP-1) pelas células intestinais, promovendo, assim, o estímulo à saciedade no hipotálamo, via eixo intestino-cérebro.[94-97] O butirato, em especial, tem sido considerado um importante metabólito associado a desfechos em saúde em virtude da sua capacidade em estimular a sensibilidade à insulina,[97,98] e suas propriedades anti-inflamatórias, via inibição de NF-κB.[99,100] Desse modo, baixas concentrações de AGCC, em especial de butirato, observadas em indivíduos com SM, podem então indicar um impacto negativo na modulação do apetite e sensibilidade à insulina, podendo assim contribuir para a gravidade da SM.

Inflamação hipotalâmica e controle do apetite

O hipotálamo é conhecido como uma região cerebral envolvida na regulação da homeostase energética, por meio de neurônios presentes na região do núcleo arqueado (ARC), chamados de anorexígenos e orexígenos. Esses neurônios são capazes de liberar neuropeptídios a partir da sinalização hormonal, como da leptina, insulina e grelina.[101] Dentre os neuropeptídios orexígenos estão o neuropeptídio Y (NPY) e a proteína relacionada Agouti (AgRP). Já entre os neuropeptídios anorexígenos tem-se a pró-opiomelanocortina (POMC) e o transcrito regulado pela cocaína e anfetamina (CART).[102] Fisiologicamente, quando os sinais de saciedade, por meio da ação da leptina e insulina, chegam aos receptores neuronais no ARC, há a supressão de neurônios orexígenos (NPY/AgR) e estímulo da produção neuronal de POMC/CART. Quando ativados, os neuropeptídios POMC dão origem ao hormônio peptídico estimulante de malanócitos alfa (α-MSH), resultando assim em interrupção da ingestão alimentar e aumento do gasto energético. Por outro lado, quando os sinais de fome se elevam pela síntese de grelina e redução dos hormônios leptina e insulina, há o aumento da ingestão alimentar mediada pelos neurônios NPY/AgRP, que inibem o efeito do α-MSH.[102]

Entretanto, na inflamação hipotalâmica, em consequência ao consumo de dietas hiperlipídicas, ocorre uma desregulação nesses mecanismos de controle do apetite e balanço energético.[103] Dietas ricas em gorduras, em especial AG saturados, podem induzir a inflamação hipotalâmica ao atravessarem a barreira hematencefálica e provocarem uma resposta inflamatória em neurônios hipotalâmicos,[104,105] antes mesmo do ganho de peso corporal.[106]

Evidências recentes em modelos animais sugerem que o processo de inflamação hipotalâmica ocorre em duas fases. A fase inicial, 1 a 3 dias após a ingestão de refeições hiperlipídicas, em que há ativação e aumento da proliferação de micróglia e astrócitos via quimiocina CX3CL1, na tentativa de limitar ou reparar a lesão neuronal, e posterior indução ao ganho de peso, via superexpressão do CXCL12.[107] Nesta fase, mesmo após 9 horas do consumo de dieta hiperlipídica, estudos pré-clínicos em roedores reportam uma desregulação do mecanismo de saciedade.[108] Essa desregulação parece ser causada pela redução da expressão da enzima responsável por processar a POMC, a PcsK2, e consequentemente contribui para a redução do α-MSH.[109] Já a fase secundária ocorre após 8 semanas em resposta à exposição crônica à dieta hiperlipídica, período em que ocorre estímulo maior ao ganho de peso via expressão da quimiocina CCL5, ativação da cascata inflamatória em células como astrócitos, micróglia e macrófagos, contribuindo para estresse oxidativo e desregulação do controle hipotalâmico do balanço energético.[110,111]

Essa expressão acentuada de mediadores inflamatórios parece ser o fator central para a resistência a insulina e leptina hipotalâmica, desregulando a homeostase da fome e saciedade e alterando o metabolismo energético.[103,112] Segundo Thaler et al.,[113] o consumo de dieta hiperlipídica por ratos adultos durante 20 semanas levou ao aumento da ingestão alimentar e ganho de peso, e, a partir da 4ª semana, houve um aumento da expressão de IL-6, TNF-α, Socs3 e IKβ no hipotálamo.[114]

O aumento da expressão da proteína Socs3 pode levar à inibição da sinalização de leptina e insulina em neurônios anorexígenos (POMC), resultando na desregulação do sinal de saciedade e induzindo o ganho de peso.[115] A expressão de Socs3 também é capaz de regular positivamente a expressão de neuropeptídios AGRP/NPY e negativamente os POMC pela inibição da proteinoquinase B (PKB) e da fosforilação de STAT3 e, assim, dificultar a ligação de STAT3 na região promotora de genes que expressam neuropeptídios POMC, bem como impedir a ação inibitória de STAT3 à expressão gênica de AgRP/NPY. Assim, ocorre um aumento do consumo alimentar e redução do gasto energético devido à menor expressão gênica de POMC e maior expressão genica de AgRP/NPY.[115]

Dietas ricas em gorduras também podem levar ao estresse do retículo endoplasmático (RE) hipotalâmico, evidenciado pelos níveis elevados de PERK e quinase c-Jun N-terminal (JNK).[115] O aumento de tais proteínas em neurônios anorexígenos promovem prejuízo na sinalização da leptina, devido à inibição de JANK2, proteína responsável por ativar o receptor de leptina, inibindo, assim, a ligação da leptina em seu receptor. O estresse do RE ainda parece reduzir a expressão do pró-hormônio convertase-2 (PC2), responsável pela clivagem de ACTH em α-MSH, favorecendo o estímulo ao consumo alimentar e o ganho de peso corporal.[116]

Dessa maneira, estudos futuros avaliando a inflamação hipotalâmica em humanos podem contribuir para a determinação de novas estratégias terapêuticas para o manejo de obesidade, DM e SM, tendo em vista a sua participação potencial na patogênese da desregulação da homeostase do balanço energético, sinalização hormonal, metabolismo da glicose e oxidação lipídica.

RECOMENDAÇÕES DIETÉTICAS

Estilo de vida e síndrome metabólica

A SM é uma condição ligada a anormalidades metabólicas, como a obesidade abdominal, a dislipidemia e a RI. Dessa maneira, as recomendações dietéticas baseiam-se no controle dessas condições, com o intuito de reduzir o risco de DM2 e DCV.[1] Um estilo de vida saudável, incluindo alimentação adequada, prática de atividade física e redução do estresse diário, continua a ser a principal forma de intervenção para prevenir ou reduzir a SM, auxiliando os mecanismos de homeostase do corpo. Alguns fatores, incluindo dieta rica em gordura, inatividade física e deficiência de estrogênio estão bem caracterizados como de risco para a SM.[117,118]

O objetivo no tratamento dietético da SM, portanto, é melhorar a RI e diminuir os fatores de risco para DCV. A ingestão energética deve ser realizada visando a um peso corporal saudável, compatível com as necessidades diárias do indivíduo, e deve-se garantir o fornecimento dos macro e micronutrientes necessários em quantidades suficientes. A Sociedade Brasileira de Cardiologia (SBC) apresenta recomendações específicas para o tratamento da SM, descritas na *I Diretriz Brasileira de Diagnóstico e Tratamento da Síndrome Metabólica*, publicada em 2005. Nesse documento, é recomendado o fornecimento de um aporte calórico que propicie a perda de 5 a 10% do peso e previna sua recuperação,[119] limitando principalmente alimentos de alta densidade energética.[120]

Carboidratos

Dietas ricas em carboidratos, com concentração superior a 57%, têm sido associadas a baixa concentração de HDL-c em homens e altas concentrações séricas de TG em humanos.[121,122] Alta ingestão de carboidratos aumenta, principalmente, o nível sérico de ácido palmítico, um preditor significativo de SM e DM2.[123]

Já dietas com baixo teor de carboidratos têm se mostrado eficazes em reduzir o peso e a insulina de jejum em pacientes com SM.[124] Von Bibra et al.[125] observaram que a dieta *low carb* (de baixo teor de carboidratos) proporcionou melhora na RI, na hipertrigliceridemia pós-prandial e na disfunção diastólica em pacientes

com DM. Bueno et al.,[126] em metanálise, também observaram que uma dieta cetogênica com < 50 g de carboidratos (CHO) por dia proporcionou perda de peso maior que a *low fat* (de baixo teor de gordura). Em contraste, Veum et al.[127] observaram que o consumo de energia primariamente advinda do carboidrato ou gordura durante 3 meses não influenciou diferencialmente sobre o percentual de gordura visceral e os componentes da SM.

Embora alguns estudos tenham registrado resultados promissores na perda de peso, no aumento da adiponectina[128] e nas concentrações plasmáticas de HDL-c[127] entre os pacientes que aderiram a uma dieta *low carb*, questionamentos têm sido levantados quanto ao reganho de peso após o seguimento desse tipo de intervenção, bem como o aumento das concentrações plasmáticas de LDL-c.[129]

Churuangsuk et al.,[130] em uma revisão sistemática, avaliaram o efeito de dietas *low carb* sobre o peso corporal de indivíduos com excesso de peso e observaram que, durante um curto período (< 6 meses), a perda de peso foi significativamente maior em relação às dietas hipocalóricas ou com restrição de gordura. Ressaltaram ainda que, dentre os diferentes tipos de dietas *low carb*, aquela com maior restrição de carboidrato (< 60 g/dia) mostrou ter efeito superior na perda de peso, enquanto à medida em que as dietas tinham maior concentração desse nutriente e maior seguimento (> 6 meses) esse efeito foi atenuado. De modo semelhante, a metanálise de Castellana et al.[131] demonstrou um efeito positivo sobre a perda de peso em curto prazo em adultos com a dieta cetogênica (< 50 g de CHO) de muito baixa caloria (< 800 kcal/dia). Porém, em longo prazo, essa dieta não mostrou diferença significativa na perda de peso quando comparada às dietas com muito baixo valor calórico (< 800 kcal/dia) e adequado teor de carboidratos. Logo, esses resultados sugerem que o efeito superior de dietas *low carb* na perda de peso parece depender de uma restrição mais grave, porém sujeita a uma possível perda de adesão a longo prazo.

Poucos ensaios clínicos analisaram a adesão a dietas *low carb* e seus potenciais efeitos adversos em longo prazo.[130] Na literatura científica, esses efeitos podem variar desde constipação intestinal, dor de cabeça, halitose, cãibra muscular e diarreia à fraqueza.[132] Diante disso, a ABESO, em 2022, afirmou que a dieta *low carb* é capaz de induzir a perda de peso em estudos com duração de 3 a 6 meses, parecendo segura em curto prazo, porém, em longo prazo, essa intervenção não se mostrou superior a outros tipos de dieta.[133]

A manutenção de dieta cetogênica parece ainda favorecer o aumento do LDL-c e, a longo prazo, aumento do risco cardiovascular,[133] bem como menor diversidade microbiana intestinal, uma vez que reduz o consumo de alimentos fontes de carboidratos ricos em fibras,[133,134] nutriente que contribui para a produção de ácidos graxos de cadeia curta (AGCC), os quais são conhecidos por melhorar a sensibilidade à insulina no tecido adiposo e fornecer maior saciedade.[131]

Assim, como as dietas cetogênicas, o uso de adoçantes também parece influenciar negativamente a microbiota intestinal, principalmente aspartame, sacarina e sucralose, não sendo recomendada a sua utilização no tratamento nutricional da obesidade.[133] As diretrizes ressaltam que a prescrição de adoçantes artificiais para esse público pode promover a RI, via alteração da microbiota intestinal, com exceção da estévia.[135,136] Nesses casos, recomenda-se o uso restrito de açúcar com o máximo recomendado de 10% do VET, ou seja, considerando uma dieta de 2.000 kcal, esse percentual equivale a 50 g de açúcar por dia. Recomenda-se, ainda, o incentivo ao uso dos próprios alimentos para adoçar as preparações.

De acordo com as ingestões diárias de referência (DRI), a ingestão de carboidratos para indivíduos saudáveis adultos é de 130 g de carboidrato por dia, cerca de 45 a 60% do valor energético total (VET).[137] A *I Diretriz Brasileira de Diagnóstico e Tratamento da Síndrome Metabólica* recomenda a ingestão de 50 a 60% do VET, com indicações específicas aos sedentários, que podem receber apenas seis porções de alimentos fontes de carboidrato por dia, enquanto homens ativos com peso normal podem ingerir até 11 porções por dia, contendo cada uma 15 g de carboidratos.[119] De acordo com a SBD,[138] uma porção de carboidrato corresponde a, por exemplo, ½ pão francês com miolo, 2 colheres de sopa de arroz branco cozido, 1 unidade de banana-prata ou maçã, entre outros.

A ingestão diária de carboidrato estabelecida pelo *Consenso latino-americano de hipertensão em pacientes com diabetes tipo 2 e síndrome metabólica*, de 2014, é de 55 a 60% do VET.[139] Já a SBD estabeleceu em suas diretrizes de 2019 uma ingestão de carboidrato de 45 a 60% das calorias totais para prevenção do DM, com ingestão de sacarose < 10% do VET, não sendo recomendado o consumo de alimentos que contenham adição de frutose.[140] Além da quantidade total de carboidrato ingerida, é importante também avaliar a qualidade desse carboidrato, o que tem associação com a resposta glicêmica. Como instrumentos de avaliação da qualidade desse macronutriente, têm-se o índice glicêmico (IG) e a carga glicêmica (CG).

O IG dos alimentos quantifica a resposta glicêmica após a ingestão de um alimento comparativamente a um alimento padrão (pão branco ou glicose).[141] O consumo crônico de alimentos com alto IG pode favorecer, em curto prazo, a hiperglicemia e a superestimulação das células beta pancreáticas e, em longo prazo, a elevação de AGL levando a glicotoxicidade e RI.[142] Desse modo, o IG dos alimentos é um instrumento que, associado à prescrição adequada de macro e micronutrientes, poderia ser usado para o manejo da hiperglicemia.[141,143-145] Outra maneira de se avaliar a qualidade do carboidrato é a CG.

A CG é um produto entre o IG e a quantidade de carboidrato presente na porção de alimento consumido, comparado com o alimento padrão. O conceito de CG envolve tanto a quantidade como a qualidade do carboidrato consumido, o que torna este instrumento mais relevante do que o IG.[141,146] Estudos têm mostrado que uma dieta com alimentos com baixa CG associada a consumo elevado de fibras (como cereais integrais) é capaz de reduzir o risco de desenvolvimento de DM.[147,148] No entanto, vale ressaltar que esses índices devem ser usados como parte de uma prescrição adequada de macro e micronutrientes e não como um instrumento isolado para se tratar a SM e prevenir o DM.

Proteínas

As dietas ricas em proteínas estão relacionadas com maior saciedade e, consequentemente, maior perda de peso, menores concentrações de TG no plasma, menor PA e maior concentração de massa magra do que dietas ricas em carboidratos.[149-151] Por outro lado, o percentual de gordura associada a proteínas nas dietas de adultos com mais de 25 anos aumentou paralelamente ao aumento das prevalências de obesidade e RI nos últimos anos.[152]

Estudos de revisão sistemática vêm mostrando que o maior consumo proteico total da dieta (acima de 22% do VET) está associado ao aumento do risco de DM2 em adultos,[153,154] principalmente quando as fontes de proteína utilizadas apresentam alto teor de gordura saturada. Desse modo, parece que a qualidade proteica pode ser um fator mais determinante, sendo que o maior consumo de proteínas de origem animal (carne vermelha e processada)[155] foi responsável pelo aumento do risco de DM2, enquanto o consumo de proteínas vegetais (soja, leites e derivados) mostrou ser um fator protetor.[153,154] A região geográfica também vem sendo considerada um fator mediador na associação da qualidade proteica e o risco de DM2, uma vez que o consumo de peixe e tofu foi associado ao menor risco de DM2 apenas na população asiática, quando comparada à europeia e à americana, possivelmente devido às diferenças na quantidade diária consumida, bem como no modo de preparo dos alimentos entre as populações.[153]

A *I Diretriz Brasileira de Diagnóstico e Tratamento da Síndrome Metabólica*[119] e a diretriz de 2019 da SBD[156] recomendam uma ingestão proteica de 0,8 g a 1 g/kg peso atual/dia ou 15 a 20% das calorias totais. Essa quantidade corresponde a duas porções pequenas de carne magra/dia, que podem ser substituídas por leguminosas (soja, grão-de-bico, feijões, lentilha etc.) e duas a três porções diárias de leite desnatado ou queijo magro. O consumo de peixes, como a sardinha, também é incentivado[64] devido à presença do AG ômega-3.

Em relação ao consumo de ovos, em 2021, a SBC publicou o *Posicionamento sobre o Consumo de Gorduras e Saúde Cardiovascular*, no qual reforça que as evidências atuais ainda são divergentes e não são capazes de estabelecer uma relação entre o consumo de ovos e DCV.[157] Mas, por ser um alimento com alta densidade nutricional, rico em proteína e de baixo custo, pode fazer parte da dieta, desde que integre um padrão alimentar saudável. No entanto, deve-se ter cautela no consumo desse alimento, especialmente entre aqueles indivíduos portadores de DM2 e hiper-responsivos ao colesterol alimentar, uma vez que uma unidade (50 g) tem cerca de 200 mg de colesterol.[157] Apesar de não haver uma recomendação específica para a quantidade ideal de ovos a ser consumida, uma metanálise evidencia que até uma unidade de ovo de galinha (50 g) no dia parece não trazer risco para o desenvolvimento de DM2; entretanto, o consumo superior foi associado ao aumento de 13% do risco para essa doença.[158]

Lipídios

Na prevenção da SM, um dos principais fatores a serem controlados é o excesso de peso, especialmente a obesidade abdominal.[121] O consumo exacerbado de gordura, especialmente a saturada, tem sido tradicionalmente associado ao desenvolvimento do excesso de peso e ao risco de SM, uma vez que esse tipo de AG tem sido relacionado com o aumento dos níveis séricos de AGNE[123] e a inflamação hipotalâmica.[108] A SBC, em 2019, na *Atualização da Diretriz de Prevenção Cardiovascular* recomendou que o consumo de AG saturados fosse menor que 10% das calorias totais diárias,[159] de encontro com a recomendação da American Heart Association (AHA), em 2016[160] e da SBD em 2019.[156] Já para pacientes com presença de comorbidades ou LDL-c igual ou superior a 150 mg/dℓ, a SBC, em 2019, propôs uma meta mais conservadora, sendo < 7% do VET, enquanto, para pacientes com TG acima de 200 mg/dℓ, < 5% do VET, de AG saturados, com objetivo de prevenção de DCV.[159]

Ao contrário dos AG saturados, os AG poli-insaturados ômega-3 podem ser benéficos na SM, em especial no tratamento da hipertrigliceridemia, devendo ser recomendada a suplementação de ômega-3 marinho de 2 a 4 g por dia ou até doses mais elevadas para pacientes com hipertrigliceridemia grave (> 500 mg/dℓ).[159] Já para aqueles indivíduos com o objetivo de prevenção primária para DCV, a SBC não recomenda a suplementação de ácido eicosapentaenoico (EPA) + ácido docosaexaenoico (DHA).[159]

Em indivíduos com pelo menos um componente da SM, a metanálise de Gao et al.[161] demonstrou que a suplementação variando entre 1 e 4 g/dia, durante 4 a 24 semanas, de óleo de peixe pode melhorar a sensibilidade à insulina. Já em relação ao estímulo ao consumo de ômega-3 por fonte dietética, a SBC recomenda, particularmente para pacientes com alto risco cardiovascular como aqueles com histórico prévio de acidente cardiovascular, a realização de pelo menos duas refeições à base de peixe ricos em ômega-3 por semana, como parte de uma dieta saudável, visando reduzir o risco cardiovascular.[161] Em relação ao estímulo ao consumo de ômega-3 de origem vegetal, a SBC recomenda que pode ser realizado para reduzir o risco cardiovascular; entretanto, o real benefício desta recomendação ainda é discutível e as evidências não são conclusivas.[161]

Os AG ômega-3 são fortes ligantes dos receptores ativados por PPAR, que desempenham um papel crítico na regulação da sensibilidade à insulina e do metabolismo lipídico. Existem três isótopos do PPAR (PPAR-α, PPAR-β e PPAR-γ), que controlam a expressão de genes-alvo envolvidos na codificação de enzimas responsáveis pela betaoxidação peroxissomal e mitocondrial de AG, pelo transporte de AG e pelo processo de diferenciação dos adipócitos, respectivamente. Dessa maneira, a ativação desses receptores reduz o *pool* de AG e, consequentemente, os TG.[162] Além disso, a interferência do ômega-3 sobre o processo de diferenciação dos adipócitos,[162] associado à sua capacidade de inibir a via do NF-κB,[163] contribui para a redução da expressão de citocinas inflamatórias, tais como IL-1, IL-6 e TNF-α.

Ao contrário dos AG ômega-3, os AG ômega-6 (outro tipo de AG poli-insaturado) apresentam resultados controversos quanto ao seu papel sobre a inflamação na SM.[163] Entretanto, quando consumido em substituição a AG saturados e *trans*, o ômega-6 parece ter efeito benéfico na redução do colesterol total, sendo demonstrado que a substituição de 1 e 10% das calorias provenientes de AG saturado por ômega-6 reduz o colesterol total em 2 mg/dℓ e de LDL-c em 18 mg/dℓ, respectivamente.[159] Também existem controvérsias sobre a melhor proporção de ômega-6 e ômega-3 para esses indivíduos.[164-166] Contudo, alguns autores sugerem que uma taxa de 1:1 a 5:1 seja capaz de exercer efeitos benéficos no controle do metabolismo lipídico e da inflamação.[167,168] Dessa maneira, em 2021, a SBC, no *Posicionamento sobre o Consumo de Gorduras e Saúde Cardiovascular – 2021*, recomendou, para pacientes com presença de risco cardiovascular a isenção de AG *trans* na dieta e a substituição de AG saturados por poli-insaturados, com objetivo de redução do risco cardiovascular.[157]

Em relação aos AG monoinsaturados, metanálise mostrou que dietas ricas em AG monoinsaturados foram associadas a melhor controle glicêmico e melhora nos fatores de risco para complicações diabéticas,[169] bem como aumentaram a atividade do tecido adiposo marrom em eutróficos.[164]

Diferentemente da recomendação feita pela American Heart Association em 2016, que apresenta parâmetros apenas para gordura saturada e não para o percentual de gordura total, alegando que a qualidade da gordura é mais importante que a quantidade,[165] a SBC, na *Atualização da Diretriz Brasileira de Prevenção Cardiovascular,* de 2019, orienta a ingestão de gordura entre 25 e 35% do VET, devendo ser 5 a 10% AG poli-insaturado e 10% AG monoinsaturado.[159] Já para aqueles pacientes com TG igual ou acima de 200 mg/dℓ, recomenda a ingestão de gorduras entre 30 e 35% do VET, porém com concentrações superiores de AG poli e monoinsaturados, ambos 10 a 20% do VET. Já a SBD orienta uma ingestão de gordura total de 25 a 35% do VET e isenta em AG *trans*.[156]

Fibras

As fibras são carboidratos não digeríveis encontrados em leguminosas, cereais, frutas, legumes e produtos de grãos inteiros.[165] A ingestão dietética de fibras foi associada negativamente a hipertensão arterial, hipertrigliceridemia, SM,[166] hipercolesterolemia, constipação intestinal, obesidade e RI.[170,171] Uma alta ingestão de fibras dietéticas, em especial, as solúveis, pode promover aumento sérico de AG de cadeia curta, contribuindo para o equilíbrio da microbiota intestinal e a melhora do metabolismo de glicose em indivíduos com DM2 e RI.[172]

Vetrani et al.[173] avaliaram o efeito de uma dieta com base em grãos integrais sobre a concentração de AG de cadeia curta e sobre o controle do metabolismo de carboidratos em indivíduos com SM. Os pesquisadores observaram um aumento na concentração de propionato após a dieta com grãos integrais e que este aumento se correlacionou com a ingestão média de fibra durante a intervenção. Além disso, os indivíduos com maior concentração de propionato plasmático foram aqueles que apresentaram menor concentração de insulina pós-prandial.

Em 2002, um relatório do National Cholesterol Education Program recomendou o consumo total de fibras de 20 a 30 g/dia, sendo 10 a 25 g/dia de fibra solúvel devido à ação redutora dessas fibras sobre o colesterol total e a glicose.[174] Em 2019, a European Society of Cardiology recomendou valores superiores, entre 20 e 40 g/dia, sendo ≥ 7 a 13 g de fibras solúveis visando à melhora do perfil lipídico.[175] No entanto, tem sido questionado se essa propriedade pode ser atribuída a todas as fibras solúveis ou a apenas às solúveis viscosas, como β-glucano, psílio e goma guar.[176] Já a *I Diretriz Brasileira de Diagnóstico e Tratamento da Síndrome Metabólica* recomenda a ingestão de 20 a 30 g/dia de fibras, sem especificação do tipo de fibra, apenas indicando alimentos integrais ou minimamente processados com baixo IG.[119] Entretanto, em 2019, a SBC recomendou para pacientes com LDL-c limítrofe o consumo de 25 g de fibra, sendo 6 g de fibra solúvel.[159] Em 2009, ADA sugeriu meta de ingestão diária de fibras de pelo menos 14 g/1.000 kcal,[177] recomendação semelhante à feita pela SBD em 2019.[156] Para indivíduos com DM2, a SBD recomenda no mínimo 20 g/1.000 kcal de fibras por dia.[156]

Micronutrientes

Vitamina D

A vitamina D é um pró-hormônio esteroide, obtido majoritariamente (> 90%) por meio da síntese endógena, a partir da conversão do 7-deidrocolesterol presente na epiderme em colecalciferol durante a exposição direta aos raios ultravioleta do tipo B. Em menor proporção, também é obtido pelo consumo de alimentos fontes de origem animal, como óleo de fígado de peixe, pele de peixes gordurosos (salmão, sardinha, cavala), gema do ovo, alimentos fortificados como leites e derivados e de origem vegetal, como cogumelos expostos à luz solar.[178]

Estudos transversais e prospectivos, bem como revisões sistemáticas com metanálise têm mostrado uma associação entre a deficiência de vitamina D e o aumento de SM e hipertensão.[179-182] Metanálises de ensaios clínicos controlados têm apresentado resultados controversos. Na metanálise de Tabrizi et al.,[183] a suplementação de vitamina D em doses < 3.000 UI diariamente, com duração entre 5 e 16 semanas, melhorou a integridade endotelial, porém sem efeito sobre a rigidez arterial. Na metanálise de Al Anouti et al.[184] a suplementação de vitamina D (doses: 2.000 UI/dia durante 12 semanas e 40.000 UI/semana durante 8 semanas) aumentou os níveis de TG séricos, sem afetar as concentrações de HDL-c e colesterol total em adultos com SM. Portanto, a recomendação é garantir a manutenção dos níveis séricos de vitamina D dentro da faixa considerada ideal para a idade e condição de saúde.

Considerando que as ações da vitamina D e do cálcio estão interligadas, a National Osteoporosis Foundation e a American Society for Preventive Cardiology recomendaram que a ingestão de cálcio com ou sem vitamina D não deve exceder o limite superior de ingestão tolerável (UL), uma vez que não existem fortes evidências científicas de que a suplementação desses compostos possa trazer benefícios cardiovasculares. Dessa maneira, a ingestão dietética recomendada (RDA) da vitamina D e de cálcio pelo Institute of Medicine é de 600 UI de vitamina D (9 a 70 anos, ambos os sexos), 1.000 mg de cálcio (19 a 70 anos para o sexo masculino, e 19 a 50 anos para o sexo feminino), sendo o UL de 4.000 UI e 2.500 mg, respectivamente.[185] Em 2018, a Sociedade Brasileira de Endocrinologia e Metabologia (SBEM), em conjunto com a Sociedade Brasileira de Patologia Clínica/Medicina Laboratorial (SBPC/ML), incluiu indivíduos com DM como parte do grupo de risco para deficiência de vitamina D, sendo recomendada a manutenção da concentração sérica dessa vitamina entre 30 e 60 ng/mℓ.[186] Para a população em risco de deficiência de vitamina D, a Endocrine Society recomenda valores específicos de ingestão diária de vitamina D, que variam de 600 a 1.000 UI, sendo o UL de 4.000 UI (9 a 18 anos, ambos os sexos) e de 1.500 a 2.000 UI, sendo o UL de 10.000 UI (acima de 18 anos, ambos os sexos).[178]

Magnésio

O magnésio é um mineral encontrado em maior concentração em hortaliças folhosas verde-escuras, castanhas, nozes, amendoim, semente de abóbora, carnes e leite. Este nutriente é requerido para uma série de processos fisiológicos, incluindo o metabolismo da glicose e da insulina.[187] Evidências sugerem potenciais benefícios da ingestão de magnésio na prevenção da SM e de seus componentes. Em um ensaio clínico, controlado, duplo-cego, Mooren et al.[188] mostraram que a suplementação com magnésio em diferentes doses foi capaz de reduzir a RI. Já Guerrero-Romero e Rodríguez-Morán[189] observaram redução da PA e aumento da HDL em pacientes com DM, hipertensão e hipomagnesemia em decorrência da suplementação com magnésio. Em adultos com SM, o ensaio clínico randomizado conduzido por Afitska et al.[190] verificou efeito positivo da suplementação de citrato de magnésio (dose: 400 mg/dia) na redução da concentração de HbA1c e da PA após 12 semanas de intervenção. A suplementação de magnésio em pacientes com SM associada a outros como zinco (36 mg/dia) e cromo (600 µg/dia) durante 24 semanas também demostrou efeito benéfico sobre a inflamação sistêmica em adultos com SM, pela redução das concentrações de proteína C reativa (PC-R).

Apesar desses resultados promissores, revisões sistemáticas com metanálise ainda mostram resultados contraditórios entre a ingestão de magnésio e o risco para SM em adultos. Na metanálise de Dibaba et al.,[191] em que estudos transversais e caso-controle foram incluídos, observou-se uma associação inversa entre a ingestão de magnésio e o risco de SM, porém nesse estudo foram incluídos estudos transversais publicados até 2013. Já na metanálise Wong et al.,[192] que incluiu estudos com desenho de estudo semelhante, porém mais recentes, bem como advindos de maior número de bases de dados, verificou-se que a ingestão de magnésio e as suas concentrações sanguíneas e urinárias não foram associadas à redução do risco de SM. Ambas as metanálises apresentam limitações importantes como a inclusão de estudos publicados apenas em inglês, limitando, assim, a inclusão na sumarização das evidências de potenciais trabalhos em outras idiomas. Além disso, são revisões sistemáticas de estudos observacionais, o que não permite estabelecer uma relação causal. Dessa maneira, futuras revisões sistemáticas com metanálises que incluam estudos publicados em diferentes idiomas, preferencialmente com desenho de estudo de coorte ou ensaios clínicos, são necessárias para se obterem evidências sólidas de relação temporal e causalidade entre o magnésio e o risco SM, respectivamente. Recomenda-se, portanto, o seguimento da RDA, respeitando o UL.[187]

Selênio

O selênio é um metal-traço que se encontra principalmente em castanha-do-brasil, nozes, cereais, leite em pó e cogumelos. Tem se destacado pela sua capacidade de aumentar a concentração de óxido nítrico, bem como aumentar a capacidade antioxidante e, consequentemente, reduzir a peroxidação lipídica,[193] uma vez que é cofator da glutationa-peroxidase. Além disso, a suplementação de 200 µg/dia de selênio durante 12 semanas foi associada ao aumento do HDL-c, da redução do LDL-c e RI em pacientes com risco cardiovascular aumentado.[194] No entanto, em altas concentrações, o selênio parece estar associado a desfechos negativos, como o aumento da PA.[195] No estudo de caso-controle, Zhou et al.[196] observaram que as concentrações séricas de selênio abaixo de 90,0 µg/ℓ ou acima de 99,5 µg/ℓ foram associada a maior risco SM, obesidade central e aumento da PA em adultos, reforçando o efeito adverso da exposição tanto de concentrações séricas insuficientes quanto em excesso desse mineral. O Institute of Medicine, por meio das DRI, recomenda a ingestão de 55 µg de selênio por dia para adultos, sendo o UL de 400 µg/dia.[197]

Cromo

O cromo trivalente é um nutriente encontrado principalmente em cereais integrais, carnes, aves, peixes e brócolis. Durante algum tempo, foi considerado um nutriente essencial para a nutrição humana,[198] mas após alguns questionamentos a respeito dessa essencialidade como um elemento-traço,[199] ele foi removido da lista de nutrientes essenciais.[200]

O cromo desempenha funções importantes no metabolismo de glicose e lipídios e na sinalização *redox*, uma vez que pode reduzir a glicemia ao reduzir a expressão do NF-κB e aumentar a ativação da PI3K e do transportador de glicose 2 (GLUT-2). O cromo pode, ainda, reduzir a ativação do sistema renina-angiotensina-aldosterona, o colesterol total e os TG.[195] Na metanálise de Asbaghi et al.,[201] a suplementação com cromo levou a uma redução significativa da glicose plasmática, insulina, HbA1c e HOMA-IR em adultos com DM, sendo o efeito mais eficaz quando suplementado em doses acima de 200 µg por período igual ou superior a 12 semanas. Entretanto, ainda há poucos ensaios clínicos avaliando a suplementação de cromo sobre os componentes da SM. Em humanos, o ensaio clínico de Nussbaumerova et al.[202] mostrou uma redução dos batimentos cardíacos em repouso em adultos com SM, porém sem efeito significativo sobre peso corporal, perfil lipídico, marcadores inflamatórios e controle glicêmico. Portanto, ainda são necessários mais estudos clínicos com essa população para avaliar o real efeito da suplementação de cromo, bem como o efeito de diferentes doses e tempo de intervenção. O Institute of Medicine sugere uma ingestão de 35 µg/dia para homens e 25 µg/dia para mulheres de 19 a 50 anos. No entanto, o UL não foi definido por insuficiência de dados. Vale ressaltar que o cromo orgânico, como o picolinato de cromo, tem biodisponibilidade maior que o inorgânico, sendo encontrado em todos os tecidos animais em concentração inferior a 100 µg/kg.[198]

Vitaminas antioxidantes

Compostos antioxidantes são conhecidos pela sua atividade anti-inflamatória, hipolipidêmica e antioxidante. Além disso, melhor capacidade antioxidante plasmática tem sido associada a menor incidência de SM.[203] Os estudos que avaliam a ação de vitaminas antioxidantes sobre a SM ainda são controversos. Bilbis et al.[204] mostraram que a suplementação com vitaminas A, C e E foi capaz de impedir o desenvolvimento da SM em ratos. Em humanos, a suplementação de vitamina E associada ao ômega-3 mostrou reduzir as concentrações de TG e LDL-c, porém sem efeito significativo no colesterol total e HLD-c em adultos com SM.[205] Em contrapartida, a suplementação com vitamina C, E, carotenoides, selênio e zinco por 7,5 anos não apresentou influência sobre o risco de SM entre franceses.[206] Já os carotenoides, em especial o betacaroteno e a vitamina C, foram negativamente associados ao desenvolvimento de SM em adultos, sugerindo que dietas contendo alimentos ricos em antioxidantes podem apresentar ação protetora.[206-208] Resultado semelhante foi observado por Park et al.,[209] que observaram que a ingestão total de vitaminas C e A, bem como a ingestão moderada a alta de frutas, pode reduzir a SM entre mulheres.

Em uma revisão da literatura, Gregório et al.[210] apresentaram estudos que avaliaram a ação de antioxidantes como flavonoides, arginina, vitamina C, vitamina E, carotenoides, resveratrol e selênio na SM. Segundo os autores, estudos experimentais e clínicos mostram que a maioria dos antioxidantes mencionados exibe uma ampla gama de efeitos na proteção do corpo humano, especialmente em pacientes com SM, mas devem ser usados com cautela, pois em excesso podem ser tóxicos para o organismo. Em geral, os antioxidantes, especialmente os presentes nos alimentos, podem ser usados como estratégia para redução do risco para SM.[211] Na metanálise de Lee et al.,[211] um aumento do consumo de 100 g/dia de frutas reduziu em 3% o risco para SM. Em especial, as frutas vermelhas ganham destaque pelo seu efeito benéfico na redução do colesterol total, LDL-c e PA diastólica após 1 a 24 semanas da ingestão.[212] Portanto, o consumo de alimentos ricos em vitaminas antioxidantes como frutas e hortaliças deve ser incentivado como parte de uma mudança de estilo de vida.[213]

Além disso, recomenda-se o seguimento da RDA, respeitando o UL.[197]

Polifenóis

A seguir são apresentados alguns exemplos de polifenóis que foram associados ao controle dos componentes da SM na literatura. No entanto, é importante ressaltar que não há consenso em seu uso e que mais estudos são necessários para estabelecer a dose recomendada e o tempo de tratamento ideal para se obterem tais benefícios.

Resveratrol

O resveratrol é encontrado principalmente na uva, no óleo de uva e no vinho tinto. Szkudelski e Szkudelska,[213] afirmam que alguns estudos têm demonstrado que a administração de resveratrol melhora a RI em modelos animais, provavelmente por ativar a AMPK, bem como por reduzir a inflamação. Estudos clínicos controlados que avaliam o efeito do resveratrol na RI em pacientes com SM ainda são escassos e seus resultados variam conforme a dose e o tempo de suplementação. Não foi observado qualquer efeito após a suplementação com doses diárias de 1.000 mg ou 1.500 mg durante 16 semanas sobre a RI,[214] porém com melhora nesse desfecho quando utilizados 500 mg, 3 vezes/dia durante 3 meses.[215] Em indivíduos com DM2, os ensaios clínicos randomizados têm mostrado resultados mais consistentes sobre a melhora da RI após 4 a 24 semanas de suplementação, respectivamente.[215,216]

Em metanálises como a de Zhou et al.[217] a suplementação de resveratrol reduziu HbA1c em indivíduos com DM2 e/ou obesidade, sendo o efeito observado apenas com doses até 500 mg/dia de resveratrol e com duração superior a 9 semanas. Na metanálise de Gu et al.,[218] doses mais elevadas de resveratrol ($\geq$ 1.000 mg/dia) apresentaram efeito na redução da glicose plasmática, sem diferença entre a duração da suplementação, em adultos com DM2.

Em relação ao perfil lipídico, Kjaer et al.[214] compararam o efeito de uma baixa dose (150 mg/dia) *versus* alta dose (1.000 mg/dia) de resveratrol com placebo sobre parâmetros metabólicos em adultos com SM e observaram aumento no colesterol total no grupo que recebeu uma alta dose após 16 semanas de tratamento. Em estudos de revisão sistemática, o efeito da suplementação de resveratrol (dose: < 500 mg/dia) reduziu o colesterol total em adultos com SM, sem efeito sobre as concentrações de HDL-c e LDL-c.[219,220] Porém, os estudos incluídos nessas revisões tinham baixa a muito baixa qualidade metodológica, sendo necessários mais ensaios clínicos com melhor qualidade para se estabelecerem recomendações de suplementação de resveratrol para o controle do perfil lipídico em pacientes com SM.

Tendo em vista os ensaios clínicos e metanálises que demostram benefícios da suplementação de resveratrol, a ABESO, em 2022,[133] no *Posicionamento do Tratamento da Obesidade,* chama a atenção para os efeitos adversos de utilizar doses superiores a 1.000 mg/dia. Entre os efeitos adversos relatados destacam-se o aumento de proteínas inflamatórias, de adesão endotelial, e aumento da oxidação de LDL e inibição do complexo microssomal hepático de destoxificação (P450).[221] A SBD, em 2019,[156] reforça ainda a grande heterogeneidade dos dados, baixa qualidade metodológica dos estudos e pequeno número de pacientes avaliados, o que não permite a recomendação de forma sistêmica desse suplemento para indivíduos com DM.

Tratando-se do consumo de resveratrol por fontes alimentares, como uvas roxas com casca, suco de uva e vinhos, ainda não existe uma recomendação de dose para a obtenção dos benefícios para perfis glicêmico ou lipídico. Sabe-se que as concentrações de resveratrol variam de 50 a 100 mcg/g nas cascas de uvas,[222] de 0,19 a 0,9 mg/ℓ em sucos de uvas[223] e de 0,8 a 5,7 mg/ℓ de vinho tinto.[224] É importante ressaltar que as doses suplementadas nos ensaios clínicos variam entre 5 mg até doses mais elevadas, acima de 1.000 mg/dia. Contudo, a ingestão de resveratrol por meio de fontes dietéticas já garante benefícios para o manejo glicêmico. A adesão ao padrão alimentar mediterrâneo, que oferece cerca de 5 a 20 mg desse composto diariamente, foi capaz de conferir os mesmos benefícios sobre o perfil glicêmico, em comparação com a suplementação.[225] Desse modo, a prescrição de dietas baseadas no padrão alimentar mediterrâneo parece ser uma estratégia no manejo do controle glicêmico com SM, que apresentam obesidade e DM2. Vale ressaltar a importância do consumo com moderação de bebidas alcóolicas, uma vez que o excesso de álcool pode trazer consequências negativas à saúde.

Naringenina e hesperidina

São flavonoides altamente concentrados em frutas cítricas e ambos têm mostrado capacidade de reduzir hiperglicemia em modelos animais com indução de DM2.[226,227]

Em humanos, dentre os flavonoides, a suplementação da hesperidina tem sido o maior foco de investigação. Ensaios clínicos conduzidos em adultos com DM2 observaram efeito controverso desse flavonoide sobre a PA, conforme o tempo de duração da suplementação.[228,229] Enquanto a suplementação de 500 mg/dia hesperidina durante 6 semanas mostrou reduzir a PA sistólica,[228] a suplementação da mesma dose desse flavonoide por um menor período (3 semanas) não demonstrou efeito significativo sobre esse mesmo desfecho.[229] Em relação aos marcadores inflamatórios, a suplementação de 500 mg/dia de hesperidina durante ambos os períodos de intervenção (3 e 6 semanas) mostrou reduzir as concentrações de TNF-α, IL-6 e PC-R em adultos com DM2.[228,229] Em adultos com SM, a suplementação de 1.000 mg/dia de hesperidina durante 12 semanas associada à mudança de estilo de vida mostrou reduzir as concentrações de TG em comparação com a mudança de estilo de vida isolada.[230] Entretanto, quando a suplementação de hesperidina (1.000 mg/dia) associada à mudança de estilo de vida foi combinada à suplementação de linhaça (30 g/dia), encontrou-se um efeito positivo superior na redução da PA, bem como na melhora da sensibilidade à insulina em adultos com SM.[230] Demonstrou-se, assim, a importância da mudança do estilo de vida e não apenas o uso de um composto isolado.

Epigalocatequina-3-galato

A epigalocatequina-3-galato é um composto flavonoide encontrado em uvas, chá verde e chá preto. Em estudos com células beta pancreáticas, esse polifenol melhorou a secreção de insulina e a atividade mitocondrial.[231] Em ratos db/db, foi capaz de melhorar a tolerância à glicose.[232] Já em humanos, os resultados têm sido contraditórios.[233-237] Em uma revisão sistemática com metanálise, em adultos com DM2, a suplementação de extrato de chá verde foi capaz de reduzir as concentrações de glicose plasmática apenas durante um período superior a 8 semanas em doses variando de 300 a 10.000 mg/dia.[238] Já na metanálise de Asbaghi et al.,[239] a suplementação de extrato de café verde em adultos, com SM ou DM2 ou disfunção vascular, reduziu concentrações de glicose em jejum, colesterol total, LDL-c e TG, em doses iguais ou superiores a 800 mg/dia, independentemente do tempo de suplementação. Ferreira et al.[237] sugerem que são necessários mais ensaios clínicos controlados, duplos-cegos, de longo prazo para avaliar especificamente os efeitos do chá verde no controle da glicose e na sensibilidade à insulina em pessoas com diabetes e sem diabetes, uma vez que os resultados divergem entre essas duas populações. Os autores sugerem, ainda, que é necessário avaliar a influência da etnia e da composição do chá verde sobre os resultados, uma vez que a maior parte dos estudos com resultados positivos sobre a composição corporal foi realizada com população asiática.[237]

Curcumina

A curcumina é um pigmento polifenólico amarelo-laranjado encontrado no rizoma das espécies da planta cúrcuma, sendo mais abundante na Curcuma longa L., conhecida como açafrão-da-terra.[240] Os seus efeitos benéficos sobre desfechos em saúde têm sido amplamente investigados tanto em animais quanto em humanos. Dentre eles, destaca-se a sua capacidade anti-inflamatória possivelmente explicada pela inibição de vias de sinalização mediadas NF-κB e por proteínas ativadas por mitógenos (MAPks) responsáveis pela produção de citocinas pró-inflamatórias.[241] Além disso, a curcumina parece ainda ter propriedades antioxidantes, devido à sua capacidade de doar elétrons permitindo estabilizar as espécies reativas de oxigênio (EROs), bem como estimular a atividade de enzimas antioxidantes como superóxido dismutase (SOD), catalase (CAT) e glutationa peroxidase (GPx), impedindo peroxidação lipídica e danos celulares.[242] Tendo em vista os potenciais efeitos da curcumina na inflamação e no estresse oxidativo, tem-se estudado a sua suplementação como intervenção terapêutica nas doenças crônicas, como a SM.

A suplementação de curcumina parece ser uma estratégia promissora no manejo dos componentes da SM, sendo seu efeito dependente da dose e do tempo de suplementação. Na metanálise de Akbari et al.[243] o consumo de curcumina acima de 500 mg/dia durante um período menor ou igual a 8 semanas foi correlacionado com a redução do IMC, enquanto a suplementação da mesma dose durante mais de 8 semanas reduziu a CC em indivíduos com SM. Além dos efeitos em parâmetros antropométricos, a curcumina também parece influenciar os hormônios secretados pelo tecido adiposo. Akbari et al.[243] verificaram que a suplemento de 500 mg/dia aumentou a concentração de adiponectina, e, independentemente da dose e do tempo de suplementação avaliados, a suplementação de curcumina foi capaz de reduzir os níveis de leptina. Sugeriu-se, assim, o potencial efeito da curcumina em melhora da sensibilidade à insulina e controle da ingestão alimentar em indivíduos com SM.

Estudos recentes também têm investigado o efeito da nanocurcumina, considerando a sua maior biodisponibilidade em comparação com a curcumina em pó. No ensaio clínico de Bateni et al.,[244] a suplementação de 80 mg/dia de nanocurcumina durante 12 semanas aumentou a capacidade antioxidante e a concentração de adiponectina em adultos com SM. Já em indivíduos com DM2, a suplementação de uma dose maior e por um período superior de nanocurcumina (800 mg/dia por 3 meses) foi capaz de reduzir outros parâmetros como IMC, HbA1c, glicose em jejum e as concentrações de TG.[245]

Apesar dos benefícios observados em parâmetros metabólicos da SM após a suplementação de curcumina e nanocurcumina, ainda há uma grande variedade metodológica entre os estudos, bem como uma qualidade metodológica ampla, que varia de baixa a moderada. Diante disso, torna-se necessário manter cautela na interpretação dos resultados, e realizar a suplementação de modo individualizado, conforme o perfil metabólico do indivíduo.

Probióticos

Probióticos são definidos como microrganismos que, quando administrados em quantidades adequadas, conferem benefícios à saúde do hospedeiro.[246] A suplementação de probióticos tem sido amplamente estudada em modelos animais e em humanos como uma abordagem terapêutica promissora no manejo da SM.

No estudo de metanálise de Salles et al.[247] a suplementação de probióticos com doses variando de 10^8 a 10^{10} unidades formadoras de colônias (UFC) por dia, durante 6 a 12 semanas de suplementação com cepas como de Lactobacillus, Bifidobacterium, Clostridium e Akkermansia muciniphila melhorou a RI em modelos animais. Em humanos, a suplementação com probióticos também parece ter efeito positivo no manejo do perfil glicêmico. Na metanálise de Ding et al.[248] foi observado que a suplementação de probióticos durante um período menor ou igual a 8 semanas reduziu as concentrações de TNF-α e PC-R, em comparação com um período maior que 8 semanas em adultos com DM2, enquanto a suplementação de probióticos por mais de 8 semanas foi capaz de reduzir glicemia em jejum e HOMA-IR. Já em adultos com SM, resultados adicionais foram encontrados. Na metanálise de Hadi et al.,[249] a suplementação de probióticos multicepas durante 3 a 28 semanas, com doses entre 10^6 e 10^{11} UFC/dia, diminuiu o colesterol total, porém sem efeito sobre peso corporal, controle glicêmico, RI e demais marcadores do perfil lipídico em adultos com SM. Apesar dos efeitos promissores da suplementação de probióticos para os desfechos metabólicos, os autores reforçam cautela na interpretação dos resultados devido a uma grande heterogeneidade entre os ensaios clínicos avaliados, principalmente quanto à dose, ao tempo de duração e à cepa probiótica suplementada, sendo necessária a realização de suplementação individualizada baseada na composição da microbiota intestinal do indivíduo para restabelecer a homeostase microbiana e, assim, favorecer o manejo da SM.

Alimentos in natura e minimamente processados

Há muito tempo sabe-se que o consumo de alimentos como grãos integrais, frutas, verduras e legumes fazem parte de uma alimentação saudável e garantem o fornecimento adequado de macro e micronutrientes, conferindo, assim, diversos benefícios para a saúde.[250] Atualmente, esses grupos alimentares foram classificados quanto ao seu grau de processamento e reunidos na categoria in natura. Alimentos in natura são originados de plantas ou animais e que não sofreram qualquer alteração quanto à sua natureza. Os alimentos minimamente processados correspondem a alimentos in natura que foram submetidos a processos de limpeza, remoção de partes não comestíveis ou indesejadas, fracionamento ou outro processamento mínimo que não envolva a adição de sal, açúcar, óleos, gorduras, ou outra substância. Essas duas categorias devem ser a base para uma alimentação nutricionalmente balanceada.[251]

O consumo de alimentos in natura e minimamente processados tem sido associado a redução do risco de DM, melhora do controle glicêmico, perfil lipídico, da inflamação sistêmica e do peso corporal.[163,252] Apesar de o consumo de alimentos desse grupo estar associado a desfechos positivos em saúde, esses alimentos variam amplamente quanto à quantidade de energia, bem como ao teor de fibras e à quantidade e à qualidade de gordura. Alimentos de origem vegetal costumam ser boas fontes de fibras e ter menos calorias por gramas. No estudo de Schwingshackl et al.[158] o consumo de alimentos in natura ou minimamente processados de origem vegetal reduziu o risco de desenvolvimento de DM. O consumo de cerca de 50 g de grãos integrais por dia reduziu o risco de DM2 em 25%, enquanto o consumo de 300 g de vegetais e 200 a 300 g de frutas por dia reduziu o risco de DM em 9% e 10%, respectivamente. Essa associação pode ser explicada principalmente pelo alto teor de fibras desses alimentos. Segundo Reynolds et al.[252] o consumo de 35 g/dia de fibras dietéticas foi capaz de reduzir em 35% o risco de todas as causas de mortes, em comparação com o consumo de apenas 19 g/dia, em indivíduos com pré-diabetes ou DM. Além disso, o maior consumo de fibras também foi associado à redução de HbA1c, glicose em jejum, insulina, HOMA-IR, colesterol total e LDL-c, TG, PC-R e peso corporal nessa população.

Já alimentos desse grupo de origem animal, apesar de serem boas fontes de proteína, vitaminas e minerais, contêm menor teor de fibras e podem apresentar maior quantidade de calorias e maior concentração de gorduras, principalmente as saturadas. No estudo de Schwingshackl et al.[158] o consumo de cada 100 g

adicionais de carne vermelha diariamente foi associado a maior risco de DM2. Já o consumo superior a uma unidade de ovo por dia foi associado ao aumento de 13% do risco para DM2. O consumo de leites e derivados parece ter um efeito protetor para o risco de DM2, de modo que o consumo de 400 a 600 g/dia de leites e derivados reduziu em 6% o risco de DM2.[158]

Desse modo, as recomendações nutricionais para pessoas com SM devem abranger o grau de processamento dos alimentos, conforme preconizado no Guia Alimentar da população brasileira de 2014,[251] reforçando a importância de fazer dos alimentos in natura e minimamente processados a base da alimentação. Mas também, ainda nesse nível de processamento, deve-se reforçar a necessidade de priorizar os alimentos de origem vegetal com perfil de nutrientes que se complementem. Também deve-se incentivar o consumo diversificado de alimentos in natura e minimamente processados de origem animal, de forma a moderar o consumo de carnes vermelhas em até uma porção e ovos em até uma unidade por dia e incluir aves e pescados como substitutos.

Alimentos ultraprocessados

Alimentos ultraprocessados são definidos como formulações industriais feitas inteiramente ou majoritariamente de substâncias extraídas de alimentos (óleos, gorduras, açúcar, amido, proteínas), derivadas de constituintes de alimentos (gorduras hidrogenadas, amido modificado) ou sintetizadas em laboratório com base em matérias orgânicas como petróleo e carvão (corantes, aromatizantes, realçadores de sabor e vários tipos de aditivos usados para dotar os produtos de propriedades sensoriais atraentes).[253]

No estudo transversal com adultos canadenses, Nardocci et al.[254] observaram uma associação entre o consumo de ultraprocessados e componentes da SM. Aqueles adultos com maior ingestão energética advinda de alimentos ultraprocessados (73% do VET) tiveram um risco 31% maior de desenvolver obesidade, 37% maior de desenvolver DM2 e 60% maior de terem hipertensão arterial sistêmica (HAS), em comparação com adultos com menor consumo de ultraprocessados (24% do VET). Em metanálises, também se evidencia essa associação. Wang et al.,[255] mostraram que o maior consumo de alimentos ultraprocessados aumentou em 23% o risco de HAS em adultos, enquanto Araújo et al.,[256] em sua revisão sistemática, mostraram associação positiva entre o maior consumo de ultraprocessados e maior IMC, obesidade e sobrepeso. No mesmo sentido, o maior consumo de alimentos ultraprocessados (> 28% do VET) também foi associado a um risco 88% maior de desenvolver SM, em comparação com menor consumo (< 28% do VET).[257]

Essa associação pode ser explicada pela diferença na qualidade nutricional dos alimentos do grupo ultraprocessado em comparação com o grupo in natura e minimamente processados. Alimentos ultraprocessados, em sua maioria, contêm elevado teor de gorduras, sódio e/ou açúcar e baixo teor de fibras.[251] Além disso, por conta da sua formulação e apresentação, os ultraprocessados tendem a ser consumidos em excesso ao longo do dia, substituindo alimentos in natura ou minimamente processados ou preparações culinárias nas refeições. Na metanálise de Martini et al.,[258] foi observado que os indivíduos com maior percentual energético advindo de alimentos ultraprocessados (75% do VET) apresentavam maior consumo calórico total diário, bem como maior consumo de gorduras totais e saturadas e menor consumo de proteínas e fibras, em comparação com aqueles indivíduos com menor percentual energético advindo de alimentos ultraprocessados (15% do VET).

Dessa maneira, além do consumo isolado de calorias, nutrientes, polifenóis e outros compostos bioativos, é necessário atentar-se ao nível de processamento dos alimentos consumidos a fim de reduzir o risco de desenvolvimento de componentes da SM. Recomendações específicas quanto ao nível de processamento já são adotadas e incentivadas no *Guia Alimentar para a População Brasileira* de 2014,[251] e também nos protocolos de uso do guia alimentar para população com obesidade, hipertensão e diabetes.[259-261] Tais recomendações de incentivam a evitar o consumo de alimentos ultraprocessados, limitar o consumo de alimentos processados e fazer dos alimentos *in natura* ou minimamente processados a base da alimentação.

CONSIDERAÇÕES FINAIS

Dentre as recomendações dietéticas para indivíduos com SM, as novas evidências suportam a relevância do padrão alimentar mediterrâneo para o manejo do perfil glicêmico, bem como o nível de processamento dos alimentos para a redução do risco para componentes da SM. Isso porque os alimentos *in natura* e minimamente processados são, em sua maioria, fontes de fibras, vitaminas, minerais e compostos bioativos, enquanto o consumo de alimentos ultraprocessados está associado a diversos efeitos adversos em saúde. A alimentação é, portanto, um importante fator modificável que pode auxiliar na prevenção e no desenvolvimento da SM, de maneira que a recomendação dietética específica para esse público pode trazer inúmeros benefícios ao paciente, tanto no tratamento quanto na prevenção da SM.

Do mesmo modo, suplementos dietéticos, como polifenóis e probióticos, parecem ser estratégias promissoras no manejo da SM e de seus componentes. Entretanto, atualmente ainda não há consenso quanto à melhor dose e ao melhor prazo de suplementação para essa população. Por isso, essas suplementações devem ser realizadas de forma individualizada, conforme necessário. Espera-se, assim, que nos próximos anos estudos com melhor qualidade metodológica e com maior número de indivíduos avaliados sejam realizados para que seja possível estabelecer melhor conduta clínica. Desse modo, estudos investigando recentes fatores envolvidos na fisiopatologia da SM, como epigenética, inflamação hipotalâmica e controle do apetite, são necessários para o estabelecimento de futuros alvos terapêuticos.

REFERÊNCIAS BIBLIOGRÁFICAS

As referências consultadas para a elaboração deste capítulo estão disponíveis *online* no Ambiente de aprendizagem do GEN.

COMO CITAR ESTE CAPÍTULO

ABNT
ARAÚJO, M.M.; GOMES, A.P.O.; BOTELHO, P.B. Síndrome metabólica. *In*: ROSSI, L.; POLTRONIERI, F. (org.). *Tratado de Nutrição e Dietoterapia*. 2. ed. Rio de Janeiro: Guanabara Koogan, 2023. p. 849-862.

VANCOUVER
Araújo MM; Gomes, APO, Botelho PB. Síndrome metabólica. In: Rossi L, Poltronieri F (Orgs.). Tratado de nutrição e dietoterapia. 2. ed. Rio de Janeiro: Guanabara Koogan; 2023. p. 849-62.

CAPÍTULO 73
Diabetes Melito

Dilina Marreiro • Juliana Severo • Jennifer Beatriz Silva Morais • Jéssica Batista Beserra

INTRODUÇÃO

O diabetes melito é uma doença caracterizada pela hiperglicemia crônica que contribui para o aumento da mortalidade. Essa doença constitui um problema grave de saúde pública, uma vez que está associada a diversas comorbidades, a exemplo das doenças cardiovasculares e do câncer. Segundo dados recentes, estima-se que o diabetes afete cerca de 537 milhões de pessoas entre 20 e 79 anos, e alcance 783 milhões de indivíduos em 2045.[1]

Considerando a crescente prevalência do diabetes e a gravidade de suas complicações, ressalta-se a importância da dieta tanto na prevenção quanto no tratamento para o controle da doença. O consumo elevado de alimentos densamente calóricos, associado ao estilo de vida sedentário da sociedade moderna, constitui um fator contribuinte para a gênese do diabetes melito, em particular, o tipo 2.[2]

Por outro lado, a ingestão habitual de frutas, legumes, hortaliças e de outros alimentos com boa qualidade nutricional está associada à redução do risco do diabetes, sendo oportuno destacar alguns micronutrientes como zinco, magnésio, selênio, cromo e vitamina D na prevenção dessa doença.[3-7]

O diagnóstico do diabetes melito deve ser realizado o mais precocemente possível, devido às suas complicações graves, bem como sua natureza crônica, com o objetivo de minimizar a mortalidade e melhorar a qualidade de vida. O tratamento dessa doença, além de considerar o aspecto clínico, deve abranger mudanças no estilo de vida, como a prática de exercícios físicos, introdução de hábitos alimentares saudáveis e o automonitoramento do paciente, o que tem impacto significativo na economia e no sistema público de saúde.[8,9]

CLASSIFICAÇÃO

Os critérios de classificação do diabetes melito estão relacionados com a etiologia e não com as formas de tratamento. Existem quatro categorias principais de classificação: diabetes tipo 1, tipo 2, gestacional e outros tipos de diabetes. Além disso, existem outras duas categorias importantes, consideradas pré-diabetes: glicose de jejum alterada e tolerância à glicose diminuída.[8,9] A Figura 73.1 mostra a classificação do diabetes.

Diabetes melito tipo 1

O diabetes melito tipo 1 é uma doença crônica caracterizada por destruição autoimune das células beta pancreáticas, e comumente leva à total deficiência de insulina.[10,11] Aproximadamente metade do risco para essa doença é determinado por fatores genéticos e, destes, o mais representativo é o complexo principal de histocompatibilidade (MHC) humano (genes HLA).[8,11]

A ativação anormal do sistema imune no diabetes tipo 1 promove a resposta inflamatória nas células pancreáticas e a resposta humoral com a produção de anticorpos antígenos de células beta, insulina, ácido glutâmico-descarboxilase, proteína tirosina-fosfatase IA2 e proteína transportadora de zinco (ZnT-8).[12] A presença persistente de dois ou mais desses autoanticorpos é capaz de predizer a gravidade da doença.[8,11] A Figura 73.2 mostra a fisiopatologia do diabetes melito tipo 1.

A manifestação do diabetes tipo 1 tende a ocorrer na infância; entretanto, também pode manifestar-se na fase adulta, o que pode dificultar o diagnóstico, visto que as crianças geralmente

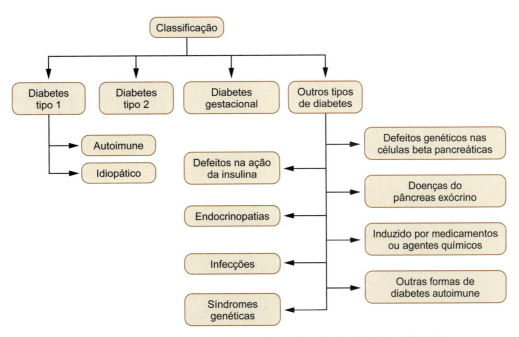

Figura 73.1 Classificação do diabetes melito. Adaptada de Rodacki et al.[10] (2022).

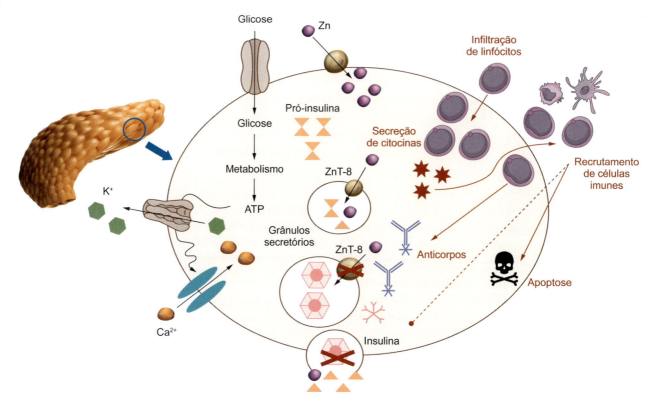

Figura 73.2 Fisiopatologia do diabetes tipo 1. As células beta pancreáticas são responsáveis pela síntese e secreção da insulina, processo mediado pela metabolização da glicose nessas células. A produção de insulina segue várias etapas, culminando na produção de proinsulina e, por fim, dos grânulos secretórios de insulina, que dependem da entrada de zinco nas vesículas celulares, mediado pela proteína transportadora de zinco ZnT-8. Após a síntese e a incorporação de zinco nos grânulos secretórios, essas vesículas chegam à circulação, liberando zinco e insulina. Em situação de diabetes melito tipo 1, células imunes como os linfócitos T infiltram-se nas células beta pancreáticas, liberando citocinas que promovem o recrutamento de outras células imunes, como linfócitos B, macrófagos e células dendríticas. Essas células imunes estimulam a produção de anticorpos que promovem a morte celular (apoptose), bem como reagem com a proteína ZnT-8, insulina e outras proteínas importantes para o processo secretório, levando à deficiência crônica na produção desse hormônio. A *cor vermelha* indica os processos relacionados com a ativação anormal do sistema imune. A *linha tracejada* indica inibição e as *setas contínuas* indicam os processos de transporte, metabolismo ou secreção. *ATP*, trifosfato de adenosina.

demonstram sintomas clássicos, como poliúria e polidipsia e até mesmo cetoacidose diabética, enquanto os indivíduos adultos podem apresentar sintomas mais diversificados.[8]

O diabetes melito tipo 1 também pode ser de origem idiopática, ou seja, pode ocorrer a manifestação da doença, mas não há etiologia conhecida. Uma de suas características é a ausência dos marcadores anticorpos e variações no grau de deficiência da produção de insulina, sendo mais frequente em descendentes asiáticos ou africanos, com episódios esporádicos de cetoacidose.[8,13] A avaliação dos anticorpos anti-Znt8A parece ser um marcador importante, pois em estudos anteriores esses anticorpos foram encontrados em 26% dos casos de diabetes melito tipo 1 classificados inicialmente como não autoimunes, com base nos marcadores previamente existentes (antidescarboxilase do ácido glutâmico [anti-GAD], antitirosina fosfatase [IA-2], anti-insulina [IAA] e anti-ilhotas de Langerhans [ICA]).[12,14]

É importante reforçar que pacientes com diabetes melito tipo 1 também devem ser avaliados para a presença de outras condições autoimunes, como doenças autoimunes da tireoide (no momento do diagnóstico e em períodos de 1 a 2 anos ou na presença de suspeita clínica), doença celíaca (no momento diagnóstico, na vigência de sintomas gastrintestinais e na presença de baixa estatura ou comprometimento da velocidade de crescimento em crianças) e outras condições quando houver suspeita clínica.[15]

O tratamento farmacológico do diabetes tipo 1 baseia-se na insulinoterapia cuja administração deve mimetizar a secreção fisiológica desse hormônio, que ocorre em indivíduos sem diabetes. Dois sistemas são mais utilizados: múltiplas doses de insulina (MDI) e o sistema contínuo de infusão de insulina (SICI). Ressalta-se que o esquema MDI permite flexibilidade e diminui o risco de hipoglicemia em comparação com regimes de duas injeções de insulina regular, atualmente ainda praticado. O esquema SICI é considerado o padrão-ouro, apresenta melhor flexibilidade, menor risco de hipoglicemia, mas um alto custo e é de difícil acesso.[16,17]

As necessidades diárias de insulina geralmente variam entre 0,4/kg/dia e 1 U/kg/dia, e na gestação, puberdade e nas infecções pode ser necessário o aumento da dose diária total de insulina. Atualmente são utilizadas insulinas basais e insulinas prandiais no esquema MDI, e ainda é possível a utilização de insulinas pré-misturadas. A insulina basal geralmente corresponde a 30 a 50% da dose diária total de insulina, e os análogos de insulina humana regular (30 minutos) ou rápidos (20 minutos) ou ultrarrápidos (imediatamente antes) são administrados antes das refeições. Os análogos ultrarrápidos também podem ser considerados após a refeição, quando houver necessidade de correção da glicemia.[17] Na Tabela 73.1 estão descritas as formas de insulina disponíveis comercialmente no Brasil.

O nutricionista precisa compreender conceitos básicos sobre a insulinoterapia, listados a seguir:[17,18]

- Fator sensibilidade (FS):
    - É obtido por meio da regra dos 1.800 (para adultos) e 2.100 (para bebês)

Tabela 73.1 Insulinas comercializadas no Brasil.

Tipo	Nome	Início	Pico	Duração
Insulinas basais				
Insulina intermediária	NPH	2 a 4 h	4 a 10 h	10 a 18 h
Análogo de ação longa	Glargina U100	2 a 4 h	–	20 a 24 h
Análogo de ação intermediária	Detemir	1 a 3 h	6 a 8 h	18 a 22 h
Análogos de ação ultralonga	Glargina U300	6 h	–	36 h
	Degludeca	< 4 h	–	42 h
Insulinas prandiais				
Insulina rápida	Regular (Humulin® R/Novolin® R)	30 a 60 min	2 a 3 h	5 a 8 h
Análogo de ação ultrarrápida	Asparte (Novorapid®)	5 a 15 min	30 min a 2 h	3 a 5 h
	Lispro (Humalog®)			
	Glulisina (Aprida®)			
	Fast Asparte (Fiasp®)	2 a 5 min	1 a 3 h	5 h
	Inalada (Afrezza®)*	Imediato	10 a 20 min	1 a 2 h
Insulinas pré-misturadas				
NPH/Regular	70% NPH/30% R (Humulin® 70/20)	30 min a 1 h	3 a 12 h	10 a 16 h
NPH/Lispro	75% NPH/25% Lispro (Humalog® Mix25)	5 a 15 min	1 a 4 h	
	50% NPL/50% Lispro (Humalog® Mix50)			
NPA/Asparte	70% NPA/30% Asparte (Novomix® 70/30)			

*As insulinas inaladas não têm sido recomendadas para crianças e adolescentes e podem trazer efeitos adversos para o adulto como tosse, mas demonstram eficácia no controle glicêmico. Adaptada de Silva Junior et al.[17] (2022).

- ○ Deve-se dividir 1.800 pela dose diária total de insulina
- ○ Exemplo: se uma mulher adulta utiliza 40 U de insulina por dia, seu FS é 1.800/40 = 45. Isso significa que 1 U abaixa 45 pontos na sua glicemia
- • Cálculo da razão insulina/carboidrato:
  - ○ É obtido pela regra dos 400
  - ○ Deve-se dividir 400 pela dose diária total de insulina
  - ○ Exemplo: se uma mulher adulta utiliza 40 U de insulina por dia, sua razão insulina/carboidrato será de 400/40 U = 10. Isso significa que 1 U cobre 10 g de carboidrato
  - ○ Nesse caso, essa relação também pode ser feita por uma regra geral, na qual 1 U cobrirá 15 g de carboidrato ou ajustada em relação ao peso corporal
- • Dose bólus corretiva:
  - ○ É obtida por meio da glicemia atual e da meta glicêmica (ver Tabela 73.5), considerando o FS
  - ○ As metas glicêmicas para pacientes com diabetes geralmente variam entre 80 e 130 mg/dℓ
  - ○ Exemplo: mulher adulta utiliza 40 U de insulina por dia, com FS 45. Ao acordar, percebeu que sua glicemia estava 200 mg/dℓ
  - ○ Dose bólus corretiva = 200 mg/dℓ (glicemia atual) – 110 mg/dℓ (meta glicêmica)/45 (FS) = 2 U. Isso significa que ela precisará acrescentar 2 U de insulina ultrarrápida para corrigir a glicemia.

Em um cenário ideal, é importante que o paciente faça o automonitoramento da glicemia e essas razões possam ser determinadas de modo o mais individualizado possível.[17,18]

Diabetes melito tipo 2

O diabetes melito tipo 2 caracteriza-se por intolerância à glicose e hiperglicemia crônica, tendo como principal alteração fisiopatológica a resistência periférica à ação da insulina, em particular nos tecidos adiposo e musculoesquelético, que está associada à deficiência relativa na secreção deste hormônio em resposta à glicose.[2,9]

A etiologia do diabetes tipo 2 é complexa, sendo a obesidade um dos principais fatores de risco, envolvendo alterações na ação de hormônios, a exemplo da insulina. Ressalta-se que esse hormônio controla a homeostase da glicose, regulando o equilíbrio entre a produção desse substrato pelo fígado e sua captação pelo músculo e tecido adiposo. Nos adipócitos e miócitos, a insulina regula o transporte da glicose, por controlar a translocação do transportador de glicose (GLUT-4).[19,20]

Sobre a ação da insulina nos tecidos periféricos, destaca-se que seu receptor é um tetrâmero constituído por duas subunidades alfa extracelulares e duas subunidades beta transmembranares. A ação desse hormônio inicia-se a partir de sua ligação às subunidades alfa, o que altera a conformação da subunidade beta, resultando em autofosforilação e implementação de sua capacidade tirosinoquinase. A subunidade beta é capaz de autofosforilar-se e de fosforilar outras proteínas ou substratos intracelulares, dentre eles o substrato 1 do receptor de insulina (IRS-1), o substrato 2 do receptor de insulina (IRS-2) e as proteínas da família Shc.[21,22]

A fosforilação do IRS-1 e a subsequente ativação de outras proteínas resulta na estimulação do transporte de glicose pela insulina, e é suficiente para induzir, pelo menos parcialmente, a translocação do GLUT-4 para a membrana plasmática. Após a fosforilação da fosfatidilinositol-3-quinase (PI3K), esta proteína passa a ativar outros substratos citoplasmáticos, como as serinoquinases, a proteinoquinase B (PKB) e a proteinoquinase C (PKC), que, uma vez fosforiladas, também participam das vias de transmissão do sinal de insulina durante o transporte de glicose.[23]

Nesse sentido, ressalta-se que indivíduos com diabetes melito tipo 2 apresentam resistência à insulina em tecidos periféricos devido a alterações na via de sinalização mediada por esse hormônio, que resultam em hiperglicemia sistêmica e diversas anormalidades metabólicas relacionadas com redução na capacidade de os tecidos responderem a esse hormônio, principalmente o hepático, adiposo e muscular.[24,25]

O excesso de tecido adiposo também favorece o incremento da função e o aumento do número de células beta pancreáticas, bem como a redução do *clearance* hepático e renal de insulina e, consequentemente, a hiperinsulinemia. Esse distúrbio inibe a transcrição do gene do IRS-2 e a atividade dos IRS-1 e 2 por mecanismo de *feedback* negativo, induzindo a resistência à insulina.[20,21]

Vale destacar a atuação dos glicocorticoides sobre a resistência à insulina. Os glicocorticoides constituem antagonistas funcionais da insulina e regulam negativamente a absorção da glicose por liberarem outros substratos energéticos para a oxidação mitocondrial, aumentando a proteólise muscular, a lipólise do tecido adiposo e a gliconeogênese hepática, e reduzindo o uso de glicose, ações que elevam as concentrações circulantes desse substrato.[25,26] A Figura 73.3 mostra a fisiopatologia do diabetes tipo 2.

Outros tipos de diabetes

Formas menos comuns do diabetes, de diferentes etiologias, são classificadas como outros tipos da doença, a exemplo de defeitos genéticos nas células beta pancreáticas ou na ação da insulina; doenças do pâncreas exócrino; endocrinopatias; diabetes induzido por medicamentos ou agentes químicos, por infecções; outras formas de diabetes autoimune, gestacional e por síndromes genéticas.[9]

Em adultos jovens, as formas de diabetes tipo 1 e diabetes tipo 2 podem se sobrepor e o diagnóstico pode não estar claro. Existe uma forma de diabetes autoimune lentamente progressiva (LADA) mais facilmente caracterizada nesses indivíduos, atingindo 12% da população adulta com diabetes, para a qual os critérios mais estabelecidos são: (1) idade de diagnóstico > 30 anos; (2) anticorpos positivos, especialmente o anti-GAD, mais frequente em adultos; (3) ausência de necessidade de insulina por pelo menos 6 meses após o diagnóstico. Geralmente, adultos com LADA apresentam índice de massa corporal (IMC) dentro da normalidade e histórico pessoal e familiar de autoimunidade.[9]

O diabetes de origem monogênica é um tipo raro de diabetes causado pela disfunção das células beta pancreáticas. Os subtipos de diabetes monogênico incluem o MODY (acrônimo do inglês *maturity-onset diabetes of the young*), o diabetes melito neonatal permanente e as formas sindrômicas do diabetes. Atualmente, são reconhecidos os defeitos em 33 genes que podem levar à manifestação do MODY, com maior frequência de mutações nos genes *MODY-GCK*, *MODY-HNF1A*, *MODY-HNF4A* e *MODY-HNF1B*. O surgimento dessa doença promove complicações micro e macrovasculares graves, sendo o tratamento com sulfonilureias geralmente responsivo no caso do MODY causado por mutações nos genes *HNF1A* e *HNF1B*.[28] Algumas características do diabetes MODY são: (1) hiperglicemia de início precoce (< 25 anos); (2) história familiar de diabetes antes dos 25 anos em 2 a 3 gerações; (3) autoanticorpos negativos; e (4) peptídio C detectável (> 0,6 ng/mℓ) após 5 anos de diagnóstico.[9,27]

O diabetes gestacional tem início ou diagnóstico a partir do segundo trimestre de gestação. As mulheres diagnosticadas no primeiro trimestre devem ser classificadas como diabéticas do tipo 2 ou tipo 1, pois se considera essa doença como preexistente à gravidez.[8] Essa condição eleva o risco de hipertensão arterial e pré-eclâmpsia, o que pode contribuir para aumento do crescimento intrauterino, risco de prematuridade, lesões à mãe e ao feto durante o parto e problemas de saúde por longo prazo para a mãe e o bebê, incluindo o desenvolvimento de diabetes melito tipo 2.[28]

Sobre o diabetes melito neonatal permanente, esta doença pode ser causada pela deficiência completa da atividade da enzima glucoquinase, devido a mutações recessivas no gene *GCK*, por mutações em genes relacionados à secreção de insulina, causando hiperglicemia grave, o que requer o tratamento com insulina logo após o nascimento. Associado a isso, pacientes com essa doença podem ter complicações relacionadas à presença de outras síndromes. Para o diagnóstico adequado, é importante descartar as outras causas de hiperglicemia neonatal, como medicações, sepse, nutrição parenteral, sendo recomendada a realização de testes genéticos. Em alguns casos, o uso de sulfonilureias também pode ser eficaz, como naquelas crianças com mutações ativadoras nos genes de canais de potássio. A situação de diabetes neonatal pode ser permanente ou transitória.[8,9]

DIAGNÓSTICO

Os critérios adotados pela Sociedade Brasileira de Diabetes[9] para o diagnóstico da doença incluem a manifestação de sintomas como poliúria, polidipsia e perda ponderal acrescidos de glicemia casual ≥ 200 mg/dℓ.

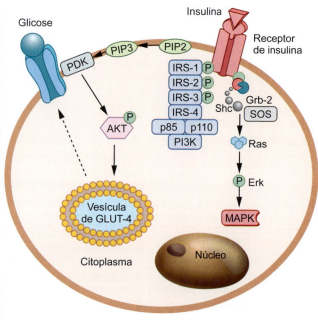

Figura 73.3 Fisiopatologia do diabetes tipo 2. *Seta tracejada*: translocação; *setas contínuas*: ativação e/ou fosforilação. Após a ligação da insulina às subunidades alfa do receptor de insulina, a atividade quinase da subunidade beta é estimulada, o que resulta em sua transfosforilação. Esta induz a fosforilação dos membros da família de receptores de insulina (IRS) e a subsequente interação com moléculas de sinalização, como a subunidade p85 da fosfatidilinositol-3-quinase, que, por sua vez, desencadeia a fosforilação de PDK1, uma serinoquinase que ativa a AKT, que, por sua vez, estimula a translocação do transportador de glicose 4 (GLUT-4), viabilizando a captação da glicose. Qualquer alteração na via de sinalização da insulina contribui para a manifestação da resistência à ação desse hormônio e prejuízo na absorção de glicose, característica do diabetes tipo 2. *AKT*, proteinoquinase B; *Erk*, quinase do receptor extracelular; *Grb-2*, fator de crescimento 2; *MAPK*, proteinoquinase ativada por mitógeno; *PDK*, fosfatidilinosiol-quinase dependente; *PIP2*, fosfatidilinositol 4,5-bifosfato; *PIP3*, fosfatidilinositol 3,4,5-trifostato; *Ras*, proteína codificada pelo proto-oncogene *ras*; *Shc*, proteína homóloga ao colágeno com domínio SH2; *SOS*, *son of sevenless*.

Em indivíduos assintomáticos, é necessário que pelo menos dois exames dos seguintes estejam alterados:

- Valores de glicemia de jejum acima de 125 mg/dℓ
- *Para maior confiabilidade, esse teste deve ser realizado mais de uma vez*
- Teste de glicemia de 2 horas pós-sobrecarga de 75 g de glicose acima de 199 mg/dℓ
- Hemoglobina glicada (HbA1c) acima de 6,4%.

O diagnóstico diferencial do diabetes tipo 1 pode ser obtido por meio da detecção de autoanticorpos no soro, a exemplo do anti-ilhota ou antígenos específicos da ilhota, incluindo os anticorpos anti-IAA, anti-GAD, anti-IA-2 e ZnT-8.[8-12]

Diversos biomarcadores têm sido estudados para o diagnóstico do diabetes melito tipo 2. Os mais comumente empregados são: glicemia de jejum, teste de tolerância oral à glicose e HbA1c. Alguns marcadores, como a insulina de jejum e o HOMA-IR (do inglês *homeostasis model assessment: insulin resistance*), não podem ser utilizados no diagnóstico, mas apresentam utilidade clínica. O HOMA-IR torna possível determinar a eficácia dos níveis de insulina de jejum em equilíbrio para regular a glicose sanguínea, com valores acima de 2,71 indicando um quadro de resistência à insulina na população brasileira.[13,29,30]

A HbA1c é um indicador bastante empregado no diagnóstico do diabetes melito e viabiliza a análise do grau de exposição à glicemia ao longo do tempo, permanecendo estável após a coleta de sangue. Valores acima de 6,4% indicam o diagnóstico do diabetes, além de risco elevado de surgimento de retinopatia. Concentrações de HbA1c entre 5,7 e 6,4% indicam risco elevado para o desenvolvimento do diabetes. Os valores de HbA1c podem ser correlacionados à glicemia, para obtenção de uma glicemia média estimada. Por exemplo: em um paciente com valor 7%, sua glicemia média estimada seria de 154 mg/dℓ, variando entre 123 e 185 mg/dℓ. Dessa maneira, a HbA1c também tem sido utilizada como meta no tratamento do diabetes, especialmente para decisão da terapia com agentes antidiabéticos[8,9,31,32] A Figura 73.4 mostra as etapas envolvidas no diagnóstico do diabetes melito.

As categorias de pré-diabetes e indivíduos de risco também devem ser monitorados. A Tabela 73.2 apresenta os critérios a serem observados para identificação dos indivíduos com risco de diabetes tipo 2.

Novos biomarcadores para o diagnóstico do diabetes melito tipo 2

As pesquisas clínicas que visam à identificação de marcadores confiáveis para o diagnóstico das doenças crônicas, a exemplo do diabetes melito, têm sido alvo de investimentos pelos órgãos interessados no controle dessas doenças. Os biomarcadores constituem ferramentas necessárias para identificar precocemente indivíduos considerados de risco para a manifestação da doença, além de serem úteis para controlar o desenvolvimento de suas complicações.[33]

No que diz respeito aos novos potenciais biomarcadores para o diabetes melito tipo 2, destacam-se a adiponectina e a zinco-α_2-glicoproteína, proteínas que podem ser avaliadas no plasma ou soro, e por meio da expressão gênica.

A adiponectina é secretada pelo tecido adiposo e age sensibilizando a ação da insulina nos diversos tecidos, favorecendo a captação da glicose pelo músculo esquelético, além de suprimir a gliconeogênese hepática, estimular a oxidação de ácidos

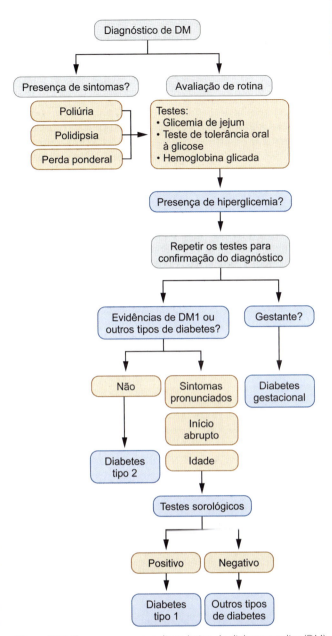

Figura 73.4 Fluxograma para o diagnóstico de diabetes melito (DM).

Tabela 73.2 Critérios para o rastreamento de diabetes melito tipo 2 em adultos assintomáticos.

Idade a partir de 45 anos (universal)
Excesso de peso ou obesidade
Um ou mais dos seguintes fatores de risco:
História familiar de DM em parente de primeiro grau
Etnias de alto risco (afrodescendentes, hispânicos ou indígenas)
História de doença cardiovascular
Hipertensão arterial
HDL menor que 35 mg/dℓ
Triglicerídeos acima de 250 mg/dℓ
Síndrome dos ovários policísticos
Sedentarismo
Presença de *acantose nigricans*
Pacientes com pré-diabetes
História de diabetes gestacional
Indivíduos com HIV

DM, diabetes melito; *HDL*, lipoproteína de alta densidade; *HIV*, vírus da imunodeficiência humana. Adaptada de Cobas et al.[9] (2022).

graxos e induzir a secreção de insulina. Entretanto, estudos mostram que a expansão do tecido adiposo, particularmente em pacientes diabéticos tipo 2, ajuda a reduzir a secreção da adiponectina.[34-36]

A zinco-α_2-glicoproteína é secretada pelo tecido adiposo e está envolvida na mobilização de lipídios nesse tecido. Além disso, essa proteína estimula a translocação do GLUT-4 e a secreção de adiponectina nos adipócitos. As concentrações séricas, a atividade e a expressão gênica da zinco-α_2-glicoproteína estão reduzidas em indivíduos com diabetes e são associadas à resistência à insulina nesses pacientes. A literatura também evidencia que a concentração sérica da zinco-α_2-glicoproteína parece ser um biomarcador eficaz para avaliar a resistência à insulina, com nível de detecção de 2,97, sensibilidade de 88% e especificidade de 91%.[37-40]

Ademais, a zinco-α_2-glicoproteína também parece ser útil na predição de complicações relacionadas com o diabetes, a exemplo da nefropatia diabética, como demonstrado na pesquisa de Wang et al.[41] Nesse estudo, foi verificada correlação positiva entre a zinco-α_2-glicoproteína sérica, a creatinina sérica e a taxa de filtração glomerular, com registro de elevação das concentrações urinárias dessa proteína no grupo com taxa de filtração glomerular elevada.

Novas abordagens relacionadas com a proteômica e a metabolômica, a exemplo dos ácidos ribonucleicos extracelulares (exRNA), têm sido usadas como biomarcadores do risco e diagnóstico do diabetes. Entre os exRNA, os microRNA são uma classe de moléculas bastante estudada, definidos como RNA não codificantes que regulam a expressão de genes por meio da indução da clivagem de RNA mensageiros (mRNA) ou da inibição da tradução de proteínas.[33,42,43]

Diversos estudos mostram a participação de microRNA na resistência à insulina, com alterações nas suas concentrações plasmáticas. Ortega et al.[43] mostraram concentrações plasmáticas elevadas do microRNA-222 em pacientes diabéticos tipo 2, sendo correlacionadas positivamente com glicemia de jejum e HbA1c. Outro estudo, conduzido em ratos diabéticos, verificou aumento na expressão do microRNA-132 nas ilhotas pancreáticas desses animais quando comparados com grupo-controle, bem como demonstrou que a hiperglicemia pode regular a expressão desse microRNA tanto nos diabéticos quanto nos saudáveis.[44]

COMPLICAÇÕES

As complicações relacionadas com o diabetes melito podem ser agudas ou crônicas. As complicações agudas e repercussões no cuidado hospitalar do paciente com diabetes estão descritas na Tabela 73.3.

Sobre as complicações crônicas, estas ocorrem no diabetes principalmente por alguns mecanismos promovidos pela hiperglicemia crônica, a saber:

- Via dos polióis: o aumento das concentrações de glicose no sangue favorece reações enzimáticas pelas quais a glicose é convertida em sorbitol, envolvendo a enzima aldose redutase (AR), presente em diversos tecidos como retina, glomérulos, nervos periféricos. O sorbitol tem efeito osmótico, gerando dano celular, e contribui para a redução da atividade da glutationa peroxidase (GPx), envolvida na defesa antioxidante[50]
- Via da hexosamina: o excesso de glicose promove aumento da conversão a frutose-6-fosfato que, por sua vez, leva à formação de glicosamina-6-fosfato. A glicosamina-6-fosfato aumenta fatores de transcrição e fatores de crescimento como inibidor do ativador de plasminogênio tipo 1 (PAI-1) e o fator transformador do crescimento alfa e beta (TGF-α e TGF-β), que causam redução da fibrinólise e oclusão da microvasculatura[50]
- Acúmulo de produtos de glicação avançada (AGEs): os AGEs são formados no organismo principalmente pelas reações que envolvem o grupo carbonil dos carboidratos que reage com o grupo amino de uma proteína, com ácidos nucleicos, ou com lipídios. Os AGEs apresentam grande afinidade pelo

---

Tabela 73.3 Complicações agudas associadas ao diabetes melito.

Hipoglicemia
- Níveis glicêmicos inferiores ao normal[18,45]
- A hipoglicemia de nível 1 é definida por concentrações de glicose entre 54 e 70 mg/dℓ; nível 2 < 54 mg/dℓ; e nível 3 é caracterizada pela alteração do estado mental e funcional que requer assistência de outro indivíduo para recuperação[45]
- Causas: erros na dosagem de insulina, mudanças na medicação, omissão de refeições, aumento do exercício físico e da ingestão de álcool[45]
- Sintomas: confusão mental, dificuldade na fala, comportamentos irracionais, fadiga excessiva e letargia, convulsões e inconsciência[45]
- Detecção e tratamento: a glicemia de 70 mg/dℓ (3,9 mmol/ℓ) ou inferior deve ser tratada imediatamente. Para correção da hipoglicemia, recomenda-se ingestão de 15 g de carboidratos, na forma de 150 mℓ de refrigerante com uma colher de sopa de açúcar ou um gel de glicose ou três balas. Se a glicemia estiver abaixo de 50 mg/dℓ deve-se duplicar essa dose e medir novamente a glicemia após 15 min. Se o estado hipoglicêmico permanecer, repetir a operação[18]

Cetoacidose
- Mais comum em pacientes diabéticos tipo 1, e menos frequente em diabéticos tipo 2, sendo os idosos um grupo de risco[45]
- Distúrbio resultante da quantidade insuficiente de insulina para uso da glicose, bem como da secreção excessiva de hormônios contrarreguladores, como glucagon e cortisol, e catecolaminas. Nessa condição, ocorrem a produção de cetonas e a manifestação de um quadro hiperglicêmico[46]
- Pode levar à manifestação do efeito Somogyi, evento hiperglicêmico matinal rebote causado por hormônios contrarreguladores, os quais, na tentativa de elevar as concentrações de glicose em resposta à hipoglicemia, aumentam a produção hepática desse substrato[47]
- Favorece a manifestação do fenômeno do amanhecer, caracterizado por aumento da glicemia de jejum ou das necessidades de insulina entre 5 e 9 h da manhã, sem hipoglicemia precedente[48]
- A associação entre o fenômeno do amanhecer e o efeito Somogyi pode promover hiperglicemia grave[48]
- Os critérios diagnósticos para cetoacidose diabética são glicemia ≥ 250 mg/dℓ, pH arterial ≤ 7,3, bicarbonato sérico ≤ 18 mEq/ℓ e graus variáveis de cetonemia, com nível de consciência variando entre alerta, sonolento até estupor ou coma, dependo da gravidade[13]
- Na deficiência relativa de insulina, também pode ocorrer manifestação da síndrome hiperglicêmica hiperosmolar (SHH), em que os níveis de insulina são suficientes para impedir a lipólise e a cetogênese, mas insuficientes para propiciar a utilização de glicose. Os critérios diagnósticos para SHH são glicemia ≥ 600 mg/dℓ, pH arterial > 7,3, bicarbonato sérico > 18 mEq/ℓ, corpos cetônicos urinários ou séricos raros, hidroxibutirato urinário ou sérico < 3 mmol/ℓ, osmolaridade sérica efetiva > 320 mOsm/kg e nível de consciência em estupor ou coma[13,46]
- A cetoacidose diabética euglicêmica é outra condição relacionada à cetoacidose, mas ocorre de maneira pouco comum, em pessoas com DM1, DM2, ou mesmo em pessoas sem diabetes. Apresenta um desafio diagnóstico pois, como a glicemia não está muito elevada, pode haver atrasos no reconhecimento do diagnóstico e no início do tratamento. Os critérios diagnósticos são: glicemia < 200 mg/dℓ, pH arterial < 7,3, bicarbonato sérico < 18 mEq/ℓ, corpos cetônicos urinários ou séricos > 1,6 mmol/ℓ e *anion gap* > 10 a 12 mEq/ℓ[49]

seu receptor (RAGE), que estimula vias inflamatórias como a do fator nuclear kappa B (NF-κB) e a produção de espécies reativas de oxigênio, que promovem danos celulares e moleculares[50,51]

- Via da PKC: a PKC é uma proteína ativada por diacilglicerol (DAG) e cálcio. O comprometimento da sinalização da insulina, especialmente suas ações antilipolíticas no tecido adiposo, promove grande fluxo de ácidos graxos livres e, portanto, da formação de DAG, com ativação da PKC. A exacerbação da via da PKC promove disfunção endotelial, altera a permeabilidade dos vasos, estimula a angiogênese, a oclusão capilar e a inflamação mediada pelo NF-κB[50]

A Tabela 73.4 descreve as complicações crônicas associadas ao diabetes melito.

TRATAMENTO

Tratamento clínico

O controle de longo prazo da glicemia é essencial para a manutenção da qualidade de vida e prevenção de complicações crônicas. Os agentes antidiabéticos, cuja finalidade é baixar a glicemia e mantê-la normal, têm sido largamente empregados e demonstrado eficácia clínica.[32] Na Tabela 73.5 estão apresentadas as metas de controle glicêmico para pacientes diabéticos preconizadas pela Sociedade Brasileira de Diabetes.[31] Os medicamentos antidiabéticos são classificados de acordo com seu mecanismo de ação principal[32] (Tabela 73.6):

- Incremento da secreção pancreática de insulina (sulfonilureias e glinidas alfaglicosidases)
- Redução da velocidade de absorção de glicídios (inibidores das alfaglicosidases)
- Inibidores da reabsorção de glicose nos rins (inibidores do cotransportador de sódio-glicose 2 [SGLT2])
- Redução da produção hepática de glicose (biguanidas)
- Aumento do uso periférico de glicose (glitazonas)
- Análogos do peptídio semelhante ao glucagon 1 (GLP-1)
- Inibidores da enzima dipeptidil-peptidase-4 (iDPP4)
- Glinidas
- Insulina.

Cirurgia metabólica

Pesquisas recentes mostram que o tratamento cirúrgico da obesidade pode levar não apenas à redução do peso corporal, mas também melhorar as complicações metabólicas relacionadas com o diabetes melito tipo 2 e, por isso, tem sido denominado cirurgia metabólica.[1,62] Essa cirurgia tem sido eficaz em induzir a remissão do diabetes ou reduzir a necessidade de medicamentos a longo prazo. Esse tratamento tem sido realizado em pacientes com obesidade grau III, grau II e até mesmo grau I, a fim de garantir controle glicêmico, metabólico e redução do risco cardiovascular.[68]

Segundo a American Diabetes Association,[69] a cirurgia metabólica deve ser considerada em pacientes com IMC superior a 40 kg/m² (obesidade mórbida), independentemente do nível de controle glicêmico e em adultos com IMC entre 35 e 39,9 kg/m², quando houver controle inadequado da glicemia, apesar do estilo de vida e de terapia clínica. Em adultos com IMC entre 30 e 34,9 kg/m², a cirurgia pode ser conduzida se houver descontrole glicêmico, apesar da terapia clínica com medicamentos

orais ou injetáveis. Entretanto, no Brasil, a terapia cirúrgica para essa faixa de IMC (obesidade grau I) ainda é pouco considerada.

Os efeitos sobre o controle glicêmico variam de acordo com os diferentes tipos de cirurgia metabólica, sendo as mais realizadas a gastrectomia vertical em *sleeve* e o *bypass* gástrico em Y de Roux (RYGB), com taxas de remissão de diabetes entre 30 e 63%. É importante mencionar que esse tipo de intervenção leva a alterações graves no metabolismo de diversos micronutrientes essenciais e, por isso, esse procedimento deve ser recomendado apenas após avaliação cuidadosa da equipe multiprofissional, que deve incluir cirurgião especializado, endocrinologista, nutricionista e psicólogo.[69]

Tratamento nutricional

O objetivo primário da dietoterapia no diabetes melito é garantir o controle glicêmico, evitando a hipoglicemia. Além disso, a dieta visa proporcionar o estado nutricional adequado, a saúde e a qualidade de vida do indivíduo, bem como prevenir e tratar complicações em curto e longo prazos. A educação nutricional no diabetes deve incentivar escolhas alimentares saudáveis, com alimentos com elevada densidade de nutrientes, respeitando as preferências individuais e culturais, proporcionando ferramentas práticas na tomada de decisão no planejamento de refeições diário e estabelecendo restrições de alimentos apenas quando houver indicação pelas evidências científicas.[13,70,71]

Energia

A recomendação atual de energia para indivíduos com diabetes melito deve ser individualizada, possibilitando a ingestão de alimentos saudáveis e em quantidade suficiente para o controle do peso. No diabetes tipo 2 associado à obesidade, em particular, os indivíduos podem se beneficiar da redução da ingestão calórica e, consequentemente, perder peso. A prescrição nutricional com valores de 1.200 a 1.500 kcal/dia para mulheres e de 1.500 a 1.800 kcal/dia para homens é considerada suficiente para obter redução do peso. Destaca-se que a perda de 5 a 10% do peso corporal já melhora o controle glicêmico, a sensibilidade à insulina e reduz o risco cardiovascular.[13,70,71]

Padrões alimentares

Não existe uma distribuição padrão de macronutrientes ideal para pessoas com diabetes. O tratamento deverá ser individualizado, mantendo as metas de calorias e metabólicas em mente. Uma variedade de padrões alimentares pode ser considerada no manejo do diabetes e na sua prevenção para indivíduos com pré-diabetes. Reduzir a ingestão dietética de carboidratos para indivíduos com diabetes tem demonstrado a maior evidência para melhorar a glicemia e pode ser aplicada em uma variedade de padrões alimentares que sejam compatíveis com as preferências e necessidades do paciente. As dietas mediterrânea e vegetariana ou vegana, com o aconselhamento nutricional adequado, também parecem trazer benefícios no controle glicêmico.[70,71]

Carboidratos

A recomendação para a ingestão de carboidratos é considerada uma das mais importantes no tratamento nutricional do diabetes. Recomenda-se que o consumo desse nutriente esteja compreendido na faixa de 45 a 60% do valor energético total, respeitando as recomendações das ingestões diárias de referência (DRI).[13]

Ainda existem divergências sobre as dietas *low carb* (baixas em carboidrato), mas o monitoramento da quantidade de

Tabela 73.4 Complicações crônicas e comorbidades associadas ao diabetes melito.

Infecção no pé diabético

Representa a principal causa de amputação não traumática na população adulta. Controle glicêmico ruim e tabagismo parecem ser os principais fatores no desenvolvimento desta grave complicação[52-54]

A complicação do diabetes conhecida como pé diabético aparece como consequência de alterações vasculares nos membros inferiores (doença vascular periférica) e/ou complicações neuropáticas (polineuropatia periférica sensorimotora). Está entre os principais problemas de saúde pública, atingindo vários países do mundo e provocando grande impacto socioeconômico[52-54]

As recomendações do International Working Group on the Diabetic Foot definem essa complicação como infecção, ulceração e/ou destruição de tecidos moles associadas a alterações neurológicas e vários graus de doença arterial periférica nos membros inferiores[52-54]

Cardiopatia e manejo do risco cardiovascular

Manifesta-se por episódios de angina e por infarto agudo do miocárdio, constituindo a principal causa de morte em pacientes diabéticos. É importante ressaltar que, no paciente diabético, devido à neuropatia, o infarto pode ocorrer sem a característica dor no peito, sendo diagnosticado retrospectivamente[55,56]

Todos os pacientes diabéticos devem ser avaliados regularmente por seu endocrinologista e cardiologista que podem identificar a existência de comprometimento da circulação coronariana a partir da anamnese, do exame físico e de exames especializados, tais como eletrocardiograma, ecocardiograma e cintigrafia miocárdica[55,56]

É importante a estratificação do risco cardiovascular para o paciente com diabetes e o tratamento e prevenção coerentes com a situação clínica. Nessa situação, as metas de perfil lipídico e uso de hipolipemiantes são a terapia recomendada, em conjunto com as modificações de estilo de vida[56]

Hipertensão no diabetes

Pessoas com diabetes são consideradas de alto risco cardiovascular e é importante a avaliação rotineira da pressão arterial, com monitoramento ambulatorial da pressão arterial (MAPA), monitoramento residencial da pressão arterial (MRPA) ou por automedida da pressão arterial (AMPA). A classificação da hipertensão deve ser obtida, podendo ser ótima (PAS < 120 mmHg/PAD< 80 mmHg), normal (PAS 120 a 129 mmHg/PAD 80 a 84 mmHg), pré-hipertensão (PAS 130 a 139 mmHg/PAD 85 a 89 mmHg), e hipertensão estabelecida em níveis 1 a 3 (PAS > 140 mmHg/PAD > 90 mmHg)[57]

A hipertensão é uma doença crônica caracterizada por elevação persistente da pressão arterial sistólica (PAS) maior ou igual a 140 mmHg e/ou da pressão arterial diastólica (PAD) maior ou igual a 90 mmHg, de origem multifatorial, que condiciona aumento do risco cardiovascular e de acidente vascular encefálico[57]

Doença cerebrovascular

É caracterizada pela obstrução das artérias carótidas por placas ateroscleróticas capazes de interromper o fluxo sanguíneo para o cérebro, desencadeando um acidente vascular encefálico. O impacto dessa complicação sobre a vida dos pacientes, assim como o seu custo no sistema de saúde, é considerável, por isso é imprescindível o controle do diabetes melito e dos demais fatores de risco[13,48]

Doença hepática no diabetes

A doença hepática gordurosa não alcoólica (DHGNA) é uma complicação comum no diabetes, e caracteriza-se pelo aumento de gordura hepática, em até 5% do parênquima. É caracterizada como esteatose quando há a mínima deposição de gordura, com processo inflamatório mínimo e esteato-hepatite quando há inflamação lobular e balonização de hepatócitos, com ou sem fibrose[58]

Ainda pode evoluir para cirrose, com complicações como hipertensão portal ou carcinoma hepatocelular[58]

O comprometimento das ações antilipolíticas da insulina, em conjunto com as ações dos hormônios contrarregulatórios, pode aumentar o fluxo de ácidos graxos no fígado, levando a lipotoxicidade e manifestação da DHGNA. Recomendam-se a redução do peso corporal e o uso de agentes antidiabéticos com ação na DHGNA, como a pioglitazona, inibidores do cotransportador de sódio-glicose 2 (SGLT2) e agonistas do receptor do peptídio semelhante ao glucagon 1 (GLP-1)[58,59]

Doença renal do diabetes (DRD)

Complicação crônica do diabetes, sendo associada ao aumento significativo de mortalidade, principalmente cardiovascular. Antes conhecida como nefropatia diabética, a DRD abrange um espectro mais amplo, incluindo casos em que não há albuminúria. Todo teste anormal de albuminúria deve ser confirmado em duas de cada três amostras coletadas em intervalo de 3 meses a 6 meses, em razão da grande variabilidade diária[60]

É recomendado que o primeiro rastreamento da DRD seja feito logo após o diagnóstico de diabetes melito tipo 2 e após 5 anos do diagnóstico em pessoas com diabetes melito tipo 1, a partir dos 11 anos[60]

Indivíduos com nefropatia diabética apresentam outras condições crônicas associadas, como retinopatia diabética e doenças macrovasculares[48]

O tratamento deve ser realizado precocemente com o objetivo de evitar a progressão de micro para macroalbuminúria, o declínio da função renal em indivíduos com macroalbuminúria e a ocorrência de eventos cardiovasculares[60]

Retinopatia diabética

Uma das principais complicações do diabetes melito e causa importante de cegueira em indivíduos com idade entre 20 e 74 anos

A hiperglicemia crônica constitui fator relevante para a manifestação da retinopatia diabética[61]

A retinopatia diabética pode ser agrupada em retinopatia não proliferativa e proliferativa. A retinopatia diabética não proliferativa pode ser classificada em leve, moderada ou grave e caracteriza-se por microaneurismas, micro-hemorragias, exsudatos duros e algodonosos. Já a retinopatia diabética proliferativa é a fase mais avançada da doença, caracterizada pelo aparecimento de novos vasos na superfície da retina e papila[61]

O controle glicêmico tem papel importante na atenuação do aparecimento e progressão da retinopatia diabética. Adultos e adolescentes com diagnóstico de diabetes melito tipo 1 devem ter o primeiro exame de fundoscopia com dilatação de pupila realizado entre 3 e 5 anos do diagnóstico da doença. Os pacientes com diabetes melito tipo 2, em particular, devem realizar esse exame no momento do diagnóstico da doença[61]

Neuropatia diabética

Complicação tardia mais frequente do diabetes. Quando relacionada com o tipo 2, tende a ser identificada no momento do diagnóstico, enquanto no diabetes melito tipo 1 geralmente aparece após 5 anos ou mais da manifestação da doença[62]

O conceito da neuropatia na literatura é definido pela presença de sintomas ou sinais de disfunção dos nervos, de forma difusa ou focal, em pessoas com diabetes melito, após a exclusão de outras causas. As formas difusas são classificadas em polineuropatia sensorimotora, polineuropatia autonômica e polineuropatia atípica. A forma focal é classificada em mononeuropatia e radiculoneuropatia[62]

A patogênese abrange alterações relacionadas com a estrutura e a função de fibras nervosas sensitivas, motoras e autonômicas, que podem ser reversíveis ou permanentes. Clinicamente, manifestam-se de modos muito variáveis, desde síndromes dolorosas graves, agudas, secundárias a oscilações glicêmicas, até formas assintomáticas[62]

Os mecanismos envolvidos na patogênese dessa complicação ainda não estão totalmente elucidados; no entanto, a redução do fluxo sanguíneo neural, decorrente da insuficiência microvascular, constitui o principal fator contribuinte. Além disso, os danos nas fibras nervosas causados pelo estresse oxidativo também contribuem para a manifestação da neuropatia diabética[63]

O tratamento de pacientes com neuropatia diabética envolve o controle glicêmico com uso da insulinoterapia, definida por meio de um constante monitoramento da glicemia[62]

Tabela 73.5 Metas laboratoriais para o tratamento do diabetes melito (DM).

Parâmetro	Pacientes com DM1 ou DM2	Idoso saudável	Idoso comprometido	Idoso muito comprometido	Criança e adolescente
Hemoglobina glicada	< 7	< 7,5	< 8,5	Evitar sintomas de hiper ou hipoglicemia	< 7
Glicemia de jejum ou pré-prandial	80 a 130 mg/dℓ	80 a 130 mg/dℓ	90 a 150 mg/dℓ	100 a 180 mg/dℓ	70 a 130
Glicemia 2 h pós-prandial	< 180 mg/dℓ	< 180 mg/dℓ	< 180 mg/dℓ	-	< 180 mg/dℓ
Glicemia ao deitar	90 a 150 mg/dℓ	90 a 150 mg/dℓ	100 a 180 mg/dℓ	110 a 200 mg/dℓ	90 a 150 mg/dℓ
Tempo no alvo 70 a 180 mg/dℓ	> 70%	> 70%	> 50%	-	> 70%
Tempo de hipoglicemia < 70 mg/dℓ	< 4%	< 4%	< 1%	0	< 4%
Tempo de hipoglicemia < 54 mg/dℓ	< 1%	< 1%	0	0	< 1%

Idoso muito comprometido é aquele com doença terminal, comprometimento funcional e cognitivo grave. Idoso comprometido é aquele com múltiplas comorbidades crônicas, comprometimento funcional e cognitivo leve a moderado. Idoso saudável é aquele com poucas comorbidades crônicas, estado funcional e cognitivo preservado. Adaptada de Pittito et al.[31] (2022).

Tabela 73.6 Principais agentes antidiabéticos usados no tratamento clínico do diabetes.

Tipo	Mecanismo de ação	Efeitos adversos
Sulfonilureias	Estimulam a liberação de insulina pelas células beta pancreáticas Essas substâncias não corrigem integralmente o retardo da secreção; no entanto, estimulam a secreção de insulina no estado pós-prandial e no estado de jejum, com ação mais pronunciada neste último[2,32,64]	Possibilidade de hipoglicemia Aumento de peso
Inibidores do cotransportador de sódio-glicose 2 (SGLT2)	Inibem os transportadores de glicose e sódio no túbulo proximal, aumentando a excreção urinária de glicose e a natriurese[2,32]	Risco de infecções no trato urinário e risco de cetoacidose euglicêmica
Inibidores das alfaglicosidases	Interferem na digestão de carboidratos complexos e retardam a velocidade de absorção dos monossacarídios, por inibirem a enzima alfaglicosidase, o que resulta na manutenção da glicemia pós-prandial[2,32]	Podem favorecer a fermentação e desconfortos gástricos
Biguanidas (metformina)	Nos hepatócitos, atuam inibindo a gliconeogênese e a glicogenólise, e estimulando a glicogênese[2,32,65] Nos tecidos periféricos insulinodependentes, principalmente a musculatura esquelética, aumentam a captação de glicose independente do aumento da insulina plasmática[2,32,65] Interferem no metabolismo lipídico, reduzindo os triglicerídeos plasmáticos e os ácidos graxos livres por inibirem a lipólise[32,65]	Náuseas Dor abdominal Diarreia
Glitazonas ou tiazolidinedionas	São ligantes agonistas dos receptores gama do proliferador do peroxissoma ativado (PPARγ) que atuam como fatores de transcrição que regulam a expressão de determinados genes[2,32,66] Após a ligação e sua ativação, o PPARγ promove transporte e metabolização de lipídios, além de melhorar a ação da insulina no tecido adiposo[2,32,66] Redução da lipólise e, consequentemente, da liberação de ácidos graxos livres para a circulação sistêmica, o que favorece a ação da insulina, em particular no tecido muscular[2,32,66]	Aumento de peso Perda óssea Retenção hídrica Possibilidade de induzir insuficiência cardíaca em indivíduos suscetíveis[58]
Análogos do peptídio semelhante ao glucagon 1 (GLP-1)	O GLP-1 reduz a hiperglucagonemia, retarda o esvaziamento gástrico, reduz o apetite, aumenta a secreção de insulina e apresenta possíveis propriedades antiapoptóticas nas células beta pancreáticas[2,32,67]	Hipoglicemia Náuseas
Inibidores da enzima dipeptidil-peptidase-4 (DPP-4)	Os hormônios incretinas ficam ativos por um curto espaço de tempo e rapidamente são degradados pela DPP-4[2,16,32] As gliptinas fazem parte dessa nova classe de medicamentos e têm sua ação sobre as enzimas DPP-4. Embora apresentem inúmeros substratos potenciais, esta enzima parece ser particularmente crítica para inativação do GLP-1 e do GIP2[2,16,32] A inibição da DPP-4 pelas gliptinas aumenta o tempo de atuação dos hormônios no controle da glicemia[2,16,32]	Hipoglicemia Cefaleia Náuseas Edema periférico
Glinidas	Estimulam a liberação de insulina pelas células beta pancreáticas[2,32]	Hipoglicemia Ganho de peso
Insulina	Reduz a produção hepática de glicose[2,32] Aumenta a captação de glicose no músculo esquelético[2,32]	Hipoglicemia Ganho de peso

carboidratos das refeições é uma estratégia útil para melhorar os níveis glicêmicos pós-prandiais.[13,70,71] As dietas *low carb* são aquelas cujo percentual de contribuição desse macronutriente é de 26 a 45% do valor energético total, atingindo até 130 g/dia. As dietas *very low carb* são aquelas em que percentual de contribuição desse macronutriente é de < 26% do valor energético total e as dietas cetogênicas *very low carb* são aquelas cujo percentual de contribuição de carboidratos é inferior a 10%, atingindo até 20 a 50 g/dia.[13] Em metanálise recente, Goldenberg et al.[72] verificaram que, no seguimento de dietas *low carb* por 6 meses, os pacientes poderiam experimentar a remissão do diabetes, sem consequências adversas à saúde, sendo necessários estudos para verificar a segurança a longo prazo.

É importante ressaltar que, apesar de os carboidratos serem o principal nutriente associado ao descontrole glicêmico, eles têm ação importante no organismo e representam a única fonte de energia para alguns órgãos, como o cérebro. Além disso, os alimentos com carboidratos também são fontes de fibras, vitaminas e minerais relevantes para as reações metabólicas.[13]

Na elaboração do plano alimentar para indivíduos com diabetes melito tipo 1 e tipo 2 em insulinoterapia, é preciso considerar a quantidade de carboidratos e insulina, fatores a se monitorar ao longo do dia. Uma das possíveis estratégias é a contagem de carboidratos, que busca encontrar o equilíbrio entre glicemia, quantidade de carboidratos ingerida e quantidade de insulina necessária. Esse método ainda considera fatores como peso, prática de atividade física, medicação e estilo de vida, facilitando a substituição de alimentos pelo paciente com diabetes, oferecendo maior flexibilidade em sua alimentação. Em pacientes com diabetes tipo 1 também devem ser considerados os esquemas de infusão de insulina (níveis secundário e avançado).[18]

Ressalta-se que a ingestão de carboidratos na dieta deve ser preferencialmente proveniente de frutas, vegetais e cereais integrais, devendo-se evitar ou excluir o consumo de alimentos ultraprocessados, que contêm excesso de gordura, açúcar, sódio e aditivos, o que induz o risco para outras doenças crônicas, como as cardiovasculares e o câncer.[13,73,74]

Outro aspecto a ser considerado diz respeito ao índice glicêmico e à carga glicêmica dos alimentos. Sobre o primeiro, deve-se avaliar a qualidade dos carboidratos contidos nos alimentos, a fim de evitar concentrações elevadas da glicose no sangue. Na escolha dos alimentos, deve-se dar preferência àqueles com baixo a moderado índice glicêmico, a exemplo de feijões, ervilhas, lentilhas, pão de centeio, aveia, quinoa e frutas, como maçã, pera, laranja, ameixa e frutas vermelhas.[13,70,71] A carga glicêmica, por sua vez, representa uma medida qualitativa e quantitativa da dieta, e pode ser calculada multiplicando-se o índice glicêmico de certo alimento pela quantidade em gramas de carboidratos (exceto fibra) em uma porção desse alimento.[13,70,71] Revisão sistemática conduzida por Chiavarolli et al.[75] mostrou que dietas com baixos índice e carga glicêmicos levaram a pequenos, mas clinicamente significantes efeitos no controle glicêmico, adiposidade, pressão arterial e marcadores de inflamação em indivíduos com diabetes.

Nessa temática, é evidente a existência de uma lacuna na literatura de dados que identifique o índice glicêmico dos alimentos, pois a variabilidade nos alimentos de clima, origem e solo limita a obtenção desse índice na alimentação. Além disso, a ausência de padronização nos estudos também dificulta a aplicação dessas medidas na prática clínica.[13,70,71]

Fibras

As fibras têm sido muito estudadas na terapia nutricional do diabetes, pois reduzem o índice glicêmico dos alimentos, retardam a absorção dos carboidratos e evitam picos de glicemia. Os efeitos das fibras ainda incluem aumento da saciedade, melhora do funcionamento intestinal, redução da absorção de colesterol e, consequentemente, menor risco cardiovascular.[13,70,71]

A metanálise conduzida por Post et al.[76] mostrou que intervenções com a suplementação com fibras em pacientes diabéticos tipo 2 podem reduzir a glicose de jejum e a HbA1c. Os autores sugerem que a terapia com a suplementação de fibras nesses pacientes seja encorajada como conduta terapêutica.

As recomendações de fibras para pacientes diabéticos devem ser superiores àquelas para a população não diabética, compreendendo 30 a 50 g da dieta, sendo o mínimo recomendado 14 g por 1.000 kcal. As principais fontes de fibras são as frutas (principalmente quando consumidas com a casca), e os vegetais e cereais integrais, como aveia, linhaça, quinoa, chia, dentre outros.[13,70,71]

Lipídios

As recomendações para ingestão de gorduras são as mesmas feitas para a população geral, de 20 a 35% do valor energético total. No entanto, destaca-se que o tipo de gordura é mais importante que a quantidade desse nutriente na dieta, principalmente quando o objetivo é a proteção cardiovascular. Dessa maneira, o consumo de gorduras mono e poli-insaturadas, como observado na dieta mediterrânea, tem mostrado benefícios no controle do peso, da glicemia e na proteção do risco cardiometabólico. A ingestão de gorduras saturadas não deve ultrapassar 5 a 6% do valor energético total, sendo recomendável a substituição de gorduras saturadas e *trans* por mono e poli-insaturadas.[70,71] O ácido oleico, presente no azeite de oliva, um ácido graxo monoinsaturado, considerado uma das bases da dieta mediterrânea, tem demonstrado potencial na atenuação dos efeitos deletérios do ácido palmítico, saturado, na resistência à ação da insulina.[77]

Proteínas

A recomendação para ingestão de proteína pela população com diabetes, segundo a American Diabetes Association,[70,71] é de 1 a 1,5 g/kg de peso ou 15 a 20% do total de calorias. Além disso, valores entre 20 e 30% de proteína na dieta têm mostrado efeitos benéficos, em particular na indução da saciedade, o que contribui para o controle do peso na terapêutica de diabéticos tipo 2. É importante mencionar que, nas dietas para perda de peso, os valores de proteínas podem chegar a 1,5 a 2 g/kg de peso corporal por dia. Entretanto, em situações de complicações renais, a ingestão de proteínas deve ser reduzida para 0,8 g/kg de peso corporal por dia, segundo a recomendação da Sociedade Brasileira de Diabetes.[13] Não se recomenda redução inferior a esse valor, em respeito ao papel estrutural e funcional das proteínas no organismo.[13,70] Em indivíduos com diabetes, a ingestão proteica parece estimular a secreção de insulina (via GLP-1) sem aumentar as concentrações plasmáticas de glicose, conferindo risco de hipoglicemia.[70]

Micronutrientes

Os micronutrientes têm atuação importante na terapia nutricional do diabetes melito, por contribuir no controle glicêmico e de outros distúrbios metabólicos nesses pacientes. Entre esses nutrientes, destacam-se: zinco, magnésio, selênio e cromo e, em paralelo, a vitamina D.[3-7]

■ **Zinco.** O zinco é um mineral de ação fundamental na síntese, no armazenamento e na secreção de insulina por meio da regulação desse hormônio, além de estimular seus receptores, proteger as células hepáticas e pancreáticas contra radicais livres e participar na estabilização dos hexâmeros de insulina.[6,78] Em revisão sistemática de ensaios clínicos randomizados, concluiu-se que a suplementação com zinco pode melhorar o controle glicêmico de pacientes diabéticos.[79]

■ **Magnésio.** O magnésio participa como cofator essencial de diversas enzimas do metabolismo de carboidratos, principalmente daquelas que catalisam reações de fosforilação da via de sinalização desse hormônio, e também faz parte do complexo do Mg^{2+}-ATP, além de modular a secreção e a ação da insulina nos tecidos-alvo por meio da interação com os receptores desse hormônio.[5] Na revisão sistemática conduzida por Morais et al.[5] foram observados benefícios da suplementação com magnésio sobre a glicemia de jejum e a resistência à insulina em indivíduos com deficiência de magnésio, incluindo estudos realizados em pacientes diabéticos tipo 2.

■ **Selênio.** O selênio é um micronutriente anti-inflamatório e antioxidante essencial para a atividade das selenoproteínas, destacando-se a glutationa-peroxidase e a selenoproteína P, enzimas envolvidas na ação da insulina. Esse mineral atua como nutriente insulinomimético, pois age na regulação de enzimas da cascata de sinalização da insulina e no metabolismo dos carboidratos no fígado.[7,80]

Por outro lado, a ingestão crônica de quantidades elevadas de selênio promove aumento na síntese de selenoproteínas antioxidantes e, consequentemente, redução das concentrações das espécies reativas de oxigênio, compostos necessários em quantidades fisiológicas para a sinalização da insulina. Nesse sentido, ressalta-se a importância da ingestão de selênio em quantidades adequadas, pois pesquisas têm demonstrado que a suplementação com o mineral em doses elevadas favorece a manifestação do diabetes melito tipo 2.[81]

■ **Cromo.** O cromo também está envolvido no metabolismo de carboidratos, participando da captação de glicose pelas células. Esse mineral atua potencializando a ação da insulina por diversos mecanismos, destacando-se o aumento da fluidez da membrana celular, além de facilitar a ligação da insulina a seu receptor e, consequentemente, a ação desse hormônio. Os estudos conduzidos para avaliar o efeito da suplementação com cromo em indivíduos com diabetes ainda apresentam resultados limitados e as evidências científicas ainda não são suficientes para recomendar seu uso para o controle glicêmico nesses pacientes.[4]

■ **Vitamina D.** A vitamina D atua melhorando o controle glicêmico, por aumentar a captação hepática e periférica da glicose e favorecer a secreção de insulina pelas células beta pancreáticas, além de fornecer proteção antioxidante no pâncreas. No que diz respeito ao papel desse nutriente no processo secretório da insulina, destaca-se que a 1,25-di-hidroxivitamina D liga-se ao seu receptor nas células beta pancreáticas, favorecendo a liberação dos grânulos secretórios de insulina. A vitamina D também promove a entrada de cálcio nessas células, mineral que estimula a secreção do hormônio.[82]

A suplementação com vitamina D tem sido bastante estudada; no entanto, os resultados ainda são controversos. Segundo Krul-Poel et al.,[3] as evidências atuais de ensaios clínicos randomizados ainda não fornecem suporte para a suplementação com vitamina D em populações heterogêneas com diabetes tipo 2.

■ **Sódio.** Sobre o consumo de sódio para a população diabética, a American Diabetes Association[70] recomenda uma quantidade inferior a 2.500 mg/dia e, segundo esse mesmo órgão, a ingestão de 1.500 mg/dia desse nutriente pode ser benéfica para o controle da pressão arterial.

■ **Vitamina B_{12}.** Pacientes com diabetes tipo 2 em uso de metformina podem estar suscetíveis à deficiência de vitamina B_{12}, pois o medicamento pode comprometer a absorção desses nutrientes. Recomenda-se a avaliação das concentrações plasmáticas de B_{12} anualmente, após 4 anos do início de metformina.[32]

Adoçantes

Os adoçantes têm sido empregados em substituição à sacarose (açúcar) e podem ser classificados em nutritivos, ou seja, com calorias, e não nutritivos, de origem natural ou artificial, com a propriedade de conferir sabor doce aos alimentos e bebidas, sendo regulamentados no Brasil pela Agência Nacional de Vigilância Sanitária (Anvisa). Sua ingestão tem sido segura para pacientes com diabetes, além de reduzir o consumo de calorias e carboidratos. As recomendações diárias desses produtos devem ser definidas pela legislação local, com base na quantidade máxima segura para consumo.[70,71,83] A Tabela 73.7 apresenta as recomendaçoes para o consumo de adoçantes.

Álcool

O consumo moderado de álcool não tem efeitos prejudiciais importantes sobre o controle a longo prazo da glicemia em pessoas com diabetes.[70,71] No entanto, recomenda-se que adultos diabéticos consumam álcool com moderação, sendo recomendado não mais que uma dose de bebida por dia para mulheres e duas doses de bebida por dia para homens. A referência para dose, por bebida, é de aproximadamente 355 mℓ de cerveja, 148 mℓ de vinho ou 45 mℓ de bebida destilada, contendo cada um aproximadamente 15 g de álcool.[18]

Os riscos associados ao consumo de álcool incluem hipoglicemia (particularmente para quem faz uso de insulina ou secretagogos de insulina), ganho de peso e hiperglicemia (para quem

Tabela 73.7 Recomendações para o consumo de adoçantes.

Adoçante	Ingestão diária aceitável (mg/kg/dia)	Poder adoçante em relação à sacarose	Termoestabilidade	Valor nutritivo
Acessulfame de potássio (acessulfame K)	15	200 vezes	Sim	Não
Aspartame	40	200 vezes	Não	Sim
Ciclamato de sódio	11	30 vezes	Sim	Não
Esteviosídio (estévia)	5,5	300 vezes	Sim	Não
Sacarina	2,5	300 vezes	Sim	Não
Sucralose	15	400 a 800 vezes	Sim	Não

Adaptada de Brasil[84] (2008); U.S. Food and Drug Administration[85] (2017).

consome quantidades excessivas). Desse modo, indivíduos com diabetes devem ser informados sobre reconhecimento e gestão de hipoglicemia tardia, sendo maior a necessidade de automonitoramento da glicemia nesses indivíduos após o consumo de bebidas alcoólicas.[13,18]

Mudanças no estilo de vida

As mudanças no estilo de vida em pacientes com diabetes melito ou em indivíduos de risco para essa doença envolvem a prática de exercícios físicos e a adequação dos hábitos alimentares para a manutenção do peso corporal, além da redução ou eliminação do consumo de álcool e do tabagismo, bem como automonitoramento dos níveis de glicose sanguínea e tratamento farmacológico.[1,71]

As recomendações para a prática de exercícios físicos para crianças e adolescentes com pré-diabetes, diabetes tipo 1 ou 2, deve ser de, no mínimo, 60 minutos por semana em exercício aeróbico de moderada intensidade, com exercício para fortalecimento dos músculos e ossos pelo menos três vezes/semana. Para os adultos, a atividade aeróbica deve ser de no mínimo 150 minutos, distribuídos em três vezes/semana, e deve ser realizado exercício de força ou intervalado com duração mínima de 75 minutos por semana.[86]

Em metanálise conduzida a partir de ensaios clínicos randomizados, Sun et al.[87] verificaram que intervenções relacionadas com mudanças no estilo de vida, incluindo modificações nos hábitos alimentares, são eficazes em reduzir o peso e a ocorrência de distúrbios metabólicos relacionados com o metabolismo da glicose, sendo mais efetivas quando a intervenção dietética é realizada por nutricionista.

O automonitoramento dos níveis de glicose sanguínea é importante para a manutenção da saúde do paciente, visto que possibilita a identificação de flutuações na glicose sanguínea. Atualmente, os sistemas mais modernos consistem em uma pequena agulha que deve ser inserida na gordura abdominal subcutânea, com um sensor que realiza a leitura das concentrações de glicose. Esse procedimento também pode ser realizado no dedo, o que, em alguns casos, pode causar desconforto. Ressalta-se que pacientes que realizam o automonitoramento apresentam menor risco de complicações relacionadas com o diabetes.[88,89]

REFERÊNCIAS BIBLIOGRÁFICAS

As referências consultadas para a elaboração deste capítulo estão disponíveis *online* no Ambiente de aprendizagem do GEN.

COMO CITAR ESTE CAPÍTULO

ABNT
MARREIRO, D.; SEVERO, J. S.; MORAIS, J. B. S. *et al.* Diabetes melito. *In*: ROSSI, L.; POLTRONIERI, F. (org.). *Tratado de Nutrição e Dietoterapia*. 2. ed. Rio de Janeiro: Guanabara Koogan, 2023. p. 863-874.

VANCOUVER
Marreiro D, Severo JS, Morais JBS et al. Diabetes melito. In: Rossi L, Poltronieri F (Orgs.). Tratado de nutrição e dietoterapia. 2. ed. Rio de Janeiro: Guanabara Koogan; 2023. p. 863-74.

CAPÍTULO 74

Anemias

Thaís R. Moreira • Vanessa Coutinho

DEFINIÇÕES E PRINCIPAIS CONCEITOS

A anemia é uma doença que apresenta forte correlação com o aumento da morbidade e da mortalidade, com risco de doenças cardiovasculares e neurológicas decorrentes dos danos endoteliais e funcionais, do aumento do estresse oxidativo e do processo inflamatório. O quadro clínico é extremamente variável e por isso são importantes o diagnóstico precoce e a intervenção ainda no estágio subclínico ou clínico da doença.[1]

O processo de desenvolvimento de anemias engloba um conjunto de distúrbios hematológicos ou uma síndrome clínica que reduz a série vermelha da hematopoese em relação ao número de eritrócitos (ou hemácias) circulantes ou de hemoglobina (Hb) e/ou hematócrito séricos, e altera os valores de referência dos índices hematimétricos. Quanto ao aspecto morfológico, devem ser considerados:

- O tamanho da hemácia (VCM – volume corpuscular médio)
- O peso da Hb (HCM – Hb corpuscular média)
- A concentração da Hb (CHCM – concentração de Hb corpuscular média)
- A porcentagem ou índice sobre a variação do volume (RDW, do inglês *red cell distribution width*)
- Contagem de plaquetas e leucócitos
- Morfologia celular (anisocitose, poiquilocitose e policromasia)
- Metabolismo relativo ao ferro (ferro sérico, ferritina sérica, capacidade total de ligação ao ferro e saturação da transferrina)
- Dosagens de vitaminas
- Exame da medula óssea (em alguns casos).[1]

As anemias podem ser classificadas segundo critérios morfológicos e/ou fisiopatológicos como os que descrevem falha na produção de hemácias, sobrevida comprometida de eritrócitos ou perdas sanguíneas, e apresentam como consequências a diminuição na capacidade de transportar oxigênio no sangue e dos mecanismos compensatórios no intuito de minimizar a hipoxia tissular.[2,3]

Diversos fatores interferem e controlam a produção de hemácias, e o profissional da saúde deverá considerá-los por suas consequências no organismo, como os fatores de crescimento eritropoetina e interleucina 3 (IL-3), que agem nas células precursoras, na síntese e maturação celular, ou os fatores hormonais, como os hormônios tireoidianos e androgênicos, que agem no metabolismo.[3]

Os sintomas mais comuns podem estar inicialmente ausentes e ser ignorados, mas a alteração hematopoética e a anemia podem ser confirmadas por diagnóstico bioquímico. A manifestação clínica sintomática consiste em indisposição, cansaço, sonolência, lipotimia, inapetência, fadiga, irritabilidade, palidez,

vertigens, baixa produtividade, claudicação, desmaio, cefaleia, queilite e, dependendo da intensidade, manifestações mais graves, tais como alteração do padrão respiratório, angina e declínio no crescimento/desenvolvimento, dentre outros.[2,3]

De acordo com a Organização Mundial da Saúde (OMS), a anemia é uma condição na qual a quantidade de Hb sérica estará em níveis abaixo do adequado (< 13 g/dℓ em homens e < 12 g/dℓ em mulheres). A anemia poderá ser resultante de um processo de carência de um ou mais nutrientes, ou ainda, secundária a patologias, seja qual for a causa da deficiência primária.[4] Na Tabela 74.1 são listados os principais fatores nutricionais que interferem na formação das estruturas sanguíneas e que podem relacionar-se com a anemia.

O indicador bioquímico mais empregado para o diagnóstico ainda é a Hb, mesmo que não identifique a etiologia da anemia. É fundamental realizar outras avaliações laboratoriais associadas a uma avaliação clínica criteriosa para a elucidação diagnóstica e o tratamento adequado, tais como anamnese detalhada e exame físico, a fim de rastrear o histórico de sangramento, infecções e doenças sistêmicas; o histórico clínico familiar de anemias; o uso de medicamentos; e alcoolismo, entre outros fatores, além de identificar os possíveis sinais, sintomas e/ou hábitos relacionados com a patologia e o tipo de anemia.[4,5]

Com relação à prevalência da anemia, indivíduos de todas as faixas etárias podem ser afetados, inclusive mulheres em idade fértil. Segundo dados da OMS, pelo menos meio bilhão dessas mulheres apresentam anemia, ocasionando prejuízos para a saúde e aumento do risco de desfechos negativos, tanto maternos quanto neonatais, principalmente em países em desenvolvimento.[5-7]

O aumento da prevalência de anemia também é comum em idosos com associação ao declínio no estado nutricional, a índices aumentados de hospitalização, a menor qualidade de vida e a aumento da morbidade e mortalidade. Nessa população, a prevalência aumenta proporcionalmente ao envelhecimento, principalmente naqueles com mais de 80 anos.[8]

No Brasil, o Ministério da Saúde estima que 30 a 69% da população tenham apresentado algum tipo de anemia no decorrer da vida. Essa variação depende de alguns fatores, tais como faixa etária, gênero, raça, tipo de comunidade, nível socioeconômico, nível educacional e acesso à assistência à saúde. Metade dos casos está relacionada com anemia por deficiência de ferro ou ferropriva, a deficiência nutricional mais prevalente e negligenciada em nível mundial.[9]

Com base em dados alarmantes de tendências mundiais (entre os anos de 1995 e 2011) para anemia, a OMS e a Organização das Nações Unidas desenvolveram, em conjunto, um plano de ação e metas globais visando reduzir a prevalência de anemia em mulheres em idade reprodutiva e crianças. A partir desse plano, algumas estratégias foram coordenadas para execução, como maior atenção às intervenções nutricionais para tratamento da anemia e redução de fatores de risco que afetam negativamente mulheres e crianças. Para que seja eficaz, a

Tabela 74.1 Nutrientes envolvidos na formação das estruturas sanguíneas.

Macronutriente
Proteína

Micronutrientes
Ferro, cobre, vitamina B_6, vitamina B_{12}, vitamina C, vitamina E, vitamina K, ácido fólico, riboflavina

estratégia adotada para tratar ou prevenir a patologia deve ser adaptada à realidade, às condições locais, à etiologia específica e ao ambiente onde o indivíduo está inserido.[4,10,11]

É importante reconhecer os fatores de risco correlacionados entre si, tais como: alimentação inadequada, patologias intestinais, patologias crônicas, infecções e outras condições, tais como envelhecimento, menstruação, gestação e prática de exercício intenso. Doenças autoimunes, doença renal crônica, câncer, doença hepática, doenças tireoidianas, úlceras pépticas e doença inflamatória intestinal também aumentam o risco de anemia.[3,4]

As deficiências nutricionais específicas ou generalizadas também são associadas à anemia, como a desnutrição prolongada. Atualmente as ingestões inadequadas de diversos nutrientes contribuem para a gênese de doenças crônicas não transmissíveis que acometem grande número de indivíduos mundialmente. Neste capítulo serão abordados e discutidos o impacto da anemia e as intervenções nutricionais específicas para o tratamento.

TIPOS

Vários tipos de anemia estão descritos na literatura científica; no entanto, este capítulo se restringirá aos principais e às possíveis correlações com deficiências nutricionais, como a anemia ferropriva ou hipocrômica microcítica ou causada por alterações no metabolismo de ferro (sideroblástica), com maior prevalência em âmbito mundial, que pode ser causada por perda de sangue (gravidez, parto, menstruação ou grandes procedimentos cirúrgicos) ou por menor absorção de ferro dietético ou por alterações no metabolismo e na homeostasia de ferro.[2-5]

Outros tipos referem distúrbios ou defeitos na multiplicação e maturação celular ocasionados por deficiência de vitamina B_{12}, ou deficiência na complexação da B_{12} com o fator intrínseco e proteína R, deficiência de ácido fólico, má absorção seletiva, dieta deficiente, disbiose intestinal, fármacos antagonistas ou quimioterápicos que interferem no metabolismo do folato (trimetoprima, metotrexato etc.).[4,5] Na Tabela 74.2 encontram-se os principais tipos de anemia e suas interações clínicas e nutricionais.

Algumas anemias são consideradas incomuns, como: talassemia, anemia por deficiência de cobre, hemoglobinúria paroxística noturna, síndromes de insuficiência da medula óssea, tipos diferenciados de hemólise, anemia celular de Spur, anemia pela doença de Wilson e anemia por queimaduras intensas.[12]

DIAGNÓSTICO

O diagnóstico da anemia em estágio clínico ou subclínico deve considerar os parâmetros bioquímicos como critério isolado, porém é importante associar aos sinais físicos e sintomas ocasionados pela deficiência, bem como anamnese atual e familiar objetivando a realização do diagnóstico diferencial.[13]

O hemograma avalia quantitativa e qualitativamente os parâmetros sanguíneos. Além disso, os níveis de Hb devem ser avaliados, bem como o tamanho do eritrócito e os mecanismos que ajudam a reduzir o número de células vermelhas. Os dados quantitativos do hemograma estão apresentados na Tabela 74.3. A análise qualitativa é realizada por observação morfológica do esfregaço de sangue periférico, para se avaliarem alterações estruturais dos elementos sanguíneos.[13]

O VCM também é útil na avaliação do tipo e da causa de anemia. O VCM baixo sinaliza a necessidade de análise de ferritina, exposição ao chumbo e diagnóstico de doença crônica. Já o nível normal sugere a verificação de ferritina, provas de função renal e hepática, sorologia para hepatite e HIV e doença crônica. Por

Tabela 74.2 Síntese dos principais tipos de anemias e respectivas correlações clínicas e laboratoriais.

Denominações	Etiologias	Anormalidades bioquímicas	Situações clínicas
Hipoproliferativa, microcítica, anemia ferropriva	Deficiência de ferro	↓ Ferritina ↓ Fe ↑ Capacidade de ligação ao Fe	Deficiência dietética Má absorção Gestação/parto Menstruação Cirurgia de grande porte
Hipoproliferativa, macrocítica, anemia megaloblástica	Deficiência de vitamina B_{12} e/ou ácido fólico	↓ B_{12} ↓ Ácido fólico	Deficiência dietética
Hipoproliferativa, macrocítica, anemia não megaloblástica	Hipotireoidismo	↑ TSH Amplitude normal de distribuição de eritrócitos	Deficiência dietética
Hipoproliferativa, normocítica, anemia aplásica	Falência da medula óssea	Leucopenia Trombocitopenia Medula óssea hipocelular	Doenças hematopoéticas Infecções virais Radiações ionizantes Exposição a substâncias químicas Medicamentos tóxicos
Hipoproliferativa, normocítica, anemia da doença renal crônica	Doença renal crônica	↑ Balanço nitrogenado ↑ Creatinina ↓ Eritropoetina	Doença renal crônica sem uso de eritropoetina recombinante humana
Hipoproliferativa, microcítica, anemia de doença crônica	Doenças crônicas	Ferritina normal ↓ Fe Capacidade de ligação ao Fe normal	Infecções crônicas Distúrbios do tecido conectivo Doenças malignas Doenças hipofisárias
Hiperproliferativa, normocítica, anemia hemolítica	Anemia hemolítica Anemia falciforme	↑ Reticulócitos Esquizocitose ↑ Carboxi-Hb ↑ Lactato-desidrogenase	Alterações nas valvas cardíacas Aneurismas Infecções Doenças autoimunes Anormalidades congênitas

Fe, ferro sérico; *Hb*, hemoglobina; *TSH*, hormônio tireoestimulante.

Tabela 74.3 Descrição detalhada dos componentes bioquímicos do hemograma e valores de referência para diagnóstico de anemia.

Parâmetro	Definição	Valores de referência para anemia
Hemoglobina (Hb)	Índice fidedigno sobre presença e gravidade da anemia	< 13 g/dℓ (homens) < 12 g/dℓ (mulheres não grávidas) < 11 g/dℓ (mulheres grávidas)
Hematócrito (Ht)	Porção de sangue ocupada pelos eritrócitos	< 42% (homens) < 37% (mulheres não grávidas) < 33% (mulheres grávidas)
Volume corpuscular médio (VCM)	Volume médio dos eritrócitos	> 100 fℓ (anemia macrocítica) (alto) 80 a 100 fℓ (anemia normocítica) (normal) < 80 fℓ (anemia microcítica) (baixo)
Amplitude da distribuição dos eritrócitos (RDW)	Índice de anisocitose	< 13%

Adaptada de Xavier et al.[13] (2010); Achebe e Gafter-Gvili[14] (2017).

fim, o VCM alto implica a averiguação de vitamina B$_{12}$, ácido fólico, hormônio tireoestimulante (TSH), marcadores de função hepática (transaminases glutâmico-oxaloacética [TGO] e glutâmico-pirúvica [TGP] e gamaglutamil-transpeptidase [GGT]), além de história de etilismo e fármacos em uso.[9,13]

Para o diagnóstico de anemia ferropriva devem ser avaliados os parâmetros bioquímicos do metabolismo de ferro conforme a Tabela 74.4. A evolução da deficiência de ferro engloba a ingestão dietética, que deve considerar a quantidade e a forma química, e a absorção inadequada, seja por mecanismos de competição e biodisponibilidade da dieta, sangramento, alterações da mucosa do sistema digestório (gastrite atrófica, doença celíaca, úlcera, câncer), além de possíveis infecções, tais como por *Helicobacter pylori*.[15]

Também deve ser considerado o metabolismo pós-absortivo, para a reabsorção do mineral, que envolve a ação dos macrófagos que regulam a reciclagem por fagocitose e a destruição das hemácias na medula óssea ou ainda no baço. Essa reciclagem libera a protoporfirina e o ferro do heme das hemácias destruídas. O fígado, por sua vez, metaboliza a porção protoporfirina em bilirrubina e o ferro é armazenado como ferritina no macrófago ou na transferrina que o transporta até a medula óssea para um novo ciclo de síntese.[15]

A velocidade da progressão da anemia por deficiência de ferro depende, ainda, de outros fatores, como: idade, gênero, estado de saúde, menstruação (metrorragia), gravidez e lactação, patologias, uso prolongado de anti-inflamatório ou ácido acetilsalicílico, dentre outros. Uma vez que a depleção persista, ocorre diminuição da síntese de células vermelhas e prejuízos orgânicos.[9,15] Portanto, o tratamento interventivo na imediata reposição do nutriente deve ser com a inclusão de fontes alimentares ou suplementação farmacológica adequadas, objetivando

minimizar os possíveis decréscimos metabólicos e os efeitos adversos, como maior tempo de hospitalização, disfunções cognitivas, aumento no risco de quedas e redução da expectativa de vida.[16]

Para o ferro sérico, os estudos evidenciam que a saturação da transferrina e protoporfirina-Zn e do heme (ZPP/H) é excelente, estável e não influenciada pelo estado de hidratação. A ferritina sérica seria usada após triagem por ZPP/H.[17]

A interpretação da ferritina exige cautela, pois também é uma proteína de fase aguda e seu resultado pode ser influenciado por doenças inflamatórias e infecções.[13] Ademais, o diagnóstico diferencial de anemia ferropriva inclui o rastreamento de doenças parasitárias (ancilostomíase, esquistossomose e malária), carências nutricionais (ácido fólico, vitamina A e B$_{12}$) e fatores genéticos (hemoglobinopatias hereditárias do tipo talassemias).[9]

O diagnóstico de deficiência de ferro deve ser simples, definido por situações clínicas como:

- Aumento da taxa da eritropoese por grande perda sanguínea (flebotomias terapêuticas repetitivas ou por uso de estimuladores da eritropoese)
- Diminuição da sobrevida dos eritrócitos (anormalidades relacionadas com membrana, Hb e enzimas, além de agressão às hemácias por fármacos, anticorpos ou lesão mecânica)
- Diminuição da produção dos eritrócitos (deficiência nutricional ou distúrbios de diferenciação e maturação celular).[18]

Nesse contexto, os suprimentos de ferro devem estar normais ou até aumentados associados à diminuição da Hb, porém não são suficientes para o fornecimento de ferro rapidamente pela demanda aumentada. Esse processo resulta na produção de células vermelhas insuficientes em ferro, quadro denominado deficiência funcional de ferro, situação clínica muito comum em pacientes com doença renal crônica em uso de eritropoetina recombinante humana para melhorar esses índices bioquímicos.[18,19]

É importante identificar o estado subclínico ou clínico, considerando os três estágios da evolução da deficiência nutricional:

- I, em que há diminuição da ferritina com níveis normais de Fe sérico, saturação da transferrina e Hb
- II, em que há diminuição da ferritina e saturação da transferrina com níveis normais de Hb
- III, no qual a anemia ferropriva encontra-se estabelecida.[18,19]

Para o rastreamento das anemias carenciais de ácido fólico ou de vitamina B$_{12}$, é preciso avaliar os próprios parâmetros. O ácido fólico sérico é altamente sensível à ingestão dietética, e a deficiência desse nutriente por 3 semanas implica a diminuição de seu nível sérico total. O parâmetro de referência para ácido fólico é de

Tabela 74.4 Avaliação do metabolismo do ferro por meio de parâmetros bioquímicos sanguíneos.

Parâmetros	Definições	Valores de referência*
Ferro	Ferro livre presente no soro	53 a 167 µg/dℓ (homens) 49 a 151 µg/dℓ (mulheres)
Ferritina	Quantidade de ferro em contenção ou armazenado	18 a 370 ng/mℓ (homens) 9 a 120 ng/mℓ (mulheres)
Transferrina	Proteína carreadora do ferro na corrente sanguínea	230 a 430 mg/dℓ**
Capacidade total de ligação do ferro	Capacidade de ligação ao ferro pela transferrina	250 a 460 µg/dℓ**

*Adaptada de Xavier et al.[13] (2010). **Valor de referência para ambos os gêneros.

4 a 20 ng/mℓ.[13] Para a vitamina B_{12} não há um teste padrão-ouro para determinar sua deficiência, pois os valores séricos podem estar normais, enquanto os níveis teciduais encontram-se depletados. Entretanto, níveis normais ou aumentados não indicam obrigatoriamente nível adequado desta vitamina. Os valores de referência encontram-se na faixa entre 180 e 900 pg/mℓ.[13,14] Ingestões inadequadas destes nutrientes podem, portanto, gerar patologias por alterações de diversos mecanismos e podem ser necessários alguns anos para o diagnóstico clínico.[20]

TRATAMENTO CLÍNICO E NUTRICIONAL

O tratamento nutricional da anemia está relacionado com a etiologia ou o fator causal, juntamente com o hematologista, visando ao atendimento multiprofissional e centralizado no indivíduo. Ao tratar um paciente com anemia ferropriva, por exemplo, deve-se avaliar a ingestão dietética de ferro e as possíveis condições interferentes em sua absorção, além do quadro geral de saúde.[2] Ademais, anemias por deficiência de vitamina B_{12} ou ácido fólico, também denominadas anemias nutricionais, podem ser manejadas com orientação de dieta rica nesses nutrientes, com suplemento vitamínico isolado do nutriente em déficit, o qual depende da necessidade de reposição e orientações nutricionais para manter a integridade da membrana e a saúde intestinal, bem como para potencializar a absorção.[21]

Conforme os protocolos clínicos e diretrizes terapêuticas do Ministério da Saúde, o tratamento para anemia ferropriva contempla as vias não medicamentosa e medicamentosa. Também se preconizam a melhora das práticas alimentares e o enriquecimento da dieta com alimentos fontes de ferro, aliados à ingestão de alimentos com vitamina C, visando potencializar a absorção de ferro.[9] Paradoxalmente, o ferro é um dos minerais em maior abundância e presente em altas concentrações em diversos alimentos, fazendo parte da maioria das dietas, exceto das restritivas.[16]

A suplementação de ferro preconizada pelo Ministério da Saúde é com sulfato ferroso. Para se determinar a dose, deve-se considerar a faixa etária:

- 3 a 6 mg/kg/dia de ferro elementar (no máximo até 60 mg/dia) para crianças
- 60 a 200 mg/dia de ferro elementar associado a 400 µg/dia de ácido fólico para gestantes
- 120 mg/dia de ferro elementar para adultos
- 15 mg/dia de ferro elementar para idosos.

O suplemento em associação com alterações dietéticas deve ser usado por 6 meses e/ou até melhora dos níveis bioquímicos de reposição de reservas do ferro. De maneira complementar, pode ser usado até 3 meses após a melhora dos marcadores.[9] A suplementação de ferro por via oral (VO) é a principal modalidade de tratamento medicamentoso, porém em indivíduos não tolerantes ou não responsivos ao suplemento VO, o ferro pode ser administrado por via intravenosa ou intramuscular.[22]

É importante ressaltar que o sulfato ferroso é o suplemento mais recomendado, em função do custo, da solubilidade e da capacidade de absorção. No entanto, fatores dietéticos e o próprio metabolismo do ferro podem influenciar sua biodisponibilidade, chegando a reduzir em até 20% a absorção. Além disso, esse suplemento apresenta diversos efeitos colaterais relacionados com alterações do sistema digestório, tais como náuseas, vômitos, diarreia, flatulência e constipação intestinal. dessa maneira, os suplementos ferrosos com menores efeitos colaterais seriam o fumarato ferroso e o ferro aminoácido quelado, mas um estudo evidenciou uma absorção bastante variável.[23] Um procedimento adequado é ingerir o suplemento de ferro durante ou após as refeições, por aumentar a adesão ao tratamento. Outra sugestão é aumentar gradativamente a dose recomendada para a suplementação.[23]

Dentre as orientações dietoterápicas, é recomendada a ingestão de alimentos ricos em ferro heme, por serem mais facilmente absorvidos quando comparados a vegetais e grãos ricos em ferro não heme. A maior absorção do ferro heme ocorre na porção proximal do intestino e recentemente foi descrita a relação entre o equilíbrio da microbiota intestinal e melhor nível de absorção de ferro, zinco, ácido fólico e vitamina A.[24-26] Outro achado interessante para melhor aproveitamento nutricional, em nível absortivo, foi evidenciado com o uso de probióticos, pois as bactérias probióticas auxiliariam na digestão de fitatos, aumentando a absorção de ferro na barreira intestinal.[27] Desse modo, a intervenção nutricional na anemia ferropriva deve contemplar a dieta rica em alimentos fontes de ferro, suplemento vitamínico isolado e uso de prebióticos/probióticos ou simbióticos.

Além do ferro, o processo anêmico pode ser ocasionado por deficiências nutricionais e essas interações parecem correlacionar-se metabolicamente, piorando o estado nutricional. A deficiência de vitamina A pode, por exemplo, interferir negativamente no metabolismo do ferro pela influência exercida no armazenamento e na liberação do ferro para a corrente sanguínea, por exercer efeito regulatório direto sobre a produção de eritropoetina, modificar a liberação ferro dos tecidos em resposta a infecções e auxiliar na absorção de ferro na barreira intestinal.[28]

A deficiência de vitamina A torna-se um fator que contribui para a anemia ferropriva, pois o reconhecimento da inter-relação desses nutrientes é importante para a qualidade da atenção nutricional direcionada ao tratamento. As intervenções nutricionais para anemia ferropriva devem considerar a prevenção de outras deficiências vitamínicas e/ou minerais que auxiliem na profilaxia de alterações do metabolismo do ferro, como a investigação da vitamina A.[29,30]

O tratamento clínico da anemia megaloblástica baseia-se na administração de folato VO juntamente com orientação dietética específica. As principais orientações seriam o estímulo ao consumo de frutas e vegetais ricos em ácido fólico, na forma crua, pois o folato é termossensível.[31]

Em relação ao tratamento da anemia carencial de B_{12} também se recomenda o uso de suplemento de B_{12} aliado ao consumo de vegetais folhosos escuros, carnes, ovos, leites e derivados para suprimento dos déficits e possível manutenção da homeostasia.[32,33]

Diversos tipos de anemias não podem ser prevenidos, porém uma dieta equilibrada e variada em frutas, verduras, legumes, oleaginosas, lácteos e fontes proteicas pode auxiliar na prevenção das anemias nutricionais (Fe, B_{12} e ácido fólico).[3]

REFERÊNCIAS BIBLIOGRÁFICAS

As referências consultadas para a elaboração deste capítulo estão disponíveis *online* no Ambiente de aprendizagem do GEN.

COMO CITAR ESTE CAPÍTULO

ABNT
MOREIRA, T. R.; COUTINHO, V. Anemias. *In*: ROSSI, L.; POLTRONIERI, F. (org.). *Tratado de Nutrição e Dietoterapia*. 2. ed. Rio de Janeiro: Guanabara Koogan, 2023. p. 875-878.

VANCOUVER
Moreira TR, Coutinho V. Anemias. In: Rossi L, Poltronieri F (Orgs.). Tratado de nutrição e dietoterapia. 2. ed. Rio de Janeiro: Guanabara Koogan; 2023. p. 875-8.

75
Obesidade

Ana Raquel Soares de Oliveira • Kyria Jayanne Clímaco Cruz •
Larissa Cristina Fontenelle • Dilina Marreiro

INTRODUÇÃO

A obesidade é considerada um dos principais problemas de saúde pública na atualidade, em função de sua prevalência global crescente e de sua estreita relação com o aumento do risco para mortalidade prematura e com o desenvolvimento de várias comorbidades, como diabetes tipo 2, doenças cardiovasculares e doenças renais crônicas.[1]

Segundo dados da Organização Mundial da Saúde, estima-se que, em 2016, 1,9 bilhão de adultos apresentavam excesso de peso e, destes, 650 milhões estavam com obesidade, o que correspondia a 13% da população mundial adulta.[2] No Brasil, as estimativas mais recentes do sistema de Vigilância de Fatores de Risco e Proteção para Doenças Crônicas por Inquérito Telefônico (Vigitel) mostraram que a proporção de brasileiros com excesso de peso variou nas capitais entre 49,3 e 64,4%, e a proporção de obesos variou entre 17,9 e 26,4%.[3]

Na Figura 75.1, pode-se observar o aumento vertiginoso da prevalência da obesidade e sobrepeso no Brasil entre os anos de 1976 e 2016. Nota-se que, nesse período, o número de brasileiros adultos com excesso de peso dobrou em ambos os sexos, enquanto a prevalência de obesidade triplicou entre mulheres e sextuplicou entre homens.[4,5]

Em geral, a obesidade é definida como uma condição resultante de um desequilíbrio no balanço energético que leva ao acúmulo excessivo de gordura corporal, caracterizado por valores de índice de massa corporal (IMC) iguais ou acima de 30 kg/m².[2] Apesar de a definição ser relativamente simples, é importante ressaltar que essa doença apresenta etiologia multifatorial e patogênese complexa, de prevenção e tratamento desafiantes.[6,7]

O organismo humano apresenta vários mecanismos de regulação do peso corporal, os quais podem ser classificados em dois grupos: homeostáticos e não homeostáticos. Os mecanismos homeostáticos correspondem a sinais metabólicos internos, representados por peptídios intestinais, receptores sensíveis a nutrientes e hormônios produzidos pelo tecido adiposo, os quais atuam, por meio de *feedback*, de modo integrado ao hipotálamo e ao tronco encefálico. No controle do peso, esses mecanismos modulam o gasto energético e a ingestão de alimentos (tamanho e frequência das refeições) para manter o peso corporal usual por longo prazo, denominado de *set-point*. Já os mecanismos não homeostáticos envolvem ativação de áreas do cérebro relacionadas com o prazer e a recompensa, modulando o peso corporal sem considerar o balanço energético.[7,8]

Com relação aos mecanismos homeostáticos, é oportuno chamar a atenção para a importância do sistema circadiano na regulação do peso corporal. O ritmo circadiano é regulado pelo núcleo supraquiasmático, que representa um relógio central localizado no sistema nervoso central, e por osciladores circadianos periféricos, encontrados em diversos órgãos, como fígado, coração, pâncreas e tecido adiposo. A dessincronização

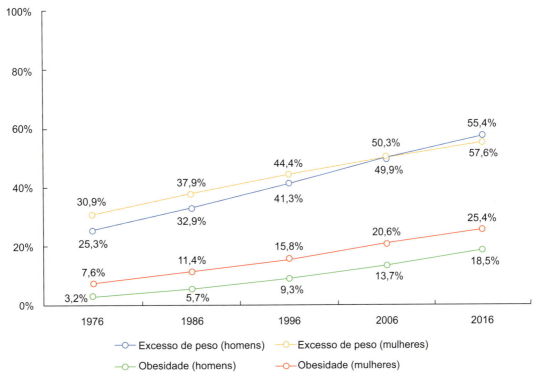

Figura 75.1 Prevalência de excesso de peso (IMC ≥ 25 kg/m²) e obesidade (IMC ≥ 30 kg/m²) em adultos brasileiros no período de 1976 a 2016. Adaptada de World Health Organization[4,5] (2017).

entre os osciladores periféricos e o relógio central promove rupturas no sistema circadiano, processo conhecido por cronodisrupção.[9]

As formas mais comuns de obesidade desenvolvem-se como resultado de interações de predisposição genética e ambiente obesogênico, contribuindo para disfunção nos sistemas de regulação do peso corporal.[5] Sobre este aspecto, recentemente têm sido propostos dois tipos principais de obesidade com base nas vias de regulação do peso corporal que sofrem disrupção. A obesidade metabólica é originada pela inabilidade das vias de regulação homeostáticas em defender o peso usual, estabelecendo-se um novo *set-point*. A obesidade hedônica é comum em situações de distúrbios alimentares que induzem a ingestão alimentar excessiva, sendo resultante da disfunção do sistema não homeostático de regulação do peso corporal.[7,8] Na Figura 75.2 estão ilustrados os principais fatores relacionados com a etiologia da obesidade.

A regulação do peso corporal envolve mecanismos complexos, ainda não esclarecidos, o que pode ser evidenciado pela dificuldade na manutenção do peso perdido por indivíduos obesos submetidos a intervenções para emagrecimento. O reganho de peso observado nessas situações é decorrente de adaptações fisiológicas relacionadas com alterações no controle do gasto energético e do apetite, que resultam no aumento da eficiência metabólica e das respostas sensoriais ao alimento, enquanto reduzem o controle cognitivo da ingestão alimentar.[15,16]

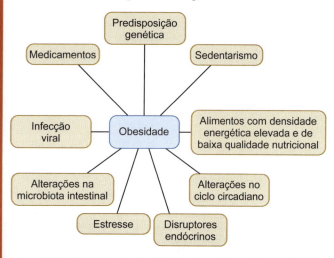

Figura 75.2 Etiologia da obesidade. A predisposição genética é representada por mutações associadas às formas monogênicas da obesidade, de polimorfismos de nucleotídio único e alterações epigenéticas, os quais influenciam a suscetibilidade à doença.[10,11] O sedentarismo, a facilidade de acesso e a publicidade de alimentos palatáveis, de densidade energética elevada e de baixa qualidade nutricional, favorecem o balanço energético positivo.[6,7,10,11] A desregulação hormonal e metabólica ocasionada pela exposição crônica a poluentes ambientais denominados disruptores endócrinos, e por alterações nos ciclos circadianos relacionadas com horário de sono reduzido ou mudança nos turnos de trabalho (dia → noite) também são fatores que favorecem a obesidade e doenças relacionadas.[10,12,13] O estresse crônico pode desregular o eixo hipotálamo-hipofisário-suprarrenal e favorecer a produção endógena de endocanabinoides, o que induz ao consumo de alimentos calóricos mais palatáveis e contribui para a adiposidade visceral.[10,11] A composição da microbiota intestinal é importante para a homeostase orgânica, regulando processos como a extração de energia dos alimentos, saciedade, lipogênese e inflamação.[10,14] Três tipos de vírus (adenovírus 36, 37 e 5) que desregulam o metabolismo de adipócitos foram associados à obesidade em humanos.[10] O uso de alguns medicamentos associa-se com o ganho ponderal, a exemplo de antidepressivos, antipsicóticos, hipoglicemiantes, corticosteroides, anticonvulsivantes e betabloqueadores.[10]

Nesse sentido, a redução da massa corporal está associada à diminuição do esforço para a realização de atividades físicas e, em particular, da quantidade de massa magra. Isso ocorre principalmente quando a perda de peso é rápida e não há orientação adequada de um profissional durante o processo de emagrecimento. Como consequência desses eventos, observa-se declínio persistente em todos os componentes do gasto energético, acima dos valores preditos.[15,17-19]

Associado a isso, a perda de peso interfere nos mecanismos homeostáticos e não homeostáticos do controle do apetite, levando ao aumento da fome e à redução da saciedade. Sobre esse aspecto, observa-se aumento da produção de grelina, hormônio orexígeno relacionado com o estímulo inicial para o comer, e concomitante diminuição das concentrações sanguíneas de peptídios intestinais anorexígenos, a exemplo da colescitocinina, do peptídio semelhante ao glucagon-1 (GLP-1), do peptídio YY (PYY) e da amilina. A redução no volume das células adiposas reduz as concentrações séricas do hormônio leptina, de ação central anorexígena, o que também contribui para o estímulo à ingestão alimentar.[15,17]

Vale mencionar ainda que indivíduos obesos submetidos à intervenção para perda de peso, principalmente de natureza comportamental, experimentam elevação da atividade neural relacionada com a recompensa, o que implica aumento do desejo de comer diante de estímulos sensoriais e em menor sensação de prazer ao comer, resultando na maior busca e ingestão de alimentos de elevada palatabilidade e, portanto, na dificuldade em manter o peso perdido.[15,16,18]

É oportuno destacar que essas adaptações fisiológicas relativas ao gasto energético e ao controle do apetite são parcialmente minimizadas naqueles indivíduos obesos que perderam peso por meio de cirurgia bariátrica, o que favorece a manutenção do peso corporal por longo prazo. Os mecanismos que explicam tais diferenças entre as intervenções parecem estar relacionados a mudanças nas concentrações de peptídios intestinais e dos ácidos biliares, na sinalização vagal e na composição da microbiota intestinal.[20]

PATOGÊNESE: DISFUNÇÃO DO TECIDO ADIPOSO BRANCO

O tecido adiposo branco é o tipo de tecido adiposo mais abundante no corpo humano e encontra-se distribuído em dois compartimentos principais, o subcutâneo e o visceral. O tecido adiposo subcutâneo corresponde a aproximadamente 80% da gordura corporal e está localizado abaixo da pele, em especial nas regiões abdominal e gluteofemoral, enquanto o tecido adiposo visceral representa de 6 a 20% da massa gorda e se concentra na cavidade intraperitoneal.[21,22]

Os adipócitos são as principais células constituintes do tecido adiposo; no entanto, ressalta-se que outros tipos de células também estão presentes na fração vascular estromal desse tecido e são importantes para seu adequado funcionamento. Os pré-adipócitos e suas células progenitoras atuam na formação de novos adipócitos, possibilitando a renovação e a expansão tecidual. Os fibroblastos produzem componentes da matriz extracelular, promovendo a plasticidade do tecido adiposo. As células vasculares constituem os vasos sanguíneos, garantindo suprimento adequado de oxigênio, e os macrófagos e linfócitos modulam o estado imunológico do tecido adiposo em diferentes cenários metabólicos.[21,23]

A função mais conhecida do tecido adiposo branco diz respeito ao seu papel na homeostase energética, atuando como um reservatório de energia sob a forma de triacilgliceróis, que pode ser rapidamente mobilizado de acordo com as necessidades do organismo. Esse processo é complexo e envolve a coordenação de diversas vias metabólicas e moleculares em diferentes tipos de células a fim de promover o remodelamento adequado do tecido adiposo branco. Vale destacar que este tecido também apresenta função endócrina, secretando hormônios e outras moléculas sinalizadoras que desempenham ações biológicas importantes em outros órgãos e sistemas.[22-24]

O estoque de energia no tecido adiposo branco inicia-se pelo processo de lipogênese, resultando na hipertrofia celular, e é otimizado pelo estímulo à diferenciação de pré-adipócitos em adipócitos maduros, pelo processo de adipogênese, contribuindo para hiperplasia celular.[11,25,26] Em situações de ingestão energética elevada, o excesso de energia é armazenado principalmente nos adipócitos do tecido adiposo subcutâneo. Sugere-se que cada indivíduo tenha um limiar para armazenamento de gordura neste tecido, de modo que a sua expansibilidade e funcionalidade são limitadas pelo número e pela capacidade das células precursoras e dos pré-adipócitos em iniciarem e completarem, respectivamente, o processo de adipogênese.[11,22,26]

Nesse contexto, a expansão do tecido adiposo subcutâneo parece ser um fator importante que difere os fenótipos da obesidade metabolicamente "saudável" e "não saudável". Ressalta-se que tais fenótipos são intercambiáveis ao longo do tempo, a depender da progressão de processos fisiopatológicos e da realização de intervenções terapêuticas.[24] A Figura 75.3 apresenta o desenvolvimento desses fenótipos de obesidade associado às alterações verificadas no tecido adiposo.

Sobre este aspecto, quando o aumento da adiposidade ocorre mediante processos adequados de adipogênese, angiogênese e remodelamento da matriz extracelular, as disfunções metabólicas tipicamente associadas à obesidade são menos pronunciadas ou até mesmo indetectáveis clinicamente. Apesar disso, indivíduos com o fenótipo de obesidade metabolicamente "saudável" ainda apresentam risco de desenvolvimento de doenças cardiometabólicas em médio e longo prazos.[24]

Na obesidade metabolicamente "não saudável", a capacidade de armazenamento de energia do tecido adiposo subcutâneo é atingida, sendo observada uma série de alterações patológicas que afetam a estrutura, a composição celular e o perfil de substâncias secretadas por esse tecido na corrente sanguínea.[24] Associado a isso, com o comprometimento da expansibilidade do tecido adiposo subcutâneo, o excesso de lipídios passa a ser armazenado no compartimento visceral e de forma ectópica no organismo (fígado, coração, rim, pâncreas e músculos), o que favorece a manifestação das disfunções metabólicas associadas à obesidade.[11,26]

Além da sobrecarga energética, a propensão em armazenar gordura no compartimento visceral também é influenciada por outros fatores, dentre eles: predisposição genética, gênero, idade e alterações hormonais. A relação entre o excesso de tecido adiposo visceral e o risco aumentado de morbimortalidade pode ser atribuída a características específicas desse tecido.[11] Nesse sentido, quando comparado ao compartimento subcutâneo, o tecido adiposo visceral apresenta menor potencial adipogênico e maior quantidade de células imunológicas, especialmente de natureza pró-inflamatória. Além disso, esse tecido é mais vascularizado e inervado, mais lipolítico e mais suscetível à resistência à ação da insulina e à fibrose.[22] Como resultado dessas características, o tecido adiposo visceral secreta quantidade excessiva de ácidos graxos não esterificados na circulação, o que compromete o metabolismo hepático desse substrato e favorece a produção exacerbada de glicose e o desenvolvimento da hiperinsulinemia e de um perfil lipídico aterogênico.[11]

O aumento da adiposidade ainda está associado a mudanças no perfil de moléculas sinalizadoras secretadas pelo tecido adiposo, o que também apresenta relação estreita com os distúrbios metabólicos observados em indivíduos obesos. Sugere-se que tais alterações ocorram inicialmente de forma aguda a fim de promover uma adaptação metabólica diante do excesso de ingestão calórica, contribuindo para o remodelamento do tecido adiposo e homeostase glicêmica. Entretanto, na obesidade verifica-se elevação crônica das concentrações das adipocinas leptina, resistina, visfatina e proteína de ligação ao retinol 4, paralelamente à redução das concentrações das adipocinas adiponectina e omentina, o que culmina na exacerbação do quadro de resistência à insulina e inflamação crônica de baixo grau.[27]

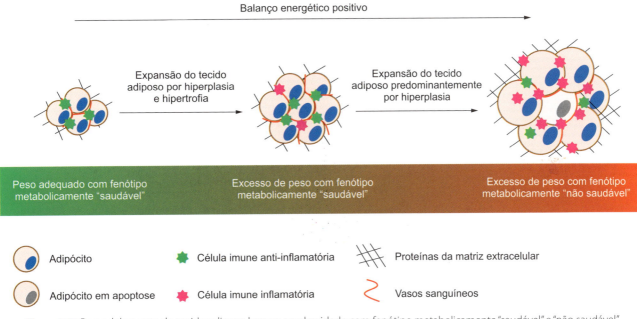

Figura 75.3 Remodelamento do tecido adiposo branco na obesidade com fenótipo metabolicamente "saudável" e "não saudável".

A Tabela 75.1 descreve os principais componentes que caracterizam a disfunção do tecido adiposo branco, tendo em vista a sua importância na compreensão da patogênese da obesidade.

Deve-se ter em mente que as alterações características da disfunção do tecido adiposo branco ocorrem de forma contínua e integrada, o que dificulta o estabelecimento de uma sequência ordenada de eventos patológicos em uma relação de causa e efeito.[21] Outro ponto a ser destacado diz respeito ao fato de que o tecido adiposo disfuncional leva a alterações metabólicas sistêmicas, comprometendo a homeostase celular em vários órgãos e, assim, contribuindo para o surgimento de outras doenças crônicas,[29,41] conforme ilustra a Figura 75.4.

DIAGNÓSTICO

O diagnóstico da obesidade é realizado por meio do cálculo do IMC;[42] no entanto, é importante ressaltar que a principal limitação desse método é a não avaliação da adiposidade corporal total e dos compartimentos visceral e subcutâneo. Por isso, é necessário ter cautela na interpretação dos valores do IMC na aplicação clínica, sendo recomendável o uso de métodos complementares, como a bioimpedância elétrica.[11,43]

É oportuno destacar que uma nova proposta de classificação para obesidade foi sugerida por duas sociedades médicas brasileiras, considerando a trajetória do peso corporal durante tratamento clínico para obesidade (incluindo não farmacológicos e farmacológicos, além de outras terapias não cirúrgicas). Destina-se a adultos com idades compreendidas entre 18 e 65 anos e com valores de IMC entre 30 e 50 kg/m². Nesta classificação proposta, os indivíduos devem ser questionados em sua primeira consulta sobre seu peso máximo atingido na vida, excluindo o peso máximo alcançado na gestação por mulheres. Esse valor deve ser considerado para o seu diagnóstico em obesidade "inalterada", "reduzida" ou "controlada", sendo utilizado o peso atual para o cálculo da perda de peso:

- IMC máximo 30 a 40 kg/m²: "inalterada" (perda de peso < 5%), "reduzida" (perda de peso 5 a 9,9%), ou "controlada" (perda de peso > 10%)

Tabela 75.1 Componentes da disfunção do tecido adiposo branco.

Componente	Descrição
Hipertrofia dos adipócitos	Desempenha papel central no processo de disfunção do tecido adiposo branco na obesidade, pois está intimamente relacionada ao desencadeamento de outras alterações patológicas nesse tecido. A expansão do tecido adiposo branco predominantemente pela hipertrofia dos adipócitos ocasiona sobrecarga metabólica nessas células e lipotoxicidade, o que, associado à hipoxia, induz a necrose adipocitária, recrutamento e proliferação de células imunes pró-inflamatórias e fibrose tecidual, com repercussões sistêmicas[22,24,28]
Hipoxia	A expansão hipertrófica do tecido adiposo branco não ocorre de forma concomitante à formação de novos capilares sanguíneos, o que resulta na redução das concentrações de oxigênio em certas regiões desse tecido. A redução da disponibilidade de oxigênio inibe o processo de adipogênese, desencadeia a necrose adipocitária e fibrose tecidual, bem como induz a ativação de vias pró-inflamatórias[21,28,29]
Inflamação	O tecido adiposo branco contém no seu estroma várias células imunes, sendo os macrófagos o tipo celular predominante. Em indivíduos não obesos, as células imunes apresentam um fenótipo de resposta Th2, que contribui para inibir a inflamação tecidual. Na obesidade, a hipertrofia dos adipócitos associada ao aumento da produção de leptina e da proteína quimiotática de monócitos estimula a multiplicação das células imunes locais. A proliferação das células *natural killer* e dos linfócitos T CD8+ favorece a mudança de fenótipo dos macrófagos do tecido adiposo para um perfil inflamatório por meio da secreção da citocina interferona γ. Além disso, outros fatores contribuem para esse processo, como o aumento da síntese de mediadores inflamatórios oriundos do ácido araquidônico pelos adipócitos, a hipoxia, a endotoxemia e os ácidos graxos não esterificados. A mudança de fenótipo dos macrófagos contribui para manifestação e progressão da inflamação no tecido adiposo branco, pois intensifica o recrutamento de mais células imunes com perfil inflamatório para esse tecido, culminando no quadro sistêmico de inflamação crônica de baixo grau característico da obesidade[30-32]
Disfunção mitocondrial	Consiste na diminuição da atividade mitocondrial e da fosforilação oxidativa, na redução do número de mitocôndrias ou no aumento da síntese de espécies reativas de oxigênio. Essa disfunção pode ser causada por mutações no DNA dessa organela, diminuição da biogênese mitocondrial, comprometimento da dinâmica mitocondrial, redução na atividade de enzimas do ciclo do ácido tricarboxílico ou da cadeia transportadora de elétrons, mitofagia e desequilíbrio na homeostase do cálcio. Na obesidade, a sobrecarga nutricional associada ao sedentarismo promove o aumento da razão NADH/NAD⁺, o que contribui para a redução da oxidação mitocondrial de ácidos graxos, resultando no acúmulo ectópico de lipídios e aumento das concentrações de diacilgliceróis e ceramidas. Associado a isso, a diminuição no fluxo de elétrons na cadeia transportadora favorece o vazamento de elétrons em direção ao oxigênio e a formação de superóxido, contribuindo para o estresse oxidativo. O estresse oxidativo, por sua vez, danifica componentes mitocondriais, levando à fragmentação das organelas disfuncionais e à mitofagia a fim de manter a homeostase mitocondrial. Todavia, na obesidade, a continuidade do estresse metabólico e da produção de espécies reativas de oxigênio exacerba a disfunção mitocondrial e induz a apoptose celular[33,34]
Estresse do retículo endoplasmático	Caracteriza-se pela diminuição da capacidade do retículo endoplasmático em realizar adequadamente o enovelamento proteico, com consequente acúmulo de proteínas mal enoveladas nessa organela. O estresse do retículo endoplasmático leva à apoptose ou autofagia celulares, ativa vias moleculares pró-inflamatórias e induz a resistência à ação da insulina. Na obesidade, a lipotoxicidade é um dos principais fatores causais desse distúrbio[35]
Estresse oxidativo	Consiste no desequilíbrio entre a produção de espécies reativas de oxigênio ou nitrogênio e a capacidade de neutralização pelo sistema de defesa antioxidante. Na obesidade, o estresse oxidativo é resultante da interação de várias alterações fisiopatológicas, dentre elas: disfunção mitocondrial, hiperglicemia, hiperlipidemia, hiperleptinemia, inflamação crônica de baixo grau e comprometimento da defesa antioxidante[36]
Fibrose	As proteínas da matriz extracelular desempenham papel importante na proteção da integridade física e no remodelamento do tecido adiposo branco em expansão. Entretanto, na obesidade, ocorre a ativação de vias moleculares que aumentam a expressão de genes pró-fibróticos, a exemplo do fator de crescimento transformador beta e colágeno tipo VI, levando ao desenvolvimento da fibrose tecidual. Destaca-se que a presença de fibrose no tecido adiposo está associada à infiltração de células imunes pró-inflamatórias e à resistência à ação da insulina[21,22,37]
Lipotoxicidade	Na obesidade, o aumento do volume do tecido adiposo associado à resistência à ação da insulina induz a lipólise nos adipócitos, tendo como consequência a elevação das concentrações de ácidos graxos não esterificados no sangue e o desenvolvimento de um perfil lipídico aterogênico. Além disso, o excesso de ácidos graxos não esterificados favorece a síntese de metabólitos, a exemplo de ceramidas e diacilgliceróis, que apresentam efeitos biológicos deletérios, contribuindo para o estresse do retículo endoplasmático, inflamação, resistência à insulina e morte celular tanto no tecido adiposo quanto nos órgãos com deposição ectópica de lipídios[38]
Resistência à insulina	O comprometimento da ação biológica da insulina nos adipócitos ocorre por meio da inibição de vias moleculares de sinalização desse hormônio e é causado por outros componentes da disfunção do tecido adiposo branco, tais como estresse oxidativo, inflamação crônica de baixo grau, disfunção mitocondrial e lipotoxicidade. A resistência à insulina no tecido adiposo reduz a lipogênese *de novo* e estimula a lipólise, o que exacerba a lipotoxicidade, contribuindo para a manifestação de alterações patológicas sistêmicas[39,40]

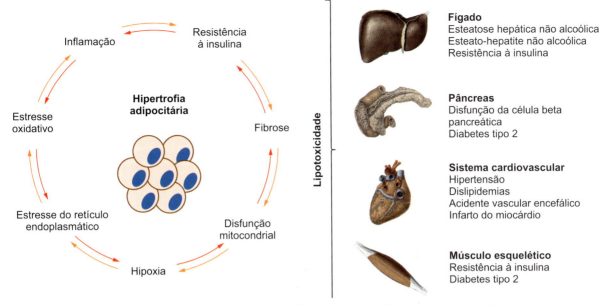

Figura 75.4 Repercussões sistêmicas da disfunção do tecido adiposo branco na obesidade.

- IMC máximo 40 a 50 kg/m²: "inalterada" (perda de peso < 10%), "reduzida" (perda de peso 10 a 14,9%), ou "controlada" (perda de peso > 15%).[44]

Também é importante avaliar a quantidade de gordura visceral, dada a sua estreita relação com o risco de doenças associadas à obesidade. Na prática clínica, a circunferência da cintura mostra-se como o melhor parâmetro antropométrico correlacionado com a quantidade de gordura nesse compartimento e com alterações metabólicas.[11,43,44]

Outros métodos que também possibilitam a avaliação da adiposidade e da gordura intra-abdominal são a densitometria por dupla emissão de raios X, a tomografia computadorizada e a ressonância magnética. Entretanto, esses métodos são financeiramente custosos, sendo reservados a estudos científicos.[11,43,45]

Na Tabela 75.2 estão descritos os principais métodos empregados no diagnóstico de obesidade, incluindo os antropométricos, a bioimpedância elétrica e os de imagem. Nas Tabelas 75.3 a 75.5 são apresentados os pontos de corte usados nos métodos antropométricos.

Tabela 75.2 Métodos usados para diagnóstico da obesidade e avaliação da gordura no compartimento visceral.

Método	Descrição e aplicações	Vantagens	Desvantagens
Índice de massa corporal (IMC)	Razão entre o peso corporal (kg) e o quadrado da estatura (m) Amplamente usado para o diagnóstico de obesidade na prática clínica e em estudos populacionais	Fácil aplicação e baixo custo	Não avalia a composição corporal Não considera a compartimentalização da gordura corporal nem sua heterogeneidade
Relação cintura/quadril (RCQ)	Razão entre as circunferências da cintura e do quadril Avalia a distribuição da gordura corporal	Fácil aplicação e baixo custo	Não é um índice confiável para predizer a quantidade absoluta de gordura visceral, isto é, indivíduos com IMC diferentes podem apresentar o mesmo valor de RCQ Pode subestimar a perda de gordura visceral nos casos em que a perda de peso resultou da redução da gordura abdominal e periférica
Circunferência da cintura (CC)	Medida da circunferência da cintura Avalia indiretamente a quantidade de gordura visceral	Fácil aplicação e baixo custo Melhor parâmetro antropométrico correlacionado com a quantidade de gordura visceral	Não considera a adiposidade total Não diferencia a gordura abdominal subcutânea da gordura visceral
Bioimpedância elétrica (BIA)	Estima a composição corporal com base nas diferenças da resistência à passagem da corrente elétrica pelo corpo Pode ser usada na prática clínica de forma complementar ao IMC e à CC	Método acessível, seguro e custo-eficiente	Resultados influenciados pelo estado de hidratação Não estima com precisão a gordura visceral Limite máximo de peso deve ser considerado, bem como a qualidade do equipamento
Densitometria por dupla emissão de raios X (DEXA)	Mensura diretamente a massa magra, óssea e a adiposidade corporal Estima a quantidade de gordura visceral a partir do percentual de gordura do tronco Uso restrito a estudos científicos	Avalia com precisão a composição corporal	Método de custo elevado e pouco acessível Precisão inferior à da tomografia computadorizada e à da ressonância magnética para mensurar gordura visceral
Tomografia computadorizada (TC) e ressonância magnética (RM)	Mensuram diretamente a adiposidade e a distribuição da gordura corporal Uso restrito a estudos científicos	Avaliam com precisão a adiposidade total e, em particular, o volume de gordura visceral (método padrão-ouro)	Métodos de custo elevado e pouco acessíveis

Adaptada de Tchernof e Després[11] (2013); Shuster et al.[43] (2012); Thomas et al.[45] (2012).

Embora não existam pesquisas que apresentem padrões de referência para o percentual ideal de gordura, alguns valores apresentados em estudos transversais têm sido usados. A Tabela 75.6 apresenta alguns desses valores.

TRATAMENTO

O tratamento da obesidade é complexo, multiprofissional e envolve mudança comportamental, intervenção dietética e exercício físico. O objetivo do tratamento é reduzir o peso e o conteúdo de gordura corporal a fim de melhorar a saúde e reduzir o risco de complicações associadas à doença, além de prevenir o reganho de peso.[49]

Tabela 75.3 Classificação internacional da obesidade segundo o índice de massa corporal (IMC) e o risco de doença.

Classificação	IMC (kg/m²)	Risco de doença
Baixo peso	< 18,50	Normal ou elevado
Eutrofia	18,5 a 24,99	Normal
Sobrepeso[a]	25 a 29,99	Pouco elevado
Obesidade grau I[b]	30 a 34,99	Elevado
Obesidade grau II	35 a 39,99	Muito elevado
Obesidade grau III	≥ 40	Muitíssimo elevado

[a]Para asiáticos: IMC ≥ 23 kg/m²; adultos com mais de 60 anos: IMC > 27 kg/m². [b]Para asiáticos: IMC ≥ 27,5 kg/m². Adaptada de Abeso[10] (2016); WHO[42] (2000).

Tabela 75.4 Pontos de corte da relação cintura-quadril associados ao risco de complicações metabólicas.

Sexo	Relação cintura-quadril	Risco de complicações metabólicas
Homem	≥ 0,90	Muito elevado
Mulher	≥ 0,85	Muito elevado

Adaptada de WHO[46] (2008).

Tabela 75.5 Predição do risco de complicações metabólicas a partir da medida da circunferência da cintura.

Região/grupo étnico	Homem	Mulher	Risco de complicações metabólicas
Europídeos, sul-africanos, Mediterrâneo Ocidental e Oriente Médio	≥ 94 cm	≥ 80 cm	Elevado
	≥ 102 cm	≥ 88 cm	Muito elevado
Sul-asiáticos, chineses, japoneses, sul-americanos e América Central	≥ 90 cm	≥ 80 cm	Elevado

Adaptada de WHO[46] (2008); IDF[47] (2006).

Tabela 75.6 Valores de referência sugeridos para o percentual de gordura corporal em adultos.

Classificação	Homens	Mulheres
Magro	< 8%	< 13%
Ideal	8 a 15%	13 a 23%
Ligeiro sobrepeso	16 a 20%	24 a 27%
Adiposidade	21 a 24%	28 a 32%
Obesidade (gordura excessiva)	≥ 25%	≥ 33%

Adaptada de Nieman[48] (1995).

Tratamento medicamentoso

O tratamento farmacológico pode ser usado para auxiliar a terapia nutricional a prevenir a progressão da doença para um estágio mais grave, devendo ser individualizado e realizado sob supervisão médica contínua e associado a modificações no estilo de vida. A escolha da terapêutica deve considerar a gravidade da doença e complicações associadas.[8]

Destaca-se que o tratamento medicamentoso está indicado quando o indivíduo obeso não conseguir perder peso com intervenções não farmacológicas e apresentar IMC maior ou igual a 30 kg/m² ou apresentar IMC maior ou igual a 25 ou 27 kg/m² e comorbidades.[8] No Brasil, três fármacos podem ser administrados para o tratamento da obesidade, conforme descrito na Tabela 75.7.

Tratamento dietético

Reduzir a ingestão calórica é a principal estratégia para promover o balanço energético negativo, pois favorece o uso das reservas de gordura como fonte de energia, o que diminui o peso corporal.[50] A dieta com restrição calórica deve ser individualizada, considerando o estado de saúde, as condições nutricionais e as preferências alimentares dos indivíduos.[51]

A adesão e a resposta biológica à intervenção dietética são fatores que podem influenciar a capacidade de perda de peso.[52] Apesar de constituir o principal fator para a eficácia da perda de peso, a adesão à dieta não é simples, sendo necessários incentivo e individualização.[53] É importante mencionar que o horário das refeições influencia o peso corporal, pois exerce efeito sincronizador do sistema circadiano, promovendo alterações hormonais e metabólicas fundamentais para manutenção da homeostase corporal.[54]

Mudanças no horário de ingestão de alimentos podem desregular a expressão coordenada de genes relógio e, consequentemente, modificar a ritmicidade de muitos hormônios envolvidos no metabolismo, a exemplo da insulina, do glucagon, da adiponectina, da corticosterona e da leptina, alterando a atividade de diversas vias metabólicas.[55]

A ingestão de alimentos em horários noturnos promove aumento nas concentrações de glicose e insulina e redução nas concentrações de leptina. Além disso, ocorre retardo no esvaziamento gástrico e motilidade intestinal, bem como alterações na ritmicidade da grelina de 24 horas, o que pode alterar o controle fisiológico da fome e influenciar a ingestão alimentar e, consequentemente, contribuir para o ganho de peso.[55]

O consumo de alimentos no período da manhã parece contribuir para maior termogênese induzida pela dieta quando comparado à ingestão de alimentos no período da tarde e noite.[54] Além disso, tem sido verificado que refeições mais calóricas no período da manhã favorecem maior redução do peso corporal em obesos submetidos a dieta hipocalórica, sem diferenças significativas nas concentrações de glicose de jejum, insulina e hormônios do apetite, a exemplo da grelina, quando comparados a maior ingestão de calorias à tarde e à noite.[56,57] Dessa maneira, um maior consumo de calorias no início do dia em relação à noite parece ser importante para o controle e a perda de peso.[8]

Energia

A recomendação nutricional para reduzir a ingestão de energia diária pode ser alcançada por meio de vários tipos de modificações na dieta. Dentre essas, destacam-se:

Tabela 75.7 Medicamentos aprovados para o tratamento farmacológico da obesidade no Brasil.

Medicação	Doses recomendadas	Ação esperada	Contraindicações
Sibutramina	Cápsulas de 10 e 15 mg (dose única diária) em adultos	O fármaco bloqueia a recaptação de norepinefrina e de serotonina, o que reduz a ingestão alimentar	Contraindicada na doença arterial coronariana e cerebrovascular e em diabéticos quando houver fator de risco cardiovascular
Orlistate	Cápsulas de 120 mg (três junto das principais refeições ou duas se uma refeição for omitida ou não apresentar gordura)	É um análogo da lipstatina, inibidor de lipases gastrintestinais que se liga ao local ativo da enzima, reduzindo a digestão e absorção dos triglicerídeos ingeridos e favorecendo a eliminação de um terço destes nas fezes	Contraindicado em indivíduos com síndrome da má absorção crônica e colestase
Liraglutida	Dose de 3 mg	É um agonista do GLP-1, tem ação hipotalâmica em neurônios envolvidos no balanço energético, em centros ligados ao prazer e à recompensa e uma ação menor na velocidade de esvaziamento gástrico. Estimula diretamente os neurônios que sintetizam POMC e CART e inibe indiretamente a neurotransmissão nos neurônios que expressam NPY e AgRP, vias de sinalização dependentes de GABA	Contraindicada na insuficiência cardíaca, renal e hepática grave e gastroparesia

AgRP, peptídio relacionado com o agouti; *CART*, transcrito regulado por cocaína e anfetamina; *GABA*, ácido gama-aminobutírico; *GLP-1*, peptídio semelhante ao glucagon-1; *NPY*, neuropeptídio Y; *POMC*, pró-opiomelanocortina. Adaptada de Abeso[8] (2016).

- Escolha de alimentos mais densos em nutrientes e menos calóricos
- Alteração da composição de macronutrientes
- Ingestão de alimentos com baixo índice e carga glicêmica
- Aumento na frequência das refeições
- Redução no tamanho das porções.[50]

A ingestão de energia pode ser reduzida por meio de dietas prescritas por profissionais, seguindo orientações específicas para o controle da ingestão de alimentos densamente calóricos.[52] Como estratégia para reduzir a ingestão calórica, pode ser usado um déficit de 500 a 1.000 kcal por dia a fim de diminuir de 0,5 a 1 kg de peso por semana.[8]

Dietas com baixas calorias (1.000 a 1.200 kcal/dia) podem reduzir, em média, 8% do peso corporal em 3 a 6 meses, com diminuição de gordura abdominal. Ressalta-se que essas dietas favorecem a manutenção do peso perdido, observando-se que, após 3 a 5 anos, a perda de peso de indivíduos submetidos à dieta com baixas calorias é, em média, de 4% do peso inicial.[8]

As dietas de muito baixas calorias são indicadas para indivíduos com IMC superior a 30 kg/m^2, que não obtiverem sucesso com outros tratamentos ou que tenham comorbidades associadas, podendo ser usadas antes da cirurgia bariátrica para reduzir os riscos cirúrgicos em indivíduos com obesidade grave. Essas dietas devem fornecer 400 a 800 kcal por dia e conter entre 0,8 e 1 g por quilo do peso ideal por dia de proteínas de boa qualidade.[8,51]

É oportuno destacar que as dietas de muito baixas calorias contribuem para maior perda de peso em curto prazo. No entanto, não é recomendado o uso dessas dietas por longo prazo, por promoverem perda de peso semelhante à obtida com dietas de baixas calorias (1.000 a 1.200 kcal/dia) em 1 ano, e por favorecerem um quadro de desnutrição e desequilíbrio eletrolítico dos indivíduos.[58]

Nesse contexto, destacam-se as dietas com 1.200 a 1.500 kcal por dia para mulheres e 1.500 a 1.800 kcal por dia para homens, independentemente da composição de macronutrientes, que tendem a levar à redução de peso. Além disso, reduzir a quantidade de gordura na composição da dieta hipocalórica contribui para menor ingestão de energia.[8]

Composição dos macronutrientes

Com relação à composição dos macronutrientes, a literatura tem mostrado resultados diferentes de perda de peso em diferentes proporções de macronutrientes. Além disso, as dietas propostas para perda de peso podem promover diferentes efeitos cardiometabólicos.[50,51,53] A Tabela 75.8 mostra as diferenças entre dietas frequentemente usadas para perda de peso.

Sobre essa temática, estudos abordam a importância da proteína dietética na perda de peso, sendo evidenciado que dietas com quantidades elevadas desse macronutriente (25 a 35% de energia por dia) constituem estratégia dietética eficaz para a perda de peso e manutenção pós-perda de peso. Essas intervenções parecem modular o metabolismo energético, o apetite e a ingestão alimentar.[50,61] A Tabela 75.9 apresenta algumas dietas populares ricas em proteínas e sua composição de macronutrientes.

Dietas ricas em proteínas contribuem para aumentar a saciedade, por meio da secreção de hormônios anorexígenos, como GLP-1, PYY e enterostatina, e da redução de hormônios orexígenos, a exemplo da grelina. Além disso, essa intervenção dietética favorece a termogênese induzida pela dieta e previne o declínio da taxa metabólica de repouso, pela preservação ou pelo aumento da massa magra.[59,60,66] Na Figura 75.5 estão ilustrados os principais efeitos da proteína sobre o peso corporal e comorbidades relacionadas.

Ressalta-se que dietas com restrição calórica, teor de proteína entre 1,2 e 1,6 g/kg de peso corporal por dia e quantidades de 25 a 30 g de proteínas nas grandes refeições favorecem redução no apetite, maior perda de peso e de massa gorda, preservação da massa magra, manutenção do peso corporal perdido e/ou prevenção do reganho, além de redução do risco cardiometabólico.[59]

É oportuno destacar que o tipo e a qualidade da proteína ingerida parecem estar envolvidos na supressão da fome. Nesse sentido, alimentos fontes de proteínas incompletas ou de qualidade inferior, que não apresentem um ou mais aminoácidos essenciais ou que tenham balanço inadequado de aminoácidos (a exemplo da gelatina), podem ser identificados quando consumidos por um sensor químico localizado no córtex piriforme. Esse sensor detecta a deficiência de aminoácidos essenciais, sinalizando para outras áreas do cérebro que controlam a ingestão de alimentos, o que resulta em sinal para cessar o ato de comer (Figura 75.6).[68]

Um estudo conduzido por Veldhorst et al.[69] comparou os efeitos da ingestão de uma refeição de café da manhã com caseína, soja, soro de leite (*whey*), *whey* sem glicomacropeptídios, alfalactoalbumina, gelatina ou gelatina com triptofano sobre a

Tabela 75.8 Dietas para perda de peso.

Dieta	Características	Média de perda de peso	Benefícios	Desvantagens
Caloria reduzida	800 a 1.500 kcal 55 a 60% de CHO (↑ fibras, ↓ IG) < 30% de gordura	Cerca de 10% em 3 a 12 meses	↓ Glicemia, TG, LDL, PA	Dificuldade de cumprimento em longo prazo
Gordura reduzida	1.000 a 1.500 kcal 20 a 25% de gordura	Cerca de 5% em 2 a 12 meses	↓ Glicemia, LDL, PA	Menor palatabilidade, fome facilmente sentida
Carboidrato reduzido	1.000 a 1.500 kcal 60 a 150 g de CHO < 60 g (CHO muito reduzido)	Cerca de 5% em 2 a 12 meses	Perda de peso na fase inicial maior que na dieta reduzida em gordura, ↓ glicemia, TG, LDL, PA	Cetose quando a ingestão de CHO for < 50 g/dia
Dieta com caloria muito reduzida	200 a 800 kcal 55 a 60% de CHO (↑ fibras, ↓ IG) < 30% de gordura	> 10% em 2 a 8 meses	Perda de peso rápida	Desequilíbrio eletrolítico, hipotensão, cálculos biliares e necessidade de supervisão médica
Proteína elevada	25 a 35% de PT 1,2 a 1,6 g/kg/dia (cerca de 25 a 30 g/refeição)	0,49 kg (4 a 12 semanas) e 0,97 kg (12 a 52 semanas)	Perda de gordura corporal, preservação da massa magra, ↓ TG, ↓ PA, ↓ CC	Dificuldade de adesão por longo prazo, redução na ingestão de CHO, podendo causar cetose

CC, circunferência da cintura; CHO, carboidrato; IG, índice glicêmico; LDL, colesterol de baixa densidade; PA, pressão arterial; PT, proteína; TG, triglicerídeos. Adaptada de Fock e Khoo[58] (2013); Leidy et al.[59] (2015); Wycherley et al.[60] (2012).

Tabela 75.9 Dietas populares ricas em proteínas e sua composição de macronutrientes.

Dieta	CHO (%)	Lipídios (%)	Proteínas (%)	Proteínas (g/kg/dia)[a]
Atkins[62]	6	59	35	2,3
South Beach[63]	28	33	39	2,6
Stillman[63]	3	33	64	4,3
Zona[63]	36	29	34	2,3
Rica em proteínas e normal em CHO[64]	50	30	30	1,3

[a]Com base em uma dieta de 2.000 kcal e pessoa com 75 kg. CHO, carboidratos. Adaptada de Pesta e Samuel[65] (2014).

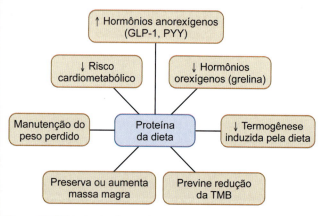

Figura 75.5 Principais efeitos da proteína sobre o peso corporal e comorbidades. GLP-1, peptídio semelhante ao glucagon-1; PYY, peptídio YY; TMB, taxa metabólica basal. Adaptada de Leidy et al.[59] (2015); Clifton[67] (2012).

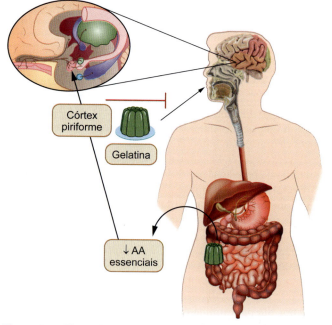

Figura 75.6 Efeito do tipo ou da qualidade da proteína ingerida na supressão da fome. AA, aminoácidos. Adaptada de Westerterp-Plantenga et al.[68] (2012).

saciedade e o consumo de energia. Os resultados mostraram que a ingestão de alfalactoalbumina, gelatina ou gelatina com triptofano é aproximadamente 40% mais saciante do que o consumo das outras proteínas (caseína, soja, whey, whey sem glicomacropeptídios), além de reduzir a ingestão de energia da refeição posterior em aproximadamente 20%.

É importante mencionar, ainda, o efeito das dietas ricas em proteínas na manutenção do peso perdido. Sobre esse aspecto, Kim et al.[70] avaliaram o efeito da ingestão dietética de proteína em mudanças na composição corporal após a perda de peso em adultos com mais de 50 anos e verificaram maior ganho de massa magra e perda de massa gorda quando adotavam dietas com maior teor desse macronutriente. A Tabela 75.10 mostra o efeito da ingestão de proteínas no controle do peso corporal.

Tabela 75.10 Efeito da ingestão de proteínas no controle do peso corporal.[59]

Autores	Participantes	Método	Resultados
Belza et al.[66] (2013)	25 adultos com sobrepeso ou obesidade	Ingestão de refeições com normal, médio ou alto teor de proteína	*Aumento:* Saciedade pós-prandial, GLP-1, NPY *Redução:* Fome, grelina
Brennan et al.[71] (2012)	32 adultos com peso normal ou obesidade	Ingestão de refeições com normal, médio ou alto teor de proteína	*Aumento:* Saciedade *Redução:* Fome, grelina, teor energético da refeição posterior
Leidy et al.[72] (2010)	13 homens saudáveis	Ingestão de refeições com normal ou alto teor de proteína	*Aumento:* Saciedade, NPY

GLP-1, peptídio semelhante ao glucagon-1; *NPY*, neuropeptídio Y.

Outra intervenção dietética que tem sido amplamente estudada na perspectiva de promover a redução do peso e da gordura corporal é a dieta *low carb*, que se caracteriza por restringir a ingestão de carboidratos, resultando em aumento no teor dietético de proteínas e/ou de lipídios (ver Tabela 75.9).[73]

As dietas *low carb* induzem perda de peso em curto prazo (6 meses), bem como melhoram alguns fatores de risco cardiometabólico, a exemplo da redução nas concentrações de triglicerídeos e aumento do colesterol ligado à lipoproteína de alta densidade (HDL-colesterol).[74,75] A rápida perda de peso inicial induzida pela ingestão reduzida de carboidratos parece resultar principalmente da perda de glicogênio e água.[73] No entanto, no período de acompanhamento de 12 a 24 meses, os estudos demonstram não haver diferença na perda de peso entre os indivíduos submetidos à dieta *low carb* ou a dietas convencionais com restrição de lipídio.[74,76]

Em metanálise conduzida a partir de ensaios clínicos randomizados, Mansoor et al.[77] verificaram que a dieta *low carb* (20 a 40 g/dia ou < 20% do valor energético total, VET) promove maior perda de peso, redução de triglicerídeos e aumento do HDL-colesterol quando comparada à dieta com teor reduzido de gordura (< 30% do VET e restrição energética). No entanto, a dieta *low carb* aumentou as concentrações de colesterol ligado à lipoproteína de baixa densidade (LDL-colesterol).

Um estudo de metanálise conduzido por Naude et al.[78] mostrou que intervenções com dieta *low carb* ou com a dieta isoenergética equilibrada em pacientes com sobrepeso ou obesidade, com ou sem diabetes tipo 2 promovem perda de peso em curto prazo. No entanto, no período de acompanhamento de até 2 anos, há pequena ou nenhuma diferença na perda de peso e mudanças dos fatores de risco cardiometabólico. A Tabela 75.11 mostra o efeito de dietas *low carb* sobre a perda de peso e os fatores de risco cardiometabólico.

Ressalta-se que dietas com teor elevado de proteínas e quantidades adequadas de carboidratos também são efetivas na redução do peso em longo prazo, evidenciando que a ingestão elevada de proteína é mais relevante para o sucesso na redução do peso e na manutenção do peso perdido do que o baixo consumo de carboidratos.[64,68,73]

Por outro lado, alguns pesquisadores têm defendido a ênfase nos padrões alimentares e como eles podem potencializar a perda de peso, em detrimento do destaque de nutrientes específicos no tratamento da obesidade. Essa estratégia considera as interações dos nutrientes que refletem a resposta global do indivíduo à alimentação. Um padrão alimentar que favorece a perda de peso corporal e o controle de alterações metabólicas é a dieta do Mediterrâneo associada à restrição calórica. Esta é caracterizada pelo alto consumo de vegetais, frutas, legumes e grãos; consumo moderado de vinho tinto e laticínios; e ingestão relativamente baixa de carne e produtos cárneos.[80] Em revisão sistemática, Bendall et al.[81] evidenciaram o potencial da dieta do Mediterrâneo em reduzir a obesidade central e o risco para doenças crônicas associadas.

Outra ferramenta que pode auxiliar o tratamento dietético da obesidade é o *Guia Alimentar para a População Brasileira*. Esse guia traz recomendações e orientações para a escolha

Tabela 75.11 Efeito de dietas *low carb* sobre a perda de peso e os fatores de risco cardiometabólico.

Autores	Participantes	Resultados
Samaha et al.[75] (2003)	n = 132 obesos Dieta *low carb* (≤ 30 g/dia CHO) ou dieta *low fat* com restrição de calorias (≤ 30% LP; ↓ 500 kcal do VET) Duração: 6 meses	Dieta *low carb* mais efetiva na perda de peso (−5,8 ± 8,6 kg *versus* −1,9 ± 4,2 kg), sensibilidade à insulina e ↓ TG
Foster et al.[74] (2003)	n = 63 obesos Dieta *low carb* (↑ CHO; PT e ↓ LP) ou dieta convencional (1.200 a 1.500 kcal/dia para mulheres e 1.500 a 1.800 kcal/dia para homens; LP: 25%; ↑ CHO: 60%; PT: 15%) Duração: 12 meses	6 meses: ↓ perda de peso com dieta *low carb* (−7,0 ± 6,5 *versus* −3,2 ± 5,6%); 12 meses: perda de peso semelhante entre as dietas. Dieta *low carb* mais efetiva em ↓ TG e HDL
Foster et al.[76] (2010)	n = 300 obesos Dieta *low carb* (20 g/dia durante 3 meses, seguimento 5 g/dia durante kg peso) ou dieta convencional (≤ 30% LP; 1.200 a 1.800 kcal/dia) Duração: 24 meses	24 meses: perda de peso semelhante entre as dietas (*low carb*: −7,37 ± 3,45 kg, *low fat*: −6,34 ± 3,43 kg) Dieta *low carb* mais efetiva no ↑ HDL
Brinkworth et al.[79] (2016)	n = 118 obesos Dieta com restrição calórica: *low carb* (4%, < 20 g/dia CHO; 35% PT; 61% LP) ou *low fat* (45% CHO; 24% PT; 30% LP, < 8% GS)	12 meses: perda de peso foi semelhante em ambos os grupos (*low carb*: −14,5 ± 9,8 kg, *low fat*: −11,7 ± 7,3 kg)

CHO, carboidrato; *GS*, gordura saturada; *HDL*, colesterol de alta densidade; *LP*, lipídio; *PT*, proteína; *TG*, triglicerídeos; *VET*, valor energético total.

de uma alimentação nutricionalmente balanceada, saborosa e culturalmente apropriada e que utiliza sistemas alimentares socialmente e ambientalmente sustentáveis. Além disso, apresenta opções de preparações culinárias saudáveis para compor as refeições diárias.[82]

O consenso sobre as diretrizes da Academy of Nutrition and Dietetics para o controle do excesso de peso e obesidade em adultos enfatiza a importância da realização de estudos mais aprofundados e com duração superior a 2 anos para confirmar a intervenção dietética eficaz para alcançar uma perda de peso sustentada em adultos.[51]

Estratégias dietéticas para perda de peso

O tratamento dietético para o indivíduo obeso inclui:

- Planejamento da intervenção dietética. O objetivo da intervenção nutricional é reduzir a quantidade de gordura corporal e os riscos de complicações associadas à obesidade, e melhorar o estado de saúde
- Prescrição dietoterápica. Inclui o cálculo das recomendações de energia, macro e micronutrientes.

Energia

O valor calórico da dieta deve ser calculado a partir da taxa metabólica basal (TMB) corrigida pelo nível de atividade física. Podem ser usadas a calorimetria indireta ou equações preditivas para a determinação da TMB. A Tabela 75.12 mostra algumas equações preditivas usadas para estimar a TMB. Apesar de a TMB calculada a partir dessas equações não refletir de forma fidedigna os resultados da calorimetria indireta em indivíduos com obesidade, estudos têm demonstrado aquelas que mais se aproximam dos valores da calorimetria. Pesquisa realizada por Lopes et al.[88] e Schneider e Meyer,[89] por exemplo, evidenciaram que as fórmulas de Henry e Rees e Harris e Benedict foram as equações que melhor predisseram a TMB de adultos e adolescentes com obesidade, respectivamente. A Associação Brasileira para o Estudo da Obesidade e da Síndrome Metabólica (Abeso) cita as equações de Harris-Benedict ou Mifflin-St. Jeor como opções para o cálculo da TMB.[10] Após cálculo do valor calórico da dieta, recomenda-se reduzir a ingestão entre 500 e 1.000 kcal/dia.[10]

Macronutrientes

As dietas balanceadas visam possibilitar que o indivíduo escolha uma variedade maior de alimentos, com adequação nutricional e maior aderência, resultando em perda de peso pequena, mas sustentada. Quanto à adequação de macronutrientes, a dieta deve fornecer de 55 a 60% do VET de carboidratos, 15 a 20% de proteínas e 20 a 30% de lipídios.[8] No entanto, estudos recentes recomendam o uso das quantidades de macronutrientes com base na recomendação das ingestões diárias de referência, segundo as quais a faixa de distribuição aceitável para proteínas é de 10 a 35%; para carboidratos, de 45 a 65%; e para lipídios; de 20 a 35%.[90]

Micronutrientes

A prescrição de micronutrientes deve ser realizada de acordo com o gênero e o estágio de vida do indivíduo, considerando os valores usados para a população adulta com peso normal.[91]

Minerais e obesidade

Diversos estudos têm evidenciado alterações na homeostase de minerais em indivíduos obesos, o que pode contribuir para o desenvolvimento de distúrbios metabólicos associados a essa doença, como estresse oxidativo, inflamação crônica, resistência à insulina e disfunção hormonal.[92-94]

Nesse sentido, destacam-se os minerais zinco, magnésio e selênio, por exercerem funções relevantes no organismo. O zinco, em particular, é importante por sua ação antioxidante, anti-inflamatória, indutora da secreção de insulina e sensibilizadora da ação desse hormônio, bem como por sua participação no metabolismo dos hormônios tireoidianos e no metabolismo energético.[95-99]

O magnésio é um íon de distribuição prevalentemente intracelular, indispensável para diversas funções biológicas. Ressalta-se sua ação no metabolismo energético e de ácidos nucleicos, na manutenção da membrana plasmática, na melhora do perfil lipídico e do controle da inflamação crônica, no estresse oxidativo e na resistência à insulina.[100,101]

O selênio é um elemento-traço essencial para o organismo, pois exerce funções fisiológicas importantes, sendo conhecido principalmente por suas atividades antioxidantes e anti-inflamatórias, essenciais para a síntese e a função de selenoproteínas. Esse mineral participa, ainda, do metabolismo de hormônios tireoidianos, da imunidade celular e do controle metabólico.[102]

Pesquisas mostram que a suplementação com zinco, magnésio e/ou selênio pode ser benéfica para indivíduos obesos, por reduzir a concentração sérica de biomarcadores inflamatórios, de estresse oxidativo e resistência à insulina, além de melhorar a disfunção tireoidiana desses indivíduos.[97,98,103,104]

Dessa maneira, é oportuno mencionar os valores de ingestão dietética recomendada para os minerais zinco, magnésio e selênio, bem como suas principais fontes alimentares, conforme mostram as Tabelas 75.13 e 75.14.

Vitaminas e obesidade

As vitaminas também têm sido alvo de pesquisas com intuito de esclarecer sua relação com a fisiopatologia da obesidade. A vitamina D, em particular, atua em mecanismos

---

Tabela 75.12 Equações utilizadas para a predição da taxa metabólica basal em adultos.

Equações	Sexo feminino	Sexo masculino
Harris e Benedict[83] (1919)	$655,0955 + (9,5634 \times P) + (1,8496 \times A) - (4,6756 \times I)$	$66,47 + (13,75 \times P) + (5,00 \times A) - (6,76 \times I)$
Schofield[84] (1985)	18 a 30 anos $[(0,062 \times P) + 2,036] \times 239$ 30 a 60 anos $[(0,034 \times P) + 3,538] \times 239$	18 a 30 anos $[(0,063 \times P + 2,896) \times 239]$ 30 a 60 anos $[(0,048 \times P + 3,653) \times 239]$
FAO/WHO/UNU[85] (1995)	18 a 30 anos $(14,7 \times P) + 496$ 30 a 60 anos $(8,7 \times P) + 829$	18 a 30 anos $[(15,3 \times P + 679)]$ 30 a 60 anos $[(11,6 \times P + 879)]$
Henry e Rees[86] (1991)	18 a 30 anos $[(0,048 \times P) + 2,562] \times 239$ 30 a 60 anos $[(0,048 \times P) + 2,448] \times 239$	18 a 30 anos $[(0,056 \times P + 2,800) \times 239)]$ 30 a 60 anos $[(0,046 \times P + 3,160)]$
Mifflin e St. Jeor[87] (1990)	$(10 \times P) + (6,25 \times A) - (5 \times I) - 161$	$(10 \times P) + (6,25 \times A) - (5 \times I) + 5$

A, altura em centímetros; *I*, idade em anos; *P*, peso em kg.

Tabela 75.13 Ingestão dietética recomendada (RDA) dos minerais zinco, magnésio e selênio.

Minerais	Criança	Adolescente		Adulto/idoso	
		Homem	Mulher	Homem	Mulher
Zinco (mg/dia)[105]	3 a 5	8 a 11	8 a 9	11	8
Magnésio (mg/dia)[106]	80 a 130	240 a 410	240 a 360	400 a 420	310 a 320
Selênio (mg/dia)[107]	20 a 30	40 a 55	40 a 55	55	55

Criança (1 a 8 anos); adolescente (9 a 18 anos); adulto/idoso (≥ 19 anos). Adaptada de IOM[105-107] (1997, 2001, 2000).

Tabela 75.14 Principais fontes alimentares dos minerais zinco, magnésio e selênio.

Mineral	Fontes alimentares
Zinco	Ostras, camarão, carne bovina, carne de frango, carne de peixe, fígado, germe de trigo, cereais integrais, castanhas, legumes e tubérculos
Magnésio	Oleaginosas (amêndoa e castanhas), vegetais folhosos verdes (espinafre e acelga), sementes (de girassol e abóbora), cereais integrais e legumes (alcachofra, beterraba e quiabo)
Selênio	Castanha-do-brasil, cereais integrais, ostras, crustáceos, carne suína, aves, carne bovina e carne de peixes

Adaptada de Philippi[108] (2014).

moleculares envolvidos na melhora de distúrbios metabólicos associados a essa doença, por se ligar ao seu receptor VDR.[109,110]

Pesquisas realizadas em humanos sugerem que a deficiência em vitamina D esteja associada à redução da sensibilidade à insulina. No entanto, quando em concentrações adequadas, essa vitamina estimula a secreção de insulina pelas células beta pancreáticas, reduz a apoptose dessas células e aumenta a expressão do gene codificante para o receptor de insulina em tecidos periféricos, a exemplo do musculoesquelético, favorecendo a captação da glicose por esses tecidos e melhorando o controle glicêmico dos indivíduos.[109,110]

A vitamina D exerce, ainda, ação antioxidante, reduzindo a peroxidação lipídica, e atua como nutriente anti-inflamatório, pois impede a translocação nuclear do fator nuclear kappa B, inibindo a secreção de citocinas pró-inflamatórias. Dessa maneira, essa vitamina reduz o estresse oxidativo e a inflamação crônica em indivíduos obesos.[111,112]

A vitamina E também tem sido associada à melhora do dano oxidativo na obesidade, pois constitui potente antioxidante de membrana. Essa vitamina inibe a ação de espécies reativas do oxigênio ao reagir com os radicais peroxil, impedindo a formação de novos compostos reativos, o que contribui para a redução do processo de peroxidação lipídica.[113]

As Tabelas 75.15 e 75.16 mostram a ingestão dietética recomendada e as principais fontes alimentares das vitaminas D e E.

ESTRATÉGIAS DIETÉTICAS PARA MANUTENÇÃO DA PERDA DE PESO

Uma problemática em relação ao tratamento da obesidade constitui o reganho de peso corporal. Cerca de 50% dos indivíduos recuperam o peso anterior ao tratamento no período de 12 meses e, a maioria, em 5 anos. Dos indivíduos submetidos ao tratamento para perda de peso, somente 11% mantêm perda igual ou superior a 5 kg.[8] Nesse contexto, ressalta-se que para cada kg de peso corporal perdido, ocorre redução do gasto calórico em 20 a 30 kcal/dia e aumento do apetite em torno de 100 kcal/dia acima do nível basal anterior à intervenção, o que contribui para a recuperação do peso perdido.[116]

A literatura apresenta algumas estratégias que podem ser utilizadas na tentativa de prevenir o reganho de peso. Uma delas é manter o consumo de uma dieta rica em proteínas, iniciada durante o tratamento dietético em associação com dieta hipocalórica. Essa recomendação pode ser justificada pelos mesmos mecanismos apresentados anteriormente que explicam o papel da proteína na perda de peso. Ensaio clínico randomizado realizado em adultos com sobrepeso e obesidade mostrou que o aumento na proteína da dieta (+7% do VET) contribuiu para menor reganho de peso em 12 meses após a perda de peso induzida por uma dieta hipocalórica (8 semanas de intervenção).[117]

Outras estratégias para a manutenção do peso perdido incluem:

- Interação contínua com profissionais da saúde ou em ambientes de grupo, pois mudanças comportamentais de longo prazo e controle da obesidade requerem atenção contínua
- Reforço à satisfação com os resultados, pois as pessoas tendem a se concentrar no que não alcançaram, em vez de no que já realizaram. Ao contrário da perda de peso, durante a qual observam-se reduções na balança e em medidas clínicas, o período prolongado de manutenção tem menos recompensas explícitas. Para apoiar a motivação, é necessário chamar a atenção para o progresso no tratamento, como melhorias clínicas em fatores de risco (p. ex., pressão arterial e controle glicêmico), e mostrar a evolução dos indivíduos com fotos de si mesmos "antes e depois", entre outras

Tabela 75.15 Ingestão dietética recomendada (RDA) das vitaminas D e E.

Vitaminas	Criança	Adolescente	Adulto	Idoso
D (UI/dia)[114]	600	600	600	800
E (mg de α-tocoferol/dia)[107]	6 a 7	11 a 15	15	15

Criança (1 a 8 anos); adolescente (9 a 18 anos); adulto (19 a 70 anos); idoso (mais de 70 anos). Adaptada de IOM[107,114] (2000, 2010).

Tabela 75.16 Principais fontes alimentares das vitaminas D e E.

Vitaminas	Fontes alimentares
D	Óleo de fígado de peixe, salmão, bacalhau, sardinha, atum, camarão, ostra, leite e gema de ovo
E	Óleos vegetais (tais como de gérmen de trigo, de sementes de girassol, de cártamo e oliva), oleaginosas (amendoim, castanhas e amêndoa), ovo e cereais integrais

A principal fonte de vitamina D é a síntese endógena, que ocorre por meio de exposição da pele à radiação ultravioleta B emitida pelo sol.[115] Adaptada de Philippi[108] (2014).

- Prevenção de recaídas: antecipar e gerenciar situações de alto risco para "deslizes" e lapsos ajuda os pacientes a minimizar os lapsos, "voltar aos trilhos" e evitar desistir. Esse aconselhamento inclui autopesagem e identificação de limites de peso que sinalizam a necessidade de reengajar-se com uma equipe de apoio ou iniciar estratégias de contingência, por exemplo
- Prevenção de ciclos de pensamentos negativos e desadaptativos e padrões de enfrentamento (p. ex., compulsão alimentar em resposta ao ganho de um pouco de peso)
- Prudência quanto a mudanças absolutas de forma "tudo ou nada" por meio de regras rígidas, como "sem carboidratos" ou ingestão muito restritiva. Construir a flexibilidade cognitiva para seguir em frente quando os planos não saem de acordo com o planejado é uma competência essencial para o controle do peso e as mudanças comportamentais sustentáveis de longo prazo
- Corresponsabilização dos indivíduos por seu tratamento, pois motivação sustentada por um longo prazo é mais provável quando esses se apropriam de suas mudanças comportamentais e objetivos
- Gerenciamento de expectativas com metas reais, escalando o tratamento conforme necessário e associando a diferentes intervenções.[116]

Considerando a complexidade da patogênese e do tratamento da obesidade, fica evidente que a dieta mais eficaz para perda de peso e prevenção do reganho de peso é aquela que permite boa adesão, incluindo aconselhamento comportamental para perda de peso, além de acompanhamento próximo e contínuo como estratégia para manutenção do peso perdido. Portanto, como parte de uma equipe multiprofissional, o nutricionista pode influenciar positivamente o sucesso da terapêutica. A intervenção nutricional deve ser a primeira medida não farmacológica a ser adotada e deve ser considerada como parte da mudança de estilo de vida e não como uma estratégia passageira. O plano alimentar deve ser individualizado e respeitar preferências e hábitos do indivíduo. Medidas de educação nutricional também são importantes para que o indivíduo conheça os nutrientes e saiba como organizar sua alimentação em prol de mais saúde e qualidade de vida. Assim, o papel do nutricionista como educador de saúde é fundamental para o sucesso da terapia nutricional.

REFERÊNCIAS BIBLIOGRÁFICAS

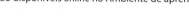

As referências consultadas para a elaboração deste capítulo estão disponíveis *online* no Ambiente de aprendizagem do GEN.

COMO CITAR ESTE CAPÍTULO

ABNT
OLIVEIRA, A. R. S.; CRUZ, K. J. C.; FONTENELLE, L. C. *et al.* Obesidade. *In*: ROSSI, L.; POLTRONIERI, F. (org.). *Tratado de Nutrição e Dietoterapia*. Rio de Janeiro: Guanabara Koogan, 2023. p. 879-890.

VANCOUVER
Oliveira ARS, Cruz KJC, Fontenelle LC et al. Obesidade. In: Rossi L, Poltronieri F (Orgs.). Tratado de nutrição e dietoterapia. Rio de Janeiro: Guanabara Koogan; 2023. p. 879-90.

CAPÍTULO 76
Cirurgia Metabólica e Bariátrica

Luciana Zuolo Coppini • Priscila Sala Kobal

INTRODUÇÃO

A obesidade é definida como o excesso de tecido adiposo corporal associado a um distúrbio metabólico e nutricional crônico que apresenta sérias consequências para a saúde, como o desenvolvimento de doenças cardiovasculares, hipertensão, diabetes melito tipo 2 e de alguns tipos de câncer.[1]

No Brasil, a prevalência de obesidade e sobrepeso (excesso de peso) nos adultos é de 19,8% e 55,4% respectivamente. Em um período de 13 anos, houve um aumento de 72% na prevalência da obesidade em adultos, sendo 11,8% em 2006 e 20,3% em 2019.[2] Segundo a Organização Mundial da Saúde, estima-se que haverá 2,3 bilhões de pessoas com sobrepeso e 700 milhões com obesidade no mundo até 2025.[3]

Como as modalidades de tratamento clínico da obesidade são, em geral, ineficazes para o subgrupo de pacientes com obesidade mórbida ou grave ou grau III, o tratamento cirúrgico deve ser considerado para esses pacientes. Apesar de sua natureza invasiva, a cirurgia bariátrica tem demonstrado taxa de sucesso consistente (redução de 50% no excesso de peso) e manutenção do peso reduzido em longo prazo em boa parte dos pacientes operados.[4]

A cirurgia bariátrica está indicada nos seguintes casos:

- Indivíduos com índice de massa corporal (IMC) maior que 50 kg/altura^2 (m)
- Indivíduos com IMC maior que 40 kg/altura^2 (m), com ou sem comorbidades, mas com falha documentada do tratamento clínico longitudinal realizado por no mínimo 2 anos e baseado em protocolos clínicos
- Idade entre 18 e 65 anos não tem restrição. Acima de 65 anos, o paciente deverá passar por uma avaliação individual
- IMC maior ou igual a 35 kg/altura^2 (m) em caso de morbidades graves, como hipertensão arterial sistêmica, diabetes melito tipo 2, dislipidemia, apneia do sono e problemas ortopédicos, persistência (vários anos) de excesso de peso de pelo menos 45 kg
- Fracasso de métodos conservadores de emagrecimento bem conduzidos documentado, realizado por no mínimo 2 anos e baseado em protocolos clínicos
- Ausência de causas endócrinas de obesidade, como hipopituitarismo ou síndrome de Cushing
- Avaliação favorável das possibilidades psíquicas de o paciente suportar as transformações radicais de comportamento impostas pela operação.[5]

Quanto a complicações, a cirurgia bariátrica apresenta mortalidade inferior a 1%. Porém, há possibilidade de complicações relacionadas com o estado nutricional, que tendem a aparecer 30 dias depois da cirurgia, como certas carências nutricionais decorrentes de marcada diminuição da ingestão, má absorção dos nutrientes, ou falta de suplementação dos nutrientes.[6]

Também podem ser abordadas algumas complicações funcionais, como a síndrome do esvaziamento gástrico rápido ou *dumping* e hipoglicemia, pela rápida chegada de hidratos de carbono simples ao intestino delgado. Também há registro de complicações cirúrgicas, como estenose da anastomose gastrojejunal, úlcera anastomótica, hérnia incisional, tromboembolismo pulmonar, fístulas anastomóticas, infecção de ferida operatória, sangramento, lesão esplênica acidental e obstrução intestinal.[6]

A cirurgia bariátrica costuma ser o tratamento sugerido em pacientes obesos mórbidos e com síndrome metabólica. Não obstante, sua indicação e o acompanhamento de longo prazo dos pacientes devem ser realizados por uma equipe altamente qualificada e multiprofissional, de modo a diminuir o risco associado a esta cirurgia e obter o maior êxito na redução permanente do peso e na melhoria das doenças associadas.

CLASSIFICAÇÃO DOS PROCEDIMENTOS BARIÁTRICOS

Os procedimentos cirúrgicos bariátricos são classicamente divididos em:

- Restritivos (gastrectomia vertical [GV] ou *sleeve* e banda gástrica ajustável; Figura 76.1)
- Disabsortivos (derivações biliopancreática/*duodenal switch*; Figura 76.2 A e B)
- Mistos (*bypass* gástrico em Y de Roux, BGYR; Figura 76.3).

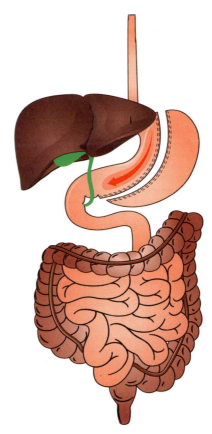

Figura 76.1 Gastrectomia vertical.

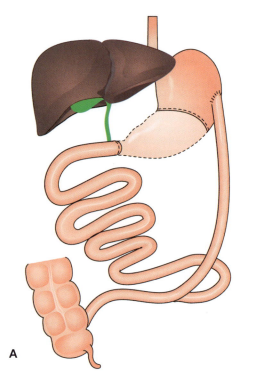
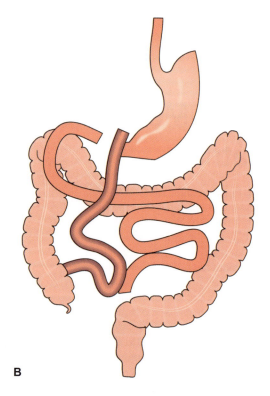

Figura 76.2 A. Derivação biliopancreática de Scopinaro. **B.** *Duodenal switch.*

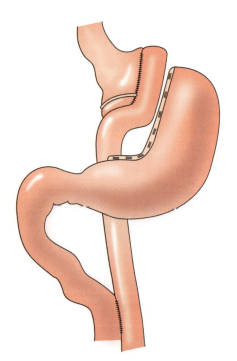

Figura 76.3 *Bypass* gástrico (derivação gástrica) em Y de Roux.

Restritivos

Procedimento para o tratamento da obesidade, a GV envolve a remoção de 80% do estômago, incluindo o fundo gástrico e a grande curvatura do estômago. O procedimento deixa um tubo gástrico ou "manga" com capacidade de 100 a 300 mℓ, produzindo saciedade precoce e reduzindo a produção de grelina, hormônio estimulador do apetite. O intestino delgado não é desviado ou removido, minimizando as deficiências nutricionais típicas observadas após os procedimentos de má absorção.[7]

A GV hoje é responsável por 63% dos procedimentos realizados em comparação a 30% BGYR e 2% banda gástrica. Esse aumento é devido aos bons resultados metabólicos, da perda de peso quando comparáveis com os outros procedimentos e menores taxas de complicações e deficiências nutricionais.

A GV proporciona uma perda de 30 a 40% do peso inicial em 2 anos. O percentual de perda do excesso de peso é de 40 a 70%.[8]

As intervenções bariátricas puramente restritivas reduzem a massa de tecido adiposo visceral. Porém, uma vez que essas intervenções carecem de efeito nas incretinas, têm resultado reduzido sobre a resistência à insulina.[9]

Mistos

O BGYR é a técnica de cirurgia bariátrica mais realizada no Brasil, com perda de peso entre 40 e 50% em relação ao peso inicial em 2 anos e percentual de perda de excesso de peso entre 50 e 60%. Esse procedimento restringe o tamanho da cavidade gástrica e, consequentemente, a quantidade de alimentos ingerida, além de reduzir a superfície intestinal em contato com a alimentação, trazendo o componente disabsortivo da cirurgia.[5]

Em relação ao controle metabólico, os procedimentos restritivos e mistos conseguem um bom controle em um curto período de tempo. A restrição gástrica junto com a diminuição da absorção (procedimentos mistos) e os mecanismos hormonais são os responsáveis pela redução de apetite, perda de peso, redução da adiposidade visceral, menor resistência à insulina e diminuição no predomínio de morbidades metabólicas.[5,9]

No BGYR é feito o grampeamento de parte do estômago, que reduz o espaço para o alimento, e um desvio do intestino inicial, que promove o aumento de hormônios estimuladores da saciedade (como o peptídio semelhante ao glucagon-1 e peptídio YY) e inibidores da fome (grelina). A junção entre a menor ingestão de alimentos e o aumento da saciedade é o que leva ao emagrecimento.[5]

PRÉ-OPERATÓRIO

O diagnóstico nutricional para a obesidade tem como principais objetivos detectar as doenças associadas (p. ex., diabetes melito, hipertensão, dislipidemia) e o estado nutricional de micronutrientes.

A gordura visceral é destaque na gênese da resistência à insulina, pois esses adipócitos apresentam maior liberação de ácidos graxos livres, desencadeando efeitos deletérios, principalmente no fígado, no pâncreas e em tecidos periféricos. Como resultado, a hiperglicemia induz o pâncreas a produzir mais insulina e, a longo prazo, o pâncreas sofre exaustão, causando o diabetes melito tipo 2.[10]

Como consequência da resistência à insulina, há aumento do aparecimento da síndrome metabólica, relacionado com a obesidade visceral e doenças que aumentam o risco do desenvolvimento de doenças cardiovasculares.[11]

A determinação da circunferência abdominal está relacionada com o tecido adiposo visceral, que apresenta funções metabólicas e endócrinas, além de produzir adipocinas pró-inflamatórias (como fator de necrose tumoral e interleucina 6) e macrófagos, o que justifica a inflamação crônica do paciente obeso.[6,10]

Por outro lado, o paciente com obesidade mórbida também pode apresentar deficiência de micronutrientes no período pré-operatório, principalmente de vitaminas e minerais, como vitamina D (68%), vitamina A (16,9%), vitamina C (16%), betacaroteno (3%), vitamina B_{12} (3%), tiamina (B_1) (29%), ferro (35 a 44%), zinco (30%), cálcio (32%) e magnésio (35,4%).[12,13]

A etiologia dessas deficiências pode estar relacionada com o aumento na expressão de transportadores de proteínas (p. ex., ferro) devido à inflamação crônica, com o hipercrescimento bacteriano no intestino (p. ex., tiamina, vitamina B_{12} e vitaminas lipossolúveis) e, sem dúvida, com a má alimentação.[10]

Sabe-se também da inter-relação de nutrientes com obesidade, como menores 25(OH) vitamina D e vitamina A em pacientes com maior IMC; menores 25(OH)D e magnésio com a hiperglicemia e correlação positiva entre a vitamina A e triglicerídeos; e aumento do hormônio tireoestimulante (TSH) com ferro baixo.[11]

No período pré-operatório, para se determinar o tipo e o grau de obesidade, é preciso realizar uma avaliação nutricional com medidas antropométricas de peso corpóreo, além de anamnese clínica e nutricional, que deve incluir questões sobre:

- Histórico da obesidade
- Tipos de tratamentos
- Antecedentes familiares
- Atividade física
- Morbidades
- Conhecimento sobre a cirurgia e seus aspectos nutricionais.

A entrevista inicial deve estabelecer um bom relacionamento profissional e pessoal entre o nutricionista e o paciente. Nesse momento, o nutricionista deve elaborar o diagnóstico da situação e estimular a motivação para o seguimento das orientações nutricionais, além de ressaltar a importância da suplementação de macro- e micronutrientes após a cirurgia bariátrica e detectar carências nutricionais no período pré-operatório.[14,15]

Uma das orientações nutricionais no período pré-operatório é a perda de peso, principalmente, em pacientes superobesos (IMC ≥ 50 kg/m²), em caso de esteatose hepática grave e de situações que possam comprometer o intraoperatório. Perda do excesso de peso no pré-operatório, mesmo que mínima, está correlacionada com maior perda de excesso de peso corporal em 3 a 4 anos após a cirurgia.[15] Uma redução de 1% do excesso de peso está correlacionada com aumento de 1,8% de perda de excesso de peso no período de 1 ano de pós-operatório (p ≤ 0,05),[15] além de reduzir a esteatose hepática, a gordura visceral e subcutânea, reduz tempo de cirurgia, e o risco de complicações cirúrgicas precoces.[16]

A sugestão de um protocolo de orientação nutricional pré-operatório com dieta com muito baixa caloria ou baixa caloria ou cetogênica, suplementos de vitaminas (se necessário), ômega-3 (2 meses antes da cirurgia), fracionamento das refeições, ingestão de água, sucos sem açúcar e outros (1,5 mℓ/dia), evitando-se doces e frituras, pode promover uma perda de excesso de peso de 5 a 10 kg.[16]

PÓS-OPERATÓRIO

Manejo nutricional

A dieta pós-operatória da cirurgia bariátrica é composta por cinco fases: líquidos claros, dieta líquida completa, dieta leve, dieta branda e dieta geral/sólida.

■ **Dieta de líquidos claros.** A primeira fase pode ser iniciada dentro de 24 horas com duração de até 48 horas após qualquer procedimento bariátrico e sua progressão deve ser discutida com o cirurgião e orientada pelo nutricionista. Inicia-se com pequenas porções de líquidos claros e bebidas isentas de açúcar. Os alimentos sugeridos para este período são: água, chá (claros), gelatina sem açúcar, água de coco e suplemento proteico líquido. O volume ingerido deve ser de 1,8 a 2 ℓ por dia, sempre em pequenas quantidades de 30 mℓ por porção em temperatura ambiente.[13,17]

■ **Dieta líquida completa.** Após aproximadamente 2 dias da cirurgia, deve-se iniciar a dieta líquida completa, que pode durar de 2 a 3 semanas. É importante ressaltar que a redução de peso nessa fase é intensa. É importante iniciar nesse momento com os suplementos de vitaminas/minerais e proteína. Os alimentos ingeridos devem continuar com os líquidos e isentos de açúcar. As preparações devem ser totalmente líquidas e coadas (se necessário). Os alimentos sugeridos para esse período são: iogurte hiperproteico líquido (diluído) sem gorduras e sem açúcar, leite desnatado (sem lactose conforme a tolerância do paciente), suco de fruta natural coado, bebidas vegetais, suplemento proteico líquido e consomê. As refeições devem ser frequentes e totalizar 2 ℓ por dia.[13,17,18]

■ **Dieta liquidificada.** A próxima fase é a dieta liquidificada: as preparações devem ser totalmente liquidificadas. Os alimentos sugeridos são sopas com textura mais firme, vitaminas de frutas com leite ou bebida vegetal, frutas cozidas ou amassadas. A transição para a terceira fase, dieta leve, deve ser feita de acordo com a tolerância do paciente e suas necessidades individuais. A dieta leve é constituída por alimentos pastosos, de consistência semelhante à de um pudim, purê ou vitaminas de leite com frutas. Nesta fase podem ser adicionados alimentos proteicos, como ovos mexidos moles, atum ralado sem gordura e queijos macios e com baixo teor de gordura e as carnes moída ou desfiadas. Frutas e vegetais também podem ser incluídos na alimentação. Essa fase pode durar de 2 a 3 semanas.[13,17]

- **Dieta branda.** A dieta branda diz respeito à fase de transição na qual os alimentos devem ser amassados, misturados ou ingeridos na forma de purê, bem macios. Essa fase é constituída de alimentos com textura modificada, que requerem pouca mastigação e que teoricamente podem passar facilmente pela bolsa gástrica.[13,17,18]
- **Dieta geral/sólida.** A última fase é a dieta geral ou dieta sólida, a ser seguida pelo paciente para o resto da vida. É o período em que o paciente, sempre seguindo as orientações do nutricionista, pode voltar a ter uma alimentação regular.[13,17] O momento exato para a progressão da consistência e o tamanho da porção depende da tolerância de cada paciente. Em geral, a evolução dessas cinco fases pode variar de 8 a 10 semanas. É importante ressaltar que cada caso é único e pode haver variações nas fases nutricionais de acordo com a evolução do paciente. Os doces concentrados devem ser eliminados da dieta após técnicas mistas, como BGYR, para minimizar os sintomas da síndrome de *dumping*, bem como após qualquer procedimento bariátrico para reduzir a ingestão calórica.[13,18]

De modo geral, o protocolo de progressão da dieta alimentar depende do tipo de cirurgia realizada. Em cirurgias menos invasivas, como as técnicas puramente restritivas, sem desvio intestinal, os pacientes normalmente progridem mais rapidamente nas fases alimentares pós-operatórias do que técnicas que envolvem desvio intestinal. Entretanto, vale ressaltar que, independentemente da técnica cirúrgica, os pacientes devem ser aconselhados a comer pequenas refeições durante o dia e mastigar bem os alimentos antes de deglutir. Os pacientes devem aderir aos princípios de alimentação saudável, incluindo pelo menos cinco porções diárias de frutas e legumes frescos. Os líquidos devem ser consumidos lentamente, de preferência pelo menos 30 minutos após as refeições para prevenir sintomas gastrintestinais e em quantidades suficientes para manter uma hidratação adequada (pelo menos 1,5 ℓ por dia).[13]

Os cuidados nutricionais garantem que o paciente realize a adequação de nutrientes e calorias para que tenha uma boa recuperação no pós-operatório, preserve massa magra durante o emagrecimento, e readéque o organismo a sua nova realidade. Procedimentos que envolvem desvio intestinal requerem maior frequência de acompanhamento nutricional.

Suplementação alimentar

A suplementação alimentar é fundamental para todos os pacientes no pós-operatório da cirurgia bariátrica e deve incluir suplementos polivitamínicos diários que contenham minimamente ferro, cálcio, vitamina D, zinco e complexo B em sua fórmula em quantidade adequada.[19] Em geral, um polivitamínico é prescrito a todos os pacientes no pós-operatório de cirurgia bariátrica, pois ajuda a manter o bom estado nutricional e evitar deficiências nutricionais. Todos os pacientes devem iniciar a suplementação polivitamínica com suplementos na forma mastigável ou líquida. A suplementação inicia após 24 a 48 horas da cirurgia. Posteriormente, dependendo do caso, pode-se optar por um suplemento polivitamínico regular, tendo-se em mente a preocupação com absorção.

As necessidades de macro e micronutrientes no pós-operatório podem variar de acordo com a avaliação e evolução nutricional dos pacientes. Atenção deve ser dada a registros de ingestão alimentar e aos exames laboratoriais dos pacientes.

As diretrizes de cirurgia bariátrica sugerem ingestão proteica entre 60 e 120 g de proteína por dia até 1,5 g/kg de peso ideal/dia na forma de: laticínios, peixe, ovos, carne ou suplemento proteico oral. Maior ingestão de proteína (até 2,1 g/kg de peso ideal/dia) deve ser avaliada individualmente com base nas necessidades do paciente.[20,21] Durante os períodos catabólicos, aminoácidos de cadeia ramificada (principalmente a leucina) têm mostrado envolvimento direto na ação anabólica de insulina, além de interagirem com a proteinoquinase B (AKT), estimulando a via do alvo da rapamicina em mamíferos, o que desencadeia o aumento da síntese de proteína muscular.[19,22] Segundo a Organização de Agricultura e Alimentos e a Organização Mundial da Saúde, a recomendação de leucina é de 1 a 3 g/dia.[23]

A suplementação com vitamina B_{12} pode ser realizada de diversas formas. A administração intranasal de 500 mg de vitamina B_{12} semanalmente também pode ser considerada, embora seja pouco empregada na prática clínica. Após procedimentos que envolvem desvio intestinal (BGYR, derivação biliopancreática), a suplementação oral (sublingual) com uma dosagem de 1.000 mg ou mais é recomendada para manter normais os níveis dessa vitamina. Suplementos intranasais e aplicações sublinguais de vitamina B_{12} podem ajudar a suprir as necessidades dessa vitamina na presença de fator intrínseco e íleo funcionante. No entanto, a eficácia desta modalidade de suplementação na população bariátrica ainda necessita ser mais bem investigada.

A suplementação intramuscular (IM) ou subcutânea (SC) de B_{12}, na dose de 1.000 a 3.000 µg/mês ou a cada 6 a 12 meses, é indicada se a vitamina não estiver disponível em níveis suficientes para manutenção da rotina oral. Apesar das recomendações para a suplementação de nutrientes, a deficiência de vitamina B_{12} é, depois de deficiência de ferro, uma das causas mais comuns de anemia após cirurgias de desvio intestinal. Após a cirurgia bariátrica, a suplementação recomendada de sulfato ferroso oral é de 300 mg 2 a 3 vezes/dia.[13]

Pacientes submetidos a BGYR e derivação biliopancreática podem ser tratados com citrato de cálcio oral e vitamina D (ergocalciferol – vitamina D_2 ou colecalciferol – vitamina D_3), para prevenir ou minimizar o hiperparatireoidismo secundário. A suplementação mínima diária de vitamina D para pacientes submetidos a BGYR é de 400 a 800 UI/dia ou 100.000 UI de 3 a 6 meses por via oral (VO).[24] A recomendação para suplementação diária de cálcio é em torno de 1.200 a 1.500 mg ou até 2.000 mg para tratamento efetivo e profilaxia de deficiência de cálcio após cirurgia bariátrica. Vale lembrar que o cálcio oral pode impedir a absorção intestinal de elementos-traço catiônicos como ferro, zinco e cobre. Em casos de níveis séricos aumentados de paratormônio (PTH), a suplementação de cálcio (e vitamina D) deve ser intensificada. Após a cirurgia bariátrica, a biodisponibilidade do citrato de cálcio é superior à de carbonato de cálcio, sendo o primeiro preferível para suplementação de cálcio.[25,26] A recomendação para suplementação de magnésio é de 300 mg/dia na forma de citrato de magnésio. A suplementação de cobre (2 mg/dia) deve ser incluída como parte da rotina de polivitamínico com mineral. Recomenda-se a suplementação de cobre oral, óxido ou sulfato (dentro do polivitamínico) para fornecer 2 mg de cobre elementar, ou 1 mg de cobre para cada 8 a 15 mg de zinco.[13]

A suplementação de vitamina A, vitamina C, tiamina, folato e zinco deve ser considerada parte da rotina de polivitamínico com mineral. Em caso de vômitos persistentes, recomenda-se a suplementação adicional de tiamina oral 100 mg/dia, por 7 a 14 dias.[13,24]

Deficiências nutricionais: sintomas e tratamento

As deficiências nutricionais podem ser de macro e micronutrientes. Os procedimentos que envolvem desvio intestinal aumentam o risco de deficiências mais graves; entretanto, as deficiências nutricionais também são encontradas após procedimentos puramente restritivos, variando em frequência de acordo com o micronutriente e o tipo de técnica cirúrgica realizada.[27,28] Um breve resumo das deficiências nutricionais pós-operatórias pode ser visto na Tabela 76.1. As deficiências de vitaminas e minerais após técnicas puramente restritivas costumam ser decorrentes de ingestão alimentar diminuída e de falta de adesão (a longo prazo) ao acompanhamento e à suplementação nutricional adequada.

Proteínas

Após a cirurgia bariátrica, além da perda de gordura corporal, estudos têm mostrado considerável perda de massa magra, principalmente quando a perda de peso pós-operatória ocorre

Tabela 76.1 Deficiências nutricionais após cirurgia bariátrica: prevalência, fatores de risco, sintomas e tratamento.[5]

Macro e micronutrientes	Deficiência pós-operatória	Fatores de risco	Sinais e sintomas	Suplementação para correção de deficiência
Proteínas	3 a 18%	Baixa ingestão de proteína alimentar ou intolerância a carne devido à difícil digestão (redução de ácido clorídrico após cirurgia bariátrica)	Fraqueza, diminuição da massa muscular, cabelos quebradiços, edema generalizado	Em casos mais graves, nutrição enteral ou parenteral e revisão do procedimento bariátrico cirúrgico
Vitamina A	BGYR: 8 a 11% DBP: 61 a 69%	Procedimentos disabsortivos (DBP-DS > BGYR), perda de peso grave	Perda da visão noturna, coceira, cabelo seco, xeroftalmia, baixa imunidade	Sem alterações nas córneas: 10.000 a 25.0000 UI/dia VO por 1 a 2 semanas. Em caso de lesões nas córneas: 50.000 a 100.000 UI IM seguidos de 50.000 UI/dia IM por 2 semanas
Vitamina B$_1$ (tiamina)	Até 49%	Vômito recorrente Não suplementação	Beribéri cardíaco ou "molhado": taquipneia após exercícios; taquicardia; apneia e pernas inchadas Beribéri nervoso ou "seco": fraqueza muscular; perda de sensibilidade dos pés e das mãos; dor; dificuldade para falar; vômito; confusão mental; movimentos involuntários dos olhos	Oral: 100 mg (2 a 3 vezes/dia) até a resolução dos sintomas ou Tratamento de encefalopatia de Wernicke: 500 mg IV 3 vezes/dia durante 2 a 3 dias; 250 mg/dia IV por 5 dias
Vitamina B$_9$ (ácido fólico)	9 a 38%	Baixa ingestão alimentar, baixa adesão ao suplemento	Anemia macrocítica, palpitações, fadiga, defeitos no tubo neural	1 mg/dia VO por aproximadamente 1 a 3 meses
Vitamina B$_{12}$ (cobalamina)	Pós-op. de BGYR e DBP: 4 a 62% após 2 anos, 19 a 35% após 5 anos	Diminuição do consumo de proteína e alimentos lácteos, procedimentos que envolvam ressecção do fundo gástrico, extrema perda de peso	Anemia perniciosa, formigamento nos dedos, depressão e demência	1.000 ou 2.000 µg/dia VO ou 5.000 mg/semana IM
Vitamina C	10 a 50%	Baixa ingestão de alimentos ricos em vitamina C e baixa adesão ao polivitamínico	Fadiga e mialgia	100 mg 3 vezes/dia ou 500 mg 1 vez/dia
Vitamina D	25 a 80%	Principalmente após cirurgias envolvendo desvio intestinal: BGYR e DBP-DS	Osteomalacia (em adultos), raquitismo (em crianças), artralgia, depressão, mialgia	Deficiência grave: 50.000 a 150.000 UI/dia; se necessário calcitriol [1,25(OH)$_2$D] VO
Ferro	BGYR/DBP: 30% (45% após 2 anos)	Deficiência preexistente, menstruação (se excessiva). DPB-DS, BGYR, maior risco em caso de suplementação de ferro insuficiente, pouca ingestão de carne, deficiência de cobre	Fadiga, produtividade prejudicada, anemia, unhas esbranquiçadas	Sulfato ferroso IM 1.000 mg (em única aplicação) ou Oral: 150 a 300 mg (2 a 3 vezes/dia) ou IV: 100 a 200 mg (2 a 3 vezes/semana)
Cálcio	Aproximadamente 10%	Deficiência preexistente ou existente de vitamina D Suplementação insuficiente de cálcio e/ou vitamina D	Baixa densidade óssea, osteoporose, contrações musculares, dor, espasmos e parestesia	Bifosfato de cálcio deve ser considerado em casos de deficiência grave
Magnésio	32%	Deficiência preexistente ou existente de vitamina D Suplementação insuficiente de magnésio e/ou vitamina D	Contrações musculares, dor, espasmos e osteoporose	–
Zinco	BGYR: 21 a 33% DBP-DS: 74 a 91%	Deficiência preexistente, baixo consumo de carne, elevado uso de antiácidos	Lesões na pele, difícil cicatrização de feridas, dermatite, perda de paladar, queda de cabelo, função imune alterada, alopecia, glossite	Deficiências graves: 220 mg de sulfato de zinco (50 mg de zinco elementar) ou 50 mg de gliconato de zinco, diariamente ou em dias alternados A ASMBS recomenda 60 mg 2 vezes/dia de zinco elementar
Cobre	BGYR: 2% DBP-DS: 10 a 24%	Uso prolongado de antiácidos, uso de suplemento de zinco	Anemia, leucopenia, formigamento nas mãos e nos pés, parestesia dolorosa, difícil cicatrização de feridas, paralisia	Em caso de deficiência grave: sulfato de cobre na dose de 2,4 mg (cobre elementar) misturado em 100 mℓ de solução salina infundida por 4 h diárias durante 5 dias, seguidos por substituição VO

ASMBS, American Society for Metabolic and Bariatric Surgery; *BGYR*, *bypass* gástrico em Y de Roux; *DBP*, derivação biliopancreática; *DBP-DS*, derivação biliopancreática com *duodenal switch*; *IM*, via intramuscular; *IV*, via intravenosa; *Pós-op.*, pós-operatório; *VO*, via oral.

rapidamente. A frequência de desnutrição proteica é de 5 a 13% após BGYR, e de 3 a 18% após derivação biliopancreática.[29] Queda de cabelo é o primeiro sinal de desnutrição proteica. Outros sinais como edema, achados bioquímicos de anemia e hipoalbuminemia também podem estar relacionados com esse quadro. A massa muscular pode diminuir consideravelmente ao longo do tempo. No período de 3 a 6 meses pós-cirurgia podem ocorrer quadros mais evidentes e isso aumenta a morbidade e as taxas de hospitalização. A quantidade de perda de massa muscular é evidentemente influenciada não só pela ingestão média diária de proteína e exercício físico, mas também pelo procedimento cirúrgico realizado.[13,29,30] Em casos graves, nos quais a ingestão oral de proteínas seja insuficiente, o suporte nutricional enteral ou parenteral pode ser necessário, assim como a revisão do procedimento bariátrico.[18,20] Vale ressaltar que a nutrição parenteral deve ser considerada em pacientes impossibilitados de usar o trato gastrintestinal por pelo menos 5 a 7 dias sem doença crítica ou por 3 a 7 dias com doença crítica.

Vitamina A

A avaliação de rotina para deficiência de vitamina A, que pode apresentar-se como complicações oculares, é recomendada após cirurgias que envolvem desvio intestinal.[13] A prevalência de deficiência de vitamina A é de 8 a 69%, dependendo da técnica cirúrgica,[31,32] sendo mais prevalente após derivação biliopancreática. As manifestações clínicas da deficiência dessa vitamina incluem xeroftalmia, cabelos secos e nictalopia (cegueira noturna), sendo este último um dos primeiros sinais clínicos da deficiência.[33] Em caso de deficiência de vitamina A, recomendam-se 10.000 a 25.000 UI/dia VO por 1 a 2 semanas nos casos sem alterações nas córneas. Caso haja lesões nas córneas, 50.000 a 100.000 UI IM seguido de 50.000 UI/dia IM por 2 semanas.[13]

Vitaminas do complexo B

Aproximadamente 29% dos pacientes após cirurgia bariátrica apresentam baixa concentração sérica de tiamina (vitamina B_1) sem manifestação de sintomas. A deficiência sintomática de tiamina ocorre em até 49% dos pacientes no pós-operatório e varia de acordo com a técnica de cirurgia bariátrica realizada. O principal fator de risco para a deficiência dessa vitamina são os episódios de vômito persistentes, principalmente em associação com procedimentos restritivos. A alimentação pobre em tiamina e o descumprimento da suplementação oral são as principais causas para a deficiência dessa vitamina.[28,34] As manifestações clínicas de deficiência de tiamina são altamente variáveis e podem envolver o sistema nervoso central e periférico (p. ex., beribéri seco), o sistema cardiovascular (p. ex., beribéri molhado) e o sistema metabólico (p. ex., acidose metabólica). Beribéri cardíaco ou "molhado" é caracterizado por taquipneia após exercícios, taquicardia, apneia e pernas inchadas. Beribéri nervoso ou "seco" é caracterizado por fraqueza muscular, perda de sensibilidade dos pés e das mãos, dor, dificuldade para falar, vômito, confusão mental, movimentos involuntários dos olhos e paralisia. Casos graves podem evoluir para síndrome de Wernicke-Korsakoff, caracterizada por perda de memória e confusão mental. A deficiência de tiamina deve ser avaliada em pacientes que evoluem com rápida perda de peso no pós-operatório, especialmente os que apresentarem vômitos prolongados. Pacientes com deficiência grave de tiamina (suspeitada ou estabelecida) devem ser tratados com tiamina intravenosa (IV) 500 mg/dia durante 3 a 5 dias seguidos de 250 mg/dia durante 3 a 5 dias ou até a resolução dos sintomas

e, então, retornar com o tratamento usual de polivitamínico e 100 mg/dia VO.[13]

A vitamina B_9, também conhecida como folato ou ácido fólico, é absorvida pelo intestino e desempenha papel crucial na síntese de ácidos nucleicos, bem como no metabolismo de vários aminoácidos, como a homocisteína. A deficiência de vitamina B_9 pode levar a alterações clínicas que variam de anemia megaloblástica, retardo no crescimento a defeitos congênitos. A prevalência de deficiência da deficiência dessa vitamina após procedimentos puramente restritivos e mistos é de 9 a 38%.[13]

A deficiência de vitamina B_{12} é uma das causas mais comuns de anemia após BGYR e derivação biliopancreática, com uma prevalência de 4 a 62% após 2 anos e 19 a 35% após 5 anos. Valores superiores a 1.000 mg/dia VO ou 1.000 mg/mês IM podem ser necessários em casos de deficiência dessa vitamina, até os níveis séricos normalizarem.[13,24]

Vitamina C (ácido ascórbico)

Enquanto apenas dois casos de escorbuto foram relatados na população bariátrica, a deficiência de vitamina C só ocorre quando não há adesão ao polivitamínico, com prevalência de 10 a 50%. Os sintomas de deficiência de vitamina C, que ocorram no prazo de 3 meses do pós-operatório, incluem fadiga e mialgia. Não existem dados consistentes sobre a prevenção ou o tratamento da deficiência da vitamina C em pacientes após cirurgia de obesidade. A deficiência de vitamina C em pacientes não bariátricos com escorbuto foi tratada com sucesso com 100 mg 3 vezes/dia ou 500 mg 1 vez/dia, atingindo remissão completa após 1 mês.[13,24]

Ferro

A prevalência média de anemia ferropriva é de 30% após 2 anos, e 45% após 5 anos da cirurgia bariátrica, sendo uma das mais frequentes complicações a longo prazo de todos os procedimentos bariátricos.[24] O tratamento de deficiências inclui sulfato ferroso oral, fumarato ferroso, ou gliconato ferroso para fornecer até 150 a 200 mg de ferro elementar diário. A suplementação de vitamina C pode ser adicionada simultaneamente para aumentar a absorção do ferro. Os sintomas de deficiência de ferro são: fadiga, produtividade prejudicada, anemia, unhas esbranquiçadas e anemia. Suplementação IV de ferro, preferencialmente com gliconato férrico ou sacarose, pode ser necessária para pacientes com deficiência refratária devido à disabsorção grave de ferro. Em casos de deficiências graves, recomendam-se doses de até 1.000 mg, sendo a administração em uma única sessão IM e ao longo de um período curto de tempo.[13,24]

Vitamina D e cálcio

A prevalência de deficiência de vitamina D após cirurgia bariátrica pode variar de 25 a 80%. Maior prevalência é encontrada após técnicas que envolvem desvio intestinal. Os principais sinais e sintomas de sua deficiência são: osteomalacia (em adultos), raquitismo (em crianças), artralgia, depressão e mialgia. Doses altas de vitamina D_2 ou D_3 oral podem ser necessárias em casos de disabsorção grave de vitamina D (50.000 UI de 1 a 3 vezes/semana ou diariamente).[13]

A incidência de deficiência de cálcio após cirurgia bariátrica é de aproximadamente 10%. A má absorção de cálcio (e vitamina D) após cirurgias que envolvem desvio intestinal é causada por alterações anatômicas, em particular, a exclusão do duodeno e também devido ao curto canal comum onde ocorre sua absorção.[35] A absorção de cálcio ocorre principalmente no jejuno e no íleo por meio de uma rota passiva paracelular, enquanto o transporte intracelular de cálcio ocorre de maneira ativa principalmente no duodeno. Cerca de 99% do cálcio estão armazenados nos ossos e alterações na homeostase do cálcio podem refletir as mudanças na massa óssea e vice-versa. Uma vez que a concentração de cálcio sérico não reflete o estado do cálcio, a determinação isolada de cálcio sérico tem limitado valor diagnóstico. Ligeiras diminuições nos níveis de cálcio são compensadas e normalizadas pelo PTH, controlado pela vitamina D, aumentando a absorção intestinal e reduzindo a eliminação renal e a intensificação da osteólise. É recomendável avaliar a excreção de cálcio urinário de 24 horas, além da dosagem de fosfatase alcalina sérica em intervalos de 6 a 12 meses.[13,24] Uma vez que mais de 90% do cálcio humano corporal são armazenados no osso, a avaliação da densidade óssea pelo exame de densitometria óssea também é considerada um bom marcador.[29] Níveis séricos de C e N-telopeptídio e osteocalcina têm demonstrado valor promissor como marcadores ósseos após BGYR.[13,35]

Minerais: magnésio, zinco e cobre

A prevalência de deficiência de magnésio no pós-operatório de BGYR é de 32%, sendo uma condição preexistente no período pré-operatório em alguns casos. A inadequada concentração de magnésio ocorre em cerca de 35,4% dos pacientes antes da cirurgia bariátrica.[13,36] Os principais sintomas da deficiência desse mineral são: contrações musculares, dor, espasmos, osteoporose, convulsões e arritmia cardíaca. O magnésio é o segundo cátion intracelular mais comum no corpo humano. Este mineral desempenha papel fundamental como cofator em diversas reações enzimáticas, como no metabolismo de energia, contração muscular, atividade neuronal e excitabilidade cardíaca. A deficiência de magnésio não só influencia diretamente a formação de cristais ósseos, mas também a secreção e a atividade do paratormônio, contribuindo para a osteoporose.[37]

A deficiência de zinco está presente em até 30% dos pacientes no período pré-operatório e sua prevalência no pós-operatório pode chegar até 74 a 91% em pacientes submetidos a técnicas puramente disabsortivas. Após BGYR, sua prevalência é de aproximadamente 21 a 33%. O zinco desempenha papel importante na divisão e no crescimento celular, na cicatrização de feridas e no sistema imunológico. A avaliação de rotina para deficiência de zinco deve ocorrer após procedimentos que envolvam desvio intestinal. Os principais sinais e sintomas da deficiência desse mineral são: queda de cabelo, lesões na pele, dificuldade na cicatrização de feridas, disgeusia (perda do paladar) e glossite.[13,24] A suplementação de zinco é feita apenas com o uso de polivitamínico e poliminerais diários. Em casos de deficiência grave, 220 mg de sulfato de zinco (50 mg de zinco elementar) ou 50 mg de gliconato de zinco, diariamente ou em dias alternados. A American Society for Metabolic and Bariatric Surgery recomenda 60 mg 2 vezes/dia de zinco elementar.[18,35]

A deficiência pós-operatória de cobre é mais frequente após técnica puramente disabsortiva, acometendo até 23,6% dos casos. O cobre é um componente essencial de muitas enzimas envolvidas na síntese de neurotransmissores, bem como na absorção intestinal de ferro. Os principais sinais e sintomas de deficiência de cobre são: anemia, leucopenia, formigamento nas mãos e pés e dificuldade de cicatrização de feridas. O tratamento para deficiência média ou moderada pode ser alcançado com sulfato de cobre oral ou gliconato de cobre de 2 mg/dia até normalizar os níveis e resolver os sintomas. Pacientes em tratamento de deficiência de zinco ou usando suplemento de zinco para perda de cabelo devem receber 1 mg de cobre para cada 8 a 15 mg de zinco, pois a reposição de zinco pode causar deficiência de cobre. Em caso de deficiência grave de cobre, o tratamento pode ser iniciado com cobre IV (2,4 mg/dia) por 5 a 6 dias.[13,25,34]

REFERÊNCIAS BIBLIOGRÁFICAS

As referências consultadas para a elaboração deste capítulo estão disponíveis *online* no Ambiente de aprendizagem do GEN.

COMO CITAR ESTE CAPÍTULO

ABNT
COPPINI, L. Z.; KOBAL, P. S. Cirurgia metabólica e bariátrica. *In*: ROSSI, L.; POLTRONIERI, F. (org.). *Tratado de Nutrição e Dietoterapia*. 2. ed. Rio de Janeiro: Guanabara Koogan, 2023. p. 891-897.

VANCOUVER
Coppini LZ, Kobal PS. Cirurgia metabólica e bariátrica. In: Rossi L, Poltronieri F (Orgs.). Tratado de nutrição e dietoterapia. 2. ed. Rio de Janeiro: Guanabara Koogan; 2023. p. 891-7.

CAPÍTULO 77
Fibrose Cística

Lenycia de Cassya Lopes Neri

INTRODUÇÃO

A fibrose cística (FC) é uma doença fatal e hereditária, de caráter autossômico recessivo, com mais de mil tipos de mutações no gene que codifica a proteína transmembrana chamada *cystic fibrosis transmembrane conductance regulator* (CFTR). Acarreta alterações no transporte de íons (cloro e sódio) e, consequentemente, de água em células dos sistemas respiratório, digestório, hepatobiliar e reprodutivo e das glândulas sudoríparas.[1,2] Essa falha genética causa um espessamento de líquidos na mucosa de todos os sistemas corporais, com maiores consequências nos sistemas respiratório e digestório.

Dados de Cystic Fibrosis Research Directions (2007) relatam que cerca de 1.000 crianças nascem com FC por ano.[3] Estimam-se 30 mil pacientes nos EUA e 70 mil no mundo.[4] No Brasil existe um banco de dados de todos os pacientes diagnosticados com FC, o Registro Brasileiro de Fibrose Cística (Rebrafc), em cujo último relatório haviam sido registrados 6.112 indivíduos com a doença.[5]

É interessante apontar que não existe diferença significativa entre gêneros, pois a FC genética não tem relação com sexo; no entanto, ela está ligada à etnia, afetando mais a branca (Tabela 77.1),[5] o que pode explicar a maior prevalência nas regiões Sul e Sudeste do Brasil. Na Tabela 77.2 (dados do Rebrafc), está a distribuição dos pacientes segundo o estado do Brasil.

O último relatório do Rebrafc apontou a idade média de 13,28 anos (desvio padrão de 11,5) e mediana de 10,43 anos (p25: 5,14-p75: 18,23).[5] Isso indica que, no Brasil, ainda é mais frequente o tratamento pediátrico, embora dados apontem uma expectativa de vida de 40 anos devido aos avanços da medicina no tratamento e na qualidade de vida desses pacientes.

Tabela 77.1 Distribuição dos brasileiros com fibrose cística de acordo com sexo e etnia (2018).

Sexo	Número de pacientes	Percentual (%)
Masculino	3.138	51,4
Feminino	2.974	48,6
Total de pacientes	6.112	100
Etnia	Número de pacientes	Percentual (%)
Branco	4.228	69,2
Pardo	1.483	24,3
Negro	377	6,2
Asiático	18	0,3
Índio	6	0,1
Total de pacientes	6.112	100

Adaptada de Registro Brasileiro de Fibrose Cística[5] (2020).

Um dos grandes avanços no tratamento foi a inclusão da FC na triagem neonatal na maioria dos estados brasileiros. A partir da confirmação do teste positivo, o paciente é encaminhado para um centro de referência de tratamento de FC para realização do teste de cloro no suor, que é o método padrão-ouro no diagnóstico da doença. Recentemente, métodos alternativos (como concentração e condutividade do cloreto no suor) foram introduzidos para simplificar a coleta e a análise de amostras de suor; porém, eles ainda estão sendo avaliados pela literatura.[6] Com a inclusão do teste de imunotripsina reativa na triagem neonatal, é possível diagnosticar o paciente com FC mesmo antes da manifestação dos primeiros sintomas, o que melhora muito o prognóstico da doença.

O tratamento da FC é complexo, oneroso e demanda uma grande quantidade de tempo e dedicação do paciente e seus familiares.[4] A abordagem é multiprofissional, envolvendo médicos (pneumologista, gastroenterologista, nutrólogo, hepatologista, geneticista), psicólogo, fisioterapeuta, nutricionista, enfermeiro e outros profissionais.[5]

Tratamentos para FC apresentam-se em várias categorias: enzima pancreática para correção da absorção dos nutrientes em todas as refeições; ingestão diária de vitaminas lipossolúveis; dietas de alta densidade calórica (e consequente pressão para sempre comer bem); tratamentos inalatórios com mucolíticos, broncodilatadores, antibióticos e corticosteroides; fisioterapia respiratória e depuração das vias respiratórias; exercícios físicos; antibióticos orais; insulina em casos de diabetes relacionado com FC; e, mais recentemente, moduladores CFTR. Eventualmente, quando ocorrem exacerbações pulmonares agudas, são necessárias internações para administração de antibióticos.

O regime de tratamento para FC é complexo e requer muita dedicação.[4] A adesão por parte do paciente e dos cuidadores é fundamental para o tratamento e possibilita melhora na qualidade e na expectativa de vida. A relação médico-paciente deve ser de confiança e amizade, pois o acompanhamento será por toda a vida. Desse modo, é necessário que o paciente tenha abertura para poder conversar sobre todas as dificuldades encontradas.

MANIFESTAÇÕES CLÍNICAS

O espessamento do muco causado pela doença no sistema pulmonar dificulta as trocas gasosas e cria um meio ideal para colonização de bactérias, causando infecções e inflamações recorrentes do sistema respiratório que vão piorando progressivamente e aumentando a demanda energética.[3]

Além do sistema pulmonar, o digestório também é afetado. As manifestações gastrintestinais são, na sua maioria, secundárias à insuficiência pancreática, que ocorre em cerca de 85% dos pacientes. A obstrução dos canalículos pancreáticos por tampões mucosos impede a liberação das enzimas para o duodeno, determinando má digestão de macronutrientes (gorduras, proteínas e carboidratos). Isso pode ocasionar diarreia crônica, com fezes volumosas, gordurosas, pálidas, fétidas, que, se não tratada adequadamente, leva à desnutrição energético-proteica.[7]

Sendo assim, a desnutrição e o déficit de crescimento desses pacientes ocorrem tanto devido à dificuldade em alcançar as necessidades energéticas,[8] que são aumentadas nos portadores de FC,[9] quanto em função das perdas causadas pela doença, que se devem principalmente a inflamação e infecção pulmonar crônica, má absorção causada pela insuficiência pancreática, alteração na circulação êntero-hepática de sais biliares

Tabela 77.2 Prevalência de pacientes com fibrose cística de acordo com os estados brasileiros e o Distrito Federal (2014).

Estado de origem	Número de pacientes	Percentual (%)	Estado de origem	Número de pacientes	Percentual (%)
São Paulo	1.644	26,9	Alagoas	42	0,7
Minas Gerais	749	12,3	Rio Grande do Norte	41	0,7
Bahia	469	7,7	Paraíba	28	0,5
Rio Grande do Sul	705	11,5	Maranhão	29	0,5
Rio de Janeiro	447	7,3	Tocantins	10	0,3
Paraná	482	7,9	Piauí	42	0,7
Santa Catarina	307	5,0	Rondônia	8	0,2
Pará	133	2,2	Amazonas	5	0,1
Espírito Santo	161	2,6	Sergipe	51	0,8
Ceará	176	2,9	Acre	3	0,1
Pernambuco	143	2,3	Amapá	3	0,1
Distrito Federal	154	2,5	Roraima	1	0,03
Goiás	164	2,5	Não informado	66	1,9
Mato Grosso	65	1,1	**Total**	**3.511**	**100**
Mato Grosso do Sul	72	1,2			

Adaptada de Registro Brasileiro de Fibrose Cística[5] (2020).

e antibioticoterapia frequente. A desnutrição pode ainda ser agravada pela presença de anorexia, decorrente de refluxo gastresofágico e/ou tosse, piora da infecção respiratória crônica e estresse psicossocial,[8] e está associada a queda da qualidade de vida e maior morbidade.[10]

A função pulmonar e o estado nutricional têm íntima correlação, sendo a desnutrição em FC causa da perda global de massa muscular, com diminuição na contratilidade e resistência dos músculos, incluindo os respiratórios. Esse enfraquecimento nos músculos respiratórios contribui para a diminuição de trocas gasosas nas vias respiratórias e aumenta o risco de infecções. Assim, a desnutrição energético-proteica é reconhecida como um dos piores fatores prognósticos da doença, e o bom estado nutricional do paciente com FC é crucial no prognóstico geral.[3,8]

Existem pacientes que têm o diagnóstico tardio (não tinham a triagem neonatal em seu nascimento) e já chegam ao centro de referência com um processo de magreza acentuada. Ao conseguir recuperar o estado nutricional, assim como iniciar os demais tratamentos adequados a esses pacientes, é verificada uma grande melhora na qualidade de vida dele e da família. É igualmente grandioso quando algum lactente com complicações neonatais (como íleo meconial, que requer cirurgia imediata, com ressecções intestinais) e grau de magreza também acentuado é recuperado pelos esforços da equipe interdisciplinar. Ao restabelecer o estado nutricional, o paciente recupera sua qualidade de vida, e a família tem de volta a esperança.

AVALIAÇÃO NUTRICIONAL

Em pediatria, o tratamento nutricional garante o desenvolvimento e o crescimento dos pacientes. Todos têm potencial de crescimento igual ao de crianças não afetadas com FC, desde que o aporte nutricional seja adequado. Por isso, o acompanhamento do nutricionista com avaliações nutricionais e tratamento dietético é essencial. Para crianças diagnosticadas antes dos 2 anos, a Cystic Fibrosis Foundation (CFF) dos EUA recomenda o alcance do peso para o comprimento acima do percentil 50; para crianças de 1 a 12 anos com déficits de crescimento, a

CFF recomenda tratamento com intervenção comportamental em conjunto com aconselhamento nutricional para promover o ganho de peso. Em adultos com déficit de peso, a CFF recomenda o uso de suplementos nutricionais (oral e enteral), além de ingestão alimentar habitual para melhorar a taxa de ganho de peso, sendo que o recomendado é manter-se acima do índice de massa corporal (IMC) 23 kg/m² em homens e 22 kg/m² em mulheres.[11]

TERAPIA NUTRICIONAL

Os objetivos da terapia nutricional de pacientes com FC são:

- Avaliar o estado nutricional e acompanhar a evolução pôndero-estatural do paciente
- Promover educação nutricional para garantir uma alimentação adequada às necessidades
- Intervir precocemente na reabilitação nutricional quando necessário.

Segundo a diretriz brasileira de nutrição em FC, os parâmetros antropométricos que indicam um estado nutricional ótimo são superiores ao percentil 50. A avaliação do estado nutricional deve ser realizada periodicamente por nutricionistas para avaliação precoce da necessidade de intervenção.[12]

Em relação à energia, a dieta em FC deve ser hipercalórica, alcançando 110 a 200% do recomendado para populações saudáveis de mesma faixa etária e sexo. Já no que diz respeito à distribuição de macronutrientes, deve favorecer uma dieta hiperlipídica (com 40% do valor energético total [VET] provenientes de gorduras), com menor proporção de carboidratos (40 a 50% do VET) e normoproteica (maior que 20% do VET).[12]

Em relação a micronutrientes, de modo geral, uma dieta balanceada, atendendo as necessidades energéticas e proteicas aumentadas, supre as necessidades elevadas de minerais. No entanto, alguns cuidados devem ser tomados para a alimentação em FC, pois devido ao distúrbio de eletrólitos, alguns minerais estão diretamente associados às demandas dos pacientes com a doença, dos quais merecem destaque: cálcio, magnésio, ferro, zinco e sódio.[12]

A perda de sódio através da pele é tão grande que, popularmente, a FC é conhecida como "doença do beijo salgado", uma vez que, anteriormente, a mãe percebia a doença na criança ao beijá-la e sentir o sabor salgado. Diante disso, todos os pacientes com FC devem receber um acréscimo de sódio na dieta. Além disso, os cuidados deverão ser redobrados em climas quentes e durante a realização de exercícios, quando cristais de sódio são perceptíveis na pele desses pacientes, com grande risco de hiponatremia.[2,13]

Mesmo crianças em aleitamento materno exclusivo deverão ser suplementadas com sódio, pois o leite materno, assim como fórmulas infantis, não contém sódio suficiente para a reposição dessas perdas.[2,12,13]

Os consensos norte-americanos e europeus recomendam o acréscimo de sal de cozinha (em um quarto ou um oitavo de colher de chá).[2] Na diretriz brasileira de nutrição para FC é indicado o consumo de alimentos salgados, e em alguns centros de referência de tratamento de FC é utilizada a solução de cloreto de sódio manipulada pela farmácia.[2,13] A suplementação de sódio deve seguir o recomendado na Tabela 77.3.[12]

A suplementação de vitaminas hidrossolúveis ocorre de acordo com as orientações de puericultura padrões, sem necessidades específicas para FC. Por outro lado, as vitaminas lipossolúveis são mais necessitadas devido à síndrome de má absorção, causada por alterações endócrinas e gastrintestinais,

principalmente a insuficiência pancreática exócrina, que prejudica a secreção das enzimas pancreáticas, comprometendo a absorção de gorduras e, consequentemente, das vitaminas A, D, E e K.[13]

Diante dessa necessidade aumentada, todos os pacientes com insuficiência pancreática recebem suplementação de vitaminas lipossolúveis em meio hidrossolúvel (para facilitar a absorção) padronizada para FC. Atualmente, é oferecido pelo governo brasileiro, de modo gratuito, o AquaDEKS®, cuja composição pode ser observada na Tabela 77.4. No entanto, novos entendimentos sobre as necessidades reais em FC estão surgindo, e artigos ressaltam os riscos de toxicidade de alguns nutrientes, como a vitamina A. Por isso, deve-se estar atento às recomendações de cada micronutriente, conforme demonstra Tabela 77.5.[15]

O diagnóstico de insuficiência pancreática pode ser realizado por avaliação clínica (sintomas de má absorção de gordura ou presença de gordura nas fezes, perda ou ganho insuficiente de peso) ou pelo teste de elastase fecal.[16] Assim que realizado o diagnóstico, inicia-se a terapia de reposição enzimática, realizada por meio de cápsulas com microesferas recobertas com uma cera (para impedir ação ácida gástrica) com liberação entérica. Essas microesferas apresentam várias classes de enzimas digestivas: proteases, amilases e lipases. No entanto, a sua posologia é pautada no conteúdo de gordura da alimentação, de modo a evitar a esteatorreia; portanto, a recomendação é de unidades de lipase (Tabela 77.6).

Orientações importantes para os cuidadores são que as microesferas não devem ser maceradas nem deixadas em contato com líquidos durante muito tempo antes de serem ingeridas, para que não percam a ação de revestimento. Elas devem ser consumidas ao início de qualquer refeição, exceto naqueles lanches compostos apenas por frutas (devido a seu baixo conteúdo de gordura, com exceção de abacate e coco). Seu tempo de ação é de aproximadamente 40 minutos. Assim, caso o período de ingestão seja maior, deve-se complementar ao fim

Tabela 77.3 Recomendações para suplementação de sódio para pacientes com fibrose cística, de acordo com a idade.

Idade	Recomendação
Crianças < 1 ano	1 a 2 mmol/kg de peso corporal ou até 500 mg
Crianças maiores de um ano	4 g/dia em doses divididas
Adolescentes e adultos	6 g/dia

Adaptada de UK Cystic Fibrosis Trust Nutrition Working Group[14] (2016).

Tabela 77.4 Composição do suplemento de micronutrientes específico para fibrose cística AquaDEKS®.

Micronutriente	Em 1 ml	Recomendações para lactentes (%)	Em 2 ml	Recomendações para crianças maiores de 4 anos (%)	Em uma cápsula gelatinosa	Recomendações (%)	Em 2 tablets	Recomendações (%)
Vitamina A	5.751 UI	383	11.502 UI	460	18.167 UI	363	18.167 UI	363
Vitamina C	45 mg	129	90 mg	225	75 mg	125	70 mg	117
Vitamina D$_3$	400 UI	100	800 UI	200	1.200 UI	300	1.200 UI	300
Vitamina E	50 UI	1.000	100 UI	1.000	150 UI	500	100 UI	333
Tiamina	0,6 mg	120	1,2 mg	171	1,5 µg	100	1,5 mg	100
Riboflavina	0,6 mg	100	1,2 mg	150	1,7 mg	100	1,7 mg	100
Niacina	6 mg	75	12 mg	133	10 mg	50	10 mg	50
Vitamina B$_6$	0,6 mg	150	1,2 mg	171	1,9 mg	95	1,9 mg	95
Biotina	15 µg	30	30 mg	20	100µg	33	100 µg	33
Ácido pantotênico	3 mg	100	6 mg	120	12 mg	120	12 mg	120
Zinco	5 mg	100	10 mg	125	10 mg	67	10 mg	67
Vitamina E	15 mg	NE	30 mg	NE	150 UI	NE	100 UI	333
Vitamina K	400 µg	NE	800 µg	NE	700 µg	875	700 µg	875
Selênio	10 µg	NE	20 µg	NE	75 µg	107	75 µg	107
Sódio	10 mg	NE	20 mg	NE	10 mg	< 1	10 mg	< 1%
Coenzima Q10	2 mg	NE	4 mg	NE	10 mg	NE	10 mg	NE

NE, recomendações não estabelecidas para esses nutrientes. Dados fornecidos pelo fabricante do produto.

Tabela 77.5 Recomendações de vitaminas lipossolúveis para fibrose cística, segundo faixa etária.

Vitamina	Idade	Recomendações específicas para fibrose cística
A	0 a 12 meses	510 mg (1.500 UI)
	1 a 3 anos	1.700 mg (5.000 UI)
	4 a 8 anos	1.700 a 3.400 mg (5.000 a 10.000 UI)
	> 8 anos	3.400 µg (10.000 UI)
	Adultos	3.400 µg (10.000 UI)
D*	0 a 12 meses	40 a 50 mg (40 a 50 UI)
	1 a 3 anos	80 a 150 mg (80 a 150 UI)
	4 a 8 anos	100 a 200 mg (100 a 200 UI)
	> 8 anos	200 a 400 mg (200 a 400 UI)
	Adultos	200 a 400 mg (200 a 400 UI)
E	0 a 12 meses	10 µg (400 UI)
	1 a 3 anos	10 a 20 µg (400 a 800 UI)
	4 a 8 anos	10 a 20 µg (400 a 800 UI)
	> 8 anos	10 a 20 µg (400 a 800 UI)
	Adultos	10 a 20 µg (400 a 800 UI)
K**	0 a 12 meses	0,3 a 0,5 mg
	1 a 3 anos	0,3 a 0,5 mg
	4 a 8 anos	0,3 a 0,5 mg
	> 8 anos	0,3 a 0,5 mg
	Adultos	2,5 a 5 mg/semana

*Além da exposição solar adequada. **Em antibioticoterapia, adicional de vitamina K pode ser necessário. Adaptada de Maqbool e Stallings[15] (2008).

Tabela 77.6 Recomendações de reposição de lipase segundo o Consenso Brasileiro de Fibrose Cística.

Idade	Suplementação
Lactentes (até 12 meses)	2.000 a 4.000 U de lipase/120 mℓ de fórmula ou consumo estimado de leite materno e aproximadamente 2.000 U de lipase/g de gordura dietética em alimentos
Crianças de 1 a 4 anos	2.000 a 4.000 U de lipase/g de gordura dietética, aumentando a dose conforme necessário (dose máxima de 10.000 U de lipase/kg/dia
Crianças > 4 anos e adultos	Considere começar com 500 U de lipase/kg por refeição Titular para cima até uma dose máxima de: 1.000 a 2.500 U de lipase/kg por refeição, ou 10.000 U de lipase/kg/dia, ou 2.000 a 4.000 U de lipase/g de gordura dietética obtida em todas as refeições, lanches e bebidas contendo gordura

Adaptada de Athanazio et al.[17] (2017).

da refeição, para que haja uma absorção satisfatória de nutrientes.[18] Para lactentes, as cápsulas devem ser abertas, e as microesferas podem ser administradas diretamente na boca do bebê ou em veículo de fácil deglutição, como uma rodela amassada de banana ou um pedaço pequeno de batata cozida.

É importante o cálculo da quantidade adequada de enzimas a serem administradas, visto que o excesso delas aumenta o risco de colonopatia fibrosante, irritação perianal (devido à atividade das enzimas nas fezes) e constipação intestinal grave em pacientes com má absorção crítica.[2]

Para o cálculo de unidades de lipase administradas, vários métodos podem ser utilizados, como: quantidade de lipase por mamada, por meio do peso da criança ou por grama de gordura da dieta (calculada usando tabelas de composição de alimentos). As recomendações da CFF são de 500 a 2.500 unidades de lipase por quilograma de peso corporal por refeição, ou quantidade menor do que 10 mil unidades de lipase por quilograma de peso corporal por dia, ou quantidade menor do que 4.000 unidades de lipase por grama de gordura dietética por dia.[11]

É importante orientar aos cuidadores que uma exposição prolongada das esferas na mucosa oral ou nas mamas pode ocasionar lesões, devido à presença de proteases.

Por isso, ajustes devem ser realizados rotineiramente, e o cuidador deve ser orientado para que, em refeições mais gordurosas, mesmo que sejam pequenos lanches (em caso de grande quantidade de gordura), aumente a suplementação de enzimas.

ORIENTAÇÕES ESPECÍFICAS DE ACORDO COM A FAIXA ETÁRIA

Lactentes

Ao se identificar o diagnóstico de FC com o teste de triagem neonatal, confirmado pelo teste do cloro no suor, muitos lactentes encontram-se assintomáticos; por isso, a aceitação da doença por parte da família é difícil. Nesse momento, é importante uma reunião da equipe multiprofissional com cuidadores e familiares da criança, para apoiar e deixar claro que o verdadeiro "time" de cuidadores do paciente, incluindo os pais, melhorará o prognóstico da doença com tratamento precoce.

As orientações dietéticas do lactente com FC são semelhantes aos aconselhamentos de puericultura saudável. Portanto, é incentivado o aleitamento materno exclusivo, com a suplementação enzimática para lactentes com insuficiência pancreática. A alimentação complementar deve ser realizada de acordo com as recomendações da Sociedade Brasileira de Pediatria para todos os lactentes. Não é necessária nenhuma adaptação específica para FC, exceto a suplementação de sódio, a qual será abordada adiante. Na impossibilidade de aleitamento materno, assim como para os demais lactentes, recomenda-se o uso de fórmulas infantis no primeiro ano de vida.[12]

Caso o ganho de peso seja insuficiente, torna-se necessário o aumento do aporte calórico, podendo-se adicionar módulos de macronutrientes às mamadas ou papas, em geral de óleos vegetais, ou módulos de triglicerídeos de cadeia média (TCM) e maltodextrina.[12]

Pré-escolares

Esta faixa etária é caracterizada por relativa independência, mas que ainda precisa do auxílio dos pais ou responsáveis para ingerir as enzimas pancreáticas. É comum a redução do interesse da criança pela alimentação (devido a novas descobertas), o que ocasiona preocupação excessiva dos pais ou cuidadores. A preocupação excessiva com o ganho de peso da criança pode provocar um estresse ao alimentar-se, que age como um reforço negativo ao consumo dos alimentos.

Nessa idade, é comum a rejeição à introdução de novos alimentos (neofobia alimentar), mas os pais devem persistir na tarefa de oferecer itens variados à criança, com horários regulares. Também é comum a oferta de diversos alimentos durante o dia todo, o que diminui o apetite para grandes refeições e aumenta o número delas. Além disso, é muito frequente a substituição de refeição salgada por oferecimento de leite, prática não recomendada. É preciso estabelecer e respeitar os horários das refeições, que devem ser realizadas em ambientes tranquilos e sem distração, como a televisão.

Escolares

A fase escolar normalmente é caracterizada por baixa aceitação da ingestão de enzimas e suplementos nutricionais perto dos colegas de escola, por medo da não aceitação do grupo. Isso diminui a adesão ao tratamento. Nesse momento, é muito importante a observação de perto de pais e responsáveis, para que sejam orientados na escola o tipo de dieta e a necessidade da medicação.

Adolescentes

A adolescência é uma fase de transição com maturação biológica e grande necessidade energética, a qual nem sempre consegue ser suprida somente com a alimentação, sendo necessária a utilização de suplementos orais.

Investigar o histórico do uso de suplementos alimentares orais pelo paciente é útil para compreender e melhorar a aceitação, pois muitas vezes os adolescentes relatam não aceitar o paladar da suplementação oral devido à monotonia. Uma alternativa interessante é a criação de receitas hipercalóricas de acordo com o paladar do adolescente, como: *milk shake* com o suplemento oral industrializado e frutas congeladas como alternativa para um lanche da tarde.

Na adolescência, a imagem corporal tem grande importância, e, por meio de reforços da mídia para disseminar o culto à magreza, principalmente feminina, a adesão das meninas adolescentes a estratégias de ganho de peso é dificultada, muitas vezes sendo observados transtornos de comportamento alimentar.

Diante disso, é importante elucidar a importância da adesão ao tratamento dietético como estratégia de melhora da função pulmonar e consequente melhora na qualidade de vida e no prognóstico da doença. É interessante atender adolescentes de maneira isolada dos cuidadores, com a finalidade de estimular maior responsabilidade no tratamento do próprio adolescente e perceber melhor suas necessidades e expectativas.

Em muitos casos de magreza acentuada a dieta por via oral é complementada por terapia nutricional enteral (gastrostomia de uso noturno), a fim de completar as necessidades energéticas.[12]

EDUCAÇÃO NUTRICIONAL

As colonizações bacterianas e virais frequentes provocam um quadro sintomatológico com tosse, refluxo gastresofágico e vômito, o qual inclui anorexia, que dificulta o aporte energético recomendado em FC. A terapia cognitivo-comportamental tem sido apontada como a estratégia mais adequada para abordagem desses pacientes.

Algumas ferramentas educativas podem ser utilizadas para melhorar a adesão do paciente às recomendações:

- Receitas hipercalóricas doces e salgadas podem sempre fazer parte da consulta nutricional, para aumentar o consumo energético de acordo com as preferências do paciente. Os alimentos saudáveis podem ser incluídos nessas receitas de maneira lúdica, como a receita de "buquê de noiva", que é uma couve-flor gratinada
- Preparações culinárias com suplementos alimentares. Os complementos orais são ingeridos rotineiramente; assim, sua aceitação é reduzida com o passar do tempo. A apresentação pode ser na forma de frapês e *shakes*; combinações diversas devem ser criadas para facilitar o consumo
- Acréscimos de calorias nos pratos ou bebidas com óleos, azeites, castanhas, nozes, creme de leite e leite em pó são alternativas para deixar as preparações com maior densidade energética sem mudar a rotina do paciente, conforme algumas dicas observadas na Tabela 77.7.

Tabela 77.7 Dicas de como aumentar calorias da dieta.[19]

- Acrescentar farináceos nas preparações: ao leite podem ser adicionados aveia, amido de milho, fubá ou outro cereal; nas preparações salgadas, a farinha de mandioca ou de milho traz excelentes resultados
- Para aumentar o valor calórico de tortas, purês e saladas, adicionar sardinha enlatada, ovos cozidos, queijos e requeijão cremoso
- Acrescentar óleo de soja ou azeite no fim de preparações salgadas e creme de leite ou *chantilly* em preparações doces ou salada de frutas
- Ao consumir frutas de sobremesa, dar um toque especial com geleias, doces de leite ou doces concentrados

REFERÊNCIAS BIBLIOGRÁFICAS

As referências consultadas para a elaboração deste capítulo estão disponíveis *online* no Ambiente de aprendizagem do GEN.

COMO CITAR ESTE CAPÍTULO

ABNT
NERI, L. C. L. Fibrose cística. *In*: ROSSI, L.; POLTRONIERI, F. (org.). *Tratado de Nutrição e Dietoterapia*. 2. ed. Rio de Janeiro: Guanabara Koogan, 2023. p. 898-902.

VANCOUVER
Neri LCL. Fibrose cística. In: Rossi L, Poltronieri F (Orgs.). Tratado de nutrição e dietoterapia. 2. ed. Rio de Janeiro: Guanabara Koogan; 2023. p. 898-902.

CAPÍTULO
78
Doença Celíaca

Amanda Bagolin do Nascimento

INTRODUÇÃO

A doença celíaca (DC) afeta a humanidade há milhares de anos, provavelmente desde que alimentos contendo glúten foram introduzidos na alimentação humana. Historicamente, as primeiras descrições sobre a doença foram realizadas pelo médico grego Aretaeus da Capadócia, no século 1 d.C. Séculos mais tarde, em 1888, o médico inglês Samuel Gee foi o responsável pela descrição moderna da DC em crianças e por relacioná-la com a dieta. No entanto, foi o médico alemão Willem-Karel Dicke, durante o período da Segunda Guerra Mundial, que concluiu, após observar a remissão nas manifestações clínicas da doença, em períodos de escassez de trigo, que o agente desencadeador era o glúten.[1-4]

Na atualidade, a European Society of Paediatric Gastroenterology, Hepatology and Nutrition (ESPGHAN), define a DC como um distúrbio imunomediado sistêmico, desencadeado pela ingestão de glúten e de prolaminas relacionadas – hordeína (cevada) e secalina (centeio) – em indivíduos geneticamente suscetíveis. A DC é caracterizada pela presença da combinação de manifestações clínicas glúten-dependentes, anticorpos específicos para a DC, haplótipos HLA-DQ2 e HLA-DQ8, e enteropatia. Os anticorpos específicos incluem anticorpo anti-transglutaminase tecidual (TG2-IgA), anticorpo endomisial (EMA) e anticorpo contra as formas deamidadas de peptídios gliadina (DGP).[5]

EPIDEMIOLOGIA

A DC já foi considerada uma doença rara, que afetava particularmente pacientes pediátricos no continente europeu. No entanto, os avanços no entendimento da doença e nas técnicas de diagnóstico ocorridos nas últimas três décadas colocaram a DC entre as doenças de base imunológica mais frequentes em todo o mundo. Hoje reconhece-se que a DC afeta tanto crianças quanto adultos e que não está limitada geograficamente à Europa, mas é bastante comum também na América do Norte, América do Sul, Ásia e Oceania.[3,4,6,7]

Estudos indicam que, ao longo das últimas décadas, houve um aumento real na prevalência de DC ao redor do mundo. Embora, em parte, esse aumento possa ser atribuído à melhora nos métodos e critérios de diagnóstico – incluindo o reconhecimento de testes sorológicos específicos para a DC, como os anticorpos TG2 e EMA –, e à maior conscientização sobre a doença, acredita-se que fatores ambientais e dietéticos estejam contribuindo para esse cenário, como apontam alguns estudos observacionais.[7-10]

Uma revisão sistemática com metanálise de 96 artigos, que incluíram 275.818 indivíduos, encontrou que a prevalência global da DC, com base na soroprevalência, é de 1,4% (intervalo de confiança de 95% [IC95%] 1,1 a 1,7%) e com base na biopsia é de 0,7% (IC95% 0,5 a 0,9%). A publicação indicou variações na prevalência da DC de acordo com o sexo (1,5 vez mais frequente entre mulheres); com a idade (quase duas vezes mais comum em crianças do que em adultos); e com a localização geográfica (maiores prevalências na Europa e Oceania e menores na América do Sul). Em relação aos fatores responsáveis pela variação geográfica, os autores indicam que, possivelmente, deva-se a fatores genéticos (genes HLA e não HLA) e fatores ambientais, como padrão de consumo de glúten, idade de introdução do glúten na dieta, práticas alimentares na infância, infecções gastrintestinais, uso de antibióticos e de inibidores da bomba de próton, e taxa de cesáreas.[7]

Mundialmente, estima-se que a DC afete aproximadamente 40 a 60 milhões de pessoas, embora ainda existam muitas regiões nas quais os dados de prevalência não estão disponíveis. Ademais, entre os estudos existentes, várias limitações podem ser percebidas, dentre elas aquelas relacionadas à composição das amostras.[3,7]

No Brasil, até o momento não existem estudos de base populacional nacional. Os estudos existentes são regionais, consideraram critérios de diagnóstico distintos e, na maioria das vezes, foram realizados com doadores de sangue, população que pode ser considerada saudável. Apesar dessas limitações, as conclusões dos autores das pesquisas indicam que a prevalência da DC no país é semelhante às encontradas nos países europeus. De acordo com esses estudos, entre adultos verifica-se que a prevalência da DC varia entre 0,24 e 1,5%.[11-16] Entre crianças e adolescentes, a prevalência varia entre 0,54 e 1,9%.[17,18]

Apesar do aumento da conscientização sobre a alta prevalência da DC e melhor entendimento sobre sua ampla apresentação clínica, muitos indivíduos ainda permanecem sem diagnóstico, com diagnóstico incorreto e, ainda, levando muito tempo para serem diagnosticados. Nesse sentido, é fundamental não apenas detectar os indivíduos não diagnosticados e aumentar a conscientização sobre a DC entre a população em geral e os profissionais da saúde, mas também proporcionar o estabelecimento de infraestrutura adequada para a assistência desses pacientes.[3]

ETIOPATOGENIA/FISIOPATOLOGIA

A DC é desencadeada a partir da ingestão do glúten; no entanto, apresenta uma etiologia complexa que envolve a interação de fatores genéticos e ambientais que propiciam o desenvolvimento de uma resposta imune anormal. A seguir, abordaremos cada um desses componentes envolvidos na etiopatogenia da doença.

Glúten

Glúten é o nome dado à proteína de armazenamento encontrada no trigo. Proteínas semelhantes, hordeína e secalina, estão presentes na cevada e no centeio, respectivamente. Convencionou-se, no entanto, designar genericamente essas três proteínas de "glúten".[19]

O glúten apresenta peptídios capazes desencadear a DC. O glúten é uma proteína formada por uma composição singular de aminoácidos, entre os quais predominam a gliadina e a glutenina. A gliadina e a glutenina são ricas nos aminoácidos prolina e glutamina, e a prolina torna a gliadina muito resistente à degradação pelo trato gastrintestinal superior humano. Moléculas não digeridas de gliadina, como peptídios da fração α-gliadina 33-mer, são resistentes à degradação gástrica, pancreática e das proteases na borda em escova do trato intestinal humano e assim permanecem no lúmen intestinal após a ingestão do glúten. A presença desses peptídios de gliadina no lúmen intestinal é capaz de desencadear a resposta imune observada nos indivíduos com DC. Quando há alteração da permeabilidade intestinal, esses peptídios passam através da barreira epitelial do intestino e interagem com antígenos presentes na lâmina própria.[10,20]

A aveia também apresenta uma proteína similar ao glúten, denominada avenina. Entretanto, a quantidade de prolina na avenina é substancialmente inferior à mensurada no glúten. Além do mais, na avenina, a posição em que a prolina se encontra na cadeia de aminoácidos torna-a mais propícia à degradação enzimática. Nesse sentido, estudos têm demonstrado que a aveia (avenina) não tem o mesmo potencial do glúten para desencadear resposta imune em celíacos.[10,21,22]

Fatores genéticos

O desenvolvimento da DC requer que, além da ingestão de glúten, o indivíduo tenha uma predisposição genética. Estudos realizados com gêmeos e familiares de primeiro grau demonstram que a DC é fortemente influenciada por fatores genéticos. Embora seja uma doença poligênica, até o momento, os estudos têm verificado que o haplótipo do antígeno leucocitário humano HLA-DQ (do inglês *human leukocyte antigen*), especialmente HLA–DQ2 (alelos DQA1*05/DQB1*02) e HLA-DQ8 (DQA1*0301/DQB1*0302), confere forte risco para o desenvolvimento da DC.[3,10,23]

O HLA representa um conjunto de genes que codificam as proteínas do complexo de histocompatibilidade principal (MHC, do inglês *major histocompatibility complex*) em humanos e são divididos em três classes: I, II e III. O HLA-DQ2 e o HLA-DQ8 são representantes da classe II, que tem por função fazer a apresentação dos antígenos peptídios para o reconhecimento pelos linfócitos T. O HLA-DQ2 e -DQ8 estão expressos na superfície das células apresentadoras de antígenos (APCs, do inglês *antigen-presenting cells*) e interagem com a gliadina deamidada na lâmina própria, desencadeando a resposta imune.[3,24]

Mais de 90% dos pacientes com DC são HLA-DQ2-positivos e quase todos os demais carregam o HLA-DQ8. Entretanto, é necessário pontuar que estima-se cerca de 40% da população norte-americana e europeia entre os portadores desse haplótipos; no entanto, a maioria desses indivíduos jamais vai desenvolver a DC, indicando que a presença de HLA-DQ2 ou HLA-DQ8 é necessária, porém não é o suficiente.[3,10]

Ademais, cabe ressaltar que o risco genético de desenvolver DC está atrelado à dosagem do gene *HLA-DQ*. Indivíduos homozigotos para o subtipo HLA-DQ2.5 têm maiores chances de desenvolver DC, enquanto indivíduos heterozigotos HLA-DQ2.2 têm menor probabilidade. A gravidade dos sintomas da DC também parece estar relacionada à dosagem genética: indivíduos homozigotos DQ2 apresentam maiores chances de desenvolver DC refratária, isto é, caso em que a doença não responde à dieta isenta em glúten.[3,10,25]

Muitos genes não HLA também têm sido associados com a DC, embora o efeito dessas variantes no risco do desenvolvimento da DC pareça ser modesto. A presença concomitante de alelos HLA e não HLA, no entanto, favorece o desenvolvimento da doença.[3,10]

Coletivamente, todos as variantes genéticas identificadas até o momento, incluindo o HLA, são capazes de explicar apenas em torno de 50% da variação genética na DC. Fatores hereditários adicionais, que podem auxiliar na explicação da patogenia da DC, ainda aguardam identificação.[10]

Fatores ambientais

O glúten é o principal fator para o desenvolvimento da DC. Todavia, a maioria das pessoas é exposta ao glúten e somente alguns indivíduos, que têm predisposição genética, desenvolvem a doença. Nesse sentido, emerge o importante papel que os fatores ambientais representam na gênese da DC. Os principais fatores de risco relacionados à DC estão apresentados na Tabela 78.1. Na atualidade, entretanto, discute-se o papel de cada um desses fatores, haja vista a falta de evidências de boa qualidade que o comprovem.[3,20,26-29]

Ingestão de glúten

Um caso clássico em que a ingestão de glúten como fator de risco ambiental pode ser observada ocorreu na Suécia, em meados de 1980. Na ocasião, as taxas da DC subiram de 1 para 4 casos em cada 1.000 nascimentos, fato que não era verificado em nenhum outro país. Este incidente coincidiu com novas recomendações nacionais para alimentação infantil, que sugeriam a introdução precoce de alimentos, em detrimento à amamentação exclusiva. Quando em 1996 as recomendações foram reformuladas, a incidência da DC apresentou rápida regressão. Diante disso, foi proposto que o tempo de introdução do glúten na dieta é um fator de risco para desenvolver DC.[3,30,31]

Esse caso, bem como os resultados de outros estudos observacionais, norteou, por anos, a recomendação para evitar a introdução precoce (< 4 meses) ou tardia (> 7 meses) de glúten, bem como para introduzir o glúten na dieta enquanto a criança ainda estivesse sendo amamentada. Acreditava-se que essas seriam estratégias capazes de reduzir a prevalência de DC em indivíduos geneticamente predispostos. No entanto, atualmente, essas condutas têm sido consideradas controversas.[28]

Em 2016, um comitê de especialistas da ESPGHAN revisou as evidências sobre o tema e publicou um posicionamento a fim de responder cinco questões, entre elas:

i) A idade de introdução do glúten é importante fator de risco para desenvolver DC?
ii) A quantidade de glúten ingerida é um fator de risco para desenvolver DC durante a primeira infância?
iii) O tipo de cereal utilizado na introdução de glúten influencia no risco de desenvolver DC?[28]

De forma geral, os especialistas concluíram que existem várias questões que permanecem sem respostas e que são necessários mais estudos bem desenhados e conduzidos para chegar

Tabela 78.1 Principais fatores de risco relacionados ao desenvolvimento da doença celíaca.[3]

Ingestão de glúten
• Idade de introdução do glúten
• Quantidade de glúten ingerido
Aleitamento materno
Infecções na infância
Uso de antibióticos na infância
Microbiota intestinal
Condição socioeconômica
Via de parto (parto cesariano)

a respostas satisfatórias. Em relação ao tempo de introdução do glúten na dieta, as evidências disponíveis sugerem que o glúten pode ser introduzido na dieta entre 4 e 12 meses. A idade de introdução de glúten dentro dessa faixa de tempo parece não influenciar no risco absoluto de desenvolver autoimunidade para DC ou DC durante a infância. Em relação ao tipo de glúten, apenas um estudo de baixa qualidade foi identificado. Portanto, o parecer não faz nenhuma recomendação a respeito. O artigo em questão, no entanto, indica que o tipo de glúten parece não modificar o risco de desenvolver DC.[28]

Em relação à recomendação sobre a quantidade de glúten, o painel de especialistas considerou que as evidências disponíveis são insuficientes para determinar as quantidades ótimas de glúten a serem introduzidas no desmame ou para determinar o efeito de diferentes preparações de trigo sobre os riscos de desenvolver DC e autoimunidade para DC. Apesar disso, a ESPGHAN sugere que o consumo de grandes quantidades de glúten seja desencorajado durante os primeiros meses de introdução alimentar.[28]

Desde a publicação da ESPGHAN,[28] no entanto, novas evidências surgiram, sugerindo que as práticas de aleitamento materno e a quantidade de glúten ingerida no período de introdução alimentar podem interferir no desenvolvimento da DC.[a,32] Pesquisas realizadas com crianças que apresentam fatores de risco genético para desenvolver DC têm concluído que a quantidade de glúten ingerida na primeira infância influencia o desenvolvimento da doença.[33-35]

Pesquisadores do estudo TEDDY (*The Environmental Determinants of Diabetes in the Young*), um estudo de coorte prospectivo multinacional, investigaram a ingestão de glúten de crianças geneticamente predispostas à DC (n = 6.757) durante seus primeiros 5 anos de vida. De acordo com os achados, o alto consumo de glúten (quantidades superiores a 2 g/dia aos 2 anos) foi associado ao maior risco de desenvolver autoimunidade para DC e DC.[33] Resultados semelhantes foram identificados pelos pesquisadores do estudo DAISY (*The Diabetes Autoimmunity Study in the Young*), também realizado com crianças com risco genético para desenvolver DC. De acordo com os pesquisadores, a ingestão de glúten no primeiro ano de vida está associada com o desenvolvimento futuro de autoimunidade para DC e DC, em crianças predispostas.[34]

Na mesma direção, pesquisadores italianos publicaram resultados do estudo de coorte *PREVENT-CD European Project*, que acompanhou por 6 anos crianças que faziam parte do grupo de risco para desenvolver DC (parentesco de primeiro grau com indivíduo com DC e HLA-DQ2 e/ou HLA-DQ8-positivos). Os resultados do estudo indicam que a ingestão de maiores quantidades de glúten (> 5 g/dia) no segundo ano de vida esteve associada a maior risco de desenvolver DC, quando comparada àqueles que consumiam 1,7 g/dia ou menos. Ademais, os pesquisadores levantam a hipótese de que, em relação à dieta das crianças, o aumento do risco de desenvolver DC poderia estar ligado não só ao glúten, mas também aos padrões alimentares adotados. Os pesquisadores identificaram que os bebês que desenvolveram DC apresentam maior ingestão de nutrientes "pró-inflamatórios" e carboidratos, principalmente amido e oligossacarídeos (açúcares), e têm menor ingestão de leguminosas, vegetais e frutas. Ou seja, aqueles que desenvolveram DC pareciam seguir, nos primeiros anos de vida, uma dieta mais semelhante a uma dieta ocidental do que a uma dieta mediterrânea.[35]

Esses dados podem ser apoiados pelos achados do *Generation R Study,* um estudo observacional prospectivo que incluiu 1.997 crianças nascidas entre 2002 e 2006 na Holanda. De acordo com os resultados do estudo, um padrão dietético caracterizado pela maior ingestão de vegetais, óleos vegetais, macarrão e grãos e menor consumo de cereais refinados e de bebidas açucaradas no primeiro ano de vida foi significativamente associado com a menor chance de desenvolver autoimunidade para a DC aos 6 anos de vida. Diante dos achados, os pesquisadores concluíram que os padrões dietéticos adotados no início da vida podem estar envolvidos no desenvolvimento da DC durante a infância.[36]

Aleitamento materno

Os benefícios do aleitamento materno para a saúde são inquestionáveis e a prática do aleitamento exclusivo até os 4 a 6 meses[b] é uma recomendação mundial. O leite humano, devido a sua composição e suas propriedades químicas, apresenta diversas indicações plausíveis para justificar o seu papel na prevenção da DC, entre elas: apresenta abundantes quantidades de fatores relacionados à melhora da imunidade, como lisozimas, lactoferrina e anticorpos imunoglobulina (Ig) A; tem capacidade de modular a microbiota intestinal – a microbiota intestinal de crianças que recebem leite materno é diferente daquela de crianças que recebem fórmulas infantis, fator que também contribuiria para a prevenção da DC.[27]

O papel do aleitamento materno como fator protetor no desenvolvimento da DC já foi proposto por estudos observacionais retrospectivos.[26,38,39] No entanto, esse papel tem sido considerado questionado,[40] pois não pode ser comprovado por estudos experimentais, como os conduzidos pelos pesquisadores do PREVENT-CD e do CELIPREV. De acordo com os resultados desses dois ensaios clínicos, não foi possível observar uma redução no risco de desenvolver DC associada à manutenção do aleitamento materno no momento da introdução do glúten na dieta.[41,42]

A relação entre o aleitamento e a DC também foi investigada pelo comitê de especialistas da ESPGHAN, em 2016. De acordo com o comitê, o número de estudos que investigam a questão é limitado e a qualidade das evidências é baixa. Os dados dos estudos, no entanto, sugerem que o aleitamento materno parece não prevenir o desenvolvimento da DC, tampouco a introdução do glúten concomitante à amamentação parece reduzir o risco de desenvolver DC. O aleitamento materno, no entanto, deve continuar sendo incentivado, haja vista todos os outros benefícios à saúde relacionados a ele e já bem estabelecidos na literatura científica.[28]

Infecções na infância e uso de antibióticos

A ocorrência de certas infecções gastrintestinais, causadas por vírus como o reovírus e o rotavírus, vem sendo apontada como fator que teria a capacidade de aumentar a predisposição ao risco de desenvolvimento de DC na infância.[19,25,43]

De acordo com Zanoni et al.,[44] infecções causadas por rotavírus estariam relacionadas com o desenvolvimento de DC, uma vez que os anticorpos produzidos nesse processo teriam

---

[a]Membros do *PREVENT-CD European Project*, que auxiliam na formulação das recomendações da ESPGHAN, estão conduzindo uma atualização das evidências.[32] Essa atualização possivelmente norteará a publicação das novas recomendações da ESPGHAN. Entretanto, a revisão não havia sido publicada até a conclusão da redação deste capítulo.

[b]A Organização Mundial da Saúde (OMS) e o Ministério da Saúde, no Brasil, recomendam aleitamento materno exclusivo por 6 meses.[37]

capacidade de induzir o aumento da permeabilidade das células epiteliais do intestino, bem como estimular a ativação de monócitos, afetando assim a resposta imune. O reovírus, por sua vez, teria capacidade de comprometer a homeostase imunológica intestinal e desencadear a perda da tolerância oral ao glúten.[43]

O aumento da permeabilidade intestinal provocado pelas infecções virais poderia permitir que proteínas, como a gliadina, penetrassem na lâmina própria e ativassem a reação autoimune. O uso de antibiótico altera a microbiota intestinal e, portanto, o seu uso no início da vida também tem sido relacionado ao risco aumentado de desenvolver DC. No entanto, assim como acontece com os outros possíveis fatores de risco, ainda não se têm à disposição evidências suficientes para confirmar essa hipótese.[3,27]

Apesar disso, uma revisão sistemática com metanálise de 19 estudos observacionais investigou a associação entre a ocorrência de infecções e o uso de antibióticos e o risco de desenvolver DC na infância. Os resultados indicam que qualquer infecção, independentemente do agente infeccioso, duração ou sítio, aumenta as chances de desenvolver DC mais tarde na vida. A exposição precoce a antibióticos também foi associada ao risco de desenvolver DC. Diante dos dados, os autores sugerem que a imunidade intestinal e a disbiose da microbiota intestinal desempenham um papel importante na patogênese da DC. Os autores pontuam, no entanto, a necessidade de cautela na interpretação dos resultados, pois, por se tratar de uma análise de estudos observacionais, não é possível determinar relação de causa-efeito.[45]

Microbiota intestinal

A microbiota intestinal desempenha um importante papel na manutenção da homeostase intestinal e promoção da saúde. A microbiota é moldada no início da vida e influenciada por diversos fatores ambientais, como a idade gestacional de nascimento, a via de parto, o método de aleitamento, o período de desmame e de introdução alimentar, o estilo de vida e os hábitos alimentares e culturais.[46]

O genótipo HLA-DQ também parece influenciar a composição da microbiota. Estudos recentes têm relatado que pacientes com DC apresentam alterações na composição da microbiota, caracterizado pelo aumento de bactérias gram-negativas (*Bacteroides* e enterobactérias) e a redução de gram-positivas, como *Bifidobacterium*. Embora a associação entre a alteração da microbiota e o desenvolvimento da DC tenha sido demonstrada, a exata função da disbiose na patogênese da DC não é clara. Até o momento, restam dúvidas se essa alteração seria parte da patogênese da doença ou uma consequência da doença.[3,27,46-48]

A disbiose intestinal em celíaco persiste independentemente da adesão à dieta sem glúten e, em parte, está relacionada às características da dieta, uma vez que a dieta sem glúten, normalmente, promove um consumo limitado de polissacarídeos que representam uma das principais fontes de energia para a microbiota intestinal.[48]

Via de parto (parto cesariano)

Como mencionado, a via de parto (normal ou cesariano) tem capacidade para modular a microbiota intestinal.[46] A via de parto por cesariana está associada ao desenvolvimento de alterações na homeostase intestinal durante o período neonatal. A alteração na homeostase intestinal, por sua vez, tem sido associada à DC. No entanto, essa hipótese não foi confirmada

pelos pesquisadores do estudo TEDDY (*The Environmental Determinants of Diabetes in the Young*), uma coorte prospectiva multinacional que conduziu a maior investigação sobre essa temática até o momento.[27,49]

Condição socioeconômica

Estudos epidemiológicos têm relatado que crianças que vivem em piores condições socioeconômicas (renda familiar, nível educacional das mães/pais) teriam menores riscos de desenvolver DC. Embora, em parte, esses dados possam ser analisados sob a perspectiva da "hipótese higienista", a qual justifica que a privação precoce de contato com microrganismos e de desenvolvimento de infecções na infância levaria à pior maturação do sistema imune, é fundamental que sejam analisados com cautela e criticidade: indivíduos com piores condições socioeconômicas, normalmente, têm um acesso mais limitado a serviços de saúde. Concomitantemente, pais de crianças com maior nível socioeconômico, e consequente maior acesso a serviços de saúde, são mais propensos a procurar atendimento médico, mesmo quando os filhos apresentam sintomas leves. Portanto, crianças com melhores condições socioeconômicas estariam mais propensas à triagem para DC.[3,50]

Outros fatores de risco ambiental

Estudos têm sugerido que as modificações genéticas do trigo, os processos industriais empregados para melhorar a qualidade dos alimentos, como a utilização de enzimas transglutaminase microbiana (mTG) e os padrões dietéticos ocidentais, que promovem o consumo de elevadas quantidades de glúten, podem estar envolvidos no desencadeamento da DC, principalmente na vida adulta.[8,51] O glifosato, ingrediente ativo do herbicida mais vendido do mundo, registrado em 130 países, também tem sido associado à DC, uma vez que leva à disbiose intestinal, à quelação de minerais, e ainda à supressão da enzima citocromo P450.[52]

RESPOSTA IMUNE

Os mecanismos responsáveis pela resposta imune na DC ainda não estão totalmente esclarecidos. Sabe-se, no entanto, que em pessoas afetadas pela doença, a gliadina, presente no lúmen intestinal, quando há comprometimento da barreira epitelial, atravessa a barreira epitelial por via transepitelial ou por fluxo paracelular e chega à lâmina própria, desencadeando resposta imune mediada tanto pelo sistema imune inato quanto adaptativo. Inicialmente, a resposta imune promove uma reação inflamatória nas porções proximais do intestino delgado, caracterizada por infiltração da lâmina própria e de epitélio, com inflamação crônica de células e atrofia de vilosidades (Figura 78.1). Dessa forma, os mecanismos imunes da DC são responsáveis pela enteropatia característica da doença.[10,20]

Resposta imune inata

Presença da gliadina na lâmina própria aumenta a expressão de interleucina-15 (IL-15) nos enterócitos, resultando na ativação da expressão de linfócitos intraepiteliais NK-G2D (*natural killer*). Essas células ativadas se tornam citotóxicas e matam enterócitos com expressão de superfície do HMC, relacionado ao gene A (MIC-A). Até o momento, ainda não se sabe quais são os mecanismos que levam à desregulação na produção de IL-15, embora muitas hipóteses já tenham sido propostas.[10,20]

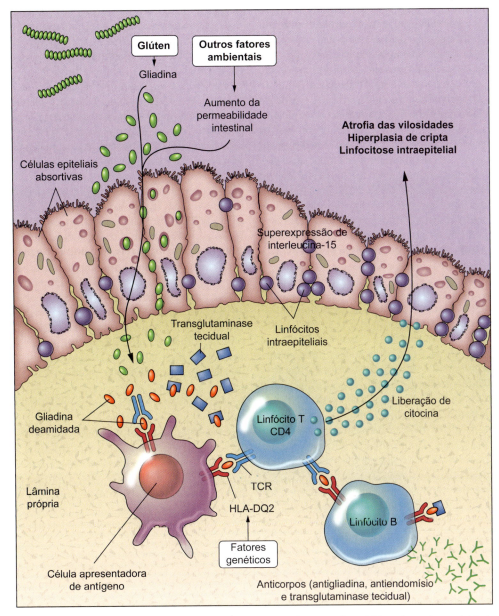

Figura 78.1 Interação do glúten com fatores ambientais, imunes e genéticos na doença celíaca. *HLA*, antígeno leucocitário humano; *TCR*, receptor de célula T. Adaptada de Green e Cellier[20] (2007).

Resposta imune adaptativa

A resposta imune adaptativa é caracterizada pela presença de linfócitos T CD4+, anticorpos específicos para a DC e atuação da enzima transglutaminase tecidual (TG2). A TG2, uma enzima intestinal, desamida a gliadina, transformando resíduos de glutamina em ácido glutâmico, o que aumenta a afinidade desse peptídeo pelo HLA-DQ2 ou HLA-DQ8 presentes nas células apresentadoras de antígeno (APCs) e, portanto, aumenta seu potencial imunogênico. As APCs, por sua vez, interagem com os linfócitos T CD4+ que produzem citocinas pró-inflamatórias, principalmente gamainterferon (IFN-γ) e IL-21. A consequente cascata inflamatória promove danos às vilosidades intestinais e induz à hiperplasia das criptas. Além disso, os linfócitos T CD4+ emitem sinalização para os linfócitos B, os quais são ativados e passam a secretar anticorpos específicos contra os peptídios da gliadina deamidada e contra a TG2 (anticorpo antigliadina e anticorpo antitransglutaminase tecidual). Esses anticorpos contribuem para o aumento da permeabilidade intestinal.[10,20]

Citocinas pró-inflamatórias

Acredita-se que a ligação entre as respostas imune inata e adaptativa possa ser justificada pela presença das citocinas pró-inflamatórias na DC. A resposta imune inata aumenta a expressão de citocinas inflamatórias como as interleucinas (IL-15, IL-18) e a interferona, o que pode contribuir para a inibição da regulação dos linfócitos T regulatórios, como o T CD4+ e, consequentemente, comprometer os mecanismos de tolerância oral e regulação imune; além de promover a morte de células epiteliais a partir da ativação linfócitos intraepiteliais.[10]

Recentemente, pela primeira vez, pesquisadores italianos do *PREVENT-CD European Project* demonstraram que, entre crianças do grupo de risco (risco familiar – HLA-DQ2 e/ou DQ8 positivo) para desenvolver DC, aos 4 meses, antes da introdução do glúten na dieta, já é possível detectar a presença de vários marcadores inflamatórios (INF-γ, IL-1β, IL-2, IL-6, IL-10, IL-12 p70 e fator de necrose tumoral alfa [TNF-α]). Os dados sugerem que esses indivíduos apresentem um fenótipo celular "inflamado" antes mesmo de serem expostos ao antígeno (glúten). Possivelmente essa descoberta contribuirá muito para a melhor compreensão da fisiopatologia da DC.[35]

O mesmo grupo já havia descrito, em estudo *in vitro*, que os indivíduos com DC apresentam maior inflamação celular e maior propensão à inflamação quando expostos aos peptídios da gliadina (P31-43) do que indivíduos não celíacos. Os pesquisadores verificaram que, em indivíduos com DC, os fibroblastos da pele e duodenais são mais sensíveis a baixas concentrações de IL-15, resultando em alterações caracterizadas pelo aumento de marcadores de resposta imune inata (receptor do fato de crescimento epidérmico [EGFR], IL-15Rα, MX1) e da resposta inflamatória (fator nuclear kappa B [NFκB]). Os enterócitos e os fibroblastos de indivíduos com DC apresentaram também uma alteração constitutiva no sistema vesicular intracelular no nível do compartimento de reciclagem precoce.[53]

Enteropatia na doença celíaca

A resposta imune desencadeada pela presença do glúten no intestino dos indivíduos com DC é a responsável pela enteropatia da doença, caracterizada pela atrofia das vilosidades intestinais, hiperplasia de criptas e linfocitose intraepitelial. Essas alterações podem ser verificadas especialmente no intestino delgado.[20]

O intestino delgado é responsável pela secreção, digestão e absorção de nutrientes, como monossacarídeos, lipídios, aminoácidos e peptídios, vitaminas e minerais. Portanto, a atrofia das vilosidades provoca prejuízos na absorção de nutrientes (macro e micronutrientes), visto que há importante redução na área de absorção dessas estruturas. Nesse sentido, deficiências nutricionais são comuns em indivíduos com DC recém-diagnosticados ou não tratados, e o grau de malabsorção depende do tempo para diagnóstico e do grau de lesão intestinal. As deficiências nutricionais mais frequentes em celíacos são as deficiências de ferro, cálcio, zinco, vitamina B_{12}, vitamina D e folato.[54-56]

Um estudo conduzido por Wierdsma et al.,[57] na Holanda, com 80 indivíduos adultos recém diagnosticados com DC identificou que 87% da amostra apresentava pelo menos uma deficiência nutricional. A deficiência de zinco foi a mais prevalente, afetando 67% da amostra, seguida pela deficiência de ferro, a qual foi identificada em 46% dos indivíduos. Os autores destacam que as deficiências foram identificadas tanto entre aqueles indivíduos que tinham baixo peso ou eutrofia, quanto naqueles que estavam com excesso de peso.

As deficiências nutricionais infligidas pela DC expõem o caráter sistêmico da doença. Embora DC seja uma doença que inicialmente afeta o intestino, ela tem potencial para afetar qualquer órgão e, portanto, é considerada uma doença sistêmica.[58]

MANIFESTAÇÕES E FORMAS CLÍNICAS

Embora já tenha sido considerada uma síndrome rara de má absorção da infância, atualmente a DC é reconhecida como uma doença sistêmica, frequente, e que pode ser diagnosticada em qualquer idade.[20]

A DC está relacionada a uma variedade de sinais e sintomas, tanto gastrintestinais quanto extraintestinais. Entre os sintomas intestinais, destacam-se: diarreia crônica ou intermitente, constipação intestinal crônica, dor abdominal crônica, distensão abdominal, náuseas e vômitos recorrentes. A lista dos sintomas extraintestinais inclui: perda de peso, déficit de crescimento/baixa estatura, puberdade atrasada, amenorreia, irritabilidade,

fadiga crônica, neuropatia, artrite/artralgia, anemia crônica por deficiência de ferro, diminuição da mineralização óssea (osteopenia/osteoporose), fraturas de repetição, estomatite aftosa recorrente, dermatite herpetiforme, defeitos do esmalte dentário, anomalias hepáticas bioquímicas.[59]

Em 2013, um grupo de trabalho formado por 16 especialistas de sete países tentou padronizar os termos relacionados à DC e categorizar os sinais em sintomas em um documento que ficou conhecido como *As Definições de Oslo*.[60] De acordo com a classificação proposta, os sinais e sintomas da DC podem ser categorizados em quatro grupos, conforme apresentado na Tabela 78.2.

A heterogeneidade de sintomas, que afetam diversos órgãos e sistemas (Figura 78.2), e a falta de conhecimento dos profissionais da saúde sobre o amplo espectro de manifestações relacionadas à DC estão associadas ao fato de a doença ser subdiagnosticada. Os atrasos no diagnóstico podem chegar a 10 anos em países ricos em recursos e ser consideravelmente maiores em países que dispõem de poucos recursos para a saúde, embora os dados sobre isso sejam escassos. Por essas razões, a chave para o diagnóstico da DC é a maior conscientização do amplo espectro de sintomas.[10]

Como a DC pode ser assintomática, a triagem é indicada para indivíduos que compõem o grupo de risco. Os indivíduos que devem ser triados por testes sorológicos são aqueles que apresentam as características apresentadas na Tabela 78.3.[59,61]

DIAGNÓSTICO

Embora a DC seja um problema de saúde pública global, a proporção de indivíduos que são clinicamente diagnosticados é muito inferior do que sua prevalência real. O tempo para a realização do diagnóstico de DC costuma variar entre 3 e 13 anos. Esse atraso no diagnóstico faz com que os indivíduos permaneçam expostos ao glúten por longos períodos, e assim, mais suscetíveis ao desenvolvimento de complicações, incluindo osteoporose, infertilidade, baixa estatura, cirrose e linfoma. Além disso, esses indivíduos estão sujeitos a maior utilização dos serviços de saúde e pior qualidade de vida.[4]

Atualmente, o diagnóstico da DC pode ser realizado a partir da consideração de quatro componentes: presença dos sinais e sintomas, biopsia (ver Tabela 78.3), com histologia duodenal, análise de anticorpos específicos para DC, e teste genético.[23]

Desde a década de 1950, o diagnóstico de DC é realizado utilizando a biopsia intestinal. Isso representou um avanço importante na detecção dos casos da doença e a biopsia se transformou no método padrão-ouro para diagnóstico da DC. Atualmente, as biopsias devem ser feitas a partir de

Tabela 78.2 Classificação dos sinais e sintomas de doença celíaca de acordo com As Definições de Oslo.[60]

Classificação	Característica	Exemplos de sinais e sintomas
Doença celíaca clássica	Há presença de sintomas intestinais e má absorção	Diarreia, esteatorreia, vômitos, distensão abdominal, flatulência, perda de peso e déficit de crescimento
Doença celíaca não clássica	Os sintomas são intestinais, porém não envolvem má absorção	Constipação intestinal e dor abdominal
Doença celíaca subclínica	Sintomas extraintestinais	Anemia ferropriva, anormalidades nas funções do fígado, osteoporose
Assintomática	Ausência de sintomas	-

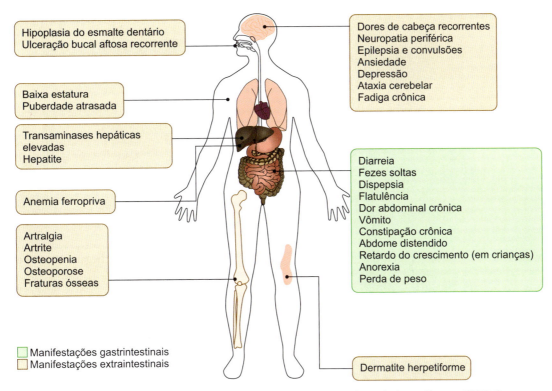

Figura 78.2 Manifestações clínicas da DC em diversos órgãos. Adaptada de Lindfors et al.[10] (2019).

Tabela 78.3 Sinais, sintomas e condições clínicas que devem ser considerados para indicação da triagem sorológica para doença celíaca.

Sintomas gastrintestinais ou abdominais persistentes e inexplicáveis – Diarreia crônica ou intermitente – Constipação intestinal crônica – Dor abdominal crônica – Distensão abdominal – Náuseas e vômitos recorrentes
Perda de peso inexplicável/dificuldade em ganhar peso
Atraso no crescimento
Fadiga crônica e irritabilidade
Úlceras bucais recorrentes ou graves
Dermatite herpetiforme
Deficiência de ferro, vitamina B$_{12}$ ou folato inexplicável
Diabetes tipo 1
Doenças autoimunes da tireoide
Síndrome do intestino irritável (adultos)
Parente de primeiro grau de pessoas com DC
Distúrbios do metabolismo ósseo (redução da densidade mineral óssea ou osteomalacia)
Sintomas neurológicos inexplicáveis (neuropatia periférica ou ataxia)
Subfertilidade inexplicável ou abortos recorrentes
Alteração das enzimas hepáticas por causa desconhecida
Defeitos do esmalte dental
Síndrome de Down
Síndrome de Turner
Síndrome de William-Beuren
Deficiência de IgA

DC, doença celíaca. Adaptada de Nice[61] (2015); Husby et al.[59] (2020).

esofagogastroduodenoscopia[23] e permitem o diagnóstico a partir da avaliação histopatológica da presença de atrofia de vilosidades, linfocitose intraepitelial e hiperplasia de criptas da mucosa do duodeno (Figura 78.3), seguindo os critérios definidos por Marsh[1] ou Marsh-Oberhuber,[62] uma versão adaptada que leva a linfocitose em consideração (Tabela 78.4).

Em 2020 a ESPGHAN publicou uma atualização referente aos critérios para diagnóstico da DC, dentre os quais coloca a realização da biopsia como opcional, em algumas situações.[59]

De acordo com a publicação, para crianças e adolescentes com suspeita de DC (ver Tabela 78.3), inicialmente, recomenda-se que seja realizada a testagem de IgA total e IgA-TG2 (IgA antitransglutaminase). Em crianças com baixas concentrações totais de IgA (baixas para a idade ou < 0,2 g/ℓ acima da idade de 3 anos), um teste baseado em IgG (DGP – anticorpo antigliadina, EMA – anticorpo antiendomísio ou TG2) deve ser realizado como um segundo passo. Se o teste inicial sugerir DC, a criança deve ser encaminhada a um gastroenterologista pediátrico/especialista em DC que avaliará a necessidade da realização da biopsia.[59]

Em relação à biopsia, a ESPGHAN recomenda que, para crianças e adolescentes, ela seja realizada em casos de IgA-TG2 positivo, porém com baixos valores (< 10 vezes o limite da normalidade). A biopsia deve ser realizada em 4 ou mais fragmentos do duodeno distal e em pelo menos um do bulbo. Para crianças e adolescentes com valores de IgA-TG2 ≥ 10 vezes o limite superior de normalidade e teste positivo para IgA-EMA – realizado em um segundo exame de sangue, uma abordagem com dispensa da biopsia duodenal pode ser considerada. De acordo com a ESPGHAN, seguindo essas recomendações, o diagnóstico para DC pode ser preciso e estabelecido com segurança. A ESPGHAN recomenda ainda que a realização ou não da biopsia nos pacientes com TG2-IgA alta seja uma decisão compartilhada entre o médico gastroenterologista pediátrico, o(s) pai(s)/cuidador(es) e, se for o caso, o paciente.[59]

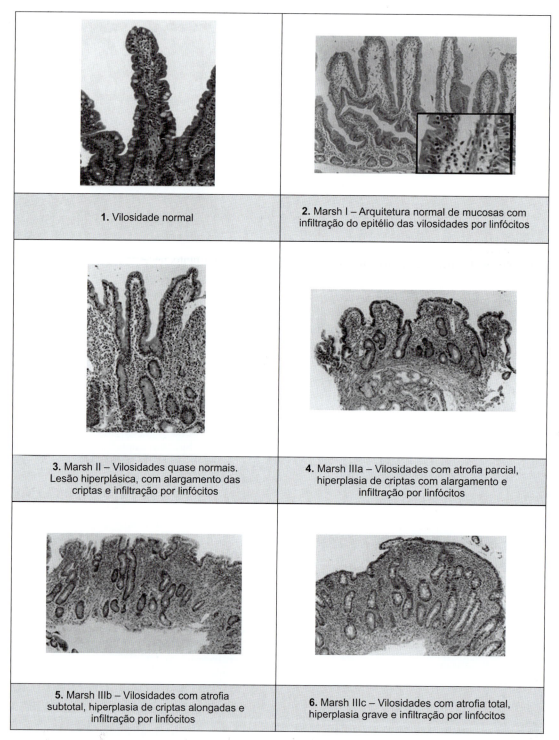

Figura 78.3 Grau de lesão de mucosa intestinal, de acordo com a classificação de Marsh-Oberhuber. Adaptada de Dickson et al.[2] (2006); Rostami et al.[63] (1999).

Tabela 78.4 Classificação Marsh-Oberhuber para diagnóstico de doença celíaca.

Grau de lesão	Características histológicas
Marsh-Oberhuber 0	Não há alterações histológicas
Marsh-Oberhuber I	Mucosa intestinal apresenta arquitetura normal; entretanto, há um aumento no número de linfócitos intraepiteliais (> 30/100)
Marsh-Oberhuber II	Mucosa apresenta arquitetura das vilosidades normal, mas há hiperplasia de criptas e aumento nos linfócitos intraepiteliais (> 30/100)
Marsh-Oberhuber III	Há atrofia de vilosidades, hiperplasia de criptas e aumento no número de linfócitos intraepiteliais (> 30/100). Conforme a gravidade da atrofia das vilosidades, este estágio é subdividido em: (IIIa) atrofia parcial das vilosidades, (IIIb) subtotal ou (IIIc) total

Adaptada de Oberhuber et al.[62] (1999); Dickson et al.[2,62] (2006).

Sobre o teste genético (teste de HLA) a ESPGHAN recomenda que não será necessário em pacientes com TG2-IgA positivo, se já houver confirmação por biopsia ou se tiverem IgA-TG2 sérico elevado (≥ 10 vezes o limite superior da normalidade) e positividade IgA-EMA. Um teste negativo para HLA-DQ2 e/ou HLA-DQ8 indica um risco muito baixo de DC, enquanto um resultado positivo não confirma a diagnóstico. Se nenhum alelo de risco for encontrado, a DC é improvável.[59]

É importante mencionar, no entanto, que a abordagem que dispensa a biopsia, embora já tenha se mostrado válida e precisa em estudos realizados tanto com crianças quanto com adultos, não é uma unanimidade entre as sociedades de gastroenterologistas. Considerando que não há motivo biológico para justificar a adoção de diferentes critérios para a realização do diagnóstico de DC, um consenso global é desejado e esforços entre as sociedades devem ser feitos para que isso ocorra.[4]

No Brasil, o Protocolo Clínico e Diretrizes Terapêuticas da Doença Celíaca,[64] no âmbito do Sistema Único de Saúde (SUS), trata a realização da endoscopia digestiva alta com biopsia de intestino delgado como imprescindível. De acordo com o protocolo, na presença de sinais e sintomas clínicos indicativos de DC ou em casos em que os indivíduos se enquadram nos fatores de risco, o primeiro passo para o diagnóstico é a realização da dosagem concomitante dos anticorpos antitransglutaminase (IgA-TG2) e da IgA. Se a dosagem do TG2 for anormal, o indivíduo deverá ser encaminhado ao serviço de referência em gastroenterologia pediátrica ou clínica com vistas à realização de biopsia de intestino delgado. A biopsia deve constar de pelo menos quatro fragmentos, incluindo amostra do bulbo e das porções mais distais do duodeno. Caso o exame histopatológico seja positivo para lesão clássica da mucosa intestinal da DC, confirma-se o diagnóstico.[64]

É fundamental e prudente salientar que qualquer teste para a investigação da DC deve ser realizado enquanto o paciente apresentar ingestão de alimentos que contenham glúten. Os pacientes devem ser expressamente recomendados a não iniciarem a dieta sem glúten antes da realização dos exames e confirmação do diagnóstico pelo especialista, visto que isso acarretaria resultados falso-negativos.[61]

De acordo com a diretriz do National Institute for Health and Care Excellence (NICE), do Reino Unido, os pacientes que realizarão a triagem devem ser orientados a seguir uma dieta normal (contendo glúten), garantindo que a ingestão do glúten ocorra em mais de uma refeição, todos os dias, por pelo menos 6 semanas antes do teste. Além disso, deve-se garantir que nenhuma criança seja testada para DC antes que o glúten seja introduzido na dieta.[61]

No caso de confirmação de diagnósticos, o encaminhamento desses pacientes com DC para nutricionistas, preferencialmente especialistas, é fundamental para o adequado tratamento.[61]

TRATAMENTO

Nos últimos anos, pesquisadores de diversos lugares do mundo se debruçaram na investigação de alternativas terapêuticas para o tratamento da DC, o que inclui a utilização de enzimas para digerir o glúten; a correção de defeitos na barreira intestinal; o bloqueio da gliadina por meio de bloqueadores HLA; o uso de inibidores de transglutaminase tecidual e de fármacos bloqueadores do mecanismo de morte celular promovido pelos leucócitos intraepiteliais; a modificação dos peptídios do glúten; o transplante de células-tronco; e o desenvolvimento de uma vacina (Nexvax2) que está em fase de testes e teria por função induzir tolerância ao glúten.[10,65-68]

Apesar dos esforços, o único tratamento recomendado continua sendo a adesão vitalícia à dieta sem glúten.[29,69] A dieta sem glúten, em indivíduos com DC, promove a melhora dos marcadores imunológicos e inflamatórios, da condição de saúde, dos sintomas gastrintestinais e da qualidade de vida.[69]

A recuperação completa da mucosa intestinal (parâmetros de Marsh 0 a I) ocorre em cerca de 90% dos pacientes pediátricos, no período de até 2 anos após o início da dieta. Entretanto, esse índice cai para 50%, dentro do mesmo período, para pacientes diagnosticados na vida adulta. Acredita-se que esse fato seja resultado da exposição persistente ao glúten e seus efeitos na enteropatia.[4] Ainda, uma pequena porção de indivíduos (em torno de 0,6 a 4% dos pacientes com DC), não reage ao tratamento dietético por serem portadores da forma refratária da doença, e, portanto, necessitam ser submetidos ao tratamento imunoterápico.[70]

A diretriz[61] destaca a importância de que os indivíduos com DC, bem como seus familiares, sejam orientados por profissional especialista sobre a importância da dieta sem glúten. Essas orientações incluem: informações sobre o tipo de alimentos que contêm glúten e as alternativas sem glúten para substituição; explicações sobre a rotulagem dos alimentos; informações sobre fontes de receitas/ideias e livros de culinária sem glúten; orientações para manejo de situações sociais, como comer fora de casa; orientações sobre como evitar a contaminação cruzada, tanto em ambiente doméstico quanto fora de casa; e orientação para participação em associações/entidades locais ou nacionais de pessoas com DC, a exemplo das Associações dos Celíacos do Brasil (Acelbras), presentes em vários estados do país.

No Brasil, até o momento não existem diretrizes nutricionais para o tratamento da DC. Nesse sentido, em 2019, Wernke e Nascimento[71] publicaram o *Guia Alimentar e Nutricional para Celíacos*. O documento é destinado à orientação de indivíduos com DC e tem por objetivo fornecer informações sobre a DC, seu tratamento e formas para manter a dieta sem glúten de forma balanceada, evitando a ocorrência de excessos e deficiências nutricionais, buscando aumentar a qualidade e a diversificação da dieta.

Em 2021, a Academy of Nutrition and Dietetics publicou a atualização da *Celiac Disease (CD) 2021 Evidence-Based Nutrition Practice Guideline*. Essa diretriz é destinada a nutricionistas (ou equivalentes internacionais) que trabalham com DC e foi elaborada a partir de revisões sistemáticas.[69]

A seguir, os principais aspectos relacionados à terapia nutricional na DC serão abordados.

Avaliação nutricional

De acordo com as recomendações da Academy of Nutrition and Dietetics, os indivíduos recém-diagnosticados com DC devem ser avaliados por nutricionista.[69]

A avaliação nutricional inicial deve ser abrangente e considerar aspectos individuais, como os relacionados ao acesso aos alimentos sem glúten, barreiras socioeconômicas, compreensão sobre a leitura de rótulos e menus, habilidades para preparação de alimentos e capacidade de evitar contaminação cruzada, além da avaliação da motivação e vontade para aderir à dieta. As avaliações de acompanhamento devem ser individualizadas de acordo com a resposta individual ao tratamento, mudanças na capacidade ou vontade de continuar o tratamento e sinais e sintomas relacionados à DC.[69]

Nesse sentido, cabe destacar que, de acordo com os passos orientados pela *Sistematização do Cuidado de Nutrição*,[72] a avaliação do estado nutricional inclui:

- Avaliação da história nutricional global
- Avaliação dietética
- Avaliação física e nutricional
- Avaliação antropométrica e de composição corporal
- Avaliação bioquímica.

Intervenção nutricional

Dieta sem glúten

A adoção da dieta sem glúten deve ser recomendada para todos os indivíduos (crianças e adultos) com DC.[61,69] É importante destacar, no entanto, que, embora a dieta sem glúten seja a base para o tratamento da DC, somente a recomendação da exclusão do glúten da dieta tem se mostrado insuficiente. Apesar de parecer uma orientação relativamente simples, a adoção da dieta sem glúten vem sendo associada a deficiências nutricionais, especialmente relacionadas as vitaminas e minerais.[55]

Diversos estudos têm demonstrado que pacientes com DC apresentam uma dieta desbalanceada em macronutrientes e inadequada em relação aos micronutrientes, caracterizada pela ingestão insuficiente de fibras, de minerais como ferro, potássio, magnésio cálcio, zinco, fosfato, iodo, e de vitaminas do complexo B (B_1, B_2, B_3, B_6, B_9 e B_{12}), vitamina C e vitamina D.[54,56,73-76] Além disso, análises séricas mostram que indivíduos com DC recém-diagnosticados são mais propensos a deficiências séricas de zinco, cobre, folato, ferro, vitamina B_{12} e folato, quando comparados ao grupo controle.[77]

A adoção à dieta sem glúten, na prática, significa evitar todos os alimentos que contêm, em sua composição, trigo, cevada e centeio. Considerando que o glúten é encontrado em uma grande variedade de alimentos presentes no dia a dia, a exclusão desses alimentos, se não bem orientada, pode levar a uma redução substancial na ingestão de minerais, vitaminas do complexo B e fibras (Tabela 78.5).[10,55,75,76]

Frequentemente, os alimentos sem glúten processados e ultraprocessados (como pães, massas, bolos, biscoitos e bolachas) são elaborados a partir de farinhas refinadas ou amidos,

Tabela 78.5 Alimentos que podem ser incluídos na dieta sem glúten e alimentos que devem ser eliminados na dieta.

Alimentos que podem ser incluídos na dieta sem glúten	Alimentos que devem ser eliminados/avaliados cuidadosamente
Grãos e produtos à base de grãos Fornecem fibras, zinco, ferro, vitaminas do complexo B Amaranto Araruta Arroz Aveia (garantir que seja sem glúten) Milho Painço Quinoa Sorgo Tapioca *Teff* Trigo-sarraceno Farinhas de fontes não tradicionais Farinha de leguminosas: feijão, grão-de-bico, lentilha, soja Farinha de oleaginosas: nozes, amêndoa, castanha Farinha de coco Farinha de sementes: farelo de linhaça	**Alimentos que contêm trigo** Pães, cereais, massas, bolos, biscoitos e diversos tipos de lanches Molho de soja, a menos que seja rotulado como "sem glúten" Alcaçuz (se feito com trigo) Molhos, sopas e agentes espessantes que contenham trigo **Cevada** Cevada (flocos, farinha, pérola) Malte (aromatizante, vinagre, extrato, xarope) Xarope de arroz integral (se feito com malte) Extrato de levedura/extrato de levedura autolisada (se feita com cevada) Cerveja (a menos que seja rotulada como "sem glúten") Levedura de cerveja **Centeio** Farinha de centeio, pão e aromatizante (normalmente não é um intensificador ou aglutinante de sabor) **Aveia** – rotulada como "contém glúten"
Laticínios Fornecem cálcio, vitamina D, fósforo e proteína	Iogurte com pedaços de biscoito ou cobertura de granola, se não estiver rotulado como "sem glúten"
Proteína animal Fornece ferro, niacina, zinco, vitamina B_{12}, riboflavina, vitamina A	Evite carnes marinadas, empanadas ou revestidas Cuidado: embutidos, salsichas e carnes preparadas
Proteína vegetal Fornece fibras e ácidos graxos essenciais Feijão e leguminosas: ácido fólico Nozes: magnésio, cálcio, ferro Sementes: ferro, cobre, selênio, zinco	Os grãos secos devem ser cuidadosamente selecionados, enxaguados e escorridos Escolha nozes e sementes
Frutas e vegetais Fornecem vitamina C, ácido fólico, vitamina A Uma variedade de frutas e legumes vermelhos, roxos e verdes-escuros deve ser usada, incluindo vegetais ricos em amido, como batata-doce e milho	Vegetais em conserva
Gorduras e óleo Fornecem vitamina E	Óleos utilizados em frituras de alimentos que contêm glúten
Açúcar e doces	Alcaçuz (feito com farinha de trigo) Doces com ingredientes crocantes ou de biscoito
Molhos	Molhos não rotulados como "sem glúten"
Todos os grãos, farinhas, amidos e produtos à base de grãos devem ser rotulados como "sem glúten".*	

*No Brasil, desde 2003 vigora a Lei Federal nº 10.674, que determina que todos os alimentos industrializados devam conter, obrigatoriamente, as inscrições "contém glúten" ou "não contém glúten", conforme o caso.[79] Adaptada de Dennis et al.[55] (2019).

não enriquecidas/fortificadas, o que contribui para as inadequações nutricionais identificadas na dieta de celíacos.[78]

Nesse sentido, deve-se orientar o consumo de alimentos naturalmente sem glúten, como frutas, hortaliças, proteínas de origem vegetal e animal, laticínios, óleos e gorduras. A utilização de substitutos do trigo, como os pseudocereais amaranto e quinoa, pode contribuir para a adequada ingestão de fibras, minerais e vitaminas. O consumo de alimentos *in natura* e minimamente processados, em detrimentos dos ultraprocessados, deve ser incentivado.[55,71]

Em relação à aveia, cabe destacar que diversos estudos já demonstraram a segurança da sua utilização na dieta sem glúten, desde que haja segurança de que não tenha ocorrido contaminação cruzada.[80] De acordo com a Academy of Nutrition and Dietetics,[69] as evidências suportam a recomendação para que a aveia faça parte da dieta sem glúten, visto que nenhum dos estudos analisados na elaboração da diretriz identificou alteração nos marcadores de imunidade (IgA antiavenina, antigliadina, anti-TG2, TTG ou AGA; IgA AGA) ou alteração nos linfócitos intraepiteliais entre os celíacos que consumiam aveia no contexto de uma dieta sem glúten.

Dessa forma, os nutricionistas podem sugerir que a aveia (sem glúten) seja incorporada como parte de uma dieta sem glúten nutricionalmente adequada, tanto para adultos quanto para crianças.[69]

O *Guia Alimentar e Nutricional para Celíacos*[71] apresenta uma sugestão de "prato saudável sem glúten", o qual foi elaborado a partir do modelo do "Prato de Harvard". Uma versão atualizada do "prato saudável sem glúten" é utilizada como método orientativo para os pacientes atendidos no Ambulatório de Nutrição para Indivíduos com Doença Celíaca da Universidade Federal de Santa Catarina (Figura 78.4).

Em relação às necessidades energéticas dos indivíduos com DC, até o momento não existem recomendações que indiquem que essas sejam distintas daquelas realizadas para a população geral. Em relação à distribuição das calorias, tampouco há recomendações de uma distribuição diferente da utilizada com a população geral. Deve-se garantir o adequado balanço entre os nutrientes: os carboidratos podem contemplar entre 50 e 60% do valor energético total (VET), focando na oferta de carboidratos complexos, preferencialmente a partir de grãos e cereais integrais; 30 a 35% da energia podem ser provenientes dos lipídios, enfatizando o consumo de poli (ômega-3 e 6) e monoinsaturados; e as proteínas podem perfazer entre 10 e 15% do VET.[55]

Suplementação de vitaminas e minerais

A recomendação de suplementação de vitaminas e minerais para indivíduos com DC pode ocorrer, se o nutricionista identificar essa necessidade, com base na análise da ingestão alimentar e/ou exames laboratoriais com indícios de deficiências nutricionais. Deve-se ter cuidado, entretanto, para que a ingestão dos nutrientes não exceda o limite superior (UL, do inglês *upper limit*) de ingestão dietética de referência (DRI, do inglês *dietary reference intakes*).[69]

Para a implementação da suplementação o nutricionista deve considerar os seguintes aspectos:

- Obter informações sobre o uso (tipo/quantidade) de qualquer suplemento
- Avaliar a ingestão alimentar atual dos indivíduos, considerando o consumo de alimentos fortificados
- Realizar prescrições individualizadas para cada pacientes
- Utilizar como parâmetro as recomendações para a população geral (DRIs), a menos que existam recomendações específicas que orientem essa modificação

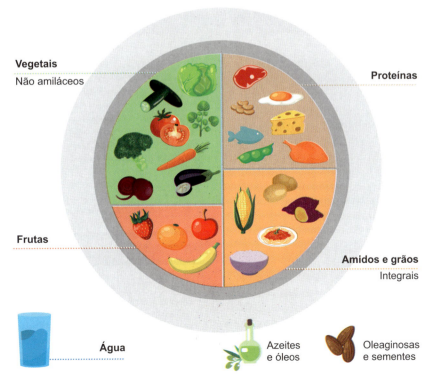

Figura 78.4 Prato saudável sem glúten. Adaptada de Material orientativo utilizado pelo Ambulatório de Nutrição para Indivíduos com Doença Celíaca (UFSC) – NUTRICE – @nutrice.ufsc, no Instagram.[78]

Suplementação de prebióticos e probióticos

De acordo com as diretrizes da Academy of Nutrition and Dietetics,[69] até o momento, as evidências para que seja recomendada a suplementação de prebióticos e probióticos para celíacos são insuficientes.

A revisão conduzida pela Academy of Nutrition and Dietetics[69] incluiu sete estudos e onze artigos e concluiu que, com base nos desfechos analisados, os resultados são inconclusivos para que uma recomendação seja feita. Os estudos analisados investigavam os efeitos dos prebióticos/probióticos, comparado ao grupo controle, nos desfechos relacionados à nutrição em pacientes com DC. Os desfechos analisados eram: bioquímicos, antropométricos, qualidade de vida, indicadores de saúde e sintomas gastrintestinais, indicadores de metabolismo ósseo e indicadores imunológicos, inflamatórios e anticorpos relacionados à DC.

Dieta com baixo teor de FODMAPS

O termo FODMAPs (oligossacarídeos, dissacarídeos, monossacarídeos e polióis fermentáveis) é o acrônimo usado para se referir a frutanos e galacto-oligossacarídeos (GOS) que estão presentes em carboidratos de cadeia curta (FODMAPs, do inglês *fermentable, oligo-, di-, monosaccharides, and polyols*). Os FODMAPs estão naturalmente presentes em muitos alimentos e incluem a lactose (leite), a frutose livre (peras e maçãs), as frutanas (centeio, trigo e cebolas), os GOS (leguminosas) e os açúcares polióis – sorbitol e manitol (frutas com caroço, algumas hortaliças e alimentos fermentados).[81]

Os sintomas associados à ingestão de FODMAPs estão relacionados ao fato de esses compostos serem mal digeridos e absorvidos no intestino delgado, aumentando a atração de água para o lúmen intestinal. Associado a isso, as moléculas de FODMAPs mal digeridas são rapidamente fermentadas pelas enterobactérias do intestino grosso, produzindo gás. Consequentemente ao aumento de conteúdo de água e gás, há aumento de pressão nas paredes intestinais, o que, em indivíduos hipersensíveis, provoca distensão abdominal, dor, flatulência e diarreia.[81]

A dieta restrita em FODMAPs pode ser desafiadora, uma vez que promove a restrição de grande variedade alimentos. Essas restrições aumentam o risco de inadequações nutricionais, têm potencial para piorar a qualidade de vida e têm impacto no comportamento alimentar dos indivíduos, reduzindo o prazer por se alimentar, aumentando a apreensão ao se alimentar e aumentando o tempo necessário para o planejamento e execução das refeições.[69]

Diante do exposto e da análise dos estudos, a Academy of Nutrition and Dietetics concluiu que até o momento as evidências disponíveis são insuficientes para sugerir que pacientes com DC e sintomas abdominais refratários sejam orientados a aderir a esse padrão dietético, além da dieta sem glúten.[69]

Adesão à dieta sem glúten

Para além das implicações nutricionais relacionadas à dieta sem glúten, a adesão ao tratamento pode ser desafiadora em razão da contaminação dos alimentos com o glúten; do elevado custo dos produtos; da restrita disponibilidade de opções sem glúten; da baixa palatabilidade dos alimentos; e em razão das representações sociais e culturais em torno dos alimentos. Esses fatores podem piorar a qualidade de vida dos indivíduos com DC, favorecendo a ocorrência de transtornos de humor e transtornos alimentares.[4,55,76,82-86]

Contaminação cruzada

A contaminação cruzada ocorre quando alimentos e preparações sem glúten entram em contato com alimentos que contêm glúten, tornando-os inseguros e impróprios para o consumo de celíacos. A contaminação cruzada pode ocorrer durante o cultivo, transporte, fabricação ou preparação dos alimentos, tanto em ambiente doméstico quanto em fábricas ou restaurantes. Os alimentos naturalmente sem glúten são os principais veículos da contaminação e a aveia é o alimento mais contaminado.[55,87]

O nutricionista deve orientar os indivíduos com DC sobre os cuidados necessários para evitar a contaminação com o glúten tanto em restaurantes quanto no ambiente doméstico. Essas orientações incluem as apresentadas na Tabela 78.6.

Produtos sem glúten

O glúten desempenha, em produtos de panificação, funções que não podem ser realizadas por nenhum outro ingrediente individualmente. Por esse motivo, é considerado um componente essencial para atingir adequados parâmetros de estrutura e de textura em produtos de panificação. Sua remoção, consequentemente, prejudica a capacidade da massa de se desenvolver adequadamente durante os processos de amassamento, fermentação e panificação, resultando em produtos com problemas de qualidade física e baixa aceitação sensorial.[89,90] A insatisfação com a qualidade sensorial dos alimentos sem glúten é relatada por celíacos e relacionada a piores taxas de adesão à dieta.[82,83]

Estudos realizados em diversos lugares do mundo, inclusive no Brasil, apontam que os produtos sem glúten costumam ser mais caros e mais escassos. As dificuldades para acesso aos

---

Tabela 78.6 Orientações para evitar a contaminação cruzada em ambiente doméstico e em restaurantes/estabelecimentos que produzem alimentos.

Cuidados para evitar contaminação cruzada por glúten em ambiente doméstico
• Os alimentos com e sem glúten devem ser armazenados em locais diferentes
• As refeições/alimentos sem glúten devem ser preparadas separadamente das refeições que contêm glúten
• Cuidado com o compartilhamento de utensílio. Deve-se ter atenção com alimentos como manteiga, margarina, geleias, entre outros, pois podem ser contaminados com a faca/espátula, caso também seja utilizada em alimentos que contêm glúten O ideal é ter esse tipo de produto identificado para uso exclusivo pelo celíaco
• Deve-se ter cuidado com as farinhas. O ideal é que, na casa de pessoas celíacas, não sejam realizadas preparações com farinhas que contêm glúten
• Preferir utensílios exclusivos para uso de preparações sem glúten, preferindo os de superfícies não porosas para facilitar a higienização
• Garantir a higienização adequada de utensílios como tábuas, panelas, potes, talheres, entre outros, pois estes também podem estar contaminados com glúten
• Utilizar esponjas, panos de prato, entre outros materiais de limpeza, que não tenham entrado em contato com glúten, pois podem ser veículos de contaminação
• Não utilizar na preparação de alimentos sem glúten óleo em que foram fritos alimentos com glúten, como empanados com farinha de rosca ou trigo, por exemplo, pois ele estará contaminado.

Cuidados para evitar contaminação cruzada por glúten em restaurantes/ estabelecimentos comerciais
• Informar no estabelecimento sobre o fato de ter doença celíaca e a impossibilidade de consumir alimentos que contenham glúten, solicitando informações sobre quais alimentos são seguros (não foram adicionados alimentos contendo glúten), com atenção especial para alimentos como o feijão e caldos, nos quais muitas vezes são adicionadas farinhas
• Solicitar informações sobre os ingredientes utilizados nas preparações
• Ter cautela na escolha de restaurantes tipo *buffet*, pois os alimentos servidos nesse tipo de serviço estão mais sujeitos à contaminação em função dos talheres de servir utilizados pelos comensais.

Adaptada de Nascimento e Fiates[88] (2014) e Wernke e Nascimento[71] (2019).

produtos sem glúten são consideradas fatores-chave para a transgressão ao tratamento. Pesquisas realizadas com indivíduos com DC demonstram que as limitadas disponibilidade e variedade dos produtos sem glúten, bem como seus elevados preços, estão entre os principais motivos para a redução da adesão à dieta.[76,78,82,91,92]

Na prática clínica, são comuns o relato e a queixa de pacientes com DC a respeito da falta (ou da limitação) de opções sem glúten, especialmente entre aqueles que habitam em regiões mais afastadas dos grandes centros urbanos. Nesse sentido, é imprescindível que o nutricionista esteja preparado para orientar os pacientes quanto a receitas e formulações que possibilitarão a manutenção da dieta. Nesse contexto, emerge a oportunidade de o nutricionista estimular o consumo de alimentos típicos e regionais, que não contêm glúten e respeitam o hábito e a cultura alimentar dos indivíduos.[88]

Educação em rotulagem alimentar

Avaliar o conhecimento dos pacientes e orientá-los em relação à leitura e à compreensão dos rótulos de alimentos e de outros produtos é uma atribuição dos nutricionistas. No Brasil, a Lei Federal nº 10.674, de 2003, determina que no rótulo de todos os alimentos industrializados deva conter, obrigatoriamente, as inscrições "contém glúten" ou "não contém glúten", conforme o caso.[61,69,79,88]

O nutricionista deve orientar a observação rotineira das inscrições "contém glúten" ou "não contém glúten" nos rótulos dos alimentos, assim como instruir os pacientes em relação à importância da realização da leitura da lista de ingredientes dos produtos, reduzindo assim as chances de contaminação com o glúten devido às inadequações na rotulagem dos produtos. Ainda, deve orientar os pacientes sobre a utilização dos Serviços de Atendimento ao Consumidor (SACs), em casos de dúvidas sobre a composição dos produtos.[88]

É pertinente lembrar que farinhas que contêm glúten, com frequência, são utilizadas em medicamentos e suplementos alimentares. Portanto, neste caso o contato com os Serviços de Atendimento ao Consumidor (SACs) também pode ser muito útil.

Participação de grupos e associações de celíacos

Indivíduos com DC que participam de grupos de apoio ou entidades de celíacos apresentam melhor adesão à dieta sem glúten. Nesse sentido, recomenda-se que os nutricionistas incentivem a participação dos pacientes em grupos de apoio ou associações, como é o caso da Associação dos Celíacos do Brasil (Acelbra). Participar deste tipo de associação proporciona ao indivíduo a sensação de pertencimento, possibilitando que ele compartilhe suas dúvidas e dificuldades, bem como busque apoio e informação.[61,88,93]

Um estudo conduzido por Akbari Namvar et al.[94] comparou o efeito da realização de grupo de educação em DC nos sintomas e qualidade de vida de indivíduos com DC. A intervenção foi baseada em três encontros de 1 hora cada, em que foram discutidos os seguintes temas: etiologia, diagnóstico e tratamento da DC; informações sobre o glúten e a dieta sem glúten; treinamento em interpretação de rótulos de produtos sem glúten. Os autores encontraram que, quando se comparou o grupo intervenção com o grupo controle, aqueles que fizeram parte da intervenção apresentaram melhoras estatisticamente significativas nos sintomas gastrintestinais e na qualidade de vida.

ACOMPANHAMENTO NUTRICIONAL E AVALIAÇÃO

O nutricionista apresenta um importante papel no acompanhamento nutricional dos pacientes, visto que muitos dos problemas comuns associados ao gerenciamento de longo prazo da DC são resultado da não adesão à dieta sem glúten.[61]

Até o momento, não há estudos que apontem qual o período/frequência ideal para o monitoramento de pacientes com DC.[10,61] Dessa forma, a Academy of Nutrition and Dietetics[69] recomenda que o monitoramento deve ser individualizado, avaliando a resposta individual ao tratamento, mudanças na capacidade ou vontade de continuar o tratamento e sinais e sintomas relacionados à DC.

Apesar disso, é consenso que a avaliação clínica e nutricional, assim como os testes sorológicos, devem ser realizados com frequência anual ou bienal. Um resultado positivo nos testes sorológicos indica baixa adesão à dieta e persistência na lesão da mucosa intestinal. Um resultado negativo, entretanto, não significa que a mucosa intestinal esteja recuperada.[10]

Embora a repetição da biopsia durante a dieta sem glúten seja ainda a única ferramenta capaz de avaliar a recuperação da mucosa, não há consenso sobre a rotina do seu uso em adultos e, entre pacientes pediátricos, a biopsia de acompanhamento não é recomendada.[10]

COMPLICAÇÕES

A demora no diagnóstico da DC, como nos casos de diagnósticos na vida adulta; a não adesão ao tratamento; e mesmo os impactos provocados pela dieta sem glúten são situações que predispõem à ocorrência de complicações em vários órgãos e sistemas e até mesmo na ocorrência de condições malignas.[58]

Na literatura científica, entretanto, as evidências ainda são escassas ou incapazes de determinar, com precisão, os efeitos do rastreamento da DC na prevenção dessas manifestações. Laurikka et al.[58] sintetizam essas complicações em um artigo de revisão narrativa. De acordo com os autores, a DC apresenta consequências sistêmicas, afetando vários órgãos, incluindo os sistemas esquelético, reprodutivo, cardiovascular, neurológico, além de impactar na maior mortalidade dos pacientes. A doença também está associada ao elevado risco de desenvolver comorbidades psiquiátricas, linfoma não Hodgkin e adenocarcinoma intestinal. O diagnóstico precoce e o tratamento (dieta sem glúten) podem proteger contra os prejuízos relacionados à saúde óssea, doenças neurológicas, complicações hormonais e condições malignas. Entretanto, a restrição dietética pode trazer prejuízos à saúde cardiovascular e aspectos psicológicos em longo prazo.

REFERÊNCIAS BIBLIOGRÁFICAS

As referências consultadas para a elaboração deste capítulo estão disponíveis *online* no Ambiente de aprendizagem do GEN.

COMO CITAR ESTE CAPÍTULO

ABNT
BAGOLIN, A. Doença celíaca. *In*: ROSSI, L.; POLTRONIERI, F. (org.). *Tratado de Nutrição e Dietoterapia*. 2. ed. Rio de Janeiro: Guanabara Koogan, 2023. p. 903-915.

VANCOUVER
Bagolin A. Doença celíaca. In: Rossi L, Poltronieri F (Orgs.). Tratado de nutrição e dietoterapia. 2. ed. Rio de Janeiro: Guanabara Koogan; 2023. p. 903-15.

CAPÍTULO 79
Hipertensão

Liliana Paula Bricarello

INTRODUÇÃO

A hipertensão arterial sistêmica (HAS), também chamada somente de hipertensão, é uma condição clínica multicausal caracterizada por elevação sustentada dos níveis de pressão arterial (PA) ≥ 140 mmHg (sistólica) e/ou 90 mmHg (diastólica). Com frequência está associada a distúrbios metabólicos e alterações funcionais e/ou estruturais de órgãos-alvo (rins, coração, encéfalo e vasos sanguíneos), podendo ser agravada pela presença de outros fatores de risco (FR), como dislipidemias, obesidade abdominal, intolerância à glicose e diabetes melito (DM).[1,2] Além desses, outros fatores têm relação com o desenvolvimento da HAS, como aspectos ambientais, comportamentais e genéticos, inatividade física e hábitos alimentares inadequados (ingestão de bebidas alcoólicas, consumo excessivo de sal, gorduras e alimentos ultraprocessados). Essa doença também mantém associação com eventos como acidente vascular encefálico (AVE), morte súbita, infarto agudo do miocárdio (IAM), insuficiência cardíaca (IC), doença arterial periférica (DAP) e doença renal crônica (DRC), fatal e não fatal.[1-4]

PREVALÊNCIA

No Brasil, a prevalência de HAS varia de acordo com a população estudada e o método de avaliação utilizado.[5,6]

Os dados do Programa de Vigilância de Fatores de Risco e Proteção para Doenças Crônicas por Inquérito Telefônico (Vigitel), realizado pelo Ministério da Saúde (MS),[7] indicam que a prevalência de HAS autorreferida entre indivíduos com 18 anos ou mais, residentes nas capitais brasileiras, aumentou 14,2% em uma década, passando de 22,5% em 2006 para 25,7% em 2016. Em 2021, no total das 27 cidades brasileiras, a frequência de diagnóstico médico de HAS foi de 26,3%, sendo de 27,1% entre mulheres e de 25,4% entre homens. Em ambos os sexos, esta frequência aumenta com a idade e diminui com o nível de escolaridade.[7]

A Pesquisa Nacional de Saúde (PNS), realizada pelo Instituto Brasileiro de Geografia e Estatística (IBGE), mediu a PA de adultos das zonas urbana e rural de grandes regiões e Unidades da Federação do Brasil. Foram avaliados moradores em domicílios sorteados, utilizando aparelhos semiautomáticos digitais, calibrados. A prevalência geral de PA ≥ 140/90 mmHg foi de 22,3%, com predomínio entre os homens (25,3% *versus* 19,5%), variando de 26,7% no Rio de Janeiro a 13,2% no Amazonas, com predomínio na área urbana em relação à rural (21,7% *versus* 19,8%).[8] Os dados da PNS de 2019 mostram que o percentual de diagnóstico médico autorreferido de HAS no Brasil foi de 23,9%.

O Estudo Longitudinal de Saúde do Adulto (ELSA), que analisou 15.103 servidores públicos de seis capitais brasileiras, observou prevalência de HAS em 35,8%, com predomínio entre homens (40,1% *versus* 32,2%).[9]

A prevalência da PA elevada (PAE) e da HAS em crianças e adolescentes vem aumentando nos últimos anos.[6] A prevalência de HAS na idade pediátrica mostra-se de 3 a 5%, e a de PAE é estimada entre 10 e 15%.[10,11] Na faixa etária de 7 a 12 anos, as prevalências de PAE e HAS são de 4,7% e 1,9% respectivamente, ambas mais prevalentes entre os indivíduos obesos.[12]

O Estudo dos Riscos Cardiovasculares em Adolescentes (ERICA) avaliou 73.399 estudantes brasileiros de 12 a 17 anos. A prevalência total de PAE no Brasil foi de 14,5%, taxa máxima de 29,3%, nos meninos entre 15 e 17 anos. A prevalência geral de HAS foi de 9,6%, do mesmo modo, mais elevada entre os mais velhos. O estudo mostrou que 17,8% da prevalência de HAS nos adolescentes podem ser atribuídos à obesidade.[13]

MORTALIDADE

No Brasil, no período de 2008 a 2017, foram estimadas 667.184 mortes atribuíveis à HAS. Em relação à tendência do coeficiente de mortalidade por 100 mil habitantes de 2000 a 2018, observou-se um importante aumento da HAS relatada de forma direta, com incrementos, de 128%. Em termos de custos ao Sistema Único de Saúde (SUS), em 2018, estimaram-se gastos de US$ 523,7 milhões, com hospitalizações, procedimentos ambulatoriais e medicamentos para tratamento da HAS no país.[6,14]

DIAGNÓSTICO E CLASSIFICAÇÃO

A primeira avaliação de um indivíduo com HAS inclui a confirmação do diagnóstico, ou a suspeita e a identificação de causa secundária, além da avaliação do risco de doenças cardiovasculares (DCV).[15] As lesões de órgãos-alvo e patologias associadas também devem ser investigadas. Fazem parte dessa avaliação a mensuração da PA no consultório e/ou fora dele, utilizando-se técnica adequada e equipamentos validados, a história médica (pessoal e familiar), o exame físico e a investigação clínica e laboratorial. A PA deve ser mensurada em toda avaliação clínica por médicos e demais profissionais da área da saúde devidamente capacitados.

É recomendável a mensuração da PA a cada 2 anos para adultos com PA ≤ 120/80 mmHg, e anualmente para aqueles com PA > 120/80 mmHg e < 140/90 mmHg. A medição pode ser feita com esfigmomanômetros manuais, semiautomáticos ou automáticos. Esses equipamentos devem ser calibrados anualmente, de acordo com as orientações do Instituto Nacional de Metrologia, Qualidade e Tecnologia (Inmetro). A PA deve ser medida no braço, devendo-se utilizar manguito adequado à sua circunferência.

Na suspeita de HAS secundária à coarctação[a] da aorta, a medição deverá ser realizada também nos membros inferiores, utilizando-se manguitos apropriados.[5,16]

Recomenda-se, quando possível, a validação de tais medidas por meio de avaliação da PA fora do consultório por meio

---

[a]A coarctação da aorta é uma malformação congênita e caracteriza-se por um estreitamento segmentar da artéria aorta. Em dois terços das crianças, leva ao desenvolvimento de HAS.

do monitoramento ambulatorial da pressão arterial (MAPA), do monitoramento residencial da pressão arterial (MRPA) ou da automedida da pressão arterial (AMPA).[5,6]

Os autores da Diretriz Brasileira de Hipertensão Arterial, de 2020, propõem avaliações gerais dirigidas a todos e, em alguns casos, avaliações complementares apenas para grupos específicos.[6] Com relação à diretriz brasileira anterior,[5] a PA normal passa a ser denominada PA ótima e a pré-hipertensão, a ser dividida em PA normal e pré-hipertensão. Os indivíduos com PAS entre 130 e 139 e PAD entre 85 e 89 mmHg passam a ser considerados pré-hipertensos, pois esta população apresenta maior risco de DCV, doença arterial coronária e AVE do que a população com níveis entre 120 e 129 ou 80 e 84 mmHg. Há também maior risco de ser portadora de HAS mascarada. Assim, recomenda-se que, indivíduos pré-hipertensos devem ser monitorados mais de perto.[6] A Tabela 79.1 apresenta a classificação da PA para adultos a partir dos 18 anos.

Em crianças e adolescentes, as definições de PAE e HAS estão relacionadas com as curvas de distribuição normal da PA e sua distribuição por percentis (P). Utiliza-se para isso o método auscultatório, levando-se em consideração sexo, idade e percentil de altura da criança. As crianças de 1 a 13 anos são consideradas com PAE quando: PA ≥ percentil 90 e < percentil para idade, sexo e altura ou PA 120/80 mmHg mas < percentil 95 (o que for menor). Para as crianças/adolescentes ≥ 13 anos a PA é considerada elevada quando: PA 120/< 80 mmHg a PA 129/<80 mmHg. Considera-se HAS estágio 1 para crianças de 1 a 13 anos quando a PA ≥ P95 para idade, sexo e altura até < P95 + 12 mmHg ou PA entre 130/80 até 139/89 mmHg (o que for menor) e para as crianças/adolescentes ≥ 13 anos quando a PA 130/80 ou até 139/89 mmHg. A HA primária parece ser a forma mais comum de HAS no adolescente e é mais prevalente associada ao sobrepeso, à obesidade ou à história familiar de HAS.[6] A Tabela 79.2 mostra os critérios de classificação da HAS para crianças e adolescentes.[6,17,18]

FATORES DE RISCO

Idade, sexo, etnia, genética, sedentarismo, fatores socioeconômicos, consumo excessivo de sódio, padrão de dieta, sobrepeso/obesidade com aumento da circunferência abdominal, ingestão insuficiente de micronutrientes como potássio (K), magnésio (Mg) e cálcio (Ca), e consumo abusivo de bebidas alcoólicas são os principais FR para a HAS.[5,6,19,20] Além dos FR clássicos

Tabela 79.1 Critérios de classificação da pressão arterial (PA) para adultos a partir dos 18 anos.

Classificação	PAS (mmHg)	PAD (mmHg)
PA ótima	< 120 e	< 80
PA normal	120 a 129 e/ou	80 a 84
Pré-hipertensão	130 a 139 e/ou	85 a 89
Estágio 1 de HAS	140 a 159 e/ou	90 a 99
Estágio 2 de HAS	160 a 179 e/ou	100 a 109
Estágio 3 de HAS	≥ 180 e/ou	≥ 110

*A classificação é definida de acordo com a PA no consultório e pelo nível mais elevado de PA, sistólica ou diastólica. **A HAS sistólica isolada, caracterizada pela PAS ≥ 140 mmHg e PAD < 90 mmHg, é classificada em 1, 2 ou 3, de acordo com os valores da PAS nos intervalos indicados. ***A HAS diastólica isolada, caracterizada pela PAS < 140 mmHg e PAD ≥ 90 mmHg, é classificada em 1, 2 ou 3, de acordo com os valores da PAD nos intervalos indicados. HAS, hipertensão arterial sistêmica; PA, pressão arterial; PAD, pressão arterial diastólica; PAS, pressão arterial sistólica. Adaptada de Sociedade Brasileira de Cardiologia[6] (2020).

Tabela 79.2 Critérios de classificação de hipertensão arterial sistêmica (HAS) para crianças e adolescentes.

Crianças de 1 a 13 anos	Crianças com idade ≥ 13 anos
PA normal: < P90 para idade, sexo e altura	PA normal: < 120/< 80 mmHg
Pressão arterial elevada: PA ≥ P90 e < 95 percentil para idade, sexo e altura ou PA 120/80 mmHg mas < P95 (o que for menor)	Pressão arterial elevada: PA120/< 80 mmHg a PA129/< 80 mmHg
Hipertensão estágio 1: PA ≥ P95 para idade, sexo e altura até < P95 + 12 mmHg ou PA entre 130/80 até 139/89 mmHg (o que for menor)	Hipertensão estágio 1: PA 130/80 ou até 139/89 mmHg
Hipertensão estágio 2: PA ≥ P95 + 12 mmHg para idade, sexo e altura ou PA ≥ 140/90 mmHg (o que for menor)	Hipertensão estágio 2: PA ≥ 140/90 mmHg

PA, pressão arterial; P, percentil. Adaptada de Sociedade Brasileira de Cardiologia[6] (2020).

citados, algumas medicações, muitas vezes adquiridas sem prescrição médica, e drogas ilícitas têm potencial de promover elevação da PA ou dificultar seu controle.[6]

A seguir, daremos ênfase naqueles FR relacionados com a alimentação.

PREVENÇÃO

O National High Blood Pressure Education Program (NHBPEP) foi um dos programas de prevenção mais bem-sucedidos no século XX nos EUA. Por meio de medidas educacionais, de detecção, de consciência e tratamento, houve melhora no valor de PA da população desde seu começo até o presente momento. Essas alterações promoveram declínio na mortalidade cardiovascular no mesmo período.[20]

A prevenção da HAS pode melhorar a qualidade de vida e os custos relacionados ao seu tratamento e suas complicações. Porém, as estratégias para isso devem abarcar políticas públicas de saúde combinadas com ações das sociedades médicas, de nutricionistas, da enfermagem, dos demais profissionais da saúde e dos meios de comunicação. O objetivo deve ser estimular o diagnóstico precoce, o tratamento contínuo e o controle da PA e de FR associados, por meio da modificação do estilo de vida e/ou uso regular de medicamentos.[5]

TERAPIA NUTRICIONAL

A terapia nutricional para diminuir a PA está baseada em quatro pilares básicos:

- Manter um padrão alimentar saudável
- Manter o peso corporal adequado
- Consumir quantidades adequadas de sódio, magnésio, potássio e cálcio
- Limitar a ingestão de bebidas alcoólicas.

Quantidades adequadas de nutrientes

Sódio

O consumo excessivo de sódio está associado à elevação da PA.[6] Aproximadamente 75% do sódio consumido na dieta estão presentes em alimentos processados e ultraprocessados, haja vista que o cloreto de sódio é normalmente adicionado aos alimentos para dar sabor e para aumentar o tempo de conservação.[20]

O excesso do mineral eleva a PA por aumentar a volemia e, consequentemente, o débito cardíaco. Depois, por mecanismos de autorregulação, há aumento da resistência vascular periférica, mantendo elevados os níveis de PA.[21]

Iniciativas para reduzir o consumo de sódio pela população mundial podem resultar em benefício à saúde pública.[22] Alguns países como Japão, Finlândia e Inglaterra, por exemplo, promoveram campanhas nesse sentido.

Com o objetivo de reduzir a carga de doenças crônicas não transmissíveis (DCNT), que têm aumentado no Brasil, algumas ações que visam à melhora nutricional dos alimentos processados estão sendo colocadas em prática, principalmente em relação à redução de gorduras, açúcares e sódio.

O estímulo ao consumo de alimentos básicos é o centro das ações de promoção da alimentação saudável no país e está presente em todas as ações e programas de alimentação e nutrição, por meio de estratégias como elaboração e revisão de guias alimentares, promoção da alimentação saudável em todas as fases da vida (que também contempla o uso racional do sal) e estabelecimento de parcerias intergovernamentais e com outros setores.[23]

Esse tema vem sendo pautado em nível internacional a partir da Estratégia Global para a Alimentação Saudável, Atividade Física e Saúde, corroborada pelas diretrizes oficiais da alimentação brasileira, publicadas em 2014, por meio do Guia Alimentar para a População Brasileira.[24]

O Guia recomenda que a ingestão de sal não ultrapasse 5 g por dia (1,7 g de sódio); entretanto, o consumo médio do brasileiro é de 12 g/dia. Em 2010, foi renovado o termo de compromisso entre o MS e associações representativas do setor produtivo, como a Associação Brasileira das Indústrias de Alimentação (ABIA), que traz, entre seus objetivos, a redução das quantidades de açúcar, gorduras e sódio nos alimentos processados.[25]

Em 2010 foi proposta a nova agenda relacionada ao sódio, com vistas a contribuir para os esforços de redução do seu consumo pela população brasileira a menos de 2.000 mg/pessoa/dia até 2020.[25]

A orientação aos pacientes hipertensos deve preconizar a não ingestão de alimentos ultraprocessados e com excesso de sal, o preparo das refeições com pouco sal e a não utilização do saleiro na mesa. Além disso, medidas culinárias como o uso de ervas aromáticas e condimentos naturais fazem com que a preparação do prato não necessite de tanto sal. Os substitutos do sal contendo cloreto de potássio e menos cloreto de sódio (30 a 50%) são úteis para reduzir a ingestão de sódio e aumentar a de potássio, apesar de limitações em seu uso.[6]

Outra maneira de diminuir o consumo de sal é orientar os indivíduos a compararem a quantidade de sódio nos alimentos, observando as informações nutricionais no rótulo das embalagens. Na nova rotulagem nutricional frontal é obrigatória a veiculação do símbolo de lupa com indicação de um ou mais nutrientes (Figura 79.1), conforme o caso, quando os alimentos apresentarem as quantidades de sódio, açúcar adicionado e gordura saturada listadas na Tabela 79.3.

Magnésio

O magnésio é um mineral inibidor da contração da musculatura lisa vascular e pode desempenhar um papel na regulação da PA como vasodilatador. Entretanto, seu efeito benéfico não está completamente esclarecido.[20] Metanálise que avaliou ensaios clínicos randomizados (ECR) concluiu que, apesar de alguns estudos apontarem redução na PA com suplementação de magnésio, são necessários ECR de melhor qualidade e maior duração para avaliar a efetividade da sua suplementação sobre a PA e os desfechos cardiovasculares.[26] Enquanto isso, a recomendação desse eletrólito deve seguir a ingestão dietética recomendada (RDA, do inglês *Recommended Dietary Allowance*), o que é assegurado com alimentação balanceada e variada. Os alimentos-fonte de magnésio são: cereais, leguminosas e vegetais folhosos verde-escuros.[19]

Potássio

O potássio induz à redução da PA por meio de elevação da natriurese, diminuição da secreção de renina e norepinefrina e aumento da secreção de prostaglandinas. Apresenta não só

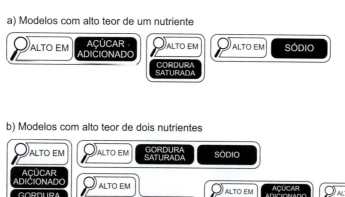

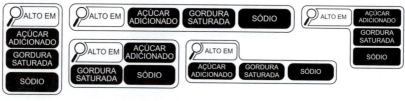

Figura 79.1 Modelos de rotulagem frontal. Adaptada de Agência Nacional de Vigilância Sanitária (2022).

Tabela 79.3 Quantidades de sódio, açúcar adicionado e gordura saturada nos alimentos.

Alto conteúdo de	Alimentos sólidos e semissólidos	Alimentos líquidos
Sódio	600 mg ou mais por 100 g de alimento	300 mg ou mais por 100 mℓ de alimento
Açúcar adicionado	15 g ou mais por 100 g de alimento	7,5 g ou mais por 100 mℓ de alimento
Gordura saturada	6 g ou mais por 100 g de alimento	3 g ou mais por 100 mℓ de alimento

Adaptada de Agência Nacional de Vigilância Sanitária (2022).

efeito anti-hipertensivo como também na proteção de danos cardiovasculares, auxiliando pacientes em uso de medicamentos diuréticos. A recomendação desse mineral varia de 2 a 4 g/dia, alcançável via alimentação equilibrada e rica em frutas (abacate, banana, melão, maracujá, laranja, amora), verduras (couve-manteiga, espinafre, chicória, almeirão, acelga), legumes (batata, mandioca, cenoura, cará, salsa, couve-flor, beterraba, rabanete, abóbora), leguminosas (feijões, lentilha, grão-de-bico, ervilha fresca e seca) e cereais (aveia e germe de trigo).[27] O aumento nos níveis de potássio em torno de 750 a 1.000 mg/dia pode reduzir a PA em 2 a 3 mmHg.[28]

A alimentação nos países industrializados é rica em produtos ultraprocessados com alto teor de sódio e baixo teor de potássio. Há evidências na literatura que descrevem a relação entre uma elevada proporção diária de ingestão de sódio/potássio e a alta prevalência de HAS nas sociedades modernas. Há também evidências crescentes que sugerem efeito redutor da PA com potássio, especialmente nos casos de alta ingestão de sódio ou em pacientes com aumento da sensibilidade ao sal. Para prevenir e tratar a HAS, deve-se realizar avaliação completa do consumo alimentar dos pacientes, e não apenas focar na ingestão de sódio, mas também no consumo equilibrado da relação sódio/potássio.[29]

Cálcio

Há evidências de que a ingestão elevada de cálcio está inversamente relacionada com a PA; entretanto, esse benefício não está claro na literatura, e não existe recomendação de suplementação desse mineral para tratamento e/ou prevenção da elevação da PA.[30,31] Assim, sugere-se o consumo de alimentos-fonte (laticínios, sardinha, salmão e vegetais folhosos) para alcançar a ingestão adequada de cálcio.

Peso corporal adequado

O sobrepeso e a obesidade são FR para a HAS, principalmente com excesso de gordura na região abdominal. O excesso de gordura intra-abdominal ou visceral é considerado um FR maior do que o excesso de peso corporal total para o desenvolvimento das DCNT.[32,33] A associação desse fator com a HAS está bem descrita na literatura.[34-36]

A diminuição do peso corporal é uma das medidas não farmacológicas mais efetivas no controle da HAS, e reduções modestas podem diminuir de maneira significativa a PA.[6,36]

A redução de peso corporal deve ser estimulada e pautada na prescrição dietética individualizada, que respeite o hábito alimentar e cultural do indivíduo, além do estilo de vida e das condições socioeconômicas. É essencial que sejam mudanças comportamentais graduais e que sejam mantidas por longo prazo. O papel do nutricionista é orientar, ou seja, ser o facilitador do processo pelo qual o paciente identifica mais claramente onde ele está, onde quer estar e o que precisa aprender/alterar para alcançar seu objetivo.[37]

Padrão alimentar saudável

A dieta DASH (do inglês *Dietary Approach to Stop Hypertension*) foi concebida na década de 1990, época que foi marcada pelo reconhecimento de que o consumo excessivo de sódio (aumento do consumo de alimentos ultraprocessados), a alta ingestão de bebidas alcoólicas, o excesso de peso corporal e o sedentarismo estavam relacionados com aumento da PA.[38] Naquele período, estudos sugeriam que alguns fatores determinantes que poderiam afetar a PA seriam o consumo alimentar, o estilo de vida dos que adotavam uma dieta vegetariana ou a associação de ambos. Nesse contexto, o reconhecimento de que as dietas vegetarianas estavam ligadas a níveis de PA mais baixos mostrou o importante papel de frutas, legumes, verduras, nozes e cereais integrais no manejo da HAS.[38,39]

O propósito da criação da dieta DASH foi incorporar nutrientes com potencial efeito hipotensor, detectados em estudos epidemiológicos e clínicos, e que fossem oriundos de alimentos comumente consumidos pela população, e não suplementados.[38] Basicamente, uma alimentação que provesse os benefícios da dieta vegetariana mas que contivesse produtos de origem animal para ser atrativa aos não vegetarianos. Assim, a equipe que criou a dieta DASH, patrocinada pelo National Heart, Lung and Blood Institute (EUA), envolveu diversos pesquisadores para realizar essa modalidade de intervenção alimentar. O artigo metodológico desse estudo foi publicado em 1995.[40]

Os primeiros achados publicados sobre a dieta DASH foram os de Appel et al.,[41] em 1997, que realizaram ensaio clínico nos EUA para testar três padrões alimentares nos níveis de PA. O estudo randomizou 459 indivíduos adultos e saudáveis para receber, por 8 semanas: (a) dieta-controle americana; (b) dieta rica em frutas e verduras; e (c) dieta combinada (DASH), rica em frutas e verduras, reduzida em gordura total, saturada e colesterol. Os participantes receberam todos os seus alimentos, incluindo lanches e refeições cozidas. Testes culinários foram realizados para garantir que as dietas fossem palatáveis. A quantidade de sódio foi similar em todas as dietas, conforme a Tabela 79.4.

Como resultado, os pesquisadores concluíram que a dieta rica em frutas e verduras reduziu a PAS em 2,8 mmHg (p < 0,001) e a PAD em 1,1 mmHg (p < 0,07), enquanto a dieta DASH reduziu a PAS em 5,5 mmHg e a PAD em 3 mmHg (p < 0,001), ambas em relação ao grupo-controle. Considerando somente os indivíduos com HAS leve, a dieta DASH foi capaz de reduzir a PAS em 11,4 mmHg e a PAD em 5,5 mmHg (p < 0,001) em relação aos controles. O estudo concluiu que a dieta rica em frutas e verduras e reduzida em gorduras (DASH) pode ser uma estratégia para diminuir e tratar a HAS.[41] A Figura 79.2 ilustra os efeitos das dietas usadas no referido estudo[41] na PAS e na PAD.

Outro estudo sobre essa modalidade de intervenção dietética foi o *DASH-Sodium*, publicado em 2001, que teve como objetivo avaliar se a restrição de sódio dietético teria efeito adicional sobre a redução dos níveis de PA induzida pela dieta DASH.[42] Esse ECR cruzado, multicêntrico, realizado também nos EUA, avaliou 412 indivíduos adultos, com PAS entre 120 e 159 mmHg ou PAD entre 80 e 95 mmHg, e teve como intervenção: (a) dieta rica em sódio com base na dieta americana (3.450 mg/sódio/

Tabela 79.4 Composição das dietas do estudo DASH (do inglês *Dietary Approach to Stop Hypertension*).

Nutrientes	Controle	Frutas e verduras	DASH
Gordura (%)	37	37	27
Saturada (%)	16	16	6
Monoinsaturada (%)	13	13	13
Poli-insaturada (%)	8	8	8
Carboidratos (%)	48	49	55
Proteínas (%)	15	15	18
Potássio (mg)	1.700	4.700	4.700
Magnésio (mg)	165	500	500
Cálcio (mg)	450	450	1.240
Fibras (g)	9	31	31
Colesterol (mg)	300	300	150
Sódio (mg)	3.000	3.000	3.000

Adaptada de Sacks et al.[40] (1995).

dia); (b) dieta intermediária em sódio (2.300 mg/sódio/dia); e (c) dieta com baixa ingestão de sódio (1.150 mg/sódio/dia). Os participantes receberam dieta típica americana por 2 semanas e, após esse período, foram randomizados para receberem dieta DASH ou manutenção da dieta americana (controle). Os dois grupos foram submetidos a cada um dos três níveis de ingestão de sódio por 30 dias. Os participantes receberam todos os seus alimentos, incluindo lanches e refeições cozidas.

Os desfechos foram PAS e PAD em cada um dos níveis de sódio, e as análises estatísticas consideraram a intenção de tratar. Os resultados mostraram que a cada nível de consumo de sódio os níveis de PA foram menores em relação ao grupo-controle. O estudo mostrou ainda que, nas duas dietas, os efeitos hipotensores associados à restrição de sódio foram maiores nos indivíduos hipertensos do que nos normotensos.[42]

Ambos os ensaios clínicos citados[41,42] foram conduzidos sob controle rigoroso da ingestão alimentar dos participantes; porém, seus resultados podem ser difíceis de reproduzir na prática clínica, já que os pesquisadores controlaram as refeições mais do que as pessoas costumam fazer na sua rotina.

Por sua vez, o estudo multicêntrico *Lifestyle Interventions for Blood Pressure Control* (PREMIER),[43] desenvolvido no ano de 2003, nos EUA, foi desenhado para testar o efeito anti-hipertensivo de duas intervenções no estilo de vida de 810 indivíduos adultos sem HAS ou com HAS leve. Foram randomizados três grupos: (a) o primeiro recebeu orientação padrão (controle); (b) o segundo grupo recebeu orientação padrão de mudança de estilo de vida; e (c) orientação padrão de mudança de estilo de vida associada à dieta DASH. Esse estudo foi o primeiro a avaliar a factibilidade da implementação da dieta DASH em pessoas fora do ambiente de um ECR.[43]

Ressalta-se que, após 6 meses de seguimento, todos os grupos do estudo PREMIER diminuíram a PA.[43] O controle da HAS obteve melhor resultado no grupo que recebeu orientação padrão de mudança de estilo de vida associada à dieta, e 77% dos indivíduos com estágio 1 de HAS no período basal tiveram a PAS inferior a 140 mmHg e a PAD inferior a 90 mmHg. No grupo que recebeu orientação padrão de mudança de estilo de vida, o valor foi correspondente a 66%. Os efeitos benéficos sobre a PA atribuídos somente à dieta DASH foram inferiores aos previamente encontrados no estudo DASH.[37] As conclusões dos autores sobre os resultados encontrados sugerem que a dieta DASH associada a mudanças de estilo de vida diminua o risco de DCV.[43]

Entretanto, a redução global (mudança na PA entre o período basal e 6 meses em cada grupo de tratamento, menos a PA no grupo que recebeu somente orientação padrão) foi menor que a esperada. Uma das possíveis explicações para isso seria o fato de que os participantes da pesquisa não seguiram as recomendações sobre o número de porções de frutas e verduras que deveriam ter sido consumidas diariamente no PREMIER (7 e 8 porções) *versus* DASH (9 e 6 porções).[43] Outra justificativa é que o grupo-controle reduziu a PA mais do que o esperado entre o período basal e os 6 meses. No estudo DASH, a PA do grupo-controle praticamente não se modificou.[43]

A dieta DASH tem sido considerada um padrão alimentar saudável. Pesquisas mostraram que esse padrão reduz a PA,[41,44,45] melhora o perfil lipídico,[46] contribui para o controle da glicemia[47] e propicia menor risco de DCV.[48] Além disso, o padrão alimentar DASH proporciona alimentação rica em magnésio, cálcio e potássio, baixa em sódio e rica em fibras alimentares, que podem contribuir para redução dos níveis pressóricos.[41]

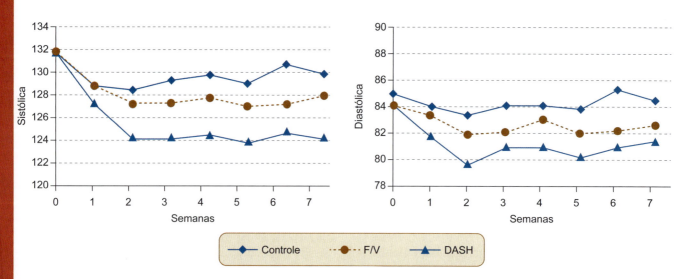

Figura 79.2 Efeito da dieta DASH (do inglês *Dietary Approach to Stop Hypertension*) na pressão arterial sistólica e na diastólica de acordo com o tipo de dieta. *F/V*: frutas e verduras. Adaptada de Appel et al.[41] (1997).

A dieta DASH preconiza o consumo de frutas, verduras, produtos lácteos com baixo teor de gordura, cereais integrais, peixes, aves e nozes, além de incentivar menor ingestão de carne vermelha e processada, sódio, doces e bebidas açucaradas.[40] Por esse motivo, sua adoção vem sendo recomendada em algumas diretrizes nacionais e internacionais para a diminuição da PA de adultos.[5,6,49-51]

Um estudo brasileiro avaliou a associação entre os grupos alimentares recomendados no plano DASH e valores de PA em adultos com DM2, que receberam aconselhamento dietético durante os 6 meses anteriores à avaliação. Os autores verificaram que os grupos de frutas e verduras foram os que se associaram a valores reduzidos de PA nesses pacientes.[52] Porém, o escore médio de dieta DASH nos pacientes avaliados foi de 4,36, ou seja, nenhum dos pacientes alcançou o máximo de oito pontos no escore de dieta DASH criado. Isso significa que os pacientes com DM2 respeitaram apenas cerca de 50% das recomendações de dieta DASH.[52]

Uma revisão sistemática com metanálise, que objetivou verificar a influência da dieta DASH na PA, também verificou efeito positivo desse padrão alimentar sobre a PAS e a PAD de adultos; entretanto, chama a atenção a variação de resposta em diferentes subgrupos.[44]

Um ECR[46] teve como objetivo avaliar se a Abordagem Dietética Brasileira para Interrupção da Hipertensão (BRADA), baseada na dieta DASH mas com alimentos de baixo índice glicêmico e sódio, poderia reduzir os perfis lipídico e glicêmico e a PA[45] em pacientes adultos hipertensos que estavam sendo atendidos pelo Programa HiperDia na rede de atenção primária à saúde, em região de baixa renda do Brasil. Os indivíduos foram acompanhados por um período de 6 meses. O grupo experimental recebeu orientação e cardápios mensais da dieta BRADA. No grupo-controle, o aconselhamento foi pautado em um padrão de cuidados e, principalmente, focado na redução da ingestão de sal. As diferenças em todos os parâmetros bioquímicos foram comparadas no período basal e após os 6 meses de seguimento.

Uma análise por intenção de tratar mostrou que ambos os grupos reduziram a glicose plasmática em jejum, a hemoglobina glicada, o colesterol total e a lipoproteína de baixa densidade (LDL). Diferenças estatisticamente significativas entre os grupos foram encontradas para esses parâmetros.[46] Na primeira publicação dos dados,[46] a análise por intenção de tratar mostrou que a PAS foi reduzida em 14,4 mmHg, e a PAD, em 9,7 mmHg no grupo experimental, em comparação com 6,7 e 4,6 mmHg, respectivamente, no grupo-controle. Após ajuste para peso corporal, PA inicial e idade, essas alterações foram 12,1 e 7,9 mmHg, respectivamente. A excreção urinária de sódio também foi reduzida em 43,4 mEq/24 horas no grupo experimental. Esse estudo mostrou a eficácia da dieta BRADA no tratamento da HAS e nos parâmetros bioquímicos avaliados.[45,46]

A revisão integrativa da literatura, realizada por um grupo brasileiro de pesquisa, concluiu que a dieta DASH representa uma intervenção potencialmente acessível e aplicável que poderia melhorar a saúde da população brasileira. Os estudos avaliados diferiram entre si nos métodos de avaliação utilizados para identificar a adesão à dieta DASH e a baixa adesão evidenciou a necessidade de implementação de ações no âmbito da atenção nutricional ao hipertenso. Além disso, os autores concluíram que estratégias inovadoras serão necessárias para determinar a melhor forma de minimizar as barreiras para a disseminação e a adesão a esse padrão alimentar saudável. Os autores sugeriram a realização de planos alimentares e orientações flexíveis, pouco restritivas, compatíveis, com objetivos claros, direcionados para mudanças graduais, com monitoramento frequente de equipe multiprofissional da saúde.[53]

Uma revisão sistemática realizada para verificar os efeitos da dieta DASH sobre o sobrepeso/obesidade PA em adolescentes brasileiros concluiu que a dieta DASH pode ter efeitos benéficos nas alterações da PA, sobrepeso e obesidade na adolescência. No entanto, os autores relatam que a adesão a esse padrão alimentar ainda é baixa e acreditam que, no futuro, intervenções dietéticas baseadas na DASH possam fazer parte das políticas públicas de combate à HAS e ao sobrepeso/obesidade, uma vez que todas as faixas etárias da população podem adotar esse padrão alimentar.[54]

O padrão alimentar DASH pode oferecer efeitos benéficos sobre as alterações da PA e melhora do perfil lipídico, além de contribuir para o controle da glicemia e propiciar menor risco de DCV. Essa intervenção dietética pode fazer parte das orientações nutricionais de rotina, pois seu padrão alimentar pode ser facilmente adotado por todos os grupos da população, uma vez que é relativamente de baixo custo e de fácil entendimento.

Índices de qualidade da dieta DASH

A utilização da pontuação DASH é uma abordagem subjetiva para avaliar a conformidade/adesão a essa dieta. O método utiliza dados autorrelatados de ingestão dietética, obtidos por recordatório de 24 horas (R24h), recordatório de 3 dias e/ou Questionário de Frequência Alimentar (QFA), para comparar com as recomendações. Isso permite obter informações sobre o tipo e a quantidade de alimentos consumidos, resultando em um índice de qualidade da dieta. Entretanto, o método está sujeito às limitações inerentes a todos os métodos de avaliação dietética, como o viés de resposta e o de memória.[55]

Em levantamento bibliográfico sobre instrumentos/ferramentas/procedimentos utilizados para avaliação da dieta DASH, foram identificados, preliminarmente, quatro instrumentos. O primeiro é a pontuação por componente da dieta DASH, proposta por Fung et al.[56] Os autores pontuam o consumo dos seguintes grupos: (1) frutas, (2) legumes, (3) nozes e leguminosas, (4) laticínios com baixo teor de gordura, (5) grãos integrais, (6) sódio, (7) bebidas adocicadas e (8) carnes vermelhas e processadas. O consumo do quintil mais alto de frutas, verduras, nozes e leguminosas, laticínios com baixo teor de gordura e grãos integrais recebe pontuação 5, e o consumo do quintil mais baixo recebe pontuação 1. Os participantes no quintil mais alto de sódio, bebidas açucaradas e carnes vermelhas e processadas recebem pontuação 1, e aqueles no quintil mais baixo recebem pontuação 5. A pontuação para cada componente é somada para obter o valor do escore (pontuação geral), conforme a Tabela 79.5.

Um segundo instrumento avalia a pontuação por recomendações de alimentos e nutrientes, construída com base na proposta de Folsom et al.[57] A proposta utiliza uma combinação de diretrizes de alimentos e nutrientes, sendo os grupos avaliados: (1) frutas, (2) legumes, (3) nozes e leguminosas, (4) laticínios, (5) grãos totais, (6) grãos integrais, (7) sódio, (8) doces, (9) carnes, (10) gordura total e (11) gordura saturada. Os participantes podem receber 0, 0,5 ou 1 ponto para cada componente.[57]

A terceira proposta trata-se da pontuação por recomendações alimentares com base nas orientações de ingestão de alimentos do National Heart, Lung e Blood Institute.[58] Os participantes são designados para receberem um de quatro conjuntos de metas de consumo com base no consumo de energia relatado. É concedido o máximo de 1 ponto. Os grupos avaliados no escore são: (1) frutas, (2) vegetais, (3) nozes, sementes e

Tabela 79.5 Características e pontuação adaptadas do escore de Fung et al.[56]

Grupos	Exemplos de alimentos	Pontuação do escore
Frutas	Todas as frutas	Q1 = 1 ponto
Vegetais (verduras + legumes)	Todos os vegetais, exceto batatas e feijões	Q2 = 2 pontos
Nozes e leguminosas	Nozes, castanhas, feijões (lentilha, grão-de-bico, ervilha, soja) e tofu	Q3 = 3 pontos
Grãos integrais	Arroz integral, pães integrais, macarrão integral, germe de trigo, aveia, cereais diversos, farelo de trigo, milho, pipoca	Q4 = 4 pontos Q5 = 5 pontos
Laticínios com pouca gordura	Leite desnatado ou semidesnatado, iogurtes magros, queijos brancos magros, queijo *cottage*, ricota	
Sódio	Soma do sódio dos alimentos consumidos	Q1 = 5 pontos
Carnes (inclusive processadas)	Carnes gordurosas, carne de porco, aves com pele, salame, *bacon*, linguiça, salsicha, *nuggets*, hambúrguer	Q2 = 4 pontos Q3 = 3 pontos Q4 = 2 pontos
Bebidas açucaradas	Refrigerantes e outras bebidas açucaradas	Q5 = 1 ponto

Q, quintil. Adaptada de Fung et al.[56] (2008).

leguminosas, (4) laticínios com baixo teor de gordura, (5) grãos totais, (6) grãos integrais, (7) doces e bebidas açucaradas, (8) carnes magras, aves e peixe, (9) gorduras e óleos, e (10) bebidas alcoólicas. As orientações são de que a maioria das porções de grãos seja de grãos integrais. Para o total de grãos, laticínios, carnes magras e nozes, sementes e leguminosas, a pontuação máxima deve ser atribuída para consumo próximo às diretrizes, com pontos parciais para consumir mais ou menos, dependendo da porcentagem de desvio. Para legumes, frutas e grãos integrais, deve-se conceder 1 ponto para o consumo de pelo menos tantas porções como recomendado, com pontos parciais concedidos para menor consumo. Para doces, gorduras e óleos, pontos completos devem ser atribuídos para o consumo de não mais do que os níveis recomendados, com pontos parciais para maior consumo. Os pontos totais para o consumo de álcool foram dados para duas ou menos porções de bebidas/dia e nenhum ponto para mais de duas porções de bebidas/dia.[58]

O quarto instrumento identificado é a pontuação por recomendações nutricionais, baseada nas diretrizes do National Heart, Lung e Blood Institute.[58] Apresenta escores para o consumo de nutrientes: (1) gordura total, (2) gordura saturada, (3) proteína, (4) carboidrato, (5) colesterol, (6) sódio, (7) potássio, (8) cálcio, (9) magnésio e (10) fibra. Deve ser atribuído o máximo de 1 ponto para o consumo de gordura total, gordura saturada, proteínas e carboidratos perto de diretrizes específicas de nível de energia. Deve ser atribuído 1 ponto para o consumo de colesterol e sódio menor ou igual à diretriz, com menos pontos dados caso exceda a diretriz, dependendo da porcentagem excedida. Deve ser concedido 1 ponto para o consumo de potássio, cálcio, magnésio e fibra que alcancem ou excedam os níveis específicos de energia, com pontos parciais concedidos para menor consumo.[58]

É possível notar, na literatura pesquisada, diversidade nos métodos utilizados na avaliação do consumo alimentar pelos sistemas de pontuação DASH, constatando-se que ainda não há consenso sobre qual escore/índice utilizar no Brasil.

Bebidas alcoólicas

O consumo habitual de bebida alcoólica eleva a PA de modo linear, e o seu excesso está associado ao aumento na incidência de HAS.[59,60] Estima-se que um incremento de 10 g/dia na ingestão de bebida alcoólica eleve a PA em 1 mmHg entre homens e mulheres,[59] e a diminuição nesse consumo a reduza.[61]

Considerando ainda que a ingestão de bebidas alcoólicas pode aumentar também a glicemia e os triglicerídeos, além de favorecer o ganho de peso corporal, seu consumo deve ser desencorajado. Aqueles que têm o hábito de consumir bebidas alcoólicas não devem ultrapassar 30 mℓ de etanol/dia, no caso de homens, e 15 mℓ no caso de mulheres, exceto se houver alguma condição clínica que contraindique o consumo de qualquer quantidade de bebida alcoólica.

A quantidade de 30 mℓ de etanol corresponde a aproximadamente 720 mℓ de cerveja, 240 mℓ de vinho ou 60 mℓ de bebidas destiladas.[27] Não se deve recomendar o consumo de bebidas alcoólicas para aqueles que não o fazem, tendo em vista que ainda há controvérsias em relação à segurança e ao benefício cardiovascular no consumo de baixas doses pela população.

Suplementos alimentares

De acordo com as Diretrizes Brasileiras de Hipertensão Arterial, de 2020, os efeitos da redução da PA com o uso de suplementos alimentares são, em geral, discretos e heterogêneos.[6] As substâncias cuja suplementação tem alguma evidência de discreta redução da PA são: vitamina C, peptídios bioativos derivados de alimentos, alho, fibras dietéticas, linhaça, chocolate amargo (cacau), soja, nitratos orgânicos e ômega-3.[6,62,63] As suplementações de magnésio, vitaminas combinadas, chás e coenzima Q10 não demonstraram redução significativa da PA.[64-66]

IMPORTÂNCIA DE EQUIPE MULTIPROFISSIONAL

O acompanhamento da equipe multiprofissional no tratamento e prevenção da HAS classifica-se com grau de recomendação I, nível de evidência A. Isso quer dizer que existem evidências conclusivas, ou, na sua falta, consenso de que o procedimento é seguro, útil/eficaz e de que estudos experimentais ou observacionais mais consistentes comprovam a recomendação.[6,67] Nesse sentido, a assistência à saúde deve ter característica central de um trabalho coletivo, em que a interdisciplinaridade e a multiprofissionalidade são essenciais.[68-70] No tratamento da HAS crônica, deve ser estabelecido um plano de cuidados com foco em três dimensões, conforme a Figura 79.3. Existem atribuições comuns a todos os membros da equipe e atribuições específicas a cada função, e para se obter êxito na terapia nutricional no tratamento da HAS, o paciente deve ser acompanhado por nutricionista.

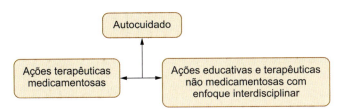

Figura 79.3 Dimensões do plano de cuidados para o tratamento da hipertensão arterial sistêmica (HAS) crônica. Fonte: São Paulo[71] (2018); Brasil[72] (2021).

CONSIDERAÇÕES FINAIS

As evidências apresentadas neste capítulo demonstram a importância de manter um estilo de vida saudável para prevenir e tratar a HAS. Incorporar no cotidiano as medidas não farmacológicas aqui sugeridas pode garantir a melhora nos valores da PA.

REFERÊNCIAS BIBLIOGRÁFICAS

As referências consultadas para a elaboração deste capítulo estão disponíveis *online* no Ambiente de aprendizagem do GEN.

COMO CITAR ESTE CAPÍTULO

ABNT
BRICARELLO, L. P. Hipertensão. *In*: ROSSI, L.; POLTRONIERI, F. (org.). *Tratado de Nutrição e Dietoterapia*. 2. ed. Rio de Janeiro: Guanabara Koogan, 2023. p. 916-923.

VANCOUVER
Bricarello LP. Hipertensão. In: Rossi L, Poltronieri F (Orgs.). Tratado de nutrição e dietoterapia. 2. ed. Rio de Janeiro: Guanabara Koogan; 2023. p. 916-23.

CAPÍTULO 80

Síndrome da Imunodeficiência Adquirida (AIDS)

Maria Goretti Pessoa de Araújo Burgos • Celina de Azevedo Dias

CONCEITO E EPIDEMIOLOGIA

A síndrome da imunodeficiência adquirida (AIDS) é uma infecção causada pelo vírus da imunodeficiência humana (HIV, do inglês *human immunodeficiency virus*) associada a: contagem de células CD4 igual ou inferior a 200/mm^3 (ou inferior a 14%), demência, síndrome consumptiva, câncer (como sarcoma de Kaposi ou linfoma não Hodgkin) ou outras condições oportunistas.[1]

A AIDS foi inicialmente descrita pelo Centers for Disease Control and Prevention (CDC) dos EUA, em 1981, quando foram relatadas infecções oportunistas (IO) incomuns em alguns adultos jovens, tais como pneumonia por *Pneumocystis jiroveci* (anteriormente *carinii*) (PCP), citomegalovírus (CMV), candidíase e um câncer raro de pele, o sarcoma de Kaposi, todas associadas à depressão grave da imunidade celular. Em 1983, o retrovírus etiológico foi isolado por Barre-Sinoussi e denominado como HIV.[1,2]

Dados recentes mostram que, em 2016, 36,7 milhões de pessoas em todo o mundo viviam com HIV, sendo 34,5 milhões de adultos, 17,8 milhões de mulheres (15 anos ou mais) e 2,1 milhões de crianças (menores de 15 anos). Houve 1,8 milhão de casos de novas infecções pelo HIV e 1 milhão de pessoas morreram por causas relacionadas à AIDS. Desde o início da epidemia, 76,1 milhões de pessoas foram infectadas pelo vírus.[3]

No Brasil, na primeira metade da década de 1980, a epidemia de HIV/AIDS manteve-se basicamente restrita às regiões metropolitanas do Sudeste e Sul. As principais vias de transmissão eram: sexual, entre os *gays* e outros homens que fazem sexo com homens (HSH); sanguínea, por transfusão de sangue e hemoderivados; e pelo uso de drogas injetáveis, mediante o compartilhamento de seringas. Nos últimos anos da década de 1980 e início dos anos 1990, a epidemia assumiu outro perfil. A prática heterossexual passou a ser a principal via de transmissão do HIV e apresentou tendência ao crescimento, acompanhada de uma expressiva participação das mulheres na dinâmica da epidemia. Observou-se, ainda na década de 1990, um *processo de interiorização e pauperização da epidemia*, que, tendo iniciado nos estratos sociais de maior escolaridade, avançou nos estratos de menor escolaridade.[4]

De acordo com parâmetros estabelecidos pela Organização Mundial da Saúde (OMS), a epidemia de HIV/AIDS no país é concentrada. Assim, sua taxa de prevalência é menor que 1% entre parturientes residentes em áreas urbanas e maior que 5% em subgrupos populacionais sob maior risco para infecção pelo HIV, sendo de 5,9% entre usuários de drogas ilícitas, de 10,5% entre *gays* e outros HSH, e de 4,9% entre mulheres profissionais do sexo.

Na população de 15 a 49 anos, a taxa de prevalência mantém-se estável em aproximadamente 0,6% desde 2004, sendo 0,4% entre as mulheres e 0,8% entre os homens. Dados mostram que *gays* e outros HSH, diagnosticados com AIDS e que fazem parte da subcategoria de exposição bissexual, podem servir de "ponte" da infecção para mulheres. Outra população que deve ser mencionada, por também desempenhar um papel de "ponte" de disseminação do HIV na população geral, são as pessoas que usam drogas ilícitas.[4]

De 2007 até junho de 2017, foram notificados no Sistema de Informação de Agravos de Notificação (Sinan) 194.217 casos de infecção pelo HIV no Brasil, sendo mais prevalente nas regiões Sudeste (96.439; 49,7%) e Sul (40.275; 20,7%), seguidas das regiões Nordeste (30.297; 15,6%), Norte (14.275; 7,4%) e Centro-Oeste (12.931; 6,7%).[5]

De 1980 a junho de 2017, foram identificados no país 882.810 casos de AIDS no Brasil, com registro anual de 40 mil novos casos, em média, nos últimos 5 anos. A distribuição proporcional dos casos de AIDS identificados de 1980 até junho de 2017 mostra uma concentração nas regiões Sudeste e Sul, correspondendo, respectivamente, a 52,3 e 20,1% do total de casos. As regiões Nordeste, Norte e Centro-Oeste correspondem a 15,4; 6,1 e 6,0% do total dos casos, respectivamente.[5] Os dados epidemiológicos atuais referentes a HIV e AIDS no Brasil podem ser encontrados na página www.AIDS.gov.br.

FISIOPATOLOGIA

A infecção primária pelo HIV é a causa subjacente da AIDS. O vírus invade o gene das células CD4+, também chamadas de linfócitos T (LT) auxiliares, que são as principais células envolvidas na proteção contra infecção, causando sua depleção. Isso causa imunodeficiência, febre persistente, sudorese noturna, fadiga crônica, indisposição, diarreia, complicações neurológicas, IO e neoplasias. A contagem de LT-CD4+ no sangue consiste no teste laboratorial mais utilizado. O vírus também está presente em outros compartimentos distintos, como no sêmen, nas secreções vaginais e no sistema nervoso central (SNC), e evolui de maneira independente.[1,4]

Enquanto a carga viral do HIV é um determinante principal, a progressão do vírus depende de interações complexas de fatores virais e hospedeiros genéticos e difere entre os indivíduos. A melhor compreensão da reação do hospedeiro vem resultando em novas abordagens terapêuticas para tratamento precoce, modulação imunológica e interrupções estruturadas no tratamento, bem como no desenvolvimento de novos agentes quimioterapêuticos e vacinas.[1,4]

O HIV pode ser transmitido via sangue por secreções corporais, como sêmen, fluido pré-ejaculatório, fluido vaginal, leite materno, entre outros líquidos que contêm sangue. Os líquidos cefalorraquidiano (que envolve o cérebro e a medula espinal), sinovial (que envolve as articulações) e amniótico (que envolve o feto) também podem transmitir o vírus. Saliva, lágrimas e urina não contêm HIV suficiente para a transmissão. O modo de transmissão mais comum é por meio de sangue e sêmen, durante a penetração anal ou vaginal sem proteção, por um dos indivíduos infectados. O risco de contrair o vírus pelo sexo oral é considerado baixo, porém não é nulo. Indivíduos com infecções sexualmente transmissíveis (IST) expostos ao HIV aumentam as chances de infecção em 2 a 5 vezes, e os coinfectados com IST/AIDS são mais passíveis de transmitir HIV sexualmente, comparando-se àqueles sem IST.[6]

A transmissão também pode ocorrer por meio do uso partilhado de agulhas contaminadas e da injeção de produtos com sangue infectado.

A transmissão da mãe para o filho antes ou durante o parto, ou pela amamentação, também é uma preocupação em todo o mundo. Por isso, todos os que trabalham com secreções corporais devem utilizar precauções a fim de protegerem tanto a si próprios como a terceiros. O vírus não é transmitido pelo contato casual, como toque, abraço ou beijo, nem mesmo pelo uso comum de pratos, utensílios e copos em comum.[1,4]

O HIV-1 e o HIV-2 consistem nos tipos de HIV e são transmitidos de modo similar. A maioria dos indivíduos tem o HIV-1, tipo que se transforma facilmente e se distribui por todo o mundo. O HIV-2, isolado pela primeira vez no oeste da África, é transmitido com menos facilidade, e o período entre a infecção e a doença é maior.[1,7]

Estágios da infecção pelo vírus da imunodeficiência humana

A infecção pelo HIV cursa com um amplo espectro de apresentações clínicas, desde a fase aguda até a fase avançada da doença. Em indivíduos não tratados, estima-se que o tempo médio entre o contágio e o aparecimento da doença esteja em torno de 10 anos.[7]

Após a exposição e a transmissão do HIV ao hospedeiro, o vírus se espalha por todo o corpo, e a contagem de LT-CD4+ baixa significativamente. Porém, uma reação imunológica pode fazer a contagem das células CD4+ se reaproximar do normal, além de reduzir o vírus no sangue e estabelecer o equilíbrio com a replicação do HIV. Os principais reservatórios da infecção são o SNC e o sistema digestório. Um período aparente de estado latente se sucede por uma média de 8 a 10 anos, até que a replicação do HIV ativo reduza os LT-CD4+ e aumente o risco de IO.[1,3,7] Quando não tratado, o HIV replica bilhões de vírus por dia.

A história natural da infecção pelo HIV na ausência de tratamento pode ser dividida em: infecção aguda pelo HIV; latência clínica e fase sintomática; e AIDS (Figura 80.1).[7]

A infecção aguda pelo HIV ocorre nas primeiras 2 a 4 semanas, quando o vírus está sendo replicado intensivamente nos tecidos linfoides. Durante essa fase, tem-se carga viral elevada e níveis decrescentes de linfócitos, em especial os LT-CD4+, uma vez que estes são recrutados para a reprodução viral.[1,7] O indivíduo, nesse período, torna-se altamente infectante (ver Figura 80.1).

Como em outras infecções virais agudas, a infecção pelo HIV é acompanhada por um conjunto de manifestações clínicas, denominada síndrome retroviral aguda (SRA). Os principais achados clínicos de SRA incluem febre, cefaleia, astenia, adenopatia, faringite, exantema e mialgia (dor muscular difusa). A SRA pode cursar com febre alta, sudorese e linfadenomegalia, comprometendo principalmente as cadeias cervicais anterior e posterior, submandibular, occipital e axilar. Podem ocorrer, ainda, esplenomegalia, letargia, astenia, anorexia e depressão. Sintomas digestivos, como náuseas, vômito, diarreia, úlceras orais e perda de peso, podem estar presentes; entretanto, o comprometimento do fígado e do pâncreas é raro na SRA. Cefaleia e dor ocular são as manifestações neurológicas mais comuns,

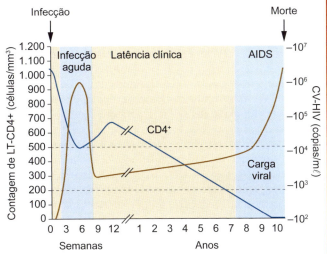

Figura 80.1 História natural da infecção pelo vírus da imunodeficiência humana (HIV). A infecção aguda ocorre nas primeiras semanas após o contágio. A viremia plasmática alcança níveis elevados, e o indivíduo é altamente infectante (*linha ocre*). Inicialmente, ocorre queda importante da contagem de LT-CD4+, com elevação em algumas semanas (após certo controle imunológico do indivíduo sobre o vírus), mas não há retorno aos níveis iniciais (*linha azul*). Na fase de latência clínica, o exame físico costuma ser normal, enquanto a contagem de LT-CD4+ permanece acima de 350 células/mm³, com infecções semelhantes às da população imunocompetente. O aparecimento de infecções oportunistas e neoplasias é definidor de AIDS. Se o tratamento médico não for instituído, inevitavelmente o indivíduo evoluirá para a morte. CV, carga viral; LT-CD4+, linfócitos T-CD4+. Adaptada de Brasil[7] (2017).

mas pode ocorrer raramente quadro de meningite asséptica, neurite periférica sensitiva ou motora, paralisia do nervo facial ou síndrome de Guillain-Barré.[1,7]

A SRA é autolimitada, e a maior parte dos sinais e sintomas desaparece em 3 a 4 semanas, exceto linfadenopatia, letargia e astenia, que podem persistir por vários meses. A presença de manifestações clínicas mais intensas e prolongadas (por período superior a 14 dias) pode estar associada à progressão mais rápida da doença.

Os sinais e sintomas que caracterizam a SRA, por serem muito semelhantes aos de outras infecções virais, são habitualmente atribuídos a outra etiologia; assim, a infecção pelo HIV geralmente é ignorada e deixa de ser diagnosticada nessa fase inicial ou aguda.[7]

O desenvolvimento de anticorpos é um processo denominado soroconversão e pode ocorrer em um período de 1 semana a diversos meses ou mais após a infecção inicial. Por isso, a partir do momento que os anticorpos do HIV aparecem no sangue, indivíduos com ou sem sintomas devem testar a positividade para o vírus. A sorologia para a infecção pelo HIV pode variar bastante nessa fase, dependendo do ensaio utilizado. O diagnóstico da infecção aguda pelo HIV pode ser realizado mediante a detecção da carga viral do HIV (CV-HIV).[1,3,7]

Nos últimos anos, diversas ações no Brasil buscando a ampliação do acesso ao diagnóstico do vírus foram realizadas, em especial a disponibilização de testes rápidos em serviços de saúde não especializados. Em 17 de dezembro de 2013, foi publicada a Portaria MS nº 29, que aprova o *Manual Técnico para o Diagnóstico da Infecção pelo HIV* e normatiza a testagem para o HIV em território nacional.[8] Nessa portaria, são apresentados algoritmos que viabilizam o diagnóstico seguro da infecção. Dentre os recomendados, existem aqueles pautados na utilização de testes rápidos, que são imunoensaios simples e podem ser realizados em até 30 minutos. Como consequência do desenvolvimento e da disponibilidade de testes rápidos, o diagnóstico do HIV foi ampliado, podendo ser realizado em ambientes laboratoriais e não laboratoriais. Isso viabilizou a realização do diagnóstico em diferentes situações e localidades nas quais a infraestrutura laboratorial esteja ou não disponível, dando oportunidade aos serviços para que façam as escolhas adequadas à sua realidade local.[1,7]

Na fase de latência clínica, ou fase assintomática, o exame físico costuma ter resultado normal, exceto pela linfadenopatia, que pode persistir após a infecção aguda. A presença de linfadenopatia generalizada persistente é frequente, e seu diagnóstico diferencial inclui doenças linfoproliferativas e tuberculose (TB) ganglionar.

Podem ocorrer alterações nos exames laboratoriais, sendo a plaquetopenia um achado comum, embora sem repercussão clínica na maioria dos casos. Além disso, anemia (normocrômica e normocítica) e leucopenia leves podem estar presentes. Enquanto a contagem de LT-CD4+ permanecer acima de 350 células/mm³, os episódios infecciosos mais frequentes são geralmente bacterianos, como as infecções respiratórias ou mesmo a TB. Porém, com a progressão da infecção, começam a ser observadas apresentações atípicas, resposta tardia à antibioticoterapia e/ou reativação de infecções antigas.[1,3,7]

À medida que a infecção progride, sintomas constitucionais (febre baixa, perda ponderal, sudorese noturna, fadiga), diarreia crônica, cefaleia, alterações neurológicas, infecções bacterianas (pneumonia, sinusite, bronquite) e lesões orais, como a leucoplasia oral pilosa, tornam-se mais frequentes, além do herpes-zóster. Nesse período, já é possível encontrar diminuição na contagem de LT-CD4+, situada entre 200 e 300 células/mm³. A candidíase oral é um marcador clínico precoce de imunodepressão grave e foi associada ao subsequente desenvolvimento de pneumonia por *Pneumocystis jiroveci*. Diarreia crônica e febre de origem indeterminada, bem como a leucoplasia oral pilosa, também são preditores de evolução para AIDS.[1,7]

O aparecimento de IO e neoplasias é definidor de AIDS. Entre as IO, destacam-se: pneumocistose, neurotoxoplasmose, TB pulmonar atípica ou disseminada, meningite criptocócica e retinite por CMV. As neoplasias mais comuns são sarcoma de Kaposi, linfoma não Hodgkin e câncer de colo uterino, em mulheres jovens. Nessas situações, a contagem de LT-CD4+ situa-se abaixo de 200 células/mm³, na maioria das vezes.[1,2,7]

Além das infecções e manifestações não infecciosas, o HIV pode causar doenças por dano direto a certos órgãos ou por processos inflamatórios, tais como miocardiopatia, nefropatia e neuropatias, que podem estar presentes durante toda a evolução da infecção.[7]

Um pequeno grupo de indivíduos infectados pelo HIV mantém níveis plasmáticos CV-HIV abaixo do nível de quantificação durante anos sem tratamento. Esses indivíduos são frequentemente chamados de "controladores de elite".[7] A não progressão a longo prazo pode ser justificada por uma linhagem menos virulenta do vírus, mutações genéticas protetoras ou características de proteção específicas no sistema imunológico ou nos genes do hospedeiro.[1]

TRATAMENTO CLÍNICO

A progressão da doença varia de indivíduo para indivíduo; por isso, as decisões sobre o tratamento devem ser individuais. Com o advento do teste da CV (medição da quantidade de HIV no ácido desoxirribonucleico [DNA] [vírus livre] no sangue, expressa como cópias por mililitro) e da terapia medicamentosa combinada, o controle clínico e terapêutico do HIV em adultos está fundamentado em diversas considerações, utilizando sempre diretrizes e pesquisais mais atuais.[1,3,7]

Os objetivos do tratamento médico do HIV incluem: reduzir a morbimortalidade associada, melhorar a qualidade de vida, restaurar e preservar a função imunológica, maximizar a supressão da replicação viral, aperfeiçoar e estender o proveito das terapias e minimizar a toxicidade dos medicamentos.[1,9]

A contagem de CD4 é o principal indicador da função imunológica em pessoas com infecção pelo HIV, usada para determinar quando iniciar a terapia antirretroviral (TARV). É o mais forte preditor de progressão da doença. As contagens de CD4 geralmente são monitoradas a cada 3 a 4 meses. Além disso, o ácido ribonucleico (RNA) do HIV (CV) é monitorado regularmente por ser o principal indicador da eficácia da TARV.[1,7]

A TARV surgiu na década de 1980 para impedir a multiplicação do vírus no organismo e consiste em uma combinação de pelo menos dois agentes antirretrovirais ativos para exterminar o vírus ou suprimir sua replicação. As considerações com relação às escolhas e ao início da TARV incluem: níveis de CV (HIV-RNA), que predizem o risco de progressão do HIV; contagem de LT-CD4+ atual e a mais baixa para determinar a extensão do comprometimento imunológico induzido pelo HIV; e condições e sintomas clínicos atuais e pregressos da infecção pelo HIV. Fases da vida (crianças, adolescentes e mulheres gestantes) justificam considerações especiais.[1]

Algumas situações exigem maior urgência para o início da TARV, uma vez que têm impacto importante na redução da mortalidade, na transmissão vertical e no tratamento de comorbidades graves (Tabela 80.1).

Desde 1996, o Brasil distribui gratuitamente a TARV a todas as pessoas vivendo com HIV que necessitam de tratamento. Atualmente, existem 22 medicamentos em 38 apresentações farmacêuticas.[10]

Classes de fármacos da terapia antirretroviral

Atualmente, a TARV inclui mais de 20 agentes antirretrovirais, de seis classes mecanicistas de fármacos:

- Inibidores da transcriptase reversa nucleosídios-nucleotídios (NRTI)
- Inibidores da transcriptase reversa não nucleosídios (NNRTI)
- Inibidores da protease (PI)

Tabela 80.1 Situações de priorização de atendimento para início da TARV.

Situações
• HIV sintomático
• LT-CD4+ < 350 células/mm³
• Gestante
• Tuberculose ativa
• Coinfecção HBV
• Coinfecção HCV
• Risco cardiovascular elevado
Recomendações
• Priorizar acesso ao atendimento pelos serviços da rede de assistência a pessoas vivendo com HIV
• Iniciar TARV com celeridade
Na impossibilidade de obter contagem de LT-CD4+, não se deve adiar o início do tratamento

HBV, vírus da hepatite B; *HCV*, vírus da hepatite C; *HIV*, vírus da imunodeficiência humana; *LT-CD4+*, linfócitos T CD4+; *TARV*, terapia antirretroviral. Adaptada de Brasil[7] (2017).

- Inibidores de fusão
- Antagonistas do receptor de quimiocina 5 (CCR5)
- Inibidores da integrase HIV vertente transferência (INSTI).

O regime de associação mais estudado para o tratamento de indivíduos sem tratamento prévio consiste em dois NRTI mais um NNRTI ou um PI (com ou sem reforço de ritonavir). Na última década, avanços na TARV levaram a um aumento progressivo nas taxas de resposta terapêutica. Com os esquemas antirretrovirais modernos, pelo menos 80% dos pacientes apresentam CV-HIV inferior a 50 cópias/mℓ após 1 ano de tratamento, e a maioria mantém a supressão viral nos anos seguintes. Para a minoria que apresenta falha no tratamento inicial, novos medicamentos e novas estratégias para instituição de uma terapia de resgate têm sido testados, com resultados de eficácia e durabilidade igualmente animadores.

O sucesso da TARV de resgate depende do reconhecimento precoce da falha virológica e da escolha cuidadosa da estratégia e dos medicamentos a serem utilizados no novo esquema.[7,11] Diversos fatores podem contribuir para a falha na TARV, devendo ser considerados na investigação (Tabela 80.2).

A principal causa de falha da TARV é a má adesão do paciente ao tratamento. Fatores psicossociais, como depressão, uso de substâncias psicoativas, dificuldade de acesso e comorbidades, além de outros relacionados aos medicamentos, como efeitos adversos e posologia complexa, contribuem para a má adesão. Durante os períodos de adesão irregular, níveis séricos baixos dos medicamentos, insuficientes para suprimir completamente a replicação viral, exercem pressão seletiva sobre a população viral e promovem a emergência de subpopulações resistentes aos medicamentos. A resistência viral adquirida, consequência imediata da má adesão, passa a ser causa da falha virológica. De fato, mutações de resistência à TARV são detectadas em até 90% dos casos de falha virológica.[11]

CONSEQUÊNCIAS NUTRICIONAIS E METABÓLICAS DA INFECÇÃO PELO VÍRUS DA IMUNODEFICIÊNCIA HUMANA

Desde que a infecção pelo HIV foi reconhecida, a consumpção, definida como uma perda de peso maior que 5% ou índice de massa corporal (IMC) < 20 kg/m², tem sido o principal problema clínico associado à morbimortalidade. A importância da consumpção como um indicador de mau prognóstico foi formalmente reconhecida, devido à perda de peso involuntária, como uma doença definida pela AIDS, a síndrome consumptiva da AIDS.[1,9]

Em paciente com infecção pelo HIV, a perda de peso, particularmente perda da massa celular metabolicamente ativa, está associada a aumento da mortalidade, aceleração da progressão da doença, perda de massa corporal magra, diminuição da força muscular e piora do estado funcional. Apesar de a perda de peso involuntária de 10% do peso habitual ser uma condição que determina a presença de AIDS, a perda de apenas 5% também tem sido associada ao aumento da morbidade e da mortalidade.[2,9]

A infecção pelo HIV pode causar desnutrição por uma variedade de mecanismos, como a invasão das células gliais do SNC, levando a demência ou neuropatia. Essas doenças interferem na ingestão alimentar via anorexia e disfagia. Podem também ocorrer lesões anatômicas, como moniliíase oral, que dificulta a mastigação, além de esofagites ou moniliíase esofágica. Pode ainda haver infecção da mucosa intestinal causada por agentes oportunistas, como *E. coli* e *C. difficile*, diminuindo a absorção de nutrientes e provocando diarreia.[1,2,7,9]

A ocorrência de múltiplas IO conduz à rápida depleção nutricional, por aumentar as necessidades metabólicas, concomitantemente à redução da ingestão alimentar por anorexia e disfagia, além da má absorção intestinal.[9]

Índices prognósticos, como o índice de risco nutricional (IRN), podem ter correlação significativa com a classificação imunológica, como contagem de CD4 e carga viral em pacientes com AIDS, e evidencia que a desnutrição pode estar presente em uma porcentagem significativa, o que mostra que atender aos requisitos de dieta adequada é vital nessa população.[12,13]

A anemia tem um efeito adverso no resultado do tratamento e diminui a qualidade de vida entre os pacientes adultos com HIV, estando associada com contagem de CD4 abaixo dos valores normais e baixo IMC, aumentando a morbimortalidade.[14]

A desnutrição em pacientes com AIDS, conhecida como *wasting syndrome* (síndrome consumptiva), é caracterizada pela perda de peso involuntária maior que 10%. Em geral, está associada a febre documentada por mais de 30 dias, fraqueza e diarreia (mais de duas evacuações/dia durante mais de 30 dias) (Tabela 80.3). Há associação com aumento da morbidade e da mortalidade, além de maior suscetibilidade a IO e tumores. A incidência da desnutrição e da síndrome consumptiva diminuiu com o uso da TARV. Assim, em muitos pacientes, ocorre ganho de peso importante, assim como mudanças na distribuição de gordura, apesar de a desnutrição ainda ser detectada.[2,9,15]

Uma vez que o gasto energético de repouso está aumentado em 10% nos pacientes infectados pelo HIV com peso estável e sem IO, o gasto energético total e a energia utilizada em atividade física, nesse grupo de pacientes, não são diferentes dos daqueles indivíduos saudáveis.[2]

Tabela 80.2 Fatores associados à falha virológica.

Baixa adesão ao tratamento
Considerada uma das causas mais frequentes de falha virológica, relaciona-se, sobretudo, ao esquecimento da tomada da TARV, à complexidade posológica ou à ocorrência de efeitos adversos, devendo ser abordada em todos os pacientes em falha

Esquemas inadequados
A utilização de esquemas subótimos, tais como terapia dupla, terapia tripla contendo apenas NRTI ou número insuficiente de medicamentos ativos, pode levar à supressão viral incompleta

Fatores farmacológicos
Deve-se pesquisar a possibilidade de administração incorreta dos antirretrovirais, tal como quebra de comprimidos, interações medicamentosas ou erros de prescrição, além de outros fatores que resultem em má absorção ou eliminação acelerada dos medicamentos

Resistência viral
A resistência genotípica do HIV aos antirretrovirais pode ser identificada no momento da falha em até 90% dos casos, podendo ser tanto causa como consequência daquela

NRTI, inibidor da transcriptase reversa nucleosídio-nucleotídio; *TARV*, terapia antirretroviral. Adaptada de Brasil[7] (2017).

Tabela 80.3 Critérios para definição da síndrome consumptiva.

- Perda de peso não intencional > 10% em 12 meses
- Perda de peso não intencional > 7,5% em 6 meses
- Perda de massa celular corporal > 5% em 6 meses
- Em homens:
  - Massa de célula corporal < 35% do peso total do corpo e IMC < 27 kg/m²
- Em mulheres:
  - Massa de célula corporal < 23% do peso total do corpo e IMC < 27 kg/m²
- IMC < 20 kg/m², independentemente do sexo

IMC, índice de massa corporal. Adaptada de Polo et al.[15] (2007).

Estudos recentes mostraram que a educação nutricional associada com suplementação proteica adequada contribuiu significativamente para a mudança de massa magra, comprovando que intervenções nutricionais podem melhorar a resposta fisiológica ao HIV e aumentos significativos na massa magra.[16]

EFEITOS COLATERAIS DOS FÁRMACOS

Com o maior acesso à TARV, as pessoas estão vivendo mais tempo com o HIV. Entretanto, esses fármacos apresentam efeitos colaterais graves, tanto metabólicos quanto físicos, e problemas de saúde como as doenças cardiovasculares e a resistência à insulina, que são cada vez mais prevalentes nessa população. Tais efeitos são: hiperglicemia, hipertrigliceridemia, hipercolesterolemia e síndrome de lipodistrofia do HIV (SLHIV).[1,2,17,18]

A SLHIV se refere às anormalidades metabólicas e alterações corporais observadas em indivíduos com HIV, sendo similar à síndrome metabólica encontrada na população geral. As mudanças típicas na forma do corpo incluem a deposição de gordura (geralmente tecido adiposo visceral na região abdominal ou como coxim de gordura dorsocervical e hipertrofia mamária) ou atrofia da gordura, vista como perda da gordura subcutânea dos membros, da face e das nádegas. As anormalidades metabólicas incluem hiperlipidemia (particularmente elevação nos triglicerídeos (TG) e no colesterol da lipoproteína de baixa densidade [LDL-c], e redução no colesterol da lipoproteína de alta densidade [HDL-c]) e resistência à insulina. Não há consenso sobre a definição clínica de SLHIV, e as manifestações variam muito de paciente para paciente. A causa da SLHIV é multifatorial e inclui: duração da infecção pelo HIV, tempo de uso dos medicamentos antirretrovirais, idade, sexo, etnia, aumento da CV e elevação do IMC.[1,2,18]

É importante monitorar essas mudanças realizando medidas antropométricas periódicas. Geralmente, há uma modificação na composição corporal, embora o peso permaneça estável. As medidas de circunferência da cintura, quadril, braço, braço médio e coxa, e dobras cutâneas do tríceps, subescapular, suprailíaca, abdominal e coxa são úteis no monitoramento da localização exata de qualquer hipertrofia ou atrofia do tecido adiposo.[1,18]

Estudo realizado por Silva et al.[17] em ambulatório de HIV/AIDS, com pacientes em uso da TARV, detectou estado nutricional eutrófico com presença de lipodistrofia associado a dislipidemia mista como prováveis consequências da TARV.

As intervenções nutricionais voltadas à SLHIV são limitadas. Para as recomendações nutricionais, seguem-se as diretrizes estabelecidas para o tratamento de dislipidemia e para o controle da glicemia.[19,20] As recomendações para atividade física, incluindo exercícios aeróbicos e treinamento de resistência, devem complementar a ingestão dietética.[17] Além disso, deve-se dar atenção especial à ingestão adequada de fibras dietéticas. Isso pode, potencialmente, diminuir o risco de deposição de gordura e melhorar o controle glicêmico.

AVALIAÇÃO E DIAGNÓSTICO NUTRICIONAL

Pessoas que vivem com o HIV necessitam de alimentação adequada e equilibrada para manter um bom sistema imunológico e prolongar a qualidade de vida. Detectou-se que as crianças e os adultos com HIV têm menos gordura livre e menor massa total de gordura.[21]

Todos os indivíduos com infecção pelo HIV com sintomas relacionados à nutrição devem ser orientados por um(a) nutricionista qualificado(a) e submetidos à avaliação nutricional completa na consulta inicial. O tratamento nutricional deve ser individualizado, e a frequência do acompanhamento deve ser permanente e considerar as complicações multifatoriais que podem afetar o atendimento ao paciente. A American Dietetic Association recomenda que o(a) nutricionista realize ao menos uma a duas consultas por ano para tratamento nutricional clínico em indivíduos com infecção assintomática pelo HIV e pelo menos duas a seis consultas por ano para indivíduos com infecção sintomática pelo HIV, mas estáveis. Os pacientes com diagnóstico de AIDS geralmente precisam ser avaliados com mais frequência, já que podem necessitar de suporte nutricional.[21] Os fatores relevantes para a avaliação nutricional estão listados na Tabela 80.4.

Na avaliação nutricional é importante distinguir a SLHIV da síndrome consumptiva, e ambas podem estar combinadas. Para o diagnóstico da SLHIV, consideram-se: fatores físicos (lipoatrofia na região da face, dos membros superiores e inferiores, e uma proeminência das veias superficiais associadas ou não ao acúmulo de gorduras na região do abdome, da região cervical – gibas – e das mamas) e fatores metabólicos (aumento sérico de lipídios, intolerância à glicose, aumento da resistência periférica à insulina e diabetes melito, associados ou não às alterações anatômicas).[22]

A massa celular corporal (MCC) é o principal compartimento da composição corporal alterado em pessoas com HIV/AIDS, mesmo em uso de TARV. A depleção grave da MCC é um fator capaz de predizer mortalidade, independentemente do peso corporal, do CD4 e da CV. A MCC pode ser estimada pela bioimpedância elétrica.[23]

A avaliação bioquímica deve consistir em exames bioquímicos associados à progressão da doença, como albumina, contagem total de linfócitos, CD4, CD8, CV, dosagem de testosterona, função tireoidiana, funções renal e hepática e concentração sérica de eletrólitos, zinco, selênio, vitamina A e vitamina B$_{12}$.[9,15]

A avaliação dietética deve levar em conta os hábitos específicos, as aversões alimentares e os ajustes na sincronização do uso dos medicamentos com as refeições. Deve-se avaliar o acesso a alimentos seguros, de preços acessíveis e nutritivos, e a falta de conhecimento das escolhas mais saudáveis, além de questões comportamentais, como frequência das refeições, consumo de álcool e outras substâncias (tabaco e drogas ilícitas), vegetarianismo e uso de suplementação polivitamínico-mineral.

Tabela 80.4 Fatores relevantes na avaliação nutricional.

Clínicos
Estágio da doença; comorbidades; infecções oportunistas; complicações metabólicas; dosagens bioquímicas
Físicos
Mudanças na forma do corpo; preocupações com o peso ou crescimento; sintomas orais ou gastrintestinais; estado funcional (função cognitiva, mobilidade); antropometria
Sociais
Ambiente em que vive (apoio da família e dos amigos); preocupações comportamentais ou comportamentos alimentares incomuns; saúde mental (depressão)
Econômicos
Barreiras à nutrição (acesso aos alimentos, recursos financeiros)
Nutricionais
Consumo típico; compras e preparo dos alimentos; alergias e intolerâncias alimentares; vitaminas, minerais e outros suplementos; uso de álcool e fármacos

Adaptada de Dong e Imai[1] (2012).

Por fim, diretrizes brasileiras de terapia nutricional recomendam métodos tradicionais para a avaliação do estado nutricional (avaliação subjetiva global, antropometria, parâmetros bioquímicos e bioimpedância elétrica) associados a exames de avaliação metabólica para diagnosticar a presença da SLHIV.[9] As etapas da avaliação nutricional estão resumidas na Tabela 80.5.

RECOMENDAÇÕES NUTRICIONAIS

As recomendações nutricionais para pessoas com HIV têm como objetivo melhorar o estado nutricional, a imunidade e a qualidade de vida.[1,9,22]

Energia

A estimativa das necessidades de energia e proteína para essa população é difícil por causa de outros problemas, como emaciação, obesidade, síndrome de lipodistrofia associada ao HIV (SLAH) e falta de equações de predição precisas. Não existem evidências na literatura sobre o aumento do gasto energético em pacientes com HIV/AIDS. Um estudo demonstrou aumento de 25% no gasto energético basal (GEB) de pacientes com AIDS estáveis e aumento de 29% no GEB de pacientes com AIDS associada a infecção secundária. Na maior parte das vezes, infecções secundárias causam anorexia e aumento da GEB, resultando em perda de peso e diminuição da ingestão dietética. Esta situação de hipermetabolismo pode elevar o metabolismo basal em até 20 a 30% da necessidade energética.[9,22]

A avaliação médica e nutricional contínua é necessária para fazer os ajustes necessários. Os indivíduos com HIV bem controlado são incentivados a seguir os mesmos princípios da alimentação saudável recomendada para todos.[1,15]

A necessidade energética para paciente assintomático é de 30 a 35 kcal/kg/dia. Em paciente sintomático com a doença propriamente dita (AIDS) e CD4 inferior a 200 células, a necessidade é de 40 kcal/kg/dia.[1,9]

Proteína

No HIV e na AIDS, o metabolismo de proteínas está alterado, mas não existe nenhuma evidência de consumo proteico aumentado para associar a elevação necessária na energia.[15,21,24] Para as pessoas com HIV que têm peso adequado e não estão desnutridas, a suplementação de proteína pode não ser suficiente para melhorar a massa corporal magra. No entanto, estudos que avaliaram o balanço nitrogenado com isótopos marcados demonstraram balanço nitrogenado positivo em pacientes com HIV sintomáticos com ingestão de proteína entre 1,2 e 1,8 g/kg de peso/dia.[25]

Na fase estável da doença, a necessidade proteica deve ser de 1,2 g/kg peso atual/dia; na fase aguda, a necessidade de proteínas aumenta para 1,5 g/kg de peso atual/dia.[9]

Lipídios

Há evidências de que as recomendações de gordura dietética são diferentes com a infecção pelo HIV;[24] assim, as diretrizes gerais para prevenção de doenças cardiovasculares devem ter como foco a ingestão de gordura na dieta. Pesquisas recentes têm se concentrado na função imune e nos ácidos graxos ômega-3.[1] A recomendação de gorduras totais deve ser de 20 a 35% do valor energético total (VET) diário, a depender da meta nutricional para o controle de alterações no perfil lipídico.

Para pacientes com TG elevados, os ácidos graxos ômega-3 podem ser úteis, pois diminuem os TG séricos e podem reduzir a inflamação e melhorar a depressão. Em alguns estudos, mostrou-se que 2 a 4 g de suplementos de óleo de peixe por dia diminuem os níveis de TG séricos em pacientes com HIV.[26,27] Os potenciais efeitos colaterais da suplementação incluem o desconforto gastrintestinal, a hiperglicemia e o aumento dos níveis de LDL-c; por isso, seu uso deve ser monitorado e discutido com a equipe de cuidados de saúde.[1]

Líquidos

As necessidades de líquidos em pessoas com HIV são similares às dos demais indivíduos e são calculadas entre 30 e 35 mℓ/kg (8 a 12 copos para adultos) por dia, com quantidades adicionais para compensar a perda por diarreia, náuseas e vômitos, sudorese noturna e febre prolongada.[1]

Micronutrientes

As vitaminas e minerais são importantes para a função imunológica ótima, e suas deficiências podem afetá-la e levar à progressão da doença. As carências de micronutrientes são comuns em pessoas com infecção pelo HIV, decorrentes de má absorção, interações fármaco-nutriente, metabolismo alterado, infecção intestinal e função alterada da barreira intestinal.[1,2]

Não há consenso quanto à recomendação de vitaminas e minerais para pacientes com HIV/AIDS. Alguns estudos demonstraram níveis plasmáticos reduzidos de vitaminas A, E e B$_{12}$, zinco e selênio, que foram correlacionados à ingestão dietética e associados com alterações significativas na resposta imunológica, diminuição do CD4 e progressão da doença, além de problemas neuropsiquiátricos.[28]

A prevalência de baixos níveis de vitamina B$_{12}$ decresce após a introdução da TARV. Estudo demonstrou que elevada concentração sérica de vitamina E está associada a marcadores anormais para aterosclerose e pode aumentar o risco de complicações cardiovasculares em adultos infectados pelo HIV.[29] Portanto, existem necessidades especiais de micronutrientes como vitaminas A, B, C, E, zinco e selênio, mas que não devem ser inferiores a 100% das ingestões diárias de referência (DRI, do inglês *Dietary Reference Intakes*), uma vez que não há evidências que apoiem a suplementação de micronutrientes acima dos níveis de ingestão diária recomendada em adultos com infecção pelo HIV.[9,30] A Tabela 80.6 descreve as deficiências comuns de micronutrientes.

Tabela 80.5 Etapas da avaliação nutricional (duas a seis vezes ou mais ao ano).

Medidas antropométricas
Altura, peso, percentual de perda de peso, peso ideal e usual, IMC, gordura, músculo e massa celular corporal, circunferência de cintura, quadril, pescoço e coxa

Bioquímica
Albumina, pré-albumina, perfil lipídico sérico, glicose/insulina, pressão arterial, hemograma completo, marcadores de função hepática, eletrólitos, densidade mineral óssea

Condições clínicas
Condição oral/intestinal, náuseas, vômito, diarreia, anorexia, apetite, capacidade funcional, neuropatia

Ingestão dietética
Ingestão e necessidade estimadas, segurança alimentar e nutricional, preferências, padrão alimentar, intolerâncias/alergias alimentares

IMC, índice de massa corporal. Adaptada de ADA[21] (2010).

Tabela 80.6 Deficiências comuns de micronutrientes e indicações para suplementação.

Vitamina ou mineral	Potencial causa de deficiência	Resultados da deficiência vitamínica	Indicações para suplementação
B[12]	Má absorção Ingestão inadequada	Aumento do risco de progressão para AIDS; demência; neuropatia periférica; mielopatia; desempenho diminuído (processamento de informações e habilidades de resolução de problemas)	Pouca evidência de benefícios da suplementação além da correção dos baixos níveis séricos
A	Ingestão inadequada	Aumento do risco de progressão para AIDS	Necessária para corrigir os baixos níveis. Não deve exceder a ingestão dietética de referência quando os níveis séricos estiverem normais. O consumo elevado, além da correção dos baixos níveis, pode ser prejudicial à saúde e pode aumentar o risco de mortalidade por AIDS.[25] São necessárias mais pesquisas
Betacaroteno	Ingestão inadequada Má absorção de gordura	Potencial relação com estresse oxidativo; possivelmente enfraquece a função imunológica	Recomendados apenas os montantes encontrados no suplemento multivitamínico
E	Ingestão inadequada	Potencial aumentado de progressão para AIDS; estresse oxidativo; prejuízo na resposta imunológica Alta ingestão: pode estar associada a aumento nos marcadores substitutos de aterosclerose	São necessárias mais pesquisas
D	Ingestão inadequada Exposição inadequada ao sol	Imunossupressão	Corrigir os baixos níveis. São necessárias mais pesquisas
Selênio	Ingestão inadequada	Potencial aumentado de progressão para AIDS; enfraquecimento da função imunológica; estresse oxidativo	Multivitamínico fornecendo a ingestão dietética de referência recomendada. Atualmente as doses mais altas não são recomendadas, até que sejam realizadas novas pesquisas
Zinco	Ingestão inadequada	Risco aumentado de mortalidade relacionada com o HIV; sistema imunológico enfraquecido; processos de cicatrização prejudicados; menor contagem de CD4	Recomendada a suplementação até a ingestão dietética de referência; níveis acima podem levar à progressão mais rápida da doença. São necessárias mais pesquisas
Ferro	Níveis baixos durante a primeira infecção assintomática pelo HIV, causados pela absorção inadequada Ingestão inadequada	Anemia; progressão e mortalidade na infecção pelo HIV; altos níveis de ferro potencialmente aumentam a carga viral; aumento na suscetibilidade e gravidade de outras infecções, como a tuberculose	Corrigir os baixos níveis, quando necessário. Recomendada a ingestão até a ingestão dietética de referência. São necessárias mais pesquisas

Adaptada de Dong e Imai[1] (2012).

Probióticos

A infecção pelo HIV pode afetar todo o sistema digestório e o sistema hepatobiliar, podendo ocasionar lesão tecidual, com redução das criptas e vilosidades intestinais, má absorção de nutrientes e alterações metabólicas. O sistema digestório é considerado o maior órgão linfoide do ser humano, tendo, assim, papel fundamental na infecção pelo HIV.[1,9]

Em crianças, a disfunção intestinal é frequente e inclui aumento da permeabilidade intestinal, supercrescimento bacteriano, má absorção de carboidratos e esteatorreia. A eficácia dos probióticos, como lactobacilos e bifidobactérias, na prevenção e no tratamento da diarreia já está bem estabelecida na literatura. Pesquisa comparou 77 crianças infectadas pelo vírus HIV, recebendo por via oral (VO), fórmula contendo *Bifidobacterium bifidum* com *Streptococcus thermophilus* ou fórmula padrão sem probiótico durante 2 meses, não apresentando diferenças significativas em relação à consistência das fezes. Entretanto, pacientes que receberam fórmula suplementada com probióticos apresentaram melhora da função imunológica, havendo também reabilitação da microbiota intestinal e aumento na contagem de células CD4, o que possibilitou a recuperação parcial da função imunológica e favoreceu a melhora da absorção intestinal.[31] Portanto, diretrizes de terapias nutricionais atuais recomendam uso de probióticos para paciente pediátrico com HIV, principalmente com disfunção intestinal e redução de LT-CD4.[9]

TERAPIA NUTRICIONAL

O paciente com HIV/AIDS precisa ser tratado como um infectado crônico, de modo que a indicação de uma nutrição especializada para patologia infecciosa se faz necessária de maneira precoce e contínua.[2] As exigências nutricionais individuais são dependentes do estágio da infecção, do uso e da adesão (TARV), do estado nutricional relacionado ao HIV e dos sintomas da doença no momento.[32] A progressão da infecção está associada a um declínio no estado nutricional e na função imune, mesmo em uso da TARV. No entanto, qualquer alteração no estado nutricional também pode enfraquecer o sistema imunológico e, portanto, aumentar o risco de infecções e a mortalidade.[33,34]

Estudo avaliando fatores relacionados com a qualidade de vida sugere que o aconselhamento nutricional e a atividade física possam servir como ferramentas simples e econômicas que melhorem a qualidade de vida.[35]

Atualmente, o objetivo do tratamento multiprofissional para paciente com uso de TARV deve ser a redução do risco cardiovascular e o monitoramento do ganho ponderal. Já os objetivos nutricionais específicos devem ser estabelecidos individualmente, após análise dos problemas alimentares momentâneos, diagnóstico nutricional e preferências alimentares, que devem ser priorizadas utilizando recomendações científicas atuais e guias de prática clínico-nutricional publicados para portadores de HIV/AIDS.[15] Os objetivos nutricionais são:

- Gerais
    - Melhorar a qualidade de vida
    - Reduzir a incidência e/ou retardar o aparecimento de complicações associadas ao HIV
    - Reduzir os efeitos colaterais da TARV
- Específicos
    - Prevenir a desnutrição, pois é difícil revertê-la nos estágios avançados (caquexia)
    - Manter a massa muscular e o peso ideal
    - Ajudar a controlar os distúrbios metabólicos e morfológicos causados pela TARV, reduzindo o risco de doença cardiovascular associada
    - Melhorar a função imune associada à infecção pelo HIV
    - Minimizar as consequências de distúrbios gastrintestinais causados por IO ou pela TARV.

Terapia nutricional em condições especiais

A TARV propiciou um aumento na sobrevida dos pacientes HIV+/AIDS, mas também ocasionou uma série de alterações morfológicas (SLHIV) e metabólicas (hepatopatias, aumento do colesterol total (CT), TG e LDL-c, diminuição do HDL-c, hiperglicemia, resistência à insulina, acidose láctica e alterações no metabolismo ósseo), além de alterações gástricas frequentes, observadas desde o início do seu uso e que afetam a qualidade de vida desses pacientes.[15,17,36,37]

Desnutrição

Como em toda doença crônica, o risco de desnutrição por infecção pelo HIV é elevado, e é demonstrado que um adequado estado nutricional resulta em melhor qualidade de vida,[35] além de maior tolerância à TARV e atraso na progressão da doença.[38] A desnutrição é frequente, já descrita como síndrome consumptiva, ou *wasting syndrome*, ocorre precocemente ao início do tratamento e tem várias etiologias, como baixa ingestão alimentar, má absorção, alterações metabólicas, infecções e interação fármaco-nutriente, além de fatores psicológicos, neurológicos e sociais.[36] A Figura 80.2 descreve a patogênese da síndrome consumptiva.

A terapia nutricional é a mesma utilizada para indivíduos desnutridos com outras patologias, com dieta de consistência conforme a aceitação, fracionada, normo a hipercalórica, hiperproteica, normolipídica, com micronutrientes dentro das recomendações das DRI e ingestão de líquidos ≥ 2 ℓ/dia. Deve-se dar atenção à evolução de calorias, evitando a síndrome de realimentação.[39] Nos pacientes ambulatoriais com boa adesão à TARV, mas com alterações típicas da SLHIV, ainda ocorre perda de massa magra (em menor grau), apesar do sobrepeso/obesidade prevalente, revelando IMC maior do que o dos pacientes hospitalizados. Índices de desnutrição ainda são encontrados, sobretudo em nível hospitalar, com urgência na instituição de terapia nutricional.[40]

O estado nutricional e a ingestão alimentar inadequados desempenham papéis importantes no desenvolvimento da AIDS. Isso porque o peso corporal apresenta correlação positiva à contagem de CD4, e o estado nutricional influencia a sobrevida independentemente dessa contagem. Além disso, sabe-se que a alimentação não só afeta a saúde como um todo, mas também a qualidade de vida e a resposta ao tratamento.[41]

Distúrbios das cavidades oral e esofágica

Lesões orais são comuns, com etiologias variadas. A candidíase oral (mais prevalente) inclui boca e língua doloridas, com sensação de queimação, dificultando ou impedindo a ingestão e/ou mastigação, além de provocar dor na deglutição.[41] A disgeusia é frequente e pode ser secundária a medicação e déficit de zinco ou outros micronutrientes. A periodontite ulcerativa necrosante, que impede a boa mastigação, exige orientação de higiene bucal adequada, uso de antissépticos orais e tratamento odontológico frequente.[42] Do mesmo modo, o sarcoma de Kaposi ou herpes localizados na área orofaríngea ou esofágica também prejudicam a mastigação e a deglutição, elevando o risco de desnutrição.

Nesses casos, a dieta precisa sofrer alterações de consistência (para dietas líquidas, semilíquidas ou pastosas), refeições reduzidas e frequentes, temperatura ambiente e pouco condimento, sendo avaliada a necessidade de suporte nutricional oral ou enteral. Na presença de lesões extensivas ou crônicas, principalmente no sarcoma de Kaposi, é indicada nutrição enteral ou parenteral.[1]

Alterações neurológicas

Pacientes com HIV podem sofrer manifestações de várias etiologias no SNC, sendo a neurotoxoplasmose uma das mais frequentes. De modo geral, elas cursam com sintomas de demência grave e debilidade psicomotora, que impedem a mastigação e oferecem risco de aspiração durante a deglutição, o que aumenta a possibilidade de desnutrição.[1] Portanto, é importante o trabalho em equipe com a enfermagem, a terapia ocupacional ou a fisioterapia, que podem identificar precocemente esses sintomas. O nutricionista poderá indicar nutrição enteral ou parenteral, evitando quadros graves de desnutrição. Essas terapias podem ser usadas dependendo da gravidade dos sintomas e da resposta do paciente ao tratamento medicamentoso.

Diarreia crônica

As infecções por bactérias, fungos, protozoários ou vírus estão associadas à contagem de células CD4 e são capazes de provocar má absorção, diarreia, perda ponderal e febre, além de outros sintomas.[1]

Pacientes com contagem de CD4 menor que 200 a 250 células/mm³ apresentam maior risco de diarreia e má absorção (principais problemas nutricionais nesse grupo), sendo muitas vezes intratáveis. Além dos microrganismos, também estão envolvidos na etiologia de diarreias crônicas os antibióticos, antiácidos, antirretrovirais e as altas dosagens de vitamina C;[43] os linfomas do tipo não Hodgkin podem envolver o intestino delgado e também provocar má absorção, diarreia ou obstrução intestinal. São relatadas deficiências de zinco, ferro, selênio, folato, vitaminas A, B_{12} e B_6 causadas pelas diarreias crônicas. As infecções no intestino delgado provocam má absorção de B_{12},

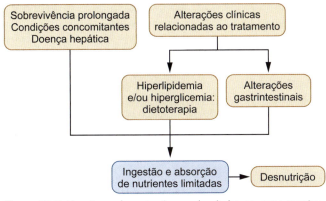

Figura 80.2 Algoritmo da patogênese da síndrome consumptiva. Adaptada de Polo et al.[15] (2007).

folato e minerais, enquanto as do intestino grosso diminuem a absorção de líquidos e eletrólitos. Existe ainda a hipótese de que a deficiência de zinco e selênio contribua para a piora do sistema imune e para a progressão da doença.[44]

A terapia nutricional poderá ser coadjuvante ou ser o único tratamento nesses casos, nos quais vem sendo evidenciado o impacto negativo da diarreia na qualidade de vida e no estado nutricional dos indivíduos com AIDS, reduzindo a adesão e a durabilidade do tratamento com TARV e, consequentemente, levando à progressão da doença. Ela pode ser iniciada com dietas constipantes de baixo resíduo ou suporte nutricional oral ou enteral (dieta oligomérica), associados à suplementação dietética de fibras solúveis (goma-guar parcialmente hidrolisada) e L-glutamina (30 g/dia, fracionada), que tem mostrado efeitos benéficos nas diarreias. A glutamina, aminoácido que serve como principal substrato energético para os enterócitos e células do sistema imune, contribui para a manutenção da integridade da mucosa, prevenindo alterações na permeabilidade intestinal e aumentando a reabsorção de sódio pelo jejuno.[45]

Hepatopatias pelo vírus da imunodeficiência humana

A hepatite C (HCV) é uma IO do HIV, uma das maiores causas de mortalidade. Portadores de HIV e HCV simultâneos evoluem com maior rapidez para AIDS e óbito.

Um estudo francês avaliando o consumo de café em pacientes coinfectados mostrou que o uso elevado da bebida (≥ 3 xícaras médias/dia) reduziu a mortalidade, quando comparado com o grupo que não tomava café. A justificativa mais relevante para esse resultado poderia estar relacionada com os polifenóis contidos no café, que, conforme o estudo concluiu, é um alimento anti-inflamatório e hepatoprotetor.[46]

Dados de uma pesquisa brasileira relataram alta prevalência de aumento do peso corporal, elevação da circunferência da cintura e ingestão dietética inadequada no grupo HIV/HCV; ao mesmo tempo, foi observada uma associação positiva entre a ingestão de proteína na dieta e a função muscular, e entre a ingestão de gordura e a obesidade.[47]

Tuberculose e doenças pulmonares

Várias são as etiologias dessas IO, que provocam aumento significativo na mortalidade. As orientações para a terapia nutricional incluem quantidades livres ou aumentadas de proteínas e calorias, com recomendações individuais de cálcio, ferro e vitaminas B_6 e D, além de suplementações de vitamina A (o caroteno tem conversão precária no HIV/AIDS) e aumento da ingestão de líquidos. Também está incluída classificação do estado nutricional, além de avaliação e redução dos efeitos da interação fármaco-nutriente.[1]

Alterações gástricas, pancreáticas e endócrinas

A diarreia crônica pode persistir mesmo na ausência de microrganismos entéricos, como resultado da enteropatia pelo HIV. Pacientes nesses casos podem apresentar atrofia de vilosidades e junção intestinal anormal, em função da imunossupressão. Desse modo, é recomendada orientação dietética rigorosa em relação ao controle higiênico-sanitário de água e alimentos e ao preparo, cocção e conservação de alimentos.[48]

A pancreatite, que ocorre frequentemente com o uso de inibidores de proteases, pode ocasionar resistência à insulina e diabetes melito tipo 2. Nesses casos, deve-se usar a terapia nutricional específica de pancreatite e, nas duas últimas alterações, seguir a diretriz nutricional da Sociedade Brasileira de Diabetes[20] (Tabela 80.7). As recomendações enfatizam a importância de: padrão alimentar hipocalórico, restrição de carboidratos simples e bebidas açucaradas, aumento do consumo de fibras, redução de gorduras saturadas com aumento de gorduras poli-insaturadas, perda ponderal em pacientes com sobrepeso e obesidade (5 a 10%) e atividade física moderada a intensa (mínimo 150 min/semana), em função do impacto significativo no controle glicêmico e no curso de diabetes melito.[20]

Um estudo realizado no Rio de Janeiro relatou prevalência de síndrome metabólica em portadores de HIV/AIDS e sugeriu que, na anamnese alimentar do nutricionista, seja avaliada a carga glicêmica da dieta usual, traduzida pela quantidade e qualidade de carboidratos consumidos. Seu uso é indicado no planejamento alimentar desses indivíduos devido ao efeito positivo no controle glicêmico e ponderal.[49]

Dislipidemia

Portadores de HIV/AIDS apresentam elevado estresse oxidativo e mudanças no metabolismo lipídico, ambos causados pela própria infecção[15,50] e pela TARV.[15,51] Alguns que desenvolvem SLHIV têm perfil lipídico aterogênico,[51] caracterizado por hipercolesterolemia, hipertrigliceridemia, níveis aumentados de LDL-c e apolipoproteína B (apoB), com baixos níveis de HDL-c e apolipoproteína A (apoA-1), além de redução de receptores de LDL.[51,52]

Um ensaio clínico realizado com 92 portadores de HIV/AIDS na cidade de São Paulo, no período de 2011 a 2015, observou que o consumo de chocolate amargo elevou apenas o HDL-c. Sugeriu-se que tal resultado ocorreu pelo alto teor de ácido graxo esteárico, polifenóis e teobromina, presentes nesse tipo de chocolate.[48]

O tratamento da dislipidemia deve obedecer às recomendações da Diretriz Brasileira de Dislipidemias e Prevenção da Aterosclerose atual[19] (Tabela 80.8), sendo a terapia nutricional parte do tratamento adequado, quando associada à prática regular de atividade física e à redução do tabagismo.

Tabela 80.7 Recomendações nutricionais para tratamento de portadores de HIV/AIDS e diabetes melito.

Nutrientes	Ingestão diária recomendada
Macronutrientes	
Carboidratos	Carboidratos totais: 45 a 60% Não inferior a 130 g/dia
Sacarose	5%
Frutose	Não se recomenda a sua adição aos alimentos
Fibra alimentar	Mínimo de 14 g/1.000 kcal DM2: 30 a 50% g/dia
Gordura total	20 a 35% do VET
Ácidos graxos saturados	Menos de 6% do VET
Ácidos graxos poli-insaturados	Completar de maneira individualizada
Ácidos graxos monoinsaturados	5 a 15% do VET
Colesterol	Menos de 300 mg/dia
Proteína	15 a 20% do VET
Micronutrientes	
Vitaminas e minerais	As mesmas recomendações da população sem diabetes melito
Sódio	Até 2.000 mg

DM2, diabetes melito tipo 2; VET, valor energético total (considerar as necessidades individuais, utilizando parâmetros semelhantes aos da população não diabética em todas as faixas etárias). Adaptada de SBD[20] (2017).

Tabela 80.8 Recomendações dietéticas para tratamento das dislipidemias.

Recomendações	LDL-c dentro da meta e sem comorbidades* (%)	LDL-c acima da meta ou presença de comorbidades*(%)	Triglicerídeos		
			Limítrofe 150 a 199 mg/dℓ (%)	Elevado 200 a 499 mg/dℓ (%)	Muito elevado** > 500 mg/dℓ (%)
Perda de peso	Manter peso saudável	5 a 10	Até 5	5 a 10	5 a 10
Carboidrato (% do VCT)	50 a 60	45 a 60	50 a 60	50 a 55	45 a 50
Açúcares de adição (% do VCT)	< 10	< 10	< 10	5 a 10	< 5
Proteína (% do VCT)	15	15	15	15 a 20	20
Gordura (% do VCT)	25 a 35	25 a 35	25 a 35	30 a 35	30 a 35
Ácidos graxos *trans* (% do VCT)	Excluir da dieta				
Ácidos graxos saturados (% do VCT)	< 10	< 7	< 7	< 5	< 5
Ácidos graxos monoinsaturados (% do VCT)	15	15	10 a 20	10 a 20	10 a 20
Ácidos graxos poli-insaturados (% do VCT)	5 a 10	5 a 10	10 a 20	10 a 20	10 a 20
Ácido linolênico (g/dia)	1,1 a 1,6	–	–	–	–
EPA e DHA (g)	–	–	0,5 a 1	1 a 2	> 2
Fibras	25 g, sendo 6 g de fibra solúvel	–	–	–	–

*Comorbidades: hipertensão arterial sistêmica, diabetes melito, sobrepeso ou obesidade, circunferência da cintura aumentada, hipercolesterolemia, hipertrigliceridemia, síndrome metabólica, intolerância à glicose ou aterosclerose significativa. **Recomendação dietética na hipertrigliceridemia primária homozigótica. *DHA*, ácido docosaexaenoico; *EPA*, ácido eicosapentaenoico; *LDL-c*, colesterol da lipoproteína de baixa densidade; *VCT*, valor calórico total. Adaptada de Sociedade Brasileira de Cardiologia[19] (2017).

A diretriz reforça:

- Substituição parcial de ácidos graxos saturados por mono e poli-insaturados
- Possível exclusão da dieta de ácidos graxos *trans*
- Consumo de colesterol alimentar nos limites normais
- Importância do controle de peso corporal
- Abstenção de bebidas alcoólicas para indivíduos com hipertrigliceridemia
- Redução de açúcares simples e carboidratos de modo geral (evitar mais de 50 g de frutose/dia por elevar o TG pós-prandial)
- Uso de dietas ricas em ômega-3
- Suplementos como adjuvantes no tratamento da hipertrigliceridemia – suplementação de ômega-3 (ácido eicosapentaenoico [EPA] e ácido docosaexaenoico [DHA]) entre 2 e 4 g/dia – pode reduzir a concentração plasmática de TG em até 25 a 30%
- Uso de dietas ricas em fitosteróis incorporados a alimentos ou sob a forma de cápsulas, que têm eficácia semelhante (ingeridos preferencialmente nas refeições, com efeitos após 3 a 4 semanas de uso).

Quanto ao tipo de proteína, devem-se preferir peixes (mínimo 2 vezes/semana) ou soja (15 a 30 g/dia). Fibras solúveis, como psílio (7 a 15 g/dia), ou farelo de aveia, rico em betaglucanas (3 g/dia), têm efeitos semelhantes na redução do LDL-c e do CT, quando consumidas fracionadas, antes das grandes refeições. Além disso, o uso de probióticos (*Lactobacillus acidophilus*, mistura de *L. acidophilus* e *Bifidobacterium lactis* e *Lactobacillus plantarum*) por mais de 8 semanas pode reduzir CT e LDL-c. Na Tabela 80.9, pode-se avaliar o nível de evidência em cada intervenção não medicamentosa.[19]

Aleitamento materno

O risco de contaminação de mãe para filho fica em torno de 15 a 20% quando não ocorre amamentação. As últimas diretrizes americanas da Public Health Service Task Force (2006) recomendam orientação nutricional preconcepção, uma vez que a desnutrição eleva o risco de complicações e mortalidade materna, além da possibilidade de transmissão do HIV perinatal. O vírus também vai ser responsável pela elevação de necessidades nutricionais, relacionada com o déficit de vitamina A, folato, ferro e zinco.

Estudo placebo-controlado usando complexo vitamínico (B, C, E) sem vitamina A reduziu a transmissão do vírus, além de concluir que a suplementação de vitamina A isolada ou associada em polivitamínicos elevou o risco de transmissão.[53]

Quando ocorre o aleitamento materno, o risco de transmissão de mãe para filho se eleva, ficando em torno de 20 a 45%. No entanto, a OMS inclui profilaxia diária com sulfamidas para gestantes infectadas ou que estejam amamentando.[1]

Tabela 80.9 Impacto da modificação de hábitos alimentares e estilo de vida na hipertrigliceridemia.

Intervenção não medicamentosa	Magnitude	Nível de evidência
Redução de peso	+++	A
Redução da ingestão de bebidas alcoólicas	+++	A
Redução da ingestão de açúcares simples	+++	A
Redução da ingestão de carboidratos	++	A
Substituição (parcial) de ácidos graxos saturados por mono e poli-insaturados	++	B
Aumento da atividade física	++	A

Adaptada de Sociedade Brasileira de Cardiologia[19] (2017).

Segundo o Ministério da Saúde,[10] são vários os fatores associados ao aumento do risco de transmissão do HIV de mãe para filho:

- Virais (CV, genótipo e fenótipo virais e resistência viral)
- Maternos (estado clínico e imunológico, presença de IST e outras coinfecções, estado nutricional)
- Obstétricos (duração de ruptura das membranas amnióticas, via do parto, presença de hemorragia intraparto)
- Inerentes ao recém-nascido (prematuridade, baixo peso ao nascer)
- Aleitamento materno (as mulheres portadoras do HIV devem ser aconselhadas a não amamentar, e a lactação deve ser inibida).

O aleitamento cruzado (amamentação por outra mulher) é contraindicado.[10] No entanto, a recomendação do Cochrane HIV/AIDS Group, da Global Health Sciences, dos EUA, com relação à profilaxia antirretroviral utilizada pela mãe infectada pelo HIV ou pela criança exposta ao HIV durante a amamentação é que esta é eficaz e impede a transmissão do HIV de mãe para filho por meio do aleitamento.[54]

Terapia de suporte nutricional

A terapia nutricional é indicada conforme recomendações de diretrizes nacionais e internacionais (Tabela 80.10). Se a ingestão normal de alimentos associada ao aconselhamento nutricional realizado por especialista e o uso de suporte oral não conseguirem alcançar as recomendações, a terapia nutricional enteral (TNE) com fórmulas padrões é indicada.[9,22] A suplementação oral é benéfica em períodos de maior necessidade energética, quando o metabolismo basal está elevado, como nas IO.[9]

A terapia nutricional vem sendo indicada com frequência em portadores de HIV/AIDS desde o início da epidemia.[36] O suporte nutricional oral nesses casos é bastante utilizado na prática clínica por ser intervenção de boa aceitação e de baixo custo.[55] A boa tolerabilidade e a eficácia são bem demonstradas, com impacto positivo na função imunológica, redução do número de infecções, menor período de internamento e menos mortalidade.[56,57] No entanto, indivíduos com perda ponderal grave podem apresentar tolerância limitada a suplementos líquidos;[58] nesses casos, a TNE é indicada.

Pesquisa realizada em hospital universitário de Pernambuco com adultos desnutridos hospitalizados portadores de AIDS, utilizando suporte oral (600 mℓ/dia) entre as refeições (com fórmula polimérica hiperproteica [6 g/100 mℓ] e hipercalórica [1,5 kcal/mℓ], contendo 49% de carboidratos, 16% de proteínas e 35% de lipídios, nutricionalmente completa em micronutrientes e acrescida de fibras [15 g/ℓ, 51% insolúveis e 49% solúveis]), revelou que o uso de suplemento oral associado ao aconselhamento nutricional individualizado foi bem tolerado e mostrou resultados positivos no estado nutricional. Houve melhora significativa nos parâmetros antropométricos, com ganho de peso e gordura corporal, aumento da albumina e da contagem linfocitária, porém sem impacto na reserva muscular, na hemoglobina e no hematócrito.[55]

Metanálise realizada em 2013, com 14 estudos, incluindo 1.725 adultos e 271 crianças, avaliou os efeitos das intervenções nutricionais com suplementos proteicos específicos para reduzir a morbimortalidade em pessoas com HIV. Concluiu-se que a suplementação com aminoácidos, concentrado proteico do soro de leite ou espirulina não modificou significativamente os desfechos clínicos, antropométricos ou imunológicos, quando comparada à terapia nutricional padrão.[59]

Do mesmo modo, um estudo africano com adultos desnutridos iniciando a TARV relatou que a suplementação oral com altas doses de vitaminas e minerais associada a suplemento lipídico durante 2 a 6 semanas, em comparação com o uso do suplemento isolado, não diminuiu mortalidade ou eventos clínicos adversos, apesar de melhorar a contagem de CD4.[60]

Tabela 80.10 Indicação e tipo de terapia nutricional em portadores de HIV/AIDS.

Recomendações	Grau de evidência
Indicações	
Terapia nutricional é indicada quando há perda significativa de peso (> 5% em 3 meses) ou de massa celular corporal (> 5% em 3 meses)	B
Terapia nutricional deve ser considerada em caso de IMC < 18,5 kg/m²	C
Diarreia e/ou má absorção não são contraindicações de TNE:	
• Diarreia não impede os efeitos positivos de suplementos orais ou TNE	A
• Nutrição enteral e parenteral têm efeitos similares nesses pacientes	A
• Nutrição enteral tem impacto positivo na frequência e na consistência das fezes	A
Aplicações	
A combinação de dieta oral + TNE é apropriada e, em muitos casos, deve ser oferecida	C
Se a ingestão oral for possível, a terapia nutricional pode ser complementada de acordo com: • Orientação nutricional • Suplementos nutricionais orais • TNE • Nutrição parenteral	C
Cada fase pode ser tentada durante 4 a 8 semanas antes de se iniciar o próximo passo	
Aconselhamento nutricional com suplementação oral ou aconselhamento isolado são igualmente efetivos para começar o suporte nutricional e/ou preservar o estado nutricional	B
Se o aconselhamento nutricional especializado não tiver efeito, a suplementação oral poderá ser indicada em adição à dieta normal, mas com tempo limitado	C
A ingestão proteica pode chegar a 1,2 a 1,5 g/kg/dia durante a fase crítica da doença. Requerimentos energéticos são similares aos de outros grupos de pacientes	B

IMC, índice de massa corporal; *TNE*, terapia nutricional enteral. Adaptada de Jonkers e Sauerwein[2] (2011).

Terapia nutricional enteral

A TNE pode ser usada se o paciente tiver o intestino funcionante, mas não quiser ou não conseguir se alimentar de modo a satisfazer suas necessidades nutricionais, seja de macro ou micronutrientes. Dietas poliméricas podem ser iniciadas caso não haja alteração na digestão; quando houver incapacidade gastrintestinal de absorção, devem ser utilizadas fórmulas contendo peptídios.[2,9]

Um estudo chinês investigou o efeito da TNE na função imunitária dos pacientes com AIDS e observou que a contagem das células CD4 aumentou significativamente em comparação com antes da terapia (p < 0,05), concluindo que a TNE pode aumentar a imunidade dos pacientes.[61]

Terapia nutricional parenteral

A terapia nutricional parenteral está indicada no caso de falência da via enteral, como em: diarreia intratável; diarreias graves, como as causadas por *Cryptosporidium*, CMV ou infecções por *Mycobacterium avium-intracellulare*; vômito incoercível de origem iatrogênica ou causado por doença do SNC; candidíase esofágica; criptosporidiose da vesícula biliar; e uso de medicamentos ou obstrução intestinal devido ao sarcoma de Kaposi ou a linfomas.[9,22]

No entanto, há necessidade de monitoramento cuidadoso e periódico, uma vez que infecção do cateter venoso central é maior em HIV/AIDS do que em outros pacientes, e suas consequências podem elevar a morbimortalidade devido à imunossupressão.[9]

A terapia nutricional parenteral é contraindicada para pacientes com demência ou que usam medicamentos intravenosos, assim como para aqueles com doença terminal, cuja evolução não pode ser alterada pelo suporte nutricional.[62]

Interação fármacos-nutrientes

A maioria dos pacientes usa vários medicamentos e precisa de orientação especializada sobre as interações de alimentos e fármacos. Por isso, é muito importante o encaminhamento desses indivíduos para um nutricionista clínico, que ajudará na máxima absorção de medicamentos, além de evitar e/ou reduzir reações adversas[32] (Tabela 80.11). A orientação de um plano alimentar associado à programação medicamentosa constitui uma importante etapa da terapia nutricional, representando um componente essencial no processo de adesão aos fármacos, que serão usados de maneira crônica (Tabela 80.12).

Os efeitos colaterais das substâncias, seu metabolismo e excreção diferem entre os sexos, motivo pelo qual as mulheres são mais acometidas de sintomas gastrintestinais e ganho ponderal.[1]

Além dos efeitos metabólicos, gastrintestinais, renais, nutricionais e estéticos, já referidos neste capítulo, a TARV também pode provocar acidose láctica. Os NRTI (principalmente D4T e DDL) provocam dano mitocondrial hepático, estimulando a esteatose macro e microvascular. Esse fato leva à falência hepática, que ocorre com a SLHIV, sendo sugerida, portanto, a prevenção com administração de altas doses de vitaminas B_1 e B_2.[2]

Terapias alternativas

Portadores de HIV/AIDS frequentemente se tornam frustrados com a falta de terapia médica e/ou nutricional definitiva para reduzir ou acabar com sintomas mais graves da doença e os

Tabela 80.11 Efeitos dos antirretrovirais na ingestão alimentar e no estado nutricional de portadores de HIV/AIDS.

Tipo de medicamento	Efeitos colaterais
Antibióticos	Xerostomia, algia oral, náuseas, vômito, diarreia, obstipação, alteração do paladar, aftas, dor abdominal, perda de apetite, disfagia
Antifúngicos	Xerostomia, náuseas, vômito, diarreia, alteração do paladar, dor abdominal, perda de apetite, gosto metálico, perda de peso, cólicas, aumento da sede, dor estomacal, fadiga
Antivirais	Náuseas, vômito, diarreia, gosto metálico
Antirretrovirais	Ganho de peso, náuseas, vômito, dor abdominal, diarreia, alterações do paladar, aumento ou diminuição do apetite, obstipação, fadiga, esteatose hepática, acidose láctica, lipodistrofia, aumento da pressão arterial, dislipidemia
Antineoplásicos	Perda de apetite, dor na boca e garganta, náuseas, vômito, perda de peso, dor e cólicas abdominais, obstipação, edema em gengivas, irritação estomacal, alteração do paladar, disfagia, sede

Adaptada de Deiró et al.[48] (2014).

Tabela 80.12 Interação de antirretrovirais com alimentos e recomendações dietéticas.

Antirretroviral	Considerações
Zidovudina	Alimentos gordurosos diminuem a absorção. Recomenda-se tomar com ou sem alimentos, evitando os muito gordurosos. Evitar a ingestão de álcool
Abacavir	A ingestão com alimentos pode diminuir efeitos colaterais. Evitar a ingestão de álcool
Didanosina	Alimentos diminuem a absorção. Recomenda-se administrar 30 min antes ou 2 h depois das refeições. Evitar álcool e suplementos ou antiácidos com alumínio ou magnésio
Tenofovir	Recomenda-se ingerir com alimentos gordurosos
Estavudina	A ingestão com alimentos pode diminuir os efeitos colaterais. Evitar a ingestão de álcool
Lamivudina	A ingestão com alimentos pode diminuir os efeitos colaterais. Evitar a ingestão de álcool
Efavirenz	Alimentos gordurosos aumentam a absorção. Pode-se ingerir com ou sem alimentos. Evitar a ingestão de álcool
Nevirapina	Recomenda-se ingerir com alimentos e evitar a ingestão de álcool
Indinavir	Alimentos diminuem a absorção. Recomenda-se tomar 1 h antes ou 2 h depois da refeição, com água ou chá. Evitar a ingestão de álcool
Nelfinavir	Alimentos melhoram a absorção. Recomenda-se ingerir com alimentos fontes de proteínas
Saquinavir	Alimentos melhoram a absorção. Recomenda-se ingerir com uma refeição completa
Lopinavir	Alimentos melhoram a absorção; recomenda-se ingerir com eles
Amprenavir	Recomenda-se ingerir com alimentos gordurosos, pois melhoram a absorção
Atazanavir	Recomenda-se ingerir com alimentos
Ritonavir	A ingestão com alimentos pode diminuir os efeitos colaterais. Evitar a ingestão de álcool
Kaletra® (lopinavir/ritonavir)	Recomenda-se ingerir com alimentos gordurosos

Adaptada de Deiró et al.[48] (2014).

decorrentes do uso da TARV. De modo geral, os pacientes são induzidos a utilizar terapias alternativas, observadas em diferentes faixas etárias e níveis socioeconômicos, e que precisam ser do conhecimento do nutricionista e do médico, as quais provocam interações significativas com alimentos ou medicamentos.

Desse modo, é preciso cautela por parte do nutricionista na orientação de produtos sem comprovação científica para tratamentos do HIV/AIDS, com questionamentos do tipo: "o produto ou tratamento é nocivo?", "Existe interação fármaco-nutriente ou fármaco/fármaco?", "Pode ser usado em substituição ao tratamento cientificamente comprovado?", "A terapia nutricional funciona?", "Tem comprovação científica?", "O gasto financeiro compensa o benefício?"

A Food and Drug Administration (FDA) e pesquisadores da área têm alertado para o uso dessas terapias, como ervas e suplementos liberados para algumas patologias como inofensivos, que são contraindicados quando em uso da TARV. A resistência a medicamentos e o insucesso do tratamento podem ocorrer pela interação dessa farmacocinética. Por exemplo, a erva-de-são-joão, bastante usada por pacientes com HIV, reduz concentrações do indinavir, NRTI e outros medicamentos.[63,64] Em relação ao saquinavir, Piscitelli et al.[65] relatam redução de sua concentração em até 50% com uso de suplementos de alho. Do mesmo modo, a silimarina reduz a atividade da enzima CYP3A4 nos hepatócitos, que diminuiu o metabolismo das substâncias coadministradas, resultando em aumento da toxicidade.[66]

Quanto aos suplementos dietéticos de uso comum, que incluem equinácea, unha-de-gato, suplementos proteicos diversos, creatina, esteroides anabólicos e ervas chinesas, todos estão sem eficácia comprovada, e, em alguns deles, o efeito tóxico ou negativo já foi comprovado.[1] Suplementos nutricionais específicos formulados ou comercializados para HIV/AIDS ainda não foram liberados pelo Ministério da Saúde, pela Agência Nacional de Vigilância Sanitária (Anvisa) ou pela FDA. Portanto, é importante introduzir no protocolo nutricional das consultas iniciais e subsequentes as perguntas relacionadas a terapias alternativas.

Alimentação e fatores socioeconômicos

Dependendo da saúde psicopatológica dos portadores de HIV/AIDS, aspectos socioeconômicos podem ser de grande importância no aconselhamento nutricional. Nesse caso, parentes e/ou acompanhantes e/ou cuidadores são necessários para compreender a história nutricional do paciente, em que hábitos específicos, aversões alimentares, tabus e uso de suplementos e chás precisam ser analisados e, quando não tóxicos ou contraindicados, sincronizados com horários de refeições e medicamentos. Assim, deve-se avaliar o uso de alimentos seguros, com preço acessível e de valor nutricional comprovado.

CONSIDERAÇÕES FINAIS

O nutricionista pode atuar no tratamento do paciente portador de HIV/AIDS, orientando para minimizar os efeitos adversos dos antirretrovirais e abordando as dúvidas e recomendações nutricionais. Alguns diagnósticos nutricionais comuns nesse grupo de pacientes incluem: consumo inadequado de alimentos e bebidas VO; aumento das necessidades de nutrientes; função gastrintestinal alterada; interação alimentos/medicação; perda de peso involuntária; sobrepeso e obesidade; déficit de conhecimento relacionado com alimentos e nutrição; excesso de suplementação; diminuição da capacidade de preparar alimentos ou refeições; acesso inadequado aos alimentos; ingestão de alimentos inseguros e dificuldades de ingestão, mastigação, deglutição, absorção e excreção.

REFERÊNCIAS BIBLIOGRÁFICAS

As referências consultadas para a elaboração deste capítulo estão disponíveis *online* no Ambiente de aprendizagem do GEN.

COMO CITAR ESTE CAPÍTULO

ABNT
BURGOS, M. G. P. A.; DIAS, C. A. Síndrome da imunodeficiência adquirida (AIDS). *In*: ROSSI, L.; POLTRONIERI, F. (org.). *Tratado de Nutrição e Dietoterapia*. 2. ed. Rio de Janeiro: Guanabara Koogan, 2023. p. 924-936.

VANCOUVER
Burgos MGPA, Dias CA. Síndrome da imunodeficiência adquirida (AIDS). In: Rossi L, Poltronieri F (Orgs.). Tratado de nutrição e dietoterapia. 2. ed. Rio de Janeiro: Guanabara Koogan; 2023. p. 924-36.

CAPÍTULO 81
Alergias e Intolerâncias Alimentares

Patrícia Speridião

INTRODUÇÃO

É muito comum se fazer confusão entre intolerância alimentar e alergia alimentar, porque, na maioria das vezes, os termos *intolerância* e *alergia* são utilizados incorretamente como sinônimos. Ambos representam alguns tipos de reações adversas a um alimento ou substância alimentar, o que pode ser classificado como reação tóxica, intolerância ou hipersensibilidade (alergia). O esquema da Figura 81.1 apresenta a classificação dessas reações adversas.

REAÇÕES TÓXICAS

As reações a alimentos ocorrem quando uma quantidade suficiente de toxina capaz de provocar manifestações clínicas é ingerida por qualquer indivíduo. Essas reações não estão associadas à sensibilidade individual e são desencadeadas com a ingestão de quantidade suficiente do alimento suspeito.

Reações adversas do tipo tóxico incluem a ingestão de água ou alimentos contaminados por bactérias, vírus ou suas respectivas toxinas. Um exemplo comum é a ingestão de algum tipo de alimento contaminado por *Staphylococcus aureus*, que são bactérias gram-positivas resistentes à cocção, sob altas temperaturas.

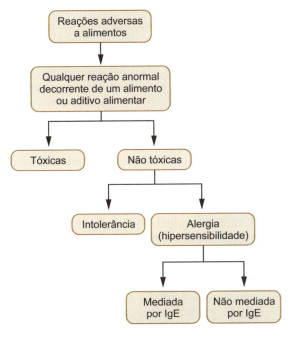

Figura 81.1 Reações adversas aos alimentos. *IgE*, imunoglobulina E.

Os produtos alimentares considerados bons veículos de contaminação por *S. aureus* são os lácteos, os cárneos (em especial as aves), os ovos, o atum e o macarrão, entre outros. Os sintomas da gastrenterite estafilocócica, causada por *S. aureus*, incluem náuseas, vômito, dores abdominais, diarreia, sudorese e cefaleia.

O diagnóstico, nessa situação, é clínico e considera os sintomas apresentados, devendo haver verificação dos mesmos sinais e sintomas, em pessoas próximas.

A prevenção é o melhor tratamento e inclui medidas de higiene alimentar e pessoal, como: lavar as mãos antes das refeições e após utilizar o banheiro, armazenar os alimentos perecíveis sob refrigeração, lavar os utensílios de cozinha após manipulação de alimentos crus, evitar ingerir carne crua ou malcozida, beber leite somente fervido ou pasteurizado e evitar o consumo de alimentos enlatados cuja embalagem esteja estufada ou amassada.

INTOLERÂNCIAS ALIMENTARES

A intolerância alimentar depende de suscetibilidade individual, e não de mecanismos imunológicos. Provavelmente, é a causa mais frequente de reações adversas aos alimentos, sendo decorrente de defeitos absortivos e enzimáticos congênitos ou adquiridos. O diagnóstico, geralmente, é clínico, com base nos sinais e sintomas do paciente.

No grupo das intolerâncias alimentares, destacam-se as intolerâncias à lactose e à frutose, as quais se caracterizam por reações adversas não tóxicas, sendo a deficiência enzimática, ou defeito absortivo, o fator individual de suscetibilidade. Entretanto, a resposta clínica com melhora ou desaparecimento dos sintomas em vigência da retirada do alimento ocorre em curto período. Quando os indivíduos ingerem quantidade que excede sua capacidade de hidrolisar e absorver esses açúcares, eles podem apresentar sintomas; assim, a ingestão de quantidade excessiva deles é a causa dos sintomas.

Intolerância à lactose

Na intolerância à lactose, os sintomas são decorrentes da má absorção da lactose, um dissacarídeo constituído por uma molécula de glicose e uma de galactose, monossacarídeos absorvidos pelo enterócito.

Em termos fisiológicos, a lactose ingerida e presente no lúmen intestinal não é absorvida, promovendo força osmótica e aumento do fluxo de fluidos para o interior do intestino, o que propicia distensão abdominal, dor ou cólica abdominal, náuseas, borborigmo e aumento da produção de flatos, e diarreia.

Ao que tudo indica, a manifestação mais frequente de intolerância à lactose é a hipolactasia do tipo adulto. Nos mamíferos, exceto humanos, após o desmame, a lactase diminui para 5 a 10% da quantidade encontrada no nascimento.

A hipolactasia do tipo adulto é comum em negros, israelitas, mongóis, esquimós e asiáticos, e sua ocorrência em anglo-saxões é baixa.

A deficiência de lactase é pré-requisito para que ocorra a intolerância à lactose, podendo ser classificada em duas categorias, descritas a seguir.

- **Deficiência primária de lactase.** Pode ser classificada em:

  - Alactasia congênita: doença congênita muito rara que cursa com ausência de lactase. Manifesta-se por diarreia quando o recém-nascido recebe leite contendo lactose (humano ou fórmula à base de leite de vaca)

- Hipolactasia do tipo adulto: apesar da denominação, a diminuição de lactase inicia-se a partir dos 2 aos 3 anos, em geral dos 4 aos 5 anos, ou ainda após essa idade. A maior parte dos hipolactásicos tipo adulto é assintomática, mesmo quando consome lactose como parte da dieta habitual.

■ **Deficiência secundária de lactase.** Ocorre em consequência à lesão intestinal por diferentes mecanismos, como agentes infecciosos e outros que promovem agressão da mucosa do intestino delgado, acompanhada de diminuição da quantidade de lactase no ápice das vilosidades.

Com relação ao diagnóstico da hipolactasia, os métodos utilizados com maior frequência baseiam-se no aumento da glicemia de jejum (> 20 mg/dia) ou no aumento da concentração de hidrogênio no ar expirado após dose padronizada de lactose administrada em jejum. Pode ser caracterizada também pela dosagem da própria enzima em fragmentos de biopsia intestinal. Recentemente, a genotipagem vem sendo utilizada na pesquisa sobre hipolactasia do tipo adulto. Do ponto de vista clínico, nos indivíduos com má absorção de lactose, diagnosticada por métodos laboratoriais, deve-se avaliar se apresentam tolerância a alguma quantidade de lactose. Esse aspecto é relevante na distinção da alergia às proteínas do leite de vaca, em que, geralmente, o indivíduo pode apresentar manifestações independentemente da quantidade ingerida de leite. Essa ressalva é importante, já que muitos indivíduos com má absorção de lactose ou intolerância a grandes doses dela, muitas vezes, podem consumir produtos lácteos com menores quantidades do dissacarídeo, como leite de vaca com baixo teor de lactose, queijos, iogurtes, entre outros. Esses alimentos são fontes importantes de cálcio, cujas necessidades são difíceis de serem atendidas, se o indivíduo for mantido em dieta isenta de leite de vaca e derivados.

Manejo nutricional

Deve-se ressaltar a importância da orientação nutricional personalizada para cada um, haja vista que existe grande variabilidade de tolerância à lactose por parte dos indivíduos. Alguns não necessitam excluir totalmente o leite da alimentação; porém, o consumo de lactose deve ser reduzido a quantidades que não causem o aparecimento dos sintomas. A manifestação dos sintomas depende de diversos fatores, como dose de lactose consumida, grau de adaptação colônica (pH, trânsito, motilidade, microbiota intestinal), velocidade de esvaziamento gástrico e característica física do alimento que contém a lactose (sólido ou líquido). Desse modo, embora uma dieta livre de lactose possa ser útil no diagnóstico, a maioria dos indivíduos intolerantes não precisa seguir rotineiramente esse tipo de dieta para evitar os sintomas desagradáveis decorrentes da ingestão desse dissacarídeo.

A maioria dos indivíduos com algum grau de deficiência de lactase pode tolerar a quantidade de lactose contida, por exemplo, em um copo de leite (cerca de 12 g) sem apresentar sintomas, especialmente se consumido com outros alimentos. Pequenas quantidades de lactose consumidas ao longo do dia são mais bem toleradas do que se consumidas em uma única refeição. Além disso, alimentos contendo lactose são mais bem tolerados se ingeridos com outros alimentos, ou se a lactose constituir parte de algum alimento sólido. Tal fato pode ser atribuído ao retardo no esvaziamento gástrico.

O leite integral desencadeia menos sintomas e com menor intensidade quando comparado ao leite desnatado. Uma das explicações para isso é o retardo do esvaziamento gástrico, que pode ser conseguido por adição de chocolate ao leite. Produtos como queijos, iogurtes, coalhadas e leite fermentado podem ser tolerados pela maioria dos indivíduos que apresentam hipolactasia do tipo adulto, quer por seu reduzido conteúdo de lactose, quer pela presença de parte da atividade de betagalactosidase. Queijos de minas (frescal, meia cura e curado), prato, muçarela, *gouda*, estepe, requeijão, coalho e queijo manteiga apresentam baixo nível de lactose em relação ao leite fluido.

O conteúdo de lactose do leite fermentado é inferior ao dos iogurtes e coalhadas, e isso pode ser explicado pela maior atividade de betagalactosidase durante o processo de fermentação do produto ou pela sua diluição. No caso dos iogurtes, a lactose presente é mais tolerada e mais bem digerida, devido ao retardo do esvaziamento gástrico, ao tempo de trânsito intestinal e à capacidade de seus microrganismos (em especial, *Lactobacillus bulgaricus*) hidrolisarem a lactose.

Para tanto, é imperativo que o nutricionista tenha conhecimento do conteúdo de lactose dos alimentos, a fim de estabelecer conduta nutricional adequada à condição clínica do paciente com intolerância à lactose, conforme mostra a Tabela 81.1.

Atualmente, no mercado brasileiro, podem ser encontradas várias opções de leite, nas formas líquida ou em pó, além de fórmulas sem lactose para crianças e leite UHT com baixo teor de lactose. Este último é semelhante ao leite UHT com sabor normal, com todos os nutrientes do leite. Para os lactentes com intolerância secundária à lactose, em geral, no curso de diarreia aguda ou persistente, devem ser preconizadas fórmulas sem lactose, que normalmente são derivadas do leite de vaca, pobres ou isentas de lactose, além das fórmulas de soja.

No início, uma boa estratégia terapêutica é a exclusão completa da lactose da dieta até a remissão dos sintomas. Posteriormente, faz-se a reintrodução gradual do dissacarídeo na dieta, considerando-se a dose-limite individual. Estabelecida a dose máxima de lactose tolerada, o indivíduo deve assumir mudanças

Tabela 81.1 Conteúdo de lactose em 100 g de alimentos industrializados.

Alimento	Lactose (g/100 g)
Leite de vaca integral	4,6
Leite de vaca desnatado	4,8
Leite de vaca semidesnatado	4,7
Leite condensado	12,3
Leite em pó desnatado	52,9
Leite de cabra	4,4
Leite de ovelha	5,1
Leite humano	7,2
Creme de leite	2,2
Iogurte natural	4,7
Iogurte com frutas	4
Milk-shake	4,5
Sorvete de creme	5,2
Mousse de chocolate	3,8
Queijo muçarela	Traços
Cream cheese	Traços
Queijo *cheddar*	0,1
Queijo parmesão	0,9
Queijo *cottage*	3,1
Requeijão	4,4

Adaptada de Lomer et al. (2008).

nos hábitos alimentares, como consumir o leite com outros alimentos, ingerir produtos lácteos fermentados e fracionar a ingestão de leite em pequenas quantidades ao longo do dia.

Contudo, se essas estratégias não forem eficazes no tratamento da intolerância à lactose, algumas terapias farmacológicas, como a administração de lactase solúvel no leite e cápsulas ou tabletes de betagalactosidase para sólidos, podem ser utilizadas. É importante ressaltar que, independentemente da terapêutica adotada, deve-se considerar a necessidade de suplementação de cálcio, caso o consumo de produtos lácteos não seja garantido. Por fim, deve ser enfatizado que a dieta com reduzido teor de lactose deve atender as necessidades nutricionais do indivíduo e garantir um estado nutricional adequado.

Intolerâncias à frutose

Frutose, também conhecida como levulose, pode ser encontrada na forma de constituinte da sacarose, frutanos ou inulina. É o monossacarídeo mais predominante nas frutas, incluindo maçãs, laranjas e melões. Nas leguminosas, a frutose pode apresentar-se como rafinose (trissacarídeo) e estaquiose (tetrassacarídeo), com destaque para soja, lentilha, ervilha e feijão. A frutose é amplamente usada na indústria alimentícia como adoçante de bebidas e frutas industrializadas.

O mel de abelha apresenta a maior concentração de frutose (42,4%), sendo considerado um adoçante natural. O teor de frutose por 100 g de alguns alimentos encontra-se na Tabela 81.2.

Em relação às intolerâncias à frutose, é importante destacar que existem diferenças entre intolerância hereditária à frutose (frutosemia) e intolerância à frutose do tipo má absorção de frutose, que serão abordadas adiante.

Tabela 81.2 Teor de frutose nos alimentos.

Alimento	Frutose (g/100 g)
Bolo de frutas	11
Xarope de milho	29,5
Banana	6,2
Caqui sem casca	7,8
Kiwi sem casca	5,7
Maçã com casca	7,6
Maçã verde	5,8
Pera com casca	7
Suco de laranja concentrado	8,4
Suco de uva	7,2
Abacaxi sem casca	1,8
Abóbora cozida	1,8
Açúcar mascavo	1
Chocolate ao leite	2,1
Goiaba	2
Batata cozida	0,2
Espinafre cozido	0,3
Cereja *in natura*	4,7
Refrigerante tipo cola	3
Tomate salada cru	1,2
Pão branco	0,3

Adaptada de Abeso (2017).

Intolerância hereditária à frutose

A intolerância hereditária à frutose, ou frutosemia, é um erro inato do metabolismo da frutose. Trata-se de doença genética rara, causada por deficiência de aldolase B (frutose-1-fosfato-aldolase), principal enzima do metabolismo hepático de frutose.

Com incidência de 1:20 mil recém-nascidos, ainda não há prevalência estabelecida em adultos. Os sintomas ocorrem após a ingestão de frutose, levando à rápida hipoglicemia seguida de náuseas, vômito, dor abdominal e, consequentemente, deficiência de crescimento, além de insuficiência renal e hepática.

Em crianças que apresentam vômito sem causa aparente, a intolerância hereditária à frutose pode ser suspeitada. A realização da investigação diagnóstica inclui pesquisa de frutose na urina por cromatografia, dosagem de fosfato inorgânico sérico e glicose sanguínea após ingestão de sobrecarga de frutose, além da prova terapêutica. Biopsia hepática para análise da atividade de aldolase é a etapa seguinte.

Não há cura para essa doença; porém, existe tratamento com a restrição dietética desse monossacarídeo. Sua ingestão contínua leva a anorexia, hepatomegalia, icterícia, vômitos, entre outros problemas, podendo precipitar síndrome tubular renal, insuficiência hepática e morte. É comum, também, o paciente desenvolver aversão a frutose e alimentos doces. Indivíduos com esse tipo de intolerância são sensíveis aos alimentos fontes de frutose, sacarose e sorbitol.

Manejo nutricional

Basicamente, o único e eficaz tratamento fundamenta-se na dieta isenta de frutose, sacarose e sorbitol. Alguns pacientes podem ser muito sensíveis à frutose, enquanto outros podem tolerar quantidades moderadas. Em geral, apresentam episódios de hipoglicemia e acidose metabólica graves, no período neonatal e nos primeiros meses de vida, desencadeados por jejum prolongado ou infecções febris, acompanhados de anorexia e vômito.

Apesar de ainda ser desconhecida a quantidade de frutose ideal para manter o controle metabólico em pacientes com frutosemia, estima-se que pode variar entre 20 e 40 mg/kg/dia, podendo chegar a 1.500 mg/dia. É importante destacar que a evolução clínica satisfatória depende da total adesão à dieta, sendo que as transgressões podem promover irritabilidade, anorexia e dificuldade de crescimento. Na adolescência e idade adulta, a restrição de frutose pode ser menor. Na Tabela 81.3 encontra-se uma lista de alimentos permitidos e proibidos na intolerância hereditária à frutose.

Ainda no escopo dos erros inatos do metabolismo da frutose, inclui-se a deficiência hereditária de frutose-1,6-bifosfatase, de herança autossômica recessiva, na qual a neoglicogênese é gravemente comprometida. Sua incidência é desconhecida, e parece ser mais rara que a deficiência de aldolase. Para o diagnóstico, segue-se a mesma investigação utilizada na intolerância hereditária à frutose por deficiência de aldolase.

Tem início após a introdução de frutose na dieta, com instalação de quadro agudo de acidose láctica, hiperventilação, hipoglicemia e cetose. Nesse tipo de deficiência, não há necessidade de restrição rigorosa de frutose na dieta, a menos que a criança apresente episódios de descompensação metabólica frequente, colocando em risco sua sobrevida.

Nas crises de hipoglicemia e acidose, o tratamento é realizado por meio da infusão de glicose e bicarbonato. É importante a terapia de manutenção para evitar jejuns prolongados

Tabela 81.3 Alimentos permitidos e proibidos na frutosemia.

Alimentos	Permitidos	Proibidos
Leite e derivados	Leite humano, leite de vaca, fórmulas infantis sem sacarose, iogurte natural, coalhada, manteiga, requeijão, queijo branco	Iogurtes adoçados com mel ou frutas, queijo tipo *petit suisse*, leites aromatizados, leite condensado
Carnes e derivados	Carne de vaca, de frango, suína, peixe, miúdos de frango	Fígado, presunto, apresuntado, carne enlatada, sardinha, atum, patês, linguiça, salsicha, mortadela, salame
Gorduras e molhos	Margarina, óleos vegetais, azeite de oliva, gordura de porco, creme de leite, maionese caseira	Maionese industrializada, molhos prontos que contêm açúcar, mostarda e *ketchup*
Produtos de panificação, farinhas, cereais e massas	Pão francês, biscoitos e bolachas sem adição de açúcar, farinha de trigo, aveia, centeio, arroz, milho, tapioca, fubá, maisena, polvilho, massas preparadas sem açúcar na composição	Pães doces, biscoitos e bolachas doces, sucrilhos, farinha láctea, Neston®, Mucilon® de todos os sabores, panetone, pão de forma, preparações com sacarose, germe de trigo, cevada
Açúcares, doces e produtos açucarados	Dextrinomaltose, glicose, lactose, adoçantes artificiais sem frutose, sacarose e sorbitol, gelatina sem sabor e sem açúcar	Açúcar refinado, açúcar mascavo, açúcar demerara, açúcar de confeiteiro, mel, geleias, doces em geral, melaço, rapadura, caldo de cana, xarope de milho, chocolates, balas, sorvete de frutas, frutas secas ou cristalizadas, produtos dietéticos com sorbitol ou frutose
Hortaliças e tubérculos	Agrião, aipo, abobrinha, alface, couve-flor, chuchu, pepino, brócolis, repolho, escarola, vagem, folhosos em geral, batata, mandioca	Cenoura, beterraba, tomate, abóbora, cebola, nabo, mandioquinha, batata-doce
Frutas	Abacate, limão	Todas as outras
Bebidas	Chás, café, água, suco de limão com adoçante permitido	Todos os refrigerantes, incluindo os *diet* e *light*, bebidas à base de chocolate, xarope de frutas, licores, cerveja, bebidas açucaradas

e promover oferta nutricional adequada, principalmente, nos episódios de febre. Com a idade, ocorre melhora da tolerância ao jejum e o crescimento e o desenvolvimento são normais.

Intolerância à frutose do tipo má absorção

A intolerância à frutose do tipo má absorção é uma condição clínica benigna caracterizada pela má absorção da frutose com desencadeamento de sintomas. Assim, os indivíduos que desenvolvem sintomas após o consumo de determinado carboidrato são chamados intolerantes.

A intolerância depende da quantidade de frutose ingerida e pode resultar em formação de gases e desconforto gastrintestinal, além de efeitos metabólicos que são demonstrados em estudos com animais e humanos, como o aumento dos níveis de triglicerídeos plasmáticos após o consumo de frutose, quando comparado ao consumo de carboidratos complexos e outros açúcares.

Com o consumo de frutose, ocorre maior síntese hepática de glicerol e ácidos graxos, comparando-se à glicose, o que favorece a síntese de gordura pelo acúmulo na gliconeogênese. A prevalência de intolerância à frutose ultrapassa 50% em adultos saudáveis e, apenas recentemente, foi reconhecida como um problema clínico.

A absorção de frutose parece ser limitada. O sistema de transporte facilitado (GLUT-5) é o primeiro responsável por essa absorção, e o GLUT-2 é importante quando uma grande quantidade de frutose é ingerida. Assim, quando não absorvido completamente, esse monossacarídeo permanece no lúmen do intestino, capta água extracelular pelo aumento da osmolaridade no conteúdo intestinal e, consequentemente, estimula o peristaltismo, acelerando o trânsito intestinal. Com o aumento da osmolaridade, a frutose chega rapidamente ao cólon e é fermentada pelas bactérias colônicas.

Podem ser produzidos dióxido de carbono (CO_2), metano (CH_4), hidrogênio (H_2), lactato e ácidos graxos de cadeia curta (acetato, butirato e propionato). Com isso, a má absorção de frutose pode causar sintomas gastrintestinais como distensão e dor abdominal, flatulência, náuseas e vômitos após o seu consumo.

A ocorrência de má absorção de carboidratos tem sido descrita como causa ou fator desencadeante da dor abdominal associada aos distúrbios gastrintestinais funcionais. Assim, na literatura, já é bem conhecida a possibilidade de a intolerância à lactose causar dor abdominal crônica. Por outro lado, a frutose vem sendo estudada com frequência nas últimas décadas, principalmente por sua relação com a dor abdominal associada à síndrome do intestino irritável.

No Brasil, o consumo de frutose não está bem estabelecido; contudo, estima-se que o consumo médio de frutose livre seja de 4,34 g/dia, oriunda de frutas, doces, hortaliças e outros vegetais. A quantidade de frutose proveniente da sacarose fica em torno de 27,5 g/dia, de acordo com os dados estatísticos da Pesquisa de Orçamentos Familiares (POF) realizada entre os anos de 1995 e 1996.

Nos estudos brasileiros com adultos, adolescentes e crianças, na última década, verificou-se o consumo de frutose por essas populações. Esse consumo foi aferido com base na ingestão alimentar de açúcares e alimentos industrializados como refrigerantes e guloseimas. Essas pesquisas demonstraram crescente aumento da ingestão desses alimentos, ricos em frutose na dieta, utilizando-se como método de aferição inquéritos alimentares de 24 horas ou de frequência alimentar.

Manejo nutricional

Não existem diretrizes estabelecidas para o manejo dietético da má absorção de frutose; contudo, a Academy of Nutrition and Dietetics (antiga American Dietetic Association [ADA]) recomenda dietas com menos de 3 g de frutose por porção ou menos de 0,5 g de frutose livre por 100 g de alimento, ou ainda menos de 0,5 g de frutanos por porção.

É proposta a hipótese de que a frutose livre seja a que mais tem influência na má absorção da frutose. Apesar de nem sempre os pacientes aderirem totalmente à dieta restrita em frutose, existe melhora na sua qualidade de vida, pois há redução significativa de sintomas como eructação, distensão e dor abdominal. Sugere-se que o tratamento dietético tenha início com a dieta restrita em frutose, denominada "fase de eliminação", na qual o paciente é encorajado a ingerir aproximadamente 5 g de frutose ao dia, por um período de 2 a 6 semanas. Havendo alívio dos sintomas, pode-se iniciar a dieta da "fase de reintrodução", haja vista que o paciente poderá tolerar de 10 a 15 g de frutose ao dia.

Não apenas a restrição da frutose é benéfica no tratamento da má absorção, mas também, a dieta pobre em FODMAP (do inglês *fermentable oligosaccharides, disaccharides, monosaccharides and polyols*), utilizada para o manejo nutricional da síndrome do intestino irritável. A sigla FODMAP refere-se aos oligossacarídeos, dissacarídeos, monossacarídeos e polióis fermentáveis, que compõem um grupo de carboidratos de cadeia curta, pouco absorvidos no sistema digestório. Na Tabela 81.4 são apresentadas as fontes alimentares mais ricas em FODMAP.

ALERGIA ALIMENTAR

A alergia alimentar é mais prevalente nos primeiros anos de vida, e cerca de 6% das crianças menores de 3 anos experimentam algum tipo de reação alérgica aos alimentos. Ela declina na primeira década de vida e, em adultos, encontra-se em torno de 1,5%.

Fundamentalmente, ocorre uma falha na supressão da resposta imunológica em relação a determinada proteína, falhando assim, o mecanismo de tolerância. Apesar do grande acúmulo de conhecimentos nas últimas décadas, ainda não se sabe exatamente qual o motivo do desenvolvimento de alergia em vez de tolerância.

Determinados alimentos apresentam maior risco de desencadear alergia, como leite de vaca, ovo, soja, amendoim e frutos do mar, incluindo peixes. Outro ponto fundamental é o momento no qual esses alimentos são introduzidos na dieta.

Inquestionavelmente, o aleitamento natural exclusivo continua sendo a melhor prevenção da alergia alimentar. Nos últimos anos, vem sendo investigada a participação da microbiota intestinal no desenvolvimento da alergia alimentar. Assim, atribui-se ao fator bifidogênico do leite materno a importância em proporcionar instalação de maior número de bifidobactérias no cólon, em detrimento de bactérias potencialmente nefastas para a saúde. Observou-se que alguns probióticos e prebióticos podem reduzir a ocorrência de dermatite atópica nos primeiros anos de vida.

O intestino é rico em células com função imunológica, e a interação das proteínas da dieta depende da captação de pequena parcela dessas proteínas antes de sua completa digestão. Desse processo, participam as células M, que estão situadas anatomicamente próximas às placas de Peyer. Pode ocorrer passagem de antígenos através dos enterócitos e também pelo espaço entre proteínas no lúmen intestinal, respeitando a integridade da superfície epitelial.

Outro aspecto importante refere-se à hereditariedade. Um exemplo interessante da interação do fator genético com o ambiental pode ser ilustrado pelo aumento de 8 vezes de alergia ao ovo em nascidos de mães alérgicas por cesárea, em comparação com filhos de mães sem alergia nascidos por parto normal. Nos filhos de mães alérgicas nascidos por parto normal, o risco é menor: 2,5 vezes em vez de oito.

As manifestações da alergia alimentar são muito variadas e dependem das características do indivíduo, do tipo de alimento desencadeante e do mecanismo fisiopatológico envolvido. Mecanismos mediados por imunoglobulina E (IgE) são responsáveis pelas reações imediatas que ocorrem minutos ou horas após a ingestão do alergênio alimentar, desencadeando manifestações clínicas respiratórias e gastrintestinais. Nos casos mais graves, acometem o sistema cardiovascular. Esse tipo de alergia alimentar geralmente é descrito em adultos, associando-se a alimentos como peixe, crustáceos, amendoim e algumas castanhas.

Manifestações cutâneas podem variar de urticária até dermatite, incluindo o angioedema. Mecanismos mediados e não mediados por IgE podem estar envolvidos e têm relação com alimentos como frutas, vegetais, peixes e frutos do mar. Nos casos em que há acometimento cardiovascular, a anafilaxia aos alimentos é a reação mais temida.

As reações anafiláticas são graves e potencialmente fatais, ocorrendo subitamente após a ingestão do alergênio alimentar. Alimentos mais envolvidos nos processos anafiláticos são leite de vaca, clara de ovo, amendoim, castanhas, peixes, frutos do mar e trigo.

Manejo nutricional: dieta de exclusão ou dieta de eliminação do alergênio

No manejo das alergias alimentares é importante destacar que o tratamento se baseia na exclusão ou eliminação do alergênio alimentar, caracterizando-a como dieta de exclusão ou dieta de eliminação. O principal objetivo do manejo dietético é a retirada das proteínas da dieta, as quais estão relacionadas com os sintomas clínicos.

A dieta de exclusão/eliminação deve ser utilizada por pacientes com sintomas persistentes.

Além de ser base do tratamento dietético, a dieta de exclusão é também instrumento fundamental no diagnóstico da alergia alimentar. Possibilita confirmar a suspeita de alergia alimentar quando ocorre o desaparecimento dos sintomas e o reaparecimento deles após a reintrodução do(s) alimento(s) suspeito(s). Desse modo, o resultado é considerado positivo para alergia alimentar àquele(s) determinado(s) alimento(s).

Alergênios alimentares são glicoproteínas hidrossolúveis de elevado peso molecular, em torno de 10 a 60 kDa. Na Tabela 81.5 encontram-se relacionados alguns alimentos alergênicos e suas proteínas antigênicas. Em teoria, todas as proteínas alimentares podem desencadear alergia alimentar. Em lactentes e crianças maiores, 90% das alergias alimentares ocorrem com leite, trigo, ovo, amendoim e soja. Em adolescentes e adultos, amendoim, nozes, peixe e marisco são responsáveis por 85% das reações alérgicas.

É imprescindível a leitura de rótulos dos alimentos e/ou produtos industrializados antes de serem ofertados ao paciente,

Tabela 81.4 Fontes alimentares ricas em FODMAP.

FODMAP	Alimentos-fontes
Fruto-oligossacarídeos (frutanos)	Trigo, centeio, cebola, alho e alcachofra
Galacto-oligossacarídeos	Legumes
Lactose	Leite
Frutose	Mel, maçã, pera, melancia e manga
Sorbitol	Frutas com caroço, maçã, pera, balas e gomas de mascar sem açúcar
Manitol	Cogumelos, couve-flor, balas e gomas de mascar sem açúcar

FODMAP, oligossacarídeos, dissacarídeos, monossacarídeos e polióis fermentáveis. Adaptada de Barret e Gibson (2012).

Tabela 81.5 Principais alimentos e seus alergênios.

Alimento	Proteínas alergênicas
Leite de vaca	β-lactoglobulina; α, β, κ-caseína; α-lactoalbumina
Clara de ovo	Ovomucoide, ovalbumina, ovotransferrina
Amendoim	Vicilina, conglutina, glicinina
Soja	Vicilina, conglicina
Peixe	Parvalbumina
Camarão	Tropomiosina
Nozes	Albumina-2S
Trigo	Inibidor da α-amilase

Adaptada de Morais e Fagundes-Neto (2003).

Tabela 81.6 Termos e expressões que indicam a presença do alergênio e suas fontes ocultas.

Indicam a presença	Fontes ocultas
Trigo	
Glúten, farinha, farelo, semolina, triticale, amido, amido gelatinizado, proteína vegetal hidrolisada	Balas, bebidas alcoólicas, chocolates, embutidos, sopas prontas, sorvetes, molhos cremosos, temperos prontos
Soja	
Proteína vegetal texturizada, aromatizante artificial e natural, amido vegetal, *shoyu*	Alimentos integrais, atum enlatado, balas, biscoitos em geral, cereais matinais, doces, embutidos, carnes bovina e de frango, missô, molhos em geral, produtos de panificação, sopas, tofu, cosméticos e medicamentos
Castanhas/sementes	
Gianduia, marzipã, *nougat*, carité, *praliné*, noz de ginkgo, *pesto*, noz-pili, noz-pecã	Alimentos integrais, balas, barras energéticas, biscoitos, cafés flavorizados, cereais matinais, chocolates, molhos, mortadela (pistache), sobremesas, loções e sabonetes

Adaptada de Castro e Yonamine (2010).

pois pode haver indicação explícita da presença do alergênio alimentar ou não, o que torna este produto uma fonte oculta do alergênio. A Tabela 81.6 apresenta uma relação de alimentos e/ou produtos industrializados com base nos termos/expressões que indicam a presença do alergênio e suas fontes ocultas.

A completa eliminação do alimento alergênico é a única conduta dietética comprovada e disponível atualmente. A dieta de exclusão tem os seguintes objetivos:

- Eliminar ou retirar da dieta aqueles alimentos relacionados à sintomatologia ou considerados muito alergênicos
- Evitar alimentos industrializados ou todos aqueles dos quais não é possível conhecer sua composição
- Promover oferta energética e de nutrientes suficientes para atender às necessidades do indivíduo
- Reintroduzir gradativamente os alimentos excluídos da dieta de acordo com a resposta clínica.

Devem-se utilizar as recomendações das ingestões diárias de referência (DRI, do inglês *Dietary Reference Intakes*), de acordo com idade e sexo, para o estabelecimento de energia, vitaminas e minerais a serem propostos na intervenção dietética individualizada, visando ao atendimento adequado das necessidades nutricionais do indivíduo.

É importante ressaltar que o tratamento da alergia alimentar deve ser privilegiado por abordagem multiprofissional e interdisciplinar, com a participação do nutricionista em conjunto com o médico e os demais profissionais envolvidos durante todo o acompanhamento. A equipe deve realizar cuidadosa avaliação do estado nutricional.

Cabe ao nutricionista realizar avaliação criteriosa e detalhada da ingestão alimentar, além do estabelecimento da conduta dietética individualizada, devendo incluir informações necessárias para os responsáveis pela criança. Além disso, história dietética bem detalhada auxilia na identificação de sintomas relacionados ao alimento e na suspeição de outros alimentos ou ingredientes que possam levar o paciente a fazer transgressões da dieta de exclusão voluntária ou involuntariamente. Por fim, é importante lembrar que os alimentos a serem oferecidos devem proporcionar oferta adequada de nutrientes e segurança quanto à ausência do alergênio alimentar na dieta.

BIBLIOGRAFIA

A bibliografia consultada para a elaboração deste capítulo está disponível *online* no Ambiente de aprendizagem do GEN.

COMO CITAR ESTE CAPÍTULO

ABNT
SPERIDIÃO, P. Alergias e intolerâncias alimentares. *In*: ROSSI, L.; POLTRONIERI, F. (org.). *Tratado de Nutrição e Dietoterapia*. 2. ed. Rio de Janeiro: Guanabara Koogan, 2023. p. 937-942.

VANCOUVER
Speridião P. Alergias e intolerâncias alimentares. In: Rossi L, Poltronieri F (Orgs.). Tratado de nutrição e dietoterapia. 2. ed. Rio de Janeiro: Guanabara Koogan; 2023. p. 937-42.

CAPÍTULO 82

Transtornos Alimentares

Marle S. Alvarenga • Priscila Koritar • Jéssica Maria Muniz Moraes

INTRODUÇÃO

Os transtornos alimentares (TA) são quadros psiquiátricos de etiologia multifatorial, cujos critérios diagnósticos são pautados em características psicológicas, comportamentais e fisiológicas, estabelecidos pela American Psychiatric Association (APA), no Manual Diagnóstico e Estatístico de Transtornos Mentais (DSM-5), e pela Organização Mundial da Saúde (OMS), na Classificação Internacional de Doenças[a] (CID-11).[1,2]

Do ponto de vista alimentar, os TA são caracterizados por uma perturbação persistente na alimentação ou no comportamento relacionado à alimentação, que compromete a saúde física ou o funcionamento psicossocial.[1]

São TA, de acordo com o DSM-5: anorexia nervosa (AN), bulimia nervosa (BN), transtorno de compulsão alimentar (TCA), outro transtorno alimentar especificado (OTAE), pica, transtorno de ruminação e transtorno alimentar restritivo/evitativo (TARE), sendo que, com exceção da pica, todos eles são excludentes entre si.[1] Vale ressaltar que a obesidade não está no DSM-5 como um TA ou como qualquer outro transtorno mental, apesar de existirem associações entre ela e alguns transtornos mentais, como com o TCA, como será discutido adiante.[1]

PREVALÊNCIA

Os TA acometem indivíduos em todo o mundo. A prevalência de AN em jovens do sexo feminino varia entre 0,4 e 0,9%, enquanto a de BN em jovens do sexo feminino varia entre 0,9 e 2%. O diagnóstico de OTAE, ou seja, síndromes parciais, é mais comum, variando entre 2 e 6,6%. A prevalência do TCA entre indivíduos adultos dos sexos feminino e masculino varia entre 1,9 e 3,5 e entre 0,3 e 2%, respectivamente.

A taxa de TA ao longo da vida é maior em mulheres do que em homens. Na AN e na BN, a proporção feminino:masculino é de aproximadamente 10:1, sendo essa diferença menor no TCA.[1,3] Pouco se sabe sobre a prevalência da pica, do transtorno de ruminação ou do TARE – este último incluído apenas no DSM-5. A prevalência da pica e do transtorno de ruminação parece maior em indivíduos com deficiência intelectual.[1]

Deve-se destacar ainda que algumas populações têm risco aumentado de TA, como atletas e esportistas,[4] e gestantes,[5] que devem ser corretamente avaliados e tratados.

---

[a]A nova Classificação Estatística Internacional de Doenças e Problemas Relacionados à Saúde (CID-11) foi lançada pela OMS em 18 de junho de 2018 e apresentada aos Estados-Membros oficialmente na Assembleia Mundial em maio de 2019. Entrou em vigor em 1º de janeiro de 2022.

CRITÉRIOS DIAGNÓSTICOS

Serão citados os critérios diagnósticos propostos pelo DSM-5, uma vez que a CID-11, de maneira geral, acompanha sua proposta.[1,2]

A AN é caracterizada por restrição persistente da ingestão calórica; medo intenso de ganhar peso ou de engordar, ou comportamento persistente que interfere no ganho de peso; e perturbação na percepção do próprio peso ou da própria forma corporal (Tabela 82.1).[1]

A BN é caracterizada a partir de episódios recorrentes de compulsão alimentar; comportamentos compensatórios inadequados recorrentes para impedir o ganho de peso; e autoavaliação indevidamente influenciada pela forma e pelo peso corporais (Tabela 82.2).[1]

O TCA, caracterizado por episódios recorrentes de compulsão alimentar e ausência de comportamentos compensatórios, passou a ser reconhecido como um TA no DSM-5. Ocorre em indivíduos com peso normal, sobrepeso ou obesidade;

Tabela 82.1 Critérios diagnósticos da anorexia nervosa (AN).[1]

Critérios

A. Restrição da ingestão calórica em relação às necessidades, levando a um peso corporal significativamente baixo no contexto de idade, gênero, trajetória do desenvolvimento e saúde física. Peso *significativamente baixo* é definido como um peso inferior ao peso mínimo normal ou, no caso de crianças e adolescentes, menor do que o minimamente esperado.

B. Medo intenso de ganhar peso ou de engordar, ou comportamento persistente que interfere no ganho de peso, mesmo estando com peso significativamente baixo.

C. Perturbação no modo como o próprio peso ou a forma corporal são vivenciados, influência indevida do peso ou da forma corporal na autoavaliação ou ausência persistente do reconhecimento da gravidade do baixo peso corporal atual.

Classificação

- **Subtipo restritivo:** durante os últimos 3 meses, o indivíduo não se envolveu em episódios recorrentes de compulsão alimentar ou comportamento purgativo (p. ex., vômitos autoinduzidos ou uso indevido de laxantes, diuréticos ou enemas). Esse subtipo descreve apresentações nas quais a perda de peso seja obtida essencialmente por meio de dieta, jejum e/ou exercícios excessivos

- **Subtipo compulsão alimentar purgativa:** durante os últimos 3 meses, o indivíduo se envolveu em episódios recorrentes de compulsão alimentar purgativa (p. ex., vômito autoinduzido ou uso indevido de laxantes, diuréticos ou enemas).

Gravidade

A gravidade do quadro é baseada no estado nutricional; entretanto, o nível de gravidade pode ser aumentado para refletir sintomas clínicos, grau de incapacidade funcional e necessidade de supervisão.

De acordo com as categorias para baixo peso em adultos da Organização Mundial da Saúde, o nível de gravidade pode ser:

- Leve: índice de massa corporal (IMC) $\geq$ 17 kg/m^2
- Moderado: IMC de 16 a 16,99 kg/m^2
- Grave: IMC de 15 a 15,99 kg/m^2
- Extremo: IMC < 15 kg/m^2

Para crianças e adolescentes, o nível de gravidade é pautado no percentil do IMC para idade.

Remissão parcial

Com a evolução do tratamento e a melhora do quadro clínico, antes da alta, avalia-se a remissão dos critérios diagnósticos. Remissão parcial é reconhecida quando, após ter preenchido previamente todos os critérios diagnósticos para AN, o critério A não é mais satisfeito por um período de tempo sustentado, mas os critérios B ou C ainda estão presentes.

Remissão completa

A remissão completa é presumida se, depois de ter preenchido previamente todos os critérios diagnósticos para a AN, nenhum critério estiver presente por um período sustentado.

Tabela 82.2 Critérios diagnósticos da bulimia nervosa (BN).[1]

Critérios

A. Episódios recorrentes de compulsão alimentar. A compulsão alimentar é caracterizada por:
1. Ingestão, em um período determinado (p. ex., dentro de um período de 2 h), de uma quantidade de alimento definitivamente maior do que a maioria dos indivíduos consumiria no mesmo período sob circunstâncias semelhantes.
2. Sensação de falta de controle sobre a ingestão durante o episódio (p. ex., sentimento de não conseguir parar de comer ou controlar o que e o quanto está sendo ingerido).

B. Comportamentos compensatórios inapropriados recorrentes a fim de impedir o ganho de peso, como vômito autoinduzido; uso indevido de laxantes, diuréticos ou outros medicamentos; jejum; ou exercício em excesso.

C. A compulsão alimentar e os comportamentos compensatórios inapropriados ocorrem, em média, no mínimo 1 vez/semana durante 3 meses.

D. A autoavaliação é indevidamente influenciada por forma e peso corporais.

E. A perturbação não ocorre exclusivamente durante episódios de anorexia nervosa.

Gravidade

O nível de gravidade na BN é baseado na frequência dos comportamentos compensatórios inapropriados. Pode ser classificado em:
- Leve: média de 1 a 3 episódios por semana
- Moderado: média de 4 a 7 episódios por semana
- Grave: média de 8 a 13 episódios por semana
- Extremo: média de 14 ou mais episódios por semana.

O nível de gravidade pode ser ampliado para refletir outros sintomas e o grau de incapacidade funcional.

Remissão parcial

Remissão parcial é presumida se, depois de ter preenchido previamente todos os critérios diagnósticos para BN, alguns, mas não todos os critérios, estão preenchidos por um período sustentado.

Remissão completa

Remissão completa é admitida se, depois de todos os critérios diagnósticos para a BN terem sido previamente preenchidos, nenhum estiver presente por um período sustentado.

Tabela 82.3 Critérios diagnósticos do transtorno de compulsão alimentar (TCA).[1]

Critérios

A. Episódios recorrentes de compulsão alimentar (ver definição na Tabela 82.2, critério diagnóstico A).

B. Os episódios de compulsão alimentar estão associados a três ou mais dos seguintes aspectos:
1. Comer mais rapidamente do que o normal
2. Comer até se sentir desconfortavelmente cheio
3. Comer grandes quantidades de alimento na ausência da sensação física de fome
4. Comer sozinho por vergonha da quantidade se está comendo
5. Sentir-se desgostoso de si mesmo, deprimido ou muito culpado em seguida.

C. Sofrimento marcante em virtude da compulsão alimentar.

D. Os episódios de compulsão alimentar ocorrem, em média, ao menos 1 vez/semana durante 3 meses.

E. A compulsão alimentar não está associada ao recorrente comportamento compensatório inapropriado, como na bulimia nervosa, e não ocorre exclusivamente durante o curso de bulimia nervosa ou anorexia nervosa.

Gravidade

O nível de gravidade é baseado na frequência de episódios de compulsão alimentar; entretanto, pode ser ampliado a fim de refletir outros sintomas e o grau de incapacidade funcional. Pode ser classificado em:
- Leve: 1 a 3 episódios por semana
- Moderado: 4 a 7 episódios por semana
- Grave: 8 a 13 episódios por semana
- Extremo: 14 ou mais episódios por semana.

Remissão parcial

Remissão parcial é presumida se, depois de terem sido previamente satisfeitos todos os critérios do TCA, a hiperfagia ocorrer a uma frequência média inferior a um episódio por semana por um período sustentado.

Remissão completa

Remissão completa é reconhecida se, depois de terem sido previamente satisfeitos todos os critérios do TCA, nenhum dos critérios for mais satisfeito por um período sustentado.

---

entretanto, a prevalência é maior entre os que buscam tratamento para emagrecer do que na população geral (Tabela 82.3).[1]

O diagnóstico de OTAE é feito quando há sintomas característicos de um TA que causam sofrimento clinicamente significativo ou prejuízo no funcionamento social, profissional ou em outras áreas importantes da vida, mas não estão presentes todos os critérios para qualquer transtorno na classe diagnóstica dos TA.[1] São exemplos dessa classificação:

■ **AN atípica.** Todos os critérios para a AN estão presentes, exceto que, apesar da perda de peso significativa, o peso do indivíduo está dentro ou acima da faixa normal.

■ **BN (de baixa frequência e/ou duração limitada).** Todos os critérios para BN são preenchidos; entretanto, compulsão alimentar e comportamentos compensatórios indevidos ocorrem, em média, menos de 1 vez/semana e/ou por menos de 3 meses.

■ **TCA (de baixa frequência e/ou duração limitada).** Todos os critérios para TCA são preenchidos, exceto que a hiperfagia ocorre, em média, menos de 1 vez/semana e/ou por menos de 3 meses.

■ **Transtorno de purgação.** Comportamento de purgação recorrente para influenciar o peso ou a forma do corpo na ausência de compulsão alimentar (p. ex., vômito autoinduzido; uso indevido de laxantes, diuréticos ou outros medicamentos).

■ **Síndrome do comer noturno.** Episódios recorrentes de ingestão noturna, manifestados pela ingestão ao despertar do sono noturno ou pelo consumo excessivo de alimentos depois de uma refeição noturna. Há consciência e recordação da ingestão alimentar. A ingestão noturna não é mais bem explicada por influências externas, como mudanças no ciclo de sono-vigília do indivíduo, ou por normas sociais locais. A ingestão noturna causa sofrimento significativo e/ou prejuízo no funcionamento. O padrão transtornado de ingestão não é mais bem explicado por TCA ou outro transtorno mental, incluindo uso de substâncias, e não é atribuível a outro distúrbio médico ou ao efeito de uma medicação.[1]

■ **Pica.** A pica é caracterizada pela ingestão persistente de substâncias não nutritivas e não alimentares durante um período mínimo de 1 mês. Essa ingestão é inapropriada ao estágio de desenvolvimento do indivíduo, não é culturalmente aceitável e, se ocorre com outro transtorno metal, transtorno do espectro autista ou condição médica (incluindo a gestação), é grave a ponto de necessitar de atenção clínica adicional.[1]

■ **Transtorno de ruminação.** O transtorno de ruminação é caracterizado pela regurgitação repetida de alimento depois de ingerido por um período mínimo de 1 mês, sendo que o alimento regurgitado pode ser remastigado, novamente deglutido ou cuspido. O quadro, entretanto, não é explicado por uma condição gastrintestinal ou outra condição médica, não ocorre durante AN, BN, TCA ou TARE. Se ocorrer no contexto de outro transtorno mental, é suficientemente grave para justificar atenção clínica adicional.[1]

■ **TARE.** O TARE tem como principal característica diagnóstica esquiva ou restrição da ingestão alimentar, que resulta em fracasso persistente na satisfação das necessidades nutricionais e/ou energéticas em algum grau. Desse modo, podem ocorrer: perda de peso significativa ou insucesso no ganho de peso ou atraso de crescimento em crianças; deficiência nutricional significativa; dependência de alimentação enteral ou suplementação oral; e interferência no funcionamento psicossocial.

O quadro não ocorre durante o curso de AN ou BN, e não há evidência de que a restrição ou evitação seja consequência de uma perturbação na maneira como o peso ou a forma corporal são vivenciados. Além disso, o quadro não é atribuível a uma condição médica ou a outro transtorno mental.[1,6,b]

COMPLICAÇÕES

Independentemente do critério diagnóstico, diversas complicações clínicas podem surgir nos TA como consequência da restrição alimentar e/ou dos métodos compensatórios.

De maneira didática, as complicações podem ser divididas em:

- Complicações decorrentes da restrição alimentar autoimposta
- Complicações decorrentes dos métodos compensatórios para a perda de peso.

As principais complicações estão descritas na Tabela 82.4.

COMORBIDADES

A presença de comorbidades pode interferir no tratamento e na evolução dos TA.

Pacientes com diabetes melito, por exemplo, têm uma frequência aumentada de TA e de comportamentos de risco para TA possivelmente devido aos efeitos dessa condição médica crônica sobre a imagem corporal e a autoestima, à característica restritiva da dieta para o controle da doença e ao sobrepeso associado ao uso de insulina.[6-8] Vale ressaltar que a coexistência de um TA com diabetes melito pode provocar graves consequências aos pacientes.[9,10]

Como abordado anteriormente, a prevalência de TCA é maior entre indivíduos obesos que procuram tratamento para emagrecer, quando comparados à população de maneira geral. Apesar de acometer indivíduos com peso normal, sobrepeso e obesidade, é comum que, ao longo do tempo de

doença, os indivíduos com TCA ganhem peso devido aos episódios de compulsão alimentar.[1] Esse conhecimento é de fundamental importância, uma vez que um paciente com obesidade que busca tratamento deve ser avaliado quanto à possível presença de um TCA. Mais ainda, um paciente com obesidade que busca tratamento cirúrgico pode apresentar TCA, que, quando não avaliado e tratado, pode levar a sérias complicações decorrentes da compulsão alimentar após a cirurgia bariátrica.[11]

As comorbidades psiquiátricas podem ter início antes do TA, durante ou posteriormente ao seu início,[12] e as mais frequentes são: transtornos do humor, sendo o episódio depressivo o quadro mais prevalente; transtornos ansiosos, dos quais o transtorno obsessivo-compulsivo (TOC), o transtorno de ansiedade generalizada e o transtorno dismórfico corporal[c] são os quadros mais comuns; transtornos de personalidade; e abuso ou dependência de substâncias.[1,3]

PARTICULARIDADES NOS TRANSTORNOS ALIMENTARES

Conceitos alimentares e nutricionais

Nos TA, os indivíduos apresentam características alimentares peculiares que são significativamente diferentes daquelas exibidas por indivíduos sem TA.[13] No entanto, para que a compreensão dessas particularidades fique bem elucidada, é importante distinguir alguns termos em nutrição.

■ **Práticas alimentares.** As práticas alimentares são definidas como: "a seleção, o consumo, a produção da refeição, o modo de preparação, de distribuição, de ingestão, isto é, o que se planta, o que se compra, o que se come, como se come, onde se come, com quem se come, em que frequência, em que horário, em que combinação, tudo isso conjugado como parte integrante das práticas sociais."[14] Por algum tempo, os estudos sobre as práticas alimentares focavam apenas no consumo alimentar, que é a ingestão de alimentos, os quais, quando

---

[b]Para mais informações, ver: Alvarenga MS, Dunker KLL, Philippi ST. Transtornos alimentares e nutrição – da prevenção ao tratamento. São Paulo: Manole; 2020. 546p.

[c]Para mais informações sobre o TDC, ver: Rocha MJAB, Ferreira LM. Transtorno dismórfico corporal – a mente que mente. São Paulo: Hogrefe; 2019. 425p.

Tabela 82.4 Complicações decorrentes da restrição alimentar autoimposta e dos métodos compensatórios para a perda de peso.

Tipos de alterações	Complicações decorrentes da restrição alimentar	Complicações decorrentes dos métodos compensatórios
Alterações do sistema digestório	Esvaziamento gástrico lento; distensão abdominal; constipação intestinal	Constipação intestinal; esofagite, relaxamento do esfíncter gastresofágico, perda do reflexo de náuseas; erosão dentária; aumento da incidência de cáries; maior risco de perda de dentes; hipertrofia de parótidas
Alterações endócrinas e complicações metabólicas	Ciclos menstruais irregulares ou amenorreia, regressão dos ovários para estágios pré-puberais, regressão do tamanho mamário, redução do útero e infertilidade em mulheres; diminuição da testosterona em homens; aumento da concentração de cortisol; diminuição dos hormônios tireoidianos T3 e T4; hipercolesterolemia; e hipoglicemia	–
Alterações ósseas	Osteopenia e osteoporose	–
Alterações hematológicas ou hidreletrolíticas	Anemia ferropriva; carência de vitaminas e minerais (apesar de esperadas, não são frequentemente observadas em exames de sangue)	Hipopotassemia, hipofosfatemia, hipomagnesemia e hipocalcemia
Alterações físicas	Formação do lanugo (fina camada de pelos), pele seca; queda de cabelo; regressão das características sexuais secundárias	–
Complicações cardiovasculares	Atrofia do músculo cardíaco	Arritmia cardíaca; hipotensão e taquicardia
Complicações renais	–	Nefropatia hipopotassêmica, hematúria; falência renal

transformados em energia e nutrientes, passam a representar o consumo nutricional.[15] Atualmente, além das representações biológicas e metabólicas das práticas alimentares, entende-se que as representações simbólicas, antropológicas, subjetivas e sociais são também constituintes e importantes de serem compreendidas, pois é reducionista pensar que comemos o que comemos apenas visando à contribuição nutricional e energética dos alimentos.[15] Desse modo, acredita-se que todas essas representações possam ser traduzidas nas motivações alimentares.

- **Motivação alimentar.** Motivação é um sentimento que impulsiona o indivíduo a agir de determinada maneira, uma força interna e individual que regula e sustenta as ações humanas e que pode ser intrínseca (automotivação) ou extrínseca (comandos ou pressões de outrem).[16] Quando se pensa em alimentação, uma pessoa pode ser motivada a comer por fatores como: fome; aparência do alimento; porque deseja controlar seu peso ou lidar com alguma emoção; porque está na moda, lhe confere *status* social; conteúdo nutricional; tradição familiar, cultura; recomendações profissionais; ou simplesmente porque tem vontade e acha gostoso.[17] Assim, pode-se definir motivação alimentar como a causa que impulsiona a ação de escolher comer ou não determinado alimento/comida.

As motivações para comer influenciam as escolhas alimentares, embora nem toda motivação seja diretamente traduzida em escolha.

- **Escolha alimentar.** Define-se por escolha alimentar a "seleção e consumo de alimentos e bebidas que considera os aspectos do comportamento alimentar".[15] As escolhas alimentares são continuamente dinâmicas e podem ser influenciadas por fatores diversos, como ambientais e econômicos, em um resgate de experiências individuais, sentimentos e valores que interagem com reflexões automáticas e subconscientes, além de necessidades e desejos, todos estes correspondidos ou não. As escolhas, portanto, determinam o consumo alimentar e nutricional, e de acordo com a organização do consumo, podem ser traçados padrão e estrutura alimentares.

- **Padrão e estrutura alimentares.** O padrão alimentar é um termo referente à maneira como os alimentos são verdadeiramente consumidos, ou seja, combinações características de alimentos e preparações mais próximas de como o indivíduo realmente se alimenta. Já a estrutura alimentar corresponde à organização das refeições, identificando seus tipos, horários e regularidade.[15]

Os dados de escolha, consumo, padrão e estrutura alimentar são importantes na avaliação da qualidade da alimentação, mas não contemplam aspectos como motivações para comer, pensamentos, sentimentos, preferências e valores. Estes tornam possível uma visão holística de uma alimentação saudável e, na verdade, agem como aspectos reguladores da escolha, do consumo, do padrão e da estrutura. Portanto, além das motivações, é essencial entender as atitudes alimentares.

- **Atitudes e comportamento alimentar.** Definidos como "crenças, pensamentos, sentimentos, comportamentos e relacionamento com os alimentos", envolvem os componentes afetivos (sentimentos, humor, emoções), cognitivos (crenças e conhecimentos) e volitivos (intenção comportamental, predisposição para agir coerentemente com os afetos e cognições), e são influenciadas por fatores ambientais e internos.[10] A depender do referencial teórico da Psicologia, comportamento pode ter definições distintas; uma delas se refere às ações em relação ao ato de se alimentar, "como, com o quê, com quem, onde e quando comemos", e depende dos componentes afetivos e cognitivos.[d]

- **Hábitos alimentares.** Quando os comportamentos são aprendidos e repetidos de maneira automática, tornam-se hábitos alimentares, que são costumes e modos de comer de uma pessoa ou comunidade, geralmente realizados de modo inconsciente.[15] A relação entre todas essas definições está na Figura 82.1, e o resumo delas, na Tabela 82.5.

Aspectos alimentares e nutricionais

Todos os aspectos alimentares (estrutura, padrão, comportamento e atitudes) estão disfuncionais para os pacientes com TA, e a disfuncionalidade é consequência direta das atitudes problemáticas. Os pacientes não conseguem se relacionar positivamente com os alimentos porque apresentam crenças transtornadas e conhecimentos equivocados sobre alimentação, além de pensamentos obsessivos e confusos que sempre associam o alimento diretamente às consequências no peso e na forma corporal; por isso a distorção do papel da alimentação na vida.[4] É importante salientar que, geralmente, o conhecimento nutricional dos pacientes com TA é focado apenas no conteúdo calórico (e de alguns nutrientes/substâncias) dos alimentos. Assim, atitudes disfuncionais como ficar com raiva por sentir fome, desejar ter controle total sobre o apetite, querer substituir a alimentação por pílulas (se houvesse essa possibilidade), pensar obsessivamente em comida, comer até se sentir mal, sentir-se sujo após comer e não se preocupar em ter saúde ou não, mas sim em alcançar determinado corpo, são frequentes para esses pacientes.[10]

De modo geral, tanto pacientes com AN quanto com BN descrevem dificuldade e medo de escolher alimentos, comer em companhia e lidar com refeições. Relatam também a clássica

---
[d]Para aprofundamento, ver: Alvarenga M, Dahás L, Moraes C. Ciência do comportamento alimentar. Santana de Parnaíba: Manole; 2021. 416p.

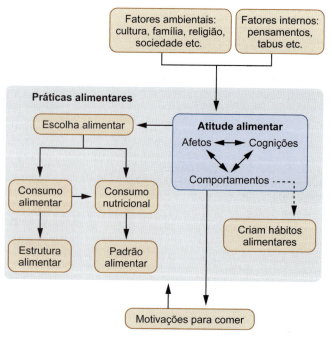

Figura 82.1 Relação entre as definições dos aspectos alimentares e nutricionais. Adaptada de Alvarenga et al.[15] (2019).

Tabela 82.5 Definições dos aspectos alimentares e nutricionais.

Conceito	Definição
Práticas alimentares	Modo como os indivíduos se alimentam em diferentes esferas
Motivação alimentar	Causa que impulsiona a ação de escolher comer ou não determinado alimento/comida
Escolha alimentar	Ato dinâmico que determina o consumo alimentar
Consumo alimentar	Ingestão de alimentos
Consumo nutricional	Ingestão de energia e nutrientes
Padrão alimentar	Combinações características de alimentos analisadas estatística ou matematicamente para os alimentos como eles são verdadeiramente consumidos
Estrutura alimentar	Tipos, horários e regularidade das refeições
Atitude alimentar	Crenças, pensamentos, sentimentos, comportamentos e relacionamento com os alimentos
Comportamento alimentar	Ações em relação ao ato de se alimentar: como, quando e de que forma comemos
Hábitos alimentares	Comportamentos aprendidos e repetidos de maneira automática

Adaptada de Alvarenga et al.[15] (2019).

dicotomização entre alimentos saudáveis e não saudáveis, permitidos e proibidos, seguros e perigosos, além de crenças disfuncionais, sentimentos de ansiedade e culpa relacionados ao ato de comer, pouco ou nenhum prazer em comer e frequente uso da comida para lidar com emoções. Pacientes com TCA, apesar dos poucos estudos sobre o assunto, também apresentam hábitos alimentares caóticos, com altos níveis de perda de controle e muita desorganização alimentar.[4]

É comum, em todos os quadros, reduzir a quantidade de alimentos (ou tentar fazê-lo); ter regras rigorosas sobre consumo e estrutura (p. ex., hora exata para comer, teor nutricional limite para calorias ou gorduras); práticas de jejum; comportamentos ritualizados (compra, preparo e consumo de alimentos); pouca variedade alimentar (dietas veganas extremas, baixas em gordura); dificuldade em comer coletivamente; e competitividade social em torno da alimentação (p. ex., ter sempre o prato com menor quantidade de comida).[10] Além disso, as sensações internas de fome, apetite e saciedade são negligenciadas pelos pacientes com TA, e com a cronificação dos quadros, os indivíduos podem realmente ir perdendo essas sensações.[18]

Para os três quadros diagnósticos principais (AN, BN e TCA), crenças e cognições são fortemente incorporadas durante a incessante prática de dietas e busca pelo corpo ideal, de tal modo que a mudança nesses comportamentos inadequados é tarefa árdua e longa. As atitudes inadequadas são tão enraizadas que muitos pacientes com AN e BN, mesmo após remissão diagnóstica, podem migrar para um tipo de comer transtornado conhecido com ortorexia nervosa (obsessão patológica por alimentos saudáveis/puros e, consequentemente, significativas restrições alimentares), embora as características de um comer ortoréxico já sejam vistas em muitos desses pacientes.[19,20,e] Particularidades de cada um desses três diagnósticos quanto aos aspectos alimentares serão apresentadas na sequência.

---

[e]Para mais informações, ver Martins M, Alvarenga MS, Takeda G. Ortorexia nervosa. In: Alvarenga MS, Dunker KLL, Philippi ST. Transtornos alimentares e nutrição – da prevenção ao tratamento. São Paulo: Manole; 2020. p 83-150.

Particularidades alimentares na anorexia nervosa

A AN se inicia com restrições alimentares (quantitativa e qualitativa) progressivas, até tornar-se uma dieta extremamente restritiva. Nesse caso, as atitudes alimentares são marcadas por crenças fortemente disfuncionais, que se agravam pela condição psiquiátrica e podem passar a ser medos irracionais, como achar que a gordura de um alimento se deposita automaticamente no corpo após seu consumo, que as calorias podem passar por telefone e comerciais da TV, e que elas podem estar em outros produtos, como cremes dentais e até talheres usados anteriormente.[19]

Esses pacientes têm grande necessidade de sentir que detêm o controle sobre a comida e o corpo. Apresentam pensamentos inflexíveis, baixa espontaneidade social, perfeccionismo e pouca consciência do seu problema, além de negarem ter hábitos alimentares disfuncionais e medo de "perda de controle". Também acatam de maneira intensa as pressões socioculturais sobre padrões de consumo e beleza; por isso, tendem a achar que não apresentam problemas com a comida e que, pelo contrário, estão sendo "bravos na luta" contra a comida e o peso.[4] Apesar do ato de não comer estar relacionado com a sensação de controle, quanto menos eles comem, mais pensam em comida e, por isso, frequentemente se interessam muito por cozinhar para outras pessoas, principalmente preparações de alta densidade energética. Gostam também de ver e colecionar receitas e fotos de alimentos, além de serem obsessivos na contagem de calorias.[19]

Outros comportamentos alimentares geralmente vistos são: esconder alimentos e tê-los sempre por perto para cheirá-los e tocá-los; cortar os alimentos em pequenos pedaços, espalhá-los no prato e gastar bastante tempo para concluir as refeições, com mastigações bem demoradas antes da deglutição ou itens que podem ser cuspidos; preferir recipientes menores de comida e esconder ou jogar fora a comida para evitar o consumo.[19]

Os pacientes com AN também evitam alimentos mais palatáveis e calóricos devido ao medo intenso e mórbido de engordar. O consumo é restrito em gorduras, açúcares e proteína (principalmente carne vermelha), com mais frutas e vegetais e alimentos *light/diet*, embora esse perfil de consumo seja mais um estereótipo e, portanto, varie muito entre os pacientes. É apontado que o nível de ansiedade antes das refeições nesses pacientes é inversamente proporcional à quantidade consumida.[21]

A estrutura alimentar desses indivíduos é representada por: refeições irregulares (geralmente menos de três por dia), quando se pode chamar de refeição (um biscoito, por exemplo, não é uma refeição); hábitos frequentes de jejum; refeições longas com muitas pausas e com regras e horários individualmente ritualizados. Em pacientes do subtipo purgativo, no entanto, esses critérios seletivos autoimpostos podem ser ignorados, e ocorrem episódios de compulsão.[19]

Em função da restrição alimentar e do estado nutricional debilitado, esses pacientes têm redução da taxa metabólica basal, o que reflete uma tentativa do corpo de conservar energia e tardar o aparecimento das complicações bioquímicas e anatômicas causadas pelo transtorno. Assim, mesmo com consumo inadequado, deficiências clínicas são raras, o que pode ser mascarado pelo estado catabólico, por hipovolemia e uso de suplementos vitamínicos.[19]

Na Tabela 82.6 é possível ver o exemplo de um diário alimentar de paciente com AN do subtipo restritivo. Devem ser observadas as notas atribuídas às sensações de fome e saciedade, aos sentimentos de fracasso apenas por ter aumentado levemente o consumo alimentar, por exemplo, e ao tempo gasto

Tabela 82.6 Exemplo de diário alimentar de paciente com anorexia nervosa.

Hora	Alimento/quantidade	Duração	Fome (0 a 10)	Saciedade (0 a 10)	Onde e quem	Sentimento
9h	1 xícara de chá	5 min	2	7	Casa, só	Medo
13h	1 colher (sopa) de arroz + 2 colheres (sopa) de proteína de soja	50 min	0	8	Casa, só	Fracasso
21h	1 prato pequeno de sopa batida e coada	15 min	5	8	Casa, só	Medo

para consumir a refeição. Esse é um caso de paciente que segue a rigor o consumo apenas de sopa batida e coada, e fielmente no mesmo horário (21h).

Particularidades alimentares na bulimia nervosa

Alguns aspectos discutidos para AN podem também estar presentes na BN, considerando, inclusive, que muitos pacientes com AN evoluem para BN.[22] A relação dos pacientes com BN para com o alimento também é complicada e difícil de mudar. Mesmo após tratamento, muitas vezes ainda apresentam restrições, dificuldade de comer com prazer, medo da perda de controle frente aos alimentos e sentimentos de vergonha e culpa. A principal crença é de que as purgações evitarão a absorção calórica e, consequentemente, o ganho de peso. Além disso, as dicotomizações entre alimentos bons e ruins também são presentes, e há forte relação do "tudo ou nada" (restringem muito ou comem demais) e do "já que", principalmente para alimentos "proibidos" (já que começaram a comê-lo e quebraram a regra, comem compulsivamente).[19]

Os pacientes têm sentimentos de raiva por terem fome e usam a comida muito mais evidentemente para lidar com suas emoções. Também nutrem o desejo pela sensação de estômago vazio, uma vez que passa a ideia de estarem mais magros e purificados. Um fato preocupante é que, em alguns casos, pacientes purgam mesmo sem episódios anteriores de compulsão, com a crença de que um alimento "proibido" precisa ser eliminado do corpo, mesmo que ingerido em porção mínima. Esses alimentos proibidos frequentemente são os que estão presentes nos episódios de compulsão.[23]

Ao contrário de pacientes com AN, pacientes com BN são mais conscientes do seu comportamento alimentar disfuncional. Dentre algumas atitudes presentes, estão: planejamento para os episódios de compulsão (p. ex., ficar sozinho, estocar comida); pesagens frequentes antes e depois de comer e antes e após práticas purgativas; dificuldade de comer socialmente; e escolha de alimentos mais fáceis de purgar, como os líquidos.[19]

Esses pacientes consomem uma quantidade elevada de alimentos nos episódios compulsivos; porém, em refeições sem compulsão, a quantidade frequentemente é restrita, o que leva a estrutura e consumo alimentares "caóticos" e sem nenhuma padronização. A BN é, portanto, caracterizada por um ciclo de restrição-compulsão-purgação, no qual o paciente restringe a comida, o que leva à compulsão, que gera sentimento de culpa; para se livrar disso, então, ele purga/compensa, voltando ao ciclo repetidamente. Alguns modelos fisiopatológicos sugerem que este ciclo vicioso acarrete alterações biológicas no funcionamento gástrico, afetando a saciedade e os aspectos alimentares que favorecem a sua manutenção.[13]

Na Tabela 82.7, é possível ver o exemplo de um diário alimentar de paciente com BN. Muito mais importante, por exemplo, que saber quantidades exatas do que foi consumido é atentar para as associações dos sentimentos feitas a partir do tipo de alimento consumido (café com bolo que causa medo), ou as tentativas de enganar a fome ao longo do dia com xícaras de café (2 xícaras de café às 10 horas é por gostar mesmo de café ou para tentar saciar-se?). Nesse exemplo, é possível ver também a fome como sentimento. É muito frequente a não identificação de reais sentimentos, não só em pacientes com BN mas também nos outros TA. Nesse caso, também é possível ver a perda de controle sobre a alimentação, a fome e saciedade quando houve episódio de compulsão alimentar.

Particularidades alimentares no transtorno de compulsão alimentar

As atitudes alimentares dos pacientes com TCA são semelhantes, também, às de AN e BN, com sentimentos subjetivos de culpa ao comer, nojo e vergonha devido às compulsões. Eles também dicotomizam os alimentos, têm pensamentos de "tudo ou nada" e usam a comida para lidar com suas emoções. Dentre os comportamentos alimentares, é muito frequente os pacientes não gostarem de socializar ao comer, preferindo refeições às escondidas ou sozinhos por se sentirem embaraçados, deprimidos e/ou culpados por comerem.[4,19]

Pacientes com TCA podem fazer restrições supercalóricas (de maneira menos intensa do que na BN), embora geralmente comam porções maiores independentemente de ser um episódio de compulsão. Os alimentos consumidos em episódios de compulsão são ingeridos, muitas vezes, sem uso de talheres e sem atenção ao gosto e à textura. Alguns pacientes tentam ainda fazer restrição, outros, devido ao histórico de fracassos, abandonam quaisquer esforços de controle.[21,24]

A estrutura alimentar, portanto, é caótica, representada frequentemente por combinações incomuns de alimentos, omissão de desjejum e lanches, grandes intervalos entre as refeições, beliscadas ao longo do dia e refeições sem planejamento e monótonas. Os episódios de compulsão podem ser relatados de modo subjetivo, pois, apesar de não ser uma quantidade excessiva considerando o contexto, o indivíduo pode associá-los ao sentimento de perda de controle sobre um alimento específico.[18,21]

Na Tabela 82.8, é possível ver o exemplo de um diário alimentar de paciente com TCA. Pode-se notar que o consumo alimentar é menos restrito, mas ainda assim há sentimentos negativos associados ao comer e dificuldades também na percepção das sensações internas de fome e saciedade.

TRATAMENTO NUTRICIONAL

O tratamento dos TA deve ser realizado por uma equipe multiprofissional, consideradas as questões multifatoriais de sua etiologia, com, no mínimo, psiquiatra, psicólogo e nutricionista. Todos os profissionais devem reconhecer os sintomas do TA e contribuir para sua cessação; nutricionista e clínico/psiquiatra devem avaliar e trabalhar para corrigir as complicações clínicas, que são diversas.

Tabela 82.7 Exemplo de diário alimentar de paciente com bulimia nervosa.

Hora	Alimento/quantidade	Duração	Compulsão	Purgação	Fome (0 a 10)	Saciedade (0 a 10)	Onde e quem	Sentimentos
8h	1 xícara de café com 1 fatia de bolo	10 min	Sim	Não	2	7	Casa, só	Medo
10h	2 xícaras de café + cigarro	10 min	Não	Não	3	8	Trabalho	Fome
11h	1 xícara de café + cigarro	5 min	Não	Não	3	8	Trabalho	Fome/sede
13h	1 barra de cereal + cigarro	10 min	Não	Não	5	5	Trabalho	Fome
14h	1 xícara de café + cigarro	5 min	Não	Não	5	5	Trabalho	Ansiedade
17h	1 copo de leite desnatado + 2 torradas *light*	10 min	Não	Não	5	6	Casa, só	Fome
20h	1 prato de salada de alface, espinafre, tomate e atum ralado	15 min	Não	Não	6	8	Casa, só	Fome
22h	1 pacote de biscoito recheado, arroz, feijão com 4 empanados de frango e 1 pedaço de cenoura crua, 2 copos de suco de laranja, 2 pães com 4 fatias de queijo e salsicha, torradas com leite condensado e geleia com 1 copo de suco de laranja, 2 barras de cereal, 4 bombons de chocolate, 2 unidades de creme de chocolate	–	Sim	Vômito	–	–	Casa, só	Cansei de tudo isso. Dane-se!

Tabela 82.8 Exemplo de diário alimentar de paciente com transtorno de compulsão alimentar.

Hora	Alimento/quantidade	Duração	Compulsão	Fome (0 a 10)	Saciedade (0 a 10)	Onde e quem	Sentimentos
7h	1 xícara de café com leite + 2 fatias de pão com queijo + 1 fatia de bolo	8 min	Não	5	6	Casa, só	Dúvidas
10h	1 iogurte + 1 maçã	5 min	Não	4	8	Casa, só	Dúvidas
10h30	*Chips* de coco	2 min	Não	2	5	Casa, só	Dúvidas
11h	1 lata de chá *light*	3 min	Não	4	7	Casa, só	Fome
13h	3 colheres de sopa de arroz + 1 pedaço médio de carne + 1 lata de refrigerante *light*	10 min	Não	6	8	Casa, família	Culpa, raiva
15h	*Chips* de coco	2 min	Não	4	8	Casa, só	Ansiedade
17h	2 xícaras de café com leite + 4 fatias de pão com queijo + 1 iogurte + 6 *cookies* + 8 morangos + 1 taça de *mousse*	–	Sim	–	–	Casa, só	Como vou emagrecer desse jeito?
21h	1 lata de chá *light*	3 min	Não	–	–	Casa, só	Frustração

Os objetivos gerais do tratamento nutricional envolvem: adequação do peso; cessação das práticas de restrição, compulsão e compensação; melhora da estrutura, do consumo e de comportamentos alimentares; normalização da percepção de fome e saciedade; correção das complicações clínicas; e diminuição ou eliminação dos distúrbios de imagem corporal.[22,25,26]

Assim, o tratamento inicia com a necessidade de mobilizar o paciente e estabelecer uma relação colaborativa. As avaliações antropométrica e dietética e de exames bioquímicos devem ser realizadas, com especial atenção à hidratação e à correção de edema (se presente). O primeiro plano alimentar é elaborado de acordo com a aceitação do paciente.[25,27-29]

O diário alimentar é o instrumento de trabalho na orientação dos pacientes no tratamento dos TA, para que o nutricionista tenha elementos para orientação individualizada e para que o paciente tenha maiores consciência e compreensão sobre seu TA. Trata-se de uma ferramenta de automonitoramento, em que o paciente deve registrar diariamente: quais alimentos e em que quantidade consumiu; horários, local das refeições e com quem estava; presença de compulsões e purgações (se houver); "nota" para fome e saciedade (de 0 a 10); e sentimentos e pensamentos associados. A partir desses registros, o nutricionista pode trabalhar os diferentes aspectos alimentares, incluindo atitudes e comportamentos.[25]

Os objetivos devem ser conduzidos por nutricionista experiente, que conheça os diferentes aspectos dos TA, mas que também tenha habilidades de aconselhamento comportamental, especialmente para a mudança de atitudes em relação à alimentação e ao corpo.[26,30,31] Nesse caso, usa-se o termo terapeuta nutricional, para caracterizar uma abordagem que tenha foco nas atitudes alimentares do paciente (e não apenas no que ele come), que contemple um relacionamento intenso que, por si só, tem papel terapêutico e cujo plano de ação é de longo prazo, individualizado e estabelecido ao longo dos encontros com o paciente.[31,32,f]

Com relação aos distúrbios de imagem corporal, o trabalho do psicólogo é fundamental para a abordagem de crenças e cognições disfuncionais, bem como sua relação com a história de vida do paciente; porém, o nutricionista pode e deve colaborar nesse trabalho. Para tanto, é preciso estudar e conhecer as questões envolvidas.[33]

Abordagem nutricional na anorexia nervosa

Os objetivos específicos da terapia nutricional para AN envolvem:[34]

- Restabelecer um peso saudável (associado ao restabelecimento do ciclo menstrual, no caso das mulheres; dos

---

[f]Para mais informações, ver: Alvarenga MS, Figueiredo M, Timerman F. Abordagens diferenciais no tratamento nutricional dos transtornos alimentares. In: Alvarenga MS, Dunker KLL, Philippi ST. Transtornos alimentares e nutrição – da prevenção ao tratamento. São Paulo: Manole; 2020. p. 293-312.

níveis hormonais normais, no caso dos homens; e do desenvolvimento físico e sexual normal em crianças e adolescentes)

- Melhorar estrutura, consumo e comportamentos alimentares
- Normalizar a percepção de fome e saciedade
- Cessar as práticas para perda de peso
- Corrigir sequelas físicas e psicológicas decorrentes da desnutrição
- Diminuir ou eliminar os distúrbios de imagem corporal.

O plano alimentar deve ser estabelecido inicialmente buscando cobrir o gasto energético basal do paciente; no entanto, dependendo da ingestão atual do indivíduo, isso pode levar alguns dias ou semanas. Deve-se considerar também o risco da síndrome de realimentação, caracterizada por hipofosfatemia grave e súbita, quedas bruscas de potássio e magnésio, intolerância à glicose, hipopotassemia, disfunção gastrintestinal e arritmia cardíaca. Esta última acontece especialmente quando a realimentação ocorre de maneira vigorosa e rápida em pacientes muito desnutridos.

Revisão sistemática sobre realimentação em AN conclui que as evidências apoiam, para pacientes com desnutrição leve e moderada, que a realimentação lenta é muito conservadora e que é possível ofertar dieta mais calórica VO ou sonda; porém, não há evidências para mudança de protocolo mais conservador nos pacientes gravemente desnutridos e hospitalizados. O estudo aponta ainda que a realimentação hipercalórica não está associada à síndrome de realimentação quando conduzida sob estrito monitoramento médico e correção dos níveis de eletrólitos.[35]

A posição da American Dietetic Association é de que sempre é preferível trabalhar com alimento real, e que o suporte nutricional (vias enteral e parenteral) é necessário em raras condições, pois os riscos associados a ele incluem hipofosfatemia, edema, falência cardíaca, aspiração da fórmula enteral e morte.[36]

A revisão de Garber et al.[35] conclui que não se deve recomendar nutrição parenteral. Na prática clínica, suplementos hipercalóricos VO são utilizados, se necessário.

A progressão da recuperação de peso do paciente ocorre de modo gradual por meio do aumento progressivo do valor calórico total da dieta, avaliando-se periodicamente (p. ex., toda semana) a evolução de peso e ajustando o plano alimentar. O paciente deve alcançar, pelo menos, peso mínimo para a estatura e faixa etária, mas um peso de equilíbrio deve ser trabalhado na sequência (considerando-se histórico anterior de peso e fase de desenvolvimento do paciente), além da manutenção do peso.

Ao longo de todo o processo, devem ser discutidas as possíveis distorções cognitivas que podem levar a recaídas e ao abandono das recomendações. Por exemplo, muitas vezes os pacientes acreditam que não vão parar de ganhar peso nunca mais e questionam o nutricionista sobre a redução de seus planos alimentares. Diante disso, eles devem entender como ocorre o equilíbrio de peso por meio de uma dieta adequada, para não voltarem a fazer restrição.[34]

Embora o primeiro plano alimentar possa não ter alimentos de todos os grupos (uma vez que é preciso iniciar com aquilo que o paciente aceita melhor ou que é menos difícil), a introdução de itens de todos os grupos deve acontecer na evolução do tratamento. É preciso trabalhar também a reintrodução dos alimentos e preparações excluídos e evitados, bem como orientar o apropriado porcionamento dos alimentos e a adequação do plano alimentar.[34]

Quando possível, situações práticas podem ser trabalhadas, como se expor a alimentos que causem medo e culpa, enfrentar novos restaurantes, fazer uma refeição com o terapeuta nutricional, participar de oficinas culinárias, dentre outras.[34,37]

Publicação da Associação Médica Brasileira discute a suplementação com zinco no tratamento da AN, defendendo que isso aumentaria a taxa de ganho de peso,[38] e as diretrizes do Royal College of Psychiatrists London recomendam suplementação de tiamina.[39] No entanto, não há uma definição homogênea sobre a suplementação nutricional para os TA, e os casos devem ser analisados individualmente.

Estudos mais recentes avaliam a disbiose na AN[40] e o papel da microbiota na AN.[41-43] Desse modo, prebióticos e probióticos podem apresentar potencial como coadjuvantes de sintomas gastrintestinais na AN.

Abordagem nutricional na bulimia nervosa

Os objetivos específicos da terapia nutricional para BN envolvem:[28]

- Ajudar o paciente a realizar refeições estruturadas e planejadas, estabelecendo uma estrutura regular de alimentação
- Reduzir a restrição alimentar autoimposta
- Reduzir e cessar os episódios bulímicos e o uso de métodos compensatórios
- Incrementar a variedade de alimentos consumidos e melhorar estrutura, consumo e comportamento alimentar
- Normalizar as funções do sistema digestório (esvaziamento gástrico lento, distensão gástrica, obstipação)
- Diminuir ou eliminar os distúrbios de imagem corporal.

Após conhecer o paciente e o histórico da BN e propor o tratamento do quadro, deve-se avaliar o comportamento atual por meio do diário alimentar. A partir disso, podem-se estabelecer metas de redução dos métodos purgativos, explicando suas consequências e inefetividade. O ciclo da BN deve ser explicado (restrição-compulsão-compensação), elucidando o papel da restrição como iniciadora e perpetuadora desse ciclo.[28]

É fundamental ensinar estratégias comportamentais de controle para evitar compulsões, como estabelecer horários padronizados para as refeições; comer acompanhado; não fazer estoque de alimentos "perigosos"; não carregar muito dinheiro (que pode ser usado para comprar alimentos em excesso); e manter o registro do diário alimentar. Uma vez que as compulsões têm como desencadeante primário as restrições alimentares, estas precisam ser fortemente desencorajadas. Porém, como fatores emocionais e cotidianos também podem ser gatilhos das compulsões, é preciso ajudar os pacientes a identificá-los e, muitas vezes, discutir outras técnicas de solução de problemas, além de como lidar com a ansiedade, o tempo vago e a busca pelo alimento.[28]

Não há recomendação diferenciada de valor energético e nutricional para BN. Os pacientes devem ser orientados a alcançarem uma dieta balanceada para sua constituição. Deve-se, também, trabalhar a estabilização do peso, que ocorre com a cessação das compulsões e compensações.[28]

Cardápios fechados normalmente não são orientados ou usados com pacientes com TA. Isso porque eles tendem a interpretar tudo de maneira muito rígida (tudo ou nada); assim, qualquer medida diferente do prescrito pode justificar um exagero e levar ao abandono de qualquer meta de melhora. As orientações e diretrizes devem ser totalmente individualizadas e evoluídas periodicamente conforme o contato com os pacientes e a avaliação de metas a cada semana.[28,37]

Abordagem nutricional no transtorno de compulsão alimentar

Os objetivos específicos da terapia nutricional para o TCA envolvem:[29]

- Cessar os episódios de compulsão alimentar
- Melhorar estrutura, consumo e comportamento alimentar
- Diminuir ou eliminar os distúrbios de imagem corporal
- Auxiliar a perda de peso, se necessário, atentando para o fato de que não se trata de um programa de emagrecimento, mas sim de um tratamento intensivo e individualizado com a possibilidade de propiciar eventual perda de peso gradual e efetiva (que não é o objetivo primário).

Para os pacientes com TCA que não estão em serviços especializados, a abordagem inicial é explicar que ele tem um TA e que não se trata apenas de compulsão (quando eles conseguem assim definir), muito menos de falta de força de vontade ou de "vergonha na cara".

O tratamento tem foco na solução das compulsões alimentares, utilizando-se as mesmas estratégias mencionadas para BN. Embora no caso do TCA as dietas nem sempre precedam as compulsões, aderir a uma dieta restritiva só piora o transtorno. Assim, é preciso explicar que o tratamento nutricional não se constitui em oferecer uma dieta, mas sim em orientar técnicas comportamentais para evitar compulsões; discutir outras soluções de problemas e como lidar com ansiedade, tempo vago e busca pelo alimento; e obviamente, adequar a alimentação – com foco nas complicações do TA, na obesidade (se presente) e no comportamento alimentar normal.[29]

Pacientes com TCA respondem bem a uma educação nutricional pautada em metas, orientações específicas sobre organização do contexto alimentar e discussões para perceber e buscar alternativas ao comer para lidar com emoções.[29,37]

Para todos os quadros de TA, ao longo de todo o tratamento deve-se: promover educação nutricional, discutir as crenças e os pensamentos do paciente em relação ao peso e à alimentação, orientar comportamentos adequados para com o alimento e realizar aconselhamento nutricional. As estratégias da nutrição comportamental também podem ser bastante úteis nos desafios da abordagem de pacientes com TA.[37] Especificidades para o tratamento de menores de idade,[44] homens[45] e outros grupos devem ser consideradas. O tratamento do TARE requer aspectos bem específicos e diferentes, em geral, dos quadros de AN, BN e TCA. Para os quadros de OTAE, atípicos e transtorno purgativo, os objetivos e diretrizes são muito similares a AN, BN e TCA – individualizados ao quadro do paciente. Para síndrome do comer noturno, transtorno de ruminação e pica, necessitarão de avaliação e cuidados diferenciados após ampla avaliação psiquiátrica e clínica.[45,46]

CONSIDERAÇÕES FINAIS

TA são quadros complexos que necessitam de uma abordagem nutricional diferenciada: totalmente individualizada e não pautada em prescrições fechadas. Portanto, para realizar o tratamento nutricional, o nutricionista precisa conhecer os diferentes quadros e os aspectos de cada TA, incluindo suas particularidades alimentares. Para uma abordagem ampla e efetiva, deve-se ainda ter habilidades de aconselhamento comportamental, o que viabiliza um trabalho verdadeiramente terapêutico.

REFERÊNCIAS BIBLIOGRÁFICAS

As referências consultadas para a elaboração deste capítulo estão disponíveis *online* no Ambiente de aprendizagem do GEN.

COMO CITAR ESTE CAPÍTULO

ABNT

ALVARENGA, M. S.; KORITAR, P.; MORAES, J. M. M. Transtornos alimentares. *In*: ROSSI, L.; POLTRONIERI, F. (org.). *Tratado de Nutrição e Dietoterapia*. 2. ed. Rio de Janeiro: Guanabara Koogan, 2023. p. 943-951.

VANCOUVER

Alvarenga MS, Koritar P, Moraes JMM. Transtornos alimentares. In: Rossi L, Poltronieri F (Orgs.). Tratado de nutrição e dietoterapia. 2. ed. Rio de Janeiro: Guanabara Koogan; 2023. p. 943-51.

CAPÍTULO 83

Comer Transtornado e Transtornos Alimentares Não Especificados

Maria Claudia H. Gomes dos Santos • Juliana Bergamo Vega

INTRODUÇÃO

Nos últimos anos, países em todas as regiões do mundo enfrentam o aumento das prevalências de excesso de peso e obesidade em todas as faixas etárias. Esse cenário alarma as organizações de saúde por estar associado ao desenvolvimento de doenças crônicas não transmissíveis, como o diabetes tipo 2, doenças cardiovasculares, respiratórias e até alguns tipos de cânceres. Por essa razão, configura um dos maiores desafios já enfrentados pelos sistemas de saúde.[1-3]

Apesar da multidimensionalidade da epidemia de obesidade, que envolve fatores genéticos, metabólicos, comportamentais e ambientais, algumas estratégias vêm sendo apresentadas à população como soluções milagrosas ao problema.[1,4] Endossadas por esse contexto, muitas informações com essa pauta divulgadas nas mídias e redes sociais favorecem o culto ao corpo magro como sinônimo de saúde, sucesso e felicidade. Essa cultura promove a busca incessante por uma alimentação considerada saudável, mas que muitas vezes incentiva a perda de peso com dietas restritivas e práticas de métodos não saudáveis para o controle de peso, como exercícios físicos em excesso, uso de laxantes e prática de vômitos.[5-7]

Paradoxalmente, apesar do excesso de informação sobre saúde disponível à população, é possível notar o aumento de comportamentos disfuncionais com a comida e com a autoimagem corporal, principalmente entre adolescentes e jovens adultos. Esse cenário favorece uma relação conturbada com a alimentação e com o corpo, podendo contribuir para a precipitação de quadros de transtornos alimentares (TA) e aumento da obesidade.[5,6]

Este capítulo tem por objetivo descrever os comportamentos de risco conhecidos como comer transtornado e as síndromes alimentares emergentes, como a ortorexia nervosa, a diabulimia e a pregorexia, que não são descritas no *Manual Diagnóstico e Estatístico de Transtornos Mentais*, quinta edição (DSM-5),[8] mas que podem ser classificadas como transtorno alimentar não especificado (TANE) devido ao grande impacto negativo que tais quadros causam aos indivíduos. Com essas informações, é esperado que profissionais da saúde possam identificar e intervir no momento oportuno, preventiva e adequadamente, evitando assim prejuízos significativos em múltiplos níveis à saúde da população.

COMER TRANSTORNADO

As pesquisas na área de alimentação e nutrição, em sua maioria, têm como objeto de estudo o estado nutricional e sua correlação com os nutrientes e a avaliação da ingestão alimentar dos indivíduos. No entanto, o número expressivo de pessoas que apresentam uma relação patológica com a comida convida à reflexão de que o alimento não é apenas um fornecedor de energia ou "combustível". Para o ser humano, a alimentação é considerada um fenômeno multidimensional, que tem início desde os primeiros momentos do nascimento e o acompanha em todas as fases de desenvolvimento.[9]

As escolhas alimentares são determinadas por fatores sociais, econômicos, emocionais e biológicos que variam conforme a idade, a cultura, os estímulos ambientais. Cada experiência individual atribuirá significados muito singulares ao ato de se alimentar, por se relacionar com essas dimensões de forma única. Mesmo assim, há fatores macroambientais que modificaram drasticamente a relação do homem com o alimento e vêm construindo um cenário epidêmico de doenças relacionadas à má alimentação e ao estilo de vida.[1,10]

O *comer transtornado*, mais conhecido em português como *comportamento de risco para transtornos alimentares* (em inglês *disordered eating, disordered eating behavior* ou *disordered weight-control behavior*) engloba comportamentos menos graves para o controle de peso corporal e os comportamentos de risco para TA. Entre os comportamentos, incluem-se menores frequência e gravidade de restrição alimentar, compulsão e purgação, como omitir refeições, jejum, tomar remédio para emagrecer, usar substitutos alimentares, exercícios físicos excessivos, comer pouco ou fumar com o objetivo de emagrecer, que são considerados fatores de risco para a precipitação de TA e ganho de peso que pode levar à obesidade.[6,11]

Enquanto as síndromes completas como a anorexia nervosa (AN), a bulimia nervosa (BN) e o transtorno da compulsão alimentar (TAC) apresentam prevalência de 0,5 a 2,6% da população geral, quando incluídas as síndromes parciais como o TANE podem chegar a 7,6%.[12] Porém, ao analisar os comportamentos de risco, um estudo brasileiro realizado em 2013 com 1.167 adolescentes de escolas técnicas de São Paulo encontrou a prevalência de 17,3% do comer transtornado nessa população.[13] Esses comportamentos de menores intensidade e gravidade são muito prevalentes na adolescência e no jovem adulto.[5]

A identificação desses comportamentos em pesquisas é feita por meio de instrumentos já validados. No Brasil, os instrumentos adaptados ao português e de maior utilização em pesquisas são o *Bulimic Investigatory Test Edinburgh* (BITE) e o *Eating Attitudes Test* (EAT-26).[6] O BITE ou Teste de Avaliação de Edinburgh é composto por 33 itens, e além de rastrear sintomas de bulimia em adultos, foi considerado adequado para o rastreio de compulsão alimentar em indivíduos obesos e está entre os instrumentos mais utilizados em estudos nacionais com adolescentes.[14]

O EAT ou Teste de Atitudes Alimentares foi um instrumento desenvolvido para medir sintomas de pacientes com TA, tanto adultos quanto adolescentes. Atualmente a versão validada para a população brasileira adulta e adolescente apresenta 26 itens (a primeira versão tinha 40 itens) e é autopreenchível, o que facilita a aplicação em amostras maiores. É o mais utilizado em vários países do mundo em estudos populacionais, pois consegue identificar preocupações acima da média com o corpo e com a comida, apontando grupos de risco para TA.[14]

Apresenta algumas limitações por ter sido formulado para comportamentos relacionados à AN, tornando-se limitado para detectar sintomas de outros TA. Algumas perguntas importantes no momento do desenvolvimento do instrumento perderam relevância em função das mudanças no cenário atual, como a pergunta "Costumo comer produtos dietéticos?", produtos que se tornaram muito consumidos entre a população atualmente. Vale destacar que, no Brasil, a sua adaptação transcultural e validação ocorreu após tradução, e foi percebido que a escala apresenta baixo coeficiente de sensibilidade e especificidade temporal e baixo valor preditivo positivo. Por essas razões os resultados podem apresentar frequências de respostas muito positivas. Assim, é um ótimo instrumento para identificação de risco ou comer transtornado, mas não de prevalências de TA.[14]

Alguns comportamentos do comer transtornado são considerados de risco tanto para TA quanto para obesidade, como a prática de dietas, não realizar refeições em família com frequência, falas e provocações sobre peso corporal em casa ou entre amigos e a qualidade da relação com a autoimagem corporal dos adolescentes.[5] Apesar de o comer transtornado ser um comportamento de sintomas mais leves, um importante estudo com 1.947 adolescentes australianos identificou que fazer dieta restritiva moderada aumentava em cinco vezes a chance de desenvolver TA, e que aqueles que fizeram dietas restritivas mais intensas apresentaram até 18 vezes mais chances de precipitação desses.[15]

Uma grande coorte prospectiva, que acompanhou por 2 anos adolescentes de 9 a 14 anos (16.882), identificou que fazer dieta foi associado a maior ganho de peso e aumento das taxas de compulsão alimentar em meninos e meninas.[16] Uma coorte de acompanhamento de adolescentes por 5 anos (EAT Project) identificou um risco de excesso de peso duas vezes maior para aqueles que faziam dietas ao longo do período.[17] Em outro estudo, meninas sem obesidade que fizeram dieta durante a 9ª série foram 3 vezes mais propensas a estar acima do peso no 12º ano em comparação com aquelas que não faziam dietas.[18]

A insatisfação corporal é um importante fator de risco para TA. Em especial na última década, uma das mudanças mais marcantes foi a democratização do acesso à internet, que promoveu a exposição às diferentes mídias, sobretudo às redes sociais. Nesses espaços, a pessoa tem acesso a fotos de corpos magros, idealizados como "sem defeitos", internalizando tais imagens como um padrão de normalidade[19] e fazendo comparações com o seu corpo,[20] aumentando os níveis de insatisfação corporal, principalmente entre os jovens. O acesso irrestrito às redes pode influenciar o descontentamento sobre a percepção do corpo de adolescentes,[19] além de poder estar relacionada a controle de peso e TA.[21]

O uso frequente de algumas redes sociais como Facebook, Instagram e Snapchat,[22] que são redes sociais que têm como ponto principal postar e ver imagens, tem sido associado com o comer transtornado em adolescentes[23] e com o aumento da preocupação com a percepção que o indivíduo tem do seu corpo.[22] Não há uma fiscalização e equilíbrio para menores de idade. Nelas as pessoas com interesses semelhantes podem acabar se aproximando e viabilizando a normalidade das sintomatologias alimentares.[20]

A exposição às mensagens que promovem a idealização de um corpo magro durante as etapas iniciais de construção da imagem corporal poderá produzir sofrimento psíquico dos jovens diante do descontentamento corporal, por não se enquadrarem no "padrão de beleza" tido como ideal.[19] Maiores escores de insatisfação corporal estão associados com prática de dietas, métodos não saudáveis para perda de peso, compulsão alimentar, diminuição de práticas esportivas.[24]

O estudo nacional analisou a associação do estado nutricional, percepção da imagem corporal e comportamentos extremos para controle de peso de 102.301 adolescentes, com dados da Pesquisa Nacional de Saúde do Escolar (PeNSE) de 2015, e identificou que 24,7% das meninas se sentiam gordas ou muito gordas.[25] Aproximadamente metade das meninas e 1/4 dos meninos adolescentes estão insatisfeitos com seus corpos, o que eleva ainda mais a preocupação com risco de adesão a comportamentos disfuncionais com o corpo e com a comida.[26]

Outros fatores, como falas e provocações de membros da família sobre o peso ou corpo, incentivando a prática de dietas e insatisfação corporal, estão associados ao excesso de peso e TA, como a compulsão alimentar.[27,28] Adolescentes que experimentaram provocações sobre seus pesos e corpos no início do acompanhamento tinham duas vezes mais chances de apresentarem excesso de peso em 5 anos.[17]

Existem inúmeras evidências de que o "comer transtornado" pode estar associado ao aumento das prevalências tanto da obesidade quanto dos transtornos alimentares. Diante deste cenário, é fundamental a identificação precoce desses comportamentos de risco e ações que visem à prevenção, com foco na quebra de crenças disfuncionais sobre alimentação e saúde entre as populações mais vulneráveis. Vale ressaltar que, quando esses comportamentos apresentam um nível de intensidade que provoca danos de múltiplos níveis à saúde do indivíduo, estamos diante de um quadro de transtorno alimentar, mesmo que este não preencha todos os critérios diagnósticos, como veremos a seguir.

QUADROS PARCIAIS DOS TRANSTORNOS ALIMENTARES

Os quadros parciais são aqueles que apresentam sintomas e prejuízos similares às síndromes completas como AN, BN e TCA, mas que não fecham os critérios diagnósticos descritos no DSM-5. Existem duas opções que o médico pode escolher para realizar o diagnóstico: outro transtorno alimentar especificado (OTAE) e TANE, conforme descrito na Tabela 83.1.

As chamadas síndromes alimentares emergentes ainda não apresentam critérios diagnósticos específicos descritos nos manuais, mas, a depender da intensidade dos comportamentos, podem colocar os indivíduos em risco clínico e prejuízos psicossociais.

ORTOREXIA NERVOSA

Com o interesse da ciência sobre nutrição, a descoberta de muitos nutrientes que afetam a saúde dos seres humanos e a ideia de que a dieta exerce um importante papel na promoção da saúde e prevenção de doenças, foi possível perceber o aumento excessivo no interesse das pessoas em seguir uma alimentação saudável, deixando uma linha muito tênue entre o comer saudável e o comer de forma patologicamente saudável. Interesse que, na maioria das vezes, está relacionado exclusivamente com o fator biológico da alimentação, não levando em consideração outros fatores importantes, como os ambientais, culturais, comportamentais e sociais.[29,30]

O termo ortorexia nervosa foi cunhado pelo médico e professor Steven Bratman, em 1997, para descrever uma obsessão patológica por comida saudável, após perceber mudanças em suas atitudes alimentares e uma preocupação exagerada sobre o que comia, ao seguir uma dieta rigorosa, de acordo com a qual consumia apenas alimentos considerados saudáveis. Bratman

Tabela 83.1 Diferenças entre outro transtorno alimentar especificado (OTAE) e transtorno alimentar não especificado (TANE), conforme critérios descritos no DSM-5.[8]

Outro transtorno alimentar especificado (OTAE)	Transtorno alimentar não especificado (TANE)
Categoria aplicada aos casos em que sintomas característicos de um transtorno alimentar não satisfazem todos os critérios para qualquer transtorno na classe diagnóstica. É usada nas situações em que o clínico opta por comunicar a razão específica pela qual a apresentação não satisfaz os critérios para qualquer transtorno alimentar específico. Isso é feito por meio do registro "outro transtorno alimentar especificado", seguido da razão específica (p. ex., bulimia nervosa de baixa frequência)	Categoria aplicada quando o indivíduo apresenta sintomas característicos de transtorno alimentar, porém não atende a todos os critérios para nenhum transtorno. Neste caso, o profissional decide não detalhar os motivos pelos quais os critérios não foram preenchidos e inclui apresentações para as quais não há informações suficientes para que seja feito um diagnóstico mais específico. Há nesta categoria um grande arcabouço de comportamentos.
Exemplos de casos designados "outro transtorno alimentar especificado" incluem os seguintes: 1. Anorexia nervosa atípica: todos os critérios para anorexia nervosa são preenchidos, exceto que, apesar da perda de peso significativa, o peso do indivíduo está dentro ou acima da faixa normal 2. Bulimia nervosa (de baixa frequência e/ou duração limitada): todos os critérios para bulimia nervosa são atendidos, exceto que a compulsão alimentar e os comportamentos compensatórios indevidos ocorrem, em média, menos de 1 vez/semana e/ou por menos de 3 meses 3. Transtorno de compulsão alimentar (de baixa frequência e/ou duração limitada): todos os critérios para transtorno de compulsão alimentar são preenchidos, exceto que a hiperfagia ocorre, em média, menos de 1 vez/semana e/ou por menos de 3 meses	Exemplos de apresentações de TANE: 1. Ortorexia nervosa 2. Transtornos alimentares no diabetes 3. Transtornos alimentares na gestação

DSM-5, Manual Diagnóstico e Estatístico de Transtornos Mentais, 5ª edição.

percebeu, também, que esses sintomas eram comuns em alguns dos seus pacientes e assim descreveu o termo de origem grega: *ortho*, significa "correto" e *orexis*, "apetite".[29,31-33]

O termo, atualmente, descreve mais do que a preocupação com o consumo de alimentos saudáveis, mas também uma preocupação exagerada com a qualidade dos alimentos, com sua forma de cultivo, consumindo apenas alimentos livres de herbicidas, pesticidas e transgênicos, além de regras autoimpostas e, muitas vezes, infundadas sobre a forma de comer e o modo de preparo dos alimentos, se preocupando inclusive com os utensílios com os quais o alimento será preparado.[29-34] Outra característica importante, e que a diferencia de outros transtornos alimentares, é que, na ortorexia nervosa, o indivíduo está mais preocupado com a qualidade dos alimentos que consome do que com a quantidade, além de não demonstrar distorção da imagem corporal nem uma preocupação excessiva com seu corpo, apesar de alguns autores citarem que a preocupação em ter um corpo magro é presente, mas não tão significante como nos casos de anorexia e BN.[7,32]

Além dos sintomas citados, outros vêm sendo relatados, como restrição grave de alimentos e grupos alimentares, por conta da sua composição nutricional, podendo ocasionar desnutrição, ideias sobre a pureza da comida e do corpo e sobre o consumo de alimentos não permitidos trazer impurezas para o organismo, a alternância nas formas de comer, mesmo que tais mudanças sejam completamente radicais, isolamento social, restrição quanto a alimentos geneticamente modificados e industrializados de maneira geral. Essas preocupações ocupam grande parte do tempo dessas pessoas com planejamento, aquisição, preparo e tipos de ingredientes utilizados.[32,33,35]

Em função da necessidade de novos estudos, alguns autores desenvolveram instrumentos de avaliação para os comportamentos apresentados na ortorexia nervosa. Dentre os instrumentos disponíveis atualmente temos:

- **Bratman's Orthorexia Test (BOT)**: proposto por Bratman e Knight, trata-se de uma autoavaliação composta por dez questões com respostas dicotômicas ("sim" e "não" pontuadas como 1 e 0, respectivamente) e um escore máximo de 10 pontos.[29] Resultados com pontuação superior a 4 podem apontar a presença de sintomas relacionados à ortorexia,

sendo considerado como ferramenta diagnóstica. Suas propriedades psicométricas foram avaliadas recentemente, em 2018, por Andreas et al.,[36] que encontraram limitações na consistência de algumas questões. Foi traduzido para alemão, sueco, polonês e grego.[29,36,37]

- **ORTO-15**: foi publicado em 2005 por Donini et al.[38] após observação das características de 28 pessoas que apresentavam sintomas relacionados à ortorexia nervosa. O instrumento é composto por 15 questões objetivas, com possibilidade de respostas: sempre, frequentemente, às vezes e nunca, sendo baseadas no teste de dez questões proposto por Bratman (BOT) e no Inventário Multifásico de Personalidade de Minnesota (MMPI-2). Cada resposta sinaliza entre 1 e 4 pontos, sendo que as que indicam 1 ponto direcionam para a ortorexia nervosa e as com pontuação 4, para hábitos alimentares saudáveis. Quanto menor a pontuação, maior a intensidade de comportamentos ortoréxicos. O ORTO-15 aborda atitudes obsessivas dos indivíduos relacionadas as escolhas, compra, preparo e ingestão de alimentos saudáveis e distingue três fatores relacionados ao comportamento alimentar como cognitivo, clínico e emocional. No entanto, não identifica comportamentos obsessivo-compulsivos. Os próprios autores recomendam que novas questões sejam acrescentadas e que sejam realizadas novas avaliações deste instrumento. O questionário ORTO-15 foi traduzido para diversos idiomas, com propostas adaptadas e versões específicas, porém muitos autores questionam sua validade devido a limitações psicométricas[29,37,38]

- **Eating Habits Questionnaire (EHQ)**: desenvolvido em 2013 por Gleaves, Graham e Ambwani[39] de forma independente do ORTO-15, este questionário é composto por 21 itens que avaliam conhecimento, comportamento e emoção do indivíduo sobre alimentação saudável, sendo dividido nas seguintes subescalas: (a) problemas associados à alimentação saudável; (b) conhecimentos sobre alimentação saudável; (c) sentimentos positivos sobre alimentação saudável. O questionário foi desenvolvido nos Estados Unidos em duas etapas, com estudantes universitários de Nutrição e Psicologia. Com as análises realizadas na primeira etapa, na qual foi avaliado um questionário com 59 itens, sugeriu-se a subdivisão nos três fatores. Os resultados apresentaram boa consistência interna e confiabilidade de teste-reteste. A segunda etapa, com 35 itens, confirmou a divisão desses fatores em análise fatorial confirmatória e, após a eliminação de itens mal ajustados, chegou a 21 questões com boa consistência interna e confiabilidade de teste-reteste. Teve tradução para o polonês, para a verificação da presença da ortorexia nervosa entre vegetarianos, veganos e onívoros[29,37,39]

- **Düsseldorf Orthorexia Scale (DOS):** escala alemã descrita em 2015 por Barthels, Meyer e Pietrowsky,[40] se apresenta em duas versões, com 21 e 10 questões. A versão mais longa do DOS conta com três subescalas, sendo elas comportamento alimentar ortoréxico, evitação de aditivos alimentares e ingestão de minerais. A versão mais curta inclui apenas uma subescala. As respostas vão de 1 a 4, variando de "isso não se aplica a mim" (1 ponto) até "isso se aplica a mim" (4 pontos). Quanto maior a pontuação, maiores são os riscos para a ortorexia. As duas versões apresentam alta integridade, porém, após testes de validade, foi verificado que as duas últimas subescalas da versão mais longa sofriam influência no nível de conhecimento de nutrição. Assim, foi feita a proposta da escala mais curta, que aborda apenas o comportamento alimentar ortoréxico, mantendo as quatro opções de resposta do tipo Likert (nunca, raramente, frequentemente e sempre) para as questões relacionadas ao comportamento alimentar, e "concordo completamente, concordo parcialmente, discordo parcialmente e discordo" para os itens de conhecimento e atitude. De acordo com Martins, Alvarenga e Takeda,[29] Barthels et al. avaliaram, em um novo trabalho realizado em 2018, a validade do instrumento a partir das correlações com a qualidade da dieta e dimensões específicas do comer transtornado e encontraram, novamente, resultados satisfatórios[29,37,40,41]

- **Barcelona Orthorexia Scale (BOS):** escala criada em 2019, por Bauer, Fusté, Andrés e Saldana,[42] com base no critério diagnóstico proposto por Dunn e Bratman[43] e demais literaturas disponíveis. Os autores usaram o método Delphi, que se baseia em uma forma indireta de opiniões de especialistas. Os participantes que formaram o painel de especialistas foram pesquisadores e clínicos que lidam com transtornos alimentares. Foi desenvolvida em três etapas em que os itens do questionário foram propostos, modificados, reformulados ou excluídos durante o processo, de acordo com as avaliações feitas pelos especialistas. A versão final da BOS é composta por 64 itens em 6 dimensões: cognitiva, emocional, comportamental, consequências negativas à saúde, consequências negativas para o funcionamento social ou acadêmico e diagnóstico diferencial. A qualidade psicométrica da ferramenta ainda não foi testada e, até o momento, não há publicações quanto à aplicação do instrumento em grupos. Está disponível em inglês e espanhol[29,37,42]

- **Teruel Orthorexia Scale (TOS):** é um teste bidimensional, desenvolvido por Barrada e Roncero em 2018,[44] de acordo com o conceito de ortorexia nervosa proposto por Bratman,[32] em função das limitações psicométricas dos instrumentos disponíveis e objetivando expandir o conceito de ortorexia em seus aspectos problemáticos e não problemáticos. Apresenta autoaplicação e utiliza a metodologia Likert, com respostas entre "discordo totalmente" (0 ponto) até "concordo totalmente" (3 pontos). É composto por 17 itens, avaliados em 2 aspectos: "ortorexia saudável", que seria o interesse saudável pela alimentação sem características psicológicas, composto por 9 itens; e "ortorexia nervosa", que avalia o impacto negativo social e emocional de tentar alcançar uma maneira rígida de comer, representando uma preocupação patológica com alimentação saudável, composto por 8 itens. O estudo também avaliou as propriedades psicométricas do instrumento e apresentou boa validade e alta confiabilidade.[29,37,44]

Apesar de muitos questionamentos sobre se a ortorexia nervosa seria ou não um novo transtorno alimentar, algumas propostas de critérios diagnósticos vêm sendo apresentadas. Esse seria um importante passo, pois a determinação dos critérios diagnósticos possibilitaria a diferenciação entre alimentação saudável e ortorexia nervosa.

A primeira proposta de critério diagnóstico para a ortorexia nervosa foi feita por Moroze et al. em 2015,[33] a partir de um estudo descrito de caso, apresentado na Tabela 83.2.

Posteriormente, Dunn e Bratman, em 2016,[43] aprimoraram esses critérios, resultando na proposta apresentada na Tabela 83.3.

Bratman[32] complementou sua teoria e dividiu a ortorexia nervosa em duas fases: a primeira fase é a da busca quase religiosa por uma alimentação saudável, e a segunda fase a da busca obsessiva por alimentação saudável. A segunda fase implicaria patologização do comer, porém, se na primeira fase forem identificadas ideias disfuncionais, irracionais, não científicas ou estranhas quanto à forma de comer, pode ser feita a identificação da ortorexia nervosa.

Tabela 83.2 Proposta de critério diagnóstico de ortorexia nervosa, por Moroze et al.[33]

Critério A

Preocupação obsessiva em consumir apenas alimentos saudáveis, com a qualidade e com a composição dos alimentos (dois ou mais dos seguintes itens):

- Consumir dieta nutricionalmente desequilibrada devido a crenças preocupantes sobre uma suposta pureza dos alimentos
- Preocupação com a ingestão de alimentos impuros (não saudáveis), sua composição nutricional e suas consequências na qualidade da saúde física, emocional ou ambas
- Evitação rígida de alimentos considerados "não saudáveis" pelo paciente, que podem incluir alimentos que contenham quaisquer tipos de gordura, conservantes, aditivos alimentares, produtos de origem animal ou outros ingredientes considerados insalubres pelo indivíduo
- Gastar tempo excessivo (p. ex., 3 ou mais horas por dia) lendo sobre alimentos, adquirindo e preparando tipos específicos de alimentos com base na qualidade e composição percebida, para pessoas que não são profissionais de alimentação
- Sentimento de culpa e preocupações após o consumo de alimentos "não saudáveis" ou "impuros"
- Intolerância às crenças alimentares dos outros
- Gastar quantidade excessiva de dinheiro (em relação à sua renda) com alimentos por causa da qualidade e composição percebidas.

Critério B

A preocupação obsessiva torna-se prejudicial por qualquer um dos seguintes pontos:

- Prejuízo à saúde física devido a desequilíbrios nutricionais, p. ex. desenvolvimento de desnutrição devido à dieta restritiva
- Sofrimento grave ou prejuízo no funcionamento social, acadêmico ou profissional devido a crenças, pensamentos e comportamentos obsessivos focados em alimentação supostamente saudável.

Critério C

A perturbação não é meramente uma exacerbação dos sintomas de outro transtorno, como o transtorno obsessivo-compulsivo, de esquizofrenia ou outro transtorno psicótico.

Critério D

A perturbação não é mais bem explicada pelo não consumo de alimentos por motivos religiosos ortodoxos ou quando as preocupações com as necessidades alimentares especializadas estão relacionadas a alergias alimentares diagnosticadas clinicamente ou condições médicas que exigem dieta específica.

Adaptada de Moroze et al.[33] (2015).

Tabela 83.3 Novos critérios para a ortorexia nervosa sugeridos por Dunn e Bratman.[43]

Critério A

Preocupação excessiva com alimentação saudável, conforme definido por uma teoria dietética ou conjunto de crenças cujos detalhes específicos podem variar.

Marcada por sofrimento emocional exagerado em relação às escolhas alimentares percebidas como não saudáveis.

A perda de peso pode ocorrer como resultado das escolhas alimentares, mas não é o objetivo principal.

Evidenciado por:
1. Comportamento compulsivo e/ou preocupação em relação a práticas alimentares afirmativas e restritivas, entendidas pelo indivíduo como promotoras da saúde ideal.
2. Violação das regras alimentares autoimpostas causa medo exagerado de doenças, sensação de impureza pessoal e/ou sensações físicas negativas acompanhadas de ansiedade e vergonha.
3. As restrições alimentares aumentam com o tempo e podem incluir a eliminação de grupos alimentares inteiros e envolver graves "limpezas" consideradas purificantes ou desintoxicantes.

Esses comportamentos geralmente levam à perda de peso, mas o desejo de perder peso está ausente, oculto ou subordinado à ideação sobre alimentação saudável.

Critério B

O comportamento obsessivo e a preocupação mental tornam o indivíduo clinicamente prejudicado por qualquer um dos seguintes itens:
1. Desnutrição, perda de peso grave ou outras complicações médicas devido a uma dieta restrita.
2. Sofrimento intrapessoal ou prejuízo no funcionamento social, acadêmico ou profissional, secundários a crenças ou comportamentos sobre alimentação saudável.
3. Imagem corporal positiva, autoestima e/ou satisfação excessivamente dependentes do cumprimento de um comportamento alimentar "saudável" autodefinido.

Adaptada de Dunn e Bratman[43] (2016).

Nas duas propostas de critérios diagnósticos apresentadas, é possível verificar uma breve descrição da condição da ortorexia nervosa, além de captar suas características fundamentais, como foco excessivo em uma alimentação saudável, respostas físicas e emocionais exageradas devido a mudanças nas atitudes alimentares que diferenciam a busca de uma alimentação saudável do comportamento patológico, e a evolução típica que transforma uma alimentação moderadamente alterada em uma patologia significativa, além de abordar os possíveis prejuízos associados a essa condição.[29]

Muito ainda se discute sobre os sintomas relatados na ortorexia nervosa, pois estão presentes em outros transtornos, como na AN, transtorno alimentar restritivo evitativo (TARE) e transtorno obsessivo-compulsivo (TOC), o que faz com que alguns autores discutam se a ortorexia nervosa seria um distúrbio único ou um subtipo de outros transtornos já relatados.

A anorexia e a ortorexia nervosas compartilham sintomas como perfeccionismo, ansiedade e alta necessidade de controle, além da exclusão de alimentos e/ou grupos alimentares, o que pode trazer significativa perda de peso (Figura 83.1). Ambos valorizam a restrição alimentar como autocontrole e têm visão limitada sobre suas condições. No que diz respeito ao TOC, a ortorexia nervosa manifesta sintomas e pensamentos compulsivos, pensamentos intrusivos sobre o horário da alimentação, preocupação com contaminação do alimento, além de comer de forma ritualizada. Muitas vezes também tem impacto em outras atividades, devido ao longo tempo gasto com esses rituais.[30,45,46]

Outra teoria sugerida foi que a ortorexia nervosa seria um subtipo de TARE, que atualmente se caracteriza por uma perturbação alimentar por falta de interesse pela comida ou na

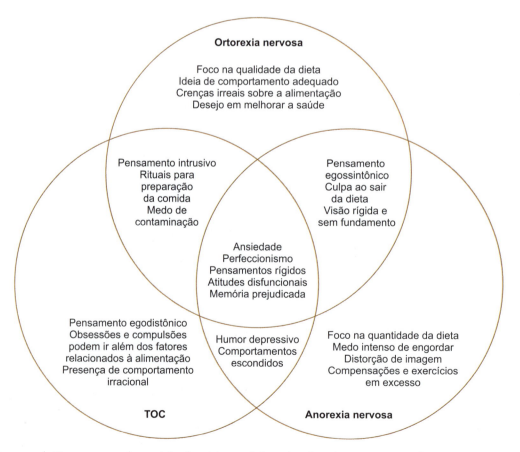

Figura 83.1 Diagrama de Venn, com a sobreposição dos sintomas únicos de ortorexia nervosa, anorexia nervosa e transtorno obsessivo-compulsivo (TOC). Adaptada de Koven e Abry[45] (2015).

alimentação, esquiva baseada nas características sensoriais do alimento e preocupação por medo de consequências aversivas, porém causadas por ansiedade relacionada a um possível trauma e/ou alguma experiência aversiva, e não pela busca excessiva por uma alimentação saudável, sendo indicado um diagnóstico característico para a ortorexia nervosa devido ao crescimento e gravidade do quadro, porém não se descarta a criação de um outro subtipo do TARE.[32,33,37]

Apesar de não ser uma perturbação alimentar relativamente nova, pouco se sabe sobre a prevalência da ortorexia nervosa, posto que não existe um critério diagnóstico definido. A variabilidade de prevalência é muito grande, com estudos realizados na Itália relatando 6,9% de prevalência, ou até 88,7% em outro estudo realizado com nutricionistas no Brasil, por exemplo.[37] Alguns fatores associados à prevalência foram relatados, como ser do sexo feminino, apresentar sintomas depressivos, ansiosos e obsessivos, haver maior desejo de emagrecer, adotar vegetarianismo, sintomas bulímicos, além do uso de psicotrópicos. Alguns estudos apontam, também, que algumas categorias profissionais são mais vulneráveis para o surgimento da ortorexia nervosa, como nutricionistas e professores de educação física.[47-50]

Por não ser um transtorno reconhecido pelo DSM-5,[51] não há estudos avaliando o tratamento da ortorexia nervosa, porém sugere-se que a abordagem deva ser multidisciplinar, como a realizada em outros transtornos alimentares, sendo indicado, pelo menos, o acompanhamento com psiquiatra, psicólogo e nutricionista. Deve ser avaliada a existência de complicações clínicas e comorbidades, incluindo sintomas ansiosos e obsessivo-compulsivos. Medicamentos podem ser recusados, por não serem "naturais".[52]

Mais pesquisas são necessárias para esclarecer as inconsistências conceituais e determinar o diagnóstico. Esses dados são fundamentais, pois a partir deles teremos informações mais precisas de prevalência, dados sobre complexidade, gravidade, tratamento e prognóstico. De acordo com os estudos, existe pouca sustentação para o diagnóstico de ortorexia nervosa, parecendo ser mais um comportamento alimentar exagerado, que precisa ser diferenciado do comer saudável normatizado na população atualmente e que apresenta, também, grande interesse no estilo de vida saudável, característico e presente em muitos transtornos alimentares.[53]

TRANSTORNOS ALIMENTARES NO DIABETES: DIABULIMIA

O diabetes melito é uma condição crônica, causada pela falta de insulina ou a sua incapacidade de agir adequadamente, tendo como manifestação clínica mais prevalente a hiperglicemia. A manutenção do estado hiperglicêmico crônico pode causar diversos danos à saúde como doenças cardiovasculares, lesão dos nervos periféricos, lesões renais e oculares, estando, atualmente, entre as maiores causas de morbidade e mortalidade no mundo.[54,55] O diabetes tipo 1 acomete geralmente os jovens e se caracteriza pela não produção da insulina devido à destruição das células beta do pâncreas. O diabetes tipo 2 tende a se desenvolver mais tardiamente devido à resistência insulínica e/ou deficiência na produção da insulina, normalmente associada ao aumento do peso.[54,56]

Hábitos alimentares inadequados podem interferir diretamente no controle glicêmico e, com isso, promover aumento das complicações clínicas relacionadas ao diabetes melito em curto,

médio e longo prazos. Por isso, como forma de tratamento, os pacientes com diabetes são submetidos a uma dieta restritiva, e os pacientes com diabetes tipo 1 precisam fazer o monitoramento da glicemia capilar para evitar as complicações agudas da doença. Isso implica, obrigatoriamente, realizar aplicações diárias de insulina, situação menos comum no diabetes tipo 2, cujo tratamento basicamente é realizado pela mudança da dieta associada ao uso de hipoglicemiantes orais em alguns casos.[57]

A realização de dietas restritivas e a preocupação excessiva com o aumento do peso fazem com que os pacientes com diabetes apresentem, também, maior chance de desenvolvimento de transtornos alimentares. Para evitar o ganho de peso, esses pacientes buscam comportamentos compensatórios, como atividades físicas em excesso, jejuns prolongados e uso de medicamentos como diuréticos, laxantes e inibidores de apetite.[54,55,58] Um estudo realizado em 2013 por Hamiel e Shraga[59] mostrou que a prevalência de transtornos alimentares e outros sintomas digestivos de transtornos alimentares são maiores em adolescentes com diabetes tipo 1, quando comparados com adolescentes sem diabetes.[60,61]

O tratamento insulínico, utilizado no diabetes tipo 1, está associado ao ganho de peso. Isso, consequentemente, aumentaria a insatisfação corporal dos jovens, o que poderia estimular as práticas compensatórias comuns em pacientes com transtornos alimentares como anorexia e BN, entre eles o uso inadequado ou a omissão das doses prescritas de insulina. Este último é um hábito extremamente perigoso, pois além dos riscos associados aos transtornos alimentares, o descontrole glicêmico pode promover aumento das complicações clínicas relacionadas ao diabetes.[56,57]

Os pacientes com diabetes tipo 2 apresentam, na maioria dos casos, sobrepeso ou obesidade, tendo como um dos principais objetivos a perda de peso, o que diminuiria a resistência insulínica e, consequentemente, melhoraria o controle glicêmico. Essa restrição alimentar poderia contribuir para o desencadeamento de compulsão alimentar, assim como o uso dos alimentos como estratégia de regulação alimentar.[54]

Dentre os transtornos alimentares existentes, a AN aparece com menor prevalência em pacientes com diabetes. A BN é o transtorno mais predominante nos pacientes com diabetes tipo 1, podendo ocorrer em cerca de 30% das jovens com diabetes; e o transtorno de compulsão alimentar prevalece nos pacientes com diabetes tipo 2.[49,60,61]

A BN tem como característica a tentativa de compensar a ingestão alimentar, sendo dividida em purgativa (com o consumo de laxantes, enemas, diuréticos e/ou presença de vômitos autoinduzidos) e não purgativa (com a prática excessiva de exercício ou jejum prolongado). No diabetes, a omissão ou restrição da administração de insulina é caracterizada como uma forma de compensação, sendo conhecida como diabulimia.[59]

A diabulimia não é um transtorno alimentar reconhecido, e, por não ter critério diagnóstico, muitas vezes é subdiagnosticada e não tratada. Essa prática, que visa à perda de peso, é arriscada e pode trazer sérios riscos à saúde, podendo até causar a morte. Já está estabelecido que a prevalência dos transtornos alimentares vem crescendo, e o mesmo acontece com os transtornos alimentares em pacientes com diabetes tipo 1. Um grande estudo mostrou prevalência de 10% de transtornos alimentares em adolescentes com diabetes tipo 1, em oposição à prevalência de 4% encontrada no grupo controle. Outros estudos apresentam variação com taxas entre 7,2 e 20,9%, justificando essa variação a diversidade de instrumentos disponíveis para diagnóstico de transtornos alimentares.[54,62] Em relação à restrição na utilização de insulina visando à perda de peso, acredita-se que cerca de 1 a cada 5 mulheres e 2 em cada 5 homens omitam a administração de insulina em algum momento, para tentar perder peso.[63]

Young et al., em 2013,[56] em uma metanálise incluindo adolescentes com e sem diabetes tipo 1, observaram que a prevalência de transtornos alimentares e de alguns sintomas foi de 39,3% no grupo daqueles com diabetes e 32,5% no grupo daqueles sem diabetes.[56] A prevalência de transtornos alimentares nos indivíduos com diabetes tipo 2 varia de 6,5 a 9%. A bulimia e os TANE com variedade compulsivo-purgativa são mais prevalentes nos pacientes com diabetes tipo 1 e o transtorno de compulsão alimentar naqueles com diabetes tipo 2 (em torno de 59,4%).[61]

O diagnóstico precoce do transtorno alimentar possibilita o melhor prognóstico de recuperação. Assim como proposto em outros transtornos alimentares, é indicado um acompanhamento multiprofissional, sendo fundamental a presença de nutricionista, psicólogo, endocrinologista e psiquiatra para avaliar gravidade, necessidade de intervenção e acompanhamento do caso. Sugere-se que o tratamento siga o preconizado aos transtornos alimentares relacionados ao caso, com atenção especial à administração adequada de insulina.

Os pacientes com diabetes melito apresentam altas taxas do desenvolvimento de transtornos alimentares, sendo que os pacientes com diabetes tipo 1 têm maior propensão a desenvolver anorexia ou BN com apresentação de comportamentos compensatórios; os pacientes com diabetes tipo 2 apresentam maior risco do desenvolvimento de transtorno de compulsão alimentar. A investigação da presença de transtornos alimentares ou seus sintomas é fundamental, pois as consequências dos transtornos alimentares são graves e, no caso dos indivíduos com diabetes, podem ser a causa do mau controle e do surgimento mais precoce de complicações crônicas, podendo levar inclusive ao óbito.[61]

TRANSTORNOS ALIMENTARES NA GESTAÇÃO

A prevalência de transtornos alimentares é sabidamente maior em mulheres em idade reprodutiva, o que causa a necessidade da investigação sobre a sua existência na gestação.[64,65] Somado a isso, a exposição das pessoas a corpos extremamente magros pelas mídias impacta na sua percepção e comportamento e tem grande influência no aumento da prevalência de transtornos alimentares.[66] As gravidezes de mulheres famosas, que expõem nesse período preocupação com a manutenção de corpos magros e a "recuperação" do peso e da forma corporal em pouco tempo após a gestação, fazem aumentar a preocupação da população em geral sobre esse período.

Em 2004, o jornal *The New York Times* publicou uma reportagem intitulada "A barriguinha perfeita", na qual detalhava a vida das elegantes mulheres de Nova York, ansiosas para alcançar um corpo "perfeito" durante a gravidez, chegando a trabalhar com monitores cardíacos para manter os batimentos no limite máximo de segurança, o que mostra que essa preocupação não vem de hoje.[67]

A gestação e o puerpério são momentos de grandes transformações para as mulheres, que ficam apreensivas em relação às mudanças corporais, quando pode existir maior sensibilidade à autopercepção, o que contribui para diminuição da autoestima. Apesar de a gravidez ser um fator protetor para os transtornos alimentares para algumas pessoas, a ideia de não ter controle sobre o corpo pode aumentar o risco de recaídas para outras pessoas, devido às alterações no corpo da gestante, que desde o início da gestação já começa a sofrer mudanças não pronunciadas o suficiente para indicar a gravidez.[66,68,69]

Além de todas as mudanças corporais, a gestação é um período que demanda atenção especial à alimentação, visto que é quando a dieta da mãe deve suprir tanto as suas demandas quanto as do bebê.[64,66] As recomendações nutricionais mudam ao longo da gestação de acordo com a fase de desenvolvimento do feto e, mesmo no início da gestação, quando a demanda energética permanece praticamente inalterada, a necessidade de micronutrientes é aumentada. Por essa razão, a alimentação adequada se torna tão importante nesse período.[69]

O ganho de peso recomendado na gestação é um dos fatores mais importantes na determinação do crescimento e desenvolvimento do bebê e, também, prepara o corpo da mãe para a lactação.[69] A determinação do ganho de peso da gestante varia de acordo com o estado nutricional pré-gestacional e muda a cada trimestre.[70]

O ganho de peso inadequado na gestação traz complicações para a gestante, como maior risco de hipertensão e aborto, e para o bebê, como o risco de prematuridade e baixo peso ao nascer.[64] Um estudo realizado sobre o pós-guerra da 2ª Guerra Mundial apontou os prejuízos causados às gestantes e aos bebês durante o período de guerra, quando havia grande escassez de comida e desnutrição. De acordo com o estudo, os filhos das gestantes que passaram fome no início da gestação durante o período, quando adultos, apresentaram maiores taxas de doenças coronarianas, perfil lipídico mais aterogênico e maiores taxas de obesidade, e as gestantes apresentaram maior risco de câncer de mama. Os filhos das gestantes que passaram fome no meio da gestação durante o período de guerra apresentaram maiores taxas de microalbuminúria e doenças respiratórias. O estudo também mostrou que a privação grave de comida levou a bebês com menor peso ao nascer e estudos posteriores mostraram que a privação nutricional precoce pode causar danos cerebrais irreversíveis.[67,70]

A diminuição do consumo energético e o aumento na frequência e intensidade de atividade física de forma grave, visando ao controle do ganho de peso durante gestação, é classificado como *Pregorexia*. O termo pregorexia (*pregnancy* + anorexia) foi usado pela primeira vez em 2008, em um programa chamado *The Early Show*, na Fox News. Nesse programa, os jornalistas chamavam atenção para esse grave fenômeno, segundo o qual o objetivo é manter um corpo perfeito durante a gestação e imediatamente após o parto.[67,68,71]

O termo pregorexia é utilizado para as gestantes que apresentam sintomas similares à AN, pela primeira vez, em decorrência da gestação.[69] Assim como os demais sintomas apresentados neste capítulo, a pregorexia não é um transtorno alimentar reconhecido pelo DSM-5 ou pela Classificação Internacional de Doenças, 11ª edição (CID-11) e, por essa razão, existem poucos estudos sobre o tema.[68] Alguns autores questionam se a pregorexia seria um novo transtorno alimentar ou uma forma de apresentação dos transtornos alimentares já existentes.[66]

As mulheres com pregorexia exibem comportamentos similares aos apresentados por pacientes com outros transtornos alimentares, como checagem corporal, restrição de dieta, jejuns prolongados, uso de medicamentos como laxantes e diuréticos, além de métodos de purgação e atividade física excessiva.[66] Elas também apresentam falas fora da realidade, como se a gravidez não fosse real.[68]

Tanto as pacientes que já apresentavam transtornos alimentares antes da gestação quanto aquelas que desenvolvem os sintomas durante a gestação apresentam grande risco a elas e ao bebê: risco de parto prematuro, baixo peso ao nascer, maior risco de aborto ou morte ao nascer e risco de microcefalia.[72] Um estudo realizado em 2004, mostrou que os riscos de o bebê nascer com baixo peso eram duas vezes maiores em mulheres com transtorno alimentar em comparação com mulheres sem transtorno; o risco de parto prematuro e de o bebê nascer pequeno para idade gestacional foi de 70 e 80% maior, respectivamente do que em mulheres sem transtorno alimentar.[64] As gestantes apresentam também maiores chances de hiperêmese gravídica e de desenvolver depressão pós-parto.[68,72] Além do risco durante a gestação, os estudos mostraram menor propensão à amamentação nos primeiros 3 meses.[64] A presença de transtornos alimentares durante a gestação é perigosa também a longo prazo, pois aumenta a chance de o bebê desenvolver um transtorno alimentar no futuro.[65]

Outro estudo, realizado em 2017, mostrou que pacientes com AN têm 60% mais chance de parto prematuro e de apresentar hemorragia durante o parto. As pacientes com BN ou TANE apresentam maior chance do desenvolvimento de anemia e, apesar do risco de prematuridade ser menor, ainda é significativo, porém as chances de microcefalia são duas vezes maiores na AN, 60% maiores na bulimia e 40% no TANE.[73] Makino et al.[73] avaliaram a recidiva dos quadros de transtornos alimentares de pacientes em remissão completa do transtorno alimentar durante a gestação e após o parto. Das pacientes avaliadas e que levaram a gravidez a termo, 67% tiveram recaída do transtorno alimentar durante a gestação, 50% experimentaram a recaída pós-parto e 50% tiveram depressão pós-parto, confirmando assim o risco da recorrência dos sintomas do transtorno alimentar durante a gravidez e após o nascimento.

Poucos estudos são realizados com gestantes com risco ou com transtornos alimentares, por isso pouco se sabe sobre a prevalência dos casos. Em um estudo populacional, realizado em 2020, que englobou todos os nascimentos únicos incluídos no Registro Médico Sueco de Nascimentos de 1º de janeiro de 2003 a 31 de dezembro de 2014, Mantel et al.[65] avaliaram 7.542 mulheres com transtornos alimentares, comparando com 1.225.321 mulheres sem transtornos alimentares. Em 0,1% dos 1.236.777 nascimentos entre 2003 e 2014, as mulheres preencheram os critérios para BN; em 0,2% dos nascimentos as mulheres preencheram os critérios para AN; e em 0,3% dos nascimentos, as mulheres cumpriam os critérios para TANE. Um total de 279 mulheres com AN (10,1%), 239 mulheres com BN (17,3%) e 618 mulheres com TANE (18,2%) tinham doença ativa.[73]

O tratamento de transtornos alimentares é um processo longo e difícil. Nos transtornos alimentares na gestação, assim como nos demais casos, a equipe terapêutica deve ser multidisciplinar, formada por, pelo menos, obstetra, psiquiatra, psicóloga e nutricionista, sendo, de preferência, especializados em transtornos alimentares. A gestante deve ser orientada sobre as alterações corporais e hormonais durante esse período e no pós-parto, além da educação sobre a importância do ganho adequado de peso durante a gestação e consequências da restrição alimentar ou atividade física em excesso para ela e para o bebê. É indicado também que o tratamento continue mesmo após o parto.

Sabendo que as mulheres em idade reprodutiva representam o maior grupo de risco para o desenvolvimento de transtornos alimentares, somado ao número de mulheres insatisfeitas com seu corpo e a grande pressão para a manutenção do corpo magro durante e após a gestação, se faz necessário o rastreamento do histórico e da presença de sintomas de transtornos alimentares, para que o tratamento especializado seja indicado e, consequentemente, seja possível a redução dos comportamentos prejudiciais e suas complicações.

Apesar de, na maioria das vezes, a preocupação médica ser com o ganho de peso, por conta do aumento da obesidade, se faz necessária a conscientização dos médicos sobre o risco do desenvolvimento de transtornos alimentares na gestação e suas graves consequências à saúde da mãe e do bebê a curto e longo prazos.

CONSIDERAÇÕES FINAIS

As mudanças no cenário mundial do estilo de vida da população trazem consigo um excesso de preocupação com a comida e com o corpo. Os números alarmantes de doenças crônicas e excesso de peso concomitantemente ao aumento do número de casos de TA convida os profissionais da saúde a refletirem sobre os meios escolhidos para combater a obesidade e suas consequências. A preocupação excessiva com a alimentação favorece o aumento de "comer transtornado", TA, obesidade e TANE em populações mais vulneráveis como adolescentes, adultos jovens, gestantes e diabéticos, que tentam se enquadrar socialmente em uma sociedade que busca a "estética perfeita" ou a "alimentação mais pura". Apesar da ausência de consenso sobre critérios diagnósticos, fica evidente o quanto esses comportamentos apresentam suas particularidades e colocam em risco pessoas ao redor do mundo. É urgente a necessidade de ações de prevenção conjunta para a construção de um ambiente mais seguro e de menor risco de precipitações de quadros de extrema gravidade.

REFERÊNCIAS BIBLIOGRÁFICAS

As referências consultadas para a elaboração deste capítulo estão disponíveis *online* no Ambiente de aprendizagem do GEN.

COMO CITAR ESTE CAPÍTULO

ABNT
SANTOS, M. C. H. G.; VEGA, J. B. Comer transtornado e transtornos alimentares não especificados. *In*: ROSSI, L.; POLTRONIERI, F. (org.). *Tratado de Nutrição e Dietoterapia*. 2. ed. Rio de Janeiro: Guanabara Koogan, 2023. p. 952-959.

VANCOUVER
Santos MCHG, Vega JB. Comer transtornado e transtornos alimentares não especificados. In: Rossi L, Poltronieri F (Orgs.). Tratado de nutrição e dietoterapia. 2. ed. Rio de Janeiro: Guanabara Koogan; 2023. p. 952-9.

CAPÍTULO

84

Doença de Alzheimer

Bárbara Rita Cardoso • Adriana Gisele Hertzog da Silva Leme

INTRODUÇÃO

Com o advento do envelhecimento populacional, tem-se o aumento da prevalência de doenças crônicas não transmissíveis, como as síndromes demenciais. A doença de Alzheimer (DA) é a forma mais comum de demência, correspondendo a 50 a 70% dos casos. Estima-se que, atualmente, 44 milhões de pessoas sejam acometidas por essa enfermidade, e as projeções revelam que esse número pode chegar a 76 milhões em 2030 e 135 milhões em 2050. As projeções para a população brasileira idosa seguem a mesma tendência e apontam para um aumento da incidência de Alzheimer, entre a população com mais de 65 anos, de 7,6 para 7,9% entre 2010 e 2020, o que corresponde a 55 mil novos casos por ano. Essa doença representa um desafio para o sistema público de saúde, e uma vez que o tratamento curativo ainda não foi descoberto, estratégicas que reduzam seu risco são extremamente importantes.[1,2]

O principal fator de risco para DA é a idade, sendo a incidência entre 65 e 70 anos por volta de 0,5%, dobrando a cada 5 anos a partir dessa faixa etária. O diabetes melito, a obesidade, o sedentarismo, o tabagismo, o baixo grau de escolaridade, a depressão e a dieta podem incrementar o risco atribuído à idade; portanto, a prevenção primária desses fatores modificáveis tem grande relevância no controle da incidência da demência, cuja redução pode chegar a 30%.[3]

A genética também pode aumentar o risco para a DA. Polimorfismos nos genes da proteína precursora da β-amiloide (PPA) e das presenilinas 1 e 2 (PS1 e PS2) associam-se ao aumento da predisposição para a doença de início precoce, denominada DA pré-senil, cuja prevalência é pequena. Porém, a doença de início tardio (após os 60 anos), que representa mais de 80% dos casos, tem suscetibilidade aumentada com a presença do alelo ε4 no gene da apolipoproteína E (ApoE). Carreadores de um alelo ε4 têm risco 3 a 4 vezes maior de desenvolver a doença, enquanto homozigotos ε4/ε4 têm 8 a 12 vezes mais chance quando comparados aos carreadores do alelo ε2, que tem efeito protetor. Além disso, a presença do alelo ε 4 parece antecipar o início da DA. Entretanto, é relevante destacar que nem todos os carreadores do alelo ε4 desenvolvem a doença, o que evidencia a importância de estratégias preventivas que possam, eventualmente, minimizar os efeitos deletérios do genótipo.[4]

CARACTERÍSTICAS DA DOENÇA

A DA, classificada como um tipo de "transtorno neurocognitivo maior" na última edição do Manual Diagnóstico e Estatístico de Transtornos Mentais (DSM-5), é caracterizada clinicamente pela perda gradual e contínua da memória, da atenção, da linguagem e do aprendizado, afetando atividades da vida diária como fazer cálculos, reconhecer familiares e realizar a higiene pessoal.

O DSM-5 também inclui o diagnóstico de "transtorno neurocognitivo menor", que se assemelha ao declínio cognitivo leve (DCL), em que não há comprometimento da realização das atividades do cotidiano, e reconhece esse distúrbio como um possível estágio que antecede a demência. Embora a presença de DCL não seja determinante para a evolução de uma demência, reconhece-se o risco elevado associado ao transtorno neurocognitivo menor.[5]

Histopatologicamente, a DA é caracterizada pela presença de placas senis, formadas pela proteína β-amiloide, e de emaranhados neurofibrilares, formados pela proteína tau na sua forma hiperfosforilada. Com essas alterações histopatológicas, a redução da neurogênese e da plasticidade sináptica, a perda de sinapses e a morte neuronal marcam a fisiopatologia da DA.

A proteína β-amiloide, que compõe as placas senis, tem em sua origem a PPA, cujas funções já conhecidas incluem a participação na plasticidade e na transmissão sinápticas. Porém, para que seja funcional, essa proteína precisa ser processada na membrana por proteinases intermembranas denominadas secretases. Em condições normais, a PPA é clivada inicialmente pela α-secretase, que libera uma porção extracelular solúvel denominada sPPA e outro fragmento denominado C83, que será clivado pela ação da γ-secretase. Ao fim dessa segunda clivagem, tem-se um fragmento extracelular pequeno e com função aparentemente irrelevante, e um domínio intracelular de PPA denominado *APP intracellular domain* (AICD), que é liberado ao citosol e tem funções na sinalização nuclear. Em contrapartida, alterações como estresse oxidativo, inflamação e outros processos ainda não elucidados (que podem ou não ser causados por alterações genéticas) aumentam a metabolização da PPA por uma via alternativa denominada amiloidogênica. Nesse caso, a clivagem no primeiro ponto é feita pela β-secretase, e não pela α-secretase, no sítio terminal da sequência da β-amiloide, liberando um fragmento denominado sPPAβ. Tal fragmento pode ligar-se a receptores de modo a sinalizar para apoptose celular, mediando, assim, a morte neuronal.

O segundo fragmento liberado dessa clivagem é o fragmento beta carboxiterminal (βCTF), que será posteriormente clivado pela γ-secretase. Como resultado desse processo, tem-se a liberação, no meio extracelular, de uma molécula insolúvel de β-amiloide com 38 a 43 resíduos de aminoácidos, e outra molécula intracelular denominada AICD (Figura 84.1). Na DA, além de maior ativação da via amiloidogênica, tem-se uma redução na capacidade de remoção da β-amiloide do cérebro, que se acumula e forma as placas senis. Essa proteína se associa à inibição da produção energética celular e da neurogênese, além de aumentar o estresse oxidativo e o processo inflamatório, potencializando a morte neuronal.[6,7]

Paralelamente à ativação da via amiloidogênica de processamento da PPA, ocorre a hiperfosforilação da proteína tau, em um processo que é incrementado pela β-amiloide. A hiperfosforilação da tau tem início dentro da célula e leva ao sequestro de proteínas tau normais e de outras associadas ao microtúbulo, que participam da estrutura celular. Assim, a formação dos emaranhados neurofibrilares causa uma desorganização dos microtúbulos e o consequente dano no transporte pelos axônios, comprometendo a função neuronal (Figura 84.2).[8]

ANTIOXIDANTES

O estresse oxidativo tem papel central na fisiopatologia da DA. Observa-se que, à medida que a doença progride, ocorre também uma alteração da função mitocondrial, que passa a ter sua

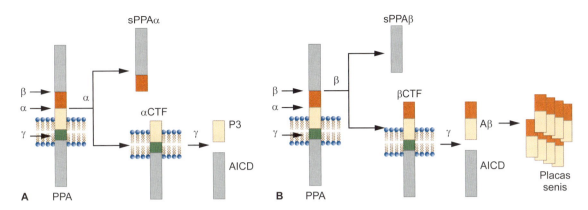

Figura 84.1 Processamento da proteína precursora da β-amiloide (PPA). **A.** Via não amiloidogênica. **B.** Via amiloidogênica. *AICD*, *APP* (*amyloid precursor protein*) *intracellular domain; CTF*, fragmento carboxiterminal. Adaptada de Crump et al.[6] (2013).

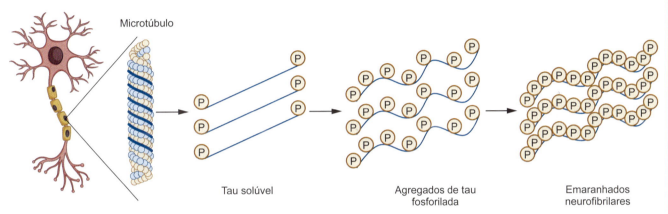

Figura 84.2 Formação dos emaranhados neurofibrilares. A proteína tau na sua forma solúvel dá suporte ao microtúbulo e ao transporte axonal. A hiperfosforilação da proteína tau causa a formação de agregados solúveis e insolúveis da mesma, que culminam na formação dos emaranhados neurofibrilares. Adaptada de Yoshiyama et al.[8] (2013).

eficiência energética reduzida. Como consequência, ocorrem menor produção de trifosfato de adenosina (ATP) e maior produção de radicais livres. Além disso, a proteína β-amiloide induz estresse oxidativo, intensificando as alterações intrínsecas à patologia. O desequilíbrio da capacidade antioxidante diante da produção de radicais livres causa danos a diferentes sistemas vitais para o cérebro, como o metabolismo energético, a sinalização celular, a neurotransmissão e o proteassoma, levando à progressão da DA.[9]

Acredita-se que o consumo de compostos antioxidantes possa minimizar os danos causados pela β-amiloide por meio da redução dos radicais livres. Porém, uma vez que a formação das placas senis parece acontecer até uma década antes do diagnóstico da doença, os antioxidantes podem ser mais efetivos se utilizados com intuito de reduzir o risco, e não somente quando a doença já estiver instalada.

O selênio, nutriente com capacidade antioxidante cujo papel é desempenhado por meio das selenoproteínas, tem-se mostrado importante para a modulação de mecanismos associados à manutenção da cognição. Esse nutriente é essencial para o funcionamento do sistema nervoso central (SNC), e estudos com diferentes modelos animais mostram que o tratamento com distintas formas de selênio promove desfosforilação da proteína tau, aumenta a tolerância ao estresse oxidativo, reduz a formação de placas senis e a neuroinflamação, e previne o declínio cognitivo. Além disso, a selenoproteína P, encontrada juntamente às placas senis, minimiza o estresse oxidativo desencadeado pela β-amiloide acumulada, enquanto a selenoproteína M se mostrou eficiente na redução da atividade da β-secretase, no aumento da γ-secretase e na redução da fosforilação da proteína tau.

Estudos com humanos mostram que, em populações com baixa exposição ao selênio, a concentração sérica desse mineral se associa positivamente ao desempenho cognitivo. Porém, em populações em que a prevalência de deficiência é baixa, tal relação não é clara, o que evidencia o papel da deficiência do mineral no risco para a DA. Corroborando essa afirmação, o consumo de uma castanha-do-brasil (com cerca de 288 μg de selênio) durante 6 meses por idosos com DCL resultou em recuperação da deficiência nutricional relativa ao mineral e melhorou o desempenho em dois testes cognitivos (praxia construtiva e fluência verbal).

Entretanto, em uma população norte-americana sem alteração da cognição, a suplementação com selênio não repercutiu em menor incidência de Alzheimer. Vale ressaltar, porém, que a população do estudo norte-americano não é tão vulnerável à deficiência do mineral. Mais recentemente, mostrou-se que a selenoproteína GPx4 atua como inibidora de ferroptose, processo de morte celular que tem o ferro como mediador. Estudos recentes apontam que a ferroptose tem grande relevância na neurodegeneração; desse modo, acredita-se que a modulação da ferroptose seja outra estratégia pela qual o selênio contribua para a manutenção das funções do SNC.[10-14]

A vitamina E, cuja família é composta por α-, β -, γ- e δ-tocoferóis e tocotrienóis, tem característica lipossolúvel e encontra-se abundantemente nas membranas celulares, onde tem papel preventivo na peroxidação lipídica. A vitamina E desempenha papel neuroprotetor e anti-inflamatório, embora os modelos animais mostrem efeitos controversos. Nesse sentido, a suplementação reduziu a formação de placas senis em animais jovens, mas não naqueles com idade avançada.

A suplementação de α-tocoferol quinina, um derivado de α-tocoferol, reduziu os níveis de β-amiloide, de mediadores inflamatórios e de estresse oxidativo, tanto em animais transgênicos como também *in vitro*. Entretanto, células de neuroblastoma tratadas com α-, γ- e δ-tocoferol tiveram um aumento na secreção de β-amiloide associada à redução na sua degradação.

Em humanos, os dados também não são conclusivos quanto aos benefícios da suplementação com vitamina E. Em uma revisão sistemática publicada recentemente, não foram observadas evidências claras de que a medida melhorou a cognição de indivíduos com DCL ou DA, tampouco reduziu o número de pessoas com DCL que evoluíram para DA, confirmando os resultados do estudo *Prevention of Alzheimer's Disease by Vitamin E and Selenium* (Preadvise). Por outro lado, alerta-se para possíveis efeitos maléficos atrelados à suplementação com vitamina E; assim, sugere-se que doses acima de 400 UI ao dia sejam evitadas.[9,14,15]

O resveratrol, polifenol encontrado abundantemente nas uvas vermelhas, no vinho tinto e no chá, é reconhecido por seu papel antioxidante, uma vez que tem a capacidade de transferir átomos de hidrogênio ou elétrons a radicais livres. Esse composto bioativo também modula outros processos associados à manutenção das funções cerebrais, como a ativação da sirtuína 1 (SIRT1) e do *peroxisome-proliferator-activated receptor-γ coactivator-1α* (PGC-1α), melhorando a eficiência energética mitocondrial. Além disso, o resveratrol incrementa a atividade da enzima antioxidante superóxido-dismutase (SOD) e modula o fator de transcrição nuclear kappa B (NF-κB), reduzindo a resposta inflamatória. Em humanos, a suplementação com resveratrol (doses variaram de 500 a 1.000 mg) foi avaliada em estudo de fase 2 com pacientes com DA. Ao fim das 52 semanas de tratamento, verificou-se que a suplementação foi bem tolerada, sem efeitos adversos de grande magnitude, e não foram observadas diferenças entre os grupos tratado e placebo quanto às concentrações de β-amiloide no plasma e no liquor. Embora o estudo não tivesse sido desenhado para avaliar efeitos clínicos, observou-se que o grupo tratado teve menor perda cognitiva de acordo com o teste ADCS *Activities of Daily Living Scale* (ADCS-ADL), que avalia as atividades da vida diária. Porém, o grupo tratado com resveratrol apresentou maior perda de volume cerebral quando comparado ao placebo, o que demanda maior investigação. Avaliação secundária dos resultados mostrou que o tratamento modulou a resposta imune e inflamatória, de modo a promover maior resiliência do cérebro à deposição da β-amiloide.[16,17]

METAIS DE TRANSIÇÃO

Cobre (Cu), zinco (Zn) e ferro (Fe) são os três metais mais abundantes em mamíferos e desempenham papel catalítico e estrutural em muitos processos enzimáticos. Tanto o Cu como o Fe têm um potencial redox que facilita a atividade catalítica. No entanto, esse potencial redox pode também causar estresse oxidativo via reação de Fenton e Haber-Weiss. Já o Zn não tem capacidade redox, mas apresenta um papel estrutural de conformação e estabilidade proteica, coordenando interações proteína-proteína. O Zn tem uma capacidade antioxidante única que possibilita a modulação do estresse oxidativo pela proteção de grupos sulfidrila de proteínas.

As atividades do Cu, do Zn e do Fe são finamente reguladas em nível celular, e a desregulação na homeostase de metais é característica de muitas doenças, como a DA. A hipótese sobre o envolvimento de metais na fisiopatologia da DA refere-se à ligação destes com a β-amiloide, por acentuar a agregação dessa proteína e promover a formação de placas senis. Consequentemente, o acúmulo desses íons é encontrado nos depósitos amiloides. Ademais, eles também interferem no processamento e funcionamento da PPA e, em um menor grau, afetam o grau de fosforilação da tau, promovendo fosforilação e induzindo agregação.

O cérebro de mamíferos contém altas quantidades de íons de Cu, Zn e Fe em comparação a outros tecidos, o que reflete a essencialidade desses metais para a ação de múltiplas enzimas e para processos metabólicos no SNC. Entretanto, foram detectadas maiores quantidades de Cu, Zn e Fe no cérebro de indivíduos com DA em comparação a indivíduos saudáveis. Também foram observadas maiores concentrações de Cu no liquor e no soro em pacientes com DA; em contraste, as concentrações de Zn no plasma e no liquor são mais baixas em pacientes com DA em relação aos controles.

O Cu e o Fe, por intermédio do ciclo redox entre Cu^{1+}/Cu^{2+} e Fe^{2+}/Fe^{3+}, facilitam a ativação do oxigênio molecular, um processo necessário para o bom funcionamento de várias enzimas. No entanto, um desequilíbrio na interação de Cu e Fe com o oxigênio produz espécies reativas de oxigênio (ERO). Níveis de Cu e Fe são altos na mitocôndria, um microambiente altamente oxigenado que produz níveis substanciais de peróxido de hidrogênio, o que torna o local mais suscetível à geração de ERO intracelular.[18-24]

Zinco

O cérebro contém as mais altas concentrações de Zn no organismo humano, sendo um componente essencial para centenas de enzimas e fatores de transcrição. Sua distribuição no cérebro é compartimentalizada; a maior parte está associada a metaloproteínas, mas ele é encontrado também na forma livre no citoplasma e em vesículas sinápticas. A transmissão sináptica libera altas concentrações de Zn, que pode atuar como um antagonista do receptor de ácido gama-aminobutírico (GABA) e de receptores glutamatérgicos N-metil-D aspartato (NMDA), assim como pode também ativar GPR39, de modo a modular de maneira significativa a neurotransmissão.

Alguns estudos apontam que a DA se associa a maiores concentrações cerebrais de Zn, embora mais estudos sejam necessários para elucidar as reais concentrações desse metal no SNC. Especula-se que o acúmulo de Zn associado à demência ocorra pela disfunção de uma ou mais proteínas envolvidas na homeostase do Zn, como metalotioneínas (MT) e transportadores (ZnT). Como consequência, as altas concentrações de Zn no cérebro podem potencializar a formação de ERO e, assim, intensificar a neurodegeneração.

O Zn se liga a resíduos β-amiloide, induzindo a agregação destes em precipitados insolúveis que caracterizam a patologia de DA. A literatura indica que a ligação de Zn a resíduos β-amiloide cause toxicidade nas sinapses glutamatérgicas, o que acarreta perda de funcionalidade sináptica, podendo contribuir para a evolução da doença. Além disso, o Zn regula algumas secretases responsáveis pelo processamento das PPA, e sua ligação com β-amiloide pode inibir a degradação desta por metaloproteinases. O Zn pode ainda estar envolvido na hiperfosforilação da proteína tau por modular a fosforilação por meio da alteração da atividade da glicogênio-sintase-quinase (GSK)-3β, da proteinoquinase B, da ERK1/2, da quinase c-Jun N-terminal, e por inibir a atividade da proteína-fosfatase 2A.[25,26]

Cobre

O Cu tem um ciclo redox entre Cu^{1+} e Cu^{2+}, habilidade que o torna útil para a participação em diversas enzimas, como superóxido dismutase, citocromo-c-oxidase, ceruloplasmina e tirosinase. No entanto, essa capacidade redox que o torna funcional também permite a formação de radicais livres pelas reações de Fenton e Haber-Weiss, em que o Cu catalisa a formação de radical hidroxila. Uma vez que o SNC é prioritariamente composto de lipídios poli-insaturados, ele é particularmente suscetível à peroxidação lipídica, induzida, em grande parte, por esse radical.

Muitos estudos em animais sustentam o papel do Cu como um agente tóxico na patologia da DA. Em estudo publicado em 2003, Sparks e Schreurs[28] demonstraram que a adição de quantidades-traço de Cu à água de coelhos com DA induzida por colesterol resultou em um aumento da deposição de placas senis. Em humanos, a ingestão de cobre pela dieta chega ao fígado através da circulação portal e retorna à circulação na forma de ceruloplasmina ou como Cu não ligado à ceruloplasmina (não Cp-Cu). Na DA, parece haver uma reduzida capacidade de incorporação de Cu à ceruloplasmina, de modo que a fração não Cp-Cu é encontrada em maior proporção. Uma vez que essa é a fração biodisponível para os tecidos e órgãos, quando alcança níveis elevados na circulação, atravessa a barreira hematencefálica mais facilmente e promove reação de Fenton e de Haber-Weiss com a proteína β-amiloide. Da mesma maneira que o Zn, o Cu tem sua distribuição alterada na DA, tendo suas maiores concentrações em placas e em emaranhados. Parece haver uma perda do Cu neuronal, o qual é "sequestrado" para as placas senis. Além disso, o Cu modifica a β-amiloide e acelera sua agregação, formando oligômeros. O complexo Cu-β-amiloide mostrou exibir propriedades citotóxicas, e a quelação de Cu melhorou a indução de morte celular pela toxicidade β-amiloide em cultura de células.

O mecanismo pelo qual Cu-β-amiloide apresenta toxicidade não está bem estabelecido, mas especula-se que seja pela inibição da citocromo-c-oxidase e também pela geração de estresse oxidativo (Figura 84.3).

A fosforilação da proteína tau e sua agregação também podem ser induzidas por Cu. Alguns fragmentos de domínios de ligação de tau mostraram maior agregação na presença de Cu *in vitro*, e essa ligação induz à produção de peróxido de hidrogênio. Emaranhados neurofibrilares também se ligam ao Cu de maneira dependente, atuando como uma fonte de ERO no neurônio. Assim, a exposição crônica ao Cu induz a fosforilação de tau.

Destaca-se que o Cu entra no organismo humano pela ingestão alimentar (alimento, suplemento dietético, água, bebidas), especialmente na forma orgânica. Porém, há também a ingestão de Cu inorgânico proveniente do encanamento de água e do consumo de suplementos. Uma vez que o Cu inorgânico não é metabolizado no fígado e passa diretamente para a corrente

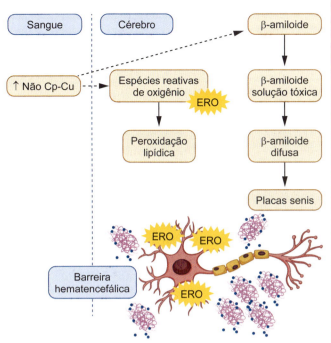

Figura 84.3 O aumento de cobre (Cu) não ligado à ceruloplasmina (não Cp-Cu) em doença de Alzheimer causa desequilíbrio de Cu no cérebro. O não Cp-Cu pode interagir com β-amiloide, formando um conjunto de metal/β-amiloide solúvel tóxico, que evolui para amiloide difusa e, posteriormente, para placas tóxicas. O não Cp-Cu também pode interagir com espécies reativas de oxigênio (ERO), que são responsáveis por peroxidação lipídica na membrana do neurônio, oxidação de proteínas e clivagem de moléculas de DNA e RNA. Adaptada de Pal et al.[27] (2015).

sanguínea, acredita-se que seja mais danoso ao SNC. Corroborando essa observação, um estudo realizado com mulheres no estado de Iowa, nos EUA, mostrou que a ingestão de Cu inorgânico na forma de suplementos foi associada a alta mortalidade em pacientes com DA. Entretanto, outro trabalho realizado em Chicago avaliou mais de 3.600 indivíduos por um período de 9 anos e concluiu que, independentemente da forma química consumida, aqueles com maior ingestão de Cu (cerca de 2,75 mg Cu/dia) tiveram um declínio cognitivo mais acentuado em relação aos que tiveram um menor consumo.[26-34]

Ferro

O ferro é o elemento mais abundante na Terra. É um metal de transição que pode existir nos estados de oxidação de −2 a +8; porém, nos sistemas biológicos, está presente apenas como Fe^{2+} (ferroso) e Fe^{3+} (férrico). O ciclo entre Fe^{2+} e Fe^{3+} é usado em biologia para várias reações de transferência essenciais à vida. No entanto, da mesma maneira que o Cu, essas reações também podem ter efeitos deletérios com a formação de radical hidroxila (OH•), causando estresse oxidativo.

O Fe tem diversas funções biológicas, como transporte de oxigênio, regulação de expressão proteica, crescimento celular, ação em neurotransmissores, mielinização etc. É um elemento regulado finamente por múltiplas proteínas celulares para exercer suas funções biológicas e para não causar toxicidade.

Na DA, altos níveis de Fe foram primeiramente relatados em 1953. Seu acúmulo ocorre no córtex, e não no cerebelo, o que é consistente com a característica anatômica da neurodegeneração na DA. A ferritina liga-se à maior parte do Fe cerebral, e sua concentração aumenta com o avançar da idade e também na DA. O acúmulo de Fe na DA pode resultar de uma falha no sistema regulatório de Fe ou de uma disfunção de proteínas reguladoras.

A elevação nas concentrações de Fe contribui para um aumento no estresse oxidativo no tecido cerebral e promove a agregação de β-amiloide *in vitro*. O Fe também se liga à proteína tau e aumenta a fosforilação.

Dados recentes mostram um possível, e até então inesperado, papel da ApoE no metabolismo de Fe no cérebro. As concentrações de ferritina no liquor eram mais elevadas em carreadores do alelo ε4, independentemente do diagnóstico. Os níveis de ferritina no liquor provavelmente refletem a carga de Fe no cérebro; do mesmo modo, a secreção de ferritina por culturas de células da glia é proporcional ao conteúdo de Fe nas células. A taxa de atrofia do hipocampo e o aumento do ventrículo lateral foram acelerados em indivíduos com maiores níveis de ferritina no liquor. Altos níveis de Fe cerebral em pacientes com DA e, possivelmente, carreadores de ε4 poderiam ter um processamento alterado da PPA, induzindo à precipitação e à deposição de β-amiloide, o que causa estresse oxidativo.

Quanto ao papel de metais em DA, ainda não há um consenso, e muitos pontos precisam ser elucidados. Entretanto, acredita-se que essa área deva ser explorada com potencial terapêutico para DA.[26,35-38]

ÔMEGA-3

A proteína β-amiloide e os emaranhados neurofibrilares provocam uma resposta inflamatória mediada pela micróglia, com produção de substâncias pró-inflamatórias como citocinas interleucina (IL)-1β, IL-6, fator de necrose tumoral alfa (TNF-α), bem como ERO.

Com base em estudos epidemiológicos, a deficiência de ácidos graxos poli-insaturados (AGPI) ômega-3, especialmente o ácido eicosapentaenoico (EPA) e o ácido docosaexaenoico (DHA), está associada à DA. Evidências emergentes sugerem que a inflamação progressiva e o aumento de estresse oxidativo tenham papel-chave no desenvolvimento inicial da DA.

Os ácidos graxos tanto servem para substrato energético como também atuam como composto constituinte da membrana, para que haja um bom funcionamento neuronal e cerebral. A incorporação de AGPI nas membranas dos neurônios diminui a fração de colesterol e leva a um aumento da fluidez da membrana, que é essencial para manter as estruturas sinápticas e otimizar a neurotransmissão, além de promover a plasticidade sináptica que é essencial para aprendizado, memória e outros processos cognitivos complexos.

Os AGPI são também convertidos em fosfolipídios e segundos mensageiros que modulam a inflamação e o estresse oxidativo. No cérebro, eles incluem tanto os ômega-3 (DHA e EPA) como os ômega-6 (p. ex., ácido araquidônico [AA]).

A razão entre ômega-6 e ômega-3 (n-6/n-3) pode ser tão importante quanto os níveis absolutos desses lipídios na homeostase do SNC no que concerne ao estresse oxidativo e à inflamação. A indução da cascata pró-inflamatória do AA exerce uma influência negativa em termos de inflamação e estresse oxidativo. O aumento da DA vem em paralelo com o aumento da expectativa de vida, mas também com o aumento da razão ômega-6/ômega-3 de praticamente 20:1 nas dietas ocidentais.

Aproximadamente 60% dos AGPI das membranas neuronais são de DHA, ou seja, o mais presente no cérebro de humanos. Ele pode ser sintetizado a partir da elongação e dessaturação de seu precursor, o ácido α-linolênico, mas essa síntese é pouco eficiente em humanos. Assim, a maior parte do DHA provém da dieta, especialmente pela gordura de peixe.

De modo geral, o DHA tem efeitos biológicos significativos, como neogênese, sinaptogênese, diferenciação neuronal e manutenção da fluidez da membrana. Diversos estudos apontam que os níveis de DHA são maiores em indivíduos saudáveis, e que o DHA é benéfico para a saúde cognitiva e para o envelhecimento de modo geral. Há alguns mecanismos definidos pelos quais o DHA exerce sua função neuroprotetora, os quais incluem ação antioxidante e anti-inflamatória e também ativação de vias de sinalizações celulares.[39-42] Os AGPI ômega-3, por constituírem parte da membrana neuronal, podem alterar a cascata amiloidogênica em diferentes etapas:

- Facilitar a interação de α-secretase com PPA, para produzir fragmentos não tóxicos e prevenir a formação de β-amiloide
- Proteger a sequência essencial e os locais de clivagem da γ-secretase
- Reduzir a oxidação e a desregulação de γ-secretase
- Inibir a fibrilação e a formação de oligômeros específicos de β-amiloide (Figura 84.4).

Estudos com suplementação de DHA mostram efeitos positivos em idosos sem quadro de DA. Já naqueles com declínio cognitivo leve a moderado e DA, uma suplementação diária de 2 g de DHA por 18 meses não atenuou o declínio cognitivo. No entanto, em nível molecular, a combinação de DHA e EPA em pacientes com DA leve diminuiu a expressão de alguns genes relacionados à inflamação e à neurodegeneração em células periféricas mononucleares.

Em um estudo prospectivo, observou-se que pacientes que consumiam peixe uma ou mais vezes na semana tinham um risco 60% menor de desenvolver a DA, comparados com aqueles que nunca ou raramente consumiam. Por outro lado, em um estudo de acompanhamento por 9,6 anos, não foi encontrada associação entre o consumo de peixes, independentemente do tipo e da frequência, e o risco de demência e DA. Nesse mesmo estudo, as ingestões diárias de ômega-3 também não foram associadas ao risco de demência e DA.

Os AGPI também têm um importante papel na saúde cardiovascular e nos níveis de colesterol, mecanismos que parecem também ter relação com o desenvolvimento de DA. Os efeitos benéficos dos AGPI ômega-3 na redução do risco de doenças cardiovasculares têm sido atribuídos ao seu papel na diminuição da agregação plaquetária, na redução dos níveis séricos de colesterol e na prevenção da formação de placas ateroscleróticas. Altas concentrações de colesterol aumentam a produção de β-amiloide, enquanto baixas concentrações diminuem a produção em cultura de células e em modelos de camundongos transgênicos para DA.

A ApoE é o maior carreador de colesterol no cérebro e está associado a fator de risco aumentado para colesterol alto em humanos e animais, o que pode aumentar a produção de β-amiloide tóxica. Especula-se que a ApoE esteja localizada com as placas senis no cérebro de pacientes com DA, o que sugere que ela esteja envolvida no metabolismo e na agregação da β-amiloide. Acredita-se também que carreadores de alelo ε4 tenham uma ineficiência em retirar a β-amiloide do cérebro, o que estaria associado a maior taxa de deposição.

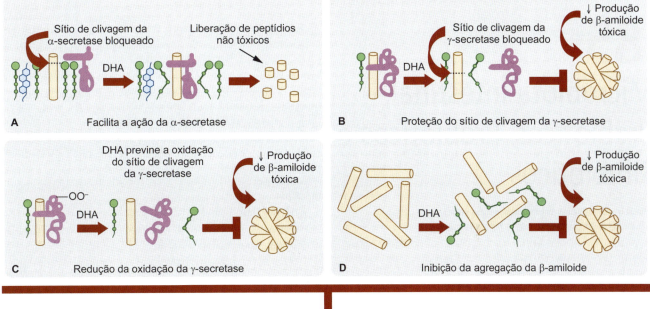

Figura 84.4 O ômega-3 atua sobre a via amiloidogênica de processamento da proteína precursora da β-amiloide (PPA) por mecanismos distintos e inter-relacionados. **A.** Promoção da interação de α-secretase com PPA para produzir fragmentos não tóxicos e prevenir a formação de β-amiloide. **B.** Proteção da sequência em que ocorre a clivagem pela γ-secretase. **C.** Redução da oxidação da γ-secretase. **D.** Inibição direta de fibrilação e formação de oligômeros tóxicos de β-amiloide. *DHA*, ácido docosaexaenoico. Adaptada de Jicha e Markesbery[40] (2010).

A interação de ApoE e ômega-3 não foi totalmente elucidada. Considerando-se a importância no contexto da DA, mais estudos devem ser realizados para se entender esse processo.

Apesar de vários estudos realizados relacionando os AGPI com a diminuição no risco de desenvolvimento de DA, mais ensaios clínicos rigorosos, prospectivos e randomizados são necessários; afinal, a relevância da suplementação de ômega-3 para a saúde cerebral, por exemplo, ainda permanece inconclusiva. Os poucos estudos prospectivos realizados mostraram uma tendência a melhora no quadro de cognição em graus leves de declínio cognitivo, em estágios iniciais da doença, não havendo benefícios em quadros de maior comprometimento.[40,43-48]

REFERÊNCIAS BIBLIOGRÁFICAS

As referências consultadas para a elaboração deste capítulo estão disponíveis *online* no Ambiente de aprendizagem do GEN.

COMO CITAR ESTE CAPÍTULO

ABNT
CARDOSO, B. R.; LEME, A. G. H. S. Doença de Alzheimer. *In*: ROSSI, L.; POLTRONIERI, F. (org.). *Tratado de Nutrição e Dietoterapia*. 2. ed. Rio de Janeiro: Guanabara Koogan, 2023. p. 960-965.

VANCOUVER
Cardoso BR, Leme AGHS. Doença de Alzheimer. In: Rossi L, Poltronieri F (Orgs.). Tratado de nutrição e dietoterapia. 2. ed. Rio de Janeiro: Guanabara Koogan; 2023. p. 960-5.

CAPÍTULO 85

Microbiota Intestinal, Prebióticos, Probióticos e Simbióticos

Erasmo Trindade • Ricardo Fernandes • Júlia Pessini •
Luana Pucci de Lima • Karine Andrea Albiero Simiano

INTRODUÇÃO

O trato gastrintestinal humano representa uma das principais fontes de comunicação entre o hospedeiro e fatores ambientais. O intestino de um indivíduo adulto abriga cerca de 100 trilhões de micróbios, sendo essas comunidades microbianas denominadas microbiota intestinal. O conjunto de todos os genes microbianos intestinais, denominado microbioma, foi estimado em conter 150 vezes mais genes que o genoma do ser humano.[1] Estudos com diversas abordagens metodológicas (epidemiológicos, fisiológicos, experimentos em animais e análises ômicas) sugerem que as comunidades microbianas são importantes mediadoras da influência dos fatores ambientais na saúde humana e no risco de doenças.[2]

O termo microbiota intestinal é definido por todos os microrganismos presentes no lúmen e mucosa intestinais, incluindo bactérias, fungos, arqueias e vírus. Já o termo microbioma intestinal é a coleção completa do genoma dos microrganismos presentes na microbiota intestinal.[3] Em um ecossistema saudável, o intestino humano abriga entre 10 e 100 trilhões de células microbianas, sendo que a maioria (> 90%) dos componentes dessa comunidade são bactérias dos filos Bacteroidetes e Firmicutes. Outros filos importantes com gêneros e espécies frequentemente investigados incluem: Actinobacteria, Proteobacteria e Verrucomicrobia.[4]

A microbiota intestinal é responsável por desempenhar diferentes funções de extrema importância, entre elas:

- Promoção da proliferação e diferenciação de células epiteliais intestinais para manter uma superfície intestinal intacta
- Resistência à infecção por microrganismos patogênicos por meio de competição direta por nutrientes e sítios de adesão, aliada à produção de substâncias antimicrobianas
- Desenvolvimento do tecido linfoide associado ao intestino (GALT) via maturação e diferenciação de linfócitos T e B
- Extração de energia a partir de carboidratos não digeríveis
- Produção de ácidos graxos de cadeia curta (AGCC), como o acetato, propionato e butirato
- Produção de nutrientes, como a vitaminas K e do complexo B.[5-7]

O processo de colonização do intestino é específico para cada indivíduo e se inicia no nascimento, sofrendo influência de fatores exógenos e endógenos (microbiota vaginal e fecal materna).[8] A microbiota intestinal é moldada por fatores genéticos e ambientais, como composição da dieta, estilo de vida, condições de higiene, uso de medicamentos, suplementos, idade, doenças e ritmo circadiano.[9]

Os AGCC estão envolvidos em diversas ações metabólicas como: indução da produção de hormônios anorexígenos, como o peptídio YY (PYY) e o peptídio 1-semelhante ao glucagon (GLP-1), que contribuem para o aumento do gasto energético e melhora do metabolismo da glicose e a secreção de insulina;[10,11] e ativação do receptor-γ ativado por proliferador de peroxissoma (PPARγ), que estimula a β-oxidação e está relacionado às funções do tecido adiposo, do metabolismo lipídico e aos mecanismos de inflamação.[12]

Apesar da evolução nas tecnologias de análise da microbiota intestinal, ainda não há uma definição de microbiota intestinal saudável, visto que há diferenças entre os indivíduos na distribuição relativa de bactérias intestinais. Essas variações na distribuição ocorrem por diversos fatores, como diferença de cepas e das taxas de crescimento bacteriano,[13] variantes estruturais dentro de genes microbianos[14] e a variação entre os indivíduos em relação às exposições ambientais e genéticas.[15] Apesar disso, de modo geral, a microbiota intestinal saudável pode ser caracterizada pela altas diversidade e riqueza (quantidade) de genes microbianos.[16]

Em situações patológicas, pode ocorrer um quadro chamado de disbiose intestinal, ou seja, uma perturbação quantitativa e/ou funcional da microbiota intestinal que interrompe a relação simbiótica entre o hospedeiro e os microrganismos nele contidos, podendo ocasionar desequilíbrios imunológicos e metabólicos.[17] Tais situações estão relacionadas com o aumento da permeabilidade intestinal e a entrada facilitada de microrganismos patogênicos e suas toxinas, gerando disfunções imunológicas e metabólicas denominadas endotoxemia metabólica.[18,19] Essa condição desencadeia a produção de mediadores inflamatórios, sendo um dos fatores que parecem contribuir com o desenvolvimento de condições crônicas, incluindo câncer e doenças com componentes metabólicos, inflamatórios e cardiovasculares, como obesidade e diabetes melito tipo 2 (DM2).[2]

Com o crescimento do conhecimento adquirido sobre o impacto da microbiota intestinal na saúde, diferentes possibilidades de intervenção têm sido investigadas, como dieta, exercícios e a suplementação de prebióticos, probióticos e simbióticos. Outras possibilidades de intervenção, também aplicadas em humanos, são os pós-bióticos e o transplante fecal,[20] porém essas abordagens não serão discutidas neste capítulo.

RELAÇÃO ENTRE A MICROBIOTA INTESTINAL E A SAÚDE HUMANA

A literatura aponta que o número de células bacterianas ultrapassa o número de células humanas,[21,22] sendo que o trato gastrintestinal é onde ocorre a colonização da maioria dos microrganismos identificados nos indivíduos.[22] O ecossistema intestinal é dinâmico;[23] estima-se que cada indivíduo abrigue por volta de 500 espécies bacterianas comensais (que vivem naturalmente no intestino humano), principalmente do tipo anaeróbio.[21] Essa característica de heterogeneidade é fundamental, já que oferece vastos benefícios para a saúde humana[23] e possibilita o desempenho de múltiplas funções.[21]

O microbioma colônico nos seres humanos é composto predominantemente por bactérias anaeróbias, distribuídas entre os filos Firmicutes (principais gêneros: *Lactobacillus, Staphylococcus, Streptococcus, Clostridium, Eubacterium, Ruminococcus, Faecalibacterium* e *Roseburia*), Bacteroidetes (principais gêneros: *Prevotella* e *Bacteroides*), e, em menor grau, Proteobacteria (principais gêneros: *Escherichia, Salmonella, Vibrio, Campylobacter* e *Helicobacter*) e Actinobacteria (principais gêneros: *Bifidobacterium* e *Corynebacterium*).[22,24,25] Essa composição bacteriana se apresenta de forma distinta no ser humano.[23,26] Evidências atestam que diferenças interindividuais, tais como sexo, idade, genética, etnia, condições clínicas, hábitos alimentares e uso de medicamentos,[25] especialmente os antibióticos que são considerados os principais disruptores gastrintestinais,[27] reforçam a singularidade dessa microbiota entre os indivíduos. Ademais, uma resposta imunológica desregulada, bem como desequilíbrios metabólicos recorrentes podem limitar a diversidade e ocasionar menor resiliência dessa microbiota.[28]

Além de a diversidade e a abundância de bactérias estarem distribuídas de forma desigual entre os indivíduos, tal situação também se observa ao longo do trato gastrintestinal. O estômago e o intestino delgado são órgãos menos habitados pelas espécies bacterianas, levando em consideração a existência de um ambiente mais ácido que impede sua total estabilidade.[25] A diversidade microbiana do estômago pode depender da presença ou não de *Helicobacter pylori*,[22] uma bactéria que pode causar má absorção e supercrescimento bacteriano devido a um quadro de hipocloridria gástrica.[28] Na sua ausência, observa-se um trato gastrintestinal com predomínio de *Streptococcus, Antinomyces* e *Prevotella*. Já em indivíduos positivos para *H. pylori*, a própria comunidade dessa bactéria predomina entre os filos bacterianos, sugerindo um tipo de adaptação gerado no ambiente gástrico. Ademais, no intestino delgado, comunidades de *Enterococcus, Lactobacillus* e *Streptococcus* são observadas.[22]

MICROBIOTA INTESTINAL EM SITUAÇÕES PATOLÓGICAS

A microbiota intestinal exerce uma atuação sistêmica, de proteção contra patógenos, reguladora da imunidade e da homeostase energética e, portanto, atuante na etiologia de diversas disfunções metabólicas.[28] A microbiota intestinal regula o metabolismo dos macronutrientes,[29] atuando nos mecanismos de síntese, metabolismo e transporte de vitaminas lipossolúveis (A, D, E, K), bem como de seus metabólitos bioativos, por meio da modulação de receptores ou sistemas de transporte de vitaminas.[30] Ademais, pode atuar no metabolismo de aminoácidos e xenobióticos, bem como na redução de colesterol.[22] Dessa forma, observa-se que a microbiota intestinal está envolvida em diversas vias metabólicas, exibindo conexão estreita na patogênese de distúrbios gastrintestinais[25] e de disfunções relacionadas a doenças metabólicas.[23]

A desregulação na microbiota intestinal, comumente observada na obesidade, no DM2 e em doenças cardiovasculares, induz ao comprometimento metabólico de diversas formas, seja afetando os mecanismos de absorção[31] e captação de energia dos alimentos, seja ocasionando lesões no epitélio intestinal, que levam à endotoxemia metabólica.[29] Além disso, a microbiota intestinal regula a composição do *pool* de ácidos biliares,[31] sintetizados no fígado, que auxiliam na metabolização dos lipídios.[22]

A fermentação de fibras não digeríveis no cólon é um dos mecanismos de envolvimento da microbiota intestinal nas disfunções metabólicas. Esses componentes alimentares, como β-glucana ou pectinas, são convertidos em AGCC (butirato,

acetato e propionato, principalmente) e, ainda, em produtos gasosos (dióxido de carbono e hidrogênio).[23] Esses substratos energéticos atuam nutrindo os enterócitos e reforçando a função de barreira no intestino, evitando a invasão e o crescimento de bactérias oportunistas.[31] Além disso, os AGCC regulam a secreção de citocinas pró-inflamatórias, a ingestão alimentar e o gasto energético, contribuindo para a homeostase imunológica e metabólica.[31]

Como parte do processo metabólico e de interação com a microbiota intestinal, destacam-se os lipopolissacarídeos (LPS), também conhecidos como endotoxinas, componentes da parede celular de bactérias gram-negativas.[23] Esses componentes são capazes de aumentar a permeabilidade intestinal e atravessar o epitélio, entrar na circulação sistêmica e estimular as vias inflamatórias. Essa condição está relacionada a uma gama de disfunções metabólicas associadas à inflamação crônica subclínica,[31] como as doenças cardiovasculares, DM2 e síndrome metabólica.[32]

PAPEL DA DIETA NA MICROBIOTA INTESTINAL

A microbiota intestinal pode ser influenciada por diversos fatores que modulam sua função e composição, tais como eventos no início da vida (estresse materno, via de parto e de alimentação), envelhecimento, fatores genéticos, fatores ambientais (higiene, atividade física, uso de antibióticos e outras substâncias), bem como os padrões alimentares dos indivíduos.[22,23,27,29,31] Como a microbiota está relacionada com inflamação e doenças metabólicas,[33,34] a modulação dietética se mostra como uma estratégia terapêutica eficiente para o controle, a prevenção e o tratamento dessas disfunções.[23,31] Isso ocorre porque a alimentação, tanto em sua qualidade quanto em sua quantidade,[35,36] pode alterar o ecossistema intestinal de um estado promotor de doença para um estado de equilíbrio orgânico.[31]

O padrão dietético, moldado pela fonte de proteínas (animal ou vegetal), o tipo de gordura (saturada ou insaturada), os teores de fibras e a concentração de polifenóis e de micronutrientes, representa o principal fator que influencia a composição e a atividade dos microrganismos que colonizam o trato gastrintestinal.[37-39] Mudanças extremas na dieta já são suficientes para alterar a microbiota intestinal em poucos dias. Da mesma forma, mudanças discretas podem não afetar bruscamente a resiliência desse microbioma.[31]

A modulação da microbiota intestinal por componentes alimentares, incluindo gorduras, proteínas e carboidratos, pode levar a mudanças na microbiota intestinal humana, mas estudos ainda apresentam contradições.[31] Uma revisão sistemática[35] evidenciou a associação entre as dietas ricas em gorduras, em especial as saturadas, e redução da abundância, diversidade e riqueza na microbiota intestinal. No entanto, tal revisão identificou que os estudos de intervenção não sugerem fortes efeitos da ingestão da gordura saturada e das monoinsaturadas na microbiota intestinal ou na saúde metabólica. Em contraste, dietas ricas em ácidos graxos poli-insaturados, especialmente ômega-3 ou ômega-6, parecem não afetar negativamente a microbiota intestinal.

Por outro lado, um estudo randomizado realizado em adultos saudáveis identificou que a suplementação com o ômega-3, durante 8 semanas, não levou a mudanças na diversidade, mas sim a um aumento da abundância de bactérias produtoras de AGCCs.[40] Além disso, outro estudo[25] evidenciou que a fonte de proteína (carne vermelha, carne branca e fontes de origem vegetal – nozes, feijão e soja) influenciou a microbiota, mas tal cenário se mostrou aparente apenas quando os dados foram analisados separadamente para alta e baixa ingestão de gordura saturada. Assim, o estudo sugeriu que a fonte de proteína se mostrou menos influente do que o nível de gordura saturada na microbiota intestinal. Isso pode ser justificado porque a gordura requer oxigênio para sua metabolização e a microbiota intestinal abriga bactérias anaeróbias restritas de forma predominante.

A literatura científica tem utilizado um modelo de estratificação para o microbioma intestinal humano. O conceito de enterótipos foi introduzido em 2011 por Arumugam et al., sendo explorado por outros pesquisadores ao longo do tempo.[27,41-43] Isso posto, destaca-se o perfil 1, rico em *Bacteroides*; o perfil 2, em *Prevotella*; e o perfil 3, em *Ruminococcus*.[27] Os enterótipos 1 e 2 têm sido mais descritos e evidenciados pelos estudos, sendo que o primeiro é mais encontrado em indivíduos que consomem uma dieta rica em proteínas animais e gorduras saturadas, enquanto o segundo está mais associado ao consumo de carboidratos, açúcares simples e fibras.[27,31,35,44] Diferenças na forma e consistência fecais podem ser observadas nesses enterótipos, por meio de uma avaliação com uma escala de fezes, a exemplo da *Escala de Bristol*.[45] Nos subtipos 1 e 2 da escala, característicos de um quadro de constipação intestinal, a predominância de *Ruminococcus* (enterótipo 3) é comumente encontrada, ao contrário dos subtipos 5 a 7, característicos de um quadro de fezes amolecidas ou líquidas, em que há a predominância de *Prevotella* ou *Bacteroides* (enterótipos 1 e 2).[42]

No entanto, outros pesquisadores defendem que essa estratificação não representa com clareza a complexidade da microbiota intestinal humana, sugerindo que os enterótipos sejam substituídos por biomarcadores desses gêneros bacterianos, a fim de correlacionar mais adequadamente a dieta, o estilo de vida e o estado de doença. No entanto, ainda não há biomarcadores confiáveis que reflitam a presença ou não desses gêneros, nem sua quantidade e funcionalidade, sendo ainda necessária a sua determinação em amostras fecais.

As diferenças observadas na microbiota intestinal de indivíduos vegetarianos e não vegetarianos também são de grande importância quanto ao papel da dieta na microbiota intestinal. Evidências apontam que vegetarianos apresentam maior diversidade de bactérias,[46] sugerindo que uma dieta à base de plantas possa promover o desenvolvimento de sistemas microbianos mais variados e estáveis, com efeitos positivos diretos à saúde humana.[47] Nessa perspectiva, depreende-se que dietas ricas em fibras, vitaminas, minerais e polifenóis, onipresentes em frutas, legumes e verduras, podem aumentar a riqueza e a estabilidade do ecossistema intestinal, protegendo a saúde da microbiota humana.

Por outro lado, aditivos alimentares, como os conservantes, os fortificantes e os emulsificantes, embora sejam considerados seguros e bem tolerados, podem trazer alterações negativas na microbiota intestinal.[31] Apesar de as evidências serem controversas, estudos apontam que os adoçantes não calóricos podem alterar a composição da microbiota intestinal,[31,48] em especial, adoçantes como a sacarina, a sucralose e a estévia.[49]

Ante o exposto, conclui-se que uma abordagem terapêutica que preconize o ajuste na qualidade da dieta,[37] o uso de moduladores da microbiota intestinal, como os probióticos e prebióticos,[31,49] bem como a inclusão de alimentos ricos em micronutrientes e polifenóis[38,46] pode contribuir na reprogramação da microbiota intestinal, limitando a endotoxemia e prevenindo doenças.

PREBIÓTICOS, PROBIÓTICOS E SIMBIÓTICOS

O epitélio intestinal está constantemente exposto a uma grande quantidade de materiais estranhos que podem ser prejudiciais ou benéficos para o organismo. Consequentemente, o sistema imunológico precisa encontrar um equilíbrio entre as respostas imunitárias que são induzidas após encontro com patógenos intestinais e a tolerância a bactérias comensais. Caso esse equilíbrio homeostático seja rompido, como na obesidade, uma resposta imunitária inapropriada é iniciada, causando danos ao hospedeiro. Nesse sentido, moduladores da microbiota intestinal extensivamente investigados, tais como prebióticos, probióticos e simbióticos, têm sido alvo de estudos em modelos animais e humanos quanto ao papel imunomodulador que eles podem exercer, haja vista sua conhecida ação benéfica na restauração do equilíbrio da microbiota intestinal.

Prebióticos são substratos seletivamente utilizados por microrganismos do hospedeiro, conferindo benefícios à saúde.[50] Para o substrato ser considerado um prebiótico, devem ser atendidos alguns requisitos:[51]

- Ser resistente à digestão gástrica e enzimática, absorção ou hidrólise por seres humanos
- Estimular seletivamente o crescimento e/ou a atividade de bactérias intestinais associadas à saúde e ao bem-estar
- Ter demonstrado efeito benéfico à saúde.

Existe uma gama de substâncias consideradas prebióticas, sendo as principais: frutanos do tipo inulina (fruto-oligossacarídeos, oligofrutose e inulina), galacto-oligossacarídeos e lactulose.[51] Estes prebióticos estão dispersos em diversos alimentos na natureza, entre eles: alho, alho-poró, aspargos, chicória, cebola, trigo, banana, leite e seus derivados, melancia, laranja, batata, alcachofra, centeio, cevada e trigo.[51,52] Outras substâncias também podem exercer efeitos prebióticos, tais como polifenóis e ácidos graxos poli-insaturados, embora mais estudos em seres humanos precisem ser realizados para estabelecer com maior grau de certeza os subtipos específicos que trazem efeitos benéficos à saúde.[50]

A estrutura química dos frutanos do tipo inulina é composta por uma cadeia de unidades de frutose com uma unidade terminal de glicose (glicose-frutose$_n$) unida por ligações glicosídicas β-(2-1), o que significa que eles não podem ser hidrolisados por enzimas digestivas humanas.[53] A principal diferença entre os frutanos do tipo inulina é o grau de polimerização (número de unidades monoméricas em uma macromolécula). O FOS tem grau de polimerização com duas a quatro moléculas de frutose; a oligofrutose, até sete moléculas de frutose; e a inulina, até 60 moléculas de frutose.[54] A estrutura química dos GOS é similar, composta por uma cadeia de unidades de galactose com uma unidade terminal de glicose (glicose-galactose$_n$) unida por ligações glicosídicas β-(1-6) e β-(1-4), também não digeríveis por enzimas digestivas humanas.[55] A lactulose é um dissacarídeo sintetizado em laboratório, composto por uma molécula de galactose e frutose, unida por ligações glicosídicas β-(1-4).[56]

No que diz respeito à ação de prebióticos, diversos mecanismos foram investigados e observados em estudos em modelos animais e humanos, tais como: imunomodulação favorável ao hospedeiro, com melhor equilíbrio nas respostas imunológicas, prevenindo infecções e respondendo efetivamente a patógenos; aumento da absorção intestinal de minerais, como o cálcio e ferro; produção de agentes antimicrobianos, protegendo contra a proliferação de bactérias patogênicas; produção de AGCC; regularização do trânsito intestinal; melhora na consistência e formato das fezes; aumento da saciedade e redução do apetite; e manutenção da integridade das junções oclusivas no epitélio intestinal. Todos estes mecanismos podem trazer benefícios ao metabolismo energético, melhorando o controle glicêmico e o perfil lipídico.[57]

Quanto aos probióticos, estes são microrganismos vivos que, quando administrados em quantidades adequadas, conferem benefício à saúde do hospedeiro. Para serem considerados probióticos, os microrganismos devem atender alguns critérios estabelecidos, como:[58]

- Ser reconhecidos como seguros para consumo humano
- Ser considerados viáveis no meio estabelecido para consumo
- Ser resistentes às secreções gástricas e intestinais
- Ter capacidade de adesão à mucosa do hospedeiro e
- Exercer atividade antimicrobiana contra patógenos.

Além disso, um probiótico eficiente deve:[59]

- Demonstrar efeito benéfico para o hospedeiro
- Ser não patogênico, não tóxico e livre de significativos efeitos adversos
- Ser capaz de sobreviver ao longo do trato gastrintestinal
- Conter adequado número de células viáveis para conferir benefícios à saúde
- Ser compatível com a matriz do produto, com as condições de processamento e armazenamento para manter as propriedades desejadas e rotulados com precisão.

Em particular, cepas pertencentes aos gêneros *Lactobacillus* e *Bifidobacterium* têm sido extensivamente estudadas e utilizadas como probióticos, embora os gêneros *Streptococcus, Bacillus, Escherichia* e *Saccharomyces* também venham sendo investigados em pesquisas clínicas, com algumas cepas sendo utilizadas frequentemente na prática clínica.[60-64]

As bifidobactérias são bactérias gram-positivas e anaeróbias, pertencentes ao filo Actinobacteria. São encontradas ao longo de todo o sistema digestório, mas compõem apenas 3% de toda a microbiota intestinal de adultos.[65] Estudos em modelos animais têm demonstrado que estes probióticos estão relacionados à redução das concentrações plasmáticas de LPS e à melhora da tolerância à glicose, à secreção de insulina induzida por glicose e à diminuição das concentrações de citocinas pró-inflamatórias no plasma e no tecido adiposo. Entre os benefícios das bifidobactérias observados em seres humanos adultos, destacam-se: redução da produção de citocinas pró-inflamatórias e melhora do perfil lipídico em indivíduos com síndrome metabólica,[66] redução da proliferação de bactérias patogênicas no intestino[67] e alívio dos sintomas da intolerância à lactose.[68]

Os lactobacilos estão amplamente distribuídos no meio ambiente, especialmente em vegetais e nos sistemas digestório e genital. Sua ocorrência é influenciada por diversos fatores ambientais, como pH, presença de oxigênio e temperatura e interações com outras bactérias. São bactérias gram-positivas, anaeróbias facultativas ou microaerófilas (requerem menor quantidade de oxigênio), pertencentes ao filo Firmicutes. São amplamente encontradas em lácteos, como leites fermentados, iogurtes e queijos. No sistema digestório de humanos saudáveis, estão normalmente presentes na cavidade oral, no íleo e no cólon.[69] Entre os benefícios dos lactobacilos observados em ensaios clínicos randomizados e controlados em indivíduos adultos, destacam-se: prevenção do câncer hepático, efeito adjuvante no tratamento de infecções vaginais, redução do colesterol total e da lipoproteína de baixa densidade (LDL-c), inibição da infecção por *H. pylori*, imunomodulação e melhora

da constipação intestinal, da diarreia, do perfil glicêmico e da atividade antioxidante em indivíduos com DM2.[70]

A Agência Nacional de Vigilância Sanitária brasileira (Anvisa)[70] recomenda que uma população probiótica mínima variando de 10^8 a 10^9 unidades formadoras de colônias (UFC) por porção diária de alimento seja necessária para obter um efeito benéfico à saúde intestinal. No entanto, devem-se evitar generalizações sobre potenciais vantagens dos probióticos para a saúde, pois seus efeitos são específicos para cada cepa. Assim, o benefício à saúde atribuído a uma cepa não se aplica necessariamente a outra cepa, mesmo dentro de uma mesma espécie.[71]

Além do uso dos prebióticos e probióticos, os simbióticos também têm sido utilizados com a finalidade de trazer benefícios à saúde humana. Simbióticos são definidos como uma mistura que compreende microrganismos vivos e substratos seletivamente utilizados por microrganismos do hospedeiro, conferindo benefícios à saúde.[72] Esses microrganismos podem ser autóctones, ou seja, residentes naturais do intestino humano, e alóctones, que não estão presentes naturalmente no intestino, como a maioria dos probióticos.

Uma atualização apresentada pelo consenso internacional de simbióticos é a definição de categorias, sendo elas: simbiótico complementar e simbiótico sinérgico.[72] O simbiótico complementar, é composto por um probiótico combinado com um prebiótico, o qual é projetado para ter como alvo os microrganismos autóctones. O simbiótico sinérgico é um simbiótico no qual um substrato (podendo ou não ser prebiótico) é projetado para ser utilizado seletivamente pelos microrganismos coadministrados, normalmente alóctones (podendo ou não ser probióticos).

O consumo de simbióticos tem sido investigado em pesquisas científicas como uma alternativa promissora para influenciar positivamente a composição ecológica da microbiota intestinal, mantendo a homeostase intestinal e, consequentemente, melhorar a saúde. Entre os desfechos em saúde humana associados à obesidade e que têm sido investigados com o uso de simbióticos, destacam-se: prevenção de complicações cirúrgicas, tratamento de doenças metabólicas (doença hepática gordurosa não alcoólica, DM2 e dislipidemia), da síndrome do intestino irritável, doença renal crônica e dermatite atópica, erradicação do *H. pylori* e atenuação da inflamação.[72]

MICROBIOTA INTESTINAL E OBESIDADE

A obesidade é considerada um problema de saúde pública[73] e apresenta interface com diferentes distúrbios metabólicos,[74] promovendo, em longo prazo, a inflamação crônica de baixo grau, também conhecida como metainflamação[75] ou inflamação subclínica.[76] Esse tipo de inflamação, resultante do desequilíbrio homeostático[74] que é proporcionado por diferentes gatilhos ligados ao estilo de vida (hábitos alimentares, adiposidade e estresse metabólico)[76,77] também apresenta relação com a microbiota intestinal,[77,78] sendo um alvo potencial para redução da obesidade.[23]

A microbiota intestinal de seres humanos com obesidade tem a capacidade de aumentar a eficiência na extração de energia dos alimentos e, portanto, pode favorecer o ganho de peso e a deposição de gordura.[79,80] Estudos pioneiros demonstraram que o microbioma intestinal de camundongos com obesidade tem maiores quantidades de genes que codificam glicosidases, proteínas de membrana transportadoras e enzimas glicolíticas e de síntese de ATP. Por outro lado, tem menores quantidades de genes que codificam enzimas relacionadas à biossíntese de vitaminas e de alguns tipos de aminoácidos.[81,82] A colonização de camundongos *germ-free* (sem colonização microbiana) com a microbiota de camundongos com obesidade resulta em aumento significativo da gordura corporal total comparada a camundongos *germ-free* que foram colonizados com a microbiota de camundongos sem obesidade.[81,82] Esses resultados demonstram que a microbiota intestinal na obesidade tem maior eficiência na extração energética dos alimentos, possivelmente pelo aumento na expressão de determinados genes bacterianos.

A microbiota intestinal difere significativamente entre seres humanos com e sem obesidade, tanto em composição quanto em função.[83,84] Essas diferenças são caracterizadas, principalmente, pela baixa riqueza de genes microbianos e pela elevada abundância de gêneros bacterianos potencialmente pró-inflamatórios em indivíduos com obesidade, os quais podem favorecer o aparecimento da inflamação crônica e da resistência à ação da insulina.[83,84] Enquanto gêneros bacterianos relacionados com a inflamação são mais dominantes nos indivíduos com baixa riqueza de genes microbianos (p. ex., *Bacteroides, Parabacteroides, Ruminococcus, Campylobacter, Dialister, Porphyromonas, Staphylococcus e Anaerostipes*), gêneros bacterianos relacionados com o equilíbrio imunológico são mais dominantes nos indivíduos com alta riqueza de genes microbianos (*Faecalibacterium, Bifidobacterium, Lactobacillus, Butyrivibrio, Alistipes, Akkermansia, Coprococcus e Methanobrevibacter*).

Indivíduos com baixa riqueza de genes microbianos abrigam uma microbiota associada à inflamação, uma vez que apresentam: maior abundância de substâncias redutoras (sugerindo capacidade aumentada para responder ao estresse oxidativo); maior potencial de degradação do muco intestinal (prejudicando a função de barreira intestinal) e de formação de gases tóxicos potencialmente carcinogênicos, como o sulfeto de hidrogênio; aumento da abundância de bactérias potencialmente pró-inflamatórias; e redução na abundância de bactérias produtoras de butirato (um dos produtos finais da fermentação de carboidratos não digeríveis e principal fonte de energia para as células colônicas epiteliais).

Outro fator que contribui para a ocorrência da inflamação na obesidade é a maior abundância de LPS no lúmen intestinal, um componente da parede celular de bactérias gram-negativas que tem sido apontado como um dos gatilhos da inflamação.[84,85] Esse componente é absorvido excessivamente pelos capilares intestinais em condições de desequilíbrio da microbiota e de falha da função de barreira intestinal (situações presentes em indivíduos com baixa riqueza de genes microbianos, como na obesidade),[84-86] induzindo a inflamação sistêmica pela secreção aumentada de mediadores pró-inflamatórios por células imunológicas, evento conhecido como endotoxemia metabólica.[87] Mesmo em pequenas quantidades, o LPS pode promover respostas inflamatórias importantes em humanos sem obesidade[88] e com obesidade após injeção intravenosa de LPS,[89] resultando em aumento da temperatura corporal, da frequência cardíaca e das concentrações de fator de necrose tumoral alfa (TNF-α), interleucina (IL)-6, cortisol e glucagon. O LPS também tem afinidade pelos quilomícrons e, portanto, diante de uma dieta rica em lipídios, atravessa a mucosa intestinal e alcança a corrente sanguínea, podendo contribuir na ocorrência de disfunções metabólicas, como doenças cardiovasculares e síndrome metabólica.[90] Em conjunto, esses eventos destacam o papel do LPS em promover e contribuir para a exacerbação de distúrbios metabólicos e inflamatórios em indivíduos com obesidade.

Do ponto de vista do controle da fome e saciedade, a inflamação crônica subclínica observada na obesidade pode contribuir no desbalanço da produção e liberação de hormônios relacionados ao apetite, como leptina, grelina, insulina, colecistocinina e peptídio YY.[91] Adicionalmente, adipocinas secretadas pelo tecido adiposo são importantes reguladores inflamatórios e exercem papéis importantes relacionados à ingestão alimentar. Um importante mediador do apetite é a própria microbiota intestinal, a qual contribui na digestão dos alimentos, extração de energia de carboidratos não digeríveis, absorção de nutrientes e regulação do metabolismo energético via AGCC.[92]

Estudos em animais e seres humanos têm demonstrado que a microbiota intestinal participa da regulação do apetite em curto e longo prazos,[93] envolvendo: expressão de genes específicos por mecanismos epigenéticos;[94] modificações microbianas nos ácidos biliares, impactando na digestão das gorduras e na indução da inflamação;[95] ativação do nervo vago;[96] comunicação entre os fatores luminais microbianos e o sistema nervoso entérico;[97] diferenciação e ativação de células enteroendócrinas; modulação na expressão de receptores de nutrientes; e produção de hormônios intestinais.[98] Em suma, a microbiota intestinal é capaz de estimular a síntese de mediadores neuronais, endócrinos, adipocitários e intestinais associados ao controle do apetite e ao comportamento alimentar.[99] Na obesidade, todo esse controle biológico apresenta-se alterado, mediado principalmente pela inflamação crônica subclínica e pelas consequentes perturbações quantitativas e funcionais da microbiota intestinal, o que favorece a progressão da obesidade.

Nesse contexto, revisões sistemáticas que reuniram dezenas de ensaios clínicos randomizados e controlados em seres humanos com sobrepeso ou obesidade têm revelado uma série de benefícios com o uso de prebióticos, probióticos e simbióticos, especialmente sobre a adiposidade corporal e em desfechos metabólicos e imunológicos. Quanto aos prebióticos, os benefícios observados foram a redução significativa de: peso total, colesterol total, LDL-colesterol, insulina de jejum, proteína C reativa (PC-R) e triglicerídeos, além de aumento do HDL-colesterol.[100-102] Os prebióticos mais utilizados foram os frutanos do tipo inulina, principalmente em doses superiores a 10 g/dia, com tempo de suplementação acima de 30 dias. É importante destacar que, devido ao alto potencial fermentativo destes prebióticos, deve-se ter cautela em seu uso sob altas doses, principalmente em indivíduos com manifestação clínica de flatulência excessiva e distensão abdominal. No que diz respeito aos probióticos, as revisões observaram a redução significativa de: peso total, índice de massa corporal, percentual de gordura corporal, circunferência da cintura, tecido adiposo total, tecido adiposo visceral, colesterol total, LDL-colesterol e TNF-α. Os probióticos mais utilizados nos estudos que observaram benefícios à saúde foram: *Bifidobacterium breve, Bifidobacterium longum, Streptococcus termophilus, Lactobacillus acidophilus, Lactobacillus casei e Lactobacillus delbrueckii*.[61,70,103,104] De fato, a suplementação de probióticos parece potencializar o efeito de dietas hipocalóricas na redução do peso e da gordura corporal. Esse efeito é mais bem observado quando o tempo de suplementação é superior a 8 semanas (sem falhas no consumo diário), sob doses que variam entre 10^{10} a 11^{11} UFC/dia. Contudo, as informações sobre a eficácia ou efetividade dos probióticos em desfechos cardiometabólicos, imunológicos e de composição corporal em médio e longo prazos (> 6 meses) ainda são muito limitadas. As evidências científicas para os simbióticos na obesidade são mais frágeis, não sendo possível traçar as melhores combinações que permitam identificar com precisão quais simbióticos são mais indicados para cada situação clínica específica. Apesar disso, tem sido observada a redução do peso total e da circunferência da cintura com o uso de simbióticos. Em geral, combinações de frutanos do tipo inulina com diferentes cepas de bifidobactérias, lactobacilos e/ou estreptococos foram testadas nos estudos.[102,105]

Apesar de todos esses resultados favoráveis, é importante destacar que diferentes prebióticos, probióticos e simbióticos, doses, dietas, duração da suplementação, comorbidades e medicamentos utilizados nos estudos realizados dificultam a obtenção de conclusões robustas sobre os efeitos desses componentes alimentares na obesidade. Espera-se que populações com diferentes estilos de vida e distintas constituições genéticas e microbianas tenham respostas heterogêneas diante da suplementação dos mesmos componentes. Portanto, mais pesquisas de alta qualidade metodológica em indivíduos com obesidade e com características clínicas e metabólicas similares são necessárias, a fim de gerar evidências sólidas que permitirão obter indicações específicas.

MICROBIOTA INTESTINAL E DIABETES MELITO TIPO 2

Embora seja amplamente aceito que fatores genéticos desempenham um papel importante na suscetibilidade ao desenvolvimento do DM2, as evidências demonstram que fatores ambientais, como bactérias comensais, vírus, produtos químicos e dieta, também podem propiciar o desenvolvimento da doença. Dentre esses fatores, a microbiota intestinal mostrou desempenhar um papel importante na influência do desenvolvimento do DM2, de acordo com os estudos de metagenômica.[106]

A relação entre a microbiota intestinal e o DM2 tem sido bastante investigada, especialmente a partir de comparações entre a microbiota fecal de indivíduos saudáveis e aqueles com a doença. Uma revisão sistemática verificou que indivíduos com DM2 apresentam menores quantidades de bactérias dos gêneros *Bifidobacterium, Bacteroides, Faecalibacterium, Akkermansia* e *Roseburia* em relação aos indivíduos saudáveis.[107] Um estudo que avaliou o metagenoma bacteriano intestinal em indivíduos com DM2 verificou a presença de disbiose, com redução no número de bactérias produtoras de butirato e aumento de patógenos oportunistas.[1]

Considerando que o tratamento medicamentoso do DM2 pode representar diferentes efeitos na microbiota intestinal,[108] alguns estudos têm buscado entender a relação entre a microbiota intestinal e o pré-diabetes, pois muitos desses indivíduos não recebem nenhum tipo de tratamento farmacológico inicialmente. Neles, a microbiota fecal apresentou redução de espécies produtoras de butirato, menor abundância de *Akkermansia muciniphila* e aumento na quantidade de bactérias com potencial pró-inflamatório.[109,110] Essas alterações ocorridas na microbiota intestinal, observadas a partir de amostras fecais, indicam a sua relação com a fisiopatologia do DM2, a qual pode ocorrer por diversos mecanismos, entre eles, a inflamação induzida por endotoxinas e LPS e alterações de sinalizações metabólicas induzidas por redução da produção de AGCC.[107]

A redução de butirato pode estar relacionada com alterações de funções fisiológicas, como a produção de GLP-2, que atua na integridade da barreira intestinal, bem como a formação de linfócitos T reguladores (T_{reg}), que proporcionam a homeostase imunológica. Além disso, um dos mecanismos de ação do butirato envolve a ativação da expressão dos genes envolvidos na gliconeogênese por meio de um mecanismo dependente dos padrões moleculares associados a patógenos (PAMP), com a liberação subsequente de glicose na veia porta, o que contribui para a regulação da glicemia e a sensibilidade à insulina.[108]

A microbiota intestinal também está envolvida no desenvolvimento da inflamação em indivíduos com DM2, uma vez que há moléculas pró-inflamatórias, como LPS e peptidoglicanos, presentes na estrutura celular das bactérias.[111,112] Esses componentes interagem com o hospedeiro, ativando receptores de reconhecimento de padrões (PRR) capazes de reconhecer PAMPs. Entre os PRR mais estudados, estão os receptores do tipo *Toll-Like* (TLR), que, quando estimulados, resultam em resposta inflamatória, contribuindo para a diminuição na sensibilidade à ação da insulina.[113]

Por outro lado, estudos com roedores têm sugerido que a hiperglicemia, característica principal do DM2, pode alterar a permeabilidade da barreira intestinal por meio da reprogramação de transcrição de células epiteliais intestinais dependente do transportador de glicose GLUT-2 e da alteração da integridade de junções oclusivas (*tight junctions*).[114] Esses achados aumentam o interesse pelo entendimento sobre a participação da microbiota intestinal como fator de manutenção da glicemia elevada no DM2.

A suplementação de prebióticos e probióticos parece ter efeitos benéficos tanto em parâmetros do metabolismo glicêmico e lipídico, como nos mecanismos de inflamação relacionados à fisiopatologia do DM2.[115-122] Em uma revisão sistemática sobre o efeito de prebióticos em indivíduos com DM2, os ingredientes com ação prebiótica que apresentaram maior frequência de resultados benéficos foram: amido resistente, dextrina resistente e inulina enriquecida com oligofrutose. Estudos observaram a redução de hemoglobina glicada, glicemia de jejum, colesterol total, LDL-colesterol e triglicerídeos, além do aumento do HDL-colesterol. Em relação aos parâmetros inflamatórios. Esses estudos sugerem redução de concentrações séricas/plasmáticas de IL-6, PC-R e endotoxinas a partir do uso de prebióticos.[118] O benefício do uso de prebióticos é obtido a partir do estímulo do crescimento de bactérias potencialmente benéficas, como lactobacilos e bifidobactérias, com concomitante inibição de microrganismos patogênicos. Essa modificação de composição da microbiota intestinal promove a redução de resposta pró-inflamatória pela própria atividade das bifidobactérias de inibição da produção de citocinas e de moderação da atividade de macrófagos e de vias de sinalização imunológica.[123] Os efeitos positivos também podem ser produzidos a partir do aumento da produção de AGCC, com melhora das funções fisiológicas a partir da sinalização realizada por esses ácidos graxos, tais como: manutenção da integridade da barreira intestinal; produção de hormônios entéricos (PYY e GLP-1) que participam de mecanismos de sinalização de insulina e de apetite;[10,91] e ativação de proteínas (p. ex., PPARγ) que atuam na regulação da inflamação e de funções do tecido adiposo.

Em uma revisão sistemática com metanálise que investigou a suplementação de prebióticos, probióticos e simbióticos em indivíduos com DM2, foi observada redução de glicemia em jejum, colesterol total, triglicerídeos e insulina, bem como aumento de HDL-colesterol.[121] Em relação aos probióticos, estudos em modelos animais verificaram que espécies como *Akkermansia muciniphila, L. plantarum* e *L. casei*[14-126] podem melhorar o metabolismo da glicose por meio do aumento da produção de IL-10, uma citocina anti-inflamatória.[127] A redução das concentrações de citocinas pró-inflamatórias é outro potencial mecanismo de ação dos probióticos. Algumas espécies de *Lactobacillus,* como *L. plantarum, L. paracasei* e *L. casei,* podem reduzir as concentrações de IL-1β, IL-8 e PC-R, sendo que *L. paracasei* também apresenta atividade de redução da expressão de IL-6 e da atividade da NF-κB,[128-130] contribuindo para melhorar a sensibilidade à insulina.

Bifidobacterium lactis, quando utilizada como probiótico, pode apresentar efeitos no metabolismo glicêmico, melhorando a homeostase glicêmica e a resistência à insulina. Esta bactéria pode aumentar a síntese de glicogênio, diminuir a expressão de genes relacionados à gliconeogênese hepática, melhorar a translocação de GLUT-4 e a captação de glicose estimulada pela insulina.[131,132]

Em outra revisão sistemática com metanálise, quando consideradas outras condições crônicas além do DM2, a suplementação de três ou mais espécies de probióticos apresentou efeitos significativos em maior número de variáveis de desfecho em relação a cepas únicas. Os resultados também sugeriram efeitos significativos com doses diárias de 10^9, 10^{10} e 10^{11} UFC. Revisões sistemáticas mais recentes sugerem que a combinação de múltiplas cepas, incluindo espécies dos gêneros *Lactobacillus* e *Bifidobacterium*, em doses de 2×10^9 por cepa utilizada, por um período > 8 semanas, parece resultar em efeitos mais robustos em parâmetros metabólicos e inflamatórios em indivíduos com DM2.[132]

De modo geral, a evidência acumulada indica que alterações nas características quantitativas e funcionais das bactérias intestinais podem contribuir tanto para o desenvolvimento quanto para a manutenção do DM2. Além disso, modificações na composição da microbiota intestinal, como as ocorridas a partir dos efeitos de prebióticos, probióticos e simbióticos, podem auxiliar no tratamento do DM2.

MICROBIOTA INTESTINAL E CÂNCER

Nos últimos anos, com o avanço das técnicas de sequenciamento de DNA e RNA, vários estudos têm sugerido uma relação entre o microbioma e o câncer. Em 2012, a International Agency for Research on Cancer (IACR) elencou algumas bactérias entre os agentes infecciosos cancerígenos para humanos. Embora a maioria dessas bactérias colonize grande parte da população humana, apenas um subgrupo de indivíduos desenvolve câncer, já que os genótipos do hospedeiro influenciam a suscetibilidade à doença.[133-135]

Componentes patogênicos da microbiota intestinal podem conduzir à carcinogênese em tecidos locais e sistêmicos. De maneira simplificada, os mecanismos pelos quais as bactérias podem modular a fisiopatologia do câncer são:

- Estímulo à inflamação crônica. Os mediadores inflamatórios produzidos nesse processo, a partir do estímulo pela microbiota intestinal alterada, causam ou facilitam a proliferação celular, mutagênese, ativação de oncogenes e angiogênese
- Interações microbianas diretas com células parenquimatosas. Alguns tipos de bactérias podem ativar vias pró-inflamatórias e carcinogênicas, além de inibir a apoptose celular
- Efeitos sistêmicos, a partir das interações locais da microbiota intestinal. Determinadas bactérias podem contribuir na produção de intermediários hormonais e metabólitos, induzindo a carcinogênese em locais distantes.[133]

No trato gastrintestinal. algumas espécies têm sido relacionadas com alguns tipos de cânceres. A infecção por *H. pylori* tem apresentado relação com o desenvolvimento de gastrite atrófica, metaplasia, displasia e progressão para o câncer gástrico.

Entre os vários mecanismos de ação, está a liberação de fatores de virulência (p. ex., CagA e VacA) que causam estresse do retículo endoplasmático, autofagia e estresse oxidativo no epitélio gástrico.[136,137] *Fusobacterium nucleatum* tem mostrado relação com o desenvolvimento do câncer colorretal por meio da via de sinalização de β-catenina e pela condução de respostas inflamatórias,[138] além de estar relacionada à resistência à quimioterapia e à recidiva da doença.[137] Em nível sistêmico, *Fusobacterium nucleatum* foi encontrada em tumores de laringe, esôfago, pâncreas, mama e bexiga, sugerindo um possível papel na modulação da progressão tumoral. No entanto, em tumores fora do trato gastrintestinal, a via de colonização e a possível contribuição da microbiota intestinal neste processo não são bem compreendidas.[140]

O fígado é um importante local de interação dos sinais derivados da microbiota intestinal com o sistema imunológico. Entre as moléculas derivadas de bactérias intestinais que demonstraram conduzir a carcinogênese ou suprimir a imunidade antitumoral estão os ácidos biliares secundários; o LPS; e o ácido lipoteicoico, um componente de bactérias gram-positivas, que pode induzir a inflamação via TLR-2.[141,142] No pâncreas, em indivíduos com adenocarcinoma no ducto pancreático, foi possível observar que a composição do microbioma tumoral era distinta do tecido saudável adjacente.[143]

A relação entre o microbioma intestinal tem sido estudada não só no início e na progressão da doença, mas também no tratamento oncológico. A interação do microbioma intestinal com as terapias contra o câncer tem uma função bidirecional, pois os tratamentos anticâncer podem perturbar o microbioma (p. ex., promovendo a disbiose) e essas interrupções podem influenciar a eficácia dos tratamentos anticâncer.[144]

No tratamento quimioterápico, algumas bactérias têm demonstrado induzir a resistência aos medicamentos, enquanto outras bactérias podem atuar no aumento da eficácia da quimioterapia, induzindo respostas imunológicas adaptativas e maior sensibilidade ao tratamento.[145] *Fusobacterium nucleatum*, por exemplo, pode promover a resistência à quimioterapia no câncer colorretal, mediante aumento da expressão de elementos sinalizadores da autofagia.[146] Em contrapartida, a ciclofosfamida altera a composição da microbiota no intestino delgado e induz a translocação de espécies de bactérias gram-positivas (p. ex., *Lactobacillus johnsonii* e *Enterococcus hirae*) para órgãos linfoides secundários. Esse processo induz a diferenciação de linfócitos T *helper* 17 (Th17) e Th1, aumentando as respostas imunológicas adaptativas ao tumor.[147]

O papel do microbioma na resposta ao tratamento radioterápico ainda é pouco conhecido. Sugere-se que o microbioma desempenha um papel nos imunoestimuladores da radioterapia (como na quimioterapia). Contudo, a ação da radioterapia está associada a danos em tecidos saudáveis (rápida proliferação), como medula óssea e epitélios (p. ex., a pele e a mucosa do trato digestório). A gravidade da mucosite oral e da enteropatia induzidas por radioterapia pode levar à interrupção do tratamento.[148] Nesse sentido, alguns probióticos têm demonstrado efeito benéfico na redução da toxicidade ao tratamento quimio e radioterápico. O probiótico *Lactobacillus rhamnosus* GG, que pode ativar o TLR2, demonstrou proteger a mucosa intestinal contra a toxicidade desses tratamentos, realocando células que expressam ciclo-oxigenase 2 das vilosidades para a base das criptas intestinais.[149] O uso de *Lactobacillus brevis* durante o tratamento de radioterapia e quimioterapia de pacientes com câncer de cabeça e pescoço também diminuiu a incidência de mucosite induzida pela terapia e aumentou a taxa de conclusão do tratamento.[150]

Quanto à imunoterapia, esta tem revolucionado o cenário de tratamento clínico do câncer. O direcionamento terapêutico se concentra nas funções imunológicas anticancerígenas anormais, em inibidores de *checkpoint* imunológicos como o ligante de morte programada 1 (PD-L1), a proteína de morte celular programada 1 (PD-1) e a proteína 4 associada a linfócitos T citotóxicos (CTLA4). A influência da microbiota intestinal neste tratamento tem sido estudada e algumas bactérias têm sido relacionadas a melhores respostas terapêuticas.[150] Em modelos animais, a eficácia dos anticorpos anti-CTLA4 na redução do crescimento de sarcomas foi significativamente aumentada na presença *B. fragilis* e *Burkholderia cepacia*. No melanoma, a eficácia dos anticorpos anti-PD-L1 foi melhor quando a microbiota intestinal foi enriquecida com cepas de bifidobactérias.[152,153]

Apesar dos potenciais benefícios exercidos pelo microbioma intestinal em diferentes tipos de câncer, a compreensão ainda limitada dessas interações deve ser considerada no planejamento de intervenções terapêuticas para modular a composição da microbiota intestinal.

CONSIDERAÇÕES FINAIS

É de fundamental importância destacar que:

- A microbiota intestinal tem funções importantes, como: o fato de a resistência à infecção por microrganismos patogênicos promover a proliferação e a diferenciação de células epiteliais intestinais para manter uma superfície intestinal intacta; a promoção do desenvolvimento do GALT; e a extração de energia a partir de carboidratos não digeríveis. Essas funções devem ser consideradas na assistência alimentar e nutricional de indivíduos com ou sem diagnóstico de doença
- A disbiose intestinal consiste no desequilíbrio desse ecossistema, ou seja, quando as bactérias patobiontes, que são potencialmente pró-inflamatórias, apresentam-se em maior número e em maior atividade em relação às simbiontes, que têm característica de regulação da resposta inflamatória.

Essa situação causa prejuízo nas funções do sistema digestório, com repercussão sistêmica, promovendo doenças ou uma condição de agravo nas doenças já estabelecidas (diagnosticadas)
- Como agentes potenciais para manter a microbiota intestinal em uma situação de equilíbrio, têm-se os prebióticos, que podem ser entendidos como um substrato utilizado seletivamente por microrganismo do hospedeiro que conferem um benefício para a saúde. Há também os probióticos, definidos como microrganismos vivos que, quando administrados em quantidades adequadas, conferem benefícios ao hospedeiro. Por fim, há os simbióticos, produtos que compreendem substratos (podendo ou não ser prebióticos) utilizados seletivamente por microrganismos coadministrados (podendo ou não ser probióticos) ou microrganismos presentes no próprio hospedeiro, trazendo benefícios à saúde.

Assim, no cuidado/assistência alimentar e nutricional de indivíduos com ou sem diagnóstico de doenças, deve-se promover a ingestão de alimentos que sejam fontes promotoras da saúde da microbiota intestinal.

REFERÊNCIAS BIBLIOGRÁFICAS

As referências consultadas para a elaboração deste capítulo estão disponíveis *online* no Ambiente de aprendizagem do GEN.

COMO CITAR ESTE CAPÍTULO

ABNT
TRINDADE, E.; FERNANDES, R.; PESSINI, J. *et al*. Microbiota intestinal, prebióticos, probióticos e simbióticos. *In*: ROSSI, L.; POLTRONIERI, F. (org.). *Tratado de Nutrição e Dietoterapia*. 2. ed. Rio de Janeiro: Guanabara Koogan, 2023. p. 966-973.

VANCOUVER
Trindade E, Fernandes R, Pessini J et al. Microbiota intestinal, prebióticos, probióticos e simbióticos. In: Rossi L, Poltronieri F (Orgs.). Tratado de nutrição e dietoterapia. 2. ed. Rio de Janeiro: Guanabara Koogan; 2023. p. 966-73.

CAPÍTULO 86

Atuação em Equipe Multiprofissional de Terapia Nutricional

Lenita Gonçalves de Borba

HISTÓRICO DA EQUIPE MULTIPROFISSIONAL DE TERAPIA NUTRICIONAL NO BRASIL E NO MUNDO

Tentativas de terapia nutricional (TN) não são novas e podem ser documentadas desde 3500 a 1500 a.C., quando os antigos egípcios, de acordo com o historiador grego Heródoto, amarravam bexigas de animais a pequenos canos para administrar nutrientes e medicações por enemas retais.[1]

Desde 1970, a assistência clínica em TN se tornou mais organizada. De forma pioneira, naquela época o atendimento em TN passou a iniciar suas atividades. No Brasil, em 1975, foi criada a Sociedade Brasileira de Nutrição Parenteral e Enteral (SBNPE).

E todo esse desenvolvimento teve início com as ideias marcantes dos professores Jon Marc Rhoads, Stanley J. Dudrick, Jack H. Wilmore e outros colaboradores no campo da Nutrição Clínica cresceram e floresceram no Brasil.

Nos EUA, poucas Equipes Multiprofissionais de Terapia Nutricional (EMTN) existiram antes de 1975. Estimou-se que, em 1983, apenas 8,3% de todos os hospitais americanos contavam com EMTN, e cerca de 60% das equipes formaram-se a partir de 1980.[2] A partir do estudo de Anderson e Steinberg foi demonstrado que 15% de todos os pacientes hospitalizados nos EUA receberam TN (5,5 milhões),[1] tornando mais clara a necessidade de formação da EMTN.

Para desenvolver mecanismos de prevenção e tratamento da desnutrição intra-hospitalar, a assistência clínica em TN iniciou-se no Brasil, de forma mais organizada, a partir de 1970, acompanhando os resultados dos trabalhos de Dudrick et al.[3] nos EUA. Nessa época, profissionais de todos os estados brasileiros desenvolveram de forma pioneira o atendimento de TN parenteral (TNP) para pacientes hospitalizados e ambulatoriais. A história da TN no Brasil iniciou-se com a da nutrição parenteral (NP) em paralelo ao seu desenvolvimento no mundo. No início da década de 1960, injeções de hidrolisados proteicos foram importadas dos EUA e usadas em pequenas quantidades em pacientes gravemente feridos, na Unidade de Emergência do Hospital das Clínicas da Faculdade de Medicina da Universidade de São Paulo (FMUSP).[4]

O reconhecimento da frequência elevada de desnutrição hospitalar, entre 30 e 50% em estudos da década de 1970, tornou evidente a necessidade de TN em situações clínicas e cirúrgicas diversas.[1]

Em 1975, a atividade em TN já era realizada em ritmo suficiente para justificar a fundação de uma sociedade específica, a Sociedade Brasileira de Nutrição Parenteral e Enteral (Braspen). Em diversos hospitais, se iniciaram estudos com TN, buscando melhorar morbidade e mortalidade dos pacientes internados. Em nosso meio e em todo o mundo, a TN enteral (TNE) e a TNP já davam mostras da sua eficácia e importância na prática clínica.[5]

A Braspen foi formalmente estabelecida em 1975. Suas bases foram lançadas em um acordo internacional informal na reunião em Petrópolis, Rio de Janeiro, em 1974, que é comumente considerado como o primeiro encontro da Braspen. Isso é interessante notar que A Braspen foi fundada antes que a American Society of Parenteral and Enteral Nutrition (Aspen; 1977) ou a European Society for Clinical Nutrition and Metabolism (Espen; 1979).[6] Durante os primeiros anos de existência dessa sociedade brasileira, o papel principal dela foi organizar o congresso clínico a cada 2 anos. O número de participantes desses congressos cresceu progressivamente, de cerca de 300 em 1977 para cerca de 700 em 1987. O congresso realizado na Bahia, em 2001, teve 2.500 participantes e assim sucessivamente, em seus mais de 47 anos de existência. Esses primeiros congressos eram voltados para médicos, e apenas alguns outros profissionais participaram.

O congresso realizado em 1991 foi muito importante para mudar isso. Desde aquele congresso, sob a presidência da Dra. Cleia Ruffier, dois novos marcos importantes foram alcançados. Primeiro foi a organização do primeiro processo de certificação para o título de especialista em TNE e TNP. Foi organizado um teste de qualificação, e todos os profissionais interessados na área foram autorizados a submeter-se a ele. Aqueles que conseguiram, receberam um Certificado de Aprovação pela SBNPE, atualmente, Braspen. A segunda importante conquista daquele congresso foi seu tema principal: a nutrição realizada por equipe multiprofissional. Esse aspecto foi muito importante porque, pela primeira vez, a Braspen abriu seu congresso para um público com participação ativa de profissionais não médicos. Nutricionistas, farmacêuticos e enfermeiros participaram ativamente do programa científico. Após esse congresso, o número de membros não médicos da sociedade aumentou acentuadamente.[7]

Em 1981, foi fundado o Grupo de Apoio de Nutrição Enteral e Parenteral (Ganep) – Nutrição Humana na cidade de São Paulo, sob a coordenação do Dr. Dan Waitzberg e colaboradores, representando o primeiro grupo de apoio nutricional não acadêmico a trabalhar com o conceito de uma abordagem multiprofissional em nutrição clínica, com a missão de fornecer assistência nutricional, educação e pesquisa.[7]

Frente ao crescente interesse pela NP e a prevalência elevada da desnutrição, a Aspen criou, em 1975, um comitê científico multiprofissional, voltado a promover atendimento nutricional ao paciente, com melhor qualidade, favorecer educação e pesquisa em TN e metabólica, desenvolver guias para prática de TN e nortear formação de equipes e distribuição das atribuições de diferentes profissionais.

A Aspen, por sua importância, também é instrumento de certificação de profissionais para a prática de TN. Em 1991, pesquisou 1.680 hospitais com mais de 150 leitos nos EUA, e encontrou EMTN em apenas 29% deles.[1]

A Braspen, na gestão de 1993-1997, pesquisou nos hospitais de São Paulo e Rio de Janeiro a aplicação de TNP com enfoque na indicação, produção, uso, custos e formação de equipe multiprofissional. Apenas 20% deles tinham EMTN.[1]

Nesse sentido, a SBNPE verificou que aproximadamente 30% dos pacientes hospitalizados passavam a apresentar certo grau de desnutrição nas primeiras 48 horas iniciais da internação, sendo que, do terceiro ao sétimo dia, esse percentual aumentou cerca de 15 a 60%, quando os pacientes apresentaram período de internação superior a 15 dias.[8]

Após os resultados do Inquérito Brasileiro de Avaliação Nutricional Hospitalar (Ibranutri), o Ministério da Saúde reuniu um grupo composto por profissionais experientes em TN para discutir ações específicas. Com o objetivo de criar subsídios legais para a prevenção da desnutrição no Brasil, foram publicadas, então, a Portaria nº 272[9] e a Resolução da Diretoria Colegiada (RDC) 63,[10] atualizada em 2021 na RDC 503[11] da Agência Nacional de Vigilância Sanitária (Anvisa), estabelecendo requisitos mínimos exigidos para a TNP e TNE, respectivamente. Dessas legislações, surge a obrigatoriedade da instituição nas unidades hospitalares da EMTN. A EMTN é um grupo formal e obrigatoriamente constituído de pelo menos um profissional de cada categoria – médico, nutricionista, enfermeiro e farmacêutico, podendo ainda incluir profissionais de outras categorias, habilitados e com treinamento específico para a prática da TN.[9,11]

Na maioria dos hospitais do Brasil e de alguns países europeus, o acompanhamento nutricional só é oferecido aos pacientes em condições que requerem cuidados especiais e/ou gravemente desnutridos. Sob esse aspecto, o Conselho Europeu desenvolveu uma pesquisa para tentar esclarecer o motivo da falha da intervenção e do atendimento nutricional como rotina, tendo chegado à conclusão de que os principais obstáculos são: falta de tempo, falta de funcionários, falta de conhecimento, não aplicação das diretrizes instituídas pelo Conselho Europeu, falta de responsabilidades definidas e de interesse por parte da administração dos hospitais.[12]

Borba et al.,[13] no estudo intitulado "Perfil do atendimento da EMTN nos hospitais públicos administrados pelo Governo do Estado de São Paulo na cidade de São Paulo", concluíram que, apesar da regulamentação vigente, os hospitais estaduais no município de São Paulo apresentam EMTN instituída, com número de profissionais adequados, protocolos elaborados, porém com dificuldade de execução na rotina hospitalar.

Um fator a ser discutido é o de que os profissionais da saúde têm falta de "olhar nutricional", pois os sinais clínicos podem evidenciar a desnutrição, como em estudo na Dinamarca, que avaliou o conhecimento sobre nutrição, realizado por meio de questionário com 4.512 médicos e enfermeiros na Dinamarca, Suíça e Noruega. O estudo mostrou que o maior problema foi a falta de conhecimento em nutrição. Isso leva a acreditar na falta de consciência dos profissionais da saúde, em relação ao estado nutricional dos pacientes e na carência do ensino de nutrição nas universidades e nos cursos de pós-graduação.[14]

Barrocas, em seu artigo de revisão de 2019,[15] pesquisou a evolução das EMTNs nos EUA nos últimos 40 anos. Descreveu que o sucesso de longo prazo das EMTNs nos hospitais é atribuído a muitos fatores, entre eles a liderança e a experiência dos membros da equipe desde o início da implantação da EMTN. O alto nível de engajamento aos protocolos é promovido pela oferta de educação, oportunidades de crescimento profissional, realização de pesquisas e projetos de qualidade.

A história da EMTN e de seu desenvolvimento científico evoluem positivamente a cada década, porém ainda é necessária a conscientização da equipe de saúde para o atendimento global do paciente em prol da eliminação da iatrogenia nutricional.

TERAPIA NUTRICIONAL E EQUIPE MULTIPROFISSIONAL DE TERAPIA NUTRICIONAL

A TN é o conjunto de procedimentos terapêuticos para manutenção ou recuperação do estado nutricional do paciente por meio da NP ou nutrição enteral (NE), ou, ainda, da oral. Deve ser administrada de modo seguro e eficaz por ser uma terapêutica complexa. É de fundamental importância a atuação da EMTN em todas as fases da terapêutica, desde a avaliação ao monitoramento, de acordo com estudos, diretrizes, portarias e consensos.[9,11]

Com o intuito de chamar a atenção das equipes médicas para a importância da atenção ao cuidado nutricional dos pacientes internados, criou-se a terminologia TN em substituição da conhecida dietoterapia, com o objetivo de diferenciar o atendimento nutricional para a prevenção e o tratamento da desnutrição.[9,10]

O contexto de assistência terapêutica nutricional diz respeito ao conhecimento de como o corpo usa alimentos ou formulações de nutrientes para dar suporte às funções fisiológicas. Em serviços de assistência, a nutrição pode ser oferecida como dieta alimentar: uma combinação de alimentos mais suplementos nutricionais orais; nutrição enteral (por sonda); NP; ou uma combinação de nutrição enteral e/ou parenteral e/ou oral.[16]

Ao contrário da nutrição adequada, está a carência alimentar ou privação alimentar que se manifesta como um estado extremo de exaustão das reservas corporais de macro e micronutrientes. A desnutrição é também caracterizada por efeitos adversos mensuráveis na forma física, função corporal e em resultados clínicos.[17]

A desnutrição é definida como o estado resultante da deficiência de nutrientes que pode causar alterações na composição corporal, funcionalidade e estado mental, com prejuízo no desfecho clínico. Pode ser causada por fatores de privação alimentar, doenças, idade avançada, isolados ou combinados.[18]

Mesmo após os avanços na terapia nutricional, estudos demonstram que, durante a internação, os pacientes apresentam tendência a desenvolver a desnutrição ou pacientes desnutridos podem apresentar uma piora do seu estado nutricional.[8]

Independentemente da gestão hospitalar, um quadro que ainda é frequentemente encontrado em indivíduos hospitalizados é o de desnutrição.[19] Isso porque, durante a hospitalização, diversos fatores podem colaborar com a piora do estado nutricional do paciente. Mesmo assim, a desnutrição é pouco reconhecida e tratada em comunidades de todo o mundo.[8]

Muitas vezes negligenciada, apesar de afetar desfavoravelmente a saúde da população, a desnutrição apresenta como principais complicações: pior resposta imunológica, atraso no processo de cicatrização, risco elevado de complicações cirúrgicas e infecciosas, maior probabilidade de desenvolvimento de lesões por pressão, aumento no tempo de internação e do risco de mortalidade. Fora isso, acarreta considerável aumento dos custos hospitalares.[20]

Trata-se de um dos maiores problemas de saúde pública em países subdesenvolvidos e, também, em nações desenvolvidas.

A taxa de desnutrição varia entre 20 e 50% em adultos hospitalizados, sendo de 40 a 60% no momento da admissão do paciente, isso em países latino-americanos. Durante a hospitalização, pacientes idosos, críticos ou aqueles submetidos a procedimentos cirúrgicos apresentam maior risco de desnutrição, com importante impacto econômico.[21,22]

Ao longo do tempo a nutrição tem sido obscurecida pela medicina terapêutica, muitas vezes por falta de conhecimento dos profissionais da saúde que não focam a importância da nutrição no processo saúde-doença, levando à indicação inadequada, à falta de avaliação nutricional e ao monitoramento pouco frequente, ou ainda pela dificuldade de reconhecimento do paciente que não leva em consideração a relação da nutrição com suas doenças.[23]

Uma revisão sistemática, publicada por Correia,[24] avaliou 66 publicações latino-americanas (12 países, aproximadamente 30 mil pacientes) e confirmou a manutenção da alta prevalência de desnutrição em pacientes hospitalizados. Dado semelhante foi publicado em 1998, extraído do inquérito brasileiro, difundido mundialmente e conhecido como Ibranutri.[8] Esse estudo, promovido e realizado pela Braspen, avaliou 4.000 pacientes internados na rede pública hospitalar de vários estados brasileiros e do Distrito Federal. A prevalência da desnutrição foi de 48,1%, sendo que 12,6% dos pacientes apresentavam desnutrição grave e 35,5%, moderada. Há 20 anos esses dados foram publicados e o cenário permanece imutável até os dias atuais.

Sabendo-se da dificuldade no tratamento da desnutrição hospitalar, bem como na diversidade e complexidade dos fatores relacionados com o monitoramento desses pacientes, a implementação da EMTN pode contribuir para garantir a adequada atenção aos pacientes hospitalizados. A atuação de um conjunto de profissionais com especialidades distintas conflui na integração, harmonização e complementação dos conhecimentos e das habilidades dos diferentes integrantes da equipe, a fim de cumprir o objetivo proposto, que é identificar, intervir e acompanhar o tratamento dos distúrbios nutricionais.[25]

No entanto, a desnutrição é frequentemente encontrada no ambiente hospitalar e muitas vezes negligenciada. Para combater a desnutrição hospitalar, é necessário educar a equipe de saúde e, para isso, a Braspen lançou Campanha "Diga não à desnutrição": 11 passos importantes para combater a desnutrição hospitalar para adultos e a campanha infantil "KIDS" (https://www.diganaoadesnutricao.org/). O objetivo dessa campanha é o de reduzir as taxas de desnutrição por meio de uma série de ações que incluem a triagem, o diagnóstico, o manejo e o tratamento da desnutrição. Para facilitar a maneira de difundir este conhecimento, foi desenvolvido um método mnemônico com a palavra *desnutrição*, abordando cada letra inicial de forma simples, desde o conceito até o tratamento da desnutrição. Dessa forma, o método garante uma integração interdisciplinar, além de averiguar os principais aspectos do cuidado geral do paciente desnutrido.[26]

EQUIPE MULTIPROFISSIONAL DE TERAPIA NUTRICIONAL E SEUS PRINCÍPIOS

A EMTN é um grupo formal[9,11] que tem, dentro de seus objetivos, identificar os doentes com risco nutricional, executar avaliação nutricional e prover TN segura e efetiva, por meio de rotinas e normas bem definidas.[27,28]

Após os resultados alarmantes do Ibranutri,[8] a EMTN foi formalizada e obrigatoriamente instituída nos hospitais brasileiros por imposição da Portaria nº 272 (8 de abril de 1998). Por meio do Regulamento Técnico para Terapia Parenteral,[9] a formação de uma EMTN, atualmente regulamentada pela Anvisa, é obrigatória e regida não só pela Portaria nº 272, mas também pela atualizada Resolução 503 – Regulamento Técnico para Terapia Enteral.[11] Nesse sentido, a Anvisa exige que todo hospital tenha uma EMTN. Os resultados do Ibranutri[8] foram decisivos para convencer o governo brasileiro a regulamentar o reembolso de nutrição enteral e parenteral.

Hoje, milhares de pacientes brasileiros do sistema público de saúde estão recebendo terapia nutricional, porque os hospitais estão sendo reembolsados. É interessante notar que, para ser reembolsado, o hospital precisa ter um registro multidisciplinar da equipe de apoio nutricional composta por membros credenciados pela Braspen.[7]

Mesmo com regulamentação regida criteriosamente, na maior parte dos hospitais brasileiros, a EMTN funciona apenas como uma equipe de apoio, em que a equipe assistencial é que vai conduzir o paciente, e a EMTN apenas estabelece as diretrizes gerais e protocolos de conduta nutricional. Na minoria das unidades hospitalares, a EMTN tem atuação clínica direta, já que atua avaliando os pacientes mediante a solicitação da equipe assistencial.[29]

Apesar da regulamentação, estudo realizado por Bottoni et al.[30] em 235 hospitais de São Paulo detectou que somente 20% apresentavam EMTN. Borba et al.,[13] em estudo desenvolvido na capital de São Paulo, no qual participaram 47,2% instituições hospitalares públicas, demonstrou que a EMTN era instituída em 88,2% das instituições, sendo considerada equipe de apoio em 71,4%, e 13,3% apresentavam profissionais exclusivos para a função.

Desse modo, verifica-se que a presença da EMTN implica o acompanhamento diário dos pacientes, o que permite melhorar a eficiência da equipe e a assistência com evidentes vantagens tanto para o paciente quanto para a instituição.[1]

Um estudo realizado pela Aspen, que avaliou 1.680 unidades hospitalares dos EUA, evidenciou que apenas 29% dos hospitais tinham EMTN. De maneira semelhante, um estudo realizado na Alemanha em 833 hospitais observou que apenas 5,6% dispunham de EMTN. Em 1997, a Braspen realizou um estudo em 232 hospitais brasileiros, e constatou que apenas 20% das unidades hospitalares apresentavam EMTN.[31]

Para a garantia do suporte nutricional adequado, é necessário que haja planejamento e este deve incluir a devida avaliação e monitoramento do estado metabólico e nutricional. Entretanto, estudos demonstram que, quando há falhas nesse esquema e não há o monitoramento adequado por uma EMTN, a avaliação nutricional é feita em cerca de 3 a 7% dos pacientes sob regime de internação. Ao passo que, na presença da EMTN, a porcentagem que corresponde ao número de avaliações nutricionais realizadas sobe para cerca de 37%, podendo atingir até 68% dos pacientes.[32,33]

Com os recursos, tecnologias e técnicas que se desenvolveram e evoluíram nos últimos 50 anos, não se justifica mais, no século XXI, que pessoas que não conseguem comer normalmente, ou de modo algum, morram de inanição. Nesse contexto, EMTN deve ter o compromisso de buscar sempre oferecer TN com qualidade e segurança. Para isso, é necessário que a equipe seja composta por profissionais especialistas e atualizados.[1]

A qualidade do cuidado é fortalecida quando a equipe redige e atualiza seus protocolos e guias para uso e administração de inúmeros produtos nutricionais, assim como controle clínico e da TN.[1] O estudo de Butterworth[34] chamou a atenção para "o esqueleto no armário do hospital", sugerindo que, com pequenas mudanças de atitude, esforços administrativos e apoio financeiro, o quadro da desnutrição iatrogênica poderia ser revertido e gerar grandes economias.

A identificação precoce da desnutrição, por meio de ferramentas validadas, possibilita estabelecer conduta nutricional mais apropriada e o grande desafio é evitar a piora do quadro e tentar recuperar o estado nutricional. Os crescentes conhecimentos entre os profissionais de nutrição e da saúde em geral, aliados aos avanços significativos em nutrição, têm proporcionado atendimento direcionado e especializado ao paciente hospitalizado, o que está associado a melhorias nos desfechos.[35]

ATRIBUIÇÕES DA EQUIPE MULTIPROFISSIONAL DE TERAPIA NUTRICIONAL

Cabe à EMTN estabelecer as diretrizes técnico-administrativas para o adequado atendimento em terapia nutricional, como capacitar os seus membros direta ou indiretamente, por meio de educação continuada, estabelecer protocolos de avaliação nutricional e rotinas que envolvam a TN. Esses protocolos e rotinas devem ser registrados para garantir padronização e qualidade do serviço.[9,11] A adoção de protocolos pela EMTN facilita a identificação do risco nutricional ou da presença de desnutrição e seus fatores de risco. O monitoramento dos resultados diminui as taxas de complicações, assegurando TN mais efetiva, além de evitar custos desnecessários.[36]

A Portaria nº 272[9] e a RDC 503[11] da Anvisa estabelecem requisitos mínimos exigidos para TNP e TNE. Dentre as competências gerais da EMTN estão:

- Estabelecer as diretrizes técnico-administrativas que devem nortear as atividades da equipe e suas relações com a instituição
- Criar mecanismos para o desenvolvimento das etapas de triagem e vigilância nutricional em regime hospitalar, ambulatorial e domiciliar, sistematizando uma metodologia capaz de identificar pacientes que necessitam de TN, a serem encaminhados aos cuidados da EMTN
- Atender às solicitações de avaliação do estado nutricional do paciente, indicando, acompanhando e modificando a TN, quando necessário, em comum acordo com o médico responsável pelo paciente, até que sejam cumpridos os critérios de reabilitação nutricional preestabelecidos
- Assegurar condições adequadas de indicação, prescrição, preparação, conservação, transporte e administração, controle clínico e laboratorial e avaliação final da TN, visando obter os benefícios máximos do procedimento e evitar riscos
- Capacitar os profissionais envolvidos, direta ou indiretamente, com a aplicação do procedimento, por meio de programas de educação continuada, devidamente registrados
- Estabelecer protocolos de avaliação nutricional, indicação, prescrição e acompanhamento da TN
- Documentar todos os resultados do controle e da avaliação da TN visando à garantia de sua qualidade

- Estabelecer auditorias periódicas a serem realizadas por um dos membros da EMTN, para verificar o cumprimento e o registro dos controles e avaliação da TN
- Analisar o custo e o benefício no processo de decisão que envolve a indicação, a manutenção ou a suspensão da TN
- Desenvolver, rever e atualizar regularmente as diretrizes e os procedimentos relativos aos pacientes e aos aspectos operacionais da TN.

A complexidade da TN exige o comprometimento e a capacitação de uma equipe multiprofissional para garantir a sua eficácia e segurança para os pacientes e deve abranger obrigatoriamente as seguintes etapas:[9,11]

- Indicação e prescrição médica
- Prescrição dietética
- Preparação, conservação e armazenamento
- Transporte
- Administração
- Controle clínico-laboratorial
- Avaliação final.

Para o desenvolvimento das atribuições pertinentes à EMTN, a Portaria nº 272 e a RDC 503[9,11] definem a seguintes competências:

Atribuições do coordenador técnico-administrativo

I. Assegurar condições para o cumprimento das atribuições gerais da equipe e de seus profissionais, visando prioritariamente a qualidade e eficácia da TN.

II. Representar a equipe em assuntos relacionados com as atividades da EMTN.

III. Promover e incentivar programas de educação continuada para os profissionais envolvidos na TN, devidamente registrado.

IV. Padronizar indicadores da qualidade para TN para aplicação pela EMTN.

V. Gerenciar os aspectos técnicos e administrativos das atividades de TN.

VI. Analisar o custo e o benefício da TN no âmbito hospitalar, ambulatorial e domiciliar.

Atribuições do coordenador clínico

I. Coordenar os protocolos de avaliação nutricional, indicação, prescrição e acompanhamento da TN.

II. Zelar pelo cumprimento das diretrizes de qualidade estabelecidas nas Boas Práticas na Produção e Administração para Nutrição Enteral e Parenteral.

III. Assegurar a atualização dos conhecimentos técnicos e científicos relacionados com a TN e a sua aplicação.

IV. Garantir que a qualidade dos procedimentos de TN prevaleça sobre quaisquer outros aspectos.

Atribuições do médico

I. Indicar e prescrever a TN.

II. Assegurar o acesso para a TN e estabelecer a melhor via de administração.

III. Orientar os pacientes e os familiares, ou o responsável legal, quanto a riscos e benefícios do procedimento.

IV. Participar do desenvolvimento técnico e científico relacionado ao procedimento.

V. Garantir os registros da evolução e dos procedimentos médicos.

Atribuições do nutricionista

I. Realizar a avaliação do estado nutricional do paciente, utilizando indicadores nutricionais subjetivos e objetivos, com base em protocolo preestabelecido, de modo a identificar o risco ou a deficiência nutricional.

II. Elaborar a prescrição dietética com base nas diretrizes estabelecidas na prescrição médica.

III. Formular a NE estabelecendo a sua composição qualitativa e quantitativa, seu fracionamento segundo horários e formas de apresentação.

IV. Acompanhar a evolução nutricional do paciente em TN, independente da via de administração, até alta nutricional estabelecida pela EMTN.

V. Adequar a prescrição dietética, em consenso com o médico, com base na evolução nutricional e tolerância digestiva apresentadas pelo paciente.

VI. Garantir o registro claro e preciso de todas as informações relacionadas à evolução nutricional do paciente.

VII. Orientar o paciente, a família ou o responsável legal, quanto à preparação e à utilização da NE prescrita para o período após a alta hospitalar.

VIII. Utilizar técnicas preestabelecidas de preparação da NE, que assegurem a manutenção das características organolépticas e a garantia microbiológica e bromatológica dentro de padrões recomendados nas Boas Práticas de Preparação de Nutrição Enteral.

IX. Selecionar, adquirir, armazenar e distribuir criteriosamente os insumos necessários ao preparo da NE, bem como a NE industrializada.

X. Qualificar fornecedores e assegurar que a entrega dos insumos e NE industrializada seja acompanhada do certificado de análise emitido pelo fabricante.

XI. Assegurar que os rótulos da NE apresentem, de maneira clara e precisa, todos os dizeres exigidos.

XII. Assegurar a correta amostragem da NE preparada para análise microbiológica, segundo as Boas Práticas de Preparação de Nutrição Enteral.

XIII. Atender aos requisitos técnicos na manipulação da NE.

XIV. Participar de estudos para o desenvolvimento de novas formulações de NE.

XV. Organizar e operacionalizar as áreas e atividades de preparação.

XVI. Participar, promover e registrar as atividades de treinamento operacional e de educação continuada, garantindo a atualização de seus colaboradores, bem como para todos os profissionais envolvidos na preparação da NE.

XVII. Fazer o registro, que pode ser informatizado, no qual conste, no mínimo: a) data e hora da manipulação da NE; b) nome completo e registro do paciente; c) número sequencial da manipulação; d) número de doses manipuladas por prescrição; e) identificação (nome e registro) do médico e do manipulador; e f) prazo de validade da NE.

XVIII. Desenvolver e atualizar regularmente as diretrizes e procedimentos relativos aos aspectos operacionais da preparação da NE.

XIX. Supervisionar e promover autoinspeção nas rotinas operacionais da preparação da NE.

Atribuições do enfermeiro

I. Orientar o paciente, a família ou o responsável legal quanto à utilização e controle da TNE e TNP.

II. Preparar o paciente, o material e o local para o acesso enteral e parenteral.

III. Prescrever os cuidados de enfermagem na TNE e TNP, em nível hospitalar, ambulatorial e domiciliar.

IV. Proceder ou assegurar a colocação da sonda oro/nasogástrica ou transpilórica.

V. Assegurar a manutenção da via de administração.

VI. Receber a NE/NP e assegurar a sua conservação até a completa administração.

VII. Proceder à inspeção visual da NE e NP antes de sua administração.

VIII. Avaliar e assegurar a administração da NE e NP observando as informações contidas no rótulo, confrontando-as com a prescrição médica.

IX. Avaliar e assegurar a administração da NE e NP, observando os princípios de assepsia, de acordo com as Boas Práticas na Administração da Nutrição Enteral e Parenteral.

X. Detectar, registrar e comunicar à EMTN e ou o médico responsável pelo paciente, as intercorrências de qualquer ordem técnica e ou administrativa.

XI. Garantir o registro claro e preciso de informações relacionadas à administração e à evolução do paciente quanto ao: peso, sinais vitais, tolerância digestiva e outros que se fizerem necessários.

XII. Garantir a troca do curativo e ou fixação da sonda enteral e parenteral, com base em procedimentos preestabelecidos.

XIII. Participar e promover atividades de treinamento operacional e de educação continuada, garantindo a atualização de seus colaboradores.

XIV. Elaborar e padronizar os procedimentos de enfermagem relacionadas a TNE e TNP.

XV. Participar do processo de seleção, padronização, licitação e aquisição de equipamentos e materiais utilizados na administração e controle da TNE e TNP.

XVI. Zelar pelo perfeito funcionamento das bombas de infusão.

XVII. Assegurar que qualquer outra droga e ou nutriente prescritos sejam administrados na mesma via de administração da NE e NP, conforme procedimentos preestabelecidos.

Atribuições do farmacêutico

I. De acordo com os critérios estabelecidos pela EMTN, adquirir, armazenar e distribuir, criteriosamente, a NE e NP industrializada, quando essas atribuições, por motivos técnicos e ou operacionais, não forem da responsabilidade do nutricionista.

II. Participar da qualificação de fornecedores e assegurar que a entrega da NE e NP industrializada seja acompanhada de certificado de análise emitido pelo fabricante, no caso de atendimento ao inciso anterior.

III. Participar das atividades do sistema de garantia da qualidade, respeitadas suas atribuições profissionais legais.

IV. Participar de estudos para o desenvolvimento de novas formulações para NE e NP.

V. Avaliar a formulação das prescrições médicas e dietéticas quanto à compatibilidade físico-química droga-nutriente e nutriente-nutriente.

VI. Participar de estudos de farmacovigilância com base em análise de reações adversas e interações droga-nutriente e nutriente-nutriente, a partir do perfil farmacoterapêutico registrado.

VII. Organizar e operacionalizar as áreas e atividades da farmácia.

VIII. Participar, promover e registrar as atividades de treinamento operacional e de educação continuada, garantindo a atualização dos seus colaboradores.

Acidentes na TNE ou TNP estão sujeitos às disposições previstas no Código de Defesa do Consumidor, Lei nº 8.078, de 11 de setembro de 1990, e, em especial, nos artigos 12 e 14, que tratam da responsabilidade pelo produto e serviço, independentemente da responsabilidade criminal e administrativa. O descumprimento de suas determinações constitui infração de natureza sanitária, sujeitando o infrator a processo e penalidades previstas na Lei nº 6.437, de 20 de agosto de 1977, ou instrumento legal que venha a substituí-la, sem prejuízo das responsabilidades penal e civil cabíveis.[11]

IMPORTÂNCIA DA EQUIPE MULTIPROFISSIONAL DE TERAPIA NUTRICIONAL

Existem inúmeras vantagens na existência de EMTN instituída.[29] A importância da EMTN é relatada em diversos estudos e tem a capacidade de melhor selecionar os pacientes que necessitam de terapia nutricional, podendo garantir a qualidade da terapia nutricional e a uniformidade do cuidado ao enfermo, evitando terapia nutricional inadequada, reduzindo os riscos de complicações associadas à nutrição enteral e parenteral, promovendo melhora do quadro clínico e diminuindo o tempo de hospitalização, além de evitar custos desnecessários com materiais e dietas.[37]

Desde a década de 1970, diversos estudos mostraram vantagens e melhores resultados relacionados à aplicação de TN quando realizada por EMTN. Essas vantagens são relacionadas à redução de complicações, de custos e melhor adequação nutricional.[13]

A normatização de condutas, seguimento de protocolos, controle adequado, entre outras atribuições da EMTN, reduziram a sepse por cateter e complicações gerais, metabólicas, gastrintestinais e mecânicas.[13]

No Brasil, um dos principais problemas do Sistema Único de Saúde (SUS) é a falta de leitos, o que reforça a importância da avaliação nutricional para identificar precocemente e reverter a desnutrição, procurando melhorar a qualidade do tratamento, além de reduzir a morbimortalidade e os custos por meio da rotatividade dos leitos.[38] O estudo econômico teórico realizado pela Braspen em hospitais pertencentes à rede SUS indicou que o investimento em terapia nutricional gera aumento de número de leitos hospitalares disponíveis, por meio da redução do tempo de internação, levando a um decréscimo nos custos totais.[39]

A multidisciplinaridade da equipe aumenta a qualidade do cuidado nutricional, proporcionando melhores resultados clínicos.[40] Os custos com esses cuidados são menores do que os gerados por complicações oriundas da desnutrição. O acompanhamento da EMTN diminuiu a taxa de infecção de cateter venoso central em 50% e aumentou em 6 dias o seu uso. Os gastos com o tratamento da sepse superam os gastos com a qualificação de profissionais.[41]

Estudos que comparam a utilização dos métodos de prevenção da desnutrição, na presença da equipe multiprofissional, mostram que há uma diminuição das complicações metabólicas, mecânicas, bem como a redução da incidência de infecções. Além disso, alguns autores observaram também que a presença da EMTN trouxe alterações nos seguintes aspectos: aumentou a frequência com que eram realizadas as avaliações nutricionais, proporcionou maior adequação na oferta de nutrientes, houve também a indicação mais apropriada de NP e diminuiu os custos hospitalares.[42] A economia nos custos da terapia nutricional relacionada com a formação da EMTN pode ser justificada por fatores como: redução do desperdício no preparo, padronização das prescrições e uso de equipamentos adequados.[43]

Seol et al.[44] investigaram a prática da atuação da equipe de suporte nutricional formada por nutricionista, médico, enfermeiro e farmacêutico avaliando as razões e os fatores de risco que derivaram para reconsultas durante o período de internação, com inclusão de 2.505 pacientes em uso de terapia nutricional. O estudo demonstrou a importância da atuação da equipe multiprofissional, pois estabelecia metas conforme a necessidade do paciente.

Em uma revisão sistemática realizada em pacientes com falência intestinal, o atendimento multidisciplinar por uma equipe multiprofissional levou a menos complicações, incluindo infecção, distúrbios eletrolíticos e melhor sobrevida para pacientes que recebem NP de curto e longo prazos. Além disso, levou a uma diminuição de prescrições inadequadas de NP de curta duração e, consequentemente, a uma redução significativa de custos.[45]

Oliveira et al.[46] relataram redução da mortalidade relacionada à doença após a instalação de um programa multidisciplinar de reabilitação intestinal para crianças diagnosticadas com falência intestinal entre zero e 365 dias com 0,6 óbito por 3 meses. Uma metanálise incluindo 233 crianças realizada por Stanger et al.,[47] em 2013, examinando o efeito de programas de reabilitação multidisciplinares para crianças com falência intestinal, também encontraram um aumento na sobrevida geral do paciente (risco relativo [RR] = 1,22, intervalo de confiança [IC] = 1,04 a 1,42; p = 0,005). A análise multivariada de Jeppesen et al.,[48] em 2014, mostrou uma razão de risco de 5,6 para risco de morte se um paciente adulto fosse atendido por uma equipe multiprofissional inexperiente, em comparação com uma equipe multiprofissional experiente. Em crianças foi observada uma razão de risco de 2,5 para risco de morte, se uma equipe de cuidados nutricionais estivesse ausente durante o manejo. Todos esses estudos corroboram a importância da existência de uma EMTN, seja pelo seu objetivo ou *expertise* em todos os grupos de pacientes em uso de terapia nutricional.

O cuidado nutricional é um processo que envolve etapas distintas e inter-relacionadas que devem ser fornecidas em uma sequência sistemática.[49] O objetivo é fornecer cuidados nutricionais abrangentes a todos os pacientes, com atenção especial à prevenção ou ao tratamento de pacientes com desnutrição relacionada à doença.[50-52] O objetivo final da intervenção nutricional é o impacto positivo nos resultados clínicos, incluindo o aumento da sobrevida. Apesar disso, os cuidados nutricionais nos hospitais e após a alta hospitalar, muitas vezes, são implementados de forma insuficiente e geralmente não fazem parte do cuidado holístico do paciente.[53,54] Entre os motivos citados para a subimplementação dos cuidados nutricionais estão a falta de conscientização sobre a desnutrição, baixa educação dos profissionais da saúde,[55-59] a falta de reembolso de tratamentos nutricionais e a falta de uma política de saúde pública relevante.[18,60] A desnutrição relacionada à doença e aos seus cuidados nutricionais são questões amplamente desconhecidas entre os formuladores de políticas públicas[18] e geralmente não são encontradas nas agendas de políticas de saúde nacionais ou globais.

Sendo assim, no dia 5 de setembro de 2022, em sessão principal durante o 44º Congresso da Espen, foi lançada a Declaração Internacional sobre o Direito Humano ao Cuidado Nutricional, denominada "Declaração de Viena".[51] Seu objetivo é promover o reconhecimento do direito humano ao cuidado nutricional para todas as pessoas, com ou sem risco de desnutrição relacionada à doença, e o respeito pela dignidade humana, de acordo com as leis internacionais, direitos humanos e bioética (https://www.instagram.com/p/CigFaNMu4 GA/).

A assistência nutricional foi elevada à categoria de direito humano em estreita relação com dois direitos fundamentais bem reconhecidos: o direito à alimentação e o direito à saúde.

A Declaração de Viena traz cinco princípios que a norteiam:[51]

- Políticas de saúde pública devem fazer com que o cumprimento do direito à alimentação e ao cuidado nutricional sejam um eixo fundamental na luta contra a desnutrição relacionada à doença

- A educação e pesquisa em nutrição clínica é um eixo fundamental do respeito e o cumprimento do direito ao cuidado nutricional
- Princípios éticos e valores em nutrição clínica, incluindo justiça e equidade no acesso à atenção nutricional, são a base para o direito à atenção nutricional
- O cuidado nutricional requer uma cultura institucional que siga princípios/valores éticos e uma abordagem interprofissional
- O empoderamento do paciente é um facilitador essencial para as ações necessárias.

Todos esses dados sobre a atuação da EMTN demonstram que o aspecto mais relevante da existência de uma EMTN é a garantia do exercício de uma TN segura e eficiente.[13]

REFERÊNCIAS BIBLIOGRÁFICAS

As referências consultadas para a elaboração deste capítulo estão disponíveis *online* no Ambiente de aprendizagem do GEN.

COMO CITAR ESTE CAPÍTULO

ABNT
BORBA, L. G. Atuação em equipe multiprofissional de terapia nutricional. *In*: ROSSI, L.; POLTRONIERI, F. (org.). *Tratado de Nutrição e Dietoterapia*. 2. ed. Rio de Janeiro: Guanabara Koogan, 2023. p. 974-980.

VANCOUVER
Borba LG. Atuação em equipe multiprofissional de terapia nutricional. In: Rossi L, Poltronieri F (Orgs.). Tratado de nutrição e dietoterapia. 2. ed. Rio de Janeiro: Guanabara Koogan; 2023. p. 974-80.

CAPÍTULO

87

Terapia Nutricional Oral, Enteral e Parenteral

Ana Lúcia Chalhoub Chediác Rodrigues • Fabiana Ruotolo • Silmara Rodrigues Machado

INTRODUÇÃO

A prevalência de desnutrição tem sido relatada entre 20 e 50% dos pacientes hospitalizados.[1] Na América Latina, até 60% dos pacientes apresentam desnutrição no momento da admissão, mas apenas 5 a 8% destes são identificados. Desnutrição relacionada à doença aumenta significativamente complicações infecciosas e não infecciosas, e em idosos e em pacientes críticos, essa condição piora progressivamente.[2] Esse quadro torna os indivíduos incapazes de se adaptarem a situações de estresse, consequentemente, a morbidade chega a dobrar quando comparada a indivíduos nutridos e com a mesma patologia, ou seja, o estado nutricional (EN) influi diretamente no desfecho clínico do paciente. A desnutrição leva a maior tempo de hospitalização, maior risco de complicações, reinternações frequentes, aumento da mortalidade e reflete em alto custo hospitalar.[3,4]

A detecção precoce da desnutrição, por meio de ferramentas validadas, e o início da terapia nutricional (TN) mais apropriada possibilitam prevenir a desnutrição ou minimizar seus efeitos, levando a uma melhora no cuidado e na qualidade de vida em pacientes hospitalizados. A TN consiste em um conjunto de procedimentos terapêuticos estabelecidos para manter ou recuperar o EN dos pacientes por meio da nutrição oral, enteral e/ou parenteral.[5] A escolha da via de administração mais segura e adequada é uma das primeiras preocupações dos profissionais da saúde.[6]

É sabido que, ao fornecer TN a um paciente, a via oral (VO) é a opção preferida, mas muitas condições médicas agudas e crônicas, como disfagia ou níveis reduzidos de consciência, não permitem o uso de nutrição oral. Nesses casos, a nutrição enteral (NE) deve ser administrada para suprir as necessidades nutricionais do paciente.[7] Em alguns casos, a NE também poderá estar contraindicada, sendo possível oferecer nutrição parenteral (NP). Há também a possibilidade em haver uma combinação de NE e NP, que é chamada de nutrição parenteral suplementar.[8]

Dentre outras inúmeras atribuições, o nutricionista tem um papel importante como responsável por elaborar e adequar a prescrição dietética com base na evolução nutricional e tolerância digestiva apresentadas pelo paciente, bem como nas diretrizes estabelecidas na prescrição médica; formular a NE estabelecendo a sua composição qualitativa e quantitativa, seu fracionamento segundo horários e formas de apresentação; acompanhar a evolução nutricional do paciente em TN, independentemente da via de administração, até alta nutricional.[9]

TERAPIA NUTRICIONAL ORAL

A terapia nutricional oral (TNO) é a administração de nutrientes, por meio de suplementos nutricionais orais, e que tem como objetivo buscar a manutenção e a recuperação do EN do paciente.[10]

A TNO é indicada quando a alimentação convencional ou modificada não é suficiente para atender as necessidades nutricionais devido à redução na ingestão e/ou na absorção de nutrientes ou para o monitoramento específico para determinadas doenças.[10] A alimentação VO é a mais indicada e fisiológica. Para que ocorra a indicação de TNO, o trato digestório deve estar total ou parcialmente funcionante.[11]

No ambiente hospitalar a aceitação alimentar pode ser afetada por diversos fatores devido à condição clínica em que o paciente se encontra. A dieta oral deve ser individualizada, respeitando hábitos e restrições alimentares, e que favoreça a adequada ingestão alimentar.[12]

A prescrição dietética deve garantir as necessidades de macro e micronutrientes, atendendo à demanda de atividade física, tolerância gastrintestinal, risco de realimentação, condição clínica e metabólica.[13] Em geral, a prescrição dietética deve atender às recomendações diárias, conforme descrito na Tabela 87.1.

Estudos apontam que, mesmo tendo um planejamento adequado da dieta, 70% dos pacientes acompanhados apresentam ingestão abaixo do recomendado.[14]

Profissionais da equipe assistencial devem acompanhar a aceitação alimentar, em que muitas vezes a equipe de enfermagem realiza avaliação quantitativa e o nutricionista realiza análise qualitativa em relação às recomendações/necessidades nutricionais. Os profissionais devem ser treinados para identificar pacientes que necessitem de monitoramento e ter habilidade de realizá-lo por meio de métodos de registro alimentar. A equipe de copa adequadamente treinada, assim como pacientes e cuidadores, podem auxiliar na aplicação e no preenchimento da ingesta alimentar. Importante registrar aceitação alimentar das principais refeições como café da manhã, almoço, lanche da tarde e jantar.[5]

A diretriz da Sociedade Brasileira de Nutrição Parenteral e Enteral (SBNPE/Braspen) propõe o uso de uma figura que demonstre a composição da bandeja e as porcentagens da aceitação alimentar, classificando em excelente, adequada, regular/inadequada, baixa e recusa/muito baixa, conforme Figura 87.1.[5]

Os inquéritos alimentares são instrumentos de grande importância na avaliação do consumo alimentar. Eles produzem dados qualitativos e quantitativos, pelos quais é possível observar os hábitos alimentares inadequados com a finalidade de corrigi-los e, além disso, implantar programas de educação alimentar como forma de prevenção e tratamento de determinadas doenças. As técnicas utilizadas para estimar a ingestão dietética podem ser classificadas em dois grupos: avaliação da ingestão atual (recordatórios e registros) e avaliação do consumo habitual de grupos

Tabela 87.1 Necessidades nutricionais para pacientes em suplementação nutricional oral (SNO).

Necessidades	Recomendação
Oferta calórica	25 a 35 kcal/kg/dia
Oferta proteica	1,2 a 2 g/kg/dia
Necessidades hídricas	30 a 35* mℓ/kg/dia

*Com possibilidade de perdas extras por drenos ou fístulas. Adaptada de Matsuba et al.[5] (2021).

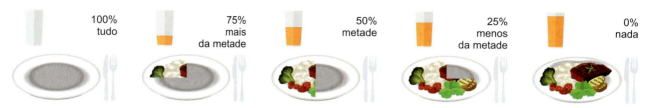

Figura 87.1 Controle quantitativo de consumo alimentar. Adaptada de Matsuba et al.[5] (2021).

específicos de alimentos, buscando-se correlação com alguma doença (história dietética e questionário de frequência alimentar). Vários estudos têm demonstrado variabilidade entre os métodos aplicados na determinação da ingestão diária de energia e nutrientes, o que pode representar um problema na interpretação dos dados encontrados. Os inquéritos alimentares não devem ser utilizados isoladamente, pois não são capazes de fornecer todas as informações sobre o EN do paciente. Esses inquéritos podem ser aplicados junto a outros indicadores, como, por exemplo, os bioquímicos, antropométricos, socioeconômicos e clínicos, com o objetivo de aumentar a precisão do diagnóstico nutricional. Tipos de inquéritos alimentares:[15]

- Recordatório de 24 horas
- Questionário de frequência alimentar
- História alimentar
- Registro alimentar de 24 horas ou de 3, 7 ou 10 dias.

O cálculo de calorias e proteínas ingeridas pelo paciente norteará as metas de cuidado nutricional com a TNO. O EN pode ser afetado se a aceitação alimentar for menor que 60% das necessidades nutricionais diárias por 3 dias e a suplementação nutricional oral (SNO) ou TN especializada deve ser considerada.[5]

Revisões sistemáticas e metanálises demonstram que a SNO contribui para melhora da ingestão e do peso corpóreo, associados à melhora da funcionalidade e à redução da morbimortalidade.[5]

A SNO é constituída por soluções densas em energia e nutrientes que são fornecidas como líquidos prontos para beber, cremes ou suplementos em pó que podem ser preparados como bebidas ou adicionados a bebidas e alimentos.[12]

A indicação da SNO deve ser considerada nas seguintes condições clínicas:[16]

- Desnutrição
- Pacientes em risco nutricional
- Ingestão alimentar abaixo das necessidades individualizadas diárias (< 75% do valor energético total [VET] por período superior a 3 dias)
- Situações hipercatabólicas (aumento da demanda de produção de novas células/novos tecidos, processo inflamatório, infeccioso, cicatricial ou cirúrgico).

A SNO pode beneficiar muitos pacientes, promovendo melhores desfechos clínicos e melhor qualidade de vida. Conforme a diretriz da European Society for Clinical Nutrition and Metabolism (Espen) sobre Geriatria de 2019, os idosos têm indicação de TNO.[17] Com o objetivo de atingir as necessidades nutricionais, a equipe multimodal e multidisciplinar deve realizar intervenção nutricional em idosos, melhorando sua capacidade funcional, peso corporal e resultados clínicos. Outro perfil de paciente que se beneficia com este suporte é o oncológico, por apresentar maior risco de desnutrição e perda de massa muscular. Atenção também deve ser dada aos pacientes crônicos, como os com doenças inflamatórias intestinais, que levam a ingestão oral insuficiente e má absorção intestinal.[5,18]

Suplementação artesanal oral

Os suplementos ofertam energia, proteína e outros nutrientes, sendo um bom meio para suprir as necessidades nutricionais comprometidas.[19]

São obtidos a partir da modulação de ingredientes dietéticos com ou sem acréscimo de módulos. O acréscimo de módulos contribui para o aumento da densidade calórico-proteica das preparações convencionais. Atenção deve ser dada à quantidade utilizada de módulos de lipídios ou de carboidratos, pois podem causar distúrbios digestivos/absortivos, dependendo da tolerância do paciente.

A indicação e a formulação devem ser realizadas pelo nutricionista, adequando-se às preferências alimentares do paciente. As vantagens do uso do suplemento artesanal oral são por apresentar baixo custo, proporcionar variedade de receitas, utilizar alimentos *in natura*, maior participação do paciente, familiares e/ou cuidadores na elaboração da receita e melhor palatabilidade ajustada às preferências do paciente.

Suplementação industrializada

Os suplementos nutricionais orais comercialmente disponíveis se apresentam originalmente com sua composição definida em pó (para reconstituição em leite, água ou outros líquidos), prontos para consumo ou na forma cremosa. A decisão pelo uso do suplemento com ou sem presença de lactose, sacarose ou fibras dependerá da situação clínica do paciente, bem como do conforto digestivo após a ingestão do suplemento. Como o suplemento passará pelo estômago, as limitações relacionadas à osmolaridade da fórmula devem ser consideradas apenas em situações específicas, como síndrome de *dumping*.[5,20]

As variadas formas de apresentação, texturas e sabores contribuem para melhorar o manejo nutricional na prática clínica e adesão do paciente ao suplemento. Não há consenso na literatura quanto ao melhor horário de consumo do suplemento, mas sabe-se que não devem ser ofertados próximo de grandes refeições, pois o objetivo da SNO é complementar a ingestão calórica e proteica e não a reduzir.[21]

A suplementação oral com densidade calórica alta e volume reduzido é mais bem aceita pelo paciente, especialmente em algumas situações clínicas que seriam dificilmente contornadas com os alimentos e suplementos convencionais.

Módulos de nutrientes como ômega-3, glutamina, fibras, aminoácidos (AA), lipídios, vitaminas e minerais também são alternativas de suplementações para atingir necessidades nutricionais de determinado nutriente ou para atingir objetivo específico de algum procedimento e/ou tratamento.[20]

Técnica dietética: uma grande aliada da suplementação nutricional oral

O uso por período prolongado, e a monotonia de sabores podem levar a baixa aceitação e até suspensão do suplemento. A utilização de técnicas culinárias para melhorar apresentação, consistência e aroma dos suplementos oferecidos é uma alternativa importante para estimular a ingestão e reduzir o desperdício. Essas receitas padronizadas pela instituição hospitalar, quando compartilhadas com os pacientes e cuidadores, auxiliam na continuidade da SNO em domicílio.

A atuação do nutricionista em conjunto com *chef* de cozinha é fundamental para a manutenção da suplementação oral, evitando a indicação de uma TN enteral e/ou parenteral (Tabela 87.2).

Evidências da terapia nutricional oral

A TNO proporciona redução significativa de complicações como infecções, diminuição relevante das internações hospitalares e da mortalidade da doença.[22]

Segundo estudo realizado em 2019 pela Academy of Nutrition and Dietetics, nos EUA, o uso de suplemento oral foi associado a uma redução de 38,8% na reinternação hospitalar em geral, 46,1% de pacientes oncológicos e 58,8% daqueles que estavam na unidade de terapia intensiva (UTI). Além disso, o uso de suplementos reduz os gastos com consultas médicas, medicamentos e com uma nova hospitalização, além de trazer mais praticidade para o dia a dia de quem ainda está se recuperando após um período internado.[23]

Estudo de Waitzberg et al.[24] reforça a importância do uso da VO com suplementos nutricionais como primeiro passo da TN para pacientes com risco de desnutrição ou desnutridos após realizar avaliação clínica e nutricional. No entanto, identificaram que essa prática tem sido pouco adotada na rotina hospitalar, o que impacta negativamente os desfechos clínicos, gerando, consequentemente, alto custo para o sistema de saúde.

O uso de suplementos nutricionais melhora a tolerância ao tratamento e a qualidade de vida, além de reduzir a hospitalização e os custos, pois aumenta a oferta calórico protcica, contribuindo para a melhora de ingestão alimentar, peso e composição corporal.[25]

TERAPIA NUTRICIONAL ENTERAL

No que se refere à terapia nutricional enteral (TNE), em conformidade com a Resolução de Diretoria Colegiada (RDC) nº 503, de 27 de maio de 2021, fica definido que é um alimento indicado para fins especiais, com ingestão controlada de nutrientes, na forma isolada ou combinada, de composição definida ou estimada, especialmente formulada e elaborada para uso por sondas ou VO, industrializado ou não, utilizado exclusiva ou parcialmente para substituir ou complementar a alimentação oral em pacientes desnutridos ou não, conforme suas necessidades nutricionais, em regime hospitalar, ambulatorial ou domiciliar, visando a síntese ou manutenção dos tecidos, órgãos ou sistemas.[9]

A TNE deve ser iniciada, no paciente ambulatorial e hospitalizado com alto risco nutricional ou desnutrido, imediatamente após a primeira consulta com profissionais da saúde. Em pacientes críticos, a NE deve ser iniciada dentro de 24 a 48 horas, ou seja, de forma precoce, para promover a integridade da mucosa intestinal e a modulação da resposta imune sistêmica.[5,11]

As metas nutricionais devem ser definidas, planejadas logo após a avaliação nutricional com equipe multiprofissional especializada e seu monitoramento deve ser diário, ajustando sempre que for necessário para atingir as necessidades nutricionais diárias, respeitando a tolerância do paciente à terapia. O registro

Tabela 87.2 Indicações da terapia nutrição enteral.

Indicações
• Trato gastrintestinal está total ou parcialmente funcionante
• Impossibilidade de o paciente se alimentar (VO está contraindicada) ou aceitação da dieta VO < 60% de suas necessidades nutricionais diárias, por período de 1 a 2 semanas
• Presença de estabilidade hemodinâmica para início da terapia

VO, via oral. Adaptada de Cederholm et al.[12] (2017); Singer et al.[27] (2019).

deve ser realizado no prontuário do paciente, de forma clara e objetiva para que toda equipe que presta assistência consiga compreender o planejamento e dê sequência no acompanhamento, assim como o paciente e/ou responsável possam ter bom entendimento dos processos que estão sendo realizados. Em pacientes hospitalizados com desnutrição ou com excesso de peso, pode ser necessário um tempo maior de TNE para atingir as metas propostas.

A equipe especializada para definir e acompanhar pacientes com TNE deve ser formada minimamente por médicos, nutricionistas, enfermeiros, farmacêuticos, podendo ainda incluir profissionais de outras categorias, habilitados e com treinamento específico para a prática da terapia nutricional. O nutricionista é o responsável pela prescrição dietoterápica que deve contemplar o tipo e a quantidade dos nutrientes requeridos pelo paciente, considerando seu estado mórbido, EN e necessidades nutricionais e condições do trato digestório, conforme RDC nº 503, de 27 de maio de 2021.[9]

Disponibilizar apoio psicológico aos pacientes e familiares contribui para melhor aceitação desta terapia e, consequentemente, contribui para melhores desfechos clínicos. Os pacientes, familiares e/ou cuidadores têm papel fundamental nos cuidados, colaborando para segurança dos processos, promovendo o atingimento das metas propostas.

Vias de administração

A dieta enteral pode ser administrada pelas duas maneiras (Figura 87.2) descritas a seguir:

- Sonda oroenteral/nasoenteral: colocação da sonda pela região da boca ou nasal, em posição gástrica, duodenal ou jejunal
- Ostomias: sonda é fixada em um orifício, onde será administrada a dieta, geralmente em posição gástrica (gastrostomia) ou jejunal (jejunostomia).

A escolha do acesso enteral deve partir da seguinte avaliação:

- Cognição (risco de aspiração)
- Comodidade do paciente
- Condições de absorção do trato gastrintestinal
- Duração da TNE.[11]

A posição da sonda gástrica pré-pilórica é mais fisiológica, ideal para pacientes com motilidade gástrica preservada e é fácil de ser posicionada. O paciente apresenta melhor tolerância, suporta maior volume e variedade de fórmulas de dietas enterais. A posição entérica/pós-pilórica, é indicada para TNE precoce; seu posicionamento requer profissionais bem treinados, há menor risco de aspiração da dieta e permite nutrir pacientes com alteração da motilidade gástrica.[28]

As técnicas disponíveis para acesso enteral são amplas, porém a mais utilizada tem sido a laparoscopia endoscópica. Após a colocação de uma sonda enteral, o posicionamento

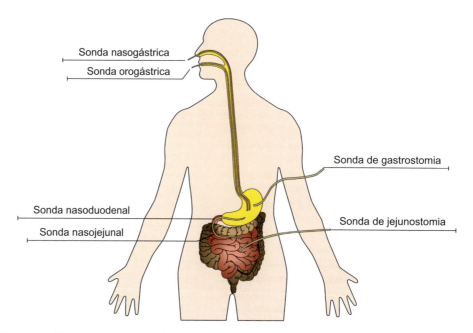

Figura 87.2 Vias de administração de dieta enteral. Adaptada de Ogliari e dos Santos [26] (2021).

deve ser certificado por um controle radiológico, exame relevante visto que pode minimizar as complicações pulmonares e aumentar a colocação bem-sucedida da sonda.

Quando a TNE for indicada por longos períodos, deve-se preferir a via de administração por gastrostomia ou jejunostomia. A gastrostomia pode ser contraindicada na presença de risco grave de aspiração e carcinoma ou obstrução na região pilórica. A jejunostomia é contraindicada quando houver enterite actínica ou doença de Crohn ou por presença ou risco de obstrução distal.

Métodos e técnicas de administração

A NE pode ser administrada pelos dois métodos descritos a seguir:

- Método intermitente gravitacional: volume, horário (fracionado), tempo e gotejamento predeterminados por meio de equipo gravitacional ou por seringa em bolos, esta última indicada quando a sonda está posicionada no estômago[11,29]
- Método intermitente com bomba de infusão (BI): volume, horário, tempo e gotejamento predeterminados por meio de BI. O uso da BI está indicado tanto para ambiente domiciliar quanto no hospitalar, por controlar melhor o gotejamento, evitando sobrecarga de volume.[5,11]

Complicações da terapia nutricional enteral

Pacientes e familiares devem ser esclarecidos quanto aos objetivos, benefícios e riscos da TNE.[30]

Complicações resultantes da TNE podem ocorrer, como as gastrintestinais, mecânicas e metabólicas, conforme detalhado na Tabela 87.3. Todas as complicações podem ser contornáveis, mas podem levar a suspensão temporária da dieta, redução do aporte das necessidades nutricionais individuais do paciente, retardando a recuperação do paciente e elevando os gastos do tratamento.

A Figura 87.3 representa o algoritmo para escolha da via de alimentação no adulto.

Sistema de infusão

Existem duas formas de apresentação: sistemas aberto e fechado. As duas são benéficas aos pacientes. No entanto, o sistema fechado apresenta menor risco de contaminação e reduz desperdício da dieta.

O sistema aberto exige manipulação prévia da dieta à sua administração; pode ser reconstituída com água ou módulos e apresenta validade de até 4 horas após o preparo.[35]

O sistema fechado consiste em uma dieta envasada industrialmente, estéril, acondicionada em recipiente hermeticamente fechado e apropriado para conexão ao equipo de administração. O volume do frasco pode variar de 500 a 1.500 mℓ, elaborado principalmente para reduzir o tempo de manuseio e, consequentemente, o risco de contaminação. Em ambiente hospitalar, as principais diretrizes endossam que o sistema fechado é o mais indicado por reduzir a contaminação, garantir o adequado aporte calórico proteico e favorecer o quadro gastrintestinal vigente.[5]

Classificação das fórmulas enterais

A partir da determinação das necessidades de energia e proteínas, determina-se a fórmula enteral, considerando a densidade energética e a concentração proteica e, consequentemente, estabelecendo-se o volume diário. Com relação aos aspectos relacionados à TNE, consideram-se o sistema de infusão e a complexidade de nutrientes.

As fórmulas podem conter nutrientes *in natura* e/ou industrializados. Dependendo da composição das formulações, podem ser classificadas em grupos, conforme demonstrado na Tabela 87.4.

No que se refere à complexidade dos nutrientes, vale ressaltar que a fórmula polimérica é prescrita nos casos em que o trato gastrintestinal se encontra íntegro, com funcionamento normal. Quando as capacidades digestiva e absortiva se encontram diminuídas indicam-se as fórmulas oligoméricas ou elementares, que facilitam a digestão e a absorção.

Na década de 1990, a adição de fibras às fórmulas enterais foi fortemente recomendada. Kamarul Zaman et al.[39] realizaram

Tabela 87.3 Complicações da terapia nutricional enteral.

Gastrintestinais	Mecânicas	Metabólicas
Diarreia Definição: 3 ou mais episódios de evacuações líquidas mais que 300 mℓ/dia ou eliminação de fezes moles ou líquidas mais que 3 vezes em um período de 24 h. Sua incidência é relatada entre 2,3 e 68%. De início a TNE não deve ser suspensa. Reduzir volume nas próximas 24 h e aumentar gradativamente após melhora; adequar formulação da nutrição enteral; adequar quantidade de fibra (solúvel/insolúvel) na dieta; persistindo o quadro, o médico deve solicitar exame de fezes para identificar a causa infecciosa ou inflamatória; analisar medicações prescritas como antibióticos, laxativos ou soluções hiperosmolares. A suspensão ou pausa da dieta deve ser considerada após todos os monitoramentos anteriores terem sido feitos e persistir o quadro de diarreia	**Relacionadas à sonda** Sangramento e perfusão da traqueia, do parênquima e do trato digestório: treinar equipe para adequado monitoramento da localização e fixação da sonda; uso de sondas maleáveis e de pequeno calibre; troca da sonda periodicamente; indicar gastro ou jejunostomia quando houver previsão de uso prolongado	Hiponatremia: causada por hiperidratação. Alterar fórmula da dieta e restringir hidratação Hiponatremia: causada por oferta hídrica inadequada. Aumentar volume de hidratação Retenção hídrica: causada por síndrome da realimentação.* Adequar a oferta de nutrientes e reduzir a oferta de sódio na dieta
Distensão abdominal, náuseas, refluxo e vômitos Com um episódio de refluxo ou vômito há indicação da suspensão da NE. Reduzir volume da dieta e controlar o volume de água nos intervalos; rever gotejamento; a administração da dieta deve ser em temperatura ambiente; checar posicionamento da sonda; posicionar o paciente em um ângulo de 45°	**Aspiração pulmonar** Analisar associação com uso de fármacos procinéticos; manter cabeceira da cama elevada a 45°	Hiperglicemia: causada por oferta excessiva de energia. Insulina insuficiente. Ajustar a oferta energética e a dosagem de insulina
Cólicas, sensação de empachamento e flatulência Preferir fórmulas isotônicas, sem lactose e normolipídicas; reduzir volume da dieta; rever gotejamento da dieta	**Obstrução da sonda** Lavagem da sonda após administração da dieta (20 a 30 mℓ) A incidência de obstrução da sonda tem sido relatada como elevada, variando de 3,5 a 52%	Hipopotassemia: causada por síndrome de realimentação ou quadro de diarreia. Repor potássio e monitorar o quadro de diarreia Hiperpotassemia: causada pela oferta excessiva de potássio ou por insuficiência renal. Há necessidade de ajustar a fórmula da dieta
Obstipação Definição: menos de 3 evacuações por semana, segundo critérios de Roma II, fezes endurecidas em pelo menos 25% das evacuações Aumentar hidratação; adequar quantidade de fibra (solúvel + insolúvel)		

*Síndrome de realimentação ocorre após jejum prolongado em pacientes desnutridos ou após processos catabólicos graves. Geralmente ocorre nas primeiras 72 horas após o início da dieta enteral ou parenteral e acomete até um terço dos pacientes. Adaptada de Vieira et al.[31] (2021); Siqueira e Melo[32] (2021); Stephen[33] (2016).

uma metanálise que reforça os benefícios do uso de fibras para minimizar a diarreia em pacientes recebendo TNE, principalmente naqueles não criticamente enfermos. Entretanto, o uso de prebióticos em diarreia moderada ainda apresentou dados inconclusivos.

As fórmulas apresentam diferentes características de composição. A escolha deve ser realizada com base na composição, de acordo com as necessidades nutricionais individuais do paciente. Com tantas opções de formulações enterais disponíveis no Brasil, deve-se analisar as informações nutricionais com cautela, a fim de selecionar uma fórmula que apresente melhor custo-benefício, potencialize a resposta e amplie as possibilidades de sucesso na terapia nutricional.

Decisão para seleção da nutrição enteral

A seleção da fórmula enteral deve ser realizada por profissional competente em conhecimento clínico e nutricional, capaz de adequá-la às necessidades nutricionais individuais do paciente. Atualmente o mercado disponibiliza uma grande diversidade de fórmulas enterais. Entretanto, o critério essencial para selecionar adequadamente o que deve ser administrado pela sonda enteral baseia-se em dados clínicos, entre eles a capacidade digestiva e absortiva, o EN e o estado metabólico do paciente. Ao selecionar deve-se considerar densidade energética, presença ou não de fibras, grau de hidrólise da proteína e do lipídio, distribuição energética do lipídio e do carboidrato, além da restrição ou acréscimo de nutrientes específicos.[40]

Tipos de fórmula quanto ao teor de macronutrientes

Carboidratos

São responsáveis por fornecer cerca de 45 a 75% do valor calórico total da dieta enteral e têm alto poder sobre a viscosidade da dieta (Tabela 87.5). Aparecem na forma de mono, di, oligo e polissacarídeos, e suas principais fontes são frutose, glicose, sacarose, maltodextrina e amido de milho. A mistura entre fontes de carboidratos simples e complexos é comum, o que permite uma osmolaridade mais baixa e reduz o risco de diarreia osmótica. Os oligossacarídeos têm sido muito utilizados por serem mais facilmente digeridos e absorvidos, mesmo em condições de síndrome de má absorção.

Fibras

Exemplos de fibras utilizadas nas fórmulas enterais: fibras solúveis (fibra de aveia, goma guar parcialmente hidrolisada, inulina, goma-arábica, fruto-oligossacarídeos) e insolúveis (fibra de soja, de trigo, celulose microcristalina). A análise da composição das fibras nas fórmulas enterais é muito importante, visto que algumas fontes são indicadas para o controle da diarreia enquanto outras, para o tratamento da obstipação intestinal.[41] Segundo Cardoso et al.,[36] a quantidade de fibras varia de 12 a 22 g/ℓ.

Proteínas

As proteínas correspondem a 10 a 20% do VET da dieta.[42] A principal fonte de proteína é o caseinato de cálcio, a proteína isolada de soja e a proteína isolada do soro do leite. Sua presença

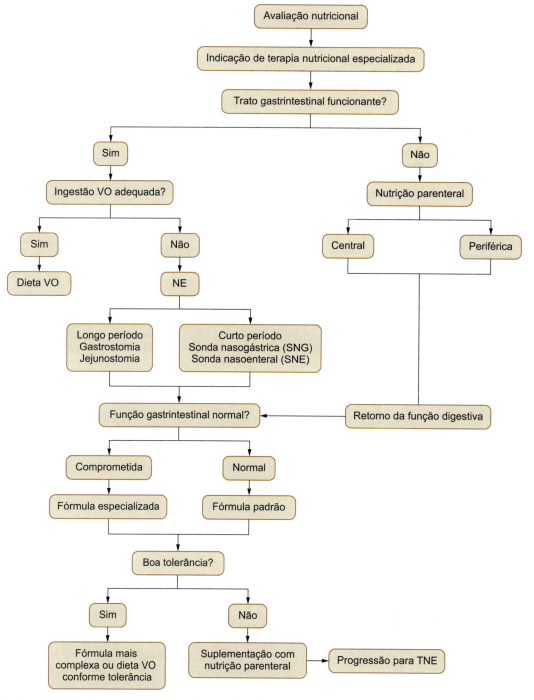

Figura 87.3 Algoritmo para escolha da via de alimentação no adulto. *NE*, nutrição enteral; *TNE*, terapia nutricional enteral; *VO*, via oral. Adaptada de White et al.[34] (2012).

não está vinculada ao fornecimento de calorias, mas sim ao provimento de AA, para retenção nitrogenada para aumento da massa muscular. Para tanto, se faz necessário que haja adequado fornecimento de energia.

A TNE bem planejada deve fornecer a quantidade de AA adequada à condição clínica e metabólica do paciente. Estudos demonstram que o balanço nitrogenado positivo está em torno de 150 calorias não proteicas para cada grama de nitrogênio, 150:1 a 180:1.[43]

É possível adicionar AA em fórmulas padrão; no entanto, essa adição é somente permitida para corrigir proteínas incompletas quando comparadas à proteína de referência, em quantidades não superiores àquelas necessárias para atingir a quantidade de AA essenciais da proteína de referência.[38]

Na Tabela 87.6 estão listados os valores de AA essenciais da proteína de referência.

Lipídios

São os nutrientes de maior densidade calórica, correspondendo a 30 a 41% do VET, excetuando as fórmulas enterais hipolipídicas. Os lipídios podem ser disponibilizados em sua forma intacta, como triglicerídeos de cadeia longa (TCL) extraídos de óleos de milho e girassol, carne bovina, óleo de peixe; triglicerídeos de cadeia média (TCM) extraídos da gordura de coco são absorvidos no duodeno; e os de cadeia curta (TCC).

Tabela 87.4 Classificação das fórmulas enterais.

Quanto a	Fórmulas	Especificações
Forma de preparo	Artesanal ou semiartesanal	Produzidas manualmente preparadas à base de alimentos *in natura*, minimamente processados e/ou processados ou mistura desses com produtos industrializados
	Industrializadas	Produzidas industrialmente. Prontas para uso (pó ou líquida). Todas as fórmulas de nutrição enteral precisam ser registradas na Anvisa antes de sua comercialização.
Apresentação (fórmulas industrializadas)	Pó para reconstituição (sistema aberto)	Necessitam de água ou outro diluente para serem reconstituídas
	Líquidas semiprontas (sistema aberto)	Reconstituídas industrialmente, mas exigem manipulação prévia à administração
	Líquidas prontas para uso (sistema fechado)	Envasadas e mantidas em bolsas os frascos, necessitando apenas serem ligadas ao equipo
Indicação (fórmulas industrializadas)	Fórmulas padrão	Fornecem os nutrientes em quantidades adequadas, com base nas recomendações para população saudável. A fórmula deve conter obrigatoriamente proteínas, lipídios, carboidratos, vitaminas e minerais. Nutrientes que podem ser adicionados opcionalmente, dentro dos limites estabelecidos, são: fibra alimentar, flúor, taurina, carnitina e inositol
	Fórmulas modificadas	Formulação modificada e/ou enriquecida em relação aos requisitos de composição estabelecidos para a fórmula padrão para nutrição enteral, que implique ausência, redução ou aumento dos nutrientes, adição de substâncias não previstas ou de proteínas hidrolisadas
	Módulos de nutrientes	Compostos por um dos principais grupos de nutrientes: carboidratos, lipídios, proteínas, fibras alimentares ou micronutrientes (vitaminas e minerais). No caso das proteínas, pode ser constituído por proteínas intactas, hidrolisadas ou aminoácidos, isolados ou associados. Com relação aos micronutrientes, o módulo pode ser constituído por vitaminas ou por minerais, isolados ou associados
Densidade energética	Normocalórica	Densidade calórica maior ou igual a 0,9 kcal/mℓ e menor ou igual a 1,2 kcal/mℓ
	Hipercalórica	Densidade calórica superior a 1,2 kcal/mℓ a 2 kcal/mℓ
	Hipocalórica	Densidade calórica inferior a 0,9 kcal/mℓ
Quantidade de proteínas	Normoproteica	Quantidade de proteínas maior ou igual a 10% e menor que 20% do valor energético total
	Hiperproteica	Quantidade de proteínas igual ou superior a 20% do valor energético total
	Hipoproteica	Quantidade de proteínas inferior a 10% do valor energético total
Complexidade de nutrientes	Poliméricas	Macronutrientes encontram-se sob sua forma intacta
	Oligoméricas/semielementares	Macronutrientes encontram-se sob sua forma parcialmente hidrolisada. Peptídios e oligopeptídios (di/tripepitídios)
	Hidrolisadas/elementares	Macronutrientes encontram-se sob sua forma totalmente hidrolisada. Aminoácidos
Presença elementos específicos	Lácteas ou isentas de lactose	–
	Com fibras ou isentas de fibras	–
	Módulos de nutrientes	–
Osmolaridade*	Hipotônica	280 a 300 mOsm/kg de água
	Isotônica	300 a 350 mOsm/kg de água
	Levemente hipertônica	350 a 550 mOsm/kg de água
	Hipertônica	550 a 750 mOsm/kg de água
	Acentuadamente hipertônica	750 mOsm/kg de água

*Osmolaridade: concentração osmótica calculada de um líquido expressa em miliosmoles por litro (mOsm/ℓ) da solução. Adaptada de Cardoso et al.[36] (2018); Brasil[37] (2020); Anvisa[38] (2019).

Tabela 87.5 Características da dieta em relação ao carboidrato.

Normoglicídica	≥ 45% e/ou ≤ 75% do VET
Sem lactose	Menor que 25 mg/100 kcal
Sem adição de sacarose	Isenta de sacarose

VET, valor energético total. Adaptada de Brasil[37] (2020).

A Tabela 87.7 demonstra a quantidade de ácidos graxos permitidos nas fórmulas enterais padrão.

Vitaminas e sais minerais

A recomendação da ingestão diária deve ser conforme as RDA (do inglês *Recommended Dietary Allowance*). No entanto, o profissional deve avaliar as condições clínicas e a doença de base do

Tabela 87.6 Quantidade de aminoácidos essenciais da proteína de referência.

Aminoácidos	mg de aminoácido/g de proteína
Histidina	15
Isoleucina	30
Leucina	59
Lisina	45
Metionina + cistina	22
Fenilalanina + tirosina	38
Treonina	23
Triptofano	6
Valina	39

Adaptada de Brasil[37] (2020).

Tabela 87.7 Quantidade de ácidos graxos permitidos nas fórmulas enterais padrão.

Ácidos graxos *trans*	≤ 1% do VET do produto
Ácidos graxos monoinsaturados	≤ 20% do VET do produto
Ácidos graxos poli-insaturados n-6	≥ 2% e ≤ 9% do VET do produto
Ácidos graxos poli-insaturados n-3	≥ 0,5% e ≤ 2% do VET do produto
Soma das quantidades de ácidos graxos láurico, mirístico e palmítico	≤ 10% do VET do produto
Soma das quantidades de ácidos eicosapentaenoico (EPA) e docosaexaenoico (DHA)	≤ 100 mg/100 kcal

VET, valor energético total. Adaptada de Brasil[37] (2020).

paciente. A maioria das dietas enterais no mercado apresenta quantidades adequadas desses nutrientes e, conforme RDC nº 401, de 21 de julho de 2020,[37] a fórmula não deve conter valores inferiores aos limites mínimos e não deve ultrapassar os valores máximos dispostos na Tabela 87.8.

Água

Importante ressaltar que a quantidade de água das fórmulas enterais está relacionada com a densidade calórica. A recomendação total de líquidos a ser administrada varia de 24 a 40 mℓ/kg de peso/dia. Esta recomendação varia de acordo com a faixa etária e o estado de hidratação.

Conservação da nutrição enteral

De acordo com RDC nº 503, de 27 de maio de 2021,[9] o nutricionista é responsável pela manutenção da qualidade da NE até a sua entrega ao profissional responsável pela administração e deve orientar e treinar os funcionários que realizam o seu transporte.

A temperatura ideal para conservação da dieta enteral em sistema aberto, após envase, é de 2°C a 8°C. O sistema aberto não deve ficar exposto em temperatura ambiente por mais de 4 horas, devendo ser descartada após este período, conforme RDC nº 503, de 27 de maio de 2021.[9]

O degelo da dieta em sistema aberto deve ocorrer em temperatura ambiente, sem incidência da luz solar por aproximadamente 30 minutos antes da infusão no paciente.

A validade da dieta será de acordo com a informação do fabricante e essa informação deve ser contida no rótulo do frasco.

A água utilizada para diluição de fórmulas enterais deve ser mineral ou filtrada e isenta de contaminantes, não sendo recomendada a adição de módulos ao sistema aberto, pelo alto risco de contaminação.[28]

NUTRIÇÃO PARENTERAL

A NP é considerada um tipo de terapia nutricional intravenosa, sendo categorizada como NP total (exclusiva), quando atende integralmente as necessidades nutricionais do paciente, e como NP suplementar, sendo indicada para os que apresentam comprometimento da digestão e absorção pelo trato digestório ou que não são capazes de atingir as necessidades nutricionais por via enteral ou oral.[44]

Já faz mais de meio século desde que a NP foi introduzida pela primeira vez. No passado, as fórmulas eram ricas em glicose, uma vez que as emulsões lipídicas não estavam disponíveis,

Tabela 87.8 Quantidades de vitaminas e minerais permitidas para fórmula padrão para nutrição enteral.

Vitaminas (unidade)	Limite mínimo/100 kcal	Limite máximo/100 kcal
Ácido fólico (mcg)*	12	30
Ácido pantotênico (mg)	0,25	0,72
Biotina (mcg)	1,5	5,2
Colina (mg)	28	175
Niacina (mg)	0,8	3,9
Riboflavina (mg)	0,07	0,54
Tiamina (mg)	0,06	0,55
Vitamina A** (mcg RE)	30	150
Vitamina B₁₂ (mcg)	0,12	1,8
Vitamina B₆ (mg)	0,07	5
Vitamina C (mg)	2,3	100
Vitamina D (mcg)	0,25	2,5
Vitamina E (mg)	0,5	50
Vitamina K (mcg)	3,3	21
Minerais (unidade)	**Limite mínimo/100 kcal**	**Limite máximo/100 kcal**
Cálcio (mg)	50	125
Cloro (mg)	29	180
Cobre (mg)	45	500
Cromo (mg)	1,8	10
Ferro (mg)	0,7	2,3
Fósforo (mg)	35	200
Iodo (mg)	6,5	55
Magnésio (mg)	13	34
Manganês (mg)	0,12	0,55
Molibdênio (mg)	2,3	100
Potássio (mg)	80	327
Selênio (mcg)	1,7	20
Sódio (mg)	29	115
Zinco (mg)	0,35	2

*Fator de equivalência: 1 mcg de ácido fólico equivale a 1,7 mcg de folato. **Fator de equivalência: 1 mcg betacaroteno = 0,167 mcg RE. Adaptada de Brasil[37] (2020).

e as proteínas eram principalmente grandes e não utilizadas adequadamente. Ao longo do tempo, com os avanços da tecnologia, mudanças e melhorias significativas foram feitas para tornar as fórmulas mais fisiológicas e acessíveis, com menos efeitos colaterais significativos. Além disso, o melhor entendimento das necessidades dos pacientes permitiu que as soluções de nutrição parenteral fossem individualizadas de acordo com a condição clínica.[45]

Segundo a Portaria nº 272,[46] NP é considerada uma solução ou emulsão composta basicamente de carboidratos, AA, lipídios, vitaminas e minerais, estéril e apirogênica, acondicionada em recipiente de vidro ou plástico. Vale ressaltar que todos os requisitos mínimos exigidos para a terapia nutricional parenteral (TNP) estão descritos na Portaria,[46] a qual determina que, para execução, supervisão e avaliação permanente em todas as etapas, é condição formal e obrigatória a constituição de uma equipe multiprofissional.

É de responsabilidade do nutricionista avaliar os indicadores nutricionais subjetivos e objetivos, com base em protocolo preestabelecido, de forma a identificar o risco ou a deficiência nutricional e a evolução de cada paciente, até a alta nutricional estabelecida pela Equipe Multiprofissional de Terapia Nutricional (EMTN); avaliar qualitativa e quantitativamente as necessidades de nutrientes baseadas na avaliação do EN do paciente; acompanhar a evolução nutricional dos pacientes em TN, independentemente da via de administração; garantir o registro, claro e preciso, de informações relacionadas à evolução nutricional do paciente.[46]

No ambiente hospitalar, o farmacêutico está envolvido nos processos de seleção, padronização e especificação para aquisição das nutrições parenterais. Compete ao farmacêutico emitir parecer técnico na compra ou contratação de serviços e monitorar os gastos referentes à utilização de NP de acordo com a disponibilidade financeira da instituição.[46]

Tipos de nutrição parenteral

Industrializada

O sistema *All-in-One* (AiO), também conhecido como "pronto para uso", é uma nutrição em bolsas bi ou tricompartimentadas, contendo glicose e AA para serem misturados imediatamente antes da infusão intravenosa, rompendo os selos de separação entre as partes da bolsa. A emulsão lipídica é misturada com um conjunto de transferência imediatamente antes da administração. As vitaminas e os oligoelementos não estão disponíveis na bolsa, devendo ser administrados separadamente.[7,47]

Manipulada

Também conhecida como "personalizada" ou individualizada, é nutrição individualizada, para atender as necessidades nutricionais específicas de um único paciente, sendo preparadas manualmente por profissionais farmacêuticos em ambiente hospitalar ou por empresas terceirizadas.[47]

Segundo Matsuba et al.,[5] não existem evidências clínicas de qual tipo de apresentação de soluções de NP seja mais adequado ao paciente. Deve-se verificar a condição clínica de cada paciente e a padronização disponível na instituição.

Vantagens e desvantagens entre nutrição industrializada e manipulada

Entre as vantagens das nutrições industrializadas estão o fornecimento simultâneo de todos os nutrientes, a comprovação de ser estéril, a redução dos erros de prescrição, o fácil armazenamento e disponibilidade imediata para uso, dispensando o uso de geladeira.

Dentre as desvantagens estão não permitir a individualização da terapia, pois há uma quantidade de macronutrientes e líquidos fixos/padrão, sem presença de vitaminas e oligoelementos, podendo ser contraindicada para pacientes com insuficiência renal, hepática, graves alterações hidreletrolíticas.[48,49]

Em relação às nutrições manipuladas, uma das principais vantagens é permitir flexibilidade e individualização das prescrições, atendendo as necessidades de cada paciente, principalmente em condições especiais, necessidade de restrição hídrica, neonatologia e pediatria. A administração dos componentes reduz o risco de complicações metabólicas e minimiza a manipulação de vias de acesso venoso.[48,49]

No que se refere às desvantagens, apesar de dispensar local de estocagem, é necessário controle da operacionalização relacionada ao transporte e armazenamento até administração e controle de temperatura. A validade após o preparo geralmente é de 48 horas dentro de geladeira exclusiva em uma temperatura de 2 a 8°C, e de 24 horas em temperatura ambiente, após instalada no paciente. O custo é maior, podendo apresentar maior risco de erros de prescrição.[48,49]

Após instalados os dois tipos de nutrições (industrializadas ou manipuladas no paciente), a validade é de 24 horas.[50]

Indicações

A situação hemodinâmica estável do paciente é um pré-requisito importante para a utilização de nutrientes, qualquer que seja a via escolhida. Assim, antes do início da NP, as funções vitais devem ser estabilizadas.[51]

A principal indicação de NP é para pacientes com insuficiência intestinal (síndrome do intestino curto, doenças inflamatórias intestinais, pseudo-obstrução intestinal, enterite por radiação), fístulas intestinais de alto débito, obstrução intestinal grave e em prematuros com doença e trato gastrintestinal ainda não totalmente desenvolvido.[47]

A NP é a única via de administração em pacientes criticamente enfermos com isquemia mesentérica, hemorragia intestinal, diarreia intratável, vômitos incontroláveis, íleo paralítico, peritonite e pancreatite grave.[47]

Iniciar a NP após 7 dias para pacientes adultos estáveis e bem nutridos que não conseguiram receber 50% das necessidades estimadas VO ou enteral.[52]

Segundo Weimann et al.,[53] a NP também tem alta relevância no tratamento da desnutrição e na prevenção de complicações no período perioperatório, sendo que no pré e pós-operatório (7 a 10 dias antes e/ou após a cirurgia) a oferta da NP melhora o resultado pós-operatório em pacientes com desnutrição grave, que não podem ser alimentados VO/enteral.[54] A NP também é usada em pacientes com câncer com efeitos colaterais (mucosite, estomatite, esofagite) relacionados à toxicidade da quimioterapia ou radioterapia influenciando significativamente a ingestão de alimentos VO/enteral por mais de 7 dias[55] e, em geral, para prevenir e tratar a desnutrição que levaria a interrupção/atraso do tratamento, com influência negativa no prognóstico individual.[56] Em pacientes queimados, a NP também é uma alternativa indicada nos casos em que NE não supre as necessidades atuais ou em que esteja contraindicada.[57]

Resumidamente, as principais indicações da NP são:

- Síndrome do intestino curto
- Doenças inflamatórias intestinais
- Enterite por radiação
- Fístulas intestinais de alto débito
- Obstrução intestinal
- Prematuros que ainda não desenvolveram por completo o trato digestório
- Desnutrição – de forma suplementar
- Pré e pós-operatório – desnutrição grave
- Câncer – toxicidade ao tratamento
- Isquemia mesentérica
- Hemorragia intestinal
- Diarreia intratável
- Vômitos incoercíveis
- Íleo paralítico
- Peritonite

- Pancreatite grave
- Insuficiência intestinal crônica
- Queimados.[44,58]

No que se refere à duração da NP, esta pode ser ao longo da vida, como, por exemplo, em pacientes com insuficiência intestinal crônica, bem como temporária ou paliativa em outras condições clínicas.[44]

Há situações em que a NP deve ser contraindicada, a saber:

- Choque circulatório não controlado
- Hipoxemia não controlada
- Acidose não controlada
- Sangramento do trato digestório superior não controlado
- Refluxo do conteúdo aspirado > 500 mℓ/6 horas
- Isquemias, obstrução intestinal, síndrome compartimental abdominal e fístula de alto débito sem acesso distal para alimentação.[27]

Vias de administração

A escolha do melhor tipo de cateter dependerá de alguns fatores, como duração da terapia, característica da solução de NP e condição do acesso venoso. Além disso, deve considerar idade, comorbidades e histórico da terapia anterior, caso tenha recebido.[5]

A NP geralmente é administrada em um vaso de grande diâmetro, normalmente a veia cava superior ou o átrio direito, acessado pela veia jugular ou subclávia. Os dispositivos de acesso venoso central geralmente têm um único lúmen, mas estão disponíveis cateteres de duplo ou triplo lúmen para permitir o monitoramento simultâneo e a administração de NP e um ou mais agentes terapêuticos incompatíveis com misturas de NP. A NP também pode ser administrada através de um cateter central de inserção periférica (PICC), que pode ter também um ou mais lumens, ou através das veias periféricas.[5,50,59]

A osmolaridade da solução parenteral é um dos fatores importantes que determinam a viabilidade da NP periférica.

Geralmente, as soluções de NP com uma osmolaridade > 900 mOsmol/ℓ são administradas em veias centrais com fluxo arterial elevado, uma vez que a infusão periférica resultaria provavelmente em tromboflebite, caracterizada por vermelhidão, sensação de queimação e trombose rápida.[60]

A NP administrada por via central pode atender as necessidades nutricionais, pois a tolerância do vaso a soluções hiperosmolares geralmente não é uma limitação.[59]

A NP por via periférica tem a indicação para uso de curto prazo, por um período máximo 10 a 14 dias, como nutrição suplementar ou período de transição quando não for possível a passagem de um cateter central.[52]

Insumos

Carboidratos

Os carboidratos são os substratos preferenciais para a produção de energia, devendo ser oferecidos em quantidade suficiente, a fim de evitar o catabolismo proteico. A velocidade de infusão de glicose (VIG) representa a quantidade de glicose ofertada em mg/kg/minuto. Nos adultos recomenda-se que a infusão de glicose não ultrapasse a 5 mg/kg/dia e, em pacientes estáveis, 7 mg/kg/dia.[59]

A administração de carboidratos em pacientes críticos deve ser realizada de forma mais cautelosa, pois é comum haver maior resistência à insulina e hiperglicemia, que são secundárias ao estresse. O fornecimento excessivo de calorias proveniente da glicose está associado, além da hiperglicemia, a produção aumentada de CO_2, lipogênese aumentada, necessidade aumentada de insulina. Assim, é reforçado que a recomendação de glicose administrada nesses pacientes não deve exceder 5 mg/kg/min.[27]

Em média, a quantidade de calorias provenientes dos carboidratos da bolsa de NP pode variar entre 45 e 60% do VET.

Existem 2 tipos de glicose que são utilizados nas nutrições parenterais: anidra e monoidratada. A glicose anidra contém 3,75 cal a cada 1 grama e a glicose monoidratada contém 3,4 cal a cada 1 g. As concentrações podem variar de 2,5 a 70%, porém as mais prescritas são de 10 ou 50% para administração em cateter central.[61]

Soluções de glicose disponíveis nas nutrições parenterais:

- Glicose a 50% – cada 100 mℓ contém 50 g de glicose
- Glicose a 10% – cada 100 mℓ contêm 10 g de glicose.

Aminoácidos

Em pacientes em NP, a ingestão de proteínas é atendida pelo fornecimento de soluções de AA livres estéreis intravenosas. Em caso de carência crônica de um ou mais AAs, alguma síntese proteica e, consequentemente, funções vitais podem ser comprometidas. No caso de oferta inadequada, serão utilizados AAs musculares, com consequente redução da massa muscular e atrofia. As proteínas musculares estão em constante renovação, com síntese e degradação contínua de novas proteínas. Os AAs decorrentes da quebra de proteínas e aqueles fornecidos de fora formam o chamado "*pool* de nitrogênio ou aminoácidos", uma grande mistura de todos os AAs disponíveis para a síntese de novas proteínas, moléculas não proteicas de nitrogênio e produção de energia. Além disso, quando o fornecimento externo de AA está em falta por algum tempo, uma porção de AA pode ser fornecida pelo chamado *pool* de nitrogênio lábil. Cada grama de AA equivale a 4 cal.[52]

As soluções de AA podem ser classificadas em soluções padrões e especiais contendo entre 13 e 20 AAs combinados entre essenciais e não essenciais. Vale lembrar que alguns AAs não essenciais podem ser considerados condicionalmente essenciais.[62]

A Tabela 87.9 mostra a classificação dos AAs.

Em média a quantidade de calorias provenientes dos AAs da bolsa de NP podem variar entre 10 e 20% do VET.[51]

Tabela 87.9 Classificação do aminoácidos.

Aminoácidos essenciais	Aminoácidos não essenciais	Aminoácidos condicionalmente essenciais
Fenilalanina	Ácido aspártico	Histidina
Isoleucina	Ácido glutâmico	Cisteína
Leucina	Alanina	Taurina
Lisina	Asparagina	Tirosina
Metionina		Glicina
Treonina		Prolina
Triptofano		Serina
Valina		Glutamina
		Arginina

Adaptada de Farmoterápica[63] (2015).

Aminoácidos totais

A solução de AAs totais pode ser prescrita entre 3 e 20%.[51] Seguem exemplos de diluições de soluções de AA disponíveis nas nutrições parenterais:

- AA a 10% – cada 100 mℓ contêm 10 g de AA
- AA a 15% – cada 100 mℓ contêm 15 g de AA.

Aminoácidos ramificados

Os AAs ramificados, segundo Fisher, podem ser prescritos a pacientes com encefalopatia hepática graus 3 e 4.[59] Soluções de AAs ramificados disponíveis nas nutrições parenterais:

- AA ramificado segundo Fisher a 8% – cada 100 mℓ contêm 8 g de glicose.[63]

Glutamina

A L-glutamina (Gln) é o AA livre não essencial mais abundante no plasma. Utiliza como substrato o metabolismo da glicose, participa da regulação do metabolismo da amônia, balanço ácido-básico, atua como substrato na síntese das bases nitrogenadas purina e pirimidina, é precursora da glutationa e modula o fluxo de carbono e nitrogênio no organismo, que são essenciais para os linfócitos e enterócitos.[64]

Em pacientes críticos instáveis e também naqueles que apresentam insuficiência hepática e renal, a glutamina não deve ser administrada por via parenteral.

Stehle et al.,[65] em metanálise incluindo pacientes mais estáveis, demonstraram vantagem do uso da glutamina quando administrada em um período menor de 14 dias.

Segundo Grau et al.,[66] a recomendação para suplementação de L-glutamina é de 0,2 a 0,3 g/dia em pacientes críticos, demostrando, por meio de ensaios clínicos, que esta dose trouxe benefícios em relação a diminuição de complicações infecciosas, redução de custos e mortalidade.

Em pacientes instáveis e complexos de UTI, particularmente naqueles que sofrem de insuficiência hepática e renal, o dipeptídio GLN parenteral não deve ser administrado.[27]

Soluções de glutamina livre disponíveis nas nutrições parenterais:

- Solução de L-alanina e L-glutamina a 20% = cada 100 mℓ desta solução contêm 8,2 g de L-alanina e 13,46 g de L-glutamina.[63]

Emulsão lipídica

As emulsões lipídicas são componentes importantes da NP, servindo como fonte de energia, ácidos graxos essenciais, modulando uma variedade de funções biológicas, incluindo respostas inflamatórias e imunológicas, coagulação e sinalização celular.[67]

A infusão intravenosa de emulsões constitui a principal fonte de energia não glicídica de alta densidade calórica (9 kcal/g) e de ácidos graxos essenciais para pacientes em NP.[68]

Os ácidos graxos provenientes dessas emulsões lipídicas participam do transporte de vitaminas lipossolúveis e podem ser utilizados para a síntese de estruturas da membrana celular, hormônios e outros biomediadores lipídicos ativos.[68]

Em relação à composição de ácidos graxos das emulsões lipídicas, recentes recomendações indicaram uma mistura destes ácidos graxos, incluindo TCM, representado pelo óleo de coco; TCL, que são os ácidos graxos poli-insaturados das séries ômega-3, ômega-6, representados pelo óleo de peixe e óleo de soja (ácido linolênico e ácido linoleico, respectivamente), e ácidos graxos monoinsaturados da série ômega-9, representados pelo óleo de oliva.[67]

Os ácidos graxos poli-insaturados podem ser administrados individualmente ou em combinação com TCM.[69,70]

O balanceamento desses vários tipos de ácidos graxos é importante, pois pode influenciar vias de síntese de eicosanoides, pró e anti-inflamatórios.

Em média, a quantidade de calorias provenientes dos lipídios da bolsa de NP varia entre 20 e 35% do VET, tendo como recomendação de 1 a 2 g/kg/peso.[51]

Em pacientes críticos, os lipídios, incluindo os de fontes não nutricionais, devem ser administrados de 1 a 1,5 g/kg/dia, neste limite máximo, e devem ser adaptados à tolerância individual.[27]

Emulsão lipídica à base de óleo de soja

É fonte de ácidos graxos poli-insaturados, contendo grande quantidade de ácido linolênico (ômega-6). Segundo Manzanares et al.,[71] doses excessivas de ômega-6 podem influenciar o sistema imunológico, promovendo reações inflamatórias sistêmicas e aumentar a produção de mediadores pró-inflamatórios como as prostaglandinas e os leucotrienos e induzir a imunossupressão.

Emulsão lipídica à base de TCL/TCM

Contém uma mistura de TCM e TCL (ômega-6), porém este último em menor quantidade, apresentando uma purificação mais rápida, na qual influencia de forma positiva o sistema imunológico.[72]

Emulsão lipídica à base de óleo de oliva

É fonte de ácidos graxos monoinsaturados (ômega-9), ácido oleico. É uma emulsão mais estável quanto à peroxidação lipídica,[73] reduzindo o estresse oxidativo e aumentando o efeito anti-inflamatório.[74]

Óleo de peixe

É fonte de ômega-3, ácido eicosapentaenoico (EPA) e ácido docosaexaenoico (DHA).

Emulsão lipídica contendo óleo de peixe demostra benefícios clínicos, por meio de supressão de mediadores inflamatórios e ativação de vias envolvidas na resolução do quadro inflamatório, como redução do risco de infecção e duração da ventilação mecânica, assim como diminuição do tempo de permanência na UTI e nas unidades de internação, em pacientes cirúrgicos e críticos que necessitam de NP.[70]

A emulsão lipídica com óleo de peixe a 10% contém 27 g de EPA (20:5, ômega-3) e 59 g de DHA (22:6, ômega-3) na proporção de 1:8 de ácidos graxos poli-insaturados ômega-6:ômega-3.[73]

Emulsões lipídicas parenterais podem ser enriquecidas com óleo de peixe em doses de 0,1 a 0,2 g/kg/dia.[69]

Emulsão lipídica à base de SMOF

SMOF é o acrônimo para os componentes da emulsão lipídica (óleo de soja, TCM, óleo de oliva e óleo de peixe [*fish*]). Trata-se de uma mistura desses tipos de óleo além de tocoferol, sugerindo mais vantagens quando comparada a outros tipos de emulsões lipídicas.[75]

Soluções de emulsões lipídicas disponíveis nas nutrições parenterais

As emulsões lipídicas estão disponíveis no mercado nas concentrações de 10 e 20%, contendo 1,1 cal/mℓ e 2 cal/mℓ, respectivamente. Essas concentrações são:

- Emulsões lipídicas a 10 e 20% (TCL), compostas por óleo de soja (100%)
- Emulsões lipídicas a 20% (TCM/TCL), compostas por 50% de óleo de soja e 50% de óleo de coco

- Emulsões lipídicas (TCL) compostas por 20% de óleo de oliva e 80% de óleo de soja.
- Emulsões lipídicas a 20% (TCM/TCL), compostas por 40% óleo de soja, 40% de óleo de coco, 10% de óleo de oliva e 10% de óleo de peixe
- Emulsões lipídicas a 20% (TCM/TCL), compostas por 30% óleo de soja, 30% de óleo de coco, 25% de óleo de oliva e 15% de óleo de peixe.[63]

As emulsões lipídicas, devido a terem baixa osmolaridade, podem ser administradas por via periférica ou central, associada ou não aos outros insumos como a glicose ou os AAs.[50]

Na administração de emulsões lipídicas, o tempo máximo de infusão deve ser de até 24 horas para as formulações manipuladas e a velocidade máxima de infusão, quando em administração isolada, deve ser de 100 mℓ/h para emulsão a 10% e 50 mℓ/hora para as de concentração a 20%, por no mínimo 6 horas, não ultrapassando 12 horas. A infusão rápida pode causar sobrecarga volêmica e do sistema reticuloendotelial, piorando função pulmonar, quadros de hepatomegalia e plaquetopenia.[50]

Micronutrientes

Todas as prescrições de NP devem incluir uma dose diariamente de vitaminas e oligoelementos, seja ela dentro da bolsa da nutrição ou de forma separada, caso tenha sido prescrita uma bolsa de nutrição industrializada.[59,69]

Os micronutrientes (vitaminas e oligoelementos) exercem inúmeras funções essenciais para o metabolismo de carboidratos, proteínas e lipídios, para a imunidade, defesa antioxidante, função endócrina, síntese de DNA, reparo de genes e sinalização celular.[27]

Dentre as funções biológicas, os micronutrientes mantêm o metabolismo normal, são necessários para prevenir ou corrigir estados de deficiências, auxiliando no sistema imunológico, na cicatrização de feridas, agindo como cofator de coenzimas essenciais evolvidas no metabolismo dos macronutrientes.[76]

As recomendações nutricionais de vitaminas e de elementos-traço para pacientes sob TNP estão descritas nas Tabelas 87.10 e 87.11.

Existem algumas situações em que a administração de dose extra de micronutrientes pode ser necessária, como as descritas na Tabela 87.12.

Tabela 87.10 Recomendação diária de vitaminas em pacientes adultos sob terapia nutricional parenteral.

Vitamina	Recomendação diária
Vitamina A	3.300 UI
Vitamina E	10 UI
Vitamina D	200 UI
Ácido ascórbico	100 a 200 mg
B_9/Ácido fólico	400 a 600 mcg
B_3/Niacina	40 mg
B_2/Riboflavina	3,6 mg
B_1/Tiamina	3 a 6 mg
B_6/Piridoxina	4 mg
B_{12}/Cianocobalamina	5 mcg
B_7/Biotina	60 mcg
Vitamina K	150 mcg

UI, unidades internacionais. Adaptada de Blaauw et al.[77] (2019); Osland et al.[78] (2014); Castro et al.[67] (2021).

Tabela 87.11 Recomendação diária de elementos-traço em pacientes adultos sob nutrição parenteral.

Elementos-traço	Recomendação diária
Zinco	2,5 a 5 mg
Selênio	20 a 100 mcg
Ferro	Não acrescentado de rotina
Cromo	10 a 15 mcg
Manganês	60 a 100 mcg

Adaptada de Blaauw et al.[77] (2019); Osland et al.[78] (2014); Castro et al.[67] (2021).

Tabela 87.12 Situações específicas de perdas de micronutrientes.

Perdas específicas	Aumento do estresse oxidativo	Oferta enteral insuficiente
Hemodiálise contínua Perda de Cu, Se, Zn e vitaminas B_1 e B_{60}	**Sepse** Se baixo (reposição controversa)	**Nutrição enteral insuficiente** (absorção intestinal a ser discutida no paciente crítico; fórmula enteral fornece as necessidades diárias de micronutrientes quando atinge 1.500 cal
Fístulas, estomas, drenos de alto débito, diarreia grave (Zn 12 mg/ℓ de efluente do delgado e 17 mg/ℓ em fezes)	**Queimados graves** (vitamina C em altas doses), em estudo	
Queimaduras graves (vitaminas A e C, Cu, Se e Zn)		

Adaptada de Blaauw et al.[77] (2019); Castro et al.[67] (2021).

Em casos de cirurgias gastrintestinais, é muito importante saber a parte ressecada do intestino para que possam ser identificados as deficiências, descritas na Tabela 87.13, e posteriormente sejam feitas as reposições por via parenteral.

Eletrólitos

A quantidade de eletrólitos da bolsa de NP dependerá da necessidade individual de cada paciente, mas doses de cálcio, magnésio e fósforo devem ser calculadas de forma rigorosa para que não haja incompatibilidade bioquímica, resultando em precipitação.

A recomendação nutricional de eletrólitos para pacientes sob TNP está descrita na Tabela 87.14.

Tabela 87.13 Ressecções cirúrgicas de segmentos do intestino e potenciais perdas de micronutrientes.

Área ressecada	Micronutrientes
Ressecção gástrica	Vitaminas D, K, B_{12} e ferro
Bypass gástrico	Vitamina K e cobre
Ressecção de vesícula biliar	Vitaminas A, D, E e K
Bypass jejunoileal	Vitaminas A, D, E, K e cálcio
Duodenopancreatectomia	Vitaminas A, D, E, K, B_{12} e ferro
Duodeno e jejuno proximal	Zinco e cobre
Íleo terminal	Vitamina B_{12}
Síndrome intestino curto	Vitaminas B_2, A, E, K (se cólon ressecado), ácido fólico, cromo, zinco e ferro

Adaptada de Blaauw et al.[77] (2019); Castro et al.[67] (2021).

Tabela 87.14 Recomendação diária de eletrólitos em adultos sob nutrição parenteral.

Eletrólitos	Recomendação diária
Sódio	1 a 2 mEq/kg
Cálcio	10 a 15 mEq
Magnésio	8 a 20 mEq
Fosfato	20 a 40 mmol
Acetato	Necessário para manter o equilíbrio ácido-básico
Cloro	Necessário para manter o equilíbrio ácido-básico
Potássio	0,7 a 1,5 mEq/kg

Adaptada de Alves e Rocha[51] (2015).

Compatibilidade cálcio/magnésio

Sabe-se que a presença de cátions bivalentes como o cálcio (Ca^{2+}) e o magnésio (Mg^{2+}) pode desestabilizar a emulsão lipídica da bolsa de NP. Para que isso não ocorra, a soma desses dois insumos deve ser menor que 16 mEq/ℓ de solução.[63]

Em relação ao fósforo (P), sugere-se que seja utilizado o fósforo inorgânico, pois, caso seja adicionado como fosfato de potássio, pode ocorrer a precipitação de fosfato do cálcio que dependerá do pH e das concentrações de cálcio e fósforo presentes na bolsa de NP.[63]

Compatibilidade cálcio/fósforo

Para que não haja incompatibilidade e seja evitada precipitação na bolsa de NP, é recomendada a prescrição de uma concentração de Ca^{2+} (mmol/ℓ) e P como fosfatos inorgânicos em uma quantidade menor de 72 mmol/ℓ.[63]

Complicações

As complicações decorrentes da NP podem estar relacionadas com a via de administração, de origens mecânicas e infecciosas relacionadas aos cateteres, e também associadas à resposta do indivíduo frente à infusão de nutrientes, ou seja, as complicações metabólicas ou hidreletrolíticas.[79]

Complicações infecciosas relacionadas a cateteres

Entre as principais complicações referente aos cateteres encontram-se: pneumotórax, hemotórax, arritmias, quilotórax, punção arterial, embolia gasosa, obstrução de cateter, trombose venosa, lesão vascular, flebite e infecção de corrente sanguínea relacionada ao cateter.[80]

Complicações metabólicas

Hiperglicemia

Entre as principais complicações metabólicas está a hiperglicemia, que pode ser ocasionada por excesso de oferta de glicose, resistência à insulina, sepse, disfunções hepática e pancreática, e uso de corticosteroides, tacrolimo e vasopressores.[80,81]

Dentre os sintomas mais observados encontram-se acidose metabólica, poliúria, polidipsia e fraqueza. Além de aumentar o risco de complicações, a hiperglicemia pode levar a aumento da mortalidade.[82]

Hipoglicemia

A hipoglicemia também pode acontecer devido à suspensão repentina da NP, ocasionando uma hipoglicemia de rebote ou por excesso de insulina ofertada ao paciente.

Dentre os sintomas encontram-se cefaleia, sudorese, palpitação, tremores, letargia, sede, parestesia, confusão mental e convulsão, podendo levar ao coma.[82]

Hipercapnia

O excesso de calorias e glicose pode ser levar não só a hiperglicemia, mas também a um aumento da produção de dióxido de carbono durante o metabolismo de carboidratos e levar a hipercapnia, acidose metabólica, culminando em insuficiência respiratória ou maior necessidade de ventilação mecânica; assim, sugere-se que a quantidade de calorias seja evoluída de forma gradativa, evitando a hiperalimentação.[80]

Segundo Weijs et al.,[83] a hiperalimentação precoce de energia está associada a maior mortalidade independente da gravidade e risco de sepse.

Alterações hepáticas

Em casos de pacientes que recebem NP por um período mais prolongado, as complicações hepatobiliares também podem ocorrer, como por exemplo esteatose, esteato-hepatite, colelitíase, colestase, hepatite e colangite. Assim, os controles das enzimas hepáticas são muito importantes para que haja uma intervenção precoce.[80,82]

A hipertrigliceridemia pode ocorrer, levando a piora da função pulmonar, aumento do risco de pancreatite e esteatose hepática.[81]

Síndrome de realimentação

Os desequilíbrios ácido-básicos podem acontecer, assim como nos distúrbios eletrolíticos, através dos níveis de fósforo, magnésio e potássio, levando à síndrome de realimentação, que pode estar presente principalmente em pacientes desnutridos ou em jejum prolongado.[82]

Esta síndrome é caracterizada por alterações hidreletrolíticas graves, como hipofosfatemia, hipomagnesemia, hipopotassemia e deficiência da vitamina tiamina, que é ocasionada pelo influxo intracelular de fosfato e potássio em pacientes desnutridos que são alimentados de forma rápida e excessiva.[80,84]

Pode ocorrer redução na secreção de insulina induzida por desnutrição ou jejum prolongado, que fazem as gorduras e proteínas serem catabolizadas para a produção de energia; assim, pode ocorrer uma redução intracelular de alguns eletrólitos, como fosfato, potássio e magnésio, resultando em hipofosfatemia, hipopotassemia e hipomagnesemia, respectivamente.[80]

Podem ocorrer congestão pulmonar, insuficiência cardíaca, bradicardia e taquiarritmia ventriculares, hiperglicemia, insuficiência respiratória, encefalopatia de Wernicke, irritabilidade, convulsão, podendo levar ao coma hiperosmolar e até à morte.[80]

Monitoramento

Os riscos de complicações relacionadas à NP podem ser minimizados mediante monitoramento de todas as etapas do cuidado nutricional.

Esse monitoramento deve ser realizado diariamente para otimizar a oferta de nutrientes e prevenir efeitos adversos importantes como complicações metabólicas e infecciosas.[51]

Recomenda-se que protocolos institucionais sejam implementados para o controle glicêmico desses pacientes, evitando hipo ou hiperglicemia.[5]

O monitoramento cuidadoso de triglicerídeos e enzimas hepáticas também é muito importante para evitar danos hepáticos.[27]

O acompanhamento de parâmetros laboratoriais de P, K e Mg é importante para prevenir ou detectar complicações graves como síndrome de realimentação, durante o início da alimentação.

Em um estudo randomizado, Doig et al.[85] mostraram que a restrição calórica protocolada por 48 horas em pacientes que desenvolveram hipofosfatemia após a realimentação melhorou a sobrevida, em comparação aos pacientes que receberam terapia nutricional com volume pleno, apesar da suplementação de fosfato semelhante em ambos os grupos.

Progressões lentas para a meta de energia durante as primeiras 72 horas, também chamadas de restrição calórica, devem ser consideradas para facilitar o controle dos distúrbios eletrolíticos se a síndrome de realimentação for antecipada ou detectada.[86]

Alguns parâmetros a serem monitorados são:[51,87]

- Peso
- Balanço hídrico
- Balanço nitrogenado
- Glicemia sérica
- Glicemia capilar
- Eletrólitos
- Triglicerídeos
- Hemograma
- Aspartato aminotransferase (AST), alanina aminotransferase (ALT), gamaglutamil transferase (GGT), fosfatase alcalina (FA) e bilirrubinas
- Tempo de protrombina (TP), tempo de protrombina ativada (TTPa)
- Pré-albumina ou transferrina
- Ureia e creatinina.

Cuidados com a nutrição parenteral

As nutrições manipuladas devem ser mantidas refrigeradas em geladeira exclusiva para medicamentos sob temperatura de 2 a 8°C, por até 48 horas após o preparo. Deve -se realizar o degelo por aproximadamente 60 a 90 minutos antes da administração, não podendo ser aquecida de nenhuma forma. Após a instalação da bolsa no paciente, a validade é de 24 horas.[46,50]

As nutrições individualizadas não necessitam de refrigeração até que sejam reconstituídas (mistura de carboidrato, proteína e lipídio) e, após instaladas no paciente, o prazo de validade é de 24 horas.[46,50]

O enfermeiro é responsável por receber e conferir todos os itens da bolsa junto à prescrição médica.[46]

A fim de prevenir eventos adversos, mais informações das bolsas de nutrição devem ser conferidas, como: nome do paciente, número do leito e registro hospitalar, composição qualitativa e quantitativa de todos os componentes, homogeneidade da solução, presença de precipitados (em nutrições manipuladas), alteração de cor, osmolaridade, volume total, volume de infusão, via de acesso, hora do preparo (manipuladas), prazo de validade, número sequencial de controle, condições de temperatura e transporte, nome e registro no Conselho Regional de Farmácia (CRF) do farmacêutico responsável.[46,88]

A instalação da NP também é uma atribuição exclusiva do enfermeiro.[46]

A via de acesso deve ser exclusiva e a administração não deve ser interrompida para o transporte quando os pacientes necessitarem realizar procedimentos, pois corre-se o risco de haver contaminação do equipamento e do cateter e de hipoglicemia.[5]

Vale lembrar que não deve ser acrescentado nenhum tipo de medicamento na bolsa após a manipulação. Caso a bolsa não tenha vitaminas e oligoelementos, estes deverão ser administrados separadamente.[5]

Deve-se manter a bolsa afastada da incidência direta da luz a fim de evitar modificações físico-químicas.[5]

A infusão da NP não deve ser interrompida durante o dia ou em caso de transporte para exames, porém, caso haja atraso da administração da bolsa ou interrupções não programadas, sugere-se a instalação de soro glicosado a 5%, 10% ou 50% na mesma velocidade de infusão que a NP estava sendo administrada, para evitar alterações metabólicas como hipoglicemia, mas não há um consenso na literatura. É recomendado avaliar os riscos e benefícios de cada paciente individualmente. [5]

ESTUDO DE CASO

Paciente MAV, 55 anos, sexo feminino, está internada na unidade semi-intensiva de um hospital. Há 5 dias realizou cirurgia de colectomia segmentar direita por vólvulo de ceco, salpingectomia bilateral e ooforectomia. Após 24 horas, iniciou dieta VO em pequeno volume de forma gradativa, porém evoluiu com distensão abdominal importante e obstipação. No exame de tomografia foi evidenciada distensão difusa de delgado com redução de calibre em região distal, resultando em suboclusão intestinal. Assim, a dieta VO foi suspensa e prescrita NP para suprir as necessidades nutricionais. Peso atual de 77 kg, estatura: 1,72m, com perda de 5% do seu peso habitual no último mês. Exames bioquímicos de P: 1,4 mg/dℓ; K: 2,8 mg/dℓ; ureia: 45 mg/dℓ; creatinina: 1,12 mg/dℓ e glicemia: 97 mg/dℓ. Referente à composição de macro e micronutrientes da NP foram prescritos: glicose monoidratada a 50% 180 mℓ; AA a 15% 300 mℓ; emulsão lipídica 20% SMOF 120 mℓ; polivitamínico adulto 5 mℓ; oligoelementos adulto 5 mℓ. Quais devem ser as quantidades calórica e proteica dessa bolsa? Há necessidade de reposição de algum micronutriente, além do que há disponível na solução?

a) 780 cal e 45 g de proteína. Reposição de fósforo, potássio e magnésio, além da quantidade ofertada na bolsa.

b) 726 cal e 45 g de proteína. Não há necessidade de reposição, além da quantidade ofertada na bolsa.

c) 726 cal e 45 g de proteína. Reposição de fósforo, potássio e tiamina, além da quantidade ofertada na bolsa.

d) 780 cal e 45 g de proteína. Reposição apenas de tiamina, além da quantidade ofertada na bolsa.

Resposta comentada

Há recomendação da reposição do P e K, pois os seus níveis estão abaixo do valor de referência, o que pode levar a risco de síndrome de realimentação. É importante ressaltar que a queda dos níveis desses eletrólitos e vitaminas em geral surgem, principalmente, devido à falta de tiamina, por isso é recomendável a reposição dessa vitamina, evitando riscos de alterações neurológicas, como a encefalopatia de Wernicke ou os distúrbios cardiovasculares.

Para o cálculo dos macronutrientes da nutrição parenteral, deve-se converter os mℓ de cada solução em gramas, de acordo com a porcentagem de diluição prescrita.

A glicose monoidratada tem 3,4 cal/g; a proteína tem 4 cal/g; a solução de EL SMOF a 20% (MCT/LCT) tem 10 cal/g e é composta por 30% de óleo de soja, 30% de óleo de coco, 25% de óleo de oliva e 15% de óleo de peixe.

INDICADORES DE QUALIDADE EM TERAPIA NUTRICIONAL

A gestão da qualidade em terapia nutricional visa garantir a otimização da assistência, auxiliando na redução de riscos, custos, baixa produtividade e melhorias contínuas dos processos.[89,90]

Para isso, esses processos devem ter seus indicadores monitorados, pois são fundamentais para o alcance de metas pre-estabelecidas.

Indicador é uma medida utilizada para determinar, ao longo do tempo, o desempenho de funções, processos e resultados de uma instituição.[91]

São instrumentos de gestão mensuráveis para avaliar e definir decisões importantes, permitindo estabelecer estratégias para aumentar a eficiência dos processos e melhorar a qualidade e a segurança da assistência.[92]

Na assistência à saúde, os indicadores podem ser entendidos como ferramentas mensuráveis com habilidade reconhecida para avaliar e acompanhar a qualidade do cuidado. Essas ferramentas devem ser objetivas, baratas e fáceis de aplicar na rotina clínica.[93]

São necessárias a elaboração e a padronização de protocolos em todas as etapas, desde o rastreamento nutricional até a aquisição de insumos para a terapia nutricional e administração.

Além disso, é importante que exista um controle de registros, eventos adversos, elaboração de ações preventivas e corretivas de acordo com os resultados a fim de que os erros sejam prevenidos. O acompanhamento da efetividade e adesão aos protocolos é muito importante, pois leva a um redirecionamento das ações, novas tomada de decisões, a fim de que os padrões de qualidade dos processos aconteçam com excelência.[89,90,94]

É fundamental que haja dedicação de tempo e uma equipe multiprofissional treinada tanto para a coleta quanto para a análise e o gerenciamento dos dados.[95] O treinamento constante desses profissionais proporciona melhor custo-benefício, além de melhorar a qualidade de vida de todos os pacientes.[90]

Em 2008, a força-tarefa de nutrição clínica da ILSI Brasil publicou 36 Indicadores de Qualidade em Terapia Nutricional (IQTN) propostos por um conjunto de especialistas em nutrição clínica. Em 2010, houve uma outra publicação com a revisão de 30 indicadores daqueles 36 propostos em 2008, e assim foram eleitos os 10 melhores indicadores (*Top* 10).

Após 10 anos de implantação desses indicadores de qualidade, a força-tarefa de Nutrição Clínica da ILSI Brasil reuniu novamente profissionais especializados em TNE e TNP, e assim foram eleitos mais 2 indicadores de qualidade denominados *Top* 12, descritos na Tabela 87.15.

Tabela 87.15 Principais indicadores de qualidade em terapia nutricional enteral e parenteral.

Nome do indicador	Fórmula
Frequência de realização de triagem nutricional em pacientes hospitalizados	$\dfrac{\text{N}^\circ \text{ de triagens nutricionais em 24 h} \times 100}{\text{N}^\circ \text{ de internações hospitalares em 24 h}}$
Frequência de diarreia em pacientes em terapia nutricional enteral (TNE)	$\dfrac{\text{N}^\circ \text{ de pacientes em TNE que apresentam diarreia} \times 100}{\text{N}^\circ \text{ total de pacientes em TNE}}$
Frequência de saída inadvertida de sonda de nutrição enteral em pacientes em terapia nutricional enteral	$\dfrac{\text{N}^\circ \text{ de saída inadvertida da sonda enteral} \times 100}{\text{N}^\circ \text{ total pacientes em TNE} \times \text{N}^\circ \text{ dias com sonda enteral}}$
Frequência de obstrução de sonda de nutrição em pacientes em terapia nutricional enteral	$\dfrac{\text{N}^\circ \text{ de sondas obstruídas em pacientes em TNE} \times 100}{\text{N}^\circ \text{ total de pacientes-dia em TNE}}$
Frequência de jejum digestório por mais de 24 h em pacientes em terapia nutricional enteral ou oral (VO)	$\dfrac{\text{N}^\circ \text{ de pacientes em TNE ou VO em jejum} > 24 \text{ h} \times 100}{\text{N}^\circ \text{ total de pacientes em TNE ou VO}}$
Frequência de dias de administração adequada de volume prescrito × infundido em paciente em terapia nutricional	$\dfrac{\text{N}^\circ \text{ de pacientes com volume inadequado de TNE} \times 100}{\text{N}^\circ \text{ de pacientes em TNE}}$
Frequência de pacientes com disfunção da glicemia em pacientes em terapia nutricional enteral ou parenteral (TNP)	$\dfrac{\text{N}^\circ \text{ de pacientes com hipo e hiperglicemia} \times 100}{\text{N}^\circ \text{ total de pacientes em TNE, TNP ou ambas}}$
Frequência de medida ou estimativa de gasto energético e necessidade proteica em pacientes em terapia nutricional (TN)	$\dfrac{\text{N}^\circ \text{ de pacientes em TN que fizeram avaliação dos gastos energético e proteico} \times 100}{\text{N}^\circ \text{ total de pacientes em TN}}$
Frequência de infecção de cateter venoso central (CVC) em pacientes em terapia nutricional parenteral	$\dfrac{\text{N}^\circ \text{ de infecções de CVC em pacientes em TNP} \times 100}{\text{N}^\circ \text{ total de dias de CVC em pacientes em TNP}}$
Frequência de conformidade de indicação da terapia nutricional enteral	$\dfrac{\text{N}^\circ \text{ de pacientes em TNE indicada conforme diretrizes} \times 100}{\text{N}^\circ \text{ total de pacientes em TNE}}$
Frequência de aplicação de avaliação subjetiva global (ASG) em pacientes em terapia nutricional	$\dfrac{\text{N}^\circ \text{ de pacientes em TN em que ASG foi feita} \times 100}{\text{N}^\circ \text{ total de pacientes em TN}}$
Frequência de dias de administração adequada de proteína em pacientes em terapia nutricional	$\dfrac{\text{N}^\circ \text{ de pacientes em TNE com aporte proteico menor que 100\% da prescrição diária} \times 100}{\text{N}^\circ \text{ de pacientes em TNE eventos totais}}$

Adaptada de Waitzberg[96] (2018).

TERAPIA NUTRICIONAL EM SITUAÇÕES CLÍNICAS ESPECIAIS

Paciente crítico

Independentemente da situação clínica especial, terapia nutricional enteral precoce (24 a 48 horas) tem sido associada a redução do tempo de permanência na UTI, da gravidade da doença, de complicações e com melhores desfechos, e as sociedades europeias, americanas e a brasileira de nutrição têm recomendado fortemente. A American Society for Parenteral and Enteral Nutrition (Aspen) recomenda o início precoce nas primeiras 48 horas, de preferência nas primeiras 24 horas, principalmente os pacientes com risco nutricional.[97] A European Society for Parenteral and Enteral Nutrition (Espen) traz que a TN necessita ser precoce, progressiva e com um limite de 48 horas para início.[27] A SBNPE/Braspen, postula o início precoce entre 24 e 48 horas em pacientes críticos.[48]

Em relação ao início da TN parenteral, a Aspen utiliza para indicação os critérios de alto ou baixo risco nutricional. Logo, alto risco nutricional compreende paciente com pontuação ≥ 5 no instrumento de triagem nutricional, o *Nutritional Risk Screening* (NRS 2002) e com pontuação ≥ 5 no escore de risco nutricional em pacientes críticos, o *Nutrition Risk in Critically ill* (NUTRIC). Na mesma lógica, baixo risco nutricional compreende paciente com NRS 2002 ≤ 3 e NUTRIC < 5 pontos. Em suma, a indicação da sociedade americana para o início de TN parenteral é: se baixo risco nutricional, iniciar após 7 dias de internação na UTI caso a NE seja contraindicada e não se mantenha a ingestão voluntária adequada. Pacientes com alto risco nutricional/desnutrição grave devem iniciar TN parenteral precocemente se NE não for viável.[97]

Neste segmento, a Espen traz que TN parenteral progressiva deve ser considerada se TN enteral for contraindicada e reforça que TN parenteral não deve ser iniciada até que todas as estratégias para tolerar a TN enteral sejam maximizadas. A sociedade europeia indica ainda que a TN parenteral deve ser iniciada em pacientes que não toleram a dose completa de NE durante a 1ª semana na UTI. A Espen orienta também que o tempo ideal sugerido para a TN parenteral suplementar com o objetivo de atingir as necessidades calóricas completas é entre o 4º e o 7º dia.[77]

Nessa mesma lógica, ou seja, início de TN parenteral, a SBNPE/Braspen recomenda que a TN parenteral seja o mais precoce possível para pacientes com alto risco nutricional que não possam utilizar o trato gastrintestinal e orienta TN suplementar após 5 até 7 dias em pacientes que não conseguiram atingir aporte calórico proteico > 60% por via enteral.[48]

Um ponto importante para ser abordado neste tópico é sobre calorias não nutricionais. Para não trazer consequências negativas à progressão do paciente, a contabilização dessas calorias deve seguir alguns parâmetros.

Primeiro, é importante trazer a definição, ou seja, calorias não nutricionais são aquelas provenientes de fontes alternativas à NP ou à NE, como por exemplo: soro glicosado, citrato (usado na hemodiálise contínua) e propofol. Cada mℓ de propofol apresenta, aproximadamente, 1,1 kcal e 0,1 g de lipídio; por exemplo: um paciente recebendo 20 mℓ/h de propofol, ao fim de 24 horas terá recebido 528 kcal e 48 g de lipídio à base de óleo de soja. As terapias de reposição renais podem ser fontes significativas de energia e devem ser subtraídas do aporte total, calculado para o paciente. Fluidos de reposição/diálise podem conter de 0 a 110 mg/dℓ de glicose. Quando sem glicose, podem contribuir

para perda de glicose pelo efluente, enquanto fluidos com glicose têm impacto mínimo em ganho ou perda de glicose pelo efluente. O anticoagulante citrato também é fonte de calorias: citrato trissódico 4% (3 kcal/g) e soluções do tipo ACD-A, que contêm citrato 2,2% (3 kcal/g) e glicose 2,45% (3,4 kcal/g).[98]

Politraumatizado e queimado

A terapia nutricional visa minimizar perda de peso e de massa magra. Tais efeitos são deletérios na resposta ao traumatismo e seu início precoce (24 a 48 horas) é recomendado.[99] No politraumatizado, a via de alimentação preferencial é a enteral e o mais próximo possível do jejuno;[100] é indicada mesmo quando utilizada na posição pós-pilórica, nas primeiras 6 horas da lesão, por exemplo.[101]

As altas demandas metabólicas de vítimas de queimaduras podem exigir a utilização combinada das vias enteral e parenteral.

Em relação à imunomodulação, a suplementação de glutamina em pacientes críticos é alvo de controvérsias;[102-104] no entanto, a utilização é recomendada no traumatismo e em vítimas de queimaduras. É aconselhável utilizar 0,2 a 0,5 g/kg/dia, com introdução precoce e continuar a administração por um período superior a 5 dias. A Aspen sugere que pacientes que ainda não estejam em terapia nutricional não devem receber suplementação de glutamina.[58] No entanto, as diretrizes europeias recomendam glutamina suplementar nos primeiros 10 a 15 dias de NE em pacientes queimados, e nos primeiros 5 dias em pacientes com traumatismo.[27]

A arginina está envolvida na liberação de hormônios, na redução da resistência à insulina e no processo de cicatrização, com ação sobre os vasos sanguíneos pela via do óxido nítrico. É provável que ofereça benefícios em pacientes críticos com queimaduras e traumatismos, embora faltem estudos específicos nessas áreas. A suplementação de arginina pode resultar em efeitos colaterais negativos para pacientes sépticos devido ao papel da arginina na produção de óxido nítrico, o que pode piorar a estabilidade hemodinâmica. As diretrizes da sociedade americana não recomendam o uso de fórmulas contendo arginina em pacientes sépticos.[97]

Hiperglicemia

Nesta situação clínica, a fórmula indicada caracteriza-se por redução na porcentagem de carboidratos, aumento na proporção de lipídios (geralmente na forma de ácidos graxos monoinsaturados) e acréscimo de fibras. Ressalta-se que essas fórmulas devem ser evitadas em pacientes com retardo no esvaziamento gástrico, má absorção ou outras condições nas quais a maior proporção de lipídios pode não ser benéfica. Devem também ser evitadas em alguns pacientes com risco de isquemia ou obstrução em que a ingestão de fibras seja contraindicada.[105]

Hepatopatia

A terapia nutricional indicada para pacientes hepatopatas não é mais baseada na restrição proteica, pois pode causar ou agravar a desnutrição. É importante enfatizar que dieta hipoproteica não é mais recomendada para pacientes com encefalopatia hepática, pois aumenta o catabolismo.[106]

Doença renal crônica e lesão renal aguda

As fórmulas específicas para pacientes com doença renal crônica (DRC) são hipercalóricas, apresentam quantidades moderadas de proteína e baixos teores em potássio, fósforo e magnésio. Restrições proteicas não são indicadas para pacientes com doença renal crônica (DRC) em terapia renal substitutiva (TRS). Fórmulas de NE específicas para pacientes com DRC geralmente não são indicadas, a menos que níveis elevados de eletrólitos não possam ser tratados com sucesso com TRS ou medicamentos. Restrição proteica em pacientes hospitalizados deve ser considerada apenas para pacientes com DRC que não estejam em TRS ou gravemente doentes.[106]

Na lesão renal aguda as necessidades proteicas estão aumentadas, assim a terapia nutricional deve atender essa demanda.

Insuficiência cardíaca

Embora poucos estudos ou relatos de casos mostrem a eficácia da terapia nutricional enteral na insuficiência cardíaca congestiva, há necessidade de fornecimento adequado de nutrientes, energia e proteína nesta situação clínica específica.

A dieta enteral pode ser infundida de forma contínua ou intermitente. Estudos revelam que pacientes mais debilitados toleram melhor a dieta por meio de infusão contínua.[107] Segundo os autores, em casos de distensão gástrica, diarreia, aspiração pulmonar e anormalidades metabólicas, a infusão precisa ser revista. Devido às características da mucosa duodenal na miocardiopatia, a dieta deve ser escolhida avaliando-se sua osmolaridade, densidade calórica e taxa de infusão.[108] Na insuficiência cardíaca, o aumento da congestão venosa sistêmica, ou seja, o comprometimento da saída do fluxo sanguíneo venoso, ocasiona redução da drenagem venosa e distensão das veias distais. Essa situação é transmitida para a veia cava inferior, o que leva à congestão na mucosa do trato gastrintestinal. A sobrecarga de volume sistêmico associa-se a distúrbios gastrintestinais como edema na mucosa intestinal, o que pode resultar em translocação bacteriana, ativação de monócitos, liberação excessiva de citocinas e consequente inflamação sistêmica.[109]

Lesão por pressão

A terapia nutricional é um componente importante na prevenção e no tratamento de lesões por pressão (LPs) e o uso de fórmulas com maior teor de proteínas e nutrientes imunomoduladores tem sido recomendado nesta situação. Os componentes que se destacam no contexto da LP são proteína, zinco, cobre, selênio, vitamina C, arginina, glutamina e beta-hidroxibetametilbutirato (HMB), por exemplo. Os imunonutrientes têm a funcionalidade de substrato em vias bioquímicas e estão associados com a produção de colágeno. A arginina, AA condicionalmente essencial, é indutor da angiogênese, sendo assim necessário na formação de colágeno e no processo de cicatrização tecidual. É substrato para a ornitina, o óxido nítrico e a prolina, que resultam em vasodilatação e na síntese e deposição de colágeno.[110]

Na cicatrização, a glutamina, AA livre mais abundante no organismo, está relacionada à síntese de colágeno e proliferação de células inflamatórias.[110]

A suplementação de HMB está associada ao aumento de massa muscular, podendo inibir a proteólise muscular e modular o *turnover* de proteína. O uso de 3 g/dia pode aumentar a formação de colágeno, estimulando a cicatrização de feridas.[111]

O zinco, o cobre e o selênio também parecem ser benéficos no processo cicatricial. O zinco é um cofator para a formação de colágeno, de tecido de granulação e epitelial, tem função antioxidante e é importante para a síntese de proteína.[112] O cobre participa na eliminação de radicais livres.[112] O selênio é necessário para o funcionamento do sistema glutationa que exerce papel central na biotransformação e na eliminação de xenobióticos e na defesa das células contra o estresse oxidativo.[112] A vitamina C atua na formação de colágeno, na função dos neutrófilos e macrófagos na fase inflamatória, age como agente redutor, protegendo o cobre e o ferro dos danos oxidativos, além de participar em todas as etapas da cicatrização.[113]

Oncologia

De acordo com a sociedade europeia de TN enteral e parenteral, deve-se priorizar a VO e/ou enteral sempre que possível e utilizar a TN parenteral em situações nas quais o intestino não esteja funcionante.[55] Devido aos recentes avanços na farmacologia dos antineoplásicos, será mais frequente a presença de pacientes em fase crônica da doença, na qual a incapacidade funcional, em vez de progressão do tumor, é um determinante para sobrevivência. Alguns desses pacientes, com disfagia grave ou com obstrução intestinal crônica, podem se beneficiar da TN parenteral.[114] No entanto, é comum que muitos pacientes apresentem problemas com a alimentação VO devido a anorexia, saciedade precoce, náuseas e vômitos em decorrência da quimioterapia e que esses fatores dificultem a alimentação VO, mesmo que o funcionamento intestinal esteja estabelecido. Esses pacientes podem se beneficiar de TN parenteral suplementar.[115] Portanto, há uma nova realidade: a TN parenteral, originalmente utilizada para manter vivo o paciente oncológico, disfágico subobstruído, desnutrido, evolui agora para um cuidado suplementar de pacientes hospitalizados ou ambulatoriais. O objetivo é aumentar a tolerância dos pacientes com câncer em terapia anticancerígena e melhorar sua qualidade de vida.[115]

CONCLUSÃO

A conscientização da equipe multiprofissional e o treinamento constante em relação às melhores práticas da terapia nutricional podem auxiliar no cumprimento do alcance das metas nutricionais, incluindo a indicação de TNO, TNE e/ou TNP suplementar quando necessária.

REFERÊNCIAS BIBLIOGRÁFICAS

As referências consultadas para a elaboração deste capítulo estão disponíveis *online* no Ambiente de aprendizagem do GEN.

COMO CITAR ESTE CAPÍTULO

ABNT
RODRIGUES, A. L. C. C.; RUOTOLO, F.; MACHADO, S. R. Terapia nutricional oral, enteral e parenteral. *In*: ROSSI, L.; POLTRONIERI, F. (org.). *Tratado de Nutrição e Dietoterapia*. 2. ed. Rio de Janeiro: Guanabara Koogan, 2023. p. 981-997.

VANCOUVER
Rodrigues ALCC, Ruotolo F, Machado SR. Terapia nutricional oral, enteral e parenteral. In: Rossi L, Poltronieri F (Orgs.). Tratado de nutrição e dietoterapia. 2. ed. Rio de Janeiro: Guanabara Koogan; 2023. p. 981-97.

CAPÍTULO 88

Cuidados Paliativos: Assistência Nutricional ao Paciente com Câncer

Monica Benarroz • Giovanna Faillace •
Rosilene de Lima Pinheiro

INTRODUÇÃO

Cuidados paliativos (CP) são um modelo de assistência ativa e integrada convergido aos problemas relacionados às doenças crônicas, incuráveis e progressivas com suporte terapêutico até o fim da vida. O objetivo principal dos CP é melhorar a qualidade de vida por intermédio do controle da dor, da prevenção e do alívio do sofrimento; do conforto físico, emocional e espiritual, culminando em uma morte digna com apoio à família no momento do luto.[1-3]

Diversos estudos demonstram que a assistência nutricional é necessária em todos os estágios do câncer. A partir do uso racional de diferentes estratégias terapêuticas, torna-se possível cooperar para o melhor controle dos sintomas relacionados à doença e aos tratamentos, bem como para a redução das complicações pós-cirúrgicas, das taxas de infecção e do período de permanência hospitalar. Isso visa à melhor tolerância aos procedimentos e à resposta imunológica, contribuindo assim para melhorar a qualidade de vida do paciente.[4,5]

A nutrição adequada é um domínio crítico dos CP e depende da condição global do paciente. Portanto, a assistência nutricional, até recentemente focada no controle de sintomas e na promoção de qualidade de vida, diante do aumento da longevidade e de novos avanços tecnológicos, vem mudando o foco, considerando cada fase da doença e propondo um plano terapêutico que atenda às necessidades nutricionais de modo mais adequado, de acordo com as demandas de cada doente.[4-8]

A nutrição é um conjunto de processos metabólicos, involuntários e dependentes da oferta regular e satisfatória de nutrientes para nutrir todo o organismo e promover a plena capacidade de funcionamento dos sistemas em diferentes condições fisiológicas. Entretanto, na doença progressiva, as alterações metabólicas e o desequilíbrio do sistema imunológico tornam o organismo incapaz de manter esse funcionamento, afetando o estado nutricional.[5-7,9]

Neste capítulo, serão abordados assuntos relacionados com a alimentação e a nutrição do paciente com câncer sob a perspectiva dos CP. O objetivo é apresentar a complexidade da assistência nutricional associada aos diferentes saberes da equipe multiprofissional e contribuir com reflexões e propostas terapêuticas.

BREVE HISTÓRICO

O conceito de CP começou na Inglaterra, na década de 1960, com a Dra. Cicely Saunders, a partir de um movimento de assistência social focado nos doentes moribundos. Porém, foi na década de 1970 que o termo foi adotado no Canadá e nos EUA, pelo Dr. Balfour Mount.[10] Em 1986, os CP foram reconhecidos pela Organização Mundial da Saúde (OMS) como uma forma de tratar a dor oncológica de modo mais efetivo. Contudo, em 2002, a OMS redefiniu e ampliou o seu conceito, tirando a ênfase do câncer e incluindo as doenças crônicas, progressivas e ameaçadoras à vida, com foco também no início da doença e não apenas nos estágios avançados, como era na proposta inicial.[1,2] Assim, a OMS promulga a nova definição: "Cuidados paliativos são uma abordagem que melhora a qualidade de vida de pacientes e seus familiares diante de problemas associados às doenças ameaçadoras da vida, através de prevenção e alívio do sofrimento por meio de identificação precoce e avaliação impecável e tratamento da dor e de outros problemas físicos, psicológicos e espirituais."[1]

Pouco tempo depois, em virtude do envelhecimento da população, especialmente na Europa, a OMS, mais uma vez, ampliou o conceito, incluindo os idosos. Em 2004, foi publicado um novo documento, *The solid facts – Palliative Care*, que reiterou a necessidade de incluir os CP como parte da assistência completa à saúde no tratamento de todas as doenças crônicas, inclusive em programas de atenção aos idosos.[11]

O grande diferencial na assistência prestada nos CP está pautado em alguns pilares, dos quais se destacam:

- Controle rigoroso da dor e outros sintomas que causem sofrimento
- Valorização da vida e aceitação da morte como processo natural
- Apoio à família durante a doença e após o luto
- Abordagem multidisciplinar
- Melhora da qualidade de vida.[1-3]

Os CP devem ser iniciados tão logo o doente receba o diagnóstico de câncer avançado. Então, o doente deverá ser acompanhado durante toda a evolução da doença, com adaptações do plano terapêutico às suas reais necessidades; bem como a sua família, que igualmente deverá ser assistida pela equipe, inclusive no luto.[1-3] Para isso, os CP devem ser realizados por uma equipe multiprofissional que ofereça cuidado integral e humanizado, buscando as melhores relações entre equipe de saúde, paciente e família.[2,9] Além disso, os CP podem ser empregados em qualquer ambiente, institucionalizado ou domiciliar, desde que tenha uma equipe multiprofissional que reúna diferentes habilidades e competências, e as tomadas de decisões sejam centradas no paciente e em sua família.[2,9]

Para além de um modelo de assistência multidimensional e holístico, os CP são considerados um direito humano fundamental à vida e à dignidade humana.[9,12] Por isso, devem ser garantidos aos pacientes com qualquer doença crônica, incurável e progressiva, deixando de ser um assunto restrito à área da saúde, sendo encarado com um tema ligado aos direitos humanos.[2]

No Brasil, desde a década de 1980, o interesse pelos CP vem crescendo paulatinamente – fato evidenciado pelo aumento das unidades ou centros de CP destinados aos pacientes com câncer, principalmente no eixo Sul-Sudeste. O maior deles é situado no

Rio de Janeiro, no Hospital do Instituto Nacional de Câncer, Unidade IV (HC IV). Em 1997, foi fundada a Associação Brasileira de Cuidados Paliativos (ABCP), uma entidade sem fins lucrativos responsável por difundir o tema em todo o Brasil.[13] Já no ano de 2005, a Academia Nacional de Cuidados Paliativos surgiu em um cenário oportuno para a maior aceitação dos CP, pois o Ministério da Saúde os incluiu nas políticas públicas de saúde, conforme publicado na Portaria nº 2.439/GM, de 2005, e ratificado na Portaria nº 874/GM, de 2005.[14]

Aos poucos, os CP estão avançando em políticas públicas no Brasil. Em 2013, a Política Nacional para a Prevenção e Controle do Câncer, instituída pela Portaria GM/MS nº 874, adicionou os CP como parte do cuidado integral no tratamento oncológico em todos os níveis de atenção.[15] E, mais recentemente, a Resolução CIT nº 41, de 31 de outubro de 2018, que dispõe sobre as diretrizes para a organização dos CP no Sistema Único de Saúde (SUS), desde a atenção básica até a urgência e emergência.[16]

Entretanto, depois de mais de quatro décadas do seu início no Brasil, os CP ainda são oferecidos de modo insatisfatório e ineficiente, segundo dados da Academia Nacional de Cuidados Paliativos (ANCP).[17] Entre os fatores que impedem a implantação dos CP, sublinhamos: (i) falta de estrutura de apoio profissional ou especializada; (ii) falta de interlocução entre os níveis de atenção básica, média e de alta complexidade; (iii) ausência de equipe multiprofissional; e (iv) insuficiência no fornecimento de medicação ou procedimentos para controle da dor.[14] Somam-se a esses fatores a reduzida penetração dessa filosofia nos meios acadêmicos e assistencial[13,18-20] e as dificuldades de políticas públicas.[12,14,19]

Para que os CP sejam uma realidade que transpasse as barreiras clínicas, sociais, econômicas e geográficas, é necessária uma força-tarefa focada na educação do médico e dos demais profissionais da saúde, no treinamento, na pesquisa, nas políticas públicas, no acesso aos medicamentos e na criação de órgãos nacionais e internacionais dedicados à sua causa.[2] Cabe enfatizar que, por serem considerados um direito humano, os CP são mandatórios na saúde por serem capazes de responder às particularidades da doença incurável e terminal, assegurando o alívio do sofrimento e a morte digna.[12]

ALIMENTAÇÃO, NUTRIÇÃO E QUALIDADE DE VIDA

A alimentação é uma necessidade biológica básica e historicamente influenciada por aspectos emocionais, culturais, religiosos e econômicos, que estabelece uma relação direta com o bem-estar, a vitalidade e a boa saúde.[6,7,21] O alimento carrega sentidos e significados biopsicossociais e culturais.[6,7,21,22] Conforme escreveram Shaw e Eldridge, o alimento é um combustível para o corpo funcionar, mas também representa esperança e conforto para o paciente.[6] No entanto, no câncer avançado, a alimentação, muitas vezes, deixa de ser prazerosa e transforma-se em um momento de tensão, medo, desconforto, repulsa e conflito familiar.[6,7,21,23,24]

Uma vez que a qualidade de vida é uma das questões mais importantes em CP, convém esclarecer que esse conceito varia de acordo com a perspectiva do protocolo estudado. Neste capítulo, ela será considerada como uma construção subjetiva e multidimensional que reflete o estado funcional, o bem-estar psicossocial, a doença e a percepção de saúde. É possível dizer que a percepção da qualidade de vida é particular e dependente da história de vida de cada um, de pressupostos e de valores construídos a partir das experiências e expectativas pessoais e sociais.

A qualidade de vida deve ser medida para avaliar a efetividade dos CP.[9] Para tal fim, existem várias ferramentas que ajudam na avaliação de sintomas e na identificação de problemas que prejudicam a qualidade de vida dos pacientes em CP oncológicos, por exemplo:

- The European Organization for Research and Treatment of Cancer (EORTC) Quality of Life Questionnaire Core 15 Palliative Care (EORTC QLQ-C15-PAL): ferramenta específica para pacientes com câncer que foi adaptada para pacientes em CP. É a ferramenta mais utilizada. Consiste em escalas que medem dor, função física, aspectos emocionais, fadiga, estado global de saúde/qualidade de vida, náuseas/vômitos, apetite, dispneia, constipação intestinal e sono[9]
- Edmonton Symptom Assessment Schedule (ESAS): é a ferramenta mais antiga, criada especificamente para pacientes em CP. Pode ser usada para triagem de sintomas e monitoramento longitudinal em pacientes atendidos (no ambulatório ou internados) tanto nos CP quanto na oncologia e em outras disciplinas. O ESAS investiga, a partir das respostas do paciente, os seguintes sintomas: dor, fadiga, náuseas, depressão, ansiedade, sonolência, apetite, bem-estar, dispneia e sono.[25]

No enfrentamento do câncer avançado, os doentes vivenciam diferentes situações na qual eles identificam a perda da qualidade de vida. A percepção da saúde deficiente, da perda de força física e da incapacidade de realizar o autocuidado decorrente das limitações funcionais leva, não raramente, os pacientes a conflitos emocionais e sociais diante de incertezas e à perda da autonomia para decidir o seu próprio destino.[4,7,23,26]

Quanto às questões relacionadas à alimentação e à nutrição, o impacto do comprometimento alimentar na qualidade de vida é nitidamente identificado.[22,24,27,28] Não poder comer por via oral (VO), não conseguir sentir o cheiro ou o gosto da comida ou ter um dispositivo na barriga (ostomia) são experiências dramáticas para muitos pacientes.[24] Existem, ainda, aqueles doentes que não conseguem mais manter uma alimentação adequada em quantidade e qualidade por causa dos sintomas do sistema digestório, que se tornam mais difíceis de controlar com a progressão da doença (p. ex., náuseas, dor, xerostomia, saciedade precoce etc.). Simultaneamente, a anorexia pode provocar sentimento de abandono[27] e medo,[24] que são problemas que agravam a dificuldade de alimentação.[29]

Nesse sentido, o aconselhamento nutricional é uma ferramenta da assistência nutricional indispensável que ajuda tanto os pacientes quanto os seus familiares a lidarem melhor com as dificuldades relacionadas à alimentação e à nutrição decorrentes da doença avançada e a compreenderem o plano dietético proposto com as orientações específicas para as dificuldades apresentadas.[4,29] Para esses dramas, o apoio psicossocial vem sendo preconizado, pois ajuda tanto os pacientes quanto seus familiares a enfrentarem esses sofrimentos que a doença impõe.[22,26-28] Durante o aconselhamento nutricional, é significativo criar um ambiente de empatia e confiança que viabilize a boa comunicação. Isso também ajuda a quebrar barreiras como o medo e a dúvida sobre as questões relacionadas à alimentação.

A comunicação adequada é outra ferramenta importante que o profissional da saúde deve utilizar para se relacionar com o paciente e seus familiares de modo acolhedor, respeitoso e claro.[30] Ela contribui para a humanização e a qualidade de vida por ser uma forma de acolhimento e de escuta terapêutica.[7,31] Seja por intermédio da informação escrita ou oral, da escuta acolhedora, do toque, do olhar, da postura empática, da clareza e da honestidade nas orientações e nos esclarecimentos, a comunicação favorece um ambiente humanizado e as melhores práticas de cuidado. Quando tais habilidades encontram-se reunidas e agregadas às atitudes de cooperação de uma equipe multiprofissional, elas possibilitam um aconselhamento nutricional mais eficaz e maior adesão às propostas terapêuticas.[29]

Em comentário a esse assunto, Hopkinson[26] enfatiza que a comunicação eficiente entre o paciente, a família e os profissionais da saúde contribui para o fornecimento e a aceitação da terapia multimodal, isto é, a combinação de diferentes tratamentos. Por isso, os serviços de saúde devem promover espaços de intercâmbio entre a equipe, os pacientes e seus familiares,[31] com orientações e apoio necessários que permitam os esclarecimentos sobre as possíveis dúvidas que surgem ao longo dos CP,[7] inclusive nos cuidados de fim de vida.[30]

Acreditamos, dessa forma, proporcionar maior confiança e resiliência ao paciente e à família diante das dificuldades alimentares, o que resultará em maior adesão às orientações nutricionais e menor nível de sofrimento.[4,7,22,30]

ALIMENTAÇÃO, BIOÉTICA E CUIDADOS PALIATIVOS

Cada vez mais, as questões alimentares estão associadas à promoção da saúde e à prevenção de doenças. Para o paciente com câncer avançado, isso não é diferente. Diante de uma doença ameaçadora à vida, é muito comum que pacientes e/ou familiares apresentem preocupações relacionadas com uma alimentação que fortaleça o organismo e ajude no prolongamento da vida.[6-8,21,23]

A crença de que alguns alimentos podem aumentar a sobrevida ou mesmo a possibilidade de cura está presente nas mídias sociais e nas crendices populares, o que justifica uma cultura alimentar proibitiva, pautada em convicções particulares, o que leva às intervenções dietéticas inadequadas para esse grupo de pacientes.[6,7,23] Além disso, é preocupante a quantidade de dietas hipocalóricas anticâncer oferecidas com a falsa promessa de cura.[32] Por conseguinte, em busca de uma "alimentação saudável" idealizada, os pacientes podem viver sob regras alimentares impostas, com o objetivo de protegê-los do câncer avançado e da iminência da morte.[7]

A alimentação é um fator condicionante da saúde de qualquer indivíduo. No câncer avançado, as necessidades nutricionais do paciente tornam-se mais vulneráveis em função do declínio fisiológico. As alterações metabólicas e imunológicas acarretam um conjunto que sintomas que leva à perda de apetite, ao emagrecimento indesejável e, consequentemente, à piora do estado nutricional, do estado geral e da qualidade de vida. Por isso, todo paciente com câncer, independentemente da fase da doença ou da proposta de tratamento – curativa ou paliativa –, deve receber assistência nutricional adequada e em tempo oportuno.[4,7,8,23,32]

Durante a assistência nutricional, na perspectiva dos CP, frequentemente esbarramos em conflitos bioéticos relativos à prescrição de suplementos nutricionais, à indicação de alimentação por via alternativa e à manutenção ou suspensão de nutrição e hidratação nos cuidados ao fim da vida. Portanto, os pilares de bioética, tais como a autonomia, a beneficência, a não maleficência e a justiça[33] (Tabela 88.1), devem ser

Tabela 88.1 Princípios da bioética.

Autonomia
O princípio da autonomia reconhece o direito e a capacidade de o paciente, após compreensão dos fatos, fazer uma escolha pessoal. Entretanto, não significa que ele tenha o direito de receber qualquer tipo de tratamento, e sim o adequado para seu caso em particular, com o seu consentimento. Do mesmo modo, pode recusar algum tratamento com o qual não concorde, exceto em condição de incapacidade para a tomada de decisão

Beneficência e não maleficência
Se os riscos e os encargos de determinada terapia para um paciente específico superarem os benefícios potenciais, o médico tem a obrigação de não fornecer ou suspender a terapia

Justiça
Todo indivíduo tem direito a obter os melhores cuidados disponíveis. Os recursos devem ser distribuídos de maneira justa, ética e transparente, sem qualquer discriminação. Por outro lado, devem ser evitados os tratamentos fúteis que só prolongam o sofrimento e a morte

Adaptada de Druml et al.[33] (2016).

considerados nas propostas terapêuticas como ferramenta para as tomadas de decisões corretas sobre qualquer desses assuntos, além de ajudar a resolver questões polêmicas com bom senso, ética e respaldo técnico-científico.[7,9,33,34] Todo processo de tomada de decisão merece uma discussão aprofundada e compartilhada entre os atores envolvidos, sejam eles os profissionais da saúde, os representantes de ética, os pacientes ou os responsáveis.[4,7,9,30,33,34]

Ressaltamos que cada paciente é um indivíduo único, com subjetividades específicas. Assim, o seu cuidado deve ser pensado e planejado de maneira individualizada, a partir de uma perspectiva integrada, que permita atender a suas necessidades e seus desejos, com o apoio da sua família,[2,9] de modo que não haja limites para o cuidar, mesmo com os limites existentes para a cura.

ASSISTÊNCIA NUTRICIONAL

A assistência nutricional engloba as etapas de avaliação, diagnóstico e intervenção nutricional, além do monitoramento sistemático para a verificação e a análise da resposta do paciente à adesão às orientações propostas (Tabela 88.2).[35] A partir dos dados coletados, o nutricionista tem condições de elaborar um plano de cuidados personalizado e replanejá-lo sempre que necessário.

Tabela 88.2 Etapas da assistência nutricional.

Avaliação nutricional
Coleta e registro dos dados antropométricos, anamnese alimentar, história social, coleta e registro de exames laboratoriais (quando necessário), avaliação de sinais e sintomas que possam interferir direta ou indiretamente na alimentação e identificação das necessidades nutricionais

Diagnóstico nutricional
Identificação e descrição do estado nutricional

Intervenção
Planejamento e orientação com o objetivo de mitigar ou resolver os problemas identificados, tanto do aspecto nutricional como das queixas clínicas (sinais e sintomas)

Monitoramento
Reavaliação e verificação dos resultados alcançados. Para isso, faz-se necessário estabelecer metas bem definidas, centradas nas condições clínicas do paciente e pautadas na literatura científica

Adaptada de Hammond et al.[35] (2014).

As necessidades nutricionais do paciente com câncer avançado podem ocasionar vulnerabilidade do ponto de vista físico, social e psicológico, afetando o consumo satisfatório das necessidades proteico-calóricas, ocasionando (ou piorando) as deficiências de macro e micronutrientes, aumentando os riscos de desnutrição e morbimortalidade.[4,5,7,23,32]

A elaboração do plano dietético tem como objetivo a oferta regular de nutrição e hidratação, a partir de uma alimentação adequada e individualizada. Para isso, deve-se considerar os hábitos alimentares que, muitas vezes, precisam ser modificados por motivos fisiológicos, anatômicos, funcionais, psicossociais e, até mesmo, financeiros. As modificações referentes aos alimentos podem ser de valor nutricional, de temperatura, de consistência e de volume, entre outras. Além disso, existe a possibilidade de mudança da via de alimentação por motivos de obstrução de algum órgão que prejudique o trânsito alimentar, de efeitos adversos graves, como a disfagia, ou consequências cirúrgicas.[9,24]

Dependendo da condição do paciente, decidir qual plano dietético deve ser escolhido pode ser uma tarefa extremamente difícil, mas necessária para preservar o estado nutricional, quando possível, ou minimizar a deterioração nutricional comumente observada em indivíduos com câncer avançado na fase mais terminal. Daí a importância de a equipe multiprofissional promover discussões rotineiras sobre as possíveis dificuldades enfrentadas no acompanhamento dos pacientes em CP.[7,9] Embora seja comum o paciente com câncer avançado apresentar várias queixas que possam prejudicar o apetite e o desejo de comer, a alimentação VO deve ser estimulada sempre que possível, na quantidade que ele consiga tolerar.[5,33]

Em CP, o papel da assistência nutricional é tão importante quanto nos tratamentos curativos, embora os objetivos sejam diferentes. O cuidado, nas suas diferentes formas, deverá ser contínuo, com mudanças graduais conforme a progressão da doença. Quando as estratégias terapêuticas são focadas na cura, a recuperação do estado nutricional torna-se prioridade. Já nos CP, evitar danos e sofrimentos é mandatório.[2,9] Nesse sentido, destacamos o compromisso permanente do nutricionista de atuar de modo ativo, preventivo e acolhedor, cooperando com a equipe multiprofissional na identificação de problemas e de soluções.[29] Com esse intuito, a abordagem do nutricionista deve estar fundamentada nas necessidades nutricionais, sem esquecer das questões culturais, sociais, psicológicas e espirituais, que similarmente podem prejudicar a alimentação, o estado nutricional e o emocional. Reforçamos, ainda, a importante atuação do nutricionista, junto à equipe, nas tomadas de decisões norteadas pelos princípios bioéticos. Isso garantirá que a opinião e a vontade do paciente ou do seu responsável legal sejam respeitadas.[7,9,33,34]

TRIAGEM DE RISCO NUTRICIONAL

A triagem de risco nutricional (TRN) é um conjunto de ações que identifica a probabilidade de o paciente desnutrir e, consequentemente, comprometer a efetividade dos tratamentos anticâncer. Ela deve fazer parte do cuidado integral, para a identificação rápida do risco de desnutrição e o encaminhamento precoce do paciente para a assistência nutricional. A TRN ainda favorece a hierarquia da assistência dos pacientes de maior risco,[4,5] o que é importante para os pacientes em CP, cuja expectativa de vida é naturalmente menor.

Existem diversos instrumentos de TRN descritos na literatura, e cada um apresenta uma abordagem diferente. Alguns estão disponíveis para a aplicação na prática clínica, como: ferramenta universal de triagem para desnutrição (MUST, do inglês *malnutrition universal screening tool*), *nutritional risk screening* 2002 (NRS 2002) e miniavaliação nutricional reduzida (MNA, do inglês *mini nutritional assessment short form*). Todos esses são recomendados nas diretrizes para TRN publicadas pela European Society for Clinical Nutrition and Metabolism (Espen).[36]

A escolha da ferramenta e a implantação do protocolo são da responsabilidade de cada instituição de saúde, que deve definir os procedimentos operacionais padronizados e suas atribuições com a equipe multiprofissional, seguindo um rigoroso controle de qualidade que garanta a execução do protocolo.[36] Cumpre assinalar que a triagem nutricional pode ser realizada por qualquer profissional da saúde treinado e capacitado tanto na internação quanto no ambulatório ou visita domiciliar, mas não é recomendada para pacientes em cuidados ao fim da vida.

AVALIAÇÃO NUTRICIONAL

A avaliação nutricional é um método de identificação do estado nutricional e dos padrões de comportamento alimentar de modo detalhado, realizada durante a assistência nutricional, conforme descrito na Tabela 88.2. Os objetivos da avaliação nutricional são:

- Definir o diagnóstico nutricional
- Identificar os sinais, os sintomas e as deficiências nutricionais
- Orientar a prescrição do plano dietético com base no diagnóstico nutricional, no prognóstico da doença, no tipo de tratamento, no controle de sintomas e na melhora da qualidade de vida.

Segundo o Consenso Nacional de Nutrição Oncológica (CNNO), o instrumento recomendado para a avaliação nutricional dos pacientes em CP é a avaliação subjetiva global produzida pelo próprio paciente (ASG-PPP, do inglês *patient-generated subjective global assessment*).[37] A ASG-PPP foi validada em pacientes com câncer e vem sendo considerada a ferramenta de rastreamento mais aceita e amplamente utilizada nessa população.[36-38]

A desnutrição é uma condição clínica comumente observada nos pacientes com câncer, descrita como um fator de risco independente para morbimortalidade e limitante da melhor resposta terapêutica aos tratamentos.[4,5,36] Um dos fatores relevantes que favorece a desnutrição é a anorexia – perda do apetite ou desinteresse parcial ou total pela comida.[23] A anorexia faz parte de um processo metabólico complexo desencadeado pela alteração do metabolismo das células tumorais, pelos tratamentos anticancerígenos e, igualmente, pelos distúrbios emocionais ao longo do curso da doença.[4,26,28,29]

As deficiências nutricionais e as dificuldades de alimentação podem ser decorrentes dos vários fatores biológicos e metabólicos (Tabela 88.3).[4,5,23] Em um estágio mais avançado de desnutrição, os pacientes podem apresentar a síndrome anorexia-caquexia, que tem um impacto muito negativo no prognóstico e na qualidade de vida.[4,5,26-28] Esse quadro caracteriza-se pela associação da anorexia à perda de peso involuntária com depleção progressiva do tecido muscular, desencadeada por alterações metabólicas que envolvem principalmente as citocinas pró-inflamatórias produzidas pelo hospedeiro e os fatores catabólicos derivados do tumor.[4] A associação desses agentes provoca outras mudanças neuro-hormonais e metabólicas, com evidente redução da capacidade funcional, da tolerância aos tratamentos e da qualidade de vida (Tabela 88.4).[4,5,23,28]

Tabela 88.3 Exemplos de fatores biológicos e metabólicos que levam à deficiência nutricional no câncer avançado.

Fatores biológicos e metabólicos	Consequências
Alterações metabólicas, hormonais e imunológicas, e resposta inflamatória provocada pelo tumor	Aumento da lipólise associada à diminuição da lipogênese, hiperlipidemia; aumento da gliconeogênese hepática, intolerância à glicose resultante do aumento da resistência à insulina; aumento do catabolismo muscular, diminuição da síntese proteica, aumento da síntese de proteínas de fase aguda; hipermetabolismo ou catabolismo persistente; aumento de citocinas circulantes; alterações dos níveis de neuropeptídios centrais e gastrintestinais
Comprometimento anatômico do sistema digestório provocado pelo tumor	Obstrução na faringe e no intestino, estenose do esôfago
Efeitos adversos do tratamento	Anorexia, náuseas, vômito, mudança no paladar e no olfato, aversões alimentares específicas, saciedade precoce, xerostomia, mucosite etc.
Mudanças no comportamento alimentar associadas à dor e/ou ao estresse da doença e do tratamento	Desinteresse pela comida, com redução na oferta dos alimentos em geral e aporte nutricional
Expressões clínicas da síndrome anorexia-caquexia	Astenia, úlcera de decúbito, mal-estar geral, edema, palidez, letargia, infecções frequentes, perda progressiva e involuntária de peso, deterioração física geral

Tabela 88.4 Exemplos de situações nutricionais que impactam na qualidade de vida do paciente com câncer avançado.

Desnutrição
Saúde deficiente
Redução da capacidade imunológica e maior suscetibilidade para morbidades, hospitalização e mortalidade
Perda de peso com redução da massa muscular e da força física
Menor tolerância aos medicamentos
Maior estresse emocional diante de incertezas da doença e dos tratamentos
Maior custo com o tratamento
Sarcopenia (perda de massa muscular)
Perda gradativa da capacidade funcional por redução de força física
Incapacidade de realizar o autocuidado
Perda da independência
Emagrecimento acentuado e progressivo
Conflitos com a autoimagem
Vergonha e isolamento
Angústia e depressão
Conjunto de sintomas associados ao tumor e aos tratamentos
Náuseas e vômito provocam a redução de aporte nutricional adequado
Diarreia leva ao medo de comer e de sair de casa; fraqueza e angústia
Paladar alterado causa o desinteresse pela comida
Dor de difícil controle leva ao desinteresse pela comida, ao isolamento e à depressão

As ferramentas de triagem e de avaliação nutricional, além de serem recursos para uma intervenção adequada, tornam a assistência nutricional imperativa nas ações preventivas em diferentes contextos, por exemplo, na escolha do tipo de alimento e da via de alimentação, na profilaxia dos sintomas que prejudicam o consumo regular e satisfatório dos alimentos, no controle ponderal, sobretudo na melhora da qualidade de vida de pacientes e familiares.

INTERVENÇÃO NUTRICIONAL

A intervenção nutricional precoce no paciente com câncer tem sido defendida há muitas décadas por diretrizes e recomendações nacionais[37] e internacionais.[4,5] Porém, conforme denunciado por Caccialanza et al.,[32] ainda existe muita dificuldade para oferecer suporte nutricional em tempo oportuno aos pacientes com câncer, sendo a falta de consciência e de cooperação entre oncologistas e nutricionistas um fator impeditivo nesse quesito, o que representa um direito negligenciado aos pacientes.

Durante a intervenção nutricional, o nutricionista deve levar em conta tanto os benefícios fisiológicos, como a redução da resposta catabólica, a melhora do sistema imunológico e da funcionalidade do sistema digestivo, quanto as questões subjetivas, entre elas, os valores, as preferências, a vontade dos pacientes e dos familiares.[4,6,7,30,33,34] As questões subjetivas vêm sendo apontadas como relevantes na abordagem nutricional por seu impacto na qualidade de vida.[4,7,21,22,24,26-28]

Frisamos, conforme descrito anteriormente, que a primeira estratégia da intervenção nutricional para pacientes com o sistema digestório funcionante é o aconselhamento nutricional. Este baseia-se em informações, orientações, esclarecimentos e planejamento a fim de melhorar o aporte nutricional, o controle de sintomas, as adaptações e o enfrentamento da nova realidade alimentar do doente e, consequentemente, da família.[4,27]

Dependendo da condição global do paciente, o consumo de alimentos pode ser desde uma alimentação balanceada e nutritiva, até a oferta de pequenas refeições de alta densidade calórica e de fácil aceitação, em intervalos curtos ao longo do dia, inclusive com adição de suplementos nutricionais orais ou indicação de via alternativa.[4,5,37]

Devido ao declínio progressivo do estado nutricional, provocado pelo câncer avançado, a terapia nutricional está indicada para todos os pacientes desnutridos, ou em risco nutricional, que apresentam o sistema digestório funcionante, independentemente da via de alimentação, a fim de garantir uma nutrição adequada e os nutrientes essenciais.[4,5,37]

A nutrição enteral compreende todos os tipos de suporte nutricional por via entérica que empregam fórmulas nutricionais com propostas terapêuticas, englobando os suplementos nutricionais orais e a alimentação por cateter ou ostomia.[33] Os pacientes com aportes calórico e proteico insatisfatórios devem receber suporte nutricional adequado para contribuir na oferta de nutrientes de maneira mais adequada para a sua condição. Em pacientes desnutridos, o suporte nutricional visa à melhora do estado geral e da qualidade de vida, mas não garante melhora de sobrevida.[5]

Os suplementos nutricionais orais são produtos industrializados, formulados com macro e micronutrientes, especialmente preparados ou processados, indicados como dietas diferenciadas exclusivas ou adicionadas na alimentação regular. São estratégias de fácil administração e não invasivas, cuja finalidade é incrementar os nutrientes que estão deficientes, visando aumentar a ingestão alimentar e fornecer quantidades adequadas de nutrientes.[39] Os suplementos nutricionais orais podem ser úteis para casos de perda de peso, diminuição do apetite e dificuldade na alimentação.[4,5] A escolha do produto dependerá de fatores como composição química, densidade calórica, volume e palatabilidade, a fim de garantir a sua aceitação.[7,39]

Pacientes que necessitam de via alternativa para alimentação, seja com cateter, seja com ostomia, devem seguir os mesmos critérios de adequação e tolerância, conforme condição clínica.[4,5,37] Contudo, os benefícios ainda provocam muitas discussões na literatura.[4,5] Uma situação bastante controversa diz respeito à nutrição parenteral. Por ser um procedimento invasivo, com alto risco de infecção e de alterações metabólicas, ela tem sido utilizada como via de nutrição para pacientes em CP em situações muito particulares.[4,5,30]

Se, por um lado, a intervenção nutricional pode ajudar a mitigar o impacto da desnutrição e suas consequências, por outro lado, em alguns casos, ela pode causar desconforto e complicações, como sensação de plenitude, secreção aumentada, náuseas, vômitos e até broncoaspiração.[4,6,7,30,33,34] Definir o prognóstico e a expectativa de vida dos pacientes é uma necessidade anterior às propostas terapêuticas.[9] Por isso, faz-se necessário que o nutricionista atue de modo singular para cada doente, visto que a alimentação dos pacientes em CP precisa oferecer prazer e conforto emocional, o que excede a mera prescrição de calorias e nutrientes.

Os pacientes que estão em cuidado ao fim de vida, ou seja, em franco e irreversível declínio funcional e cognitivo, são os mais preocupantes por dois motivos em especial. O primeiro diz respeito à diversidade de opiniões sobre o que é fim de vida, podendo ser definido por semanas ou poucos meses que antecedem a morte.[30] Para o CNNO, pacientes em cuidados ao fim da vida são aqueles que apresentem previsão de morte iminente em até 72 horas.[37] O segundo motivo são conflitos éticos em suspender a alimentação ou não iniciar o suporte nutricional, visto que isso gera muito sofrimento para a família. No entanto, existe um consenso de que, nessa fase, a alimentação e a hidratação devem ser apenas para conforto e não se deve investir em suporte nutricional.[4-7,30] Quando não for mais possível alimentar o doente VO ou artificial, ele e a família devem ser comunicados e acolhidos, preferencialmente com suporte emocional.

Resgatando os princípios da bioética citados anteriormente, reafirmamos a importância da participação do paciente ou do seu representante legal nas tomadas de decisões. Vale lembrar que a beneficência (o dever de fazer o bem) e a não maleficência (o dever de não causar danos) são princípios básicos no contexto da saúde e devem ser respeitados em todos os sentidos. Ademais, o respeito à autonomia está atrelado ao respeito à dignidade do doente naquilo que ele julga importante e necessário para o seu tratamento. Dessa forma, evitamos os tratamentos fúteis e desnecessários que apenas aumentam o sofrimento do doente e de sua família.[19]

CONTROLE DE SINTOMAS

O controle de sintomas é uma das prioridades em CP e está ligado à qualidade de vida do paciente;[2,9] por isso, todo investimento deve ser feito para prevenir a dor e outros sintomas. Um estudo recente mostrou que dor, náuseas/vômito, dispneia, fadiga, depressão, ansiedade, constipação intestinal, perda de apetite e sonolência foram os principais sintomas em pacientes com câncer em CP domiciliares.[40]

Existem sintomas que estão diretamente associados às questões nutricionais, como anorexia, náuseas, disfagia, distensão abdominal ou cólicas, diarreia e constipação intestinal. Esses precisam ser investigados e tratados para mitigar o impacto no estado nutricional e na qualidade de vida. Contudo, alguns sintomas têm causas multifatoriais, sendo influenciados pelos efeitos sistêmicos do tumor e adversos dos medicamentos.[4]

A dor e os tratamentos analgésicos à base de opioide apresentam vários efeitos adversos, causando distúrbios gastrintestinais, sobretudo a constipação intestinal induzida por opioide e a xerostomia. Esses sintomas são preocupantes porque normalmente são subdiagnosticados, comprometendo a ingestão alimentar, reduzindo o apetite e prejudicando o estado nutricional e a qualidade de vida do paciente. O tratamento eficiente da constipação intestinal induzida por opioide depende da prescrição profilática de medicamentos laxativos durante todo o período que o doente estiver usando o medicamento para a dor,[41] incluindo, simultaneamente, mudanças alimentares. A xerostomia (boca seca) deve ser cuidada tão logo o paciente apresente a queixa, pois tem implicações sérias na deglutição, na fala e na mudança do paladar, aumentando o risco de infecções da mucosa bucal. A saliva tem diversas funções, como lubrificar e proteger as superfícies duras e moles da cavidade oral, sendo a mais importante lubrificar os alimentos antes de os engolirmos.[42]

As mudanças sensoriais – olfato e paladar – estão associadas aos efeitos adversos dos tratamentos anticâncer (quimioterapia e radioterapia). Tanto o olfato quanto o paladar são essenciais na aceitação das refeições. A ausência de paladar pode estar relacionada às escolhas inapropriadas de alimentos, como a preferência por alimentos mais salgados ou doces e o decréscimo do consumo de alimentos mais nutritivos. Além disso, os fatores psicológicos, como depressão, ansiedade e medo, não somente afetam a qualidade de vida e a capacidade funcional, mas podem também interferir negativamente no apetite e na ingestão alimentar. Na Tabela 88.5[43] são apresentados os principais sintomas e formas de manejo.

EDUCAÇÃO E QUEBRA DE BARREIRAS

Com o aumento da expectativa de vida, do envelhecimento e da incidência de câncer no Brasil, formar profissionais capacitados em CP vem se mostrando um imperativo tanto na saúde pública quanto na academia.[19] Recente estudo mostrou que a dificuldade dos oncologistas em encaminhar os pacientes para os CP cria um cenário de acesso tardio, impactando a qualidade de vida desses indivíduos.[20] Floriani[19] chama a atenção para o distanciamentos de médicos quando deparam com o sofrimento de pacientes e familiares diante da terminalidade, demonstrando franca inabilidade de responder adequadamente às vulnerabilidades das pessoas que sofrem.

Percebemos uma grande lacuna na formação do nutricionista, caracterizado pela formação centrada no modelo biomédico, com pouca atenção às dimensões humanas e sociais na formação acadêmica e desinteresse em tratar a alimentação como um fenômeno que envolve questões biológicas, psicossociais e culturais[21] – como se o nutricionista estivesse limitado a identificar e tratar apenas dos impactos fisiológicos do câncer avançado, esquecendo-se de que os processos alimentares não se limitam às questões biológicas, como a oferta de nutrientes e a prevenção da desnutrição. Ao contrário, esses impactos afetam diretamente valores social e cultural da alimentação.[24]

A importância de melhorar a formação profissional nas escolas de ensino superior dos cursos das áreas da saúde com a inclusão da disciplina de CP na grade curricular justifica-se pela necessidade de capacitar os futuros profissionais a compor as equipes multiprofissionais, respeitando os diferentes saberes, aprendendo a deliberar juntos e evitar condutas fúteis, assim como capacitar na prestação de uma assistência humanizada.

Tabela 88.5 Controle de sinais e sintomas.

Náuseas e vômito
Consumir pequena quantidade de líquidos ou comida em intervalos médios de 3 horas ou conforme aceitação
Preferir alimentos de fácil digestão, secos e sólidos (torradas, biscoitos e cereais)
Fracionar as refeições em intervalos com melhor tolerância
Evitar alimentos quentes e gordurosos, além de temperos picantes
Evitar líquidos junto às refeições
Fazer reposição de líquidos após os episódios de vômito, especialmente bebidas isotônicas

Disgeusia (mudança no paladar)
Preferir sucos de sabor ácido (exceto em caso de sensibilidade ou feridas na boca)
Chupar picolé, balas ácidas, gelo de água de coco, gelo de suco de frutas
Adicionar temperos naturais, como ervas aromáticas, para melhorar o sabor dos alimentos e aumentar a aceitação

Xerostomia (saliva reduzida ou espessa com sensação de boca seca)
Aumentar a ingestão de líquidos, especialmente água
Preferir refeições suculentas e de fácil mastigação, como ensopados, purês, caldos e sopas
Mastigar gomas de mascar sem açúcar
Chupar picolés, balas azedas sem açúcar (exceto em caso de sensibilidade ou feridas na boca)
Evitar alimentos secos (para não ferir a boca) e açucarados (para evitar proliferação bacteriana)

Disfagia (dificuldade para deglutir)
Mudar a consistência dos alimentos conforme a capacidade do paciente para engolir (pastoso, líquido espesso ou líquido ralo)
Fazer as refeições em ambiente calmo e na posição sentada
Se necessário, acompanhar as refeições com pequeno volume de líquidos para ajudar a engolir

Mucosite (feridas na cavidade oral)
Preferir preparações de fácil mastigação e de temperaturas morna e fria
Preferir temperos suaves e naturais (azeite e ervas)
Manter hidratação superior a 1,5 ℓ/dia
Evitar alimentos duros, secos, crocantes, ácidos, açucarados e salgados, temperos picantes (inclusive gengibre), canela e cravo
Evitar bebidas quentes, açucaradas e alcoólicas

Constipação intestinal
Aumentar a ingestão de líquidos, especialmente água – pelo menos 2 ℓ/dia
Preferir cereais integrais, vegetais folhosos (crus e refogados), legumes coloridos (abóbora, beterraba, berinjela com casca, brócolis, couve-flor, quiabo, vagem), frutas frescas (abacate, abacaxi, ameixa, banana-d'água, caqui, figo, laranja, mamão, manga, tangerina, uvas), frutas oleaginosas (amêndoas, avelã, castanhas, nozes) e frutas desidratadas (ameixa, damasco, uva-passa)

Constipação intestinal induzida por opioide
Aumentar a ingestão de líquidos, especialmente água – pelo menos 2 ℓ/dia
Evitar cereais integrais
Aumentar o consumo de azeite (duas colheres de sopa/dia)
Beber sucos laxativos (laranja com mamão, laranja com manga, laranja com ameixa-preta) ou suco de tamarindo

Diarreia
Aumentar a ingestão de líquidos, especialmente água – pelo menos 2 ℓ/dia
Preferir carne magra, queijo branco, leite sem lactose, bolachas tipo maisena e de água, torrada, massas, legumes cozidos sem casca e semente (batata, cenoura, chuchu, abobrinha, beterraba), algumas frutas frescas sem casca e sementes (banana, goiaba, maçã, melão)
Preferir refresco natural de frutas (limão, laranja-lima, caju, goiaba) e chá em vez de suco de fruta natural, devido ao maior teor de açúcar simples nos sucos de fruta (frutose das frutas)
Fazer restrição de feijão e outros grãos, cereais integrais, vegetais folhosos, legumes com casca e sementes, salada crua, algumas frutas frescas (abacate, laranja, manga, mamão, tangerina e uvas), frutas oleaginosas, frutas desidratadas, doces em geral e frituras
Em caso de diarreia persistente, deve-se fazer uso de soro caseiro ou bebida isotônica para reposição de eletrólitos (sódio e potássio)

No que concerne à nutrição, o processo de estudar, debater e apreender sobre os CP desde o início da formação ajudará os nutricionistas a lidarem com o sofrimento e a subjetividade de pacientes com doenças avançadas, terminais e nos cuidados ao fim da vida.[18] No entanto, esses conhecimentos não devem ficar circunscritos ao ensino e à assistência. Em vez disso, devem ser estendidos à pesquisa e à produção científica, haja vista a carência de publicação que aborde o suporte nutricional na terminalidade com olhar bioético na perspectiva da prática do nutricionista, fato que sinaliza a ausência de interesse pelo tema.[44]

Enfatizamos a importância da inclusão dos CP nos currículos de graduação, assim como na educação continuada e permanente para que os futuros e atuais profissionais da saúde possam ser capacitados no desenvolvimento de habilidades e competências brandas, ou seja, capacidade de comunicar-se com empatia, de acolher, de respeitar e compreender o sofrimento alheio, porque cuidar é muito mais que aplicar os conhecimentos técnicos.

CONSIDERAÇÕES FINAIS

A prática dos CP traz um desafio que demanda capacitação e treinamento constantes ao pleno desenvolvimento dos profissionais, para que estes possam prestar assistência adequada e humanizada em cada fase do câncer, melhorando a qualidade de vida durante o curso da doença e possibilitando a morte digna ao fim da vida. Nesse contexto, a nutrição tem especial papel preventivo, pois possibilita meios e vias de alimentação, reduzindo os efeitos adversos provocados pelos tratamentos, retardando a deterioração nutricional e ressignificando o alimento.

O nutricionista, como integrante da equipe multiprofissional, tem um papel de grande valor no sentido de melhorar a ingestão nutricional com a oferta de nutrição e hidratação de modo adequado, a fim de prevenir ou mitigar a anorexia, retardar a perda de massa muscular e melhorar a capacidade funcional, contribuindo igualmente para a melhora da qualidade de vida de pacientes e familiares. Sublinhamos que todas as decisões devem ser tomadas após ampla reflexão sobre o prognóstico, os possíveis tratamentos anticâncer, os objetivos do plano dietético, as expectativas e os desejos do paciente e de sua família. Para isso, o nutricionista deve estar apto a comunicar-se de modo respeitoso e ético, tanto com os pacientes e seus familiares, quanto com a equipe multiprofissional.

Destacamos, ainda, a urgência de discutir assuntos relacionados à alimentação e à nutrição sob a perspectiva dos CP na educação formal, entendendo que a mudança do paradigma da nutrição deve começar ainda na formação acadêmica, para que se possa avançar em um conhecimento mais abrangente, considerando não apenas a relação do alimento no binômio saúde-doença, mas também como a alimentação adequada pode interferir nos aspectos biopsicossociais e culturais.

REFERÊNCIAS BIBLIOGRÁFICAS

As referências consultadas para a elaboração deste capítulo estão disponíveis *online* no Ambiente de aprendizagem do GEN.

COMO CITAR ESTE CAPÍTULO

ABNT
BENARROZ, M.; FAILLACE, G.; PINHEIRO, R. L. Cuidados paliativos: assistência nutricional ao paciente com câncer. *In*: ROSSI, L.; POLTRONIERI, F. (org.). *Tratado de Nutrição e Dietoterapia*. 2. ed. Rio de Janeiro: Guanabara Koogan, 2023. p. 998-1005.

VANCOUVER
Benarroz M, Faillace G, Pinheiro RL. Cuidados paliativos: assistência nutricional ao paciente com câncer. In: Rossi L, Poltronieri F (Orgs.). Tratado de nutrição e dietoterapia. 2. ed. Rio de Janeiro: Guanabara Koogan; 2023. p. 998-1005.

CAPÍTULO 89

Pré e Pós-Operatório

Alessandra Coelho • Natália Bisconti

INTRODUÇÃO

A medicina é uma ciência que passa por modificações e constante atualização. Até o momento, o procedimento cirúrgico é o método de tratamento mais eficaz em diferentes tipos de patologias, como traumatismo e diversos tipos de câncer. A extensão e a complexidade do procedimento, bem como a doença de base, são fatores que interferem diretamente no resultado.

Estudos realizados no mundo indicam que a desnutrição em pacientes hospitalizados chega a 30 a 50% dos casos. De acordo com dados do Ibranutri, maior estudo do estado nutricional em pacientes hospitalizados, realizado em 2001, no Brasil, a desnutrição chega a 39%, com maior incidência em pacientes submetidos a cirurgias gastrintestinais.[1]

A desnutrição proteico-calórica e as deficiências de micronutrientes estão relacionadas com a resposta imune inadequada no pós-operatório e o retardo do processo de recuperação, o maior tempo de internação hospitalar, a maior probabilidade de complicações e a mortalidade. A imunonutrição tem sido recomendada para pacientes cirúrgicos, principalmente pela redução de infecções pós-operatórias.[2-5]

A cirurgia, assim como qualquer outra lesão, desencadeia a liberação de hormônios e citocinas, processo denominado síndrome da resposta inflamatória sistêmica. Esta causa catabolismo de glicogênio, gordura e proteína, ácidos graxos livres e aminoácidos, levando à perda de massa magra. Outros fatores de risco associam-se à desnutrição durante o período de recuperação, como hipotermia, leucopenia, sonolência, lesões na cicatrização e produção de pus, o que torna o processo mais lento e com maior risco de mortalidade.[6]

O programa Enhanced Recovery After Surgery (ERAS) baseia-se em um protocolo com diversas ações para minimizar o estresse do processo cirúrgico e facilitar a recuperação. Entre essas ações, destacam-se: preparação pré-operatória, medicamentos, balanço hídrico, anestesia e pós-operatório, analgesia, nutrição pré e pós-operatória e mobilização. A parte nutricional é um desafio para a equipe multiprofissional antes e depois da cirurgia, por meio da alimentação por via oral (VO) e/ou uso de suplementos, com grande vantagem, sempre que possível, para a ingestão oral precoce após a cirurgia, para retorno das funções intestinais.[6]

TRIAGEM E DIAGNÓSTICO NUTRICIONAL

É atribuição do nutricionista no cuidado perioperatório dos pacientes a avaliação do estado nutricional e das necessidades nutricionais para a nutrição oral, enteral (NE), parenteral (NP), para prescrição dietética e/ou terapia nutricional enteral (TNE).[7]

A triagem nutricional é a maneira mais simples para identificar pacientes em risco nutricional e evitar ou minimizar os efeitos da desnutrição durante o período de internação. Indivíduos sem risco deverão ser monitorados e reavaliados periodicamente por meio de novas triagens; os que apresentam algum risco nutricional devem ser classificados para adequado monitoramento e traçar a melhor conduta nutricional.[7]

Existem diversas diretrizes para a realização da triagem nutricional. De acordo com as diretrizes da European Society for Clinical Nutrition and Metabolism (Espen), para triagem de risco nutricional, é recomendado o instrumento Malnutrition Universal Screening Tool (MUST); já os adultos que se encontram em unidade de internação devem ser triados com o Nutritional Risk Screening (NRS) 2002; aos idosos, recomenda-se a Miniavaliação Nutricional (MAN).[8]

Segundo as diretrizes clínicas da American Society for Parenteral and Enteral Nutrition (Aspen), a Avaliação Subjetiva Global (ASG) é uma boa opção, por ser capaz de prever desnutrição e desfechos, independentemente da gravidade da doença. A aplicação da ASG também prevê morbidade e mortalidade em todas as categorias de estado nutricional e em pacientes críticos. A NRS 2002 e a ASG podem prever complicações pós-operatórias. A ASG é um método de boa validade científica e de fácil aplicabilidade em ambiente hospitalar, uma vez que é relativamente simples e de baixo custo (Figura 89.1).

Com base na classificação nutricional, o profissional pode então decidir pela melhor conduta a ser adotada. Pacientes em risco nutricional ou classificados como desnutridos parecem se beneficiar de mecanismos de suporte nutricional, que se refletem na melhora dos desfechos clínicos, no estado nutricional, na ingestão de nutrientes, na função motora, na qualidade de vida e na diminuição do índice de reinternações (Figura 89.2).[10] O suporte nutricional é definido como a administração de nutrição ou nutrientes tanto VO quanto por via enteral e/ou parenteral, com o objetivo de prevenir ou tratar condições relacionadas com a desnutrição. Os suplementos alimentares e as dietas industrializadas são uma parte importante do suporte nutricional, principalmente no meio hospitalar.[11]

De acordo com a Espen, a terapia nutricional e o uso de suplementos podem ser indicados mesmo em pacientes com adequado estado nutricional pré-operatório, mas que apresentem risco de manter suas necessidades após a cirurgia. O objetivo é não esperar o quadro de desnutrição ser instalado para que uma conduta seja tomada.

Já em pacientes em risco nutricional grave que serão submetidos a cirurgias de grande porte, recomenda-se, quando possível, a terapia nutricional prévia, durante um período de 7 a 14 dias. O uso de suplementos VO deve ser rotina para os pacientes desnutridos, oncológicos, de alto risco e idosos sarcopênicos que serão submetidos a cirurgias abdominais de grande porte. Alguns estudos sugerem a inclusão de um suplemento oral que contenha imunomoduladores, como arginina, ômega-3 e nucleotídios, de 5 a 7 dias antes da cirurgia.[12]

A maneira mais comumente utilizada para prevenir ou tratar a desnutrição causada por ingestão oral insuficiente e/ou aumentar a ingestão energético-proteica é com a TNE, que é indicada para pacientes com impossibilidade parcial ou total de manter a sua necessidade energética somente VO e que tenham o sistema digestório funcionante. Embora essa seja a via mais segura para garantir o aporte necessário ao paciente, manter a imunidade e reduzir o estresse fisiológico, na prática, nem

Avaliação Subjetiva Global do Estado Nutricional
Selecione a categoria apropriada com (X) ou insira o valor numérico em ____

A. História
  1. Alteração no peso
     Perda total nos últimos 6 meses: total = ____ kg; %perda = ____
     Alteração nas últimas 2 semanas: ( ) aumento ( ) sem alteração ( ) diminuição
  2. Alteração na ingestão alimentar
     ( ) sem alteração
     ( ) alterada   Duração = ____ semanas
     Tipo: ( ) dieta sólida subótima ( ) dieta líquida completa ( ) líquidos hipocalóricos ( ) inanição
  3. Sintomas gastrintestinais (que persistam por > 2 semanas)
     ( ) nenhum ( ) náuseas ( ) vômito ( ) diarreia ( ) anorexia
  4. Capacidade funcional
     ( ) sem disfunção (capacidade completa)
     ( ) disfunção   Duração = ____ semanas
     Tipo: ( ) trabalho subótimo ( ) ambulatório ( ) acamado
  5. Doença e sua relação com necessidades nutricionais
     Diagnóstico primário
     (especificar) _____
     Demanda metabólica (estresse): ( ) sem estresse ( ) baixo estresse ( ) estresse moderado ( ) estresse elevado

B. Exame físico (para cada categoria, especificar: 0 = normal, 1+ = leve, 2+ = moderada, 3+ = grave)
  ____ Perda de gordura subcutânea (tríceps, tórax)
  ____ Perda muscular (quadríceps, deltoide)
  ____ Edema de tornozelo
  ____ Edema sacral
  ____ Ascite

C. Avaliação subjetiva global (selecione uma)
  ( ) A = bem nutrido
  ( ) B = moderadamente (ou com suspeita de ser) desnutrido
  ( ) C = gravemente desnutrido

Figura 89.1 Avaliação Subjetiva Global (ASG). Adaptada de Detsky et al.[9] (1987).

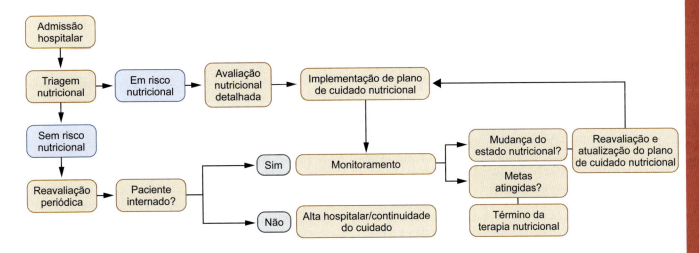

Figura 89.2 Suplementação de micronutrientes após a cirurgia. Adaptada de Aspen[10] (2011).

sempre ele recebe a totalidade da dieta prescrita em função de diversos fatores, como jejum para procedimentos e intolerância à dieta, com vômitos, diarreia e distensão abdominal.[5]

Um escore de risco nutricional básico pode ser usado para triar os pacientes admitidos no hospital com índice de massa corporal (IMC) < 20,5 kg/m², perda de peso maior que 5% em 3 meses e diminuição da ingestão de alimentos associada à gravidade da doença.

Os indivíduos obesos e com sobrepeso merecem total atenção quando se avalia risco nutricional ou desnutrição. O excesso de peso, por si só, é um fator de risco para a má nutrição, seja pelo padrão de consumo alimentar ruim, seja pelo papel do tecido adiposo em recrutar algumas vitaminas. A perda de peso relacionada à doença pode levar à perda de massa magra e, consequentemente, ao maior risco metabólico, principalmente naqueles indivíduos submetidos a grandes cirurgias.

A Espen definiu como critérios para desnutrição:

- IMC < 18,5 kg/m²
- Combinação de perda de peso > 10%, ou > 5% durante 3 meses, com redução do IMC ou baixo índice de massa livre de gordura.

A albumina sérica também pode ser um fator de prognóstico para complicações após a cirurgia, associada ao estado nutricional do paciente. Ela pode ser considerada como aliada no diagnóstico de indivíduos com risco nutricional quando associada a mais um dos critérios a seguir:

- Perda de peso > 10 a 15% em 6 meses
- IMC < 18,5 kg/m²
- ASG grau C ou NRS > 5
- Albumina sérica pré-operatória < 30 g/ℓ (sem evidência hepática ou disfunção renal).

Originalmente, a prática do jejum pré-operatório foi estabelecida para garantir o esvaziamento gástrico, diminuindo, assim, o risco de broncoaspiração e vômito e a necessidade de administração de fármacos para controle desses sintomas durante o procedimento cirúrgico.[13]

As diretrizes mais recentes relacionadas com tempo de jejum no pré-operatório eletivo recomendam líquidos sem resíduos até 2 horas antes da cirurgia, visando ao conforto, à hidratação, à segurança para o paciente e à diminuição do risco de complicações hemodinâmicas durante a indução da anestesia, as quais podem estar relacionadas a quadros de desidratação em consequência de longos períodos de jejum.[6,14] Além disso, segundo a *guideline* proposta pela European Society of Anaesthesiology, o jejum de alimentos sólidos deve ser de apenas 6 horas; todas as recomendações também se aplicam a pacientes obesos, com refluxo gastresofágico e diabetes melito, bem como a mulheres grávidas que não estejam em trabalho de parto.

Um estudo realizado no Hospital de Clínicas da Universidade Federal do Triângulo Mineiro (UFTM) obteve resultados que reforçam a validade das práticas sugeridas pelas diretrizes. Após avaliar e comparar o volume de conteúdo gástrico em jejum e após 2 horas da ingestão de diferentes volumes de solução isotônica, por meio de ultrassonografia, o grupo de pesquisadores concluiu que não há variação significativa no conteúdo gástrico em relação ao jejum de mais de 8 horas. Além disso, a ingestão de diferentes volumes (200 e 500 mℓ) não apresentou diferença significativa quanto ao volume gástrico residual após um período de jejum de 2 horas, em comparação com o jejum noturno.[15]

Outro estudo, realizado com idosos em pré-operatório ortopédico, verificou conforto e satisfação desses pacientes com diferentes tempos de jejum. O grupo-controle não recebeu nada pela boca após as 21 horas da noite anterior, enquanto o grupo-intervenção recebeu 200 mℓ de uma bebida de carboidratos (12,5% dextrinomaltose) de 2 a 4 horas antes do procedimento cirúrgico. Os pacientes que receberam a bebida apresentaram diminuição significativa na fome e na sede no pré-operatório, o que resultou em maior conforto e satisfação com o serviço. Por outro lado, a ingestão da solução não aumentou a morbidade significativamente em relação ao grupo-controle. Todas essas evidências reforçam que condutas que caminhem para a diminuição do tempo de jejum pré-operatório parecem oferecer benefícios não só do ponto de vista clínico, mas também da melhora da qualidade do serviço de cuidado prestado ao paciente.[16]

A Espen recomenda que pacientes que não tenham risco de aspiração devem beber líquidos claros até 2 horas antes da anestesia, e sólidos são permitidos até 6 horas antes. Essa recomendação também está presente no programa ERAS, que orienta o consumo de líquidos até 2 horas antes do procedimento, a fim de evitar o desconforto da sede e os sintomas do jejum.[6]

A resistência à insulina é um mecanismo de resposta à fome, causada principalmente por inibição da oxidação da glicose, que acontece após todos os procedimentos cirúrgicos em diferentes graus. Dependendo da gravidade e do porte da cirurgia, essa condição está relacionada com maior risco de complicações e sepse. O consumo de líquidos com carboidrato 2 ou 3 horas antes da cirurgia minimiza os efeitos da resistência à insulina, evitando a necessidade do seu uso para compensar a hiperglicemia após a refeição. Alguns estudos já utilizam bebidas enriquecidas de glutamina, antioxidantes e extrato de chá verde, que mostram melhora na capacidade antioxidante endógena.[6]

INTERVENÇÃO NUTRICIONAL NO PÓS-OPERATÓRIO

A liberação da via de alimentação pela equipe cirúrgica leva em consideração o tipo de procedimento realizado, a doença de base e a evolução clínica do paciente. O nutricionista organiza a terapia nutricional oferecida da maneira mais apropriada à via de alimentação que será utilizada: oral, enteral ou parenteral. As últimas duas devem ser, segundo o Ministério da Saúde,[7] indicadas e prescritas pela equipe médica; entretanto, o nutricionista precisa calcular e avaliar as necessidades nutricionais desses pacientes, além de ser responsável pela prescrição dietética da TNE. Cabem também ao nutricionista a análise e o acompanhamento do estado nutricional do paciente, assim como a progressão ou regressão da dieta VO, sempre de acordo com a tolerância e a existência de sintomas gastrintestinais associados. Para a equipe de enfermagem fica a responsabilidade pelos cuidados relacionados à administração da TNE e da NP.

Em grande parte dos casos, a alimentação VO após a cirurgia é recomendada e tem se mostrado benéfica, mesmo após colecistectomias e ressecção colorretal. A introdução de dieta líquida no primeiro e no segundo dia de pós-operatório não demonstrou piora na cicatrização de anastomoses, mas propiciou melhora na recuperação, menor risco de infecções e encurtamento do tempo de permanência hospitalar.[6]

Um estudo avaliou a evolução e a tolerância da dieta oral precoce de 23 pacientes em pós-operatório de gastrectomia para câncer gástrico. A aceitação foi de 96,6% da amostra; 4,3% apresentaram distensão abdominal e náuseas; 65,2%, constipação intestinal; e 73% não apresentaram nenhuma complicação.[17]

Um estudo publicado em 2015 analisou o registro médico de 353 pacientes que foram submetidos à gastrectomia total para câncer gástrico. Foi evidenciado que a alimentação oral precoce (definida como dieta líquida clara no primeiro dia de pós-operatório) não aumentou o risco de fístula anastomótica e esteve relacionada com menos complicações cirúrgicas. O número de reoperações e mortalidade não foi associado ao momento da intervenção nutricional.[18]

A indicação da TNE está ligada a: grau de funcionalidade do sistema digestório, ingestão VO insuficiente (menos de 60% das necessidades calculadas), grau de desnutrição, catabolismo/percentual de perda de peso, disfagia e risco aumentado de broncoaspiração. A NP entra como indicação quando o sistema digestório está inacessível ou não funcionante, como é o caso de obstruções, síndrome do intestino curto e fístulas de alto débito. A NP também é indicada quando a NE não evoluiu de maneira eficiente de modo a atender às necessidades nutricionais após o período de 24 a 72 horas em pacientes desnutridos.[7] Se a necessidade energética e de nutrientes não for suprida pela ingestão enteral (menos de 50% da necessidade calórica), indica-se a associação da dieta enteral com a parenteral.[6]

Estudos multicêntricos avaliaram se a NP deve ser incluída precocemente (dentro de 4 dias) ou tardiamente (após 7 dias) em casos de a NE estar comprometida. Os resultados mostram que, em algumas situações, a inclusão da NP via cateter intravenoso precocemente pode ser benéfica. Para pacientes subnutridos ou desnutridos, idosos submetidos a cirurgias de câncer gastrintestinal e casos em que se faz necessária uma dieta hipocalórica, recomendam-se 2 g de carboidrato e 1 g de aminoácidos/kg de peso corporal, se a NP tiver duração entre 4 e 7 dias.[12]

A suplementação de glutamina em pacientes com NP exclusiva não é consenso; no entanto, alguns estudos em que foi utilizada a medida padrão de dipeptídios de glutamina na dosagem de 0,4 a 0,5 g/kg/dia parece melhorar a função imune e reduzir complicações e mortalidade, embora outros não tenham apresentado benefício significativo. O uso de glutamina é seguro, mas não é indicado em pacientes com NP exclusiva. Já naqueles com associação entre NE e VO, não há um consenso até o momento. O uso de ácido graxo ômega-3 é indicado apenas em pacientes com NP exclusiva, mas seu benefício não está totalmente esclarecido na literatura.[6]

CÁLCULO DAS NECESSIDADES NUTRICIONAIS

O estresse ou traumatismo da cirurgia cria um estado catabólico, aumentando a utilização de proteínas e energia. Os macronutrientes (gordura, proteína e glicogênio) das reservas lábeis do tecido adiposo e do músculo esquelético são redistribuídos para tecidos mais metabolicamente ativos, como o fígado e os órgãos viscerais, e, em poucos dias, pode iniciar-se o consumo das reservas.[19]

O método para avaliação do gasto energético escolhido na prática clínica é diretamente influenciado pelas características do paciente, pelo tempo e pelos recursos disponíveis. A quantidade de energia total necessária para a manutenção das atividades diárias é a somatória do gasto energético basal com o gasto energético da atividade física e o efeito térmico do alimento.[20] Existem algumas fórmulas que levam em consideração diferentes níveis de estresse metabólico no momento do cálculo, que levam a alterações no resultado final obtido, por exemplo, presença de febre e fator lesão. Os métodos de determinação do gasto energético considerados padrão-ouro, como a calorimetria indireta e a água duplamente marcada, são procedimentos muito onerosos e mais complexos, o que dificulta sua aplicabilidade na rotina hospitalar. Esse cenário justifica a ampla utilização de equações de predição e fórmulas de bolso.[21]

Segundo o Projeto Diretrizes,[22] quando disponível, o exame de calorimetria indireta é um método seguro, prático e não invasivo, que pode ser realizado à beira do leito em casos nos quais uma avaliação acurada e individualizada do metabolismo energético seja necessária, como pacientes graves, obesos e com doenças hepáticas. Já na impossibilidade de se realizar o exame, as diretrizes recomendam o cálculo de quilocalorias por quilo de peso corporal. Quando o paciente for eutrófico ou o objetivo da terapia nutricional for a manutenção do estado nutricional, não existindo risco de síndrome de realimentação, recomenda-se iniciar a terapia com 25 kcal/kg/dia e ir ajustando esse valor conforme a evolução clínica, até valores máximos de 35 kcal/kg/dia. A recomendação de aporte de energia para pacientes críticos, de acordo com a Aspen 2021, deve ser realizada entre 12 e 25 kcal/kg nos primeiros 7 a 10 dias de internação na unidade de terapia intensiva (UTI), por meio de terapia de NE ou NP.

Essa recomendação deve ser utilizada, até que se tenha evidências mais efetivas para o aporte enérgico mais adequado a essa população.[23] A equação de Mifflin-St. Jeor é recomendada para estimar o gasto energético total (GET) em pacientes não obesos e obesos; já a equação de Harris-Benedict também pode ser utilizada para cálculo do GET; entretanto, no caso de pacientes obesos, o ajuste de peso corporal é recomendado para diminuir o risco de superestimação. No caso de pacientes críticos, a equação de Ireton-Jones é a mais apropriada. Na Tabela 89.1, segue a compilação das recomendações de macronutrientes em terapia nutricional.

Segundo a Aspen 2021, para pacientes críticos, uma "alta dose" proteica é recomendada, e as necessidades ficam em torno de 1,2 a 2 g de proteína por quilo de peso.[23]

Quando previsto que o paciente estará incapacitado de se alimentar por mais de 5 dias no período perioperatório ou que não poderá manter 50% da ingestão recomendada, a TNE também deverá ser indicada. A recomendação é de 25 a 30 kcal/dia e 1,5 g/kg de peso corporal ideal.[6]

PÓS-OPERATÓRIO EM CIRURGIA BARIÁTRICA

A prevalência de deficiências nutricionais em obesos é preocupante tanto no pós-operatório quanto no pré-operatório. Antes da cirurgia, o perfil alimentar é caracterizado geralmente por alto consumo calórico, mas baixo teor nutricional. Além disso, o próprio tecido adiposo exerce um papel importante no sequestro de vitaminas, principalmente lipossolúveis.[24,25]

Devido a mudanças fisiológicas e metabólicas, principalmente no metabolismo de macronutrientes, a cirurgia bariátrica reflete-se na absorção de micronutrientes e leva ao maior risco de deficiências, principalmente de cálcio, ferro, proteína, vitaminas do complexo B e vitamina D.[26]

A principal deficiência de macronutrientes após a cirurgia documentada nos estudos é a da proteína, mais comum em cirurgias com maior componente disabsortivo. Essa deficiência pode estar associada à técnica utilizada, mas também a erros e

Tabela 89.1 Proporção de macronutrientes na terapia nutricional (TN).

Macronutrientes	Recomendações
Carboidratos	50 a 60% das quilocalorias estimadas ou, no mínimo, 130 g/dia, não devendo ultrapassar 7 g/kg/dia
Proteínas	Para pacientes sem estresse metabólico ou falência de órgãos: 10 a 15% do VET da dieta, ou 0,8 a 1 g/kg/dia Para pacientes com estresse metabólico: 1 a 2 g/kg/dia, dependendo da condição clínica
Lipídios	20 a 35% do VET da dieta, não devendo ultrapassar 2,5 g/kg/dia Ácidos graxos: linoleico de 10 a 17 g/dia (2 a 4% do VET); alfalinolênico de 0,9 a 1,6 g/dia (0,25 a 0,5% do VET) Para pacientes graves: a quantidade máxima por via venosa é de 1 g/kg/dia Para a prevenção de doenças cardiovasculares, a recomendação diária é < 30% do VET, sendo ≤ 10% de gorduras saturadas, 10 a 15% de MUFA, < 10% de PUFA e < 300 mg/dia de colesterol

MUFA, ácidos graxos monoinsaturados; *PUFA*, ácidos graxos poli-insaturados; *VET*, valor energético total. Adaptada de Projeto Diretrizes[22] (2011).

intolerâncias alimentares. A inadequação do consumo proteico, principalmente durante a fase de perda de peso, pode aumentar a perda de massa magra. Quando isso ocorre por tempo prolongado, causa atrofia muscular e alopecia, além de estar ligado a anemia ferropriva e deficiência de vitamina B_{12}, ácido fólico e cobre. A recomendação de proteína varia de 60 a 120 g/dia, dependendo da técnica operatória.[6,27] Para alguns autores, essa recomendação varia da maneira detalhada a seguir:[28-30]

- *Sleeve* gástrico: 60 a 80 g/dia – 1 a 1,1 g/kg/dia
- *Bypass* gástrico: 60 a 80 g/dia – 1 a 1,5 g/kg/dia
- Derivação biliopancreática: 90 a 120 g/dia – 1,5 a 1,8 g/kg/dia.

Diversos estudos apontam que a ingestão de proteína abaixo de 60 g/dia está relacionada com perda de massa magra, mas não há dados conclusivos sobre os efeitos da proteína da dieta nos níveis séricos.[31] De acordo com a diretriz norte-americana,[32] a suplementação de micronutrientes após a cirurgia deve seguir as recomendações da Tabela 89.2.

A maior adesão ao acompanhamento nutricional é no primeiro trimestre, com queda progressiva até o primeiro ano do pós-operatório. Após 2 anos, ocorre redução média de 85% no seguimento ao tratamento nutricional. As maiores preocupações da equipe multiprofissional em relação à baixa adesão ao tratamento a longo prazo são: maior chance de retorno aos antigos hábitos alimentares, recidiva do peso e aumento do risco de deficiências nutricionais.[35]

PÓS-OPERATÓRIO EM ONCOLOGIA

O estresse de uma cirurgia provoca um estado hipermetabólico, aumentando as necessidades de macronutrientes. A depleção das reservas de tecido adiposo e músculo esquelético para tecidos metabolicamente ativos, como fígado e órgãos viscerais, pode levar rapidamente a um saldo negativo de 100 g de nitrogênio e 10.000 kcal em poucos dias, agravando o risco de desnutrição.[36]

A desnutrição observada em pacientes oncológicos é resultado da redução do consumo alimentar associada a diversas alterações metabólicas, como taxa metabólica basal elevada, resistência à insulina, lipólise e proteólise, o que agrava a perda de peso e o catabolismo. A inadequação alimentar é caracterizada quando o paciente não se alimenta por mais de 1 semana ou não alcança 60% da sua recomendação por mais de 1 a 2 semanas. As principais causas dessa inadequação alimentar são decorrentes de efeitos colaterais do tratamento quimioterápico, que incluem ulceração oral, xerostomia, diarreia, náuseas, vômito, motilidade intestinal reduzida, alterações quimiossensoriais e dor.[12]

Ainda não há um consenso quanto ao melhor momento para iniciar o suporte nutricional; no entanto, já está estabelecido que o estado nutricional do paciente interfere no prognóstico. A reversão do quadro de desnutrição do paciente oncológico é complicada; por isso, a terapia nutricional é indicada para os pacientes que ainda não estão gravemente desnutridos, a fim de manter ou melhorar o estado nutricional.[12] Seguindo essa recomendação, o protocolo ERAS já indica o suporte nutricional em pós-operatório imediato (dentro de 24 horas de pós-operatório) com o intuito de reduzir as complicações infecciosas.[19,37]

A decisão da via alimentar depende do paciente. Se a VO não contemplar as necessidades, a via enteral é indicada; se esta não for suficiente ou viável, a parenteral é recomendada. Caso o paciente não esteja com a alimentação VO eficiente, é possível a inclusão de outras vias de alimentação, porém de maneira gradativa, para evitar a síndrome da realimentação. Essa síndrome é caracterizada como as mudanças de fluidos e eletrólitos que podem ocorrer em pacientes desnutridos e levar a distúrbios cardíacos e neurológicos, devido à hipofosfatemia, ao equilíbrio anormal de sódios e fluidos, a alterações na glicose e no metabolismo de gordura e proteínas e à deficiência de vitamina B_1, cálcio e magnésio. A recomendação, então, é que pacientes com ingestão mínima de alimentos por pelo menos 5 dias recebam não mais do que a metade na energia calculada nos primeiros 2 dias, ou 5 a 10 kcal/kg/dia, aumentando gradativamente, sempre com monitoramento do ritmo cardíaco e do estado clínico geral do paciente e, caso necessário, com a prescrição de potássio, fosfato e magnésio por via enteral, parenteral ou oral.[12]

Diversos estudos clínicos controlados randomizados e metanálises com pacientes com câncer submetidos à cirurgia, candidatos a operações do sistema digestório e cirurgias de cabeça e pescoço, sugerem que a administração perioperatória de fórmulas imunomoduladoras (arginina, ácidos graxos ômega-3 e nucleotídios) contribui para a redução das taxas de complicações pós-operatórias, principalmente as infecciosas, com consequente diminuição do tempo de permanência hospitalar. Segundo a Sociedade Brasileira de Nutrição Parenteral e Enteral (Braspen/SBNPE) 2019, a administração por via oral ou enteral perioperatória deve ser iniciada de 5 a 7 dias antes da cirurgia na quantidade mínima de 500 mℓ a 1.000 mℓ/dia.

Metanálise que envolveu mais de 2.700 pacientes submetidos a cirurgias gastrintestinais mostrou que o uso de imunonutrientes reduziu o tempo de permanência hospitalar.[33] Já de acordo com a recomendação da Espen,[12] essa medida é indicada a pacientes com câncer gastrintestinal superior submetidos à cirurgia, por reduzir complicações infecciosas.

O sobrevivente ao câncer deve ser estimulado a manter o peso e a alimentação saudáveis. Isso porque a obesidade e a síndrome metabólica, por si sós, são fatores de risco para o desenvolvimento de diversos tipos de câncer; por isso, a manutenção do IMC entre 18,5 e 24,9 kg/m^2 é recomendada. Esses pacientes também apresentam maior risco de desenvolver doenças como diabetes melito e osteoporose; portanto, devem ser encorajados a se manter no peso, praticar atividade física

Tabela 89.2 Suplementação de micronutrientes após a cirurgia bariátrica.

Micronutrientes	Recomendações
Multivitamínico	2 vezes/dia (produto que contenha tiamina, ferro, zinco, cobre e selênio)
Vitamina B_{12}	Multivitamínico contendo pelo menos 400 a 800 µg/dia Mulheres em idade fértil: 800 a 1.000 µg/dia
Cálcio	1.200 a 1.500 mg/dia (citrato de cálcio)
Vitamina D	2.000 a 4.000 UI/dia até que valores suficientes sejam atingidos
Ferro	Homens e indivíduos sem histórico de anemia: Multivitamínico contendo 18 mg de Fe/dia Mulheres que menstruam: 45 a 60 mg de Fe elementar
Outros	Multivitamínico contendo 1 a 2 mg/dia Zinco: multivitamínico contendo 8 a 22 mg/dia Picolinato de cromo: 50 a 300 mg/dia

Adaptada de O'Kane et al.[33] (2020); Pepe et al.[34] (2022).

regular e se alimentar corretamente. Entre as recomendações de ingestão alimentar, sugere-se o consumo de vegetais, frutas e grãos integrais, evitando gorduras saturadas, carnes vermelhas e álcool.[12]

CONSIDERAÇÕES FINAIS

O suporte nutricional é importante em todo o processo de tratamento do paciente que será submetido a um procedimento cirúrgico. Desse modo, a avaliação nutricional precoce e as medidas para tratar ou prevenir a desnutrição são o melhor caminho para evitar complicações, reduzir o tempo de permanência hospitalar e diminuir a mortalidade.

REFERÊNCIAS BIBLIOGRÁFICAS

As referências e a bibliografia consultadas para a elaboração deste capítulo estão disponíveis *online* no Ambiente de aprendizagem do GEN.

COMO CITAR ESTE CAPÍTULO

ABNT
COELHO, A.; BISCONTI, N. Pré e pós-operatório. *In*: ROSSI, L.; POLTRONIERI, F. (org.). *Tratado de Nutrição e Dietoterapia*. 2. ed. Rio de Janeiro: Guanabara Koogan, 2023. p. 1006-1011.

VANCOUVER
Coelho A, Bisconti N. Pré e pós-operatório. In: Rossi L, Poltronieri F (Orgs.). Tratado de nutrição e dietoterapia. 2. ed. Rio de Janeiro: Guanabara Koogan; 2023. p. 1006-11.

CAPÍTULO **90**
Psoríase

Marina Yazigi Solis • Cid Yazigi Sabbag

INTRODUÇÃO

A psoríase é uma doença reconhecida desde a Idade Média, porém suas lesões cutâneas eram comumente confundidas com as lesões avermelhadas e descamativas da hanseníase. Somente no início do século XIX, o médico inglês Robert Willan identificou a presença de psoras (p. ex., presença de vesículas ou pústulas na derme), o que originou o nome "psoríase" e possibilitou diferenciar as lesões típicas dessa doença das demais dermatites.[1] Nos últimos 50 anos, a ciência tem realizado avanços substanciais a fim de compreender os mecanismos de ação e desenvolvimento da psoríase, bem como seu impacto na saúde e na qualidade de vida. Hoje, sabe-se que a psoríase é uma doença inflamatória crônica e não transmissível que acomete principalmente a pele e, em menor proporção, as articulações.[2] Em 2014, a Organização Mundial da Saúde passou a reconhecer a psoríase como uma doença "dolorosa, desfigurante e incapacitante, a qual não possui cura".

Embora sua etiologia ainda não tenha sido completamente elucidada, acredita-se que a psoríase seja uma condição multifatorial com forte predisposição genética em associação a fatores ambientais, perda de barreira cutânea e disfunção imunológica.[3] As alterações do sistema imunológico são caraterizadas pelo aumento sistêmico de citocinas pró-inflamatórias oriundas da ativação crônica do sistema imune inato e adaptativo, promovendo, a longo prazo, dano a diversos órgãos e sistemas. Diversos estudos têm associado a psoríase à maior chance de desenvolvimento de doenças crônicas, como obesidade, resistência insulinêmica, diabetes tipo 2, osteoporose, doenças coronarianas, complicações psiquiátricas, entre outras condições que impactam negativamente na qualidade de vida do paciente.[4] Por outro lado, mudanças positivas relacionadas ao estilo de vida, como prática de atividade física, padrão alimentar, psicoterapia, cessação do tabagismo e do consumo de álcool, poderiam prevenir o agravo da própria doença e o surgimento de novas lesões, além de reduzir o risco de desenvolver as doenças crônicas associadas.

Diante da complexidade dessa condição e do impacto que ela pode causar na vida dos pacientes, este capítulo tem por objetivo elucidar as principais características da psoríase, bem como o papel do padrão alimentar e dos hábitos de vida em seu desenvolvimento, tratamento e manejo.

CONHECIMENTO DA PSORÍASE

A psoríase tem alta prevalência mundial e afeta 2 a 3% da população adulta e 0,5 a 1% da população infantil, representando mais de 125 milhões de pessoas, entre homens e mulheres. Essa doença pode se manifestar em qualquer idade, porém estudos mostram que 75% dos casos se iniciam antes dos 40 anos (entre 16 e 22 anos), e em 25% dos casos, após os 40 anos (entre 55 e 60 anos).[5] Sua incidência pode variar de acordo com a raça, o continente e a latitude/região. Curiosamente, a psoríase ocorre mais comumente em indivíduos caucasianos do que em negros, índios e esquimós. Países europeus como Finlândia, Islândia, Noruega, Alemanha e Itália têm maior incidência de psoríase (1 a 5%), quando comparados com países do leste asiático ou da África Oriental (0 a 1%). E, ainda, é possível verificar uma diferença de latitude entre um mesmo continente, como é o caso da Europa, em que há mais casos de psoríase na Escócia do que no sudoeste da Inglaterra.[6] No Brasil, estima-se que 5 milhões de pessoas tenham psoríase, representando 1,3% da população nacional (com maior concentração nas regiões Sul e Sudeste).[7]

FISIOPATOGENIA

A psoríase é uma doença autoimune e tem uma fisiopatogenia complexa, a qual envolve aspectos genéticos, imunológicos e ambientais. Para que o indivíduo desenvolva a doença, é necessário que haja uma predisposição genética em associação a fatores ambientais, como queimaduras graves, trauma físico, estresse emocional, infecções, obesidade, consumo de álcool, tabagismo ou, ainda, uso contínuo de alguns fármacos (lítio, betabloqueadores e alguns anti-inflamatórios não esteroidais).[8] Os fatores ambientais podem atuar como gatilho para o desenvolvimento da doença ou, ainda, potencializar o seu agravamento.

No que tange aos aspectos genéticos e hereditários, estudos epidemiológicos e familiares verificam que a psoríase tende a ser mais frequente entre gêmeos monozigóticos do que em dizigóticos.[9] Pessoas que têm um de seus pais com psoríase apresentam 20% de chance de desenvolver essa doença; essa chance aumenta para 65% quando ambos os pais apresentam a doença.[10] O papel da genética na psoríase tem sido confirmado pela identificação de diversos polimorfismos genéticos que afetam a função da barreira imunológica e dérmica, e a mutação de genes específicos (*IL36RN* e *CARD14*) pode estar associada ao desenvolvimento dessa doença.[11] Ainda, estudos de *linkage* observaram múltiplos *loci* de suscetibilidade para psoríase (PSORS1 a 9), sendo PSORS1, presente no cromossomo 6, um dos principais determinantes genéticos da psoríase. O PSORS1 contém o complexo principal de histocompatibilidade (MHC) e genes que codificam antígenos leucocitários humanos (HLAs),[a] que, por sua vez, exercem papel fundamental na codificação de proteínas apresentadoras de antígeno, componentes do sistema complemento, citocinas inflamatórias (como fator de necrose tumoral alfa – TNF-α), linfotoxinas e proteínas de choque térmico.[12]

Além dos aspectos genéticos, existe um envolvimento importante do sistema imunológico inato e adaptativo, promovendo um estado inflamatório exacerbado, crônico e recorrente. Brevemente, para que se inicie o processo inflamatório é necessário que haja a ativação do sistema imune pela ocorrência de algum trauma ou insulto externo. Entre as células ativadas, estão as células da imunidade inata, como os neutrófilos, macrófagos, *natural killer* e, especialmente, as células

---

[a]O MHC pode ser denominado em três classes diferentes (I, II e III). Especificamente, os de classe I são expressos por todas as células nucleadas e têm papel fundamental no sistema de defesa do corpo humano, pois são responsáveis por apresentar antígenos aos receptores de membrana das células do sistema imune (como os linfócitos T CD8+), os quais terão a função de reconhecer os antígenos próprios (*self*) e diferenciá-los dos não próprios (*non-self*).

dendríticas e os queratinócitos (localizados na epiderme). Quando os queratinócitos são ativados, ocorre a liberação de citocinas pró-inflamatórias (interleucinas [IL], interferonas [IFN] e TNF-α) e peptídeos (como os complexos com peptídeos antimicrobianos – AMPs), os quais se ligam às células dendríticas. Essa ligação desencadeia a apresentação de antígeno pelas células dendríticas aos linfócitos CD8+, tanto na derme quanto nos linfonodos locais. Consequentemente, os linfócitos T CD8+ ativados migram para a epiderme, na qual encontram receptores do MHC classe I na superfície dos queratinócitos e desencadeiam a liberação de maiores concentrações de citocinas (IL-12, IL-23, TNF, IFN-α e IFN-β), quimiocinas e mediadores imunes inatos, que promovem aumento da inflamação local e, ainda, estimulam a proliferação de queratinócitos.[5]

O aumento da proliferação de queratinócitos e de células pró-inflamatórias na epiderme estimula a liberação de múltiplas linhagens de linfócitos T, como os linfócitos T auxiliares (especialmente TH17 e TH22, que expressarão IL-7 e IL-22, respectivamente) e os reguladores (CD4+), exacerbando ainda mais o processo inflamatório local (p. ex., na pele) e sistêmico, bem como a proliferação dos queratinócitos.[13] A Figura 90.1 ilustra um resumo dos mecanismos imunológicos de ativação da psoríase e a interação cíclica do sistema inato com o adaptativo, sustentando um padrão inflamatório crônico.

Por fim, cabe notar que, a depender do curso e da característica da doença, o perfil imunológico pode variar e os pacientes podem apresentar uma ampla heterogeneidade imunológica, a qual deve ser considerada na escolha do tipo de tratamento a ser empregado.

MANIFESTAÇÕES HISTOLÓGICAS

Após compreender a forma suscinta sobre a fisiopatogenia da psoríase, é possível perceber que diversas alterações histológicas ocorrem com esse paciente, entre as quais podemos citar três principais: (1) hiperplasia de células da epiderme; (2) aumento da vascularização na derme; e (3) presença de infiltrados inflamatórios. As diferenças histológicas entre uma pele sem psoríase e uma com psoríase podem ser vistas na Figura 90.2.

A saber, a pele é um órgão dinâmico que serve como barreira imunológica contra diversos insultos, lesões e patógenos presente no meio ambiente. A pele é constituída de três camadas: hipoderme (região subcutânea), derme e epiderme. Esta última é formada principalmente por queratinócitos, que, por sua vez, desempenham papel-chave no sistema imunológico e produzem uma proteína essencial para a estrutura da epiderme, chamada de queratina. Em condições normais, o ciclo celular (desde a fase de maturação até a divisão celular) de um queratinócito é de 28 dias, porém, na psoríase, esse ciclo é encurtado para 5 dias e sua proliferação aumenta substancialmente. A hiperproliferação dos queratinócitos leva ao maior espessamento da epiderme e ao acúmulo celular sob a superfície da derme, formando as placas esbranquiçadas e a lesão cutânea típicas da psoríase.[5]

Como visto anteriormente, na pele com psoríase é possível observar a presença de infiltrados inflamatórios (p. ex., células dendríticas, macrófagos, neutrófilos e linfócitos T), bem como fatores de crescimento endotelial vascular (conhecido também como fator de permeabilidade vascular), que são responsáveis pela proliferação vascular e pela angiogênese. Assim como um machucado, as lesões típicas da psoríase podem promover prurido (coceira) leve ou intenso, ardor, formação de microvasos na derme, podendo sangrar facilmente.[15]

MANIFESTAÇÕES CLÍNICAS

A psoríase pode se desenvolver em qualquer região do corpo, mas acomete preferencialmente a superfície extensora dos cotovelos e dos joelhos, o couro cabeludo, as unhas, a região lombossacral, a genitália, a região palmoplantar, entre outras,

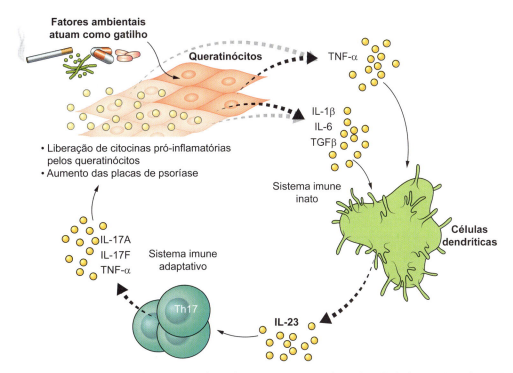

Figura 90.1 Fisiopatogenia da psoríase. *IL*, interleucina; *TGF*, fator de crescimento transformador; *TH*, linfócitos T auxiliares; *TNF-α*, fator de necrose tumoral alfa. Adaptada de Gooderham et al.[14] (2018).

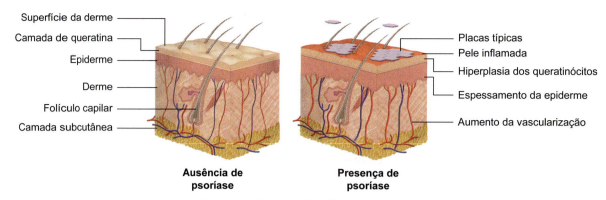

Figura 90.2 Alterações histológicas na psoríase.

sendo classificada em subtipos de acordo com a especificidade e a localidade de suas lesões. O tipo mais comum de psoríase, responsável por mais de 90% dos casos, é a psoríase vulgar ou crônica.[16] As placas geralmente são distribuídas simetricamente e podem assumir qualquer tamanho (pequeno, médio e grande) e espessura (fina ou grossa); são de cor avermelhada ou rosa-salmão e cobertas por escamas brancas ou prateadas. Quando a doença está em atividade, novas lesões podem se desenvolver em locais que sofrem trauma ou pressão na pele (p. ex., cotovelos e região lombar).[5]

Além da psoríase vulgar, existem outras formas de psoríase cutânea menos frequentes, como a gutata, a pustular e a eritrodérmica (Figura 90.3). A psoríase gutata é mais comum entre as crianças e os adolescentes, e, geralmente, as lesões têm forma de gota (com, aproximadamente, 1 cm de diâmetro) e aparecem após uma infecção bacteriana ou viral. Há ainda a psoríase pustular, um subtipo raro de psoríase que se caracteriza pela presença de bolhas com pus e que podem estar localizadas nas palmas das mãos e nas plantas dos pés ou, ainda, espalhadas por todo o corpo. Por fim, 2 a 3% dos pacientes com psoríase podem apresentar a forma eritrodérmica, com eritema, esfoliação e escamações em mais de 75% da superfície corpórea. Essa é a forma mais grave de psoríase, pois suas complicações podem evoluir para alterações letais aos indivíduos, como hipotermia, desbalanço hidreletrolítico, complicações cardíacas, entre outras.[17]

O grau de gravidade da doença pode variar de acordo com a distribuição das lesões na superfície corpórea, sendo classificada em leve (< 10%), moderada (10 a 25%) ou grave (> 25%). O índice mais comumente encontrado e utilizado para determinar a área acometida pela psoríase é o Índice de Área de Gravidade, o PASI (do inglês *Psoriasis Area and Severity Index*). Esse índice é considerado uma ferramenta muito completa pela comunidade científica, pois reúne quatro itens que representam a doença: (i) áreas envolvidas; (ii) eritema (vermelhidão); (iii) infiltração ou espessamento (inchaço); e (iv) escamação. Cabe notar que, quanto maior o grau de gravidade da doença (moderada e grave), pior o prognóstico clínico e maior o risco de mortalidade precoce entre os pacientes.

Apesar de a psoríase afetar majoritariamente a pele, 15 a 30% dos pacientes com essa doença podem apresentar também comprometimento das articulações, a qual recebe o nome de psoríase artropática ou artrite psoriásica (ver Figura 90.3). As manifestações clínicas nas articulações incluem sintomas de fortes dores, rigidez, inchaço e, em casos mais graves, pode haver danos irreversíveis com deformidade das extremidades (dos pés e das mãos) e perda funcional.[18]

TRATAMENTO

O tratamento da psoríase tem por objetivo reduzir as lesões típicas e controlar a doença, reduzindo o número de recidivas e a gravidade da doença, bem como reduzir os danos à saúde e promover qualidade de vida ao paciente. O tratamento deve ser específico para cada caso, levando em consideração o estado clínico, a idade, o histórico da doença, a gravidade, a localização e a extensão das placas.[16] Por se tratar de uma doença crônica, é bem comum que o paciente com psoríase seja submetido a diversos tipos de tratamento ao longo da vida, ou, ainda, utilize diversas estratégias simultaneamente, pois determinado medicamento pode deixar de atuar ou "estacionar" o quadro clínico do paciente.[19]

Se a psoríase estiver limitada a uma pequena área (menos de 3 a 5% da superfície do corpo), a base do tratamento é tópica, incluindo uso de corticosteroides, análogos da vitamina D_3, inibidores de calcineurina (que reduzem a produção de linfócitos locais), queratolíticos (que provocam a destruição da camada da epiderme, reduzindo a sua espessura) e a combinação de agentes tópicos (p. ex., corticosteroide com vitamina D_3), em veículos como creme, pomada, espuma ou soluções capilares (xampu).[20]

Além dos tratamentos tópicos, pacientes com psoríase dérmica podem utilizar da fototerapia como alternativa não medicamentosa. A helioterapia (nome científico para exposição ao sol controlada e sob supervisão médica) é indicada há décadas para o tratamento da psoríase. O sol emite diversos tipos de radiação, como a luz visível, a infravermelha e a ultravioleta (p. ex., UVA, UVB e UVC). A radiação ultravioleta tem ação imunossupressora local que, quando aplicada na pele com psoríase, inibe a hiperproliferação celular, promove angiogênese e redução seletiva dos linfócitos T da pele por meio de apoptose. Essas alterações resultam em melhoras clínicas e redução das placas de psoríase.[21]

Em casos mais graves, o uso de fármacos deve ser prescrito, sendo os principais descritos na Tabela 90.1.

Outro aspecto importante a ser destacado é a relação entre o tratamento farmacológico e a obesidade. Pacientes com excesso de peso podem experimentar maiores efeitos adversos relacionados aos fármacos, uma vez que as doses administradas devem ser calculadas e ajustadas de acordo com o peso corporal. Além disso, Paroutoglou et al.[22] verificaram que pacientes com psoríase e obesidade apresentam menor resposta ao tratamento de medicamentos imunobiológicos, quando comparados com pacientes eutróficos.

Vale ressaltar que os casos de psoríase são comumente subdiagnosticados entre os profissionais da saúde, resultando no tratamento tardio e no maior agravamento da própria psoríase

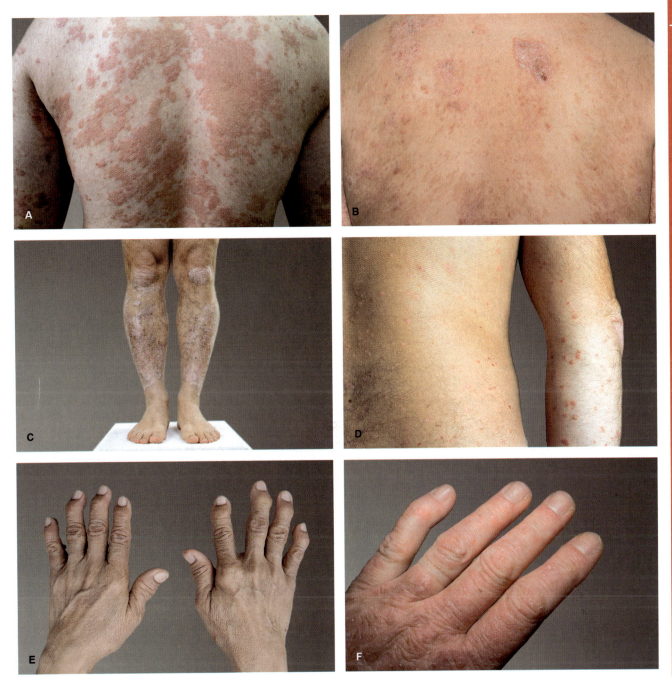

Figura 90.3 Exemplos de manifestações clínicas da psoríase e seus subtipos. **A.** Psoríase vulgar. **B.** Psoríase pustular. **C.** Psoríase eritrodérmica. **D.** Psoríase gutata. **E.** Artrite psoriática deformante. **F.** Artrite psoriática com dactilite. Fonte: iStock (©HengDao; ©montri13rd; ©patriziomartorana; ©Jane Rubtsova; ©sittithat tangwitthayaphum; ©Iri-s).

e das doenças crônicas. Sendo assim, a identificação precoce, junto à escolha adequada do tratamento, possibilita: (1) maior controle clínico da doença (evitando a evolução para casos mais graves); (2) prevenção do desenvolvimento das doenças associadas; (3) redução dos efeitos adversos relacionados aos fármacos; e (4) melhores prognóstico clínico e qualidade de vida.

Além dos tratamentos clássicos para psoríase, cada vez mais se discute a importância de uma abordagem holística e multidisciplinar para lidar com esses pacientes, incluindo atenção às mudanças de estilo de vida, como cessação do tabagismo, redução do consumo de bebidas alcoólicas, perda de peso (quando necessário), prática de atividade física, melhoria do padrão de sono e do padrão alimentar. Ainda, o suporte psicológico, a educação e a informação quanto à doença podem auxiliar no maior engajamento e no sucesso do tratamento.[23]

RELAÇÃO ENTRE A PSORÍASE E AS DOENÇAS CRÔNICAS

Diferentemente do que muitos imaginam, a psoríase não é apenas uma doença de pele. Pacientes com psoríase apresentam maior predisposição a desenvolver outras doenças metabólicas crônicas e de base inflamatória, incluindo a obesidade, a resistência à insulina, o diabetes tipo 2, a hipertensão arterial, a dislipidemia, a aterosclerose, as doenças cardiovasculares, a esteatose hepática não alcoólica, entre outras.[24,25] Evidências demonstram que 73% dos pacientes apresentam pelo menos uma dessas condições associada à própria psoríase, e o risco aumenta com o grau de gravidade da doença. Ou seja, quanto maior o grau de gravidade (p. ex., moderada e grave), maior a

Tabela 90.1 Medicamentos para tratamento das placas de psoríase moderada-grave.

Medicamento	Características	Efeitos adversos e considerações
Metotrexato	Utilizado desde 1960 para psoríase, é o medicamento mais empregado para casos graves e, principalmente, para psoríase artropática, conseguindo bloquear o processo de degeneração óssea. O metotrexato é um fármaco que compete com a enzima hidrofolato redutase, necessária no processo de síntese do DNA, bloqueando a proliferação das células da derme e, então, reduzindo o ciclo celular. Além disso, tem ação anti-inflamatória e imunossupressora sobre a imunidade celular e humoral	O uso por longo período pode levar à hepatotoxicidade (cirrose); à fibrose pulmonar e à pneumonia; à perda de massa óssea e à teratogenia. Contraindicado em caso de insuficiência renal. A administração de ácido fólico pode reduzir efeitos indesejados
Ciclosporina	Substância que inibe a função dos linfócitos T, células de defesa e expansão clonal das células citotóxicas, inibindo a proliferação dos queratinócitos	Hipertensão, hiperpotassemia e hiperlipidemia; linfoma e câncer de pele. Com o uso crônico, pode haver efeito nefrotóxico
Acitretina	Substância que pertence à família dos retinoides e que são derivados sintéticos da vitamina A. Os queratinócitos têm receptores específicos para o ácido retinoico; dessa forma, a acitretina tem efeito antiproliferativo, reduzindo o crescimento acelerado dos queratinócitos. Além disso, modifica a diferenciação celular (antineoplásico), tem ação anti-inflamatória discreta e aumenta o número e a função das células de defesa do corpo (como linfócitos T), promovendo ação imunomoduladora	Perda de cabelo, xerose, pele pegajosa, hipertrigliceridemia, hepatotoxicidade e teratogenia
Biológicos Adalimumabe Etanercepte Infliximabe Brodalumabe Secuquinumabe Risanquizumabe Ustequinumabe Outros	Medicamento fabricado a partir de proteínas vivas de animais ou seres humanos, as quais atuam em células-alvo e "corrigem" alguma disfunção do corpo. São medicamentos designados para bloquear ou atenuar etapas moleculares específicas, por exemplo, células do sistema imune (linfócito T, "mensageiros" químicos, como o TNF-α), impedindo assim o desenvolvimento da psoríase. Os agentes biológicos funcionam como uma vacina e são utilizados no tratamento de diversas doenças reumatológicas, entre a psoríase moderada e grave e a psoríase artropática	Infecção do trato respiratório e urinário. Reação no local da aplicação do fármaco

TNF-α, fator de necrose tumoral alfa. Adaptada de Griffiths et al.[16] (2021).

chance de desenvolver múltiplas doenças crônicas e com maior risco de mortalidade.[26] Ainda, um quadro muito comum nesses pacientes é a associação de três ou mais condições, situação que conhecemos como síndrome metabólica, a qual pode acometer 20 a 50% dos pacientes.[27]

Entre as doenças crônicas, a prevalência de obesidade tem chamado cada vez mais a atenção de especialistas. Dados consistentes na literatura têm demonstrado uma relação bidirecional entre a psoríase e a obesidade. Em indivíduos com psoríase, a prevalência de obesidade é duas vezes maior que aquela vista na população geral (34 versus 18%).[28] O favorecimento do ganho de peso corporal pode ser parcialmente explicado pelo isolamento social, pelos maus hábitos alimentares, pelo sedentarismo e pela terapia medicamentosa. Por outro lado, a obesidade *per se* aumenta o risco relativo de desenvolver psoríase. Sabe-se que a produção elevada de citocinas pró-inflamatórias (TNF-α, IL-1, IL-6 e IL-8) e adipocinas (resistina e leptina) pelo tecido adiposo (sobretudo pelo visceral) é característica da obesidade e pode agravar o quadro da psoríase e dos demais distúrbios metabólicos.[29] Logo, o excesso de peso parece ser um gatilho para o desenvolvimento da doença, muito embora não se saiba ao certo se a obesidade é um fator de risco para psoríase ou vice-versa.

A relação entre a psoríase, o processo inflamatório e o surgimento das doenças crônicas associadas, levando à síndrome metabólica, pode ser vista na Figura 90.4.

Por fim, cabe notar que a ligação entre a inflamação da pele (típica das lesões cutâneas da psoríase) e os distúrbios metabólicos não está totalmente elucidada. Contudo, as evidências, até o presente momento, sugerem que essas condições partilham de características patológicas semelhantes, as quais estão baseadas no efeito da inflamação crônica, em antecedentes genéticos, na resistência à insulina em um pobre estilo de vida.

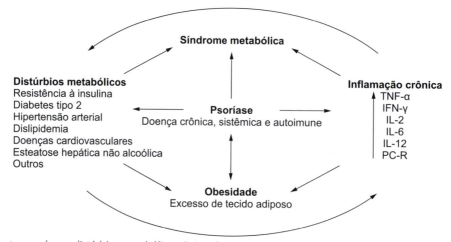

Figura 90.4 Relação entre psoríase e distúrbios metabólicos. *IL*, interleucina; *IFN*, interferona; *PC-R*, proteína C reativa; *TNF-α*, fator de necrose tumoral alfa.

ASPECTOS NUTRICIONAIS NA PSORÍASE

O padrão alimentar dos pacientes com psoríase tem ganhado cada vez mais importância entre os profissionais da saúde e até mesmo entre os próprios pacientes.

Na tentativa de avaliar o padrão alimentar, Zamboni et al.[30] aplicaram um questionário alimentar semiquantitativo, contendo 46 itens alimentícios (incluindo bebidas alcoólicas e cafeinadas), com mais de 200 pacientes italianos. De acordo com os resultados, os indivíduos com psoríase apresentaram consumo aumentado de alimentos ricos em carboidrato simples/refinado, gordura total e saturada, bem como baixo consumo de frutas e verduras. De fato, Naldi et al.[31] verificaram consumo de vitaminas e minerais inadequado e inferior às recomendações diárias nessa população. Corroborando esses achados, Johnson et al.[32] verificaram a associação significativa entre os níveis de vitamina A (betacaroteno) e o desenvolvimento da psoríase na coorte americana da National Health and Nutrition Examination Survey (NHANES). Com relação à população brasileira, Solis et al.[33] verificaram consumo inadequado de macronutrientes, elevado consumo de colesterol e gordura saturada, e baixo consumo de gordura mono e poli-insaturada, fibra alimentar, vitaminas (p. ex., vitaminas A, B, C, D e do complexo B) e minerais (p. ex., magnésio e selênio). Curiosamente, um estudo piloto tentou associar a ingestão de certos alimentos consumidos com a possível piora clínica e o aumento das lesões cutâneas. Como resultado, os alimentos que tiveram maior associação à piora das placas de psoríase, segundo a opinião dos pacientes, foram: café preto, chá preto, chocolate, mate, pimenta, alimentos defumados, carne bovina e substâncias/produtos que contenham glutamato monossódico.[34] Contudo, cabe notar que as conclusões dos autores se baseiam exclusivamente na opinião dos pacientes, não havendo embasamento científico algum para suportar tais achados.

Os dados anteriores sugerem que o padrão alimentar estabelecido, associado ao estilo de vida, pode desempenhar o papel de gatilho para o desenvolvimento da psoríase ou, ainda, atenuar/controlar a doença e suas complicações. Assim, entende-se que a alimentação pode influenciar a psoríase de duas maneiras diferentes: como causa dos distúrbios metabólicos ou como tratamento e prevenção.

Embora a nutrição seja considerada uma ferramenta fundamental no tratamento para a psoríase, não há nenhuma diretriz nacional ou internacional que estabeleça um protocolo nutricional específico a esses pacientes. Diferentes padrões dietéticos têm sido testados a fim de tratar, controlar e prevenir o desenvolvimento da psoríase e suas complicações; entre os mais estudados, estão: dieta hipocalórica, dieta cetogênica, dieta mediterrânea e dieta sem glúten. Ainda, alguns autores sugerem que diversos compostos ativos da nossa alimentação (p. ex., vitaminas, minerais, ácidos graxos poli-insaturados, probióticos etc.) desempenham papéis importantes na fisiopatogenia da psoríase. Os principais aspectos nutricionais associados à psoríase serão discutidos com mais detalhes a seguir.

Dieta hipocalórica

Como visto anteriormente, existe uma relação bidirecional entre a psoríase e a obesidade, a qual pode ser parcialmente explicada pela ação pró-inflamatória do tecido adiposo, exacerbando ainda mais o processo inflamatório instaurado pela própria doença.[35] De fato, indivíduos com excesso de peso (índice de massa corporal – IMC ≥ 25 m/kg²) têm maior risco de desenvolver psoríase, maior gravidade da doença e, ainda, resposta reduzida aos tratamentos convencionais.[36] Nesse sentido, o controle do excesso de peso, por meio de uma dieta hipocalórica, possibilita a redução do peso corporal e melhor prognóstico clínico, incluindo redução das placas cutâneas, gravidade da doença, controle de parâmetros metabólicos e melhora da qualidade de vidas dos pacientes (Tabela 90.2).

A fim de demonstrar o efeito da dieta hipocalórica, Ručević et al.[37] realizaram um estudo com 82 pacientes croatas com psoríase vulgar em tratamento terapêutico tópico, os quais foram divididos em dois grupos: um grupo recebia dieta hipocalórica (855 kcal/dia), e o outro, uma dieta padrão (2.100 kcal/dia). Após 4 semanas de intervenção, o grupo que realizou dieta hipocalórica diminui significativamente as concentrações de colesterol total, triacilglicerol e LDL-colesterol, bem como apresentou redução das placas de psoríase na derme. Ainda, os autores verificaram que, quanto maior a magnitude de redução do triacilglicerol e do colesterol total, maior o impacto clínico obtido, com maior redução das placas cutâneas.

Anos mais tarde, Gisondi et al.[38] avaliaram o efeito de uma dieta hipocalórica (1.200 a 1.600 kcal/dia) associada à baixa dose de ciclosporina (2,5 mg/kg de peso/dia) em 61 pacientes com psoríase moderada/grave e obesidade (IMC entre 30 e 45 kg/m²). Nesse estudo, todos os pacientes recebiam a medicação e apenas metade era submetida à dieta hipocalórica. Após 24 semanas, o grupo intervenção (dieta hipocalórica + ciclosporina) reduziu, significativamente, o peso corporal (cerca de 7 ± 3,5 kg), a circunferência de cintura (cerca de 3,5 ± 2,7 cm), o PASI e um marcador inflamatório, a proteína C reativa. Curiosamente, todas as melhoras clínicas se iniciaram no segundo mês de intervenção, quando a perda de peso começou a ser mais expressiva. De acordo com os autores, a dieta hipocalórica, seguida pela perda de peso, resultou no aumento da resposta terapêutica à ciclosporina e na melhora da gravidade da doença.

Em concordância com as pesquisas anteriores, outros autores também puderam confirmar o efeito positivo das dietas hipocalóricas na perda de peso corporal e, consequentemente, na melhora da gravidade da doença, da qualidade de vida e do quadro clínico dos pacientes com psoríase.[40,42,43] Além desses benefícios, Jensen et al.[44] observam melhoras no perfil glicêmico após 1 ano de intervenção, caracterizado pela redução da glicemia plasmática e da hemoglobina glicada. Contudo, Del Giglio et al.[39] sugerem que a dieta hipocalórica sozinha não é suficiente para manter pacientes com psoríase moderada/grave em estado de remissão. Nesse estudo, os autores submeteram todos os participantes a 12 semanas de tratamento com metotrexato. Após essa primeira fase, os indivíduos foram submetidos à dieta hipocalórica (com redução de 500 kcal/semana) ou dieta controle por 24 semanas. Durante esse período, houve redução do peso corporal (–9%), do IMC (–4 kg/m²) e das placas de psoríase (avaliadas pelo PASI). Em seguida, os autores acompanharam os pacientes por mais 12 semanas sem qualquer intervenção dietoterápica ou medicamentosa. E, ao término de todo o estudo, foi possível observar piora do quadro clínico e reganho do peso corporal (retornando aos valores iniciais), possivelmente pela falta do tratamento medicamentoso e pela não manutenção da dieta hipocalórica. Sabe-se que as dietas restritivas são efetivas a curto prazo, porém difíceis de serem sustentadas em médio-longo prazo. Sendo assim, vale lembrar que a mudança no padrão alimentar, quando ocorre de forma gradativa e especializada a cada caso (respeitando a rotina, os hábitos e as particularidades dos pacientes), torna-se mais efetiva e duradoura.

Tabela 90.2 Efeito das dietas hipocalóricas na psoríase.

Autor – Local	Tipo de estudo	População estudada	Intervenção	Controle	Resultados principais
Ručević et al.[37] – Croácia	Prospectivo, controlado	Psoríase há mais de 10 anos Idade: 45 a 60 anos	4 semanas de dieta hipocalórica Sem café e álcool N = 42	Dieta hospitalar padrão N = 40	Comparado com o grupo controle, grupo com dieta hipocalórica ↓atividade da doença e ↓ colesterol, LDL e triglicerídeos
Gisondi et al.[38] – Itália	Prospectivo, randomizado e controlado	Psoríase com placas ativas (modera/grave) Idade: ≥ 18 anos IMC: 30 a 45 kg/m²	24 semanas de dieta hipocalórica Baixa dose de ciclosporina (2,5 mg/kg de peso). Realização de exercício aeróbico foi estimulada (≥ 40 min, ≥ 4 vezes/semana) N = 30	Sem dieta Mesma dose de ciclosporina Mesma recomendação para a realização de exercício N = 31	Comparado com o grupo controle, grupo com dieta hipocalórica melhorou significativamente o PASI (67 *versus* 29%) e ↓ peso corporal (cerca de 7 *versus* 0,2 kg)
Del Giglio et al.[39] – Itália	Prospectivo, randomizado e controlado	Placas de psoríase PASI > 10 Idade: ≥ 18 anos IMC: ≥ 30 kg/m² Uso de metotrexato por 12 semanas antes de iniciar a dieta	24 semanas de dieta hipocalórica Metotrexato descontinuado após o início da intervenção N = 22	Sem dieta Metotrexato descontinuado após o início da intervenção N = 20	Comparado com o grupo controle, grupo com dieta hipocalórica promoveu ↓ no PASI e no peso corporal Na semana 36 (após 12 semanas do término da intervenção), todos os pacientes voltaram para o peso basal e com piora do quadro clínico. Perda de peso não foi suficiente para sustentar a remissão dos pacientes
Jensen et al.[40] – Dinamarca	Prospectivo, randomizado e controlado	Placas de psoríase Idade: ≥ 18 anos IMC: > 27 kg/m² Medicação estável por ≥ 3 meses (doses mantidas durante o estudo)	16 semanas de dieta hipocalórica N = 30	Guia com recomendações para uma alimentação saudável N = 30	Não houve diferença no PASI entre intervenções após 16 semanas Comparado com o grupo controle, dieta hipocalórica ↑ qualidade de vida e promoveu ↓ de peso de forma significativa
Naldi et al.[41] – Itália	Prospectivo, randomizado e controlado	PASI > 10 Idade: 18 a 80 anos IMC: > 25 kg/m²	20 semanas de dieta hipocalórica Realização de exercício aeróbico foi estimulada (> 40 min, 3 vezes/semana) N = 151	Sessões informativas sobre controle do peso corporal N = 152	Comparado com o grupo controle, grupo com dieta hipocalórica apresentou maiores ↓ na gravidade da psoríase, redução de 48 *versus* 25% no PASI e peso corporal (3 *versus* 1,9%)
Di Minno et al.[42] – Itália	Prospectivo, randomizado e controlado	Psoríase artropática Idade: > 18 anos IMC: > 25 kg/m² Início de tratamento com biológico	6 meses de dieta hipocalórica N = 63	Instruções de alimentação saudável, sem controle de dieta N = 63	Comparado com o grupo controle, grupo com dieta hipocalórica melhorou gravidade da artrite (43 *versus* 35%) e ↓ peso corporal em > 5%
Guida et al.[43] – Itália	Prospectivo, randomizado e controlado	Placas de psoríase Idade: ≥ 18 anos IMC: > 30 kg/m² Medicação sistêmica estável por pelo menos 5 meses (doses mantidas durante o estudo)	6 meses de dieta hipocalórica, enriquecida com ômega-3 N = 22	Sem dieta N = 22	Comparado com o grupo controle, grupo com dieta hipocalórica ↓ gravidade da doença (PASI), qualidade de vida e perda de peso corporal
Jensen et al.[44] – Dinamarca	Prospectivo, não controlado	Placas de psoríase Idade: ≥ 18 anos IMC: > 27 kg/m² Medicação estável por ≥ 3 meses (doses mantidas durante o estudo)	16 semanas de dieta hipocalórica 48 semanas de manutenção da dieta N = 56	Não houve	Dieta hipocalórica promoveu melhoras significativas na gravidade da psoríase, na qualidade de vida e ↓ de peso após 16 semanas. Melhora significativa do perfil glicêmico. Após 48 semanas, as melhoras clínicas permaneceram

IMC, índice de massa corporal; *LDL*, lipoproteína de baixa densidade; *N*, número de participantes; *PASI, Psoriasis Area and Severity Index*. Adaptada de Ford et al.[35] (2018).

Além das dietas hipocalóricas, a prática regular de atividade física também entra na lista de recomendações dos guias e diretrizes para o tratamento da obesidade com alto nível de evidência.[45] Na psoríase, quando há possibilidade de realizá-la, esta prática promove inúmeros benefícios, como: redução da gravidade da doença, adiposidade, estresse oxidativo e controle da inflamação.[46] Porém, dados na literatura mostram que os pacientes com psoríase são menos fisicamente ativos, quando comparados com a população sem psoríase.[47] A fim de testar ambas as estratégias, Naldi et al.[41] submeteram pacientes com excesso de peso à dieta hipocalórica e à prática de exercício (40 minutos, 3 vezes/semana) por 20 semanas. Após o período de intervenção, observou-se redução significativa do peso corporal e da gravidade da doença (medida pelo PASI). De acordo com os autores, a realização de uma dieta com alteração quali e quantitativa, associada à prática de atividade física, é a combinação ideal para o tratamento de doenças crônicas (p. ex., obesidade, hipertensão, dislipidemia e doenças cardiovasculares) e demais condições de base inflamatória, como é o caso da psoríase.

Em suma, uma dieta hipocalórica (800 a 1.400 kcal/dia), durante 16 a 24 semanas, junto ao tratamento específico (fototerapia, metotrexato, ciclosporina, acitretina, biológicos etc.), é considerada ferramenta fundamental no auxílio da prevenção e do tratamento da psoríase, promovendo a perda de peso corporal, a melhora significativa da gravidade da doença e na qualidade de vida. Ainda, a redução da adiposidade corporal pode levar à redução de marcadores pró-inflamatórios (IFN-γ, IL-1, IL-6, IL-8 e TNF-α) e, consequentemente, melhorar o perfil metabólico, favorecendo o controle das doenças associadas.[48,49]

Dieta cetogênica

A dieta cetogênica tem emergido como potencial estratégia nutricional para tratar pacientes com psoríase, associada ou não a uma dieta hipocalórica. A dieta cetogênica é caraterizada pelo baixo consumo de carboidratos (5 a 10% do valor energético total) e pelo alto consumo de lipídios e proteínas (75 a 80% e 15 a 25% do valor energético total, respectivamente). A saber, o baixo consumo de carboidrato pela dieta promove alterações metabólicas importantes, como: (1) redução das concentrações de glicose sanguínea; (2) maior oxidação de ácidos graxos como substrato energético; (3) aumento da função e da biogênese mitocondrial; (4) aumento da produção e da utilização de corpos cetônicos (como a acetona, o acetoacetato e, principalmente, o β-hidroxibutirato), entre outras adaptações. Estudos científicos recentes têm demonstrado potencial efeito terapêutico das dietas cetogênicas em diversas condições clínicas, como o diabetes,[50] a síndrome do ovário policístico,[51] a doença de pele,[52] doenças neurológicas,[53] câncer[54] e doenças cardiovasculares e pulmonares.[55]

Além disso, a dieta cetogênica tem sido identificada como estratégia efetiva para o controle da obesidade e da psoríase, com redução de marcadores inflamatórios, melhora da qualidade de vida e da atividade da doença.[56] Um estudo de caso com uma única paciente, sexo feminino, 40 anos, com síndrome metabólica e psoríase moderada-grave, verificou o efeito da dieta hipocalórica e cetogênica (associada ao tratamento medicamentoso). Após 4 semanas, a paciente apresentou redução significativa do peso corporal, das placas de psoríase e do perfil glicídico e lipídico.[57] Corroborando esses achados, um estudo clínico com 30 pacientes com psoríase e obesidade verificou que a dieta hipocalórica e cetogênica resultou na perda de 10% do peso corporal, na redução de 50% do PASI e na redução de marcadores inflamatórios típicos da psoríase (IL-2 e IL-1β).[58]

Apesar de os estudos de Castaldo et al.[57,58] demonstrarem benefícios da dieta cetogênica no tratamento para psoríase, mais estudos na literatura são necessários a fim de comprovar sua eficácia e segurança em maior espectro de pacientes, incluindo adolescentes, idosos, eutróficos, diabéticos não controlados etc. Ainda, cabe notar que a dieta cetogênica pode simbolizar uma restrição alimentar muito grave e de difícil manutenção, podendo levar à frustação, à desmotivação, a alterações psicológicas, metabólicas e comportamentais, podendo evoluir para um comer transtornado ou, até mesmo, um transtorno alimentar.

Dieta mediterrânea

Dietas ocidentais (p. ex., rica em ultraprocessados, bebidas açucaradas e baixo teor de frutas, verduras, legumes e outros alimentos *in natura*), também descritas como "dietas pró-inflamatórias", têm sido associadas a maior prevalência e gravidade de doenças inflamatórias intestinais, doenças reumatológicas e muitas outras condições de base inflamatória.[59] Por outro lado, dietas "saudáveis" (como a dieta mediterrânea) podem, a longo prazo, reduzir o risco de desenvolvimento de doenças cardiovasculares, metabólicas, neoplásicas e outras doenças crônicas.[60] A dieta mediterrânea típica é caraterizada pelo alto consumo de frutas, verduras, legumes, cereais integrais, peixes, frutas secas, feijões, oleaginosas e azeite extravirgem; pelo moderado consumo de peixe e frango; pelo baixo consumo de carne vermelha, carnes processadas, laticínios e doces; e pelo limitado consumo de álcool. Em outras palavras, a dieta mediterrânea é caracterizada pelo alto teor de fibras, alimentos antioxidantes, como carotenoides, flavonoides, vitaminas (A, C, E, B_{12} e B_6), selênio, ácidos graxos mono e poli-insaturados e muitos outros nutrientes com potencial antioxidante e anti-inflamatório.[61] O padrão dietético da dieta mediterrânea é:

- Duas ou mais porções de vegetais/dia
- Três ou mais porções de frutas/dia
- Três ou mais porções de legumes/semana
- Três ou mais porções de peixe ou frutos do mar/semana
- Três ou mais porções de oleaginosas/semana
- Duas ou mais porções de sofrito (molho feito com tomate, cebola, alho e azeite)
- Aumento de alimentos integrais e ricos em fibra
- Redução de alimentos ricos em gordura saturada, ômega-6 e carboidrato refinado
- Uso de azeite extravirgem como principal fonte de gordura.[35]

Nesse sentido, o perfil anti-inflamatório da dieta mediterrânea pode auxiliar no manejo da psoríase, atenuando o processo inflamatório sistêmico oriundo da própria doença, e, então, promover melhoras clínicas ao paciente. Brown et al.[62] verificaram melhora significativa no PASI e no *Psoriasis Severity Scale* (PSS) em cinco pacientes com psoríase moderada/grave quando submetidos por 10 dias à dieta mediterrânea. Mais recentemente, Barrea et al.[63-65] avaliaram, por meio de questionário específico (PREDIMED, *Prevención con Dieta Mediterránea*), a relação entre adesão à dieta mediterrânea e atividade da doença em 62 pacientes com psoríase. Como resultado, foi possível verificar que os pacientes que mais aderiram à dieta mediterrânea apresentavam menor pontuação do PASI, e os que menos seguiam a dieta apresentavam maior pontuação. Os autores chamam a atenção para dois alimentos em especial: o azeite de oliva extravirgem e o peixe, pois ambos aparecem como preditores independentes para pontuação de PASI e níveis de proteína C reativa. Corroborando esses achados, um estudo de coorte com mais de 35 mil pacientes verificou a mesma relação inversa entre a adesão à dieta mediterrânea e a gravidade da psoríase. Para Phan et al.,[66] a dieta mediterrânea representa uma excelente estratégia nutricional que poderia reduzir a progressão da psoríase.

Apesar de os resultados serem contundentes quanto aos benefícios da dieta mediterrânea na psoríase e outras condições inflamatórias, ainda há poucos estudos que verificaram o efeito da dieta a longo prazo e o seu papel no tratamento da psoríase. Mais estudos clínicos prospectivos, randomizados e controlados devem ser realizados a fim de compreender qual(is) alimento(s) presente(s) na dieta mediterrânea pode(m) estar ligado(s) à fisiopatologia da psoríase.

Dieta sem glúten

Sabe-se que a presença de uma doença autoimune (como é o caso da psoríase) está associada ao maior risco de desenvolvimento de outras doenças autoimunes, por exemplo, a doença celíaca. De acordo com Wu et al.,[67] indivíduos com psoríase têm 2,2 vezes mais chance de desenvolver doença celíaca do que indivíduos sem psoríase. A doença celíaca é uma doença autoimune intestinal, caracterizada pela inflamação crônica e pela atrofia das vilosidades em resposta ao glúten, uma proteína formada, principalmente, por glutenina e gliadina, presentes no trigo, no centeio, na cevada e no malte. A identificação da doença celíaca ocorre por meio de avaliação clínica (diarreia, anemia, flatulência e fadiga) e exame laboratorial para avaliação das concentrações de anticorpos séricos, incluindo anticorpo imunoglobulina A transglutaminase tecidual (IgA tTG), anticorpo IgA endomísio (IgA EMA), anticorpo IgA antigliadina (IgA AGA) e anticorpo imunoglobulina G antigliadina (IgG AGA) – IgA tTG e IgA EMA são os marcadores mais sensíveis e específicos. Seu diagnóstico pode ser confirmado com biopsia intestinal.[35]

Com relação aos marcadores séricos, Bhatia et al.[68] verificaram que indivíduos com psoríase têm 2,4 vezes mais chance de apresentar aumento nos níveis de IgA, e que níveis mais altos de anticorpos estão associados à maior gravidade da psoríase. Ainda, cabe notar que o aumento dos marcadores sorológicos na psoríase pode ocorrer mesmo sem a confirmação de doença celíaca pela biopsia intestinal. Ou seja, alguns pacientes podem apresentar sensibilidade ao glúten sem ter doença celíaca.

Com base nos dados apresentados, uma dieta sem glúten pode ser útil para alguns pacientes. Quando há diagnóstico confirmado de doença celíaca, uma dieta sem glúten não apenas melhora os sintomas gastrintestinais, como também reduz a gravidade da psoríase após 3 meses de intervenção.[69] Histologicamente, observa-se uma diminuição no número de células inflamatórias e proliferativas nas placas de psoríase.[70] Em contrapartida, a maioria desses pacientes apresenta piora do quadro clínico após incluir novamente o glúten na dieta. Adicionalmente, a dieta sem glúten também parece ser benéfica para os pacientes com teste positivo para marcadores sorológicos de sensibilidade ao glúten, independentemente dos resultados da biopsia intestinal.[69,70] Porém, uma dieta sem glúten não trará benefícios clínicos para o paciente com teste negativo para os marcadores de sensibilidade ao glúten. A recomendação para dieta sem glúten para pacientes com psoríase pode ser encontrada na Tabela 90.3.

Por fim, as recomendações dietéticas para psoríase e psoríase artropática mais atuais,[35] em acordo com o American College of Gastroenterology, preconizam que a investigação para sensibilidade ao glúten deve ser realizada apenas nos indivíduos com sintomas gastrintestinais ativos ou histórico familiar de doença celíaca. Isso porque os resultados da sorologia podem apresentar, em muitos casos, falso-positivo.[71] Com base nas investigações histológicas (quando pertinente) e sintomas clínicos, a dieta sem glúten deve ou não ser implementada.

SUPLEMENTOS NUTRICIONAIS

Os suplementos alimentares são comumente utilizados entre a população em geral, incluindo indivíduos com psoríase e sem psoríase. Muitos dos pacientes com psoríase acreditam que o uso de suplementos alimentares é capaz de melhorar os sintomas clínicos e atenuar a gravidade da doença.[72] Entre os suplementos alimentares mais utilizados com potencial terapêutico, estão o ômega-3 e a vitamina D, os quais discutiremos seus efeitos a seguir.

Ômega-3

Como falado anteriormente, as dietas ocidentais têm alta proporção de alimentos ultraprocessados, fontes de gordura saturada, colesterol e óleo vegetal (como o óleo de palma, soja, canola etc.), e, ainda, baixo conteúdo de ácidos graxos mono e poli-insaturados (AGMP), em uma proporção de 20:1, sendo o ideal de 3:1. Sabe-se que os AGMP atuam beneficamente em diferentes doenças, como hipertensão arterial, diabetes melito, doenças coronarianas, câncer, doenças inflamatórias e autoimunes.[73]

Os AGMP são considerados essenciais e podem ser divididos em duas categorias: (a) ácido linoleico (ou ômega-6), encontrado nas sementes de girassol e, então, convertido em ácidos graxos insaturados como o ácido araquidônico (AA), também encontrado na carne vermelha, na gema do ovo e em outros alimentos de origem animal; e (b) ácido linolênico (ou ômega-3), que é convertido em ácido eicosapentanoico (EPA) e ácido docosaexaenoico (DHA). Esses óleos, EPA e DHA, podem ser encontrados em peixes de água fria (salmão, cavalinha, truta, anchova, tainha, sardinha e atum) e ser sintetizados a partir do ácido linolênico, que, por sua vez, pode ser encontrado em outros óleos vegetais, como canola e de linhaça, soja, nozes e sementes.

Com relação à sua função, os AGMP têm grande participação no processo inflamatório devido à produção de substâncias como as prostaglandinas (PGE), os tromboxanos (TX) e os leucotrienos (LT), as quais podem desempenhar ação tanto pró-inflamatória como anti-inflamatória, a depender do estímulo. Por exemplo, a produção excessiva de eicosanoides derivados do AA gera substâncias pró-inflamatórias, como PGE_2 e LTB_4, as quais estão envolvidas em distúrbios inflamatórios, como a psoríase. Já os eicosanoides derivados do EPA podem produzir PGE_3 e LTB_5 – substâncias com ação fisiológica antagônica a PGE_2 e LTB_4 –, desempenhando ação anti-inflamatória.[74]

Há indícios de que pacientes com psoríase apresentem concentrações elevadas de PGE_2 e LTB_4 na membrana dos eritrócitos e na derme, aumentando a inflamação local e as lesões cutâneas. Nesse sentido, tem sido sugerido que a suplementação ou consumo de alimentos fontes de ômega-3 (especialmente EPA e DHA) levaria à maior incorporação de AGMP com perfil anti-inflamatório na camada fosfolipídica, inibindo a produção de PGE_2 e LTB_4 e, consequentemente, reduzindo o processo inflamatório.[75,76] De fato, estudos clínicos randomizados e duplos-cegos realizados com pacientes com psoríase verificaram efeitos positivos no quadro clínico e na gravidade das placas de

Tabela 90.3 Recomendação para dieta sem glúten na psoríase.

Dieta sem glúten	Tipo de paciente
✓✓✓	Pacientes com doença celíaca confirmada
✓✓	Pacientes com resultado de sorologia para sensibilidade ao glúten aumentado, testar efeito da dieta sem glúten por 3 meses, junto ao tratamento adequado para psoríase
x	Pacientes sem sintomas gastrintestinais ativos, sem sorologia positiva e confirmação de doença celíaca por biopsia

✓✓✓, dieta sem glúten altamente recomendada; ✓✓, dieta sem glúten recomendada após avaliação para cada caso; x, dieta sem glúten não é recomendada. Adaptada de Ford et al.[35] (2018).

psoríase pelo corpo,[77] diminuição de eritema e descamação[78] e melhora de prurido,[79] quando submetidos à suplementação com ômega-3 (óleo de peixe com EPA e DHA), em diferentes quantidades diárias (média de 20 g/dia total, variando entre 1 e 13,5 g de EPA/dia e 0,8 a 9 g de DHA/dia), por um período de 28 a 180 dias. Ainda, alguns autores acreditam que a suplementação com ômega-3 concomitante a uma dieta hipolipídica potencializaria o efeito benéfico dos AGMP, melhorando o quadro clínico desses pacientes em até 58%.[80] Contudo, há resultados controversos na literatura. Outros ensaios clínicos, randomizados, duplos-cegos e controlados por placebo falharam em verificar qualquer benefício clínico após a suplementação com ômega-3.[81,82] Para esses autores, a falta de resultados positivos pode ser explicada pela escolha da via de administração do suplemento (sendo a intravenosa [IV] mais eficaz que a via oral [VO]) e pelas doses oferecidas de EPA e DHA (as quais deveriam ser > 2,1 e 4,2 g, respectivamente).

Apesar de os resultados serem conflitantes, na prática clínica estimula-se o aumento do consumo de alimentos fontes de ômega-3 (peixes como salmão, tainha, sardinha, truta, linguado, oleaginosas, abacate, linhaça, semente de abóbora etc.) e por meio de dieta mediterrânea. Alternativamente, a inclusão da suplementação de ômega-3 pode atuar de forma adjunta ao tratamento da psoríase, sobretudo em situações em que a ingesta alimentar for ineficiente e/ou na presença de condições clínicas inflamatórias (como dislipidemia e artrite), as quais poderiam ser beneficiadas pelo seu uso. Contudo, mais estudos clínicos são necessários a fim de compreender a dose ideal, o tempo e a via de administração mais segura e eficaz ao paciente com psoríase.

Vitamina D

A vitamina D é conhecida como um pró-hormônio que pode ser obtido exogenamente via suplementação dietética ou produzido endogenamente pela pele a partir da exposição solar (mais especificamente, aos raios UVB), como mostra a Figura 90.5. Sabidamente, a vitamina D tem papel central no metabolismo ósseo, mas um crescente corpo de evidências tem sugerido sua participação nas doenças cardiovasculares, no câncer, nas doenças reprodutivas, nas infecções e nas doenças autoimunes.[83] No que tange à psoríase, acredita-se que a ligação do calcitriol ao receptor de vitamina D iniba a proliferação e a diferenciação dos queratinócitos e a produção de citocinas pró-inflamatórias (IL-2, IL-6 e IFN-γ), auxiliando no controle e na progressão da doença.[84]

Embora o uso da vitamina D tópica seja bem estabelecido como uma opção de tratamento eficaz na psoríase, o benefício de suplementação oral ainda é incerto. Sabe-se que a deficiência de vitamina D é comum em pacientes com psoríase[85] e a baixa concentração sérica está associada à maior gravidade da doença.[86] A fim de verificar o efeito da suplementação de vitamina D na psoríase, Pèrez et al.[87] envolveram 85 pacientes, os quais foram submetidos à suplementação diária de 0,5 mcg de calcitriol. Após 3 meses de intervenção, 88% dos pacientes apresentaram melhora clínica importante. Assim como Pèrez et al.,[87] outros estudos verificaram redução das placas cutâneas (avaliada pelo PASI) e das dores articulares após a suplementação de 0,5 a 2 mcg de calcitriol.[88,89] Em contrapartida, os estudos controlados que suplementaram com vitamina D por 3 a 6 meses não observaram melhora na gravidade da doença,[90,91] sugerindo assim que os efeitos positivos da suplementação ocorrem apenas após seis ou mais meses de intervenção.

Por fim, de acordo com as recomendações dietéticas do conselho médico da National Psoriasis Foundation, a suplementação oral de vitamina D não deve ser utilizada para prevenir ou tratar pacientes adultos com psoríase com níveis normais de vitamina D séricos.[35] Porém, em caso de deficiência de vitamina D, a suplementação é altamente recomendável, e as doses administradas devem ser ajustadas de forma a normalizar as concentrações séricas.

PROBIÓTICOS

Bactérias comensais têm papel central na manutenção do sistema imunológico, sobretudo na fisiopatogenia das doenças inflamatórias crônicas. A interação simbiótica local do intestino com os microrganismos que lá habitam (p. ex., a microbiota) já é amplamente discutida na literatura, porém outras interações sistêmicas mais complexas, incluindo a pele, também merecem atenção.[92]

Com relação à pele saudável, os tipos dominantes de bactérias garantem uma microbiota estável, sendo constituída de quatro filos bacterianos: Actinobacteria, Firmicutes, Proteobacteria e Bacteroidetes. Entre os Bacteroidetes, os gêneros *Corynebacterium*, *Propionibacterium* e *Staphylococcus* são os mais abundantes. Os seres humanos abrigam mais de 1 mil espécies diferentes de bactérias que contribuem para a formação da barreira de proteção da pele, a qual protege contra a entrada de patógenos para a circulação e previne o desenvolvimento de doenças locais.[93] Cabe notar que a composição da microbiota da pele depende de diversos fatores específicos do hospedeiro, como estilo de vida, tratamento médico, sistema imunológico, ambiente externo e até mesmo doenças dermatológicas, incluindo psoríase, dermatite atópica e acne vulgar.[94]

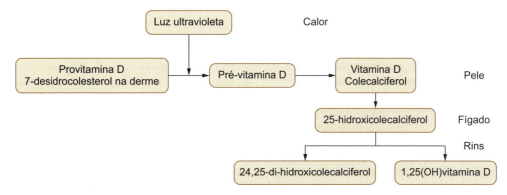

Figura 90.5 Etapas da produção endógena da vitamina D.

O intestino e a pele estão intrinsecamente relacionados por meio do que chamamos de "eixo intestino-pele". Em pacientes com psoríase, a microbiota intestinal parece estar consideravelmente modificada, com uma abundância significativamente reduzida de bactérias benéficas (como a *Akkermansia muciniphilia*), quando comparada a controles saudáveis.[95] Ao analisar a microbiota da pele, evidências têm demonstrado redução significativa do microbioma (incluindo abundância e diversidade de bactérias) dos pacientes, sobretudo nas placas de psoríase.[96] Assim, entende-se que os pacientes com psoríase apresentam disbiose tanto intestinal quanto cutânea, podendo estar relacionada com o aparecimento, a manutenção e a progressão das placas de psoríase. Na tentativa de "corrigir" a disbiose, o uso de probióticos emerge como potencial suplemento terapêutico para os pacientes com doenças autoimunes e inflamatórias.

Um estudo randomizado duplo-cego controlado por placebo demonstrou que pacientes tratados com uma dose oral diária de *Lactobacillus parcasei* NCC2461 apresentaram diminuição da sensibilidade da pele, aumento da taxa de recuperação da função de barreira cutânea e manutenção de fatores (p. ex., ureia e lactato de sódio) que garantem a hidratação da pele. Estudos em animais verificam que a suplementação oral de *Lactobacillus pentosus* resultou no desenvolvimento de uma forma mais leve de psoríase induzida, quando comparados a camundongos controle[97] e apresentaram níveis mais baixos de citocinas pró-inflamatórias (TNF-α, IL-6, IL-23, IL-17, IL-17F e IL-22).[98] Contudo, o papel do *Lactobacillus pentosus* em pacientes com psoríase ainda precisa ser investigado.

Os achados até o presente momento sustentam a ideia de que o uso dos probióticos pode ser considerado uma estratégia terapêutica adjuvante ao tratamento da psoríase. Apesar de ser um campo promissor, mais pesquisas são necessárias a fim de compreender os mecanismos de ação, tempo, dose e os tipos de probióticos a serem administrados aos pacientes.

CONSUMO DE BEBIDAS ALCOÓLICAS

Diversas pesquisas demonstram que pacientes com psoríase apresentam consumo elevado de bebidas alcoólicas quando comparados com pacientes sem psoríase, sendo até abusivo em muitos casos. Tal fato pode ser explicado devido à maior associação entre os pacientes com psoríase e sintomas de ansiedade, depressão e a própria gravidade da doença. O alto consumo de álcool estimula a liberação de histamina (amina envolvida na resposta imunológica) e citocinas pró-inflamatórias que aumentam a proliferação dos queratinócitos e potencializam o quadro inflamatório sistêmico.[99]

Ainda, deve-se levar em consideração que, assim como o álcool, alguns medicamentos comumente utilizados para a psoríase, como os imunossupressores (p. ex., metotrexato, ciclosporina, acitretina), também são metabolizados pelo fígado, podendo ocasionar sobrecarrega das funções hepáticas, culminando na perda de função e/ou toxicidade do órgão. Assim, a recomendação para pacientes com psoríase que fazem uso de medicamentos VO é de abstenção total de bebidas alcoólicas, evitando situações de hepatotoxicidade e outras complicações hepáticas futuras.[100]

CONSIDERAÇÕES FINAIS

A psoríase, como visto amplamente neste capítulo, é uma doença autoimune de base inflamatória, caracterizada pelo aumento de diversos mediadores pró-inflamatórios, o que leva, consequentemente, ao risco aumentado de desenvolver doenças crônicas associadas. Por sua vez, as doenças crônicas como a obesidade, a dislipidemia, o diabetes, as doenças cardiovasculares, a esteatose hepática e a própria síndrome metabólica também têm caráter inflamatório crônico, potencializando o quadro inflamatório já estabelecido pela psoríase.

Apesar de a psoríase não ter cura, há diversos tratamentos efetivos e seguros para o seu controle, manejo e prevenção. Porém, é muito importante que a identificação e a escolha precoce do tratamento clínico e/ou farmacológico adequado sejam realizadas por médicos especializados (dermatologistas, reumatologistas e cardiologistas), a fim de evitar a evolução da doença e suas complicações. Além do acompanhamento médico, uma equipe multiprofissional da área da saúde (enfermeiros, fisioterapeutas, psicólogos, podólogos e nutricionistas) e da estética (esteticista e cabeleireiro) deve promover cuidados complementares ao paciente.

Além do tratamento clínico e/ou farmacológico, a alteração do padrão alimentar e/ou inclusão de suplementos alimentares, bem como a prática de atividade física, a redução de estresse, a cessação de tabagismo e consumo de álcool, emergem como potencial estratégia para o tratamento da psoríase e suas comorbidades. Alguns nutrientes presentes na dieta, por exemplo, os ácidos graxos mono e poli-insaturados, as fibras alimentares, as vitaminas e os minerais, apresentam efeito anti-inflamatório e antioxidante, podendo melhorar o quadro clínico da doença (Tabela 90.4). Assim, o cuidado nutricional individualizado na assistência aos pacientes com psoríase, junto ao controle das variáveis bioquímicas e antropométricas, garante maior estabilidade clínica a esses indivíduos, prevenindo as doenças crônicas metabólicas comumente associadas e propiciando maior longevidade com qualidade.

Tabela 90.4 Recomendações gerais quanto aos aspectos nutricionais e estilo de vida na psoríase.[35]

Estilo de vida	Aspectos nutricionais
• Bebida alcoólica – controlar ou eliminar o consumo de bebidas alcoólicas • Tabagismo – cessação de tabagismo • Sono e estresse – controlar e reduzir os transtornos do sono e estresse • Atividade física – evitar hábito sedentário e incluir atividades físicas diversas (adequar preferência, disponibilidade e possíveis limitações físicas).	• Dieta hipocalórica – controlar o peso corporal com monitoramento ou redução de calorias ingeridas pela dieta. Valorizar qualidade da dieta (com redução dos alimentos ultraprocessados e aumento dos alimentos *in natura*). Quando pertinente, ajustar distribuição dos macronutrientes (sobretudo carboidrato e gordura) • Dieta mediterrânea – estimular adesão a uma dieta rica em fibras alimentares, vitaminas e minerais antioxidantes, e com baixo teor de gordura saturada e colesterol • Dieta sem glúten – implementar dieta sem glúten quando paciente tiver doença celíaca ou sensibilidade ao glúten • Ômega-3 – estimular aumento de ácidos graxos poli-insaturados (quando necessário, incluir suplementação de ômega-3) • Vitamina D – ajustar níveis de vitamina D sérica. Quando pertinente, suplementar • Probiótico – considerar uso intermitente de probiótico.

Por fim, além da abordagem assistencial multidisciplinar, é de suma importância que o paciente se acerque de informações com veracidade e embasamento científico. Curiosamente, tanto o estilo de vida quanto a dieta estão entre os temas mais debatidos e procurados na internet e nas mídias sociais. No que tange à nutrição, uma das preocupações mais frequentes dos pacientes é se regimes alimentares específicos podem ajudar a melhorar a psoríase e, portanto, servir como uma abordagem alternativa ao tratamento farmacológico. Pesquisa no Google sobre "dieta e dermatologia", incluindo psoríase, acne e eczema, mostrou que a maioria das informações fornecidas era infundada ou enganosa, com apenas 30% de páginas educativas, 30% promocionais e 40% tratadas por especialistas autoproclamados. Ainda, pesquisas avaliando o conteúdo oferecido pelo YouTube verificaram que os assuntos "nutrição" e "dieta" estavam entre os temas mais abordados (25%), e que quase dois terços dos vídeos relacionados à psoríase eram enganosos ou mesmo perigosos (52 e 11%, respectivamente) e, geralmente, de baixa qualidade, não relacionados a fontes técnicas confiáveis.[101] Sendo assim,

cabe ao profissional da saúde, incluindo o nutricionista, informar e divulgar informações sobre psoríase e nutrição/alimentação que sejam fundamentadas na literatura científica.

REFERÊNCIAS BIBLIOGRÁFICAS

As referências consultadas para a elaboração deste capítulo estão disponíveis *online* no Ambiente de aprendizagem do GEN.

COMO CITAR ESTE CAPÍTULO

ABNT
SOLIS, M. Y.; SABBAG, C. Y. Psoríase. In: ROSSI, L.; POLTRONIERI, F. (org.). *Tratado de Nutrição e Dietoterapia*. 2. ed. Rio de Janeiro: Guanabara Koogan, 2023. p. 1012-1023.

VANCOUVER
Solis MY, Sabbag CY. Psoríase. In: Rossi L, Poltronieri F (Orgs.). Tratado de nutrição e dietoterapia. 2. ed. Rio de Janeiro: Guanabara Koogan; 2023. p. 1012-23.

CAPÍTULO 91

Dietas Vegetarianas e Baseadas em Vegetais

Natália Utikava

INTRODUÇÃO

É crescente o número de pessoas que vêm adotando uma alimentação com menos carnes, ou aderindo a dietas vegetarianas e veganas. Os motivos pelos quais as pessoas estão modificando a sua alimentação são diversos, e incluem a promoção da saúde ou mesmo o tratamento de algumas enfermidades, a preocupação com o bem-estar animal, a proteção ao meio ambiente, princípios filosóficos ou religiosos, justiça social, entre outros.[1]

Uma pesquisa realizada pela Euromonitor International,[a] em 2020, com mais de 21 mil indivíduos da América do Norte, da Europa Ocidental, da Austrália e da Ásia, identificou que 42% dos entrevistados estão reduzindo o consumo de produtos de origem animal, embora apenas 6% tenham declarado estar seguindo uma alimentação vegetariana e 4% uma alimentação vegana.[2] Outro levantamento, realizado pela Inteligência em Pesquisa e Consultoria (Ipec) para a Sociedade Vegetariana Brasileira em 2021, verificou que 37% dos brasileiros concordam totalmente com a frase "por vontade própria, deixo de comer carne pelo menos 1 vez/semana".[3]

Não por acaso, novos produtos voltados a esse público estão constantemente sendo lançados, de forma que já é possível encontrar análogos vegetais da carne, de laticínios e até de ovos, em qualquer supermercado, ainda que tais produtos nem sempre sejam substitutos nutricionais adequados, ou sejam altamente processados. Se, por um lado, as pessoas estão buscando uma alimentação menos centrada nas carnes, por outro lado, ainda vemos, na prática clínica, um grande número de profissionais da saúde que desencorajam dietas vegetarianas. As razões incluem desde as preferências pessoais desses profissionais, a formação acadêmica mais engessada e centrada em valores e necessidades de contextos sociais antigos, ou mesmo por uma escassa atualização científica sobre o assunto.

É de fundamental importância que profissionais da saúde conheçam as particularidades de dietas à base de vegetais, respeitando as escolhas alimentares e as motivações de seus pacientes, e adaptem o seu aconselhamento com orientações seguras e baseadas em evidências atualizadas acerca do tema. Este capítulo visa equipar esses profissionais com os principais pontos de atenção dessas dietas, para adequação dietética e manejo apropriados na prática clínica.

---

[a]A Euromonitor International é uma empresa que pesquisa mercados globais e realiza análises de inteligência estratégica sobre setores e consumidores do mundo todo. O relatório mencionado é uma síntese do *The Rise of Vegan and Vegetarian Food Report*, publicado em novembro de 2020.

CONCEITOS

Sob o aspecto fisiológico, seres humanos são seres essencialmente oportunistas, podendo sobreviver de alimentos de origem vegetal ou animal que estiverem disponíveis.[1] Contudo, a alimentação humana não é apenas uma necessidade biológica. O ato se alimentar e as escolhas alimentares das pessoas são processos complexos, influenciados por diversos determinantes, que envolvem os contextos familiar, social, cultural, econômico, entre outros aspectos.

A seguir, serão apresentados os conceitos e as definições que diferenciam as dietas à base de vegetais. Vale destacar que, ainda que um grupo de pessoas se identifique com algum tipo de dieta por definição, cada indivíduo é único e capaz de fazer escolhas diferentes, a depender do seu contexto de vida. Por isso, é essencial que o profissional da saúde compreenda as preferências de cada pessoa e considere as suas individualidades.

Vegetarianismo é a prática alimentar composta de alimentos vegetais, excluindo qualquer tipo de carne animal, com ou sem o uso de produtos lácteos, ovos e/ou mel.[4] Quando as dietas vegetarianas incluem ovos e laticínios, são chamadas ovolactovegetarianas; quando incluem ovos e excluem laticínios, ovovegetarianas; quando excluem ovos e incluem laticínios, lactovegetarianas; e quando excluem todos os derivados animais, vegetarianas estritas.

As dietas vegetarianas estritas podem contemplar alimentos de origem vegetal frescos ou processados, ou, ainda, podem se restringir a alimentos crus ou cozidos até 42°C e grãos germinados, sendo consideradas crudivoristas; quando há predominância de frutos, vegetais folhosos, vegetais crucíferos, sementes e nozes, são consideradas frugivoristas.

O termo *plant-based diet* ("dieta baseada em plantas") foi originalmente citado em 1980 por Thomas Colin Campbell, pesquisador da Cornell University e autor do *best-seller The China Study* (2005), para descrever uma alimentação vegetariana estrita, com o mínimo de alimentos processados e ultraprocessados possível – definida posteriormente como *Whole Food Plant-Based Diet* (WFPBD) (dieta à base de vegetais *in natura* e integrais). Nela, além das carnes e dos derivados animais, evita-se o consumo de óleos vegetais, açúcar, cereais refinados, proteínas isoladas (p. ex., proteína de soja, proteína de ervilha, *seitan*) e bebidas açucaradas. A WFPBD é considerada pelo American College of Lifestyle Medicine como a dieta mais indicada para se prevenir, e mesmo remediar, doenças crônicas, como o diabetes.

O termo *plant-based* é usado frequentemente para se referir popularmente a produtos alimentícios que não tenham ingredientes de origem animal em sua composição, ou ainda a dietas que priorizam alimentos de origem vegetal, menos centradas em carnes ou derivados animais, mas que aceitam o seu consumo ocasional – conhecidas também como flexitarianas. Para fins de pesquisa científica, a maior parte dos autores considera flexitarianas as pessoas que consomem carne vermelha ou frango em uma frequência maior que uma vez por mês, mas menor que 1 vez/semana, além de ovos e laticínios rotineiramente.[5] Em estudos científicos, também é comum a categorização das dietas pesco-vegetarianas, que contemplam o consumo de peixes, mas não de outras carnes. Apesar disso, dietas *plant-based*, flexitarianas e pesco-vegetarianas não são consideradas dietas vegetarianas, e sim predominantemente vegetarianas.

Por fim, ainda podemos conceituar o veganismo, uma filosofia que adota a dieta vegetariana estrita, mas que não se restringe ao âmbito da alimentação apenas, expandindo a restrição ao uso de animais a outros aspectos do consumo. O termo foi proposto em 1944 com a fundação de The Vegan Society no Reino Unido, e passou por algumas modificações. Atualmente, a definição de veganismo, segundo essa instituição, é "um modo de viver que busca excluir, na medida do possível e praticável, todas as formas de exploração e crueldade contra os animais – seja na alimentação, no vestuário ou em outras esferas do consumo". É comum encontrarmos nos estudos científicos o termo "dieta vegana" para se referir à dieta vegetariana estrita.

Do ponto de vista conceitual, as nomenclaturas podem auxiliar o profissional da saúde no entendimento das características comuns a esses padrões alimentares e no rastreamento de deficiências nutricionais específicas, mas jamais definem o estado nutricional individualizado.[4] Uma dieta vegetariana estrita, que restringe todos os alimentos de origem animal, está longe de ser uma dieta restritiva ou monótona, e pode ser mais variada e rica que uma dieta onívora, a depender das oportunidades de acesso a alimentos de qualidade e das escolhas individuais.

ADEQUAÇÃO NUTRICIONAL DAS DIETAS À BASE DE VEGETAIS

O *Guia Alimentar para a População Brasileira*, de 2014, menciona que, embora o consumo de carnes ou de outros alimentos de origem animal não seja imprescindível para uma alimentação saudável, a restrição de qualquer alimento obriga que se tenha maior atenção na escolha da combinação dos demais alimentos que farão parte da alimentação. Quanto mais restrições, maior a necessidade de atenção e, eventualmente, do acompanhamento por um nutricionista.[6] Por isso, dominar as particularidades dessa escolha alimentar é essencial na rotina e na prática desse profissional. A seguir, serão discutidos os pontos de maior atenção acerca dos nutrientes-chave em dietas vegetarianas e baseadas em vegetais.

Carboidratos

É do senso comum que se tenha uma preocupação com o aumento da ingestão de carboidratos em dietas que excluem carnes, uma vez que a proporção das proteínas ingeridas pode reduzir, aumentando, por consequência, a proporção das calorias advindas de carboidratos. Não é raro, também, observar uma substituição da carne, ou dos derivados animais, por preparações ou produtos com maior teor de carboidratos, que são de fácil acesso em restaurantes ou eventos sociais, por exemplo, batata frita, mandioca, polenta, massas e produtos de panificação.

Ao mesmo tempo, é recomendável que indivíduos que adotam dietas à base de vegetais tenham um consumo aumentado de cereais integrais e leguminosas, a fim de adequarem o teor de proteínas da dieta. Porém, esses grãos têm amido, que contribui para aumentar o teor de carboidratos da dieta. Assim, é esperado que as dietas vegetarianas tenham um teor levemente aumentado de carboidratos, ainda que no contexto de uma alimentação bem orientada e equilibrada.

De fato, os estudos populacionais realizados com indivíduos de diferentes padrões alimentares apontam para uma tendência à maior ingestão de carboidratos em dietas vegetarianas, mas a ingestão média não ultrapassa as recomendações, de até 65% das calorias diárias.[4] Curiosamente, as evidências mais recentes revelam que os indivíduos que adotam dietas vegetarianas ou veganas têm menor risco de desenvolver diabetes, que, em geral, demanda um controle da ingestão de carboidratos.[7-9] Dietas baseadas em vegetais, principalmente *in natura* e integrais, tendem a apresentar maior teor de fibras e compostos antioxidantes, e baixo teor de gorduras saturadas, os quais favorecem o controle da glicemia. Isso mostra que consumir mais de um nutriente não significa consumir mais do que se deveria desse nutriente, e é necessário avaliar todo o padrão alimentar.

Proteínas

Uma vez reduzidos ou excluídos os alimentos de origem animal fontes de proteínas, como as carnes e os peixes e, em alguns casos, os ovos e os laticínios, a adequação proteica costuma ser um motivo de grande inquietação e tema controverso entre profissionais da saúde.

Todos os alimentos de origem vegetal contêm os 20 aminoácidos, incluindo os nove aminoácidos essenciais.[10] Contudo, alguns grupos alimentares podem conter aminoácidos limitantes – em menor teor, quando comparados com uma proteína padrão, que geralmente é a albumina, do ovo. Os cereais, por exemplo, têm menor teor de lisina, mas são ricos em metionina, enquanto as leguminosas têm menor teor de metionina e são ricas em lisina. Para obter, então, todos os aminoácidos essenciais, basta consumir ambos os grupos alimentares ao longo dia, não necessariamente na mesma refeição, beneficiando-se dessa complementariedade dos aminoácidos. Assim, do ponto de vista de adequação proteica, é equivocado o conceito de proteínas completas ou incompletas, visto que é a ingestão de variadas fontes vegetais ao longo do dia que irá suprir a necessidade diária de todos os aminoácidos.[11] É evidente que as quantidades podem variar conforme a faixa etária da pessoa, o peso, a altura, o nível de atividade física e as necessidades específicas; essas quantidades devem ser planejadas com acompanhamento de um nutricionista.

Outro ponto de preocupação em torno das proteínas em dietas à base de vegetais é que, pela presença de fibras e de fatores antinutricionais, a digestibilidade e, consequentemente, o aproveitamento dessas proteínas podem estar comprometidos.[12] No entanto, os fatores antinutricionais podem ser facilmente reduzidos por meio de técnicas dietéticas, como o demolho das leguminosas (fitatos, taninos) ou mesmo o cozimento (inibidores de tripsina, lectinas), de tal forma que, na prática, a interferência desses elementos não é de grande relevância quando a ingestão proteica está adequada.

Os principais estudos longitudinais que avaliam o consumo alimentar de pessoas vegetarianas, como o Estudo de Saúde Adventista 2 (AHS-2, EUA e Canadá), o EPIC-Oxford (Reino Unido) e o Nutrinet (França), revelam que mesmo indivíduos que adotam dietas vegetarianas estritas têm o consumo proteico adequado, entre 10 e 15% de suas calorias provenientes de proteínas.[4,9,13] Por isso, as evidências disponíveis até o momento não suportam recomendar requerimentos adicionais de proteínas para pessoas que adotam dietas predominantemente vegetarianas.[12,14] É suficiente que essas pessoas consumam misturas complementares de cereais, leguminosas e oleaginosas ao longo do dia. A Tabela 91.1 apresenta opções de alimentos com maiores teores de proteínas, que podem ser indicados no planejamento alimentar de dietas à base de vegetais.

Enquanto os requerimentos de proteínas podem variar entre 0,8 e 1,2 g/kg de peso corporal para a maioria das pessoas

Tabela 91.1 Alimentos vegetais com teores relevantes de proteínas.[21]

Cereais integrais	Leguminosas	Sementes oleaginosas e castanhas
Aveia	Feijões (carioca, preto, vermelho, branco, fradinho, azuki, *moyashi* etc.)	Castanha-de-caju
Quinoa		Castanha-do-brasil
Arroz	Grão-de-bico	Amêndoas
Milho	Lentilhas	Nozes
Trigo e derivados (triguilho, cuscuz marroquino, pães 100% integrais)	Ervilhas	Avelãs
	Soja e derivados (*tofu, tempeh*)	Macadâmias
Centeio	Edamame	Chia
Cevada	Favas	Linhaça
Cevadinha	Tremoço	Gergelim
Amaranto	Amendoim	Semente de abóbora
Painço		Semente de girassol

Adaptada da fonte 21 (Tabela Brasileira de Composição de Alimentos) e rótulos de produtos.

moderadamente ativas, para atletas eles podem chegar a 2 g/kg, dependendo do protocolo de treinamento e de demandas específicas.[15] Nesses casos, ao montar um planejamento alimentar à base de vegetais, é possível que o volume dos alimentos sugeridos na Tabela 91.1 seja muito grande, sendo incompatível com a rotina de treinos ou cause desconfortos digestivos. Nesses casos, pode ser necessário fracionar mais a dieta ou utilizar suplementos de proteínas vegetais concentradas. O suporte de um nutricionista para o cálculo da adequação proteica é fundamental, a fim de se evitarem excessos decorrentes da suplementação.

Avaliação do estado nutricional de proteínas

São conhecidos diversos parâmetros bioquímicos para avaliar o estado nutricional de proteínas e identificar a desnutrição proteica. Entretanto, diferentemente de quadros agudos observados em âmbito hospitalar, no caso de indivíduos que aderem a dietas à base de vegetais, não faz sentido utilizar parâmetros que indiquem desnutrição proteica recente, tais como transferrina, pré-albumina, proteína transportadora de retinol (RBP) ou fator de crescimento semelhante à insulina 1 (IGF-1).

Na prática ambulatorial, a avaliação do estado nutricional de proteínas envolve uma análise mais abrangente, que deve levar em consideração os parâmetros bioquímicos, mas também a avaliação do consumo alimentar habitual do indivíduo e avaliação da sua composição corporal, tal como se avaliam pessoas que seguem dietas onívoras. Os parâmetros bioquímicos mais utilizados em consultório para estimar se a carga proteica da dieta está adequada são a albumina, a contagem total de linfócitos e a ureia sérica.

A albumina plasmática tem meia-vida de cerca de 20 dias, podendo traduzir um estado ligeiramente mais crônico dos níveis das proteínas viscerais. Na presença de função hepática íntegra e na ausência de inflamação aguda, é possível suspeitar de um baixo consumo de proteínas quando seus níveis estão abaixo de 3,5 g/dℓ.[16,17]

A contagem total de linfócitos pode ser facilmente observada no hemograma completo. Em indivíduos saudáveis, a medida de linfócitos na circulação periférica é cerca de 2.750/mm³. Em estados de malnutrição proteica, há redução dos linfócitos. É considerada depleção proteica leve quando a contagem está entre 1.200 e 2.000/mm³, moderada entre 800 e 1.999/mm³ e grave quando está menor que 800/mm³.[16,17]

A ureia sérica também pode ser um indicador de fácil utilização. Ela é o principal produto do metabolismo do nitrogênio das proteínas. Em indivíduos saudáveis, níveis abaixo de 10 mg/dℓ podem ser indicativos de dieta pobre em proteínas.[16,17]

Gorduras e ômega-3

Reduzir ou retirar as carnes da dieta e, em alguns casos, os derivados animais, naturalmente resulta em menor consumo de gorduras, principalmente as saturadas. No estudo EPIC-Oxford, que acompanha 65 mil residentes do Reino Unido desde os anos 1990, o recorte mais recente identificou uma ingestão de gorduras saturadas em relação ao valor calórico total da dieta de 10,4% em onívoros, 9,4% em pesco-vegetarianos, 9,5% em vegetarianos e 6,9% em veganos. É curioso observar que não há uma diferença importante entre onívoros e vegetarianos, e isso se deveu ao fato de que os vegetarianos analisados consumiram em torno de 50% mais queijos, comparados aos onívoros, como substituto parcial da carne. Já entre os veganos, é notável a redução do consumo de gorduras saturadas em relação aos outros grupos.[9]

Atingir as necessidades diárias de gorduras em pessoas que consomem dietas estritamente vegetarianas não costuma ser um problema, visto que as sementes e as oleaginosas podem fornecer quantidades generosas desse nutriente. No entanto, a maior preocupação em relação a essas dietas está relacionada à adequação da ingestão de ácidos graxos ômega-3 e da razão entre os ácidos linoleico (ômega-6) e linolênico (ômega-3) – razão LA:ALA. A maior parte dos ácidos graxos presentes nos grãos, nas sementes oleaginosas e nas castanhas é do tipo LA, com exceção da linhaça, da chia e das nozes, que têm maiores teores de ALA. Com isso, é muito comum que pessoas que seguem dietas predominantemente vegetarianas tenham baixo consumo de ômega-3 e elevada razão LA:ALA.

A Organização Mundial da Saúde (OMS) recomenda que a ingestão diária da razão LA:ALA seja de 5:1 a 10:1.[18] Dietas mistas apresentam razão média de 8:1 a 10:1, enquanto dietas ovolactovegetarianas e veganas tendem a apresentar razões médias mais elevadas, de 13:1 e 19:1, respectivamente.[19] Devido à ingestão aumentada de LA e reduzida em ALA, a conversão de ALA em ácidos graxos eicosapentaenoico (EPA) e docosaexaenoico (DHA) parece ser reduzida em vegetarianos, uma vez que as mesmas enzimas estão envolvidas tanto nessa conversão quanto na produção de outros ácidos graxos a partir do LA.[12,20] Por isso, para pessoas que seguem dietas à base de vegetais, é recomendável uma razão LA:ALA de até 4:1, com uma ingestão de ALA na faixa de 2,2 a 4,4 g ao dia.[4,20]

Há três estratégias que podem ser recomendadas às pessoas que seguem dietas à base de vegetais para assegurar um bom *status* dos ômega-3 EPA e DHA:

1. Reduzir a ingestão de LA: evitar cozinhar com os óleos vegetais concentrados em ômega-6, tais como os de girassol, soja, milho e gergelim (Tabela 91.2). A utilização do azeite de

oliva extravirgem é uma boa alternativa, uma vez que tem um teor muito baixo tanto de LA quanto de ALA, sendo seu principal ácido graxo o ácido oleico (ômega-9), o que não beneficia a conversão de ALA em EPA e DHA diretamente, mas também não a prejudica.

2. Aumentar a ingestão de ALA: consumir diariamente uma colher de sopa da farinha de linhaça ou de chia, ou ½ colher de sopa do óleo prensado a frio de uma dessas sementes, a fim de suprir cerca de 3 g de ALA.[21] Vale ressaltar que, por serem ácidos graxos poli-insaturados e, portanto, mais suscetíveis à peroxidação lipídica, ao optar pela utilização sob a forma de farinhas, é recomendável utilizar aquelas que tenham passado pelo processo de estabilização (processo térmico que inativa a enzima lipo-oxigenase, responsável pela peroxidação lipídica), para assegurar que o ALA esteja intacto e armazená-las sob refrigeração. Ao optar pela utilização sob a forma de óleo, priorizar o consumo em temperatura ambiente, evitando o aquecimento.[12] É possível utilizar suplementos de óleo de linhaça ou de chia extravirgem, observando se a composição da cápsula e os possíveis excipientes não incluam nenhum ingrediente de origem animal.

3. Suplementar EPA e DHA diretamente de microalgas: já é possível encontrar em farmácias e empórios brasileiros cápsulas vegetais de EPA e DHA provenientes de microalgas. Não é protocolo padrão recomendar essa suplementação para indivíduos que adotem dietas vegetarianas, e ainda não há consenso sobre o quanto essa suplementação pode trazer algum benefício adicional do ponto de vista de proteção cardiovascular ou neurológica nessa população. Porém, gestantes, lactantes e crianças de até 2 anos, por segurança, devem utilizar DHA na forma de suplementos de microalgas em dosagens de 200 mg/dia.[4]

Avaliação do estado nutricional de ômega-3

A avaliação dos níveis sanguíneos de ômega-3, especificamente, não é um exame rotineiro na prática ambulatorial e o seu *status* costuma ser analisado por instrumentos de avaliação do consumo alimentar habitual. Vale ressaltar que os níveis de colesterol total e frações e triglicerídeos sanguíneos não refletem, diretamente, a adequação da ingestão de ômega-3, mas fornecem indícios da adequação da ingestão lipídica e glicídica como um todo, e do risco cardiovascular.

Até pouco tempo atrás, apenas as pesquisas científicas realizavam a avaliação do ômega-3, por meio da quantificação dos diferentes ácidos graxos em fosfolipídios de membrana de hemácias ou plaquetas. Recentemente, estão sendo comercializados alguns *kits* de autotestes que analisam o "índice de ômega-3" capilar, por meio de uma gota de sangue coletada da ponta do dedo. Esses testes ainda carecem de validação científica e medem apenas a razão de EPA em relação ao DHA nas membranas das hemácias, de forma que o resultado é associado ao risco cardiovascular.

Ferro

A ingestão de ferro por indivíduos que seguem dietas vegetarianas e veganas tem se demonstrado ligeiramente maior do que em dietas onívoras, em estudo do Brasil, dos EUA, do Canadá e do Reino Unido.[22,23] No entanto, devido à menor biodisponibilidade do ferro não heme presente nos vegetais, observam-se menores níveis sanguíneos de ferro e ferritina nesses grupos. Observa-se uma prevalência média da deficiência de ferro (ferritina < 15 µg/ℓ) de 7% em indivíduos onívoros, 11% em vegetarianos e 15% em veganos.[24] Um estudo brasileiro não demonstrou diferenças significativas da deficiência de ferro entre onívoros e vegetarianos, exceto entre pessoas vegetarianas que menstruam, cuja prevalência foi maior.[23] Apesar desses dados, uma análise de 18 estudos demonstrou que, em 17 deles, a média da hemoglobina não tem se apresentado diferente entre os padrões alimentares que incluem ou excluem as carnes, revelando que, apesar de menores estoques de ferro, em geral, a anemia ferropriva não é um desfecho comum entre pessoas que adotam dietas à base de vegetais.[24]

Estima-se que a absorção do ferro heme é de cerca de 25%, enquanto a do não heme, 17%. Em dietas vegetarianas, a absorção cai para 10%.[25] Sabendo disso, é essencial que o planejamento alimentar dessas pessoas seja bem orientado quanto às fontes alimentares de ferro nos alimentos de origem vegetal, e quanto aos fatores que influenciam a sua absorção. São inibidores da absorção de ferro os fitatos, os oxalatos, os polifenóis (taninos, catequinas), o cálcio (em maiores quantidades), a hipocloridria ou acloridria. Por outro lado, os ácidos, como o ascórbico (vitamina C), o cítrico, o málico e o tartárico, a vitamina A e o betacaroteno, os aminoácidos sulfurados, os alimentos fermentados e a própria deficiência de ferro em si são fatores promotores da absorção do ferro.[12]

Algumas recomendações práticas para oferecer às pessoas que adotam dietas à base de vegetais, para otimizar a absorção do ferro não heme, são:

- Ingerir os alimentos vegetais fontes de ferro: leguminosas, cereais integrais, oleaginosas e vegetais verde-escuros
- Realizar a maceração (remolho) das leguminosas em água fria, por cerca de 16 horas, descartando-se a água e cozinhando em nova água, que pode reduzir o teor dos fitatos e taninos em cerca de 85%
- Incluir frutas e hortaliças cruas ricas em vitamina C na mesma refeição em que forem consumidos os vegetais fontes de ferro. Cerca de 75 mg de vitamina C aumentam a absorção desse mineral em 3 a 4 vezes
- Evitar a ingestão de alimentos com maior teor de cálcio, tais como leite ou queijos, bebidas vegetais fortificadas com cálcio ou suplementos de cálcio, na mesma refeição em que serão consumidos os alimentos fontes de ferro

Tabela 91.2 Composição de ácidos graxos essenciais e razão entre ácido linoleico e linolênico (LA:ALA).

Alimento	LA (g)	ALA (g)	Razão LA:ALA
	(em 100 g de alimento)		
Chia, semente	6	20	0,3:1
Linhaça, semente	5,42	19,81	0,3:1
Noz, crua	35,3	8,82	4:1
Óleo de canola	20,87	6,78	3:1
Óleo de soja	53,85	5,72	9:1
Óleo de milho	49,94	0,96	52:1
Azeite de dendê	15,69	0,83	19:1
Azeite de oliva extravirgem	8,74	0,75	12:1
Óleo de girassol	62,22	0,39	160:1
Gergelim, semente	22,39	0,16	140:1
Castanha-de-caju	8	0,08	100:1
Amendoim	16,17	0,04	524:1
Castanha-do-brasil	20,97	0,04	524:1
Amêndoa	16,17	0,03	539:1

Adaptada de Tabela de Composição de Alimentos[21] (2011).

- Evitar a ingestão de alimentos ricos em taninos ou catequinas (chá preto, mate, café, cacau, vinho tinto) até cerca de 2 horas depois da refeição em que serão consumidos os alimentos fontes de ferro.[4]

Avaliação do estado nutricional de ferro

A avaliação do *status* de ferro deve ser composta da combinação de quatro marcadores bioquímicos essenciais: hemoglobina, volume corpuscular médio (VCM), ferritina e saturação de transferrina.

Na inadequação da ingestão de ferro, a primeira variável com tendência à redução é a ferritina, uma vez que o organismo vai tentar suprir as necessidades do mineral mobilizando o ferro estocado na ferritina. Embora os valores de referência desse marcador variem conforme o laboratório de análise, é seguro manter os níveis de ferritina sempre acima de 30 μg/ℓ (ou ng/mℓ), embora níveis entre 50 e 100 μg/ℓ sejam considerados ótimos.[4]

Como a ferritina é uma proteína de fase aguda positiva, em quadros inflamatórios, agudos ou crônicos, ela pode se encontrar elevada, atrapalhando a interpretação do *status* real dos estoques de ferro. Na suspeita da presença de inflamação, é recomendável avaliar a proteína C reativa (PC-R-US) e as enzimas hepáticas. Nesses casos, o índice de saturação de transferrina pode complementar as análises, representando a razão entre o ferro sérico e a capacidade total de ligação do ferro na proteína transferrina, que deve estar com 20 a 45% dos sítios de ligação ocupados.[17]

Quando os estoques de ferro são esgotados, a hematopoese fica prejudicada, levando à redução da hemoglobina e do tamanho das hemácias (VCM), determinando a anemia ferropriva, que é hipocrômica e microcítica. Na anemia ferropriva, tanto quanto na deficiência de ferro, apenas o ajuste do plano alimentar não garante a recuperação do quadro, tornando-se necessária a intervenção nutricional ou médica por meio de suplementação.[4]

Em geral, suplementos com doses de 30 a 60 mg de ferro elementar são bem tolerados, mas é possível optar pela manipulação de ferro quelado a aminoácidos, em cápsulas gastrorresistentes, e recomendar a ingestão com o estômago cheio, a fim de melhorar a tolerância gástrica ao suplemento e a adesão à suplementação. A elevação da hemoglobina é rápida com a reposição de ferro, mas a de ferritina é bastante lenta, sendo necessários vários meses e, às vezes, mais de 1 ano, quando há perda de sangue concomitante (como menstruação).[4]

Zinco

Tal como o ferro, estudos mostram que não há diferenças significativas na ingestão de zinco conforme o tipo de dieta.[24] Contudo, devido à presença de muitas fibras e dos fatores antinutricionais, a dieta vegetariana, sobretudo a estrita, pode apresentar uma biodisponibilidade de zinco reduzida.[11,12] Por esse motivo, o Institute of Medicine (IOM) recomenda que a ingestão de zinco seja 50% maior por pessoas que aderem a dietas vegetarianas, a fim de garantir as necessidades diárias. Assim, para adultos, a recomendação diária de zinco passa de 8 mg/dia para 12 mg/dia em pessoas do sexo feminino, e de 11 a 16,5 mg/dia para o sexo masculino.[25,26]

No que diz respeito ao *status* de zinco, observou-se que o marcador zinco sérico tende a ser ligeiramente menor em vegetarianos (0,81 mg/ℓ) e veganos (0,79 mg/ℓ) do que em onívoros (0,90 mg/ℓ). Apesar disso, a prevalência média de deficiência de zinco, considerada como abaixo de 74 mg/ℓ para o sexo masculino e de 70 mg/ℓ para o sexo feminino, tende a ser similar entre vegetarianos (14%) e onívoros (13%), embora consideravelmente superior entre veganos (30%).[24]

As principais fontes dietéticas de zinco em vegetais são as leguminosas, as oleaginosas e, em menor teor, os cereais integrais. A maceração (remolho) das leguminosas para redução dos fitatos também se aplica quando o assunto é otimizar a absorção do zinco. Alguns estudos apontam que o cálcio pode ser um inibidor da absorção do zinco, mas ainda não há consenso. Por outro lado, os ácidos orgânicos como a vitamina C podem potencializar a sua absorção.

Avaliação do estado nutricional de zinco

Os níveis séricos de zinco consistem no principal marcador para avaliar a deficiência do mineral, porém eles também podem ser reduzidos na presença de inflamação, infecções, exercícios físicos intensos e na deficiência de ferro. Nesse sentido, a dosagem do zinco eritrocitário também pode ser uma escolha do profissional, dado que revela um estado mais pregresso do *status* do nutriente, devido à meia-vida das hemácias, de cerca de 120 dias.

Embora os valores de referência dos laboratórios costumem variar entre 70 e 120 μg/dℓ, níveis entre 70 e 85 μg/dℓ geralmente indicam deficiência marginal do mineral.[17] As manifestações iniciais da deficiência de zinco não são específicas, o que dificulta o reconhecimento dos sinais e sintomas nessa fase da deficiência.[4] O profissional deve saber que a suplementação de zinco pode ser indicada quando confirmada a deficiência do mineral, e que essa suplementação, a depender da dosagem, pode levar à depleção dos níveis de cobre de tal forma que o monitoramento dos níveis séricos desse outro mineral e, eventual suplementação conjunta, podem ser indicados.[12,26]

Cálcio

O cálcio é um mineral de atenção nas dietas que excluem laticínios, como a dieta vegetariana estrita, ou mesmo na dieta de pessoas que tenham intolerâncias alimentares que demandem uma redução da ingestão de lácteos. Apesar de a biodisponibilidade do cálcio do leite de vaca ser menor do que em vegetais verde-escuros,[27] os laticínios ainda concentram uma quantidade maior de cálcio, em um menor volume de alimento; por isso, por muito tempo, foram preconizadas as três porções diárias de alimentos do grupo do leite e derivados, como previa o *Guia Alimentar para a População Brasileira* de 2008.[28]

Um artigo publicado em 2020 comparou o risco de fraturas ósseas entre os participantes do estudo EPIC-Oxford e identificou que os indivíduos veganos apresentaram risco aumentado para fraturas, em comparação com os outros padrões alimentares, e que o consumo diário médio de cálcio nesse grupo foi de 591 mg, que representa apenas 59% do valor diário recomendado para esse mineral.[29] Vale ressaltar que esse estudo analisou a dieta dos participantes no ano de 2010 e considerou os casos de fraturas nessa população, de forma que a densidade de massa óssea correspondia ao padrão alimentar até essa data. Nos dias de hoje, a maior parte das bebidas vegetais que são comercializadas como substitutos do leite de vaca é fortificada com cálcio, o que contribui para a adequação desse mineral nas necessidades diárias.

Outro artigo mais recente analisando os padrões alimentares do EPIC-Oxford e os desfechos de saúde destaca ainda que, não apenas o consumo insuficiente de cálcio, mas o próprio índice de massa corpórea (IMC) mais baixo, comumente observado nos indivíduos veganos e correlacionado com maior proteção contra doenças crônicas, poderia predispor ao maior risco de fraturas com o avançar da idade.[9] Esse, portanto, pode ser um dos principais pontos de atenção das dietas vegetarianas estritas a longo prazo.

Sabendo disso, é fundamental que os profissionais que acompanham pessoas que excluem lácteos da alimentação recomendem a ingestão de alimentos vegetais ricos em cálcio, incluindo as bebidas vegetais fortificadas com o mineral, ou ainda, quando necessário, uma suplementação de cálcio. O custo das bebidas vegetais fortificadas pode ser um impeditivo para a adesão ao consumo diário desse produto, assim como a palatabilidade, que para algumas pessoas não é atrativa. Dessa maneira, também é importante conhecer as possibilidades financeiras dos pacientes e as suas aversões e preferências pessoais, e adequar as recomendações respeitando essas questões.

Os alimentos vegetais fontes de cálcio (com mais de 15% da Ingestão Diária Recomendada de 1.000 mg) são o gergelim (825 mg/100 g), as amêndoas (237 mg/100 g), a linhaça (211 mg/100 g), o manjericão (211 mg/100 g), a salsa (179 mg/100 g) e a couve-manteiga refogada (177 mg/100 g).[21] Embora as sementes como o gergelim e a linhaça sejam consideradas fontes de cálcio, não é comum na dieta a ingestão de grandes quantidades dessas sementes. Além disso, por serem muito pequenas, podem sair intactas pelas fezes, o que prejudica a absorção do cálcio. Assim, é possível sugerir que o planejamento alimentar inclua *tahine* (pasta de gergelim), na forma de molhos ou pastas, e a farinha de linhaça sobre frutas, saladas ou em vitaminas, para otimizar a absorção do cálcio.

Outros alimentos que não são fontes, mas podem contribuir no cardápio para atingir a necessidade diária de cálcio, incluem a taioba, o agrião, a rúcula, o brócolis, a cebolinha, a folha de mostarda, o almeirão, a catalonha, o feijão-carioca, o grão-de-bico, o feijão-preto, o feijão-fradinho, a chia, a castanha-do-brasil, as nozes, o quiabo e o salsão.[21]

Além da ingestão das fontes alimentares de cálcio, é importante atentar para os fatores antinutricionais, como os fitatos e os oxalatos. Embora os fitatos, como já mencionado, possam ser reduzidos com o processo de maceração (remolho), os oxalatos parecem não sofrer forte influência por esse processo ou pelo cozimento. Por isso, alimentos muito ricos em oxalatos como o espinafre, a acelga, as folhas de beterraba e o cacau devem ser consumidos distante da refeição que terá alimentos ricos em cálcio, ou apenas esporadicamente.

Avaliação do estado nutricional de cálcio

A avaliação do *status* de cálcio no organismo não é um processo simples. Os marcadores cálcio sérico total e cálcio ionizado não refletem com segurança a ingestão do mineral. Isso se deve ao controle refinado que o organismo tem a fim de garantir a homeostasia dos níveis de cálcio no sangue, que influenciam, também, na estabilidade dos batimentos cardíacos. Quando ingerimos menos cálcio via dieta, diversas reações acontecem para mobilizar mais cálcio dos ossos e enviar à corrente sanguínea, que incluem o aumento do paratormônio (PTH), a ativação da vitamina D e a redução da excreção urinária de cálcio. Com isso, uma avaliação adequada do *status* de cálcio envolve a análise conjunta dos marcadores de cálcio sanguíneos, do PTH, da vitamina D e, em alguns casos, do cálcio urinário.[30] Vale considerar que esse último é o que reflete mais diretamente a ingestão recente de cálcio em indivíduos com função renal preservada, porém o profissional deve considerar a real necessidade de solicitá-lo, visto que o paciente deverá coletar todas as urinas em um período de 24 horas, demandando algum trabalho. Não é protocolo, também, solicitar o exame de densitometria óssea para indivíduos que seguem dietas vegetarianas estritas ou sem lácteos na idade adulta, embora seja uma possibilidade viável para monitoramento periódico.

Vitamina D

A vitamina D pode ser produzida pelo organismo a partir da exposição aos raios solares ultravioletas e encontrada em alguns alimentos. Nos alimentos de origem vegetal, como óleos de peixes, peixes, queijos, ovos e fígado, encontramos a vitamina D_3 (colecalciferol), mas essa forma não é encontrada nos alimentos vegetais. Alguns cogumelos, quando produzidos com exposição solar, podem produzir vitamina D_2 (ergocalciferol), que parece exercer a mesma função no organismo humano que a vitamina D_3. No entanto, dificilmente saberemos se os cogumelos que estamos consumindo foram expostos ao sol, de forma que consumir cogumelos na dieta à base de vegetais não garante um bom *status* de vitamina D no organismo.[4]

A ingestão de vitamina D por indivíduos vegetarianos é menor que a de onívoros, e ainda menor entre os que seguem uma dieta vegetariana estrita. Entre norte-americanos, a ingestão média foi de 2,4 mcg entre veganos, 4,6 mcg entre vegetarianos e 6,1 mcg entre não vegetarianos. Já no Reino Unido, observou-se uma ingestão média de 1,8, 2 e 3,8 mcg, respectivamente. Apesar disso, a recomendação diária de vitamina D, segundo o IOM, é de 15 mcg, demonstrando que mesmo os indivíduos que consomem alimentos de origem animal não atingem essas recomendações apenas via dieta.[31] Assim, boa parte da adequação de vitamina D é atribuída à produção endógena frente à exposição solar.

Em regiões com baixa incidência de luz solar, ou quando a exposição solar é insuficiente, em geral, utiliza-se a suplementação de vitamina D; contudo, a vitamina D_3 convencional é oriunda da lanolina, uma substância em geral extraída da cera da lã de ovelhas. Dessa forma, esses suplementos não seriam uma opção para os indivíduos que adotam a filosofia do veganismo. Já estão disponíveis no mercado as versões de vitamina D_2 extraídas de cogumelos, e de vitamina D_3 extraídas de liquens. Em geral, é preferível utilizar a forma D_3, pois os exames bioquímicos de vitamina D podem estimar o teor de vitamina D_2 e D_3, ou apenas de vitamina D_3. Assim, quando suplementamos vitamina D_2 e solicitamos o exame de vitamina D_3, podemos subestimar o real *status* de vitamina D total no organismo. Além disso, ambas são eficazes para suprir as necessidades de vitamina D, mas quando a suplementação é semanal, a vitamina D_2 se mostra inferior à D_3. Por isso, a União Vegetariana Internacional recomenda que, ao utilizar a vitamina D_2, a suplementação deva ser diária e não semanal. Já a vitamina D_3 pode ser utilizada diariamente ou semanalmente.[4]

Avaliação do estado nutricional de vitamina D

A avaliação da vitamina D sérica para indivíduos que seguem dietas à base de vegetais não difere em comparação com pessoas que seguem outros padrões alimentares. No entanto, a União Vegetariana Internacional recomenda adotar a faixa de corte de maior segurança na literatura, entre 30 e 50 ng/mℓ.[4]

Iodo

O iodo é um elemento-traço presente em peixes, frutos do mar, ovos e laticínios. Os vegetais podem conter algum teor de iodo, mas esse teor varia muito em função do solo em que foram cultivados; até o momento, as tabelas de composição de alimentos não trazem valores desse mineral. As algas também são fontes de iodo, tais como *kelp*, *nori*, *kombu* e *wakame*, porém, além de seu consumo não ser tradicional na população brasileira, algumas delas ainda podem conter teores de iodo muito elevados, que não são recomendados para pessoas com alterações tireoidianas.[12]

A legislação brasileira prevê a iodação do sal desde 1998. Atualmente, a Agência Nacional de Vigilância Sanitária (Anvisa) determina a adição de 15 a 45 mg de iodo por quilograma de qualquer tipo de sal comercializado no país.[12] Isso significa que, se consumirmos até 5 g de sal ao dia, que é o limite máximo recomendado pela OMS, um adulto poderia obter entre 34 e 100% das necessidades diárias.

Indivíduos que seguem dietas vegetarianas, principalmente estritas, podem ter um menor aporte de iodo se não consumirem sal iodado no dia a dia (comum em países nos quais a iodação do sal não é obrigatória) ou se consumirem uma quantidade inferior à recomendação. Assim, o iodo é um nutriente de atenção nessas dietas e, em caso de ingestão insuficiente, alterações na produção dos hormônios tireoidianos podem vir a ocorrer.

Na alimentação rica em vegetais, diversas substâncias goitrogênicas estão presentes. Alimentos como mandioca, painço, crucíferas (couve-flor, brócolis, nabo, mostarda, rúcula, agrião, rabanete, couve-de-bruxelas, couve-manteiga, *bok choy*), soja e derivados, linhaça, amendoim, pêssego, pera, espinafre, batata-doce e morango podem conter goitrogênicos.[25] Estudo *in vitro* revela que essas substâncias são capazes de inativar a enzima tireoide peroxidase (TPO), que catalisa as reações essenciais na síntese de hormônios tireoidianos.[12] Contudo, estudos em seres humanos revelam que os teores de goitrogênicos dos alimentos não são suficientes para provocar alterações na tireoide, exceto se houver deficiência preexistente de iodo, isolada ou concomitante à deficiência de selênio. Além disso, o cozimento parece destruir a maior parte desses compostos.[12] Por isso, assegurar um aporte adequado de iodo em pessoas que seguem dietas à base de vegetais é suficiente, não sendo necessário recomendar a exclusão dos alimentos que contêm substâncias goitrogênicas.[4]

Avaliação do estado nutricional de iodo

A avaliação do *status* de iodo pode ser feita de maneira indireta pela análise dos parâmetros da função tireoidiana. Em caso de suspeita de inadequação de iodo dietético ou de alterações tireoidianas que não envolvam elevação de anticorpos específicos, pode-se suspeitar de inadequação dos níveis de iodo e, nesse caso, é possível solicitar a dosagem do iodo em urina 24 horas.[4,30]

Se confirmada a insuficiência de iodo, é possível realizar a prescrição da suplementação oral, não ultrapassando a recomendação diária de 150 mcg/dia para adultos, pois o excesso de iodo pode levar a oscilações na produção dos hormônios tireoidianos.[4]

Vitamina B$_{12}$

O termo "vitamina B$_{12}$" refere-se à família dos compostos de cobalamina, que contêm um núcleo de corrina, centrado em cobalto.[32] A fonte natural de cobalamina na dieta humana restringe-se a alimentos de origem animal e, por isso, essa vitamina é a de maior atenção em dietas que reduzem ou excluem carnes, ovos e laticínios.

Entretanto, embora os animais e seus subprodutos possam ser considerados fontes de vitamina B$_{12}$, ela não é produzida pelas células animais, e sim por bactérias. Os animais obtêm vitamina B$_{12}$ por meio da exposição ambiental às bactérias, seja via alimentos, água, solo, seja no contato com outros animais.

Os animais de criação também podem ser suplementados com a vitamina, por meio da ração. Os ruminantes podem, ainda, aproveitar a vitamina B$_{12}$ produzida pela sua microbiota intestinal, diferentemente dos seres humanos, que, embora tenham produção bacteriana de vitamina B$_{12}$ pela microbiota no cólon, o sítio de absorção, no íleo terminal, é anterior ao da produção, de tal forma que nós não conseguimos aproveitar a vitamina B$_{12}$ produzida pelas nossas próprias bactérias.[4,33,34]

Algumas microalgas como *Chlorella* e *Spirulina* também são capazes de sintetizar formas de vitamina B$_{12}$, mas a maioria é corrinoide análoga, que se apresenta com estrutura química similar à cobalamina produzida por bactérias, porém sem atividade biológica equivalente, não sendo considerada fonte segura da vitamina.[4,34]

Após a ingestão da vitamina B$_{12}$, uma molécula produzida pelas células do estômago, o fator intrínseco, se liga à vitamina, a fim de permitir o seu transporte até a porção terminal do intestino delgado, no qual é absorvida. Vale lembrar que essa forma de absorção ocorre na presença de menores dosagens de vitamina B$_{12}$ e na integridade do sistema digestório. Contudo, doses mais elevadas também podem ser absorvidas sem o fator intrínseco, por meio de difusão simples, pelas mucosas oral (via sublingual), nasal e intestinal. Estima-se que 1 mcg de vitamina B$_{12}$ tenha uma absorção de 56% (cerca de 0,56 mcg), enquanto 500 e 1.000 mcg tenham uma absorção de 2 e 1%, respectivamente (10 mcg).[35,36]

Após a absorção intestinal, a vitamina B$_{12}$ é transportada pela circulação sistêmica por meio das proteínas transcobalaminas I, II e III. Destas, apenas a transcobalamina II, também chamada de holo-TC, é a fração considerada como biologicamente ativa, por sua capacidade de ser internalizada pelas nossas células, transportando cerca de 10 a 30% da vitamina B$_{12}$ total circulante.[33]

É sabido também que o excesso de vitamina B$_{12}$ pode ser estocado no fígado. Acreditava-se que esse órgão acumulasse um estoque da vitamina que poderia durar cerca de 5 a 7 anos, porém, com o avançar dos estudos, há evidências significativas de que a deficiência da cobalamina pode acontecer muito antes desse prazo, e o monitoramento do *status* de vitamina B$_{12}$ deve ser feito imediatamente após a adesão a uma dieta vegetariana ou vegana.[4,32] Na verdade, nos dias de hoje, a dosagem de vitamina B$_{12}$ vem sendo indicada como rotineira mesmo para pessoas que seguem dietas onívoras ou flexitarianas, visto que a sua deficiência também pode ser decorrente de problemas absortivos e do uso de certos medicamentos.[4]

As formas ativas da vitamina B$_{12}$ no organismo são a metilcobalamina, predominante no soro, e a adenosilcobalamina, também conhecida por cobamamida, predominante no citosol das células. Já as formas cianocobalamina ou hidroxicobalamina, comumente encontradas nos suplementos de vitamina B$_{12}$, precisam ser convertidas nas formas ativas para a utilização pelo organismo, mas apresentam atividade similar às duas primeiras.[33]

A vitamina B$_{12}$ participa dos ciclos de metilação que ocorrem dentro das células, durante o metabolismo de proteínas, lipídios, hormônios e do DNA. A metilcobalamina age como cofator da enzima que promove a metilação da molécula de homocisteína, sendo o 5-metiltetraidrofolato (forma ativa do ácido fólico) o doador do grupo metil. Nesse processo, o excesso de homocisteína segue para a sua eliminação, que também depende da vitamina B$_6$ e da adenosilcobalamina. Na deficiência de vitamina B$_{12}$, portanto, há um prejuízo nas reações de transmetilação do organismo, provocando defeitos desmielinizantes no sistema nervoso, redução da eritropoese e acúmulo de homocisteína e de ácido metilmalônico.[33]

Assim, pode-se considerar que a deficiência de vitamina B_{12} envolve quatro estágios; nos dois estágios iniciais, há uma depleção dos estoques hepáticos da vitamina e dos níveis plasmáticos da holo-TC. Na indisponibilidade de vitamina B_{12} para as células, inicia-se o estágio 3, no qual se observam níveis aumentados de homocisteína e ácido metilmalônico e alterações na mielinização dos neurônios; por fim, no estágio 4, ocorre uma redução na produção das células vermelhas do sangue, levando ao quadro de anemia megaloblástica.[37]

A gravidade dos sintomas depende do estágio da deficiência, mas pode envolver alterações gastrintestinais, como feridas na língua, perda de apetite, flatulência, constipação intestinal; hematológicas, como fadiga, respiração ofegante, palpitações; e neurológicas, como formigamento e dormência das extremidades, prejuízo da marcha, alterações cognitivas (perda de memória, desorientação, alterações de humor, depressão, demência), alterações de visão, insônia, impotência, prejuízos no controle da micção e evacuação.[33]

As recomendações diárias de vitamina B_{12} não diferem conforme o tipo da dieta, sendo de 2,4 mcg/dia para adultos, de acordo com o IOM.[25] Para as pessoas que seguem dietas à base de vegetais, é recomendada inclusão diária de alimentos fortificados com vitamina B_{12} e/ou a suplementação guiada por um nutricionista ou médico, de acordo com o *status* da vitamina no organismo. Maiores teores podem ser necessários em casos de deficiência marginal ou grave da vitamina.

Avaliação do estado nutricional de vitamina B_{12}

Tão breve seja feita a avaliação do estado nutricional da vitamina B_{12}, melhores as chances de evitar os estágios mais avançados da sua deficiência e, consequentemente, os sintomas mais graves.

A holo-TC, fração biologicamente ativa da vitamina B_{12}, é o marcador capaz de detectar os estágios iniciais da deficiência, uma vez que se encontra diminuído antes do aparecimento dos sinais e sintomas clínicos.[33] Contudo, ainda não há padronização para a dosagem desse marcador, não sendo comum o seu uso em contexto ambulatorial no Brasil.

Já a vitamina B_{12} sérica é o marcador mais utilizado na prática clínica, com valores de referência comumente variando entre 210 e 980 pg/mℓ. É um ponto de atenção, no entanto, o fato de que esse marcador indica a dosagem de vitamina B_{12} total, sendo as frações biologicamente ativa e não ativa dosadas juntas. Dessa maneira, alguns autores apontam que, quando avaliado de maneira isolada, há de se considerar que valores acima de 490 pg/mℓ são considerados mais seguros, a fim de evitar deficiência marginal da vitamina.[4,34,37]

Como os níveis de homocisteína e ácido metilmalônico são aumentados no estágio 3 da deficiência, também é possível realizar a dosagem desses dois marcadores. Vale mencionar que a hiper-homocisteinemia também pode ocorrer na deficiência de ácido fólico ou vitamina B_6, em dietas hiperproteicas e em alterações hormonais e genéticas. São recomendáveis níveis de homocisteína inferiores a 10 μmol/ℓ, uma vez que o seu acúmulo pode elevar o risco de doenças cardiovasculares, assim como de acidentes vasculares encefálicos e do desenvolvimento de osteoporose.[4,33,35] Por outro lado, o ácido metilmalônico se eleva exclusivamente na deficiência de vitamina B_{12}, considerado um marcador mais específico que pode ser dosado no soro ou na urina, sendo, contudo, menos acessível do que a homocisteína do ponto de vista de custo.

Há também uma proposta recente de um indicador denominado $4cB_{12}$, cuja fórmula combina a idade do indivíduo com os resultados dos indicadores vitamina B_{12} sérica, holo-TC, ácido metilmalônico e homocisteína. Os autores desse indicador também propõem adaptações da fórmula, quando são conhecidos apenas dois ou três desses marcadores, ajustando-se pela dosagem do ácido fólico. Planilhas abertas para realizar os cálculos do indicador foram disponibilizadas pelos autores do estudo em material suplementar.[38] Uma pesquisa conduzida na Alemanha já utiliza o $4cB_{12}$, e demonstrou que o *status* corporal da vitamina B_{12} foi adequado tanto entre veganos quanto entre não veganos, resultado que se atribui à suplementação da vitamina B_{12}, prática já reconhecida como necessária entre os veganos.[30]

A correção da deficiência da vitamina B_{12} pode ser feita por suplementação oral, sublingual ou intramuscular (IM). As formas orais e sublinguais com dosagens entre 1.000 e 2.000 mcg/dia apresentam a mesma efetividade da IM, de modo que a IM tem sido indicada apenas para casos de sintomas neurológicos agravados, que demandam agilidade no tratamento.[4] A União Vegetariana Internacional indica que, após atingidos os níveis ótimos de vitamina B_{12} sérica e homocisteína, doses de 500 mcg ao dia sejam utilizadas para manutenção desses níveis, sendo preferencialmente na forma de cianocobalamina, por ser mais estável, ter menor custo e maior duração nos estoques corporais. A organização também recomenda que a suplementação seja realizada pelas vias oral ou sublingual, em jejum, e separada de outros suplementos, quando possível, para melhor absorção.[4]

CONSIDERAÇÕES FINAIS

A literatura científica demonstra uma clara evolução dos conhecimentos em torno de dietas vegetarianas, veganas e *plant-based* ao longo das últimas décadas. Antes, os estudos se concentravam nas deficiências nutricionais e potenciais riscos de desfechos negativos de saúde associados a essas dietas. Com o avanço das evidências e as adequações nutricionais, estamos observando um período de transição, com novas pesquisas analisando o potencial das dietas à base de vegetais na prevenção, e mesmo na remissão, de doenças crônicas não transmissíveis.

A opção por uma alimentação menos centrada em carnes e alimentos de origem animal é uma tendência crescente em diversas populações e uma necessidade emergente em termos de saúde planetária. Por isso, conhecer as suas particularidades e dominar as ferramentas de planejamento alimentar e monitoramento dessas dietas é essencial para que nutricionistas e médicos possam oferecer um suporte de qualidade, atendendo às necessidades individuais e globais.

REFERÊNCIAS BIBLIOGRÁFICAS

As referências consultadas para a elaboração deste capítulo estão disponíveis *online* no Ambiente de aprendizagem do GEN.

COMO CITAR ESTE CAPÍTULO

ABNT
UTIKAVA, N. Dietas vegetarianas e baseadas em vegetais. *In*: ROSSI, L.; POLTRONIERI, F. (org.). *Tratado de Nutrição e Dietoterapia*. 2. ed. Rio de Janeiro: Guanabara Koogan, 2023. p. 1024-1031.

VANCOUVER
Utikava N. Dietas vegetarianas e baseadas em vegetais. In: Rossi L, Poltronieri F (Orgs.). Tratado de nutrição e dietoterapia. 2. ed. Rio de Janeiro: Guanabara Koogan; 2023. p. 1024-31.

CAPÍTULO 92

Síndrome do Ovário Policístico

Luisa Amábile Wolpe

INTRODUÇÃO

A síndrome dos ovários policísticos (SOP) é uma doença endócrina, que afeta aproximadamente de 6 a 10% das mulheres em idade reprodutiva. Está associada com hiperandrogenismo, obesidade, irregularidade menstrual e infertilidade.[1,2]

A fisiopatologia da SOP se baseia no aumento da pulsatilidade do hormônio liberador de gonadotrofinas (GnRH); esse aumento resulta na secreção preferencial do hormônio luteinizante (LH) pela hipófise em relação ao hormônio foliculestimulante (FSH), que, por sua vez, promove hiperandrogenismo ovariano e disfunção ovulatória (Figura 92.1).[3]

As mulheres com SOP têm razões LH:FSH aumentadas em comparação com mulheres sem SOP. Dessa forma, níveis elevados de LH contribuem para o aumento da produção de andrógenos nas células da teca ovariana, com aumento dos níveis de testosterona total e livre em mulheres com SOP.[5]

O excesso de andrógenos resulta em *feedback* negativo prejudicado pelos esteroides sexuais, de modo que a pulsatilidade do GnRH é irrestrita, mantendo níveis elevados de LH e, subsequentemente, níveis de andrógenos, em um ciclo vicioso.[5]

Evidências sugerem o papel de diferentes fatores externos e internos na fisiopatologia da SOP, incluindo resistência à insulina (RI), hiperandrogenismo, fatores ambientais, genéticos e epigenéticos (Figura 92.2). Além disso, vale ressaltar que a SOP aumenta o risco de complicações adicionais, como doenças cardiovasculares, diabetes melito tipo 2, síndrome metabólica, depressão e ansiedade.[6]

SINAIS E SINTOMAS

A SOP engloba um amplo espectro de sinais e sintomas de disfunção ovariana. Sobre os fatores para diagnóstico de SOP, em 2003 o Consenso de Rotterdam propôs que a SOP pode ser diagnosticada após a exclusão de outras causas de irregularidade menstrual e hiperandrogenismo (hiperprolactinemia, formas não clássicas das hiperplasias adrenais congênitas, síndrome de Cushing, neoplasias secretoras de andrógenos, hipotireoidismo) e a presença de pelo menos dois dos seguintes critérios:

- Oligo e/ou anovulação (cujas manifestações clínicas são a oligomenorreia ou amenorreia, o sangramento uterino disfuncional e a infertilidade)
- Níveis elevados de andrógenos circulantes (hiperandrogenemia) e/ou manifestações clínicas do excesso androgênico (hiperandrogenismo, caracterizado por hirsutismo, acne e alopecia)
- Morfologia policística dos ovários (presença de 12 ou mais folículos, medindo 2 a 9 mm de diâmetro e/ou volume ovariano acima de 10 cm^3) à ultrassonografia (US).

Antecedentes de baixo peso ao nascer e menarca precoce conferem risco aumentado para o aparecimento da SOP,[7] cujos

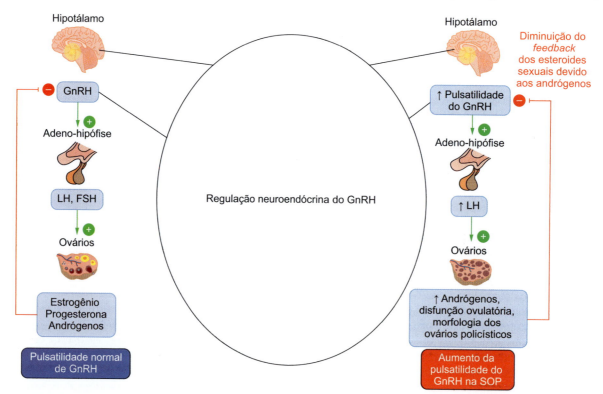

Figura 92.1 A fisiopatologia da síndrome dos ovários policísticos (SOP) e o aumento da pulsatilidade do hormônio liberador de gonadotrofinas (GnRH). *FSH*, hormônio foliculestimulante; *LH*, hormônio luteinizante. Adaptada de Garg et al.[4] (2022).

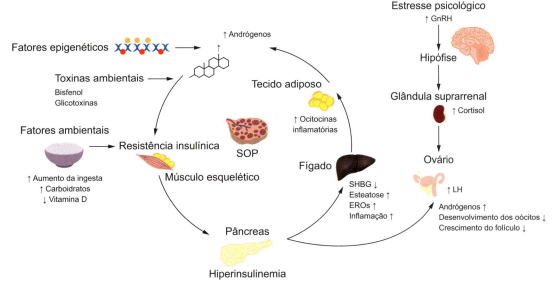

Figura 92.2 Fatores correlacionados com a síndrome dos ovários policísticos (SOP). *EROs*, espécies reativas de oxigênio; *LH*, hormônio luteinizante; *SHBG*, globulina carreadora de hormônios sexuais. Adaptada de Sadeghi et al.[6] (2022).

sintomas em geral se iniciam na época da menarca. Início após a puberdade também pode ocorrer como resultado de modificadores ambientais, tais como ganho de peso e vida sedentária.[8]

Existem fatores externos (epigenética, toxinas ambientais, glicotoxinas, estresse físico e emocional, dieta) e internos (RI, hiperandrogenismo, inflamação, estresse oxidativo e obesidade) correlacionados com a SOP.

Estudos mostram que a maior concentração sérica de disruptores endócrinos, como o bisfenol A e poluentes ambientais, em mulheres com SOP, leva ao hiperandrogenismo, ao aumento do processo inflamatório e ao estresse oxidativo.[9]

Os produtos finais de glicação avançada (AGEs), também chamados de glicotoxinas, são outro grupo químico que afeta as condições clínicas da SOP. Os AGEs são moléculas pró-inflamatórias que interagem com o seu receptor de superfície chamado RAGE (*receptor for AGE*).

Os AGEs podem ser absorvidos pelo corpo como compostos exógenos ou derivados da glicação não enzimática e oxidação de proteínas e lipídios. O aumento da concentração de AGEs no soro foi detectado em pacientes com SOP. Os AGEs interrompem o crescimento dos folículos pré-ovulatórios e danificam os folículos pelo estresse oxidativo causado pela interação com os RAGEs. Além disso, o aumento da concentração de AGEs altera a via de sinalização da insulina e interfere na translocação do transportador de glicose 4 (GLUT-4), estimulando ainda mais a produção de andrógenos.[9]

O estresse crônico é outra condição externa correlacionada com a SOP, pois o aumento dos níveis de cortisol está envolvido na hipertrofia e na hiperplasia dos adipócitos. Esse fenômeno ocorre como resultado do efeito dos glicocorticoides na maturação dos pré-adipócitos. Além disso, é responsável por criar uma condição inflamatória, levando a altos níveis de citocinas inflamatórias como interleucina 6 (IL-6) e fator de necrose tumoral alfa (TNF-α), além de perturbar o equilíbrio oxidante-antioxidante e desempenhar um desequilíbrio na secreção de insulina, também influenciando na fisiopatologia da SOP.[10]

NUTRIÇÃO NA SOP

A dieta também pode ter influência sobre a SOP; a ingestão de ácidos graxos saturados produz um estado inflamatório e reduz a sensibilidade à insulina. A deficiência de vitamina D pode exacerbar a SOP ou as comorbidades induzidas pela SOP. O calcitriol regula positivamente os receptores de insulina nos níveis de mRNA e proteína. Por outro lado, a deficiência de vitamina D pode resultar em RI, causando uma resposta inflamatória, entre outros fatores nutricionais que serão discutidos ao longo deste capítulo.[11]

Dos fatores internos, destaca-se a RI, pois a insulina desencadeia diretamente a produção de andrógenos nas células da teca ovariana. A hiperinsulinemia aumenta os sítios de ligação ao LH e a resposta de produção de andrógenos ao LH, reduz a globulina carreadora de hormônios sexuais (SHBG) hepática, aumentando os níveis de testosterona livre no sangue, no tecido adiposo e na inflamação. A insulina estimula a adipogênese e a lipogênese e inibe a lipólise, resultando em acúmulo de gordura.[12] Dessa forma, os ajustes nutricionais para o controle da insulina fazem-se necessários.

O hiperandrogenismo reduz o nível de SHBG, levando à maior concentração de testosterona livre. Em mulheres com SOP, as maiores concentrações de testosterona no plasma podem se converter em estrona no tecido adiposo. O aumento da alteração de estrona para estradiol afeta o crescimento do folículo e aumenta a relação LH/FSH, causando disfunção ovulatória.[13] O hiperandrogenismo contribui para outros fatores influentes da SOP, incluindo IR, inflamação e estresse oxidativo.

A inflamação é uma das principais causas do crescimento do oócito e da ovulação. No entanto, altos níveis de glóbulos brancos, proteína C reativa (PC-R) e outros biomarcadores inflamatórios no sangue periférico estão associados à SOP, levando ao hiperandrogenismo e à RI devido à interferência de moléculas pró-inflamatórias nas vias de sinalização da insulina e à redução da expressão do transportador de glicose 4 (GLUT-4).[14]

O aumento da produção de espécies reativas de oxigênio (EROs) nas células da granulosa causa estresse oxidativo e desempenha um papel na patogênese da SOP. O fator nuclear 2 relacionado ao fator eritroide-2 (NRF2) é considerado um importante fator de transcrição para a resposta celular contra as EROs. Recentemente, o envolvimento da via do fator 2 relacionado ao fator nuclear eritroide 2 (NRF2) foi relatado na patogênese da SOP. Há relatos sobre a associação da diminuição do conteúdo celular de NRF2 com o hiperandrogenismo, a RI e a obesidade em pacientes com SOP.[15]

A obesidade é uma chave na inflamação crônica de baixo grau. A obesidade também desempenha um papel na ocorrência de hiperinsulinemia, na RI e no hiperandrogenismo.

Para gerenciar essa condição, os primeiros passos para mulheres diagnosticadas com SOP são a reeducação alimentar, a redução de peso e a restrição de ingestão calórica. Muitos estudos demonstram que uma redução de 5 a 10% no peso pode restaurar o ciclo menstrual regular. Para mulheres obesas, o indicado é atingir a sua faixa normal de índice de massa corporal (IMC). Junto à perda de peso, com um plano regular de exercícios e dietas com baixo teor de gordura e adequação da ingestão de carboidratos, o nível de testosterona livre diminui e a incidência de síndrome metabólica diminui.[6]

A dieta em pacientes com SOP desempenha um importante papel na regulação do metabolismo dos esteroides sexuais e na secreção de LH. Existe uma classificação de carboidratos considerando a resposta glicêmica que eles causam em 2 horas: carboidratos de baixo e alto índice glicêmico. Carboidratos de baixo índice glicêmico estão na recomendação para SOP pelo baixo impacto em relação à produção de insulina; incluem alimentos e vegetais como brócolis, cenoura crua, lentilha, soja, farelos, cereais integrais, pão integral e algumas frutas, como abacaxi e melancia.[11] Dietas ricas em fibras provenientes dos carboidratos complexos reduzem os níveis de androgênios circulantes. Além disso, as fibras são importantes para o controle da secreção de insulina, que está diretamente relacionada com o aumento dos hormônios androgênicos (Figura 92.3).

Além disso, a elevada ingestão de gorduras saturadas e *trans* parece diminuir os níveis da SHBG, aumentando, consequentemente, a disponibilidade de androgênios e estrogênios no tecido-alvo. Entretanto, o consumo de gorduras poli e monoinsaturadas pode ser benéfico para a diminuição da inflamação e o controle hormonal. Os ácidos graxos do tipo ômega-3 atuam na redução da relação LH/FSH e na diminuição dos andrógenos circulantes. A indicação de uso é de 1.000 mg de ácido eicosapentaenoico (EPA)/dia.[17]

Os micronutrientes também são essenciais para a melhora da qualidade de vida em pacientes com SOP. Níveis reduzidos de magnésio foram relatados em mulheres com altos níveis de testosterona ou RI, como diabetes tipo 2 e síndrome metabólica. Portanto, o magnésio parece ser eficaz no ajuste e na melhora da RI.[18] Em um estudo de Lydic et al.,[19] mulheres com SOP recebendo 1.000 mcg de picolinato de cromo ao dia por 2 meses apresentaram melhores níveis de glicose e sensibilidade à insulina.

Baixos níveis de selênio e zinco na SOP em comparação com controles saudáveis foram relatados e manifestaram uma correlação negativa entre o nível sérico de testosterona e desses micronutrientes que exercem função antioxidante.[20]

Estudos revelaram que a vitamina D desempenha papéis em várias vias metabólicas, incluindo o metabolismo da insulina, e a deficiência de vitamina D afeta a patogênese da RI e da SOP.[21] Além disso, devido ao seu papel imunomodulador, a falta de vitamina D pode causar respostas inflamatórias que levam à RI. Diversos estudos relataram baixos níveis de vitamina D na SOP. Portanto, a suplementação com a vitamina D pode ser eficaz na modificação de hormônios e no metabolismo desses pacientes.[22]

A cúrcuma (*Curcuma longa*) também tem seus benefícios associados à SOP na diminuição da desidroepiandrosterona (DHEA) e no controle da glicemia, que influencia diretamente a insulina, e dos androgênios circulantes; ela tem papel fundamental na diminuição do processo inflamatório.[23]

Nos últimos anos, observou-se uma redução nos níveis de melatonina em pacientes com SOP. A melatonina é o principal hormônio da glândula pineal envolvido na regulação do ciclo circadiano. A melatonina é um forte antioxidante, que protege os folículos ovarianos durante a maturação folicular. Dessa forma, nutrientes que estimulem a produção da melatonina, como triptofano, vitamina B$_6$ e magnésio, devem ser considerados no plano alimentar e, caso seja recomendada, a reposição da melatonina VO.[24]

A suplementação de inositóis tem algumas vantagens em aumentar a SHBG e melhorar o metabolismo glicolipídico.

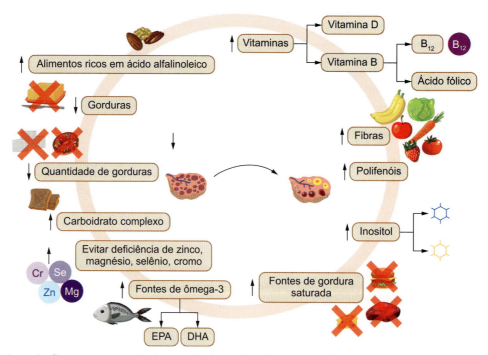

Figura 92.3 Importância das fibras para o controle da secreção de insulina, diretamente relacionada com o aumento dos hormônios androgênicos. *DHA*, ácido docosaexaenoico; *EPA*, ácido eicosapentaenoico. Adaptada de Calcaterra et al.[16] (2021).

A vitamina E pode ser uma opção na redução dos andrógenos e no aumento da SHBG. A suplementação de coenzima Q10 em estudos mostrou diminuir o HOMA-IR, melhorar a disfunção endotelial e ser benéfica para pacientes com SOP.[25] A N-acetilcisteína (NAC) aumenta os níveis celulares de antioxidante e tem potencial para melhorar a atividade do receptor de insulina em eritrócitos humanos e melhorar a secreção de insulina em resposta à glicose.[26]

Orientações na SOP:

- Realizar o controle do peso corporal
- Realizar exercícios físicos
- Aumentar o consumo de água
- Aumentar a ingestão de fibras – se necessário, utilizar módulo de fibra
- Adequar o consumo de carboidratos, preferencialmente para os complexos
- Ajustar a ingestão de magnésio, selênio, cromo e zinco da dieta e vitaminas do complexo B
- Adequar as gorduras, priorizando gorduras mono e poli-insaturadas
- Aumentar o consumo de polifenóis na dieta
- Se necessário, suplementar ômega-3, cúrcuma, melatonina, NAC, vitaminas E e D, coenzima Q10 e inositóis.

Conclui-se que a nutrição tem um papel essencial na fisiopatologia da SOP, trazendo melhora dos sinais, dos sintomas e da qualidade de vida de mulheres acometidas. A adequação de macronutrientes e micronutrientes e o incentivo à prática de exercícios físicos e hábitos saudáveis se fazem necessários para evitar comorbidades associadas à SOP.

REFERÊNCIAS BIBLIOGRÁFICAS

As referências consultadas para a elaboração deste capítulo estão disponíveis *online* no Ambiente de aprendizagem do GEN.

COMO CITAR ESTE CAPÍTULO

ABNT
WOLPE, L. A. Síndrome do ovário policístico. *In*: ROSSI, L.; POLTRONIERI, F. (org.). *Tratado de Nutrição e Dietoterapia*. 2. ed. Rio de Janeiro: Guanabara Koogan, 2023. p. 1032-1035.

VANCOUVER
Wolpe LA. Síndrome do ovário policístico. In: Rossi L, Poltronieri F (Orgs.). Tratado de nutrição e dietoterapia. 2. ed. Rio de Janeiro: Guanabara Koogan; 2023. p. 1032-5.

CAPÍTULO 93
Nutrição em Psiquiatria

Adriana Trejger Kachani • Táki Cordás

INTRODUÇÃO

Não podemos mais acreditar na boa prática médica, seja em psiquiatria, seja em qualquer outra área da medicina, sem uma visão multidisciplinar. Nesse sentido, a importância da participação de um nutricionista nos grupos de saúde mental ultrapassou, em muito, a presença inicial desse profissional em equipes de tratamento de transtornos alimentares. Hoje, nos transtornos do humor, nas síndromes ansiosas, nos quadros psicóticos, em casos de abuso e dependência de álcool e outras drogas, entre outras situações psiquiátricas, a participação do nutricionista é fundamental para a avaliação global do paciente e seu tratamento integrado.[1] Assim, podemos destacar ao menos quatro áreas de atuação:

- Os transtornos psiquiátricos apresentam sintomas alimentares entre seus sintomas principais, que são, muitas vezes, fundamentais no diagnóstico
- Deficiências nutricionais podem desencadear quadros psiquiátricos
- Os tratamentos psiquiátricos podem ter efeitos colaterais sobre o apetite, a nutrição e o peso
- Fatores nutricionais podem estar relacionados à fisiopatologia dos transtornos psiquiátricos e participarem como intervenções terapêuticas (p. ex., hipóteses de disfunção mitocondrial nos transtornos do humor e estudos iniciais sobre a eficácia da utilização de redutores de estresse oxidativo tais como a N-acetilcisteína como moduladores do tratamento antidepressivo).[2]

Paralelamente, comer bem é um autocuidado importante. Olhar para si, se cuidar e fazer atividades prazerosas estão entre os hábitos esperados na melhora de pacientes psiquiátricos. E se comer faz parte do tratamento, então o nutricionista passa a ser profissional importante na equipe. O atendimento nutricional pode ser individual ou grupal, mas o que conta é o estímulo dado ao paciente a evoluir a alimentação do dia a dia.[3] Uma dieta gostosa e adequada também dá conforto, além de aumentar a autoestima.[4]

UM POUCO DE HISTÓRIA

Não é de hoje que a psiquiatria tenta tratar as doenças mentais via alimentos e/ou nutrientes. Embora muito repetida a frase, não há evidências de que Hipócrates, por mais que seja creditado por isso, tenha declarado literalmente "que teu alimento seja teu remédio e teu remédio seja teu alimento". O que mais se aproxima é uma citação no *Corpus* Hipocrático, que diz: "Na alimentação, medicação excelente [*pharmakeiē*]; na alimentação, medicação ruim [*pharmakiē*]." É importante mencionar que, tanto no grego arcaico quanto no moderno, "fármaco" (remédio)

e "*pharmákie*" (veneno) têm pronúncias muito próximas. Ou seja, podemos comer de tudo, desde que em quantidades adequadas, de forma variada, harmônica e adequada, como já dizia Pedro Escudero, quando, em 1937, elaborou as Leis da Nutrição.

Ainda no primeiro terço do século XIX, médicos como Edward Hitchcock Jr. e Wiliam Talcott começaram a defender o abandono de carnes, temperos, condimentos, café, chá, álcool e promover legumes e frutas, que associavam a uma atitude mental "positiva". Em 1898, o Dr. John Harvey Kellogg, que dirigia um sanatório para insanos em Michigan (EUA), insistia na proibição de carne, condimentos e álcool. Receitava a seus pacientes uma alimentação vegetariana e insípida "para fornecer o repouso da alma". Fundou então com seu irmão a Battle Creek Sanitarium Health Food Company, que visava produzir e distribuir a seus pacientes psiquiátricos alimentos em conformidade com seus princípios. Procurando um produto que substituísse o pão, deixaram descansar grãos de trigo cozidos e os reuniram em dois cilindros para formar pedaços finos de massa, que cozinharam. Assim nasceram os *corn flakes* (flocos de cereais), um remédio que pretendia trazer indigestão a fim de atenuar a libido e a masturbação dos pacientes internados.[5]

A partir dos anos 1950, foi iniciada uma nova discussão: doenças neuropsiquiátricas seriam decorrentes do consumo excessivo de alimentos inadequados ou se suas características clínicas intrínsecas levariam ao consumo inadequado de nutrientes.[6]

Atualmente, sabe-se que o cérebro exige um suprimento grande de nutrientes, e que a alimentação pode fornecer um leque de cofatores e fitoquímicos críticos para seu bom funcionamento, ou seja, substâncias que tenham ação antioxidante, anti-inflamatória e imunológica, bem como influência na neurogênese e na modulação do eixo intestino-cérebro.[7] É importante lembrar que, até há pouco tempo, acreditava-se apenas na suplementação de ômega-3, principalmente com maior concentração de ácido eicosapentaenoico EPA em relação ao docosaexaenoico (DHA) (talvez por esse último ser mais pró-inflamatório), como coadjuvante no tratamento de transtornos do humor.[8] A eficácia dessa abordagem é ainda incerta. Recentemente, vários transtornos mentais têm sido associados a um processo inflamatório e alto estresse oxidativo, dentro de uma discussão sobre a neuroprogressão da doença e a relação do eixo intestino-cérebro.

EIXO INTESTINO-CÉREBRO

O sistema digestório é considerado uma central de comunicação entre células do sistema imunológico, neurônios e trilhões de bactérias, fungos, protozoários e vírus. Os microrganismos intestinais podem interferir no sistema nervoso central (SNC), colaborando para o seu desenvolvimento normal, bem como interferindo em vias associadas com a memória, a ansiedade, respostas ao estresse e alterações de humor.[9] Os microrganismos que habitam a nossa microbiota são responsáveis também por defender o ambiente da colonização patogênica, desenvolver o sistema imune, metabolizar componentes indigestos, tais como muco, enzimas pancreáticas e lipopolissacarídeos (LPS – fragmentos de bactérias gram-negativas mortas), e ainda fornecer certas vitaminas.[10]

Moléculas sinalizadoras produzidas pela microbiota intestinal e pelas células do intestino (enteroendócrinas) mandam mensagens para o cérebro via nervo vago, podendo influenciar funções mentais relacionadas à regulação dos reflexos e aos estados de humor. Os sinais também viajam em sentido contrário, de forma que as emoções ou o estado mental podem afetar o funcionamento intestinal, incluindo motilidade, secreção e funções imunes.[9]

A dieta ocidental, rica em açúcares e alimentos industrializados, ou seja, mais inflamatória (principalmente por conta do desequilíbrio entre ácidos graxos ômega-3 e 6), pode comprometer a permeabilidade intestinal, gerando espaços entre as células conhecidos como *leaky gut*. Assim, alimentos industrializados, aditivos químicos, bisfenol (presente em embalagens plásticas), gorduras saturadas e *trans*, açúcar em excesso, agrotóxicos, xenobióticos, consumo alcoólico, metais pesados e pouca água impactam na saúde intestinal, uma vez que provocam inflamação e disbiose, deixando o intestino cheio de *leaky guts* e, portanto, muito permeável. Dessa forma, os LPS, em conjunto com toxinas xenobióticas, conseguem entrar na corrente sanguínea e acabam ativando o sistema imunológico. A inflamação fica sistêmica, causando estresse oxidativo. Essa inflamação poderia prejudicar a impermeabilidade da barreira hematencefálica, levando as células da micróglia a dispararem citocinas, causando inflamação cerebral. A inflamação cerebral prejudica sinapses e, junto a outras influências ambientais (p. ex., privação do sono), pode desencadear doenças mentais. Paralelamente, o estresse oxidativo também é danoso, uma vez que no cérebro temos muito oxigênio, ferro e cobre, sensíveis a radicais livres. Essa neurotoxicidade, junto à neuroinflamação, diminui sinapses e a produção do fator neurotrófico derivado do cérebro (BNDF), o que dificulta a neurogênese – e aumenta a chance de doenças mentais. Ou seja, a microbiota interage com o cérebro usando mecanismos neurais, hormonais e inflamatórios, e está relacionada também com a plasticidade neuronal.[3,10]

A revelação dessas conexões trouxe a perspectiva cautelosa de que os alimentos poderiam, de alguma forma, impactar a saúde mental. Recentemente, começou-se a explorar a possibilidade de modular a comunicação intestino-cérebro alterando a microbiota intestinal por meio da alimentação, particularmente pelo consumo de probióticos e prebióticos, cujo papel seria promover o crescimento de bactérias específicas e potencialmente benéficas. Apesar de a microbiota intestinal ser influenciada por uma gama de fatores (Figura 93.1), acredita-se que a dieta seja um dos principais fatores modificáveis do eixo intestino-cérebro.[9]

ALIMENTAÇÃO E SAÚDE MENTAL

A relação entre alimentação e saúde mental é complexa. Sabe-se da prevalência de depressão em indivíduos obesos, especialmente aqueles com síndrome metabólica. A alimentação impacta a depressão de forma indireta, decorrente da insatisfação corporal de pessoas obesas e da inflamação no tecido adiposo e de sua influência nas funções cerebrais. Porém, a alimentação também poderia influenciar diretamente a saúde mental. Sugere-se que um desequilíbrio entre gorduras poli-insaturadas levaria à diminuição da produção de serotonina, um neurotransmissor modulador do humor, enquanto proteínas ricas em triptofano vão ajudar a sintetizá-la.[11,12]

Por outro lado, a grelina, um hormônio sintetizado no estômago e envolvido na regulação de fome e apetite, tem sua

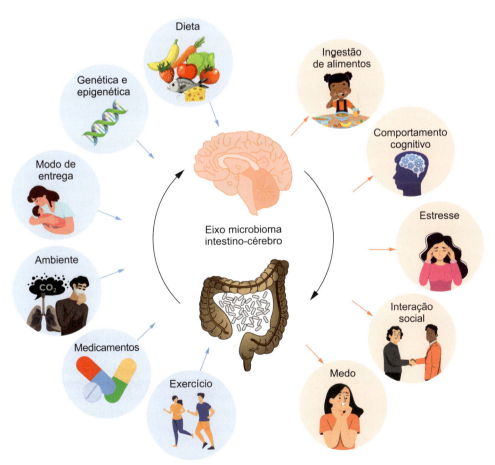

Figura 93.1 Fatores que interferem no eixo intestino-cérebro.

secreção aumentada em decorrência do estresse.[13] Ou seja, estresse pode levar à alimentação inadequada e a compulsões alimentares, que, se não detectadas a tempo, podem causar transtornos alimentares, obesidade, síndrome metabólica (e outras repercussões clínicas), além de inflamação, estresse oxidativo e prejuízo na microbiota, fechando um ciclo em que nunca saberemos se o prejuízo da saúde mental é causa ou consequência do quadro.[11]

DIETA MEDITERRÂNEA

Sabe-se hoje que uma dieta mais natural, elaborada a partir de alimentos como vegetais, frutas, carnes magras, peixes, oleaginosas e cereais integrais, e que evite produtos muito industrializados é capaz de fornecer a possibilidade de uma vida mais saudável, colaborando para a saúde física e mental (essa divisão dualista é falsa).[14,15] Resumidamente, uma dieta mediterrânea, aquela que historicamente é consumida por povos que habitam ao redor do mar Mediterrâneo, poderia promover a saúde mental, uma vez que é rica em antioxidantes, fitoesteróis, fibras, probióticos e gorduras monossaturadas, além de fornecer um balanço ideal entre ômega-6 e 3. Como não bastasse esse *kit* de nutrientes bons, a dieta mediterrânea ainda preza pelas relações interpessoais, ou seja, o convívio à mesa, com refeições calmas, receitas que passam de geração para geração e o uso de produtos locais. Trabalhos recentes têm sugerido uma diminuição de recaídas em indivíduos com depressão unipolar ao seguirem uma alimentação mediterrânea.[16,17]

É importante salientar que, no contexto de transição nutricional em que estamos vivendo, alguns autores anteveem com entusiasmo um futuro próximo no qual doenças mentais e nutricionais serão comórbidas.[18] Isso porque o cérebro humano opera em uma taxa metabólica altíssima, e usa uma proporção substancial da energia, vitaminas e minerais consumidos diariamente, sendo sua estrutura e seu funcionamento celular (incluindo intracelular e intercelular) dependentes de aminoácidos, gorduras, vitaminas e minerais. Adicionalmente, uma rotina alimentar rica em antioxidantes e fitoquímicos modula o sistema imune, que poderia proteger contra o risco de doenças mentais, como a depressão. E, por fim, a neuroplasticidade e seus mecanismos de reparação dependem também de fatores nutricionais.[14,19,20] Devemos sempre lembrar que a biodisponibilidade e a potência dos nutrientes encontrados na matriz alimentar são muito diferentes daquelas oriundas de suplementação. E, de preferência, consumir alimentos orgânicos que, por estarem isentos de agrotóxicos, exigem que as plantas cresçam com a necessidade de produzirem compostos bioativos para se protegerem. Assim, ficam mais ricos em antioxidantes e anti-inflamatórios.

ACOMPANHAMENTO NUTRICIONAL

A avaliação nutricional na psiquiatria é um desafio que merece especial atenção do profissional que irá realizá-la. Um deles se refere ao fato de que cada transtorno tem suas particularidades, que devem ser consideradas no momento da avaliação. Porém, independentemente do problema psiquiátrico de seu paciente, a avaliação nutricional deve ser detalhada e incluir quatro grandes parâmetros: anamnese, exame físico, exames bioquímicos e antropometria. Cada parâmetro, isoladamente, não fornece o diagnóstico nutricional global do indivíduo, o qual deverá ser determinado a partir da análise de todos os parâmetros em conjunto. Nem sempre é possível ter as condições ideais para se realizar um bom diagnóstico nutricional, mas o profissional deve conhecer as limitações de cada parâmetro, minimizando, assim, erros de interpretação. É importante lembrar que a avaliação nutricional, atividade exclusiva do nutricionista, engloba muitos inquéritos e medidas antropométricas, e que, dependendo do caso, deverão ser aplicadas, especialmente em quadros que apresentem comorbidades clínicas, atividade física compulsiva e outros comportamentos prejudiciais identificados na anamnese.[21]

Apesar de o peso não ser o único parâmetro de avaliação nutricional, em psiquiatria, a porcentagem de perda de peso faz parte de vários critérios diagnósticos descritos na quinta versão do *Manual Diagnóstico e Estatístico de Transtornos Mentais* (DSM-V).[22] A porcentagem de perda de peso é medida por meio da fórmula:

$$\text{Perda de peso (\%)} = \frac{(\text{peso usual} - \text{peso atual})}{\text{Peso usual}} \times 100$$

O critério de gravidade de perda de peso ainda é o mesmo definido em 1977 por Blackburn e Bistrian,[23] conforme Tabela 93.1.

A linha nutricional mais comumente seguida dentro da psiquiatria tem sido a Nutrição Comportamental, ou seja, aquela que valoriza o porquê se come, o que se come, onde se come, quando se come, com quem se come e quais são os sentimentos relacionados a tudo isso. A Nutrição Comportamental acredita que o entendimento dessas questões é central, pois são os valores, as crenças, os ideais, os conceitos e os sentimentos que determinam as escolhas e os comportamentos alimentares.[24] O trabalho deve ser focado no aconselhamento nutricional, no qual o profissional não é apenas um técnico ou prescritor, e sim um terapeuta nutricional, que, além de promover o bom estado nutricional e a alimentação saudável, deve visar à mudança de atitudes e comportamentos alimentares (e de estilo de vida) para com o corpo.[25,26] Para tanto, técnicas como o comer intuitivo, o *mindfuleating* e o diário alimentar são muito bem-vindas. Isso sem esquecer da reeducação alimentar.[27]

Suplementos alimentares e fitoterápicos podem ser aliados no tratamento psiquiátrico, mas sempre como tratamento complementar.[28] A International Society for Nutritional Psychiatry Research (ISNPR) propõe alguns nutrientes usados em pacientes psiquiátricos que, muitas vezes não obtidos de fontes alimentares, devem ser suplementados, seja para maximizarem o potencial medicamentoso, seja para corrigirem deficiências nutricionais decorrentes ou não do uso da medicação psiquiátrica. É o caso do ômega-3, do zinco, do magnésio, das vitaminas do complexo B, da vitamina D, da S-adenosina metionina (SAMe), dos probióticos, entre outros. Não obstante, ainda são necessários mais estudos adequadamente controlados para avaliar essas possibilidades. O ideal seria fazer com que o paciente se responsabilize de forma progressiva por sua alimentação e por seu estado nutricional – assim, a suplementação seria feita só em casos agudos.[27] Um obstáculo importante nessa conduta é o estigma de que uma alimentação saudável e orgânica é cara,

Tabela 93.1 Critério de gravidade de perda de peso.[23]

Tempo	Perda significativa de peso (%)	Perda grave de peso (%)
1 semana	1 a 2	> 2
1 mês	5	> 5
3 meses	7,5	> 7,5
6 meses	10	> 10

e muitos pacientes não a aceitam como alternativa.[29] A Tabela 93.2 apresenta alguns dos nutrientes que podem, de alguma forma, influenciar a saúde mental e o tratamento psiquiátrico.[28] Vale ressaltar que a absorção dos nutrientes depende de biodisponibilidade, bioacessibilidade e bioatividade dos nutrientes; portanto, pesquisas específicas em seres humanos são muito raras. Alguns estudos demonstram resultados *in vitro* em animais de laboratório e alguns em *anima nobili*. Logo, o quadro deve ser visto como um guia para mais pesquisas.

Considerando que na maioria dos tratamentos psiquiátricos são necessárias muitas medicações, e que tanto suplementos alimentares quanto fitoterápicos podem levar a reações adversas inesperadas, torna-se fundamental que o psiquiatra esteja a par das substâncias consumidas pelo paciente, minimizando os riscos. Essas reações podem incluir interações com psicofármacos e/ou medicação clínica, bem como reações adversas, incluindo as psiquiátricas,[30] potencial perigo a populações especiais como mulheres grávidas, e a inerente toxicidade de alguns ingredientes. Magnésio, cálcio, ferro e fitoterápicos contendo agentes serotoninérgicos costumam ter maior interação medicamentosa, enquanto *Hipericum perforatum*, *Panax ginseng* e melatonina podem ter sérias contraindicações.[31]

A avaliação do sono dos pacientes também é relevante, uma vez que é comum pacientes psiquiátricos terem alteração do sono-vigília.[32] A questão é que o horário em que comemos está ligado ao nosso relógio biológico e influencia na regulação de processos metabólicos do corpo humano. Dessa forma, a crononutrição estuda a interação dos ritmos biológicos com a alimentação, e sua relação com a distribuição de energia e a saúde humana.[33] O que se sabe hoje é que uma alimentação mais diurna, atendendo às necessidades biológicas normais, tende a manter o metabolismo mais estável, com menos riscos de glicemia alterada e ganho de peso.[33,34]

O DESAFIO DAS MEDICAÇÕES

O ganho de peso e as disfunções da esfera sexual são os dois motivos de maior falta de adesão aos tratamentos com psicofármacos, com todas as causas ainda não claramente elucidadas pela literatura. Entre as hipóteses estariam o aumento de compulsões alimentares com predileção por carboidratos, a melhora do apetite durante o tratamento em função da melhora do quadro clínico ou alterações metabólicas.[30]

O ganho de peso pode ocorrer indistintamente em relação à idade, em crianças e adolescentes, e independentemente do sexo do paciente. Acredita-se que, dentro das diferentes classes de antidepressivos, os inibidores seletivos da recaptação de serotonina (ISRS) seriam aqueles com menor risco relativo de ganho de peso – o risco é maior ou menor dentro do mesmo grupo. Aparentemente, alguns medicamentos de ação mais dopaminérgica (p. ex., bupropiona) poderiam diminuir o consumo alimentar e promover uma perda de peso transitória durante a fase aguda do tratamento.[35] Porém, na fase de manutenção, algo como 30% dos pacientes podem apresentar um discreto aumento de peso, principalmente com a utilização de paroxetina e mirtazapina (um medicamento de ação dual sobre norepinefrina e serotonina), descritas como estimuladoras do apetite, mas também no uso de fluoxetina, sertralina e citalopram e escitalopram.[35,36] Estudos recentes demonstraram que o ganho de peso no primeiro mês é um bom parâmetro para ganho de peso ao longo do tratamento,[37] e deve-se atentar para mudanças maiores do que 5% do peso corporal.[38]

Os antipsicóticos atípicos que vieram substituir com vantagens os antipsicóticos clássicos, quase sem efeitos extrapiramidais, também muito utilizados na psiquiatria, podem aumentar o peso, mas por mecanismos diferentes daqueles relacionados aos antidepressivos – e já nas primeiras semanas de uso. Em uma recente metanálise, Barton et al.[39] apontaram que, comparados

Tabela 93.2 Nutrientes, sua possível ação no sistema nervoso central e alimentos-fonte.

Nutriente	Possível ação no sistema nervoso central	Fontes
Vitamina B$_1$ (tiamina)	Participa da produção da bainha de mielina e do deslocamento dos íons sódio na membrana das células nervosas	Carnes magras, vísceras, gema de ovo e grãos integrais
Vitamina B$_6$ (piridoxina)	Contribui para o metabolismo do triptofano, aminoácido precursor de serotonina	Germe de trigo, cereais integrais, leveduras e vísceras
Vitamina B$_{12}$ (cianocobalamina)	Auxilia na produção de neurotransmissores como dopamina, norepinefrina e serotonina	Apenas em alimentos de fonte animal: carne, leite e ovos
Ácido fólico	Síntese de serotonina e na preservação da memória durante o envelhecimento	Feijão, vísceras, vegetais de folha escura
Vitamina D	Neurogênese, neuroplasticidade, *turnover* e síntese de neurotransmissores, como o sistema do ácido gama-aminobutírico (GABA)	Exposição ao sol
Ferro	Deficiência leva à anemia ferropriva, cujos sintomas incluem depressão	Carnes vermelhas e vísceras. Obs.: vegetais escuros e feijão são ricos em ferro, mas não apresentam boa disponibilidade
Zinco	Cofator da síntese de neurotransmissores, especialmente GABA. Está presente em regiões cerebrais atuantes nas emoções, na memória e nas funções cognitivas	Carnes bovina, de frango, peixe, frutos do mar, fígado, grãos integrais, oleaginosas, cereais, legumes e tubérculos
Magnésio	Necessário para a conversão de 5-hidroxitriptofano (5-HTP) em serotonina	Hortaliças, frutos do mar, castanhas, cereais e produtos lácteos
Ômega-3	Envolvido indiretamente na síntese de serotonina e dopamina, que são neurotransmissores importantes	Peixes de água fria (salmão, atum, sardinha), oleaginosas, sementes (chia e linhaça), óleos vegetais
Probióticos	Modulam o intestino e sua resposta inflamatória, e, consequentemente, a função e o comportamento cerebral	Iogurtes, *kefir*, *kombucha*, leite fermentado
Prebióticos	Modulam o intestino e sua resposta inflamatória e, consequentemente, a função e o comportamento cerebral	Cebola, alcachofra e cereais integrais, amido resistente (biomassa de banana-verde)

Adaptada de Kachani e Igel[28] (2021).

ao placebo, os antipsicóticos levaram a maior ganho de peso e maior risco de ganho de peso após 3 a 12 semanas de tratamento. O efeito iatrogênico de ganho de peso relacionado a essa classe de medicamentos pode repercutir também no desenvolvimento de síndrome metabólica, bem como em importante risco cardiovascular. Ou seja, dislipidemias, doenças cardiovasculares e diabetes melito tipo 2 são alguns dos possíveis efeitos adversos desses medicamentos, bem como diminuição da qualidade de vida e desconforto psicológico.[30,40,41] Cabe também salientar que se deve incluir na causação desse ganho de peso a inatividade do paciente e certamente fatores ligados à doença de base, uma vez que, mesmo na era pré-antipsicóticos, pacientes apresentavam maior prevalência de diabetes e obesidade. Por fim, o efeito de ganho de peso varia conforme aspectos individuais e conforme a medicação (aripiprazol e ziprasidona não levam a ganho de peso).

Assim como com os antidepressivos e os antipsicóticos, os principais estabilizadores de humor também podem levar a um aumento de peso, caso da carbamazepina, do lítio, do ácido valproico e da lurasidona.[30] Particularmente, o lítio e o ácido valproico podem promover o ganho de peso alterando o metabolismo de carboidratos e gorduras, aumentando o apetite por doces e carboidratos, e produzindo mudanças endócrinas, em particular o hipotireoidismo. Essas complicações não estão relacionadas com o gênero, e sim com a dose utilizada e o tempo de tratamento.[42]

Em relação aos antidepressivos da classe dos inibidores de monoaminoxidase (IMAOs), poucos estudos sobre ganho de peso foram realizados de forma sistemática. Já foi sugerido que fosse semelhante àquele conferido ao uso de antidepressivos tricíclicos. Hoje, sabe-se que IMAOs reversíveis (p. ex., moclobemida) parecem conferir menor ganho de peso do que IMAOs irreversíveis (p. ex., fenelzina e tranilcipromina).[30] É importante salientar que o uso com IMAO irreversível tende a bloquear a MAO e aumentar os níveis de tiramina, aminoácido que tem papel na regulação da pressão arterial. Esse acúmulo pode levar a crises hipertensivas, dores de cabeça, taquicardia, dor no peito, suores, vômitos, desmaios, entre outros.[43] Sendo assim, uma dieta restrita em tiramina deve ser orientada a pacientes que fazem uso desses medicamentos (Tabela 93.3).[44] O conteúdo de tiramina nos alimentos varia devido a diferenças no processamento, na fermentação, na maturação, entre outros, e sua toxicidade está relacionada à quantidade de tiramina consumida. Isso significa que um alimento de baixo risco, se consumido em grandes quantidades, pode causar problemas ao paciente. De 10 a 25 mg de tiramina costumam causar uma reação mediana. Infelizmente, esse efeito tem levado novas gerações de psiquiatras a abandonar essa preciosa opção para o tratamento de casos depressivos graves.

Pensando no efeito adverso de ganho de peso dos psicofármacos, Nyboe et al.[45] e Barton et al.[39] alertam que um programa de acompanhamento nutricional é fundamental para usuários de tais medicamentos, e que é responsabilidade dos médicos ficarem atentos a essa questão. Em 2004, a Food and Drug Administration (FDA) determinou que todo o paciente em uso de antipsicóticos atípicos seja monitorado em relação ao efeito metabólico dessa classe de medicamentos.[30] Seria sensato que todo o paciente em início de tratamento com um psicofármaco fosse orientado sobre esses efeitos colaterais e, idealmente, ter um acompanhamento nutricional.

Um estudo canadense mostrou que pacientes que fazem uso de antidepressivos ou antipsicóticos podem ter sucesso na perda e na manutenção de peso em um programa bem estruturado que envolve reeducação alimentar e prática de atividades físicas, contrabalançando os efeitos de psicofármacos no ganho

Tabela 93.3 Lista de alimentos a serem evitados durante o uso de IMAOs.

Alimentos a serem evitados	Alimentos a serem usados com cautela (1/2 xícara ou 120 mℓ)
Queijos maturados	Abacate
Peixes defumados ou enlatados	Morangos
Vinho Chianti ou Vermont	Molho de soja
Favas	Chocolate
Casca de banana e banana-verde	Vinho e destilados
Caldo de carne	Oleaginosas
Levedo de cerveja e cerveja	Leite e derivados não pasteurizados
Embutidos	
Alimentos com evidências insuficientes para restrição. Usar com cautela	
Peixe fresco	Uva-passa
Cogumelos	Suco de tomate
Beterraba	*Curry*
Milho-verde	Coca-Cola®
Frutas enlatadas	*Cookies*
Molhos de salada industrializados	Queijos frescos: *cottage*, minas, *cream cheese*
Pão fermentado	Coalhada
Ovos	
Todos os alimentos, principalmente os proteicos, só devem ser usados frescos e com um breve período de armazenamento.	

IMAOs, inibidores de monoaminoxidase. Adaptada de Aratangy et al.[30] (2021).

de peso.[46] Em revisão sistemática atual, foi verificado que atividade física e orientações práticas de alimentação e culinária também são muito efetivas para diminuir o ganho de peso em indivíduos usuários de medicação psiquiátrica.[45]

CONSIDERAÇÕES FINAIS

A psiquiatria é uma área nova e crescente dentro da nutrição clínica e necessita ainda de muita pesquisa até que seja totalmente estabelecida. Cabe ao nutricionista conquistar cada vez mais seu espaço em equipes multiprofissionais da saúde mental. Assim, em vez de julgar aqueles com alimentação inadequada, devemos nos apoiar na ideia de que o nutricionista deve ter como objetivo não só orientar uma boa alimentação, mas também empoderar indivíduos para que tenham recursos para poder aplicá-la dentro de um ambiente de promoção à saúde, que inclua atividade física, sono adequado e melhora da autoestima. Por fim, com a expansão do entusiasmo com a suplementação nutricional no tratamento de transtornos psiquiátricos, é necessário salientar que os estudos são ainda muito limitados, com resultados conflitantes e metodologicamente ainda merecendo aperfeiçoamento. Como dizia Escudero, em 1937, saúde é comer na quantidade certa, com qualidade, com harmonia e adequado às necessidades. Afinal, saúde é comer de tudo!

REFERÊNCIAS BIBLIOGRÁFICAS

As referências consultadas para a elaboração deste capítulo estão disponíveis *online* no Ambiente de aprendizagem do GEN.

COMO CITAR ESTE CAPÍTULO

ABNT
KACHANI, A. T.; CORDÁS, T. Nutrição em psiquiatria. In: ROSSI, L.; POLTRONIERI, F. (org.). *Tratado de Nutrição e Dietoterapia*. 2. ed. Rio de Janeiro: Guanabara Koogan, 2023. p. 1036-1040.

VANCOUVER
Kachani AT, Cordás T. Nutrição em psiquiatria. In: Rossi L, Poltronieri F (Orgs.). Tratado de nutrição e dietoterapia. 2. ed. Rio de Janeiro: Guanabara Koogan; 2023. p. 1036-40.

CAPÍTULO

94
Habilidades Culinárias Aplicadas à Nutrição

Aline Rissatto Teixeira • Betzabeth Slater

MUDANÇAS NOS PADRÕES ALIMENTARES *VERSUS* HABILIDADES CULINÁRIAS

A transformação dos alimentos acompanha a evolução da humanidade. A primeira tecnologia transformadora foi o desenvolvimento da pedra em ferramentas para a caça e preparação de alimentos na Era Paleolítica, que, junto ao domínio do fogo, permitiram a cocção dos alimentos, dando origem à cozinha. Segundo Lévi-Strauss, essas transformações apoiaram substancialmente a evolução do ser humano da condição biológica para a social, estabelecendo-se as primeiras relações de comensalidade.[1,2]

Ao longo dos anos, a agricultura, a indústria, a inserção da mulher no mercado de trabalho, entre outros fatores, marcaram mudanças importantes na alimentação, motivando a produção de alimentos pré-preparados, que facilitaram a transferência das refeições para fora de casa e conferiram à culinária doméstica e a alimentação da família um *status* de menor importância frente à lógica pautada pela otimização do tempo e do trabalho.[2] Tal processo de modificação dos padrões alimentares e, consequentemente, das habilidades empregadas no preparo de refeições é chamado de transição culinária e configura-se como uma tendência global.[3,4]

Para além do aumento do consumo de refeições prontas e de alimentos ultraprocessados,[1,2,5,6] o distanciamento da culinária doméstica se entrelaça de modo íntimo e negativo com a sociedade e o meio ambiente, reforçando sistemas alimentares hegemônicos, intensificando a degradação de terra, o desmatamento, a perda de biodiversidade, o esgotamento de recursos naturais e a contaminação de ar, solo e água.[7] Enfraquece, ainda, a geração de renda e o trabalho de pequenos produtores de alimentos, hoje responsáveis pela produção da maioria dos gêneros alimentícios consumidos pelos indivíduos.[8,9]

VALORIZAÇÃO DAS HABILIDADES CULINÁRIAS NA FORMAÇÃO E NA ATUAÇÃO DO NUTRICIONISTA

Não é possível falar sobre atuação do nutricionista sem mencionar o panorama epidemiológico que o Brasil vive. Observa-se o consumo crescente de alimentos ultraprocessados em todas as raças, gêneros, faixas etárias e estratos socioeconômicos. Alarma ainda mais que tenha atingido inclusive as crianças de populações indígenas e quilombolas. Estudos recentes de revisão sistemática e metanálise[10,11] evidenciaram a possível associação entre o alto consumo de alimentos ultraprocessados e a piora de fatores de risco cardiometabólicos, sobrepeso e obesidade, doença cardiovascular e cerebrovascular, depressão e mortalidade por todas as causas. Portanto, o investimento em políticas públicas e programas sociais que estimulem o desenvolvimento de habilidades culinárias para o preparo de refeições caseiras enquadra-se como componente de um quadro alimentar maior, o qual pode ser compreendido como protetor e preventivo com relação às doenças crônicas não transmissíveis, já que melhorias nos hábitos alimentares da população poderiam prevenir uma em cada cinco mortes no mundo.[12]

Por outro lado, os últimos anos também evidenciaram a violação do Direito Humano à Alimentação Adequada (DHAA): aproximadamente 33 milhões de pessoas estão no mais grave nível de insegurança alimentar, isto é, 15,1% dos brasileiros passam fome.[12] Para garantir o DHAA, há de se priorizar o consumo de alimentos *in natura* e minimamente processados, que somente pode ser viabilizado pela adesão de efetivas políticas públicas de promoção de alimentação adequada e saudável e de proteção social e pelo estímulo ao preparo de refeições caseiras, como recomenda o *Guia Alimentar para a População Brasileira*.[13]

Entendendo-se que a comida é o principal instrumento de trabalho do nutricionista, qualquer que seja a sua área de atuação profissional (Alimentação Coletiva, Nutrição Clínica, Nutrição em Saúde Coletiva, Nutrição no Ensino, na Pesquisa e na Extensão, entre outras), não há como conduzir atividades com total sucesso se o profissional não desenvolver suas habilidades culinárias.

Teixeira et al.[14] conceituam as habilidades culinárias como a capacidade de realizar tarefas relacionadas ao preparo de comida caseira, a partir de alimentos *in natura*, minimamente processados, e ingredientes culinários, considerando planejamento do cardápio, seleção e combinação de ingredientes, confiança quanto ao emprego de utensílios e técnicas culinárias, bem como a capacidade de realizar tarefas concomitantes ao ato de cozinhar em casa. Compreende-se, ainda, que essas habilidades estão relacionadas às implicações ambientais e econômicas, e que são valorizadas como expressão de aspectos culturais e sociais de um povo.

A prescrição dietética, em qualquer ambiente do território (desde o domicílio até o consultório em uma Unidade Básica de Saúde – UBS – ou hospital), poderá mais ser eficaz se o profissional aproveitar a oportunidade de encantamento que a aproximação com a culinária proporciona para estimular tais habilidades no ato de seus atendimentos, valendo-se de técnicas simples que demonstrem aos indivíduos ou grupos como desenvolver autonomia para a escolha, o preparo e o consumo de alimentos que sejam condizentes com aspectos biopsicossocioculturais da alimentação.[15]

Os procedimentos e técnicas culinárias também estão diretamente relacionados ao planejamento dietético e de cardápios, em conformidade com as necessidades nutricionais de indivíduos e coletividades. Não será possível realizar um diagnóstico do consumo alimentar por meio dos diferentes instrumentos de avaliação, ou planejar dietas sem ter conhecimento das quantidades, das formas de pré-preparo e preparo e dos diversos ingredientes que compõem uma receita.

Especificamente na gestão do Programa Nacional de Alimentação Escolar (PNAE), o conhecimento de técnicas culinárias é fundamental para planejar, elaborar, supervisionar as atividades de seleção e compra de alimentos, atividades de pré-preparo e preparo dos alimentos, elaboração das fichas técnicas, receituários padrão e testes de aceitabilidade das preparações e das refeições dos educandos.

O mesmo vale para os profissionais atuantes em outras unidades produtoras de refeições, que devem estar aptos a realizar os adequados planejamentos, compra e armazenamento de alimentos para evitar desperdícios ou falta deles. Sabe-se que o planejamento e a execução de um cardápio deverão incluir o conhecimento da sazonalidade, os preços e as perdas/ganhos originadas pelos procedimentos e pré-preparo e pelos métodos de cozimento, além de mensurar a capacidade de estocar alimentos frente à infraestrutura do local de trabalho, bem como ao volume de atendimento e ao perfil de público atendido.

Boog[16] afirma, porém, que a formação do profissional nutricionista é atualmente sobrecarregada pelas ciências biológicas, em detrimento de uma formação mais sólida em aspectos político-sociais, o que pode representar um importante fator limitador à abordagem culinária como parte importante das ações promovidas pelo nutricionista. Estudos desenvolvidos em países do continente americano, apresentados na Tabela 94.1, corroboram essa afirmação.

Na contramão dessa tendência, políticas públicas nacionais e internacionais têm valorizado as habilidades culinárias em programas e instrumentos para promoção de saúde e de alimentação adequada: Os marcos regulatórios da política de segurança alimentar e nutricional (SAN), como a Lei Orgânica de Segurança Alimentar e Nutricional (LOSAN)[22] e o Marco de Referência de Educação Alimentar e Nutricional (EAN) para Políticas Públicas, têm reforçado a necessidade de uma abordagem holística da alimentação na expectativa de mitigar os problemas alimentares contemporâneos. O *Guia Alimentar para a População Brasileira*[13] consagra a importância da culinária para a promoção da alimentação adequada, saudável, sustentável e socialmente justa em sua regra de ouro: "Prefira sempre alimentos *in natura* ou minimamente processados e preparações culinárias a alimentos ultraprocessados."

Tabela 94.1 Estudos desenvolvidos em países do continente americano que abordam a relação do nutricionista com as habilidades culinárias.

Autores, ano/país	Principais achados
Zwick-Hamilton e Braves-Fuller, 2001/EUA[17]	94% dos nutricionistas pesquisados recebem solicitações de receitas, técnicas e métodos de como modificar as receitas existentes, enquanto apenas 9% fornecem rotineiramente essa informação
Watson e Barret, 2001/EUA[18]	Estudantes de nutrição integrantes da pesquisa entendem a importância das habilidades culinárias, embora não tenham intenção de usá-las em sua carreira futura
Canter et al., 2007/EUA[19]	Estudo identificou redução da dedicação às habilidades culinárias e preparação de alimentos em cursos de graduação à medida que mais cursos científicos com base em nutrientes foram incorporados ao currículo dietético
Demétrio et al., 2011/Brasil[20]	Estudo relatou o desejo da classe profissional de separar o "trabalho de dietética" da "relação com alimentos" associada à percepção de conhecimentos insuficientes sobre os princípios da preparação de alimentos
Cooper et al., 2017/Canadá[21]	Estudo conduzido com estudantes universitários de nutrição identificou habilidades e conhecimentos moderados sobre preparo de alimentos igualmente obtidos da universidade, da mãe, dos livros de receitas, da TV ou das revistas

É preciso, porém, conjecturar que, em uma sociedade globalizada, não se pretende postular uma volta ao passado, mas otimizar o uso do tempo por meio de orientações, procedimentos e técnicas culinárias viáveis à rotina. Coloca-se, portanto, ao profissional da saúde, o desafio de buscar a incorporação do gosto, da saúde e da praticidade nas suas recomendações e na relação com as pessoas, o meio ambiente e a cultura, desmistificando a crença de que o prazer em se alimentar e a saúde se localizam em pontos opostos.[23]

Como estimular a população a fazê-lo, se quem deve orientar essa prática também não o souber?[24,25] Não se espera do nutricionista as habilidades de um *chef* de cozinha, mas que ele tenha habilidades básicas para subsidiar sua atuação. Assim, esse profissional deve sentir-se capacitado e confiante para tratar de orientações relacionadas com o preparo de refeições em sua prática profissional.

AVALIAÇÃO DAS HABILIDADES CULINÁRIAS

Teixeira et al.[14] desenvolveram e validaram um instrumento para avaliação das habilidades culinárias domésticas na Atenção Primária à Saúde. A Escala de Habilidades Culinárias da Atenção Primária à Saúde (EHAPS) tem 29 itens com opções de resposta sobre a frequência de ações centradas em atributos de habilidades culinárias. O escore da escala é determinado pela soma das pontuações correspondentes às opções assinaladas em cada item ("nunca" = zero, "quase nunca" = 1, "às vezes" = 2, "quase sempre" = 3 e "sempre" = 4), considerando-se habilidades culinárias baixas (zero a 29 pontos), moderadamente baixas (30 a 58 pontos), moderadamente altas (59 a 87 pontos) e altas (88 a 116 pontos). A escala conta com mensagens instrucionais sobre o escore atingido e estímulo ao desenvolvimento dessas habilidades. A escala é apresentada na Figura 94.1.

PROCEDIMENTOS E TÉCNICAS CULINÁRIAS APLICADOS À NUTRIÇÃO

As diferentes etapas de preparo de alimentos requerem habilidades que abrangem desde a origem e qualidade da matéria-prima até o consumo da refeição.

Seleção e compra de alimentos

Conhecer a fundo as características sensoriais de ingredientes e fornecedores consiste em uma das etapas fundamentais do processo culinário.[27]

Ao planejar a compra e a seleção de alimentos, seja no campo da alimentação coletiva, seja no ato de suas orientações com indivíduos e comunidade, o nutricionista deverá considerar fatores ambientais como a sazonalidade, que influencia diretamente os preços dos alimentos. Outro fator importante são as embalagens dos alimentos, que devem ser preferencialmente recicláveis, pensando no descarte e no impacto sobre o meio ambiente. Recursos financeiros e disponibilidade do mercado regional e local também são importantes no momento de seleção e compra de alimentos, uma vez que o favorecimento de circuitos curtos de compra propicia o desenvolvimento local.[28]

Para comercialização de alimentos ou refeições, os critérios de compra deverão estar pautados no Manual de Boas Práticas do estabelecimento produtor e nas normas da vigilância sanitária.[29] Tanto fornecedores quanto manipuladores de alimentos deverão seguir normas de higiene e segurança. Outro ponto a se considerar durante a seleção e a compra de

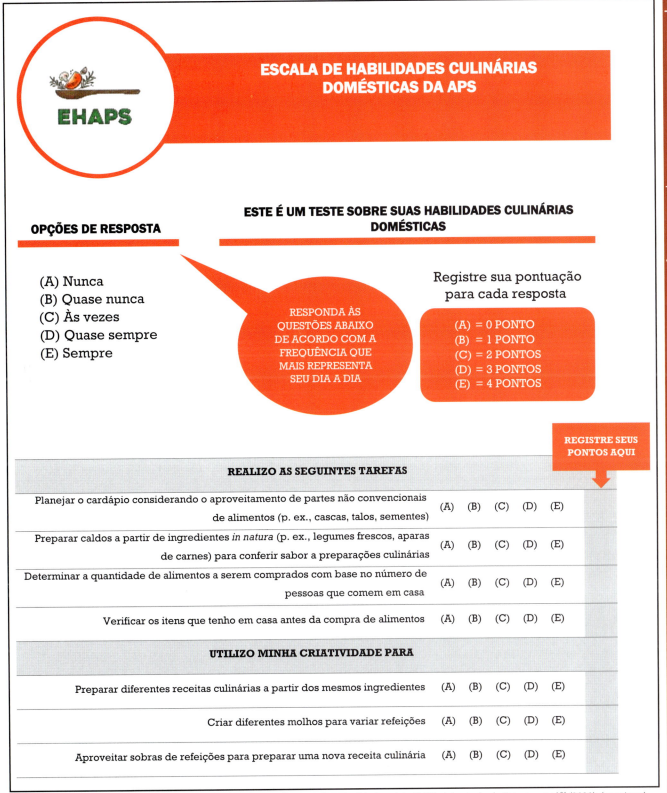

Figura 94.1 Escala de habilidades culinárias domésticas da atenção primária à saúde (APS). Adaptada de Teixeira et al.[26] (2020). (*continua*)

alimentos em unidades produtoras de refeições são os índices e fatores do pré-preparo e preparo dos alimentos, pois esses cálculos garantem quantidades corretas para cada ingrediente das diferentes preparações. Nesses locais, escolha de fornecedores e matérias-primas devem ser definidas mediante realização de visita técnica, avaliando-se as condições das instalações e do ambiente, da higiene dos equipamentos e dos utensílios, de procedimentos de manipulação e manipuladores. Ademais, deve-se realizar avaliação e controle sensorial das matérias-primas, verificando cor, aroma, textura e sabor. Para verificar adulterações, será necessário avaliar o controle microbiológico e físico-químico por meio de coletas de amostras. Também é parte das competências do nutricionista verificar as condições de higiene do veículo que transporta a matéria-prima.

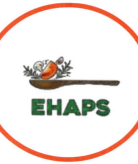

ESCALA DE HABILIDADES CULINÁRIAS DOMÉSTICAS DA APS

Lidar com situações inesperadas quando estou cozinhando (p. ex.: preparar uma sopa com feijão que cozinhou demais)	(A)	(B)	(C)	(D)	(E)
Adaptar receitas culinárias com os ingredientes que tenho em casa	(A)	(B)	(C)	(D)	(E)
Corrigir a acidez de molhos utilizando ingredientes *in natura*, como cenoura	(A)	(B)	(C)	(D)	(E)
Preparar molho de tomate caseiro	(A)	(B)	(C)	(D)	(E)

REALIZO AS SEGUINTES AÇÕES

Fazer outras tarefas domésticas (p. ex. lavar roupa, limpar a casa) enquanto cozinho	(A)	(B)	(C)	(D)	(E)
Resolver uma pendência por telefone enquanto as panelas estão no fogo	(A)	(B)	(C)	(D)	(E)
Preparar o almoço/jantar do zero em menos de 30 minutos	(A)	(B)	(C)	(D)	(E)

UTILIZO MINHAS PERCEPÇÕES SENSORIAIS PARA

Ajustar a quantidade de temperos culinários ao experimentar alimentos durante o preparo	(A)	(B)	(C)	(D)	(E)
Combinar alimentos com base em seu sabor	(A)	(B)	(C)	(D)	(E)
Identificar o ponto de cozimento dos alimentos de acordo com a sua consistência (p. ex.: duro, macio, mole)	(A)	(B)	(C)	(D)	(E)
Reconhecer que um molho branco está pronto de acordo com sua textura espessa	(A)	(B)	(C)	(D)	(E)
Identificar se os alimentos estão próprios para o consumo a partir de suas características sensoriais (p. ex.: cor vermelha de morangos, textura macia de abacates, cheiro azedo de comida estragada)	(A)	(B)	(C)	(D)	(E)

SINTO-ME CONFIANTE PARA

Usar a panela de pressão sozinho	(A)	(B)	(C)	(D)	(E)
Preparar uma calda de açúcar	(A)	(B)	(C)	(D)	(E)

Figura 94.1 (*Continuação*).

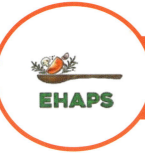

ESCALA DE HABILIDADES CULINÁRIAS DOMÉSTICAS DA APS

Cozinhar carnes rígidas, como músculo, em líquido para torná-las mais macias	(A)	(B)	(C)	(D)	(E)
Seguir uma receita culinária do começo ao fim	(A)	(B)	(C)	(D)	(E)
Preparar um pão caseiro	(A)	(B)	(C)	(D)	(E)
Cozinhar os alimentos de acordo com o ponto indicado na receita culinária (p. ex.: feijões mais firmes para salada, carnes ao ponto)	(A)	(B)	(C)	(D)	(E)
Assar uma ave inteira	(A)	(B)	(C)	(D)	(E)
Ajustar a quantidade de ingredientes de uma receita culinária para um número maior de pessoas	(A)	(B)	(C)	(D)	(E)
Converter medidas universais (grama, quilo, litro) em medidas caseiras (colher, copo, xícara)	(A)	(B)	(C)	(D)	(E)
Preparar um bolo simples sem instruções	(A)	(B)	(C)	(D)	(E)

ESCORE FINAL (SOMATÓRIA DE PONTOS):

REGISTRE A SOMA DOS PONTOS AQUI

Figura 94.1 (*Continuação*).

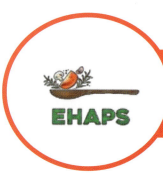

ESCALA DE HABILIDADES CULINÁRIAS DOMÉSTICAS DA APS

INTERPRETAÇÃO DE RESULTADOS DO ESCORE FINAL:

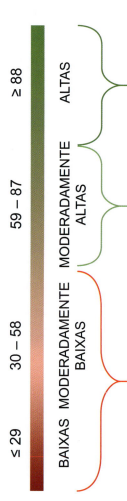

Muito bem!
Parece que você possui boas habilidades culinárias! Continue valorizando o preparo de refeições caseiras, se você é um trabalhador cujo ofício envolve a promoção da saúde, não deixe de empregar essas habilidades em suas consultas! Continue engajado e confira as dicas e recomendações que separamos a seguir para identificar os aspectos que você ainda pode melhorar em relação às suas habilidades culinárias e orientações para valorização e estímulo ao ato de cozinhar durante suas consultas.

Siga em frente!
Você possui habilidades culinárias moderadamente altas! Continue praticando e, se você é um trabalhador cujo ofício envolve a promoção da saúde, não deixe de valorizar e incluir a culinária nos temas dos seus encontros ou conversas com a população. Confira as dicas e recomendações que separamos a seguir e identifique os aspectos que você pode melhorar em relação às suas habilidades culinárias e orientações para valorização e estímulo ao ato de cozinhar durante suas consultas.

Você precisa melhorar suas habilidades culinárias!
A culinária é uma prática emancipatória para promoção do autocuidado, para a garantia de soberania e segurança alimentar e nutricional e que favorece a construção de sistemas alimentares mais justos e soberanos. Portanto, pratique e valorize o ato de cozinhar. Se você é um trabalhador cujo ofício envolve a promoção da saúde, procure incluir a culinária nos temas dos seus encontros ou conversas com a população. Confira as dicas e recomendações que separamos a seguir para te ajudar a aprimorar suas habilidades culinárias e empregar estratégias para orientação de práticas culinárias em suas consultas.

Figura 94.1 (*Continuação*).

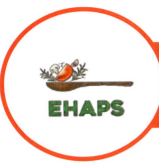

ESCALA DE HABILIDADES CULINÁRIAS DOMÉSTICAS DA APS

DICAS E RECOMENDAÇÕES

As dicas e recomendações a seguir são baseadas na definição de habilidades culinárias domésticas, apresentada abaixo.

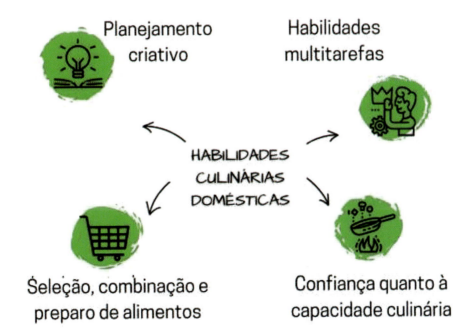

Figura 94.1 (*Continuação*).

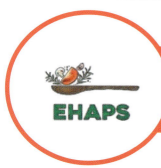

ESCALA DE HABILIDADES CULINÁRIAS DOMÉSTICAS DA APS

PLANEJE SUAS REFEIÇÕES E ORGANIZE-SE PARA PREPARÁ-LAS:
- É muito importante planejar o que será consumido nas refeições que você fará dentro e fora de casa, por exemplo no trabalho ou na escola. Monte um calendário de planejamento semanal de refeições para preencher com família: decidir em conjunto o que todos irão comer durante a semana é mais fácil e gostoso.
- Combine alimentos de diferentes grupos no almoço e jantar: cereais, feijões, carnes, aves, pescados ou ovos, verduras e legumes. As frutas podem ser utilizadas como sobremesas, sucos naturais ou para compor saladas e molhos.
- Diversificar a forma de apresentação e preparo de alimentos é uma ótima pedida para não cair na monotonia: que tal trocar o feijão em caldo por uma salada de feijão? Já pensou em assar repolho ao invés de refogar?
- Organize-se: separe todos os utensílios e alimentos antes de começar a cozinhar: isso economiza tempo e garante que você não tenha surpresas infelizes, como falta de um ingrediente, bem no meio do preparo de uma receita! Prepare em maior quantidade as receitas que demoram mais tempo para ficarem prontas (como feijão em caldo, molho de tomate caseiro, picadinho de carne, assados) e congele em porções menores para consumir aos poucos.
- Nada de caldos industrializados para dar sabor às refeições! Utilize legumes e folhas (como cenoura, cebola e salsão) e aproveite suas aparas (cascas, folhas e talos) para preparar caldos caseiros. Congele-os em forminhas de gelo. Esse cubinho sim, vale a pena!

TEMPO, TEMPO, TEMPO!
- Infelizmente, a rotina atribulada representa um obstáculo para o preparo de refeições, mas não se esqueça de reservar um tempinho para cozinhar e comer, afinal essas são práticas de autocuidado tão importantes quanto se exercitar ou dormir!
- Está com pouco tempo? Você sabia que panela de pressão reduz o tempo de preparo do arroz? Ou que cozinhar um macarrão com molho de tomate e temperos naturais leva apenas cinco minutos a mais do que você gastaria para aquecer um pacote de macarrão instantâneo? Combine tarefas enquanto está na cozinha: enquanto o feijão está na pressão você pode descascar alho e cebola, temperar o bife ou lavar a salada. Que tal lavar a louça enquanto você espera as batatas assarem?
- Aproveite também para congelar preparações produzidas em grande quantidade para aqueles dias mais atarefados.
- Além do preparo de refeições, outras tarefas domésticas podem e devem ser compartilhadas por todos integrantes da família! Organize um quadro de divisão de responsabilidades e de tarefas do dia!

Figura 94.1 (*Continuação*).

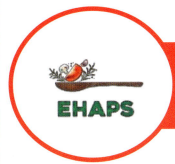

ESCALA DE HABILIDADES CULINÁRIAS DOMÉSTICAS DA APS

COMPARTILHE OS SUCESSOS, DIVIRTA-SE COM OS FRACASSOS E PRIORIZE A SEGURANÇA!
- Desenvolver habilidades culinárias exige PRÁTICA! Registre e compartilhe suas receitas de sucesso com familiares e amigos e não desista se uma receita não der certo. Revise os passos e as quantidades de ingredientes e tente outra vez! Lembre-se: rir dos insucessos culinários é uma boa receita para não se abater.
- Utilize conjuntos de xícaras e colheres medidoras para garantir que a quantidade de ingredientes adicionados à sua receita está padronizada! Dessa maneira você aumenta suas chances de obter resultados bem-sucedidos.
- Para ganhar confiança na cozinha você deve sentir-se em segurança. Algumas dicas podem te ajudar:
    - Mantenha facas afiadas. Isso facilita cortes, sem que você precise empregar força
    - Mantenha a borracha da panela de pressão sempre em bom estado e respeite a indicação de nível máximo de líquido no interior da panela. Não mexa no pino para forçar a saída da pressão: basta desligar o fogo e a pressão será liberada normalmente
    - Utilize as bocas de trás do fogão para as panelas maiores e mantenha cabos de panela fora do caminho, assim você evita o risco de acidentes e queimaduras.

SELEÇÃO E COMBINAÇÃO DE ALIMENTOS
- Priorize comprar alimentos em feiras livres. Geralmente, nesses locais você pode encontrar legumes e verduras a preço justo (principalmente em horários próximos ao fim da feira) e ainda ajuda a valorizar a agricultura familiar.
- Como comprar? Priorize a seleção de alimentos *in natura* e minimamente processados e confie em seu nariz e olhos para escolher aqueles de melhor qualidade. Por exemplo: frescor de um peixe pode ser identificado pelo cheiro de mar, olhos brilhantes e saltados e guelras vermelhas. Aproveite também da sabedoria dos feirantes para aprender mais sobre as características de uma fruta madura ou de uma verdura fresquinha!
- As feiras livres também são um prato cheio para conhecer novos sabores para suas receitas habituais: elas oferecem diversos temperos naturais que podem ser utilizados em quantidades generosas em suas preparações. Essa dica é valiosa para moderar no uso de óleo, sal e açúcar, sem perder o sabor! Quando comprar? Apesar de parte dos legumes e das verduras ser comercializada em quase todos os meses e em todas as regiões, os alimentos produzidos localmente e no período de safra apresentam menor preço, maior qualidade e mais sabor! Pergunte sobre os alimentos da época ao feirante!
- Quanto comprar? Considere o número de pessoas que comem com frequência em sua residência. Para evitar desperdícios, opte pela compra semanal de alimentos *in natura*, pois estes deterioram mais facilmente. Já os alimentos como feijões, arroz, farinhas e ingredientes culinários podem ser provisionados para o mês. Antes de sair, confira os alimentos que você tem em estoque e faça uma lista de compras!

Figura 94.1 (*Continuação*).

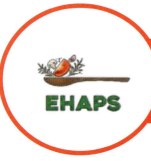

ESCALA DE HABILIDADES CULINÁRIAS DOMÉSTICAS DA APS

"TEMPERE" SUAS ORIENTAÇÕES PARA PROMOVER SAÚDE!

Falar de alimentação saudável é atribuição de todos os profissionais de saúde e exige esforços coletivos para controlar problemas de saúde pública, como o aumento excessivo de peso e as doenças crônicas não transmissíveis. O Guia Alimentar para a População Brasileira ressalta a importância do ato de cozinhar como estratégia para o enfrentamento dessas doenças. Portanto, as orientações para promoção de saúde precisam superar práticas medicalizantes. A abordagem de práticas culinárias pode aproximar seu conhecimento científico do cotidiano de vida das pessoas, indo ao encontro dos saberes e das práticas sociais e fortalecendo a capacidade do indivíduo ou da comunidade de identificar soluções para rotina.

- Procure desenvolver, exercitar e partilhar habilidades culinárias durante suas consultas com jovens, adultos, idosos, sem distinção de gênero, ou durante encontros educativos com a comunidade.
- Reavalie junto aos indivíduos que você atende em sua unidade de saúde como eles têm usado o tempo, e avaliem juntos quais outras atividades poderiam ceder espaço para a alimentação.
- Indique este teste e apresente nossas dicas e recomendações! Não deixe de conferir os Materiais do Ministério da Saúde para enriquecer suas orientações: Guia Alimentar Para a População Brasileira, Guia Alimentar para Crianças Brasileiras Menores de Dois Anos; e os manuais "Alimentos Regionais Brasileiros" e "Na Cozinha com Frutas, Verduras e Legumes".

 Desenvolvido por: TEIXEIRA, Aline Rissatto; CAMANHO, Julia Souza Pinto; MIGUEL, Flávia; MEGA, Helena; SLATER, Betzabeth. Departamento de Nutrição e Saúde Pública. Universidade de São Paulo, São Paulo, 2020.

 projetohcd@gmail.com

Figura 94.1 (*Continuação*).

Finalmente, durante o recebimento da mercadoria, o profissional deverá avaliar de forma quantitativa e qualitativa as condições de entrega, seguindo os critérios estabelecidos nos instrumentos legais de aquisição de bens e serviços.[30]

A Figura 94.2 indica as principais características sensoriais de alimentos.

A Companhia de Entrepostos e Armazéns Gerais de São Paulo (CEAGSP) publicou uma tabela[a] com informações sobre sazonalidade e preços para auxiliar no processo de seleção e compra de frutas, legumes, verduras, pescados, entre outros.

Procedimentos preliminares ao cozimento de alimentos

A produção de refeições em âmbito doméstico ou em cozinhas profissionais é dividida em atividades de pré-preparo e preparo. O pré-preparo inclui todas as operações em que há redução ou eliminação de microrganismos por métodos de limpeza e higienização, além de pesagem, descascamento, cortes de ingredientes, branqueamento de hortaliças e vegetais, extração e sumos de frutas, procedimentos de hidratação de cereais e remolho de leguminosas, misturas e sovas de massas e produção de bases de cozinha.

Lavagem e descontaminação de frutas, legumes e verduras

Em especial quando consumidos crus, frutas, legumes e verduras (FLV) podem estar contaminados por microrganismos que causam doenças, de modo que a adequada higienização se faz essencial. Por isso, esses alimentos devem ser lavados, um a um, em água corrente e colocados em recipiente com água e um saneante, como hipoclorito de sódio ou água sanitária própria para alimentos. Esses produtos podem ser adquiridos em supermercados e sacolões ou fornecedores de produtos e equipamentos de limpeza. O rótulo do saneante deve informar o procedimento de diluição e o tempo em que os alimentos devem ficar submersos na solução saneante. Submeter legumes e verduras à imersão em solução de vinagre não apresenta o mesmo efeito de eliminação de microrganismos.[13,29] O processo de descontaminação com solução saneante é dispensável para alimentos que serão cozidos.

Maceração de cereais e leguminosas

As leguminosas contêm fatores antinutricionais, como os inibidores de tripsina, os fitatos, os polifenóis (nos feijões, principalmente os taninos) e os oligossacarídeos não digeríveis. Alguns cereais integrais, como o arroz, também têm fitatos. O remolho (também chamado de maceração) prévio dos grãos em água pode reduzir a quantidade desses compostos.[31]

O remolho pode ser realizado de forma lenta ou rápida:

- Remolho lento: deixar os grãos lavados de molho em água na proporção de duas partes de água para uma parte de grão, por 8 a 12 horas. Esse procedimento deve ser realizado sob refrigeração. Por fim, a água deve ser descartada previamente ao cozimento[15]
- Remolho rápido: lavar os grãos, fervê-los em água, por 2 minutos, e, em seguida, deixá-los de molho na proporção de duas partes de água quente para uma parte de grão, por 1 hora. Por fim, a água deve ser descartada.[27]

Independentemente do tipo de remolho, a hidratação do grão possibilita reduzir o tempo de cozimento, um importante benefício para superação de obstáculos inerentes à prática culinária dos dias atuais.

Cortes básicos

Conhecer e executar adequadamente os diversos cortes em alimentos evita desperdícios, além de garantir adequada textura e sabor desejado à preparação. A técnica de cortes exige habilidades e requer treino. Muitas pessoas preferem utilizar facas sem fio, pois acreditam que facas afiadas estão associadas ao maior risco de acidentes, como cortes, o que não é verdade: O uso de facas bem afiadas possibilita realizar procedimentos de pré-preparo de maneira mais ágil e segura, pois não exige força extra ao cortar alimentos.

Vale, porém, assinalar três medidas de segurança essenciais ao manusear facas:

1. Corte alimentos em uma superfície plana e fixa. Se o alimento apresentar superfície arredondada, faça um corte em sua base para que ele tenha maior aderência à superfície de corte, por exemplo: corte cebolas ao meio antes de fatiá-las e mantenha a superfície reta do corte sobre a tábua para maior fixação do alimento
2. Escolha uma faca de tamanho adequado ao tamanho do ingrediente e ao procedimento a ser realizado. Cortes de ossos exigem cutelos; separar carne de ossos exige facas pontiagudas, finas e flexíveis para desossa; para descascamento de alho, utilize facas pequenas de legumes
3. Segure o cabo com firmeza utilizando quatro dedos: o polegar e o indicador devem descansar na espinha da faca, oferecendo conforto (Figura 94.3). A mão que segura o alimento sobre a tábua deve estar em posição de garra (Figura 94.4) deixando as unhas e as articulações superiores dos dedos paralelas à lâmina.

Os cortes clássicos são divididos em longos, quadrados, redondos e diversos. Os principais representantes de cada categoria são apresentados a seguir[32] e ilustrados na Figura 94.5.

Cortes longos

- *Julienne* ou Juliana: esse corte é muito versátil e muito utilizado nas culinárias brasileira e internacional. Consiste em cortar palitos com dimensões aproximadas de 2,5 a 5 cm de comprimento e 3 mm de largura. O primeiro passo é dar forma de tijolo ao alimento a ser utilizado (cortar laterais retilíneas em alimentos de superfície redonda, como cenouras) e, em seguida, dividi-lo em fatias finas e longitudinais. Depois, sobrepor as fatias e cortar bastões finos de 3 mm de espessura
- Palitos ou bastonetes: trata-se do corte perfeito para batatas fritas. Os palitos ou bastonetes devem ter aproximadamente 5 mm de largura e entre 5 e 6 cm de comprimento. Para isso escolha alimentos compridos, como cenouras, abobrinhas, aipo, batatas grandes etc. As etapas de corte são as mesmas realizadas para o corte *julienne*, com diferenças na espessura do corte: confere-se forma de tijolo ao alimento a ser utilizado e, em seguida, divide-se o alimento em fatias longitudinais mais grossas. Depois, as fatias longitudinais são sobrepostas e cortadas em bastões de 5 mm de espessura.

Cortes quadrados

- *Brunoise*: corte realizado a partir do corte *julienne*. Para isso, é necessário unir as tiras de *julienne* e picá-las da

---

[a]Disponível em: https://ceagesp.gov.br/sazonalidade-de-compras/.

Queijos
Parmesão e provolone são queijos duros de cascas grossas e amareladas; *brie* e *camembert* são queijos macios de crosta esbranquiçada; gorgonzola e *roquefort* devem ser fungados. Os queijos frescos não devem ter aparência amarelada (ranço) ou viscosidade excessiva.

Armazenamento à temperatura ambiente somente se especificado na embalagem.

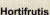
Leite
Seu conteúdo deverá ser um líquido homogêneo, de odor suave e branco. Leites com baixo teor de lactose podem apresentar cor amarela.

Embalagens não devem estar amassadas ou estufadas.

Massas
Massas frescas à base de farinha e ovos apresentam cor amarelo-clara, não devem conter manchas, pontos de bolor, bordas ressecadas, ou amolecimento por contato com água.

Hortifrutis
Frescos, firmes, sem manchas, rachaduras cortes ou perfurações, livres de insetos e larvas. Estas são condições ideais de compra, mas não esqueça que escolhas também devem ser sustentáveis, podendo-se adquirir frutas, verduras e legumes fora do padrão de venda, em boas condições de uso, procedentes da agricultura familiar ou de equipamentos públicos, como bancos de alimentos.

Ovos
Apresentam casca íntegra, sem rachaduras e resíduos que indiquem condições inadequadas de higiene. Bandejas devem ser preferencialmente de plástico ou outros materiais impermeáveis biodegradáveis.

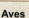
Grãos e farináceos
Cereais e leguminosas devem estar íntegros, sem furos, terra, parasitas, carunchos e livres de umidade. Muitas vezes, observa-se um pó fino, indicativo de contaminação por insetos. Os cereais integrais, quando velhos, mal armazenados ou fora do prazo de validade podem estar rançosos.

Carnes
Carnes embaladas não devem apresentar cristais de gelo ou acúmulo de água, indicativos de descongelamento. Consistência firme, de cor vermelho vivo, sem manchas esverdeadas. Produtos secos e salgados ou defumados podem ser recebidos em temperatura ambiente quando orientado na embalagem.

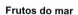
Aves
Frango deve apresentar odor e cor característicos, pele amarelo-rosada, sem escurecimento ou ressecamento. O corpo deve estar firme, sem viscosidade excessiva. Cortes embalados e congelados não devem apresentar cristais de gelo ou água, indicativos de descongelamento.

Peixes
Odor fresco e cor branca ou rósea. Musculatura presa à espinha, ventre desinchado, escamas bem aderidas e brilhantes, guelras úmidas e vermelhas, olhos salientes e sem viscosidade. Cortes embalados e congelados não devem apresentar cristais de gelo ou água, indicativos de descongelamento.

Frutos do mar
Camarões, lagosta e lagostins apresentam corpo curvo de cor rosada ou acinzentada/esverdeada. A cabeça e as pernas não devem se separar facilmente. Seus olhos não negros e bem destacados. Conchas e mexilhões têm corpo esponjoso, gelatinoso e elástico, fechados com grande retenção e água. Cor cinza para ostras e amarelo-alaranjada para mexilhões e a parte comestível bem aderida à concha.

Figura 94.2 Principais características sensoriais para seleção, compra e armazenamento de alimentos.

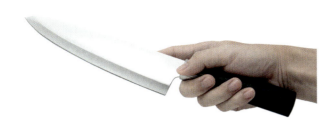

Figura 94.3 Posição segura da faca na mão. Fonte: iStock (©EmBaSy).

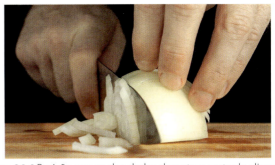

Figura 94.4 Posição segura dos dedos durante o corte de alimentos. Fonte: iStock (©Valeriy Elistratov).

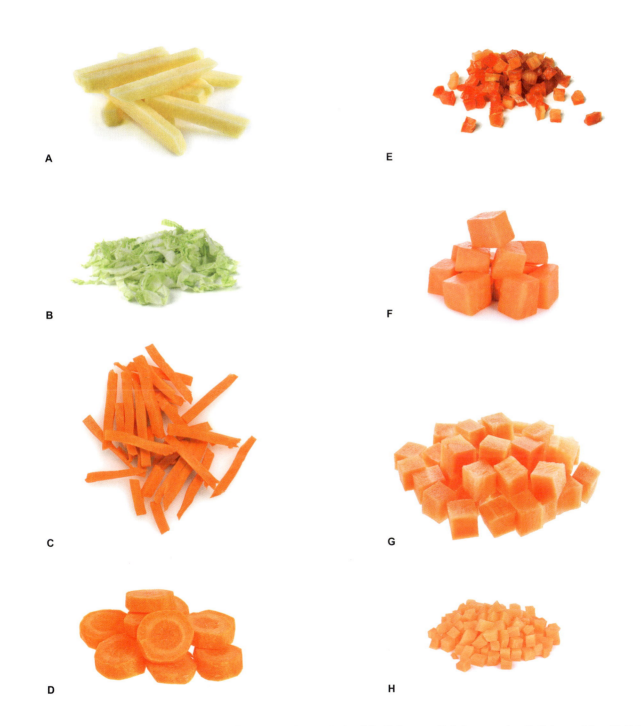

Figura 94.5 Cortes básicos. **A.** Bastonetes. **B.** *Chiffonade*. **C.** *Julienne*. **D.** *Rondelle*. **E.** *Brunoise*. **F.** Cubos grandes. **G.** Cubos médios. **H.** Cubos pequenos. Fonte: iStock (©sirichai_asawalapsakul; ©Oksana Ermak; ©PhotographyFirm; ©namiroz; ©Maquinotico; ©yodaswaj; ©Tim UR).

maneira mais uniforme possível, em cubinhos de aproximadamente de 3 mm × 3 mm. Esse tipo de corte é ideal para legumes com cozimento rápido e para utilizar em ingredientes que irão compor o recheio de preparações, como cebolas e cogumelos

- Cubos: o corte em cubos tem forma de dado e os tamanhos podem variar entre pequenos, médios e grandes. Eles têm como ponto de partida os cortes longos. As dimensões poderão variar de acordo com a finalidade do corte na preparação, por exemplo: para um guisado, são indicados cubos grandes (1,5 cm × 1,5 cm × 1,5 cm), uma vez que cubos pequenos poderão amolecer demasiadamente ou até se desfazer no caldo da preparação, que exige cozimento longo. Cubos médios (9 mm × 9 mm × 9 mm) são indicados para refogados, e cubos pequenos (6 mm × 6 mm × 6 mm), para guarnições com tempo de cozimento curto.

Cortes redondos

- *Rondelle*: essa técnica consiste em cortar alimentos com formato arredondado, tais como cenoura, pepino, berinjelas, rabanete ou abobrinha. Por ser simples, não exige muita destreza, mas uniformidade no corte. As rodelas podem ser de 0,2 cm até 1 cm ou mais.

Cortes diversos

- *Chifonnade*: corte em geral empregado para fatiar folhas, como couve, repolho, taioba, *ora-pro-nóbis*, e alguns tipos de ervas, como manjericão e hortelã. A técnica exige secar, enrolar e apertar as folhas, previamente lavadas, em forma de um charuto, e, na sequência, a folha é finamente fatiada.

Bases de cozinha

As bases de cozinha compreendem um conjunto de técnicas e procedimentos de pré-preparo básicos essenciais para obtenção de preparações finais com valor nutricional agregado e intensificação de texturas, aromas e sabores resultantes do conjunto de ingredientes utilizados.[15,33] A Figura 94.6 ilustra as principais bases de cozinha.

Os fundos são preparações líquidas, aromáticas, sem ligas, mais ou menos concentradas, sem adição de sal obtidas da fervura de ossos, legumes e ingredientes aromáticos em água. Compõem as bases extrativas e podem ser divididos em claros (produzidos com carcaças de aves e pescados), escuros (com ossos tostados de pata de boi, que conferem coloração escura) ou de vegetais (à base de *mirepoix*, constituído de cebola, cenoura, salsão e ervas aromáticas).[27]

O domínio da técnica de preparo de fundos diversos pelo nutricionista é essencial, considerando-se a importância de orientações que versam sobre a redução do consumo de temperos ultraprocessados, com elevado teor de sódio, cuja associação com o aumento da pressão arterial e maior risco de doenças crônicas não transmissíveis em adultos é amplamente documentada em estudos científicos. A Organização Mundial da Saúde (OMS) recomenda que a ingestão de sódio seja inferior a 2 g/dia, o equivalente a 5 g/dia de sal. No Brasil, o consumo médio de sal equivale a quase o dobro dessa recomendação.[34]

As etapas para o preparo de fundos são apresentadas a seguir.[33]

1. Adição de ingredientes aromáticos e líquidos

- Para fundos claros e de vegetais: colocar cubos grandes de *mirepoix* (cenoura, cebola e salsão) em uma panela sem adicionar gordura; acrescentar as carcaças sem dourá-las (em caso de fundo claro). Em seguida, inserir um *bouquet garni* (buquê de ervas) e um *sachet d'épice* (sachê de especiarias); não adicionar sal, pois se trata de uma base; adicionar a água em temperatura fria, favorecendo a transmissão de sabor e nutrientes ao líquido
- Para fundos escuros: os ossos podem ser tostados em forno e adicionados à panela com os cubos grandes de *mirepoix*. Realiza-se, então, a *pinçage*, que consiste em dourar

Extrativas
Ligações/ espessantes
Aromáticos
Embelezadores/ melhoradores

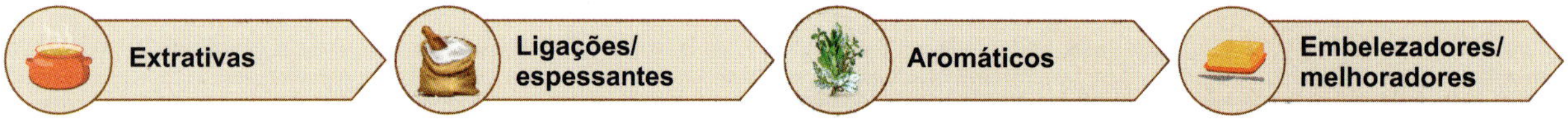

Fundos
Base para produção de grande parte dos molhos. Os principais fundos são: escuros; claros; de vegetais.

Roux
Mistura de farinha e gordura em proporções iguais. Uma das principais ligas utilizadas no preparo de molhos.

Ligas amiláceas
Farinhas, féculas, amido de milho.

Ligas proteicas
Gemas de ovos, gelatina.

Ligas vegetais
Ágar ágar, pectina.

Marinadas
Condimentação líquida que visa impregnar substâncias que promovam amaciamento, aroma e sabor.

Mirepoix
Base de legumes para o preparo de fundos. Composição: 25% de cenoura, 25% de salsão e 50% de cebola.

Bouquet garni
Buquê de ervas frescas aromáticas, removido ao fim do cozimento.

Sachet d'épices
Sachê preparado com gaze de ervas e especiarias removido ao fim da preparação.

Gorduras e ligas finas
Gemas, creme de leite, suavizam e tornam cremosas as preparações.

Corantes naturais
Mostarda, páprica, beterraba etc. Realçam cor e atuam na maioria das vezes como aromatizantes.

Figura 94.6 Bases de cozinha.

o *mirepoix* com um pouco de extrato de tomate em fogo baixo até que a água do extrato e dos legumes evapore e os açúcares presentes nos ingredientes adquiram uma coloração marrom-ferrugem, intensificando-se o sabor, a cor e o odor da base. Inserir um *bouquet garni* e um *sachet d'épice*; em seguida, fazer a deglaçagem com água fria, que consiste em adicionar a água à *pinçage*, removendo incrustações do fundo da panela, tornando o líquido ainda mais escuro e rico em sabor.

2. Aquecimento e redução do líquido
- Aquecer o fundo claro ou escuro em fogo brando. Deixar o caldo tomar cor, aroma e sabor, até que o volume de líquido reduza ao menos pela metade ou até que o sabor dos legumes tenha se transferido totalmente para o líquido.

3. Finalização e armazenamento
- Coar, resfriar e armazenar sob refrigeração por até 3 dias ou congelamento a –18°C por até 3 meses. O fundo pode ser congelado em formas de gelo e armazenado, após completa solidificação em sacos plásticos, no *freezer*.

A Figura 94.7 ilustra os procedimentos de preparo e armazenamento de um fundo de vegetais.

Os fundos são a base para o preparo de grande parte dos molhos empregados na culinária. Compreende-se como molhos as preparações líquidas mais ou menos espessas, quentes ou frias, que acompanham um alimento, realçam sabores e aprimoram a aparência de um prato. Os principais molhos – também chamados de molhos "mãe", pois deles podem ser produzidas inúmeras derivações – são o molho espanhol e *demi glace* (que utilizam fundos escuros de carne), o bechamel e *velouté* (que utilizam fundos claros de aves, peixes ou fundo de vegetais), molhos emulsionados, como a maionese e o molho holandês, e os molhos à base de tomates.[27]

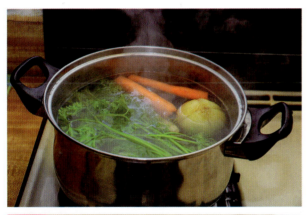

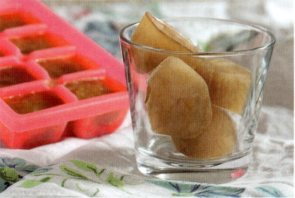

Figura 94.7 Preparo e armazenamento de fundo de vegetais. Fonte: iStock (©photovs; ©karma_pema).

As bases de ligação ou espessantes são aquelas que promovem adensamento/espessamento de líquidos, como molhos e sopas. Entre as principais bases espessantes estão as ligas amiláceas e *roux*, as ligas proteicas e vegetais.[33]

As ligas amiláceas, como farinhas, féculas e amidos, quando misturadas aos líquidos, com subsequente aquecimento, formam géis, promovendo viscosidade e textura espessa. O *roux* corresponde a uma das principais ligas utilizadas no preparo de molhos. Trata-se da mistura de farinha e gordura em proporções iguais, submetida a aquecimento. Um dos molhos mais conhecidos na culinária mundial resulta dessa base: o molho bechamel (Figura 94.8) é um molho branco e espesso produzido a partir

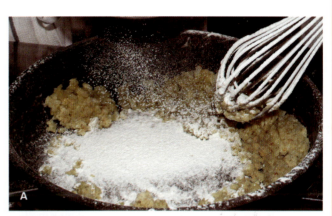

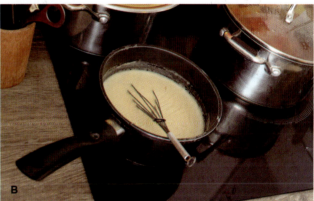

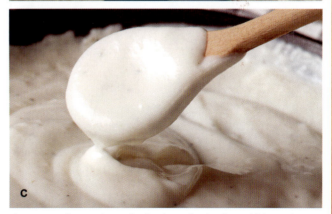

Figura 94.8 Etapas de produção do molho bechamel, à base de *roux*. **A.** Preparar um *roux*: misturar manteiga e farinha de trigo em proporções iguais e levar ao aquecimento, até completa homogeneização. **B.** Despejar leite fervido aos poucos sobre o *roux* e mexer com um batedor de arame para que não se formem grumos. **C.** Cozinhar por cerca de 5 minutos ou até obtenção de molho de textura levemente espessa, conhecida como *nappé* (o molho deve ficar aderido ao fundo da concha, formando uma camada fina e translúcida). Fontes: Sebess[35] (2014) e iStock (©Agustin Orduna; ©Richard Villalonundefined undefined; ©ALLEKO).

da mistura de *roux* e leite, podendo-se adicionar ingredientes aromáticos, como cebola *piqué* (cebola com louro e cravos) ou noz-moscada.[32,33,35]

São exemplos de ligas proteicas as gemas de ovo, a gelatina sem sabor e o sangue. Gelatinas não devem ser submetidas a temperaturas superiores a 38°C, pois perdem seu poder de gelatinização. Ovos e sangue também não devem alcançar ebulição devido à coagulação de proteínas.[33] Entre as ligas de origem vegetal, destaca-se o ágar-ágar, cujo poder de gelatinização é aproximadamente 8 vezes maior do que a gelatina à base de colágeno, e não exige refrigeração para gelatinizar líquidos.

As bases aromáticas são aquelas que realçam sabor e aroma em molhos e preparações.[32] Ervas e especiarias, o *bouquet garni*, o *sachet d'épices* e as marinadas são exemplos dessa categoria de bases culinárias, e suas descrições são apresentadas a seguir.

As Figuras 94.9 e 94.10 apresentam a relação das principais ervas e especiarias empregadas na culinária brasileira, bem como suas combinações com ingredientes e preparações.

A técnica de preparo do *bouquet garni* (Figura 94.11), também chamado de "buquê de ervas", consiste em amarrar ramos de ervas frescas como alecrim, tomilho, salsa, alho-poró, manjericão e louro com um barbante culinário. Já o *sachet d'épices* (Figura 94.12), ou "sachê de especiarias", consiste na combinação de especiarias, como canela em pau, cravo, pimenta-do-reino em grãos, e dentes de alho, dispostos e uma gaze dobrada em forma de sachê, amarrada com um barbante culinário. Essas bases conferem aroma e sabor a receitas com caldos e molhos, e podem ser removidas ao fim da preparação.

As marinadas correspondem a condimentações líquidas que proporcionam aroma, sabor e amaciamento de ingredientes. O amaciamento se dá pela ação de enzimas de ingredientes que compõem as marinadas, como a bromelina (presente no abacaxi), a papaína (mamão) ou a ficina (figo). Também pode ocorrer pela adição de ingredientes ácidos, como vinhos ou sucos de frutas cítricas. Exemplos clássicos de marinada são

as vinha d'alhos, utilizadas em peças de carne que serão posteriormente assadas ou grelhadas, composta de óleo ou azeite, vinho e ingredientes aromáticos, como alecrim, alho e cebola. É importante ressaltar que, desde que bem cozidas, as marinadas podem se tornar molhos que acompanham a preparação.[36]

As bases culinárias consideradas embelezadoras ou melhoradoras são elementos que intensificam cores, atenuam textura e enriquecem preparações. Constituem exemplos dessa categoria as ligas finas (gemas e féculas) e as gorduras (creme de leite, nata, manteiga, azeite), adicionadas ao fim do aquecimento de molhos, cremes e sopas, com o objetivo de adensar levemente preparações, conferindo textura mais aveludada e cremosa. Já os corantes naturais realçam a cor de preparações e atuam, na maioria das vezes, como aromatizantes. São exemplos a mostarda em pó, a páprica e o açafrão.[32]

Preparo de alimentos: métodos de cozimento

A aplicação de calor para cozinhar alimentos implica inúmeros desfechos inerentes à segurança, à textura e ao desenvolvimento de aromas e sabores no preparo de refeições.

O tratamento térmico possibilita eliminar ou reduzir expressivamente a carga microbiana deteriorante e patogênica. Amplia, ainda, a digestibilidade de ingredientes de natureza proteica. Já o cozimento de alimentos fonte de amido em água resulta em gelatinização, responsável pelo espessamento das preparações. No aquecimento a seco, o amido é dextrinizado, o que diminui sua capacidade de absorver água, resultando em preparações com maior controle de viscosidade, que ficam espessas, mas não formam gel. Esse processo pode ser identificado, por exemplo, ao aquecer o arroz em óleo vegetal antes de cozinhar os grãos em água, para que fiquem soltos.[27]

Grande parte dos componentes antinutricionais de ocorrência natural nos alimentos é sensível ao aquecimento e perde sua atividade com a cocção. Dessa forma, o cozimento

	Baunilha	Canela	Cominho	Cravo-da-índia	Cúrcuma	*Curry*	Erva-doce	Gengibre	Noz-moscada	Páprica	Pimenta-do-reino	Urucum
Arroz		X		X	X	X					X	X
Feijões			X		X					X	X	X
Legumes			X		X	X	X	X	X	X	X	X
Folhas cruas					X		X	X			X	
Frutas	X	X		X				X	X			
Aves		X			X	X		X		X	X	X
Carnes		X	X	X	X			X		X	X	X
Pescados					X	X		X		X	X	X
Pães	X	X			X			X		X		
Bolos e tortas	X	X		X				X	X			
Molhos		X		X	X	X		X	X		X	
Sopas e caldos		X	X	X	X	X	X	X	X	X	X	X

Figura 94.9 Indicações de uso de especiarias em preparações. Adaptada de Teixeira et al.[26] (2020). Fonte das imagens: iStock (©Infografick; ©Alexlukin; ©orinoco-art; ©vav63; ©Wanniwat Roumruk; ©Diana Taliun; ©Jasmina81; ©Tetiana Rostopira; ©chengyuzheng; ©filistimlyanin; ©popovaphoto; ©Candy_Vandy).

	Alecrim	Cebolinha	Coentro	Hortelã	Louro	Manjericão	Orégano	Salsinha	Sálvia	Tomilho
Arroz		X			X	X	X	X		
Feijões		X	X		X			X	X	
Legumes	X	X	X	X		X	X	X	X	X
Folhas cruas		X	X	X		X	X	X		X
Frutas				X		X				
Aves	X	X	X		X	X	X	X	X	X
Carnes	X	X	X	X	X	X	X	X	X	X
Pescados	X	X	X	X	X	X	X	X	X	X
Pães	X						X	X	X	X
Bolos e tortas				X		X				
Molhos	X	X	X	X	X	X	X	X		X
Sopas e caldos	X	X	X		X	X	X	X	X	X

Figura 94.10 Indicações de uso de ervas em preparações. Adaptada de Teixeira et al.[26] (2020). Fonte das imagens: iStock (©Volosina; ©Timmary; ©scisettialfio; ©osoznaniejizni; ©OlgaMiltsova; ©sirichai_asawalapsakul; ©Diana Taliun; ©AlexRaths; ©Taras Dovhych).

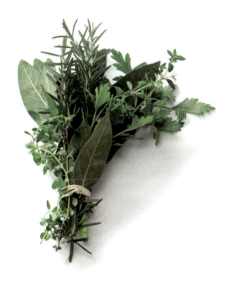

Figura 94.11 *Bouquet garni* (buquê de ervas aromáticas). Fonte das imagens: iStock (©bonchan).

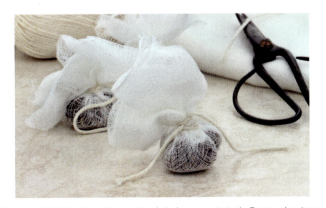

Figura 94.12 *Sachet d'épices* (sachê de especiarias). Fonte das imagens: iStock (©StephanieFrey).

de leguminosas, por exemplo, possibilita inativar fatores antinutricionais como inibidores de proteases. O cozimento da mandioca-brava possibilita eliminação do ácido cianídrico, presente no alimento cru, cujos efeitos da ingestão podem variar de dores de cabeça, tonturas e falta de ar ao comprometimento do sistema nervoso central. O cozimento de alimentos também favorece a biodisponibilidade de alguns nutrientes, como o licopeno presente no tomate. Por fim, o uso do calor promove a combinação dos componentes alimentares que desenvolvem sabores, aromas, texturas e colorações atraentes.[15]

Os métodos de cocção diferenciam-se quanto ao uso de água e podem ser divididos em calor úmido, seco ou misto.[32]

Alimentos submetidos ao calor úmido são cozidos em meio líquido, dispensando-se a presença de gordura. O líquido promoverá a hidratação do alimento, mediante emprego de tempo e temperatura adequados, resultando em preparações mais macias.

Já os meios utilizados para aplicação de calor seco são ar e óleo/gorduras, intensificando características sensoriais, especialmente relacionadas ao desenvolvimento de aromas e sabores tostados e colorações douradas na superfície de alimentos, resultantes de reações de Maillard e caramelização, além de texturas mais crocantes.

Os métodos de cozimento misto consistem no emprego conjunto de técnicas de calor seco e úmido, buscando-se concentrar e dissolver substâncias, reforçar ou suavizar características sensoriais, conforme resultado desejado.

Há, ainda, outros métodos de cocção contemporâneos, como irradiação por micro-ondas, e métodos auxiliares de condução de calor, como o banho-maria.[27] A Figura 94.13 apresenta os principais métodos de cocção de acordo com o tipo de calor empregado. A apresentação dos principais métodos culinários é detalhada a seguir (Figuras 94.14 a 94.28).

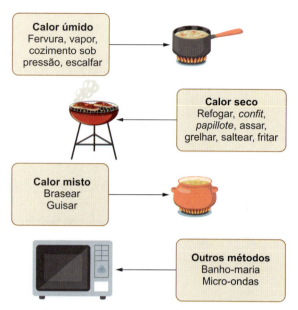

Figura 94.13 Principais métodos de cozimento.

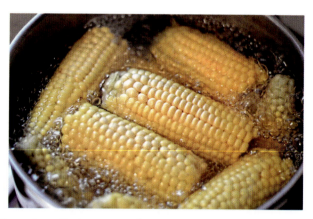

Figura 94.15 Cozimento em fervura. Consiste em submergir o alimento em meio aquoso fervente (com grande quantidade de líquido), sem uso de gordura. Indicação: hortaliças, carnes, cereais e leguminosas. A fervura apresenta desvantagens sensoriais e nutricionais quando comparada com a cocção a vapor. Fonte das imagens: iStock (©izzzy71).

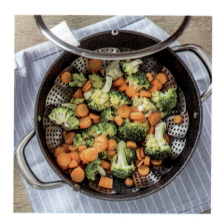

Figura 94.14 Cozimento a vapor. Os alimentos são cozidos em um recipiente fechado, em contato com o vapor quente resultante de um líquido em ebulição (água, sucos, caldos, vinhos). O vapor entra em contato direto com o alimento, transmitindo calor e aromas. Técnica amplamente utilizada para o cozimento de hortaliças e vegetais, como floretes de brócolis/couve-flor, cenouras e batatas. Fonte das imagens: iStock (©MarianVejcik).

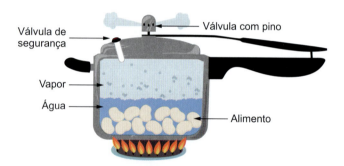

Figura 94.16 Cocção sob pressão. O princípio dessa técnica reside no fato de que a temperatura de ebulição da água em um utensílio com boa vedação é necessariamente maior para vencer a pressão formada pelo vapor d'água, em relação à temperatura de 100°C. Nas panelas de pressão domésticas, a água ferve a 120°C, acelerando o cozimento do alimento e possibilitando economia de gás. Trata-se de um método altamente recomendável para o preparo de alimentos de abrandamento demorado, como os grãos de leguminosas e cereais integrais e cortes de carne mais rígidos. Um exemplo é o cozimento do arroz integral, que pode ser realizado com apenas 4 a 5 minutos de pressão, seguidos de espera por 20 minutos com a panela de pressão fechada e sem chama. O cozimento desse alimento em panela tampada com água exigiria cerca do dobro de tempo.

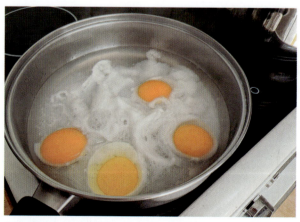

Figura 94.17 Cozimento escalfado (*pocher*). Método que utiliza pequena quantidade de líquido quente, como água, vinho, ou fundos abaixo da temperatura de ebulição (< 100°C), sem colocar tampa, para o cozimento de alimentos, como ovos sem casca (ovo *poché*) e filés de pescados delicados. Fonte das imagens: iStock (©Caymia).

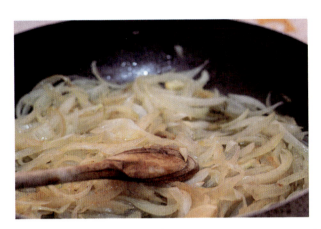

Figura 94.18 Refogar. Cozimento de peças pequenas em uma panela com gordura e sem tampar. Deve-se mexer rapidamente a mistura com uma colher. A condução do calor é feita pela gordura utilizada e pela água que o próprio alimento libera durante o aquecimento. Indicado para preparo de legumes, como cebola e alho picados, e verduras. Fonte das imagens: iStock (©mashiro2004).

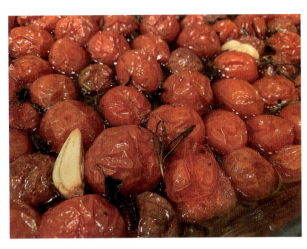

Figura 94.20 *Confit*. Cozimento de vegetais e hortaliças em óleo ou de carnes e aves na própria gordura. Feito em forno ou fogão em baixa temperatura, durante longo período, visando, como resultado, a alimentos macios. Fonte das imagens: iStock (©Kait Lisabeth)

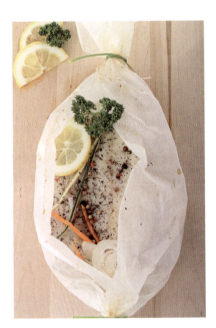

Figura 94.19 Cozinhar em *papillote*. Método amplamente utilizado para legumes e peixes delicados, no qual os alimentos são envoltos em papel-manteiga ou alumínio, junto a uma guarnição aromática (legumes, ervas ou líquidos), e, em seguida, são cozidos no forno. Desse modo, os alimentos adquirem o sabor da guarnição aromática ao mesmo tempo que mantêm sua umidade. Podem ser utilizadas folhas grandes, como folhas de bananeira, para substituir o papel-manteiga ou alumínio. Fonte das imagens: iStock (©margouillatphotos).

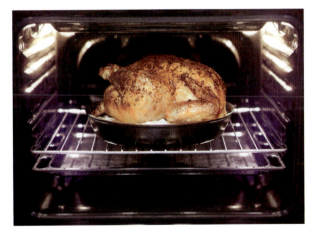

Figura 94.21 Cozimento ao forno (assado). Envolver os alimentos (em geral, peixes, peças de carnes mais gordurosas ou tenras, legumes, como batatas e abóboras, pães ou sobremesas) com o ar seco e quente em ambiente fechado. A superfície dos alimentos desidrata e adquire cor dourada intensa. É uma técnica de cocção comum para alimentos previamente temperados com marinadas. Quanto maior a superfície de contato do alimento com a assadeira e com o ar, menor será o tempo de cocção. A temperatura de cozimento de bolos ou tortas assadas é cerca de 160°C, enquanto cozimento de cortes de carne assados atinge 170 a 180°C; para pescados, pode-se empregar até 200°C. Fonte das imagens: iStock (©ssuaphoto).

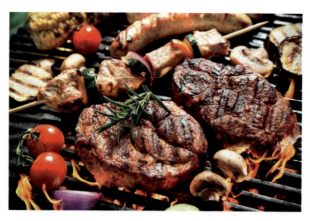

Figura 94.22 Grelhar. Utiliza uma fonte de calor localizado por baixo da superfície de cozimento do alimento. Trata-se de um método de cozimento rápido, em que podem ser utilizadas chapas ou grelhas bem quentes, elétricas ou à base de carvão, o que poderá conferir sabor defumado aos alimentos. A grelha pode ser pincelada com óleo ou manteiga para não grudar nem ressecar o alimento. Essa técnica é, em geral, empregada para vegetais mais macios (pimentões, abobrinhas, berinjelas e cogumelos, entre outros), ovos (omeletes, ovos mexidos), carnes mais gordurosas e macias (picanha, contrafilé, bistecas), filé de peixes mais altos e firmes (p. ex., robalo, salmão) e frutos do mar (camarão, lula, polvo). Também pode ser aplicado aos cortes de aves com pouca gordura, que necessitam de cozimento rápido para permanecerem úmidos e macios, como peito de frango. Fonte das imagens: iStock (©AlexRaths).

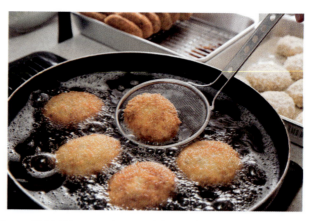

Figura 94.24 Fritura por imersão. Técnica de cozimento em que alimentos são mergulhados em óleo quente entre 170 e 180°C, para que adquiram crocância e coloração dourada uniforme. Utilizada para preparo de tubérculos (p. ex., batatas, cenouras, inhame, mandioca) ou frutas (p. ex., banana-verde) fatiados em bastonete ou *chips*, ou para massas e preparações empanadas em ovos e farinha (p. ex., à milanesa). Fonte das imagens: iStock (©kazoka30).

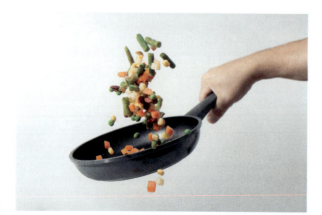

Figura 94.23 Saltear. É um método de cocção rápido, de pequenas peças e em pouca gordura, dourando em fogo alto, sem tampar ou adicionar água, de modo que a própria umidade dos alimentos garante a cocção. Exige certa habilidade e agilidade motora: com uma panela ou frigideira de cabo, faz-se um movimento leve e rápido que conduz a panela para frente e para cima, fazendo a preparação "saltar" na panela. Utensílios com formato circular no fundo, como as panelas orientais *wok*, são adequados para saltear. A regularidade do corte dos alimentos é importante para uma cocção uniforme. É utilizado com hortaliças já branqueadas, como brócolis, couve-flor e vagem. Também pode ser empregado em cortes de carnes macias em cubos. Fonte das imagens: iStock (©Mykhaylo Kozelko).

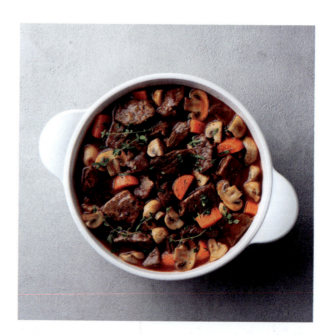

Figura 94.25 Guisar. Técnica de cozimento lento utilizada para pequenas peças de alimentos, que são primeiramente douradas em pouca gordura para que adquiram coloração dourada; em seguida, são cozidas totalmente imersas em líquido aromático, como fundos, marinadas ou molhos, até que adquiram a consistência macia, podendo-se utilizar panelas com tampa ou panelas de pressão, que reduzem consideravelmente o tempo de cozimento. Em geral empregada para o preparo de carnes em cubos mais rígidas, como músculo, ou aves em pedaços e leguminosas, como feijões e grão-de-bico. A feijoada é um exemplo de preparação guisada, típica da cultura alimentar brasileira. Fonte das imagens: iStock (©AnnaPustynnikova).

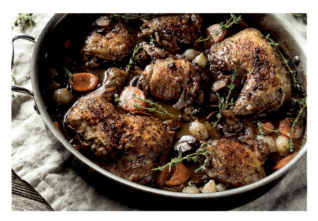

Figura 94.26 Brasear. Técnica de cozimento semelhante ao guisado, empregada com peças de carnes maiores (p. ex., lombo suíno, peças de carnes com ossos) douradas em gordura e cozidas em líquido aromático. Trata-se de um método de cocção lento, em chama de fogão ou forno, visando acentuar a cor do alimento e preservar a umidade em seu interior. Na primeira etapa, o alimento é submetido à alta temperatura em uma panela ou assadeira sem tampa, aquecida com gordura, para dourar bem; a cocção é finalizada em forno quente por um período prolongado, com a adição de pouco líquido. Após o preparo, o líquido deve ser peneirado e reduzido para a produção de molho. Fonte das imagens: iStock (©bhofack2).

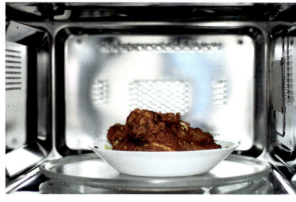

Figura 94.28 Cozimento por irradiação (aquecimento em micro-ondas). O cozimento de um alimento em micro-ondas acontece pela ação de ondas eletromagnéticas que aquecem partículas de água presentes no alimento. Trata-se de um modo de aquecimento altamente eficaz, possibilitando preparos culinários rápidos, desidratação e descongelamento de alimentos. A possibilidade de cozinhar com pouca água e com pouco calor é interessante para o preparo de hortaliças, com melhor preservação de nutrientes. As ondas eletromagnéticas dos equipamentos domésticos penetram em profundidades próximas a 2,5 cm; assim, alimentos com dimensões maiores terão seu interior aquecido por condução da temperatura, processo que provoca superaquecimento e ressecamento da superfície externa. Para evitar esse efeito indesejável, recomenda-se que alimentos cozidos em forno micro-ondas apresentem dimensões pequenas e cortes regulares. Uma limitação do micro-ondas se refere ao cozimento de carnes vermelhas, pois o tempo e a temperatura são insuficientes para transformar o colágeno em gelatina, inviabilizando a ocorrência da reação de Maillard, resultando em carnes cozidas com aspecto pálido e textura rígida.[27] Fonte das imagens: iStock (©razihusin).

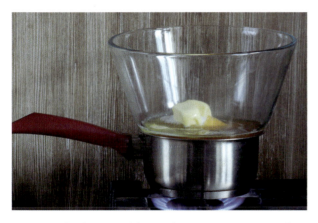

Figura 94.27 Banho-maria. Técnica de cozimento empregada para preparações delicadas que não suportam contato direto com o calor (p. ex., derretimento de chocolate, preparo de pudins e cremes de ovos). O cozimento se dá pelo contato do vapor da água em ebulição com o recipiente que contém o alimento/preparação. Fonte das imagens: iStock (©Tatiana Foxy).

CULINÁRIA, SUSTENTABILIDADE E PRESERVAÇÃO DE NUTRIENTES

A apropriação de habilidades culinárias pelo nutricionista pode fundamentar orientações quanto ao uso de equipamentos e técnicas de cozinha que favoreçam preservação de nutrientes durante o processo de cocção, aproveitando ao máximo as vantagens do calor e da extração de sabores, com vistas à promoção de hábitos alimentares mais saudáveis.

É sabido que o aumento da temperatura favorece a degradação de nutrientes termolábeis (notadamente vitaminas hidrossolúveis e compostos bioativos), diminuindo o valor nutritivo dos alimentos. Os minerais são mais resistentes ao calor, porém tornam-se mais suscetíveis à perda quando o conteúdo celular de alimentos de origem animal ou vegetal é exposto à água. Dessa forma, evitar descascar ou fatiar demasiadamente o alimento e diminuir o contato com a água (p. ex., preferir a cocção em vapor) são medidas que favorecem a retenção desses micronutrientes.[15]

O estudo de Lee et al.[37] avaliou o efeito de diferentes métodos de cozimento, incluindo branqueamento, fervura, micro-ondas e vapor, no conteúdo de vitaminas em vegetais. Os autores identificaram que o cozimento a vapor e o micro-ondas retiveram concentrações mais altas de vitamina C do que a fervura, devido ao contato reduzido com a água em temperaturas relativamente baixas. Com relação às vitaminas lipossolúveis, o cozimento no micro-ondas causou a menor perda de vitamina K em espinafre e acelga.

Yuan et al.[38] investigaram os efeitos de diferentes métodos de cozimento domésticos sobre os nutrientes presentes no brócolis. Os resultados do estudo indicaram a fritura e a fervura entre os métodos que causam maiores perdas de clorofila, proteína e vitamina C. O método de vapor parece ser o melhor na retenção de nutrientes no cozimento desse alimento. Galgano et al.[39] observaram retenção de vitamina C superior a 90% em brócolis cozidos em micro-ondas e panela de pressão.

Stephen et al.[40] estudaram as alterações químicas no atum submetido à fritura e ao aquecimento por micro-ondas. O estudo concluiu que o cozimento por micro-ondas é o melhor método para reter os ácidos graxos ômega-3 em comparação com a fritura, cujas perdas de ácido eicosapentaenoico (EPA) e ácido docosaexaenoico (DHA) foram de 70 e 85%, respectivamente.

O cozimento de alimentos em calor excessivo, como fritura, assados e grelhados, também pode implicar a produção de compostos de atividade carcinogênica como aminas aromáticas heterocíclicas e a acroleína (percebida pelo forte odor irritante e pela produção de fumaça branca durante o aquecimento de óleo de cozinha). Outros produtos tóxicos decorrentes do processo de fritura, como acrilamida e furanos, presentes na crosta de alimentos, também tiveram atividade carcinogênica demonstrada experimentalmente. Dessa forma, procedimentos de cocção de alimentos que dispensam o uso de líquido ou vapor devem ser feitos com controle rigoroso do tempo de exposição para evitar superaquecimento do alimento.[15]

Raber et al.[41] desenvolveram uma estrutura conceitual baseada em evidências de comportamentos culinários saudáveis em relação à prevenção de doenças crônicas, a partir de revisão sistemática da literatura (Figura 94.29). Entre as técnicas culinárias recomendadas, estão aquelas com baixa concentração de gordura, medição precisa de ingredientes, controle de temperatura para o preparo de carnes e o uso de ervas, especiarias e cítricos para temperar preparações.

Tão necessário quanto o emprego de habilidades culinárias para a abordagem biológica da alimentação é reconhecer a importância do melhor aproveitamento do tempo e menor impacto ambiental relacionados ao ato de cozinhar, visando à promoção de sistemas alimentares mais justos e sustentáveis.

Um estudo publicado por Frankowska et al.[42] avaliou o impacto ambiental relacionado ao uso de diversos ingredientes e procedimentos culinários. Os autores identificaram que o preparo de carnes é responsável pelas mais altas emissões de gases poluentes entre os vários tipos de alimentos utilizados no preparo de refeições. Com relação aos métodos e equipamentos culinários, os pesquisadores afirmam que assar alimentos no forno é a forma menos sustentável de cozinhar, uma vez que a técnica exige alta energia por longo período. O micro-ondas, por sua vez, é o equipamento que oferece menor impacto ambiental; no entanto, seu uso não deve ser estimulado para o mero aquecimento de alimentos pré-prontos, mas como recurso que possibilita abreviar o tempo e o consumo de gás e energia dedicados ao cozimento de alimentos que compõem refeições caseiras, reservando-se o uso do forno a gás ou elétrico apenas para finalização. Os autores também apontam o cozimento na pressão como técnica sustentável, com resultados ainda mais positivos se o equipamento for elétrico.

SUPERANDO OBSTÁCULOS

O *Guia Alimentar para a População Brasileira* reconhece a falta de tempo e de habilidades culinárias como potenciais obstáculos para a adoção de suas recomendações. Um dos fatores relacionados à redução da dedicação de tempo e, consequentemente, das habilidades inerentes ao preparo de refeições são as propagandas de alimentos ultraprocessados, que, muitas vezes, sugerem, inapropriadamente, que sua fabricação reproduz exatamente os ingredientes e os passos das preparações culinárias e que o preparo de refeições caseiras representaria uma perda de tempo em um contexto de vida globalizado.[13]

O primeiro passo para a superação do obstáculo da falta de tempo é justamente exercitar as habilidades culinárias. A falta de experiência na cozinha torna a preparação de refeições caseiras desnecessariamente demorada; portanto, quanto mais se exercitam as habilidades, mais rapidamente o preparo de refeições se dará.

Colocar em ordem todos os ingredientes e utensílios empregados para o preparo da receita na bancada da cozinha (procedimento chamado "*mise en place*", que significa "colocado no lugar" ou "posto em ordem") também possibilita economia de tempo e resultados bem-sucedidos. Fazem parte desse procedimento: ligar o forno, colocar na geladeira alimentos que precisam estar frios, deixar outros ingredientes de molho ou em marinadas, entre outros.

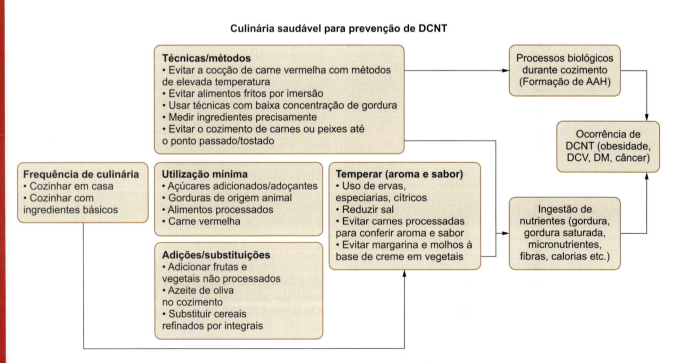

Figura 94.29 Modelo conceitual de culinária saudável proposto por Raber et al.[41] *AAH*, aminas aromáticas heterocíclicas; *DCNT*, doenças crônicas não transmissíveis; *DCV*, doenças cardiovasculares; *DM*, diabetes melito.

É importante refletir que o dia a dia traz, muitas vezes, atividades laborais árduas e cansativas, limitando a disposição para cozinhar. Por isso, há de ser recomendado que essa atividade seja de responsabilidade compartilhada de todos os membros da família e não apenas da mulher. Assim como a organização do trabalho em uma cozinha profissional permite distribuir tarefas entre os funcionários, o compartilhamento de tarefas culinárias entre membros do ambiente doméstico evita acidentes e garante o sucesso da preparação: Quem chega primeiro em casa? O que se pode fazer para adiantar o preparo do jantar? Quem pode se responsabilizar pela limpeza da louça ou por finalizar a preparação? Adolescentes e crianças podem higienizar os alimentos e separar os utensílios, atividades importantes que não oferecem riscos ou acidentes, afinal, tudo isso faz parte do cuidado e de relações afetivas.

Congelar alimentos crus ou preparações que demandam mais tempo para cozinhar em porções menores (como feijão em caldo, molho de tomate caseiro, ensopados de carne etc.) resulta em economia de tempo, garante qualidade sanitária da alimentação e é uma boa forma de evitar desperdícios. O princípio da utilização de frio aplicado aos alimentos se fundamenta na inibição parcial ou total de microrganismos, na diminuição da atividade de água presente nos alimentos e das atividades enzimáticas. Dessa maneira, é possível ampliar a durabilidade dos alimentos e otimizar o preparo de refeições no dia a dia, possibilitando o consumo de comida de verdade mesmo em dias mais agitados.

Visando promover orientações práticas para o desenvolvimento de habilidades culinárias no ambiente doméstico em prol da alimentação adequada e saudável, Teixeira et al.[26] produziram, em 2022, uma série de materiais educativos digitais que versam sobre o planejamento criativo para a definição do cardápio da semana, seleção e compra de ingredientes, otimização de tempo na cozinha, habilidades multitarefas e compartilhamento de responsabilidades no lar, além de orientações para aprimorar a confiança culinária e a combinação de ingredientes, ervas e especiarias para o preparo de refeições caseiras.

REFERÊNCIAS BIBLIOGRÁFICAS

As referências consultadas para a elaboração deste capítulo estão disponíveis *online* no Ambiente de aprendizagem do GEN.

COMO CITAR ESTE CAPÍTULO

ABNT
TEIXEIRA, A. R.; SLATER, B. Habilidades culinárias aplicadas à nutrição. In: ROSSI, L.; POLTRONIERI, F. (org.). *Tratado de Nutrição e Dietoterapia*. 2. ed. Rio de Janeiro: Guanabara Koogan, 2023. p. 1041-1063.

VANCOUVER
Teixeira AR, Slater B. Habilidades culinárias aplicadas à nutrição. In: Rossi L, Poltronieri F (Orgs.). Tratado de nutrição e dietoterapia. 2. ed. Rio de Janeiro: Guanabara Koogan; 2023. p. 1041-63.

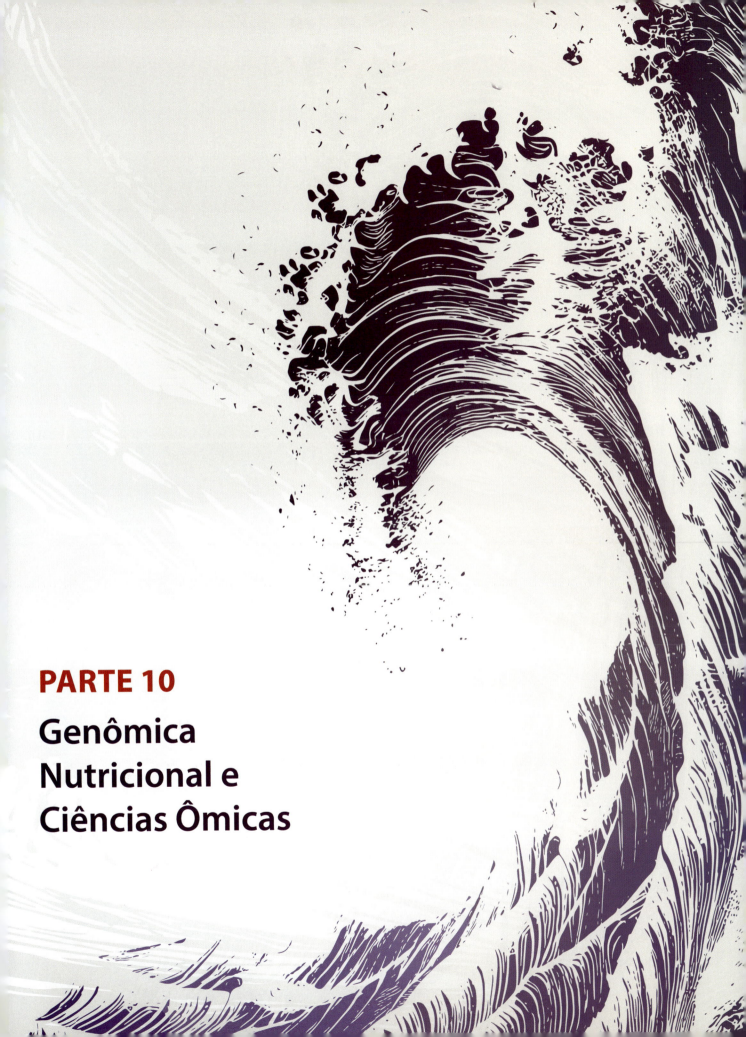

PARTE 10

Genômica Nutricional e Ciências Ômicas

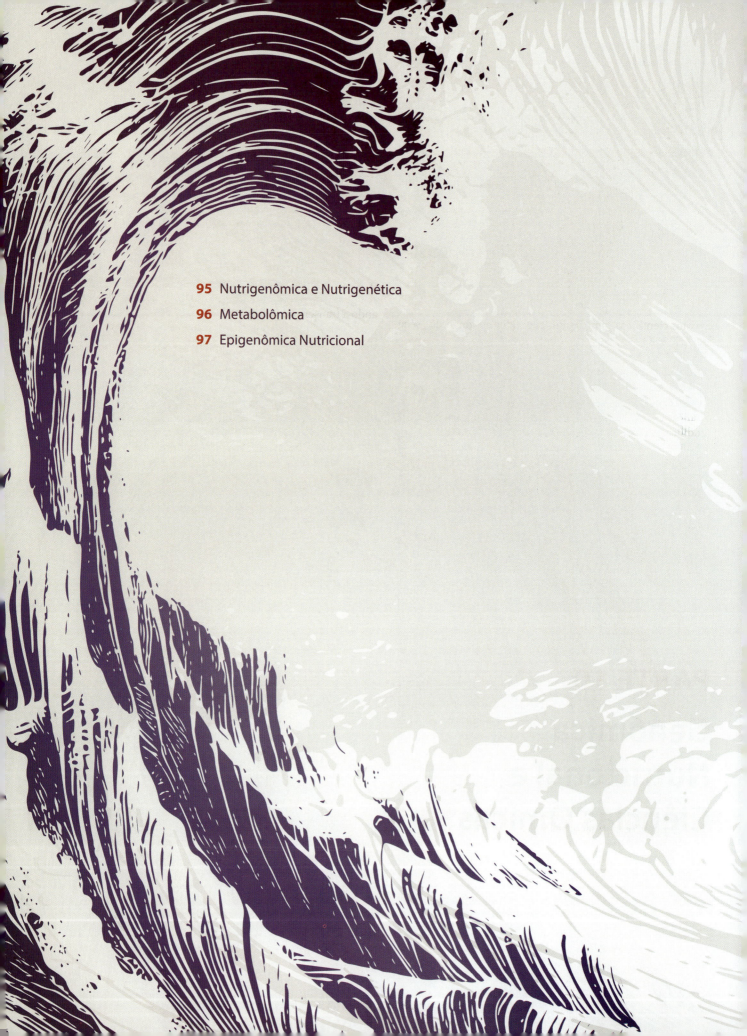

95 Nutrigenômica e Nutrigenética
96 Metabolômica
97 Epigenômica Nutricional

CAPÍTULO

95

Nutrigenômica e Nutrigenética

Cristiane Cominetti • Marcelo Macedo Rogero • Maria Aderuza Horst

INTRODUÇÃO

Eventos científicos importantes ocorridos ao longo dos séculos XIX e XX, como a descoberta do ácido desoxirribonucleico (DNA), por Johann Friedrich Miescher, em 1869, e de sua estrutura em alfa-hélice tridimensional, por Francis Crick, James Watson e Maurice Wilkins, a partir de imagens de raios X produzidas por Rosalind Franklin, em 1953, bem como a finalização do Projeto Genoma Humano (PGH), em 2003, modificaram significativamente as pesquisas em diversas áreas do conhecimento, com destaque para a Nutrição. Ao longo das últimas duas décadas, os estudos em Nutrição têm se fortalecido com os avanços científicos e tecnológicos no campo da biologia molecular. Dessa maneira, estudos em nível molecular sobre o modo como nutrientes e compostos bioativos de alimentos (CBA) interagem com o genoma humano têm sido cruciais para a melhor compreensão dos mecanismos relacionados à fisiopatologia das doenças crônicas não transmissíveis (DCNT) e para o planejamento de intervenções nutricionais que favoreçam a redução do risco dessas doenças.

Nesse contexto, destacam-se duas áreas de estudo em Nutrição que emergiram nos últimos anos: a nutrigenômica e a nutrigenética. Ambas, em conjunto com a epigenômica nutricional (ou nutriepigenômica), são normalmente referidas como subdisciplinas da genômica nutricional. A nutrigenômica refere-se, resumidamente, à maneira como nutrientes e CBA interagem com o genoma, modulando a expressão de genes para revelar os resultados fenotípicos daquela interação, incluindo fatores de risco para doenças. Já a nutrigenética estuda a influência das variações que ocorrem no DNA sobre as respostas à alimentação.[1,2] Neste capítulo, serão detalhados os fundamentos básicos dessas duas ciências. Há que destacar que as informações obtidas em estudos de genômica nutricional possibilitam a discussão sobre a Nutrição de precisão, que é uma abordagem nutricional pautada tanto em resultados fenotípicos, como exames bioquímicos e avaliações clínicas e antropométricas, quanto no genótipo individual.[3]

NUTRIGENÔMICA

Fundamentos

A nutrigenômica objetiva elucidar como os componentes da alimentação (nutrientes e CBA) podem influenciar a expressão gênica e, consequentemente, a síntese de proteínas (proteoma) e metabólitos (metaboloma). Diferentes componentes dos alimentos apresentam a capacidade de aumentar ou reduzir a expressão gênica e, desse modo, influenciar tanto a promoção de saúde quanto o risco de desenvolvimento de DCNT.[4]

Exemplo da interação de genes e nutrientes é a capacidade de determinados compostos dos alimentos atuarem diretamente como ligantes de fatores de transcrição ou de receptores nucleares. Nesse cenário, destacam-se as vitaminas A e D e os ácidos graxos, os quais podem ativar receptores nucleares de forma direta e induzir ou reduzir a expressão gênica. Por outro lado, compostos bioativos, como a curcumina, o resveratrol e a genisteína, podem influenciar vias de sinalização, como a via do fator nuclear kappa B (NF-κB), de forma indireta, o que pode acarretar aumento ou redução da translocação de fatores de transcrição do citoplasma para o núcleo celular, no qual esses se ligam à região promotora de genes específicos, desencadeando a transcrição gênica.[1,5,6]

Nutrigenômica e ácidos graxos

A ativação da via de sinalização do NF-κB promove o aumento da expressão de genes que codificam proteínas envolvidas na resposta inflamatória, fato que está relacionado à fisiopatologia de diferentes DCNT. A estimulação da via de sinalização do NF-κB pode ocorrer pela interação de um ligante a um receptor de superfície celular, como o receptor do tipo *Toll* (TLR)-4, que pode ser ativado tanto por lipopolissacarídeos (LPS) quanto por ácidos graxos saturados.[7,8]

A ligação de ácidos graxos saturados ao TLR-4 promove a ativação das proteinoquinases, designadas quinase c-Jun aminoterminal (JNK) e quinase do inibidor de kappa B (IKK-β) (Figura 95.1). Nesse contexto, o ácido palmítico aumenta a expressão e a secreção de citocinas pró-inflamatórias, como a interleucina (IL)-6 e o fator de necrose tumoral alfa (TNF-α). O ácido palmítico também prejudica a via de sinalização da insulina, por meio da fosforilação do substrato do receptor de insulina 1 (IRS-1) em resíduos de serina na posição 307. Quando o IRS-1 é fosforilado nessa posição, ocorre redução de sua interação com o receptor de insulina, na subunidade β, e, consequentemente, diminuição da transdução do sinal da insulina. Além disso, ácidos graxos saturados induzem a resistência à ação da insulina, por sua atuação antagônica sobre o coativador 1 alfa do receptor ativado por proliferador de peroxissomos gama (PGC-1α). O PGC-1α induz a expressão de genes mitocondriais envolvidos com a fosforilação oxidativa e a captação de glicose mediada pela insulina.[9,10]

Por outro lado, os ácidos graxos poli-insaturados (AGPI) da série ômega-3 – ácido eicosapentaenoico (EPA) e ácido docosaexaenoico (DHA) –, presentes principalmente em peixes e em óleos de peixe, têm ação anti-inflamatória, uma vez que diminuem a atividade do NF-κB e da proteína ativadora 1 (AP-1).[11] Além desses efeitos, o DHA apresenta outro mecanismo de ação anti-inflamatória, relacionado à sua capacidade de ligação ao receptor 120 acoplado à proteína G (GPR120), também designado receptor 4 de ácidos graxos livres (FFA4) (ver Figura 95.1). A ativação do GPR120 pelo DHA promove o recrutamento da β-arrestina 2 para a membrana plasmática, a qual se associa ao receptor. Posteriormente, ocorre a internalização do complexo GPR120/β-arrestina 2 no compartimento citoplasmático, no qual esse complexo se liga à proteína de ligação à TAK1 (TAB1). Tal fato prejudica a associação da TAB1 à quinase ativada pelo fator de transformação do crescimento beta

(TAK1) e, consequentemente, resulta na redução da ativação da TAK1 e das vias de sinalização IKK-β/NF-κB e JNK/AP-1. Desse modo, uma vez que a ligação TAB1/TAK1 é um ponto de convergência dos estímulos induzidos pela via de sinalização do TLR-4 e do receptor do TNF (TNFR), a atenuação da ativação da TAK1 induzida pelo DHA promove a redução da expressão de genes com ação pró-inflamatória, como os que codificam o TNF-α e a IL-6.[12,13]

Os receptores ativados por proliferadores de peroxissomos (PPAR) incluem as isoformas PPAR-α, PPAR-γ e PPAR-β/δ, e são um grupo de receptores nucleares codificados por diferentes genes. As isoformas dos PPAR formam heterodímeros com o receptor X de retinoides (RXR), ligam-se aos elementos de resposta a proliferadores de peroxissomos (PPRE) na região promotora de genes-alvo envolvidos com o metabolismo lipídico e a resposta inflamatória, e, subsequentemente, modulam a expressão desses genes (Tabela 95.1).[14] A ativação do PPAR-α e do PPAR-γ promove a redução da expressão de genes que codificam proteínas com ação pró-inflamatória, por meio da redução da ativação do NF-κB. Cabe destacar que o EPA e o DHA interagem, de maneira direta, com os PPAR e, assim, modulam a expressão de genes envolvidos com o metabolismo lipídico e a resposta inflamatória (ver Figura 95.1).[15]

Nutrigenômica e compostos bioativos dos alimentos

Quercetina

A ingestão diária de flavonoides é, em grande parte, representada pelo consumo de quercetina, a qual é encontrada principalmente em frutas, hortaliças e chás.[16] Em cultura de macrófagos estimulados com LPS, a quercetina apresentou ação anti-inflamatória, uma vez que diminuiu a ativação do NF-κB, reduzindo a expressão gênica da enzima óxido nítrico-sintase induzível (iNOS) e a síntese de óxido nítrico (NO). Além disso, já foi observado que a quercetina reduz a síntese de TNF-α em macrófagos estimulados com LPS e interferon-γ, podendo também modular a expressão gênica do PPAR-α, o qual exerce modulação transrepressional sobre o NF-κB.[17,18]

Em experimento *in vitro*, a quercetina diminuiu a expressão das enzimas ciclo-oxigenases (COX) e lipo-oxigenases (LOX), as quais são induzidas durante a resposta inflamatória. Nesse sentido, cultura de fibroblastos tratada com 10 mM de quercetina acarretou redução na síntese de COX-2 e NO. Macrófagos estimulados com LPS, na presença de 50 e 100 mM de

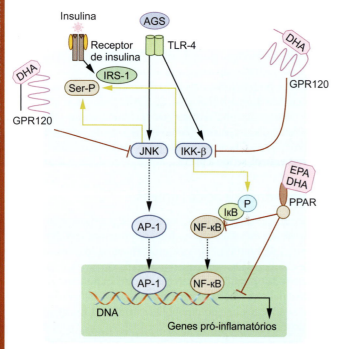

Figura 95.1 Mecanismos de ação de ácidos graxos saturados e de ácidos graxos ômega-3 na modulação da ativação de vias de sinalização envolvidas com a resposta inflamatória. As *setas pretas contínuas* indicam ativação; as *setas amarelas*, fosforilação; e os *fios vermelhos* (⊣), redução da atividade. *AGS*, ácido graxo saturado; *AP-1*, proteína ativadora 1; *DHA*, ácido docosaexaenoico; *DNA*, ácido desoxirribonucleico; *EPA*, ácido eicosapentaenoico; *GPR120*, receptor 120 acoplado à proteína G; *IκB*, inibidor do NF-κB; *IKK-β*, quinase do inibidor de kappa B; *IRS-1*, substrato do receptor de insulina 1; *JNK*, quinase c-jun aminoterminal; *NF-κB*, fator nuclear kappa B; *P*, fosfato; *PPAR*, receptor ativado por proliferador de peroxissomos; *Ser-P*, resíduo de serina fosforilado; *TLR-4*, receptor do tipo *Toll* 4. Adaptada de Patel et al.[10] (2013).

Tabela 95.1 Receptores ativados por proliferadores de peroxissomos. Principais locais de expressão, funções biológicas e ligantes naturais.

	PPAR-α	PPAR-γ	PPAR-β/δ
Órgãos/tecidos em que se expressam	Fígado Coração Rins Suprarrenais	Tecido adiposo Baço Suprarrenais Cólon	Diversos órgãos/tecidos
Células específicas em que se expressam	Endoteliais Macrófagos Musculares lisas	Macrófagos Linfócitos T	Diversos tipos celulares
Funções biológicas	Síntese e metabolismo de lipoproteínas ricas em triacilgliceróis Betaoxidação Resposta anti-inflamatória	Diferenciação de adipócitos Homeostase da glicose Resposta anti-inflamatória	Biologia endotelial Utilização de energia Metabolismo lipídico
Ligantes	AGPI 8(S)-HETE	AGPI 15 δ-PGJ2 13-HETE 9-HODE	AGPI
Disfunções	Hipertrigliceridemia	Diabetes melito tipo 2	Síndrome metabólica (?)

15 δ-PGJ2, 15-deoxi-delta-2,14-prostaglandina; *AGPI*, ácidos graxos poli-insaturados; *HETE*, ácido hidroxieicosatetraenoico; *HODE*, ácido hidroxioctadecadienoico; *PPAR*, receptores ativados por proliferadores de peroxissomos. Adaptada de Li e Glass.[14] (2004).

quercetina, apresentaram redução da secreção de IL-6 e TNF-α. Também em macrófagos, a quercetina reduziu a transcrição do TNF-α, por meio da redução da fosforilação e da ativação da JNK/proteinoquinase ativada pelo estresse (SAPK), ao mesmo tempo que diminuiu a síntese de TNF-α por meio da redução da fosforilação da quinase regulada por sinal extracelular (ERK) 1/2 e da atividade da p38. Além disso, concentrações inferiores a 50 mM também induziram ao aumento da síntese da citocina anti-inflamatória IL-10.[19,20] Em seres humanos, a ingestão de 150 mg/dia de quercetina, durante 6 semanas, reduziu significativamente as concentrações séricas de TNF-α.[21]

Curcumina

A curcumina, um membro da família dos compostos curcuminoides, é um pigmento fenólico de cor amarela obtido a partir da cúrcuma (Curcuma longa L.), pertencente à família Zingiberaceae. A curcumina vendida comercialmente contém, aproximadamente, 77% de diferuloilmetano, 17% de demetoxicurcumina e 6% de bisdemetoxicurcumina, sendo todos curcuminoides ativos. A curcumina apresenta diversos efeitos potenciais, como atividade anti-inflamatória, antioxidante e de regulação da resposta imune.[22]

Estudos em modelos animais e de cultura celular evidenciam que a curcumina reduz a atividade do fator de transcrição NF-κB, o que acarreta diminuição da expressão de genes relacionados à resposta inflamatória, incluindo a IL-1β, a IL-6, a IL-8, a IL-17, a IL-27, o TNF-α, o fator estimulador de colônias de granulócitos (G-CSF), a proteína quimiotática de monócitos 1 (MCP-1) e a quimiocina regulada sob ativação, expressa e secretada por linfócitos T normais (RANTES). Parte dos efeitos da curcumina sobre a via de sinalização do NF-κB é decorrente da regulação da atividade do PPAR-γ exercida por esse composto bioativo. Além disso, a curcumina também exerce efeito anti-inflamatório por meio da regulação da via de sinalização Janus quinase/transdutores de sinal e ativadores de transcrição (JAK/STAT). Outro mecanismo de ação anti-inflamatório da curcumina refere-se à modulação da atividade do inflamassoma NOD-like receptor family pyrin domain–containing 3 (NLRP3), o qual é um complexo multiproteico citoplasmático, que está envolvido na fisiopatologia de diversas doenças inflamatórias. O inflamassoma NLRP3 promove a maturação das citocinas pró-inflamatórias IL-1β e IL-18, as quais estão envolvidas nas respostas inflamatória e imune. A curcumina pode influenciar, diretamente, a montagem do inflamassoma NLRP3, bem como pode reduzir a ativação desse complexo multiproteico por meio da atenuação da ativação da via de sinalização do NF-κB.[23-29]

Ensaios clínicos têm evidenciado que a curcumina pode reduzir a concentração plasmática de biomarcadores inflamatórios.[30,31] Em um ensaio clínico randomizado, duplo-cego e controlado com placebo, verificou-se que homens com idade entre 20 e 45 anos, que ingeriram 80 mg de curcumina, na forma de nanomicelas, diariamente, durante 10 semanas, apresentaram redução significativa nas concentrações plasmáticas de proteína C reativa e TNF-α.[31]

Resveratrol

O resveratrol (trans-3,5,4'-tri-hidroxistilbeno) é uma fitoalexina composta de dois anéis fenólicos unidos por uma dupla ligação. Esse composto existe em duas isoformas: trans-resveratrol e cis-resveratrol, sendo a primeira mais estável, encontrada principalmente em uvas e no vinho tinto.[32]

O resveratrol reduziu a expressão de citocinas pró-inflamatórias em células pulmonares estimuladas com LPS e diminuiu a ativação dos fatores de transcrição NF-κB e AP-1. Similarmente, também atenuou a ativação da JNK e de sua proteína upstream, denominada proteinoquinase ativada por mitógenos (MEK). Esse último fato pode explicar o mecanismo de redução da ativação da AP-1 pelo resveratrol.[32,33]

Em modelos in vitro, o resveratrol também diminuiu a expressão de genes que codificam as enzimas COX-2 e iNOS e as moléculas de adesão de superfície celular, como a molécula de adesão intercelular 1 (ICAM-1), a molécula de adesão de leucócitos endotelial 1 (ELAM-1) e a molécula de adesão celular vascular 1 (VCAM-1). Uma vez que a expressão dos genes que codificam essas proteínas é induzida pelo NF-κB, é possível que esse efeito anti-inflamatório do resveratrol seja decorrente da sua ação sobre a via de sinalização desse fator de transcrição.[33,34]

Além do resveratrol, da curcumina e da quercetina, outros CBA apresentam capacidade de modular a resposta inflamatória, conforme pode ser observado na Tabela 95.2. Apesar de a alimentação influenciar a expressão gênica tanto direta quanto indiretamente, a magnitude dos efeitos biológicos também depende de variações genéticas individuais, que são estudadas pela nutrigenética.

Tabela 95.2 Compostos bioativos presentes em alimentos envolvidos na modulação da resposta inflamatória.

Resveratrol	Uvas (Vitis vinifera)	↓ COX-2, ↓ iNOS, ↓ JNK, ↓ MEK, ↓ NF-κB, ↓ AP-1, ↓ PKC, ↓ 5-LOX, ↓ IL-6, ↓ IL-8, ↓ IL-1, ↑ Nrf2, ↓ VCAM-1
Curcumina	Cúrcuma (Curcuma longa)	↓ NF-κB, ↓ AP-1, ↑ PPAR-γ, ↑ Nrf2, ↓ JNK, ↓ PKC, ↓ VCAM-1, ↓ 5-LOX, ↓ COX-2, ↓ iNOS, ↓ TNF-α, ↓ IL-6, ↓ IL-8, ↓ IL-12, ↑ GSH-px
Genisteína	Soja (Glycine max)	↓ NF-κB, ↑ GSH-px
Quercetina	Frutas cítricas, maçã	↓ NF-κB
Sulforafano	Crucíferas	↓ NF-κB
Capsaicina	Pimenta-vermelha (Capsicum annum)	↓ NF-κB
Indol-3-carbinol	Crucíferas	↓ NF-κB
Ácido elágico	Romã (Punica granatum)	↓ NF-κB, ↓ COX-2, ↓ MMP-9
6-gingerol	Gengibre (Zingiber officinale)	↓ TNF-α, ↓ NF-κB, ↓ AP-1, ↓ COX-2, ↓ iNOS, ↓ p38 MAPK
Catequinas	Chá verde (Camellia sinensis)	↓ NF-κB, ↓ AP-1, ↓ JNK, ↓ COX-2, ↓ MMP-9, ↓ IL-6

5-LOX, 5-lipo-oxigenase; AP-1, proteína ativadora 1; COX-2, ciclo-oxigenase 2; GSH-px, glutationa-peroxidase; ICAM-1, molécula de adesão intercelular 1; IL, interleucina; iNOS, óxido nítrico-sintase induzível; JNK, quinase c-jun aminoterminal; MEK, proteinoquinase ativada por mitógeno; MCP-1, proteína quimiotática de monócitos 1; MMP-9, metalopeptidase de matriz 9; NF-κB, fator nuclear kappa B; Nrf2, nuclear factor (erythroid-derived 2)-like 2; p38 MAPK, proteinoquinase ativada por mitógeno p38; PKC, proteinoquinase C; PPAR-γ, receptor ativado por proliferador de peroxissomos gama; TNF-α, fator de necrose tumoral alfa; VCAM-1, molécula de adesão celular vascular 1. Adaptada deRahman et al.[32] (2006); Aggarwal e Shishodia[34] (2006); Pae et al.[35] (2008).

NUTRIGENÉTICA

Entre os resultados do PGH, destaca-se o fato de que o genoma de seres humanos tem sequência de nucleotídios cerca de 99,5% idêntica. Isso implica que todas as diferenças fenotípicas entre os indivíduos, como cor de cabelos e olhos, tipo sanguíneo, composição corporal, risco para o desenvolvimento de DCNT, necessidades de nutrientes, entre outras, são determinadas por 0,5% de variações genéticas. As formas alternativas de um gene são chamadas de alelos, e as diferenças fenotípicas resultantes são determinadas por pequenas variações genéticas, que, quando ocorrem com frequência relativamente alta (em mais de 1% dos indivíduos de uma população), são conhecidas como polimorfismos, do latim *poli* = muitas; *morfismo* = *formas*.[36,37] Tais variações genéticas se referem, principalmente, a polimorfismos de nucleotídio único (SNP, do inglês *single nucleotide polymorphism*). Os SNP são o tipo mais comum de variação encontrada no genoma (cerca de 95% de todas as variações).

SNP ocorrem quando há troca de apenas um nucleotídio em determinada posição ao longo de toda a molécula de DNA, como nas regiões regulatórias, codificadoras ou intergênicas (Figura 95.2).[1,2] Quando a troca do nucleotídio ocorre em um éxon (região codificadora do gene), pode resultar ou não na alteração da estrutura e/ou função da proteína traduzida, em razão da degeneração do código genético, ou pode, ainda, dar origem a um códon de terminação da tradução (*stop* códon) prematuro (Figura 95.3). Um polimorfismo pode ocorrer também em outras regiões do DNA, como na região promotora ou regulatória dos genes e nas regiões 5' e 3' não traduzidas, o que pode influenciar a regulação da expressão gênica de modo positivo (hiper-regulação) ou negativo (hiporregulação). Podem ocorrer SNP também em íntrons, o que pode interferir na síntese da proteína, por meio de modificações no processo de *splicing*.[2,38,39] Em 2015, o projeto 1.000 Genomas (*The 1,000 Genomes Project*) revelou resultados da análise do genoma de 2.504 indivíduos de 26 populações. Foram caracterizadas mais de 88 milhões de variantes, das quais 84,7 milhões foram representadas por SNP, e 3,6 milhões, por polimorfismos do tipo inserção/deleção (*indel*).[40] A nutrigenética estuda como as variações presentes no DNA exercem influência sobre as necessidades nutricionais e as respostas individuais a componentes da alimentação, e de que maneira essa interação afeta o estado de saúde e o risco de desenvolvimento de doenças.[38]

A identificação de um SNP por meio de sua nomenclatura pode ser feita de diferentes maneiras, conforme exemplos descritos na Tabela 95.3. O impacto biológico atribuído a determinado SNP está também relacionado à sua ocorrência em homozigose ou em heterozigose, e, muitas vezes, a presença de apenas um alelo variante já é suficiente para determinar efeitos

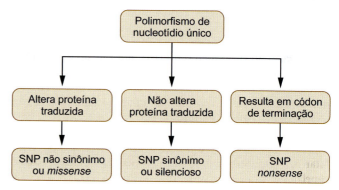

Figura 95.3 Possibilidades de polimorfismos em regiões codificadoras: quando a troca de nucleotídio não altera o aminoácido codificado, o polimorfismo de nucleotídio único (SNP) é denominado sinônimo ou silencioso, pois não ocorre modificação na proteína traduzida (p. ex., CCU → CCC; ambos os códons dão origem ao aminoácido prolina). Se a troca de nucleotídio resultar em alteração do aminoácido codificado, denomina-se SNP não sinônimo ou *missense* (p. ex., ACC → AUC; o primeiro codifica uma treonina, e o segundo, uma isoleucina). Caso a troca de nucleotídio dê origem a um códon de terminação da tradução ou *stop* códon prematuro, o SNP é denominado *nonsense* (p. ex., UGC → UGA, em que o primeiro codifica uma cisteína e o segundo é um códon de terminação).

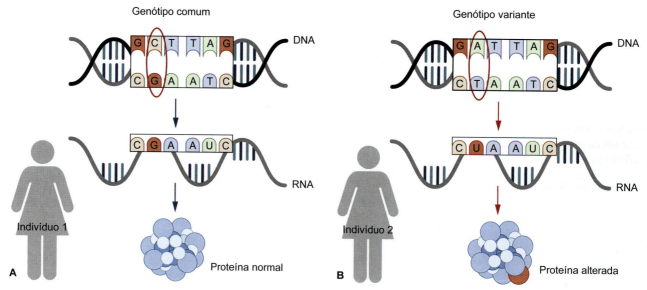

Figura 95.2 Polimorfismo de nucleotídio único em região codificadora: variações em nucleotídios que podem ocorrer ao longo da sequência do DNA. Estão ilustrados dois exemplos de genótipos. **A.** No genótipo comum, verifica-se um códon GCT, que é transcrito em CGA no ácido ribonucleico mensageiro (RNAm), o qual codifica uma arginina. **B.** No genótipo variante, no segundo nucleotídio do códon, verifica-se a troca da citosina (C) pela adenina (A). O códon GAT será transcrito em CUA no RNAm, o qual codifica uma leucina, promovendo, portanto, alteração na proteína traduzida. Adaptada de Camp e Trujillo[2] (2014).

Tabela 95.3 Exemplos de identificação de polimorfismos de nucleotídio único.

Gene	Identificação	Detalhamento
GPX1	1. rs1050450	1. Número de registro do SNP (do inglês *register SNP*). Pode ser utilizado para consulta detalhada em banco de dados público (www.ncbi.nlm.nih.gov/snp)
	2. C593T ou 593C>T	2. Refere-se à troca de citosina por timina na posição 593 do gene
	3. Pro198Leu	3. Indica que a troca está localizada em um éxon, o que resulta na codificação de prolina em vez de leucina no códon 198 da proteína
APOA1	−75G/A ou −75G>A ou G-75A	O sinal de menos indica que a troca de nucleotídio ocorre na região promotora do gene. No exemplo, o SNP é o rs1799837
PLIN1	11482G>A ou G11482A (sem indicação de troca de aminoácidos)	Refere-se a um SNP em um íntron, pois indica apenas a troca de nucleotídio, sem referência à mudança de aminoácido. No exemplo, o SNP é o rs894160

SNP, polimorfismos de nucleotídio único.

de proteção ou de aumento do risco em função do polimorfismo. Diante da quantidade significativa de polimorfismos já identificados no genoma humano, é importante distinguir quais têm real importância no contexto da Nutrição. Para isso, é necessário considerar a localização do SNP ao longo do DNA, pois nem todos os genes são influenciados pela alimentação. Quando encontrados em regiões codificadoras, esses devem estar relacionados a proteínas-chave no metabolismo e com papel hierárquico nas cascatas biológicas, o que, possivelmente, resultará em consequências funcionais importantes. Além disso, é interessante que os SNP apresentem alta prevalência na população de interesse, e a avaliação de biomarcadores (sanguíneos, salivares, urinários etc.) possa ser combinada.[41]

Nesse sentido, alguns polimorfismos têm relação importante com DCNT ou com fatores de risco para tais doenças, como é o caso de SNP relacionados ao metabolismo lipídico, os quais apresentam associações importantes com o risco para desenvolvimento de doenças cardiovasculares (DCV), por exemplo. Todavia, é importante ressaltar que o metabolismo lipídico é complexo e influenciado por dezenas de genes e centenas de polimorfismos. Entre os principais genes, há destaque para aqueles que codificam a proteína transportadora de ácidos graxos 2 (*FABP2*), o receptor de LDL (*LDLR*), a lipase de lipoproteína (*LPL*), a lipase hepática (*LIPC*), a proteína de transferência de ésteres de colesterol (*CETP*), a 3-hidroxi-3-metilglutaril-coenzima-A-redutase (*HMGCR*), os transportadores cassete de ligação de ATP subfamília G, membros 5 e 8 (*ABCG5* e *ABCG8*), a perilipina (*PLIN*), a proteína de ligação ao elemento regulador de esteróis (*SREBP*), o PPAR-α (*PPAR-α*) e o PPAR-γ (*PPAR-γ*), e as diversas apolipoproteínas (*APOA1*, *APOC3*, *APOA4*, *APOA5*, *APOA2*, *APOB* e *APOE*).[42]

Entre os genes que codificam as apolipoproteínas, o *APOA1* tem sido amplamente estudado há alguns anos. Trata-se da principal apolipoproteína da lipoproteína de alta densidade (HDL), sintetizada no fígado e no intestino delgado, principalmente. A APOA1 ativa a enzima lecitina-colesterol-aciltransferase (LCAT), responsável pela esterificação de moléculas de colesterol, o que auxilia no transporte reverso desse lipídio.[43] Entre os SNP descritos no gene *APOA1*, um dos mais estudados é o rs670 ou rs1799837 (−75G>A). O alelo A, menos frequente, parece estar relacionado com as concentrações séricas de APOA1 e de colesterol nas partículas de HDL (HDL-c). Entretanto, interações com diversos fatores ambientais também ligados ao metabolismo lipídico tornam essa relação controversa.[44,45]

Um dos principais fatores ambientais associados ao perfil lipídico e, portanto, às interações desse com variações genéticas,

é a alimentação. Um estudo clássico de Ordovas et al.[45] revelou que um dos componentes que pode influenciar os efeitos do SNP *APOA1* rs670 sobre as concentrações de HDL-c é o padrão de ingestão de AGPI. Verificou-se que mulheres da coorte *Framingham Offspring* carreadoras do alelo A apresentaram maiores concentrações de HDL-c quando o consumo de AGPI foi classificado como elevado (> 8% em relação ao valor energético total – VET – da dieta). No entanto, quando o consumo de AGPI foi considerado baixo (< 4% do VET), as carreadoras do genótipo GG apresentaram concentrações de HDL-c 14% maiores em relação às que carreavam o alelo de risco A. O estudo sugeriu que, para cada aumento de 1% no consumo de AGPI em relação ao VET, as concentrações de HDL-c aumentaram em 1,78 mg/dℓ nas carreadoras do alelo A. Na amostra de homens, entretanto, a interação do genótipo com o consumo de AGPI foi significativa apenas quando as variáveis consumo de bebidas alcoólicas e tabagismo foram incluídas no modelo de análise.

Outro exemplo de DCNT influenciada por aspectos genéticos é a obesidade comum poligênica (não monogênica). No início dos anos 2000, os principais genes confirmados como fatores de risco para a obesidade, com base em estudos de abordagem em genes candidatos, foram o *MC4R* e o *BDNF*.[46] Em 2007, pesquisadores do *Wellcome Trust Case Control Consortium* realizaram estudo de associação do genoma amplo (GWAS, do inglês *genome-wide association study*), no qual observaram associação do *FTO* com o diabetes melito tipo 2 (DM2). No GWAS, foram selecionados cerca de 1.900 indivíduos ingleses com DM2 e pouco mais de 2.900 indivíduos sem a doença (grupo controle), bem como foram avaliados cerca de 490 mil SNP, na busca por variações genéticas relacionadas à doença. O gene *FTO* e alguns de seus polimorfismos foram fortemente associados à presença do DM2, destacando-se o SNP rs9939609. Essa associação foi replicada em outros 3.757 pacientes com DM2 e 5.346 controles.[47]

Em estudos de replicação, verificou-se que, quando os resultados foram corrigidos pelo índice de massa corporal (IMC), a associação dos SNP no *FTO* com o risco de DM2 deixou de ser significativa, sugerindo que tal associação é mediada por alterações nesse parâmetro antropométrico. A associação do SNP *FTO* rs9939609 com mudanças no IMC e com o risco de sobrepeso e obesidade foi avaliada em mais 14.424 adultos e em 10.172 crianças de nacionalidade europeia, a partir de nove estudos de base populacional (sete com adultos e dois com crianças). Nos adultos, a presença do alelo variante A foi positivamente correlacionada com maior risco de sobrepeso e de obesidade em indivíduos de todas as faixas etárias e de ambos os sexos.

A variação do IMC explicada pelo SNP rs9939609 foi de cerca de 1%, e os riscos de obesidade e sobrepeso foram, respectivamente, 20,4 e 12,7% maiores nos carreadores do alelo variante. O mesmo padrão de risco aumentado para sobrepeso e obesidade foi observado entre as crianças carreadoras do alelo de risco a partir dos 7 anos.[47]

O *FTO* continua sendo o gene mais fortemente associado à obesidade, com resultados observados em indivíduos de diferentes ancestralidades.[46] Entretanto, diversos outros genes também são associados a essa doença ou a marcadores utilizados em sua classificação. Em 2015, metanálise realizada pelo *Genetic Investigation of ANthropometric Traits consortium* (GIANT), com mais de 339 mil indivíduos, identificou 97 *loci* associados com IMC, os quais explicaram apenas 2,7% das variações nesse marcador antropométrico. Como tem sido sugerido que polimorfismos genéticos respondem por cerca de 30% nas variações do IMC e que genes próximos aos *loci* identificados na metanálise têm expressão elevada no sistema nervoso central, sugere-se que quantidade significativa de polimorfismos associados ao IMC ainda deverá ser descoberta.[48,49] Outros marcadores associados à obesidade, como a razão cintura/quadril, também têm sido avaliados em relação a aspectos genéticos. Metanálise de GWAS encontrou 49 *loci* associados a esse marcador, com a expressão de genes próximos a esses *loci* predominante no tecido adiposo, o que sugere que a distribuição de gordura corporal tem regulação em nível tecidual.[50]

Apesar de ter sido demonstrado que centenas de genes estão associados à obesidade, pouco se sabe sobre os mecanismos pelos quais os alelos variantes afetam a expressão e as funções desses genes. O entendimento de como determinado *locus* resulta em alterações em características fenotípicas é primordial para que resultados de estudos genéticos possam ser efetivamente aplicados na prática clínica.[46] Nesse sentido, o *FTO* é o gene associado à obesidade com mais informações disponíveis acerca dos mecanismos envolvidos. A partir da descoberta da associação do *FTO* com obesidade, já foi observado, por exemplo, que a presença do genótipo de risco (AA) do SNP *FTO* rs9939609 se associa às concentrações plasmáticas de grelina, conhecida como o "hormônio da fome". Quando comparados com carreadores do genótipo TT, homens de ascendência europeia mista com genótipo AA apresentaram menor redução pós-prandial da concentração plasmática desse hormônio e da sensação de fome.[51] Em crianças, também foi observada sensação de saciedade reduzida na presença do alelo A e hiperfagia mesmo após a refeição.[52,53]

Estudos têm sugerido que polimorfismos no *FTO* podem afetar a expressão de outros genes.[54,55] Em 2015, Claussnitzer et al.,[56] em estudo bastante robusto, identificaram que o alelo variante do SNP *FTO* rs1421085 (T>C) (que está em desequilíbrio de ligação com os rs9939609 e rs1558902) promove alteração no repressor transcricional *AT-Rich Interaction Domain 5B* (ARID5B), o que resulta na duplicação da expressão dos genes *IRX3* e *IRX5* durante a diferenciação inicial dos adipócitos. De forma geral, a superexpressão dos genes *IRX3* e *IRX5* promove um perfil diferenciado de adipócitos, de forma que, nos indivíduos carreadores do alelo protetor (T), há predominância de adipócitos beges, mais termogênicos, enquanto nos indivíduos carreadores do alelo de risco (C) há predominância de adipócitos brancos, menos termogênicos. Especula-se também que, em nível hipotalâmico, a menor expressão dos genes *IRX3* e *IRX5* resulte em aumento do gasto de energia e redução da ingestão alimentar.

Existem evidências também da interação do *FTO* com a sinalização da leptina. Estudos com células neuronais observaram que o alelo de risco do SNP *FTO* rs8050136 (A>C) altera a atividade da isoforma P110 do ativador transcricional CUX1, o que resulta em redução da expressão dos genes *FTO* e *RPGRIP1 L* e em alterações na sinalização da leptina. Esses desfechos podem resultar em ingestão alimentar aumentada em indivíduos carreadores do alelo de risco (A) do SNP *FTO* rs8050136.[57] Apesar das evidências robustas sobre os mecanismos envolvidos na associação do *FTO* com a obesidade, ainda são necessários mais estudos mecanicistas para que se possa transpor as evidências no tratamento da obesidade.[46]

Além do *FTO*, outro gene que tem sido fortemente associado à obesidade poligênica é o *MC4R*, o qual codifica um receptor acoplado à proteína G de mesmo nome, ao qual o hormônio alfa estimulador de melanócito (α-MSH) se liga para regular diversas funções, como a ingestão alimentar e o metabolismo. Agonistas do MC4R promovem saciedade, gasto de energia e redução de peso, enquanto seus antagonistas geram resultados opostos.[58,59]

Loos et al.[60] realizaram metanálise de GWAS, com a inclusão de mais de 16 mil indivíduos europeus caracterizados com relação ao IMC. Inicialmente, demonstrou-se que variações no gene *FTO* foram as mais significativamente associadas ao IMC. Além disso, um agrupamento de polimorfismos localizados na região 21 do braço longo do cromossomo 18 (18q21) foi também associado ao IMC, com destaque para os SNP rs17782313 e rs17700633. Esses polimorfismos estão localizados próximo (108 a 188 kb) ao gene *MC4R*, e a frequência dos alelos variantes foi de 24 e 30%, respectivamente. Tais informações foram confirmadas em estudo subsequente, com 44.744 indivíduos de ascendência europeia; o SNP rs17782313 foi fortemente associado ao IMC, com evidência mais fraca em relação ao rs17700633. Ambos os SNP foram novamente associados ao IMC em análise de outros 15.878 indivíduos europeus participantes do estudo do Consórcio GIANT. De modo geral, os dados demonstraram que o SNP rs17782313 foi associado a cerca de 8% de aumento de risco para sobrepeso e de aproximadamente 12% de aumento de risco de obesidade a cada alelo variante.

Ainda em 2008, outro estudo demonstrou associação do SNP rs17782313, localizado próximo ao gene *MC4R*, e características metabólicas e de alimentação. Ao analisar 5.724 mulheres que participaram do estudo de coorte *The Nurses' Health Study*, das quais 1.533 tinham DM2, verificou-se que o alelo variante foi associado à ingestão elevada de energia, lipídios e proteínas, mesmo após ajuste para variáveis de confusão. Verificou-se também associação significativa do SNP com maiores valores de IMC e risco 14% maior de desenvolvimento de DM2 por alelo variante.[61] A associação do SNP rs17782313 com o DM2 foi posteriormente confirmada em outra metanálise que incluiu 19 estudos com 34.195 casos e 89.178 controles de origens europeia e asiática, mesmo após ajuste pelo IMC.[62]

O DM2 também é considerado uma doença poligênica e multifatorial. O metabolismo da insulina nas células beta pancreáticas depende de zinco, pois esse metal atua diretamente sobre as vias intracelulares dos receptores de insulina. Mais de 20 proteínas coordenam o transporte transmembrana do zinco e auxiliam a homeostase sistêmica e celular desse mineral. Sugere-se que polimorfismos nos genes que codificam os transportadores de zinco, bem como o estado nutricional do indivíduo em relação a esse mineral, influenciam a patogênese do DM2. Em mamíferos, foram identificadas as proteínas transportadoras de zinco ZnT (*zinc transporters*), codificadas pelo gene *SLC30A*, e ZIP (*Zrt-and Irt-like proteins*), codificadas pelo gene *SLC39A*.[63]

Nesse contexto, o alelo C do SNP rs13266634 no gene *SLC30A8*, que codifica o ZnT8, foi associado ao aumento do risco de desenvolvimento de DM2.[64] De maneira interessante, o risco inerente aos carreadores do alelo C parece ser dependente das concentrações plasmáticas de zinco, sendo menor quando estão acima de 197,58 mg/dℓ.[65] Todavia, em estudo de suplementação oral por 14 dias, com 100 mg de acetato de zinco, controlado por genótipo (CT/TT n = 32 *versus* CC n = 23), em homens do grupo Amish sem DM2, indivíduos carreadores do alelo T apresentaram melhora consistente nos índices de insulina, quando comparados aos carreadores do genótipo CC. Apesar de o resultado ter sido o contrário do que se esperava, os autores destacam que houve respostas diferentes de acordo com o genótipo.[66]

CONSIDERAÇÕES FINAIS

O desenvolvimento e o aperfeiçoamento de técnicas de biologia molecular e, consequentemente, das tecnologias ômicas têm possibilitado avanços sem precedentes nos estudos sobre as interações de alimentação e genoma. É possível avaliar, em nível molecular, como nutrientes, CBA e padrões de dieta interagem e modulam diferentes mecanismos moleculares, determinando fenótipos específicos, o que inclui a manifestação ou não de fatores de risco para o desenvolvimento de doenças. O conhecimento desses mecanismos de acordo com a constituição genética individual contribui para que as recomendações nutricionais evoluam do modelo *one size fits all*, ou "um tamanho serve para todos", para recomendações com base em diferenças individuais de maneira mais ampla. Espera-se que a identificação de interações relevantes de alimentação e genes não apenas beneficie indivíduos que buscam orientações nutricionais personalizadas, mas também ajude a refinar as recomendações em nível de saúde pública, por meio de evidências científicas sólidas relacionando a alimentação com desfechos de saúde.[67]

Por fim, é importante destacar a necessidade de condutas éticas em relação a aspectos envolvidos com estudos em nutrigenômica e nutrigenética. A bioética é inerente ao comportamento do ser humano em suas atitudes diárias. Assim, os princípios de beneficência, não maleficência, justiça, equidade e autonomia serão reflexos da boa conduta para com o próximo. Para além da bioética, é de extrema importância que nutricionistas tenham formação sólida em relação a biologia molecular, genômica nutricional e biologia de sistemas, a fim de utilizar os conhecimentos produzidos por cientistas na prática clínica de maneira correta.

REFERÊNCIAS BIBLIOGRÁFICAS

As referências consultadas para a elaboração deste capítulo estão disponíveis *online* no Ambiente de aprendizagem do GEN.

COMO CITAR ESTE CAPÍTULO

ABNT
COMINETTI, C.; ROGERO, M. M.; HORST, M. A. Nutrigenômica e nutrigenética. *In*: ROSSI, L.; POLTRONIERI, F. (org.). *Tratado de Nutrição e Dietoterapia*. 2. ed. Rio de Janeiro: Guanabara Koogan, 2023. p. 1067-1073.

VANCOUVER
Cominetti C, Rogero MM, Horst MA. Nutrigenômica e nutrigenética. In: Rossi L, Poltronieri F (Orgs.). Tratado de nutrição e dietoterapia. 2. ed. Rio de Janeiro: Guanabara Koogan; 2023. p. 1067-73.

CAPÍTULO 96
Metabolômica

Dirce Maria Lobo Marchioni • Alexsandro Macedo Silva • Jéssica Levy • Antonio Augusto Ferreira Carioca

INTRODUÇÃO

A metabolômica faz parte das ciências ômicas que exploram a área da biologia molecular, com o objetivo de entender o funcionamento das células dos organismos.[1] Fazem parte dessas ciências a genômica, que estuda os genes, a transcriptômica, que investiga os transcritos, a proteômica, que explora as proteínas sintetizadas a partir da transcriptômica, e, por fim, a metabolômica, que explora os metabólitos gerados pelas vias metabólicas do organismo (Figura 96.1). As ciências podem ser estudadas independentemente ou em conjunto, permitindo que se aprofunde o conhecimento sobre as vias metabólicas de um sistema biológico. Estudá-las de modo separado permite analisar apenas parte das etapas da biologia molecular, que é interessante quando se deseja explorar um ponto específico do metabolismo.

Metaboloma é o conjunto de substâncias endógenas ou exógenas de baixo peso molecular que participam ou são resultantes dos mecanismos metabólicos presentes em um sistema biológico como célula, tecido, órgão ou organismo.[3,4] Esses compostos são denominados metabólitos e compreendem aminoácidos, lipídios, vitaminas, pequenos peptídios e carboidratos. Eles representam o resultado real da expressão gênica de um processo metabólico ou fisiológico.[5] Portanto, mudanças nas concentrações dos metabólitos podem descrever de maneira mais eficiente o estado bioquímico ou fisiológico de um sistema biológico.[6] O metaboloma indica com mais acurácia o estado metabólico de um sistema biológico e reflete o fenótipo real em um período no qual se realiza o estudo metabolômico.[7,8]

A metabolômica, que corresponde à análise do metaboloma, é usada para se referir ao conjunto de métodos analíticos para determinar metabólitos que são produzidos e/ou modificados por um organismo. Ela se dedica ao estudo global dos metabólitos, sua dinâmica, sua composição, suas interações e sua resposta a intervenções ou mudanças no ambiente, em células, tecidos ou fluidos biológicos. Os metabólitos são substratos, produtos ou cofatores nas reações bioquímicas e desempenham papel fundamental na conexão das diferentes vias metabólicas que operam dentro de uma célula viva. Sua concentração é função de um complexo sistema regulatório atuante dentro da célula e define o fenótipo de uma célula em resposta a alterações ambientais ou genéticas.[9] Assim, a metabolômica se configura como estratégia para a investigação dos sistemas de relevância médica ou nutricional.[10]

O estudo do perfil metabólico, ou do metaboloma, possibilita determinar padrões de variação entre indivíduos doentes e não doentes, com ou sem ingestão de determinado alimento ou dieta.[11,12] Assim, a metabolômica torna-se uma ferramenta poderosa para monitorar intervenções dietéticas em populações saudáveis e não saudáveis.[4,13]

HISTÓRICO

O desenvolvimento de novas ferramentas em biologia molecular estrutural levou à compreensão do genoma, e o Projeto Genoma Humano abriu novas perspectivas de investigação. Entretanto, o conhecimento das sequências de todos os genes não foi suficiente para entender todos os mecanismos de uma célula ou organismo, e mesmo com a combinação da genômica com a proteômica, não foi possível a compreensão das redes integradas das células em sistemas biológicos, uma vez que ambas ignoram o estado dinâmico do organismo.[14]

A metabolômica surgiu como proposta para aumentar e complementar as informações fornecidas pela genética e pela proteômica, tornando-se um novo domínio da ciência. As publicações da temática vêm crescendo nos últimos anos. O grupo de pesquisadores liderado pelo cientista Jeremy Nicholson (Imperial College of London) foi o pioneiro no estudo da metabolômica. Para ilustrar o interesse por essa nova área, foi fundada, em 2004, a Metabolomics Society, que conta com mais de 1 mil membros em mais de 40 países.

O estudo de pequenas moléculas no contexto da saúde humana remonta a 2000 a 1500 a.C., quando médicos tradicionais chineses usavam formigas para identificar o conteúdo de glicose da urina. Em torno de 300 a.C., médicos gregos consideravam essencial examinar os fluidos corporais para realizar o diagnóstico de doenças, e em 131 a.C., Galeno criou um sistema de patologia que combinava as teorias humorais de Hipócrates com a teoria de Pitágoras, que se sustentou até o século XVII.[15]

A metabolômica moderna começou a se formar em 1970, quando Linus Pauling e Arthur B. Robinson investigaram como

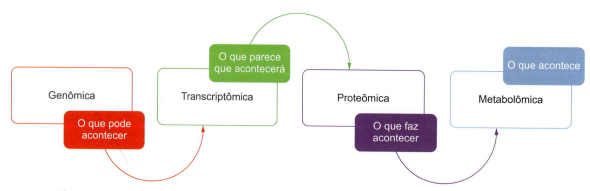

Figura 96.1 Ciências ômicas e suas vias metabólicas de estudo. Adaptada de Narad e Kirthanashri[2] (2018).

a variabilidade biológica explicava o intervalo de necessidades nutricionais, traçando perfis de vapor de urina. Porém, as tecnologias disponíveis na década de 1970 eram muito limitadas e não possibilitaram o avanço da temática, só observado após o surgimento e o aperfeiçoamento da cromatografia gasosa ou líquida acoplada à espectrometria de massa (MS) e à ressonância magnética (RM).

Na década de 1990, o termo "metabolômica" (do grego *meta* = mudança; *nomos* = conjunto de regras ou leis) foi proposto como a medida quantitativa global da resposta metabólica dinâmica a estímulos biológicos e fisiopatológicos ou à modificação genética dos sistemas vivos.[15] Poucos anos depois, surgiu o conceito de metabolômica, que atualmente é o termo mais aceito, como a análise de metabólitos derivados de uma resposta metabólica provocada por algum estímulo ou modulação genética de um sistema biológico.[16] Na prática, os termos são frequentemente usados indistintamente, e a análise e a modelagem dos dados são as mesmas.

METABOLOMA NA PERSPECTIVA DA GENÔMICA NUTRICIONAL

Os metabólitos existem em função das ações das enzimas que foram sintetizadas pela transcrição estabelecida pela modulação dos genes em função de um estímulo. Portanto, é possível determinar o perfil metabolômico ou de metabólitos ou metabólico[1] de um estado saudável de um indivíduo ou de estado de enfermidade ou após um estímulo externo, como a alimentação.

As ciências nutricionais utilizam as áreas ômicas, especialmente a metabolômica, para explorar com mais precisão a influência da alimentação no metabolismo de um indivíduo saudável ou enfermo. É possível realizar estudos metabolômicos levando em consideração um ou mais nutrientes ou compostos bioativos ou o padrão alimentar (Figura 96.2). A metabolômica pode ser usada em estudos populacionais para avaliar o estado nutricional em função do consumo de alimentos ou a sua relação com doenças. Adicionalmente, a metabolômica é uma ferramenta que apresenta vantagens para investigar biomarcadores de consumo alimentar.

O objetivo da metabolômica no contexto da genômica nutricional é investigar as alterações metabólicas produzidas pelos efeitos dos nutrientes ou compostos bioativos provenientes dos alimentos nas diferentes vias metabólicas. Ela tem sido chamada de metaboloma nutricional, e podem ser destacados ao menos dois papéis fundamentais:

- Produzir conhecimento sobre os eventos moleculares envolvidos na nutrição e sobre como o corpo se adapta, a partir de suas vias metabólicas, aos diferentes fluxos de nutrientes
- Identificar metabólitos, a exemplo de colesterol e glicose, que sejam biomarcadores do estado de saúde ou doença.[18]

A metabolômica oferece a oportunidade de identificar novos biomarcadores para o consumo alimentar, o estado nutricional e as doenças crônicas, projetando novos conceitos para prevenção de doenças e intervenções dietéticas.[10] Os marcadores acilcarnitinas, aminoácidos e colinas estão relacionados com as vias metabólicas do organismo e podem sugerir alterações do metabolismo (Tabela 96.1). Estas, por sua vez, indicariam a possibilidade de desenvolver doenças crônicas como diabetes melito tipo 2. O perfil metabolômico ajudaria a entender o estado metabólico do indivíduo, o que auxiliaria no diagnóstico e no prognóstico do seu estado de saúde.

No entanto, a aplicação da metabolômica na genômica nutricional é ainda mais complexa que em outras áreas de pesquisa. Isso porque nos alimentamos de outros organismos, de origem vegetal ou animal, que têm cada um o seu próprio metaboloma. Assim, o número de diferentes metabolomas que compõem a dieta pode ser elevado. Há ainda a interação com a flora intestinal (microbiota) e seu metabolismo, além de concorrerem outros fatores, como o comportamento alimentar e o estilo de vida. Esse elenco de aspectos acarreta uma elevada variabilidade metabólica.[19]

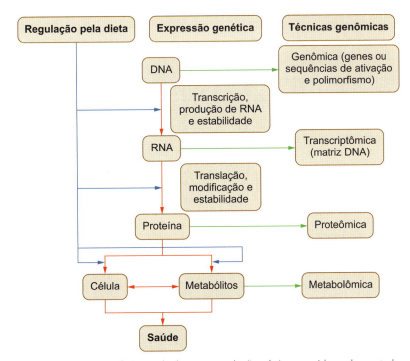

Figura 96.2 Representação esquemática sobre a influência da dieta na regulação gênica, considerando o estado saudável. Adaptada de Elliott e Ong[17] (2022).

Tabela 96.1 Metabólitos-alvo usados em pesquisa clínica.[44]

Biomarcadores	Mecanismos metabólicos envolvidos	Relevância clínica
Acilcarnitinas	Ciclo de Krebs Betaoxidação dos lipídios	Podem estar associadas à cetose, ao estresse oxidativo e à apoptose
Aminoácidos	Metabolismo de aminoácidos Ciclo da ureia Metabolismo de neurotransmissor	Podem indicar alteração da gliconeogênese ou glicólise Sugerem resistência à insulina, diabetes melito tipo 2 e obesidade
Aminas biogênicas	Proliferação de células	Estão relacionadas a distúrbios neurológicos, estabilidade do DNA e estresse oxidativo
Fosfatidilcolinas, lisofosfatidilcolinas e esfingomielinas	Metabolismo de lipídios	Estão relacionadas com a dislipidemia, a alteração da atividade da enzima dessaturase e os danos à membrana celular

A análise metabolômica relacionada ao fenótipo saudável e ao impacto metabólico da dieta relaciona a antropometria e os resultados bioquímicos e clínicos com a dieta e o perfil metabólico. A população é estratificada de acordo com o fenótipo, o que torna possível estudar mais a fundo as intervenções dietéticas ou o padrão alimentar da população de acordo com o metaboloma. O perfil metabólico identificado pode indicar alterações no metabolismo capazes de aumentar o risco de desenvolver doenças cardiovasculares ou diabetes melito, por exemplo (Figura 96.3).

ANÁLISES ALVO E INESPECÍFICA DO METABOLOMA

A análise do metaboloma é classificada de duas formas: metabolômica alvo e não alvo.[1] A primeira é a verificação quali ou quantitativa dos metabólitos de uma amostra biológica, usando um padrão analítico de determinada classe química ou de um composto específico que se deseja determinar na amostra. Já a segunda relaciona-se em caracterizar o maior número possível de metabólitos que são identificados posteriormente por meio de outras análises químicas. Isso significa que novos metabólitos podem ser identificados para discriminar o estado nutricional, de saúde ou o consumo de um alimento.

A Figura 96.4 mostra a diferença entre a metabolômica alvo e a não alvo, bem como as etapas seguidas para cada uma delas. A sociedade de metabolômica criou em 2005 a padronização analítica para explorar o metaboloma e obter resultados que possam ser compartilhados e comparados entre os grupos de pesquisa.[1] Em função dessa iniciativa, plataformas foram criadas para compartilhar dados do metaboloma e ajudar na identificação dos metabólicos para os estudos metabolômicos. As principais plataformas utilizadas nesses estudos estão relacionadas na Tabela 96.2.

Muitos metabólitos que participam dos ciclos bioquímicos do organismo humano já são conhecidos, mas outros não. Nesse contexto, as técnicas de cromatografia líquida e MS possibilitam a identificação tanto de metabólitos conhecidos (*target* ou alvo) quanto de não conhecidos (*untarget* ou inespecífica). Na análise alvo, determina-se a concentração do metabólito conhecido, enquanto na inespecífica, quantifica-se a concentração tanto do metabólito conhecido quanto do não conhecido, podendo, inclusive, descobrir novos metabólitos ainda não estudados.[20,21]

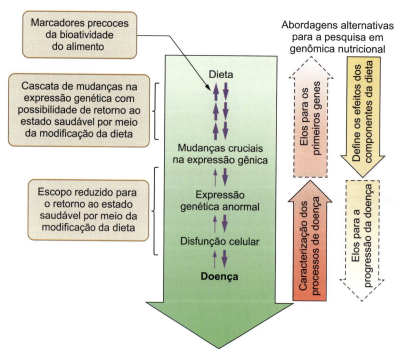

Figura 96.3 Representação esquemática do desenvolvimento de doença, segundo a visão da genômica nutricional. Adaptada de Elliott e Ong[17] (2022).

Metabolômica alvo (*targeted metabolomics*)

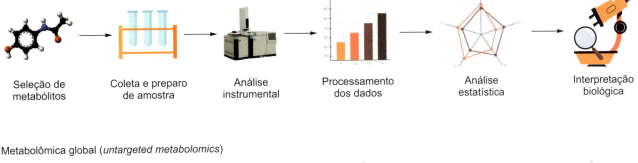

Metabolômica global (*untargeted metabolomics*)

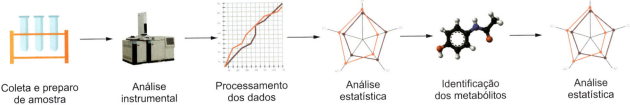

Figura 96.4 Etapas para realizar a metabolômica alvo e a não alvo para determinar o metaboloma de uma amostra biológica. Adaptada de Canuto et al.[1] (2018).

Tabela 96.2 Plataformas para o estudo do metaboloma.[27]

Plataforma	Descrição	Página eletrônica
Human Metabolome Database (HMDB)	Banco de metaboloma de acesso livre que contém informações detalhadas sobre os metabólitos encontrados no organismo humano. Os dados podem ser aplicados em estudos de metabolômica, química clínica, biomarcadores e educação em geral	https://hmdb.ca
Food Biomarker Alliance (FOODBALL)	Estabelece pesquisa de exploração sistemática e de validação de biomarcadores para serem usados em estudos de consumo alimentar em diferentes grupos populacionais	https://www.wur.nl/en/project/foodball.htm
The Humet Repository (Humet)	Repositório de metabólitos para explorar estruturas moleculares para visualizar mudanças dinâmicas do perfil metabolômico	https://metabolomics.helmholtz-muenchen.de/p/app/humet
National Institute of Standards and Technology (NIST)	Suporte para medir metabólitos encontrados no organismo humano por meio de cooperação global de dados	https://www.nist.gov
Mass Bank	Banco de massa espectral de livre acesso para identificar moléculas de baixo peso molecular encontradas nos estudos de metabolômica, exposômica	https://massbank.eu/MassBank

A metabolômica *target*, ou alvo, utiliza metabólitos já conhecidos (química e bioquimicamente) para estudar questões relacionadas com um metabólito específico ou o metabolismo metabólico já explorado (ver Tabela 96.1). Usa-se um metabólito padrão para quantificá-lo em uma amostra e verificar mudanças em uma via metabólica. A análise alvo apresenta alta sensibilidade e determina apenas metabólitos conhecidos que tenham padrões estabelecidos, o que limita o alcance para identificar e quantificar outros metabólitos.[21] Para esse último fim, a metabolômica *untarget*, ou inespecífica, desempenha um importante papel.

A metabolômica inespecífica objetiva mensurar metabólitos cujas estruturas químicas não são conhecidas. A técnica permite medir metabólitos conhecidos e não conhecidos, dispensando o uso de padrões. Usam-se amostras replicadas e tratamento estatístico para avaliar as mudanças nos íons gerados e que correspondam ao metabólito pesquisado. A metabolômica inespecífica, embora não diferencie o metabólito conhecido do não conhecido, consegue descobrir mudanças não conhecidas ou não esperadas do estado metabólico entre amostras em função do perfil de metabólitos identificados.[20] Portanto, é uma ferramenta poderosa para entender a bioquímica e o metabolismo do organismo humano.

A análise instrumental é fundamental para obter resultados confiáveis. Um dos equipamentos é a ressonância magnética nuclear[22] ou espectrometria de massas,[23] que fornecem as estruturas das classes químicas. A técnica infravermelho por transformação de Fourier é pouco usada, mas também elucida as estruturas químicas. A ressonância magnética nuclear é uma técnica robusta que necessita de pouca manipulação da amostra e quantidade pequena para determinar os metabólitos. Porém, apresenta baixas sensibilidade e seletividade, podendo comprometer a interpretação dos resultados. A espectrometria de massa, por sua vez, realiza análises rápidas com altas sensibilidade e seletividade, utilizando ionização e dessorção a *laser* assistida por matriz. Cromatografia gasosa ou líquida de alta eficiência são usadas para separação das moléculas como uma das análises instrumentais usadas na metabolômica.[24,25]

Os dados obtidos são complexos e abundantes; portanto, a análise estatística é fundamental para completar a investigação dos metabólitos.[25] A análise estatística multivariada é usada para a classificação e a discriminação dos metabólitos para diferenciar grupos de amostras ou grupo de indivíduos, usando o conjunto de matriz de dados obtidos. Os métodos estatísticos mais usados são a análise de componentes principais, a análise discriminante por mínimos quadrados parciais e as projeções ortogonais para estruturas latentes. A análise estatística univariada também é usada para estudar os metabólitos separadamente, tais como ANOVA, teste *t* de Student e de Mann-Whitney. A interpretação dos resultados dependerá do conhecimento das vias metabólicas do sistema biológico investigado.

METABOLOMA COMO BIOMARCADOR

A análise metabolômica oferece diversas aplicações na área médica, como predizer ou detectar doenças e monitorar terapias por meio de biomarcadores. Todavia, também tem sido explorada para identificar novos biomarcadores do consumo alimentar, com o objetivo de esclarecer as associações entre alimentação e saúde.[26,27] A identificação de metabólitos relacionados à dieta (Tabela 96.3) e ao desenvolvimento de doenças poderá ser a estratégia para monitorar as alterações biológicas causadas pelo consumo de alimentos. Nesse sentido, três categorias poderiam ser estabelecidas para classificar os biomarcadores obtidos pela análise metabolômica:

- Avaliação de intervenções nutricionais e dietéticas
- Monitoramento de consumo de alimentos ou exposição à dieta
- Impacto da dieta e de fenótipos saudáveis.

A avaliação da intervenção nutricional pode ser feita pela análise metabolômica, identificando os metabólitos exógenos, que seriam os marcadores de ingestão de alimentos, e os metabólitos endógenos, os marcadores de efeito. Os metabólitos tanto podem ser detectados em urina como em sangue, que seria o material biológico mais adequado para pesquisar metabólitos endógenos. Os metabólitos de alimentos podem ser derivados da digestão dos alimentos pelos organismos ou do metabolismo da microbiota intestinal do ser humano. A excreção urinária de creatina, creatinina e carnitina, por exemplo, é aumentada após o consumo de carne. A creatina e a carnitina são encontradas na carne e, portanto, podem ser consideradas metabólitos exógenos de ingestão de carnes. Já a creatinina é formada a partir da biodegradação da creatina e é levada até o rim pelo plasma, para ser eliminada pela urina. A concentração urinária de carnitina é diminuída com uma dieta vegetariana, e a de creatinina, com a ingestão de infusão de camomila ou suco de frutas ou de vegetais. Possivelmente, essa diminuição pode estar relacionada com o efeito antioxidante dessas bebidas.[29]

Os metabólitos metil-histidina e anserina estão associados ao consumo de salmão, embora também possam estar relacionados com a ingestão de carne, frango e outros peixes. O consumo de brócolis e couve-de-bruxelas pode ser identificado por metabólitos relacionados com o sulfóxido de S-metil-L-cisteína, sendo indicado como biomarcador para o consumo de crucíferas. Aspartato e seus derivados estão ligados ao consumo de framboesas e brócolis, sendo potencial biomarcador para o consumo de frutas e vegetais.

Os metabólitos derivados do metabolismo de alimentos de origem vegetal da microbiota intestinal também podem ser encontrados na urina. O aumento da excreção de ácido hipúrico (como ácido hidroxi-hipúrico, hidroxifenilacético, hidroxifenilpropiônico) é identificado após o consumo de infusão de camomila, chá verde, chá preto, sucos de fruta e de vegetais e vinho. Os compostos ácidos fenilvalérico e fenilvalerolactona são encontrados na urina após a ingestão de alimentos fontes de flavonoides. O consumo de nozes, amêndoas e cacau pode ser identificado pelos conjugados de urolitina, um metabólito derivado do metabolismo da microbiota intestinal.

A alteração dos metabólitos endógenos pode estar relacionada com o consumo de alimentos. O metabolismo de carboidratos e lipídios, por exemplo, é influenciado pelo consumo de chá preto e chá verde, farinha de trigo fortificada e soja. Verifica-se também alteração do metabolismo de aminoácidos após a ingestão de nozes, sucos de fruta e vegetais. Possivelmente, essas modificações estão ligadas aos fitoquímicos presentes nos alimentos, como a isoflavona da soja.

METABOLOMA COMO BIOMARCADOR DE PADRÃO DE CONSUMO DE ALIMENTOS

Mesmo em populações relativamente homogêneas, é difícil estimar acuradamente os fatores da dieta associados ao risco de doenças, devido à falta de acurácia nos métodos para avaliação de consumo alimentar em populações. Em geral, as técnicas utilizadas (recordatório de 24 horas, questionários de frequência alimentar e registro alimentar) são pautadas no autorrelato e estão sujeitas a erros e limitações, por exemplo, a dificuldade de recordar o consumo ou de estimar as porções consumidas. Diante disso, os biomarcadores prometem fornecer uma medida mais acurada e, especialmente, mais objetiva da dieta. Isso porque eles não estão sujeitos à memória do indivíduo ou à sua habilidade de registrar o consumo alimentar e são fundamentados no conceito de que os graus de excreção são altamente correlacionados à ingestão de nutrientes em um período fixo de tempo. Os biomarcadores que se baseiam em uma medida quantitativa absoluta da ingestão dietética são poucos: a excreção urinária de 24 h, como medida do consumo de 24 horas de proteína; e a água duplamente marcada, como medida da ingestão de energia, no contexto de balanço energético.

O perfil metabólico surge como uma abordagem promissora para identificar biomarcadores, avaliando indiretamente a ingestão de certos alimentos por meio da análise de fluidos biológicos, como urina e plasma. Além disso, uma vez que os biomarcadores da ingestão de alimentos são identificados (Figura 96.5), a informação pode ser utilizada para fornecer evidências de como uma dieta específica afeta o metabolismo humano e impacta na saúde.[30] O metabólito fenil-acetil-glutamina é apontado como produto de conjugação excretado pela urina e associado ao padrão de consumo de vegetais. Já a prolina betaína, composto osmoprotetor do rim, está associada ao padrão de consumo de frutas cítricas.[31]

Floegel et al.[32] relataram a alteração do metaboloma em função da dieta consumida por uma população. Eles foram capazes de identificar 127 metabólitos relacionados ao consumo alimentar de 45 tipos de alimentos. Os autores concluíram que padrões de alimentação caracterizados por ingestão de carne, pão integral, chá e café estavam relacionados com metabólitos relevantes que podem ser alvos potenciais para prevenção de doenças crônicas.

Bouchard-Mercier et al.[33] verificaram a relação entre o padrão dietético e o perfil metabólico composto de aminoácidos e acilcarnitinas. Participaram da pesquisa 210 indivíduos, e foram identificados dois padrões alimentares: alto consumo de vegetais e de frutas, produtos à base de grãos integrais, baixa

Tabela 96.3 Metabólitos de alimentos identificados em estudos observacionais e de intervenção, classificados em função da sua reprodutibilidade nos estudos avaliados.

Alimento	Pontuação[1]		
	Bom (≥ 5)	Razoável (3 a 4)	Ruim (≤ 2)
Fruta	Prolina-betaína[2]	Ácido hipúrico[2]	
Morango	Glicuronida de pelargonidina		
Maçã		Sulfato de epicatequina, ácido sulfato de hidroxifenilvalérico, xilose[2]	
Banana		Sulfato de 3-metoxitiramina[2], sulfato de dopamina[2], glicuronida de metoxieugenol[2], sulfato de salsolinol[2]	
Suco de fruta		Prolina-betaína, N-metilprolina, "Scyllo"-inositol	
Suco de oxicoco		Sulfato ácido ferúlico, ácido sinápico, ácido quínico, ácido hipúrico	
Suco de laranja	Prolina-betaína[2], ácido hipúrico, ácido 4'-hidroxi-hipúrico, ácido 3'-hidroxi-hipúrico, ácido 4-hidroxifenilacético	Ácido 3-(3'-hidroxi-4'-metoxifenil)-hidracrílico, ácido 3-(3'-hidroxi-4'-metoxifenil)-propiônico, sulfato ácido 3-(4'-metoxifenil)-propiônico	
Laranja	Prolina-betaína[2]		
Frutas cítricas	Prolina-betaína[2]	N-metilprolina, naringenina[2], hesperetina[2], quiroinositol, "Scyllo"-inositol	
Brócolis	Sulforafana, sulforafana N-acetilcisteína, sulforafana cisteína, isotiocianatos	Sulforafano, cisteinilglicina, erucina-cisteína, erucina-N-acetilcisteína	
Brotos de brócolis	Sulforafana	Erucina	
Vegetais crucíferos		S-metil-l-cisteína-sulfóxido[2]	
Vegetais folhosos verdes			3-carboxil-4-metil-5-propil-2-furanopropionato (CMPF)
Cogumelos			Ergotioneína
Fibra (de grãos)	Alquil-resorcinol, ácido 3-(3,5-di-hidroxifenil)-1-propiônico[2]	2-aminofenol sulfato[2], ácido 3,5-di-hidroxibenzoico[2]	Daidzeína – Genisteína
Pão de centeio integral		Alquilresorcinóis, sulfato ácido 3-(3,5-di-hidroxifenil)-1-propiônico[2]	
Carnes	Creatinina[2]	Creatina[2], O-acetil-l-carnitina[2], 4-hidroxiprolina (3)[2], glutamlna[2]	
Frango	3-metil-histidina[2]	Anserina[2], carnosina[2], O-acetil-l-carnitina[2]	Piroglutamina[3]
Carnes processadas	O-acetil-l-carnitina[2]		
Carne vermelha	O-acetl-l-carnitina[2]	Trimetilamina N-óxido, carnosina[2], carnitina[2], anserina[2]	
Frutos do mar	Ácido docosaexaenoico (DHA) (22:6n−3)	3-carboxil-4-metil-5-propil-2-furanopropionato (CMPF), ácido eicosapentaenoico (20:5n−3)	Ácido docosapentaenoico (22:5n−3)
Peixe gordo	Ácido docosaexaenoico (DHA) (22:6n−3)[2]	Ácido eicosapentaenoico (20:5n−3)[2]	
Peixe	Trimetilamina N-óxido[2], ácido docosaexaenoico (DHA) (22:6n−3)[2], 3-carboxil-4-metil-5-propil-2-furanopropionato (CMPF)[2], creatina[2], ácido eicosapentaenoico (20:5n−3)[2], dimetilamina[2]	1-metil-histidina, ácido 1,2,3,4-tetra-hidro-β-carbolina-3-carboxílico, arsenobetaína, 1-docosaexaenoilglicero-fosfocolina, ácido docosapentaenoico (22:5n−3)[2], acetilcarnitina[2]	Lisina, metionina, triptofano, tirosina
Frutos do mar (magro)		Trimetilamina N-óxido	
Frutos do mar e proteína de planta			Ácido docosaexaenoico (DHA) (22:6n−3)
Mariscos		3-carboxil-4-metil-5-propil-2-furanopropionato (CMPF)	2-Hidroxibutirato
Leguminosas/nozes/sementes		Trigonelina, 3-metil-histidina, dimetilglicina, trimetilamina, lisina	
Dieta enriquecida com farinha de feijão		Trigonelina, ácido pipecólico, S-metilcisteína	
Mistura de nozes		Triptofano betaína	4-vinilfenol sulfato
Amendoim		Triptofano-betaína, sulfato de 4-vinilfenol	

(continua)

Tabela 96.3 Metabólitos de alimentos identificados em estudos observacionais e de intervenção, classificados em função da sua reprodutibilidade nos estudos avaliados. (*Continuação*)

Alimento	Pontuação[1]		
	Bom (≥ 5)	Razoável (3 a 4)	Ruim (≤ 2)
Álcool		4-androsteno-3β-diol dissulfato, 2-aminobutirato	α-hidroxi-isovalerato, β-hidroxi-isovalerato, 5-α-androstano-3-β-diol dissulfato, 2-hidroxibutirato, 4-metil-2-oxopentanoato, pipecolato, ácido docosapentaenoico (22:5n−3), estearidonato (18:4n−3), piperino-etil-glicuronídeo, palmitoleato (16:1n−7), di-homo-linoleato (20:2n−6), malato-17-β-diol dissulfato, 17-β-diol dissulfato[1]
Licor		Etil-glicuronídeo	
Vinho tinto sem álcool	Sulfato de metilgálico, glicoronídeos de (Epi) catequina, ácido 3-hidroxifenilacético, ácido *para*-cumárico	Sufato de etilgalato sulfato, glicuronídeo de etilgalato[1], glicuronídeo de etilgalato[2], glicuronídeo de metil(epi) catequina, glicuronídeo de di-hidroxifenil-γ-valerolactona, sulfatos de di-hidroxifenil-γ-valerolactona, glicuronídeo de metoxi-hidroxifenil-γ-valerolactona, ácido 2,4-di-hidroxibenzoico, ácido 2,6-di-hidroxibenzoico, ácido 2,5-di-hidroxibenzoico, ácido 3,5-di-hidroxibenzoico, ácido 4-hidroxibenzoico, ácido 3-hidroxibenzoico, ácido gálico, ácido metilgálico, ácido 2-hidroxifenilacético, ácido cafeico, ácido ferúlico, ácido 3-(3-hidroxifenil) propiônico, enterolactona, pirogalol, ácido siríngico	
		Galato de etila, ácido 3,4-di-hidroxifenilacético, ácido di-hidrocafeico, sulfato de (Epi)catechina, enterolactona	
Vinho		Etil-glicuronídeo	2,3-di-hidroxi-isovalerato, 2,3-butanodiol, "*Scyllo*"-inositol
Vinho tinto	Glicoronídeos de metil(epi)catequina, sulfato ácido de metilgálico[2]	Ácido gálico, ácido metilgálico, ácido 3-hidroxifenilacético, ácido *p*-cumárico, glicuronídeo (Epi)catequina, di-hidroxifenil-γ-valerolactona, di-hidroxifenil-γ-valerolactona 2, di-hidroxifenil-γ-glicuronídeo de valerolactona, etilgalato[2]	
Cacau	3-metilxantina[2], ácido 3-metilúrico[2], 7-metilxantina[2], teobromina[2]	Epicatequina-glicuronídeo, glicuronídeo de 5-(3',4'-di-hidroxifenil)-γ-valerolactona[2]	
Café	Paraxantina[2], cafeína[2], 1-metilxantina[2], quinato[2], teofilina[2], ácido hipúrico, trigonelina[2], 5-acetilamino-6-amino-3-metiluracil[2], ácido di-hidroferúlico, 1,7-dimetilurato[2], 1,3,7-trimetilurato[2], 3-hidroxi-hipurato[2], 1,3-dimetilurato[2], sulfato de catecol[2], ácido di-hidrocafeico, ácido cafeico[2], ácido ferúlico[2], ácido feruloilquínico[2], ácido isoferúlico[2], *N*-(2-furoil) glicina[2], teobromina[2]	Ácido 3-cafeoilquínico, sulfato de 3-metil catecol[2], 3-metilxantina[2], ácido 4-cafeoilquínico, sulfato ácido de 3-orto-di-hidrocafeico, 1-metilurato[2], sulfato de 3-hidroxipiridina)[2], 7-metilguanina[2], ácido cafeico[2], sulfato de citraconato[2], ciclo(leucina-prolina), ácido gálico[2], ácido quinurênico[2]	Ácido 3,7-dimetilúrico
Chá verde	Ácido hipúrico	Sulfatos *O*-metil-epicatequina, *O*-metil-epigalocatequina-*O*-glicuronídeo, epigalocatequina-3-galato	
Chá preto	Ácido 4-*Orto*-metil-gálico[2]	Ácido hipúrico	
Chocolate	Teobromina[2], 7-metilúrico[2]	7-metillxantina (4)26-amino-5[N-metilformilamino]-1-metiluracil, ácido 3,7-dimetilúrico[2]	
Chocolate amargo		4-Hidroxifenil acetato	
Doces e bebidas açucaradas		Citrulina[2], taurina[2], isocitrato[2]	Carbono isotópico (δ13C)
Laticínios			Ácido pantotênico (vitamina B5)
Manteiga		Ácido 10-undecenoico (11:1n−1)	Pentadecanoato (15:0), metil-palmítico, isômeros
Queijo		Ácido 3-fenil-láctico[2], prolina[2], metionina[2]	
Leite	Ácido galactônico[2]	Galactose (4) lactose, galactono-1,5-lactona, ureia	Uridina
Dieta rica em soja	Daidzeína[2], genisteína[2], *Orto*-desmetilangolensina (DMA)[2]	Equol, gliciteína	Isoflavonoides totais
Bebida à base de soja		Pinitol	4-etilfenilsulfato

(*continua*)

Tabela 96.3 Metabólitos de alimentos identificados em estudos observacionais e de intervenção, classificados em função da sua reprodutibilidade nos estudos avaliados. (*Continuação*)

Alimento	Pontuação[1]		
	Bom ($\geq$ 5)	Razoável (3 a 4)	Ruim ($\leq$ 2)
Queijo à base de soja		Daidzeína, genisteína	
Soro de leite		Leucina/isoleucina	
Dieta dinamarquesa		Teobromina, prolina, betaína	
Dieta DASH		β-criptoxantina[2]	
Frutas e vegetais	Ácido hipúrico[2]	Betacaroteno[2], genisteína[2], carotenoides totais[2]	
Índice de Alimentação Saudável		3-carboxil-4-metil-5-propil-2-furanopropionato (CMPF)[2], ácido eicosapentaenoico (20:5n−3)[2], ácido hipúrico[2]	Docosaexaenoilcolina, ácido docosaexaenoico (DHA) (22:6n−3), caroteno-diol, ergotioneína
Dieta rica em carotenoides		α-caroteno[2], betacaroteno[2], carotenoides totais[2]	
Dieta mediterrânea		Ácido docosaexaenoico (DHA) (22:6n−3)[2]	3-carboxil-4-metil-5-propil-2-furanopropionato (CMPF)
Nova dieta nórdica	Trimetilamino *N*-óxido	Ácido hipúrico	
Vegetariana			Lisina, metionina, triptofano, tirosina
Vegana		Alanina[2], glicina	

[1]Metabólitos identificados em dois estudos ou mais. Escore de reprodutibilidade entre estudos: estudos de intervenção (2×); estudos observacionais (1×) – exemplo: metabólitos encontrados em dois estudos de intervenção e um estudo observacional terão o escore igual a 5. Bom = $\geq$ 5; razoável = 3 a 4; ruim = < 2. [2]Biomarcadores robustos (*i. e.*, biomarcadores relatados em ambos os estudos, de intervenção e observacional). [3]Associação inversa. Adaptada de Rafiq et al.[28] (2021).

ingestão de gorduras hidrogenadas e produtos refinados, e alto consumo de produtos à base de grãos refinados, doces, sobremesas e produtos cárneos. De acordo com os resultados, o segundo grupo de alimentos teve relação positiva e significativa com os metabólitos de aminoácidos acilcarnitinas de cadeias curtas, independentemente de idade, sexo e índice de massa corporal (IMC). Isso sugere que o padrão alimentar interfira no perfil metabólico, aumentando os biomarcadores possivelmente relacionados com a obesidade.

A relação entre o consumo de carne vermelha e de pão integral com os biomarcadores ligados ao metabolismo da glicose, ao estresse oxidativo, à inflamação e à obesidade já foi estudada.[34] Verificou-se que o alto consumo de carne vermelha estava associado ao aumento moderado de gamaglutamil-transferase e proteína C reativa, e que o alto consumo de pão integral diminuiu a concentração de gamaglutamil-transferase, alanina-aminotransferase e proteína C reativa. Os autores concluíram que a relação entre carne vermelha e proteína C reativa era dependente da obesidade, e que o consumo de pão integral foi capaz de modificar o biomarcador proteína C reativa, aumentado pelo consumo de carne vermelha. Eles sugeriram a hipótese de que os fatores dietéticos modulam os biomarcadores, modificando as condições metabólicas e fisiológicas que favorecem o desenvolvimento de doenças crônicas.

O'Gorman et al.[35] investigaram a relação entre os padrões de lipidemia e os dados alimentares para identificar biomarcadores. O estudo identificou seis padrões lipídicos. O padrão 1 estava associado à ingestão de ácidos graxos saturados, poli-insaturados e monoinsaturados. Esse padrão foi capaz de discriminar os indivíduos que consumiam baixa e alta quantidade de lipídios. Os metabólitos presentes nesse padrão poderiam ser usados como biomarcadores para classificar os indivíduos quanto ao consumo de lipídios e poderiam avaliar a relação entre a dieta e doenças crônicas.

O padrão 4, composto basicamente de lisofosfatidilcolina-éter C18:0, foi capaz de identificar os indivíduos que consumiam álcool. Esse metabólito apresentou mais sensibilidade e especificidade em relação aos outros marcadores já existentes, como atividade da enzima gamaglutamil-transferase, transferrina e volume corpuscular médio de eritrócitos. Foram identificados dois biomarcadores capazes de separar os consumidores de peixe dos não consumidores: lisofosfatidiletanoamina C18:2 e fosfatidiletanoacilamina C38:4. O primeiro teve associação positiva, e o segundo, negativa para o consumo de peixe. Os marcadores óxido trimetilamina e metil-histidina podem ser usados para o consumo de peixe; todavia, não são específicos porque também estão relacionados com o consumo de carne.

No entanto, deve-se considerar que alguns biomarcadores podem vir diretamente da dieta, e não simplesmente como produtos do metabolismo. Por exemplo, o grau de hidrólise, a fonte e a qualidade da proteína presente no alimento influenciam a concentração de aminoácidos no plasma.[36]

METABOLOMA COMO BIOMARCADOR PARA OBESIDADE

A obesidade pode ser definida como o acúmulo do excesso de gordura no organismo, capaz de causar doenças, sendo o IMC o indicador mais utilizado para classificá-la. O aumento do IMC ocorre em função do alto consumo de calorias e da pouca atividade física, o que pode favorecer o desenvolvimento de doenças crônicas, como o diabetes melito tipo 2.

Os mecanismos que levam a obesidade a favorecer o desenvolvimento de outras doenças não estão totalmente elucidados; por isso, os estudos relacionados ao metaboloma podem ser um caminho para compreender a enfermidade e propor medidas mais eficazes para combatê-la. A análise metabolômica é uma ferramenta importante para ajudar a esclarecer os mecanismos da doença, pois se fundamenta no estudo dos produtos gerados pelo metabolismo (Tabela 96.4). A descoberta de biomarcadores tem se tornado a chave-mestra para entender a obesidade, bem como melhorar as ferramentas de diagnóstico e personalizar os cuidados em saúde, com a proposição de novos tipos de terapia.[9]

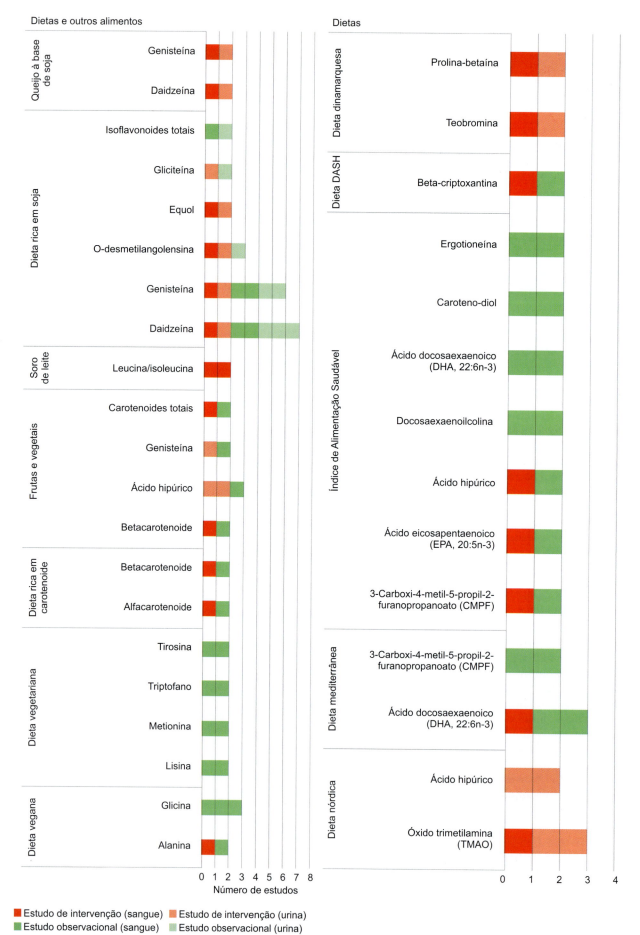

Figura 96.5 Metabólitos identificados, segundo o padrão dietético da população estudada, na urina e no sangue. Adaptada de Rafiq et al.[28] (2021).

Tabela 96.4 Metaboloma relacionado com a variação do índice de massa corporal (IMC) e as vias metabólicas.

Principal via	Metabólito	Via relacionada à lipidemia[a]	Direção do efeito (Rank)[b]	IMC r²[c]
Nucleotídio	urato	Pur.Met.	↑ (1)	16,4%
Aminoácido	N2,N2-dimetilguanosina	Pur.Met.	↑ (6)	8,8%
	N6-carbamoiltreoniladenosina	Pur.Met.	↑ (28)	7,3%
	glutamato	Glu.Met.	↑ (2)	11,5%
	N-acetilglicina	Gly.Met.	↓ (9)	9%
	5-metiltioadenosina (MTA)	Poli.Met.	↑ (10)	7,5%
	valina	Leu.Met.	↑ (11)	8,8%
	aspartato	Ala.Met.	↑ (16)	7%
	N-acetilvalina	Leu.Met.	↑ (18)	7,3%
	quinurenato	Try.Met.	↑ (19)	6%
	alanina	Ala.Met.	↑ (23)	5,3%
	asparagina	Ala.Met.	↓ (26)	3.7%
	N-acetilalanina	Ala.Met.	↑ (31)	6,6%
	tirosina	Phe.Met.	↑ (34)	1,8%
	leucina	Leu.Met.	↑ (37)	6,8%
	N-acetiltirosina	Phe.Met.	↑ (40)	4,2%
	2-metilbutirilcarnitina (C5)	Leu.Met.	↑ (41)	8,3%
Lipídio	1-(1-enil-palmitoil)-2-oleoil-GPC	Plas. (HDL, TG)	↓ (3)	7,1%
	1-estearoil-2-dihomo-linolenoil-GPC	Fos.Met. (TG, Chol)	↑ (4)	9,8%
	1-eicosenoil-GPC	Lisolipid	↓ (5)	6,2%
	1-araquidoil-GPC	Lisolipid	↓ (7)	8,6%
	1-(1-enil-estearoil)-2-oleoil-GPC	Fos.lip. (HDL)	↓ (8)	6,5%
	propionilcarnitina	BCAA.Met	↑ (12)	9,9%
	1-nonadecanoil-GPC	Lisolipid	↓ (14)	4,2%
	1-linoleoil-GPC	Lisolipid	↓ (15)	4,9%
	esfingomielina	Esf.Met. (Col)	↑ (20)	6,8%
	1-palmitoil-2-di-homo-linolenoil-GPC	Fos.Met. (TG, Col)	↑ (21)	5,1%
	1-(1-enil-palmitoil)-2-linoleoil-GPC	Fos.Met. (HDL)	↓ (22)	5,7%
	1-palmitoil-3-linoleoil-glicerol	Fos.Met. (TG)	↑ (24)	7,6%
	1-oleoil-2-linoleoil-GPC	Fos.Met.	↓ (27)	5,6%
	1-(1-enil-estearoil)-2-docosaexaenoil-GPC	Fos.Met.	↓ (29)	2,5%
	1-oleoil-3-linoleoil-glicerol	Di.gli. (TG, HDL)	↑ (30)	6,3%
	carnitina	Car.Met.	↑ (33)	7,5%
	1-palmitoil-2-linoleoil-glicerol	Fos.Met. (TG, HDL)	↑ (36)	7,2%
	1-oleoil-2-linoleoil-glicerol	Di.gli. (TG, HDL)	↑ (38)	5,9%
	1,2-dilinoleoil-GPC	Fos.Met.	↓ (39)	4,2%
	1-palmitoleoil-2-oleoil-glicerol	Fos.lip. (TG)	↑ (42)	5,6%
	1-palmitoleoil-3-oleoil-glicerol	Fos.lip. (TG)	↑ (45)	6%
	1-palmitoil-2-adrenoil-GPC	Fos.Met. (TG)	↑ (47)	2,9%
	cortisona	Plas. (HDL, TG)	↓ (49)	2,5%
Energia	succinilcarnitina	TCA	↑ (13)	9,8%
Carboidrato	manose	Fru.Met.	↑ (17)	6,6%
	glicose	Pir.Met.	↑ (48)	6,3%
Xenobióticos	cinamoilglicina	Alimento	↓ (43)	3,5%
Cofatores/vitaminas	ácido gulônico	Asc.Met.	↑ (46)	3,2%
	quinolinato	Nic.Met.	↑ (44)	8,4%
Peptídio	N-acetilcarnosina	Dipep.	↑ (25)	6,9%
	gamaglutamilfenilalanina	Gam.	↑ (32)	6%
	gamaglutamiltirosina	Gam.	↑ (35)	4,6%

Legenda: *Ala.Met.*, metabolismo de alanina e aspartato; *Asc.Met.*, metabolismo de ascorbato e aldarato; *BCAA.Met.*, metabolismo de aminoácidos de cadeia ramificada; *Car.Met.*, metabolismo de carnitina; *Di.gli.*, diacilglicerol; *Dipep.*, dipeptídio derivativo; *Alimento*, componente do alimento/planta; *Fru.Met.*, metabolismo de frutose, manose e galactose; *Gam.*, aminoácido gamaglutamil; *Glu.Met.*, metabolismo de glutamato; *Gly.Met.*, metabolismo de glicina, serina e treonina; *Leu.Met.*, metabolismo de leucina, isoleucina e valina; *Lisolipid*, lisolipídio; *Nic.Met.*, metabolismo de nicotinato e nicotinamida; *Phe.Met.*, metabolismo de fenilalanina e tirosina; *Fos.lip.*, fosfolipídio; *Fos.Met.*, metabolismo de fosfolipídio; *Plas.*, plasmalógeno; *Poli.Met.*, metabolismo de poliamina; *Pur.Met.*, metabolismo de purina; *Pir.Met.*, glicólise, gliconeogênese e metabolismo de piruvato; *Esf.Met.*, metabolismo de esfingolipídio; *Esteroide*, esteroide; *TCA*, ciclo TCA; *Try.Met.*, metabolismo de triptofano. [a]TG (triglicerídeo), Col (colesterol), HDL (lipoproteína de alta densidade), LDL (lipoproteína de baixa densidade) que têm $r^2 > 0,1$ com o metabólito, que está indicado em parênteses. [b]Rank indica a ordem da significância da associação com o índice de massa corporal. [c]r^2 indica a porcentagem da variação no IMC explicado por cada metabólito na análise univariada. Adaptada de Cirulli et al.[37] (2019).

Perez-Cornago et al.[38] estudaram, por um período de 8 semanas, as mudanças metabólicas de indivíduos adultos obesos em função de uma dieta restrita em calorias. Os resultados demonstraram que os sujeitos da pesquisa apresentaram diminuição do peso corporal e melhora nos parâmetros de glicemia e lipidemia. A análise metabolômica demonstrou que a quantidade de ácidos graxos de cadeia saturada diminuiu significativamente com a intervenção dietética. O mesmo foi observado com a quantidade de aminoácidos de cadeia ramificada circulantes. Portanto, os autores comprovaram que a perda de peso corporal em função de dieta hipocalórica mudou o perfil metabólico dos indivíduos adultos obesos.

Os aminoácidos de cadeia ramificada parecem ser os metabólitos mais frequentes nos distúrbios metabólicos. De acordo com o estudo de Batch et al.,[39] os aminoácidos de cadeia ramificada foram capazes de indicar os indivíduos com problemas cardiovasculares, independentemente do IMC. Foram estudados 1.872 indivíduos, sendo 410 eutróficos (IMC < 25 kg/m²), 610 com sobrepeso (IMC entre 25 e 30 kg/m²) e 852 obesos (IMC > 30 kg/m²). Eles foram distribuídos em dois grupos de acordo com os parâmetros bioquímicos: os com riscos e os sem riscos cardiovasculares. Foram avaliados 55 metabólitos; porém, os aminoácidos de cadeia ramificada e as acilcarnitinas foram capazes de distinguir os dois grupos independentemente do IMC. Ao realizar a análise de maneira estratificada (eutrófico, sobrepeso, obeso), os aminoácidos de cadeia ramificada e as acilcarnitinas de cadeia curta mantiveram a significância estatística para diferenciar os indivíduos obesos saudáveis e não saudáveis. A alteração da concentração desses metabólitos pode indicar alteração metabólica capaz de provocar doenças relacionadas ao metabolismo, como obesidade, resistência à insulina, diabetes melito tipo 2 e, consequentemente, síndrome metabólica.

ANÁLISE DOS DADOS DA METABOLÔMICA

A análise dos dados na metabolômica é complexa, composta de diversas etapas, desde o pré-processamento até a avaliação final das interações metabólicas. Devido à enorme quantidade de informações e dados gerados nesses estudos com metabólitos, são necessárias a utilização de ferramentas de bioinformática e as análises multivariadas.[40] Porém, atualmente, há ferramentas gratuitas disponíveis que proporcionam análises de dados robustas, como a plataforma *MetaboAnalyst 5.0*, que conta com a maioria dos testes utilizados em metabolômica.

Inicialmente, os dados provenientes dos métodos *untarget*, ou metabolômica inespecífica, são submetidos a uma limpeza geral para exclusão de metabólitos ausentes ou que apresentaram valores abaixo do limite de detecção. Em alguns casos, são utilizados modelos de imputação de dados para substituição desses valores ausentes, a fim de manter a estrutura geral dos dados. Além disso, algumas transformações (como a logarítmica) na escala original dos analitos são realizadas para corrigir possíveis heterocedasticidades presentes nos dados.[40]

Em geral, as análises descritivas e univariadas são indispensáveis para uma compreensão global dos dados. Dependendo da natureza deles, diversos testes podem ser utilizados, como: teste *t* de Student, ou Mann-Whitney; análise de variância (ANOVA), ou teste Wilcoxon; e correlação de Pearson ou Spearman. As técnicas multivariadas mais utilizadas no campo da metabolômica são: *principal component analysis* (PCA), *hierarchical cluster analysis* (HCA) e *partial least squares regression* (PLS) (Figura 96.6).

Nota-se a grande quantidade de metabólitos e testes estatísticos que são realizados nessas análises de dados uni e multivariadas; com isso, alguns valores de p < 0,05 serão puramente

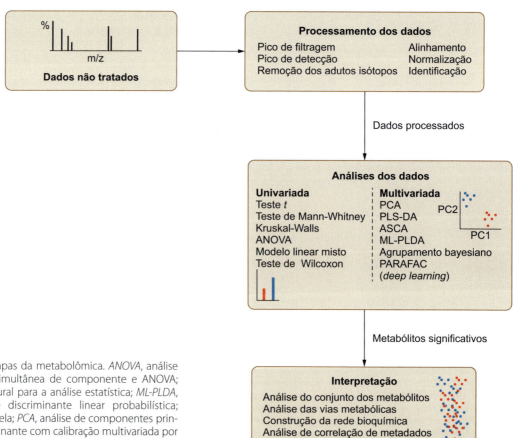

Figura 96.6 Esquema das etapas da metabolômica. ANOVA, análise de variância; ASCA, análise simultânea de componente e ANOVA; *Deep learning*, usa a rede neural para a análise estatística; ML-PLDA, *Machine Learning* – análise discriminante linear probabilística; PARAFAC, análise fatorial paralela; PCA, análise de componentes principais; PLS-DA, análise discriminante com calibração multivariada por mínimos quadrados parciais. Adaptada de Lamichhane et al.[41] (2018).

pelo acaso, mesmo que as suas hipóteses nulas sejam verdadeiras. Essa fração de falso-positivos decorrentes das múltiplas comparações tem recebido grande atenção nos últimos anos, e algumas estratégias são adotadas para esse viés, como a correção de Bonferroni e a *false discovery rate* (método de Benjamini e Hochberg).[42]

Para a interpretação biológica dos conjuntos de dados da metabolômica, normalmente podem ser analisados não apenas metabólitos isolados, mas também razões ou somatórios de metabólicos específicos, os quais podem refletir atividades enzimáticas, vias bioquímicas específicas e possíveis biomarcadores potenciais. A utilização de razões de metabólitos como *proxies* para a reação enzimática pode reduzir o erro e melhorar as associações estatísticas.[43] São exemplos dessas razões ou somatórias: *branched chain amino acids* (BCAA) (Val + Leu + Ile); *carnitine palmitoyltransferase* I (CPT1) (C16+C18/C0), II (CPT2) (C16+C18:1/C2); *3-phosphoglycerate dehydrogenase* (PHGDH) (Orn/Ser); *elongase of very long fatty acids* 2 (ELOVL2) (PC aa C40:3/PC aa C42:5), entre outras.

Para análise final das interações metabólicas, utilizam-se algumas bases de dados disponíveis *online*, com o objetivo de determinar a função dos metabólitos e contextualizá-los biologicamente. Alguns exemplos são: *KEGG database* (www.genome.jp/kegg), *Reactome pathway database* (www.reactome.org), *PubChem* (pubchem.ncbi.nlm.nih.gov) e *Lipidmaps* (www.lipidmpas.org). Outros exemplos estão listados na Tabela 96.2.

CONSIDERAÇÕES FINAIS

O uso de biomarcadores nos estudos nutricionais tem a sua importância quando se deseja avaliar a ingestão de alimentos, o estado nutricional, a exposição a nutrientes e os efeitos de intervenções nutricionais nos desfechos fisiopatológicos, além de prover informações sobre as diferentes respostas que ocorrem entre indivíduos ao consumir uma dieta.[44] O metaboloma tem sido apontado como potencial biomarcador de consumo alimentar, podendo ser usado para validar as medidas empregadas para identificar a ingestão de alimentos, como o questionário de frequência alimentar e o recordatório de 24 horas.[45]

A concentração de metabólitos determinados nas amostras biológicas pode ser influenciada pela sua quantidade no alimento ou por outros componentes do alimento, bem como pela ação da microbiota intestinal. Talvez por essa razão, diferenças no metaboloma tenham sido relatadas entre populações distintas. Todavia, o padrão alimentar varia conforme a cultura, podendo ser responsável pelas diferenças do metaboloma entre populações. Outros fatores também podem interferir no perfil de metabólicos, como sexo, idade, ritmo circadiano e estilo de vida.

Para as ciências nutricionais, seria interessante conhecer os metabólitos derivados do metabolismo humano em função do seu estado nutricional ou do seu padrão alimentar. Nesse sentido, novas escolhas alimentares poderão surgir para minimizar os riscos de doenças derivadas do metabolismo, ou poderão reforçar a importância nutricional de uma alimentação tradicional ou do padrão alimentar apropriado para melhor adequação das recomendações nutricionais a uma população.

REFERÊNCIAS BIBLIOGRÁFICAS

As referências consultadas para a elaboração deste capítulo estão disponíveis *online* no Ambiente de aprendizagem do GEN.

COMO CITAR ESTE CAPÍTULO

ABNT
MARCHIONI, D. M. L.; SILVA, A. M.; LEVY, J.; CARIOCA, A. A. F. Metabolômica. *In*: ROSSI, L.; POLTRONIERI, F. (org.). *Tratado de Nutrição e Dietoterapia*. 2. ed. Rio de Janeiro: Guanabara Koogan, 2023. p. 1074-1085.

VANCOUVER
Marchioni DML, Silva AM, Levy J, Carioca AAF. Metabolômica. In: Rossi L, Poltronieri F (Orgs.). Tratado de nutrição e dietoterapia. 2. ed. Rio de Janeiro: Guanabara Koogan; 2023. p. 1074-85.

CAPÍTULO 97
Epigenômica Nutricional

Maria Aderuza Horst • Marcelo Macedo Rogero • Cristiane Cominetti

INTRODUÇÃO

O termo "epigenética" refere-se a qualquer atividade reguladora da expressão gênica que não resulte em mudanças na sequência de nucleotídios do ácido desoxirribonucleico (DNA). Embora as células de um mesmo organismo tenham genomas idênticos, cada tipo celular tem um epigenoma que controla quais genes serão expressos (ou ativados). Desse modo, os organismos vivos e as células individuais respondem às variações ambientais com alterações rápidas em marcas epigenéticas que controlam o padrão de expressão gênica.[1]

As informações epigenéticas herdadas são imprescindíveis ao desenvolvimento humano, uma vez que coordenam a expressão gênica das células-tronco embrionárias para que desenvolvam as estruturas e as características necessárias para sua diferenciação em cada um dos diferentes tipos celulares do organismo.[2] Por exemplo, neurônios expressam um conjunto de genes diferente daquele de células da pele, isto é, neurônios expressam genes que promovem o desenvolvimento de dendritos e de axônios, enquanto nas células da pele, esses mesmos genes são silenciados.

Mecanismos epigenéticos também são influenciados pelo ambiente a que um organismo é exposto, o qual pode aumentar ou reduzir a expressão de genes ou, em maior grau, ativar ou silenciar genes. Fatores ambientais, como a alimentação, podem alterar padrões epigenéticos e, assim, influenciar a homeostase de um organismo a longo prazo.[1] A chave para essa adaptabilidade é a cromatina, uma estrutura dinâmica que inclui o DNA e as proteínas histonas e que regula espacialmente a competência transcricional, por meio de adaptação estrutural e compartimentação do genoma. As modificações epigenéticas resultam em modulação funcional e reorganização estrutural da cromatina, de modo a potencializar ampla gama de fenótipos adaptativos a partir do mesmo genótipo. Modificações da cromatina, decorrentes de alterações epigenéticas, podem ser observadas tanto em regiões regulatórias quanto em codificadoras de genes relacionados ao metabolismo, por exemplo. Assim, mecanismos epigenéticos são modulados pelo ambiente e influenciam diferentes vias metabólicas e, consequentemente, o risco do desenvolvimento ou a progressão de doenças.[3]

Os mecanismos epigenéticos de regulação da expressão gênica descritos na literatura são caracterizados por modificações químicas no DNA (metilação do DNA) e nas proteínas associadas a ele (histonas), ou por alterações no padrão de expressão de pequenas sequências de ácido ribonucleico (RNA) não codificantes, os microRNA (miRNA ou MiR). Este capítulo abordará a influência da alimentação nesses três mecanismos epigenéticos que regulam a expressão gênica, o que é caracterizado como epigenômica nutricional ou nutriepigenômica.

PRINCIPAIS MECANISMOS EPIGENÉTICOS E NUTRIÇÃO

Aspectos gerais

O foco de estudo da epigenética inclui modificações em histonas que controlam o estado de compactação/descompactação da cromatina, a metilação do DNA e a expressão de miRNA, os quais regulam o padrão de expressão gênica.[4] As informações epigenéticas são transmitidas de uma geração para a seguinte; contudo, em contraste com as informações genéticas, que são altamente estáveis, as epigenéticas apresentam grau elevado de plasticidade e são potencialmente reversíveis ao longo do tempo e de acordo com influências ambientais, incluindo os padrões alimentares. Três critérios independentes devem ser atendidos para que determinado sinal molecular possa ser, de fato, considerado epigenético:[5] ter mecanismo de autopropagação, isto é, vias que expliquem como a assinatura molecular é fielmente reproduzida após a replicação do DNA e a divisão celular; ser hereditário, ou seja, apresentar forma de transmissão autossustentada para os descendentes; e resultar em alteração da expressão gênica de acordo com o estímulo ambiental.[5]

Nesse sentido, a metilação do DNA satisfaz os três requisitos; entretanto, o caso das modificações pós-traducionais das histonas e dos miRNA é menos claro, e evidências experimentais da transmissão desses sinais epigenéticos para as células-filhas ainda são escassas.

Metilação do DNA

A metilação do DNA refere-se à adição covalente de grupos metil a resíduos de citosinas seguidos de guanina (ilhas CpG) (Figura 97.1) e está comumente associada ao silenciamento de genes e de regiões genômicas não codificantes (p. ex., regiões centroméricas e elementos retrotransponíveis).[6]

As principais funções biológicas da metilação do DNA consistem na repressão transcricional hereditária dos retrotranspósons, na expressão monoalélica dos genes imprintados, na inativação do segundo cromossomo X em mulheres e na exposição seletiva de regiões promotoras de genes a fatores de transcrição.[7] Os padrões de metilação nas regiões regulatórias de

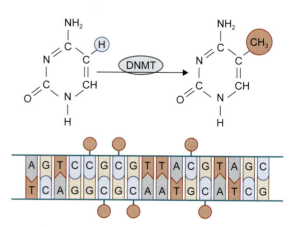

Figura 97.1 Mecanismo de metilação do DNA. A metilação do DNA envolve a adição de um grupo metil (CH$_3$) à posição 5 do resíduo de citosina, que é mediada por uma família de enzimas chamada DNA-metiltransferases (DNMT).

genes são a modificação epigenética mais amplamente estudada em mamíferos e podem contribuir para o desenvolvimento de diferentes doenças.[8]

Em geral, a maior parte do genoma encontra-se parcialmente metilado. No momento da replicação celular, a fita cópia do DNA original é metilada nas mesmas posições da fita molde por uma enzima chamada DNA-metiltransferase (DNMT) de manutenção (DNMT1). Entretanto, qualquer ilha CpG não metilada originalmente pode, por influência ambiental, por exemplo, sofrer metilação *de novo*, mediada pelas DNMT *de novo* (DNMT3a e DNMT3b). Os eventos ou sinais que determinam quais sequências específicas devem ter a manutenção do padrão de metilação, bem como quais regiões devem sofrer a metilação *de novo* ou a desmetilação em diferentes estágios de desenvolvimento ou em razão de algum estímulo ambiental, ainda não são bem compreendidos.[9]

Três possíveis mecanismos foram propostos para explicar o papel da metilação no silenciamento da transcrição gênica:[10]

- Interferência direta na ligação de fatores de transcrição aos seus sítios de reconhecimento no DNA, uma vez que alguns desses fatores reconhecem sequências que contêm resíduos CpG e a presença do radical metil inibe sua ligação
- Ligação direta de repressores transcricionais (proteínas ligadoras de metil – MBP, do inglês *methyl binding proteins*) ao DNA metilado, o que impede a ligação dos fatores de transcrição
- Recrutamento de complexos proteicos de modificação de histonas (p. ex., histonas-desacetilases – HDAC) em resposta à ligação de MBP ao DNA, o que resulta em alteração da estrutura da cromatina, tornando-a mais condensada e, com isso, impedindo que os fatores de transcrição tenham acesso aos seus sítios-alvo.[10,11] Em contraste, ilhas CpG não metiladas mantêm uma estrutura de cromatina favorável à expressão gênica, por meio do recrutamento de complexos enzimáticos que tornam essa estrutura menos compacta.[12]

Padrões aberrantes de metilação podem ser utilizados como biomarcadores de diferentes doenças. Como exemplo, sugere-se que a síndrome metabólica seja uma doença programável, caracterizada por modificações epigenéticas de genes específicos.[13] Essa afirmação é plausível, pois determinados nutrientes são necessários para regular as vias metabólicas que resultam em processos de metilação, e tanto a escassez quanto o excesso desses nutrientes podem influenciar diretamente o epigenoma.[14]

Influência de nutrientes, compostos bioativos de alimentos e padrões de alimentação

Nutrientes e compostos bioativos de alimentos (CBA) modulam os padrões de metilação do DNA por influenciarem as vias de transferência de grupamentos metil entre moléculas biológicas (via do um carbono). Portanto, a metilação de diferentes moléculas biológicas, incluindo o DNA, depende da disponibilidade dos grupos metil a partir de doadores e aceptores. Entre estes, estão incluídos: aminoácidos como a metionina (precursor da S-adenosilmetionina – SAM – doador de metil); vitaminas do complexo B, especialmente B_2, B_6, B_{12} e folato ou ácido fólico; colina e betaína; além de minerais, como o magnésio e o zinco.[15]

A SAM é considerada doadora universal de grupos metil para as reações biológicas de metilação, incluindo a do DNA. É um cofator enzimático produzido a partir da metionina, por meio de uma reação com gasto de energia (trifosfato de adenosina – ATP). Após a sua formação, as DNMT transferem e fixam de maneira covalente os grupamentos metil provenientes da SAM

no carbono-5 das citosinas em ilhas CpG no DNA, o que dá origem a 5-metilcitosinas, caracterizando assim a metilação do DNA propriamente dita. Ao doar um grupamento metil, a SAM é convertida em S-adenosil-homocisteína (SAH) e, posteriormente, em homocisteína, que é incorporada ao *pool* intracelular de homocisteína. É importante destacar que a SAH é também um inibidor das enzimas responsáveis pela transferência de grupamentos metil, incluindo as DNMT. Assim, a eficiência das reações de metilação depende da metabolização eficiente da SAH e da remetilação da homocisteína em metionina.[16]

Nesse contexto, o folato tem papel essencial na remetilação da homocisteína, pois é um transportador de grupamentos metil. O folato ou ácido fólico provenientes da alimentação ou de suplementos, respectivamente, são convertidos em di-hidrofolato (DHF) e, subsequentemente, em tetra-hidrofolato (THF), que, a partir de reação dependente de vitamina B_6, é convertido em 5,10-metilenotetra-hidrofolato (5,10-MTHF). O 5,10-MTHF, por sua vez, é substrato para a enzima metilenotetra-hidrofolato-redutase (MTHFR), que é responsável por sua conversão em 5-metiltetra-hidrofolato (5-MTHF). Esse último é cossubstrato para a remetilação da homocisteína proveniente da SAH, o que dá origem à metionina (via metionina-sintase – MS – ou MTR, dependente de vitamina B_{12}), fechando um ciclo.[17]

É relevante destacar que a via do metabolismo do um carbono é cíclica e regenerada por meio de micronutrientes provenientes da alimentação. Além do folato, outros nutrientes também participam desse metabolismo, atuando como doadores de grupamentos metil ou como cofatores de enzimas que contribuem para o ciclo.[17] A vitamina B_{12}, na forma de metil-malonil-cobalamina, é cofator essencial para a enzima MTR. A vitamina B_6, a vitamina B_2 e o zinco são cofatores essenciais para enzimas envolvidas nas várias etapas do metabolismo do um carbono.[18]

Assim, teoricamente, quaisquer nutrientes, CBA ou condições que possam influenciar as concentrações de SAM ou SAH no organismo também modulam as reações de metilação. Portanto, o estado nutricional do indivíduo em relação às vitaminas do complexo B, principalmente ao folato e à vitamina B_{12}; à metionina, à colina e à betaína, bem como o consumo de frutas e hortaliças com alto teor de CBA, podem influenciar o padrão de metilação do DNA.[19] Além disso, padrões de alimentação, como dietas com altos teores de lipídios, também podem influenciar as reações que resultam em metilação.[20]

Foi sugerido que a suplementação com ácido fólico resultaria em aumento da metilação do DNA, enquanto a restrição desse nutriente ocasionaria hipometilação. No entanto, as evidências são conflitantes, uma vez que experimentos de suplementação/privação de ácido fólico mostram resultados inversos aos esperados em relação ao padrão de metilação do DNA. Assim, sugere-se que a influência dos micronutrientes na regulação dos mecanismos epigenéticos é mais complexa do que se pensava inicialmente.[21] Por exemplo, tem sido verificado que as deficiências de metionina, colina, vitamina B_{12} ou folato na alimentação de animais induz a hipometilação global do DNA, como esperado. Todavia, verifica-se também que resulta em hipermetilação de regiões promotoras de genes supressores tumorais, condição associada ao aumento do risco para o desenvolvimento de câncer.[18]

Tremblay et al.[22] utilizaram uma técnica que avalia os padrões de metilação do DNA do genoma amplo (GWDM, do inglês *genome-wide DNA methylation*) para investigar os efeitos da suplementação com ácidos graxos poli-insaturados ômega-3. Para tanto, 36 voluntários (homens e mulheres em igual proporção) com índice de massa corporal (IMC) entre 25 e 40 kg/m² receberam suplementação diária com óleo de peixe (3 g de ômega-3, sendo 1,9 g de ácido eicosapentaenoico – EPA e 1,1 g de ácido docosaexaenoico – DHA) durante 6 semanas. Verificou-se que, no DNA de linfócitos, 308 ilhas CpG em 231 genes foram diferencialmente metiladas entre os períodos pré e pós-suplementação. Modificações em ilhas CpG dos genes *AKT3*, *ATF1*, *HDAC4* e *IGFBP5* foram correlacionadas a alterações nas concentrações plasmáticas de triacilgliceróis e de glicose e na razão de colesterol total/colesterol em lipoproteínas de alta densidade (HDL-c) após a suplementação. Os genes diferencialmente metilados estão envolvidos em vias relacionadas às respostas inflamatória e imunes, ao metabolismo lipídico, ao diabetes melito tipo 2 e às vias de sinalização envolvidas no risco cardiovascular.

O padrão de metilação do DNA também parece estar relacionado à obesidade. Em estudo duplo-cego e randomizado para aumento controlado de peso (LIPOGAIN), esse padrão foi avaliado em tecido adiposo subcutâneo. A indução do ganho de peso ocorreu a partir do consumo de *muffins* feitos com óleo de palma (fonte de ácidos graxos saturados) ou com óleo de semente de girassol (fonte de ácidos graxos poli-insaturados), e ambas as intervenções resultaram em ganho de peso similar. Entretanto, comparando-se o grupo que recebeu óleo de palma ao que recebeu óleo de semente de girassol, houve diferença no padrão de metilação em 4.875 ilhas CpG de 1.797 genes, incluindo alguns envolvidos com a obesidade, como *FTO*, *NEGR1* e *POMC*.[23]

Revisão sistemática que incluiu 46 estudos de metilação de DNA e medidas de adiposidade em indivíduos de 18 a 75 anos apresentou metanálise com 27 estudos (18 que avaliaram IMC, e nove, circunferência da cintura) que revelou que, entre 77 ilhas CpG comuns a pelo menos três estudos, 52 foram significativamente associadas ao IMC. De maneira interessante, essas 52 regiões têm sido associadas com diversos parâmetros metabólicos relacionados à obesidade, como aterosclerose, concentrações sanguíneas de lipídios, doença hepática, diabetes melito tipo 2 e marcadores associados, síndrome metabólica, entre outros. No entanto, os autores destacam a importante heterogeneidade relacionada com o delineamento experimental dos estudos e com os métodos de análises, o que reforça a necessidade de mais pesquisas apropriadamente delineadas.[24]

Além dos nutrientes, os CBA também são capazes de modular a metilação do DNA.[25] Em culturas de células de câncer, a apigenina (presente no aipo e na salsa) e a luteolina (encontrada na cebola, na couve-flor e no brócolis) demonstraram efeitos benéficos por reduzir a atividade de DNMT, com consequente aumento da apoptose e redução da proliferação celular. Já a quercetina (presente principalmente na cebola e em hortaliças verde-escuras) parece exercer atividades anticarcinogênicas em cultura de células humanas de câncer de bexiga, por meio da reativação de genes supressores tumorais que estão normalmente metilados nesses tumores, como o gene *CDKN2A*, que codifica a proteína P16. O chá verde tem despertado interesse dos pesquisadores por suas propriedades benéficas à saúde, as quais são atribuídas às catequinas, especialmente a epigalocatequina-3-galato, que apresenta atividade inibitória de DNMT. Por sua vez, em cultura de células de câncer de mama, o resveratrol (encontrado principalmente em uvas e no vinho tinto) parece reduzir a metilação da região promotora do *PTEN*, o que pode resultar em reativação da expressão desse importante supressor tumoral.[26]

Modificações em histonas

O DNA genômico das células eucarióticas encontra-se compactado em uma estrutura chamada cromatina. As histonas são o principal componente proteico da cromatina, e modificações pós-traducionais nessas proteínas desempenham papéis importantes na regulação da estrutura e das funções da cromatina. Cinco histonas foram identificadas em seres humanos: H1, H2A, H2B, H3 e H4. As modificações em histonas, em conjunto com a metilação das ilhas CpG do DNA, controlam a acessibilidade da maquinaria de transcrição aos nucleossomos. Desse modo, as histonas auxiliam no desenvolvimento celular e influenciam o risco do desenvolvimento de doenças.[27]

As modificações pós-traducionais ocorrem na cauda N-terminal das histonas e incluem, principalmente, metilação, acetilação, ubiquitinação, sumoilação e fosforilação de aminoácidos específicos.[28] Essas modificações armazenam a memória epigenética no interior das células sob a forma de um "código de histonas". De acordo com o tipo de modificação ou por meio do recrutamento e/ou do bloqueio de proteínas efetoras, ocorrem alterações na acessibilidade da cromatina, responsáveis pela decodificação da mensagem contida no "código de histonas". Desse modo, as histonas efetuam os processos associados a cada padrão de modificação, como alterações na sua atividade, na localização, na degradação da sequência proteica, entre outros.[29] Assim, regulam eventos celulares fundamentais, como transcrição, replicação, reparo do DNA e condensação cromossômica.[30]

Padrões de modificação de histonas são regulados por enzimas capazes de adicionar e remover modificações covalentes de suas caudas N-terminais. As histonas-acetiltransferases (HAT) e as histonas-metiltransferases (HMT) adicionam grupos acetil e metil, respectivamente, enquanto histonas-desacetilases (HDAC) e histonas-desmetilases (HDM) removem grupos acetil e metil, respectivamente. Essas enzimas modificadoras de histonas interagem entre si e com outros mecanismos de regulação de DNA, de modo a garantir o vínculo entre o estado da cromatina e a transcrição gênica.[30]

A conformação da cromatina influencia a atividade transcricional e pode ser classificada em eucromatina e heterocromatina, de acordo com o seu grau de compactação. De modo geral, a eucromatina ocorre em regiões com atividade transcricional elevada, sendo caracterizada por altos níveis de acetilação e pela trimetilação das lisinas (K) 4, 36 e 79 da histona H3 (H3 K4 me3, H3 K36 me3 e H3 K79 me3). A heterocromatina é, por sua vez, transcricionalmente inativa, apresentando baixos níveis de acetilação, bem como metilação das lisinas 9 e 27 da H3 (H3 K9 me3 e H3 K27 me3, respectivamente) e da lisina 20 da histona H4 (H4 K20)[31] (Figura 97.2).

Dois complexos proteicos são fundamentais para o estabelecimento e a transmissão de estados de cromatina silenciada (grupo *polycomb*) ou ativa (grupo *trithorax*) durante o desenvolvimento. O complexo *polycomb* de proteínas repressoras (PRC) é responsável por catalisar a trimetilação em H3 K27, associada às regiões condensadas e inativas da cromatina. Já o complexo *trithorax* catalisa a trimetilação em H3 K4, marca necessária para a manutenção de sítios ativos da cromatina durante o desenvolvimento.[32]

A acetilação de lisinas, por exemplo, geralmente correlaciona-se à ativação da transcrição, enquanto a metilação promove a ativação da transcrição ou a sua repressão, dependendo do resíduo que é modificado (lisina ou arginina [R], respectivamente), do grau de metilação (mono, di ou trimetilação)

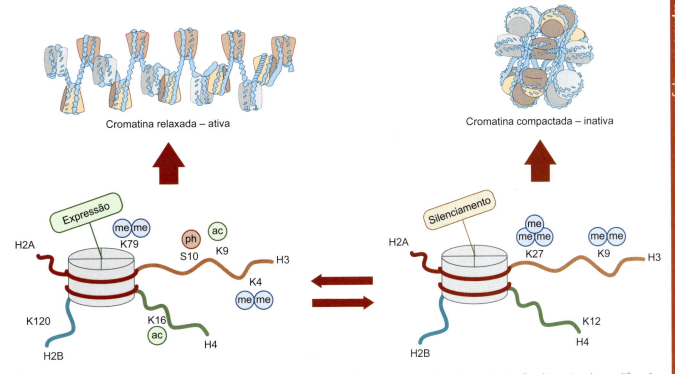

Figura 97.2 Representação esquemática das principais modificações em histonas e seus sítios de ocorrência. Combinações de modificações nas histonas podem promover a ativação ou a repressão da expressão gênica. *ac*, acetilação; *me*, metilação; *ph*, fosforilação. Adaptada de Dhall e Chatterjee[31] (2011).

e do sítio específico em que a metilação ocorre (K4, K9, ou K20).[28] Essas modificações são reversíveis e garantem que genes específicos possam ser expressos ou silenciados de acordo com a fase do desenvolvimento ou em resposta a alterações bioquímicas, como variações nas concentrações hormonais, presença de diferentes componentes nutricionais ou mudanças ambientais.[33]

Influência de nutrientes, compostos bioativos de alimentos e padrões de alimentação

As modificações epigenéticas regulam as alterações da expressão gênica em resposta a estímulos ambientais, e evidências experimentais ressaltam a importância das enzimas modificadoras de histonas na regulação do metabolismo. A acetilcoenzima A (acetil-CoA), produzida a partir do metabolismo da glicose e de ácidos graxos, contribui para o fornecimento de energia celular a partir do ciclo do ácido cítrico. Nesse contexto, é importante salientar que a acetil-CoA é doadora essencial do grupo acetil para reações de acetilação de lisinas, e intervenções farmacológicas e nutricionais que modifiquem as concentrações celulares de acetil-CoA influenciam diretamente o padrão de acetilação de histonas.[3]

Desse modo, descreve-se que padrões de alimentação podem modular a atividade de HDAC e, consequentemente, influenciar eventos biológicos. A restrição calórica (RC), quando não está acompanhada de deficiências nutricionais, parece estar relacionada à longevidade. Esse efeito em seres humanos é fundamentado em dados epidemiológicos e, nesse sentido, a população excepcionalmente longeva residente na ilha japonesa Okinawa serve como exemplo.[34]

Ampla revisão sobre o tema sugere que o efeito na longevidade pode ser, em parte, mediado pela modulação de eventos epigenéticos, uma vez que a RC ocasiona ativação da HDAC de classe III, também conhecida como sirtuína 1 (SIRT1).

Em mamíferos, a SIRT1 tem sido considerada proteína-chave na resposta da RC em eventos biológicos, uma vez que regula o metabolismo energético no hipotálamo, e sua expressão e atividade são induzidas por balanço energético negativo, sendo, portanto, ativada em resposta à RC. A SIRT1 também induz a desacetilação de histonas associadas aos genes *FOXO1*, *FOXO3* e *FOXO4*, o que resulta em modulação do ciclo celular, aumento das defesas contra espécies reativas de oxigênio (ERO) e redução da apoptose.[35] Adicionalmente, experimento com camundongos transgênicos (com bloqueio ou aumento da expressão de proteína homóloga à SIRT1) demonstrou que essa proteína interage com regiões repetitivas de telômeros e atenua o seu encurtamento, reduzindo significativamente o envelhecimento dos animais.[36] No entanto, em revisão de estudos em camundongos, verificou-se que a RC de 40% resulta em redução do tempo de vida útil dos animais.[37]

Sugere-se que inibidores de HDAC (iHDAC) possam atuar na terapia de diversas doenças, especialmente do câncer. Assim, há interesse crescente no potencial de compostos alimentares que possam exercer tal atividade. Por exemplo, a apigenina foi capaz de induzir a apoptose em diferentes experimentos com cultura de células de câncer de próstata. Tal atividade foi relacionada à inibição das enzimas HDAC das classes I e II, acompanhada de aumento da acetilação da H3 e da H4.[38]

A capacidade de CBA modularem a expressão e a atividade de HAT e HDAC foi revisada por Vahid et al.[39] Os autores discutem as ações do sulforafano, do fenilisotiocianato e do indol-3-carbinol obtidos a partir de glicosinolatos de hortaliças crucíferas; da curcumina presente na cúrcuma; da epigalocatequina 3-galato (EGCG3); do resveratrol; da genisteína encontrada na soja; da quercetina presente em diversas frutas; e dos elagitaninos encontrados principalmente em frutas vermelhas e nozes. A conclusão é que o consumo contínuo e a longo prazo desses CBA pode alterar o epigenoma, especialmente o padrão de acetilação de histonas, e contribuir significativamente para a redução do risco de doenças metabólicas.[39]

Entre os principais nutrientes estudados, os ácidos graxos de cadeia curta (AGCC) – acetato, propionato e butirato –, produzidos no cólon durante a fermentação de fibras alimentares, merecem destaque como iHDAC. Essas substâncias colaboram para a manutenção do estado relaxado da cromatina, especificamente em regiões de genes supressores tumorais, como o *CDKN1A*, que codifica a proteína P21. Nesse sentido, o ácido butírico é o AGCC mais estudado. Experimentos com camundongos C57BL/6J mostraram que o butirato de sódio é capaz de impedir o aumento no peso corporal e reduzir a adiposidade induzidos por ração hiperlipídica, sem alterar a ingestão de alimentos ou o gasto energético. Tais resultados foram modulados por eventos epigenéticos, pois verificou-se padrão de conformação da cromatina semelhante entre animais que receberam ração hiperlipídica acrescida de ácido butírico e animais tratados com ração hipolipídica. Esse padrão de conformação da cromatina observado nos dois grupos foi diferente daquele verificado em animais tratados com ração hiperlipídica e sem ácido butírico.[40]

Regulação da expressão gênica por RNA não codificantes

Os miRNA são pequenas moléculas de RNA formadas por cerca de 22 nucleotídios e que não codificam proteínas. Seu papel no controle epigenético da expressão gênica consiste em inibir a tradução de RNA mensageiros (mRNA) em proteínas. Estima-se que cerca de 60% de todos os mRNA sejam controlados pela ação de miRNA.[41]

A síntese de miRNA inicia-se com a ação da RNA-polimerase II, que resulta na produção de transcritos primários, conhecidos como miRNA primários (pri-miRNA). Esses transcritos formados se apresentam na forma de vários *stem-loop* (haste-alça), os quais são clivados no núcleo pelo complexo que contém a RNAse III DROSHA/DGCR8, o que culmina na formação de estruturas em forma de *hairpin* (grampo de cabelo), denominadas pré-miRNA (cerca de 70 nucleotídios). Esses pré-miRNA são exportados para o citoplasma por meio da ação da exportina-5, junto ao seu cofator, RanGTP, e são processados por um complexo proteico que contém a ribonuclease DICER, o que dá origem ao miRNA de fita simples maduro. Esses miRNA são incorporados ao complexo de silenciamento do mRNA (RISC, do inglês *RNA-induced silencing complex*), que induz o silenciamento pós-transcricional de genes por meio da interação de miRNA e sequências localizadas na região 3' não traduzida (3' UTR) dos mRNA.[42] À semelhança dos genes, a expressão de miRNA também pode ser controlada por mecanismos epigenéticos[43] e vice-versa, ou seja, miRNA podem influenciar os padrões de metilação ou a regulação da estrutura da cromatina, direcionando a ação de DNMT e as modificações em histonas.[44-46]

A interação do miRNA com o mRNA-alvo ocorre por complementariedade entre as suas sequências de nucleotídios. O miRNA poderá induzir a degradação do mRNA-alvo caso a complementariedade das bases seja perfeita. Porém, se ela for apenas parcial, o miRNA poderá reprimir a tradução do mRNA-alvo, mas sem induzir sua degradação.[41,47,48]

Os miRNA podem ser exocitados das células de origem para a corrente sanguínea, e a sua expressão pode ser identificada em diferentes fluidos corporais, como plasma, soro, urina e líquido cefalorraquidiano. Os miRNA circulantes são geralmente associados a exossomos (que contêm proteínas em sua membrana que possibilitam o reconhecimento por diversos tecidos), a lipoproteínas de baixa ou alta densidade (LDL ou HDL), a corpos apoptóticos, a microvesículas ou a complexos ribonucleoproteicos (ligados a proteínas argonautas). Além disso, apresentam potencial como biomarcadores de saúde, de doença ou de estado nutricional. A modificação dos perfis de expressão de miRNA circulantes está associada ao metabolismo do colesterol, ao diabetes melito, às doenças cardiovasculares, à sensibilidade à ação da insulina, à função endotelial, à inflamação e ao envelhecimento.[49] A expressão de miRNA é específica em cada tecido do organismo, e o padrão de expressão gênica global é influenciado pelo controle exercido por esses miRNA em diversos processos biológicos,[50] incluindo aqueles relacionados à alimentação e ao metabolismo.

Influência de nutrientes, compostos bioativos de alimentos e padrões de alimentação

Em revisão sobre nutrição e modulação de vias moleculares relacionadas ao envelhecimento, Micó et al.[51] discutem a influência da RC no perfil de expressão de miRNA. De maneira interessante, alguns miRNA modulados pela RC têm como alvo genes que codificam proteínas associadas ao processo de envelhecimento celular. Por exemplo, verificou-se que o miR-155 é hiperexpresso em células beta pancreáticas de idosos e regula a tradução de genes envolvidos na via IGF1-1/PI3 K/AKT, responsáveis pela sinalização da insulina; por outro lado, a RC reduz a expressão desse miRNA. Constatou-se também expressão elevada do miR-34a em plasma de idosos, bem como correlação positiva com a perda da audição e a degeneração macular relacionadas à idade. De maneira semelhante, a RC reduz a expressão do miR-34a, o qual tem como alvo a SIRT1.

Entre as vias metabólicas amplamente investigadas em Genômica Nutricional, estão o metabolismo da glicose e sua relação com o risco de desenvolvimento de doenças crônicas, como o diabetes melito tipo 2, bem como sua interconexão com o metabolismo lipídico, com destaque para a regulação exercida por miRNA. O acúmulo de ácidos graxos saturados no músculo esquelético está associado à resistência à ação da insulina, que é uma das principais características do diabetes melito tipo 2 e da síndrome metabólica. O ácido graxo palmítico promove aumento intracelular de ceramidas e de diacilglicerol, o que favorece a fosforilação de resíduos de serina do substrato do receptor de insulina 1 (IRS-1) por meio da proteinoquinase C teta (PKC Θ), da quinase c-Jun aminoterminal (JNK) e da quinase do inibidor de *kappa* B beta (IKK-B). Tal resultado ocasiona a redução da ativação da via de sinalização da insulina e a degradação do IRS-1 por meio do processo de ubiquitinação.[52] Os miRNA estão envolvidos na regulação da sensibilidade à insulina no músculo esquelético. Nesse sentido, verificou-se que o miR-29a está associado à resistência à ação da insulina no músculo esquelético de ratos induzida pela ingestão de ração com alto teor de lipídios.[53]

Yang et al.[54] verificaram em miócitos de ratos incubados com palmitato (0,1 a 0,5 mM), após 18 horas de tratamento, redução dose-dependente do conteúdo proteico do IRS-1, sem alteração na expressão do mRNA, em comparação às células não tratadas. Além disso, o tratamento com palmitato na dose de 0,5 mM reduziu a fosforilação do IRS-1 estimulada pela insulina, o que evidencia que o palmitato prejudica a via de sinalização da insulina em miócitos por meio da redução da atividade do IRS-1. Paralelamente, verificou-se que o palmitato induziu aumento dose-dependente da expressão do miR-29a, o que sugere que esse miRNA esteja envolvido na redução do conteúdo proteico do IRS-1 e na resistência à ação da insulina induzida por ácidos graxos saturados. Cabe destacar que, a partir de análises *in silico*, foi verificado que a região 3' UTR do gene *IRS1* contém dois locais de ligação preditos para o miR-29a.

Em cultura de hepatócitos (Hep G2) tratados com palmitato (0,5 mM, por 18 horas), também foi verificada redução dose-dependente do conteúdo proteico e diminuição da fosforilação do IRS-1 e do receptor de insulina (INSR). Aliado a esse resultado, foi observado aumento da expressão do miR-195, que tem como alvos preditos as regiões 3' UTR dos genes *INSR* e *IRS1*, fato que sugere que o miR-195 esteja envolvido na regulação negativa da via de sinalização da insulina induzida por ácidos graxos saturados.[55]

Entre os ácidos graxos que modulam a expressão de miRNA relacionados à resposta inflamatória, destacam-se os ácidos graxos poli-insaturados EPA e DHA. Em um estudo, *in vitro*, em que macrófagos e células epiteliais foram estimulados com lipopolissacarídeo (LPS), interleucinas (IL)-1, fator de necrose tumoral alfa (TNF-α) e interferona-gama, verificou-se que o EPA e o DHA induziram atenuação da expressão do miR-146a, miR-146b, miR-21, miR-125a e miR-155, os quais estão relacionados à modulação da resposta pró-inflamatória induzida pela ativação da via de sinalização do fator nuclear *kappa* B (NF-κB).[56]

Além do papel de nutrientes, principalmente ácidos graxos e substâncias doadoras de radicais metil, os CBA também têm sido investigados em relação à modulação da expressão de miRNA, com destaque para os flavonoides. Os flavonoides compreendem um grande grupo de metabólitos secundários de plantas, com mais de 6 mil compostos conhecidos.[57] A quercetina é o principal representante do subgrupo denominado flavonóis e é encontrada em frutas, hortaliças e chás. Em cultura de células endoteliais e de macrófagos, esse CBA apresenta ação anti-inflamatória. A administração de quercetina (10 a 100 mmol/ℓ), durante 24 horas, em cultura de macrófagos RAW264.7 estimulados com LPS reduziu a expressão do mRNA e o conteúdo proteico do TNF-α, bem como diminuiu a expressão dos genes que codificam a IL-1b e IL-6, a proteína inflamatória de macrófagos 1 alfa (MIP-1α) e a enzima óxido nítrico-sintase induzível (iNOS). A presença da quercetina também resultou em redução da expressão do miR-155, um regulador positivo da via de sinalização do receptor do tipo *Toll* 4 (TLR-4), dependente da ação do NF-κB e da via de sinalização da JNK (Figura 97.3).[58]

Em estudo com camundongos C57BL/6J alimentados com ração hiperlipídica, suplementada ou não com quercetina, durante 6 semanas, foi verificado o efeito desse CBA sobre a expressão de alguns miRNA no tecido hepático. A suplementação com quercetina reduziu a expressão hepática do mRNA da proteína C reativa, da IL-6 e da proteína quimiotática de monócitos 1 (MCP-1). Além disso, a expressão hepática do miR-125 – regulador negativo da

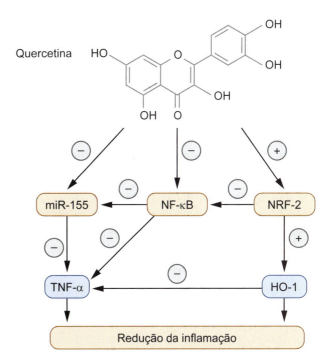

Figura 97.3 Potenciais mecanismos moleculares pelos quais a quercetina pode atenuar a resposta inflamatória. *HO-1*, hemeoxigenasse 1; *NF-κB*, fator nuclear *kappa* B; *NRF-2*, *nuclear respiratory factor (erythroid-derived 2)-like 2*; *TNF-α*, fator de necrose tumoral alfa. Adaptada de Boesch-Saadatmandi et al.[58] (2011).

expressão de genes pró-inflamatórios – e do miR-122 – miRNA envolvido no metabolismo de lipídios – foi significativamente maior no grupo suplementado com quercetina. Desse modo, sugere-se que o miR-122 e o miR-125 estejam envolvidos nos mecanismos de regulação *in vivo* da resposta inflamatória.[59]

Os carotenoides também são estudados como compostos capazes de reduzir o estresse oxidativo por meio da modulação da expressão de miRNA. Por exemplo, em revisão sistemática de 15 artigos, a astaxantina foi descrita como reguladora da expressão de miRNA circulantes associados ao desenvolvimento de doenças cardiovasculares. Estudos *in vitro* indicaram que os miRNA regulados positivamente pela astaxantina foram os miR-138, miR-7, miR-29a-3p e miR-200a, enquanto os miR-382-5p, miR-31-5p e miR-21 foram regulados negativamente. Já os artigos de estudos *in vivo* revelaram que a astaxantina aumentou a expressão dos miR-124, miR-7, miR-29a-3p e miR-200a, mas diminuiu os miR-21 e miR-31-5p. O único estudo clínico incluído na revisão mostrou redução do miR-146a. Os autores concluem que a astaxantina tem potencial como estratégia terapêutica na prevenção e no controle das doenças cardiovasculares. No entanto, mais estudos, incluindo ensaios clínicos, são necessários para determinar a influência desse carotenoide na expressão de miRNA.[60]

Diante dos aspectos citados, os miRNA têm sido considerados alvos promissores para intervenções nutricionais que visem à redução do risco de doenças e à promoção da saúde. Todavia, ainda não existem recomendações nutricionais específicas que possam direcionar a modulação da expressão dessas moléculas.

CONSIDERAÇÕES FINAIS

Estudos de epigenômica nutricional trazem avanços no conhecimento molecular sobre as relações entre alimentação e risco do desenvolvimento de doenças, ampliando as possibilidades de estabelecimento de biomarcadores. Desse modo, nutrientes e CBA que influenciam o padrão de metilação do DNA, bem como as modificações pós-traducionais em histonas e a expressão de miRNA, podem ser aliados à prescrição nutricional de precisão. Entretanto, são necessários mais estudos para o estabelecimento de padrões epigenéticos específicos de saúde e de diferentes doenças e alterações metabólicas. A partir desses resultados, estudos clínicos poderão direcionar mais especificamente estratégias nutricionais visando à redução do risco de doenças e à promoção da saúde.

REFERÊNCIAS BIBLIOGRÁFICAS

As referências consultadas para a elaboração deste capítulo estão disponíveis *online* no Ambiente de aprendizagem do GEN.

COMO CITAR ESTE CAPÍTULO

ABNT
HORST, M. A.; ROGERO, M. M.; COMINETTI, C. Epigenômica nutricional. *In*: ROSSI, L.; POLTRONIERI, F. (org.). *Tratado de Nutrição e Dietoterapia*. 2. ed. Rio de Janeiro: Guanabara Koogan, 2023. p. 1086-1092.

VANCOUVER
Horst MA, Rogero MM, Cominetti C. Epigenômica nutricional. In: Rossi L, Poltronieri F (Orgs.). Tratado de nutrição e dietoterapia. 2. ed. Rio de Janeiro: Guanabara Koogan; 2023. p. 1086-92.

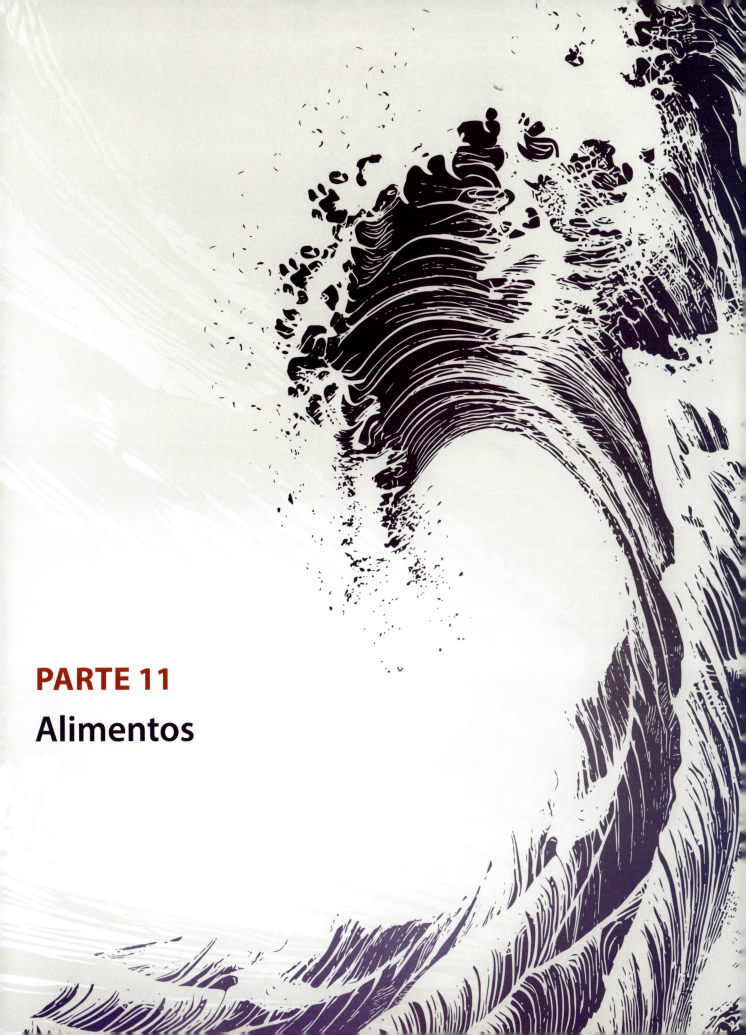

PARTE 11
Alimentos

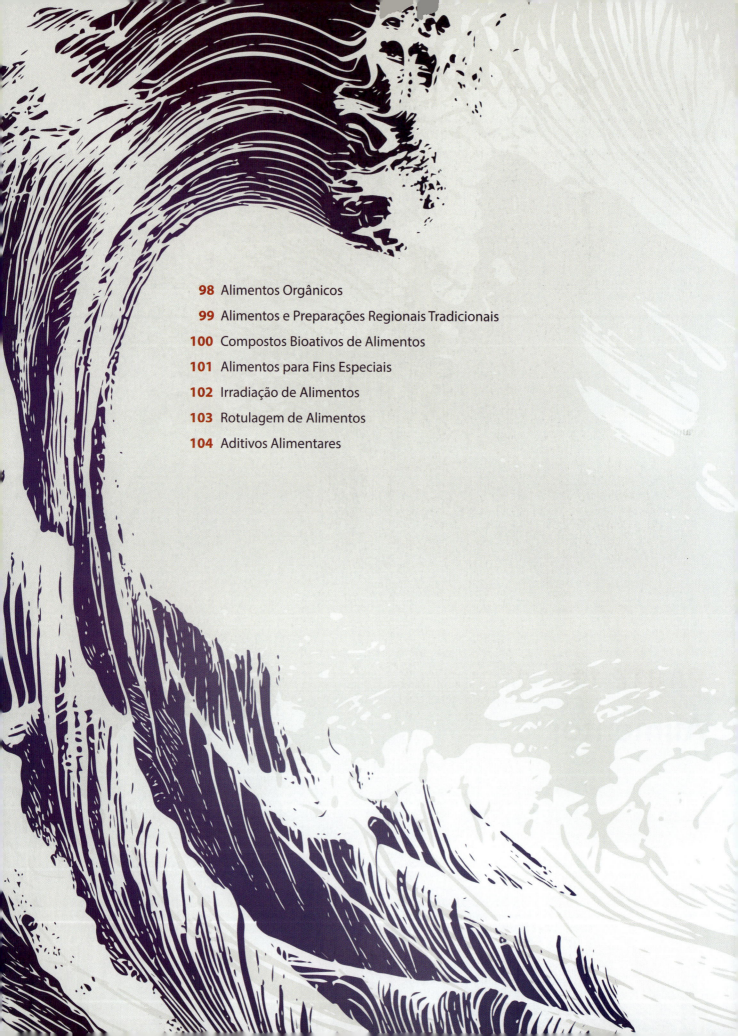

98 Alimentos Orgânicos
99 Alimentos e Preparações Regionais Tradicionais
100 Compostos Bioativos de Alimentos
101 Alimentos para Fins Especiais
102 Irradiação de Alimentos
103 Rotulagem de Alimentos
104 Aditivos Alimentares

CAPÍTULO
98
Alimentos Orgânicos

Elaine de Azevedo

INTRODUÇÃO

Este capítulo se dedica a explorar a relação entre alimentos orgânicos e saúde. O tema é de essencial importância para profissionais da área da saúde, especialmente em um momento político que tem estimulado licenciamento recorde de novos agrotóxicos, flexibilizando seu uso na agricultura em detrimento da saúde pública da população brasileira. Além disso, o governo que tomou posse em 2019 extinguiu de imediato o Conselho de Segurança Alimentar e Nutricional (Consea), dentro do qual foi fortalecido politicamente o conceito de alimento orgânico de origem familiar e agroecológica. As diretrizes do Consea levaram à homologação da Política de Segurança Alimentar e Nutricional em 2010, fato que viabilizou a inserção dessa discussão nos currículos dos cursos de Nutrição, aproximando o nutricionista dessa ampliada abordagem de saúde.

O foco deste capítulo não é abordar discussões e estudos que envolvam riscos à saúde resultantes de contaminantes químicos provenientes do manejo e das tecnologias envolvidas no sistema agroalimentar moderno, tarefa que outras publicações[a] conseguem fazer com eficiência. Na realidade, o cerne deste capítulo é reforçar o diálogo entre a agricultura orgânica (AO), as diretrizes da Segurança Alimentar e Nutricional[b] e as premissas da promoção da saúde, como proposto por Azevedo e Pelicioni.[1,2] Além de um estilo de vida equilibrado que inclui a dimensão individual, ou seja, práticas dietéticas saudáveis, exercício físico e controle de fumo, álcool e estresse, as diretrizes de tais ideários assumem também a melhoria das condições sociais, a redução das desigualdades e a dimensão ambiental como determinantes de uma vida saudável, sob uma perspectiva intersetorial.

A ideia de que o alimento orgânico é mais saudável – ou melhor – do que o convencional só pode ser compreendida sob a ótica da ampliação do conceito de saúde, considerando-se os impactos do sistema agroalimentar moderno[c] não só sobre a saúde humana, mas também sobre o bem-estar animal, a segurança alimentar e nutricional, os patrimônios culturais alimentares e a sustentabilidade ambiental. Diante dessa complexa arena que envolve o conceito de alimento saudável e adequado com base na sustentabilidade já discutido por Azevedo e Rigon,[6] qualquer argumentação sobre a superioridade de um alimento pautada em estreitos determinantes quantitativos torna-se irrelevante. Desse modo, assume-se que, para compreender o conceito de alimento orgânico saudável, é necessário problematizar o conceito de saúde, considerar o sistema agroalimentar como um todo e assumir as premissas e objetivos da segurança alimentar e nutricional e da promoção da saúde.

No primeiro momento, serão apresentados alguns conceitos básicos que ajudam a compreender a definição de alimentos e agricultura orgânicos, e como eles são legitimados pelos sistemas de certificação. Optou-se por introduzir também uma breve definição das diferentes correntes da agricultura sustentável. Posteriormente, serão apresentadas as relações entre AO e saúde, discutindo-se a AO frente aos conceitos de saúde social e ambiental e de qualidade de vida. No âmbito do que se reconhece comumente por saúde humana, a AO defende a produção de alimentos mais saudáveis, com mais qualidade. Para abordar essa problemática, alguns aspectos de qualidade dos alimentos orgânicos de origens vegetal e animal serão discutidos, como: valor nutricional, durabilidade e características sensoriais e toxicidade. Por fim, será abordada a questão da qualidade dos alimentos orgânicos industrializados.

CONCEITOS BÁSICOS DE AGRICULTURA ORGÂNICA

A AO tem como objetivos: a autossustentação da propriedade agrícola no tempo e no espaço; a maximização dos benefícios sociais para o agricultor; a minimização da dependência de energias não renováveis na produção; a oferta de produtos saudáveis e de elevado valor nutricional, isentos de qualquer tipo de contaminantes que ponham em risco a saúde do consumidor, do agricultor e do meio ambiente; o respeito à integridade cultural dos agricultores; e a preservação da saúde ambiental e humana. Segundo a regulamentação vigente no país, o conceito de sistema orgânico de produção agropecuária e industrial abrange os sistemas denominados biodinâmico, ecológico, natural, sustentável, regenerativo, biológico, agroecológico e permacultura.[7]

Nenhum alimento orgânico faz uso de insumos sintéticos, como adubos químicos e agrotóxicos, fármacos veterinários, hormônios e antibióticos, e organismos geneticamente modificados. A produção animal orgânica prevê o tratamento homeopático e fitoterápico de doenças sem uso de substâncias veterinárias sintéticas. Além disso, no processamento, é proibido o uso de radiações ionizantes e aditivos químicos sintéticos.[7] Ressalta-se que o termo "isento" deve ser problematizado, uma vez que, mesmo que a produção dos alimentos orgânicos não utilize esses insumos, não é possível garantir a ausência total de contaminantes químicos, devido a problemas relacionados à contaminação ambiental com produtos persistentes e à derivação e à proximidade de propriedades convencionais e de rios e lençóis freáticos poluídos. Essa afirmação sinaliza uma das inúmeras controvérsias envolvidas na discussão do alimento orgânico, abordadas em um estudo de Souza et al.[8] É importante ressaltar que o consumidor que ingere alimentos orgânicos acaba, na verdade, contribuindo para uma transição agroecológica que anseia por um futuro livre de venenos para as gerações futuras.

---

[a]Para fazer essa abordagem, indica-se a consulta do Capítulo 1 do livro *Alimentos Orgânicos*, de Azevedo,[3] e do Dossiê da Associação Brasileira de Saúde Coletiva sobre os Impactos dos Agrotóxicos na Saúde, em Carneiro et al.[4]

[b]Para explorar tais diretrizes, consultar: Princípios e Diretrizes de uma Política de Segurança Alimentar e Nutricional.[5]

[c]Assume-se aqui o termo "sistema agroalimentar moderno" como um sistema estruturado gradativamente a partir da modificação tecnológica do processo de produção e transformação dos alimentos, com base na intensa utilização de insumos agrícolas na produção, como sementes híbridas selecionadas, fertilizantes sintéticos e agrotóxicos; no manejo animal fundamentado no confinamento e no uso de substâncias veterinárias; na mecanização das lavouras; e no desenvolvimento da agroindústria, visando à produção de alimentos em larga escala para atender às demandas crescentes do mercado.

O manejo animal dentro do conceito de produção orgânica visa à prevenção de doenças e ao fortalecimento do animal. Portanto, é admitido o semiconfinamento, respeitando-se, entretanto, seu bem-estar. Assim, o animal se movimenta em espaço adequado, procria e tem contato com luz natural. A alimentação é variada, com pastagem e grãos de origem orgânica. Ressalta-se que os sistemas de produção orgânica de animais mantidos confinados, que recebem somente ração orgânica e que são tratados com terapias naturais, não contemplam toda a abordagem do manejo ideal, que prioriza a manutenção do comportamento natural da espécie, a prevenção de doenças e o bem-estar animal. Na verdade, esse sistema industrial orgânico, que consome grande quantidade de energia à base de petróleo, deve ser questionado.

Outra particularidade do alimento orgânico diz respeito à certificação, um instrumento para a garantia de sua origem e segurança sanitária.

Sistema de certificação do alimento orgânico

Existem empresas responsáveis pelo processo de certificação e emissão de selos de qualidade para produtos orgânicos, os quais garantem a sua origem. A legislação federal também emite selos de qualidade que asseguram os interesses dos produtores e dos consumidores orgânicos. Além disso, propostas de certificação participativa, feita por associações de produtores agroecológicos, merecem especial atenção e estão em discussão.

De acordo com Maria Fernanda de Albuquerque Costa Fonseca,[9] pesquisadora da Empresa de Pesquisa Agropecuária do Estado do Rio de Janeiro (Pesagro), as primeiras iniciativas de produção e comercialização de produtos orgânicos no país foram estabelecidas pelas cooperativas Coonatura, no Rio de Janeiro, e Coolmeia, no Rio Grande do Sul, no ano de 1978, aproximando consumidores e produtores. Os agricultores ecológicos, apoiados por organizações não governamentais (ONGs), iniciaram essa nova maneira de encarar a comercialização. Nessa época, produtores e consumidores estavam em contato direto, via feiras e cestas em domicílio, o que provocava um sentimento de confiança nessa rede de credibilidade de produção e comercialização dos orgânicos.

A necessidade da regulamentação para esses alimentos acontece com o natural distanciamento entre agricultor e consumidor decorrente do crescimento do mercado. No Brasil, no início desse processo, a normatização era estabelecida pelas próprias organizações de agricultores, ONGs e cooperativas de consumidores; no início de 1991, a Comunidade Econômica Europeia (CEE) regulamentou o comércio de produtos orgânicos no âmbito dos seus países afiliados. Segundo essa regulamentação, a importação de produtos orgânicos de países não pertencentes à CEE só é permitida caso existam, nesses últimos, regulamentações normativas equivalentes.[9]

A partir de setembro de 1994, o Ministério da Agricultura reuniu-se com representantes de entidades ligadas à produção e ao consumo de alimentos orgânicos com o propósito de criar normas para a produção orgânica em todo o território nacional, abrindo maiores possibilidades de exportação. A discussão continuou nos anos seguintes, quando, em maio de 1999, o Ministério da Agricultura publicou a Instrução Normativa nº 007, criando um selo de qualidade para os produtos orgânicos. Nessa ocasião, foram criados os Órgãos Colegiados Nacionais (OCN) e estaduais, com a função de credenciar as instituições certificadoras responsáveis por certificação e controle de qualidade orgânica, as quais deverão ser pessoas jurídicas sem fins lucrativos, credenciadas junto aos OCN. As normas permitem a importação de produtos orgânicos certificados em seu país de origem, condicionados às leis fitossanitárias no Brasil e à análise prévia e à autorização de uma certificadora registrada nos OCN.[9] No Brasil, há oito certificadoras credenciadas pelo Ministério de Agricultura, Pecuária e Abastecimento (MAPA).

Outra maneira de garantir os alimentos orgânicos é a certificação participativa, ou sistema participativo de garantia. Trata-se de uma rede de geração de credibilidade, cujo objetivo é garantir a qualidade dos víveres ecológicos produzidos pelos grupos que compõem a rede (ONGs, associações, grupos informais, profissionais ligados à agroecologia e consumidores) e não onerar a cadeia produtiva. Os grupos são credenciados ao MAPA, que fiscaliza seu trabalho e fornece o selo orgânico. Para a Pesagro, essa é uma visão mais coerente com os princípios do movimento orgânico, mais justa para a sociedade, com a participação de todos na construção dos conceitos, na repartição dos frutos e na busca por um desenvolvimento harmônico da sociedade.

Posteriormente, outras regras foram estabelecidas para os casos de comercialização direta aos consumidores, por parte dos agricultores familiares, como o cadastramento no Ministério do Desenvolvimento Agrário e o termo de responsabilidade solidária, declaração assinada por todos os membros dos agricultores familiares organizados, comprometendo-se com o cumprimento dos regulamentos técnicos da produção orgânica. Em 2009, o MAPA instituiu o selo único oficial (Sisorg) para os produtos orgânicos, que só pode ser usado nos alimentos produzidos em unidades credenciadas pelo ministério, as quais devem ser inspecionadas pelo órgão.

A exceção da obrigatoriedade de certificação dos orgânicos vale para os produtos da agricultura familiar, que podem ser vendidos diretamente aos consumidores, desde que os agricultores estejam vinculados a uma Organização de Controle Social (OCS), responsável por orientar os agricultores com base nas diretrizes da Comissão da Produção Orgânica (CPOrg). Assim, ficam facultados a certificação e o uso do selo de orgânicos do Brasil para produção com venda direta aos consumidores.

Em resumo, a legislação brasileira estabelece três instrumentos para garantir a qualidade dos orgânicos: certificadoras cadastradas no Ministério da Agricultura (responsáveis pela fiscalização dos produtos); sistemas participativos de garantia; e controle social para a venda direta sem certificação. Os agricultores que buscarem o certificado e estiverem de acordo com as normas poderão usar o selo oficial nos seus produtos.

CORRENTES DA AGRICULTURA ORGÂNICA

Leigos e especialistas despertam para a discussão que envolve o alimento orgânico, mas também se deparam com diversos termos, aparentemente sinônimos, que causam confusão e dúvidas.

Como já visto, na legislação brasileira da AO, adotada em 2007, esse termo engloba todas as diferentes correntes de agricultura alternativa ou sustentável. Darolt[10] afirma que a maioria das definições de agricultura sustentável transmite uma visão de: manutenção a longo prazo dos recursos naturais e da produtividade agrícola, impactos adversos mínimos ao ambiente, retorno adequado aos produtores, otimização da produção com um mínimo de insumos externos, satisfação das necessidades humanas – atuais e futuras – de alimentos e renda, e atendimento das necessidades sociais das famílias e das comunidades rurais.

Respeitando as diferenças que cada corrente assume, a questão principal que deve preocupar o movimento orgânico é como informar ao consumidor que o alimento biológico, natural, biodinâmico ou proveniente de permacultura é também orgânico, mas que o contrário não é verdadeiro. A legislação propõe um termo comum e, no atual momento, parece importante que o movimento assuma esse termo de modo coletivo e ajude a ampliar sua inserção no mercado e a esclarecer suas diferenças para os leigos.

As primeiras correntes de AO foram a agricultura biodinâmica (desenvolvida por Rudolf Steiner e Pfeiffer, na Áustria e na Alemanha, na década de 1920), a agricultura biológica (desenvolvida por Hans Muller e Hans Rusch, na Suíça e na Áustria, na década de 1930), a AO (desenvolvida por Albert Howard, Eve Balfour e Jerome Irving Rodale, na Grã-Bretanha, na Índia e nos EUA, durante as décadas de 1930 e 1940) e a agricultura natural (desenvolvida por Mokiti Okada e Masanobu Fukuoka, no Japão, nos anos 1930).

A seguir, serão expostos resumidamente os princípios de cada uma dessas correntes, bem como as propostas da permacultura e da agroecologia com base em Darolt.[10]

Agricultura biodinâmica

Na década de 1920, o filósofo e pesquisador austríaco Rudolf Steiner ampliou a visão da agricultura baseando-se na ciência espiritual da antroposofia, chamando-a de agricultura biodinâmica. Suas ideias foram difundidas por todo o mundo com a colaboração de Ehrenfried E. Pfeiffer.

Na prática, o diferencial da agricultura biodinâmica é a utilização de preparados biodinâmicos, compostos de alta diluição e elaborados na perspectiva homeopática, a partir de substâncias minerais, vegetais e animais que, além de esterco e matéria orgânica, são adicionados de plantas medicinais. Além disso, as influências cósmicas e astrológicas também são consideradas, uma vez que a biodinâmica segue um calendário de influências da Lua e de vários planetas sobre o crescimento, o plantio e a coleta das plantas.

Uma estreita relação com os reinos da natureza e com a fenomenologia de Johann Wolfgang von Goethe também está presente na agricultura biodinâmica, a qual embasa conceitos como o da fazenda como organismo vivo e o da força vital ou etérica dos alimentos, do solo e das plantas.

As práticas da agricultura biodinâmica têm seu próprio sistema de certificação, o selo Demeter de qualidade, fiscalização e credenciamento de agricultores.

Agricultura biológica

No início dos anos 1930, na Suíça, surgiu outro movimento de agricultura a partir das ideias de um biologista e político, Hans Muller, que tinha objetivos socioeconômicos e políticos e buscava a autonomia do agricultor e a comercialização direta. O médico Hans Peter Rusch difundiu esse método, que também tinha por princípios a proteção do ambiente, a qualidade biológica dos alimentos e o desenvolvimento de fontes de energia renováveis, por volta dos anos 1960.

Uma característica inicial dessa corrente era não priorizar a associação agricultura/pecuária; o uso da matéria orgânica podia vir de outras unidades de produção, e o essencial era a integração dessas unidades com as atividades socioeconômicas locais. A Fundação Nature et Progrès, na França, e a Associação Bioland, na Alemanha, são adeptas desse movimento. Nesses países, bem como em Portugal, seu produto é mais comumente conhecido como alimento biológico.

As normas de produção e comercialização das agriculturas orgânica e biológica, hoje em dia, são idênticas, divergindo somente no sentido da palavra de origem.

Agricultura orgânica

O pesquisador Albert Howard, considerado o pai da AO, trabalhou na Índia a serviço da Inglaterra, na estação experimental de Pusa. Lá, ele começou a observar a maneira como os camponeses indianos reciclavam materiais orgânicos para produzir compostos utilizáveis na agricultura, evitando o uso de fertilizantes químicos. Howard percebeu a melhor qualidade do solo e das plantas nele cultivadas, e que os animais dos camponeses não adoeciam, ao passo que os da estação experimental, apesar dos vários métodos sanitários empregados, eram mais suscetíveis a enfermidades.

Em 1940, Howard publicou o clássico da AO, *Um testamento agrícola*. Na Inglaterra, Eve Balfour publicou *The Living Soil*, em 1943, e fundou a Soil Association, fatos que ajudaram a divulgar as ideias de Howard, popularizadas nos EUA por Jerome Irving Rodale. No ano de 1979, a AO foi regulamentada nos estados do Oregan, Maine e Califórnia, e a partir daí os alimentos orgânicos puderam ser rotulados como tal. Em 1984, a AO foi reconhecida pelo Departamento de Agricultura dos EUA. Em 2007, o Brasil assumiu esse nome como genérico, assim como a Inglaterra.

Agricultura natural

O empresário Mokiti Okada começou a estudar filosofia, artes e agricultura após uma grande crise financeira no Japão, na década de 1920. Então, ao observar os problemas na agricultura japonesa, deu início a experimentos de campo. Em 1935, ele criou a religião messiânica, que tem como um dos alicerces a agricultura natural, cuja prática respeita as leis da natureza, fundamentada nos princípios da verdade, do bem e do belo. De acordo com essa proposta, a arte e os alimentos produzidos sem produtos químicos têm o poder de purificar o espírito e o corpo.

As principais práticas recomendadas pela agricultura natural são a rotação de culturas e o uso de adubos verdes e de cobertura morta (restos de vegetais) sobre o solo. No que se refere ao controle de pragas e doenças, aconselha-se a manutenção das características naturais do ambiente, a melhoria das condições dos solos e, portanto, do estado nutricional dos vegetais, o emprego de inimigos naturais de pragas e, em último caso, a utilização de produtos naturais não poluentes.

A agricultura natural, mesmo defendendo a reciclagem de matéria orgânica nos processos produtivos, evita o uso de matéria orgânica de origem animal. Ela se fortaleceu no Japão e se expandiu pelo mundo, e a Fundação Mokiti Okada foi instituída no Brasil em 19 de janeiro de 1971.

Permacultura

Por volta de 1938, Masanobu Fukuoka, pesquisador-chefe do controle de doenças e insetos da estação experimental da prefeitura de Koshi, no Japão, deixou o cargo e se dedicou à experimentação de campo em sua fazenda de cítricos e grãos, quando formulou os princípios da agricultura da natureza. Fukuoka dizia que o agricultor não deve arar a terra e nem mesmo utilizar compostos, mas aproveitar ao máximo os processos da natureza, sem esforços desnecessários e desperdício de energia, método que ele chamou de "não fazer".

Suas ideias foram difundidas na Austrália e ficaram conhecidas como práticas de permacultura, cujo princípio é o cultivo alternado de gramíneas e leguminosas, e a manutenção do solo com cobertura de palha.

De acordo com seus fundadores, Bill Mollison e Renney-Mia Slay, a permacultura é um sistema de *design* para a criação de ambientes humanos sustentáveis, entendendo-se por *design* a maneira como seres humanos, animais e culturas estão conectados. Seus idealizadores colocam na base do pensamento da permacultura os ensinamentos do próprio Fukuoka, que a resume como uma filosofia de trabalho com (e não contra) a natureza, de observação atenta e transferível para o cotidiano (em oposição ao trabalho descuidado) e de observação de plantas e animais em todas as suas funções (em oposição ao tratamento desses elementos como sistemas de um só produto).

Essas correntes existem até hoje, e os objetivos comuns de todas elas estão disponíveis no Decreto nº 6.323/2007.[7] Entre eles, destaca-se o de "maximizar os benefícios sociais para o agricultor e respeitar sua integridade cultural". Acredita-se que uma verdadeira AO persiga tais objetivos expostos na legislação e considere questões como salário justo para o agricultor, seu bem-estar na propriedade e a não utilização de trabalho escravo e infantil. Algumas certificadoras já emitem selos ecossociais e certificação para um comércio justo, solidário e responsável. Entretanto, uma jovem ciência – a agroecologia – assume tais objetivos como cerne de sua atuação.

Agroecologia

As preocupações de ordens política e econômica que se iniciaram com a agricultura biológica na Europa, centradas na viabilização do agricultor e sua dignificação no meio rural, tornaram-se o foco de ação da agroecologia, que surgiu como disciplina científica na década de 1930, permanecendo assim até a década de 1960, quando seu ideário se mesclou com o movimento ambiental questionador da agricultura industrial moderna. Como prática agrícola, estabeleceu-se nos anos 1980, destacando-se de outros tipos de agricultura sustentável por assumir o caráter polissêmico de movimento econômico, ético e sociopolítico, cujo objetivo central é fortalecer a identidade do agricultor familiar no meio rural, resgatando suas raízes culturais e sua autonomia. Para isso, esse agricultor é estimulado a participar de uma estrutura social agrária associativa e cooperada, com base em práticas agrícolas tradicionais e locais que o mantenham o mais independente possível do complexo industrial agrícola externo à sua propriedade. Como consequência disso, o modo de produzir alimentos na perspectiva agroecológica tem baixo impacto ambiental e promove a qualidade de vida. Assim, a implantação de um sistema produtivo sustentável nos âmbitos social, ambiental e econômico passa a ser, igualmente, objetivo desse ideário.[11,12]

A agroecologia se ajusta às questões sociais que permeiam a realidade rural brasileira. Enquanto a AO é considerada um sistema produtivo que trabalha com diferentes segmentos sociais, a agroecologia não é um modelo de agricultura, mas se considera uma ciência que engloba a agricultura familiar no centro dos processos dos sistemas produtivos. A proposta parte do pensamento científico-agronômico, modificando-o com a prática e revelando, por um lado, o funcionamento ecológico dos processos biológicos da produção com enfoque ambiental, e, por

outro lado, os mecanismos de dependência sociopolítica que mantêm os agricultores em uma posição de subordinação.[12,13] Para seus divulgadores, esses fundamentos, uma vez compreendidos, podem levar a propostas de agricultura sustentável. O alimento produzido de acordo com tais premissas é chamado de ecológico.

É preciso destacar a importância da agroecologia no contexto brasileiro, já que seus desafiantes objetivos priorizam a agricultura familiar, que produz 80% do que é consumido no país. Contudo, mesmo produzindo quase toda a alimentação da população brasileira e ocupando somente 24,3% da área agrícola do país, a agricultura familiar conta com menos recursos públicos para suporte de suas atividades: recebeu, mediante as políticas públicas, cerca de 13 bilhões de reais em 2008, em relação aos mais de 100 bilhões obtidos pelo agronegócio.[14]

AGRICULTURA ORGÂNICA E SAÚDE SOCIOAMBIENTAL

A mais explorada relação entre alimentos orgânicos e promoção da saúde humana foca na ideia da oferta de alimentos de qualidade, com baixa toxicidade e melhor valor nutricional, que apresentam ação preventiva contra doenças carenciais e não transmissíveis. Esse enfoque será discutido a seguir, mas pode-se afirmar que tal relação se mostra vulnerável, uma vez que se baseia em revisões sistemáticas de ensaios clínicos randomizados pautados em uma ciência de caráter positivista e epidemiológica que não abarca a complexidade que envolve a temática da qualidade dos alimentos produzidos em sistemas agroalimentares sustentáveis.

Primeiramente, é importante ressaltar que a relação que se deseja estabelecer aqui não é entre *alimentos orgânicos* e *saúde humana*, e sim entre *AO* e *saúde humana*. Portanto, considera-se essencial pensar que todo alimento está inserido em determinado sistema produtivo que tem repercussões e objetivos particulares. Pensar somente o alimento desvinculado dessa inserção é assumir uma perspectiva reducionista de análise. Sob um enfoque sistêmico de saúde que acolhe as diretrizes dos ideários da segurança alimentar e nutricional e da promoção da saúde, é possível afirmar que a AO, mais precisamente a agricultura familiar orgânica, tem sua maior potência e relaciona-se tanto ao contexto ambiental como ao sociocultural da promoção de qualidade de vida.

Dimensão da saúde ambiental da agricultura orgânica

O conceito de ecologia colabora para expandir a noção de saúde ambiental, central para discutir AO. Segundo a Organização Mundial da Saúde (OMS), a saúde ambiental é a parte da saúde pública que se ocupa das formas de vida, das substâncias e das condições em torno do ser humano que podem exercer alguma influência sobre a sua saúde e o seu bem-estar.[15]

É possível afirmar que o sistema agroalimentar moderno é um dos maiores responsáveis pelo desequilíbrio ambiental do planeta, se considerarmos que nele se incluem a indústria de insumos e tecnologia agropecuários e a indústria alimentar. O uso excessivo e indiscriminado dos insumos químicos e a mecanização aumentam o risco de desgaste dos recursos naturais e provocam erosão, desmatamento, poluição das águas, do solo, dos alimentos e do ar, e perda da biodiversidade.[12]

O transporte de alimentos por longas distâncias e a criação animal confinada determinam gastos energéticos e custos ambientais que têm forte impacto sobre a saúde humana.

Com a AO, ao contrário, percebe-se o ambiente como um agroecossistema cujo modelo conceitual de organismo vivo é centrado na qualidade das águas, do ar e do solo, na saúde da planta, no controle biológico (com consequente manutenção da biodiversidade), na diversificação das propriedades, na produção animal integrada ao sistema (preconizando o bem-estar e a prevenção de doenças do animal), no rendimento ótimo em todos os níveis em lugar do rendimento máximo e no controle do uso de fontes de energia não renováveis no sistema produtivo.

Variados estudos publicados no periódico *Agriculture, Ecosystems & Environment* e na *Revista Brasileira de Agroecologia*, compilados por Azevedo e Pelicioni,[1] apontam a contribuição das propriedades orgânicas para a promoção de um desempenho ambiental positivo que repercutem positivamente na saúde coletiva. Os estudos se concentram em resultados que relacionam as unidades de produção orgânica com a autossuficiência energética, a economia de carbono e a minimização da liberação de gases de efeito estufa (com consequente impacto sobre o equilíbrio do clima e a qualidade do ar). As mesmas autoras mostram outras pesquisas que comprovam que práticas de AO implicam aumento da biodiversidade nos agroecossistemas, conservação da paisagem e da vida selvagem, incremento da qualidade do solo, conservação da fertilidade e da estabilidade do sistema, maior controle de erosão, manutenção da qualidade de águas superficiais e profundas, e ausência de poluição por agrotóxicos.

O caminho aponta a necessidade de uma sociedade orientada por uma razão, chamada por Habermann e Gouveia[16] de ecossocial, com base na justiça ambiental, como solução para a crise na agricultura e como alternativa ao desenvolvimento rural baseado no sistema agroalimentar moderno. O equilíbrio do ambiente está irremediavelmente ligado ao conceito de saúde humana, e a AO torna-se um instrumento essencial na promoção da saúde ambiental. Os conceitos de ecologia e meio ambiente saudável não se sustentam sem a introdução do ser humano nessa perspectiva; por isso, uma abordagem de saúde social se faz pertinente.

Dimensão da saúde social da agricultura orgânica

A redução da necessidade de mão de obra agrícola resultante da modernização da grande propriedade expulsou o trabalhador rural do campo. Isso porque o sistema agroalimentar moderno, aliado à falta de incentivo governamental e à estrutura agrária brasileira, caracterizada pela concentração de terras, fortaleceu a grande propriedade agrícola, reduziu a necessidade de força de trabalho e promoveu a exclusão social e o agravamento do quadro de pobreza rural, com consequências perceptíveis sobre a qualidade de vida de indivíduos no meio urbano.

O sistema agroalimentar hegemônico não objetiva a promoção da segurança alimentar e nutricional da população nem a inclusão social do agricultor familiar, e sim a manutenção de uma complexa dinâmica de caráter econômico que promove cada vez mais a concentração de capital pelas oligarquias transnacionais que predominam no setor. Com vistas a um controle cada vez maior da área de alimentos, ocorre também uma expansão do monopólio de sementes, o que interfere na soberania alimentar dos povos e promove erosão da agrobiodiversidade. Atualmente, seis grandes corporações detêm as patentes de cinco das variedades de grãos mais consumidas em todo o mundo: arroz, trigo, milho, soja e sorgo.[17]

A visão produtivista do sistema agroalimentar moderno contribuiu para desqualificar o saber agrícola tradicional do agricultor familiar; por isso, tornou-se importante discutir o desenvolvimento rural a partir da avaliação das repercussões socioculturais desse padrão produtivo. Essas repercussões direcionam para o conceito de saúde social, que interessa particularmente ao contexto deste capítulo por sua relação com a qualidade de vida do agricultor familiar, responsável no Brasil por quase 80% da produção orgânica.

Discutir o potencial da AO na promoção de saúde social e no resgate cultural exige uma reflexão sobre os vínculos entre tal sistema e a agricultura familiar. Não se ignora a existência de uma vasta gama de tipos de agricultura familiar; porém, aponta-se aqui uma parcela das unidades familiares marcadas por sua lógica voltada à reprodução da família, que busca o desenvolvimento de sistemas diversificados de produção agrícola, a economia no consumo de energia proveniente de derivados do petróleo e a preservação da flora e fauna nativas, além de privilegiar a diversidade biológica e a maior densidade de áreas verdes. Esse é o perfil de agricultura familiar que pode dialogar com as premissas da agricultura sustentável.

A produção orgânica é adequada para os agricultores familiares, os quais constituem a maioria dos pobres do mundo. Isso porque os agricultores orgânicos são menos dependentes dos recursos externos e obtêm coletas mais altas e estáveis e, portanto, maior renda. Além disso, estudos feitos na África, na Ásia e na América Latina indicam que eles ganham mais do que os agricultores convencionais.

Uma pesquisa citada por Supachai Panitchpakdi,[18] secretário-geral da Conferência das Nações Unidas sobre Comércio e Desenvolvimento (Unctad) e ex-diretor geral da Organização Mundial do Comércio (OMC), que analisou 114 casos na África, revela que a conversão das fazendas para produção orgânica leva a um aumento da produtividade em 116%.

A diversificação e a complexidade própria dos ecossistemas agrícolas ecologicamente equilibrados tornam esses sistemas inviáveis economicamente, quando operados com base na produção em larga escala, realizada pelo trabalho assalariado. Assim, a interação da pecuária com a agricultura, a rotação de culturas e o controle de pragas e doenças são mais facilmente manejáveis com base no trabalho familiar. Além disso, a utilização da mão de obra familiar e o uso de insumos produzidos internamente na propriedade viabilizam a permanência dos agricultores na atividade.[19] Por essa ótica, a agricultura familiar pode ser apresentada como alternativa para a viabilização econômica da AO, um dos aspectos mais objetivos da noção de qualidade de vida.

Karam[20] afirma que a AO, mais do que ecológica e tecnologicamente sustentável, representa, para a agricultura familiar, uma estratégia para a manutenção do modo de vida rural, da própria condição social (uma vez que implica valorização do conhecimento do agricultor), das tomadas de decisão da família e da troca/intercâmbio de trabalho, sementes e conhecimento com outros agricultores, o que significa, em última instância, uma atitude política diante das condições da vida social. A preservação desse modo de vida rural caminha com discussão que foca a construção de novas ruralidades, termo que diz respeito ao meio social rural, relevando as especificidades de sua construção social e de modos de vida específicos.

Diferentes estudos indicaram, na percepção dos agricultores familiares que adotaram em seus estabelecimentos rurais a AO e a ecológica, modificações importantes relativas a seu trabalho para a promoção da saúde de suas famílias, da saúde do consumidor que compra os seus produtos e para a manutenção do ambiente.

Estudos de caso sobre associações de agricultores, apresentados em Azevedo e Pelicioni,[1] registraram que, com a prática da agroecologia e de diferentes modos de agricultura familiar sustentável, ocorreram: a retomada de uma produção maior e mais diversificada de alimentos para autoconsumo familiar e para fornecimento ao consumidor, a redução da dependência de compra de produtos industrializados, o resgate ou incorporação de determinadas práticas alimentares locais e saudáveis, e o registro de uma percepção positiva sobre o estado geral de saúde da família após determinado tempo de conversão da propriedade rural à agroecologia, além da obtenção de incremento na renda monetária familiar. As autoras também mostraram estudos variados de alternativas agroecológicas viáveis do ponto de vista socioeconômico, que se apresentam como tecnologia de baixo impacto ambiental, como fonte de renda e emprego e como fortalecimento de relações familiares para segmentos da sociedade marginalizados. São iniciativas que promovem práticas democráticas, participação popular, fixação de famílias rurais, geração de renda, fortalecimento de gestões associativas e autossustentáveis, erradicação do trabalho infantil e valorização do espaço rural e do patrimônio alimentar sob um amplo conceito de qualidade de vida e saúde rural coletiva. Todas essas dimensões só podem ser compreendidas como dimensões de saúde dentro de um enfoque sistêmico que complexifica esse conceito.

Tais estudos mostram que o agricultor familiar, antes relegado a um papel secundário no processo produtivo, reassume condições para resgatar um novo modo de produção de alimentos de qualidade que, em um contexto de organização social mais justo e solidário, promova a saúde humana, a cultura local, o desenvolvimento sustentável e a qualidade de vida.

É extremamente atual e importante o desenvolvimento do sistema familiar orgânico de produção, que depende de apoio institucional e governamental e de novas construções que devem surgir da confrontação de saberes de agricultores familiares e de sistemas de pesquisa e de desenvolvimento agrorrural, além de um trabalho efetivo de desenvolvimento movido por uma rede interdisciplinar e intersetorial, que deve inserir a área da Saúde e da Nutrição.

A agricultura familiar orgânica é uma ferramenta poderosa para alcançar os objetivos de Desenvolvimento do Milênio, particularmente os referentes à redução da pobreza e à preservação do meio ambiente. Porém, no momento, ainda é um nicho de mercado, pois usa cerca de 2% das terras agrícolas do planeta. Entretanto, seu potencial ainda não foi totalmente explorado, uma vez que há desafios para que os países em desenvolvimento aproveitem essas oportunidades, particularmente na construção de capacidades produtivas, no acesso aos mercados e nos obstáculos à importação.[18]

QUALIDADE DE VIDA NA PERSPECTIVA DA AGRICULTURA FAMILIAR ORGÂNICA

O conceito de qualidade de vida dialoga com o de saúde ampliado e transita em um campo semântico polissêmico. Isso porque, de um lado, está relacionado a modos, condições e estilos de vida e, de outro lado, a ideias de desenvolvimento sustentável, ecologia humana, desenvolvimento e direitos humanos e sociais, sob uma síntese cultural dos elementos que determina a

sociedade considera seu padrão de conforto e bem-estar. Tem sido aproximado ao grau de satisfação encontrado na vida familiar, amorosa, social e ambiental, e à própria estética existencial.[21]

As discussões sobre o desenvolvimento rural foram recorrentemente marcadas pela visão moderna, que atribuiu prioritariamente a qualidade de vida do agricultor ao seu acesso à tecnologia, ao progresso econômico e à segurança financeira, sem considerar as dinâmicas culturais. Entretanto, atualmente, a discussão de desenvolvimento rural sustentável considera as peculiaridades do mundo rural dentro do contexto cultural de cada comunidade. Alguns desses aspectos peculiares, como a proximidade da natureza, o caráter artesanal da atividade e o caráter das relações humanas, embasam uma discussão fértil sobre qualidade de vida no meio rural e sobre a inserção da agricultura familiar no contexto de produção orgânica de alimentos. A necessidade emergencial de preservar o meio ambiente entra em conflito com o modelo de produção dominante, mas possibilita a convergência de olhares em direção ao mundo rural, os quais percebem, então, que as peculiaridades desse mundo passam a ser vistas como aspectos positivos de qualidade de vida e enxergam a agricultura como atividade biológica, e não industrial. Esse vínculo também é essencial para se repensar a relação da agricultura familiar orgânica com a promoção de vida com qualidade; do ponto de vista do conceito de qualidade de vida, o rural ganha outra dimensão, ele passa a ser visto como um lugar autêntico e rico em tradições, um espaço de revitalização e de promoção de valores sociais.

A agricultura familiar orgânica, analisada na dimensão de preservação ambiental e cultural, torna-se uma estratégia para a reintrodução da natureza no meio rural e na atividade agrícola. Isso porque o sistema orgânico, ao retomar métodos de produção que respeitem os princípios naturais dos ecossistemas envolvidos e ao considerar a cultura local rural, está, de algum modo, reaproximando os indivíduos que vivem nesse ambiente da consciência de que a natureza é parte da essência humana. Dentro dessa perspectiva, o meio rural tende a se configurar como um espaço de promoção de qualidade de vida para a sociedade rural e urbana.

No entanto, o rural só pode ganhar tal dimensão se o sistema produtivo adotado tiver a mesma percepção, ou seja, ter como prioridade a preocupação de preservar o meio ambiente, dignificar socialmente o agricultor, valorizar a cultura local e o saber tradicional e produzir alimentos saudáveis. Todos esses aspectos se inter-relacionam na discussão sobre qualidade de vida. É aqui que a agricultura familiar orgânica se insere, compreendida como alternativa produtiva, como movimento social e como estratégia de desenvolvimento rural e urbano, onde se vive com melhor qualidade.

O indivíduo citadino também pode beneficiar-se desse modo de produção, já que é provido de alimentos mais saudáveis e de água de melhor qualidade. Assim, a natureza preservada também repercute positivamente na qualidade de vida do meio urbano. Acredita-se que um processo de revitalização e reorganização social do meio rural possa propiciar alguns benefícios no meio urbano: cidades mais equilibradas em seu número de habitantes, menores índices de desemprego e menos violência – aspectos intrinsecamente relacionados à saúde humana.

AGRICULTURA ORGÂNICA E A DIMENSÃO DA SAÚDE HUMANA

As considerações sobre a saúde humana apresentadas até aqui partem das premissas de que são inegáveis as repercussões do modo de produção agrícola sobre o estado geral de saúde da população e de que a alimentação é um dos principais fatores de promoção da saúde humana e da qualidade de vida.

Uma das questões centrais da AO se relaciona à produção de alimentos de qualidade capazes de prevenir doenças. Entretanto, como já mencionado, tal relação se mostra bastante vulnerável, uma vez que se baseia em uma perspectiva científica reducionista que acaba por minimizar diferenças entre o valor nutricional de alimentos orgânicos e convencionais, além de desqualificar o amplo contexto de saúde discutido anteriormente.

Para Carneiro et al.,[4] nos estudos sobre toxicidade dos alimentos, prevalece igualmente o enfoque cartesiano indevidamente aplicado a um objeto de estudo como a toxicologia.

Há ainda poucas pesquisas a longo prazo que analisam a saúde dos consumidores de produtos orgânicos. Isso porque os estudos mais efetivos nessa área devem ser a longo prazo, o que requer altos recursos financeiros e comprometimento de cientistas também a longo prazo. Além disso, envolvem diferentes variáveis, pois os determinantes do processo saúde-doença são múltiplos e devem ser analisados em diversas dimensões. Assim, uma dieta equilibrada é apenas um componente da saúde, que é igualmente determinado por variados aspectos de condições e estilos de vida saudáveis.

Dois estudos europeus seguem tais premissas. Um estudo de coorte prospectivo desenvolvido na Suécia, com 330 crianças provenientes de famílias com um "estilo de vida antroposófico" comparadas com famílias "convencionais", teve como foco investigar a incidência de alergia durante a infância. Ressalta-se que um estilo de vida antroposófico é caracterizado por uma proposta de educação com base na pedagogia Waldorf, que evita a escolarização precoce e se preocupa em preservar a infância e o ritmo das crianças; além disso, as famílias restringem o uso de medicamentos alopáticos, vacinas e antibióticos, e preconizam padrões alimentares específicos que incluem preferência por alimentos orgânicos/biodinâmicos. As crianças foram acompanhadas desde o período fetal até os 2 anos. As de famílias com estilo de vida antroposófico tiveram 75% de redução do risco de sensibilização alérgica e diminuição de hipersensibilidade alimentar durante os dois primeiros anos de vida em comparação com crianças de famílias convencionais.[22]

Na mesma direção, o estudo de Alfvén et al.[23] incluiu cerca de 14 mil crianças de 5 a 13 anos em cinco países europeus (Áustria, Alemanha, Países Baixos, Suécia e Suíça), filhos de famílias de agricultores orgânicos e biodinâmicos, de famílias com o mesmo estilo de vida antroposófico e de um grupo-controle. Como no anterior, as crianças Waldorf apresentaram menor prevalência de sintomas alérgicos e sensibilização a agentes externos, embora esse achado não tenha sido consistente em todos os países.

Esses resultados, no entanto, não significam que somente o consumo de alimentos orgânicos e biodinâmicos seja suficiente. Na verdade, todo o estilo de vida tende a ser responsável por esse tipo de efeito protetor, e não somente o consumo de alimentos. Isso deve ser levado em conta em estudos futuros, que devem analisar múltiplos aspectos a longo prazo.

O Relatório do Parlamento Europeu[24] afirma que os consumidores orgânicos, em geral, assumem dietas e estilos de vida mais saudáveis, utilizam mais vegetais, consomem mais fibras e menos carnes processadas, exercitam-se mais e fumam menos – o que não implica unicamente o consumo de orgânicos.

Na mesma direção, Azevedo[3] mobiliza pesquisadores que destacam que os estudos comparativos entre a saúde de consumidores habituais de alimentos orgânicos e a daqueles que consomem habitualmente alimentos convencionais apresentaram grande número de variáveis não controladas (como hábitos de vida mais saudáveis), comprometendo as conclusões apresentadas.

Apesar de também compilar estudos diversos que se esforçam em relacionar o consumo de orgânicos com a prevenção de diferentes doenças (como Stenius et al.;[22] Fagerstedt et al.;[25] Torjusen et al.;[26] Brantsæter et al.;[27] Christensen et al.;[28] Bradbury et al.;[29] Schinasi e Leon;[30] Baudry et al.),[31,32] o Relatório do Parlamento Europeu assume posição de cautela e sinaliza a escassez de tais estudos e a necessidade de mais pesquisas prospectivas a longo prazo.

O documento menciona a existência de estudos epidemiológicos em andamento que podem mudar esse quadro de incertezas e sugere que o conceito de resiliência individual poderia ser amplificado sob os parâmetros de uma dieta orgânica. Isso significa que, mesmo que as conclusões do documento apontem uma fragilidade na relação entre dieta orgânica e prevenção de doenças, seus autores parecem estar atentos à relação aqui assumida entre a saúde e a AO, uma vez que a resiliência caracteriza-se pela capacidade de o indivíduo responder às demandas da vida de maneira positiva, apesar das adversidades cotidianas. Resumindo, a resiliência é uma combinação entre os atributos do indivíduo e de seu ambiente familiar, sociocultural e ambiental.[33]

A já mencionada preocupação do ser humano contemporâneo com sua saúde, além das questões ambientais e sociais, direcionam, hoje, pelo menos parte do sistema alimentar para a produção de víveres limpos e saudáveis, de caráter regional, com sabor e qualidade nutricional preservados, produzidos com baixo impacto ambiental e social. Nesse quadro, a agricultura familiar orgânica é percebida como uma opção produtiva que prioriza a qualidade. A natureza altamente contestada da industrialização, os escândalos alimentares ocorridos nas duas últimas décadas (doença da vaca louca, dioxina no frango, febre aftosa, gripe suína e contaminação das carnes brasileiras) e as discussões recentes envolvendo as sementes transgênicas levaram ao questionamento da segurança do sistema agroalimentar convencional. Diante disso, um número crescente de consumidores organizados começa a exigir mudanças que têm levado a uma expansão dos orgânicos, e a qualidade desses alimentos é enfatizada.

QUALIDADE DOS ALIMENTOS ORGÂNICOS

O enfoque de qualidade dos orgânicos provoca uma discussão interessante quando se aborda a relação qualidade *versus* rendimento máximo. A fertilização com adubos nitrogenados, base da agricultura convencional, visa ao aumento da produtividade, mas isso não significa, necessariamente, aumento na qualidade do produto final. Além disso, o que se entende por qualidade dos alimentos é permeado por subjetividades e expectativas individuais; afinal, um alimento de qualidade para um vegano pode ter um significado bem diferente para um indivíduo que deseja perder peso ou para aquele que se preocupa com o sistema agroalimentar.

Pretende-se, aqui, abordar a controversa noção de qualidade dos alimentos orgânicos explorada na revisão de Souza et al.[8] Quatro aspectos serão avaliados: toxicidade, características sensoriais, durabilidade e valor nutricional.

De maneira resumida, pode-se dizer que os alimentos orgânicos tendem a durar mais e são percebidos como mais saborosos. Além disso, os métodos de higienização e processamento utilizados com os orgânicos buscam manter seu sabor, odor e textura originais. São, também, alimentos com melhor (não maior) qualidade nutricional, especialmente no teor de minerais, e têm maior quantidade de fitoquímicos e compostos fenólicos nos vegetais, além de gordura de melhor qualidade nos orgânicos de origem animal. Os orgânicos não apresentam resíduos de agrotóxicos e fertilizantes sintéticos, de hormônios e substâncias veterinárias usadas na produção animal, ou aditivos químicos, vitaminas e minerais sintéticos e resíduos de substâncias radioativas resultantes do processamento dos alimentos. Portanto, têm menor toxicidade e maior teor de substâncias antioxidantes benéficas, fatos comprovados por unanimidade nos estudos da área.

Uma revisão de pesquisadores da Newcastle University mostra que os alimentos orgânicos contêm 4 vezes menos pesticidas do que os convencionais. Tal redução, aliada ao aumento de até 60% no teor de alguns antioxidantes e componentes fenólicos em alimentos orgânicos, mostra o papel ativo da dieta orgânica na prevenção de doenças crônicas e neurodegenerativas.[34] Mesmo diante dessas evidências, percebe-se bastante relutância em assumir tal ação nas revisões sobre o tema.

Infelizmente, poucas pesquisas recentes têm sido conduzidas e faltam interesse e apoio institucional para pesquisar orgânicos. De modo geral, os interesses que envolvem pesquisa com alimentos são múltiplos, pois mobilizam poderosas indústrias de insumos e tecnologia agrícola, além das indústrias de alimentos e química; afinal, a quem interessa comprovar a superioridade dos alimentos orgânicos?

Valor nutricional dos alimentos orgânicos

Desde 1920, quando os fertilizantes químicos começaram a ser usados comercialmente em larga escala, tem havido denúncias de que a agricultura convencional produz coletas de alimentos menos nutritivos. Em torno de 1940, o movimento orgânico europeu começou a ganhar forças, em parte pela crença de que orgânicos eram mais saudáveis. Entretanto, a dúvida com relação à superioridade do valor nutricional dos orgânicos persiste.

Quanto às comparações sobre valor nutricional, muitos fatores e variáveis devem ser considerados nas pesquisas, tais como o tempo de produção orgânica, o restabelecimento da vida do solo, que vai influenciar diretamente a qualidade do alimento produzido, e o tipo de sistema orgânico utilizado. Além disso, outros aspectos podem influenciar as pesquisas, como a variabilidade de fatores externos. Alguns exemplos são luz solar, temperatura, chuva, armazenamento e transporte, que influenciam diretamente o conteúdo de nutrientes de plantas. O desempenho de sistemas produtivos orgânicos e convencionais deve ser estudado na propriedade de origem. Entretanto, o grau de controle nessas instâncias é menor do que nos laboratórios. Assim, é possível perceber o nível de dificuldade em planejar estudos efetivos, analisar os resultados e compará-los entre alimentos provenientes de diferentes sistemas produtivos.

A abordagem analítica de valor nutricional dos alimentos foca na quantidade dos macronutrientes produtores de calorias (carboidratos, gorduras e proteínas) sintetizados a partir da fotossíntese, tendo intensa relação com a luz solar (e menos com o solo). Portanto, se a quantidade de macronutrientes em uma planta é afetada pela luz solar, não se deve esperar diferença significativa em seus valores na comparação entre alimentos orgânicos e convencionais. Já no teor de minerais, que depende da qualidade do solo, espera-se encontrar diferenças, uma vez que o solo orgânico é comprovadamente superior no equilíbrio de diferentes micronutrientes, em comparação com os solos adubados exclusivamente com nitrogênio, fósforo e potássio.

De modo geral, espera-se que os orgânicos apresentem valor nutricional balanceado, pois são produzidos em solo mais rico e equilibrado. Sabe-se que a desmineralização dos solos está relacionada à produção de plantas de baixo teor mineral. A técnica de rasgar a terra com o arado, importada dos países frios, interfere na fertilidade do solo, produz plantas débeis e alimentos de baixa qualidade nutricional. Assim, apesar de a dieta ocidental ser muito variada, as deficiências de micronutrientes são cada vez mais comuns e, como consequência, aumentam as doenças carenciais, e a saúde humana entra em declínio. Desse modo, pode-se dizer que a qualidade do solo reflete e define a saúde de quem ingere os alimentos nele cultivados.

Estudos das Universidades do Texas e de Illinois compilados por Azevedo[3] mostram que o nível de micronutrientes em diferentes alimentos vegetais diminuiu consideravelmente na última metade do século passado. Os pesquisadores associam tal declínio aos métodos convencionais de plantio e irrigação, bem como ao uso intensivo de agrotóxicos, fertilizantes e sementes híbridas e transgênicas. Contudo, essa questão precisa ser aprofundada em novos estudos.

Além do aumento das carências nutricionais, também se percebe a crescente utilização de suplementos e cápsulas de minerais e vitaminas sintéticas, ação paliativa e sinalizadora de que a dieta não tem sido capaz de oferecer os nutrientes necessários para manter a ingestão adequada de micronutrientes. Apesar de pouco mencionadas nas interferências da saúde coletiva, para além do enriquecimento de alimentos e uso de suplementação, equilibrar o solo e rever o impacto das técnicas agrícolas convencionais são ações estruturais para intervir no processo de inadequação e carências nutricionais.

Mesmo com algumas evidências favoráveis, a superioridade dos orgânicos, no quesito valor nutricional, ainda se apresenta bastante controversa e tem por base estudos de revisões sistemáticas de ensaios clínicos randomizados, como se pode ver a seguir.

Alimentos orgânicos de origem vegetal

Duas revisões realizadas em 2009 abordaram a discussão sobre o valor nutricional comparativo entre alimentos orgânicos e convencionais. Uma delas, francesa, mais favorável, e outra, inglesa, que expõe argumentos contra a superioridade dos orgânicos em termos nutricionais, o que mostra controvérsias no campo de estudo. Desde então, houve outra revisão em 2014, que defendeu a superioridade dos orgânicos, e um relatório em 2016, que chegou muito perto das mesmas conclusões do estudo britânico.

Em 2009, a Agência Francesa de Segurança Sanitária de Alimentos (AFSSA, Agence Française de Sécurité Sanitaire des Aliments) realizou uma avaliação cujos pontos centrais podem ser resumidos da seguinte maneira: tubérculos, raízes e folhas de vegetais contêm maior teor de matéria seca; vegetais como batata, couve, cenoura, beterraba, alho-poró, alface, cebola, aipo e tomate apresentam mais ferro e magnésio; batata, alho-poró, couve e aipo, maiores teores de vitamina C; tomate, cenoura e leite orgânico, maior quantidade de betacaroteno. Em frutas orgânicas, não foram encontrados maiores teores de minerais ou vitaminas; e maiores quantidades de fitoquímicos foram encontradas em maçãs, pêssegos, peras, laranjas, cebolas, tomates, batatas, pimentões, óleo de oliva (compostos fenólicos), vinho (resveratrol) e tomates (ácido salicílico).[35] Tal resultado é sustentado por diferentes estudos disponíveis em Azevedo[3] e pela revisão de Baránski et al.,[34] os quais mostram que plantas orgânicas produzem mais substâncias antioxidantes, componentes fenólicos e fitoquímicos em geral, constituintes do seu próprio sistema de defesa, ativado quando a planta tem que mobilizar seu sistema imunológico para se defender de pestes e condições adversas. Como esperado, aparentemente, não há diferenças na quantidade de proteína e carboidratos nos dois tipos de alimentos, apesar de a revisão francesa demonstrar maior teor de matéria seca em algumas amostras de orgânicos.

No mesmo ano, a agência de vigilância sanitária dos alimentos do Reino Unido (FSA, Food Standards Agency) encomendou e publicou uma revisão de pesquisas sobre a comparação entre o valor nutricional de orgânicos e convencionais, na qual os pesquisadores da Unidade de Pesquisa de Intervenção em Nutrição e Saúde Pública (Nutrition and Public Health Intervention Research Unit), da London School of Hygiene & Tropical Medicine, afirmaram não haver evidências de benefícios para a saúde em relação ao valor nutricional, por causa do consumo de orgânicos, em comparação com o consumo de alimentos convencionais.

Com base nessas evidências, a equipe de Dangour et al.,[36] que conduziu a pesquisa, atestou que eles não são de relevância para a saúde pública. Tal conclusão é bastante polêmica e reverbera pouco com as complexas diretrizes da nova saúde pública. Apesar da importância de estimular pesquisas comparativas do valor nutricional entre orgânicos e convencionais, esses estudos, por si sós, não são capazes de avaliar as condições de saúde das pessoas e não podem definir se um alimento é de relevância para a saúde pública. Somente a perspectiva de um amplo conceito de saúde coletiva pode dar conta de inserir os orgânicos como promotores da saúde e não se resumir apenas em uma análise reducionista de seu valor nutricional.

O Relatório do Parlamento Europeu, que se debruçou sobre as implicações do consumo de orgânicos sobre a saúde humana, compactua com a reticência do estudo inglês e indica que o conteúdo de nutrientes é afetado pelo sistema agrícola em uma limitada extensão somente, com exceção do teor de componentes fenólicos, que chega a ser 20% superior nos orgânicos.

Alimentos orgânicos de origem animal

Variados estudos e revisões compilados em Azevedo[3] compactuam com a premissa de que os alimentos de origem animal – carnes, ovos, leite e derivados – apresentam gordura de qualidade superior. Średnicka-Tober et al.[37] endossam esses estudos em revisão mais recente. Esse é um resultado esperado para animais não sedentários, que recebem alimentos ajustados para sua espécie, procriam naturalmente e são expostos ao Sol.

Citando as mesmas revisões inglesa e francesa exploradas anteriormente, o resultado da revisão da FSA mostra que os produtos orgânicos de origem animal contêm maior teor de ácidos graxos poli-insaturados. O estudo sinaliza ainda que os dados relacionados aos teores de carboidratos, proteínas e vitaminas são insuficientes, mas que os sistemas orgânicos produzem alimentos de origem animal com altos padrões de qualidade.[35]

A revisão da FSA admite superioridade nas taxas de ácidos graxos poli-insaturados (2,1 a 27,8% mais altas), resultado compartilhado com a AFSSA.[35,36] Além disso, a revisão da FSA mostra teores de ácido linoleico conjugado e ômega-3 entre 10 e 60% mais altos, encontrados em carne, leite e derivados orgânicos. No caso do leite orgânico, os teores de vitamina E são maiores do que nos convencionais.

O Relatório do Parlamento Europeu se afina com os dois estudos de 2009, concluindo que leite e laticínios orgânicos têm maior teor de ácidos graxos poli-insaturados ômega-3, devido ao manejo dos animais orgânicos, criados a pasto, livremente. O mesmo é aparentemente verdadeiro para as carnes, embora a base da evidência seja mais fraca em função da quantidade menor de estudo.

Esse resultado alerta para a importância de se considerar a origem da gordura e o sistema no qual os animais foram produzidos, para além das abordagens restritivas desse nutriente. Os orgânicos de origem animal fazem parte de uma alimentação saudável, desde que ingeridos com equilíbrio, em uma dieta rica em fibras e víveres de origem vegetal orgânica e em um contexto de qualidade de vida que inclua praticar exercícios físicos, não fumar e controlar o álcool e o estresse. A recorrente indicação de produtos industrializados *light* e *diet*, com baixo teor de colesterol, margarinas ou gorduras artificiais, não tem sido capaz de promover a saúde e prevenir obesidade e doenças cardiovasculares, abordagem que deve ser considerada pelos especialistas em Nutrição Humana.

Características sensoriais e durabilidade dos alimentos orgânicos

Os estudos disponíveis em Azevedo,[3] que pesquisam superioridade em características sensoriais e maior durabilidade dos alimentos orgânicos, datam da década de 1990 e início dos anos 2000. Por isso, é necessário que sejam realizadas mais pesquisas para estabelecer essa relação.

A análise dos aspectos sensoriais de qualidade é complexa, uma vez que a característica de um alimento que determina a aceitabilidade do consumidor é subjetiva. Talvez por causa disso, assume-se que não há diferença de aspectos sensoriais entre orgânicos e convencionais. Entretanto, nos estudos mencionados, características de sabor e coloração mais intensas em verduras e frutas, além de tecidos e cascas mais firmes em ovos e carnes e maior durabilidade, foram observados nos alimentos de origem orgânica, principalmente nos *in natura*. Chefes de cozinha proclamam a superioridade dos sabores e a qualidade dos alimentos orgânicos.

Com relação à durabilidade, de modo geral, espera-se que os orgânicos durem mais, uma vez que a adubação sintética nitrogenada leva a um aumento no teor de água dos vegetais, tornando tais alimentos mais perecíveis. Assim, havendo menores umidade e teor de água livre, espera-se menor grau de proliferação bacteriana e de deterioração precoce.

Toxicidade: contaminação biológica e química dos orgânicos

As consequências dos contaminantes químicos sintéticos na saúde humana são percebidas em vários níveis de disfunções, e, sem descartar a necessidade de mais estudos que aprofundem a relação entre saúde e qualidade dos alimentos orgânicos, este item explora o tema.

O quesito toxicidade talvez seja o ponto mais vulnerável na discussão que envolve a qualidade dos alimentos convencionais quando comparados aos orgânicos. O potencial de contaminação química é consideravelmente reduzido (em até 4 vezes) quando se compara o sistema orgânico com o convencional de produção de alimentos. A questão da toxicidade é preocupante, pois não há informações suficientes e seguras sobre o poder cumulativo, o efeito combinado, a mutabilidade (capacidade de sofrer mudanças em seu nível de toxicidade após a ingestão) e as possibilidades de interação no organismo humano dos inúmeros contaminantes utilizados no sistema agroalimentar. Portanto, não é possível estabelecer inter-relações precisas e imediatas das consequências do consumo dessas substâncias a longo prazo com as diferentes enfermidades. Além disso, essas substâncias são, muitas vezes, ofertadas em doses acima das recomendadas e sem controle adequado por parte dos sistemas de vigilância. A maioria dos países adota sistemas de avaliação para estimar, cientificamente, o risco potencial para a saúde humana da presença de substâncias químicas em alimentos. No Brasil, esse sistema de controle tem muitas falhas e permite brechas que não devem deixar os especialistas e consumidores tranquilos. As abordagens de gestão de risco variam dependendo da origem do produto químico: adicionado intencionalmente ao alimento ou resultado da contaminação acidental.

Para a Organización de las Naciones Unidas para la Agricultura y la Alimentación[38] e a agência de vigilância dos EUA Food and Drug Administration (FDA),[39] a avaliação da exposição deveria ser ampliada, de modo a considerar as diferenças nos hábitos alimentares entre os países. Essas organizações recomendam ainda que os países realizem análises com base no estudo da dieta total (EDT), para avaliar a exposição da população em geral e de grupos vulneráveis, como crianças, a contaminantes químicos. O método EDT estima a ingestão dietética de elementos químicos e de nutrientes por meio de análises diretas em amostras de alimentos preparados que reflitam os hábitos dietéticos médios de grupos populacionais.

Segundo Carneiro et al.,[4] as noções de limite máximo de resíduos (LMR) ou de ingestão diária recomendada (IDR) que tranquilizam alguns especialistas (e que não são aplicadas no controle dos pesticidas no Brasil) são vulneráveis e integram o "amplo repertório da retórica da ocultação",[d] que envolve os contaminantes do sistema agroalimentar moderno, uma vez que são derivadas de:

> [...] um enfoque cartesiano indevidamente aplicado a um objeto de estudo complexo como a toxicologia, mas extremamente funcional para transmitir a ideia de confiança em supostos limites de tolerância relacionados à contaminação por agrotóxicos dos alimentos e da água de consumo humano.[4]

Os dados sobre o uso de agrotóxicos são alarmantes em nosso país: 22 dos 50 princípios ativos mais empregados aqui são banidos em outros países; e a Agência Nacional de Vigilância Sanitária (Anvisa) alertou, em 2013, que 64% dos alimentos estavam contaminados por agrotóxicos. Segundo o Ministério da Saúde, 34.147 notificações de intoxicação por agrotóxico foram registradas de 2007 a 2014. O Sindicato Nacional das Empresas de Aviação Agrícola mostra que o aumento do uso de agrotóxicos entre 2000 e 2012 foi de 288%. É importante ressaltar que o valor de 12 bilhões de dólares foi o faturamento da indústria de agrotóxicos no Brasil em 2014.[4]

Diversos estudos citados por Azevedo[3] e por Carneiro et al.,[4] com base em fontes como a Organização Pan-Americana de Saúde (OPAS) e a OMS, demonstram os variados efeitos de agrotóxicos sobre a saúde humana, na forma de: contaminação do leite materno, alguns tipos de câncer, imunodepressão, mal de Parkinson, depressão, dermatites, outros efeitos neurotóxicos retardados, aborto, problemas congênitos, infertilidade, malformação congênita, problemas respiratórios, lesões hepáticas, arritmias cardíacas, lesões renais e neuropatias periféricas. No entanto, as repercussões mencionadas são quantitativamente modestas diante do número de substâncias usadas no sistema agroalimentar convencional, cujos efeitos não são devidamente estudados.

A Food and Agriculture Organization of the United Nations (FAO)[39] lançou um plano de ação que alerta sobre o aumento da resistência antimicrobiana global (AMR, do inglês *antimicrobial resistance*), considerada pela organização como uma grande ameaça para a saúde humana e animal, uma vez que o uso abusivo de antibióticos na pecuária se constitui em ameaça aos avanços da medicina e da veterinária modernas.

Azevedo[3] alerta para os efeitos dos fertilizantes sintéticos na etiologia de linfomas não Hodgkin, de metemoglobinemia e de câncer de bexiga, ovário, útero e colorretal; destaca também os sintomas de rinite, urticária, angioedema, asma e alergias relacionados ao consumo de variados aditivos químicos sintéticos usados na indústria alimentar, além dos sintomas de insônia, irritabilidade, dor de cabeça, fotofobia e tremores musculares vinculados ao uso de fármacos veterinários, como os piretroides presentes no leite, e da ação carcinogênica dos produtos provenientes da irradiação. No entanto, são muitas preocupações para pouco interesse e apoio institucional em pesquisar a toxicidade dos contaminantes do sistema agroalimentar moderno.

Por outro lado, os parcos estudos que se debruçam na relação entre orgânicos e saúde humana compilados, citados pela mesma autora, mostram que a alimentação orgânica tem efeito positivo na incidência de eczema em crianças de até 2 anos (e em suas mães) que se alimentam à base de laticínios orgânicos, bem como no quesito fertilidade de agricultores orgânicos. Uma vez que muitos pesticidas são disruptores endócrinos, uma dieta isenta dessa classe de agrotóxicos deve apresentar um efeito sobre a fertilidade masculina. Os autores do Relatório do Parlamento Europeu mencionam estudos que comprovam menor risco de doenças alérgicas em crianças e um potencial efeito benéfico sobre o sobrepeso e a obesidade entre adultos que consomem orgânicos.

Como já mencionado, os estudos sobre a relação entre orgânicos e saúde humana são escassos. Porém, os efeitos dos agrotóxicos sobre a saúde do ser humano levam a afirmar que o consumo de alimentos orgânicos pode ser uma das estratégias de prevenção de muitas dessas disfunções.

Alerta-se que efeitos de outros contaminantes além dos agrotóxicos precisam ser mais bem delineados, e também são necessários mais estudos que avaliem os efeitos das tecnologias sobre a saúde humana, entre eles a irradiação de alimentos, a transgenia e a nanotecnologia.

O que é importante destacar é a complexidade de se analisarem contaminantes químicos nos alimentos e a dificuldade de relacionar tais substâncias à etiologia de enfermidades. Por isso, as legislações de alimentos orgânicos consideram que, diante de um possível perigo à saúde, a substância ou a tecnologia deve ser evitada, respeitando-se o princípio da precaução, que tem sido tomado como referência em muitas discussões que envolvem riscos ambientais e para a saúde humana.

---

[d]Para Carneiro et al.,[4] o divórcio entre a ética e os interesses comerciais que envolvem a indústria de venenos da agricultura e a prática científica exerce papel central na produção da retórica da ocultação. Os autores alertam que "pesquisas independentes apresentam evidências suficientes para a imposição de limites ao uso comercial de determinados princípios ativos, mas são frequentemente consideradas não conclusivas pelos pares alinhados à academia domesticada. Em nome da boa ciência, estudos complementares são solicitados, postergando-se indefinidamente a validação científica de informações comprometedoras das estratégias comerciais das indústrias. Dessa forma, o sistema de poder que sustenta a irracionalidade dos agrotóxicos é institucionalmente caucionado, assegurando a continuidade de negócios privados bilionários que se fazem em detrimento do interesse público".

Diferentemente dos aspectos sensoriais, os critérios de inocuidade não são opcionais ou negociáveis; aliás, são eles que merecem maior destaque por parte de órgãos reguladores, mesmo sabendo que a decisão final de consumir ou não o alimento é sempre do consumidor, com base em critérios pessoais, influências reflexivas e construções sociais de inocuidade, risco ou perigo.

QUALIDADE DOS ALIMENTOS ORGÂNICOS INDUSTRIALIZADOS

No Brasil, a tendência de produzir orgânicos cresce, mas o desenvolvimento de tecnologia diferenciada para seu processamento aparece ainda como uma lacuna na oferta de produtos ao consumidor, que deseja aliar qualidade e maior facilidade e rapidez no preparo. O preço também é um fator que restringe o acesso aos alimentos orgânicos industrializados, tornando-os elitizados.

Para ser um produto industrializado que leve o selo orgânico, o item deve ter, no mínimo, 90% de ingredientes orgânicos. Os que têm proporção menor podem usar no selo a expressão "produto com ingredientes orgânicos", os quais devem perfazer, no mínimo, 70% do total dos ingredientes. Abaixo dessa quantidade, o produto não pode mencionar o termo "orgânico".

Alimentos industrializados deveriam ser opção eventual em uma dieta saudável, mas é preciso reconhecer que o processamento é necessário, especialmente para os consumidores que trabalham fora e dedicam pouco tempo à preparação de suas refeições. A reestruturação da família e do trabalho na sociedade e o ritmo urbano também contribuem para o aumento do consumo de alimentos industrializados.

Diante disso, a tecnologia de orgânicos industrializados apresenta-se como campo promissor em um mercado ainda pouco explorado e com grande potencial de crescimento. É também um grande desafio tecnológico, pois os métodos de conservação têm de levar em consideração aspectos de qualidade inerentes aos orgânicos, como a manutenção dos micronutrientes e das características sensoriais dos alimentos.

Entretanto, resgatar métodos de processamento com baixo impacto na qualidade do produto orgânico é uma necessidade. Desidratação, congelamento, conservação pelo sal, açúcar ou ácido, fermentação, liofilização, parboilização e uso de aditivos naturais são processos tecnológicos que podem ser desenvolvidos dentro da indústria de alimentos e que mantêm a qualidade dos produtos orgânicos.

Apesar de a legislação de orgânicos não vetar outros tipos de tecnologias além do uso dos aditivos químicos sintéticos e da irradiação, é preciso ressaltar que, para ampliar o conceito de qualidade, os alimentos orgânicos devem, sempre que possível, evitar processos industriais agressivos que interfiram no seu valor nutricional. Procedimentos tecnológicos que envolvem retirada de nutrientes, altas temperatura e pressão, como refinamento de cereais e açúcar, apertização de vegetais, esterilização de leite e frutas e hidrogenação química desnaturam, oxidam e destroem nutrientes e fibras, comprometendo, assim, o valor nutricional dos produtos orgânicos produzidos em solos ricos e equilibrados com o intuito maior de preservar a qualidade dos alimentos neles produzidos.

Muitos desses métodos modificam o valor nutricional dos alimentos, contribuindo para o aumento de sua toxicidade e da incidência de substâncias alergênicas, além de influenciar a biodisponibilidade dos nutrientes, a degradação proteica, a oxidação, a rancificação e a modificação dos ácidos graxos e gorduras. Esses procedimentos prejudicam a qualidade, interferindo em um dos objetivos centrais da AO, que é a produção de alimentos saudáveis e equilibrados quanto ao teor de nutrientes.

Portanto, a agroindustrialização dos produtos orgânicos deve se desenvolver sem perder de vista as dimensões particulares de qualidade alimentar e promoção da saúde em seu mais amplo aspecto, fortalecendo, sempre que possível, a agricultura familiar e a produção local.

REFERÊNCIAS BIBLIOGRÁFICAS

As referências e a bibliografia consultadas para a elaboração deste capítulo estão disponíveis *online* no Ambiente de aprendizagem do GEN.

COMO CITAR ESTE CAPÍTULO

ABNT
AZEVEDO, E. Alimentos orgânicos. *In*: ROSSI, L.; POLTRONIERI, F. (org.). *Tratado de Nutrição e Dietoterapia*. 2. ed. Rio de Janeiro: Guanabara Koogan, 2023. p. 1095-1105.

VANCOUVER
Azevedo E. Alimentos orgânicos. In: Rossi L, Poltronieri F (Orgs.). Tratado de nutrição e dietoterapia. 2. ed. Rio de Janeiro: Guanabara Koogan; 2023. p. 1095-1105.

CAPÍTULO 99

Alimentos e Preparações Regionais Tradicionais

Irene Coutinho de Macedo

INTRODUÇÃO

A alimentação humana excede a dimensão biológica de nutrir, promover ou recuperar a saúde. Deve ser compreendida em seus diversos sistemas alimentares, que são produzidos a partir das relações sociais, culturais, econômicas, ecológicas, geográficas, históricas e filosóficas que atuam, interferem e definem as relações dos seres humanos entre si mesmos, com os outros e com a natureza. Desse modo, são estabelecidas as cozinhas, aqui entendidas como um "conjunto de elementos referenciados na tradição e articulados no sentido de constituí-la como algo particular, singular, reconhecível ante outras cozinhas", como unidade de pertencimento, seja de um país, seja de um grupo étnico, seja de uma família, seja de outro conjunto.[1]

Desde os primeiros registros da história dos povos, observa-se a translocação de alimentos entre culturas, que teve impulso a partir das Grandes Navegações. Esses deslocamentos levam a transformações alimentares significativas em um sistema alimentar previamente estabelecido, por exemplo, milho, batata e abóbora, que foram levados da América para a Europa e outros continentes, modificando todo um padrão alimentar.[1]

No Brasil, um país de dimensões continentais, a cozinha regional revela o padrão de gostos, cores e sabores com origem nas cozinhas indígena, portuguesa e africana. Por ser constituída de uma rica diversidade étnica e cultural, contempla uma mesa ampla de pratos produzidos por povos locais e também trazidos, mais adiante, por diversos processos de migração espanhola, italiana, alemã, polonesa, francesa, holandesa, libanesa, japonesa, entre outras, mantendo-se em um constante processo de adaptação.[2,3]

Por outro lado, observa-se que muitos alimentos que estavam bastante presentes na alimentação do brasileiro e nas refeições familiares foram sendo esquecidos, desvalorizados e deixados de ser produzidos e consumidos. Esse abandono pode ser explicado pelas intensas transformações decorrentes da urbanização e da industrialização, que podem afetar grupos sociais de maneiras diferentes, a partir de sua história, seu acesso e sua aprendizagem.[2]

Comida é a identidade cultural de um povo; porém, essa identidade pode estar vivendo uma crise. O *Guia Alimentar para a População Brasileira* destaca como um dos princípios que o significado da alimentação é muito mais abrangente do que a ingestão de nutrientes, por isso é fundamental considerar a forma de preparo e a combinação dos alimentos em si, bem como as características do modo de comer e as dimensões culturais e sociais das práticas alimentares.[4] Por esse motivo, torna-se necessário um movimento de resgate de hábitos da população brasileira, de modo a dar novo significado ao consumo de alimentos tão importantes e emblemáticos, como a combinação de arroz com feijão, preservando, assim, a sua cultura alimentar.[5] Esse resgate deve ser pautado no conhecimento da antropologia da alimentação, que abraça o estudo dos alimentos e das preparações regionais no Brasil.

REGIÃO NORTE

A região Norte é composta dos seguintes estados: Acre, Amapá, Amazonas, Pará, Rondônia, Roraima e Tocantins. Privilegiada pela biodiversidade da região, dispõe de uma culinária que se destaca pela presença de alimentos de sabor e aparência ainda desconhecidos pela maioria da população brasileira. Marcada pela autenticidade, há a presença da cultura indígena nas técnicas de elaboração dos elementos que compõem a alimentação, tendo um ritual próprio na caça, na pesca e nos molhos.[6]

A farta distribuição dos rios favorece uma extensa variedade de peixes que compõem a alimentação na região amazônica: pirarucu, tambaqui, tucunaré, jaraqui, entre outros. Eles dão origem a pratos típicos como costela de tambaqui grelhada, picadinho de tambaqui, pirarucu de casaca, caldeirada de tambaqui, arroz de pirarucu, peixe na telha e caldeirada de tucunaré.[7,8] Tradicionalmente, em especial nas aldeias agrícolas dos povos indígenas, produzem-se raízes como inhame e mandioca, e se pesca cotidianamente.[2]

A base de acompanhamento para os pratos é a farinha de mandioca, que é combinada com quase tudo em qualquer refeição, inclusive com frutas (bacuri, uxi, umari, bacaba, cupuaçu).[7,9] Ainda hoje as farinhas são processadas nas chamadas "casas de farinha", com a divisão de tarefas entre crianças, homens e mulheres.[6] As refeições principais são complementadas, ainda, por pimenta, tucupi e limão (especialmente para os peixes), além de feijão com hortaliças como quiabo, jabá, jerimum e couve.[6]

Na região Norte, destacam-se algumas frutas, como: abricó, abiu, açaí, araçá, bacaba, bacuri, banana-pacova, biribá, buriti, cajarana, camu-camu, castanha-do-brasil/castanha-do-pará/castanha-da-amazônia, cubiú, cupuaçu, cupuí, cutite, guaraná, inajá, ingá, jambo, mangaba, murici, piquiá, pupunha, sapota-do-solimões, sorva, taperebá, tucumã, umari, uxi. Há também hortaliças como bertalha, espinafre-d'água, jambu, maxixe-do-reino e quiabo-de-metro, além de feijão regional, ariá, inhame-roxo, jacatupé, farinha de carimã, farinha de piracuí, farinha de uarini, maniçoba, tucupi, chicória-do-pará e pimenta-do-reino.[2]

Entre a diversidade de frutas presentes na região, ganharam destaque na culinária nacional e internacional o açaí, o guaraná e a castanha-do-brasil. O açaí, semelhante a uma jabuticaba miúda, é o fruto de uma palmeira. Dele se extrai a polpa, que é amplamente consumida na região, especialmente acompanhada de farinha de mandioca, podendo ser acrescentada de camarão seco, peixe e arroz, ou ser tomado como suco ou sorvete misturado a frutas. Ao guaraná, inicialmente chamado de uaraná, atribuem-se propriedades energéticas e miraculosas, garantindo vigor ao homem e à mulher por suas características afrodisíacas. Antes reservado ao consumo indígena, hoje ocupa espaços em feiras e mercados de grande procura, sendo utilizado no preparo de sucos e chás. Já a castanha-do-brasil, antes conhecida como castanha-do-pará, pode ser consumida assada, recoberta com chocolate, ou utilizada no preparo de bolos, tortas, pães e docinhos.[7,8]

Na culinária amazônica, é possível encontrar, em feiras, mercados e pequenos restaurantes, preparações como pamonha, tapioca, cuscuz, canjica, sanduíches de tucumã, doce de milho, pupunha, pé de moleque, bolo de macaxeira, milho e sucos regionais.[6]

No Pará, o pato no tucupi é considerado o prato mais típico e é servido em todas as mesas por ocasião da Festa do Círio, que recebe milhões de pessoas e é a mais importante do estado. O tucupi, de origem indígena, é um caldo produzido da mandioca-brava, que, depois de descascada e ralada, passa por um processo de fervura sistemática para retirada do ácido cianídrico e, por fim, recebe os temperos próprios. Essa base pode ser utilizada para outros pratos à base de peixe ou para o tacacá (tucupi quente temperado e servido com camarões e folhas de jambu aferventadas).[8,10,11]

Além do pato no tucupi e o tacacá, outros pratos de presença marcante na culinária do Pará são: peixada, caldeirada, vatapá paraense, caruru do Pará, sopa de caranguejo e maniçoba. Entre as preparações doces, destacam-se pãezinhos de mandioca, beiju, pudim de tapioca e docinhos de cupuaçu.

REGIÃO NORDESTE

A região Nordeste do Brasil é composta de nove estados e apresenta uma grande diversidade cultural, com elementos indígenas, africanos e europeus. Por esse motivo, é difícil falar da culinária nordestina de maneira genérica; então, as tradições culinárias estão estruturadas aqui pela segmentação dos estados: Bahia, Maranhão e o conjunto dos demais estados (Alagoas, Ceará, Paraíba, Pernambuco, Piauí, Rio Grande do Norte e Sergipe).

Bahia

Em 24 de abril de 1500, aconteceu o primeiro contato dos portugueses com os ameríndios ao chegarem no Brasil, no estado da Bahia. Ali começou a se estabelecer a gênese da cozinha brasileira, inicialmente com indígenas e portugueses e, posteriormente, com a miscigenação da cultura africana.

A mandioca, descrita por Pero Vaz de Caminha como uma "espécie de inhame", foi o primeiro item reconhecido como possível de ser ingerido, já que os portugueses apresentaram muita resistência para consumir os alimentos dos indígenas. Ela, então, passou a ser considerada como um alimento de base que fornecia energia e de possível conservação prolongada na forma de farinha, que, mais adiante, foi usada como base da alimentação nos navios negreiros provenientes da África. Assim, do interesse, da necessidade e da curiosidade, desenvolveu-se uma cozinha mestiça, na qual se misturam não apenas os alimentos originários do Brasil com outros trazidos da Europa ou da África, mas, sobretudo, as técnicas. Como resultado dessa mistura, surgem preparações como as moquecas de peixe, com o peixe do Brasil, o dendê da África e a técnica de preparo portuguesa.[12]

O acarajé é um dos símbolos mais representativos da Bahia, pois é uma refeição composta de uma mistura de pratos como abará, caruru, vatapá, salada de vinagrete, camarão seco e molho de pimenta, sendo vendido nas ruas por mulheres vestidas tipicamente, denominadas baianas do Acarajé.[13,14] A diferença entre a massa do abará e aquela com a qual se prepara o acarajé é que a primeira é cozida no vapor e o acarajé é frito no dendê.[14]

Entre as preparações mais típicas da Bahia, destacam-se: moquecas de peixe e de camarão, carne-seca com purê de jerimum, bobó de camarão, vatapá, caruru, buchada, dobradinha,

farofa amarela (farinha de mandioca fina com azeite de dendê), arroz de hauçá, feijoada baiana, galinha ao molho pardo, paçoca de carne-seca, sarapatel, rabada, xinxim de galinha e efó. Este último é feito com folha de taioba, azeite de dendê, camarões, amendoim, leite de coco e temperos, e faz parte de um rol de preparações que são consideradas comidas de santo ou de orixás. Acredita-se que todos os orixás do candomblé gostem de efó, com exceção de Oxalá, que não gosta de comida temperada.[8]

O caruru dos preceitos, ou festa dos meninos, ou caruru dos meninos, é uma refeição bastante diversificada oferecida aos gêmeos Cosme e Damião. A comida, então, é envolta de caráter sagrado e partilhada comunitariamente.[7]

Segundo Wainstein et al.:[13]

> Essa prática caracteriza-se pela composição de vários pratos, que sintetiza o sincretismo da culinária baiana. Esta composição de itens deixa claro este sincretismo, trazendo à mesa o inhame e a batata-doce cortados e cozidos, a banana-da-terra frita no dendê, a cana cortada em lascas, o feijão-preto e o feijão-fradinho refogados com cebola, o camarão seco e o dendê, o quiabo, que quando cozido com o camarão, constitui o caruru, os milhos branco e amarelo cozidos, ovos cozidos, coco seco em lascas, pipocas, galinha cozida no dendê, que com cebola e camarão seco constitui o xinxim, e, por fim, o príncipe da cozinha baiana, o vatapá. Dentre suas mais variadas formas de preparo, a que mais se destaca é a feita de farinha de mandioca ou "pão dormido".

Leite, milho, tapioca e coco são os ingredientes que estão entre as preparações doces que compõem a ceia baiana (refeições feitas nas tardes de domingo ou em datas especiais, reunidos em família). Entre esses pratos, destacam-se: bolo de aipim, mungunzá, bolo de milho, bolo de tapioca, mãe-benta, canjica, cuscuz de milho, cuscuz de tapioca, fatias de parida (rabanada), bom-bocado de aipim, mingau de carimã e mingau de tapioca.[14]

Para as sobremesas, a culinária baiana traz para as preparações elementos principais como ovos, leite, coco e frutas: baba de moça, manjar, cocada branca, cocada preta, doce de abóbora, doce de abacaxi, doce de leite, geleia de bilimbi, pingos de ovos e quindim de iaiá – notadamente a adaptação de um doce convencional português cujas amêndoas moídas foram substituídas por coco ralado.[8,14]

Maranhão

O Maranhão é o estado do Nordeste que faz fronteira com a região Norte. Por esse motivo, é de se esperar que as cozinhas de ambas as regiões influenciem a sua culinária. A capital, São Luís, foi fundada em 1612 pelos franceses, que foram desalojados 2 anos depois. Porém, a curta estadia dos franceses impactou nos conceitos culinários da região, o que resultou em uma culinária sofisticada e com elementos de uma alimentação mais suave, preservando alimentos frescos e temperos mais moderados quando comparados à culinária nordestina.[9]

O cuxá é o prato símbolo do Maranhão, que resume a influência dos povos africano, indígena, árabe e português. Do indígena, vem a presença da folha (joão-gomes ou língua-de-vaca ou caruru) e da vinagreira (azedinha); dos árabes, o gergelim; e dos portugueses, o modo de preparo. Arroz de cuxá, bobó do Maranhão, torta de camarão e caruru do Maranhão são outros pratos presentes na culinária maranhense.[8]

Os doces de espécie, tradição portuguesa na época de festas natalinas, são preparados com especiarias influenciadas pelos árabes. Das bebidas, destacam-se a tiquira (aguardente da fermentação do beiju de mandioca) e o também emblemático guaraná Jesus, a "alegria cor-de-rosa" que ganhou projeção nacional.

Alagoas, Ceará, Paraíba, Pernambuco, Piauí, Rio Grande do Norte e Sergipe

A culinária nordestina, que engloba do mar ao sertão, deve considerar a diversidade de territórios, os quais ocupam desde uma costa de praias exuberantes até regiões mais secas, mas que guardam sobre si uma identidade de sotaques, gostos, temperos e fazeres culinários. Essa diversidade é influenciada pelas culturas indígena, africana e portuguesa, sendo capaz de conferir identidade para uma culinária nordestina inexplicavelmente diversa e tão única.

Como exemplos, observa-se a presença de: carne-seca, siris, buchos de bode recheados, galinhas guisadas no próprio sangue, alfenins muçulmanos, sucos de graviola e de pitanga, doces em calda, caju, bolos, pudins, dendê, coco, pimenta, muitas farinhas, peixes secos, jerimum com jabá, feijões preparados com carne, rapaduras, canjicas, mungunzás, manteiga de garrafa, cuscuz, inhame e mandioca.[15] De modo geral, observam-se muitas misturas, como de feijão e farinha, pirão de farinha e gorduras, carnes (vísceras, baço, estômago, fígado), peixes ensopados e fritos.[2]

Entre os pratos salgados, destacam-se: baião de dois (preparado à base de arroz e feijão com toucinho), paçoca (espécie de farofa com carne-seca), buchada de bode, bode no leite de coco, sarapatel, feijoada pernambucana (feijão-rajadinho com carnes e legumes – maxixe, quiabo, chuchu, jerimum), arroz com queijo coalho, galinha à cabidela, rabada, caruru, caldinhos de peixe, feijão, sururu, caldeirada, caranguejada, patinhas de caranguejo, peixada nordestina e sururu de capote.

O cuscuz nordestino é uma preparação à base de farinha de milho e água, cozido em cuscuzeira e que pode ser acrescentado de leite de coco e coco ralado. Ele é bastante apreciado na região e está presente nas mesas de café da manhã ou lanche da tarde, acompanhado de café ou leite. Devido à sua popularidade, o valor e o significado do cuscuz estão retratados na literatura de cordel, como em "O cuscuz no sertão", de Souza Filho:

> No meu sertão cuscuz é ouro em cima da mesa, ver a cuscuzeira cheia pra gente é uma riqueza./ Este bendito alimento mexe com o sentimento desse povão sofredor, o cuscuz de cada dia é motivo de alegria pro pobre trabalhador.

A extensa produção de cana-de-açúcar no Nordeste e o acesso ao açúcar provocaram o desenvolvimento de uma paixão por doces.[9] Assim, eles acabam por acompanhar a trajetória da sociedade, influenciando sua arquitetura, pintura, música e dança. São destaques de doces: mungunzá, bolo de pé de moleque, cuscuz de milho, canjica, bolo e pudim de macaxeira, pamonha de milho-verde, manuê sergipano, cuscuz de tapioca, doce de espécie, bolo de rolo, sequilho, tapioca, bolo Souza Leão (nome da família proprietária de engenhos de açúcar em Pernambuco), doce de queijo, doce de buriti, doce de jaca, doce de jenipapo, doce de caju, doce de limão azedo, entre outros.[14]

No Nordeste, há grande diversidade de frutas que podem ser utilizadas como sobremesas e no preparo de doces, licores e sucos. São elas: acerola, banana-nanica, banana-da-terra, cacau, cajá, cajarana, caju, ciriguela (umbu), coco, dendê, fruta-pão, graviola, juá, mamão, maracujá, pitomba, sapoti e tamarindo. Destas, destaca-se a relevância do caju, pois, além do seu significado simbólico de fertilidade, sua castanha (fruto) tornou-se especiaria de luxo, indispensável na culinária nordestina e difundida em todo o mundo, representando uma importante contribuição para a economia nordestina.[2]

Das hortaliças mais disponíveis estão abóbora, agrião, jurubeba, major-gomes, maxixe, palma, quiabo, vinagreira, cebolinha e coentro. Entre as leguminosas e raízes e tubérculos, algaroba, feijão-de-corda, feijão-verde, guandu, araruta, gergelim, inhame, junça, mandioca, sorgo, farinhas derivadas da mandioca e tapioca. A mandioca (macaxeira), sem dúvida, é um alimento bastante presente na culinária nordestina, considerado a base que acompanha diversas preparações salgadas e doces. Além disso, está nas refeições principais e secundárias do dia a dia.[2] Por ser um alimento tão importante na culinária nordestina, a farinha de mandioca está registrada em expressões culturais, como versos e músicas.[16] É produzida nas casas de farinha, e cada estado solicita para si a autoria de fazer a de melhor qualidade. Tal intenção é retratada na música de Djavan, "Farinha":

> "A macaxeira é popular, é macaxeira pr'ali, macaxeira pra cá/ E em tudo que é farinhada a macaxeira *tá*/ Você não sabe o que é farinha boa/ Farinha é a que a mãe me manda lá de Alagoas".

REGIÃO CENTRO-OESTE

A região Centro-Oeste é composta pelos estados de Goiás, Mato Grosso e Mato Grosso do Sul, além do Distrito Federal. O Ministério da Saúde[2] apresenta como alimentos característicos e presentes nessa região uma diversidade de frutas, como: abacaxi-do-cerrado, araticum, baru, cagaita, cajuí, coco-babão, coco-cabeçudo, coco-indaiá, coroa-de-frade, curriola, guabiroba, guapeva, jaracatiá, jatobá, jenipapo, lobeira, macaúba, mama-cadela, maracujá, marmelada-de-cachorro, pequi, pera-do-cerrado, pitanga e xixá.

O pequi (piqui) é um dos frutos mais tradicionais da região Centro-Oeste e é utilizado em diversas preparações e bebidas, como licores ou misturado com farinha, feijão e galinha, sendo a mais popular o arroz de pequi. Mais de 80% da fruta não é comestível e acaba sendo utilizada para rações ou adubo. A fruta de polpa comestível cor amarelo-ouro é gordurosa e tem um cheiro intenso e único que pode ser sentido a distância. Deve ser consumida com cautela, uma vez que seu caroço é envolvido de espinhos minúsculos que podem machucar os mais desatentos.[2,17]

Já as hortaliças mais presentes na culinária da região Centro-Oeste são abóbora, almeirão-de-árvore, caruru, couve, croá, dente-de-leão, físalis, gueroba e serralha.[2] A gueroba, ou guariroba, é uma espécie de palmito de sabor ligeiramente amargo que pode ser consumido em saladas, em conservas, com arroz ou frango, além de poder servir de base para tortas salgadas, pastéis e empadões, tais como o empadão goiano. Da sua polpa, ainda é possível preparar vitaminas, sorvetes e sucos.[2,8]

O empadão goiano, apesar do nome, não é necessariamente grande e é consumido em lanches ou como prato principal ou refeição rápida acompanhado de salada. A massa tem como base a farinha de trigo e a banha de porco, e o recheio clássico contém carne de frango, linguiça, carne de porco, queijo, ovo, azeitona e guariroba.[8,17]

Outro prato que se destaca na região é a "galinhada", uma preparação feita à base dos pedaços da galinha refogados, misturados com arroz, tomate, cebola e temperos. Inicialmente, era costume "roubar" a galinha do vizinho para preparar o prato, e, apenas depois que o indivíduo já havia se fartado, era então que tomava conhecimento de que a galinha utilizada fora roubada dele mesmo.[18]

Entre os tubérculos, as raízes e os cereais mais presentes na região estão mangarito, mandioca e milho-verde.[2] Destes, destaca-se a utilização do milho-verde em preparações como as "pamonhas de sal" ou as "pamonhas à moda". A pamonha de sal, de origem indígena, não é doce como nas demais regiões do Brasil. Preparada com sal, constitui massa cremosa que se desmancha ao abrir o embrulho de palha. Podem ser recheadas conforme o gosto de cada um, com linguiça, queijo, frango, entre outros ingredientes. Já as "pamonhas à moda" são feitas a partir da pamonha de sal, que, no dia seguinte ao seu cozimento, pode ser frita ou assada, acrescentada de coco ou queijo ralado.

Alimentação pantaneira

O Pantanal é um dos mais importantes biomas no planeta e ocupa grandes planícies cortadas pela Bacia do Alto Paraguai, além de ser constituído de cerca de 175 rios. Por essa característica geográfica, um dos elementos básicos da alimentação no Pantanal são os peixes, preparados de diversas maneiras. Relatos do explorador Cabeza de Vaca, datados de 1540, evidenciam essa abundância, além das crenças sobre os potenciais nutritivos e dietoterápicos do dourado, muito abundante na região:

> [...] houve cristão que matou, em uma hora, ele sozinho, quarenta dourados [...] são tamanhos que pesam meia arroba cada um, e alguns pesam uma arroba; bom para se comer, e a melhor parte é a cabeça; tem muita gordura e dele tiram muita manteiga, e os que comem com ela andam sempre muito gordos e sadios, bebendo o seu caldo durante 1 mês, despojando-se de qualquer sarna e lepra que tenham.[18]

A diversidade de peixes é favorecida pelo transbordamento da planície pantaneira, que transforma a região em um enorme criadouro de peixes naturais e nobres, como: pacu, dourado, pintado, tucunaré, piranha, bagre, entre outros.[18] Destes, surgem preparações culinárias como pratos cozidos, ensopados e moqueados, dos mais simples aos mais sofisticados, como pacu frito, dourado assado, pintado ensopado acompanhado de pirão e caldo de piranha, popularmente conhecido pelo seu potencial afrodisíaco. Trajano[11] aponta como preparações típicas do Pantanal a carne de jacaré, de sabor semelhante à dos peixes, cozida com caldo de legumes e cortada em fatias finas, além da costela de boi com quirera cremosa e molho de cachaça, que faz referência à criação de gado em pastos naturais.

Por fazer fronteira com o Paraguai e a Bolívia, a gastronomia pantaneira é influenciada pelos países vizinhos e acaba por receber em sua culinária preparações como a sopa paraguaia (que não é sopa, e sim um bolo salgado à base de fubá de milho e queijo), as chipas (tipo de pão de queijo que não leva leite escaldado e é moldado em forma de pãezinhos ou rosquinhas) e as saltenhas.

No Pantanal Sul e no Mato Grosso do Sul, a bebida tradicional é o tereré, que é preparado em cuia confeccionada com o chifre do boi ou em canecos, à base de erva-mate, limão e água gelada. Culturalmente, existe um ritual para o consumo do tereré: deve ser feito em roda de amigos, especialmente em fazendas, rodeios, travessia de rios, galpões ou mesmo nos centros urbanos, mercados, bares, escolas e universidades. A motivação maior da roda é a socialização, quando se estabelece a identidade cultural do grupo. Os apreciadores mais intransigentes levam a sério os dez mandamentos do bebedor do tereré, entre eles: "não deixe um tereré pela metade" (quarto mandamento), "não mexa na bomba" (sexto mandamento) e "não durma com a cuia na mão" (oitavo mandamento).[18]

Destaca-se, ainda, na alimentação pantaneira, a bocaiuva, fruto de uma palmeira bastante presente no cerrado brasileiro. Trata-se de uma espécie de coquinho com polpa com textura grudenta que é bastante saborosa e utilizada em diversas preparações, como sorvetes, sucos, bolos e pães.

REGIÃO SUDESTE

Na região Sudeste, destaca-se a presença de diversas frutas, como: abacate, brejaúva, caqui, carambola, goiaba, jabuticaba, jaca, jambolão, laranja, manga, pinha, sapucaia e sapoti. Entre as hortaliças mais presentes estão: abobrinha, agrião, berinjela, beldroega, capiçoba, capuchinha, chuchu, couve, espinafre, jiló, mostarda-de-folha, ora-pro-nóbis, pimentão, quiabo, repolho, rúcula, taioba e vagem. As leguminosas incluem: feijão-branco, grão-de-bico e orelha-de-padre; entre os tubérculos, as raízes e os cereais encontram-se mandioca, mandioquinha-salsa, milho e taro. No grupo de ervas, condimentos e temperos estão o coentro e a salsa.[2]

Composta dos estados de São Paulo, Rio de Janeiro, Minas Gerais e Espírito Santo, a diversidade alimentar é muito ampla e, por vezes, bastante particular de cada estado. Assim, é importante destacar algumas características de cada cozinha de maneira separada.

Espírito Santo

O Espírito Santo é um estado com grande extensão litorânea, o que favorece o acesso a peixes, crustáceos e outros frutos do mar que são de grande relevância para a constituição do padrão alimentar capixaba. De influência indígena, a culinária é simples e artesanal; as receitas não costumam requerer ingredientes sofisticados e são passadas de geração para geração, mantendo a tradição do preparo.[19]

A moqueca capixaba, acompanhada de pirão de peixe, é o prato mais tradicional. Conhecida pelo seu sabor, pela cor avermelhada favorecida pelo uso do urucum e pelo preparo na panela de barro, ela é defendida pelo seu povo como uma preparação incomparável e que deve ser levada à mesa ainda fervilhante, na própria panela, acompanhada de pirão e arroz branco. Além da moqueca, destaca-se a "torta capixaba", que tem origem no século XIX, preparada especialmente para o período de abstinência de carne da Semana Santa. Atualmente, o prato é encontrado de maneira fácil em qualquer época do ano.[19]

Minas Gerais

A culinária mineira é considerada uma das mais características do Brasil, sendo bastante rica em sabor e com histórias próprias que incluem a época dos escravizados e o ciclo do ouro e das pedras preciosas, contrastando com uma comida preparada com ingredientes simples.[20]

Ao fim do século XVII, houve um movimento muito grande de aventureiros de todas as condições, que chegavam às Gerais em busca de possíveis riquezas encobertas em minas de pedras preciosas. Os viajantes e tropeiros, de modo geral, tinham como base uma dieta pouco variada, composta basicamente de feijão, farinha de mandioca, toucinho e carne-seca. A preparação recebe o nome de feijão-tropeiro, uma homenagem ao desbravador do sertão.[21]

Sendo a culinária mineira tão diversa e de alimentos tão presentes em outras cozinhas pelo Brasil, questiona-se se é possível afirmar que toda essa diversidade seja exclusiva da cozinha mineira. Ainda que sejam questionáveis a autoria e a exclusividade da cozinha mineira, é possível destacar o trinômio "feijão", "angu" e "couve", posteriormente o arroz, a carne de porco e o frango, os legumes e as ervas e, por fim, os doces como marcadores da identidade culinária, todos com o "jeito à mineira" de preparar.[21]

Entre os pratos mais marcantes nas refeições principais (almoço e jantar – os quitutes), estão: tutu de feijão, feijão-tropeiro, angu, couve à mineira, feijoada à mineira, ora-pro-nóbis, vaca atolada, farofa de couve, farofa mineira, canjiquinha, leitoa à pururuca, torresmo, frango ao molho pardo, frango com quiabo, aipim e canja de galinha. Já como quitandas (variedades servidas às visitas no lanche ou no chá, ou como acessório de sobremesa), estão: pão de queijo, biscoito de polvilho, broa de fubá, sequilhos, rosca, pão de milho, bolo de fubá, brevidade, biscoitinhos de nata e bolo de aipim. Há ainda a diversidade de doces, tais como os de frutas cristalizadas, os cremosos de frutas e abóbora, pudins de leite e de queijo, doce de leite cremoso e em pontos diferentes de corte, arroz-doce, canjica com amendoim, ambrosia, bom-bocado e banana frita com açúcar e canela. Entre as bebidas estão os licores, a caipirinha à mineira, as cachaças e o café mineiro.[2,8,20,21]

São Paulo

Em São Paulo, a forte diversidade de raças, a miscigenação de culturas, tradições e classes sociais, as modernidades, as rotinas e a divisão de trabalho contribuem para a constituição de uma sociedade que busca sabores e prazeres que podem ser oferecidos nos mais diversos espaços sociais e no âmbito familiar.[22]

Seja na grandiosidade e na diversidade especialmente presentes na capital, seja na simplicidade do campo, o cuscuz-paulista ainda é a preparação que representa a culinária de São Paulo. Trata-se de um prato de origem indígena, com base de farinha de milho. Chegou à atualidade sofisticado na apresentação, mas ainda preserva o aspecto rústico e simples de um prato preparado em uma panela normal e dispensa o uso da cuscuzeira.[23]

Fortemente influenciada pelas culturas portuguesa, italiana, árabe e japonesa, a cozinha paulista acontece de modo mais marcante nos serviços de alimentação fora do lar, que têm crescido de maneira exponencial nos últimos anos.[24] Especialmente na cidade de São Paulo, os paulistanos dispõem de uma enorme variedade de possibilidades de serviços de alimentação fora do lar, acessíveis e disponíveis aos mais diferentes públicos: restaurantes gastronômicos nas regiões nobres e centrais, diferentes segmentos nas praças de alimentação dos *shoppings centers*, padarias *gourmets*, restaurantes temáticos na Liberdade e no Bixiga, bares da Vila Madalena, restaurantes e quiosques do Centro de Tradições Nordestinas, churrascarias nas vias de grande acesso, hamburguerias, tapiocarias, comidas nas feiras livres ou em festas típicas em ruas, *food trucks*, barracas de frutas com açaí, Mercado Municipal, comida de rua à porta das estações de metrô e trem, além do carrinho de pipoqueiro, que ainda se preserva à frente dos teatros. Além disso, estão disponíveis diversos serviços *delivery*, favorecidos pela utilização de aplicativos que acessam as melhores possibilidades de escolha segundo localização e preço. Todo esse arsenal abarca o interesse e a curiosidade do paulistano em buscar conhecer novos sabores, aceitando, de braços abertos, novas culturas alimentares.[25]

Rio de Janeiro

O Rio de Janeiro é uma das maiores cidades brasileiras tidas como referência para lazer e turismo, recebendo diversos viajantes e se revelando como um dos principais centros culturais do Brasil. Fortemente influenciada pelas culinárias africana e portuguesa, apresenta riqueza e variedade gastronômica, que inclui marcas registradas como "sopa Leão Veloso" (sopa de peixe com frutos do mar), "filé Oswaldo Aranha" (filé bovino coberto com alho dourado e servido com arroz branco, farofa e batata portuguesa), camarão com chuchu e picadinho de carne carioca. Tem ainda como base pratos feitos com frutos do mar, a caipirinha e a famosa feijoada carioca. Este último prato se tornou uma atração turística no Rio de Janeiro e é servida especialmente aos sábados em churrascarias, hotéis de luxo, restaurantes famosos e locais tradicionais. Os acompanhamentos da feijoada são arroz branco, aipim frito, laranja, couve à mineira, farofa e torresminho, que fazem da preparação um cardápio completo, e não apenas um prato.[9,26]

A feijoada, por sua relevância cultural, merece destaque para a compreensão de sua história. Popularmente, é conhecida por originar-se nas senzalas, com o resto de carnes desprezadas pelos nobres. Essa é uma história folclórica, visto que, claramente, a feijoada é a adaptação de pratos europeus que já tinham como estrutura a mistura de uma leguminosa com carnes cozidas. A essência da sua origem está na troca da leguminosa da receita original pelo feijão-preto, que possivelmente foi feita por uma cozinheira, a *cunhã*, que, percebendo-se sem a fava, ou feijão-branco, em uma situação emergencial, utilizou o feijão-preto. Essa mistura foi aceita pelos primeiros brasileiros, tornando-se, então, um prato nacional em torno do qual se realizam festas e batucadas.[7,12,16]

A canção "Feijoada Completa", de Chico Buarque de Holanda, retrata não apenas os alimentos que compõem a feijoada, mas também seus acompanhamentos, bebidas e a cultura do ambiente de consumo – informal, entre amigos e com muita alegria:[16]

Mulher, depois de salgar/ Faça um bom refogado/ Que é pra engrossar/ Aproveite a gordura da frigideira/ Pra melhor temperar a couve mineira/ Diz que *tá* dura, pendura/ A fatura no nosso irmão/ E vamos botar água no feijão.

A história gastronômica do Rio de Janeiro também está ligada a estabelecimentos antigos, como restaurantes, botequins e confeitarias tradicionais. Alguns exemplos são: Cavé, Amarelinho, Cabaça Grande, Cosmopolita, Bar do Luiz, confeitaria Colombo e, ainda, os quiosques às margens da Lagoa Rodrigo de Freitas, entre muitos outros.[8,9,26]

REGIÃO SUL

Na região Sul do Brasil, composta dos estados do Paraná, Santa Catarina e Rio Grande do Sul, observa-se a presença de frutas como amora, banana, feijoa, figo, maçã, morango, nectarina, pêssego, pinhão, tangerina (bergamota) e uva. Entre as hortaliças, destacam-se: almeirão, azedinha, beterraba, broto-de-bambu, crem, gila, muricato, ora-pro-nóbis sem espinho, radite, repolho, tomate e tomate-de-árvore. Outros alimentos como lentilha, batata-doce, batata, milho, canela, cominho e cravo também compõem o grupo dos alimentos mais característicos da região Sul.[2]

Paraná

A cozinha do Paraná apresenta pratos típicos que receberam influências desde os indígenas e colonizadores até os imigrantes provenientes da Alemanha, da Itália, da Ucrânia e da Polônia e, mais recentemente, das correntes imigratórias holandesas, belgas, sírio-libanesas, inglesas e japonesas.[8] Assim, foram incorporados à alimentação curitibana preparações como salsichas, conservas doces e salgadas, *sauerkraut* (chucrute, repolho azedo), *pickles* (conserva de legumes em vinagre), *eisbein* (joelho de porco), *kassler* (bisteca de porco defumada), compotas de frutas e frutas secas, pepino azedo em folha de parreira, além de broa de centeio e pães de trigo e milho, coalhadas e requeijão.[27] No entanto, o prato emblemático do Paraná é, sem dúvida, o barreado, um prato à base de carne bovina e temperos que tem como característica o "dom" de reunir amigos em grandes festanças. Criado há mais de 200 anos, é preparado no fogo brando, em cozimento lento de 16 a 24 horas em panela de barro esmaltada, tampada e "barreada" com uma massa de farinha de mandioca.[8] O nome do prato de origem portuguesa está relacionado com a expressão "barrear", que significa formar uma massa de farinha de mandioca semelhante a um barro, colocada na junção da tampa com a panela a fim de vedar a saída de vapor.

O barreado era servido aos caboclos que iam às vilas para levar os produtos da lavoura; posteriormente, foi incorporado à alimentação da população no período anterior ao Carnaval, o entrudo, com o objetivo de reservar energias extras para suportar o período intenso de festas. Atualmente, o cozimento é feito, de preferência, em fogão à lenha; porém, originalmente ele era cozido pelo período de 24 horas em valas sobre o braseiro, exalando um aroma bastante característico que podia ser sentido a longa distância. De sabor inconfundível, acompanhado de farofa, laranja-pera e pirão do próprio caldo, o barreado é um prato símbolo de fartura, festa e alegria.[8,9,27]

São ainda destaques da culinária do Paraná o arroz de carreteiro, o porco no rolete, o carneiro no buraco, o pintado na telha e os preparados com pinhão.[27]

O pinhão é o fruto semente da araucária, símbolo do estado, o qual acabou por se tornar item obrigatório no cardápio de outono e de inverno em muitas residências e tema de diversos festivais culinários e festas do pinhão que acontecem em diversas cidades do interior do Paraná.[2] Pode ser consumido da forma tradicional, cozido em água, ou assado na brasa; porém, tem sido bastante incorporado a vários preparos, incluindo receitas doces ou salgadas, pratos de acompanhamento ou principal, o que mostra a versatilidade do alimento.[2,27]

Santa Catarina

O estado de Santa Catarina, onde o povoamento é resultado da mistura de diversos grupos étnicos (italianos, alemães, portugueses, libaneses, austríacos, poloneses, belgas, russos, húngaros, japoneses), apresenta elementos culinários particulares nas diferentes regiões geográficas (norte de Santa Catarina, Vale do Itajaí, grande Florianópolis, sul-catarinense, planalto serrano, oeste). Destaca-se, porém, a forte presença do consumo de carne de gado, suína, peixes e camarão, além dos vegetais mandioca, batata-doce, batata, feijão e repolho. Entre as preparações mais presentes na culinária de Santa Catarina, estão: chucrute com salsicha, *schlacht-platte*, *apfelstrudel*, polenta, *paella*, caldo de camarões, moqueca de peixe e camarão.[27]

Rio Grande do Sul

O Rio Grande do Sul, ao contrário da maioria dos estados brasileiros, foi desbravado do interior em direção ao litoral, como consequência da expansão espanhola. Por atrair imigrantes de diversas origens, há pratos para clima muito frio e tantos outros mais mediterrâneos e brasileiros, compondo uma culinária capaz de agradar a diversos gostos.[9,28] Quando o gado bovino chegou ao Rio Grande do Sul, no século XVII, o hábito de comer a carne assada em espeto fincado na terra entre duas forquilhas foi difundido dos indígenas para os comerciantes de couro e tropeiros. Era um prato de ar livre, em campo aberto ou fundo de quintal, sem a necessidade de utilizar pratos ou adotar regras complicadas de etiqueta. Assim, surgiu o churrasco, a principal especialidade do gaúcho. Atualmente, admitem-se acompanhamentos para o churrasco, como arroz, batata, saladas de maionese, saladas de folhas e pão. No entanto, inicialmente, esses acompanhamentos, chamados pelos gaúchos de "entulhos", eram desprezados, pois desviavam a fome para outros elementos, levando ao desperdício do prazer de comer a carne apenas com farinha de mandioca.[9]

Entre as carnes preferidas para o churrasco, estão as de boi e de carneiro, linguiça e galetos, que são assados em churrasqueiras dos mais diferentes tipos, presentes nos quintais das casas, nos parques públicos, nas coberturas e sacadas dos prédios e nos restaurantes populares e de luxo, a fim de atender a todos os gostos e bolsos, garantindo a alegria na roda de amigos e o compartilhar das mais saborosas carnes.[8]

Outros pratos são familiares da culinária gaúcha, como quibebe, matambre enrolado, arroz de carreteiro, canjiquinha, *puchero*, coelho assado e galinha com arroz. Há também pratos doces, como arroz de leite, balas de mocotó, sagu, ambrosia, marmelada, cuca alemã e docinho de nozes. Merecem ainda destaque a produção de vinhos e o consumo do chimarrão.[28]

O chimarrão é uma bebida amarga feita a partir da erva-mate com água quente, disposta em uma cuia e sugada por uma bomba. Considerada uma bebida estimulante e que previne o cansaço, o ritual de consumo do chimarrão favorece a aproximação humana, uma vez que a mesma bebida é compartilhada em uma roda de amigos, na mesma cuia, fortalecendo a amizade e a alma.[8,9,28]

REFERÊNCIAS BIBLIOGRÁFICAS

As referências consultadas para a elaboração deste capítulo estão disponíveis *online* no Ambiente de aprendizagem do GEN.

COMO CITAR ESTE CAPÍTULO

ABNT
MACEDO, I. C. Alimentos e preparações regionais tradicionais. *In*: ROSSI, L.; POLTRONIERI, F. (org.). *Tratado de Nutrição e Dietoterapia*. 2. ed. Rio de Janeiro: Guanabara Koogan, 2023. p. 1106-1111.

VANCOUVER
Macedo IC. Alimentos e preparações regionais tradicionais. In: Rossi L, Poltronieri F (Orgs.). Tratado de nutrição e dietoterapia. 2. ed. Rio de Janeiro: Guanabara Koogan; 2023. p. 1106-11.

CAPÍTULO 100

Compostos Bioativos de Alimentos

Maria Aderuza Horst • Adriana Divina de Souza Campos •
Carlos M. Donado-Pestana • Maria Inés Genovese

INTRODUÇÃO

Os alimentos de origem vegetal contêm compostos não nutrientes (fitoquímicos) com atividades biológicas ditas promotoras da saúde, tais como ações antioxidante, anti-inflamatória e hipocolesterolêmica. Por essa razão, são também chamados de compostos bioativos de alimentos (CBA). Entre os fitoquímicos, podem ser citados os compostos bioativos fenólicos (CBF), como catequinas do chá verde, antocianinas dos frutos vermelhos, flavonóis das hortaliças, isoflavonas e saponinas da soja; os glicosinolatos, como glicorafarina e sinigrina, presentes em hortaliças crucíferas; e os carotenoides, como o betacaroteno dos vegetais amarelo-alaranjados e o licopeno do tomate.

Os CBA são, em sua maioria, metabólitos secundários das plantas e, em geral, estão relacionados com os sistemas de defesa dos vegetais contra fatores bióticos e abióticos, como a radiação ultravioleta (UV), agressões de insetos ou patógenos, ou como atraentes de polinizadores.[1,2] Contudo, a possibilidade de prevenir e/ou reduzir o risco de doenças crônicas não transmissíveis (DCNT) por meio da alimentação tem sido o foco de estudo da comunidade científica e levou a indústria alimentícia a concentrar esforços no desenvolvimento de "alimentos funcionais", ou semelhantes ao original e enriquecidos com um ou mais compostos/componentes bioativos que apresentam efeitos na promoção da saúde. Este capítulo, portanto, visa descrever aspectos básicos de alguns CBA, bem como apresentar os principais efeitos biológicos atribuídos a eles.

COMPOSTOS BIOATIVOS FENÓLICOS

Aspectos gerais

Os CBF representam a maior categoria dos fitoquímicos e encontram-se amplamente distribuídos no reino vegetal. Os três maiores grupos de fenólicos presentes nos alimentos são os flavonoides, os ácidos fenólicos e os taninos. Os compostos fenólicos são formados no metabolismo secundário dos vegetais e lhes conferem sabor e cor, além de atuarem como atrativo para insetos polinizadores e exercerem funções de defesa contra o ataque de pragas e doenças, bem como contra a radiação UV. Os teores e a composição de CBF são variáveis para a mesma espécie vegetal, sendo condicionados por fatores genéticos e ambientais.[3,4] Os flavonoides são caracterizados estruturalmente como difenilpropanos (C6-C3-C6). Mais de 4 mil flavonoides foram identificados, e o número continua a crescer. Ele podem ser classificados em antocianinas, flavonas, isoflavonas, flavanonas, flavonóis e flavanóis.[3] Crozier et al.[5] descreveram que os flavonoides compreendem flavonóis, flavonas, flavan-3-óis, antocianidinas, flavanonas, isoflavonas, di-hidroflavonóis, flavan-3,4-dióis, cumarinas, chalconas, di-hidrochalconas e auronas. Eles geralmente são encontrados nos alimentos como O-glicosídios, com a estrutura do açúcar normalmente ligada na posição C3 ou C7, no caso das isoflavonas. Os ácidos fenólicos são divididos em ácidos hidroxibenzoicos (gálico, vanílico, siríngico, protocatecoico, hidroxibenzoico), que se apresentam normalmente glicosilados, e ácidos hidroxicinâmicos (cumárico, cafeico, ferúlico, sinápico), que normalmente estão esterificados com glicose ou ácidos carboxílicos, por exemplo, o ácido clorogênico. Já os taninos englobam os taninos condensados (proantocianidinas) e os taninos hidrolisáveis (galotaninos e elagitaninos), derivados dos ácidos gálico e elágico, respectivamente.[3,5,6]

O conteúdo de flavonoides de alimentos vegetais pode ser consultado na Tabela de Composição do U.S. Department of Agriculture (USDA Database for the Flavonoid Content of Selected Foods, Release 3.1, 2013). Ela apresenta valores para 506 alimentos e o conteúdo aproximado de 26 flavonoides predominantes na dieta, das subclasses: flavonóis (isorramnetina, caempferol, miricetina, quercetina), flavonas (apigenina, luteolina), flavononas (eriodictiol, hesperetina, naringenina), flavan-3-óis ([+]-catequina, [+]-galocatequina, [−]-epicatequina, [−]-epigalocatequina, [−]-epicatequina 3-galato, [−]-epigalocatequina 3-galato, teaflavina, teaflavina 3-galato, teaflavina 3'-galato, teaflavina 3,3'-digalato, tearrubiginas); e antocianidinas (cianidina, delfinidina, malvidina, pelargonidina, peonidina, petunidina).[7]

No entanto, deve-se considerar que o teor de CBF dos alimentos é altamente variável em função das variedades, das condições climáticas e do solo. Os teores encontrados em alimentos cultivados em um país podem ser diferentes em outros e, por isso, não podem ser aplicados de maneira generalizada. Especificamente no Brasil, há produtos regionais característicos praticamente desconhecidos, sobre os quais pouco se sabe em relação aos CBF.

Entretanto, alguns alimentos podem ser destacados como fonte de tipos específicos de CBF. Por exemplo, os flavonóis quercetina, caempferol e miricetina estão presentes em alimentos como cebolas, maçãs e chás. As flavonas luteolina e apigenina encontram-se em itens como aipo e pimentão. As flavanonas são encontradas predominantemente nas frutas cítricas como a laranja, o limão e o *grapefruit*. As catequinas e o ácido gálico estão presentes em grande quantidade em uva, cacau e chá verde. O chá contém quantidades consideráveis de ésteres de ácido gálico, assim como de epicatequina, epicatequina galato e epigalocatequina galato.[5]

Já as principais fontes de ácidos hidroxicinâmicos são: café, uvas, vinho tinto, chá, cerejas, maçãs, peras, cidra, frutas cítricas, espinafre, brócolis, oliva, azeite, trigo e batata. Enquanto os ácidos hidroxibenzoicos são característicos de frutas como framboesa, amora, groselha e morango.[3,5]

Alguns compostos polifenólicos são encontrados exclusivamente em determinadas plantas, como: a curcumina, presente no açafrão-da-terra; o 6-gingerol, encontrado no gengibre; a capsaicina, presente nas pimentas-verdes e vermelhas; e as teaflavinas, encontradas no chá.

Efeitos do processamento

O processamento pode afetar consideravelmente as propriedades bioquímicas e, assim, a biodisponibilidade de metabólitos secundários de plantas. Outro ponto é que, assim como ocorre com as vitaminas, os CBF podem concentrar-se em determinadas partes dos vegetais, e processos como descascamento e descaroçamento podem causar diminuição significativa da sua concentração. No caso de maçãs, como seu consumo *in natura* é normalmente feito com descarte das sementes, a maioria das di-hidrochalconas não é ingerida; quando os frutos são descascados, o conteúdo ingerido dessas chalconas se torna menor ainda. Industrialmente, as frutas são processadas inteiras para a produção de sidras e sucos; logo, a contribuição desses produtos para a ingestão das di-hidrochalconas pode ser maior do que a de frutos frescos.

A manipulação dos frutos pode causar o escurecimento e a redução em cerca de 20 a 40% do teor das di-hidrochalconas. Nos sucos comerciais, o conteúdo de di-hidrochalconas pode ser 5 a 10 vezes maior do que o obtido na extração doméstica, visto que a indústria processa o fruto inteiro (incluindo sementes, caroço e casca), além de usar um tratamento térmico para a inativação das enzimas (polifenoloxidases, presentes nos sucos feitos em casa), o que, direta ou indiretamente, degrada as di-hidrochalconas. Por outro lado, a clarificação dos sucos com pectinases comerciais diminui o conteúdo de di-hidrochalconas drasticamente, em cerca de 90%.[8,9]

Durante o processamento comercial de sucos de frutas, pode haver perdas de flavononas em função da sua tendência à precipitação. O processo industrial de obtenção de sucos de maçã e uva também diminui o conteúdo de flavonóis em razão do esmagamento, da pressão, do armazenamento do suco concentrado à temperatura ambiente e da clarificação com carbono ativado.[8] Outras técnicas de processamento amplamente aplicadas na indústria, como os processamentos térmico (PT) e o de alta pressão hidrostática (APH), também são reconhecidas por influenciar o conteúdo de CBF dos alimentos. Zhang et al.[10] avaliaram os efeitos desses dois tratamentos na cor, na retenção de polifenoloxidase (PPO) e de β-glicosidase, no teor de antocianinas e na atividade antioxidante do purê de mirtilo (*blueberry*). Os autores observaram que o PT foi mais vantajoso em manter o conteúdo de antocianinas e a capacidade antioxidante, quando comparado ao método APH. Tal resultado pode ser explicado pelo fato de que o calor promoveu a dissolução das antocianinas das células e inativou as enzimas PPO e β-glicosidase. Por outro lado, o tratamento com APH se mostrou com melhor desempenho na retenção da cor natural do purê. Essas observações podem oferecer estratégias à indústria alimentícia em adotar combinações tecnológicas promissoras com produtos de alto valor agregado.[10]

O processamento doméstico, como o cozimento convencional de brócolis, cebolas, feijões e algumas frutas, ocasiona a perda de flavonoides, podendo chegar a uma redução de cerca de 50% do conteúdo inicial. Durante o processamento de cebolas e tomates, verificou-se que o aquecimento a altas temperaturas (como as de fervura) reduziu o conteúdo de quercetina em 80%; a cocção no micro-ondas, em 65%; e o resfriamento, em cerca de 30%. Apenas cerca de 14 a 28% dos flavonoides ficam retidos nos brócolis após o cozimento.[5,8,11]

As condições climáticas, o cultivo da uva e os diferentes métodos de obtenção resultam em variações nos teores de flavonóis em vinhos tintos. O conteúdo deles no chá preto é muito menor do que no chá verde, no qual a oxidação e a polimerização dos flavonóis monoméricos são evitadas completamente. O estágio de desenvolvimento das frutas também influencia os teores de flavonóis: para frutas como a maçã e a pera, as concentrações diminuem no estágio de crescimento e na maturação, mas as flutuações são pequenas.[8]

Várias transformações podem ocorrer durante o processamento térmico industrial ou doméstico nos alimentos que contêm CBF, produzindo reações de oxidação e escurecimento, que, por sua vez, podem afetar seus atributos nutricionais e organolépticos. Além disso, processamentos mecânicos como descascar, cortar e fatiar causam danos físicos, ao romperem as membranas e liberarem uma mistura de enzimas e substratos previamente separados em compartimentos. Tais enzimas podem ser inativadas pelo aquecimento, mas temperaturas elevadas alteram o equilíbrio com a forma chalcona. Essas alterações ocorrem durante a produção das geleias e durante o seu armazenamento, dependendo das condições do meio.[7] Em alimentos altamente suscetíveis à oxidação como a maçã, é observado que, no processamento de purês, o tratamento térmico a 90°C, por 30 minutos e na ausência de oxigênio, mantém a cor desejada do produto, assim como teores estáveis de CBF e capacidade antioxidante, em comparação com maçãs frescas. Em contraste, o tratamento térmico na presença de oxigênio levou a um escurecimento indesejável do produto, bem como a uma perda considerável de CBF.[12]

Isoflavonas da soja

O órgão norte-americano que regulamenta alimentos e medicamentos, a Food and Drug Administration (FDA), aprovou, em 1999, um *health claim* (alegação funcional) em rótulos de produtos enriquecidos com proteína de soja, relacionando-os à redução de risco de doenças cardiovasculares. De modo similar, no Brasil, a Agência Nacional de Vigilância Sanitária (Anvisa) autorizou a alegação de que "o consumo diário de no mínimo 25 g de proteína de soja pode ajudar a reduzir o colesterol. Seu consumo deve estar associado a uma alimentação equilibrada e hábitos de vida saudáveis".[13] Esses produtos incluem alimentos compostos ou derivados de soja integral e aqueles que contêm, entre os ingredientes, frações proteicas da soja.

Os efeitos positivos da soja na promoção da saúde parecem estar relacionados não apenas às suas proteínas, mas também aos CBF ligados a elas, como as isoflavonas. Nesse sentido, os efeitos mais bem documentados das isoflavonas em seres humanos dizem respeito à redução das concentrações plasmáticas do colesterol da lipoproteína de baixa densidade (LDL-c) e ao aumento discreto do colesterol da lipoproteína de alta densidade (HDL-c), à diminuição das concentrações de glicose e à redução do risco de eventos cardiovasculares adversos, como hipertensão e aterosclerose.[14,15]

As isoflavonas são fitoestrógenos encontrados apenas em leguminosas, mas somente a soja apresenta concentrações significativas. A principal diferença entre as isoflavonas e as demais classes de flavonoides é a ligação do anel B na posição 3 em vez de na posição 2. Três isoflavonas foram identificadas na soja e em seus produtos: daidzeína, genisteína e gliciteína (agliconas). Estas estão normalmente presentes em suas formas conjugadas (7-O-β-glicosídios): malonilglicosídios (6"-O-malonildaidzina, 6"-O-malonilgenistina e 6"-O-malonilglicitina), acetilglicosídios (6"-O-acetildaidzina, 6"-O-acetilgenistina, 6"-O-acetilglicitina) e glicosídios desesterificados (daidzina, genistina e glicitina). A sua atividade estrogênica parece resultar da similaridade conformacional do núcleo diarila similar ao betaestradiol, hidroxilado nas posições 4' e 7.[16,17]

As isoflavonas se concentram no hipocótilo (1,4 a 1,8 g/100 g) da semente de soja. Já no cotilédone (0,16 a 0,32 g/100 g) e na casca (0,01 a 0,02 g/100 g) são encontradas quantidades significativamente menores. No entanto, como o cotilédone corresponde a 90% da semente e o hipocótilo, a apenas 2%, a maior contribuição no grão em termos de isoflavonas é do cotilédone. Os perfis das isoflavonas encontradas no hipocótilo e no cotilédone também são diferentes: no hipocótilo, encontram-se basicamente daidzina e glicitina, enquanto no cotilédone há 20 vezes mais genistina que no hipocótilo.[18]

O conteúdo de isoflavonas de alimentos pode ser consultado na Tabela de Composição do U.S. Department of Agriculture (USDA Database for the Isoflavone Content of Selected Foods, Release 2.0),[19] que apresenta valores para 557 alimentos em relação aos teores de isoflavonas totais, daidzeína, genisteína e gliciteína. O teor de isoflavonas da soja é bastante variável; nesse sentido, uma análise de 210 cultivares de soja plantados em Dakota do Sul, nos EUA, mostrou teores entre 116 e 274 mg/100 g.[20] Além disso, uma variação entre 46 e 195 mg por 100 g para a mesma variedade cultivada em diferentes regiões já foi observada, e a mesma variedade cultivada na mesma região apresentou também variação no conteúdo de isoflavonas de um ano para o outro, o que foi atribuído a fatores climáticos e ambientais.[18]

A análise do teor de isoflavonas de 15 diferentes cultivares de soja do Paraná mostrou que a concentração média era 31% maior para os cultivares de Ponta Grossa (120 mg/100 g) em comparação com os de Londrina (82 mg/100 g). Essas distinções foram atribuídas a diferenças de temperatura e solo entre as duas regiões.[21] Entre as variedades estudadas, o teor de isoflavonas mostrou grande variação, entre 54 e 147 mg/100 g, relativamente baixa em comparação com as variedades americanas e japonesas.

O conteúdo de isoflavonas oscilou significativamente entre as variedades de soja desenvolvidas pela Empresa Brasileira de Pesquisa Agropecuária (Embrapa), com valor médio de 116 ± 34 mg/100 g (57 a 188 mg de isoflavonas/100 g de grãos de soja). Em relação ao perfil desses compostos, a maioria (90 a 95%) encontra-se na forma glicosilada. Os betaglicosídios representam a principal forma (50 a 59%), seguidos pelos malonilglicosídios (28 a 39%), os quais somam 82 a 91% do total de isoflavonas presentes no grão.[17] Ademais, a aplicação dos herbicidas glifosato ou imazetapir, para o controle das plantas daninhas durante o cultivo de soja, não influencia os teores de isoflavonas dos grãos.[22]

O cultivo orgânico parece resultar em concentrações menores de isoflavonas. Quando a variedade BRS258 foi cultivada em áreas adjacentes do Centro Agropecuário da Palma, de modos convencional e orgânico, diferenças significativas foram observadas nos teores de isoflavonas totais para a mesma safra: 74 (orgânica) e 180 (convencional) mg/100 g.[23]

Cerca de dois terços de todos os produtos alimentícios manufaturados contêm soja ou derivados, tais como óleo (utilizado em molhos de salada e maionese, e para o preparo de alimentos fritos), lecitina (emulsificante utilizado em chocolate, cereais matinais, sorvete, doces etc.) e derivados proteicos. Esses últimos são obtidos a partir do resíduo resultante da moagem e da extração de óleo dos grãos de soja e incluem as farinhas desengorduradas, os isolados, os concentrados e os texturizados proteicos. Esses produtos contêm teores de proteína variados, em torno de 50 a 55% para as farinhas desengorduradas (contra cerca de 40% das farinhas integrais), 70 a 75% para os concentrados e 90 a 95% para os isolados, além de serem amplamente utilizados na indústria alimentícia como ingredientes, em decorrência de suas propriedades funcionais, e como uma alternativa econômica de substituição das proteínas de origem animal.[24]

Entre as propriedades funcionais das proteínas de soja que determinam a sua aplicação nos mais diversos alimentos, estão: a capacidade de formação e estabilização de emulsões e espuma; a capacidade de absorção e retenção de água; a capacidade de geleificação; a viscosidade; e a solubilidade. A funcionalidade delas faz com que derivados do tipo isolado ou concentrado proteico sejam utilizados como ingredientes em diversos itens, tais como biscoitos, doces, alimentos congelados, massas, molhos, sopas e produtos cárneos industrializados. Indivíduos com dietas diferenciadas, como os vegetarianos e os intolerantes à lactose e/ou alérgicos às proteínas do leite, consomem quantidades significativas de derivados de soja. Além disso, sua proteína texturizada, preparada a partir da farinha, é também utilizada como substituto da carne em alguns pratos.[16]

A farinha desengordurada de soja pode substituir cerca de 15% da farinha de trigo em produtos de panificação. Já a proteína isolada de soja (ou isolado proteico de soja – IPS) encontra grande aplicação em emulsões do tipo salsichas, devido a suas propriedades de absorção de água e gordura e de estabilização de emulsões. Por outro lado, os concentrados proteicos, produzidos a partir de farelo desengordurado de soja após remoção dos constituintes não proteicos solúveis, contêm um teor proteico de no mínimo 70%. Os texturizados proteicos podem ser obtidos a partir tanto da farinha desengordurada como dos concentrados proteicos, sendo genericamente denominados de proteína vegetal texturizada. Eles podem ser comercializados em diversas formas, desde cubos e esferas de tamanhos variados, imitando pedaços de carne, até "farelos", imitando carne moída. Absorvem uma quantidade de pelo menos 2 vezes seu peso em água e, quando hidratados, apresentam textura similar à da carne. Esses produtos são também comercializados em supermercados e casas de produtos naturais, e fazem parte das dietas vegetarianas.[24]

A análise dos teores de isoflavonas de derivados de soja utilizados no Brasil como ingredientes alimentícios mostrou uma variação entre 120 e 340 mg/100 g para farinhas integrais e desengorduradas, 88 e 164 mg/100 g para isolados proteicos, 66 e 183 mg/100 g para proteína texturizada, e 542 e 851 mg/100 g para farinha de hipocótilo.[24]

A análise de produtos contendo soja e/ou derivados comercializados no Brasil mostrou que: o teor de isoflavonas totais das fórmulas infantis não lácteas variou entre 7 e 20 mg/100 g; o das dietas para uso oral ou enteral, contendo proteína isolada de soja, entre 2 e 6 mg/100 g; o das bebidas à base de extrato de soja, variou entre 12 e 83 mg/ℓ; o dos produtos à base de extrato de soja em pó, entre 9 e 48 mg/100 g; o das proteínas texturizadas, entre 87 e 100 mg/100 g; o do molho *shoyu*, 6 mg/ℓ; o do tofu, 7 mg/100 g; e o do missô, 20 mg/100 g.[16]

As bebidas à base de soja normalmente apresentam extrato ou IPS em sua composição, podendo ser acrescidas ou não de sucos de frutas. As disponíveis no mercado brasileiro foram classificadas em quatro grupos: as que contêm extrato adicionadas de aromatizante sabor baunilha, chocolate ou morango; as que contêm IPS adicionadas de aromatizante; as que contêm extrato de soja e suco concentrado de fruta; e as que apresentam IPS também acrescidas de sucos de fruta. Nas bebidas de soja conhecidas como "sabor original", são adicionados aromatizantes com imitação do sabor de baunilha ou sabor idêntico ao natural de leite, com a finalidade de melhorar o sabor da bebida. As bebidas contendo extrato de soja ou IPS e aromatizantes apresentam teores de isoflavonas superiores aos de bebidas contendo sucos de frutas.

Os produtos acrescidos de suco de frutas mostraram ampla variação nos teores de isoflavonas, de 1 a 5 mg por porção de 200 mℓ (um copo), para as bebidas à base de extrato de soja. Já as bebidas contendo IPS apresentaram variação de 0,6 a 2,4 mg/200 mℓ; enquanto nas bebidas à base de extrato de soja adicionadas de aromatizantes, a variação foi de 9 a 13 mg, e de 4 a 10 mg de isoflavonas por 200 mℓ de bebida contendo IPS.[25]

Produtos industrializados à base de soja e/ou derivados comercializados no Brasil foram comparados quanto ao aporte de isoflavonas. No total, foram 15 diferentes produtos: leite condensado de soja, pão integral, barra de cereais, chocolate, cookies (marcas A e B), bife de soja, hambúrguer de soja, lasanha, nuggets à base de proteína texturizada de soja (marcas A e B), ravióli de soja, quibe de vegetal, salsicha de soja e estrogonofe de soja. De todos eles, o quibe (cerca de 18 mg/100 g) e a salsicha (cerca de 15 mg/100 g) vegetais foram as amostras que apresentaram maiores teores de isoflavonas, enquanto os *cookies* foram os que demonstraram os menores (2 a 4 mg/100 g).[26]

As condições de processamento da soja podem provocar alterações tanto no teor total quanto no perfil de isoflavonas presentes (agliconas, betaglicosídios, acetil e malonil-betaglicosídios). A maioria das isoflavonas em soja e derivados proteicos, como farinha desengordurada, isolados, concentrados e proteína texturizada, encontra-se na forma esterificada. A distribuição entre essas formas, no entanto, varia de produto para produto. Naqueles minimamente processados, como a farinha desengordurada, observa-se perfil similar ao da soja integral, com predominância de 6''-O-malonildaidzina e 6''-O-malonilgenistina, demonstrando que a moagem e a extração com hexano não alteram a conjugação das isoflavonas.[24] Por outro lado, em produtos fermentados de soja, tais como missô, *tempeh* e pasta de soja, observa-se a predominância das agliconas em relação às formas conjugadas.[16]

Estimativa da ingestão diária

A estimativa mais precisa da ingestão diária de flavonoides só foi possível a partir da elaboração das tabelas de composição de alimentos da USDA e da tabela francesa Phenol-Explorer, de 2009. A partir desses valores, e com a utilização de recordatórios alimentares de 24 h, estimou-se que a ingestão diária de flavonoides é entre 37 e 131 mg/dia para dez países da Europa, considerando a soma de quercetina + caempferol + miricetina + isorramnetina + luteolina + apigenina + naringenina + hesperetina + eriodictiol.

Frutas, hortaliças, bebidas não alcoólicas (sucos e chá) e bebidas alcoólicas (vinho) foram as responsáveis por 90% da ingestão de flavonoides. Já a subclasse das flavononas (naringenina, hesperetina e eriodictiol) foi a principal contribuinte para o total da ingestão de flavonoides, entre 47 e 53%, dependendo da região, seguida pelos flavonóis (isorramnetina, caempferol, miricetina e quercetina), de 38 a 47%, e pelas flavonas, de 6 a 9%. Esse levantamento demonstrou que a ingestão de flavonoides é maior em mulheres não fumantes e é correlacionada positivamente aos níveis de educação e atividade física.[27]

A ingestão de quercetina foi estimada em 20,9 ± 2,3 mg/dia, sendo as principais fontes alimentares: maçã, laranja, chá verde e gengibre. Em estudo transversal, conduzido em Tianjin, China, incluindo 14.711 participantes adultos, observou-se que a ingestão de quercetina foi inversamente relacionada à prevalência de diabetes melito tipo 2 (DM2), sugerindo um efeito protetor da quercetina no desenvolvimento dessa doença.[28]

Quando considerados todos os compostos fenólicos da alimentação, e não somente os flavonoides, incluindo ácidos fenólicos e taninos, os valores de ingestão diária são significativamente maiores. Um estudo realizado com um total de 4.942 franceses com idades entre 45 e 60 anos demonstrou o consumo de 337 polifenólicos diferentes, sendo 258 consumidos por pelo menos metade da população e 98 consumidos em quantidades superiores a 1 mg/dia, com média de ingestão total de 1.193 ± 510 mg/dia (ou 820 ± 335 mg/dia equivalentes de agliconas).

Os ácidos hidroxicinâmicos e os flavonoides foram os CBF mais consumidos (639 e 506 mg/dia, respectivamente), e as bebidas não alcoólicas (café e chá, principalmente) e as frutas, as principais contribuintes (658 e 206 mg/dia, respectivamente). Bebidas alcoólicas (especialmente vinho tinto), derivados de cacau e hortaliças forneceram ≈100 mg/dia cada; cereais, ≈ 50 mg/dia; e sementes e óleos, menos de 8 mg/dia. As frutas foram as principais fontes de flavonoides (35%), e as bebidas não alcoólicas, de ácidos fenólicos (cerca de 80%).

Esse estudo salientou ainda que os consumidores de café e de vinho tinto apresentam maior ingestão de CBF que os não consumidores: os que consomem café (92% da população estudada) mostraram valores de ingestão total de 1.224 ± 471 mg/dia contra os 807 ± 343 mg/dia dos que não consomem a bebida. Para consumidores de vinho tinto (75% da população), a ingestão total foi de 1.242 ± 460 mg/dia (*versus* 1.042 ± 474 mg/dia dos não consumidores). Essas diferenças não foram observadas entre os consumidores ou não de chá (52% da população estudada).[29]

As classes de CBF mais consumidas foram: os ácidos hidroxicinâmicos (cerca de 600 mg/dia), provenientes de café, batata, maçã e chicória; seguidos de proantocianidinas (227 mg/dia), provenientes de frutas, produtos de cacau e vinho tinto; as catequinas (99 mg/dia), provenientes de chá; e as antocianinas (57 mg/dia), de frutas vermelhas e vinho tinto.[29]

Utilizando dados de consumo de alimentos de cerca de 30 mil europeus de 18 a 64 anos, de 14 diferentes países, a ingestão média de CBF foi de 428 ± 49 mg/dia. Os autores atribuíram os valores mais baixos de ingestão encontrados a diferenças entre as populações avaliadas.[30]

Zamora-Ros et al.[31] apontaram diferenças na ingestão de CBF entre países da região do Mediterrâneo e países de outras regiões, principalmente em relação à contribuição de proantocianidinas (59 *versus* 48%) e monômeros de flavonóis (13 *versus* 25%). Nos países mediterrâneos, frutas (55%, principalmente maçãs e peras), vinho (17%), chá (7%) e vegetais (5%) representaram as principais fontes de CBF da dieta. O chá mostrou-se uma fonte mais importante nos países não mediterrâneos (26%), e as frutas, embora importantes, apresentaram participação menor que nos países mediterrâneos (33%).

Na população inglesa, a estimativa de ingestão de CBF em crianças com idades entre 1,5 e 3 anos foi de 266,6 ± 166,1 mg/dia; 388,8 ± 188,8 mg/dia para crianças entre 4 e 10 anos; 455 ± 263,2 mg/dia para adolescentes entre 11 e 18 anos; 635,9 ± 448,9 mg/dia para indivíduos entre 19 e 34 anos; 846,1 ± 514,1 mg/dia, entre 35 e 49 anos; 1.053,2 ± 545,3 mg/dia, entre 50 e 64 anos; e 1.035,1 ± 544,3 mg/dia para indivíduos maiores de 65 anos.[32] A primeira estimativa da ingestão de flavonoides pela população brasileira foi realizada em 2004 excluindo CBF como os ácidos fenólicos e taninos. Baseando-se em quatro diferentes estudos de consumo alimentar pela população de São Paulo, a ingestão de flavonoides foi estimada para cada um deles em 74,4 mg/dia por pessoa (as maiores fontes foram: laranja, 70%; alface, 9%; e cebola, 6%), sendo 59,5 mg/dia para as mulheres e

77,1 mg/dia para os homens (as maiores fontes foram: laranja, 70%; alface, 8,3%; e tomate, 2,3%), 106,3 mg/dia (as maiores fontes foram: laranja, 47%; rúcula, 30%; e alface, 7,4%) e 74,2 mg/dia (as maiores fontes foram: laranja, 70,2%; alface, 11,7%; e tomate, 2,6%).[33]

Miranda et al.,[34] usando recordatório de 24 h de 1.103 adultos residentes em São Paulo e a tabela de composição de flavonoides europeia, encontraram valor de ingestão de CBF totais de 378 mg/dia, sendo os ácidos fenólicos os principais contribuintes (285 mg/dia), seguidos dos flavonoides (55 mg/dia). As principais fontes foram café (70,5%), frutas cítricas (4,6%) e frutas tropicais (3,4%).

Efeitos na saúde humana

Estudos demonstraram que os CBF apresentam atividades biológicas que resultariam em benefícios à saúde humana, incluindo atividades antioxidante, anti-inflamatória, antimutagênica, hipolipidêmica, entre outras. Tais efeitos ocorrem por meio de diversos mecanismos, incluindo regulação da atividade enzimática, da homeostase energética e da modulação da microbiota intestinal.

Sabe-se que uma alimentação rica em alimentos de origem vegetal com altos teores de flavonoides está associada à menor incidência de DCNT,[35-38] e indivíduos com alto risco cardiovascular apresentam menor chance global de mortalidade associada à alta ingestão de polifenólicos, especialmente estilbenos e lignanas.[39]

Nos estudos, também foram observados diminuição das concentrações plasmáticas de marcadores de inflamação associados à aterosclerose (molécula de adesão vascular 1 [VCAM-1], interleucina 6 [IL-6], fator de necrose tumoral alfa [TNF-α], molécula de adesão intercelular 1 [ICAM-1]), redução da pressão diastólica e da pressão sistólica, e aumento de HDL-c.[40] Além disso, o alto consumo de alimentos ricos em flavonoides totais, principalmente das subclasses de flavonóis, flavanóis e antocianinas, está associado ao menor risco de diabetes melito (DM). Os autores atribuíram tal resultado, em parte, à capacidade desses compostos de reduzir o acúmulo de gordura coporal.[41] Em mulheres jovens e de meia-idade, observou-se uma associação inversa entre alta ingestão de antocianinas e risco de infarto agudo do miocárdio;[42] em idosos, a alta ingestão de antocianinas atenuou a diminuição da função pulmonar ligada à idade em fumantes e não fumantes.[43] Esses componentes conhecidos por proporcionarem pigmentações vermelha, roxa e violeta em frutos têm sido relatados por ativar defesas antioxidantes endógenas e atenuar mediadores inflamatórios, promovendo efeitos protetores contra doenças cardiovasculares, obesidade, câncer e doenças neurodegenerativas.[44] No entanto, para a elaboração de recomendações nutricionais, é necessário haver maior compreensão dos efeitos desses compostos, tanto com relação à dose-resposta quanto aos seus mecanismos de ação. No Brasil, nenhuma alegação de saúde foi aprovada pela Anvisa em relação a CBF. Já a European Food Safety Authority (EFSA) aprovou, em 2012, a alegação: "Flavonóis do cacau ajudam a manter a vasodilatação dependente do endotélio, contribuindo para um fluxo sanguíneo saudável." Ressalta-se que, para se obter esse efeito, é necessário o consumo diário de 200 mg de flavonóis do cacau, como parte de uma dieta balanceada. Essa quantidade pode ser encontrada em 2,5 g de cacau em pó ou 10 g de chocolate amargo, com altos teores de flavonóis.[45] As evidências científicas que dão suporte a essa alegação foram revisadas por Ried et al.,[46] com o tema central "efeito do cacau na pressão sanguínea", e por Hooper et al.,[47] descrevendo os efeitos do cacau, do chocolate e dos flavonóis na saúde cardiovascular.

Segundo Manach et al.,[48] para o entendimento completo do efeito dos CBF na saúde humana, ainda é necessária melhor compreensão da variabilidade interindividual em relação ao metabolismo e à biodisponibilidade dos CBF, bem como da heterogeneidade de resposta biológica. De fato, essa variabilidade interindividual é determinada pela capacidade do indivíduo de absorver, transformar e excretar CBF, dando lugar a diferentes perfis de metabólitos circulantes e à estratificação de pessoas em metabotipos que podem estar associados a fatores fisiológicos específicos como na condição de obesidade ou com desfechos de saúde como marcadores cardiometabólicos alterados. Esses perfis dependem, em parte, da composição da microbiota intestinal e/ou de fatores genéticos.[49]

GLICOSINOLATOS

Aspectos gerais

Os glicosinolatos são um vasto grupo de compostos bioativos encontrados quase que exclusivamente em plantas da ordem Brassicales, incluindo as famílias Brassicaceae, Capparidaceae e Caricaceae. As Brassicaceae são as mais estudadas, abrangendo cerca de 300 gêneros e 3 mil espécies, originadas de um ancestral comum, *Brassica oleracea*. Dentro dessa família, encontra-se hoje uma grande variedade de hortaliças comumente consumidas, como brócolis, couve, couve-flor, repolho, couve-de-bruxelas, entre outras.[50] Os primeiros glicosinolatos isolados foram a sinalbina, extraída de sementes de mostarda-branca (*Sinapis alba*), e a sinigrina, isolada da mostarda-negra. Desde então, mais de 120 tipos de glicosinolatos já foram identificados, sendo a maioria isolada a partir de crucíferas, principalmente as brássicas.[51,52]

Os glicosinolatos são tioglicosídios (compostos com enxofre – grupamento funcional –SH ligado a um açúcar), e a estrutura principal é beta-D-glicopiranose, à qual se liga uma cadeia lateral variável por meio de um átomo de enxofre (Z)-N-hidroxiaminossulfato.

Os glicosinolatos podem ser classificados em alifáticos, aromáticos ou heterocíclicos, de acordo com a cadeia lateral.[50,52,53] São, ainda, compostos hidrofílicos química e termicamente estáveis, e a sua hidrólise ocorre por uma reação enzimática mediada pela enzima mirosinase (betatioglicosidase). Esta é encontrada nas plantas que contêm glicosinolatos em compartimentos isolados e entra em contato com eles apenas quando a planta sofre alguma lesão. Os produtos que resultam da hidrólise de glicosinolatos são os isotiocianatos, as nitrilas, os tiocianatos, as epitionitrilas e as oxazolidinas. Apesar de poder gerar diferentes metabólitos, o principal produto de hidrólise são os isotiocianatos, responsáveis pela pungência da maioria das hortaliças crucíferas (Figura 100.1).[54,55] A formação de isotiocianatos depende de uma ampla variedade de fatores intrínsecos da planta, por exemplo, a concentração de glicosinolatos, a atividade de mirosinase e de proteínas específicas, e de uma infinidade de fatores pós-coleta extrínsecos, como as condições do processamento, a preparação doméstica, a mastigação e a digestão.[56] Recentemente, foi observado que a adição de pó de sementes de moringa, uma fonte de mirosinase, melhorou substancialmente a formação de isotiocianatos no preparo de brócolis cozido a partir da presença dos glicosinolatos presentes no vegetal.[57] Os glicosinolatos apresentam diversas funções, tanto nas plantas como no organismo humano. Nas plantas, eles

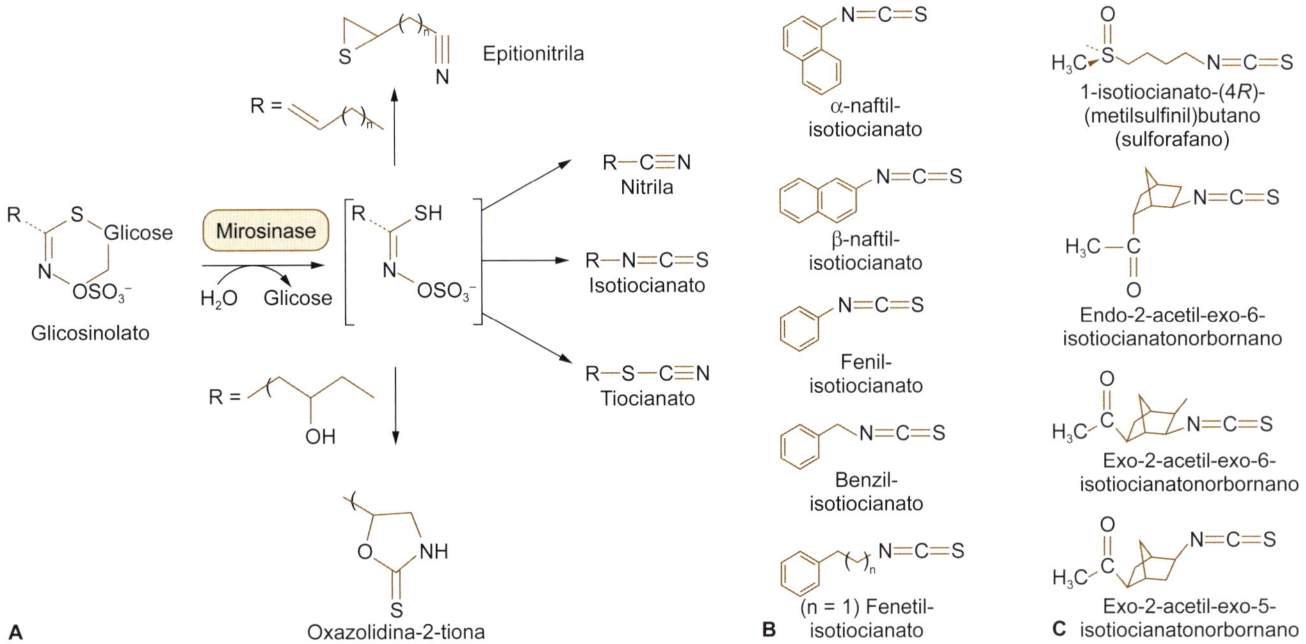

Figura 100.1 Produtos da reação mediada por mirosinase. **A.** Produtos possíveis da hidrólise de glicosinolato. A hidrólise de glicosinolatos é catalisada pela mirosinase, com produção de agluconas instáveis e liberação de glicose. Dependendo das condições de reação e da estrutura da cadeia lateral de glicosinolato (R), uma série de produtos pode ser formada, inclusive nitrilos, tiocianitos, epitionitrilos, oxazolidina-2-tionas e isotiocianitos. **B.** Estruturas químicas de isotiocianatos aromáticos anticarcinogênicos. **C.** Estruturas químicas do isotiocianato sulforafano de ocorrência natural e seus análogos norbornila sintéticos. Adaptada de Dinkova-Kostova e Kostov[51] (2012).

agem como defensores contra patógenos e pragas. Em relação aos benefícios à saúde humana, despertam interesse na nutrição, pois, em estudos epidemiológicos, o consumo de hortaliças crucíferas parece trazer benefícios para a saúde, incluindo redução do risco do desenvolvimento de doenças cardiovasculares e cânceres.[58] O consumo de três a cinco porções de hortaliças crucíferas por semana, na forma cozida ou crua, reduz de 30 a 40% as chances de desenvolver diversos tipos de câncer.[50]

As atividades biológicas são atribuídas aos produtos da hidrólise dos glicosinolatos pela mirosinase, entre os quais há maior destaque para os isotiocianatos. Embora a atividade dessa enzima, que não é produzida pelo organismo humano, seja prejudicada pelo aquecimento e cozimento dos vegetais, a formação de isotiocianatos pode ocorrer no intestino pela ação da mirosinase derivada de bactérias endógenas do sistema digestório humano.[51,59]

Biodisponibilidade

Apenas uma pequena parte dos glicosinolatos intactos provenientes da alimentação é absorvida pelo organismo humano; entretanto, uma vez absorvidos, eles não são hidrolisados para suas formas bioativas, pois o organismo humano não produz a enzima mirosinase. Desse modo, eles são excretados intactos na urina ou de volta para o intestino via ducto biliar, no qual podem ser hidrolisados pela microbiota intestinal.[50] Então, os isotiocianatos formados podem ser absorvidos de maneira passiva pelas membranas dos enterócitos.[52] Uma vez absorvidos, os isotiocianatos são conjugados com a glutationa, sofrem consecutivas reações mediadas por enzimas e são excretados na urina pela via do ácido mercaptúrico, como conjugados de N-acetilcisteína (NAC). A excreção de NAC foi demonstrada em ratos e em seres humanos e pode ser usada como um biomarcador seletivo para a formação e a absorção de isotiocianatos no sistema digestório.[60]

Um dos isotiocianatos mais estudados é o sulforafano (SFN), produto da degradação da glicorafarina. Voluntários saudáveis foram tratados com brotos de brócolis fresco ou extratos contendo 200 mmol SFN em dose única, e após 2 semanas, repetiu-se o experimento, mas com duas doses iguais a cada 12 horas. De maneira interessante, as concentrações plasmáticas e urinárias de SFN foram de 3 a 5 vezes maiores quando os indivíduos consumiram os brotos em comparação com o extrato, o que demonstra a importância do consumo desses compostos a partir de alimentos.[61] Em um estudo realizado com 15 voluntários saudáveis, os mesmos consumiram brócolis submetidos a cinco diferentes formas de processamento térmico. A conclusão desse estudo sugere que a inativação de até 80% da atividade da mirosinase pelo calor não influenciou a concentração urinária de sulforafano e iberina, isotiocianatos produzidos pela degradação da glicorafarina e da glicoiberina, respectivamente.[62] Os principais metabólitos ativos originados da degradação dos glicosinolatos são os isotiocianatos, que são amplamente reconhecidos como potentes agentes protetores relacionados com a promoção da saúde humana.[63]

Isotiocianatos

Os isotiocianatos são os principais produtos formados a partir da hidrólise dos glicosinolatos. Esses compostos geralmente são formados em ambientes aquosos e, em razão da sua característica eletrofílica, as reações com o nitrogênio, o oxigênio ou o enxofre são favorecidas. Os isotiocianatos têm alta afinidade pela glutationa e reagem com grupos sulfidril dessa molécula, dando origem aos ditiocarbamatos (GSH-ITC). As enzimas que catalisam essa reação são as glutationa-S-transferases (GST).[52,64]

Em revisão ampla sobre os efeitos dos isotiocianatos, descreve-se que a primeira evidência de que eles sejam benéficos para a saúde humana veio de investigações nos anos 1960 e 1970, usando modelos de carcinogênese química em roedores. Os autores concluíram que "constituintes dietéticos desta natureza podem diminuir o impacto da exposição à carcinogênese química". Com relação a seres humanos, um estudo epidemiológico publicado em 1978 relatou que o risco de câncer do cólon e do reto é aumentado entre indivíduos com baixo consumo de repolho, couve-de-bruxelas e brócolis. Por outro lado, o risco é reduzido entre aqueles com alto consumo desses vegetais. Modelos animais permitiram a conclusão de que a proteção contra o câncer atribuída às crucíferas não é órgão-específica e tem sido observada em modelo de carcinogênese de pulmões, esôfago, estômago, cólon, glândula mamária, bexiga, pâncreas e pele. Além disso, os isotiocianatos inibem, *in vitro*, o crescimento de células tumorais humanas de próstata PC-3, esôfago, mama e colorretais. Em um modelo de xenoenxerto de câncer de pâncreas, o cotratamento com sulforafano aumentou o efeito antitumoral do quimioterápico 17-alilamino 17-demetoxigeldanamicina (17-AAG), um inibidor de Hsp90. A combinação inibiu o crescimento tumoral em mais de 70%.[51]

Os mecanismos de ação dos isotiocianatos são múltiplos e interconectados, incluindo pelo menos os seguintes: alterações do metabolismo de carcinógenos em razão de mudanças na expressão e atividade de enzimas metabolizadoras de xenobióticos (p. ex., as citocromo p450 – CYP e as GST); inibição do ciclo celular e indução da apoptose; inibição da angiogênese, da carcinogênese e da metástase; alterações no padrão de acetilação de histonas; modulação das atividades antioxidantes, anti-inflamatórias e imunomoduladoras, bem como de vias de sinalização envolvidas na destoxificação e regulação epigenética. A habilidade de um único agente exercer diversos efeitos sobre eventos que estão intimamente envolvidos na patogênese das doenças crônicas torna os isotiocianatos agentes promissores na promoção da saúde humana.[51,65]

Efeitos na saúde humana

Como outros vegetais, as hortaliças crucíferas contêm uma série de fitoquímicos com potenciais propriedades biológicas para a promoção da saúde humana, incluindo carotenoides, vitamina C, fibras e CBF. No entanto, o que as torna únicas é que elas são fonte de glicosinolatos, precursores de isotiocianatos. Esses compostos parecem exercer efeitos marcantes em diferentes vias biológicas relacionadas com a redução do risco do desenvolvimento de DCNT.

Em revisão sistemática realizada por Conzatti et al.,[66] foi destacado que estudos de intervenção com brócolis, glicorafarina ou sulforafano resultaram em melhora significativa no perfil lipídico e nas taxas de glicose sanguínea, além de melhora em parâmetros moleculares relacionados ao estresse oxidativo. Entretanto, as evidências com relação à redução da inflamação e da proteção contra o câncer ainda são inconsistentes.

Previamente, uma metanálise reportou evidências de associação inversa entre o consumo de crucífera e o risco de DM2, e essa associação foi independente dos principais fatores de risco para doenças crônicas como tabagismo, alcoolismo e sobrepeso.[67]

As evidências mais consistentes sobre a influência de glicosinolatos na saúde humana dizem respeito ao câncer. Por exemplo, com relação às neoplasias de cólon e reto, uma metanálise incluindo 33 estudos e aproximadamente 6 mil casos concluiu que o consumo de crucíferas está inversamente associado ao risco do câncer de cólon; o consumo de brócolis, em particular, foi positivamente relacionado com a proteção contra o desenvolvimento da neoplasia colorretal. Entretanto, os autores

destacam a importância da condução de estudos clínicos com avaliação da excreção urinária de isotiocianatos como biomarcador da ingestão dos tipos de crucíferas, bem como de seus métodos de preparo.[68]

Em um estudo de caso-controle, incluindo 2.991 mulheres chinesas, foi relatada associação inversa entre a ingestão de crucíferas, glicosinolatos e isotiocianatos e o risco de câncer de mama. Essas associações foram observadas tanto em mulheres na condição de pré-menopausa quanto na pós-menopausa.[69] Em uma recente metanálise analisando os efeitos da suplementação de sulforafano, um isotiocianato natural presente em repolho e brócolis, no peso corporal e no perfil lipídico de modelos animais, foi observado que sulforafano reduziu substancialmente o peso corporal, o colesterol total e o colesterol LDL em roedores.[70]

Toxicidade

Em estudo randomizado, controlado com placebo, duplo-cego, foram determinadas a tolerância e a farmacocinética de extratos de brotos de brócolis contendo glicosinolatos ou isotiocianatos. Os voluntários receberam, durante 7 dias, a cada 8 horas, placebo ou diferentes doses de glicosinolatos ou isotiocianatos (A – 25 μmol de glicosinolatos; B – 100 μmol de glicosinolatos; ou C – 25 μmol de isotiocianatos). Foram realizados 32 tipos de testes hematológicos ou bioquímicos, incluindo indicadores de funções hepáticas (transaminases) e de tireoide (hormônio tireoestimulante [TSH], tri-iodotironina [T3] e tiroxina [T4]), os quais revelaram não haver nenhuma evidência de eventos adversos sistemáticos clinicamente significativos em relação à toxicidade.[71]

Na década de 1980, os glicosinolatos e seus produtos de degradação eram considerados tóxicos e goitrogênicos. Foi, também, demonstrado que os isotiocianatos podem interferir na formação de hormônios tireoidianos por competição com o iodo, especialmente em situações de deficiência nutricional desse composto. Assim, a redução do consumo só é indicada em casos de doença tireoidiana estabelecida ou em regiões nas quais haja deficiência endêmica de iodo.[72,73]

CAROTENOIDES

Aspectos gerais

O termo "carotenoide" refere-se a uma classe de pigmentos, sintetizados em plantas, algas e bactérias fotossintetizantes, mas não em animais, e é originado do nome científico da cenoura (*Daucus carota*). São responsáveis pelas cores amarela, alaranjada e vermelha de diversos alimentos, como frutas, hortaliças e gema de ovo. São compostos bioativos com propriedades benéficas à saúde, que podem apresentar ou não atividade provitamínica A.[74] Além dessas propriedades, esses compostos têm desempenhado um importante papel na ciência dos alimentos como corantes naturais. Devido à sua versatilidade, os carotenoides têm diversas aplicações práticas e, portanto, sua relevância em diferentes indústrias, incluindo alimentícia, farmacêutica, cosmética, (nutri)cosmética, aquícola e pecuária.[75]

Aproximadamente 750 estruturas de carotenoides já foram identificadas na natureza; entretanto, apenas cerca de 100 estão presentes na alimentação.[74] O organismo humano não é capaz de sintetizar carotenoides; assim, frutas e hortaliças constituem as principais fontes. Alfa e betacarotenos, betacriptoxantina, luteína, zeaxantina e licopeno consistem nos principais carotenoides presentes nos alimentos[76] e correspondem a aproximadamente

90% das concentrações plasmáticas dos carotenoides totais.[77] Contudo, o plasma contém apenas 1% dos carotenoides do organismo. As concentrações mais elevadas são encontradas no fígado, mas eles também podem ser depositados em tecido adiposo, cólon, pâncreas, próstata, mácula lútea e pele.[78] Na mácula lútea da retina, apenas luteína e zeaxantina estão presentes em níveis detectáveis que variam de 0,1 a 1 mmol. Esse acúmulo localizado é mediado por transportadores específicos, como a isoforma pi da glutaniona S-transferase e um membro do domínio regulatório esteroidogênico, como proteínas de ligação à zeaxantina e luteínas, respectivamente.[75] Atribuem-se aos carotenoides diferentes atividades biológicas, sendo a mais reconhecida a sua função como provitamina A. Contudo, podem-se destacar outras ações, como capacidade antioxidante, filtração da luz solar, facilitação da comunicação celular e modulação da resposta imune. Destacam-se também algumas associações, como a prevenção de DCNT, incluindo alguns tipos de câncer.[79] Assim, estudos vêm sendo conduzidos a fim de se confirmarem as atividades biológicas desses CBA. Todavia, as pesquisas ainda são inconclusivas, e os resultados, controversos, o que impossibilita a alegação comprovada de efeitos.[80,81]

Estrutura dos carotenoides

Os carotenoides são compostos lipossolúveis e com coloração variando entre amarela, laranja e vermelha, embora existam algumas exceções de compostos incolores, como o fitoeno e o fitoflueno, que têm uma conformação menos rígida e diferem em sua reatividade em comparação com outros reconhecidos carotenoides. A estrutura dos carotenoides consiste em uma série de duplas ligações conjugadas e anéis nas extremidades (Figura 100.2). Esses compostos contêm uma variedade de estereoisômeros com diferentes propriedades físicas e químicas. Sua estrutura favorece a isomerização da molécula da forma *cis* para a *trans*, sendo a forma *cis* considerada mais biodisponível, provavelmente em razão da sua maior solubilidade. Esse estereoisomerismo exerce influências sobre as propriedades físicas dos carotenoides, tais como solubilidade e estabilidade, absorção, cor e intensidade das cores, entre outras.[74,81,82]

Os carotenoides podem ser distribuídos em duas classes: os carotenos, altamente apolares, formados apenas por carbono e hidrogênio, como o alfacaroteno e o licopeno; e as xantofilas, carotenoides polares como a luteína e a zeaxantina, que apresentam, além de carbono e hidrogênio, oxigênio em sua estrutura.[84]

Descreve-se que, para um carotenoide apresentar atividade provitamínica A, o composto deve apresentar ao menos um anel

betaionona (trimetil ciclo-hexano conjugado) não substituído e uma cadeia lateral poliênica ligada. A outra extremidade da molécula pode variar quanto à estrutura cíclica ou acíclica e ser alongada, mas não encurtada a um fragmento poliênico contendo menos do que 11 carbonos.[85] Por essa razão, nem todos os carotenoides apresentam função de provitamina A.

Nesse sentido, o betacaroteno parece ser o composto com maior eficiência de conversão, uma vez que sua clivagem resulta, em última instância, em duas moléculas de vitamina A.[80] Entretanto, seu mecanismo de clivagem é controverso, tendo sido sugeridas duas hipóteses: clivagem central ou excêntrica da molécula. No caso da primeira, pode ocorrer cisão nos dois átomos centrais de carbono do betacaroteno, resultando em duas moléculas de retinaldeído, que são subsequentemente reduzidas a retinol (vitamina A).[86] Já a clivagem excêntrica do betacaroteno dá origem a diferentes metabólitos denominados beta-apocarotenais, que podem ser, então, convertidos em retinaldeídos ou oxidados em ácidos beta-apocarotenoicos. Esses últimos são também eventuais precursores do ácido retinoico.[87]

Biodisponibilidade

Como são compostos lipofílicos, os carotenoides seguem basicamente o mesmo caminho da absorção dos lipídios, sendo necessário de 3 a 5 g de lipídios para a sua absorção, bem como a presença dos ácidos biliares. Desse modo, qualquer mau funcionamento do sistema de absorção lipídico, como doenças no intestino delgado ou no pâncreas, pode interferir na absorção dos carotenoides.[81] Estes não estão livres nos alimentos, mas associados a proteínas e a uma variedade de estruturas celulares, como fibras e polissacarídeos; para que ocorra a absorção, é necessária sua liberação do alimento de origem. Esse processo ocorre de maneira incompleta durante a cocção, a mastigação, a deglutição e no estômago, o que resulta em 11 a 50% de biodisponibilidade.[88] Existem diversos fatores que afetam a biodisponibilidade e a bioconversão de carotenoides, incluindo as classes de compostos, as ligações moleculares, a quantidade presente no alimento, a matriz alimentar, a presença de outros nutrientes ou drogas e medicamentos, o estado nutricional, fatores genéticos, ou fatores relacionados ao hospedeiro.[89]

Durante a cocção dos alimentos, ocorre a liberação de parte dos carotenoides da matriz do alimento, o que resulta em melhora da sua absorção intestinal. Após a ingestão desses compostos eles devem ser emulsificados e solubilizados em micelas antes de serem absorvidos pela mucosa intestinal.

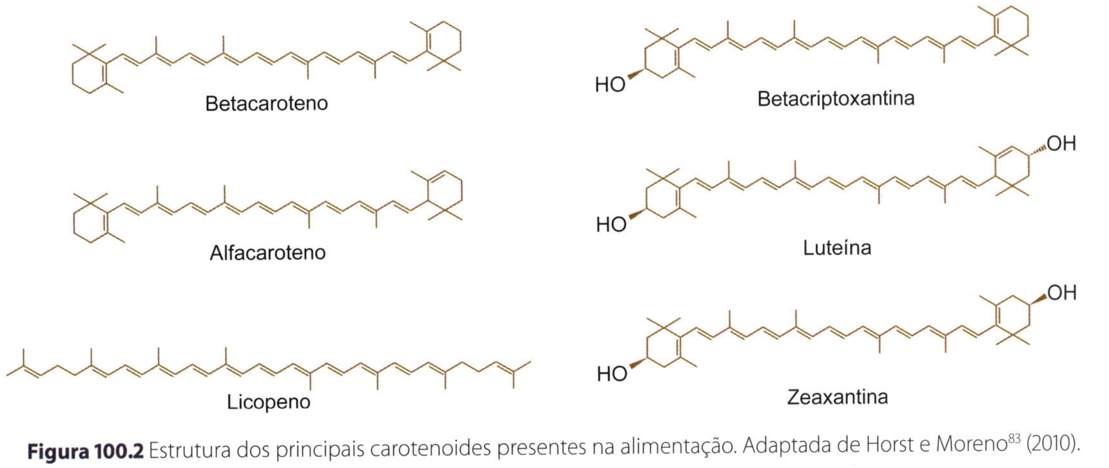

Figura 100.2 Estrutura dos principais carotenoides presentes na alimentação. Adaptada de Horst e Moreno[83] (2010).

Estas são responsáveis pelo transporte dos carotenoides do lúmen intestinal para o interior dos enterócitos por meio de processo passivo.[81]

Uma vez absorvidos pelos enterócitos, os carotenoides não precursores da vitamina A são transportados pelos quilomícrons via sistema linfático e liberados deles pela ação da enzima lipase de lipoproteína (LPL), sendo absorvidos por diferentes tecidos.[90] Por outro lado, os carotenoides precursores da vitamina A alfa e betacarotenos e betacriptoxantina são convertidos em retinal, depois em retinol e, posteriormente, esterificados com ácidos graxos e outros lipídios neutros no retículo endoplasmático. Neste, por sua vez, formam-se quilomícrons que serão absorvidos pelo sistema linfático e, subsequentemente, cairão na corrente sanguínea e serão metabolizados no fígado.[91] Estima-se que 88% do betacaroteno ingerido sejam convertidos em ésteres de retinil no intestino delgado.[80]

Efeitos na saúde humana

Ações biológicas dos carotenoides resultam de sua capacidade antioxidante, da modulação do sistema imune, do aumento da densidade da mácula,[92,93] do controle da expressão gênica e da modulação da expressão de enzimas metabolizadoras de xenobióticos.[94] Contudo, vale destacar que as diferentes ações biológicas desses compostos não ocorrem isoladamente, e sim de maneira integrada com outros CBA.

Como principais efeitos dos carotenoides na saúde humana, pode-se ressaltar a redução do risco de desenvolver degeneração macular relacionada à idade, catarata, doenças cardiovasculares e alguns tipos de câncer. Estudos epidemiológicos apontam para a existência de uma relação positiva entre maior consumo de carotenoides, com consequente aumento de suas concentrações plasmáticas e teciduais, e redução do risco de desenvolvimento de DCNT.[91]

A estrutura química única dos carotenoides contribui para várias de suas atividades biológicas específicas, incluindo propriedades antienvelhecimento, anticancerígenas, antidiabéticas, imunomoduladoras, antiobesidade, antioxidantes, provitamina, osteoprotetoras, cardioprotetoras e hepatoprotetoras.[95] A longa cadeia de ligações simples e duplas alternadas, comum a todos os carotenoides, confere a eles a capacidade de filtrar a luz visível. Essa propriedade é importante, mais especificamente para os olhos, nos quais carotenoides exercem função de absorção da luz azul, o que resulta em proteção de estruturas essenciais contra danos oxidativos do organismo, não somente para os olhos, como também para a pele. A região da retina conhecida como mácula lútea é assim denominada devido a sua cor amarelada resultante do acúmulo de luteína e zeaxantina.[96] A identificação de subprodutos de oxidação de luteína e zeaxantina na retina humana e em outros tecidos oculares endossa o papel antioxidante de xantofilas no olho humano.[97] A capacidade de filtrar a luz azul, atribuída aos carotenoides, foi classificada na sequência decrescente: luteína > zeaxantina > betacaroteno > licopeno.[98] Fontes alimentares desses carotenoides incluem: gema de ovo; manteiga; produtos de origem animal em geral; alimentos de pigmentação colorida, como cenoura, abóbora, milho, suco de laranja, melão *orange*; pimenta; e hortaliças verde-escuras, como couve, espinafre e brócolis.[80]

A coorte Carotenoids in Age-Related Eye Disease Study (CAREDS), composta de 1.600 mulheres americanas com mais de 55 anos, originou dados importantes a respeito da relação entre os carotenoides e doenças oculares relacionadas à idade. Entre outros achados, destaca-se que mulheres com consumo elevado de luteína e zeaxantina tiveram menor (– 23%) prevalência de catarata que as mulheres com consumo reduzido desses carotenoides. Os resultados possibilitaram a conclusão de que dietas com teores elevados de carotenoides estão moderadamente associadas à redução da prevalência de catarata.[99] Outro dado interessante é que polimorfismos em genes relacionados ao metabolismo ou a concentrações plasmáticas de luteína e zeaxantina, incluindo *BCA1*, *ABCG8*, *SCARB1*, *NPC1 L1* e *BCMO1*, foram associados à degeneração macular relacionada à idade.[100]

Estudos clínicos têm sugerido uma associação inversa entre as concentrações circulantes de carotenoides e o aumento da incidência de doença hepática gordurosa não alcoólica. Já em modelos pré-clínicos, a suplementação com carotenoides individuais, especialmente betacaroteno e licopeno, além da β-criptoxantina, da luteína, da zeaxantina e da astaxantina, têm demonstrado efeitos benéficos em relação à doença hepática mediante três possíveis mecanismos de ação: (1) melhora do *status* antioxidante hepático; (2) produção de vitamina A a partir de betacaroteno e β-criptoxantina, favorecendo melhor sinalização dos retinoides hepáticos; e (3) geração de metabólitos de apocarotenoides a partir de betacaroteno e licopeno, que podem regular vias de sinalização hepática.[101] O betacaroteno foi considerado inúmeras vezes um protetor solar. Consequentemente, aventa-se que possa ser benéfico o consumo de suplementos orais quando há exposição prolongada ao sol.[102,103] Estudos de intervenção indicam que suplementos ou dietas com alimentos que apresentem conteúdo elevado de carotenoides são eficientes em fotoproteção sistêmica, avaliada como redução da sensibilidade na formação de eritema induzido por raios UV. O sucesso da intervenção depende da dose (acima de 20 mg) e do tempo de administração, que deve ser superior a 10 semanas. Assim, o aumento no consumo de alimentos com teor elevado de carotenoides pode contribuir para a proteção contra raios UV durante toda a vida.[104] Contudo, estudos com duração de 3 a 8 semanas não demonstraram proteção.

Como os carotenoides são altamente hidrofóbicos, espera-se que sua ação antioxidante ocorra em um ambiente lipofílico, como membranas celulares ou lipoproteínas. Reações antioxidantes, especificamente em membranas, podem ocorrer tanto na presença de carotenoides apolares (carotenos) quanto de polares (xantofilas). A capacidade antioxidante dessas duas classes de carotenoides depende de sua localização na membrana. Assim, betacaroteno e licopeno são capazes de sequestrar espécies reativas de oxigênio (ERO) na porção hidrofóbica; já as xantofilas são mais efetivas na região polar, hidrofílica.[105]

Resultados promissores foram obtidos em um estudo de suplementação com cápsulas de óleo de peixe ou óleo de peixe mais uma mistura de carotenoides (6 mg de betacaroteno, 1,4 mg de alfacaroteno, 4,5 mg de licopeno, 11,7 mg de bixina, 4,4 mg de luteína e 2,2 mg de carotenoides totais da páprica), com 32 voluntários saudáveis e não tabagistas, com duração de 3 semanas do tipo *crossover* (12 semanas entre o tratamento e o placebo). Houve melhora da estabilidade oxidativa da LDL em experimento *ex-vivo*, bem como redução de danos em DNA (excreção urinária de 8-hidroxi-2-desoxiguanosina) no período de suplementação com óleo de peixe mais carotenoides, em comparação ao período suplementado apenas com o óleo de peixe.[106]

Entretanto, como todos os antioxidantes, os carotenoides também podem exercer atividade pró-oxidante em determinadas circunstâncias, particularmente quando ocorre o consumo de doses elevadas e em condições de estresse oxidativo intensificado, como em tabagistas. Assim, níveis ideais de ingestão de carotenoides são necessários para a atividade antioxidante em células e tecidos, bem como as interações cooperativas entre os carotenoides e outros antioxidantes para determinar, em última instância, o efeito antioxidante/pró-oxidante. Sob condições pró-oxidantes, carotenoides podem gerar epóxidos de carotenoides e peróxidos cíclicos sendo quimicamente instáveis e clivados em reações subsequentes. Os principais produtos de decomposição de carotenoides em condições oxidativas são cetonas e aldeídos; ainda, especula-se que os produtos reativos de clivagem modificam proteínas-chave em vias de sinalização.[107,108] Em cultura de células neoplásicas de diferentes linhagens, a adição de vitamina E possibilitou a reversão completa dos efeitos pró-oxidantes desse carotenoide.[107]

Foram conduzidos estudos prospectivos com o objetivo de relacionar a ingestão de carotenoides e o risco de desenvolvimento do câncer de pele. Assim, em pacientes australianos com histórico desse câncer, o consumo de luteína e zeaxantina correlacionou-se inversamente à incidência de carcinoma de células escamosas; no entanto, o betacaroteno foi positivamente associado à reincidência de câncer de pele de células basais. Esses dados sugerem que podem ocorrer associações distintas entre carotenoides e diferentes tipos de câncer de pele.[109]

Em outro estudo, os resultados sugeriram que não há relação entre a concentração sérica dos carotenoides alfa e betacarotenos, luteína, zeaxantina e betacriptoxantina e o risco de câncer de pele de células basais. Os carotenoides licopeno e alfa e betacarotenos não apresentaram correlação individual ao risco de câncer de pele de células escamosas. Contudo, os resultados apontaram para um possível efeito da betacriptoxantina, da luteína e da zeaxantina no aumento do risco de câncer de pele de células escamosas.[110] Desse modo, ainda são necessárias mais investigações para elucidar o papel dos carotenoides no câncer de pele não melanoma, especialmente estudos que levem em consideração aspectos como a predisposição genética e a extensão individual da exposição ao sol.

Druesne-Pecollo et al.[111] realizaram revisão sistemática e metanálise incluindo 182.323 participantes, entre pacientes com câncer e controles, provenientes de nove estudos clínicos randomizados com suplementação de betacaroteno. De maneira geral, não foi observado nenhum efeito da suplementação na incidência de nenhum dos tipos de câncer (pulmão, estômago, pâncreas, colorretal, próstata, mama, e de pele não melanoma). Entretanto, a suplementação de 20 a 30 mg de betacaroteno por dia aumentou a incidência de câncer de pulmão e de estômago em tabagistas e em indivíduos que trabalhavam com amianto, respectivamente, em comparação com o grupo placebo. Esses dados indicam que a suplementação com betacaroteno não deve ser indicada para esses dois grupos específicos de indivíduos.

Evidências epidemiológicas e investigações clínicas indicam que o licopeno é um promissor agente quimiopreventivo. Van Breemen e Pajkovic,[112] em revisão, compilaram 72 estudos epidemiológicos que investigaram a relação entre o consumo de produtos derivados de tomate e/ou licopeno e o risco de câncer. Destes, 57 apresentaram relação inversa, apontando para um possível papel quimiopreventivo do licopeno em diversos tipos de câncer.

Uma metanálise comparou o risco de câncer de próstata entre indivíduos que não consumiam produtos de tomate e aqueles que os consumiam frequentemente. Nesse caso, os efeitos da ingestão de tomate foram modestos e restritos àqueles com um consumo muito elevado.[113] Em estudos epidemiológicos realizados em 2006[114] e 2007,[115] não se detectou associação entre o consumo de licopeno e o risco de câncer de próstata. Porém, em metanálise incluindo 15.891 casos e 592.479 participantes, os autores concluíram que tanto a ingestão quanto as concentrações plasmáticas de alfacaroteno e de licopeno são inversamente associadas com o risco de câncer de próstata, enquanto o betacaroteno não apresentou nenhuma associação. Os autores sugerem ainda a necessidade da condução de estudos clínicos de suplementação para avaliar o real efeito dos carotenoides.[116]

Outro tipo câncer com alta prevalência na população mundial e com forte associação com a alimentação é o de cabeça e pescoço. Sobre o assunto, metanálise de 15 estudos caso-controle e um prospectivo concluiu que a ingestão de carotenoides a partir de alimentos reduz o risco desse tipo de câncer, com algumas especificidades por carotenoide e subsítio anatômico. A alta ingestão de betacaroteno reduz significativamente o risco de câncer de cavidade oral e de laringe, e o licopeno e a betacriptoxantina reduzem o risco de câncer de laringe. Licopeno, alfacaroteno e betacriptoxantina estão especialmente associados à redução do risco de câncer oral e de faringe.[117]

Ao contrário dos achados epidemiológicos, que destacavam a eventual ocorrência de um papel protetor do betacaroteno, esse carotenoide não demonstrou atividade quimiopreventiva eficaz de neoplasias primárias. Inesperadamente, as evidências sugeriram um efeito deletério por parte dos carotenoides, possivelmente relacionado a uma ação pró-oxidante inerente da atividade de antioxidantes.[118]

Nos EUA, a FDA não permite alegações de funcionalidade, argumentando que os estudos são ainda inconsistentes. Por outro lado, apesar de nem todas as associações serem plenamente reconhecidas, no Brasil, a Anvisa aceita alegações de capacidade antioxidante relacionadas ao licopeno, à luteína e à zeaxantina.

Entretanto, as recomendações do World Cancer Research Fund,[119] revisadas em 2016, ressaltam que suplementos de betacaroteno não devem ser utilizados visando à redução do risco de cânceres e sugerem que a melhor opção nesse sentido seria o consumo elevado de frutas e hortaliças (cinco a nove porções diárias) associado a uma alimentação equilibrada.

REFERÊNCIAS BIBLIOGRÁFICAS

As referências consultadas para a elaboração deste capítulo estão disponíveis *online* no Ambiente de aprendizagem do GEN.

COMO CITAR ESTE CAPÍTULO

ABNT
HORST, M. A.; CAMPOS, A. D. S.; DONADO-PESTANA, C. M. *et al.* Compostos bioativos de alimentos. *In*: ROSSI, L.; POLTRONIERI, F. (org.). *Tratado de Nutrição e Dietoterapia*. 2. ed. Rio de Janeiro: Guanabara Koogan, 2023. p. 1112-1121.

VANCOUVER
Horst MA, Campos ADS, Donado-Pestana CM et al. Compostos bioativos de alimentos. In: Rossi L, Poltronieri F (Orgs.). Tratado de nutrição e dietoterapia. 2. ed. Rio de Janeiro: Guanabara Koogan; 2023. p. 1112-21.

CAPÍTULO

101
Alimentos para Fins Especiais

Camila Carvalho Menezes

INTRODUÇÃO

Os profissionais da área da saúde e os órgãos governamentais estão cada vez mais conscientes do importante papel da alimentação na saúde. Nesse sentido, aumenta a quantidade de consumidores à procura de alimentos saudáveis com o objetivo de reduzir o risco de doenças e obter bem-estar. Assim, para atender a tais demandas, há inúmeros estudos sendo conduzidos no mundo, com o objetivo de avaliar as particularidades da relação entre alimento e saúde.

Uma referência mundial para a harmonização dos padrões de qualidade e identidade de alimentos é o *Codex Alimentarius*, que é um conjunto de normas, orientações e códigos de práticas adotado pela Comissão do *Codex Alimentarius*. Essa Comissão foi criada em 1963 pela Food and Agriculture Organization of the United Nations (FAO) e pela World Health Organization (WHO), sendo parte central do programa conjunto FAO/WHO de Normas Alimentares para proteger a saúde dos consumidores e promover práticas corretas no processamento e na comercialização de alimentos. Os textos de segurança alimentar do *Codex* são uma referência nos conflitos comerciais da World Trade Organization (WTO).

Com base no princípio de que nenhum alimento deve ser apresentado de maneira errônea ou enganosa, as recomendações adotadas pelo *Codex* para as declarações (*claims*) de rotulagem nutricional de alimentos podem ser aplicadas à rotulagem de todos os itens pré-embalados em âmbito internacional. No entanto, embora a WTO reconheça o *Codex* como referência internacional para o mercado, a sua implementação nos países é voluntária. O Brasil ingressou na Comissão do *Codex Alimentarius* em 1970.

No país, a Agência Nacional de Vigilância Sanitária (Anvisa), criada pela Lei nº 9.782, de 26 de janeiro 1999, é uma autarquia sob regime especial. Ela tem por finalidade institucional promover a proteção da saúde da população por meio do controle sanitário da produção e do consumo de produtos e serviços submetidos à vigilância sanitária, inclusive dos ambientes, dos processos, dos insumos e das tecnologias a eles relacionados, bem como por meio do controle de portos, aeroportos, fronteiras e recintos alfandegados. Cabem a ela a regulamentação, o controle e a fiscalização de produtos e serviços que envolvam risco à saúde pública, como os bens e produtos de consumo submetidos a controle e fiscalização sanitária, dos quais alimentos, inclusive bebidas, águas envasadas, insumos, embalagens, aditivos alimentares, limites de contaminantes orgânicos e resíduos de agrotóxicos e de medicamentos veterinários são alvo de suas incumbências. Sendo assim, a Anvisa tem tentado

definir a grande categoria de alimentos para fins especiais, pautando-se em normas do *Codex Alimentarius*, do Council Directive of the European Communities e do Code of Federal Regulations of the United States.

DEFINIÇÃO

A norma geral para rotulagem e declaração de propriedades de alimentos pré-embalados para dietas especiais do *Codex Alimentarius (Codex Stan* 146-1985), publicada em 1985, define alimentos para fins especiais como aqueles especialmente processados ou formulados para satisfazer necessidades dietéticas particulares resultantes de uma condição física ou fisiológica particular e/ou de doenças e distúrbios. No Brasil, em 1998, a Secretaria de Vigilância Sanitária do Ministério da Saúde publicou a Portaria nº 29, de 13 de janeiro de 1998, referente ao regulamento técnico para fixação de identidade e qualidade de alimentos para fins especiais. Com isso, foram definidos como alimentos para fins especiais aqueles formulados ou processados, nos quais se introduzem modificações no conteúdo de nutrientes, adequados à utilização em dietas diferenciadas e/ou opcionais, atendendo às necessidades de pessoas em condições metabólicas e/ou fisiológicas específicas.

Para a legislação brasileira, excluem-se da categoria de alimentos para fins especiais os itens:

- Alimentos adicionados de nutrientes essenciais
- Bebidas dietéticas e/ou de baixas calorias e/ou alcoólicas
- Suplementos vitamínicos e/ou de minerais
- Produtos que contenham substâncias medicamentosas ou indicações terapêuticas
- Aminoácidos de forma isolada e combinada.

São alimentos para fins especiais as seguintes classes:

- Alimentos para dietas com restrição de nutrientes (carboidratos, gorduras, proteínas, sódio e outros destinados a fins específicos)
- Alimentos para ingestão controlada de nutrientes (alimentos para controle de peso, alimentos para praticantes de atividade física, alimentos para dietas por nutrição enteral, alimentos para dietas de ingestão controlada de açúcares e outros destinados a fins específicos)
- Alimentos para grupos populacionais específicos (alimentos de transição para lactentes e crianças na primeira infância, alimentos para gestantes e nutrizes, alimentos à base de cereais para alimentação infantil, fórmulas infantis, alimentos para idosos e outros destinados aos demais grupos populacionais específicos).

A Portaria nº 29 ainda é vigente, e desde 1998 não houve nenhuma adequação ou alteração dela. No seu texto, ela define as características específicas de composição e qualidade para algumas classes de alimentos para fins especiais (Tabela 101.1) e, para outras, apenas declara que serão "classificados e normatizados por regulamento específico" (p. ex., os alimentos destinados a praticantes de atividade física), assim como também é preconizado pela Diretiva 2009/39/CE do Parlamento Europeu, que especifica as normas relativas aos gêneros alimentícios destinados a uma alimentação saudável. Em alguns casos, os regulamentos específicos já passaram por várias alterações, com revogação de legislações não mais pertinentes. Também foram definidos critérios vinculados à segurança dos consumidores

Tabela 101.1 Critérios de segurança ao consumidor em relação aos componentes presentes e critérios para rotulagem pertinentes às diferentes classificações de alimentos para fins especiais, segundo a Portaria nº 29, de 13 de janeiro de 1998.

Classes	Características específicas de composição e qualidade
Alimentos para dietas com restrição de nutrientes	
Alimentos para dietas com restrição de carboidratos: sacarose, frutose e/ou glicose (dextrose)	Alimentos especialmente formulados para atender às necessidades de pessoas com distúrbios no metabolismo desses açúcares. Podem conter no máximo 0,5 g de sacarose, frutose e/ou glicose por 100 g ou 100 mℓ do produto final a ser consumido
Alimentos para dietas com restrição de carboidratos: outros mono e/ou dissacarídeos	Alimentos especialmente formulados para atender às necessidades de portadores de intolerância à ingestão de dissacarídeos e/ou portadores de erros inatos do metabolismo de carboidratos. Podem conter no máximo 0,5 g do nutriente em referência por 100 g ou 100 mℓ do produto final a ser consumido
Adoçantes com restrição de sacarose, frutose e/ou glicose (adoçante dietético)	Adoçantes formulados para dietas com restrição de sacarose, frutose e/ou glicose para atender às necessidades de pessoas sujeitas à restrição desses carboidratos. As matérias-primas sacarose, frutose e glicose não podem ser utilizadas na formulação desses produtos alimentícios
Alimentos para dietas com restrição de gorduras	Alimentos especialmente formulados para pessoas que necessitem de dietas com restrição de gorduras. Podem conter no máximo 0,5 g de gordura total por 100 g ou 100 mℓ do produto final a ser consumido
Alimentos para dietas com restrição de proteínas	Alimentos especialmente elaborados para atender às necessidades de portadores de erros inatos do metabolismo, intolerâncias, síndromes de má absorção e outros distúrbios relacionados à ingestão de aminoácidos e/ou proteínas. Esses produtos devem ser totalmente isentos do componente associado ao distúrbio
Alimentos para dietas com restrição de sódio (alimentos hipossódicos)	Alimentos especialmente elaborados para pessoas que necessitem de dietas com restrição de sódio, cujo valor dietético especial é o resultado da redução ou restrição de sódio
Alimentos para ingestão controlada de nutrientes	
Alimentos para controle de peso	Classificados e normatizados por regulamento específico
Alimentos para praticantes de atividade física	Classificados e normatizados por regulamento específico
Alimentos para dietas por nutrição enteral	Classificados e normatizados por regulamento específico
Alimentos para dietas de ingestão controlada de açúcares	Alimentos especialmente formulados para atender às necessidades de pessoas que apresentem distúrbios do metabolismo de açúcares, não devendo ser adicionados de açúcares. É permitida a presença dos açúcares naturalmente existentes nas matérias utilizadas
Alimentos para grupos populacionais específicos	
Alimentos para grupos populacionais específicos	Os alimentos para grupos populacionais específicos devem atender às necessidades fisiológicas pertinentes, classificados e normatizados por regulamentos específicos

Adaptada de Brasil (1998).

em relação aos ingredientes, aos aditivos e coadjuvantes de tecnologia, aos contaminantes, à higiene e aos critérios de rotulagem (Tabela 101.2).

ESPECIFICIDADES DE ALGUMAS CLASSES DE ALIMENTOS PARA FINS ESPECIAIS

Alimentos que podem ser designados pelo termo "*diet*"

Segundo a legislação brasileira, os itens classificados como alimentos para dietas com restrição de nutrientes (carboidratos, gorduras, proteínas, sódio e outros alimentos destinados a fins específicos), alimentos exclusivamente empregados para controle de peso e alimentos para dieta de ingestão controlada de açúcares, opcionalmente, podem ser designados com o termo "*diet*". No entanto, os consumidores brasileiros, de maneira geral, não são bem esclarecidos em relação à sua definição. Muitos acreditam que os alimentos *diet* necessariamente estão atrelados à isenção de açúcar e/ou reduzido valor calórico. Portanto, alguns estudos mostram que a falta de esclarecimento aos consumidores pode acarretar risco à saúde de alguns grupos de pessoas.

Ainda que, de acordo com a Portaria nº 29/1998, os alimentos para controle de peso possam ser vinculados ao termo "*diet*", não necessariamente estarão relacionados com baixo valor calórico, pois a Portaria nº 30, de 13 de janeiro de 1998,

define que "esses alimentos devem ser especialmente formulados e elaborados de forma a apresentar composição definida, adequada a suprir parcialmente as necessidades nutricionais do indivíduo e que sejam destinados a propiciar redução, manutenção ou ganho de peso corporal". Portanto, podem apresentar, inclusive, densidade calórica mais elevada para cumprir finalidades específicas. Da mesma maneira, alimentos com restrição de qualquer nutriente (carboidrato, proteína, lipídio, sódio, entre outros) não necessariamente têm seu valor calórico reduzido. Há situações em que apresentam valores aumentados em relação ao alimento convencional, como nas substituições de açúcares por gorduras.

Cabe ressaltar que, para muitos consumidores, há uma associação direta entre os alimentos *diet* e aqueles para indivíduos diabéticos. Apesar de a maioria dos alimentos comercializados no Brasil com o termo "*diet*" ser para esse fim, os com restrição de lipídios, sódio, entre outros, também podem ter esse termo vinculado no rótulo. Outra questão é que a legislação permite que o produto alimentício para dietas com ingestão controlada de açúcares contenha açúcares naturalmente existentes nas matérias-primas, não havendo limites para essa quantidade. Sendo assim, mesmo sem adição direta de açúcares ou de matérias-primas que tenham ele como sua principal constituição (p. ex., mel), esses alimentos podem apresentar quantidades de açúcares relevantes e levar o consumidor ao engano. Tal fato se torna um risco de saúde eminente para portadores de diabetes melito.

Tabela 101.2 Critérios vinculados à segurança dos consumidores em relação aos ingredientes, aditivos e coadjuvantes de tecnologia, aos contaminantes, à higiene e aos critérios de rotulagem para a comercialização de alimentos para fins especiais, segundo a Portaria nº 29, de 13 de janeiro de 1998.

Ingredientes, aditivos e coadjuvantes de tecnologia
Os coadjuvantes de tecnologia e os aditivos terão, quando for o caso, limites e condições de emprego mencionados nos seus padrões específicos
É permitida a utilização de aditivos e coadjuvantes de tecnologia nos mesmos limites previstos para os alimentos convencionais similares, desde que não alterem a finalidade a que o alimento se propõe
É permitida a utilização de aditivos e coadjuvantes de tecnologia não previstos nos alimentos convencionais similares, desde que apresentadas a comprovação técnico-científica dos níveis de segurança toxicológica dos aditivos e coadjuvantes de tecnologia e a justificativa tecnológica de uso, acrescidas da proposta para inclusão ou extensão de uso, para que sejam avaliadas pelo órgão competente
É permitida a utilização de matérias-primas não em geral empregadas nos alimentos convencionais, porém tecnologicamente necessárias
Contaminantes
Resíduos de agrotóxicos: devem estar em consonância com os níveis toleráveis nas matérias-primas empregadas, estabelecidos pela legislação específica
Resíduos de aditivos dos ingredientes: os remanescentes dos aditivos somente serão tolerados quando em correspondência com a quantidade de ingredientes empregados, obedecida a tolerância fixada para eles
Contaminantes inorgânicos: devem obedecer aos limites estabelecidos pela legislação específica
Higiene
Os alimentos para fins especiais devem ser preparados, manipulados, acondicionados e conservados conforme as boas práticas de fabricação (BPF), além de atender aos padrões microbiológicos, microscópicos e físico-químicos estabelecidos pela legislação específica
Rotulagem
Os alimentos para fins especiais devem atender às normas de rotulagem geral, nutricional e específica do alimento convencional, dispostas no respectivo regulamento técnico, quando for o caso Quando qualquer informação nutricional complementar for utilizada, deve estar de acordo com o regulamento de informação nutricional complementar
No painel principal, devem constar: • A designação do alimento, de acordo com a legislação específica, seguida da finalidade a que se destina, em letras de mesma cor e mesmo tamanho • O termo "*diet*" pode, opcionalmente, ser utilizado para os alimentos classificados como alimentos para dietas com restrição de nutrientes (carboidratos, gorduras, proteínas, sódio e outros destinados a fins específicos), alimentos exclusivamente empregados para controle de peso e alimentos para dieta de ingestão controlada de açúcares
Nos demais painéis de embalagem, devem constar: • A informação nutricional, em caráter obrigatório, de acordo com a norma de rotulagem nutricional • A instrução clara do modo de preparo, quando não for apresentado à venda pronto para o consumo • A instrução dos cuidados de conservação e armazenamento, antes e depois de abrir a embalagem, quando for o caso • As seguintes informações devem constar em destaque e em negrito: ■ "Diabéticos: contém (especificar o mono e/ou dissacarídeo)", quando os alimentos para fins especiais classificados como alimentos para dietas com restrição de nutrientes (carboidratos, gorduras, proteínas e outros destinados a fins específicos) e alimentos para ingestão controlada de nutrientes (alimentos para controle de peso, alimentos para praticantes de atividade física, alimentos para dietas de ingestão controlada de açúcares e outros destinados a fins específicos) contiverem mono e/ou dissacarídeos (glicose, frutose e/ou sacarose, conforme o caso) • A informação "Contém fenilalanina", para os alimentos nos quais houver adição de aspartame • A informação "Este produto pode ter efeito laxativo", para os alimentos cuja previsão razoável de consumo resulte na ingestão diária superior a 20 g de manitol, 50 g de sorbitol, 90 g de polidextrose ou de outros polióis que possam ter efeito laxativo • A orientação "Consumir preferencialmente sob orientação nutricional ou médica". A orientação constante dos regulamentos específicos das classificações dos alimentos para fins especiais deve prevalecer quando diferir dessa orientação

Adaptada de Brasil (1998).

O termo "*diet*" não é estabelecido pelas principais normas sobre alimentos para fins especiais, como as do *Codex Alimentarius*, da Food and Drug Administration (FDA) e da União Europeia. Diante de um cenário cada vez mais globalizado, isso torna ainda mais difícil a educação do consumidor quanto à maneira correta de interpretar as mensagens que os rótulos trazem. Além disso, erroneamente, muitos consumidores fazem associação entre os termos "*diet*" e "*light*". No entanto, a Anvisa não considera os alimentos *light* como alimentos para fins especiais e trata de suas especificações nas normas relacionadas às Informações Nutricionais Complementares.

Alimentos para dietas com restrição de carboidratos: lactose

No Brasil, a procura crescente por alimentos "sem lactose" levou a Anvisa a lançar, em 2016, consultas públicas sobre os requisitos para a declaração obrigatória de lactose nos rótulos dos alimentos. Diante disso, em 2017, foram aprovadas as seguintes resoluções: Resolução da Diretoria Colegiada (RDC) nº 135/2017, que altera a Portaria nº 29/1998, aprovando o regulamento técnico referente a alimentos para fins especiais, para dispor sobre os alimentos para dietas com restrição de lactose; e a RDC nº 136/2017, que estabelece os requisitos para declaração obrigatória da presença de lactose nos rótulos dos alimentos. As indústrias tiveram o prazo de 24 meses (até janeiro de 2019) para se adequarem às normas vigentes.

A RDC nº 135/2017 estabeleceu que os fabricantes são obrigados a informar a presença de lactose nos alimentos. Isso vale para aqueles com mais de 100 mg de lactose por 100 g ou mℓ do produto, ou seja, qualquer alimento que contenha lactose em quantidade acima de 0,1% deverá conter a expressão "contém lactose" em seu rótulo. De acordo com a Anvisa, esse limite está fundamentado em referências técnicas e na experiência de países que adotam a rotulagem de lactose há mais tempo, como Alemanha e Hungria. Entende-se que esse limite de 100 mg é seguro para as pessoas com intolerância à lactose, e a rede de laboratórios disponível no Brasil tem capacidade para avaliar a presença desse açúcar nesses níveis. Os fabricantes de alimentos poderão também empregar a expressão "baixo teor de lactose" ou "baixo em lactose" nos casos em que a quantidade de lactose estiver entre 100 mg e 1 g/100 g ou mℓ do alimento pronto para consumo, conforme instruções do fabricante. A Tabela 101.3 descreve os termos que podem ser adotados para a declaração de presença ou ausência de lactose nos rótulos.

Alimentos para dietas com restrição de sódio

No Brasil, a Portaria nº 29/1998 define que os alimentos para dietas com restrição de sódio (alimentos hipossódicos) devem ser especialmente elaborados para pessoas que necessitem de alimentação com essa restrição, cujo valor dietético especial é o resultado da redução ou restrição de sódio; no entanto, não define nenhum limite de quantidade. Apesar das ações do Ministério da Saúde nos últimos anos para a redução do consumo de sódio, estabelecendo acordos com as indústrias de alimentos no sentido de reduzir suas quantidades nos itens processados, ainda não há uma legislação específica para esse fim. Apenas a RDC nº 54/2014, que trata das informações nutricionais complementares para fins de rotulagem de alimentos, define os padrões para alegações referentes ao conteúdo de sódio nos alimentos. As alegações podem ser realizadas em relação ao valor absoluto do próprio alimento ou em relação ao valor comparativo com um alimento de referência (convencional), de acordo com a Tabela 101.4.

O *Codex Alimentarius* publicou as Normas para Alimentação Especial com baixo teor de sódio em 1981 (*Codex Stan*

Tabela 101.3 Normas para declaração de "lactose" nos rótulos dos alimentos segundo as RDC nºs 135 e 136, de 08 de fevereiro de 2017.

Quantidade de lactose no alimento	Alegações
Abaixo de 100 mg/100 g ou mℓ	"Zero lactose", "isento de lactose", "0% lactose", "sem lactose" ou "não contém lactose" (opcional)
100 mg a 1 g/100 g ou mℓ	"Baixo teor de lactose" ou "baixo em lactose" (opcional)
≥ 100 mg/100 g ou mℓ	"Contém lactose" (obrigatório)*

*Os alimentos da categoria "contém lactose" devem fornecer a informação da seguinte maneira:
- Imediatamente após a lista de ingredientes ou abaixo dela, com caracteres legíveis
- Em caixa-alta
- Em negrito
- Em cor contrastante com o fundo do rótulo
- Com altura mínima de 2 mm e nunca inferior à altura da letra utilizada na lista de ingredientes

Exceções:
- No caso das fórmulas infantis para lactentes destinadas a necessidades dietoterápicas específicas e das fórmulas infantis de seguimento para lactentes e crianças na primeira infância destinadas a necessidades dietoterápicas específicas, a declaração é obrigatória quando o produto contiver lactose em quantidade maior do que 10 mg/100 kcal, considerando o produto pronto para o consumo, de acordo com as instruções de preparo fornecidas pelo fabricante
- No caso das fórmulas para nutrição enteral, a declaração é obrigatória quando o produto contiver lactose em quantidade maior ou igual a 25 mg/100 kcal, considerando o produto pronto para o consumo, de acordo com as instruções de preparo fornecidas pelo fabricante

Adaptada de Brasil 2017c; 2017d.

53-1981), que contêm apenas disposições específicas para o teor de sódio dos alimentos destinados a uma alimentação especial e para os substitutos do cloreto de sódio. Portanto, estabeleceu os seguintes critérios:

- Alimentos para fins especiais com baixo teor de sódio são aqueles produzidos sem a adição de sais de sódio e cujo teor do nutriente não seja superior à metade do produto de referência convencional, cujo teor não é superior a 120 mg/100 g
- Alimentos para fins especiais com muito baixo teor de sódio são os produzidos sem a adição de sais de sódio e cujo teor não seja superior à metade do produto de referência convencional, cujo teor não é superior a 40 mg/100 g.

Alimentos para dietas com restrição de aminoácidos ou proteínas

Alimentos alergênicos

Alergia alimentar é uma questão de saúde pública significativa em todo o mundo, sendo a anafilaxia a principal preocupação, pois pode levar o indivíduo a óbito se não for tratada imediatamente. Apesar de existirem muitos fatores ambientais e individuais que podem influenciar o desenvolvimento de alergias alimentares, mais de 200 alimentos já foram descritos como causadores dessas alergias. Estimativas internacionais indicam que entre 30 e 50% dos casos de anafilaxia são causados por alimentos; em crianças, esses números podem alcançar 80% dos casos. O *Codex Alimentarius* considera que ovos, leites, peixes, crustáceos, castanhas, amendoim, trigo e soja são os alimentos alergênicos de maior relevância para a saúde pública. Muitos países já adotaram critérios de rotulagem relacionados aos alimentos comercializados pré-embalados, muitos dos quais com base nas normas do *Codex* ou da União Europeia. Em 2004, os EUA aprovaram a Food Allergen Labeling and Consumer Protection Act (FALCPA).

As estratégias regulatórias de gerenciamento de risco para consumidores alérgicos têm se concentrado em conceder informações sobre a presença de alergênios alimentares por meio de declarações nos rótulos de alimentos, e vários países e órgãos reguladores reconheceram a importância de fornecê-las. No entanto, diferentes governos e organizações tomaram medidas distintas para identificar os alergênios prioritários e para projetar marcos regulatórios de declaração de rotulagem. As diferenças entre as listas de alguns países podem ser verificadas na Tabela 101.5. Cada órgão identifica diferentes alergênios prioritários, e muitas vezes não está claro quais critérios foram usados para elegê-los. No entanto, identificar essas diferenças é um passo importante no desenvolvimento de uma abordagem regulatória uniforme, viável e exequível para proteger os consumidores igualmente em todo o mundo.

Segundo a Gerência de Avaliação de Risco e Eficácia para Alegações da Anvisa, embora o Brasil esteja discutindo, desde 2011, a harmonização de regras para rotulagem de alimentos alergênicos na Comissão de Alimentos do SGT-3 do Mercosul, a publicação de uma legislação foi uma iniciativa unilateral adotada pela Agência com o intuito de proteger a saúde dos consumidores com alergias alimentares. Sendo assim, os requisitos para a rotulagem obrigatória dos principais alimentos que causam alergias alimentares foram estabelecidos no Brasil apenas em 2015, por meio da RDC nº 26, de 03 de julho de 2015. A partir de então, todos os alimentos, incluindo bebidas, ingredientes, aditivos alimentares e coadjuvantes de tecnologia embalados na ausência dos consumidores, inclusive aqueles destinados exclusivamente

Tabela 101.4 Condições para declaração da informação nutricional complementar (declarações de propriedades nutricionais) em relação ao conteúdo de sódio, de acordo com a RDC nº 54, de 12 de novembro de 2012.

Atributo	Condições	
Valor absoluto		
Baixo	Máximo de 80 mg de sódio	Por 100 g ou 100 mℓ em pratos preparados conforme o caso
		Por porção quando essas forem maiores que 30 g ou 30 mℓ. Para porções menores ou iguais a 30 g ou 30 mℓ, a condição deve ser atendida em 50 g ou 50 mℓ
Muito baixo	Máximo de 40 mg de sódio	Por 100 g ou 100 mℓ em pratos preparados conforme o caso
		Por porção quando essas forem maiores que 30 g ou 30 mℓ. Para porções menores ou iguais a 30 g ou 30 mℓ, a condição deve ser atendida em 50 g ou 50 mℓ
Não contém	Máximo de 5 mg de sódio	Por 100 g ou 100 mℓ em pratos preparados conforme o caso
		Por porção
Valor comparativo		
Reduzido	Redução mínima de 25% no conteúdo de sódio	
	O alimento de referência não pode atender às condições estabelecidas para o atributo "baixo em sódio"	

Adaptada de Brasil (2012).

Tabela 101.5 Classificação de alimentos alergênicos.[*]

Alimentos	*Codex*	União Europeia	Austrália/Nova Zelândia	Canadá	China	Hong Kong	Japão	Coreia	México	EUA
Trigo/cereais	X	X	X	X	X	X	X[**]	X[***]	X	X
Ovos	X	X	X	X	X	X	X	X	X	X
Leite	X	X	X	X	X	X	X	X	X	X
Amendoim	X	X	X	X	X	X	X	X	X	X
Peixe	X	X	X	X	X	X		X[***]	X	X
Crustáceos	X	X	X	X	X	X	X[**]	X[***]		
Soja	X	X	X	X	X	X		X	X	X
Nozes	X	X	X	X	X	X			X	X
Gergelim		X	X	X						
Crustáceo/moluscos		X		X						
Mostarda		X		X						
Aipo		X								
Tremoço		X								
Outros							X[**]	X[***]		

[*]A partir de 1º de janeiro de 2012. [**]Camarão e caranguejo são os únicos crustáceos listados. Grãos incluem trigo e trigo-sarraceno. "Outros" incluem os alimentos para os quais é recomendada a rotulagem, mas não é obrigatória: lulas, ovas de salmão, laranjas, *kiwis*, carne de vaca, nozes, salmão, cavala, soja, frango, banana, carne de porco, cogumelos, maçãs, gelatina. [***]Cavala é o único peixe, e caranguejo e camarão são os únicos crustáceos listados. Grãos incluem trigo e trigo-sarraceno. "Outros" incluem carne de porco, pêssegos e tomates. Adaptada de Gendel (2012).

ao processamento industrial e os destinados aos serviços de alimentação, que tiverem alguns dos itens descritos na Tabela 101.6 entre seus ingredientes, ou derivados deles, devem apresentar as seguintes declarações em seu rótulo:

- "Alérgicos: contém (nomes comuns dos alimentos que causam alergias alimentares)" ou "Alérgicos: contém derivados de (nomes comuns dos alimentos que causam alergias alimentares)" ou "Alérgicos: contém (nomes comuns dos alimentos que causam alergias alimentares) e derivados", conforme a situação
- No caso dos crustáceos, a declaração deve incluir o nome comum das espécies da seguinte maneira: "Alérgicos: contém crustáceos (nomes comuns das espécies)" ou "Alérgicos: contém derivados de crustáceos (nomes comuns das espécies)" ou "Alérgicos: contém crustáceos e derivados (nomes comuns das espécies)", conforme o caso

- Para os produtos destinados exclusivamente ao processamento industrial ou aos serviços de alimentação, a informação exigida pode ser fornecida alternativamente nos documentos que acompanham o produto
- Nos casos em que não for possível garantir a ausência de contaminação cruzada dos alimentos, ingredientes, aditivos alimentares ou coadjuvantes de tecnologia por alergênios alimentares, deve constar no rótulo a declaração "Alérgicos: pode conter (nomes comuns dos alimentos que causam alergias alimentares)".

Na maioria dos países, as legislações específicas exigem apenas que sejam declaradas as presenças dos alimentos alergênicos nas listas de ingredientes, sem nenhuma expressão como "contém". Entretanto, o destaque da alegação no rótulo como exigência da legislação brasileira pode proporcionar aumento da segurança para o consumidor.

Tabela 101.6 Lista de alimentos alergênicos segundo a RDC nº 26, de 03 de julho de 2015.

Trigo, centeio, cevada, aveia e suas estirpes hibridizadas
Crustáceos
Ovos
Peixes
Amendoim
Soja
Leites de todas as espécies de animais mamíferos
Amêndoa (*Prunus dulcis*, sin.: *Prunus amygdalus, Amygdalus communis L.*)
Avelãs (*Corylus* spp.)
Castanha-de-caju (*Anacardium occidentale*)
Castanha-do-brasil ou castanha-do-pará (*Bertholletia excelsa*)
Macadâmias (*Macadamia* spp.)
Nozes (*Juglans* spp.)
Pecãs (*Carya* spp.)
Pistaches (*Pistacia* spp.)
Pinoli (*Pinus* spp.)
Castanhas (*Castanea* spp.)
Látex natural

Adaptada de Brasil (2015).

Diferentemente das recomendações de outros países e do *Codex Alimentarius*, cabe ressaltar que o Brasil incluiu na sua lista de alergênios o látex natural, em função do disposto na Lei nº 12.849/2013, que dispõe sobre a obrigatoriedade de as fábricas de produtos que contenham látex natural gravarem em suas embalagens advertência sobre a presença dessa substância. O látex natural pode ser utilizado em diversos materiais que entram em contato com o alimento, entre os quais podem ser citados: luvas empregadas na manipulação de alimentos; materiais utilizados na selagem de latas; adesivos para selagem a frio; redes utilizadas como embalagens em alguns itens; e alguns equipamentos que processam alimentos.

Estudos mostraram que produtos contendo látex natural obtidos de diferentes fabricantes apresentam grande variação no conteúdo de alergênios, e que essas substâncias podem migrar para os alimentos e desencadear alergias alimentares. Assim, a RDC nº 26/2015 estabeleceu que, quando um alimento entrar em contato com materiais que contenham látex natural e existir a possibilidade de contaminação com essa substância, deve ser declarada a advertência de contaminação cruzada (p. ex., "alérgicos: pode conter látex natural").

A resolução para alergênicos não trata especificamente de alimentos para fins especiais, pois, segundo a Portaria nº 29/1998, estes devem ser especialmente formulados ou processados, nos quais se introduzem modificações no conteúdo de nutrientes adequados à utilização em dietas, diferenciadas e/ou opcionais. No entanto, sabendo-se que as alergias alimentares são sensibilidades imunomediadas pelas proteínas dos alimentos, a RDC nº 26/2015 complementa as normas da Portaria nº 29/1998 no sentido de "garantir que os consumidores tenham acesso a informações corretas, compreensíveis e visíveis sobre a presença dos principais alimentos que causam alergias alimentares na rotulagem dos alimentos embalados". Segundo a Anvisa, tal iniciativa é a única alternativa disponível para prevenir o aparecimento das complicações clínicas, pois o acesso a informações adequadas sobre a presença desses constituintes nos alimentos é extremamente importante para proteger a saúde de indivíduos que têm alergias alimentares. Cabe ressaltar que os rótulos desses alimentos não devem apresentar nenhuma declaração que leve o consumidor a acreditar que o alimento tenha sido especialmente elaborado para atender uma finalidade específica, salvo se realmente o produto convencional teve uma modificação na sua composição.

Alimentos que contenham glúten

Muitas pessoas consideram que a doença celíaca é um tipo de alergia alimentar; no entanto, é uma doença autoimune inflamatória do intestino delgado. Ela se manifesta em indivíduos suscetíveis geneticamente, em decorrência da ingestão de uma das proteínas que formam o glúten (gliadina) e que está presente nos cereais trigo, centeio, cevada e aveia.

Segundo o *Guia de Perguntas e Respostas sobre Rotulagem de Alimentos Alergênicos*, que foi publicado pela Anvisa em 2015, acredita-se que indivíduos com doença celíaca possam tolerar o consumo de pequenas quantidades de glúten (10 mg/dia) sem efeitos clínicos relevantes. Entretanto, no caso de pessoas com alergia alimentar ao trigo, quantidades bem inferiores de glúten podem ser suficientes para desencadear reações adversas. Além disso, o glúten não é a única proteína presente no trigo que pode causar alergia alimentar. Por isso, a doença celíaca não foi contemplada pela RDC nº 26/2015, permanecendo em vigor a Lei nº 10.674, de 16 de maio de 2003, que estabelece a obrigatoriedade de que os produtos alimentícios comercializados informem sobre a presença de glúten como medida preventiva e de controle da doença celíaca.

Sendo assim, desde 2003, todos os alimentos industrializados e comercializados no Brasil devem conter em seus rótulos, obrigatoriamente, as inscrições "contém glúten" ou "não contém glúten", conforme o caso. Assim como a resolução para alimentos alergênicos, essa lei não contempla especificamente os itens modificados em sua composição para atender a necessidades especiais, sendo, nesse caso, para os indivíduos celíacos. Também não estabelece níveis de tolerância, o que pode acarretar inconsistência nas informações contidas nos rótulos.

O *Codex Alimentarius* publicou, em 1979, os padrões para alimentos destinados à alimentação especial de pessoas com intolerância ao glúten (*Codex Stan* 118-1979), e a última emenda nas normas foi realizada em 2015. Nos EUA, em agosto de 2013, a FDA emitiu uma regra final que definiu quais características um alimento deve apresentar para utilizar as declarações "*without gluten*", "*free of gluten*" ou "*no gluten*" no rótulo. Eles adotaram o limite mínimo preconizado pelo *Codex Alimentarius*, que é de 20 ppm (20 mg/kg), alegando que esse é o nível mais baixo que pode ser detectado consistentemente em alimentos usando ferramentas analíticas científicas válidas. Além disso, a maioria das pessoas com doença celíaca pode tolerar alimentos com tais quantidades.

Muitos países ainda não têm regulamentações bem definidas para a rotulagem de alimentos em relação à presença de glúten. Contudo, há um número crescente de regulamentos e/ou políticas que estão sendo desenvolvidos em relação ao uso do termo "sem glúten". Na maioria dos casos, os esforços têm sido focados na definição de níveis mínimos de glúten residual em alimentos processados e na terminologia apropriada para descrevê-los.

Alimentos para controle de peso

Em 1998, no Brasil, foi aprovada a Portaria nº 30, de 13 de janeiro de 1998, que se refere aos alimentos para controle de peso, os quais, segundo a sua definição, são os especialmente formulados e elaborados de modo a apresentar composição definida, adequada a suprir parcialmente as necessidades nutricionais do indivíduo e que sejam destinados a propiciar redução, manutenção ou ganho de peso corporal. O documento teve como referência as normas estabelecidas pelo *Codex Alimentarius*

Tabela 101.7 Classificação dos alimentos para controle de peso segundo a Portaria nº 30, de 13 de janeiro de 1998.

Classificação	Regras
Alimentos para redução ou manutenção de peso por substituição parcial das refeições ou para ganho de peso por acréscimo às refeições	Alimentos: • Quando destinados à redução de peso, podem substituir até duas refeições da dieta diária • Quando destinados à manutenção do peso corporal, podem substituir uma refeição diária • Quando destinados ao ganho de peso, até duas porções do alimento podem ser acrescentadas à dieta convencional diária. Esses alimentos não devem ser fonte nutricional exclusiva da dieta diária total
Alimentos para redução de peso por substituição total das refeições	Alimentos especialmente formulados e elaborados de modo a apresentarem composição definida, cujo consumo se destina à substituição total das refeições com a finalidade de redução de peso corporal

Adaptada de Brasil (1998).

Tabela 101.8 Composição nutricional específica para os alimentos para controle de peso segundo a Portaria nº 30, de 13 de janeiro de 1998.

Energia
- A energia fornecida pelo item classificado como alimento para redução ou manutenção de peso por substituição parcial das refeições ou para ganho de peso por acréscimo às refeições não deve ser inferior a 200 kcal nem exceder 400 kcal por porção pronta para o consumo
- A energia fornecida pelo item classificado como alimento para redução de peso por substituição total das refeições não deve ser inferior a 800 kcal nem exceder 1.200 kcal. As porções individuais contidas nesses produtos deverão fornecer aproximadamente 1/3 ou 1/4 do valor energético total do produto, dependendo do número de porções diárias recomendadas, sejam três ou quatro

Proteínas
- As proteínas presentes nos alimentos para redução ou manutenção de peso por substituição parcial das refeições ou para ganho de peso por acréscimo às refeições devem fornecer no mínimo 25% e no máximo 50% do valor energético total desses alimentos. A ingestão total diária de proteínas não deve exceder 125 g
- As proteínas devem ser de qualidade nutricional, no mínimo, equivalente à composição aminoacídica das proteínas do ovo ou do leite ou da carne (proteínas de referência)
- Quando a qualidade proteica for inferior à da proteína de referência, as concentrações mínimas da proteína deverão ser aumentadas para compensar a baixa qualidade proteica. Nenhuma proteína com qualidade inferior a 80% da referência pode ser usada nos alimentos para redução ou manutenção de peso por substituição parcial das refeições ou para ganho de peso por acréscimo às refeições, salvo se a qualidade proteica for corrigida adicionando-se aminoácidos essenciais
- Os aminoácidos essenciais podem ser adicionados para melhorar a qualidade proteica somente em quantidades necessárias para essa finalidade. Somente a forma "L" de aminoácidos deve ser usada, com exceção da DL-metionina

Lipídios e ácido linoleico
- A energia fornecida pelos lipídios deve ser, no máximo, de 30% do valor energético total do alimento, incluindo o mínimo de 3% da energia proveniente dos lipídios derivados do ácido linoleico

Vitaminas e minerais
- Os alimentos para redução ou manutenção de peso por substituição parcial das refeições ou para ganho de peso por acréscimo às refeições devem fornecer, por porção, na refeição substituída, no mínimo 33% da quantidade de vitaminas e minerais que constam no anexo do regulamento técnico
- Os alimentos para redução de peso por substituição total das refeições devem fornecer por dia pelo menos 100% das quantidades de vitaminas e minerais constantes no anexo do regulamento técnico
- É permitida a adição de outros nutrientes essenciais não especificados no regulamento técnico, desde que seja respeitado o limite máximo de 100% da Ingestão Diária Recomendada (IDR) por dia

Adaptada de Brasil (1998).

e pela União Europeia. Segundo o Regulamento Técnico da Anvisa, os alimentos para controle de peso são classificados de acordo com a Tabela 101.7, e as normas em relação à composição nutricional estão descritas na Tabela 101.8.

CONSIDERAÇÕES FINAIS

Agências reguladoras trabalham para proteger a saúde dos consumidores respaldadas por questões legais e evidências científicas. A gestão eficaz de riscos/benefícios exige uma abordagem integrada, tendo em vista o aumento crescente do comércio internacional de alimentos e ingredientes alimentares. Portanto, a harmonização internacional das normas regulatórias de maneira clara, completa e precisa em relação a classificação e pré-requisitos para a rotulagem de alimentos para fins especiais se torna cada vez mais importante.

Dentro da classificação de alimentos para fins especiais existe uma diversidade de classes de alimentos para fins específicos, as quais devem ser tratadas de forma independente para que suas especificidades sejam amplamente atendidas, a fim de auxiliar na garantia da segurança da saúde dos diferentes grupos de indivíduos que necessitam de tais alimentos. Com o crescente papel dos rótulos dos alimentos na indução da compra e no consumo de produtos alimentícios em todo o mundo, as normas quanto ao modo como as alegações podem/devem aparecer nos rótulos devem ser claramente definidas, e a fiscalização por parte dos órgãos dos governos precisa ser ativa para não permitir que os consumidores sejam levados ao engano. Além disso, todos os regulamentos devem ser revisados periodicamente para que acompanhem as mudanças, tanto no cenário brasileiro quanto do mundo.

BIBLIOGRAFIA

A bibliografia consultada para a elaboração deste capítulo está disponível *online* no Ambiente de aprendizagem do GEN.

COMO CITAR ESTE CAPÍTULO

ABNT
MENEZES, C. C. Alimentos para fins especiais. *In*: ROSSI, L.; POLTRONIERI, F. (org.). *Tratado de Nutrição e Dietoterapia*. 2. ed. Rio de Janeiro: Guanabara Koogan, 2023. p. 1122-1128.

VANCOUVER
Menezes CC. Alimentos para fins especiais. In: Rossi L, Poltronieri F (Orgs.). Tratado de nutrição e dietoterapia. 2. ed. Rio de Janeiro: Guanabara Koogan; 2023. p. 1122-8.

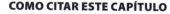

102

CAPÍTULO

Irradiação de Alimentos

Gustavo Bernardes Fanaro

INTRODUÇÃO

Desde que a humanidade deixou de ser nômade e passou a fixar seu local de moradia, ela busca um modo de conservar os alimentos pelo maior tempo possível. A descoberta dos microrganismos como causadores de doenças e como deteriorantes de alimentos fez com que fossem desenvolvidas e aprimoradas técnicas para aumentar a vida útil dos alimentos para que não fossem a via de transmissão de doenças.

Há duas maneiras de um alimento se tornar inviável para o consumo. A primeira é quando ocorre a contaminação por bactérias, fungos e/ou parasitos, além de insetos, os quais podem ou não ocasionar algum malefício para o indivíduo que o consome. A segunda é quando o próprio alimento ou produz enzimas que aceleram o amadurecimento até chegar a um ponto que altera as características sensoriais, impossibilitando o seu consumo, ou quando começam a surgir raízes e brotos devido ao metabolismo ainda presente nos vegetais após a coleta. Os métodos de conservação existentes atuam em uma ou em ambas.

Entre os métodos mais comuns, e mais antigos, de conservação encontram-se os que utilizam processos térmicos como calor (cocção, técnicas de altas temperaturas por períodos curtos) e frio (resfriamento e congelamento), e técnicas de fermentação (alcoólica, láctea ou acética). A irradiação de alimentos é uma técnica relativamente nova que vem ganhando bastante espaço na indústria mundial, em função de suas vantagens frente a outros processos de conservação mais conhecidos.

Porém, antes de falar sobre o processo em si, é importante esclarecer alguns conceitos que têm nomes parecidos, mas são completamente diferentes, o que faz com que muitas pessoas se confundam e acabem temendo o uso dessa técnica. São eles: radiação, radioativo e irradiação.

DEFINIÇÕES: RADIAÇÃO, RADIOATIVO E IRRADIAÇÃO

O termo "radiação" é utilizado para descrever um processo físico de propagação de energia, ou seja, é a transmissão de determinada energia de um ponto a outro, a qual pode ser eletromagnética ou corpuscular.

Como exemplos de radiação eletromagnética é possível citar: o uso do sinal de celular, que faz os dados de voz, de internet ou de mensagem saírem de um aparelho, viajar até uma série de torres de transmissão até chegar ao local ou aparelho de destino; a luz solar ou a luz elétrica; e as radiações ultravioleta (UV) e gama (γ).

Uma das características dessa radiação é que ela viaja na velocidade da luz e, por ser eletromagnética, ou seja, na forma de onda, suas características dependem do comprimento

dessa onda. Ondas eletromagnéticas que têm um comprimento grande têm a característica de serem não ionizantes, e as que têm um comprimento pequeno têm a característica de serem ionizantes. Quanto menor o comprimento de onda, mais ionizante essa radiação eletromagnética será. Logo, o tamanho da onda determina qual aplicação ela poderá ter (Figura 102.1).

A radiação corpuscular é a energia propagada por partículas, como prótons, nêutrons e elétrons, cuja intensidade depende da massa, da carga e da velocidade com que essa partícula viaja. Na irradiação de alimentos, as radiações utilizadas são a γ e a X (eletromagnéticas) e a proveniente de elétrons acelerados (corpuscular).

O termo "radioativo" é utilizado para um material que emite radiação, que normalmente é chamado de fonte radioativa, contendo elementos que emitem radiação. Um material radioativo pode emitir radiação de partículas (α, β, nêutrons) e eletromagnética (γ e X). Será considerado um material radioativo aquele que emitir algum tipo de radiação. Um alimento radioativo é aquele que teve contato direto com um material radioativo, ou seja, foi contaminado e, por isso, nunca deve ser consumido.

O termo "irradiação" significa submeter um material por meio de uma fonte radioativa, ou seja, é um processo em que não há contato entre o objeto e a fonte. Esse material absorve a radiação emitida pela fonte radioativa, mas não necessariamente se torna radioativo. Um exemplo do processo de irradiação é quando se faz exame de raio X, em que o indivíduo fica em frente a uma fonte radioativa, é irradiado pela energia do material do equipamento, mas não fica radioativo, ou seja, não transmite radiação após o exame. O mesmo princípio vale para os alimentos irradiados que são submetidos ao processamento por radiação; como não há contato com a fonte radioativa (não há contaminação), esses alimentos não ficam radioativos.

HISTÓRICO MUNDIAL

O início do estudo e da aplicação da irradiação de alimentos surgiu praticamente junto à história da descoberta da radiação. Em dezembro de 1895, os raios X foram descobertos por Röentgen, e a radioatividade, em fevereiro/maio de 1896, por Becquerel. Já em 1897, a aplicação da radiação era estudada em microrganismos. A principal vantagem observada no uso da radiação ionizante em alimentos era a ausência do emprego de compostos químicos.

As primeiras décadas do século XX foram marcadas pelo surgimento das primeiras patentes sobre a aplicação da radiação ionizante na descontaminação de alimentos visando à inativação de bactérias patogênicas, na qual a fonte principal utilizada era a de raios X.

O crescimento dos estudos e aplicações ocorreu somente após a Segunda Guerra Mundial, quando as tecnologias criadas na época foram capazes de desenvolver melhores equipamentos e maquinários para esse processo. Além disso, os estudos ocorridos nos EUA estimularam outros países a fazerem o mesmo, como aqueles utilizando fontes de ^{60}Co, ^{157}Cs, raios X e elétrons acelerados na inativação de 22 tipos de bactérias. Em 1951, uma junta de pesquisadores provenientes das forças armadas, das universidades e dos institutos de pesquisa americanos foi formada para desenvolver protocolos e estudos sobre a preservação de alimentos por radiação.

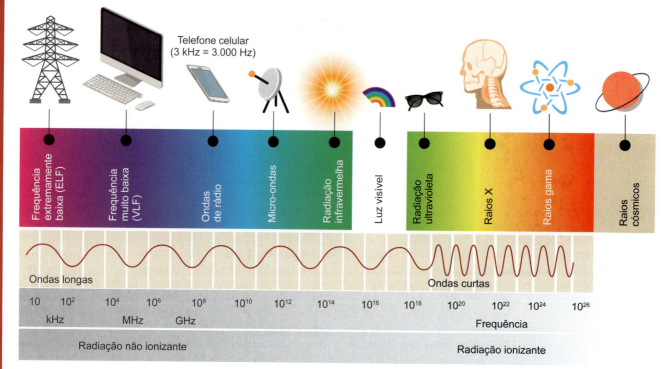

Figura 102.1 Comprimentos de onda de vários espectros eletromagnéticos.

Um dos primeiros usos comerciais da irradiação de alimentos ocorreu na Alemanha, em 1957, na descontaminação de especiarias e condimentos, melhorando, assim, a qualidade higiênica desses produtos. Em 1963, a Food and Drug Administration (FDA), dos EUA, aprovou oficialmente para venda no mercado o primeiro produto irradiado: o toucinho em latas de alumínio; depois de algum tempo, o trigo e os produtos à base de trigo.

As décadas de 1970 e 1980 foram marcadas como o período em que se realizaram diversos debates e estudos visando à inocuidade (segurança) dos alimentos irradiados. Essas pesquisas contaram com mais de 20 países e tiveram como órgãos consultores a Agência Internacional de Energia Atômica (IAEA, International Atomic Energy Agency), a Organização das Nações Unidas para Alimentação e Agricultura (FAO, Food and Agriculture Organization of United Nations) e a Organização Mundial da Saúde (OMS).

A década de 1990 foi marcada pelo término dos estudos e a aprovação de 10 métodos de detecção de alimentos irradiados pela comunidade europeia.

HISTÓRICO NO BRASIL

No Brasil, os estudos começaram a se intensificar na década de 1960, com a criação do Instituto de Pesquisas Energéticas e Nucleares (IPEN), em São Paulo (SP), e do Centro de Energia Nuclear na Agricultura (CENA), em Piracicaba (SP), bem como a aquisição de irradiadores por esses institutos.

Hoje, os laboratórios que realizam pesquisas com alimentos irradiados no Brasil estão situados no IPEN (dentro da Cidade Universitária do *campus* capital da Universidade de São Paulo – USP), no CENA/USP, no Centro de Desenvolvimento da Tecnologia Nuclear – CDTN (dentro do *campus* da Universidade Federal de Minas Gerais – UFMG, Belo Horizonte)[1] e na Seção de Defesa Nuclear do Centro Tecnológico do Exército (CTEx), em Guaratiba (RJ).

Em relação aos irradiadores comerciais, em 1978, começou a funcionar, na cidade de Cotia (SP), a Empresa Brasileira de Radiação (EMBRARAD), que tinha o objetivo de prestar serviço (planta comercial). Na década de 1980, mais dois irradiadores começaram a entrar em funcionamento, um na empresa Johnson & Johnson, em São José dos Campos (SP), e outro na IBRAS (Campinas/SP), para irradiar produtos próprios. Nos anos seguintes, surgiram a Companhia Brasileira de Esterilização (CBE), em Jarinu (SP), a Techion, em Manaus (AM), e a Acelétron, no Rio de Janeiro (RJ).[2] Atualmente, a IBRAS e a Techion foram desativadas, e a EMBRARAD foi comprada pela CBE, que, por sua vez, foi comprada por uma empresa americana chamada Sterigenics.[2,3] Nem todas essas plantas foram pensadas no uso exclusivo em alimentos, uma vez que a aplicação da irradiação é bem ampla e pode ser empregada em várias áreas da indústria.

PRINCÍPIO DA TÉCNICA DE IRRADIAÇÃO

O princípio da técnica de irradiação de alimentos é submeter os produtos à irradiação por intermédio de fontes radioativas de energia controlada por um tempo estabelecido que seja suficiente para alcançar o objetivo pretendido sem que ocorra o comprometimento das características sensoriais. Essa tecnologia pode ser utilizada para:

- Diminuição da carga microbiana (bactérias, fungos e parasitos) a níveis aceitáveis
- Controle quarentenário de pragas (infestação), causando a esterilização dos insetos ou causando a mortalidade de ovos, larvas e pupas
- Inibição do brotamento de plantas
- Diminuição da velocidade de amadurecimento de frutas e vegetais.

Como já descrito, o tipo de radiação utilizada é ionizante, ou seja, ela forma íons em átomos por meio da remoção de um ou mais elétrons, formando radicais livres, os quais têm meia-vida muitíssimo curta. A interação da radiação com a matéria é dividida nas etapas listadas a seguir.

- Física: tem duração menor que 10^{-14} s. Nessa fase, ocorre a deposição da energia nos compostos
- Físico-química: dura entre 10^{-14} e 10^{-12} s. É quando ocorre a quebra de ligações químicas
- Química: sua duração é entre 10^{-12} e 10^{-7} s. Nesse período, ainda ocorre a quebra de algumas ligações químicas e começam a formação de radicais livres secundários e a reorganização de radicais livres, formando produtos estáveis
- Químico-biológica: dura entre 10^{-7} e 10 s. Nesse tempo, algumas reações bioquímicas são interrompidas em decorrência dos outros efeitos
- Biológica: dura a partir de 10 s. Nessa fase final, ocorre diminuição da atividade celular, podendo causar a morte da célula.

Vale ressaltar que um alimento que sofreu o processamento por radiação não será rico em radicais livres. Durante o processamento, há a formação de radicais livres, mas como esses produtos têm meia-vida muitíssimo curta, todo o processo de formação de radicais livres e a reorganização desses compostos em produtos estáveis dura menos que 1 segundo.

Os efeitos biológicos causados pelas radiações ionizantes são dependentes de dois fatores: a quantidade, ou "potência", de radiação que uma fonte consegue emitir e o quanto de energia o material biológico absorveu de radiação.

A quantidade de radiação γ emitida por fontes radioativas é medida em becquerel (Bq), que é a quantidade de material decaído do núcleo por segundo. Apesar de ser antiga, ainda é utilizada em alguns lugares a unidade Curie (Ci), que é a taxa de decaimento radioativo de um núcleo, que conta com $3,7 \times 10^{10}$ desintegrações por segundo, ou seja, 1 Ci equivale a $3,7 \times 10^{10}$ Bq. Essas unidades foram estabelecidas em homenagem a três físicos ganhadores do prêmio Nobel de Física sobre o estudo da radioatividade: Henri Becquerel e o casal Pierre e Marie Curie.

Outra unidade utilizada é o elétron-volt (eV), que é a energia necessária para um elétron atravessar um campo de diferença de potencial de 1 V. A unidade utilizada para se medir a quantidade de radiação absorvida por um material é o gray (Gy), que é a quantidade de energia absorvida por massa do material. A quantidade de 1 Gy equivale a 1 J de energia absorvida por 1 kg de material. Essa unidade é em homenagem ao físico Louis Harold Gray, que trabalhou na área dos efeitos da radiação em tecidos vivos.

Quando absorvida pelo alimento, a radiação ionizante pode ter ação direta ou indireta.

■ **Efeito direto.** Nos efeitos diretos, a radiação retira elétrons dos componentes essenciais para uma célula sobreviver fazendo com que esse composto perca a sua função. Um microrganismo que não tem uma enzima essencial funcionante, ou sofreu alterações na sua membrana celular, ou teve seu DNA lesado não consegue se reproduzir. Além disso, se o dano foi muito grande, a célula morre, diminuindo a carga microbiana presente no alimento. Se o DNA ou enzima do vegetal é que foi comprometido, a velocidade do metabolismo diminui, retardando a velocidade de amadurecimento ou brotamento.

Pollard[4] realizou estimativas de que a dose de 100 Gy danifica cerca de 2,8% do DNA de bactérias e 0,14% de enzimas devido à massa molar; portanto, quanto maior a massa molar da molécula, maior a probabilidade de dano causado. Esse dano de 2,8% já é letal para diversos organismos vivos, principalmente

os que têm células mais complexas. Isso porque, quanto mais desenvolvida é a célula, menor é a dose de radiação ionizante para causar a morte dela.

■ **Efeito indireto.** Apesar de causar danos nas células, o efeito direto é responsável por apenas uma pequena fração dos efeitos. A maior ação causada pela radiação é pelo efeito indireto. Neste efeito, ocorre a interação da radiação com a molécula de água presente no meio, causando a quebra dessa molécula por meio do processo conhecido como radiólise. A absorção de radiações ionizantes pela água resulta tanto na excitação quanto na ionização dessa molécula, o que acarreta a produção de radicais livres que podem atacar outras moléculas presentes no meio, como DNA e enzimas. Como a água é o componente mais abundante em células, ou em alimentos em geral, a maior parte da interação causada pela radiação ionizante ocorre pela ação indireta da radiação.

A radiação ionizante causa ionização e excitação da água, levando à formação de produtos radiolíticos, como: elétron hidratado ou aquoso (e^-_{aq}), água ionizada (H_2O^+), radical hidroperoxila ($HO_2^\bullet$), radical hidroxila ($^\bullet OH$), radical hidrogênio ($H^\bullet$) e peróxido de hidrogênio (H_2O_2) em um curto período (cerca de 10^{-8} s) em sistemas biológicos. Entretanto, devido a suas naturezas instáveis, com exceção do H_2O_2, eles desaparecem em menos de 10^{-3} s (mesmo princípio da formação e estabilização dos radicais livres).

IRRADIADORES

Na natureza, existem vários elementos radioativos, que emitem diversas radiações (α, β, γ ou X); porém, nem todos são propícios para a aplicação do processamento por radiação. Apenas são aprovados e autorizados raios γ emitidos pelos radionuclídeos de ^{60}Co (cobalto-60) com energia máxima de 1,33 MeV, ^{137}Cs (césio-137) com energia máxima de 0,662 MeV, raios X com energia máxima de 5 MeV e elétrons acelerados com energia máxima de 10 MeV. Esses tipos de radiação são autorizados, pois não têm a energia suficiente para induzir reações nos núcleos dos átomos, ou seja, não transformam nenhuma substância em algo radioativo.

Apesar de autorizado para uso, no mundo há pouquíssimos irradiadores que usam o ^{137}Cs como fonte radioativa; a maioria utiliza o ^{60}Co devido às melhores características que este tem em relação ao ^{137}Cs. O ^{60}Co tem meia-vida menor, de aproximadamente 5,3 anos, é utilizado na forma de pastilhas e é insolúvel em água. Já o ^{137}Cs tem meia-vida maior, cerca de 30 anos; seu estado físico é na forma de pó; e é solúvel em água.

A escolha do tipo de fonte, ou seja, do tipo de irradiador, vai depender do tipo de material e dos objetivos que se pretende alcançar. O uso de irradiadores de ^{60}Co e raios X é indicado quando se deseja irradiar grandes volumes de materiais, pois têm alta penetração. Já os aceleradores de elétrons são utilizados quando se tem o objetivo de irradiar a superfície dos alimentos, pois não conseguem penetrar mais que alguns milímetros (Figura 102.2).

Em relação ao turno de trabalho e aos custos de operação, um irradiador que utiliza ^{60}Co precisa trabalhar 24 horas por dia. Isso porque, como não se pode desligar a radiação emitida pelo elemento e a queda é constante, a cada minuto em que o irradiador fica parado, é dinheiro que se está perdendo. Além disso, o processo de manutenção e, principalmente, a troca do elemento são muito complexos devido à radiação emitida, que nunca para, sem contar com a necessidade de recarregar as fontes periodicamente, pois, conforme o tempo passa, a atividade

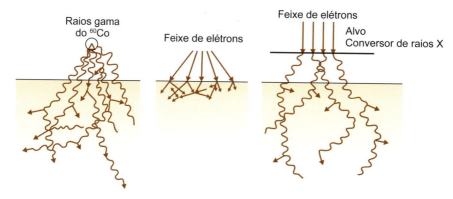

Figura 102.2 Diferença de penetração da radiação dos distintos tipos de irradiadores existentes.

do elemento diminui (princípio da meia-vida do elemento), o que faz o tempo do processo aumentar.

Já os irradiadores de raios X e aceleradores de elétrons são máquinas elétricas. Quando não estão sendo utilizados, o fato de desligá-los cessa a emissão de radiação, facilitando a manutenção dos equipamentos e, portanto, dispensando a necessidade de operar durante todo o dia. A Tabela 102.1 apresenta as vantagens e as desvantagens para cada tipo de irradiador.

IRRADIAÇÃO NA CONSERVAÇÃO DE ALIMENTOS

A irradiação de alimentos é uma técnica recomendada por diversas autoridades, como a FDA, a FAO, a OMS, a Agência Nacional de Vigilância Sanitária (Anvisa) e o Ministério da Agricultura e Pecuária (MAPA). Isso porque, quando aplicada, diminui (em alguns casos extingue) a necessidade do uso de aditivos químicos como conservantes.

A grande vantagem de se utilizar a irradiação de alimentos frente a outros processos térmicos a quente é justamente a não elevação da temperatura, podendo irradiar alimentos resfriados ou congelados, especiarias e vegetais, que, se forem tratados por processos de altas temperaturas, perdem suas características e seus atributos sensoriais. Outra grande vantagem é que os alimentos podem ser irradiados em suas embalagens finais, sem a necessidade de ficarem em quarentena após o tratamento. Além disso, por estarem em suas embalagens finais, não correm o risco de recontaminação ou reinfestação após o tratamento por algum manipulador (desde que a embalagem permaneça preservada).

Normalmente, as doses utilizadas para os alimentos variam de cerca de 100 Gy até 10 kGy. A escolha da dose vai depender do objetivo a ser alcançado, da contaminação inicial, do tipo de microrganismo e das características do alimento. As faixas de dose aplicada para cada objetivo podem ser:

- 20 a 300 Gy: inibição de brotamento de vegetais
- 100 Gy a 3 kGy: retardo da maturação
- 100 Gy a 1 kGy: desinfestação. A dose depende da espécie e do estágio em que o inseto se encontra
- Até 3 kGy: desinfecção de parasitos
- 1 a 3 kGy: desinfecção de bactérias. Depende da espécie e da quantidade inicial de contaminação e do alimento que está sendo irradiado
- 3 a 7 kGy: desinfecção de fungos. Depende da espécie e da quantidade inicial de fungos que está presente, e do tipo de alimento a ser irradiado
- 25 a 50 kGy: utilizada para a produção de alimentos estéreis visando a indivíduos imunocomprometidos.

O tratamento dos alimentos com radiações ionizantes pode ser simples ou combinado com outras técnicas, como fermentação, processos térmicos ou atmosfera modificada, que impactam ainda mais no aumento da vida útil. Em alguns alimentos, o tempo pode dobrar ou chegar a muito mais que isso. Vários estudos já foram conduzidos utilizando técnicas combinadas entre irradiação e armazenamento em temperatura de refrigeração, mostrando que essas técnicas, quando utilizadas em conjunto, tornam o processamento mais eficaz.

Vegetais como cenoura, pepino e couve-flor, irradiados com 200 Gy e armazenados a 2°C, tiveram sua vida de prateleira estendida por 2 meses; cebola, alho e batatas irradiados com 100 Gy não apresentaram brotamento, podendo ser comercializados por 1 ano; frutas como morango, maçã, uva e *kiwi*

Tabela 102.1 Comparação das características dos diferentes tipos de irradiadores.[1,2]

Característica	⁶⁰Co	Raios X	Acelerador de elétrons
Penetração	Alta	Alta	Baixa
Tempo do processo	Demorado Normalmente leva horas	Rápido Normalmente leva minutos	Rápido Normalmente leva minutos
Capacidade de processamento	Grande	Grande	Baixa
Consumo de eletricidade	Muito baixo	Alto	Alto
Preocupação com a radiação durante a manutenção	É mais complicado por causa da radiação sendo emitida a todo o momento	Não há preocupação com a radiação	Não há preocupação com a radiação
Troca do elemento radioativo	Sempre que necessário	Não há	Não há
Operação	É mais fácil	É mais complexa	É mais complexa

irradiados com 500 a 600 Gy e armazenados a 2°C mantiveram sua carga microbiana reduzida e o aumento de vida útil para cerca de 15 dias a 1 mês.[5,6]

Em salmão irradiado com até 3 kGy, houve diminuição da carga microbiana e aumento da vida útil de 6 para 12 dias quando armazenado sob refrigeração.[7] Leguminosas secas irradiadas com 10 kGy ficaram viáveis para o consumo, e não foram detectadas aflatoxinas, em comparação com leguminosas não irradiadas, que, nos 6 meses em que ficaram armazenadas, mostraram aumento da quantidade de aflatoxinas.[8]

Apesar de diminuir a carga microbiana a níveis aceitáveis, o uso da técnica de irradiação de alimentos (assim como qualquer outra técnica de conservação) não substitui o uso das boas práticas de fabricação e manipulação, pois não tem capacidade de regenerar o alimento, ou seja, uma vez estragado, não há motivo para aplicar a técnica.

Os últimos dados mostram que um total de 404.804 t de alimentos foram irradiadas por ano em todo o mundo. A junção entre os continentes asiático e Oceania foi a região onde mais se irradiou (embora a Ásia tenha sido a que mais contribuiu para esse *status*), seguidos pelos continentes americano, africano e europeu. Na estimativa por países, a China é onde mais se irradiam alimentos (146.000 t), seguida por EUA (92.000 t), Ucrânia (70.000 t), Brasil (23.000 t) e África do Sul (183.185 t). No caso do Brasil, a maioria (20.000 t) foi de especiarias e vegetais, e o resto foi a irradiação de grãos e frutas, não sendo contabilizadas irradiação de carnes, inibição de brotamento ou outros propósitos, pois não houve dados de irradiação nesses tipos, pelo menos comercialmente.[9]

PERDAS NUTRICIONAIS

Assim como qualquer tratamento para conservação de alimentos, o processamento por radiação ionizante também pode levar à perda de alguns compostos. Os mais sensíveis à radiação são moléculas que conferem odor aos alimentos, os compostos orgânicos voláteis. Embora presentes em pequenas quantidades nos alimentos, eles impactam no sabor e no aroma deles.

De modo geral, quando são utilizadas as doses recomendadas, as perdas nutricionais são mínimas e há poucas alterações químicas nos alimentos. Segundo Diehl,[10,11] nas doses de até 1 kGy, as perdas nutricionais são consideradas insignificantes, e nenhuma das alterações conhecidas encontradas nos alimentos irradiados é nociva ou perigosa, estando dentro dos limites encontrados normalmente para alimentos. As perdas são menores quando o tratamento pela irradiação é conjugado com baixa temperatura e vácuo, podendo, assim, aumentar as doses de radiação, sem prejuízo do valor nutricional do alimento devido à menor quantidade de oxigênio e água presente.

Em relação aos carboidratos, polímeros de amidos são degradados em dextrinas, maltose e glicose, o que leva a uma diminuição da viscosidade dos polissacarídeos em solução. Em frutas, a radiação quebra moléculas de carboidratos, liberando mais sacarose e frutose, o que aumenta o dulçor dessas frutas. Entretanto, o excesso de radiação provoca a formação de odores e sabores desagradáveis.

A degradação de proteínas em peptídios menores pode ocorrer pela quebra da ligação entre carbono-nitrogênio e pontes dissulfeto. Proteínas globulares, quando irradiadas em soluções aquosas, podem sofrer reações de agregação, produzindo proteínas de alto peso molecular e, portanto, soluções mais viscosas.

Ao contrário dos carboidratos e das proteínas, em que não há perdas nutricionais (apenas mudanças nas estruturas físicas), os lipídios são bem mais sensíveis, e sua degradação causa alterações nutricionais e sensoriais ao alimento. Além disso, como o efeito da radiação em carboidratos e proteínas é dependente da quantidade de água presente (quanto maior a quantidade, mais efeitos são observados) e como alimentos com alto teor de gordura não têm valores altos de água, os efeitos estão relacionados com a interação direta da radiação.

A radiação produz radicais cátions e moléculas de triacilgliceróis excitadas. A principal reação desses radicais é a desprotonação seguida pela dimerização. Há também rearranjo de elétrons, seguido por dissociação e descarbonilação, o que acarreta o surgimento de radicais livres lipídicos. Um grande número de produtos pode ser formado, como ácidos graxos, propanediol e propenediol, ésteres, aldeídos, cetonas, diacilgliceróis, diésteres, alcanos, metilésteres, hidrocarbonos e ácidos graxos de cadeia curta, que irão impactar diretamente o odor e o sabor dos alimentos. Esses compostos formados são semelhantes a produtos de rancificação hidrolítica ou enzimática, conferindo sabores e odores desagradáveis aos alimentos com alto teor de gordura irradiados.

Em relação aos micronutrientes, os minerais são muito estáveis ao processamento. Já algumas vitaminas são bem sensíveis, mas não existe uma que seja estável a todos os tratamentos disponíveis. As perdas nutricionais devido ao processo de irradiação dependem muito da dose utilizada, e o comportamento das vitaminas frente à irradiação varia muito. Niacina, riboflavina e vitamina D são consideradas muito estáveis, e vitaminas A, E e K, que são lipossolúveis, são as mais sensíveis.

Em relação aos compostos voláteis, a irradiação mostrou ser um processo muito eficaz no controle microbiológico de especiarias e de plantas medicinais, e o processamento por radiação ionizante não altera significativamente o conteúdo e a atividade dos compostos bioativos presentes nesses produtos. Entretanto, algumas mudanças nos óleos vegetais (compostos voláteis) podem ocorrer, e alguns componentes podem se perder.

Como já descrito, a dose de radiação que deve ser aplicada no alimento vai depender do objetivo (controle microbiológico, retardo na maturação e aumento da vida útil) e das alterações nas características sensoriais. Se a perda ou a alteração for pequena, o tratamento por radiação ainda será indicado, devido às vantagens que esse processo traz, principalmente no aumento da segurança microbiológica. Entretanto, se determinada dose alcançar o objetivo, mas causar uma perda grande de nutrientes, ou causar a formação de muitos compostos indesejados, o processamento por radiação não deverá ser aplicado.

LEGISLAÇÃO NO BRASIL

No Brasil, o uso da irradiação de alimentos é permitido com base do Decreto nº 72.718,[12] que estabelece normas gerais sobre a irradiação de alimentos. A prática é regulamentada pela Resolução da Diretoria Colegiada (RDC) nº 21,[13] a qual estabelece que qualquer alimento pode ser tratado com radiação ionizante desde que a dose mínima absorvida seja suficiente para alcançar a finalidade, e a dose máxima seja inferior àquela que comprometeria as propriedades funcionais e/ou os atributos sensoriais dos alimentos.

A RDC ainda descreve que a embalagem deve ter condições sanitárias aceitáveis, ser apropriada para a irradiação e aprovada para o procedimento, além de estar de acordo com a legislação sanitária competente para que não ocorra migração de compostos químicos presentes nas embalagens para o alimento. Nos rótulos dos alimentos submetidos a esse processamento, além dos dizeres obrigatórios exigidos para os produtos alimentícios em geral e específicos, deve constar a frase "Alimento tratado por processo de irradiação", com tamanho não menor que 1/3 da letra de maior tamanho da embalagem. Quando apenas um ou mais ingredientes utilizados na formulação forem irradiados, deve constar na lista de ingredientes, entre parênteses e imediatamente após o nome dele, que ele foi submetido ao processo de irradiação.

Há ainda a Instrução Normativa nº 9,[14] do MAPA, que faz a orientação técnica e aprova o uso da radiação como medida fitossanitária com o objetivo de prevenir a introdução ou disseminação de pragas quarentenárias, gerenciando seu risco. Pode também ser aplicada visando à mortalidade de pragas, ou a fim de impedir o desenvolvimento bem-sucedido e a reprodução delas, ou para inativação.

Existe um símbolo internacional que pode ser colocado na embalagem (assim como existe um para alimentos transgênicos) para identificar e informar ao consumidor que o tratamento por irradiação foi realizado (Figura 102.3), chamado de "radura". No entanto, no Brasil, o uso desse símbolo não é obrigatório.

A radura aponta um alimento, simbolizado pela planta, que foi irradiado já dentro da sua embalagem final, representado pelo círculo, e que a radiação conseguiu penetrar na embalagem até alcançar o alimento, simbolizado pelos vãos na parte superior do círculo, cumprindo seu objetivo.

SEGURANÇA DOS ALIMENTOS IRRADIADOS

Nas décadas de 1960 e 1970, muito se debateu sobre a segurança dos alimentos irradiados, e ainda hoje isso é motivo de muita discussão. Nas décadas de 1970 e 1980, foram realizados grandes estudos visando esclarecer os possíveis riscos associados ao consumo de alimentos irradiados, ou se haveria algum problema de saúde a longo prazo. Na sequência, é apresentado a descrição dos estudos mais importantes realizados nessa área.

Estudo de Raltech

Foi realizado pelo Raltech Laboratory, e a OMS o descreve como o melhor e de maior confiança estatística já realizado com alimentos irradiados. Inicialmente financiado pelo exército americano e, posteriormente, também pelo United States Department of Agriculture (USDA), realizou estudos *in vivo* utilizando carne de frango irradiada com altas doses. Foram utilizadas cerca de 134 t de carne de frango (cerca de 250 mil aves), e o principal animal de estudo utilizado foi o rato. Objetivou-se estudar a carcinogenicidade, a toxicidade crônica (consumo por longos períodos) e, caso houvesse alterações no DNA, se elas eram passadas para os descendentes. Além dessas análises, foram incluídos testes de alimentação por longos períodos em cachorros, teratogenicidade em quatro espécies de roedores (coelho, *hamster*, rato e camundongo), estudo de dominância letal em ratos, teste relacionado a genes sexuais recessivos em *Drosophila melanogaster* e o teste Ames de mutagenicidade.

Para cada um dos estudos de alimentação animal descritos, foram utilizados cinco grupos:

- Carne de frango irradiada em aceleradores de elétrons na dose de 58 kGy
- Carne de frango irradiada com radiação γ na dose de 58 kGy
- Carne de frango esterilizada por calor
- Carne de frango que teve suas enzimas inativadas por branqueamento
- Ração padrão para roedores ou cachorro (grupo controle).

Como resultado, não foi encontrado nenhum tipo de carcinogenicidade, teratogenicidade, alteração de DNA, passagem do gene alterado para descendentes ou mutagenicidade em todos os modelos estudados quando alimentados por carne de frango irradiada por longos períodos.

Estudo de revisão bibliográfica realizado pela FDA

Em 1981, a FDA iniciou um estudo de revisão bibliográfica que tinha o objetivo de verificar na literatura científica trabalhos com foco na toxicidade dos alimentos irradiados. Foram utilizados, inicialmente, 400 trabalhos que tinham sido publicados até o ano de 1982. Do total de pesquisas analisadas, 150 foram excluídas por não apresentarem os dados investigados, e mais 20 foram descartadas por se tratar de revisão bibliográfica. Os resultados foram divididos em: estudos subcrônicos, de reprodução e teratologia, de toxicidade crônica e de mutagenicidade.

Estudos subcrônicos

Foram levados em consideração 26 trabalhos que utilizaram grande variedade de alimentos, como cebola, peixe, carne de porco, pão, feijões, frutas, camarão, batata, carne, *bacon* e cogumelos. Eles foram irradiados com doses que variaram de 100 Gy a 55,8 kGy; exceto um estudo, todos mostraram nenhum efeito adverso relacionado com o consumo dos alimentos irradiados.

O único estudo que mostrou alteração evidenciou que ratos alimentados com carne de porco irradiada com 55,8 kGy apresentavam sangramentos. Mais tarde, descobriu-se que o que realmente havia ocorrido é que a carne de porco não era fonte de vitamina K; assim, como a dose de radiação fora muito alta, os animais estavam com deficiência dessa vitamina. Assim que foi adicionada a quantidade recomendada de vitamina K na dieta, os sangramentos desapareceram; logo, concluiu-se que não foi a irradiação, e sim a dieta pobre em vitamina K que causou o sangramento dos animais.

Estudos de reprodução e teratologia

Para esse tipo, os trabalhos analisados utilizaram ratos, cachorros, camundongos e *hamsters*, totalizando 19 estudos, com oferecimento de carnes de porco, boi, frango e peixe, e vegetais como batatas, cebola, feijões, laranja, milho e nozes. As doses variaram de 400 Gy a 59 kGy, e em nenhum deles houve relatos de malformação fetal, problemas na gestação ou no nascimento em nenhum dos modelos *in vivo* utilizados.

Estudos de toxicidade crônica

Foram revisados 32 estudos em ratos, mas a duração de seis desses trabalhos foi menor que 600 dias, e o restante não foi longo o suficiente para se chegar à conclusão fiel da carcinogênese; entretanto, não foi observado que a alimentação com itens irradiados aumente os tumores, e vários desses estudos utilizaram doses extremamente altas.

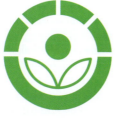

Figura 102.3 Símbolo internacional para alimentos irradiados.

Também foram revisados 18 estudos que utilizaram camundongos, com oferecimento de carnes irradiadas com dose máxima de 93 kGy, sem que tenham sido encontrados efeitos adversos.

Mutagenicidade

Foram também revisados mais de 20 estudos sobre mutagenicidade, e não foi encontrada nenhuma evidência de indução de mutações dominantes letais em camundongos e ratos.

Teste em humanos na China

Na década de 1980, pesquisadores da China conduziram um estudo clínico duplo-cego utilizando homens (n = 36) e mulheres (n = 34) voluntários, que foram divididos randomicamente em dois grupos: controle e os que ingeriram apenas alimentos irradiados por 90 dias. As dietas eram balanceadas e nutricionalmente adequadas para a população e contavam com dois tipos de grãos, 10 tipos de feijões e leguminosas, mais de 20 tipos de frutas e vegetais, 30 tipos de carnes e derivados, incluindo ovos. A única diferença entre os dois tipos de dieta era que uma era irradiada e a outra não. As doses de radiação foram de acordo com o alimento e variaram de 1 a 8 kGy.

Foram realizados exames físicos completos antes e depois dos 90 dias em ambos os grupos e foram feitos testes de aberrações de cromossomos, trocas de cromátides-irmãs e micronúcleos em linfócitos e o teste Ames de mutagenicidade em urina. Como resultado, não foi encontrada nenhuma diferença na mudança das atividades diárias e de atividade física, nos exames físicos, no consumo da dieta e nos testes de mutagenicidade entre os dois grupos, o que indica que não há problemas em consumir todos os dias, por 90 dias, somente alimentos irradiados.

DETECÇÃO DE ALIMENTOS IRRADIADOS

Apesar dos diversos estudos conduzidos por laboratórios e centros de pesquisas, órgãos de saúde de diversos países e relatórios divulgados pela OMS e pela FAO aprovando o uso da irradiação de alimentos, um grupo de consumidores, principalmente na Europa, permaneceu cético em não consumir os alimentos irradiados, requerendo dos órgãos responsáveis mais estudos sobre o tema.

O maior problema é que, até o fim da década de 1970 e início da década de 1980, o consenso era que o processamento por radiação ionizante não deixava traços ou produzia qualquer tipo específico de composto que pudesse ser utilizado como marcador para identificar quais alimentos tinham sido irradiados. Então, encabeçadas por pesquisadores alemães e franceses, várias pesquisas foram realizadas com o intuito de definir metodologias que pudessem identificar quais alimentos tinham sido irradiados.

Um dos pontos de partida foi a descoberta de LeTellier e Nawar,[15] quando detectaram um composto que, até então, nunca tinha sido descrito. Eles descobriram que moléculas de ácidos graxos contendo de 6 a 18 carbonos, quando submetidas a altas doses (60 kGy), formavam um composto cíclico com a mesma quantidade de carbonos da molécula de origem, proveniente da perda do elétron do oxigênio, seguido pelo rearranjo da molécula, que foi chamado de 2-alcilciclobutanona (2-ACB).

No início da década de 1990, Crone et al.[16,17] lançaram a hipótese de que as 2-ACB só eram formadas pelo processo de irradiação. Trabalhando com carne de frango tratada com diversos processos de conservação, como calor, frio, micro-ondas e irradiação, eles verificaram que somente o processamento por radiação ionizante formava as 2-ACB. Então, esses compostos

foram nomeados de produtos radiolíticos únicos (PRU) e começaram a ser utilizados como marcadores para identificar os alimentos que haviam sido irradiados.

Utilizando outras descobertas, os pesquisadores europeus começaram uma série de estudos em vários laboratórios, a fim de se padronizarem métodos que pudessem ser utilizados na detecção de alimentos irradiados. Em dado momento, mais de 30 testes interlaboratoriais foram desenvolvidos para validar os métodos de detecção de alimentos irradiados. Em 1996, o Comitê Europeu de Padronização (CEN, European Committee for Standardization) lançou 10 normas que deveriam ser utilizadas em todo o território da União Europeia. A partir de 2001, esses métodos sofreram revisões e estão em vigor até hoje.

Nos anos 2007/2008, um grupo de especialistas em irradiação de alimentos no Brasil, sob orientação da Associação Brasileira de Normas Técnicas (ABNT), reuniu-se com o intuito de definir normas que pudessem ser validadas no território brasileiro. Como as normas europeias foram utilizadas como referência, os métodos brasileiros também se dividem em métodos de varredura e métodos confirmatórios. Nos de varredura, não é possível ter certeza de que o alimento foi irradiado, mas é possível saber que ele não foi. Normalmente, são procedimentos mais rápidos e baratos. Já os métodos confirmatórios não deixam dúvidas se o tratamento por radiação ionizante foi ou não aplicado. Na Tabela 102.2 encontram-se os métodos brasileiros de detecção de alimentos irradiados.

VISÃO DO CONSUMIDOR FRENTE AOS ALIMENTOS IRRADIADOS: ESTUDO DE CASO

Apesar dos diversos benefícios propiciados pela irradiação de alimentos, em muitos países, inclusive no Brasil, essa técnica ainda não é amplamente utilizada devido às diversas dúvidas e à preocupação que os consumidores ainda têm. Além disso, os consumidores tendem a ter medo dos alimentos irradiados por causa da desinformação sobre a técnica e o medo que a palavra "irradiação" pode causar em função da semelhança entre as palavras "radiação" e "radioativo".

Isso foi verificado no trabalho desenvolvido por Behrens et al.,[18] da USP. Trabalhando com uma população majoritariamente composta de mulheres de diferentes classes socioeconômicas,

---

Tabela 102.2 Lista dos métodos brasileiros de detecção de alimentos irradiados.

Métodos de varredura

ABNT NBR 16104:2012: detecção de alimentos irradiados usando a técnica de epifluorescência direta em filtro e contagem-padrão em placas de microrganismos aeróbios viáveis (DEFT/APC)

ABNT NBR 15947:2011: método de triagem microbiológica de alimentos irradiados utilizando procedimentos LAL/GNB

ABNT NBR 15924:2011: ensaio do cometa de DNA – método de triagem para detecção de alimentos irradiados

Métodos confirmatórios

ABNT NBR 15946:2011: detecção de alimentos irradiados que contêm gordura – análise por cromatografia gasosa/espectrometria de massas das 2-alcilciclobutanonas

ABNT NBR 15913:2011: detecção de alimentos irradiados que contêm gordura – método de análise de hidrocarbonetos por cromatografia gasosa

ABNT NBR 15887:2010: detecção de alimentos irradiados que contêm celulose – método por espectroscopia de ressonância paramagnética eletrônica (RPE)

ABNT NBR 15886:2010: detecção de alimentos irradiados utilizando luminescência fotoestimulada

ABNT NBR 15851:2010 versão corrigida:2010: detecção de alimentos irradiados que contêm açúcar cristalizado por espectrometria de RPE

ABNT NBR 15852:2010 versão corrigida:2010: detecção de alimentos irradiados que contêm osso – método de espectrometria de RPE

seu estudo era dividido em uma entrevista, seguida por uma breve explicação sobre o que são os alimentos irradiados, inclusive contando com a demonstração visual dos alimentos irradiados e não irradiados (mostrando o alimento em si, e não fotos ou outros meios), e finalizando com a pergunta sobre a intenção de compra dos alimentos irradiados.

Como resultado, os autores verificaram que a maioria nunca tinha ouvido falar sobre a técnica de irradiação de alimentos. Além disso, esses consumidores demonstraram ter aversão à expressão "alimentos irradiados", pois muitos a associaram a plantas nucleares, Chernobyl, raios X, câncer e destruição de células.

Após a explicação sobre a técnica, o conceito e a percepção dos consumidores mudaram para sentimentos positivos a respeito dela, muito porque a maioria gostou do fato de que a irradiação fornecia um alimento mais seguro para o consumo devido à diminuição da carga microbiana.

Sobre a intenção de compra, ela foi positiva somente após a explicação e degustação dos alimentos irradiados. Entretanto, as dúvidas remanescentes sobre a técnica para o público feminino foram sobre as mudanças sensoriais, as perdas nutricionais e a possibilidade de aumento do preço. Já nos homens, as dúvidas foram nas áreas da necessidade de mais informação sobre os riscos e os benefícios.

O trabalho realizado por Behrens et al.[18] está de acordo com outros trabalhos desenvolvidos ao redor do mundo, como os trabalhos desenvolvidos por D'Souza et al.[19] na Austrália, por Conroy et al.[20] na Nova Zelândia, por Gunes e Tekin[21] na Turquia, por Galati et al.[22] na Itália, por Balatsas-Lekkas et al.[23] na Finlândia, na Alemanha e na Espanha, e por Junqueira-Gonçalves et al.[24] no Chile, os quais verificaram que a falta da informação sobre a técnica é que faz o consumidor ficar com medo de comprar os alimentos irradiados. Assim, quando as incertezas são elucidadas, os indivíduos passam a ter um pouco mais de confiança devido aos benefícios que o processamento por radiação ionizante traz para a segurança dos alimentos.

PERSPECTIVAS DA APLICAÇÃO

Além de ser usado para garantir a segurança dos alimentos e o aumento da vida de prateleira, o processamento por radiação ionizante pode ser utilizado para o desenvolvimento de alimentos para um público muito específico, como os que sofrem com imunodeficiência primária e pacientes imunocomprometidos, aqueles que estão em tratamento de quimioterapia e radioterapia, transplantados, com leucemia ou doenças no sistema imune. Normalmente, para esse público, a quantidade de microrganismos aceitáveis nos alimentos, inclusive os não patogênicos, é suficiente para causar algum tipo de doença.

Geralmente, a forma comercial existente para produzir alimentos estéreis é por meio da autoclavagem. Muitos alimentos enlatados podem ser consumidos por essa população porque passam por esse processo. Entretanto, vários alimentos como pão, cereais, macarrão, sobremesas e frutas e vegetais frescos não são viáveis para serem consumidos após a aplicação de altas temperaturas por longo tempo devido à alteração da viscosidade/textura e à perda de aroma, limitando assim o tipo de alimento e a forma de preparação que podem ser consumidos. O processamento por radiação ionizante, por não promover aumento da temperatura e ser aplicada com o alimento dentro da embalagem, pode ser empregada em diversos alimentos, inclusive in natura, aumentando a variabilidade de ingredientes e preparações que podem ser servidos.

Um dos primeiros trabalhos sobre a aplicação da técnica para a produção de alimentos para imunocomprometidos foi realizado por Narvaiz et al.[25] Foi preparada uma refeição para o almoço composta de salada de cenoura ralada, tomate e ovos cozidos, empanadas de frango com vegetais e uma sobremesa de salada de frutas com gelatina e queijo macio (algo como um cheesecake) para 44 pacientes imunocomprometidos internados em um hospital na Argentina. As refeições foram irradiadas com a intenção da diminuição de 6 log dos microrganismos.

A refeição conseguiu alta aceitação sensorial pela população do estudo, e os autores relatam algumas curiosidades, como um homem que tinha realizado um transplante de rim que pediu para que a sua alta fosse atrasada para que pudesse participar (ingerir a refeição) da pesquisa e uma mulher que aceitou em participar imediatamente porque não consumia saladas havia 3 meses. Isso mostra a importância dessa técnica (combinada com as boas práticas de fabricação/manipulação, além do uso da refrigeração), uma vez que a refeição do estudo foi composta de alimentos/preparações que não podem ser consumidos pela população imunocomprometida. Isso porque os vegetais frescos são normalmente higienizados por produtos contendo cloro na sua composição, e apesar de essa prática ser recomendada (e deva ser realizada) para a população "em geral", ela não diminui a carga microbiana o suficiente para essa população específica.

Outro uso da técnica da irradiação que está começando a ser estudado e já tem resultados promissores é a aplicação da radiação ionizante nos alimentos com o objetivo de diminuir a alergenicidade deles. Os compostos alergênicos são, em maior parte, proteínas que têm diferentes aminoácidos e estrutura espacial complexa.

Durante o processamento, a radiação interage com as interações químicas que mantêm as estruturas quaternárias ou terciárias das proteínas alterando a conformação espacial, o que causa uma repolimerização da molécula, fazendo com que a porção epítopo perca a sua forma, diminuindo (ou podendo até inibir) a resposta imune. Outro mecanismo de atuação é por meio da radiólise, na qual os radicais formados a partir da água interagem com a molécula alergênica, alterando a conformação tridimensional, o que leva à alteração da porção epítopo.

Esse assunto ainda é relativamente novo, e, devido à variedade de alimentos e de proteínas alergênicas encontradas, é difícil teorizar a dose de radiação necessária para causar a dessensibilização da porção epítopo da molécula, sendo necessário se basear em estudos específicos para cada alimento/preparação e alergênico. Entretanto, ao que tudo indica, a inativação da proteína alergênica pela radiação acontece, em grande parte, por meio da interação direta ou indireta (por meio da radiólise) com a porção radical hidrofóbica dos diversos aminoácidos que compõem a molécula, quebrando interações como pontes dissulfetos e interações com os anéis aromáticos que fazem com que as estruturas terciárias se alterem. Os estudos que observaram que a radiação diminui o potencial alergênico verificaram que esse efeito surgiu em doses entre 7 e 10 kGy.

REFERÊNCIAS BIBLIOGRÁFICAS

As referências e a bibliografia consultadas para a elaboração deste capítulo estão disponíveis online no Ambiente de aprendizagem do GEN.

COMO CITAR ESTE CAPÍTULO

ABNT
FANARO, G. B. Irradiação de alimentos. In: ROSSI, L.; POLTRONIERI, F. (org.). Tratado de Nutrição e Dietoterapia. 2. ed. Rio de Janeiro: Guanabara Koogan, 2023. p. 1129-1136.

VANCOUVER
Fanaro GB. Irradiação de alimentos. In: Rossi L, Poltronieri F (Orgs.). Tratado de nutrição e dietoterapia. 2. ed. Rio de Janeiro: Guanabara Koogan; 2023. p. 1129-36.

CAPÍTULO

103
Rotulagem de Alimentos

Mariana Batista • Helen Mara dos Santos •
Nathália Tarossi Locatelli • Angela de Oliveira Godoy Ilha •
Daniel Henrique Bandoni • Vanessa Dias Capriles • Veridiana Vera de Rosso

INTRODUÇÃO

Registros históricos dão conta que os primeiros rótulos de alimentos foram utilizados nos séculos XVIII e XIX e tinham como única função identificar o produto e o produtor, dando origem ao conceito de marca. Além disso, desde a sua introdução, a rotulagem de alimentos foi utilizada com a função de estabelecer um meio de comunicação entre o produtor e o consumidor de alimentos. Contudo, à medida que o desenvolvimento industrial ocorreu, e que a fabricação de alimentos deixou de ser uma atividade artesanal, instituiu-se o uso de ingredientes diferenciados e aditivos, as exigências quanto clareza e padronização das informações apresentadas nos rótulos tornou-se cada vez maior, e os rótulos começaram a apresentar outras funções além das comerciais, que foram motivadoras de sua introdução.

Nesta perspectiva, a Organização Mundial da Saúde (OMS) recomenda que os países afiliados estabeleçam iniciativas de rotulagem com respaldo regulatório, visando assegurar que não sejam vinculadas informações que levem o consumidor ao equívoco, especialmente quando se trata das informações nutricionais. A rotulagem nutricional deve fornecer dados sobre o alimento, de forma que o consumidor possa realizar suas escolhas alimentares com discernimento, proporcionando um meio eficaz para indicação do conteúdo de nutrientes e valor energético do produto, estimulando a aplicação de princípios nutricionais baseados em evidências científicas em benefício individual e da saúde pública.[1] Complementarmente, não devem ser realizadas declarações de propriedades nutricionais não previstas nas legislações instituídas em âmbito nacional, o que pode contribuir para enganos, equívocos e falsa atribuição de valor ao alimento.

O direito ao consumo de um alimento seguro e saudável tem uma amplitude conceitual grande, mas quanto à rotulagem de alimentos, deve ser garantido ao consumidor o acesso a informações corretas, padronizadas, precisas e compreensíveis. Desta forma, a rotulagem de alimentos, especialmente a rotulagem nutricional, torna-se uma ferramenta de educação nutricional. Contudo, para que esse objetivo seja minimamente alcançado há necessidade de uma formação básica em saúde que deve ser realizada desde o ensino fundamental. Além disso, políticas públicas de controle do uso do marketing em rótulos de alimentos, especialmente para públicos mais vulneráveis como as crianças, devem ser priorizadas. Embora exista uma carta de intensões publicada pelo Conselho Nacional de Autorregulamentação Publicitária (CONAR) e pela Associação Brasileira de Licenciamento de Marcas e Personagens (ABRAL), por meio do Guia da Publicidade Responsável Destinada à Criança,[2] não é suficiente para inibir o uso de personagens infantis e a

associação com brindes ou prêmios que ainda são estratégias largamente empregadas em rótulos de alimentos de baixa qualidade nutricional.[3]

As informações apresentadas nos rótulos também têm o objetivo de reduzir os riscos e os agravos promovidos pelo consumo de alimentos por indivíduos com necessidades alimentares especiais. O uso de advertências quanto à presença de ingredientes e/ou componentes que podem provocar intolerância ou alergias alimentares é fundamental para que o alimento seja seguro. É o caso das advertências para a presença de glúten, lactose, fenilalanina e alergênicos que são regulamentadas no Brasil.[4]

Para além das necessidades dietéticas especiais, nos últimos 30 anos, com o advento do conceito de alimentos funcionais e as correlações estabelecidas pela ciência, entre dieta e saúde, o uso de alegações nos rótulos tornou-se estratégico para identificação de grupos de alimentos e nutrientes para o direcionamento de escolhas alimentares específicas. A Resolução da Diretoria Colegiada (RDC) nº 19/1999 estabeleceu a necessidade de um registro junto à Agência Nacional de Vigilância Sanitária (Anvisa)[5] para que o alimento utilize uma alegação de propriedade funcional ou de saúde em seu rótulo. O avanço do conhecimento nesta área apresentou crescimento exponencial; portanto, a Anvisa estabeleceu a abertura de processo para elaboração de um Guia para avaliação de alegação de propriedade funcional e de saúde para substâncias bioativas presentes em alimentos e suplementos alimentares, que está em processo de conclusão e tem a finalidade de modernizar o instrumento regulatório, tal como já foi realizado para alimentos com adição de microrganismo probiótico.[6]

Também é possível observar uma tendência do uso de informações nos rótulos que tendem a orientar os consumidores para segmentos específicos, como é o caso de dos produtos plant-based. Contudo, neste caso não foram estabelecidos os Regulamentos Técnicos de Identidade e Qualidade para os diferentes produtos formulados com ingredientes de origem vegetal que pretendem ser análogos às carnes e aos produtos cárneos e ao leite e aos produtos lácteos. Também não existe definição da denominação de venda e de composição proteica mínima, que são essenciais para que o consumidor não seja enganado ao consumir produtos que se posicionam como análogos de produtos cárneos e lácteos, mas que não apresentam características nutricionais semelhantes. Adicionalmente, inferências a qualidade e saudabilidade de produtos são promovidas nos rótulos por meio de "alegações positivas" não previstas na legislação, tais como "produto natural", "sem conservantes", "sem aditivos", "só com ingredientes que você conhece", entre outras. Esse tipo de estratégia de marketing objetiva conquistar uma parcela da população que está preocupada com a qualidade e a saudabilidade da alimentação, mas que não dispõe de informações qualificadas para realizar escolhas alimentares realmente saudáveis. A falsa ideia de que um alimento é mais saudável por não conter aditivos ganha muita força em segmentos que desconhecem as funções tecnológicas de conservantes e antioxidantes, que são essenciais para frear o crescimento de microrganismos ou retardar reações de oxidação lipídica, por exemplo, que são alterações que podem levar à deterioração do alimento e até mesmo à produção de compostos nocivos à saúde humana.

Neste cenário, se torna essencial o monitoramento da rotulagem de alimentos, especialmente focada na rotulagem nutricional, de forma que os resultados permitam o aprimoramento do processo regulatório e possam contribuir para as políticas públicas de alimentação e nutrição.

HISTÓRICO DA ROTULAGEM DE ALIMENTOS

A linha do tempo (Figura 103.1) apresenta as principais legislações relacionadas à rotulagem de alimentos que foram instituídas no Brasil. Pode-se observar que o Decreto-Lei de 1969[7] estabeleceu as normas básicas sobre alimentos, com objetivo de proteger a saúde individual e coletiva, no tocante a alimentos, desde a sua obtenção até o seu consumo. Nesse decreto foi definido que os rótulos de alimentos deveriam apresentar as seguintes informações:

- A qualidade, a natureza e o tipo do alimento, observadas a definição, a descrição e a classificação estabelecida no respectivo padrão de identidade e qualidade ou no rótulo arquivado no órgão competente do Ministério da Saúde
- Nome e/ou marca do alimento
- Nome do fabricante ou produtor
- Sede da fábrica ou local de produção
- Número de registro do alimento no órgão competente do Ministério da Saúde
- Indicação do emprego de aditivo intencional, mencionando-o expressamente ou indicando o código de identificação correspondente com a especificação da classe a que pertencer
- Número de identificação da partida, lote ou data de fabricação, quando se tratar de alimento perecível
- O peso ou o volume líquido
- Outras indicações que venham a ser fixadas em regulamentos.

Somente em 1998, foram publicadas no Brasil as Portaria nº 41[8] e nº 42[9] pela Secretaria de Vigilância Sanitária do Ministério da Saúde (atual Anvisa) que estabeleceu pela primeira vez, no país, o conceito de rotulagem nutricional e normas aprimoradas para rotulagem geral, respectivamente. O conceito de rotulagem nutricional havia sido introduzido no fim dos anos 1980 e início dos anos 1990 nos EUA, por meio da publicação da *Nutrition Labeling and Education Act* em 1990,[10] que tornou obrigatória a rotulagem nutricional padronizada e detalhada naquele país. Após 3 anos para adaptação dos fabricantes, em 1994 o *Nutrition Facts* fez sua estreia. No Brasil, a obrigatoriedade da

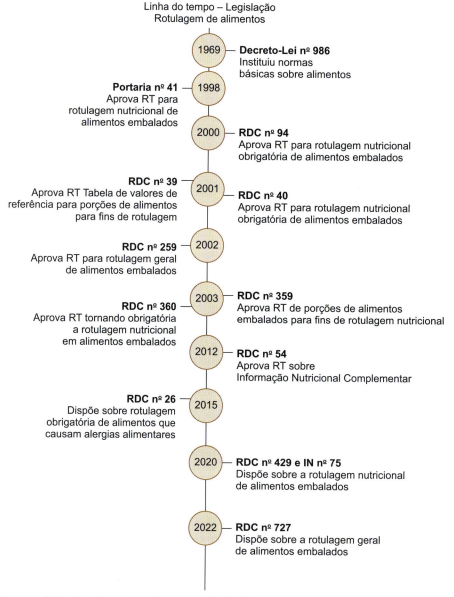

Figura 103.1 Linha do tempo relativa à rotulagem de alimentos no Brasil. *IN*, Instrução Normativa; *RDC*, Resolução da Diretoria Colegiada; *RT*, Regulamento Técnico.

declaração de nutrientes e valor energético foi direcionada a alimentos que fizessem declarações de propriedades nutricionais especiais, sendo facultativa para os demais alimentos. Desta forma, o valor energético (expresso em quilocalorias), a quantidade de proteínas, glicídios, lipídios e fibra alimentar expressas em gramas deveriam ser declarados em uma base de 100 g ou 100 mℓ de alimento; contudo, o fabricante poderia optar pela declaração tendo como base a porção do alimento. Neste caso, deveria declarar o número de porções contida na embalagem. Em 1998, também foi publicada a Portaria nº 27[11] que regulamentou o uso de informações nutricionais complementares que na época foi definida como "qualquer representação que afirme, sugira ou implique que um alimento possui uma ou mais propriedades nutricionais particulares, relativas ao seu valor energético e/ou ao seu conteúdo de proteínas, gorduras, carboidratos, fibras alimentares, vitaminas e minerais". Nesta legislação foram estabelecidos os critérios para que atributos nutricionais específicos, tais como "baixo conteúdo", "fonte", "alto teor", "reduzido", "aumentado" etc., pudessem ser declarados. Já os termos "reduzido" e "aumentado" foram autorizados para utilização em termos comparativos em relação a um produto convencional.

Com a criação da ANVISA ligada ao Ministério da Saúde, em 26 de janeiro de 1999, houve a publicação da RDC nº 94/2000,[12] tornando obrigatória a aplicação da rotulagem nutricional em alimentos e bebidas embalados na ausência do consumidor com a finalidade de padronizar a declaração de nutrientes nos rótulos. A declaração de nutrientes exigida na RDC nº 94/2000 foi aprimorada em relação à Portaria nº 41/1998, instituindo a declaração do conteúdo de gordura saturada, colesterol, ferro, cálcio e sódio. Embora a RDC nº 94/2000 tenha estabelecido que a declaração de valor energético e de nutrientes fosse expressa usando como base 100 g ou 100 mℓ e, também, na porção do alimento, somente em 2001 a RDC nº 39[13] estabeleceu as porções de referência para os diferentes grupos de alimentos.

A vigência da RDC nº 94/2000 foi breve. Em 2001 houve a publicação da RDC nº 40/2001[14] em sua substituição, estabelecendo a obrigatoriedade da declaração do valor energético e de nutrientes somente por porção, e sua correspondência percentual em relação ao VDR (valor diário de referência) tomando como base uma dieta de 2.500 kcal. Portanto, foi instituída a inclusão do %VD (valor diário) correspondente à porção, sendo mantida a declaração de nutrientes já regulamentada pela RDC nº 94/2000. Em 2002, a Portaria nº 42/1998 foi substituída pela RDC nº 259/2002[15] para modernização das normas para rotulagem geral de alimentos embalados e foi estabelecida a exigência do uso da advertência "CONTÉM GLÚTEN" por meio da publicação da RDC nº 40/2002,[16] que objetivou uma uniformização da declaração da presença de glúten em alimentos e bebidas embalados. Complementarmente, a Lei nº 10.674, publicada em 2003,[17] tornou obrigatório que todos os rótulos de alimentos declarem a presença ou ausência de glúten com as advertências "CONTÉM GLÚTEN" e "NÃO CONTÉM GLÚTEN", respectivamente, como medida preventiva e de controle da doença celíaca.

As empresas fabricantes e importadoras de alimentos ainda estavam se adaptando às normas estabelecidas pelas RDCs nº 39[13] e 40[14] de 2001 e tiveram de fazer novas adaptações com a publicação das RDCs nº 359[18] e 360[19] de 2003, que foram desenvolvidas para estabelecer normas harmonizadas com outros países que compunham o Mercosul. A RDC nº 359/2003 promoveu uma alteração importante em relação à RDC nº 39/2001, reduzindo a base de referência para cálculo do %VD de 2.500 para 2.000 kcal/dia e, portanto, foram alterados o valor energético e de nutrientes, bem como o número de porções dos alimentos que foram classificados em oito grupos e subgrupos.[18] Já a RDC nº 360/2003 estabeleceu a declaração obrigatória do valor energético e dos nutrientes, carboidratos, proteínas, gorduras totais, gorduras saturadas, gordura *trans*, fibra alimentar e sódio. Além disso, a declaração de vitaminas e minerais se tornou facultativa e limitada aos alimentos que apresentassem teor maior ou igual a 5% da IDR, e a declaração de ferro, cálcio e colesterol também se tornou facultativa.[19]

As RDCs nº 359/2003 e 360/2003 vigoraram até outubro de 2022 e foram substituídas pela RDC nº 429/2020[20] e pela Instrução Normativa (IN) nº 75/2020.[21] No entanto, ao longo desse período de 19 anos foram publicadas legislações complementares, como é o caso da RDC nº 54 de 2012,[22] que harmonizou as normas para uso de informações nutricionais complementares (INC) em rótulos de alimentos nos países do Mercosul, e a RDC nº 26/2015,[23] que estabeleceu os requisitos para rotulagem obrigatória dos alimentos que causam alergias alimentares.

As próximas seções do capítulo se dedicarão a fazer as considerações mais importantes em relação às legislações que estão em vigor no Brasil, dando especial destaque para RDC nº 429/2020 e IN nº 75/2020.

ROTULAGEM GERAL DE ALIMENTOS

As normas para rotulagem geral de alimentos envolvem as disposições que permitem que o consumidor possa obter informações verdadeiras, suficientes, sem que haja indução ao erro, confusão ou engano, sobre a verdadeira natureza, composição, procedência, tipo, qualidade, quantidade, validade, rendimento ou forma de uso do alimento. A RDC nº 727 de 1 de julho de 2022, que entrou em vigor em 1 de novembro de 2022, estabelece que não podem ser veiculadas nos rótulos de alimentos:

- Informações que atribuam efeitos ou propriedades que não tenham ou que não possam ser demonstradas
- Destacar a presença ou a ausência de componentes que sejam intrínsecos ou próprios de alimentos de igual natureza
- Veicular qualquer tipo de alegação relacionada à ausência de alimentos alergênicos ou alergênios alimentares
- Ressaltar, em certos tipos de alimentos processados, a presença de componentes que sejam adicionados como ingredientes em todos os alimentos com tecnologia de fabricação semelhante
- Ressaltar qualidades que possam induzir a engano com relação a reais ou supostas propriedades terapêuticas que alguns componentes ou ingredientes tenham ou possam ter quando consumidos em quantidades diferentes daquelas que se encontram no alimento ou quando consumidos sob forma farmacêutica
- Indicar que o alimento tenha propriedades medicinais ou terapêuticas
- Aconselhar seu consumo como estimulante, para melhorar a saúde, para prevenir doenças ou com ação curativa.[4]

Por outro lado, a rotulagem de alimentos embalados deve apresentar, obrigatoriamente, a declaração das seguintes informações:

- Denominação de venda
- Lista de ingredientes
- Advertências sobre os principais alimentos que causam alergias alimentares

- Advertência sobre lactose[24]
- Nova fórmula, quando da alteração da composição do alimento[25]
- Advertências relacionadas ao uso de aditivos alimentares, tais como a presença do corante amarelo tartrazina,[26] fenilalanina[24] e aditivos alimentares aromatizantes[27]
- Rotulagem nutricional[20]
- Conteúdo líquido
- Identificação da origem
- Identificação do lote
- Prazo de validade
- Instruções de conservação, preparo e uso do alimento, quando necessário
- Outras informações exigidas por normas específicas.

Na denominação de venda deve-se observar, pelo menos, uma das denominações estabelecidas nas normas que definem o Padrão de Identidade e Qualidade (PIQ) do alimento, que é definido pelos órgãos competentes como Anvisa e Ministério da Agricultura, Pecuária e Abastecimento (MAPA); e ser apresentada no painel principal do rótulo, em contraste de cores que assegure sua correta visibilidade. Também pode fazer uso da expressão "tipo", com letras de igual tamanho, realce e visibilidade àquelas empregadas na denominação, quando o alimento for fabricado segundo tecnologias características de diferentes lugares geográficos, para obter alimentos com propriedades sensoriais semelhantes com aquelas que são típicas de certas zonas reconhecidas. O painel principal é representado como a parte do rótulo que se apresenta de forma mais relevante, onde deve constar a denominação de venda e marca, ou o logotipo da empresa, caso existam.[4]

A lista de ingredientes deve apresentar a relação dos ingredientes utilizados na formulação do produto, em ordem decrescente de proporção. Os aditivos alimentares devem ser declarados na lista de ingredientes após os demais ingredientes, por meio da função tecnológica principal do aditivo no alimento seguida de, pelo menos, uma das seguintes informações: nome completo do aditivo alimentar ou número do aditivo alimentar no Sistema Internacional de Numeração do *Codex Alimentarius* (INS). No caso do aditivo alimentar corante tartrazina (INS 102), a declaração é obrigatória. Para os aditivos alimentares aromatizantes, a declaração deve ser realizada por meio da função tecnológica, podendo ser acrescida da respectiva classificação, conforme estabelecido na RDC nº 725.[27] É importante destacar que são considerados aditivos alimentares todos os ingredientes adicionados intencionalmente aos alimentos, sem propósito de nutrir, com o objetivo de modificar as características físicas, químicas, biológicas ou sensoriais, durante fabricação, processamento, preparação, tratamento, embalagem, acondicionamento, armazenagem, transporte ou manipulação de um alimento, não incluindo contaminantes ou substâncias nutritivas que sejam incorporadas ao alimento para manter ou melhorar suas propriedades nutricionais.[4] Já os coadjuvantes de tecnologia são as substâncias utilizados na elaboração e/ou conservação de um produto, que não se consomem por si sós como ingrediente alimentício e que se utilizam intencionalmente na elaboração de matérias-primas, alimentos ou seus ingredientes, para alcançar uma finalidade tecnológica durante o tratamento ou elaboração, podendo resultar na presença não intencional, porém inevitável de resíduos ou derivados no produto final.[28] Desta forma, o aditivo alimentar é incorporado ao alimento e está presente no produto final; o coadjuvante de tecnologia deverá ser eliminado do alimento ou inativado[29] e, assim, não é declarado na lista de ingredientes. Deste modo, essa é uma

das estratégias utilizadas pelo setor produtivo para a obtenção de produtos com "rótulos limpos", *clean label*. Como exemplo, citamos os pães industrializados. Alguns produtos passaram a ser elaborados com a incorporação de enzimas e preparações enzimáticas cujas funções passaram a substituir os aditivos como emulsificantes e conservantes, possibilitando a declaração de poucos ingredientes nos rótulos destes produtos.

A aprovação para uso de aditivos e coadjuvantes de tecnologia em alimentos, no Brasil, segue as diretrizes mais rígidas estabelecidas pelo *Codex Alimentarius* e é compatível com as ações das principais autoridades sanitárias de países como EUA, União Europeia, Canadá e Japão. Contudo, a legislação é extremamente complexa e detalhada. Para auxiliar na interpretação dessas normas, a Anvisa publicou em 2022 a 4ª edição do material informativo *Perguntas e respostas: Aditivos Alimentares e Coadjuvantes de Tecnologia*[29] que pretende sanar as dúvidas mais frequentes encaminhadas à agência nesta temática. A Portaria do Ministério da Saúde nº 540 de 1997 estabeleceu o regulamento técnico de aditivos alimentares: definições, classificação e emprego, e ao longo dos anos foram publicadas novas legislações estabelecendo a autorização do uso de aditivos e coadjuvantes de tecnologia em diversos tipos de alimentos e também em alimentos específicos.[29-32] Também é obrigatória a declaração de advertências sobre os principais alimentos que causam alergias alimentares. Os alimentos que contenham ou sejam derivados dos alimentos que causam alergias alimentares devem apresentar as seguintes advertências, conforme o caso:

- "ALÉRGICOS: CONTÉM (nome dos alimentos)"
- "ALÉRGICOS: CONTÉM DERIVADOS DE (nome dos alimentos)"
- "ALÉRGICOS: CONTÉM (nome dos alimentos) e derivados."

Quando não for possível garantir a ausência de alimentos que provocam alergias, devido à ocorrência de contaminação cruzada por alergênios alimentares dos principais alimentos que causam alergias alimentares, deve ser usada a seguinte declaração de advertência: "ALÉRGICOS: PODE CONTER (nome dos alimentos)." Também é obrigatória a declaração da presença de lactose em alimentos que a contenham em quantidade maior que 100 mg por 100 g ou 100 mℓ de alimento tal como exposto à venda, empregando a declaração "CONTÉM LACTOSE".[4]

Também é obrigatório que o consumidor seja informado que o produto se apresenta em uma nova fórmula e, por consequência, apresenta uma nova composição, por meio dos seguintes destaques: "NOVA FÓRMULA"; "NOVA COMPOSIÇÃO"; ou "NOVA RECEITA", por um período mínimo de 90 dias. As alterações de fórmula devem ser declaradas na lista de ingredientes, incluindo a adição ou exclusão de ingredientes, a alteração na ordem de declaração dos ingredientes e a alteração da quantidade declarada de ingredientes; na tabela nutricional, incluindo a adição ou exclusão de nutrientes da tabela e a alteração dos valores nutricionais declarados; advertência sobre os principais alimentos que causam alergias alimentares; presença de lactose; e presença ou ausência de glúten.[4]

Algumas informações podem ser declaradas de forma facultativa nos rótulos de alimentos embalados, desde que essas declarações não contrariem determinações estabelecidas nas legislações vigentes. As denominações de qualidade, que são empregadas nos rótulos como um atrativo para o consumidor, só podem ser empregadas observando as seguintes normativas:

- Tenham sido estabelecidas especificações correspondentes para determinado alimento em norma específica (p. ex., no Regulamento Técnico de Identidade e Qualidade do produto)

- Forem facilmente compreensíveis e não induzirem o consumidor ao engano
- Constarem do painel principal do alimento.[4]

ROTULAGEM NUTRICIONAL DE ALIMENTOS

De acordo com o *Codex Alimentarius*, a rotulagem nutricional tem o objetivo de informar o consumidor sobre as propriedades nutricionais do alimento e contribuir para que suas escolhas alimentares sejam saudáveis. Em geral, a rotulagem nutricional apresenta três componentes principais: a declaração de valor energético e de nutrientes; a informação nutricional complementar; e a rotulagem nutricional frontal.

As normas para rotulagem nutricional de alimentos, que estão em vigor no Brasil desde 09 de outubro de 2022, foram estabelecidas pela RDC nº 429/2020[20] e regulamentadas pela IN nº 75/2020.[21] São aplicadas aos alimentos embalados na ausência dos consumidores e estão incluídas as bebidas, os ingredientes, os aditivos alimentares e os coadjuvantes de tecnologia, inclusive os destinados ao processamento industrial ou aos serviços de alimentação. Estão excluídas desta legislação a água mineral natural, água natural e adicionada de sais, a água do mar dessalinizada, potável e envasada.

TABELA DE INFORMAÇÃO NUTRICIONAL

A declaração da tabela de informação nutricional é item obrigatório nos rótulos dos alimentos embalados na ausência dos consumidores. Contudo, nos casos apresentados a seguir a declaração é voluntária e, portanto, o fabricante tem a opção em declarar ou não:

- Alimentos em embalagens cuja superfície visível para rotulagem seja menor ou igual a 100 cm^2
- Alimentos embalados nos pontos de venda a pedido do consumidor
- Alimentos embalados que sejam preparados ou fracionados e comercializados no próprio estabelecimento
- Bebidas alcoólicas
- Gelo destinado ao consumo humano
- Especiarias, café, erva-mate e espécies vegetais para o preparo de chás, desde que não sejam adicionados de ingredientes que agreguem valor nutricional significativo ao produto
- Vinagres, desde que não sejam adicionados de ingredientes que agreguem valor nutricional significativo ao produto
- Frutas, hortaliças, leguminosas, tubérculos, cereais, nozes, castanhas, sementes e cogumelos, desde que não sejam adicionados de ingredientes que agreguem valor nutricional significativo ao produto
- Carnes e pescados embalados, refrigerados ou congelados, desde que não sejam adicionados de ingredientes que agreguem valor nutricional significativo ao produto.[21]

Antes de iniciarmos as discussões sobre os itens que são obrigatórios de declaração em termos de rotulagem nutricional, cabe apresentarmos algumas definições importantes, e que facilitarão sobremaneira a compreensão do texto, iniciando primeiramente pela diferenciação de carboidratos, açúcares totais e açúcares adicionados. Os carboidratos são todos os monossacarídeos, dissacarídeos, oligossacarídeos e polissacarídeos presentes no alimento, incluindo os polióis, que são digeridos, absorvidos e metabolizados pelo ser humano, enquanto os açúcares totais são somente os monossacarídeos e dissacarídeos presentes no alimento que são digeridos, absorvidos e metabolizados pelo ser humano, excluindo os polióis. E, por fim, os açúcares adicionados são os monossacarídeos e dissacarídeos adicionados durante o processamento do alimento, com exceção dos polióis, dos açúcares adicionados consumidos pela fermentação ou pelo escurecimento não enzimático e dos açúcares naturalmente presentes nos leites e derivados e nos vegetais.[20] Já os polióis são álcoois contendo múltiplos grupos hidroxila e são muito utilizados na elaboração de alimentos *diet*, uma vez que se aplicam à substituição de açúcares. Alguns exemplos de polióis são o maltitol, o eritritol e o xilitol. Eles foram excluídos da contagem de açúcares totais e adicionados pois são pouco metabolizados pelo sistema gastrintestinal humano e, por consequência, apresentam baixo índice glicêmico; no caso do eritritol, baixo valor calórico (0,2 kcal/g).

Outra definição importante é o conceito de porção que se refere à quantidade de alimento utilizada como referência para fins de rotulagem nutricional. A porção é expressa em gramas (g) ou volume (mℓ), mas também em termos de medida caseira que é a forma de quantificação da porção do alimento, medida por meio de utensílios, unidades ou outras formas comumente utilizadas pelo consumidor para mensurar os alimentos.[20]

A tabela de informação nutricional deve apresentar obrigatoriamente a declaração das quantidades de valor energético (kcal), carboidratos (gramas), açúcares totais (gramas), açúcares adicionados (gramas), proteínas (gramas), gorduras totais (gramas); gorduras saturadas (gramas), gorduras *trans* (gramas), fibra alimentar (gramas) e sódio (miligramas). Assim como a declaração de qualquer outro nutriente ou substância bioativa que seja objeto de alegações nutricionais, de alegações de propriedades funcionais ou de alegações de propriedades de saúde ou qualquer outro nutriente essencial adicionado ao alimento, cuja quantidade, por porção, seja igual ou maior do que 5% do respectivo VDR ou, ainda, qualquer substância bioativa adicionada ao alimento.[20]

Além disso, a tabela de informação nutricional pode, facultativamente, conter a declaração das quantidades de vitaminas e minerais naturalmente presentes nos alimentos, desde que suas quantidades, por porção, sejam iguais ou superiores a 5% dos respectivos VDR e outros nutrientes naturalmente presentes nos alimentos. A declaração do valor energético e das quantidades de nutrientes na tabela de informação nutricional deve ser realizada com base no produto tal como exposto à venda, utilizando como referência 100 gramas, para sólidos ou semissólidos, ou 100 mililitros, para líquidos. As quantidades também devem ser apresentadas na porção do alimento, expressa em gramas, para sólidos ou semissólidos, ou mililitros, para líquidos, além da medida caseira correspondente. O tamanho das porções, em termos quantitativos e sua respectiva medida caseira, foram padronizadas na IN nº 75/2020 conforme o tipo de alimento e organizados em 8 grupos de acordo com suas características de origem, conforme detalhado a seguir.[21]

- Grupo I: produtos de panificação, cereais, leguminosas, raízes, tubérculos e seus derivados (valor energético médio da porção é 150 kcal)
- Grupo II: verduras, hortaliças e conservas vegetais (valor energético médio da porção é 30 kcal)
- Grupo III: frutas, sucos, néctares e refrescos de frutas (valor energético médio da porção é 70 kcal)
- Grupo IV: leites e derivados (valor energético médio da porção é 125 kcal)
- Grupo V: carnes e ovos (valor energético médio da porção é 125 kcal)

- Grupo VI: óleos, gorduras e sementes oleaginosas (valor energético médio da porção é 100 kcal)
- Grupo VII: açúcares e produtos com energia proveniente de carboidratos e gorduras (valor energético médio da porção é 100 kcal)
- Grupo VIII: molhos, temperos prontos, caldos, sopas, pratos semiprontos ou prontos para consumo e bebidas alcoólicas (valor energético médio da porção é 100 kcal).

No caso dos alimentos que requerem preparo com adição de outros ingredientes, a declaração de informação nutricional deve ser realizada levando em conta 100 g, para sólidos ou semissólidos, ou 100 mℓ, para líquidos, com base no alimento pronto para o consumo, considerando o valor nutricional dos ingredientes adicionados, conforme instruções de preparo indicadas pelo fabricante no rótulo, e também por porção do produto tal como exposto à venda necessária para preparar uma porção do produto pronto para o consumo.

A definição da porção que será usada como referência para declaração na tabela de informação nutricional deve seguir alguns princípios importantes apontados na RDC nº 429/2020:

- Em embalagens individuais, o tamanho da porção deve corresponder à quantidade total do produto contido na embalagem
- Nos produtos que requerem drenagem antes do seu consumo, o tamanho da porção declarada deve corresponder à quantidade drenada do produto
- No caso de embalagens múltiplas com unidades de alimentos distintas, em natureza ou valor nutricional, e que não requerem consumo conjunto, devem ser declaradas as porções de cada produto
- No caso de embalagens múltiplas com unidades de alimentos distintas, em natureza ou valor nutricional, que requerem consumo conjunto, deve ser declarada uma porção única correspondente à soma das porções dos produtos
- Quando o alimento não apresentar porções definidas na IN nº 75/2020, o tamanho da porção deve corresponder à porção de um alimento com características nutricionais similares; se não houver alimento com característica similar, o tamanho da porção deve ser definido com base no valor energético médio do grupo ao qual o alimento pertence.[21]

Importante destacar que o número de porções contidas na embalagem do alimento deve ser declarado na tabela de informação nutricional seguindo as regras para arredondamento estabelecidas na IN nº 75/2020.[21]

O formato da tabela de informação nutricional deve seguir um dos modelos estabelecidos na IN nº 75/2020, e deve ser o mais adequado ao formato e tamanho do rótulo, podendo apresentar os modelos vertical, horizontal, vertical quebrado, horizontal quebrado e modelo agregado para produtos com unidades com composição nutricional diferentes. Em caso de a superfície da embalagem não permitir o uso da tabela, é possível adotar o modelo de declaração linear da tabela de informação nutricional.[21] A tabela de informação nutricional deve ser apresentada em uma única superfície contínua da embalagem e no mesmo painel da lista de ingredientes. Também não pode estar em áreas encobertas, locais deformados como áreas de selagem e de torção, ou de difícil visualização. Quando o espaço da embalagem for insuficiente para a declaração das informações em um mesmo painel, estas devem estar dispostas em painéis adjacentes. Em caso de embalagens múltiplas a informação nutricional deve ser realizada para cada unidade de alimento nela contida.

Caso as unidades apresentem o mesmo valor nutricional, deve ser declarada apenas uma tabela de informação nutricional. No caso de unidades com valor nutricional distinto, que não requeiram consumo conjunto, deve ser apresentada uma tabela de informação nutricional para cada unidade distinta. Para as embalagens com superfície disponível para rotulagem menor ou igual a 100 cm², a tabela de informação nutricional pode ser declarada em superfície encoberta, desde que acessível, ou na embalagem secundária, caso exista.[20]

Quando um ou mais nutrientes ou valor energético estiverem presentes em quantidades não significativas no alimento, a informação nutricional pode ser declarada de forma simplificada, de acordo com os seguintes parâmetros:

- Valor energético menor ou igual a 4 kcal em 100 g ou 100 mℓ e por porção – poderá utilizar a expressão 0 (zero) no campo valor energético na tabela de informação nutricional
- Carboidratos e açúcares totais menores ou iguais 0,5 g em 100 g ou 100 mℓ e por porção – poderá utilizar a expressão 0 (zero) no campo carboidratos e açúcares totais, respectivamente, na tabela de informação nutricional. Para carboidratos ainda é necessário que sejam cumpridas as seguintes exigências: apresentar quantidades não significativas de açúcares totais por 100 g ou 100 mℓ e por porção expressas como zero e sem outro carboidrato declarado com valor diferente de zero. Para açúcares totais as exigências adicionais são não apresentar açúcares adicionados e não apresentar outro açúcar declarado com valor diferente de zero
- Sem açúcares adicionados para utilizar a expressão 0 (zero) no campo açúcares adicionados na tabela de informação nutricional
- Proteínas menor ou igual a 0,5 g em 100 g ou 100 mℓ e por porção e, adicionalmente, não pode apresentar aminoácido naturalmente presente nas proteínas declarado com valor diferente de zero – poderá utilizar a expressão 0 (zero) no campo proteínas na tabela de informação nutricional
- Gorduras totais menores ou iguais a 0,5 g em 100 g ou 100 mℓ e por porção e com quantidades de gorduras saturadas e gordura *trans* expressas como zero por 100 g ou 100 mℓ e por porção, e sem outra gordura, incluindo colesterol, declarada com valor diferente de zero – poderá utilizar a expressão 0 (zero) no campo gorduras totais na tabela de informação nutricional
- Gorduras saturadas e gorduras *trans* menores ou iguais a 0,1 g em 100 g ou 100 mℓ de alimento e por porção – poderá usar a expressão 0 (zero) no campo gorduras saturadas e gordura *trans*, respectivamente, na tabela de informação nutricional
- Fibras alimentares menores ou iguais a 0,5 g em 100 g ou 100 mℓ e por porção – poderá utilizar a expressão 0 (zero) no campo fibras alimentares na tabela de informação nutricional
- Sódio menor ou igual a 5 mg em 100 g ou 100 mℓ e por porção – poderá utilizar a expressão 0 (zero) no campo sódio na tabela de informação nutricional
- Lactose menor ou igual a 0,1 g em 100 g ou 100 mℓ e por porção – poderá utilizar a expressão 0 (zero) no campo lactose
- Colesterol menor ou igual a 5 mg em 100 g ou 100 mℓ e por porção – poderá utilizar a expressão 0 (zero) no campo colesterol.

No caso dos alimentos que requeiram preparo com adição de outros ingredientes, deve ser utilizado 100 g ou 100 mℓ do alimento pronto para o consumo como base para definição de uso da informação nutricional simplificada, considerando o valor nutricional dos ingredientes adicionados, conforme instruções de preparo indicadas pelo fabricante no rótulo.[21]

Adicionalmente, a declaração das quantidades na tabela de informação nutricional deve ser realizada no formato de declaração em %VD (percentual do valor diário), determinado com base nos VDR definidos na IN nº 75/2020 com base nas quantidades de nutrientes arredondados declarados na porção do alimento. Para nutrientes sem VDR definido, o espaço para declaração do respectivo %VD deve ser mantido vazio e a quantidade de valor energético ou de nutrientes não significativo deve ser declarada como zero. Usar outro símbolo, em qualquer um dos dois casos, não é permitido.

ALEGAÇÕES NUTRICIONAIS (INFORMAÇÃO NUTRICIONAL COMPLEMENTAR)

Alegações nutricionais indicam que um alimento apresenta propriedades nutricionais positivas relativas ao seu valor energético ou conteúdo de nutrientes. Não são consideradas alegações nutricionais a tabela de informação nutricional nem a rotulagem nutricional frontal. As alegações nutricionais são divididas em:

- Alegações nutricionais de conteúdo absoluto que descrevem o nível ou quantidade do valor energético e de nutrientes contidos no alimento, por exemplo, "fonte", "alto teor", "baixo", "muito baixo" e "não contém"
- Alegações nutricionais de conteúdo comparativo que comparam a quantidade do valor energético ou dos mesmos nutrientes contidos em um alimento de referência, por exemplo, "reduzido", "*light*" e "aumentado"
- Alegações nutricionais de sem adição descrevem que um ingrediente não foi adicionado de forma direta ou indireta, por exemplo, "sem adição". Para que sejam usadas alegações nutricionais de conteúdo comparativo há necessidade de se estabelecer uma comparação com um alimento de referência que é a versão convencional do mesmo alimento e que permite que seja destacada uma modificação relativa aos conteúdos nutricionais de reduzido e aumentado. No caso de não existir um alimento de referência do mesmo fabricante, deve ser utilizado o valor médio do conteúdo de três alimentos de referência comercializados no país; no caso de não existir um alimento de referência, não pode ser declarada uma alegação nutricional comparativa.

É importante observar que o uso de alegações nutricionais é voluntário, mas, uma vez realizada, deve atender aos termos autorizados na IN nº 75/2020 (21) e aos critérios de composição e de rotulagem para declaração das alegações nutricionais, desde que alimento mantenha essas propriedades nutricionais até o fim do prazo de validade, considerando a forma de preparo do alimento indicada pelo fabricante no rótulo. Neste caso, para as alegações nutricionais de conteúdo absoluto para os atributos nutricionais "baixo", "muito baixo", "não contém" ou "sem adição de" deve ser considerado o valor nutricional dos ingredientes adicionados, conforme instruções de preparo indicadas pelo fabricante no rótulo; e para as alegações nutricionais de conteúdo absoluto para os atributos nutricionais "fonte" ou "alto teor" não pode ser considerado o valor nutricional dos ingredientes adicionados, conforme instruções de preparo indicadas pelo fabricante no rótulo.

Deve-se destacar que o uso de uma alegação nutricional no rótulo do alimento implica que ele atenda a todas as exigências estabelecidas. Por exemplo, para que seja empregada a alegação "não contém gordura *trans*" ou "zero gordura *trans*" o alimento deve apresentar no máximo 0,1 g de ácidos graxos *trans* por porção de referência ou por 100 g ou 100 mℓ por embalagem individual; contudo, deve cumprir adicionalmente todos os critérios para o atributo nutricional "baixo em gorduras saturadas", listados a seguir.

- O produto não pode ter quantidades de gorduras saturadas iguais ou superiores a 6,0 g por 100 g de alimento sólido ou semissólido, ou 3,0 g por 100 mℓ de alimento líquido
- O produto pode apresentar no máximo 1,5 g da soma de gorduras saturadas e *trans* por porção de referência, para porções maiores que 30 g ou 30 mℓ, e por embalagem individual, ou máximo de 1,5 g da soma de gorduras saturadas e *trans* por 50 g ou 50 mℓ, para porções referência menores ou iguais a 30 g ou 30 mℓ e por embalagem individual
- Os teores de gorduras saturadas devem fornecer no máximo 10% do valor energético total do alimento. Desta forma, em caso de descumprimento de apenas um desses critérios, a alegação "não contém gordura *trans*" ou "zero gordura *trans*" não pode ser utilizada.

A Tabela 103.1 apresenta os principais atributos nutricionais e os termos que podem ser utilizados nas alegações nutricionais nos rótulos de alimentos.

ROTULAGEM NUTRICIONAL FRONTAL

A rotulagem nutricional frontal (RNF), em inglês FOPL, *front-of-package nutritional labeling*, é uma ferramenta desenvolvida por diferentes países como estratégia para auxiliar os consumidores a fazer escolhas alimentares saudáveis.[1,33] É um tipo de rotulagem que permite que os consumidores identifiquem rápida e corretamente alguns atributos nutricionais dos alimentos embalados. Para isso os ícones da RNF devem estar localizados na face principal do rótulo (frente) de modo a atrair a atenção do consumidor. Desta forma, a premissa da RNF é apresentar as informações de formas simples, sobre o conteúdo ou a qualidade dos nutrientes presentes no alimento, alinhadas com as diretrizes alimentares nacionais e os instrumentos regulatórios.

No Brasil, a rotulagem nutricional frontal é a principal novidade instituída pela RDC nº 429/2020 e regulamentada pela IN nº 75/2020.[20,21] Consiste na adoção de selos de advertência para presença de elevado conteúdo de açúcar adicionado, gordura saturada e sódio. Os modelos para declaração de rotulagem nutricional frontal estão apresentados na Figura 103.2 e devem ser usados nos rótulos de alimentos cuja quantidade de açúcar

Tabela 103.1 Atributos e respectivos termos autorizados para alegações nutricionais.

Atributo nutricional	Termos autorizados para alegações nutricionais
Baixo	baixo em..., pouco..., baixo teor de..., leve em...
Muito baixo	muito baixo em...
Não contém	não contém..., livre de..., zero (0 ou 0%)..., sem..., isento de...
Sem adição de	sem adição de..., zero adição de..., sem.... adicionado
Alto conteúdo	alto conteúdo em..., rico em..., alto teor...
Fonte	Fonte de..., com..., contém... em...
Aumentado	aumentado em..., mais...
Reduzido	reduzido em..., menos..., menor teor de..., light* em...

*O termo *light* é autorizado para veiculação de atributos nutricionais e não precisa ser traduzido.

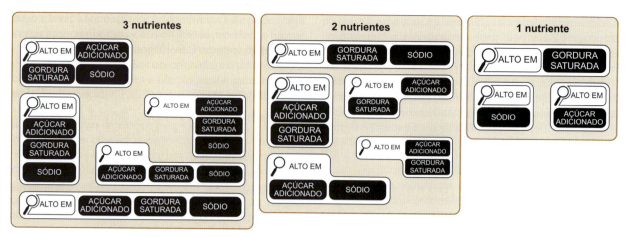

Figura 103.2 Modelos regulamentados pela Anvisa para rotulagem nutricional frontal.

adicionado, gordura saturada e sódio sejam iguais ou superiores aos limites estabelecidos na IN nº 75/2020 e apresentados na Tabela 103.2.[21]

Os limites apresentados na Tabela 103.2 devem ser aplicados no alimento tal como exposto à venda. Mas, quando esses alimentos exigirem preparo com adição de outros ingredientes, os limites devem ser aplicados com base no alimento pronto para o consumo, conforme instruções de preparo indicadas pelo fabricante no rótulo, sem considerar o valor nutricional dos ingredientes adicionados.

Alguns alimentos têm o uso da rotulagem nutricional frontal vedada; são eles:[21] frutas, hortaliças, leguminosas, tubérculos, cereais, nozes, castanhas, sementes, cogumelos, farinhas, carnes e pescados embalados, refrigerados ou congelados, ovos, leites fermentados, queijos, desde que não sejam adicionados de ingredientes que agreguem açúcar adicionado ou valor nutricional significativo de gordura saturada ou de sódio ao produto. É considerado valor nutricional significativo quando adicionado ingrediente que forneça quantidade de gordura saturada maior ou igual a 0,1 g em 100 g ou 100 mℓ de alimento, e/ou quantidade maior ou igual a 5 mg de sódio por 100 g ou 100 mℓ de alimento. Adicionalmente, a rotulagem nutricional frontal é vedada[21] em leites de todas as espécies de animais mamíferos, leite em pó, azeite de oliva e outros óleos vegetais, prensados a frio ou refinados, sal destinado ao consumo humano, fórmulas infantis, fórmulas para nutrição enteral, alimentos para controle de peso, suplementos alimentares, bebidas alcoólicas, produtos destinados exclusivamente ao processamento industrial, produtos destinados exclusivamente aos serviços de alimentação e aditivos alimentares e coadjuvantes de tecnologia.

Cabe destacar que o emprego da rotulagem nutricional frontal é opcional para alimentos em embalagens com área de painel principal inferior a 35 cm², alimentos embalados nos pontos de venda a pedido do consumidor e alimentos embalados que sejam preparados ou fracionados e comercializados no próprio estabelecimento. Outros modelos de rotulagem nutricional frontal diferentes do estabelecido na RDC nº 429/2020 não podem estar visíveis no rótulo. A localização de aplicação da rotulagem nutricional frontal deve ser realizada na metade superior do painel principal, em uma única superfície contínua e usar a mesma orientação do texto das demais informações vinculadas no rótulo. Produtos que apresentam declaração da rotulagem nutricional frontal não podem apresentar alegações de adição de nutrientes essenciais na metade superior do painel principal, nem utilizar caracteres de tamanho superior àqueles empregados na rotulagem nutricional frontal.

O emprego da rotulagem nutricional frontal estabelecido pela RDC nº 429/2020 não substitui nem altera o termo firmado entre o Ministério da Saúde e as associações do setor alimentício em 2011 para redução do teor de sódio em alimentos processados no Brasil.

IMPACTOS DA ROTULAGEM NUTRICIONAL FRONTAL NA SAÚDE DA POPULAÇÃO

A melhoria da qualidade nutricional dos alimentos disponíveis para a aquisição em pontos de venda é uma das várias intervenções recomendadas para melhorar a alimentação da população.[34] Estudos demonstram que uma variedade de políticas que estimulem a (re)formulação de alimentos são custo-efetivas e podem ter impacto na alimentação.[35-37] Diferentes tipos de políticas e programas podem ser adotados para estimular a (re)formulação de alimentos, melhorando sua qualidade nutricional, como padrões/metas voluntários ou obrigatórios para redução de ingredientes ou nutrientes em diferentes grupos de produtos alimentícios, políticas de tributação que influenciem o preço final e a legislação para a rotulagem nutricional dos alimentos embalados.[38] Dentre as medidas, a implementação de políticas de rotulagem, especialmente a RNF, vem ganhando grande destaque na agenda global para enfrentamento da má

Tabela 103.2 Limite de açúcares adicionados, gorduras saturadas e sódio para fins de declaração da rotulagem nutricional frontal (IN 75/2020 - ANVISA).

Nutriente	Alimentos sólidos e semissólidos	Alimentos líquidos
Açúcar adicionado	Quantidade maior ou igual a 15 g presentes em 100 g de alimento	Quantidade maior ou igual a 7,5 g presentes em 100 mℓ de alimento
Gordura saturada	Quantidade maior ou igual a 6 g presentes em 100 g de alimento	Quantidade maior ou igual a 3,0 g presentes em 100 mℓ de alimento
Sódio	Quantidade maior ou igual a 600 mg presentes em 100 g de alimento	Quantidade maior ou igual a 300 mg presentes em 100 mℓ de alimento

nutrição na população.[39,40] Entretanto, a maioria das evidências atualmente disponíveis concentra-se no impacto da rotulagem no comportamento do consumidor.

Segundo o *Guiding principles and framework manual for front-of-pack labelling for promoting healthy diet*, publicado pela OMS, um sistema de rotulagem nutricional frontal deve estar em consonância com cinco princípios básicos:[33]

- O sistema de RNF deve estar alinhado com as polícias nacionais de saúde pública e nutrição, e com as diretrizes do *Codex Alimentarius*[1] e da OMS
- Um único sistema deve ser desenvolvido para ampliar o impacto do sistema de RNF
- Emprego de declarações obrigatórias de nutrientes nos rótulos de alimentos, como pré-requisito para os sistemas de RNF
- Processos de monitoramento e revisão devem ser desenvolvidos para ajustes e melhorias contínuas, conforme necessidade
- Os objetivos, escopo e princípios do sistema de RNF devem ser transparentes e de fácil acesso.[33]

Nesta perspectiva, o monitoramento da eficácia do modelo de RNF adotado deve estar relacionado com os objetivos do sistema adotado. Por exemplo: se um dos objetivos do sistema de RNF for ajudar a todos os consumidores a estarem mais bem informados sobre as propriedades nutricionais dos alimentos, e facilitar as escolhas por alimentos mais saudáveis, devem ser monitoradas a extensão e a fidelidade de implementação do sistema RNF e as mudanças de comportamento do consumidor após a implementação do sistema pelo acompanhamento de mudanças nas compras dos produtos e do consumo alimentar da população.[33]

A eficácia do sistema de RNF em termos de reconhecimento, atitudes e práticas do consumidor é moderada por diversos fatores, e existe uma relação entre as características do sistema RNF, do consumidor e do alimento,[41] sendo esses fatores complexos e podem justificar uma série de resultados controversos publicados na literatura. A maioria dos trabalhos que buscam avaliar a eficácia dos diferentes tipos de RNF emprega métodos experimentais, que não simulam adequadamente todos os fatores envolvidos na escolha alimentar que ocorre no momento da compra e do consumo. Em geral, é possível observar que consumidores com maior nível de escolaridade, maior renda e grau de formação em saúde tendem a compreender melhor os objetivos do sistema de RNF e adotá-lo em sua vida cotidiana. Além disso, a familiaridade com os elementos que compõem a RNF (tais como cores e símbolos) são os fatores que mais influenciam positivamente a eficácia do sistema, em termos de atenção, compreensão e opinião do consumidor.[41] Desta forma, investimentos em educação alimentar e nutricional, direcionados à compreensão do sistema de RNF adotado no país, devem ser realizados de forma que o consumidor compreenda que deve evitar o consumo de alimentos que façam uso dos selos de advertência de alto conteúdo.

Os resultados de um estudo de avaliação da RNF em sete países da América Latina (Argentina, Chile, Equador, México, Peru, Uruguai e Venezuela) mostraram que rótulos de advertência maiores, com dispositivos de fundo contrastantes, usando a expressão "excesso" e em vez de "alto" melhoraram a eficácia, e a adoção do Modelo de Perfil Nutricional da Organização Pan-Americana de Saúde (OPAS) é mais adequada para definir limites para uso dos selos de advertência.[42]

Avaliar o efeito da rotulagem nutricional para alimentos embalados sob a ótica qualidade nutricional é tarefa complexa devido ao baixo número de estudos, às diferenças de legislações e de sistemas de RNF entre países, assim como à falta de bases de dados para comparação.[37] Embora um número crescente de governos implemente legislações para adoção da rotulagem nutricional frontal, existem diferenças importantes nas abordagens regulatórias que influenciam o impacto na qualidade nutricional dos alimentos embalados, especialmente quando a implementação é voluntária.[43] Avaliação realizada na Nova Zelândia do Health Star Rating (HSR), sistema de adoção voluntária pela indústria de alimentos, demonstrou que, após dois anos da implementação, os alimentos embalados com o HSR apresentaram teor médio menor de gordura saturada, açúcar total e sódio em comparação com alimentos sem o HSR. Quando os mesmos produtos foram comparados antes e após a adoção do sistema, foram encontradas pequenas reduções na densidade energética e sódio e aumento do teor de fibras.[38] A Holanda também adotou um sistema voluntário de rotulagem nutricional frontal, chamado de *Choices*, que coloca um selo em alimentos considerados saudáveis, quando não excedem quantidades de algumas calorias, sódio, açúcar, ácidos graxos saturados e *trans* e com maiores quantidades de fibras. Na avaliação dos alimentos que receberam o selo *Choice*, cerca de 20% eram reformulados e 29% foram lançados após a implementação do sistema. O nutriente que teve o maior número de produtos que reduziram sua quantidade foi o sódio. Com relação aos alimentos que foram lançados, foi observada quantidade significativamente maior de fibras quando comparado com o produto de referência na categoria. Em ambos os grupos (reformulados ou lançados) não ocorreu redução da densidade energética.[44] O Chile foi o primeiro país a adotar o sistema de RNF para três nutrientes críticos (sódio, gorduras saturadas, açúcares totais) e calorias. No entanto, avaliação sobre a reformulação antecipada de alimentos e bebidas pela indústria antes que a Lei Chilena de Rotulagem e Publicidade de Alimentos fosse implementada, em junho de 2016, encontrou efeitos mínimos na mudança da composição nutricional dos alimentos. As reduções nos nutrientes críticos e energia que ocorreram foram, em média, de –1% e apenas alguns alimentos (< 2%) teriam evitado pelo menos um selo de advertência como resultado da reformulação prévia.[39] Avaliação realizada 1 ano após a implementação da legislação demonstrou que a proporção de alimentos com pelo menos um selo de advertência "rico em" diminuiu de 51% para 44%. As reduções mais expressivas foram encontras para açúcares nos grupos das bebidas, leite e bebidas lácteas e cereais matinais, bem como reduções significativas de sódio nos queijos e produtos cárneos.[45] A adoção de modelos de perfil nutricional (MPN) para classificar ou hierarquizar alimentos de acordo com sua composição de nutrientes relacionados à prevenção de doenças e à promoção da saúde[46] é uma ferramenta potente que pode subsidiar a legislação de rotulagem, bem como avaliçes do seu impacto. Recente revisão identificou 78 diferentes MPN, dos quais 73% tinham sido introduzidos nos últimos 10 anos. Entretanto, um número baixo de modelos (n=6) tinha como uma das suas aplicações a avaliação da qualidade nutricional de alimentos embalados, resultado surpreendente, visto que essa aplicação está relacionada a várias políticas de nutrição, principalmente a rotulagem.[47]

A diversidade de MPN e de diferentes legislações para rotulagem nutricional também dificulta avaliações de quais estratégias podem funcionar para melhoria da qualidade nutricional de alimentos e bebidas embalados. Há uma variabilidade considerável na saudabilidade entre os países, dos quais naqueles de menor renda parece haver maior disponibilidade de produtos menos saudáveis em comparação com países de renda mais alta.[48] Esta diferença pode ocorrer pelo uso de ingredientes de menor custo e menor variedade de alimentos e bebidas disponíveis.

Enfim, as evidências sobre o impacto da rotulagem nutricional em alimentos e bebidas ainda são limitadas, mas sugerem que a adoção da advertência frontal pode trazer algumas melhorias no perfil de nutrientes. Ainda assim, não foi identificado nenhum estudo que analisou o efeito da rotulagem nutricional nos ingredientes utilizados para a produção dos alimentos embalados, bem como as modificações ao longo do tempo. Assim, não é possível com as informações atuais avaliar quais as implicações da RNF na qualidade nutricional dos alimentos e bebidas comercializados.

LEGISLAÇÕES ESPECÍFICAS PARA ROTULAGEM DE ALIMENTOS

Além das legislações que estabelecem de forma geral as diretrizes para rotulagem nutricional de alimentos, que é o caso da RDC nº 429/2020 e da IN nº 75/2020, existem legislações complementares destinadas a estabelecer normas para grupos de alimentos, como é o caso da RDC nº 712/2022, que dispõe sobre os requisitos de composição e rotulagem dos alimentos contendo cereais e pseudocereais para classificação e identificação como integral e para destaque da presença de ingredientes integrais.[49] Em casos ainda mais específicos, observam-se legislações que provocam mudanças de composição de alimentos e, por consequência, ocorrem mudanças nas informações nutricionais vinculadas nos rótulos, como a RDC nº 332/2019, alterada pela RDC nº 514/2021, que definiu os requisitos para uso de gorduras trans industriais em alimentos por meio da proibição de produção, importação, uso e oferta de óleos e gorduras parcialmente hidrogenados para uso em alimentos e de alimentos formulados com esses ingredientes.[50]

Em termos de rotulagem, a RDC nº 712/2022[49] estabeleceu a regulação para o uso da alegação "alimento integral" quando o produto contiver, no mínimo, 30% de ingredientes integrais e a quantidade dos ingredientes integrais for superior à quantidade dos ingredientes refinados. A presença de ingredientes integrais pode ser destacada na rotulagem dos alimentos contendo cereais e pseudocereais, desde que a porcentagem desses ingredientes no produto tal como exposto à venda seja declarada próxima ao destaque, com caracteres de mesma fonte, cor, contraste e, no mínimo, mesmo tamanho do destaque. No caso de produtos líquidos, a expressão "integral" deve ser substituída pela expressão "com cereais integrais".

O estabelecimento dos critérios para uso da alegação integral e também das definições de ingrediente integral e ingrediente refinado é fundamental para que o consumidor obtenha informações confiáveis quando da aquisição e consumo dos produtos à base de cereais. A diferença entre o ingrediente integral e ingrediente refinado reside na proporção típica entre endosperma amiláceo, farelo e gérmen presente na cariopse intacta e não intacta, respectivamente. Desta forma, a alegação "alimento integral" garante o aporte de nutrientes idêntico a um ou mais cereais de origem.

Devido aos malefícios desencadeados pelo consumo de gordura trans, a OMS estabeleceu, em 2018, um plano de ação denominado REPLACE: trans fat: an action package to eliminate industrially produced trans-fatty acids para eliminar o consumo gordura trans em nível mundial até o ano de 2023.[51] Para se adequar à meta estabelecida, em 2019 foi publicada pela Anvisa a RDC nº 332, que estabeleceu a diminuição dos limites de uso de ácidos graxos trans em alimentos comercializados no Brasil. Desta forma, a partir de 1º de julho de 2021, a quantidade de gorduras trans industriais nos óleos refinados não deveria exceder 2 gramas por 100 gramas de gordura total, e entre o 1º de julho de 2021 e 1º de janeiro de 2023, a quantidade de gorduras trans industriais não deveria exceder 2 gramas por 100 gramas de gordura total nos alimentos destinados ao consumidor final e nos alimentos destinados aos serviços de alimentação. Por fim, a partir de 1º de janeiro de 2023, entrou em vigor a proibição de produção, importação, uso e oferta de óleos e gorduras parcialmente hidrogenados para uso em alimentos e de alimentos formulados com esses ingredientes, estabelecida conforme RDC nº 632/2022,[52] sendo constituída infração sanitária o descumprimento dos termos.

Previamente, a legislação brasileira havia estabelecido em 2003, por meio da RDC nº 360,[19] a obrigatoriedade de declaração da quantidade de ácidos graxos trans nas informações nutricionais dos rótulos de alimentos. A declaração de "ZERO TRANS" poderia ser empregada em alimentos que apresentassem teor de ácidos graxos trans menor ou igual a 0,2 g por porção de referência. Posteriormente, a RDC nº 54[22] diminuiu o limite para 0,1 g por porção de referência ou por 100 g ou 100 mℓ em pratos preparados conforme o caso, e atendimento aos requisitos de baixo conteúdo de gordura saturada para o uso da alegação "ZERO TRANS". Nesta perspectiva, as indústrias de alimentos tentam se adaptar às novas diretrizes para a substituição da gordura parcialmente hidrogenada, que é a principal fonte de ácidos graxos trans.

Algumas legislações que ainda estão em vigor e que foram estabelecidas no início dos anos 2000 tratam da rotulagem de alimentos transgênicos[53,54] e alimentos irradiados.[55] No caso dos alimentos transgênicos, a regulamentação exige que alimentos que contenham mais de 1% de ingredientes provenientes de organismos geneticamente modificados devem fornecer informações sobre sua origem e fazer uso de um símbolo de identificação que é constituído de uma letra T em maiúsculo dentro de um triângulo equilátero amarelo com margens pretas.[53] O triângulo deve estar apresentado no painel principal do rótulo. Um estudo recente demonstrou que, embora a legislação tenha sido publicada há quase 20 anos, 74,6% dos consumidores questionados não reconheceram o símbolo que atesta a presença de ingrediente transgênico no rótulo de alimentos.[56] Quanto aos alimentos irradiados, a legislação estabelece a obrigatoriedade da advertência "ALIMENTO TRATADO POR PROCESSO DE IRRADIAÇÃO", com as letras de tamanho não inferior a um terço (1/3) do da letra de maior tamanho nos dizeres de rotulagem, no painel principal do rótulo.[55] A legislação para alimentos irradiados está sob processo de atualização do marco regulatório, devendo ser tratada na Agenda Regulatória 2021–2023.

ESTABELECIMENTO DA COMPOSIÇÃO NUTRICIONAL DO ALIMENTO PARA FINS DE ROTULAGEM NUTRICIONAL

Os valores nutricionais declarados nos rótulos devem ser aqueles que melhor representem suas quantidades no alimento, considerando: as propriedades intrínsecas dos componentes, se sua presença é natural ou adicionada, se ocorre variabilidade sazonal no valor nutricional do alimento ou de seus ingredientes, as características do processo de produção e ou armazenamento do alimento (que podem provocar mudanças em sua composição), a precisão dos métodos utilizados para avaliação da composição nutricional (quali e quantitativa) e o prazo de validade do alimento. Nesta perspectiva, observa-se que o estabelecimento do valor nutricional dos alimentos é bastante complexo, e que toda a incerteza inerente a esse processo deve ser menor que os valores de tolerância para fins de fiscalização.[20] Desta maneira, a legislação vigente estabelece que:

- As quantidades de valor energético, carboidratos, açúcares totais, açúcares adicionados, gorduras totais, gorduras saturadas, gorduras *trans*, sódio e colesterol do alimento não podem ser superiores a 20% do valor declarado no rótulo
- As quantidades de proteínas, aminoácidos, fibras alimentares, gorduras monoinsaturadas, gorduras poli-insaturadas, vitaminas, minerais e substâncias bioativas do alimento não podem ser inferiores a 20% do valor declarado.[20]

Cabe lembrar que a margem de 20% de tolerância se aplica para fins de fiscalização dos valores declarados na tabela nutricional e não são extensivos aos limites de açúcares adicionados, gorduras saturadas e sódio estabelecidos para uso da RNF.

Para a determinação do valor energético e conteúdo de nutrientes do alimento para fins de rotulagem nutricional deve ser aplicada uma ou mais das estratégias elencadas a seguir:

- Análises laboratoriais do produto, usando métodos analíticos validados
- Cálculo indireto efetuado a partir das quantidades de constituintes dos ingredientes usados no produto, disponibilizados pelos fornecedores
- Cálculo indireto efetuado a partir das quantidades de constituintes dos alimentos e ingredientes presentes em tabelas de composição de alimentos ou outras bases de dados.[20]

Cada uma das estratégias apresenta uma ou mais limitações importantes. A realização das análises laboratoriais empregando métodos validados é considerada padrão-ouro em termos de precisão e exatidão; contudo, requer investimento financeiro mais representativo. Além disso, o número de laboratórios acreditados para a realização das análises é bastante restrito. Já o cálculo do valor nutricional empregando dados fornecidos pelos fornecedores de ingredientes normalmente precisa ser combinado com o uso de dados das tabelas de informações nutricionais, e, neste caso, temos como principal limitação a ausência de dados para grande parte dos ingredientes empregados nos alimentos. Quando buscamos esses dados em tabelas internacionais, observamos que existe uma diferença em relação aos produzidos no Brasil, o que torna ainda menos confiável seu uso. Outro fator que precisa ser destacado é que a adoção da obrigatoriedade de declaração do teor de açúcares adicionados na tabela de informação nutricional e, por consequência, na RNF representa um desafio ainda maior, já que não existe um método capaz de determinar analiticamente somente a quantidade de açúcar adicionado em um alimento e/ou ingrediente, e até o momento as principais tabelas de composição nutricional brasileiras não dispõem dessa informação. Portanto, o desenvolvimento da tabela de informação nutricional tornou-se ainda mais complexo e requer que a receita do alimento seja utilizada como base para o cálculo teórico. Além disso, o profissional que realiza esse trabalho precisa conhecer profundamente conceitos de química e bioquímica de alimentos, para que possa aplicar corretamente o conceito de açúcar adicionado definido na legislação vigente.[20]

Frente a todos os dificultadores apontados para estabelecimento de uma confiável rotulagem nutricional de alimentos no Brasil, cabe destacar a importância de que essa atividade possa ser realizada somente sob um registro de responsabilidade técnica junto à Anvisa, o que atualmente não é previsto nas legislações vigentes. Esse tipo de ação é fundamental para que se aumente a confiabilidade das informações declaradas nos rótulos. Adicionalmente, torna-se necessária a implementação de programas de avaliação e controle da precisão da rotulagem nutricional por meio de análises de laboratório periódicas. Em alguns casos, a instituição de um programa de controle é extremamente urgente. Tem-se observado em trabalhos acadêmicos o não cumprimento das legislações referentes à declaração de gordura *trans*, e, com a entrada em vigor da RDC nº 632/2022, que estabelece a proibição do uso de ácidos graxos *trans*, esse programa torna-se fundamental para a inibição do seu descumprimento.[52]

CONSIDERAÇÕES FINAIS

A rotulagem de alimentos é uma importante ferramenta para nortear as escolhas alimentares dos consumidores e, também, uma estratégia de comunicação e *marketing* das empresas produtoras de alimentos, garantindo o reconhecimento das marcas e a diferenciação dos produtos no mercado. A regulamentação da rotulagem tem como objetivo fornecer informações precisas e padronizadas, compreensíveis e confiáveis. Com isso, tem-se uma importante estratégia de educação alimentar e nutricional com a intenção de subsidiar os consumidores a realizarem escolhas alimentares mais saudáveis, visando à promoção da saúde e à redução do risco de doenças crônicas não transmissíveis.

As informações apresentadas nos rótulos dos alimentos, incluindo a rotulagem nutricional e as informações de advertência, são importantes para toda a sociedade, e em especial para as pessoas que têm doenças que necessitam excluir ou limitar o consumo de certos nutrientes e componentes dos alimentos para evitar os sintomas e as complicações destas patologias.

A legislação brasileira de rotulagem de alimentos embalados está em constante fase de aprimoramento, com mudanças importantes em implementação nos últimos anos, com destaque para RDC nº 429/2020, que resultará em mudanças nos rótulos de todos os alimentos embalados comercializados no Brasil. Além disso, novas normas estão em fase de implementação, em decorrência dos 12 projetos específicos da área de alimentos na Agenda Regulatória 2021–2023 da Anvisa.

Apesar do amplo e rigoroso arcabouço regulatório na área de alimentos no Brasil, não há obrigatoriedade de responsabilidade técnica para a elaboração da rotulagem, em especial da rotulagem nutricional. Cabe destacar que essa é uma importante fragilidade que deveria ser revista, para garantir a qualidade das informações que são apresentadas. Uma série de profissionais de níveis médio e superior tem em seu currículo de formação disciplinas e estágios que possibilitam as habilidades e competências para essa finalidade.

A rotulagem nutricional é obrigatória para todos os alimentos embalados comercializados no Brasil. Assim, toda a população tem contato direto com os rótulos dos alimentos. No entanto, a maioria da população brasileira não entende adequadamente o significado dessas informações, provavelmente devido à falta de ações educativas nesse sentido, o que constitui uma fragilidade para a implementação de políticas públicas voltadas à promoção da alimentação saudável. Além disso, poucos estudos abordam a utilização e a compreensão da rotulagem de alimentos pelos brasileiros, e a sua utilização para escolhas alimentares tanto em ambientes simulados como em situações reais de compra presencial ou via plataformas de *e-commerce*.

Algumas lacunas são observadas em relação à rotulagem nutricional de alimentos no Brasil, como a falta de ações de monitoramento periódico para permitir a avaliação de mudanças no perfil nutricional dos alimentos a partir da implementação de novas legislações, e acordos voluntários entre a Associação Brasileira das Indústrias de Alimentos (ABIA) e o Ministério da Saúde.

A atividade regulatória se organiza por diversas etapas. Notadamente a partir do Decreto federal nº 10.411/2022, torna-se obrigatório o Monitoramento e Avaliação de Resultado Regulatório (M&ARR) como parte de um conjunto de boas práticas regulatórias para todos os órgãos da administração pública federal. Nessa perspectiva, é fundamental a realização do M&ARR da RDC nº 429/2020 e da IN nº 75/2020 para avaliar a efetividade e promover ajustes e aperfeiçoamentos. Consideramos que a avaliação deva ser abrangente, possibilitando verificar o impacto desta intervenção regulatória no perfil nutricional dos alimentos, possíveis reformulações, bem como o impacto em termos de volume de vendas dos alimentos, e utilização dessas informações pelos consumidores.

Cabe destacar que o modelo de rotulagem nutricional frontal adotado pelo Brasil é inédito, tanto em termos de símbolo gráfico como em termos de limites quantitativos; assim, a adequada avaliação da intervenção regulatória possibilitará conhecer os efeitos desta medida e possibilidades de aprimoramento, bem como outras discussões que envolvem a harmonização dos critérios de rotulagem nutricional frontal entre blocos econômicos regionais, como o Mercosul, e até mesmo em termos globais.

Observa-se com frequência o uso de estratégias não previstas na legislação, como o uso de rotulagem positiva, destacando aspectos sensoriais, nutricionais e de produção dos alimentos, e que também influenciam as escolhas alimentares dos consumidores e devem ser alvo de verificação e normatização.

Assim, do nosso ponto de vista os direcionamentos para o futuro envolvem o monitoramento abrangente e representativo da rotulagem nutricional no Brasil, bem como as ações de educação alimentar e nutricional visando às melhores compreensão e utilização das informações pelos consumidores, para que de fato essa ferramenta seja utilizada para escolhas alimentares mais saudáveis.

REFERÊNCIAS BIBLIOGRÁFICAS

As referências consultadas para a elaboração deste capítulo estão disponíveis *online* no Ambiente de aprendizagem do GEN.

COMO CITAR ESTE CAPÍTULO

ABNT

BATISTA, M.; SANTOS, H. M.; LOCATELLI, N. T. et al. Rotulagem de alimentos. *In*: ROSSI, L.; POLTRONIERI, F. (org.). *Tratado de Nutrição e Dietoterapia*. 2. ed. Rio de Janeiro: Guanabara Koogan, 2023. p. 1137-1148.

VANCOUVER

Batista M, Santos HM, Locatelli NT et al. Rotulagem de alimentos. In: Rossi L, Poltronieri F (Orgs.). Tratado de nutrição e dietoterapia. 2. ed. Rio de Janeiro: Guanabara Koogan; 2023. p. 1137-48.

CAPÍTULO

104
Aditivos Alimentares

Liliana Perazzini Furtado Mistura

INTRODUÇÃO

Aditivo alimentar é qualquer ingrediente adicionado intencionalmente aos alimentos, sem propósito de nutrir, com o objetivo de modificar suas características físicas, químicas, biológicas ou sensoriais durante fabricação, processamento, preparação, tratamento, embalagem, acondicionamento, armazenagem, transporte ou manipulação (Portaria SVS/MS nº 540, de 27/10/97).

No início dos anos 1800 até cerca de 1920, a adulteração intencional de alimentos tornou-se comum em alguns países, quando pressões reguladoras e métodos efetivos de análise de alimentos reduziram a frequência e a gravidade desse tipo de adulteração para níveis aceitáveis nos EUA. Então, desde 1920, o uso de aditivos alimentares legalmente sancionados tornou-se comum. No entanto, durante as últimas décadas, a regulamentação dos aditivos alimentares tem sido uma questão de controvérsia.

LEGISLAÇÃO BRASILEIRA

No Brasil, um aditivo ou coadjuvante só poderá ser utilizado quando constar da legislação específica para a categoria de alimento, em suas respectivas funções e limites máximos. De acordo com o avanço do conhecimento científico e tecnológico, a legislação está sujeita a atualização, com o intuito de proteger a saúde da população. A legislação brasileira para alimentos tem se pautado em estudos epidemiológicos; assim, a regulamentação e a liberação de alimentos para consumo devem respeitar portarias e resoluções específicas a partir de decretos bem definidos.

No que se refere aos aditivos alimentares, a Agência Nacional de Vigilância Sanitária (Anvisa) estabelece decretos, resoluções e portarias, que serão descritos a seguir.

Decretos

- Decreto nº 50.040, de 24 de janeiro de 1961: dispõe sobre normas técnicas especiais reguladoras do emprego de aditivos químicos a alimentos
- Decreto nº 55.871, de 26 de março de 1965: modifica o Decreto nº 50.040, referente a normas reguladoras do emprego de aditivos para alimentos, alterado pelo Decreto nº 691, de 13 de março de 1962
- Decreto-Lei nº 209, de 27 de fevereiro de 1967: delibera sobre o Código Brasileiro de Alimentos em relação a registro, rotulagem, fiscalização, infrações e penalidades, e a criação da Comissão Nacional de Normas e Padrões para Alimentos (CNNPA)
- Decreto nº 63.526, de 4 de novembro de 1968: aprova as Normas Técnicas Especiais sobre o emprego de aditivos em alimentos e dá outras providências

- Decreto-Lei nº 986, de 21 de outubro de 1969: institui normas sobre a defesa e a proteção da saúde individual ou coletiva, no tocante a alimentos, desde a sua obtenção até o seu consumo, que são reguladas em todo o território nacional pelas disposições desse Decreto-Lei
- Decreto nº 79.056, de 30 de dezembro de 1976: dispõe sobre a organização do Ministério da Saúde e dá outras providências.

Portarias

- Portaria nº 540, de 27 de outubro de 1997: aprova o regulamento técnico Aditivos Alimentares – definições, classificação e emprego
- Portaria nº 42, de 14 de janeiro de 1998: aprova o Regulamento Técnico para Rotulagem de Alimentos Embalados
- Portaria nº 1.003, de 11 de dezembro de 1998: lista e enumera categorias de alimentos para efeito de avaliação do emprego de aditivos.

Resoluções

- Resolução nº 21, de 1975: adota, para análise de aditivos, coadjuvantes de tecnologia de fabricação e embalagens, equipamentos elaborados e/ou revestidos com resinas e/ou polímeros (destinados a entrar em contato com alimentos), as técnicas analíticas recomendadas pela Farmacopeia Brasileira, pelo Food Chemical Codex, pela Food and Drug Administration (FDA) e pelo comitê misto da Organização das Nações Unidas para Agricultura e Alimentação/Organização Mundial da Saúde (FAO/OMS) de peritos em aditivos para alimentos, além de outras que vierem a ser recomendadas pela CNNPA
- Resolução CNNPA nº 17, de 9 de maio de 1977: estabelece critérios para autorização de uso de coadjuvantes da tecnologia de fabricação e demais aditivos intencionais de alimentos, fixando os respectivos limites de adição. Aprova outras medidas para avaliação e emprego dos mesmos aditivos
- Resolução nº 42, de 10 de junho de 2008: revoga as Resoluções, Portarias e os Comunicados listados no Anexo, tendo em vista as atualizações efetuadas na legislação de alimentos.

REGULAMENTAÇÃO DE ADITIVOS ALIMENTARES

As duas maiores agências regulatórias do uso de aditivos alimentares são a FDA, dos EUA, e a European Food Safety Authority (EFSA). Para que um aditivo alimentar ou coadjuvante de tecnologia seja aprovado no Brasil, são considerados referências internacionalmente reconhecidas, como o Codex Alimentarius, a União Europeia e, de maneira complementar, a FDA. Além disso, por acordo firmado no Mercosul, somente aditivos que constem da Lista Geral Harmonizada – Resolução GMC nº 11/2006 – podem ser autorizados.

O Joint Expert Committee on Food Additives (JECFA) é um comitê de peritos científicos internacionais administrado conjuntamente pela FAO e pela OMS. Realiza avaliação de segurança do uso de aditivos para alimentos, assessorando o Comitê Codex de Aditivos Alimentares (CCFA) em suas decisões. Suas reuniões ocorrem desde 1956; inicialmente, eram para avaliar a segurança dos aditivos alimentares, mas hoje também incluem a avaliação de contaminantes, substâncias tóxicas naturais e resíduos de medicamentos veterinários nos alimentos.

A Comissão do *Codex Alimentarius*,[a] também conhecida como CAC, é a parte central do programa conjunto FAO/OMS de padrões alimentares e foi criada pelas duas organizações para proteger a saúde dos consumidores e promover práticas adequadas no comércio de alimentos. Realizou sua primeira reunião em 1963.

A EFSA, que em português significa Autoridade Europeia para a Segurança dos Alimentos, foi criada em 2002, após uma série de crises alimentares no fim da década de 1990. Seu objetivo é ser uma fonte de aconselhamento científico e comunicação sobre os riscos associados à cadeia alimentar.

A FDA é uma autoridade reguladora que tem uma lista muito grande sob sua jurisdição. Em geral, regula alimentos, incluindo: suplementos dietéticos, água engarrafada, aditivos alimentares, fórmulas infantis e outros produtos alimentares. Regulamenta também fármacos, vacinas, cosméticos, produtos veterinários, dentre muitos outros itens.

Os países têm autonomia e autoridade para legislar sobre a permissão e proibição de aditivos, determinando a quantidade máxima de uso e em qual produto específico. Alguns aditivos são permitidos em certos países e proibidos em outros. Como exemplo, pode-se citar o conservante metil-p-hidroxibenzoato de sódio, o edulcorante ciclamato e alguns corantes, como carmosina, amaranto, verde S e negro brilhante BN, que são autorizados na Europa e proibidos nos EUA. Contrariamente, alguns aditivos como os corantes Green #3, Citrus Red #2 e bromato de potássio são proibidos nos países da União Europeia.

Na Europa, os aditivos alimentares estão divididos em classes de acordo com a função que desempenham no alimento e são identificados pela letra E seguida de um número. Já nos EUA, a FDA tem uma base de dados de mais de 2.000 substâncias com informações administrativas, químicas e toxicológicas, e aproximadamente 1.000 que ainda não têm as informações toxicológicas. Esse total de compostos é denominado "Tudo" Adicionado aos Alimentos nos EUA (EAFUS, *"Everything" Added to Food in the United States*).

As informações toxicológicas são imprescindíveis. Isso porque, dependendo da dose ingerida dessas substâncias, caso ultrapasse o indicado, pode causar alguns efeitos na saúde; por isso, as informações sobre o uso real de aditivos alimentares e a ingestão de alimentos que os contenham são de suma importância para a estimativa de riscos possíveis à saúde, aliados ainda à faixa etária do consumidor.

O JECFA realiza avaliações toxicológicas de aditivos alimentares, o que resulta em uma estimativa da quantidade do aditivo expressa em mg/kg peso corporal, que pode ser ingerida diariamente durante toda a vida sem risco considerável para a saúde, utilizando dos conhecimentos toxicológicos na época da avaliação. Isso é referido como ingestão diária aceitável (IDA), que se baseia na premissa de que todas as substâncias químicas são tóxicas, e suas toxicidades variam quanto à natureza do efeito e à quantidade necessária para produzir sinais e sintomas tóxicos. A IDA pode ser reavaliada quando surgem novas informações sobre a segurança do aditivo, novos usos da substância no alimento e novos métodos de fabricação.

Ao se estabelecer uma IDA, um fator de segurança é aplicado ao nível de efeito adverso não observado (NOAEL). Trata-se da maior concentração ou quantidade de uma substância encontrada experimentalmente, que não causa alteração adversa detectável na morfologia, na capacidade funcional, no crescimento, no desenvolvimento ou na expectativa de vida do animal. O valor extrapolado para o homem é igual à IDA, conforme a fórmula a seguir:

$$IDA = \frac{NOAEL}{Fator\ de\ segurança}$$

Os valores da exposição dietética são comparados com os valores de IDA para avaliar o risco envolvido.

O uso indiscriminado de vários aditivos alimentares, como cores sintéticas, edulcorantes e conservantes sintéticos em níveis superiores aos níveis permitidos, o uso em alimentos não autorizados e a adulteração de alimentos com aditivos não permitidos, principalmente em países em desenvolvimento, são motivos de preocupação. Assim como o monitoramento de contaminantes nos alimentos é uma prioridade, o monitoramento regular da exposição diária a diferentes fatores alimentares torna-se essencial para ajustes efetivos e controle de possíveis efeitos adversos à saúde em curto, médio e longo prazos. Portanto, os países deveriam ter um mecanismo sério e comprometido para esses problemas.

APLICAÇÃO E PROIBIÇÃO DOS ADITIVOS ALIMENTARES

É importante destacar que os aditivos alimentares são adicionados aos alimentos processados com o intuito de:

- Melhorar as propriedades sensoriais, tais como sabor, cor e aparência, para torná-los mais atrativos
- Prevenir sua deterioração por microrganismos e, assim, aumentar a vida de prateleira e manter a segurança dos alimentos
- Preservar a qualidade nutricional dos alimentos
- Aumentar a variedade de alimentos oferecidos para consumo, proporcionando maior diversificação no preparo dos alimentos
- Favorecer o processo tecnológico, com a melhoria de suas propriedades, tais como viscosidade, consistência, emulsão, dentre outras.

Por outro lado, o uso de aditivos em alimentos, de acordo com a legislação brasileira, será proibido quando:

- Houver suspeita ou comprovação da insegurança para o homem
- Interferir desfavoravelmente no valor nutritivo do consumidor
- Servir para consertar falhas no processo de produção
- Servir como adulteração da matéria-prima
- Induzir o consumidor ao erro.

Muitas vezes, é necessário usar vários aditivos simultaneamente, devido às características do produto alimentar, ou porque os próprios aditivos podem ser degradados e precisam se estabilizar por outros. Além disso, vários aditivos podem ser usados simultaneamente para melhorar uma função específica (efeito sinérgico), e alguns podem ter várias funções tecnológicas.

FUNÇÕES DOS ADITIVOS ALIMENTARES

Os aditivos alimentares apresentam 23 distintas funções, as quais devem ser utilizadas de acordo com a necessidade tecnológica.

---

[a] O *Codex Alimentarius*, ou Código Alimentar, é uma coleção de normas, diretrizes e códigos de prática adotados pela CAC.

Quanto às características sensoriais, destacam-se:

- Corante: substância que confere, intensifica ou restaura a cor de um alimento
- Edulcorante: substância diferente dos açúcares que confere sabor doce ao alimento
- Aromatizante: substância ou mistura de substâncias com propriedades aromáticas e/ou sápidas, capazes de conferir ou reforçar o aroma e/ou sabor dos alimentos
- Realçador de sabor: substância que ressalta ou realça o sabor/aroma de um alimento
- Estabilizante de cor: substância que estabiliza, mantém ou intensifica a cor de um alimento.

Quanto à conservação do alimento:

- Conservador: substância que impede ou retarda a alteração dos alimentos provocada por microrganismos ou enzimas
- Antioxidante: substância que retarda o aparecimento de alteração oxidativa no alimento
- Acidulante: substância que aumenta a acidez ou confere um sabor ácido aos alimentos
- Regulador de acidez: substância que altera ou controla a acidez ou alcalinidade dos alimentos
- Sequestrante: substância que forma complexos químicos com íons metálicos.

Quanto à tecnologia de fabricação:

- Emulsionante/emulsificante: substância que torna possível a formação ou manutenção de uma mistura uniforme de duas ou mais fases imiscíveis no alimento
- Estabilizante: substância que torna possível a manutenção de uma dispersão uniforme de duas ou mais substâncias imiscíveis em um alimento
- Espessante: substância que aumenta a viscosidade de um alimento
- Agente de firmeza: substância que torna ou mantém os tecidos de frutas ou hortaliças firmes ou crocantes, ou interage com agentes geleificantes para produzir ou fortalecer um gel
- Geleificante: substância que confere textura por meio da formação de um gel
- Umectante: substância que protege os alimentos da perda de umidade em ambiente de baixa umidade relativa ou que facilita a dissolução de uma substância seca em meio aquoso
- Antiumectante: substância capaz de reduzir as características higroscópicas dos alimentos e diminuir a tendência de adesão, umas às outras, das partículas individuais
- Espumante: substância que possibilita a formação ou a manutenção de uma dispersão uniforme de uma fase gasosa em um alimento líquido ou sólido
- Antiespumante: substância que previne ou reduz a formação de espuma
- Glaceante: substância que, quando aplicada na superfície externa de um alimento, confere uma aparência brilhante ou um revestimento protetor
- Agente de massa: substância que proporciona o aumento de volume e/ou da massa dos alimentos, sem contribuir significativamente para o valor energético do alimento
- Melhorador de farinha: substância que, agregada à farinha, melhora sua qualidade tecnológica para os fins a que se destina
- Fermento químico: substância ou mistura de substâncias que liberam gás e, dessa maneira, aumentam o volume da massa.

A declaração do uso dos aditivos alimentares é obrigatória nos rótulos de alimentos e deve estar inserida na lista de ingredientes. A Resolução da Diretoria Colegiada (RDC) nº 259/2002 define o termo ingrediente como: "toda substância, incluídos os aditivos alimentares, que se emprega na fabricação ou no preparo de alimentos, e que está presente no produto final em sua forma original ou modificada". Deve constar no rótulo a função principal ou primordial do aditivo no alimento, sua identificação completa ou número do Sistema Internacional de Numeração (INS)[b] ou ambos. Na ocorrência de mais de um aditivo alimentar com a mesma função, deve ser declarado um em continuação ao outro, sendo agrupados por função e descritos após os ingredientes, todos em ordem decrescente.

Os aditivos podem ser também classificados, quanto a origem e fabricação, em:

- Aditivos naturais: obtidos diretamente de animais ou plantas
- Aditivos semelhantes aos naturais: produzidos sinteticamente imitando os naturais
- Aditivos modificados a partir de naturais: aditivos naturais, mas modificados quimicamente
- Aditivos artificiais: compostos sintéticos.

ADITIVOS ALIMENTARES: CONSERVANTES E CORANTES

Há muito o que se dizer sobre cada tipo de aditivo; porém, devido às preocupações que os consumidores têm, às controvérsias de seu uso e à extensão do assunto, neste capítulo serão abordados os conservantes, ou conservadores, e corantes.

Conservantes ou conservadores

Existe um número significativo de conservantes ou conservadores de alimentos que são utilizados para aumentar a vida de prateleira, em função da capacidade de proteger os produtos contra a ação de microrganismos como bactérias, fungos e leveduras. Os conservantes têm uma importância indiscutível na tecnologia de alimentos com outras técnicas, como fechamento hermético de embalagens e resfriamento. São utilizados em vários tipos de alimentos, de acordo com a legislação; entretanto, seu uso não é isento de efeitos nocivos à saúde. Desse modo, eles devem ser usados na menor quantidade possível e necessária para o processo tecnológico.

Nitrato e nitrito

O nitrito e o nitrato de sódio ou de potássio são substâncias inorgânicas de origem sintética, mas também existem na natureza como minerais.

Hoje em dia, o nitrito é o único aditivo alimentar que pode inibir o desenvolvimento da toxina botulínica, o que justifica seu uso em uma escala de benefício/risco na indústria de alimentos. Comumente é utilizado em alimentos que contenham carne crua, como salsicha e presunto, além de conferir cores, sabores e aromas únicos em carnes curadas.

Os nitratos sob o efeito do calor podem se tornar nitritos, que, por sua vez, podem reagir com o ácido clorídrico no

---

[b] O Sistema Internacional de Numeração de Aditivos Alimentares foi elaborado pelo Comitê do Codex sobre Aditivos Alimentares e Contaminantes de Alimentos para estabelecer um sistema numérico internacional de identificação dos aditivos alimentares nas listas de ingredientes, como alternativa à declaração do nome específico do aditivo.

estômago e levar à formação de ácido nitroso. Este pode reagir com certas aminas obtidas pela hidrólise de proteínas e formar nitrosaminas, que são carcinogênicas. Portanto, para alguns pesquisadores, os nitritos são cancerígenos, enquanto outros pesquisadores atribuem a eles a função imune gastrintestinal e a saúde cardiovascular. Embora a evidência científica apoie ambas as teorias, é aceito que a ingestão excessiva de nitrito é perigosa e tem efeitos deletérios para a saúde.

Crianças são suscetíveis aos efeitos tóxicos desses compostos devido a seu baixo peso corporal e por terem um sistema enzimático imaturo e alta acidez gástrica, o que provoca a formação de nitrosamina. Também existem relatos de outros efeitos adversos, como as ações anti-hipertensivas, que favorecem reações histamínicas e a formação de meta-hemoglobinemia em bebês.

Ácido benzoico, benzoatos e p-hidroxibenzoatos

Na indústria de alimentos, o ácido benzoico tem sido utilizado como conservante e antioxidante; porém, como é pouco solúvel em água, seus sais, o benzoato de sódio, o benzoato de potássio e o de cálcio, são geralmente aplicados como conservantes para sucos de frutas e refrigerantes. A ação antimicrobiana prevalece sobre leveduras e fungos e, em menor grau, sobre bactérias. O ácido benzoico é encontrado naturalmente em algumas frutas, como mirtilos e ameixas, e especiarias como canela e cravo; no entanto, para uso como conservante, é produzido principalmente de modo sintético.

A dose diária de menos de 0,5 g de benzoato de sódio é inofensiva para o homem; porém, vários benzoatos têm demostrado efeitos colaterais, como reações alérgicas, especialmente em pessoas intolerantes ao ácido acetilsalicílico e em indivíduos em uso de anti-inflamatórios ou que sofram de asma ou urticária; e irritação gástrica. Além disso, suspeita-se que ele seja carcinogênico e possa também causar anormalidades em fetos e hiperatividade em crianças.

Apesar de apresentarem riscos à saúde, os benzoatos são necessários, pois o consumo de alimentos processados sem o seu uso poderia levar a maior incidência de intoxicação alimentar.

Dióxido de enxofre e sulfitos

O dióxido de enxofre (SO_2) e os sulfitos de sódio, potássio e cálcio são utilizados como conservantes de alimentos que inibem o desenvolvimento de leveduras, fungos e bactérias. Sua ação aumenta com a diminuição do pH, principalmente devido à ação do ácido sulfuroso (H_2SO_3) não dissociado, que predomina a pH < 3.

Sulfitos são muito usados na conservação de vinhos, dentre muitas outras bebidas e alimentos. O SO_2 e os sulfitos normalmente são colocados no mosto antes da fermentação, para evitar o crescimento de microrganismos nocivos além da levedura desejável do vinho, que é a *Saccharomyces cerevisiae*.

Experimentos realizados com a utilização de lisozima em vinhos prontos confirmaram que a adição dessa substância apresenta um interesse significativo na estabilização dos vinhos. A lisozima é uma enzima com atividade bactericida, extraída da albumina do ovo e que já é utilizada há vários anos nas indústrias farmacêuticas e agroalimentar. Recentemente, descobriu-se a sua utilidade no controle da atividade bacteriana no vinho. A lisozima é conhecida por não apresentar qualquer toxicidade para os humanos; desse modo, torna possível se obterem vinhos de qualidade com teores reduzidos de SO_2.

A toxicidade dos sulfitos nas doses permitidas pela legislação é baixa, e esses compostos são eliminados na urina como sulfatos. No entanto, o SO_2 pode destruir a tiamina, com potencial de levar a perdas de vitamina B_1. São observados também, em pessoas sensíveis, efeitos na saúde, como asma, dores de cabeça, irritações gástricas e de pele, eczema, náuseas e diarreia. Apesar de não comprovado, apresenta também ação no desenvolvimento de câncer. Outros conservantes, como ácido sórbico e sorbatos, ácido acético e acetatos, ácido propiônico e propionatos, não apresentam efeitos adversos quando utilizados nas doses indicadas pela legislação.

Ácido sórbico e sorbatos

Tanto o ácido sórbico quanto seus sais de potássio ou cálcio são muito efetivos, principalmente contra o crescimento de fungos, mas também de leveduras e de bactérias. São utilizados em uma extensa gama de alimentos, como bebidas, queijos, vegetais, produtos cárneos, dentre outros. Na indústria, os sorbatos são mais difundidos devido a sua maior solubilidade.

Não parecem ter efeitos colaterais relevantes; contudo, foram descritas possíveis alergias, geralmente sob a forma de urticária. Nos EUA, são considerados aditivos *generally recognized as safe* (GRAS), o que significa que são reconhecidamente seguros.

Ácido propiônico e propionatos

O ácido propiônico ou seus sais de sódio ou cálcio são bastante eficientes no controle de certos mofos. Muitas vezes associados com acetatos, inibem bactérias e, por isso, são muito utilizados em panificação.

O ácido propiônico e os propionatos não mostraram toxicidade nas quantidades permitidas pelo regulamento da União Europeia.

Corantes

A cor de um alimento tem grande influência em sua aceitação; logo, a indústria de alimentos faz uso de corantes para restituir, melhorar ou padronizar a cor dos produtos.

Pela legislação brasileira, os corantes são classificados em: corante orgânico natural, corante orgânico sintético artificial, corante orgânico sintético idêntico ao natural, corante inorgânico (pigmentos), caramelo e caramelo (processo amônia).

Os corantes naturais (curcumina, páprica, urucum, cochonilha, antocianinas etc.) geralmente são considerados menos tóxicos, menos poluentes, menos perigosos para a saúde, não cancerígenos e favoráveis ao meio ambiente. No entanto, embora eles tenham várias vantagens, existem algumas limitações, como o alto preço, a dificuldade de extração e a descoloração durante o processamento.

Por outro lado, as cores artificiais são mais baratas e superiores aos corantes naturais, especificamente para resistência, tonalidade e estabilidade da cor. Portanto, o uso de cores artificiais é mais comum do que o de cores naturais, embora a conscientização dos consumidores sobre os riscos relacionados à saúde de aditivos de cor sintética tenha aumentado. Não há dúvida de que é tecnologicamente viável preparar novos corantes naturais de plantas conhecidas localmente ou microrganismos que ainda não foram estudados cientificamente. Entretanto, as limitações tecnológicas são o principal obstáculo para a exploração comercial dos corantes alimentares naturais.

Corantes azoicos

Os azocorantes, ou corantes azoicos, são caracterizados pela presença de um ou mais grupamentos -N=N-, chamados de "azo", ligados a sistemas aromáticos. Dentre eles, alguns dos mais utilizados são a tartrazina, amarelo crepúsculo, vermelho *allura*, amaranto e carmosina.

Recentemente, pesquisadores observaram, em um mercado da Carolina do Norte, nos EUA, que, em 810 itens alimentícios, os corantes mais encontrados em produtos comercializados para consumo por crianças foram vermelho *allura* (29%), tartrazina (20%) e amarelo crepúsculo (20%). As cores mais vivas e brilhantes são as mais utilizadas em produtos alimentares para crianças.

Tartrazina

A tartrazina é provavelmente um dos corantes mais controversos. Alguns estudos consideram que ela apresenta potencial mutagênico, genotóxico e carcinogênico, induzindo danos no ácido desoxirribonucleico (DNA) e alterações cromossômicas, além de contribuir para a cirrose biliar primária, promover a peroxidação lipídica por produção de malondialdeído e reduzir as enzimas superóxido dismutase e glutationa peroxidase em ratos. Existem relatos recentes que dão uma visão do mecanismo de toxicidade da tartrazina *in vivo*, especificamente de sua capacidade de se ligar à albumina de soro humano e bovino e formar um complexo com essas proteínas, limitando sua função fisiológica. Estão também descritas, na espécie humana, reações de hipersensibilidade e alergia que ocorreram com doses bem abaixo da IDA. Os sintomas incluem suores, fraqueza geral, visão turva, aumento de secreções nasais, sensação de sufocação, palpitações, prurido, angioedema e urticária. Testes realizados em indivíduos com intolerância aos salicilatos revelam que eles apresentam maior incidência de hipersensibilidade e alergia à tartrazina. Outros estudos consideram que ela seja segura para ser consumida na dose diária aceitável, não apresentando efeitos nocivos.

Amarelo crepúsculo

Este corante é produzido a partir de compostos aromáticos derivados de hidrocarbonetos de petróleo. Tem sido relacionado à genotoxicidade em ratos, com déficit de aprendizagem e de memória na prole, assim como efeitos imunomoduladores e xenoestrogênicos.

Vermelho *allura*

Os EUA revisaram sua posição em relação ao corante vermelho *allura* 2 vezes, concluindo, na segunda declaração, que há possibilidade de ele ser genotóxico, embora existam estudos que demonstrem o contrário.

Amaranto

O amaranto, outro corante derivado do petróleo, foi muito investigado no passado e banido nos EUA por ser supostamente cancerígeno. No entanto, é aprovado na União Europeia e em alguns outros países. Estudos mais antigos atribuíam ao consumo de amaranto o aumento do risco de asma e urticária.

Carmosina ou azorrubina

Carmosina, outro corante amplamente utilizado que é proibido nos EUA, também foi relatado como responsável pela alteração dos marcadores bioquímicos em órgãos vitais de ratos, pela modificação da estrutura secundária de proteínas séricas (albumina de soro humano e albumina de soro bovino) e por mudanças de conformação no DNA de modelos bovinos.

Corantes não azoicos
Carminas, ácido carmínico, cochonilha

A cochonilha consiste em corpos secos de fêmeas do inseto *Dactylopius coccus*, Costa, que é um parasita de cactos com hábitat natural na América do Sul, América Central, no Sul da Europa

e na Índia. A partir dessa matéria, é possível obter dois produtos principais com propriedades corantes: as carminas e o extrato de cochonilha. As carminas são obtidas a partir do extrato aquoso da cochonilha e apresentam-se na forma de pó, de cor vermelha a vermelho-escura. O extrato de cochonilha apresenta-se na forma de líquido vermelho-escuro e, geralmente, contém material proteico proveniente dos insetos. Apesar de ser um corante natural, já está bem estabelecido que pode provocar reações alérgicas, devido à elevada porcentagem de proteínas provenientes dos insetos. São descritos sintomas como rinite alérgica e asma, em trabalhadores expostos ao pó de carminas, assim como casos de urticária, angioedema e choque anafilático provocados pela ingestão de alimentos contendo carminas. Estudos efetuados em ratos apontam para alterações em parâmetros neurocomportamentais e reprodutivos.

Azul brilhante FCF

O azul brilhante apresenta-se em pó ou em grânulos, de cor azul-avermelhada. É descrito como sal de sódio, mas também pode ser como sais de potássio e de cálcio. Os estudos efetuados indicam que esse corante é absorvido ao longo do sistema digestório em pequenas quantidades, mas é também bastante absorvido no nível da mucosa lingual a partir da saliva. Esse fato chama a atenção para o perigo do consumo de picolés e outros tipos de alimentos preferidos pelas crianças. Em testes efetuados *in vitro*, foram encontradas evidências de potencial neurotóxico para o azul brilhante, também preocupante em crianças. Foram também relatados casos de choque refratário de acidose metabólica, ambos em decorrência do aumento de absorção do azul brilhante em pacientes em uso de nutrição enteral.

Indigotina ou carmim de índigo

Pertence à classe dos corantes indigoides e confere tons de azul, sendo utilizado em gomas de mascar, iogurte, balas, caramelos, pós para refresco, dentre outros. Esse corante pode causar náuseas, vômito, hipertensão e, ocasionalmente, alergias.

Eritrosina

Pertence à classe dos corantes xanteno e confere tons de rosa e vermelho, sendo utilizado em pós para gelatina, refrescos, geleias e outros itens. Existem estudos de uma possível associação com tumores na tireoide pela provável liberação de iodo no organismo, mas esses estudos não foram conclusivos.

Na Tabela 104.1 estão descritos todos os corantes alimentares permitidos no Brasil para produção de alimentos industrializados, com seu INS, nome e níveis máximos utilizados nos alimentos.

COMBINAÇÃO DE ADITIVOS ALIMENTARES

A grande quantidade de alimentos processados disponíveis para consumo, nos quais, frequentemente, vários corantes podem estar presentes e, quase sempre, em simultâneo com outros aditivos, torna possíveis interação e existência de efeitos sinérgicos que não podem ser desprezados. As propriedades físico-químicas dos alimentos, as condições de conservação, o tempo que decorre até que eles sejam consumidos e as particularidades intrínsecas de cada indivíduo são fatores que podem induzir alterações na estrutura inicial do aditivo, levando à formação de produtos de degradação com características diferentes. Também durante o processo de fabricação, é frequente serem produzidas outras substâncias, compostos contaminantes, com perfil toxicológico próprio.

Tabela 104.1 Relação de corantes alimentares permitidos no Brasil.

INS	Corante	Nível máximo[a] (mg/kg)
100	Cúrcuma/curcumina	50
101	Riboflavina	30 a 1.000
102	Tartrazina	50
104	Amarelo de quinoleína	50
110	Amarelo crepúsculo, amarelo *sunset*	50 a 400
120	Carmim, ácido carmínico, cochonilha	100 a 500
122	Azorrubina	50
123	Amaranto, *Bordeaux S*	ND
124	*Ponceau 4R*	50 a 500
127	Eritrosina	30 a 200
128	Vermelho 2G	ND
129	Vermelho 40, vermelho *allura*	100 a 300
131	Azul patente V	ND
132	Indigotina	50 a 450
133	Azul brilhante FCF	100 a 200
140	Clorofila	ND
141	Clorofila cúprica	6,4 a 500
143	Verde rápido, *fast green*	100 a 600
150	Caramelo	150 a 60.000
151	Negro brilhante PN	ND
153	Carvão vegetal	ND
155	Marrom HT	ND
160	Carotenoides	20 a 5.000
161	Luteína	15
162	Vermelho de beterraba, betanina	ND
163	Antocianinas	100 a 5.000
170	Carbonato de cálcio	GMP
171	Dióxido de titânio	ND
172	Óxidos de ferro e hidróxidos	20 a 10.000
173	Alumínio	ND
174	Prata	ND
175	Ouro	ND
180	Litol rubina	ND

[a]Os níveis máximos são estipulados para o uso em alimentos; por isso, alguns corantes têm uma faixa de aplicação, pois podem ser utilizados em vários alimentos, alguns com valores mais baixos e outros com valores mais altos. *GMP*, boas práticas de produção; *INS*, Sistema Internacional de Numeração; *ND*, não disponível. Adaptada de Anvisa[1] (2017); *Codex Alimentarius*[2] (2016).

Alguns estudos contemplam a presença de vários aditivos em simultâneo, como o estudo de Southampton, na Inglaterra, que avaliou os efeitos de duas combinações diferentes do conservante benzoato de sódio e de corantes sobre o comportamento de crianças de 3 e de 8/9 anos. Os resultados evidenciaram a existência de efeitos adversos no comportamento dessas crianças, com manifestação de transtorno de déficit de atenção com hiperatividade (TDAH). Esses dados tiveram grande impacto na opinião pública, na indústria e na comunidade científica, tendo sido relevantes para a alteração da legislação europeia quanto à rotulagem dos corantes, que passou a mencionar para eles a advertência "pode causar efeitos negativos na atividade e na atenção das crianças".

Em 2005, a EFSA considerou que alguns corantes sintéticos são potencialmente cancerígenos e mutagênicos para os seres humanos; porém, em 2010, os cientistas da EFSA concluíram que é improvável que o consumo desses corantes alimentares, como tartrazina, amarelo crepúsculo, carmosina, amaranto, *ponceau*, vermelho 40, negro brilhante, marrom FK, marrom chocolate HT e litol rubina BK, individualmente ou em combinação, provocaria reações adversas graves em seres humanos nos níveis atuais de uso. No entanto, o uso simultâneo de aditivos e de corantes e o excessivo consumo de alimentos processados provavelmente ultrapassam os limites de uso permitido seguros.

As exposições múltiplas são comuns; portanto, os efeitos desfavoráveis são prováveis. Isso requer uma mudança no pensamento de avaliadores e reguladores de segurança alimentar.

OUTROS ADITIVOS ALIMENTARES

Como já comentado anteriormente, muitos aditivos alimentares, incluindo os corantes, são utilizados em países em desenvolvimento, como Brasil e Índia, e banidos nos EUA e na Europa. Um exemplo é a eritrosina, devido à presença de alto teor de iodo e seu efeito adverso. Da mesma maneira, a carmosina ou azorrubina é proibida nos EUA, Canadá, Japão, Noruega e Suécia, pois pode causar câncer e outros tumores, tendo como base estudos em animais. No entanto, não há restrição a esse corante nos países menos desenvolvidos.

Ocorreram enormes avanços na promoção da segurança alimentar em nações desenvolvidas, mas nem tanto nos países em desenvolvimento, onde os sistemas alimentares nem sempre estão bem organizados e sustentáveis devido à superpopulação, à urbanização e à falta de recursos, continuando deficientes e afetando a qualidade e a segurança. Além disso, o setor de saúde pública em muitos desses países não tem recursos suficientes nem infraestrutura adequada para abordar questões relacionadas com segurança, eficácia, rotulagem e controle de *marketing* de novos aditivos alimentares. Como resultado, as pessoas nos países em desenvolvimento estão expostas a uma ampla gama de riscos de segurança quanto ao consumo de aditivos alimentares.

ADITIVOS NUTRICIONAIS

A alteração dos estilos de vida, o *status* socioeconômico, a urbanização, a industrialização, a liberalização do mercado, as políticas comerciais agressivas, o aumento da renda, o aumento do emprego para as mulheres, a mudança das atitudes dos consumidores, o aumento do suprimento de alimentos e as modificações nas cadeias de varejo de alimentos com o aumento dos supermercados alimentares são alguns dos principais fatores responsáveis pelas mudanças nos comportamentos alimentares. Assim, há modificações de alimentos caseiros para o aumento do consumo de alimentos processados, fortificados e funcionais.

Embora considerados por alguns autores como aditivos nutricionais, eles não devem ser vistos como tais, uma vez que conferem valor nutricional aos alimentos em que são incorporados. Em vez disso, devem ser considerados como fortificadores de alimentos. Esses "aditivos nutricionais" são nutrientes essenciais contidos naturalmente ou não no alimento, com o objetivo de reforçar o seu valor nutritivo e/ou prevenir ou corrigir deficiência(s) como as de vitaminas, minerais e aminoácidos (Anvisa, Portaria nº 31, de 13 de janeiro de 1998).

Os nutrientes, minerais, vitaminas e aminoácidos essenciais e não essenciais podem enriquecer os alimentos; com exceção dos aminoácidos, os demais estão apresentados na Tabela 104.2.

Tabela 104.2 Minerais e vitaminas permitidos para fortificação de alimentos no Brasil.

Minerais	Vitaminas
Cálcio	Retinol (vitamina A), betacaroteno
Cobre	Vitamina D
Ferro	Vitamina B_1
Fósforo	Vitamina B_2
Iodo	Niacina
Zinco	Ácido pantotênico
Selênio	Vitamina B_6
Molibdênio	Vitamina B_{12}
Cromo	Vitamina K
Flúor	Folacina ou ácido fólico
Manganês	Biotina
Magnésio	Vitamina E
Outros recomendados pelo *Codex Alimentarius*	Vitamina C

Adaptada de Anvisa[3] (1998).

Os alimentos enriquecidos ou fortificados, chamados também de alimentos adicionados de nutrientes, são produzidos com a finalidade de atender os programas institucionais e o comércio.

O maior exemplo dessa fortificação de alimentos no Brasil é a obrigatoriedade do enriquecimento das farinhas de trigo e de milho com ferro e ácido fólico (devido ao alto consumo de pães, massas e bolachas pela população) segundo a RDC nº 344, de 13 de dezembro de 2002, da Anvisa. Ocorre em função dos altos índices de anemia e de doenças causadas pela deficiência de ácido fólico na população brasileira.

Vale ressaltar que altas doses de ácido fólico podem mascarar a anemia perniciosa e a anemia por deficiência de vitamina B_{12}, e existem evidências de que o folato possa prejudicar a absorção de zinco e também aumentar a frequência de ataques epilépticos.

Portanto, as políticas de enriquecimento de alimentos devem ser muito bem estruturadas e monitoradas com grande frequência, avaliando a real necessidade para que não haja prejuízo à população devido ao excesso de consumo do nutriente proposto.

Com o intuito de atrair os consumidores, as indústrias cada vez mais enriquecem seus produtos com vitaminas e minerais. Como resultado, as gôndolas dos supermercados estão repletas de bolachas, macarrão, leites, iogurte, margarinas e muitos outros alimentos fortificados com o risco de causar hipervitaminoses e excesso de minerais nos consumidores, especialmente crianças e adolescentes.

A indústria desse segmento também tem demonstrado interesse nos alimentos funcionais, resultando na incorporação de polifenóis, prebióticos, probióticos e mesmo nutrientes considerados funcionais, tais como fibras, ácidos graxos essenciais, em certos gêneros alimentícios, agregando valor a eles.

"ADITIVOS CULINÁRIOS"

Atualmente, é quase impossível, para grande parte da população mundial, não consumir alimentos com aditivos intencionais ou fortificados; afinal, plantar, colher e preparar o próprio alimento tornaram-se privilégio para poucos. O aumento do consumo de alimentos orgânicos é uma realidade, mas mesmo assim, esse hábito e estilo de vida ainda é muito limitado e apresenta custo elevado.

Houve uma mudança de hábitos alimentares, do consumo de alimentos caseiros para o aumento do consumo de alimentos processados, decorrente do próprio estilo de vida. Isso porque a praticidade é um fator poderoso para o "homem moderno", e ainda que movimentos para uma alimentação mais natural existam, a maioria não tem acesso a eles.

Após a descoberta do fogo, o homem começou a processar seus alimentos pelo calor; depois, criou o processo da defumação; posteriormente, iniciou a utilização do sal, não só para melhorar o sabor dos alimentos, mas também percebendo que, com sua adição, os alimentos se conservavam por mais tempo. Daí para frente, aumentou a percepção em relação à adição de alimentos como os condimentos, que agregavam características sensoriais favoráveis para seu consumo, mas que preservavam os alimentos por mais tempo.

Além dos condimentos, que são utilizados até hoje no preparo de alimentos de uma alimentação normal ou mesmo em dietas especiais, foram incorporados outros itens com outras características, não só a de aromatizar as preparações. Eles são utilizados na culinária; portanto, serão chamados de "aditivos culinários".

Várias substâncias ou ingredientes são utilizados na preparação de alimentos de consumo doméstico ou para a sua comercialização para ingestão imediata. Suas funções e seus objetivos são semelhantes aos dos aditivos empregados na indústria de alimentos, e um deles é melhorar as características sensoriais e nutritivas das preparações.

Alguns ingredientes serão exemplificados para melhor entendimento.

Vinagre e sucos de frutas, além de acidificarem, promovendo a diminuição do pH, evitando o crescimento microbiano e, consequentemente, conservando por mais tempo os alimentos, podem conferir sabores agradáveis em saladas e molhos, além de evitarem o escurecimento de frutas e de hortaliças brancas. Podem ser também utilizados para o amaciamento de carnes.

Para adoçar alimentos e bebidas e para conservar geleias e compotas caseiras, são utilizados os vários tipos de açúcares, como: refinado, cristal, demerara, mascavo, melado, rapadura e mel.

Com a função de espessar molhos, cremes, mingaus e pudins estão as farinhas e as féculas, a gelatina e a gema de ovo. Seu uso é muito frequente em confeitaria e pastelaria, em doces e salgados.

A clara de ovo batida, devido ao ar incorporado, produz leveza, podendo ser considerada como espumífero. É empregada em suflês, merengues e bolos.

Para dar cor às preparações, são usados alimentos como cacau, caramelo e gema, além de várias hortaliças como beterraba e espinafre, dentre vários outros ingredientes.

As especiarias e ervas melhoram o sabor das preparações tanto doces quanto salgadas. Dentre elas estão alecrim, alho, anis, baunilha, canela, cebola, coentro, orégano e os vários tipos de pimenta. Na Tabela 104.3 estão apresentadas algumas ervas, com suas características de sabor e sua aplicação na culinária.

CONSIDERAÇÕES FINAIS

É inegável que a indústria alimentícia tem um papel muito importante na vida das pessoas, e é praticamente impossível, principalmente nos centros urbanos, as pessoas não consumirem alimentos processados, nem que seja eventualmente.

Sabe-se que existe a tendência de se comer "com os olhos", fato discutido e apresentado em vários estudos e amplamente utilizado pela indústria alimentícia. O intuito é estimular o consumo a partir da produção de alimentos mais coloridos e com aromas que normalmente tendem a ser muito fortes, mas

Tabela 104.3 Ervas aromáticas, suas características de sabor e sua aplicação na culinária.

Nome	Sabor	Aplicação
Alecrim	Picante, oleoso, aromático	Carneiro, porco, pães, batatas
Coentro	Sabor forte	Peixes, frutos do mar, sopas
Endro/*Dill*	Delicado	Peixes, legumes
Louro	Aromático, picante	Sopas, caldos, feijão
Manjericão	Adocicado, suave	Molhos para massas
Manjerona	Picante, aromático	Carnes, molho de tomate
Sálvia	Levemente amarga	Carne de porco, pato, peru
Cardamomo	Picante meio azedo	Biscoitos, bolos, pratos com frutas
Tomilho	Intensamente aromático	Aves e carnes assadas, batatas
Zimbro	Picante suave	Porco, patês
Canela	Doce	Doces de frutas, cremes
Baunilha	Doce	Pudins, cremes

Adaptada de Faculdade de Medicina do ABC.

que atraem o consumidor, principalmente o público infantil. Assim, todos os sentidos precisam ser desenvolvidos para que se possa sentir prazer na alimentação mais natural.

Somente o acesso às informações em rótulos de alimentos não é suficiente, pois a população precisa entender o que está consumindo e ter a oportunidade de optar pelas suas escolhas conscientemente. Na maioria das vezes, o consumidor desconhece de que é composto o alimento que está ingerindo e os problemas que muitas das substâncias que fazem parte desse alimento podem provocar.

O *Guia Alimentar para a População Brasileira* foi elaborado por recomendação da OMS e se constitui em uma das estratégias para implementação da diretriz de promoção da alimentação adequada e saudável que integra a Política Nacional de Alimentação e Nutrição (PNAN).

O objetivo do *Guia Alimentar* é fazer com que a população brasileira tenha acesso a informações confiáveis sobre características e determinantes da alimentação adequada e saudável, e contribuir para que pessoas, famílias e comunidades ampliem a autonomia de modo a fazer escolhas alimentares e para que exijam o cumprimento do direito humano à alimentação sem riscos à saúde.

A proposta do uso de aditivos mais naturais, como algumas especiarias que agregam sabor e proteção ao produto alimentício, tem sido de interesse de estudiosos da área da tecnologia de alimentos, o que movimenta mudanças no perfil da indústria alimentícia e mesmo no dos profissionais que trabalham com o alimento.

REFERÊNCIAS BIBLIOGRÁFICAS

As referências e a biliografia consultadas para a elaboração deste capítulo estão disponíveis *online* no Ambiente de aprendizagem do GEN.

COMO CITAR ESTE CAPÍTULO

ABNT
MISTURA, L. P. F. Aditivos alimentares. *In*: ROSSI, L.; POLTRONIERI, F. (org.). *Tratado de Nutrição e Dietoterapia*. 2. ed. Rio de Janeiro: Guanabara Koogan, 2019. p. 1149-1156.

VANCOUVER
Mistura LPF. Aditivos alimentares. In: Rossi L, Poltronieri F (Orgs.). Tratado de nutrição e dietoterapia. 2. ed. Rio de Janeiro: Guanabara Koogan; 2019. p. 1149-56.

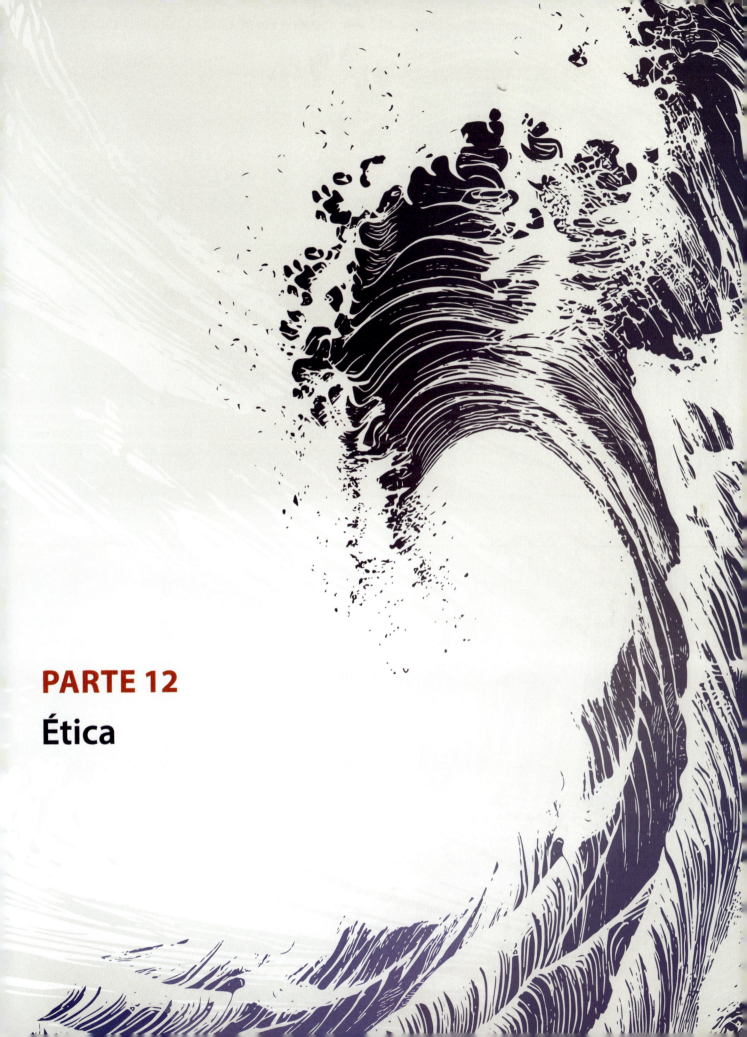

PARTE 12
Ética

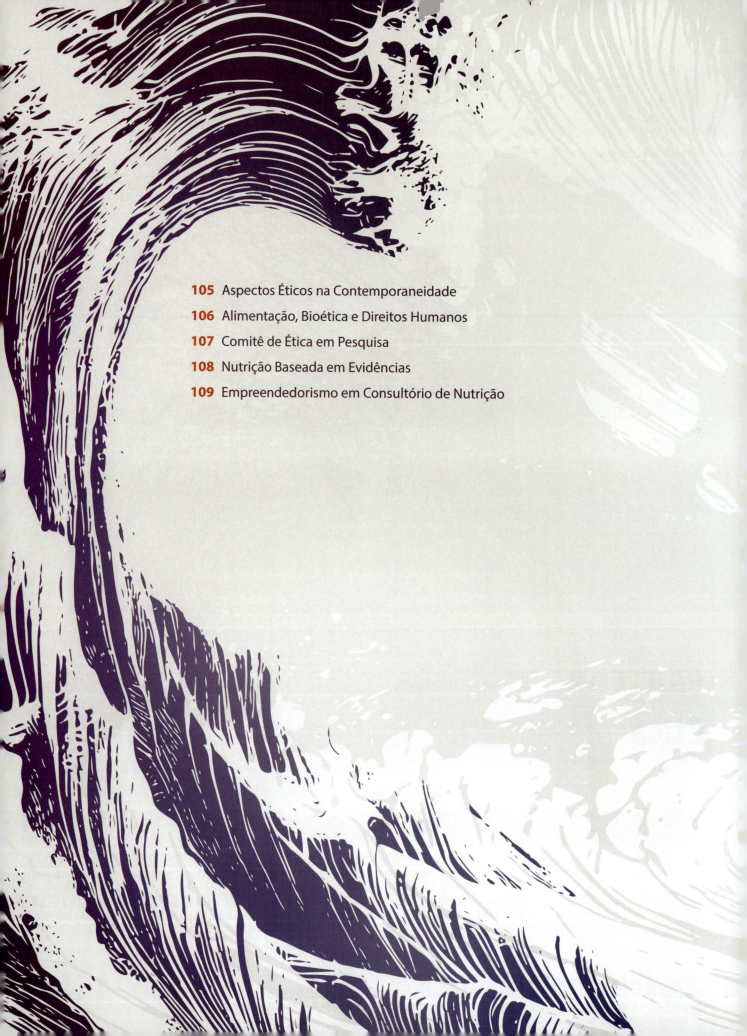

105 Aspectos Éticos na Contemporaneidade
106 Alimentação, Bioética e Direitos Humanos
107 Comitê de Ética em Pesquisa
108 Nutrição Baseada em Evidências
109 Empreendedorismo em Consultório de Nutrição

CAPÍTULO 105

Aspectos Éticos na Contemporaneidade

Fabiana Poltronieri • Liliana Paula Bricarello

INTRODUÇÃO

Não nascemos éticos. A ética não é dada ao Homem, mas é por ele edificada constituindo-se "em um tipo de saber que se tenta construir racionalmente, utilizando para isso, o rigor conceitual e os métodos de análise e explicações próprios da filosofia".[1] "Ética é um estudo, uma reflexão sobre a moral na busca de compreender o comportamento humano, a partir de princípios e valores ligados a um ideal ou uma proposta de bem-estar e felicidade pessoal e coletiva".[2]

As questões pertinentes à ética não se constituem, portanto, em ideias acabadas, concluídas e, assim, pacificadas. Pelo contrário, estão à mercê das possibilidades de escolha, de diferentes caminhos a seguir, posto que cada tempo, cada sociedade, cada cultura, dão lugar a uma ética contemporânea. No âmbito da ética deontológica, lugar de fala deste capítulo, os direitos e deveres inerentes a uma profissão estabelecem os termos com que a atuação profissional é capaz de ser identificada. Ou seja, que dão identidade ao sujeito da ação. No caso dos nutricionistas, com o objetivo primário de garantir, manter, promover, recuperar a saúde de indivíduos e da coletividade.

Daí a necessidade de a reflexão ética estar presente na atuação do nutricionista, em todas as ações desempenhadas, em um exercício diário e contínuo de escolhas, as quais precisam ser responsáveis, entendendo a responsabilidade como a obrigação de responder pelas ações próprias. A responsabilidade plena somente é alcançada com a vivência de uma sólida formação técnica e ética, a qual confere ao profissional a emancipação almejada por todos.

Diante do exposto, os desafios contemporâneos que afetam a atuação do nutricionista na sociedade estão relacionados com diferentes questões, dentre as quais o desafio de ser ético em um tempo em que as mudanças ocorrem em ritmo acelerado, empurrando profissionais de todas as áreas para situações novas a cada dia. Para a compreensão mais contemporânea, a ética pode ser entendida de maneira um pouco diferente. Ética seriam os princípios universais, que, portanto, aplicam-se a todos, de forma mais imparcial, ou seja, baseiam-se no preceito de que os indivíduos ou os seus interesses devem receber igual respeito.[3]

HISTÓRICO DOS CÓDIGOS DE ÉTICA DO NUTRICIONISTA

A atuação do nutricionista de forma regulamentada é um marco relativamente recente na história da Nutrição. Foi apenas em 24 de abril de 1967 que ocorreu a regulamentação da profissão de Nutricionista, quando a Lei nº 5.276, que "dispõe sobre a profissão, regula seu exercício e dá outras providências", foi sancionada pelo então Presidente da República, General Artur da Costa e Silva. Esse instrumento legal vigorou até 17 de setembro de 1991, quando foi revogado pela Lei nº 8.234, em vigor atualmente. O Sistema CFN/CRN só foi instituído a partir da Lei nº 6.583, de 20 de outubro de 1978, que "Cria os Conselhos Federal e Regionais de Nutricionistas, regula o seu funcionamento, e dá outras providências".[4]

A finalidade principal do Sistema CFN/CRN, estabelecida nessa lei, é fiscalizar, orientar e disciplinar o exercício da profissão de nutricionista. Ainda, em seu Art. 9º, inciso XI, estabelece que compete ao Conselho Federal dispor sobre o Código de Ética profissional, funcionando como Tribunal de Ética Profissional. Aos Conselhos Regionais, conforme Art. 10, inciso V, compete funcionar como Tribunal Regional de Ética, conhecendo, processando e decidindo os casos que lhe forem submetidos.

O primeiro Código de Ética foi publicado sob a resolução CFN nº 24 de 26 de outubro de 1981, que "Dispõe sobre o Código de Ética Profissional do Nutricionista e dá outras providências". Esta resolução foi revogada pela resolução CFN nº 141 de 22 de dezembro de 1993, que "Dispõe sobre o Código de Ética Profissional dos Nutricionistas e dá outras providências", por sua vez foi revogada pela resolução CFN nº 334 de 10 de maio de 2004 que "Dispõe sobre o Código de Ética do Nutricionista e dá outras providências". Com a resolução nº 541, publicada em 14 de maio de 2014, e que "Altera o Código de Ética do Nutricionista, aprovado pela resolução CFN nº 334, de 2004, e dá outras providências", a redação dos artigos 6º, 7º, 15, 16, 19 e 21 foi alterada, conforme ilustrado na Figura 105.1.

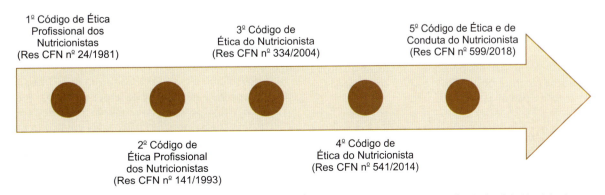

Figura 105.1 Linha do tempo da publicação dos Códigos de Ética do Nutricionista. *CFN*, Conselho Federal de Nutricionistas.

Mais recentemente, em 25 de fevereiro de 2018, foi publicado pela resolução CFN nº 599, que "Aprova o Código de Ética e de Conduta do Nutricionista e dá outras providências", vigente até os dias atuais.

O Código de Ética do Nutricionista está sempre em construção na medida em que tem o papel de nortear a conduta e a atuação do nutricionista no contexto contemporâneo, expressando os valores de seu tempo e capaz de atender às demandas surgidas com o uso de novas tecnologias, novos protocolos, diretrizes e formas de promoção, manutenção e recuperação da saúde de indivíduos e de coletividades. Conforme o histórico apresentado no Código atual, "A identificação da necessidade de construção de um novo Código de Ética partiu de um olhar bastante atento e cuidadoso do Conselho Federal de Nutricionistas (CFN), o qual acompanha, diante da complexidade do contexto contemporâneo, as mudanças da sociedade, a ampliação dos campos de atuação profissional e os avanços da ciência e das políticas públicas no campo da alimentação e nutrição".

Portanto, a edição vigente substitui o Código publicado em 2004, com inovações que consideram os avanços e as novas nuances da prática profissional do século XXI. "A elaboração deste Código merece destaque pela riqueza das contribuições e pelo processo participativo e democrático que envolveu milhares de profissionais na construção das condutas técnicas, políticas e ética para o exercício profissional. Um debate enriquecedor, que revelou que a construção coletiva tem um significado especial quando produzimos o alinhamento da nossa conduta como profissionais da área de saúde, que têm interface com outros setores e precisa atuar de forma interdisciplinar", conforme consta na apresentação do próprio documento. Vale registrar que, neste ínterim, o CFN alterou seis artigos do Código de Ética do Nutricionista publicado em 2004, por meio da resolução nº 541 de 14 de maio de 2014. Os artigos 6º, 7º, 15, 16, 19 e 21 sofreram alterações na redação e o artigo 7º teve acréscimo de parágrafos. As mudanças efetuadas estavam relacionadas aos tópicos: realização de consulta presencial, realização de prática baseada em evidências científicas, orientação de estagiários, publicidade, menção de marcas no momento da prescrição dietética, entre outros.

O Código de Ética do Nutricionista não estabelece normas técnicas para o exercício da profissão, mas princípios e deveres que devem servir como instrumentos de reflexão para uma boa atuação contemplando a realidade que se apresenta aos profissionais. Observa-se que o Código de Ética e de Conduta do Nutricionista (CECN) vigente foi alterado pelas Resoluções CFN nº 646/2020 até dia 31 de agosto de 2020, nº 660/2020 até dia 28 de fevereiro de 2021 e nº 684/2021 até que fosse declarado o fim da pandemia pela Organização Mundial da Saúde (OMS). Esse documento traz nos seus princípios fundamentais a necessidade de o nutricionista conhecer e pautar sua atuação nos princípios universais dos direitos humanos e da bioética, na Constituição Federal e nos preceitos éticos contidos neste Código (resolução nº 599/2018). Esse Código reflete a abrangência e a visibilidade da Nutrição, e é um instrumento que nos orienta acerca dos nossos direitos e deveres, com a preocupação de se adequar à realidade e à nossa responsabilidade técnica, social, ética e política com a saúde, a qualidade de vida e o bem-estar das pessoas.

IMPACTOS E DESAFIOS DA COVID-19 NO TRABALHO DO NUTRICIONISTA

No Brasil, a pandemia de covid-19 teve início em fevereiro de 2020 e desde então tem causado repercussões negativas na vida da população.[5] Medidas de distanciamento social no controle da pandemia foram adotadas no país, assim como em outras partes do mundo, onde foram implementadas intervenções para reduzir a transmissão do vírus e tentar frear a rápida evolução da doença. Medidas progressivas visando evitar o contato social incluíram o fechamento de escolas e universidades, a proibição de eventos de massa e de aglomerações, a restrição de viagens e transportes públicos, a conscientização da população para que permanecesse em casa,[6] e acabaram modificando o modo de trabalho da sociedade. Para Roman Witting, do Instituto Max Planck da Alemanha, o termo distanciamento social é um termo equivocado. Na opinião de Witting, este termo deveria ser substituído por distanciamento espacial, pois em termos espaciais a pandemia por covid-19 exigiu a manutenção de distância entre as pessoas. Mas, em termos sociais, a tecnologia permitiu aos indivíduos ver e falar com outras pessoas, sendo possível manter as relações sociais, inclusive servindo de suporte nesse momento difícil para toda a humanidade.[7]

Para os profissionais da saúde não foi diferente. A necessidade de mudança na forma de trabalho exigiu adaptações e o uso da telemedicina como meio de continuar o atendimento aos pacientes e clientes foi necessária. A OMS adotou a seguinte definição para telemedicina: prestação de serviços de atenção à saúde, nas quais a distância é um fator crítico, por todos os profissionais de saúde que utilizam Tecnologias de Informação e de Comunicação (TICs) para o intercâmbio de informações úteis para o diagnóstico, tratamento e prevenção de doenças e lesões, pesquisa e avaliação, e para a formação continuada dos profissionais de saúde, para promover a saúde dos indivíduos e de suas comunidades. Com isso, o uso das TICs tornou-se realidade nas diversas áreas aplicadas do conhecimento.[8] Aqui, o Programa Nacional Telessaúde Brasil Redes, instituído em 2007 pelo Ministério da Saúde e redefinido em 2011, está estruturado em núcleos de telemedicina e pontos de telemedicina, disponibiliza aos profissionais das Redes de Atenção à Saúde no Sistema Único de Saúde serviços de Teleconsultoria, Telediagnóstico, Tele-educação e Segunda Opinião Formativa.

Com o objetivo de garantir o atendimento aos pacientes e evitar aglomerações, deslocamentos, contatos pessoais e, com isso, possível infecção por covid-19, várias categorias profissionais responderam prontamente à nova demanda com legislação própria específica, autorizando o uso de diferentes TICs. A realização de teleatendimento ou atendimento por teleconsulta é anterior à pandemia pela covid-19, mas a necessidade do isolamento social acelerou a sua adoção por várias categorias de profissionais de saúde. Desde então, observa-se ampla discussão sobre as características, vantagens e possíveis limitações desta modalidade de atendimento que já faz parte do panorama da saúde.

O Conselho Federal de Nutricionistas, por meio da resolução nº 646 de 18/03/2020, suspendeu até o dia 31/08/2020 o disposto no artigo 36 do CECN, que diz: "É dever do nutricionista realizar em consulta presencial a avaliação e o diagnóstico nutricional de indivíduos sob sua responsabilidade profissional." Depois disso, o CFN suspendeu até o dia 28 de fevereiro de 2021 o disposto no mesmo Artigo, por meio da resolução nº 660 de 21 de agosto de 2020. Em 2 de outubro de 2020 o CFN publicou a resolução nº 666, a fim de definir e disciplinar o teleatendimento como forma de realização da consulta de Nutrição por meio de TICs durante a pandemia da covid-19 e instituir o Cadastro Nacional de Nutricionistas para Teleconsulta (e-Nutricionista). E, finalmente, em 11 de fevereiro de 2021, o CFN publicou a resolução nº 684, que deixou facultada aos nutricionistas a assistência nutricional por meio não presencial até a declaração do fim da pandemia pela OMS.

Por meio da publicação da resolução COFEN nº 634/2020, o Conselho Federal de Enfermagem, frente ao cenário provocado pelo novo coronavírus (SARS-CoV-2), autoriza e normatiza a teleconsulta de enfermagem como um instrumento para fortalecer o combate à pandemia. Preconiza-se o uso de recursos audiovisuais e dados que permitam o intercâmbio a distância entre o enfermeiro e o paciente de forma simultânea ou de forma assíncrona.

O uso da telemedicina pelos médicos foi autorizado por meio da Lei nº 13.989, de 15 de abril de 2020, em seu Art. 1º – autoriza o uso da telemedicina enquanto durar a crise ocasionada pelo SARS-CoV-2. O Art. 4º alerta que o paciente deverá ser informado de todas as limitações inerentes ao uso da telemedicina, tendo em vista a impossibilidade de realização de exame físico durante a consulta.

O Conselho Federal de Psicologia permite a prestação de serviços psicológicos por telefone desde a década de 1990, por meio da resolução nº 002, de 20 de fevereiro de 1995. Com a publicação da resolução nº 003, de 25 de setembro de 2000, passou a permitir também o atendimento psicoterapêutico mediado por computador.

A regulamentação da telemedicina em Fonoaudiologia aconteceu no início da década de 2010 com a publicação da resolução nº 427, em 1º de março de 2013, pelo Conselho Federal de Fonoaudiologia.

TELECONSULTA EM NUTRIÇÃO

Considerando as consequências do distanciamento social exigido como medida preventiva à covid-19 e a necessidade da continuidade da prestação da assistência nutricional pelos nutricionistas, o CFN resolveu, em caráter excepcional, por meio da publicação da resolução CFN nº 646 de 18 de março de 2020, suspender até o dia 31 de agosto do mesmo ano o disposto no artigo 36 da resolução CFN nº 599, de 25 de fevereiro de 2018, que aprova o CECN. O Art. 36, por sua vez, estabelece que: "É dever do nutricionista realizar em consulta presencial a avaliação e o diagnóstico nutricional de indivíduos sob sua responsabilidade profissional. Parágrafo único. Orientação nutricional e acompanhamento podem ser realizados de forma não presencial." Sendo assim, é preciso destacar que desde 2018 já era possível a realização não presencial, tanto da orientação nutricional, quanto do acompanhamento, sendo vedadas apenas a realização das etapas de avaliação e diagnóstico nutricional.

Com o objetivo de permitir aos pacientes/clientes a verificação se o nutricionista está devidamente habilitado e cadastrado

para realizar a teleconsulta, bem como permitir a fiscalização profissional pelos Conselhos Regionais de Nutricionistas, o CFN criou em outubro de 2020, a plataforma e-Nutricionista (https://enutricionista.cfn.org.br/application/enutri/index), Cadastro Nacional de Nutricionistas para Teleconsulta. Desde então, a inscrição nesta plataforma tornou-se condição imprescindível para o nutricionista poder realizar a teleconsulta. Até o momento, conforme dados obtidos pelas autoras diretamente do CFN, mais de 17 mil nutricionistas estão cadastrados na plataforma e-Nutricionista e, portanto, exercendo a profissão nesta modalidade de atendimento.

Com a pandemia em curso, e com o atraso da chegada de vacinas contra a covid-19 ao Brasil, por conta de uma política de Estado negacionista, o prazo de suspensão do Art. 36 foi ampliado até o dia 28 de fevereiro de 2021, por meio da publicação da resolução CFN nº 660/2020. E, por fim, por meio do Art. 1º da resolução CFN nº 684/2021, de 11 de fevereiro de 2021, o CFN resolve, em caráter excepcional, suspender o disposto no artigo 36 até a declaração pela OMS do fim da pandemia pelo SARS-CoV-2. A cronologia da suspensão do Art. 36 do CECN, pelo CFN, está apresentada na Tabela 105.1.

Diante deste cenário, em 2022, o CFN, com o objetivo de conhecer a opinião dos nutricionistas sobre a continuidade da teleconsulta de Nutrição, quando for decretado o fim da pandemia, realizou consulta pública com os inscritos nos Sistema CFN/CRN, no período de 29 de junho a 08 de julho desse mesmo ano, contando com a participação de 17.392 nutricionistas, o equivalente a 9,3% do total de profissionais inscritos. Dos participantes da consulta pública, 97,3% foram favoráveis pela continuidade da teleconsulta em Nutrição. As respostas negativas foram analisadas cuidadosamente pelo Grupo de Trabalho (GT) sobre teleconsulta em Nutrição, para verificar as principais justificativas expostas, as quais também serviram de subsídio para a elaboração da nova regulamentação e de materiais educativos sobre o assunto. Com isso, em 17 de setembro de 2022, o CFN publicou o "Parecer do Grupo de trabalho sobre teleconsulta de Nutrição", o qual entendeu que a continuidade da teleconsulta de Nutrição no território nacional é necessária, desde que sejam respeitadas as normativas técnicas, legais e éticas que serão elaboradas e revisadas no âmbito do Sistema CFN/CRN, propostas por este GT.

Em relatório de 2020, pesquisadores do Instituto de Pesquisa Econômica Aplicada (IPEA) e do Instituto Brasileiro de Geografia e Estatística (IBGE) divulgaram a nota técnica "Potencial de Teletrabalho na Pandemia: Um Retrato no Brasil e no Mundo", informando que as perspectivas da retomada das atividades econômicas pós-pandemia devem levar em conta as novas modalidades de trabalho que emergiram de forma marcante no período de isolamento e que, muito provavelmente, serão mais

Tabela 105.1 Cronologia da vigência do Art. 36 do Código de Ética e de Conduta dos Nutricionistas (CECN).

Vigência do Artigo 36	Legislação do Sistema CFN/CRN	Dispõe sobre	Vigência da resolução
Vigente	Resolução CFN nº 599, de 25 de fevereiro de 2018	Aprova o CECN e dá outras providências	Vigente
Suspenso	Resolução CFN nº 646, de 18 de março de 2020	Suspende até o dia 31 de agosto de 2020 o disposto no artigo 36	Texto retificado em 13 de abril de 2020 Revogada pela Resolução CFN nº 660/2020
Suspenso	Resolução CFN nº 660, de 21 de agosto de 2020	Suspende até o dia 28 de fevereiro de 2021 o disposto no artigo 36	Revogada pela Resolução CFN nº 684/2021
Suspenso	Resolução CFN nº 684, de 11 de fevereiro de 2021	Suspende até a declaração do fim da pandemia pela OMS o disposto no artigo 36	Vigente

utilizadas, o que reforça a necessidade de estudos que quantifiquem e localizem essas novas possibilidades de teletrabalho. Ainda, esse estudo indicou que o teletrabalho, também chamado de *home office*, é possível apenas para 22,7% das ocupações no Brasil e que as desigualdades regionais do país também se refletem no potencial de teletrabalho de cada estado.[9]

Apesar das limitações impostas para a realização da teleconsulta em Nutrição, a sua contribuição para o aumento da oferta de serviços é notória. Em revisão publicada recentemente foram sumarizadas as possíveis limitações e vantagens da teleconsulta frente ao atendimento presencial:[10]

- **Possíveis vantagens:**
  - Aumento do número de consultas realizadas pelos nutricionistas
  - Aumento na eficiência e produtividade do nutricionista em áreas rurais e urbanas
  - Melhor monitoramento das doenças crônicas não transmissíveis
  - Redução no tempo de espera para consultar-se com um nutricionista
  - Redução de absenteísmo e abandono do tratamento nutricional
  - Diminuição de custos do profissional (aluguel de sala, funcionários, deslocamento, perda de produtividade com deslocamento, por exemplo) e do paciente/cliente/usuário
  - Possibilidade de mais discussões clínicas entre profissionais
  - Aumento no contato/vínculo entre profissional e paciente/cliente/usuário
  - Aumento no envolvimento do paciente/cliente/usuário e dos seus familiares em seu tratamento e melhora no autocuidado
  - Redução da propagação de doenças infecciosas
- **Limitações:**
  - Maior cuidado para proteger a privacidade e segurança das informações do paciente/cliente/usuário
  - Aspectos cognitivos, culturais, educacionais, e de logística podem limitar o paciente/cliente/usuário a alguns tipos de serviços
  - Dificuldade e necessidade de apoio para que nutricionistas e paciente/cliente/usuário adquiram habilidades de uso e resolução de problemas com as TICs
  - TIC necessária pode estar indisponível
  - Interferência na comunicação profissional com paciente/cliente/usuário, em função de redução de percepção da linguagem não verbal
  - Sistematização de fichas e prontuários para adequado registro das informações do paciente/cliente/usuário
  - Falta de habilidade do profissional com as TICs
  - Impossibilidade de avaliação alguns sinais físicos de carências nutricionais e de realização da avaliação antropométrica
  - Dificuldade de fiscalização do exercício profissional
  - Necessidade de espaço/local apropriado para o atendimento
  - Subestimação ou superestimação de dados antropométricos relatados/obtidos pelos próprios pacientes/clientes/usuários.[10]

Como já apresentado anteriormente, a teleconsulta em Nutrição pode apresentar limitações e vantagens no sentido de se estabelecer como nova e factível possibilidade no campo do atendimento ambulatorial. Farid apresentou, em artigo de 2020, quatro etapas necessárias para o sucesso da teleconsulta em Nutrição, as quais estão apresentadas na Figura 105.2, com adaptações realizadas por Bricarello e Poltronieri.[10]

MÍDIAS DIGITAIS

A presença ou atuação do nutricionista na mídia social requer tempo e, quanto mais forem as plataformas de mídias sociais em que estiver presente, mais tempo esta atividade tomará. Com a complexidade e o rápido crescimento das novas plataformas sociais, é difícil se manter atualizado. As redes sociais Facebook, Twitter e LinkedIn são bons lugares para iniciantes. Já Pinterest, Instagram e Snapchat estão em franco desenvolvimento.[12] Na Tabela 105.2 apresentam-se definição e exemplos de diferentes plataformas e recursos de mídias sociais disponíveis e amplamente utilizados.

Etapa 1: Divulgação dos serviços *online*

Informe seus contatos antigos que você está atendendo *online*
Divulgue seu teleatendimento em todas as suas mídias sociais
Passe credibilidade – informe que trabalha com plataformas seguras e preserva a privacidade do paciente/cliente

Etapa 2: Preparação

Faça a verificação das necessidades técnicas e ergonômicas para o teleatendimento
Consulte os prontuários médicos, se for o caso
Garanta a confidencialidade dos dados
Estabeleça ambiente adequado
Prepare a pré-consulta – envie formulário previamente
Informe preços

Etapa 3: Conexão

É importante estar em uma área tranquila e privada
Cheque o áudio e o vídeo
Dê instruções ao paciente, verifique se precisa de auxílio
Veja quais são os objetivos da consulta e as expectativas do paciente
Verifique as informações do formulário enviado previamente
Preencha o prontuário do paciente, colete todas as informações necessárias
Dê as orientações iniciais
Combine como será o contato para entrega de plano/materiais educativos/receitas e como será o acompanhamento

Etapa 4: Acompanhamento

Escuta ativa e empática para um acompanhamento de longo prazo
Esclarecimento de dúvidas
Motivação
Adequação de plano
Novas orientações

Figura 105.2 Etapas necessárias para o sucesso da teleconsulta em Nutrição. Adaptada de Bricarello e Poltronieri[11] (2022).

Tabela 105.2 Definições e exemplos de recursos e plataformas de mídias sociais.

Plataforma/recurso	Definição	Exemplos
Blog	Uma forma de publicação própria (criada a partir da palavra *web-log*). Difere de um *website* estático pois seu conteúdo é continuamente atualizado e pode ser interativo (p. ex., o usuário pode se comunicar, pode fazer comentários, uma comunicação em duas vias)	Plataformas de *blog*: Blogger, Tumblr, TypePad, SquareSpace, Medium
Facebook	A maior rede social do mundo, permite aos usuários conectarem-se com amigos, família, colegas e negócios, compartilhando atualizações, fotos, vídeos e *links*	Perfil no Facebook (pessoal), página no Facebook (negócios), grupos no Facebook, Facebook live (*streaming* de vídeo ao vivo), artigos instantâneos (artigos patrocinados), Canvas (publicidade digital)
Twitter	Uma rede social e plataforma de mídia que permite aos usuários publicar mensagens com até 140 caracteres com fotos, vídeos e *links*	Ferramentas do Twitter: hootsuite, tweetDeck, hashtags
Compartilhamento de fotos	Permite a postagem de imagens por um indivíduo ou imagens obtidas *online*	Pinterest, Flickr, Photobucket, Imgur, Snapchat
Vídeo *live streaming*	Vídeos *online* compartilhados em tempo real	Facebook live, Periscope, Youtube Live, YouNow
Compartilhamento de vídeos	Usuários podem carregar, ver, compartilhar e comentar os vídeos	YouTube, Vime, Dailymotion, Vine, Vevo (em adição a canais de mídia social tais como Facebook, Twitter e Instagram)
Networking profissional	Rede social focada no uso profissional mais do que no pessoal (p. ex., procurar empregos, compartilhar apresentações, compartilhar artigos científicos)	LinkedIn, Viadeo, Branchout, Slideshare, Academia
Descoberta de conteúdo	Dedicado a coleções, curadoria, e organização de *links* de outros *sites*	Reddit, Delicious, Stumpleupon, Feedly, Scoop.it, Bloglovin
Wikis	*Website* que permite a colaboração dos usuários na edição do conteúdo	Wikipedia, Wikia, Wikisource, Wikieducator, Wikiquote, Wikibooks, Wikitravel, Scholarpedia

Adaptada de Helm e Jones[12] (2016).

Documento da Academy of Nutrition and Dietetics (AND) traz informações sobre o uso de mídia social por membros em período de eleição. Vale ressaltar que a preocupação com o uso de mídias sociais como canal de informação é ainda maior quando se pensa no pleito de uma entidade de categoria. A Tabela 105.3 apresenta claramente ações permitidas no uso de mídia social para eleição de membros da AND, e que podem ser úteis para balizar as ações também em território nacional.

CONSIDERAÇÕES FINAIS

O juramento oficial do nutricionista tem o seguinte enunciado: "Prometo que, ao exercer a profissão de nutricionista, o farei com dignidade e eficiência, valendo-me da ciência da Nutrição, em benefício da saúde da pessoa, sem discriminação de qualquer natureza. Prometo, ainda, que serei fiel aos princípios da moral e da ética…". A ética nos permite viver em sociedade e fazer o bem. É bom fazer o bem, e é belo fazer o bem. O filósofo e pensador

Tabela 105.3 Campanha nacional e diretrizes de uso de mídia social da Academy of Nutrition and Dietetics para eleição de membros.

Permitido	Não permitido
Uso de canais de mídia social pessoal para campanhas para eleição de cargo	Uso de canais de mídia social da Academy ou organizacional, associados com seus empregadores, empregados, clientes, grupos voluntários e outras organizações
Dar aos membros da Academy uma razão para votar neles	Uso de comentários depreciativos ou negativos contra candidatos da oposição
Usar #eatrightPRO (#comercorretamente) na campanha	Postar comentários de autopromoção na mídia social nos canais da Academy, afiliados, grupos de práticas dietéticas e membros de grupos de interesse
Ser anfitrião, coanfitrião, ou participar em *chats* de mídia social na atividade de um candidato ou atividade de mídia social pessoal (não relacionada à eleição)	Ser anfitrião, coanfitrião, ou participar em *chats* de mídia social sobre as eleições e candidaturas; marcar ou mencionar (@) propriedades da mídia social Academy, incluindo contas do grupo Academy, porta-vozes e embaixadores, nas postagens de campanha

Adaptada de Helm e Jones[12] (2016).

francês Pierre Reverdy, em seu *Le livre de mon bord*, nos brindou com "l'Ethique est l'Esthétique du dedans" que, em uma tradução livre, se lê: "a ética é a estética de dentro". Quando se faz parte de uma categoria, o conjunto de valores expressos no código de ética traz consigo a identidade daquele grupo de indivíduos e suas responsabilidades frente às mazelas sociais. O compromisso do nutricionista com a saúde, o Direito Humano à Alimentação Adequada (DHAA) e com a Segurança Alimentar e Nutricional (SAN) só pode ser exercido por meio da vivência ética do profissional.

De fato, os nutricionistas estão cada vez mais presentes e atuantes em diferentes locais, panorama igualmente observado nas redes sociais. Também houve avanços no sentido da possibilidade do atendimento *online*, da teleconsulta em Nutrição, descortinando novas fronteiras de atuação. Outrossim, as TICs permitiram o acesso a importantes ferramentas para o estabelecimento de ações que visam à divulgação da atuação profissional, à captação de novos clientes/pacientes/usuários e à divulgação de informações sobre alimentos, alimentação, nutrição e saúde, com a adequada fundamentação científica.

Por fim, ser ético exige o compromisso de adotar o Código de Ética e de Conduta do Nutricionista como um guia, como o principal balizador dos direitos, deveres e limites do exercício profissional. Somente assim a atuação será pautada e reconhecida pela ética e pela defesa do DHAA.

REFERÊNCIAS BIBLIOGRÁFICAS

As referências consultadas para a elaboração deste capítulo estão disponíveis *online* no Ambiente de aprendizagem do GEN.

COMO CITAR ESTE CAPÍTULO

ABNT
POLTRONIERI, F.; BRICARELLO, L. P. Aspectos éticos na contemporaneidade. *In*: ROSSI, L.; POLTRONIERI, F. (org.). *Tratado de Nutrição e Dietoterapia*. 2. ed. Rio de Janeiro: Guanabara Koogan, 2023. p. 1159-1163.

VANCOUVER
Poltronieri F, Bricarello LP. Aspectos éticos na contemporaneidade. In: Rossi L, Poltronieri F (Orgs.). Tratado de nutrição e dietoterapia. 2. ed. Rio de Janeiro: Guanabara Koogan; 2023. p. 1159-63.

CAPÍTULO
106
Alimentação, Bioética e Direitos Humanos

Caroline Filla Rosaneli

INTRODUÇÃO

Neste capítulo, o leitor encontrará um diálogo sobre questões de ética suscitadas pelas ciências da vida e aplicadas aos seres humanos, tendo em conta as suas dimensões social, jurídica e ambiental, e suas relações com o alimento no âmbito da bioética. A discussão em torno da temática será pautada nos fundamentos e princípios que orientam as correntes bioéticas, como a Declaração Universal de Bioética e Direitos Humanos (DUBDH).[1]

Têm-se, a partir daqui, os termos que consagraram a bioética entre os direitos humanos internacionais e o respeito pela vida. Com a proposta de oferecer conhecimento e reconhecimento do campo da bioética com objetivos didáticos, este capítulo busca propiciar benefício com a interação dos termos bioéticos que acompanham o respeito pelos direitos humanos e liberdades fundamentais, e sua aplicação para a ciência da Nutrição.

Direitos humanos são entendidos aqui como os direitos elementares e fundamentais dos seres humanos, inerentes à sua própria existência, de modo que são inalienáveis, universais, indivisíveis, interdependentes e inter-relacionados, assegurando a cada ser o direito a ter uma vida com dignidade.[2]

O direito à vida e à liberdade, bem como o acesso a saúde, educação, moradia e alimentação adequada, são garantias de acesso a direitos e de que as liberdades fundamentais estão sendo asseguradas. Cabe ressaltar que eles avançam de acordo com a organização dos conhecimentos construídos pela sociedade e pelos estados, bem como à medida que a humanidade se desenvolve.

A elaboração dos direitos humanos ocorreu em virtude de declarações e tratados internacionais, que tiveram a participação de representantes de diversas nações do mundo, as quais os firmaram em nome de toda a humanidade. Esses tratados definem, dentre outros deveres, a obrigação dos estados de respeitar, proteger, promover e prover os direitos humanos para todos, com base na dignidade e na igualdade de direitos dos seres humanos.

No entanto, não há como mencionar direitos humanos sem tratar das instituições que intervêm diretamente na vida, como a família, a sociedade ou o Estado, das quais, de acordo com a Constituição Federal Brasileira,[3] é dever assegurar aos brasileiros o direito à vida, à saúde e à alimentação, além de outros direitos elementares, devendo colocá-los a salvo de toda forma de negligência, discriminação, exploração, violência, crueldade e opressão.

A sustentação ética desses direitos passa pelo reconhecimento de que todos os seres humanos são fins em si mesmos e merecedores de dignidade, de modo que todos os setores da sociedade devem cultivar valores que possibilitem condições de vida compatíveis com a dignidade humana.[4]

Desse modo, a atual situação das relações da sociedade na busca por atender seus direitos humanos e fundamentais faz com que a bioética se manifeste sobre as transformações sociais, econômicas, políticas, ambientais e epidemiológicas para uma aproximação com os problemas da coletividade.

A bioética engloba os valores morais e os preceitos da ética nos cuidados com a saúde e com a alimentação, permeada de uma reflexão sob a égide dos quatro princípios da bioética, defendidos por Beauchamp e Childress,[5] publicados pela primeira vez em 1979:

- Beneficência
- Não maleficência
- Autonomia
- Justiça.

Ao longo de sua história mais recente, a bioética tem como marco teórico a homologação da DUBDH,[1] que foi a confirmação da necessidade do debate reflexivo de caráter pluralista e multi, inter e transdisciplinar dessa área de estudo, ampliando definitivamente a agenda da bioética para além da temática biomédica e biotecnológica, incluindo as dimensões social e ambiental, aplicada e comprometida com as populações vulneráveis. Além disso, busca orientar e:

> promover um acesso equitativo aos progressos da medicina, da ciência e da tecnologia, bem como a mais ampla circulação possível e uma partilha rápida dos conhecimentos relativos a tais progressos e o acesso partilhado aos benefícios deles decorrentes, prestando uma atenção particular às necessidades dos países em desenvolvimento; salvaguardar e defender os interesses das gerações presentes e futuras; sublinhar a importância da biodiversidade e da sua preservação enquanto preocupação comum à humanidade.[1]

Esse documento vem contribuir para a orientação dos estados quanto ao respeito pela dignidade humana e à proteção dos direitos humanos, garantindo o zelo pela vida dos seres humanos e as liberdades fundamentais.[1]

A DUBDH[1] orienta, por meio da distinção de princípios fundamentais, sobre o respeito e a tomada de decisões que possam ser incorporados na prática das ações humanas, de modo que ofereçam menor risco e maior benefício ao ser humano, seja no seu individual ou de maneira coletiva, voltando-se à supressão das iniquidades no acesso aos direitos humanos pela ética e a justiça social.

A orientação do documento é descrita conforme os seguintes princípios:

- Dignidade humana e direitos humanos
- Efeitos benéficos e efeitos nocivos
- Autonomia e responsabilidade individual
- Consentimento
- Pessoas incapazes de exprimir o seu consentimento
- Respeito pela vulnerabilidade humana e integridade pessoal
- Vida privada e confidencialidade
- Igualdade, justiça e equidade
- Não discriminação e não estigmatização
- Respeito pela diversidade cultural e pelo pluralismo
- Solidariedade e cooperação
- Responsabilidade social e saúde
- Partilha dos benefícios
- Proteção das gerações futuras
- Proteção do meio ambiente, da biosfera e da biodiversidade.

Tendo abordado a orientação sobre direitos humanos e a interface da bioética na sequência deste capítulo, de maneira intermediada pelos princípios da DUBDH[1] e os conceitos principais de Beauchamp e Childress,[5] será discutido o papel da bioética na alimentação, no consumo alimentar e na conduta profissional.

RELAÇÕES COM O ALIMENTO

A moderna sociedade de consumo é acentuadamente marcada por um padrão instável de desejos e necessidades alimentares, que potencializa a vulnerabilidade dos sujeitos, desde sua autonomia, dignidade, responsabilidade individual, responsabilidade social e proteção das futuras gerações. Um simples, porém, complexo, sistema de poder de escolhas alimentares desencadeia uma série de problemas éticos, devido a opções não orientadas ou não refletidas; afinal, cada decisão individual interfere de forma coletiva na vida da sociedade, e em toda a cadeia produtiva e de consumo.

Nas últimas décadas, o padrão alimentar no Brasil sofreu intensa e rápida modificação. Algumas das causas responsáveis pelas recentes mudanças na alimentação são questões tecnológicas, políticas e agrícolas, *marketing* dos alimentos, tendências dos preços e informação.[6]

O potencial de vulnerabilidade que se tem nas escolhas alimentares destinará parte da trajetória desta e das futuras gerações em relação às doenças crônicas não transmissíveis, as quais, de certo modo, são transmissíveis sim. Elas se transmitem pelo espaço ambiental, onde as configurações alimentares familiares ou os saberes de um povo podem reproduzir o consumo alimentar, e este reproduzir o processo de saúde ou de doenças ao longo da história. Assim, pensar nessa configuração de cuidados à saúde e sua perpetuação pelas gerações é refletir bioeticamente sobre o seu papel de beneficência ao próximo e a si mesmo, que pode gerar vulnerabilidades familiares.

Toda intervenção aos cuidados de saúde do ser humano, seja preventiva ou curativa, requer o pensamento enfatizando o máximo bem a quem necessita do cuidado. Quando se pensar em um paciente com autonomia limitada para decisão de seu tratamento, por ser menor ou portador de uma doença com comprometimento da compreensão ou até mesmo em cuidado paliativo, deve-se oportunizar, de maneira ética, o diálogo com os responsáveis legais dessa pessoa portadora de direitos, para que todas as possibilidades e expectativas de se fazer o bem sejam ofertadas a ela, respeitando seus direitos.[7]

O princípio da beneficência pode ser analisado sob a perspectiva da conduta ética do profissional e apreciado a partir da promoção do bem-estar do paciente. Desse modo, levam-se em conta seus desejos, necessidades e direitos, por meio de avaliação criteriosa de riscos e benefícios, bem como a exposição dos mesmos de maneira clara e segura aos envolvidos.[7] Em pacientes enfermos, a dieta pode ser a única forma de resgatar a relação entre o processo de viver ou morrer. Por isso, considerar aspectos morais e éticos nessas relações é tão intenso para a vida, sob o ponto de visto bioético.

Nas decisões que acontecem no processo de saúde e doença, seja pela perspectiva dos profissionais da saúde, seja pela perspectiva do paciente ou de seus cuidadores e responsáveis legais, a sensibilidade moral e a reflexão ética devem fazer parte do processo. A bioética tem um papel fundamental no avanço do desenvolvimento científico e tecnológico e nas escolhas que é necessário fazer face aos problemas suscitados pelo referido desenvolvimento. Porém, é desejável que a bioética possa dialogar com as novas formas de responsabilidade social que assegurem que esse progresso contribua para a justiça, a equidade e o interesse da humanidade, já que se considera que todos os seres humanos, sem distinção, devem beneficiar-se das mesmas elevadas normas éticas no domínio das ciências da saúde e da vida. Assim, deve-se reconhecer que as questões éticas suscitadas pelos rápidos progressos da ciência e suas aplicações tecnológicas precisam ser deliberadas com o devido respeito pela dignidade humana, os direitos humanos e as liberdades fundamentais.[1]

Os desafios éticos e a relação com o alimento iniciam-se desde o começo da história de vida da pessoa; afinal, no momento em que o processo de vida se instala, é a alimentação que garantirá a vida em sua plenitude e dignidade. Assim, o alimento trará efetivação da vida, e a partir dela, todos os dilemas morais do ser humano.

Nos ciclos de vida, ou seja, infância, adolescência, vida adulta, puerpério ou vida madura, o ser humano estabelece suas relações com um modelo alimentar que é uma organização particular do seu espaço social sobre seu modo de vida e escolhas alimentares.

Do ponto de vista ético e bioético, o ser humano é dotado de uma capacidade única de refletir sobre a sua existência e a relação dela com seu meio, além de identificar injustiça, assumir responsabilidades, buscar cooperação e desvendar um sentido moral que dá expressão a princípios éticos.[1] A alimentação envolve a construção do corpo sob os aspectos biológicos, culturais e simbólicos, e a relação do homem com o alimento é uma conexão cotidiana que intimida e envolve riscos e certezas.

O processo da globalização caracterizou o alimento enquanto mercadoria, tornando o sistema alimentar cada vez mais concentrado em grandes empresas e determinado por vulnerabilidades nas escolhas alimentares, seja para coletividades ou nas decisões individuais. Por isso, entender como a alimentação está dominada pela lógica privada do capital e como o alimento virou mercadoria é uma das chaves para explicar o atual cenário produtor de doenças e de desigualdades econômicas e sociais.[8] Sendo assim, a Nutrição como ciência intimamente ligada às relações humanas e sociais precisa avançar rápido nas tomadas de decisão sobre oferta e procura de alimentos.

A responsabilidade social dessa ciência alimentar engloba decisões planetárias, considerando os rápidos progressos da ciência e da tecnologia, que cada vez mais influenciam a qualidade do alimento e diretamente a vida. Do plantio ao consumo, passando por uma longa e complexa cadeia, os alimentos podem ocasionar a um ser saudável ou enfermo consequências danosas, refletindo diretamente na vida com implicações éticas.

A crise no sistema alimentar em que o alimento é uma mercadoria faz a insegurança estar em fronteiras éticas assustadoras. O meio ambiente está devastado, o alimento não está seguro, e a população está vulnerável, sob o ponto de vista econômico e de saúde. Cada vez mais jovem, o ser humano apresenta condições de saúde insatisfatórias e até mesmo incompatíveis com a vida. Diante disso, o que protegerá as gerações futuras, conservando o meio ambiente, a biosfera e a biodiversidade, já que está tudo interligado? A Nutrição precisa assumir sua responsabilidade do bem maior, da beneficência completa, em que as orientações, escolhas e condutas possam ser pelo todo. Compreender a complexidade da alimentação dentro do sistema alimentar é o que a torna um direito humano ou uma mercadoria, delineando esse território epistemológico e político.

É preciso urgentemente assumir que o nutricionista é um profissional dotado de conhecimento e responsabilidades sociais, econômicas, de não maleficência, de justiça, de solidariedade, do respeito ao pluralismo e da proteção à vida. Isso porque o recorte de padronizar dietas, orientar sujeitos de maneiras coletivas e alienar a falta de comunicação de risco torna a pessoa incapaz de se proteger, de assegurar sua autonomia e sua capacidade ética, e se comprometer também com o planeta. É uma conexão direta de que cada escolha interfere de maneira planetária, por exemplo, na fome do mundo, ou na obesidade e suas complicações crônicas ainda na infância.

A fortaleza desse profissional é estar apto para estabelecer um olhar sistêmico sobre cada ser humano, e o compromisso ético com todas as formas de vida deve ser compreendido como uma prática social. Nesse sentido, a bioética leva o profissional a se orientar pelo respeito e incentivo à liberdade individual e pela autonomia na tomada de decisão, adicionados dos princípios da justiça, da equidade e da responsabilidade, fortificando a necessidade de proteção dos mais vulneráveis ou vulnerados. Os seres humanos necessitam comer para sobreviver, porque, sem acesso aos alimentos e água, o corpo tem seu potencial de vida comprometido.

A insegurança alimentar pode estar relacionada ao poder aquisitivo, às condições de plantio, produção e distribuição de alimentos nas diferentes regiões do Brasil, dentre outras condicionalidades que determinam a variedade e a qualidade dos gêneros alimentícios, comprometendo alimentação e água adequadas e, portanto, fragilizando o potencial de vida humana.[9,10]

Singer e Mason[11] defendem que uma alimentação ética abrange princípios moralmente relevantes, como o da *transparência*, pelo direito de saber como o alimento é produzido, conhecer sobre práticas nocivas e seguras, que passa por cuidados ao meio ambiente, com uso de agrotóxicos, logísticas de transporte e descarte dos alimentos, manutenção dos equipamentos que são utilizados para larga ou pequena escala de produção, entre outros meios, que podem dar ao indivíduo uma consciência mais plena de suas escolhas. Desse modo, o nutricionista tem um dever moral de orientar a população sobre suas escolhas e atitudes.

Outro princípio abordado é sobre *justiça*, pela perspectiva de que qualquer modo de produção de alimentos que não seja ambientalmente sustentável em toda a sua cadeia implica consequências que reduzem a qualidade de vida desta e das futuras gerações, tornando o alimento fruto de uma produção injusta.[11] Assim, o paciente, as famílias, a escola, a sociedade e todas as frentes de acesso à informação segura devem ser inspirações para o diálogo sobre maneiras apropriadas de consumo.

Além disso, os modelos de produção e de consumo praticados pela atual sociedade, bem como as diferentes faces da fome que a humanidade vivencia, são incompatíveis com a vida humana e do planeta. Logo, respeito e informação poderão transformar as relações de consumo em práticas sustentáveis e justas.

Preservar a vida e a saúde é uma escolha ética, que deve ser defendida pelo princípio da dignidade para todos como um direito fundamental à vida, devendo ter como prioridade a defesa dos mais frágeis. Nessa perspectiva, a bioética é uma facilitadora do bom desenvolvimento das sociedades. Na concepção atual de sociedade, faz-se necessário o ser humano refletir eticamente sobre si mesmo, sobre suas relações na sociedade e no meio ambiente. Essas reflexões se enaltecem dependendo do prisma em que nos situamos, seja como cidadãos, consumidores ou profissionais.[10]

Apesar das conquistas sociais alcançadas com políticas públicas no Brasil, ainda existem dificuldades de acesso à alimentação saudável e segura. Isso evidencia a vulnerabilidade da população diante da qualidade e quantidade de alimentos e informação disponível, muitas vezes persuasiva e antagônica, o que influencia no processo de escolha. Nesse contexto, busca-se na bioética fundamentar-se e elucidar conflitos, contextos e escolhas sobre o tema.[12]

CONFLITOS E DILEMAS EM ALIMENTAÇÃO E NUTRIÇÃO

A alimentação é o que auxilia e sustenta o bem-estar do paciente; porém, conflitos e dilemas éticos podem aparecer a partir do momento em que ela não pode ser mais fornecida por via oral, ou por algum motivo o paciente se recusa a alimentar-se. Sendo a proteção e o cuidado de caráter multidimensional, subjetivo e dinâmico, o respeito às necessidades do indivíduo e as preferências e os hábitos alimentares são fundamentais para oferecer conforto e melhora dos sintomas.

Os conflitos e dilemas inerentes à abordagem terapêutica na qual são empregadas dietas não convencionais e de difícil acesso, em função da limitação do número de centros especializados e do suporte científico limitado na literatura, motivam também uma reflexão ética e, consequentemente, bioética, quanto à validade de seu uso.[7]

Quando a dieta se apresenta como uma possível alternativa e eficaz possibilidade de controle da sintomatologia de uma patologia ou de um conjunto delas, podem-se estabelecer padrões éticos de conduta nos quais princípios fundamentais sobre o respeito à vida e sobre a dignidade humana são considerados com foco na beneficência.

A modificação da alimentação ou restrição de grupos alimentares deve preceder o respeito à autonomia do paciente, quando possível e em algumas situações em que os pacientes sejam incapazes de se expressar verbalmente, por intermédio da família ou de seu responsável legal. Para que conflitos e dilemas éticos sejam esclarecidos, a informação é a única alternativa deliberativa, pois leva ao melhor tratamento possível para quem espera o cuidado na sua complexidade e abrangência.

Portanto, tão relevante quanto a prescrição do tratamento, o esclarecimento sobre a sua realização e efetividade ao longo do tempo por parte dos profissionais envolvidos no atendimento deve assegurar um processo de comunicação efetivo e permanente.

O termo de consentimento livre e esclarecido pode ser um mecanismo de salvaguarda para o profissional e uma certificação de que a família foi informada dos possíveis riscos e benefícios.[7] A bioética, aqui, oferece subsídios de discussão que buscam um acordo ao bem comum sobre condutas e decisões alimentares, protegendo a vida em toda a sua extensão. Porém, deve-se ponderar sobre a vulnerabilidade diante das expectativas que não se concretizam em efeitos nutricionais na recuperação do paciente; sobre a injustiça, a impossibilidade de acesso ao melhor tratamento; e sobre a integridade pessoal.

Gentileza e compaixão em relação ao cuidado para com todos os humanos são claramente mais positivas do que a indiferença em relação ao sofrimento de outro ser sensível.[11] A humanização no atendimento sempre será uma relação com resultados éticos e morais que protegerão a vida e sua plena dignidade.

A alimentação tem propriedades e características únicas, determinantes do início ao fim da vida. Os avanços biotecnocientíficos da atualidade, que possibilitam o prolongamento da vida, centram a alimentação em um papel primordial nas questões multidimensionais do corpo físico e espiritual.

Porém, quando a finitude e as perdas de autonomia são iminentes, à medida que o fim da vida se aproxima, a relação com a alimentação muda. Assim, o alimento continua sendo ofertado, com ênfase na qualidade de vida e no alívio do sofrimento, como uma terapêutica ativa para promover adequação nutricional, levando a implicações importantes para a expectativa de vida e sobrevida do paciente.[13,14]

Para atendimento em cuidados paliativos, segundo Faillace,[15] as competências, as habilidades e o conhecimento técnico-científico adquiridos na formação do nutricionista precisam atender e alcançar as necessidades de assistência e de compreensão da subjetividade do indivíduo neste processo de vida.

A bioética, a fim de contribuir para a atenção e os cuidados à saúde, por meio da alimentação, promove argumentação acerca do imperativo ético na promoção da saúde global, prevenindo doenças potencialmente evitáveis por modos de vida mais saudáveis, além de olhar criterioso para com os vulneráveis, voltado à proteção, à promoção e à garantia à saúde. Tais medidas devem ser tomadas a partir de uma responsabilização mútua entre as esferas da sociedade, garantindo toda a atenção à vida.[16]

POTENCIAIS DA BIOÉTICA

A bioética pode ser uma corrente de diálogo democrático em suas contribuições em defesa da alimentação como direito humano, servindo de compreensão ampla e coerente da vida e de seus dilemas diante dos enfrentamentos humanos. Seu potencial para delinear e orientar a convivência do ser humano nas questões relacionadas com o ambiente e os modos de vida em sociedade é presente nas reflexões e ações cotidianas; logo, ela deve ser incorporada às práticas de nutrição e alimentação.

Buscando englobar os direitos humanos universais, a bioética de intervenção proposta por Garrafa e Porto[17] se ocupa das situações persistentes, ou seja, dilemas e conflitos que necessitam ser banidos da sociedade e não devem mais ser vivenciados pelo ser humano. São temas que afetam, em especial, os países com menor desenvolvimento social e econômico, repletos de problemas sanitários e ambientais, buscando diálogo e atuação transdisciplinares, que são essenciais ao discurso e à prática dos fundamentos dessa vertente da bioética.

A bioética da proteção, ferramenta válida para enfrentar problemas morais na era da globalização, é constituída por métodos teóricos e práticos que visam entender, descrever e resolver conflitos de interesses, priorizar vulneráveis e vulnerados, que não dispõem de meios próprios de proteção. Assim, o princípio da justiça é seu arcabouço, unindo a equidade e a igualdade como ingredientes indispensáveis e essenciais.[18]

Politizada e social, a bioética busca compreender o sentido das ações humanas, utilizando um enfoque no papel do Estado na proteção dos vulneráveis e excluídos, ou na intervenção dele e da sociedade na construção de políticas públicas voltadas a assegurar tais direitos. As correntes da bioética buscam mecanismos de mudanças sociais efetivos.[19]

A bioética permite constatar os fatores potencializadores e, ainda, sinalizar suas dificuldades, possibilitando a proposição de aditivos em suas bases legais, o que viabiliza avanços para a efetivação dos direitos humanos, incluindo à alimentação adequada.[20-23]

Quanto mais sólidos os alicerces dos princípios morais e éticos, mais coerentes serão as decisões entre os conflitos e escolhas que cada profissional e ser humano necessitarão qualificar e deliberar nas diversas situações do cotidiano. Porém, é necessário e imprescindível adotar ações estruturantes no campo da proteção e da promoção dos direitos humanos, contribuindo para o fortalecimento da vida e dignidade do ser. Nesse sentido, é preciso buscar as bases bioéticas para a reflexão sobre os contextos macro e micro da conduta humana e da prática profissional do nutricionista, com vistas a identificar valores e princípios universais e específicos.[10]

Por fim, a bioética pautada na DUBDH, ou em qualquer corrente presente ou futura, deve fundamentar-se no profissionalismo, na honestidade, na integridade e na transparência em qualquer tomada de decisão. Todos esses princípios devem ser entendidos como complementares e interdependentes; desse modo, a bioética poderá permear e conduzir a relação entre a alimentação e os direitos humanos.

REFERÊNCIAS BIBLIOGRÁFICAS

As referências consultadas para a elaboração deste capítulo estão disponíveis *online* no Ambiente de aprendizagem do GEN.

COMO CITAR ESTE CAPÍTULO

ABNT
ROSANELI, C. F. Alimentação, bioética e direitos humanos. *In*: ROSSI, L.; POLTRONIERI, F. (org.). *Tratado de Nutrição e Dietoterapia*. 2. ed. Rio de Janeiro: Guanabara Koogan, 2023. p. 1164-1167.

VANCOUVER
Rosaneli CF. Alimentação, bioética e direitos humanos. In: Rossi L, Poltronieri F (Orgs.). Tratado de nutrição e dietoterapia. 2. ed. Rio de Janeiro: Guanabara Koogan; 2023. p. 1164-7.

CAPÍTULO 107

Comitê de Ética em Pesquisa

Jorge Alves de Lima

INTRODUÇÃO

A apreciação ética é uma das mais importantes etapas, relativas ao controle social,[a] da aplicação dos preceitos éticos preconizados para a pesquisa com seres humanos. No Brasil, essa apreciação é conduzida dentro do sistema[b] CEP/CONEP, que é constituído pela Comissão Nacional de Ética em Pesquisa (CONEP[c]), vinculada ao Conselho Nacional de Saúde (CNS),[d] e pelos comitês de ética em pesquisa (CEP)[e] – geralmente mantidos por instituições de ensino e pesquisa.[f] Cumpre registrar que o presente capítulo foi originalmente pensado com foco nas pesquisas na área da saúde, tendo em vista o escopo da obra que o contém. Assim, a apreciação ética de pesquisas desenvolvidas em ciências humanas, por exemplo, precisaria contemplar aspectos adicionais.[g]

Do ponto de vista normativo, a apreciação ética no país nasceu e tem se mantido por meio de resoluções do CNS.[h] Na sua origem, até foi verificada a possibilidade de ser instituída uma lei que fundamentasse a discussão dos aspectos éticos da pesquisa com seres humanos. Na época, o Professor William

Saad Hossne[i] estava à frente dos trabalhos relativos à redação da histórica Resolução 196.[j] Com clarividência ímpar, o Professor Hossne sempre defendeu que o melhor seria manter o debate ético na sociedade – quer seja na comunidade científica, quer seja entre os usuários do SUS, quer seja com as instituições. Uma vez tornada lei, a apreciação ética poderia, segundo seu entendimento, transformar-se em assunto dos tribunais, passando a ser discutida pelos operadores do direito – juízes, promotores e advogados – e não por aqueles (indivíduos e instituições) diretamente envolvidos.

A judicialização, ainda que também alcançasse o objetivo de conferir confiabilidade e proteção, poderia resultar em um distanciamento pouco educativo para todas as partes. Evidentemente, nada deve escapar ao escrutínio da lei e, portanto, os abusos sempre serão passíveis do devido julgamento legal; mas buscar resolver as questões, antes de se tornarem um problema maior, acabou sendo uma marca da apreciação ética, que prevê um incansável e educativo debate – para o qual todas as partes estão permanentemente convidadas.

Daí que um dos mais caros itens na constituição[k] de um CEP seja dar-lhe pluralidade de participantes.

O que não é tarefa das mais fáceis, pois muitos dos membros acabam tendo formação similar, se não a mesma, já que, presumivelmente, pertencem à instituição que mantém o CEP. Por isso, a norma impõe algumas condições: nenhuma categoria pode ter mais do que 50% de membros; deve haver equidade entre homens e mulheres nos comitês; e deve haver pelo menos um representante dos usuários (neste caso, dos participantes de pesquisa).[l,m]

Normalmente, a própria CONEP indica onde este representante pode ser buscado – geralmente em associações, grupos de mobilização, organizações não governamentais ou demais entidades da sociedade civil organizada. O representante dos usuários não precisa ser um cientista e seu papel é justamente defender os interesses dos participantes[n] nas pesquisas apreciadas naquele CEP, representando, por vezes, o ponto de vista do leigo.

Além da função de apreciação ética dos projetos de pesquisa, o CEP tem uma importante tarefa: prestar o chamado papel educativo,[o] tanto aos pesquisadores, para que compreendam os deveres relativos à ética em pesquisa com seres humanos, quanto às pessoas, em geral, para que saibam sobre os seus direitos em relação às pesquisas. Mas, principalmente, atuando para que ambas as partes, pesquisadores e pesquisados, compreendam a importância de as pesquisas serem conduzidas com ética.[p]

---

[a] Constituição Federal, artigo 198.

[b] Brasil. Conselho Nacional de Saúde. Resolução CNS 466, de 12/12/2012, VII.

[c] Brasil. Conselho Nacional de Saúde. Resolução CNS 466, de 12/12/2012, IX.

[d] Conselho Nacional de Saúde (CNS): instância máxima de deliberação do Sistema Único de Saúde. Delibera, fiscaliza, acompanha e monitora as políticas públicas de saúde. É vinculado ao Ministério da Saúde, sendo composto por representantes de entidades da sociedade civil, entidades representativas de trabalhadores da área da saúde, governo e prestadores de serviços de saúde.

[e] Brasil. Conselho Nacional de Saúde. Resolução CNS 466, de 12/12/2012, VIII.

[f] Desde 2012, a apreciação dos protocolos de pesquisa (Resolução CNS 466, de 12/12/2012, capítulo VI) tramita primordialmente pelo sistema eletrônico mantido pela CONEP, chamado Plataforma Brasil (PB), operacionalizada no DataSUS (Departamento de Informática do Sistema Único de Saúde). Tanto a submissão dos projetos quanto sua análise e o resultado da apreciação são geridos pela PB. Para isso, o CEP institucional deve estar credenciado à CONEP e cadastrado nesta plataforma. Os pesquisadores e também os membros do CEP precisam estar igualmente cadastrados na PB para poderem operar suas ferramentas. Quando uma instituição não tem CEP, a CONEP pode acolher os protocolos de pesquisa cadastrados na PB ou encaminhá-los para algum CEP. Os pesquisadores também podem sugerir o encaminhamento para um CEP que lhes parecer mais adequado. Nessa situação, o CEP indicado (tanto pela CONEP quanto pelos pesquisadores) pode acatar ou não as indicações, justificadamente.

[g] Nesse sentido, vale a pena observar, por exemplo, a Resolução CNS 510, de 07/04/2016.

[h] As normativas são periodicamente revistas e acrescentadas, tendo em vista a dinâmica eletrizante do processo científico – o que é facilitado por conta de os órgãos de controle social terem melhores condições de responder aos desafios da ciência com mais rapidez do que as instâncias legislativas e judiciárias. Nesse sentido, vale a pena consultar regularmente os repositórios normativos do sistema CEP/CONEP. Um exemplo disso é a nova normativa (Resolução CNS 674, de 06/05/2022) publicada recentemente e que ainda está sendo assimilada nos comitês de ética.

[i] Foi o primeiro coordenador da Comissão Nacional de Ética em Pesquisa (1996-2007).

[j] Brasil. Conselho Nacional de Saúde. Resolução CNS 196, de 10/10/1996,

[k] Brasil. Conselho Nacional de Saúde. Resolução CNS 370, de 08/03/2007; Resolução CNS 466, de 12/12/2012, capítulo VIII, item 5; Norma Operacional 1/2013, de 11 e 12/09/2013.

[l] Brasil. Conselho Nacional de Saúde. Resolução CNS 240, de 05/06/1997.

[m] O CEP também precisa gozar de autonomia institucional, daí que suas decisões são revisadas pela CONEP e não por instâncias internas à instituição. Além disso, deve contar com condições de funcionamento específicas: espaço, telefone, computador e funcionário exclusivos para o CEP.

[n] Brasil. Conselho Nacional de Saúde. Resolução CNS 466, de 12/12/2012, capítulo II, item 10.

[o] Brasil. Conselho Nacional de Saúde. Resolução CNS 370, de 08/03/2007.

[p] Papel evidentemente motivado pelos incontáveis abusos no passado – e mesmo hoje em algumas regiões do mundo – em pesquisas ou em procedimentos supostamente científicos que infligiram dor e sofrimento ou tiraram proveito das vulnerabilidades (social, econômica, cultural) de pessoas ou grupos de pessoas.

Esse papel educativo deve ser realizado dentro da instituição que mantém o CEP e também na comunidade do entorno, por meio de cursos, palestras, encontros ou debates, por exemplo. A secretaria do CEP também pode educar no dia a dia, no contato com os pesquisadores[a] e no atendimento do público que procura o CEP para esclarecer suas dúvidas.

Ao CEP também cabe acolher as denúncias oriundas do não respeito aos aspectos éticos nas pesquisas conduzidas sob seus auspícios, dando-lhe o devido encaminhamento, quer seja à direção da instituição, quer seja à CONEP, quer seja às autoridades competentes para que sejam adotadas as medidas mais apropriadas. Também chegam ao Comitê de Ética as notificações contendo as intercorrências – situações que podem exigir a interrupção da pesquisa e a adoção de medidas mitigadoras dos potenciais problemas.

A apreciação ética da pesquisa, todavia, é a função mais importante do comitê. Para isso, deve haver a regularidade de reuniões e a emissão de pareceres,[b] por meio de seus membros, que sejam objetivos e adequados, para que os pesquisadores que submetam os projetos de pesquisa possam acompanhar os desdobramentos da apreciação ética e fazer os devidos ajustes. Ou seja, o trabalho do CEP não se resume a aprovar ou a reprovar[c] eticamente uma pesquisa, mas, muitas vezes, estabelecer a devida interlocução com o pesquisador para que os aspectos éticos sejam entendidos e assimilados, aperfeiçoando, sempre que possível e necessário, o protocolo de pesquisa.[d]

Ordinariamente, a submissão começa na Plataforma Brasil (PB).[e,f] A própria PB requer alguns documentos, tendo cada CEP a possibilidade de exigir outros que julgar necessários. A folha de rosto, na qual há a identificação do projeto e do pesquisador, além da identificação da instituição de vínculo,[g] é um dos documentos obrigatórios e deve ser assinada tanto pelo pesquisador quanto pelo responsável pela instituição proponente. Outro documento obrigatório é o projeto de pesquisa elaborado pelo pesquisador. Por último, dentre os documentos obrigatórios, está o Termo de Consentimento Livre e Esclarecido (TCLE).[h]

TERMO DE CONSENTIMENTO LIVRE E ESCLARECIDO

O TCLE é tão importante que, muitas vezes, sua apreciação domina a reunião, pois esse documento é aquele que será entregue ao participante da pesquisa. Portanto, sua linguagem deve estar absolutamente condizente com a capacidade de compreensão do participante e deve refletir a pesquisa a ser conduzida.

Assim, um trabalho recorrente do CEP é garantir que o participante não seja apenas *informado* – como já foi praxe por muito

tempo –, mas sim devidamente *esclarecido*. Por isso, o TCLE não é apenas um documento para informar ao participante sobre os dados da pesquisa; sua aplicação trata-se de um momento[i] no qual todas as dúvidas do participante devem ser sanadas, inclusive aquelas questões sobre as quais ele mesmo não tenha dúvida – porque estejam para além de sua compreensão inicial. Em outras palavras: o pesquisador deve certificar ao Comitê de Ética que todos os aspectos importantes que digam respeito ao participante serão abordados, para que a participação seja um ato voluntário e plenamente esclarecido.

Outro cuidado que envolve o TCLE diz respeito aos participantes vulneráveis e aos legalmente incapazes.[j] Para esses, quando possível, além do TCLE, que deverá ser assinado por algum responsável, o pesquisador deve preparar um Termo de Assentimento (TA)[k] que deverá ser redigido em linguagem compatível com a capacidade cognitiva do participante. Importante registrar que, embora a autorização recaia sobre o responsável legal, a manifestação da pessoa assistida, se for de não concordância em participar, deve ser respeitada.[l]

Um dos componentes do TCLE que mais chama atenção dos pesquisadores diz respeito à função educativa do documento, a qual versa sobre a obrigação de o pesquisador informar ao participante que ele tem direito de buscar reparação,[m] portanto, indenização, caso seja (ou sinta-se) prejudicado por algo relacionado a sua participação na pesquisa. O CEP sempre esclarece a ambas as partes que, neste caso, a decisão pela indenização caberá ao poder judiciário – por isso, o pesquisador não está induzindo a pessoa a exigir indenizações futuras e sim está educando o participante quanto ao seu direito inalienável de buscar a justiça para dirimir suas questões ou mitigar seus potenciais prejuízos.

Quando a pesquisa é conduzida em uma instituição de saúde, também é sensível a discussão em torno da desvinculação da participação na pesquisa em relação à assistência a ser prestada ao paciente. Nessas situações, o CEP tem o cuidado especial de verificar se está efetivamente claro para o paciente que ele não é obrigado a envolver-se na pesquisa e que sua recusa antes, durante ou após não prejudica seu acesso (ou sua permanência no) ao tratamento.[n]

Aliás, quando a participação da pessoa significar vincular-se a um protocolo de tratamento, a apreciação ética tem buscado garantir que o paciente siga com aquela terapêutica mesmo quando for concluída a pesquisa – se os resultados se mostrarem melhores do que as outras formas de tratamento disponíveis. Essa discussão está contemplada nas normativas éticas,[o] mas tem sido alvo de calorosos debates por parte dos pesquisadores e, eventualmente, dos patrocinadores,[p] pois significa garantir,

---

[a] Em uma universidade com tradição de pesquisa, por exemplo, esse papel educativo começa já com os alunos de graduação, que estão se iniciando no caminho da ciência.

[b] Brasil. Conselho Nacional de Saúde. Resolução CNS 466, de 12/12/2012, capítulo X, item 1, capítulo X, item 3.

[c] Brasil. Conselho Nacional de Saúde. Resolução CNS 466, de 12/12/2012, capítulo X, item 3, subitem 5.

[d] Brasil. Conselho Nacional de Saúde. Resolução CNS 466, de 12/12/2012, capítulo II, item 17. Todos os documentos devem ser submetidos em português.

[e] Plataforma Brasil: ambiente virtual, que armazena os perfis dos pesquisadores, dos membros do CEP e do secretário, além de gerir a submissão dos protocolos de pesquisa e a tramitação dos pareceres.

[f] Quando os comitês não estão vinculados à PB, a tramitação pode seguir em papel, mas essa possibilidade tem sido cada vez mais restrita.

[g] Que será considerada a instituição proponente.

[h] Brasil. Conselho Nacional de Saúde. Resolução CNS 466, de 12/12/2012, capítulo II, itens 5, 23.

[i] Brasil. Conselho Nacional de Saúde. Resolução CNS 466, de 12/12/2012, capítulo IV.

[j] Brasil. Conselho Nacional de Saúde. Resolução CNS 466, de 12/12/2012, capítulo II, itens 2, 25.

[k] Brasil. Conselho Nacional de Saúde. Resolução CNS 466, de 12/12/2012, capítulo II, itens 2, 24.

[l] População carcerária, população indígena, crianças, pessoas com deficiência e idosos institucionalizados são exemplos de pessoas vulneráveis.

[m] Brasil. Conselho Nacional de Saúde. Resolução CNS 466, de 12/12/2012, capítulo II, itens 6, 7.

[n] O mesmo vale quando a pesquisa é conduzida com subordinados ao pesquisador (direta ou indiretamente): cuidados adicionais devem ser adotados para que o colaborador não se sinta obrigado a participar, por força da relação de subordinação.

[o] Brasil. Conselho Nacional de Saúde. Resolução CNS 251, de 07/08/1997, capítulo IV, item 1, alínea "m"; Brasil. Conselho Nacional de Saúde. Resolução CNS 466, de 12/12/2012, capítulo III, item 2, alíneas "l" e "m".

[p] Brasil. Conselho Nacional de Saúde. Resolução CNS 466, de 12/12/2012, capítulo II, item 11.

aos pacientes participantes, o fornecimento de suprimentos ou insumos por tempo indeterminado.

Ainda com relação ao TCLE, existem também as situações nas quais sua aplicação é contraindicada. Nestes casos, cabe ao pesquisador solicitar, com fundamentação, a dispensa de aplicação do documento. Normalmente, essa dispensa é requerida em estudos que pretendam utilizar informações armazenadas em bancos de dados (prontuários médicos ou outros tipos de registros institucionais).[a] O CEP aprecia a solicitação, sempre considerando que os aspectos legais deverão ser prioritariamente respeitados, no que tange ao acesso às informações,[b] mas também verificando o interesse das pessoas envolvidas e a real impossibilidade de aplicação do TCLE. Quando pertinente, o CEP recomenda a dissociação entre os dados coletados e a identidade das pessoas (anonimização de dados).

Há casos de pesquisas em andamento que, por força dos achados preliminares, necessitam de novos procedimentos ou de ações complementares que, portanto, requerem nova manifestação daquele participante da pesquisa. Comumente, os pesquisadores citam dois tipos de obstáculos:

- A possibilidade de causar desnecessária preocupação no participante, por se ver chamado a complementar informações sobre algum tipo de procedimento de saúde, que pode significar-lhe, erroneamente, que algo grave foi descoberto
- A impossibilidade de localizar novamente o participante original, quer seja por ausência ou insuficiência de dados ou porque o participante mudou-se ou faleceu.

Nessas circunstâncias, é possível que o CEP entenda que a pesquisa pode seguir sem a aplicação de novo TCLE – porque o interesse coletivo ou científico, naquele caso, sobrepõe-se ao potencial prejuízo ético ou porque inexiste prejuízo ético. Porém, o comitê também pode decidir que a pesquisa, infelizmente, não poderá seguir aqueles novos rumos, tendo que ser reiniciada – uma vez que a utilização daqueles procedimentos ou dados novos, não requeridos originalmente, desrespeita o consentimento do participante ou atenta contra sua dignidade.

Geralmente, se encaixam nessa problemática aquelas pesquisas que armazenaram dados ou material biológico dos participantes – condições que estão bem detalhadas nas normativas.[c]

A propósito disso, a criação de banco permanente de material biológico (biobanco) é outro ponto de grande discussão nas apreciações éticas, pois exige procedimentos e compromissos da instituição proponente[d] – diferentemente dos biorrepositórios, que costumam ser armazenamentos transitórios de materiais biológicos coletados ao longo da pesquisa (e que serão descartados ao término dela). Em ambos os casos, biobanco e biorrepositórios, o participante da pesquisa deve expressamente concordar, inclusive manifestando-se sobre o destino final do material biológico doado.[e]

RISCOS E BENEFÍCIOS AOS PARTICIPANTES

Outro ponto de discussão na análise dos protocolos de pesquisa diz respeito aos benefícios[f] e aos resultados, pois há pesquisadores que entendem, como benefícios aos participantes, o acesso aos resultados dos dados coletados (ou dos exames realizados com o material biológico colhido). Tem sido do entendimento do sistema CEP/CONEP que esse acesso é um direito do participante; logo, não é um benefício da sua participação e, portanto, é um dever do pesquisador – que não apenas deve informar ao participante sobre os resultados, em linguagem que lhe seja adequada, como deve dar-lhe o devido encaminhamento, se esses resultados apontarem para a necessidade de cuidados adicionais.[g]

Assim, como benefícios podem ser entendidas outras facilidades (ou outros serviços) que, contudo, não podem, de modo algum, ser confundidos com remuneração. A remuneração, propriamente dita, para participar em pesquisas científicas, foi vedada nos primórdios da normalização ética no país. Está prevista uma compensação,[h] mesmo assim, com ressalvas, pois esta não pode representar um ganho desproporcional que induza a pessoa a participar mesmo que ela tenha receios ou dúvidas. Portanto, o CEP deve certificar-se de que a compensação não represente uma vantagem que possa corromper a dignidade do participante – dada sua vulnerabilidade econômica ou social.

Na questão dos riscos, o pesquisador, muitas vezes, tem dificuldade de problematizá-los[i] na perspectiva do participante da pesquisa – entendendo que inexistem. Cabe ao CEP enfatizar que, por definição normativa – e ética – não há pesquisa com seres humanos que não envolva riscos. Às vezes, o risco pode até ser mínimo, mas deve ser compreendido pelo pesquisador e observado no desenvolvimento da pesquisa. Podem representar riscos até aqueles estudos que: não colham material biológico do participante (p. ex., urina ou outros fluidos corpóreos); não lhe submetam a procedimentos (atividades físicas ou testes); e não lhe administrem substâncias (alimentos ou medicamentos, entre outros).[j]

Por conta disso, o CEP deve ter acesso a todo o protocolo da pesquisa, inclusive os questionários. E esse acesso irrestrito do comitê de ética ao protocolo de pesquisa sempre tem potencial de causar mal-estar em alguns pesquisadores, que questionam a abrangência da análise ética, pois argumentam que determinados pontos questionados pelo CEP extrapolam os aspectos éticos, sendo questões científicas que não lhe competem.

Ocorre que o CEP também deve analisar a cientificidade,[k] pois considera-se antiético submeter pessoas a pesquisas que não tenham valor científico, que sejam nulas, que possam ser conduzidas sem a participação de seres humanos, que sejam repetitivas ou que versem sobre temas que já foram exaustivamente pesquisados e que, portanto, não têm potencial para significar avanços no conhecimento. Também cabe ao comitê verificar se o pesquisador tem competência para realizar aquela

---

[a] Registros escolares, fichas cadastrais, boletins de ocorrência, recordatórios nutricionais...

[b] Brasil. Lei Geral de Proteção de Dados Pessoais (LGPD), Lei Federal 13.709, 14/08/2018.

[c] Brasil. Conselho Nacional de Saúde. Resolução CNS 441, de 12/05/2011, e Resolução CNS 466, de 12/12/2012, capítulo IX, item 4, subitem 7.

[d] Brasil. Conselho Nacional de Saúde. Resolução CNS 466, de 12/12/2012, capítulo II, item 8.

[e] Também deve manifestar-se quanto à permissão de cessão futura a terceiros (situações comuns em pesquisas que compartilham amostras). O caso mais emblemático dessa situação são as famosas células HeLa.

[f] Brasil. Conselho Nacional de Saúde. Resolução CNS 466, de 12/12/2012, capítulo II, item 4.

[g] Brasil. Conselho Nacional de Saúde. Resolução CNS 466, de 12/12/2012, capítulo II, item 3.

[h] Brasil. Conselho Nacional de Saúde. Resolução CNS 466, de 12/12/2012, capítulo II, itens 18, 21.

[i] Brasil. Conselho Nacional de Saúde. Resolução CNS 466, de 12/12/2012, capítulo II, item 22, e capítulo V.

[j] Por exemplo, há possibilidade de risco moral, no caso de uma entrevista, uma vez que o participante pode ser inquirido sobre assuntos que o incomodem – ou pode ser perguntado de maneira inadequada ou em um momento delicado.

[k] Brasil. Conselho Nacional de Saúde. Resolução CNS 466, de 12/12/2012, III.2

pesquisa ou se reúne todas as condições para executá-la na forma como foi apresentada; caso contrário, o participante de pesquisa pode ser inutilmente envolvido em um estudo que não logrará êxito científico[a] ou não será concluído.

CONFLITOS DE INTERESSE

A análise ética também precisa verificar os potenciais conflitos de interesse e se existem óbices à publicidade dos resultados da pesquisa, quer seja quanto à defesa pública do trabalho, quer seja pela divulgação em periódicos especializados. Assim, o comitê de ética deve analisar quais são os patrocinadores da pesquisa, se há conflitos éticos na sua condução e se há previsão de publicação de trabalhos científicos associados àquele estudo. Não é tolerado, por exemplo, que cláusulas contratuais obstem a publicidade em torno dos resultados da pesquisa – embora o sigilo comercial seja permitido, na forma da legislação pertinente.[b]

Quando, além do pesquisador responsável, houver outros colaboradores, o comitê de ética deve assegurar-se de que todos tenham ciência das normativas éticas e manifestaram disposição em cumpri-las rigorosamente; daí ser comum a apresentação de declaração assinada de cada um dos colaboradores, além de declarações de anuência das instituições envolvidas, tantas quantas forem as pessoas ou as entidades identificadas como implicadas na pesquisa, pois os aspectos éticos devem ser conhecidos e cumpridos por todos os envolvidos.

Importante registrar que o CEP não pode apreciar a eticidade de projetos já em andamento ou já concluídos – portanto, com a mera finalidade de chancelar os procedimentos como éticos ou não. Em outras palavras, *não há apreciação ética de trabalhos já iniciados ou já concluídos*. Aliás, a apreciação ética, até por conta da qualidade e da quantidade de pontos a serem analisados, requer boa anterioridade em relação ao início dos procedimentos. Portanto, o pesquisador fará bem em prevê-la em seu cronograma inicial. Por se tratar de uma comissão com relevância social,[c] os membros do comitê de ética não são remunerados e, portanto, sua participação voluntária precisa permitir-lhes tempo e oportunidade para a análise pormenorizada, para que todas as dúvidas sejam sanadas.

CONSIDERAÇÕES FINAIS

Se, por um lado, os vários trâmites do CEP e o decurso de tempo entre as reuniões dilatam os prazos de apreciação, por outro lado, a reincidência de problemas na submissão e a própria demora de resposta dos pesquisadores costumam ser contribuintes para o aumento do tempo de tramitação de uma apreciação ética. Embora as normativas prevejam que os projetos de pesquisa sejam analisados em até 30 dias após a submissão pelo pesquisador, compreensivelmente, esse prazo deve ser estendido até que se esgotem as dúvidas – para que o consenso, quanto à eticidade da pesquisa, possa ser alcançado e formulado da melhor maneira possível. Assim, é falsa a crença de que a análise ética seja exageradamente demorada, posto estar alicerçada em pressupostos como plena discussão, tempo para o contraditório, necessidade de estudo e aprimoramento.

Mesmo assim, a despeito dos avanços proporcionados à conduta científica, por conta do bom acolhimento dos preceitos éticos, muitas vezes, os pesquisadores se incomodam com a obrigatoriedade de submissão dos seus projetos, pois entendem que a apreciação ética é desnecessária, retarda o cronograma de execução das suas pesquisas ou em nada contribui para seu desenvolvimento.

Nessas situações, o CEP tem se preocupado em lembrar que a exigência de apreciação ética, para além dos aspectos normativos, representa uma oportunidade de o pesquisador discutir seus procedimentos, rever condutas e utilizar as melhores práticas possíveis no trato com seres humanos. Ademais, quando um protocolo de pesquisa é apreciado e aprovado pelo CEP, automaticamente, aquele comitê, a instituição que o mantém e o próprio sistema CEP/CONEP passam a responder solidariamente com o pesquisador quanto aos aspectos éticos de sua pesquisa, sendo fiadores de que se buscou respeitar a dignidade do ser humano em todas as suas dimensões até então possíveis.

Portanto, a análise ética representa uma proteção ao participante de pesquisa, na medida em que busca preservar sua dignidade e seus direitos, mas também representa uma proteção ao pesquisador, uma vez que busca identificar e corrigir eventuais vícios, preservando sua pesquisa de incorrer em faltas éticas e, com isso, prestando um serviço altamente relevante a toda a sociedade.

BIBLIOGRAFIA

A bibliografia consultada para a elaboração deste capítulo está disponível *online* no Ambiente de aprendizagem do GEN.

COMO CITAR ESTE CAPÍTULO

ABNT
LIMA, J. A. Comitê de ética em pesquisa. *In*: ROSSI, L.; POLTRONIERI, F. (org.). *Tratado de Nutrição e Dietoterapia*. 2. ed. Rio de Janeiro: Guanabara Koogan, 2023. p. 1168-1171.

VANCOUVER
Lima JA. Comitê de ética em pesquisa. In: Rossi L, Poltronieri F (Orgs.). Tratado de nutrição e dietoterapia. 2. ed. Rio de Janeiro: Guanabara Koogan; 2023. p. 1168-71.

---

[a] Ressalvando-se que o êxito significa, aqui, terminar a pesquisa e chegar a conclusões válidas – ainda que diferentes daquelas que ensejaram a realização da pesquisa.

[b] Nesse sentido, os membros do CEP devem adotar conduta discreta em relação aos assuntos tratados no âmbito da apreciação ética. Resolução CNS 466, de 12/12/2012, capítulo IV, item 5.

[c] Daí a previsão de que os membros sejam dispensados do trabalho nos dias de reunião. Resolução CNS 466, de 12/12/2012, capítulo VII, item 6.

CAPÍTULO 108

Nutrição Baseada em Evidências

Leonardo Santos Hoff • Graziela Biude Silva Duarte • Bruna Zavarize Reis

INTRODUÇÃO

Qual a melhor dieta para o meu paciente? Qual o impacto da suplementação deste nutriente na saúde do meu paciente? Será que os resultados deste estudo podem ser aplicados nos pacientes que eu cuido? Estes são apenas alguns dos questionamentos que o nutricionista encontra durante a sua prática clínica, e que podem ser respondidos por meio de uma abordagem conhecida como nutrição baseada em evidências (NBE).

A NBE surgiu na década de 1990 como uma extrapolação dos princípios da medicina baseada em evidências, um termo criado por David Sackett e sua equipe para indicar a prática de integrar a melhor evidência científica disponível (revisão sistemática) associada à experiência individual com a finalidade de obter o melhor cuidado ao paciente, levando em consideração cultura, valores e princípios do paciente. Desde então, surgiram diversas publicações na área da Nutrição com esta abordagem, como recomendações de ingestão diária de nutrientes (*Dietary Reference Intake*), o manual de análise das evidências da American Dietetic Association, e recomendações de manejo nutricional para diversas doenças.[1] Além disso, a NBE é utilizada nas informações de alegações de saúde e segurança de alimentos regulamentadas por órgãos como o European Food Safety Authority (EFSA).[2] Outro exemplo de sucesso da aplicação da NBE é na pesquisa clínica, que resultou no aperfeiçoamento de políticas de saúde mundiais, como a suplementação pré-gestacional de ácido fólico (prática que reduz a incidência de defeitos de fechamento do tubo neural) e a fortificação deste nutriente em alguns alimentos.

A seguir, serão discutidos alguns conceitos necessários para a prática da NBE e exemplificar com situações da prática clínica nutricional.

TIPOS DE ESTUDOS

Os estudos científicos em humanos podem ser categorizados em dois grandes grupos: estudos observacionais (ou epidemiológicos) e estudos de intervenção (ou experimentais). Cada tipo de estudo apresenta características específicas, com vantagens e desvantagens. A temporalidade do estudo também é importante, e eles podem ser classificados como retrospectivos (ou seja, o pesquisador colhe informações pregressas, que já ocorreram e foram registradas em prontuário ou em alguma base de dados antes do início do estudo) ou prospectivos (o pesquisador define quais informações serão colhidas e segue os pacientes a partir daquele momento).[3] A Tabela 108.1 resume a classificação dos principais tipos de estudos de acordo com o seu delineamento e suas características.

Existem outras variantes de ensaios clínicos randomizados (ECRs), como os ECR cruzados (também chamados de *crossover*, em que os grupos intervenção e controle são invertidos no meio do estudo), os ECRs fatoriais (que analisam duas intervenções e dois grupos controles, totalizando quatro braços de tratamento), os ECRs de não inferioridade (em vez de procurar uma superioridade de um tratamento sobre outro, este tipo de ECR busca indicar estatisticamente que as intervenções são equivalentes) e os ECRs em grupos (também chamados de ECRs em *clusters*, em que a randomização é feita em nível de grupos em vez de ser individualmente).[11]

Também é importante verificar se pacientes ou investigadores sabiam em qual grupo de tratamento os pacientes foram alocados no ECR, pois isso pode mudar a forma como os pacientes se comportam ou como os investigadores avaliam os desfechos. Os ECRs são chamados de uni-cego (caso os pacientes não saibam o grupo em que foram alocados) e duplo-cego (nem os pacientes, nem os investigadores que faziam a aferição dos desfechos sabiam qual tratamento os pacientes recebiam). Caso pacientes e investigadores saibam o tratamento recebido, o ECR é chamado de aberto (*open label*). No contexto da Nutrição, vale ressaltar que, em determinados estudos que envolvam a avaliação de um alimento na sua forma integral ou dietas/refeições, não é possível fazer o cegamento adequado entre investigadores e participantes; nesses casos, até a escolha de um controle pode ser um problema, visto que a mudança de um elemento da dieta pode ter impacto em outras características dietéticas e influenciar nas respostas do estudo.[2]

A Figura 108.1 mostra uma representação visual dos principais tipos de estudo e a relação temporal entre os fatores de estudo (ou fatores de confusão) e os desfechos analisados.

FORMULANDO E RESPONDENDO À PERGUNTA CLÍNICA

Agora que você já conhece os principais tipos de estudos clínicos, vamos aprender a formular uma pergunta aplicada à NBE. Em primeiro lugar, a pergunta precisa ser formulada de uma forma estruturada, de modo que possa ter uma resposta precisa.[12] Por exemplo, se a sua pergunta for "a vitamina D é boa para a saúde?", você conseguirá responder? A pergunta clínica na NBE precisa ser estruturada no formato PICO: população, intervenção, comparação e *outcome* (desfecho).[12] Então vamos reformular a nossa pergunta: Em pacientes saudáveis e sem osteoporose (população), a suplementação de vitamina D (intervenção) é melhor que não suplementar (comparação) para prevenir fraturas ósseas (desfecho)?

O próximo passo é procurar uma resposta à pergunta: não vale jogar a pergunta em algum mecanismo de busca e esperar uma resposta confiável – vivemos uma pandemia de notícias falsas e desinformação; precisamos responder nossas perguntas clínicas com fontes confiáveis.[13] Bases de dados confiáveis incluem a Medline (acessível por meio do portal PubMed®), a Biblioteca Virtual em Saúde (BVS, operada pela Bireme, com acesso a diversas bases de dados, incluindo Medline e Lilacs – Literatura Latino-Americana e do Caribe em Ciências da Saúde) e a biblioteca Cochrane (de revisões sistemáticas). Existem roteiros para montagem da estratégia de busca;[12] contudo, o detalhamento desse processo está fora do escopo deste capítulo.

Tabela 108.1 Principais tipos de estudos clínicos.

Delineamento	Características
1. Observacional	O pesquisador analisa as características da população e a relação entre essas características e algum desfecho. O pesquisador não intervém, ou seja, não fornece nenhum alimento, suplementação ou medicamento aos participantes do estudo. Podem ser prospectivos (menor risco de viés) ou retrospectivos (maior risco de viés)
1a. Ecológico	São estudados grupos de pessoas em regiões geográficas e por períodos específicos (geralmente retrospectivos)
	Prós: relativamente baratos (baseados em dados que já foram colhidos), e que geram hipóteses a serem confirmadas em outros tipos de delineamento
	Contras: as informações obtidas podem ser provenientes de grandes bancos de dados (*Big Data*) nem sempre desenhados para a finalidade do estudo, podendo ocorrer erro na classificação da doença dos pacientes, além da perda de dados que seriam fundamentais para ajuste de fatores de confusão
	Exemplo: o estudo de Kromhout et al.[4] analisou a relação entre dieta e mortalidade por doença arterial coronariana (DAC) em 6 coortes com 12.763 pacientes e encontrou uma associação entre mortalidade por DAC e consumo alimentar de gordura saturada, sacarose e produtos de origem animal, dentre outros
1b. Transversal	Avaliam uma amostra da população em um período específico (como se fosse uma "fotografia"). Avaliam a prevalência de alguma condição ou doença. Podem ser usados também para avaliar métodos diagnósticos
	Prós: baratos, geram hipóteses
	Contras: alto risco de viés de seleção. Não consegue inferir causalidade (exposição e desfecho são avaliados no mesmo momento)
	Exemplo: o estudo de Barbosa et al.[5] avaliou em 247 pacientes com insuficiência cardíaca a relação entre desnutrição e piores desfechos. A desnutrição foi associada com hospitalização mais prolongada e maior mortalidade
1c. Caso-controle	Pessoas com algum desfecho de interesse são comparadas com pessoas semelhantes (controles), porém sem o desfecho de interesse. É sempre retrospectivo
	Prós: baratos, melhor desenho para avaliar fatores associados com doenças raras
	Contras: alto risco de viés de recordação (casos com o desfecho de interesse costumam lembrar mais de fatores aos quais foram expostos do que os casos sem o desfecho), risco de viés de seleção (grupo controle)
	Exemplo: o estudo de Marzbani et al.[6] avaliou o padrão alimentar de mulheres com e sem câncer de mama. Consumo de refrigerante, frituras e bebidas açucaradas foi associado com câncer de mama
1d. Coorte	São estudos em que os participantes expostos a variados fatores de risco são acompanhados por um período para verificar se desenvolvem algum desfecho de interesse. Podem ser prospectivos (coleta de dados novos) ou retrospectivos (utilizar dados já coletados no passado)
	Prós: possibilitam cálculo da incidência. Melhor desenho observacional para inferir causalidade (identificar fatores de risco)
	Contras: costumam ser mais caros que outros estudos observacionais: seguimento longo, requerem mais de uma avaliação do paciente
	Exemplo: o estudo de Oristrell et al.[7] avaliou os desfechos de pacientes com covid-19 que usavam ou não suplementação de vitamina D em uma coorte populacional (4,6 milhões de pacientes). Suplementação com nível sérico de 25(OH)D ≥ 30 ng/mℓ foi um fator protetor contra infecção e mortalidade por covid-19
2. Experimental	O pesquisador intervém com alguma conduta e depois avalia o resultado (desfecho). Sinônimos: ensaios clínicos ou *trials*. São sempre prospectivos
2a. Ensaio clínico randomizado (ECR)	Os pacientes são distribuídos de forma aleatória em dois grupos paralelos: o grupo intervenção e o grupo controle (que recebe placebo ou outra intervenção usual, como um tratamento padrão)
	Prós: se a randomização for bem realizada, os grupos serão homogêneos em relação aos fatores de confusão e poderá ser estimado o real impacto da intervenção (relação de causa e efeito)
	Contras: caros, logística complexa. Nem sempre podem ser factíveis de realizar por questões éticas (p. ex., avaliar se altas doses de cafeína na gestação são seguras em relação a um grupo controle)
	Exemplo: o estudo de Duarte et al.[8] avaliou o efeito do consumo de castanha-do-brasil em mulheres com obesidade e encontrou que a suplementação com castanhas ricas em selênio aumentou a expressão de genes inflamatórios em comparação com o grupo controle (que não fez uso das castanhas)
2b. Quase experimento	Similar ao ECR; contudo, os pacientes não são randomizados (o pesquisador escolhe quem vai receber ou não a intervenção em estudo)
	Prós: mais simples de realizar que o ECR, gera uma hipótese a ser testada em ECR
	Contras: alto risco de viés de alocação; grupos ficam heterogêneos (fatores de confusão podem explicar possíveis diferenças de desfechos)
	Exemplo: o estudo de Shen et al.[9] avaliou o impacto de palestras sobre segurança alimentar em estudantes de escolas primárias. Os participantes que assistiram às palestras tiveram um impacto positivo no conhecimento e em mudança de comportamento
2c. Ensaio clínico de braço único	Um único grupo de pacientes recebe a intervenção e é avaliado antes e depois
	Prós: fácil execução, gera hipóteses
	Contras: sem grupo controle; portanto, é difícil interpretar o resultado. Os desfechos no grupo podem ser em decorrência do efeito placebo ou de outros fatores de confusão
	Exemplo: o estudo de Castaldo et al.[10] avaliou o impacto de dieta cetogênica em pacientes com psoríase e obesidade. Ao fim do estudo, os pacientes emagreceram 12 kg e melhoraram a atividade da psoríase

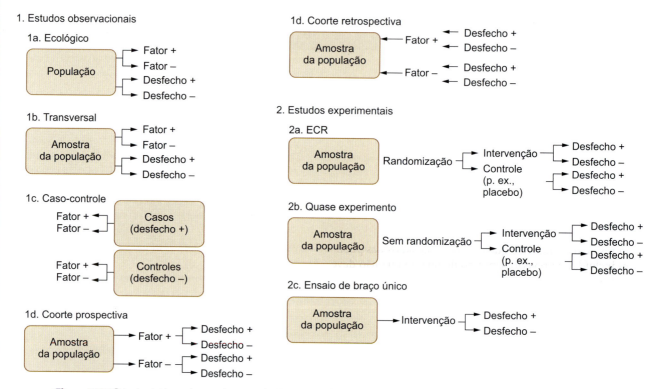

Figura 108.1 Principais tipos de estudos e a relação temporal entre população estudada, fator de confusão e desfecho.

A Tabela 108.2 resume a estrutura da pergunta PICO e os tipos de delineamento de estudo que podem responder a perguntas específicas.

AVALIAÇÃO CRÍTICA DA EVIDÊNCIA

Não basta encontrar um estudo com a resposta à sua pergunta; é preciso saber analisar o estudo para saber se ele foi conduzido de forma adequada (avaliar a sua validade interna), para depois analisar se o resultado pode ser extrapolado para o seu paciente (validade externa).[12]

Todo estudo está sujeito a apresentar algum erro. Existem os erros aleatórios, que ocorrem ao acaso, não podendo ser eliminados (embora possam ser estimados por meio de análise estatística e minimizados mediante delineamento correto e amostragem adequada). Um exemplo é o erro do tipo I (encontrar no estudo uma diferença entre as intervenções que não existe na realidade, ou seja, rejeitar a hipótese nula quando de fato ela é verdadeira), e outro exemplo é o erro tipo II (não encontrar no estudo uma diferença entre as intervenções que de fato existe na realidade, ou seja, aceitar a hipótese nula quando de fato ela é falsa). Em ECRs, costuma-se utilizar um ponto de corte de 5% ($p < 0,05$) para o erro tipo I e de 20% para o erro tipo II (poder do estudo de 80%).[14] Para minimizar a ocorrência desses erros, é importante procurar na metodologia do estudo como que foi feito o cálculo do tamanho da amostra.[12]

Por outro lado, os erros sistemáticos (também chamados de vieses) são erros cometidos pelos pesquisadores durante a condução do estudo (desde a concepção, delineamento, coleta, análise, interpretação, publicação e até a revisão dos dados) que levam a resultados ou conclusões sistematicamente diferentes da realidade. Existem diversos tipos de vieses, sendo os mais relevantes o viés de seleção (os grupos de pacientes foram selecionados de forma problemática, como em amostras de conveniência e problemas na randomização), o viés de aferição (os métodos de aferição levam a resultados incorretos, como ao aplicar um questionário de avaliação do consumo alimentar, ao medir a pressão arterial ou ao dosar exames laboratoriais), e o viés de confusão (variáveis que influenciam a relação encontrada entre um fator e um desfecho, como, por exemplo, a obesidade influenciando a mortalidade em um estudo que avaliou o risco de óbito em diversos tipos de dieta).[14]

Cada delineamento de estudo tem uma maneira específica de avaliar o seu risco de viés: para ECRs há o RoB 2.0,[15] para estudos de coorte há o ROBINS-I,[16] e para revisões sistemáticas há o ROBIS.[17] Contudo, são ferramentas complexas que exigem treinamento e que não são práticas para aplicação no

Tabela 108.2 Estratégia PICO.

Estratégia PICO	Explicação
P – População	Tipo de paciente: adulto, criança, saudável, com alguma doença ou condição etc.
I – Intervenção	A intervenção pode ser um nutriente, alimento, suplemento ou medicamento. Pode ser também uma medida preventiva, prognóstica ou de diagnóstico.
C – Comparação	Pode-se comparar com outra intervenção, com placebo ou com nenhuma intervenção
O – *Outcomes* (desfechos)	O desfecho pode ser óbito, internação, tempo de hospitalização, algum marcador laboratorial etc.
S – *Study* (estudo)	Dependendo da sua pergunta, você vai procurar por estudos específicos. Exemplos:
Ensaios clínicos randomizados	Intervenção, fator de risco
Coorte	Fator de risco, prognóstico, incidência
Caso-controle	Fatores de risco (doenças raras)
Transversal	Prevalência, estudos diagnósticos

Adaptada de Glasziou et al.[12] (2008).

dia a dia. Uma maneira mais simples de avaliar o risco de viés em ECRs é utilizar o acrônimo RAMMbo,[12] o qual é resumido na Tabela 108.3.

REVISÃO SISTEMÁTICA E METANÁLISE

O grande volume de artigos científicos publicados, muitas vezes com resultados contraditórios, pode tornar difícil a busca pela resposta da sua pergunta clínica. Nesse sentido, existem as revisões sistemáticas, as quais sumarizam a evidência de diversos artigos em uma única publicação. A revisão sistemática tem esse nome pois é realizada seguindo um protocolo padronizado que busca uma resposta a uma pergunta no formato PICO, e se este protocolo for seguido por outros pesquisadores, todos encontrarão a mesma resposta.[12] Chama-se de metanálise quando há um resultado estatístico que resume os achados das publicações incluídas na revisão. Um tipo de revisão que não deve ser confundido com a revisão sistemática é a revisão narrativa, cuja conclusão pode ter um viés importante de acordo com a opinião do autor, já que ele pode escolher livremente e sem critérios rígidos os artigos a serem incluídos e discutidos nesse tipo de revisão.[12]

Se fôssemos organizar os diferentes tipos de delineamento de estudo em uma pirâmide de hierarquia das evidências, em que os estudos menos confiáveis (com maior risco de viés) ficassem na base, e os mais confiáveis (com menor risco de viés) ficassem no topo, a revisão sistemática classicamente estaria localizada no topo da pirâmide.[18] Contudo, uma interpretação mais moderna desta pirâmide tem sido a de que a revisão sistemática nada mais é do que uma lupa: se você sumarizar artigos ruins, você verá um resultado não confiável (com grande risco de viés); contudo, se você sumarizar estudos bons (priorizando estudos com baixo risco de viés), você verá respostas úteis e confiáveis.

Tabela 108.3 Avaliação do risco de viés em ensaios clínicos randomizados – RAMMbo.

Item	Características a serem avaliadas
Recrutamento	Critérios de inclusão e exclusão
Alocação	Randomização, ver se grupos tinham características basais comparáveis
Manutenção	Perdas de seguimento e manejo semelhante entre os grupos de intervenção
Measurement	Aferição dos resultados
Blinding	Cegamento (uni-cego, duplo-cego ou aberto)
Objetividade	Desfechos claros e objetivos, sem erros entre diferentes aferidores

Adaptada de Glasziou et al.[12] (2008).

Um único ECR bem desenhado pode ter bem menos viés (e, portanto, maior peso na decisão clínica) do que uma revisão sistemática de diversos estudos observacionais malconduzidos, por exemplo. Desta forma, a revisão sistemática sai do topo da pirâmide e passa a ser uma lupa,[18] conforme a Figura 108.2.

Os resultados das revisões sistemáticas são utilizados para embasar as recomendações de diretrizes clínicas. O sistema GRADE é o mais utilizado para classificar o grau de qualidade da evidência incluída na revisão, além de fornecer uma recomendação em relação à intervenção.[19] Uma versão específica para a pesquisa em nutrição denominada NutriGRADE foi proposta, porém não é amplamente utilizada.[2] A Tabela 108.4 resume o sistema GRADE.

Um exemplo de aplicação do GRADE é a diretriz da Organização Mundial da Saúde (OMS) sobre ingestão de açúcar para adultos e crianças. Esta diretriz faz uma recomendação forte em

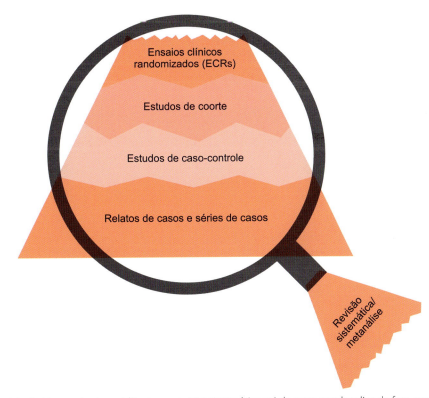

Figura 108.2 Nova pirâmide da hierarquia das evidências: a revisão sistemática sai do topo e se localiza de fora, como uma lupa. Na base da pirâmide estão os estudos com maior risco de viés, como relatos de caso, séries de caso e estudos de caso-controle. Próximo ao topo ficam os estudos com menor risco de viés, como os ECRs e os estudos de coorte. Adaptada de Murad et al.[18] (2016).

Tabela 108.4 GRADE (Grading of Recommendations, Assessment, Development and Evaluation Working Group).[19]

Qualidade da evidência	Grau de certeza
Alta	Os autores têm certeza de que o efeito real da intervenção é o mensurado nos artigos
Moderada	O efeito real é próximo do encontrado nos artigos
Baixa	O efeito real é provavelmente diferente do encontrado
Muito baixa	O real efeito da intervenção é provavelmente muito diferente da estimativa de efeito aferida nos estudos
Recomendação	
Forte	A maioria das pessoas se beneficiaria de receber (ou não) a intervenção
Fraca	É possível que muitos não se beneficiem da intervenção. A decisão deve ser individualizada (a favor ou contra) a intervenção

reduzir a ingestão de açúcares livres ao longo da vida baseada em evidências de moderada e baixa qualidade, as quais mostraram uma relação entre ingestão de açúcares com aumento do peso e com aumento na incidência de cáries.[20]

APLICAÇÃO CLÍNICA: UM EXEMPLO PRÁTICO

Voltemos à pergunta PICO realizada no início do capítulo: "Em pacientes saudáveis e sem osteoporose (população), a suplementação de vitamina D (intervenção) é melhor que não suplementar (comparação) para prevenir fraturas ósseas (desfecho)?" Buscando na base de dados Cochrane, encontramos uma revisão sistemática de 2014 com 53 ECRs que indicou não haver benefício da suplementação isolada de vitamina D na prevenção de fraturas; contudo, há evidências de alta qualidade indicando que a suplementação de vitamina D associada ao cálcio diminuiu o risco de fraturas (sendo o benefício maior em indivíduos hospitalizados).[21] Buscando no PubMed® encontramos uma revisão sistemática *umbrella* (ou em guarda-chuva; seria a revisão sistemática de outras revisões sistemáticas) de 2022 que não encontrou benefícios da suplementação de vitamina D isolada ou com cálcio em indivíduos saudáveis da comunidade.[22] E um ECR novo com 25 mil pacientes (não incluído nessas revisões e com baixo risco de viés pela análise RAMMbo) não encontrou diminuição no risco de fratura com suplementação de vitamina D em indivíduos adultos e idosos saudáveis.[23] Portanto, usando os princípios da NBE, e considerando a grande quantidade e qualidade de evidência disponível para responder a esta pergunta PICO, não há indicação de suplementar vitamina D com o objetivo de reduzir o risco de fratura nesse perfil de paciente.

E se mesmo assim meu paciente insistir em tomar a vitamina D, pensando em outros benefícios? Neste caso, precisaríamos saber com qual desfecho o paciente está preocupado e procurando benefício, e formular novas perguntas PICO. Também poderíamos verificar outras opções já consolidadas e comprovadamente eficazes para prevenir ou tratar o desfecho de interesse. Esse é o papel da NBE: encontrar a melhor resposta para os problemas do nosso paciente, aliado à experiência individual e sem esquecer dos valores e das preferências do paciente, objetivando uma decisão humanizada e compartilhada.

REFERÊNCIAS BIBLIOGRÁFICAS

As referências consultadas para a elaboração deste capítulo estão disponíveis *online* no Ambiente de aprendizagem do GEN.

COMO CITAR ESTE CAPÍTULO

ABNT
HOFF, L. S.; DUARTE, G. B.; REIS, B. Z. Nutrição baseada em evidências. *In*: ROSSI, L.; POLTRONIERI, F. (org.). *Tratado de Nutrição e Dietoterapia*. 2. ed. Rio de Janeiro: Guanabara Koogan, 2023. p. 1172-1176.

VANCOUVER
Hoff LS, Duarte GB, Reis BZ. Nutrição baseada em evidências. In: Rossi L, Poltronieri F (Orgs.). Tratado de nutrição e dietoterapia. 2. ed. Rio de Janeiro: Guanabara Koogan; 2023. p. 1172-6.

CAPÍTULO 109

Empreendedorismo em Consultório de Nutrição

Adriana Fanaro

MARCO ZERO

Talvez você esteja hoje na mesma posição em que eu estive em janeiro de 2015: formada, sem emprego e recém-saída da faculdade, mas com a certeza de que precisava ter liberdade financeira e liberdade de horário; isto é, um emprego fixo e formal não era opção.

Empreender era o único caminho possível para desempenhar a profissão que escolhi e realizar os meus desejos pessoais; porém, eu precisaria usar as minhas habilidades técnicas, duramente aprendidas naqueles quatro anos de faculdade, em prol do meu sonho.

A meu favor contava o fato de ser filha de pai empreendedor e, embora minha mãe não tenha cursado uma faculdade, conquistou um alto cargo administrativo por sempre ser a melhor em sua função. Ou seja, meu DNA dizia que eu teria um grande futuro e poderia conquistar o melhor dos dois mundos: a liberdade de horário do meu pai e a liberdade financeira da minha mãe. Eu nunca pensei se a Nutrição havia sido a minha melhor escolha, se era o meu propósito, se realmente "era pra mim", eu poderia fazer ser para mim, eu queria e sabia que se usasse tudo o que aprendi e fosse excelente, eu teria um único resultado.

Sim, eu tive muito medo! Medo de apostar as minhas fichas no consultório de nutrição por muitos motivos, sofri muita pressão na minha casa para ter um emprego estável e tenho absoluta certeza de que sobreviver a tudo foi exatamente o que me trouxe até aqui, e o que me levou para muito mais longe.

O medo tinha outras facetas... Estava mais de 20 kg acima do meu peso considerado ideal. O ensino sobre atendimento em consultório de nutrição na faculdade não me permitiu visualizar o dia a dia de um consultório autônomo. Não tinha dinheiro, não tinha os equipamentos necessários, não tinha um consultório, não me sentia capacitada e o principal: zero paciente. A situação não era muito favorável para que eu fosse uma nutricionista de consultório de sucesso.

Hoje eu posso afirmar que empreender não é para todo mundo, mas todo mundo que quiser, pode empreender. Posso dizer plenamente: "Construa seu sonho em terreno sólido, faça boas parcerias, tenha sempre uma visão de futuro e vá com medo, pois ele sempre te acompanhará na sua jornada!"

Nossos familiares, ao tentar nos proteger, tentam nos privar da frustração que é empreender, da instabilidade inicial, da insegurança financeira nos primeiros anos, pois acreditam, pensam, entendem e querem nosso bem. É fundamental que tenhamos que nos esforçar para continuar, não desistir e persistir. Dou um único conselho: saiba sempre o motivo que lhe fez começar. O meu? Sempre foi a liberdade de horário e financeira, para mim inegociáveis!

Se empreender for para você, te faço um convite: desfrute desse capítulo, com a promessa de economizar tempo nessa jornada tão árdua, porém tão gratificante e renovadora.

PRIMEIROS PACIENTES

Os primeiros pacientes do nutricionista de consultório estão em todos os lugares! Sim! Nas academias de ginástica, clínicas de estética, centros de treinamentos, centros comerciais, empresas. Ou seja, você enquanto profissional autônomo pode ter os seus primeiros pacientes do lado da sua casa. E atualmente, ainda pode realizar atendimento *online*, sem precisar ter um consultório físico.

O nutricionista de consultório se enquadra na categoria do profissional liberal em que há conhecimento científico sobre a profissão, livre exercício da atividade, diploma atestado por uma Instituição de Ensino Superior (IES) reconhecida pelo MEC e uma profissão devidamente regulamentada. Além disso, o profissional liberal tem a prerrogativa de negar qualquer atividade que lhe for julgada ser incapaz de exercer, seja por incapacidade técnica, emocional, física ou de tempo, tomando as decisões por conta própria sem nenhuma subordinação. A lei trabalhista tem como princípio a subordinação para caracterizar qualquer vínculo empregatício, ou seja, o profissional liberal pode ser descaracterizado desse contexto.

Na parte mais burocrática, é preciso que o nutricionista de consultório regularize a sua situação juntamente à prefeitura da sua cidade, tornando-se um profissional autônomo. Procure um contador para auxiliar nesse processo ou faça sozinho o trâmite.

Esse trâmite informa a sua prefeitura que você não trabalha com o regime da Consolidação das Leis do Trabalho (CLT), que é o regime que estabelece relações trabalhistas empregado/empregador; o nutricionista presta o seu serviço de forma livre e com carga horária determinada por si, por isso é preciso organização, responsabilidade e metas mensais de atendimento para conseguir que seu negócio se sustente por muitos anos.

O cadastro do profissional autônomo é realizado de forma livre pelo regime da cidade, ou seja, cada prefeitura tem o seu próprio decreto, por isso é de suma importância que o nutricionista verifique junto aos órgãos responsáveis como regularizar a situação.

As cargas tributárias para recolhimento de impostos seguem as regras habituais comuns a todos os cidadãos.

Dito isso, o nutricionista precisa ir atrás de um bom parceiro para dar seus passos iniciais, e estar onde seu paciente está é fundamental. Neste lugar, tenha sempre em mente que existem três pilares fundamentais para o sucesso: servir, transformar e ser bem remunerado por isso, ou seja, é preciso entregar os primeiros resultados para que os clientes consigam comprar de você.

Um bom parceiro é aquele que você consegue desenhar a sua linha de entrega, estar presente e em contato com os clientes e que você consiga verdadeiramente mostrar a transformação da nutrição na vida do paciente.

Para que você atenda dentro de um parceiro, é preciso existir um acordo claro com ele, e existem algumas opções bem viáveis para escolha; entre elas destacamos:

- Porcentagem por atendimento: o nutricionista paga uma porcentagem pelo atendimento por paciente
- Hora: o nutricionista paga um valor fixo por hora
- Mensal: o nutricionista paga um aluguel por mês.

Qualquer uma das opções descritas deve variar de acordo com as suas possibilidades atuais. Lembre-se de que atualmente o atendimento *online* é uma opção que facilita muito o nosso dia a dia, permitindo levar a nossa voz para muitos lugares. No entanto, ainda é preciso tomar alguns cuidados, como salientado a seguir:

- Local de atendimento silencioso: fale com as pessoas que moram com você para colaborarem nos horários em que você estiver em atendimento
- Use fone de ouvido: o fone de ouvido bloqueia informações confidenciais da consulta nutricional entre você e o paciente
- Tenha paciência e empatia: o paciente está na casa dele e é natural que fique mais à vontade, que queira lhe mostrar mais ambientes e utensílios a fim de conseguir ajustar a dieta prescrita.

O atendimento de forma *online* foi autorizado, em março de 2020, pelo Conselho Federal de Nutricionistas (CFN) que suspendeu o disposto no Artigo 36 do Código de Ética e de Conduta do Nutricionista, autorizando então a assistência nutricional por meio de teleconsulta.

Desenhe uma entrega de ações gratuitas e pagas para que você possa ter sucesso na sua parceria.

AÇÕES NOS PARCEIROS

Coloque-se a serviço do parceiro, agregue, some sempre, não se coloque no papel de funcionário em hipótese alguma. Trate todos os clientes dos seus parceiros como seus futuros pacientes, gere valor a essa parceria, pois uma hora ou outra serão seus pacientes.

A mentalidade do empreendedor não está focada somente no dinheiro, mas em fazer a roda do negócio girar, em ser reconhecido pelo seu trabalho, em ter muitos pacientes compartilhando os resultados obtidos, em entregar o produto certo para as pessoas.

Embora, como já foi enfatizado, seus potenciais pacientes estejam em todos os lugares, para ser visto é preciso planejar ações. Por isso faça um planejamento de seis meses consecutivos de como poderá ser visto nessas parcerias e tenha uma linha de produtos: gratuitos e pagos.

O produto de entrada pode ser um modo como as pessoas te enxergam como nutricionista dentro dessa parceria. Pode ser orientando-as na forma de escolher os alimentos, como comer melhor nas situações de treino, no caso de ambientes de atividade física. Ser visto é gerar pequenos resultados a essas pessoas.

As mídias sociais funcionam em geral assim: o produtor de conteúdo gera um pequeno resultado ao leitor, este se interessa em dar um outro passo. Por que então o atendimento com as mídias sociais é tão pouco eficiente? Porque nelas o contato visual, o vínculo e a transformação são lentos e demandam muito mais energia do que estar frente a frente com o paciente.

Por isso, se privar de estar em contato com as pessoas do parceiro é deixar dinheiro na mesa; mesmo que essas ações sejam feitas de forma *online*, elas precisam acontecer, as pessoas precisam te ver. Lembre-se sempre: quem não é visto jamais será lembrado.

O *marketing* boca a boca é o melhor que você pode esperar quando está bem intencionado nas parcerias, ou seja, quando um tem bom resultado, 10 ficam sabendo; quando um tem um resultado ruim, 20 ficarão sabendo. Esforce-se para passar o máximo de conhecimento possível para os futuros pacientes.

A prescrição dietética deve ser feita sempre no produto pago, não deve existir uma concorrência desleal fazendo promoções, descontos e serviços abaixo do valor recomendado pela entidade de classe. A ideia é que você sirva a sua parceria com ações de nutrição, para sempre ser visto.

Uma boa analogia é como se você fosse o seu *feed* da rede social ao vivo.

INVESTIMENTO PARA INICIAR

O investimento para iniciar o atendimento nutricional é baixo, o atendimento *online* é uma opção e, nesse caso, você precisa somente de celular e internet, e obviamente saber atender e estar atualizado tecnicamente de forma constante.

Para quem sonha em atender no consultório de nutrição, os equipamentos são mais acessíveis quando comparados a outros profissionais da saúde; isto é, podemos começar com o básico e já fazer uma excelente consulta nutricional.

Não se sinta pressionado para ter equipamentos de última geração como aquela nutricionista famosa da internet; saiba que a sua jornada é única e individual.

O CRN3, em 2008, determinou que são eles:

- Balança
- Estadiômetro
- Fita métrica
- Compasso de dobras
- Lápis demográfico.

Importante ressaltar que todos os aparelhos devem estar calibrados e não necessariamente ser de "última geração". É muito mais importante que estejam aferidos e apresentem resultados fidedignos para a consulta nutricional. As métricas utilizadas durante a consulta também vão interferir nos resultados e diretamente na qualidade do seu *marketing* boca a boca, pois bons resultados gerarão boas indicações, saiba disso.

AGENDA LOTADA

Quando a agenda fica lotada, o medo começa também a aparecer. É fácil imaginar os horários todos preenchidos, mas é muito difícil lidar na prática, e exige muita organização.

Quando se faz uma linha de divulgação bem feita, o negócio prospera em ritmo acelerado, ocorre a indicação de uma pessoa a outra, mostrando e dando a entender que é o momento de oportunidade financeira, de gerar ganhos com o seu trabalho. Assim, aliado ao seu conhecimento, há possibilidade de se viver muito bem de atendimento nutricional.

A insegurança que a instabilidade pode gerar parte mais do discurso das pessoas ao redor do que propriamente da realidade. Todos dizem que ser autônomo é ser instável, pois em um mês pode-se ganhar muito dinheiro e no outro não se ganhar dinheiro algum. Isso não só não é verdade, como ignora o próprio cronograma de tratamento que, em alguns pacientes, pode durar meses até se chegar a um resultado satisfatório.

É preciso ter discernimento para manobrar as marcações de consulta, os imprevistos dos pacientes, os reajustes de valores que precisam ser aplicados anualmente, os acontecimentos pessoais para não se misturarem com a vida profissional. Enfim, é preciso realmente que dia após dia o nutricionista saiba lidar com tudo isso para que a sua carreira possa estar equilibrada.

Uma dúvida que sempre paira é a escolha ou não de um nicho de tratamento. Isso é um tanto polêmico, já que nossa profissão é inclusiva e podemos atender a todos os nichos, desde que nos proponhamos a nos dedicar ao paciente de forma integral.

Ver o paciente como uma pessoa é a sua principal tarefa; não enxergue o indivíduo como um nicho, ele não é um "diabetes", é um paciente em busca de uma transformação que você é capaz de oferecer, por meio de seu conhecimento técnico, dos seus anos de dedicação.

Tenha um repertório vasto para atender seu paciente. O repertório é construído ao longo dos dias e com a leitura do paciente. Ou seja, você precisa entender quais são os dados coletados na anamnese e que devem ser levados para o plano alimentar de imediato, os dados que podem ser trabalhados posteriormente e quais podem esperar um pouco mais. Na antropometria, quais são realmente as métricas mais eficientes para nos basearmos? Quais as métricas que devemos acrescentar para motivar o paciente a alcançar? Atenção neste momento: muitos nutricionistas usam métricas comparativas que desmotivam os pacientes. Imagine colocar algo que o paciente não vai conseguir alcançar; isso seria inviável para ele?

No consumo alimentar temos muito a avaliar. Essa parte da consulta não depende nunca de nicho mas de hábitos, de tradição de família, de realmente entender qual é a intenção de consumo do paciente e com isso adaptar ao seu plano, ou seja, com essa junção de dados quero que você nutricionista perceba o quanto "escolher" o nicho faz muito pouco sentido.

O principal caminho então segue sendo assim: todos os dias tenha um tempo reservado para estudar o seu paciente com as suas particularidades e com o que ele te trouxe na consulta. Faça esse exercício que lhe fará muito bem e lhe trará muita autoridade no consultório de nutrição.

SUA AUTORIDADE NO ATENDIMENTO NUTRICIONAL

Você aumentará a sua autoridade e a ampliará conforme os resultados dos seus pacientes aparecerem e se espalharem, ou seja, isso precisa ir de boca em boca por aí; eles precisarão ter vontade de dizer e contar para todos que estão sendo atendidos por você.

Imagine que o seu paciente quer que todo mundo te conheça, que faça parte do seu mundo? Ele vai fazer questão de mostrar você. É isso que precisa ser proporcionado com toda certeza.

A autoridade é construída por meio de resultado e não por meio de postagens e *stories*. A sua rede social precisa transbordar de forma ética o seu bastidor. Construa-o de forma sólida e faça questão de levar a sua voz para o mundo.

No entanto, saiba que não é na rede social que a sua autoridade será construída; isso não existe, tire isso das suas concepções. É preciso ser a pessoa que está preocupada com suas quatro paredes, com o frente a frente com o seu paciente e deixar transbordar o que você faz.

Imagine se o seu "cheiro de suor" fosse sentido a quilômetros de distância, se as pessoas vissem o nutricionista de consultório em você sem que você precisasse dizer? Seria incrível não é mesmo? Não é o seu sonho, nutri?

Para isso é preciso que se dedique integralmente. A sugestão é que separe períodos na sua semana para o atendimento nutricional com ou sem pacientes. É isso mesmo! Estar presente no seu trabalho faz parte de você ser empreendedor, é ser autoridade no seu negócio. É assim que se constrói um consultório sólido.

Separe os períodos de atendimento alinhado com o faturamento desejado: se você separa 30 horários para o trabalho e cobra R$ 200,00 por horário, espere R$ 6.000,00 de faturamento e não mais que isso. Esteja sempre alinhado.

Expectativa alinhada é a solução para redução da frustração.

COMO CITAR ESTE CAPÍTULO

ABNT
FANARO, A. Empreendedorismo em consultório de nutrição. *In*: ROSSI, L.; POLTRONIERI, F. (org.). *Tratado de Nutrição e Dietoterapia*. 2. ed. Rio de Janeiro: Guanabara Koogan, 2023. p. 1177-1179.

VANCOUVER
Fanaro A. Empreendedorismo em consultório de nutrição. In: Rossi L, Poltronieri F (Orgs.). Tratado de nutrição e dietoterapia. 2. ed. Rio de Janeiro: Guanabara Koogan; 2023. p. 1177-9.

Índice Alfabético

A

Abacavir, 935
Abaixo do percentil 10, 400
Abdome, 384
Abdominal, 383
Abordagem nutricional
- na anorexia nervosa, 949
- na bulimia nervosa, 950
- no transtorno de compulsão alimentar, 951
Abreviação de jejum, 846
Absorção, 251
- da vitamina D, 35
- de aminoácidos, 32
- de biotina pelo enterócito, 36
- de fármacos, 248
- de monossacarídeos, 70
- de nutrientes, 16, 30, 248-250
- de proteínas intactas por endocitose, 32
- do colesterol, 85
- dos lipídios no intestino, 85
Absorciometria de dupla energia de raios X
  (DXA), 131
Ação(ões), 342
- educativas
- - com grupos, 337
- - de âmbito populacional, 337
- terapêutica dos fármacos, 252
Acidemia(s)
- isovalérica, 816
- metilmalônica, 812
- orgânicas, 812
- propiônica, 812
Ácido(s)
- araquidônico, 472
- ascórbico, 35, 163, 237
- - cirurgia bariátrica, 896
- - valores de referência de ingestão, 297
- aspártico, 96
- benzoico, 1152
- biliares, 28
- carmínico, 1153
- docosaexaenoico, 472
- fenólicos, 15
- fólico, 160, 238
- - doenças inflamatórias intestinais, 708
- glutâmico, 96
- graxos, 81, 88, 719
- - de cadeia
- - - longa, 33
- - - mais longa, 92
- - esterificados, 80
- - insaturados, 92
- - livres, 33
- - monoinsaturados, 261, 763
- - ômega-3, 843
- - poli-insaturados, 88, 262, 763
- - saturados, 261, 763
- - tipo *trans*, 88, 262
- linoleico, 93
- linolênico, 93
- palmítico, 463

- pantotênico, 159, 239, 367
- - valores de referência de ingestão, 287
- propiônico, 1152
- sórbico, 1152
- úrico, 424
Acidose, 224
- metabólica, 224
- - e catabolismo proteico, 225
- - e nutrição parenteral, 225
- respiratória, 224
Acidulante, 1151
Ácino, 27
Acitretina, 1016
Aclimatação ao calor, 517
Acne, 625
Acompanhamento nutricional
- na psiquiatria, 1038
- no pré-natal, 449
Aconselhamento
- dietético, 337
- nutricional, 332
- - para a gestante de baixo risco, 452
Açúcar, 260
- de adição, 260
- invertido, 59
Adalimumabe, 1016
Adequação
- aparente, 272
- nutricional das dietas à base de vegetais, 1025
Adesão à dieta sem glúten, 914
Adipócitos, 880
Adipômetro, 375
Adiponectina, 850, 867
Aditivos
- alimentares, 1149, 1151, 1154
- - aplicação e proibição dos, 1150
- - combinação de, 1153
- artificiais, 1151
- culinários, 1155
- modificados a partir de naturais, 1151
- naturais, 1151
- nutricionais, 1154
- semelhantes aos naturais, 1151
Administração de contingência, 341
Adoçantes, 456, 873
- naturais calóricos e não calóricos, 260
Adolescência, 482, 558
- aspectos metabólicos na, 561
- avaliação nutricional, 482
- estratégias de abordagem no aconselhamento
  dietético, 484
Afecções do esôfago, 716
Aferição das medidas antropométricas, 486
Agenda para intensificação da atenção
  nutricional à desnutrição infantil, 644
Agente
- de firmeza, 1151
- de massa, 1151
Agricultura
- biodinâmica, 1097
- biológica, 1097
- familiar, 7

- natural, 1097
- orgânica, 1095, 1097
- - dimensão da saúde
- - - ambiental da, 1098
- - - humana, 1100
- - - social da, 1099
- - saúde socioambiental, 1098
Agroecologia, 1098
Água, 14, 214, 511, 531
- absorção, 215
- ação no corpo humano, 214
- conteúdo e regulação hídrica, 214
- corporal total, 511
- duplamente marcada, 39
- nas fórmulas enterais, 988
- recomendações para ingestão de, 216
- transporte, 215
AI (ingestão adequada), 264, 265, 276, 502, 503
Alactasia congênita, 937
Alagoas, 1108
Alanina, 96, 97
- aminotransferase, 426
Albendazol, 253
Albumina, 144, 423
Alcalose, 226
- metabólica, 226
- - e nutrição parenteral, 227
- respiratória, 226
Álcool, 791, 873
Alcoolatura, 352
Alegações nutricionais, 1143
Aleitamento
- artificial, 464
- - recém-nascido de baixo peso ao nascer, 473
- materno, 460
- - complementado, 460
- - doença celíaca, 905
- - exclusivo, 460
- - misto ou parcial, 460
- - predominante, 460
- - recém-nascido de baixo peso ao nascer, 472
- - síndrome da imunodeficiência adquirida
    (AIDS), 933
Alendronato de sódio, 253
Alergênios alimentares, 941
Alergia alimentar, 937, 941
Alfalactoalbumina, 462
Alimentação, 316
- aspectos biopsicossociais da, 312
- bioética e direitos humanos, 1164
- coletiva, 665
- complementar, recém-nascido de baixo peso
  ao nascer, 474
- da criança e do adolescente atleta, 563
- da teoria à prática, 568
- e câncer, 782
- e saúde mental, 1037
- pantaneira, 1109
- Sociologia, Antropologia e Psicologia, 312
Alimentos, 1093
- alergênicos, 1125
- considerados polêmicos, 744

Índice Alfabético

- e preparações regionais tradicionais, 1106
- enriquecidos com proteínas, 583
- esportivos, 581
- fontes de oligossacarídeos, dissacarídeos, monossacarídeos e polióis fermentáveis (FODMAP), 704, 726
- funcionais, 743
- *in natura* e minimamente processados, 861
- orgânicos, 1095
- - de origem
- - - animal, 1103
- - - vegetal, 1102
- para controle de peso, 1127
- para dietas com restrição
- - de aminoácidos ou proteínas, 1125
- - de carboidratos, 1124
- - de sódio, 1125
- para fins especiais, 1122
- que contenham glúten, 1127
- que podem ser designados pelo termo "*diet*", 1123
- ultraprocessados, 861
Alimentos-fonte, 258
Alívio dramático, 341
Alopecia, 611
- areata, 613
Alterações
- de crescimento e desenvolvimento, 597
- fisiológicas da gravidez, 457
- gástricas, pancreáticas e endócrinas, 932
- hepáticas na nutrição parenteral, 993
- no sistema endócrino, 595
- psicológicas, 597
Altitude, 527
Altura, 375, 486
Alvo da rapamicina em mamíferos, 102
Amamentação, 457
- cuidados com a, 463
Amaranto, 1153
Amarelo crepúsculo, corante, 1153
Ambiente, 516
Amido(s), 64
- dextrinizado ou levemente hidrolisado, 68
- lentamente digerível, 68
- modificados, 67
- oxidados, 68
- quimicamente modificados, 68
- rapidamente digerível, 68
- resistente, 68, 206, 210, 259, 260
Amilase pancreática, 31
Amilose, 64
Aminoácidos, 13, 32, 96, 257
- cetogênicos, 97
- classificação metabólica e nutricional de, 97
- com cadeias laterais
- - ácidas, 96
- - apolares, 96
- - básicas, 96
- - polares neutras, 96
- de cadeia ramificada (BCAA), 534
- - e regulação da síntese proteica muscular, 102
- glicogênicos, 97
- na nutrição parenteral, 990
- neutros, 811
- ramificados, 991
- totais, 991
Aminoglicosídios, 254
Aminopeptidases, 32

Aminopolipeptidases, 32
Amônia, 766
Ampliação do acesso aos alimentos, 7
Ampola de Vater, 27
Amprenavir, 935
Anabolismo de proteínas, 108
Análise(s)
- dos dados da metabolômica, 1084
- alvo e inespecífica do metaboloma, 1076
Análogos do peptídio semelhante ao glucagon 1 (GLP-1), 871
Anatomia da pele, 616
Andrógenos, 791
Anemia(s), 875
- definições e principais conceitos, 875
- diagnóstico, 876
- ferropriva, 120, 422
- megaloblástica, 422
- por deficiência de ferro, 647
- sideroblástica, 422
- tipos, 876
- tratamento clínico e nutricional, 878
Anexos da pele, 621
Anfotericina, 254
- B, 254
Ângulo de fase, 387
Anlodipino, 253
Anorexia nervosa, 790, 943
- abordagem nutricional na, 949
- particularidades alimentares na, 947
Antiácidos, 254
Antibióticos, 935
Anticoagulantes orais, 202, 253
Antiespumante, 1151
Antifúngicos, 935
Antineoplásicos, 935
Antioxidantes, 960, 1151
- e exercício físico, 556
Antirretrovirais, 935
Antiumectante, 1151
Antivirais, 935
Antropometria, 373, 486
- para avaliação nutricional, 390
Aparelho ungueal, 629
Apetite, 18
Aplicação clínica, 1176
Apolipoproteínas, 86
Aporte
- energético após a atividade, 535
- mineral, 536
- proteico, 536
Aproximação probabilística, 267
Área
- de gordura do braço (AGB), 490
- muscular do braço corrigida (AMBC), 490
Arginina, 96, 97, 842
- e ômega-3, 845
Armazenamento e liberação dos ácidos graxos no tecido adiposo, 92
Aromatizante, 1151
Artrite reumatoide, 148, 797
Árvores de problema, 347
Asparagina, 96, 97
Aspartato, 97
- aminotransferase, 426
Aspectos
- alimentares e nutricionais, 946
- biopsicossociais da alimentação, 312

- cognitivos relacionados com a avaliação alimentar, 434
- do desenvolvimento motor global e sensorimotor oral, 466
- éticos na contemporaneidade, 1159
- fisiológicos
- - e bioquímicos dos carboidratos, 69
- - limitantes na introdução alimentar, 467
- - metabólicos na adolescência, 561
- - psicobiológicos, 571
Assistência nutricional, 1000
- ao paciente com câncer, 998
Asterixe, 767
Atazanavir, 935
Atendimento individual, 337
Atenolol, 253
Aterosclerose, 740
Atitude alimentar, 946, 947
Ativação dos zimogênios em proteases, 107
Atividade(s)
- aeróbicas, 78
- de campo, 348
- física, 38, 76
- - doença(s)
- - - hepática gordurosa não alcoólica, 764
- - - neoplásicas, 787
- - e variabilidade individual, 515
- - remodelação óssea, 789
Aumento da consciência, 341
Autoliberação, 341
Autonomia, 1000, 1164
Autoridade no atendimento nutricional, 1179
Autorreavaliação, 341
Avaliação
- antropométrica, 328
- crítica da evidência, 1174
- da adequação do percentual de gordura, 378
- da composição corporal, 328
- da função renal, 424
- da imagem corporal na avaliação nutricional, 445
- da ingestão de nutrientes
- - para grupos, 267
- - para indivíduos, 271
- da insatisfação corporal, 443
- das condições gerais das unhas, 629
- das consequências da baixa energia disponível, 604
- das habilidades culinárias, 1042
- das necessidades calóricas de pacientes queimados, 844
- de exames laboratoriais, 331
- de sinais e sintomas, 330
- dietética, 452
- do consumo alimentar, 329, 498
- do conteúdo mineral ósseo (CMO), 131
- do estado
- - de hidratação, 517
- - nutricional
- - - de cálcio, 1029
- - - de ferro, 1028
- - - de iodo, 1030
- - - de ômega-3, 1027
- - - de proteínas, 1026
- - - de vitamina
- - - - B_{12}, 1031
- - - - D, 1029
- - - de zinco, 1028
- - - em pacientes com cirrose hepática, 768

- - - relativo ao ferro, 121
- do índice de massa corporal pré-gestacional, 450
- dos níveis de insegurança e segurança alimentar no Brasil, 677
- física
- - e aspectos psicobiológicos, 571
- - esporte adaptado, 572
- - nutricional, 371
- - adolescência, 482
- - cuidados paliativos, 1001
- - doenças inflamatórias intestinais, 702
- - em pediatria, 475
- - gravidez, 449, 457
- - na psiquiatria, 1038
- - vida adulta, 486
- semiológica nutricional, 330
Aveia, 743
Axilar média, 383
Azia, 456
Azitromicina, 253
Azorrubina, 1153
Azul brilhante FCF, 1153

B

Baby-led
- *introduction to solids* (BLISS), 469
- *weaning* (BLW), 469
Bahia, 1107
Baixa energia disponível (BED), 595
- ponto de corte, 597
Balanço
- energético, 407
- hídrico diário, 512
Banco
- de dados de alimentos e nutrientes, 437
- de leite humano, 679
Bandas ungueais verticais, 630
Banho-maria, 1061
Barcelona Orthorexia Scale (BOS), 955
Barra de cereais, 583
Bases de cozinha, 1054
Basófilos, 423
Bebida(s)
- alcoólicas, 746, 922
- energética, 583
- isotônicas
- - potássio nas, 533
- - sódio nas, 533
Beneficência, 1000, 1164
Benzoatos, 1152
Beta-alanina, 585, 586
Beta-hidroxi-betametilbutirato (HMB), 587
Betaglicanos, 205, 210
Betalaínas, 15
Bicarbonato de sódio, 586
Bíceps, 383
Bifidobactérias, 463
Bifidobacterium longum, 61
Biguanidas (metformina), 871
Bile, 28, 772
Bilirrubina, 426
Bioconversão, 235
Biodisponibilidade
- de minerais, 241
- de vitaminas, 235
- dos carotenoides, 1119
- dos glicosinolatos, 1117

Bioeficácia, 235
Bioeficiência, 235
Bioética, 1000, 1164
Bioimpedância, 386, 388, 497
- de hemicorpo direito, 389
- elétrica, 883
- segmentada, 390
Biológicos, medicamentos, 1016
Biomarcadores, 231
- de concentração, 232
- de recuperação, 231
- de repleção, 232
- para o diagnóstico do diabetes melito tipo 2, 867
- preditivos, 232
Biossíntese
- da HDL, 87
- de ácidos graxos, 92
- de fosfolipídios e triglicerídeos, 86
- de VLDL, IDL e LDL, 86
- do colesterol, 86, 89
- dos sais biliares, 84
Biotina, 35, 156, 240, 367
- valores de referência de ingestão, 288
Biotransformação, 252
- de compostos extracelulares, 118
Boas práticas em lactário, 686
Boca, 21
Body Dysmorphic Disorder Examination, 443
Bomba(s)
- de Na⁺-K⁺-ATPase, 31
- e trocadores de cálcio, 124
Braço, 384
Brasear, 1061
Bratman's Orthorexia Test (BOT), 954
Brodalumabe, 1016
Bulimia nervosa, 944
- abordagem nutricional na, 950
- particularidades alimentares na, 948
Bypass gástrico (derivação gástrica) em Y de Roux, 892

C

Cabelos, 611
- componentes vivos e não vivos, 611
Café, 764
Cafeína, 456, 584
Calciferol, 236
Calcificação vascular, 196
Cálcio, 123, 218, 368, 472
- avaliação do estado nutricional, 130
- biodisponibilidade, 129, 244
- cirurgia bariátrica, 896
- deficiência, 128
- dietas à base de vegetais, 1028
- doenças
- - associadas, 131
- - inflamatórias intestinais, 707
- fontes alimentares, 128
- fortalecimento das unhas, 633
- hipertensão, 919
- homeostase, absorção, transporte e excreção, 125
- ingestão inadequada, 128
- litíase renal, 780
- nas bebidas isotônicas, 533
- no exercício e no esporte, 552
- principais funções metabólicas, 123

- recomendações de ingestão, 128
- saúde óssea, 793
- toxicidade, 129
- valores de referência de ingestão, 274
Calcitonina, 127, 791
Calcitriol
- no intestino e nos rins, 177
- no osso, 177
Calcium-alkaly syndrome, 129
Cálculo(s)
- da disponibilidade de energia, 598
- da massa corporal-alvo, 378
- das necessidades nutricionais, 841, 1009
- de bilirrubinato de cálcio, 757
- de colesterol, 757
- de pigmento marrom ou castanho, 757
Calor, 527
Calorimetria
- direta, 38
- indireta, 38
- - objetivos da, 39
Camada(s)
- basal ou germinativa, 617
- córnea, 617
- do sistema digestório, 17
- espinhosa, 617
- granulosa, 617
- lúcida, 617
- muscular, 16
Camellia sinensis, 625
Canal(is)
- de cálcio, 124
- de Wirsung, 27
- moduladores da homeostase do cálcio, 23
- PKD2 L1 e PKD2 L3, 23
Câncer, 781
- imunonutrição no, 786
- microbiota intestinal e, 972
- vitamina K e, 198
- zinco, 153
Captopril, 253
Características
- do exercício, 526
- individuais, 524
- químicas dos lipídios, 80
- sensoriais e durabilidade dos alimentos orgânicos, 1103
Carbamazepina, 254
Carboidratos, 12, 13, 31, 56, 87, 259, 472
- aspectos fisiológicos e bioquímicos dos, 69
- da criança e do adolescente atleta, 566
- diabetes melito, 869
- dietas à base de vegetais, 1025
- doença hepática
- - crônica, 771
- - gordurosa não alcoólica, 763
- e exercício físico, 78
- estrutura e classificação, 56
- na nutrição parenteral, 990
- nas fórmulas enterais, 985
- pacientes queimados, 844
- que deve compor um isotônico, 532
- síndrome metabólica, 855
Carbonato de cálcio, 253
Carboximetilcelulose, 63
Cardiopatia e manejo do risco cardiovascular, 870
Carga glicêmica, 77
Cáries dentárias, 711

Carmim, 15
- de índigo, 1153
Carminas, 1153
Carmosina, 1153
Carnes, 746
Carnitina, 842
Carotenoides, 15, 35, 173, 235, 1118
Carreadores SVCT, 35
Caseína, 462
Catabolismo
- de ácidos graxos insaturados e de cadeia
    ímpar de carbonos, 90
- de proteínas, 108
- dos aminoácidos, 97
Ceará, 1108
Celastrol, 416
Celobiose, 59
Célula(s)
- acinares, 27
- D, 19
- de Globet, 26
- de Langerhans, 619
- de Paneth, 26
- dos corpúsculos gustativos
- - de tipo
- - - I, 22
- - - II, 23
- - - IV, 23
- de Tufts, 26
- EC, 19
- EC2, 19
- ECL, 19
- enteroendócrinas, 18
- epiteliais, 25
- G, 19
- I, 19
- K, 19
- L, 19
- M, 19
- M, 26
- N, 19
- P, 19
- parietais, 25
- S, 19
- semelhantes às enterocromafins, 18
Celulose(s), 63, 204
- microcristalina, 63
- modificadas, 63
Centella asiatica, 625
Centro da fome, 20
Cereais integrais, 211
Cetoacidose, 868
Cetogênese, 91
Chá(s), 456
- medicinal, 352
Chia, 744
Chocolate, 745
Choque séptico, 841
Chuva de ideias, 347
Ciclo
- capilar, 611
- - fase
- - - anágena, 611
- - - catágena, 611
- - - telógena, 611
- da ureia, 98
- de Krebs-Henseleit, 98
Ciclodextrinas, 61
Ciclosporina, 253, 254, 1016
Ciências ômicas, 232

Cineantropometria, 374
Cinética de fármacos, 250
Cintura, 384
Ciprofloxacino, 253
Circuito(s)
- aberto, 38
- dopaminérgico mesolímbico, 412
- fechado, 38
- neurais relacionados com a regulação do
    balanço energético, 410
Circulação sistêmica, 30
Circunferência(s), 375, 383
- abdominal, 386, 486
- corporais, 487
- craniana, 476
- de cintura, 384, 486, 493, 883
- do braço, 486, 487
- do quadril, 486
- muscular do braço, 488
Cirrose
- hepática, 765 770
- por insuficiência hepática/hipertensão
    portal, 766
Cirurgia(s), 845
- bariátrica, 765, 891
- - classificação dos procedimentos
    bariátricos, 891
- - deficiências nutricionais, 895
- - pós-operatório, 893, 1009
- - pré-operatório, 893
- - suplementação alimentar, 894
- metabólica, 869, 891
Cisteína, 96, 97
Citocinas pró-inflamatórias, 907
Citocromo-c-oxidase, 144
Clonazepam, 253
Cloro, 222
Clorofilas, 15
Coagulação, 194
Cobalamina, 166, 238, 367
Cobre, 144, 369
- absorção, 145
- armazenamento, 145
- aspectos
- - bioquímicos, 144
- - fisiológicos, 145
- - moleculares, 147
- - nutricionais, 145
- avaliação da ingestão e recomendações, 146
- cirurgia bariátrica, 897
- deficiência, 146
- doença de Alzheimer, 963
- excreção, 145
- fontes alimentares, 145
- fortalecimento das unhas, 633
- genômica nutricional e, 148
- importância biológica, 144
- toxicidade, 147
- transporte, 145
- valores de referência de ingestão, 276
Cobre-zinco superóxido-dismutase, 144
Cocção sob pressão, 1058
Cochonilha, 1153
Coco, 744
Códigos de ética do nutricionista, 1159
Cognição, 198
Coiloníquia, 630
Colagenase, 27
Colágeno, 32

Colecistite, 758
Colecistoquinina, 413
Colelitíase, 757
Colestase, 772
- extra-hepática, 772
- intra-hepática, 772
Colesterol, 85, 261
- alimentar, 743
Cólicas, 985
Colina, 239, 367
- valores de referência de ingestão, 289
Colocação e posicionamento dos
    eletrodos, 387
Cólon, 29
Combinação de aditivos alimentares, 1153
Comer transtornado, 952
Comitê de ética em pesquisa, 1168
Compasso de dobras cutâneas, 375
Competências e atribuições do nutricionista
    relacionadas à educação em saúde, 346
Competição ou treinamento, 526
Complexo enzimático desidrogenase de
    cetoácidos de cadeia ramificada (DCCR), 101
Componentes do gasto energético, 37
Comportamento alimentar, 947
Composição
- corporal, 494, 790
- nutricional do leite humano, 461
Compostos
- bioativos
- - associados à fibra alimentar, 206
- - de alimentos, 1087, 1089, 1112
- - do café, 15
- - fenólicos, 1112
- biologicamente ativos, 15
Comprometimento da deglutição, 714
Comunicação não violenta entre profissional e
    usuário de saúde, 327
Conceitos alimentares e nutricionais, 945
Concentração
- de hemoglobina corpuscular média, 421
- de sódio, 518
- ideal de carboidratos em uma bebida
    isotônica, 531
Condensação de acetil e malonil, 92
Condicionamento contrário, 341
Condições ambientais, 527
Condução, 514
Confit, 1059
Conflitos
- de interesse, 1171
- e dilemas em alimentação e nutrição, 1166
Consentimento livre e esclarecido, 1166
Conservação da nutrição enteral, 988
Conservadores, 1151
Conservantes, 1151
Constipação intestinal, 456, 1004
- induzida por opioide, 1004
Consumidor frente aos alimentos
    irradiados, 1135
Consumo
- alimentar, 329, 661, 947
- de água durante o exercício, 531
- de bebidas alcoólicas, 1022
- de gorduras, 741
- de isotônicos durante o exercício, 531
- nutricional, 947
Contagem global de eritrócitos, 420
Contaminação

- biológica e química dos orgânicos, 1103
- cruzada, 914
Contemplação, 342
Controle
- de estímulos, 341
- do apetite, 854
- e regulação de alimentos, 645
- hormonal da ingestão alimentar, 20
- neural da fome e do apetite, 19
Convecção, 514
Corantes, 1151, 1152
- azoicos, 1152
- não azoicos, 1153
Coronavírus, 426
Corpos cetônicos, 91
Correntes da agricultura orgânica, 1096
Cortes
- básicos, 1051
- diversos, 1054
- longos, 1051
- quadrados, 1051
- redondos, 1054
Corticosteroides, 254
Cortisol, 76
Covid-19
- exames laboratoriais e, 426
- impactos e desafios no trabalho do nutricionista, 1160
- queda de cabelo na, 614
- vitamina K e, 198
- zinco e, 154
Coxa
- medial, 383, 384
- proximal, 384
Cozimento
- a vapor, 1058
- ao forno, 1059
- em fervura, 1058
- escalfado, 1058
- por irradiação, 1061
Cozinhar em *papillote*, 1059
Creatina, 584
- monoidrato, 587
Creatinina, 424
Crescimento, 482, 558
Criptas de Lieberkühn, 26
Cromo, 368
- diabetes melito, 873
- síndrome metabólica, 858
- valores de referência de ingestão, 276
Cuidado(s)
- ao fim da vida, 54
- - pacientes pediátricos oncológicos, 54
- com a amamentação, 463
- com a nutrição parenteral, 994
- nutricional de grupos populacionais socialmente vulneráveis, 325
- paliativos, 54, 998
- - alimentação,
- - - bioética, 1000
- - - nutrição e qualidade de vida, 999
- - avaliação nutricional, 1001
- - breve histórico, 998
- - controle de sintomas, 1003
- - educação e quebra de barreiras, 1003
Culinária, 1061
Cúrcuma, 15, 1034
Curcumina, 15, 860, 1069
- e suco concentrado de cereja, mecanismo, 587

D

Defesa imunológica e antioxidante, 118
Deficiência(s)
- da enzima
- - galactose mutatotase, 71
- - galactose-1 fosfato-uridil-transferase, 71
- - uridil-difosfato-galactose 4-epimerase, 71
- da GALK, 829
- de cálcio, 129
- de cistationina-betassintase, 832
- de cobre, 146
- de energia relativa no esporte, 594, 595, 597, 605, 607
- - diagnóstico, 598
- - - em adolescentes, 605
- - epidemiologia da, 606
- - tratamentos não farmacológicos, 606
- de ferro, 120
- de galactoquinase, 71
- de lactase típica do adulto, 72
- de magnésio, 365
- de maltase ácida, 839
- de micronutrientes e saúde das unhas, 632
- de riboflavina, 159
- de vitamina
- - A, 169, 364, 648
- - B_{12}, 364, 365
- e excessos de nutrientes com manifestações orais, 712
- em ferro, 365
- em magnésio, 136
- em micronutrientes e efeitos na saúde, 364
- funcional de ferro, 121, 122
- grave de zinco, 365
- na ingestão de cálcio, 128
- primária de lactase, 937
- secundária de lactase, 938
- vitamínicas e alterações ungueais, 633
Definição dos nutrientes, 11
Deglutição, 23, 714
- funcional, 715
- normal, 715
Deidroascorbato, 35
Delineamento dos estudos epidemiológicos, 659
Demografia, epidemiologia e nutrição no Brasil, 661
Densidade
- corporal total, 374
- mineral óssea (DMO), 788, 789
Densitometria por dupla emissão de raios X (DEXA), 883
Dentes pré-molares e molares, 21
Derivação biliopancreática de Scopinaro, 892
Derivado(s)
- fenólicos, 719
- vegetal, 352
Dermatite atópica, 626
Derme, 617
- papilar, 618
- profunda, 618
- reticular, 618
Desafios atuais da educação, 349
Desenvolvimento
- cerebral, 118
- de competências, 349
- sustentável, 640
Desequilíbrios nutricionais para manutenção da saúde das unhas, 632

Desidratação, 514, 553
- do hidroxibutiril-ACP, 92
- durante a atividade física, 514
- hipertônica, 514, 553
- hipotônica, 514, 553
- isotônica, 514, 553
Desintegração, 250
Desmame guiado pelo bebê, 469
Desmineralização óssea, 595
Desnutrição, 662, 931
- doença hepática crônica, 767
Detecção de alimentos irradiados, 1135
Diabetes
- autoimune lentamente progressiva (LADA), 866
- de origem monogênica, 866
- melito, 425, 505, 863
- - cirurgia metabólica, 869
- - classificação, 863
- - complicações, 868
- - diagnóstico, 866
- - energia, 869
- - gestacional, 505, 866
- - magnésio e, 137
- - mudanças no estilo de vida, 874
- - neonatal permanente, 866
- - tipo 1, 863, 864
- - tipo 2, 180, 789, 865
- - - diagnóstico do, 867
- - - microbiota intestinal e, 971
- - tratamento, 869
- - - clínico, 869
- - - nutricional, 869
- - zinco e, 153
- MODY, 866
Diabulimia, 957
Diagnóstico nutricional, 1006
Diagrama de Venn, 956
Diálise peritoneal, 774
Diamina-oxidases, 144
Diário alimentar, 499
Diarreia, 985, 1004
- crônica, 931
Diazepam, 253
Didanosina, 935
Dieta(s)
- à base de vegetais, 1024, 1025
- branda, 894
- cetogênica, 855, 1019
- com baixo teor
- - de FODMAPs, 914
- - teor de resíduos, 705
- DASH, 919
- de carboidratos específicos, 704
- de eliminação do alergênio, 941
- de exclusão, 941
- de líquidos claros, 893
- geral/sólida, 894
- hipocalórica, 1017
- isenta de glúten, 705
- líquida completa, 893
- liquidificada, 893
- mediterrânea, 705, 1019, 1038
- para perda de peso, 886
- sem glúten, 912, 1020
- sustentável, 639
- vegetarianas, 792, 1024
Dietética hipocrática, 3
Dietoterapia, 697

Índice Alfabético

Digestão
- de carboidratos, 31
- de nutrientes, 16, 30
- de proteínas, 32, 105
- do amido, 31
- dos macronutrientes, 30
- dos triglicerídeos, 85
- e absorção da vitamina D, 35
- enzimática dos carboidratos, 69
- proteica, 106
Digestible indispensable amino acid score (DIAAS), 111
Digoxina, 253
Dióxido de enxofre, 1152
Dipeptídios, 32
Direitos humanos, 1164
Disbiose intestinal, 727
Disfagia, 714, 1004
- esofágica, 715
- exclusiva para alimentos sólidos, 715
- manejo nutricional da, 715
- orofaríngea, 714
- - grave, 715
- - leve, 715
- - - a moderada, 715
- - moderada, 715
- - - a grave, 715
- tipos de, 714
Disfunção
- do tecido adiposo branco, 880
- hematológica, 596
- mitocondrial, 882
- reprodutiva, 595
Disgeusia, 1004
Dislipidemia, 738, 741, 932
- aterogênica, 852
Dissacarídeos, 71
Dissolução, 251
Distensão
- abdominal, 985
- gástrica, 24
Distribuição, 251
- aceitável de macronutrientes (AMDR), 13
- de fármacos, 251
Distúrbios
- da tireoide, zinco, 154
- das cavidades oral e esofágica, 931
- de deficiência de iodo, 648
- de imagem corporal, 441
- genéticos do metabolismo do cobre, 147
- tireoidianos, 732
Diuréticos, 254
- tiazídicos, 254
Dobra(s) cutânea(s), 375, 381, 494
- bicipital (DCB), 486
- laterais, 629
- subescapular (DCSE), 486
- suprailíaca (DCSI), 486
- tricipital (DCT), 486
Doença(s)
- biliares, 757
- cardiovasculares, 736
- - cálcio e, 132
- - consumo alimentar, 741
- - fatores de risco, 736
- - terapia nutricional, 746
- - vitamina K e, 196
- celíaca, 903

- - acompanhamento nutricional e avaliação, 915
- - aleitamento materno, 905
- - avaliação nutricional, 911
- - complicações, 915
- - condição socioeconômica, 906
- - diagnóstico, 908
- - epidemiologia, 903
- - etiopatogenia/fisiopatologia, 903
- - fatores
- - - ambientais, 904
- - - de risco ambiental, 906
- - - genéticos, 904
- - infecções na infância e uso de antibióticos, 905
- - intervenção nutricional, 912
- - manifestações e formas clínicas, 908
- - microbiota intestinal, 906
- - resposta imune, 906
- - suplementação
- - - de prebióticos e probióticos, 914
- - - de vitaminas e minerais, 913
- - tratamento, 911
- cerebrovascular, 870
- crônicas não transmissíveis, 209
- da urina de xarope de bordo, 824
- de Alzheimer, 131, 960
- - características da doença, 960
- - metais de transição, 962
- de Crohn, 724
- de Huntington, 131
- de Parkinson, 131
- de Pompe, 839
- do metabolismo, 806
- do refluxo gastresofágico, 716
- do sistema digestório, 711
- do trato gastrintestinal microbiota intestinal nas, 727
- gástricas, 717
- hepática, 757
- - crônica, 767
- - gordurosa não alcoólica, 760
- - no diabetes, 870
- inatas do metabolismo, 806
- inflamatórias intestinais, 699, 724
- - avaliação nutricional, 702
- - etiopatogenia, 699
- - implicações nutricionais, 701
- - manejo nutricional, 703
- - microbiota intestinal e, 708
- - micronutrientes e, 707
- - quadro clínico, 699
- - recomendações gerais, 709
- - terapêutica nas, 703
- - terapia nutricional, 706
- intestinais, 720
- - cálcio e, 133
- metabólicas hereditárias, 806
- neoplásicas, 781
- - alimentação e câncer, 782
- - atividade física, 787
- - avaliação nutricional, 784
- - estado nutricional, 783
- - fatores de risco, 782
- - imunonutrição no câncer, 786
- - necessidades nutricionais, 785
- - recomendações nutricionais, 787
- - terapia nutricional, 786
- - - enteral, 786

- - - oral, 786
- - - parenteral, 786
- neurodegenerativas, 131
- ósseas, cálcio e, 133
- pancreáticas, 757
- periodontal, 711
- pulmonar(es), 932
- - obstrutiva crônica, 748
- - - avaliação nutricional, 750
- - - epidemiologia da, 748
- - - fisiopatologia e características clínicas, 748
- - - manejo nutricional, 750
- - - necessidades nutricionais, 755
- - - tratamento clínico, 749
- renal(is), 774
- - crônica, 774
- - - nutrição
- - - - no tratamento conservador, 775
- - - - no tratamento dialítico, 776
- - - - para os pacientes transplantados, 776
- - - terapia nutricional, 996
- - do diabetes, 870
- reumáticas, 797
- tireoidianas, 729
Dopamina beta-hidroxilase, 144
Doping, 592
Droga vegetal, 352
Duodeno, 27
Düsseldorf Orthorexia Scale (DOS), 955

E

Eating
- *Behaviours and Body Image Test*, 444
- *Habits Questionnaire* (EHQ), 954
Ecologia, 1098
Educação, 335
- alimentar e nutricional, 332, 335, 336
- em rotulagem alimentar, 915
- no Brasil contemporâneo, 344
Edulcorante, 1151
Efavirenz, 935
Efeito
- placebo, 591
- térmico dos alimentos, 38
Efetores de cálcio, 124
Eflúvio telógeno, 611
Eicosanoides, 93
- ω-3, 94
- ω-6, 94
Eixo intestino-cérebro, 1036
Eletrólitos, 218, 427, 532
- na nutrição parenteral, 992
Eliminação de fármacos, 252
Embriologia da pele, 616
Emissões de gases do efeito estufa (GEES), 8
Empreendedorismo em consultório de nutrição, 1177
Emulsão lipídica, 991
- à base de
- - óleo de oliva, 991
- - óleo de soja, 991
- - SMOF, 991
- - TCL/TCM, 991
Emulsionante/emulsificante, 1151
Encefalopatia hepática, 766
- episódica, 767
- mínima, 767
Endoamilases, 67

Energia, 500
- da criança e do adolescente atleta, 564
- diabetes melito, 869
- obesidade, 884, 888
- síndrome da imunodeficiência adquirida (AIDS), 929
Engajamento, 338
Enterócitos, 26
Enterocromafins, 18
Enteropatia na doença celíaca, 908
Entrevista
- clínica, 325
- motivacional, 338
Enzima(s)
- ACAT, 35
- acilcoenzima-A-colesterol-aciltransferase, 34
- amilolíticas, 67
- BCMO1, 35
- desramificantes, 67
- e processos sensíveis ao cálcio, 124
- e proteínas dependentes de cobre, 144
- lipolíticas, 27
- LRAT, 35
- proteolíticas, 27
Eosinófilos, 423
Epidemiologia, 635
- nutricional, 659
Epiderme, 616
Epigalocatequina-3-galato, 860
Epigenômica nutricional, 1086
Epímeros, 58
Epinefrina, 76
Eponíquio, 629
Equação(ões)
- antropométricas, 402
- da OMS/FAO, 501
- de gasto energético basal, 42
- - estabelecidas pelo método da FAO/WHO/UNU, 43
- - estabelecidas por Schofield, 43
- de Harris e Benedict, 49
- de Ireton-Jones, 50
- de Mifflin et al., 50
- de Penn State, 50
- do National Academies of Sciences, Engineering, and Medicine, 500
- estabelecidas pela ingestão diária de referência, 40
- generalizadas internacionais e nacionais, 402
- preditivas do gasto energético, 40
Equilíbrio ácido-básico, 218, 223
Equipe multiprofissional de terapia nutricional, 974
- e seus princípios, 976
Ergocalciferol, 236
Ergoespirometria, 40
Eritroferrona, 550
Eritrograma, 420
Eritrosina, 1153
Erros inatos do metabolismo, 806
Escala(s)
- de autopercepção da sede, 518
- de insatisfação corporal masculina (MBDS), 443
- de satisfação corporal situacional, 443
- *Model for End-Stage Liver Disease* (MELD), 767
Esclerose
- lateral amiotrófica, 131

- múltipla, 181
Escolar, 479
Escolha
- alimentar, 946, 947
- do valor de referência apropriado, 272
Esfíncter
- de Oddi, 27
- esofágico inferior, 24
- ileocecal, 27
Esfingolipídios, 93
Esôfago, 23, 716
Espessante, 1151
Espírito Santo, 1109
Esporte adaptado, 570
- aspectos nutricionais, 573
- avaliação física, 572
- - e aspectos psicobiológicos, 571
- classificação esportiva para pessoas com deficiência, 570
- planejamento dietético, 573
Espumante, 1151
Essencialidade dos ácidos graxos, 94
Estabelecimento da composição nutricional do alimento para fins de rotulagem nutricional, 1146
Estabilizante, 1151
- de cor, 1151
Estado(s)
- de ferro celular, 118
- e processos relacionados com a hidratação, 514
- nutricional, 660, 981
- - doença hepática crônica, 767
Estaquiose, 60
Estatura, 375, 378, 476
Estavudina, 935
Esteatose hepática, 853
Esteróis, 33
Estética, 609
Estilo de vida e síndrome metabólica, 855
Estimativa
- da ingestão
- - diária de flavonoides, 1115
- - habitual
- - - de nutrientes e alimentos, 438
- - - do indivíduo, 271
- do tamanho da porção, 436
Estômago, 24, 717
Estomatite, 712, 713
Estratégia(s)
- Amamenta e Alimenta Brasil, 645
- de fortificação da alimentação infantil com micronutrientes em pó, 649
- de hidratação, 523
- - antes do exercício, 527
- - durante o exercício, 530
- dietéticas para manutenção da perda de peso, 889
- intersetorial de prevenção e controle da obesidade, 643
- PICO, 1174
- Saúde da Família (ESF), 643
Estratificação de risco
- em indivíduos em uso de medicamentos hipolipemiantes, 737
- cardiovascular, 736
Estresse
- do retículo endoplasmático, 882

- metabólico, 841
- oxidativo, 148, 555, 882, 960
- térmico, 527
Estrógeno, 791
Estrutura(s)
- alimentar, 947
- do sistema digestório, 16
Estudo(s)
- clínicos, 1173
- de caso, 348
- de Raltech, 1134
- de revisão bibliográfica realizado pela FDA, 1134
- de validação e calibração, 434
- experimentais, 660
- observacionais, 660
Etanercepte, 1016
Etanol no metabolismo de fármacos, 253
Ética, 1157, 1159
Euidratação, 515
Evaporação, 514
Evocação, 339
Exames laboratoriais, 420
- e covid-19, 426
- para diagnóstico nutricional, 420
Excesso de peso, 790
Excreção
- de nutrientes, 16
- urinária de Gla, 200
Exercício físico e estresse oxidativo, 555
Exoamilases, 67
Experiência brasileira com guias alimentares, 307
Extrato, 352
- do pinheiro-marítimo, 624
- fluido, 352
- padronizado, 352
- quantificado, 352
- relação droga vegetal, 352
- seco, 352

F

Faixa glicêmica considerada normal, 75
Faringe, 23
Fármacos
- da terapia antirretroviral, 926
- no estado nutricional, 253
Fase(s)
- do ciclo capilar, 613
- gástrica, 25
- intestinal, 26
Fator(es)
- de coagulação V e VIII, 144
- de crescimento de fibroblastos-23, 791
- de flatulência, 60
- de risco
- - cardiovascular, 132
- - para a queda de cabelo, 613
- de transcrição metal responsivo 1 (MTF-1), 151
- estresse metabólico, 38
- interferentes
- - nas mudanças no estilo de vida dos indígenas, 323
- - na digestão e absorção de lipídios dietéticos, 84
- - no transporte e na composição das lipoproteínas plasmáticas, 87

Fenilalanina, 96, 97, 807
- amônia liase, 812
Fenilcetonúria, 807
- materna, 808
Fenitoína, 253
Fermentação colônica, 211
Fermento químico, 1151
Ferramenta RED-S-CAT 2, 599, 601
Ferritina, 120, 121
Ferro, 112, 369, 472
- biodisponibilidade, 243
- cirurgia bariátrica, 896
- deficiência
- - franca e anemia ferropriva, 120
- - funcional, 121
- dietas à base de vegetais, 1027
- distribuição compartimental, 112
- doença(s)
- - de Alzheimer, 963
- - inflamatórias intestinais, 707
- em medicina e nutrição, 112
- fortalecimento das unhas, 633
- heme, 113
- manifestações de deficiência e
    sobrecarga, 119
- não heme, 113
- no exercício e no esporte, 550
- recomendações dietéticas, 118
- tireoide e, 733
- valores de referência de ingestão, 277
Ferroportina, 115
Fezes, 29
Fibra(s)
- alimentar(es), 13, 14, 204, 259
- - bruta, 204
- - componentes, 204
- - diabetes melito, 872
- - doenças
- - - crônicas não transmissíveis, 209
- - - inflamatórias intestinais, 705
- - fontes de, 212
- - ingrediente funcional, 208
- - interferem na ação dos lipídios, 85
- - nas fórmulas enterais, 985
- - quantificação, 207
- - síndrome metabólica, 857
- - total, 14, 209
- do plexo
- - de Auerbach, 16
- - de Meissner, 16
Fibromialgia, 801
Fibrose, 882
- cística, 898
- - avaliação nutricional, 899
- - educação nutricional, 902
- - manifestações clínicas, 898
- - orientações específicas de acordo com
    a faixa etária, 901
- - terapia nutricional, 899
Fígado, 28
Filoquinona, 200, 201, 367
Fisiologia
- da pele, 619
- do sistema digestório, 21
Fitatos, 136
Fitoesterol, 85
Fitomenadiona, 367
Fitosteróis, 744
Fitoterapia, 352

Fitoterápico, 352
Flapping, 767
Flatulência, 60, 456
Flavonoides, 15
Flora bacteriana intestinal, 762
Fluoroquinolonas, 253
Foco, 339
Folato, 36, 367
- no exercício e no esporte, 554
- valores de referência de ingestão, 290
Folhas de balanço de alimento, 661
Folículos pilosos capilares, 611
Fome, 18, 19, 637
Fonte(s)
- de carboidratos, 56
- de dados epidemiológicos em alimentação e
    nutrição, 660
- de fibra alimentar, 212
Força
- explosiva de membros superiores, 573
- máxima dinâmica, 573
- muscular, 179
Forma farmacêutica, 352
Formação
- da micela mista, 84
- de hormônios eicosanoides, 93
- de lipoproteínas, 85
Fórmula(s)
- elementares, 466
- enterais, 984
- - classificação das, 987
- especializadas, 466
- infantis, 464
- - classificação das, 465
- - em pó, 691
- intactas, 465
- láctea, 692
- monoméricas, 466
- oligoméricas, 466
- poliméricas, 465
- semielementares, 466
Fortalecimento das unhas, 633
Fortificação de farinhas, 647
Fosfatase alcalina, 426
Fosfolipídios, 33, 34, 93
Fosforilação do difosfato de adenosina, 37
Fósforo, 369, 472
- saúde óssea, 793
- valores de referência de ingestão, 278
Fracionamento aumentado de refeições, 771
Fraturas por fragilidade, 131
Frequência cardíaca, 40
Fritura por imersão, 1060
Frutanos, 206, 210
Frutose, 32, 58, 71, 261, 939
Frutosemia, 939
Função(ões)
- cognitiva, 181
- da bile no processo de digestão
    dos lipídios, 83
- da colipase, 84
- da pele nos diferentes ciclos da vida
    humana, 619
- das proteínas, 105
- do colesterol, 89
- do ferro, 117
- dos ácidos graxos
- - e glicerol, 89
- - na formação de membranas celulares, 93

- dos aditivos alimentares, 1150
- dos carboidratos, 56
- dos fosfolipídios, 89
- dos lipídios no organismo, 89
- dos polissacarídeos, 63
- energética o uso de lipídios, 89
- esquelética, 177
- gastrintestinal, 595
- hepática, 426
- renal e hepática, 427

G

Galactoquinase, 829
Galactose, 59
Galactosemia, 71, 829
- clássica, 830
- Duarte, 830
Gamaglutamil-transferase, 426
Gameficação, 347
Gasto energético
- basal, 37
- bruto de diferentes atividades, 44
- de repouso, 37
- na doença hepática crônica, 769
- total, 37, 38
- - em atletas, 538
Gastrite, 718
Gastroparesia, 719
Gelatina e vitamina C (colágeno), 587
Gelatinização do amido, 65
Geleificante, 1151
Gene *HAMP*, 116
Genômica
- e pele, 627
- nutricional, 1075
- - e cobre, 148
Glaceante, 1151
Glândula(s)
- apócrinas, 621
- de Brünner, 26
- écrinas, 621
- oxíntica, 25
- parótidas, 22
- salivares, 22
- sebáceas, 621
- sublinguais, 22
- submandibulares, 22
- sudoríparas, 525, 621
- tireoide, 729
Glicemia, 75
- de jejum, 425
Glicina, 96, 97
Glicocorticoides, 791
Glicogênio, 64
Glicogenose, 836
- tipo I, 836
- tipo Ia, 836
- tipo Ib, 838
- tipo II, 839
- tipo IX, 839
Glicolipídios, 93
Glicomacropeptídeo, 811
Glicose, 58
Glicosinolatos, 1116
Glinidas, 871
Glitazonas, 871
Glomerulopatias, 780
Glutamato, 97

Glutamina, 96, 97, 589, 842, 845, 991
- em células do sistema imunológico, 101
- no intestino, 101
- no músculo esquelético, 99
Glúten
- doença celíaca, 903
- ingestão de, 904
- tireoide, 734
Gomas, 205
Gordura(s), 82, 261
- abdominal, 374
- corporal relativa, 374
- de membros, 400
- dietas à base de vegetais, 1026
- do tronco, 400
- interesterificadas, 262
- intra-abdominal, 374
- monoinsaturadas, 742
- poli-insaturadas, 741
- saturadas, 741
- subcutânea, 374
- total, 400
- *trans*, 742
- visceral, 374
Gota, 803
Grandes vesículas secretoras (GVS), 18
Grânulos de amido, 64
Gravidez, 449
- avaliação nutricional, 449, 457
- mitos e crenças alimentares na, 459
- recomendações nutricionais, 454
Grelhar, 1060
Grelina, 20, 23, 413
Griseofulvina, 253
Grupos populacionais socialmente
vulneráveis, 325
Guia(s) alimentar(es), 302, 640
- como instrumentos de educação
em saúde, 302
- no Brasil, 306
- para a população brasileira, 308, 646
- para crianças
- - brasileiras menores de dois anos, 309
- - menores de 2 anos, 646
- promoção da saúde e segurança alimentar e
nutricional, 306
Guisar, 1060

H

Habilidades
- culinárias, 1041
- - na formação e na atuação do nutricionista,
1041
- interpessoais, 349
Hábito(s)
- alimentares, 336, 946, 947
- - adolescentes, 484
- de consumo, 525
Hematócrito, 421, 518
Hemicelulose, 205
Hemodiálise, 774
Hemoglobina, 117, 120, 421
- corpuscular média, 421
- glicada, 425
Hemograma, 420
Hepatopatia(s), 996
- pelo vírus da imunodeficiência humana, 932
Hepcidina, 116, 550

Hesperidina, 860
Hidralazina, 253
Hidratação, 511
- após o exercício, 534
- da criança e do adolescente atleta, 567
- na atividade física e no esporte, 523
Hidroxipropilmetilcelulose, 64
Higiene com alimentos, 453
Hiper-hidratação, 515
Hipercapnia, 993
Hiperfenilalaninemias, 807
Hiperglicemia, 789, 851, 993, 996
Hipertensão
- arterial sistêmica, 137, 853, 916
- bebida alcoólica, 922
- diagnóstico e classificação, 916
- fatores de risco, 917
- importância de equipe multiprofissional, 922
- mortalidade, 916
- no diabetes, 870
- prevalência, 916
- prevenção, 917
- suplementos alimentares, 922
- terapia nutricional, 917
Hipertireoidismo, 732
Hipertrofia dos adipócitos, 882
Hipo-hidratação, 515
Hipocloridria, 456
Hipócrates, 3
Hipoderme, 619
Hipoglicemia, 868, 993
Hipolactasia
- do tipo adulto, 938
- primária, 72, 73
- secundária de lactase, 72
Hipomagnesemia, 137
Hipotálamo, 20, 854
Hipotireoidismo, 631, 732
- subclínico, 732
Hipoxia, 882
Histamina, 25
Histidina, 96, 97
História
- alimentar, 430, 499
- da nutrição no Brasil, 3
Histórico da rotulagem de alimentos, 1138
Homeostase
- da glicose, 75
- do ferro, 113
- do zinco, 150
Homocisteína, 832
Homocistinúria, 832
Homoserinaquinase, 829
Hormônio(s), 790
- da tireoide, 76, 595, 729, 791
- - e metabolismo, 731
- - T3 e T4, 127
- do crescimento, 76, 791
- esteroides, 89
- sexuais, 117

I

Idade, 525
Ilhotas de Langerhans, 27
Imagem corporal, 441
Impedância, 387
Imunoglobulina A secretora, 22, 462
Imunomodulação, 843

Imunonutrição no câncer, 786
Incretinas, 21
Indicadores, 373
- de estado nutricional, 423
- de qualidade em terapia nutricional, 995
- de resposta glicêmica, 76
Índice(s), 373
- creatinina/altura, 424
- de massa corporal (IMC), 40, 376, 380,
487, 883
- de qualidade da dieta DASH, 921
- glicêmico, 76, 77
- hematimétricos, 421
- HOMA, 425
Indigotina, 1153
Indinavir, 935
Inequidades em saúde, 316
Inervação sensitiva, 621
Infância, 475, 558
- avaliação nutricional, 475
Infecção
- no pé diabético, 870
- pelo vírus da imunodeficiência humana, 927
Inflamação, 197, 882
- hipotalâmica, 417, 854
Infliximabe, 1016
Informação nutricional complementar, 1143
Ingestão adequada (AI), 264, 265, 276,
502, 503
Ingestão(ões)
- de glúten, 904
- deficiente, 276
- diária(s)
- - de referência, 14, 40, 515
- - recomendada
- - - de minerais, 274
- - - de vitaminas, 287
- dietética recomendada (RDA), 13, 264, 265,
502, 503
- marginal, 276
Inibidores
- da enzima dipeptidil-peptidase-4
(DPP-4), 871
- das alfaglicosidases, 871
- de HDAC, 1089
- de monoaminoxidase (IMAOS), 1040
- do cotransportador de sódio-glicose 2
(SGLT2), 871
Inquéritos alimentares, 428
- de consumo individual, 661
- em estudos epidemiológicos, 431
Insatisfação corporal, 442
Insegurança alimentar, 637, 663
Instrumentos de avaliação, 443
Insuficiência cardíaca, terapia nutricional, 997
Insulina, 103, 413, 506, 851, 871
- regular, 254
Intensidade de exercícios, 526
Interação(ões)
- de nutrientes e fármacos, 252
- do tipo
- - I, 252
- - II, 252
- - III, 252
- - IV, 253
- face a face, 349
- fármaco-nutrientes, 248, 935
Interdependência positiva, 349
Intervalo de tempo entre as bebidas, 530

Intervenção nutricional, 332
- em cuidados paliativos, 1002
- na pós-colangiopancreatografia retrógrada endoscópica, 758
- no pós-operatório, 1008
Intestino
- delgado, 26
- grosso, 28, 29
Intolerância
- à frutose, 939
- - do tipo má absorção, 940
- - hereditária, 939
- à lactose, 72, 937
- - diagnóstico, 72
- - fisiopatologia, 72
- - tratamento, 73
- alimentar, 937
- aos carboidratos, 70
- às gorduras, 456
Intoxicação
- aguda com ferro, 122
- por cobre, 147
Introdução alimentar
- aspectos fisiológicos limitantes na, 467
- complementar, 467
- de novos alimentos, 466
- novos métodos de, 469
Iodo, 369, 732
- dietas à base de vegetais, 1029
- fortalecimento das unhas, 633
- valores de referência de ingestão, 280
Irradiação de alimentos, 1129, 1132
Irradiadores, 1131
Isoflavonas da soja, 1113
Isoleucina, 96, 97
Isomeria óptica, 57
Isoniazida, 253
Isotiocianato, 719, 1117
Isotônicos, 531

J

Jejum perioperatório, 846
Junção dermoepidérmica, 618
Justiça, 1000, 1164

K

Kaletra®, 935
Kwashiorkor, 18

L

Lactação, 457
Lactário
- controle de qualidade, 693
- definições, 686
- estrutura física e planejamento, 686
- higiene pessoal, 689
- higienização ambiental, equipamentos e utensílios, 689
- manipulação e administração
- - de fórmulas
- - - infantis, 691
- - - lácteas, 692
- - de leite humano porcionado em lactário, 692
- procedimentos operacionais padronizados, 689

- recebimento e armazenamento de insumos, 689
- recursos humanos em, 688
- uniformização e paramentação, 689
Lactase, 69
Lácteos, 745
Lactobacillus bulgaricus, 61
Lactobacilos, 463
Lactoferrina, 22, 462, 719
Lactose, 59, 136, 462, 1124
Lâmina ungueal, 629
Lamivudina, 935
Lavagem e descontaminação de frutas, legumes e verduras, 1051
Lavoisier, Antoine Laurent, 3
Legislações específicas para rotulagem de alimentos, 1146
Leite
- humano, 681
- - porcionado em lactário, 692
- materno, 461
- ungueal, 629
Leptina, 20, 21, 407, 851
Lesão
- por pressão, terapia nutricional, 997
- renal aguda, 774, 779
- - terapia nutricional, 996
Leucina, 96, 97, 102, 103
Leucócitos, 427
- totais, 423
Leucograma, 421
Leuconiquia, 630
Liberação social, 341
Ligação(ões)
- do fármaco a proteínas plasmáticas, 251
- glicosídicas, 56
Lignina, 206
Limite superior de ingestão tolerável, 264, 266, 503
Linfócitos, 423
Língua, 22
Linhaça, 743
Linha(s)
- de Beau, 630
- de Muehrcke, 630
Lipase pancreática, 33, 83
Lipídios, 13, 33, 80, 261, 472
- da criança e do adolescente atleta, 567
- da dieta, 762
- derivados, 81
- diabetes melito, 872
- doença hepática
- - crônica, 771
- - gordurosa não alcoólica, 763
- endógenos, 86
- na alimentação brasileira, 80
- nas fórmulas enterais, 986
- pacientes queimados, 844
- simples, 80
- síndrome
- - da imunodeficiência adquirida (AIDS), 929
- - metabólica, 856
Lipogênese *de novo*, 761
Lipólise no tecido adiposo associada à resistência à insulina, 761
Lipoproteína(s), 86
- de alta densidade, 740
- de baixa densidade, 740
- de muito baixa densidade, 34

Lipotoxicidade, 882
Líquido, 780, 929
- extracelular, 511
- intersticial, 511
- intracelular, 511
- intravascular, 511
- transcelular, 511
Liraglutida, 885
Lisil-oxidase, 144
Lisina, 96, 97
Lisozima, 22
Listeria monocytogenes, 453
Listeriose, 453
Litíase renal, 133, 780
Locais e enzimas hidrolíticas na digestão
- dos fosfolipídios e do colesterol esterificado, 83
- dos triglicerídeos, 82
Logística de apoio, 526
Lopinavir, 935
Lovastatina, 253
Lúpus eritematoso, 631
- sistêmico, 802

M

Má nutrição, 663
Maceração de cereais e leguminosas, 1051
Macronutrientes, 12, 13, 257, 501
- da criança e do adolescente atleta, 566
- obesidade e, 885, 888
Magnésio, 134, 219, 368, 506
- absorção, transporte e excreção, 134
- avaliação do estado nutricional, 139
- biodisponibilidade, 136, 245
- cirurgia bariátrica, 897
- deficiência, 136
- diabetes melito, 873
- fontes e recomendações, 134
- fortalecimento das unhas, 633
- hipertensão, 918
- ingestão dietética de, 138
- nas bebidas isotônicas, 533
- no exercício e no esporte, 551
- principais funções, 136
- saúde óssea, 793
- síndrome metabólica, 858
- toxicidade, 137
- valores de referência de ingestão, 281
Maltodextrina, 465
Maltose, 59
Manganês, 369
- valores de referência de ingestão, 282
Manipulação e administração
- de fórmulas
- - infantis, 691
- - lácteas, 692
- de leite humano porcionado em lactário, 692
Manteiga, 745
Manutenção, 342
Mapas mentais e conceituais, 349
Maranhão, 1107
Marcador(es), 353
- de risco cardiovascular, 425
Massa corporal, 374, 375, 525
- ajustada, 377
- atual, 375
- desejável, 375
- habitual ou usual, 375

- gorda, 374
- magra, 374
- possível, 378

Mastigação, 20, 21

Matriz, 629

Maturação sexual, 482, 558

Mecanismo(s)
- da excreção de material não digerido, 29
- de oxidação do amido, 68
- de regulação da biossíntese, 92
- epigenéticos e nutrição, 1086
- *flip-flop*, 34

Medicamentos hipolipemiantes, 737

Medição das dobras cutâneas, 383

Medidas de massa corporal e estatura autorreferidas, 379

Mel, 719

Melanócitos, 619

Melanoniquia longitudinal, 630

Melatonina, 791

Melhorador de farinha, 1151

Membrana
- basal, 618
- celular, 248

Mergulho, 527

Metabolismo
- da glicose, 197
- da glutamina, 99
- das lipoproteínas, 739
- de aminoácidos de cadeia ramificada, 101
- dos carboidratos, 73
- dos esqueletos de carbono, 97
- dos lipídios, 739
- e necessidade energética, 37
- energético, 37, 117
- ósseo e vitamina K, 194

Metaboloma
- como biomarcador, 1078
- - de padrão de consumo de alimentos, 1078
- - para obesidade, 1081
- na perspectiva da genômica nutricional, 1075

Metabolômica, 233, 1074
- inespecífica, 1077
- *target*, ou alvo, 1077

Metalotioneína, 144

Metanálise, 1175

Metformina, 253

Metilação do DNA, 1086

Metilcelulose, 64

Metionina, 96, 97, 833

Método(s)
- antropométricos, 380
- compensatórios para a perda de peso, 945
- da FAO/WHO/UNU para determinação do gasto energético total, 47
- de avaliação da qualidade proteica, 110
- de cozimento, 1056, 1058
- - misto, 1057
- de estimativa do gasto energético, 38
- - para enfermos, 48
- - - adultos e idosos enfermos, 49
- - - crianças e adolescentes
- - - - queimados, 48
- - - - enfermos, 48
- - para pacientes
- - - oncológicos, 54
- - - - pacientes adultos oncológicos, 54
- - - - pacientes idosos oncológicos, 54
- - - queimados, 51

- de inquérito alimentar, 428
- duplamente indiretos, 380
- intermitente
- - com bomba de infusão, 984
- - gravitacional, 984
- para determinação da massa corporal ideal, 376
- quilocaloria por quilograma de peso corporal (kcal/kg), 51
- VENTA, 50

Metodologias ativas de ensino, 344, 346

Metotrexato, 1016

Mevalonatoquinase, 829

Microbiota intestinal, 29, 854, 966
- e a saúde humana, 966
- e câncer, 972
- e diabetes melito tipo 2, 971
- e doença(s)
- - celíaca, 906
- - inflamatórias intestinais, 708
- e obesidade, 969
- em situações patológicas, 967
- nas doenças do trato gastrintestinal, 727
- papel da dieta na, 967

Micronutrientes, 13, 14, 263, 502
- da criança e do adolescente atleta, 567
- da dieta, 506
- diabetes melito, 872
- doença(s)
- - hepática crônica, 771
- - inflamatórias intestinais, 707
- evolução conceitual, 263
- ingestões diárias de referência, 264
- na nutrição parenteral, 992
- necessidade média estimada, 264
- no exercício e no esporte, 547
- obesidade, 888
- síndrome
- - da imunodeficiência adquirida (AIDS), 929
- - metabólica, 857

MicroRNA, 853

Mídias
- digitais, 1162
- sociais, 1163

Milk-alkali syndrome, 129

Minas Gerais, 1109

Minerais, 13, 14
- e obesidade, 888
- no exercício e no esporte, 547

Mineralização óssea, 133

Mioglobina, 117

Mitos e crenças alimentares na gravidez, 459

Mobilização e controle social, 7

Modelo transteórico, 339

Modificação
- em histonas, 1088
- física dos amidos, 67
- hidrotérmica do amido, 67
- química de amidos, 68

Modulação da microbiota intestinal, 211

Monócitos, 423

Monofosfato cíclico de adenosina, 25

Monossacarídeos, 31, 57, 70
- em alimentos, 58

Motilidade do sistema digestório, 16

Motivação
- alimentar, 946, 947
- para mudança de comportamento, 338

Movimento peristáltico do intestino, 26

Mucilagens, 205

Mucosa, 16

Mucosite, 712, 1004

Mudanças
- climáticas, 639
- nos padrões alimentares, 1041

Multifrequência, 387

Mutagenicidade, 1135

N

Não maleficência, 1000, 1164

Naringenina, 860

Náuseas e vômito, 456, 985, 1004

Necessidade(s)
- de líquidos e eletrólitos, 515
- energética, 37
- estimada de energia, 40
- média estimada, 264, 502, 503
- nutricionais na gravidez, 458

Nelfinavir, 935

Neofobia, 478

Nervo vago, 27

Neuropatia diabética, 870

Neuropeptídio
- liberador de gastrina, 25
- Y, 20

Neurotransmissão, 118

Neutrófilos, 423

Nevirapina, 935

Niacina, 161, 239, 367
- no exercício e no esporte, 554
- valores de referência de ingestão, 291

Nicotinamida adenina dinucleotídio (NADH), 37

Nitrato, 585, 1151

Nitrito, 1151

Nitrogênio, 97

Nível(eis)
- de atividade física, 38
- de avaliação da composição corporal, 374

Nocebo, 592

Novo(s)
- alimento e ingrediente, 353
- métodos de introdução alimentar, 469

Núcleos
- laterais do hipotálamo, 20
- ventromediais do hipotálamo, 20

Nutrição
- baseada em evidências, 1172
- brasileira, 9
- do recém-nascido e do lactente, 460
- e tireoide, 732
- em psiquiatria, 1036
- enteral, 981, 985
- esportiva, 509
- imunomoduladora, 842
- na adolescência, 482
- na gravidez e na lactação de baixo risco, 449
- na infância, 475
- na vida adulta, 486, 503
- nas afecções orais, 711
- nos primeiros mil dias de vida, 460
- para recém-nascidos com baixo peso, 471
- parenteral, 988
- - complicações, 993
- - eletrólitos na, 992
- - indicações, 989
- - industrializada, 989

- - manipulada, 989
- - tipos de, 989
- - vias de administração, 990

Nutricionista
- atuação em alimentação coletiva, atuação do, 671
- como protagonista no processo de educar, 345

Nutrientes, 1087
- classificação dos, 11
- definição e classificação dos, 10
- e alimentação, 10
- energéticos, 12
- essenciais, 11
- importantes para pele, 624
- imunomoduladores, 845
- não essenciais, 11
- plásticos ou construtores, 12
- reguladores, 12

Nutrigenética, 1067, 1070
Nutrigenômica, 1067
- e ácidos graxos, 1067
- e compostos bioativos dos alimentos, 1068
Nutrimirômica, 233

O

Obesidade, 639, 662, 849, 879
- androide, 849, 850
- diagnóstico, 882
- doença hepática crônica, 768
- energia, 884, 888
- etiologia da, 880
- fisiopatologia da, 415
- ginoide, 849
- glúteo-femoral, 849
- induzida por dieta rica em gordura, 416
- macronutrientes, 885, 888
- magnésio, 136
- microbiota intestinal e, 969
- patogênese, 880
- tratamento, 884
- - dietético, 884
- - medicamentoso, 884
- vitamina D, 179
- zinco, 153

Obstipação, 985
Ocitocina, 23
Oleaginosas, 744
Óleo(s), 82, 719
- de coco, 744
- de palma, 745
- de peixe, 991
Oligoelementos, pacientes queimados, 844
Oligossacarídeos, 59
- da série da rafinose, 60
- produtores de flatulência, 60
Ômega-3, 587
- dietas à base de vegetais, 1026
- doença de Alzheimer, 964
- psoríase, 1020
Oncologia
- pós-operatório em, 1010
- terapia nutricional, 997
Onicólise, 630
Organização
- do sistema nacional de segurança alimentar e nutricional, 676
- proteica, 105

Orientação
- nutricional, 332
- para alimentação saudável, 503
Orlistate, 85, 885
ORTO-15, 954
Ortorexia nervosa, 953, 956
Osmolalidade, 518
Osteoartrite, 798
Osteomalacia, 178
Osteopenia, 178
Osteoporose, 129, 178, 799
Overtraining, 608
Ovo, 745
Oxalato de cálcio, 780
Oxidação dos ácidos graxos na mitocôndria, 90
Óxido nítrico, 24
Oxintomodulina, 413

P

Pacientes queimados, 844
Padrão(ões)
- alimentar, 792, 947
- - saudável, 919
- de alimentação, 1087, 1089
- de consumo de alimentos, 662
- de herança, 806
- e estrutura alimentares, 946
- moleculares associados à microbiota, 29
Padronizações
- fisiológicas, 388
- operacionais, 387
Pâncreas, 27
- endócrino, 413
Pancreatite
- aguda, 760
- crônica, 759
Panorama da saúde dos povos indígenas no Brasil, 321
Panturrilha, 383, 384
Paracetamol, 253
Paraíba, 1108
Parâmetros bioquímicos
- para avaliação
- - da função hepática, 426
- - do perfil lipídico e marcadores de risco cardiovascular, 425
- para o controle do diabetes, 425
Paraná, 1110
Paraprobióticos, 706
Paratormônio, 790
Paroniquia, 630
Participação de grupos e associações de celíacos, 915
Parto cesariano, 906
Patologias dermatológicas e nutrição, 625
Pectinas, 205
Pegvaliase, 812
Peitoral
- feminino, 383
- masculino, 383
Peixes, 456
Pelagra, 627
Pele, 616
- e fitoterápicos, 623
- e nutrição, 622
Pelos, 621
Penicilinas

- antipseudômonas, 254
- orais, 253
Penicillium griseoroseum, 61
Pepsinogênio, 25
Peptídio(s)
- 1 semelhante ao glucagon (GLP-1), 21
- intestinal vasoativo, 24
- relacionado com o agouti (AgRP), 20
- semelhante ao glucagon, 413
- YY (PYY), 20, 413
Pequenas vesículas semelhantes àquelas encontradas em neurônios (PVS), 18
Percentil(s)
- 10 a 25, 402
- 25 a 75, 402
- 75 a 90, 402
- acima de 90, 402
- dos valores das dobras cutâneas e perímetros corporais, 390
Perda(s)
- hídrica, 525
- mineral, 525
- nutricionais, 1133
Pergunta clínica, 1172
Perímetro, 375, 383
- abdominal, 386
- cefálico, 476
- de cintura, 384
Período pós-prandial, 35
Permacultura, 1097
Pernambuco, 1108
Peso, 375, 476, 486
- corporal adequado, hipertensão, 919
Pesquisa(s)
- de orçamentos familiares, 660, 661
- exploratória, 348
- nacional de saúde, 660
- - do escolar, 661
Pessoas
- analfabetas, 326
- com deficiência, 326
- em situação
- - de acolhimento institucional, 326
- - de assentamento ou acampamento rural, 326
- - de rua, 326
- privadas de liberdade, 326
Piauí, 1108
Pica, 944
Picamalacia, 456
Pigmentos de Monascus purpureus, 15
Piloro, 24
Pinus pinaster, 624
Piridoxina, 165, 238, 367
Placas ungueais, 621
Plant-based diet, 1024
Planta medicinal, 352
Plaquetas, 423
Plataformas para o estudo do metaboloma, 1077
Plexo
- de Auerbach, 16
- mioentérico, 16
Plicômetro, 375
Polidextrose, 206
Polifenóis, 15, 589, 859
Polimorfismos de nucleotídio único (SNPS), 232
Polipeptídio(s)

- inibidor gástrico (GIP), 21
- insulinotrópico dependente de glicose, 21
- pancreático, 413
Polissacarídeos, 63
- encontrados em alimentos, 63
Política
- de segurança alimentar e nutricional, 7
- Nacional de Alimentação e Nutrição (PNAN), 7
Polivitamínicos e minerais, efeitos adversos, 365
Polypodium leucotomos, 625
Pontos
- críticos nos métodos de inquérito alimentar, 434
- de corte, 373
População LGBTQIA+, 326
Porcentagem de perda de peso hídrico, 518
Porcionamento do leite humano, 693
Pós-operatório, 1006
- em cirurgia bariátrica, 1009
- em oncologia, 1010
Potássio, 222, 369
- hipertensão, 918
- litíase renal, 780
- nas bebidas isotônicas, 533
- valores de referência de ingestão, 283
Potência
- aeróbica, 573
- anaeróbica, 573
Potencial(is)
- da bioética, 1167
- de hidratação das bebidas, 520
Povos
- e comunidades tradicionais do campo, da floresta e das águas, 326
- indígenas
- - dados demográficos e epidemiológicos prognósticos, 321
- - fatores que interferem nas mudanças no estilo de vida dos, 323
- - morbidades e mortalidades que afetam, 321
Práticas
- alimentares, 945, 947
- em educação alimentar e nutricional, 336
Pré-albumina, 423
Pré-contemplação, 342
Pré-escolar, características do, 477
Pré-hidratação, 519
Pré-operatório, 1006
Prebióticos, 207, 259, 706, 966, 968
Preferências, 525
Pregas
- cutâneas, 375
- de Kerckring, 26
Prejuízo(s)
- ao desempenho esportivo, 597
- imunológico, 597
Preparação, 342
Preparo de alimentos, 1056
Prescrição
- de vitamínicos e minerais, 362
- dietética, 332
- em fitoterapia, 352
Preservação de nutrientes, 1061
Pressão arterial, 180
Prevenção
- de eventos cardiovasculares, 736
- de quedas, 179

- do diabetes melito tipo 2 após diabetes melito gestacional, 506
Princípio(s)
- da técnica de irradiação, 1130
- do guia alimentar para
- - a população brasileira, 308
- - crianças brasileiras menores de dois anos, 310
Pró-opiomelanocortina (POMC), 20
Probióticos, 591, 706, 719, 812, 860, 966, 968
- doença hepática gordurosa não alcoólica, 764
- psoríase, 1021
- síndrome da imunodeficiência adquirida (AIDS), 930
Problematização, 346
Procedimentos
- bariátricos, 891
- e técnicas culinárias aplicados à nutrição, 1042
- preliminares ao cozimento de alimentos, 1051
Processamento grupal, 349
Processo de digestão dos lipídios dietéticos, 82
Produtos
- da betaoxidação, 90
- sem glúten, 914
Programa(s)
- de alimentação
- - do trabalhador, 665
- - e nutrição, 642
- de educação alimentar e nutricional, 342
- e políticas em alimentação coletiva, 665
- Fome Zero, 6
- Nacional
- - de Alimentação Escolar, 669
- - de Suplementação de Ferro (PNSF), 647
- - de Suplementação de Vitamina A (PNSVA), 648
- - para Prevenção e Controle dos Distúrbios por Deficiência de Iodo (Pró-Iodo), 648
- Saúde na Escola (PSE), 645
Programação metabólica, 449
Projeto pedagógico de curso (PPC), 7
Prolina, 96, 97
Promoção
- da prática do aleitamento materno exclusivo, 645
- da saúde, 306
- de processos de inserção produtiva e articulação, 7
Propionatos, 1152
Propranolol, 253
Protein digestibility-corrected amino acid score (PDCAAS), 110
Proteína(s), 13, 32, 96, 104, 257
- A20, 151
- adaptadora SH2B1, 418
- animais e vegetais, 108
- carreadora de heme, 114
- cirurgia bariátrica, 895
- composição, 105
- CRBPII, 35
- da criança e do adolescente atleta, 566
- da família AGC, 34
- de exportação de sal biliar, 28
- de transporte aniônico orgânico, 28
- diabetes melito, 872
- dietas à base de vegetais, 1025
- doença hepática

- - crônica, 769
- - gordurosa não alcoólica, 763
- estrutura
- - primária, 105
- - quaternária, 105
- - secundária, 105
- - terciária, 105
- FATP4 e FAT/CD36, 34
- fenilcetonúria, 811
- forma, 105
- G, 22
- I-FABP, 34
- ligadoras, como CBP, 35
- litíase renal, 780
- nas fórmulas enterais, 985
- pacientes queimados, 844
- RBPR2, 34
- receptoras identificadoras de padrão, 29
- saúde óssea, 794
- séricas, 427
- síndrome
- - da imunodeficiência adquirida (AIDS), 929
- - metabólica, 856
- SOCS3, 419
- STRA6, 34
- subcarboxiladas dependentes de vitamina K, 200
- tirosina-fosfatase, 418
- totais, 423
- transportadora(s)
- - da família FABP, 33
- - de glicose e sódio, 31
- - de retinol, 423
- - de zinco, 151
- - NPC1L1, 34
- - RFC e PCFT, 36
- - ZIP-10, 151
- - ZNT-3, 151
- - ZNT-6, 151
Psicobiologia, 571
Psiquiatria, 1036
Psoríase, 627, 1012
- aspectos nutricionais na, 1017
- fisiopatogenia, 1012
- manifestações
- - clínicas, 1013
- - histológicas, 1013
- relação entre a psoríase e as doenças crônicas, 1015
- suplementos nutricionais, 1020
- tratamento, 1014
Ptialismo, 456
Punho, 384
Purinas, 780

Q

Quadril, 384
Quadros parciais dos transtornos alimentares, 953
Qualidade
- de vida, 788
- - na perspectiva da agricultura familiar orgânica, 1100
- do leite humano ordenhado, 683
- dos alimentos orgânicos, 1101
- - industrializados, 1105
- nutricional das proteínas, 108
Quantidade de bebida oferecida, 531

Índice Alfabético

Queda de cabelo, 611
- na covid-19, 614
Queimaduras, 843
Quemerina, 850
Queratinização capilar, 611
Queratinócitos, 617, 619
Quercetina, 1068
Questionário(s)
- curtos de consumo alimentar, 430
- de atitudes corporais (BAQ), 443
- de frequência alimentar, 429, 500, 661
- de imagem corporal (BSQ), 443
Quilomícrons, 85, 86
Quimiotripsina, 27
Quimiotripsinogênio, 27
Quimo, 24

R

Radiação, 512, 1129
Radioativo, 1129
Rafinose, 60
Raquitismo, 129, 178
Reação(ões)
- de Maillard, 59
- de transaminação, 97
- tóxicas, 937
Realçador de sabor, 1151
Reatância, 387
Recém-nascido (RN) de baixo peso
   ao nascer, 471
- aleitamento
- - artificial, 473
- - materno, 472
- alimentação complementar, 474
- recomendações nutricionais, 471
Receptor(es)
- de BMP, 116
- de cálcio, 124
- de distensão gástrica, 20
- solúvel de transferrina (RSTF), 121
- TAS1R1 e TAS1R2, 23
Recomendação(ões)
- de carboidratos, 539
- de lipídios, 545
- de macronutrientes, 257
- de proteína, 543
- de vitaminas e minerais, 547
- dietética de proteínas, 258
- nutricionais, 79
- - da criança e do adolescente atleta, 564
- - de adolescentes, 482
- - de AGE, 95
- - esporte adaptado, 575
- - gravidez, 454
- - para crianças e adolescentes atletas, 558
- - recém-nascido de baixo peso ao nascer, 471
- - para melhoria da saúde óssea, 795
- - para reposição de líquidos e eletrólitos, 518
- - antes do exercício, 518
- - após o exercício, 520
- - durante o exercício, 519
Recordatório alimentar de 24 horas, 428,
   499, 661
Recuperação hídrica, 534
Red cell distribution width, 421
Redução
- da dupla ligação do enoil-ACP, 92
- do acetoacetil-ACP, 92

Refluxo, 985
Refogar, 1059
Refugiados e migrantes, 326
Região
- Centro-Oeste, 1108
- Nordeste, 1107
- Norte, 1106
- Sudeste, 1109
- Sul, 1110
Registro alimentar, 428, 499, 661
Regras dos exercícios, 526
Regulação
- da betaoxidação, 90
- da expressão gênica por RNA não
   codificantes, 1090
- da homeostase
- - celular de ferro, 115
- - sistêmica de ferro, 116
- da temperatura, 512
- do ciclo celular, 117
- do peso corporal, 406
Regulador de acidez, 1151
Regulamentação de aditivos
   alimentares, 1149
Relação
- cintura/quadril (RCQ), 493, 883
- cintura/estatura (RCE), 494
Remodelação óssea, 788
- atividade física, 789
- nos ciclos da vida, 789
Reposição hidreletrolítica para atletas
   femininas, 520
Reprodução, 1134
Resistência, 387
- à insulina, 180, 882
- à leptina, 415, 417
Respeito, 338
Responsabilidade individual, 349
Resposta imune
- adaptativa, 907
- inata, 906
Ressonância magnética, 883
Restrição alimentar autoimposta, 945
Resveratrol, 859, 1069
Retenção de peso, 457
Retinoides, 173
Retinol, 235
Retinopatia diabética, 870
Retocolite ulcerativa, 724
Retrogradação, 66
Revisão sistemática, 1175
Riboflavina, 157, 237, 367
- no exercício e no esporte, 553
- valores de referência de ingestão, 292
Rifampicina, 253
Rio de Janeiro, 1110
Rio Grande do Norte, 1108
Rio Grande do Sul, 1111
Risanquizumabe, 1016
Risco(s)
- cardiovascular, 595
- de fratura, 792
- e benefícios aos participantes, 1170
Ritmo circadiano, 791
Ritonavir, 935
Rodízio
- denominado sala de aula invertida, 348
- entre estações, 348
- entre laboratórios, 348

Rosmarinus officinalis, 625
Rotulagem de alimentos, 1137, 1139
Rotulagem nutricional, 645
- de alimentos, 1141
- frontal, 1143
- - na saúde da população, 1144

S

Sabor
- amargo, 23
- doce, 23
- umami, 23
Sacarose, 59, 260
Sais
- biliares, 89
- minerais nas fórmulas enterais, 987
Sala de aula invertida com modelo
   de rotação, 348
Saliva, 21, 22
Saltear, 1060
Salto
- com contramovimento, 573
- horizontal, 573
Santa Catarina, 1111
São Paulo, 1110
Sapropterina, 811
Saquinavir, 935
Sarcopenia, 790
Saúde
- coletiva, 635
- mental, 1037
- óssea, 792
- socioambiental, 1098
Secreção
- da bile, 28
- gástrica, 25
Secretina, 28
Secuquinumabe, 1016
Segurança
- alimentar e nutricional, 306, 675
- dos alimentos irradiados, 1134
- dos suplementos alimentares, 592
Seleção e compra de alimentos, 1042
Selênio, 140, 368
- avaliação do estado nutricional, 142
- biodisponibilidade, 246
- diabetes melito, 873
- doenças inflamatórias intestinais, 707
- fortalecimento das unhas, 633
- metabolismo, 142
- recomendações nutricionais, 141
- síndrome metabólica, 858
- tireoide e, 733
- valores de referência de ingestão, 284
Selenoproteínas, 140
Sensação
- de empachamento e flatulência, 985
- de fome, 19
Sepse, 841
Sequência C-terminal comum, 418
Sequestrante, 1151
Sergipe, 1108
Serina, 96, 97
Serotonina, 18
Sexo, 525
Sibutramina, 885
Silhuetas de Stunkard, 444
Silício, fortalecimento das unhas, 633

1194

Simbióticos, 706, 966, 968
Síndrome(s)
- da imunodeficiência adquirida (AIDS), 924
- - alimentação e fatores socioeconômicos, 936
- - avaliação e diagnóstico nutricional, 928
- - conceito e epidemiologia, 924
- - efeitos colaterais dos fármacos, 928
- - energia, 929
- - estágios da infecção pelo vírus da imunodeficiência humana, 925
- - fisiopatologia, 924
- - recomendações nutricionais, 929
- - terapia(s)
- - - alternativas, 935
- - - de suporte nutricional, 934
- - - nutricional, 930
- - - - em condições especiais, 931
- - - - enteral, 935
- - - - parenteral, 935
- - tratamento clínico, 926
- das unhas frágeis, 630
- de realimentação, 993
- de Richner-Hanhart, 820, 823
- de sobrecarga de ferro, 122
- do comer noturno, 944
- do intestino curto, 720
- - adaptação fisiológica e intestinal, 721
- - classificação, 721
- - fase aguda, 721
- - manejo clínico e nutricional, 721
- - necessidades nutricionais na, 722
- - tipo I, 721
- - tipo II, 721
- - tipo III, 721
- do ovário policístico, 1032
- - nutrição na, 1033
- - sinais e sintomas, 1032
- metabólica, 849, 853
  componentes, 849
- - e magnésio, 137
- - novas perspectivas da patogênese da, 853
- - recomendações dietéticas, 855
- respiratória aguda grave 2 (SARS-CoV-2), 426
Síntese
- de hormônios tireoidianos, 729
- e reparo de DNA, 117
- proteica muscular, 103
Sintomas
- de refluxo, 456
- típicos na gravidez, 455
Sistema(s)
- A, 99
- alimentares, 637, 638, 640
- ASC, 99
- de certificação do alimento orgânico, 1096
- de infusão, 984
- de saúde brasileiro, 651
- digestório no controle do balanço energético, 413
- hematopoético, 427
- IRP-IRE, 115
- L, 99
- nervoso entérico, 16
- N^m, 99
- Único de Saúde (SUS), 651, 652
- - alimentação e nutrição, 658
- - constituição de 1988 e criação, 652
- - democratização, 652

- - financiamento, 656
- - organização dos serviços de saúde, 655
- - origens, 652
- - princípios e diretrizes, 653
- X^-_{AG}, 99
Sobrecarga de ferro, 122
Sociocultural Attitudes Toward Appearance Questionnaire-3 (SATAQ-3), 443
Sódio, 31, 220, 369
- diabetes melito, 873
- hipertensão, 917
- litíase renal, 780
- nas bebidas isotônicas, 533
- no exercício e no esporte, 552
- valores de referência de ingestão, 285
Software para análise, 438
Soja, 735, 743
Solicitação de exames laboratoriais pelo nutricionista, 420
Solubilidade
- dos polissacarídeos, 63
- em água dos grãos de amido, 64
Soma dos valores de dobras cutâneas, 400
Sono, 561
- infância e adolescência, 561
- intraútero e recém-nascido, 561
Sorbatos, 1152
Streptococcus thermophillus, 61
Subescapular, 383
Submucosa, 16
Suco de beterraba, 585
Sulfitos, 1152
Sulfonilureias, 871
Superóxido-dismutase 3, 144
Suplementação
- artesanal oral, 982
- de curcumina, 860
- ergogênica, 580
- industrializada, 982
- nutricional
- - durante a gestação, 456
- - fortalecimento das unhas, 633
- - oral, 982
Suplemento(s)
- alimentares, 353, 581
- - efeito placebo, 591
- - quando considerar o uso dos, 592
- anti-inflamatórios, 587
- com potencial ação
- - de manipular composição corporal, 588
- - no sistema imunológico de atletas, 590
- de vitaminas e minerais, 362
- eletrolítico, 583
- energético, 583
- ergogênicos, 582
- - com ação
- - - direta, 582
- - - indireta, 582
- - efeito
- - - na capacidade de treino e recuperação, 587
- - - na composição corporal, 588
- - - no sistema imunológico, 589
- hidreletrolítico, 583
- na população de para-atletas, 579
- nutricionais na psoríase, 1020
- para substituição parcial de refeições, 583
- proteico, 583
Suprailíaca, 383
Sustentabilidade, 637, 640, 1061

T

Tabagismo, 790
Tabela
- da Metropolitan Life Insurance, 376
- de informação nutricional, 1141
Tabus alimentares, 456
Tampões de cálcio, 124
TARE, 944
Tartrazina, 1153
Taxa
- de sudorese, 518
- de suor, 516
- metabólica basal, 37
- - em repouso, 595
Tecido linfoide associado à mucosa (MALT), 21
Técnica dietética, 982
Tecnologias de informação e comunicação (TICS), 7
Teleconsulta em nutrição, 1161
Temperatura do líquido oferecido, 531
Tempo(s)
- de coagulação, 200
- de duração do exercício, 526
Tenofovir, 935
Teoria(s)
- cognitivo-comportamental, 340
- dos ácidos graxos, 19
- glicostática, 407
- lipostática, 407
Terapia
- de reposição enzimática, 839
- nutricional, 981, 996
- - atribuições da equipe multiprofissional de, 977
- - atuação em equipe multiprofissional de, 974
- - doença renal crônica, 996
- - e equipe multiprofissional de terapia nutricional, 975
- - em pacientes com doença hepática crônica em estado crítico, 772
- - em situações clínicas especiais, 996
- - enteral, 983
- - - complicações da, 984, 985
- - importância da equipe multiprofissional de, 978
- - na artrite reumatoide, 797
- - na fibromialgia, 801
- - na gota, 804
- - na hepatopatia, 996
- - na hiperglicemia, 996
- - na insuficiência cardíaca, 997
- - na lesão por pressão, 997
- - na lesão renal aguda, 996
- - na osteoartrite, 799
- - na osteoporose, 800
- - no lúpus eritematoso sistêmico, 802
- - no politraumatizado e queimado, 996
- - no pós-operatório, 847
- - oncologia, 997
- - oral, 981, 983
- - paciente crítico, 996
- - perioperatória, 845
Teratologia, 1134
Terminologia aplicada à composição corporal, 374
Termo de consentimento livre e esclarecido, 1169

Índice Alfabético

Termorregulação, 38
Teruel Orthorexia Scale (TOS), 955
Teste(s)
- da gaxilose, 73
- de tempo de coagulação sanguínea, 426
- de tolerância
- - à lactose, 72
- - oral à glicose, 233, 425
- do hidrogênio expirado, 72
- em humanos na China, 1135
- rápido para lactose, 73
Tetraidrobiopterina, 811
Tiamina, 36, 155, 239, 367
- no exercício e no esporte, 553
- valores de referência de ingestão, 293
Tiazolidinedionas, 871
Tintura, 352
Tipo(s)
- de estudos, 1172
- de exercício, 526
Tireoidite de Hashimoto, 732
Tirosina, 96, 97
Tirosinase, 144
Tirosinemia, 820
- tipo I, 820
- tipo II, 823
- tipo III, 824
Tocoferol, 35, 237
Tolerância à leucina, 827
Tomografia computadorizada, 883
Toxicidade, 1103
- crônica, 1134
Toxoplasmose, 453
Trajetória da nutrição no Brasil
- no século XX, 4
- no século XXI, 6
Transcupreína, 144
Transdutores de cálcio, 124
Transferases, 67
Transferência do éster de colesterol, 87
Transferrina, 423
Transição
- da alimentação por via oral, 715
- nutricional, 662
Transportador(es)
- de metal divalente (DMT-1), 114
- de sal biliar dependente de sódio apical, 28
- de taurocolato dependentes de sódio, 28
- GLUT-5, 70
- multivitamínico dependente de sódio, 36
- no músculo esquelético, 98
- SGLT-1, 70
- SGLT-2, 70
Transporte
- de lipídios
- - na circulação, 86
- - no sangue, 85
- de nutrientes, 16, 30, 248
- e armazenamento de oxigênio, 117
- especializado, 249
- passivo, 249
- pelas barreiras celulares, 248
Transtorno(s)
- alimentar(es), 442, 943
- - não especificado, 954
- - comorbidades, 945
- - complicações, 945
- - critérios diagnósticos, 943
- - - especificado, 954

- - na gestação, 958
- - não especificados, 952
- - no diabetes, 957
- - particularidades nos, 945
- - prevalência, 943
- - tratamento nutricional, 948
- de compulsão alimentar, 944
- - abordagem nutricional no, 951
- - particularidades alimentares no, 948
- de purgação, 944
- de ruminação, 944
- dismórfico corporal, 442
- obsessivo-compulsivo, 945
Traumatismo, 843
Treonina, 96, 97
Triacilgliceróis, 33, 34, 80, 82, 462
Tríade da mulher atleta, 601
Triagem
- de risco nutricional, 1001
- e diagnóstico nutricional, 1006
Tríceps, 383
Trifosfato
- de adenosina (ATP), 37, 424
- de fosfatidilinositol, 25
Triglicerídeos, 80
- de cadeia média (TCM), 534
Tripartite Influence Scale de insatisfação corporal, 443
Tripeptídios, 32
Tripsina, 27, 32
Tripsinogênio, 27
Triptofano, 96, 97
Tuberculose, 932
Turnover proteico, 107

U

Úlcera(s)
- gástrica, 718
- pépticas, 718
Ultrassonografia, 497
Umectante, 1151
Umidade, 527
- relativa do ar (URA), 516
Unhas, 621, 629
- de Terry, 630
Unidades pilossebáceas, 621
Ureia, 424
Uso
- de roteiros, 348
- tradicional reconhecido, 353
Ustequinumabe, 1016

V

Valina, 96, 97
Valor(es)
- de referência, 373
- nutricional dos alimentos orgânicos, 1102
Válvulas coniventes, 26
Variável, 373
Vegetais crucíferos, 735
Veia
- hepática, 30
- porta hepática, 30
Vento, 527
Verbascose, 60
Vermelho *allura*, 1153
Via

- de Leloir, 829
- de parto, 906
- oral, 981
Vida adulta, 486
- avaliação nutricional, 486
- necessidades e recomendações nutricionais, 500
- orientações para alimentação saudável, 503
Vigilância alimentar e nutricional, 642
Vitamina(s), 13, 14, 235, 534
- A, 35, 169, 235, 364, 366
- - absorção, 171
- - biodisponibilidade, 171
- - cirurgia bariátrica, 896
- - deficiências, 174
- - definição e estrutura química, 169
- - e exercício físico, 557
- - fontes e necessidades, 170
- - funções metabólicas e interações, 173
- - metabolismo, 171
- - níveis máximos de ingestão, 174
- - saúde óssea, 794
- - suplementação, 174
- - tireoide e, 734
- - toxicidade, 174
- - transporte, 171
- - valores de referência de ingestão, 294
- antioxidantes, síndrome metabólica, 859
- B_1, 36, 155, 239, 367
- - no exercício e no esporte, 553
- B_2, 157, 237, 367
- - fortalecimento das unhas, 634
- B_3, 161, 239, 367
- - fortalecimento das unhas, 634
- - no exercício e no esporte, 554
- B_5, 159, 239, 367
- B_6, 165, 238, 367
- - fortalecimento das unhas, 634
- - no exercício e no esporte, 554
- - valores de referência de ingestão, 295
- B_7, 35, 240
- - fortalecimento das unhas, 634
- B_8, 156
- B_9, 160, 238, 367
- - no exercício e no esporte, 554
- B_{12}, 166, 238, 367
- - diabetes melito, 873
- - dietas à base de vegetais, 1030
- - doenças inflamatórias intestinais, 708
- - fortalecimento das unhas, 634
- - no exercício e no esporte, 554
- - valores de referência de ingestão, 296
- C, 35, 163, 237, 364, 366
- - + vitamina E e exercício físico, 557
- - cirurgia bariátrica, 896
- - e exercício físico, 556
- - fortalecimento das unhas, 634
- - litíase renal, 780
- - saúde óssea, 794
- - valores de referência de ingestão, 297
- D, 35, 89, 175, 236, 364, 367, 427, 472, 587
- - adequação das concentrações séricas, 183
- - armazenamento e excreção, 176
- - cirurgia bariátrica, 896
- - diabetes melito, 873
- - dietas à base de vegetais, 1029
- - doença(s)
- - - autoimunes, 181
- - - hepática gordurosa não alcoólica, 764

- - - inflamatórias intestinais, 707
- - e câncer, 181
- - músculo esquelético e, 178
- - fontes, 182
- - funções, 176
- - - extraesqueléticas, 178
- - ingestão recomendada, 182
- - metabolismo, 175
- - na saúde óssea, 177
- - no exercício e no esporte, 554
- - psoríase, 1021
- - recomendações nutricionais, 182
- - risco cardiometabólico e, 179
- - saúde óssea, 794
- - síndrome metabólica, 857
- - síntese, absorção e transporte, 175
- - suplementação, 183
- - tireoide e, 734
- - toxicidade, 184
- - valores de referência de ingestão, 298
- D_3, 790
- do complexo B
- - cirurgia bariátrica, 896
- - no exercício e no esporte, 553
- - saúde óssea, 794
- E, 35, 184, 237, 366
- - absorção, 185
- - antioxidante, 187
- - biodisponibilidade, 186
- - digestão, 185
- - doença hepática gordurosa não alcoólica, 763
- - e doenças, 187
- - e exercício físico, 556
- - excreção, 186
- - fontes alimentares, 188
- - funções, 186
- - - não antioxidantes, 187

- - indicadores do estado nutricional e deficiência, 188
- - metabolismo, 185
- - métodos de análise, 189
- - obesidade, 888
- - propriedades químicas e físico-químicas, 185
- - recomendações nutricionais, 188
- - toxicidade, 189
- - transporte, 185
- - valores de referência de ingestão, 299
- hidrossolúveis, 35, 155, 463
- K, 190, 237, 367
- - absorção, 190
- - avaliação nutricional, 199
- - biodisponibilidade, 192
- - ciclo da, 192
- - coagulação e, 194
- - covid-19 e, 198
- - deficiência, 202
- - - subclínica, 202
- - determinantes genéticos, 192
- - fontes, 201
- - funções, 193
- - ingestão, 199
- - interação com anticoagulantes orais, 202
- - medidas bioquímicas, 199
- - metabolismo, 190
- - química e nomenclatura, 190
- - recomendações, 200
- - saúde óssea, 795
- - toxicidade, 202
- - transporte, 190
- - valores de referência de ingestão, 300
- lipossolúveis, 34, 169, 463
- nas fórmulas enterais, 987
- no exercício e no esporte, 547, 553
- pacientes queimados, 844

Volume corpuscular médio, 421
Vômitos, 985
Vulnerabilidades socioeconômicas, 316

W

Withaferin A, 416

X

Xerostomia, 1004

Z

Zidovudina, 935
Zinc finger, 151
Zinco, 149, 368
- absorção, transporte e excreção, 150
- avaliação do estado nutricional, 153
- biodisponibilidade, 241
- cirurgia bariátrica, 897
- covid-19 e, 154
- deficiência, 152
- diabetes melito, 873
- dietas à base de vegetais, 1028
- doença(s)
- - de Alzheimer, 962
- - inflamatórias intestinais, 707
- - relacionadas, 153
- fontes e recomendações, 149
- fortalecimento das unhas, 633
- funções, 152
- no exercício e no esporte, 551
- regulação por proteínas, 151
- tireoide e, 734
- toxicidade, 152
- valores de referência de ingestão, 286
Zinco-protoporfirina eritrocitária (ZPP), 121